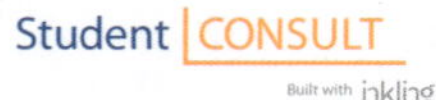

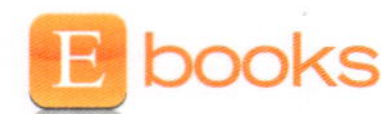

Any screen.
Any time.
Anywhere.

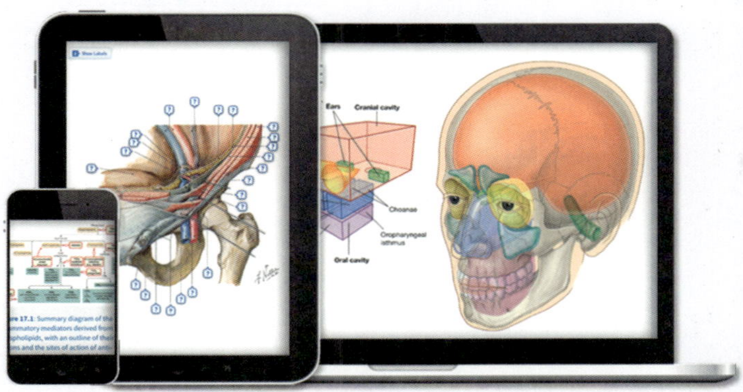

原著(英語版)のeBook版を
無料でご利用いただけます

“Student Consult” ではオンライン・オフラインを問わず，原著(英語版)を閲覧することができ，検索やコメントの記入，ハイライトを行うことができます．

Student Consultのご利用方法

以下のQRコードからも
①のURLにアクセスできます．

1. studentconsult.inkling.com/redeemにアクセスします．
2. 左ページのスクラッチを削り，コードを入手します．
3. “Enter code” にStudent Consult 用のコードを入力します．
4. “REDEEM” ボタンをクリックします．
5. Log in(すでにアカウントをお持ちの方)もしくはSign upします(初めて利用される方)．
   ※Sign upにはお名前・e-mailアドレスなどの個人情報が必要となります．
6. “ADDING TO LIBRARY” ボタンを押すと，MY LIBRARY に本書が追加され，利用可能になります．

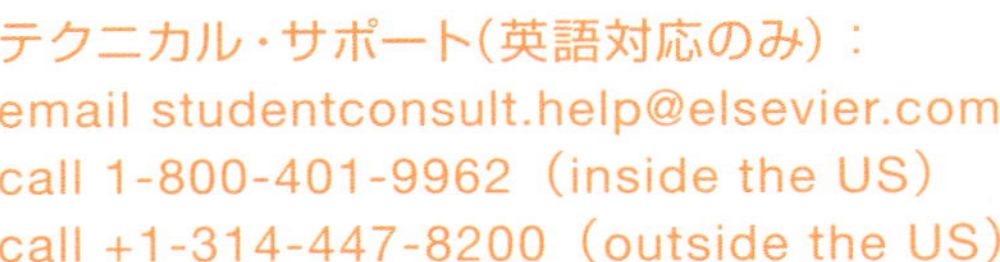
テクニカル・サポート(英語対応のみ)：
email studentconsult.help@elsevier.com
call 1-800-401-9962（inside the US）
call +1-314-447-8200（outside the US）

ELSEVIER

・本電子マテリアルは，studentconsult.inkling.comに規定されたライセンスの条項に従うことを条件に使用できます．この電子マテリアルへのアクセスは，本書の表紙裏側にあるPINコードを最初にstudentconsult.inkling.comで利用した個人に制限されます．また，その権利は転売，貸与，またはその他の手段によって第三者に委譲することはできません．
・本電子マテリアルの提供は事前予告なく終了することがあります．

特定検査項目の正常値一覧

項目	平均値（標準値）	範囲	備考
電解質			
Na^+	142mmol/L	135 ～ 145mmol/L	
K^+	4.2mmol/L	3.5 ～ 5.3mmol/L	
Cl^-	106mmol/L	98 ～ 108mmol/L	
アニオンギャップ	12mEq/L	7 ～ 16mEq/L	アニオンギャップ＝ $Na^+-Cl^- -HCO_3^-$
重炭酸イオン（HCO^{3-}）	24mmol/L	22 ～ 29mmol/L	
H^+	40nmol/L	30 ～ 50nmol/L	
動脈血の pH	7.4	7.25 ～ 7.45	
静脈血の pH	7.37	7.32 ～ 7.42	
Ca^{2+}（遊離 Ca イオン）	5.0mg/dL	4.65 ～ 5.28mg/dL	おおよその正常値は 1.2mmol/L または 2.4mEq/L
総 Ca 濃度	10.0mg/dL	8.5 ～ 10.5mg/dL	
Mg^{2+}（遊離 Mg イオン）	0.8mEq/L	0.6 ～ 1.1mEq/L	
総 Mg 濃度	1.8mEq/L	1.3 ～ 2.4mEq/L	
リン酸塩の合計	3.5mg/dL	2.5 ～ 4.5mg/dL	血漿中，HPO^{2-}約 1.05mmol/L，HPO^- 0.26mmol/L
非電解質血液生化学			
アルブミン	4.5g/dL	3.5 ～ 5.5g/dL	
アルカリホスファターゼ		男性：38 ～ 126U/L 女性：70 ～ 230U/L	
ビリルビン		0.2 ～ 1.0mg/dL	
抱合型ビリルビン （直接ビリルビン）		0 ～ 0.2mg/dL	
血中尿素窒素（BUN）	14mg/dL	10 ～ 26mg/dL	
クレアチニン	1.0mg/dL	0.6 ～ 1.3mg/dL	年齢・性別・筋肉量によって変動
血糖（グルコース）	90mg/dL	70 ～ 115mg/dL	
モル浸透圧濃度 （血漿浸透圧）	282mOsm/L	275 ～ 300mOsm/L	（重量モル浸透圧：mOsm/kg）
タンパク質の合計 （血清総タンパク）	7.0g/dL	6.0 ～ 8.0g/dL	
尿酸		男性：3.0 ～ 7.4mg/dL 女性：2.1 ～ 6.3mg/dL	
血液ガス			
動脈血の酸素飽和度	98%	95% ～ 99%	
動脈血 P_{O_2}	90 mmHg	80 ～ 100mmHg	
静脈血 P_{O_2}	40 mmHg	25 ～ 40mmHg	
動脈血 P_{CO_2}	40 mmHg	35 ～ 45mmHg	
静脈血 P_{CO_2}	45 mmHg	41 ～ 51mmHg	
血液学			
ヘマトクリット値（Hct）	男性：42% 女性：38%	男性：39% ～ 49% 女性：35% ～ 45%	
ヘモグロビン値（Hgb）	男性：15 g/dL 女性：14 g/dL	男性：13.5 ～ 17.5g/dL 女性：12 ～ 16 g/dL	
赤血球（RBC）	男性：5.5×10^8/μL 女性：4.7×10^8/μL	男性：$4.3 \sim 5.7 \times 10^8$/μL 女性：$4.3 \sim 5.7 \times 10^8$/μL	
平均赤血球容積（MCV）	90fl	80 ～ 100fl	fl ＝ femtoliters
プロトロンビン時間（PT）		10 ～ 14 秒	凝固機能検査における血漿凝固時間
血小板		$150 \sim 450 \times 10^3$/μL	
白血球の合計		$4.5 \sim 11.0 \times 10^3$/μL	
好中球		57% ～ 67%	
リンパ球		23% ～ 33%	
単球		3% ～ 7%	
好酸球		1% ～ 3%	
好塩基球		0% ～ 1%	
脂質			
総コレステロール		＜ 200mg/dL	
低密度リポタンパク質（LDL）		＜ 130mg/dL	
高密度リポタンパク質（HDL）		男性：＞ 29mg/dL 女性：＞ 35mg/dL	
中性脂肪		男性：40 ～ 160mg/dL 女性：35 ～ 135mg/dL	

この表は通常の研究室での値を網羅的に示したリストではない．これらの値の多くはミシシッピ医療センター臨床検査部で使われている，およその正常値を示したものである．正常範囲は臨床検査部ごとで異なっているかも知れない．また，平均の正常値と単位は本書で引用されているものとも少し異なるかもしれない．例えば，電解質はしばしば電解質の電荷の値として１リットル当りのミリモル当量（mEq/L），またはリットルあたりのミリモル数（mM/L，mmol/L）として示される．

ガイトン生理学

原著第13版

著 | John E. Hall

総監訳 | 石川 義弘　岡村 康司　尾仲 達史　河野 憲二

監訳 | 金子　猛　北村 義浩　藤乘 嗣泰　松嶋 成志

Guyton and Hall

Textbook of **Medical Physiology**

Thirteen edition

ELSEVIER

ELSEVIER

Higashi-Azabu 1-chome Bldg. 3F
1-9-15, Higashi-Azabu,
Minato-ku, Tokyo 106-0044, Japan

GUYTON AND HALL TEXTBOOK OF MEDICAL PHYSIOLOGY

ISBN: 978-1-4557-7005-2

This translation of ***Guyton and Hall Textbook of Medical Physiology, Thirteenth Edition*** by **John E. Hall,** was undertaken by Elsevier Japan KK and is published by arrangement with Elsevier Inc.

本書，**John E. Hall** 著：***Guyton and Hall Textbook of Medical Physiology, Thirteenth Edition*** は，Elsevier Inc. との契約によって出版されている．

ガイトン生理学　原著第 13 版 by **John E. Hall.**

ISBN: 978-4-86034-774-1

注　意

本翻訳は，エルゼビア・ジャパンがその責任において請け負ったものである．医療従事者と研究者は，ここで述べられている情報，方法，化合物，実験の評価や使用においては，常に自身の経験や知識を基盤とする必要がある．医学は急速に進歩しているため，特に，診断と薬物投与量については独自に検証を行うものとする．法律のおよぶ限り，Elsevier，著者，編集者，監訳者，翻訳者は，製造物責任，または過失の有無に関係なく人または財産に対する被害および／または損害に関する責任，もしくは本資料に含まれる方法，製品，説明，意見の使用または実施における一切の責任を負わない．

To

My Family

For their abundant support, for their patience
and understanding, and for their love

To

Arthur C. Guyton

For his imaginative and innovative research
For his dedication to education
For showing us the excitement and joy of physiology
And for serving as an inspirational role model

原著序文

Textbook of Medical Physiology 第 1 版は，ほぼ 60 年前に Arthur C. Guyton(アーサー C. ガイトン)によって書かれました．20 人以上の著者によって執筆されている多くのメジャーな医学の教科書とは異なり，Textbook of Medical Physiology の最初の 8 版は，およそ 40 年間にわたって，すべてガイトン博士ただ一人によって執筆されました．ガイトン博士には，生理学を楽しく学ぶために必要な，複雑なアイデアを明解でかつ興味深い方法で伝えるための天賦の才がありました．彼がこの本を執筆したのは，学生が生理学を学ぶのを助けるためであって，専門分野の同僚たちを感心させるためではありませんでした．

私はおよそ 30 年の間，ガイトン博士のそばで働かせていただき，第 9 版と第 10 版の一部を書かせていただくという光栄にあずかりました．ガイトン博士の 2003 年の自動車事故での悲劇的な死の後，私は後に続く版を完成させるという責任を負ったと感じています．

私にはこの Textbook of Medical Physiology 第 13 版を著すに当たって，これまでの版と同じ–生命維持のために人体のさまざまな細胞，組織，器官がどのように協調して働いているのかを学生たちに理解しやすい言葉で説明する–という目標があります．

この仕事は，私たちの生理学の知識が急速に増加し，身体機能の新しい謎を次々と明らかにしているので，挑戦的で楽しいものでした．分子生物学および細胞生理学の進歩は，多くの生理学の原理を，単に別々の説明できない生物学的現象が連続しておきているということとしてではなく，分子生物学と物理学の言葉で説明することを可能にしました．

しかし，Textbook of Medical Physiology は，生理学における最新の進歩の概要を提供しようとする参考書ではありません．この本は，“学生のために書かれる”という伝統を続けていて，医学，歯学，看護など医療関連業務でのキャリアを開始するために必要な，そして，生物科学分野と健康科学分野での大学院における研究においても必要な生理学の基本原則に焦点を当てています．また，ヒトの病気の病態生理を理解するために必要な基本原則を見直すことを望む医師および医療従事者にとっても有用なはずです．

私は，過去において学生たちに有用であった教科書の統一した構成を維持し，学生たちが専門的なキャリアを進む間，この本を使い続けられるよう，十分包括的な構成になるように努めました．

私の希望は，この教科書が人の身体とその多くの機能のすばらしさを伝え，学生たちが自分のキャリアを通して生理学を学ぶことを励ますことです．生理学は基礎科学と医学をつなぐものです．生理学のもつ偉大な美しさは，生理学が身体の異なる細胞，組織，器官の個々の機能を機能的な全体，つまり人体に統合することにあります．確かに，人体はその部分の合計よりもはるかに大きく，人が生きているということは，互いに離れた個々の身体部分の機能だけでなく，この全体としての機能に依存しています．

このことからひとつの重要な疑問が出てきます：体全体の適切な機能を維持するために，別々の器官とシステムがどのように調整されているのか？　幸運なことに，私たちの体には，それがなければ生きられない，必要なバランスを保つためのフィードバック制御の巨大なネットワークがあります．生理学者はこの高レベルの身体内部の制御をホメオスタシス(homeostasis)と呼びます．疾患状態では，しばしば機能的バランスがひどく妨げられ，ホメオスタシスが損なわれます．ホメオスタシスの乱れが 1 回でも限界に達した場合，体全体としては，もはや生きてはいられません．ですから，この教科書の目標の 1 つは，身体のホメオスタシス機構の有効性と美しさを強調し，病気にかかった時の異常な働き方を示すことにあります．

もう 1 つの目標は，できるだけ正確であることです．世界中の多くの学生，生理学者，および臨床医からの示唆や批評で，テキストに書かれた事実の正確さとバランスをチェックしています．それでも，数千ビットの情報を並べ替える際にエラーが発生する可能性があるため，すべての読者に誤りや不正確な記述について知らせていただくことを望んでいます．生理学者は，人体が適切に機能するためにはフィードバックが重要なことを理解しています．ということは，生理学の教科書を漸進的に改良していくためにもフィードバックが重要だということになります．すでに助言をくださった多くの方々に心からお礼を申し上げます．あなた方のご意見は，テキストをよくしていくのに役立っています．

第13版のいくつかの特徴について簡単な説明が必要です．多くの章で，生理学の新しい原理とこの原理を説明するための新しい図を載せるように改訂されていますが，医学生や医療関連業務の生理学コースで効率よく使えるように，本全体のサイズに制限を設け，テキストの長さには十分気を配っています．多くの図は描き直され，フルカラーになっています．新しい参考文献は，第一に生理学的原理を示すため，その参考文献の質を保つため，そしてそのアクセスを容易にするために選択されています．章の最後に載せた参考文献(selected bibliography)には，主にPubMedのサイト(http://www.ncbi.nlm.nih.gov/pubmed/)から自由にアクセスできる，最近発表された科学雑誌の論文が掲載されています．この参考文献を使い，また，相互参照(cross-reference)することで，生理学の分野全体をほぼ完全にカバーすることができます．

残念なことに，できるだけ簡潔にしようとすると，多くの生理学の原理について，私がふだん望んでいるよりもずっと単純に，そして断定的に表現することが必要になりました．しかし，健康や病気についての人体の複雑な機能を理解する上で残っている，意見の相違や未解決の疑問については，参考文献を使ってより詳しく学ぶことができます．

もう1つの特徴は，印刷文字が2つのサイズにレイアウトされていることです(訳者注：本翻訳版では，文字のサイズは変更せずに，全頁共通としました)．大きな文字で印刷されている部分は，事実上あらゆる医療活動や研究の場面で学生が必要とする基本的な生理学の情報です．小さな文字で印刷されていて，薄い青色(本翻訳版では淡い紫色)の背景で強調表示されている部分にはいくつかの性質の異なる情報があります：①その場での議論に必要だが，ほとんどの学生は他の教科でより詳細に学習する解剖学，化学，その他の情報，②臨床医学の特定の分野で特に重要な生理学的情報，③特定の生理学的メカニズムについて，より深く勉強したいと考える学生にとって価値のある情報．

この本を出版するに当たって，貴重な提案いただいたUniversity of Mississippi Medical Centerの生理学・生物物理学教室の同僚をはじめ，協力をいただいた多くの人に心から感謝の意を表したいと思います．私たちの教室員のメンバーと，研究と教育活動の簡単な説明はhttp://physiology.umc.edu/にあります．すばらしい秘書業務をしていただいたStephanie Lucasと優れた図を描いていただいたJames Perkinsにも感謝しています．Michael SchenkとWalter(Kyle)Cunninghamにも，たくさんの図を描いていただきました．また，Elyse O'Grady，Rebecca Gruliow，Carrie StetzをはじめとするElsevierチーム全体の優れた編集と製作にも感謝いたします．

最後に，Arthur Guytonに対して，過去25年間にわたってTextbook of Medical Physiologyに関与できたこと，生理学分野でエキサイティングなキャリアを重ねられたこと，彼の友情，そして彼を知っているすべての人々にインスピレーション与えてくれたことに感謝いたします．

John E. Hall
(ジョン E. ホール)

総監訳者序文

通称“**ガイトンの生理学**”は，世界で最も信頼される生理学の教科書として親しまれてきた．本翻訳版は，故・御手洗玄洋先生が総監訳をされて2010年に出版された11版日本語版以来，実に8年ぶりの改訂である．4名の総監訳者間での密な連携のもと，各分野での多くの第一線の研究者80名に監訳と翻訳に協力してもらい無事完成に漕ぎ着けることができた．

ガイトンの生理学の人気の理由は，序文にも書かれている，当初の経緯「彼がこの本を執筆したのは学生が生理学を学ぶのを助けるためであって，専門分野の同僚たちを感心させるためではありませんでした」に尽きるであろう．この教科書には，60年以上にわたり人間が生命を維持できる仕組みをわかりやすく説明することに熱い情熱が注がれてきた．初めて手にすると分厚さに圧倒されそうだが，いったん読み始めると，カラフルで薄手の最近の教科書とは雰囲気が違うことにすぐに気がつく．一言でこの教科書を表現すると，“語りかける生理学の教科書”であろう．まるでガイトンまたはホールがそばで語りかけてくれるように，わかりやすく丁寧に解説をしている．人体の仕組みを網羅しているこの分厚い教科書では，最新の細かい情報を網羅的に提供するというよりは，人体の仕組みについて重要な概念を丁寧に説明するために多くの紙面が費やされている．その中でも，本全体の背景に流れているのは，人体が分子や細胞，組織の構成要素がただ集合しているのではなくそれらの間での相互作用やフィードバックによって人体の多様な機能と恒常性維持(ホメオスタシス)の仕組みが成立していることであり，具体例を挙げながら(時には数字での説明や，病気の例を挙げながら)わかりやすく解説する形となっている．ゲノム情報や遺伝子発現など，分子レベルでの理解が進む中で，最近は臓器間ネットワークといった言葉も注目されてきているが，ガイトンはすでに半世紀以上前から，この生体システムのネットワークを医学教育の中心に据えてきたことになる．この点が他の生理学の教科書と違い,生命科学・医科学を学ぶすべての読者にとっての良きガイドとなっているゆえんであろう．

今回の改訂では本のサイズも小さくなりレイアウトも見やすくなっている．図は前版までと同様，派手さを抑えて基本概念がわかるような配慮がなされている．タンパク質などもイオンチャネルなどは構造生物学で詳細な構造がわかっている中，意図的に基本的な仕組みがクローズアップされるようにデフォルメして記載され，これが功を奏している．この版でも，文体にも，知識を高い視線から与えようというのでなく，読者の目線でともに考えようとする姿勢がよくあられている．また，人体の研究フロンティアとして未解明な点なども多く指摘されており，著者の研究者としての謙虚な姿勢が感じられる．一方で，重要な過去のオリジナル研究から図を引用するというこだわりも継承し，参考文献も部分的に最新の論文へ入れかえが行われることで，さらにレベルの高い学習を望む読者にも対応している．一方，細部では正確でなかったり最近の見解とは異なる記述があるため，かなり多くの箇所で訳者による解説を盛り込むこととした．しかし，最も心血を注いだのは，前述した“語りかける生理学の教科書”が日本語版でも実現できるかという点であった．日本語では見られない言い回しをどの程度まで意訳するかや，専門用語が続くとどうしても漢字が多用される点など，原著の語りかけるような読みやすさを日本語版でも担保することには最も苦労した．この出来栄えについては読者の評価に委ねたい．

最後に，この邦訳と監訳のためにご協力いただいた皆様に心から感謝の意を表すると共に，この伝統のある教科書を一人でも多くの読者が手にして，人体の仕組みの精妙さ，深遠さに感動してくれることを願ってやまない．

2018年3月

石川義弘
岡村康司
尾仲達史
河野憲二

訳者一覧

—総監訳—

石川　義弘(横浜市立大学大学院医学研究科循環制御医学 教授)
岡村　康司(大阪大学大学院医学系研究科統合生理学教室 教授)
尾仲　達史(自治医科大学医学部生理学講座神経脳生理学部門 教授)
河野　憲二(京都大学名誉教授)

—監　訳—

金子　　猛(横浜市立大学大学院医学研究科呼吸器病学 主任教授)
北村　義浩(独立行政法人国立印刷局小田原工場 嘱託医)
藤乘　嗣泰(獨協医科大学医学部・内科学(循環器・腎臓)准教授)
松嶋　成志(東海大学医学部内科学系消化器内科学 教授)

—翻　訳—

赤池　　徹(東京慈恵会医科大学細胞生理学講座 講師)[第 23 章，第 24 章]
浅羽　研介(東京大学大学院医学系研究科コンピュータ画像診断学／予防医学講座 特任助教)[第 30 章，第 31 章]
安齋　和也(東海大学医学部内科学系消化器内科学 助教)[第 67 章]
池田　昭夫(京都大学大学院医学研究科てんかん・運動異常生理学講座 教授)[第 60 章]
石井　直方(東京大学大学院総合文化研究科生命環境科学系 教授)[第 6 章]
石金　浩史(専修大学人間科学部心理学科 教授)[第 51 章]
井樋　慶一(東北大学大学院情報科学研究科情報生物学分野・東北大学大学院医学系研究科神経内分泌学分野 教授)[第 78 章]
上田　陽一(産業医科大学医学部第 1 生理学講座 教授)[第 76 章]
植田　康敬(大阪大学大学院医学系研究科血液・腫瘍内科学 特任助教)[第 33 章]
梅村　将就(横浜市立大学医学部医学科循環制御医学／循環器・腎臓・高血圧内科学(兼任) 助教)[第 9 章，第 10 章，第 11 章]
浦野　哲盟(浜松医科大学医生理学講座 教授)[第 37 章]
永福　智志(福島県立医科大学医学部システム神経科学講座 教授)[第 59 章]
遠藤　仁司(自治医科大学医学部生化学講座機能生化学部門 教授)[第 68 章，第 70 章]
小澤　一史(日本医科大学大学院医学研究科解剖学・神経解剖学分野 教授)[第 82 章]
大河内善史(大阪大学大学院医学系研究科統合生理学教室 助教)[第 34 章]
岡村　康司(大阪大学大学院医学系研究科統合生理学教室 教授)[第 1 章]
奥村　　敏(鶴見大学歯学部生理学講座 教授)[第 19 章，第 20 章]
尾仲　達史(自治医科大学医学部生理学講座神経脳生理学部門 教授)[第 75 章]
小野富三人(大阪医科大学生命科学講座生理学教室 教授)[第 46 章]
片野坂公明(中部大学生命健康科学部生命医科学科 准教授)[第 7 章]
加藤　　恒(大阪大学大学院医学系研究科血液・腫瘍内科 助教)[第 36 章]

河合　喬文（大阪大学大学院医学系研究科統合生理学教室 助教）[第 5 章]
川嶌　洋平（東海大学医学部内科学系消化器内科学 助教）[第 65 章]
河野　憲二（京都大学名誉教授）[第 47 章]
北村　義浩（独立行政法人国立印刷局小田原工場 嘱託医）[第 35 章]
衣笠　哲史（東北医科薬科大学 内科学第三（腎臓内分泌内科） 講師）[第 28 章，第 32 章]
草刈洋一郎（東京慈恵会医科大学細胞生理学講座 准教授）[第 21 章，第 22 章]
久場　博司（名古屋大学大学院医学系研究科細胞生理学教室 教授）[第 53 章]
黒尾　　誠（自治医科大学分子病態治療研究センター抗加齢医学研究部 教授）[第 80 章]
黒澤美枝子（国際医療福祉大学基礎医学研究センター／薬学部 教授）[第 61 章]
煙山　健仁（桐生大学医療保健学部看護学科 准教授）[第 44 章，第 45 章]
鯉淵　典之（群馬大学大学院医学系研究科応用生理学 教授）[第 77 章]
齋藤　　茂（生理学研究所細胞生理研究部門 助教）[第 49 章]
齋藤　純一（横浜市立大学医学部医学科循環制御医学 助教）[第 84 章]
佐々木雄彦（東京医科歯科大学難治疾患研究所病態生理化学分野 教授）[第 69 章]
佐藤　　隆（横浜市立大学大学院医学研究科呼吸器病学 講師）[第 40 章，第 41 章]
佐藤　達也（東北大学大学院情報科学研究科情報生物学分野 准教授）[第 78 章]
佐藤　宏道（大阪大学大学院医学系研究科認知行動科学教室 教授）[第 52 章]
佐藤　元彦（愛知医科大学医学部生理学講座 教授）[第 16 章，第 17 章，第 18 章]
新海　正晴（横浜市立大学大学院医学研究科呼吸器病学 准教授）[第 38 章，第 39 章]
鈴木　喜郎（生理学研究所細胞生理研究部門 助教）[第 49 章]
多久和　陽（金沢大学大学院医薬保健学総合研究科血管分子生理学分野 教授）[第 8 章]
田中　　壽（大阪大学医学部附属病院放射線部 准教授）[第 62 章]
田中　真樹（北海道大学大学院医学研究院神経生理学教室 教授）[第 57 章]
樽野　陽幸（京都府立医科大学大学院医学研究科細胞生理学 講師）[第 54 章]
鶴谷　康太（東海大学医学部内科学系消化器内科学 助教）[第 63 章]
十河　正弥（京都大学医学部付属病院・神経内科）[第 60 章]
藤乗　嗣泰（獨協医科大学医学部・内科学（循環器・腎臓）准教授）[第 25 章，第 26 章，第 27 章，第 29 章]
十川　純平（京都大学医学部付属病院・神経内科）[第 60 章]
富永　真琴（生理学研究所細胞生理研究部門 教授）[第 49 章]
中條　浩一（大阪医科大学医学部生命科学講座生理学教室 准教授）[第 4 章]
中村　和弘（名古屋大学大学院医学系研究科統合生理学分野 教授）[第 73 章，第 74 章]
西田　育弘（防衛医科大学校医学部医学科生理学講座 教授）[第 44 章，第 45 章]
西丸　広史（富山大学大学院医学薬学研究部システム情動科学 准教授）[第 55 章]
西村　幸男（東京都医学総合研究所認知症高次脳機能研究分野脳機能再建プロジェクト プロジェクトリーダー）[第 56 章]
音成秀一郎（広島大学病院・脳神経内科）[第 60 章]
長谷川　功（新潟大学大学院医歯学総合研究科神経生理学分野 教授）[第 58 章]
羽田野敦子（東海大学医学部内科学系消化器内科学 助教）[第 66 章]
林　　直亨（東京工業大学リベラルアーツ研究教育院 教授）[第 85 章]
晝間　　恵（防衛医科大学校医学部医学科生理学講座 講師）[第 44 章，第 45 章]
藤田　孝之（横浜市立大学医学部医学科循環制御医学／循環器・腎臓・高血圧内科学（兼任） 講師）[第 12 章, 第 13 章]
船橋　利也（聖マリアンナ医科大学生理学 教授）[第 81 章]
古田　貴寛（大阪大学大学院歯学研究科高次脳口腔機能学講座 講師）[第 48 章]
松原　茂樹（自治医科大学産科婦人科学 （主任）教授）[第 83 章]
水上　　創（東海大学医学部内科学系消化器内科学 助教）[第 64 章]
三谷　昌平（東京女子医科大学医学部第二生理学教室 教授）[第 2 章，第 3 章]

南沢　享（東京慈恵会医科大学細胞生理学講座 教授）［第 21 章，第 22 章，第 23 章，第 24 章］
箕越　靖彦（生理学研究所生殖・内分泌系発達機構 教授）［第 72 章］
宮崎　航（群馬大学大学院医学系研究科応用生理学 准教授）［第 77 章］
武藤　弘行（自治医科大学情報センター 教授）［第 71 章］
矢田　俊彦（自治医科大学医学部生理学講座統合生理学部門 教授）［第 79 章］
山形　聡（弘前大学医学部附属病院内分泌内科／糖尿病代謝内科 助教）［第 78 章］
山下　勝幸（国際医療福祉大学基礎医学研究センター 教授）［第 50 章］
山本　昌樹（横浜市立大学附属市民総合医療センター呼吸器病センター 講師）［第 42 章，第 43 章］
横山　詩子（横浜市立大学医学部医学科循環制御医学 准教授）［第 14 章，第 15 章，第 84 章］

—編集協力者—

織谷　健司（国際医療福祉大学医学部血液内科 教授）
金倉　譲（大阪大学大学院医学系研究科血液・腫瘍内科学 教授）

— 原著第 11 版 監訳者・訳者一覧—

総監訳

御手洗玄洋

監　訳

小川　徳雄	永坂　鉄夫	伊藤　嘉房	松井　信夫	間野　忠明

翻　訳

池田　健彦	岩瀬　敏	太田　明	河合　康明	曽我部正博	高井　章
高林　彰	永坂　鉄夫	中塚　映政	福澤　嘉孝	松尾　理	松本　孝朗
吉岡　利忠	浅井　光興	井川　修	伊藤　雅史	伊藤　光泰	岩田　香織
上嶋　繁	梅田英一郎	尾﨑　勇	片桐　展子	片桐　康雄	北川　誠一
清元　秀泰	楠　正隆	熊本　栄一	三条　芳光	重見　研司	鈴木　敦詞
高橋　賢	鷹股　亮	辰巳　仁史	土井　松幸	永島　計	永見　邦篤
久留　一郎	平川　晴久	藤田　亜美	古家喜四夫	堀田　芳弘	前田　裕弘
三木　健寿	宮澤　正顯	森　一仁	山蔭　道明	山田　晴生	吉本　光佐

目　次

第 4 部

循環

第 5 部

体液と腎臓

第 6 部
血球，免疫，血液凝固

第 7 部
呼吸

第 8 部 航空・宇宙・深海潜水生理学

第 9 部 神経系：①一般原理と感覚生理学

第 10 部 神経系：②特殊感覚

第 11 部 神経系：③運動・統合神経生理学

第 14 部 内分泌学と生殖

第 15 部 スポーツ生理学

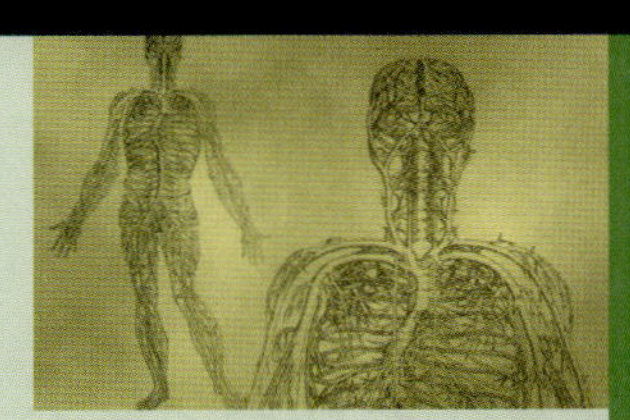

第 1 章
人体の機能的構成と内部環境の調節

生理学とは，生命の営みの元となる物理的・化学的しくみを明らかにする学問である．単純なウイルスから，巨大な樹木，複雑な人間に至るまで，あらゆる生命は固有の機能的特徴を備えている．そのため，生理学は，**ウイルス生理学**(viral physiology)，**細菌生理学**(bacterial physiology)，**細胞生理学**(cellular physiology)，**植物生理学**(plant physiology)，**人体生理学**(human physiology)など，さまざまな細領域に広くわたっている．

人体生理学

人体生理学は，ヒトが生きることを可能にしている人体の特性やしくみを明らかにしようとする学問である．われわれが生きていられるのは，人体には複雑なコントロールのしくみがあるからである．空腹になれば食物を求め，恐怖を感じれば避難できる場所を求め，寒冷を感じれば温暖を求める．このような生命の無意識な行動の中で，われわれは知覚し，感情を抱き，知識を得るのである．このような特性のおかげで，さまざまな環境下で生存することができる．

人体の基本生命単位としての細胞

人体の基本生命単位は細胞である．それぞれの器官・臓器は，多くのさまざまな細胞が細胞間支持構造によって集合してつくられている．

それぞれの種類の細胞は，単一もしくは複数の特定の機能を果たせるようにつくられている．例えば一人あたり 25 兆個も存在する**赤血球**(red blood cell)は，肺から組織へ酸素を運搬する．赤血球は身体中で最も数の多い細胞種であり，赤血球とは異なる機能を果たす細胞が他に 75 兆個存在している．つまり，身体全体には，約 100 兆個の細胞が存在する．

それぞれの細胞種で，特徴が著しく異なることが多いが，どの細胞にも共通する基本特性がある．例えば，どの細胞でも機能するのに必要なエネルギーは，酸素が炭水化物，脂質，タンパク質と反応することによってとり出される．さらに，栄養素をエネルギーに変化させる化学的しくみは，だいたいどの細胞で同じであり，その化学反応の結果生じた物質を，細胞を取り巻く液体へと放出する．

また，ほとんどの細胞には，自分自身と同じ細胞を複製する能力が備わっている．ある特定の種類の細胞が壊れても，通常は残っている同じ種類の細胞が新しい細胞を生み出して補充される．

細胞外液：内部環境

成人では身体のおよそ 60％が液体で，主に電解質やその他の物質を含む水溶液である．この液体のほとんどは細胞内にあり，**細胞内液**(intracellular fluid)とよばれるが，約 1/3 は細胞の外側の空間にあり，**細胞外液**(extracellular fluid)とよばれる．この細胞外液は身体中で一定の速さで動いている．これは，毛細血管壁を通って拡散し，速やかに循環血液に運ばれ，血液や組織液に混ざる．

細胞が生命を維持するために必要な電解質や栄養素は細胞外液中にある．つまり，あらゆる細胞は，細胞外液という基本的に同じ環境で生きている．そのため，細胞外液は人体の**内部環境**(internal environment，milieu intérieur)とよばれる．この milieu intérieur という概念は，19 世紀フランスの偉大な生理学者クロード・ベルナール(Claude Bernard，1813〜1878)により，150 年以上前に導入されたものである．

酸素，グルコース，さまざまな電解質，アミノ酸，脂質，その他の成分が適切な濃度でこの内部環境に存在する限り，細胞は生存が可能であり，特殊な機能を遂行できる．

細胞外液と細胞内液の違い

細胞外液は，大量の Na^+(sodium ion)，Cl^-(chloride ion)，HCO_3^-(重炭酸イオン，bicarbonate ion)などの電解質に加え，酸素(oxygen)，グルコース(glucose)，脂肪酸(fatty acid)，アミノ酸(amino acid)など，細胞にとっての栄養素を含む．細胞外液には，細胞から肺に輸送され排出される二酸化炭素(carbon dioxide)や，その他，腎臓から排泄される細胞由来の老廃物も含まれる．

細胞内液は細胞外液とはかなり異なっており，例えば，細胞内液には細胞外液に含まれる Na^+，Cl^-の代わりに，大量の K^+(potassium ion)，Mg^{2+}(magnesium ion)，リン酸イオン(phosphate ion)などが存在する．細胞膜を介して電解質が輸送される特殊なしくみにより，細胞内液と細胞外液の間でのイオンの濃度の違いが維持される．こうした輸送の過程については第4章で述べる．

ホメオスタシス：ほぼ一定の内部環境の維持

1929年に米国の生理学者であるWalter Cannon (1871～1945)は，“内部環境がおおむね一定に維持されていること(maintenance of nearly constant conditions in the internal environment)”を表現するのに，**ホメオスタシス**(homeostasis)という言葉をつくり出した．基本的に人体のほとんどの器官と組織は，こうした内部環境を一定に維持するために働いている．例えば，肺は細胞が消費した酸素を補充するために細胞外液に酸素を供給するし，腎臓は電解質濃度を一定に維持し，消化器系は栄養素を供給する．

さまざまな電解質，栄養素，老廃物，身体を構成するその他の物質の量は，一定の値に固定して調節されているのではなく，ある範囲内に調節されている．いくつかの物質については，この範囲の幅はきわめて狭い．例えば，血液のH^+の濃度の変動は，通常1Lあたり5nmol(1Lあたり0.000000005mol)以下である．血液のNa^+の濃度も厳密に調節されており，通常ナトリウムを多く摂取したときですら1Lあたり数mmol程度の変動である．しかし，こうしたNa^+の変動は，H^+の場合に比べ少なくとも100万倍は大きい．

Na^+とH^+だけでなく，体内の他のさまざまな電解質，栄養素，物質についても強力な調節系が存在しており，大きな環境の変動やけがや病気などによる撹乱があっても，細胞，組織，器官が正常に機能を保てるように，それらの濃度が維持されている．

本書ではかなりの部分で，個々の器官や組織がホメオスタシスに寄与するしくみについて記述している．人体が正常に機能するには，細胞，組織，器官，複数の調節系(神経系，内分泌系，局所の調節系)が統合的に働くことが必要であり，これら全体でホメオスタシスと健康状態をつくり出しているのである．

疾病(disease)は，しばしばホメオスタシスが破綻した状態と捉えられる．しかし，たとえ疾病が存在していても，ホメオスタシスのしくみは引き続き働き，複数の代償機構によって生存に必須な機能を維持する．これらの代償作用それ自体のせいで，身体機能が正常の範囲から逸脱してしまうことがあり，当初の疾病の原因をこの代償作用によるものと区別することが難しくなってしまう．例えば，腎臓の塩や水を排泄する能力に異常が生じる疾病では高血圧が生じるが，最初はこの高血圧が塩や水の排泄が正常に戻るのに役に立ち，塩の摂取量と腎臓からの排泄量が釣り合うようになる．しかしこの均衡は生命を維持するには必要であるものの，時間が経つにつれて高血圧はさまざまな臓器を損傷する．損傷される臓器の1つが腎臓であり，腎臓の障害はさらなる高血圧を引き起こし，ますます腎臓が障害されるようになる．したがって，けが，病気，大きな環境変化による人体へのストレスなどで生じるホメオスタシスでの代償作用は，生存を継続するために必要であるが，一方で長期的には身体機能の新たな異常をもたらす，というトレード・オフの状態と考えることができる(**訳者注**：“トレード・オフ”とは一方を求めれば他面で犠牲が生じるという関係のことをいう．経済学でも用いられる用語)．

病態生理学(pathophysiology)とは，疾病や外傷では，さまざまな生理的過程がどのように変化するかを明らかにする学問である．

この章では人体のさまざまな機能系について概観し，それらがホメオスタシスにどのように貢献するか述べる．そして，複数の機能系が支え合いながら稼働するように統括制御している身体の調節システムの基本的理論についても概説する．

細胞外液の輸送と混合のためのシステム：血流系

細胞外液は2段階で身体中を輸送される．最初の段階は，血管の中を流れる血液の移動である．次の段階は，毛細血管と組織の細胞間隙(細胞同士の隙間のスペース)の間で行われる移動である．

図1.1に血液循環の全体像を示している．循環系のすべての血液は，安静時には毎分1回程度の速さで全循環経路を巡り，活発な状態のときには，その6倍に至る．

血液が毛細血管を通ると，細胞間隙を満たす間質液と血漿との間で細胞外液の交換が絶え間なく起こる．この過程を**図1.2**に示す．大きすぎて毛細血管を容易には透過しない血漿タンパク分子の場合を除くと，血漿のほとんどの分子は毛細血管壁を透過する．したがって，大量の溶液と溶けた成分は矢印で示すように血液と組織液の間を拡散により，行ったり来たりする．この拡散過程は血漿と間質液に存在する分子の運動によって生じる．すなわち，溶媒分子と溶質分子は，血漿と細胞間隙の溶液中や毛細血管の穴を通って，あらゆる方向に絶え間なく動いたり跳ね返ったりしている．ほとんどの細胞は毛細血管から50 μm以内の距離に存在しているので，ほとんどの物質は毛細血管から細胞まで数秒以内に確実に拡散する．そのため，人体のあらゆる領域に存在する細胞外液(血漿および細胞間質液)は，絶え間なく混合され，これにより人体全体の細胞外液はほぼ完全に均質に保たれている．

細胞外液にある栄養素の由来

呼吸器系(respiratory system)

図1.1は，血液が身体を一巡する際に，肺にも流れることを示す．血液は細胞が必要とする酸素を肺胞で受け

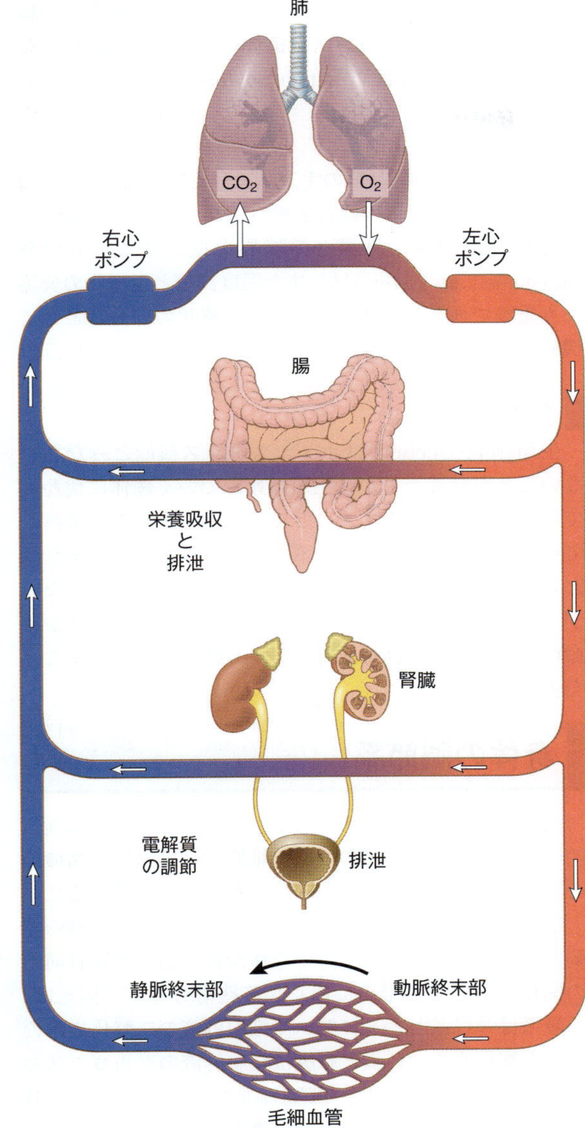

図 1.1　循環器系全体の構成

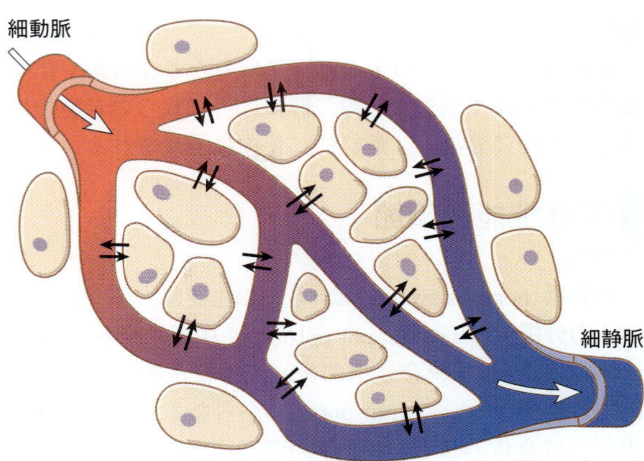

図 1.2　毛細血管壁と間質空間を介する溶液と溶解物質の拡散

取る．肺胞と肺毛細血管内腔との間にある膜，すなわち**肺胞膜**(alveolar membrane)の厚さはわずか0.4～2.0 μmであり，酸素は分子運動によりこの膜を通って血中へ拡散する．

消化管

心臓から送り出された血液の大部分は**消化管**(gastrointestinal tract)の壁も通る．ここで，**炭水化物**(carbohydrate)，**脂肪酸**(fatty acid)，**アミノ酸**(amino acid)を含む種々の溶けた栄養素が，摂取された食物から血液の細胞外液へと吸収される．

肝臓などの主に代謝機能をつかさどる臓器

消化管から吸収されたすべての物質が，そのままの状態で細胞に利用されるわけではない．肝臓は多くの物質の化学組成をより利用しやすい構造に変える．その他の組織，例えば脂肪細胞，消化管粘膜，腎臓や内分泌腺などの組織も，吸収された物質を変化させたり，必要になるまで貯蔵したりする．肝臓には身体でつくられた老廃物や摂取した毒性化学物質を除去する働きもある．

筋骨格系

筋骨格系(musculoskeletal systems)はホメオスタシス機能にどのように寄与するのだろうか？　答えは単純明快で，もし筋肉がなければ，身体は動けなくなるので摂食できないだろう．また，身体は筋骨格系のおかげで，身を守るために有害な環境から逃れることができる．それができなければ，ホメオスタシス機構ともども身体は破壊されてしまうだろう．

最終代謝産物の除去

肺による二酸化炭素の除去

肺で酸素が血液に取り込まれるのと同時に，二酸化炭素が肺胞に放出される．呼吸運動により空気は肺を出入りし，二酸化炭素は大気へと運ばれる．二酸化炭素はすべての代謝最終産物のうち，最も量が多い．

腎臓

血液が**腎臓**(kidney)を通過することにより，細胞にとって不必要な二酸化炭素以外のほとんどの物質が，血漿から取り除かれる．それらの物質には，尿素や尿酸のようなさまざまな細胞代謝の最終産物や食物から摂取し，余剰となって細胞外液に蓄積した電解質や水が含まれる．

腎臓では，まず糸球体毛細血管から尿細管へ多量の血漿を濾過し，次に身体が必要とするグルコース，アミノ酸，適量の水および多くの電解質を血液側に再吸収する．身体に必要のない，その他の物質(特に尿素などの代謝老廃物)のほとんどは，わずかしか再吸収されず，そのまま尿細管を通り尿中に排出される．

消化管

消化管内で消化されずに残った物質や代謝の老廃物は，便中に排泄される．

肝臓

肝臓(liver)の機能の1つは，摂取した多くの薬や化学物質の無毒化や除去である．肝臓は，これらの老廃物の多くを胆汁に分泌し，最終的に便中に排泄される．

身体機能の調節

神経系

神経系(nervous system)は，3つの主要部，すなわち**感覚入力分担部**(sensory input portion)，**中枢神経系**(central nervous system)(統合分担部(integrative portion))，**運動出力分担部**(motor output portion)からなる．感覚入力分担部分は身体の状態や周囲の状態を検出する．例えば，皮膚の受容器は，物体が皮膚のどこかに触れるたびに，われわれに注意を喚起する．眼はわれわれに周囲の環境の視覚的な像を与える感覚器である．耳もまた感覚器である．中枢神経系は脳と脊髄からなる．脳は情報を蓄え，思考を生み出し，欲望をつくり出し，身体が感覚に応じて行う行動を決定する．それから適切な信号が運動出力分担部を通じて伝達され，その個体が望むことが実行される．

神経系の重要な部分の1つに**自律神経系**(autonomic system)がある．これは意識下で働き，心臓による血液拍出量や消化管の運動や多くの体内の腺組織からの分泌など，内臓の多くの機能を制御する．

内分泌系(hormone system)

身体には，**ホルモン**(hormone)とよぶ化学物質を分泌する8つの主要な**内分泌腺**(endocrine gland)といくつかの器官と組織が存在する．ホルモンは細胞外液を通して身体のすべての場所へ運ばれ，細胞機能の調節を助ける．例えば，**甲状腺ホルモン**(thyroid hormone)はすべての細胞において，ほとんどの化学反応の速度を増加させ，身体の活動の程度を設定する働きがある．**インスリン**(insulin)はグルコース代謝を制御する．**副腎皮質ホルモン**(adrenocortical hormone)はNa^+，K^+，タンパク質代謝を制御する．**副甲状腺(上皮小体)ホルモン**(parathyroid hormone)は骨のカルシウムとリン酸を制御する．このように，内分泌系は神経系を補う調節系である．神経系は身体の筋活動と分泌機能を制御し，内分泌系は多くの代謝機能を制御する．神経系と内分泌系は通常は協調的に働き，基本的に身体のすべての器官系を調節する．

身体の防御

免疫系

免疫系(immune system)は白血球，白血球由来の組織細胞，胸腺，リンパ節，リンパ管から構成され，身体をバクテリア，ウイルス，寄生虫，真菌などの**病原体**(pathogen)から防御する．免疫系には2つの働きが備わっている．1つは，身体が自分自身の細胞を外来の細胞や物質と区別する働きである．もう1つは，**感作リンパ球**(sensitized lymphocyte)をつくり出し，異物を中和する特殊なタンパク質(例：**抗体**(antibody))を産生し，または**食細胞の貪食作用**(phagocytosis)を高めて，侵入異物を破壊する働きである．

外皮系

皮膚とその付属器(髪の毛，爪，分泌腺など)は，その下にある組織や身体の器官を覆い，衝撃を減らし，保護し，身体の内部環境と外界との境界を提供する．**外皮系**(integumentary system)は，また温度調節と老廃物の分泌にも重要であり，身体と外界の間の感覚の仲介者として機能する．一般に皮膚は体重の12〜15%程度を占める．

生殖

生殖(reproduction)はホメオスタシス機能とみなされないことがある．しかし生殖は死んでいく個体に代わって新たな個体を生み出すことでホメオスタシスを維持しているとみなすこともできる．これは，ホメオスタシスという用語の拡大解釈のように聞こえるかもしれないが，このことは，要するに，身体のすべてのつくりが生命の自動性と連続性を維持するよう構成されていることを表している．

身体の調節系

人体には無数の調節系がある．最も複雑なものは遺伝的制御機構で，すべての細胞で細胞内と細胞外の諸機能の調節を助けている．この内容は第3章に記載する．

器官のそれぞれの機能を調節するためにその器官内で働く調節機構が多い．一方で身体全体において器官同士の関係を調節するために働く調節機構もある．例えば，呼吸系は神経系とともに働いて細胞外液の二酸化炭素の濃度を制御する．肝臓と膵臓は細胞外液のグルコースの濃度を制御し，腎臓は，細胞外液のH^+，Na^+，K^+，リン酸イオン，その他のイオンの濃度を制御する．

調節機構の具体例

調節機構の具体例細胞外液の酸素，二酸化炭素の濃度の調節

酸素は細胞の化学反応に必要な重要な物質であり，身体には，細胞外液の酸素濃度を一定に厳密に維持する特別な調節機構が備わっている．このしくみは，専ら赤血球に含まれる**ヘモグロビン**(hemoglobin)の化学的性質に依存している．ヘモグロビンは血液が肺を通過する際に酸素と結合する．次に，血液が組織の毛細血管を通るときに組織液にすでに酸素が多すぎると，ヘモグロビンは酸素に強い化学的親和性をもつため，酸素を放出しない．しかし，組織液の酸素濃度が低すぎると，十分な酸素が放出され適切な濃度に回復する．こうした組織中の酸素濃度の調節のしくみは，主にヘモグロビンの化学特性に帰属される．こうした調節のことを**ヘモグロビンの酸素**

緩衝機能(oxygen-buffering function of hemoglobin)とよぶ.

細胞外液中の二酸化炭素濃度は，それとは大きく異なる方法で調節されている．二酸化炭素は細胞の酸化反応の主な最終産物である．もし細胞で形成された二酸化炭素がすべて組織液に蓄積し続けると，細胞のすべてのエネルギー産生反応が停止してしまうだろう．幸いにも血中の二酸化炭素濃度が通常より高くなると，呼吸中枢が興奮し，速く深く呼吸するようになる．それによって二酸化炭素の排出が増加し，血液と組織液から過剰な二酸化炭素が除去される．この過程は二酸化炭素濃度が正常に戻るまで持続する．

動脈血圧の調節

動脈血圧はいくつかの系によって調節されている．そのうちの一つが**圧受容器系**(baroreceptor system)で，迅速に動作する調節系として単純で優れた例である(**図 1.3**)．頸部の頸動脈の分岐部分と胸部の大動脈弓には，動脈壁の伸展によって刺激される**圧受容器**(baroreceptor)とよばれる神経の受容器(**訳者注**：原書では神経の受容器(nerve receptor)とあるが，ここでは神経伝達物質の受容体分子の意味ではなく，感覚神経の末端がつくる神経細胞の構造を指していることに注意)がたくさんある．動脈血圧が高すぎると圧受容器は脳の延髄へ神経インパルスを連発する．これらのインパルスは**血管運動中枢**(vasomotor center)を抑制し，次いで血管運動中枢から交感神経を通して心臓や血管へと伝達される神経インパルスの数を減少させることになる．これらの神経インパルスが減ると心臓の拍出能が減弱し末梢血管の拡張が引き起こされ，血流が増えるようになる．心臓の拍出能の減弱と末梢血管の拡張の両方は，動脈血圧を減少させて正常値に戻す働きがある．

逆に，動脈血圧が正常値以下に下がると，**伸展受容器**(stretch receptor(**訳者注**：圧受容体のことである))は弛緩し，血管運動中枢が通常時より活発になって，血管の収縮と心臓の拍出能が引き起こされる．動脈血圧の減少は負のフィードバック機構を惹起し，動脈圧を増加させ，正常のレベルまで戻すのである．

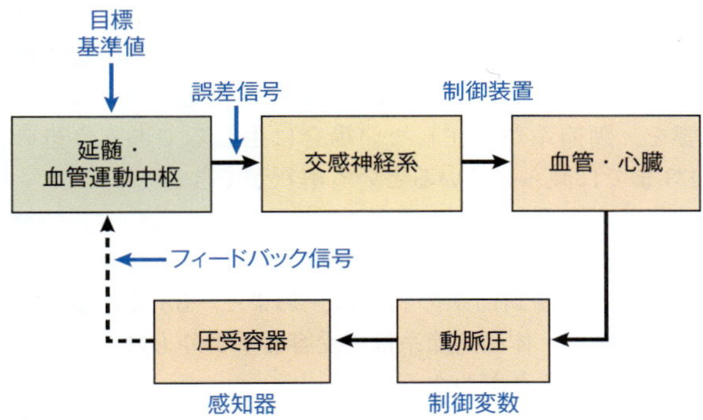

図 1.3　動脈の圧受容器による動脈圧の負のフィードバック
センサー(圧受容器)からの信号は，脳の延髄に送られ，そこで対照設定値と比較される．動脈圧が正常値を上回ると，この異常な血圧は，圧受容器から延髄へ送られる神経インパルスを増加させ，入力信号が設定値と比較される．これから生じるエラー信号が交感神経活動の減少につながる．交感神経活動の減少は，今度は血管の拡張と心拍出量の減少をもたらし，これにより血圧が正常に戻る．

細胞外液の重要な構成物の正常範囲と物理的性質

表 1.1 には，細胞外液のいくつかの重要な構成物と物理的性質について，それらの正常値，正常範囲，死をもたらさない限界値を示している．それぞれ正常範囲がきわめて狭いことに注意しよう．しばしば病気，けが，環境の大きな変化によってこれら範囲外の値の状態がもたらされる．

重要なのは，死をもたらす異常値である．例えば，体温が正常値より 7℃上がるだけで細胞代謝を増加させる悪循環が生じ，細胞は死に至る．また酸塩基平衡は狭い範囲であり，正常の pH は 7.4 で，それより 0.5 変化した値は致死的である．もう 1 つ重要な因子は K^+ 濃度で

表 1.1　細胞外液の重要な構成物と物理的性質

	正常値	正常範囲	短時間であれば致死でないおおよその範囲	単位
酸素(静脈)	40	35 ～ 45	10 ～ 1000	mmHg
二酸化炭素(静脈)	45	35 ～ 45	5 ～ 80	mmHg
Na^+	142	138 ～ 146	115 ～ 175	mmol/L
K^+	4.2	3.8 ～ 5.0	1.5 ～ 9.0	mmol/L
Ca^{2+}	1.2	1.0 ～ 1.4	0.5 ～ 2.0	mmol/L
Cl^-	106	103 ～ 112	70 ～ 130	mmol/L
重炭酸イオン(HCO_3^-)	24	24 ～ 32	8 ～ 45	mmol/L
グルコース	90	75 ～ 95	20 ～ 1500	mg/dL
体温	37.0	36.6 ～ 37.2	18.3 ～ 43.3	℃
酸塩基	7.4	7.3 ～ 7.5	6.9 ～ 8.0	pH

あり，正常値の 1/3 まで下がれば，神経が信号を伝えられなくなり麻痺をきたすだろう．あるいは，K^+ 濃度が正常値の 2 倍かそれ以上になると心筋の機能が著明に低下するだろう．また，Ca^{2+} 濃度が正常の半分に下がると，末梢神経での自発的な神経インパルスが過剰に生じるため体全体の筋の**強縮**(tetanic contraction)をきたすだろう．グルコース濃度が正常値の半分になると，極度な精神的いら立ちを示し，時には**痙攣発作**(convulsion)を示す．

こうした例からも，限界の数値の重要性とともに人体を健康な状態に維持するために数多くの調節系が必要であることがよくわかるだろう．これらの調節系のうち，どれが欠けても重篤な身体の機能不全や死がもたらされることがある．

調節機構の特性

すでに述べたホメオスタシス調節の例は，身体中の多くの調節系のうちのごく一部である．調節系すべてに共通する特色について，以下に説明する．

ほとんどの調節系は負のフィードバック系である

ほとんどの身体の調節系は負のフィードバック(negative feedback)として働くが，これはすでに述べたホメオスタシス調節系のいくつかを振り返ってみればよく理解できる．二酸化炭素濃度の調節において，細胞外液中の二酸化炭素濃度が高いと肺での換気が促進され，これにより身体の二酸化炭素が肺から排出される．そうすると今度は細胞外液の二酸化炭素濃度が減少する．つまり，二酸化炭素が高濃度になると，正常に戻すしくみが働き始める．これは元の変化(高い二酸化炭素濃度)とは逆の方向である．逆に二酸化炭素濃度が下がりすぎると濃度を増加させようというしくみが働く．この反応も，また元の変化(低い二酸化炭素濃度)とは逆の方向である．

動脈血圧調節系においては，血圧が高いと血圧の低下を促進する一連の応答が引き起こされ，また血圧が下がると血圧を上昇させる一連の応答が引き起こされる．どちらの場合も，元の変化に対して逆の効果をもたらす応答が生じる．

一般に，ある因子が多すぎたり少なすぎたりすると，調節系はその因子の量を一定の平均値へ戻すような一連の変化が負のフィードバックとして生じ，ホメオスタシスを維持する．

調節系の利得

調節系が一定の状況を維持する効率の程度は，負のフィードバックの**利得**(gain)によって決定される．例えば，圧受容器による血圧調節系が働いていない人に，大量の血液を輸血したところ，血圧が 100 mmHg から 175 mmHg へ増加したとしよう．次に，圧受容器による血圧調節系がきちんと働いている人に同じ量の血液を輸血した場合に，負のフィードバックが働き血圧は先の例ほどには上昇せずに，例えば，血圧が 100 mmHg から 25 mmHg しか上昇しなかったとしよう．このとき，フィードバック制御系は，血圧を 50 mmHg 低下させる調節応答(175 mmHg から 125 mmHg に)をしたといえる．この部分を**補正量**(correction)とよぶ．しかしながら，後者の場合であっても血圧を 100 mmHg に維持することができず，血圧は 25 mmHg 上昇してしまった．つまり血圧変化を 100％効果的に防ぐ調節をすることができなかったことを意味し，この部分を**誤差**(error)とよぶ．この例では，調節系の利得は，次の式で計算することができる．

$$利得=\frac{補正量}{誤差}$$

この圧受容器系の例では，補正量は −50 mmHg であり，誤差は +25 mmHg である．これを上記の数式に当てはめると，血圧調節のための圧受容器系の利得は(− 50)÷(＋ 25)，つまり −2 となる．利得が“−2”のこの血圧調節系は，血圧を上昇または低下させる外乱による影響を，調節系が存在しない場合に生じるであろう量の 1/3 までに減らしているという解釈ができる．

利得が圧受容器系の場合よりはるかに大きい生理的調節系もある．例えば，人が適度に寒冷な外気に暴露されたときの体温調節系の利得は，およそ −33 である．このことから，体温調節系は圧受容器系よりもはるかに効率的であることがわかる．

正のフィードバックは時として悪循環や死を招く

なぜ，身体のほとんどの調節系は，正のフィードバックではなく，負のフィードバックで働くのであろうか．正のフィードバックの性質をよく考えれば，正のフィードバックは安定よりは不安定をもたらし，時に死につながるということは容易にわかる．

図 1.4 は，正のフィードバックによって死に至りうる例を示している．**図 1.4** は心臓の拍出効率を示したもので，健康なヒトの心臓は 1分間に約 5 L の血液を拍出する．もしある人が突然 2 L 失血したとすると，身体の血液量は，心臓が効率よく拍出するのには足りないレベルまで低下してしまう．その結果，動脈血圧は低下し，冠状動脈を通して心筋へ流れる血流は低下する．この過程は心収縮の減弱につながり，これが心臓の拍出の減弱，冠状動脈の血流のさらなる低下，さらに一層の心収縮の減弱をもたらす．このサイクルは何度も繰り返され，最後は死に至る．ここで，フィードバックにおける各サイクルがさらなる心収縮の減弱をもたらすことに注意しよう．すなわち，これは，元の変化が同じ変化を増強するという，正のフィードバックである．

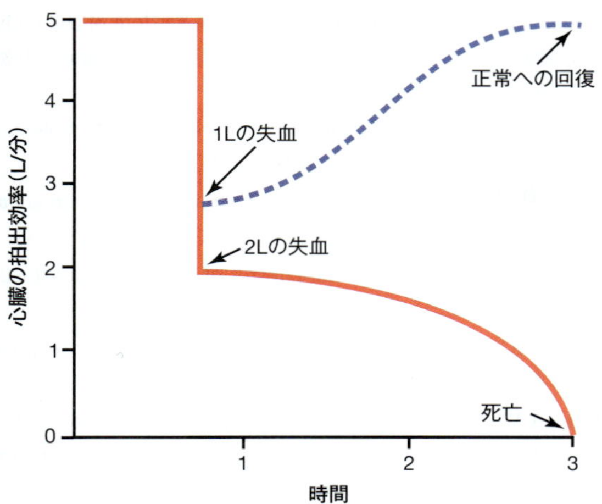

図 1.4　循環系から 1L 失血した場合に負のフィードバックにより心臓の拍出が回復する過程
2L 失血した場合には，正のフィードバックにより死に至る．

正のフィードバックは“悪循環”としてよく知られているが，一方で適度な正のフィードバックが身体の負のフィードバック調節機構によって打ち消され，悪循環が生じない場合もある．例えば，先ほどの例で 2 L でなく 1 L 失血した場合には，図 1.4 の点線で示すように心拍出量と動脈血圧を調節する正常な負のフィードバック機構が正のフィードバック機構と拮抗して，この人は回復することができるだろう．

正のフィードバックは時には有益である

ある場合には，身体は正のフィードバックをうまく利用している．もし血管が傷ついて血栓が形成されると，**血液凝固因子**(clotting factor)とよばれる複数の酵素が血栓の中で活性化される．これらの酵素のいくつかは，すぐ近くの血液の他の未活性の酵素に作用して，より多くの血栓を形成するようになる．時々，この機構は制御が利かなくなり，不都合な血栓を形成してしまう．事実，これがほとんどの急性心筋梗塞発作の原因であり，冠状動脈内のアテローム硬化性プラークの内面で発生する血栓が，冠状動脈が塞がるまで成長することで発作が起こる．

正のフィードバックが有益なもう一つの例は，子どもの誕生である．子宮の収縮が，胎児の頭が子宮頸部を押し開け始めるくらいまで強くなると，子宮頸部が伸展されたという情報が子宮筋を通して子宮体部へと伝えられ，一層強い収縮が生じるようになる．したがって，子宮の収縮は子宮頸部を引き伸ばし，子宮頸部の伸展が，より強い収縮を引き起こす．この過程が十分に強くなると胎児は産まれる．もし十分強くないと通常，収縮は治まってしまい，数日間経たないと陣痛は再開しない．

もう一つの重要な正のフィードバックが使われている例は，神経信号の形成においてである．すなわち，神経線維の膜が刺激されると神経の細胞膜上にある Na^+ チャネルを通って細胞内へ Na^+ がわずかに漏れ入る．神経線維に入った Na^+ は膜電位を変化させ，今度はこれによってより多くの Na^+ チャネルが開くようになって，膜電位がさらに脱分極する．これがさらに多数の Na^+ チャネルを開けることになって…という具合に，Na^+ のわずかな細胞内流入が神経線維内への爆発的な流入につながり，活動電位が発生する．この活動電位は，今度は神経線維の外側と内側の両方に沿って流れる電流を生じる．この過程は繰り返し続いて，ついには神経信号が遠く線維の末端まで届くのである．

正のフィードバックが有用であるすべての場合において，正のフィードバック自体が全体の負のフィードバックの一部となっている．例えば，血液凝固の場合，正のフィードバック過程である凝固反応は，正常な血液量を維持するための負のフィードバック過程の一部分である．また，神経信号をもたらす正のフィードバックは神経系中に存在するたくさんの負のフィードバック調節系にかかわっている．

より複雑な種類の調節系：適応調節

後の神経系の章では，神経系には互いに結合した調節機構がきわめて多数存在することを学ぶであろう．あるものは，これまでみてきたような単純なフィードバック系であるが，そうではないものも多い．例えば，ある種の身体の運動はとても速く起こるので，神経信号が身体の末梢部分から脳まで伝わってから，もう一度末梢へ戻って運動を調節するほどの時間の余裕がない．そのため，脳は**フィード・フォワード調節**(feed-forward control)という方式を使って，要求された筋収縮を起こす．すなわち，動いている部分からの感覚の神経信号は，運動が正常に行われたかどうかを脳に知らせる．もし正常に行われなかったときには，次回にその運動が再び必要になったときに筋へ送る運動信号(フィード・フォワード信号)を修正するのである．そして，なおも修正が必要なときには，さらにそのまた次の運動のときに修正が行われる．こうした過程を**適応調節**(adaptive control)とよぶ．適応調節は，遅延した負のフィードバックの一種といえる．

こうしたことから，身体のフィードバック制御がいかに複雑であるかがわかるであろう．ヒトが生存することはすべてこれらに依存する．それゆえ，本書の大部分を，これらの生命を可能にするしくみについての記載にあてる．

まとめ：身体の自動性

本章では，まず身体の全体の成り立ちを説明し，次に身体の異なる部位が協調的に働くしくみを述べた．まとめると，身体は約 100 兆個もの細胞集団がさまざまな機能的構造を構築して秩序立った細胞社会を形成しており，それらの一部は器官とよばれる．各機能的構造は内部環境とよばれる細胞外液でのホメオスタシス状態の維持を担っている．正常な状態がこの内部環境において維持されている限り，身体を構成する細胞は生き続けることができ，きちんと機能することができる．各細胞はホメオスタシスから恩恵を受け，一方で，各細胞が，ともにホメオスタシスの維持に寄与するのである．この相互作用のおかげで身体は自動性を継続することができる．しかし，1つ，もしくは複数の機能系に異常が生じると，身体のすべての細胞が影響を受ける．極度な機能異常は死につながり，軽度な機能異常は疾病につながる．

参考文献

Adolph EF: Physiological adaptations: hypertrophies and superfunctions. Am Sci 60:608, 1972.

Bernard C: Lectures on the Phenomena of Life Common to Animals and Plants. Springfield, IL: Charles C Thomas, 1974.

Cannon WB: Organization for physiological homeostasis. Physiol Rev 9(3):399, 1929.

Chien S: Mechanotransduction and endothelial cell homeostasis: the wisdom of the cell. Am J Physiol Heart Circ Physiol 292:H1209, 2007.

Csete ME, Doyle JC: Reverse engineering of biological complexity. Science 295:1664, 2002.

DiBona GF: Physiology in perspective: the wisdom of the body. Neural control of the kidney. Am J Physiol Regul Integr Comp Physiol. 289:R633, 2005.

Dickinson MH, Farley CT, Full RJ, et al: How animals move: an integrative view. Science 288:100, 2000.

Eckel-Mahan K, Sassone-Corsi P: Metabolism and the circadian clock converge. Physiol Rev 93:107, 2013.

Gao Q, Horvath TL: Neuronal control of energy homeostasis. FEBS Lett 582:132, 2008.

Guyton AC: Arterial Pressure and Hypertension. Philadelphia: WB Saunders, 1980.

Herman MA, Kahn BB: Glucose transport and sensing in the maintenance of glucose homeostasis and metabolic harmony. J Clin Invest 116:1767, 2006.

Krahe R, Gabbiani F: Burst firing in sensory systems. Nat Rev Neurosci 5:13, 2004.

Orgel LE: The origin of life on the earth. Sci Am 271:76,1994.

Sekirov I, Russell SL, Antunes LC, Finlay BB: Gut microbiota in health and disease. Physiol Rev 90:859, 2010.

Smith HW: From Fish to Philosopher. New York: Doubleday, 1961.

Srinivasan MV: Honeybees as a model for the study of visually guided flight, navigation, and biologically inspired robotics. Physiol Rev 91:413, 2011.

Tjian R: Molecular machines that control genes. Sci Am 272:54, 1995.

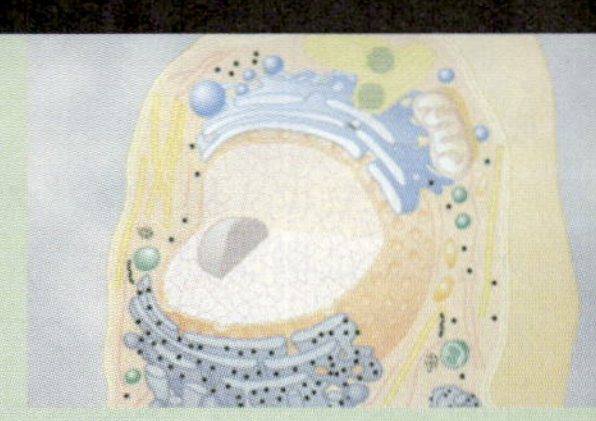

第2章 細胞とその機能

ヒトの100兆個の細胞の一つ一つは，もし周囲の体液に適切な栄養素があれば，何年にもわたって生き続けられる生体構造物である．細胞は身体の構成要素であり，身体の組織や臓器の構造を提供し，栄養素を消化し，それらをエネルギーに変換し，特異的な機能を発揮する．細胞は人体の遺伝的設計図を内包していて，その細胞で合成された物質を操って自己複製できる．

器官や身体の他の構造の機能を理解するために，われわれはまず，細胞の基本構成とその構成要素の機能を理解する必要がある．

細胞の構成

光学顕微鏡でみられるような，典型的な細胞が図2.1に示されている．その主要な部分は**核**(nucleus)と**細胞質**(cytoplasm)である．核は**核膜**(nuclear membrane)で細胞質と隔てられ，細胞質は周囲の体液と**細胞膜**(cell membrane)あるいは**形質膜**(plasma membrane)ともよばれるもので隔てられている．

細胞を構成するさまざまな物質は原形質と総称される．原形質は主として5種類の基本物質でできている．すなわち，水および電解質，タンパク質，脂質，糖質である．

水

細胞の基本的な液体は水であり，脂肪細胞以外のたいていの細胞では70～85%を占める．多くの細胞に含まれる化合物は水に溶けている．水の中に固体微粒子として浮遊している化合物もある．化学反応は，溶解した化合物同士あるいは浮遊微粒子や膜の表面で起こる．

イオン

細胞内の重要なイオンとしては，K^+，Mg^{2+}，リン酸，硫酸，重炭酸および少量のNa^+，Cl^-とCa^{2+}が挙げられる．これらのイオンは，細胞内液と細胞外液の相互関係を考察している第4章で詳細に説明されている．

イオンは，細胞反応の無機化合物を提供し，いくつかの細胞制御機構の実行にも必要である．例えば，イオンは，細胞膜で神経や筋線維の電気化学的なインパルスの伝導に必要とされる．

タンパク質

ほとんどの細胞でタンパク質は水の次に最も多く存在し，細胞質量の10～20%を占める．これらのタンパク質は2つのタイプに分類される．構造タンパク質と機能性タンパク質である．

構造タンパク質は主として，単位タンパク質が多量体化して長いフィラメントを形成して存在している．重要な例として微小管の形成がある．微小管は線毛，神経軸索，分裂中の細胞の紡錘体のような細胞小器官の細胞骨格をつくったり，あるいは細胞質全体や核質全体のそれぞれを絡み合ってまとめている線維状の細管のような細胞骨格をつくったりする．線維タンパク質は細胞外にもあって，特に結合組織や血管壁，腱，靱帯などにはコラーゲンやエラスチン線維がある．

機能性タンパク質は構造タンパク質とはまったく異なり，管状と球状の少数のタンパク質の組み合わせでできている．たいてい機能性タンパク質は細胞の酵素であり，線維タンパク質とは違ってしばしば細胞内液で移動する．これらのタンパク質の多くは細胞内の膜構造に接着している．酵素は細胞内液の他の物質と直接的に接触し，特異的な細胞内化学反応を触媒する．例えば，グルコースをその組成成分に分けて酸素と反応させて二酸化炭素と水に変換しつつ，細胞機能を発揮するためのエネルギーを提供するが，この反応は一連のタンパク質酵素によって触媒される．

脂質

脂質類にはさまざまな化合物が含まれるが，脂溶性溶媒に溶けるという共通の性質がある．特に重要な脂質としては，リン脂質とコレステロールがあるが，細胞の全質量の2%しか占めていない．リン脂質とコレステロールは，水に溶けない特性を利用して，細胞膜と細胞内の膜性の仕切りを形成し，細胞内外の区画を分ける．リン脂質とコレステロールは，この点で重要な脂質である．

リン脂質とコレステロールに加えて多量のトリグリセリド(中性脂肪)を含む細胞もある．脂肪細胞では，トリグリセリドはしばしば細胞質量の95%も占める．脂肪細胞に蓄えられている脂肪はエネルギー供給栄養素の主たる倉庫であり，身体がエネルギーを必要とするときにはどこでも使用可能である．

炭水化物

炭水化物は，糖タンパク質の例外を除くと細胞の構造物としては機能せずに，もっぱら栄養源としての役割を果たしている．ほとんどのヒト細胞は多量の炭水化物を蓄積しておらず，細胞質量の1%程度にすぎない．しかし，細胞あたりの炭水化物蓄積量は筋細胞では3%，肝細胞では時として6%にも達する．一方で，水に溶けたグルコース（ブドウ糖）はつねに細胞外液に存在し，細胞に供給可能となっている．少量の炭水化物は水に不溶性のグルコース多量体（グリコーゲン）として細胞内に蓄積されており，細胞がエネルギーを必要とするときにグリコーゲンは速やかに脱重合される．

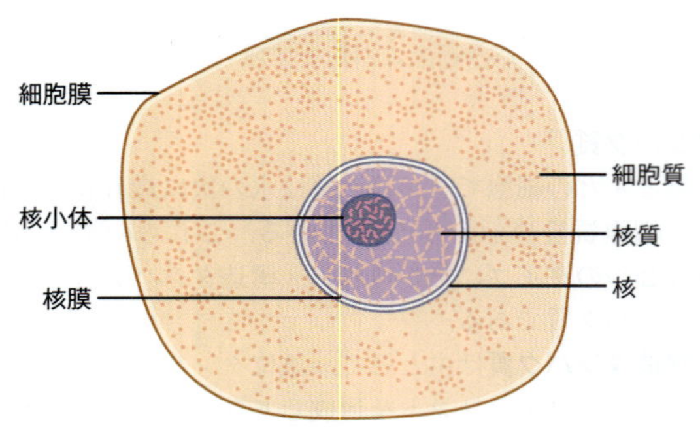

図 2.1　光学顕微鏡で観察できる細胞の構造

細胞の物理的構造

細胞には，**細胞小器官**（intracellular organelle）とよばれる高度に組織化された物理的構造物がある．細胞機能にとって，細胞を構成する化学物質も細胞の細胞小器官の物理的性質もともに重要である．例えば，細胞小器官の1つであるミトコンドリアがないと，栄養素からの細胞エネルギー変換の95%は即座に止まる．重要な細胞小器官などの細胞構造物を図 2.2 に示す．

細胞の膜構造

ほとんどの細胞内細胞小器官は脂質とタンパク質でできた膜で覆われている．このような膜構造には，細胞膜，

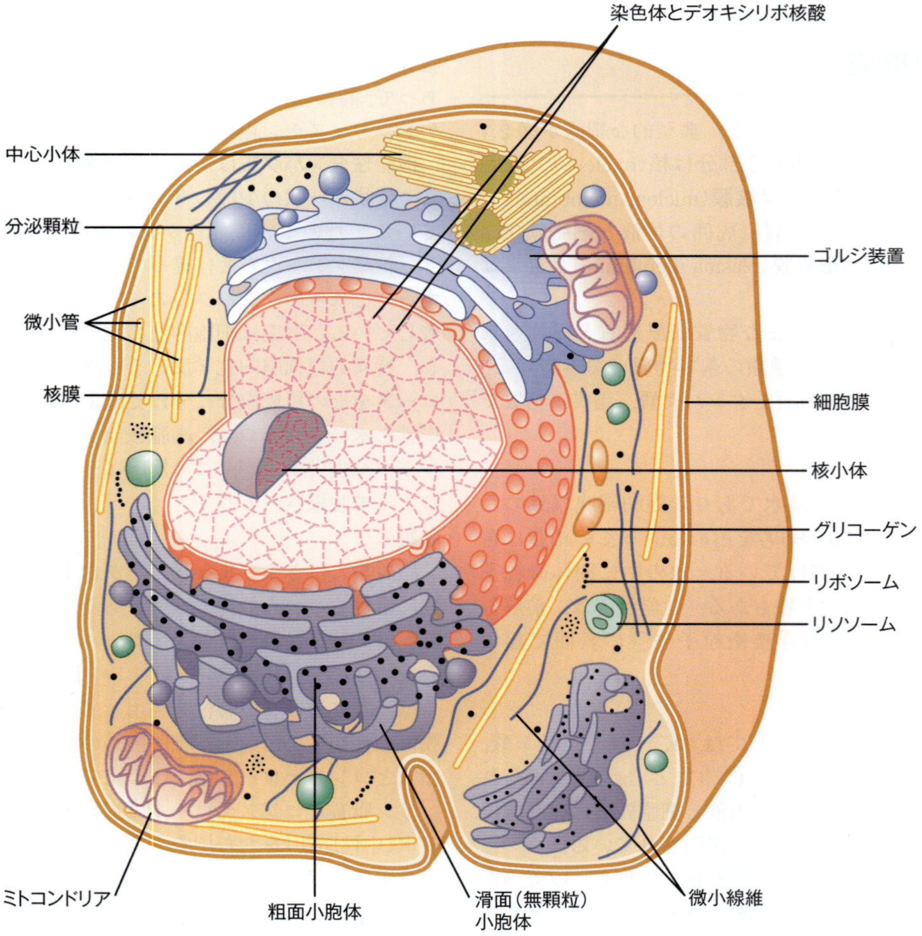

染色体とデオキシリボ核酸
中心小体
分泌顆粒
ゴルジ装置
微小管
核膜
細胞膜
核小体
グリコーゲン
リボソーム
リソソーム
ミトコンドリア
粗面小胞体
滑面（無顆粒）小胞体
微小線維

図 2.2　典型的な細胞の再構成図
細胞質内と細胞核内の細胞小器官（オルガネラ）を示している．

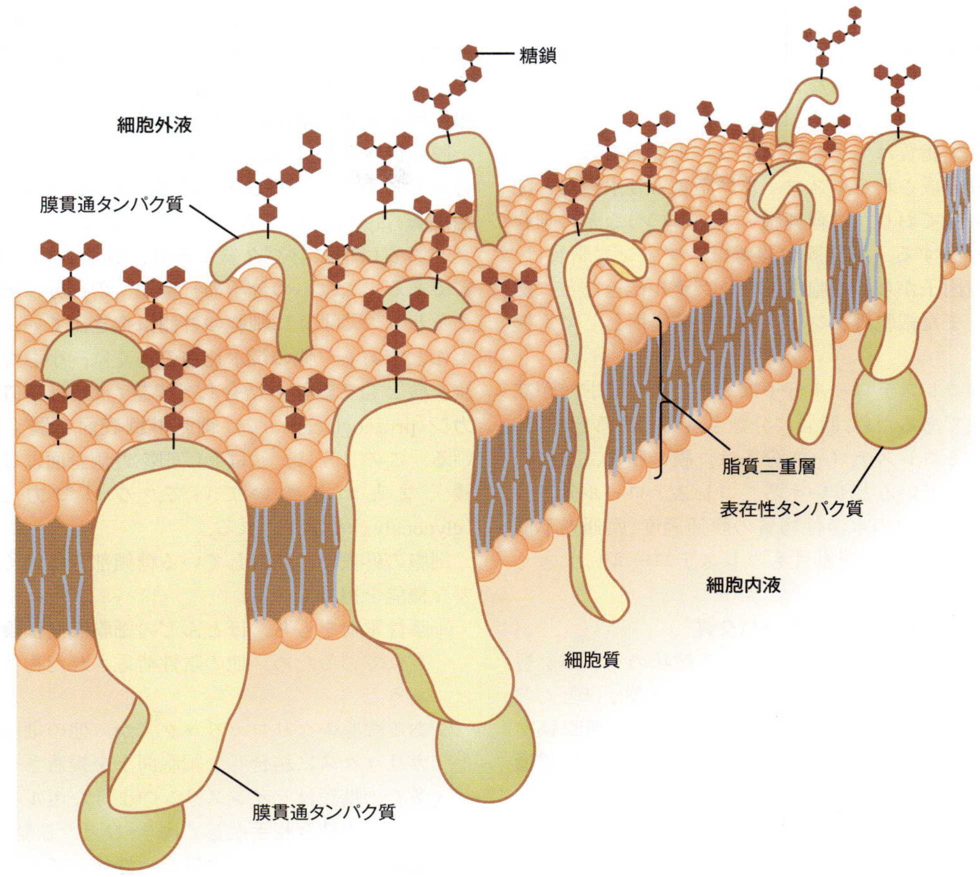

図 2.3　主としてリン脂質二重層でできている細胞膜の構造
多くのタンパク質分子がその層を貫通し，突き出ている．さらに，糖鎖が膜貫通タンパク質分子の外側部と膜内側の表在性タンパク質分子とに結合している．(Lodish HF, Rothman JE: The assembly of cell membranes. Sci Am 240:48, 1979. Copyright George V. Kevin より改変)

核膜，小胞体膜，ミトコンドリア膜，リソソーム膜，ゴルジ装置などがある．

水は脂質に溶けない性質をもつゆえに，膜の脂質は，水や水溶性物質があるコンパートメントから他のコンパートメントに移動するのを阻止する仕切りとなっている．しかし，しばしばタンパク質分子が脂質膜を貫通して特殊な通路をつくる．このような通路は，しばしば特異的な物質を通す膜の穴となる．多くの他の膜タンパク質は酵素であり，さまざまな化学反応を触媒する．これについては，本章および他章で議論する．

細胞膜

細胞膜(cell membrane)(**形質膜**(plasma membrane)ともよばれる)は，7.5〜10 nm の厚さで，細胞を取り囲む薄くてしなやかな構造物である．細胞膜は，だいたいタンパク質と脂質で構成されている．おおよその組成としては，タンパク質が55%，リン脂質が25%，コレステロールが13%，他の脂質が4%，炭水化物が3%程度である．

細胞膜の脂質は水溶性物質の浸透を阻害する

図 2.3 では，細胞膜の構造を示している．細胞膜の基本構造は薄いフィルム状の**脂質二重層**(lipid bilayer)からなる．その1層は脂質1分子の厚みでできており，細胞膜は細胞の全表面を覆っている．この脂質フィルムに球状のタンパク質が散在している．

脂質二重層は，**リン脂質**(phospholipid)および**スフィンゴ脂質**(sphingolipid)，**コレステロール**(cholesterol)という3種類の主要な脂質で構成されている．この中でリン脂質が最も多量に存在する．リン脂質の各分子の一端は**親水性**(hydrophilic)を示し，他端は**疎水性**(hydrophobic)を示す．リン脂質のリン酸基は親水性で，脂肪酸部分は疎水性である．

リン脂質の疎水性部分は水分子によって排除されて相互に引き合うので，図 2.3 に示すように疎水性部分同士は膜の中央でひとりでに会合する．そうなるとリン脂質の親水性のリン酸基部分は，脂質二重層の細胞膜の細胞内側と細胞外側に向き出ることになり，それぞれ内外にある水分子と接する．

細胞膜の脂質二重層は，電解質イオン，グルコース，尿素などの通常の水溶性物質を通さない．逆に，酸素，二酸化炭素，アルコールなどの脂溶性物質は脂質二重層の部分を容易に通過できる．

スフィンゴ脂質は，アミノアルコールであるスフィンゴシンより合成される．スフィンゴ脂質も親水性基と疎水性基をもっており，神経細胞（ニューロン）などの細胞膜に少量存在する．細胞膜の複雑なスフィンゴ脂質は，有害な環境因子からの細胞保護やシグナル伝達などに関与するし，また細胞外タンパク質の付着場所としても機能する．

細胞膜のコレステロール分子はそのステロイド核が高度に脂溶性であるため，脂質に分類される．ある意味で，膜に存在するコレステロール分子は，膜の脂質二重層の脂質に溶解しているともいえる．コレステロール分子は主として，体液中の水溶性物質の膜通過度（膜通過不能度）を決定する．膜の流動性もコレステロールに大きく依存する．

膜貫通タンパク質と表在性タンパク質

図2.3には脂質二重層に浮いている球状のタンパク質塊も示されている．このような膜タンパク質はほとんど**糖タンパク質**（glycoprotein）である．2種類の細胞膜タンパク質が存在する．細胞膜の二重層を貫通する**膜貫通タンパク質**（integral protein）と，細胞膜の片側一面にのみ結合していて膜を貫通しない**表在性タンパク質**（peripheral protein）である．

多くの膜貫通タンパク質は**チャネル**（channel）（あるいは**穴**（pore））構造を形成し，そこを水分子や水溶性物質（特に，電解質イオン）が通過できる．このような膜タンパク質がつくるチャネルには通過物質に対して選択性があり，特定の物質を他の物質より通しやすい．

膜貫通タンパク質の中には**輸送体タンパク質**（carrier protein）として，脂質二重層を通過できない物質を輸送する働きをするものがある．ときには輸送体タンパク質は物質拡散のための電気化学的勾配に逆らって物質を輸送することすらあり，これを**能動輸送**（active transport）とよぶ．酵素として働く膜貫通タンパク質もある．

膜貫通タンパク質は，ペプチドホルモンのように容易には膜を通過できない水溶性物質の**受容体**（receptor）として働くこともある．膜の受容体と特異的な**リガンド**（ligand）が結合すると，受容体タンパク質に構造的な変化が起こる．さらに構造変化は，受容体タンパク質の細胞質側の部分を酵素的に活性化する．または，この構造変化は受容体タンパク質の細胞質側部分と細胞内タンパク質との相互作用を促進し，この細胞内タンパク質は**セカンドメッセンジャー**（second messenger）として働き，細胞外の信号を細胞内に伝達する．このようにして，細胞膜貫通タンパク質には細胞外環境の情報を細胞内に伝える役割がある．

表在性タンパク質分子はしばしば膜貫通タンパク質に結合している．表在性タンパク質は，酵素として働くか，チャネルを通る物質輸送の調節役として働く．

膜の炭水化物：細胞のグリコカリックス

膜の炭水化物はほぼすべてタンパク質か脂質との組み合わせで存在し，**糖タンパク質**（glycoprotein）あるいは**糖脂質**（glycolipid）である．実際，ほとんどの膜貫通タンパク質は糖タンパク質であり，膜脂質の1/10は糖脂質である．これらの分子の“糖鎖”の部分は細胞表面にまとわりつくように細胞の外側に突き出ていることがほとんどである．他の炭水化物の多くは，小さなタンパク質を核として糖鎖が結合してできた物質（**プロテオグリカン**（proteoglycan））で，細胞外側表面に弱く結合している．このように，しばしば細胞外側全面には糖物質が緩くまとわりついていて，**グリコカリックス**（glycocalyx）と総称される．

細胞の外表面に結合している糖鎖部分はいくつかの重要な機能を担っている．

①陰性電荷をもち，ほとんどの細胞表面は陰性に荷電されているため，他の陰性荷電された物体と反発しあう．

②ある細胞のグリコカリックスが，他の細胞のグリコカリックスに結合し，細胞同士を接着させる．

③多くの糖鎖は，インスリンのようなホルモンが直接結合する結合相手として働き，ひとたび結合すると，糖鎖の内側のタンパク質を活性化して，細胞内酵素カスケードを活性化する．

④ある種の糖鎖部分は，第35章で説明しているような免疫反応にかかわる．

細胞質とそこにある細胞小器官

細胞質には小さい粒子や大きい粒子が散在し，**細胞小器官（オルガネラ）**もある．細胞内部のうち，さまざまな粒子が散在し，ゼリー状である流体を**細胞質基質**（cytosol）とよぶ．細胞質基質には主にタンパク質，電解質，グルコースが溶解している．

細胞質内には，中性脂肪滴，グリコーゲン顆粒，リボソーム，分泌小胞，および5つの特に重要な細胞小器官（**小胞体**（endoplasmic reticulum），**ゴルジ装置**（Golgi apparatus），**ミトコンドリア**（mitochondria），**リソソーム**（lysosome），**ペルオキシソーム**（peroxisome））が存在している．

小胞体

小胞体（endoplasmic reticulum）は管状および平坦な小胞構造で細胞質内に張りめぐらされている（図2.2）．この細胞小器官は細胞で合成される分子の処理と処理分子の細胞内外の特異的な目的部位への輸送を助ける．管状構造と小胞構造はお互いにつながっている．小胞体の膜は脂質二重層で，細胞膜と同様に多量のタンパク質を含

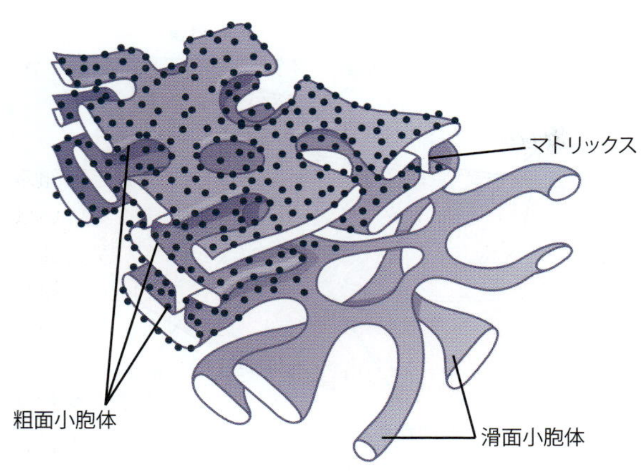

図 2.4 小胞体の構造
(DeRobertis EDP, Saez FA, DeRobertis EMF: Cell Biology, 6th ed. Philadelphia: WB Saunders, 1975 より改変)

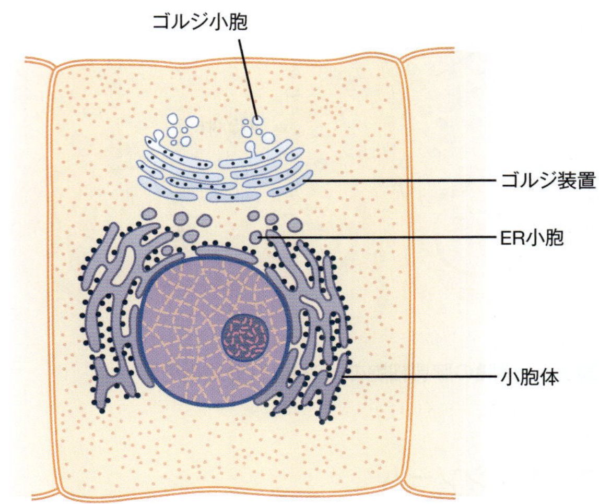

図 2.5 典型的なゴルジ装置とその小胞体(ER)と核との関係

んでいる．小胞体の全表面積は，例えば肝細胞では，細胞表面積の 30〜40 倍にもなることがある．

図 2.4 に小胞体の構造の一部分を詳細に示した．管や小胞の内部空間は小胞体の外の細胞質基質液とは異なる水溶液(**小胞体基質**(endoplasmic matrix))で満たされている．電子顕微鏡による研究で，小胞体内腔は，核膜の 2 つの脂質二重膜に挟まれた間の空間とつながっていることがわかっている．

細胞で合成された物質は小胞体内腔に入り，細胞の他の部位に運ばれていく．小胞体の広大な膜とこの膜に結合している多くの酵素系が，細胞の代謝機能として働く装置を構成している．

リボソームと粗面小胞体

小胞体表面には多くの場合，リボソームとよばれる小さな顆粒がたくさん結合している．このような顆粒がある場合，**粗面小胞体**(rough endoplasmic reticulum)とよばれる．リボソームは RNA とタンパク質の複合体で，第 3 章で説明するように細胞内の新しいタンパク質合成を行う．

滑面小胞体

一部の小胞体にはリボソームが結合していない．このような小胞体を**滑面小胞体**(smooth endoplasmic reticulum)とよぶ．滑面小胞体は脂質の合成や小胞体内酵素が触媒する他の反応を担っている．

ゴルジ装置

図 2.5 に示すように，ゴルジ装置は小胞体と関連が深い．ゴルジ装置には滑面小胞体と同様の膜が存在する．ゴルジ装置は通常，至る所にあるというよりも核のある側にだけ存在し，薄くて平らな小胞が 4 層かそれ以上に積み重なっている．ゴルジ装置は分泌細胞では特に顕著にみられ，分泌物質が放出される細胞の側に位置している．

ゴルジ装置は小胞体と協働して機能する．図 2.5 に示すように，小さな**輸送小胞**(transport vesicle)(小胞体小胞ともいう)は継続的に小胞体からちぎり取られるように放出されて，続いてすぐにゴルジ装置に融合する．このようにして，輸送小胞に包まれて物質が小胞体からゴルジ装置に輸送される．輸送された物質はゴルジ装置で処理され，リソソームや分泌小胞などを形成する．これについては本章の後半で説明する．

リソソーム

図 2.2 で示すように，リソソームはゴルジ装置からちぎり取られてつくられる小胞構造物である．そして，リソソームは細胞質全体に散在する．リソソームは細胞内消化系として働く．リソソームは，①傷ついた細胞内構造物，②細胞が取り込んだ食物由来の顆粒，③細菌のような不要物を分解する．リソソームの大きさはいろいろな細胞でさまざまであるが，普通は直径 250〜750 nm 程度である．リソソームは普通の脂質二重膜で包まれた小胞で，内腔には直径 5〜8 nm 程度の大きさで 40 種くらいの**加水分解酵素**(hydrolase)でできたタンパク質凝集塊をたくさん含んでいる．加水分解酵素は有機化合物を 2 つ以上の部分に切り分け，一方に水分子由来の水素分子を，他方に水酸基を結合させる．例えば，加水分解されて，タンパク質はアミノ酸に，グリコーゲンはグルコースに，脂質は脂肪酸とグリセロールに分解される．

加水分解酵素はリソソーム内に高濃度に濃縮されている．通常リソソーム膜は，中の加水分解酵素が細胞内の他の物質に接触するのを防いでいるので，消化活性は認められない．しかし，細胞の状態次第では，リソソーム膜が壊れ，消化酵素が漏れ出る．このような酵素は，有機化合物をアミノ酸やグルコースなどのような拡散性の高い小分子に分解してしまう．リソソームの特異的な機能は，本章の後半で考察する．

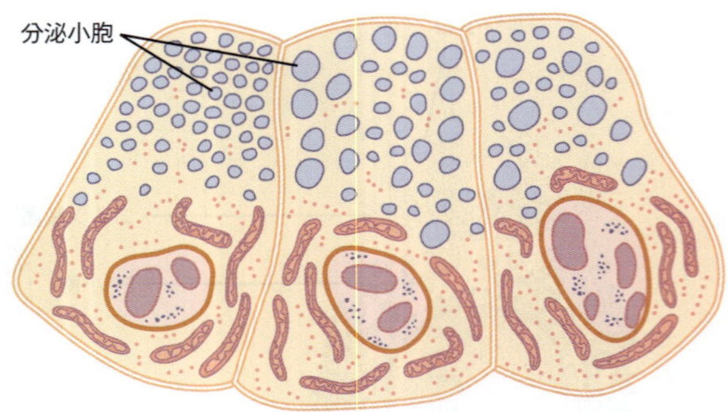

図 2.6 膵臓の腺房細胞の分泌顆粒(分泌小胞)

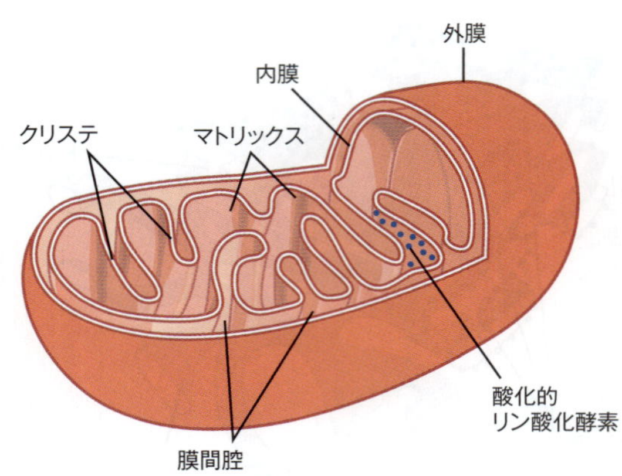

図 2.7 ミトコンドリアの構造
(DeRobertis EDP, Saez FA, DeRobertis EMF: Cell Biology, 6th ed. Philadelphia: WB Saunders, 1975 より改変)

ペルオキシソーム

ペルオキシソームは物理的にはリソソームと似ているが，2つの点において異なっている．第1に，ペルオキシソームは自己複製する，あるいは，ゴルジ装置ではなく滑面小胞体からの出芽によってできると考えられている．第2に，ペルオキシソームは加水分解酵素ではなく，酸化酵素を含んでいる．いくつかの酸化酵素は，細胞内の他の化合物由来の H^+ と酸素から過酸化水素(H_2O_2)を生成する．過酸化水素は酸化力の強い化合物であり，ペルオキシソームに多量に存在する酸化酵素の1つである**カタラーゼ**(catalase)と協働して細胞にとって有害な化合物を酸化する．例えば，ヒトが飲んだアルコールの半量は肝細胞のペルオキシソームで酸化されてアセトアルデヒドに変換されて解毒される．ペルオキシソームの主要な役割は，長鎖脂肪酸を異化することである．

分泌小胞

多くの細胞の重要な役割は，特殊な化合物の分泌を行うことである．ほとんどの場合，そのような分泌化合物は小胞体–ゴルジ装置系で生成され，ゴルジ装置から**分泌小胞**(secretory vesicle)あるいは**分泌顆粒**(secretory granule)とよばれる貯蔵小胞として細胞質に放出される．図 2.6 では膵臓の腺房細胞でみられる典型的な分泌小胞を示す．この小胞はプロ酵素(酵素の不活性前駆体)を貯蔵している．プロ酵素は細胞膜を超えて膵管に分泌され，さらには十二指腸に送られて活性化され，小腸管腔内で食物を消化する機能を発揮する．

ミトコンドリア

ミトコンドリアは図 2.2 と図 2.7 で示すように，細胞にとっての“発電所”である．ミトコンドリアがないと細胞は栄養素から十分なエネルギーを取り出せなくなって，事実上すべての細胞の機能は停止する．

ミトコンドリアは細胞質のすべての場所に存在するが，1細胞あたりの数はその細胞に必要なエネルギーの要求量により100から数千とまちまちである．例えば，心臓の筋肉細胞(心筋細胞)は，多くのエネルギーを消費するので，あまりエネルギー消費を行わない脂肪細胞に比べて，より多数のミトコンドリアをもっている．さらに，ミトコンドリアは細胞内のエネルギー代謝の利用度の高い部分に濃縮されている．ミトコンドリアはしばしば大きさや形が多様である．ある種のミトコンドリアはわずか200～300 nm しかないのに対して，太さが1 μm，長さが7 μm にも達するミトコンドリアもある．

図 2.7 に示すように，タンパク質を含む脂質二重膜が二重にミトコンドリアを囲んでいる．これらが**外膜**(outer membrane)と**内膜**(inner membrane)である．内膜の折り畳まれたひだ構造は**クリステ**(cristae)とよばれる棚状あるは管腔状構造を形成し，ここに酸化酵素が結合している．クリステは広い表面積をもち，化学反応の場となっている．さらに，ミトコンドリアの内腔は，多くの栄養素からエネルギーを取り出すために必要な酵素が溶けた基質(マトリックス)で満たされている．これらの酵素は，クリステにある酸化酵素と協働して作用し，栄養素の酸化を行って二酸化炭素と水を生成しつつエネルギーを取り出す．放出されたエネルギーは，高エネルギー化合物である**アデノシン三リン酸**(adenosine triphosphate：ATP)を合成するのに使われる．ATP はミトコンドリアの外に運搬され，細胞全域に拡散して細胞機能を発揮するために必要な場所でエネルギー源として使用される．ミトコンドリアでの ATP 合成の化学的な詳細は第 68 章で詳述されているが，ATP 機能の基本は本章の後半で説明する．

ミトコンドリアは自己複製が可能である．ATP 需要が高まると，1つのミトコンドリアが2つ，3つと増えていく．実際，ミトコンドリアの中には，細胞核にあるような DNA が含まれている．第3章では，細胞核 DNA が細胞の複製を制御する基本的な化合物質であることを学ぶ．ミトコンドリア DNA は細胞核 DNA と同じようにミトコンドリア複製を制御する．エネルギー需要が高まると(例えば長期的に運動トレーニングを行った場合)に，骨格筋ではミトコンドリアの密度が高くなり必要なエネルギーが供給される．

細胞骨格：フィラメント構造と管状構造

細胞骨格は，極細糸状あるいは管状の構造を形成した線維タンパク質が網目状に張りめぐらされた構造物である．これらのタンパク質は，細胞質のリボソームで合成された前駆体タンパク質からつくられる．前駆体タンパク質が重合して多量体である**フィラメント**(filament)を形成する．例を挙げると，多数のアクチンフィラメントが細胞質内の細胞膜に近い領域(**外部原形質**(ectoplasm))に存在することがよくあり，細胞膜を弾力的に支えている．また，筋肉細胞では，アクチンフィラメントとミオシンフィラメントが特殊な収縮組織となって筋収縮の基盤となっている(第6章)．

微小管(microtubule)とよばれるピンと張った特殊なタイプのフィラメントがすべての細胞にある．微小管は**チューブリン**(tubulin)分子が重合してできる管状構造物である．図2.8に典型的な精子の鞭毛由来の微小管が示されている．

微小管の他の例としては，線毛の芯部にあり，細胞質から線毛の先端部に放射する管状の骨格構造が挙げられる．この構造物は本章で後述するが，図2.18に描かれている．有糸分裂中の細胞の中心体や紡錘糸もピンと張った微小管でできている．

このように，微小管の重要な機能は，細胞骨格として働くことである．細胞のあちこちの場所で曲がらないでしっかりとした物理的構造をつくる．細胞の細胞骨格は細胞の形を決めるだけでなく，細胞分裂や細胞の動きにかかわり，細胞小器官に細胞内での動きを指示する軌道系として働く．

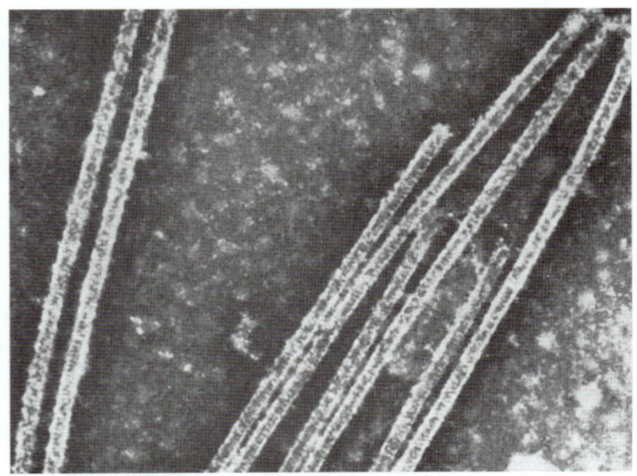

図2.8　精子鞭毛から引き剥がした微小管
(Wolstenholme GEW, O' Connor M, and the publisher, JA Churchill, 1967. Figure 4, page 314. Copyright the Novartis Foundation, formerly the Ciba Foundation)

核

核は細胞の管理センターで，増殖，成熟，複製の指示，あるいは死の指示を細胞に送る．核には多量のDNAがあり，これが**遺伝子**(gene)を構成している．遺伝子は，構造タンパク質であれ細胞質や核における化学反応を制御する細胞内酵素であれ，細胞のタンパク質の性質を決定する．

遺伝子は細胞の複製を制御し促進する．複製に際し，遺伝子はまず同一の遺伝子セットをつくる．次に，**有糸分裂**(mitosis)とよばれる特別な過程を経て2つの娘細胞に分裂し，おのおのが2セットの遺伝子うちの1セットを引き継ぐ．これらすべての核の活動は第3章で詳細に考察される．

残念ながら，顕微鏡下で観察される核の形態は，核がどのような仕組みで制御活動をしているのかに関する証拠を示すのに十分ではない．図2.9では，細胞周期の間期(有糸分裂と次の有糸分裂の間の時期)の核の光学顕微鏡による形態を示しているが，核質全体に濃く染まる**クロマチン物質**(chromatin material)がみられる．有糸分裂の間，クロマチン物質は高度に組織化された構造物である**染色体**(chromosome)を形成する．染色体は光学顕微鏡で容易に観察できる(第3章)．

核膜

核膜(nuclear membrane)(**核エンベロープ**(nuclear envelope))は，内外に存在する2つの脂質二重膜からなる．図2.9に示すように，外側の核膜は細胞質にある小胞体とつながっており，2つの脂質二重膜間の空間は小胞体の内腔とつながっている．

核膜には数千個の**核孔**(nuclear pore)が開いている．巨大なタンパク質複合体がこの穴の縁に結合しており，穴の直径はたった9 nmほどしかない．この穴の大きさは，分子量44000の分子が容易に通過できるほどである．

核小体とリボソームの合成

たいていの細胞の核には1個以上の濃く染まる構造物

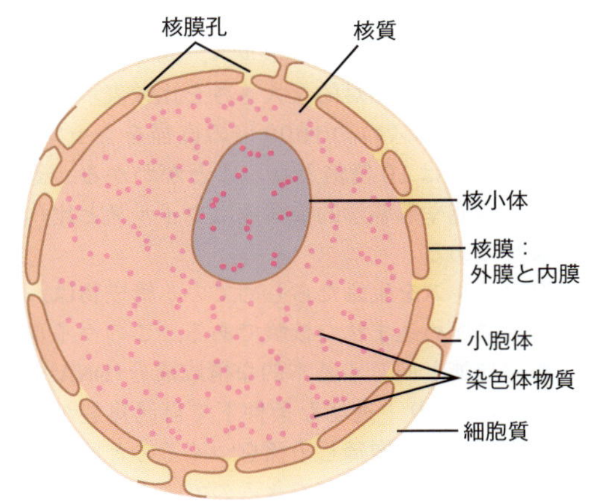

図2.9　核の構造

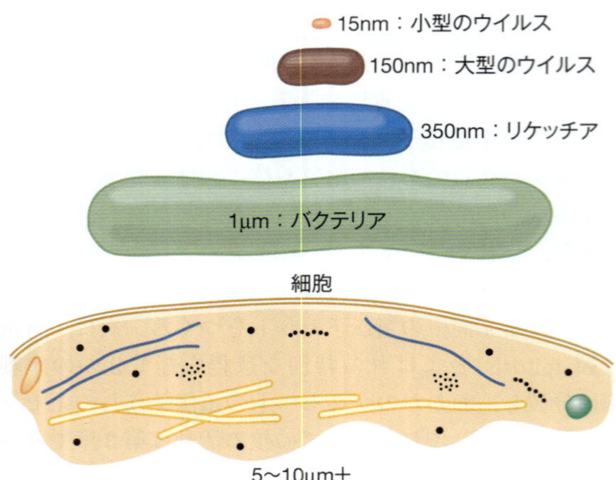

図 2.10 多細胞生物より原始的な生物と人体の平均的な細胞の大きさの比較

があり，**核小体**(nucleolus)とよばれる．核小体は他の細胞小器官と違い，境界を構成する膜をもたない．その代わり，核小体には，リボソーム形成にかかわるRNAとタンパク質が多量に集積している．核小体は細胞が活発にタンパク質合成を行うときにはかなり大きく発達する．

核小体(および核外の細胞質のリボソーム)の形成は核内で開始される．まず，染色体の特定のDNAがRNAの合成を行う．ここで合成されるRNAのあるものは核小体に貯蔵されるが，多くは核孔を通って細胞質に輸送される．ここで，リボソームに特異的なタンパク質と結合して成熟リボソームが組み立てられる．成熟リボソームは細胞質のタンパク質の合成に重要な役割を果たす．これは，第3章でより詳細に述べる．

動物細胞と細胞ができる以前の生命との比較

細胞は，地球上に現れた最も原始的な生命体(おそらく現代のウイルスに似たもの)から数億年もの時間をかけて進化してきた複雑な生命体である．図 2.10 に，①最小のウイルス，②大きなウイルス，③リケッチア，④細菌，⑤真核細胞の相対的な大きさを比較表示する．細胞は最小のウイルスの約1000倍の直径をもっており，したがって体積は10億倍となることがわかる．それゆえ，細胞の機能や形態学的な構成はウイルスと比べてはるかに複雑である．

小さなウイルスを生命たらしめている構成物は，タンパク質の殻に埋め込まれた核酸である．このウイルス核酸は，細胞核酸と同じく基本的な構成成分(DNAまたはRNA)でできており，適切な条件下で自己複製が可能である．細胞やヒトが増殖し子孫をつくるのと同様にウイルスは子孫をつくることができるので，ヒトや細胞と同じような生命体といえる．

生命の進化過程で，核酸と単純なタンパク質以外の化合物も生体の構成要素となり，ウイルスのさまざまな部分が特殊な機能をもつようになった．ウイルスの周りに膜が生じて膜の内側には液体基質が現れた．液体基質に特別な化合物ができて特別な機能を果たすようになった．例えば，多くのタンパク質酵素が登場し，化学反応を触媒するようになり生体の活動性を決定するようになった．

生命進化の後期，特に，リケッチアやバクテリアが出現した時代では，生物の中に細胞小器官も発達した．これらの細胞小器官は，化学物質が液体基質の中にバラバラに溶けていたときにはうまく発揮できなかった機能をより効率的に行うべく会合してできた物理的構造である．

最終的に，真核細胞では，より複雑な細胞小器官が発達した．その中の最も重要なものは核である．核は，真核細胞をより下等な生命体(原核細胞など)と区別する．すなわち，核は細胞の全活動の管理センターであり，また，ほぼ同じ構造をもつ子孫細胞を再生産するための管理センターでもある．

細胞の機能システム

本章の残りの部分で，細胞のもついくつかの代表的なシステムがどのように細胞を生命体として機能させているのかについて考察を行う．

細胞による取り込み：エンドサイトーシス

細胞が生き，成長し，増殖するには，細胞外液から栄養素などの物質を入手する必要がある．多くの物質は**拡散**(diffusion)と**能動輸送**(active transport)によって細胞膜を通過する．

拡散は物質が細胞膜を通過しようとする単純な分子運動(分子のランダムな動き)を必要とする．物質は膜の穴を通過するか，脂溶性物質の場合のように細胞膜の脂質基質を通過する．

能動輸送の場合には，膜貫通をしているタンパク質が形成する物理的構造に依存して物質を輸送する．能動輸送のメカニズムは細胞機能にとって非常に重要であり，第4章で詳述される．

とても大きな粒子は**エンドサイトーシス**(endocytosis)とよばれる，細胞膜の特殊な機能を介して細胞内に入る．エンドサイトーシスは**ピノサイトーシス**(pinocytosis)と**ファゴサイトーシス**(**食作用**, phagocytosis)に大別される．ピノサイトーシスとは小さな粒子を，細胞外液を含む小胞として細胞質へ取り込むことをいう．ファゴサイトーシスとはバクテリア，細胞まるごと，あるいは変性した組織の一部のような大きな粒子を取り込むことをいう．

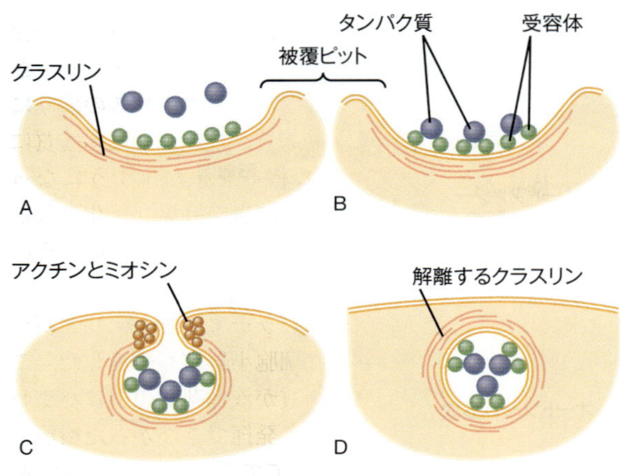

図 2.11 ピノサイトーシスのメカニズム

ピノサイトーシス

たいていの細胞ではピノサイトーシスはつねに起こっているが，ある種の細胞ではその頻度が特に高まる．例えば，マクロファージでは急速にピノサイトーシシが起こる．1分あたり全マクロファージ膜の3%が小胞として取り囲まれる．ピノサイトーシスの小胞はとても小さく，直径100〜200 nm程度で，電子顕微鏡でしか観察できない．

ピノサイトーシスは，ほとんどのタンパク質分子のようなたいていの高分子が細胞に入る唯一の手段である．実際，そのような高分子が細胞膜に接着すると，ピノサイトーシスの小胞形成頻度が通常は亢進する．

図 2.11では，3個のタンパク質分子が膜に結合したところを例としてピノサイトーシスの各段階が次々と起こるさまを示している．これらの分子は，膜の表面に存在する**タンパク質受容体**(receptor)に結合する．このタンパク質受容体は，取り込まれるタンパク質に特異的に結合する．受容体は一般的には**被覆ピット**(coated pit)とよばれる細胞膜表面の小さなくぼみに高密度に存在している．細胞膜の被覆ピットの直下の細胞内部側の部分には，線維状タンパク質である**クラスリン**(clathrin)の格子状構造や**アクチン**(actin)や**ミオシン**(myosin)のような収縮性タンパク質フィラメントなどのタンパク質が存在する．タンパク質分子が受容体に結合すると，膜の局所の性質が変化して，くぼみ全体が歪み内側に陥没し，くぼみを取り巻く線維状タンパク質が閉じて，結合タンパク質と少量の細胞外液を取り込んだ小胞を形成する．このように陥没した膜はただちに細胞の表面からちぎり取られ，細胞質中に**ピノサイトーシス小胞**(pinocytotic vesicle)をつくる．

ピノサイトーシス小胞を形成するような細胞膜の歪みがどのような仕組みでできあがるのかまだよくわかっていない．この過程には細胞内のエネルギーが必要であり，本章で後述するATPという高エネルギー化合物を使って供給される．細胞膜から小胞をちぎり取る過程には細胞外液の Ca^{2+} も必要であり，被覆ピットの直下にある収縮性タンパク質フィラメントに作用すると考えられている．

ファゴサイトーシス

ファゴサイトーシスはピノサイトーシスと同様の方法で起こるが，分子というよりは大きな粒子を取り込む点で異なる．ファゴサイトーシスを起こすのはある限られた細胞のみであり，特に組織マクロファージとある種の白血球で顕著である．

ファゴサイトーシスは細菌や死細胞，あるいは組織残骸物が食細胞表面の受容体に結合すると開始される．細菌を取り込む場合，細菌にはすでに抗体が結合しており，この抗体が食細胞の受容体に結合して細菌を一緒に引きずり込む．抗体によるこの仲介作用を**オプソニン作用**(opsonization)とよび，第34章と第35章で考察される．

ファゴサイトーシスは次のような過程を経て起こる．

①細胞膜受容体が粒子表面のリガンドに結合する．

②結合点の周辺の細胞膜の端が1秒以内に外側に弯出して全粒子を包む．その結果，より多くの膜受容体がより多くのリガンドに結合する．この膜の隆起はファスナーが閉じるように粒子をパッと包み込んで**ファゴサイトーシス小胞**(phagocytic vesicle)を形成する．

③細胞質中のアクチンや他の収縮性線維がファゴサイトーシス小胞を形成している外側に突出した膜の外縁部分を包みながら収縮し，小胞を内側に押し込む．

④収縮性タンパク質は内側に押し込まれた小胞の細胞膜とつながっている茎部を完全に締めつけて細胞膜から分離させるので，ファゴサイトーシス小胞はピノサイトーシス小胞が取り込まれるのと同様に細胞の内側にとどまる．

ピノサイトーシスやファゴサイトーシスで取り込んだ異物は細胞内でリソソームで消化される

ピノサイトーシス小胞やファゴサイトーシス小胞が細胞内にできると，ただちに1個以上のリソソームがこれらに結合し，小胞の中に**酸性加水分解酵素**(acid hydrolase)を注ぎ込む(図 2.12)．このようにして，細胞内で**消化小胞**(digestive vessicle)が形成され，この小胞の中で酸性加水分解酵素がタンパク質，炭水化物，脂質などの物質を分解し始める．分解産物はアミノ酸，グルコース，リン酸塩などの小分子であり，小胞膜を通過して細胞質に出てくる．消化できない物質が残った消化小胞を**残余小体**(residual body)という．たいていの場合，残余小体は最終的に**エキソサイトーシス**(exocytosis)とよばれるエンドサイトーシスの逆の反応によって，細胞膜を通過して細胞外に排出される．

このように，リソソームを含むピノサイトーシス小胞

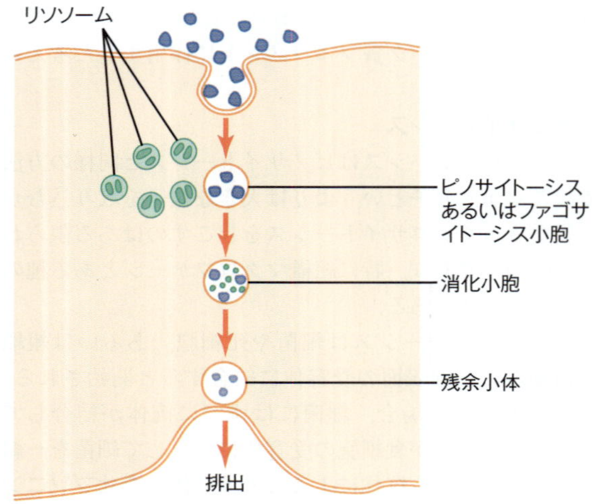

図 2.12 ピノサイトーシス小胞内またはファゴサイトーシス小胞内の物質のリソソーム由来の酵素による消化

やファゴサイトーシス小胞は，細胞の消化器官といえよう．

組織の縮小と傷害細胞の自己融解

身体の組織はしばしば小さく退行する．例えば，妊娠の後の子宮，長期間の運動不足の筋肉，授乳終了後の乳腺は縮小する．リソソームはこの縮小現象のほとんどにかかわる．

リソソームの他の特殊な役割は，傷害を受けた細胞や細胞の一部を組織から取り除くことである．熱，寒冷，外傷，化学物質などの原因による細胞の傷害はリソソームを破裂させる．放出された加水分解酵素はただちに周囲の有機化合物の分解を始める．もし，傷害が小さければ，細胞の一部が取り除かれ，細胞は修復される．もし，傷害が大きければ，**自己融解**(autolysis)とよばれる過程で細胞全体が分解される．このようにして細胞は完全に除去され，隣接する同種の細胞が細胞分裂して新しい細胞をつくり，古い細胞に置き換わる．

リソソームは殺菌作用物質をもっており，ファゴサイトーシスした細菌を細菌が細胞に傷害を与える前に殺菌する．このような物質の例としては，細菌の細胞壁を溶解する**リゾチーム**(lysozyme)とよばれる物質，細菌の増殖が始まる前に鉄などの物質と結合する**リゾフェリン**(lysoferrin)，加水分解酵素を活性化しつつ細菌の代謝系を阻害する酸(およそ pH5.0)，が挙げられる．

細胞小器官の再利用：オートファジー

リソソームは**オートファジー**(autophagy，“自分を食べる”こと)の過程でも重要な役割を果たす．オートファジーは，老化した細胞小器官や巨大タンパク質塊が分解され再利用される細胞内清掃過程である(図 2.13)．老朽細胞小器官は細胞質中に形成される2つの脂質二重膜で囲まれた構造(**オートファゴソーム**(autophagosome)とよばれる)によってリソソームへ運ばれる．リソソーム膜の陥入によって小胞がつくられ，細胞質の構造物をリソソームの内腔に運ぶ．リソソームに入ると，この細胞小器官は消化され，栄養素は再利用される．オートファジーは，細胞質にある構成要素の日常的なターンオーバーに貢献する．オートファジーは，組織の発生や，栄養素が欠乏した際の細胞の生存や，細胞のホメオスタシス維持のために重要なメカニズムである．例えば，肝細胞では，ミトコンドリアの平均寿命はおよそ10日程度しかない．

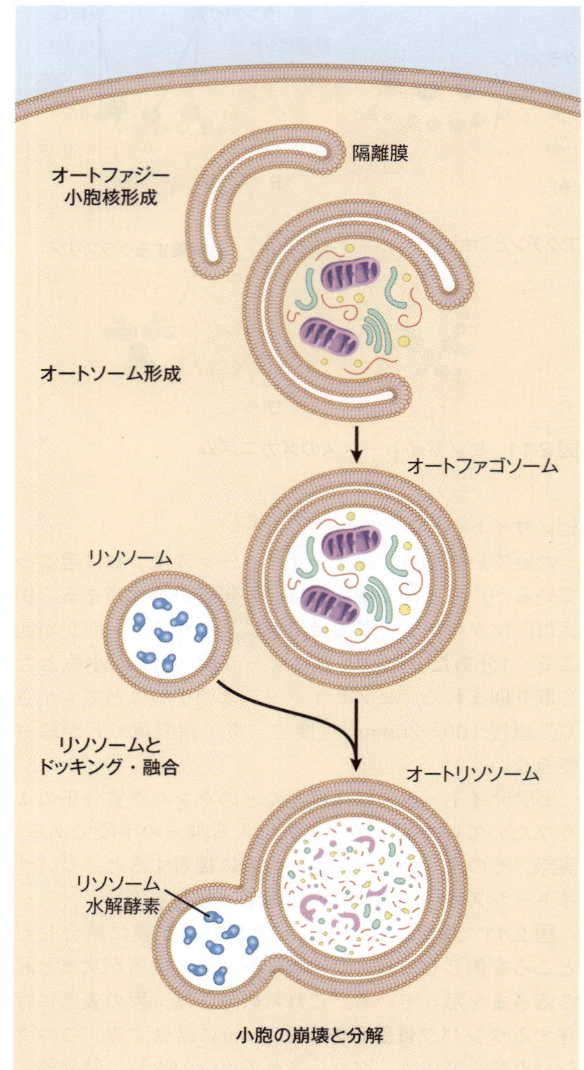

図 2.13 オートファジーの諸段階の模式図

小胞体とゴルジ装置による細胞構造の生成

小胞体の特異的な機能

分泌細胞では小胞体とゴルジ装置が多く発達していることはすでに強調した．これらの構造は基本的には細胞膜と同様の脂質二重膜でできており，細胞で必要な物質を合成する酵素がその壁に組み込まれている．

ほとんどの合成反応は小胞体で始まる．その産物はゴルジ装置に輸送され，そこで修飾を受けてから細胞質に放出される．まず，小胞体やゴルジ装置の特別な場所で合成される特別な産物について記すことにする．

タンパク質は粗面小胞体で合成される

粗面小胞体の顆粒存在部位には多数のリボソームが小胞体膜の表面に結合していることが特徴である．第3章で述べるように，タンパク質はリボソームで合成される．リボソームは合成されたタンパク質分子を直接に細胞質に放出することもあるが，たいていは小胞体の壁を通して小胞体の小胞体基質に放出する．

滑面小胞体による脂質の合成

小胞体ではリン脂質やコレステロールなどの脂質も合成される．これらの脂質は迅速に小胞体の脂質二重膜に溶け込み，小胞体が大きく成長する．この過程は主として滑面小胞体で起こる．

小胞体が必要以上に成長することがないように，絶え間なく**輸送小胞**(transport vesicle)が小胞体膜からポロリポロリと外れ逃れるように離脱していく．これらの小胞のほとんどはゴルジ装置へすぐに移動していく．

小胞体のその他の機能

小胞体の他の重要な機能，特に滑面小胞体の機能としては，次のようなものがある．

①グリコーゲンがエネルギー源として使用される場合に，グリコーゲン分解を制御する酵素を提供する．

②薬物のような細胞傷害を起こす可能性のある化合物の無毒化を行うおびただしい数の酵素を提供する．化合物を凝固したり，酸化したり，加水分解したり，グルクロン酸で抱合したりして無毒化を実行する．

ゴルジ装置の特異的な機能

ゴルジ装置の合成機能

ゴルジ装置の主たる機能は小胞体で合成された分子の修飾であるが，小胞体で合成できないある種の糖鎖の合成にもかかわることが知られている．少量のタンパク質に結合した高分子多糖ポリマーの合成についてはこれがあてはまり，重要な例としては**ヒアルロン酸**(hyaluronic acid)や**コンドロイチン硫酸**(chondroitin sulfate)が挙げられる．

ヒアルロン酸やコンドロイチン硫酸には多くの機能があるが，以下に4つの機能を列挙しておこう．①粘液中や他の腺分泌物に含まれるプロテオグリカンの主要成分である．②細胞と細胞の間を埋めている物質(ground substance)の主成分である．換言すると間質の細胞外にある**細胞外マトリックス**(extracellular matrix)の非線維性成分で，コラーゲン線維と細胞の間で2つをつなぐ物質として機能する．③軟骨や骨の有機物からなる基質の

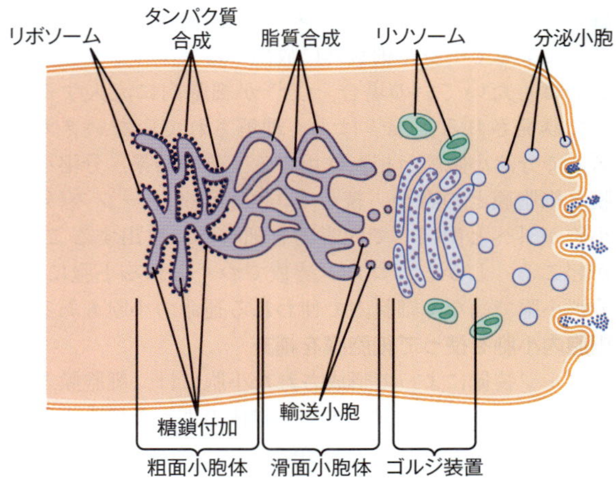

図 2.14　小胞体とゴルジ装置によるタンパク質，脂質と小胞の形成

主成分である．④細胞の移動や増殖などの活動に重要である．

ゴルジ装置での小胞体分泌物の処理：小胞の形成

図 2.14 には小胞体とゴルジ装置の主要な機能がまとめられている．小胞体でタンパク質などの物質の合成が起こると，それらは小胞体の管状構造部分を通って，ゴルジ装置に最近傍にある滑面小胞体に向けて輸送される．このときに，滑面小胞体の膜からできた小さな袋，すなわち**輸送小胞**(transport vesicle)が小胞体から絶え間なく離脱して，ゴルジ装置の最深部(細胞膜から最も遠い部分)に向かって拡散する．これらの小胞は，合成されたタンパク質などの小胞体でつくられた産物を含んでいる．

輸送小胞はただちにゴルジ装置に融合し，その輸送物をゴルジ装置の内腔に送り込む．ゴルジ装置内で送り込まれた輸送物に糖鎖が付加される．ゴルジ装置の重要な機能の1つは，小胞体からの輸送物を袋に詰め込んで高度に濃縮することである．小胞体からの輸送物がゴルジ装置の最外層(細胞膜に最も近い部分)に移動するにつれて，この濃縮と修飾が進む．最後に，濃縮された物質を内含するさまざまな大きさの小胞がゴルジ装置から絶え間なく離脱し，次から次と細胞全体に拡散していく．

次のような例によって，これらの過程がどのような時間経過で生じるのか理解しよう．腺細胞を放射性アミノ酸でラベルする実験を考察しよう．新しく合成された放射性標識タンパク質は腺細胞の小胞体に3～5分後に検出され，20分以内にゴルジ装置に達し，さらに，1～2時間後には，タンパク質は細胞の表面から分泌される．

ゴルジ装置で形成される小胞：分泌小胞

分泌の盛んな細胞では，ゴルジ装置でつくられる小胞は，主として細胞の表面から分泌されるタンパク質を含んだ**分泌小胞**(secretory vesicle)である．これらの分泌小胞は，最初は細胞膜に向かって拡散し，次に細胞膜に

融合して**エキソサイトーシス**(exocytosis)というメカニズムによって中身を細胞外に放出する．エキソサイトーシスは，たいていの場合，Ca^{2+} が細胞内に流入することで誘発される．Ca^{2+} はよく理解されていないメカニズムで分泌小胞膜と相互作用する．その結果，分泌小胞膜と細胞膜との融合，続いてエキソサイトーシス(分泌小胞が外へと開口して内容物を細胞外に放出すること)が起こる．しかし，ゴルジ装置でつくられる小胞には，分泌小胞ではなく細胞内で使われる運命の小胞もある．

細胞内小胞を使って細胞膜を補充

ゴルジ装置によって形成された小胞には，細胞膜と融合したり，ミトコンドリアや小胞体のような細胞小器官の膜と融合したりする小胞がある．この融合によって，それらの膜の量が増えて，使用されて減ってしまった膜が補充される．例えば，ファゴサイトーシス小胞やピノサイトーシス小胞ができるたびに，細胞膜は減少していくが，ゴルジ装置からやってくる小胞の膜が絶え間なく減少分を補充する．

まとめると，小胞体・ゴルジ装置という膜系は新陳代謝が著しく活発な器官で，新しい細胞内構造を形成することができ，細胞の外に分泌物質を放出できる．

ミトコンドリアは栄養素からエネルギーを取り出す

細胞は，食品成分(炭水化物，脂肪およびタンパク質)と酸素を反応させてエネルギーを取り出す．ヒトの身体の中では，ほとんどの炭水化物は消化管や肝臓で**グルコース**(ブドウ糖，glucose)に変換された後，身体のさまざまな部分に運ばれる．同様にタンパク質は**アミノ酸**(amino acid)に，脂肪は**脂肪酸**(fatty acid)に変換される．図 2.15 では，酸素と食品成分(グルコース，脂肪酸，アミノ酸)がそれぞれ細胞に入ることを示している．細胞内では，酵素群の影響下に食品成分は酸素と化学反応を起こす．この酵素群はこの化学反応を制御し，反応によって放出されたエネルギーが適切に使われるようにする．これらの消化機能と代謝機能は第 63 章と第 73 章で詳述する．

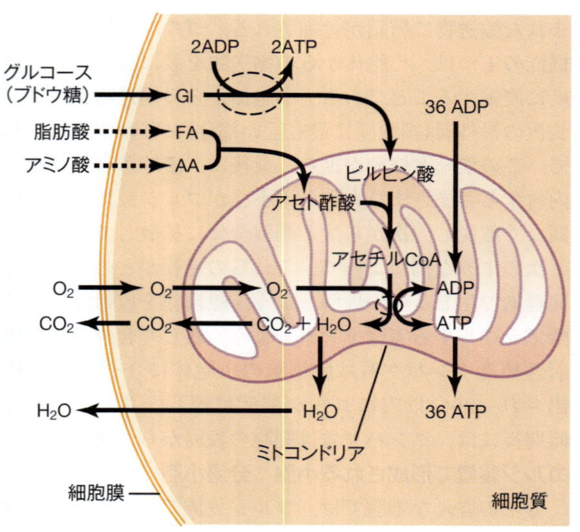

図 2.15 細胞内でのアデノシン三リン酸(ATP)の合成
ほとんどの ATP はミトコンドリアでつくられることを示す．
ADP：アデノシン二リン酸，CoA：コエンザイム A.

簡単に記すと，これらの酸化反応のほぼすべてはミトコンドリア内で起こり，放出されるエネルギーは高エネルギー化合物である ATP の合成に使われる．そして，細胞内のあらゆる場所において，元々の食品成分ではなく ATP を利用して，その後の代謝反応のほぼすべてにエネルギーが供給される．

ATP の機能特性

アデニン
リン酸
リボース
アデノシン三リン酸(ATP)

ATP は，①窒素含有塩基であるアデニンと，②五炭糖であるリボースと，③3 個のリン酸基からできている．末端の 2 個のリン酸基はいわゆる**高エネルギーリン酸結合**(high-energy phosphate bond)でつながれていて，構造式中に“～”という記号で図示されている．細胞内の生理的な物理化学環境では，これらの高エネルギー結合は 1 mol の ATP あたり，12 kcal の自由エネルギー変化をもたらす．この値は通常の化学結合がもっているエネルギーよりはるかに大きいことから，**高エネルギー結合**(high-energy bond)という名前がついている．さらに，この高エネルギー結合はとても不安定なので，他の細胞内反応を促進するためにエネルギーが必要になったらいつでも要求があり次第すぐに開裂する．

ATP がエネルギーを放出する際には，リン酸基が開裂して**アデノシン二リン酸**(ADP)ができる．放出されたエネルギーは細胞のさまざまな機能(例えば，物質合成や筋収縮)に使用される．

細胞内の ATP が払底したときに，それを補充するために，細胞内の栄養素からのエネルギーを使って ADP とリン酸から新しい ATP を合成する．この過程が何度も何度も繰り返し起こる．このように，絶え間なく使用と再合成が繰り返されるので，ATP は細胞の**エネルギー通貨**(energy currency)ともよばれてきた．たった 2～3 分間で使用と再生が交互に入れ替わる．

ATP 合成の化学的過程：ミトコンドリアの役割

グルコースは細胞内に入ると細胞質の**解糖系**(glycolysis) 酵素によって**ピルビン酸**(pyruvic acid) に変換される．この変換の間に放出されるエネルギーにより少量の ADP が ATP に変換されるが，この量は細胞の代謝エネルギー全量の 5%以下でしかない．

細胞中の ATP の約 95%はミトコンドリアでつくられる．糖質由来のピルビン酸，脂質由来の脂肪酸，タンパク質由来のアミノ酸は，最終的にはミトコンドリアのマトリックスでアセチルコエンザイム A(アセチル CoA) に変換される．この物質は (エネルギーを取り出す目的で) ミトコンドリアのマトリックスでまた別の酵素群によって分解される．これが**クエン酸回路**(citric acid cycle) あるいは**クレブス回路**(Krebs cycle) で，酵素による一連の分解反応である．この化学反応はとても重要なので，第 68 章で詳述する．

クエン酸回路の中で，アセチル CoA はその構成成分である水素原子と二酸化炭素に分解される．二酸化炭素は拡散によりミトコンドリアから排出され，次いで細胞から排出され，最終的には肺を通って体外に排出される．

二酸化炭素とは対照的に，水素原子は，とても活性の高い物質で，ミトコンドリア内に入ってきた酸素と反応する．この反応によって莫大な量のエネルギーがつくられ，ミトコンドリアでの多量の ADP から ATP への変換に使用される．この反応は複雑であり，ミトコンドリアマトリックスに突き出したミトコンドリア内膜の棚状 (ひだ状) の構造体 (クリステ) に存在する多くの酵素が関与する．最初に起こるのは，水素原子から電子を奪い取り，H^+ に変換することである．そして最後には，H^+ と酸素が反応して，水と莫大な量のエネルギーが生成する．このエネルギーはクリステ膜でドアノブ状に突き出て存在する球状タンパク質である **ATP 合成酵素**(ATP synthase) に渡される．つまり，ATP 合成酵素は H^+ のエネルギーを利用して ADP を ATP に変換するのである．新規に合成された ATP はミトコンドリアの外の細胞質や核質のあらゆる場所に輸送される．そこで ATP のエネルギーは細胞の多彩な機能に使用される．

この ATP 合成の全過程は ATP 合成の**化学浸透圧機構**(chemiosmotic mechanism) とよばれる．化学的および物理的なメカニズムについては第 68 章で詳述され，ATP が体内でどのように代謝過程で使用されるかについては第 68～72 章で説明される．

ATP の細胞機能への利用

ATP のエネルギーの細胞内での消費用途は大きく 3 つある．それは，①細胞の膜を通過する物質輸送，②細胞内全般での化合物の合成，③機械的な運動の 3 つである．このそれぞれの例が図 2.16 に示されている．すなわち，①細胞膜を通過する Na^+ の輸送，②リボソームでのタンパク質合成，③筋収縮に必要なエネルギー供給の 3 つである．

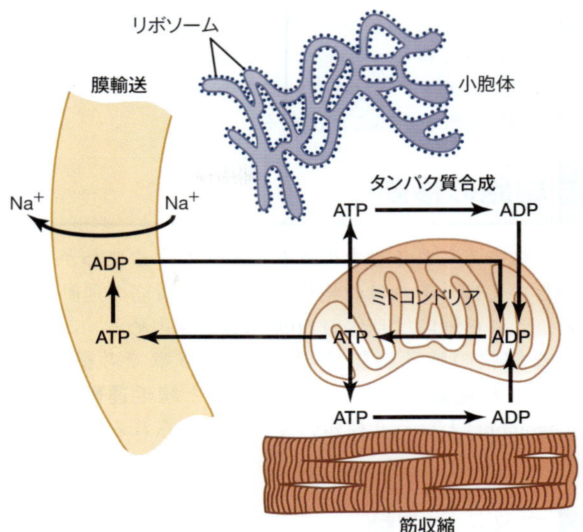

図 2.16 アデノシン三リン酸の利用 (ATP はミトコンドリアでつくられる) によって，主要な 3 つの細胞機能 (膜輸送，タンパク質合成，筋収縮) にエネルギー供給を行う
ADP：アデノシン二リン酸．

Na^+ の膜輸送以外に，K^+，Ca^{2+}，Mg^{2+}，リン酸イオン，Cl^-，尿酸イオン，H^+ などのさまざまなイオンの膜輸送やいろいろな有機化合物の膜輸送にも ATP のエネルギーが必要である．膜輸送は細胞機能にとって非常に重要で，細胞が合成する総 ATP 量の 80%もの量を膜輸送にだけ消費してしまうような細胞もある (例えば，腎尿細管細胞)．

タンパク質を合成するだけでなく，細胞はリン脂質，コレステロール，プリン，ピリミジンなど多種類の物質を合成する．どんな化合物を合成するにもエネルギーが必要である．例えば，1 個のタンパク質は数千個のアミノ酸がペプチド結合によって相互に結合してできている場合もある．この結合を形成するためには，4 個の高エネルギー結合から出るエネルギーが必要である．ということは，1 個のタンパク質分子ができるには，数千～数万の ATP分子が必要である．実際，細胞が合成する総 ATP 量の 75%もの量を物質合成 (特に，タンパク質合成) にだけ消費してしまうような細胞もある (例えば，増殖期にある細胞)．

最後の主要な ATP 使用例としては，機械的な運動を仕事とする特殊な細胞での ATP によるエネルギー供給である．第 6 章で 1 本の筋線維の 1 回の収縮で多量の ATP が必要であることを学ぶ．他に細胞が機械的な運動を行う例に線毛運動やアメーバ運動がある．これらについて本章の後半で説明する．これらの機械的仕事のエネルギー源はすべて ATP である．

まとめると，細胞の中のどこであれエネルギーが必要な場所では，ATP はそのエネルギーを急速にしかも爆発的に放出できる．細胞で使われている ATP を補充するために，ずっと遅い化学反応で糖質，脂肪，タンパク質を分解して新しいATPを合成する．95%以上のATPはミトコンドリアで合成されるので，ミトコンドリアを細胞の発電所とよぶことがある．

細胞の移動

身体でみられる動きのうち，誰にもすぐにわかるものといえば，それは骨格筋，心筋，平滑筋の運動である．これら筋肉は身体の50%の質量を占める．このような細胞の特殊機能は第6章と第9章で考察する．**アメーバ運動**(ameboid locomotion)と**線毛運動**(ciliary movement)という2種類の運動が認められる細胞もある．

アメーバ運動

アメーバ運動とは，白血球が組織を動くときのように，周囲に対して細胞全体が動くことである．この名前は，アメーバがこんな動きをすることや，この動きの研究をするのにアメーバが役に立ったことにちなんでいる．

通常，アメーバ運動は，細胞の一方の端から**偽足**(pseudopodium)が突き出ることで始まる．偽足は細胞体から離れるように伸び，部分的に新しい組織領域に足場をつくり，その後，細胞の残りの部分が偽足の方向に引っ張られる．図2.17では，この過程を示してあり，伸びた細胞の右端が偽足となっている．この端の部分では膜が絶え間なく前方に動き，細胞の左端は細胞の移動についていこうと絶え間なく運動する．

アメーバ運動のメカニズム

図2.17では，アメーバ運動の一般原理が示されている．基本的には，この運動のときには，偽足の先端に細胞膜が絶え間なく新生され，細胞の中間部や後部で膜の吸収が絶え間なく起こる．もう2つの作用が細胞の前進に必須である．最初の作用は，細胞体の後部が引っ張られるときには，偽足が周囲の組織に接着して，先端部が固定されることである．この接着固定はエキソサイトーシス小胞膜の内側に並んでいる受容体タンパク質が実行する．エキソサイトーシス小胞が偽足の細胞膜に融合すると，小胞が外に向かって開口し，小胞膜の内側が今度は細胞膜の外側になり，小胞膜の内側に存在した受容体が細胞膜上で細胞の外側に突き出して周辺組織に存在するリガンドに結合する．

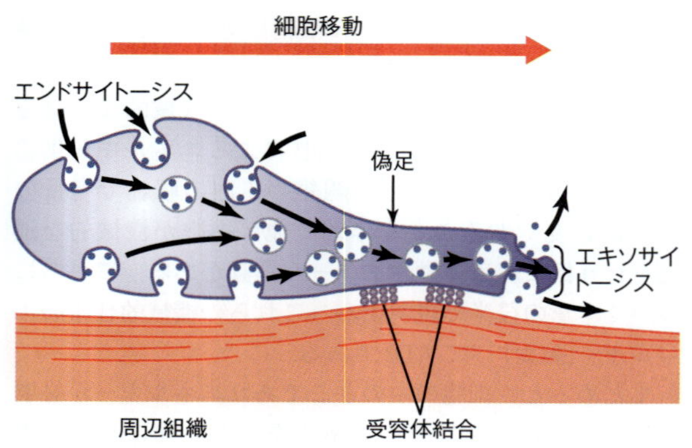

図2.17 細胞のアメーバ様運動

細胞の反対側では，受容体はリガンドから外れて，エンドサイトーシスによって新規のエンドサイトーシス小胞となる．そして，細胞の内側では，このような小胞は細胞の偽足の方向に流れていき，そこで偽足部分の細胞膜に融合する．

細胞運動のための第2の必須作用は，細胞を偽足のある方向に引っ張るために必要なエネルギー供給である．すべての細胞の細胞質内には，ある程度多量の**アクチン**(actin)タンパク質が存在する．ほとんどのアクチン分子は単独分子として存在して運動にかかわらない．しかし，これらの分子が重合して線維状の網目構造を形成し，この網目構造が**ミオシン**(myosin)のようなアクチン結合タンパク質と結合すると収縮する．このときのエネルギーは高エネルギー化合物であるATPから供給される．大きく広がろうとしている偽足部分ではアクチンフィラメントの網目構造が新しく形成され，まさにこのメカニズムが起こる．一方，細胞幹部の細胞膜の直下の細胞質にはアクチンフィラメントがすでに存在するが，ここでも収縮が起こる．

アメーバ運動を起こすさまざまな細胞

人体の中でアメーバ運動が最もよくみられる細胞は，血液から組織に浸出して**組織マクロファージ**(tissue macrophage)となるときの白血球である．その他の細胞でも場合によってアメーバ運動が認められることがある．例えば，線維芽細胞は傷害を受けた組織の場所に移動し，組織修復を助ける．また，皮膚の未分化細胞は通常は完全に固着状態だが，皮膚が傷ついたときには傷害部に向かって動き傷口を塞ぐ．最後に，受精卵が胚や胎児に発達する過程で細胞移動は特に重要である．例えば，しばしば胚細胞は，特殊な組織構造を形成する際に，その起源の場所から新しい場所に長い距離を移動しなければならない．

アメーバ運動の制御：走化性

アメーバ運動を惹起する最も重要な引き金は**走化性**(chemotaxis)とよばれる過程である．この過程は組織中のある種の化学物質の出現によって起こされる．**走化性**を起こす化学物質はどんなものでも**走化性物質**(chemotactic substance)とよばれる．たいていの細胞は走化性物質に向かう(**正の走化性**(positive chemotaxis))，すなわち，濃度の低い場所から高い場所に向かって動く．走化性物質の発生源から離れる向きに動く細胞もある．この場合には，**負の走化性**(negative chemotaxis)とよぶ．

ところで，走化性はどのようにしてアメーバ運動の方向を決定するのであろうか．解答は明快ではないが，走化性物質により強く曝露している細胞の側で細胞膜が変化して偽足を出すと考えられている.

線毛と線毛運動

2つ目の細胞運動として**線毛運動**(ciliary movement)があり,細胞表面の線毛が鞭がしなるような動きをする.この動きは主として人体の2ヵ所で認められる.呼吸器の気道の表面と生殖器の卵管(ファロピウス管)の内腔表面である.鼻腔と下部気道では,線毛の鞭のしなりのような動きによって粘液層が1cm/分の速度で咽頭のほうに移動する.このようにして,粘液と粘液に補足された粒子をつねに除去してこれらの気道をきれいにする.卵管では,卵管腹腔口から子宮腔に向けて線毛はゆっくりとした液体の移動を起こす.この動きによって,卵子が卵巣から子宮に輸送される.

図2.18に示すように,線毛は2～4μmの長さで先端が尖った形をしていて,細胞表面から真っすぐ,または,やや弯曲しながら細胞表面から立っている毛である.1個の細胞から多くの線毛が出ていることが多い.例えば,気道の1個の上皮細胞から200本もの線毛が出ている.線毛は細胞膜の突出で覆われており,図2.18で示すように横断切片でみると,微小管の9+2構造が一般的に認められ,9本の二連管微小管が線毛の周辺部に縦走して存在し,2本の単一微小管が対になって中心部に縦走して存在する.この線毛は細胞膜の直下にある微小管の**基底小体**(basal body)という構造物から伸びている.

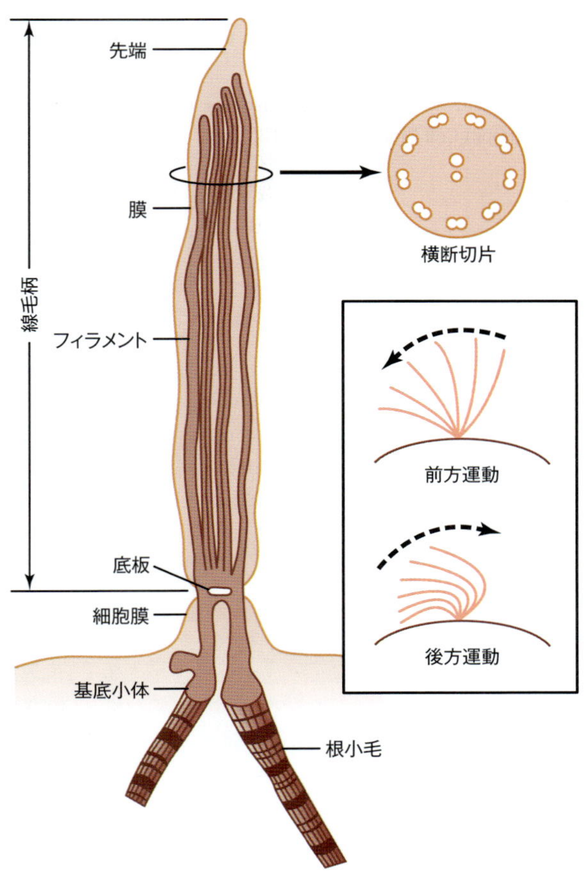

図2.18 線毛の構造と機能
(Satir P: Cilia. Sci Am 204:108, 1961. Copyright Donald Garber: Executor of the estate of Bunji Tagawa より改変)

精子の**鞭毛**(flagellum)も**線毛**に似ている.実際に,鞭毛は線毛と大差ない構造をもっており,同じタイプのメカニズムで収縮する.しかし,鞭毛はより長く,動き方は鞭がしなるような動きではなく,準正弦波形の動きである.

図2.18の挿入図には,線毛の動きが示してある.線毛は前方に動く(有効打)ときには,細胞表面から放射状に広がって,鞭がしなるように毎秒10～20回鋭く速く動く.その後,後方にゆっくりと動いて元の位置に戻る(回復打).前方にグッと速く鞭がしなるように動くときは,細胞に接している液体は線毛が動く向きに押し動かされる.対照的に,後ろ向きのゆっくりとした引きずるような動きのときには液体は動かない.その結果,液体は線毛が前方に速く動く向きに絶え間なく進む.線毛をもつ細胞はたいてい多数の線毛を表面にもっており,しかもそのすべての線毛が同じ方向を向いているので,液体を特定の向きに効果的に動かすことができる.

線毛運動のメカニズム

線毛運動のすべての性質が解明されているわけではないが,次のようなことがわかっている.まず,線毛内部の辺縁部を縦走する9本の二連管と中心部を縦走する一対の単一微小管はタンパク質の架橋複合体によりお互いに連結しており,**軸糸**(axoneme)とよばれる.第2に,線毛の細胞膜を取り除いても,適切な条件下では軸糸だけで鞭がしなり打つように動くことができる.第3に,軸糸だけで動き続けるためには,①ATPが供給されていること,および,②適切な濃度のイオン(特にMg^{2+}とCa^{2+})があること,この2つの条件が必要である.第4に,有効打運動の際,線毛の前方部の二連管は線毛の先端方向に滑り動き,後方部の二連管は動かない.第5に,9個ある二連管のおのおのから隣接する二連管に向かって,**ダイニン**(dynein)というモータータンパク質の腕が多数伸びている.ダイニンにはアデノシン三リン酸分解酵素(ATPase)活性がある.

これらの基本情報を考慮すると,ダイニン分子の中央部に結合したATPがATPase活性によってADPとリン酸に加水分解されてエネルギーが放出されると,ダイニンの構造変化が起こり,二連管の微小管同士が"滑り運動"することがわかってきた.もし,前方の管が外向きに"滑り運動"し,後ろの管がじっと動かないでいると,線毛は全体としてたわむ.

細胞がどのようにして線毛の収縮を制御しているのかは解明されていない.ある種の遺伝的異常(原発性線毛ジスキネジア)がある細胞の線毛では,線毛の中心部にあるはずの一対の中心微小管を欠き，それゆえに線毛運動がない．この事実から，何かのシグナル(おそらく電気化学的なシグナル)がこの一対の中心微小管に沿って伝えられ，次いでダイニン腕を活性化すると推察する仮説がある．

参考文献

Alberts B, Johnson A, Lewis J, et al: Molecular Biology of the Cell, 6 th ed. New York: Garland Science, 2014.

Bohdanowicz M, Grinstein S: Role of phospholipids in endocytosis, phagocytosis, and macropinocytosis. Physiol Rev 93:69, 2013.

Boya P, Reggiori F, Codogno P: Emerging regulation and functions of autophagy. Nat Cell Biol 15:713, 2013.

Brandizzi F, Barlowe C: Organization of the ER-Golgi interface for membrane traffic control. Nat Rev Mol Cell Biol 14:382, 2013.

Chen S, Novick P, Ferro-Novick S: ER structure and function. Curr Opin Cell Biol 25:428, 2013.

Drummond IA: Cilia functions in development. Curr Opin Cell Biol 24:24, 2012.

Edidin E: Lipids on the frontier: a century of cell-membrane bilayers. Nat Rev Mol Cell Biol 4: 414, 2003.

Guerriero CJ, Brodsky JL: The delicate balance between secreted protein folding and endoplasmic reticulum-associated degradation in human physiology. Physiol Rev 92:537, 2012.

Hamasaki M, Shibutani ST, Yoshimori T: Up-to-date membrane biogenesis in the autophagosome formation. Curr Opin Cell Biol 25:455, 2013.

Hla T, Dannenberg AJ: Sphingolipid signaling in metabolic disorders. Cell Metab 16:420, 2012.

Insall R: The interaction between pseudopods and extracellular signalling during chemotaxis and directed migration. Curr Opin Cell Biol 25:526, 2013.

Jin T: Gradient sensing during chemotaxis. Curr Opin Cell Biol 25:532, 2013.

Kikkawa M: Big steps toward understanding dynein. J Cell Biol 202:15, 2013.

Lamb CA, Yoshimori T, Tooze SA: The autophagosome: origins unknown, biogenesis complex. Nat Rev Mol Cell Biol 14:759, 2013.

Marzetti E, Csiszar A, Dutta D, et al: Role of mitochondrial dysfunction and altered autophagy in cardiovascular aging and disease: from mechanisms to therapeutics. Am J Physiol Heart Circ Physiol 305:H459, 2013.

Nakamura N, Wei JH, Seemann J: Modular organization of the mammalian Golgi apparatus. Curr Opin Cell Biol 24:467, 2012.

Nixon RA: The role of autophagy in neurodegenerative disease. Nat Med 19:983, 2013.

Smith JJ, Aitchison JD: Peroxisomes take shape. Nat Rev Mol Cell Biol 14:803, 2013.

van der Zand A, Tabak HF: Peroxisomes: offshoots of the ER. Curr Opin Cell Biol 25:449, 2013.

第3章 タンパク質合成と細胞機能と細胞増殖の遺伝的制御

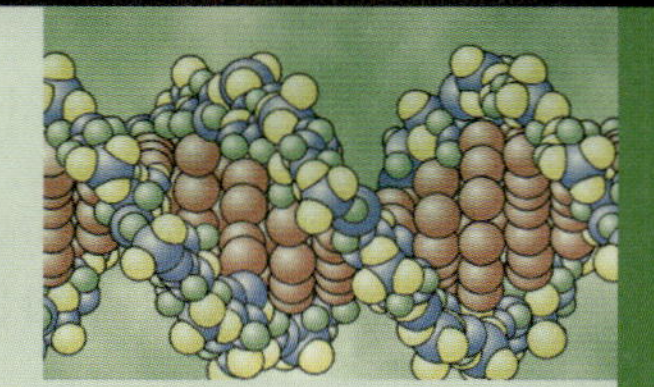

遺伝子が人体のすべての細胞の核に存在し，親から子へ遺伝を支配することはみなが知っているが，同じ遺伝子が身体の細胞の日々の機能を制御していることを知る人は少ない．遺伝子は細胞内でどのような物質・構造・酵素・化合物がつくられるかを決定することによって細胞機能を制御している．

図3.1では，遺伝制御の概略を示している．おのおのの遺伝子はデオキシリボ核酸(DNA)でできており，他の種類の核酸であるリボ核酸(RNA)の合成を制御している．このRNAは細胞全体に広がり，特異的なタンパク質の合成を制御している．核内での遺伝暗号の転写から細胞質でのRNA上の遺伝暗号の翻訳(細胞質でのタンパク質合成)の全過程のことをしばしば遺伝子発現とよんでいる．

細胞には約3万個の異なる遺伝子があるので，多くのさまざまな細胞タンパク質を合成できる．実際には，同じ場所のDNAから転写されるRNA分子は細胞内で複数の処理を受けることがあり，1つのDNAから複数種のタンパク質を合成されることがある．さまざまな細胞でつくられるタンパク質の種類は少なくとも10万種類あると推定されている．

細胞内タンパク質には**構造タンパク質**(structural protein)というタンパク質群がある．第2章で述べたように，さまざまな脂質や糖質と会合したり結合したりしてさまざまな細胞小器官を形成している．しかし，ほとんどのタンパク質はさまざまな化学反応を担っている**酵素**(enzyme)である．例えば，酵素は細胞のエネルギー供給を行うすべての酸化反応を促進するし，脂質やグリコーゲンやアデノシン三リン酸(ATP)のような細胞のすべての化学物質の合成にかかわっている．

核内の遺伝子がタンパク質合成を支配する

核内では，多数の遺伝子が長い2本鎖DNA分子(分子量は数億にもなる)の中に隣り合わせに並んでいる．図3.2には，そのようなDNA分子のとても短い部分を示している．この分子は単純な数種の化合物が規則正しく結合している．詳細は後述する．

DNAの基本的な構成単位

図3.3に，DNAを構成する基本的な化合物を示す．これらの化合物は，①リン酸，②2'–デオキシリボースという糖，③4種類の窒素含有塩基(2つはプリンのアデニンとグアニンで，2つはピリミジンのチミンとシトシン)から成り立っている．図3.6に示すように，リン酸とデオキシリボースはDNAの骨格部分の2本鎖を構成し，窒素含有塩基は2本の鎖の間に存在して，それらをつないでいる．

ヌクレオチド

DNA合成の基本単位はヌクレオチドで，リン酸1分子と2'–デオキシリボース1分子と4種類の塩基のどれか1つが結合してできあがっている．したがって，4種の塩基のそれぞれに対応して4種のヌクレオチドができあがる．それは，デオキシアデニル酸，デオキシチミジル酸，デオキシグアニル酸，デオキシシチジル酸である．図3.4に，デオキシアデニル酸の構造を示す．図3.5にDNAを構成する4種のヌクレオチドの記号を示す．

ヌクレオチドがDNA鎖を形成し，2本のDNA鎖が弱く結合している

図3.6に，多数のヌクレオチドが相互に結合して2本鎖DNAを形成している様子を示す．2本鎖は弱い結合力(**水素結合**(hydrogen bond)で，図3.6では真ん中の破線で示されている)によって弱く結合している．各DNA鎖の骨格は，リン酸とデオキシリボースが交互に並んでいる．さらに，プリン塩基とピリミジン塩基はデオキシリボース分子に側鎖として結合している．プリン塩基とピリミジン塩基の間の弱い水素結合(図3.6の破線部分)によって，2本のDNA鎖が会合する．

この会合に関して次の点が重要である．

①一方のDNA鎖のアデニン(プリン塩基)は必ず他方の鎖のチミン(ピリミジン塩基)と対合する．

②一方のDNA鎖のグアニン(プリン塩基)は必ず他方の鎖のシトシン(ピリミジン塩基)と対合する．

この会合ルールを塩基対合の相補性という．図3.6に示す場合は，相補的な塩基対合の塩基配列は，左からCG，CG，GC，TA，CG，TA，GC，AT，ATである．水

素結合は弱いので，2本鎖は容易に離れて分かれ分かれになることが可能である．細胞内でDNAが働く際に，このような2本鎖DNAの解離は頻繁に起こっている．

紙上に書かれたDNA(**図3.6**)を物理学的な観点から実際のDNA分子の構造にしようとするならば，左右の端末部をつまんでそれを単にねじって2本鎖らせんにすればよいだろう．**図3.2**に示すように，通常，2本鎖DNA分子のらせん1周期ごとに10対のヌクレオチドが含まれている．

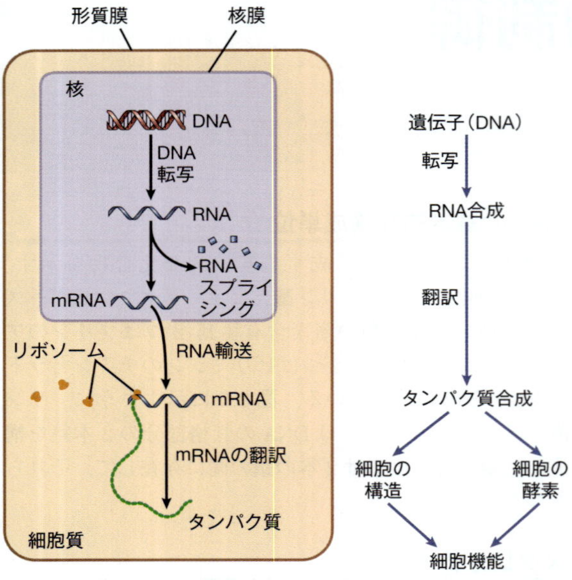

形質膜
核膜
核
DNA
DNA転写
RNA
RNAスプライシング
mRNA
リボソーム
RNA輸送
mRNA
mRNAの翻訳
タンパク質
細胞質

遺伝子(DNA)
転写
RNA合成
翻訳
タンパク質合成
細胞の構造
細胞の酵素
細胞機能

図3.1　遺伝子による細胞機能の制御の概要
mRNA：メッセンジャーRNA.

遺伝暗号

DNAの重要性は，**遺伝暗号**(genetic code)を用いて細胞内でのタンパク質合成を支配できることにある．2本鎖DNA分子が解離すると，**図3.7**の上側に示される1

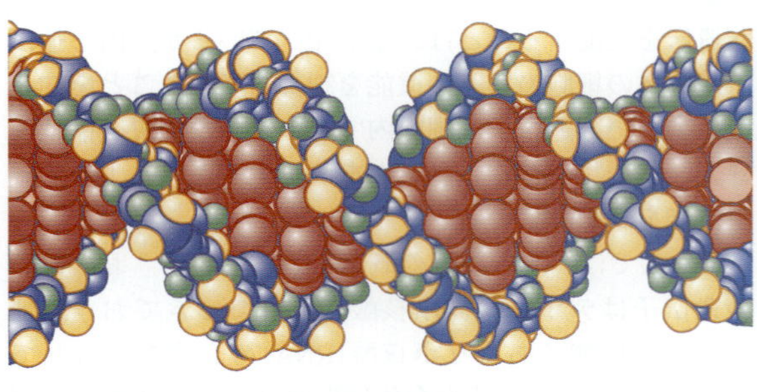

図3.2　DNAのらせん状2本鎖構造
外側の鎖はリン酸とデオキシリボース糖でできている．2本のDNA鎖をつなげている内側の分子はプリン塩基とピリミジン塩基であり，遺伝子のコードを決める．

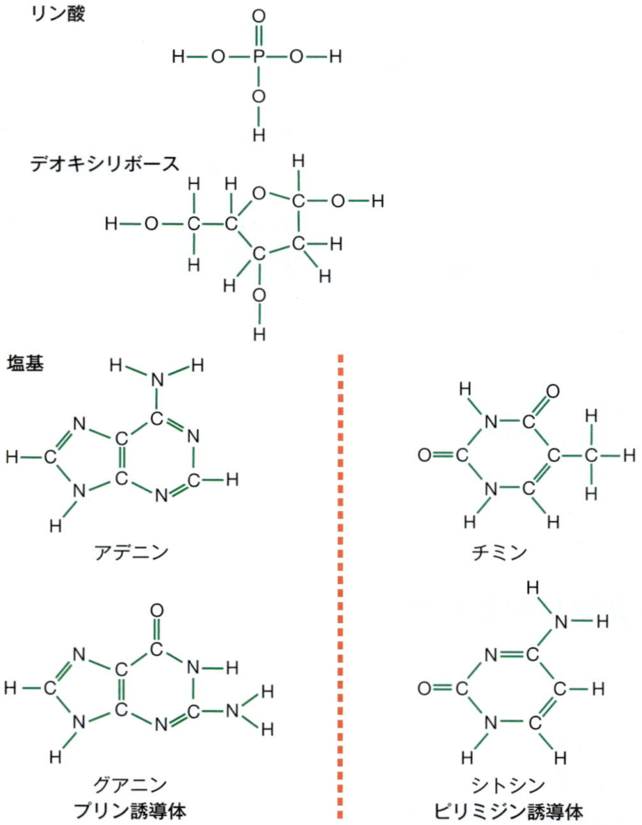

リン酸

デオキシリボース

塩基

アデニン
グアニン
プリン誘導体

チミン
シトシン
ピリミジン誘導体

図3.3　DNAの構成単位

本鎖 DNA のように，DNA 鎖の骨格構造から突き出ているプリン塩基とピリミジン塩基は，解離前は対合していて隠れていたが解離後は露出する．この露出し突き出ている塩基が遺伝暗号を構成する．

遺伝暗号は連続する 3 塩基ずつで構成される．この連続 3 塩基を“トリプレット”とよぶ．つまり，トリプレットが暗号である．連続するトリプレットは最終的に細胞で合成されるタンパク質のアミノ酸配列を規定する．**図 3.6** の上側で示される DNA 鎖がコードする遺伝暗号は，左から 3 塩基ずつ赤い矢印で区切って左から右に向けて読み取る．すると遺伝暗号 GGC，AGA，CTT である．この遺伝暗号は**図 3.7** や**図 3.8** でも使用するが，この 3 個のそれぞれのトリプレットは，新しく合成されるタンパク質分子の連続する 3 個のアミノ酸（プロリン，セリン，グルタミン酸）をコードする．

細胞核の DNA 暗号は細胞質の RNA 暗号に変換される：転写の過程

DNA は細胞核に存在するが，ほとんどの細胞機能は

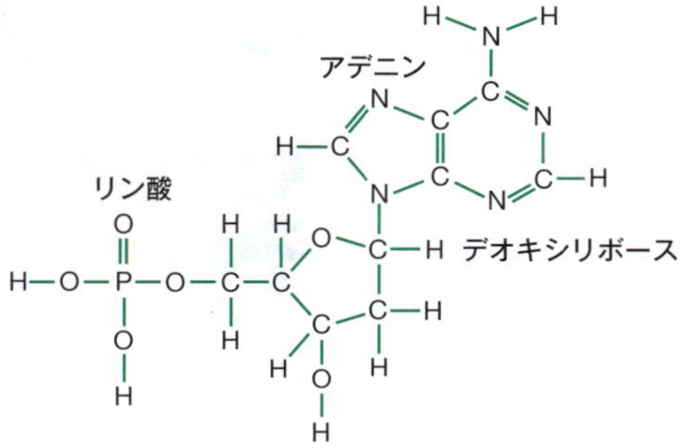

図 3.4 DNA をつくるヌクレオチドの一種であるデオキシアデニル酸（デオキシアデノシン一リン酸）

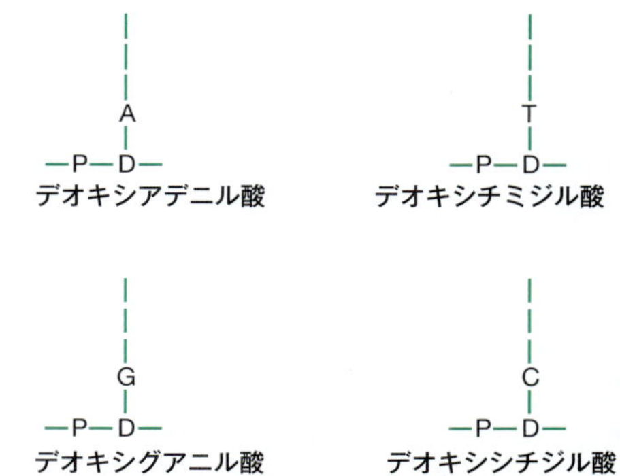

図 3.5 結合して DNA をつくる 4 種のヌクレオチドを表す記号
おのおののヌクレオチドにはリン酸（P），デオキシリボース（D），4 種のヌクレオチド塩基の 1 つ（A：アデニン，T：チミン，G：グアニン，C：シトシン）を含む．

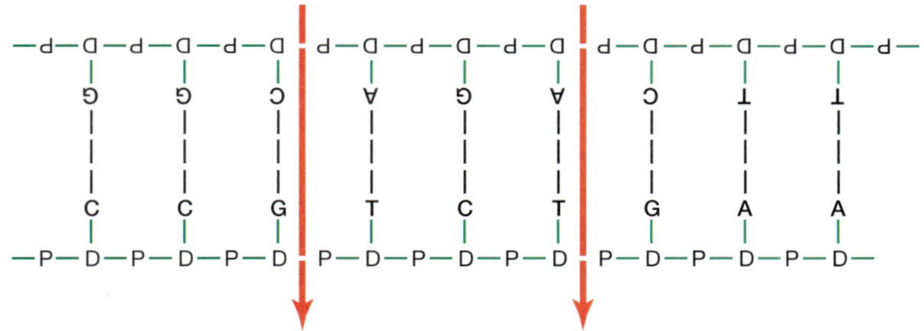

図 3.6 2 本鎖 DNA 内でのデオキシキリボースヌクレオチドの配置

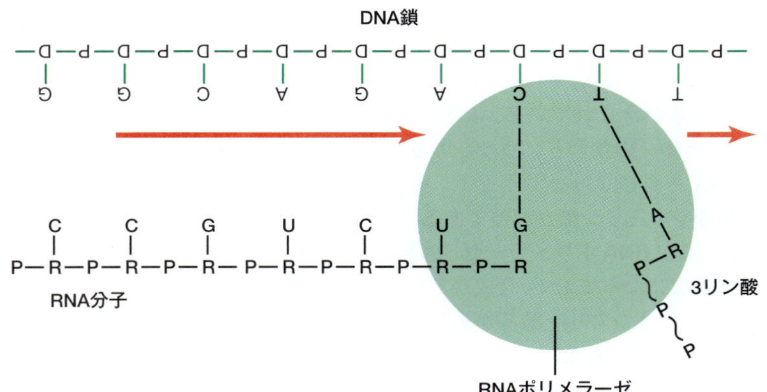

図 3.7 リボヌクレオチドを DNA 鎖に組み合わせることによって遺伝暗号を遺伝子から細胞質に運ぶ RNA分子が合成される
RNA ポリメラーゼは DNA 鎖の上を移動し，RNA をつくる．

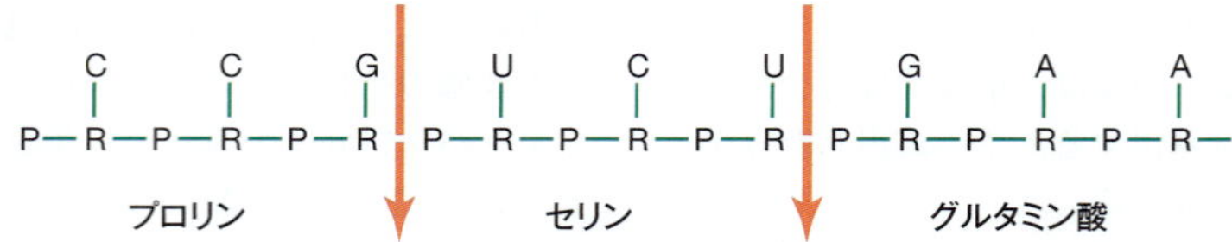

図 3.8 長い RNA分子のうち3つの RNA コドン(CCG, UCU, GAA)の部分
これらは，プロリン，セリン，グルタミン酸という3つのアミノ酸を伸長中のペプチド鎖へ付加する制御を行う.

細胞質で実行されるので，核の DNA 遺伝子が細胞質の化学反応を調節するなんらかの手段が必要である．この制御は，また別種の核酸である RNA に仲介されて達成される．また，RNA 合成は核 DNA によって制御されている．図 3.7 に示すように DNA 上の暗号情報は**転写**(transcription)という過程を経て RNA に移される．RNA は核孔を通って核から細胞質に拡散し，そこでタンパク質合成を制御する．

RNA は DNA を鋳型として核内で合成される

(**訳者注**：本項と次項については，理解を助けるために適宜用語などを補い，わかりやすくした.)

RNA 合成の際には，DNA の2本鎖は一過性に解離する．一方の DNA 鎖が RNA分子を合成する鋳型となる．DNA 上の暗号トリプレットは RNA 上の**コドン**(codon)とよばれる相補的な塩基配列の暗号トリプレットになる．続いて，このコドンが細胞質で合成されるタンパク質のアミノ酸配列を規定する．

RNA の基本的な構成単位

RNA の基本的な構成単位は DNA とほぼ同じであるが，2つの違いがある．第1に，2'-デオキシリボースという糖は RNA では使われない．その代わりに，少しだけ構造が異なるリボース(リボース環の2' 位に水酸基が存在する糖である)という糖が使われている．第2に，チミンがピリミジン塩基であるウラシルに置き換わっている．

リボヌクレオチドの形成

RNA の基本的な構造単位には，DNA で記載したのと同じようにリボヌクレオチドである．DNA と同様に4種類のリボヌクレオチドが RNA 合成に使われる．これらのヌクレオチドには，アデニン塩基，グアニン塩基，シトシン塩基，ウラシル塩基が含まれている．RNA の場合には，塩基は DNA のチミンの代わりにウラシルが使われているが，他は DNA と同じである．

RNA 合成にはリボヌクレオシド三リン酸が必要である

リボヌクレオシド三リン酸が**RNA ポリメラーゼ**(RNA polymerase)という酵素の基質になって RNA 合成が起こる．1個のリボヌクレオチドに2つのリン酸基が追加結合してリボヌクレオシド三リン酸(図 3.7 で1個のアデノシン三リン酸(ATP)が最右端に示されている)となる．追加される最末端の2つのリン酸は，細胞内の ATP から転移反応で付加される．

このリボヌクレオシド三リン酸合成反応では，多量の ATP分子の高エネルギーリン酸結合が転移される．この転移された高エネルギー結合は，次に伸長中の RNA 鎖の3' 端に新しいリボヌクレオチドを追加結合させる化学反応にエネルギーを供給する．

DNA 鎖を鋳型とする RNA 鎖の合成：転写過程

図 3.7 に示すように，RNA分子の合成は RNA ポリメラーゼという酵素が触媒する．この大きな酵素は，RNA 分子の合成のために必要な多くの機能的な特性をもっている．これらの特性を以下に記す．

(1)遺伝子が転写される場所のすぐ上流の DNA 鎖上に，**プロモーター**(promoter)とよばれる塩基配列がある．RNA ポリメラーゼにはプロモーターを認識する相補的な構造があり，これを利用してプロモーターに結合する．この結合は RNA 合成の開始に必須である．

(2)RNA ポリメラーゼがプロモーターに結合し，その次にポリメラーゼは DNA の2重らせんのおよそ2回転分巻き戻し，ねじれていない部分をつくって解離させる．

(3)ポリメラーゼは，次に，2本鎖 DNA 上を移動しながら一過性に DNA を巻き戻し解離させる．ポリメラーゼは移動しながら，伸長中の RNA 鎖末端にリボヌクレオチドを，次のような過程で付加する．

①第1に，核質内で RNA ポリメラーゼは，鋳型 DNA の塩基とリボヌクレオシド三リン酸の塩基との間に水素結合をつくる．

②次に，RNA ポリメラーゼはリボヌクレオシド三リン酸を α-リン酸と β-リン酸の間で開裂させてリボヌクレオシド三リン酸からピロリン酸を除去して，高エネルギーリン酸結合からのエネルギーを解放しながらリボヌクレオチドを生成する．このエネルギーは，伸長中の RNA 鎖の3'-端にあるリボース塩基の水酸基にリボヌクレオチドのリン酸基を共有結合させるエネルギーとして利用される．

③RNA ポリメラーゼが DNA 上で遺伝子の端に到達したとき，**ターミネーター**(terminator)とよばれる DNA 上の塩基配列を認識する．そして，RNA ポリメラーゼと合成された新 RNA 鎖は DNA 鎖から離れる．離れた RNA ポリメラーゼはさらに

何度も繰り返して新しい RNA 鎖を合成するのに使用される.

④一過性に局所的に巻き戻された DNA は元通りに 2 本鎖に戻る力が強いので，合成された新 RNA 鎖と鋳型 DNA の間の弱い水素結合は，RNA 鎖がつくられるそばからすぐに切断されていく．こうして，RNA 鎖は DNA 鎖から離れて核質に放出される.

このようにして，DNA 鎖上に存在する遺伝暗号は，最終的には，塩基の相補的な対合を利用して RNA 鎖に移される．デオキシリボヌクレオチドの塩基(**DNA 塩基**)は必ず次の組み合わせで，リボヌクレオチドの塩基(**RNA 塩基**)と対合する.

DNA 塩基	RNA 塩基
グアニン	シトシン
シトシン	グアニン
アデニン	ウラシル
チミン	アデニン

数種類の RNA分子種が存在する

RNA の研究が進むにつれて，さまざまな RNA の分子種がみつかってきた．タンパク質合成にかかわる RNA 分子もあれば，遺伝子発現制御や RNA の転写後修飾にかかわる RNA分子もある．ある種の RNA，特に，タンパク質をコードしないノンコーディング RNA(non-coding RNA)の機能の詳細は不明である．次に示す 6 種の RNA はタンパク質合成において，独立した異なる機能を有する.

①**メッセンジャー RNA 前駆体**(**mRNA 前駆体**, precursor messenger RNA：pre-mRNA)は未成熟 1 本鎖 RNA で，核で処理されて，成熟型 mRNA になる．mRNA 前駆体は**イントロン**(intron)と**エキソン**(exon)からなり，イントロンはスプライシングとよばれる過程で取り除かれ，エキソンだけが成熟型 mRNA に残る.

②**核内低分子 RNA**(small nuclear RNA：snRNA)は mRNA 前駆体のスプライシングにかかわる.

③**メッセンジャー RNA**(messenger RNA：mRNA)は遺伝暗号を核から細胞質に運搬し，細胞質でどんなタンパク質が合成されるかを統括している.

④**トランスファー RNA**(転移 RNA，transfer RNA：tRNA)はタンパク質合成時に活性化型アミノ酸をリボソームに運ぶ.

⑤**リボソーム RNA**(ribosomal RNA：rRNA)は，約 80 種類のタンパク質とともに巨大な RNA・タンパク質複合体であるリボソームを形づくる．リボソーム上でタンパク質分子が実際に組み立てられる.

⑥**マイクロ RNA**(microRNA：miRNA)は 21～23 ヌクレオチドからなる 1 本鎖 RNA分子で，遺伝子の転写と翻訳の調節にかかわる.

メッセンジャー RNA(mRNA)：遺伝暗号

mRNA分子は長い 1 本鎖 RNA であり，細胞質に浮遊するように存在する．分子は数百～数千のリボヌクレオチドが対をつくらず存在する．DNA 上の遺伝子のコードトリプレットと正確に相補的なコドンをもっている．図 3.8 には，短い mRNA 配列を示してある．このコドンは，左から CCG，UCU，GAA であり，アミノ酸のプロリン，セリン，グルタミン酸をそれぞれコードしている．これらのコドンが DNA分子から mRNA分子に転写される状態はすでに図 3.7 に示した.

さまざまなアミノ酸に対応する RNA コドン

表 3.1 は，タンパク質分子を構成するありふれたアミノ酸(20 種類)の RNA コドンの一覧である．ほとんどのアミノ酸は複数のコドン対応している．この他に 4 個の特殊コドンが存在する．1 個のコドンは“タンパク質合

表 3.1　異なるアミノ酸や開始および終止のための RNA コドン

アミノ酸	RNA コドン					
アラニン	GCU	GCC	GCA	GCG		
アルギニン	CGU	CGC	CGA	CGG	AGA	AGG
アスパラギン	AAU	AAC				
アスパラギン酸	GAU	GAC				
システイン	UGU	UGC				
グルタミン酸	GAA	GAG				
グルタミン	CAA	CAG				
グリシン	GGU	GGC	GGA	GGG		
ヒスチジン	CAU	CAC				
イソロイシン	AUU	AUC	AUA			
ロイシン	CUU	CUC	CUA	CUG	UUA	UUG
リシン(リジン)	AAA	AAG				
メチオニン	AUG					
フェニルアラニン	UUU	UUC				
プロリン	CCU	CCC	CCA	CCG		
セリン	UCU	UCC	UCA	UCG	AGC	AGU
スレオニン	ACU	ACC	ACA	ACG		
トリプトファン	UGG					
チロシン	UAU	UAC				
バリン	GUU	GUC	GUA	GUG		
開始(CI)	AUG					
終了(CT)	UAA	UAG	UGA			

CI：chain-initiating，CT：chain-terminating.

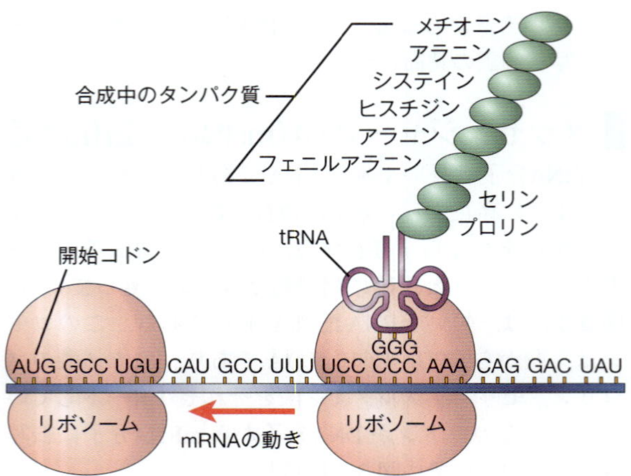

図 3.9 メッセンジャー RNA(mRNA)鎖が2個のリボソームの間を移動している様子
おのおののコドンが通過するときに，1個のアミノ酸が右側のリボソーム内に示す伸長中のタンパク質鎖に付加される．トランスファー RNA(tRNA)は特異的なアミノ酸を新生タンパク質に運ぶ．

成の開始信号”を規定し，3個のコドンは，“タンパク質合成の終了”を規定している．**表 3.1** の **CI**(chain initiation)は“タンパク質鎖の合成開始”を意味し，通称“開始コドン”とよばれる．**表 3.1** の **CT**(chain termination)は“タンパク質鎖の合成終止”を意味し，通称“終止コドン”とよばれる．

トランスファー RNA(tRNA)：アンチコドン

タンパク質合成に必須の機能をもつもう1つのRNA分子種がtRNAである．tRNA分子が，合成中のタンパク質分子にアミノ酸分子を移送する．1つの種類のtRNAは，20種類のアミノ酸のどれか1種類とだけ特異的に結合する．tRNAはその特異的なアミノ酸をタンパク質合成の場であるリボソームに運搬する輸送体として働く．タンパク質合成の場であるリボソーム上で，おのおのの特異的なtRNAがmRNA上の対応するコドンを認識し，合成中のタンパク質，つまり伸長中のポリペプチド鎖の適切な場所に適切なアミノ酸を運搬する．

tRNAはわずか80ヌクレオチド長で，mRNAに比して小さな分子である．tRNA分子内で水素結合ができて折りたたまれるので，tRNA分子は**図 3.9** に示すようなクローバーの葉の形をしていて，ヌクレオチド鎖が折りたたまれたものである．tRNAの3’-端はCCA-3’である．このアデニンリボヌクレオチドのリボースの3’位の水酸基に，輸送されるべきアミノ酸のカルボキシル基がエステル結合する．

tRNAの機能は，特異的なアミノ酸を合成伸長中のペプチド鎖に結合させることなので，おのおののtRNAはmRNA上の特定のコドンを特異的に認識しなければならない．tRNAはその分子上の連続する3リボヌクレオチド(トリプレット)のおかげで，対応するmRNA分子上のコドンを特異的に認識できる．このtRNAのトリプレットは**アンチコドン**(anticodon)とよばれる．アンチコドンは，tRNAのだいたい中央部(**図 3.9** に示すクローバーの葉のような形状の底辺部分)に存在する．タンパク質合成中に，tRNA上のアンチコドンの3塩基はmRNA上のコドンの3塩基と水素結合している．このようにコドン・アンチコドンの水素結合を利用して，おのおののアミノ酸はmRNA分子に沿って次から次へと並べられ，mRNAにコードされる遺伝情報に従った適切なアミノ酸配列のタンパク質分子が新規合成される．

リボソーム RNA(rRNA)

細胞にある3種類目のRNAはrRNAで，リボソームの質量の60%を占める．残りは約80種類のタンパク質である．これらタンパク質は翻訳過程に必須で，構造タンパク質や酵素として機能する．

リボソームは細胞内のタンパク質が合成される物質的な場である．しかし，リボソームはいつも，他の2種類のRNAと協働している．tRNAはアミノ酸をリボソームまで運搬する．mRNAは合成されるタンパク質のアミノ酸配列の情報を提供する．このように，リボソームはタンパク質の合成工場として働く．

核小体でのリボソームの形成

rRNAをコードするrRNA遺伝子(リボソームDNAともいう)は核内の5対の染色体上に存在する．タンパク質合成を盛んに実行するためにはrRNAが大量に必要なので，これらの染色体にはrRNA遺伝子が多数重複して存在する．

核小体(nucleolus)は染色体の近傍に存在する特殊な構造で，転写されたrRNAが集積する場所である．多量のタンパク質が合成される細胞では，rRNAが多量に合成され核小体が大きな構造となる．対照的に，タンパク質合成がほとんどない細胞では，核小体はみえないこともある．転写されたrRNAは核小体で特殊な処理を受けて，“リボソームタンパク質”と結合し顆粒状の凝縮物を形成する．これがリボソームの原始的なサブユニットである．このサブユニットは次に核小体から放出され，大きな核膜孔を通って細胞質のあらゆる場所に運ばれる．そして，そこで機能をもつ成熟型リボソームが形成される．成熟型リボソームは核内には存在しないので，タンパク質は核内ではなく細胞質で合成される．

マイクロ RNA(miRNA)と干渉性低分子 RNA

細胞に存在する4種類目のRNAは**マイクロ RNA**(microRNA：miRNA)である．miRNAは短い1本鎖のRNA断片(21～23ヌクレオチド)で，遺伝子発現を制御する(**図 3.10**)．miRNAはDNA上に存在するmiRNA遺伝子によってコードされ，その転写産物から形成される．

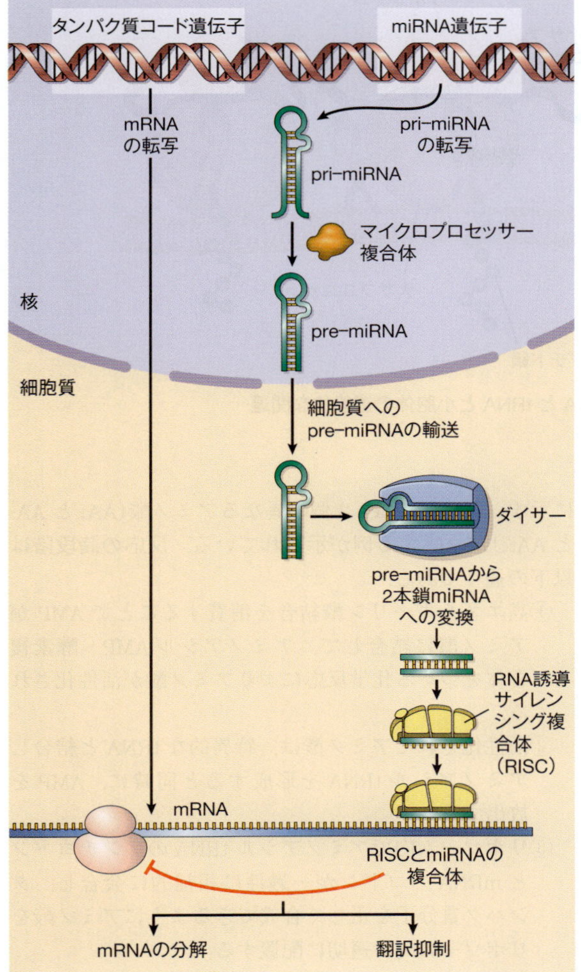

図 3.10　マイクロ RNA(miRNA)による遺伝子発現制御
プライマリ miRNA(pri-miRNA，プリ miRNA)は細胞核内でマイクロプロセッサー複合体によって処理されて，miRNA 前駆体(pre-miRNA)に変換される．この miRNA 前駆体は次に細胞質内でダイサーという RNA 誘導サイレンシング複合体(RISC)の会合を助ける酵素によって処理され，2 本鎖 miRNA に変換される．miRNA は RNA の相補的な場所に結合し，リボソームで翻訳される前に，翻訳を抑制したり，メッセンジャー RNA(mRNA)の分解を促進したりして，遺伝子発現を制御する．

しかし，miRNA はタンパク質に翻訳されないため，**ノンコーディング RNA**(non-coding RNA)ともよばれる．miRNA は処理されて mRNA と相補的な RNA 分子になり，遺伝子発現を抑制する．miRNA の生成には，プライマリ miRNA(primary miRNA：pri-miRNA)とよばれる miRNA 遺伝子の初期転写産物が必要である．pri-miRNA は miRNA より長く，**マイクロプロセッサー複合体**(microprocessor complex)によって核内で，約 70 ヌクレオチド長のステム・ループ構造(ヘアピン構造)をもつ **miRNA 前駆体**(precursor miRNA：pre-miRNA)に変換され細胞質に輸送される．この pre-miRNA は細胞質内で RNA 切断酵素である**ダイサー**(dicer)によって処理され，2 本鎖 miRNA になる．2 本鎖 miRNA は **RNA 誘導サイレンシング複合体**(RNA-induced silencing complex：RISC)タンパク質群と結合し，miRNA を含む RISC が組み立てられる．

miRNA は mRNA の相補的な部分に結合し，mRNA が転写されないように邪魔したり，リボソームによって翻訳される前に mRNA が分解されるよう促したりする．miRNA は細胞機能に重要な役割を果たすとされ，miRNA の機能の変化が心臓病やがんなどにかかわることがわかっている．

mRNA の破壊にかかわるもう 1 つの種類の短い RNA 分子は，**低分子干渉 RNA**(small interfering RNA：siRNA)で，**サイレンシング RNA**(silensing RNA)または，**短干渉 RNA**(short interfering RNA)ともよばれる．miRNA のように siRNA は短い 2 本鎖 RNA(20～25 ヌクレオチド長)であり，特異的な遺伝子の発現を阻害する．siRNA は一般的には人工合成の短い 2 本鎖 RNA のことをいい，特異的な遺伝子を抑制するために投与される．これらの分子は，核内でのマイクロプロセッサー複合体による処理を避けるように設計されていて，人工合成 siRNA が細胞外から細胞質に入ると RISC を活性化して mRNA の翻訳を阻害できる．siRNA はどの遺伝子に対してもその塩基配列に応じて人工合成可能なので，理論的には塩基配列が既知であれば任意の遺伝子の発現を阻害できる．研究者は，疾患の病態生理にかかわる遺伝子を抑制する治療手段として siRNA は役立つだろうと提唱している(**訳者注**：人工合成 siRNA と異なり，細胞に内在する長い 2 本鎖 RNA がダイサーで切断されて内在性 siRNA が生成される場合もある．内在性 siRNA は，転写制御，転写後翻訳の制御，トランスポゾンの転位抑制，クロマチン形成などを行っているとされる)．

リボソーム上でのタンパク質合成：翻訳過程

mRNA分子がリボソームに出会って，リボソームが mRNA分子の 5′ 末端のキャップ構造を認識すると，そこから mRNA分子はリボソームを通して滑るように動き，最初に出会った“翻訳開始コドン”からタンパク質合成を開始する．**図 3.9** に示されるように，mRNA がリボソーム内を滑るように移動していく間にタンパク質分子が合成される．これを**翻訳**(translation)とよぶ．テープレコーダの再生用読み取り装置の中をテープが読み取られるように，リボソームは，mRNA のコドンを読み取る．mRNA 上の“終止コドン”がリボソームに滑り込むとタンパク質分子の端はその合図を受けて，タンパク質分子は細胞質に放出される．

ポリリボソーム

図 3.9 と**図 3.11** に示すように，mRNA 鎖の 5′ 端は，最初のリボソームから離れて引き続き別のリボソーム内に入ることが可能なので，1分子の mRNA は同時に複数

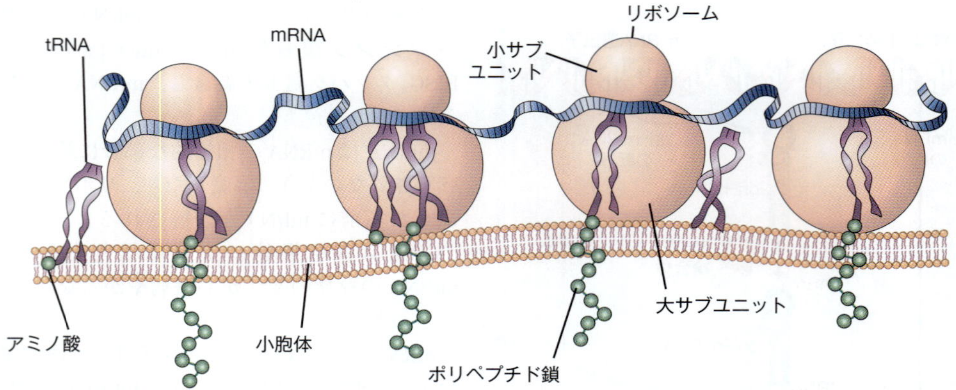

図 3.11 リボソームの物理的な構造とタンパク質合成中の mRNA と tRNA と小胞体の機能的な関連

のリボソームでタンパク質合成を行うことが可能である．おのおののリボソーム内で合成中のタンパク質分子はペプチドの長さが異なる．結果として，1分子の mRNA に同時に 3〜10 個のリボソームが結合しているような mRNA と複数のリボソームの集合体がしばしば認められる．この集合体を**ポリリボソーム**(polyribosome)とよぶ．

どのリボソームも mRNA によらず普遍的にタンパク質合成を行うことができることは特に重要である．すなわち，リボソームには特定のタンパク質の種類だけを合成するという特異性は存在しない．リボソームは化学反応が起こる，まさに物質的なタンパク質製造工場なのである．

多くのリボソームは小胞体に結合している

第2章で述べたように，多くのリボソームが小胞体に結合する．多くの合成中のタンパク質の先端(アミノ端末)側には，小胞体上の特異的な受容体に結合するアミノ酸配列がある．このような結合が起こると，合成中のタンパク質分子はつくられるやいなやすぐに小胞体膜を通して小胞体内腔に入っていく．こうして，タンパク質合成とその直後の小胞体間質へのタンパク質輸送が行われている小胞体の表面部分が顆粒状の形態を示す．

図 3.11 には，mRNA とリボソームの機能的な関係と，リボソームが小胞体膜に結合する様子が示してある．翻訳が 1分子の mRNA 上で同時に複数のリボソームで起こることは重要である．新しくできたポリペプチド(タンパク質)は小胞体膜を貫通して，小胞体間質に入っていくことも重要である．

リボソームで合成されるほとんどのタンパク質は小胞体ではなく，直接に細胞質に放出される．ただし，タンパク質含有性分泌小胞が多数形成される腺細胞は例外で，新規合成された分泌タンパク質は小胞体間質に輸送される．直接に細胞質に放出されるタンパク質は細胞の酵素と細胞内構造タンパク質である．

タンパク質合成の化学反応

タンパク質分子が合成される際の化学反応を図 3.12 に示す．この図では，3 個の異なるアミノ酸(AA_1 と AA_2 と AA_{20})が反応する例が示されている．反応の諸段階は以下の通りである．

①高エネルギーリン酸結合を消費することで AMP がアミノ酸に結合して，アミノアシル AMP・酵素複合体をつくる化学反応によりアミノ酸が活性化される．

②活性化されたアミノ酸は，特異的な tRNA と結合しアミノアシル tRNA を形成すると同時に，AMP を放出する．

③リボソーム内でアミノアシル tRNA のアンチコドンと mRNA のコドンが一過性に相補的に会合し，タンパク質分子を正しく合成できるようにアミノ酸をリボソーム内に適切に配置する．

ペプチジルトランスフェラーゼ(peptidyl transferase)(rRNA が有するリボザイム活性)が隣接するアミノ酸の間にペプチド結合を形成させて，アミノ酸をタンパク質鎖に順次つけ加える．mRNA は高エネルギーリン酸結合由来のエネルギーを使用して順次滑っていく．このように，タンパク質合成は細胞内で最もエネルギー消費を行う過程の一つである．

ペプチド結合

隣接するアミノ酸同士が次の典型的な反応によってお互いに結合する．

$$\mathrm{R-\overset{NH_2}{\overset{|}{C}}-\overset{O}{\overset{\|}{C}}-OH+H-\overset{H}{\overset{|}{N}}-\overset{R}{\overset{|}{C}}-COOH \longrightarrow}$$

$$\mathrm{R-\overset{NH_2}{\overset{|}{C}}-\overset{O}{\overset{\|}{C}}-\overset{H}{\overset{|}{N}}-\overset{R}{\overset{|}{C}}-COOH+H_2O}$$

この化学反応では，左側のアミノ酸のカルボキシル基から水酸基(OH)が除かれ，右側のアミノ酸のアミノ基から水素(H)が除かれる．これらが結合すると水分子ができ，同時にこの隣接する 2 つのアミノ酸が結合して 1 個の分子となる．この結合を**ペプチド結合**(peptide linkage または peptide bond)とよぶ．タンパク質分子の

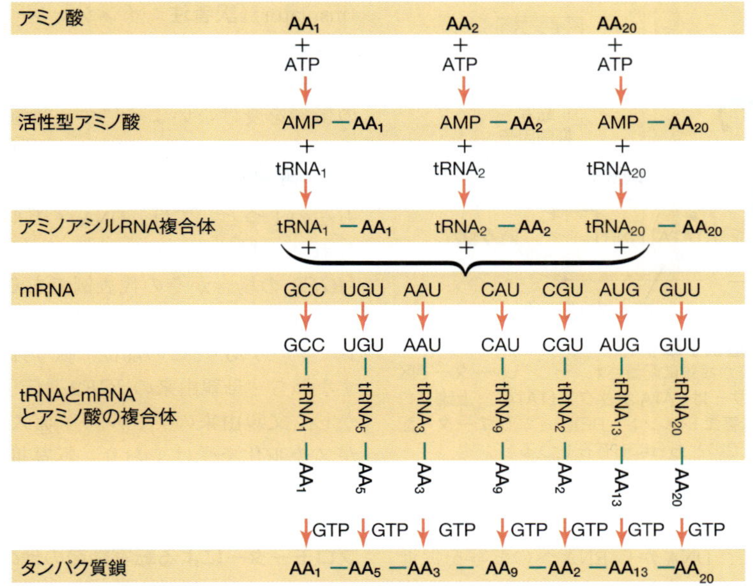

図 3.12　タンパク質分子を合成する際の化学反応
AMP：アデノシン一リン酸，ATP：アデノシン三リン酸，tRNA：トランスファー RNA，mRNA：メッセンジャー RNA.

カルボキシル末端のアミノ酸に 1 つのアミノ酸が付加されるごとに，ペプチド結合が追加される.

細胞内での他の分子の合成

記載したような過程で数千にも及ぶタンパク質酵素がつくられ，酵素は細胞内で起こるすべての化学反応を触媒する．これらの酵素は脂質，グリコーゲン，プリン，ピリミジンなどの何百もの化合物の合成を促進する．炭水化物と脂質とタンパク質の代謝については，第 68〜70 章で考察する．これらの物質は細胞の種々の機能に貢献する.

細胞内の遺伝子機能と生化学的な活性の制御

これまでの考察から，遺伝子は細胞の物理的および化学的な機能の両方を制御することが明らかである．しかし，おのおのの遺伝子がどの程度活性化されるかも制御される必要がある．さもないと，細胞のある部分だけが過成長したり，ある化学反応だけが過剰に起こったりして，細胞が死んでしまうだろう．細胞には種々の反応がお互いに調整されるような強力な細胞内フィードバック機構がある．各遺伝子(ヒトの遺伝子の総数は全部でおよそ2万数千)は 1 個以上のフィードバック機構をもっている.

細胞内での生化学反応を制御する方法は基本的には 2 種類ある．①遺伝的制御：遺伝子自身が，遺伝子の活性度や遺伝子産物形成を制御する．②酵素制御：既存の細胞内酵素の活性が制御される.

遺伝的制御

遺伝的制御，すなわち，遺伝子発現の制御は，核での転写過程から細胞質での翻訳過程までを含んでいる．遺伝子発現の制御によって，すべての生き物は環境の変化に適応できる．多種類の細胞，組織，器官をもつ動物では，遺伝子発現のさまざまな制御によって，多様な細胞種おのおのが果たすべき特殊な機能を実行できる．心筋細胞は腎尿細管上皮細胞と同じ遺伝子セットをもっているにもかかわらず，腎尿細管細胞で発現していない多くの遺伝子が心筋細胞では発現している．遺伝子で規定する細胞の機能をその遺伝子産物(タンパク質)が実行するのであるから，遺伝子発現の最良の基準は，その遺伝子産物(タンパク質)がはたして発現しているか(あるいはどれくらい発現しているか)である．遺伝子発現の制御は，転写過程と RNA プロセシング過程と翻訳過程のあらゆる場面で起こりうる.

プロモーターが遺伝子発現を制御する

細胞のタンパク質合成は，DNA から RNA への転写で始まる複雑な過程である．DNA の転写は，遺伝子のプロモーター領域にみられる**転写調節エレメント**(regulatory element)で調節されている(図 3.13)．哺乳類を含むすべての真核細胞では，最小限の基本的なプロモーター(コアプロモーター)は 7 個の塩基からなる配列(TATAAAA)で **TATA ボックス**(TATA box)とよばれる．ここには **TATA 結合タンパク質**(TATA-binding protein, TBP)を含む十数個のタンパク質からなる**転写因子 IID**(transcription factor IID, TFIID)複合体が結合する．この領域には TFIID 以外の基本転写因子群がさらに結合する．なかでも，TFIIB が重要で，TBP と RNA ポリメラー

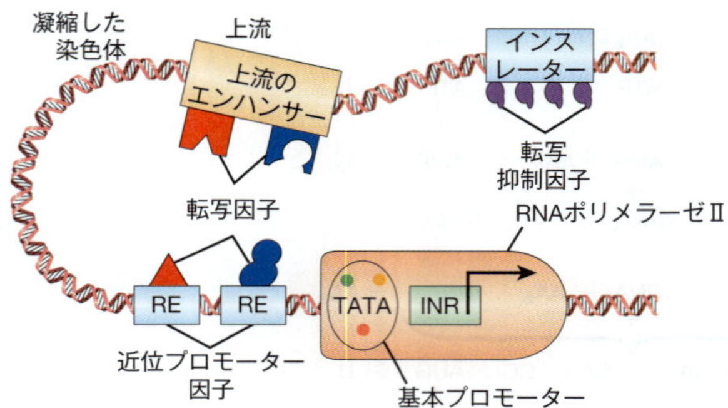

図 3.13 真核細胞での遺伝子転写
さまざまなエンハンサー群が複雑に配置され，インスレーターで区切られている．エンハンサーは TATA ボックス(TATA)，上流プロモーター・エレメント(応答エレメント，RE)，イニシエーター配列(INR)の上流あるいは下流のどちらにも存在しうる．

ゼⅡの両方に結合して，DNA から RNA への転写を促進する．このコアプロモーターは，タンパク質をコードするすべての遺伝子に存在する(**訳者注**：TATA ボックスを欠く TATA レスプロモーターも少なくない．その場合，**イニシエーター配列**(initiator sequence：INR)と**下流プロモーター・エレメント**(downstream promotor element：DPE)が TATA ボックスの代わりとして働く．TFIID がこれらのエレメントに結合して転写開始にかかわる)．RNA ポリメラーゼⅡは，このコアプロモーターに結合し，それから DNA 鎖の上を移動しながら RNA を合成する．転写開始点のさらに上流に**上流プロモーター・エレメント**(upstream promotor element：UPE)がある．UPE には転写を正または負に調節するような転写因子群が結合する．これらの転写因子は，コアプロモーターに結合するタンパク質群と相互作用して転写に影響を与える．UPE にどの転写因子がどう結合するのかは遺伝子ごとに違っている．それゆえ，異なる組織では遺伝子発現パターンが異なるのである．

真核生物の転写はエンハンサーによっても調節される．**エンハンサー**(enhancer)は DNA 上の調節エレメントの１つで，ここに転写因子が結合して転写効率を高める．エンハンサーは，制御する遺伝子からはるかに離れた場所や異なる染色体にも存在しうる．エンハンサーは，制御する遺伝子の上流にも下流にも存在しうる．エンハンサーが標的遺伝子からかなり離れた場所にあったとしても，DNA が核内で巻き上げられ縮んだ状態のときには，エンハンサーは標的遺伝子の近くに位置することができる．ヒトゲノム中には，およそ 11 万個のエンハンサーがあると推定されている．

染色体を構成するには，活発に転写されている遺伝子と発現抑制されている遺伝子を隔てることが重要である．多数の遺伝子が染色体上で密に隣り合って存在するので，活発な遺伝子とそうでない遺伝子を隔てるのは難しいかもしれない．この隔離は**インスレーター**(insulator)(**訳者注**：インシュレーター，遺伝子絶縁体と翻訳されることもある)によって成し遂げられている．インスレーターは，特定の遺伝子が周囲の遺伝子の転写の影響を受けないようにする障壁を構成する配列である．インスレーターの DNA 配列もそこに結合するタンパク質も多様である．インスレーター活性が調節される方法の１つとしては，DNA メチル化による修飾が挙げられる．哺乳類のインスリン様成長因子２遺伝子(*IGF2*)の場合がその代表例である．母親由来のアレルでは *IGF2* のエンハンサーとプロモーターの間にインスレーターがあり，この部位に転写抑制因子が結合できる．すなわち，母親由来の *IGF2* 遺伝子は転写されない．しかし，父親由来のアレルのインスレーター配列は DNA がメチル化を受けており，転写抑制因子がこのインスレーターに結合できない．すなわち，父親由来の *IGF2* 遺伝子は転写され発現する．

プロモーターによる転写調節の他のメカニズム

プロモーター活性を制御する重要なメカニズムが多様であることが，過去 20 年間に急速に解明されてきた．詳細は省くが，一部を列挙する．

①プロモーター活性がゲノムの別の場所に存在する調節遺伝子によって調節されることは少なくない．すなわち，調節遺伝子が調節タンパク質をつくり，これが転写の活性化因子や抑制因子として働く．

②ある調節タンパク質が同時に複数のプロモーター活性を調節することもある．時には，あるプロモーターには活性化因子として働き，別のプロモーターには抑制因子として働く調節タンパク質がある．

③転写開始点ではなく，転写中に調節を受ける遺伝子発現もある．DNA ではなく，転写産物である核内 RNA分子が細胞質に輸送される前に処理される段階で調節される例もある．細胞質内で mRNA がリボソームによって翻訳される過程で調節される場合もある．

④有核細胞では，核 DNA は染色体という特殊な構造単位に折りたたまれている．おのおのの染色体内では，DNA はヒストンとよばれる小さなタンパク質の周りに巻きつけられ，次いで他のタンパク質と一緒にさらにギュッと圧縮された状態に維持される．DNA がこの圧縮状態にあるうちは，転写は起こらない．しかし，染色体の圧縮された状態のある領域を一過性に緩ませるよう調節するさまざまなメカニズムが発見され続けている．このような場合でも，特異的な転写因子がプロモーターでの実際の転写頻度を調節する．すなわち，単に転写因子が結合するかしないかよりもさらに高次の制御機構も細胞機能を制御するために使われている．さらに細胞外からのシグナル(体内ホルモンなど)は，特異的な染色体領域と特異的な転写因子群を活性化することによって，細胞の機能を実行する細胞内化学反応装置を調節する．

個々のヒトの細胞には２万個以上の遺伝子が存在するので，これらの遺伝的活性を制御する方法が多数あっても驚くにあたらない．細胞内の化学物質(アミノ酸，アミノ酸誘導体，炭水化物・脂質・タンパク質の代謝産物と中間産物)の濃度を制御するのに遺伝子制御系は特に重要である．

酵素制御による細胞内機能の調節

遺伝的制御による細胞機能調節に加えて，細胞内の酵素に対して特異的に直接作用する細胞内の阻害因子や活性化因子によっても細胞機能が調節されている．酵素制御は，細胞の生化学的機能を制御するもう１つの例である．

酵素阻害

細胞内で形成されるある種の化合物はその合成を特異的に触媒する酵素系に対して直接的な負のフィードバック効果をもつ．ほとんどの場合，合成産物はその合成にかかわる一連の酵素反応の途中ではなく最初の反応を触媒する酵素に結合してアロステリック構造変化を起こして酵素を不活性化する．最初の酵素を不活性化することで無駄な中間産物をつくらなくてすむ．

酵素阻害は，負のフィードバックの例である．この仕組みにより，多くのアミノ酸，プリン，ピリミジン，ビタミンなどの物質の細胞内濃度が調節されている．

酵素活性化

普段は活性のない酵素が必要になると活性化されることもある．この現象の例としては，ATPが細胞内で欠乏したときに起こる現象がある．このような場合，ATPの分解産物として多量のサイクリックAMP(cAMP)ができ始める．このcAMPの存在によって，速やかにグリコーゲン分解酵素であるフォスフォリラーゼが活性化され，グルコース(ブドウ糖)が放出されて急速に代謝される．糖代謝のエネルギーによってATPの貯蔵が満たされる．このようにcAMPはフォスフォリラーゼという酵素の活性化因子として働き，細胞内のATP濃度の制御に貢献する．

興味深い例を挙げよう．プリンとピリミジンの合成において，酵素の阻害と活性化の両方が起こる．これらの物質は，DNAやRNAを合成するためにほぼ同じ量が必要とされる．プリンが合成されると，それ以上プリンが供給されないようにプリン合成酵素群を阻害し，しかしピリミジン供給を増やすためにピリミジン合成酵素群を活性化する．また逆に，ピリミジンは，ピリミジン合成の酵素群を阻害し，プリンを合成する酵素群を活性化する．このようにして，この２つの物質の合成系の間で絶え間なく相互フィードバックが起こり，細胞内に２つの物質がほぼ等量存在するようになる．

まとめ

細胞がさまざまな細胞構成成分の適正な量や物質量比を制御するためには，①遺伝的制御，②酵素制御の主要な２種類のメカニズムがある．遺伝子は活性化されたり抑制されたりする．同様に酵素系も活性化されたり抑制されたりする．このような制御メカニズムはしばしばフィードバック制御系として働いており，細胞の生化学的な構成をつねに監視しつつ必要があれば修正する．しかし，細胞外の物質(ある種のホルモンなど)も複数の細胞内制御機構を活性化したり不活性化したりすることで，細胞内の生化学的反応を調節している．

細胞増殖の遺伝的制御

DNA–遺伝系が生命現象で果たす普遍的な役割の１つの例として，細胞増殖の遺伝的制御が挙げられる．遺伝子系によって細胞の増殖特性が決まり，細胞がいつ分裂するか，あるいは分裂するかしないかを決める．すべての重要な遺伝系はヒトの発生過程，すなわち受精卵から１個体に至るまでのすべての段階を制御する．だからもしも，生命に中心的なテーマがあるとしたら，それはDNA–遺伝系なのである．

細胞周期

細胞周期とは，細胞が分裂が終了してから次の分裂が終了するまでの期間である．哺乳類細胞がもし，細胞増殖の阻害を受けず，可能な限り早く細胞増殖をすると，細胞周期はわずか10〜30時間である．細胞周期の最終段階は，１つの細胞を２つの新しい娘細胞に分ける**有糸分裂**(mitosis)で，それぞれが区別できる物理的事象が次々と起こる．**図3.14**に示されている有糸分裂の各事象については後述する．有糸分裂は30分程度しかかからないので，盛んに増殖している細胞ですら細胞周期の時間の95％は有糸分裂と有糸分裂に挟まれた時間であり，これを**間期**(interphase)とよぶ．

細胞が盛んに増殖を行う特殊な状況以外では，抑制因子が細胞周期を遅くするか止める．それゆえ，身体の細胞の細胞周期時間は多様である．増殖が促進されている骨髄細胞では細胞周期はわずか10時間であるが，神経細胞はたいてい一生増殖しない．

細胞増殖はDNA複製から始まる

細胞のほとんどすべての重要なできごとと同様に，細胞増殖は核で始まる．最初の段階は，染色体の全DNAの**複製**(replication)である．このDNA複製が完了してから有糸分裂が起こる．

DNA複製は有糸分裂の約5〜10時間前に始まる．DNA複製には4〜8時間かかる．結果として，全DNAの正確に同一な２セットができる．この２つの複製物は，有糸分裂でできる新しい２個の娘細胞のDNAとなる．DNA複製の1〜2時間後に突如として有糸分裂が始まる．この待機期間中も，有糸分裂に至るための予備的な変化が起こっている．

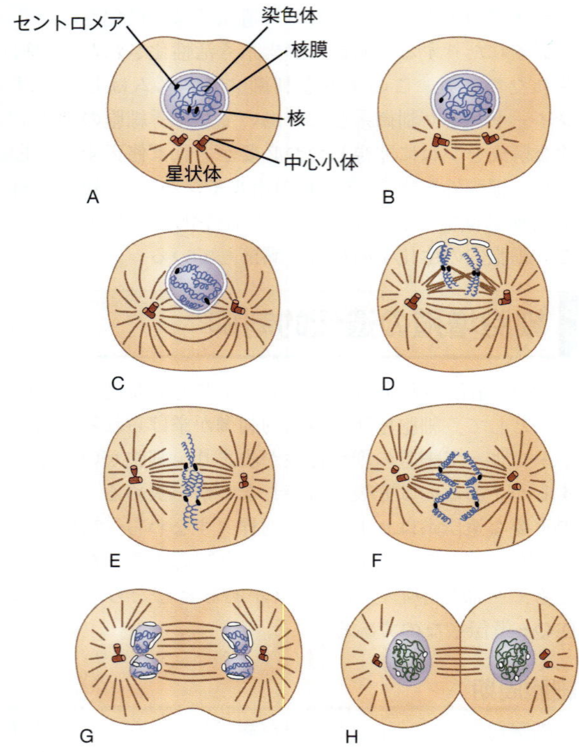

図 3.14 細胞増殖の段階
A，B，C：分裂前期，D：分裂前中期，E：分裂中期，F：分裂後期，G，H：分裂終期．

DNA 複製の化学的および物理的なできごと

DNA の複製は，次に述べるような違いはあるものの，DNA が RNA に転写されるときと同じようなやり方で行われる．

①おのおのの染色体の 2 本鎖 DNA の両方の鎖が複製される．どちらか一方だけではない．

②転写のときのように DNA の一部分ではなく，DNA 鎖の全長が複製される．

③DNA 複製に使用される主要な酵素は，**DNA ポリメラーゼ**(DNA polymerase)という酵素複合体であり，RNA ポリメラーゼのようなものである．DNA ポリメラーゼは鋳型 DNA に結合し，その上を移動しながら新規 DNA を合成する．その際，付加されるヌクレオチドの高エネルギーリン酸結合のエネルギーを使って，DNA ヌクレオチドをお互いに結合させる．

④新しい DNA 鎖ができるときには，同時に 2 本鎖のおのおのの鎖に沿って，その何百という短い新合成 DNA 断片をつなぎ合わせて，最後には全長の鎖が複製される．このとき **DNA リガーゼ**(DNA ligase)という酵素でつなぎ合わされる．

⑤新しくできた DNA 鎖は水素結合によって鋳型として使われた元の DNA 鎖と二重らせんを形成しているに．それゆえ，新しい 2 つの 2 本鎖 DNA は一緒に巻き上げられている．

⑥おのおのの染色体の DNA 鎖は約 6 cm の長さがあり，何百万回もねじれているため，新しくできた DNA 鎖は特別なメカニズムがない限りほどけない．このコイル構造をほどく作業は，全長のところどころで鎖を切っておのおのの断片を回転させて分離し，再びつなぎ合わせる酵素の働きによって行われる．よって，新しい 2 つの 2 本鎖 DNA は絡み合わない．

DNA 修復，DNA 校正，変異

DNA 複製終了から有糸分裂開始までの 1 時間ほどの間に，DNA 鎖の積極的な修復と校正の期間が存在する．新しい DNA 鎖のヌクレオチドが元々の鋳型鎖と正確に相補的でない場合，特殊な酵素が欠陥部分を切り出し，正しい相補的なヌクレオチドに置き換える．この修復過程は複製のときに使われるのと同じ DNA ポリメラーゼと DNA リガーゼによって行われ，**DNA 校正**(DNA proofreading)とよばれる．

修復や校正が行われることにより，複製過程では滅多に間違いは起こらない．間違いが起こると，**変異**(mutation)とよばれる．変異によって，細胞内に本来必要なタンパク質ではなく異常なタンパク質ができることがあり，そのため細胞機能が異常になって細胞が死ぬ場合もある．2 万以上の遺伝子がヒトゲノム上に存在すること，ヒトの 1 世代が 30 年程度であることを考えると，親のゲノムから子のゲノムへ 10 個以上の変異が伝えられることになる．しかし，さらなる防御のためにヒトはおのおののゲノムを 2 セットのほぼ同じ遺伝子をもった染色体で構成している．それゆえ，各ペアのどちらかの 1 つに変異が入っても，たいていの場合 1 個の機能する遺伝子が子のゲノムに存在する．

染色体とその複製

核内の DNA 鎖は染色体内に詰め込まれている．ヒトの細胞には，23 対で 46 本の染色体がある．ほとんどの遺伝子は 2 本の染色体の間で同一か，ほぼ同じである．ただ，あまり多いことではないが，2 本の染色体間で遺伝子が異なることもあるといわれている．

DNA に加えて，染色体内には多量のタンパク質も存在し，その大部分は**ヒストン**(histone)という正電荷を帯びた小分子である．ヒストンは，多数の小さな糸巻き様の芯として構成されヒストンコアとよばれている．おのおのの DNA 鎖が短い部分ごとに，この芯に次々に巻きつけられている．

DNA が堅く詰め込まれている状態だと RNA 合成の鋳型にも，新しい DNA 複製の鋳型にも使えないため，ヒストンコアは DNA 活性の制御に重要な役割を果たしている．さらに，ヒストンコアに巻きついた DNA をほど

いて，その短い領域でRNA合成を促す制御タンパク質がある．

非ヒストンタンパク質も染色体の重要な構成要素であり，染色体の構造タンパク質として働くものもあれば，遺伝子制御の活性化因子あるいは抑制因子として働くものもあれば，酵素として働くものもある．

DNA鎖の複製が完了すると2〜3分のうちに染色体の丸ごと複製が起こる．新しいDNA鎖は必要に応じて，新しいタンパク質分子と結合する．2本の新しい染色体は，（有糸分裂が起こるまでは）**セントロメア**(centromere)とよばれる染色体の真ん中付近の場所でお互いに結合している．これらの，複製されているがまだつながっている状態の染色体を**姉妹染色分体**(sister chromatids)とよぶ．姉妹染色分体の1本1本の染色体を**染色分体**(chromatid)という．

細胞の有糸分裂

細胞が2個の新しい細胞に分かれる過程を有糸分裂とよぶ．おのおのの染色体が2本の染色分体に複製されるとたいていの細胞で，1〜2時間以内に自動的に有糸分裂が続いて起こる．

有糸分裂の装置：中心小体の役割

有糸分裂の最初のできごとは細胞質内で起こる．これは，間期の終わりに，**中心小体**(centriole)とよばれる小さな構造の中か周辺で起こる．**図3.14**に示すように，二対の中心小体が核の1つの極の近くで，お互いに近接して存在する．この中心小体は，DNAや染色体のように複製される．この複製は，通常は間期(DNA複製のすぐ前)に起こる．中心小体は，小さな筒状の構造で直径約0.15μm，長さ約0.4μm程度であり，平行した9本の三連微小管が筒状に並んでできている．2個の中心小体は，お互いに直角に向き合って中心小体は，**中心小体周辺物質**(pericentriolar material)に結合していて，**中心体**(centrosome)とよばれる．

有糸分裂が起こるすぐ前に，中心小体は離れ始める．この動きは，中心小体間の微小管タンパク質の重合によって起こされ，その結果，中心小体は離れる．同時に，細胞の両極で中心小体ペア(中心体)から別の微小管が棘のように放射状に伸び，**星状体**(aster)とよばれるヒトデのような形となる．星状体から放射される棘のあるものは，核膜を貫いており，有糸分裂の間，二対の染色分体が分かれるのを助ける．2つの中心体の間に伸びている微小管複合体のことを**紡錘体**(mitotic spindle)とよび，微小管全体とこの一対の中心体を合わせて**分裂装置**(mitotic apparatus)とよぶ．

分裂前期

有糸分裂の最初の段階は**分裂前期**(prophase)とよび，**図3.14A，B，C**に示す．紡錘体が形成され，核内の染色体(間期では，緩やかに巻いた鎖となっている)は，よく知られた染色体構造に凝縮していく．

分裂前中期

分裂前中期(prometaphase)の段階(**図3.14D**)では，星状体から伸長する微小管紡錘体が核膜を断片化する．同時に，星状体の多数の微小管が，姉妹染色分体のセントロメアの部分で各染色分体に結合する．その次に，微小管は，一対のうちの1つの染色分体を細胞の一方の極に向かって引っ張っていき，一対の残りの染色分体を他方の極に向かって引っ張っていく．

分裂中期

分裂中期(metaphase)の段階(**図3.14E**)では，分裂装置の2つの星状体はさらに離される．これは，2つの星状体から伸長する微小管がお互いに組み合って，紡錘体を形成し，お互いに相手の星状体を押しているからだと信じられている．おそらくアクチンでできた“分子モーター”とよばれる微小な収縮タンパク質が，それぞれの棘の間に伸びて，筋肉内でするような徒歩運動を使って活発に棘を逆方向に滑らせる．同時に，染色分体に付着した微小管によって，染色分体は細胞の真ん中に向かって強く引かれ**赤道面**(equatorial plate)に並ぶ．

分裂後期

分裂後期(anaphase)の段階(**図3.14F**)では，各姉妹染色分体の2つの染色分体はセントロメアのところで引き離される．46対のすべての染色分体が分かれて，最終的に2セットの46本の**娘染色体**(daughter chromosome)ができる．このうちの1セットは一方の極の星状体のほうに引かれ，別の1セットは他方の極の星状体のほうに引かれ，こうして2個の極がさらに遠くに離される．

分裂終期

分裂終期(telophase)の段階(**図3.14G，H**)では，2セットの娘染色体は両極に完全に分かれる．そして，分裂装置が崩壊し，新しい核膜が染色体の各セットの周囲にできる．この膜は，細胞質に既存する小胞体の一部からできる．そしてすぐに，細胞は2つの核の中間で絞扼されて2つの娘細胞になる．この絞扼は，新しくできつつある2つの娘細胞の連結部あたりで，アクチンとおそらくミオシン(どちらも収縮タンパク質)でできたマイクロフィラメントが収縮輪を形成することによって起こる．

細胞増殖の制御

骨髄の血球細胞や皮膚基底層の細胞や腸上皮細胞のようにつねに増殖している細胞がある．しかし，平滑筋細胞のように何年も増殖しないものもある．神経細胞やほとんどの骨格筋細胞のように，胎生期以外ではヒトの一生の間，増殖しないものもある．

ある種の組織では，ある細胞群が足りなくなると，それらが急速に増殖して十分な数の細胞数にまで回復する場合がある．ある種の幼若動物では，肝臓の7/8を外科的に除去しても，残った1/8の肝臓にある細胞が増殖し，元の肝臓の大きさになるという動物実験例がある．同様の現象は，多くの腺細胞でもみられるし，骨髄組織や皮

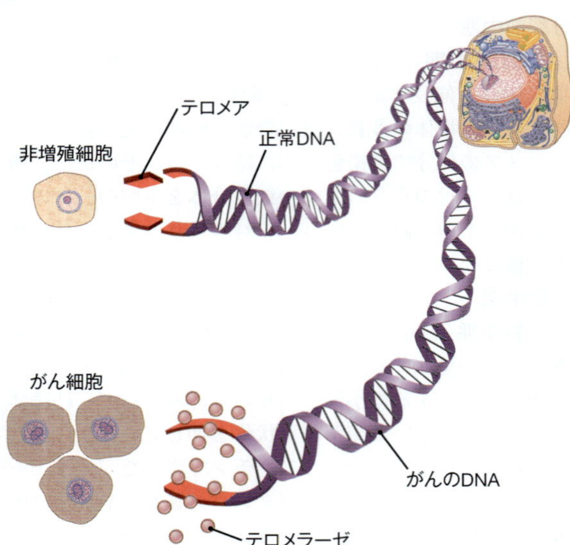

図 3.15 テロメアとテロメラーゼによる細胞複製の制御
細胞の染色体の末端はテロメアという構造で，テロメラーゼ活性がないと細胞分裂のたびに短縮するので，短くなりすぎると細胞は増殖をやめる．それゆえ，身体のほとんどの細胞は無限には増殖できない．がん細胞では，テロメラーゼ活性が高まっていて，テロメアの長さは保持されるので，細胞は無制限に増殖し続ける．

下組織や腸上皮組織などの細胞でもみられる．ただし，神経細胞や筋細胞などの分化度の高い細胞は例外である．

身体の中にさまざまな種類の細胞が適正な数だけ維持されるメカニズムはよくわかっていない．しかし，細胞増殖が体内で制御されるメカニズムが少なくとも3種類あることが実験的に知られている．第1に，細胞増殖はしばしば身体の別の場所からくる**成長因子**(growth factor)によって制御されている．血中を循環する成長因子もあるし，すぐ隣の組織からくるものもある．例えば，膵臓の腺上皮細胞は腺組織に隣接する結合組織が出す成長因子なしには増殖できない．第2に，正常細胞は，増殖するスペースがなくなるとたいてい増殖を停止する．このような現象は，培養細胞でみられる．細胞は培養容器の固い壁に接触すると増殖を停止する．第3に，培養細胞は，細胞自身が分泌するごく微量の分泌物が培養液中に蓄積すると，しばしば増殖を停止する．このメカニズムも細胞増殖の負のフィードバックの手段なのかもしれない．

テロメアは染色体の分解を防ぐ

テロメア(telomere)は染色体の両端に存在する反復配列である(**図 3.15**)．テロメアは細胞分裂の際に，染色体が端から劣化するのを防ぐ保護帽のようなものである．細胞分裂の際のDNA複製のときには，短いプライマーRNAが鋳型DNA鎖に結合し，そこから複製が始まり，複製後にはそのRNAはDNAに置き換わる．しかし，鋳型DNA鎖の5'端の最末端の小さな領域ではそのような置換ができないので複製されない．細胞分裂のたびに，複製されたDNAはテロメア領域から少しずつ失われる．それゆえ，テロメア配列は，染色体の両端の部分でのDNA分解を抑制する．もしテロメアがなければ，細胞分裂を繰り返すたびにDNAは少しずつ短くなって遺伝情報を徐々に失うという困ったことが起こるだろう．テロメアは遺伝子の安定性を保つのを助ける染色体の緩衝材のようなものである．細胞が分裂をするたびに，テロメアは使われて短くなる．

細胞が分裂するたびに，普通のヒトの場合，30〜200塩基対がテロメアの端から失われる．ヒトの血液細胞の場合，テロメアの長さは誕生時には8000塩基対あるが，老人では1500塩基対くらいである．その結果，テロメアがある決定的な長さにまで短くなると，染色体は不安定になり細胞が死ぬ．このテロメアの短縮過程は，老化に伴うある種の生理的変化の重要な原因の1つと考えられている．テロメア融解は，特に酸化ストレスや炎症を伴う病気の結果として起こることもある．

一生の間，補充を続けなければならない骨髄や皮膚の幹細胞や，卵巣や精巣の生殖細胞では，**テロメラーゼ**(telomerase)という酵素がテロメアにヌクレオチドを追加しているので，細胞は多世代にわたって増殖可能である．しかし，身体のほとんどの細胞でテロメラーゼ活性は低く，多世代を経ると異常染色体を受け継いでしまうため，細胞は老化して分裂を止める．テロメアの短縮化過程は細胞増殖制御と遺伝子安定性にとって重要である．がん細胞ではテロメラーゼ活性が異常に亢進しておりテロメアの長さが維持され，それゆえ，がん細胞は無制限に細胞分裂を繰り返す(**図 3.15**)．テロメアの短縮化ががんなどの細胞増殖性疾患からヒトを守っていると主張する研究者もいる．

細胞の大きさの制御

細胞の大きさは核で機能しているDNAの量によってほぼ規定されている．DNAの複製が起こらないと，細胞はある大きさに成長し，その大きさを保つ．さて，**コルヒチン**(colchicine)は紡錘体形成阻害薬で，これを細胞に投与すると有糸分裂は阻害されるがDNA合成は阻害されないので，核は正常時よりも多量のDNAを含有するため，細胞はそれに比例して大きくなる．この場合，増量した核DNAに比例し，RNA合成量とタンパク質合成量が増大するので，その結果細胞が大きくなると推測される．

細胞分化

細胞分化(cell differentiation)は，細胞増殖と細胞分裂の特殊型である．これは，細胞が胚の中でさまざまな肉体構造と器官を形成しながら，細胞の物理的・機能的な特性が変化することである．特に以下のおもしろい実験によって，この変化がよく理解できる．

カエルの腸管粘膜細胞から取り出した細胞核をカエルの除核卵細胞に移植すると，正常なカエルが育つことはまれではない．この実験は，高度に分化した腸管粘膜細胞でさえカエルの体を形づくる全構造の発生に必要な遺伝情報をすべてもっていることを示している．

それゆえ，分化は遺伝子の喪失によって起こるのではなく，さまざまな遺伝子のプロモーターが限定的に抑制されることで起こっていることが明らかになった．電子顕微鏡による観察から，DNA鎖のある部分はヒストンコアの周りに巻きついてギュッと強く凝縮されており，その部分はもはや転写によってRNA分子をつくることができないと示唆されている．この筋書きの説明の1つとしては，次のようなことが考えられる．すなわち，細胞のゲノムは細胞分化のある段階から制御性タンパク質を合成し始めて，それ以降ずっとある遺伝子群を選択的に抑制する．それゆえ，抑制された遺伝子は再び働くことはない．上記の説明が正しいかどうかにかかわらず，成熟したヒト細胞は，せいぜい8000～1万種類のタンパク質しかつくらない(すべての遺伝子が発現するとタンパク質は2万種類以上つくられる可能性がある)．

発生学的な実験によって，胚の中には隣接する細胞の分化を調節する細胞があることがわかっている．例えば，**予定脊索中胚葉**(primordial chordamesoderm)(**訳者注**：原口背唇部とよばれることもある)は，周囲の組織に働きかけてさまざまな器官を誘導するので**オーガナイザー**(organizer)とよばれる．この部分それ自身は分節状に並んだ体節を含む**軸中胚葉**(axial mesoderm)に分化し，周囲の組織に働きかけて身体のほぼすべて器官の形成をもたらす．これを**誘導**(induction)という．

誘導現象をもう1例挙げよう．発生中の眼胞は近傍の表皮外胚葉に働きかけて肥厚させ，水晶体板を誘導する．水晶体板は内側に陥入し，水晶体に分化する．胚の一部が別の部分に影響を与え，その部分がさらに別の部分に影響を与えるという誘導現象によって，胚の多くの部分ができあがる．

われわれは，細胞分化についてまだ深く理解していないけれども，上述したように，どのように調節されて分化が起こりうるのかについては知っている．

アポトーシス：プログラム細胞死

身体の100兆個の細胞は，高度に組織化された細胞集団を形成している．この細胞集団では，細胞分裂の速度調節を行うだけでなく，細胞死の速度調節も行って，全細胞数が調整されている．ある細胞が不要になったときや，ある細胞が生物にとって脅威となっている状態のとき，その細胞は**プログラム細胞死**(programmed cell death)あるいは**アポトーシス**(apoptosis)とよばれる自殺を行う．アポトーシス過程は，特異的なタンパク質分解のカスケードを介して細胞の萎縮や凝縮，そして細胞骨格の分解が起こる．また，近傍の貪食細胞(マクロファージなど)が膜に接着して細胞を消化できるように細胞表面も変化する．

プログラム細胞死とは対照的に，急性外傷の結果として起こる細胞死は，**ネクローシス**(necrosis)とよばれ，細胞膜が破綻し細胞が膨張して破裂する．ネクローシスを起こした細胞はその内容物を撒き散らすことで，周囲の細胞に炎症や傷害を引き起こす．しかし，アポトーシスは秩序だった細胞死であり，細胞の内容物が漏出しないうちに細胞の分解と貪食が起こるので周囲の細胞はたいてい健全なままである．

アポトーシスは**カスパーゼ**(caspase)とよばれるタンパク質分解酵素ファミリーの活性化によって始まる．カスパーゼは，まず不活性な**プロカスパーゼ**(procaspase)として細胞内で合成され蓄積されているタンパク質分解酵素である．カスパーゼの活性化のメカニズムは複雑だが，ひとたび活性化されるとカスパーゼ酵素は他のプロカスパーゼを切断して活性化し，細胞内のタンパク質を急速に分解するカスケードの引き金を引く．こうして，細胞は自己タンパク質を分解し，細胞残遺物は近傍の貪食細胞に急速に消化される．

発生の途中で再構築される組織では膨大な数のアポトーシスが起こる．成人においても，腸管や骨髄のような組織では1時間あたりに数十億もの細胞死が起こり新しい細胞に置き換えられる．しかし，健康成人ではプログラム細胞死は，通常は新しい細胞の形成とバランスがとれている．さもなければ，身体の組織が萎縮したり過剰増殖したりするだろう．最近の研究で，アポトーシスの異常がアルツハイマー病のような神経変性疾患，がん，自己免疫疾患に重要な役割を担っていることがわかってきた．効果のある抗がん薬のある種のものはがん細胞にアポトーシスを起こすと考えられている．

がん

遺伝子変異，あるいは細胞分裂・細胞増殖を制御する遺伝子の異常な活性化によって，がんが起こる．**がん原遺伝子**(proto-oncogene)は正常遺伝子であり，細胞接着・細胞増殖・細胞分裂を制御する種々のタンパク質をコードする．変異が起こったり過剰発現したりすると，がん原遺伝子は異常に働くようになって，がんを起こす**がん遺伝子**(oncogene)として働くようになる．100種もの異なるがん遺伝子がヒトのがんでみつかっている．

すべての細胞には**抗がん遺伝子**(antioncogene)，あるいは**がん抑制遺伝子**(tumor suppressor gene)もあり，がん遺伝子を特異的に抑制している．抗がん遺伝子の欠失や不活性化によってもがん遺伝子の活性化が起こり，がんが発症する．

いくつかの理由により，変異を起こした体細胞のごく一部しかがんにはならない．第1に，変異が非常に多い細胞は正常細胞に比べて生存率が低いので，自然に細胞死に至る．第2に，変異が非常に多い細胞にも正常細胞と同様の過剰増殖を防ぐ正常なフィードバック制御があるので，細胞死に至らない細胞でもごく一部しかがんとならない．第3に，がんになりうる細胞は多くの場合，増殖してがんになる前に免疫系によって破壊される．変異が非常に多い細胞は，変異のために異常なタンパク質を細胞内で合成する．異常タンパク質は免疫系を活性化し，活性化された免疫系は抗体や感作されたリンパ球をつくる．この感作リンパ球はがん細胞を攻撃し破壊する．腎臓や心臓の移植を受け，免疫抑制薬を投与されている人では，がんの発症率が5倍にまで上昇する．第4に，がんを起こすためには通常，同時に複数のがん遺伝子が活性化される必要がある．例えば，1つの遺伝子変異だけで盛んに増殖するようになる細胞株があったとしてもがんにならないのは，生体内では1つの変異遺伝子だけでは不十分で，がんを栄養する血管形成を促進する変異も同時に起こらなければがんにはならないからである．

遺伝子の変異を起こすのは何か？　ヒトでは何兆もの新しい細胞が毎年できることを考えると，「なぜわれわれの体内に数百万とか数十億のがん細胞ができてこないのか？」という質問のほうがより的確といえる．答えは，おのおのの有糸分裂前にDNA鎖が複製され，異常なDNA鎖があれば切断と修復を行うという校正過程を経て，結果的に複製が驚異的に正確に行われるからである．このような細胞の遺伝的な変異防止体制にもかかわらず，新しくできる細胞の200万～300万に1個くらいには重大な変異が入ってしまう．

このように，変異はただ偶然によってのみ起こるので，多くのがんは単に不運なできごとであると考えることができる．一方で，もし，ある人が，次に例示するようなある種の化合物や物理的因子や生物的因子に曝露されると，変異の確率が大幅に上昇する．

①X線，ガンマ線，放射性化合物からの粒子線照射などの**電離放射線**(ionizing radiation)と紫外線は，がんに罹患する確率を上げる．このような放射線被曝の影響によって組織中の細胞内にできたイオンは，活性が高く，DNA鎖を破壊し多くの変異を起こす．

②ある種の化学物質も変異を起こす強い傾向がある．種々のアニリン色素誘導体はがんを起こしやすく，このような化合物を扱う工場の労働者は防御を行っていないと特別ながんに罹りやすいことは以前に発見されている．変異を起こしうる化合物は**発がん物質**(carcinogen)とよばれる．現在，最も多数のがん死亡を起こしている発がん物質は，喫煙時の煙の中にある発がん物質である．タバコの発がん物質が全がん死亡の1/4を起こしている．

③ある種の食品は，腸管内壁を絶え間なく擦過して傷つけるなどの反復する物理的刺激をもたらしがんを起こす．組織傷害は盛んな細胞分裂と細胞置換を引き起こす．細胞分裂が盛んであればあるほど，変異が起こる可能性が高くなる．

④がんに罹りやすい遺伝的素因を有する家系がたくさんある．この遺伝素因は多くのがんは1個の変異だけでなく，複数の変異があってはじめて起こるという事実によっている．がんに罹りやすい家系では，ゲノムに1個かそれ以上の発がんにかかわる遺伝子がすでに変異を起こしている．それゆえ，がん家系でない場合と比べて，ずっと少ない追加の変異によってがんが発症するのである．

⑤実験動物では，ある種のウイルスが白血病のようながんを起こす．この現象は通常は2つのうちのどちらかの方法によって発生することが多い．DNAウイルスの場合，ウイルスDNAが動物染色体に直接挿入され，がんを起こす変異が導入される．レトロウイルスというRNAウイルスの場合，ウイルスの**逆転写酵素**(reverse transcriptase)がウイルスRNAをウイルス相補DNAに変換する．ウイルス相補DNAは動物細胞のゲノムに挿入されてがんを起こす(**訳者注**：ウイルスが発がん遺伝子を有している場合もある)．

がん細胞の浸潤性

がん細胞と正常細胞の間の主な相違点は下記の通りである．

①がん細胞は無制限に増殖する．正常細胞が増殖する際に必須な成長因子がなくてもがん細胞は増えることができる．

②がん細胞はしばしば正常細胞に比べてお互いの接着がかなり弱い．それゆえ，がん細胞は組織内を行き来し，血流に入り，全身に運ばれてがん細胞が増殖する新しい病巣を形成する．

③**血管新生因子**(angiogenic factor)を産生するがんもある．血管新生因子によって多くの新しい血管ががん組織に侵入し，がんの増殖に必要な栄養素を供給する．

なぜ，ヒトはがんによって死ぬのか？

ヒトががんで死ぬ理由は通常は簡単である．がん組織が正常組織と栄養素を取り合うからである．がん細胞は日ごとに分裂し，無制限に増殖するので，やがてがん細胞は身体(あるいは身体の大事な臓器)が手に入れられるほとんどの栄養素を求めるようになる．その結果，正常組織は徐々に栄養欠乏死に至るのである．

参考文献

Alberts B, Johnson A, Lewis J, et al: Molecular Biology of the Cell, 6 th ed. New York: Garland Science, 2014.

Ameres SL, Zamore PD: Diversifying microRNA sequence and function. Nat Rev Mol Cell Biol 14:475, 2013.

Armanios M: Telomeres and age-related disease: how telomere

biology informs clinical paradigms. J Clin Invest 123:996, 2013.

Bickmore WA, van Steensel B: Genome architecture: domain organization of interphase chromosomes. Cell 152:1270, 2013.

Cairns BR: The logic of chromatin architecture and remodelling at promoters. Nature 461:193, 2009.

Castel SE, Martienssen RA: RNA interference in the nucleus: roles for small RNAs in transcription, epigenetics and beyond. Nat Rev Genet 14:100, 2013.

Clift D, Schuh M: Restarting life: fertilization and the transition from meiosis to mitosis. Nat Rev Mol Cell Biol 14:549, 2013.

Dawson MA, Kouzarides T, Huntly BJ: Targeting epigenetic readers in cancer. N Engl J Med 367:647, 2012.

Frazer KA, Murray SS, Schork NJ, Topol EJ: Human genetic variation and its contribution to complex traits. Nat Rev Genet 10:241, 2009.

Fuda NJ, Ardehali MB, Lis JT: Defining mechanisms that regulate RNA polymerase II transcription in vivo. Nature 461:186, 2009.

Hoeijmakers JH: DNA damage, aging, and cancer. N Engl J Med 361:1475, 2009.

Hotchkiss RS, Strasser A, McDunn JE, Swanson PE: Cell death. N Engl J Med 361:1570, 2009.

Kim N, Jinks-Robertson S: Transcription as a source of genome instability. Nat Rev Genet 13:204, 2012.

Kong J, Lasko P: Translational control in cellular and developmental processes. Nat Rev Genet 13:383, 2012.

Müller-McNicoll M, Neugebauer KM: How cells get the message: dynamic assembly and function of mRNA-protein complexes. Nat Rev Genet 14:275, 2013.

Papamichos-Chronakis M, Peterson CL: Chromatin and the genome integrity network. Nat Rev Genet 14:62, 2013.

Sayed D, Abdellatif M: MicroRNAs in development and disease. Physiol Rev 91:827, 2011.

Smith ZD, Meissner A: DNA methylation: roles in mammalian development. Nat Rev Genet 14:204, 2013.

Zhu H, Belcher M, van der Harst P: Healthy aging and disease: role for telomere biology? Clin Sci (Lond) 120:427, 2011.

第4章

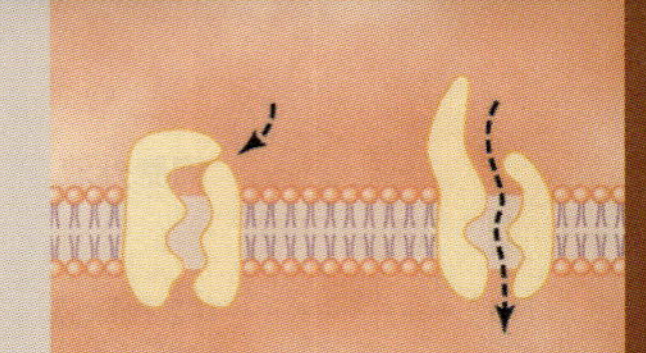

細胞膜を通る物質輸送

図 4.1 は，**細胞外液**(extracellular fluid)と**細胞内液**(intracellular fluid)の重要な電解質と各種物質のおおよその濃度のリストである．細胞外液は多量の**ナトリウムイオン**(sodium ions：Na^+)を含むが，**カリウムイオン**(potassium ions：K^+)は少量であることに注意してほしい．細胞内液はその逆になっている．また，細胞外液は多量の**塩化物イオン**(chloride ions：Cl^-)を含むが，細胞内液には非常に少ない．しかし，**リン酸イオン**(phosphate ions：$PO_4{}^{3-}$)や**タンパク質**(proteins)の濃度は，細胞内液のほうが細胞外液に比べてはるかに高い．こういった違いは細胞が生きるために非常に重要である．本章では，このような違いが細胞膜の輸送機構によってどのようにもたらされているかを説明する．

細胞膜は膜輸送タンパク質を含んだ脂質二重膜からなる

身体のすべての細胞の外側を包む膜は，第2章でも説明したように，図 2.3 あるいは図 4.2 に描かれているような構造をもつ．膜の大部分は**脂質二重膜**(lipid bilayer)であるが，脂質の中には多数のタンパク質分子が含まれており，その多くは膜を貫通している．

脂質二重膜は，細胞外液とも細胞内液とも混じり合うことがない．そのため脂質二重膜は，水分子と水溶性物質が細胞内外を行き来することを妨げるバリアの働きをする．一方で，図 4.2 の一番左の矢印で示したように，脂溶性物質は直接脂質二重膜を通って細胞内外を出入りすることができる．

物質輸送については，さまざまな膜中のタンパク質分子が知られている．各タンパク質の分子構造は脂質二重膜に入り込んでおり，物質が細胞膜を通るための新しい経路になる．多くのこのような膜貫通タンパク質は**輸送タンパク質**(transporter proteins)として機能する．各輸送タンパク質はそれぞれ異なる機能をもつ．あるタンパク質は分子内を貫くように水に親和性の高い空間をもち，水や選択されたイオンまたは分子を自由に行き来させることができ，**チャネルタンパク質**(channel proteins)とよばれる．**キャリアタンパク質**(carrier proteins)とよばれる別のタンパク質は，分子やイオンなど輸送するものを結合し，構造変化を起こすことでタンパク質の隙間を通して物質を膜の反対側に運び出す．チャネルタンパク質やキャリアタンパク質は，通常，特定の分子やイオンのみを選択的に膜を越えて運ぶことができる．

拡散と能動輸送

細胞膜を通る輸送は，それが直接膜を通過するかタンパク質を通るかによらず，**拡散**(diffusion)あるいは**能動輸送**(active transport)，この2つの基本過程のいずれかによって起こる．

これらの基本過程には多くのバリエーションが存在するものの，**拡散**は，膜中の分子間の空間を直接通り抜けるかタンパク質を使うかにかかわらず，物質の分子ごとのランダムな分子運動のことを意味する．拡散を起こすエネルギーは，物質の通常の運動エネルギーである．

対照的に**能動輸送**は，キャリアタンパク質を使いエネルギー勾配に逆らって(例えば，低い濃度から高い濃度に向かって)，イオンや他の物質を膜を横切って輸送する．この場合，分子の運動エネルギーに加えて別のエネルギーが必要になる．これら2つの過程についての基礎物理学的，物理化学的な詳細は，本章の中で述べていく．

拡散

体液に含まれるすべての分子とイオン(水分子と溶けている物質も含む)は，それぞれの粒子が独立して，つねに動いている．これら粒子の動きを物理学者は“熱”とよぶ．粒子の動きが激しいほど温度は高くなり，そして絶対零度にならない限り決して止まらない．動いている分子Aが止まっている分子Bに近づくとき，分子Aの静電力と核力が分子Bを弾き飛ばし，分子Aの運動エネルギーが分子Bに移る．結果，分子Bは運動エネルギーを獲得し，分子Aは運動エネルギーを失って動きが遅くなる．図 4.3 に示す通り，溶液中の単一分子は他の分子の間を跳ね回る．最初はある方向に，次は別の方向に，また次は別の方向に…という具合に，毎秒数千回ランダムに跳ね返り続ける．溶液中あるいは気体中での，この分子の連続的な動きが**拡散**である．

イオンはすべての分子と同様に拡散するし，懸濁液中

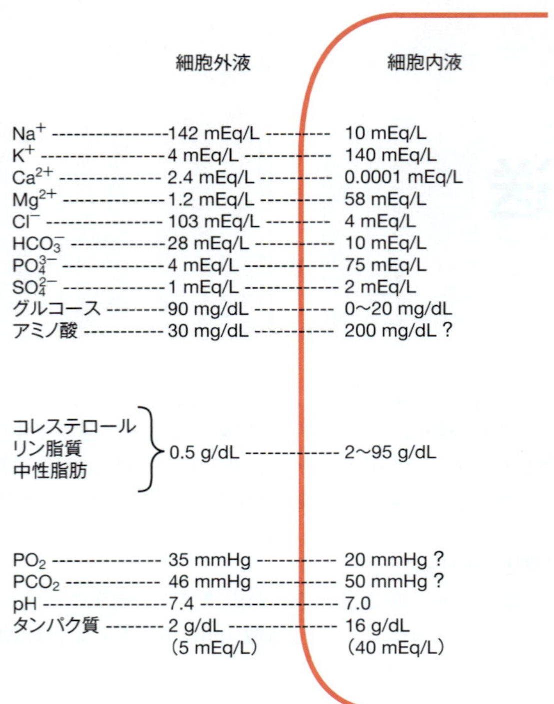

図 4.1 細胞外液および細胞内液の化学組成
細胞内での正確な値がわからないものには“?”がついている．赤線は細胞膜を表す．

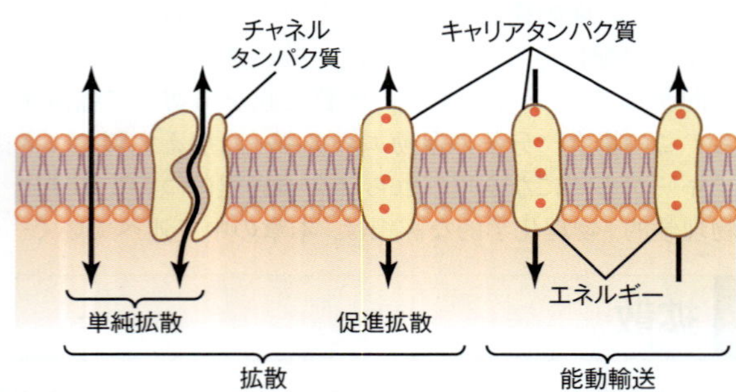

図 4.2 細胞膜を通過するための各輸送経路と輸送の基本的な機構

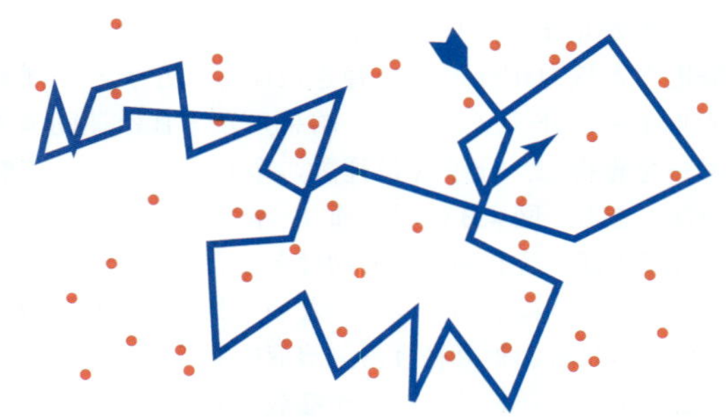

図 4.3 1/1000 秒の間に起こる液体分子の拡散

のコロイド粒子でさえも同じように拡散する．ただしコロイド粒子の場合はサイズが大きいので，他の分子よりもはるかに拡散が遅い．

細胞膜を通る拡散

細胞膜を通る拡散は2つのサブタイプ，**単純拡散**(simple diffusion)と**促進拡散**(facilitated diffusion)に分けられる．単純拡散とは，分子やイオンの移動が細胞膜に開いた孔や分子間の隙間を通って起こるもので，細胞膜のキャリアタンパク質を介さないものを指す．拡散の速さは，拡散する物質の量，分子運動の速度，そして分子やイオンが通ることのできる細胞膜に開いた孔の数とサイズによって決まる．

一方，促進拡散はキャリアタンパク質を必要とする．キャリアタンパク質は分子やイオンに化学的に結合し，結合したまま膜を横切って輸送することで拡散の手助けをしている．

細胞膜を横切る単純拡散には2つの経路がある．①拡散する物質が脂溶性の場合は脂質二重膜の隙間を通る経路，②大きな輸送タンパク質(チャネルタンパク質)を貫く水路(チャネル)を通る経路，それぞれ**図 4.2** の左側に図示されている．

脂質二重膜を通る脂溶性物質の拡散

物質が脂質二重膜を通ってどれほど速く拡散するかを決める重要な因子は，その物質の**脂溶性**(lipid solubility)である．例えば，酸素，窒素，二酸化炭素，アルコールの脂溶性は高く，水溶性の溶質が水溶液に拡散するような感じで脂質二重膜に直接溶け込み，細胞膜を通って拡散する．これらの物質が細胞膜を通って拡散する速さは，その脂溶性に比例する．特に酸素はこの方式で大量に輸送される．すなわち酸素は，まるで細胞膜など存在しないかのように細胞内に届けられる．

チャネルタンパク質による水および脂溶性ではない分子の拡散

水は膜脂質にほとんど溶けないが，膜を横切るタンパク質分子中の水路(チャネル)を通ればすぐに膜を横切ることができる．多くの身体の細胞膜には，水分子を選択的に通す**アクアポリン**(aquaporins)とよばれるタンパク質の“ポア(孔)”が存在する．アクアポリンは高度に特化していて，哺乳類のさまざまな細胞に，少なくとも13種類のアクアポリンが存在することが知られている．

水分子が細胞膜を通って拡散する速さは驚異的である．例えば，1秒ごとに細胞膜を通って赤血球に入る(あるいは出ていく)水の量は，赤血球自身の体積の約100倍にもなる．

他の脂溶性ではない分子の場合，もしその分子が水溶性でかつ十分小さければ，水分子と同じようにポアをもつタンパク質を通って拡散できる．しかし，分子が大きくなると細胞内への透過は途端に遅くなる．例を挙げると，尿素分子の直径は水分子と比べて20%大きいにすぎないが，細胞膜のポアを通って細胞内に入る速さは水分子の1000倍遅い．それでも水分子の透過速度が驚くほど速いことを考慮すれば，この透過速度でも数分の間に細胞膜を通って尿素を輸送するのには十分な速さといえる．

ポアとチャネルを通る拡散：選択的透過性とチャネルのゲーティング

コンピュータによる3次元再構築によれば，ポアとチャネルは細胞外から細胞内にかけてのチューブ状の流路といえる．つまり物質は膜の片側から反対側に向かって，ポアあるいはチャネルに沿うように単純拡散で移動することができる．

ポアは細胞膜を貫く筒状の孔を構成する重要な膜タンパク質であり，つねに開いている．ただし，ポアの直径と内部の電荷によって，ある種の分子のみが通過できる選択性をもつ．例えば，**アクアポリン**や**水チャネル**(water channels)とよばれるポアタンパク質は，水分子を素早く透過させるが，他の分子は通さない．ヒトのさまざまな細胞には少なくとも13種類のアクアポリンがみつかっている．アクアポリンは水分子が1列になって膜を通過できる狭いポアをもつ．ポアは狭すぎてどんな水和イオンも通ることができない．第30章と第76章で説明する通り，ある種のアクアポリン(aquaporin-2など)の細胞膜上での密度は一定ではなく，さまざまな生理的条件に応じて変化する．

チャネルタンパク質は2つの重要な性質によって規定される．①ある種の物質に対する選択的透過性をもつ．②多くのチャネルは**ゲート**(gates)によって開閉する．電気的シグナルによって開閉するものを**電位依存性チャネル**(voltage-gated channels)，化学物質の結合によって開閉するものを**リガンド依存性チャネル**(ligand-gated channels)とよぶ．

チャネルタンパク質の選択的透過性

多くのチャネルタンパク質は，1から数種類の特定のイオンまたは分子に対して高い選択性をもつ．この選択性は，それぞれのチャネルの特徴，すなわちチャネルの直径，形，あるいはチャネル内部の電荷や化学結合に由来するものである．

カリウムチャネル(potassium channels)は，K^+をNa^+の1000倍速く通すことができる．この高い選択性はイオンの直径では完全に説明できない．なぜならK^+はNa^+よりも少し大きいからである．では一体何が，この優れたイオン選択性のメカニズムなのだろうか？　この疑問は**細菌のカリウムチャネル**(bacterial potassium channel)の構造がX線結晶構造解析によって決められたとき，部分的に解明された．カリウムチャネルは4つの同じタンパク質が中央のポアを取り囲む**四量体構造**(tetrameric structure)をもつ(**図4.4**)．チャネルポアの一番上では**ポアループ**(pore loops)とよばれる部分が狭い

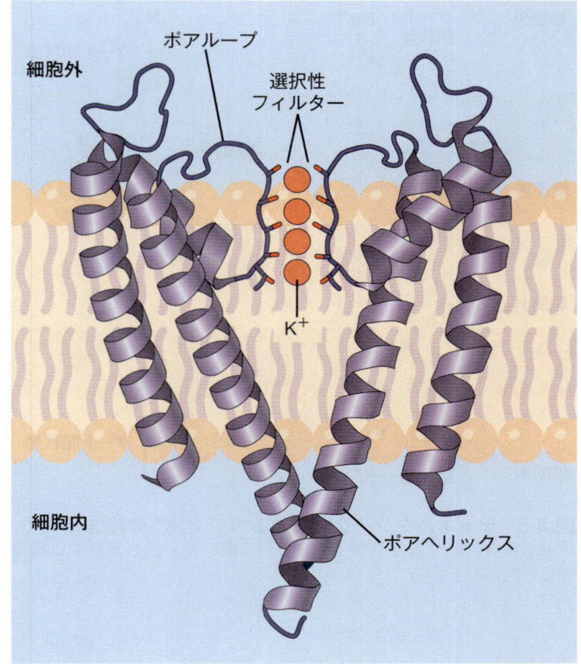

図4.4　カリウムチャネルの構造
チャネルは4つのサブユニットから構成され(図は2つのサブユニットのみ表示)，それぞれ2本の膜貫通へリックスからなる．狭い選択性フィルターはポアループと選択性フィルターに並ぶカルボニル基の酸素原子によって構成され，脱水和したK^+が一時的に結合する場所になっている．K^+とカルボニル基の酸素原子との相互作用により，K^+に水和している水分子が剥がされ，脱水和したK^+はポアを通過することができる．

選択性フィルター(selectivity filter)を構成する．選択性フィルターに並んでいるのはアミノ酸の主鎖にあるカルボニル基の酸素原子である．水和したK^+が選択性フィルターに入ると，このカルボニル基の酸素原子とK^+が相互作用することで水和していた水分子はほとんど外れてしまい，脱水和したK^+はチャネルを通ることができるようになる．しかしこれらカルボニル基の酸素原子は，より小さなNa^+にとっては遠すぎてぴったりと相互作用できないため，ポアを通過しようとしても選択性フィルターによって効率的に排除されてしまう．イオンチャネルごとの選択性フィルターの違いが，陽イオンを通すか陰イオンを通すか，あるいはナトリウム(Na^+)，カリウム(K^+)，カルシウム(Ca^{2+})といった特定のイオンに対する選択性について，大部分を決めていると考えられている．

最も重要なチャネルタンパク質の1つ，**ナトリウムチャネル**(sodium channel)はポアの直径わずか0.3〜0.5 nmであるが，さらに重要なことに，**図4.5**の上のパネル中の“−”で示されている通り，このチャネルには**強く負に帯電した**(strongly negatively charged)アミノ酸が内部に並んでいる．この強い負電荷は，実際にNa^+を周りに水和している水分子から引き離し，脱水和Na^+

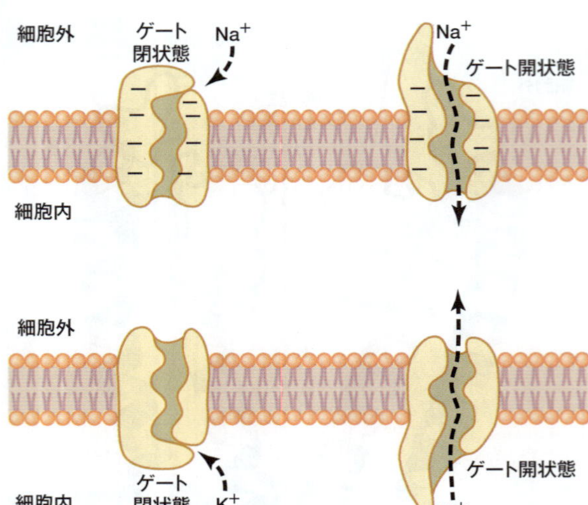

図 4.5 チャネルタンパク質を通る Na^+ と K^+ の輸送
チャネルタンパク質分子が“ゲート”を開いたり閉じたりする構造変化も図示している.

をチャネルの中に引き込む. いったんチャネルの中に入ると, Na^+ は通常の拡散法則に基づき, どちらの方向にも拡散できる. このようにしてナトリウムチャネルは Na^+ の透過に対して高い選択性をもつのである.

チャネルタンパク質のゲーティング

チャネルタンパク質のゲーティングは, チャネルのイオン透過性を制御する手段となる. このメカニズムは**図 4.5** に, ナトリウムチャネルとカリウムチャネルそれぞれについて示してある. ゲートのいくつかについては, 実際は輸送タンパク質分子からゲートのような構造が伸び, そのタンパク質分子自身の形状が構造変化によって変わることで, チャネルの孔を閉じたり開いたりしていると考えられている. ゲートの開閉は主に2つの方法で制御されている.

①**電位依存性ゲーティング**(voltage gating). 電位依存性のゲーティングは, ゲートあるいはその化学結合の分子構造が細胞膜内外の電位差に応答することによって起こる. 例えば, **図 4.5** の上のパネルにあるように, 細胞膜内の強い負電荷が外側にあるナトリウムチャネルのゲートを強く閉めてしまうと考えられている. 逆に, 細胞膜内が負電荷を失うと, ゲートはすぐに開いて Na^+ がポアを通って中に入ってくる. このプロセスは神経において活動電位を引き起こす基本メカニズムになっている. **図 4.5** の下のパネルでは, カリウムチャネルのゲートは細胞内側に存在し, 細胞膜の内側が正電荷を帯びるとゲートが開くことを示す. このゲートが開くことは部分的に活動電位を停止することに貢献しており, この過程は第5章で説明されている.

②**化学物質(リガンド)依存性ゲーティング**(chemical (ligand) gating). ある種のチャネルタンパク質のゲートは化学物質(リガンド)の結合によって開く. 化学物質の結合はチャネルタンパク質の構造変化や化学結合の変化を引き起こし, ゲートを開けたり閉じたりする. 化学物質依存性ゲーティングで最も重要な例の1つは, いわゆる**アセチルコリンチャネル**(acetylcholine channel)に対するアセチルコリンの効果である. アセチルコリンはこのチャネルのゲートを開き, 直径 0.65 nm の負に帯電したポアにより, ポアの直径より小さな電荷をもたない分子あるいは正電荷をもつイオンを通す. このゲートは神経細胞から神経細胞に伝わる信号伝達に非常に重要であり(第46章参照), 筋収縮においても神経細胞から筋細胞への信号伝達に重要である(第7章参照).

チャネルの開状態と閉状態

図 4.6A に示すのはたいていの電位依存性チャネルがもつ興味深い性質である. この図には, 細胞内外におよそ 25 mV の電位差があるときの単一ナトリウムチャネルの電流記録が2つ表示されている. チャネルを流れる電流が“全か無か”であることに注意してほしい. つまりチャネルはパッと開いてパッと閉じ, チャネルが開いている時間は1ミリ秒以下かせいぜい数ミリ秒しか続かず, タンパク質分子のゲートの開閉がいかに速く起こるかを示している. ある電位ではチャネルは完全に閉じるかほとんど閉じたままであり, 違う電位ではチャネルは完全に開くかほとんど開いたままになるとする. するとその間の電位では, 図に示したようにゲートは開いたり閉じたりするので, 平均した電流量は最小電流と最大電流の間のどこかの値になる.

パッチクランプ法による単一チャネルからの電流記録

図 4.6B は単一のチャネルタンパク質から“パッチクランプ”法により電流を記録している様子である. 直径わずか 1～2 μm の微小ピペットの先端が細胞膜の外側に接している. ピペット内部を吸引してピペット先端についている膜を引っ張ることで, ピペットの縁を細胞膜にぴったりと吸いつける. その結果, 微小な“パッチ”膜がピペットの先端に形成され, その膜を通る電流を記録することができる.

あるいは**図 4.6B** の右下にあるように, ピペットの先端についた小さな細胞膜のパッチを細胞から引き抜くこともできる. そしてぴったりとパッチ膜がついたピペットは, 別の溶液中に移される. これによりピペットの内側と外側のイオン濃度を自在に変えることができる. さらに, パッチ膜の両側の電位は自由にセットする, すなわち“クランプする”ことができる.

パッチ膜は, せいぜい1個のチャネルタンパク質しか含まれない程度にまで小さくすることができる. パッチ膜内外のさまざまなイオンの濃度や電位差を変えることによって, 単一チャネルのイオン輸送の特徴やゲーティングの性質を調べることができる.

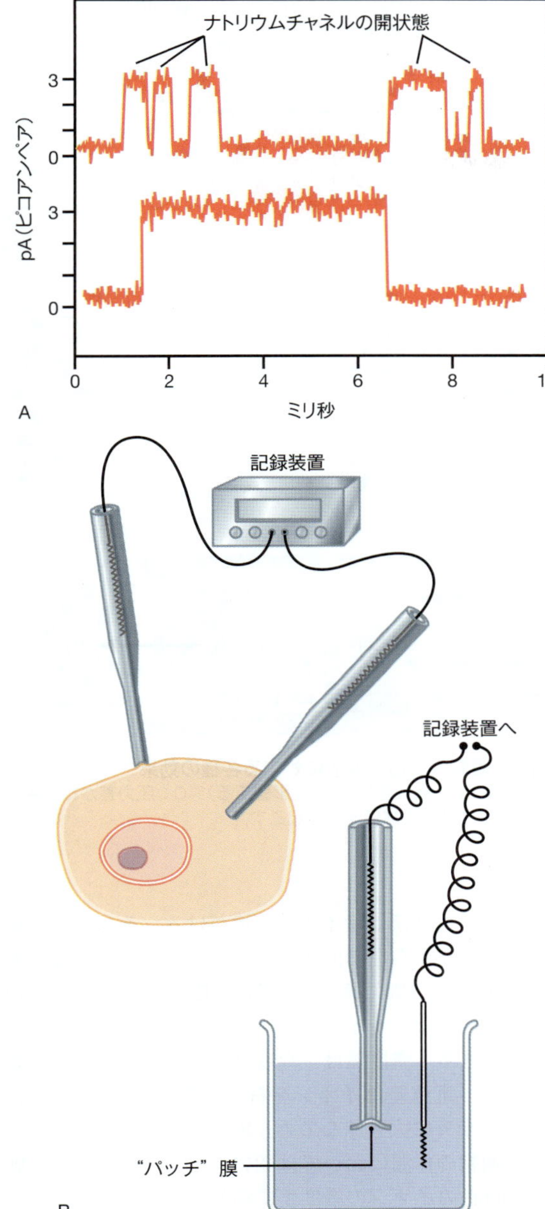

図 4.6　単一の電位依存性ナトリウムチャネルから記録した電流(A)と単一のチャネルタンパク質から電流を記録するためのパッチクランプ法(B)

A：チャネルの開閉は全か無かの法則に従う．B：上図は生きた細胞の膜に"パッチ"して記録し，下図は細胞から引き抜いた膜のパッチから記録している．

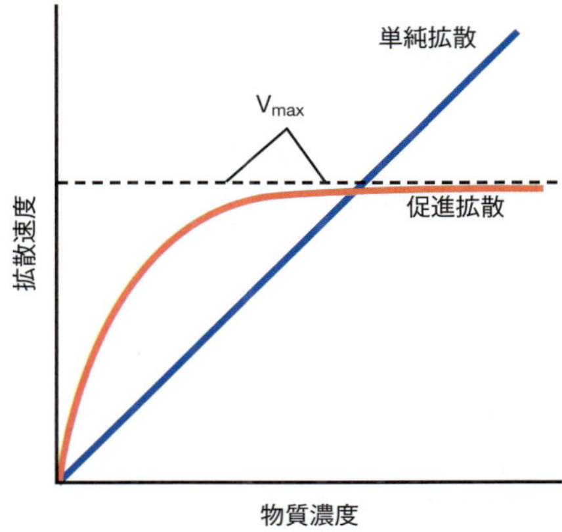

図 4.7　単純拡散と促進拡散の速さに対する拡散物質の濃度の効果

赤線のグラフは促進拡散では最大速度 V_{max} に近づくことを示している．

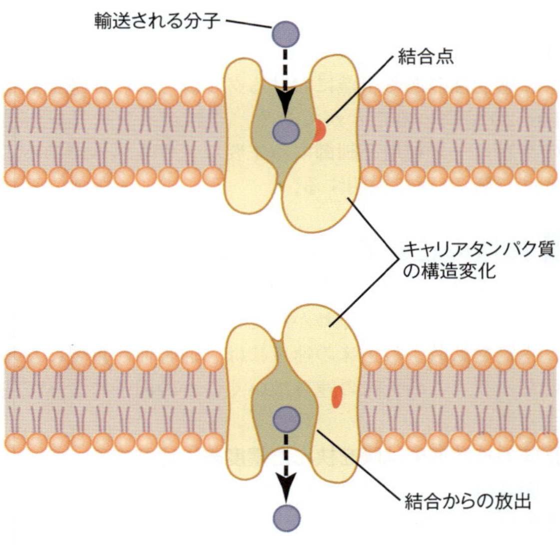

図 4.8　促進拡散のメカニズム

促進拡散には細胞膜上のキャリアタンパク質が必要

促進拡散では，物質輸送は特定のキャリアタンパク質の助けにより膜を拡散するため，**キャリア媒介拡散** (carrier–mediated diffusion)ともよばれる．つまりキャリアが物質の反対側への拡散を**促進**するのである．

促進拡散は以下に述べる重要な点において単純拡散とは異なる．開いたチャネルを通る単純拡散の場合，拡散する速さは拡散する物質の濃度に比例して速くなるが，促進拡散の場合は拡散物質の濃度が上がるにつれて拡散の速さは最大値 V_{max} に近づく．この単純拡散と促進拡散の違いを**図 4.7** に示す．図は，拡散物質の濃度上昇に比例して単純拡散の速さは上がり続けるが，促進拡散の場合拡散速度は V_{max} を超えて上がることはないことを示している．

何が促進拡散の速度の上限を決めているのだろうか？ **図 4.8** がその答えを説明するメカニズムだと考えられる．この図が示すのは，ある特定の分子を細胞膜の中間まで輸送するのに十分大きな孔をもつキャリアタンパク質である．キャリアタンパク質の内部には物質が結合できる場所"レセプター"がある．輸送される分子は孔に入り，レセプターに結合する．すると一瞬のうちにキャリアタンパク質に構造変化あるいは化学変化が起こって，今度は孔が膜の反対側に開く．レセプターの結合力は弱いので，結合した分子は熱運動で簡単に外れてしまい，膜の反対側に放出される．このメカニズムによる分子を輸送する速さは，キャリアタンパク質分子が2つの構造状態を行ったり来たりする速さを超えることはない．ただ強調しておきたいのは，このメカニズムによって，輸送する分子を膜のどちらの方向にも動かす，すなわち**拡散**させることができるということである．

促進拡散によって細胞膜を越えて輸送される多くの物質の中には**グルコース**(glucose)やほとんどの**アミノ酸**(amino acids)が含まれる．グルコースの場合，少なくとも14種類のグルコース分子を輸送する膜タンパク質ファミリー(GLUT)がさまざまな組織からみつかっている．これらGLUTのいくつかはガラクトースやフルクトース(果糖)など，グルコースに似た構造をもつ他の単糖類も運ぶ．そのうちの1つであるグルコース輸送体4(GLUT4)はインスリンによって活性化され，インスリンに感受性のある組織におけるグルコースの促進拡散を10〜20倍高めることができる．これがインスリンが体のグルコース利用を制御する主要なメカニズムであることは，第79章で説明する．

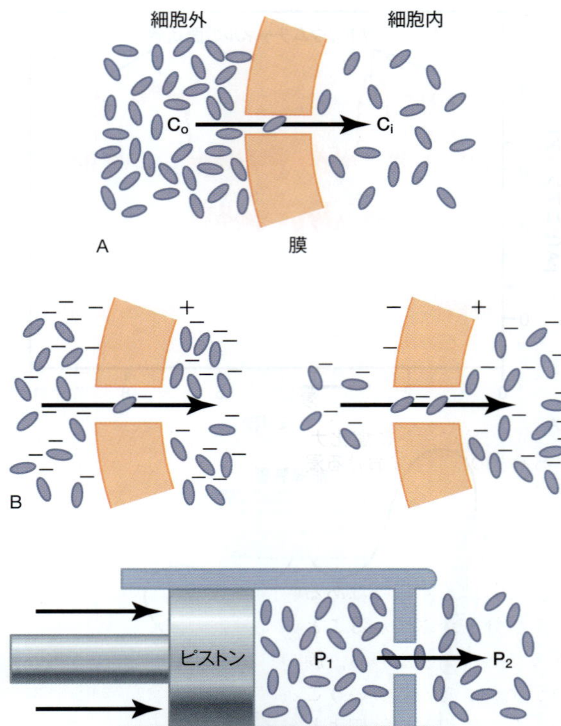

図 4.9 細胞膜を通る拡散に対する各種の効果
A：濃度差．B：電位差(イオンに影響する)．C：圧力差が細胞膜を通る分子やイオンの拡散を引き起こす．

拡散の正味の速さに影響する因子

ここまでで，多くの物質が細胞膜を通って拡散することができることはよくわかったと思う．では必要な方向に物質を拡散する正味の速さには，通常何が重要になるのだろう．この正味の速さはいくつかの因子によって決まっている．

正味の拡散速度は膜を挟んだ濃度差に比例する

図4.9Aでは細胞膜を挟んで外側に高濃度，内側に低濃度で物質が存在している．物質が**内向き**(inward)に拡散する速度は**外側**(outside)の物質の濃度に比例する．なぜならこの濃度は，毎秒どれだけ多くの分子が膜の外側にぶつかるかを決めているからである．逆に**外向き**(outward)に分子が拡散する速度は，膜の**内側**(inside)の物質の濃度に比例する．したがって，細胞への正味の拡散速度は外側の濃度から内側の濃度を引き算したものに比例する．

$$\text{正味の拡散} \propto (C_o - C_i)$$

ただし，C_oは外側の濃度，C_iは内側の濃度である．

膜電位がイオンの拡散に与える効果：ネルンスト電位

図4.9Bにあるように膜の内外に電位差ができると，仮に膜の内外にイオンの濃度差がなかったとしても，イオンがもつ電荷がイオンを動かす．図4.9Bの左のパネルでは，**陰イオン**の濃度は膜の両側で同じであるが，正電荷が膜の右側に，負電荷が膜の左側に与えられており，膜を挟んだ電位勾配ができている．正電荷は陰イオンを引きつけ，負電荷は陰イオンを遠ざける．そのため，正味の拡散は左から右の向きになる．しばらく経つと，大量の負電荷が右側に移動して図4.9Bの右側のパネルのような状態になり，イオンの濃度差が電位差とは反対の方向にできる．濃度差は，今度はイオンを左に移動させようとし，電位差はイオンを右に移動させようとする．濃度差が十分に大きくなると，2つの効果が互いに釣り合う．通常の体温においては(37℃)，Na^+のような1価(univalent)のイオンの濃度差に釣り合う電位差は以下の公式(**ネルンストの式**(Nernst equation))で計算できる．

$$\text{EMF[mV]} = \pm 61 \log \frac{C_1}{C_2}$$

ただし，EMFは膜の両サイド(サイド1とサイド2)の間の起電力(電圧)．C_1はサイド1のイオン濃度，C_2はサイド2のイオン濃度．この方程式は神経インパルスの伝導を理解するうえで非常に重要であり，その詳細は第5章で説明される．

膜を介した圧力差の効果

時にかなりの圧力が，拡散可能な膜の両側に発生することがある．この圧力差は，例えば身体のすべての組織の毛細血管に起こる．毛細血管内の圧力は外側に対して20 mmHg高くなる．

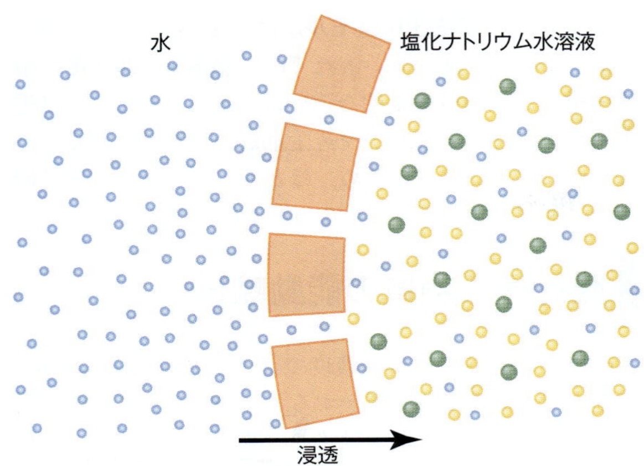

図 4.10　膜の片側に塩化ナトリウム水溶液，反対側に水があるときの細胞膜における浸透

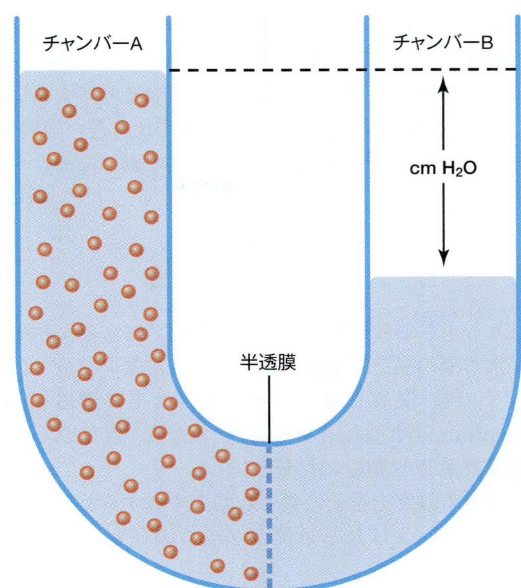

図 4.11　半透膜での浸透による浸透圧の発生

圧力とは，実際にはある瞬間に単位面積あたりにたくさんの分子がぶつかることによって生じる力を合計したものである．すなわち，膜の片側に反対側よりも高い圧力がかかっているということの意味は，膜に分子がぶつかる力の総和が反対側よりも高いということである．たいていの場合，このような状態になるのは膜の片側に1秒間にぶつかる分子の数が反対側よりも多いときである．その結果，増加したエネルギー量が，高い圧力の側から低い圧力の側へ分子の正味の移動を起こせるようになる．この効果は図 4.9C に示されている通りであり，ピストンが“ポア”の片側に高い圧力をかけることで，より多くの分子がポアにぶつかることになる．その結果，より多くの分子が反対側へ**拡散**する．

選択的に透過する膜を横切る浸透：水の正味の拡散

細胞膜を通って拡散する物質のうち，圧倒的に多いのが水である．赤血球の細胞膜では通常，毎秒**赤血球自身の体積の 100 倍に相当する量**の水が双方向に拡散する．それでも通常は，両方向に拡散する量が非常に正確に釣り合っており，正味の水の移動はゼロになる．したがって細胞の体積は一定に保たれる．しかしあるコンディションにおいては，膜を介して**水の濃度差**が生じる．この水の濃度差が生じた際，細胞膜を横切った正味の水の移動が起こり，水の移動の向きによって細胞を膨らませたり縮んだりさせる．この水の濃度差による水の正味の移動の過程を**浸透**(osmosis)とよぶ．

浸透を説明するために，図 4.10 に示されているような，細胞膜の片側には純水が，反対側には塩化ナトリウム水溶液が入った状態を想定しよう．水分子は簡単に細胞膜を通るが，Na^+ や Cl^- はほとんど通ることができない．したがって，塩化ナトリウム水溶液は実際には透過性の水分子と非透過性の Na^+ および Cl^- が混ざったものであり，膜は水に対して**選択的透過性**(selectively permeable)をもつが，Na^+ と Cl^- には透過性をもたないといえる．それでも Na^+ と Cl^- の存在は，これらのイオンが存在する側の水分子と置き換わることになるので，水分子の濃度が純水側の水分子濃度よりも下がる．結果として，図 4.10 の例にもあるように，純水が存在する膜の左側では水の濃度が下がった右側よりも多くの水分子がチャネルにぶつかることとなる．このようにして，左から右への水の正味の移動，すなわち純水から塩化ナトリウム水溶液への**浸透**が起こる．

浸透圧

もし，図 4.10 において塩化ナトリウム水溶液に圧力がかけられたとしたら，水溶液への水の浸透は遅くなるか，止まるか，あるいは逆流さえ起こる．浸透を止めるのに必要な圧力のことを塩化ナトリウム水溶液の**浸透圧**(osmotic pressure)という．

浸透に抗する圧力差の原理は図 4.11 に示されている通り，選択的透過性をもつ膜で区切られた2つの液体の柱，片方には純水が，もう片方には膜を通過できない何かしらの溶質の水溶液が入っている．チャンバーBからチャンバーAへの水の浸透によって2つの液面の高さはどんどん離れていき，やがて膜の両側に浸透効果に抗するのに十分大きな圧力差が生じる．このとき膜を横切る圧力差は，拡散できない溶質を含む水溶液の浸透圧と等しい．

浸透圧を決めるうえでの溶質粒子の数(モル濃度)の重要性

浸透圧は水溶液中の粒子がつくり出すが，その粒子が分子かイオンかにかかわらず，質量ではなく液体の単位体積あたりの粒子の数で決まる．その理由は，水溶液中の各粒子は，その質量にかかわらず平均すると膜に対して同じ量の圧力を及ぼすからである．つまり，大きい粒子（質量（m）が大きい）は，小さい粒子に比べ遅い速度（v）で動く．同様に小さい粒子は速い速度で動くため，平均運動エネルギー（k）は，

$$k = \frac{mv^2}{2}$$

となり，小さい粒子も大きい粒子も同じになる．結果として水溶液の浸透圧を決める要素は，溶質の質量ではなく粒子の数（解離しない分子であれば**モル濃度**（molar concentration）と同じ）という点で，水溶液の濃度といえる．

浸透圧重量モル濃度：オスモル

水溶液の濃度を粒子の数として表すとすると，**オスモル**（osmole）とよばれる単位がグラムの代わりに用いられる．

1 Osmとは，浸透圧活性のある溶質の1［グラム分子量］に相当する．例えばグルコースの場合，1［グラム分子量］は180 gに相当するが，これは，グルコースがイオンに解離することがないため，1 Osmのグルコースに相当する．もし溶質が2つのイオンに解離する場合，その溶質の1［グラム分子量］は2 Osmに相当する．なぜなら，浸透圧活性のある粒子の数が解離しない溶質の場合と比べ2倍になるからである．例えば，塩化ナトリウム1［グラム分子量（58.5 g）］が完全に溶けると，2 Osmに相当することになる．

このように，**水1 kgに1 Osmの溶質が溶けている水溶液は1 Osm/kgの浸透圧重量モル濃度（osmolality）をもつ**といわれ，1 kgあたり1/1000 Osmが溶けている水溶液は1mOsm/kgの浸透圧重量モル濃度をもつ．細胞外液と細胞内液の通常の浸透圧重量モル濃度は約**300 mOsm/kg**である．

浸透圧重量モル濃度と浸透圧の関係

通常の体温37℃では，1 Osm/Lの濃度は溶液中で19300 mm Hgの浸透圧を生み出す．同様に**1 mOsm/Lは19.3 mm Hgの浸透圧に等しい**．この値を体液の300mOsm/Lの濃度とかければ，合計の体液浸透圧は5790 mm Hgと計算される．しかし実際に測定した値は，平均で約5500 mm Hgにしかならない．この違いの理由は，体液中のNa^+やCl^-などのほとんどのイオンがお互いに強く引きつけ合うからである．結果として体液中を完全に制約なく動くことができず，浸透圧ポテンシャルを完全に引き出すことができない．そのため平均すると，実際の体液浸透圧は計算して得た値に0.93をかけたものぐらいになる．

浸透圧モル濃度という用語

浸透圧モル濃度（osmolarity）は，水1 kgあたりのOsmではなく，**溶液1 LあたりのOsm**として浸透圧濃度を表したものである．厳密にいえば，水1 kgあたりのOsmすなわち**浸透圧重量モル濃度**が浸透圧を決めるが，体液のような濃度の薄い溶液では，**浸透圧モル濃度**と**浸透圧重量モル濃度**の量的な違いは1％以下である．浸透圧モル濃度を測るほうが浸透圧重量モル濃度を測るよりはるかに実用的であるため，ほとんどすべての生理学研究では通常浸透圧モル濃度のほうを測る．

膜を通る物質の能動輸送

時に，細胞外液には低濃度でしか存在しないものを，細胞内では高濃度で必要とすることがある．このような状況は例えばK^+にあてはまる．逆に他のイオンでは，細胞外では濃度が高いにもかかわらず，細胞内では濃度を非常に低く保つことが重要になる．この状況はNa^+に特にあてはまる．これら2つのことは単純拡散では決して起こらない．なぜなら単純拡散では膜の両側の濃度が最終的に平衡状態になるからである．その代わりに，エネルギー源を使ってK^+を細胞の中に，Na^+を細胞の外に余分に動かさなくてはならない．細胞膜が分子やイオンを濃度勾配に“逆らって”（または電位勾配や圧勾配に“逆らって”）動かすとき，この過程を**能動輸送**（active transport）という．

少なくとも何種類かの細胞膜で，さまざまな物質（ナトリウム，カリウム，カルシウム，鉄，水素，塩化物，ヨウ素，尿酸の各種イオン，何種類かの糖，ほとんどのアミノ酸）が能動的に輸送されている．

一次性能動輸送と二次性能動輸送

能動輸送は輸送を促進するために使われるエネルギー源によって2つのタイプ，**一次性能動輸送**（primary active transport）と**二次性能動輸送**（secondary active transport）に分類される．一次性能動輸送では，アデノシン三リン酸（ATP）やその他の高エネルギーリン酸化合物を分解することで，直接エネルギーを得ている．二次性能動輸送では，もともと一次性能動輸送によって分子性あるいはイオン性物質のイオン濃度差として細胞膜の両側に蓄えられたエネルギーから，二次的にエネルギーを得ている．どちらの場合も，促進拡散がそうであったように，輸送は細胞膜を貫通する**キャリアタンパク質**（carrier proteins）に依存している．しかし能動輸送では，キャリアタンパク質の機能は促進拡散のキャリアとは機能が異なり，輸送される物質が電気化学勾配に逆らって移動できるようにエネルギーを加えることができる．以降のセクションでは，一次性能動輸送と二次性能動輸送のいくつかの例を挙げ，機能の原理についてより詳しく説明していく．

一次性能動輸送

Na^+–K^+ポンプはNa^+を細胞外にK^+を細胞内に輸送する

一次性能動輸送で運ばれる物質には，Na^+，K^+，Ca^{2+}，H^+，Cl^-，その他いくつかのイオンが含まれる．

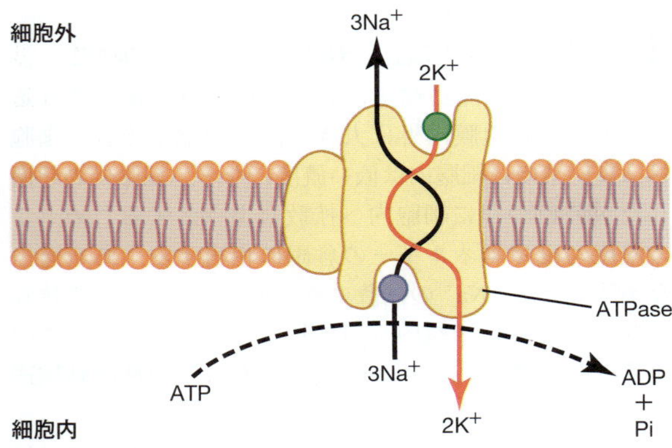

図 4.12 Na^+–K^+ ポンプの動作機構
ADP：アデノシン二リン酸，ATP：アデノシン三リン酸，Pi：リン酸イオン．

能動輸送のメカニズムとして最もよく研究されているのは**ナトリウム-カリウム（Na^+–K^+）ポンプ**（sodium-potassium（Na^+–K^+）pump）で，すべての細胞の細胞膜において Na^+ を細胞内から細胞外に汲み出し，同時に K^+ を細胞外から細胞内に汲み入れる．このポンプは細胞膜を境にした Na^+ と K^+ の濃度差を維持し，同時に細胞内の負の電位を確立している．実際，第 5 章では，このポンプが神経系において神経シグナルを伝達するという神経機能の基盤でもあることを説明する．

図 4.12 は Na^+–K^+ ポンプの基本的な構成要素を示す．この**キャリアタンパク質**は 2 つの異なる球状タンパク質の複合体である．大きいほうは α サブユニットとよばれる分子量約 10 万のタンパク質，そして小さいほうは β サブユニットとよばれ，分子量は 55000 のタンパク質である．小さいほうのタンパク質の機能はよくわかっていないが（脂質膜にこのタンパク質複合体を固定しているのかもしれないことを除けば），大きいほうのタンパク質はポンプの機能に重要な 3 つの明確な特徴を備えている．

①細胞内に飛び出したタンパク質の一部分に 3 つの **Na^+ 結合サイト**をもつ．

②外側に 2 つの **K^+ 結合サイト**をもつ．

③Na^+ 結合サイトに近いタンパク質の内側の部分には，ATP分解酵素（ATPase）の活性がある．

このキャリアタンパク質の外側に 2 つの K^+，内側に 3 つの Na^+ が結合すると，タンパク質の ATPase 機能が活性化する．ATPase 機能の活性化により ATP 1分子が切断され，アデノシン二リン酸（ADP）とともに高エネルギーリン酸結合のエネルギーを解放する．この解放されたエネルギーが化学的かつ構造的変化をキャリアタンパク質分子にもたらすと考えられており，3 つの Na^+ を外側に 2 つの K^+ を内側に押し出す．

他の酵素と同様，Na^+–K^+ ポンプは逆に動かすこともできる．もし濃度勾配により蓄えられたエネルギーが ATP の加水分解の化学エネルギーよりも大きくなるように実験的に Na^+ と K^+ の電気化学勾配を増加させると，これらのイオンは濃度勾配に従って移動し，Na^+–K^+ ポンプは ADP とリン酸から ATP を合成するようになる．リン酸化された Na^+–K^+ ポンプはしたがって，ADP から ATP を産生するためにリン酸を提供することもできるし，そのエネルギーを使って構造を変化させ，細胞外に Na^+ を細胞内に K^+ を汲み出す（入れる）こともできる．ATP，ADP，リン酸それぞれの濃度，および Na^+ と K^+ の電気化学勾配が酵素反応の方向を決める．電気的に活性のある神経細胞のような細胞では，細胞のエネルギー全体の 60～70％が Na^+ を細胞外に汲み出し K^+ を細胞内に汲み入れることに使われている．

Na^+–K^+ ポンプは細胞容積の制御に重要である

Na^+–K^+ ポンプの最も重要な機能の 1 つは細胞容積の制御である．このポンプの機能がないと，身体のほとんどの細胞は破裂するまで膨れ上がってしまうだろう．容積制御のメカニズムを以下に述べる．細胞内部には細胞に閉じ込められた数多くのタンパク質やその他の有機分子がある．これらのタンパク質や有機分子のほとんどは負に帯電しており，そのため数多くの K^+，Na^+，その他の陽イオンを引きつける．これらすべての分子やイオンが細胞内への水の浸透を引き起こす．この過程をそのままにしておくと，細胞は破裂するまで無限に膨れ続ける．こうならないように防止するための通常の機構が Na^+–K^+ ポンプになる．繰り返しになるが，このポンプは 2 つの K^+ を細胞内に入れるごとに 3 つの Na^+ を細胞外に出す．また細胞膜は K^+ と比べても Na^+ はさらに通しにくいので，一度 Na^+ が外に出ると，そのまま細胞外にとどまる傾向が強い．この過程は細胞外へのイオンの純損失を意味し，同時に細胞外への水の浸透も引き起こす．もし何らかの理由で細胞が膨れ始めると，Na^+–K^+ ポンプが自動的に活性化され，さらに多くのイオンを細胞外に動かしながら，水も一緒に運び出す．このように，Na^+–K^+ ポンプは正常な細胞容積を維持するためにつねに監視役を務めているのである．

Na^+–K^+ ポンプの起電性

Na^+–K^+ ポンプが 2 つの K^+ を内側に入れるごとに 3 つの Na^+ を外側に出すということは，ポンプのサイクルが 1 周するごとに正味 1 個の正電荷が細胞の中から外へ動くことを意味する．この活動は細胞外を電気的に正にするが，細胞内では陽イオンが失われることになり，細胞内を電気的に負にする．したがって，Na^+–K^+ ポンプは細胞膜を挟んで電位差をつくるので**起電性**（electrogenic）であるといわれる．第 5 章で説明する通り，この電位差は神経線維や筋線維が電気シグナルを伝達するうえでの基本条件である．

Ca^{2+} の一次性能動輸送

もう一つの重要な一次性能動輸送は **Ca^{2+} ポンプ**（calcium pump）である．Ca^{2+} は通常，身体の事実上すべての細胞の細胞質で非常に低い濃度(細胞外液の 1/1 万以下の濃度)に維持されている．このレベルを維持するために，主に 2 種類の一次性能動輸送の Ca^{2+} ポンプが使われている．1 つは細胞膜上にあり，カルシウムを細胞外に汲み出す．もう 1 つのポンプは，筋細胞の筋小胞体や，すべての細胞に存在するミトコンドリアといった小胞状の細胞内小器官にカルシウムを汲み入れる．これらの例のそれぞれにおいて，キャリアタンパク質は膜を貫いており，ナトリウムのキャリアタンパク質が ATPase として働いたのと同様の能力で ATP を分解する酵素(ATPase)として機能する．違いは，このタンパク質はナトリウムの代わりにカルシウムに対して高い特異性をもった結合サイトをもつことである．

H^+ の一次性能動輸送

H^+ の一次性能動輸送は身体の 2 ヵ所において重要である．①胃にある胃腺と，②腎臓の後部遠位尿細管と皮質集合管である．

胃腺では，深部の**壁細胞**(parietal cells)が身体中で最も強力な H^+ の一次性能動輸送機構である．この機構は胃の消化液分泌における塩酸分泌の基盤である．胃腺壁細胞の分泌側では H^+ の濃度が 100 万倍にも増加し，Cl^- とともに胃に放出されて塩酸になる．

腎尿細管においては，特殊な**間在細胞**(intercalated cells)が後部遠位尿細管や皮質集合管でみられ，一次性能動輸送によって H^+ を輸送している．この場合は，体液から余分な H^+ を排出する目的で大量の H^+ が血液から尿へ分泌される．このとき H^+ は，約 900 倍もの濃度勾配に逆らって尿に排出することができる．

一次性能動輸送のエネルギー論

膜を通る物質の能動輸送に必要なエネルギー量は，その物質が輸送中にどのぐらい濃縮されるかで決まる．物質を 10 倍濃縮するのに必要なエネルギーと比較すると，100 倍濃縮するためには 2 倍のエネルギーが必要になるし，1000 倍濃縮するためには 3 倍のエネルギーが必要になる．言い換えれば，必要なエネルギーは物質を濃縮する度合いの**対数**(logarithm)に比例することになり，以下の公式で表される．

$$\text{エネルギー}[\text{cal/Osm}] = 1400 \log \frac{C_1}{C_2}$$

したがって，カロリーでいえば 1 Osm の物質を 10 倍濃縮するために必要なエネルギー量は約 1400 cal であるし，100 倍に濃縮するならば 2800 cal 必要になる．濃度勾配に逆らって細胞で物質を濃縮する，あるいは細胞から物質を排除するために消費するエネルギーは非常に大きいことがわかるだろう．腎尿細管に並んでいる細胞や多くの腺細胞などの細胞では，この目的だけにエネルギーの実に 90% を消費している．

二次性能動輸送：共輸送と対向輸送

Na^+ が一次性能動輸送によって細胞外へ輸送されると，通常は細胞膜内外に大きな濃度勾配ができ，細胞外は高い濃度に細胞内は低い濃度になる．細胞外の超過した Na^+ はつねに細胞内へ拡散しようとするため，この濃度勾配はエネルギーの倉庫に相当する．ある適当な条件下では，Na^+ の拡散エネルギーを使って他の物質を Na^+ とともに細胞内へ引き込むことができる．この現象は**共輸送**(co-transport)とよばれ，**二次性能動輸送**(secondary active transport)の 1 種である．

Na^+ が他のもう 1 つの物質を一緒に引き込むためにはカップリングの機構が必要で，細胞膜上でさらに別のキャリアタンパク質を使って行われる．この例においてキャリアは Na^+ と共輸送される物質の両方を結合する．いったん両方がくっつくと，Na^+ のエネルギー勾配によって Na^+ ともう一方の物質を細胞内にまとめて輸送する．

対向輸送(counter-transport)においても，Na^+ はその大きな濃度勾配によって細胞内に拡散しようとする．しかしこの場合は，輸送される物質は細胞内にあり，外側に向けて輸送されなければならない．したがって，Na^+ はキャリアタンパク質の膜の外側の面に突き出た部分に結合し，対向輸送される物質はキャリアタンパク質の細胞内側の部分に結合する．両方が結合すると構造変化が起こり，Na^+ の細胞内への移動により放出されたエネルギーがもう一方の物質を細胞外に動かす．

グルコース，アミノ酸と Na^+ の共輸送

グルコースと多くのアミノ酸は大きな濃度勾配に逆らってほとんどの細胞の中に輸送される．この活動の機構は図 4.13 に示されるように完全に共輸送体によって行われる．輸送キャリアタンパク質には外側に 2 つの結合サイトをもち，1 つは Na^+ 用，もう 1 つはグルコース用であることに注意してほしい．また，Na^+ の濃度は外側で高く，内側で低いので，この濃度差が輸送のためのエネルギーを提供する．この輸送タンパク質の特別な性

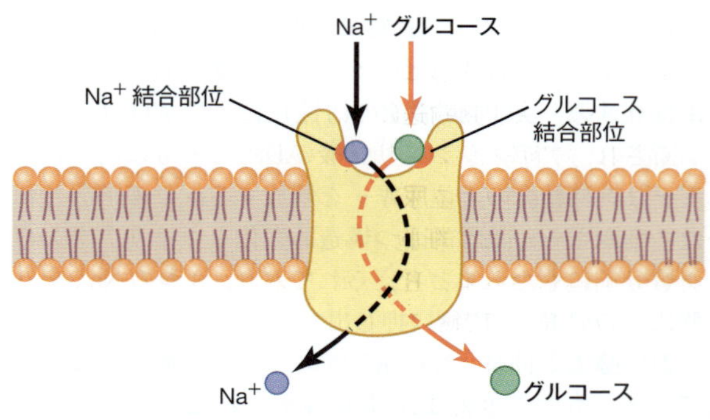

図 4.13 Na^+– グルコース共輸送体の動作機構

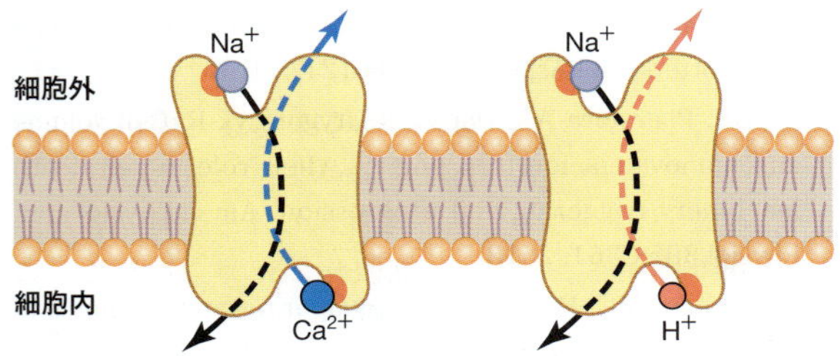

図 4.14 Ca^{2+} と H^+ の Na^+ 対向輸送

質は，Na^+ を内側に移動させるための構造変化が，グルコース分子もくっつくまで生じないことである．両方がくっついたときに構造変化が起き，Na^+ とグルコースは細胞内へ同時に輸送される．したがって，これが **Na^+–グルコース共輸送**(sodium–glucose co–transport)機構である．Na^+– グルコース共輸送体は腎臓や小腸の上皮細胞でのグルコースの輸送において，きわめて重要な機構である．詳細は第 28 章と第 66 章で述べる．

Na^+ とアミノ酸の共輸送(sodium co–transport of the amino acids)はグルコースの場合と同じように起こるが，輸送タンパク質は違う種類のセットが使われる．少なくとも 5 種類の**アミノ酸輸送タンパク質**(amino acid transport proteins)が同定されており，それぞれが特定の分子特性をもつアミノ酸のサブグループを輸送する．グルコースとアミノ酸の Na^+ 共輸送は，特に腸管と腎臓の尿細管の上皮細胞において，血液からこれらの物質を吸収するために起こる．この過程は後の章で説明する．

その他の重要な共輸送機構として，少なくともいくつかの細胞においては塩化物，ヨウ素，鉄，尿酸イオンの共輸送がある．

Ca^{2+} と H^+ の Na^+ 対向輸送

2 つの特に重要な対向輸送機構(第 1 のイオンとは反対方向に輸送される)には，**Na^+–Ca^{2+} 対向輸送**(sodium–calcium counter–transport)と **Na^+–H^+ 対向輸送**(sodium–hydrogen counter–transport(図 4.14))がある．

Na^+–Ca^{2+} 対向輸送はすべてのあるいはほとんどすべての細胞膜で起き，Na^+ を中に入れて Ca^{2+} を外に出す．どちらのイオンも対向輸送モードの同じ輸送タンパク質に結合する．この機構はいくつかの細胞がもっているカルシウムの一次能動輸送に加えて存在する．

Na^+–H^+ 対向輸送はいくつかの組織にみられる．特に重要な例は腎臓の**近位尿細管**(proximal tubules)で，Na^+ は管腔側から尿細管細胞の中へ取り込まれ，H^+ は管腔側へ対向輸送される．H^+ を濃縮する機構としては，より遠位の尿細管で働く H^+ の一次能動輸送ほどには対向輸送は強力ではないが，大量の数の H^+ を輸送することができるため，体液の H^+ 制御のカギとなっている．詳細は第 31 章で述べる．

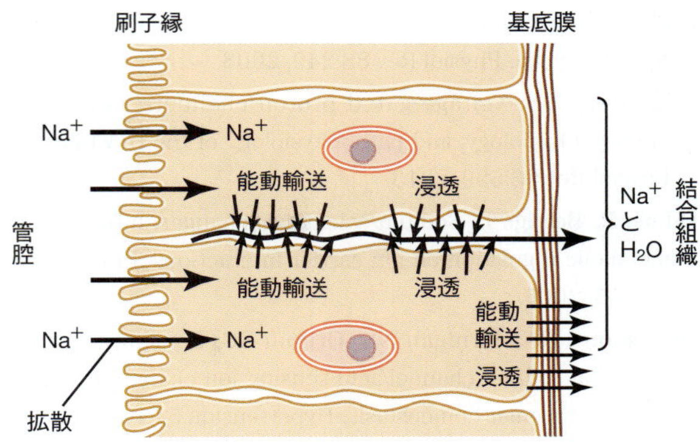

図 4.15 細胞層を通過する能動輸送の基本メカニズム

細胞シートにおける能動輸送

身体中の多くの場所で，物質は単に細胞膜を通るだけではなく，シート状の細胞層を通過して輸送されなければならない．このタイプの輸送は，①小腸上皮，②腎尿細管の上皮，③すべての分泌腺の上皮，④胆嚢の上皮，⑤脳の脈絡叢の膜，その他の膜などで起こる．

細胞シートを通過する輸送の基本メカニズムには，①シート上の輸送細胞の**片側**の細胞膜で起こる**能動輸送**(active transport)と，②**単純拡散**(simple diffusion)または**促進拡散**(facilitated diffusion)によって細胞の**反対側**の膜で起こるものがある．

図 4.15 は小腸，胆嚢，腎尿細管の上皮細胞シートを通る Na^+ の輸送機構を示す．この図は上皮細胞が接着によって管腔側でしっかりとつながっていることを示している．細胞の管腔側の面の刷子縁(微絨毛が密に形成されている領域)は Na^+ と水の両方に透過性がある．そのため，Na^+ と水はすぐに管腔側から細胞の中へ拡散する．そして，細胞の基底膜あるいは側膜で，Na^+ が結合組織と血管に囲まれた細胞外液に向けて能動輸送される．この活動はこれらの膜を挟んで高い Na^+ の濃度勾配をつくり出し，次に水の浸透が同様に起きる．このようにして，上皮細胞の基底側膜での Na^+ の能動輸送は，Na^+ の輸送だけではなく水の輸送も起こることになる．

小腸から血液へのほとんどすべての栄養，イオン，その他の物質の吸収は，こういった機構によって行われる．同様の物質が糸球体濾過から腎尿細管によって再吸収されるのも同じ機構である．

本章で説明したさまざまタイプの輸送の例が，本書の中で多数取り上げられている．

参考文献

Agre P, Kozono D: Aquaporin water channels: molecular mechanisms for human diseases. FEBS Lett 555:72, 2003.

Blaustein MP, Zhang J, Chen L, et al: The pump, the exchanger, and endogenous ouabain: signaling mechanisms that link salt retention to hypertension. Hypertension 53:291, 2009.

Bröer S: Amino acid transport across mammalian intestinal and renal epithelia. Physiol Rev 88:249, 2008.

DeCoursey TE: Voltage-gated proton channels: molecular biology, physiology, and pathophysiology of the H(V) family. Physiol Rev 93:599, 2013.

DiPolo R, Beaugé L: Sodium/calcium exchanger: influence of metabolic regulation on ion carrier interactions. Physiol Rev 86:155, 2006.

Drummond HA, Jernigan NL, Grifoni SC: Sensing tension: epithelial sodium channel/acid-sensing ion channel proteins in cardiovascular homeostasis. Hypertension 51:1265, 2008.

Eastwood AL, Goodman MB: Insight into DEG/ENaC channel gating from genetics and structure. Physiology (Bethesda) 27:282, 2012.

Fischbarg J: Fluid transport across leaky epithelia: central role of the tight junction and supporting role of aquaporins. Physiol Rev 90:1271, 2010.

Gadsby DC: Ion channels versus ion pumps: the principal difference, in principle. Nat Rev Mol Cell Biol 10:344, 2009.

Hilge M: Ca^{2+} regulation of ion transport in the Na^{+}/Ca^{2+} exchanger. J Biol Chem 287:31641, 2012.

Jentsch TJ, Stein V, Weinreich F, Zdebik AA: Molecular structure and physiological function of chloride channels. Physiol Rev 82:503, 2002.

Mueckler M, Thorens B: The SLC2 (GLUT) family of membrane transporters. Mol Aspects Med 34:121, 2013.

Orlov SN, Platonova AA, Hamet P, Grygorczyk R: Cell volume and monovalent ion transporters: their role in cell death machinery triggering and progression. Am J Physiol Cell Physiol 305:C361, 2013.

Papadopoulos MC, Verkman AS: Aquaporin water channels in the nervous system. Nat Rev Neurosci 14:265, 2013.

Sachs F: Stretch-activated ion channels: what are they? Physiology 25:50, 2010.

Schiöth HB, Roshanbin S, Hägglund MG, Fredriksson R: Evolutionary origin of amino acid transporter families SLC32, SLC36 and SLC38 and physiological, pathological and therapeutic aspects. Mol Aspects Med 34:571, 2013.

Schwab A, Fabian A, Hanley PJ, Stock C: Role of ion channels and transporters in cell migration. Physiol Rev 92:1865, 2012.

Sherwood TW, Frey EN, Askwith CC: Structure and activity of the acid-sensing ion channels. Am J Physiol Cell Physiol 303:C699, 2012.

Tian J, Xie ZJ: The Na-K-ATPase and calcium-signaling microdomains. Physiology (Bethesda) 23:205, 2008.

Wright EM, Loo DD, Hirayama BA: Biology of human sodium glucose transporters. Physiol Rev 91:733, 2011.

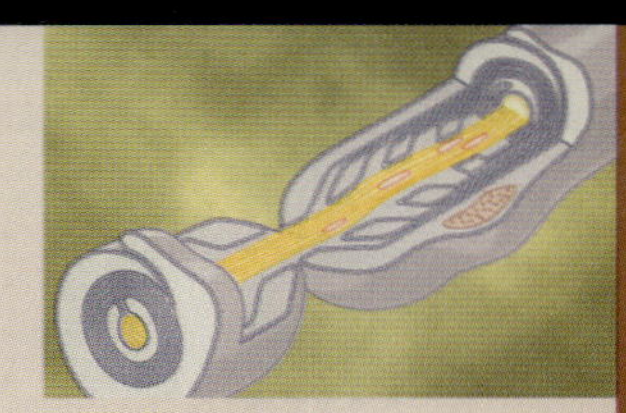

第5章

膜電位と活動電位

身体を構成するほとんどすべての細胞では，その膜の内外に電位差が存在する．神経細胞（ニューロン）や筋細胞などのいくつかの細胞は，急速な電気化学的インパルスを細胞膜で生じ，信号として伝えていく．また腺細胞やマクロファージ，線毛細胞といった他の細胞においても，局所的な膜電位変化はさまざまな細胞機能にかかわっている．本章では，神経細胞と筋細胞における，静止時と活動時の膜電位生成の基本的機構について述べる．

膜電位の基礎物理学

イオン濃度の膜電位への寄与

選択的イオン透過膜を隔てた差異

図5.1Aにおいて，K^+ 濃度は神経線維の細胞内側において高く，細胞外側で非常に低い．ここで，膜は K^+ に透過性があり，他のあらゆるイオンに対して透過性をもたないと仮定すると，内側から外側にかけて大きな K^+ の濃度勾配があるため，過剰な K^+ が細胞膜の外側へ拡散しようとする．それにより正電荷が外側へと運ばれることとなり，陰イオンはそのままとどまって K^+ とともには拡散しないため，細胞外側は正に帯電し，内側は負に帯電する．およそ1ミリ秒以内に，**拡散電位**（diffusion potential）とよばれる膜内外の電位差は十分に大きくなり，この高い K^+ 濃度勾配でも正味の K^+ の流出が生じなくなる．通常の哺乳類の神経線維においては，その電位差は約94 mVとなり，細胞膜の内側が負に帯電する．

図5.1Bは**図5.1**Aとほぼ同様の現象を示しているが，膜の外側に高濃度，内側に低濃度の Na^+ が存在することが異なる．これらの Na^+ もまた正電荷をもつ．このとき，膜は Na^+ のみに高い透過性を示し，他のイオンは透過しない．すると正電荷をもった Na^+ が細胞内側へ拡散し，**図5.1**Aとはまったく逆の極性，すなわち外側が負，内側が正に帯電した状態の膜電位を生じる．先程と同様，数ミリ秒以内に膜電位が十分に高くなると，Na^+ の内側への正味の拡散は起きなくなる．しかし今回は，その内側の膜電位は哺乳類の神経線維でおよそ＋61 mVに達する．

このように**図5.1**の両方の例から，適切な条件下では，選択的透過膜を隔てたイオン濃度の違いによって膜電位が生じることがわかる．本章後半では，神経や筋のインパルス伝達時にみられる劇的な膜電位変化の多くが，このような拡散電位の急激な変化によってもたらされることについて述べる．

拡散電位と，膜内外のイオン濃度差の関係はネルンストの式によって表される

あるイオンに関して，その正味の拡散が膜でまったく生じなくなる拡散電位を，そのイオンのネルンスト電位とよぶ．この用語については第4章で紹介した．ネルンスト電位の大きさは，そのイオンの膜内外の濃度比によって決まる．この比が大きくなるほど，イオンはより一方向に拡散しようとするため，さらなるイオンの拡散を防ぐために必要なネルンスト電位も大きくなる．ネルンストの式とよばれる次式は，37℃（98.6℉）の通常の体温条件において，あらゆる1価イオンのネルンスト電位の計算に適用できる．

$$EMF(\mathrm{mV}) = \pm\frac{61}{z} \times \log\frac{\text{細胞内の濃度}}{\text{細胞外の濃度}}$$

ここで *EMF* は起電力を，*z* はイオンの電荷を意味する（例えば K^+ なら＋1）．

この式を使用する際は通常，膜外側の細胞外液をゼロ電位とし，膜内側をネルンスト電位と考える．また電位の符号は，もし内側から外側へ拡散するイオンが陰イオンである場合には正（＋）となり，陽イオンである場合には負（－）となる．したがって，陽イオンである K^+ 濃度が内側で外側よりも10倍高いときには，10の対数が1であるため，ネルンスト電位で計算すると細胞の内側が－61 mVとなる．

膜が複数のイオンを透過する際には，ゴールドマンの式を用いて拡散電位を計算する

膜が複数の異なるイオンを透過する際には，拡散電位は次の3つの因子に依存するようになる．すなわち，①各イオンの電荷の極性，②各イオンの膜への透過性（P），③各イオンの膜の内側（i）と外側（o）における濃度（C）である．したがって，1価陽イオンである Na^+ と K^+ の2つと，1価陰イオンである Cl^- がこれらに関与する場合には，**ゴールドマンの式**（Goldman equation）または**ゴールドマン－ホジキン－カッツの式**（Goldman–Hodgkin–

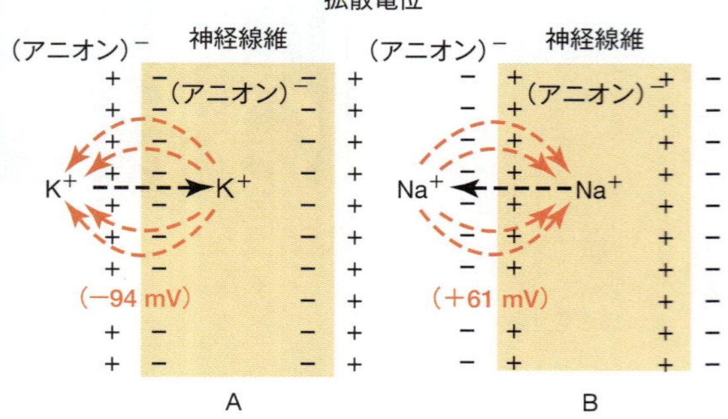

図 5.1 神経線維の細胞膜における拡散電位の形成
A：K^+ 選択的な透過性をもつ細胞膜の場合．K^+ が細胞膜を通って細胞内から細胞外へと拡散することによって生じる．B：神経線維の細胞膜が Na^+ のみに透過性をもつ場合の拡散電位の形成．K^+ が拡散すると細胞内の膜電位が負になるのに対し，Na^+ が拡散する場合は正となることに注意．これは両イオンが逆の濃度勾配を形成することによる．

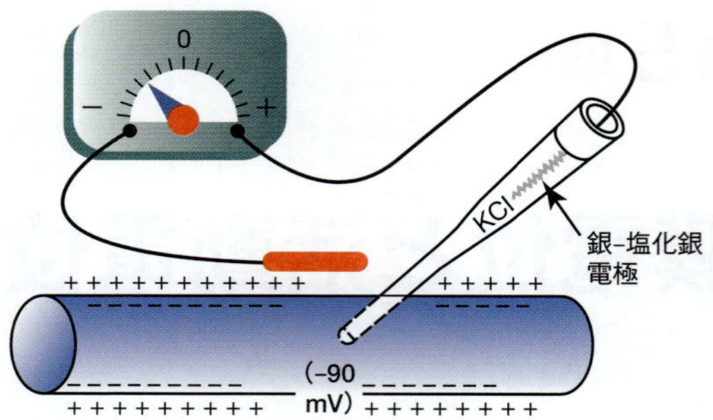

図 5.2 微小電極を用いた神経線維からの膜電位測定

Katz equation）とよばれる次式を用いることで膜内側の膜電位を計算することができる．

$$EMF(\mathrm{mV}) = -61 \times \log \frac{C_{Na^+_{細胞内}} P_{Na^+} + C_{K^+_{細胞内}} P_{K^+} + C_{Cl^-_{細胞外}} P_{Cl^-}}{C_{Na^+_{細胞外}} P_{Na^+} + C_{K^+_{細胞外}} P_{K^+} + C_{Cl^-_{細胞内}} P_{Cl^-}}$$

このゴールドマンの式からいくつか重要なことがわかる．第1に，Na^+，K^+，Cl^- が，神経線維や筋線維，神経系の神経細胞において膜電位形成に寄与する最も重要なイオンである．膜を隔てた各イオンの濃度勾配が，膜電位の値を決めるのに寄与する．

第2に，膜電位の決定に各イオンがどれだけ寄与するかは，そのイオンの膜透過性に比例する．すなわち，もしある膜が K^+ および Cl^- のどちらに対しても透過性をもたない場合，膜電位は完全に Na^+ の濃度勾配のみによって支配され，Na^+ のネルンスト電位に等しくなる．同様のことは，膜が他の2つのイオンのどちらかのみに透過性をもつ場合にもあてはまる．

第3に，膜の内側から外側にかけての陽イオンの濃度勾配により，内側で電気的陰性が生じる．この現象は，陽イオンの濃度が外側よりも内側で高いときに，過剰な陽イオンが外側へ拡散することによる．この拡散によって正の電荷は外側へと運ばれていくが，拡散できない負の陰イオンは内側にとどまり，内側での電気的陰性がもたらされる．陰イオンの濃度勾配については，その作用は正反対となる．すなわち，外側から内側にかけての Cl^- 濃度勾配によって，負電荷をもった過剰な Cl^- が内側へと拡散し，拡散できない陽イオンが外側にとどまるため，細胞内に電気的陰性がもたらされる．

第4に，後述するが Na^+ チャネルと K^+ チャネルの透過性は神経インパルス伝達時に急激な変化をみせるのに対し，Cl^- チャネルの透過性は大きく変化しない．そのため Na^+ および K^+ の透過性は神経の信号伝達において主要な役割を果たしており，本章の残りでは主にこの内容について述べる（**訳者注**：ゴールドマンの式においては，各イオンの拡散が，イオン種同士の間で相互に影響しないことを前提にしている）．

膜電位の測定

膜電位の測定法は理論的には単純だが，実際には線維のほとんどが小さいためにしばしば困難である．**図 5.2** では小さなピペットに電解質溶液を充填した図を示している．このピペットは細胞膜を通って線維内へと突き刺さっている．もう1つの“不関電極”とよばれる電極は細胞外液に置かれており，線維内外の電位差を専用の電圧計で測定している．この電圧計はきわめて精巧な電子機器であり，通常微小電極の先端径は 1 μm 以下で 100 万 Ω 以上と，電流が流れるにはきわめて高い抵抗を有するのにもかかわらず，微小な電位を測定できる．神経インパルス伝達時の急速な膜電位変化を測定するには，微小電極はオシロスコープへと接続する．これについては本章で後述する．

図 5.3 の下部は，神経線維の膜内側やその付近における，各点の測定電位を示しており，図の左から右に横切る形になっている．電極が神経線維の膜外側にある限り，測定電位は細胞外溶液の電位であるゼロとなる．次に記録電極が細胞膜の電位変化部位（**電気的二重層**（electrical dipole layer）とよばれる）に入ると，電位は突然 −90 mV に下降する．電極を線維中央まで移動させても電位は −90 mV のままだが，線維の反対側の膜を通り抜けると即座にゼロへと戻る．

膜内側に陰性電位ができるには，その膜で電気的二重層が形成されるのに十分なだけの陽イオンが外側へ移動すればよい．**図 5.3** の上図に示しているように，神経線維の内側には陽イオンも陰イオンも残っている．したがって，驚くほど少ない量のイオンによる膜の移動により，神経線維内には通常 −90 mV もの“静止電位”が形成され，これは線維内の総正電荷のたったの 1/1 億〜1/300 万が移動しているにすぎない．同様に，同じくらい少数の陽イオンが線維の外側から内側へと移動すると，

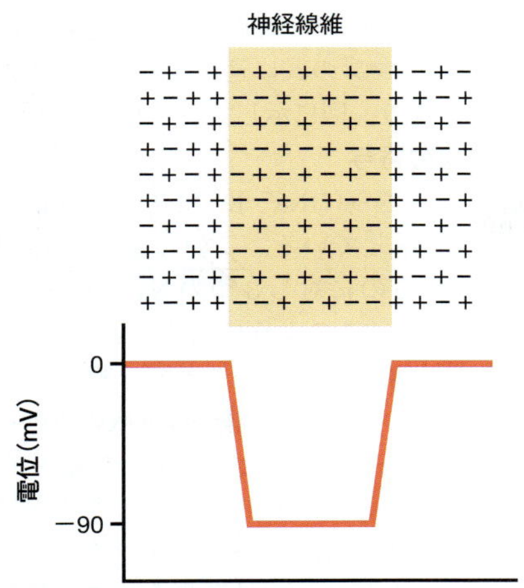

図 5.3　神経線維内外の溶液における陽イオン，陰イオンの分布
負電荷が細胞膜の内側表面に並んでおり，正電荷が外側表面に並んでいることがわかる．下のグラフは神経線維の両側の細胞膜で生じている膜電位の急激な変化を示している．

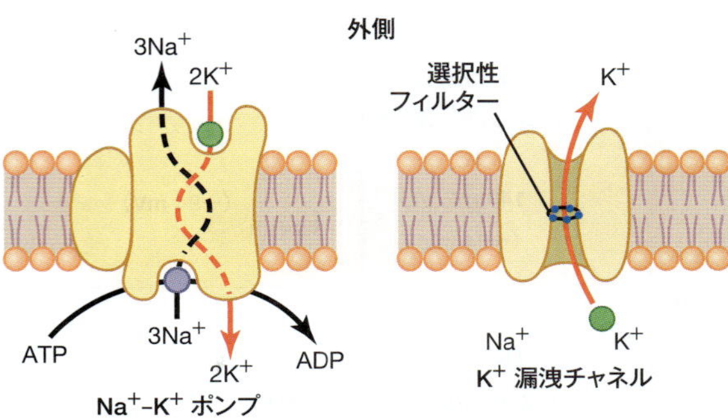

図 5.4　Na$^+$–K$^+$ ポンプと漏洩 K$^+$ チャネルの機能的特性
漏洩 K$^+$ チャネルはわずかに Na$^+$ も細胞内へ通すが，K$^+$ の透過性のほうがはるかに高い．ADP：アデノシンニリン酸（adenosine diphosphate），ATP：アデノシン三リン酸（adenosine triphosphate）．

コンマ 1 ミリ秒以内には，電位は −90 mV から +35 mV 位にまで逆転する．このようなイオンの急激な移動は，本章の以降の項で議論するように，神経信号の形成をもたらす．

神経細胞の静止膜電位

径の太い神経線維の静止膜電位は，それらが神経信号を発していないときには大体 −90 mV となる．すなわち，線維内の電位が線維外の溶液の電位よりも 90 mV 低い状態である．次の数項では，静止時の神経細胞の膜における Na$^+$ と K$^+$ の輸送特性，およびこの静止電位レベルを決定する要因について説明する．

膜を介した Na$^+$ と K$^+$ の能動輸送：Na$^+$–K$^+$ ポンプ

第 4 章において，身体中のあらゆる細胞膜は強力な Na$^+$–K$^+$ ポンプを有しており，Na$^+$ を継続的に細胞外へ、K$^+$ を細胞内へ輸送していると述べたことを思い出してほしい．この様子は図 5.4 の左図に示している．このポンプは細胞外よりも細胞内により多くの陽イオンを移動させ（細胞内へ 2 つの K$^+$ に対し，細胞外へ 3 つの Na$^+$），細胞内の陽イオンを正味では減らして細胞膜内側に陰性電位をもたらすため，**起電性ポンプ**（electrogenic pump）であることに注意してほしい．

Na$^+$–K$^+$ ポンプは静止時の神経細胞膜においても Na$^+$ と K$^+$ の大きな濃度勾配を形成する．この場合の濃度勾配は以下のようになる．

$$Na^+_{細胞外}：142\ mEq/L$$

$$Na^+_{細胞内}：14\ mEq/L$$

$$K^+_{細胞外}：4\ mEq/L$$

$$K^+_{細胞内}：140\ mEq/L$$

それぞれのイオンに関し，細胞内と細胞外の比は次のようになる．

$$Na^+_{細胞内} / Na^+_{細胞外} = 0.1$$

$$K^+_{細胞内} / K^+_{細胞外} = 35.0$$

神経細胞膜を介した K$^+$ の漏洩

図 5.4 の右図は神経細胞膜のチャネルタンパク質（しばしば**直列ポアドメイン K$^+$ チャネル**（tandem pore domain, potassium channel）や，**漏洩 K$^+$ チャネル**（potassium［K$^+$］“leak” channel）などとよばれる）を示しており，K$^+$ は静止時の細胞においてもこのチャネルを通ることができる．K$^+$ チャネルの基本的な構造は第 4 章で述べた（図 4.4）．これらの漏洩 K$^+$ チャネルは Na$^+$ もわずかに通すかもしれないが，Na$^+$ よりも K$^+$ に対して通常約 100 倍のはるかに高い透過性を示す．後に議論するが，この透過性の差異が通常の静止膜電位レベルを決定する要因となっている．

通常の静止膜電位の成因

図 5.5 は，− 90 mV の通常の静止膜電位を形成するのに重要な要素を示しており，それは以下の通りである．

K$^+$ 拡散電位の寄与

図 5.5A では，膜の内側と外側の K$^+$ の間に開いたチャネルが示してあり，膜を介して拡散するイオンは K$^+$ のみであると想定している．K$^+$ の 35：1 という高い内外比により，ネルンスト電位はこの比に相当した −94 mV となる．これは 35 の対数が 1.54 であり，これを −61 mV にかけることで −94 mV となることによる．それゆえに，もし K$^+$ が静止膜電位を形成する唯一の因子である場合には，線維内の静止膜電位は図に示した通り −94 mV に等しくなる．

神経細胞膜を介した Na$^+$ の拡散の寄与

図 5.5B では，Na$^+$–K$^+$ 漏洩チャネルを介した Na$^+$ の

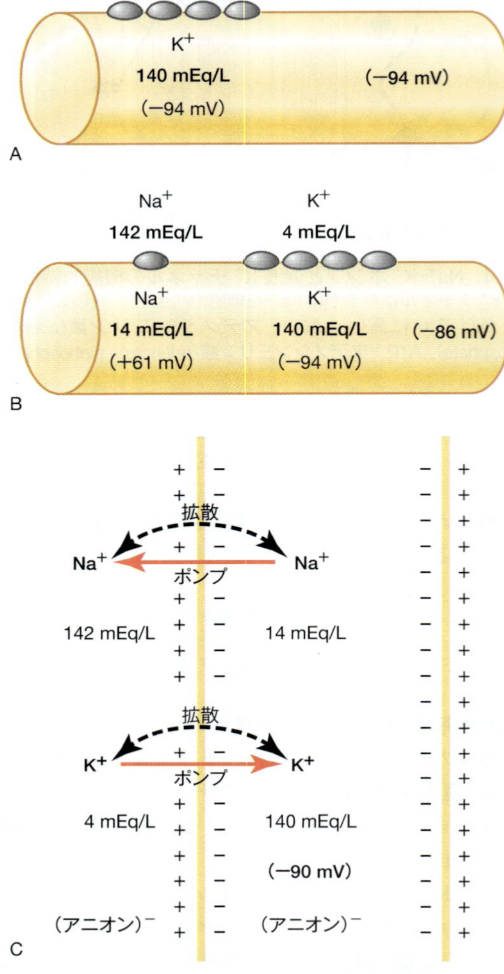

図 5.5 3つの条件における神経線維の静止膜電位形成
A：膜電位が K^+ の拡散のみによってもたらされる場合．B：膜電位が Na^+ と K^+ の両方の拡散によってもたらされる場合．C：膜電位が Na^+ と K^+ の拡散ならびに両イオンの Na^+–K^+ ポンプによる輸送によってもたらされる場合．

微小な拡散を考慮し，神経細胞膜の Na^+ に対する透過性の分がわずかに追加されている．Na^+ の膜内側と膜外側の比は 0.1 であり，そこから計算される膜内側のネルンスト電位は +61 mV となる．一方，**図 5.5B** に示した通り，K^+ の拡散に対するネルンスト電位は −94 mV である．これらの値はお互いどのように影響し合い，電位はどのように合わさった値になるのであろうか？

この問いに対しては，先に述べたゴールドマンの式を用いることで答えることができる．直感的にも，もし膜が K^+ に対して高い透過性をもち，Na^+ に対してわずかな透過性しかもたないのであれば，必然的に K^+ の拡散のほうが Na^+ の拡散よりもはるかに膜電位に寄与することがわかるであろう．通常の神経線維においては，膜の K^+ への透過性は Na^+ への透過性のおよそ100倍である．この値をゴールドマンの式に適用すると，膜の内側の電位は −86 mV となり，図に示している K^+ の電位に近い．

Na^+–K^+ ポンプの寄与

図 5.5C では，さらに Na^+–K^+ ポンプが静止膜電位に寄与する様子を示している．このとき，2つの K^+ が膜の内側に運ばれるのに対し3つの Na^+ が継続的に外側へと運ばれている．このように内側へ運ばれる K^+ より多くの Na^+ を外側へ輸送することで，膜の内側から正電荷が失われ続け，細胞内は単なる拡散のみの場合よりもさらに(およそ −4 mV ほど)陰性となる．そのため **図 5.5C** に示すように，これらすべての要素が同時に働けば，正味の膜電位はおよそ −90 mV となる．

まとめると，K^+ と Na^+ の拡散のみによる拡散電位では膜電位はおよそ −86 mV となり，そのほとんどは K^+ の拡散により決定される．常時機能している Na^+–K^+ ポンプにより，さらに −4 mV がもたらされ，正味の膜電位は −90 mV となる．

神経細胞の活動電位

神経の信号は**活動電位**(action potentials)という，神経線維の膜に沿って急速に広がる，膜電位の劇的な変化によって伝えられる．それぞれの活動電位は，通常の静止時の陰性電位から急激に陽性電位へと変化することで始まり，同じくらい急激に陰性電位へと戻り，終了する．神経信号を伝えるために，活動電位は神経線維に沿って伝わっていき，線維終末に到達する．

図 5.6 の上図には活動電位時に膜で生じる変化を示しており，活動電位開始時には正電荷が線維の内側へ移動し，終了時には外側へと戻っている．下図にはコンマ数ミリ秒の間の膜電位の連続的な変化を示しており，活動電位の急激な開始と，同じくらい急激な回復の様子を示している．

活動電位は以下に示す通りの連続的な段階よりなる．

静止状態

静止状態とは，活動電位が始まる前の静止膜電位のことである．このとき，−90 mV の膜の陰性電位により，膜は“分極”しているという．

脱分極状態

このとき，膜は突然 Na^+ に対して透過性を示すようになり，拡散により膨大な量の正電荷の Na^+ が軸索の中へと入ってくる．通常の −90 mV の“分極状態”が即座に正電荷の Na^+ により中和され，電位は急速に正の方向へと向かう．この過程を脱分極とよぶ．大きな神経線維では，過剰な正の Na^+ が内側へと移動し，膜電位がゼロを実際に“飛び越えて(オーバーシュートして)”，いくぶんか陽性になる．多くの中枢神経系ニューロンのように，ある種の小さな線維では電位はほとんどゼロに届かず，陽性にオーバーシュートもしない．

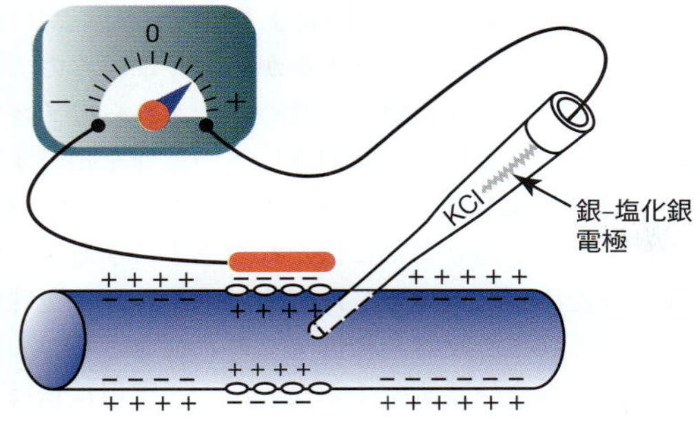

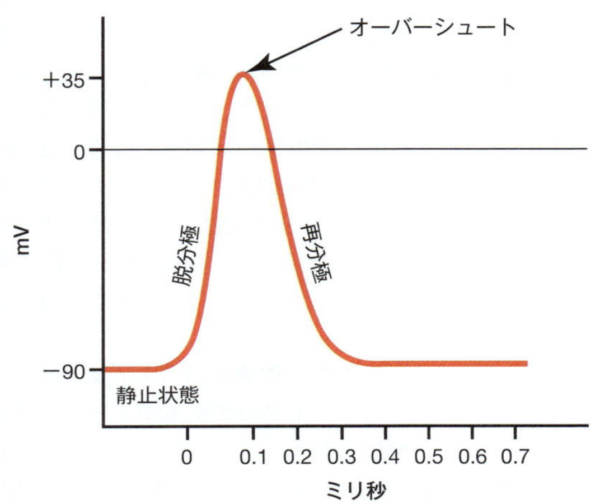

図 5.6 典型的な活動電位(下図)とその測定方法(上図)

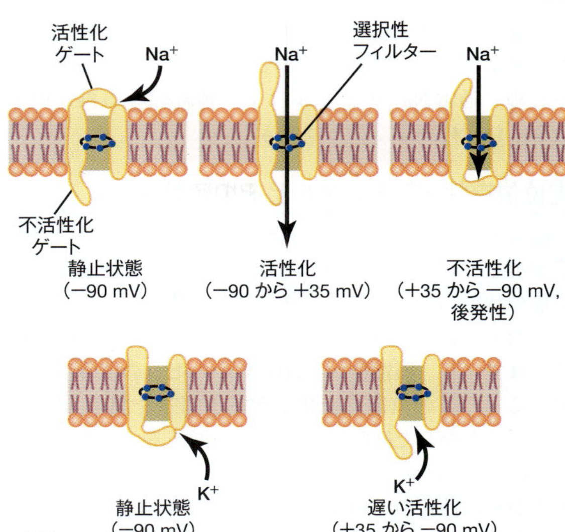

図 5.7 電位依存性 Na^+ チャネル(上)および K^+ チャネル(下)の性質

膜電位が静止時の陰性電位から陽性電位へと変化する際に，Na^+ チャネルの活性化と不活性化が連続して起こる様子，および K^+ チャネルの活性化が遅れて生じる様子を示している．

再分極状態

膜が Na^+ 透過性になってからコンマ数ミリ秒以内に Na^+ チャネルは閉じ始め，K^+ チャネルが通常よりも開くようになる．そして K^+ の細胞外への急速な拡散によって従来通り陰性の静止膜電位が再形成されるようになり，これを**膜の再分極**(repolarization)とよぶ．

脱分極と再分極の両方の成因をより十分に説明するため，ここからはさらに 2 種類の神経細胞膜上のチャネルの特徴について述べる．それは，電位依存性 Na^+ チャネルと電位依存性 K^+ チャネルである．

電位依存性 Na^+ チャネルと電位依存性 K^+ チャネル

活動電位において神経細胞膜に脱分極と再分極を生じるために，**電位依存性 Na^+ チャネル**(voltage-gated sodium channel)は不可欠である．**電位依存性 K^+ チャネル**(voltage-gated potassium channel)も，膜の再分極を早めるのに重要な役割を果たす．これら 2 つの電位依存性チャネルが，Na^+-K^+ ポンプや漏洩 K^+ チャネルに加わる．

電位依存性 Na^+ チャネルの活性化と不活性化

図 5.7 の上図は 3 つの異なる状態にある電位依存性 Na^+ チャネルを示している．このチャネルは 2 つのゲートをもっており，1 つはチャネル外側の近くにあり**活性化ゲート**(activation gate)とよばれ，もう 1 つは内側の近くにあり**不活性化ゲート**(inactivation gate)とよばれる．上図左は膜電位が −90 mV の静止膜電位にある場合の，これら 2 つのゲートの状態を示している．この状態では活性化ゲートが閉じており，Na^+ チャネルを介した線維内への流入を妨げている．

Na^+ チャネルの活性化

膜電位が静止時の陰性状態から脱し，−90 mV から 0 mV 側へと上昇を始めると，ある電位(通常 −70 mV と −50 mV の間)で突然活性化ゲートの構造変化を引き起こし，完全な開状態をもたらす．この**活性化状態**(activated state)の間，Na^+ はチャネルを通って内側に流れ込むことができ，Na^+ の膜透過性は 500 倍から 5000 倍にも上昇する．

Na^+ チャネルの不活性化

図 5.7 の上図右には Na^+ チャネルの 3 つ目の状態を示している．活性化ゲートを開く電位上昇は同時に不活性化ゲートも閉じる．しかしながら，不活性化ゲートは活性化ゲートが開いてからコンマ数ミリ秒遅れて閉じる．すなわち，不活性化ゲートを閉状態にする構造変化は活性化ゲートを開く構造変化よりも遅い過程で生じる．そのため，Na^+ チャネルがコンマ数ミリ秒開いた後，不活性化ゲートが閉じ，Na^+ はもはや膜の内側へと流れ込むことができなくなる．このとき，膜電位は静止状態へと戻り始め，再分極過程に入る．

Na^+ チャネルの不活性化過程において，もう 1 つ重要な性質は，不活性化ゲートは膜電位が元の静止膜電位付近に戻るまで再び開くことはないということである．そのため，通常 Na^+ チャネルはまず神経線維の再分極を経なければ再び開くことはできない．

電位依存性 K^+ チャネルとその活性化

図 5.7 の下図には電位依存性 K^+ チャネルの2つの状態を示している．すなわち，静止状態(左)と活動電位終了前の状態(右)である．静止状態では K^+ チャネルは閉じており，このチャネルを介した K^+ の外への移動は妨げられている．膜電位が -90 mV からゼロのほうへと上昇すると，この膜電位変化はゲート構造を開き，K^+ のチャネルを介した細胞外への拡散が増える．しかしながら，K^+ チャネルの開口には少し遅れがあり，Na^+ チャネルが不活性化のため閉じ始めるのと同時期にそのほとんどが開く．このように，細胞内への Na^+ 流入の減少と，それと同時に起きる K^+ の細胞外への流出が組み合わさって再分極過程が早まり，コンマ数ミリ秒の間に膜電位が静止状態へと完全に回復する．

電位依存性チャネルの開閉に電位が与える影響を調べるための電位固定法

Na^+ と K^+ チャネルを定量的に理解するための最初の研究は非常に巧妙に行われ，それを成し遂げた**ホジキン**(Hodgkin)と**ハクスレー**(Huxley)にはノーベル賞が授与された．その研究の要点は図 5.8 と図 5.9 に示している．

図 5.8 は**電位固定**(voltage clamp)法を示しており，これは異なったチャネルを通るイオン電流を計測するのに用いられる．この装置を使用する際には，2つの電極を神経線維に挿入する．これらの電極のうち，1つは膜電位の計測に使用され，もう1つは神経線維の内外に電流を注入するために使用される．この装置の使用法は以下の通りである．まず使用者は，神経線維内に与える膜電位の値を決める．次に装置の電子回路を目的の電位に調整すると，電位測定用電極における測定電位がその電位に維持されるように，通電用電極を通じて自動的に正または負の電流が注入される．この電位固定法により，膜電位を -90 mV から 0 mV に急に上昇させると，電位依存性 Na^+ チャネルと K^+ チャネルが開き，これらのチャネルを通って Na^+ と K^+ が流れ始める．これらのイオンの移動による，設定した細胞内電位への影響を相殺するために，通電用電極を通じて電流が自動的に注入され，細胞内電位は要求通りゼロに保たれたままになる．これを達成するためには，通電した電流は膜を流れる正味の電流と等しく，また反対の極性でなければならない．生じている電流量を随時測定するために，通電用電極はオシロスコープに接続し，図 5.8 のオシロスコープ画面のように記録する．そして最後に，実験者は神経線維の内外のイオン濃度を通常とは異なるレベルに調整し，実験を繰り返す．この実験は一部の無脊椎動物から取り出した大きな神経線維，とりわけ直径 1 mm にも達することのあるイカの巨大軸索を使用すれば容易に行うことができる．例えば Na^+ がイカの軸索内外を透過する唯一のイオンである場合には，電位固定法により Na^+ チャネルを介した電流のみを計測することができる．K^+ が唯一の透過イオンである場合には，K^+ チャネルを介した電流のみを計測できる．

各タイプのチャネル由来の電流を調べるためのもう1つの手段としては，あるタイプのチャネルを一度に阻害してしまう方法が挙げられる．例えば Na^+ チャネルは，**テトロドトキシン**(tetrodotoxin)とよばれる毒を，活性化ゲートのある細胞膜外側に投与することで阻害することができる．反対に，K^+ チャネルは**テトラエチルアンモニウムイオン**(tetraethylammonium ion)を神経線維内側に投与することで阻害される．

図 5.9 には，膜電位を電位固定法により -90 mV から $+10$ mV に急激に変化させ，2ミリ秒後に -90 mV へ戻したときの，電位依存性 Na^+ チャネルと K^+ チャネルのコンダクタンスの典型的な変化を示している．膜電位が正の値になった後で，1ミリ秒よりもはるかに短い間に Na^+ チャネルが急激に活性化していることに注意してほ

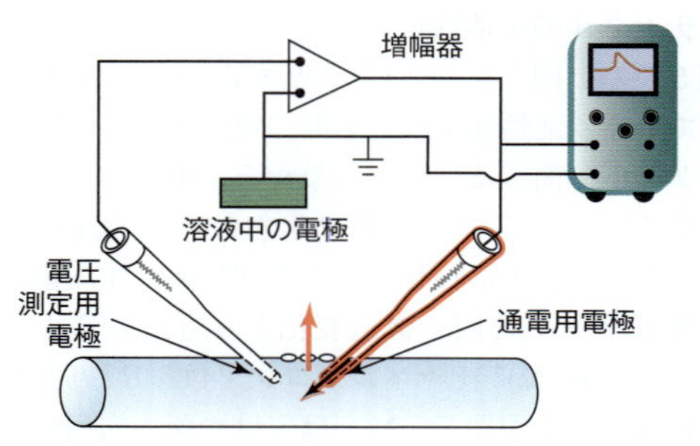

図 5.8 特定のチャネルを通るイオン電流を調べるための電位固定法

訳者注：ヤリイカの巨大軸索の場合の電位固定では2つの電極は軸索の切断端から軸索内に直線状に挿入されて行われた．

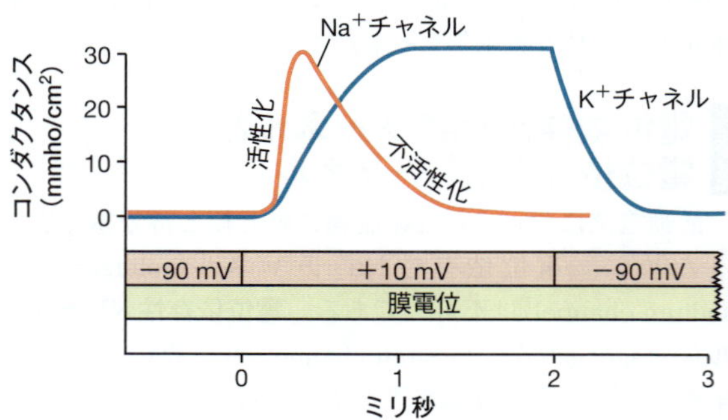

図 5.9 Na^+ と K^+ チャネルのコンダクタンス変化の典型例

ここでは膜電位を -90mV から $+10$mV に2ミリ秒間，突如上昇させている．図をみてわかる通り，2ミリ秒の間に，Na^+ チャネルのコングクタンスが増加してから(活性化)，減少(不活性化)している．一方，K^+ チャネルはただコングクタンスが増加し(活性化)，その速度も Na^+ チャネルよりはるかに遅い．

しい．しかし，次の1ミリ秒ほどの間に Na^+ チャネルは不活性化状態になる．

K^+ チャネルの活性化の様子にも注意してほしい．これらはゆっくりと活性化し，Na^+ チャネルがほとんど完全に閉じてしまった後にようやく完全な開状態となっている．さらにいったん K^+ チャネルが活性化すると，それらは正の膜電位の間はずっと活性を示し，膜電位が負の値に戻ると脱活性化する（**訳者注**：原著では，活性化でチャネルが開き，不活性化で閉じると記載しているが，実際のイオンチャネルは，活性化状態でも開閉を素早く繰り返しており，活性化－不活性化は，単純には開状態－閉状態と対応することにはならない．そのため“開口”の代わりに“活性”という用語を用いている）．

活動電位の成因のまとめ

図 5.10 には活動電位の間あるいは直後に連続的に生じる現象をまとめている．下図は Na^+ および K^+ の膜コンダクタンスの変化を示している．静止状態の間，すなわち活動電位の開始以前では K^+ のコンダクタンスは Na^+ のそれの50倍～100倍もある．この差は，K^+ が Na^+ よりもはるかに多く漏洩チャネルを介して漏洩することによる．しかし，活動電位の開始時には Na^+ チャネルが瞬時に活性化し，Na^+ コンダクタンスは5000倍にも上昇する．そして次のコンマ数ミリ秒以内に，不活性化過程により Na^+ チャネルは閉じる．また活動電位の開始により，K^+ チャネルの電位によるゲーティングも起こり，これは Na^+ チャネルが開いてからコンマ数ミリ秒後に，よりゆっくりと開き始める．活動電位の終了時には，膜電位は陰性状態に戻り，K^+ チャネルも元通り閉じるようになるが，ここでもさらに1ミリ秒かそれ以上の遅延が生じる．

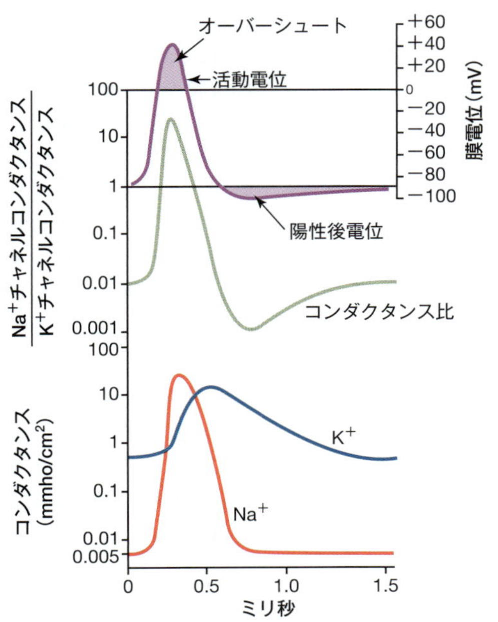

図 5.10 活動電位の間の Na^+ と K^+ コンダクタンスの変化
活動電位初期には Na^+ コンダクタンスは数千倍にも上昇するが，K^+ コンダクタンスは活動電位後期とその後しばらくの間に30倍ほど上昇するのみである（これらの曲線は，ホジキン（Hodgkin）とハクスレー（Huxley）の論文で発表された理論に従い構築したが，イカ軸索の場合から哺乳類の大径神経線維の場合へ変換してある）．

図 5.10 中段には活動電位の間の各瞬間における Na^+ と K^+ のコンダクタンス比を，そしてその上には活動電位そのものを示している．活動電位の初期には，Na^+ の K^+ に対するコンダクタンス比は1000倍以上にも上昇する．そのため，外へ流れ出る K^+ よりもはるかに多くの Na^+ が線維内に流れ込む．このために，活動電位開始時に膜電位は正の値をとるようになる．次に Na^+ チャネルは閉じ始め，K^+ チャネルが開き始めるため，コンダクタンス比は高 K^+ コンダクタンス・低 Na^+ コンダクタンスの方向にシフトする．このシフトにより，K^+ は外側へ急速に流れ出て，また内側へ流入する Na^+ は実質的にはゼロとなる．その結果，活動電位は元の状態へと即座に戻る．

活動電位時における他のイオンの役割

ここまで，われわれは活動電位発生時における Na^+ と K^+ の役割についてのみ論じてきた．しかしこの他に少なくとも2種類のイオンも考慮に入れなければならない．それは陰イオンと Ca^{2+} である．

神経軸索内の非透過性陰イオン（アニオン）

軸索内には，膜上のチャネルを通ることのできない負電荷をもったイオンが数多く存在する．そのなかには，タンパク質や有機リン酸化合物，硫酸化合物などのアニオンが含まれる．これらのアニオンは軸索内から出ることができないため，何らかの形で膜の内側から陽イオンが失われると過剰になる．そのためこれらの非透過性陰イオンは，正電荷をもった K^+ や他の陽イオンが実質的に失われてしまったときに，線維内での陰性荷電の要因となる．

Ca^{2+}

身体中のほぼすべての細胞膜には，Na^+ ポンプと同様に Ca^{2+} ポンプが存在し，細胞の中には Ca^{2+} が Na^+ とともに（あるいは Na^+ の代わりに）活動電位の大部分を形成するものもある．Na^+ ポンプと同様，Ca^{2+} ポンプは Ca^{2+} を細胞膜の内側から外側へ（または細胞の小胞体の中へ）輸送し，およそ1万倍もの Ca^{2+} の濃度勾配を形成する．この過程により細胞内の Ca^{2+} 濃度はおよそ 10^{-7}M となり，これは細胞外の Ca^{2+} 濃度が 10^{-3}M であるのと大きく異なる．

以上に加えて，**電位依存性 Ca^{2+} チャネル**（voltage-gated calcium channels）も存在する．Ca^{2+} 濃度は，細胞外液が内液よりも1万倍以上も高いため，Ca^{2+} が細胞内へ受動的に流れ込むための拡散勾配は非常に大きい．これらのチャネルは Na^+ に弱い透過性を示すが，通常の生理条件下ではCa^{2+}に対する透過性がNa^+よりも1000倍高い．このチャネルが細胞膜の脱分極刺激に応じて開くと，Ca^{2+}は細胞内へと流れ込む．

いくつかの細胞では，電位依存性Ca^{2+}チャネルの主要な機能は活動電位の脱分極相に寄与することにある．しかし，Ca^{2+}チャネルのゲーティングはゆっくりとしており，活性化にはNa^+チャネルの10〜20倍もの時間を要する．このため，Ca^{2+}チャネルはしばしば**遅いチャネル**(slow channels)とよばれ，Na^+チャネルが**速いチャネル**(fast channels)とよばれるのと対照的である．そのため，Na^+チャネルが活動電位の開始に重要な役割を果たすのに対し，Ca^{2+}チャネルの開口はより持続的な脱分極を引き起こす．

Ca^{2+}チャネルは心筋と平滑筋の両者に豊富に存在する．事実，平滑筋の中には速いNa^+チャネルがほとんど存在しないものもある．そのため，活動電位はほとんどすべて遅いCa^{2+}チャネルの活性化によって引き起こされている．

Ca^{2+}欠乏時のNa^+チャネル透過性の増加

細胞外液のCa^{2+}濃度はまた，Na^+チャネルが活性化する電位レベルに重要な影響を及ぼす．Ca^{2+}が欠乏すると，Na^+チャネルは通常の深い陰性電位よりほんの少し膜電位が上昇するだけでも活性化(開口)するようになる．そのため神経線維はとても興奮しやすくなり，時には刺激がなくても静止状態にとどまることなく発火を繰り返す．実際，末梢神経の中にはCa^{2+}濃度が正常値からたったの50%低下するだけで自発的な発火を生じるものもあり，その場合，しばしば**筋強縮**(muscle tetany)を生じる．筋強縮は，呼吸筋の強縮のために死をもたらすこともある．

Ca^{2+}はNa^+チャネルに次のように影響を及ぼすと考えられる．Ca^{2+}はNa^+チャネル分子の外表面に結合すると考えられる．これらのCa^{2+}の正電荷が今度はNa^+チャネルタンパク質の電気的状態を変化させ，それに伴ってNa^+ゲートを開くのに必要な電位レベルも変化する．

活動電位の開始

ここまでは膜のNa^+およびK^+透過性の変化について，活動電位の形成とともに述べてきた．しかし，何がその活動電位を引き起こすのかについてはいまだ述べていない．

正のフィードバックサイクル(ホジキンサイクル)によってNa^+チャネルが開く

まず神経線維の膜が刺激されない限り，通常活動電位は生じない．しかし，もし何らかの要因により膜電位が-90 mVからゼロ方向へと最初に上昇すれば，それにより多くの電位依存性Na^+チャネルが開き始めることとなる．これはNa^+の急速な流入を生じ，さらなる膜電位上昇を生じる．するとそれがよりいっそうの電位依存性Na^+チャネルの開口をもたらし，さらに線維内へとNa^+が流れ込むこととなる．この過程は正のフィードバックサイクルであり，一度フィードバックが十分に強くなると，電位依存性Na^+チャネルが活性化する(開口する)まで続くこととなる．さらに次のコンマ数ミリ秒の間に，上昇した膜電位によってNa^+チャネルは閉じ，K^+チャネルが開くようになる．こうして活動電位はすぐに終了する．

活動電位開始の閾値

活動電位は，最初の膜電位上昇が前述の正のフィードバックを引き起こすのに十分大きくなってはじめて生じる．この膜電位上昇は線維内に入るNa^+の数が，出ていくK^+の数よりも大きくなったときに生じ，通常15〜30 mVの急激な膜電位上昇が必要である．そのため大径神経線維において一般に-90 mVから約-65 mVまで膜電位が急に上昇することで，急激に活動電位が形成される．この-65 mVの値を，刺激に対する**閾値**(threshold)とよぶ．

活動電位の伝播

ここまでは，活動電位が膜の一点において生じるものとして議論してきた．しかし，興奮膜のいずれか一点で引き起こされた活動電位は，通常，その膜の隣接部位も興奮させ，膜に沿った活動電位の伝播をもたらす．このメカニズムは**図5.11**に示している．

図5.11Aには通常の静止状態の神経線維を示しており，**図5.11B**にはその中央部で神経線維が興奮している様子，すなわち中央部で急にNa^+透過性が上昇している様子を示している．矢印は膜の脱分極部位から隣接した静止部位へ流れる電流の“局所回路”を示している．すなわち，正電荷が内側へ拡散するNa^+によって脱分極膜を通って運ばれ，軸索の芯に沿って両方向に数mm運ばれている．これらの正電荷は大径の有髄神経線維内で1〜3 mmにわたり，活動電位の閾値以上まで電位を上昇させる．そのため，これらの新たな部位のNa^+チャネルは**図5.11C**と**D**に示すように即座に開き，急速に活動電位が広がる．これらの新たな脱分極部位は，膜に沿ってさらなる電流の局所回路を形成し，より脱分極が進んでいくこととなる．このように，脱分極過程は線維の全長にわたって伝わっていく．この神経線維や筋線維に沿った脱分極過程の伝達を**神経インパルス**(nerve impulse)，あるいは**筋インパルス**(muscle impulse)とよぶ．

伝播の方向

図5.11に示したように，興奮膜は一方向にのみ伝播するのではなく，活動電位は刺激部位からあらゆる方向へと(**訳者注**：枝分かれした神経線維が細い場合には，活動電位が伝播しないこともある)，膜全体が脱分極するまで伝わっていく．

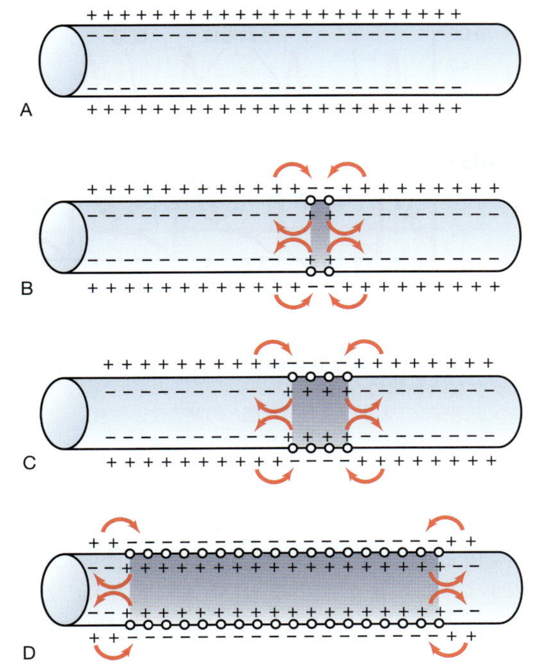

図 5.11　伝導性線維に沿った両方向への活動電位の伝播

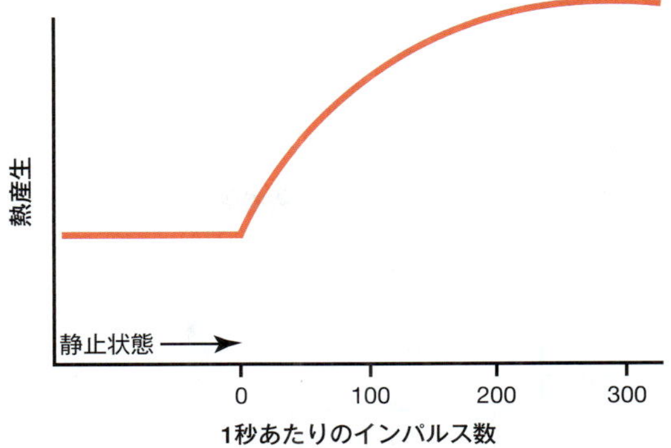

図 5.12　静止時と，徐々に刺激頻度を上げたときの神経線維における熱産生

全か無かの法則

正常な線維において，活動電位が膜のいずれかの部位でいったん誘起されると，条件さえ整っていれば脱分極は膜全体へと広がる．しかし，そうでない場合にはまったく広がることはない．この法則は**全か無かの法則**(all–or–nothing principle)とよばれ，すべての正常な興奮膜にあてはまる．場合によっては，活動電位はその到達点において，新たな膜部位を刺激するだけの電位を生じえないが，このときは脱分極が広がることはない．したがって，連続したインパルスの伝播が生じるためには，活動電位の興奮閾値に対する比がつねに1より大きくなければならない．この“1より大きい”という必要条件は，伝播のための**安全率**(safety factor)とよばれる．

活動電位終了後の Na^+ と K^+ のイオン濃度勾配の再形成：エネルギー代謝の重要性

神経線維での活動電位の伝導は，Na^+ と K^+ の膜内外の濃度差をわずかに小さくする．これは脱分極時に Na^+ が内側へ，再分極時に K^+ が外側へと拡散するためである．単発の活動電位では，その影響は測定できないほど微小である．事実，活動電位の伝導が起きなくなるほどの濃度差になるまでに，大径神経線維は10万〜5億発のインパルスを伝達することができる．とはいえ時間とともに，膜における Na^+ と K^+ の濃度差を再形成する必要性が出てくる．これは，最初の静止膜電位形成のところですでに述べたのと同じく，Na^+–K^+ ポンプによる働きによってなされる．すなわち，活動電位時に細胞内側に拡散した Na^+ および外側に拡散した K^+ は Na^+–K^+ ポンプによって元の状態へと戻ることになる．このポンプが作動するためにはエネルギーが必要であるため，この神経線維の“充電”は能動的な代謝過程であり，細胞のもつアデノシン三リン酸からのエネルギーを使用している．図 5.12 には神経線維がその充電の間に余剰な熱を産生している様子を表しており，神経インパルスの頻度が増加したときのエネルギー消費を測定している．

Na^+–K^+ ポンプの特徴は，細胞外 Na^+ が細胞膜内側に過剰に蓄積したときに，その活性が強くなることである．実際，ポンプ活性は細胞内の Na^+ 濃度の3乗におよそ比例して上昇する．内側の Na^+ 濃度が10 mEq/L から20 mEq/L に上昇すると，ポンプ活性は2倍どころか約8倍にも上昇する．以上から，Na^+・K^+ の膜内外の濃度差が失われ始めると，いつでも即座に神経線維の充電過程が始まる仕組みがあることが容易に理解できる．

活動電位においてプラトーが生じる場合

場合によっては，興奮膜が脱分極後すぐには再分極しないこともある．代わりに，電位はスパイクのピーク付近でプラトーに達してしばらくの間とどまり，その後ようやく再分極を開始する．このようなプラトーを図 5.13 に示す．プラトーにより脱分極期が長引いているのが容易にみてとれる．この種の活動電位は心筋線維においてみられ，プラトーは0.2〜0.3秒もの間続いて，同じだけの時間心筋の収縮を引き起こす．

プラトーの成因は複数からなる．1つ目の要因として，心筋においては，2種類のチャネルが脱分極過程にかかわっている．①通常の電位依存性 Na^+ チャネルであり，**速いチャネル**(fast channels)とよばれるもの，②電位依存性 Ca^{2+} チャネル(**L型 Ca^{2+} チャネル**(L–type calcium

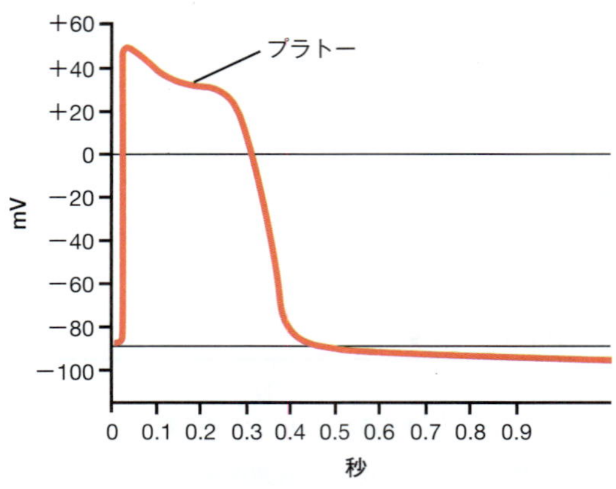

図 5.13 心臓のプルキンエ線維からの活動電位(mV)
プラトーを示している.

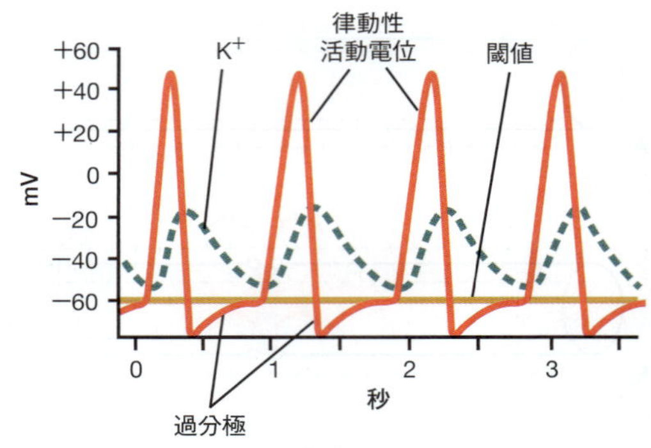

図 5.14 心臓のリズム制御中枢で記録されるものに似たリズミックな活動電位(mV)
K^+ コンダクタンスおよび過分極状態との関連性に注意.

channels))であり，開くのが遅いために**遅いチャネル**(slow channels)とよばれるもの，である．速いチャネルの開口は活動電位のスパイク部分をもたらす．一方で遅い Ca^{2+} チャネルの持続した開口は，主に線維内への Ca^{2+} 流入をもたらし，活動電位のプラトー形成に大きくかかわる．

プラトー形成に一部かかわりうる2つ目の要因として，電位依存性 K^+ チャネルが通常よりゆっくり開き，プラトー終了時までほとんど開かないでいる，ということが挙げられる．これにより，膜電位は通常の陰性電位である −80 mV から −90 mV へと遅れて戻ってくることになる．プラトーは，Ca^{2+}–Na^+ チャネルが閉じて K^+ の透過性が上昇したときに終了する．

興奮性組織において律動性が生じる場合：反復放電

反復的な自発放電は，通常心臓やほとんどの平滑筋，多くの中枢神経系ニューロンにみられる．このようなリズミカルな放電は，①心臓のリズミカルな拍動，②腸のリズミカルな蠕動運動，そして，③リズミカルな呼吸制御のような神経活動をもたらす．

加えて，その他のほとんどすべての興奮性組織も，もしその組織細胞の刺激への閾値が十分に低いレベルになったときには，発火を繰り返す．例えば，大径神経線維や骨格筋線維でさえ，通常はきわめて安定であるにもかかわらず，Na^+ チャネルを活性化する**ベラトリジン**(veratridine)という薬物を含んだ溶液に漬けたり，Ca^{2+} 濃度を膜の Na^+ 透過性が上昇する臨界値以下にまで下げたときには反復した発火を生じる．

自発的な律動性には再興奮過程が必要である

自発的な律動性が生じるためには，膜は通常の状態でも Na^+ に透過性をもち(あるいは遅い Ca^{2+}–Na^+ チャネルを介して Ca^{2+} と Na^+ に透過性をもち)，自動的に膜の脱分極が起こる状態である必要がある．図 5.14 に示すように，心臓のリズム制御中枢では“静止膜電位”が −70〜−60 mV しかなく，これは Na^+–Ca^{2+} チャネルがすべて閉じるほどには低い電位ではない．そのため，次に示すような現象が生じる．①ある程度の Na^+ と Ca^{2+} が内側へ流入する．②それにより膜電位が正の方向にシフトし，さらに膜透過性を上昇させる．③さらにより多くのイオンが流入する．④透過性がさらに上昇する，と続いていき，最終的には活動電位が発生する．そして活動電位が終了すると，膜は再分極する．数ミリ秒あるいは数秒経過した後，自発的な興奮性により再び脱分極が生じ，新たな自発的活動電位を生じる．このサイクルが繰り返し続くことで，興奮性組織における自己発生的なリズミカルな興奮が生まれる．

なぜ，心臓の制御中枢の膜は再分極してすぐに脱分極せず，次の活動電位までの間に1秒ほどの遅れが生じるのであろうか？その答えは，図 5.14 に示した“K^+ コンダクタンス”とラベルされた曲線をみることでわかる．この曲線は，おのおのの活動電位の終了直前，あるいはすぐ後に，膜が K^+ に対してより高い透過性を示すようになっていることを示している．増大した K^+ の流出により，大量の正電荷が膜の外側へと運ばれるため，そうでないときと比べ，線維内は大きく陰性になる．この状態は活動電位が終了しておよそ1秒続き，膜電位を K^+ のネルンスト電位近くへと引き下げる．この状態は**過分極**(hyperpolarization)とよばれ，図 5.14 にも示している．この状態が続く限り，自己発生的な再興奮は起きない．しかし，増大した K^+ コンダクタンス(そして過分極状態)は，図に示した通りおのおのの活動電位の終了後徐々に失われていき，膜電位は再び興奮の**閾値**(threshold)まで達するようになる．そして唐突に新たな活動電位が生じ，この過程が繰り返されていく．

神経幹における信号伝達の特性

有髄と無髄神経線維

図 5.15 には，典型的な小さな神経幹の横断図を示し

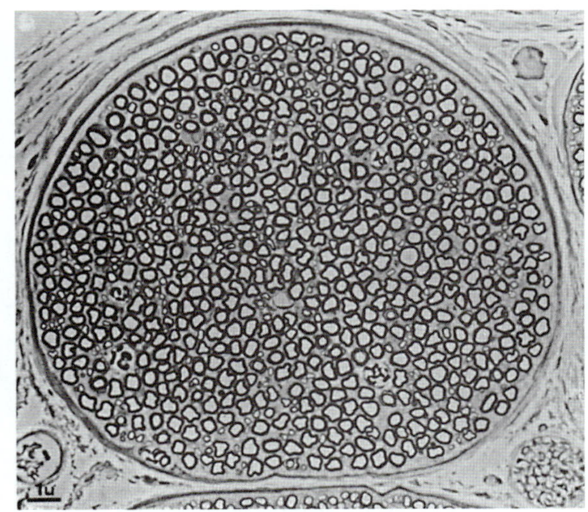

図 5.15　有髄，無髄線維の両方を含んだ小さな神経幹の横断図

ており，その横断面のほとんどを多くの大径神経線維が占めているのがわかる．しかしながら，より注意深くみてみると大径神経線維の間にもっと小さな線維が存在しているのがわかる．大径線維はミエリン化を受けており（**有髄**(myelinated)），小径線維はミエリン化を受けていない（**無髄**(unmyelinated)）．

図 5.16 には典型的な有髄線維を示している．線維の芯は**軸索**(axon)であり，この軸索の膜が実際に活動電位を伝導する．軸索は，その中心部が粘性のある細胞内溶液である**軸索原形質**(axoplasm)で満たされている．軸索の周囲には**髄鞘**(**ミエリン鞘**, myelin sheath)があり，しばしば軸索そのものより太いこともある．この髄鞘に沿って，およそ 1〜3 mm おきに**ランビエ絞輪**(node of Ranvier)とよばれる部位が存在する．

髄鞘はシュワン細胞によって軸索付近に以下のようにつくられる．シュワン細胞の膜が最初に軸索を取り巻く．次にシュワン細胞は何度も軸索の周りを回転し，**スフィンゴミエリン**(sphingomyelin)という脂質を含んだシュワン細胞膜の多重層を形成する．このスフィンゴミエリンは優れた電気絶縁体であり，膜を介したイオンの流れを約 5000 倍にも減衰させる．軸索上の連続した 2 つのシュワン細胞の間には，小さな絶縁されていない部位が 2〜3 μm だけ残っており，イオンはまだここから容易に軸索内外を通ることができる．この領域が**ランビエ絞輪**である．

有髄線維における，絞輪から絞輪への跳躍伝導

有髄神経において，イオンは太い髄鞘を通ることがほとんどできないものの，ランビエ絞輪については容易に通ることができる．そのため，活動電位は絞輪においてのみ生じる．さらに，図 5.17 に示すように，活動電位は絞輪から絞輪へと伝わっていき，これを**跳躍伝導**(saltatory conduction)とよぶ．すなわち，電流が髄鞘外側の細胞外液，および絞輪間の軸索原形質を流れ，絞輪を 1 つずつ連続的に興奮させていく．こうして，神経インパルスは線維上を飛び越えていく．これが“跳躍”という言葉の語源である．

跳躍伝導は 2 つの理由で重要である．第 1 に，脱分極過程が神経線維の軸方向に長い間隔で跳び越えて生じるおかげで，有髄線維の神経伝達速度は 5〜50 倍ほどまでに上昇する．第 2 に，跳躍伝導は絞輪のみが脱分極するため，必要なイオンの損失はおそらく 1/100 以下で済み，軸索のエネルギーを浪費せずに済む．そのため一連の神経インパルスの後，膜における Na^+ と K^+ の濃度勾

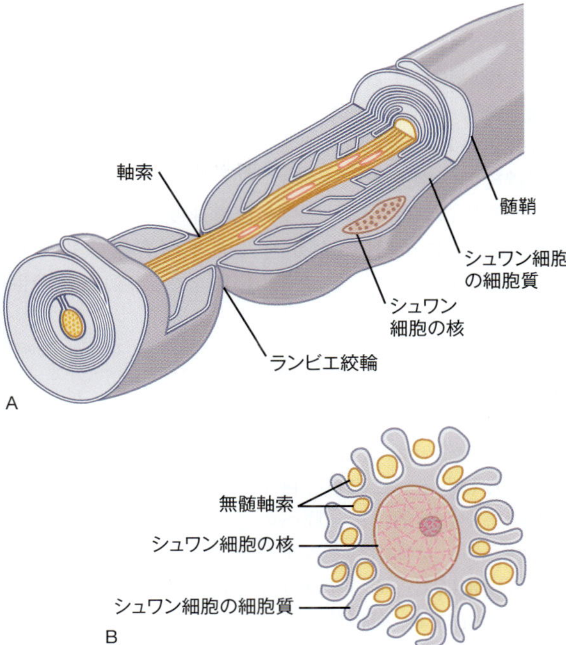

図 5.16　シュワン細胞による神経線維の絶縁機能
A：シュワン細胞膜が太い軸索に巻きつき，有髄神経線維の髄鞘を形成している．B：シュワン細胞の膜と細胞質が複数の無髄神経線維に部分的に巻きついている（横断図参照）．（A, Leeson TS, Leeson R: Histology, Philadelphia: WB Saunders, 1979 より改変）

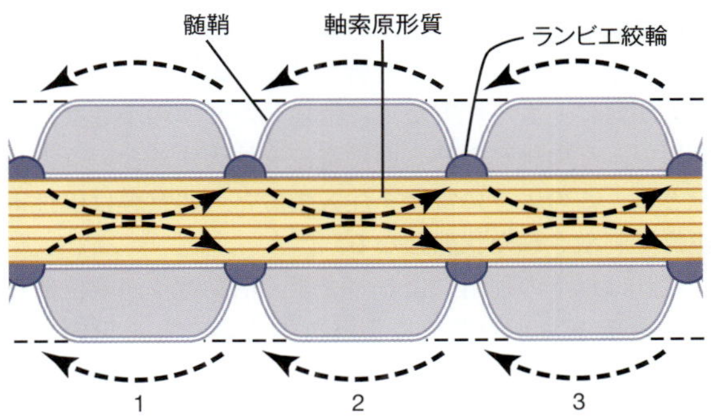

図 5.17　有髄軸索上の跳躍伝導
絞輪間を流れる電流を矢印で示している．

配を再形成するのに，エネルギー消費をほとんど必要としない．

また髄鞘膜による優れた絶縁効果と，50倍の膜容量の低下によって，ほとんど少量のイオンの移動で再分極が可能となる．

神経線維の伝導速度

神経線維における活動電位の伝導速度は，小さな無髄線維では0.25 m/秒ほどから，大きな有髄線維では100 m/秒（1秒でフットボール場以上の距離）と広範囲にわたる．

興奮－活動電位の誘起過程

基本的にどのような要因であれ，Na^+ を膜内側へ十分なだけ拡散させれば自己再生的な Na^+ チャネルの開口をもたらしうる．この自己再生的な開口は，膜への機械的な障害や化学的作用，膜への通電などによって引き起こされうる．身体のさまざまな部位では，こういったあらゆる現象によって，神経や筋の活動電位が誘起される．例えば皮膚では，機械的圧力により感覚神経終末が興奮し，脳では化学的な神経伝達物質が神経細胞から神経細胞へと情報を伝達し，心臓や腸では連続した筋細胞間で電流によって情報を伝達している．この興奮過程を理解するために，まず電気刺激が行われる原理について議論したい．

負に帯電した金属電極による神経線維の興奮

実験室では神経や筋を興奮させるために，多くの場合，片方が負に，もう片方が正に帯電した2本の小さな電極を用い，その神経や筋表面に電流を注入するという方法をとる．このように電流を注入すると，興奮膜は陰性電極側で刺激された状態となる．

これは以下の理由による．まず，活動電位が電位依存性 Na^+ チャネルの開口によって始まることを思い出してほしい．さらに，これらのチャネルは通常の静止時の膜内外の電位差が減少することによって開く．すなわち電極からの負電流が，膜外側の電位を線維内の陰性電位の値近くにまで引き下げる．これにより，膜内外の電位差が小さくなるため，Na^+ チャネルが開き，活動電位を引き起こす．逆に陽性電極では，膜の外側への陽電荷の注入により膜を介した電位差は，減少よりもむしろ大きくなる．これは過分極状態を招き，活動電位を引き起こさず，実際には線維の興奮性を抑える．

興奮の閾値と急性局所電位

弱い陰性の電流刺激では，線維を興奮させることができないかもしれない．しかしながら刺激電圧を上げていくと，どこかで興奮が生じるポイントに達する．図5.18には連続的に刺激強度を上げていった様子を示している．点Aにおける弱い刺激では膜電位が－90mVから－85 mVへと変化しているが，この変化は自己再生的な活動電位を生じるのに十分ではない．点Bでは刺激が大きくなるが，これも強度が十分でない．しかしながらこのどちらの弱い刺激も，局所的に1ミリ秒かそれ以上の膜電位変動を引き起こしている．このような局所の膜電位変化を**急性局所電位**（acute localpotentials）とよび，もしこれらが活動電位を引き起こさない場合には，**急性閾値下電位**（acute subthreshold potentials）とよぶ．

図5.18の点Cでは刺激がいっそう強くなっている．ここでなんとか局所電位が活動電位の誘起に必要なレベル，いわゆる**閾値**（threshold level）に達しているが，活動電位は短い“潜時”の後にようやく生じている．点Dでは刺激はよりいっそう強くなり，急性局所電位も強くなって，活動電位はより短い潜時で生じている．

このように，この図から弱い刺激でも膜に局所的な電位変化を生じるが，活動電位が始まるにはその局所電位が閾値レベルまで大きくなければならないことがわかる．

活動電位後の不応期では新たな刺激は誘起されない

興奮性線維において，膜が先行する活動電位によっていまだ脱分極している間は，新たな活動電位は生じない．この理由は，活動電位が始まってすぐ後は Na^+ チャネル（あるいは Ca^+ チャネルまたはその両方）が不活性化しており，この時点ではこれらのチャネルへのいかなる興奮性シグナルも不活性化ゲートを開かないためである．再び開くには膜電位が本来の静止膜電位付近に戻ってくるしかない．そして，1秒よりもはるかに短い時間が経過した後，チャネルの不活性化ゲートが開き，新たな活動電位を生じることができる．

強い刺激を与えても，2番目の活動電位を生じることのできない期間を，**絶対不応期**（absolute refractory period）とよぶ．これは太い有髄神経線維では1/2500秒ほどである．そのため，このような線維は1秒間に最大で2500発ほどのインパルスを伝達できる，ということが容易に計算できる．

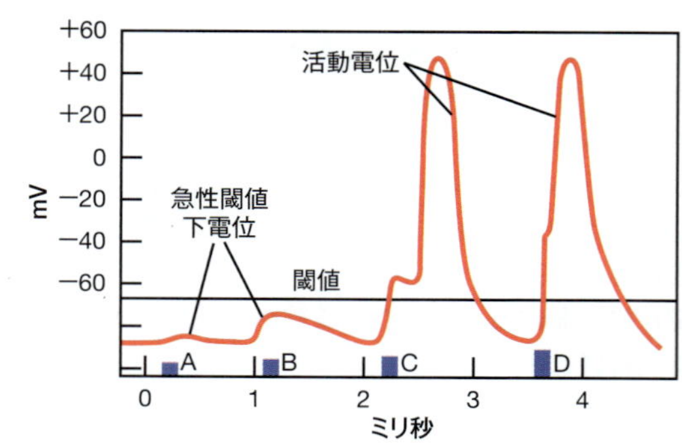

図5.18 活動電位を誘起するための漸増電圧刺激の作用
刺激が活動電位を誘起するための閾値に届いてない場合にも，急性の閾値下の電位が発生しているのがわかる．

興奮性の抑制：安定剤と局所麻酔

神経の興奮性を増大させる因子とは対照的に，興奮性を下げることのできる別の因子もあり，**膜安定化因子**(membrane-stabilizing factors)とよばれる．例えば，高い細胞外 Ca^{2+} 濃度は膜の Na^+ 透過性を下げ，同時に膜の興奮性を下げる．そのため Ca^{2+} は安定剤である．

局所麻酔

なかでも最も重要な安定剤は，局所麻酔として臨床的に使用される**プロカイン**(procaine)や**テトラカイン**(tetracaine)を含む物質である．これらの物質のほとんどは Na^+ チャネルに直接作用し，それらのゲートを非常に開きにくくし，膜の興奮性を抑えている．興奮性が非常に低くなって**活動電位強度**(action potential strength)と**興奮閾値**(excitability threshold)の比(いわゆる"安全率")が1.0を切ると，神経インパルスは麻酔された神経を通ることができなくなる．

参考文献

Alberts B, Johnson A, Lewis J, et al: Molecular Biology of the Cell, 6 th ed. New York: Garland Science, 2014.

Bean BP: The action potential in mammalian central neurons. Nat Rev Neurosci 8:451, 2007.

Biel M, Wahl-Schott C, Michalakis S, Zong X: Hyperpolarization-activated cation channels: from genes to function. Physiol Rev 89:847, 2009.

Blaesse P, Airaksinen MS, Rivera C, Kaila K: Cation-chloride cotransporters and neuronal function. Neuron 61:820, 2009.

Dai S, Hall DD, Hell JW: Supramolecular assemblies and localized regulation of voltage-gated ion channels. Physiol Rev 89:411, 2009.

Debanne D, Campanac E, Bialowas A, et al: Axon physiology. Physiol Rev 91:555, 2011.

Delmas P, Hao J, Rodat-Despoix L: Molecular mechanisms of mechanotransduction in mammalian sensory neurons. Nat Rev Neurosci 12:139, 2011.

Dib-Hajj SD, Yang Y, Black JA, Waxman SG: The Na(V)1.7 sodium channel: from molecule to man. Nat Rev Neurosci 14:49, 2013.

Hodgkin AL, Huxley AF: Quantitative description of membrane current and its application to conduction and excitation in nerve. J Physiol (Lond) 117:500, 1952.

Kandel ER, Schwartz JH, Jessell TM: Principles of Neural Science, 5 th ed. New York: McGraw-Hill, 2012.

Kleber AG, Rudy Y: Basic mechanisms of cardiac impulse propagation and associated arrhythmias. Physiol Rev 84:431, 2004.

Luján R, Maylie J, Adelman JP: New sites of action for GIRK and SK channels. Nat Rev Neurosci 10:475, 2009.

Mangoni ME, Nargeot J: Genesis and regulation of the heart automaticity. Physiol Rev 88:919, 2008.

Perez-Reyes E: Molecular physiology of low-voltage-activated T-type calcium channels. Physiol Rev 83:117, 2003.

Poliak S, Peles E: The local differentiation of myelinated axons at nodes of Ranvier. Nat Rev Neurosci 12:968, 2003.

Rasband MN: The axon initial segment and the maintenance of neuronal polarity. Nat Rev Neurosci 11:552, 2010.

Ross WN: Understanding calcium waves and sparks in central neurons. Nat Rev Neurosci 13:157, 2012.

Schafer DP, Rasband MN: Glial regulation of the axonal membrane at nodes of Ranvier. Curr Opin Neurobiol 16:508, 2006.

Vacher H, Mohapatra DP, Trimmer JS: Localization and targeting of voltage-dependent ion channels in mammalian central neurons. Physiol Rev 88:1407, 2008.

第6章

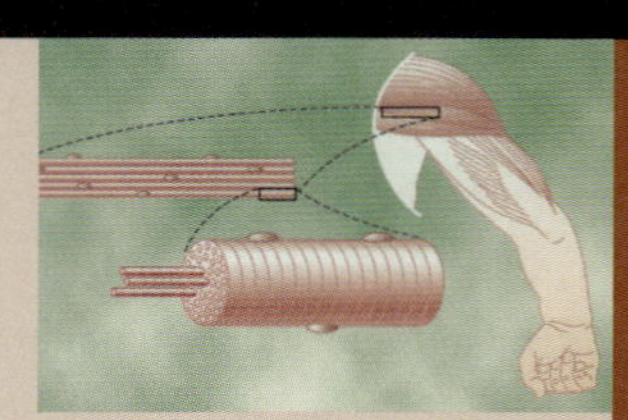

骨格筋の収縮

身体のうち約40％を骨格筋が占めており，さらに10％を平滑筋と心筋が占めている．筋収縮の基本的原理のいくつかは，これらのすべてのタイプの筋にあてはまる．本章では，主に骨格筋の機能について述べ，平滑筋特有の機能については第8章で，また心筋については第9章で議論する．

骨格筋の生理解剖学

筋線維

図6.1に骨格筋の構造を示す．骨格筋は，直径10～80µmの**筋線維**(skeletal muscle fiber)で構成されている．個々の筋線維は，図に示すように，より小さな構成要素による階層構造からなっており，それらの構成要素については後述する．

ほとんどの骨格筋では，個々の筋線維の長さは筋の全長にわたっている．2％程度の例外はあるが，個々の筋線維では，1個の運動神経が，線維の中央部付近にある1ヵ所の神経終末で接合する．

筋鞘は筋線維を包む薄い膜である

筋鞘(sarcolemma)は**形質膜**(plasma membrane)とよばれる細胞膜からできており，その外表面は，多数の細い**コラーゲン原線維**(collagen fibrils)を含む多糖類の薄い層で覆われている．筋線維の両端では，筋鞘は**腱線維**(tendon fiber)と融合している．腱線維は束になって**腱**(muscle tendon)を形成し，筋を骨とつないでいる．

筋原線維はアクチンフィラメントとミオシンフィラメントからなる

個々の筋線維は，数百～数千本の**筋原線維**(myofibrils)を含んでおり，その様子を図6.1Cに横断像で示す．個々の筋原線維(図6.1D，E)は，互いに隣接して走行する，約1500本の**ミオシンフィラメント**(myosin filament)と，約3000本の**アクチンフィラメント**(actin filament)からなる．これらは巨大なタンパク質の重合体であり，筋収縮を引き起こす本体である．これらのフィラメントの配列を，電子顕微鏡の縦断像(図6.2)および模式図で示す(図6.1E～L)．図中で太く示されているのはミオシンフィラメント，細く示されているのはアクチンフィラメントである．

図6.1Eからわかるように，太いフィラメントと細いフィラメントが部分的に入れ違いになって重なり合っており，これにより図6.2に示すような明暗の交互の帯が筋線維上に生じる．明るい帯はアクチンフィラメントのみを含み，偏光に対して**光学的等方性**(isotropic)を示すことから**I帯**(I bands)とよばれる．暗い帯は，ミオシンフィラメントおよびそれと重なり合っている部分のアクチンフィラメントを含み，偏光に対して**異方性**(anisotropic)を示すことから**A帯**(A bands)とよばれる．図6.1E，Lでは，ミオシンフィラメントの両側から出ている微小な突起に注目する必要がある．この突起は**クロスブリッジ**(cross-bridges)とよばれる．筋収縮を引き起こすのは，これらのクロスブリッジとアクチンフィラメントの相互作用である．

図6.1Eでは，アクチンフィラメントの片端が**Z盤**(Z disk)(**訳者注**：Z膜，Z帯，Z線などとよぶこともある．ただし，本章では以降Z盤と表記する)に結合していることもわかる．Z盤からは，アクチンフィラメントは左右両方向に伸び，ミオシンフィラメントの間に入り込む．Z盤はアクチン，ミオシンとは異なる線維状のタンパク質からできており，筋原線維中を横断方向に広がるだけでなく，筋原線維と筋原線維の間でも横断方向に広がり，筋線維内で筋原線維同士をつなげる役割も果たす．こうして，個々の筋原線維が明暗の帯を示すのと同様に，筋線維全体が明暗の帯を示すわけである．これらの帯によって，骨格筋や心筋は縞模様の外観(**訳者注**：横紋構造)を示す．

筋原線維内で(または筋線維内で)隣接する2つのZ盤で挟まれた部分を**筋節**(サルコメア，sarcomere)とよぶ．筋線維が短縮した長さのときには，図6.5下段に示すように，筋節の長さは約2µmである．この長さでは，アクチンフィラメントはその全長で完全にミオシンフィラメントとオーバーラップしており，また片側のアクチンフィラメントの先端は，反対側のアクチンフィラメントの先端とちょうどオーバーラップし始める位置になる．後述するように(**訳者注**：筋の収縮力は筋の長さに依存する)，筋はこの長さで最大の収縮力を発揮できる．

フィラメント状のタイチン分子がミオシンフィラメントとアクチンフィラメントを適切な位置に保つ

ミオシンフィラメントとアクチンフィラメントの整列

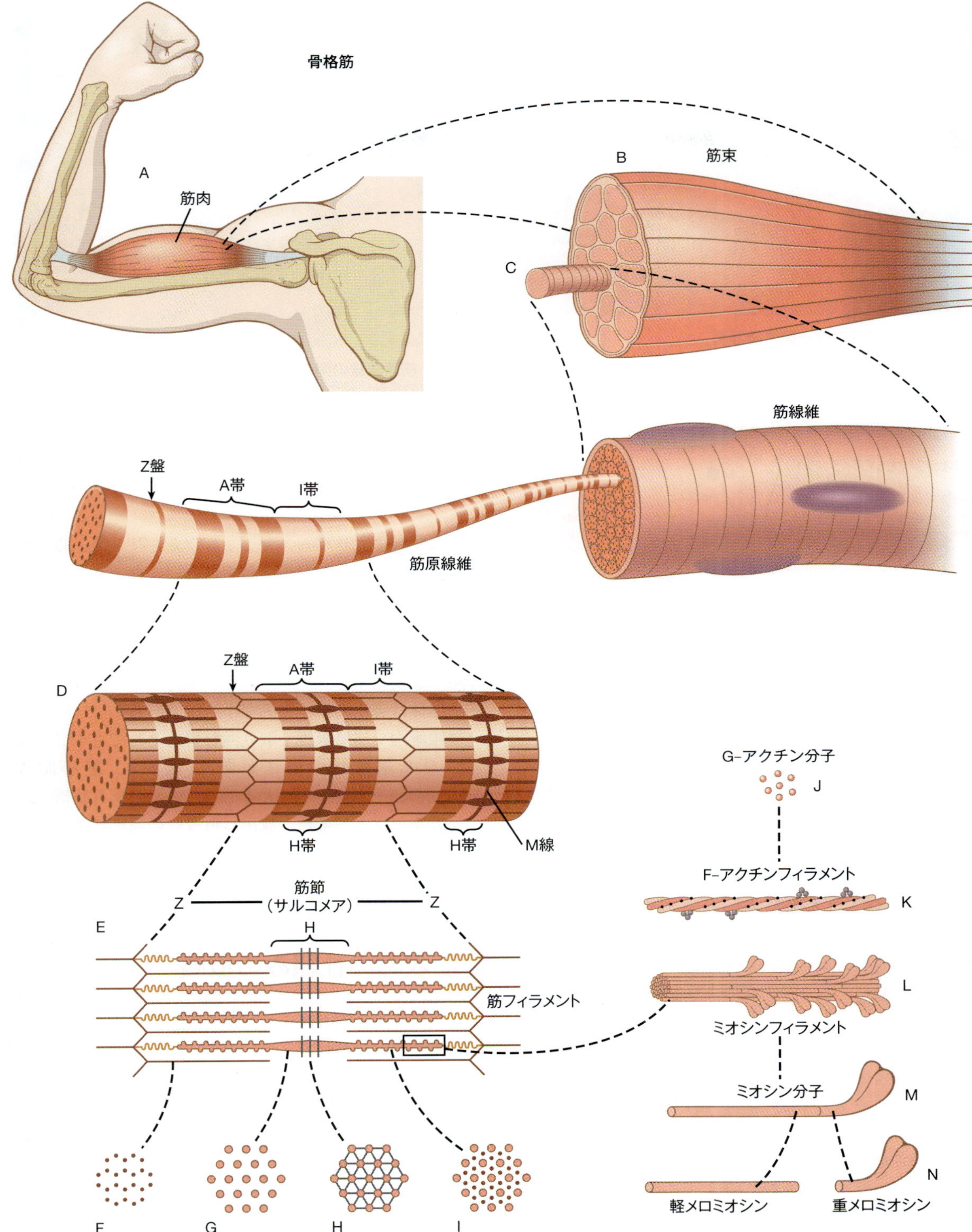

図 6.1 骨格筋の構成：巨視的レベルから分子レベルまで
F，G，H，I はそれぞれの部分での横断像を示す．

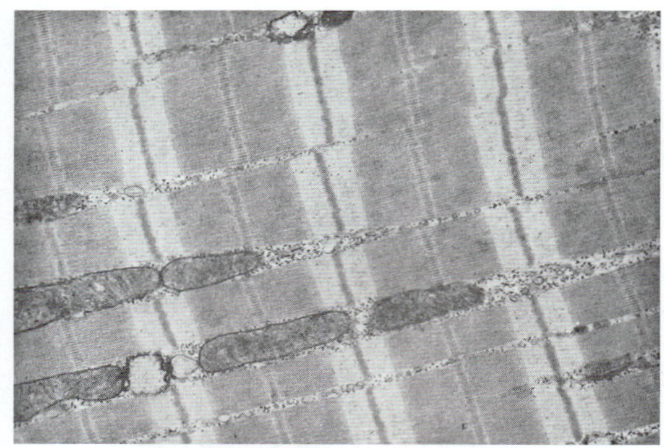

図 6.2 筋原線維の電子顕微鏡写真
アクチンフィラメントとミオシンフィラメントの配列の仕方がよくわかる．筋原線維の間にミトコンドリアが入り込んでいる点に注意．（Fawcett DW. The Cell. Philadelphia: WB Saunders, 1981 より）

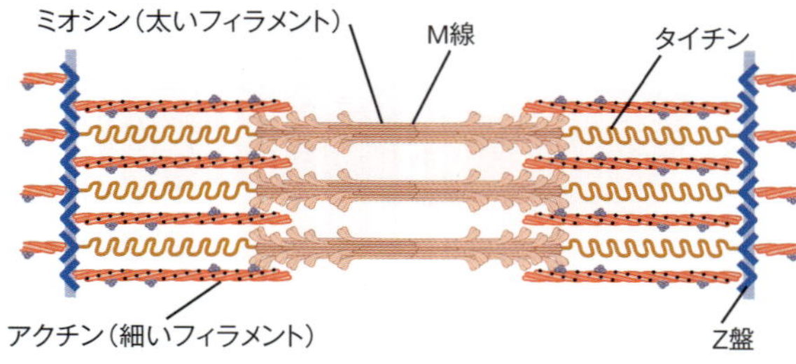

図 6.3 筋節（サルコメア）内のタンパク質の構成
それぞれのタイチン分子はZ盤からM線に向かって伸びている．タイチン分子の一部はミオシンの太いフィラメントにぴったりと沿うように走行しているが，それ以外の部分はスプリングのような性質をもち，サルコメアが収縮したり弛緩したりするときに長さが変わる．

した配置は，タイチンというフィラメント状のタンパク質分子によって維持されている（図 6.3）．**タイチン分子**（titin）（**訳者注：コネクチン**（connenctin）ともよぶ）単量体の分子量は約300万であり，生体内で最大のタンパク質の1つといえる．また，フィラメント状のタンパク質であるために，スプリングのような性質をもつ．タイチン分子はスプリングのようにフレームワークとして機能し，ミオシンフィラメントとアクチンフィラメントを適切な位置に保つことによって，筋節の収縮装置を正常に働かせる．タイチン分子の片端はZ盤に結合し，スプリングとして機能して，筋節が収縮したり弛緩したりすると長さを変える．反対側の部分は，タイチン分子とミオシンフィラメントをひものようにつないでいる．タイチン分子はまた，筋節内で収縮フィラメント，特にミオシンフィラメントが最初に形成される際の鋳型としても機能するようである．

筋形質は筋原線維の間の細胞内液である

筋線維内では，多数の筋原線維が長軸方向に整列して浮かんでいる．筋原線維の間の空間は，**筋形質**（sarcoplasm）とよばれる細胞内液で満たされており，筋

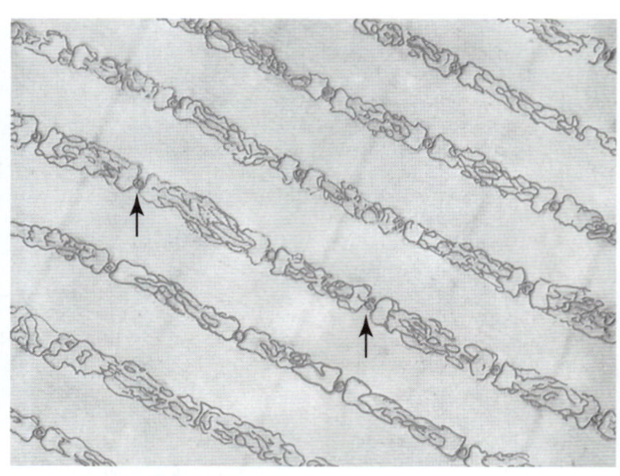

図 6.4 筋原線維の間の筋小胞体
筋原線維の長軸に沿って配列している様子がわかる．矢印はT-小管の横断面を示す．T-小管は細胞膜の外側までつながっており，電気的信号を細胞表層から筋線維の中心部にまで伝える役割を果たす．（Fawcett DW: The Cell. Philadelphia: WB Saunders, 1981 より）

形質は多量のカリウム，マグネシウム，リン酸，複合タンパクで構成される酵素などを含む．また，きわめて多数の**ミトコンドリア**（mitochondria）が筋原線維に平行に並んでいる．これらのミトコンドリアは，アデノシン三リン酸（ATP）を生成し，収縮中の筋原線維に多量のエネルギーを供給する．

筋小胞体は骨格筋に特異的な小胞体である

筋線維内で筋原線維を取り囲む構造としてさらに，長く伸びた網目状の構造があり（図 6.4），**筋小胞体**（sarcoplasmic reticulum）とよばれる．この網目状構造には，カルシウムの蓄積，放出，再吸収の調節にきわめて重要な特別の仕組みがある．したがって第7章で述べるように筋収縮にとっても，きわめて重要である．収縮速度の速い筋線維は，特に発達した筋小胞体をもつ．

筋収縮の仕組みの概略

筋収縮は，以下のステップが順次進行することによって開始され実行される．

①活動電位が運動神経上を伝導し，筋線維上の終末部に達する．

②神経終末は微量の神経伝達物質**アセチルコリン**（acetylcholine）を分泌する．

③アセチルコリンは筋線維上の特定の領域の細胞膜に働き，膜上にある“アセチルコリン作動性”陽イオンチャネルを開口させる．

④“アセチルコリン作動性”陽イオンチャネルが開口すると，多量のNa^+が細胞内に拡散できるようになる．これにより局所的な脱分極が起こり，引き続いて電位依存性Na^+チャネルが開口することで，細胞膜上に活動電位が生じる．

⑤活動電位は神経線維の膜上を伝導するのと同様に，筋線維膜上を伝導する．

⑥活動電位は筋線維膜を脱分極させ，その大部分は筋線維の内部に向かって伝導する．筋線維の内部でこの脱分極が筋小胞体に作用し，筋小胞体内に蓄えられていた多量の Ca^{2+} を細胞質に放出させる．

⑦ Ca^{2+} はアクチンフィラメントとミオシンフィラメントの間での力発生を開始し，互いに滑り合う運動を引き起こす．これが収縮過程である．

⑧放出された Ca^{2+} は，Ca^{2+} ポンプによって 1 秒以内に筋小胞体内に回収され，新たな活動電位が到来するまで筋小胞体内にとどまる．このように，筋原線維から Ca^{2+} を除去することで，筋収縮は停止する．

次に，筋収縮を担う分子機構について述べる．

筋収縮の分子機構

筋収縮は滑り機構によって起こる

図 6.5 に筋収縮の基本的メカニズムを示す．図の上段は弛緩した状態の筋節，下段は収縮した状態の筋節を示している．弛緩した状態では，両側の 2 つの Z 盤からそれぞれ伸びているアクチンフィラメント同士はほとんどオーバーラップしていない．一方，収縮した状態では，これらのアクチンフィラメントはミオシンフィラメントの間に引き込まれ，両端同士が最大限にオーバーラップしている．また，Z 盤もアクチンフィラメントに引っ張られて，ミオシンフィラメントの両端にまで到達している．このようにして，筋収縮はフィラメント同士の**滑り機構**(sliding filament mechanism)によって起こる．

しかし，何がアクチンフィラメントをミオシンフィラメントの間に滑り込ませるのであろうか？　ミオシンフィラメントから突起しているクロスブリッジとアクチンフィラメントの相互作用によって力が発生し，その力によってこの滑り運動が生じる．静止条件ではこの力は発生しないが，活動電位が筋線維上を伝搬すると，筋小胞体から筋原線維の周囲へと急速に多量の Ca^{2+} が放出される．この Ca^{2+} が，ミオシンフィラメントとアクチンフィラメントの間の力発生を活性化し，筋収縮が開始する．しかし，収縮過程が進行するにはエネルギーが必要である．このエネルギーは，ATP分子内の高エネルギー結合によって供給される．すなわち ATP がアデノシン二リン酸(ADP)に分解されることでエネルギーが遊離される．後続の節で，これらの収縮の分子過程について詳述する．

収縮フィラメントの分子的特性

ミオシンフィラメントは複数のミオシン分子からなる

単体のミオシン分子は，図 6.6A に示すような形状をしており，その分子量は約 48 万である．図 6.6B に，多くのミオシン分子が会合してミオシンフィラメントを構成している様子と，そのフィラメントの片側が，左右の Z 盤から伸びている 2 本のアクチンフィラメントと相互作用する様子を示す．

ミオシン分子は 6 本のポリペプチド鎖からなる．それぞれ分子量約 20 万の 2 本の**重鎖**(heavy chains)と，それぞれ分子量約 2 万の 4 本の軽鎖(図 6.6A)である．2 本の重鎖は，互いに 2 重らせんを形成するように結合し，ミオシン分子の**尾部**(tail)とよばれる構造を形成する．それぞれの重鎖の片端は，折りたたまれて球状のポリペプチド構造をとり**ミオシン頭部**(myosin head)とよばれる．このようにミオシン分子は，2 重らせん構造の片端に 2 個

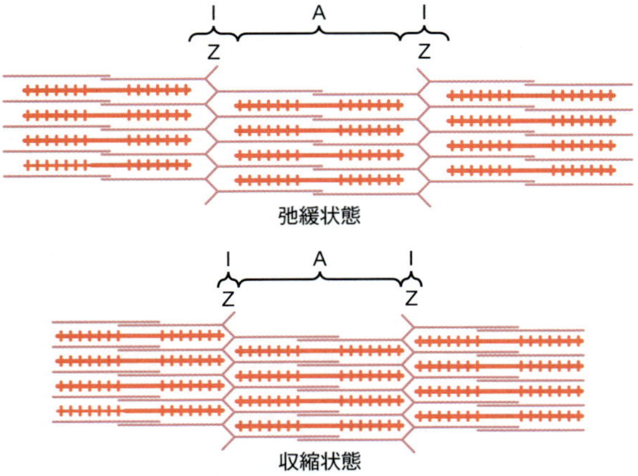

図 6.5　弛緩状態(上段)と収縮状態(下段)の筋原線維
アクチンフィラメント(ピンク)がミオシンフィラメント(赤)の隙間に滑り込むことによって，Z 盤がサルコメアの中央部に引き込まれる．

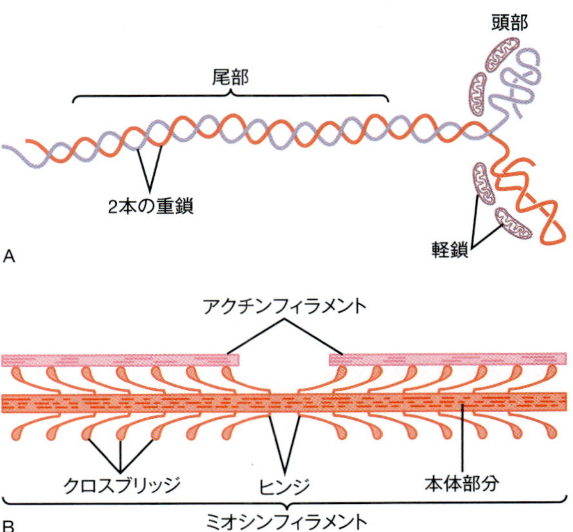

図 6.6　ミオシン分子(A)と多くのミオシン分子が集合してミオシンフィラメントを形成(B)
ミオシンクロスブリッジの頭部とアクチンフィラメントが相互作用する様子も示す．

の頭部がついた構造をもち，頭部は自由に動くことができる．4本の軽鎖もミオシン頭部の構成要素であり，それぞれの頭部に2本ずつ結合している．これらの軽鎖は，筋収縮中のミオシン頭部の機能を調節する役割をもつ．

ミオシンフィラメントは200以上のミオシン分子からできている．1本のミオシンフィラメントの中央部を図6.6Bに示す．ミオシン分子の尾部同士が束になってフィラメントの本体をつくり，多数のミオシン頭部がそこから側面に向かって突出している．図に示すように，ミオシン分子の本体の一部も，頭部とともにフィラメントから突出していて，頭部とフィラメントをつなぐ**アーム**(arm)として働く．フィラメントから突出したアームと頭部を合わせて**クロスブリッジ**(cross-bridge)とよぶ．個々のクロスブリッジは，**ヒンジ**(hinge)とよばれる部分で折れ曲がることができる．ヒンジは，アームがフィラメントの本体と離れる部分と，頭部がアームに接続する部分の2ヵ所にある．この両端にヒンジをもつアームによって，ミオシン頭部はフィラメント本体から遠く離れたところまで突出したり，フィラメント本体の表面に近接したりできる．片側にヒンジをもつミオシン頭部のほうは，次節で述べるように，収縮過程そのものに働く．

それぞれのミオシンフィラメントの長さは一定で，ほぼ1.6 μmである．しかし，フィラメントの中央部の約0.2 μmにわたる領域にはクロスブリッジがなく，これは個々のミオシン分子のヒンジをもつアームがフィラメントの中央部から先端の方向へと伸びる方向に配列しているからである．

最後に，ミオシンフィラメントの上では，個々のクロスブリッジが1つ前のクロスブリッジから軸回りに120度ずつ回転するように“捻れた”配列をとっていることが重要である．このように配列することによって，フィラメントの回りのあらゆる方向にクロスブリッジが突起していることになる．

ミオシン頭部のATPase活性

筋収縮において不可欠なミオシン頭部の特性の1つは，アデノシン三リン酸分解酵素(ATPase)として働くことである．後述するように，この酵素活性によってミオシン頭部はATPを分解し，その高エネルギーリン酸結合のエネルギーを収縮過程に必要なエネルギーとして利用することが可能である．

アクチンフィラメントはアクチン，トロポミオシン，トロポニンからできている

アクチンフィラメントの芯は，F-アクチン分子の2重らせんからなっており，図6.7では2本の薄い色で示す鎖状構造である．2本の鎖は，ミオシンフィラメント上のミオシン分子と同様に，2重らせんを形成している．

F-アクチン2重らせんの1本鎖は，分子量約42000の球状をしたG-アクチン分子が重合してできたものである．それぞれのG-アクチン分子にはADPが1分子結合している．このADP結合部位は，アクチン側の活性部位

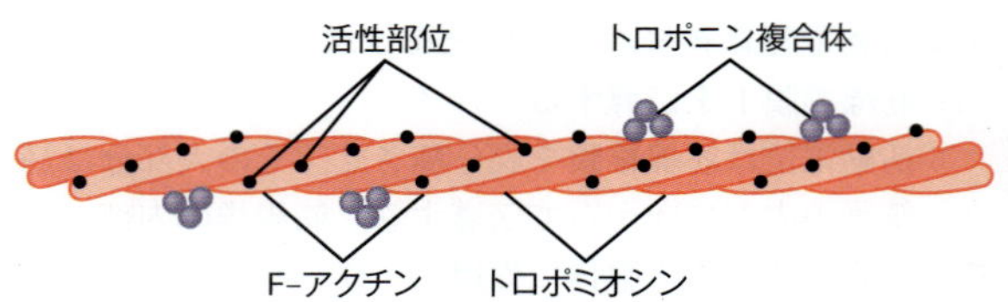

図6.7　アクチンフィラメントは，F-アクチン分子の2本のらせん鎖とトロポミオシン分子による2本のらせん鎖からできている
トロポミオシンのらせんは，アクチンのらせんの溝にぴったりとはまっている．トロポミオシン分子の一端には，収縮の開始にかかわるトロポニン複合体が結合している．

であり，この部位がミオシンフィラメント上のクロスブリッジと相互作用することで筋収縮が起こると考えられている．F-アクチン2重らせん上の活性部位は，らせん上に一定間隔で点在するため，フィラメント全長でみると，27 nmおきに1個の活性部位が存在することになる．

それぞれのアクチンフィラメントの長さは約1 μmである．図6.5に示すように，アクチンフィラメントの基部は**Z盤**に強く結合しており，末端部はZ盤の両方向に向かって伸びていて，ミオシン分子の間の空間に位置している．

トロポミオシン分子

アクチンフィラメントには，トロポミオシンという別のタンパク質もある．トロポミオシン分子は，分子量7万，長さ40 nmのひも状のタンパク質である．トロポミオシン分子は，F-アクチンのらせんに沿って配列している(**訳者注**：図6.7中の色の濃い鎖)．静止状態では，このトロポミオシン分子がアクチン鎖上の活性部位の真上に位置しているため，アクチンとミオシンの間の相互作用が阻害されて筋収縮が起こらない．

トロポニンと筋収縮におけるその役割

トロポミオシン分子の一部分には，トロポニンというさらに別のタンパク質が結合している．トロポニン分子は，実際には3つのサブユニットからできており，それぞれのサブユニットは筋収縮の調節においてそれぞれ個別の役割を果たす．1つのサブユニット(トロポニンI)はアクチンに対して，別のサブユニット(トロポニンT)はトロポミオシンに対して，さらに3つめのサブユニット(トロポニンC)はCa^{2+}に対してそれぞれ強い親和性をもつ．したがって，このトロポニン複合体が，結果的にトロポミオシンをアクチンに結合させていると考えられる．次節で述べるように，トロポニンとCa^{2+}の強い親和性が，筋収縮過程を開始させるための要因となっている．

ミオシンフィラメント，アクチンフィラメント，Ca^{2+}の相互作用によって筋収縮が起こる

トロポニン-トロポミオシン複合体によるアクチンフィラメントの活性化阻害

トロポニン-トロポミオシン複合体がない純粋なアク

チンフィラメントは，ミオシン分子の頭部と即座に強く結合する(ただし，Mg^{2+} と ATP の存在下)．しかし，トロポニン－トロポミオシン複合体をアクチンフィラメントに加えると，ミオシンとアクチンの結合は起こらなくなる．このことから，弛緩状態の筋肉では，アクチンフィラメント上の活性部位が，トロポニン－トロポミオシン複合体によって物理的に覆われたり，阻害されたりしていると考えられる．その結果，活性部位はミオシンと結合することができず，収縮も起こらない．筋収縮を開始するには，まずトロポニン－トロポミオシン複合体によるこの阻害作用が阻害される必要がある．

Ca^{2+} によるアクチンフィラメントの活性化

多量の Ca^{2+} の存在下では，アクチンフィラメント上のトロポニン－トロポミオシン複合体による阻害作用が阻害される．このメカニズムはまだ不明であるが，次のような仕組みが示唆されている．Ca^{2+} がトロポニン C に結合すると(1分子のトロポニン C には最大 4分子の Ca^{2+} が結合する)，トロポニン複合体の立体構造が変化し，トロポミオシン分子を 2 本のアクチン鎖の溝の奥に向かって引き込むように動かす．その結果，トロポミオシンによってカバーされていたアクチンの活性部位が露出し，ミオシンクロスブリッジと結合することで収縮が進行する．このメカニズムはまだ仮説であるが(**訳者注**：トロポニン－トロポミオシン複合体による構造的阻害によって筋収縮が調節されることから，“Steric block 仮説” とよばれる)，トロポニン－トロポミオシン複合体とアクチンの関係が Ca^{2+} によって変化し，筋収縮につながる新たな活性化状態になると考える点で重要である．

活性化されたアクチンフィラメントとミオシンクロスブリッジの相互作用：筋収縮の歩み説

アクチンフィラメントが Ca^{2+} で活性化されると，ただちにミオシンフィラメントのクロスブリッジがアクチンフィラメントの活性部位に結合し，収縮が起こる．クロスブリッジとアクチンの相互作用がどのようにして筋収縮を起こすのかについてはすべて解明されているわけではないが，多くの実験的根拠を伴う仮説として，**歩み説**(walking along theory) または **ラチェット説**(ratchet theory)が挙げられる．

図 6.8 に，クロスブリッジがどのようにしてアクチンフィラメントの上を歩くように動くと考えられているかを示す．この図では，2 個のクロスブリッジ頭部がそれぞれアクチンフィラメント上の活性部位に結合している場合と，活性部位から解離している場合を示している．頭部が活性部位に結合すると，この結合によってクロスブリッジ頭部とアームの間の分子内力が著しく変化する．こうして新たに発生した分子内力によって頭部はアーム側に傾き，アクチンフィラメントをアーム側の方向に引き寄せる．この頭部が傾く運動を**パワーストローク**(power stroke)とよぶ．パワーストロークが終了すると，ただちに頭部は活性部位から解離し，傾斜する前の最初の状態に戻る．ここでアクチンフィラメント上の別の活性部位に結合し，パワーストロークを生じて再びアクチンフィラメントを引き寄せる．このように，クロスブリッジ頭部が前後に屈曲を繰り返しながらアクチンフィラメント上をステップ状に歩くように運動することによって，左右両側のアクチンフィラメントをミオシンフィラメントの中央部に向かって引き寄せる．

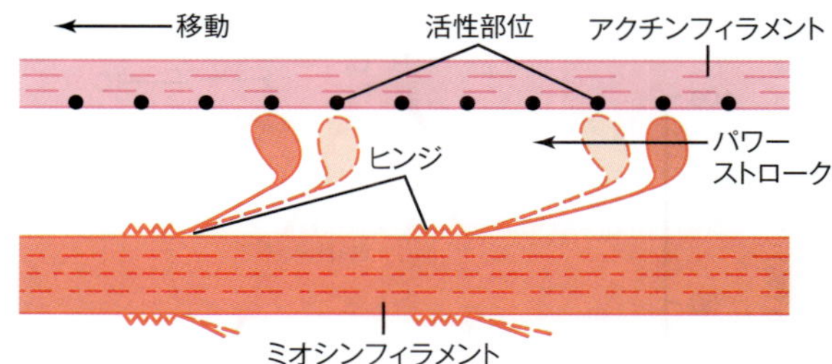

図 6.8　筋収縮の歩みメカニズム

個々のクロスブリッジは独立して働き，それぞれの結合・解離のサイクルを繰り返すと考えられている．したがって，ある瞬間に結合しているクロスブリッジの数が多いほど，大きな収縮力が発生することになる．

収縮のエネルギー源としての ATP：ミオシン頭部の動きに伴う化学的変化

筋が収縮すると仕事がなされるので，そのためのエネルギーが必要となる．収縮過程では多量の ATP が ADP に分解され，筋のなす仕事の量が多いほど，分解される ATP の量も多くなる．これを**フェン効果**(Fenn effect)という．次の化学的過程が順に進むことで，このように筋のなす仕事に応じた ATP の分解が起こると考えられる．

①収縮が開始する前に，クロスブリッジ頭部は ATP を結合する．頭部は ATPase 活性をもっているので，ATP を速やかに分解するが，分解産物である ADP とリン酸イオンは結合したままである．この状態では，頭部はアクチンフィラメントに向かって垂直に伸びた構造をとっていて，アクチンフィラメントには結合していない．

②トロポニン－トロポミオシン複合体に Ca^{2+} が結合すると，アクチンフィラメント上の活性部位が露出し，この部位にミオシン頭部が結合する(図 6.8)．

③クロスブリッジ頭部とアクチンフィラメント上の活性部位との結合は，頭部の 3 次元構造の変化を引き起こす．すなわち，頭部がクロスブリッジのアーム側に傾くパワーストロークが生じ，アクチンフィラメントを同じ方向に引き込む．パワーストロークを生じさせるためのエネルギーは，すでに ATP が分解されたときに生じた頭部の構造変化に伴って，“引き伸ばされたバネ” のような状態で蓄えられているエネルギーである．

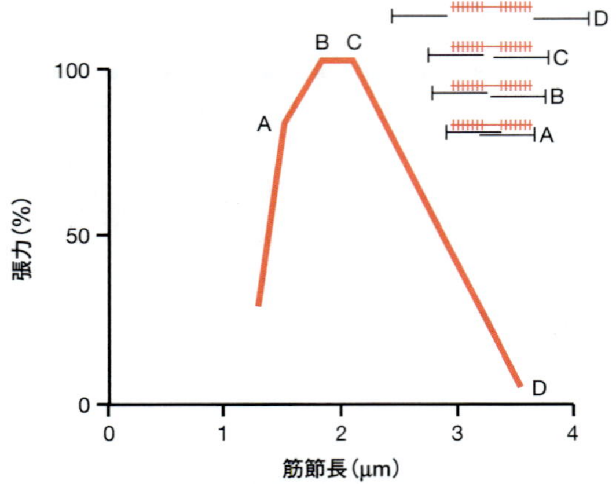

図 6.9　収縮中のサルコメアの長さと張力の関係
最大張力はサルコメア長が 2.0〜2.2 μm のときに発生する．右上にグラフ上の A〜D に対応するサルコメア長におけるアクチンフィラメントとミオシンフィラメントの相対位置を示す．（Gordon AM, Huxley AF, Julian FJ: The length-tension diagram of single vertebrate striated muscle fibers. J Physiol 171:28P, 1964 より改変）

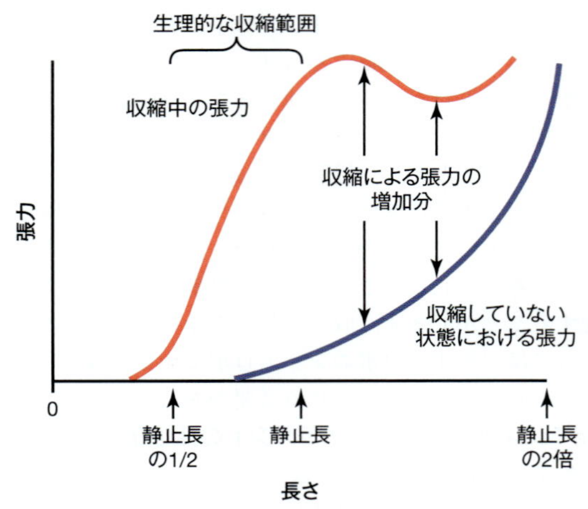

図 6.10　収縮前と収縮中における筋長と張力の関係

④クロスブリッジ頭部が傾くと，頭部に結合していた ADP とリン酸イオンの放出が起こる．ADP が結合していた部分には，新たに ATP が結合する．この部分に ATP が結合すると，頭部はアクチンフィラメントから解離する．

⑤頭部がアクチンから解離すると，新たに結合した ATP は分解され，パワーストロークへと向かう次のサイクルへと進む．ここで，ATP の分解で得られたエネルギーにより頭部はフィラメントに対して垂直な構造となり，次のパワーストロークのためにエネルギーを蓄積した状態となる．

⑥この状態の頭部（ATP の分解によるエネルギーを蓄積した状態）がアクチンフィラメント上の次の活性部位に結合すると，バネの留め金が外れるように，再びパワーストロークに移行する．

このプロセスは，Z 盤がミオシンフィラメントの端に衝突するか，あるいは筋にかかる負荷が大きくなってアクチンフィラメントの引き込み運動が起こらなくなるまで繰り返される．

アクチンフィラメントとミオシンフィラメントのオーバーラップの量が収縮張力を決定する

図 6.9 は，サルコメア長およびアクチンフィラメントとミオシンフィラメントのオーバーラップの量が筋線維の収縮張力に及ぼす効果を示している．右上に異なるサルコメア長における両フィラメントのオーバーラップの違いを示す．グラフ上の D のポイントでは，アクチンフィラメントが完全にミオシンフィラメントから引き離されてしまっているので，オーバーラップがなくなっている．このポイントでは，収縮張力はゼロである．ここから，サルコメアを短縮させ，アクチンフィラメントがミオシンフィラメントとオーバーラップするようにすると，張力はサルコメアの短縮に伴って徐々に増加し，その増加はサルコメア長が約 2.2 μm のところまで続く．このポイントでは，アクチンフィラメントはすでにミオシンフィラメント上のすべてのクロスブリッジ領域とオーバーラップしているが，その先端はまだミオシンフィラメントの中央部に達していない．さらに短縮すると，サルコメアは B のポイントに来るまで最大張力を維持し，このポイントはサルコメア長約 2 μm に相当する．このポイントでは，アクチン–ミオシン間のオーバーラップだけでなく，両側のアクチンフィラメント同士の間にオーバーラップが生じる．サルコメア長が 2 μm から約 1.65 μm まで短縮すると，図中 A のポイントで張力は急激に減少する．このポイントでは，サルコメアの両端の Z 盤がミオシンフィラメントの両端に接している．ここでさらに短いサルコメア長に向かって収縮が進行すると，ミオシンフィラメントの両端が折れ曲がってしまい，収縮張力は一気にゼロに向かって減少する．

筋組織において筋長が収縮張力に及ぼす効果

図 6.10 の上の曲線は**図 6.9** に示すものと同様の長さと収縮張力の関係であるが，ここでは単一の筋線維ではなく，生きた全筋組織における関係を示している．全筋組織には多量の結合組織が含まれ，さらに筋中のさまざまな部分のサルコメアがつねに同じように収縮するわけではない．したがって，全筋組織の曲線は個々の筋線維の曲線とはやや異なった形になるが，図中に示すように，通常の**収縮作動域**（normal range of contraction）においては，両者は同様の特性（グラフの傾き）をもつといえる．

図 6.10 に示すように，筋が通常の**静止長**（resting length），すなわちサルコメア長が約 2 μm のときにほぼ最大の収縮張力が発揮される．しかしながら，収縮自体による張力の増加分を意味する**能動的張力**（active tension）は，この静止長を超えて（すなわち 2.2 μm を超

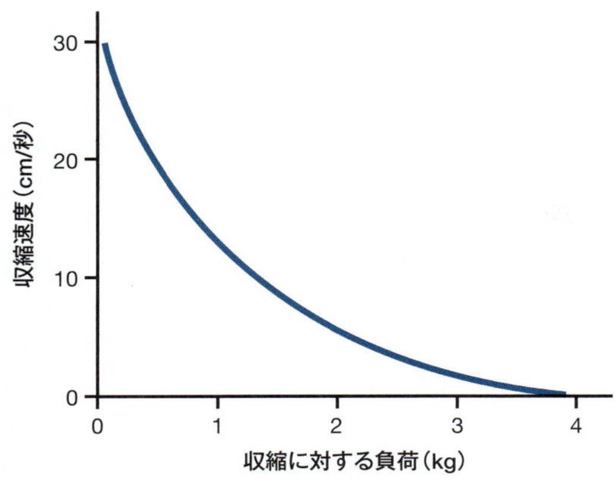

図 6.11　骨格筋における負荷と収縮速度(短縮速度)の関係
ここでは横断面積 1 cm², 長さ 8cm の筋を想定している.

えるサルコメア長以上に)筋を伸張すると減少する(**訳者注**：静止状態の筋を伸張したときに発生する張力を受動的張力という. 能動的張力は, 全発揮張力から受動的張力(**図 6.10** では“収縮前の張力”)を差し引いたものになる). このことは, 図中の矢印の長さが通常の静止長を超えた長さで短くなっていることから示される.

負荷に対する筋収縮速度の関係

筋は負荷のない状態では素早く収縮し, 平均的な筋では約 0.1 秒で最小の長さまで収縮しきってしまう. 筋に荷重負荷をかけた場合には, **図 6.11** に示すように, 負荷の増大とともに収縮速度は低下していく. さらに, 負荷が筋の発生できる最大張力に等しくなると, 収縮速度はゼロとなり, 筋線維の活動は続いているが, 筋の短縮は起こらなくなる.

負荷の増大とともに収縮速度が低下するのは, 収縮中の筋に作用している負荷が筋の収縮力と大きさが同じで向きが反対の力を生じるからである. したがって, 筋の短縮速度を生み出すためのネットの力は, 負荷の増大とともに減少すると考えられる(**訳者注**：本書では筋の**収縮速度**(velocity of contraction)としているが, 収縮張力が立ち上がる速度も収縮速度とよばれる場合があるので, 厳密には**短縮速度**(velocity of shortening)として区別したほうがよい).

筋収縮のエネルギー論

筋収縮中の仕事

筋がある負荷のもとに収縮すると, 外部に向かって(力学的)仕事をなす. 仕事をなすということは, エネルギーが筋から外部の負荷に移動することで, 負荷である物体をより高い位置にもち上げたり, 運動に対する抵抗に打ち勝ったりすることである.

仕事は次の式で定義される.

$$W = L \times D$$

ここで, W は仕事, L は負荷(としての力), D は負荷に逆らって動く移動距離を示す. この仕事をなすためのエネルギーは, 次節で述べるように, 収縮中に筋細胞中で起こる化学反応によって供給される.

筋収縮のための 3 種のエネルギー源

筋収縮に必要なエネルギーの大部分は, クロスブリッジの“歩み”機構を駆動してアクチンフィラメントを引き込むために使われるが, 一方, 少量のエネルギーが, ①収縮が終了したときに Ca^{2+} を筋形質から筋小胞体に汲み上げるため, ② Na^+ と K^+ を能動輸送し, 筋線維膜内外のイオン環境を活動電位の伝導のために適切な状態に保つため, などにも用いられる.

筋線維内の ATP 濃度は約 4 mmol/L(4 mM)であり, この濃度では最大収縮を 1〜2 秒しか維持できない. ATP が ADP に分解されることで, エネルギーの一部が ATP 分子から筋線維の収縮装置に移動する. この際, 第 2 章で述べたように, ADP は 1 秒以内に再びリン酸化されて新たな ATP が生成される. このため, 筋はさらに収縮し続けることができる. ADP を再度リン酸化するために, 以下に述べる 3 種のエネルギー供給源がある.

ATP を再合成するための第 1 のエネルギー供給源は**クレアチンリン酸**(phosphocreatine)とよばれる物質である. この物質は, ATP と同様に高エネルギーリン酸結合をもっている. 第 68 章と第 73 章で詳しく述べるが, クレアチンリン酸の高エネルギーリン酸結合は, ATP のものに比べて若干高い自由エネルギーをもっている. そのため, クレアチンリン酸は瞬時に分解され, そのときに遊離したエネルギーが新たなリン酸イオンを ADP に結合させて ATP を再合成する. しかし, 筋線維内のクレアチンリン酸の総量もやはり少なく, ATP の総量の 5 倍程度である. したがって, 筋線維に蓄えられている ATP とクレアチンリン酸を合わせたエネルギーでも, 最大の筋収縮はせいぜい 5〜8 秒しか持続できない.

第 2 の重要なエネルギー供給源は, 筋細胞内に蓄えられている**グリコーゲン**(glycogen)を分解する**解糖系**(glycolysis)であり, この反応系によって ATP とクレアチンリン酸が再合成される. グリコーゲンは酵素反応によって速やかにピルビン酸と乳酸に分解され, このときに遊離されるエネルギーが ADP から ATP を再合成する際に使われる. 再合成された ATP は, 筋収縮に直接使われたり, クレアチンリン酸の再合成に使われたりする.

解糖系によるエネルギー供給は, 2 つの点で重要な意味をもつ. まず, 解糖系の反応は酸素のない状態でも進行することである. したがって, 血液からの酸素供給がない状態でも, 数十秒から 1分以上にわたって筋収縮を維持することが可能となる. 2 番目に, 解糖系による

ATPの合成は，細胞内の栄養素の酸化反応によるATPの合成に比べて約2.5倍の速度で起こることである．しかし，解糖系の最終産物が多量に細胞内に蓄積してしまうため，解糖系による最大筋収縮の維持能力はやはり1分程度で減弱してしまう．

第3のエネルギー供給源は**酸化系代謝**(oxidative metabolism)である．これは，解糖系の最終産物や他のさまざまな細胞内の栄養素を酸化してATPをつくり出す反応系である．**筋が長時間にわたって収縮を維持する際には，そのために必要な全エネルギーのうち95%以上が酸化系代謝によって賄われる**．この代謝で消費される栄養素は，炭水化物(糖質)，脂質，タンパク質である．数時間にわたるきわめて長時間の筋活動の場合，最も多くの割合を占めるエネルギー供給源は脂質であるが，2〜4時間程度の筋収縮の場合には，約半分のエネルギーは炭水化物から供給される．

これらのエネルギー供給過程の詳細なメカニズムについては，第67〜72章にかけて述べられている．さらに，さまざまなスポーツ活動において，これらの異なったエネルギー供給メカニズムがどのように重要であるかは，第84章で議論されている．

筋収縮のエネルギー変換効率

エンジンやモータのエネルギー変換効率は，入力されたエネルギーのうち何%が熱ではなく力学的仕事に変換されるかで数値化される．筋に入力されたエネルギー(栄養素のもつ化学的エネルギー)のうち，仕事に変換されるのは，最適の条件のもとでも25%以下であり，残りは熱になる．このように効率が低い理由は，ATPの合成に際してエネルギーの約半分が失われ，さらにATP自体の分解によるエネルギーのうち40〜45%程度のみが仕事に変換されるからである．

最大の効率は，筋が適度な速度で収縮しているときに達成される．筋がきわめてゆっくりと収縮したり，両端で固定されて力のみを発生したりする場合には，収縮中に少量の**維持熱**(maintenance heat)が発生し，力学的仕事はごくわずか，あるいはゼロである．したがって，エネルギー変換効率はゼロに近いほど小さくなる．反対に，収縮速度が大きすぎると，エネルギーの大部分は筋自体の中の粘性抵抗に打ち勝つために使われてしまい，やはり収縮の効率は低下してしまう．通常，最大効率が達成されるのは，収縮速度が最大速度の約30%のときである．

筋収縮の特性

筋収縮の多くの特性は，単発の**単収縮**(twitches)を生じさせることで調べることができる．筋につながる神経や筋自体に短い電気刺激を与えると，1秒以内の短い収縮を起こすことができ，これが単収縮である．

等尺性収縮では筋は短縮せず，等張性収縮では筋は一定の張力のもとで短縮する

筋収縮の様式は，収縮中に筋が短縮しない場合を**等尺性**(isometric)，筋の張力が一定のまま筋が短縮し続ける場合を**等張(力)性**(isotonic)という．これらの2様の収縮を記録するための原理を図6.12に示す．

図6.12の下段に示すように，等尺性収縮の記録系では，筋は力トランスデューサに対して収縮力を発揮するものの，短縮を起こすことができない．等張性収縮の測定系では，図の上段に示すように，筋は一定の荷重負荷をもち上げながら短縮する．等張性収縮の特性は，筋がもち上げる負荷と，負荷のもつ慣性の両者に依存する．しかし，等尺性収縮の記録系では負荷の慣性とは無関係

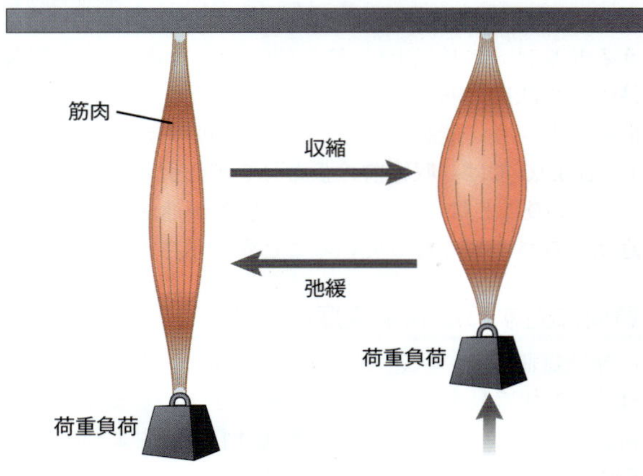

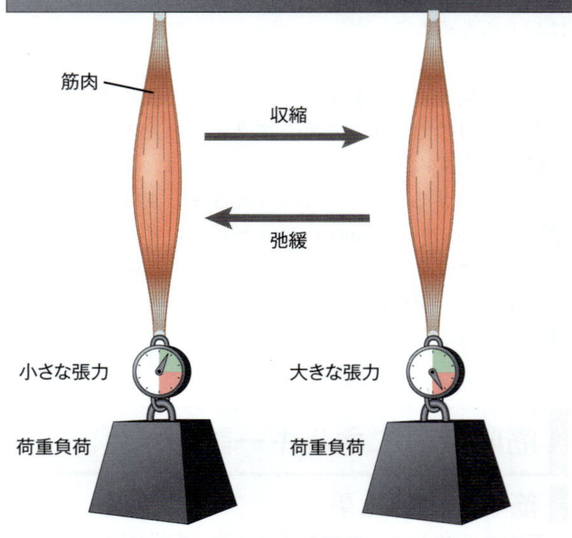

図6.12 筋収縮の等張性および等尺性測定システムの原理図
筋の収縮力が負荷の重りを上回れば等張性収縮が起こり，筋は一定の張力のもとに短縮し，負荷を動かす．負荷が筋の収縮張力より大きければ，等尺性収縮が起こり，筋は張力を発生するが，筋の全長は変わらない．

に筋収縮張力の変化を測定する．したがって，さまざまな異なる筋タイプの機能的特性を比較するような場合には，等尺性収縮の測定系がよく用いられる．

さまざまな筋における等尺性単収縮の特性

ヒトの体内には，さまざまなサイズの骨格筋がある．例えば，中耳の**あぶみ骨筋**(stapedius muscle)は長さ数mm，直径1mm程度しかないが，大きな筋の代表例である大腿四頭筋は，あぶみ骨筋の50万倍も大きい．さらに，筋線維の直径でみれば，10μmほどしかないものから80μmもあるものまで，さまざまである．筋収縮のエネルギー特性も筋によってそれぞれ異なっている．したがって，筋収縮の力学的特性も当然，筋によって異なっている．

図6.13に，**眼筋**(ocular muscle)，**腓腹筋**(gastrocnemius muscle)，**ヒラメ筋**(soleus muscle)の3種の筋における等尺性単収縮を示す．眼筋，腓腹筋，ヒラメ筋の収縮時間はそれぞれ，1/50秒以下，約1/15秒，約1/5秒である．これらの収縮時間は，それぞれの筋の生体内での機能に適合している点で興味深い．眼球運動には，特定の対象物に視点を固定し続けて正確な視覚を得るために，きわめて速い速度が要求される．腓腹筋には，走行や跳躍運動の際に十分な下肢の運動速度を生み出すために，適度の収縮速度が要求される．ヒラメ筋は基本的に，重力に対して長時間にわたり持続的に身体を支えるための，遅い筋収縮を担っている．

速筋線維と遅筋線維

第85章のスポーツ生理学で詳述するが，体内のそれぞれの筋は，いわゆる**速筋線維**(fast muscles fibers)と**遅筋線維**(slow muscle fibers)，さらにそれらの中間的なものに分類される筋線維が混ざったものである．前脛骨筋のように素早く反応する筋は，主に速筋線維で構成されており，遅筋線維の数はそれほど多くない．反対に，ヒラメ筋のように速度が遅く持続的な収縮を示す筋は主に遅筋線維で構成されている．次節では，これらの2種の筋線維タイプの違いについて述べる．

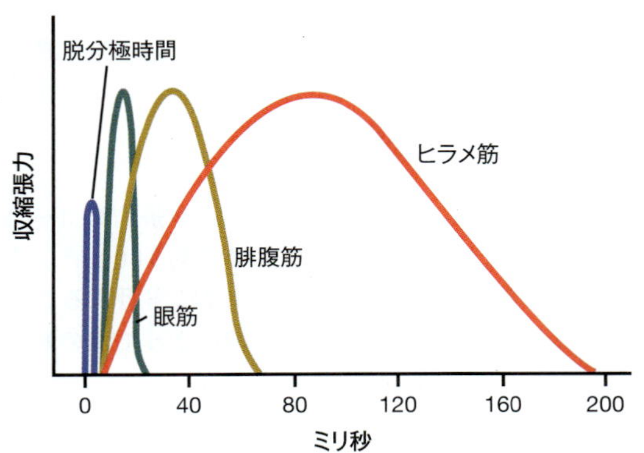

図6.13 異なる哺乳類骨格筋における等尺性収縮の持続時間
活動電位(脱分極)の発生(時間0)からの遅延時間で示す．

遅筋線維(タイプⅠ，赤筋)：遅筋線維の特性は次の通りである．

①遅筋線維は速筋線維よりもサイズが小さい．
②遅筋線維を支配する神経も速筋線維のものに比べ小さい．
③速筋線維に比べ，遅筋線維はより発達した血管系と多数の毛細血管を伴っており，より多くの酸素を受け取ることができる．
④遅筋線維はきわめて多くのミトコンドリアをもち，酸化系代謝機能が高い．
⑤遅筋線維は多量のミオグロビンをもっている．ミオグロビンは鉄を含むタンパク質で，赤血球のもつヘモグロビンと似た特性をもち，酸素を結合して貯蔵する．したがって，このタンパク質によりミトコンドリアまでの酸素の輸送がスピードアップされる．またミオグロビンによって遅筋線維は赤味を帯びた色になるので，**赤筋**(red muscle)ともよばれる．

速筋線維(タイプⅡ，白筋)：速筋線維の特性は以下の通りである．

①速筋線維はサイズが大きく，大きな収縮力を発生する．
②筋小胞体が発達しており，収縮を開始するためのCa^{2+}を素早く放出することができる．
③多量の解糖系酵素をもっており，解糖系による素早いエネルギーの供給が可能である．
④酸化系代謝は2次的なものなので，遅筋線維に比べ毛細血管などの血液供給系が未発達である．
⑤同様に酸化系代謝が2次的なものであるため，遅筋線維に比べてミトコンドリアが少ない．赤色のミオグロビンがないので，速筋線維は**白筋**(white muscle)ともよばれる．

筋収縮の力学

運動単位：1つの運動神経に支配されるすべての筋線維

個々の運動ニューロンは脊髄から軸索を伸ばし，複数の筋線維に接合するが，何本の筋線維に接合するかは筋のタイプによって異なる．1つの運動神経に支配されるすべての筋線維の集団を**運動単位**(motor unit)とよぶ(**図6.14**)．一般に，素早い反応と正確な収縮調節を要求される小さな筋では，運動単位に含まれる筋線維の数は少ない(例えば，喉頭筋群のいくつかの筋では，運動単位に含まれる筋線維数は2〜3本程度である)．反対に，ヒラメ筋のように細やかな調節の必要がない筋では，1つの運動単位に含まれる筋線維の数は数百にもなる．身体全体で平均した場合にどうかについてはよくわからないが，運動単位あたりの筋線維数は80〜100程度と推定するのが妥当と思われる．

個々の運動単位に含まれる筋線維はすべてひとまとまりの束になっているわけではなく，3〜15本程度の小さな束になって，他の運動単位と入り交じっている．この

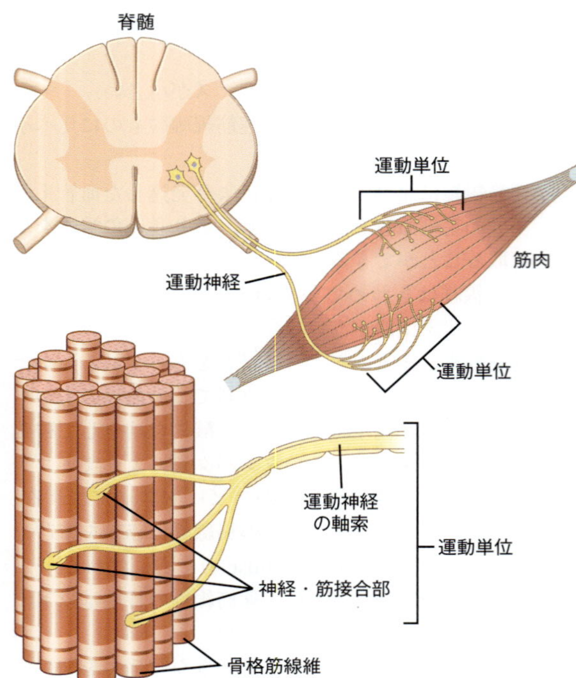

図 6.14 運動単位は運動神経とそれが支配する筋線維の集団からなっている

1個の運動神経から伸びる軸索は枝分かれし，複数の筋線維に接合する．これらの筋線維は1つの集団として同じように機能する．個々の筋線維は1つの運動神経によって支配されるが，筋組織全体としては数百の運動神経から入力を受けている．

ように入り交じった構造をとることで，筋中の特定のセグメントが収縮するようなことが起こらず，別々の運動単位同士が協同的に収縮することが可能となる．

収縮張力の変化：力の加重

加重(summation)とは，個々の単収縮の張力を加算することで，収縮全体で発揮される張力が増大することをいう．加重には次の2通りがある．①同時に収縮する運動単位の数を増加することによる加重で，**筋線維数による加重**(multiple fiber summation)とよばれる．②収縮の頻度を増すことによる加重で，**頻度による加重**(frequency summation)とよばれ，頻度を十分に増すと**強縮化**(tetanization)につながる．

筋線維数による加重：中枢神経系が筋収縮を起こすために弱いシグナルを送り出す場合，筋の中の小さな運動単位が大きな運動単位より優先的に刺激されると考えられている．シグナルの強度が増すと，それに応じて徐々に大きな運動単位が活動に加わっていく．最も大きな運動単位は，最も小さな運動単位に比べて50倍もの収縮張力を発生する．このように，小さな運動単位から順に活動していく現象を**サイズの原理**(size principle)とよぶ．この原理は筋収縮力の調節の点で重要であり，収縮力が弱い範囲では細やかな調節を可能とし，より大きな力が必要とされる場合には調節のステップを大きくとることを可能とする．サイズの原理は，小さな運動単位ほど小さな運動神経に支配されることに起因する．すなわち，脊髄では小さな運動神経は大きな運動神経より興奮性が高いため，当然先に興奮するのである．

筋線維数による加重のもう1つの重要な特徴は，別々の運動単位が非同期的に活動する点である．このことにより，運動単位の間で活動の交替が起こり，低周波の神経信号のもとでも滑らかな収縮を起こすことが可能となる．

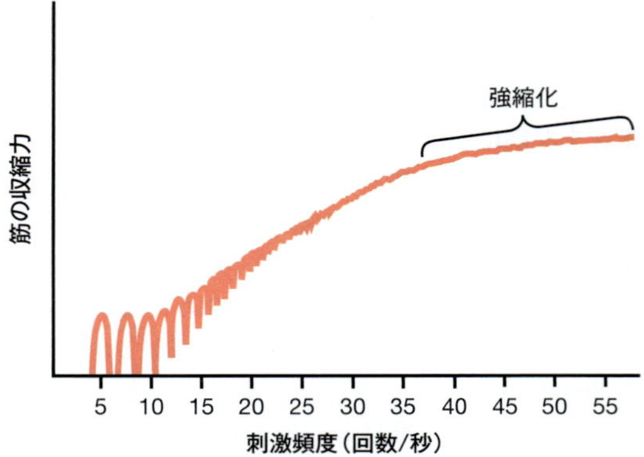

図 6.15 頻度による加重と強縮化

頻度による加重と強縮化：図 6.15 は頻度による加重から強縮の生成までを原理的に示したものである．刺激頻度が低い場合には，図の左側に示すように個々の単収縮がそれぞれ別々に発生する．ここから頻度を増していくと，やがて前の収縮が終わらないうちに次の収縮が起こるポイントに到達する．結果的に，次の収縮が部分的に前の収縮に加算されることになり，さらに頻度を増すと次第に収縮力も増大していく．頻度がある一定のレベルに達すると，一連の収縮がきわめて短い時間間隔で起こるために融合し，図中に示すように収縮全体として完全に滑らかで連続的な様相を示す．こうした過程を強縮化とよぶ．強縮化が起こるポイントよりやや高い頻度で収縮力は最大値に達し，それ以後頻度を増しても収縮力の増加は起こらなくなる．強縮では，活動電位と活動電位の間の時間が短く，この間に筋形質内の Ca^{2+} 濃度が十分に高い状態に維持されるため，弛緩が起こらずに最大収縮状態が維持される．

最大収縮張力

生体内の筋長における筋の最大強縮張力は3〜4 kg/cm² 程度である．大腿四頭筋は筋腹で約100 cm² にもなるので，約360 kg もの張力が膝蓋腱に作用することになる．こうしたことからも，筋収縮によって腱の断裂が起こりうることが納得できるであろう．

筋収縮開始時の筋力変化：階段効果

長時間の休息後に筋収縮を起こさせると，最初の単収縮では，10〜50番目の単収縮での張力に比べて半分程度の張力しか発揮されない場合がある．すなわち，収縮張力が徐々に大きくなり，やがてプラトーに達するという現象がみられ，これを**階段効果**(staircase effect または treppe)という．

階段効果の原因のすべてが解明されているわけではないが，主要な原因はおそらく，一連の活動電位によって筋小胞体から放出された Ca^{2+} がすぐには回収されず，徐々に細胞内の Ca^{2+} 濃度が上昇していくためであろうと考えられる．

骨格筋緊張

筋が静止状態にあるときでも，わずかに緊張性が残っている場合があり，これを**筋緊張**(muscle tone)とよぶ．骨格筋線維は活動電位なしには収縮しないので，筋緊張は主に脊髄からの低周波の神経インパルスによって生じる．これらの神経インパルスは，部分的に大脳から脊髄前角の運動神経に伝達される信号と，筋自体の中にある**筋紡錘**(muscle spindle)から発せられる信号によって調節されている．これらの両者の信号については，筋紡錘と脊髄の機能の観点から第55章で述べられている．

筋疲労

持続的な強い筋収縮は，筋疲労としてよく知られる状態を引き起こす．競技選手に関する研究では，筋疲労は筋グリコーゲンの欠乏の程度とほぼ直接に比例することが示されている．したがって，疲労の原因は主に，筋線維の収縮過程と代謝過程の両者が仕事の生成を維持できなくなることと考えられる．しかし，第7章で解説した神経・筋接合部における神経信号の伝達過程が，持続的な強い筋活動後にわずかではあるが減弱することも実験的に示されている．収縮中の筋への血流を遮断すると，1〜2分で完全な筋疲労に至るが，これは栄養素，特に酸素の供給が絶たれることによる．

身体のレバーシステム(てこシステム)

筋は骨への付着点に張力を加えるように働き，骨はさまざまなタイプのレバーシステムを形成する．**図6.16**は，上腕二頭筋が前腕をもち上げる際のレバーシステムを示している．上腕二頭筋が約 40 cm^2 の横断面積をもつと仮定すると，最大筋力は約 136 kg と推定される．前腕が上腕に対して直角のとき，上腕二頭筋の腱付着点は約 5 cm 程度肘の支点から前方になり，前腕の全長は約 35 cm である．したがって，上腕二頭筋が手にもった重りを上げられる能力は，約 136 kg の筋力のわずか 1/7，すなわち約 20 kg ということになる．腕が完全に伸展している場合，上腕二頭筋の前腕への付着部と支点との距離は約 5 cm よりはるかに近くなるので，手にもった負荷を前方に動かすことのできる最大筋力も約 20 kg よりはるかに小さくなる．

簡単にまとめると，身体におけるレバーシステムを分析する際には，①骨への筋の付着部，②付着部とレバーの支点との距離，③レバーアームの長さ，④レバーの位置，について知る必要がある．さまざまなタイプの運動が身体には要求され，ある運動には大きな力が必要であり，また別の運動には大きな動作範囲が必要である．そのため，身体には多様なタイプの筋がある．例えば長さが長く収縮距離の長いものや，長さは短いが横断面積が大きく，短い作動域できわめて大きな力を発生するものなどがある．異なったタイプの筋，レバーシステム，それらの運動などを対象とする研究分野は**キネシオロジー**(kinesiology)とよばれ，人体の生理解剖学を構成する重要な分野となっている．

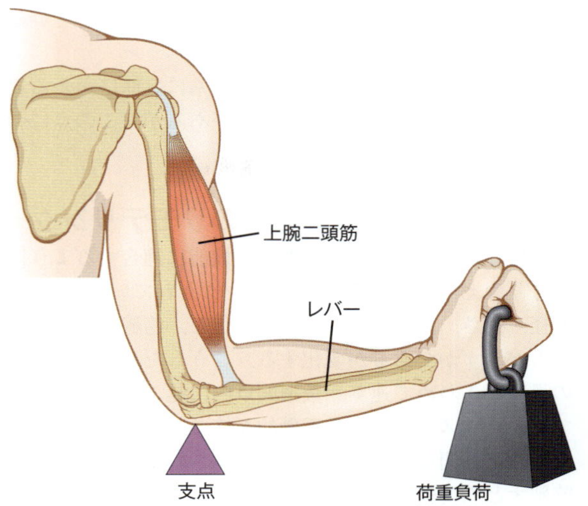

図6.16 上腕二頭筋によって動かされるレバーシステム

関節を挟んだ主動筋と拮抗筋の収縮による体肢の位置調節：拮抗筋の共収縮

身体のほぼすべての運動は，関節のそれぞれ反対側に位置する**主動筋**(agonist)と**拮抗筋**(antagonist)が同時に収縮することによって起こるといえる．この過程を主動筋と拮抗筋の**共収縮**(coactivation)という．共収縮は大脳と脊髄中の運動中枢によって調節されている．

腕や脚などの身体各部の位置は，主動筋と拮抗筋のペアによる相対的な収縮強度の違いによって決定される．例えば，腕や脚を中間的な位置に動かすことを想定してみよう．この位置調整のために，主動筋と拮抗筋はほぼ同程度に活動する必要がある．ここで，**図6.10**に示すように，生体内では筋が伸張されると，短縮した場合より大きな力を発生することを思い出そう．**図6.10**のグラフでは，生体内での最長の筋長では最大張力が発揮されるのに対し，その半分の筋長ではほとんど張力が発揮されない．したがって，関節の片側で伸張された筋は，反対側の短縮位にある拮抗筋よりはるかに大きな力を発揮できる．腕や脚が中間位に向かって動くときには，長いほうの筋の張力は減少し，反対に短いほうの筋の張力は増加して，最終的に両者の張力が等しい状態に到達する．このポイントで腕や脚の動きは停止する．このようにして，主動筋と拮抗筋の活性化の割合をさまざまに変えることにより，神経系は腕や脚の位置を調節しているのである．

この位置調節の過程で，運動神経系には筋にかかる負荷を補償する付加的なメカニズムがあるが，この点については第55章に述べられている．

機能的適応のための筋のリモデリング

身体の筋はすべて，要求される機能に適合するようにつくり変えられている（リモデリングされている）．筋の直径，長さ，力，血管系などが変化し，筋線維タイプまでもがわずかであるが変化する．こうしたリモデリングの過程はきわめて速く，数週間以内に起こる．動物実験では，サイズが小さく，活動的な筋の収縮タンパク質はたった2週間で入れ替わることが示されている．

筋肥大と筋萎縮

筋の質量の増加を**筋肥大**（muscle hypertrophy）とよび，筋の質量が減少する過程を**筋萎縮**（muscle atrophy）とよぶ．

ほとんどすべての場合，筋肥大は個々の筋線維においてアクチンフィラメントとミオシンフィラメントが増加し，筋線維のサイズが増大することによって起こる．このような状態は**筋線維肥大**（fiber hypertrophy）とよばれる．筋収縮時に負荷がかけられると，筋肥大はより著しく起こる．毎日数回の強い収縮を起こすだけで，6～10週間後には有意な筋肥大が起こるとされている．

高強度の収縮がどのようにして筋肥大を引き起こすかは不明である．しかし，筋肥大中には収縮タンパク質の合成速度が50％程度増加し，筋原線維中のアクチンフィラメントとミオシンフィラメントの数も増加していくことはわかっている．一方，肥大中の筋では筋原線維そのものが分枝し，新たな筋原線維を形成することが報告されているが，通常の筋肥大でこのような新たな筋原線維の生成過程が重要であるかは現在のところ不明である．

筋線維の肥大に伴い，筋原線維のサイズの増大とともに，エネルギー供給のための酵素系の量も増加する．特に，解糖系の諸酵素ではその変化が著明で，短時間で高強度の筋収縮のための素早いエネルギー供給が可能となる．

筋を使わない状態が数週間続くと，収縮タンパク質の分解速度が合成速度より速くなる状態が継続する．その結果，筋萎縮が起こる．筋萎縮中のタンパク質分解に関係している経路はおそらく，**ATP依存性ユビキチン－プロテアソーム系**（ATP-dependent ubiquitin-proteasome pathway）である．プロテアソームは巨大なタンパク質複合体で，変性したり不要になったりしたタンパク質を**プロテオリシス**（proteolysis）によって分解する．プロテオリシスはペプチド鎖を切断する化学反応を指す．ユビキチンは調節タンパク質であり，基本的にはタンパク質分解の標的となる細胞をラベルする役割をもつ．

筋の長さの調整

筋を生体内の自然長から大きく引き伸ばした状態で維持すると，別のタイプの筋肥大が起こる．伸張によって，筋線維の端の，腱と付着している部分に新たなサルコメアが追加されるのである．筋が発生する過程では，こうした新しいサルコメアの追加が1分間に数個という速さで起こるので，このタイプの筋肥大は一般にきわめて速く進行すると考えられる．

反対に，筋を自然長より短い長さに短縮した状態で維持すると，筋線維の端からサルコメアが消失していく．筋が体内での収縮のために適切な長さとなるように絶えずリモデリングされるのは，これらの機構によるものである．

筋線維の増殖

筋が極度に強い収縮を行うようなまれな条件のもとでは，筋線維の肥大に加えて，筋線維の数の増加（数％程度であるが）も起こることが示されている．このような現象を**筋線維の増殖**（fiber hyperplasia）とよぶ．筋線維の増殖のメカニズムの1つは，肥大した筋線維が長軸に沿って裂けるように枝分かれすることによると考えられる．

除神経はただちに筋萎縮を引き起こす

筋が神経支配を失うと，通常の筋サイズを維持するために必要な収縮のための指令を受けなくなってしまう．その結果，筋萎縮がほぼ同時に始まる．約2ヵ月後には，筋線維そのものも退化し始める．この時点ですぐに神経支配を戻すことができれば，3ヵ月程度で完全な機能回復が起こる．しかし，この時点から後になればなるほど筋の回復能力は減弱し，1～2年が経過してしまうと回復は見込めなくなってしまう．

除神経による筋萎縮の最終段階では，ほとんどの筋線維は破壊され，線維状結合組織と脂肪組織に置き換わってしまう．残存している筋線維は，核を包み込む細胞膜の袋のような形態となり，収縮機能もほとんどない状態である．神経の再支配が起こった場合に，筋原線維を再生する機能についても，わずかに残存するか，なくなっているかである．

除神経による筋萎縮の過程で筋線維に置き換わった線維状結合組織は，長期間にわたって持続的に短縮していくという傾向があり，これを**拘縮**（contracture）とよぶ．したがって，機能と外観の両者を損なう拘縮の進行をいかに食い止めるかは，理学療法の現場では最も重要な課題の1つとなっている．これを達成するために，筋萎縮の過程で毎日ストレッチングを行ったり，筋を伸張位に保持できる装具を用いたりすることが行われている．

ポリオ（小児麻痺）における筋収縮の回復：巨大運動単位の形成

ポリオに共通してみられるように，筋を支配する神経のうち一部が破壊され，一部が残存している場合には，残存している神経が枝分かれして新たな軸索を形成し，神経支配を失って麻痺した筋線維に再接合する．その結果，**巨大運動単位**（macromotor unit）とよばれる運動単位が生成される．巨大運動単位に含まれる筋線維数は，通常の運動単位に含まれる筋線維数の5倍にも及ぶ．こうした大きな運動単位の形成によって，筋収縮の微細な調節能力は減退するが，それでも収縮力を調節する機能はある程度回復する．

死後硬直

死後数時間が経過すると，体内のすべての筋は**死後硬直**(rigor mortis)という拘縮状態になる．ここでは，筋は活動電位を発生することなく収縮し，固まった状態になる．この固まった状態は，弛緩過程においてクロスブリッジをアクチンフィラメントから解離させるために必要なATPが失われたために起こる．筋の硬直状態はその後，筋タンパク質の分解が起こるまで15～25時間程度持続する．筋タンパク質の分解は，リソソーム由来の酵素による自己分解作用によるものと考えられる．これらの過程は温度が高いほど速く進行する．

筋ジストロフィー

筋ジストロフィーは，筋線維の衰弱と壊死が進行し，脂肪組織とコラーゲンに置き換わってしまう先天性の疾患で，複数のタイプがある．

最も多くみられるタイプの筋ジストロフィーは，**デュシェンヌ型筋ジストロフィー**(Duchenne muscular dystrophy：DMD)である．この疾患はX遺伝子にリンクした劣性遺伝によるものであるため，男性にしか発現しない．その原因遺伝子は**ジストロフィン**(dystrophin)という，筋細胞膜とアクチンをつなぐタンパク質をコードしており，この遺伝子の突然変異によって病態が発現する．ジストロフィンとそれに付随したいくつかのタンパク質は，細胞内の収縮装置と細胞外の結合組織をつなぐインターフェースを形成している．

ジストロフィンの正確な機能は完全に解明されているわけではないが，ジストロフィンが欠損したり変異型であったりすると，筋細胞膜の不安定化，細胞内カルシウム調節機能の変化，損傷後の細胞膜修復機能の低下などの病理的変化が生じることがわかっている．ジストロフィン異常がもたらす重大な影響は，細胞膜のカルシウム透過性の増加であり，細胞外から流入したCa^{2+}が細胞内の酵素を活性化し，最終的にタンパク質分解と筋線維の壊死をもたらすと考えられる．

DMDの症状として，筋力低下が幼少期から始まって急速に進行する．そのため患者は通常12歳までに車椅子を使用することになり，多くの場合30歳に至る前に呼吸不全により死亡する．この疾患には，よりマイルドなタイプの**ベッカー型筋ジストロフィー**(Becker muscular dystrophy：BMD)もある．このタイプもやはり，ジストロフィンをコードする遺伝子の突然変異によって起こるが，DMDに比べて発症時期がより遅く，生存期間もより長い．DMDもBMDも5～24歳の男性5600～7700人に1人の割合で発症するとされている．これらの疾患の遺伝的な基礎は解明されていることから，将来的には遺伝子治療が開発される可能性があるが，現在のところ，DMDにもBMDにも有効な治療法は存在しない．

参考文献

Adams GR, Bamman MM: Characterization and regulation of mechanical loading-induced compensatory muscle hypertrophy. Compr Physiol 2:2829, 2012.

Allen DG, Lamb GD, Westerblad H: Skeletal muscle fatigue: cellular mechanisms. Physiol Rev 88:287, 2008.

Baldwin KM, Haddad F, Pandorf CE, et al: Alterations in muscle mass and contractile phenotype in response to unloading models: role of transcriptional/pretranslational mechanisms. Front Physiol 4:284, 2013.

Blake DJ, Weir A, Newey SE, Davies KE: Function and genetics of dystrophin and dystrophin-related proteins in muscle. Physiol Rev 82:291, 2002.

Fitts RH: The cross-bridge cycle and skeletal muscle fatigue. J Appl Physiol 104:551, 2008.

Glass DJ: Signaling pathways that mediate skeletal muscle hypertrophy and atrophy. Nat Cell Biol 5:87, 2003.

Gunning P, O'Neill G, Hardeman E: Tropomyosin-based regulation of the actin cytoskeleton in time and space. Physiol Rev 88:1, 2008.

Heckman CJ, Enoka RM: Motor unit. Compr Physiol 2:2629, 2012.

Huxley AF, Gordon AM: Striation patterns in active and passive shortening of muscle. Nature (Lond) 193:280, 1962.

Kent-Braun JA, Fitts RH, Christie A: Skeletal muscle fatigue. Compr Physiol 2:997, 2012.

Leung DG, Wagner KR: Therapeutic advances in muscular dystrophy. Ann Neurol 74:404, 2013.

MacIntosh BR, Holash RJ, Renaud JM: Skeletal muscle fatigue–regulation of excitation-contraction coupling to avoid metabolic catastrophe. J Cell Sci 125:2105, 2012.

Mercuri E, Muntoni F: Muscular dystrophies. Lancet 381:845, 2013.

Schaeffer PJ, Lindstedt SL: How animals move: comparative lessons on animal locomotion. Compr Physiol 3:289, 2013.

Schiaffino S, Dyar KA, Ciciliot S, et al: Mechanisms regulating skeletal muscle growth and atrophy. FEBS J 280:4294, 2013.

Schiaffino S, Reggiani C: Fiber types in mammalian skeletal muscles. Physiol Rev 91:1447, 2011.

Treves S, Vukcevic M, Maj M, et al: Minor sarcoplasmic reticulum membrane components that modulate excitation-contraction coupling in striated muscles. J Physiol 587:3071, 2009.

van Breemen C, Fameli N, Evans AM: Pan-junctional sarcoplasmic reticulum in vascular smooth muscle: nanospace Ca^{2+} transport for site- and function-specific Ca^{2+} signalling. J Physiol 591:2043, 2013.

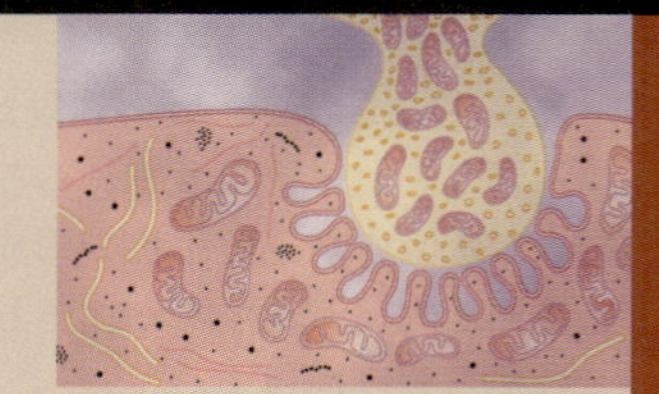

第7章 骨格筋の興奮：神経筋伝達と興奮収縮連関

神経終末から筋線維への興奮の伝達：神経筋接合部

骨格筋線維は，脊髄前角にある大型の運動ニューロンの細胞体から伸びた太い有髄線維に支配されている．第6章で紹介したように，1本の神経線維は，筋腹から筋に入った後に分岐して，最終的に3本から数百本もの筋線維を興奮させる．分岐した神経の終末は，長い筋線維のほぼ中央部に接続して**神経筋接合部**(neuromuscular junction)とよばれる部位を形成する．ニューロンからの信号により発生した筋線維の活動電位は，筋線維を両方向に伝わり両端にまで到達する．約2％の例外を除いて，神経筋接合部は1本の筋線維あたり1つしかない．

神経筋接合部の構造と機能：運動終板

図7.1(A，B)は，太い有髄の運動ニューロンと骨格筋線維からなる神経筋接合部を示している．神経線維の先端は**神経終末分岐**(branching nerve terminals)という小さな塊を形成する．この塊は筋形質膜の外側で，筋線維の表面にできた凹みに収まっている．このような接合部の構造を**運動終板**(motor end plate)とよぶ(**訳者注**：運動終板という用語は，神経筋接合部のシナプス後膜(すなわち筋線維側の膜)の意味でも用いられるが，本書では神経終末を含めた神経筋接合部全体を表す)．運動終板は1個ないし複数のシュワン細胞(終末グリア細胞)で覆われ，周囲の液体から隔離されている．

図7.1(C)は，1個の軸索終末と筋線維膜との接合部を示す．筋線維膜の凹みは**シナプス溝**(synaptic gutter)あるいは**シナプス槽**(synaptic trough)とよばれる．神経終末と筋線維膜の間の空間は**シナプス間隙**(synaptic space，synaptic cleft)とよばれ，20～30 nmの幅がある．シナプス溝の底にあたる筋線維膜にはたくさんの小さな**ひだ**(folds)があり，**神経下間隙**(subneural clefts)とよばれる．このひだにより，伝達物質が作用する膜表面積は著しく増大する．

軸索終末にはミトコンドリアが多く，興奮性伝達物質である**アセチルコリン**(acetylcholine)の合成に必要なエネルギー源として，多くの**アデノシン三リン酸**(adenosine triphosphate：ATP)を供給している．アセチルコリンには筋線維膜を興奮させる作用がある．これは，神経終末の細胞質でつくられた後，ただちに**シナプス小胞**(synaptic vesicles)に取り込まれる．1つの終板あたり，計30万個程度の小胞が神経終末に存在する．シナプス間隙には**アセチルコリンエステラーゼ**(acetylcholinesterase)という酵素が大量に存在し，シナプス小胞から放出されたアセチルコリンは数ミリ秒で分解される．

神経終末でのアセチルコリンの分泌

1つの活動電位が神経筋接合部に到達すると，約125個の小胞に含まれるアセチルコリンが神経終末からシナプス間隙に放出される．そのメカニズムの詳細を図7.2に示す．図は，上側に神経終末，下側に筋線維膜と神経下間隙，さらに両者の間のシナプス間隙を拡大したものである．

電子顕微鏡による観察では，神経側の細胞膜の内表面に電子密度の高い棒状の構造である**デンスバー**(dense bars)がみられる．図7.2にはその断面が示されている．棒の両側には，**電位依存性 Ca^{2+} チャネル**(voltage-gated calcium channels)が膜を貫通するタンパク質粒子として観察される．活動電位が神経終末に広がると，このチャネルが開いて，シナプス間隙のカルシウムが神経終末内に流入する．この Ca^{2+} は，**Ca^{2+}–カルモジュリン依存性プロテインキナーゼ**(Ca^{2+}–calmodulin dependent protein kinase)を活性化し，これが神経終末の細胞骨格にアセチルコリンの小胞をつなぎとめているタンパク質である**シナプシン**(synapsin)をリン酸化すると考えられている．その結果，小胞は細胞骨格から遊離して，**活動帯**(active zone)とよばれるシナプス前膜のデンスバーに沿う領域に移動する．小胞はこの領域で放出部の膜に結合し，シナプス前膜と融合して，シナプス間隙にアセチルコリンを放出する．この過程を**エキソサイトーシス**(開口分泌(exocytosis))とよぶ．

上記の説明の一部はいまだ推測にすぎないが，小胞からのアセチルコリンの放出は，実質的に Ca^{2+} の流入によって生じ，その放出部位はデンスバーの近傍にあるこ

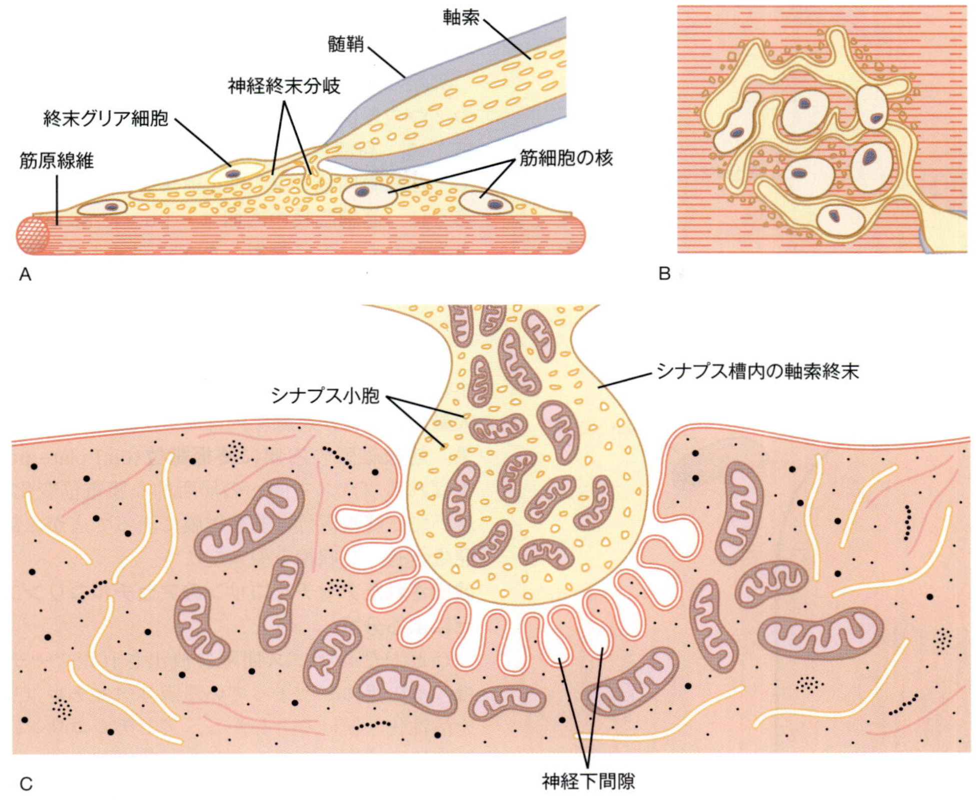

図 7.1　さまざまな角度からみた運動終板の構造

A：筋線維の長軸方向での終板の断面構造．B：筋表面側からみた終板の構造．C：電子顕微鏡レベルでみられる単一軸索終末と筋線維膜の接触部の微細構造．（Bloom W, Fawcett DW: A Textbook of Histology. Philadelphia: WB Saunders, 1986 より転載．Couteaux R の図に倣って Fawcett DW の図を改変）

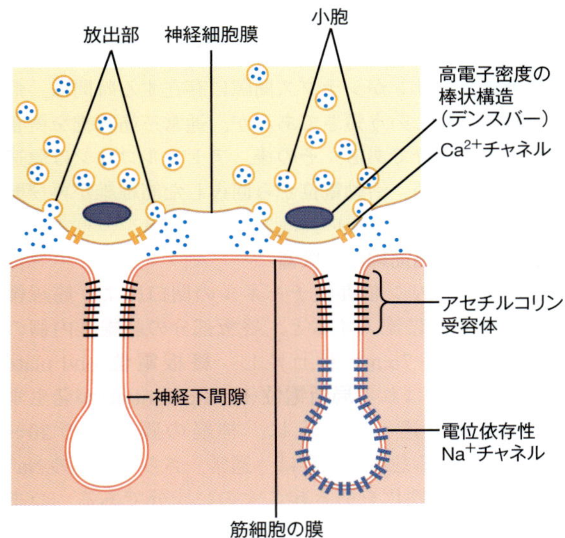

図 7.2　神経筋接合部の神経膜におけるシナプス小胞からのアセチルコリン放出

筋細胞膜のアセチルコリン受容体は，神経下間隙の開口部付近に分布しており，神経膜の小胞放出部位と近接していることに注意．

とは知られている（**訳者注**：現在では，Ca^{2+} による速い開口分泌は，シナプトタグミンとよばれる Ca^{2+} センサー分子が，Ca^{2+} を直接感知して小胞と細胞膜の膜融合を促進する過程を誘起することで生じるとされている．一方，Ca^{2+}– カルモジュリン依存性プロテインキナーゼによるリン酸化反応は，長い時間スケールでの膜近傍の小胞の数や放出の頻度の調節に関わると考えられている）．

アセチルコリンはシナプス後膜のイオンチャネルを開く

図 7.2 にも示すように，筋線維膜上には**アセチルコリン受容体**（acetylcholine receptor）の小さな粒子が多く観察される．その実体は，**アセチルコリン依存性イオンチャネル**（acetylcholine-gated ion channels）であり，多くは神経下間隙の入り口付近に局在している．この場所は，アセチルコリンが放出される活動帯の直下にある．

アセチルコリン受容体は，分子量約 275000 のタンパク質複合体で，計 5 つのタンパク質サブユニットで構成されている．胎児の受容体は，2 つの α タンパク質と 1 つずつの β，δ，γ タンパク質からなり，成人では γ タンパク質が ε タンパク質に置き換わっている．これらの分

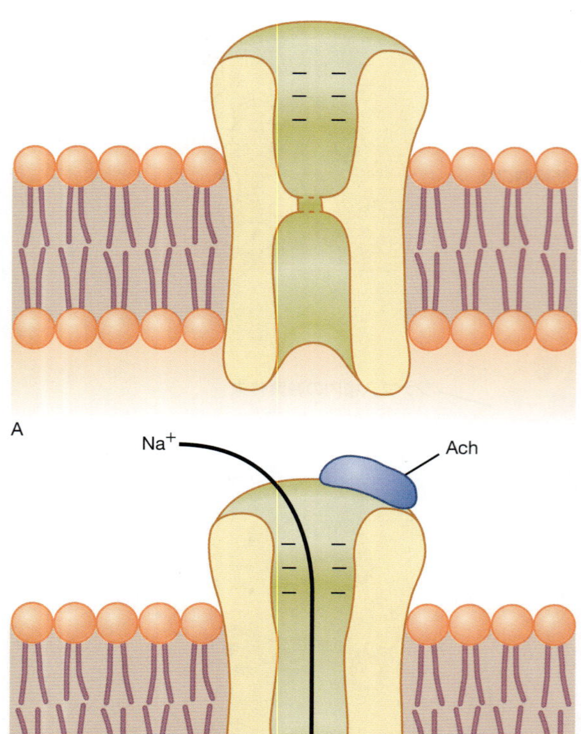

図 7.3 アセチルコリン依存性チャネル
A：閉じた状態．B：アセチルコリン(Ach)の結合により立体構造が変化して，チャネルが開いた状態．Na^+ が流入して筋線維の収縮を引き起こす．チャネル開口部のアミノ酸がもつ負電荷は，Cl^- のような陰イオンの通過を妨げる．

子は細胞膜を完全に貫通しており，**図 7.3** のように輪状に並んで，その中心にイオンの通路となる管を形成する．2つの α サブユニットのそれぞれに1分子ずつのアセチルコリンが結合するまでは，**図 7.3(A)** のように通路は狭く閉じている．アセチルコリンが結合すると，**図 7.3(B)** に示すように立体構造が変化して通路が開く．

アセチルコリン依存性チャネルのイオンの通路の直径は約 0.65 nm であり，主要な陽イオン(Na^+，K^+，Ca^{2+})が通りうる大きさである(**訳者注**：通路の直径の約 0.65 nm という値は，上記の陽イオン単独でのサイズよりも大きいが，骨格筋のアセチルコリン依存性チャネルでは，陽イオンは水和した状態(0.8 nm 程度)で通過するため，十分な大きさとはいえない．チャネルの立体構造の解析により，開口時の通路の直径は約 0.9 nm まで大きくなると考えられている)．このチャネルがアセチルコリンによって開く場合には，1ミリ秒あたり 15000〜30000 個の Na^+ を通すことが，パッチクランプ法により明らかにされている．一方，Cl^- のような陰イオンは，チャネル開口部の強い負電荷に反発されるために通過できない．

実際の活動時のアセチルコリン依存性チャネルは，次の2つの理由から，他のイオンよりも Na^+ を多く通す．第1に，高濃度で存在する陽イオンは，細胞外液の Na^+ と細胞内液の K^+ の2種類のみということである．第2に，筋細胞膜の内側は－90〜－80 mV の負の電位をもつため，正に荷電した Na^+ は細胞内に引き込まれ，外に流出しようとする K^+ の移動は妨げられるからである．

図 7.3(B) に示すように，アセチルコリン依存性チャネルが開くことで生じる最も大きな影響は，Na^+ が運ぶ大量の正電荷が筋線維内に流入することである．その結果，筋線維膜の内側に**終板電位**(end plate potential)とよばれるプラス方向への局所的な膜電位変化が生じる．続いて，終板電位は筋線維膜に沿って広がる活動電位を発生させ，筋収縮を引き起こす．

放出されたアセチルコリンのアセチルコリンエステラーゼによる分解

ひとたびシナプス間隙に放出されたアセチルコリンは，その場にとどまっている限りアセチルコリン受容体を活性化し続ける．しかし，アセチルコリンは次の2つの方法で速やかに除去される．①大部分のアセチルコリンは，シナプス間隙の**アセチルコリンエステラーゼ**(acetylcholinesterase)によって分解される．この酵素は，神経終末のシナプス前膜と筋線維のシナプス後膜の間隙を埋めている，目の細かなスポンジ状の結合組織に結合している(**訳者注**：この層状の結合組織は**基底膜**(basal membrane)とよばれ，筋線維の全体を覆っている)．②少量のアセチルコリンは，シナプス間隙の外に拡散し，筋線維膜に作用できなくなる．

アセチルコリンがシナプス間隙に存在する時間は，最長で数ミリ秒という短さであるが，通常，筋線維を興奮させるのに十分である．その後，アセチルコリンは急速に消失するため，活動電位から回復した筋線維が再び興奮を繰り返すことはない．

終板電位と骨格筋線維の興奮

アセチルコリン依存性チャネルの開口により筋線維に Na^+ が急激に流入すると，終板部分の筋線維内側の膜電位が 50〜75 mV も上昇し，**終板電位**(end plate potential)とよばれる**局所電位**(local potential)が発生する．第5章で述べたように，神経の膜電位の 20〜30 mV を超える急激な上昇は，通常，さらに多くの Na^+ チャネルの活性化を引き起こすのに十分である．つまり，この終板電位は筋線維に活動電位を発生させることが可能である．

図 7.4 は，終板電位による活動電位発生の原理を示している．図には3つの終板電位が示してある．終板電位 A と C は活動電位を発生するには弱く，局所的に小さな電位変化を生じるのみである．一方，より大きな終板

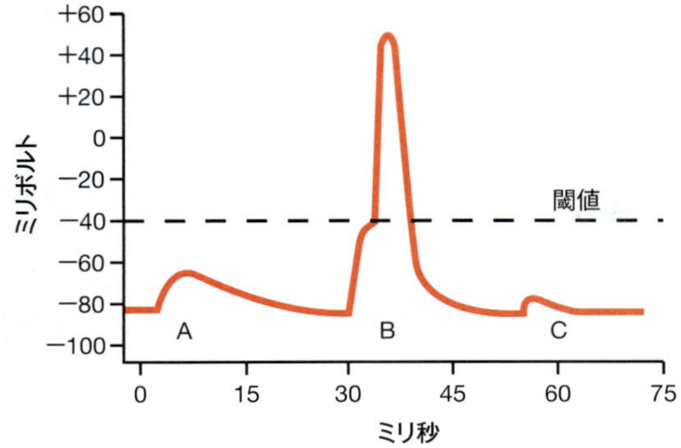

図 7.4 終板電位
A：クラーレ作用下の筋で記録された小さい終板電位．活動電位は発生しない．B：筋に活動電位を発生させる正常な大きさの終板電位．C：アセチルコリンの放出を低下させるボツリヌス毒の作用により減弱した終板電位．この場合も，筋の活動電位は発生しない．

電位 B は，十分な数の Na^+ チャネルを開口させ，筋線維への Na^+ 流入の自己再生的な増大を引き起こして，活動電位を発生させる．A の終板電位が小さいのは，筋線維に対する毒性効果をもつ**クラーレ**(curare)を作用させたためである．この薬物は，アセチルコリン依存性チャネルのアセチルコリン結合部位に競合的に結合し，アセチルコリンによるチャネルの開口を阻害する．C の終板電位が小さいのは，神経終末でのアセチルコリン放出量を減少させる細菌毒素である**ボツリヌストキシン**(botulinum toxin)の作用による．

神経筋接合部での興奮伝達の安全率：接合部の疲労

1 つの活動電位が神経筋接合部に到達すると，通常，筋線維の興奮に必要な膜電位変化の約 3 倍の大きさの終板電位が発生する．したがって，正常な神経筋接合部は**安全率**(safety factor)が高いといってよい(**訳者注**：安全率とは，あるシステムが有効に機能するためにどの程度の余裕があるかを示す指標である．神経伝達においては，伝達に必要な最低限の活動レベル(電位変化等)に対して，実際の活動レベルがその何倍にあたるかで表される)．しかし，神経の興奮が毎秒 100 回を超える頻度で数分間続くと，アセチルコリンの小胞が不足して，筋線維への興奮伝達がしばしば途絶えることになる．この状態を神経筋接合部の**疲労**(fatigue)とよび，中枢神経系でのシナプスの過剰興奮によって生じるシナプスの疲労と同じものである．通常の活動では，神経筋接合部に明瞭な疲労が生じることはまれであり，消耗の激しい高強度の筋活動の場合に限られる．

アセチルコリンの生成と放出の分子生物学

神経筋接合部でのアセチルコリンの生成と放出は，以下の過程を経て生じる．

①脊髄の運動ニューロンの細胞体にあるゴルジ体から，直径約 40 nm の小胞がつくられる．この小胞は，軸索の長軸方向に沿った原形質の“流動”によって，軸索先端の神経筋接合部まで輸送される．1 つの運動終板を占める神経終末に蓄積されている小胞は計約 30 万個に及ぶ(**訳者注**：シナプス小胞の軸索輸送は，単純な軸索内原形質流動の速度(数 mm/日)だけでは説明できない速い軸索輸送(数百 mm/日)により行われる．小胞は，微小管上を動く分子モーターであるキネシンスーパーファミリータンパク質(KIFs)と結合して，軸索の微小管上を高速で移動し，神経終末まで運ばれる)．

②アセチルコリンは神経線維終末の細胞質で合成され，ただちに小胞の膜を通過して小胞に取り込まれる(**訳者注**：小胞型アセチルコリン輸送体タンパク質の働きによる)．個々の小胞には，約 1 万分子のアセチルコリンが高度に濃縮されている．

③活動電位が神経終末に到達すると，終末に存在する大量の電位依存性 Ca^{2+} チャネルが開く．終末内の Ca^{2+} 濃度は約 100 倍上昇し，その結果，神経終末の細胞膜と小胞膜との融合確率は約 1 万倍上昇する．この膜融合によって小胞の口が開き，アセチルコリンがシナプス間隙に**開口分泌**(exocytosis)される．通常，1 発の活動電位につき約 125 個の小胞が開口する．その数ミリ秒後には，アセチルコリンエステラーゼによってアセチルコリンが CH_3COO^- とコリンに分解される．コリンは神経終末に取り込まれ，新たなアセチルコリンの合成に再利用される．この一連の反応は 5〜10 ミリ秒以内に終了する．

④神経終末に蓄えられている小胞の数は，わずか数千個の活動電位を筋へ伝達できる程度にすぎない。そのため，神経筋接合部が持続的に機能するには，新しい小胞が素早く再形成される必要がある．活動電位終了後，数秒のうちに，神経終末の細胞膜に**被覆ピット**(**被覆小窩**(coated pits))が出現する．この過程では，神経終末の膜から小胞をくびり切るための一群のタンパク質が働く．なかでも中心的な役割を担うのが被覆タンパク質の**クラスリン**(clathrin)であり，これが元々は小胞であった膜領域の内側に結合して被覆ピットが形成される．その後約 20 秒以内に，このピット内の膜が内側に突出して切り離され，新しい小胞が形成される(**訳者注**：細胞膜から小胞をくびり切る収縮性の環を形成するタンパク質として，ダイナミンが知られている)．新しい小胞には，数秒のうちにアセチルコリンが取り込まれ，新たなアセチルコリンの放出サイクルに備える．

神経筋接合部の伝達を増強または阻害する薬物

アセチルコリン様作用により筋線維を興奮させる薬物

メタコリン(methacholine)，**カルバコール**(carbachol)，**ニコチン**(nicotine)をはじめとするいくつかの化合物は，筋線維に対してアセチルコリンと似た作用を示す．アセチルコリンとの違いは，これらの薬物がコリンエステラーゼで分解されないか，非常にゆっくりと分解されるため，効果が数分から数時間持続することである．これらの薬物は，アセチルコリン受容体が局在する運動終板の筋線維膜に，局所的な脱分極を生じさせる．さらに，筋線維が収縮から回復する間もずっと，この部位のイオン透過性は上昇したままであるため，筋の活動電位が繰り返し発生して，筋攣縮（**訳者注**：筋の局所に生じる痙攣性の持続的収縮）を引き起こす．

アセチルコリンエステラーゼの不活化により神経筋接合部を興奮させる薬物

特によく知られている３つの薬物，**ネオスチグミン**（neostigmine），**フィゾスチグミン**（physostigmine），**フルオロリン酸ジイソプロピル**（diisopropyl fluorophosphate）は，シナプスのアセチルコリンエステラーゼを不活化して，アセチルコリンの加水分解を阻害する．そのため，神経のインパルスが到達するたびにアセチルコリンが分泌されて蓄積し，筋線維を繰り返し刺激する．この状況では，数個の神経インパルスが筋に到達しただけで，**筋攣縮**（muscle spasm）が生じる．不幸にも喉頭に筋攣縮が生じると，窒息により死亡することもある．

ネオスチグミンとフィゾスチグミンはアセチルコリンエステラーゼと結合し，数時間にわたってこれを不活化する．その後，これらの薬物はコリンエステラーゼから解離し，酵素活性は復活する．一方，強力な神経ガスであるフルオロリン酸ジイソプロピルは，数週間の長期にわたってアセチルコリンエステラーゼを不活化するため，とりわけ致死性の高い毒物である．

神経筋接合部での伝達を阻害する薬物

クラーレ様物質（curariform drugs）として知られる一群の薬物は，神経終末から筋への興奮伝達を阻害する．例えば，D-ツボクラリンは，筋線維上のアセチルコリン受容体へのアセチルコリンの作用を阻害する．そのため，チャネルは開かず，筋線維膜のイオン透過性の上昇が不十分で，活動電位を発生させることができなくなる．

筋力低下を引き起こす重症筋無力症

重症筋無力症（myasthenia gravis）は，神経筋接合部での信号伝達の障害により筋力が低下する疾患であり，約２万人に１人の割合で発症する．病理学的には，重症筋無力症の患者の血液中に，アセチルコリン受容体を攻撃する抗体が観察される．このことから，本疾患は，患者自身のアセチルコリン受容体に対する自己抗体が産生され，これが神経筋接合部のシナプス後膜に存在する受容体を阻害，あるいは破壊することで生じる自己免疫疾患であると考えられている．

原因はどうあれ，重症筋無力症患者の終板電位は小さく，電位依存性 Na^+ チャネルを開いて筋線維をさらに大きく脱分極させることはできない．重症の場合には，呼吸筋の深刻な筋力低下により，呼吸不全となり死に至ることもある．この疾患は，ネオスチグミンや他の抗コリンエステラーゼ薬によって，シナプス間隙に蓄積するアセチルコリンの量を通常よりも増加させると，数時間は症状が改善する．一部の患者では，これらの薬剤の投与後数分以内にほぼ正常の状態に戻るが，数時間後にはネオスチグミンを追加投与する必要がある．

筋の活動電位

第５章で，神経の活動電位の発生と伝導に関して述べた内容のほとんどは，定量的な議論を除いて骨格筋線維にもあてはまる．定量的な観点からの**筋の活動電位**（muscle action potential）の特徴は，以下のようである．

①骨格筋の静止膜電位は約 −90〜−80 mV で，太い有髄神経と同程度である．

②活動電位の持続時間は 1〜5 ミリ秒で，太い有髄神経の約 5 倍に相当する．

③伝導速度は 3〜5 m/ 秒で，骨格筋を興奮させる太い有髄神経の約 1/13 に相当する．

T 管を介した骨格筋線維内部への活動電位の伝搬

骨格筋線維は非常に太いため，表面の細胞膜を広がる活動電位によって生じる電流は，筋線維の深部にまで到達することはない．しかし，最大の筋収縮を起こすためには，電流が筋線維の深部にまで広がり，個々の筋原線維の間にまで入り込む必要がある．これは**図 7.5** に示すように，筋線維を横断する方向に貫いて走る**横行小管**（**T 管**（transverse tubules））に沿って活動電位が伝わることで実現される．T 管を伝わる活動電位は，筋線維内の各筋原線維のごく近傍で Ca^{2+} 放出を引き起こし，線維を収縮させる．この一連の過程を，**興奮収縮連関**（excitation-contraction coupling）という．

興奮収縮連関

横行小管−筋小胞体系

図 7.5 は，筋原線維とそれを取り囲む T 管−筋小胞体系を示している．T 管は細く，筋原線維を横断する方向に走行する．T 管は細胞膜から始まり，反対側の膜まで筋線維を貫いている．図には示していないが，T 管は分岐と結合を繰り返して網目状になっており，この網の平面が筋線維を横切っている．そのため，筋線維内のすべての筋原線維の一つ一つが T 管に接することになる．また，筋細胞膜表面の T 管の陥入部は，細胞外に開口している．つまり，T 管は筋線維周囲の細胞外液と通じ

ており，管腔内は細胞外液で満たされている．言い換えれば，T 管は細胞膜が内側に伸びた構造だといえる．そのため，活動電位が筋細胞膜に沿って広がると，膜電位の変化は T 管を介して筋線維の深部にまで伝わる．こうして T 管の周辺に電流が流れ，筋収縮が引き起こされる．

図 7.5 で黄色く描かれた部分は**筋小胞体**(sarcoplasmic reticulum)である。筋小胞体は主に 2 つの部位から構成される．すなわち，①**終末槽**(terminal cisternae)とよばれる T 管に面した膨大部と，② 2 つの終末槽の間をつなぎ，収縮装置である筋原線維の周囲を覆うように縦に長く伸びた筋細管(縦走管)である．

筋小胞体による Ca^{2+} の放出

筋小胞体の特徴の一つは，内部に高濃度の Ca^{2+} を蓄えており，近接する T 管の活動電位に伴って，多くの Ca^{2+} を放出することである．

図 7.6 と図 7.7 は，T 管の活動電位により，近接する筋小胞体の終末槽に電流が流れ込む様子を示している．T 管に活動電位が生じると，この電位変化が T 管膜上の**ジヒドロピリジン受容体**(dihydropyridine receptors)によって感知される．この受容体は，筋小胞体終末槽の **Ca^{2+} 放出チャネル**(calcium release channels)，別名で**リアノジン受容体**(ryanodine receptor)ともよばれるタンパク質とつながっている(図 7.6)．このジヒドロピリジン受容体の活性化は，筋小胞体の終末槽や縦走管の膜に存在する Ca^{2+} 放出チャネルを開口させる．チャネルは数ミリの秒間開き続け，筋小胞体から筋原線維周辺の細胞質に Ca^{2+} を放出するため，第 6 章で述べた仕組みによって筋収縮が生じる．

収縮後の筋原線維周辺から Ca^{2+} を取り除く Ca^{2+} ポンプ

ひとたび筋小胞体から Ca^{2+} が放出されて，筋原線維の周りに拡散すると，Ca^{2+} 濃度が高くある限り，筋収

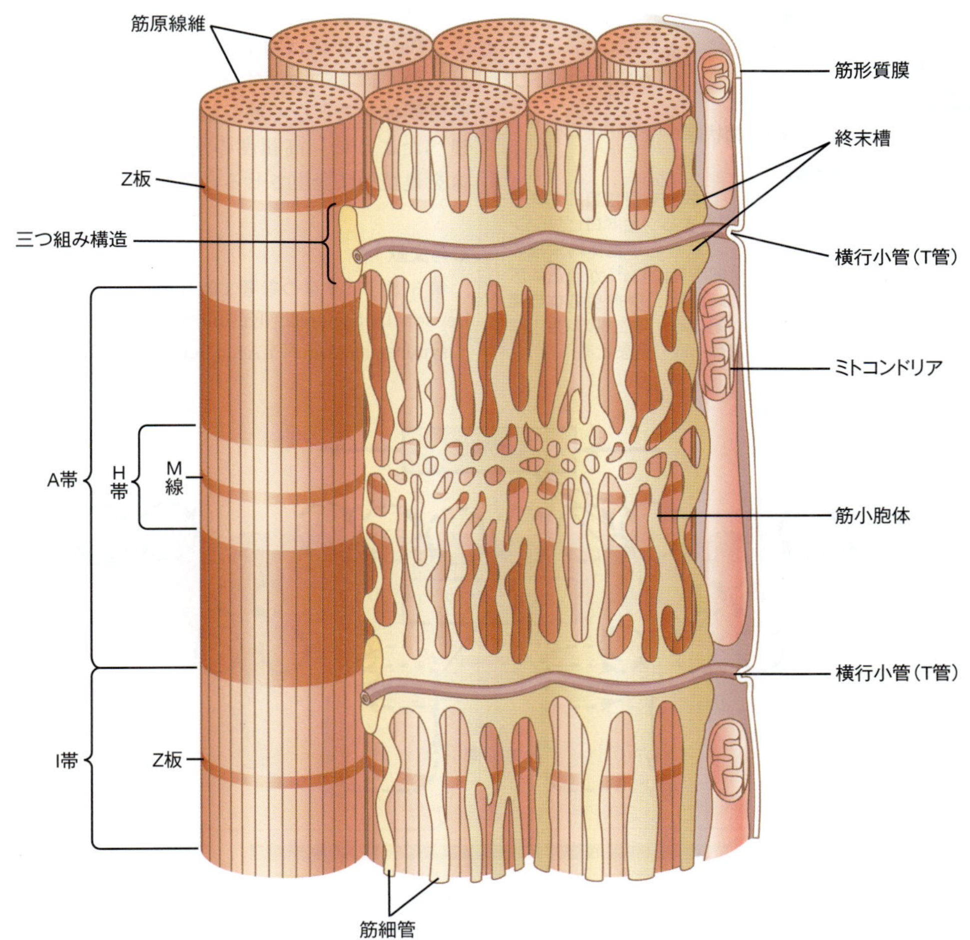

図 7.5　横行小管(T 管)：筋小胞体系
T 管は細胞膜の外側と連絡しており，筋線維の奥深くまで広がっている．実際の収縮を担う筋原線維は，線維に沿って長く伸びた筋小胞体の管(筋細管または縦走管)に取り囲まれており，T 管はその両端に接している．哺乳類の骨格筋では，図のように各筋節あたり 2 つの T 管があり，A–I 帯の接合部に位置している．しかし，哺乳類の心筋やカエルの骨格筋では，T 管は筋節あたり 1 つで Z 板の位置にのみみられる．

縮は持続する．しかし，筋小胞体膜に存在する Ca^{2+} ポンプが常時働いているため，筋原線維周囲の Ca^{2+} は筋小胞体に回収され，細胞質の Ca^{2+} 濃度は低下する（**図 7.6**）．このポンプは、筋小胞体内の Ca^{2+} を約 1 万倍に濃縮することができる．さらに，筋小胞体内には，**カルセクエストリン**（calsequestrin）とよばれる Ca^{2+} 結合タンパク質があり，遊離イオンとして貯蔵する場合よりも 40 倍多くの Ca^{2+} を蓄えられる．

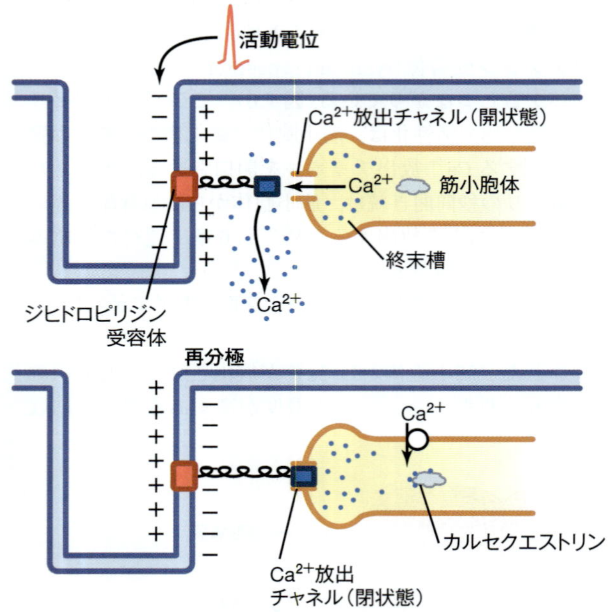

図 7.6 骨格筋の興奮収縮連関
上段は，活動電位が筋小胞体からの Ca^{2+} の放出を引き起こす様子を示す．T 管の活動電位は，電位感受性を有するジヒドロピリジン（DHP）受容体の立体構造を変化させる．これが筋小胞体終末槽の Ca^{2+} 放出チャネルの開口を引き起こし，細胞質に Ca^{2+} が急激に広がって筋収縮が開始する．再分極の際には（下段），DHP 受容体の構造が再び変化して，Ca^{2+} 放出チャネルが閉じる．細胞質の Ca^{2+} は ATP 駆動性の Ca^{2+} ポンプにより，筋小胞体へ取り込まれる．

Ca^{2+} の興奮性パルス

通常の活動休止時には，筋原線維周囲の細胞質の Ca^{2+} 濃度は非常に低く（10^{-7} M 以下），筋収縮は生じない．それゆえ，トロポニン－トロポミオシン複合体は，アクチン線維に結合してその活動を妨害するため，筋の弛緩状態が維持される．

一方，T 管－筋小胞体系が完全に興奮すると，Ca^{2+} の放出が促進され，筋原線維周囲での濃度は 500 倍の 2×10^{-4} M にまで上昇する．これは，最大の筋収縮に必要な濃度の約 10 倍に相当する．その後ただちに，Ca^{2+} ポンプの働きにより細胞質 Ca^{2+} 濃度は急激に低下する．この Ca^{2+} が“パルス状”に増大している期間は，通常の**骨格筋**（skeletal muscle）線維で約 1/20 秒である．筋線維によっては，それよりも数倍長い場合や，反対に数分の 1 しかないこともある（例えば，心筋では活動電位が長く，Ca^{2+} パルスは約 1/3 秒である）．

この Ca^{2+} パルスが持続する間は，筋が収縮している．長時間休むことなく筋収縮を維持したければ，第 6 章で述べたように，高頻度の活動電位によって，Ca^{2+} パルスを連続的に発生させる必要がある．

参考文献

第 5 章，第 6 章の参考文献も参照のこと．

Beeson D: Synaptic dysfunction in congenital myasthenic syndromes. Ann N Y Acad Sci 1275:63, 2012.

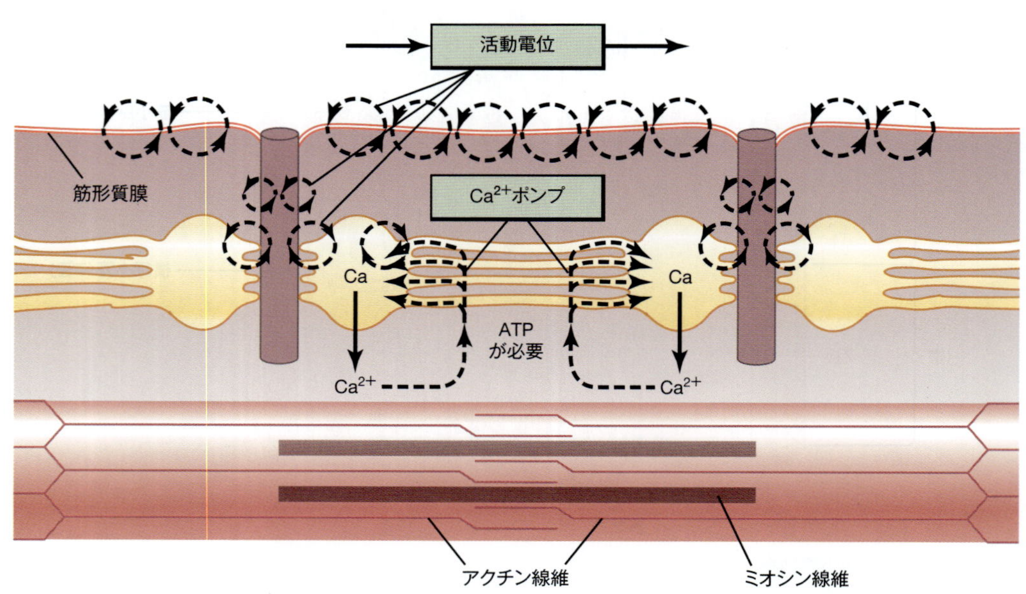

図 7.7 筋の興奮収縮連関
①筋小胞体からの Ca^{2+} の放出を引き起こす活動電位，および②その後に続く Ca^{2+} ポンプ（筋小胞体 Ca^{2+} ポンプ，SERCA）による Ca^{2+} の再取り込みの過程を示す．ATP：アデノシン三リン酸．

Budnik V, Salinas PC: Wnt signaling during synaptic development and plasticity. Curr Opin Neurobiol 21:151, 2011.

Cheng H, Lederer WJ: Calcium sparks. Physiol Rev 88:1491, 2008.

Cossins J, Belaya K, Zoltowska K, et al: The search for new antigenic targets in myasthenia gravis. Ann N Y Acad Sci 1275:123, 2012.

Fagerlund MJ, Eriksson LI: Current concepts in neuromuscular transmission. Br J Anaesth 103:108, 2009.

Farrugia ME, Vincent A: Autoimmune mediated neuromuscular junction defects. Curr Opin Neurol 23:489, 2010.

Hirsch NP: Neuromuscular junction in health and disease. Br J Anaesth 99:132, 2007.

Konieczny P, Swiderski K, Chamberlain JS: Gene and cell-mediated therapies for muscular dystrophy. Muscle Nerve 47:649, 2013.

Leite JF, Rodrigues-Pinguet N, Lester HA: Insights into channel function via channel dysfunction. J Clin Invest 111:436, 2003.

Meriggioli MN, Sanders DB: Muscle autoantibodies in myasthenia gravis: beyond diagnosis? Expert Rev Clin Immunol 8:427, 2012.

Rahimov F, Kunkel LM: The cell biology of disease: cellular and molecular mechanisms underlying muscular dystrophy. J Cell Biol 201:499, 2013.

Rekling JC, Funk GD, Bayliss DA, et al: Synaptic control of motoneuronal excitability. Physiol Rev 80:767, 2000.

Rosenberg PB: Calcium entry in skeletal muscle. J Physiol 587:3149, 2009.

Ruff RL: Endplate contributions to the safety factor for neuromuscular transmission. Muscle Nerve 44:854, 2011.

Sine SM: End-plate acetylcholine receptor: structure, mechanism, pharmacology, and disease. Physiol Rev 92:1189, 2012.

Vincent A: Unraveling the pathogenesis of myasthenia gravis. Nat Rev Immunol 10:797, 2002.

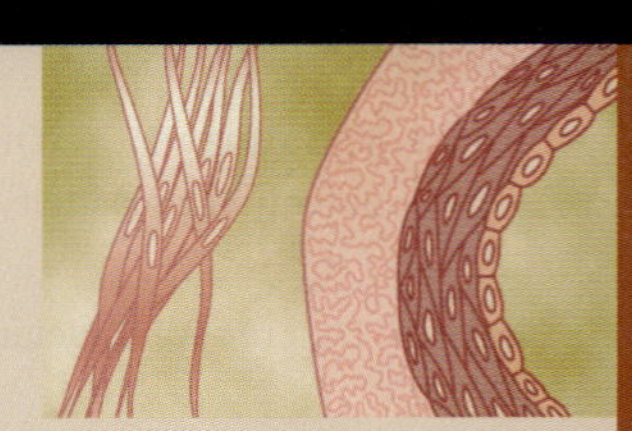

第8章

平滑筋の興奮と収縮

平滑筋の収縮

第6章，第7章では骨格筋を扱った．本章では平滑筋について解説する．**平滑筋**(smooth muscle)は骨格筋に比べてずっと小さい筋線維からなり，直径が1～5 μmで長さは20～500 μm しかない．骨格筋の直径はその30倍，長さは何百倍も長い．収縮の基本原理の多くは骨格筋・平滑筋に共通しており，平滑筋においてもミオシン・アクチンフィラメントが互いをたぐり寄せる力が収縮を引き起こす．平滑筋組織における平滑筋線維(細胞)の配列は骨格筋とは異なっている．

さまざまな平滑筋のタイプ

平滑筋は臓器ごとに異なるタイプを示し，それは以下のような点においてである．①3次元的な大きさ，②集まって束やシートを形づくる配列様式，③さまざまなタイプの刺激に対する応答性，④神経終末の分布，そして，⑤機能である．しかしながら，端的にいって，平滑筋には2つのタイプがあるといえる．図8.1に示すように，**多単位型平滑筋**(multi-unit smooth muscle)と，**一体型平滑筋**(unitary(あるいは single-unit)smooth muscle)である．

多単位型平滑筋

多単位型平滑筋(multi-unit smooth muscle)は，一つ一つが独立した平滑筋線維の集合体で，個々の平滑筋線維は骨格筋のようにそれぞれ単一の神経終末によって支配され，別々に収縮する．さらに骨格筋同様，個々の平滑筋線維は細いコラーゲン線維と糖タンパクからなる基底膜様の薄い細胞外基質によって覆われ，相互に絶縁されている．多単位平滑筋の重要な特徴として，主に神経によって活動性がコントロールされ，個々の平滑筋線維が別々に収縮することが挙げられる．これに対し，**一体型平滑筋**(unitary smooth muscle)では，神経以外の刺激によってコントロールされる場合が多い．多単位型平滑筋は，眼の毛様体筋と虹彩の平滑筋，それに交感神経によって刺激を受け収縮して毛を立たせる立毛筋などが該当する．

一体型平滑筋

一体型平滑筋は**合胞体型平滑筋**(syncytial smooth muscle)とか，**内臓平滑筋**(visceral smooth muscle)ともよばれる．“unitary”という語は単一平滑筋線維を意味するわけではないので誤解されやすいが，そうではなくて，数百から数千の平滑筋線維全体が一体となって収縮する，という意味である．このタイプの平滑筋線維は通常シート状や束状に配列し，細胞膜が複数箇所で相互に接着し，1個の平滑筋線維の収縮が隣の平滑筋線維へと伝えられる．そればかりか，細胞膜には**ギャップジャンクション**(gap junction)が多数あり，細胞内のイオンがここを通って隣の細胞内へ自由に移動し，活動電位や，活動電位を伴わないイオンの流れが隣り合う細胞の中へと広がるので，多数の平滑筋線維が同時にまとまって収縮するのである．このため，このタイプの平滑筋は合胞体型平滑筋ともよばれる．また，多くの内臓に見出されるので内臓平滑筋ともよばれ，消化管，胆嚢管・総胆管，尿管，子宮と血管平滑筋の多くがこれに該当する．

平滑筋の収縮メカニズム

平滑筋収縮の化学的な基礎

平滑筋にもアクチンとミオシンフィラメントの両方があり，これらの化学的性質は骨格筋のそれとよく似ている．しかし，平滑筋には骨格筋の収縮の調節に必要なトロポニン複合体がない．このため，平滑筋の収縮調節機構は骨格筋とは違う．この点は本章の後半で詳述する．

生化学的な検討では，平滑筋から取り出したアクチンフィラメントとミオシンフィラメントは骨格筋と同じように相互作用する．さらに，収縮過程は Ca^{2+} によって活性化され，収縮に必要なエネルギーは**アデノシン三リン酸**(adenosine triphosphate：ATP)が**アデノシン二リン酸**(adenosine diphosphate：ADP)に分解されることによって賄われる．

しかしながら，骨格筋と平滑筋は，その物理的構築，興奮－収縮連関，Ca^{2+} による収縮過程の調節，収縮持続時間，そして収縮に必要なエネルギー量において大きく異なる

平滑筋収縮の物理的な基礎

平滑筋には，骨格筋にみられるようなアクチンフィラメント・ミオシンフィラメントの横紋配列がない．電子

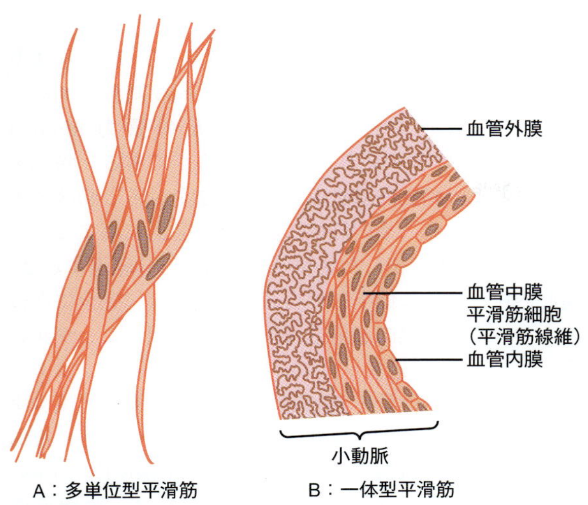

図 8.1 多単位型平滑筋(A)と一体型平滑筋(B)

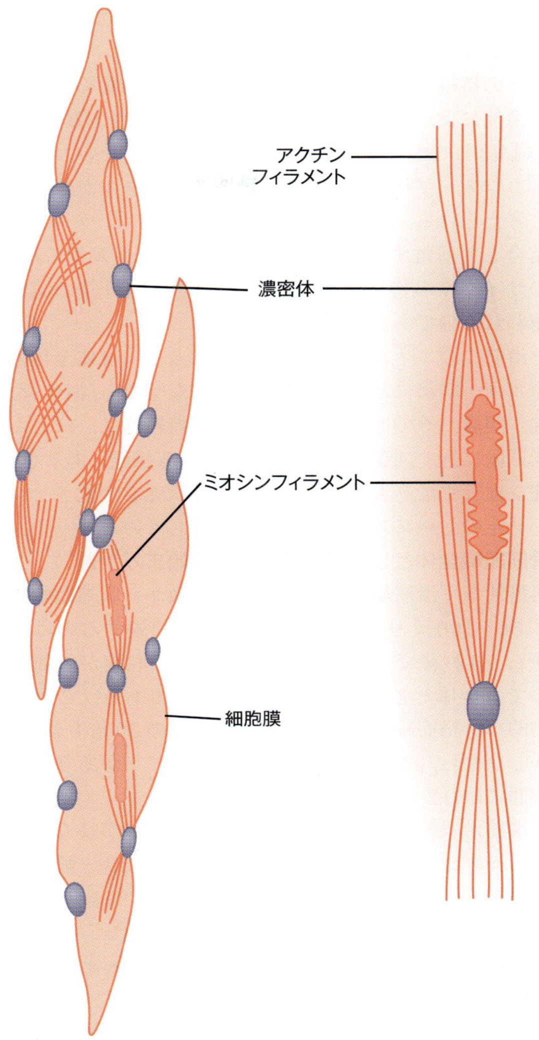

図 8.2 平滑筋の物理的構造
左上の細胞で示すように，平滑筋のアクチンフィラメントは濃密体から放射状に発している．アクチンフィラメントとミオシンフィラメントの関係は左下の細胞と右(拡大図)に示す．

顕微鏡でみると，図 8.2 に示される構造，すなわち，多数のアクチンフィラメントが**濃密体**(dense body)に結合している様子がうかがわれる．これら濃密体は，細胞膜に結合しているものもあれば，細胞内に分散して存在するものもある．隣り合う細胞の膜結合濃密体同士がタンパク性の架橋で結合しているところもあり，これが，平滑筋収縮力が細胞から細胞へと伝えられる構造的基礎になっている．

平滑筋細胞内にはアクチンフィラメントの間に太いミオシンフィラメントが配置されており，その直径はアクチンフィラメントの 2 倍以上ある．電子顕微鏡では，アクチンフィラメントはミオシンフィラメントの 5〜10 倍多いのがわかる．

平滑筋の収縮単位は，図 8.2(右)に示されるように，2 個の濃密体から放射状に出た多数のアクチンフィラメントが，中央付近でミオシンフィラメントと重なる位置構造をとっていると考えられる．この構造は骨格筋のような整然とした配列ではないが，骨格筋の収縮単位に似ており，平滑筋の濃密体は骨格筋の Z 帯に相当する役割を担っているといえる．

さらに，平滑筋のミオシンフィラメントは，大部分が中央から両端へ向けてミオシン頭部の傾きが反対向きに配置されているので，ミオシン頭部と**クロス–ブリッジ**(cross–bridge(架橋形成))を形成するアクチンフィラメントはミオシンの中央へ向けてたぐり寄せられ，最大で平滑筋細胞の長さが 80%も短縮できるしくみになっている(そうでなければ骨格筋のようにせいぜい 30%しか短縮できない)．

平滑筋収縮と骨格筋収縮の比較

骨格筋は収縮・弛緩の速度が速いが，平滑筋は多くの場合，**持続性収縮**(tonic contraction)を示し，何時間も，時には何日も持続する．したがって，物理的・化学的な性質が両者で違うと考えられる．その違いについて以下の項で解説する．

ミオシン・クロス–ブリッジのサイクルはゆっくり繰り返される

平滑筋におけるミオシン・クロス–ブリッジのサイクル(ミオシンフィラメントとアクチンフィラメントの結合・解離の繰り返し)の速度は，骨格筋に比べて非常に遅く，一定時間内に骨格筋の 1/300〜1/10 の頻度でしか起こらない．にもかかわらず，ミオシンフィラメントとアクチンフィラメントが結合状態にある**期間**(fraction of time，これが収縮力の主要な決定要因となる)は，平滑筋のほうがずっと長いと考えられている．このクロス–ブリッジサイクルが遅いわけは，ミオシン頭部の ATP

分解酵素の活性が低く，エネルギーを賦与するATP分解反応が遅いためと考えられる．

平滑筋の持続性収縮に要するエネルギーは少なくて済む

平滑筋においては骨格筋と同じ張力を発生するのに，その1/300〜1/10のエネルギーしか必要としない．これも，クロス－ブリッジの結合・解離のサイクルが遅いためと考えられる．ミオシン頭部がアクチンフィラメントに結合して解離する1サイクルに要するエネルギーは，そのサイクルの持続時間にかかわらずATP1分子の消費で賄われるのである．

平滑筋でのエネルギー消費が低いことは，身体全体のエネルギー経済にとって重要である．なぜなら，消化管，膀胱，胆嚢，その他の内臓平滑筋は，持続性に，ほとんど無期限に近く，収縮状態を維持している状態にある(**訳者注**：血管平滑筋も同様であり，収縮状態を変化させつつ，一定のトーヌス(筋緊張度)を維持している)．

平滑筋組織全体としての収縮・弛緩の始まりが遅い

典型的な平滑筋組織においては，刺激から収縮開始までに50〜100ミリ秒を要し，最大収縮に達するのはそれから0.5秒後で，さらに1〜2秒かけて収縮が減弱するので，全体として収縮時間は1〜3秒である．これは平均的な骨格筋線維が1回収縮する時間の30倍も長い．しかしながら，平滑筋にはさまざまなタイプがあり，収縮時間には0.2〜30秒の範囲がある．

平滑筋が収縮までに時間を要し，また収縮が長く続くのは，ミオシンがアクチンフィラメントと結合・解離するクロス－ブリッジのサイクルがゆっくりしているためである．さらに，後述するように，細胞内Ca^{2+}濃度の上昇から収縮開始までの時間も骨格筋よりずっと遅い．

最大収縮力は骨格筋より大きい平滑筋が多い

平滑筋のミオシンフィラメントは比較的少なく，また，クロス－ブリッジのサイクルが遅いにもかかわらず，平滑筋の最大収縮力は骨格筋より大きいことが多い．平滑筋では断面積1 cm^2あたり4〜6 kg/cm^2であるのに対し，骨格筋では3〜4 kg/cm^2にすぎない．平滑筋でこのように最大収縮力が大きいのは，ミオシンのアクチンフィラメントへのクロス－ブリッジ結合がより長時間保たれる結果である．

ラッチのメカニズムが平滑筋の持続性収縮を促進する

ひとたび平滑筋が最大張力まで収縮すると，収縮持続相での(電気的)興奮は，収縮の程度が最大に保たれている場合においても，収縮開始時に比べて通常はるかに減弱する．しかも，収縮を持続させるために消費するエネルギーはごくわずかであり，骨格筋で同様の収縮を持続するために要するエネルギーの1/300ほどにすぎない．

ラッチ(latch(原義は掛け金具))メカニズムが重要なのは，このしくみによってこそ，平滑筋においてはほとんどエネルギー消費せずに何時間にもわたって持続性収縮を維持できるためである．神経刺激やホルモン刺激が持続的に与えられる必要もない．

平滑筋のストレス－弛緩反応

平滑筋，特に多くの管腔臓器の内臓平滑筋(合胞体型平滑筋)のもう1つの特徴は，伸長・短縮刺激が加わると，その数秒から数分後には元の**張力**(force of contraction)にまで戻ることができる点である．膀胱を例にとると，膀胱内液量を急激に増加させると膀胱壁平滑筋が伸展され，その直後には内圧が急激に高まる．しかし，壁伸展が持続した状態で15秒から1分経過すると，膀胱内圧は次第に低下して当初の状態にほぼ完全に回復する．さらに膀胱内液量を増やすとまた同じことが起こる．

逆に，膀胱内液量を突然減じると，内圧も突然減少するが，その後数秒から数分後かけてほぼ元の内圧に復帰する．このような現象は，**ストレス－弛緩反応**(stress-relaxation)，および，**リバース・ストレス：弛緩反応**(reverse stress-relaxation)とよばれている．管腔臓器はその内容物の容積がつねに大きく変化しているが，これらの機序によって内圧をほぼ一定に維持することができる．

Ca^{2+}による収縮の調節

骨格筋と同じように，ほとんどの平滑筋は，細胞内遊離Ca^{2+}濃度の上昇が収縮開始シグナルとなる．Ca^{2+}上昇は，神経刺激，ホルモン刺激，伸展刺激など平滑筋のタイプに応じて多様な刺激により起こり，平滑筋線維を取り巻く化学的環境の変化により生じることもある．

骨格筋にはCa^{2+}依存性の収縮調節タンパクであるトロポニンがあるが，平滑筋はこれを欠いており，(Ca^{2+}依存性の)平滑筋収縮は次の項で述べるようにまったく異なるメカニズムによって開始する．

Ca^{2+}がカルモジュリンに結合してミオシン軽鎖キナーゼを活性化する結果，ミオシン頭部がリン酸化される

骨格筋のトロポニンの代わりに，平滑筋には**カルモジュリン**(calmodulin)という調節タンパクが大量にある(図8.3)．カルモジュリンが平滑筋の収縮を開始するメカニズムはトロポニンとは異なる．カルモジュリンは(Ca^{2+}を結合した状態で)ミオシン－アクチンのクロス－ブリッジを活性化し，これが引き金となって平滑筋収縮が以下のようにして生じる．

①(平滑筋収縮を引き起こす受容体刺激により)平滑筋細胞内液のCa^{2+}濃度が上昇する．このCa^{2+}動員には，細胞膜のCa^{2+}チャネルを介した細胞外からの流入と，細胞内の筋小胞体(sarcoplasmic tubules，細胞内Ca^{2+}貯蔵庫)から細胞質への放出の2つのメカニズムがある．

②Ca^{2+}がカルモジュリンと可逆的に結合する．

③Ca－カルモジュリン複合体が**ミオシン軽鎖キナーゼ**(ミオシン軽鎖リン酸化酵素(myosin light chain kinase))に結合して活性化する．

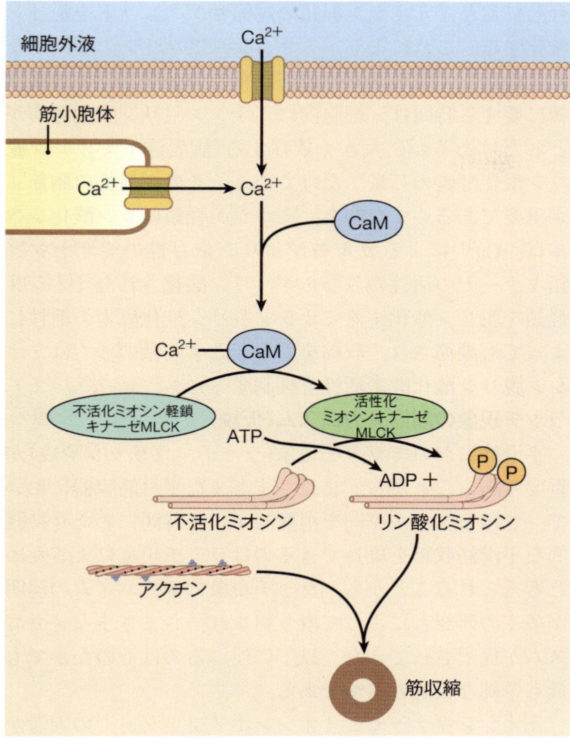

図 8.3 カルシウム–カルモジュリン依存性のミオシン軽鎖キナーゼ活性化が平滑筋収縮を引き起こす.
細胞膜のカルシウムチャネルを介する細胞外からの Ca^{2+} の流入，あるいは筋小胞体から細胞質への Ca^{2+} 放出により，細胞内 Ca^{2+} 濃度が上昇すると，Ca^{2+} がカルモジュリン(CaM)に結合し，Ca^{2+}–CaM 複合体はミオシン軽鎖キナーゼ(MLCK)を活性化する．活性化 MLCK はミオシン軽鎖をリン酸化し，これによりミオシン頭部がアクチンフィラメントに結合して平滑筋収縮を引き起こす．P：リン酸(phosphate)．

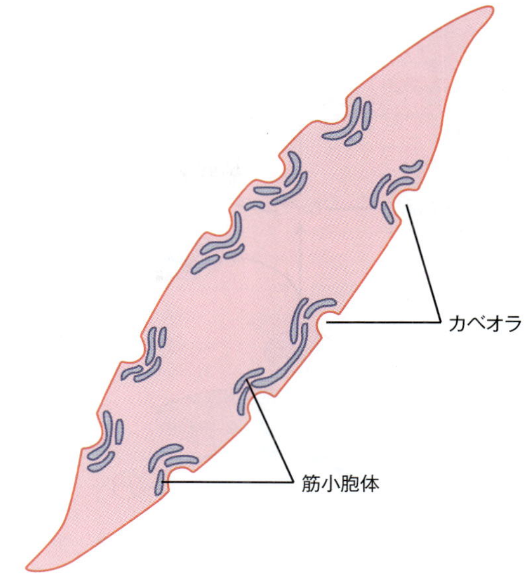

図 8.4 大型の平滑筋細胞にみられる筋小胞体
カベオラ(caveola(e))とよばれる細胞膜嵌入構造と密接な位置関係が認められる．

④ミオシン頭部にある**ミオシン軽鎖調節サブユニット**(myosin light chain regulatory subunit)がミオシン軽鎖キナーゼによってリン酸化される．すると，ミオシン頭部がアクチンフィラメントと相互作用できるようになり，骨格筋の場合と同様にアクチンフィラメントを周期的に繰り返し“たぐり寄せる”反応が始まり，筋収縮が起こる．

収縮を起こす Ca^{2+} はどこからくるか？

平滑筋においても，骨格筋と同様に，細胞内 Ca^{2+} 濃度上昇が収縮の引き金を引くが，その Ca^{2+} の由来は骨格筋の場合と異なっている．骨格筋では筋小胞体からの Ca^{2+} 動員がほぼすべてであるのに対し，平滑筋では筋小胞体はあまり発達しておらず，活動電位発生やその他の刺激によって平滑筋細胞外から流入する Ca^{2+} が多くを占める．静止時の平滑筋細胞内の Ca^{2+} 濃度は 10^{-7} mol/L 以下のレベルであるのに対し，細胞外の Ca^{2+} 濃度は約 10^{-3} mol/L である．平滑筋細胞膜のカルシウムチャネルが開口すれば，(細胞内外の大きな電気化学的ポテンシャルに従って) Ca^{2+} の急速流入(促通拡散)が起こる．これには200〜300ミリ秒(1ミリ秒＝1/1000秒)程度の時間を要し，これが平滑筋の収縮開始までの**潜時**(latent period)となり，骨格筋の場合の50倍近くも長くかかる．

平滑筋の筋小胞体の役割

図 8.4 に示すように，大型の平滑筋細胞では，細胞膜直下に管状の筋小胞体が多少発達しており，**カベオラ**(caveola)(複数形は caveolae(カベオレ))とよばれる細胞膜の嵌入構造と隣接している．カベオラは原始的ながら骨格筋の T 管系と同類の構造と考えることができ，活動電位がカベオラに到達すると，隣接する管状の筋小胞体から Ca^{2+} が細胞質へ放出されるのではないかと考えられる(骨格筋の場合は T 管系に活動電位が到達するとこれと接する長軸方向に伸びた筋小胞体から Ca^{2+} 放出が起こるので，それと同様の機序が推測される)．一般に，筋小胞体がよく発達している平滑筋は，そうでない平滑筋よりも収縮開始のスピードが速い．

平滑筋収縮は細胞外液の Ca^{2+} 濃度に依存する

骨格筋では細胞外液の Ca^{2+} 濃度を正常値から変化させても収縮力はほとんど変化しない．しかし，平滑筋では異なり，細胞外液の Ca^{2+} 濃度を正常の 1/10〜1/3 に低下させるとほとんどの場合平滑筋収縮は起こらなくなる．したがって，平滑筋収縮は細胞外液 Ca^{2+} 濃度にきわめて強く依存している．

平滑筋弛緩には Ca^{2+} ポンプが必要である

収縮した平滑筋が弛緩するためには，いったん上昇した細胞内液の Ca^{2+} を取り除く必要がある．この役割は

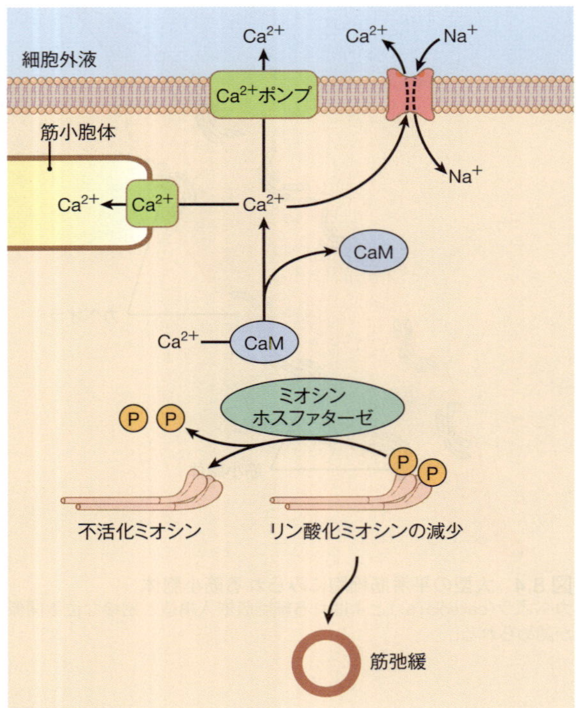

図 8.5 細胞内 Ca^{2+} 濃度低下とミオシンホスファターゼが平滑筋弛緩を引き起こす
細胞質の Ca^{2+} が Ca^{2+} ポンプによって細胞外へ汲み出され，また筋小胞体の中に取り込まれると，細胞質の Ca^{2+} 濃度が閾値レベル以下に低下し，筋弛緩が起こる．このとき，Ca^{2+} はカルモジュリン(CaM)から解離し(ミオシン軽鎖キナーゼは失活し)，ミオシンホスファターゼ(脱リン酸化酵素)がリン酸化されていたミオシン軽鎖からリン酸基を切り離す．その結果，ミオシン頭部がアクチンフィラメントから外れて筋弛緩が起こる．ADP：アデノシン二リン酸(adenosine diphosphat)，ATP：アデノシン三リン酸(adenosine triphosphate)，P：リン酸(phosphate)．

Ca^{2+} ポンプ(calcium pump)が担い，Ca^{2+} は細胞外へ汲み出され，また細胞内の筋小胞体(がある場合はそこ)へ汲み上げられる(図 8.5)．Ca^{2+} ポンプは ATP を必要とする．骨格筋の筋小胞体にある Ca^{2+} ポンプはきわめて迅速に Ca^{2+} を汲み上げるので，骨格筋が弛緩するまでに要する時間は 1/100〜1/10 秒にすぎないが，平滑筋のそれは反応速度が遅い．したがって，単一平滑筋細胞の収縮は持続的で，弛緩するまでに何秒もかかる．

平滑筋収縮の終了にはミオシン脱リン酸化酵素が重要である

平滑筋の Ca^{2+} チャネルが閉鎖し，Ca^{2+} ポンプが働いて細胞質の Ca^{2+} が汲み出されると，平滑筋は弛緩する．細胞質 Ca^{2+} 濃度がある閾値より低くなると，すでに述べた収縮のプロセスが元に戻るのだが，リン酸化されたミオシン頭部は，**ミオシンホスファターゼ**(myosin phosphatase，ミオシン脱リン酸化酵素)の作用によって脱リン酸化される必要がある(図 8.5)．ミオシンホスファターゼは平滑筋細胞ではミオシンフィラメントに結合しており，ミオシン軽鎖の調節サブユニットを脱リン酸化する．これにより，ミオシン－アクチンの周期的な相互作用，すなわち，平滑筋収縮が停止する．平滑筋弛緩に要する時間は，細胞内にミオシン脱リン酸化酵素がどれだけあるかに大きく依存する(**訳者注**：ミオシン脱リン酸化酵素の“量”だけでなく，その“活性の調節”が重要である．すなわち，ミオシン軽鎖のリン酸化レベルは，Ca^{2+} によるカルモジュリン依存性のミオシン軽鎖キナーゼの活性のみならず，リン酸化されたミオシン軽鎖を脱リン酸化するミオシン脱リン酸化酵素の活性によっても調節され，収縮を引き起こす刺激の多くはミオシン脱リン酸化酵素活性を抑制する)．

ラッチ現象の調節メカニズム(仮説)

平滑筋においてラッチ現象(ラッチ－ブリッジ形成)が重要であることから，またさまざまな平滑筋臓器において，さほどエネルギーを消費せずに長時間にわたり持続的な平滑筋収縮を維持できるのはラッチ現象によるためと考えられることから，ラッチ現象のメカニズムの解明が多くの研究者によって取り組まれ，さまざまなメカニズムが提唱されてきた．以下に述べるのはそのなかでも最も単純な仮説の 1 つである．

ミオシンキナーゼとミオシンホスファターゼの両者が強力に活性化されている状態では，ミオシン頭部のアクチンフィラメントとの相互作用のサイクルが速く，平滑筋収縮の速度は速い．これらの酵素の活性化状態が低下すると，ミオシン-アクチンの相互作用のサイクルが遅くなるが，同時に，1 サイクルの期間内でミオシン頭部がアクチンフィラメントに結合している時間が長くなる．そこで，いずれの瞬間においても，アクチンフィラメントに結合した状態にあるミオシン頭部の数が多い状態となる．アクチンフィラメントに結合したミオシン頭部の数は収縮の**プラトー**(plateau，持続相)における張力を決定することから，筋張力が維持されるのだと推測される．これが，“ラッチ”がかけられて収縮状態が維持されるメカニズムと想定される．この状態では，まれにミオシン頭部がアクチンフィラメントから外れないかぎり ATP が分解されることはないので，ほとんどエネルギーを要しない．

平滑筋収縮の神経およびホルモンによる調節

骨格筋は神経刺激のみによって収縮するのに対し，平滑筋は神経シグナル，ホルモン刺激，筋自体の伸展，その他の刺激によって収縮する．平滑筋の細胞膜に収縮を引き起こすさまざまな受容体タンパクがあることがこの差を生み出している．のみならず，平滑筋には収縮を抑制する受容体もある．この項では，まず神経による平滑筋収縮の調節機構を，次いでホルモンとその他の刺激による調節機構について考えてみよう．

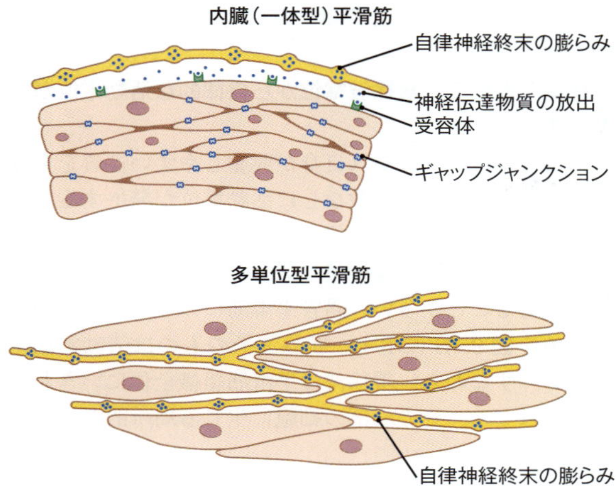

図 8.6　平滑筋への自律神経終末の分布
自律神経は分岐して平滑筋全体に神経終末を広く分布させ，何箇所もある膨らみから神経伝達物質を放出する．一体型（内臓）平滑筋細胞は互いにギャップジャンクションで結合しており，脱分極が細胞から細胞へと迅速に広がることにより，多くの平滑筋細胞が一体となって収縮する．多単位型平滑筋では，個々の平滑筋細胞に密着している自律神経終末から放出される神経伝達物質により，それぞれ独立して刺激を受ける．

平滑筋の神経筋接合部

平滑筋の神経筋接合部の生理学的構造

多くの場合，平滑筋には骨格筋にみられるような高度な神経筋接合部の構造はみられない．図 8.6 に示すように，平滑筋を支配する**自律神経線維**（autonomic nerve fibers）は平滑筋細胞層の表層に分布して分岐し，びまん性に広がっている．これらの神経線維は平滑筋細胞膜と直接接することなく，細胞膜から 2〜3nm から 2〜3 μm 離れた位置で**拡散型接合部**（diffuse junctions）とよばれる構造を形成し，細胞膜表面を覆う細胞外マトリックスに神経伝達物質を放出する．神経伝達物質はここから拡散して細胞膜表面の受容体に達する．平滑筋細胞層が重層構造の場合にも，多くの場合，自律神経終末は外側の平滑筋層のみに分布し，ここから起こった活動電位の伝播，あるいは，神経伝達物質の拡散により，外側から内側の平滑筋層へと興奮が伝えられる．

平滑筋を支配する軸索線維は，骨格筋を支配する運動神経終末のように典型的な分岐した神経終板をつくらず，細い軸索に沿って多数の**膨らみ**（**バリコシティ**（varicosity））を形成し，その表面はシュワン細胞によってカバーされていないので，神経伝達物質の放出が可能となる．この膨らみの部分には，骨格筋の神経終板にみられるのと同じような神経伝達物質を蓄えた小胞がある．運動神経の神経終末にある神経伝達物質はつねにアセチルコリンだが，平滑筋を支配する自律神経の神経伝達物質は**アセチルコリン**（acetylcholine）のことも，**ノルアドレナリン**（noradrenaline）のことも，さらに他の神経伝達物質のこともある．

一方，特に多単位型平滑筋では，自律神経終末の膨らみと平滑筋細胞膜の距離が 20〜30nm ときわめて近接している場合があり，これは，骨格筋の神経筋接合部にみられるシナプス間隙と同じ距離である．これらは**接触型接合部**（contact junctions）とよばれ，骨格筋の神経筋接合部と同じように機能するため，収縮のスピードが拡散型接合部に比べてかなり速い．

平滑筋の神経筋接合部において放出される興奮性・抑制性神経伝達物質

平滑筋を支配する自律神経の神経伝達物質として最も重要なのは，アセチルコリンとノルアドレナリンであり，別々の神経線維から分泌される．アセチルコリンはある臓器の平滑筋では収縮を引き起こす刺激性の神経伝達物質として作用し，別の臓器の平滑筋では抑制性に働く．一般に，アセチルコリンが刺激性に作用する平滑筋ではノルアドレナリンは抑制性に作用し，逆にアセチルコリンが抑制性に作用する平滑筋ではノルアドレナリンが刺激性に作用する．

この現象はどのように説明できるだろうか？　それは，アセチルコリンもノルアドレナリンも平滑筋細胞膜の受容体タンパクに結合して収縮あるいは弛緩作用を及ぼすためであり，それぞれに刺激性受容体と抑制性受容体があることによる（**訳者注**：平滑筋の種類によって発現する受容体が異なること，また，受容体のサブタイプにより収縮・弛緩別々の作用を及ぼすこと，血管の場合は血管内皮依存性の平滑筋収縮のメカニズムがあることによる（第 17 章参照））．第 61 章において，自律神経系の機能と関連づけて，より詳しく紹介する．

平滑筋の膜電位と活動電位

平滑筋の膜電位

平滑筋の膜電位は，測定時平滑筋がどのような状態にあるかによって異なる．正常な静止時には細胞内電位は − 60〜 − 50mV であり，骨格筋に比べて 30mV ほども静止膜電位が浅い．

一体型平滑筋における活動電位

内臓平滑筋のような一体型平滑筋では，骨格筋と同様の活動電位が生じる．多単位型平滑筋の多くは次項で説明するように，ふつうは活動電位を発しない．

内臓平滑筋の活動電位には，①スパイク電位，②プラトーを伴う活動電位の 2 つがある．

スパイク電位

骨格筋にみられるような典型的な**スパイク活動電位**（spike action potentials）はほとんどの一体型平滑筋に発生し，10〜50 ミリ秒持続である（図 8.7A）．このような活動電位はさまざまな刺激で起こり，電気刺激，平滑筋収縮を起こすホルモン，神経伝達物質，伸展刺激で起こる．さらに，後述するように筋線維自身が自律的に発生する場合もある．

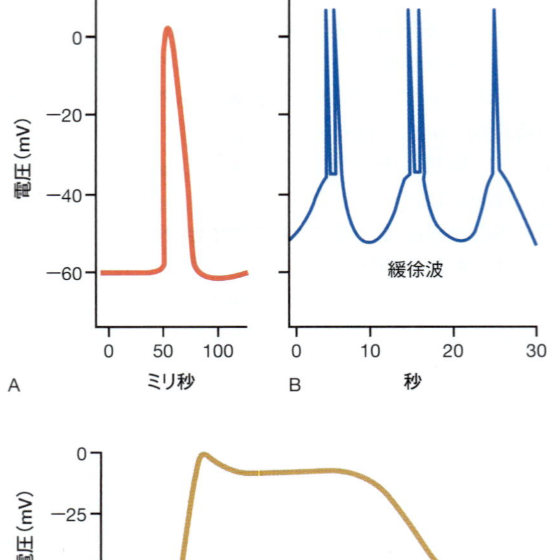

図 8.7 電気的興奮を起こす平滑筋で観察される活動電位.
A：細胞外からの刺激で生じる典型的な平滑筋活動電位（スパイク電位）．B：消化管壁の平滑筋に自律的に発生する周期的な緩徐波と，これにより惹起される複数のスパイク電位．C：プラトーを伴った活動電位，子宮平滑筋での記録．

プラトー（持続相）を伴う活動電位

図 8.7C にプラトーを伴った平滑筋活動電位を示す．このタイプの活動電位は典型的なスパイク電位の場合と同じようにして始まるが，再分極が起こるまでに数百ミリ秒から 1 秒あまりも時間を要する．この活動電位のプラトーは平滑筋収縮の持続相を支えており，尿管平滑筋や一定の条件下の子宮平滑筋，それにある種の血管平滑筋でみられる（収縮が持続的な心筋もやはりプラトーを伴う活動電位を示す．これについては第 9 章，第 10 章で学ぶ）．

平滑筋の活動電位発生における Ca^{2+} チャネルの重要性

平滑筋の細胞膜は，骨格筋に比べて電位依存性 Ca^{2+} チャネルが非常にたくさんある代わりに，電位依存性 Na^+ チャネルがほとんどない．したがって，ほとんどの平滑筋において活動電位に Na^+ は関与せず，活動電位の主要な部分は Ca^{2+} の細胞内への流入による．このカルシウム流入は，神経や骨格筋の Na^+ チャネルを介するナトリウム流入と同様，何度でも繰り返し起こる．Ca^{2+} チャネルは Na^+ チャネルに比べて開くまでに何倍も時間がかかり，また開いている時間も長い．このような Ca^{2+} チャネルの性質が，ある種の平滑筋でみられる活動電位の持続相に大きく関与している．

また，平滑筋では，細胞外から流入した Ca^{2+} が収縮のメカニズムに直接関与して収縮を引き起こす点が特徴的である．そこで，Ca^{2+} は一度に（活動電位と収縮の）2 つの仕事をこなしている．

一体型平滑筋では緩徐波電位から自律的な活動電位が発生する

ある種の平滑筋はそれ自身が興奮しやすい性質をもっており，外部からの刺激なしに活動電位が発生する．このような自律的な活動電位の発生は，膜電位が周期的にゆっくりと変化する**緩徐波リズム**（slow wave rhythm）が基礎にあることが多い．腸管平滑筋にみられる典型的な緩徐波を図 8.7B に示す．緩徐波そのものは活動電位ではない．すなわち，緩徐波は平滑筋組織全体にいきわたるのではなく，その一部の細胞に生じる局所的な性格のものである．

この緩徐波リズムの原因はよくわかっていない．1 つの可能性としては，陽イオン（おそらく Na^+）のポンプによる汲み出しが周期的に変化し，汲み出しが速いときは膜電位が深いマイナス電位になり，汲み出しが遅いときは膜電位が浅くなるのだろう．また別の可能性として，チャネルのコンダクタンスが周期的に変化するのかもしれない．

緩徐波そのものは平滑筋収縮を引き起こせないが，緩徐波が強ければ活動電位を引き起こすことができる点が重要である．膜電位が − 60 mV のところから緩徐波のピークで − 35 mV（大部分の内臓平滑筋で活動電位を発する閾値）に達すれば，活動電位が起こり，平滑筋組織全体に伝播して収縮を引き起こす．図 8.7B にはこの緩徐波の役割が表されており，一つ一つの緩徐波のピークで 1 個以上の活動電位が生じている．このようにして活動電位が繰り返し発生することにより，平滑筋組織のリズミカルな周期的収縮が起こる．そこで，緩徐波は**ペースメーカー波**とよばれている．第 63 章では，このタイプのペースメーカー活動が腸管の周期的な収縮を支配していることを学ぶ．

筋伸展による内臓平滑筋の興奮

内臓（一体型）平滑筋が十分に伸展されると，通常それだけで活動電位が発生する．これは，①通常の緩徐波電位と②伸展刺激による膜電位の（マイナス電位の深さの）減少の組み合わせによって生じる（**訳者注**：筋伸展によって**伸展刺激反応性 Ca^{2+} チャネル**（stretch-activated calcium channel）が開き，Ca^{2+} が流入する結果，筋収縮が起こる）．この反応によって，腸管は過剰に伸展されると自動的に周期的な収縮を起こす．例えば，小腸の内容物が過剰にたまると，局所的な自律性収縮が蠕動運動を引き起こし，内容物を通常は肛門側へ向かって移動させる．

多単位型平滑筋における活動電位を伴わない脱分極

多単位型平滑筋（虹彩平滑筋や立毛筋）の筋線維は主に神経刺激によって収縮する．神経終末から出る神経伝達物質は標的平滑筋組織によって違い，アセチルコリンかノルアドレナリンである(**訳者注**：瞳孔散大を起こす散瞳筋は交感神経(神経伝達物質ノルアドレナリン)の作用で収縮し，縮瞳筋は動眼神経に含まれる副交感神経(アセチルコリン)の作用で収縮する．立毛筋は交感神経によって収縮する)．いずれも平滑筋の脱分極を引き起こし，その結果収縮が起こるが，通常活動電位は生じない．内臓の一体型平滑筋では，30〜40 の平滑筋線維が同時に脱分極してはじめて活動電位が生じ，周囲へ伝播する．これとは対照的に，虹彩平滑筋や立毛筋の平滑筋組織は小さく，(神経伝達物質が作用する)局所での脱分極(**接合部電位**(junctional potential)とよぶ)が，活動電位を生じることなく平滑筋線維全体に**エレクトロトニック**(電気緊張的)に伝播し，それだけで収縮を引き起こすことができる(**訳者注**：活動電位を生じない程度の血管平滑筋の脱分極でも，ある程度の数の電位依存性 Ca^{2+} チャネルが開口し，細胞外からの Ca^{2+} 流入による細胞内 Ca^{2+} 濃度上昇を引き起こし，その結果，カルモジュリン依存性のミオシン軽鎖キナーゼが活性化してミオシン軽鎖をリン酸化する．この機構により，活動電位を発生しない場合にも平滑筋収縮を引き起こす)．

局所因子とホルモンは活動電位を伴わずに平滑筋収縮を引き起こす

平滑筋収縮の約半分は，活動電位なしに平滑筋収縮が起こり，その場合は活動電位以外の刺激因子が収縮装置を動かす．非神経性・活動電位非依存性に平滑筋収縮を引き起こすものには，①局所の化学物質と②ホルモンがある．

局所の化学物質による平滑筋収縮の調節

第 17 章で，**細動脈**(arteriole)，**メタ細動脈**(meta-arteriole)，それに**毛細血管前括約筋**(precapillary sphincter)の制御機構について学ぶ．これらの血管のなかで最も細小な血管にはほとんど神経分布がないが，周囲の間質液の化学的性状や血圧の変化による伸展刺激に迅速に反応して強く収縮する．

これらの細小血管は通常いつも収縮状態を維持しているが，組織への血流量を増やさなければいけないときにはさまざまな因子によって弛緩し，これにより血液潅流を増やすことができる．このように，局所組織の血流を調節する強力なフィードバック調節系が存在し，以下の調節因子が特異的に作用する．

①組織の低酸素は細小血管の血管平滑筋を弛緩させ，したがって血管は拡張する．

②二酸化炭素の過剰は血管拡張を引き起こす．

③H^+ 濃度上昇は血管拡張を引き起こす．

アデノシン，乳酸，K^+ の濃度上昇，Ca^{2+} 濃度の低下，体温上昇もすべて組織の血管拡張を引き起こす(**訳者注**：血管内皮が産生する**一酸化窒素**(NO)は重要な局所因子として平滑筋に作用して弛緩させ，**内皮依存性血管拡張**(endothelium-dependent vascular relaxation)を起こす．血管内皮細胞にある eNOS(**内皮型一酸化窒素合成酵素**，endothelial NO synthase)がアミノ酸アルギニンから NO を産生し，NO は直下の平滑筋細胞内に拡散して細胞質の cGMP 合成酵素を活性化し，cGMP 濃度を増加させる．eNOS はカルモジュリン依存性酵素であり，Ca^{2+} 濃度上昇によって活性化される．例えば，適度な運動による血流量の増加は血管内皮細胞膜に**ずり応力**(shear stress)を与え，これによって Ca^{2+} チャネルが開口することにより細胞内 Ca^{2+} 濃度上昇を引き起こし，eNOS を活性化する．NO は血管平滑筋の cGMP を増加させ，cGMP 依存性タンパク質リン酸化酵素の作用により平滑筋を弛緩させる．これにより，血管拡張と血流量増大が起こり，軽い運動で血圧が低下するメカニズムに寄与する．これは**血流依存性血管拡張**(flow-dependent vasodilation)とよばれ，内皮機能評価に用いられている．また，アデノシン，ヒスタミン，ブラジキニン，アセチルコリン等は血管内皮の Gq 共役型受容体に作用して細胞内 Ca^{2+} 濃度上昇を引き起こし eNOS を活性化する結果，内皮依存性血管拡張を引き起こす．なお，アナフィラキシーショックにおける血管拡張と血管透過性亢進はヒスタミン等による過剰な NO 産生による)．これら細小血管では，血圧が低下すると血管壁伸展刺激が減弱し，血管拡張をもたらす．

平滑筋収縮に対するホルモンの作用

平滑筋の収縮は血液中を流れるホルモンや局所因子によって影響を受けるが，特に強い作用を発揮するのは，ノルアドレナリン，アドレナリン，アンジオテンシンⅡ，エンドセリン，バソプレシン(以上，血管平滑筋収縮)，オキシトシン(**訳者注**：子宮平滑筋収縮，子宮平滑筋はプロスタグランディン $F_{2\alpha}$ によっても収縮する)，そしてセロトニン，ヒスタミンである(**訳者注**：①血管平滑筋弛緩；血管内皮の受容体を介する NO 産生による．②ヒスタミンは気管平滑筋の Gq 共役型受容体を介して収縮させ，アレルギー機序による気管支喘息発作に関与する)．これらホルモンによる平滑筋収縮は平滑筋細胞膜にある興奮性(Gq 共役型)受容体を介する作用による．

訳者注：ホルモンや神経伝達物質による平滑筋収縮のメカニズムはかなり解明されている．血管平滑筋を収縮させるノルアドレナリン・アンジオテンシンⅡ(血管収縮性ホルモン)や，気管平滑筋の収縮を引き起こすアセチルコリン・ヒスタミンは，平滑筋細胞膜の三量体 G タンパク質 Gq 共役型受容体に結合してホスフォリパーゼ C を活性化し，イノシトール 1,4,5- 三リン酸(IP_3)と 1,2- ジアシルグリセロールの 2 つのセカンドメッセンジャーの生成を介して筋小胞体から細胞内へのカルシウム放出と C キナーゼ活性化を引き起こす．同時に筋小胞体の Ca^{2+} 放出によって細胞膜のストア作動性 Ca^{2+} チャネルが開き，細胞外からの Ca^{2+} 流入が起こる．細胞内外からのCa^{2+}動員によって細胞内Ca^{2+}濃度が上昇すると，カルモジュリン依存性酵素であるミオシン軽鎖リン酸化酵素が活性化され，ミオシン軽鎖がリン酸化されて平滑筋収縮が開始する．一方，受容体の$G_{12/13}$共役は低分子量Gタンパク質Rho活性化とその下流におけるRhoキナーゼ活性化を引き起こす．ミオシン脱リン酸化酵素（ミオシン軽鎖ホスファターゼ）はRhoキナーゼによって直接リン酸化され，機能抑制が起こる．これにより，ミオシン軽鎖の脱リン酸化が抑制され，収縮が増強・持続する．さらに，Cキナーゼはミオシン軽鎖ホスファターゼの抑制性調節タンパク質CPI-17をリン酸化してその抑制活性を著しく増強し，ホスファターゼの抑制がいっそう増強される．すなわち，RhoキナーゼおよびCキナーゼの2つの経路によりミオシン脱リン酸化酵素が阻害され，両経路は平滑筋収縮を増強・維持する．

一方，抑制性の受容体もあり，平滑筋収縮を抑制する．

ホルモンや局所因子による平滑筋の興奮・抑制のメカニズム

平滑筋細胞膜のホルモン受容体のあるものはNa^+，あるいはCa^{2+}チャネルを開き，神経刺激と同様に脱分極を引き起こす．その結果，活動電位が発生する場合があり，また，すでに活動電位が生じていればそれを増強する．活動電位の発生を伴わない脱分極が起こる場合もあり，その場合は（**訳者注**：電位依存性Ca^{2+}チャネルの開口により）Ca^{2+}流入が起こり，収縮を促進させる．

逆に，平滑筋収縮を抑制するホルモンや組織の局所因子は，Na^+あるいはCa^{2+}チャネルを閉じさせ，これらの陽イオン流入を阻止する．あるいは，定常状態で閉じているK^+チャネルを開いて，細胞内のK^+（陽イオン）を細胞外へ拡散させる．その結果，細胞膜電位が深いマイナス**過分極**（hyperpolarization）となり，平滑筋収縮は強く抑制される．

ホルモンは平滑筋の膜電位変化を伴わずに収縮・弛緩を引き起こす場合がある．そのような場合，平滑筋収縮を引き起こすホルモン受容体は細胞膜の陽イオンチャネルを開くのではなく，平滑筋細胞内の変化を起こす．例えば筋小胞体からCa^{2+}を細胞内へ放出させ，Ca^{2+}が収縮を引き起こす（**訳者注**：多くのホルモンは上述のGq共役型受容体に作用する．なお，細胞内カルシウム貯蔵庫（ストア）である筋小胞体からのCa^{2+}放出は，細胞膜のCa^{2+}チャネルを介する細胞外からのカルシウム流入に連動している．この場合，開口するのはストア作動性Ca^{2+}チャネルとよばれる）．また，収縮を抑制する受容体の場合，受容体活性化が細胞膜の**アデニル酸シクラーゼ**（adenylate cyclase）あるいは**グアニル酸シクラーゼ**（guanylate cyclase）を活性化させ，その結果生じるサイクリックAMP（cAMP）あるいはサイクリックGMP（cGMP）がセカンドメッセンジャーとして働き，いくつかの酵素，イオンチャネルやトランスポーターのリン酸化状態を変化させることにより間接的に平滑筋収縮を抑制する（**訳者注**：アドレナリン受容体はGsに共役してアデニル酸シクラーゼを活性化する．ANP受容体は細胞内ドメインがグアニレート・シクラーゼ活性をもち，細胞外ドメインへのANP結合によって活性化される．また，ANP受容体は，細胞外にANPが結合することで細胞内ドメインのグアニル酸シクラーゼ酵素を活性化する．これらにより産生されるcAMPないしcGMPはそれぞれタンパク質リン酸化酵素を活性化することで平滑筋を弛緩させる）．筋小胞体と細胞膜に存在するカルシウムポンプが活性化され，筋小胞体への取り込み，あるいは細胞外へのCa^{2+}組み出しの促進によって細胞内遊離Ca^{2+}濃度が低下する機序もある．

平滑筋は多様性に富み，さまざまなホルモンや神経伝達物質，その他の物質が収縮・弛緩を引き起こすメカニズムは一様ではない．同一の物質が，ある平滑筋には収縮を引き起こし，異なる部位の平滑筋は弛緩させるという場合がある．例えばノルアドレナリンは小腸壁の平滑筋は弛緩させ，血管平滑筋は収縮させる（**訳者注**：ノルアドレナリンは，小腸平滑筋ではGs共役型のアドレナリンβ受容体に作用してcAMP依存性に平滑筋弛緩を起こす．血管平滑筋では主にGq共役型アドレナリンα受容体に作用して，ホスフォリパーゼC-Ca^{2+}動員・Cキナーゼ活性化とRho-Rhoキナーゼ活性化を引き起こす．その結果，ミオシン軽鎖キナーゼ（リン酸化酵素）活性化とミオシン軽鎖ホスファターゼ（脱リン酸化酵素）抑制により収縮を起こす．また，ヒスタミンやアセチルコリンは，血管では内皮細胞のGq共役型受容体に作用してNOの産生を促し，血管平滑筋を弛緩させる．気道平滑筋では，Gq共役型受容体に直接作用してホスフォリパーゼC-Ca^{2+}動員・Cキナーゼ活性化とRho-Rhoキナーゼ経路を活性化し，気管平滑筋を収縮させる）．

参考文献

第5章，第6章の参考文献も参照のこと．

Amberg GC, Navedo MF: Calcium dynamics in vascular smooth muscle. Microcirculation 20:281, 2013.

Behringer EJ, Segal SS: Spreading the signal for vasodilatation: implications for skeletal muscle blood flow control and the effects of aging. J Physiol 590:6277, 2012.

Berridge MJ: Smooth muscle cell calcium activation mechanisms. J Physiol 586:5047, 2008.

Blaustein MP, Lederer WJ: Sodium/calcium exchange: its physiological implications. Physiol Rev 79:763, 1999.

Cheng H, Lederer WJ: Calcium sparks. Physiol Rev 88:1491, 2008.

Davis MJ: Perspective: physiological role(s) of the vascular myogenic response. Microcirculation 19:99, 2012.

Drummond HA, Grifoni SC, Jernigan NL: A new trick for an old dogma: ENaC proteins as mechanotransducers in vascular smooth muscle. Physiology (Bethesda) 23:23, 2008.

Hill MA, Meininger GA: Arteriolar vascular smooth muscle cells: mechanotransducers in a complex environment. Int J Biochem Cell Biol 44:1505, 2012.

Huizinga JD, Lammers WJ: Gut peristalsis is governed by a multitude of cooperating mechanisms. Am J Physiol Gastrointest Liver Physiol 296:G1, 2009.

Kauffenstein G, Laher I, Matrougui K, et al: Emerging role of G protein-coupled receptors in microvascular myogenic tone. Cardiovasc Res 95:223, 2012.

Morgan KG, Gangopadhyay SS: Cross-bridge regulation by thin filament-associated proteins. J Appl Physiol 91:953, 2001.

Sanders KM, Koh SD, Ro S, Ward SM: Regulation of gastrointestinal motility—insights from smooth muscle biology. Nat Rev Gastroenterol Hepatol 9:633, 2012.

Somlyo AP, Somlyo AV: Ca^{2+} sensitivity of smooth muscle and nonmuscle myosin II: modulated by G proteins, kinases, and myosin phosphatase. Physiol Rev 83:1325, 2003.

van Breemen C, Fameli N, Evans AM: Pan-junctional sarcoplasmic reticulum in vascular smooth muscle: nanospace Ca^{2+} transport for site- and function-specific Ca^{2+} signalling. J Physiol 591:2043, 2013.

Walker JS, Wingard CJ, Murphy RA: Energetics of crossbridge phosphorylation and contraction in vascular smooth muscle. Hypertension 23:1106, 1994.

Wamhoff BR, Bowles DK, Owens GK: Excitation-transcription coupling in arterial smooth muscle. Circ Res 98:868, 2006.

Webb RC: Smooth muscle contraction and relaxation. Adv Physiol Educ 27:201, 2003.

Yamin R, Morgan KG: Deciphering actin cytoskeletal function in the contractile vascular smooth muscle cell. J Physiol 590:4145, 2012.

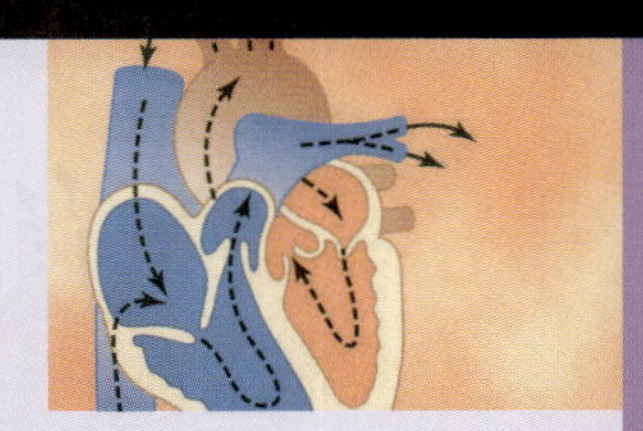

第9章 心筋：ポンプや心臓弁としての心臓

本章では，心臓や循環システムの議論から始める．図 9.1 にあるように心臓は実際には２つの分離したポンプで構成される．“血液を肺に送る**右心**(right heart)”と，“他の臓器や体の組織に血液を供給する，すなわち体循環を介して血液を送る**左心**(left heart)”からなる．言い換えれば，“右心・左心のそれぞれは心房と心室から構成される拍動性の２腔のポンプである”といえる．左心房と右心房は，それぞれ**心室に先行して**血液を心房から心室へ送る**弱い起動ポンプ**である．左心室と右心室は主に**血液を推進するポンプ**である．①右心室は**肺循環**を，②左心室は**体循環**を担う．

心臓の特殊なメカニズムは，**心臓律動**(**リズム性**)とよばれる，連続的な心臓の一連の収縮運動を引き起こす．この心臓律動は心臓のリズミカルな拍動を引き起こすために，活動電位を心筋に伝える．

このリズムコントロールシステムは第 10 章で説明する．本章では心臓がどのようにポンプとして働くかについて説明するため**心筋の特殊性**から解説する．

心筋の生理学

心臓は，**3 種類**の主要な心筋から構成される．すなわち，**心房筋**(atrial muscle)，**心室筋**(ventricular muscle)，**特殊な興奮性・伝導性筋線維**(excitatory and conductive muscle fibers)である．心房筋も心室筋も骨格筋とよく似た収縮をするが，“筋収縮持続時間が非常に長い”という点で異なる．心臓の特殊な興奮性・伝導性筋線維はわずかにしか収縮しない．なぜなら，興奮性・伝導性特殊筋線維には収縮原線維がわずかにしか含まれていないからである．その代わり，それらは心臓全体を通じて活動電位という形の**自動能**をもったリズミカルな電気的な放電，言い換えれば，**活動電位の伝導**(conduction of the action potentials)により心臓のリズミカルな拍動をコントロールする**興奮系**(**興奮システム**(excitatory system))としての役割を担っている．

心筋の生理解剖学

図 9.2 は心筋組織を示しており，心筋線維はそれぞれの線維が枝分かれし，再結合し，再び広がることで**格子状に配列**(latticework)している．心筋は骨格筋と同じように，縞(しま)を認める(**横紋構造をもつ**)ことは特筆すべきことである．さらには，心筋は骨格筋で認めるような**アクチン**と**ミオシンフィラメント**を含んだ典型的な筋原線維からなる．これらのフィラメントは，骨格筋と同様にそれぞれが隣り合って並んでおり，収縮の際にはお互いにスライドし，滑り込む(第 6 章参照)．しかし，他の点では心筋は骨格筋とはまったく異なる．

合胞体としての心筋

図 9.2 において心筋線維を横断している暗い(ギザギザの)部分は，**介在板**(intercalated discs)とよばれている．それらは心筋細胞同士を隔てている細胞膜である．つまり，心筋線維はたくさんの細胞が直列や並列に結合して構成されているのである．

介在板では細胞膜同士が融合することで，**連絡結合**(**細隙結合**(gap junctions))が形成される．そこでは迅速なイオンの拡散が可能になる．そのため，機能という点において，イオンは心筋線維の縦軸に沿って細胞内液の中を容易に移動することができ，その結果，活動電位は介在板を通過し，心筋細胞から隣の心筋細胞へ容易に伝わっていく．したがって，心筋は多くの**心筋細胞の合胞体**(syncytium)であるといえる．その中では心筋細胞は相互連結しているため，1 つの細胞が興奮すると，活動電位はすべての細胞に急速に広がっていく．

心臓は実際には２つの合胞体(複数の正常な細胞が融合したもの)からなる．心房の左右の壁を構成する**心房合胞体**(atrial syncytium)と左右の心室の壁を構成する**心室合胞体**(ventricular syncytium)である．心房と心室は線維性組織によって隔てられており，この線維性組織は心房と心室の間の**房室弁の弁口**を取り囲むように存在する．通常は，活動電位は心房合胞体から線維性組織を通って，心室合胞体へ直接伝わることはない．その代わり，直径数 mm の伝導線維の束である**房室索**(A-V bundle)とよばれる特殊な伝導システムによって伝わる．その詳細は第 10 章で述べる．

このように心筋が２つの機能的合胞体に分かれていることで，心房は心室の収縮より先に短い時間で収縮することができる．このことは，心臓が効率的にポンプとして働くために重要である．

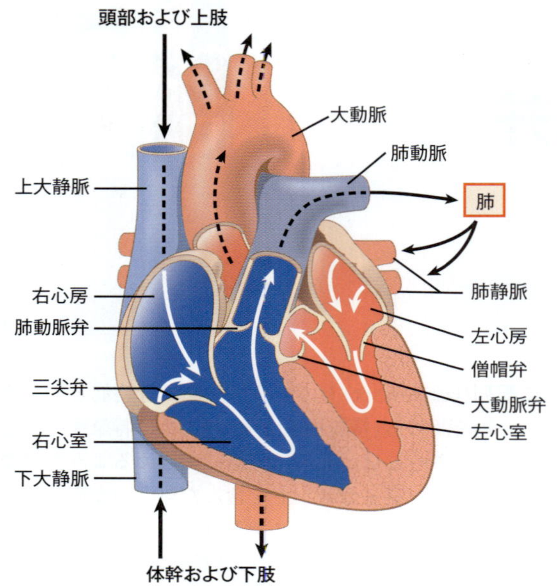

図 9.1 心臓の構造と，心腔や心臓弁を通る血液の流れ

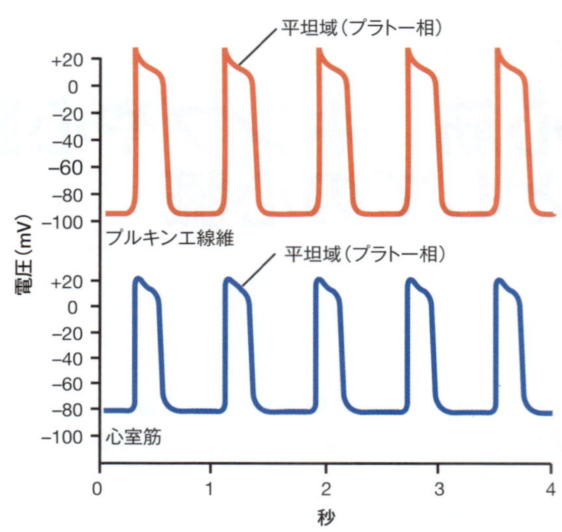

図 9.3 微小電極を用いて記録したプルキンエ線維と心筋線維のリズミカル（律動的）な活動電位（単位：mV）

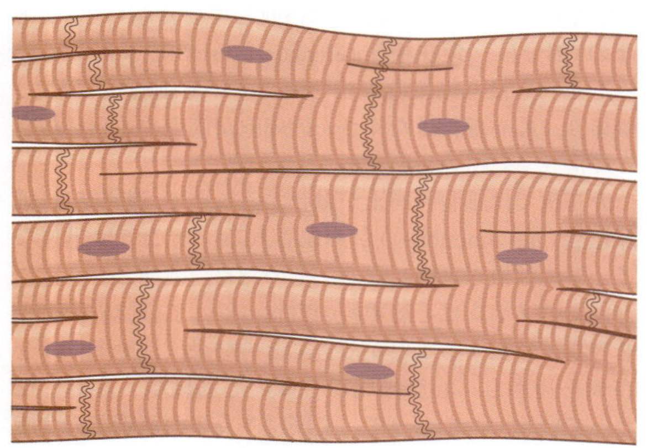

図 9.2 心筋線維の合胞（融合）的，相互連絡的な形態

心筋の活動電位

このことは，細胞内電位が拍動と拍動の間に約 −85 mV という大きな負の値から，約 +20 mV というわずかに正を示す値まで上昇（変化）することを意味している．最初の**スパイク**（spike）に続いて細胞膜は約 0.2 秒間，脱分極の状態が続き，**図 9.3** のように**平坦電位**（プラトー（plateau））を示す．その後，引き続き**急激な再分極**が起こる．このプラトーがあることにより，心筋の活動電位は，骨格筋に比べて **15 倍**もの長さの収縮が続く．

長い活動電位とプラトーは何に起因するのか？

なぜ心筋の活動電位はこれほど長く，また，なぜ心筋には骨格筋にはないプラトーがあるのか？　これらの疑問に対する基礎的な生物物理学的な答えは第 5 章で述べたが，ここでも再度まとめてみたい．

“心筋と骨格筋の細胞膜の特性に関する主な 2 つの違い”は，心筋は骨格筋と違い“活動電位の持続時間が長いこと”および“プラトーを形成していること”が挙げられる．まず，骨格筋の活動電位はほとんどすべてにおいて多数の速い Na^+ チャネルが一挙に開くことで引き起こされ，細胞外液から骨格筋細胞内へ多数の Na^+ が細胞内へ流入する．これらのチャネルはわずか **2〜3 ミリ秒**の間しか開いておらず，その後，急速に閉じてしまうことから**速いチャネル**とよばれている．そして，チャネルが閉じると再分極が起こり，活動電位は **1 ミリ秒**前後で終了する．

心筋において，活動電位は 2 種類のチャネルが開くことで発生する．①骨格筋と同様の**速い Na^+ チャネル**と，②これとはまったく異なる **L 型 Ca^{2+} チャネル（遅い Ca^{2+} チャネル）**であり，後者は **Ca^{2+}–Na^+ チャネル**ともよばれる．この第 2 のチャネルは速い Na^+ チャネルと比べ，開くのが**より遅い**という点で異なる．さらに重要なことは，わずか数ミリ秒の間しか開いていないことである．この短時間に大量の Ca^{2+} と Na^+ がこれらのチャネルを通って心筋細胞の中に流れ込む．そして，この現象が活動電位において脱分極の時間を長引かせ，**プラトー**を形成する．さらに，このプラトー相の間に流入した Ca^{2+} は心筋の収縮プロセスを活性化させる．一方，骨格筋の収縮を引き起こす Ca^{2+} は，細胞内の**筋小胞体**に由来するものである．

持続する活動電位とそのプラトー相を説明するのに役立つのは，心筋と骨格筋との間の 2 つ目の**機能の大きな違い**であり，次の点である．活動電位が生じた直後に K^+ の膜透過性が約 1/5 に低下するが，骨格筋ではこのようなことは起きない．この K^+ の**膜透過性の低下**は，前述した**遅い Ca^{2+} チャネル**を介した過度なカルシウム

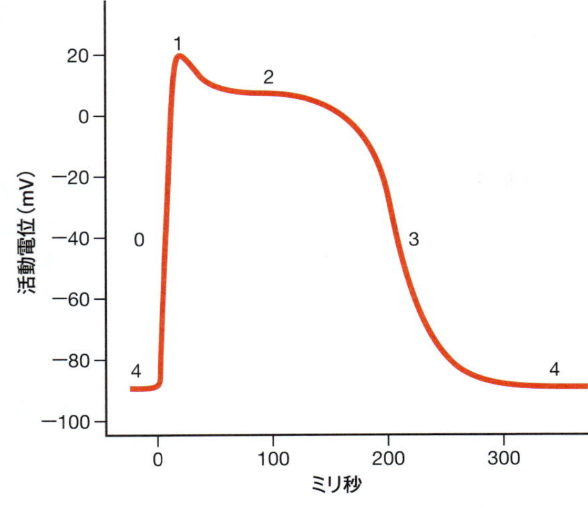

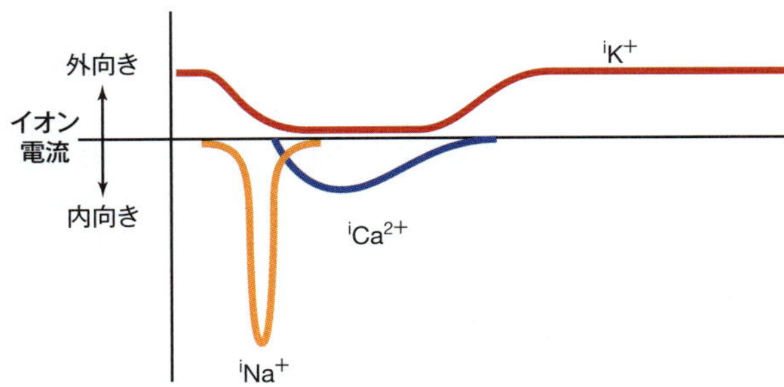

図 9.4　心室筋細胞の活動電位と関連イオン(Na^+，Ca^{2+}，K^+)の流れ

流入が原因かもしれない．いずれにせよ，この K^+ の透過性の低下は活動電位のプラトー相の期間に正に荷電した K^+ の外向きの流れを減少させる．そのため，活動電位が静止膜電位に素早く戻るのを妨げることになる．この**遅い Ca^{2+} チャネル(Ca^{2+}–Na^+ チャネル)**が 200〜300 ミリ秒後に閉じて，Ca^{2+} と Na^+ の流入が終わると，K^+ の膜透過性が急速に増加する．この“心筋細胞内から細胞外への K^+ の急速な損失”は膜電位を静止膜電位まで急速に戻し，結果として活動電位を終わらせることになる．

心筋活動電位の相別まとめ

図 9.4 は，心筋における活動電位をまとめたものである．それぞれの相(phase)でイオンの流れが起こっていることがわかる．

第 0 相(脱分極)：**急速 Na^+ チャネル**が開く．心筋細胞が刺激され脱分極するときには，膜電位はより正に帯電する．**電位依存性 Na^+ チャネル(急速 Na^+ チャネル)**が開口すると Na^+ が細胞外から細胞内へ流入し，脱分極が起こる．膜電位は Na^+ チャネルが閉じる前には**約 +20 mV** に達する．

第 1 相(再分極初期)：**速い Na^+ チャネル**が閉じる．Na^+ チャネルが閉じることで細胞は再分極を開始する．また，K^+ は開いている K^+ チャネルを通って，細胞外へ流出する．

第 2 相(プラトー相)：**Ca^{2+} チャネル**が開き，**急速 K^+ チャネル**が閉じる．短い再分極の開始が起こると，① Ca^{2+} の細胞内への透過性が上がり，また，② K^+ の透過性が下がる(細胞外への K^+ の流出が減る)ことにより，活動電位は**プラトー**を形成する．電位依存性 Ca^{2+} チャネルは，1 相と 2 相の間にゆっくりと開き，Ca^{2+} が細胞内に流入する．K^+ チャネルはそのときには閉じており，**K^+ の流出減少**と **Ca^{2+} 流入増加**のせめぎあいが，活動電位をプラトー状態にする．

第 3 相(急速な再分極)：**Ca^{2+} チャネル**が閉じ，**遅延 K^+ チャネル**が開く．“Ca^{2+} チャネルの閉鎖”と，“K^+ を細胞内から急速に失わせる K^+ の細胞外への透過性の増加”はプラトー相を終わらせ，膜電位を静止膜電位まで戻す．

第 4 相(静止膜電位)：平均は約 −90 mV になる．

心筋のシグナル伝導速度

心房と心室筋線維の興奮性活動電位の伝導速度は約 0.3〜0.5 m/秒である．また，それは太い神経線維の約 1/250 であり，骨格筋線維の 1/10 である．心筋の特殊伝導系すなわち，プルキンエ線維ではほとんどの部位で 4 m/秒程度であり，心臓の隅々まで興奮シグナルの素早い伝導を可能にしている．このことは第 10 章で説明する．

心筋の不応期

すべての興奮性組織と同じように，心筋は活動電位の間は再刺激を受けても反応しない．つまり，図 9.5 の左に示すように**心臓の不応期**とは，“すでに興奮している心筋が，次の心臓インパルスにより刺激を受けても再び興奮することがない時間帯”のことである．心室の正常な不応期は **0.25〜0.35 秒**である．不応期は“遅延するプラトー相の持続時間”に相当する．それに加え，0.05 秒の**相対不応期**というものもあり，相対不応期とは“通常と比べると心筋は興奮しにくいが，非常に強い刺激を加えると興奮させることができる時間帯”である．それは図 9.4 で 2 番目の例として，早期期外収縮が挙げられている．心房の相対不応期は心室のものと比較し，ずっと短い(心室筋の 0.25〜0.35 秒に対して，約 0.15 秒程度である)．

興奮収縮連関カルシウムの働きと横行小管

興奮収縮連関(excitation–contraction coupling)は活動電位が筋原線維を収縮させるメカニズムのことである．このメカニズムは第 7 章の骨格筋でも述べた．再度ここで，心筋収縮の特徴を規定する重要な心筋のメカニズムの(骨格筋との)違いについて述べる．

骨格筋と同様，心筋の細胞膜に活動電位が達すると，活動電位は**横行小管**(transverse (T) tubules)の膜に沿って心筋線維内部に広がる．また，横行小管に伝わった活動電位は，次に**縦行筋細管**（longitudinal sarcoplasmic tubules）の膜に作用し，筋小胞体から筋形質（心筋細胞質内）への Ca^{2+} 放出を引き起こす．放出された Ca^{2+} は数ミリ秒以内に筋原線維内に拡散して，化学反応を触媒することで“アクチンフィラメントとミオシンフィラメントの互いへの滑り込み運動”を促進し，筋収縮を引き起こす．

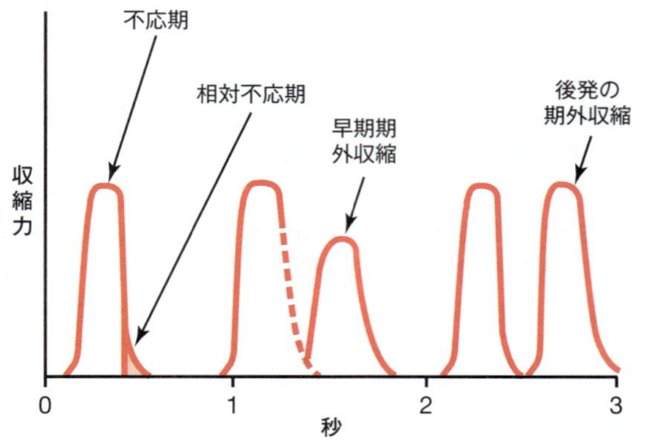

図 9.5　不応期と相対不応期および期外収縮の際の心室筋収縮力
心筋では期外収縮が起こっても，骨格筋で起こるような加重（収縮が重なることで，単収縮より大きな収縮力となる現象）が起きないことに注意．

ここまでの興奮収縮連関のメカニズムは骨格筋のものと同じであるが，まったく異なる**第2の効果**がある．筋小胞体の槽から筋形質内（心筋細胞質内）に放出される Ca^{2+} に加えて，活動電位の最中には，T管自体からも筋形質内に Ca^{2+} が拡散し，T管の膜に存在する電位依存性 Ca^{2+} チャネル（図 9.6）は開口する．Ca^{2+} が細胞内に入ると，筋小胞体の膜に存在する**ライアノジン受容体**（ryanodine receptor channels）とよばれる **Ca^{2+} 放出性チャネル**（calcium release channels）が活性化される．これが筋形質内に Ca^{2+} を放出する引き金になる．筋形質（心筋細胞内）の Ca^{2+} は，第6章で骨格筋について述べたものと同様のメカニズムにより，**トロポニン**と相互作用することで，クロスブリッジ形成と収縮を開始する．

心筋の筋小胞体は骨格筋の筋小胞体よりかなり未発達のため，最大収縮を起こすのに十分な Ca^{2+} 量を貯蔵しておらず，T管からの Ca^{2+} がなければ心筋収縮力はか

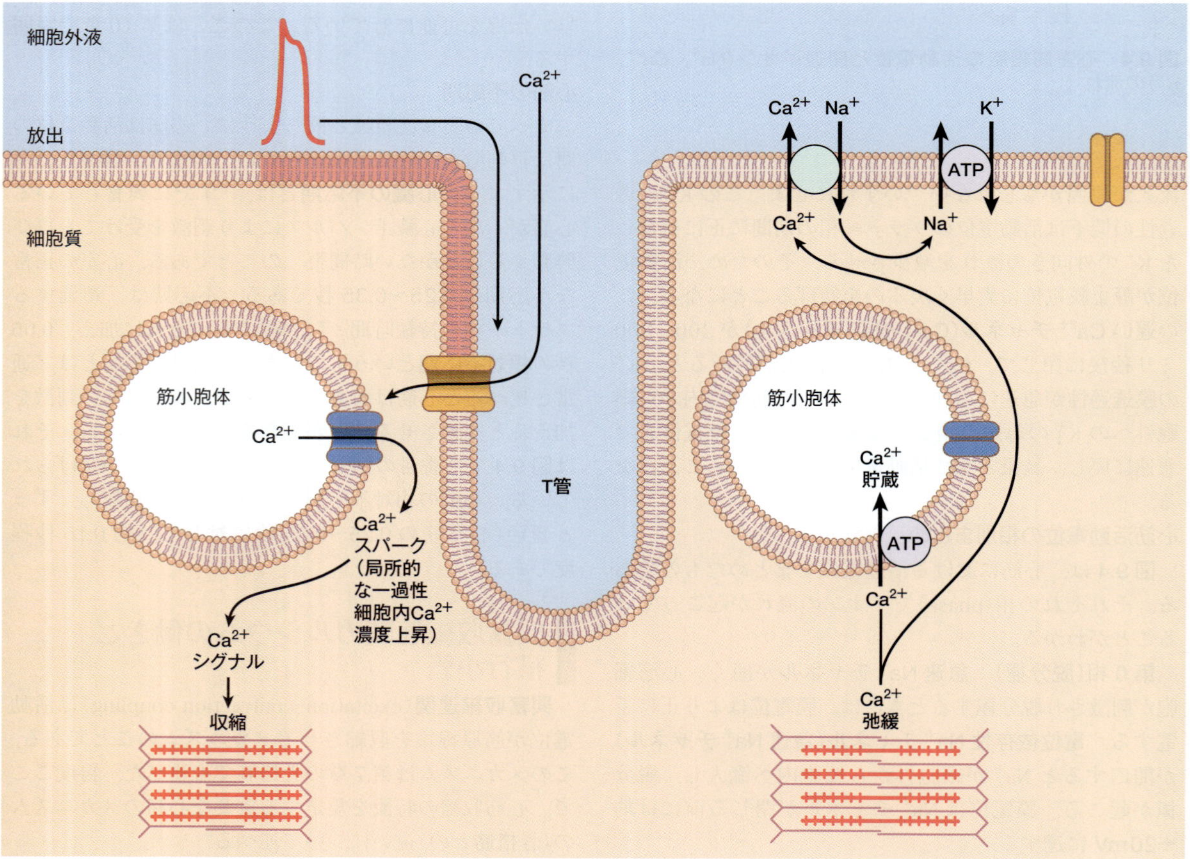

図 9.6　心筋の興奮収縮連関と弛緩のメカニズム
ATP：アデノシン三リン酸（adenosine triphosphate）．

なり弱くなってしまう．しかし，心筋のT管は骨格筋の**5倍**の直径をもち，それは**25倍**の容量になる．また，T管の内部には負に荷電した大量のムコ多糖類が存在し，大量のCa^{2+}と結合している．このことにより，T管で活動電位が起こった際にはCa^{2+}を心筋線維内に拡散できるように備蓄しているのである．

心筋の収縮力は細胞外液の**Ca^{2+}濃度**に大きく依存している．事実，Ca^{2+}フリーの溶液に心臓を入れると速やかに拍動を停止する．このような反応が起きるのは，T管の開孔部が心筋細胞膜を貫いてその細胞の周りの細胞外空間に直接つながっており，心筋の間質にあるものと同じ細胞外液がT管を通って浸透するのを可能にしているからである．結果として，T管のCa^{2+}の量(心筋収縮を引き起こすCa^{2+}の有効性)は，細胞外液のCa^{2+}濃度に大きく依存している．

対照的に骨格筋の収縮力は，細胞外Ca^{2+}濃度の中等度の変化ではほとんど影響を受けない．なぜなら，骨格筋の収縮は筋線維内の筋小胞体からのCa^{2+}の放出によりほとんどが引き起こされるからである．

活動電位のプラトー相の最後には，Ca^{2+}の筋線維内への流入は突然終わり，筋形質内(心筋細胞内)のCa^{2+}は急激に筋線維の細胞内から筋小胞体やT管，つまり細胞外スペースの中に戻される(**図9.6**)．Ca^{2+}は**Na^+–Ca^{2+}交換系**により，細胞外へくみ出される．この交換の期間で細胞に入ったNa^+は，**Na^+–K^+ポンプ**により細胞外へ運ばれる．結果として，心収縮は次の活動電位が起こるまで静止している．

心周期

心筋は活動電位が始まると数ミリ秒後に収縮が始まり，活動電位の終了から数ミリ秒後まで収縮が続く．よって，心筋の収縮持続時間は主に“プラトー相を含めた活動電位の持続期間”といってもよい．この持続期間は心房筋では約0.2秒，心室筋では約0.3秒である．

心周期

1回の拍動が始まり次の拍動に移るまでの心臓の事象を**心周期**とよぶ．第10章で述べるように，おのおのの周期(サイクル)は，洞結節での**活動電位の自発的な発生**により開始する．洞結節は**上大静脈が開口する右房の上外側**に存在している．活動電位は素早く両側の**心房**を通り，**房室索**(A–V bundle)を通過し，**心室**に伝わる．この心房から心室への特殊な伝達経路のため，心臓のインパルスが心房から心室へ伝わるまでには0.1秒以上遅れる．しかし，この遅れにより心房は心室が収縮する前に収縮することになり，その結果，強力な心室の収縮が始まる前に心室へ血液を送り込める．このように，心房は“心室に対する起動ポンプ”としての役割を果たす．一方，心室は“体の血管系に血液を送り出す駆動力の主要な供給源”として働く．

拡張期と収縮期

心周期は，①心臓が弛緩して心臓内部に血液が満たされる**拡張期**(diastole)と②それに続いて起こる**収縮期**(systole)からなる．

収縮期と拡張期を含む心周期の全期間は，心拍数と表裏一体の関係である．例えば心拍数が72回/分である場合，心周期は1/72分/拍であり，約0.0139分/拍もしくは0.833秒/拍となる．

図9.7は，心周期の間に起こる“左心での種々の事象(出来事)”を示している．上から3つの曲線はそれぞれ**大動脈圧**，**左室圧**，**左房圧**の変化を示している．4番目の曲線は**左室容積(容量)の変化**を，5番目は**心電図**，6番目は**心音図**(主に心臓弁によるものであり，心臓がポンプとして働く際に生じる音の記録)を示す．読者にとってこの図を詳細に吟味し，ここに示されたすべてを理解することは非常に重要である．

心拍数の増加は，心周期を短くする

心拍数が増加したときは，収縮期，弛緩(拡張)期を含む各心周期の持続時間は短くなる．活動電位と収縮期の持続時間も同じように短くなるが，弛緩期の割合はそれほどでもない．72回/分という正常心拍数の場合，心収縮期の割合は心周期全体の0.4である．正常心拍数の3倍のときには，心収縮期の割合は心周期全体の0.65となる．このことは非常に速く心臓が拍動した場合，心腔に完全に血液を満たすことができるだけの弛緩ができていないうちに，次の収縮に移らなくていけないことを意味している．

心電図と心周期の関係

図9.7の心電図は，**P，Q，R，S，T波**を示しており，これらは第11〜13章で述べられている．これらの波形は**心臓で発生した電位**であり，身体の表面から心電計を用いて記録したものである．

P波(P wave)は“心房へ脱分極が広がった際に起こる電位”であり，それに引き続いて**心房の収縮**が起こる．その結果，P波の直後に心房圧の曲線がわずかに上昇する．

P波の発生の約0.16秒後に心室が脱分極することによりQRS波が現れ，心室の収縮が起こり，心室圧は上昇する．そのため，**QRS波**(QRS waves)は“心室収縮の少し前”に始まる．

最後に，**T波**(ventricular T wave)は“心室筋が弛緩し始めた際に，心室が**再分極**を起こす過程”を表している．よって，T波は心室の収縮が終わる少し前に現れる．

心室に対する起動ポンプとしての心房の働き

血液は通常は大静脈から心房へ持続的に流れている．心房が収縮する前に，約80％の血液が心房を通って心室に直接注ぎ込まれる．そして，心房の収縮は通常，残りの20％の心室充満に関与する．そのため，心房は心

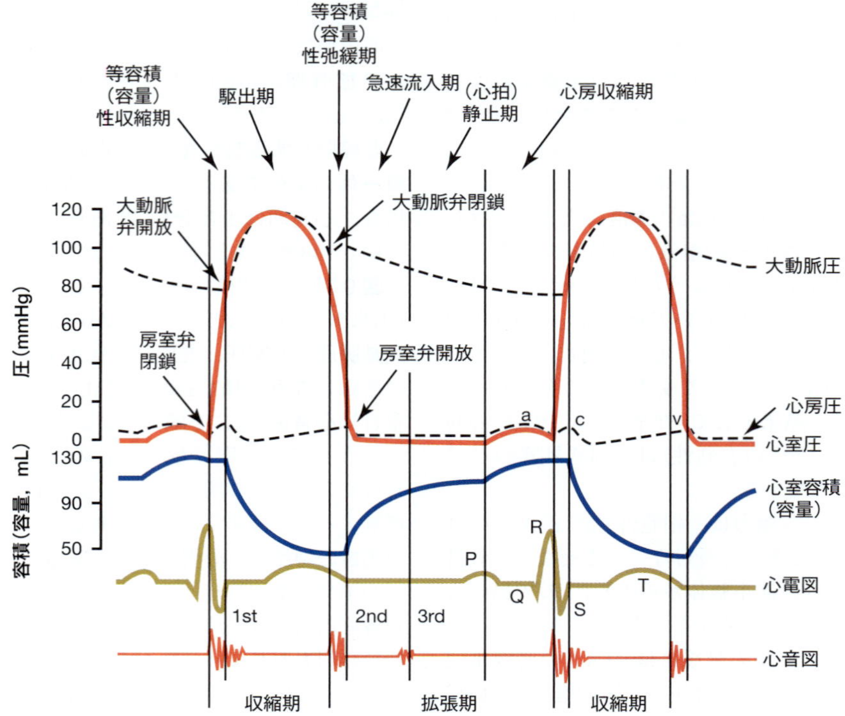

図 9.7　左心室機能を示す心周期の事象（左房圧，左心室圧，大動脈圧，心室容積，心電図，心音図の変化）

室のポンプ効率を 20％高める**心室の起動ポンプ**として働いている．しかし，心臓はこの余分な 20％の効果がなくても，ほとんどの状態で働き続けることができる．なぜなら，心筋は安静時に必要とされる血液の 300〜400％を駆出する能力をもっているからである．そのため，心房の機能が失われても本人が運動をしない限り，その違いに気づかない．しかし，その際に急性心不全兆候が時々起こることがあり，特に息切れを生じることがある．

心房圧の変化 a，c，v 波

図 9.7 の心房圧曲線において，a，c，v **心房圧曲線**とよばれる 3 つの小さな圧の上昇が認められる．

a 波は心房の収縮によってできる．通常，心房圧は収縮している間に 4〜6 mmHg，左房圧は約 7〜8 mmHg 上昇する．

心室が収縮し始めるときには，**c 波**がでる．c 波は，一部においては“左室の収縮が起こった際のわずかな血液の逆流”により起こるが，主として“心室の圧が上昇することで心房側の房室弁が後方に膨らむこと”によって起こる．

v 波（v wave）は心室の収縮末期に現れる．この波は，心室が収縮する際に，“房室弁は閉じているが，静脈から心房へ血液がゆっくり流れ込んでくること”に起因する．その後，心室の収縮が終了し，房室弁が開くと心房に充満した血液は心室へ急速に流れ込み，v 波は消失する．

ポンプとしての心室の機能

拡張期の血液充満

心室の収縮期では房室弁が閉じているため，右房と左房に大量の血液が溜まる．そのため，収縮期が終わり，再び心室圧が低い拡張期圧まで低下するとすぐに，心室収縮期に心房で発生した中等度の圧上昇がただちに房室弁を押し開き，血液を心室に急速に流入させる．この過程は図 9.7 の**左心室容積（容量）曲線**（ventricular volume curve）の上昇によって示されている．この期間は，**急速心室流入（充満）期**（period of rapid filling of the ventricles）とよばれる．

この**急速心室流入（充満）期**は，拡張期の約 1/3 の間続く．拡張期の中間 1/3 の間は，通常は少量の血液のみが心室に流れ込む．これは静脈から心房に戻り，心房を通過した後，心室へ直接流れ込む血液である．

拡張期の最後の 1/3 で心房は収縮し，それにより，“血液を心室へ追加で送り込む最後のひと押し”をする．このメカニズムは，各心周期における心室での血液充満量の**約 20％**を担う．

収縮期における心室からの拍出

等容積（等尺）性収縮期

心室が収縮を始めるとすぐに，心室圧は図 9.7 で示す通り，急上昇する．その結果，房室弁は閉じる．その際に，大動脈や肺動脈の半月弁（大動脈弁と肺動脈弁）を押し広げられるだけの十分な左室の圧上昇が起こるのに，0.02〜0.03 秒はかかる．そのため，この間収縮は心室で起こるが，血液は拍出されない．この期間を，**等容積（容量）性**（isovolumic）もしくは**等尺性収縮期**（isometric contraction）とよぶ．これは“心筋の張力が上昇はするが，心筋線維の短縮はほとんど，もしくはまったく起こっていないこと”を意味する．

駆出期

左心室内圧が 80 mmHg よりわずかに高く（右室内圧が 8 mmHg よりわずかに高く）まで上昇すると，その心室内圧により半月弁は押し広げられる．するとただちに血液は心室へ流入する．収縮期には，拡張期の最後に残っていた約 60％の心室内の血液が駆出される．この血液の約 70％は駆出期のはじめの 1/3 の期間に拍出される．残りの 30％は次の 2/3 の期間に拍出される．そのため，はじめの 1/3 は**急速駆出期**（period of rapid ejection）とよばれ，後の 2/3 は**減速駆出期**（period of slow ejection）とよぶ．

等容積性（等尺性）弛緩期

収縮期の終わりには左室の弛緩が突然始まることで，**左右の心室内圧**（intraventricular pressures）が急激に低下する．心室が収縮することで送られた血液で満たされ，膨張した大動脈や肺動脈の上昇した圧は血液を心室に対して急速に押し返す．その結果，大動脈弁や肺動脈弁は素早く閉鎖される．それに続く 0.03〜0.06 秒の間に心室筋は弛緩し続けるが，心室容量（容積）は変わらない．つまり，**等容積（容量）性弛緩期**もしくは**等尺性弛緩期**（isovolumic or isometric relaxation）が生じる．この期間，心室内圧は急速に拡張期の低いレベルまで低下する．そして，房室弁が開き次の心周期が始まる．

拡張末期容積，収縮末期容積，1 回拍出量

拡張期に心室に血液が正常に充満されると，各心室容量は約 **110〜120 mL** に増加する．この容量は**拡張末期容積（容量）**（end-diastolic volume）とよぶ．収縮期に心室が拍出すると容量は**約 70 mL** 減少し，このことを **1 回拍出量**（stroke volume output）とよぶ．各心室に残った血液量は **40〜50 mL** であり，これを**収縮末期容積（容量）**（end-systolic volume）とよぶ．拡張末期容積（容量）に対する 1 回拍出量の割合を**駆出率**（ejection fraction）とよび，通常**約 0.6（もしくは 60％）**である．

心臓が強く収縮したときには，収縮末期容積（容量）が 10〜20 mL に減少することがある．反対に拡張期の間に大量の血液が心室に流入した際には，健康な心臓でも心室拡張末期容積（容量）が 150〜180 mL になることもある．拡張末期容積の増加や収縮末期容積の減少のどちらでも，心拍出量は正常の 2 倍以上に増加することができるのである．

心臓弁は収縮期の間，血液の逆流を防いでいる

房室弁

房室弁（A-V valves）（**三尖弁**，**僧帽弁**（tricuspid and mitral valves））は収縮期に心室から心房への血液の逆流を防いでおり，**半月弁**（semilunar valves）（**大動脈弁**，**肺動脈弁**（aortic and pulmonary artery valves））は拡張期に大動脈や肺動脈から心室への逆流を防いでいる．図 9.8 は左室の弁を示している．房室弁は受動的に開いたり，閉じたりしている．つまり，圧勾配により血液が後ろ向きに押されることで弁は閉じ，圧勾配により前向きに血液が押されることで弁は開く．解剖学的理由により，薄いフィルムのような房室弁は，閉じるために血液が逆流するときの力はほとんど必要ないが，より重い半月弁を閉じるためには，かなり速い血液が数ミリ秒間逆流する必要がある．

乳頭筋の働き

図 9.8 は**腱索**（chordae tendineae）によって房室弁の弁尖に付着している**乳頭筋**を示している．乳頭筋は心室壁が収縮する際に収縮する．しかし，意外にもそれらは弁が閉じるのを助けているわけではない．その代わりに乳頭筋は弁尖を心室側に引っ張ることで，収縮期に弁が心房側へ膨らみすぎないようにしている．もし，腱索がちぎれたり，乳頭筋の 1 つが機能不全を起こすと，収縮期に房室弁は心房側に膨らみすぎることになる．すると，時として激しい逆流が起こり，重篤なもしくは致死的な心不全を引き起こすことがある．

大動脈弁と肺動脈弁

大動脈と肺動脈の半月弁の機能は，房室弁とまったく違う．第 1 に，収縮末期には動脈の高い圧のために半月弁はパチンと閉じるが，房室弁はもっとやさしく閉まる．第 2 に，半月弁は弁口面積が小さいので，駆出時の大動脈や肺動脈弁を通過する血液速度は房室弁と比較し，はるかに速い．また，素早く閉まり，素早く駆出されるため，大動脈弁や肺動脈弁の縁（へり）は房室弁のそれと比較し，はるかに強い機械的摩擦に曝されることになる．

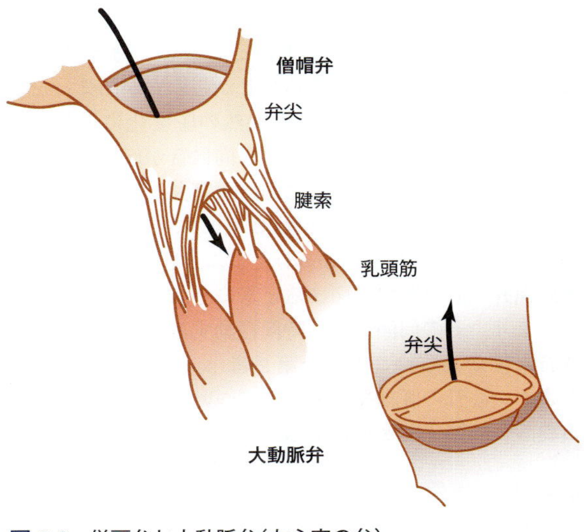

図 9.8　僧房弁と大動脈弁（左心室の弁）

最後に，房室弁は乳頭筋によって支えられているが，半月弁にはそれがない．大動脈弁や肺動脈弁の解剖からわかるように(図 9.8 下方の大動脈弁の図で示されているように)，それらは過度な物理的ストレスにも耐えられるように特に“強靱”で，なおかつ“非常に柔軟な線維性組織”でできている．

大動脈圧曲線

左心室が収縮すると，心室圧は大動脈弁が開くまで急速に上昇する．そして，弁が開いた後は心室圧の上昇は図 9.7 に示すように，ずっとゆっくりになる．なぜなら，血液は心室から大動脈へ急速に流れ，全身の動脈へ流れていくからである．

収縮期に動脈に流れ込んだ血液は動脈壁を引き延ばし，動脈圧を 120mmHg 程度まで上昇させる．

次に収縮末期に左室は血液の拍出を停止し，大動脈弁が閉じた後も動脈壁は弾性をもつため，拡張期の間でさえも動脈圧は高いまま保たれる．

大動脈弁が閉鎖するときには大動脈圧曲線には**切痕**(incisura)が現れる．これは弁が閉じる直前に短時間の血液の逆流が起こり，それに引き続き逆流が突然停止するためである．

大動脈弁が閉じた後，動脈圧は拡張期を通じてゆっくりと下がってくる．これは拡張した弾性動脈内に貯められた血液が，持続的に末梢血管を通って静脈に還流するからである．心室が再び収縮する前に動脈圧は通常約 80mmHg(拡張期圧)まで低下するが，これは心室が収縮する間に大動脈に発生する最高血圧 120mmHg(収縮期血圧)の 2/3 である．

右室(right ventricle)と**肺動脈**(pulmonary artery)の圧曲線は“圧が大動脈の約 1/6 にすぎないこと”以外は大動脈と同様であり，このことは第 14 章で述べる．

心音と心拍出の関係

聴診器で心臓の音を聴いても弁の開く音は聞こえない．なぜなら，これは比較的ゆっくりした動きであり，通常，音はしないからである．しかし，弁が閉まったときは弁尖やその周りの血液が突然の圧変化により振動し，その結果，胸部のあらゆる方向に音が伝わる．

心室が収縮するとき，はじめは**房室弁**が閉まる音が聞こえる．この振動は低い音程(ピッチ)で，比較的長く続き，**第 1 音**(first heart sound)とよぶ．収縮期が終わり，**大動脈弁**や**肺動脈弁**が閉まるときにそれぞれの弁は急速に閉まり，その周囲が短い時間振動するためピシッという音が聞こえる．この音を**第 2 音**(second heart sound)とよぶ．心音の詳細な発生原因については，聴診器による聴診との関係とともに第 23 章でより詳しく述べる．

心臓の仕事量

心臓の 1 回仕事量(stroke work output)は“各心拍で血液を動脈に送る間に心臓が仕事に変換するエネルギーの量”である．**分時仕事量**(minute work output)は“1分間に，仕事に変換されるエネルギーの総量”である．これは，1分間における **1 回仕事量と心拍数の積**に等しい．

心臓の仕事量は **2 つの成分**から構成される．1つ目は，仕事量のはるかに多くを占める部分であるが，“低い圧の静脈から高い圧の動脈へ血液を送るために使われるもの”である．これは**容積－圧仕事**(volume-pressure work)もしくは**外部仕事**(external work)とよばれる．2つ目は，エネルギーの中で小さな部分を占めるが，“大動脈弁や肺動脈弁を通過する血液の速度を加速するために使われるもの”であり，**仕事量の中の運動エネルギー成分**である．

右室の外部仕事量は，通常左室の仕事量の**約 1/6** であり，これは 2 つの心室の圧に **6 倍**の差があるためである．おのおのの心室が血流の運動エネルギーを生み出すのに必要なさらなる仕事量は，“拍出される血液の質量と拍出速度の 2 乗の積”に比例する．

通常，血流の運動エネルギーを生み出す左室の仕事量は，心室の全仕事量の約 1%にすぎないため，1 回仕事量の計算には考慮されない．しかし，大動脈弁狭窄症のような血液が狭窄した弁を急速に通過するよう異常な状態では，全仕事量の約 50%が運動エネルギー成分で占められることもある．

心室ポンプ機能のグラフ解析

図 9.9 は左心室のポンプ機能を説明するのに有用である．この図の最も重要な部分は，“拡張期圧と収縮期圧の 2 つの曲線”である．これらの曲線は**容積と圧の関係**を表した曲線である．

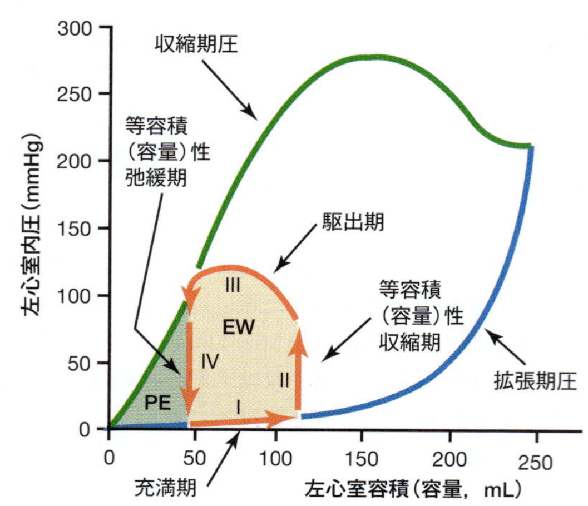

図 9.9 拡張期と収縮期における左心室容量と心室内圧の関係
赤いラインで示されるのが圧容量図であり，正常の心周期における心室容量と内圧の変化を示している．EW：正味の外部仕事量，PE：潜在的エネルギー量．

拡張期圧曲線は心室が血液で徐々に満たされ，心室の収縮が起こる直前に拡張期圧を測定し，記録したものである．この圧を**拡張末期圧**(end-diastolic pressure)という．

収縮期圧曲線は，“おのおのの心室充満状態での収縮中に測定した収縮期圧を記録したもの”である．

弛緩した心室の容量が 150 mL 以上に上昇するまで，拡張期圧はあまり上昇しない．そのため，この容量くらいまでは血液は心房から心室へ容易に流れ込むことができる．150 mL を超えると，心室の拡張期圧は急激に上昇する．なぜなら，心臓の線維性組織はそれ以上に伸展ができず，また心臓を取り囲む“心外膜”が拡張限界まで膨らんでしまっているためである．

心室が収縮している間，心室容量が少ないままでも(増えなくても)，収縮期圧は上昇する．そして，心室容積が最大 150〜170 mL のときに収縮期圧は最大になる．心室容量がさらに上昇すると，条件によっては図 9.9 の下降収縮期曲線で示されるように，収縮期圧は実際には低下することもある．なぜなら，大容量の際には心筋のアクチンフィラメントとミオシンフィラメントが強く引っ張られることで，それぞれの心筋線維の収縮力が適正レベルを下回ってしまうからである．

この図で特に重要なのは“正常左心室の最大収縮期圧は 250〜350 mmHg であるが，この値はおのおのの個人の心臓の強さや心臓支配神経からの心臓への刺激の程度によってばらつきがあること”である．正常**右心室**では最大収縮期圧は 60〜80 mmHg 程度である．

心周期の容積(容量)− 圧ダイアグラム：心臓の仕事量

図 9.9 の赤いラインは**左室**が正常に機能している場合の**1心周期の容積−圧ダイアグラム**(volume-pressure diagram)を示している．このループのより詳細なものを図 9.10 に示す．これは 4 つの相に分けられる．

第1相(充満期)：容積-圧ダイアグラムである第 1 相の心室容積は約 50 mL，拡張期圧は 2〜3 mmHg から始まる．前の心収縮の後に心室に残った血液量である 50 mL は**収縮末期容積**(end-systolic volume)とよばれる．左房から心室へ静脈血が流れ込むときに，心室の容積は通常**約 120 mL** にまで増加し，これを**拡張末期容積**(end-diastolic volume)とよび 70 mL 増加したことになる．したがって，第 1 相の間，容積-圧ダイアグラムは図 9.9 の I で示された線に沿って，図 9.10 では点 A から点 B へ伸び，その際には容積は 120 mL へ上昇し，拡張期圧はほぼ **5〜7 mmHg** になる．

第2相(等容積性収縮期(period of isovolumic contraction))：等容積収縮の間，すべての弁が閉じているため心室の容積は変化しない．しかし，心室の内圧は図 9.10 の点 C で示されたように大動脈内の約 80 mmHg の圧と同じまでに上昇する．

第3相(駆出期(period of ejection))：駆出期の間，心室はさらに収縮するため，収縮期圧はさらに上昇する．同時に，大動脈弁が開くことで血液は心室から大動脈に流れるために，心室の容積は減少する．そのため，図 9.9 のⅢまたは**駆出期**と示された曲線は“駆出期の左室容積と収縮期圧の変化の軌跡”を表している．

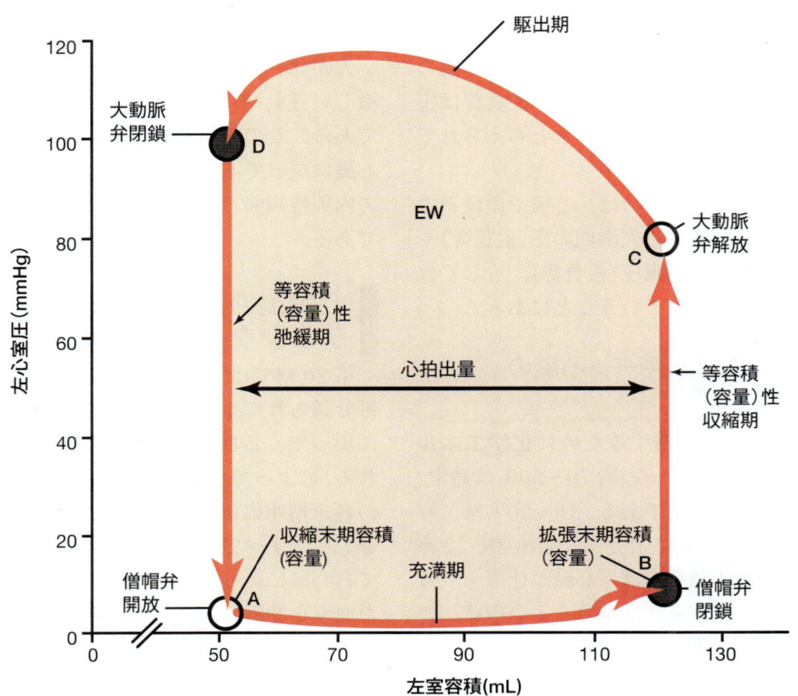

図 9.10 1心周期における心室内容量と心室内圧の変化を示す容量-圧ダイアグラム(赤線)
色のついた部分は，1心周期の左心室の正味の外部仕事量を示している．

第4相（等容積性弛緩期(period of isovolumic relaxation)）：駆出期の終わりに大動脈弁が閉じ，心室圧は拡張期圧のレベルにまで戻る．**図9.9**でⅣと示された線は容積の変化を伴わずに，心室の内圧だけが低下することをたどったものである．すなわち，約50 mLの血液が心室に残っており，また心房圧が2～3 mmHgであることから，心室は**スタート地点**に戻ったことになる．

この容積–圧ダイアグラムに囲まれた面積（EWと記された色のついた範囲）は，**1心周期における心室の正味の外部仕事量**を表している．心収縮の実験的研究において，このダイアグラムは心臓の仕事量の計算に使われている．

心臓が大量の血液を拍出するとき，この作図の範囲はもっと大きくなる．拡張期に心室がさらに多くの血液で充満されるため，その範囲はずっと右のほうまで拡大する．また，心室はより強い圧で収縮するため，その範囲はより高い圧になる．そして，心室がより小さくなるまで収縮するため，その範囲は通常は左に拡大する．特に，心室が交感神経によって刺激され，活動性が高まった場合には顕著になる．

前負荷と後負荷の概念

筋肉の収縮特性を評価する際に，収縮が始まったときに筋肉に生じている張力（それを**前負荷**(preload)とよぶ）を特定し，筋肉がそれに対して収縮力を発揮する負荷（これを**後負荷**(afterload)とよぶ）を特定することは重要である．

心収縮にとって，前負荷は“心室が充満されたときの拡張末期圧”と通常は考えられている．

心室の後負荷は“心室から大動脈への圧”である．これは**図9.9**において，容積–圧ダイアグラムの第3相の曲線で描かれる収縮期圧に相当する（時々，後負荷は圧というよりむしろ，循環系の抵抗と漠然ととらえられていることがある）．

前負荷と後負荷の概念が重要なのは，心臓や循環系の多くの機能異常において，心室の充満期の圧（前負荷）や心室が収縮する際に対抗する動脈圧（後負荷），もしくは両方が正常から大きく逸脱するということにある．

心収縮に必要な化学エネルギー：心臓の酸素利用

心筋は骨格筋と同様に，収縮するために**化学エネルギー**を消費する．このエネルギーの約70～90％は通常，**脂肪酸の酸化的代謝**によるものである．10～30％は“特に乳酸やブドウ糖といった他の栄養によるもの”である．そのため，**心臓の酸素消費率**は“心臓が仕事をする間に遊離される化学エネルギーを推定するよい指標”である．このエネルギーを遊離するさまざまな化学反応については第68章と第69章で述べられている．

実験的研究では“収縮中に消費される心臓の酸素消費量と化学エネルギーは，**図9.9**の色のついたすべての範囲と直接関係している”ことを示している．この色のついた部分は，前述したような外部仕事量とPEとラベルされた**潜在的エネルギー**(potential energy)とよばれる追加の部分で構成される．この潜在的エネルギーは，もし心室がおのおのの収縮により腔の中のすべての血液が完全に空になった場合，心室の収縮によってなされる**追加の仕事量**を表している．

酸素消費量が“収縮時に心筋に生じる張力”に**収縮が持続する時間**(duration of time)を乗じた**張力–時間指数**(tension–time index)とほぼ比例することも示されている．収縮期圧が高いときには張力も高いため，より酸素消費は増える．心室が異常に拡張したときには収縮期圧が正常であったとしても，化学エネルギーはさらに消費される．なぜなら，心収縮の際には心筋張力は，圧と心室径の積算に比例するからである．このことは，心室が拡張するような心不全の場合に特に重要になる．また，すでに心不全になってしまったとしても，仕事に必要な化学エネルギーは，正常のときよりもさらに必要になる．

心筋収縮効率

心筋が収縮している間，消費される化学エネルギーの大部分は熱へ変換され，仕事に用いられるのはわずかである．心臓が消費する全エネルギー量に占める仕事量の割合を，**心収縮の効率**あるいは単に**心臓の効率**とよぶ．正常心臓の最大効率は，20～25％である．心不全患者ではそれが5～10％に低下することがある．

心拍出の調節

人が休んでいるとき，心臓は**毎分4～6 L**を拍出する．激しい運動時には，心臓は**4～7倍**もの量の拍出が必要である．この拍出量を調節するのに基本的な方法は，①心臓に戻ってくる血液量の変化に応じた心臓自体の拍出の内因性調節と②自律神経による心拍数や収縮力の制御である．

心拍出の内因性調節：フランク–スターリング機構

第20章では，われわれは“大体において，心臓から毎分送られてくる血液量は，ほぼすべてが静脈から心臓に戻ってくる血液量（**静脈還流量**(venous return)とよばれる）によって決定される”ことを学んだ．つまり，体の各末梢組織はそれ自身の局所血液量を自ら調節する．そして，すべての局所組織の血流が集まり，静脈を通って右心房に戻ってくる．次に，心臓は自動的に戻ってきた血液を動脈へ送り出し，再び循環回路に流す．

“流入する血液量の増加に適応する心臓固有の能力”は，1世紀前の2人の偉大な生理学者であるオット・フランクとアーネスト・スターリングの名誉をたたえて**心臓のフランク–スターリング機構**(Frank–Starling mechanism of the heart)とよばれている．基本的に，フランク－スターリング機構は“充満期に**心筋がより強く引き伸ばされること**で収縮力がより強まり，その結果，大動脈へ拍出される**血液の量がより多くなる**こと”を意味する．もしくは，言い換えると，生理的な範囲内では“心臓は静脈から戻ってきたすべての血液をそのまま拍出する”といえる．

フランク-スターリング機構とは？

余分な血液が心室へ流れ込むときに，心室筋はより強く引き伸ばされる．これにより，アクチンフィラメントとミオシンフィラメントの重なり具合が張力の発生にとって最適な状態になるため，心筋の収縮力が増す．その結果，心室はポンプ機能が高まり，余分な血液を動脈へ自動的に拍出する．

“最適な長さまで筋肉が引き伸ばされることで，より強く収縮し，その結果仕事量が増えるという能力”は第6章で説明したように，すべての横紋筋の特徴であって心筋だけの特徴ではない．

心筋の伸張は重要な因子であるが，容積が増大した際には別の因子も心拍出の増加に関与している．右房壁が引き伸ばされることにより，**心拍数**が直接的に10～20%増加する．その結果，フランク-スターリング機構と比較して影響はかなり少ないものの，心拍数の増加は分時拍出量を増やすのに役立っている．

心室機能曲線

血液を駆出する心室の機能を最も的確に表す方法は**心室機能曲線**(ventricular function curves)である．図9.11は**1回仕事量曲線**(stroke work output curve)とよばれる心室機能曲線の1つのタイプを示している．左右の心房圧が上昇するに従い，心室のポンプ機能が限界に達するまで，それぞれの心房の1回仕事量が増加する．

図9.12は**心室拍出量曲線**(ventricular volume output curve)とよばれるもう1つの心室機能曲線である．この図の2つの曲線は動物実験から得られたデータに基づいて，ヒトの2つの心室機能を推定したものである．左右の心房圧が上昇すると，おのおのの分時心室拍出量も増加する．

このように，心室機能曲線は心臓のフランク-スターリング機構を別の方法で表している．すなわち，より高い心房圧に反応し心室が充満すると，それぞれの心室容積と心筋収縮力が増大し，結果として心臓から動脈に送る血液量が増える．

交感神経および副交感神経による心臓支配

心臓のポンプ機能は，図9.13に示すように，心臓に豊富に分布している**交感**(sympathetic)**神経**と**迷走**(**副交感**)(parasympathetic(vagus))**神経**によって支配されている．心房圧の状況によっては，1分間に拍出される血液量(**心拍出量**(cardiac output))は交感神経の刺激により，100%以上に増加することもしばしばである．対照的に，心拍出量は迷走(副交感)神経の刺激により，ほとんど0%にまで減少することもある．

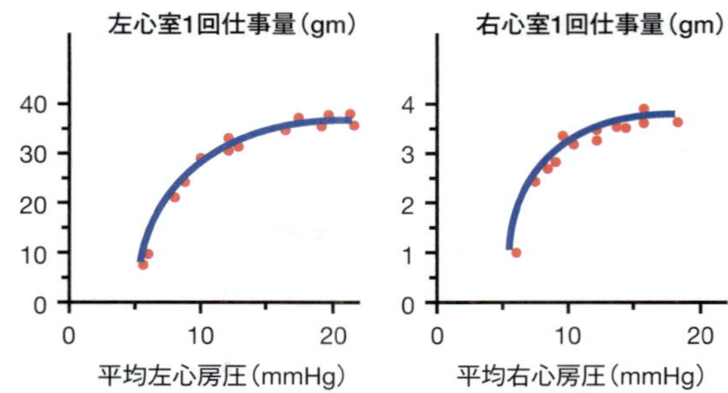

図9.11 イヌで記録した左右の心室機能曲線
左心房と右心房の平均圧として表された“心室の1回仕事量”.

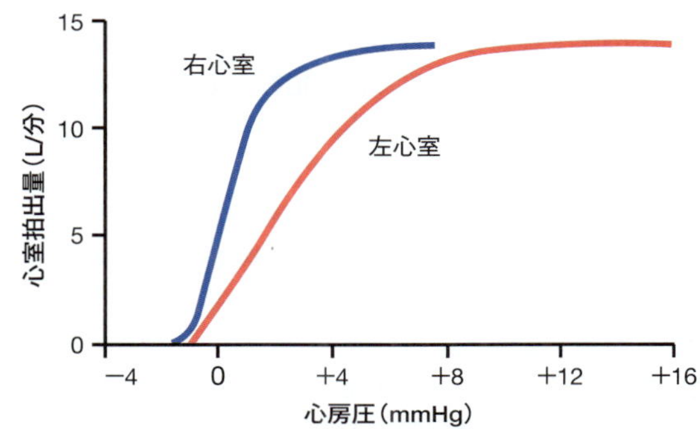

図9.12 正常な安静時の人の右心室および左心室の拍出量曲線
イヌおよび人から得られたデータから推定された曲線.

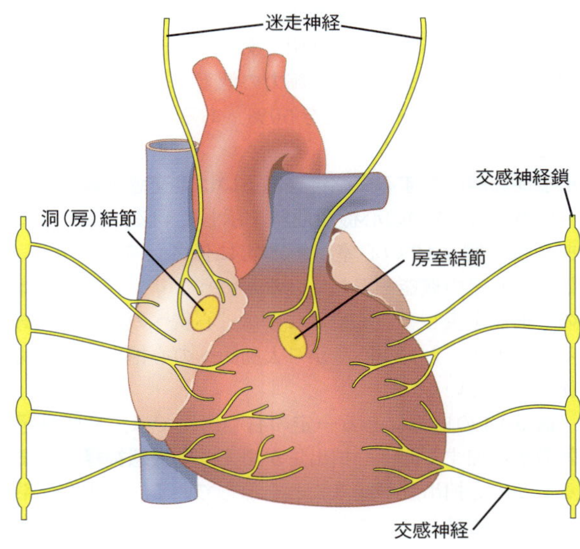

図9.13 心臓交感神経と副交感神経(心臓を支配する迷走神経は，副交感神経である)
A-V：房室，S-A：洞房.

交感神経による心臓興奮のメカニズム

強い交感神経刺激は，若年成人の心拍数を正常心拍数である70回/分から180〜200回/分にまで上昇させることができる．まれではあるが，250回/分になることさえある．また，交感神経刺激は心収縮力を正常の2倍まで増加させることで拍出する血液量を増加させ，駆出圧も上昇させる．このように，前述したフランク–スターリング機構による心拍出量の増加に加えて，交感神経刺激は最大心拍出量を2〜3倍にすることがある．

反対に，心臓の交感神経の抑制はある程度まで心臓のポンプ機能を低下させる．正常状態では心臓の交感神経線維はゆっくりと，持続的に放電しており，それによってまったく刺激がない状態と比べ約30%高いレベルのポンプ機能を維持している．そのため，交感神経活動が正常以下に抑制された時には**心拍数**と**心室筋収縮力**の両方が低下する．その結果，心臓のポンプ機能は正常より約30%低下する．

副交感(迷走)刺激は心拍数と心収縮力を減少させる

心臓を支配している**副交感神経線維**を強く刺激すると，心拍が数秒間止まる．しかし，心臓は通常，その状態から回避しようとする．そして，副交感神経の刺激が続いているうちは20〜40回/分で拍動を続ける．その結果，強い迷走神経刺激は心筋収縮力を**20〜30%**低下させる．

迷走神経は主に心房に分布しており，強力に収縮する心室にはそれほど多くない．この分布様式が"迷走神経刺激が主として心拍数を減少させ，心収縮力の抑制はそれほど強くないこと"の理由である．しかし，この心拍数の強い減少とわずかな収縮力の低下が組み合わさることで，心室のポンプ機能を50%，あるいはもっと低下させることができる．

心機能曲線に対する交感神経あるいは副交感神経の影響

図9.14は4つの**心機能曲線**を示している．これらの曲線は，**図9.12**の心室機能曲線に似ている．しかし，個々の心室の機能を表しているというより，むしろ全体の心機能を表している．これらは"心臓への入り口である右房の圧"と"左心室から大動脈への心拍出量"の関係を示している．

図9.14の曲線はある一定の右心房圧では，**交感神経刺激**が増加する間は心拍出量が増え，**副交感神経**が強まることで心拍出量が減ることを示している．自律神経系によって誘発されるこれらの心拍出量の変化は，心拍数と心収縮力の両者の変化の結果によるものである．

K^+，Ca^{2+} が心機能に及ぼす影響

第5章の膜電位の説明では，K^+ が膜電位に大きな影響を及ぼすことが述べられていた．第6章では Ca^{2+} が，筋収縮の活性化において特に重要な働きをしていることが述べられている．したがって，これら2つのイオンの細胞外液の濃度が心臓のポンプ機能に重要な影響を及ぼすことは当然といえる．

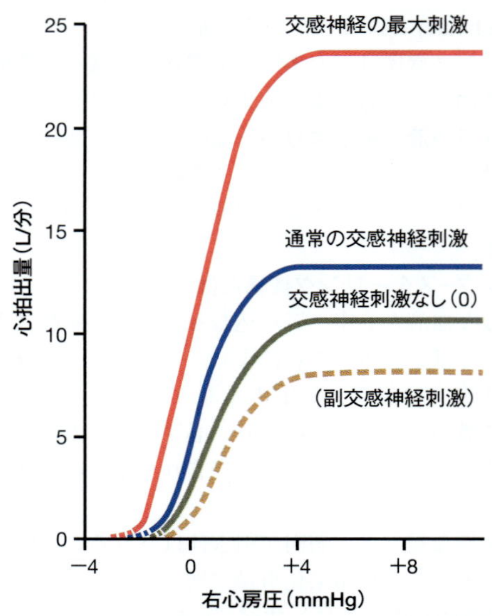

図9.14 異なる条件の交感神経もしくは副交感神経刺激が心拍出曲線に及ぼす影響

K^+ の影響

細胞外液のカリウムが過剰になると心臓は拡張し，弛緩する．また，心拍数も減少する．大量のカリウムは房室結節を通じて，心房から心室へ伝わる電気刺激の伝導をブロックする．カリウム濃度が，正常の2〜3倍である8〜12 mEq/Lになると心臓の心収縮は極度に弱まり，リズムが乱れ，死に至る．

この影響は第5章で説明した通り，細胞外液中のカリウム濃度が上昇することで，心筋線維の**静止膜電位**が減少したために起こる．このように，細胞外液の K^+ 濃度の上昇は細胞膜を部分的に脱分極させ，その結果，静止膜電位差が減少する．静止膜電位差が減少すると活動電位も減少する．その結果，心臓の収縮は徐々に弱くなっていく．

Ca^{2+} の影響

過剰な Ca^{2+} は K^+ とほぼ**正反対**の影響を及ぼす．その結果，心臓は痙攣性の収縮を引き起こす．この影響は本章のはじめで説明したように，心臓の収縮を開始する Ca^{2+} の直接的な影響である．

反対に**Ca^{2+} の欠乏**は高 K^+ 血症の影響と似ており，心収縮力の低下を引き起こす．幸運にも血清 Ca^{2+} レベルは，非常に限られた範囲で調整されている．よって，Ca^{2+} 濃度異常が心臓へ及ぼす影響は，臨床上問題になることはめったにない．

体温が心臓に及ぼす影響

発熱で起こる体温の上昇により心拍数は非常に上がり，時には正常の2倍になることもある．反対に体温が減少することで心拍数は著明に下がり，体温が15〜21℃の低体温症で仮死状態になると，心拍数は2〜3拍

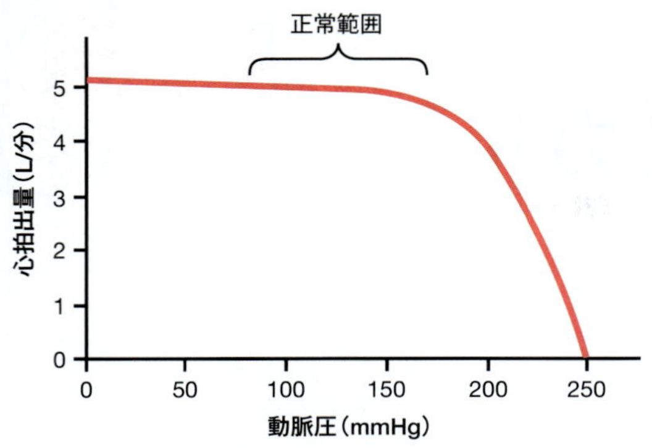

図 9.15 心拍出量の恒常性(収縮期血圧が 160mmHg まで)
動脈圧が正常圧以上になったときにはじめて，その増加した圧負荷により心拍出量は有意に減少に転じる．

/分にまで減少することもある．これらの影響は，心拍を調整しているイオンの心筋細胞膜への**イオン透過性**が亢進することにより起こる．その結果，自己興奮のプロセスが促進される．

心臓の収縮力はしばしば**運動中の体温上昇**により，一時的に強くなる．しかし，温度の上昇がずっと続くと心筋の代謝機構は疲弊し，結果として弱まる．心筋が最適に働くことは，体温の適切な調節(第 74 章で述べている体温調節機構)に大きく依存する．

動脈負荷が(限界まで)増えても，心拍出量が減少することはない

図 9.15 で示すように，大動脈の動脈圧の上昇は平均動脈圧が 160 mmHg を超えるまでは，心拍出量に影響を与えない．つまり，正常な収縮期血圧(80〜140 mmHg)で心臓が正常に機能している間は，心拍出量は“体組織を流れる血液の流れやすさ”によってほとんどが決まる．この流れやすさというのは，心臓への静脈還流である．このメカニズムこそが第 20 章のメインテーマである．

参考文献

Bers DM, Shannon TR: Calcium movements inside the sarcoplasmic reticulum of cardiac myocytes. J Mol Cell Cardiol 58:59, 2013.

Chantler PD, Lakatta EG, Najjar SS: Arterial-ventricular coupling: mechanistic insights into cardiovascular performance at rest and during exercise. J Appl Physiol 105:1342, 2008.

Cingolani HE, Pérez NG, Cingolani OH, Ennis IL: The Anrep effect: 100 years later. Am J Physiol Heart Circ Physiol 304:H175, 2013.

Couchonnal LF, Anderson ME: The role of calmodulin kinase II in myocardial physiology and disease. Physiology (Bethesda) 23:151, 2008.

Doenst T, Nguyen TD, Abel ED: Cardiac metabolism in heart failure: implications beyond ATP production. Circ Res 113:709, 2013.

Eisner D, Caldwell J, Trafford A: Sarcoplasmic reticulum Ca-ATPase and heart failure 20 years later. Circ Res 113:958, 2013.

Guyton AC, Jones CE, Coleman TG: Circulatory Physiology: Cardiac Output and Its Regulation, 2nd ed. Philadelphia: WB Saunders, 1973.

Ibrahim M, Gorelik J, Yacoub MH, Terracciano CM: The structure and function of cardiac t-tubules in health and disease. Proc Biol Sci 278:2714, 2011.

Kho C, Lee A, Hajjar RJ: Altered sarcoplasmic reticulum calcium cycling—targets for heart failure therapy. Nat Rev Cardiol 9:717, 2012.

Korzick DH: From syncytium to regulated pump: a cardiac muscle cellular update. Adv Physiol Educ 35:22, 2011.

Luo M, Anderson ME: Mechanisms of altered Ca^{2+} handling in heart failure. Circ Res 113:690, 2013.

Mangoni ME, Nargeot J: Genesis and regulation of the heart automaticity. Physiol Rev 88:919, 2008.

Marks AR: Calcium cycling proteins and heart failure: mechanisms and therapeutics. J Clin Invest 123:46, 2013.

Puglisi JL, Negroni JA, Chen-Izu Y, Bers DM: The force-frequency relationship: insights from mathematical modeling. Adv Physiol Educ 37:28, 2013.

Sarnoff SJ: Myocardial contractility as described by ventricular function curves. Physiol Rev 35:107, 1955.

Solaro RJ, Henze M, Kobayashi T: Integration of troponin I phosphorylation with cardiac regulatory networks. Circ Res 112:355, 2013.

Starling EH: The Linacre Lecture on the Law of the Heart. London: Longmans Green, 1918.

ter Keurs HE: The interaction of Ca^{2+} with sarcomeric proteins: role in function and dysfunction of the heart. Am J Physiol Heart Circ Physiol 302:H38, 2012.

第10章 心臓の律動的(リズミカルな)興奮

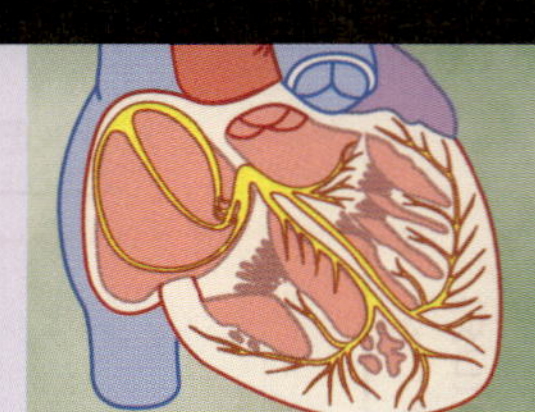

心臓はリズミカルな自動能と心拍動(毎日約10万回もしくは人生において平均30億回繰り返す)に対する特別なシステム(機構)を備えている．この驚くべきシステムは，①**心筋のリズミカルな収縮を引き起こすためのリズミカルな電気的興奮の発生**，②**心臓全体に活動電位を素早く伝えるシステム**の2つである．このシステムが正常に機能していれば，心房は心室に1/6秒先駆けて収縮する．**この時間差により，肺循環や末梢循環に血液を送り出す前に，心室に十分な血液が満たされることになる**．このシステムのもう1つの特別なところは，**心室のあらゆる部分がほとんど同時に収縮するところ**である．このことは，心室内で最も効果的に圧を発生させるためには不可欠である．

このリズミカルで伝導性の高いシステムは，心臓病によってダメージを受けやすい．特に“冠動脈血流の低下がきたす心筋組織の虚血といった心臓病”である．ダメージを受けることでしばしば，心臓のリズムが異常になったり，心房と心室の収縮のタイミングが狂ったりすることで心臓のポンプ機能が極度に低下し，場合により死に至ることもある．

心臓の特殊興奮・伝導系システム

図10.1は心臓の収縮を調節する**特殊な興奮・伝導系システム**(excitatory and conductive muscle fiber)を示す．この図は正確でリズミカルな刺激を発生する**洞結節**(sinus node)(**洞房結節**(sinoatrial node：S–A node))，その刺激を洞結節から房室結節に伝える**結節間経路**(internodal pathways)，心房からの刺激が心室に到達する前に“遅れ(時間差)”をつくる**房室結節**(atrioventricular node：A–V node)，その刺激を心房から心室に伝える**房室索**(A–V bundle)，そして，その刺激を心室全体に伝える**右脚**(right bundle branches)と**左脚**(left bundle branches)からなる**プルキンエ線維**(Purkinje fibers)を示している．

洞(洞房)結節

洞結節(洞房結節ともよばれる)は小さく，平らで，楕円形をしている．幅はほぼ3mm，長さ15mm，厚さ1mmの特殊心筋の塊である．洞結節は上大静脈が右心房へ開口する部位のすぐ下で，やや外側寄りにある．すなわち“右心房壁の上後外側部”にある．この洞結節の線維は，収縮性の筋フィラメントをほとんど含んでいない．また，線維の直径は周囲の心房筋の直径が10～15μmであるのに対して，わずかに3～5μmしかない．しかし，この洞結節線維は心房筋線維と直接連結しているため，洞結節で発生するすべての活動電位はすぐに心房筋に広がる．

洞結節線維の自発的・電気的リズム

ある種の心筋線維は，自己興奮，すなわち自発的かつ周期的な“放電”と“収縮”を起こす能力をもつ．これは，特に洞結節をはじめとする心臓の特殊伝導系の線維にあてはまる．こうした理由により，洞結節は通常，“心臓全体の拍動リズム”を支配する．それについては本章で後述する．まず，この**自動リズム**(automatic rhythmicity)について述べる．

洞結節のリズムメカニズム

図10.2は，“洞結節線維内から3心拍にわたって記録した活動電位”と，比較のために“単一の心筋線維の活動電位”を示したものである．放電休止期の**洞結節線維**(sinus nodal fiber)**の静止膜電位**(resting membrane potential)は－60～－55mVであり，心室筋線維の－90～－85mVと比べると，負の値が小さい．その理由は，洞結節線維の細胞膜はそもそもNa^+やCa^{2+}を通しやすい．そのため，**細胞内へ流入するそれらのイオンのプラス電荷によって，細胞内のマイナス電位が打ち消されるからである．**

洞結節線維の律動(リズム)性を説明する前に，まず第5章および第9章で述べたことを思い出してみる．心筋の細胞膜には**3種類のイオンチャネル**(three main types of membrane ion channels)があって，これらが“活動電位の電位変化に重要な役割を果たしていた”ということであった．3種類のチャネルとは，①**速いNa^+チャネル**(fast sodium channels)，②**L型Ca^{2+}チャネル**(L–type calcium channels)(**遅いNa^+–Ca^{2+}チャネル**(slow sodium–calcium channels))，③**K^+チャネル**(potassium channels)である．

速いNa^+チャネルが数万分の1秒間開くことにより，

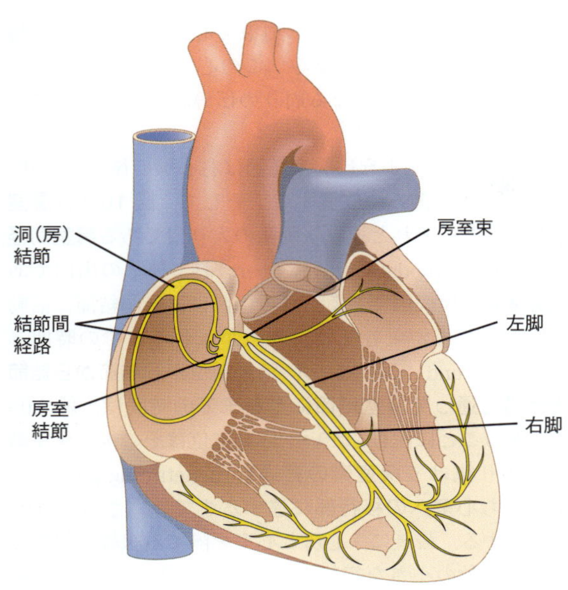

図 10.1　心臓の洞結節とプルキンエ線維システム，房室結節，心房結節間経路，および右脚・左脚

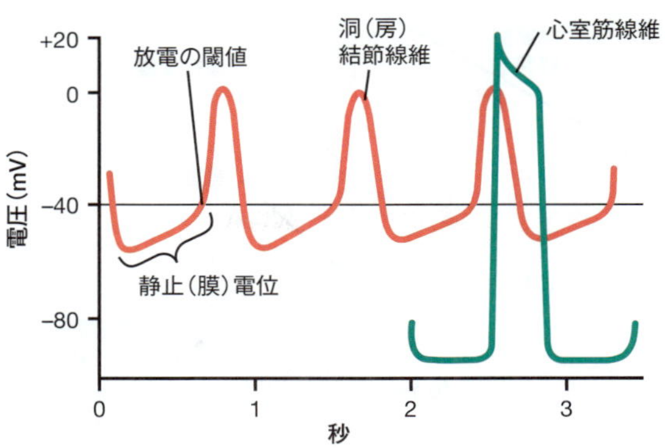

図 10.2　洞結節線維のリズミカルな放電．心筋線維の活動電位との比較

陽イオンである Na^+ が急速に洞結節線維内に流入し，心室筋の活動電位でみられるような**急峻な立ち上がりのスパイク**が生じる．このスパイクに続いて，**L 型 Ca^{2+} チャネル**(**遅い Na^+–Ca^{2+} チャネル**)が 0.3 秒間開き，それが主な原因として，心室活動電位の**プラトー相**(plateau)が形成される．そして，最後に K^+ チャネルが開くことで，電荷が陽性の K^+ が大量に細胞内から細胞外へ流出する．その結果，膜電位は**静止膜電位**の**レベル**(level)に戻る．

しかし，洞結節線維では，これらのイオンチャネルの機能が異なる．なぜなら，洞結節の静止膜電位は心室筋線維の −90 mV と比べてずっと小さく **−55 mV** であるからである．この −55 mV のレベルでは，速い Na^+ チャネルはすでに“不活化”されており，このチャネルはすでに閉じていることになる．そのため，静止膜電位が数ミリ秒間でも −55 mV より浅くなると，細胞膜の内側にある“速い Na^+ チャネルを閉鎖する不活性ゲート”はずっと閉まったままになる(Na^+ チャネルは閉じたままである)．そのため，L 型 Ca^{2+} チャネル(遅い Na^+–Ca^{2+} チャネル)だけが開き(活性化する)，活動電位を発生させる．よって，**洞結節の活動電位は心室筋の活動電位と比べて立ち上がりが遅い**．また，活動電位の発生後に当初のマイナス電位まで戻る時間も心室筋線維が素早いのに対して，洞結節は遅い．

洞結節線維の自発性興奮

洞結節線維では，細胞外液中に高濃度の Na^+ が存在しており，また同時に“ある程度の数，すでに開いている Na^+ チャネル”が存在する．そのため，陽性の Na^+ が，細胞外から細胞内に流入する傾向がある．よって，心臓の拍動と拍動の間にプラス荷電の Na^+ が細胞内に流入することにより，静止膜電位が緩徐にプラス方向へ向かい，細胞内のマイナス電位が弱まる．こうして，図 10.2 で示すように，拍動と拍動の間に静止膜電位は徐々に**プラス**(plus)へと傾く．そして，その電位が −40 mV の“閾値”に達すると，**L 型 Ca^{2+} チャネル**が活性化され，活動電位が発生する．つまり，基本的には **Na^+ や Ca^{2+} が漏れやすい(細胞内へ流入しやすい)という洞結節線維の固有の性質**により，自発的に興奮するのである．

なぜ，このように Na^+ や Ca^{2+} が漏れやすい(流入しやすい)のに，洞結節は脱分極したままにならないのか？　それは，脱分極が続くことを阻止する 2 つの出来事(事象)が起こるからである．1 つ目は，**L 型 Ca^{2+} チャネル**が開いてから 100〜150 ミリ秒後には不活化される(閉じる)ことである．2 つ目は，それと同時に非常に多くの K^+ チャネルが開くことである．その結果，L 型 Ca^{2+} チャネルを通るプラス電荷の Ca^{2+} や Na^+ の細胞内への流入が収まる．一方，同時にプラス電荷の K^+ が，大量に細胞外に拡散する．この 2 つの機序によって，細胞内の電位は**マイナス**(negativity)に傾き，元のマイナス電位に戻る．その結果，活動電位は終わる．さらに，K^+ チャネルはその後も数十分の 1 秒間は開くため，しばらくこの K^+ の流出が続く．その結果，細胞内のマイナス電位が大きくなる．この過程を**過分極**(hyperpolarization)とよぶ．この過分極の状態により，静止膜電位は**活動電位終了時**(termination of the action potential)**の −60〜−55 mV の状態**に戻される．

なぜ，過分極がずっと続かないかをここで新たに述べる．活動電位が終了した後，数十分の 1 秒間に K^+ チャネルが次々に閉じていく．すると，Na^+ や Ca^{2+} の細胞内流入量が，再び K^+ の細胞外流出量を上回る．その結果，静止膜電位は再び上昇し，ついには約 −40 mV の放電域値に達する．こうした過程は繰り返される．すなわち，**活動電位を引き起こす自己(自発的)興奮**，**活動電位からの回復**，**活動電位後の過分極**，**静止膜電位の閾値への上昇**，そして，最後に**次のサイクルへの再興奮**へと連なっていく．この過程は生涯続く．

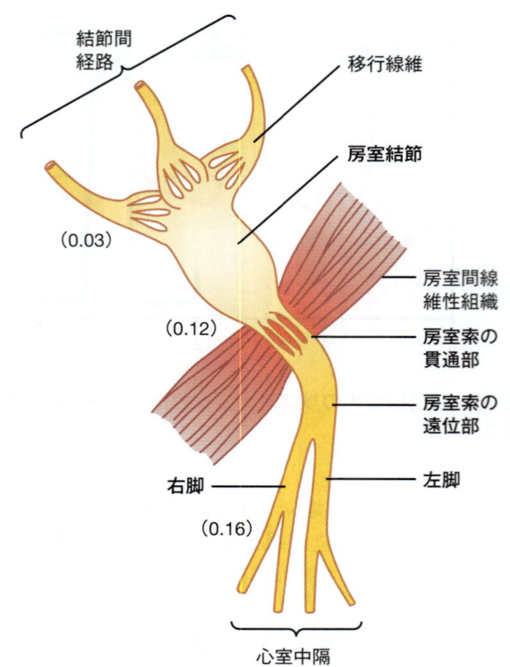

図 10.3 房室結節の構造
数字は洞結節で刺激が生じてからの時間経過を示す．これらの値はヒトでの推定値．

結節内および心房内経路の心臓刺激伝達

洞結節線維の端は，それを囲む心房線維と直接連結している．そのため，洞結節起源の活動電位はこれらの心房線維へと，外に向かって伝わっていく．このようにして，活動電位は心房筋組織の全体に広がり，ついには房室結節に広がる．ほとんどの心房筋における，活動電位の伝導速度は約 0.3 m/ 秒である．しかし，いくつかの心房筋線維の**小帯域**(small bands)には，これより速く伝わる場所がある．その1つは**前心房間束**(anterior interatrial band)とよばれる．これは心房の前壁を通って，左心房に達している．さらに，別の3つの**小線維束**(small bands curve)がある．図 10.1 と図 10.3 に示すように，右心房の前壁，外側壁，後壁を通って房室結節に到達する．これらはそれぞれ，**前結節間経路**(anterio internodal pathways)，**中結節間経路**(middle internodal pathways)，**後結節間経路**(posterior internodal pathways)とよばれる．これらの部位で伝導速度が速いのは**特殊伝導線維**(specialized conduction fi bers)が存在するからであり，これらの線維は後述する**より速い伝導速度を示す心室のプルキンエ線維**と似ている．

房室結節と，心房から心室への伝導刺激の遅れ

心臓の刺激伝導系は，心臓の活動電位が心房から心室へあまり速く伝わらないようにできている．この遅延は"心室が収縮する前に心房の血液を心室に送るための**時間稼ぎ**"ということになる．この心室への伝導遅延は"房室結節とそれに連なる周りの伝導線維によるもの"である．

図 10.1 に示すように**房室結節**は右心房の後壁にあり，三尖弁のすぐ後ろに位置する．そして，図 10.3 は**房室結節**自体と，それと連なる刺激の入り口である**房室間経路**(atrial internodal pathway fibers)およびその出口である**房室索**の模式図である．さらに図には"洞結節に活動電位が生じてから各部位に刺激が伝わるまでの時間"が，**秒**(second)で示される．**活動電位が洞結節から結節間経路を通って房室結節に至るまでの時間**は，約 0.03 秒であることに注目したい．活動電位はその後，房室結節を通り抜けて**房室索の貫通部**(penetrating portion)，すなわち**心室への移行部**に達するまでに，さらに 0.09 秒を要する．最後に，心房と心室を隔てる線維性組織であり，多数の小さな線維束からなる**房室索**(penetrating portion)を通り抜けるのに 0.04 秒遅れる．

このように，房室結節と房室索の伝導遅延は，合計約 0.13 秒である．この 0.13 秒間の遅れと，洞結節から房室結節までの伝導時間である 0.03 秒間を足した **0.16 秒間**が，**興奮性シグナルが，洞結節から心室の収縮筋に到達するのに要する時間**である．

伝導が遅い理由

このように，房室結節と房室索の伝導速度が遅いのは，これらの伝導系部位では連続する細胞間の**ギャップ結合**(gap junctions)**の数が少ないため**である．そのため，1つの線維から次の線維へ興奮性のイオンが移動する際に，大きな抵抗がある．これが"なぜ連続した細胞同士の興奮に時間がかかるのか"の理由である．

心室プルキンエ系における速い伝導

刺激は房室結節から房室索を介して心室筋まで，**特殊なプルキンエ線維**(special purkinje fiber)によって伝えられる．このプルキンエ線維は(房室間にあるバリアーの役割を担う線維性組織を貫通する最初の部分を除けば)，房室結節線維とは機能において**正反対**である．プルキンエ線維は非常に太く，心室筋線維と比べてもさらに太い線維である．この線維の活動電位の伝導速度は，1.5～4.0 m/ 秒と，普通の心筋線維の速度の約 6 倍，房室結節線維の約 150 倍である．**この速い伝導速度のおかげで残りのすべての心室筋に，ほとんど一瞬にして活動電位が伝わる．**

プルキンエ線維における活動電位の素早い伝導は，この線維を構成する細胞間にある介在板を介した"ギャップ結合の非常に高いイオン透過性"がなしえるものである．

房室索を経由した一方向性伝導

房室索の特徴は，異常な状態を除けば活動電位が**心室から心房に向かうような逆伝導**ができないことである．この特徴は"心臓の活動電位が房室索を通って心室から

心房に再び伝導すること”を阻止してくれる．そして，これにより活動電位は心房から心室へという**順方向**にしか伝導ができない．

さらに，心房筋は房室索以外のすべての部位で“連続した線維性のバリアー”により心筋から隔離されている．このバリアーは，正常時には活動電位が“房室索を通る順行性の伝導以外のどんな心房筋－心室筋のルート”からも通過できないように**絶縁体**(insulator)になっている．

心室筋におけるプルキンエ線維の分布：左脚と右脚

房室索の遠位部(distal portion of the A–V bundle)は，心房と心室の間にある**線維性組織**(fibrous tissue)を貫いた後，心尖部に向かって心室中隔を 5～15 mm 下行する(図 10.1，図 10.3)．その後，**左脚**と**右脚**に分かれる．そして，それぞれが両側の心室中隔に沿って，心内膜の直下を走行する．そして，おのおのが心室の先端に向かって広がり，徐々に細い枝に分かれる．続いて，これらの分枝は両心室壁に沿って反転し，心基部方向に戻りながら走行する．プルキンエ線維の先端は，心室筋層の約 1/3 の深さまで入り込んで，最後には心室筋線維とつながる．

“活動電位が心室中隔の両脚内に入ってからプルキンエ線維の末端に達するまでの総所要時間”は，わずか平均 0.03 秒である．よって，ひとたび活動電位が心室のプルキンエ伝導系に入れば，活動電位はほとんど一瞬にして心室筋全体に広がることになる．

心室筋における活動電位の伝達

活動電位がプルキンエ線維の末端に伝わるとすぐに，心筋線維を通って心筋全体に広がっていく．このときの伝導速度はわずか 0.3～0.5 m/秒であり，プルキンエ線維の速度の 1/6 である．

心筋は心臓を**二重**(twofold)に，**らせん状**(spiral)に取り巻いており，この 2 層は線維組織によって隔てられている．そのため，活動電位の伝わり方は必ずしも心臓表面に向かって外側へ伝わるわけではない．活動電位は，このらせんの方向に沿って回転しながら伝わっていく．この斜め方向への伝達により，心内膜から心外膜への刺激伝達には，さらに 0.03 秒を要する．この時間は“プルキンエ線維を通って心室全体に刺激が伝達する時間”とほぼ同じである．結果として，“活動電位が房室索のはじめの部分に達してから，心室筋の隅々まで伝わるのに要する時間”は**約 0.06 秒**である．

心臓の活動電位が広がる様子のまとめ

図 10.4 にヒトの心臓の活動電位の伝達経路をまとめる．図中の数字は“洞結節から興奮が生じた時点から，活動電位が各部位に到達するまでの時間”を**秒**で表している．心房を伝わる速度は中等度であるが，房室結節では心室中隔の房室索に到達するまでに 0.1 秒以上の遅れが生じることがわかる．房室索に入ると非常に速い速度でプルキンエ線維を通過し，心室の心内膜表面全体に広がる．その後，伝達速度はやや遅くなり，心室筋を抜けて心外膜表面に広がる．

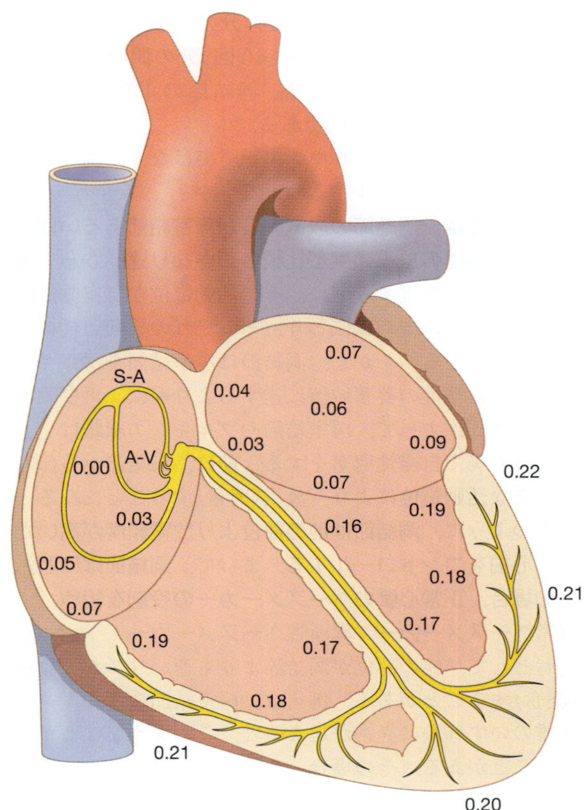

図 10.4　心臓の活動電位の伝達経路，洞結節から各部位に伝わるまでの時間
A–V：房室間，S–A：洞房間

読者が“活動電位がどのような経路で，また，どれくらいの時間で伝達するか”をしっかり学ぶのはとても重要である．第 11～13 章の心電図の内容を理解するためには，“刺激伝達のプロセスの十分な知識”が重要である．

心臓における興奮と伝導の調節

心臓のペースメーカーとしての洞結節の働き

心臓の活動電位の起源と伝達について，われわれは**心臓の活動電位は通常，洞結節で発生すること**を学んだ．しかし，何らかの異常な条件下ではその限りではない．心臓の他の部位でも洞結節と同様に，“内因性の周期的な興奮”が発生することがある．特に，房室結節線維やプルキンエ線維でみられる．

房室結節の線維(A–V nodal fibers)は，外部からの刺激がないときには，**40〜60回/分**の周期で放電する．また，**プルキンエ線維**は**15〜40回/分**の間のリズムで放電する．これらの周期は，洞結節の正常値である**70〜80回/分**とは対照的である．

なぜ，房室結節やプルキンエ線維ではなく，洞結節が心周期をコントロールするのだろうか？

その答えは，洞結節の放電頻度が房室結節あるいはプルキンエ線維の放電頻度と比較し，かなり速いからである．洞結節が放電する度に，その活動電位が房室結節線維やプルキンエ線維に伝わり，それぞれの易興奮性の細胞膜を刺激する．しかし，洞結節は房室結節やプルキンエ線維が自発性の興奮域値に達するより前に，再び放電してしまう．よって，房室結節やプルキンエ線維は"各自の持ち場で自発性興奮をする"前に，洞結節から伝わる**新たな活動電位**により，放電(興奮)することになる．

このように，**洞結節は他の部位より放電頻度が高いため，心拍をコントロールする．**よって，**洞結節はほとんどの場合，正常心臓のペースメーカーの役割を担う．**

異常ペースメーカー：異所性ペースメーカー

時として，他の部位が洞結節よりも速いリズムで放電(興奮)することがある．例えば，房室結節やプルキンエ線維のいずれかに異常が起こると，このようなことが起こることがある．その場合，心臓のペースメーカーの役割は，洞結節から房室結節あるいはプルキンエ線維に変わる．さらに，まれではあるが心房筋や心室筋の特定の部位が**過度に興奮する**ことで，ペースメーカーの役割を担うことがある．

洞結節以外のペースメーカーは，**異所性ペースメーカー**(ectopic pacemaker)とよばれる．異所性ペースメーカーは，心臓の各部位の"収縮する順番"を狂わせ，心臓のポンプ機能に重大な障害を引き起こす．

ペースメーカーの役割が移動するもう1つの原因は"洞結節からの活動電位がブロックされること"である．その場合，新たなペースメーカーの役割を**房室結節**，もしくは**心室へ向かう房室索の貫通部**が担うことになる．

房室ブロックが起こると(すなわち，活動電位が房室結節や房室索を通って，心房から心室に伝わらなくなると)，心房は，そのまま"洞結節起源の正常リズム"で拍動(興奮)を続けるが，一方，心室のプルキンエ系に**新たなペースメーカー**が生まれる．通常，この新たなペースメーカーが**15〜40回/分**の心拍で心室筋を動かす．突然の房室ブロックの場合，プルキンエ系がその固有の拍動性興奮を発生させるのに**5〜20秒**遅れてしまう．これはブロックが起こるまでプルキンエ線維が，速い洞結節の活動電位(興奮)によって過度に稼働させられていたからである．つまり**ある種の抑制された状態**である．この**5〜20秒間**，心室は血液の拍出が不可能になる．そのため**脳への血流が低下し，人は4〜5秒後には失神する．**この心拍の回復が遅延するために起こる現象を，**アダムス・ストークス症候群**(Stokes-Adams syndrome)という．

心室筋を同期させて収縮させるプルキンエ系の役割

プルキンエ線維の速い伝導は"正常な心臓の活動電位が非常に短い時間で心室のほぼ全体に到達すること"を可能にする．そして，最初に興奮する心室筋は最後に興奮する心室筋より0.03〜0.06秒速いにすぎない．そのため，左右の心室のすべての心室筋はほとんど同時に収縮を始める．その後，さらに約0.3秒間収縮を続ける．

効率のよいポンプ機能を両方の心室が発揮するには，**同期して収縮すること**(synchronous type of contraction)が必要である．もし，活動電位がゆっくり心室筋を伝わるのであれば，先に収縮したほとんどの心室筋の収縮が終わるときに，まだ残りの心室筋は収縮していないことになる．その場合には，全体としての心臓のポンプ機能が著しく低下する．第12章や第13章で述べるように，実際にある種の心筋障害では伝導速度が遅くなり，心室のポンプ機能は20〜30%ほど低下してしまう．

心臓支配神経である交感神経と副交感神経の心臓リズム調節

図9.13で示したように，心臓は**交感神経**(sympathetic nervous system)と**副交感神経**(parasympathetic nervous system)の支配を受ける．**副交感神経**(**迷走神経**(vagus nerves))は主に**洞結節**と**房室結節**への分布が多く，左右の心房筋にはそれより少ない．また，心室筋へ直接分布することはほとんどない．一方，**交感神経**は**心臓のあらゆる部位**に分布しており，心室筋以外の部位と同様に心室筋も強力に支配する．

副交感(迷走)神経の刺激は，心臓のリズムや刺激伝導を遅くする

心臓の副交感神経を刺激すると，神経終末からアセチルコリンが分泌される．このホルモンは心臓に"2つの主要な作用"をもつ．第1に，**洞結節のリズムを遅くする．**第2に，**心房筋と房室結節の間にある房室接合線維の興奮を抑制する．**そのため，**心室への活動電位の伝達を遅くする．**

中等度以下の迷走神経刺激は心拍数を**半分以下**に落とすことがある．さらに強い刺激の場合は，洞結節のリズム性興奮を**完全にストップさせる**か，もしくは，"心房から房室結節を通って心室中隔への伝達される活動電位"を**完全にブロック**する．どちらの場合も，リズム性興奮は心室筋には伝わらなくなる．この場合には5〜20秒間心室は拍動を停止する．しかし，プルキンエ線維の一部(通常は房室索の心室中隔の部位)は，自動能により15〜40回/分で心室を収縮させる．この現象を**心室補充**(**心室エスケープ**，ventricular escape)とよぶ．

迷走神経作用の機序

迷走神経の神経終末から遊離されたアセチルコリンは**"細胞膜のK^+透過性を大きく亢進"**させる．それによ

り，刺激伝導系の K^+ を細胞内から細胞外へ急速に漏出させる．このプロセスは，細胞内の負の電位を増大させる．これを**過分極**とよぶ．第 5 章で説明したように，過分極は興奮性組織の興奮を大きく低下させる．

洞結節では，過分極になることで静止膜電位は，通常の −60〜 −55 mV から −75〜 −65 mV へとかなり**大きな負の電位**になる．大きく負の電位になることで，"Na^+ や Ca^{2+} の内向きの流れにより膜電位が上昇し，興奮が起こる閾値の電位に到達するまでの時間"が延長する．その結果，洞結節線維の放電リズムはゆっくりになる．もし，迷走神経刺激が十分強ければ，洞結節のリズミカルな自発(自動)性興奮は完全に止まる．

迷走神経刺激により房室結節が過分極状態になると，房室結節につながる小さな心房筋線維が，すでに過分極した房室結節を**興奮させることができなくなる**．そのため，"活動電位が移行帯線維を通って，房室結節線維に伝達されるという**安全因子**(safety factor)"が失われることになる．安全因子の失われる程度が中等度くらいであれば単に活動電位の伝導が遅くなるだけであるが，大きく失われると伝導が完全にブロックされてしまう．

交感神経は心臓のリズムと刺激伝導を増強する

本来，交感神経刺激は次のように，心臓に対して**迷走神経とは逆の作用をする**．第 1 に，**洞結節の放電の頻度を増加させる**．第 2 に，**あらゆる部位の興奮性を高めると同時に，刺激の伝導を速める**．第 3 に，第 9 章で述べたように，**心房，心室両方の心筋線維の収縮力を大きく増強する**．

要するに，交感神経刺激は心臓機能を全般的に高める．最大限の刺激は心拍数を **3 倍**にし，収縮力を **2 倍**にすることもある．

交感神経作用の機序

交感神経を刺激すると，神経終末から**ノルアドレナリン**(noradrenaline)が遊離される．**ノルアドレナリンは β_1 アドレナリン受容体**(beta-1 adrenergic receptors)**を刺激し，心拍数を調整する**．心筋線維における"ノルアドレナリンによる β_1 アドレナリン受容体刺激の正確な作用機序"は，わかっていないこともある．一般的には，ノルアドレナリンは心筋線維の Na^+ と Ca^{2+} に対する膜透過性を亢進するとされる．洞結節で Na^+ と Ca^{2+} の透過性が高まると，静止膜電位がプラスの方向に変化し，**拡張期の膜電位はプラス方向へ変化し，自発性興奮が可能な閾値**へ向かう．これにより自動性興奮は加速し，心拍数は増加する．

房室結節および房室索では Na^+ と Ca^{2+} の細胞内への透過性が亢進すると，ある線維に生じた活動電位が次の線維を興奮させることが容易になり，その結果，心房から心室への伝導時間が短くなる．

Ca^{2+} の細胞内への透過性亢進は"交感神経刺激によって心筋収縮力が増強される原因"の少なくとも一端を担う．なぜなら，Ca^{2+} が"筋原線維を収縮させる"という大きな役割を担っているからである．

参考文献

Anderson RH, Boyett MR, Dobrzynski H, Moorman AF: The anatomy of the conduction system: implications for the clinical cardiologist. J Cardiovasc Transl Res 6:187, 2013.

Barbuti A, DiFrancesco D: Control of cardiac rate by "funny" channels in health and disease. Ann N Y Acad Sci 1123:213, 2008.

DiFrancesco D: The role of the funny current in pacemaker activity. Circ Res 106:434, 2010.

Dobrzynski H, Boyett MR, Anderson RH: New insights into pacemaker activity: promoting understanding of sick sinus syndrome. Circulation 115:1921, 2007.

Fedorov VV, Glukhov AV, Chang R: Conduction barriers and pathways of the sinoatrial pacemaker complex: their role in normal rhythm and atrial arrhythmias. Am J Physiol Heart Circ Physiol 302:H1773, 2012.

Kléber AG, Rudy Y: Basic mechanisms of cardiac impulse propagation and associated arrhythmias. Physiol Rev 84:431, 2004.

Leclercq C, Hare JM: Ventricular resynchronization: current state of the art. Circulation 109:296, 2004.

Mangoni ME, Nargeot J: Genesis and regulation of the heart automaticity. Physiol Rev 88:919, 2008.

Monfredi O, Maltsev VA, Lakatta EG: Modern concepts concerning the origin of the heartbeat. Physiology (Bethesda) 28:74, 2013.

Munshi NV: Gene regulatory networks in cardiac conduction system development. Circ Res 110:1525, 2012.

Roubille F, Tardif JC: New therapeutic targets in cardiology: heart failure and arrhythmia: HCN channels. Circulation 127:1986, 2013.

Smaill BH, Zhao J, Trew ML: Three-dimensional impulse propagation in myocardium: arrhythmogenic mechanisms at the tissue level. Circ Res 112:834, 2013.

Wickramasinghe SR, Patel VV: Local innervation and atrial fibrillation. Circulation 128:1566, 2013.

第11章

正常心電図

心臓の中を活動電位が伝わっている際に，心臓から周囲の組織にも電流が流れる．**その電流の一部は体表まで達する．**心臓を挟んで両側に位置する2ヵ所の皮膚の上に電極をつけることで，**電流によって生じる電位変化**を記録できる．このようにして記録したものを**心電図**（electrocardiogram）という．**図 11.1** に2拍分の正常心電図を示す．

正常心電図の特性

正常心電図（**図 11.1**）は**P 波**（P wave），**QRS 群**（QRS complex），**T 波**（T wave）からなる．QRS 群はすべてではないが，たいていはQ波，R波，S波の3つの波に分けられる．

P 波は心房の収縮が始まる直前に**心房の脱分極で発生する電位**により生じる．**QRS 群**は，心室収縮の前に**心室の脱分極で発生する電位**である．つまり，心室の脱分極の波が心室中に広がるときに発生する．つまり，P波もQRS群の成分もともに**脱分極の波**（depolarization waves）である．

T 波は心室が脱分極状態から回復するときに発生する電位によって生じる．通常，この過程は，脱分極の後に0.25〜0.35秒遅れて心室筋から発生する．**T 波は再分極の波として知られている．**

このように，心電図は脱分極と再分極の波によって構成される．脱分極と再分極の原理については，第5章で述べた．脱分極の波と再分極の波の区別は，心電図を利用するうえで大変重要であるため，さらなる分類が必要である．

脱分極波 vs 再分極波

図 11.2 は，“単一心筋細胞における脱分極と再分極の波によって構成されている**4つのステージ**”を示している．赤色は脱分極している部位を示す．脱分極の間，細胞内の**マイナス電位**（negative potential）がわずかな**プラス電位**（positive potential）へと逆転し，細胞外がマイナス電位になる．

図 11.2 のAでは，脱分極において細胞内は“赤のプラス”，細胞外は“赤のマイナス”で示されており，左から右に向かって進んでいる．左半分はすでに**脱分極**（depolarization）しているが，右半分はまだ**分極したままである**．よって，この線維の外側に置かれた電極のうち，左の電極は**マイナスの領域**（area of negativity）に，右の電極は**プラスの領域**（area of positivity）にある．そのため，記録計は**プラスの信号**を記録する．筋線維のイラストの右には，高速記録計によって記録した**左右の電極間の信号の変化**が示されている．**図 11.2A** では，“脱分極が線維の中央に達したときに記録された電位は**プラスの極大値**（maximum positive value）まで上昇していること”に注目したい．

図 11.2B では，脱分極は全体の筋線維に広がり，右側の記録では基線上のゼロに戻っている．これは，左右両方の電極がともに**マイナスの領域**にあるからである．この完結した波は，心筋線維膜に沿って脱分極が広がった結果である．

図 11.2C では，同じ筋線維に半分まで**再分極**（repolarization）が起こったことを示す．再分極した部位（左側）での線維の外側は**プラス**に戻っている．この時点で，**左の電極はプラス**，**右の電極はマイナスの領域**にある．これは**図 11.2A** に示された極性と**反対**である．そのため，右に示されるように記録は**マイナス**の方向に振れている．

図 11.2D では，**筋線維全体が再分極を起こしている．**左右の電極はともにプラスの領域にあるので，**この2つの電極間には電位差がない．**そのため，右に示された電位の記録は再び**ゼロ**に戻っている．こうして完結したマイナスの波は，筋線維膜に沿って再分極が広がったことにより生じた波なので，**再分極波**（repolarization wave）とよばれる．

心室筋の単相性の活動電位と，標準心電図のQRS群やT波との関係

第10章で述べたように，心室筋の単相性活動電位は，通常，0.25〜0.35秒間持続する．**図 11.3** の上段には“単一心室筋細胞の細胞内に刺入した微小電極によって記録された**単相性活動電位**（monophasic action potential）”が示されている．この活動電位の上向きの変化は**脱分極**によって生じ，基線に戻るのは**再分極**によるものである．

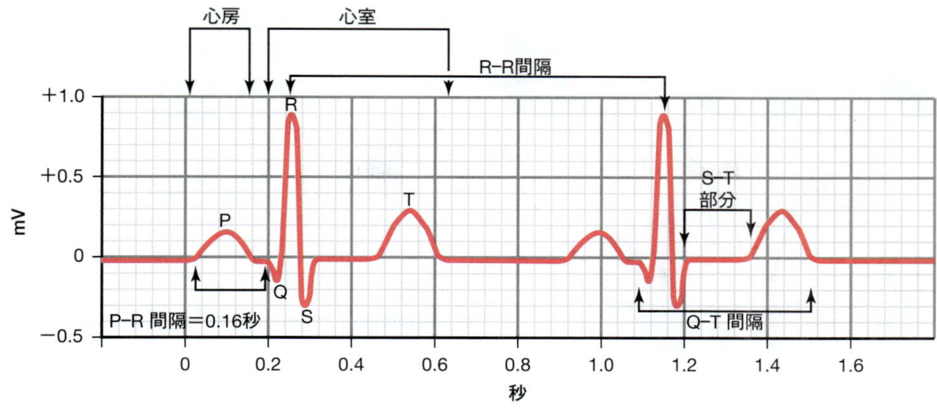

図 11.1 正常心電図

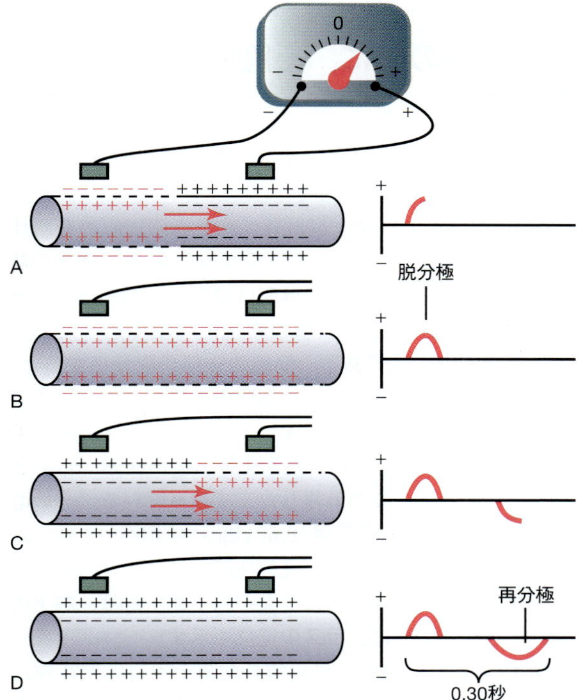

図 11.2 心筋線維の脱分極波（A, B）ならびに再分極波（C, D）の記録

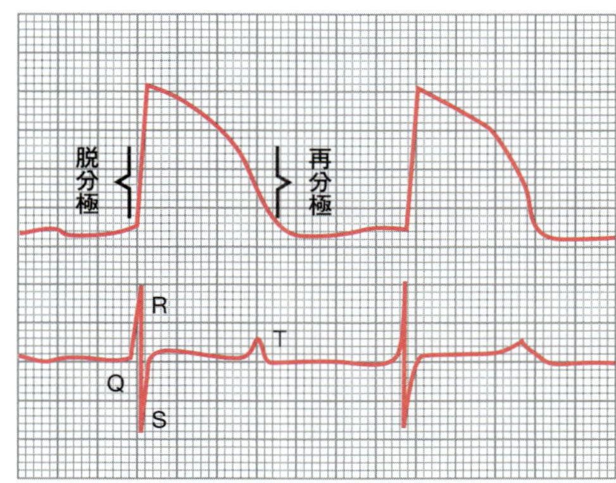

図 11.3 正常な心臓活動で生じる心室筋線維の単相性活動電位（上図）
急速に脱分極した後，プラトー相ではゆっくり，そして最後は急速に再分極する．下図は同時に記録した心電図．

図 11.3 の下段に示されるのは，同じ心室から同時に記録した心電図である．**QRS 群**が単相性活動電位の開始時期に現れ始め，**T 波**が終了時期に現れることがわかる．特に**心室筋が完全に脱分極している時間帯や，再分極している時間帯には，心電図上はなにも電位変化が記録されていないこと**に注目したい．すなわち，**心筋の一部だけが分極し，一部だけが脱分極している状態にのみ，**心筋のある部位から他の部位へ電流が流れる．このとき，**電流が体表面にも流れること**で心電図として記録される．

心房や心室の収縮と，心電図波形との関係

心筋が収縮する前にはその筋表面に脱分極が広がり，収縮の化学的プロセスが開始しなくてはいけない．**図 11.1** をもう 1 度みてみると，P 波は**心房収縮の開始時期**に現れ，QRS 群は**心室収縮の開始時期**に現れている．心室の収縮は再分極が起こった後まで続く．すなわち，T 波の終了までである．

心房の再分極は，P 波が終了してから約 0.15〜0.20 秒後に起こる．この時期は，ほぼ心電図上 QRS 群が記録される時期と重なる．よって，心臓の再分極波は**心房性 T 波**（atrial T wave）として知られるが，通常はこれより大きな QRS 群によって隠れてしまう．このため，**心房性 T 波が心電図上で認められることはめったにない．**

心室の再分極波は正常心電図の T 波である．通常，心室筋の再分極は，ある部位では脱分極波（QRS 群）の開始から約 0.20 秒後に始まる．しかし，他の多くの部位では 0.35 秒後に始まる．そのため，心室の再分極の過程は 0.15 秒にわたって続く．このような理由により，

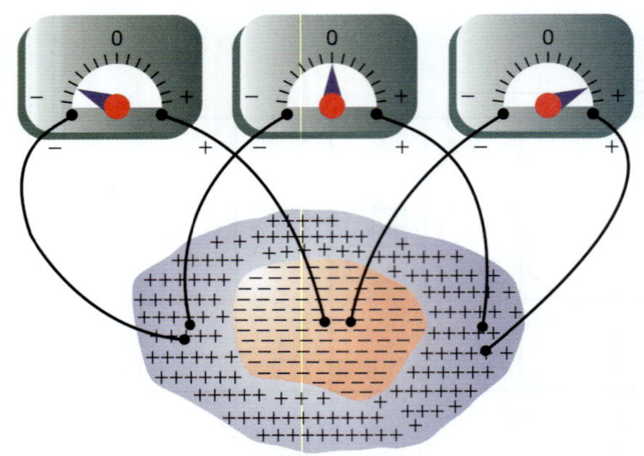

図 11.4 中心部が脱分極した心筋組織の表面での瞬間電位

正常心電図の T 波は，**幅の広い波**である．しかし，T 波の電位は QRS 群と比較してかなり小さい．これは持続時間が長いことが原因の 1 つである．

心電図の電圧と時間のメモリ

心電図のすべての記録は，記録用紙に“適切なメモリ”が記されている．ペンレコーダーの場合のように，記録紙にあらかじめ較正用の線が引かれているか，あるいはフォトタイプの心電図のように，心電図が記録されると同時に較正が記録されるかのどちらかである．

図 11.1 で示されるように標準心電図では，垂直方向(縦軸)に目盛りがつけられており，上下とも細い線が **10 目盛り**で，それぞれ **1 mV** を表す．**上向きがプラス，下向きがマイナスである．**

心電図の水平の線(横軸)は時間目盛りである．典型的な心電図は 25mm/ 秒で記録されるが，もっと速いスピードで記録されることもある．よって，**水平方向(横軸)の 25 mm が 1 秒に相当する．**濃い水平の線で区切られた 5 mm が 0.2 秒に相当する．そして，この 0.2 秒が細い線によって区切られており，それぞれが **0.04 秒**に相当する．

心電図の正常電位

通常の心電図に記録される波の電圧は“電極の体表面装着の仕方”や“心臓からの距離”によって大きく違う．一方の電極を心室の真上に置き，もう一方の電極を心臓から離れた体表につけると，記録される QRS 群の電圧は 3～4 mV ほどの大きさになる．それでも，この電圧は“心筋の細胞膜から直接記録した場合に得られる単相性活動電位が，110 mV であること”から考えると小さい．心電図を両腕もしくは，片腕と片足に置いた 2 つの電極で記録すると，QRS 群の電圧は R 波の先端から S 波の底までで，**1.0～1.5 mV** ほどが普通である．P 波の電圧は **0.1～0.3 mV**，T 波は **0.2～0.3 mV** 程度である．

P-Q もしくは P-R 間隔

P 波の始まりから QRS 群の始まりまでの時間は**心房の電気的興奮の開始から心室の興奮の開始までの時間**に相当する．この期間を **P-Q 間隔**(P-Q interval)とよぶ．P-Q 間隔の正常値は**約 0.16 秒**である(Q 波が欠如しがちなので，この時間を **P-R 間隔**とよぶことがある)．

Q-T 間隔

心室の収縮は“Q 波(Q 波がないときには R 波)の始まりから T 波の終わり”まで続く．この期間を **Q-T 間隔**(Q-T interval)といい，通常は**約 0.35 秒**程度である．

心電図から決める心拍数

心拍数は 2 回の連続する心拍の時間間隔に反比例する．心電図から算出することは簡単である．もし，“時間メモリから 2 回の心拍の間隔が 1 秒とわかれば，心拍数は 60 回 /分”である．2 つの QRS 間隔は正常成人では**約 0.83 秒**であり，これはすなわち 60/0.83 の心拍数，すなわち **72 拍 /分**ということになる．

心周期の間に，心臓周囲に生じる電流

一部が脱分極した心筋合胞体塊から記録した電位

図 11.4 は，中心部分が刺激された心筋細胞の合胞体(複数の正常な細胞が融合したもの)塊を示す．**刺激の前には，すべての心筋細胞の外側はプラス，内側はマイナスに分極している．**第 5 章の膜電位の項で述べたように，**機能的合胞体である心筋塊の一部**が脱分極すると，マイナスの電荷が脱分極した細胞の外に漏れだし，この部位の細胞外表面は(**図 11.4** においてマイナスの符号で示されているように)**マイナス電荷**(negative charges)となる．このとき，まだ分極したまま残っている部分の心臓表面は，**プラスの符号**(plus signs)で示されている．よって，マイナスの端子が脱分極部位に，プラスの端子がまだ分極している部位につながれた電圧計は，**右上の図**に示されるように**プラス**の電位を示す．

図 11.4 には，他の 2 つの電極配置とそれぞれの電圧計(左上，中央上)の検針が書かれている．これらの配置と検針について読者は注意深く学び，各電圧計の検針の原因を説明できるようにするべきである．心臓では脱分極があらゆる方向に広がるので，図に示したような電位差はほんのわずか数千分の 1 秒しか持続しない．よって，実際の電圧記録は高速記録装置でしかできない．

胸部における心臓周囲の電流の流れ

図 11.5 は，胸部の心室筋を描いたものである．ほとんどが空気で満たされている肺でも，驚くほど電気を伝える．また，心臓周囲にある他の組織に含まれる体液は，さらに電気をよく通す．よって，“心臓は導電媒体の中にぶら下がっている”といってもいい．心室の一部が脱分極して，残りの部位に対して**マイナスの電位**になると，

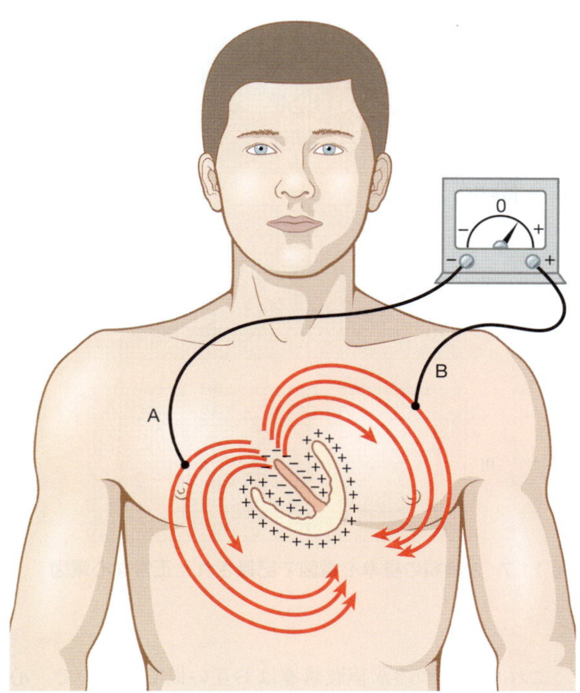

図 11.5　部分的に脱分極した心室周囲の電流の流れ
A，B：電極．

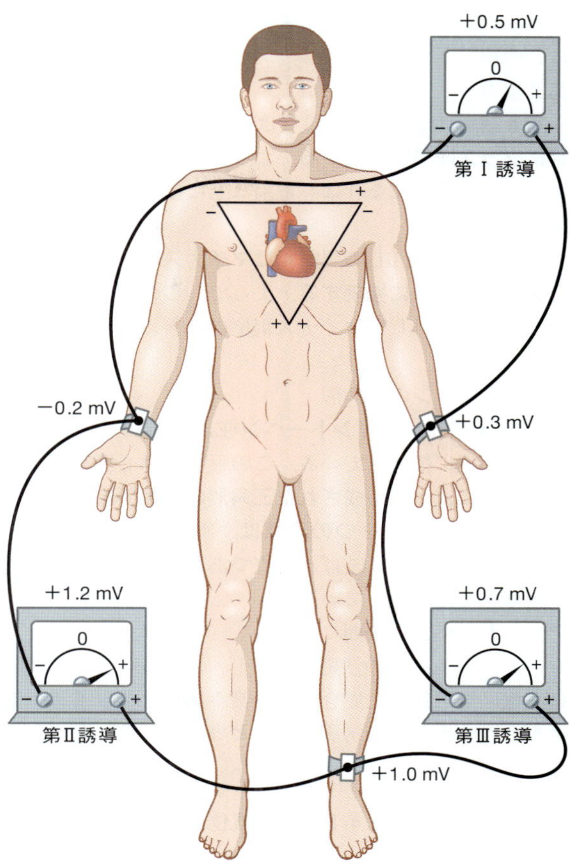

図 11.6　標準肢誘導を記録するための電極装着
胸部にアイントーベンの三角形を重ね描きしている．

図に描かれているように，脱分極部位から電流は大きく遠回りするルートで分極している部位に流れる．

第 10 章のプルキンエ系の項を思い出してみる．図 11.5 の赤い矢印とマイナス符号で示されるように，心臓の活動電位は最初に心室の中隔部に届く．次に，心室の残りの部分の内膜表面にすぐに伝わる．この過程により，心室の内側が**電気的にマイナス**，心室の外側の壁が**プラス**になる．図中のカーブした矢印で示されるように，電流は楕円の孤を描くように心室を取り巻く体液を通して流れる．電流を示す線（楕円形の赤い線）のすべてについて代数的平均値を求めると，その平均電流は**心基部がマイナス，心尖部がプラスの方向の電流**であることに気づく．

脱分極の残りの時間の大部分は，電流も同じ方向に流れ続ける．その間に，脱分極は心内膜表面から心室筋塊を通り抜けて外側に広がる．その後，脱分極が心室を貫通する直前に，電流の平均的な方向は 0.01 秒程度の短い間に反転して，心尖部から心基部に向かう．これは，**最後に脱分極するのが心基部近くの心室外側になるからである．**

よって，正常心臓の心室では電流はマイナス部位からプラス部位に向かい，最後の一瞬を除けば，脱分極のほとんどの期間は“心基部から心尖部”に向かって流れる．そして，図 11.5 に示されるように体表につけた電極を心電計につなげば，**心基部に近いほうの電極がマイナス，心尖部に近いほうの電極がプラス**となり，心電計の読みは**プラス方向**への振れを示す．

心電図の誘導

3 種類の双極肢誘導

図 11.6 は，いわゆる**標準双極誘導**（standard bipolar lead）で，心電図を記録するために患者の四肢に心電計を接続する配線を示している．“双極”という用語は，心臓を挟んで両側，つまりこの場合は**四肢のうちの 2 つの電極により心電図が記録されること**を意味する．そのため，ここで使われている**誘導**（lead）という用語は，身体と心電計をつなぐ 1 本の線を指すのではなく，**体と心電計からなる完全な回路を形成するための 2 本のリード線と電極の組み合わせ**を意味する．なお，図には電圧計だけが書かれているが，実際の心電計は電子ディスプレイを備えた高速コンピューター基盤システムである．

第Ⅰ誘導

第Ⅰ誘導（lead I）の記録では**右腕にマイナス端子を，左腕にプラス端子を接続する**．よって，右腕が胸部とつながったポイントが，左腕がつながるポイントと比べて電気的にマイナス電位になるとき，心電図の記録は**プラス**，すなわち心電図上の電圧がゼロの線（基線）より上に振れる．2つの部位の電位関係が反対になれば，心電図はこの線の下に振れる．

第Ⅱ誘導

第Ⅱ誘導(lead II)の記録では**右腕にマイナス端子，左足にプラス端子を接続する**．よって，右腕が左足に対して**マイナス電位**になれば心電図は上に振れる．

第Ⅲ誘導

第Ⅲ誘導(lead III)の記録では**マイナス端子を左腕，プラス端子を左足に接続する**．よって，この電極配置だと左腕が左足に対してマイナス電位のときには心電図は上に振れる．

アイントーベンの三角形

図11.6では，**アイントーベン**(Einthoven)の三角形が心臓の周囲に描かれている．この三角形は心臓を囲む**両腕と左足によって形成された三角形の頂点であること**を示している．**上の2つの頂点**は，両腕が心臓周囲の体液を介して電気的に結ばれる点である．**下の頂点**は左足が結ばれる点を表している．

アイントーベンの法則

アイントーベンの法則は“もし，3つの肢誘導で同時に心電図を記録した場合には，第Ⅰ誘導と第Ⅲ誘導の電位を合わせると第Ⅱ誘導の電位と等しくなる”ということを示す．

第Ⅰ誘導の電位＋第Ⅲ誘導の電位＝第Ⅱ誘導の電位

言い換えれば，ある瞬間において3つの双極肢誘導のうちどれか2つの電位がわかれば，もう1つの誘導電位は最初の2つの合算によって，数字で求めることができる．ただし，この合算を行う際には“プラスとマイナスの符号”を考慮に入れなくてはいけない．

例えば**図11.6**のように，右腕が体の平均電位より−0.2 mVであり，左腕は+0.3mV，左足は+1.0 mVであったとする．電圧計をみるとわかるように第Ⅰ誘導は右腕の−0.2 mVと左腕の+0.3 mVの差，すなわち+0.5 mVの陽性波を記録している．同様に，各腕や肢の瞬間的な電位の差から第Ⅲ誘導は+0.7 mVの陽性波，そして第Ⅱ誘導は+1.2 mVの陽性波を記録していることがわかる．

第Ⅰ誘導の電位と第Ⅲ誘導の合計は，0.5 + 0.7 = 1.2となり，第Ⅱ誘導の電位と等しい．このアイントーベンの法則とよばれる原理は**3種類の標準双極肢誘導の心電図が記録されている限り，いかなる場合にも成立する．**

標準双極肢誘導により記録された正常心電図

図11.7は第Ⅰ，Ⅱ，Ⅲ誘導の心電図である．これら3つの誘導はいずれも陽性のP波とT波を有し，QRS群の主成分も陽性であるという点でお互いに似ている．

これら3つの誘導を解析するにあたり，極性を注意深く観察し計測することで，あらゆる時点で“第Ⅰ誘導と第Ⅲ誘導の電位の和が第Ⅱ誘導の電位と等しいこと”がわかり，アイントーベンの法則が正しいことが証明される．

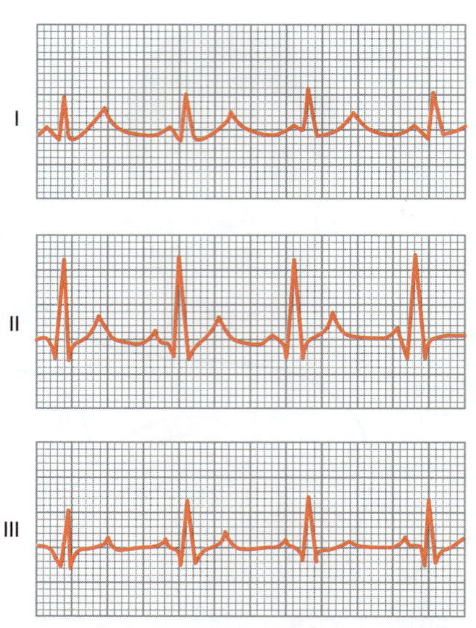

図11.7 3種類の標準心電図で記録された正常な心電図

これらの3つの双極肢誘導はお互い似ているので，**心臓の不整脈を診断する際にはどの誘導を用いてもあまり問題にならない**．なぜなら，不整脈の診断は**心周期における心電図のそれぞれの波の時間関係**に注目するからである．しかし，心室筋，心房筋，プルキンエ線維の障害を診断する際には，どの誘導を調べるかは非常に重要な問題である．というのも，**心筋収縮あるいは心臓の刺激伝導の異常はある誘導では波形に大きな変化をもたらすが，他の誘導では変化が生じないこともあるからである．**この2つの病態(**心筋障害**(cardiomyopathy)と**不整脈**(arrhythmia))について，心電図の解説を第12章と第13章に分けて述べる．

胸部誘導(前胸部誘導)

心臓の直上部にあたる前胸壁(**図11.8**に示した点)に直接つけた1つの電極を使って，心電図の記録を行うことがよくある．この電極は心電計の陽極端に接続され，陰極は**不関電極**(indifferent electrode)とよばれ，等しい電気抵抗を介して右手，左手，左足のすべてに同時に接続される．通常，**6つの胸部誘導**(chest leads)が図に示された前胸部から1度に記録される．これらの記録はV_1，V_2，V_3，V_4，V_5，V_6とよばれる．

図11.9はこれらの6つの胸部誘導で記録された**正常な心電図**である．心臓表面は胸壁に近いので，それぞれの胸部誘導は**電極直下の心筋の活動電位**(action potentials in cardiac muscle)を主に記録する．よって，心室(特に前胸壁)において**比較的小さな異常**であっても，個別の胸部誘導から得られる心電図の記録には**著明な変化**として現れることがある．

V_1とV_2誘導では，正常なQRS群は主に**陰性の波**(wave of negativity)になる．これは**図11.8**に示されているよ

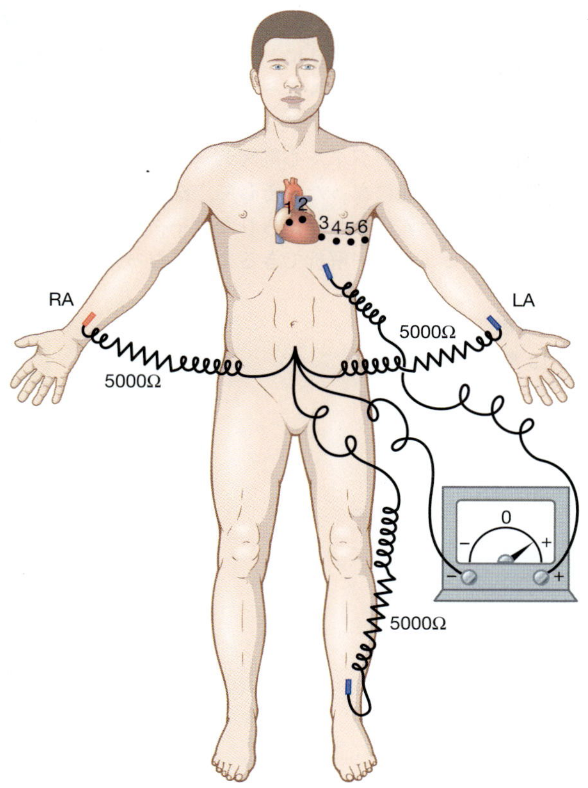

図 11.8　胸部誘導を記録するための身体と心電計の接続方法
LA：左手，RA：右手.

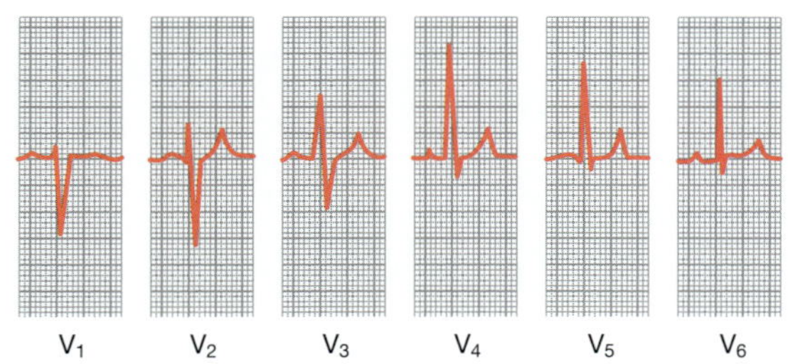

図 11.9　6 種類の標準胸部誘導で記録された正常心電図

うに，電極が“心尖部よりも心基部に近い点”に置かれているからであり，心基部は脱分極の間，電気的に負の方向に位置するからである．一方，V_4，V_5，V_6 誘導では電極が心尖部近くにあり，脱分極の間，電気的に正の方向に位置するので QRS 群は主に**陽性波**(positive wave)である．

増高単極肢誘導

他によく使われる誘導法は**増高単極肢誘導**(**増大単極肢誘導**，augmented unipolar limb lead)である．この誘導法では右手，左手，左足のうち 2 つが，電気抵抗を介して心電計の**陰極**(cathode)につながれ，残りの 1 つが**陽極**(anode)に接続される．この陽極が右手の場合，

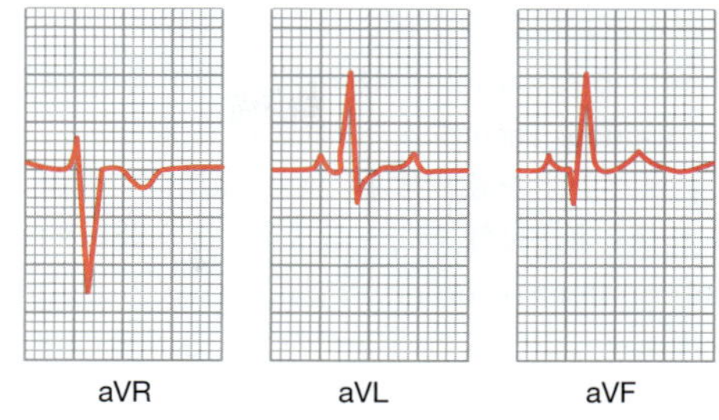

図 11.10　3 種類の増高単極肢誘導で記録された正常心電図

aVR 誘導(aVR lead)とよばれる．同様に，左手の場合は **aVL 誘導**(aVL lead)，左足の場合は **aVF 誘導**(aVF lead)である．

増高単極肢誘導の正常波形を図 11.10 に示す．これらは aVR 誘導が陰性であること以外は，標準双極肢誘導の波型と似ている(なぜ，aVR 誘導は陰性になるのであろうか？　心電計の接続の極性を考慮して，この問題を考えてみるとよいであろう)．

心電図の記録方法

ときどき心筋から生じた電流はそれぞれの心拍の間で，心臓の各側面の電位や極性を 0.01 秒以下で変化させる．そのため，電位の変化を迅速に反映できる心電図を記録することができる装置は不可欠である．最近の臨床で用いられる心電図は，コンピューター基盤システムと電子ディスプレイを備えている．

携帯型心電図(ホルター心電図)

通常の心電図は患者が休んでいる間に，“心臓の電気的イベントの評価”を短い時間で行える．心臓のリズムにおいてたまにしか起きないが，重要な異常に関しては，長時間記録した心電図が役に立つことがある．なぜなら，一過性であり，通常の心電図では見逃してしまうかもしれない心臓の電気的イベントの変化を評価できるからである．患者が普段の日常生活で携帯している間に，心臓の電気的事象(イベント)の評価ができるような機能拡張型心電図を，**携帯型心電図**(ambulatory electrocardiography)(**訳者注**：または，**ホルター心電図**(Holter electrocardiography))とよぶ．

携帯型心電図でのモニタリングは，**患者が一過性の不整脈や他の一過性の心臓の異常が原因と思われる症状を訴えたとき**によく用いられる．これらの症状は，**胸痛**(chest pain)や，**失神**(syncope)(**ふらつき**(fainting))，**失神寸前の状態**(dizziness)，**めまい**(dizziness)，**不整脈**(irregular heartbeats)などが含まれる．重度で一過性の不整脈もしくは他の心臓病を診断するのに重要な情報が，症状が起こったときの正確な時間とともに心電図に記録されるのである．不整脈の頻度は日々異なることが多いため，その発見には“1 日を通しての心電図によるモニタリング”が必要なこともしばしばある．

携帯型 ECG レコーダーには 2 つのカテゴリーがある．

①“症状と記録時間内で起こった心電図イベントとの相関”を調べるために 24〜48 時間使用する**連続レコーダー**(continuous recorders)，および，②たまにしか発生しないイベントを検出するため，短期間で断続的な記録をより長い期間(数週間〜数ヵ月)行う**間歇的レコーダー**(intermittent recorders)である．いくつかのケースでは，チューインガムのパックの大きさ程度の埋め込み型ループレコーダーとよばれる小型のデバイスが，心臓の電気活動を断続的に 2〜3 年間モニターするために，胸部の皮膚のすぐ下に埋め込まれる．この装置は**心拍数が所定のレベルを下回る**，または**上回るとき**に記録を開始するようにプログラムされている．もしくは，めまいのような症状が生じたときに，患者が手動で作動させることもできる．ソリッドステート・デジタル技術やマイクロプロセッサーを搭載したレコーダーの改良により，電話回線を介したデジタル心電図データの連続的または断続的送信が可能になった．そして，洗練されたソフトウエア・システムにより，得られたデータを迅速にオンラインコンピューター解析できるようになった．

参考文献

第 13 章の文献参照．

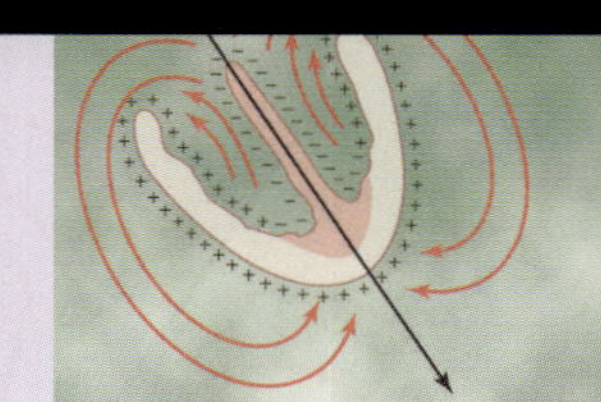

第12章 心筋異常と冠血流異常の心電図による解明：ベクトル解析

第10章の心臓における刺激伝達に関する記述から，この刺激の伝達様式に何か変化が生じたら，心臓周囲の電位に異常が生じ，結果的に心電図の波形に変化が生じることは明白である．したがって，種々の誘導で記録した心電図波形を分析することで，ほとんどの重大な心筋の異常は診断できる．

心電図のベクトル解析の原理

電位を示すベクトルの利用

心臓の異常が心電図の波形にどのように影響するかを理解するためには，心臓の中および周囲の電位を表すのに用いられるベクトルと**ベクトル解析**(vectorial analysis)の概念について習熟する必要がある．

第11章で指摘したように，心臓の電流は，心周期の各時相で，心臓の特定の方向に流れる．ベクトルは電流により生じた電位の方向を指す矢印であり，矢頭の方向が陽性である．また，慣習として矢印の長さは電位の大きさに比例して描かれる．

定常時にみられる心臓ベクトル

図12.1に示された陰影の部分とマイナスの記号は，心室中隔と両心室の心尖部の心内膜の脱分極を示す．心臓が興奮する瞬間に，電流は心臓内側の脱分極した領域と外側の非脱分極領域の間を長楕円形の矢印で示すように流れる．また，一部の電流は心臓内側で脱分極領域からまだ分極している領域へと直接流れる．全体としては，かなり大量の電流が，(上方に流れるよりも)心室基部から心尖部へと下方に流れる．したがって，この瞬間生じる起電力のベクトルの総和，すなわち瞬間平均ベクトルは，心室基部から心尖部方向へ心室中央を通って引かれる長い黒い矢印で表される．さらに，電流の総和は大量なので，電位が大きく，そのベクトルは長い．

ベクトルの方向は角度で表される

図12.2に示すように，ベクトルが完全に水平でその人の左体側に向かう場合，そのベクトルは0度の方向とされる．このゼロ基準点からベクトルの目盛は時計回りに回転し，ベクトルが上からまっすぐに下に向かう軸は+90度の方向となる．ベクトルが左側から右側に向かうと，軸は+180度の方向となる．ベクトルがまっすぐ上に向かうと，軸は−90度(または+270度)の方向となる．

心室を脱分極波が伝播する間の平均ベクトルの方向は**平均QRSベクトル**とよばれるが，**図12.2**で中心から引いたベクトルAで示すように，正常心臓ではおよそ+59度の方向である．後ほどこの章で述べるように，これは脱分極波の生じる大部分の時間で，心尖部の電位は心臓の基部に対して陽性を保つことを意味する．

各標準双極肢誘導ならびに単極肢誘導の軸

第11章では，3つの標準双極肢誘導と単極肢誘導について詳述されている．各誘導は心臓に対して対称的に体表面に接続された1対の電極で，陰性電極から陽性電極に向かう方向をそれぞれの誘導の**軸**(axis)とよぶ．Ⅰ誘導は左右両腕上の電極からの記録である．両電極はちょうど水平方向に位置し，陽性電極は左側にあるので，このⅠ誘導の軸は0度である．

Ⅱ誘導の記録では，電極は右腕と左足にある．右腕は躯幹の右上方に，左足は躯幹の左下につながっている．したがって，この誘導の方向はおよそ+60度である．

同様の解析から，Ⅲ誘導はおよそ+120度，aVR誘導では+210度，aVF誘導では+90度，aVL誘導では−30度の軸をもつことがわかる．これらすべての軸の方向を**図12.3**に示す．これは六角形不関電極系として知られている．電極の極性は図のプラスまたはマイナスとして表される．読者はこれからの章を理解するために，これらのうち特に双極肢誘導であるⅠ，Ⅱ，Ⅲ誘導の軸と極性について理解する必要がある．

各誘導で記録される電位のベクトル解析

図12.4は部分的に脱分極した心臓を示している．ベクトルAは，ある瞬間の，心室を流れる電流の平均方向を示す．この例では，ベクトルの方向は+55度であり，ベクトルAの長さで表される電位は2 mVである．心臓の絵の下の図では，ベクトルAを再度示し，横線

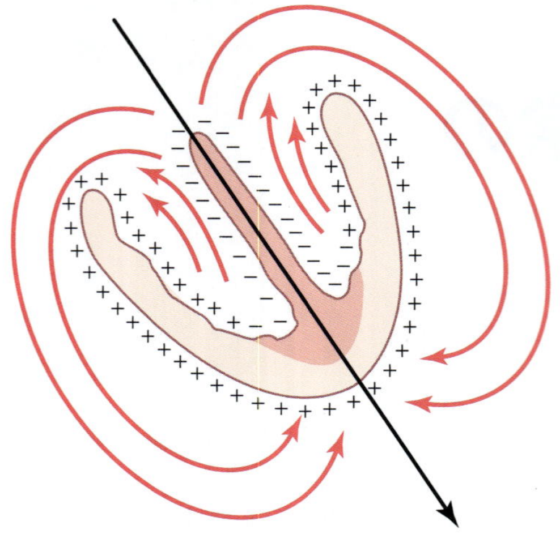

図 12.1 部分的に脱分極した心室の平均ベクトル

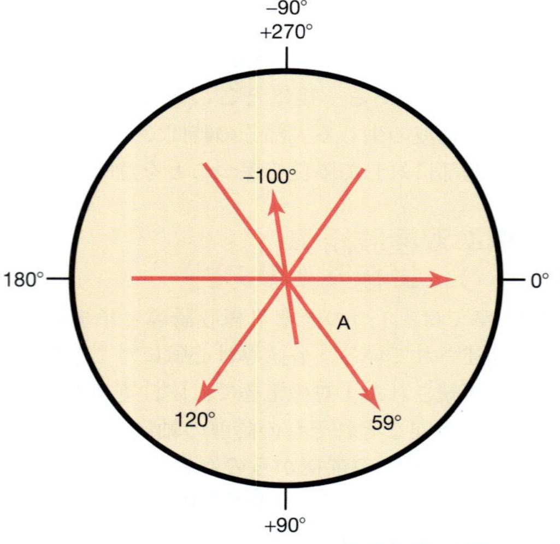

図 12.2 いくつかの異なった心臓の電位を表すために引かれたベクトルと，個々の心臓の電位の軸(角度で表される)

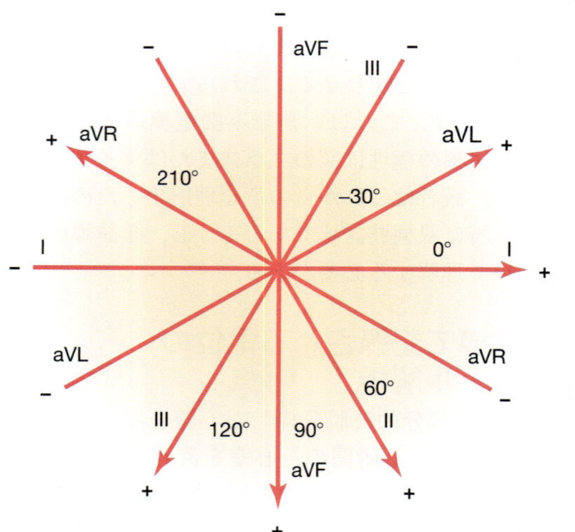

図 12.3 3 つの双極肢誘導と 3 つの単極肢誘導の軸

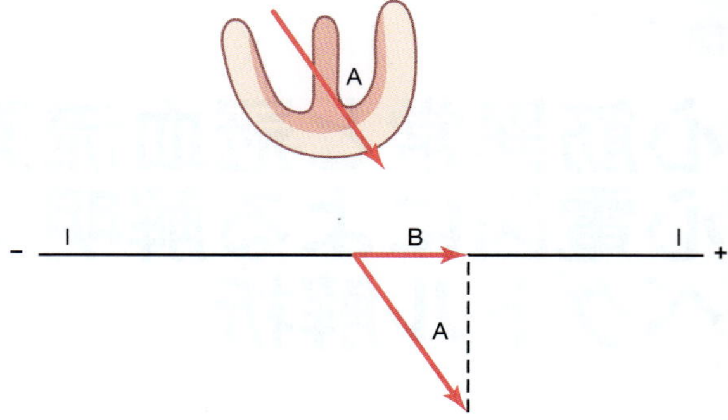

図 12.4 ベクトル A が心室の瞬間電位を表す場合の I 誘導軸に投影されたベクトル B の求め方①

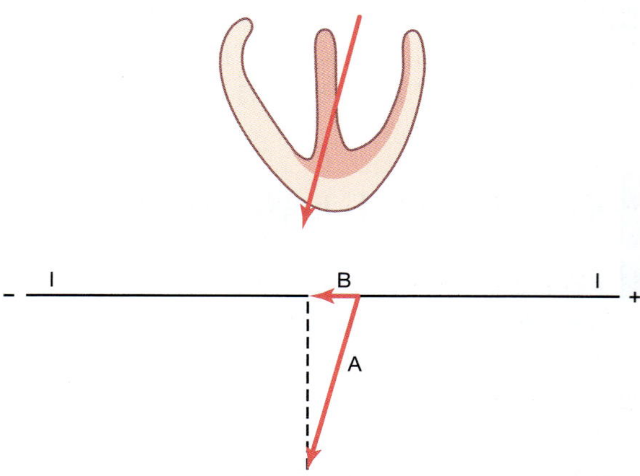

図 12.5 ベクトル A が心室の瞬間電位を表す場合の I 誘導軸に投影されたベクトル B の求め方②

は 0 度である I 誘導の軸を表している．ベクトル A の電位がどのくらいの大きさで I 誘導で記録されるかは，ベクトル A の先端から I 誘導の軸へ垂線を引いて求められる．このようにいわゆる投影されたベクトル B は I 誘導の軸に沿って引かれる．この投影されたベクトルの矢印は I 誘導の陽性端に向かい，これは I 誘導によるこの瞬間の心電図記録が陽性であることを意味する．この瞬間に記録された電位は，ベクトル A の長さでベクトル B の長さを割って 2 mV を乗じた長さに一致し，約 1 mV である．

図 12.5 はベクトル分析のもう 1 つの例である．この例では，ベクトル A は心室の脱分極の間でも，左心室が右心室より速く脱分極しているある時点での電位とその軸を示す．この瞬間のベクトルは +100 度の角度をもち，その電位は 2 mV である．I 誘導で実際に記録される電位を求めるためには，ベクトル A の先端から I 誘導へ垂線を引いて投影されたベクトル B を求める．ベクトル B は大変短く，このときは陰性方向にあり，この時点では I 誘導の記録は陰性(心電図では基線の下)であり，記録される電位は小さく，約 −0.3 mV となる．この図が，心臓のベクトルが誘導軸に対してほとんど垂

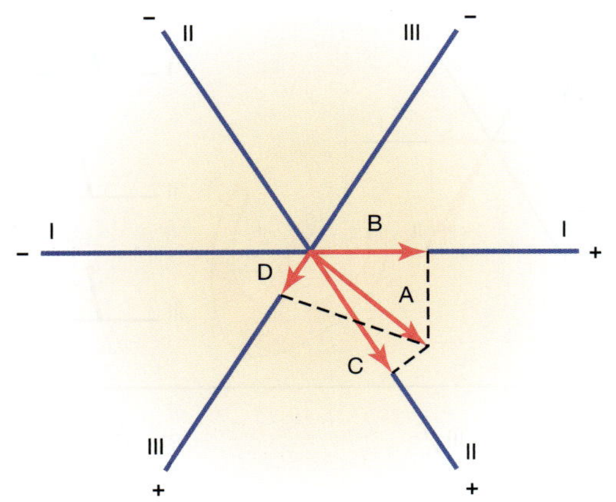

図 12.6 ベクトル A が心室の瞬間電位を表す場合のⅠ，Ⅱ，Ⅲ誘導軸に投影されたベクトルの求め方

直方向である場合は，この誘導の心電図で記録される電位は非常に低いことを示す．逆に，心臓ベクトルが誘導軸とほとんど同じ軸をもつ場合は，そこにベクトルのほぼ全電位が記録されることを示している．

3 つの標準双極肢誘導による電位のベクトル解析

図 12.6 に示すように，ベクトル A は心臓の一部が脱分極した瞬間の電位を示す．3 つの標準双極肢誘導の各心電図で，その瞬間に記録された電位を決めるために，図に示すように 3 本の垂線（破線で示す）がベクトル A の先端からそれぞれの標準誘導の軸を表す線へ引かれる．投影されたベクトル B はⅠ誘導の，その時点での電位を，投影されたベクトル C はⅡ誘導での電位を，投影されたベクトル D はⅢ誘導での電位を示す．投影されたベクトルはすべての誘導の軸に沿って陽性方向を示しているので，それぞれ心電図の記録は陽性であり，ゼロの基準線より上にある．Ⅰ誘導の電位（ベクトル B）は心臓の実際の電位（ベクトル A）の約半分である．Ⅱ誘導（ベクトル C）では，心臓ベクトルとほぼ等しく，Ⅲ誘導（ベクトル D）では，心臓ベクトルの約 1/3 である．

これと同様の解析法は図 12.6 に示された標準双極肢誘導の軸の代わりに，増大単極肢誘導（図 12.3）の各軸を用いることで，増大単極肢誘導で記録された電位を決めるのにも用いられる．

正常心電図のベクトル解析

心室の脱分極間に相次いで発生するベクトル：QRS 群

心臓の刺激が房室束を通って心室に入ると，心室で最初に**脱分極**（depolarize）を開始する部位は，中隔の左心室心内膜面である．その後，脱分極は図 12.7A の心室の濃い陰影部分で示すように，急速に中隔の両心室の心内膜面へと広がる．次に，脱分極は，図 12.7B と C に示すように，両心室の残りの心内膜面に沿って広がる．最後に，図 12.7C, D, E に順に示すように，心室筋を通って心外膜側に広がる．

図 12.7 の A～E での各ステージで，心室筋の瞬間平均電位は，それぞれの図の心室に赤いベクトルで重ね書きして表示される．それぞれのベクトルは前の項で示した方法を用いて解析され，3 つの標準心電図誘導のそれぞれの時点で記録される電位を決定する．各心臓の絵の右には，心電図の **QRS 群**（QRS complex）の成り立ちが示されている．誘導の陽性方向のベクトルは，基線より上にある心電図記録となり，陰性ベクトルは基線より下の心電図記録となることを覚えておく必要がある．

ベクトル解析の考え方をさらに深めるためには，図 12.7 に示された連続した正常ベクトルの解析を理解することが必須である．これらの解析については，ここに述べる手順に従い，詳しく学ぶべきである．以下にその要旨を述べる．

図 12.7 は心室筋が脱分極を始めた直後約 0.01 秒の時点である．このときは心室の小部分である中隔が脱分極しているだけなので，ベクトルは短い．したがって，心室の絵の右側の記録のように，それぞれの誘導での心電図の電位はいずれも小さい．心臓ベクトルが主としてⅡ誘導の軸と同じ方向に広がるので，Ⅱ誘導の電位はⅠ，Ⅲ誘導の電位より大きい．

図 12.7B は脱分極開始後，約 0.02 秒である．心室筋の多くが脱分極するので，心臓ベクトルは長い．したがって，すべての心電図誘導での電位は増大する．

図 12.7C は脱分極開始後，約 0.035 秒である．心尖の外側に電気的に陰性な部位ができて，他の心臓外膜面での陽性電位の大部分を相殺するので，記録される心臓ベクトルはより短くなり，心電図の電位は低下する．また，左心室は右心室よりもわずかに脱分極が遅れるので，ベクトルの軸は胸の左側に向かって偏移を始める．それゆえ，Ⅲ誘導に対するⅠ誘導の電位の比は増加する．

図 12.7D は脱分極開始後，約 0.05 秒である．心臓ベクトルは左心室の基部の方向を示し，心室のごくわずかな部分だけがまだ陽性に分極しているので，ベクトルは短い．このときのベクトルの方向により，Ⅱ，Ⅲ誘導で記録される電位は基線より下でともに陰性であるが，Ⅰ誘導の電位はなお陽性である．

図 12.7E は脱分極開始後，約 0.06 秒である．全心室筋が脱分極するために，心臓周囲に電流は流れず，電位も生じない．したがって，ベクトルはゼロとなり，すべての誘導での電位はゼロである．

このように，3 つの標準双極肢誘導で QRS 群は完結する．

図 12.7 には示されていないが，ときどき QRS 群は，1 つかそれ以上の誘導で，開始部分に若干の陰性の波を生じることがあり，この波を Q 波という．Q 波が生じるときは，中隔の右側より先に左側で初期の脱分極が起

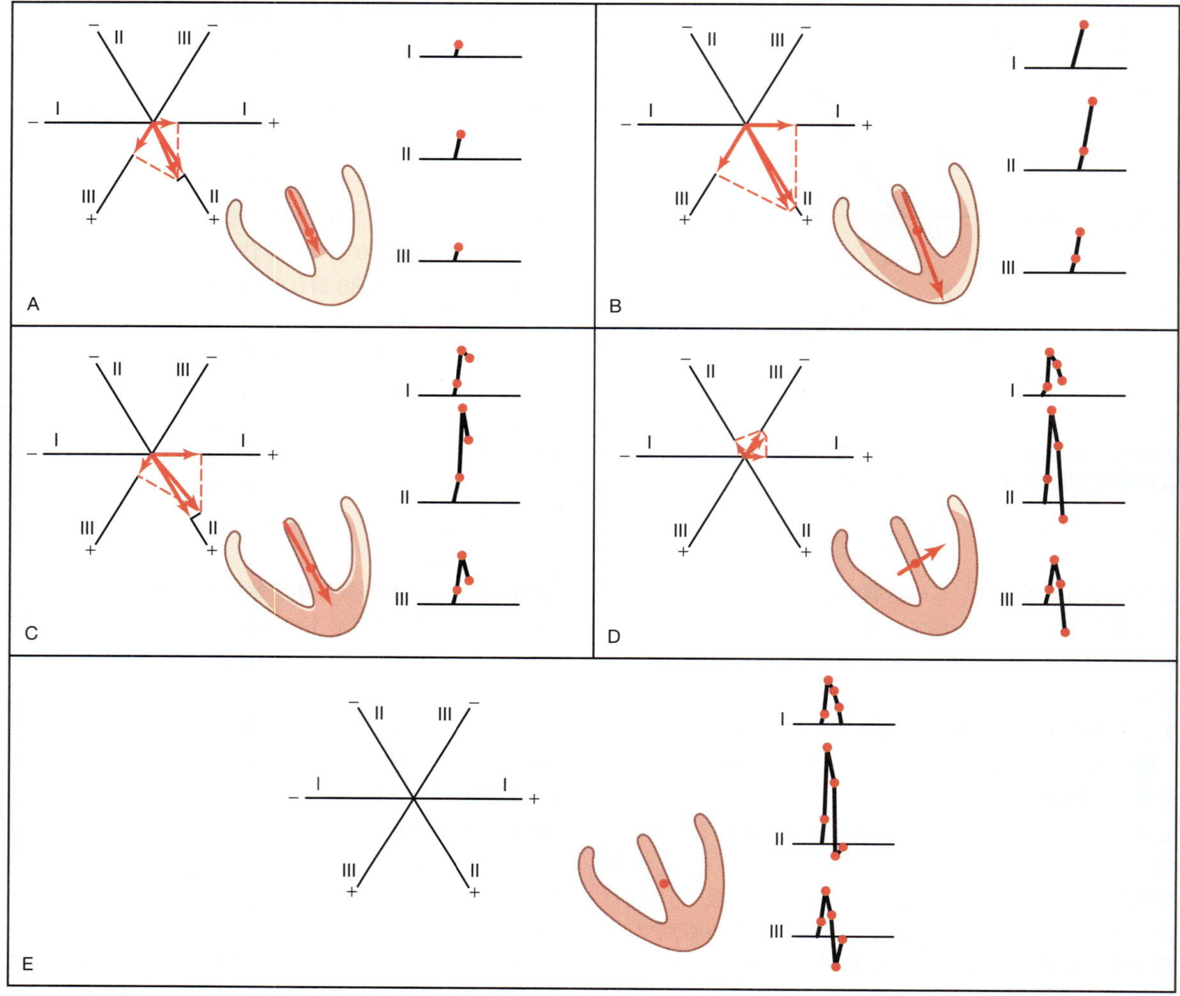

図 12.7 心室筋の濃い陰影の部分は脱分極(−)し，その他の部分はまだ分極(+)していることを示す
A：心室脱分極開始後 0.01 秒の心室ベクトルと QRS 群，B：心室脱分極開始後 0.02 秒，C：心室脱分極開始後 0.035 秒，D：心室脱分極開始後 0.05 秒，E：心室脱分極開始後 0.06 秒で心室脱分極が終了した時点.

き，通常の基部から心尖へ向かうベクトルが生じる一瞬前に，左から右への弱いベクトルを生じるからである．**図 12.7** に示された主たる陽性の波は R 波であり，終末の陰性の波は S 波である．

再分極での心電図：T 波

心室筋が脱分極を終了した約 0.15 秒後に再分極が始まり，約 0.35 秒で完了するまで続く．この**再分極**(repolarization)が心電図の **T 波**(T wave)をつくる．

心室筋の中隔と心内膜領域が最初に脱分極するので，それらの領域が最初に再分極するのが理にかなうと思われる．しかし，中隔と心内膜の領域は，心臓の外側面の大部分よりも長く収縮するので，通常これはあてはまらない．したがって，最初に再分極する最大の部分は心室筋の外側面の全体，特に心尖部の近くである．逆に，心内膜領域は通常，最後に再分極する．再分極のこの過程は収縮中に心室内の血圧が高いことに起因するとみなされている．この高い血圧は心内膜への冠動脈血流を強く減じ，心内膜領域の再分極を遅延させる．

内側面より先に心室筋の外側心尖部面が再分極するので，全体の心室ベクトルの陽性端は，再分極では心臓の心尖部へ向かう．結果的に，3 つすべての双極肢誘導での T 波は陽性となり，これはまた正常 QRS 群の極性と一致する．

図 12.8 に心室の再分極の 5 つの段階を，再分極領域を示す淡い褐色の領域が漸増する様子で示す．最終段階で消えるまで，ベクトルは各段階で心臓の基部から心尖部へと伸びる．最初，このベクトルは再分極領域が小さいので比較的小さいが，その後，再分極の程度が大きくなるにつれて強くなり，最後には，まだ脱分極を持続している領域が非常に小さくなり，全電流の大きさが減少するのでベクトルは再び小さくなる．これらの変化は，

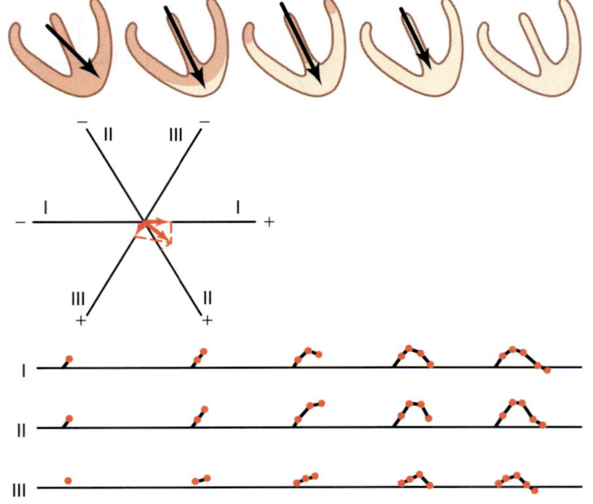

図 12.8　心室再分極の間の T 波の形成
同時に再分極の最初の段階でのベクトル分析．T 波の始まりから終わりまでの総時間は，約 0.15 秒．

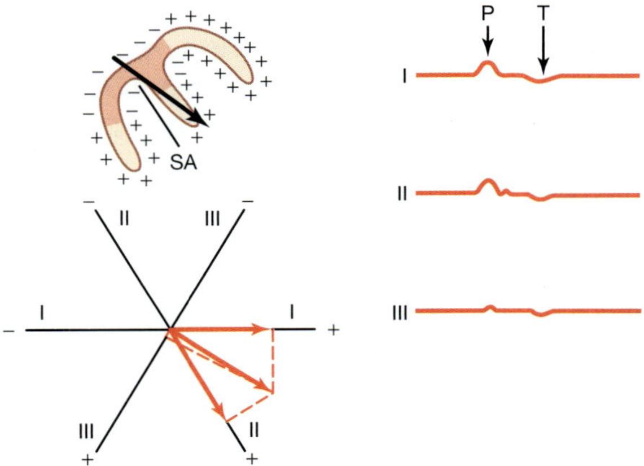

図 12.9　心房の脱分極と P 波の形成
心房の最大ベクトルと結果として生じる 3 つの標準誘導におけるベクトルを示す．右には心房性 P 波と心房性 T 波を示す．SA：洞結節．

心臓の半分が分極状態にあり，半分が脱分極しているときにベクトルが最大であることを示す．

再分極時の 3 つの標準肢誘導での心電図変化は，それぞれの心室筋の絵の下に，再分極の進行につれて描画してある．このようにして，すべての再分極過程が生じるのに必要な約 0.15 秒にわたって心電図の T 波が生じる．

心房の脱分極：P 波

心房の脱分極は洞結節で始まり，心房のすべての方向へと伝播する．それゆえ，心房の陰性電位の起源となる点は，洞結節が存在する上大静脈の入口部のあたりであり，最初の脱分極の方向は**図 12.9** に示す黒いベクトルで表される．さらに正常の心房では，脱分極過程の全体にわたって，ベクトルは通常この方向に向かう．この方向は，一般には 3 つの標準双極肢誘導である I，II，III 誘導の軸の陽性方向であるので，脱分極時の心房筋から記録される心電図は，**図 12.9** に示すようにこれらの 3 つの誘導では通常陽性である．この心房脱分極の記録は，心房性 **P 波**(P wave)として知られる．

心房の再分極：心房性 T 波

心房筋における脱分極の広がりは，心室のそれよりかなり遅い．なぜなら，心房筋は脱分極シグナルの早い伝導を担う**プルキンエ**(Purkinje)系をもっていないからである．それゆえ，洞結節周囲の筋肉組織から心房の遠位部の筋肉組織まで長い時間をかけて脱分極する．このために，最初に再分極する心房の領域は最初に脱分極する洞結節周囲である．このように，再分極が始まるときに，洞結節の周囲の領域が心房の他の領域に対して陽性となる．したがって，心房再分極ベクトルは脱分極ベクトルに対して逆向きである(心室筋の場合と逆の結果となる)．ゆえに**図 12.9** の右に示すように，いわゆる心房性 T 波は心房性 P 波の約 0.15 秒後に生じるが，この T 波は基線に対して P 波と逆側になる．通常，3 つの標準双極肢誘導では陰性である．

正常心電図では，心房性 T 波は心室の QRS 群と同じタイミングで現れるので，大きな**心室**(ventricular) QRS 群のために不鮮明であるが，きわめて異常な状態では心電図上に現れることがある．

ベクトル心電図

これまでの議論で示されてきたように，刺激は心筋をくまなく伝播するので，心臓の電流ベクトルは急速に変化する．このベクトルは 2 つの面で変化する．第 1 は，ベクトルの電位が増加したり減少したりするため，ベクトルの長さも増加したり減少したりする．第 2 は，心臓からの電位の平均方向が変わるので，ベクトルは方向を変える．いわゆる**ベクトル心電図**(vector cardiogram)は，**図 12.10** に示すように，心周期のそれぞれの時点でのこれらの変化を描画したものである．

図 12.10 の大きなベクトル心電図で，点 5 はゼロの基準点であり，この点はすべての連続ベクトルの陰性端である．心筋が心拍と心拍の間で分極したとき，ベクトルの電位がないので，ベクトルの陽性端はゼロの基準点にある．しかし，心室脱分極が始まり，心室を通して電流が流れ始めるや否や，ベクトルの陽性端はこのゼロの基準点を離れる．

中隔がまず脱分極すると，ベクトル 1 の陽性端で示すように，ベクトルは心室の心尖部に向かって下向きに伸びるが，それは比較的弱く，ベクトル 1 の陽性端で示すように，心室ベクトル心電図の最初の部分をつくる．心室筋がさらに多く脱分極するにつれて，ベクトルは次第に強くなり，普通は 1 方向に少し振れる．このように**図 12.10** のベクトル 2 は，ベクトル 1 の約 0.02 秒後の

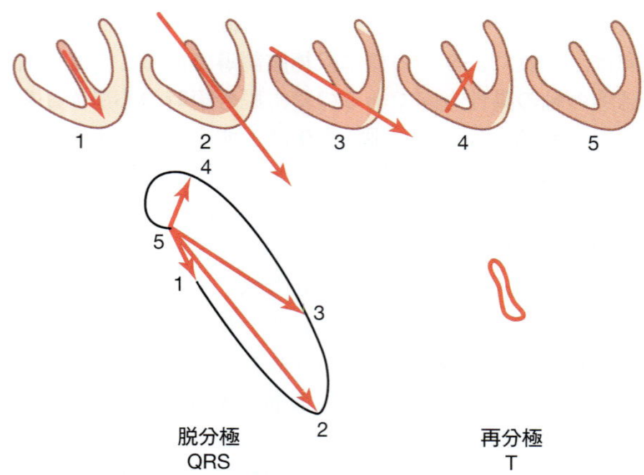

図 12.10 QRS 群と T 波のベクトル心電図

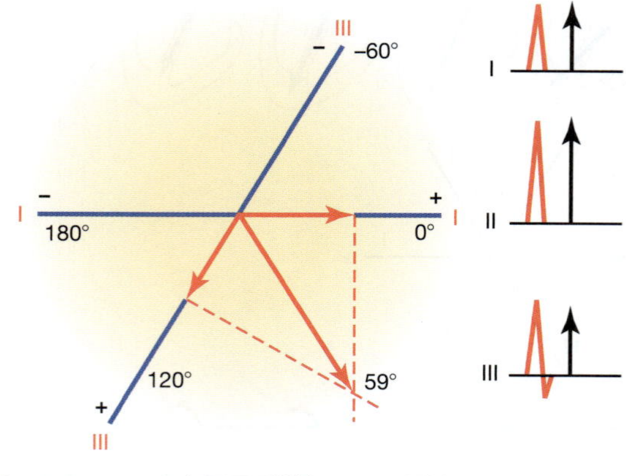

図 12.11 2つの心電図誘導（Ⅰ，Ⅲ誘導）で得られた心室平均電気軸の記入

心室の脱分極状態を示す．次の 0.02 秒後の電位はベクトル 3 で，その 0.01 秒後がベクトル 4 である．最後に，心室はすべてが脱分極し，第 5 点で示すようにベクトルは再びゼロとなる．

ベクトルの陽性端によりつくられる楕円の図形が QRS ベクトル心電図である．ベクトル心電図は，首と下腹部からの体表面電極をオシロスコープの垂直偏向板につなぎ，心臓の両側からの胸部表面電極を水平偏向板につなぐことでオシロスコープ上に記録される．ベクトルが変わると，オシロスコープ上の光の点がこのベクトルの陽性端の動きを追い，オシロスコープのスクリーン上にベクトル心電図を描画する．

心室 QRS の平均電気軸とその臨床的意義

図 12.10 に，正常心臓での心室脱分極時のベクトル心電図（QRS 群のベクトル心電図）を示す．脱分極時に心室筋のベクトルは圧倒的に心尖部方向に向かうことに注意してほしい．すなわち，心室の脱分極の過程で電位の方向（陰性から陽性電位への変化）は心室の基部から心尖部へ向かう．この脱分極時の電位の優勢な伝導方向を心室の**平均電気軸**（mean electrical axis）とよぶ．正常の心室の平均電気軸は 59 度である．心臓の異常の多くは電気軸の変化を伴い，時には，電気軸が正常の反対方向を向く場合もある．

標準誘導心電図からの電気軸の決定

臨床的には，心臓の電気軸の推定にはベクトル心電図よりも標準双極肢誘導を用いる．図 12.11 はその方法を示す．標準誘導心電図を記録後，Ⅰ，Ⅲ誘導の QRS の正味の電位と極性を求める．図 12.11 のⅠ誘導では QRS 電位は陽性，Ⅲ誘導では主に陽性であるが，QRS の一部では陰性となる．QRS の一部に陰性成分があれば，この陰性電位は陽性電位から差し引いて，その誘導での QRS 正味の電位を求める．図中のⅢ誘導の QRS の波形の右側の矢印で **QRS の正味の電位**を示している．次に図 12.11 に示すように，それぞれの誘導の軸の交わる点に電気ベクトルの基部を置いて，ⅠとⅢ誘導のそれぞれの QRS の正味の電位を，それぞれの誘導軸に記入する．

もしⅠ誘導での正味の電位が陽性であれば，Ⅰ誘導を示す線に沿って陽性方向に記入する．逆に，もしこの正味の電位が陰性であれば，その陰性方向に記入する．Ⅲ誘導でも，その軸の交点に電気ベクトルの基部を置いて，正味の電位を記入する．もし陽性であれば，Ⅲ誘導の軸に沿って陽性方向に記入し，陰性なら陰性方向に記入する．

総 QRS 心室平均電位のベクトルを求めるために，ⅠとⅢ誘導のそれぞれのベクトルの先端からそれぞれの垂線を引く（図の破線で示す）．これらの 2 つの垂線の交点をベクトル分析による心室での平均 QRS ベクトルの先端とし，ⅠとⅢ誘導の軸の交点を平均ベクトルの原点とする．そして平均 QRS ベクトルは 2 点を結ぶことで引ける．脱分極時の心室において生じるおよその平均電位は，この平均 QRS ベクトルの長さにより示され，平均電気軸は平均 QRS ベクトルの方向で表される．このようにして求められた正常心室の平均電気軸の方向は，図 12.11 に示すように，+59 度である．

軸偏位を生じる異常な心室筋の状態

心室の平均電気軸は約 59 度であるが，この軸は正常心臓でも約 20〜100 度の間で偏位する．正常範囲内での偏位の原因は，主にはプルキンエ線維の分布，あるいはそれぞれの心室筋自体の解剖学的な違いによる．しかし，以下のような異常な心臓状態は，正常範囲を超えた**軸偏位**（axis deviation）の原因となる．

胸腔内での心臓の位置の変化

心臓自体が左側に傾くと心臓の平均電気軸も左に偏位

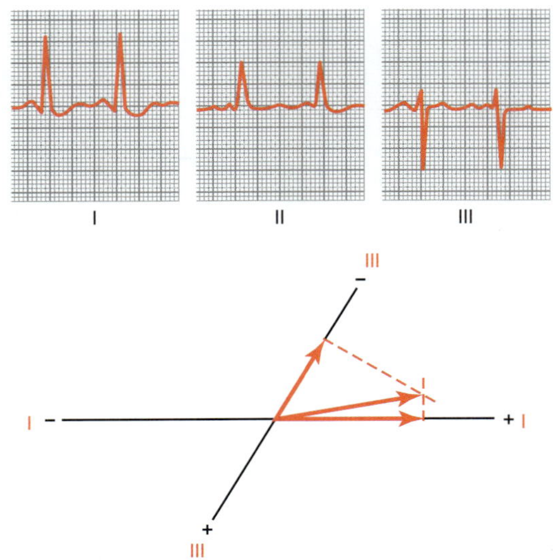

図 12.12　高血圧患者の心臓（左心室肥大）の左軸偏位
QRS 群が少し延長していることにも注意.

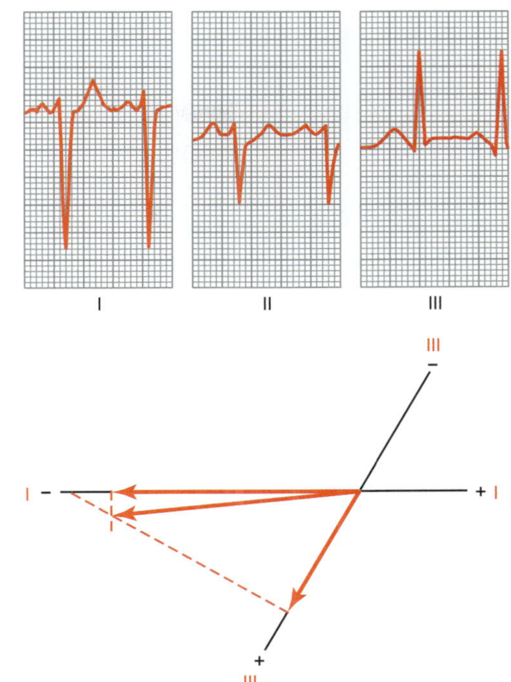

図 12.13　右心室肥大を伴う先天性肺動脈弁狭窄症の高電位差心電図
強い右軸偏位と軽度な QRS 群の延長が認められる.

する. このような偏位は, ①深呼息の終わりや, ②人が横になることで腹腔内の臓器が横隔膜を上方に押し上げたときや, ③つねに横隔膜が心臓を押し上げている肥満者で, きわめて高頻度に認められる.

同様に, 心臓の右への傾きは, 平均電気軸の右への偏位を起こす. これは①深吸息の終わり, ②立位, ③普通, 心臓が下に垂れ下がった, やせた背の高い人にみられる.

片側の心室肥大

片側の心室が他方の心室に比べて大きく肥大すると, 2 つの理由で, 心臓の軸は肥大した心室側に偏位する. まず, 肥大した心臓の側に他方の側に比べて量的に大量の心筋が存在するため, その側により大きな電位が生成するからである. 2 つ目の理由は, 脱分極波は正常心室筋よりも肥大心室筋を通過するのに, より多くの時間を要する. その結果, 正常心室筋は肥大した心室筋にかなり先立って脱分極することになり, これが心臓の正常側から, まだ陽性荷電が残っている肥大側に向かう強力なベクトルの原因となる. こうして軸は肥大した心室側に偏位することとなる.

左心室肥大による左軸偏位のベクトル解析

図 12.12 は 3 つの標準双極肢誘導の心電図を示す. ベクトル解析は, 平均電気軸が −15 度方向を示す**左軸偏位**(left ventricle) を示す. これは左心室の筋量増大時の典型的な心電図変化である. 例えば, この軸偏位は**高血圧**(hypertension) (**高い動脈圧**(high arterial blood pressure)) すなわち, 上昇した体動脈圧に抗して血液を送り出すために左心室が肥大した際に生じる. 同様な左軸偏位は, **大動脈弁狭窄症**(aortic valvular stenosis), **大動脈弁逆流**(aortic valvular regurgitation), あるいは種々の**先天性心疾患**(congenital heart conditions) の結果として, 左心室が肥大したときにも起こる. これらの病態では, 左心室が肥大するのに対し, 右心室は比較的正常の大きさにとどまる.

右心室肥大による右軸偏位のベクトル解析

図 12.13 の心電図は 170 度と強い**右軸偏位**(right ventricle) を示しており, 電気軸は正常の平均心室 QRS 軸である 59 度から, 111 度右に偏位している. この図に示される右軸偏位は, **先天性肺動脈弁狭窄症**(congenital pulmonary valve stenosis) の結果として生じた右心室の肥大によるものである. 右軸偏位はまた, この他, **ファロー四徴症**(etralogy of Fallot) や**心室中隔欠損症**(interventricular septal defect) のような右心室の肥大を起こす先天性心臓病によっても起こりうる.

脚ブロックは軸偏位を起こす

通常は, プルキンエ系の左脚と右脚がほとんど同時に心臓の刺激を両心室に伝えるために, 両心室の側壁はほとんど同時に脱分極する. 結果として, 両心室で生じた電位(両心室は心臓の対称な位置にある) はほとんど互いに中和し合う. しかし, もし脚の一方だけがブロックされると, 正常な側の心室の心臓刺激はブロックされた側の心室よりも, ずっと早く伝播される. それゆえ, 両心室の脱分極はとうてい同時には発生せず, したがって両者の脱分極は互いに中和されず, 以下のような軸偏位が生じる.

左脚ブロックにみられる左軸偏位のベクトル解析

左脚がブロックされると, 右心室の脱分極は左心室に

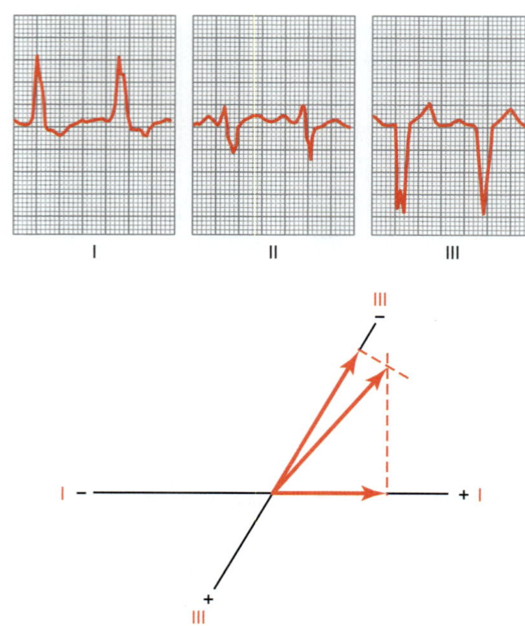

図 12.14 左脚ブロックによる左軸偏位
顕著に QRS 群が延長することに注意.

比べて 2～3 倍早く広がる．その結果，右心室が完全に脱分極してしまった後も，左心室の大部分は 0.1 秒ほど分極したままである．したがって，脱分極の過程のほとんどの間は，右心室は電気的に陰性になるのに対して左心室は電気的に陽性のままで，強いベクトルが右心室から左心室に向かう．言い換えれば，ベクトルの陽性端が左心室へ向かうため，およそ −50 度の強い左軸偏位となる．図 12.14 に**左脚ブロック**(left bundle branch block)による典型的な**左軸偏位**(left axis deviation)の例を示す．

プルキンエ系がブロックされると，刺激伝播が遅延するため軸が偏位するが，それに加えて，**脚ブロック**(bundle branch block)側の心臓の脱分極が著しく遅延することにより，QRS 時間が著しく延長する．この現象は，図 12.14 の著しく幅広い QRS 群としてみてとれる．これに関しては，本章の後半部でより詳しく論じる．この極端な QRS 時間の延長所見の有無が，肥大による軸偏位と左脚ブロックによる軸偏位の鑑別点となる．

右脚ブロックにみられる右軸偏位のベクトル解析

右脚がブロックされると，左心室で右心室よりもずっと速く脱分極が進行するため，左心室は右心室に比べて 0.1 秒ほど早く電気的に陰性となる．それゆえ，陰性端が左心室側で，陽性端が右心室に向かう強いベクトルが生じる．言い換えると，強い右軸偏位が生じる．図 12.15 に示した**右脚ブロック**(right bundle branch block)により生じた右軸偏位例をベクトル解析すると，正常が 59 度に対し，約 105 度の右軸偏位を示す．また伝達遅延により QRS 時間が延長している．

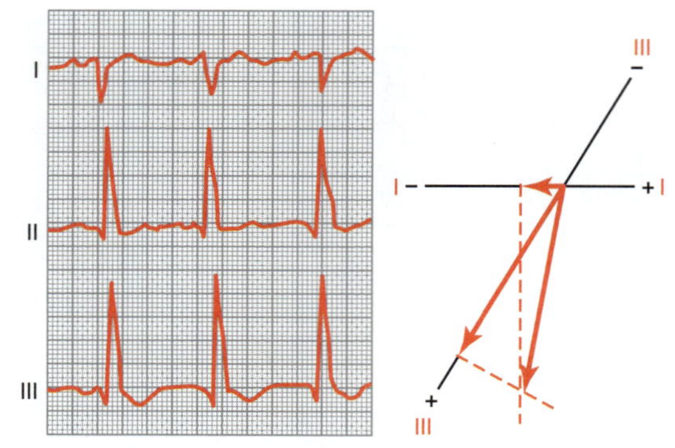

図 12.15 右脚ブロックによる右軸偏位
顕著に QRS 群が延長することに注意.

QRS 群の異常電位差を起こす状態

標準双極肢誘導の電位差の増加

通常 3 つの標準双極肢誘導では，R 波の頂点から S 波の最低点までを測定した電位差は 0.5～2.0 mV の間でさまざまであるが，一般にそれはⅢ誘導で最低，Ⅱ誘導で最高となる．しかし，これらの関係は，たとえ正常心臓であっても変わることがある．たいてい 3 つの標準誘導のすべての QRS 群の電位差の合計が 4 mV 以上あれば，その患者の心電図は高電位差であるとみなされる．

QRS 群の高電位差の原因として，最も多いのは心臓の心筋量の増加であり，通常は片側，または両側の心臓の過剰な負荷に反応して起こる**心筋の肥大**(hypertrophy of muscle)による．例えば，**右心室肥大**(right ventricle hypertrophies)は右心室が肺動脈の狭窄部位を通過して血液を拍出しなければならないときに生じ，**左心室肥大**(left ventricle hypertrophies)は高血圧を有する人にみられる．心筋量の増加は心臓周囲の起電力の増加を起こす．その結果，心電図に記録される電位は，図 12.12 や図 12.13 に示すように，正常よりかなり大きい．

心電図の低電位差

心筋疾患による低電位差

QRS 群の**低電位差**(decreased voltage)で最も多い原因の 1 つは，**心筋量の減少**(diminished muscle mass)を伴う一連の**陳旧性心筋梗塞**(old myocardial infarction)である．この心筋梗塞のために脱分極波は心室をゆっくりと伝播し，心臓の主要部分がすべて同期して，同時に脱分極できなくなる．その結果として，この状態では低電位差に加えて QRS 群が少し延長する．図 12.16 に QRS 間隔が延長した低電位差の典型的な心電図を示す．これは，多数の小さな心筋梗塞が局所の伝達遅延や心室筋量の減少による電位差の低下を起こした際によくみられる．

心臓周囲の状態により生じる低電位差

心電図の電位差が減少する最も重要な原因の 1 つに，

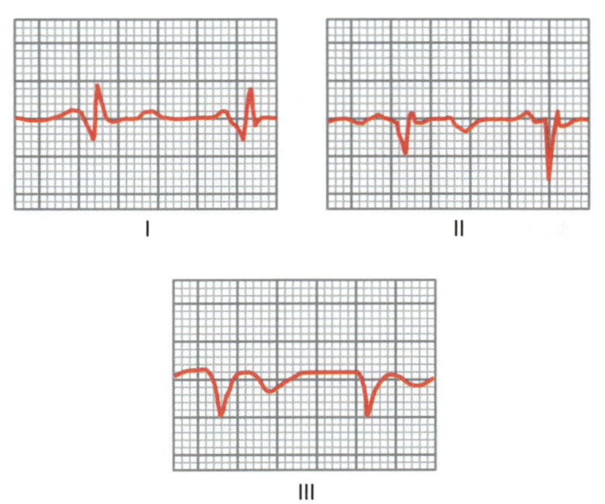

図 12.16　陳旧性心筋梗塞による心室の貫壁性の傷害による低電位差心電図

心嚢水の貯留(fluid in the pericardium)がある．細胞外液は電流を容易に伝えるので，心臓の外に向かうはずの大部分の起電力が心嚢水を通して，心臓の一部分から他の部分へ伝わる．それゆえ，この心嚢水は心臓の電位を効果的に“短絡”してしまい，体表面に届く心電図の電位差を減少させる．**胸水**(pleural effusion)も程度は軽いが，心臓周囲の電位を“短絡”し，体表面電位と心電図に記録される電位が減少する．

肺気腫(pulmonary emphysema)は心電図に低電位差を生じうるが，それは心嚢水腫とは異なった機序で生じる．肺気腫では，肺を通る電流の伝播は，肺の過大な量の空気により，著しく減少する．また胸腔が拡大し，肺が正常より広範囲に心臓を覆う傾向がある．それゆえ，肺が絶縁体となって，電位差が心臓から体表面に伝わるのを妨げる．この結果，種々の誘導の心電図に低電位差が認められる．

QRS 群の延長と波形異常

心臓肥大または拡大の結果としての QRS 群延長

QRS 群は脱分極が心室に広がり続けている間，すなわち，心室の一部がまだ分極していても，その他の部分が脱分極している限り続く．それゆえ，心室の**刺激伝達の延長**(prolonged conduction)は，いかなる場合でも QRS 群の延長を起こす．そのような延長は一方の心室または両心室が肥大したり，拡大したりしたときに興奮が伝播する距離が延長することにより，しばしば生じる．正常の QRS 群は 0.06～0.08 秒続くが，左心室または右心室が肥大あるいは拡大すると，QRS 群は 0.09～0.12 秒へ延長することがある．

プルキンエ線維のブロックによる QRS 群の延長

プルキンエ線維がブロックされると，心臓刺激は，プルキンエ線維ではなく，心室筋により伝達されざるをえない．これは刺激の伝達速度を正常の約 1/3 に減少させる．それゆえ，もし脚の 1 つが完全にブロックされると，通常は QRS 群の持続時間が 0.14 秒かそれ以上に延長する．

一般に，QRS 群は 0.09 秒以上に延長すると異常に長いと考えられ，0.12 秒以上の延長は，心室の刺激伝導系のどこかに病的なブロックが生じたことを意味する．図 12.14 と図 12.15 に脚ブロックの心電図を示す．

異常な QRS 群波形をきたす状態

QRS 群の異常な波形は，しばしば以下の主に 2 つの状態で起こる．①種々の部位での心室筋の破壊とそれに伴う組織瘢痕による心筋の置換が生じた場合と，②プルキンエ系の刺激伝達の多数の部位で，複数の小さな局所的ブロックが生じた場合である．結果として，心臓刺激の伝達は不ぞろいとなり，電位と電気軸の急速な偏移を起こす．この不ぞろいな伝達は図 12.14 に示すように，しばしばいくつかの心電図誘導において，二重または三重のピークの原因となる．

傷害電流

さまざまな心臓の異常，特に心筋自体にダメージを与えるような異常では，しばしば心臓のある部分が，部分的または全体的に，**常時脱分極**(depolarized all the time)している．この場合は，心拍動の合間でさえも，病的に脱分極した領域と正常に分極した領域の間に電流が流れる．これを**傷害電流**(current of injury)とよぶ．心臓の傷害部位は陰性であることに注意する．この部分は脱分極し，周囲の細胞外液に陰性電荷を放出しているが，残りの心臓は中性または陽性であるからである．

傷害電流の原因となる異常には，①**機械的な傷害**(mechanical trauma)がある．この場合は細胞膜の透過性が大きく増すので，十分に分極できなくなる．②心筋の細胞膜を傷害する**感染症の過程**(infectious processes)，③局所の冠動脈の閉塞による心臓の局所的な虚血で，これは心臓の最も一般的な傷害電流の原因である．これは虚血の間に，冠動脈からの十分な栄養供給ができないために，心筋が正常な膜の分極を保つことができなくなる．

傷害電流の QRS 群への影響

図 12.17 に示す左心室の基部の小さな領域は，新しい梗塞巣(冠動脈血流が失われている)である．それゆえ，正常な心室筋全体が分極している T–P 間隔中に，異常な陰性電流が左心室の基部にある梗塞領域から，心室の残りの領域に流れている．図の最初の心臓の絵に示されるように，この“傷害電流”のベクトルは，陰性端であるベクトルの基部から，心筋の残りの部分に向かって約 125 度の方向である．図の下段に示す通り，QRS

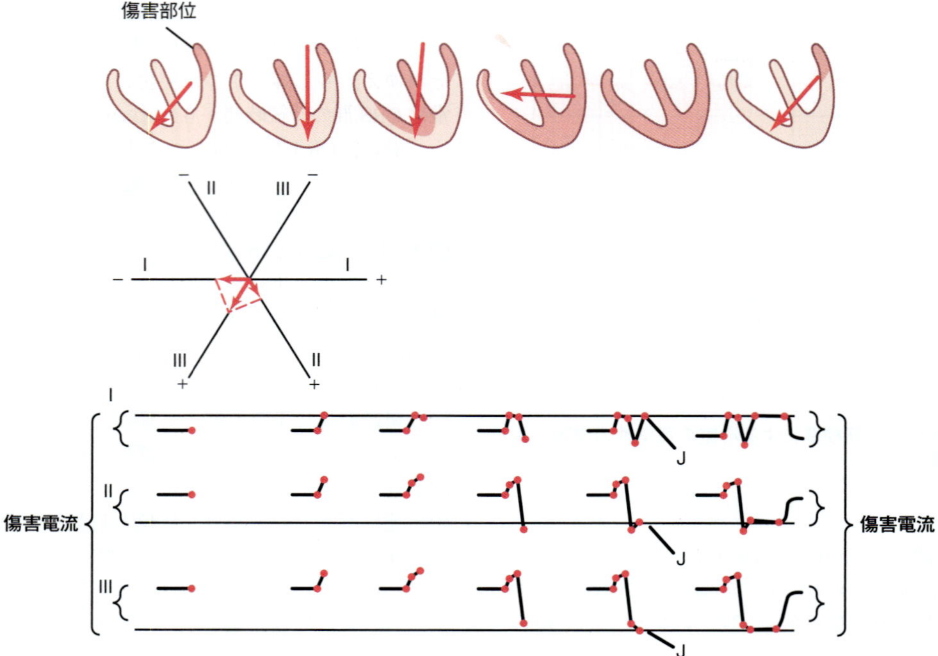

図 12.17 傷害電流が心電図に及ぼす効果

群が始まる前でさえ，このベクトルはⅠ誘導の初期の記録が基線より下になる原因となっている．なぜならば，Ⅰ誘導に投影された傷害電流のベクトルは，Ⅰ誘導の軸の陰性端を指し示すからである．Ⅱ誘導では，記録は基線より上にある．なぜならば，投影されたベクトルは誘導の陽性端を指し示すからである．Ⅲ誘導では，ベクトルはほとんどⅢ誘導の軸の方向に一致しているので，記録は陽性であり，さらに，Ⅲ誘導の傷害電流の電位差は，ⅠならびにⅡ誘導のものよりずっと大きい．

その後，心臓が正常の脱分極過程に進むと，心室中隔が最初に脱分極する．そして脱分極は心尖部へと下り，そこから心室の基部に戻り，最後に右心室の基部が脱分極して心臓全体が脱分極する．なぜなら，左心室の基部は全部がすでに恒久的に脱分極しているためである．ベクトル解析により，心室を伝播する脱分極波により生じる一連の心電図波形の各段階を**図 12.17** の下段に図示する．

心臓全体が脱分極すると，脱分極過程の終わり(**図 12.17** の右から 2 番目に示される)の段階で，心室筋全体が陰性電荷の状態となる．それゆえ，傷害心筋と収縮している心筋はいずれも脱分極しているので，このときの心電図では心室から心電図の電極への電流の流れはない．

次に再分極が始まると，恒久的に脱分極した左心室基部の障害された領域を除くと，心臓のすべてが最終的には再分極する．それゆえ，**図 12.17** の 1 番右に示すように，再分極は各誘導で傷害電流を復活させる．

J 点は傷害電流を分析するゼロ基準電位である

心電図を記録するための心電計は，心臓周囲に電流が流れていないときを決定できるものと考えられやすい．しかし，身体には多くの生体電流が存在し，例えば**皮膚電位**(skin potentials)により生じる電流や，さまざまな体液のイオンの濃度差から生じる電流などがある．したがって，2 つの電極を両腕の間や腕と足の間につないだとき，これらの生体電流が心電図の正確なゼロ電位基準レベルを前もって決めるのを不可能にする．

これらの理由で，次に述べる手技がゼロ電位を決めるのに使用される．第 1 に，脱分極波が心臓全体に完全に行きわたったその時点をゼロ電位とする．これは QRS 群の終わりにあたる．正確にこの時点で，傷害部位も正常部位も含めてすべての心室が脱分極し，電流は心臓の周囲で流れない．この時点では傷害電流でさえ消失する．したがって，この時点の心電図の電位は 0 V である．この点は，**図 12.18** に示されている心電図での **J 点**(J point)として知られる．

これから，傷害電流によって生ずる**傷害電位**(injury potential)の電気軸の分析には，水平軸をそれぞれの誘導の心電図の J 点のレベルで引く．この水平軸が心電図でのゼロ電位であり，傷害電流によって生じるすべての電位は，この J 点から測定されなければならない．

傷害電位の軸を描くのに J 点を用いる

図 12.18 に傷害を受けた心臓からの心電図(Ⅰ，Ⅲ誘導)を示す．ともに傷害電位を示す．言い換えると，こ

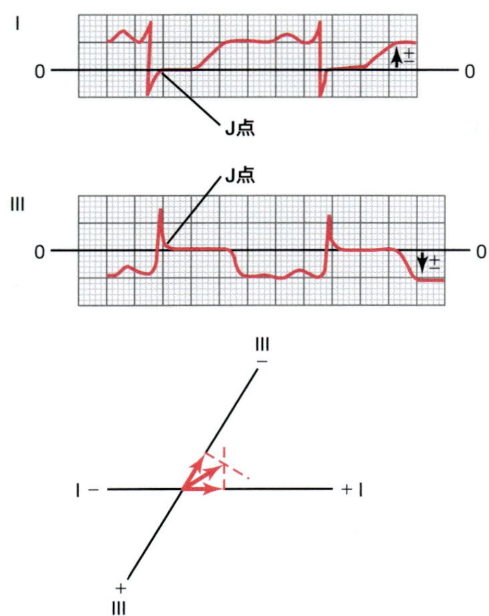

図 12.18　Ⅰ，Ⅲ誘導の心電図のゼロ基準電位としての J 点
最下段は傷害電流の軸の描画法.

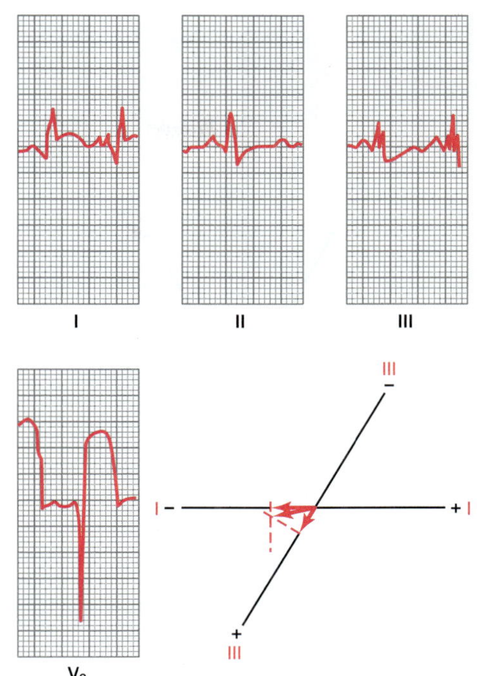

図 12.19　急性前壁梗塞での傷害電流
V_2 誘導での強い傷害電位に注意.

れら 2 つの心電図のそれぞれの J 点は，T–P セグメントと同じライン上にはない．図のように，J 点を通るように水平線を引くと，2 つの心電図のそれぞれの 0V レベルが表示される．おのおのの傷害電位は，P 波が始まる直前の心電図の電位と，J 点から決められたゼロ電位の差である．Ⅰ誘導では，記録された傷害電位はゼロ電位より上にあり，陽性電位である．逆にⅢ誘導では，傷害電位はゼロ電位より下にあり，陰性電位である．

図 12.18 の下段では，Ⅰ，Ⅲ誘導で記録されたそれぞれの傷害電位はこれらの誘導の座標軸上に描画され，その結果，心室筋全体にとっての傷害電位のベクトルは，ここで述べたベクトル解析により決められる．この場合，結果として得られたベクトルは心室右側から左側そして少し上方に向かい，およそ −30 度となる．この傷害電位のベクトルを心室の上に描いてみると，ベクトルの陰性端は恒久的に脱分極している心室の傷害部位を指し示す．図 12.18 に示されている例では，傷害部位は右心室の側壁であろう．

この解析は明らかに複雑ではあるが，学生がこれを完全に理解するまでは，この解析を繰り返して行う必要がある．心電図解析の中で，この解析は最も重要である．

傷害電位の原因としての冠動脈虚血

心筋への不十分な血流は，以下の 3 つの原因で心筋の代謝を抑制する．すなわち，①酸素の欠乏，②二酸化炭素の過剰な蓄積，③十分な食物栄養素の欠乏である．その結果，重症の虚血領域では心筋細胞膜の再分極が起きない．たとえ細胞膜の再分極が十分に起こらなくても，血流量が心筋の生き残りには十分であれば，しばしば心筋は壊死しない．この状態が続く限り，各心周期の拡張期（T–P 部分）に傷害電流は流れ続ける．

図 12.19 と図 12.20 に示すように，心筋の極度の虚血は冠動脈閉塞後に起こり，各心拍の T–P 間に心室の心筋梗塞領域から強い傷害電流が流れる．したがって，**急性冠動脈血栓症**（acute coronary thrombosis）後の診断上で最も重要な心電図所見の 1 つは，傷害電流である．

急性前壁（心筋）梗塞

図 12.19 は，**急性前壁梗塞**（acute anterior wall infarction）患者から記録された 3 つの標準双極肢誘導と胸部誘導（V_2）心電図である．この心電図の最も重要な診断的特徴は，V_2 胸部誘導の強い傷害電位である．この心電図の J 点に沿って，ゼロ電位の水平線を引くと，T–P 間の強い陰性傷害電位が認められる．これは心臓の前面を覆う胸部の電極が強い陰性電位の中にあることを意味する．言い換えれば，この心臓の傷害電位ベクトルの陰性端は前胸壁に向いていて，これは傷害電流が心室の前壁に由来することを意味し，**前壁梗塞**（anterior wall infarction）と診断できる．

Ⅰ，Ⅲ誘導で傷害電位を分析すると，Ⅰ誘導では陰性，Ⅲ誘導では陽性電位であるとわかる．この所見は心臓の傷害電位によるベクトルが，陰性端を左心室に，陽性端を右心室に向けて，およそ +150 度であることを示している．このように，この心電図では，傷害電流は主に左心室とその前壁から生じている．したがって，この前壁

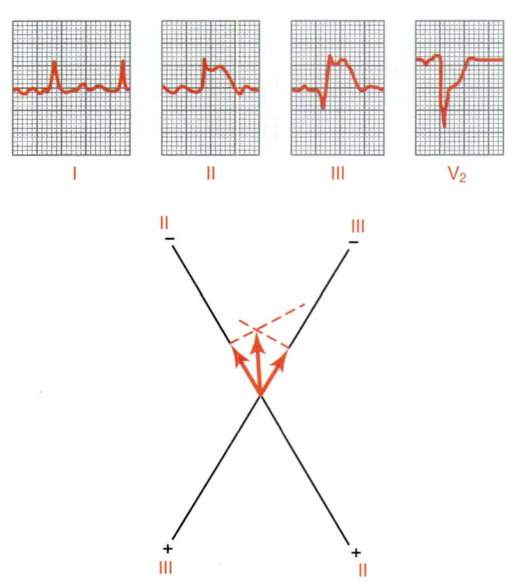

図 12.20　急性後壁梗塞，心尖部梗塞（apical infarction）での傷害電流

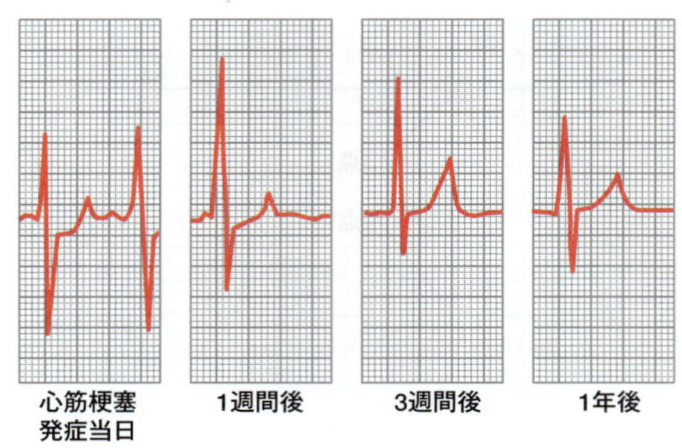

図 12.21　中等度後壁心筋梗塞後の心筋の回復

心筋梗塞後第 1 日目と 1 週間後にはわずかにあった傷害電位が消失.

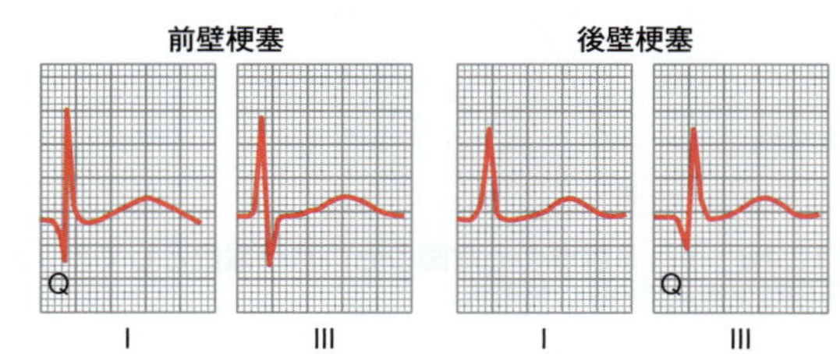

図 12.22　1 年前に起こった前壁ならびに後壁心筋梗塞の心電図

前壁梗塞では，Ｉ誘導にＱ波を，後壁梗塞ではⅢ誘導にＱ波を認める.

梗塞は，ほとんど確実に左冠動脈の前下行枝の血栓によると結論づけられる.

後壁（心筋）梗塞

図 12.20 は，後壁梗塞患者の 3 つの標準双極肢誘導と胸部誘導（V_2）を示す．この心電図の主な診断的特徴もまた，胸部誘導にある．この誘導のゼロ電位の基準線が J 点を通るように引くと，T-P 間隔の間で傷害電位が陽性であることが容易にわかる．これは，ベクトルの陽性端が前壁の方向にあり，陰性端（ベクトルの傷害端）が胸壁から遠ざかる方向にあることを示す．言い換えれば，傷害電流は前壁に対して，反対側の心臓の後ろから生じている．これが**後壁梗塞**（posterior wall infarction）の診断根拠となる心電図である.

図 12.20 のⅡ，Ⅲ誘導から傷害電位を解析すると，両方の誘導で傷害電位は陰性であることが容易にわかる．この図に示すように，ベクトル解析では，傷害電位によるベクトルは約 −95 度であり，ベクトルの陰性端は下向き，陽性端は上向きである．すなわち，胸部誘導で示されたように梗塞は心臓の後ろ側にある．さらにⅡ，Ⅲ誘導の傷害電位で示されるように心尖部に存在するので，この心筋梗塞は左心室の後壁で心尖部近くにあると推測できる.

心臓のその他の部分の梗塞

前項の前壁と後壁の梗塞についての議論で示したのと同様の方法を用い，心臓のどの部分であろうと，傷害電流を生じている心筋梗塞の領域を決めることができる．そのようなベクトル分析を行う際に，傷害電流の陽性端は正常心臓部位へ向かい，陰性端は傷害された心臓部位に向かうことを覚えておく必要がある.

急性冠動脈血栓症からの回復

図 12.21 は急性後壁梗塞患者の V_3 胸部誘導を示し，心筋梗塞の発作を起こした日から 1 週間後，3 週間後，そして最後は 1 年後の心電図変化を示す．この心電図から，傷害電位は急性発作直後に大きい（T-P 部分は S-T 部分から陽性に偏位している）ことがわかる．しかし，約 1 週間で傷害電位はかなり減少し，3 週間後には消失している．その後，心電図は 1 年の間に大きな変化を示さない．これは中等度の急性心筋梗塞後の一般的な回復パターンであり，新しい側副血行路の**冠動脈血流**（collateral coronary blood flow）が心筋梗塞巣の大部分へ，適切な栄養を再供給するのに十分なだけ発達していることを示す.

心筋梗塞患者は，梗塞領域が適切な冠血流の供給を回復させない．しばしば，心筋のいくらかは壊死するが，もし心筋が壊死しなければ，虚血が存在する限り，傷害電位を生じ続けるであろう．これは特に心臓に負荷のかかる運動中にみられる.

陳旧性回復期心筋梗塞

図 12.22 は，急性心臓発作後，約 1 年での**前壁梗塞**例でのⅠ，Ⅲ誘導と，**後壁梗塞**例でのⅠ，Ⅲ誘導を示す．これらは心筋梗塞回復後の QRS 群の“典型的”な形を示す．通常，前壁梗塞では，Ⅰ誘導の QRS 群の始まり部分に Q 波が生じる．それは左心室の前壁の心筋塊の喪失のためであるが，後壁梗塞では，左心室の後壁心尖

部の心筋塊の喪失のため，Ⅲ誘導の QRS 群の始まり部分に Q 波が生じる．

これらの形は陳旧性心筋梗塞のすべての症例に，必ずみられるわけではない．筋肉の局所の喪失や心臓伝導傷害の局所的な発生が，QRS 波のいびつな形(例えば，特に顕著な Q 波)や電位の減少，QRS の延長などを生じる．

狭心症の傷害電流

狭心症(angina pectoris)は，上胸部に感じられる心臓由来の痛みをいう．またこの痛みは，通常は左頸部と左腕に放散する．典型的には，この痛みは心臓の中等度の虚血で生じる．通常，患者が安静にしている限り，痛みは感じられないが，過度に心臓に負荷をかけるや否や，痛みが現れる．

重症狭心症の発作時には，拡張期に心臓のいくらかの領域で適切な再分極を妨げるのに十分な冠不全が生じるので，心電図に傷害電位がしばしば現れる．

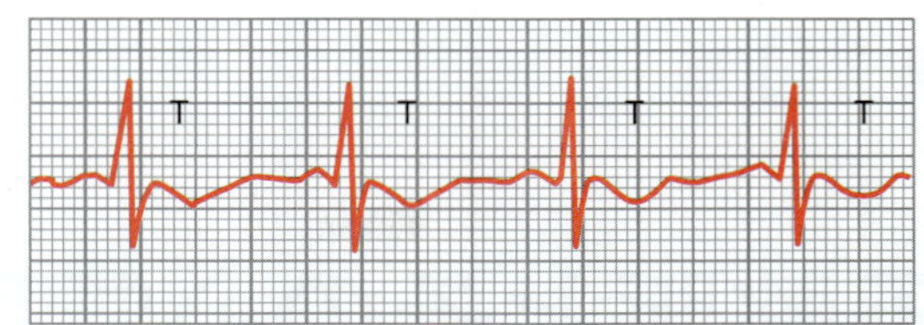

図 12.23　軽度の心室の心基部の虚血により生じた陰性 T 波

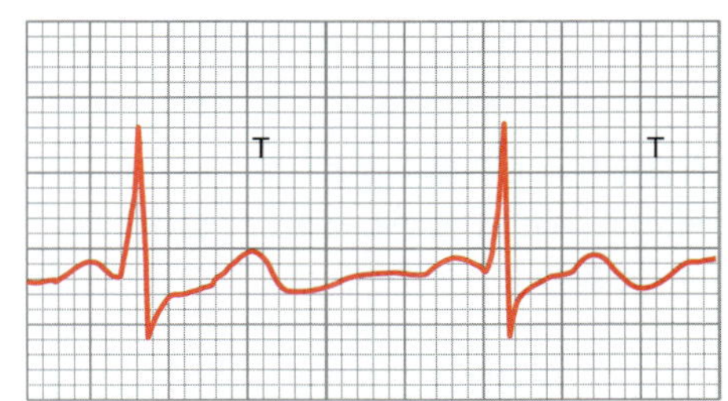

図 12.24　ジギタリス中毒による二相性 T 波

T 波の異常

本章のはじめに，T 波は普通すべての標準双極肢誘導で陽性であり，心室の外側心尖部面の再分極が心室内面の再分極より前に起こるためと指摘した．すなわち，一連の正常な順序の再分極が起こらないと，T 波は異常となる．複数の要素がこの一連の再分極を変化させる．

脱分極波の遅い伝導が T 波の性状に及ぼす効果

図 12.14 を再度参照して，QRS 群がかなり延長していることに注目してほしい．それは左脚ブロックにより左心室の伝導が遅延したためである．この伝導の遅延により，右心室の脱分極後約 0.08 秒遅れて左心室の脱分極が生じ，左側へ強く平均 QRS ベクトルを偏位させる．しかし，右心室と左心室の不応期は大きく異ならないため，右心室は左心室よりずっと前に再分極に入る．これは，T 波が生じる時点で右心室には陽性の電位を，左心室には陰性の電位を生じる．言い換えれば，T 波の平均軸は右に偏位し，同じ心電図の QRS 群の電気軸とは逆になる．このように，心室を通る脱分極刺激の伝達が大きく遅れたときには，通常，T 波は QRS 群の極性と逆になる．

T 波異常の原因としての心室筋の一部での脱分極短縮

心室基部が脱分極の異常な短縮，すなわち活動電位の短縮を示すとすると，心室の再分極は正常のように心尖部から始まらない．代わりに，心室基部が心尖部より先に再分極し，再分極の標準的なベクトルとは反対に，心尖部から心基部に向かって再分極ベクトルが生じる．その結果，3 つすべての標準誘導の T 波が，正常の陽性でなく，陰性となる．このように，心基部の脱分極時間の短縮という単純な事実でも，図 12.23 に示すように，全体の T 波の極性が変わるほどの著しい変化を十分に T 波に引き起こす．

軽度の虚血(mild ischemia)は，K^+ チャネルを介しての電流の増加を引き起こすため，心筋の脱分極短縮を起こす最もよくある原因である．虚血が心臓の一部分だけで起こると，この領域の脱分極時間は，他の部位と比較して不ぞろいに短縮する．結果として，T 波の著明な変化が起こる．虚血は慢性的な進行性の冠動脈閉塞，急性冠閉塞，または運動中の相対的な冠不全によって起こる．

軽度の冠不全を感知する方法の 1 つとして，患者に運動させて心電図をとり，T 波の変化が起こるかどうかを知るという方法がある．T 波の変化が特異的である必要はない．なぜなら，どのような誘導でのいかなる T 波の変化も，例えば T 波の逆転あるいは二相性 T 波でも，しばしば心室のどこかに，軽度～中等度の冠不全に起因する，他の領域と不ぞろいな脱分極時間があることを示すに十分な証拠となるからである．

ジギタリスの T 波への影響

第 22 章で述べるように，**ジギタリス**(digitalis)は冠不全時に心筋収縮性を増すために使用できる薬剤である．しかし，過剰量のジギタリス投与は，心室の一部の脱分極時間を他の部位とは不ぞろいに延長し，その結果，T 波の逆転や二相性 T 波のような非特異的な T 波の変化が，単一から複数の誘導に出現する．図 12.24 に，ジギタリスの過剰投与により生じた二相性 T 波を示す．したがって，ジギタリス投与中の T 波の変化は，しばしば**ジギタリス中毒**(digitalis toxicity)の最も早期のサインである．

参考文献

第 13 章の文献参照．

第13章

不整脈とその心電図学的解釈

最も苦痛を伴う心機能不全として，心リズムの異常がある．例えば，心房拍動が心室拍動と協調していない場合，心房，心室のブースター，ポンプの役割を果たさない．

本章では，心電図による不整脈診断を行い，また，それが心臓のポンプ機能に与える影響について生理学的に検討する．**不整脈**(arrhythmias)は通常，以下のような電気生理学的異常の1つ，もしくはその組み合わせにより惹起される．

- **ペースメーカー**(pacemaker)のリズムの異常
- 洞房結節から他部位へのペースメーカーの移動
- 興奮伝播のさまざまな部位での途絶
- 異常伝導路
- どの部位でも出現する可能性のある自発的な異常興奮

洞調律の異常

頻脈

頻脈(tachycardia)とは，**速い心拍数**(fast heart rate)を意味するが，通常，成人では100拍/分を超える心拍数を指す．図13.1に，頻脈を有する患者より記録した心電図を示す．この心電図は，心拍数以外は正常である．心拍数は，間隔QRSから計算され，正常では約72拍/分であるのに対し，この心電図では約150拍/分である．

頻脈の一般的な原因は，体温上昇，交感神経緊張状態あるいは中毒などである．

心拍数は体温が約40.5℃(105°F)までの範囲では，1℃上昇するごとに約18拍/分増加(1°F上昇するごとに約10拍/分増加)するが，この範囲を超えると，発熱により次第に心筋が衰弱し，心拍数は減少することがある．発熱は頻脈を起こす．それは体温上昇が洞結節の代謝を亢進させ，洞結節の興奮性を直接増加させることで，心拍数を増加させるからである．

本書の多くの箇所で述べているように，多くの要因が交感神経系を介し，心臓を興奮させる．例えば，多量の出血が持続すると，交感神経の反射により心拍数は，しばしば150〜180拍/分へ増加する．

単純な心筋の衰弱でも，通常，心拍数は増加する．このような不全心は正常量の血液を末梢の動脈に送り出すことができないため血圧が低下し，交感神経反射を介して，心拍数が増加する．

徐脈

徐脈(bradycardia)は，緩徐な心拍数を意味するが，通常，心拍数が60拍/分未満として定義されている．図13.2に徐脈時の心電図を示す．

運動選手の徐脈

よくトレーニングされた運動選手の心臓は，しばしば一般人の心臓に比べて大きく，かなり強いため，運動選手は，安静時といえども，その1回心拍出量は大きい．安静時，必要以上に動脈へ送り出された血液が循環系反射，あるいはその他の反射を惹起し，徐脈を引き起こす．

徐脈の原因としての迷走神経刺激(vagal stimulation)

迷走神経を刺激する循環の反射は，心臓迷走神経末端でアセチルコリンを放出させ，副交感神経系を活性化し徐脈をきたす．この最も顕著な例が**頸動脈洞症候群**(carotid sinus syndrome)である．この病態を呈する患者では，頸動脈洞領域に存在する**圧受容体**(baroreceptor)の感受性が極端に亢進している．そのため，外部からの頸部に対する軽度な圧迫でも，著しい圧受容体反射が起こり，迷走神経緊張状態をきたし，著名な徐脈を呈する．事実，この反射があまりにも強い場合，5〜10秒の心停止をきたす場合もある．

洞性不整脈

図13.3は，通常呼吸状態と，それに続く(記録後半部で)深呼吸状態における**長時間心拍タコメータ**(cardiotachometer)記録である．長時間心拍タコメータは，心電図上のQRS群間の時間を連続する棘波の高さで記録する機器である．この記録から，安静時の呼吸状態では(記録左半分)，心拍数の変動が5%未満であったのに対し，**深呼吸状態**(during deep respiration)では，呼吸による心拍数の変動は30%にも及んでいるのがわかる．

洞性不整脈(sinus arrhythmia)は，洞結節を制御する交感神経シグナルと副交感神経シグナルの強さに変動をきたすさまざまな循環状態で出現しうる．図13.3に示

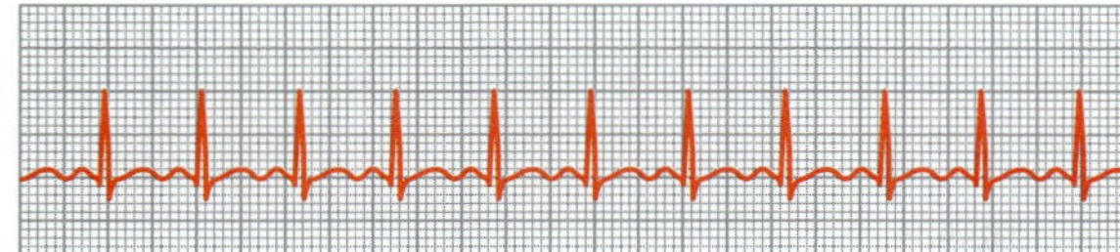

図 13.1 洞性頻脈(第Ⅰ誘導)

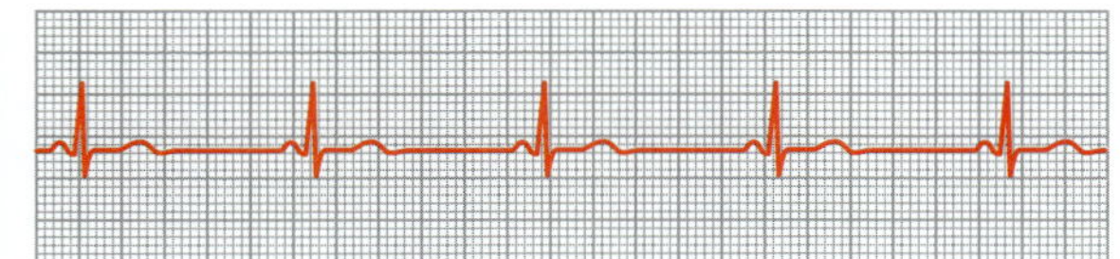

図 13.2 洞性徐脈(第Ⅲ誘導)

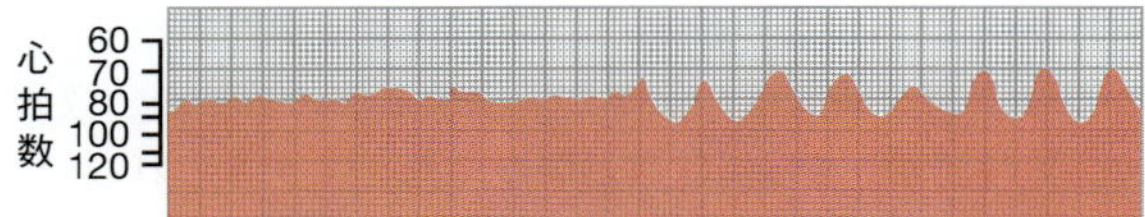

図 13.3 長時間心拍タコメータで記録された洞性不整脈
左側：被験者が通常の呼吸をしていたときの記録，右側：深呼吸を繰り返していたときの記録.

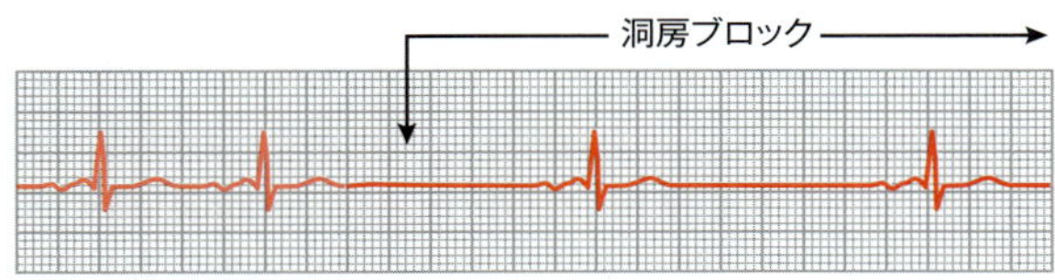

図 13.4 洞房ブロック
洞房ブロック(sinoatrial block)が起きたため，房室接合部調律が出現している(第Ⅲ誘導).

すような“呼吸性”洞性不整脈は呼吸をしている間，主として延髄呼吸中枢から隣接する血管運動中枢へのシグナルの**溢出**(spillover)により起こる．この溢出したシグナルは，交感神経と迷走神経を介し，心臓へ伝わるインパルス数の交互の増減を引き起こす.

刺激伝導路内での心臓シグナルのブロックに起因する異常リズム

洞房ブロック

まれにではあるが，洞結節からのインパルスが心房筋に進入する前にブロックされることがある．この現象は**図 13.4** に示しているが，突然 P 波が脱落し，結果として心房静止状態となる．しかし，心室は新たな歩調取りのもとに動き始める．通常，房室結節内に発現する自発興奮により，心室 QRS–T 群のリズムは緩徐であるが，その波形に変化はない.

房室ブロック(atrioventricular block)

通常，インパルスは心房から心室へ，**ヒス束**(bundle of His(房室束 A–V bundle))を介してのみ伝導する．この房室束の中で，インパルスの伝導速度が低下したり，その伝導が完全に途絶する状態は，以下の通りである.

①**房室結節あるいはヒス束線維の虚血**(ischemia of the A–V node or A–V bundle fibers)は，しばしば房室伝導遅延や伝導途絶を起こす．**冠不全**(coronary insufficiency)により，固有心筋ばかりでなく房室結節やヒス束にも虚血を起こしうる.

②心臓の瘢痕組織や石灰化による**ヒス束の圧迫**(compression of the A–V bundle)は，心房から心室へ伝導の抑制や途絶を起こす.

③房室結節あるいは**ヒス束の炎症**(inflammation of the A–V node(bundle))は，房室伝導性を低下させうる．この炎症は，さまざまなタイプの心筋炎，例えば，ジフテリアやリウマチ熱に起因する心筋炎から引き起こされる.

④まれなことではあるが，**迷走神経による過度の刺激**(extreme stimulation of the heart by the vagus nerves)は，房室結節を介するインパルスの伝導をブロックする．徐脈と関連してすでに述べたが，頸動脈洞症候群の患者では，このような迷走神経興奮が，時として強い圧受容器刺激で誘発される.

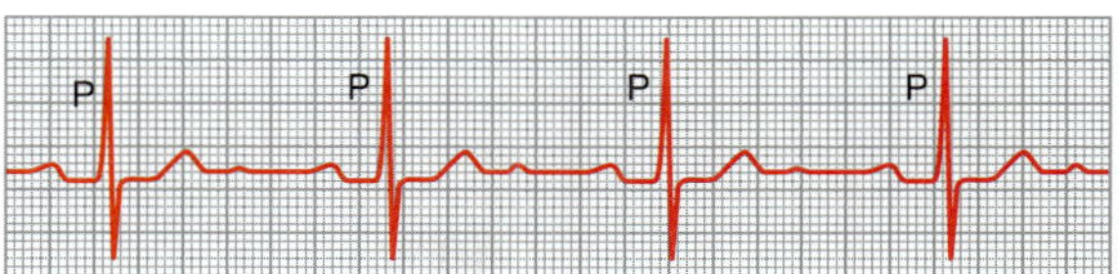

図 13.5 Ⅰ度房室ブロック(first-degree block)により延長した P–R 時間(第Ⅱ誘導)

不完全房室ブロック(incomplete atrioventricular heart block)

P–R(あるいは P–Q)時間の延長：Ⅰ度房室ブロック

心臓が正常な心拍数で打っている場合，P 波の立ち上がりと QRS 群の立ち上がりの時間間隔は，通常約 0.16 秒である．この **P–R 時間**(P–R interval)は，通常，頻脈時に短縮し，徐脈時に延長する．一般に，P–R 時間が 0.2 秒以上になれば，延長と評価され，患者は**Ⅰ度不完全房室ブロック**(first–degree incomplete heart block)を有すると診断される.

図 13.5 に P–R 時間が延長している場合の心電図を示す．この例では，P–R 時間は約 0.30 秒であり，正常とされる 0.20 秒あるいはそれ以下の範囲にはない．Ⅰ度のブロックは心房から心室への伝導遅延と定義され，伝導途絶ではない．P–R 時間が 0.35〜0.45 秒を超えるほどに延長することはめったにない．なぜなら，ヒス束ではそれ以前に伝導の完全な途絶が起こるからである．ある種の心臓病，例えば**急性リウマチ性心疾患**(acute rheumatic heart disease)などの重症度は，P–R 時間を測定することにより判断される.

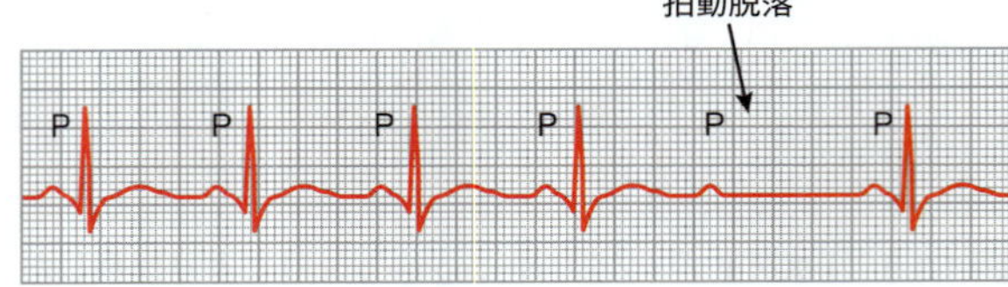

図 13.6 Ⅱ度房室ブロック
時折，興奮が心室へ到達しない状態を示している（V_3 誘導）.

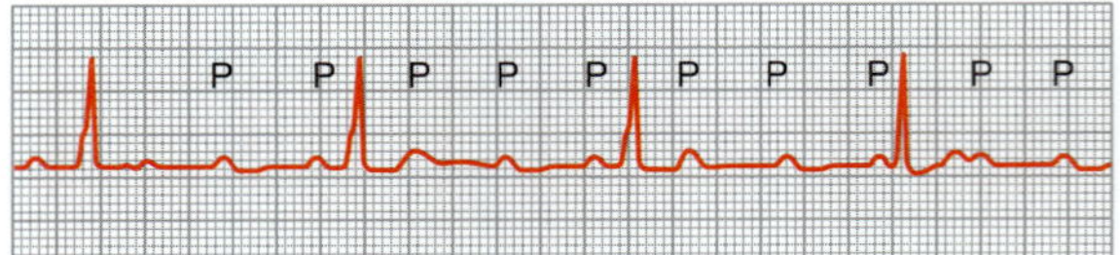

図 13.7 完全房室ブロック（第Ⅱ誘導）

Ⅱ度房室ブロック

P–R 時間が 0.25〜0.45 秒に延長するほどに，ヒス束を介する興奮伝導が遅延する場合，活動電位はヒス束を通過して，心室へ進入できるほど十分に強い場合もあれば，時には弱くて進入できない場合もある．この場合，心房性 P 波は出てもこれに続く QRS–T 波は認められず，心室の**拍動脱落**（dropped beat）と表現され，この状態は**Ⅱ度房室ブロック**（second–degree heart block）とよばれる．

Ⅱ度房室ブロックにはⅠ型（Wenckebach 型）とⅡ型の 2 種類がある．Ⅰ型ブロックは P–R 時間の延長が次第に延長し，QRS が脱落する．脱落した後は P–R 時間はリセットされ，漸次延長の後に QRS が脱落するサイクルを繰り返す．Ⅰ型ブロックはほぼいつも房室結節の異常により生じる．多くの場合このタイプのブロックは良性であり，特別な治療を必要としない．

Ⅱ型ブロックは，ふつう 1 つの QRS 群に対して一定の数のブロックされる P 波がみられる．例えば，1 拍おきに心室拍動が脱落する 2：1 リズムが現れる．このときは 1 つの心室拍動に 2 つの心房拍動が対応する．時に 3：2 や 3：1 リズムも出現する．Ⅱ型ブロックは一般的に，ヒス－プルキンエ系の異常によって生じ，**完全房室ブロック**（complete A–V block）や，心停止の予防のために，人工ペースメーカー植え込みが必要となるかもしれない．

図 13.6 に示す心電図では，P–R 時間が 0.3 秒と延長し，同時に房室伝導途絶の結果と考えられる 1 拍の心室の拍動脱落が認められる．

完全房室ブロック（Ⅲ度房室ブロック（third–degree block））

房室結節やヒス束における伝導障害がさらに悪化すると，心房から心室へのインパルスの伝導が完全に途絶する．この場合，心室は自発的なシグナルをつくり出すことはできるが，通常，それは房室結節あるいはヒス束起源である．したがって，図 13.7 に示すように，P 波は QRS–T 群と解離する．この心電図で，心房興奮頻度が約 100 拍 /分であるのに対し，心室興奮頻度は 40 拍 /分以下であることに注目してほしい．さらに，心室は心房支配から逸脱しているため，P 波のリズムと QRS–T 群のリズムの間には何ら関係がない．そして心房，心室はそれぞれ独自のリズムで興奮するが，心室は多くの場合，ブロックが生じた房室結節あるいはヒス束よりも遠位側から発現する規則的なシグナルによって制御される．

アダムス・ストークス症候群：心室逸脱

房室ブロックの患者では，完全房室ブロックが出現したり消失したりする場合がある．ある時期，心房から心室へのインパルスが伝導し，別の時期は突然途絶する．ブロック持続時間は，伝導が回復する前の数秒か，数分か，数時間か，さらには数週間かそれ以上かもしれない．この状態は刺激伝導系にある心臓で生じる．

房室伝導が途絶すると，心室はしばしば 5〜30 秒経過しないと，自身の自発興奮が起こらない．これは**過度駆動抑制**（overdrive suppression）という現象に起因するもので，心室が自身のリズムより速いリズムで心房によって駆動されてきたため，心室の興奮性がまずはじめは抑制状態になることを意味する．しかし，数秒後，ブロック部位より心室側の**プルキンエ**（Purkinje）系の一部，通常は房室結節の遠位部ないしはヒス束において，15〜40 拍 /分の頻度で規則的な自発放電が始まり，心室に対するペースメーカーの役割を果たす．これを**心室逸脱**（ventricular escape）という．

脳は，4〜7 秒以上の間，血流が途絶えると機能しなくなるため，完全房室ブロックが起こるとほとんどの患者は 2，3 秒失神する．これは“心室逸脱”が出現するまでの 5〜30 秒間，心臓が血液を拍出しないためである．しかし，心室逸脱出現後は，緩徐とはいえ，心室拍動が回復するため，通常，患者は速やかに失神から回復し，意識を維持するだけの血液は拍出される．このように断続的に起こる失神発作は，**アダムス・ストークス症候群**（Stokes–Adams syndrome）として知られている．

完全房室ブロックの出現時，時として心室停止の時間があまりにも長いと，患者の健康に有害であり，死に至ることさえある．このため，ほとんどの完全房室ブロック患者に対し，**人工ペースメーカー**（artificial pacemaker）が適用される．これは小型電池で動く刺激発生装置で，本体は皮下に植え込まれ，電極は通常，右心室に留置される．ペースメーカーは，持続的で規則的なインパルスを心室に供給する．

不完全心室内伝導ブロック：電気的交互脈

完全房室ブロックをきたすのとほとんど同様な機序で，末梢の心室プルキンエ（Purkinje）系におけるインパ

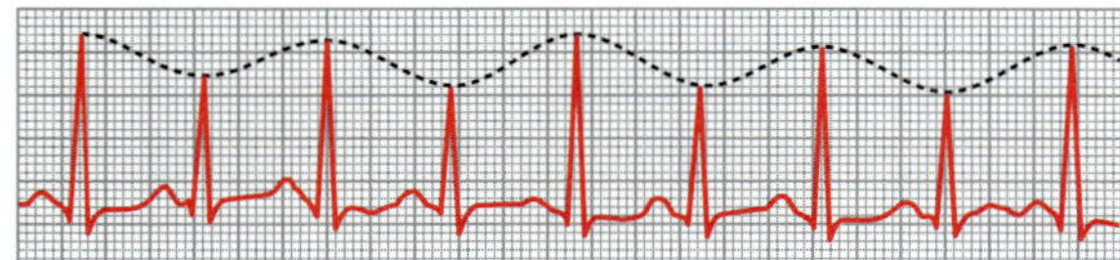

図 13.8 不完全心室内伝導ブロック：電気的交互脈（第Ⅲ誘導）

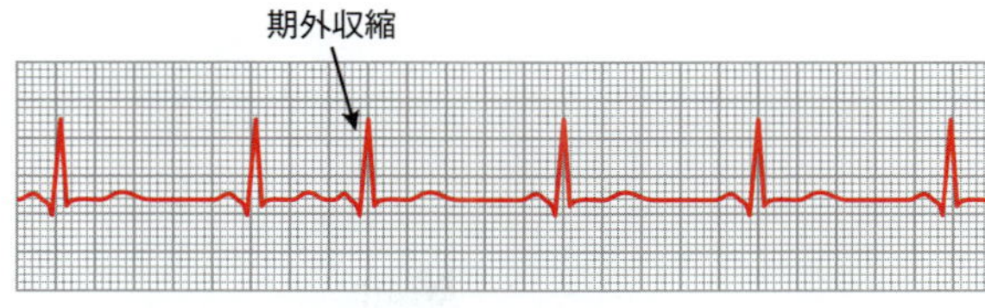

図 13.9 心房性期外収縮（第Ⅰ誘導）

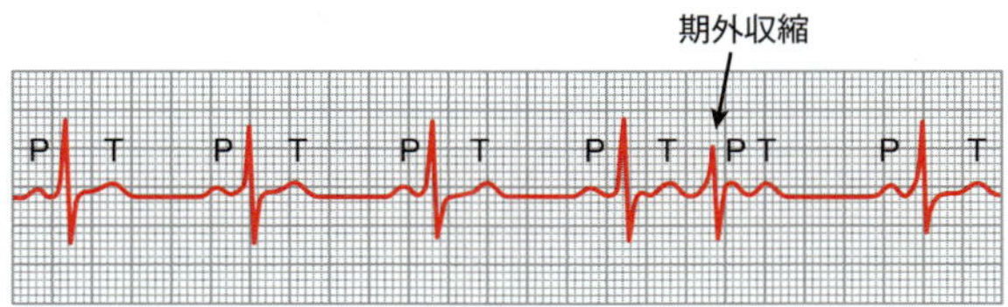

図 13.10 房室結節起源の期外収縮（第Ⅲ誘導）

ルスの伝導途絶も起こりうる．図 13.8 に，この**電気的交互脈**（electrical alternans）として知られている状態を示すが，これは 1 拍ごとに生じる部分的心室内ブロックのために起こる．この心電図は，頻脈（速い心拍数）を呈しているが，これがおそらくブロックが生じた理由である．なぜなら，心拍数が速いと，次々に生じる興奮でプルキンエ系の一部が前の不応期から速やかに回復できないからである．また，心筋虚血，心筋炎，ジギタリス中毒のような心臓を抑制する多くの状態も**不完全心室内伝導ブロック**（incomplete intraventricular block）を引き起こし，電気的交互脈をきたす可能性がある．

早期収縮

早期収縮（premature contractions）は，正常の収縮が起こると予想される時期より前に生じる心臓収縮を指す．これは，**期外収縮**（extrasystole, premature beat）または**異所性収縮**（ectopic beat）ともいわれる．

期外収縮の原因

期外収縮の多くは，心臓内の**異所性興奮起源**（ectopic foci）から生じる．それは正常な心臓リズムのなかで，異常な時相に正常ではないインパルスを発する．異所性興奮起源の原因としては，①局所的な虚血領域の存在，②心臓内のさまざまな部位に存在する小さな石灰化プラークによる近接する心筋への圧迫と，それによる心筋線維への刺激，③感染，薬物，ニコチン，カフェインによる房室結節，プルキンエ系あるいは心筋への中毒性刺激などがある．また，機械的な刺激による期外収縮も心臓カテーテル時などにしばしば認められる．カテーテルが右心室に挿入され，心内膜に押しつけられたときに多くの期外収縮が生じる．

心房性期外収縮

図 13.9 は単発の**心房性期外収縮**（premature atrial contractions）である．この心拍の P 波は心周期の中で早期に出現し，P–R 時間は短縮している．これは，この心拍の異所性興奮起源が，心房内の房室結節に近い部位にあることを示す．また，心房性期外収縮とそれに続く次の心拍の間隔は，わずかに延長しているが，これは**代償休止期**（compensatory pause）といわれる．この理由の 1 つは，期外収縮が心房内でも洞房結節からある程度の距離をもって出現した場合，その期外収縮のインパルスが洞房結節へ到達する前に，心房筋のかなりの部分を経由しなければならないことである．その結果，洞房結節は遅れて抑制されることになり，続いて起こる洞房結節の自発興奮も遅らせることになる．

心房性期外収縮は健常人にもしばしば出現する．実際に，それらはきわめて健康な心臓をもつ運動選手にもしばしば起こる．喫煙，寝不足，コーヒーの飲みすぎ，アルコール依存症，そして各種薬剤の使用などによる軽度の有害刺激もこの不整脈を惹起しうる．

脈の欠損（pulse deficit）

心臓が予定されたよりも早期に収縮すると，心室は血液で十分に満たされず，期外収縮中の 1 回心拍出量は減少するか，ほとんどなくなる．そのため，期外収縮後に末梢動脈へ伝わっていく脈波はきわめて弱く，橈骨動脈では触知不能となる．実際の心臓収縮の数に比べると，橈骨動脈拍動の数に欠損が生じる．

房室結節あるいはヒス束起源の期外収縮

図 13.10 に，**房室結節**（A–V nodal）あるいはヒス束より生じた期外収縮を示す．この心電図では，期外収縮の QRS 群の前に P 波は認められない．P 波は QRS–T 群の上に重なっている．これは心臓インパルスが心室へ順行すると同時に，心房へ逆行するからである．この P 波は QRS–T 群の波形をやや変形させているが，P 波自体を見分けることは困難である．一般に，房室結節起源の期外収縮には，心房性期外収縮と同様の意味と原因がある．

心室性期外収縮

図 13.11 の心電図は，正常心拍と交互に出現する**心室性期外収縮**（premature ventricular contractions：PVCs）を示す．心室性期外収縮が出現すると，心電図上には，以下のような特徴的な所見が認められる．

①QRS 群の幅は，通常，かなり延長する．これは期

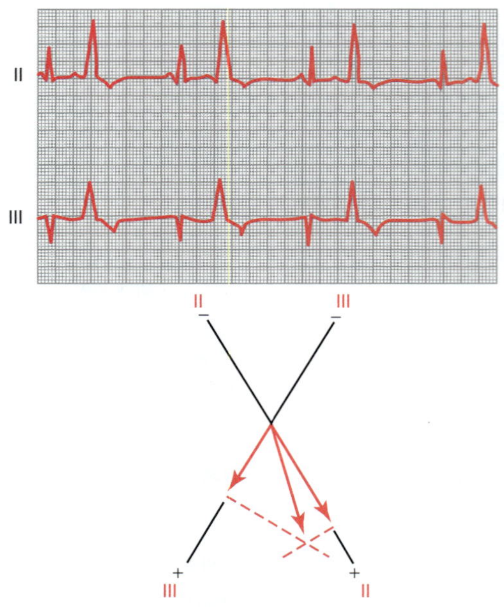

図 13.11 高電位の異常 QRS-T 群で示されている心室性期外収縮(PVC)(第Ⅱ，Ⅲ誘導)
期外収縮の軸は，第 12 章に説明されているベクトル解析の原理に従って描かれている．これは PVC の起源が心室基部近傍に存在することを示す．

外収縮の興奮が主としてプルキンエ系より伝導速度の遅い心室筋を介して，伝導していくからである．

②QRS 群の波高は，以下の理由で高電位である．正常興奮が心臓に伝播する場合を考えてみると，それはほぼ同時に両心室に伝播する．その結果，主に互いに逆方向の極性をもつ左右の心臓の脱分極波は，心電図上，部分的に互いに極性を相殺することになる．心室性期外収縮が出現した場合，その興奮はほとんどいつも 1 つの方向へ伝播していくので，正常興奮伝播のような相殺効果はなく，また，両心室の末端はもう一方の末端に先駆けて脱分極する．これにより，**図 13.11** の心室性期外収縮で示すような大きな電位差が生じる．

③ほとんどすべての心室性期外収縮後の T 波の極性は QRS 群の極性とは正反対になる．なぜなら，心筋を通る**インパルスの伝導**(slow conduction of the impulse)は緩徐で，はじめに脱分極した心筋線維が再分極するからである．

心室性期外収縮には，心ポンプ機能全体への影響が，比較的良性のものがある．このような不整脈は喫煙，コーヒーの過量摂取，不眠，軽症の中毒そしてイライラ感などのさまざまな要因から生じうる．逆に悪性の他の多くの心室性期外収縮は，心筋の梗塞部位あるいは虚血部位の境界領域に発生する，はぐれた刺激やあるいはリエントリーシグナルによって引き起こされる．このような心室性期外収縮は，軽く扱われるべきではない．心室性期外収縮が多い人では，致死的な心室細動の起こりやすさが正常人よりはるかに高いという統計がある．おそらく，心室性期外収縮のどれかが，それら致死性不整脈を誘発したのであろう．本章の後で説明するように，心室性期外収縮が，細動を引き起こしやすい時相，すなわち心室が不応期を脱しようとしているときの T 波終末時相に一致して出現した際に特に重要である．

心室性期外収縮の起源のベクトル解析

第 12 章でベクトル解析の原理を述べた．これらの原理を応用して，**図 13.11** の心電図所見より心室性期外収縮起源の位置を決定できる．Ⅱ，Ⅲ誘導における期外収縮の電位の極性は，いずれも強い陽性であることに注意してほしい．Ⅱ，Ⅲ誘導の電気軸にこれらの電位をプロットし，平均 QRS ベクトルを解析することにより，心室性期外収縮起源を導き出す．この心室性期外収縮のベクトルは心基部に陰性末端(起源)があり，心尖部方向に陽性末端があることがわかる．したがって，この心室性期外収縮において最も早く脱分極した部位は心室基部近傍にあり，同部位が異所性興奮起源の存在部位ということになる．

心臓の再分極の異常：QT 延長症候群

先に述べた通り，Q 波は心室の脱分極，T 波は心室の再分極に相当する．Q-T 間隔は，Q 波から T 波の終わりまでの時間である．活動電位発生後の心室筋の再分極を遅延させる機能障害は，心室の活動電位の持続時間を延長させ，心電図上，QT 時間の延長がみられ，QT 延長症候群(LQTS)とよばれる．

QT 延長症候群(the long QT syndromes)で主に懸念されるのは，心室筋の再分極の遅延が，**トルサードドポアント**(torsades de pointes)とよばれる心室性不整脈の危険性を高めることである．これは，文字通り "twisting of the points" を意味し，**図 13.12** に示すように，QRS 群の波形が不整脈発作中に，時間とともに捻じれるように変化するタイプの不整脈である．この不整脈発作は通常期外収縮後のポーズの後，QT 延長を伴うもう 1 つの拍動後に生じ，これが不整脈，頻脈，そして時に心室細動の引き金となっているのかもしれない．

LQTS を引き起こす心臓の再分極の障害は，先天性のこともあるし，後天性のこともある．先天性の LQTS は，Na チャネルや K チャネルの突然変異によるまれな機能障害である．これらの遺伝子の少なくとも 10 の異なる突然変異が，さまざまな程度の QT 延長を生じることが確認されている．

より一般的なのは，後天的な LQTS であり，低マグネシウム血症，低カリウム血症などの血漿電解質異常に関連したものや，キニジンなどの抗不整脈薬やフルオロキノロン系やエリスロマイシンなどの抗菌薬の過量投与によるものである．

LQTS の患者には，QT が心電図上延長すること以外重大な症状がない患者もいるが，そうでない場合は，失

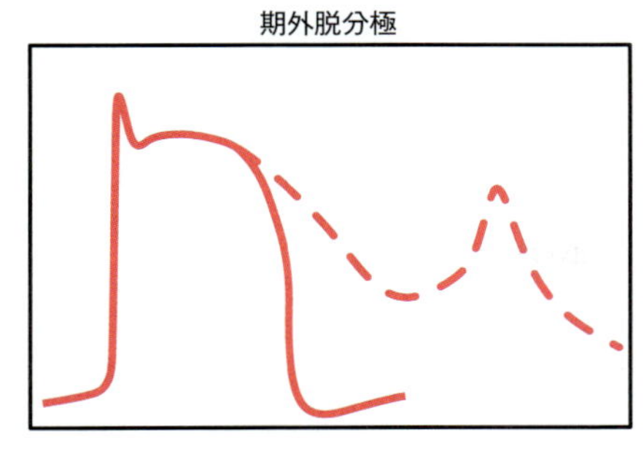

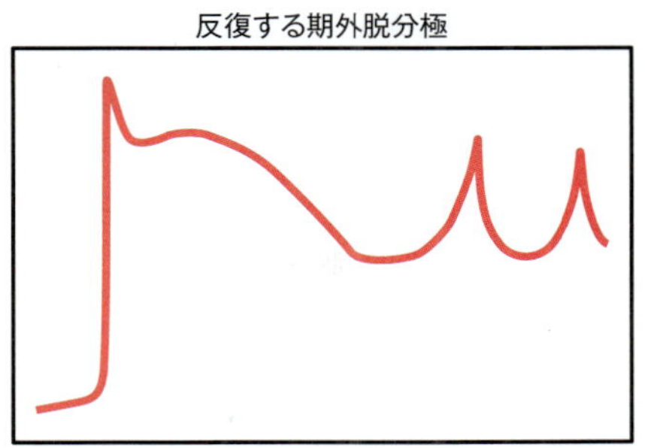

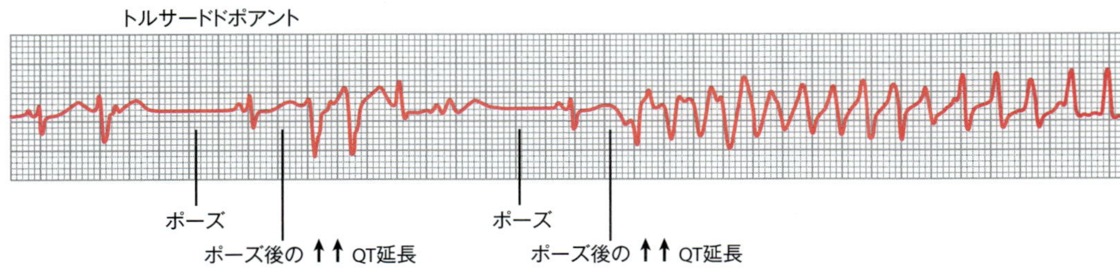

図 13.12　QT 延長症候群(LQTS)における不整脈の発症
再分極の遅延により，心室筋線維の活動電位が延長した場合，期外脱分極(左上の図の点線)が，完全な再分極を生じる前に発生することがある．反復する期外脱分極(右上の図)は，条件によって多発性の脱分極を生じうる．**トルサードドポアント**(下図)の場合，通常，心室性期外収縮後のポーズの後，QT 延長を伴うもう 1 つの拍動が先行して発症する．(Murray KT, Roden DM: Disorders of cardiac repolarization: the long QT syndromes. In: Crawford MG, DiMarco JP [eds]: Cardiology. London: Mosby, 2001 より改変)

神発作や心室性不整脈がみられ, それらは身体の運動や，恐怖や怒り，音による驚愕などの強い情動によって引き起こされる．LQTS に関連した心室性不整脈は，心室細動を引き起こし，突然死を生じることもある．

急性の LQTS への治療としては，硫酸マグネシウムが投与されることがある．また長期の LQTS に対しては，β- アドレナリン受容体遮断薬などの抗不整脈薬の投与や，除細動器の植え込みなどが用いられる．

発作性頻拍(脈)

心房，プルキンエ系あるいは心室を含む心臓のさまざまな部位の異常は，時にあらゆる方向へ心臓全体に速やかに広がるインパルスを生じる可能性がある．これは，リエントリーを機序とする興奮旋回が起こることにより引き起こされることが最も多いと考えられている．リエントリーは，興奮の帰還により自己による再興奮を局所で繰り返し引き起こす現象である．この局所で発生するリズムは高頻度であるため，この部位が心臓のペースメーカーとなる．

“発作性”という用語は，心拍数が発作性に増加することを意味する．発作は突然開始し，数秒，数分，数時間あるいはそれ以上持続する．通常，発作は出現したときと同様，突然停止し，それに伴って心臓のペースメーカーは直ちに洞房結節へ戻る．

発作性頻拍(paroxysmal tachycardia)は，しばしば迷走神経反射を誘発することで停止可能である．この目的で，時に用いられる迷走神経反射の 1 つが頸部の頸動脈洞部分の圧迫である．この操作により，頻拍発作を停止させるに十分な迷走神経反射を引き起こすことが可能な場合がある．また，心臓組織における伝導を遅延させたり，不応期を延長させる薬剤も用いられる．

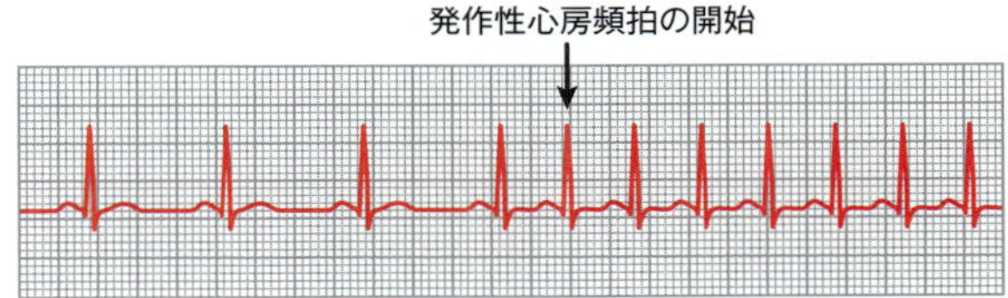

図 13.13　発作性心房頻拍：記録中程にその開始を認める(第 I 誘導)

発作性心房頻拍(脈)(atrial paroxysmal tachycardia)

図 13.13 に示す心電図では，その記録の中程で心拍数が約 95 拍 /分から 150 拍 /分へ突然増加している．速い心拍の間の心電図を詳細に検討すると，それぞれの QRS-T 群の前に陰性 P 波がみられ, 部分的にこの P 波は，先行する心拍の正常な T 波の上に重なっている．これは，発作性頻拍の起源が心房内に存在はするものの，P 波の異常な形状からみて，その起源が洞房結節近傍にはないことを示唆する．

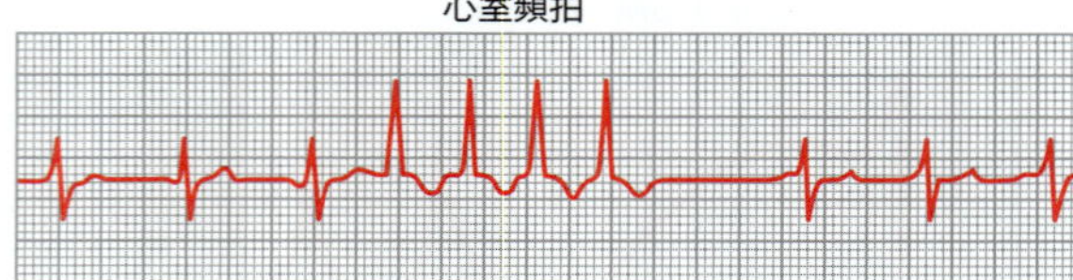

図 13.14 発作性心室頻拍(第Ⅲ誘導)

発作性房室結節性頻拍(A–V Nnodal paroxysmal tachycardia)

発作性頻拍は，しばしば房室結節を含んだ組織で起こる異常なリズムを原因としている．この発作は通常，ほぼ正常な QRS–T 群を呈するが，P 波はまったく認められないか，認めにくい．

心房性ないしは房室結節性の発作性頻拍は，どちらも**上室頻拍**(supraventricular tachycardias)とよばれ，通常，若年のその他の面では健常である人に出現するが，生長して思春期以降になると，たいていこの頻拍が出現する傾向はなくなる．一般的に上室性頻拍により，患者はひどく恐怖感を覚え，気弱になるが，この発作により一生続く障害を残すことは通常ない．

発作性心室頻拍(脈)

図 13.14 は典型的な短時間の心室頻拍発作である．**発作性心室頻拍**(ventricular paroxysmal tachycardia)の心電図所見は，正常心拍を挟まない心室性期外収縮の連続である．

発作性心室頻拍は通常，以下の 2 つの理由で重篤な状態といえる．第 1 に，このタイプの頻拍は心室にかなりの虚血性心筋傷害がなければ生じない．第 2 に，次の項で述べる通り，心室頻拍は心室筋に高頻度の刺激を繰り返し与えることになり，しばしば致死的な心室細動を誘発する．

心疾患治療に用いられる**ジギタリス**(digitalis)の中毒は，時に心室頻拍の異常興奮を発生させる起源を生じる．アミオダロンや，リドカインなどの抗不整脈は心室性頻拍の治療に用いることができる．リドカインは活動電位を生じる際の心筋細胞膜の正常なナトリウム透過性の上昇を抑制し，それによって頻拍発作を生じている興奮起源をしばしばブロックする．アミオダロンは心筋において活動電位の延長，不応期の延長，房室伝導の遅延など多様な作用を有する．場合によっては，正常の**洞調律**(sinus rhythms)を回復させるために，**電気ショック**(electroshock)による**カルディオバージョン**(cardioversion)が必要な場合もある．

心室細動

すべての不整脈の中で，最も重篤なものが**心室細動**(ventricular fibrillation)である．もし，この不整脈が 1〜3分以内に停止しなければ，ほぼ間違いなく致命的である．心室細動とは，心室筋内に出現したコントロール不能な暴れ狂う異常インパルスから生じる．それは心室筋の一部を興奮させ, 次々に別の心室筋を興奮させていく．そのうちに，はじめにインパルスが生じた部位の心室筋を再び興奮させるというように，決して止まることはない．この不整脈が生じると，心室筋の多数の小さな部分が同時に収縮する一方で，他の部分は弛緩する状況となる．このようにして，心臓のポンプ機能に必要とされる心室筋全体の協調的な収縮運動が認められなくなる．心室全体に大きな電気的興奮はあるものの，心室腔は拡大することもなければ，収縮することもなく，あいまいな部分的に収縮が認められるような状態に留まる．したがってまったく血液を送り出していないか，取るに足らない量の血液しか送り出していない状態となる．そのため，心室細動が起これば，脳虚血のために，4，5 秒以内に意識消失が起こり，数分以内に回復不能な組織障害が全身で起こり始める．

多くの要因が心室細動開始の引き金となりうる．つまり，正常心拍であったとしても，その 1 秒後には心室細動になっているかもしれない．とりわけ，心室細動を惹起する可能性があるものとして，①突然心臓に加わった電気ショック，②心筋あるいは特殊刺激伝導系，もしくはその両方に生じた虚血などが挙げられる．

リエントリー現象：心室細動の基礎となる旋回運動

正常心臓において，正常興奮が心室全体に伝播してしまうと，興奮は行き場がなくなる．それは心室筋全体が不応期にあるため，心室筋を介してそれ以上興奮が伝わりえないからである．したがって，その興奮は消退し，心臓は洞房結節に発生する新しい興奮(活動電位)を待つことになる．

しかしながら，このような正常な一連の電気現象が起こらない状況が存在する．その状況は，**リエントリー**(re–entry)を惹起し，**旋回運動**(circus movements)から，次いで心室細動を引き起こす．この背景にある状況をさらに詳細に説明しよう．

図 13.15 にいくつかの心筋の小片を円で示す．もしこのような小片が 12 時の位置で刺激され，一方向にだけ伝播したと仮定すると，インパルスは 12 時の位置に戻ってくるまで円周を伝播していく．もし，最初に捕捉された心筋線維がまだ不応期にあったとすると，不応期内にある心筋は，進入してきた 2 番目のインパルスを受け入れることができないため，そのインパルスは消滅する．しかし，このインパルスが円周上を伝播し続けることを可能にする 3 つの異なった条件がある．すなわち，すでにインパルスが通過し終わった心筋内へのインパルスの“リエントリー(再進入)”を起こし“興奮旋回運動”を生じさせる条件がある．

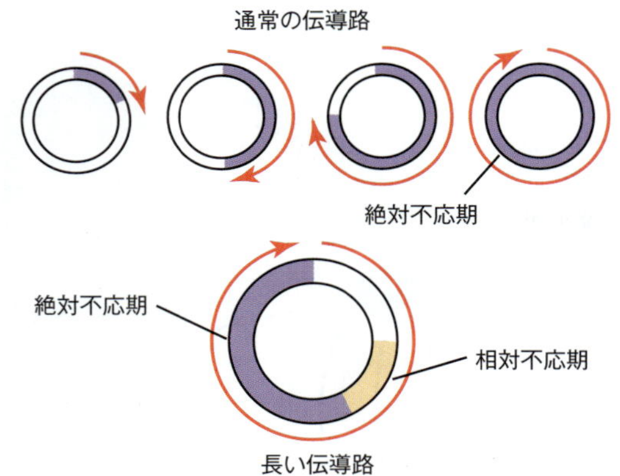

図 13.15　旋回運動
通常の伝導路内におけるインパルスの消滅，および長い伝導路内におけるインパルスの持続的伝播を示している．

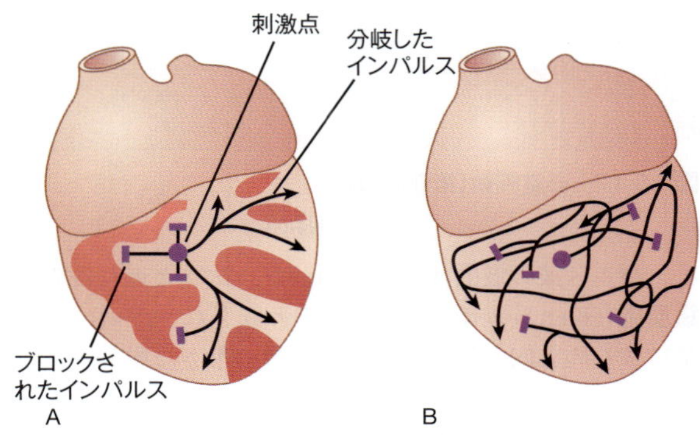

図 13.16　60 Hz 交流波により誘発された心室細動
A：不応期にある心室筋領域が斑状に存在するときの心室細動の開始．B：心室細動状態の心室における**細動性インパルス**（fibrillatory impulses）の持続的伝播．

第 1 に，もしも円周上の伝導路が正常よりも長いと，インパルスが 12 時の位置に戻ってくる時点では，最初に興奮した心筋はもはや不応期内にはないため，インパルスは円周上を繰り返し回り続ける．

第 2 に，もしも伝導路の長さが一定であっても，興奮伝導速度が十分に低下したとすると，インパルスが 12 時の位置に戻ってくるのに時間がかかるであろう．インパルスが戻ってくるまでには，はじめ興奮した心筋は不応期を脱しており，インパルスは円周上を何度も回り続けることができる．

第 3 に，心筋不応期が非常に短縮したとしよう．この場合もまた，インパルスは円周上を何度も回り続けるであろう．

これらの条件は，以下のようなさまざまの病態で生じる．(1)導路の延長は拡張した心臓で典型的に生じる．(2)伝導速度の低下はしばしば①プルキンエ系のブロック，②心筋虚血，③高カリウム血症，④その他で生じる．(3)アドレナリンなどの薬物，あるいは頻回電気刺激に反応して生じる．このように，心臓の異常状態下で，リエントリーにより洞結節の歩調取りから逸脱した異常な心リズムが引き起こされる．

細動の連鎖反応機序

心室細動では，心室筋上を多数の小さく分かれた収縮波が，同時にさまざまな方向へ向かって広がるのが確認できる．心室細動のリエントリー性インパルスは，図 13.15 に示すような，単一のインパルスが 1 つの円周を伝播するような単純なものではない．それどころか，それらは変質して“連鎖反応”様の一連の複合波面を示すようになる．このような心室細動の形成過程を説明する最もよい方法の 1 つは，60 Hz 交流波の電気ショックによる心室細動の誘発過程を記録することである．

60 Hz 交流波により誘発された心室細動

図 13.16 の心臓 A の心室中央部に，60 Hz の電気刺激が刺激電極を通して与えられたとする．その刺激の最初のサイクルで脱分極波があらゆる方向に広がり，その直後，電極直下の心筋すべてが不応期の状態に置かれる．約 0.25 秒後，その心筋の一部は不応期から脱し始める．ある部位は他よりも早く不応期から脱し，まだ脱していない部分も存在する．この状況は図 13.16 の心臓 A に描かれている通りで，多くの明るい色の領域は興奮可能な心筋を表し，濃い色の領域はまだ不応期にある心筋を表している．この時点で，与え続けられる刺激電極からの 60 Hz の電気刺激によるインパルスはある一定の方向にのみ伝播し，決してあらゆる方向には伝播しない．このようにして，心臓 A ではインパルスのいくらかは不応期となっている領域までわずかの距離を移動し，そこでブロックされる．しかし，あるインパルスは不応期領域の間を通過し，興奮可能領域を伝播し続ける．その後，いくつかのことが，迅速に次々と同時に起こり，ついには心室細動状態へ至る．

第 1 に，ある方向ではインパルスのブロックが生じ，別な方向には有効な伝播が起こる状況は，リエントリー性シグナルの出現のために必要な条件の 1 つである．すなわち，脱分極波は心筋内をいくつかの方向にのみ伝播し，別の方向には伝播しない．

第 2 に，心臓の頻回刺激は心筋自体に次の 2 つの変化を惹起するが，この 2 つの変化により旋回運動が起こりやすくなる．①心筋伝播速度が減少され，インパルスが心臓内をめぐる間に長い時間間隔が生まれる．②心筋の不応期が短縮され，一度興奮した心筋領域へのインパルスのリエントリーが通常よりずっと早期に可能となる．

第 3 に，心室細動の最も重要な様相の 1 つは，図 13.16 の心臓 A に示すような，インパルスの分裂である．脱分極波が心臓内の不応期領域に到達すると，その不応期領域の両側に伝播する．このようにして，1 個のインパルスは 2 個のインパルスに分裂する．その後，それぞれが他の不応期領域に到達すると，さらに 2 個のインパルスに分裂する．このようにして，多数の新しい

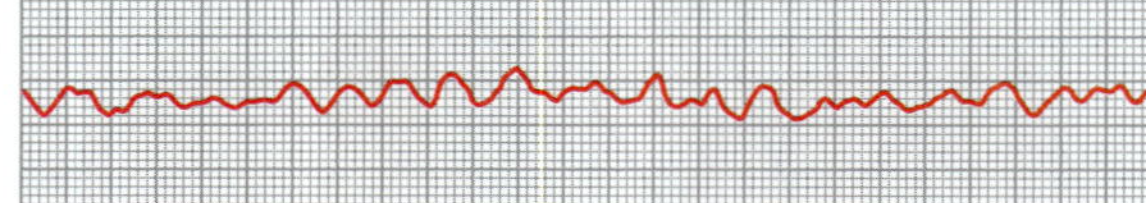

図 13.17 心室細動(第Ⅱ誘導)

インパルス波の**波面**(wave fronts)が，次々と進行性の**連鎖反応**(chain reactions)によって形成され，ついには同時に多くの方向へ伝播していく多数の小さな脱分極波ができる．さらに，このインパルス伝導の不規則なパターンが，インパルス伝導のための多くの迂回路を形成し，細動を続けさせる条件の１つである伝導路の著しい伸張を引き起こしている．これはまた，心臓内に絶え間なく不規則な斑状の**不応期領域**(patchy refractory areas)をつくり出す．

この悪循環がいつ始まったかは誰でも容易に知ることができる．すなわち，インパルスの回路が多くなればなるほど，それはますます多くの斑状の不応期領域を形成する．そして，この斑状不応期領域はますます多くのインパルスの分割を生じる．それゆえ，心筋のある領域が不応期状態から脱したとたんにいつでも，近傍のインパルスがその領域に再進入するというわけである．

図 13.16 の心臓 B は，細動進展の最終段階を表す．ここではあらゆる方向に伝播する多くのインパルスがみられ，あるものは分裂してインパルス数を増やしているが，また，別のものは不応期領域でブロックされている．事実，この傷つきやすい時期に与えた単一電気ショックは，しばしば不応期にある心筋周囲で多方向へ広がる奇妙なインパルスのパターンを誘発し，その結果心室細動を引き起こす．

心室細動の心電図所見

心室細動では，心電図は異様な形を呈し(図 13.17)，通常，何らかの規則正しい調律へ戻ろうとする傾向はない．心室細動のはじめの数秒間は，比較的大量の心筋が同時に収縮し，心電図上で粗い不規則な波形をつくる．その数秒後，心室の粗い収縮は消え，心電図は低電位できわめて不規則な新しい波形に変わる．このように，繰り返しの心電図パターンがない場合，心室細動であるとされる．その代わり，心室筋は 30～50 もの小さな斑状の筋領域で１度に収縮し，心電図上の電位は絶えず痙攣のように変化する．なぜなら，心臓内における電流ははじめ一方向へ，その後，他の方向へと流れるが，特定の周期を繰り返すことはめったにないからである．

心室細動が出現した初期の段階では，心電図上の細動波の電位は通常約 0.5mV である．しかしそれらは速やかに減弱し，通常 20～30 秒後には，わずか 0.2～0.3mV となる．心室細動開始後 10分ないしはそれ以上経過すると，0.1mV ないしはそれ以下の微小な電位が記録されるにすぎない．すでに指摘されている通り，心室細動中は血液の拍出がないため，次の項で述べられているような速やかな電気ショックなどの大胆な治療で心室細動が止められない限り，この状態は致死的である．

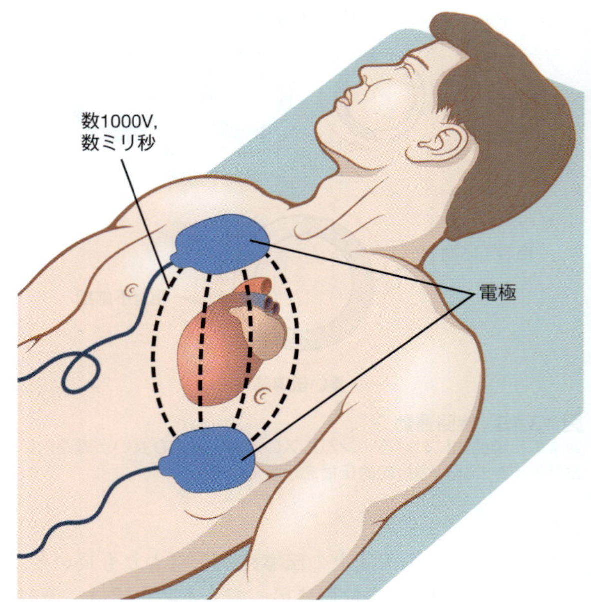

図 13.18 心室細動を停止させるための胸部への通電

心室の電気ショックによる除細動

中等度の電圧の交流波が心室に直接与えられると，ほとんど間違いなく心室は細動になるが，瞬時に心室を通過する強い高電圧の電流は，心室筋全体を同時に不応期に陥らせることで心室細動を止めることができる．これは心臓を挟んだ２つの大きな電極を通して，強い電流を流すことで達成される．その電流はほとんどの心室筋線維を同時に貫通し，基本的に心室のあらゆる部位を同時に刺激し，それらすべてを不応期に陥らせる．あらゆる活動電位は停止し，心臓は 3～5 秒の間，静止状態となり，その後，通常，洞結節ないし他の部位から歩調取りにより，心拍が再開する．しかし，もともと心室を細動状態にした同じリエントラント病巣がまだ存在している場合は，心室細動がすぐ再発することもある．

電極が直接心臓の両側に置かれているとき，心室細動は通常，1000V の直流電流を数ミリ秒与えることによって停止できる．図 13.18 に示すように，胸壁に置いた２つの電極を介して電流が与えられる場合，通常の手技は大きなコンデンサーに数千Ｖまで充電し，その後，電極を通してコンデンサーから数ミリ秒の放電をし，心臓に通電を行う．

多くの場合，除細動電流は，交互に二方向に電流を流す二相性波形で与えられる．二相性波形での通電は除細動のために必要なエネルギーを大幅に減少させことができ，熱傷や心臓へのダメージを軽減することができる．

心室細動の発症の危険性が高い患者には，小型のバッテリーを備えた植え込み型除細動器(ICD)が用いられることがある．電極は右室に留置される．心室細動を検出した場合は，短時間の電気刺激を心臓に与えて**除細動**(defibrillation)を行うようプログラムされている．近年の電子工学やバッテリーの技術の進歩により，電極を心臓内や心臓表面でなく，胸郭外の心臓近くの皮下に留置することで十分に機能するICDが開発されており，より簡易な外科的処置で留置可能である．

除細動の補助としての心臓マッサージ（心肺蘇生）

心室細動開始後，もし1分以内に除細動されなければ，冠動脈血流からの栄養が欠如するため，通常心臓は衰弱しすぎて，除細動による再生が不可能となる．しかし，初期の用手的心臓マッサージ(間歇的な手による圧迫)とその後の電気的除細動で，心臓の再生はまだ可能である．この方法では，少量ではあるが血液が大動脈へ送られ，新しい冠動脈血流が生じる．**心臓マッサージ**(hand pumping of the heart)開始数分後，電気的除細動がしばしば可能となる．事実，心室細動に陥っている心臓が90分間の用手的心臓マッサージを受けた後，除細動に成功した例もある．

胸部を開放せずに心臓をマッサージするテクニックは，人工呼吸とともに行う間歇的な胸部圧迫である．これは，電気的除細動と併せて，**心肺蘇生**(cardiopulmonary resuscitation：CPR)とよばれる．

脳への血流欠如が5～8分以上続くと，通常は恒久的な精神障害や脳組織の破壊が起こる．たとえ心臓が再生したとしても，その人は脳障害の影響で死亡するか，恒久的な精神障害をもちながら生きることになるだろう．

心房細動

刺激伝導系を除くと，心房筋は心室筋と線維組織によって分離されていることを思い出してほしい．心室細動がしばしば心房細動を伴うことなく生じると同様に，**心房細動**(atrial fibrillation)もしばしば心室細動を伴うことなく出現する(**図13.20**の右に示す)．

心房細動の機序は，細動が心室筋組織ではなく，心房筋組織で生じることを除けば，心室細動のそれと同様である．よくある心房細動の原因は，弁膜病変により心房から心室へのスムーズな血液の送り出しが阻害されたり，心室機能不全で心房に過剰な血液滞留が生じたことによる心房拡大である．拡張した心房壁は緩徐伝導と長い興奮伝導路という心房細動発生に理想的な条件を提供する．

心房細動中の心房ポンプ機能障害

心室細動中に心室から血液の拍出がないのと同様の理由で，心房細動中は心房からの血液の拍出がない．そのため，心房は心室のブースターポンプとしての役割を果たさない．しかしながら，血流は心房を通って心室に受動的には流入するので，心室ポンプ効果は心房細動のないときに比べ，高々20～30％低下するだけである．心室細動が致命的なのに対し，人は心房細動状態でも心ポンプ機能が低下しているとはいえ，何年も生きることができる．

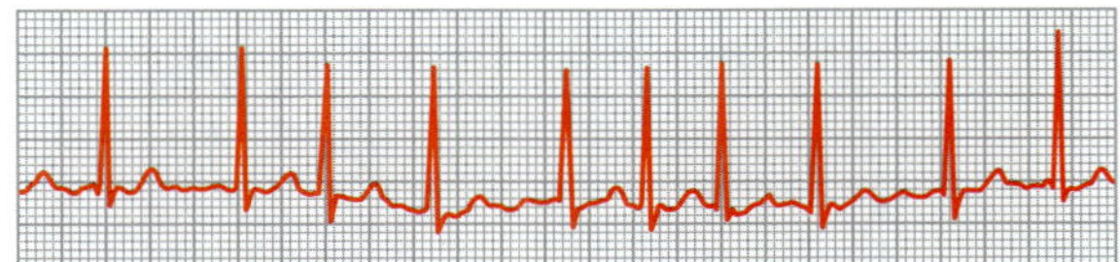

図13.19　心房細動（第Ⅱ誘導）にみられる波形は心室QRS群とT波である

心房細動の心電図所見

図13.19に心房細動時の心電図を示す．心房細動中は無数の小さな脱分極波が心房内であらゆる方向に広がっている．その脱分極波は弱く，いかなる時相でも，その多くは互いに逆方向に向かっている．そのため，通常，それらはほぼ完全に電気的には相殺される．それゆえ，心電図上P波はなく，高い周波数できわめて低電位の細かい波形がみられるだけである．これに対し，心室に何らかの病理学的異常がなければQRS-T群の波形は正常であるが，次に説明する通り，その出現のタイミングは不規則である．

心房細動中の心室リズムの不規則性

心房が細動状態にあるとき，心房筋からのインパルスは速やかに，かつ不規則に房室結節へ到達する．房室結節はいったん興奮すると，約0.35秒間，次のインパルスを通さないので，心室興奮と次の興奮の間には少なくとも0.35秒の時間間隔があることになる．次いで，不規則な心房細動のインパルスは0～0.6秒の不規則な時間で房室結節に到達する．このため連続する心室興奮間隔は，最小約0.35秒～最大約0.95秒の間で変化するきわめて不規則な心拍となる．**図13.19**の心電図でみると，心拍と心拍との間隔がさまざまであるが，この不規則性が心房細動を診断するための臨床所見の1つである．高頻度の心房細動インパルスにより，心室は通常，125～150拍/分の間の速い心拍で駆動されている．

心房細動の電気的除細動

心室細動を電気ショックにより正常リズムに戻すことができるのと同様，心房細動もまた電気ショックによって正常リズムに戻すことができる．その手法は，基本的に心室細動の除細動のときと同様である．すなわち，単一の強い電気ショックを心臓に加えて，数秒間心筋全体を不応期にするものであるが，もしその心臓に正常の洞

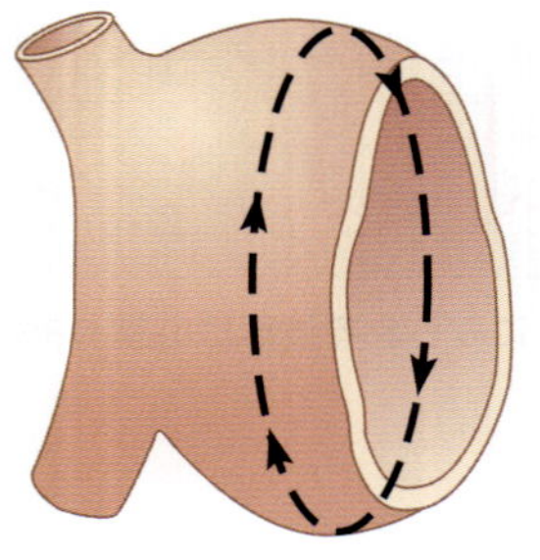

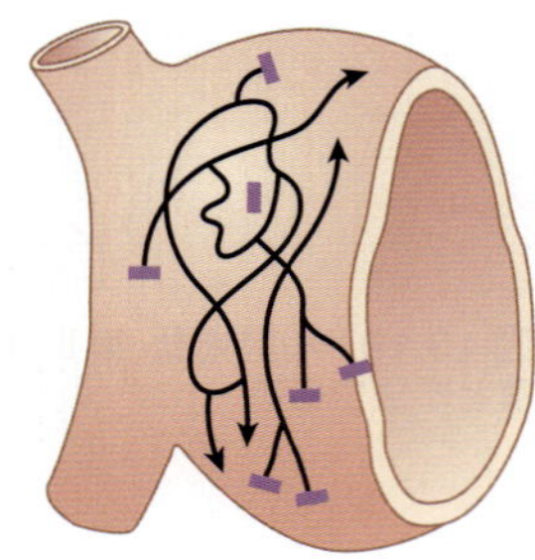

図 13.20 心房粗動および心房細動のインパルスの伝播経路

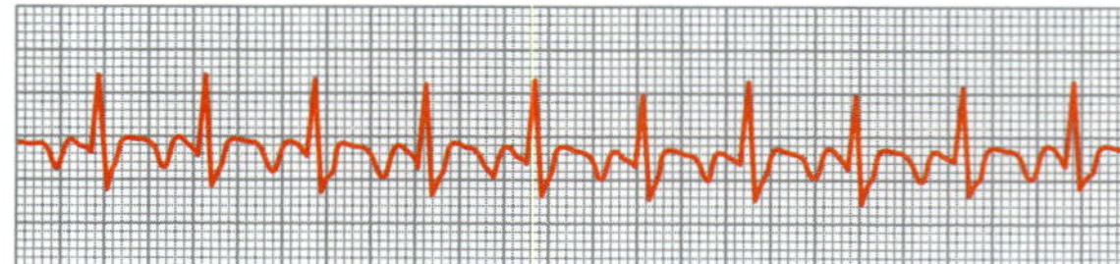

図 13.21 心房粗動："2：1 房室リズム"（第Ⅱ誘導）

調律を発生させる力があれば，しばしば心臓は正常リズムに回復する．

心房粗動

心房粗動(atrial flutter)は心房内における興奮旋回運動によって生じるもう 1 つの病態である．これは，図 13.20 の左に示すように，電気シグナルが単一の大きな興奮波として心房内をつねに一定方向へ旋回するという点で，心房細動とは異なる．心房粗動は通常 200〜350 回 /分の頻度で起こる心房の高頻度の収縮を生じる．しかし，心房の一方の側が収縮しているときに，反対側は弛緩しているため，心房から拍出される血液の総量はわずかである．さらに，粗動シグナルは房室結節へきわめて短い間隔で到達するため，そのすべてが心室に侵入することはできない．これは，房室結節およびヒス束の不応期が，心房からのシグナルをすべて通過させるのに十分なほど短くないからである．したがって通常，1 拍の心室興奮に対し，2〜3 拍の心房興奮が認められる．

図 13.21 は典型的な心房粗動時の心電図である．ある程度協調した心房筋の興奮があるため心房波は大きい．QRS-T 群は粗動波に続くが，2〜3 拍の心房興奮ごとに 1 回心室の興奮が対応し，2：1 あるいは 3：1 リズムを呈していることに注意してほしい．

心停止

心臓の調律や刺激伝導系の最も重篤な異常は，**心停止**(cardiac arrest)である．これは心臓におけるすべての電気的制御シグナルの停止に起因する．つまり，自発性リズムがまったく存在しない状態である．

心停止は，深い麻酔中，換気不十分のため，著明な低酸素状態となっているときなどに生じることがある．低酸素状態においては，心筋線維や伝導系線維は細胞膜を隔てた正常な電解質の濃度勾配を維持できなくなり，それらの細胞の興奮性が著しく影響を受け，自動能が消失する．

麻酔に起因する多くの心停止例では，長い心肺蘇生法(何十分あるいは何時間単位の)により，正常リズムに回復させることができる．一方で，重症心臓病が原因で心停止あるいは半心停止状態に陥った患者では，死に至る可能性が大きい．この治療のために，**植え込み型心臓ペースメーカー**(implanted electronic cardiac pacemaker)が用いられ，そこから出る規則的な電気的インパルスにより，患者は月単位あるいは年単位で生存できるようになっている．

参考文献

Adler A, Rosso R, Viskin D, et al: What do we know about the "malignant form" of early repolarization? J Am Coll Cardiol 62:863, 2013.

Darby AE, DiMarco JP: Management of atrial fibrillation in patients with structural heart disease. Circulation 125:945, 2012.

Dobrzynski H, Boyett MR, Anderson RH: New insights into pacemaker activity: promoting understanding of sick sinus syndrome. Circulation 115:1921, 2007.

John RM, Tedrow UB, Koplan BA, et al: Ventricular arrhythmias and sudden cardiac death. Lancet 380:1520, 2012.

Lampert R: Managing with pacemakers and implantable cardioverter defibrillators. Circulation 128:1576, 2013.

Lee G, Sanders P, Kalman JM: Catheter ablation of atrial arrhythmias: state of the art. Lancet 380:1509, 2012.

Morita H, Wu J, Zipes DP: The QT syndromes: long and short. Lancet 372:750, 2008.

Myerburg RJ: Implantable cardioverter-defibrillators after myocardial infarction. N Engl J Med 359:2245, 2008.

Obeyesekere MN, Klein GJ, Nattel S, et al: A clinical approach to early repolarization. Circulation 127:1620, 2013.

Olshansky B, Sullivan RM: Inappropriate sinus tachycardia. J Am Coll Cardiol 61:793, 2013.

Park DS, Fishman GI: The cardiac conduction system. Circulation 123:904, 2011.

Passman R, Kadish A: Sudden death prevention with implantable devices. Circulation 116:561, 2007.

Prystowsky EN, Padanilam BJ, Joshi S, Fogel RI: Ventricular arrhythmias in the absence of structural heart disease. J Am Coll Cardiol 59:1733, 2012.

Rienstra M, Lubitz SA, Mahida S, et al: Symptoms and functional status of patients with atrial fibrillation: state of the art and future research opportunities. Circulation 125:2933, 2012.

Roden DM: Drug-induced prolongation of the QT interval. N Engl J Med 350:1013, 2004.

Schwartz PJ, Ackerman MJ, George AL Jr, Wilde AA: Impact of genetics on the clinical management of channelopathies. J Am Coll Cardiol 62:169, 2013.

Shen MJ, Zipes DP: Role of the autonomic nervous system in modulating cardiac arrhythmias. Circ Res 114:1004, 2014.

Wang K, Asinger RW, Marriott HJ: ST-segment elevation in conditions other than acute myocardial infarction. N Engl J Med 349:2128, 2003.

Wazni O, Wilkoff B, Saliba W: Catheter ablation for atrial fibrillation. N Engl J Med 365:2296, 2011.

Wickramasinghe SR, Patel VV: Local innervation and atrial fibrillation. Circulation 128:1566, 2013.

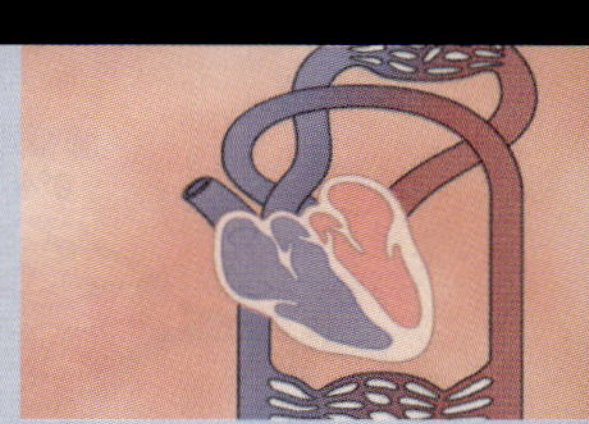

第14章
循環の概要：圧，血流，抵抗の生物物理学

循環の役割は，体組織の必要に応じて栄養素を届け，代謝産物を運び去り，体の一部から他の部分へとホルモンを輸送することで，細胞の生存や最適な機能に必要なすべての体液環境を適切に維持することである．

ほとんどの組織を流れる血流量は，その組織が必要とする栄養素の量に応じて制御されている．腎臓をはじめとしたいくつかの臓器では，循環は栄養供給以外の機能も有している．例えば腎臓では，排泄機能を担うために非常に多くの血液が毎分濾過される必要があり，血流量は栄養の供給のためよりもはるかに多い．

つまり心臓と血管は，組織の血流量確保に必要な心拍出量や動脈圧を維持するように制御されている．本章では，血液容量や血流量がどのように調節されているか，そして，これらは循環系の各要素とどのように関係するかなど，循環についてのトピックスや疑問について述べる．

循環系の物理的特徴

図 14.1 に示すように，循環系は**体循環**(systemic circulation)と**肺循環**(pulmonary circulation)に分かれ，体循環は肺以外のすべての組織へ血液を供給することから，**大循環**(greater circulation)あるいは**末梢循環**(peripheral circulation)ともよばれている．

循環系各部位の役割

循環機能を詳しく説明する前に，循環系の各部位の役割を理解することが重要である．

動脈(arteries)の機能は，高圧で組織に血液を送ることである．このため，動脈の血管壁は強く，血流速度は速い．

細動脈(arterioles)は動脈系の最終の細い枝で，毛細血管への血流量を制御する導管としての役目を果たしている．細動脈は収縮能の高い平滑筋層を有し，細動脈を完全に閉塞したり，あるいは弛緩させたりして何倍にも拡張することができる．このようにして，細動脈は組織の需要に応じて血流量を大きく変動させることができる．

毛細血管(capillaries)の機能は，体液，栄養素，電解質，ホルモン，その他種々の物質を血液と間質液との間で交換することである．このため，毛細血管壁は薄く，その血管壁には水や小分子の物質を通すたくさんの**毛細管小孔**(capillary pores)が存在する．

細静脈(venules)は，毛細血管から血液を集め，より大きな静脈へと次第に合体する．

静脈(veins)は，細静脈からの血液を心臓へ戻す導管として働くと同時に，過剰な血液を溜める主な貯蔵場所にもなっている．静脈は血管内圧がきわめて低いため，血管壁は薄い．しかしながら，静脈は収縮あるいは拡張するために必要な筋肉層を有し，状態に応じて循環血液量を少なくしたり多くしたり制御するための血液貯蔵槽として働いている．

循環系各部位における血液量

図 14.1 は，循環系の概要と総血液量に対する主な循環区分の血液量の割合を表示したものである．例えば，全血液量の約 84%は体循環系に存在し，残り 16%が心臓と肺に存在する．84%の体循環系血液量のうち 64%が静脈に，13%が動脈に，7%が細動脈と毛細血管に存在する．心臓には 7%の血液が，肺血管には 9%の血液が存在する．

驚いたことに，毛細血管に存在する血液量が少ないが，毛細血管は血液と組織間の物質の拡散という，循環系で最も重要な役割を担う．このことについては第 16 章で述べる．

血管断面積と血流速度

平均的な人で，体循環系の各種類の血管をそれぞれ全部横に並べて集めると，それぞれの総断面積は以下のようになる．

血管	断面積(cm^2)
大動脈	2.5
中小動脈	20
細動脈	40
毛細血管	2500
細静脈	250
中小静脈	80
大静脈	8

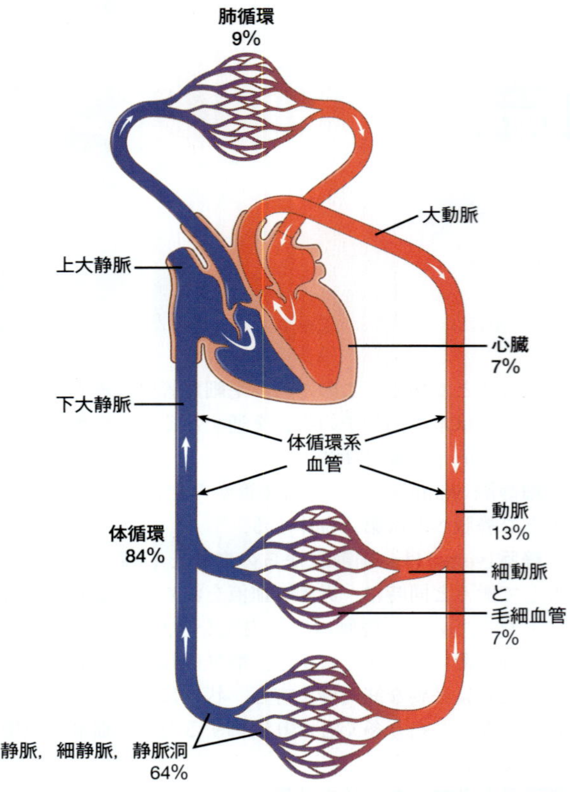

図 14.1　循環系各部位への血流分配（総血流量に占める割合）

特に静脈の総断面積は動脈よりかなり大きく，対応する動脈の約4倍である．つまり，動脈系に比して静脈系は，大きな血液貯蔵槽であることがわかる．

血流量（F）は1分間あたり各循環区分を同じ量流れるので，各血管の血流速度（V）は各区分の血管総断面積（A）に反比例する．

$$V = F/A$$

したがって，安静時の平均血流速度は大動脈で33cm/秒と速いが，毛細血管では，動脈の1/1000，すなわち0.3mm/秒ときわめて遅い．しかし，毛細血管の標準的な長さは0.3〜1mmであるため，血液はわずか1〜3秒間しか毛細血管内にとどまらない．この短い間に毛細血管壁を介して，栄養素や電解質の拡散が行われるというのは驚くべきことである．

循環系各部位の血圧

心臓は血液を大動脈へ絶え間なく駆出するので，大動脈の平均血圧は高く，約100mmHgである．また，心臓からの血液の駆出は拍動性のため，**図14.2**の左に示すように，動脈圧は120mmHgの**収縮期圧**（systolic pressure level）と80mmHgの**拡張期圧**（diastolic pressure level）の間で変化する．

体循環系を血液が流れるに従って，平均血圧は徐々に下降し，右心房に注ぐ上大静脈と下大静脈の基部での圧はほぼ0mmHgになる．

体循環系の毛細血管圧は，細動脈端近傍での35mmHgから，細静脈端近傍での10mmHgと場所によって異なる．しかし，ほとんどの血管床での“平均機能圧”は約17mmHgである．この血圧は，毛細管壁の小さな**小孔**（pores）を通って血漿が間質へ濾過されるためには低すぎるが，それでも栄養素はこの同じ小孔を通って毛細血管を取り巻く組織の細胞に容易に拡散される．

図14.2の右側に肺循環系の各場所での血圧を示す．**肺動脈圧**は大動脈の場合と同様に拍動性であるが，その血圧は体循環系に比べてはるかに低く，**肺動脈収縮期圧**（pulmonary artery systolic pressure）は約25mmHg，**拡張期圧**（diastolic pressure）は約8mmHg，平均肺動脈圧はわずか16mmHgである．平均肺毛細血管圧もわずか7mmHgであるが，それでも，単位時間あたりの血流量は肺循環系と体循環系で等しい．肺循環系で血圧が低いことは肺での血液需要に適っている．肺循環系の役目は，肺毛細血管中の血液に肺胞中の酸素やその他の気体が触れるようにすることである．

循環機能の基本原理

循環系の機能は複雑であるが，次の3つの基本原理が循環系のすべての機能の基礎をなしている．

①ほとんどの組織への血流量は，組織の需要に応じて常に制御されている．組織の活動性が増すと，栄養素の需要が高まり，組織血流量は時として，非活動時の20〜30倍に増加することもある．しかし，心拍出量は最大でも安静時の4〜7倍までしか増加できないため，特定の組織の需要に応えて，全身の血流量を単純に20〜30倍増加させることはできない．その代わり，各組織の微小血管がその組織の酸素や他の栄養素の量，二酸化炭素や代謝産物の蓄積をモニターすることで，局所の血管に直接働き，血管を収縮させたりあるいは拡張させたりして，その代謝状態に見合った血液量が供給される．また，中枢神経系による循環調節が組織血流量の調節を補助している．

②**心拍出量**（cardiac output）とは各組織を流れる血流量の合計である．末梢組織を通った血液は，静脈経由でただちに心臓へと戻る．心臓はその静脈還流量に応じて自動的に心拍出量を増加し，各動脈へと送り出す．このように，心臓は末梢各組織の需要に応じて**自動調節装置**（automaton）として働く．しかし，心臓が末梢の要求に応えて必要な血液量を拍出させるためには，しばしば特別な神経シグナルの助けが必要となる．

③一般に動脈圧は，局所血流量や心拍出量の調節とは独

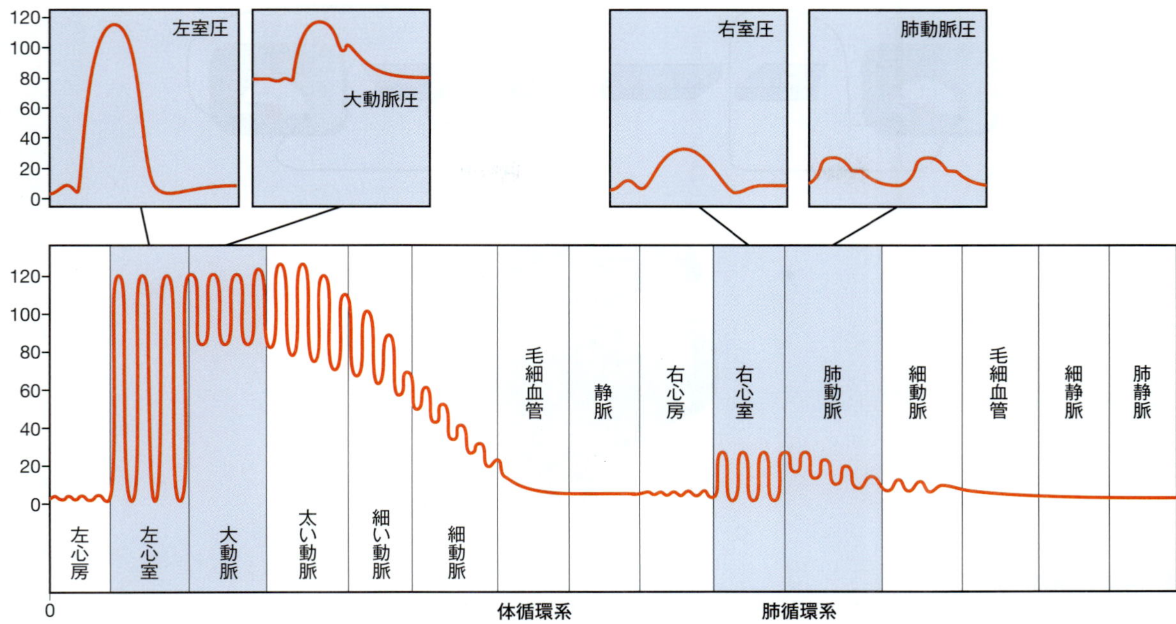

図 14.2 水平臥位の人で測定した循環系各部位での正常血圧

立して調節される．循環系には，動脈圧を一定に保つための広範な制御機構が備わっていて，例えば，動脈圧が正常値である約 100mmHg 以下に低下したときはいつでも，数秒以内に一斉に神経反射が働き，動脈圧を元に戻すための一連の循環状態の変化が起こる．この神経シグナルは特に，①心拍出力を増加させ，②血液貯留槽としての静脈系を収縮させて，心臓に戻る静脈還流量を増加させる．さらに，③多くの組織での広範な細動脈の収縮を引き起こし，より太い血管に多くの血液を集めることで動脈圧を上昇させる．数時間から数日間といったより長期間の調節においては，腎臓が血圧制御ホルモンの分泌と血液量を調節することで，血圧制御に重要な役割を果たす．

つまり，各組織の需要は特に循環系により供給される．本章の後半では，組織血流量，心拍出量，動脈圧の制御に関する基本について詳述していく．

圧，流量，抵抗の相互関係

血管を流れる血流量は 2 つの要素で決まる．すなわち，①血管内の血液を送り出す力となっている，血管の両端における血圧の差（血管に沿った**圧勾配**（pressure gradient）ともよばれる）と，②血管を通る血流を妨害する**血管抵抗**（vascular resistance），である．図 14.3 は，循環系の中で任意の位置にある血管の一部を例に，これらの関係を示したものである．

この血管の流入部の圧を P_1，流出部の圧を P_2 とする．血管の全長に沿って流れている血液と，血管内皮との間で起こる摩擦によって抵抗ができる．血管内の流れは，

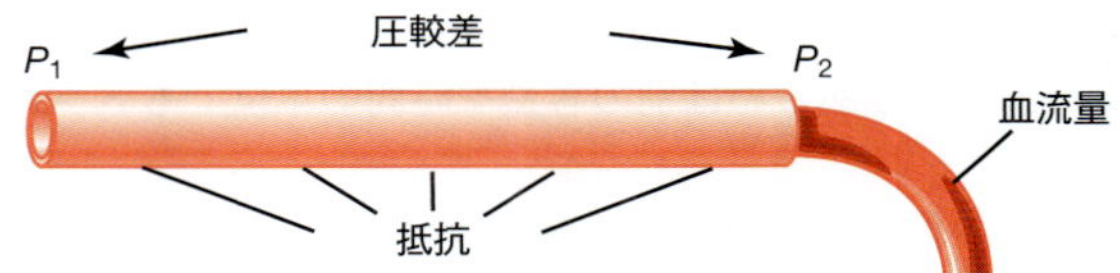

図 14.3 圧と抵抗，血流量の関係
P_1：血管の流入部．P_2：血管の流出部．

オームの法則（Ohm's law）とよばれる以下の式で計算できる．

$$F = \frac{\Delta P}{R}$$

ここで F は血流量，ΔP は血管の両端間の圧較差（$P_1 - P_2$），R は抵抗である．この式は，血流量は基本的には圧較差に比例し，血管抵抗に反比例することを表す．

ここで注意すべきことは，血流量を決定するのは血管の両端間での圧力の差であり，血管内の圧の絶対値ではないことである．例えば，血管の両端の圧がともに 100mmHg であっても，圧差が 0mmHg である場合は，この 100mmHg の圧があっても血液は流れない．

上の式で表したオームの法則を理解することは，血行動態を理解するうえで重要である．この式はとても重要で，以下のような変換した式にも慣れる必要がある．

$$\Delta P = F \times R$$

$$R = \frac{\Delta P}{F}$$

血流量

血流量とは，一定の時間にある場所を流れる血液の

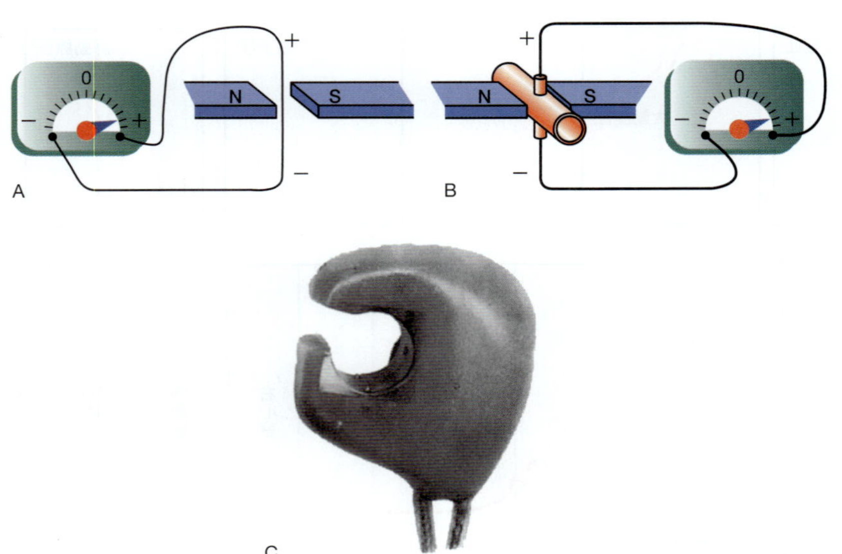

図 14.4　電磁血流計
A：ワイヤーが電磁場中を動くとワイヤー中で起電力が生じる．B：血管を強力な磁場の中に置き，この血管に血液が流れると，血管表面に置いた電極に起電力が生じる．C：血管周囲に持続的に装着するタイプの最近の電磁血流計プローブ．N と S はそれぞれ，N 極と S 極を指す．

量であり，それは通常 mL/分，あるいは L/分で表されるが，mL/ 秒あるいは別の容量や時間の単位でも表される．

成人の循環系を流れる血流量は 5000 mL/分で，これは心臓から大動脈へ 1分間に駆出される血液量，すなわち**心拍出量**(cardiac output)である．

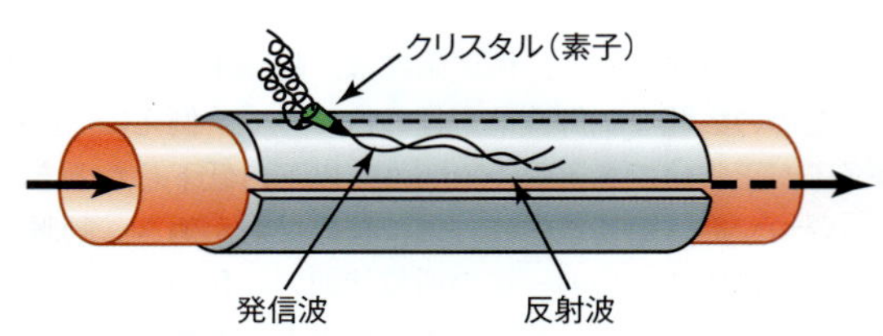

図 14.5　超音波ドップラー血流計

血流量の測定方法

種々の装置を血管内に挿入したり，あるいは血管の周りに装着して血流量を測定方法がある．これらの装置を**血流計**(flowmeter)という．

電磁血流計

血管に挿入せずに血流量を測定する装置の 1 つに，**電磁血流計**(electromagnetic flowmeter)があり，その原理を図 14.4 に示す．図 14.4A は，磁場に直交するように電線を素早く動かすと，その電線に起電力(電位)が発生することを示す．これは発電機により電力をつくり出す，よく知られた原理である．図 14.4B は，この原理を応用して血流量を測定する方法を示す．このケースでは，強い磁石の両極の間に血管を置き，その血管の両側に磁力線と垂直になるように電極を装着する．血管内に血液が流れると，血流量に比例した電圧が両電極間に生じるので，それを電圧計か電子記録装置で記録する．図 14.4C は太い血管に装着して，その血流量を測定するための実際の“プローブ”を示す．このプローブの中には強力な磁石と電極が含まれている．

電磁血流計の特に優れた点は，1/100 秒以下の血流の変化も記録できるので，定常流はもちろん，拍動性に変化する血流量も正確に記録できることである．

超音波ドップラー血流計

電磁血流計と同じ多くの利点をもち，血管外にプローブを装着して測定する血流計として，図 14.5 に示すような，**超音波ドップラー血流計**(ultrasonic Doppler flowmeter)もある．装置の壁の一端に小さな圧電素子が組み込まれており，それが適切な電子装置により電圧を加えられると，数百 kHz の超音波を血流に沿って発信する．この超音波の一部は，流れている赤血球に反射して圧電素子に到達する．このとき，超音波の発生源である圧電素子から赤血球が遠ざかるように流れていれば，受信周波数は元の周波数より減少する．このことを**ドップラー効果**(Doppler effect)という(列車が警笛を鳴らしながら近づき，そして離れていく場合に，警笛の音が，列車が近づいてくる場合は高い音として，遠ざかっていく場合は低い音として人に聞こえるのと同じである)．

図 14.5 に示した血流計については，高周波の超音波を断続的にカットし，圧電素子に反射されてきた波を電子装置で大きく増幅する．もう一方の電子装置の部分で発生音と反射音の周波数差を決定し，血流速度を測定す

る．血管径が変わらない限り，血管内の血流変化は流速の変化と相関する．

超音波ドップラー血流計は，電磁血流計と同じく，定常流と速い拍動性の血流変化を記録できる．

血管内の血液の層流

長く平滑な血管内を血液が一定速度で流れる場合，血液の各層が血管壁から同じ距離を保ちながら流線的に流れる．また，中心部の血流層は血管の中心にとどまる．このタイプの流れを**層流**(laminar flow)または**流線流**(streamline flow)といい，この後述べるように，血液が血管内をあらゆる方向に流れ，血管内で血液が混じる状態が続く乱流とは相対するものである．

層流における放物線速度特性

図 14.6 に示されるように，血流が層流の場合，血管中心部の血流速度は血管壁に近い部分に比べて著しく速い．図 14.6A では，管内に赤色の液体と白色の液体が相接して存在するが，管内に流れは発生していない．左から液体に流れが生じて，1 秒後には，図 14.6B に示すように，この 2 つの液体の接する面が放物線状になる．管壁に接する液体の部分はほとんど動かないが，それよりやや離れた部分は少し移動し，血管の中心部の液体が最も長い距離を移動する．これを**流速の放物線特性**(parabolic profile)という．

放物線特性は次のようにして生じる．血管壁に接触している液体分子は，血管壁に接着するためにゆっくりと動く．それに接する 2 番目の分子の層は 1 番目の層の，3 番目の層は 2 番目の，4 番目の層は 3 番目の層の上を滑って動く．したがって，血管壁とその間に多数の滑る分子層が存在することになり，血管の中心にある液体はより速く動く．このように，血管の外側の層よりも中心側にいくほどその液体の層の流れは速くなる．

血液の乱流とそれが起こる条件

血流速度が著しく速くなったり，血流が血管の狭窄部位や鋭角に曲がる部位を通過したり，粗い表面に沿って流れると，その流れは層流ではなく，乱流あるいは無秩序なものとなる(図 14.6C)．乱流では，血液は血管内を下流に向かって流れる他，逆方向にも流れて**渦流**(eddy currents)とよぶ渦ができる．この現象は，速い川の流れが狭窄部を通るときに渦を巻く現象に似る．

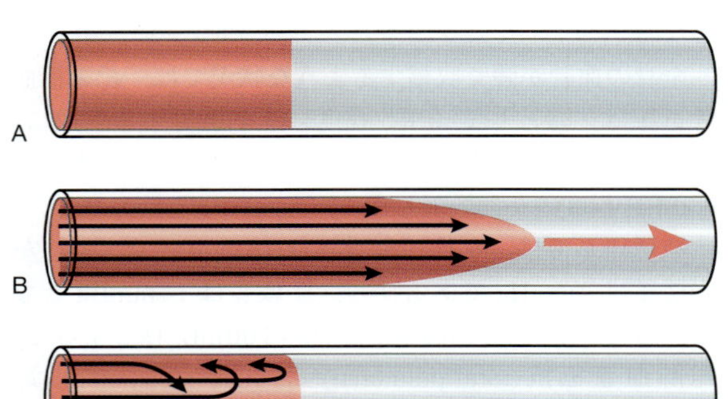

図 14.6 血管内の層流と乱流
A：2 つの液体(赤い液体と白い液体)が接し，流れはまだ生じていない状態．B：流れが生じて 1 秒後の状態．C：乱流で，液体が無秩序なパターンで動く状態．

渦流が存在すると，血管内の血液に強い摩擦が生じるため，層流の場合に比べて血液が流れる際の抵抗が大きくなる．

乱流が発生する率は，下の式に示すように，血流速度，血管の径，血液の密度に比例し，血液の粘性に逆比例する．

$$Re = \frac{\nu \cdot d \cdot \rho}{\eta}$$

ここで Re は**レイノルズ数**(Reynolds' number)で，渦流の起こりやすさの指標，ν は平均血流速度(cm/秒)，d は血管の直径(cm)，ρ は血液の密度，η は血液の**粘性**(poise)を表す．血液の粘性は通常約 1/30poise，密度は 1 よりわずかに大きい．レイノルズ数が 200〜400 であれば，血管の分岐部などで乱流が起こりうるが，血管の平滑な部分では乱流は消失する．しかし，レイノルズ数が 2000 以上に増加すると，まっすぐで平滑な血管でも通常乱流が起こる．

血管系では，レイノルズ数は太い動脈で通常 200〜400 であり，その結果それら血管の分枝では，ほぼ常に乱流が起こっている．大動脈や肺動脈の基部では，心室駆出の早期にレイノルズ数が数千以上に増加し，強い乱流が発生することが多い．それは，①血流速度が速いこと，②血流が拍動性であること，③血管の直径が急激に変化すること，④血管が太いことなど，いくつかの乱流を起こしやすい状態があるからである．しかし，小血管では乱流が起きるほど，レイノルズ数は高くない．

血圧

圧の標準単位

ポアズイユ(Poiseuille)が 1846 年に水銀マノメーターを開発し，それ以降それが血圧を計る装置として使われてきたため，血圧の計測値は何ミリメートルの水銀柱の高さ(mmHg)として表されることがほとんどである．実際には，血圧は血管壁の単位面積あたりに血液によって加えられた力を意味する．例えば血管内圧が 50mmHg という場合は，重力に抗して水銀柱を 50mm の高さまで押し上げることのできる十分な圧力を意味し，血圧が 100mmHg という場合は，水銀柱を 100mm の高さまで押し上げることのできる圧力を意味する．

時には，血圧を水柱何センチメートル(cmH_2O)で表す場合もある．血圧が 10 cmH_2O であるという場合は，重力に抗して水柱を 10cm の高さまで押し上げる圧力である．水銀の比重は 13.6 であり，1cm は 1mm の 10 倍だから，1mmHg の血圧は 1.36 cmH_2O の血圧に相当する．

高精度の血圧測定法

血圧計で使う水銀は慣性が著しく大きいため，素早く上がったり下がったりできない．このため，水銀血圧計は定常状態の血圧測定にはきわめて適しているが，1 サイクルが約 2～3 秒より速い圧変化には反応できない．急に変化する圧を記録するためには，別の血圧計を使う必要がある．血圧あるいは急激な圧変化を電気的信号に変換して，それを高速電子記録計で記録するためによく使われる，3 つの電気的圧トランスデューサーと基本原理を図 14.7 に示す．それぞれのトランスデューサーは，非常に薄く引き延ばされた金属膜を用いて，液体を満たしたチャンバーの壁面の 1 つを構成している．液体チャンバーは針あるいはカテーテルを介して，血圧を測定する血管内に通じている．圧が高いとその膜がわずかに膨らみ，圧が低いとその膜は元の位置に戻る．

図 14.7A では，1 枚の金属板が膜の上 0.2～0.3 mm 程度のところに置かれている．この膜が膨らんで金属板に接近すると，2 枚の膜の間の**静電容量**(electrical capacitance)が増加する．この静電容量の変化を，適宜電子システムを使って記録する．

図 14.7B では，金属の薄膜上に小さな鉄片がついており，それが電線コイルの中心に設けられた空隙を上下に変化できるようになっている．この小さな鉄片がコイル内へ動くことでコイルに発生する**起電力**(inductance)が増加し，それを電気的に記録することができる．

図 14.7C では，きわめて薄く延ばされた抵抗線が金属の薄膜に取りつけられており，この抵抗線が大きく引っ張られると抵抗が増加し，引っ張りが少ないと抵抗が減少する．この変化を電子システムで記録する．

トランスデューサーからの電気的信号は増幅器に送られて，適宜記録される．これらいくつかの高精度の測定システムを用いることで，500 Hz までの圧変化が正確に記録できるようになっている．図 14.7C の記録紙上に示すような，20～100 Hz の速い圧変化を記録するためによく使用されている記録計がある．

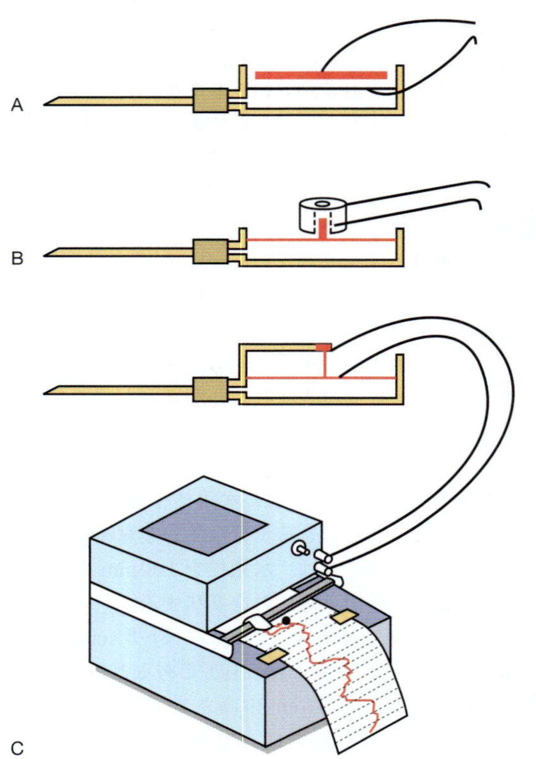

図 14.7　変動の速い血圧を記録するための 3 種類の電子トランスデューサーの原理

血流抵抗

抵抗の単位

抵抗とは血管内の血流に対する妨げのことをいうが，それを直接測定することはできない．その代わり，抵抗は血管に沿った 2 点の圧較差と血流量から計算できる．2 点間の圧較差が 1 mmHg で，血流量が 1 mL/ 秒であった場合の抵抗を 1PRU (peripheral resistance unit) と表現する．

CGS 単位による抵抗の表現

場合によっては，基本的物理量の単位として CGS(cm, g, sec)を用いて抵抗を表現することがあり，その単位は dyn・秒 /cm^5 である．これらの単位での抵抗は，次の式で計算できる．

$$R\left[\frac{\text{dyn・秒}}{\text{cm}^5}\right]=\frac{1333\times\text{mmHg}}{\text{mL/秒}}$$

総末梢血管抵抗と総肺血管抵抗

一定時間に全循環系を流れる血流量は，その時間中に心臓から拍出される血液量，**心拍出量**(cardiac output)と等しく，成人では約 100 mL/ 秒である．また体循環系の動脈と静脈の圧較差は 100 mmHg であるため，全体循環系の抵抗，すなわち**総末梢血管抵抗**(total peripheral resistance)は，100/100 あるいは 1PRU となる．

全身の血管が強く収縮するような状況では，総末梢血管抵抗は，時として 4PRU 程度にまで上昇する．逆に，全身の血管が著明に拡張すると，総末梢血管抵抗は 0.2PRU 程度にまで低下しうる．

肺循環系では，平均肺動脈圧は 16 mmHg で，平均左心房圧は 2 mmHg であるから，圧較差は 14 mmHg となる．したがって，心拍出量が正常の 100 mL/ 秒とすると，**総肺血管抵抗**(total pulmonary vascular resistance)は，約 0.14PRU となる(体循環系での値の約 1/7)．

血管内の血液のコンダクタンスは血管抵抗の逆数である

コンダクタンス(流れやすさ，conductance)は，一定の圧差で血管内を流れる血流量を計る尺度である．これは通常 mmHg あたりの mL/ 秒で表すが，また mmHg あ

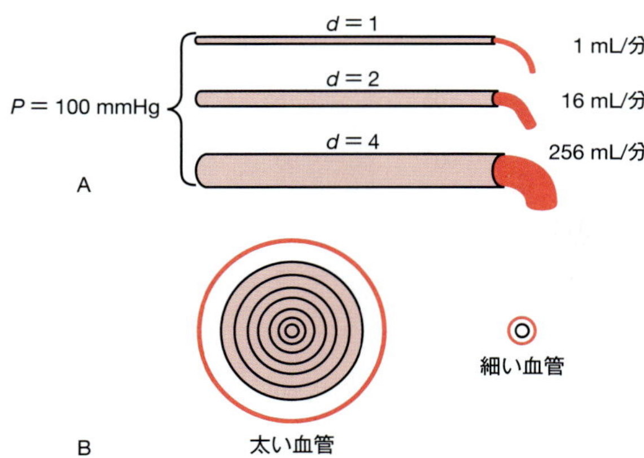

図 14.8　血管径の違いによる血流量の変化
A：血管径が血流量に与える影響を示す．B：異なる血流速度で流れる同心円状の血液の層．血管壁から遠いほど流れが速い．*d*：直径．*P*：血管の両端における圧較差を示す．

たりの L/ 秒あるいは血流量と圧を表す他の単位を使っても表現できる．

以下の式をみれば，コンダクタンスはまさに**血管抵抗**(resistance)の逆数であることがわかる．

$$\text{コンダクタンス} = \frac{1}{\text{血管抵抗}}$$

血管径のわずかな変化がコンダクタンスを大きく変える

血流が層流であるときには，血管の直径がわずかに変化するだけで，その血管を流れる血流量が著しく変化する．**図 14.8A** の実験が示すように，それぞれ直径が 1, 2, 4 の血管があって，それぞれの血管端の圧較差が同じ 100mmHg であったとする．それぞれの血流量は 1, 16, 256mL/分となることから，これら血管の直径が 4 倍になるだけで，血流量は256倍に増加することになる．このように，血管のコンダクタンスは，以下の式で示すように直径の 4 乗に比例して増加する．

$$\text{コンダクタンス} \propto \text{直径}^4$$

ポアズイユの法則

血管径が増加することによりコンダクタンスが著しく増加する原因は，大小の血管断面を示す**図 14.8B** を参照して説明できる．すでに本章で述べたように，**層流**(laminar flow)のときには，血管内に描かれた同心円状の各層の流速が隣接する層の流速と異なる．すなわち，血管壁に接している血液の層は，血管内皮細胞と接着するためあまり動かない．血管の中心に向かって，次の血液の層は 1 番目の層を滑って動くので，その流れはもっと速くなる．そして 3 番目，4 番目，5 番目，6 番目と中心に近づくにつれて血液の層はより速い流速で移動する．このように，壁に近い血液はゆっくりと，血管中心部の血液はより速く流れる．

小血管では，血液のほとんどが血管壁の近くに存在するため，管内中心部でも著しく速い速度の血液の層は存在しない．すべての同心円状の層を流れる血流に，各層の総断面積を掛けると，**ポアズイユの法則**(Poiseuille's law)として知られる以下の式が導かれる．

$$F \rightarrow \frac{\pi \Delta P r^4}{8 \eta l}$$

ここで，F は単位時間あたりの血流量，ΔP は血管両端間の圧差，r は血管の半径，l は血管の長さ，η は血液の粘性である．

この式で特に注意してほしいのは，血流量が血管の半径の 4 乗に比例することである．血管の直径(半径の 2 倍)は，血管内を流れる血流量を決定するあらゆる因子の中で最も大きな役割を担うことを，再度強調したい．

細動脈の血管抵抗を決定する血管径 4 乗の法則の重要性

体循環系における総末梢血管抵抗のうち，約 2/3 は細動脈で生じる血管抵抗である．細動脈の内径はわずか 4 µm から，最大 25 µm であるが，強力な収縮能があるため内径が著しく変化し，しばしば 4 倍ほどにも変化する．血流量は血管径に比例するという前述の 4 乗の法則から，血管径が 4 倍に増えると，その血流量は 256 倍に増加することがわかる．このように，この 4 乗の法則は，神経や局所組織の化学的シグナルに応じた細動脈の径の変化がごくわずかであっても，各組織への血液供給がほとんど完全に停止したり，逆に著しく増加しうることを示す．実際，細動脈が最大に収縮したときと，最大に拡張したときの当該組織の血流量の変動幅は 100 倍以上であったと報告されている．

循環路が直列時と並列時での血管抵抗

心臓から駆出された血液は，体循環の高圧部(例えば大動脈)から低圧部(例えば大静脈)へ，直列あるいは並列に配列した何マイルにもなる血管を通って流れる．動脈，細動脈，毛細血管，細静脈，静脈は，まとめれば直列に配列されている．血管が直列に配列している場合，それぞれの血管内を流れる血流量は等しく，**総末梢血管抵抗**(R_{total})は各血管抵抗の合計と等しい．

$$R_{\text{total}} = R_1 + R_2 + R_3 + R_4 \cdots$$

したがって，総末梢血管抵抗は動脈，細動脈，毛細血管，細静脈，静脈の血管抵抗の合計である．**図 14.9A** に示す例では，総血管抵抗は R_1 と R_2 の合計に等しい．

血管は多くの臓器や組織に血液を供給するため，非常に多くの枝分かれをして並列回路を形成する．この並列の血管配列は，各組織がそれ自体の血流量を他の組織の血流量とは独立して調節できるようにしている．

血管が並列に配列されていれば(**図 14.9B**)，総血管抵抗は以下のように表される．

$$\frac{1}{R_{\text{total}}} = \frac{1}{R_1} + \frac{1}{R_2} + \frac{1}{R_3} + \frac{1}{R_4} + \cdots$$

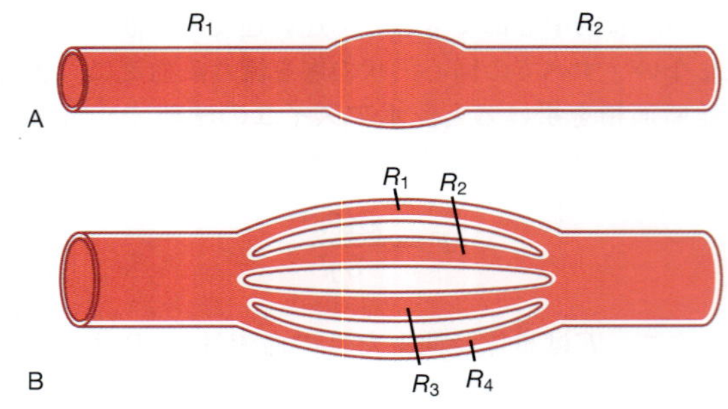

図 14.9　血管抵抗(R)
A：直列のときの血管．B：並列のときの血管．

ある一定の圧勾配では，1本1本の血管を流れる血流量に比べ，はるかに大量の血液がこの並列システムを流れることは明らかである．したがって，総血管抵抗は，各血管のそれぞれの抵抗よりもはるかに小さい．図 14.9B の並列に並んだ各血管を通る血流量は，圧勾配とその血管自体の抵抗によって決まり，並列に配置される他の血管の抵抗には影響されない．しかし，1本でも血管抵抗が増加すると，総血管抵抗も増加する．

ある循環回路で血管の数が増加すると，総血管抵抗が減少するということは矛盾があるようにみえる．しかし，多くの並列した血管では，血液が循環回路をより流れやすくなっている．なぜなら，それぞれの並列した血管は血流に対し，別の回路あるいはコンダクタンスを提供するからである．血流に対する**総コンダクタンス**(C_{total})は，各並列回路のコンダクタンスの和である．

$$C_{total} = C_1 + C_2 + C_3 + C_4 \cdots$$

例えば，脳，腎臓，筋肉，胃腸，皮膚，冠の各循環は並列に配置されており，各組織はそれぞれに体循環の総コンダクタンスに寄与する．各組織の血流量は総血流量(心拍出量)の一部であり，各組織の血流抵抗(コンダクタンスの逆数)と圧較差により決定される．したがって，手足の一方を切断したり外科的に腎臓を摘出したりすることは，並列な回路の1つを除去することであり，総コンダクタンスと総血流量(心拍出量)を減少させ，総末梢血管抵抗を増加させることになる．

血液ヘマトクリットと粘性が血管抵抗と血流量に及ぼす影響

ポアズイユの法則で，他に重要な因子は血液の粘性である．もし他のすべての因子が一定なら，粘性が高いほど血管を流れる血液量は減少する．さらに正常の血液の粘性は，水の粘性のおよそ3倍である．

しかし，何が血液の粘性をそのように上げているのか？　それは主に血液中の膨大な数の赤血球で，それぞれが隣接する細胞と血管壁に対して，摩擦抵抗を生じるからである．

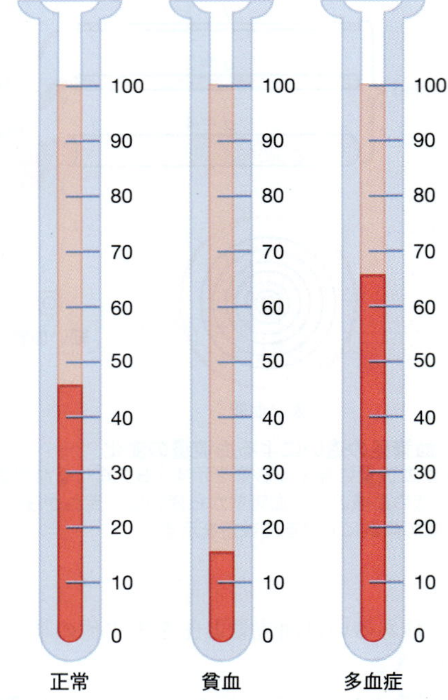

図 14.10　健常人と貧血，多血症の患者のヘマトクリット
数値は血液中の赤血球の割合を示す．

ヘマトクリット：赤血球の割合

ある人のヘマトクリットが40ということは，血液の40%が血球で，残りが血漿であることを意味する．成人男性の平均ヘマトクリットは約42，女性では約38である．この値はその人の貧血の程度，身体活動の程度や居住地の高度などに依存してきわめて大きく変化する．これらヘマトクリットの変化については，赤血球とその酸素運搬機能との関連で，第33章で説明する．

ヘマトクリットは図 14.10 に示すように，目盛つきチューブに入れた血液を遠心分離して判定する．チューブの目盛を用いて血球成分の割合を直接読みとることができる．

ヘマトクリットが上昇すると血液粘性が著明に増加する

図 14.11 に示すように，ヘマトクリットが増加すると血液の粘性は劇的に増加する．水の粘性を1とすると，ヘマトクリットが正常な血液の粘性は約3～4である．つまり，同じ血管中で水を動かす力に比べ，血液を動かすためには3～4倍の力が要る．**多血症**(polycythemia)でしばしばみられるが，ヘマトクリットが60あるいは70に増加すると，血液の粘性は水の10倍にもなり，血液の流れが著しく妨げられる．

血液の粘性に影響するその他の要因は，血漿タンパク質の濃度とその種類である．しかし，それらの影響はヘマトクリットの影響に比べてきわめて小さく，ほとんどの循環動態ではあまり意義があるものとは考えられていない．血漿の粘性は水の約1.5倍である．

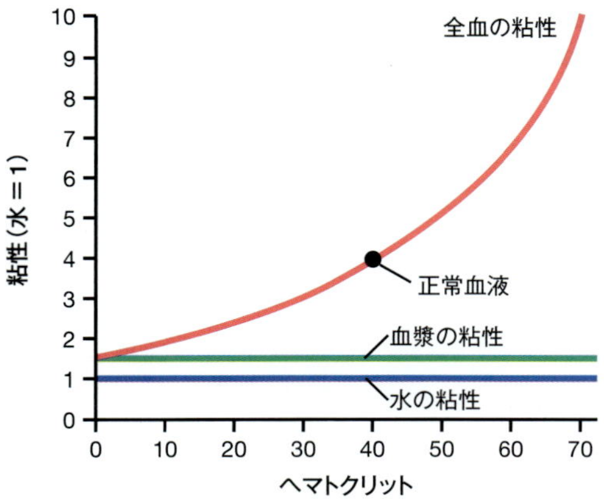

図 14.11　ヘマトクリットが血液粘性に与える影響
水の粘性を 1 とする．

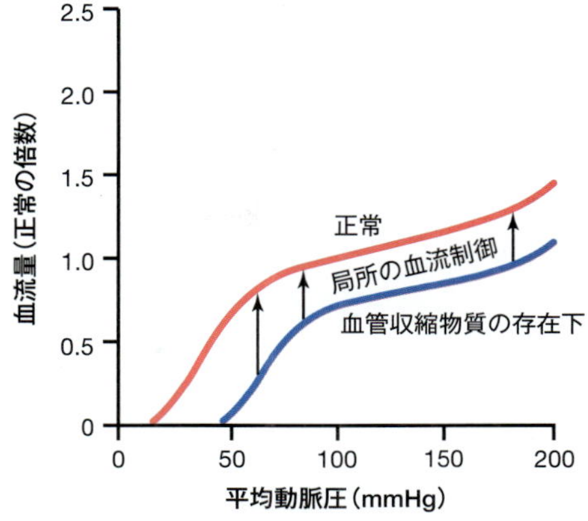

図 14.12　動脈圧の変化が，数分間のうちに骨格筋のような組織での血流量に及ぼす影響
動脈圧が 70～175 mmHg の間では血流量は自己調節されている．青線は交感神経刺激やノルアドレナリン，アンジオテンシンⅡ，バソプレシン，エンドセリンなどのホルモンが引き起こす血管収縮による作用を示す．組織血流量の低下は，2～3 時間以上は維持されにくい．それは，局所的な自己調節機能が活性化して，最終的には血流量が正常に戻るからである．

抵抗と組織血流量に及ぼす血圧の影響

自己調節は組織血流量に対する動脈圧の影響を減少させる

ここまでの話から，動脈圧が上昇すると，種々の体組織の血流量も比例して増加すると考えるかもしれない．しかしながら，図 14.12 に示すように，動脈圧が各組織の血流量に与える影響は予想よりも小さい．その理由は，動脈圧の上昇は血液が血管を押す力を増加させるだけでなく，第 17 章で述べるように組織局所の制御機構が活性化して数秒以内に代償性に血管抵抗を上昇させるからである．逆に，動脈圧が低下すると血管抵抗は速やかに減少し，血流量は比較的一定に保たれる．血圧がおよそ 70～175 mmHg の間で，各組織がそれぞれの血管抵抗に適応し，正常な血流量を保つことができる能力を，**血流の自己調節**（blood flow autoregulation）とよぶ．

図 14.12 にあるように，血流量の変化は，血管を収縮させる強い交感神経刺激によって引き起こされる．同様に，ノルアドレナリン，アンジオテンシンⅡ，バソプレシン，エンドセリンなど，血管収縮作用のあるホルモンも少なくとも一過性には血流量を減少させる．

たとえ動脈圧が上昇したり，血管作動ホルモンの濃度が上昇したとしても，血流量の変化は 2～3 時間以上は続くことはほとんどない．このように血流量が比較的一定に保たれる理由は，各組織で局所的に働く自己調節機能が，最終的には血管収縮作用物質の効果を上回り，組織の需要に見合った適切な血流量を供給できるためである．

受動的な挙動をする血管における圧–流量関係

自己調節機能をもたない摘出された血管や組織では，動脈圧は血流量に重要な役割を果たす．図 14.13 の上向きにカーブした線に示されるように，実際，圧の血流量に及ぼす影響はポアズイユの式で予測されるよりも大きいかもしれない．その理由は，動脈圧の上昇は血液が血管壁を押す力を増加させるだけでなく，同時に，弾性

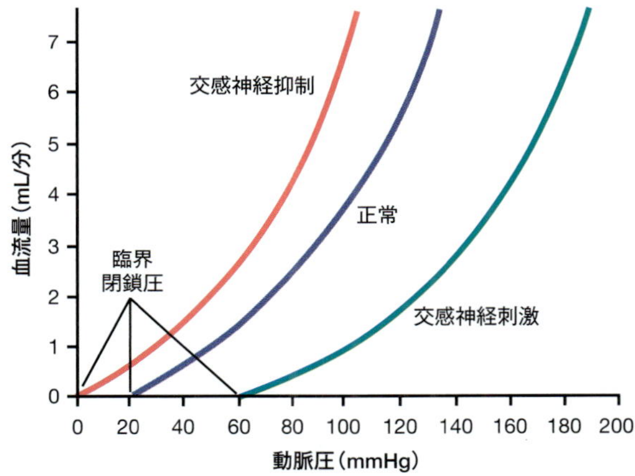

図 14.13　受動的な挙動をする血管での動脈圧の血流量に及ぼす影響
交感神経刺激の増加，あるいは減少による種々の血管の収縮状態での圧–流量関係を示す．

のある血管を押し広げることで，血管抵抗を下げるためである．逆に，押し広げる圧力が減少すると弾性血管は徐々に虚脱していくが，このような受動的な挙動をする**血管**（passive vessel）では，動脈圧が低下すると抵抗は増大する．血圧がある臨界水準より低下すると，血流は停止し，血管は完全に虚脱する．

図 14.13 は，交感神経刺激や血管作動物質によって，受動的な圧–流量関係が変動することを示す．交感神経活動の抑制は血管を著明に拡張させ，血流量を 2 倍かそれ以上に増加させる．逆に，非常に強い交感神経刺激は血管を強く収縮させ，動脈圧が高いにもかかわらず，時には血流量が数秒間の間ゼロ近くにまで減少する．

実際には，図 14.13 に示されるような組織での受動

的な圧–流量関係を示す生理的な状況はほとんどない．動脈圧が急激に変化して，組織が十分に血流量を自己調節できない場合でも，第 17 章で述べるように，血圧変動が続くときには，組織の需要に見合うように血流量が制御される．

参考文献

第 15 章の文献参照

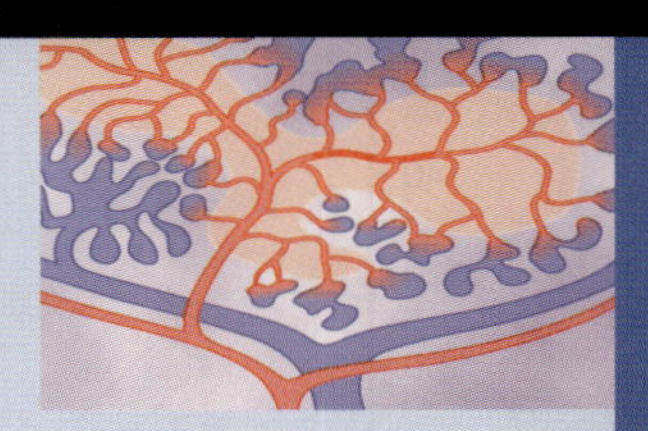

第15章 動脈系と静脈系の血管伸展性と機能

血管の伸展性

血管系の最も重要な特徴は，すべての血管には**伸展性がある**(distensible)ということである．動脈の伸展性は，心臓から送り出される血流の拍動を緩和し，圧脈波を平均化する．血管の伸展性によって，組織の非常に細い血管での血流はスムーズで連続したものになる．

静脈は，すべての血管のうちで最も伸展性が大きく，わずかな圧上昇に対しても著しく伸展し，0.5～1Lの血液を余分に貯蔵する．したがって，静脈は大量の余剰血液を貯留する機能をもち，循環系のどこかで必要が生じた場合にその血液が利用される．

血管伸展性の単位

血管の伸展性は，通常，圧が1mmHg上昇したときの容量(血液量)の増加分として，以下の式で表される．

$$\text{血管伸展性} = \frac{\text{容量増加分}}{\text{圧上昇分} \times \text{元の容量}}$$

すなわち，元の容量が10mLである血管で，1mmHgの血圧上昇が血管容量を1mL増加させたなら，その血管の伸展性は0.1/mmHgあるいは10%/mmHgとなる．

静脈は動脈よりも伸展性が高い

動脈壁は静脈壁よりはるかに厚く，強靭であるが，伸展性において静脈は動脈の平均約8倍である．すなわち，同じサイズの動脈と静脈では，一定の圧上昇で静脈は動脈の8倍ほどに血液量が増加する．

肺循環では，肺静脈の伸展性は体循環の静脈とほぼ同じだが，肺動脈は通常，体循環動脈系の圧の約1/6で機能しており，それに従い，肺動脈の伸展性は体循環動脈系より約6倍大きい．

血管コンプライアンス(血管容量)

血行動態の研究では，各血管の伸展性を知ることより，1mmHgの圧上昇によって循環系の特定部位に全体としてどれだけの量の血液が貯留するかを知ることが重要である．この値をそれぞれの血管床の**コンプライアンス**(compliance)あるいは**容量**(capacitance)といい，以下の式で表される．

$$\text{血管コンプライアンス} = \frac{\text{容量増加分}}{\text{圧上昇分}}$$

コンプライアンスと伸展性はまったく異なる．コンプライアンスは伸展性に容量を乗じたものだから，伸展性が大きくても血管容量が小さい血管は，伸展性が小さく血管容量が大きい血管と比べてコンプライアンスはずっと小さい．

体循環系の静脈は，動脈の約8倍の伸展性をもち，容量が約3倍あるため，そのコンプライアンスは対応する動脈の約24倍(8×3)である．

動脈と静脈の容量－圧曲線

1本の血管，あるいは特定の循環系の部分における容量と圧の関係を表す簡便な方法は，いわゆる**容量－圧曲線**(volume-pressure curve)を利用することである．**図15.1**の赤と青の実線は，それぞれ，正常な体循環における動脈系と静脈系の容量－圧曲線であり，平均的成人の動脈系(太い動脈，細い動脈，細動脈をすべて含む)が約700mLの血液で満たされたときには，平均動脈圧は100mmHgだが，わずかに400mLの血液で満たされたときには，その圧はゼロに低下することを示す．

体循環の全静脈系では，その容量は通常2000～3500mLであるが，この容量を数100mL変化させるのに，静脈圧はわずか3～5mmHgの変化でよい．このことは，なぜ健常者に数分間に500mLほどの血液を輸血しても循環機能が大きく変わらないか，ということの主な理由である．

動・静脈系の容量－圧曲線に及ぼす交感神経刺激あるいは交感神経抑制の作用

図15.1に示されているのは，血管交感神経の興奮あるいは抑制が容量－圧曲線に及ぼす作用である．交感神経の刺激により引き起こされた血管平滑筋の緊張度の増加は，それぞれの容量ごとの動脈圧あるいは静脈圧を上昇させる．反対に，交感神経の抑制は，それぞれの容量ごとの血圧を低下させる．交感神経によるこのような血管の制御は，循環系の特定の部分の容積を減少させ，その分の血液を他の部分に移動させる方法として有用であ

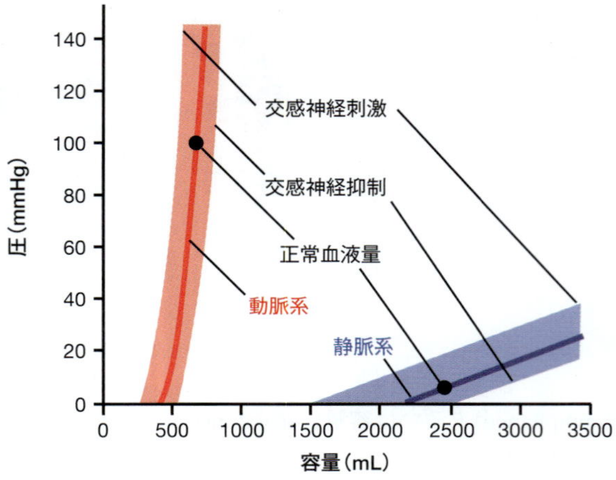

図 15.1 体循環における動脈系および静脈系の容量－圧曲線
交感神経の刺激あるいは抑制が循環系に与える影響を示す.

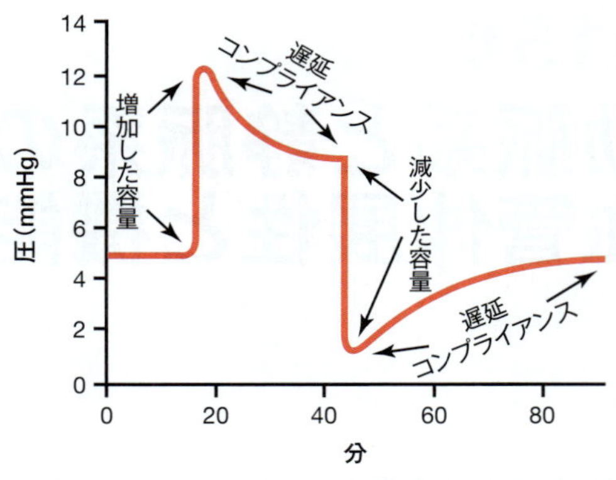

図 15.2 遅延コンプライアンスの原理
静脈片内に一定量の血液を注入し，その後，それを抜きとったときの血管内圧変化を示す.

る．例えば，体循環系全体での血管緊張度の増加は，しばしば大量の血液の心臓への移動を引き起こす．これは，心臓からの拍出を増加させるための重要な身体機能の 1 つである.

また，交感神経による血管容量の制御は，出血時に特に重要である．交感神経の緊張亢進，特に静脈に対する亢進は，全血の 25％が喪失したときでも循環はほとんど正常に維持されるように，静脈の容量を減少させる.

血管の遅延コンプライアンス(応力緩和)

遅延コンプライアンス(delayed compliance)という用語は，ある血管の血液量が増加すると，まずその内圧が著しく上昇するが，血管平滑筋が徐々に伸展して，内圧が数分から数時間かけて正常値に復してくることを意味する．この作用を**図 15.2** に示す．この図では，両端を結紮した小さな静脈片の内圧を測定している．まず，内圧が 5 mmHg から 12 mmHg へと上昇するまで，血液を急速に注入する．血液を抜いていないにもかかわらず，その後内圧はただちに下降し始め，数分後には約 9 mmHg に近づく．つまり，注入された血液がただちに静脈の弾性伸展を引き起こすが，そのとき静脈の平滑筋線維が徐々に長く伸び，それに応じて張力が低下する．この作用はすべての平滑筋組織がもつ特徴であり，第 8 章で説明したように，**応力緩和性**(stress-relaxation)とよばれる.

この遅延コンプライアンスは，大量の輸血後のように，循環系が必要に応じて余分の血液を貯留できるようにする重要な機構である．逆方向の遅延コンプライアンスは，大量の出血後に起きる血液量の減少に対して数分から数時間にわたって自動的に対応するための方法である.

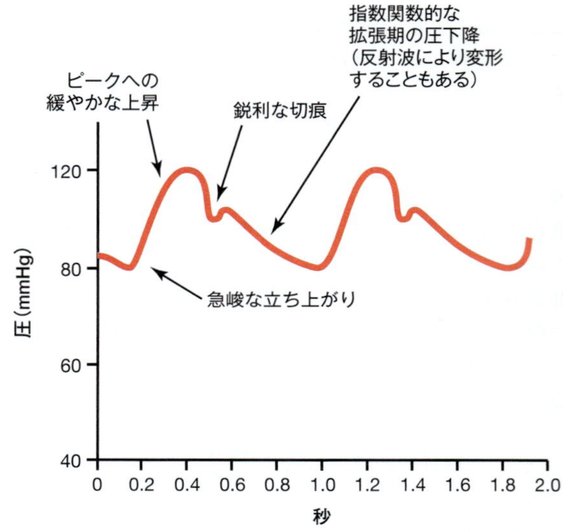

図 15.3 上行大動脈で記録した圧波の波形

動脈圧の拍動

心臓の拍動ごとに，動脈は急速に流入する新たな血液で満たされる．もし動脈系に伸展性がないとしたら，流入血液のすべては心収縮期にだけほぼ瞬間的に末梢血管を通って流れ，拡張期にはまったく血流がないというようなことが起こるであろう．しかし，**動脈樹**(arterial tree)のコンプライアンスにより，通常は血液が毛細血管に到達する前に拍動はほとんど消失する．したがって，組織血流は主に，ほとんど拍動のない定常流となる.

図 15.3 に，大動脈基部における典型的な**圧拍動**(pressure pulsations)を示す．健康な若年成人では，各拍動の圧頂点すなわち**収縮期圧**(systolic pressure)は約 120 mmHg である．各拍動の最も低圧の点すなわち**拡張期圧**(diastolic pressure)は約 80 mmHg である．これら

の圧差は約 40 mmHg となるが，これを**脈圧**(pulse pressure)という．

脈圧に影響を及ぼす 2 つの主な因子は，①心臓の**1回拍出量**(stroke volume output)と，②動脈樹のコンプライアンス(**総伸展性**(total distensibility))である．これらよりはやや重要度は下がるが，第 3 の因子として，収縮期における心臓の駆出特性がある．

一般に，1 回拍出量が多いほど，心拍ごとに動脈樹が受け入れる血液量は多く，したがって，収縮期圧の上昇と拡張期圧の下降が大きくなり，脈圧が増加する．しかし，動脈樹のコンプライアンスが低いほど，動脈に押し出される一定の拍出量に対する血圧の上昇は大きくなる．例えば，**図 15.4** の上段中央の曲線のように，高齢者の脈圧は，時々正常の 2 倍ほどに増加する．それは動脈が**動脈硬化**(arteriosclerosis)により硬くなっており，比較的コンプライアンスが低いからである．

このように，脈圧は 1 回拍出量と動脈樹のコンプライアンスの比によってほぼ決まり，この 2 つの要因が変化すれば脈圧は変化する．

脈圧 ≒ 1回拍出量/動脈コンプライアンス

異常な圧脈波の波形

ある種の病態生理的な循環状態は，脈圧変化に加えて圧脈波の異常を引き起こす．特に顕著なものは，大動脈弁狭窄症，動脈管開存症，大動脈弁逆流であり，それぞれ**図 15.4** に示されている．

大動脈弁狭窄症(aortic stenosis)では，大動脈弁の開口部の直径が小さく，狭窄した弁を通って駆出される血流量が減少するため，大動脈脈圧が著しく減少する．

動脈管開存症(patent ductus arteriosus)では，左心室から大動脈へ駆出された血液の半分もしくはそれ以上が，大きく開存した動脈管を通り，肺動脈と肺の血管に流入するため，次の心収縮が起こる前に，拡張期血圧がきわめて低い値にまで下降する．

大動脈弁逆流(aortic regurgitation)では，大動脈弁が欠如しているか完全に閉鎖しない．したがって，各心拍で大動脈へと駆出された血液がただちに左心室に逆流する．このため，心拍と心拍の間で大動脈圧はゼロにまで下降する．また，通常，大動脈弁が閉鎖することによって生じるはずの**切痕**(incisura)が大動脈の脈波上みられない．

末梢動脈への圧脈波の伝播

収縮期に心臓から大動脈へ血液が駆出されても，血液には慣性があるため急には末梢まで流れず，最初は大動脈の近位部のみが伸展される．しかし，**図 15.5** で示すように，大動脈近位部の圧上昇が急速にこの血液の慣性を凌駕し，伸展の波面が大動脈に沿ってさらに末梢へと伝わっていく．これを動脈での**圧脈波伝播**(transmission of the pressure pulse)とよぶ．

圧脈波伝播速度の正常値は，大動脈で 3〜5 m/ 秒，太い動脈分枝で 7〜10 m/ 秒，小動脈で 15〜35 m/ 秒である．一般に，血管それぞれのコンプライアンスが大きいほど脈波伝播速度は遅い．したがって，大動脈の伝播速度は遅く，コンプライアンスの小さな末梢小動脈の伝播速度は著しく速い．脈波は単なる圧力波の移動であり，血液の移動をほとんど伴わないので，大動脈では圧脈波の伝播速度は血流速度の 15 倍以上になる．

小動脈，細動脈，毛細血管における圧脈波の減衰

図 15.6 は，圧脈波が末梢血管へと移動するにつれて起こる典型的な脈波波形の変化を示す．特に下段に示す 3 つの曲線のように，小動脈，細動脈，毛細血管へと進

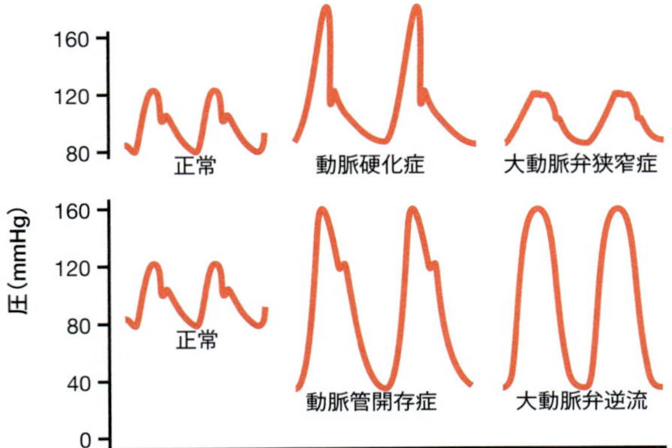

図 15.4 動脈硬化症，大動脈弁狭窄症，動脈管開存症，大動脈弁逆流における大動脈圧脈波の波形

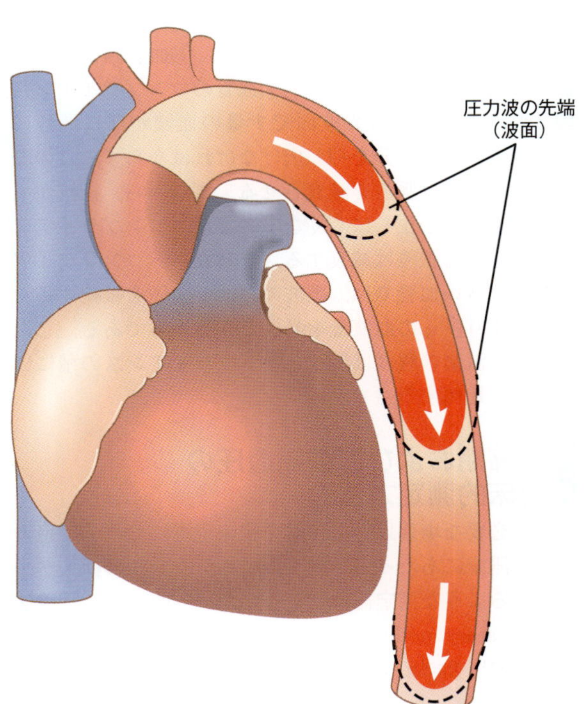

図 15.5 大動脈に沿った圧脈波の伝播の進行

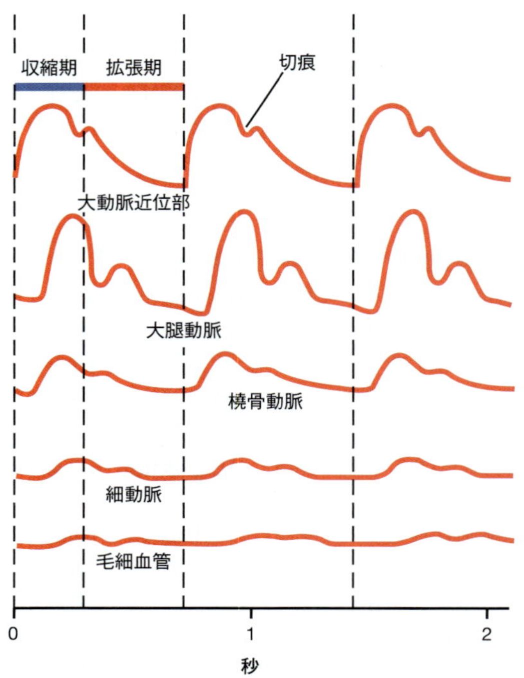

図 15.6 細い血管へと脈波が伝播するにつれて起こる圧脈波の波形変化

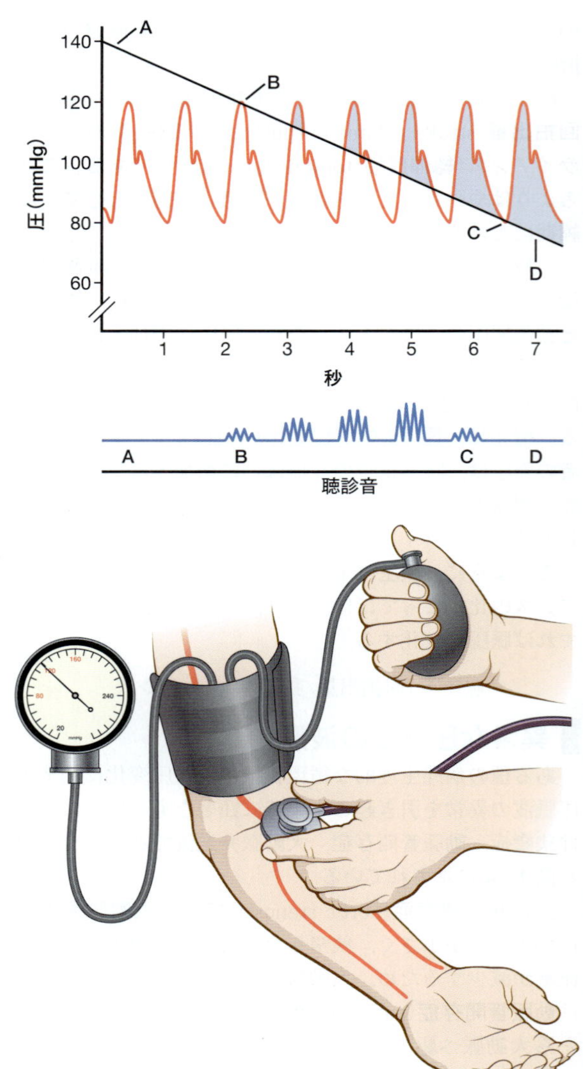

図 15.7 収縮期動脈圧と拡張期動脈圧測定のための聴診法

むに従い，拍動の強さは次第に小さくなり，毛細血管ではほとんど拍動がみられなくなる．実際，大動脈での拍動がきわめて大きいか，あるいは細動脈が著しく拡張しているときだけ，毛細血管での拍動を観察できる．

末梢で脈波が次第に小さくなることを，脈波の**減衰**(damping)という．この原因として，①血管内における血液の動きに対する抵抗と，②血管のコンプライアンスの２つがある．脈波の波面で少量の血液が前に進むには，前方の血管部分を押し広げなければならず，この際に生じる抵抗は脈波を減衰させる．すなわち，抵抗が大きいほど脈波が生じにくくなる．また，コンプライアンスが大きいと脈波は減衰する．なぜなら，コンプライアンスの大きい血管では，脈波の波面で血圧を維持するために，より多くの血液量を必要とするからである．したがって，減衰の程度は抵抗とコンプライアンスの積にほとんど正比例する．

収縮期および拡張期血圧の臨床的測定方法

特に必要な場合以外，日常の臨床現場において，患者の血圧測定にあたって，動脈内にカテーテルの挿入が必要になるような測定器は使えないため，臨床医は**聴診法**(auscultatory method)という間接的な方法で，収縮期圧と拡張期圧を測定する．

聴診法

図 15.7 に聴診法による収縮期，拡張期動脈圧の測定方法を示す．聴診器を**肘前動脈**(antecubital artery)の上に置き，上腕に巻いた血圧用カフを膨らませる．カフによる圧迫が上腕動脈を閉塞しない程度の低圧であるかぎり，聴診器で肘前動脈から音を聴くことはできない．しかし，カフ圧が動脈の拍動周期の一部で動脈を閉塞するのに十分な高さになると，脈拍ごとに音が聴こえる．これらの音を**コロトコフ音**(Korotkoff sound)という．これは，ロシアの生理学者ニコライ・コロトコフ(Nikolai Korotkoff)によって 1905 年に命名された．

コロトコフ音は，部分的に閉塞した血管内を通過する血液のジェット流と，血管壁の振動によって聴取されると考えられている．ジェット流がカフより末梢の血管内に乱流を起こし，それによる血管壁の振動が聴診器を通じて聴取される．

聴診法で血圧を測定するには，はじめカフ圧を動脈収縮期圧より十分高く上げる．カフ圧が収縮期圧より高い間は，上腕動脈は閉塞したままで，1 拍動周期中のどの時点でも末梢の動脈に向かうジェット流は起きない．したがって，下流の動脈でコロトコフ音は聴かれない．しかし，その後カフ圧を徐々に下げ，カフ圧が収縮期圧以下になるとすぐに(**図 15.7**(B 点))，血液は収縮期圧の頂点でカフの下流にある動脈を流れ始め，心拍と同期して肘前動脈から**タッピング音**(tapping sounds)が聴こえ始める．この音が聴こえ始めた直後の時点で，カフに連結した圧力計が示す圧レベルが収縮期圧とほぼ等しい．

カフ圧がさらに下がると，コロトコフ音の質が変わり，タッピング音が減って，リズミカルな粗い性質の音が増す．そして，最終的にカフ圧が拡張期圧まで下がると，急に鈍い音となる(**図 15.7**(C 点))．この鈍い音へと変化するときの圧力計が指す圧が拡張期圧とほぼ等しい．この聴診法により拡張期圧は直接動脈内にカテーテルを挿入して測定した圧よりもやや高くなる．カフ圧がこの時点よりもさらに数 mmHg 低くなると，動脈は拡張期でも閉塞せず，狭窄した血管から聴かれるジェット流による音を生み出す要素がなくなる．つまり，音は完全に聴こえなくなる．多くの臨床医は，カフの圧が完全に抜けても音が聴取されるといった場合のように，コロトコフ音の消失が判別できなかったときを除いて，コロトコフ音が完全に消失した時点を拡張期と考えている．例えば，血液透析のための動静脈瘻や大動脈弁閉鎖不全の患者では，カフの圧を完全に抜いた後でもコロトコフ音が聴かれる．

聴診法によって測定した収縮期圧と拡張期圧は完全に正確とはいえないが，通常，血管内に直接カテーテルを挿入して測定した値から 10%以内の値を示す．

聴診法で測定した正常動脈圧

図 15.8 は，異なる年齢層の人のおよその収縮期動脈圧と拡張期動脈圧を示す．年齢とともに圧が上昇するのは，加齢に伴い血圧制御機構が変化するからである．この長期的な動脈圧調節に，主として腎臓がかかわることを第 19 章で述べるが，加齢とともに，特に 50 歳以上で，腎臓が最終的な変化を示すことはよく知られている．

通常 60 歳以降になると収縮期圧がやや上昇する．これは，動脈の伸展性が失われること，あるいは硬化によるもので，しばしば**アテローム性動脈硬化症**(atherosclerosis)によって引き起こされる．前述のように，最終的には，著しい脈圧の増大を伴って収縮期血圧が上昇する．

平均動脈圧

平均動脈圧は，ある時間の間，きわめて短時間ごとに測定した動脈圧の平均で，収縮期圧と拡張期圧の平均ではない．なぜなら，正常の心拍では，収縮期よりも拡張期の時間のほうが長いからである．したがって，大部分の心周期で平均動脈圧は収縮気圧より拡張期圧に近い値をとる．つまり，平均動脈圧は拡張期圧の約 60%と収

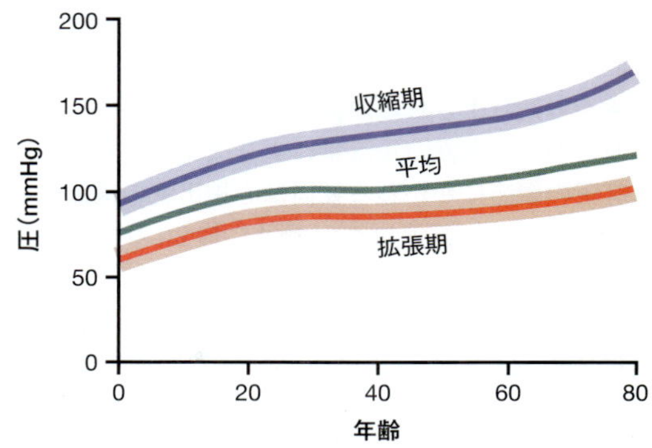

図 15.8　加齢に伴う収縮期，拡張期および平均動脈圧の変化
陰影部分は，それぞれの正常範囲を示す．

縮期圧の 40%を加算したものである．**図 15.8** からもわかるように，どの年齢の平均血圧(緑の実線)も収縮期圧より拡張期圧に近い．しかしながら，心拍数が非常に多いときは，拡張期が心周期に占める割合が低くなり，平均動脈圧は収縮期圧と拡張期圧の平均値により近くなる．

静脈とその機能

静脈は血液が心臓へ還るための通路であると同時に，静脈には，循環系に欠かせない特別な機能をもつ．特に重要なことは，静脈は収縮したり拡張したりすることができるため，少量あるいは大量の血液を貯留し，他の循環系の必要に応じてその血液を供給できる点である．また，末梢静脈はいわゆる**静脈ポンプ**(venous pump)により血液を前方へと送り，心拍出量の調節を補助する．このきわめて重要な機能については第 20 章で詳述する．

静脈圧：右房圧(中心静脈圧)と末梢静脈圧

静脈の諸機能を理解する際，静脈内の圧力と何がその圧力を決定しているかについて，まず知っておく必要がある．

体循環系の静脈からの血液はすべて右心房へ流入する．したがって右心房の圧を**中心静脈圧**(central venous pressure)という．

右心房圧は，①右心房，右心室から肺循環に向けて血液を駆出するための心ポンプ機能と，②末梢静脈から右心房へ流れる血液量とのバランスにより調節される．右心室が強く血液を駆出すると右房圧は低下し，逆に，心収縮力が弱くなると右房圧が上昇する．また，末梢の静脈から右心房へ血液が急激に流入すると右房圧は上昇する．静脈還流量を増加させ，それにより右房圧を上昇させる要因のいくつかは，①血液量の増加，②全身の大きな血管の緊張増加による末梢静脈圧の上昇，③細動脈の

拡張で，これらは末梢血管抵抗を減少させ，血液を動脈から静脈へ迅速に流入させる．

心臓から送り出される血液の量は，心臓の拍出能力と末梢血管からの血液の還流量により決まるので，これらの右房圧の調節にかかわる要因は心拍出量の調節にも関与する．右房圧の調節については，第 20 章で心拍出量の調節と関連して詳述する．

正常な**右房圧**(right atrial pressure)は 0 mmHg であり，これは体の周りの大気圧と等しい．きわめて異常な状態，すなわち，①重篤な心不全や②大量輸血の後などで総血液量が増加し，末梢血管から心臓への静脈還流量が著増する状態では，右房圧は 20～30 mmHg まで上昇することがある．

右房圧の下限は普通，約 −5～ −3 mmHg と大気圧より低い．この値は，心臓を取り囲む胸腔内圧と等しい．心臓がきわめて強く収縮したり，大量出血後のように静脈還流量が著しく減少したりした場合に，右心房圧がこのような低値となることがある．

静脈抵抗と末梢静脈圧

太い静脈が拡張した状態では，その静脈の血流抵抗はきわめて小さくその値はほぼゼロとなり，ほとんど重要ではない．しかし，**図 15.9** に示すように，胸郭に入る太い静脈のほとんどは，多くの部位で周囲の組織に圧迫され，これらの部位で血流が阻害される．例えば，腕からの静脈は第 1 肋骨を乗り越える鋭角部分で圧迫されている．また，頸部の静脈圧はしばしば非常に低くなり，頸部の外気圧により圧迫されて静脈が虚脱する．腹腔内の静脈は，しばしばいろいろな臓器や腹腔内圧により圧迫されるので，通常それらの静脈は少なくとも部分的に虚脱し，楕円形かスリット状の形態をとる．これらの理由で，太い静脈でもいくらかの血流抵抗をもつため，臥位の人のさらに末梢の小静脈圧は，通常右房圧より +4～ +6 mmHg 高い．

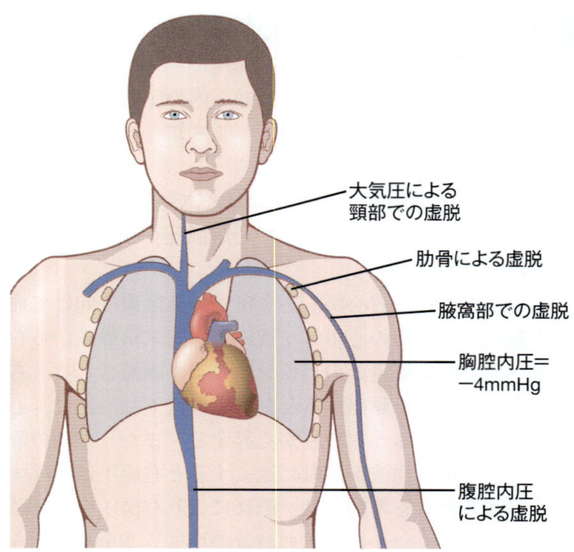

図 15.9 胸腔に入る静脈が虚脱しやすい圧迫点

右房圧の上昇が末梢静脈圧に及ぼす影響

右房圧が上昇して，正常値である 0 mmHg 以上になると，血液は太い静脈を逆流し始める．右房圧が +4～ +6 mmHg 以上に上昇すると，逆流した血液が静脈を押し広げ，静脈の虚脱部分を開大する．さらに右房圧が上昇すると，四肢その他の末梢静脈圧がより上昇するが，右房圧が +4～ +6 mmHg まで上昇するような状態では，心機能が有意に低下しているはずであり，心不全の早期段階では，少なくとも安静時は末梢静脈圧が顕著には上昇しない．

腹腔内圧が下肢の静脈圧に及ぼす影響

臥位の人の腹腔内圧は，平均で約 +6 mmHg であるが，妊娠，大きな腫瘍，腹部肥満，大量の腹腔内体液(**腹水**(ascites)とよぶ)により +15～ +30 mmHg にまで上昇することがある．腹腔内圧が上昇した場合，腹腔内の静脈を開かせて下肢からの血液を心臓へと送り返すための前提として，下肢の静脈圧が腹腔内圧より高くなる必要がある．つまり腹腔内圧が +20 mmHg ならば，大腿静脈圧は少なくとも +20 mmHg である必要がある．

重力圧が静脈圧に与える影響

空気中に置いたどんな水でも，水の表面にかかる圧は大気圧と等しいが，水面から 13.6 mm 深くなるごとに，その圧は 1 mmHg 上昇する．この圧は水の重量に起因するもので，**重力圧**(gravitational pressure)もしくは**静水圧**(hydrostatic pressure)とよばれる．

ヒトの血管系でも，**図 15.10** に示すように，血管内に存在する血液の重量のため，同様に静水圧が生じる．人が立っているときは，右房圧はほぼ 0 mmHg を保つが，それは心臓が右心房に集まろうとする余分の血液を動脈に送り出すからである．立位で完全に静止している成人では，心臓から足にかけて存在する静脈血の重量のため，足の静脈圧は約 +90 mmHg となる．このように，体の各部位における静脈圧は 0～90 mmHg の間にある．

腕の静脈の場合，鎖骨下静脈が第一肋骨を乗り越える部分で圧迫されるので，その部位での静脈圧は約 +6 mmHg である．その部位を基準として，第一肋骨からの距離に応じて腕の静水圧は上昇する．したがって，第一肋骨と手の位置の静脈圧差が +29 mmHg であれば，その静脈が肋骨を乗り越えるとき生じる圧 +6 mmHg を加えて，手の静脈圧は +35 mmHg となる．

直立しているヒトの頸部の静脈は，頸の外側にかかる外気圧のため，頭蓋までの部分はほぼ完全に虚脱する．すなわち，頸静脈圧は頸静脈の全長にわたりゼロとなる．その理由は，圧がゼロ以上になると，静脈は拡張して血液が流れ，静脈圧がゼロに戻るからである．逆に，もし静脈圧がゼロより低くなると，血流抵抗が増加し，再び静脈圧はゼロに戻る．

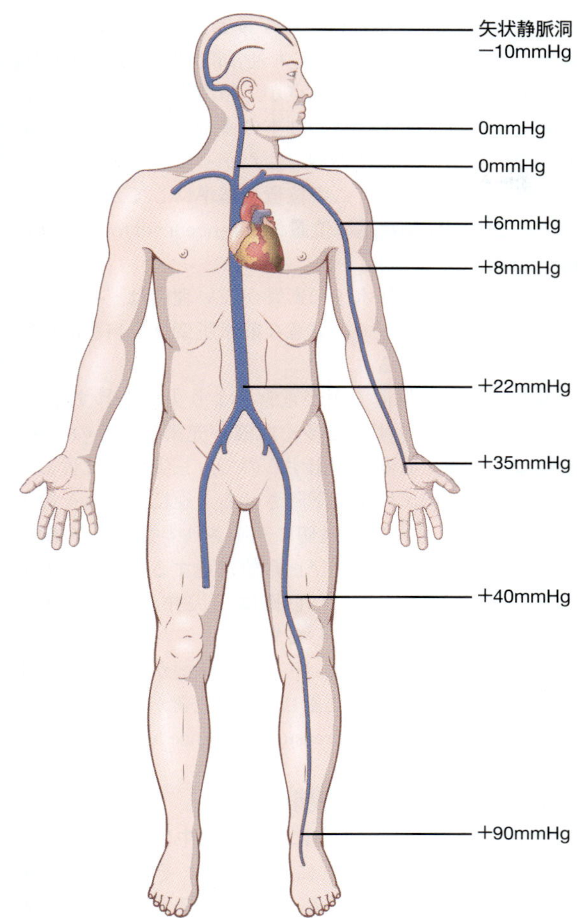

図 15.10　立位における静水圧の静脈圧に及ぼす影響

一方，頭蓋内の静脈は，虚脱しない硬い腔（頭蓋腔）内にあり虚脱することはなく，その結果，頭部の硬膜洞内は陰圧になる．立位では，頭蓋底部と頭頂部間に発生する静脈圧による“吸引”作用で，頭頂部の矢状静脈洞の静脈圧は−10 mmHg となる．したがって，もし手術中に矢状静脈洞を切開すると，ただちに空気がこの静脈系へ引き込まれ，さらに下方に送られて心臓の空気塞栓を起こし，死に至ることもある．

動脈圧その他の圧に及ぼす静水圧の影響

静水圧は末梢の動脈圧や毛細血管圧にも影響する．例えば，心臓の位置で平均動脈圧が 100 mmHg であるとすると，立位の人の足の動脈圧は約 190 mmHg になる．したがって，動脈圧が 100 mmHg というとき，一般的にそれは心臓の位置での圧を意味し，動脈のどこでもがそうだということではない．

静脈弁と静脈ポンプ：静脈圧に及ぼすそれらの影響

もし静脈弁がないと，静水圧効果により立位の成人の足の静脈圧はいつも約 +90 mmHg である．しかし，通常下肢を動かすたびに筋肉が締まり，筋肉内あるいは隣接した場所の静脈が圧迫されて，その静脈から血液が搾り上げられる．図 15.11 に示すように，静脈弁は静脈血流が心臓方向にだけ流れるようにつくられている．その結果，人が下肢を動かしたり，筋を緊張させたりするだけで適当量の静脈血が心臓に向かって流れていく．このポンプシステムは**静脈ポンプ**（venous pump）あるいは**筋ポンプ**（muscle pump）として知られているもので，この機能により通常の環境で歩行中の成人の足の静脈圧は +20 mmHg 以下に保たれる．

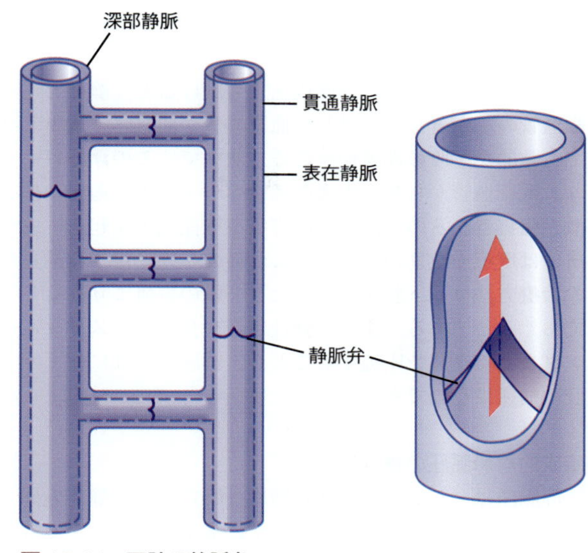

図 15.11　下肢の静脈弁

人が立位で静止しているときには静脈ポンプは働かないため，下肢の静脈圧は約 30 秒で静水圧である 90 mmHg に上昇する．また，毛細血管内圧も大きく上昇し，循環系から組織間に液体が漏出する．その結果，下肢が膨張し，血液量が減少する．兵士が“気をつけ”の姿勢をとっているときにしばしば起きるように，実際この立位完全静止の状態が 15～30分間続くと，血液量の 10～20％が血管系から失われる．足を繰り返し屈伸したり膝を軽く曲げたりすると，静脈ポンプを機能させることができるため，このような状態を避けることができる．

静脈弁不全は静脈瘤を引き起こす

数週間～数ヵ月にわたって静脈圧が上昇し，静脈が過剰に引き伸ばされると，静脈弁は“機能不全”になったり，破壊されたりすることもある．特に，妊娠中やほとんどの時間を立って過ごす人に起きることがある．静脈の伸展により静脈の断面積は大きくなるが，静脈弁尖は大きくならないので，弁尖は完全に閉じることができなくなる．この状態が続くと，静脈ポンプが働かなくなり，下肢の静脈圧は大きく上昇する．この結果，さらに静脈が引き伸ばされ，ついには静脈弁の機能が完全に失われる．こうして下肢，特に下腿の皮下の静脈が拡張隆起した**静脈瘤**（varicose vein）となる．

静脈瘤のある人が数分間以上立ち続けると，静脈と毛細血管の圧が著しく上昇し，血漿成分が間質へと漏出して恒常的な下肢の浮腫が起こる．次いで，この浮腫により，毛細血管から筋や皮膚の細胞への栄養素の適切な拡散が阻害されるので，筋肉に疼痛や機能低下が起き，皮膚では壊疽や潰瘍が起きる．これらの状態に対する最良の治療方法は，下肢を少なくとも心臓の位置より高くしておくことである．また，弾性包帯や長い弾性ストッキングなどで下肢を圧迫することも，浮腫とそれに続く下肢の病態に有効である．

臨床的な静脈圧の推定

静脈圧は，しばしば末梢の静脈，特に頸部の静脈の怒張の度合いを観察することで簡単に推定することができる．例えば，安静座位の状態の健康成人では，この頸部の静脈怒張はみられない．しかし，右房圧が＋10 mmHg ほど上昇すると，頸下部の静脈が膨隆し始め，右房圧が＋ 15 mmHg 以上に上昇すると，基本的には頸部の静脈のほぼ全長にわたって怒張が観察される．

静脈圧と右房圧の直接測定

静脈圧は，静脈に直接注射針を挿入し，それを圧測定装置に接続して測定できる．**右房圧**（right atrial pressure）を正確に測定する唯一の方法は，末梢静脈からカテーテルを右心房まで挿入することである．このような**中心静脈カテーテル**（central venous catheters）による圧測定は，心ポンプ機能を評価するために入院中の心疾患患者の一部ではしばしば用いられている．

静脈やそれ以外の循環系の圧を測定するための基準位置

これまでしばしば，右房圧は 0 mmHg であり動脈圧は 100 mmHg であると述べてきたが，これらの圧測定の基準となる静水圧レベルについては言及してこなかった．健康な人で，体位を変換しても通常静水圧が 1〜2 mmHg より大きくは影響されない点が，循環系に 1 点だけ存在する．それは，**図 15.12** の 2 本の直線の交点で示す三尖弁かその近傍の位置である．したがって，本書で述べる圧に関しては，すべてこの位置を基準にしており，この位置のことを**圧測定基準位置**（reference level for pressure measurement）とよぶ．

三尖弁の位置で静水圧の影響がない理由は，心臓が次の方法で，この位置での有意な静水圧変化を自動的に抑えているからである．

もし三尖弁の位置で圧が正常値より少し上昇すると，右心室に正常よりずっと多く血液が充満し，その結果，心臓はより速く血液を駆出するので，三尖弁の位置での圧を正常な平均値にまで下降させる．逆に，もしその圧が下降すると，右心室は適切に充満されず拍出量が減り，三尖弁の位置での圧が再び正常値に達するまで血液が静脈系に溜まる．つまり，心臓は三尖弁の位置で圧のフィードバック調節器として働く．

人が仰臥位の状態では，三尖弁は背面から測定して胸壁のほぼ 60％の高さに位置し，この位置が仰臥位の人の圧ゼロの**基準位置**（zero pressure reference level）である．

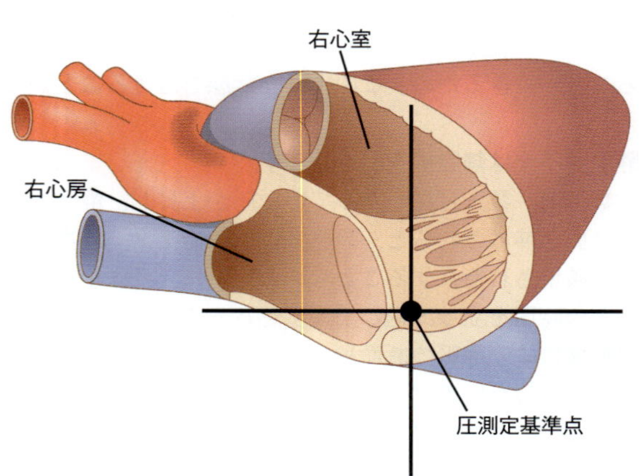

図 15.12 循環系圧測定のための基準点（三尖弁近傍に存在）

静脈の血液貯蔵機能

第 14 章で指摘したように，循環系中にある全血液の 60％以上が通常は静脈内に存在する．その理由は，静脈はコンプライアンスが高いためで，それゆえ，静脈系は血液の貯留槽とよばれる．

身体から血液が失われ，動脈圧が下降し始めると，第 18 章で述べたように，頸動脈洞やその他の循環系圧感受領域から神経シグナルが送られる．次にこれらの神経刺激は，脳と脊髄からの神経シグナルを誘発し，主に静脈への交感神経を介して静脈を収縮させる．この仕組みは失血がもたらす循環不全を緩和する．実際，全血の 20％が失われた後も，静脈系で血液貯留機能が変化することによって，しばしば循環系はほぼ正常に機能する．

特別な血液貯留槽

循環系のある部位は他の部位より大きく，コンプライアンスも大きいため“特別な血液貯留槽”とよばれる．それらのうち，①**脾臓**（spleen）は，収縮してサイズが減少し，100 mL の血液を循環系の他の部分に供給できる．②**肝臓**（liver）は，類洞に貯留している数百 mL の血液を循環系の他の部分に供給できる．③腹部の**太い静脈**（large abdominal veins）は，300 mL の血液を循環系の他の部分に供給できる．④**皮下静脈叢**（venous plexus beneath the skin）は，数百 mL の血液を循環系の他の部分に供給できる．**心臓**（heart）と**肺**（lungs）は静脈血貯留槽ではないが，血液貯留槽ともとらえられるであろう．

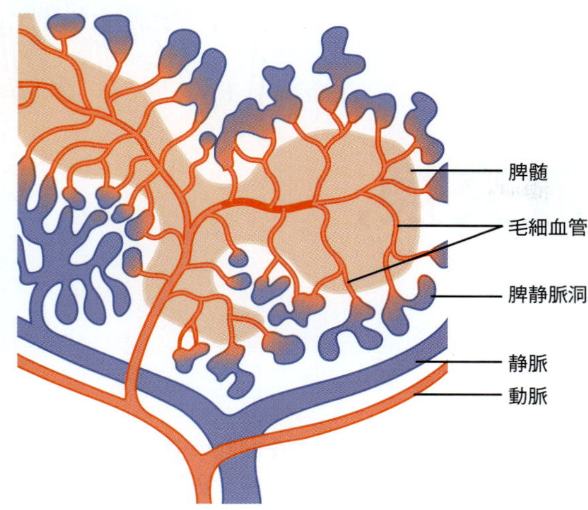

図 15.13 脾臓の機能的構造

例えば，心臓は交感神経刺激の間に縮み，それで 50〜100 mL の血液を全身に供給できる．さらに胸腔内圧が下降したとき，肺は 100〜200 mL の血液を供給できる．

赤血球貯留槽としての脾臓

図 15.13 に示すように，脾臓には**脾静脈洞**(venous sinuses)と**脾髄**(pulp)の 2 ヵ所の血液貯留部位がある．脾静脈洞は他の静脈系と同様に拡張し血液を貯蔵できる．

脾髄では毛細血管の透過性がきわめて高く，赤血球を含む全血が毛細血管壁を通過し，メッシュ状の脾柱へ漏出して**赤脾髄**(red pulp)を形成する．赤血球は脾柱で補足されるが，血漿成分は脾静脈洞に流れ込んだ後，体循環系に戻るので，赤脾髄は赤血球の濃度の高い赤血球専用貯蔵場所となる．交感神経が興奮して脾臓や脾臓内の血管が収縮すると，これらの高濃度の赤血球は体循環系に放出され，それが 50 mL であった場合，ヘマトクリットは 1〜2%上昇する．

脾髄の他の部位には白血球の集まった部分があり，**白脾髄**(white pulp)とよばれる．ここで，リンパ節での産生と同様にリンパ系細胞がつくられる．第 35 章で述べるように，これらは生体免疫系の一部である．

脾臓の血液浄化作用：陳旧細胞の除去

脾静脈洞に入る前に脾髄を通過する血球は著しく圧迫される．したがって，脆弱な赤血球はこの衝撃に耐えられず，体中で壊された多くの赤血球は脾臓で最後を遂げる．細胞が破壊された後，放出されたヘモグロビンと細胞基質は脾臓の細網内皮細胞で消化され，その後は，しばしば新しい赤血球をつくるための栄養素として主に再利用される．

脾臓の細網内皮細胞

脾髄には多くの大型の食細胞性細網内皮細胞が存在し，脾洞にも同様の細胞が並んでいる．これらの細胞は，肝臓の静脈洞にある同様の細網内皮細胞系と協調して，血液を浄化する．血液が感染源の侵入を受けると，脾臓の細網内皮細胞は，血液成分屑，細菌，寄生虫などを迅速に除去する．また，多くの慢性的な感染過程でリンパ節が腫脹するように，脾臓も腫脹して血液浄化機能がさらに活発になる．

参考文献

Badeer HS: Hemodynamics for medical students. Am J Physiol (Adv Physiol Educ) 25:44, 2001.

Bazigou E, Makinen T: Flow control in our vessels: vascular valves make sure there is no way back. Cell Mol Life Sci 70:1055, 2013.

Chirinos JA: Arterial stiffness: basic concepts and measurement techniques. J Cardiovasc Transl Res 5:255, 2012.

Guyton AC: Arterial Pressure and Hypertension. Philadelphia: WB Saunders, 1980.

Guyton AC, Jones CE, Coleman TG: Circulatory Physiology: Cardiac Output and Its Regulation. Philadelphia: WB Saunders, 1973.

Hall JE: Integration and regulation of cardiovascular function. Am J Physiol (Adv Physiol Educ) 22:s174, 1999.

Hicks JW, Badeer HS: Gravity and the circulation: "open" vs. "closed" systems. Am J Physiol 262:R725, 1992.

Kass DA: Ventricular arterial stiffening: integrating the pathophysiology. Hypertension 46:185, 2005.

Kurtz TW, Griffin KA, Bidani AK, et al: Recommendations for blood pressure measurement in humans and experimental animals. Part 2: Blood pressure measurement in experimental animals: a statement for professionals from the Subcommittee of Professional and Public Education of the American Heart Association Council on High Blood pressure Research. Hypertension 45:299, 2005.

Laurent S, Boutouyrie P, Lacolley P: Structural and genetic bases of arterial stiffness. Hypertension 45:1050, 2005.

O'Rourke MF, Adji A: Noninvasive studies of central aortic pressure. Curr Hypertens Rep 14:8, 2012.

Pickering TG, Hall JE, Appel LJ, et al: Recommendations for blood pressure measurement in humans and experimental animals: Part 1: blood pressure measurement in humans: a statement for professionals from the Subcommittee of Professional and Public Education of the American Heart Association Council on High Blood Pressure Research. Hypertension 45:142, 2005.

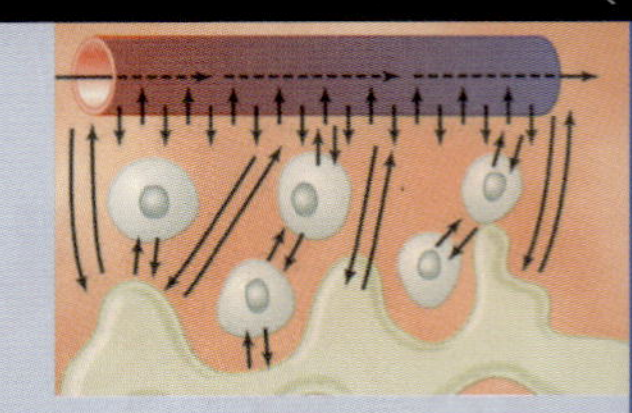

第16章 微小循環とリンパ系：毛細血管における体液交換，間質液とリンパ流

微小循環系の最も重要な機能は，組織への**栄養素の運搬と細胞からの排泄物の除去**である．細動脈は各組織への血流量を制御し，同時に，組織の局所状態が細動脈径を調節する．このように多くの場合，各組織はその必要に応じて血流を調節しており，それについては第17章で詳述する．

毛細血管壁は薄く，単層で透過性の高い内皮細胞で構成されている．したがって，水や栄養素，排泄物は，組織と循環血液の間で，素早くかつ容易に交換される．

全身の末梢循環には，約100億，表面積にすると500～700 m^2（フットボール場の約1/8に相当）の毛細血管がある．実際，どんな細胞も毛細血管から20～30 μm以外にあることは少ない．

微小循環と毛細血管系の構造

各臓器の微小循環は，臓器特異的な需要に見合うように用意されている．一般に，各臓器への栄養動脈は，内径わずか10～15 μmの**細動脈**（arteriole）とよばれる細い血管になる手前で6～8回分岐する．そして，この細動脈自体は2～5回分岐し，終端で内径5～9 μmとなり，毛細血管に血液を供給する．

細動脈では平滑筋が著しく発達しており，直径は何倍にも変化しうる．**メタ細動脈**（metarterioles（終末細動脈））は連続した筋層をもたないが，**図16.1**に示すように，平滑筋線維が断続的に血管を取り巻いている．

メタ細動脈から真の毛細血管が起始する部位では，通常，平滑筋線維が毛細血管を取り巻いている．これは**前毛細血管括約筋**（precapillary sphincter）とよばれ，毛細血管の入口部を開閉する．

細静脈は，細動脈より径が大きく，筋層は脆弱である．しかし，細静脈内圧は細動脈内圧に比べて著しく低いため，細静脈は弱い筋力でも十分に収縮することができる．

この典型的な毛細管床の構造は，体のすべての部分でみられるわけではないが，類似した構造が同じ役割を担うと思われる．最も重要なことは，メタ細動脈と前毛細血管括約筋が，担当組織に隣接していることである．したがって，組織の局所状態（栄養素の濃度，最終代謝産物，H^+など）が，その組織小領域の血流量に直接影響しうる．

毛細血管壁の構造

図16.2に毛細血管壁の内皮細胞の微細構造を示す．これは，体のほとんどの臓器，特に筋と結合組織でよく認められる構造である．毛細血管の壁は1層の内皮細胞で構成され，毛細血管外側は薄い基底膜で囲まれている．毛細血管壁全体の厚さはわずか0.5 μmである．毛細血管の内径は4～9 μmで，赤血球やその他の血液細胞がどうにか通ることができる太さである．

毛細血管膜にある細孔

図16.2には，毛細血管の内外を連絡するきわめて細い2本の通路が示されている．1つは**細胞間隙**（intercellular cleft）とよばれるもので，図の上方に示すように隣接する内皮細胞の間にある狭く屈曲した通路である．この間隙は内皮細胞同士を接続する短いタンパク質の梁により，断続的にさえぎられているが，液体はこの梁の間を浸透して自由に往来する．この間隙は通常6～7 nm（60～70 Å）で一定しており，アルブミン分子の直径よりやや小さい．

細胞間隙は，内皮細胞端にのみ存在するので，毛細血管壁の総表面積のうちの1/1000以下である．それにもかかわらず，水分子や水溶性イオン，小分子の溶質は，熱力学的な分子運動がきわめて速いため，この**スリット状細孔**である細胞間隙を通って，毛細管の内外間を容易に拡散する．

内皮細胞中には**細胞膜で形成された小胞**（plasmalemmal vesicles）が多く存在する．これらの細胞小胞はカベオリンが重合したもので，コレステロールとスフィンゴ脂質を含む．カベオラ機能の詳細は十分に解明されていないが，（細胞が外の物質を取り込む過程である）**細胞飲食作用**（endocytosis）と，内皮細胞内部を経由する高分子の**トランスサイトーシス**（transcytosis）に関与すると考えられている．細胞表面のカベオラは血漿あるいは細胞外液のごく一部を取り込むと考えられる．そして，これら小胞は内皮細胞内をゆっくりと移動する．一部の小胞は互いに融合して，**図16.2**に示す内皮細胞を貫通する**小胞輸送路**（vesicular channels）を形成することもある．

特定臓器の毛細血管にみられる特殊な細孔

ある種の臓器の毛細血管にある**細孔**（pore）は，その臓

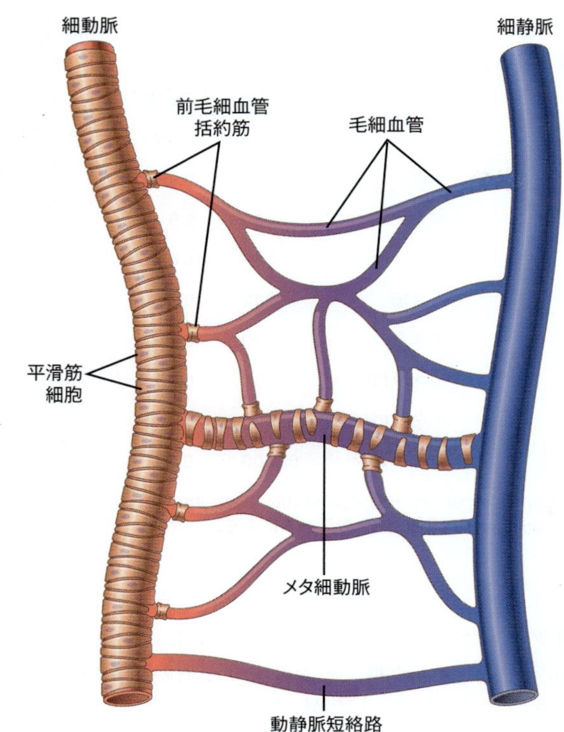

図 16.1　微小循環の構成単位

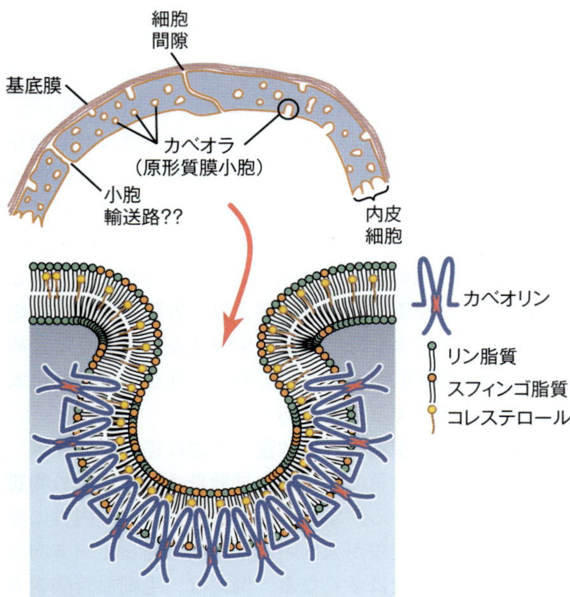

図 16.2　毛細血管の構造
隣接内皮細胞との接合部にある細胞間隙に注目してほしい．水溶性物質のほとんどが毛細血管膜から間隙へと拡散すると考えられている．細胞膜の小陥凹は**カベオラ**(caveolae)とよばれ，細胞膜高分子輸送に関与すると考えられている．カベオラには，コレステロールと結合し，集合してカベオラを形成するタンパクであるカベオリンがある．

器固有の機能に応じた特徴をもつ．例えば次のような特徴である．

①**脳**(brain)では，毛細血管内皮細胞間の接合は，水，酸素，二酸化炭素といったごく小さな分子のみを脳組織内外へ通過させる“タイト”ジャンクションである．

②**肝臓**(liver)では逆に，毛細血管内皮細胞間の間隙は大きく開いており，そのためタンパク質を含むほとんどの血漿中の溶質は血液から肝組織に移行できる．

③**胃・腸の毛細管膜**(gastrointestinal capillary membranes)の細孔は，筋肉と肝臓の中間の大きさである．

④**腎糸球体毛細血管**(glomerular capillaries of the kidney)では，**窓**(fenestrae)とよばれる楕円形の細孔が内皮細胞を貫いており，大量の小分子やイオン性物質(血漿タンパク質のような大分子のものを除く)を，内皮細胞間隙を通ることなく，糸球体で濾過することが可能である．

毛細血管の血流：血管運動

通常，血液は毛細血管内を連続して流れてはいない．その代わりに，数秒から数分おきに間歇的に流入と停止を繰り返している．この間歇性は，メタ細動脈と前毛細血管括約筋(時に非常に細い細動脈)の間歇的な収縮による現象であり，**血管運動**(vasomotion)とよばれる．

血管運動の調節

メタ細動脈と前毛細血管括約筋の開閉度を決定する最重要因子は，組織の**酸素**濃度である．組織の酸素消費率が高く，組織中の酸素濃度が正常以下に低下すると，毛細血管の間歇的な流入回数と時間が増加し，それによって組織へ送られる酸素(他の栄養素も)の量が増加する．この点については，局所の血流を調整する他の因子とともに，第 17 章で述べる．

毛細血管系としての平均機能

1 本の毛細血管を通る血流は間歇的だが，組織中には非常に多くの毛細血管が存在するため，全体としての毛細血管の機能は平均したものになる．すなわち，それぞれの組織の毛細血管床を流れる**平均流速**，毛細血管の**平均血管内圧**，毛細管血液と周囲の間質液間での**物質の平均移動量**が存在することになる．本章の残りの部分で，これらの平均化された指標を取り扱うが，注意すべき点は，平均化された機能とは，実体としては，文字通り何億という毛細血管の機能であり，個々の毛細管は組織の局所状態に応じて間歇的に動いているのである．

血液と間質液間での水，栄養素，その他の物質の交換

毛細血管膜を介する拡散

拡散は，血漿と間質液間で，物質が移動するためのき

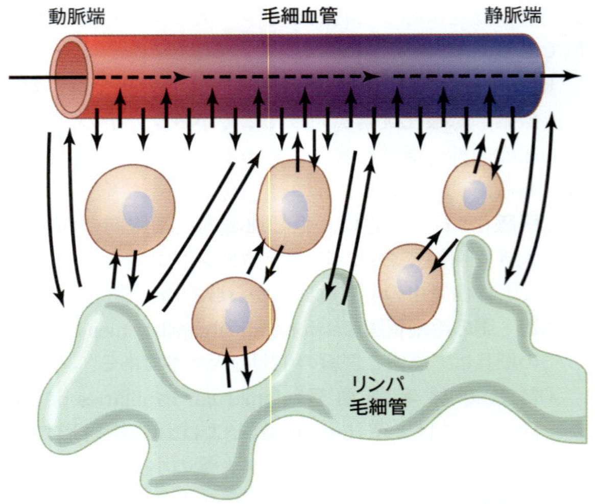

図 16.3 毛細血管と間質腔での液体分子と溶解物質の拡散

表 16.1 さまざまな大きさの分子に対する骨格筋毛細血管細孔の透過性相対値

基質	分子量	透過性
水	18	1.00
食塩	58.5	0.96
尿素	60	0.8
ブドウ糖	180	0.6
ショ糖	342	0.4
イヌリン	5000	0.2
ミオグロビン	17600	0.03
ヘモグロビン	68000	0.01
アルブミン	69000	0.001

（Pappenheimer JR: Passage of molecules through capillary walls. Physiol Rev 33:387, 1953 のデータによる）

わめて重要な手段である．図 16.3 にこの過程を示す．血液が毛細血管内腔を流れるとき，大量の水分子と溶質が毛細血管壁を通って行き来し，血漿と間質液の間で，絶え間なく混合される．**拡散は水分子や溶解粒子の熱力学的運動によって起き**，さまざまな分子やイオンがまず一方向へ動き，そして別方向へと動き，ぶつかり合って不規則にあらゆる方向に移動することにより生じる．

脂溶性物質は毛細血管内皮細胞の細胞膜をそのまま通過して拡散する

脂溶性物質であれば，細孔を通らなくても，毛細血管の細胞膜をそのまま通過して拡散できる．そのような物質として**酸素**と**二酸化炭素**がある．それらの物質は毛細血管膜のすべての面で通り抜けることができるので，その毛細管膜通過率は，Na^+ やブドウ糖のような細孔のみを通る非脂溶性物質に比べて何倍も速い．

水溶性，非脂溶性物質は毛細血管膜の細胞間細孔を通って拡散する

組織が必要とする多くの物質は水溶性であり，毛細血管の内皮細胞膜を通過できない．そのような物質として，**水分子**と **Na^+，Cl^-，ブドウ糖**などがある．細胞間間隙は毛細血管の内皮細胞表面積の 1/1000 にしか相当しないが，間隙中の熱力学的分子運動の速度は著しく速いので，そのような狭い細孔でも，大量の水と水溶性物質を拡散させることができる．これら物質の拡散速度がいかに速いものであるかは，**その拡散速度が血漿が毛細血管に沿ってまっすぐに流れるときの速度の約 80 倍**であることからも理解できる．すなわち，血漿が毛細血管全長を通過し終える間に，血漿の水は間質液の水と 80 回も交換されることになる．

細孔通過へ分子の大きさが与える影響

毛細血管の細胞間隙の幅は 6～7 nm で，通過する最小分子である水分子の直径の約 20 倍である．一方，血漿タンパク分子の直径は，細孔の幅よりやや大きい．Na^+，Cl^-，ブドウ糖，尿素のような他の物質の直径は両者の中間である．したがって，毛細血管細孔の各物質に対する透過性は，その分子直径によって異なっている．

表 16.1 は，一般的な物質に対する骨格筋毛細血管細孔の透過性の相対値である．例えば，ブドウ糖分子の透過性は水分子の 0.6 倍であり，アルブミン分子の透過性はきわめて小さく，水分子の透過性の 1/1000 である．

ここで注意が必要なのは，それぞれの組織により毛細血管透過性が大きく異なることである．例えば，肝臓の毛細血管類洞膜では透過性が著しく高く，血漿タンパク質ですら，水や他の物質のように障壁を自由に通過する．同様に，腎糸球体膜での水と電解質の透過性は，骨格筋の毛細管の約 500 倍であるが，血漿タンパク質の透過性はそうではなく，他の組織や臓器のようにきわめて小さい．本書後章で，種々の臓器について学ぶ際，なぜ，一部組織では他の組織に比べて高い透過性が必要であるかが明らかになるであろう．例えば，肝臓では肝実質細胞と血液の間できわめて大量の栄養素を移動させるために高い透過性が必要であり，腎臓では尿生成のために大量の液体を濾過する必要がある．

毛細血管膜を介する実効拡散量への濃度差の影響

膜を通過する物質の“実効”拡散量は，膜両側の**物質濃度の差**に比例する．すなわち，毛細血管膜の内外に存在する物質の濃度差が大きいほど，膜を通って一方向へ移動する総移動量は多くなる．例えば，毛細血管酸素濃度は，通常，間質液より高い．そのため，大量の酸素が血液から組織に向かって移動する．逆に，二酸化炭素濃度は血液中より組織中で高いため，過剰の二酸化炭素は血液中へ移動し，組織から取り除かれる．

栄養素として最も重要な物質は，毛細血管膜を介する拡散量がきわめて大きいので，ごくわずかな濃度差でも，

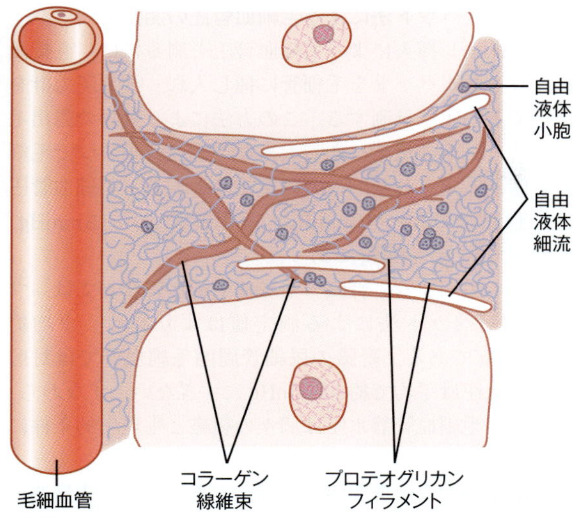

図 16.4　間質の構造
プロテオグリカンフィラメントは，コラーゲン線維束の間のいたる所に存在する．自由液体の小胞や**細い流れ**（rivulets）を形成した少量の自由液体が所々に存在する．

血漿と間質液の間で十分量の移動を生じる．例えば，毛細血管のすぐ外側の間質液酸素濃度は，血漿に比べてわずか数％低いだけであるが，このわずかな差が，組織代謝に十分な酸素を血液から間質腔へ移動させる．身体がきわめて活動的なときには，毎分数リットルもの酸素が移動する．

間質と間質液

体の体積の約 1/6 は，**間質**（interstitium）と総称される細胞間隙腔で構成される．そのなかに存在する液体を**間質液**（interstitial fluid）とよぶ．

間質の構造を図 16.4 に示す．間質は 2 種類の主要固体構造，①**コラーゲン線維束**（collagen fiber bundles）と，②**プロテオグリカンフィラメント**（proteoglycan filaments）をもつ．コラーゲン線維束は間質内に長く伸びており，非常に強固であり，組織の伸展強度の大部分を担う．一方，プロテオグリカンフィラメントはごく細いコイル状あるいはねじれた状態の分子で，98％が**ヒアルロン酸**（hyaluronic acid），2％がタンパク質である．これら分子は非常に細いため，光学顕微鏡では観察できず，電子顕微鏡でも確かめることは難しい．それらは**ブラッシュパイル**（brush pile）と表現されるきわめて細い網様フィラメントによる塊を形づくる．

間質中のゲル

間質中の液体は，毛細血管からの濾過と拡散により供給される．その組成は，タンパク質濃度が低いこと以外は血漿とほぼ同じである．それは，タンパク質が毛細血管の細孔を容易に通過しないためである．間質液は，主にプロテオグリカンフィラメント間の小さな空間に取り込まれる．このプロテオグリカンフィラメントとそれに取り込まれた液体は，ゲル状になるため**組織ゲル**（tissue gel）とよばれる．

組織ゲル内ではプロテオグリカンフィラメントが多くあるため，**液体は簡単に流れることはできない**．その代わり，液体はゲル内を**主に拡散して移動する**．すなわち，液体は多数の分子が一緒に動くのではなく，分子ごとにある場所から他の場所へ熱運動により移動することとなる．

ゲル内での拡散速度は，普通の液体中を拡散する速度の 95～99％である．毛細血管と組織細胞との距離は小さいので，拡散によって，水分子だけでなく，電解質，低分子量の栄養素，細胞排泄物，酸素，二酸化炭素などを間質内で素早く移動させることができる．

間質中の自由液体

間質中のほとんどの液体は，通常，組織ゲル内に捕捉されているが，たまに**自由水の細い流れ**や**小さな自由水の小胞**も存在する．これは，プロテオグリカン分子から自由となった液体であり，自由に流れることができる．循環血液中に色素を投与すると，コラーゲン線維や細胞表面に沿って細い流れをつくり，間質中を流れていくのが観察できる．

正常組織に存在する“自由”水の量はわずかで，1％よりはるかに少ない．逆に組織が浮腫になると，**これらの自由水の微小嚢腔や細い流れが著しく増大し**，浮腫を形成する液体の 1/2 以上がプロテオグリカンフィラメントとは独立して，自由に流れるようになる．

毛細血管からの液体濾過量は静水圧，膠質浸透圧，毛細管濾過係数で決まる

毛細血管内の静水圧は，毛細血管の細孔から，液体とその溶質を押し出そうとする．逆に，タンパク質による浸透圧（**膠質浸透圧**（colloid osmotic pressure））は，液体を浸透作用により間質腔から血液へ戻そうとする．普通，この血漿タンパク質による浸透圧は，大量の液体が血液から間質腔へ移動して失われるのを防いでいる．

また，重要なのは**リンパ系**（lymphatic system）であり，血液から間質腔に漏れた，わずかな余剰タンパク質や液体を循環系に戻す．本章の残り部分で，血漿と間質液のそれぞれの量を調節する毛細血管濾過とリンパ流の制御機構について述べる．

静水圧と膠質浸透圧の力が毛細血管膜を通る液体の動きを規定する

図 16.5 は，液体が血液から間質液へ移動するか，あるいはその逆方向に移動するかを決定する 4 つの主な力を示す．これらの力は，その重要性を最初に示した生理学者アーネスト・スターリング（Ernest Starling）への敬意から，**スターリングの力**（Starling forces）とよばれる．

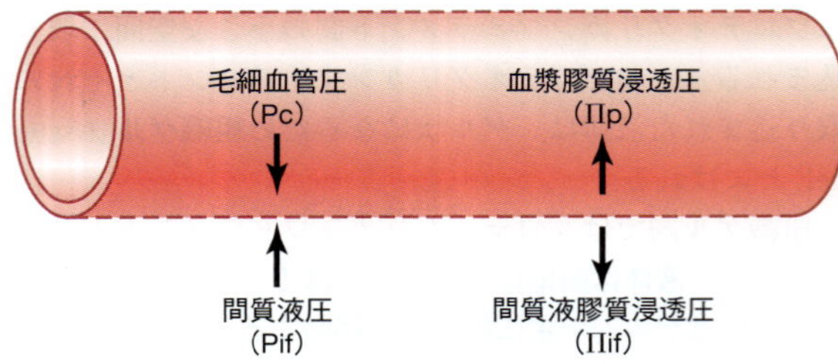

図 16.5 毛細血管膜で働く静水圧と膠質浸透圧は，液体を内向きあるいは外向きに細孔を通して移動させる

①**毛細血管圧**(capillary pressure：Pc)は，毛細血管膜**外**へ液体を移動させる力．
②**間質液圧**(interstitial fluid pressure：Pif)は，正の場合は毛細血管**内**へ，負の場合は毛細血管**外**へ，液体を移動させる力．
③**血漿膠質浸透圧**(plasma colloid osmotic pressure：Πp)は，毛細血管膜**内**へ液体を移動させる浸透力．
④**間質液膠質浸透圧**(interstitial fluid colloid osmotic pressure：Πif)は，毛細血管膜**外**へ液体を移動させる浸透力．

これらの力の合計，**実効濾過圧**(net filtration pressure：NFP)が正ならば，毛細血管を介した**液体濾過**が起きる．スターリング力の合計が負であるならば，間質腔から毛細血管への**液体の吸収**が起こる．実効濾過圧(NFP)は以下のように計算される．

$$NFP = Pc - Pif - \Pi p - \Pi if$$

後述するように，NFPは通常はわずかに正であり，そのため多くの組織で，毛細血管から間質腔へ液体の濾過が起こる．組織における液体の濾過量は，各毛細血管にある細孔の数，サイズ，血液が流れている毛細血管の数によって決まる．これらの因子をまとめて**毛細血管濾過係数**(capillary filtration coefficient：K_f)とする．したがって，K_fはあるNFP下で，毛細血管膜が濾過できる水の限界量を示し，通常mL/分/mmHg(NFP)で表す．

したがって，毛細血管での液体濾過量は次のようになる．

$$\text{濾過量} = \text{毛細血管濾過係数} \times \text{実効濾過圧}$$

以下の部分では，毛細血管濾過量を決定するそれぞれの力について詳述する．

毛細血管静水圧

毛細血管静水圧の測定にはいくつかの方法が用いられている．例えば，①**直接マイクロピペットを毛細血管に挿入して行う測定**では，骨格筋と腸管で約25 mmHgの平均毛細血管圧が得られている．②**間接的な機能測定**によるものでは，それら組織で約17 mmHgの平均毛細血管圧が得られている．

マイクロピペット法による毛細血管圧の測定

カニューレ挿入により毛細血管圧を測るには，直接微細なガラスピペットを毛細管に挿し入れ，微差圧力計を用いてその圧を計測する．この方法により動物の露出毛細血管とヒトの爪床にある大きな毛細血管ループで毛細血管圧が測定された．この測定法によると，毛細血管圧は，動脈端で30〜40 mmHg，静脈端で10〜15 mmHg，中間部で約25 mmHgであった．

一部の毛細血管，腎臓の糸球体毛細血管などでは，マイクロピペット法による測定値はより高く，平均約60 mmHgである．腎臓の尿細管周囲毛細血管では対照的に静水圧は平均で約13 mmHgにすぎない．すなわち，各組織の毛細血管静水圧は個々の組織と生理学的条件により大きく異なっている．

機能的毛細血管圧を間接的に測定するための等重量法

間接的に毛細血管圧を推定する**等重量法**(isogravimetric method)を**図16.6**に示す．図の天秤に載せられているのは取り出された腸管の一部である．腸管壁の血管に血液が灌流されている．動脈圧が下降すると，結果として，毛細管血管圧は下降し，血漿タンパク質の膠質浸透圧によって腸管壁から水分の吸収量が増え，腸管重量は減少する．この変動はすぐに天秤に動きを生じさせる．この重量減少を起こさないためには，動脈圧下降の影響を打ち消すのに十分なまで静脈圧を上昇させる必要がある．言い換えると，①動脈圧の低下と，②静脈圧の上昇が同時に起きている間は，毛細血管圧は一定に保たれるということである．

図下部のグラフは，重量変化がまったく起きていない動脈圧と静脈圧の推移を示す．動脈と静脈の線は17 mmHgの値で出会うことになる．つまり，このような制御が行われている間，毛細血管圧は同じ17 mmHgに保たれていたはずである．そうでなければ，毛細血管壁を介して水分の濾過あるいは吸収が起きることになる．したがって，間接的に組織の“機能的”毛細血管圧は約17 mmHgであると測定される．

毛細血管の水分の出入りを起こすすべての力が均衡している状態の毛細血管圧を測定する等重力法は，マイクロピペットを用いて毛細血管圧を直接測定した場合に比べて低値となることが明らかとなっている．この差をもたらす主因は，多くの組織で，毛細血管の水分濾過と再吸収が完全には均衡していないことにある．多くの組織では，濾過された過剰な水分はリンパ管により除去される．腎臓の糸球体毛細血管では，125 mL/分もの非常に大量の水分が連続的に濾過されている．

間質液の静水圧

間質液の圧測定にはいくつかの方法があり，手法や組織によりそれぞれ少しずつ異なる値を示す．疎な皮下組織では，間質液圧はどの測定法でも大気圧より数mmHg低く，この値を**陰性間質液圧**(negative interstitial fluid

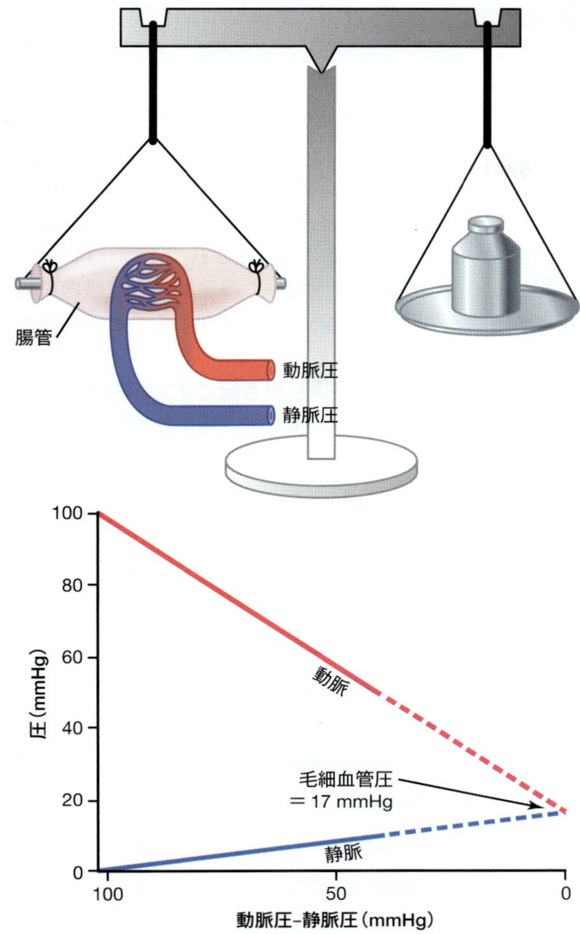

図 16.6　毛細血管圧を測定する等重力法

pressure)とよぶ．被膜で覆われた腎臓のような組織では，間質圧は陽圧である(すなわち大気圧より高い)．最も広く使われてきた方法は，①組織に挿入したマイクロピペットによる圧測定法，②埋め込んだ多孔性カプセルによる圧測定法，③組織に埋め込んだ綿芯による圧測定法である．これらそれぞれの測定法により，同一組織でも異なる間質静水圧を示すことがある．

マイクロピペットによる間質液圧の測定

毛細血管圧を測定したのと同型のマイクロピペットにより，一部組織の間質液圧も測定することができる．マイクロピペットの先端径は約 1 µm であり，間質プロテオグリカン線維の間隔の 20 倍以上の大きさである．したがって，計測された圧は，おそらく自由水嚢腔の圧と考えられる．

マイクロピペットを使って測定された圧は，皮膚のような疎な組織では −2〜 +2 mmHg の範囲であったが，多くの場合，大気圧よりやや低いとされている．

埋め込み多孔性カプセル内の間質自由水の圧測定

この方法で測定した間質自由水の圧は，直径 2 cm のカプセルを用いた場合，通常の**疎な**皮下組織で平均約 −6 mmHg であるが，より小さいカプセルを用いると，その値はマイクロピペットによる −2 mmHg と大きく違わない．

強固に被覆された組織の間質液圧

体組織の一部は密にできた容器で覆われている．例えば，脳を囲む頭蓋冠，腎臓周囲の強い線維嚢，筋周囲の線維鞘，眼球周囲の強膜などが相当する．それらの多くでは，測定法によらず間質液圧は陽圧である．しかし，その間質液圧は容器の影響を受ける組織外部の圧よりほぼつねに低い．例えば，臥位の動物で脳周囲の脳脊髄液圧は約 +10 mmHg であるが，**脳の間質液圧**は平均で +4〜 +6 mmHg である．腎臓では皮膜の圧力は約 +13 mmHg だが，**腎の間質液圧**は平均で約 +6 mmHg であったという報告がある．このように，もし皮膚にかかる圧が外気圧で，これを圧力ゼロと考えると，正常な間質液圧は，各組織の周囲の圧より数 mmHg 少ないという一般則を立てることができそうである．

多くの体腔は，内部に自由液体があり周囲間質液と動的平衡を保っているが，そこで測定される圧は陰圧である．それら体腔と測定圧の一部は，次の通りである．

- 胸膜腔：−8 mmHg
- 関節腔：−6〜 −4 mmHg
- 硬膜外腔：−6〜 −4 mmHg

まとめ：疎な皮下組織の間質液圧は大気圧より低い

前述のように，測定方法によって間質液圧はやや異なるが，多くの生理学者は，**疎な**皮下組織の間質液圧は，通常の条件下では，大気圧よりやや低く平均 −3 mmHg 程度であると考えている．

**間質液圧が陰圧になる基本的原因は
リンパ系のポンプ作用にある**

リンパ系については本章の後半で述べるが，その前にリンパ系が間質液圧を規定するうえで果たす基本的役割について理解しておく必要がある．リンパ系は余分な水分，余分なタンパク分子，細胞の残骸，その他組織間隙由来の物質を取り除く**除去系**(scavenger)である．液体が終末リンパ毛細管に入るとリンパ管壁は数秒間自動的に収縮し，液体を血液循環に押し出す．この過程全体が，間質腔液で計測される軽度の陰圧を生じさせる．

血漿膠質浸透圧

血漿中のタンパク質が膠質浸透圧を生じる

浸透圧について基本的なことを述べた第 4 章で，半透膜の孔を通過できない分子や電解質のみが浸透圧を形成することを示した．血漿と間質液では，タンパク質のみが毛細血管細孔を通過できない可溶成分であるから，毛細血管膜の内外で浸透圧形成にあたるのは，血漿と間質液のタンパク質である．この浸透圧を，細胞膜でのそれとは区別して，**コロイド浸透圧**あるいは**膠質浸透圧**(oncotic pressure)とよぶ．“コロイド”浸透圧という用語は，タンパク質が分子性溶液であるにもかかわらず，コロイド溶液に類似していることに由来する．

血漿膠質浸透圧の正常値

正常ヒト血漿の膠質浸透圧は平均28 mmHg程度である．そのうちの19 mmHgは溶解したタンパク質の分子作用から生じ，9 mmHgは**ドナン効果**(Donnan effect)(すなわち，タンパク質によって血漿中のナトリウム，カリウム，その他の陽イオンにより引き起こされた割増分の浸透圧)である．

膠質浸透圧への各血漿タンパク質の影響

血漿タンパク質は，平均分子量6.9万のアルブミン，14万のグロブリン，40万のフィブリノゲンの混合物である．したがって，1 gのグロブリンの分子数は1 gのアルブミンの分子数のたった半分，1 gのフィブリノゲンの分子数は1 gのアルブミンのそれのたった1/6である．ここで，液体の浸透圧は溶けている分子の質量ではなく，分子の数により決定されるという第4章の説明を思い出してほしい．それゆえ，質量ではなく分子数で補正すると，正常血漿中の各タンパク質の相対的濃度(g/dL)と，総血漿膠質浸透圧(Πp)へ寄与は以下の表のようになる．

	g/dL	Πp(mmHg)
アルブミン	4.5	21.8
グロブリン	2.5	6.0
フィブリノゲン	0.3	0.2
合計	7.3	28.0

このように，血漿の総膠質浸透圧の約80%はアルブミンによるもので，20%がグロブリンであり，フィブリノゲンの関与はほとんどない．したがって，毛細血管と組織液の動力学からすると，重要なものは主にアルブミンである．

間質液の膠質浸透圧

一般的な毛細血管細孔の大きさは血漿タンパク質の分子より小さいが，すべての細孔がそうではない．したがって，少量の血漿タンパク質は細孔を通って，またはトランスサイトーシスの小胞から間質腔へ漏出している．

総量で12 Lある間質液中のタンパク質量は，血漿中の総タンパク質量よりわずかに多い．しかし，間質液の体積は血漿の4倍であるため，間質液の平均タンパク質**濃度**は，多くの組織で血漿の40%にすぎず，約3 g/dLである．定量的に，このタンパク質濃度における間質液の平均膠質浸透圧は約8 mmHgとされている．

毛細血管膜を介する液体の交換

ここまで毛細血管膜を介した液体移動に影響するさまざまな因子について述べてきたが，それらすべてをまとめることで，毛細血管系が血漿と間質液の液体配分をどのようにして正常域に保っているかを理解していくことにする．

平均毛細血管圧は，動脈端で静脈端より15～25 mmHg高い．この差により，体液は毛細管の動脈端で“濾過”され，静脈端で再吸収されて毛細管に戻る．したがって，毛細管の動脈端から静脈端へと組織内を実際に“流れる”わずかな液体量が存在する．この流れの動力学は以下のようになる．

毛細血管の動脈端での濾過を引き起こす力の解析

毛細血管**動脈端**(arterial end)で，毛細血管膜を介する物質移動を引き起こしている力の平均値は，およそ以下の通りである．

	mmHg
液体を外へ向かわせる力	
毛細血管圧(毛細血管動脈端)	30
負の間質自由水液圧	3
間質液膠質浸透圧	8
外へ向かう力の合計	41
液体を内へ向かわせる力	
血漿膠質浸透圧	28
内へ向かう力の合計	28
力の総和	
外向き	41
内向き	28
最終的な外向きの力(動脈端)	13

このように毛細血管動脈端における力の総和は，13 mmHgの**実効濾過圧**(net filtration pressure)となり，これが液体を毛細血管細孔を通して外へ移動させる．

この13 mmHgという濾過圧により，毛細血管を流れる血漿の平均1/200程度が，毛細管動脈端から間質腔へと濾過される．

毛細血管静脈端での再吸収の解析

毛細血管静脈端では血圧が低いため，力のバランスが変わり，再吸収がうまくできるようになっている．

	mmHg
液体を内へ向かわせる力	
血漿膠質浸透圧	28
内へ向かう力の合計	28
液体を外へ向かわせる力	
毛細血管圧(毛細血管静脈端)	10
負の間質自由水液圧	3

	mmHg
間質液膠質浸透圧	8
外へ向かう力の合計	21
力の総和	
内向き	28
外向き	21
最終的な内向きの力(静脈端)	7

このように，毛細血管内に液体を移動させる力28 mmHgは，再吸収に抗する力21 mmHgより大きい．この7 mmHgの差が毛細管静脈端における**実効再吸収圧**(net reabsorption pressure)になる．この再吸収圧は毛細管の動脈端における濾過圧よりかなり小さいが，静脈側の毛細血管は動脈側の毛細血管よりその数と透過性が大きいため，再吸収圧は低くても毛細血管内へ液体を移動させることができる．

この再吸収圧により，毛細管の動脈端で濾過された液体の約9割が静脈端で再吸収される．残りの1割は，リンパ管に流れ込み循環血液に戻る．

毛細血管での交換とスターリングの平衡

スターリング(E.H. Starling)は1世紀以上も前に，正常条件下では毛細血管の多くはほぼ平衡状態にあることを示した．すなわち，毛細血管動脈端で濾過される液量と，吸収により循環に戻る液量がほぼ同じであるということである．ごく少量の液体が平衡を逸脱するが，最終的にそれはリンパ管を経由して循環に戻される．

次の表は，スターリングの平衡原理を示している．この表では，動脈側と静脈側の毛細血管圧を平均し，毛細血管全長での平均的な**機能的**毛細血管圧を計算しているが，その平均は17.3 mmHgと計算されている．

	mmHg
液体を外へ向かわせる力の平均	
平均毛細血管圧	17.3
負の間質自由水液圧	3.0
間質液膠質浸透圧	8.0
外へ向かう力の合計	28.3
液体を内へ向かわせる力の平均	
血漿膠質浸透圧	28.0
内へ向かう力の合計	28.0
平均した力の総和	
外向き	28.3
内向き	28.0
最終的な外向きの力	0.3

このように，毛細循環全体としては，外向きの力の合計は28.3 mmHg，内向きの力の合計は28.0 mmHgとほぼ均衡している．0.3 mmHgというわずかな不平衡な力が，再吸収よりも間質腔への液体の濾過をわずかに多くしている．このわずかな濾過の過剰を**実効濾過**(net filtration)とよび，これがリンパ系経由で循環に戻されるべき液体である．正常の実効濾過量は，腎臓を除く全身ではわずかに約2 mL/分である．

毛細血管濾過係数

前述の例では，毛細血管膜における平均0.3 mmHg程度の不均衡力が，全身で2 mL/分の実効濾過を生じさせる．実効濾過量を不均衡力1 mmHgあたりで表すと，全身の実効濾過量は6.67 mL/分/mmHgとなる．これを全身の**毛細血管濾過係数**(filtration coefficient)とよぶ．

身体各部の濾過係数はmL/分/mmHg/100 g組織で表されることもある．このように表すと，一般的な組織の毛細血管濾過係数は0.01 mL/分/mmHg/100 g組織である．しかし，毛細血管系の透過性は各組織により著しく異なるため，この濾過係数は組織間で100倍以上も異なることがある．濾過係数は，脳と筋ではきわめて小さく，皮下組織では中間で，消化管では大きい．さらに，細孔が多く，大きく開口している肝臓と腎糸球体では濾過係数は非常に大きい．同様に，毛細血管膜のタンパク質透過性も大きく異なる．筋間質液のタンパク質濃度は約1.5 g/dL，皮下組織では2 g/dL，消化管では4 g/dL，肝臓では6 g/dLである．

均衡を逸脱した異常な力が毛細管膜に与える影響

平均毛細血管圧が17 mmHgを超えて上昇すると，組織間隙に液体を濾過させる方向に働く正味の力が増加する．つまり，平均毛細血管圧が20 mmHg上昇すれば，実効濾過圧は0.3 mmHgから20.3 mmHgに上昇し，間質腔に濾過される液体は正常値の68倍になる．間質腔での過剰体液の貯留を防ぐには，リンパ系への体液流入が正常の68倍に増える必要があるが，それはリンパ系が処理できる2〜5倍の量である．そのため体液は間質腔に貯留し始め，結果として浮腫となる．

逆に，もし毛細血管圧が著しく低くなれば，濾過ではなく再吸収が起こり，間質液を犠牲にして血液量が増加する．これら毛細管膜での不均衡が，種々の浮腫の発生と関連することについては第25章で詳述する．

リンパ管系

リンパ管系は，体液を間質腔から血液へ流す側副路である．最も重要なことは，リンパ管系が，毛細血管で直接吸収できなかったタンパク質や大きな粒子状物質を組織腔から搬出できることである．間質腔から血中にタンパク質を戻すこの機能は必要不可欠であり，それがなけ

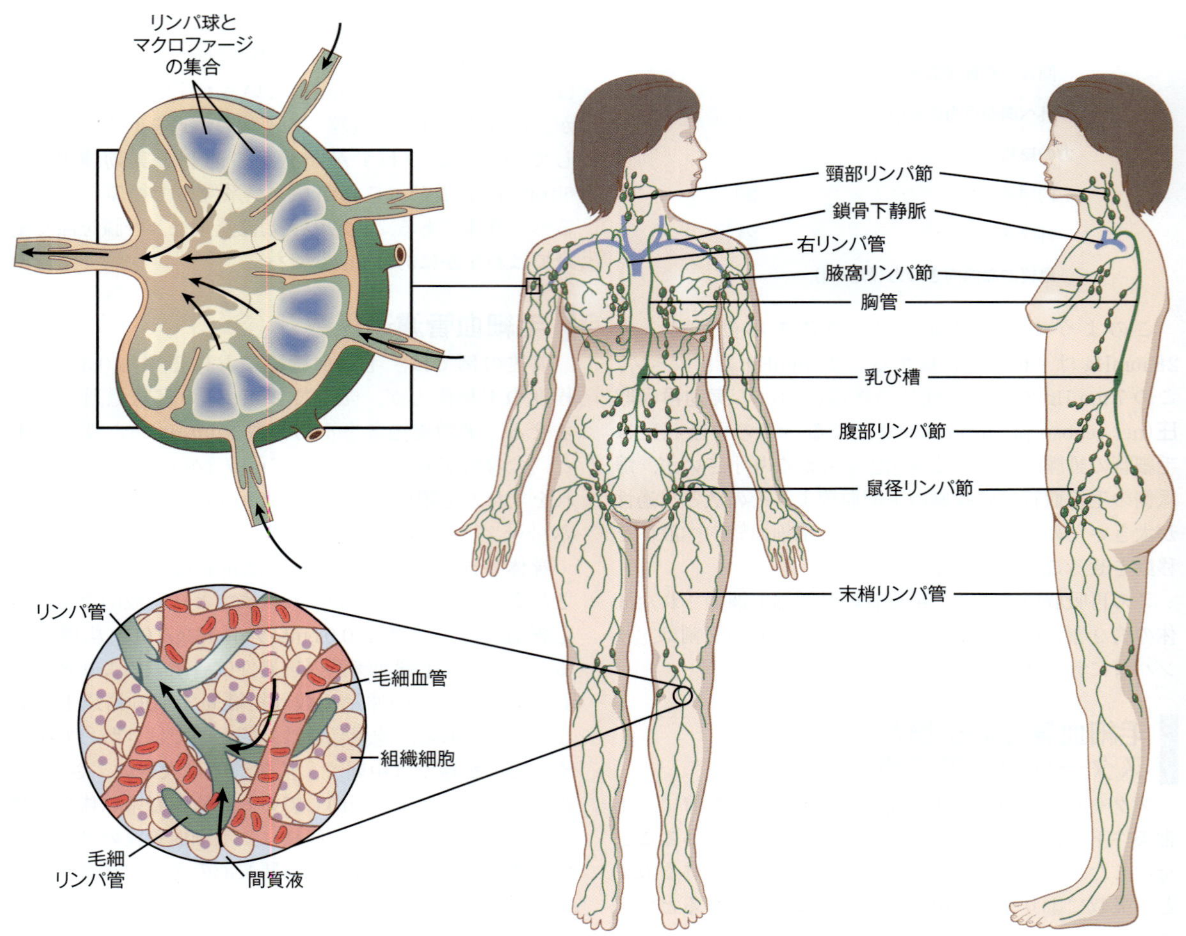

図 16.7 リンパ系

ればおそらく，われわれはおよそ 24 時間以内に死亡してしまうだろう．

全身のリンパ管経路

ほとんどすべての体組織は，間質腔から余剰体液を直接搬出するために，固有のリンパ管経路を有する．例外は，皮膚の表層部，中枢神経系，筋内膜や骨である．しかし，それらの組織には**前リンパ管**(prelymphatics)とよばれる微細な経路があり，そこを間質液が流れ，最終的にリンパ管に，また脳では脳脊髄液に流れた後，血液に直接戻る．

図 16.7 に示すように，基本的には，下半身のリンパ管は最終的にすべて**胸管**(thoracic duct)に注ぎ，次いで，胸管から**左**内頸静脈と左鎖骨下静脈の合流点で静脈系に流れ込む．左頭部，左上肢，左胸部の一部からのリンパも胸管に入り，静脈に注ぐ．

右頭頸部，右上肢，右胸郭部からのリンパは，**右リンパ管**(right lymph duct(胸管よりはるかに小さい))に入り，**右**鎖骨下静脈と内頸静脈の合流点で静脈系に流れ込む．

毛細リンパ管終末とその透過性

毛細血管の動脈端から濾過された液体のほとんどは細胞間を流れて，最終的には毛細血管の静脈端から再吸収されるが，平均して約 1/10 の液体は**毛細リンパ管**(lymphatic capillaries)に入り，静脈側毛細管ではなく，リンパ管系を通って血液に戻る．このリンパ液の総量は，1 日あたり 2〜3 L にすぎない．

リンパ管を経由して循環系に戻される液体はきわめて重要である．というのは，タンパク質のような高分子量の物質は，リンパ管以外の経路では組織から吸収されないが，毛細リンパ管にはほぼ自由に入ることができるからである．その理由は，図 16.8 に示すように，毛細リンパ管の特殊な構造にある．この図は，毛細リンパ管の内皮細胞が**繋留フィラメント**(anchoring filaments)により，周囲の結合組織に固定されていることを示す．隣接した内皮細胞の接合部では，内皮細胞の一方端は隣の内皮細胞端に重なるので，重なった細胞端は内側へと自由にはためくことになり，毛細リンパ管内部に開く微小な弁を形づくる．懸濁した粒子を含む間質液は，この弁を押し広げ，毛細リンパ管内へ直接流入する．しかし，いっ

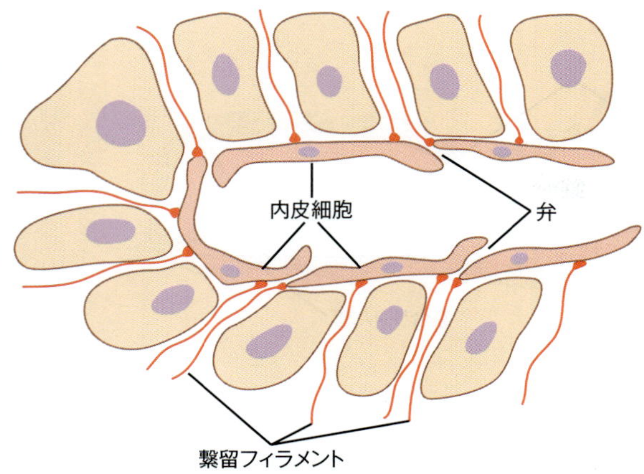

図 16.8　高分子物質をリンパへ通す毛細リンパ管の特殊構造

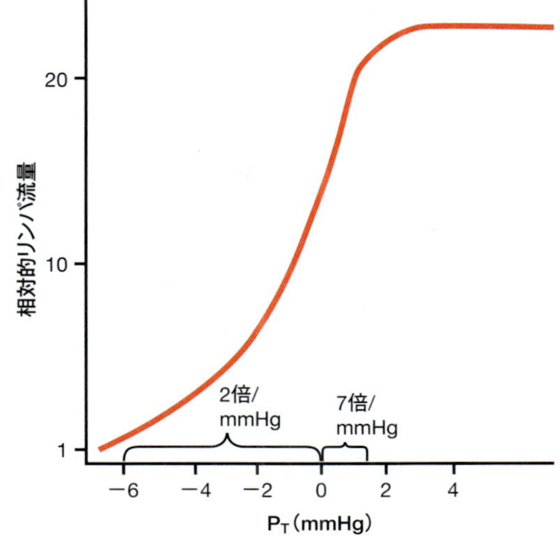

図 16.9　イヌの肢における間質液圧とリンパ流量の関係
間質液圧(P_T)が大気圧(0 mmHg)をやや超えたあたりでリンパ流速は最大になる(Dr. Harry Gibson, Dr. Aubrey Taylor の厚意による).

たん流入すると，毛細管外への逆流は難しい．それは，いかなる逆流もこのフラップ弁を閉じてしまうからである．このように，リンパ管は毛細リンパ管終末の先端部に弁をもつ．より大きなリンパ管も，リンパが血液循環に流れ込む部位までの間に弁が存在する．

リンパ液の産生

リンパ液は間質液に由来し，リンパ管へ流れ込む．したがって，最初に終末リンパ管に入ったリンパ液の組成は，間質液のそれとほとんど同じである．

多くの組織で間質液のタンパク質濃度は平均 2 g/dL 程度であり，それらの組織から流れてくるリンパ液のタンパク質濃度もそれに近い．肝臓由来リンパ液のタンパク質濃度は 6 g/dL 程度であり，消化管で産生されたリンパ液は 3〜4 g/dL ほどである．全リンパ液の約 2/3 は肝臓と消化管に由来するので，全身のリンパ液が混合した胸管のリンパ液のタンパク質濃度は通常 3〜5 g/dL である．

リンパ管系は，消化管から栄養素を吸収する主な経路の 1 つでもある．特に食物中の脂肪は，ほとんどすべてリンパ管が吸収する．実際，脂肪の多い食事の後では，胸管のリンパ液中には 1〜2％の脂肪が含まれる．

最後に，細菌のような大きな粒子でも，毛細リンパ管の内皮細胞間隙を押し広げてリンパ液に入ることは可能である．第 34 章で述べるように，リンパ液がリンパ節を通過する際，それら粒子はほとんどすべて破壊されて取り除かれる．

リンパの流量

安静時では，**胸管**(thoracic duct)のリンパ流は約 100 mL/時であり，加えて約 20 mL/時のリンパ液がその他の経路から循環系に流入するので，リンパ流の総計は約 120 mL/時あるいは 2〜3 L/日となる．

リンパ流に及ぼす間質液圧の影響

図 16.9 に，間質液圧がリンパ流量に及ぼす影響を示す．間質液圧が正常より低く −6 mmHg であると，リンパ流量はほとんどない．間質液圧が 0 mmHg(大気圧)まで上昇すると，リンパ流量は 20 倍以上に増加する．したがって，リンパ管が正常に機能していれば，間質液圧を上昇させるいかなる要因もリンパ流量を増加させる．そのような要因には，次のようなものがある．

- 毛細血管静水圧上昇
- 血漿膠質浸透圧低下
- 間質液膠質浸透圧上昇
- 毛細血管透過性亢進

これら要因はすべて，間質への液体移動を促すように毛細血管膜バランスに作用し，その結果，間質液量や間質液圧そしてリンパ流量のすべてが同時に増加する．

しかし，**図 16.9** に示すように，間質液圧が大気圧(0 mmHg)より 1〜2 mmHg 高くなると，間質液圧をより上昇させても，それ以上にリンパ流量は増加しない．間質圧の上昇は毛細リンパ管への液体の流入を増加させるだけではなく，太いリンパ管を外から圧迫するためにリンパ流量が抑えられるのである．高い間質液圧では，これら 2 つの要因が，かなり正確に互いのバランスを保つので，リンパ流量は最大流量に到達する．この最大流量は**図 16.9** の上部のプラトー部に示されている．

リンパ管ポンプはリンパ流量を増加させる

すべてのリンパ管には弁が存在する．**図 16.10** は，毛細リンパ管が流れ込む集合リンパ管にみられる典型的な弁を示す．

ヒトや動物のリンパ管を露出して撮影した動画では，集合リンパ管あるいはそれより大きなリンパ管が液で伸展されると，管壁の平滑筋が自動的に収縮することが観察される．さらに，連続する弁で区切られたリンパ管の各分節は，独立した自動ポンプとして機能する．すなわ

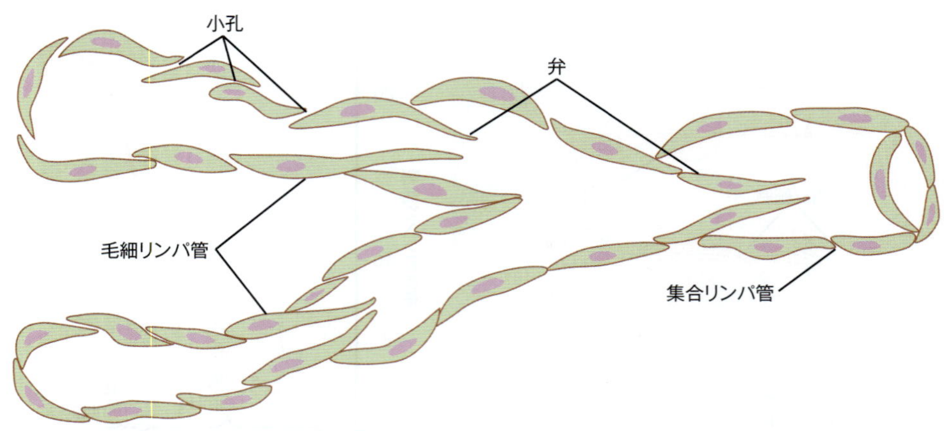

図 16.10 毛細リンパ管と集合リンパ管の構造をリンパ管弁とともに示す

ち，この分節は少し充満すると収縮するので，液体は弁を通って次のリンパ管分節に送り出される．この液体が次の分節を満たし，数秒後にまたそれが収縮する．このプロセスはリンパ液が血液循環に送り込まれるまでリンパ管全長にわたって続く．胸管のようにきわめて大きなリンパ管では，このリンパ管ポンプで 50～100 mmHg の圧が生じる．

リンパ管を外部から間歇的に圧迫することによるポンプ作用

リンパ管壁自体の間歇的収縮によるポンプ作用に加えて，リンパ管を間歇的に圧迫する外部の因子もポンプ機能を果たす．そのような因子を重要な順に挙げると，

- 周囲の骨格筋の収縮
- 身体の各所の動き
- リンパ管に隣接した動脈の拍動
- 物体による体外からの圧迫

リンパ管ポンプは運動時には非常に活発に働き，リンパ流量はしばしば 10～30 倍にも増加する．逆に，静止時にはリンパ流量は停滞し，ほぼゼロとなる．

毛細リンパ管ポンプ

太いリンパ管によるポンプ作用に加え，毛細リンパ管終末もリンパ液を押し出すことができる．前述のように，毛細リンパ管は繋留フィラメントにより周囲の組織細胞にしっかり固定されている．したがって，余剰体液が組織に入り込んで膨張すると，繋留フィラメントが毛細管の壁を牽引するので，体液は内皮細胞接合部を通って毛細リンパ管終末に流入する．組織が圧迫されたときは毛細リンパ管内圧が上昇し，内皮細胞の重なった細胞端が弁のように閉じる．その結果，圧はリンパ液を細胞接合部に戻す方向ではなく，集合リンパ管の方向に押し出すように作用する．

また，毛細リンパ管の内皮細胞は収縮性のあるアクトミオシンフィラメントをわずかにもつ．ある種の動物の組織(例えばコウモリの翼)では，小さな血管や太いリンパ管の多くが律動的に収縮するのと同じように，これらフィラメントが毛細リンパ管に律動的な収縮を起こすことが観察されている．したがって，リンパ管のポンプ機能は，平滑筋をもつ太いリンパ管の収縮に加えて，少なくとも一部は毛細リンパ管内皮細胞の収縮によると思われる．

まとめ：リンパ流量を規定する因子

以上のことから，リンパ流量を決定する 2 つの主因は，①間質液圧と，②リンパ管のポンプ活動であることがわかる．したがって，おおまかにいえば，**リンパ流量は間質液圧とリンパ管ポンプ活動により規定されるといえる．**

リンパ系は間質液のタンパク質濃度，量，液圧の調節に重要な役割を果たす

リンパ系が，余剰タンパク質や過剰体液を組織間隙から循環系に戻す**排水機構**(overflow mechanism)として機能することは明らかである．そのためリンパ系は，①間質液のタンパク質濃度，②間質液量，③間質液圧の調節にも中心的な役割を果たす．それらの因子が互いにどのように関連しているか説明しよう．

まず，少量のタンパク質が絶えず毛細管から間質に漏れ出していることを思い出してほしい．この漏れたタンパク質は，あったとしても，きわめて少量しか毛細血管の静脈端を通って循環系には戻されない．そのため，これらのタンパク質は間質液内に蓄積しやすく，その結果として間質液の膠質浸透圧が上昇する．

第 2 に，間質液の膠質浸透圧上昇は，毛細血管膜に作用する力のバランスを変え，間質への液体濾過を起こしやすくする．よって実質的には，体液はタンパク質の浸透圧により毛細血管壁を通って間質に移動する．それが間質液量と間質液圧の双方を増加させる．

第 3 として，間質液圧の上昇はリンパ流量を著しく増加させ，余分な間質液と間質腔に溜まった余剰タンパク質を運び去る．

このように，間質液のタンパク質濃度があるレベルまで達し，間質液量と圧が相応に増加すると，リンパ系によるタンパク質と体液の回収が大きくなり，毛細血管から間質腔へ漏れる量と均衡するようになる．したがって，これらすべての因子の値は一定になり，毛細血管から漏れるタンパク質と液体の量を何かが変えない限り，定常状態が維持される．

体組織保持における陰性間質液圧の意義

従来，各体組織は，結合組織により完全に支持されていると考えられてきた．しかし，身体の多くの部位で，結合組織の線維は非常に弱いか，あるいは欠如さえしていることがある．特に，そのような部位は1つの組織が別の組織上を滑るような箇所，例えば手の甲や顔面の皮膚などである．そういう部位でさえも，組織は，半真空状態ともいえる陰性間質液圧によって形状が保たれている．組織が陰圧を失ってしまうと，体液が蓄積し，**浮腫**(edema)として知られる状態になる．この状態については，第25章で述べる．

参考文献

Chidlow JH Jr, Sessa WC: Caveolae, caveolins, and cavins: complex control of cellular signalling and inflammation. Cardiovasc Res 86:219, 2010.

Dejana E: Endothelial cell-cell junctions: happy together. Nat Rev Mol Cell Biol 5:261, 2004.

Gashev AA: Basic mechanisms controlling lymph transport in the mesenteric lymphatic net. Ann N Y Acad Sci 1207(Suppl 1):E16, 2010.

Gashev AA: Physiologic aspects of lymphatic contractile function: current perspectives. Ann N Y Acad Sci 979:178, 2002.

Guyton AC: Concept of negative interstitial pressure based on pressures in implanted perforated capsules. Circ Res 12:399, 1963.

Guyton AC: Interstitial fluid pressure: II. Pressure-volume curves of interstitial space. Circ Res 16:452, 1965.

Guyton AC, Granger HJ, Taylor AE: Interstitial fluid pressure. Physiol Rev 51:527, 1971.

Kolka CM, Bergman RN: The barrier within: endothelial transport of hormones. Physiology (Bethesda) 27:237, 2012.

Mehta D, Malik AB: Signaling mechanisms regulating endothelial permeability. Physiol Rev 86:279, 2006.

Michel CC, Curry FE: Microvascular permeability. Physiol Rev 79:703, 1999.

Oliver G: Lymphatic vasculature development. Nat Rev Immunol 4:35, 2004.

Parker JC: Hydraulic conductance of lung endothelial phenotypes and Starling safety factors against edema. Am J Physiol Lung Cell Mol Physiol 292:L378, 2007.

Parker JC, Townsley MI: Physiological determinants of the pulmonary filtration coefficient. Am J Physiol Lung Cell Mol Physiol 295:L235, 2008.

Predescu SA, Predescu DN, Malik AB: Molecular determinants of endothelial transcytosis and their role in endothelial permeability. Am J Physiol Lung Cell Mol Physiol 293:L823, 2007.

Wiig H, Swartz MA: Interstitial fluid and lymph formation and transport: physiological regulation and roles in inflammation and cancer. Physiol Rev 92:1005, 2012.

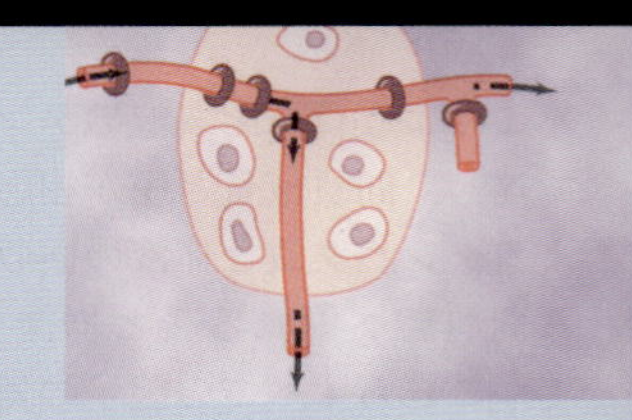

第17章 局所因子および液性因子による組織血流量の制御

組織需要に応じた血流量の局所制御

循環機能の基本原則は，多くの組織は代謝の必要状態に応じておのおのの局所血流を調節する能力があるというものである．

組織が血流を必要とする理由には次のようなものがある．

①組織への酸素の運搬
②栄養素，例えばブドウ糖，アミノ酸，脂肪酸などの運搬
③組織からの二酸化炭素の除去
④組織からの H^+ の除去
⑤組織での適正電解質濃度の維持
⑥種々のホルモンやその他の物質の異なる組織への運搬

一部の臓器には特殊な要件が求められている．例えば，皮膚の血流は体からの熱損失を左右することで体温調節に役立っている．また腎臓は，十分量の血漿が送られることで，体でできた老廃物を濾過して排泄し，体液量と電解質を制御している．

ここではそのような因子が，局所血流の制御に大きく関与すること，またそれぞれの組織で血流制御の重要性が異なることを学ぶ．

さまざまな組織と臓器の血流量

表17.1に示すように，一部臓器では血流量がきわめて多い．例えば，甲状腺や副腎組織では数百mL/分/100g組織，肝臓では全体で1350mL/分，組織あたりにすると95mL/分/100g組織の血流量がある．

また，腎臓の血流量は左右で1100mL/分ときわめて多い．このように極端に多い血流量は，腎臓が血液の老廃物を浄化し，体液組成を正確に制御するために必要なのである．

筋はその逆で，体重の30〜40%の重量を占めるにもかかわらず，不活動筋の血流量は合計でたったの750mL/分と少ない．不活動時の筋の代謝活動はきわめて低く，また血流量も少なく，わずかに4mL/分/100g組織である．しかし，激しい運動時には筋の代謝活性が60倍以上増加し，血流量は20倍ほどになり，筋血管床全体で16000mL/分(80mL/分/100g筋組織)まで増加する．

局所組織による血流制御の重要性

組織の代謝が多かろうが少なかろうが，組織需要を満たすのに十分な量の血液をつねに送ればいいのではないかという単純な疑問があろう．それに対する答えは単純で，そのような制御機構であれば，心臓が送り出せる量の何倍もの血流量が必要になる．

実験結果によれば，各組織の血流量は通常，必要とされる最小限のレベルに制御されていて，それ以上多くもなければ少なくもない．例えば，酸素の供給が最も必要とされる組織では，組織血流量はその組織全体の酸素化に必要な量よりほんのわずかに多いレベルでつねに制御されていて，それ以上に多い量にはならない．このような正確な局所血流量の制御により，組織が酸素栄養不足になることはほとんど起きず，しかも心臓の負荷は最小限に保たれる．

血流の制御機構

局所血流量の制御は，①急性制御と②長期的制御の2相に分けられる．

急性制御(acute control)は，細動脈，メタ細動脈，前毛細血管括約筋の拡張あるいは収縮により，数秒から数分のうちに起きる急速な変化であり，組織血流量を適正に維持するためにきわめて迅速に行われる調整のことである．

長期的制御(long-term control)は，数日間，数週間あるいは数ヵ月間にわたりゆっくりと血流の変化を起こす制御である．一般に，このような長期的な変化は，組織の需要に釣り合った，より適当な血流の制御をもたらす．これら変化は，組織を養う血管の物理的大きさと数の増減となって現れる．

局所血流の急性制御

組織代謝の上昇は組織血流を増加させる

図17.1に，骨格筋のような局所組織において，代謝が血流量に及ぼすおおよその急性効果を示す．代謝量が

表 17.1　基礎状態での各臓器・組織の血流量

	心拍出量に占める割合(%)	mL/分	mL/分/100 g 組織
脳	14	700	50
心臓	4	200	70
気管支	2	100	25
腎臓(左右合計)	22	1100	360
肝臓	27	1350	95
門脈性	(21)	(1050)	
動脈性	(6)	(300)	
筋肉(不活動時)	15	750	4
骨	5	250	3
皮膚(涼しい気候)	6	300	3
甲状腺	1	50	160
副腎(左右合計)	0.5	25	300
その他の組織	3.5	175	1.3
合計	100.0	5000	

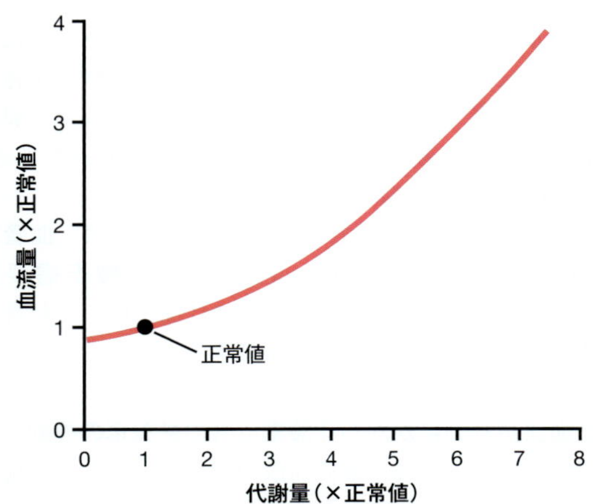

図 17.1　代謝量の増加が組織血流に与える影響

正常の 8 倍に亢進すると，血流量は急激に約 4 倍に増加する．

利用できる酸素が減少すると組織血流が増加する

代謝反応で，最も必要な物質は酸素である．組織で利用できる酸素が減少している場合は，例えば，①高山山頂の高高度下，②肺炎，③ CO 中毒(ヘモグロビンの酸素運搬障害)，④シアン中毒(組織の酸素利用障害)などでは，組織を流れる血流量がつねに著しく増加する．図 17.2 に示すように，動脈血酸素飽和度が約 25%にまで低下すると，単離下肢モデルの血流量は約 3 倍に増加する．すなわち，血流量は，完璧とはいえないまでもほぼ十分に増加して，血中酸素量の減少を補償しようとするので，組織への酸素供給量はおおむね一定に保たれる．

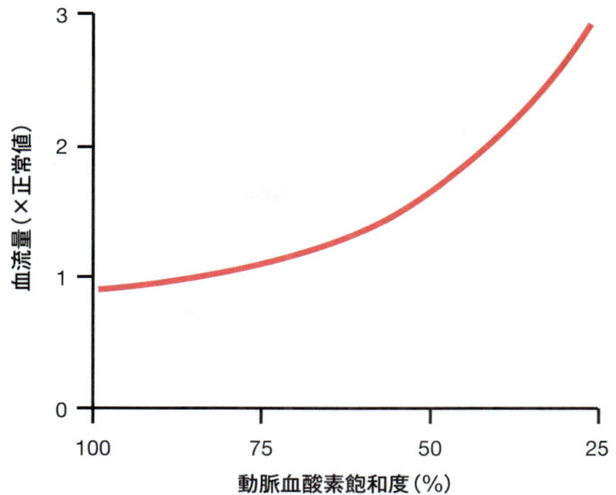

図 17.2　単離イヌ下肢標本で動脈血酸素飽和度の低下が血流量に及ぼす影響

シアン中毒により局所組織が酸素をまったく利用できなくなると，その局所血流量は 7 倍にも増加する．このように酸素不足は，組織の血流量を著しく増加させる作用がある．

代謝量あるいは酸素利用能力の変化が組織血流量を変える調節機構については十分にわかっていないが，主に 2 つの説が提唱されている．それは，①**血管拡張因子説**(vasodilator theory)と②**酸素需要説**(oxygen demand theory)である．

急性局所血流調節に関する血管拡張因子説：アデノシンの特別な役割

血管拡張因子説によれば，代謝量が多いほど，あるいは酸素や栄養素を利用できないほど，組織細胞で**血管拡張物質**(vasodilator substances)の産生量が多くなる．血管拡張物質は，組織を通って拡散し，前毛細血管括約筋，メタ細動脈や細動脈の拡張を起こすと考えられている．血管拡張物質には**アデノシン**(adenosine)，**二酸化炭素**(carbon dioxide)，**アデノシンリン酸化合物**(adenosine phosphate compounds)，**ヒスタミン**(histamine)，K^+ (potassium ions)，H^+ (hydrogen ions)などがある．

血管拡張物質は，酸素不足に反応して，組織から放出されると思われる．例えば，利用できる酸素が少なくなると，アデノシンと乳酸(H^+ を含む)が組織細胞間に放出されることが実験で確かめられている．それらの物質は，迅速に強い血管拡張を引き起こすため，局所血流調節に何らかの関与をしていると考えられる．二酸化炭素，乳酸，K^+ のような血管拡張物質は，細胞代謝量が変わらないのに血流が減少した場合，または細胞代謝量が急激に増えた場合に増加する．血管拡張物質の代謝産物濃度が上昇すると，細動脈が拡張し，増加した組織血流は代謝物濃度を正常域に戻すことになる．

多くの生理学者は，アデノシンが局所血流制御における重要な血管拡張因子だと考えている．例えば，冠血流量が著しく減少すると，心筋細胞から微量のアデノシンが放出される．このアデノシン放出が十分な冠血管拡張を起こし，冠血流量を正常に戻す．また，心臓活動が正常より亢進したり，代謝量が特に増えると，これも酸素利用の増加を起こし，その結果，①心筋細胞の酸素濃度が低下し，②アデノシン三リン酸(adenosine triphosphate：ATP)の分解が進み，それは③アデノシンの放出を増加させる．このアデノシンの多くが心筋細胞から漏出して冠血管拡張を引き起こす．これは活発な心臓の栄養需要増に対応して冠動脈血流量を増加させると考えられている．

研究結果の明快さには欠けるものの，多くの生理学者は，アデノシンによる制御機構は心筋と同じように骨格筋，その他の組織でも重要であると考えてきた．しかしながら，アデノシンなど単一の血管拡張物質の組織における産生量が，血流増加のすべてを引き起こすのに十分かどうかを証明することは難しい．組織から放出される複数の血管拡張物質は共同して血流制御に関与していると思われる．

局所血流制御と酸素需要説

血管拡張因子説は広く受け入れられてはいるが，いくつかの重要な事実により別の説を支持している生理学者もいる．それは，酸素需要説，より正確には**栄養素欠乏説**(nutrient demand theory)(酸素以外の物質も関与するため)とよばれるものである．酸素は，血管平滑筋の収縮に必要な代謝物質の1つである(他の栄養素も必要ではある)ことから，酸素が欠乏すると血管平滑筋は弛緩し，その結果，血管が拡張するというのは理解しやすい．また，代謝亢進により組織の酸素利用が増加すると，理論上は，局所の血管平滑筋線維が利用できる酸素は減少するので，それもまた局所血管拡張を招く．

酸素供給により制御される機構を図17.3に示す．この図は，メタ細動脈と1本の側枝毛細血管および周囲組織からなる組織単位を示している．毛細血管の起始部には，**前毛細血管括約筋**(precapillary sphincter)があり，メタ細動脈を取り囲んで数本の他の平滑筋線維が存在する．顕微鏡下で，このような組織(例えばコウモリの翼)を観察すると，通常，前毛細血管括約筋は完全に開いているか閉じているかのいずれかであることがわかる．単位時間あたりで開いている前毛細血管括約筋の数は，組織の栄養必要量におよそ比例する．また，前毛細血管括約筋とメタ細動脈は，1分間に数回の周期的な開閉を繰り返し，開放時間の長さはその組織が代謝に必要とする酸素量に比例する．この周期的な血管の開閉を**血管運動**(vasomotion)とよぶ．

平滑筋が収縮し続けるためには酸素が必要であるので，局所の酸素濃度が高ければ括約筋の収縮力はそれだけ上がると考えられる．その結果，組織の酸素濃度があるレベル以上に上がると，前毛細血管括約筋あるいはメタ細動脈は，おそらく組織の細胞が余剰分の酸素を使い切るまで閉塞する．しかし，余剰酸素が使われて，局所の酸素濃度がある程度低下すると，括約筋が再び開き，再度この繰り返しが始まる．

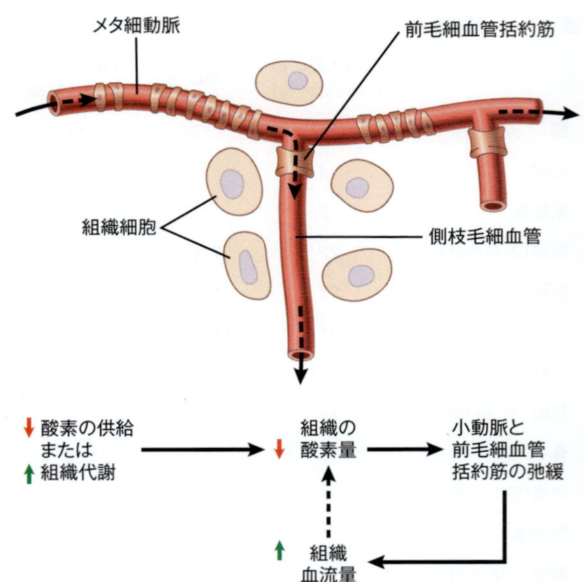

図17.3 血流の急性局所フィードバック制御を説明するための組織単位
メタ細動脈が組織中を横切り，前毛細血管括約筋をもった側枝毛細血管が毛細血管血流量を制御している．

このように，得られているデータによれば，**血管拡張因子説**(vasodilator substance theory)も**酸素需要説**(oxygen demand theory)も，組織の代謝に応じた急性の局所血流調節を説明することができる．おそらく，実態は2つの機序が組み合わさっているのであろう．

局所血流量制御にかかわる酸素以外の栄養素の役割

特別な条件下では，灌流血液中のブドウ糖欠乏が局所の血管拡張をきたすことが示されている．また，十分には研究されていないが，同じ効果がアミノ酸や脂肪酸のような他の栄養素の欠乏でも起こる可能性がある．さらに血管拡張は，ビタミン欠乏症の脚気でも起こる．**脚気**(beriberi)は，ビタミンB物質の**サイアミン**(thiamine)，**ナイアシン**(niacin)，**リボフラビン**(riboflavin)の欠乏症である．この病気では，全身のどこでも末梢血流量が2〜3倍増加していることが少なくない．これらのビタミンはすべて組織細胞内での酸化的リン酸化によるATP合成に必要なので，それらの欠乏が平滑筋の収縮性を低下させ，結果的に局所の血管が拡張するであろうことは理解しやすい．

代謝性の急性局所血流制御の特殊例

これまで述べてきた局所血流量の調節機序は，すべて組織代謝の必要性に対応するための制御機構であり，そ

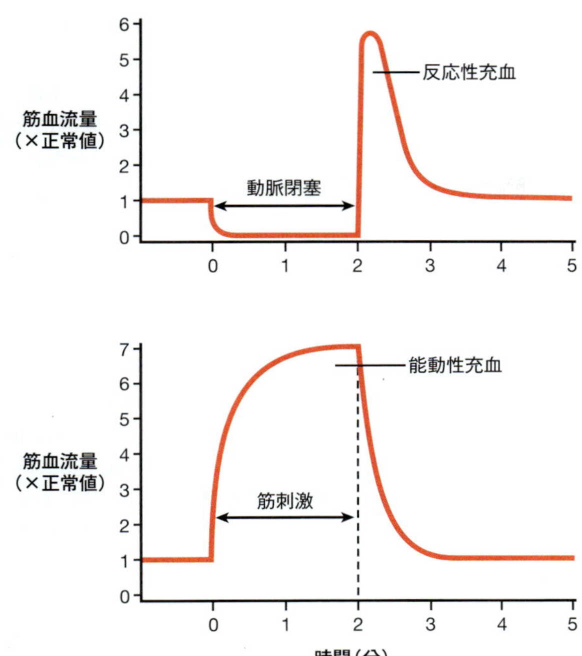

図 17.4　一過性の動脈閉塞後の組織反応性充血と代謝亢進による能動性充血

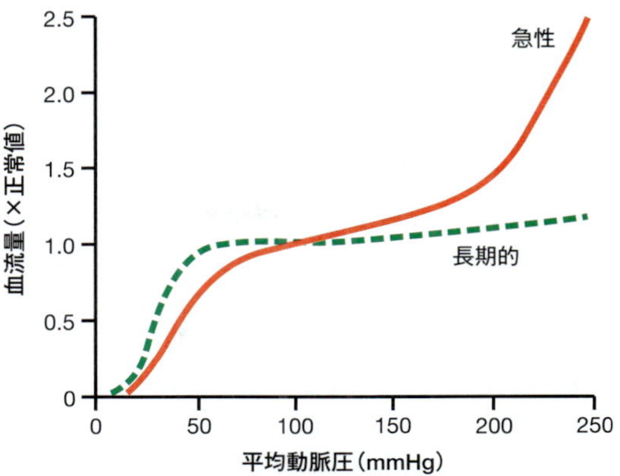

図 17.5　筋血流に対する動脈圧の影響
赤の実線は，動脈圧が数分以内に上昇したときの影響を示す．緑の破線は，動脈圧が何週間もかけてゆっくり上昇したときの影響を示す．

れを“代謝性制御機構”とよぶ．代謝性局所血流量制御にはさらに2つの特殊例があり，それらは**反応性充血**(reactive hyperemia)と**能動性充血**(active hyperemia)である(**図 17.4**)．

組織への血液供給が一時的に遮断されると反応性充血が起きる

数秒から1時間あるいはそれ以上の間，組織への血流を遮断し，その後血流を再開させると，組織を流れる血流量はただちに正常の4～7倍に増加する．この血流増加は，遮断がほんの数秒であれば数秒続くだけだが，血流が1時間またはそれ以上遮断されていれば，時には数時間に及ぶ．この現象を反応性充血とよぶ．

反応性充血は，局所“代謝性”血流調節機構による現象の1つである．つまり，血流の遮断が血管拡張を起こすすべての因子を始動させるからである．短時間の血管閉塞の後には，閉鎖中に生じた組織の酸素不足をほぼ完全に戻すまでの間，反応性充血により血流が増加し続ける．この制御機構は，組織への酸素供給，栄養素の運搬，および局所血流制御が密接な関係にあることを際立たせるものである．

組織代謝が亢進すると能動性充血が起こる

どのような組織でも活動が活発になると，例えば運動中の筋肉，分泌活動中の消化腺，あるいは精神活動が亢進していれば，脳でさえ組織血流量は増加する(**図 17.4**)．局所の代謝亢進により，細胞は栄養素を急速に消費し，大量の血管拡張物質を放出する．その結果，局所の血管が拡張し，血流量が増加する．このようにして，活発な組織は，新たなレベルの機能を維持するのに必要な栄養素を補うことができる．先に指摘したように，骨格筋の能動性充血により，激しい運動時には，局所筋血流量は20倍にも増加しうる．

動脈血圧が変動したときの血流の自己調節能：代謝性機序と筋原性機序

どのような組織でも急激に動脈血圧が上昇すると，ただちにその血流量が増加する．しかし1分足らずのうちに，多くの組織では動脈圧が高いままでも，血流量はほぼ正常域に戻る．この血流量が正常に戻る現象を**自己調節**(autoregulation)という．自己調節が起こると，多くの体組織における局所血流量と動脈圧の関係は，**図 17.5**の実線で示す“急性”の曲線のようになる．動脈圧が約70～175 mmHgの間では，動脈圧が150％上昇しても，血流量は20～30％しか増加しないことに注目してほしい．脳，心臓のような一部組織ではこの自己調節はより精度が高い．

過去約1世紀の間，この急性自己調節の機序として，2つの見解が示されてきた．それらは，①代謝説と②筋原説である．

代謝説(metabolic theory)は，前の項で述べた局所血流量調節の基本原理からすれば理解は容易である．つまり，動脈圧が高くなりすぎると，この過剰な血流量は，過剰な酸素と他の栄養素を組織に送ることになり，組織から放出される血管拡張物質を除去することになる．それらの栄養素(特に酸素)と組織血管拡張物質の低下は，結果として血管を収縮させ，灌流圧が高いにもかかわらず血流量を正常近くに戻すのである．

しかし**筋原説**(myogenic theory)は，血流の自己調節を説明するのに，組織代謝には関係しない別の機序が存在することを示唆している．この説は，小血管を突然伸展すると，血管壁の平滑筋が収縮するという事実に基づく．つまり，動脈圧の上昇により血管壁が伸展されると，反応性に血管収縮を起こし，血流量をほぼ元のレベルにまで戻すと考えられる．逆に，低い血圧では血管の伸展は少ないので，血管平滑筋が弛緩し，血管抵抗が減少するため血流量は増加しやすくなる．

筋原性の反応は血管平滑筋固有の性質であり，神経性あるいは体液性の影響なしに起こる．この反応は，細動脈で最も顕著であるが，動脈，細静脈，静脈，リンパ管でも起こる．筋原性収縮は，伸展によって血管の脱分極が誘発されることから始まる．次に細胞外液から細胞内への Ca^{2+} 流入が急速に増加し，細胞収縮が生じる．血管内圧の変化は，血管収縮に影響する他のイオンチャネルも開閉させると考えられている．圧が血管のイオンチャネルを開閉する機序については詳しく解明されていないが，血管壁の細胞骨格やイオンチャネル自体は細胞外タンパク質とつながっているため，細胞外タンパク質が圧の機械的影響を受けることが関係していると考えられる．

筋原性機序は，血圧が急激に上昇したときに血管の過伸展を防ぐために重要であると思われる．しかし，血流調節における筋原性機序の役割は明らかではない．なぜならば，このような圧感知機構は直接血流量の変化を感知しえないからである．事実，著しい血流量の増加を生じるような激しい運動をしている筋など，組織代謝への需要が大幅に増加している状況では，代謝性機序が筋原性機序を凌駕すると思われる．

特別な組織でみられる固有の局所血流量制御機構

一般的な局所血流量調節の制御機構は全身ほとんどすべての組織にあてはまるが，少数の特別な部位では，明らかに異なった制御がなされている．それらすべてのメカニズムについては，このテキストの個別臓器に関するところで説明するが，ここでは以下の注目すべき制御機構について説明する．

①**腎臓**(kidneys)では，血流量の制御として**尿細管糸球体フィードバック**(tubuloglomerular feedback)という機序が備わっている．その機構では，遠位尿細管近位部の尿組成は**緻密斑**(macula densa)とよばれる遠位尿細管自体の上皮構造により感知される．緻密斑は，遠位尿細管が輸入と輸出の両細動脈に接する**傍糸球体装置**(juxtaglomerular apparatus)といわれるネフロンの位置にある．血液から糸球体を通って尿細管に濾過される液体が多くなりすぎると，緻密斑からくるフィードバックシグナルが輸入細動脈の収縮を引き起こし，それによって腎血流量と糸球体濾過量が正常に近い値まで戻される．このメカニズムの詳細については，第27章で述べる．

②**脳**(brain)では，組織酸素濃度による血流調節に加え，二酸化炭素と H^+ 濃度も重要な役割を果たす．これら物質の1つあるいは両方の濃度が増加すると，脳血管は拡張し，脳組織から過剰な二酸化炭素あるいは H^+ を洗い流す．**脳の興奮性のレベルは，二酸化炭素濃度と H^+ 濃度の双方の正確な制御に大きく依存しているため**，この制御機構は重要となる．脳血流の特殊制御機構については，第62章で述べる．

③**皮膚**(skin)では，その血流調節は体温調節と密接な関係にある．皮膚と皮下血流は体深部から表面への熱の移動を調節し，周囲への体熱の放出を制御している．皮膚血流は，第74章で説明するように，交感神経を介して中枢神経系により主な制御を受ける．皮膚血流量は涼しい環境では3 mL/分/100 g組織にすぎないが，必要に応じて大きく変化する．人体が暑熱に曝露されると，皮膚血流量は何倍にも増加し，体全体では7～8 L/分にもなる．体温が低下したときには，皮膚血流は減少し，強い低温時にはその血流はゼロをわずかに超える程度まで下がる．強い血管収縮が起きていても，通常，皮膚血流は皮膚の基礎代謝を満たすのに十分である．

内皮由来弛緩因子もしくは収縮因子による組織血流調節

血管を内張りする内皮細胞はいくつかの物質を産生し，それらの放出は動脈壁の弛緩あるいは収縮の程度に影響を与えうる．これら内皮由来弛緩物質もしくは収縮物質の生理学的役割については理解が始まったところであり，臨床応用は多くの場合まだ行われていない．

一酸化窒素：健常な内皮細胞から放出される血管拡張物質

内皮由来弛緩物質で最も重要なのは**一酸化窒素**(nitric oxide：NO)であり，さまざまな化学的，物理的刺激により内皮細胞から放出される脂溶性ガスである．**内皮型一酸化窒素合成酵素**(endothelial-derived nitric oxide synthase：eNOS)はアルギニンと酸素から，また無機硝酸塩を還元することによりNOを合成する．内皮細胞から拡散して出ると，NOの半減期は6秒ほどであり，放出された局所組織で主に作用する．NOは血管平滑筋の**可溶性グアニル酸シクラーゼ**(soluble guanylate cyclases)を活性化し(**図17.6**)，**サイクリックGTP**(cyclic guanosine triphosphate：cGTP)を**サイクリックGMP**(cyclic guanosine monophosphate：cGMP)に変換し，**cGMP依存性タンパク質リン酸化酵素**(cGMP–dependent protein kinase：PKG)を活性化し，いくつかの作用により血管拡張をもたらす．

動脈と細動脈の血流は，血液の粘性抵抗により内皮細胞に**ずり応力**(**シェアストレス**(shear stress))を生じる．このストレスは血流の方向に内皮細胞を歪めることでNOの放出を大きく増加させる．NOは血管拡張作用があるが，これは組織の小動脈と細動脈を拡張させること

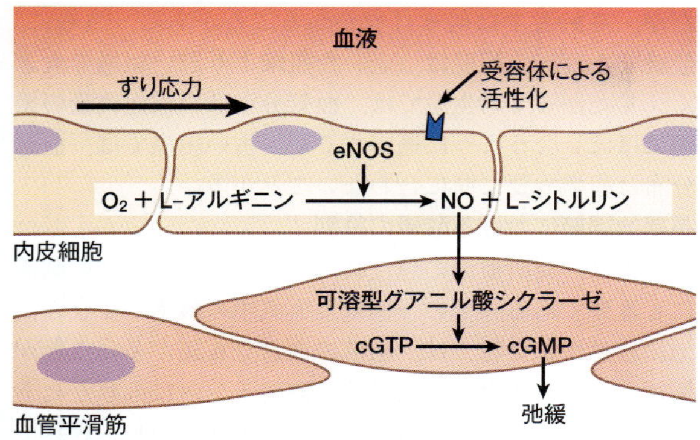

図 17.6　内皮型一酸化窒素合成酵素(eNOS)はアルギニンと酸素から一酸化窒素(NO)を合成する
NO は血管平滑筋の可溶型グアニル酸シクラーゼを活性化し，サイクリック GTP をサイクリック GMP に変換し，最終的には血管拡張をもたらす．

で調節されている組織血流制御に好都合である．さらに，微小循環領域を流れる血流の増加は，副次的に，大きな血管の血流とずり応力を増大させ，それら血管からの NO 放出を促進する．微小循環血流が増加すると，放出された NO はより太い上流の血管径を拡大することになる．血管抵抗の大きな部分は小動脈の上流部にあるので，そのような反応なしには，局所血流制御の効果は低くなってしまう．

NO 産生と内皮細胞からの NO 放出は，ある種の血管収縮物質，例えば**アンジオテンシンⅡ**(angiotensin Ⅱ)，が内皮細胞上の特異的受容体に結合することによっても促進される．NO 放出が増加することによって過度の血管収縮を防いでいる．

高血圧または動脈硬化により内皮細胞に障害を生じていると，NO 産生の低下が過度の血管収縮をもたらし，高血圧と内皮細胞障害を悪化させる可能性がある．治療しなければ，最終的には血管傷害を引き起こし，心臓，腎臓さらに脳などの脆弱な組織を損なう可能性がある．

NO が発見される以前にも，臨床医はニトログリセリン，硝酸アミル，その他の硝酸塩誘導体を，心筋虚血により強い胸痛を起こす**狭心症**(angina pectoris)患者の治療に用いていた．これら薬剤は化学的に分解され NO を放出し，冠動脈を含む全身の血管拡張を引き起こす．

他に NO の生理学的，薬理学的応用として重要なものは，cGMP を分解する酵素である **cGMP 特異的ホスホジエステラーゼ 5 型**(cGMP-specific phosphodiesterase-5：PDE-5)を阻害する臨床薬の開発(例えば**シルデナフィル**(sildenafil))がある．PDE-5 阻害薬は cGMP の分解を抑制することで NO による血管拡張を効果的に持続させる．PDE-5 阻害薬の主な臨床適用は勃起機能不全の治療である．陰茎勃起は骨盤神経から陰茎への副交感神経インパルスにより引き起こされ，神経伝達物質のアセチルコリンと NO が放出される．第 81 章で述べるように，PDE-5 阻害薬は，NO の分解を抑制することにより，陰茎の血管拡張を亢進させて勃起を補助する．

エンドセリン：障害内皮から放出される強力な血管収縮物質

内皮細胞は血管収縮物質も放出する．なかでも**エンドセリン**(endothelin)は最も重要な物質であり，27 アミノ酸の大きなペプチドはわずかな量(ナノグラム)で強い血管収縮を引き起こす．エンドセリンはほぼすべての血管の内皮細胞に存在し，血管が傷害を受けると著しく増加する．その放出刺激は，一般的には内皮細胞の損傷であり，組織の挫滅や傷害物質の血管内注入などが原因となる．血管損傷が著しい場合，局所でのエンドセリン放出とそれに続く血管収縮は，挫滅により破れ開放している動脈であれば，直径 5 mm までの血管では大量出血を防ぐのに役立つ．

エンドセリン放出の増加は，高血圧が内皮細胞を障害して血管収縮を引き起こすことに関与していると考えられている．エンドセリン受容体を遮断する薬剤が**肺高血圧症**(pulmonary hypertension)の治療に用いられているが，通常，高血圧患者の降圧には使用されない．

長期的な血流量調節

ここまで述べてきた局所血流量調節の多くは，局所の組織状態が変化してから，数秒〜数分以内に働くものである．しかし，このような急性調節が完全に働いた後でも，血流量は，その組織が真に必要とする量の 3/4 程度にしかならない．例えば，動脈圧が 100〜150 mmHg に急に上昇すると，血流量はほとんど即座に約 100%増加する．そして，血流量は 30 秒〜2分以内に，前の状態より約 10〜15%上回る値までに減少する．これは，局所で血流量を調節する機序がいかに迅速に働くかを示す例であるが，同時に調節がいまだ不完全なことも示している．なぜなら，組織では血流が 10〜15%余分に増加したままだからである．

しかし，急性調節に加えて，数時間，数日間，数週間かけて長期的な局所血流調節が生じてくる．この長期的調節はより完全な血流制御をもたらす．例えば，前述のように，もし動脈圧がそのまま 150 mmHg に保たれても，数週の間に組織血流量はほぼ正確に正常域に近づく．**図 17.5** の緑の破線はこの長期的血流調節がきわめて有効に作用していることを示す．いったん，長期的な局所血流調節が作動する状況になれば，長期の動脈圧変動が 50〜250 mmHg の範囲であっても，局所血流量にはほとんど影響がない．

長期血流調節は，組織の代謝需要が変化する場合に特に重要となる．組織が恒常的な過活動状態にあり，そのため酸素や栄養素の需要が高くなると，循環系が病的であったり老化で反応しなくなっていない限りは，数週の間に細動脈や毛細血管の数と大きさが組織需要に見合うように増加する．

組織の血管分布変化による血流制御

長期的局所血流調節の主たる機序は，**血管分布**(vascularity)量の変化である．例えば，ある組織の代謝が長期間にわたって亢進すれば，血管分布は増加して**血管新生**(angiogenesis)とよばれるものとなり，代謝が低下すれば血管分布は少なくなる．**図 17.7** は収縮を起こすように電気的に毎日短時間，30 日間にわたって刺激したラットの前脛骨筋で毛細血管が増加していることを示している．対象として非刺激肢の筋組織も示す．

このように，実際の組織血管系の再構築は組織需要に応じて起こる．この再構築は，若い動物では迅速に(数日間内に)生じる．それはまた，新しい成長過程にある組織，例えば，瘢痕組織や，がん化した組織では速いが，古い成熟した組織では遅い．したがって，新生児では，長期的調節が起こるのに要する時間はわずかに 2，3 日

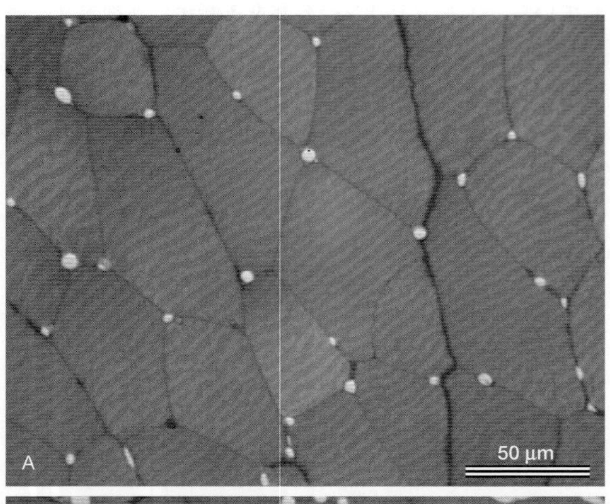

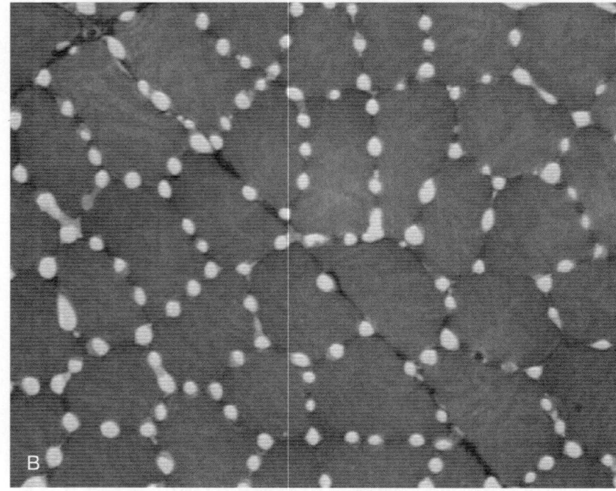

図 17.7 収縮を起こすよう電気的に毎日短時間，30 日間にわたって刺激したラット前頸骨筋で著しく増加した毛細血管(白点，B)，対象として非刺激肢の筋組織を示す(A)．
30 日間にわたる間歇的電気刺激は，速収縮，解糖経路優位の前頸骨筋を，毛細血管の増加と筋線維径の減少を伴いながら緩徐収縮，酸化的経路優位の筋組織に変える(Dr. Thomas Adair の厚意による)．

だが，高齢者では何ヵ月もかかることがある．さらに，最終的な反応の程度は，老いた組織より若い組織で大きく，したがって新生児では，血管分布は組織血流量の需要にほぼ見合うように適応するが，古い組織では，血管分布は組織需要に間に合わないことが多い．

長期的調節における酸素の役割

酸素は，局所血流の急性制御のみならず，長期的制御にも重要である．その一例は，大気中の酸素が少ない高地に棲息する動物では，組織の血管分布量が多いことが挙げられる．また，治療目的で酸素テントに入れたヒトの未熟児では，過剰な酸素がすぐに未熟児の目の網膜での血管発達を止めてしまい，すでにできていた小血管の一部をも変性させる．この未熟児を酸素テントから外に出すと，急激な酸素供給の減少を補うため，爆発的に過剰な新生血管が生じる．実際，しばしば網膜血管が硝子体液の中にまで過剰に増殖し，最後には失明に至ることもある(この病態を**水晶体後線維増殖症**(retrolental fibroplasia)という)．

血管新生における血管成長因子の重要性

新生血管の成長を促進する因子が多く発見されているが，そのほとんどは小さいペプチドである．なかでも次の 4 つの因子，**血管内皮増殖因子**(vascular endothelial growth factor：VEGF)，**線維芽細胞増殖因子**(fibroblast growth factor)，**血小板由来成長因子**(platelet-derived growth factor：PDGF)，**アンジオゲニン**(angiogenin)がよく解析されている．それらは血流供給が不十分な組織から分離されたものである．おそらく，組織の酸素あるいは栄養素，またはその両者の不足が，**血管成長因子**(vascular growth factors)(**血管新生因子**(angiogenic factor)ともよばれる)の産生を促すと考えられる．

血管新生は，小血管から新しい血管が芽生えることから始まる．まず，芽生える場所の内皮細胞の基底膜が溶解される．その後，急速に新しい内皮細胞が再生され，血管壁を通り抜けて，索状となり，血管新生因子の発生源へ向かって伸びる．索状部の細胞は分裂を繰り返し，次々と折り重なって管となる．次いで，この管が他の血管(他の細動脈あるいは細静脈)から出芽してきた管と連結し，毛細血管ループが形成され，その中を血液が流れ始める．もし血流量が十分であれば，やがて平滑筋細胞が壁内に侵入するので，いくつかの新生血管は最終的に新しい細動脈や細静脈，あるいは，おそらくさらに大きな血管に成長する．したがって，血管新生は局所組織の代謝因子が新しい血管を成長させうる仕組みを説明しているともいえる．

ステロイドホルモンのようなある種の物質は，小血管に対して，まさに反対に作用し，血管細胞を分解して血管を消滅させることがある．つまり，血管は不要になれば消失するものであり，組織で産生されるペプチドも新生血管の成長を阻害することがある．例えば，**アンジオスタチン**(angiostatin)はプラスミノーゲンの断片であ

り，自動的に生じてくる血管新生の抑制因子である．**エンドスタチン**(endostatin)も血管新生抑制ペプチドであり，XVII型コラーゲンの分解から生じる．これら血管新生抑制物質の真の生理学的意義は十分に解明されていないが，がん組織の血管増生を停止させ，急速に増殖する腫瘍への栄養供給を続けるために必要な血流増加を妨げる可能性があり，その応用が注目されている．

血管分布は平均ではなく最大の血流需要により決まる

長期的血管制御で特に重要な点は，血管分布が必要血流量の平均値ではなく，主として必要量の最大値により決定されることである．例えば，激しい運動時には，全身の血流量は安静時の6〜8倍に上昇する．そのような過大な血流量は，おそらく1日に数分以上も必要とされることはないだろう．それにもかかわらず，この短時間の需要が，筋組織で血管新生因子を十分に産生させ，血管分布を必要に応じて増大させる．もしこの機能がなければ，人が激しい運動をするたびに，筋は必要な栄養素，特に酸素を受け取ることができず，まったく収縮できなくなるであろう．

しかし，予備の血管網が形成された後には，この予備の血管は主に収縮状態にある．酸素欠乏や血管拡張性神経刺激，あるいはその他の局所刺激が血流の上乗せ分を必要としたときにのみ，それら血管は開いて血流量を増加させる．

側副血行路の発達による血流制御

体の大部分の組織では，動脈あるいは静脈が閉塞すると閉塞部を迂回する新しい血管経路が発達し，影響を受けている組織に，少なくとも部分的に血液の再供給がなされる．この過程のはじめの段階では，閉塞部の上流と下流を結んでいる既存の小血管ループが拡張する．この拡張は，最初の1〜2分で起こるので，代謝性因子が関与していると考えられる．この側副血行血管の初期拡張では，組織が必要とする血流量の1/4以下の血流量にしかならないことが多い．しかし，それに続く何時間かの間にさらに拡張が起こるので，1日後には組織の必要量の半分ほどの，数日後にはほぼ十分な血流量を確保できるようになることが多い．

側副血行路は，その後，何ヵ月にもわたって成長を続け，1本の太い血管ではなく，多数の小さい側副血管路が形成される．安静状態には血流量はほぼ正常近くまで戻るが，新しい血流路は組織の激しい活動時に必要な血流量を供給するのに十分なほど発達することはまれである．つまり，側副血行路の形成は急性および長期的局所血流制御の原理にしたがって，まず代謝性血管拡張の急性調節が，次いで数週から数ヵ月にわたる長期的な新生血管の発達と拡大が起こる．

側副血管の発達で最も重要な例は，冠動脈の1本に血栓症が起きた後に生じるものである．60歳までにほとんどの人が，少なくとも冠動脈の細い枝の1本の閉塞または不完全閉塞を経験しているが，それが起きたことに気づかないでいる．なぜなら，心筋傷害を防ぐための側副血行路が迅速に発達したからである．側副血行路の発達が，血流量を維持するのに間に合わなければ，急性あるいは重症な冠血流不全となり，重篤な心臓発作が起こる．

長期的な血流や血圧の変化による血管リモデリング

血管の成長とリモデリングは，組織の発生と発達において非常に重要なものであり，それらは血圧および血流の長期的な変化に対する適応反応としても起こる．例えば，数ヵ月の恒常的トレーニング後には，鍛えられた筋組織の血管分布は血流需要が多くても対応できるように増加する．毛細血管密度の変化に加え，血圧および血流への長期的な反応として，より大きな血管構造の変化が起きている可能性もある．血圧が慢性的に正常より上昇していると，例えば大きな動脈，小動脈，細動脈は，より高い血圧によって増大した壁応力に適合するような変化が起こる．小動脈と細動脈は，多くの組織で血圧上昇に対して急速な(数秒で)血管収縮を起こす．これは前に述べたように組織血流の自己調節を助けるものである．血管壁張力(T)はラプラスの式より，血管半径(r)，内圧(P)から $T = r \times P$ として計算されるが，血管収縮により内腔径が縮小するということは，血管壁張力(T)を正常化させることになる．

血圧上昇に応じて収縮した小動脈では，血管平滑筋と内皮細胞は，数日から数週にわたって徐々により小さな内径へ再構築される．この過程を**求心性リモデリング**(inward eutrophic remodeling)とよび，このときには血管壁断面積に変化を生じない(**図17.8**)．血圧上昇に応じて収縮しない大きな動脈では，血管壁は壁張力の増加にさらされ，**肥厚性リモデリング**(hypertrophic remodeling)を促進し，血管壁断面積の増加を伴う．肥大反応は血管平滑筋の大きさを増加させ，コラーゲン，フィブロネクチンなどの細胞外基質タンパク質の産生をより促進し，高血圧に耐えられるように血管壁強度を強化する．しかし，この肥大反応は大きな血管をより硬くするものでもあり，慢性高血圧の特徴といえる．

血管リモデリングの別の例としては，大きな静脈(伏在静脈がよく用いられる)が冠動脈バイパス術で患者に移植された場合に起こるものがある．正常では，静脈は動脈に比べかなり低い圧にさらされていて血管壁もずっと薄い．しかし，大動脈に縫合されて冠動脈につながった静脈は，内圧と壁張力の増大にさらされることになる．壁張力の増大は，血管平滑筋の肥大と細胞外基質の産生を増加させ，静脈壁を厚く強くする．結果として，動脈系に移植された数ヵ月後には，静脈は動脈と同等の壁厚をもつようになるのが一般的である．

血管リモデリングは，血管が慢性的に血流の増大ある

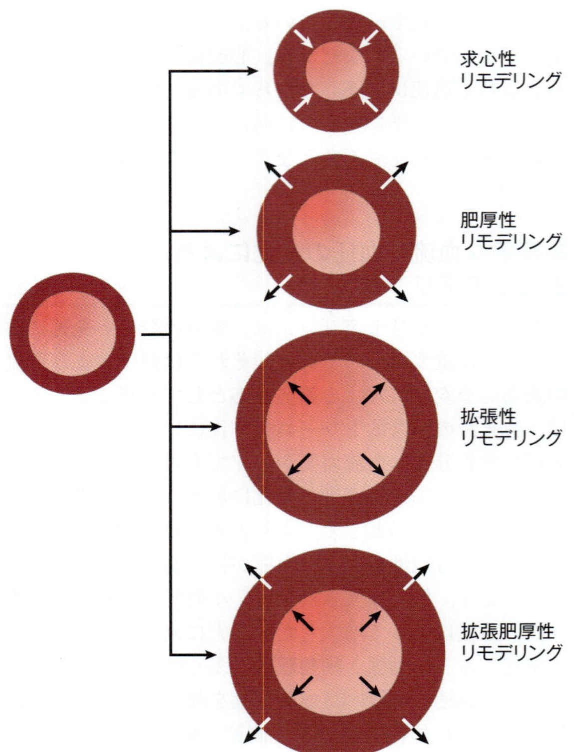

図 17.8 慢性的な血圧上昇あるいは血流増加に対する血管リモデリング
血圧増加に応じて収縮が起こる小動脈と細動脈では，内径は小さくなり，血管壁は厚くなるが，血管壁断面積はほとんど変わらず，通常，**求心性リモデリング**(inward eutrophic remodeling)が起こる．血圧上昇に応じて収縮しない太い血管では，血管壁の肥厚と血管壁断面積の増加を伴う**肥厚性リモデリング**(hypertrophic remodeling)が起こる可能性がある．血管が慢性的な血流増加に曝露された場合，典型的には，内径は拡大するが，壁厚はほとんど変化せず，血管壁断面積の増大を伴う**拡張性リモデリング**(outward remodeling)が起こる．血管が長期的な血圧上昇と血流増加に曝露された場合，通常，内径と壁厚は増加し，血管壁断面積の増大を伴う**拡張肥厚性リモデリング**(outward hypertrophic remodeling)が起こる．慢性的な血圧低下と血流減少は，前に述べたように逆の効果がある．

いは減少に曝露されても起きる．大きな動脈と大きな静脈を結ぶ瘻孔を作成すると，血流は小さな抵抗血管や毛細血管を迂回し，関係する動静脈に興味深いリモデリング例をもたらす．血液透析を受ける腎不全患者では，透析用の血管アクセスのために前腕の橈骨動脈から正中静脈への動静脈瘻が作成される．橈骨動脈の血流は，瘻孔の開存性により正常の 10〜50 倍に増加する可能性がある．血流量が多くなると血管壁に対するずり応力が強くなるため，橈骨動脈の壁厚は変わらなくても内径は徐々に拡大し(**拡張性リモデリング**(otward remodeling))，結果として血管壁断面積の増加をもたらす．対照的に，瘻孔静脈側の壁厚と内径，また血管壁断面積は圧と血流増加に応じて増大する(**拡張肥厚性リモデリング**(outward hypertrophic remodeling))．このリモデリング形態は，長期的な壁張力の増大は太い血管では肥大と壁肥厚をもたらし，血流とずり応力の増加は，血流増加に対応するために内径が拡大する拡張性リモデリングを起こすという概念に一致するものである．

血圧と血流の慢性的な低下は前に述べた作用とは逆の効果がある．血流が大きく減少すると，血管内径も減少し，また，血圧が低下すると，血管壁厚は減少するのが一般的である．このようなことから，血管リモデリングは，組織の成長と発達のため，また，組織血圧と血流の生理学的・病的変化に対する血管の適応反応として重要である．

循環の液性制御

循環の液性制御とは，体液中に分泌あるいは吸収されたもの，例えばホルモンや局所で産生された因子による制御を意味する．いくつかの物質は，特定の分泌腺で産生され，血液に乗って全身を巡る．その他，局所組織で産生され，局所循環でのみ作用するものもある．循環機能に関与する液性因子のなかでも特に重要なものは，以下に記載するものである．

血管収縮物質

ノルアドレナリンとアドレナリン

ノルアドレナリン(noradrenaline)は非常に強力な血管収縮ホルモンである．**アドレナリン**(adrenaline)はノルアドレナリンより弱いが血管収縮作用があり，組織によっては軽度の血管拡張作用もある(アドレナリンによる血管拡張の特別な例として，心機能亢進時の冠血管拡張がある)．

ストレス時や運動時に，ほぼ全身の交感神経系が刺激されると，それぞれの組織の交感神経末端からノルアドレナリンが放出され，それが心臓を刺激し，静脈と細静脈を収縮させる．さらに，副腎髄質の交感神経は，副腎髄質からアドレナリンとノルアドレナリンの両方を血中に分泌させる．これらホルモンが全身すべての部位に運ばれ，交感神経を直接刺激したときとほぼ同様の効果を循環系に起こす．すなわち，生体は，①直接神経刺激，②循環血液中のアドレナリンやノルアドレナリンによる間接的作用という二重の制御システムを備えていることになる．

アンジオテンシンⅡ

アンジオテンシンⅡもまた強力な血管収縮物質である．1 g の 1/100 万程度の少量で，ヒトの動脈血圧を 50 mmHg，もしくはそれ以上に上昇させることができる．

アンジオテンシンⅡの作用は，細動脈を強力に収縮させることである．分離した組織でこれによる収縮が起こった場合，組織を流れる血流量は著しく減少する．しかし，アンジオテンシンⅡにおいて実際に重要となる点は，全身の細動脈に同時に作用し，**総末梢血管抵抗**(total peripheral resistance）を増大させ，ナトリウムと水の排泄を低下させ，それによって動脈圧を上昇させることである．第19章で詳しく述べるように，このホルモンは動脈圧の調節に欠かすことのできない役割をもつ．

バソプレシン

バソプレシン（vasopressin）または**抗利尿ホルモン**（antidiuretic hormone：ADH）は，血管収縮因子としてはアンジオテンシンⅡよりもさらに強力で，体内における最も強力な血管収縮物質の1つである．脳の視床下部の神経細胞で産生され（第29章および第76章を参照），神経軸索中を下垂体後葉まで輸送されて，最終的に血中に分泌される．

バソプレシンが循環機能調節に強い作用をもつことには疑いがない．しかし，通常の生理的条件ではごく少量のバソプレシンが分泌されるだけであるため，バソプレシンは血管調節にほとんど役割を果たしていないと多くの生理学者は考えていた．実験により，大量出血後にはバソプレシンの血中濃度が動脈圧を60 mmHgほど上昇させる程度まで増加することが示された．多くの場合，この作用だけで動脈圧をほとんど正常値にまで戻すことが可能である．

バソプレシンの重要な作用は，腎臓の尿細管での水の再吸収を増やして血液に戻すことであり（第29章で述べる），体液量を調節するのに役に立っている．これがこのホルモンを抗利尿ホルモンともよぶ理由である．

血管拡張物質

ブラジキニン

一部臓器の血液や間質液中で産生される**キニン**（kinins）とよばれる数種類の物質は強い血管拡張作用をもつ．

キニン類は，血漿あるいは間質液中のα_2－グロブリンからタンパク分解酵素によって分離された小さなポリペプチドである．特に重要なタンパク分解酵素は**カリクレイン**（kallikrein）で，血液や間質液中に非活性状態で存在している．この非活性型カリクレインは，血液浸潤や組織の炎症，あるいは血液や組織への化学的・物理的刺激によって活性化される．カリクレインが活性化されるとそれはすぐにα_2－グロブリンに作用し，**カリジン**（kallidin）とよばれるキニンを放出させ，これが組織中の酵素により**ブラジキニン**（bradykinin）に転換される．このブラジキニンは一度形成されてもほんの数分しか存続しない．それは第19章で述べるように，アンジオテンシンの活性化にきわめて重要な役割をする酵素でもある**カルボキシペプチダーゼ**（carboxypeptidase）あるいは**変換酵素**（converting enzyme）により不活化されるためである．活性化された酵素カリクレインは，体液中の**カリクレイン抑制因子**（kallikrein inhibitor）により不活性化される．

ブラジキニンは，強力な**細動脈拡張作用**（arteriolar dilation）と**毛細血管透過性亢進作用**（increased capillary permeability）をもつ．例えば，ブラジキニン1 μgをヒトの上腕動脈内に注射すると，上腕の血流量は約6倍増加する．また，それよりさらに少ない量の局所注射によっても，毛細血管の細孔サイズの増加により，局所に強い浮腫が生じる．

キニン類は，炎症組織での血流調節と毛細血管からの体液漏出に特別な役割を果たしていると考えられている．また，ブラジキニンは正常状態でも皮膚や唾液腺，消化腺の血流調節に関与すると考えられている．

ヒスタミン

ヒスタミンは，組織の損傷，炎症，あるいはアレルギー反応が生じると，原則として体のあらゆる組織で放出される．大部分のヒスタミンは，組織中の**肥満細胞**（mast cell）と血液中の**好塩基球**（basophils）から放出される．

ヒスタミンは，ブラジキニンと同様に強力な細動脈拡張作用をもち，毛細血管の**有孔率**（porosity）を著しく増加させることができるので，体液と血漿タンパク質両者の組織への漏出を招く．多くの病態では，ヒスタミンによる強力な細動脈拡張と毛細血管の有孔率の増加のため，大量の液体が循環系から組織に漏出し浮腫を生じる．ヒスタミンの局所血管拡張と浮腫形成作用は，アレルギー反応では特に顕著となり，このことについては第35章で述べる．

イオンと化学因子による血管制御

さまざまなイオンや化学因子は局所血管を拡張あるいは収縮させる．以下に，それらの特異的作用の一部を記す．

①**Ca^{2+}濃度の増加**は，**血管収縮**（vasoconstriction）を起こす．第8章で述べたように，Ca^{2+}の一般的な作用として，平滑筋収縮を引き起こすからである．

②**K^+濃度の生理的範囲内での増加**は，**血管拡張**（vasodilation）を起こす．これはK^+の平滑筋への収縮抑制作用による．

③**Mg^{2+}濃度の増加**は，Mg^{2+}が平滑筋の収縮を抑制するため，**強い血管拡張**（powerful vasodilation）を生じる．

④**H^+濃度の増加（pH低下）**は，細動脈の拡張を起こす．逆に，**H^+濃度の軽度の減少**は細動脈の収縮を起こす．

⑤**陰イオン**（anions）のうち，血管に有意な作用をもつものは，**酢酸塩**（acetate）と**クエン酸塩**（citrate）であり，ともに軽度の血管拡張を起こす．

⑥**二酸化炭素濃度の増加**は，ほとんどの組織で中等度の血管拡張を起こすが，脳では著しい血管拡張作用を起こす．また，血中二酸化炭素は脳の血管運動中枢に働き，非常に強い間接的作用を引き起こし，交感神経の血管収縮系を介して広く全身の血管を収縮させる．

ほとんどの血管拡張物質／血管収縮物質は，組織代謝に影響を与えない限り，長期的血流制御には作用しない

アンジオテンシンⅡのような強力な血管収縮物質，もしくはブラジキニンのような血管拡張物質を単独で大量に長期注入する実験では，多くの場合，1〜2 日目以外には，組織血流と心拍出量(全身組織への総血流量)は大きく変化しない．大量の血管作用物質が存在するにもかかわらず，なぜ血流は多くの組織ではっきりと変わらないのであろうか？

この問いに答えるには，以前に述べた循環機能の基本原則の 1 つに戻る必要がある．つまり，それぞれの組織は代謝需要と他の機能に応じて自身の血流を**自己調節**(autoregulate)する能力があるという原則である．アンジオテンシンⅡのような強力な血管収縮物質の投与は，一時的に組織血流と心拍出量の低下を招くかもしれないが，通常，組織代謝率を変えない限りは長期的影響を示さない．同様に，多くの血管拡張物質は，組織代謝を変えない限りは，組織血流と心拍出量に対して短期的な変化を生じるのみである．したがって血流は，血圧が組織を灌流するのに適当であれば，組織固有の需要に応じて調節されるのが一般的である．

参考文献

Adair TH: Growth regulation of the vascular system: an emerging role for adenosine. Am J Physiol Regul Integr Comp Physiol 289:R283, 2005.

Bolduc V, Thorin-Trescases N, Thorin E: Endothelium-dependent control of cerebrovascular functions through age: exercise for healthy cerebrovascular aging. Am J Physiol Heart Circ Physiol 305:H620, 2013.

Briet M, Schiffrin EL: Treatment of arterial remodeling in essential hypertension. Curr Hypertens Rep 15:3, 2013.

Campbell WB, Falck JR: Arachidonic acid metabolites as endothelium-derived hyperpolarizing factors. Hypertension 49:590, 2007.

Casey DP, Joyner MJ: Compensatory vasodilatation during hypoxic exercise: mechanisms responsible for matching oxygen supply to demand. J Physiol 590:6321, 2012.

Dhaun N, Goddard J, Kohan DE, et al: Role of endothelin-1 in clinical hypertension: 20 years on. Hypertension 52:452, 2008.

Drummond HA, Grifoni SC, Jernigan NL: A new trick for an old dogma: ENaC proteins as mechanotransducers in vascular smooth muscle. Physiology (Bethesda) 23:23, 2008.

Ferrara N, Gerber HP, LeCouter J: The biology of VEGF and its receptors. Nat Med 9:669, 2003.

Folkman J: Angiogenesis: an organizing principle for drug discovery? Nat Rev Drug Discov 6:273, 2007.

Hall JE, Brands MW, Henegar JR: Angiotensin II and long-term arterial pressure regulation: the overriding dominance of the kidney. J Am Soc Nephrol 10(Suppl 12):S258, 1999.

Heagerty AM, Heerkens EH, Izzard AS: Small artery structure and function in hypertension. J Cell Mol Med 14:1037, 2010.

Hellsten Y, Nyberg M, Jensen LG, Mortensen SP: Vasodilator interactions in skeletal muscle blood flow regulation. J Physiol 590: 6297, 2012.

Hodnett BL, Hester RL: Regulation of muscle blood flow in obesity. Microcirculation 14:273, 2007.

Lasker GF, Pankey EA, Kadowitz PJ: Modulation of soluble guanylate cyclase for the treatment of erectile dysfunction. Physiology (Bethesda) 28:262, 2013.

Marshall JM, Ray CJ: Contribution of non-endothelium-dependent substances to exercise hyperaemia: are they O(2) dependent? J Physiol 590:6307, 2012.

Mulvany MJ: Vascular remodelling of resistance vessels: can we define this? Cardiovasc Res 41:9, 1999.

Newman EA: Functional hyperemia and mechanisms of neurovascular coupling in the retinal vasculature. J Cereb Blood Flow Metab 33:1685, 2013.

Renkin EM: Control of microcirculation and blood-tissue exchange. In: Renkin EM, Michel CC (eds): Handbook of Physiology, Sec 2, Vol IV. Bethesda: American Physiological Society, 1984, p 627.

Silvestre JS, Smadja DM, Lévy BI: Postischemic revascularization: from cellular and molecular mechanisms to clinical applications. Physiol Rev 93:1743, 2013.

Simons M: An inside view: VEGF receptor trafficking and signaling. Physiology (Bethesda) 27:213, 2012.

Speed JS, Pollock DM: Endothelin, kidney disease, and hypertension. Hypertension 61:1142, 2013.

Weis SM, Cheresh DA: Tumor angiogenesis: molecular pathways and therapeutic targets. Nat Med 17:1359, 2011.

Welti J, Loges S, Dimmeler S, Carmeliet P: Recent molecular discoveries in angiogenesis and antiangiogenic therapies in cancer. J Clin Invest 123:3190, 2013.

第18章 循環の神経性調節と動脈圧の迅速制御

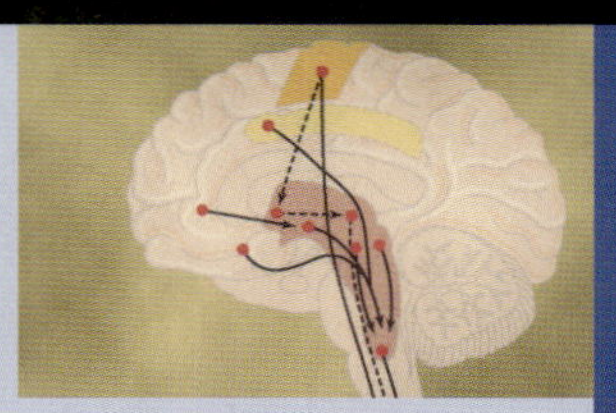

循環の神経性調節

第17章で述べたように，組織と臓器への血流は，主に局所組織の調節機構により制御されている．本章では，神経系による循環調節がより包括的な調節をしていること，つまり身体のさまざまな領域への血流の再分配，心臓ポンプ活動の増減，全身の動脈圧の迅速な制御などを行っているということを説明する．

神経系はほとんどすべて**自律神経系**(autonomic nervous system)を介して，循環を制御する．自律神経系の全体的な役割については，第61章で述べる他，第17章でも紹介した．本章では，さらなる解剖的，機能的特徴について述べる．

自律神経系

循環調節にかかわる最も重要な自律神経系は，**交感神経系**(sympathetic nervous system)である．しかし，**副交感神経系**(parasympathetic nervous system)もまた，本章の後半で述べるように，心機能の調節に重要である．

交感神経系

図18.1に循環調節にかかわる交感神経系の構造を示す．交感神経性の**血管運動神経線維**は，胸髄のすべてと腰髄の第1から第2までのレベルで脊髄を出た後，ただちに脊椎両側にある**交感神経幹**(sympathetic chain)に入る．そして，2つの経路で循環系に至る．それらは，①図18.1の右側に示すような，特定の**交感神経**(sympathetic nerves)を通って，内臓と心臓の血管を主として支配する経路と，②末梢の**脊髄神経**(spinal nerves)に混じって，末梢領域の血管に直接分布する経路である．脊髄と交感神経幹におけるこれら線維の正確な経路については，第61章で詳述する．

血管の交感神経支配

図18.2は，交感神経線維がほとんどすべての組織において，毛細血管を**除く**すべての血管に分布していることを表している．前毛細血管括約筋とメタ細動脈は，腸間膜血管などの一部組織では神経支配を受けるが，交感神経分布は通常，小動脈，細動脈，また静脈ほど密ではない．

交感神経線維は**小動脈**(small arteries)や**細動脈**(arterioles)に分布し，刺激により血流**抵抗**を増大させ，組織を流れる血流量を**減少**させる．

特に**静脈**(veins)のような太い血管に線維が分布していることにより，交感神経刺激は血管の容量を**減少**させることができる．この容積の減少は血液を心臓側に押し出すように働くので，心臓のポンプ機能の制御において重要な役割を果たす．このことについては，本章と後の章で述べる．

交感神経刺激は心拍数と収縮性を増加させる

図18.1や第9章で示したように，交感神経線維は心臓にも直接分布する．交感神経刺激によって，心拍数，心収縮性，心拍出量が増加するなど，心機能は著しく亢進する．

副交感神経刺激は心拍数と収縮性を減少させる

副交感神経は，消化管の機能制御など，身体各所の自律機能の調整にきわめて重要であるが，脈管調節ではその役割はわずかである．最も重要な循環系への作用は，**迷走神経**(vagus nerves)を介して心臓へ**副交感神経線維**(parasympathetic nerve fibers)を送り，心拍数を制御することである．図18.1では副交感神経線維が延髄から直接心臓に分布することを赤の破線で示している．

心機能に及ぼす副交感神経の刺激作用については，第9章に述べた．副交感神経刺激は主として心拍数を大きく**減少**させ，心筋収縮性を軽度**減少**させる．

交感神経血管収縮系と中枢神経系によるその制御

交感神経は，きわめて多数の**血管収縮性神経線維**(vasoconstrictor nerve fibers)を含み，血管拡張性神経線維はわずかしかない．血管収縮性線維は，基本的にすべての組織の血管に分布しているが，その分布密度は組織により異なる．交感神経による血管収縮作用は，腎臓，腸管，脾臓，皮膚では特に強いが，骨格筋や脳では弱い．

脳の血管運動中枢と血管収縮系の制御

図18.1と図18.3に示すように，**血管運動中枢**(vasomotor center)とよばれる領域は，主に橋の下部1/3から延髄にかけて分布する網様体に，両側性に存在する．この中枢は，副交感神経のインパルスを迷走神経経由で心臓に送り，交感神経のインパルスを脊髄と末梢

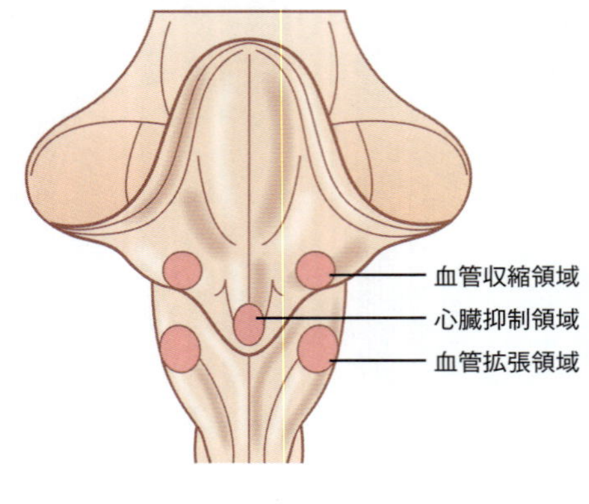

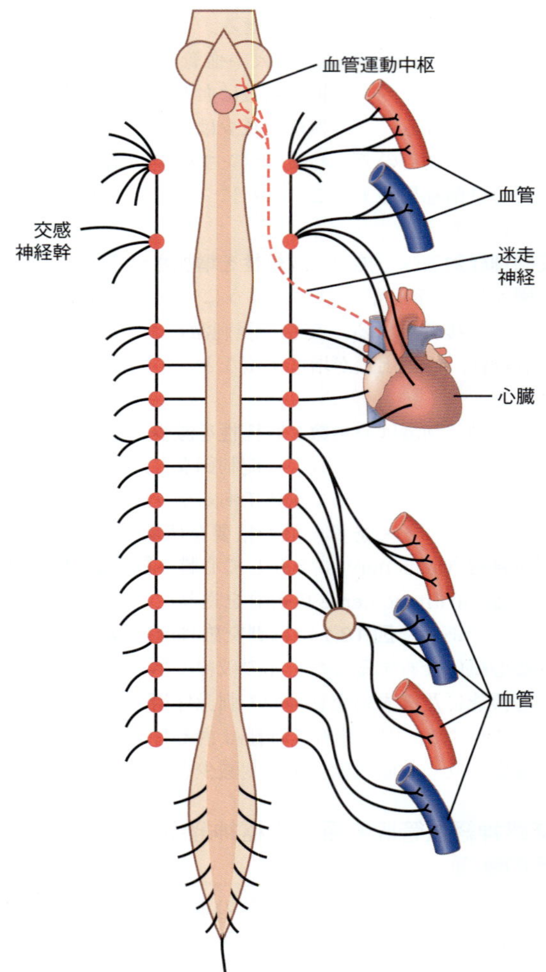

図 18.1　交感神経による制御(sympathetic nervous control)**構成**
赤の破線は**副交感神経シグナル**(parasympathetic signals)を心臓へ送る迷走神経である.

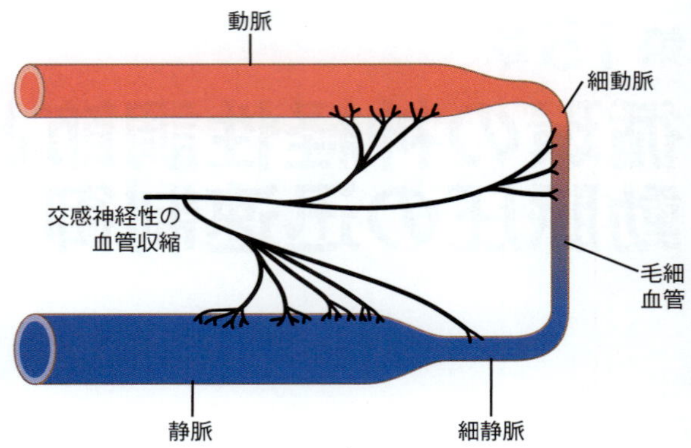

図 18.2　体循環系の交感神経支配

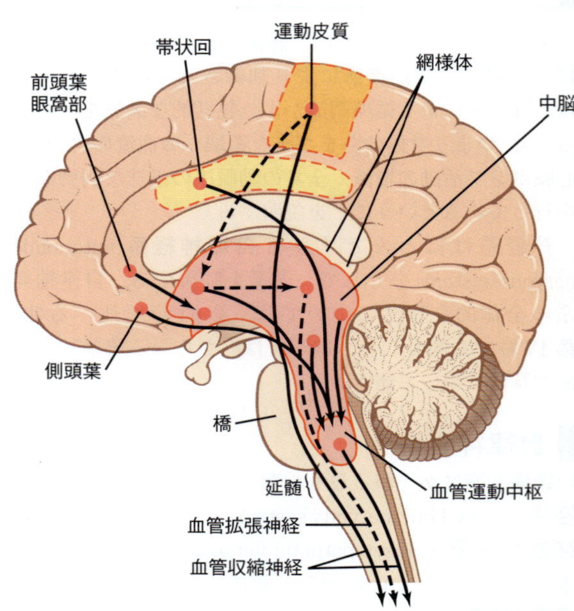

図 18.3　循環の神経性調節で重要な役割をもつ脳の部位
破線は抑制性経路を示す.

交感神経を介して全身すべての動脈，細動脈，静脈に送る.

この血管運動中枢のすべての構造は明らかになっていないが，実験から重要な領域が特定されている.

①**血管収縮領域**(vasoconstrictor area)は，延髄上部の前外側部で両側性に位置する．この領域から発した神経線維は，脊髄のすべてのレベルに分布して，その部位の交感神経系の節前血管収縮ニューロンを興奮させる.

②**血管拡張領域**(vasodilator area)は，延髄の下半分の前外側部で両側性に位置する．この領域からの神経線維は，前述の血管収縮領域に上向性に投射して血管収縮活動を抑制するため，血管拡張が引き起こされる.

③**知覚領域**(sensory area)は，橋の下部から延髄の後外側部で両側性に位置する**孤束核**(nucleus tractus solitarius)に存在する．この領域のニューロンは，循環器系からの知覚神経シグナルを主に**迷走神経**(vagus)と**舌咽神経**(glossopharyngeal nerves)経由で

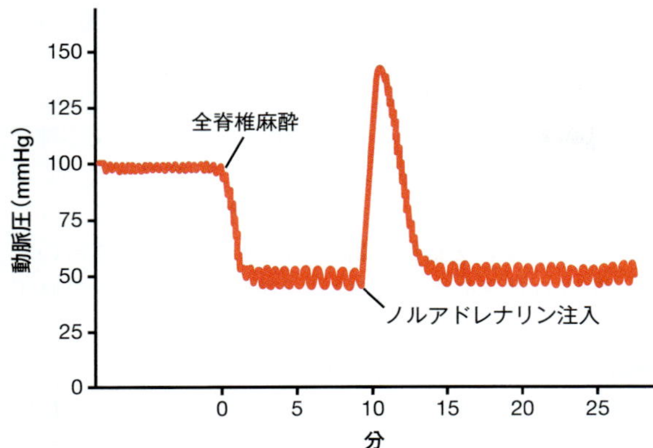

図 18.4　動脈圧に及ぼす全脊椎麻酔の影響
著しい動脈圧の下降は，血管運動性緊張の消失による.

受け，この感覚領野からの出力が，血管運動中枢の血管収縮領域や血管拡張領域の活動を調整するように働く．すなわち，多くの循環機能の“反射”的制御を担う．その一例は，動脈圧を制御するための圧受容器反射である．このことについては，後ほど本章で詳しく述べる．

正常状態では交感神経による血管の持続性不完全収縮が生じている

正常な状態では，血管運動中枢の血管収縮領域は，全身の交感神経血管収縮線維に持続的にシグナルを送っており，この血管収縮線維は，ゆっくりと毎秒約 0.5〜2 個のインパルスを発射している．この連続的なインパルスを**交感神経性血管収縮性緊張**(sympathetic vasoconstrictor tone)といい，これらのインパルスにより，**血管緊張**(vasomotor tone)とよばれる血管の不完全収縮状態が維持される．

図 18.4 に，血管収縮性緊張の重要性を示す．この図に示す実験では，全脊椎麻酔により，脊髄から末梢への交感神経伝達すべてが遮断された．その結果，動脈圧が 100 mmHg から 50 mmHg へと下降し，全身の血管収縮性緊張が消失したことを示している．数分後，少量のノルアドレナリンが血液に注入され(ノルアドレナリンは交感神経性血管収縮神経終末から放出される主な血管収縮物質である)，このホルモンが血液によって血管へと運ばれると，血管は再度収縮し，動脈圧はノルアドレナリンが分解されるまでの 1〜3分間，正常値以上に上昇した．

血管運動中枢による心機能の制御

血管運動中枢は，血管の緊張度だけではなく，心臓の活動も同時に制御する．心拍数や心収縮性を増加させる必要がある場合，血管運動中枢の外側領域は交感神経線維を介して興奮性インパルスを心臓に送る．逆に，心臓のポンプ作用を低下させる必要があるときには，血管運動中枢の**内側**領域が，隣接する**迷走神経背側運動核**(dorsal motor nuclei of the vagus nerves)へ信号を送り，その結果迷走神経を介して心臓へ副交感インパルスが送られ，心拍数と心筋収縮性が減少する．したがって，血管運動中枢は，心臓の活動を増加させることも低下させることもできる．血管収縮が起こるときには，一般的に，心拍数と心筋収縮性は増加し，血管収縮が抑制されるときには，心拍数と心筋収縮性は低下する．

高位中枢による血管運動中枢の制御

橋(pons)，**中脳**(mesencephalon)，**間脳**(diencephalon)の**網様組織**(reticular substance)に存在する多数の小型ニューロンは，血管運動中枢の興奮あるいは抑制を引き起こす．網様組織を図 18.3 に示す．おおまかには，この網様組織の上外側領域は興奮を，下内側領域は抑制を引き起こす．

視床下部(hypothalamus)は，血管収縮系を制御するのに特別な役割をもつ．それは血管運動中枢に，強力な興奮性あるいは抑制性作用を及ぼすからである．視床下部の後外側部は主に興奮性に作用し，前部は刺激部位依存性に弱い興奮または抑制を引き起こす．

大脳皮質(cerebral cortex)の多くの部位も血管運動中枢を興奮あるいは抑制させうる．例えば，**運動皮質**(motor cortex)が刺激されると血管運動中枢が興奮するが，それはインパルスが視床下部へ，さらに血管運動中枢へと伝達されるからである．また，**前部側頭葉**(anterior temporal lobe)，**前頭葉の眼窩領域**(orbital areas of the frontal cortex)，**帯状回の前部**(anterior part of the cingulate gyrus)，**扁桃**(amygdala)，**中隔**(septum)，**海馬**(hippocampus)はすべて，刺激部位とその強度が適当であれば，血管運動中枢を興奮あるいは抑制しうる．このように，広範囲の脳基本領域が心血管機能に重要な作用をもつ．

ノルアドレナリンは交感神経の血管収縮性伝達物質である

血管収縮神経の末端から分泌される物質はほぼすべてノルアドレナリンである．第 61 章で述べるように，ノルアドレナリンは血管平滑筋の**αアドレナリン受容体**(alpha adrenergic receptor)に直接作用し，血管を収縮させる．

副腎髄質と交感神経血管収縮系の関係

交感神経インパルスは，血管へ伝達されると同時に副腎髄質へも伝達され，**副腎髄質からアドレナリンとノルアドレナリンを循環血液へ分泌**させる．これら 2 つのホルモンは血流に乗って全身各部に送られ，血管に直接働いて通常は収縮を起こす．しかし，第 61 章で説明するように，アドレナリンは**βアドレナリン受容体**(beta—adrenergic receptor)刺激作用もあるので，一部組織では血管を収縮ではなく拡張させることがある．

交感神経血管拡張系と中枢神経系による制御

骨格筋に分布する交感神経には，交感神経血管収縮線維と**血管拡張**(vasodilator)線維の両方が含まれている．ネコのような動物では，この血管拡張線維終末からはノルアドレナリンではなく，**アセチルコリン**(acetylcholine)が放出されるが，霊長類における血管拡張作用は，アドレナリンにより筋血管のβアドレナリン受容体が興奮した結果であると信じられている．

中枢神経系が血管拡張系を制御する経路を図18.3に破線で示す．この中枢を制御している主な脳領域は，**視床下部前部**(anterior hypothalamus)である．

交感神経血管拡張系が果たしうる役割

ヒトでは交感神経の血管拡張系が循環制御に重要な役割をもつとは考えにくい．それは，筋を支配する交感神経を完全に遮断しても，筋が生理的環境に応じて自身の血流量を制御する能力がほとんど影響を受けないからである．しかし一部の実験結果では，運動開始時，筋が栄養素を必要とする前に，交感神経の血管拡張系によって骨格筋での血流増加が引き起こされ，**予測的に血流量を増加させる**可能性が示されている．この骨格筋にみられる交感神経性血管拡張反応は，循環アドレナリンがβアドレナリン受容体を刺激すること，あるいはアセチルコリン刺激により血管内皮から放出された一酸化窒素(NO)によるのかもしれない．

情動失神：血管迷走神経失神

興味深い血管拡張反応が，強い情動の撹乱を経験した人に起こり，失神を起こすことがある．この場合，筋の血管拡張系が活発化すると同時に，迷走神経性の心臓抑制中枢が強力なシグナルを心臓に送り，心拍数を著しく減少させる．動脈圧は急激に下降し，脳血流量が減少して意識消失に至る．この一連の現象を**血管迷走神経失神**(vasovagal syncope)とよぶ．情動失神は大脳皮質での思考の障害から始まる．その後の経路は大脳皮質から視床下部前部，次いで延髄の迷走神経中枢，そして迷走神経を介して心臓へ，また脊髄を通って骨格筋の**交感神経性血管拡張**(sympathetic vasodilator)神経へと至ると考えられる．

神経系による動脈圧の迅速制御

循環の神経性制御で最も重要な機能は，急激な動脈圧上昇を起こせることである．そのため，交感神経系のすべての血管収縮機能と心臓促進機能が一斉に刺激され、同時に，心臓に分布する副交感神経性迷走神経が代償的な抑制を起こす．これらのことから次の3つの主要変化が同時に起き，そのおのおのが動脈圧を上昇させる．

①**体循環系における細動脈のほとんどすべてが収縮する**．これは総末梢血管抵抗を増大させ，その結果，動脈圧が上昇する．

②**静脈が特に強く収縮する（循環系の他の太い血管も同様に収縮する）**．この収縮により，血液は太い末梢血管から心臓へと移動し，心腔内の血液量が増加する．心臓の伸展はより強い力で心臓を拍動させ，より多くの血液を拍出させる．これもまた動脈圧を上昇させる．

③最後に，**心臓自体が自律神経系により直接刺激され，心ポンプ機能がさらに亢進する**．心拍出亢進の大部分は心拍数の増加によるものであり，心拍数は時に正常値の3倍ほどにも増加する．さらに，交感神経シグナルは心室筋に直接作用して収縮力を大きく増加させ，心臓がより多くの血液を拍出できるようにする．強い交感神経刺激中には，心臓は正常時の約2倍の血液を送り出すことが可能で，これも動脈圧の急激な上昇に関与する．

神経性動脈圧制御は迅速に作用する

神経性の動脈圧制御の中で特に重要な点は，その反応の迅速性であり，数秒以内に始まり，しばしば5〜10秒以内に正常値の2倍まで動脈圧を上昇させる．逆に，神経性の心臓血管刺激の急激な抑制は，10〜40秒以内に正常値の1/2まで動脈圧を下降させうる．したがって，神経性制御は血圧制御機構の中で間違いなく最速なものである．

筋運動時や各種ストレス時の動脈圧上昇

神経系が動脈圧を上昇させる能力として重要な例は，運動時の動脈圧上昇である．激しい運動時には，筋は大幅な血流増加を必要とする．第17章で説明したように，血流増加の一部は，筋細胞の代謝増加によって生じる筋血管の局所的な拡張が関与する．それと同時に，運動中に，交感神経が全循環系を刺激することによる動脈圧上昇が加わる．激しい運動では，動脈圧は30〜40%上昇し，血流量は2倍ほど増加する．

運動時の動脈圧上昇は，主に神経調節系の作用による．運動を引き起こすために脳の運動領域が活性化すると，脳幹の網様体賦活系のほとんどが活性化され，血管運動中枢の血管収縮領野と心臓賦活領野への刺激が大きく増加する．それらはただちに動脈圧を上昇させ，筋活動の増加に歩調を合わせる．

運動以外の多くのストレスでも，同じような動脈圧の上昇が起こりうる．例えば，激しい恐怖感を覚えると，動脈圧が数秒で75〜100 mmHg程度も上昇する．これを**警告反応**(alarm reaction)といい，危険から逃げる場合には全身の筋肉へ一気に血液を供給できるように，過剰に動脈圧を上昇させておくのである．

正常動脈圧維持のための反射機構

運動やストレスにより血圧を上昇させる自律神経系の機能とは別に，意識下で働いている特殊な神経制御機構がいくつもあり，動脈圧を正常値あるいはそれに近い値に保っている．これらのほとんどすべては，**負のフィードバック反射機構**(negative feedback reflex mechanisms)であり，これについて次に説明する．

圧受容器による動脈圧制御機構：圧受容器反射

動脈圧を制御する神経機構で特によく知られているの

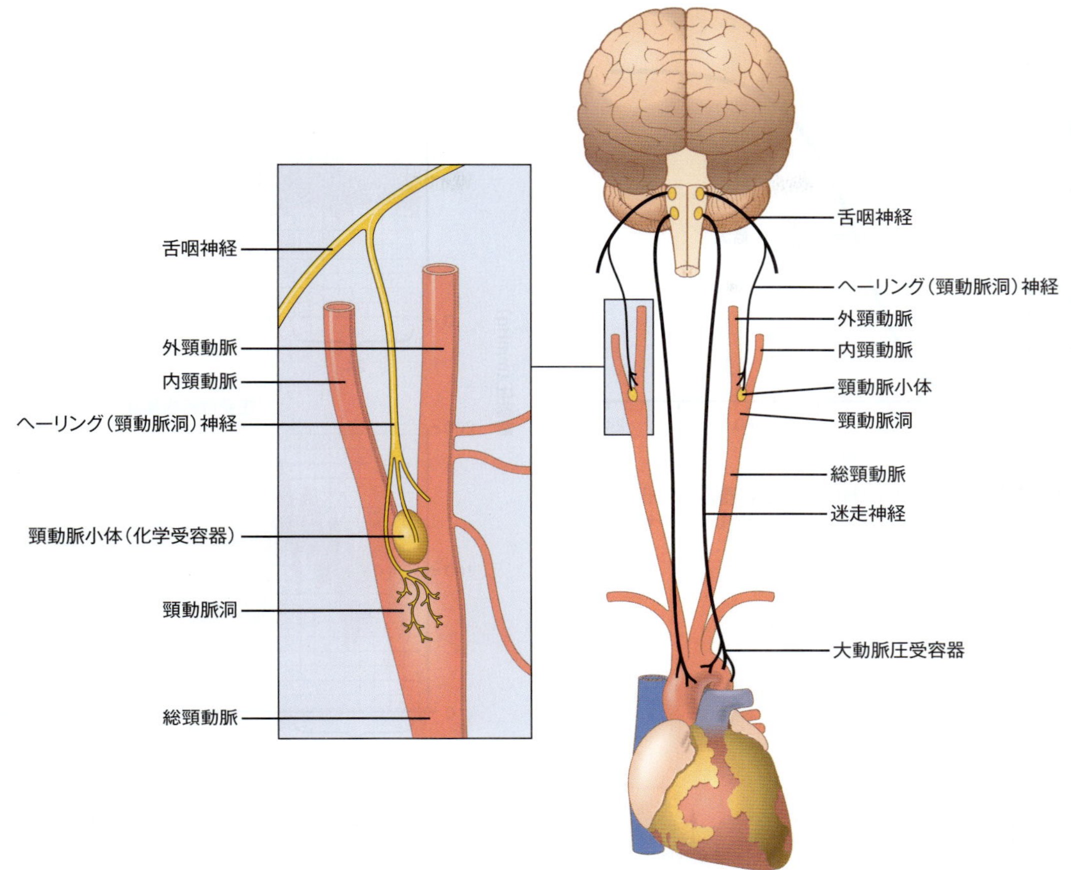

図 18.5　動脈圧制御にかかわる圧受容体系

は，**圧受容器反射**(baroreceptor reflex)である．基本的にこの反射は，体循環の太い動脈の壁の特定部位に存在する**圧受容器**(baroreceptors あるいは pressoreceptors)とよばれる伸展受容器により引き起こされる．動脈圧の上昇は圧受容器を伸展し，その情報が中枢神経へ送られる．そして，"フィードバック"信号が自律神経系を介して循環系に送り返され，動脈圧を正常値へと下降させる．

圧受容器の生理解剖学とその神経支配

圧受容器は動脈壁に存在する枝状の神経終末であり，伸展により刺激される．胸部，頸部のほとんどの太い動脈壁にはわずかな圧受容器があるが，図 18.5 に示すように，圧受容器は，①**頸動脈洞**(carotid sinus)として知られる総頸動脈分岐部からやや上の内頸動脈壁と，②大動脈弓の壁に特に多く存在する．

図 18.5 は**頸動脈洞圧受容器**(arotid sinus baroreceptors)からの信号が細い**ヘーリング神経**(Hering's nerves)(頸動脈洞神経)から上頸部にある**舌咽神経**(glossopharyngeal nerves)を介して，脳幹の延髄**孤束**に伝えられることを示す．大動脈にある**大動脈弓圧受容器**(aortic baroreceptor)からのシグナルは**迷走神経**を介して同じく延髄の孤束に伝えられる．

動脈圧に対する圧受容器の反応

図 18.6 は，動脈圧がヘーリングの頸動脈洞神経の発火頻度に及ぼす影響を示す．動脈圧が 0～50(60)mmHg の間では頸動脈洞圧受容器はまったく刺激されないことに注目してほしい．しかし，動脈圧がそのレベルを超えると，発火頻度は次第に頻度を増し，約 180 mmHg で最大値となる．大動脈圧受容器の反応も頸動脈洞圧受容器のそれと同じであるが，概してその作動範囲は頸動脈洞圧受容器より 30 mmHg ほど高い．

動脈圧が正常な作動範囲内である約 100 mmHg 前後では，わずかな動脈圧の変化でさえ，圧受容器の活動は大きく変化し，動脈圧を正常へと再調整する．このように，圧受容器フィードバック機構は，最も必要とされる血圧帯域で効果的に作動するようになっている．

圧受容器は動脈圧の変化に迅速に反応する．実際，発火頻度は，心収縮期中にたちまち増加し，拡張期中に再び減少する．さらに，この圧受容器は，変化のない一定圧よりも**急速な圧変化に対してより強く反応**する．すなわち，平均動脈圧が 150 mmHg であっても，その瞬間圧が急速に上昇している場合には，150 mmHg の定常圧である場合のほぼ 2 倍の発火頻度となる．

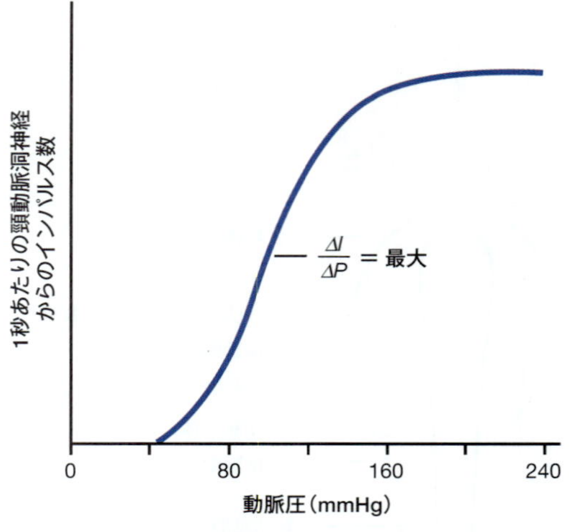

図 18.6 各動脈圧レベルにおける圧受容器の活性化
ΔI：頸動脈洞神経発火数（毎秒）の変化．ΔP：動脈圧（mmHg）の変化．

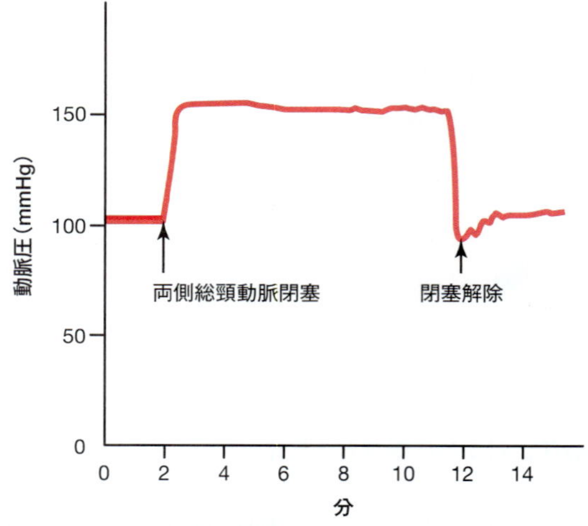

図 18.7 両側総頸動脈閉塞によって生じる典型的な頸動脈洞反射がもたらす大動脈圧変化
両側迷走神経は切除してある．

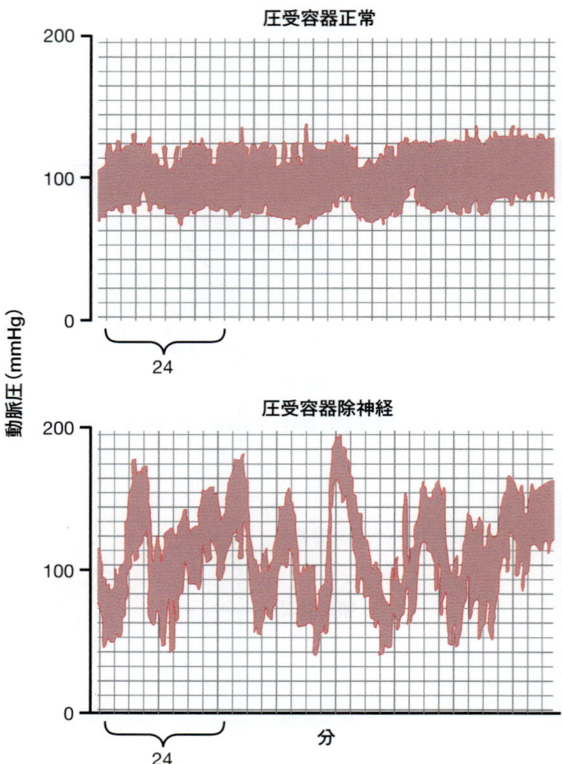

図 18.8 正常なイヌの動脈圧の 2 時間記録（上段）と，同じイヌで圧受容器を除神経処置し，その数週間後の記録（下段）
（Cowley AW Jr, Liard JF, Guyton AC: Role of baroreceptor reflex in daily control of arterial blood pressure and other variables in dogs. Circ Res 32:564, 1973. By permission of the American Heart Association, Inc. より改変）

圧受容器による循環反射

圧受容器からの求心性情報が延髄の孤束核へ伝わった後，その 2 次情報が延髄の**血管収縮中枢を抑制し，迷走神経性副交感神経中枢を興奮させる**．実際的な効果としては，①末梢循環系の静脈と細動脈の**血管拡張**と，②**心拍数と心収縮力の低下**が生じる．したがって，高い動脈圧による圧受容器の興奮は，末梢抵抗と心拍出量を減少させ，反射性に**動脈圧を下降させる**．低圧はその逆の作用を起こし，反射性に動脈圧を正常値へ戻す．

図 18.7 に，両側の総頸動脈閉塞により生じる典型的な動脈圧の反射性変化を示す．総頸動脈を閉塞させると頸動脈洞の圧は低下し，その結果，圧受容器からのシグナルが低下し，血管運動中枢に対する抑制効果が低下する．そのため，血管運動中枢の活動は通常より亢進して大動脈圧を上昇させ，頸動脈が閉塞されている 10分間では，動脈圧は高く維持される．閉塞を解除すると頸動脈洞の圧は上昇し，頸動脈洞圧受容器反射がただちに応答して大動脈圧を下げるが，一瞬，正常値以下に過剰に補償した後約 1分で正常値に戻る．

圧受容器は姿勢変換時の血圧変動を抑える

圧受容器により上半身の動脈圧が比較的一定に保たれることは，人が臥位から立位になるときに大切である．立ち上がるとすぐに，頭部と上半身の動脈圧が下降し，この圧の下降があまりに強いと意識を失う場合がある．しかし，圧受容器で起こる圧下降はただちに反射を引き起こし，全身の交感神経の強い興奮が起きて，頭部と上半身の圧下降を最小にする．

圧受容器制御系の圧緩衝機能

圧受容器制御系は，動脈圧の上昇あるいは下降に対抗するものなので，**圧緩衝系**（pressure buffer system）とよばれ，また圧受容器からの神経は**緩衝神経**（buffer nerves）とよばれる．

図 18.8 に，圧受容器の緩衝作用の重要性を示す．図上段の記録は，正常なイヌの動脈圧を 2 時間ごとに記録

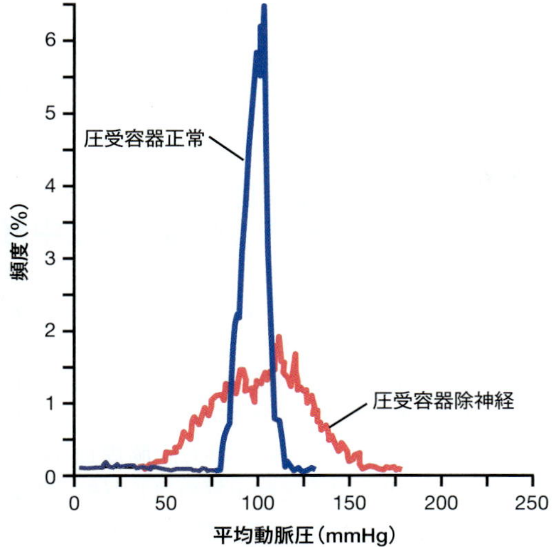

図 18.9 正常なイヌの動脈圧と同じイヌで圧受容器を除神経処置した数週間後の 24 時間連続血圧記録に基づくヒストグラム
(Cowley AW Jr, Liard JP, Guyton AC: Role of baroreceptor reflex in daily control of arterial blood pressure and other variables in dogs. Circ Res 32:564, 1973. By permission of the American Heart Association, Inc. より改変)

したものであり，下段の記録は，頸動脈洞と大動脈弓からの圧受容器神経を切除した後の動脈圧の記録である．圧受容器神経を切除されたイヌでは，横たわっている，または立っている，さらに興奮や摂食，排便，騒音などの日常的で単純な出来事に際し，圧が大きく変動していることに注目してほしい．

図 18.9 は，正常時と除神経後のイヌの動脈圧の 24 時間連続記録における平均動脈圧のヒストグラムである．圧受容器が正常に働いていれば，平均動脈圧は 1 日を通してほぼ 85〜115 mmHg の狭い範囲に保たれ，1 日の大部分でその値はほぼ 100 mmHg であった．しかし圧受容器神経の切除後には，その頻度分布曲線は幅広く低い曲線になり，平均動脈圧の変動範囲は 2.5 倍に拡大し，しばしば 50 mmHg まで下降したり，160 mmHg 以上に上昇した．このように，動脈圧受容器制御系がなければ，血圧は著しく変動するということが理解できる．

動脈圧受容器制御系の主な目的は，この系がなければ起こる瞬時瞬時の動脈圧変動を，約 1/3 程度まで減少させることである．

圧受容器は長期の動脈圧調節に重要か？

動脈圧受容器はその瞬間，その瞬間の動脈圧制御には強力に働くが，長期的な血圧調節における役割については意見が分かれている．一部の生理学者が圧受容器は長期的圧調節にそれほど重要ではないと考える理由は，動脈圧受容器は曝露された圧に対して 1〜2 日間のうちに**リセット**されてしまうからである．すなわち，動脈圧が正常値の 100〜160 mmHg に上昇したら，はじめは非常に高頻度で圧受容器インパルスが発せられるが，次の数分の間にこの発火頻度は著しく減少する．そして，次の 1〜2 日間でさらにゆっくりと減少し，ついには平均動脈圧がまだ 160 mmHg であるにもかかわらず，発火頻度はほぼ正常近くにまで戻ってしまう．逆に，動脈圧が大きく下降すると，はじめは，圧受容器はインパルスをまったく出さないが，1〜2 日後には，徐々にその発火頻度は正常値へと戻っていく．

この圧受容器の“リセッティング”は，動脈圧を数日以上の長期にわたって変動させる障害に対しては，その補正能力を減弱させてしまうものかもしれない．しかし，いくつかの実験結果は，圧受容器は完全にリセットされず，特に腎交感神経活動に影響を与えることで長期的血圧調節に関与している可能性を示唆している．例えば，長期に動脈圧が上昇すると，圧受容器反射は腎交感神経活動を抑制して，腎臓でのナトリウムと水の排出を増加させる．これは結果として，血液量を徐々に減少させて動脈圧が正常へ戻るのを助ける．したがって，圧受容器による平均動脈圧の長期的調節には他の調節系との協調が必要である．それは主に腎-体液-圧調節システム(加えてその神経，ホルモン機構)であるが，これについては第 19 章と第 30 章で述べる．

頸動脈と大動脈の化学受容器による動脈圧の制御：低酸素が動脈圧に与える影響

圧受容器による圧調節系と密接な関連があるのは**化学受容器反射**(chemoreceptor reflex)であり，圧受容器反射と同じように働く．ただし化学受容器反射では，伸展受容器の代わりに**化学受容器**(chemoreceptor)から反応が起こる．

化学受容器は，低酸素，CO_2 過剰，H^+ 過剰を感知する化学物質感受性細胞である．その細胞は，大きさ約 2 mm の，数個の小さな**化学受容器官**(chemoreceptor organs)に存在する(2 個の**頸動脈小体**(carotid bodies)は各総頸動脈の分岐部に，1〜3 個の**大動脈小体**(aortic bodies)は大動脈弓に隣接して存在する)．化学受容器は，圧受容器神経線維とともに，ヘーリング神経と迷走神経を介して脳幹の血管運動中枢に投射する神経線維を興奮させる．

頸動脈小体と大動脈小体は，それぞれ細い栄養動脈を介して潤沢な血流の供給を受けるので，化学受容器は動脈血とつねに密に接している．動脈圧が危険なレベルまで下降すれば，血流量の減少により酸素濃度は低下し，また産生された二酸化炭素と H^+ は弱い血流では排除されないため，化学受容器が刺激される．

化学受容器からの信号は血管運動中枢を興奮させ，動脈圧を正常値へと上昇させる．しかし，この化学受容器反射は，動脈圧が 80 mmHg 以下にならなければ，強い動脈圧制御を行わない．したがって，この反射は動脈圧が低圧にあるときに，さらなる圧低下を防ぐのに重要となる．

化学受容器は，血圧制御よりも**呼吸制御**(respiratory control)においてはるかに重要な役割を果たすが，それについては第42章で詳しく述べる.

心房反射と肺動脈反射による動脈圧制御

低圧受容器は，体循環系の太い動脈にある圧受容伸展受容器と同様のものである．低圧受容器は，特に，血液量の変化に対応して動脈圧の変化をできるだけ小さくするという役割において重要である．一例を挙げると，すべての受容器が正常なイヌの場合，300 mLの血液を急速に注入すると，動脈圧はわずかに約15 mmHgだけ上昇する．**動脈圧受容器**(arterial baroreceptors)を除神経した場合では，動脈圧は40 mmHgほど上昇するが，加えて**低圧受容器**(low-pressure receptors)も除神経すると，動脈圧は約100 mmHgも上昇する.

このように，肺動脈と心房にある低圧受容器は，体循環系の動脈圧を感知できないとしても，同時に起こる容量増加による低圧循環系の圧上昇を検知する．さらに，圧受容器反射と並行して反射を引き起こし，動脈圧制御がさらに強力となるように，総合反射システムを形成する.

腎臓を活性化する心房反射：容量反射

心房壁が伸展されると，腎臓の輸入細動脈が有意に拡張する反射が起きる．同時に，心房から視床下部にシグナルが送られ，**抗利尿ホルモン**(antidiuretic hormone:ADH)の分泌も抑えられる．腎臓の輸入細動脈の抵抗が減少すると，糸球体毛細血管圧が上昇し，体液の腎尿細管への濾過量が増える．抗利尿ホルモンの減少は，尿細管からの水の再吸収を減らす．これら2つの作用(糸球体濾過量の増加と体液再吸収量の減少)は，腎臓での体液排泄量を増大させ，増加した血液量を正常に戻す(第19章で述べるように，血液量の増加による心房伸展は，腎臓へのホルモン作用を引き起こす。**心房性ナトリウム利尿ペプチド**(atrial natriuretic peptide)の放出が起こり，尿として排泄される水分量が増えて血液量が元に戻る).

容量負荷が起こった後，血液量を正常に戻そうとするこれらすべての機序は，間接的に圧制御機構として，また容量制御機構としても働く．なぜなら，過剰な体液は心臓の心拍出量を増加させ，動脈圧も上昇させるからである．この容量反射機構については，他の容量調節機構と併せて再び第30章で解説する.

心房反射による心拍数の制御(ベインブリッジ反射)

心房圧の上昇は，心拍数の増加も起こし，時に75%の上昇をみせる．この増加分の一部は，心房容積の増加が洞房結節を伸展させた直接的な影響によるものであり，第10章で示したように，そのような直接的な伸展は心拍数を15%程度増加させる．残りの40〜60%の心拍数増加は，**ベインブリッジ反射**(Bainbridge reflex)とよばれる神経反射による．ベインブリッジ反射を起こす心房の伸展受容器からの求心性シグナルは，迷走神経を介して脳の延髄に投射する．次に，遠心性シグナルが迷走神経と交感神経を通って伝達され，心拍数と心収縮力が増加する．このように，この反射は血液が静脈，心房，肺循環に滞留するのを防いでいる.

中枢神経系の虚血反応：脳血流量減少に対する脳血管運動中枢による動脈圧制御

ほとんどの神経性血圧調節は，圧受容器，化学受容器，低圧受容器による反射で制御されるが，いずれの受容器も脳外部の末梢循環に存在する．しかし，脳幹下部の血管運動中枢への血流量が，栄養素の供給不足を起こすほどに著しく減少すると，すなわち，**脳虚血**(cerebral ischemia)になると，血管運動中枢の血管収縮性および心臓促進性ニューロンは，虚血に対して直接反応して強く興奮するようになる．この興奮が起こると，体血圧は心臓ポンプ機能が限界になるまで上昇する．この作用は，脳幹の血管運動中枢から二酸化炭素を流し去る緩徐な血流が失われたことから起こると考えられている．すなわち，血管運動中枢へいく血流量が少ないと，局所の二酸化炭素濃度が著しく増加し，脳の延髄にある交感神経性血管制御領域をきわめて強く刺激する.

その他の要因，例えば血管運動中枢内に蓄積した乳酸やその他の酸性物質も，動脈圧への強い刺激と圧上昇に関与している可能性がある．この脳虚血に反応して起こる動脈圧の上昇は，**中枢神経性虚血反応**(central nervous system(CNS) ischemic response)として知られている.

血管運動への虚血の影響は劇的で，時には平均動脈圧を10分間にわたって250 mmHg程度にまで上昇させる．**著しい脳虚血により引き起こされた交感神経性血管収縮は，あまりに強く，末梢血管の一部が完全閉塞となったり，亜閉塞状態となったりすることがある**．例えば，腎細動脈は交感神経の放電に応じて収縮するので，腎臓の尿生成がしばしば完全に停止する．したがって，**CNS虚血反応は交感神経血管収縮系の促進因子のなかで，最も強力なものの1つである.**

動脈圧調節機構としてのCNS虚血反応の重要性

CNS虚血反応は強力な反応ではあるが，動脈圧が正常よりかなり低くならない限り，重要とはならない．この反応は，動脈圧が60 mmHgかそれ以下になって作動し，動脈圧が15〜20 mmHgで最大刺激に達する．したがって，このCNS虚血反応は常態下で動脈圧を調節している機構とはいえない．その代わりこの反応は主に，**脳灌流圧が致死的レベルにまで低下したときに，動脈圧のさらなる下降を迅速かつ，強力に防ぐという，緊急時の圧制御系**として機能する．これは圧制御機構の"最後の砦"ともいわれる.

脳周囲圧を上昇させるクッシング反応

いわゆる**クッシング反応**(Cushing reaction)は，脳虚血反応の特殊型であり，頭蓋内の脳脊髄圧上昇により引き起こされる．例えば，脳脊髄圧が動脈圧と同程度まで上昇すると，脳脊髄液は脳全体と脳動脈を圧迫し，脳への血流が遮断される．そうなるとCNS虚血反応が始動し，動脈圧を上昇させる．動脈圧が上昇して脳脊髄液圧より高くなると，血液が再び脳血管に流れ込み，脳虚血は回復する．通常，血圧は脳脊髄液圧よりわずかに高いレベルで新たな平衡状態をとるようになるので，血液は再び脳を流れ始める．クッシング反応は，脳脊髄液圧が脳動脈を圧迫するほどに高く上昇した場合において，脳の生命中枢を栄養素の欠乏から守る助けとなる．

神経系による動脈圧制御の特徴

心拍出量と動脈圧の増加における骨格筋とその支配神経の役割

最も迅速な神経性の循環制御は自律神経系を介して行われるが，少なくとも2つの状況下では，骨格筋とその支配神経も循環反応に重要な役割を果たす．

腹部圧迫反射

圧受容器反射や化学受容器反射が誘発されると，それと同時に神経シグナルが骨格筋を支配する神経から筋肉へと，とりわけ腹部の筋へと伝達される．筋収縮は腹部のすべての静脈貯留域を圧迫し，血液が腹部の静脈貯留域から心臓へ移動するのを助ける．その結果，心臓が駆出できる血液量が増加する．この反応全体を**腹部圧迫反射**(abdominal compression reflex)とよぶ．循環に及ぼす効果は，交感神経性血管収縮シグナルによって静脈が収縮した場合と同じであり，心拍出量とともに動脈圧が増大する．骨格筋が麻痺した人では，正常の人に比べ低血圧になりやすいことがよく知られている．このことから，腹部圧迫反射はおそらく以前考えられていたよりも重要と思われる．

運動中の骨格筋収縮による拍出量増加と動脈圧の上昇

運動中に骨格筋が収縮すると，全身の血管は圧迫される．運動を予期しただけで筋肉は硬くなり，それにより筋肉の血管と腹部の血管が圧迫される．この収縮により，血液は末梢血管から心臓と肺に移動するので，心拍出量が増える．激しい運動中には，時に心拍出量が5〜7倍に増加するため，この作用は非常に重要となる．心拍出量の増加は，運動中に血圧を上昇させるうえで欠かせないものであり，安静時の平均動脈圧100 mmHgは130〜160 mmHgまでに上昇する．

動脈圧の呼吸性変動

呼吸周期により，通常，動脈圧は波状に4〜6 mmHg上下する．これを動脈圧の**呼吸性変動**(respiratory waves)という．この波はいくつかの作用によるが，一部は，以下のように反射により形成される．

①延髄の呼吸中枢で発生した“呼吸シグナル”の多くが，呼吸周期に応じて，血管運動中枢に“漏れ出る”．

②吸息のたびに，胸腔内圧の陰圧がさらに強くなり，胸隔内の血管が拡張する．それは左心系へ還流する血液量を減らし，そのため一時的に心拍出量と動脈圧が低下する．

③呼吸による胸部血管の圧変化が，血管と心房の伸展受容器を興奮させる．

呼吸性脈波を生じるすべての要因を正確に分析するのは困難であるが，結果として正常の呼吸過程では，動脈圧は吸息の初期に上昇し，残りの呼吸周期では下降する．深呼吸時には，動脈圧は各呼吸周期で20 mmHgほど変動する．

動脈圧の血管運動波：圧反射制御機構の振動

動物で動脈圧を記録すると，呼吸により引き起こされる小さな脈波に加え，より長い周期の，10〜40 mmHgほどにもなる波がしばしばみられる．この波の周期は，麻酔下のイヌでみられる26秒から，無麻酔下のヒトでの7〜10秒までさまざまである．この波は**血管運動波**(vasomotor waves)または**マイヤー波**(Mayer waves)とよばれ，**図18.10**の記録のように，動脈圧の周期的な上下動である．

血管運動波は，1つ以上の神経性圧制御機構の**反射性振動**(reflex oscillation)が原因であり，それは次のようなものである．

圧受容器反射と化学受容器反射の振動

図18.10Bの血管運動波は，実験的圧記録時にしばしばみられるが，通常その大きさは図で示したものより小さい．それらは主に**圧受容器反射**(baroreceptor reflex)の振動によるものである．すなわち，高い圧が圧受容器を興奮させ，次いでそれが交感神経系を抑制し，数秒の後にその圧を下げる．この圧下降は，今度は圧受容器への刺激を減らし，血管運動中枢を再び活発化させるため，圧が上昇することになる．この反応は，瞬時に起こるものではなく，2〜3秒遅れる．そして，この高い圧が次の周期を惹起し，この振動が延々と続くことになる．

化学受容器反射(chemoreceptor reflex)もまた振動し，同じような波をつくる．この反射は通常，圧受容器反射

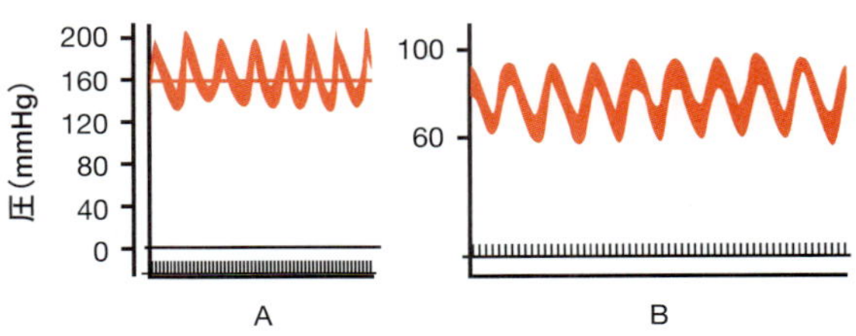

図18.10 CNS虚血反応の振動により生じた血管運動波(A)と圧受容器反射の振動により生じた血管運動波(B)

と同期して動揺する．化学受容器反射は，動脈圧が 40〜80 mmHg の範囲にあるときに，血管運動波を引き起こすのに主たる役割を果たすのであろう．なぜなら，このように圧が低い範囲にあるときは，化学受容器による循環の制御が強くなり，圧受容器による制御は反対に弱くなるからである．

CNS 虚血反応の振動

図 18.10A に示した記録は，CNS 虚血圧制御機構の振動に起因するものである．この実験で脳脊髄液圧を 160 mmHg まで上昇させると，脳血管が圧迫されて CNS 虚血圧反応が起こり，動脈圧は 200 mmHg まで上昇した．動脈圧がそのような高い値にまで上昇すると脳虚血は軽減され，交感神経系は不活発になった．その結果，動脈圧は急激に下降して，脳虚血が再び生じた．そして，虚血は次の圧上昇を惹起した．虚血が再び軽減されると，再度圧が下降した．この反応は，脳脊髄液圧が高く維持されている限り周期的に繰り返された．

このように，“フィードバック”が十分強く働き，そして圧受容器の興奮とそれに続く圧反応の間に遅れがあれば，どのような反射性圧制御機構も振動する．血管運動波は，神経反射による動脈圧制御の特性を示すものであり，機械的・電気的制御システムと同じ原理で動いている．例えば，飛行機の自動操縦の誘導装置において，そのフィードバック**利得**(gain)が大きすぎる状態にあり，同時に誘導装置の反応時間に遅れがあると，飛行機はまっすぐに飛ぶのではなく，左右に揺れ動きながら飛ぶであろう．

参考文献

Cowley AW Jr: Long-term control of arterial blood pressure. Physiol Rev 72:231, 1992.

DiBona GF: Physiology in perspective: the wisdom of the body. Neural control of the kidney. Am J Physiol Regul Integr Comp Physiol 289:R633, 2005.

Fadel PJ, Raven PB: Human investigations into the arterial and cardiopulmonary baroreflexes during exercise. Exp Physiol 97:39, 2012.

Freeman R: Clinical practice. Neurogenic orthostatic hypotension. N Engl J Med 358:615, 2008.

Guyenet PG: The sympathetic control of blood pressure. Nat Rev Neurosci 7:335, 2006.

Guyenet PG, Abbott SB, Stornetta RL: The respiratory chemoreception conundrum: light at the end of the tunnel? Brain Res 1511:126, 2013.

Guyton AC: Arterial Pressure and Hypertension. Philadelphia: WB Saunders, 1980.

Hall JE, da Silva AA, do Carmo JM, et al: Obesity-induced hypertension: role of sympathetic nervous system, leptin, and melanocortins. J Biol Chem 285:17271, 2010.

Jardine DL: Vasovagal syncope: new physiologic insights. Cardiol Clin 31:75, 2013.

Joyner MJ: Baroreceptor function during exercise: resetting the record. Exp Physiol 91:27, 2006.

Kaufman MP: The exercise pressor reflex in animals. Exp Physiol 97:51, 2012.

Ketch T, Biaggioni I, Robertson R, Robertson D: Four faces of baroreflex failure: hypertensive crisis, volatile hypertension, orthostatic tachycardia, and malignant vagotonia. Circulation 105:2518, 2002.

Lohmeier TE, Iliescu R: Chronic lowering of blood pressure by carotid baroreflex activation: mechanisms and potential for hypertension therapy. Hypertension 57:880, 2011.

Parati G, Esler M: The human sympathetic nervous system: its relevance in hypertension and heart failure. Eur Heart J 33:1058, 2012.

Paton JF, Sobotka PA, Fudim M, et al: The carotid body as a therapeutic target for the treatment of sympathetically mediated diseases. Hypertension 61:5, 2013.

Schultz HD, Li YL, Ding Y: Arterial chemoreceptors and sympathetic nerve activity: implications for hypertension and heart failure. Hypertension 50:6, 2007.

Seifer C: Carotid sinus syndrome. Cardiol Clin 31:111, 2013.

Stewart JM: Common syndromes of orthostatic intolerance. Pediatrics 131:968, 2013.

Zucker IH: Novel mechanisms of sympathetic regulation in chronic heart failure. Hypertension 48:1005, 2006.

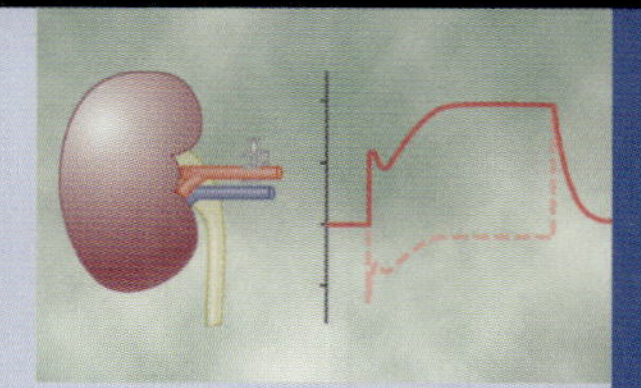

第19章 動脈圧の長期調節と高血圧症における腎臓の主要な役割：圧調節のための統括システム

第18章で，心臓のポンプ機能，末梢血管抵抗，末梢血管容量を制御して短時間での動脈圧調節にかかわる主要な調節機構は交感神経系であることを説明した．

自律神経系による短期動脈圧調節機構に加えて，生体は週単位あるいは月単位の長期動脈圧調節にかかわる動脈圧制御機構も有している．こうした長期の動脈圧調節は体液の恒常性，すなわち水分摂取と水分排出を通して行われている．体内の水分出納は，神経やホルモンによる全身性の調節に加え，腎尿細管での水や塩の再吸収や分泌による局所的な調節により達成され，バランスのとれた制御により長期生存が達成される．第19章では，長期の動脈圧調節に重要な腎臓を介する体液の調節について説明する．

腎－体液調節系による動脈圧調節

腎－体液調節系による動脈圧調節は緩徐ではあるが，しかし強力な調節系である．血管容量が変化しない条件下で血液量が増加すると，動脈圧は上昇する．動脈圧の上昇は腎臓での過剰な細胞外液の排出を誘導して動脈圧を正常値に戻す．

動物の進化において，腎－体液調節系による動脈圧調節は最も原始的な調節機序の1つであり，最下等な脊椎動物であるホソヌタウナギでも観察できる．ホソヌタウナギの動脈圧は8～14 mmHgと低く，血液量に比例して増加する．ヌタウナギは海水をつねに飲んでいるが，飲んだ海水は血液量を増加して血圧を上昇させる．しかしながら血圧が過度に増加した場合は，腎臓で過剰な水分を尿中に排泄して血圧を低下させる．逆に動脈圧が低い場合は，尿中への水分排泄量は飲んだ海水の量よりも減少し，その結果血圧が上昇して正常域になる．

ホソヌタウナギの原始的な腎－体液調節系による動脈圧調節機序が代々引き継がれている．ヒトの腎臓においても，ホソヌタウナギほどではないが，水分と塩分の排泄量は圧変化に一致して変化する．事実，数mmHgの動脈圧上昇は腎臓からの水分と塩分排泄量を2倍に増加させるが，特に前者を**圧利尿**（pressure diuresis），後者を**圧ナトリウム利尿**（pressure natriuresis）．

ヒトの場合も，ホソヌタウナギと同様に，腎－体液調節系による動脈圧調節機序は長期動脈圧調節の基本的なメカニズムである．しかしながら進化の過程でこの基本的なメカニズムに改善が加えられ，ヒトはより厳密で正確な動脈圧調節機序を有している．特にレニン－アンジオテンシン系による動脈圧調節は重要である．

圧利尿は動脈圧調節の基本形である

図19.1は動脈圧と尿排泄量の関係を示したもので，動脈圧の上昇に伴い尿排泄量は増加するが，増加の程度は動脈圧の高いときのほうが低いときに比べて大きい．これは圧利尿による現象であり，この曲線を腎排泄量曲線または腎機能曲線という．尿排泄量は動脈圧が50 mmHgではゼロであるが，100 mmHgでは正常になり，200 mmHgでは正常の6～8倍になる．また動脈圧の上昇は尿排泄量を増加させるだけでなく，ナトリウム排泄量も増加させるが，これを圧ナトリウム利尿という．

動脈圧調節にかかわる腎－体液調節系についての実験

図19.2の実験のように，血圧調節に関与する神経反射をすべて遮断したイヌに，400 mLの輸血を行うと，心拍出量は輸血後ただちに2倍に増加し，動脈圧は205 mmHg（正常105 mmHg）にまで増加する．動脈圧の上昇は尿排泄量を12倍に増加する．尿中排泄量増加に伴う体液喪失により増加した心拍出量と動脈圧は1時間以内に正常となる．以上のように腎臓は過剰な細胞外液の尿中への排出を誘導して動脈圧を正常に戻す．

腎－体液調節系による長期動脈圧維持のための無限の調節原理

図19.3は腎－体液調節系による動脈圧を解析するグラフである．この解析は交差する2つの曲線を用いて行われる：①動脈圧上昇による尿中への水分と塩分の排泄曲線（**図19.1**と同一の曲線）．②もう1本の曲線（あるいは直線）は，正味の水分と塩分の摂取量を示す曲線（直線）で，水分と塩分の摂取量から腎以外から失われる水分と塩分の量を減じたものである．

長期的には尿中への水分と塩分の排泄量は，正味の水分と塩分の摂取量と同じでなければならない．**図19.3**において2つの曲線の交点，すなわち尿中への水分と塩分の排泄量および摂取量が等しくなるところを**平衡点**

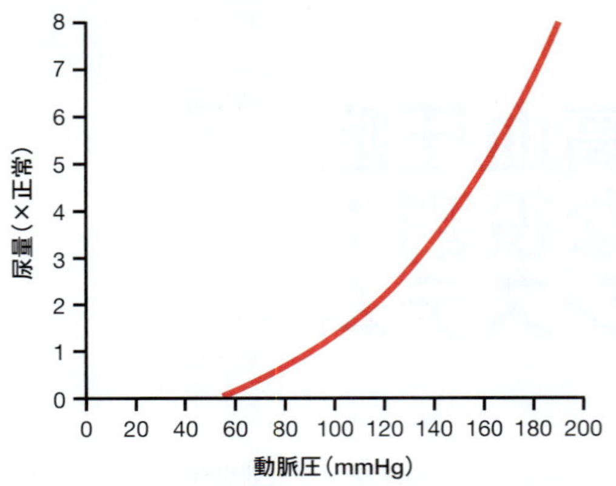

図 19.1 還流された摘出腎において測定した腎排泄量曲線
動脈圧が上昇すると圧利尿がみられる.

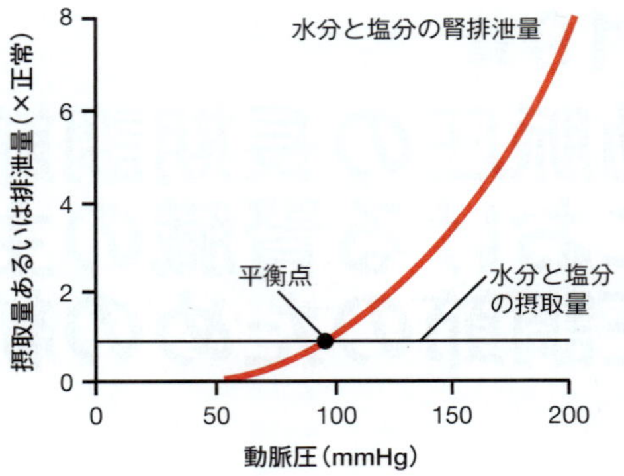

図 19.3 食塩と水の摂取曲線（横軸）と腎排泄曲線（縦軸）を用いた動脈圧調節の解析
（本章の同様の図すべてである. 平衡点は動脈圧が調節されるところに描かれる）

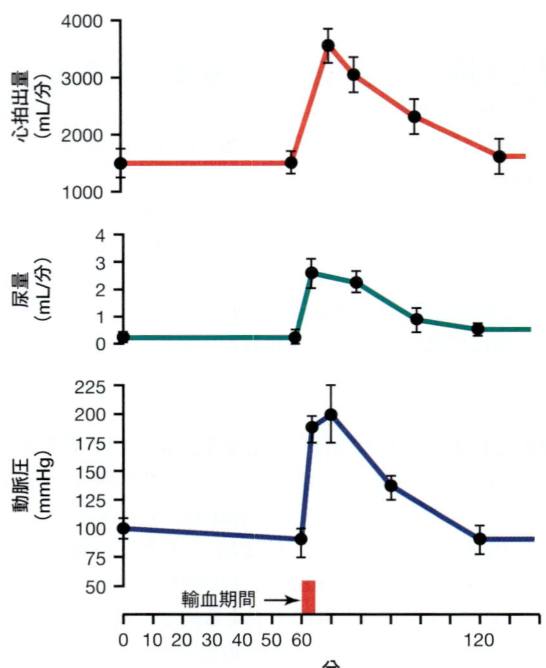

図 19.2 神経性圧制御機構を遮断したイヌにおいて, 血液量が増加すると心拍出量, 尿量, 動脈圧が増加する
この図は尿への水分喪失後ほぼ 1 時間で正常に戻る.

(equilibrium curve)とよぶ. 動脈圧が平衡点からずれると何が生じるか考えてみよう.

動脈圧が 150 mmHg まで上昇したと仮定する. グラフより, この動脈圧における尿中への水分と塩分の排泄量は, 摂取量の約 3 倍になる. したがって身体は液体を喪失し, 血液量が減少し, 動脈圧も低下する. そして, 体液の“負のバランス”が平衡点に戻るまで, 動脈圧は低下する. 事実, 動脈圧が“平衡点”よりもわずか 1 mmHg 高いときでも, 水分と塩分の尿中排泄量は, 摂取量より多くなり, 動脈圧は“平衡点”に戻るまで低下する. 動脈圧が 100 mmHg より低下すると, 水分と塩分の摂取量は, 尿中への排泄量よりも増加する. そのため体液量は増加するため, 血液量が増加し, 動脈圧も“平衡点”に達するまで増加する.

以上のように動脈圧が“平衡点”よりずれた場合, 動脈圧は厳密に平衡点に到達するまで増加(減少)するまで持続する. これが腎－体液循環調節系による動脈圧維持のための無限の調節原理である.

長期レベルで動脈圧調節を決定する 2 つの要因

図 19.3 に示したように, 2 つの基本的要因が長期の動脈圧決定を決定する.

①腎臓からの塩分と水分の排泄量と, ②塩分と水分の摂取量を示す 2 つの曲線が図 19.3 と同一であれば, 平均動脈圧の長期レベルはつねに“平衡点”の 100 mmHg に再調整される. “平衡点”を 100 mmHg から変更する方法は 2 つあり, 1 つは, 塩分と水分の腎排泄曲線を移動することであり, もう 1 つは塩分と水分の摂取量を変化させることである. よって長期レベルで動脈圧を決定する 2 つの因子は以下のようになる.

①水分と塩分の腎排泄曲線の移動の程度

②水分と塩分の摂取量

図 19.4 は動脈圧調節におけるこれら 2 つの作用を示したものである. 図 19.4A では, 何らかの腎臓の異常が 50 mmHg だけ腎排泄曲線を高圧方向に移動させた場合, “平衡点”も正常より 50 mmHg だけ高圧方向へ移動する(右方偏位). それゆえ腎排泄曲線が新しい圧レベルへ移動すると, 動脈圧も数日以内に新しい圧レベルに移動する. 図 19.4B は塩分と水分の摂取量の変化が, 動脈圧を変化させる機序を示したものである. この図において, 摂取量は 4 倍に増加し, 平衡点の動脈圧は正常より 60 mmHg 高い 160 mmHg へ移動するが, 逆に摂取量が低下すると平衡点の動脈圧も低下する.

それゆえ, 長期レベルでの動脈圧調節を決定する 2 つの要因の, “塩分と水分の摂取量”または“圧軸に沿っ

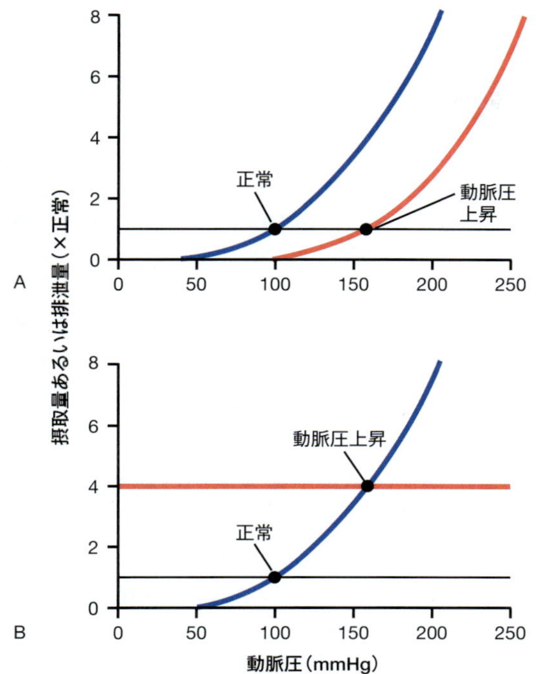

図 19.4　動脈圧を上昇させる 2 つの機序
A：腎排泄曲線が高圧レベルの右方へ移動する．B：食塩と水分の摂取量増加．

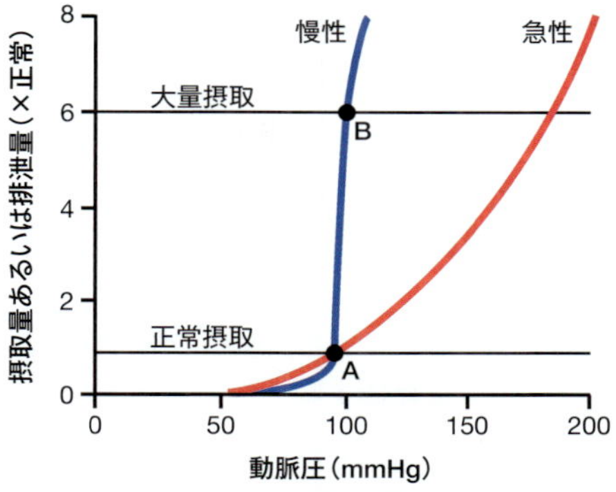

図 19.5　急性ならびに慢性の腎排泄曲線
定常状態では塩分と水分の腎排泄量と摂取量は等しい．食塩摂取量が正常な場合(A)と正常の 6 倍増加したとき(B)の長期レベルでの動脈圧調節の平衡点を示す．慢性の腎排泄曲線では食塩摂取量が増加しても動脈圧の増加は軽度である．一方，急性の腎排泄曲線を示す，腎機能障害患者の場合、傾きが小さいため食塩摂取量に対する動脈圧の感受性が大きい．

た腎機能曲線の移動”の一方または双方を変化させずに動脈圧を新しいレベルに長期的に移動することは不可能である．

通常ヒトの場合，腎機能曲線は**図 19.4** に示したものより実際は傾きが急なため，以下のセクションに示すが，塩分摂取の動脈圧への影響はほとんどない．

慢性の腎機能曲線は急性の腎機能曲線に比較して傾きが大きい

圧ナトリウム利尿(圧利尿)の特長として，数日あるいは数ヵ月持続する慢性の動脈圧曲線は，急性の動脈圧曲線に比較して，曲線の傾きが大きい．したがって腎機能が正常な場合は，慢性の腎排泄曲線は急性の腎排泄曲線に比較して傾きが急峻である(**図 19.5**)．

動脈圧の慢性的な増加は，尿排泄量に最も大きな影響を与える．その理由として動脈圧の増加は，腎の血行動態に影響を与え，腎排泄機能を増加させるが，これらの排泄機能は神経系やホルモン系による調節も受ける．例えば，動脈圧上昇は，交感神経活性だけでなくアンジオテンシンⅡやアルドステロンなどのさまざまなホルモン活性も減少させる．その結果血圧が増加すると，塩分や水分の腎臓からの排泄も低下する．これらの**抗ナトリウム利尿**(antinatriuretic)システム活性の低下は，圧ナトリウム利尿を増幅させ，動脈圧が慢性的に増加している間の塩分ならびに水分の排泄を増加させる(第 28 章と第 30 章に詳述)．

一方血圧が低下したときは，交感神経系が亢進して，抗利尿ホルモンが分泌される．その結果血圧が低下し，腎からの塩分や水分の排泄が低下する．腎臓への血圧の直接効果と交感神経系への血圧の間接効果に加えて，さまざまなホルモンによる圧ナトリウム利尿や利尿作用が長期の動脈圧ならびに体液調節にとってきわめて強力な制御機構になっている．

塩分摂取における圧ナトリウム利尿に対する神経性ならびに内分泌性の影響は明らかである．もし腎臓，交感神経系，内分泌性の調節機序が正常な場合，動脈圧の増加はわずかであっても塩分や水分の摂取は 6 倍に増える．塩分摂取が多い場合の血圧の平衡点 B と，ナトリウム摂取が正常のときの平衡点 A の動脈圧はいずれもほぼ等しい．逆に塩分や水分の摂取が正常の 1/6 に減少しても動脈圧への影響はほとんどない．したがって大部分の人は多くの食塩を摂取しても血圧への影響はほとんどなく食塩摂取に対して感受性は乏しいといえる．

腎機能障害あるいはアンジオテンシンⅡやアルドステロンの過剰分泌異常をもつ人では，**塩分感受性**(salt sensitive)が高い．**図 19.5** に示される急性曲線に類似しているように腎排泄量は低い．このような場合はわずかの塩分摂取量増加が動脈圧の大きな増加を引き起こすことになる．

食塩感受性亢進による血圧上昇を引き起こす因子には腎障害ならびにアンジオテンシンⅡやアルドステロン増加による機能しているネフロンの減少も含まれる．例えば腎臓の手術による一部切除や高血圧，糖尿病，その他種々の腎障害はすべて塩感受性亢進による血圧上昇を引き起こす．このような場合は通常よりも大きい動脈圧の上昇が塩分や水分の摂取あるいは排泄のバランスを維持するうえで必要になる．

長期間の塩分摂取の過多が数年続くと腎障害を引き起こし，塩分感受性亢進が原因の高血圧になることが報告されている．

水分摂取量と腎機能に変化がなければ総末梢血管抵抗の増加は長期レベルで動脈圧を上昇させない

ここでは腎臓－体液による動脈圧の制御機構を理解できているかどうかを確認する．

動脈圧に関する基本的な公式：
動脈圧＝心拍出量×総末梢血管抵抗

以上の式より，総末梢血管抵抗が上昇すると動脈圧も上昇することは明らかである．事実，総末梢血管抵抗が急激に増加すると，動脈圧もただちに上昇する．しかし，正常に腎臓が機能していれば，動脈圧の急激な上昇は，動脈圧の上昇は持続しないで数日以内に正常値に回復する．

その理由は，腎臓以外の身体のどこかで血管抵抗が増加しても，腎臓により指令される血圧制御機構により平衡点の変化は起こらない（図 19.3，図 19.4）．実際には，腎臓ではただちに高い動脈圧に反応して，圧利尿や圧ナトリウム利尿が引き起こされる．その結果，数時間以内に大量の塩ならびに水が体内から失われ，動脈圧は正常に復される．

腎機能が正常であれば，総末梢血管抵抗の変化は，長期の動脈圧には影響を与えないという原理は図 19.6 を理解できていれば，わかるはずである．すなわち図 19.6 より，腎臓が正常に機能していれば，長期の末梢血管抵抗が正常値よりも低下，あるいは上昇する各種疾患における動脈圧と心拍出量を示す．図 19.6 に示す種々の疾患でも，動脈圧は正常に維持される．

ここで注意が必要である．総末梢血管抵抗が増加すると，多くの場合腎臓内血管抵抗も同時に増加するため，腎機能障害が起こり，図 19.4A と同様に，腎排泄曲線が高圧方向に右方偏位して高血圧が誘導される．以上のメカニズムについては本章の後半の血管収縮により引き起こされる高血圧で取り上げる．高血圧の原因は腎臓内の血管抵抗の増加であり，総末梢血管抵抗の増加によるものではないことを区別して理解しておくことが重要である．

血液量の増加は心拍出量あるいは総末梢抵抗の増加により動脈圧を上昇させる

細胞外液量の増加が，血管容量が増加しないという条件下で動脈圧を上昇させるメカニズムを図 19.7 で説明する．順次に起こる現象として，①細胞外液量の増加，②血液量の増加，③平均循環充満圧の上昇，④心臓に戻る静脈還流量の増加，⑤心拍出量の増加，⑥動脈圧の上昇となる．

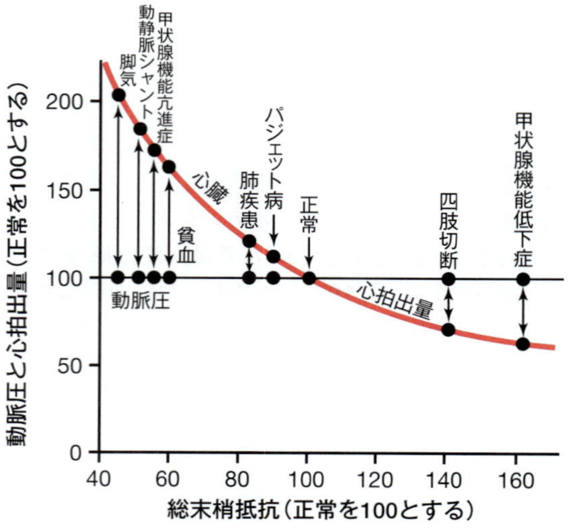

図 19.6 病的状態における長期の動脈圧および心拍出量と総末梢血管抵抗との関係
この状態において腎臓は正常に機能している．全身の総末梢抵抗の変化は心拍出量を同じ程度で反対に変化させた．（Guyton AC: Arterial Pressure and Hypertension. Philadelphia: WB saunders Co, 1980 より転載）

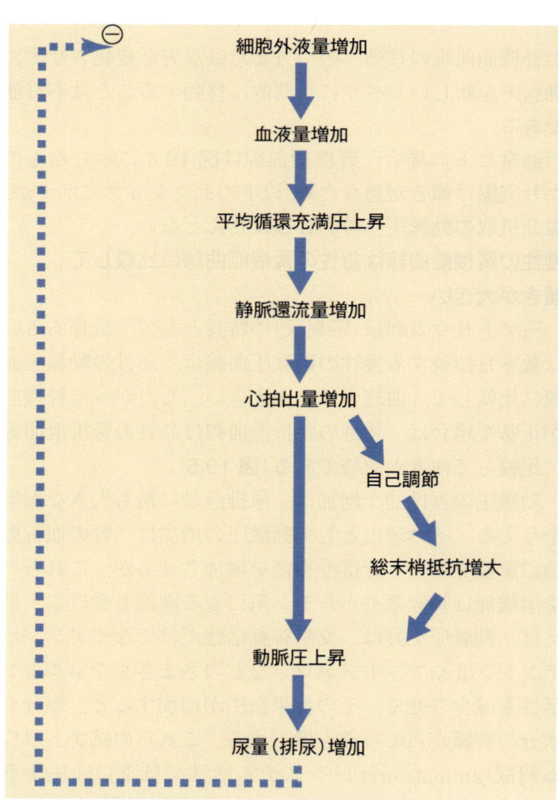

図 19.7 細胞外液量の増加が動脈圧を増加させる機序
心拍出量の増加は，動脈圧を**直接作用**（direct effect）により上昇させ，総末梢抵抗を**間接作用**（indirect effect）により増加させる．

この図で特に2つの経路で心拍出量の増加が動脈圧を上昇させることに注意してほしい．その1つは，心拍出量増加による直接作用であり，もう1つは，心拍出量が増加すると，血流の**自己調節**(autoregulation)を介して，総末梢血管抵抗を増加させる間接作用である．第2の作用は以下のように説明される．

第17章を思い出してほしいが，組織を流れる血液量が過剰になると，組織の血管は収縮し，血液量を正常に戻すために循環血液量は減少する．この循環血液量の減少を自己調節というが，それは組織自身による血液調節のことを指す．血液量増加により，心拍出量が増加し，全身のすべての組織を流れる血液量が増加すると，自己調節機能が全身のすべての血管を収縮させ，動脈圧の上昇に貢献し，最後に全身の血管抵抗の増加を引き起こす．

最後に，動脈圧は心拍出量と全身の血管抵抗の積に等しいため，自己調節機序の結果生じる総末梢抵抗の2次的増加は，動脈圧の上昇を大きく助長する．すなわち心拍出量が5～10％増加するだけで，動脈圧は正常の平均動脈圧100から150 mmHgへと上昇するが，しかし実際にはこのようなわずかな心拍出量の増加は多くの場合測定が不可能である．

動脈圧調節に関する腎臓－体液系における食塩(NaCl)の重要性

ここまでは動脈圧調節における体液量の重要性について説明してきた．しかしながらこれまで報告されてきた実験結果では，食塩摂取量の増加のほうが水分摂取量の増加と比較して，はるかに大きく動脈圧を上昇させる．この理由は，水分は摂取されるとただちに腎臓から排泄されるが，食塩は容易に排泄されないからである．食塩が体内に蓄積されると，以下の2つの機序により間接的に細胞外液量を増加させる．

①細胞外液に過剰な食塩があると，その外液の浸透圧濃度が増加して，脳内にある口渇中枢が刺激され，細胞外液の食塩濃度が正常になるように，水分摂取量の増加が起こり，その結果細胞外液量も増加する．

②細胞外液の過剰な食塩により，浸透圧濃度が増加する．その結果視床下部－下垂体後葉の分泌機構が刺激され，**抗利尿ホルモン**(diuretic hormone)の分泌量が増える(これについては第29章で述べる)．抗利尿ホルモンの増加で，腎尿細管からの水の再吸収増加と尿量の減少が起こり，結果として細胞外液量は増加する．

すなわち体内に蓄積された食塩は，細胞外液量の主要な調節因子であり，わずかな細胞外液量と循環血液量の増加は，動脈圧増加の原因になる．ただし腎機能障害を合併しない場合の過剰な食塩摂取や，抗利尿ホルモンが過剰に生成されても動脈圧の増加が容易に起こらないのは，過剰な塩分は腎臓から除去されるため血液量は容易に変化しないためである．

慢性高血圧症(高い血圧)は腎臓の機能障害に起因する

人は自分が慢性高血圧症(あるいは“高血圧”)だというとき，それはその人の**平均血圧**(mean arterial pressure)が正常範囲を超えていることを意味する．平均動脈圧が110 mmHg(正常は約90 mmHg)以上であれば通常，高血圧症と考える(この平均血圧は，拡張期血圧が約90 mmHg以上，収縮期血圧が135 mmHg以上のときとなる)．重症高血圧症では，平均動脈圧は150～170 mmHg，拡張期血圧は130 mmHg以上，収縮期血圧は時に250 mmHg以上となる．

中等度の動脈圧の上昇でも，寿命は短くなる．重篤な高血圧症で，平均動脈圧が，正常より50％以上高い場合は，適切な治療を受けなければ，寿命は数年である．致命的な高血圧の影響には，次の3つがある．

①心臓への過剰負荷が心不全や冠動脈疾患を引き起こし，しばしば心臓発作の結果死亡する．

②高血圧は，しばしば脳の主要な血管を破裂させ，脳の主要な部位の機能不全を引き起こす．これを**脳梗塞**(cerebral infarct)あるいは臨床的に**脳卒中**(stroke)という．脳のどの部分が障害されたかにより，死，あるいは麻痺，痴呆，失明，その他の重篤な脳障害を引き起こす．

③高血圧は多くの場合において腎臓に障害を与え腎不全，尿毒症，そして死を引き起こす．

容量負荷型高血圧症(volume-loading hypertension)とよばれる高血圧症の型は，動脈圧調節のための腎臓－体液量調節機構の役割を理解するのに非常に重要であることを学んだ．容量負荷型高血圧症は過剰な細胞外液貯留により引き起こされる高血圧を意味する．以下にそのいくつかの例を挙げる．

腎臓切除を行った食塩摂取量増加による容量負荷型高血圧症実験モデル

図19.8に，腎臓の70％を切除したイヌで，容量負荷型高血圧症を作成して行った実験結果を示す．はじめの矢印の時点で片側の腎臓の2極が切除され，次の矢印の時点でもう片方の腎臓が切除されたため，このイヌでは正常の30％の重量の腎臓しか残っていない．しかしながらこのイヌの平均動脈圧は6 mmHgしか上昇しなかった．このイヌに純水の代わりに食塩水を飲ませた．食塩水は口渇を軽減することができず，通常の飲水量の2～4倍の食塩水を飲み，平均動脈圧は数日以内に正常より約40 mmHg上昇した．2週間後に，イヌに食塩水の代わりに水道水を飲ませると，動脈圧は2日以内に正常に戻った．この実験の終わりにもう1度食塩水を飲むことが要求されたが，この時点では，すでにイヌは食塩水を飲むことに慣れていて，さらに大量の塩水を飲んだため，動脈圧は前回以上に高いレベルにまでさらに上昇した．この実験は容量負荷型高血圧症を説明する．

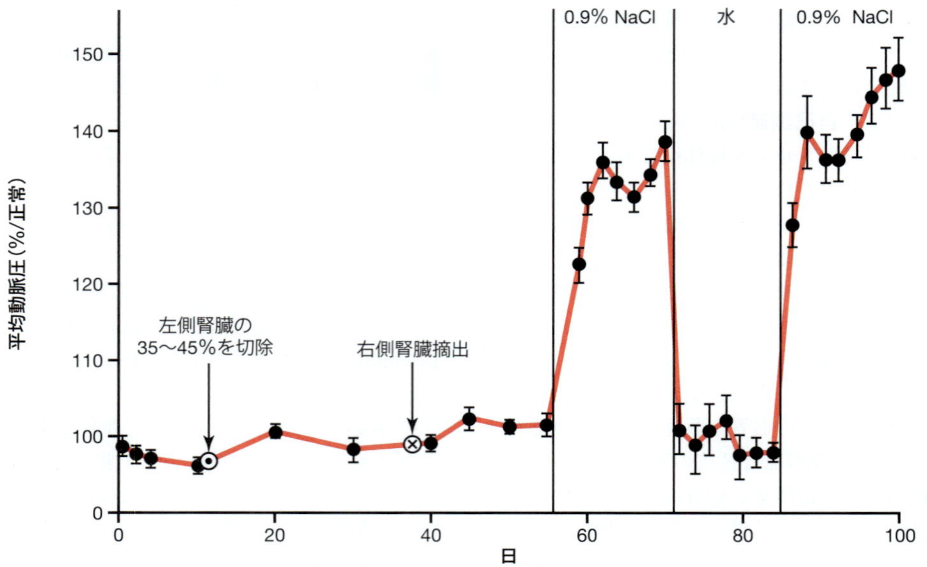

図 19.8 腎臓の 70%を切除したイヌに水の代わりに 0.9%の生理食塩水を飲ませたときの動脈圧への影響
(Langston JB, Guyton AC, Doulas BH, Dorsett PE ; Circ Res 12: 508, 1963 を American Heart Association の許可により改変)

長期高血圧調節における基本的決定因子を思い起こせば，なぜ**図 19.8** の実験で高血圧が起きたのかただちに理解できる．まず，腎組織が 30%しかなかったことが，腎臓の食塩と水の排泄能力を著しく低下させた．そのため従来と同等の腎臓からの食塩と水の排泄能を維持するのに必要十分な高い値まで動脈圧は上昇した．

容量負荷型高血圧症の進展に伴う循環系の逐次的変化

容量負荷型高血圧症の進展に伴って起こる循環機能の逐次的変化を知ることは重要である．**図 19.9** にこれらの変化を逐次的に示す．図の "0 日" の 1 週間前に腎臓の実質は正常時の 30%にまで減少していたが，"0" 日以降食塩と水の摂取量を通常の 6 倍に増やし，それを維持させた．この急性効果は，通常の細胞外液量，血液量，心拍出量を 20〜40%増加させた．同時に動脈圧も上昇したが，当初は体液量や心拍出量の増加ほどではなかった．この緩徐な圧上昇の原因は，総末梢抵抗の減少を示す曲線を分析すると理解できる．この総末梢抵抗の減少は第 18 章で述べた圧受容器機構により引き起こされたもので，圧の過度の上昇を予防するものである．しかし 2〜4 日後には圧受容器が適応(再調整)し，圧上昇を防ぐことができなくなった．この時点で総末梢血管抵抗はほとんど正常レベルにあっても，心拍出量の増加により動脈圧は最大レベルまで上昇した．

これら初期段階での急速な変化が起きたのち，持続的な 2 次的変化が次の数週間後に起こる．特に重要なのは総末梢血管抵抗の持続的な増加であるが，心拍出量は低下しほぼ正常に戻る．第 17 章と本章のはじめに詳しく述べられているように，これは長期的な血流の**自己調節機構**(long-term blood flow autoregulation) の結果であ

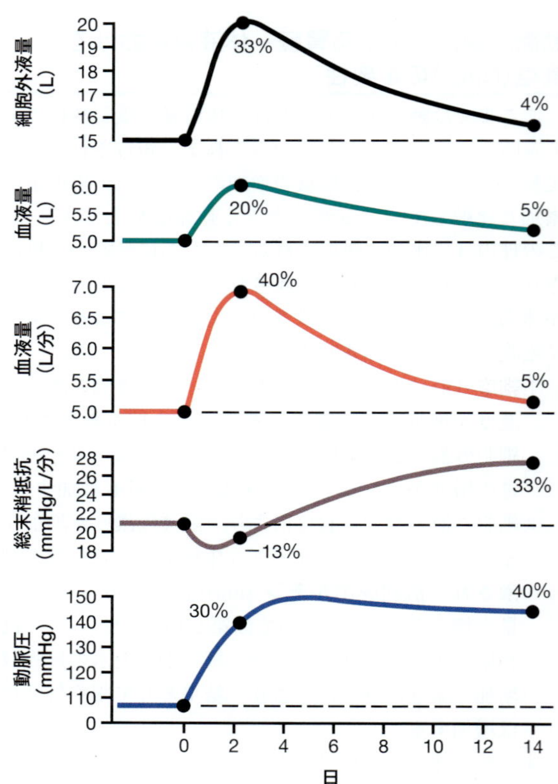

図 19.9 容量負荷型高血圧症発症後，数週間で起こる重要な循環系変数の進行的変化
特に最初に起こる心拍出量増加が，高血圧の基本的な原因であることに着目してほしい．その後の自己調節機構により，この増加した心拍出量はほとんど正常に戻るが，同時に総末梢抵抗が 2 次的に増加する．(Guyton AC: Arterial Pressure and Hypertension. Philadelphia: WB Saunders Co, 1980 より改変)

る．すなわち心拍出量の増大により，高血圧が引き起こされると，過剰の血流が組織を流れ，局所の細動脈の収縮が連続的に引き起こされる．その結果全身組織すべての局所血液量が正常に戻り，心拍出量はほぼ正常に戻るが，同時に総末梢血管抵抗は２次的に上昇する．

細胞外液量と血液量は，心拍出量の減少を伴って正常に戻る．この現象は以下の２つの要素から生じる．第１は，細動脈抵抗の増加が毛細血管圧を低下させ，それが組織内にある液体を血液中に戻す．第２は，動脈圧の上昇が腎臓に作用して蓄積された過剰な体液の排泄を促すためである．

容量負荷開始から数週間後，最終の循環状態は以下のようであった．

①高血圧症
②総末梢血管抵抗の顕著な増加
③細胞外液量，血液量，心拍出量のほぼ正常値への回復

したがって容量負荷型高血圧症を２つの独立した逐次的段階に分けることができる．第１段階は体液量の増加が心拍出量の増加を引き起こしている．この心拍出量の増加は高血圧を引き起こす．第２段階は，高血圧と総末梢血管抵抗増加が特徴で，心拍出量は通常の測定方法では検出できないくらいまで正常に戻っている．

このように容量負荷型高血圧症での総末梢血管抵抗の増加は，高血圧が進行したのちに発症するため，高血圧の原因というよりは高血圧による２次的な変化である．

人工腎臓で維持されている腎不全患者の容量負荷型高血圧症

人工腎臓で維持されている患者にとって体液量を正常に維持することは特に重要であり，人工透析により，適量の水分と塩分を除去している．透析により適量の水分と食塩が除去されなければ，**図 19.9** に示した経過と同一の経過で高血圧が発症する．すなわち，まず心拍出量が増大して高血圧が生じ，２次的に総末梢血管抵抗が増加し，自己調節機能により心拍出量は正常に戻る．したがって最終的にはこの高血圧症は末梢血管抵抗増加型の高血圧である．

原発性アルドステロン症による高血圧症

もう１つのタイプの容量負荷型高血圧症は，過剰なアルドステロンの体内への蓄積か，アルドステロン以外のステロイドホルモンの過剰な蓄積により引き起こされる．副腎内に小さな腫瘍ができ，その腫瘍から大量のアルドステロンが分泌される疾患を**原発性アルドステロン症**（primary aldosteronism）という．第 28 章と第 30 章で述べるが，アルドステロンは腎尿細管での塩分と水分の再吸収を増加させて，尿中への排泄を抑制させるとともに，血液量と細胞外液量を増加させる．その結果高血圧が発症する．同時に塩分の摂取量が増加すれば，高血圧はさらに重篤になる．この状態が数ヵ月から数年続くと，過剰な動脈圧の増加は，腎臓に病理的変化を引き起こし，腎臓はアルドステロンにより直接的作用としての塩分と水分貯留に加え，腎障害によりいっそう塩分と水分を貯留する．よって，最終的に高血圧はしばしば致死的に重篤になる．

このタイプの高血圧症では初期段階で心拍出量は増加するが，後期にはほぼ正常値まで徐々に低下する．一方で総末梢血管抵抗は２次的に上昇する．

レニン－アンジオテンシン系：血圧調節と高血圧症における役割

腎臓は細胞外液量の変化を通して動脈圧を制御する能力とは別に，もう１つ別の圧制御機構をもつ．それがレニン－アンジオテンシン系である．

レニンは，動脈圧が下降しすぎないときに腎臓から放出されるタンパク酵素であり，いくつかの経路を介して動脈圧を増加させて，初期段階の動脈圧低下の補正に役立つ．

レニン－アンジオテンシン系の構成要素

図 19.10 に，動脈圧調節に関与するレニン－アンジオテンシン系の段階的な役割について図示する．

レニンは，腎臓の**糸球体近接細胞**（juxtaglomerular（JG）cell）で合成され，**プロレニン**（prorenin）といわれる不活性型で貯蔵される．この JG 細胞は平滑筋細胞由来で，糸球体に近接する輸入細動脈の壁にある．動脈圧が下降すると，腎臓自体の内因性反応が JG 細胞内にある多くのプロレニン分子を切断し，レニンを放出する．大部分のレニンは腎臓内で血中に入り，そこから腎臓を出て全身を循環する．しかしながら JG 細胞から放出されたレニンの一部は腎臓内の局所で体液中に残り，さまざまな腎機能に関与する．

レニン自体は酵素であり，血管作動物質ではない．**図 19.10** に示すように，レニンは酵素として他の血漿タンパク質である**レニン基質**（renin substrate）（あるいはアンジオテンシノーゲン）とよばれるグロブリンに作用し，10 個のアミノ酸からなるペプチドのアンジオテンシンⅠを放出する．アンジオテンシンⅠは弱い血管収縮作用をもつが，その作用は循環機能を変化させるほど強くない．レニンは血中に 30分～1 時間存在し，この間にさらに多くのアンジオテンシンⅠを産生する．

アンジオテンシンⅠがつくられてから数秒～数分の間に，２つのアミノ酸がアンジオテンシンⅠから切断されて８個のアミノ酸からなるペプチドの**アンジオテンシンⅡ**（angiotensin Ⅱ）が形成される．この変換のほとんどすべては，血液が肺の小血管を通過する間に，肺血

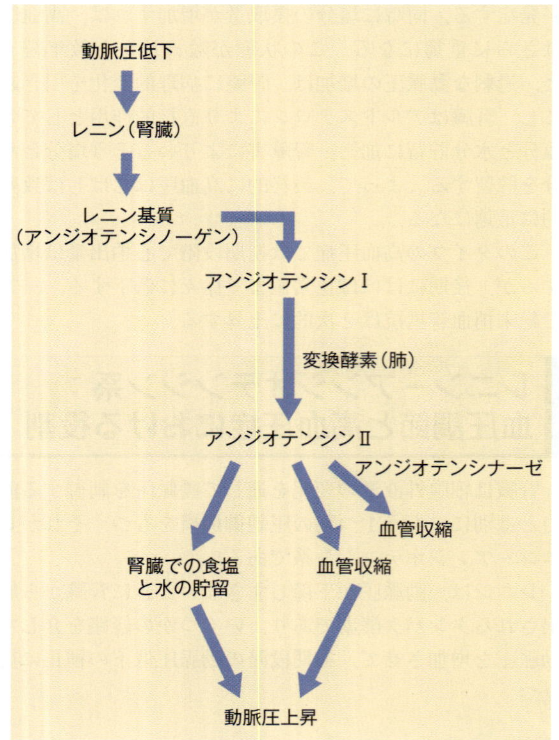

図 19.10 脈圧調節のためのレニン－アンジオテンシン血管収縮メカニズム

管の内皮細胞に存在する**アンジオテンシン変換酵素**（angiotensin-converting enzyme）により触媒されて起こる．

アンジオテンシンⅡはきわめて強力な血管収縮物質であるが，さまざまな作用を仲介して循環機能調節に関与する．しかしアンジオテンシンⅡは血中と組織中に存在するさまざまな酵素群であり，**アンジオテンシナーゼ**（angiotensinases）と総称される酵素によって急速に不活化されるため，血液中での作用時間は1～2分間である．

血中アンジオテンシンⅡは2つの機序により動脈圧を上昇させる．第1は迅速な血管収縮であり，体内の多くの場所で起こる．血管収縮作用は細動脈に対しては強力であるが，静脈に対してはそれほど強くない．細動脈の収縮は総末梢抵抗を増加させ，**図 19.10** の下段に示すように，動脈圧を上昇させる．また静脈に対する緩徐な血管収縮作用は，心臓への静脈還流を促進し，心臓が高血圧に抗して血液を駆出するのを助ける．

第2は，アンジオテンシンⅡによる血圧上昇が腎臓に作用し，腎尿細管からの塩分と水分の排泄を減少させる．これにより細胞外液量は徐々に増加し，数時間から数日かけて動脈圧が上昇する．この長期的な動脈圧上昇効果は，いずれほぼ正常血圧値に戻る急性の血管収縮作用に比べはるかに強力である．

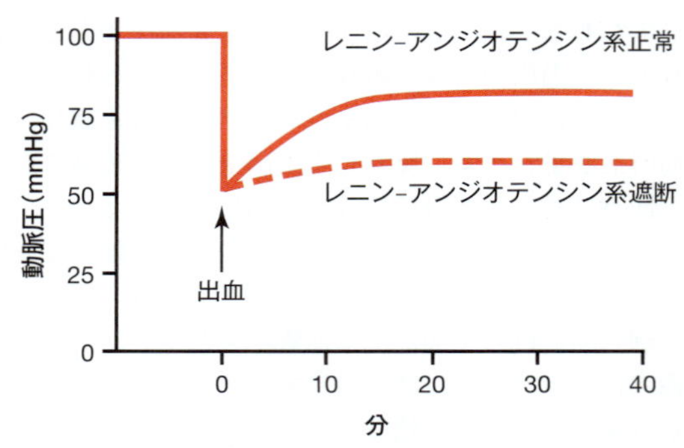

図 19.11 大量出血後のレニン－アンジオテンシン血管収縮系の圧補償作用
（Dr. Royce Brough の実験結果により掲載）

レニン－アンジオテンシン系に対する血管収縮圧反応の即応性と程度

図 19.11 は出血が動脈圧変化に及ぼす影響を調べた実験である．①レニン－アンジオテンシン系が機能しているとき，②機能していないとき（レニン－アンジオテンシン系はレニン遮断抗体により阻害されている）の2つの条件で調べている．レニン－アンジオテンシン系が機能しているとき，動脈圧は出血により 50 mmHg まで急激に低下しても，83 mmHg まで回復した．逆にレニン－アンジオテンシン系が機能していないときでは，動脈圧は 60 mmHg までしか上昇しなかった．以上の実験結果よりレニン－アンジオテンシン系が機能していれば，大量出血により低下した動脈血を，正常値の50％にまで数分以内に回復させることができることを示している．したがってレニン－アンジオテンシン系は循環ショックにおける身体の救命救急の役割を担っている．

また以上の実験結果よりレニン－アンジオテンシン系が完全に活性化するまで約20分必要である．この結果よりレニン－アンジオテンシン系は，神経反射や交感神経によるアドレナリン－ノルアドレナリン系による圧制御機構に比べて作用発現が遅いことがわかる．

食塩と水の腎性貯留を引き起こすアンジオテンシンⅡの作用－動脈圧の長期制御に重要な機序

アンジオテンシンは2つの経路で，腎臓に塩分と水分を貯留させる．

①アンジオテンシンⅡは腎臓に直接作用して塩分と水分を生体に保持させる．

②アンジオテンシンⅡは，副腎からアルドステロンを分泌させ，このアルドステロンが腎臓の尿細管細胞による塩分と水の再吸収を増加させる．

このようにアンジオテンシンⅡ濃度が上昇すると，動脈血を制御するための長期腎臓－体液系がすべて自動的に正常より高い動脈圧レベルにセットされる．

腎性の塩分と水分の貯留を引き起こすアンジオテンシンⅡの直接作用

アンジオテンシンは腎臓に対し塩分と水分を貯留させる腎への直接作用を有する．主な作用の１つは腎細動脈の収縮作用で，この作用のため腎血流量は減少するため，糸球体から尿細管への濾過量は低下する．また尿細管周囲毛細血管の緩徐な血流は毛細血管圧を減少するため，尿細管から液体の急速な再吸収を引き起こす．さらにアンジオテンシンⅡは尿細管細胞自体に直接作用する重要な作用をもち，尿細管でのナトリウムと水の再吸収を増加させる(第 28 章で説明)．これらの作用により尿排泄量は正常の 1/5 以下に減少する．

アンジオテンシンⅡのアルドステロン分泌刺激による腎性の塩分と水分貯留増加

アンジオテンシンⅡは副腎からのアルドステロン分泌の刺激作用を有する．この作用については第 30 章の体液調節と第 78 章の副腎機能に関係して述べる．したがってレニン－アンジオテンシン系が活性化されると，アルドステロンの分泌量も増加する．このアルドステロンの重要な機能は，腎尿細管によるナトリウム再吸収の著しい増加を引き起こし，全身の細胞外液のナトリウムを増加させる．この増加したナトリウムは水を保持し，すでに説明したように細胞外液量を増加させ，2 次的にさらに動脈圧の上昇を引き起こす．

このようにアンジオテンシンの腎臓に対する直接作用とアルドステロンを介した作用は長期的な血圧制御に重要である．しかしながらわれわれの研究では，腎臓に対するアンジオテンシンの直接作用は，最も広く知られている作用の１つであるアルドステロン経由で働く間接作用よりも 3 倍かそれ以上強力であることを示唆している．

アンジオテンシンⅡにより引き起こされる動脈圧の定量的解析

図 19.12 は，動脈圧制御におけるアンジオテンシンの作用を定量的に解析したものである．この図は 2 本の腎機能曲線とナトリウム摂取量の正常レベルを示す曲線である．左側の腎機能曲線はイヌで測定されたものであるが，レニン－アンジオテンシン系はアンジオテンシン変換酵素阻害薬(アンジオテンシンⅠからアンジオテンシンⅡへの変換を阻害)の投与により阻害されている．右側の曲線も同様にイヌで測定されたもので，アンジオテンシンⅡを正常の約 2.5 倍のレベル連続注射したものである．アンジオテンシンⅡの影響下では腎機能曲線は高い圧レベルの方向にシフトしていることに着目してほしい．この移動はアンジオテンシンⅡの腎臓への直接作用とアルドステロン分泌を介する間接作用の両者によって引き起こされたものである．

最後に 2 つの平衡点，すなわち１つは**図 19.12** の“アンジオテンシンゼロ”の曲線は動脈圧が 75 mmHg の平衡点に調節され，アンジオテンシンのレベルが上昇し，“アンジオテンシン 2.5”の曲線が動脈圧 115 mmHg の平衡点に調節されることに注目してほしい．腎性の塩分と水分の貯留を引き起こすアンジオテンシンは慢性的な動脈圧上昇を促進する強力な作用を有する．

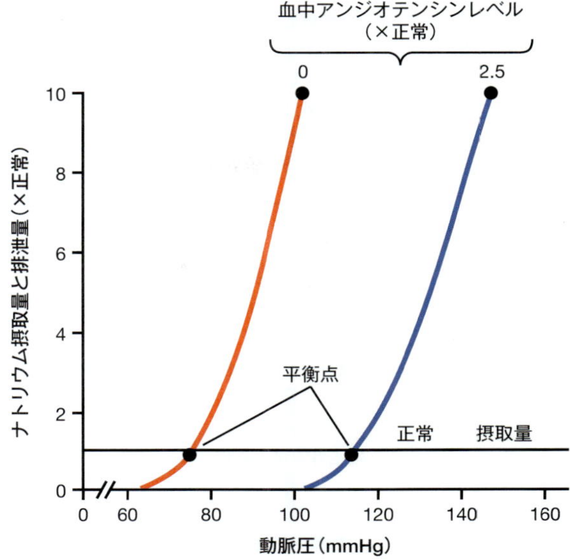

図 19.12　腎排泄曲線に及ぼす 2 つの血中アンジオテンシン濃度の効果
アンジオテンシンⅡレベルが低いときは 75 mmHg，アンジオテンシンⅡレベルが高いときは 115mmHg の平衡点で動脈圧の調節を示す．

塩分摂取の多少にかかわらず正常動脈圧を維持するためのレニン－アンジオテンシン系の役割

レニン－アンジオテンシン系の最も重要な機能は，塩分摂取の多少にかかわらず，細胞外液量と動脈圧を大きく変化させないことである．この機能は**図 19.13** の図式で示したように，塩分摂取の増加は，細胞外液量の増加を引き起こし，その結果動脈圧を上昇させる．この動脈圧の上昇は腎血流を増加させ，レニン分泌量を低いレベルに落とす．この結果腎性の塩分と水分の貯留は減少し，細胞外液量はほぼ正常にまで戻るため，最終的に動脈圧も正常にまで戻る．このようにレニン－アンジオテンシン系は塩分摂取が増加したとき，動脈圧を正常か正常に近い値に維持するために働く自動的フィードバック機構である．逆に塩分摂取が正常以下に低下したときは，これとまったく反対の作用が起こる．

レニン－アンジオテンシン系が正常に機能していれば，塩分摂取が 100 倍増加しても，動脈圧は 4～6 mmHg 以上には上昇しないことからもこのシステムの重要性が理解できる(**図 19.14**)．逆にレニン－アンジオテンシン系が機能していないと，同じように塩分摂取が増加した場合，動脈圧は約 10 倍，その幅は時に 50～60 mmHg となる．食塩摂取量が正常の 1/10 に低下して

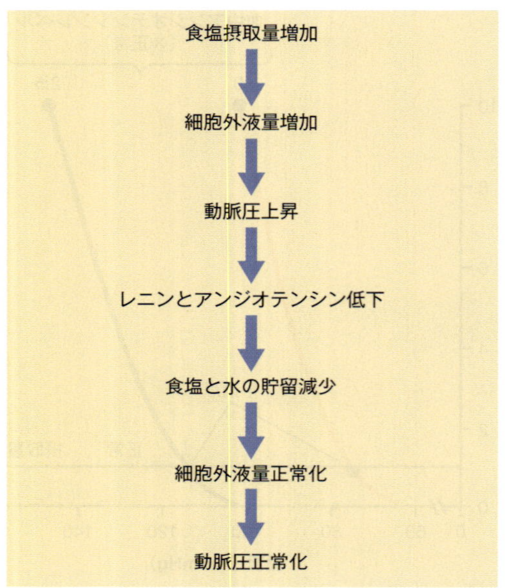

図 19.13 レニン－アンジオテンシン系による正常動脈圧維持機構

食塩摂取量増加が動脈圧を上昇させるが，フィードバックによるレニン－アンジオテンシン系の活動性低下が動脈圧を段階的にほとんど正常レベルに戻す．

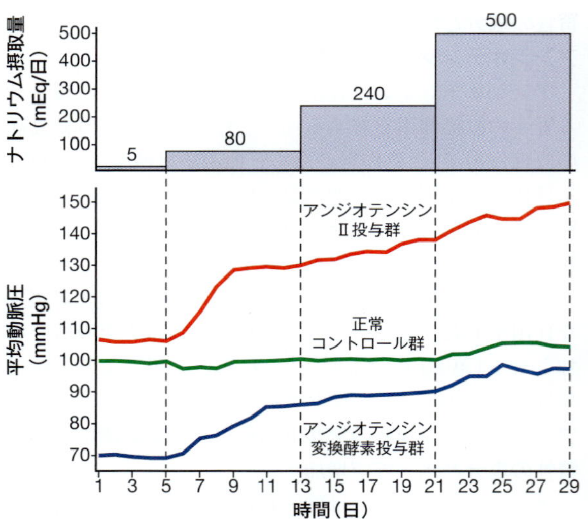

図 19.14 イヌを用いた3群（正常コントロール群，アンジオテンシンⅡ投与群，アンジオテンシン変換酵素投与群）による食塩摂取量を段階的に増加させたときの中心動脈圧に及ぼす効果

食塩投与量は低用量 5mmol/日を8日間投与から開始し，80，240，500mmol/日を8日間投与まで上昇させた．（Hall JE, Guyton AC, Smith MJ Jr, et al: Blood pressure and renal function during chronic changes in sodium intake: role of angiotensin. Am J Physiol 239:F271, 1980. より改変）

も，レニン－アンジオテンシン系が機能している限り動脈圧はほとんど変化しない．しかしながらアンジオテンシンⅡの産生がアンジオテンシン変換酵素阻害薬で抑制された場合，食塩摂取が減少すると血圧は減少する（**図 19.14**）．このようにレニン－アンジオテンシン系が食塩摂取量の種々のレベルでの変化に対しても動脈圧の変化を最小にとどめることを可能にする全身の最も強力な調節機構である．

アンジオテンシンが関与する高血圧のタイプ：レニン分泌腫瘍あるいは腎虚血により引き起こされる高血圧

レニン分泌糸球体近接細胞（JG 細胞）に腫瘍ができ，過剰なレニンが分泌され，大量のアンジオテンシンⅡが産生されることがある．このような患者では，すべて重篤な高血圧症が発症する．また大量のアンジオテンシンを数日間あるいは数週間連続して動物に投与すると同様な重症高血圧が惹起される．

アンジオテンシンⅡは動脈圧を2つの方法で増加させる．

①全身の細動脈を収縮させることによって総末梢抵抗と動脈圧を上昇させる．この作用はアンジオテンシンを投与して数秒以内に起こる．

②腎臓に食塩と水を保持させることにより何日にもわたって高血圧症が起こるが，これも長期で持続的な血圧上昇の原因になる．

片腎ゴールドブラット高血圧症

図 19.15 に示すように，片方の腎臓を摘出し，残った腎臓の腎動脈をクランプで挟んで狭窄すると，図の破線で示すように，狭窄部より遠位の腎動脈の著しい減少が生じる．この腎動脈の減少が生じてから数秒ないしは数分後に体循環動脈圧が上昇し始め（図の実線），数日間上昇し続ける．通常この体循環動脈圧の上昇は，はじめの1時間程度は急激に上昇したのち，さらに緩徐な上昇が起こる．この体循環動脈圧の上昇が終了し，安定レベルに達すると，腎動脈圧（図の破線）は，ほぼ正常レベルまで回復する．この方法で作成された高血圧は，腎動脈の狭窄によって惹起される高血圧症の特性を定量的に研究した**ゴールドブラット**（Goldblatt）博士の名誉のために**片腎ゴールドブラット高血圧症**（one-kidney Goldblatt hypertension）とよばれる．

ゴールドブラット高血圧症患者にみられる初期の急激な動脈圧の上昇はレニン－アンジオテンシン系による血管収縮機構による．すなわち，急激な腎動脈狭窄により腎血流量が減少するので，**図 19.15** の最下段に示すように，狭窄直後から急激な大量のレニンが腎臓から分泌され，それに伴いアンジオテンシンⅡとアルドステロンが大量に産生される．このアンジオテンシンは動脈圧の急激な上昇を惹起する．レニン分泌は1時間以内にピークに達するが，狭窄部より遠位の腎動脈はその後正常レベルに戻るため，レニン分泌も減少して5～7日以内に正常レベルに戻る．したがってそれ以降，腎動脈の虚血は生じない．

第2の動脈圧上昇は，腎動脈狭窄による塩分と水分の

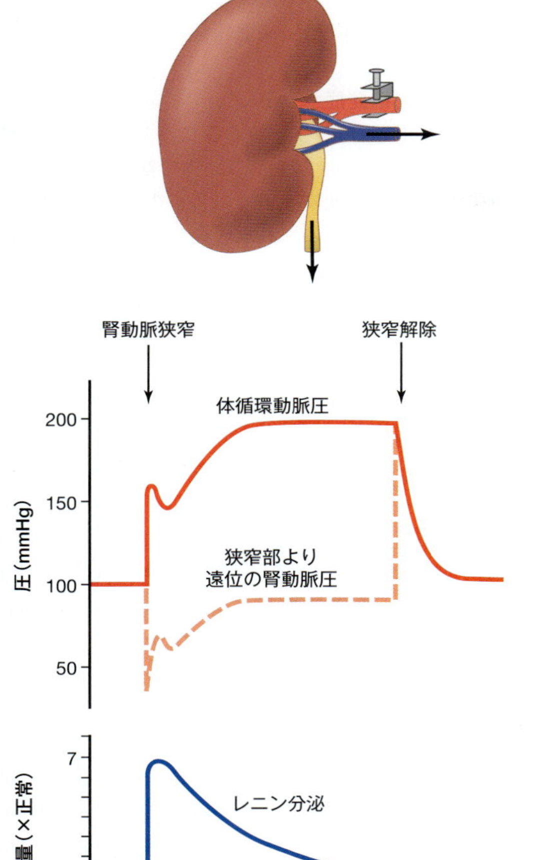

図 19.15　片側腎摘出後に残存腎の腎動脈を狭窄したときの効果

全身動脈圧，狭窄部より遠位の腎動脈圧とレニン分泌量を示す．この結果起こる高血圧を"片腎ゴールドブラット高血圧症"という．

貯留によって引き起こされる(これはアンジオテンシノーゲンⅡとアルドステロンによってもまた刺激される)．体液量は5～7日のうちに動脈圧を新しい維持レベルまで上昇させるのに十分なレベルまで上昇する．この新しい維持レベルの値は腎動脈の収縮の度合いにより決定される．すなわち大動脈圧が十分高く上がるため，腎動脈の狭窄部位よりも遠位の動脈圧は十分高くなり，正常な尿量が排泄される．

類似の現象は腎移植を行った片腎の腎動脈が狭窄を起こした患者でしばしば認められる．また動脈硬化あるいは過剰な動脈収縮作用をもつ物質による腎動脈の機能的ならびに病理学的な狭窄によっても腎動脈のクランプによるモデルと同様のメカニズムで高血圧が惹起される．

両腎ゴールドブラット高血圧症

一方の腎動脈に狭窄を作成すると，もう片方の腎動脈は正常のときも高血圧が起こる．狭窄を起こしている側の腎臓では，腎動脈圧の減少によりレニンが分泌され，それに引き続いて食塩と水の貯留が生じる．過剰のレニンはアンジオテンシンⅡとアルドステロンを産生し，この両者は血流に乗って対側の腎臓にも作用して食塩と水の貯留を引き起こす．その結果高血圧が誘導される．

両腎ゴールドブラット高血圧症は，左右の腎臓のうち片方の腎臓が，例えば動脈硬化により腎動脈の狭窄が起きた場合に発症する．

慢性的にレニンを分泌する病的腎による高血圧症

しばしば片方あるいは両方の腎臓がまだらに侵され，局所的な血管収縮によりまだらな虚血が起こる．同様の状況は両腎ゴールドブラット高血圧症とほとんど同じ影響が出る．病的腎から産生されるアンジオテンシンⅡは正常のもう片方の腎臓にも作用して食塩と水の貯留を起こす．実際腎性高血圧症の最も一般的な原因の１つが，特に高齢者のまだらな虚血性腎臓病である．

容量負荷と血管収縮の組合せにより生じる他のタイプの高血圧症

大動脈狭窄により引き起こされる上半身の高血圧症

数千人に１人の割合で大動脈が頭部と上肢に枝を出す部位から腎動脈に分岐するまでの間で，狭窄あるいは閉塞をもった児が生まれることがある．この状態を**大動脈狭窄症**(coarctation of the aorta)とよぶ．このようなことが起こると，下半身へいく血流は体壁にある多数の副血行動脈により運ばれるが，同時に上部大動脈と下部大動脈の間の血管抵抗が高くなる．その結果上半身の動脈圧は下半身の動脈圧より，おそらく40～50％高くなる．

この上半身の高血圧の発症機序は，"片腎"ゴールドブラット高血圧症の場合とほぼ同じである．すなわち，腎動脈より上流で大動脈を狭窄すると，同側の腎動脈の血圧は最初下降し，レニンが分泌されてアンジオテンシンⅡとアルドステロンが産生され，上半身の高血圧症が起こる．下半身の動脈圧は，腎臓レベルではほとんど正常まで上昇するが，上半身の動脈圧は依然として高い．腎臓はもはや虚血の状態でなく，レニンの分泌とアンジオテンシンならびにアルドステロンの産生も正常に戻る．また大動脈狭窄症では，下半身の動脈圧は通常ほぼ正常範囲内であるが，上半身の動脈圧は正常範囲よりはるかに高い．

大動脈狭窄症が原因の高血圧症における自己調節の役割

大動脈狭窄症が原因の高血圧症の特長は，上肢の動脈圧は正常より，40～60％高いが，血流量はほぼ正常であることである．また下肢の動脈圧は高くないのに，その血流量はほぼ正常である．なぜこのように上半身の動脈圧は下半身より40～60％も高いのか？上半身と下半身で，血中の血管収縮物質に差があるというのは，両者に同じ血流が流れているので答えにはならない．同様に神経系は上半身と下半身すべての領域を支配しているため，血管の神経支配に違いはない．唯一納得できる説明は，長期的な自己調節がほぼ完全に働いており，局所の血流制御機序が圧差のためにほぼ100%代償していることである．その結果，高圧領域と低圧領域の両方において，局所血流は圧レベルでなく，組織の必要量に応じて正確に制御されている．

妊娠高血圧腎症（妊娠中毒症）

妊娠高血圧腎症（**妊娠中毒症**，preclampsia）は，妊婦の約5〜10%に発症する．この疾患でみられる症状の1つは高血圧症で，通常それは出産後に軽快する．詳細な病因は不明だが，虚血胎盤から放出される毒性因子が，母体の高血圧症を含むさまざまな症状の原因と考えられている．虚血胎盤から放出される物質は，次に腎臓の血管障害を含む全身の血管内皮細胞の障害を引き起こす．この内皮細胞の機能異常は，**一酸化炭素**（nitric oxide）や他の血管拡張物質の放出を減少させ，腎臓－圧ナトリウム利尿を阻害し高血圧症を発症させる．

妊娠高血圧腎症で，高血圧の発生に与えるもう1つの病理学的な異常は，腎臓の糸球体肥厚（おそらく自己免疫学的機序により起こる）で，それが糸球体濾過量を減少させる．明らかな理由で正常な尿生成に必要な動脈圧レベルが上げられ，それに応じて長期動脈圧レベルの上昇が起こる．このような患者では食塩摂取量が増加すると動脈圧がさらに上昇する傾向がある．

神経原性高血圧症

急性神経原性高血圧症は，強い交感神経刺激により引き起こされる．例えば人が何らかの理由で興奮したり不安になったりしたときはいつでも交感神経系は過度に刺激される．交感神経系が過度に刺激されると，全身のいたるところの血管が収縮して急性の高血圧症が起こる．

別のタイプの急性神経原性高血圧症は，圧受容器からの末梢神経が切断されるか，それらの神経が投射される延髄孤束（これらは頸動脈洞と大動脈弓圧受容器からの神経がつながる脳幹の部位）が両側で破壊されると起こる．圧受容器からの正常な神経シグナルの突然の遮断は，頸動脈と大動脈の圧が急激に下降したときと同じように，神経性の圧制御機構に作用する．すなわち，圧受容器からの求心神経シグナルによる血管運動中枢の正常な抑制がなくなり，血管運動中枢が急激に賦活されて平均動脈圧が100 mmHgから160 mmHgにまで上昇する．しかし圧受容器からのシグナル欠損に応じる血管運動中枢の反応は徐々に減弱する．この上昇した動脈圧は2日程度で元に戻る．この現象は圧受容器による圧制御機構の中枢性“リセッティング”とよばれる．したがって圧受容器神経の切除による神経原性高血圧症は主として急性タイプで，慢性タイプはない．

交感神経は慢性の高血圧に重要な役割を果たしており，その多くは腎性の交感神経刺激である．例えば過剰な体重増加や肥満は交感神経の活性化を誘導し，それは腎臓の交感神経系も刺激して，ナトリウム利尿が障害されて慢性の高血圧を誘導する．これらの異常は，後の章で述べるが一次性（本態性）高血圧症の原因の大部分を占めている．

遺伝性高血圧自然発症ラット

自然発症高血圧は，ラットならびにラビットの数系統，イヌの1系統を含むいくつかの動物で観察されている．そのうちラットの系統については多くの研究があり，岡本の自然発症ラットでは，高血圧発症初期には交感神経系はコントロールのラットに比べてはるかに活発である．しかしこのタイプの高血圧でも，後期には腎臓ネフロンに以下の構造的変化が起こる．

①細動脈の血管抵抗の増加

②糸球体の毛細血管膜の透過性減少

これらの構造変化により，高血圧は長期的に持続する．他の高血圧ラットでも腎機能の異常が観察される．

ヒトの場合も高血圧を引き起こすいくつかの異なる遺伝子変異が報告されている．高血圧を誘導するこれらの遺伝子変異は，1つの遺伝子の突然変異により発症するため，**単一遺伝子変異による高血圧**（monogenic hypertension）とよばれる．これらの遺伝子で興味深い点は，尿細管からの塩分と水分の過剰な再吸収によって発症するという点である．塩分と水分の過剰な再吸収誘導作用のうち，いくつかは尿細管上皮細胞におけるNa^+とCl^-の運搬増加作用に起因する．また，あるものは尿細管上皮細胞での塩分と水分の摂取を増加させるホルモン産生やその活性を増加させることに起因する．これまで報告された単一遺伝子変異による高血圧の発症機序も，最終的には塩分の再吸収を高め，細胞外液量の増加に起因する．なお単一遺伝子変異による高血圧症はまれな病態でありヒト高血圧の1%以下である．

一次性（原発性）高血圧

高血圧患者の90〜95%は，多くの臨床医より一次性高血圧あるいは本態性高血圧の診断を受ける．一次性（本態性）高血圧とは原因不明の高血圧症の意味で，腎動脈の狭窄や単一遺伝子変異による高血圧症のような二次性高血圧とは異なる．

ほとんどの患者では，過度の体重増加と身体を動かさない生活スタイルが，高血圧を引き起こす主な原因と思われる．高血圧患者の大部分は肥満であり，さまざまな集団についての研究で体重増加と肥満は，原発性高血圧発生リスクの65〜70%を占める．大部分の高血圧症患者の血圧を下げるには，体重減少が有効なことを示している．事実，身体活動の増加と減量が原発性高血圧症の治療の第1歩であると高血圧の新しい臨床ガイドラインは勧めている．

過度の体重増加と肥満による原発性高血圧症の特徴として，以下のことが挙げられる．

①**過剰な脂肪組織を養うために追加の血液量が必要となるため，心拍出量が増加する．**しかし体重増加に

つれて，心臓，腎臓，消化管，骨格筋へいく血液量もまた増加する．それは代謝需要量の増加に応じて臓器や組織の代謝の速度と量の双方が増加するためである．高血圧が何ヵ月や何年も続くと，総末梢血管抵抗も増加する．

②**交感神経活動，特に腎臓の交感神経活動が体重増加のため増加する．**肥満のヒトで交感神経活動が増加する理由は完全には解明されていないが，最近の研究は，**レプチン**(leptin)のようなホルモンが視床下部の広い部分を直接刺激し，それが延髄の血管中枢に興奮性の影響を与えると示唆している．

③**多くの患者では，血中のアンジオテンシンⅡとアルドステロン濃度が2〜3倍高い．**この原因として，一部は交感神経刺激の増加により，腎臓からのレニン放出アンジオテンシンⅡの産生増加と，それに伴い副腎からのアルドステロンの分泌が刺激されるためである．

④**動脈圧の高値あるいは腎機能がいくらか改善されない限り，腎臓－圧ナトリウム利尿機構が障害され，腎臓は適量の食塩と水を排泄できない．**本態性高血圧患者で平均動脈圧が150 mmHgであったものを，人工的に100 mmHgまで急に降下させると(しかし血圧下降以外に腎機能は変えずに)，大部分は無尿になり，動脈圧が，はじめの150 mmHgに上昇するまでは，食塩と水は貯留したままである．しかし適切な高血圧治療が行われ，緩徐に血圧の低下が起こると，通常腎臓による食塩と水の著しい低下は起こらない．なぜならばそれらの治療は，以下に述べるように，腎臓－圧ナトリウム利尿を改善するからである．

肥満動物および肥満患者を用いた実験的研究より，肥満患者にみられる高血圧は，腎臓－圧ナトリウム利尿の障害が，主として交感神経活動の増加とアンジオテンシンⅡおよびアルドステロンの増加による尿細管での食塩と水の再吸収の増加によって引き起こされるとされている．しかし，もし高血圧が適切に治療されないと，糸球体濾過量を減らし，高血圧を重症にさせるような腎臓の血管損傷が起こる．こうした肥満に起因した制御不能の高血圧は，最終的に血管障害と腎機能の完全消失を引き起こす．

本態性高血圧症における動脈圧制御の図形解析

図 19.16は，本態性高血圧症の図形解析である．この図の曲線は，動脈圧のそれぞれの段階で，きわめてゆっくりと数日から数週かけて食塩の摂取レベルが上昇していくため，いわゆる**食塩負荷による腎機能曲線**(sodium-loading renal function curves)とよばれる．この食塩負荷タイプの曲線は，数日ごとに新しいレベルに食塩摂取量のレベルを増加させ，そこで腎臓のナトリウム排泄量が摂取量とバランスをとるのを待って，同時に動脈圧の変化を記録することにより決定される．

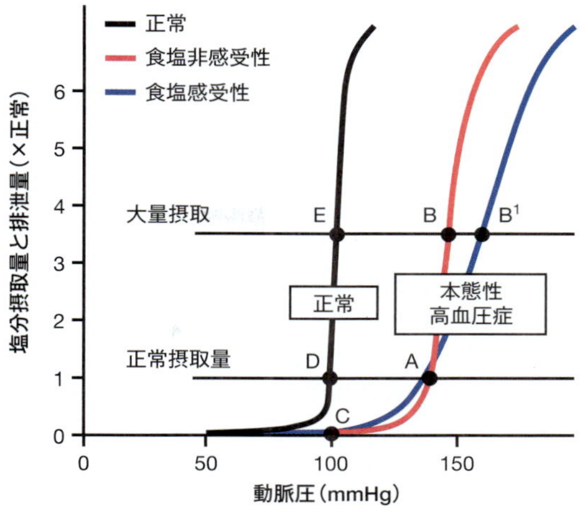

図 19.16 食塩非感受性高血圧症と食塩感受性高血圧症における動脈圧調節の解析
(Guyton AC, Coleman TG, Young DB et al.: Salt balance and long-term blood pressure control. Annu Rev Med 31: 15, 1980.Annual review of Medicine, copyright 1980, Annual Review http://www.Annualreviews.org より改変)

この方法が本態性高血圧症患者に使われたとき，**図 19.16**の右に示すように，2つのタイプの曲線が本態性高血圧症で記録される．1つを①**食塩非感受性**(salt-insenitive)**高血圧症**，もう1つを②**食塩感受性**(salt-sensitive)**高血圧症**とよぶ．いずれの場合も正常者より曲線は右方に偏位し，高い圧レベルに移動していることに着目してほしい．食塩非感受性本態性高血圧症の場合は，普通の食塩摂取量から高い食塩摂取量に変えても，動脈圧は有意に上昇しない．逆に食塩感受性本態性高血圧症の患者では食塩摂取量が多いと動脈圧が有意に増加する．

さらに2つの点が強調されるべきである．1つは血圧の食塩感受性は，全か無かの特徴に従わない．ある人は他の人より食塩感受性であるというように，量的な違いだけという特徴をもつ．もう1つは，食塩感受性は固定されたものではなく，年齢が進むと，とりわけ50〜60歳以降になると，血圧の食塩感受性はさらに増加する．

食塩非感受性本態性高血圧症と食塩感受性本態性高血圧症に違いがある理由は，これら2つのタイプの高血圧症患者の腎臓の構造的あるいは機能的差異におそらくは関係がある．例えば，食塩感受性本態性高血圧症は，徐々に腎臓の機能単位(**ネフロン**(nephron))を喪失するか，あるいは第32章で述べるように，加齢による慢性腎臓病のいろいろな型で起こりうる．レニン－アンジオテンシン系の異常な機能は，血圧の食塩感受性にする．

本態性高血圧症の治療

現在の高血圧症治療のガイドラインとして推奨されているのは，まずは生活習慣の改善，特に運動の増加と減量である．しかしながら多くの患者では残念ながら減量が難しく，降圧剤の適応になる．

2種類の降圧剤が一般に広く用いられている．①腎血流量を増加させる**血管拡張薬**(vasodilator drugs)，②尿細管での食塩と水の再吸収を減らす**ナトリウム利尿薬**(natriuretic or diuretic drug)である．

血管拡張薬は，通常腎血管の他に多くの体組織の血管を拡張させる．それぞれ次に挙げるいずれかの経路で作用する．

①腎交感神経活動の遮断あるいは腎血管での交感神経伝達物質の作用抑制
②腎血管平滑筋の直接弛緩
③腎血管や尿細管に作用するレニン-アンジオテンシン系の作用抑制

腎尿細管における塩分と水分の再吸収を減らす薬物の中には，尿細管壁を通るナトリウムの能動輸送を阻害する特殊な薬物もある．この阻害は本章のはじめに説明したように，ナトリウムだけでなく水の再吸収も防ぐ．これらのナトリウム利尿薬あるいは利尿薬については第32章で詳しく解説する．

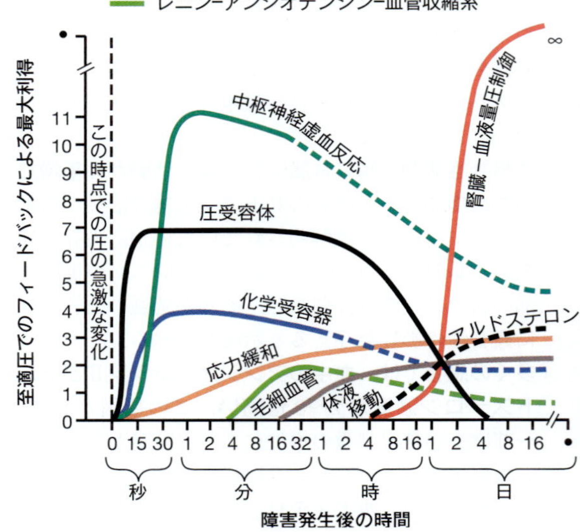

図19.17 動脈圧の障害発生後における動脈圧調節機序の発現時間と調節能力特に数週経過後に生じる腎臓－体液系圧制御機構は無限の利得をもつ
(Guyton AC: Arterial Pressure and Hypertension. Philadelphia: WB Saunders Co, 1980より改変)

動脈圧調節のための統合的，多面的システムのまとめ

これまで明らかになったことは，動脈圧は単一の圧制御システムで調節されるのではなく，それぞれが特別な機能をもち，互いに関連したシステムにより調節されることである．例えば，ヒトが大量出血により動脈圧が急激に低下した場合は，圧制御システムは2つの問題に直面する．第1は急激な血圧降下から回復して，生存可能に必要なレベルまで動脈圧を上昇させるのが必要なことである．第2は血液量と動脈圧を正常レベルまで回復することで，動脈圧を単に生存に必要な圧レベルまで戻すのではなく，正常な値にまで戻すことを含む．

第18章で記載したように，急激な動脈圧下降に対して，まず働く防御機構は神経性制御システムである．本章では，第2の防御機構として長期動脈圧を制御する腎機能について詳述した．以上のシステム以外の防御機構について図19.17にまとめた．

図19.17は8つの動脈圧防御機構で，短期(秒と分)と長期(時間と日)の制御機構である．フィードバック利得として表されているものである．これらの機構は3グループに分けられる．①秒～分単位で迅速に反応するグループ，②分～時間単位で中継ぎとして反応するグループ，③日～月～年単位で長期の圧調節グループである．

秒または分単位で作動する即時反応型圧制御機構

迅速に作用する圧制御機構は，ほとんどすべてが急性の神経反射かそれ以外の神経反応である．図19.17に数秒以内に作用する3つの機構を挙げる．それらは，①圧受容器フィードバック機構，②中枢神経虚血機構，③化学受容器機構である．これらの機構は作動開始が数秒以内であるだけでなく，強力でもある．大量出血などにより動脈圧が急激に下降すると，これらの神経機構が共同的に作用して，①静脈収縮を起こして心臓への静脈還流量を増加させ，②心拍数と心収縮性を増加させることによって心拍出量を増加させ，③大部分の末梢の細動脈の収縮により動脈からの血液の流れ出しを阻害する．これらのすべての作用はほとんど瞬時に起こり，動脈圧は一応生存可能なレベルにまで回復する．

急速大量輸血などにより，動脈圧が急激に上昇したときには，同じ神経性制御機構は逆向きに働き，再び圧を正常方向へ下降させる．

分または時間単位で作動する中間時期の圧制御機構

中間時期の圧制御機構に含まれるもののうち，いくつかは急激に動脈圧が変化してから数分後に有意な反応を示す．図19.17に示すように，この制御機構に含まれるものとして，①レニン－アンジオテンシン血管収縮系，②血管の収縮弛緩機構，③組織の毛細血管壁を通って液体が循環系へ出入りすることによる血液量の再調整である．

必要なときに動脈圧を上昇させる亜急性手段であるレニン－アンジオテンシン血管収縮系については，十分に詳述済である．血管の**収縮弛緩機構**(stress-relaxation system)は以下の例で説明する．血管内圧の過剰な上昇が起こると血管が伸展され，それが数分～数時間持続する．その結果動脈圧は下降して正常に回復する．この持続する血管の**伸展**(stress-relaxation)は，中継ぎ型の“緩衝”として働く．

毛細血管での**液体移動機構**(capillary fluid shift mechanism)とは，毛細血管圧が低くなりすぎたときには，液体が組織から毛細血管膜を通って循環系に吸収されることを意味する．その結果循環系の血液量が増加し圧が上昇する．逆に毛細血管圧が高くなりすぎたときには，液体は循環系から組織に失われ，血液量は減少し循環系全体の圧は下降する．

これら3つの中継的圧制御機構は通常30分から数時間にわたって賦活される．この期間中に神経性の圧制御機構は徐々に作用しなくなり，代わってこれらの非神経性の中継型圧制御機構が重要になる．

長期動脈圧調節機構

本章の目標は，動脈圧の長期制御における腎臓の役割を説明することであった．**図19.17**の最も右側は，腎臓－血液量圧制御機構(腎臓－体液圧制御機構と同じ)を示し，有意な反応を示すまでに数時間が必要であることを示している．しかしながら動脈圧の制御にかかわるフィードバック利得は無限に等しい．すなわち腎臓により，食塩と水が正常に排泄される圧レベルまで，動脈圧を単に中間点までではなく，ずっと最後まで戻すことを意味する．ここまで，読者は本章の要点であるこの概念を習熟したはずである．

多くの因子が腎臓－体液機構の圧調節レベルに作用する．**図19.17**に示すように，その1つはアルドステロンである．動脈圧の下降は数分以内にアルドステロンの分泌を増加させ，さらに時間あるいは日単位で腎臓－体液機構による圧制御特性を修飾するのに重要な役割を果たす．

とりわけ重要なのはレニン－アンジオテンシン系とアルドステロンと腎－体液機構との相互作用である．例えばヒトの食塩摂取量は日により著しく変化する．しかしながらレニン－アンジオテンシン系が完全に機能していれば，塩分摂取が正常の1/10に低下または10～15倍に増加しても平均動脈圧の変化はわずかに数mmHgしか変化しないことを本章の前半で説明した．しかしレニン－アンジオテンシン系が機能しなければ，血圧は食塩摂取量の変化にきわめて敏感になる．

このように動脈圧制御は神経性制御による生命維持制御で始まり，中継的圧制御機構へ移行し，最後に腎－体液機構による長期動脈圧制御機構で安定する．この長期安定化の機序にはレニン－アンジオテンシン系，神経性および種々の調節能力を備えた因子との多種多様な相互作用が含まれている．

参考文献

Brands MW: Chronic blood pressure control. Compr Physiol 2:2481, 2012.

Chobanian AV, Bakris GL, Black HR, et al: Joint National Committee on Prevention, Detection, Evaluation, and Treatment of High Blood Pressure. National High Blood Pressure Education Program Coordinating Committee. Seventh Report of the Joint National Committee on prevention, detection, evaluation, and treatment of high blood pressure. Hypertension 42:1206, 2003.

Coffman TM: Under pressure: the search for the essential mechanisms of hypertension. Nat Med 17:1402, 2011.

Cowley AW: Long-term control of arterial blood pressure. Physiol Rev 72:231, 1992.

Guyton AC: Arterial Pressure and Hypertension. Philadelphia: WB Saunders, 1980.

Hall JE: The kidney, hypertension, and obesity. Hypertension 41:625, 2003.

Hall JE, daSilva AA, doCarmo JM, et al: Obesity-induced hypertension: role of sympathetic nervous system, leptin and melanocortins. J Biol Chem 285:17271, 2010.

Hall JE, Granger JP, do Carmo JM, et al: Hypertension: physiology and pathophysiology. Compr Physiol 2:2393, 2012.

Hall ME, Juncos L, Wang Z, Hall JE: Obesity, hypertension and chronic kidney disease. Int J Nephrol Renovasc Dis 7:75, 2014.

Lohmeier TE, Iliescu R: Chronic lowering of blood pressure by carotid baroreflex activation: mechanisms and potential for hypertension therapy. Hypertension 57:880, 2011.

Maranon R, Reckelhoff JF: Sex and gender differences in control of blood pressure. Clin Sci (Lond) 125:311, 2013.

Oparil S, Zaman MA, Calhoun DA: Pathogenesis of hypertension. Ann Intern Med 139:761, 2003.

Palei AC, Spradley FT, Warrington JP, et al: Pathophysiology of hypertension in pre-eclampsia: a lesson in integrative physiology. Acta Physiol (Oxf) 208:224, 2013.

Rossier BC, Staub O, Hummler E: Genetic dissection of sodium and potassium transport along the aldosterone-sensitive distal nephron: importance in the control of blood pressure and hypertension. FEBS Lett 587:1929, 2013.

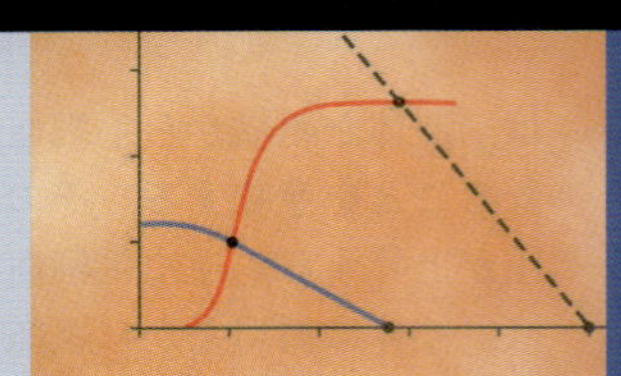

第 20 章
心拍出量，静脈還流量とそれらの調節

心拍出量(cardiac output)は，1分間に心臓から大動脈に駆出される血液量である．これはまた全身の循環系を流れる血液の総量でもある．したがって心拍出量は循環系を考えるにあたり最も重要な因子である．

静脈還流量(venous return)は，1分間に静脈から右心房に流れる血液量である．心拍出量と静脈還流量は，心肺に血液が一時的に蓄積あるいは除去される数拍間を除いて，同一でなければならない．

安静時と活動中の心拍出量の正常値

心拍出量は，身体活動度により大きく変わる．次に挙げるさまざまな因子が心拍出量に直接影響する．①身体の代謝の基礎レベル，②運動中かどうか，③年齢，④身体の大きさである．

若年健康男性の安静時における平均心拍出量は約5.6 L/分である．女性では約4.9 L/分である．年齢の要因を考慮に入れるべきであるが，性差，年齢の要因を考慮に入れないで，しばしば成人の安静時平均心拍出量は5 L/分といわれている．

心係数

心拍出量は体表面積に比例して増加することが実験的に証明されているため，体表面積が異なる個体間でも比較できる方法が必要である．このため体表面積 1 m^2 あたりの心拍出量である**心係数**(cardiac index)が用いられる．体重 70 kg，体表面積 1.7 m^2 の健康なヒトでは，心係数は 3 L/分/m^2 となる．

年齢の心拍出量への影響

図 20.1 に，心拍出量を心係数として表した場合の年齢による変化を示す．心係数は成長に従って急激に上昇し，10 歳頃に 4 L/分/m^2 以上になるが，それ以後は徐々に減少し，80 歳で 2.4 L/分/m^2 になる．本章の後半で解説するが，心係数は一生を通じて全身の代謝活性とほぼ比例関係にある．したがって加齢に伴う心係数の減少は，加齢による代謝活性の低下を意味する．

静脈還流による心拍出量の制御：心臓のフランク・スターリング機構の役割

心拍出量は静脈還流量により制御されている．これは心拍出量の主要な制御機構が心臓そのものではないことを意味する．むしろ末梢循環のさまざまな要因が静脈から心臓への血液の流入，すなわち静脈還流に影響を与え，心拍出量の主要な制御機構になっている．

心拍出量の制御で，末梢因子が心臓自体より重要であるという主な理由は，心臓が本来もっているポンプとしての自動性，すなわち静脈から右心房へいかなる量の血液が流入しようとも，これと同量の血液を駆出するという能力に由来する．この機構はフランク・スターリングの法則とよばれ，第 9 章で解説した．要するに，この法則は心臓に流れ込む血液量が増加すると，流入した血液が心室壁を伸展し，その結果心臓は強い力で収縮して体循環から流入した過剰な血液を駆出する．すなわち末梢から心臓に流れ込んだ血液は自動的に大動脈に押し出され，再び循環を流れることになる．

もう 1 つの重要な要素は，心臓の伸展により引き起こされる心拍数の増加が挙げられる(第 10 章参照)．右心房壁に存在する**洞結節**(sinus node)の伸展は，洞結節のリズム特性に直接作用して，心拍数を 10～15％増加させる．それに加えて**ベインブリッジ反射**(Bainbridge reflex)とよぶ神経反射を引き起こす．この反射は脳の血管運動中枢を通り，交感神経と迷走神経を通って心臓にかえるもので，それにより心拍数は増加する．

通常のストレスがない状態では，心拍出量はほとんど全面的に静脈還流量を規定する末梢要因により制御される．ただし心臓が駆出能力以上の静脈還流に対しては，心拍出量の増加には限界がある．これについては本章で後述する．

代謝レベルで規定される局所的な血流調節の総和としての心拍出量調節

心臓への静脈還流は，末梢各組織の局所血液量の総和である(**図 20.2**)．したがって心拍出量はすべての末梢

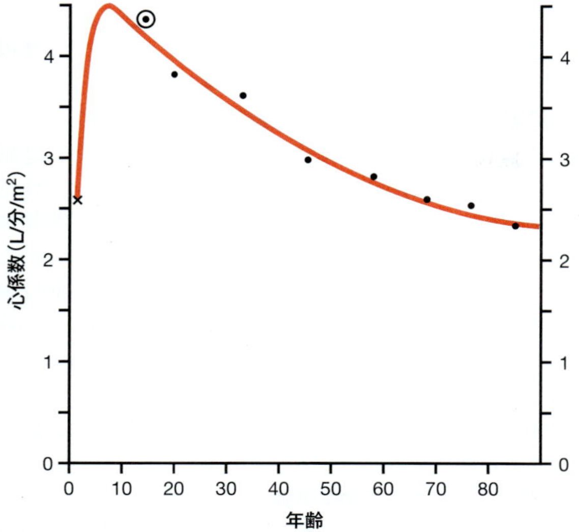

図 20.1　各年齢層での心係数
（Guyton, AC, Jones CE, Coleman TB: Circulatory Physiology: Cardiac Output and its Regulation. 2nd ed. Philadelphia: WB Saunders, 1973 より改変）

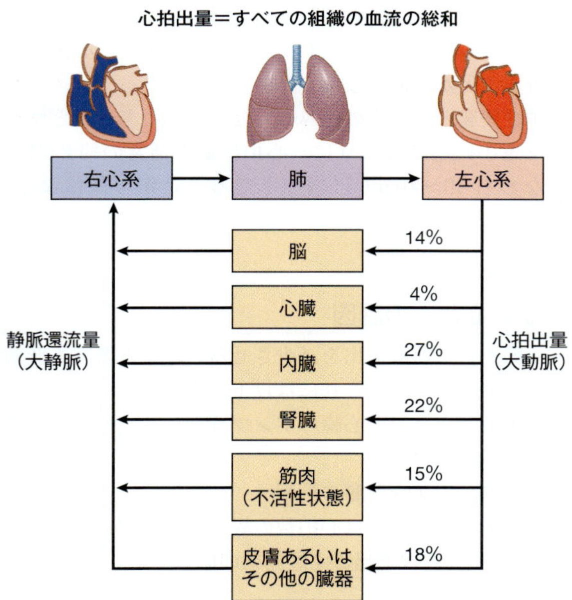

図 20.2　心係数は静脈還流量に等しく，人体の各組織ならびに器官の総和である
心臓が極度に弱ってポンプ機能が維持できない状況を除いて，心拍出量（すべての組織の血流の総和）は，全身の各組織や各臓器の代謝率により決定される．

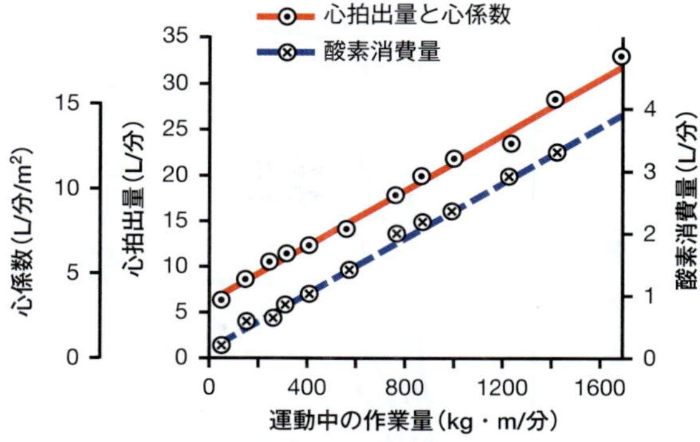

図 20.3　心拍出量（赤）と酸素消費量（青）に対する運動レベルの増加
（Guyton, AC, Jones CE, Coleman TB: Circulatory Physiology: Cardiac Output and its Regulation. 2nd ed. Philadelphia: WB Saunders, 1973 より改変）

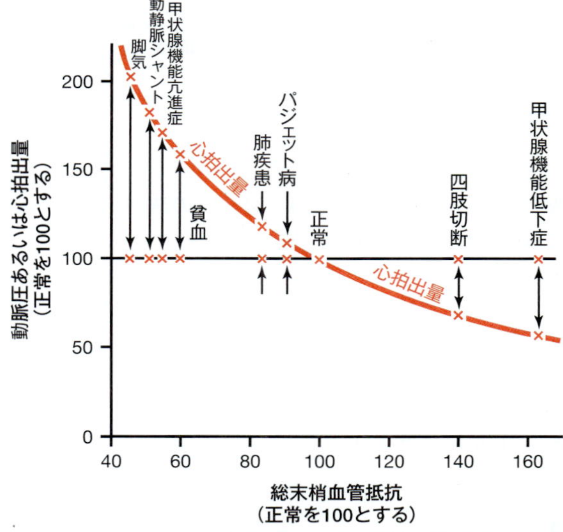

図 20.4　心拍出量に及ぼす種々のレベルの総末梢血管抵抗の慢性変化の影響
（Guyton AC: Arterial Pressure and Hypertension. Philadelphia: WB Saunders, 1980 より改変）

各組織の局所血液量の総和といえる．局所的な血流制御の機序については第 17 章を参照されたい．多くの組織では血液量はおのおのの代謝に比例して増加する．例えば酸素消費量が増加すれば局所血流量は増加する．例として図 20.3 に各運動レベルに対する心拍出量の変化を示す．運動中に仕事量が増加すると，酸素消費量と心拍出量が並行して増加することに着目してほしい．

以上のように，心拍出量は，全身の局所血流量を調節するさまざまな要因の総和で決定される．すべての局所血流量の総和が静脈還流量であり，心臓はこれを自動的に駆出して全身組織への血流が再び供給されることになる．

動脈圧が変化しない場合の体血管抵抗の心拍出量への長期的効果

図 20.3 は図 19.6 と同じであるが，心拍出量制御に関する非常に重要な原理を示している．動脈圧が正常に保たれているとき，長期的には心拍出量は総末梢血管抵抗の総和に反比例する．図 20.4 から総末梢血管抵抗が正常のとき（図中の 100%），心拍出量もまた正常である．総末梢血管抵抗が増加すれば心拍出量は低下する．逆に総末梢血管抵抗が減少すれば心拍出量は増加する．この

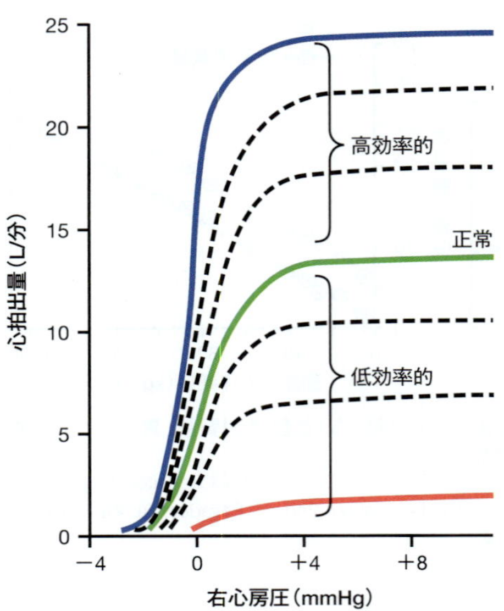

図 20.5　正常心ならびに低効率心(ポンプ機能低下)，高効率心(ポンプ機能亢進)における心拍出量曲線
(Guyton AC, Jones CE, Coleman TB: Circulatory Physiology: Cardiac Output and its Regulation. 2nd ed. Philadelphia: WB Saunders, 1973 より改変)

関係は第14章に述べたように**オームの法則**(Ohm's law)にあてはめてみると理解しやすい．

$$心拍出量 = \frac{動脈圧}{総末梢血管抵抗}$$

この公式の意味するところは，総末梢血管抵抗が変化するときは(ただし，その他の循環機能に変化がないとき)，心拍出量は正確にこれと反対方向を示すということである．

心臓が駆出できる心拍出量の限界

心臓が駆出できる血液量には限界がある．この関係は**心拍出量曲線**(cardiac output curve)として定量的に表現される．

図20.5の緑線は**正常心拍出量曲線**(normal cardiac output curve)，すなわちさまざまな右房圧における1分間あたりの心拍出量をプロットしたものである．これは第9章で説明した**心機能曲線**(cardiac function curve)の一種である．正常な心拍出量曲線のプラトー値は約13 L/分で，安静時の正常値である約5 L/分の2.5倍である．このことは，正常の心臓では過剰な神経刺激なしで機能している限り，静脈還流が安静時の2.5倍まで増加してもこの血液量を駆出できることを意味する．

図20.5の点線は，心臓が異常なポンプ機能を有する場合の心拍出量曲線である．上方に描いた曲線は正常よりも駆出量の多い，すなわち効率の亢進した心臓を，また下方は駆出量の少ない，すなわち低効率の心臓を表している．

高効率心とその誘因

心臓を正常よりも高機能のポンプとして働かせる要因は，①神経刺激，②心肥大の2つのみである．

心臓の拍出を増加させる神経興奮の影響

第9章では，①交感神経の**興奮**(stimulation)と，②副交感神経の**抑制**(inhibition)の2つで心臓のポンプ作用の効率を上げることを学んだ．すなわち，①心拍数増加(若年者では，時に正常心拍数72 bpm(beat/分)から180〜200 bpm(beat/分)に達すること)と，②心筋収縮力増強(それを"収縮性"とよぶ)が正常の2倍にまで達する．この2つの作用により，心臓に対する最大神経刺激は心拍出量のプラトー値を正常の2倍にまで，すなわち図20.5の最も上方の曲線に描かれているように25 L/分まで増加させる．

心肥大によるポンプ効率増強

心臓に一定の負荷がかかり，かつこれが心筋組織を障害するほどの過剰な負荷でなければ心筋重量と収縮性の増加を引き起こす．これはちょうど強力な運動により骨格筋の肥大が生じるのと同様である．例えばマラソン選手の心重量が50〜75％増加することはよく知られている．このような肥大により心拍出量のプラトー値は60〜100％増加し，通常よりもはるかに多くの心拍出量を得ることが可能になる．

神経興奮と心肥大の組み合わせにより，ちょうどマラソン選手に起こるように，心拍出量を通常の約2.5倍，すなわち30〜40 mLに増加させることが可能になる．このポンプ機能の増加はマラソン選手の記録を決める最も重要な因子である．

低効率心とその誘因

心臓からの血液駆出を減少させるいかなる要因も低効率心を引き起こす．これには以下のようなものがある．

- 重症高血圧など心臓のポンプ機能に拮抗するような動脈圧上昇
- 心臓への神経興奮の抑制
- 心リズムあるいは心拍数の異常を起こす病的因子
- "心臓発作"を起こす冠動脈の閉塞
- 弁膜症
- 先天性心疾患
- 心筋炎
- 虚血心

心拍出量制御における神経系の役割

末梢静脈が拡張して静脈還流量と心拍出量が増加したときに動脈圧を維持するための神経系の重要性

図20.6は，自律神経の有無による心拍出量調節の相違を示している．実線はイヌを用いた実験での末梢血管におけるジニトロフェノールの強力な血管拡張効果を表している．この薬物は全身の組織代謝を約4倍に増加させる．動脈圧の下降から守る神経性の調節機構があれ

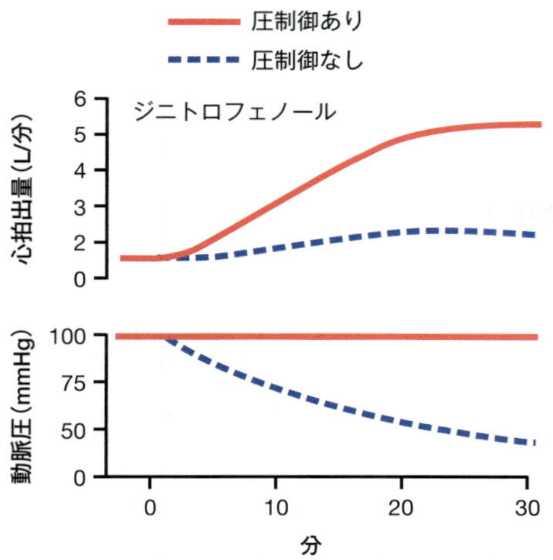

図 20.6　動脈圧の神経性調節が心拍出量の調節に不可欠であることを示すイヌの実験データ

動脈圧の神経性調節が心拍出量の調節に不可欠であることを示すイヌの実験データ．動脈血が適正に調節されていると，代謝亢進薬であるジニトロフェノール(dinitrophenol)は，心拍出量を増加させるが，圧調節機構が働いていなければ，動脈圧は低下し心拍出量は，わずかしか増加しない．（Dr. M. Banet の実験より引用）

ば，末梢血管の拡張は動脈圧を変化させずに心拍出量をほぼ4倍に増加させることに注意してもらいたい．しかし自律神経による調節機構をブロックすると，動脈圧を維持する正常の反射は機能することができず，ジニトロフェノールによる血管拡張は動脈圧を正常値の約半分にまで低下させ，かつ心拍出量は約4倍でなく，わずか1.6倍までしか増加しない(点線)．

第18章で説明された神経反射による正常血圧の維持は，末梢組織が局所血流量を増やすため血管を拡張し高心拍出量を得るために必須の機序である．

神経系による運動時の血圧上昇機構

運動中は，活動中の骨格筋の強い代謝の増加が，骨格筋内の細動脈に直接作用してそれを弛緩させ，筋の収縮を維持するために必要な酸素と栄養素を供給する．この作用は明らかに総末梢血管抵抗を著しく減少させ，通常では動脈圧をさらに下降させるはずである．しかし神経系の調節機構がそれを補償する．骨格筋に運動シグナルを送る同じ脳の活動が，脳の自律神経中枢にも同時にシグナルを送り，循環活動を亢進させ，太い静脈を収縮させるとともに，心拍数を増加させて心筋収縮性を増加させる．これはすべての変化がともに働いて動脈圧を正常以上に増加させ，最終的には活動している筋肉への血流量を増加させる．

以上をまとめると，末梢血管が拡張し心拍出量が正常以上に増加するとき，動脈圧が危険なくらいに低下するのを防ぐために，神経系は重要な役割を果たしている．実際に運動中は神経系により多くのシグナルを送り，動脈圧を正常以上に増加させるべく心拍出量を30〜100%増加させる．

病的に高いまたは低い心拍出量

健常人では心拍出量にはほとんど個人差がなく，驚くほど一定である．しかし種々の病気で心拍出量の高値あるいは低値が引き起こされる．これらのうち重要なものを図20.7に示す．

総末梢血管抵抗減少による高心拍出量

図20.7の左側は心拍出量が正常より増加する状態を表している．この状態の特徴の1つは，これらの状態は慢性的に減少した総末梢血管抵抗に起因し，後ほど説明するように，心臓自体の過度の興奮に原因するものは1つもないことである．末梢血管抵抗を低下させ，同時に心拍出量を正常以上に増加させる状態をいくつかここでみていくことにする．

①**脚気**：この病気はビタミンであるサイアミン(ビタミンB_1)の不足により生じる．このビタミンの欠乏は細胞がその内部の栄養素を利用するのを障害する．このため組織の局所調節機序が働き著明な末梢血管拡張を引き起こす．時には体血管抵抗は正常の半分にまで低下する．この結果，長期レベルでの静脈還流量と心拍出量は正常の2倍に増加する．

②**動静脈瘻**：以前の章で述べたように，大血管レベルでの動静脈間の瘻または短絡ができると，大量の血液が動脈から静脈に流入する．これは総末梢血管抵抗を減少させ，同様に静脈還流量と心拍出量を増加させる．

③**甲状腺機能亢進症**：この疾患では全身の代謝が顕著に亢進して，酸素消費量が増加し，組織から血管拡張物質が放出される．その結果，全身の局所血流の制御反応により総末梢血管抵抗が著しく減少し，静脈還流量と心拍出量がしばしば正常の40〜80%以上に増加する．

④**貧血**：貧血では2種類の末梢反応が総末梢血管抵抗を大きく減少させる．第1は血液粘度の低下で，これは赤血球数の減少に起因する．第2は組織への酸素供給が減少し，その結果としての局所の血管拡張である．

以上，総末梢血管抵抗を減少させる要因は一般に心拍出量を増加させる．

低心拍出量

図20.7の右側は，心拍出量を異常に低下させるいくつかの状態を示す．これらの状態は2つに分類される．

①心臓のポンプ異常を極端に低下させる異常．

②静脈還流を極端に低下させる異常．

心臓自体の障害に由来する低心拍出量

心臓が著しく障害されると，それがいかなる原因によるものであろうと，心臓は最大限にそのポンプ機能を亢進させても組織の血液需要を満たせなくなる．その例と

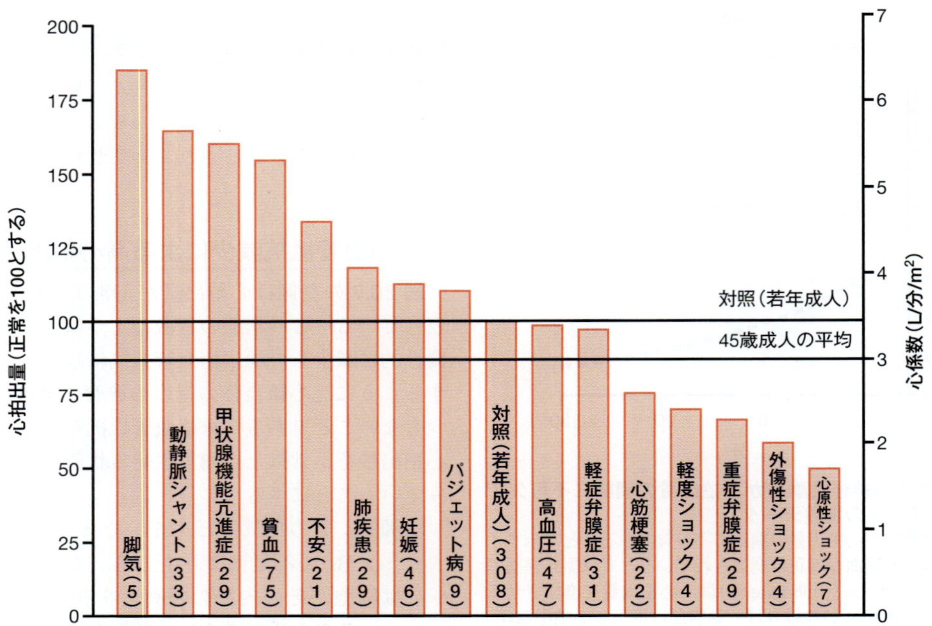

図 20.7 さまざまな病的状態における心拍出量
括弧内の数値は各病態で検討された患者数を示す．（Guyton AC, Jones CE, Coleman TB: Circulatory Physiology: Cardiac Output and its Regulation. 2nd ed. Philadelphia, WB Saunders, 1973 より改変）

して，①**冠動脈の閉塞とそれによる心筋梗塞**(severe coronary blood vessel blockage and consequent myocardial infarction)，②**重症心臓弁膜症**(severe valvular heart disease)，③**心筋炎**(myocarditis)，④**心タンポナーデ**(cardiac tamponade)，⑤**心筋代謝異常**(cardiac metabolic derangement)などがある．これらの異常がどの程度まで心拍出量を低下させるかについては，図 20.7 の右側に示す．

心拍出量が低下して体内のすべての組織が栄養欠乏状態になったとき，**心原(源)性ショック**(cardiac shock)とよばれる．これについては心不全に関連して第 22 章で述べる．

心臓以外の末梢要因によって引き起こされる心拍出量の減少：静脈還流量の減少

静脈還流を阻害するいかなる要因も心拍出量を低下させる．以下はその代表的なものである．

①**血流量減少**(decreased blood volume)：心拍出量を低下させる最も一般的な末梢要因は出血によって起こる血液量の減少である．なぜこの状態が心拍出量を減少させるかは明らかである．すなわち血液量の欠乏は血管系の充満を減少させ，末梢血管はその血液量を心臓に押し返すに必要な圧を維持できなくなるからである．

②**急性静脈拡張**(acute venous dilatation)：ある条件下では末梢静脈は急激に拡張する．このうち最も頻度の多いのは交感神経系が不活動になる場合である．例えば，失神は突然の交感神経活性の喪失に起因する末梢の容量血管，特に静脈の著明な拡張の結果として起こる．拡張した末梢静脈では，血液はもはや適切な圧を生じることができず，充満圧は低下する．その結果血液は末梢血管にプールされ心臓には還流されなくなる．

③**大静脈閉塞**(obstruction of the large veins)：まれに心臓に連絡する大静脈が閉塞し，末梢の血液が心臓に還流されないことがある．この結果として心拍出量は著明に減少する．

④**組織量，特に骨格筋量の減少**(decreased tissue mass, especially decreased skeletal muscle mass)：加齢あるいは長期の身体活動の低下により，普通は骨格筋のサイズが減少する．そのため筋肉が必要とする酸素消費量と血液量が減少し，骨格筋血流量と心拍出量が減少する．

⑤**組織代謝率の低下**(decreased rate of the tissues)：長期臥床中の骨格筋などで生じる組織代謝率の低下の結果，組織での酸素ならびに栄養の消費の低下が起こる．その結果組織への血流量の低下が生じ心拍出量が低下する．甲状腺機能低下症のような場合でも代謝率は低下し組織血流ならびに心拍出量も低下する．

心拍出量の低下が，末梢要因にあるか心臓要因にあるかなど原因のいかんにかかわらず，組織の適切な栄養を賄える程度以下になると，その個体は**循環ショック**(circulatory shock)に陥ったとみなされる．この状態が数分から数時間続くと致死的になる．循環ショックはこのように重要な臨床的問題であるので詳細は第 24 章で述べる.

心拍出量の定量的解析

これまで述べてきたことは単純な系において心拍出量を制御する要因を理解するには適したものであった．しかし，特に負荷のかかった状況，例えば激しい運動，心不全，循環ショックでの心拍出量調節機序を理解するためには，以下のような定量的解析が必要である.

定量的解析を行うにあたり，心拍出量にかかわる 2 つの要素を区別しなければならない．①心臓のポンプ能力，これは**心拍出量曲線**として表される．②静脈系から心臓への血流，すなわち**静脈還流曲線**(venous return curves)に影響する末梢要因．これら 2 つの曲線は 1 つの図に収めることが可能で，それらがいかに影響しあって心拍出量，静脈還流量，右房圧が決定されるかが定量的に示される.

定量的解析に用いられる心拍出量曲線

異なった心機能を定量的に描くのに用いられる心拍出量曲線は，**図 20.5** にすでに示した．しかし心臓の外側からかかる圧の変化が心拍出量にどのような効果を及ぼすかについては，以下に述べるさらなる曲線群を描き入れる必要がある.

外圧が心拍出量に及ぼす効果

図 20.8 は，心臓の外圧変化が心拍出量に与える影響を示したものである．正常の外圧は正常の胸腔内圧(胸郭内の圧力)に等しく −4 mmHg である．胸腔内圧が上昇して −2 mmHg になると，心拍出量曲線全体が右方に 2 mmHg 偏位することに着目してほしい．拡張期に心臓の外側にかかるこの上昇した圧に打ち勝つために，右心房圧がさらに 2 mmHg 上昇する必要が生じるため起こるものである．同様に胸腔内圧が +2 mmHg に上昇すると，右心房圧は −4 mmHg(正常値)から 6 mmHg 上昇する必要があり，心拍出量曲線全体が右方に 6 mmHg 偏位する.

胸腔内圧を変えることができ，それによって心拍出量曲線を移動させる要因には以下のものがある.

①呼吸による**胸腔内圧**(intrapleural pressure)の周期的変化：正常の吸気−呼気では約 ±2 mmHg であるが，努力呼吸では ±50 mmHg に達する.

②**陰圧呼吸**(気道を閉塞して吸気を行う(breathing against a negative pressure))：右心房圧がさらに陰圧になる方向，すなわち心拍出量曲線を左方へ偏位する.

③**陽圧呼吸**(positive pressure breathing)：心拍出量曲線を右方へ偏位する.

④**胸郭の開放**(opening the thoracic cage)：胸腔内圧を 0 mmHg まで上昇させ，心拍出量曲線を右側へ 4 mmHg 偏位する.

⑤**心タンポナーデ**：心嚢腔に大量の液体が貯留した状態であり，心臓の外圧が上昇するため，心拍出量曲線は右方偏位する．**図 20.8** で心タンポナーデ曲線(点線)の上部は下部に比べてさらに大きく右方に偏位していることに着目されたい．これは心臓が高心拍出量を得ようとして心腔を充満させると，心嚢腔からの外圧が増すためである.

心拍出量曲線の異なったパターンの組み合わせ

図 20.9 は最終的な心拍出量曲線が，①心臓への外部からの圧力，②ポンプとしての心臓の有効性が同時に変化した結果として変化することを示す(点線)．したがって心臓にかかる外圧と心臓ポンプ効率の程度を知れば，心機能を 1 本の曲線で描くことができる.

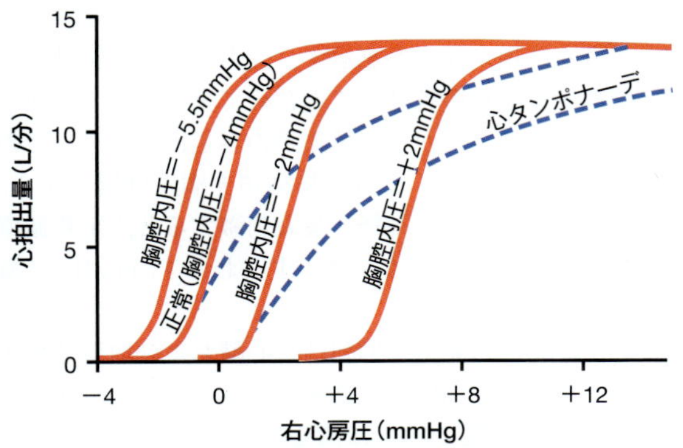

図 20.8　いくつかの異なった胸腔内圧および心タンポナーデ存在下での心拍出量曲線
(Guyton AC, Jones CE, Coleman TB: Circulatory Physiology: Cardiac Output and its Regulation. 2nd ed. Philadelphia: WB Saunders Co. 1973 より改変)

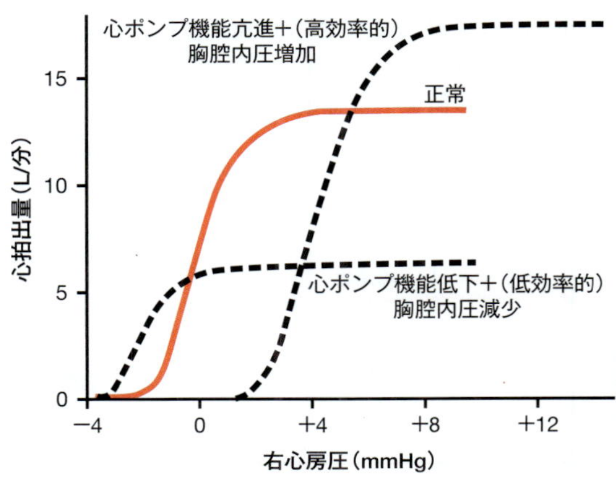

図 20.9　心拍出量曲線を規定する 2 つの主要なパターンの組み合わせ
すなわち心臓の外からの圧力と心臓自身のポンプ効率双方の変化の組み合わせ．(Guyton AC, Jones CE, Coleman TB: Circulatory Physiology: Cardiac Output and its Regulation. 2nd ed. Philadelphia: WB Saunders 1973 より改変)

静脈還流曲線

心機能調節を総合的に分析する前に，全身的な循環系が考慮されなければならない．全身的な循環機能の分析は心臓と肺を除去して，ポンプと人工肺で置換した動物モデルが用いられる．この実験モデルでは，血液量，血管抵抗，右心房における中心静脈圧など個々の要素の変化がさまざまな循環系に及ぼす影響を検討することができる．こうした研究により心臓への静脈還流に影響するのは主として下記の 3 つの要素であることがわかる．

①**右房圧**(right atrial pressure)：静脈から右心房への血液還流に抵抗する力となる．

②体循環系血液充満度(**平均体血管充満圧**(mean systemic filling pressure：Psf))：循環血液を体循環系から心臓に送り込む作用(これは体循環系の血流を全部止めて，体循環系のあらゆるところで測定した圧力である．このことについては後に詳しく述べる)．

③末梢血管と右心房間に存在する**血管抵抗**(resistance to blood flow)：これらの要素は以下に述べるように静脈還流曲線で定量的に表される．

正常静脈還流曲線

心拍出量曲線が心拍出量と右房圧との関係を表すのと同様に，静脈還流曲線も静脈還流量と右心房圧の関係を表す．すなわち種々の右心房圧で体循環から心臓に帰還する静脈還流量を表す．

図 20.10 の曲線は**正常静脈還流曲線**(normal venous return curve)である．この曲線は心臓のポンプ機能が障害され右心房圧が上昇すると，体循環系から右心房に向かう血流に抵抗する力として働き，静脈還流は減少することを示す．もしすべての循環系の反射が活性化されないようにブロックされていれば，静脈還流は右心房圧が約 7 mmHg に上昇したときに 0 mmHg になる．このようにわずかな右心房圧の上昇でも静脈還流を劇的に減少させるのは，体循環系は伸展性に富んだ袋であるため，静脈還流に拮抗する圧が少しでも上昇すると血液をこの袋の中にせき止めてしまうことに起因する．

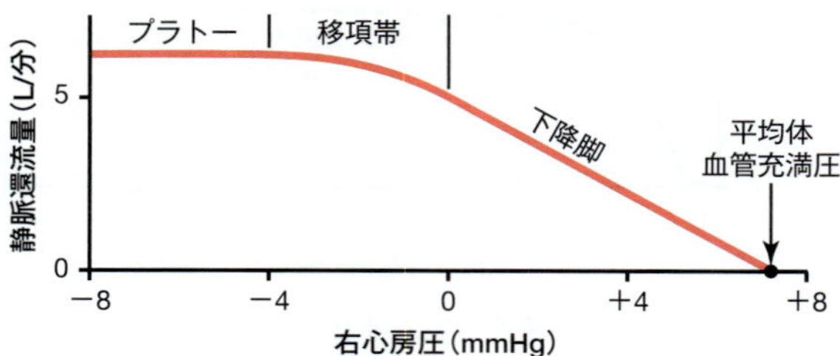

図 20.10 正常静脈還流曲線
右心房圧が大気圧以下に下がると，胸部に流入する太い静脈の虚脱によりプラトーが形成される．また右心房圧が上昇して平均体循環充満圧と等しくなると，静脈環流量はゼロになる．

右心房圧が上昇し，静脈の鬱滞を起こすのと同時に，動脈圧は静脈圧に等しくなるまで低下する．ついには動脈，静脈両者の圧は 7 mmHg で平衡に達し，この時点で体循環は停止する．これが**平均体血管充満圧**である．

心房圧が陰圧のもとでの静脈虚脱と静脈還流曲線プラトー部分

右心房圧がゼロ以下，すなわち大気圧より低下すると，静脈還流の増加は起こらない．すなわち右心房圧がおよそ −2 mmHg に低下するまでに静脈圧はプラトーに達する．その後は右心房圧が −20 mmHg〜50 mmHg に低下しても，静脈還流はこのレベルを保つ．このプラトーは胸腔に入り込む静脈の虚脱によるものである．右心房圧を陰圧にすると，胸腔に入る部位で静脈壁を吸引し，末梢静脈からの血液吸引を妨げてしまう．一方，胸腔の外側での静脈圧ほぼ大気圧に等しい値を保つ(0 mmHg)．

平均循環充満圧，平均体血管充満圧とそれらが静脈還流量に及ぼす影響

心臓に電気刺激あるいはその他の方法で心室細動を起こして心ポンプ機能を停止させると，数秒のうちに全身の血流が止まる．血流が止まると全身の循環系のあらゆる場所の圧が等しくなる．平衡時に達したときの圧を**平均循環充満圧**(mean circulatory filling pressure)という．

平均循環充満圧に及ぼす血液量の影響

循環血液量が多くなるほど，過剰な血液が血管壁に負荷をかけるため平均循環充満圧は増大する．**図 20.11** の赤の曲線は心臓が正常の状態で，さまざまな血液量が平均循環充満圧に及ぼす影響を示している．この曲線から，血液量約 4000 mL で，無負荷血液量となって平均充満圧はゼロに近づき，5000 mL では，平均循環充満圧は正常値の 7 mmHg になることは注目に値する．さらに血液量が増加すると平均循環充満圧はほぼ直線的に増大する．

交感神経刺激が平均循環充満圧に及ぼす影響

図 20.11 の緑と青の曲線は，交感神経活動のレベルが高いときと，低いときに，それぞれ平均循環充満圧にどのような作用が及ぶかを示す．強力な交感神経刺激は太い肺血管や心臓の各腔までも含めて全身すべての血管を収縮させる．したがって循環系の容量は減少し，どのレベルの血液量においても平均循環充満圧は増大する．正常の血液量にて交感神経を最大刺激すると，平均循環充満圧は 7 mmHg から 2.5 倍，すなわち 17 mmHg に増加する．

逆に交感神経の完全な抑制は，心臓および血管を弛緩させ，平均循環充満圧を正常値の 7 mmHg から 4 mmHg に低下させる．**図 20.11** に関しては曲線が急峻であることを特記しなければならない．これは血液量のわずかな変化，または交感神経の変化に基づく血管容量の変化は，たとえそれがわずかな変化であっても，平均循環充満圧に対しては大きな効果をもつことを意味する．

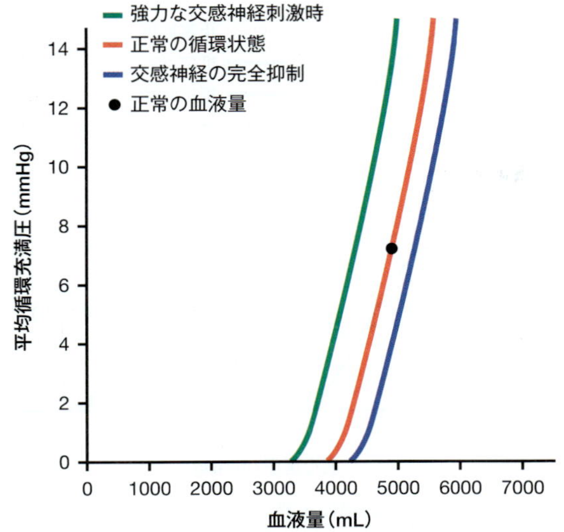

図 20.11　平均循環充満圧(例えば全循環系の"圧－容量曲線")に及ぼす血液量変化の影響
これらの曲線は強い交感神経刺激と完全な交感神経刺激の遮断の影響を示す.

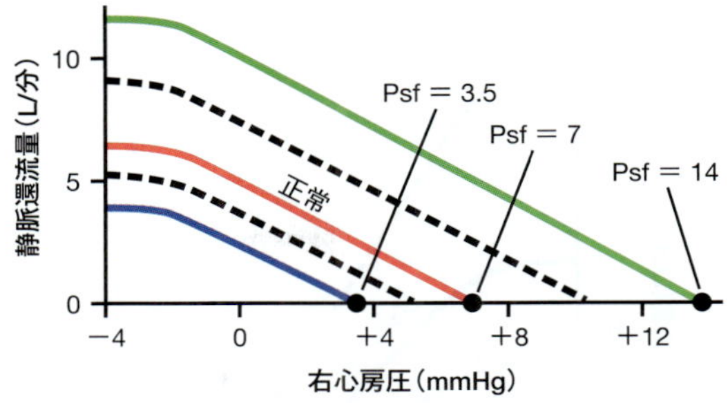

図 20.12　平均体血管充満圧(Psf)が 7mmHg で正常なときの静脈還流曲線と，Psf が 3.5mmHg または 14mmHg に変化したときの静脈還流曲線
(Guyton AC, Jones CE, Coleman TB: Circulatory Physiology: Cardiac Output and its Regulation, 2nd ed. Philadelphia: WB Saunders, 1973 より改変)

平均体血管充満圧と平均循環充満圧

平均体血管充満圧は，平均循環充満圧とはわずかながら意味が異なる．平均体血管充満圧は，心臓の大血管を遮断して**体循環系**(systemic circulation)を肺循環系から独立させたうえで，体循環系のさまざまな部位で測られた圧である．平均体血管充満圧は生きている動物で直接測定することはほとんど不可能であるが，静脈還流量を決める重要な圧である．肺循環系は体循環系の 1/8 の容量，約 1/10 の血液量しか有しておらず，平均体血管充満圧はほとんどつねに平均循環充満圧にほぼ等しい．

平均体血管充満圧の変化が静脈還流曲線に及ぼす影響

図 20.12 は，平均体血管充満圧の増加または減少が静脈還流曲線に及ぼす影響を示したものである．この図では平均体血管充満圧の正常値は 7 mmHg である．最上段の緑色の曲線は，この圧が 14 mmHg に上昇し，最下段の青色の曲線は 3.5 mmHg に下降したときのものである．これらの曲線から平均体血管充満圧が増大し，循環系が血液で緊満するほど，静脈還流曲線は右上方に偏位する．逆に平均体血管充満圧が低下すると，曲線は左下方に偏位する．

これは別の表現をすれば，循環系がより多くの血液で満たされると，血液は容易に心臓に流入するということである．血液量が少量のときは心臓への流入が困難になるということを示す．

静脈還流に関する圧較差：圧較差がゼロのとき静脈還流は消失する

右心房圧が上昇し，平均体血管充満圧に等しくなるまで上昇すると，末梢血管と右心房の圧勾配はなくなり，静脈還流は消失する．しかし右心房圧が平均体血管充満圧から徐々に低下するときは，図 20.12 のさまざまな静脈還流曲線から理解できるように，心臓への血流は圧変化に比例して大きくなる．つまり平均体血管充満圧と右心房圧との差が大きくなるほど，静脈還流量は増加する．これら 2 つの圧の差は**静脈還流圧較差**(pressure gradient for venous return)という．

静脈還流抵抗

平均体血管充満圧が静脈血を末梢から心臓に押し込む経路の途上には，その血管に対する抵抗が存在する．これを**静脈還流抵抗**(resistance to venous return)とよぶ．静脈還流抵抗の一部は細動脈や小動脈でも生じるが，大部分は静脈で生じる．

静脈還流抵抗を決定する際に，なぜ静脈の血管抵抗が重要なのか？　それに対する回答は，静脈の血管抵抗が増加すると，血液は主に静脈自体の中にせき止められるということである．しかし静脈は伸展性が強く静脈圧はほとんど上昇しない．したがって静脈圧の上昇は，抵抗に打ち勝つためにはあまり効果的ではなく，静脈還流量は劇的に減少する．一方，最小動脈の血管抵抗が増加すると，血液は動脈に貯留する．しかし動脈は静脈の約 1/30 の容量しか有していないため，動脈におけるわずかな血液貯留でも，静脈の 30 倍という大きな圧上昇をもたらす．こうして動脈系が高圧になると，上昇した血管抵抗に打ち勝つことができ，静脈還流はほとんど低下せずに済む．数学的にはいわゆる静脈還流抵抗の 2/3 は静脈系，1/3 は細小動脈により決定される．

静脈還流は下記の式から求められる．

$$VR = \frac{Psf - PRA}{RVR}$$

VR：静脈還流，Psf：平均体血管充満圧，PRA：右心房圧，RVR：静脈還流抵抗．

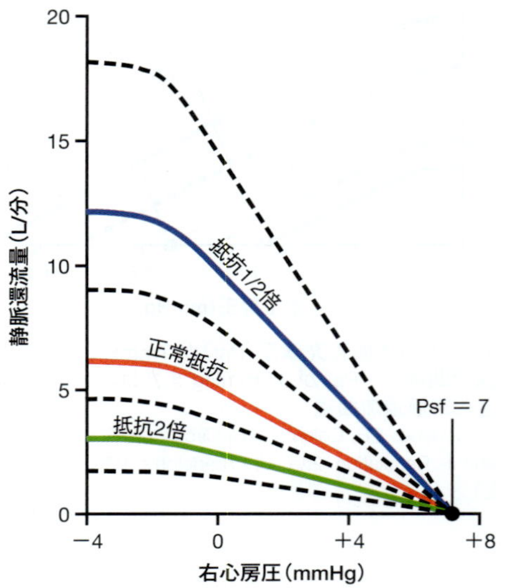

図 20.13 静脈還流抵抗変化の影響を示す静脈還流曲線
（Guyton AC, Jones CE, Coleman TB: Circulatory Physiology: Cardiac Output and its Regulation, 2nd ed. Philadelphia: WB Saunders, 1973 より改変）

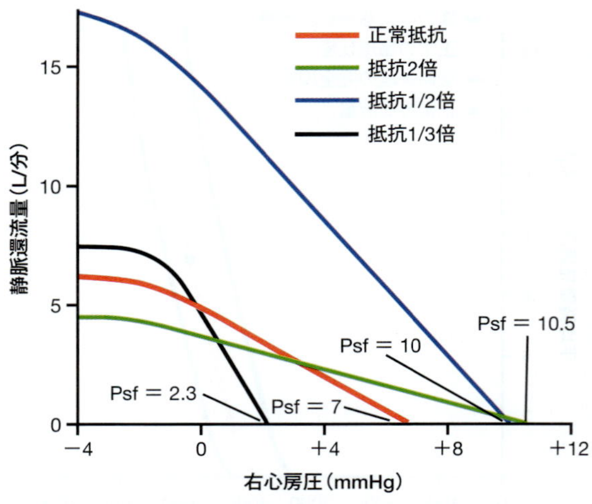

図 20.14 静脈還流曲線の主要なパターンの組み合わせ
すなわち平均体血管充満圧（Psf）と静脈還流抵抗が同時に変化したときにみられる変化．（Guyton AC, Jones CE, Coleman TB: Circulatory Physiology: Cardiac Output and its Regulation, 2nd ed. Philadelphia: WB Saunders, 1973 より改変）

健常成人ではこれらの値は以下のようになる．*VR* = 5 L/分，*Psf* = 7 mmHg，*PRA* = 0 mmHg，*RVR* = 1.4 mmHg/L/分．

静脈還流抵抗が静脈還流曲線に及ぼす影響

図 20.13 は，静脈還流抵抗が静脈還流曲線に及ぼす効果をみたものである．この図から抵抗が正常（赤線）の 1/2 に低下すると血流は約 2 倍になり（青線），曲線の傾きも 2 倍になる．一方，血管抵抗が 2 倍になると，曲線の傾きは 1/2 になり，曲線の傾きも 1/2 になる（緑線）．

しかし右心房圧が上昇して，平均体血管充満圧に等しくなると静脈還流はいかなる抵抗のもとでもゼロになる．循環系における抵抗は意味をなさなくなる．したがって右心房圧が上昇する最高レベルは，心臓の働きには関係なく，平均体血管充満圧に等しい．

静脈還流曲線パターンの組み合わせ

図 20.14 は，平均体血管充満圧と静脈還流抵抗の同時に変化したときの静脈還流曲線に及ぼす影響を示したものである．これら 2 つの要素は同時に働くことを意味する．

心拍出量曲線および静脈還流曲線の同時記録による心拍出量と右心房圧の分析

正常の生理的循環では，心臓と体循環系は一体になって働かねばならない．これは，①体循環系からの静脈還流は心臓からの拍出量に等しい，②右心房圧は心臓ならびに体循環系のいずれに対しても同じ値として作用する．

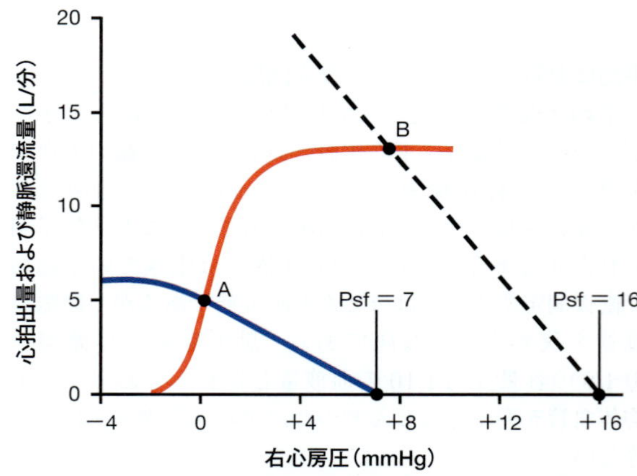

図 20.15 心拍出量曲線（赤線）と静脈還流曲線（青線）が正常なときの 2 本の曲線からの解析
輸血により血液量が 20％増加すると，静脈還流曲線は点線のように変化し，平衡点が A から B へ移動する．Psf：平均体血管充満圧．

したがって心拍出量と右心房圧は，以下の要素で規定される．

①刻々の心臓ポンプ能力をもとに心拍出量曲線を描く．

②体循環系から心臓への血流の刻々の状態をもとに静脈還流曲線を描く．

③**図 20.15** に示すように，これら 2 つの曲線の交点から，ある右心房圧に対する心拍出量と静脈還流量が示される．

この図において 2 本の実線は正常の心拍出量曲線（赤線）と正常の静脈還流曲線（青線）を示す．この図から A 点でのみ，共通の右心房圧のもとで，静脈還流量と心拍出量が等しくなる．すなわち正常の循環系での右心房圧，心拍出量，静脈還流は A 点で示される．その正常値は心拍出量 5 L/分，右心房圧 0 mmHg である．

血液量増加が心拍出量に及ぼす影響

血液量が突然約 20％増えた場合，心拍出量は約 2.5〜3 倍に増加する．この効果は図 20.15 の点線で示される．大量の血液を迅速に注入すると，循環系は充満して，平均体血管充満圧を 16 mmHg に上昇させ，静脈還流曲線を右方に偏位させる．同時に血液量の増加は血管壁を伸展させるため，血管抵抗さらに静脈還流抵抗を低下させ，静脈還流曲線を上方に回転させる．これら 2 つの効果により，図 20.15 の静脈還流曲線は実線から点線に移動する．この新しい曲線は心拍出量曲線と B 点において交叉し，心拍出量は 2.5〜3 倍に，右心房圧は約 8 mmHg に上昇することを示している．

血液量増加に対する代償効果

血液量増加による心拍出量の増加は，すぐにいくつかの代償機構が始まるために，わずか数分持続するだけである．

①心拍出量の増加は毛細血管圧を上昇させ，体液は血管から組織へ漏出することで血液量は正常値になる．

②静脈内圧の上昇は，静脈壁を負荷－弛緩反応とよばれる機序により次第に伸展させる．これは特に静脈血のリザーバーである肝臓や脾臓などで生じ，平均体血管充満圧低下をもたらす．

③末梢組織での過剰な血流は，末梢血管抵抗の自動制御機構を作動させ，静脈還流抵抗を増大させる．

これらの機序は平均体血管充満圧を正常方向に戻し，体循環系の抵抗血管を収縮させる．したがって 10〜40 分かけて，次第に心拍出量は正常に回復する．

交感神経刺激が心拍出量に及ぼす影響

交感神経刺激は心臓ならびに体循環系に対して以下の影響を及ぼす．①心臓のポンプ作用をより強力なものにする．②体循環系において末梢血管，特に静脈を収縮させて静脈還流抵抗を増すことにより平均体血管充満圧を上昇させる．

図 20.16 において，正常の心拍出量ならびに静脈還流曲線は赤色の曲線で示されている．これら 2 本の曲線は点 A にて等しい値をとる．すなわちこれが正常の静脈還流量ならびに心拍出量であり，右心房圧 0 mmHg で心拍出量は 5 L/分である．交感神経の最大刺激（緑の曲線）は，平均体血管充満圧を 17 mmHg（静脈還流量曲線をゼロ静脈還流量に達する点で示す）に上昇させる．そして交感神経刺激は心ポンプ機能をほぼ 100％増加させる．この結果，心拍出量は平衡点 A での正常値から，正常値の約 2 倍の平衡点 D まで増加する（しかし右心房圧はほとんど変化しない）．このように，交感神経刺激の興奮状態が増加すると，心拍出量は徐々に増加し，数秒から数分以内の短い期間の代償機構が起こるまでの短時間の間は心拍出量が約 2 倍に増加する．

心拍出量に及ぼす交感神経の抑制効果

交感神経系は，全脊椎麻酔または交感神経節でのインパルス伝達をブロックする**ヘキサメトニウム**（hexamethonium）などの薬剤により阻害される．図 20.16 の最下段の点線は，全脊椎麻酔による交感神経抑制時の状態を示す．これは，①平均体血管充満圧が 4 mmHg にまで低下し，②心臓のポンプ効率は正常の 80％に落ち込むことを示している．心拍出量は，点 A から点 B へと正常の約 60％に減少する．

大きな動静脈瘻交通の影響

図 20.17 は，大きな動静脈瘻，すなわち太い動脈と太い静脈を直接交通させたときの循環系のさまざまな変化を示す．

(1)点 A で交叉する 2 つの曲線は正常状態を示す．

(2)点 B は動静脈瘻を交叉させた直後の状態を表す．主たる効果は：①血液が末梢血管の抵抗を経ず，動脈からほとんど抵抗なく静脈に流入するため，静脈還流抵抗が著しく減少し，静脈還流曲線は突然上方へ偏位し，かつ急峻なものとなる．②動静脈瘻が交通することにより末梢血管抵抗は減じ，心臓からの血液駆出に対抗する動脈圧は急速に低下するため，心拍出量はわずかに増加する．点 B で示すように，5 L/分の心拍出量は 13 mmHg/分へ増加し，右心房圧は 13 L/分に上昇する．

(3)点 C は，動静脈瘻が交通 1分後の状態で，交感神経反射の作用により動脈圧はほぼ正常に回復し，以下の 2 つの効果が発現した後の状態を表す．①平均体血管充満圧はすべての血管が収縮するため，7〜9 mmHg に上昇し，静脈還流曲線を 2 mmHg 右方に

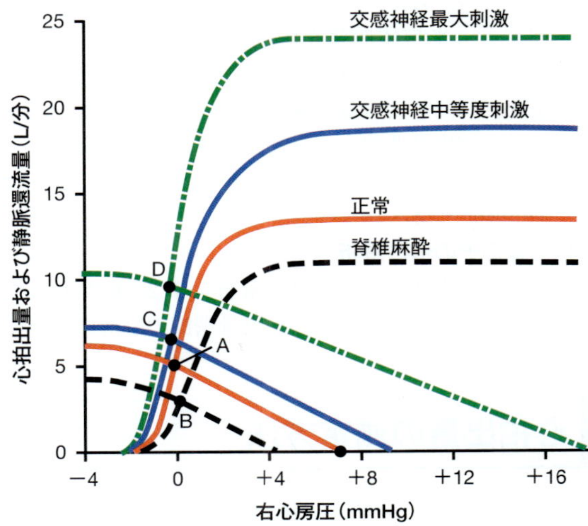

図 20.16　交感神経活性と心拍出量
①交感神経の中等度刺激（A〜C へ）．②交感神経の最大刺激（D）．③全脊椎麻酔による交感神経抑制（B）．
（Guyton AC, Jones CE, Coleman TB: Circulatory Physiology: Cardiac Output and its Regulation, 2nd ed. Philadelphia: WB Saunders, 1973 より改変）

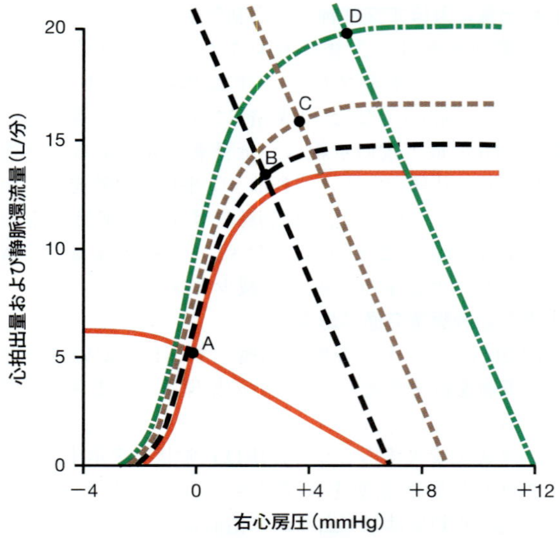

図 20.17 大きな動静脈瘻が突然開通した際の，心拍出量と右心房圧の経時的変化

A：正常状態．B：動静脈瘻開通直後．C：1分程度経過して交感神経反射が亢進したとき．D：数週間経過して血液量が増加して心肥大が起こり始めた状態．

（Guyton AC, Jones CE, Coleman TB: Circulatory Physiology: Cardiac Output and its Regulation, 2nd ed. Philadelphia: WB Saunders, 1973 より改変）

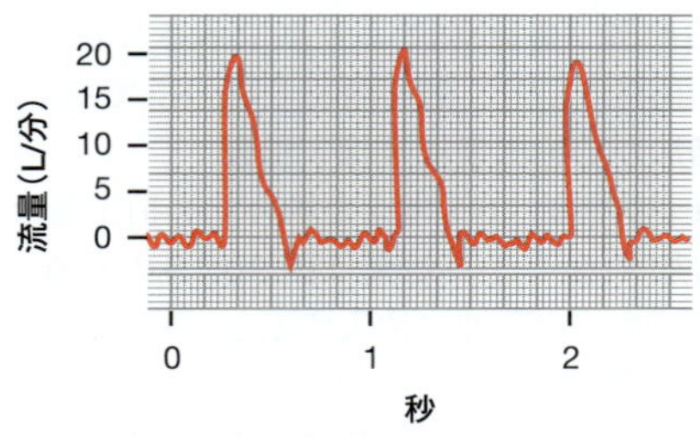

図 20.18 電磁流量計により測定した大動脈起始部の拍動流

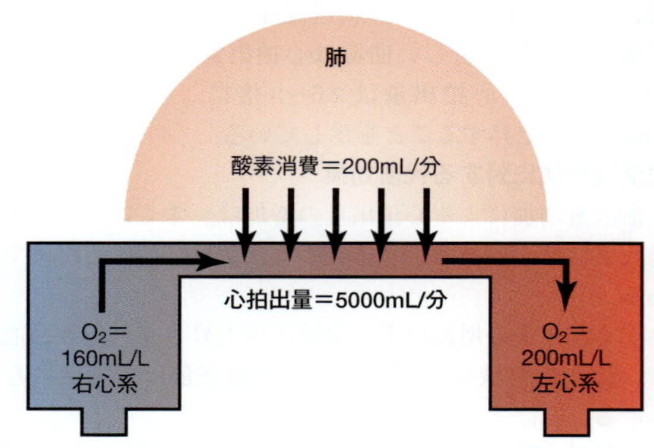

図 20.19 フィックの原理を応用した心拍出量測定

偏位させる．②心拍出量曲線は心臓に対する交感神経活性亢進により，さらに上方に偏位する．この結果心拍出量は約 16 L/分に，右心房圧は 4 mmHg に上昇する．

(4)点 D は，動静脈瘻が交通数週間後の状態で，動脈圧はわずかではあるが低下し，交感神経活性は亢進するため，腎からの尿排泄量は減少し，血液量は増加する．平均体血管充満圧は 12 mmHg に上昇し，静脈還流曲線は 3 mmHg さらに右方に偏位する．また長期間持続する心臓への負荷は心筋肥大を起こし，心排出量曲線をさらに上昇させる．したがって点 D では心拍出量は，約 20 L/分，右心房圧は 6 mmHg となる．

心拍出量のその他の解析

第 21 章で運動時の心拍出量解析，第 22 章でうっ血性心不全の種々の段階での心拍出量調節の解析について解説する．

心拍出量の測定方法

動物実験では，大動脈，肺動脈，心臓に入る大静脈にカニューレを挿入して，流量計により心拍出量を測定することが可能である．電磁流量計ないし超音波血流計は，大動脈あるいは肺動脈に留置して心拍出量を測定できる．

しかし，ヒトではごくまれな場合を除き，非侵襲的で間接的な方法により心拍出量を測定する．最も一般的に用いられる方法は酸素消費量から計算する Fick 法と色素希釈法である．

心拍出量は心臓超音波を用いて，胸壁あるいは食道よりトランスデューサー用いて心腔の大きさならびに左心室から大動脈の血流を測定することができる．1 回拍出量は，大動脈へ流出する血流速度と超音波装置により測定される大動脈径を用いて計測される．心拍出量は 1 回拍出量と心拍数から計算することができる．

電磁流量計あるいは超音波流量計により測定された拍動性心拍出量

図 20.18 は，電磁流量計を用いて測定したイヌの大動脈起始部の血流である．血流速度は収縮期に急速に増加してピークに達し，収縮終期にわずかな時間だけ逆流する．この逆行する血流は大動脈弁を閉鎖させる．また逆流により大動脈弁が閉鎖して血流はゼロになる．

フィック法を用いた心拍出量測定

フィック法の原理を**図 20.19** により説明する．この図は毎分200 mL の酸素が肺から血流中に吸収することを示している．また右心系に流入する血液は 1 L あたり 160 mL の酸素濃度をもつのに対し，左心系を出る血液は 200 mL の酸素濃度をもつことを示す．これらのデータから 1 L の血液が肺を通過するごとに 40 mL の酸素を得ると計算される．

肺から血液中に1分間に吸収される酸素の総量は200 mLであるから，血液1Lを1単位とすると，毎分5単位の血液が肺循環系を流れてこの量の酸素を吸収していることになる．したがって，この肺を流れる毎分の血液は5Lである．すなわち心拍出量は下記の式で求められる．

$$\text{心拍出量(L/分)} = \frac{\text{1分あたり肺から吸収される酸素の量(mL/分)}}{\text{動静脈酸素含量較差(mL/L血液)}}$$

フィック法を施行する際，通常カテーテルを前腕の上腕静脈より挿入し，これを鎖骨下静脈から右心房，さらに右心室または肺静脈に進め，混合静脈血を採取する．動脈血は体内のいずれの動脈からも採取しうる．また肺からの酸素吸入は酸素濃度計を用いて，呼気中の酸素消費を測定することにより求められる．

指示薬希釈法による心拍出量の測定

指示薬希釈法(indicator dilution method)による心拍出量測定は，少量の**指示薬**(indicator)を大静脈，できれば右心房に注入して行われる．指示薬は速やかに右心系を通過し，肺静脈を経て左心系，最終的に体循環系の動脈に流入する．この指示薬が末梢動脈を流れる際，**図 20.20** に示されるような曲線が描ける．この実験ではどちらの例でも5 mgのカルディオグリーンが時間ゼロの時点で注入されている．上段の記録では注入後3秒間は，色素は動脈血中に現れず，その後動脈血中濃度は急速に上昇し，6〜7秒後に最大値となっている．こののち色素濃度は急速に低下する．濃度がゼロに到達する前に，一定量の色素は末梢血管を循環し，再び心臓に戻ってくる．その結果動脈血中の色素濃度は再上昇し始める．計算のため，図中の点線で示したように，濃度曲線の下降脚を基線に向けて**外挿**(extrapolate)する必要がある．こうして動静脈中の色素の時間-濃度曲線のうち，再循環の要素を除いた成分が色素の初回循環であり，これはかなり正確に見積もることが可能である．

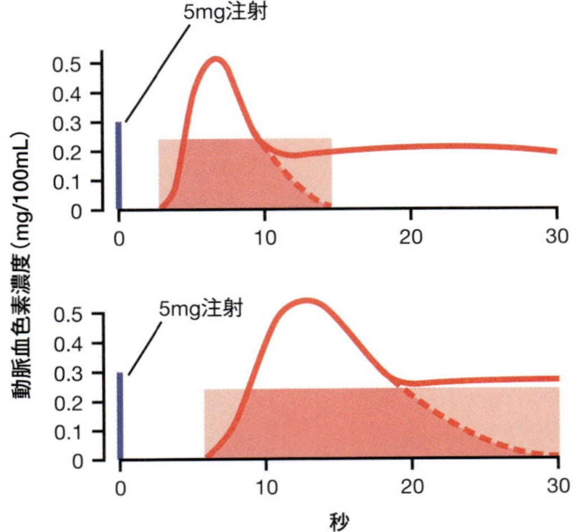

図 20.20　色素希釈法による心拍出量測定に用いた外挿色素濃度曲線
外挿色素濃度曲線の2例(長方形の部分は，色素が検出され始めてから外挿した曲線が終わるまでの時間の動脈血平均色素濃度を計算する方法)．

時間濃度曲線がいったん決定されると，曲線が持続している時間内での色素の平均濃度が算定される．例えば**図 20.20** の上段では，最初と外挿をあわせた曲線全部の下の面積を測定し，その曲線の持続時間内の平均色素濃度として表すことによってなされる．長方形の斜線部分は曲線と等しい面積をもち，色素の持続時間は0.25 mg/dL，持続時間は12秒であることがわかる．試験の開始時に計5 mgの色素が注入されており，100 mLあたり，0.25 mgの色素を含有した血液は，12秒間で，この色素すべてを心臓と肺に送り込んだことになる．血液100 mLを1単位とすると12秒に20単位(5 mg÷0.25 mg)，すなわち2Lが運搬される必要があり，これは1分間あたりの血液量に換算すると10 L/分で，これが心拍出量になる．**図 20.20** の下段の心拍出量の計算は読者により施行されたい．以上をまとめると心拍出量は下記の式で求められる．

$$\text{心拍出量(mL/分)} = \frac{\text{注入した色素の量(mg)} \times 60}{\begin{matrix}\text{希釈曲線持続時間中の} \\ \text{血液1mL中に存在する} \\ \text{平均色素濃度}\end{matrix} \times \begin{matrix}\text{希釈曲線} \\ \text{持続時間(秒)}\end{matrix}}$$

参考文献

Guyton AC: Determination of cardiac output by equating venous return curves with cardiac response curves. Physiol Rev 35:123, 1955.

Guyton AC: The relationship of cardiac output and arterial pressure control. Circulation 64:1079, 1981.

Guyton AC, Jones CE, Coleman TG: Circulatory Physiology: Cardiac Output and Its Regulation. Philadelphia: WB Saunders, 1973.

Hall JE: Integration and regulation of cardiovascular function. Am J Physiol 277:S174, 1999.

Hall JE: The pioneering use of systems analysis to study cardiac output regulation. Am J Physiol Regul Integr Comp Physiol 287:R1009, 2004.

Hollenberg SM: Hemodynamic monitoring. Chest 143:1480, 2013.

Klein I, Danzi S: Thyroid disease and the heart. Circulation 116:1725, 2007.

Koch WJ, Lefkowitz RJ, Rockman HA: Functional consequences of altering myocardial adrenergic receptor signaling. Annu Rev Physiol 62:237, 2000.

Lymperopoulos A, Rengo G, Koch WJ: Adrenergic nervous system in heart failure: pathophysiology and therapy. Circ Res 113:739, 2013.

Rothe CF: Reflex control of veins and vascular capacitance. Physiol Rev 63:1281, 1983.

Rothe CF: Mean circulatory filling pressure: its meaning and measurement. J Appl Physiol 74:499, 1993.

Sarnoff SJ, Berglund E: Ventricular function. 1. Starling's law of the heart, studied by means of simultaneous right and left ventricular function curves in the dog. Circulation 9:706, 1953.

Uemura K, Sugimachi M, Kawada T, et al: A novel framework of circulatory equilibrium. Am J Physiol Heart Circ Physiol 286:H2376, 2004.

Vatner SF, Braunwald E: Cardiovascular control mechanisms in the conscious state. N Engl J Med 293:970, 1975.

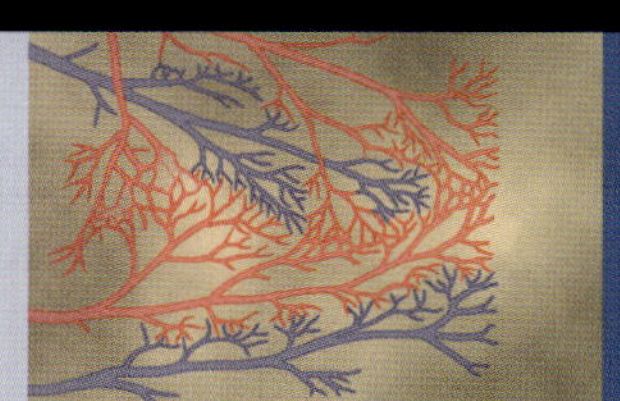

第21章 運動中の筋血流量と心拍出量：冠循環と虚血性心疾患

本章では，①骨格筋の血流量と，②心臓への冠動脈血流量について解説する．筋組織の代謝需要に応じて，主に血管抵抗が局所的に調節されて，これらの組織の血流量は制御されている．

さらに，①運動中の心拍出量調節，②**心臓発作**の特徴，③**狭心症**における胸痛，に関連した項目についても生理学的に考察する．

安静時と運動時の骨格筋血流量の調節

激しい運動は，全身で大きな割合を占める骨格筋に大量の血液を供給する必要があるために，正常な循環系にとって最も大きな負荷の1つとなる．運動時に骨格筋が必要とする代謝を満たすために，運動時の心拍出量はアスリートでない人でも安静時の4～5倍に，アスリートでは6～7倍にもなる．

筋を流れる血流量

安静時に骨格筋に流れる**血流量**は平均で筋肉100 gあたり3～4 mL/分である．よく鍛えられたアスリートでは激しい運動時には血流量が25～50倍(100～200 mL/分/100 g)まで増加する．持久力トレーニングをしているアスリートでは血流量の最大値が400 mL/分/100 gまで到達したという報告もある．

筋収縮時の血流量

図21.1では下肢腓腹筋に強度の律動的運動をさせたときに起こる血流量変化を示す．筋肉が収縮しているときに血流量が増減していることに注目してほしい．運動終了時点では数秒間，血流量は高いままであるが，数分後には安静値まで回復する．

運動中，筋収縮時には収縮した筋のため血管が圧迫され血流が減少する．強い**強縮性**(tetanic)収縮では血管が持続的に圧迫されるので，血流はほとんど止まってしまい，急速に収縮力が低下する．

運動中の筋肉内毛細血管血流の増加

安静時の筋肉には毛細血管内に，ほとんどあるいはまったく血流のないものがいくつかみられる．しかし，激しい運動が始まるとすべての毛細血管が開く．このように“休眠”していた毛細血管が開いて，収縮する筋肉の隅々に酸素と栄養素を拡散させる．酸素や栄養素が筋線維へ届きやすくなるように，毛細血管表面積は時に2～3倍にまで増加する．

骨格筋の血流量調節

筋肉の酸素が減少すると血流量が著増する

骨格筋活動中には，主に化学的な直接作用によって筋細動脈が拡張し，筋血流量が著しく増加する．化学的効果の重要なものの1つは，筋組織における酸素の減少である．筋肉が活動して酸素が急速に使用されると，組織内液の酸素濃度が減少する．そうなると，酸素不足のため細動脈が持続的に収縮できなくなること，ならびに血管拡張因子が放出されること，の2つの理由で局所の細動脈血管が拡張する．**アデノシン**は重要な血管拡張因子とみなされている．しかし，大量のアデノシンを筋肉内動脈に投与しても，強度の運動中にみられるような血流量の増加がなかった，また骨格筋内の血管拡張も2時間以上持続できなかった，という実験結果も報告されている．

幸いなことに，筋血管に対するアデノシンの血管拡張作用がなくなっても，運動が続く限り，他の血管拡張因子が毛細血管血流量を増加させ続ける．他の因子とは，① K^+，②**アデノシン三リン酸**(adenosine triphosphate：ATP)，③**乳酸**，④**二酸化炭素**である．筋活動中に起こる血流量の増加に対して，これらの因子がどれだけの役割を果たすのかについては，いまだに定量的な解析がなされていない．この件については第17章でより詳細に解説している．

筋血流量の神経性調節

局所での血管拡張機序に加えて，骨格筋では**交感神経性血管収縮神経線維**と(ある動物種では)**交感神経性血管拡張神経線維**によって血流量が調節されている．

交感神経性血管収縮神経線維

交感神経性の血管収縮神経線維はその神経終末で**ノルアドレナリン**(noradrenaline)を分泌する．最大限に活性化すると，安静時の筋肉に流れる血流量が正常の半分から1/3まで低下する．循環性ショックやその他のストレスによって動脈圧が低下するとき，この血管収縮が生理的に働いて血圧低下を防ぐ点で重要である．

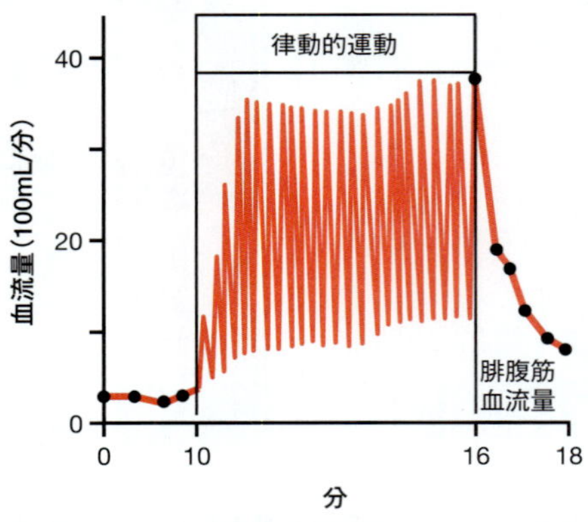

図 21.1　強度の律動的運動を腓腹筋に与えたときの血流量の変化

収縮中の血流量は弛緩時の血流量よりも著しく低い.

(Barcroft H, Dornhorst AC: The blood flow through the human calf during rhythmic exercise. J Physiol 109:402, 1949 より改変)

強い運動時には交感神経終末から放出されるノルアドレナリンに加えて，両側の副腎髄質から大量のノルアドレナリンと同時に大量の**アドレナリン**(adrenaline)も血液中に放出される．循環血液中のノルアドレナリンは交感神経からの直接的刺激と同様に筋血管に働いて血管収縮作用を示す．一方，アドレナリンにはわずかながら血管拡張作用もみられる．それはアドレナリンが血管の拡張作用のあるβアドレナリン受容体をより強く刺激するからである．これはノルアドレナリンが血管収縮作用のあるα受容体をより強く刺激するのとは対照的である．これらの受容体については第 61 章で述べる．

運動時にみられる循環動態の再調節

運動時には筋肉が必要とする大量の血液を供給するため，循環動態に 3 つの主要な変化が生じる．それは，①多くの組織で交感神経活性が亢進することに伴って循環系にその刺激効果が生じること，②動脈圧が上がること，③心拍出量が上がることである．

交感神経系刺激の効果

運動開始時，筋肉に収縮を起こすために脳からの信号は筋肉に伝達されるだけではなく，血管運動中枢にも伝達され，多くの組織で交感神経性興奮が生じ始める．同時に心臓に行く副交感神経刺激が減弱する．これによって循環動態には次の 3 つの影響が生じる．

第 1 に，普段は副交感神経によって抑制されている心臓が，抑制から解放される．さらに交感神経刺激が加わって，心拍数が著しく増加し，心ポンプ機能が増強する．

第 2 に，活動中の筋組織にある細動脈が筋肉内の局所効果により強く拡張する．一方，前述の通り，他の末梢循環ではほとんどの細動脈は強く収縮している．刺激を受けた心臓は，筋組織が必要とする血流量を供給するが，このときほとんどの非筋組織への血流量は一時的に減少する．いわば血流を筋組織へ**貸し出し**(lending)供給しているといえる．この“貸し出し”は筋組織への血液量を 2 L/分ほど余分に増やすことになる．例えば，ヒトが必死に走るとき，しかも走る速度をほんの少し速くすることが生死の分かれ目になる場合などには非常に重要な意味をもつ．心臓と脳の 2 つの循環には血管収縮神経支配がほとんどないため，冠動脈系と脳動脈系にはこのような血管収縮効果は現れない．なぜなら骨格筋と同様に，運動中においても心臓と脳は働き続けなければならないからである．

第 3 に静脈と他領域の容量血管は強く収縮し，平均体循環充満圧を著しく増加させる．第 20 章で解説したように，このことは心臓への静脈還流量を増加させて，心拍出量が増加する最も重要な因子の 1 つである．

運動時の交感神経刺激による動脈圧上昇

運動時の交感神経刺激の増加によって，動脈圧が上昇することは非常に重要である．動脈圧の上昇はいくつかの刺激効果によって得られる．それは，①身体の大部分における細動脈や小動脈の収縮(脳および心筋を含む活動中の筋組織を除く)，②心臓のポンプ機能の増加，③主に静脈の収縮によって起こる平均体血管充満圧の著増，による．これらの作用が協調して，運動中の動脈圧はほぼつねに上昇する．動脈圧は運動の程度に応じて，低いものでは 20 mmHg から多いものでは 80 mmHg 程度上昇する．たとえ活動する筋肉量が少なくても，緊張するような場面であれば，交感神経刺激効果は身体のあらゆる部分で起こりうる．一部の筋組織で血管拡張が生じているかもしれないが，主な全身的の血管は収縮しており，平均の動脈圧は時として 170 mmHg まで上昇する．これは天井に金槌で釘を打つために椅子に立っているような，明らかに強い緊張状態にある人に起こる現象であろう．

ランニングや水泳などの全身運動をしたときでは，かえって動脈圧の上昇が 20〜40 mmHg 程度にしかならないことがよくある．それほど血圧が上昇しないのは，活動している多くの筋組織で強い血管拡張が一斉に発生しているからである．

なぜ運動中の血圧上昇が大切なのか？

実験的に動脈圧が上昇しないような状態で最大筋運動をさせると，運動中の筋血流量が 8 倍以上に増加することは滅多にない．一方で，安静時では全身に流れる血流量でさえ 1 L/分程度であるのに，マラソンランナーの筋血流量は最大活動時に 20 L/分以上になるという研究報告がある．ということは，明らかに，先に述べた単純な実験結果以上に運動筋への血流量が増加する．なぜ，こんなにも差があるのか？　主な理由としては，動脈圧は普通の運動で上昇するからである．例えば，通常，強い運動時にみられるように動脈圧が 30％増加したとしよ

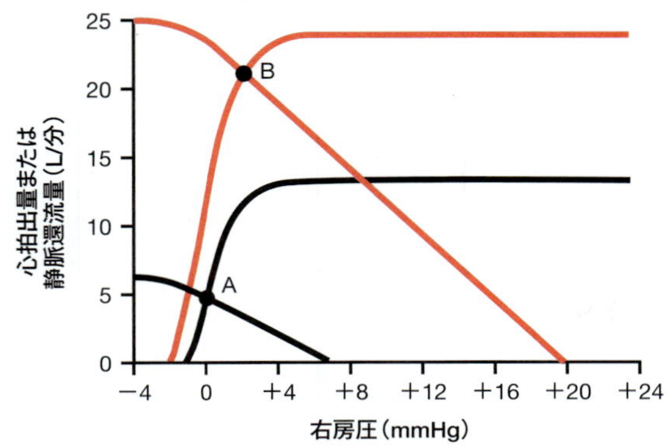

図 21.2　強い運動開始時における心拍出量，静脈還流量，右房圧の関係図
黒線：通常の循環動態，赤線：強運動時の循環動態．

う．動脈圧が30%増加すると，30%強い力で筋組織の血管を血液が駆出されていく．これだけが重要ではなく，上昇した動脈圧で血管壁が伸展され，局所での血管拡張因子が放出される．これと上昇した動脈圧との影響があいまって，正常の20倍以上にまで筋血流量が増えると考えられる．

運動中に心拍出量が増加する必要性

運動の程度に比例して心拍出量を増加させるために，運動中には多種多様な生理学的作用が起きている．運動中の筋組織へ酸素や栄養素を届けるために心拍出量を増加させなくてはならない．したがって，実際に，筋自体の筋力が筋肉運動を持続できる限界を決めてしまうように，循環系の能力によっても運動の限界が決まってしまう．例えばマラソン選手において，心拍出量を最大に増やすことができる選手が世界最速記録を塗り替える選手になりうる．

激しい運動時における心拍出量変化の図形解析

図 21.2 は激しい運動時に起きる心拍出量の増加（と静脈還流量）に関する図を示す．心拍出量曲線と静脈還流量曲線は，正常の循環動態ではA点で交差し，激しい運動時にはB点で交差する．心拍出量を著しく増やすためには，以下のように心拍出量曲線と静脈還流量曲線の2つとも大きく変化しなければならないことに注意してほしい．

心拍出量曲線がどの程度増加するのかは理解しやすい．それはほとんどが心臓に対する交感神経系刺激によるものであり，①心拍数の増加と，②心収縮力の増強を引き起こす．しばしば心拍数は170〜190回/分まで達し，心収縮力は正常の2倍にまでなる．このようなレベルまで心機能が上昇しなければ，通常の心臓では心拍出量の増加は頭打ちになり，たった2.5倍程度までしか心拍出量は増加しない．ちなみに普通の人でも通常，心拍出量は4倍に増加し，心拍出量が7倍にまで増加するマラソン選手もいる．

では静脈還流量について考えてみよう．もし静脈還流量曲線が変化しないと，静脈還流量の最高値は6 L/分しかないので，運動中にもかかわらず，心拍出量はほとんど増加しないことになる．そこで以下の2つの重要な変化が起こる．

①強い運動開始時には**平均体血管充満圧**が跳ね上がる．その理由の一部としては，静脈と循環系に存在するその他の容量血管が交感神経刺激で収縮するからである．さらに，腹筋やその他の骨格筋が体内の多くの血管を圧迫するため，全身の容量血管がさらに圧迫され，平均体血管充満圧がさらに増加する．これらの2つの作用によって，平均体血管充満圧は正常の7 mmHgから最大運動時には30 mmHgまで上昇する．

②静脈還流量曲線の傾きが急峻になる．これは活動筋組織にあるすべての血管抵抗が減るからである．そのため，静脈還流への抵抗が減り，その結果，静脈還流量曲線の傾きが急峻になる．

したがって，平均体血管充満圧の上昇と静脈還流抵抗の減少があいまって，静脈還流量は増加し，静脈還流量曲線全体が上方移動する．

静脈還流量曲線と心拍出量曲線の両方が変化したことで，**右房圧**と心拍出量の平衡点は**図 21.2** に示すように正常のA点から新しいB点へ移動する．右房圧はほんの1.5 mmHgだけ上昇したのみで，ほとんど変化しないことに注意してほしい．実際，激しい運動時に交感神経活性が著しく亢進しても，しばしば右房圧が正常以下になるような強心臓の持ち主もいる．反対に，ほどほどの運動でも，著しく右房圧が上昇するような弱い心臓の持ち主もいる．

冠動脈の循環

西欧先進諸国における全死亡原因の約1/3は冠動脈疾患であり，ほぼすべての高齢者には何らかの**冠動脈の循環障害**があるといわれている．したがって，冠動脈循環の病態生理を理解することは，医学における最も重要な課題の1つである．

冠血管による血液供給の解剖生理学

図 21.3 に心臓と心臓への血液供給血管を示す．主な冠動脈は心臓表面を走行し，小動脈になって心筋内へ貫通していくことに注意してほしい．心臓に栄養を供給するのに必要な血液は，ほぼすべてこの動脈から流れ込む．心内膜側の1/10 mm程度の部分しか心腔内血液から直接栄養供給されないので，心筋表層からの栄養供給は微々たるものである．

80〜90%の人で，**左冠動脈**（left coronary artery）は主として左心室の前壁と側壁を栄養し，**右冠動脈**（right coronary artery）は右心室と左心室後壁を栄養する．

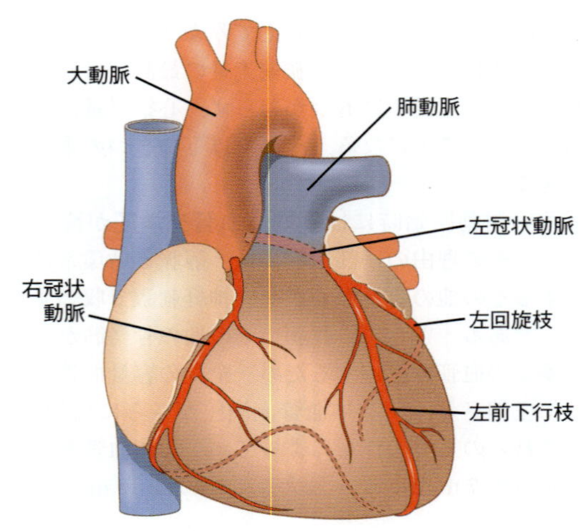

図 21.3 冠動脈

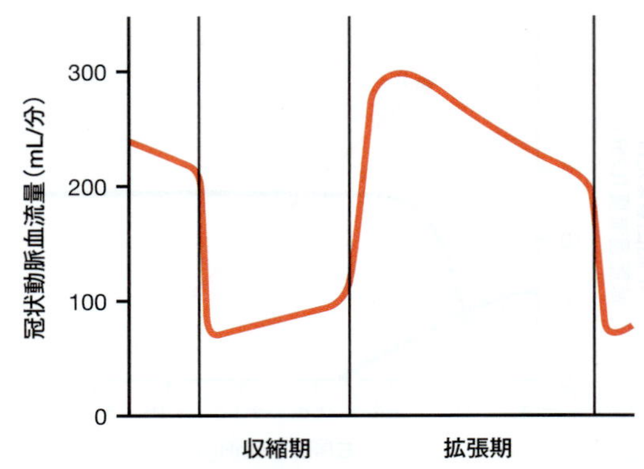

図 21.4 収縮期と拡張期におけるヒト左心室の冠毛細血管を流れる血流量の周期性変化
(イヌの血流量から推定した)

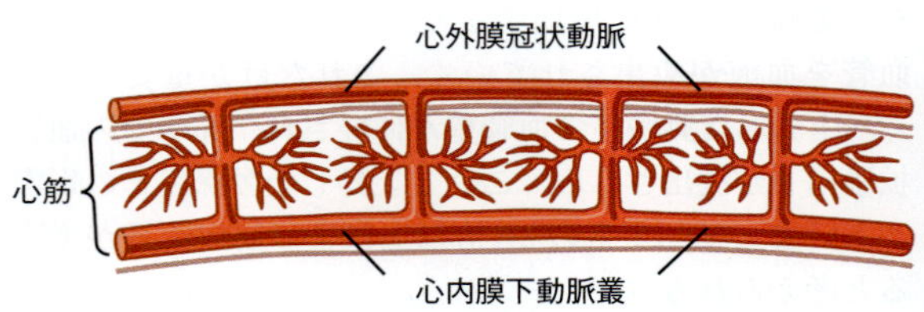

図 21.5 心外膜，心筋内，心内膜下の各冠動脈の模式図

左心室筋を栄養した血液はほとんどが**冠静脈洞**(coronary sinus)を経て右房へ戻る(全冠血流量の約75%)．一方で，右心室筋を栄養した血液は，ほとんどが冠静脈洞を経ずに**前心静脈**(anterior cardiac veins)を経て直接右房に流れる．わずかながら，非常に細い**テベシウス静脈**(thebesian veins)を介して直接心腔内に戻る血液も存在する．

正常冠血流量は心拍出量の約 5%である

ヒト安静時の正常**冠血流量**は，約 225 mL/分(体重 100 g あたり 70 mL/分)であり，全心拍出量の約 4～5%である．

若年成人の心臓では，激しい運動時に心拍出量を通常の 4～7 倍にまで増加させ，普段より高い血圧に対抗して血液を駆出する．その結果，このような厳しい状況下での心臓の仕事量は 6～9 倍にまで増加する可能性がある．それと同時に心臓が必要とする栄養分も増えることになり，それを供給するために冠血流量も 3～4 倍に増加する．冠血流量と心臓の仕事量の増加率が一致しないのは，冠血流量あたりの心臓のエネルギー消費量の割合が増加するからである．心臓のエネルギー利用が“効率化”するのは，冠血流量が相対的に不足するのを補うためである．

収縮期と拡張期における冠血流量の周期的変化：心筋圧迫による変動

図 21.4 では，動物実験のデータを基に，ヒト心臓の収縮期と拡張期の左心室栄養毛細血管を通る血液量の変化を示している．この図で注意してほしいのは，全身の他部位の血管床を流れる血流量とは逆に，左心室の冠毛細血管血流量は収縮期に減少することである．その理由は，収縮期では左心室の心筋によって，筋内の血管が強く圧迫されてしまうからである．

拡張期には心筋が弛緩するので，左心室筋の毛細血管が遮断されなくなり，拡張期の間中，血液が流れる．

右心室の冠動脈血流も心周期と同期して周期的に変化するが，右心室の収縮力は左心室と比べてはるかに小さいので，左心室でみられるような逆相の周期的変化はそれほど大きくない．

心外膜冠血流 vs 心内膜下冠血流：心筋内圧の影響

図 21.5 に示すように，冠血管は心筋内の異なる深さで特殊な走行をしている．外表面にある**心外膜冠動脈**(epicardial coronary arteries)から心筋の大部分に血液が供給される．心外膜冠動脈から分岐した細い心筋内動脈が，心筋内に潜り込み，必要な栄養素を供給する．心内膜直下に**心内膜下動脈**(subendocardial arteries)が横たわっている．収縮期には心筋の収縮によって心筋内冠血管が強く圧迫されるので，左心室の心内膜下叢を流れる血流量は減少する．しかしながら，通常は心内膜下叢にある特殊血管がこの減少を補っている．本章の後半で説明するが，心外膜冠動脈と心内膜下冠動脈を結ぶこの特殊血管の違いが，ある種の冠動脈の虚血(**冠虚血**)では重要な役割を果たすことになる．

冠動脈血流量の制御

冠動脈血流量の第一の制御因子は局所の心筋代謝である

心筋の必要とする栄養量に応じて，局所の細動脈が拡張することで，冠血管系を流れる血流量は調節されている．そのため心筋収縮力が増大するときには，冠動脈血流量も必ず増大する．逆に，心臓の活動が減少するときには冠動脈血流量も減少する．このような冠動脈血流量の局所調節は身体の多くの組織，特に骨格筋で同じように行われている．

酸素需要は主要な冠動脈血流量の局所調節因子である

通常，冠動脈血流量は心筋の**酸素需要量**に応じてほぼ正確に決定される．冠動脈血が心筋内を流れると，冠動脈血中の酸素のおおよそ70%が消費される．このとき十分量の酸素は残っていないため，冠動脈血流量が増えない限り，心筋に酸素を追加して供給できない．幸い，代謝増加による心臓の酸素消費と正比例して冠動脈血流量は増加する．

酸素消費量の増加によって冠動脈の血管拡張を引き起こす正確な仕組みはまだわかっていない．多くの研究者が推測しているのは，心臓での酸素濃度減少によって心筋細胞から血管拡張因子が放出され，細動脈が拡張するという仕組みである．**アデノシン**は強力な血管拡張因子となりうる．心筋細胞内の酸素濃度が非常に低いときに，細胞内の多くのATPが**アデノシン一リン酸**(adenosine monophosphate：AMP)に分解される．その後，さらにAMPの一部が分解されて，アデノシンとして心筋細胞組織液内に放出され，血管が拡張し，結果として局所の冠動脈血流量が増加する．アデノシンは血管拡張を起こした後，その大部分が心筋細胞に再吸収され，ATP産生に再利用される．

血管拡張因子としてみつかっているのはアデノシンだけではなく，**アデノシンリン酸化合物**，**K^+**，**H^+**，**二酸化炭素**，**ブラジキニン**，**プロスタグランジン**，**一酸化窒素**なども含まれる．アデノシンだけでは心筋活動が増加したときの冠動脈血管拡張機序を十分に説明できない．というのも，薬理学的にアデノシンの作用を阻害(あるいは一部阻害)しても，心筋活動が活性化したときに起こる冠動脈拡張作用を抑えることができないからである．骨格筋を使った，ある実験では，アデノシンを持続投与してもわずかに1〜3時間だけしか血管拡張が持続せず，アデノシンによる血管拡張効果が消失したときでも，筋運動によって局所の血管は拡張するという．したがって，前述した他の血管拡張因子が関与していることが考えられる．

冠動脈血流量の神経性調節

心臓への自律神経刺激で，冠動脈血流量は直接的にも間接的にも作用を受ける．直接作用としては，冠血管への神経伝達物質の作用であり，迷走神経からの**アセチルコリン**と交感神経からの**ノルアドレナリン**によるものが挙げられる．間接作用として，自律神経刺激の結果，心臓の活動が増減したために，2次的に冠動脈血流量が変化する．

間接作用はほとんどが直接作用と逆の効果を示すが，通常の冠動脈血流量調節については非常に重要な役割がある．交感神経刺激では，ノルアドレナリンが交感神経終末から放出されることと，**アドレナリン**がノルアドレナリンと同様に副腎髄質から放出されることで，心拍数と心収縮力を増加させ心臓の代謝率を増大させる．心臓の代謝亢進によって，局所の循環調節機構を発動させ，冠血管の拡張を誘発し，代謝亢進にほぼ比例して冠動脈血流量が増加する．一方で，迷走神経刺激ではアセチルコリンが放出されるので，心拍動が遅くなり，心収縮力はわずかに抑制される．これらのおかげで心臓の酸素消費量が減少し，間接的に冠動脈が収縮する．

冠血管系への神経刺激の直接作用

心室の冠血管系へ分布する副交感(迷走)神経線維はそれほど豊富ではない．しかし，副交感神経刺激によって放出されたアセチルコリンは直接作用として冠動脈を拡張する．

交感神経系はもっと広範囲にわたって冠血管系に分布する．第61章で神経伝達物質であるノルアドレナリンとアドレナリンが血管の収縮因子とも，拡張因子ともなることを説明する．この違いは血管壁に収縮性の受容体をもつか，拡張性の受容体をもつかどうかで決まる．収縮性受容体は**α受容体**(alpha receptors)とよばれ，拡張性受容体は**β受容体**(beta receptors)とよばれる．冠血管にはα受容体もβ受容体も存在している．一般的に心外膜冠動脈にはα受容体が圧倒的に多く存在しているが，一方で心筋内冠血管にはβ受容体が多いと考えられている．そのため，交感神経刺激によって，少なくとも理論的には全体としてわずかに冠動脈は収縮することもあれば，弛緩を引き起こしてよいはずだが，実際は収縮するのが通例である．人によってはα血管収縮が著しく強力に現れるために，交感神経の過剰な興奮が起きると**血管攣縮**性の心筋虚血が発症し，狭心痛が引き起こされる．

代謝性因子，特に心筋酸素消費に関するものは心筋血流調節の主たる制御因子である．神経刺激の直接作用によって冠動脈血流量が減少すると，代謝性因子によって数秒以内に神経刺激の効果が打ち消されて，冠動脈血流量は元に戻る．

心筋代謝の特徴

細胞代謝の基本原理は，第68〜73章で述べるように，心筋でも他の組織と同様であるが，量的な違いがある．一番大事なことは，心筋は通常，安静状態でエネルギー供給の大部分を炭水化物の代わりに**脂肪酸**で賄っていることである(エネルギーの約70%を脂肪酸で賄っている)．しかし，酸素欠乏や虚血状態に陥ると，他の組織と同様に，心臓の代謝も**嫌気性代謝**として解糖系を回さなければならなくなる．解糖系代謝では，大量の血糖(グルコース)を消費するのと同時に，大量の**乳酸**が心筋組織に蓄積してしまう．大量の乳酸が蓄積することは，本章の後半で解説するように，心筋虚血下状態で起こる心臓痛の原因の1つとなりうる．

他の組織と同様に，食物から得られたエネルギーのうち95%以上のものが，ミトコンドリアでのATP産生のために使用される．そして産生されたATPは心臓収縮や他の細胞機能にエネルギーを与えていく．重度の冠動脈の虚血が起こると，ATPはまずアデノシン二リン酸に分解され，ついでアデノシン一リン酸に，そしてアデノシンに分解されていく．アデノシンは心筋の細胞膜を透過できるので，アデノシンの多くは心筋細胞から循環血液中に拡散していく．

前述したように，遊離したアデノシンは，冠血管が低酸素にさらされたときに冠動脈を拡張させる物質の1つだと信じられている．しかし，アデノシンを喪失することも細胞には深刻な結果を及ぼす．**心筋梗塞**後に起こるような，重度の冠動脈虚血が発症して30分以内には，虚血の影響を受けた心筋細胞から約半分の**アデニン基**がなくなってしまう．さらに深刻なのは，このようなアデニン基が喪失したときに合成して補充される新たなアデニンは，1時間あたりほんの2%にすぎない．そのため，ひとたび重度の冠動脈の虚血発作が起きて，それが30分以上持続すると，虚血を回復して心筋細胞傷害や細胞死を救おうとしてもすでに手遅れかもしれない．これは心筋梗塞によって心筋細胞死が起こる主な原因の1つと考えられる．

虚血性心疾患

西欧諸国での最も多い死因は，冠動脈血流量が不足して起こる**虚血性心疾患**である．米国では，65歳以上の約35%の人が虚血性心疾患で亡くなっている．虚血性心疾患で亡くなる原因として，急性の**冠動脈閉塞**や**心室細動**で急死することが挙げられるが，他には数週間から数年かけて心臓のポンプ機能が徐々に減弱し死に至る場合もある．本章では，急性の冠動脈閉塞や心筋梗塞で発症する急性の冠動脈の虚血について解説する．第22章では，徐々に進行する冠動脈の虚血（**冠虚血**）や心筋の機能低下によって発症するうっ血性心不全について解説する．

虚血性心疾患の原因となる動脈硬化

冠動脈血流量が減少する理由として多いのは，**アテローム性動脈硬化症**によるものである．アテローム性硬化については第69章で脂質代謝と関連して解説する．ここで簡単に説明をしておくと，アテローム性動脈硬化症の遺伝的素因がある人，体重オーバーや肥満があっても運動する習慣のない人，高血圧で冠動脈血管の内皮細胞が傷つきやすい人，これらの人には全身のあらゆる血管の内皮下に大量のコレステロールが徐々に蓄積する．そしてコレステロールが蓄積した部分では，徐々に線維組織に侵蝕され，しばしば石灰化もする．その結果，**アテローム硬化性プラーク**ができて，血管内腔へ突き出し，血液が流れにくくなる．アテローム硬化性プラークの好発部位は，主冠動脈起始部から数cm以内の部分である．

急性冠動脈閉塞

急性冠動脈閉塞は，アテローム硬化性の心疾患を基礎にもつ人には好発するが，冠動脈循環が正常な人にはほとんど発症しない．急性冠動脈閉塞が起こる理由はいくつかあるが，そのうちの2つは以下の理由による．

①アテローム硬化性プラークは，**血栓**（thrombus）とよばれる凝血塊を局所で発生させ，それが動脈閉塞を起こす．血管内皮を介して動脈硬化性プラークが壊れ，血管組織が直接血流に接すると血栓が発生する．アテローム硬化性プラークの表面は平滑ではないので，血小板が付着し，フィブリンが沈着し，赤血球が捕捉され，凝血塊ができ上がる．凝血塊が成長すると血管が閉塞する．もしくは，凝血塊がアテローム硬化性プラークから遊離し，より末梢の冠動脈枝に飛んで，その動脈を閉塞してしまう．このように動脈の血流にのって末梢血管を閉塞させる血栓は，**冠動脈塞栓子**（coronary embolus）とよばれる．

②臨床医の多くは，局所の冠動脈筋層の**攣縮**も起こりうると考えている．動脈硬化性プラークの先端が動脈壁の平滑筋を直接刺激したり，その刺激に対する局所的な神経反射が起こると，冠血管壁が過剰に収縮するため攣縮が起こると考えられている．この攣縮によって血管に二次的塞栓が生じることもある．

心臓での側副血行路が生命を救う

側副血行路の存在が冠動脈閉塞における心臓での傷害の程度を大きく左右する．側副血行路は，すでに発達している場合もあれば，動脈閉塞後，数分以内に開通するような場合もある．ゆっくり発症するアテローム硬化性狭窄においても，あるいは急性発症する冠動脈閉塞においても，側副血行路は心臓での傷害を防ぐ働きがある．

正常の心臓では，太い冠動脈間に大きな連絡路はほとんど存在しない．しかし，図21.6に示すように，直径20〜250 μm程度の小動脈間には多くの吻合が存在する．

太い冠動脈の1つが突然閉塞すると，数秒以内に小さな吻合が拡張し始める．しかし，この微細な吻合では通常，梗塞領域全体の心筋を生存させるために必要な血流量の半分以下しか供給できない．梗塞時にただちに拡張した側副血行路の直径は，その後の8〜24時間ではそれ以上の拡張はない．その後，側副血行路の血流量は徐々に増加し，2〜3日後にはほぼ2倍になり，1ヵ月以内で正常もしくはほぼ正常に近い冠動脈血流量まで到達する．このような側副血行路が開通し，発達するおかげで，たとえ動脈閉塞の程度が異なっても，閉塞部位の心筋が大きすぎる患者を除いて，多くの患者で心機能をほぼ完璧に回復することができる．

何年間にもわたってアテローム性動脈硬化が進行し，

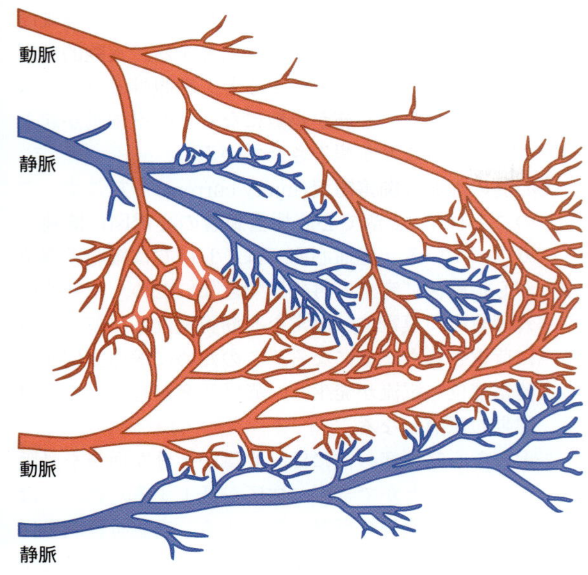

図 21.6　正常冠動脈系における微細吻合

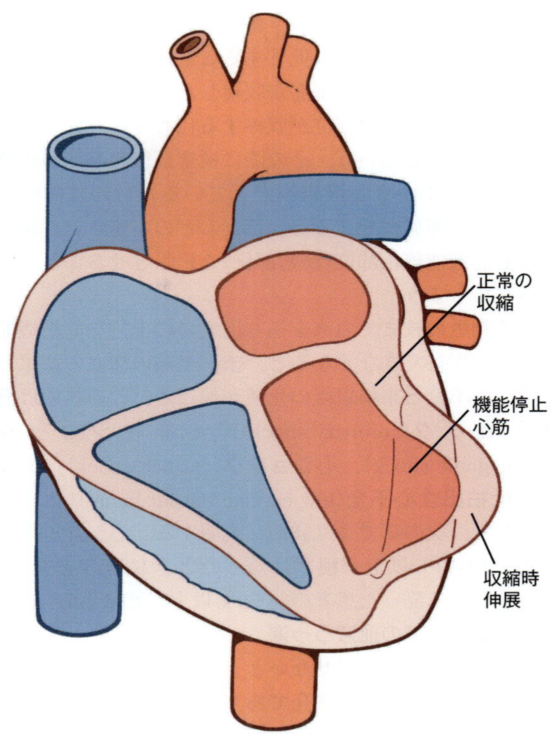

図 21.7　虚血心筋領域における収縮期伸展

動脈閉塞が起こる場合，側副血行路はアテローム性動脈硬化が次第に深刻になるのにつれて，徐々に発達してくる．そのため，このような患者が急性の心不全症状を呈することはまずない．しかし，最終的には動脈硬化が進んで，側副血行路での血流供給の限界を超えてしまうと，側副血行路そのものにもアテローム性動脈硬化が生じる．そうなると，心筋の仕事量は著しく制約され，正常に供給すべき血流量を拍出できなくなる．これが高齢者で**心不全**が起こる最も多い理由である．

心筋梗塞

急性の冠動脈閉塞直後から閉塞部位より遠位の血流は途絶し，周辺血管の側副血行路から少量の血液が流れてくるのみである．閉塞領域にある心筋には，血流がゼロかほとんど流れておらず，心筋の機能を維持することができない．この領域を**梗塞化**(infarcted)とよび，一連の過程のことを**心筋梗塞**(myocardial infarction)という．

心筋梗塞が発症してまもなく，梗塞部に側副血行路から少量の血液が流れ込み始める．同時に局所の血管拡張も徐々に起こるので，梗塞部位には血液が滞留することになる．このとき，筋線維は血中に残存している最後の酸素を使い果たしてしまうため，ヘモグロビンは脱酸素化される．そのため，梗塞部位は青褐色の色調を呈し，その部分の血管は血流がないにもかかわらず，充血しているようにみえる．さらに進行すると，血管壁の透過性が強くなり，水分も漏出し始める．局所の筋組織は浮腫状になり，細胞代謝が減弱するため心筋細胞は膨化する．数時間にわたって血液供給がなければ心筋組織は壊死する．

心筋は生き続けるためだけでも 100 g あたり毎分約 1.3 mL の酸素を必要とする．正常安静時の左心室では，筋組織 100 g あたり毎分約 8 mL の酸素が供給されているので，安静時の正常冠動脈血流量に対して 15〜30% 程度に血流量が減少しても心筋は死なない．しかし，大きな梗塞部位の中心部では側副血行路がほとんどないので，その部分の心筋は壊死する．

心内膜下梗塞

心内膜下の心筋は，たとえ心臓表面に梗塞が認められなくても，しばしば梗塞を起こす．その理由は，心内膜下の心筋では酸素消費量が高いこと，心内膜下の血管は(前述したように)心臓収縮時に強く圧迫されるため適切な血流量を得ることが余計に困難であること，が挙げられる．そのため，血流が悪くなるような状況では，心臓のどの部分においても心内膜下の領域が最初に傷害を受けることになり，その後に傷害が心外膜へと広がっていく．

急性冠動脈閉塞後の死因

急性冠動脈閉塞後の死因で最も一般的なのは，①心拍出量の減少，②肺血管内の血流うっ滞による**肺水腫**，③**心室細動**，④数は少ないが**心破裂**が挙げられる．

心拍出量の減少：収縮時伸展と心原性ショック

一部の心筋線維が機能しておらず，その他の心筋も十分な収縮をするほど強くないときには，傷害を受けた程度に比例して，心臓全体のポンプ機能が低下する．さらに，図 21.7 に示すような**収縮期伸展**(systolic stretch)とされる現象が起きた時には，梗塞が起きた心臓の全体のポンプ機能は予想以上に低下することになる．収縮期伸展とは，健常部位の心室筋が収縮したときに心室内圧の上昇によって，梗塞部位が収縮する代わりに外側に伸展してしまうことをいう．その際に梗塞部位の心筋が死滅してしまっているか機能停止しているだけかは関係ない．収縮期伸展が起こると，ほとんどの左室ポンプ駆出力は心筋機能停止部位（梗塞部位）を膨張させることに浪費されてしまう．

末梢動脈の枝まで血液を送り出すのに十分な収縮機能を心臓が保持できなくなると，末梢組織の虚血の結果として，心不全と末梢組織の死滅が起こる．この状態は**冠性ショック**(coronary shock)，**心原性ショック**(cardiogenic shock)，**心ショック**(cardiac shock)，あるいは**低拍出性心不全**(low cardiac output failure)とよばれており，次の章でより詳細に説明する．心ショックは左心室の 40％以上が梗塞になったときにほぼ必発し，心ショックに陥った患者の約 70％以上が死に至る．

全身の静脈系での血液うっ滞

心臓が血液を送り出せないときには，心房と肺血管の両方への血液うっ滞が必発であり，全身の循環系にも影響を及ぼす．その結果，特に肺での毛細血管圧が上昇する．

静脈系でこのような血液うっ滞が起きても，心筋梗塞後の最初の数時間では影響がほとんどみられないが，梗塞発症の数日後に症状が出始める．その理由は，心拍出量の急激な減少によって腎臓への血流が減少するためである．第 22 章で理由は述べるが，腎臓で十分な尿量排泄ができなくなるためである．そのために，徐々に全循環血液量が増加して，うっ血症状が出現する．結果として，心不全発症後の最初の数日間は比較的良好にみえた患者の多くが突然，急性**肺水腫**を発症する．肺での症状発症から数時間後に死に至る症例もみられる．

心筋梗塞後の心室細動

冠動脈閉塞で死亡する患者の多くは，突然の心室細動で死亡する．心室細動が起こりやすい条件としては，梗塞範囲が広いことが特に挙げられるが，小さな梗塞巣でも起こりうる．実際, 慢性冠動脈不全の患者のなかには，急性心筋梗塞がなくても，突然の心室細動で亡くなることがある．

心室細動は，心筋梗塞後のある特定の期間，特に次の 2 つの期間が発症の危険性が高い．1 つ目の危険性は，梗塞が起きた直後の 10分間である．2 つ目の危険性は 1 つ目が過ぎて比較的良好な経過が多少続いた後，1 時間かそれ以上経過した数時間程度の間，心臓が過敏になっている期間である．心室細動は梗塞数日後でも起こりうるが可能性は低い．

少なくとも 4 つの因子が心不全での心室細動因子である．

①心筋への血液供給が突然途絶すると，虚血心筋組織からカリウムが急速に消失する．すると心筋線維周囲の細胞外液カリウム濃度が上昇する．実験的に冠動脈内へカリウムを静注すると，細胞外液カリウム濃度が上昇して心筋が過敏になり，心室細動が起きやすくなることが報告されている．

②心筋の虚血は**傷害電流**(injury current)を起こす．このことは第 12 章で心筋梗塞患者の心電図に関連して述べている．虚血心筋では，しばしば細胞膜電位が心拍動後に完全に再分極できないため，梗塞心筋外側表面の膜電位は健常な心筋膜電位と比較して負に荷電されたままになる．このために虚血部位から健常部位へ電流が発生し，異常興奮が起こって心室細動の原因となる．

③大きな心筋梗塞の後には，心臓が十分な血液を動脈枝に送ることができず，血圧が低下するため，しばしば強い交感神経反射が発生する．交感神経刺激によって心筋が過敏になることも心室細動を起こしやすくする．

④心筋梗塞後には心筋が虚弱化し，心室が過拡張してしまうことがある．このように過拡張してしまうと，心臓内での興奮伝導経路が長くなってしまい，時には梗塞部位を迂回して異常な伝導経路を形成してしまう．伝導経路の伸長と異常伝導経路の形成によって，**興奮旋回**(circus movements)が起こりやすくなる．なぜなら，第 13 章で述べたように，興奮伝導経路が過度に伸長することで，不応期から回復した心筋に異常伝導路を伝わった興奮が再び入り込む(**リエントリー**(re-entry))ようになり，新しい興奮回路が形成される．そしてこの過程が連続して続くようになる．

梗塞部位の破裂

急性梗塞後の初日のうちは，心臓の虚血部分が破裂する危険性はほとんどないが，2～3 日後になると死滅した心筋線維が変性し始め，心臓壁が引き伸ばされ非常に薄くなる．こうなると心収縮の度に死滅した心筋線維が外側に向けて伸展し，このような収縮期伸展がどんどん強くなって，ついには心臓が破裂する．実際に重度の心筋梗塞に対して心臓の画像（例えば X 線）を記録して，収縮期伸展がどの程度悪化しているかを評価している．

心室が破裂すると心外膜腔内に血液が溢れ出し，急激に**心タンポナーデ**(cardiac tamponade)が発症する．このとき，心外膜腔に溜まった血液が心臓を外部から圧迫する．この圧迫のため，血液が右房に流入することができず，心拍出量が急激に減少するため患者は死に至る．

急性心筋梗塞からの回復過程

図 21.8 の上の左図には，心筋の小領域に虚血のある患者に冠動脈閉塞が生じた際の影響を示す．右図には広範な虚血領域を有する患者の心臓を示す．虚血領域が小さければ，心筋細胞はほとんど壊死しないで済むが，筋

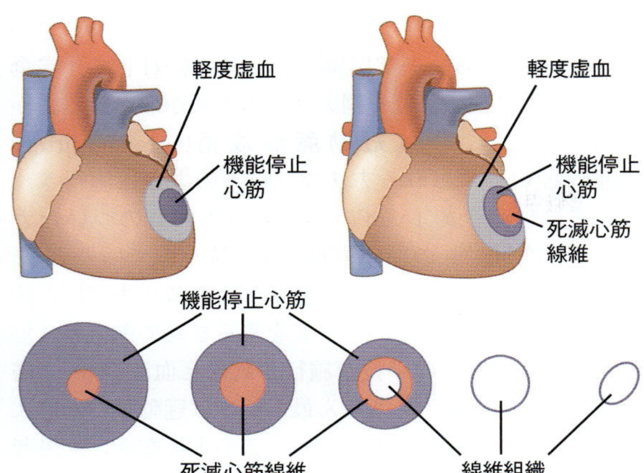

図 21.8　虚血領域が小さい心臓（上左）と大きい心臓（上右）と心筋梗塞からの回復過程（下）

収縮のための栄養供給が十分でないため，しばしば一部の心筋は一時的な機能停止状態に陥る．

虚血領域が大きいと，その中央部では冠動脈からの血液供給がすべて停止するため，およそ 1～3 時間以内に心筋線維が壊死する．壊死した領域の周囲は機能停止領域になり，収縮はできず，通常，興奮伝導もなくなる．この機能停止領域の周りは収縮してはいるが，軽度の虚血のため収縮力が低下している領域になる．

瘢痕組織が壊死した筋に取って替わる

図 21.8 の下図に大きな領域の心筋梗塞からのさまざまな回復過程を示す．冠動脈閉塞後まもなく，虚血領域中央部の筋線維は壊死する．その後，数日間の虚血が続いている間に，周辺部の多くの筋線維も虚血にさらされるため，壊死した筋線維の領域は拡大していく．同時に，梗塞領域の外縁を栄養する側副動脈血行路が拡大し血流を供給するため，機能停止した筋線維のほとんどが回復してくる．数日～3 週間の間に，ほとんどの機能停止した筋線維が機能回復するか，それとも死滅してしまうのか，2 つに 1 つである．その間には，虚血によって線維芽細胞が刺激され成長するので，壊死した筋線維内で線維組織が発達し始め，虚血刺激によって通常の線維組織よりも大きく発達するようになる．そのため，壊死した筋線維は徐々に線維組織に置換される．線維組織の一般的な特徴として，徐々に収縮し吸収されていくため，線維性瘢痕組織は数ヵ月～1 年の間に少しずつ小さくなっていく．

最終的には心臓の健常部位が徐々に肥大し，失われた心筋組織の少なくとも一部は補うようになる．このようにして数ヵ月かけて心臓は部分的に，もしくはほとんど完璧に回復することができる．

心筋梗塞の治療における安静の意義

虚血の程度と心筋にかかる負荷の程度で，心筋細胞がどのくらい壊死するかが決まってくる．運動時や強い情動ストレスがかかったとき，疲労による負荷がかかったとき，このような状況で心負荷が増えると，心臓は生命活動を維持するために大量の酸素や栄養分が必要になる．さらに吻合血管は虚血領域を栄養するだけでなく，普段血流を供給している領域も引き続き栄養しなければならない．心臓がとりわけ活発になると，正常の心筋組織にある血管がより強く拡張するようになる．この拡張のために，ほとんどの血流が正常心筋組織へ流れるようになり，細い側副血行路を通る血液は非常に少なくなり，その結果，虚血状態がさらに悪化する．このような状態を**冠盗流**（coronary steal）とよぶ．したがって，心筋梗塞患者の治療で最も重要なことの 1 つは，回復過程で絶対安静を保つことである．

心筋梗塞から回復後の心機能

広範囲の心筋梗塞から回復した心臓では，時としてほとんど元の機能にまで回復することもあるが，通常は健康時のときよりも心臓のポンプ機能は低下したままで一生を過ごすことになる．このことは，必ずしもその患者の心臓が弱っているとか，安静時の心拍出量が正常以下になっているとかを意味しているわけではない．なぜなら，正常の心臓は安静時に必要とする血流量の 300～400％（1分あたり）以上もの血液を駆出する能力をもつからである．つまり正常時にヒトは，300～400％の**心予備能**（cardiac reserve）をもっていることになる．心予備能が 100％程度に減少した患者でも，静かで平穏な日常生活を過ごすことができる．もっともこうした患者は心臓に過剰な負荷を与えるような激しい運動をすることはできない．

冠動脈疾患における疼痛

通常，私たちは自分自身の心臓を“感じる”ことはできないが，心筋虚血が生じるとしばしば痛みを感じるようになり，時には激痛となる．痛みの原因は正確にはわかっていないが，虚血によって筋肉から**乳酸**のような酸性物質や，あるいは**ヒスタミン**，**キニン**，**細胞タンパク分解酵素**などの**痛覚促進物質**が放出されると考えられている．しかも冠動脈血流がゆっくり流れるので，これらの物質はすぐには除去されないとも考えられている．このような異常産物の濃度が高いと，心筋内の神経終末を刺激し，痛覚刺激として感覚求心神経線維を通って中枢神経系に送られる．

狭心症（心臓痛）

冠動脈が徐々に狭窄してきたときに，供給可能な血液量よりも大きな負荷が心臓にかかったときには，必ず**狭心症**（angina pectoris）とよばれる心臓の痛みをほとんどの患者に生じる．この痛みは通常，心臓の上にある上部胸骨下で感じられるが，心臓から離れた身体の部分でも感じることがある．左腕や左肩の痛み，他には首や顔の側面にすら痛みを感じることがよくある．なぜこのような離れた場所で痛みを感じるのかというと，心臓と腕は胎生期に同じ場所（首）から発生しており，心臓とこの離れた体表領域には，同じ脊髄分節から痛みの神経線維が出ているからである．

慢性の狭心症患者の多くは，運動時や心筋代謝を増すような感情の高ぶりがあるときと，交感神経刺激による冠血管収縮が一時的に発生するときに痛みを感じる．他には低温にさらされたり，満腹になったり，という心臓に負荷が増える状況でも狭心症による痛み（狭心痛）は悪化する．通常，痛みは数分しか持続しない．しかし，持続する重度の虚血がある場合は狭心痛をつねに感じる．このような狭心痛は灼熱感，圧迫感，締めつけ感などのように表現される．狭心痛があると患者は必要最低限の動きしかしないように安静を保つ．

薬物治療

血管拡張作用をもつ薬を狭心症発作時に用いると痛みが軽減することが多い．短時間作用型でよく使用される血管拡張薬は**ニトログリセリン**（nitroglycerin）や他の硝酸塩剤である．**アンジオテンシン変換酵素阻害薬**，**アンジオテンシン受容体阻害薬**，**Ca^{2+}チャネル拮抗薬**，**ラノラジン**（ranolazine）など，その他の血管拡張薬も慢性の安定性狭心症に効果があるとされる．

他に長期の狭心症治療に用いられる薬は，**プロプラノロール**（propranolol）などのβ受容体遮断薬である．これらは交感神経β受容体を遮断し，運動時や情動負荷に伴う交感神経興奮によって心拍数や心筋代謝の増加を防ぐ．β受容体遮断薬による治療は，ストレスがかかる状況下で心臓にかかる余分な酸素代謝を減らす．これらの理由から，β受容体遮断薬での治療は，狭心症発作の重症度を軽減し，発作回数も減らすことができる．

冠動脈疾患の外科的治療

大動脈－冠動脈バイパス手術

冠動脈の虚血をもつ多くの患者では，アテローム性硬化病変よる冠動脈狭窄がたったの数ヵ所に認められるだけで，それ以外の冠血管はきわめて正常かほぼ正常のままである．1960年代に**大動脈－冠動脈バイパス手術**（aortic-coronary bypass or coronary artery bypass graft：CABG）とよばれる手術手技が開発された．その手術では腕や脚の皮下静脈を一部取り出し，大動脈の付け根とアテローム硬化による閉塞部位より末梢側の冠動脈側面に血管吻合を行う．移植は1〜5ヵ所にわたって施行され，それぞれの閉塞部位より末梢側冠動脈に血液を供給する．

手術によって狭心痛はほとんどの患者で軽減することができる．手術前の段階で心臓がそれほど重度に傷害されていなければ，冠動脈バイパス手術によって患者は寿命を全うすることさえ可能である．しかし，もし心臓がかなり傷害を受けていた場合は，バイパス手術はほとんど価値をもたないであろう．

冠動脈形成術

1980年代から，一部閉塞した冠動脈に対して，完全閉塞する前に狭窄部位を開大させる方法が取られるようになった．これは**冠動脈形成術**（coronary artery angioplasty）とよばれる方法で，以下のように施行される．先端に直径約1 mmの小さいバルーンのついたカテーテルを冠動脈の部分閉塞部位に透視下で挿入する．カテーテル先端のバルーンが狭窄部位を跨ぐまで押し込んだところで，高圧でバルーンを膨らませて傷害された動脈を広げる．この手技が施行されると血流が3〜4倍になることもある．もちろん最終的には冠動脈バイパス手術が必要になる患者もいるが，この手技を受けた患者の75％以上が，その後数年間は冠動脈虚血症状から解放される．

小さいステンレス製の網のチューブ（**ステント**（stents））を冠動脈形成術で広げられた部位に留置し，冠動脈を開大させ続け再狭窄を予防することも試みられている．ステント留置後の数週間以内に，ステント表面の金属部を覆うように血管内膜が増殖してくるため，血液はステント内を問題なく流れることができる．しかし，冠動脈形成術を受けた25〜40％の患者で，最初の処置から6ヵ月以内に冠動脈の再閉塞（再狭窄）が起こることが多い．再狭窄は傷害組織の過形成であることが多く，ステントを覆うように新しくできた正常内皮細胞の直下に過形成が生じる．この予防には傷害組織の過形成を抑える薬物をゆっくり放出するステント（**薬剤溶出ステント**（drug-eluting stents））が有効かもしれない．

アテローム性動脈硬化の閉塞部位を再開通する新しい手技が実験的に開発中である．そのうちの1つにカテーテル先端からレーザービームを出して，アテローム硬化を起こした部位に向かってあてる方法がある．このレーザービームは他の動脈壁をほとんど傷つけることなく，病巣を文字通り溶解させる．

参考文献

Armstrong EJ, Rutledge JC, Rogers JH: Coronary artery revascularization in patients with diabetes mellitus. Circulation 128:1675, 2013.

Beyer AM, Gutterman DD: Regulation of the human coronary microcirculation. J Mol Cell Cardiol 52:814, 2012.

Calbet JA, Lundby C: Skeletal muscle vasodilatation during maximal exercise in health and disease. J Physiol 590:6285, 2012.

Casey DP, Joyner MJ: Compensatory vasodilatation during hypoxic exercise: mechanisms responsible for matching oxygen supply to demand. J Physiol 590:6321, 2012.

Crea F, Liuzzo G: Pathogenesis of acute coronary syndromes. J Am Coll Cardiol 61:1, 2013.

Deussen A, Ohanyan V, Jannasch A, et al: Mechanisms of metabolic coronary flow regulation. J Mol Cell Cardiol 52:794, 2012.

Duncker DJ, Bache RJ: Regulation of coronary blood flow during exercise. Physiol Rev 88:1009, 2008.

Gehlbach BK, Geppert E: The pulmonary manifestations of left heart failure. Chest 125:669, 2004.

Guyton AC, Jones CE, Coleman TG: Circulatory Pathology: Cardiac Output and Its Regulation. Philadelphia: WB Saunders, 1973.

Hellsten Y, Nyberg M, Jensen LG, Mortensen SP: Vasodilator interactions in skeletal muscle blood flow regulation. J Physiol 590:6297, 2012.

Khand A, Fisher M, Jones J, et al: The collateral circulation of the heart in coronary total arterial occlusions in man: systematic review of assessment and pathophysiology. Am Heart J 166:941, 2013.

Koerselman J, van der Graaf Y, de Jaegere PP, Grobbee DE: Coronary collaterals: an important and underexposed aspect of coronary artery disease. Circulation 107:2507, 2003.

Lieb W, Vasan RS: Genetics of coronary artery disease. Circulation 128:1131, 2013.

Meier P, Schirmer SH, Lansky AJ, et al: The collateral circulation of the heart. BMC Med 11:143, 2013.

Reynolds HR, Hochman J: Cardiogenic shock: current concepts and improving outcomes. Circulation 117:686, 2008.

Saltin B, Mortensen SP: Inefficient functional sympatholysis is an overlooked cause of malperfusion in contracting skeletal muscle. J Physiol 590:6269, 2012.

Yellon DM, Downey JM: Preconditioning the myocardium: from cellular physiology to clinical cardiology. Physiol Rev 83:1113, 2003.

第22章

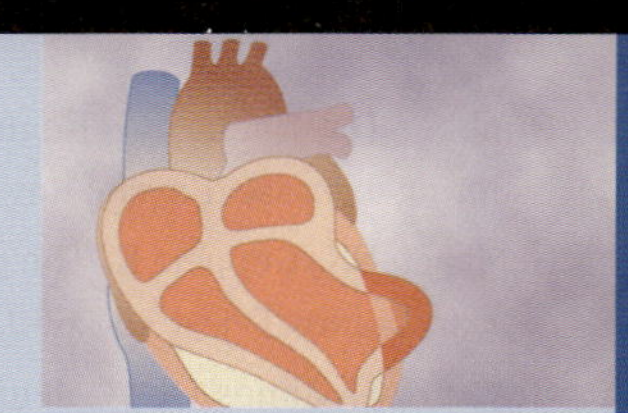

心不全

心不全（心臓不全）は，医師が治療する疾患のなかで重要なものの1つである．心不全とは心臓のポンプ機能が低下し，全身の需要に見合った十分な血液を供給できない状態である．たいていの場合，冠血流量の減少に基づく心筋収縮性の低下が心不全の原因である．しかし，心臓の弁の障害，心臓にかかる外部からの圧力，ビタミンBの不足，原発性心筋疾患，その他心臓のポンプ作用を弱めるさまざまな原因によって心不全は惹起される．

本章では主に，心不全の原因として一般的な，冠動脈の部分的な閉塞に基づく虚血性心臓障害が引き起こす心不全について解説する．第23章では，弁膜症と先天性心疾患について述べる．

心不全の循環動態

中等度心不全の急性的影響

心筋梗塞などで心臓が急激に傷害されると，心臓の駆出力はただちに低下する．その結果，①心拍出量の減少と，②静脈での血液うっ滞による静脈圧の上昇が生じる．

急性心筋梗塞後，心臓ポンプ機能が経時的にどのように変化するのかを**図22.1**に示す．図において，最上段の線は正常の心拍出量曲線を示す．この曲線におけるA点は安静状態で，心拍出量5L/分，右房圧0mmHgの正常値を示す．

心臓が傷害されるとすぐに心拍出量曲線は著しく下降し，図の最下段にある曲線まで落ちる．その後，数秒以内に新たな循環動態が構築されてB点になる．B点では，心拍出量が減少し，正常の約2/5にあたる2L/分となる．一方で右房圧は全身からの静脈還流がうっ滞するため+4mmHgまで上昇する．このような低心拍出量になると，おそらく数時間程度の生命維持には十分かもしれないが，失神が起こりやすくなる．幸いなことに，通常，このような急性期状態は数秒だけしか持続しない．なぜなら，迅速に交感神経反射が起きて，傷害された心機能の多くの部分を，以下の機序によって代償するからである．

交感神経反射による急性心不全の代償機構

心拍出量が危険な状態まで減少すると，第18章で述べたような多くの循環反射がただちに作動する．そのなかで特に有名なのは動脈圧低下で作動する**圧受容器反射**（baroreceptor reflex）である．他にも**化学受容器反射**（chemoreceptor reflex），**中枢神経系虚血反応**（central nervous system ischemic response），**傷害心筋起源の反射**（reflexes that originate in the damaged heart），などが交感神経系活性化に寄与する．そのため交感神経系は数秒以内に活性化され，同時に心臓への副交感神経系刺激は抑制される．

心臓や末梢血管系に対して，交感神経刺激は強力に作用する．心臓が全体的に傷害されていても，機能が残存していれば，交感神経刺激が傷害心筋に働いて，残存機能を引き出させる．もし一部の心筋では機能が働かず，別の部分が正常であれば，交感神経刺激は正常心筋に強力に作用し，機能停止した部分を補う働きをさせる．つまり，交感神経刺激で正常部分の心臓はさらに強いポンプ機能をもつことになる．これは**図22.1**に示すように，交感神経刺激による機能代償によって，一番低い心拍出量曲線から約2倍まで跳ね上がるほどの効果がある．

交感神経刺激により循環系のほとんどの血管は緊張し，静脈還流量が増加する．特に静脈圧が上昇し，**平均体循環充満圧**（mean systemic filling pressure）は12～14mmHgまで増加する．この値は通常のほとんど2倍である．第20章で述べたように，この充満圧増加によって静脈から心臓へ流れ込む血液が顕著に増加する．そのおかげで傷害された心臓でも通常より多くの血液が流入し，右房圧がさらに上昇し，より大量の血液が心臓から駆出できるようになる．新しい循環動態（**図22.1**，C点）では，心拍出量は4.2L/分，右房圧は5mmHgとなる．

交感神経反射は約30秒で最大効果を示す．もしも中等度の心臓発作が起きて突然の胸痛と数秒の失神を伴ったとしても，少しの間，安静に保っていれば，多少の胸痛は持続するかもしれないが，交感神経反射による代償作用が働いて，生命維持に必要な心拍出量が確保される．

慢性期の心不全：体液貯留と代償された心拍出量

心臓発作が起きてから数分後には，少々遷延する半慢性的な状態に移行する．それは主に次の2つの機構によ

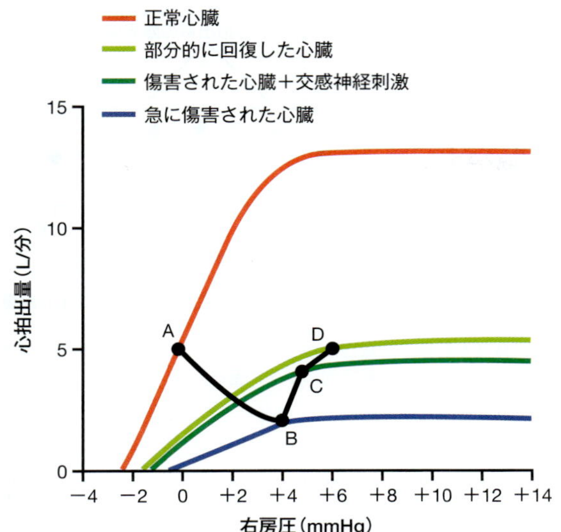

図 22.1　急性心筋梗塞後にみられる心拍出量曲線の経時的変化

心筋梗塞により，心拍出量と右房圧の関係は数秒単位から，数分，数日，数週間かけて徐々に A 点から D 点に移動する．

る．①腎臓による体液貯留と②数週間から数ヵ月にわたる心臓自身のさまざまな程度の回復，によるものである．図 22.1 では薄緑色で示す曲線にあたる．この内容については第 21 章でも解説している．

腎臓による体液貯留と血液量の増加は数時間から数日間かけて起きる

心拍出量が減少すると腎機能に大きく影響を与える．正常の 50〜60％まで心拍出量が減少すると無尿になることがある．一般的に，心拍出量や動脈圧が正常よりも著しく低下した状態が続く場合，尿量は正常以下のままで推移する．心臓発作後の心拍出量と動脈圧がほぼ正常レベルまで戻らない限り，尿量も正常レベルには戻らない．

心不全において，中等度の体液貯留は有益である

多くの心臓病学者は体液貯留が心不全にとって，つねに有害であると考えていた．しかし，静脈還流量の増加は，弱った心臓のポンプ機能を代償する重要な因子であり，体液貯留と血液量が適度に増加することは大切である．血液量の増加が静脈還流量を増加させるのは次の 2 つの機構による．1 つは体循環系充満圧を増加させることで，圧勾配を増大させて心臓への静脈還流量を増やす機構である．もう 1 つは血液量を増加させることで静脈が広がり，静脈抵抗が減少して，心臓への血液の流れがさらに容易になる機構である．

もし心臓がそれほどひどく傷害されていなければ，静脈還流量の増加によって心臓の弱ったポンプ機能をほぼ十分に代償することができる．たとえ心臓のポンプ機能が正常の 40〜50％まで低下しても，患者が安静状態を保ってさえいれば，静脈還流量の増加によってほぼ正常レベルの心拍出量を維持することができる．

もし心臓のポンプ機能がさらに低下したときは，腎臓への血流量がさらに減ることになり，摂取した量に見合った水分と食塩を腎臓で排泄できなくなる．この結果，体液貯留が増大し始め，これを防ぐ治療をしなければさらに貯留が続くことになる．すでに心臓は最大限のポンプ機能で働いているので，このような過剰な体液貯留はもはや循環動態にとって有益ではない．むしろ傷害された心臓にとって体液貯留が大きな負荷となり，きわめて重篤で致死的な全身浮腫が発症する．

重度心不全では過度の体液貯留は有害である

心不全において適度な体液貯留が有効であるのとは対照的に，重度心不全においては過度の体液貯留が生理学的に深刻な結果をもたらす．すなわち，①傷害心筋に対する仕事量の増加，②心臓過伸展による収縮力減弱，③体液濾過による肺水腫とそれに伴う血液の低酸素化，④全身に強度の浮腫，などが起こる．これら過度の体液貯留の有害な影響に関しては本章の後半部分で解説する．

心筋梗塞後の心臓の回復

心筋梗塞発症後，心臓が傷害されたときには，心機能を回復させるための全身の機構が動き出す．例えば，新しい側副血行路が心臓の梗塞部位周辺部にできて，梗塞周辺部の心筋が活動を再開する機構が働く．また，傷害を受けていない心筋が部分的に肥大することで，機能的に埋め合わせる機構もある．

傷害を受けた心筋が回復する程度は，どのように心臓が傷害を受けたかにもよるが，まったく回復しないものから，ほとんど完全に回復するものまでさまざまである．通常，急性心筋梗塞後では最初の数日から数週間で急速に回復し，ほぼ最終段階まで回復するには 5〜7 週間かかるとされている．もちろん数ヵ月にわたってゆっくりと回復していく場合もある．

部分的に回復したときの心拍出量曲線

図 22.1 に急性心筋梗塞後 1 週間ほどで部分的に回復したときの心機能（心拍出量曲線）を示す．この段階では体内にかなりの体液が貯留し，静脈還流量も同様に著しく増加して，右房圧もさらに上昇する．その結果，C 点から D 点へ循環動態が変化し，心拍出量が正常の 5 L/分と回復する一方で，右房圧は 6 mmHg まで上昇する．

ここで心拍出量が正常に戻ったことから，腎臓の水分排出量も正常まで戻り，これ以上の体液貯留は起こらない．ただし，すでに起きてしまった中等量の体液貯留はそのまま持続する．そのため図の D 点で示されるように，右房圧は高いものの，患者が安静を保ってさえいれば，本質的には正常な心血管動態が維持される．

適度な体液貯留が維持された状態で，心臓がある程度までしっかり回復すると，交感神経活性は次のような機構で徐々に減弱していく．心機能がある程度回復する

と，交感神経の活性化に伴って，心拍出量曲線は上昇する．その後，心臓が少しでも回復するにつれ，頻脈や皮膚冷感，蒼白などの心不全急性期に交感神経刺激で引き起こされていたさまざまな症状が徐々に消失していく．

急性心不全後に起こる変化のまとめ：代償性心不全

ここまで述べてきたことをまとめると，急性かつ中等度の心筋梗塞後に起きる循環動態はいくつかの段階を踏んでいる．それは，①心筋傷害発症直後，②交感神経刺激により主に最初の30秒から1分以内に起こる代償期の段階，③心臓機能の中程度の回復と腎臓による体液貯留が起こる慢性期の段階，に分けると理解しやすい．これらの循環動態変化は**図22.1**に黒線で描かれている．まず正常な循環動態であるA点から，心臓発作が起きた数秒後の循環動態であるB点，交感神経刺激により心拍出量が正常レベルまで戻るC点，そして数日から数週間後に体液貯留を伴って心機能がある程度回復し，心拍出量がほぼ正常に戻ったD点に最終的に到達する．このように最終的に心拍出量が正常レベルに回復した状態を**代償性心不全**(compensated heart failure)とよぶ．

代償性心不全

図22.1で特に注意してほしいのは，薄緑色の曲線で描かれた水平部分が示すように，ある程度回復した心臓でも最大のポンプ機能は正常レベルの半分以下しかないことである．これは心機能が低下していても，右房圧を増加させることで，心拍出量が何とか保たれることを意味する．つまり，多くの患者，とりわけ高齢者では，安静時の心拍出量は保たれているが，“代償性心不全”の程度がまちまちのため，右房圧上昇程度は軽いものから中程度までさまざまである．このような患者は心機能障害があることに気づかないかもしれない．なぜならば，このような人たちには心臓の傷害がほんの少しだけしか起きず，その都度，わずかな傷害に応じた代償が起こり，循環動態が安定するためである．

代償性心不全になっている人が激しい運動をしようとした場合，急性心不全の症状が再び出現しやすい．なぜなら心臓が運動に対し必要とされるレベルのポンプ機能を持ち合わせていないからである．そのため代償性心不全では**心予備力**(cardiac reserve)が低下しているといわれる．心予備力の概念については本章の後半で詳細に解説する．

重症心不全の血行動態：非代償性心不全

心臓が非常に強く傷害されて心機能が極端に低下してしまうと，たとえ交感神経刺激や体液貯留が起きたとしても心拍出量を元のレベルに戻せない．その結果，腎臓で体液を排泄するのに十分な心拍出量が得られなくなる．そのため体液は貯留し続けることになり，その結果，

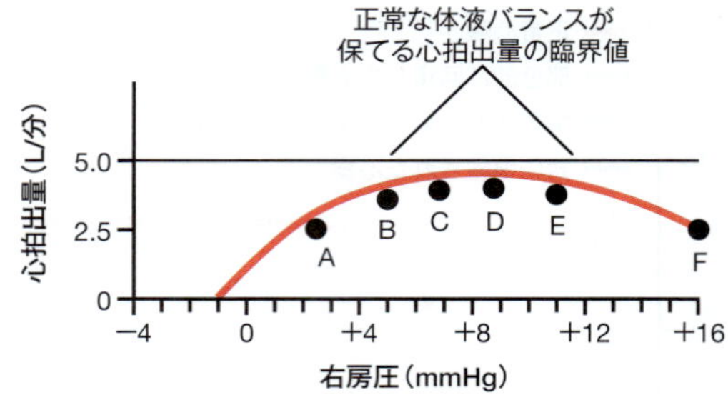

図22.2　著しく心拍出量が低下した状態は，非代償性心疾患(decompensated heart disease)とよばれる
徐々に体液が貯留し，数日かかって右房圧が上昇し，心拍出量はA点からF点へ移動し，最終的には死に至る．

浮腫がひどくなり，最終的には死に至る．この状態を**非代償性心不全**(decompensated heart failure)とよぶ．このように非代償性心不全の主な原因は，心臓が十分な血液を送り出せないために，腎臓で毎日必要なだけ体液を排泄させられないことに起因する．

非代償性心不全の図式解析

図22.2に心機能が重度に低下したとき，心拍出量が著しく抑制されていく時間変化を示す(A〜F点まで)．A点では代償が起きる前のおおよその循環状態を示す．B点では交感神経刺激が十分に代償機能を働かせて，体液貯留が始まる前の数分間の状態を示す．このときの心拍出量は4 L/分まで増加し，右房圧は5 mmHgまで上昇する．このような状態の患者は一見状態が良くなったようにみえるが，心拍出量は腎臓で体液を十分に排泄できるほどには増加していないため，体液貯留が持続し，そのために死という結果を招くに至る．これらは次で述べるように定量的に説明できる．

図22.2では5 L/分の心拍出量を示すレベルに直線を記載してある．このレベルは健常成人が体液バランスを持ち直すために必要な(つまり摂取量と同量の塩分と水分を排泄するのに必要な)最低レベルの心拍出量を示す．このレベルよりも心拍出量が低いと，前述してきた体液貯留機構が働き続け，体液量を増加し続ける．そして，体液貯留が増加し続けることで平均体循環充満圧は上昇し続ける．そのため末梢の静脈から右房への還流血液量が増え続け，その結果，右房圧が増加する．1日ほど経つと，循環動態は**図22.2**で示すようにB点からC点に変化し，右房圧は7 mmHg，心拍出量は4.2 L/分まで増加する．注意してほしいのは，心拍出量はいまだに十分ではなく，腎臓で体液を排泄できるレベルには達していないことである．そのため体液貯留が持続する．もう数日ほど経つと，右房圧は9 mmHgに上昇し，循環動態はD点に示される位置になる．それでもまだ，心拍出量は正常の体液バランスを保つのに十分なレベルには達していない．

体液貯留が起こった数日後から，右房圧はさらに上昇し

続けるが，その頃には心機能は低下し始めている．心機能が低下するのは，心臓が過伸展されること，心筋の浮腫が起こること，心臓のポンプ作用を低下させる因子が存在すること，が理由である．こうなると体液貯留はもはや循環動態に対し有益ではなく，むしろ害をもたらすのみである．正常な腎機能を保つのに，十分なだけの心拍出量が駆出されていない．そのためさらに体液が貯留される（そして動脈圧の低下も始まる）．その結果，数日以内に循環動態はF点に達し，心拍出量は2.5 L/分以下になり，右房圧は16 mmHgにまで上昇する．この状態に達すると，負の連鎖が断ち切られない限り，患者は生存できない．このように心不全の状態が悪化し続ける状態を**非代償性心不全**（decompensated heart failure）とよぶ．

このように図をみていくと，正常に腎が機能するレベルまで心拍出量（と動脈圧）を上げることに失敗したときには，①体液がどんどん貯留し続けること，②それが平均体循環充満圧を上昇させること，③持続的な右房圧の上昇によって心臓の過伸展や強度の浮腫が生じ，中程度の血液ポンプ機能すら維持できずに完全な不全状態に陥ること，がよくわかる．臨床的には，このような重度の状態は浮腫の進行，特に肺で聴取できる**水泡性ラ音**（泡のはじけるような音）や**呼吸困難**（空気飢餓状態）で診断することができる．適切な治療がすぐに行われないと死に至る．

非代償性心不全の治療

非代償性心不全の進行を止める方法は以下の２つがある．①心臓の機能を高める方法（特に**ジギタリス**（digitalis）のような**強心薬**を用いて心臓のポンプ機能を増強し，腎機能を正常レベルまで戻す方法），②腎排泄量を増やす方法（**利尿薬**（diureticdrugs）の使用と水分制限・塩分制限を行って心拍出量がたとえ低くても体液バランスを保つ方法）である．

この２つの方法で少なくとも摂取しただけの水分を排泄することができる．体液バランスを正常レベルまで再構築することになり，非代償性心不全の進行を食い止めることになる．

ジギタリスなどの強心薬の作用機序

ジギタリスのような強心薬は健常な人に投与しても心筋収縮力の増強作用はほとんどない．しかし，慢性心不全の患者にジギタリスを投与した場合は，心臓の収縮力を不全時の1.5〜2倍のレベルまで増加させることがある．このように強心薬投与は慢性心不全の有効な治療法の１つである．

ジギタリスやその他の強心配糖体は，心筋線維周囲の Ca^{2+} 量を増加させることで心収縮力を増強させると考えられている．細胞内 Ca^{2+} の増加は，心筋細胞膜に存在する **Na^+–K^+ ポンプ**を抑制することで引き起こされる．Na^+–K^+ ポンプが抑制されると細胞内 Na^+ 濃度が増加し，**Na^+–Ca^{2+} 交換系**を抑制する（Na^+/Ca^{2+} 交換系は Na^+ と交換して細胞内 Ca^{2+} を細胞外に排出する）．Na^+/Ca^{2+} 交換系は細胞内外の Na^+ 勾配に依存して働くので，細胞内に Na^+ が蓄積すると Na^+/Ca^{2+} 交換系の活性は減弱する．

不全心となった心臓では，**筋小胞体**は必要なだけの Ca^{2+} を蓄えられなくなる．そのため，心筋の最大収縮を得るために必要な Ca^{2+} を細胞質に放出できない．ジギタリスは Na^+/K^+ 交換系を抑制することで**細胞内 Ca^{2+}** を増加させ，増加した細胞内 Ca^{2+} が心収縮力を増大させる．一般的に適量のジギタリスを使って Ca^{2+} の細胞外への汲み出しを抑制することは有益であり，筋細胞内の Ca^{2+} 濃度を軽度上昇させる．

右心不全を伴わない左心不全

本章では心臓全体の不全について解説してきた．しかし多くの患者では，特に初期の急性心不全において，**左心不全**の病態が**右心不全**よりも優勢に現れる．一方，まれに左心不全を伴わない右心不全もみられる．

右心不全を伴わない左心不全が発症すると，右心からの血液は通常通り肺へと駆出されるが，左心は適切に肺から体循環へ血液を駆出できない．そのため，体循環から肺循環へ大量の血液が移動するため，**平均肺循環充満圧**（mean pulmonary filling pressure）が上昇する．

肺への血液量が増えるにつれて，肺内毛細血管圧が上昇する．**血漿浸透圧**とほぼ等しい約28 mmHg以上に上昇すると，体液は毛細血管から肺の間質腔と肺胞にあふれ出し，肺水腫となる．

このように左心不全で最も深刻な問題は，**肺血管うっ血**（pulmonary vascular congestion）と**肺水腫**（pulmonary edema）である．重症の急性左心不全では肺水腫が急性発症し，20〜30分で窒息により死に至ることがある．この件については本章後半で詳細に解説する．

低拍出量心不全：心原性ショック

心臓が生命活動に必要な最低限の血液さえも駆出できなくなることがある．急性心臓発作後では多くの場合がそうであり，長期にわたってゆっくりと進行する心機能低下後の患者にもしばしば認める．その結果，全身の組織が障害されて機能不全になり，そして数時間から数日の間に死に至る．これは第24章で説明する循環性ショックの１つである．心臓血管系それ自身さえ栄養不足になり，身体の他の部分と同様に心機能も低下し，死を早める．このような循環性ショック症候群は**心原性ショック**（cardiogenic shock）もしくは単純に**心ショック**（cardiac shock）とよばれる．ひとたび心原性ショックが起こると，適切な医療行為があったとしても生存率は30％以下になってしまう．

心原性ショックにおける心機能低下の悪循環

第24章で解説する循環性ショックでは，ショックが起きているときに冠動脈の血液供給が減ると，心臓はさらに傷害を受けることを問題としている．つまり，ショックが起きて動脈圧が低下すると，さらに冠動脈血の供給が減る．そのためさらに心機能は低下し，動脈圧がより低下して，ショックを新たに悪化させる．このような悪循環によって心機能は最終的な段階まで悪化する．心筋梗塞が原因の心原性ショックでは，冠動脈はすでに閉塞しているのでさらに深刻で複雑な問題となる．例えば，通常，健常心では動脈圧が45 mmHg以下にならなければ心機能不全は起きない．しかし，すでに主要な冠動脈が閉塞している状況では，冠動脈圧が80～90 mmHg以下になると心機能不全が発症する．言い換えると，わずかの血圧低下で心機能不全の悪循環が始まってしまうといえる．このため，心筋梗塞を治療する際には，わずかな時間でも血圧を低下させないことが非常に重要になる．

治療の生理学

心原性ショックに陥った患者は，さまざまな代償機構が働くものの，心拍出量（と動脈圧）が生命維持に必要なレベルまで回復する前に死亡してしまうことが多い．このことから，急性心臓発作における最も重要な問題の一つとして心原性ショックの治療が挙げられる．

心不全症状が現れたときには，心収縮力を増加させるためにただちにジギタリスが投与されることがある．輸血・血漿・昇圧剤などの投与も，動脈圧維持のために行われる．動脈圧が十分高く維持されれば，冠血流量は増加し，循環動態の悪循環に陥らずに済むかもしれない．こうして十分な時間を稼いで，循環動態に適切な代償機構を働かせるようにする．

心原性ショックから患者を救命するためのいくつかの方法を以下に示す．①外科的手法を用いた冠動脈内凝血塊の除去と（時として）冠動脈バイパス移植の併用，②閉塞した冠動脈へカテーテルを挿入し，**ストレプトキナーゼ**（streptokinase）もしくは**組織型プラスミノーゲンアクチベータ**（tissue-type plasminogen activator）などの酵素を投入し，凝血塊を溶解すること，である．心原性ショックが起きて1時間以内にこれらの処置が行われれば，時には驚くほどの結果が期待できる．一方で，3時間後に施行しても，その恩恵を受けることはほとんどない．

心不全患者の浮腫

急性心不全では末梢性浮腫はすぐには発症しない

急性左心不全では，数分から数時間で急激な肺うっ血が起こり，肺水腫となって死亡することさえある．

しかし，左心不全，右心不全のどちらであっても，末梢性浮腫はゆっくり発症する．このことは図22.3を参考にすれば理解しやすい．健常だった心臓が突然ポンプ機能を失うと，大動脈圧は低下し，右房圧は上昇する．心拍出量がゼロに近づくと，これら2つの圧は互いに近づいて，最終的に約13mmHgに落ち着く．毛細血管圧もまた正常値である13mmHgから17mmHgに均等化される．このように重症の左心不全では末梢の毛細血管圧が上昇するのではなく，むしろ低下する．ヒトでみられるように，急性心臓発作によってただちに末梢浮腫が生じないことは動物実験でも明らかにされている．

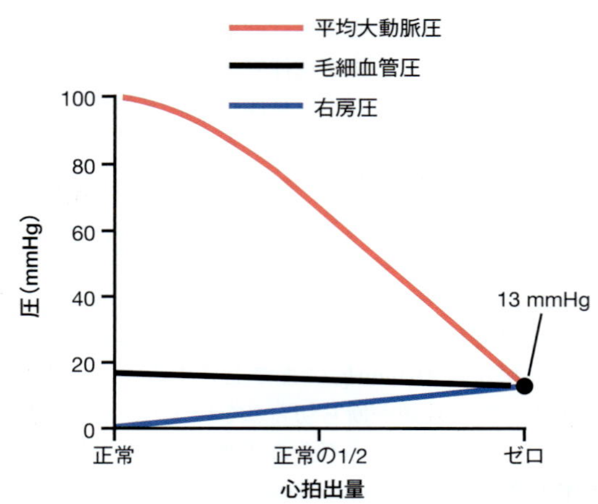

図22.3 平均動脈圧，末梢組織の毛細血管圧，右房圧の変化
心拍出量が正常からゼロに落ちるにつれて，すべての圧は13mmHgに均等化されてくる．

持続する心不全では腎臓による体液貯留が持続することで末梢浮腫が引き起こされる

右心不全や両心不全が発症して1日ほど経過すると，腎臓による体液貯留が始まって末梢浮腫が生じてくる．体液貯留は平均体循環充満圧を上昇させ，心臓への静脈還流量を増やすことになる．これによって右房圧が上昇し，動脈圧が正常に戻るようになる．最終的に毛細血管圧が著しく上昇することになり，組織から体液が失われ，深刻な浮腫をきたす．

心不全時に腎臓からの尿量が減少する理由がいくつかある．

①**糸球体濾過率**の減少．心拍出量が低下したときには腎臓での糸球体圧が低下する．その理由は，①動脈圧が低下すること，②腎臓の**輸入細動脈**が交感神経刺激で収縮すること，である．その結果，ごく軽度の心不全以外では糸球体濾過率が減少する．これらのことは第27章から第30章の腎機能を解説した部分で明らかなように，糸球体濾過量の低下は，しばしば著しい尿量の減少をきたすからである．心拍出量が正常の半分ほどに低下すると，尿量はほとんどゼロになる．

②レニン－アンジオテンシン系の活性化と尿細管における水分と塩分の再吸収増加．腎血流量が減少すると，腎臓からの**レニン**（renin）分泌が著しく増加す

る．次に第19章で述べているようにアンジオテンシンII生成が増加する．アンジオテンシンIIは腎動脈に直接作用し腎血流をさらに減らす．そのため尿細管周囲の毛細血管圧がさらに低下して，尿細管での水分と塩分の再吸収が著しく増加する．アンジオテンシンIIは腎尿細管上皮細胞にも直接作用し，水分と塩分の再吸収を増加する．したがって，尿中への水分と塩分の排泄が大幅に減少し，大量の水分と塩分が全身の血液と体液に毎日のように蓄積されていく．

③**アルドステロン**分泌の増加．心不全慢性期には，主にアンジオテンシンIIの作用によって副腎皮質から大量のアルドステロンが分泌される．さらに，血漿 K^+ 濃度の増加によってもアルドステロンの分泌は増加する．K^+ 濃度の上昇は心不全による腎機能低下の反応として現れる．K^+ 過剰は最も強力なアルドステロン分泌作用をもつものの1つとして知られている．さらにアルドステロンのレベルが上昇すると腎尿細管からの Na^+ の再吸収が増加する．これによって2次的な水の再吸収増加が以下の2つの理由で発生する．第1に，Na^+ が再吸収されると尿細管浸透圧を低下させ，一方で腎間質液の浸透圧は上昇させる．このため血液への水分の移動が促進される．第2に，Na^+ が再吸収されると，陰イオン（主に Cl^-）も一緒に再吸収され，Na^+ と Cl^- が身体中の細胞外液浸透圧を上昇させる．細胞外液浸透圧の上昇は，視床下部－下垂体後葉系による**抗利尿ホルモン**(antidiuretic hormone)の分泌を促す（第30章参照）．抗利尿ホルモンが働くことによって，さらに尿細管での水分の再吸収が増加する．

④交感神経系の活性化．ここまで述べてきたように，心不全では交感神経系が著しく活性化する．交感神経系の活性化によって，腎臓での水分と塩分の貯留が生じる理由は，①**輸入細動脈**の収縮によって糸球体濾過量が減少すること，②**尿細管上皮細胞**にあるαアドレナリン受容体が活性化すること，③レニン放出とアンジオテンシンII形成を活性化することで尿細管での水分と塩分の再吸収増加をもたらすこと，④下垂体後葉からの抗利尿ホルモン放出を刺激することにより尿細管での水分の再吸収増加をもたらすことである．これらの交感神経刺激による効果については第27章と第28章でより詳細に解説する．

心房性ナトリウム利尿ペプチドは非代償性心不全の発症を遅らせる

心房性ナトリウム利尿ペプチド(atrial natriuretic peptide：ANP)は，心房が伸展されると心房壁から放出されるホルモンである．心不全では右房圧も左房圧もほぼ例外なく上昇しているので，心房壁も伸展している．そのため，重症心不全においてANPの血中レベルはおおよそ5～10倍に増加している．ANPは腎臓に直接作用し，水分と塩分の排泄量を増加させる．ANPは心不全における極度のうっ血症状を抑制する役割を担っている．ANPの腎臓への効果については第28章と第30章で述べる．

後期心不全での急性肺水腫：もう1つの致死的悪循環

長期にわたる心不全患者では，しばしば急性肺水腫が死因となる．新たな心臓傷害がない患者に急性肺水腫が起こる理由としては，激しい運動や情動，厳しい寒冷などに急激にさらされたときに，心臓へ一過性の過負荷が起きるためであることが多い．急性肺水腫は以下に示す悪循環の結果として起こると考えられている．

①すでに左心不全で心臓が弱っているときに，一過性の心負荷がかかると悪循環が始まる．左心のポンプ機能は限界を迎えているため，肺から血液が駆出できなくなる．

②肺に溜まった血液は肺毛細血管圧を上昇させ，肺組織と肺胞に漏出した濾過液があふれ始める．

③肺に水分が増えて，肺での血液の酸素化が低下する．

④血中の酸素減少は，さらに心機能を減弱させるとともに，末梢血管を拡張させる．

⑤末梢血管が拡張するため，末梢循環からの静脈還流量がさらに増える．

⑥静脈還流量が増加するので，肺での血液貯留がさらに増える．このため濾過液がより濾出して，動脈血の酸素濃度はさらに低下し，静脈還流量が増加する．このようにして悪循環が形づくられる．

この悪循環が臨界点を超えてしまうと，数分内に画期的な治療が施されない限り患者は死亡する．悪循環を逆転させ，患者を救命することができる画期的な治療には以下のものがある．

①両手と両脚に駆血帯を巻きつけ，静脈還流を遮断し，左心にかかる負荷を減弱させること．

②フロセミドなどの即効性の利尿剤を投与し，体内からの体液を迅速に排泄すること．

③純酸素を吸入させ，血液低酸素化や心機能悪化や末梢血管拡張を改善させること．

④ジギタリスなどの即効性強心薬を投与し，心収縮力を増加させること．

急性肺水腫による悪循環は進行が非常に速いので，20分から1時間以内に死に至ってしまう．有効だと思われる治療をただちに実行しなければならない．

心予備力

通常の心拍出量よりも最大に拍出できる心拍出量を％で表したものを**心予備力**(cardiac reserve)とよぶ．健常若年成人では，心予備力は300～400％である．トレー

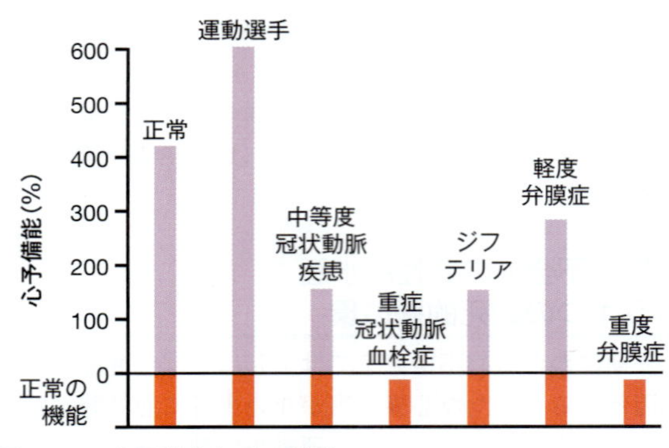

図 22.4　心予備力とその状態
このうち2つはゼロ以下になっている.

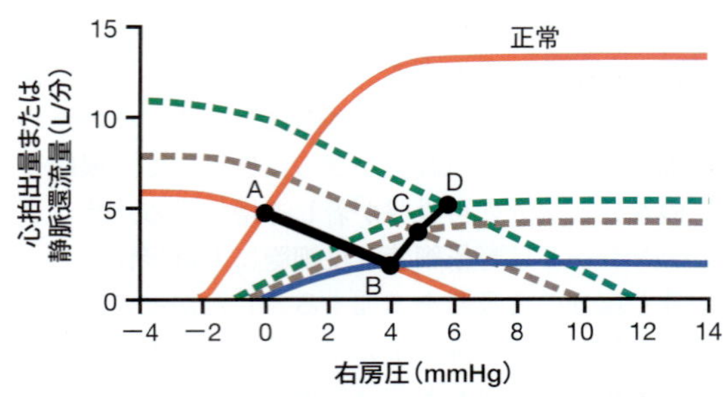

図 22.5　心不全状態が変化したときの心拍出量と右房圧の変化

ニングしている人では500〜600%以上にもなる．しかし，重症心不全では心予備力はない．正常な心予備力を例にとると，健康若年成人が激しい運動をしたときには心拍出量は通常の5倍まで増加する．これは通常心拍出量の400%増し，ということになるので，心予備力は400%となる．

心臓が十分に血液を駆出するのを妨げるものはすべて心予備力を低下する因子になる．虚血性心疾患，原発性心筋症，心臓に効果のあるビタミンの不足，心臓の物理的損傷，弁膜症など，さらに多くの因子が心予備力を低下させる．図 22.4 ではそのうちの数例を示す．

心予備力低下の診断：運動負荷試験

心予備力が低下した人でも安静状態である限り，自分が心疾患を有することに気づかないことが多い．彼らにトレッドミル検査や踏み台昇降をさせて心拍出量を著しく増加させると，心予備力低下を診断することができる．心予備力の低下した人は，心臓への負荷が増加すると，残りわずかの心予備力を使い切ってしまい，新たに要求される高心拍出量レベルが保てずに運動を持続することができなくなる．このような効果は以下のように説明できる．

①組織への十分な血液を心臓が駆出することができないため，ただちに息切れが起こり，時として重度の呼吸困難になる．そのため組織に虚血が起こり，酸素不足に陥る．

②筋肉への虚血のため，著しい筋肉疲労が起きて，それ以上の運動を続けられなくなる．

③心拍出量の低下を補うため，心臓に対する過剰な神経反射が生じて，心拍数が限界まで増加する．

運動負荷試験は循環器医の1つの武器である．心拍出量の測定は日常臨床では簡単に施行できないので，その代わりにこのような試験が臨床の現場でよく行われる．

心不全の定量的図式解析法

ここまで述べてきたように，心不全の一般的原理を論理的に理解することは可能である．しかし，もっと定量的な手法を使うと，さらに詳しく心不全にかかわるさまざまな因子の重要性を把握することができる．その1つには，第20章で示したように，心拍出量調節を図式的に解析する方法がある．本章の残りの部分で，この図式的手法を使って，心不全を特徴づけるいくつかの因子を解析する．

急性心不全と慢性心不全の図式解析

図 22.5 では心臓と末梢循環のさまざまな状態での**心拍出量曲線**と**静脈還流量曲線**を示している．A点を通過する2つの赤い曲線は，①正常の心拍出量曲線(右肩上がり)と，②正常の静脈還流量曲線(右肩下がり)である．第20章で示したように，この2つの曲線が交わる1点でのみ循環系は働いている．その交点は正常の循環動態の場合，A点であり，心拍出量と静脈還流量は5 L/分で，そのとき右房圧は0 mmHgである．

急性心臓発作は心拍出量曲線を下げる

中程度に重篤な心臓発作が起こると，心拍出量曲線(青い実曲線)は一番低いところまで落ちる．その数秒後までは末梢循環系がまだ正常に働いているため，静脈還流量の曲線(右肩下がりの赤い曲線)には変化がない．そのため，心臓発作後の新しい心拍出量曲線と正常の静脈還流量曲線が交差しているB点が，新しい循環動態となる．このとき，右房圧は4 mmHgに上昇し，心拍出量は2 L/分に低下する．

交感神経反射が心拍出量曲線と静脈還流量曲線を上昇させる

上記の反応が起こった後30秒以内に交感神経反射が非常に活発になる．この反射で心拍出量曲線と静脈還流量曲線が上昇する(茶色の点曲線)．交感神経刺激によって心拍出量曲線の水平部分が30〜100%上昇する．交感神経刺激は平均体循環充満圧(静脈還流量曲線がX軸と交差する点)を上昇させる．この図では正常の7 mmHgから10 mmHgまで増加している平均体循環充満圧が上昇するので，静脈還流量曲線は右上方に移動する．このため発作後の新しい心拍出量曲線と静脈還流量曲線はC点で交差することになる．ここで右房圧は5 mmHgに増加し，心拍出量は4 L/分となる．

その後数日続く代償期：心拍出量曲線と静脈還流量曲線はさらに上昇する

その後1週間にわたって，心拍出量曲線と静脈還流量曲線はさらに上昇する(緑色の点曲線)．その理由は，①心臓自体がいくらか回復することと，②腎臓によって水分と塩分が貯留されて，平均体循環充満圧がさらに上昇することの2点である．平均体循環充満圧は＋12 mmHgまで上昇し，この両者とも上昇した2つの曲線は新しい平衡点であるD点で交差することになる．こうして心拍出量はようやく正常まで回復するが，右房圧は＋6 mmHgまで上昇している．心拍出量が正常に戻り，腎排泄量も正常なので，平衡状態が新たに得られたことになる．循環系はD点で機能しており，正常の心拍出量と上昇した右房圧で安定している．これは何らかの外的要因で心拍出量や静脈還流量曲線が変化しない限り維持される．

この解析法を使えば，軽度～中程度の心不全において適度の体液貯留がいかに大切で，その体液貯留がどのように新しい循環動態に導いていくのかを理解しやすい．また，程度の異なる心不全状態での平均体循環充満圧と心臓のポンプ機能の相互関係も理解しやすい．

より定量的にしている以外は，図 22.5 で示したのは，図 22.1 と同じであることに注意すること．

非代償性心不全の図式解析

図 22.6 の黒色で描かれた心拍出量曲線は図 22.2 で示した曲線と同じであり，非常に低いレベルまで落ちているが，すでにこの心臓は回復できる限界ギリギリまで達している．この図では心拍出量曲線がこのように低いレベルまで落ちてしまってから，数日間にわたって起こる静脈還流量曲線の変化を加えている．A点は発症後の時間がゼロの段階で正常の静脈還流量曲線と同じなので，心拍出量はおよそ3 L/分である．しかし，このような低心拍出量では交感神経刺激が起きるので，平均体循環充満圧が30秒以内に7 mmHgから10.5 mmHgまで上昇する．この影響で静脈還流量曲線は右上方に移動し，**自律性代償**とよばれる曲線(青い曲線)を形成する．こうして心拍出量曲線と自律代償された新しい静脈還流量曲線がB点で平衡に至る．心拍出量は4 L/分まで回復するが，それは代償機構が働いて，右房圧を5 mmHgまで上昇させたことによる．

心拍出量が4 L/分では，腎機能を正常に働かせるにはまだまだ低い．そのためさらに体液の貯留が進行し，平均体循環充満圧は10.5 mmHgから13 mmHg程度まで上昇する．静脈還流量曲線は“2日目”と記された曲線であり，C点で心拍出量曲線と交差し平衡点となる．心拍出量は4.2L/分まで上昇し，右房圧は7 mmHgにまで上昇する．

その後何日経過しても腎機能を正常に働かせるのに十分な心拍出量は得ることができない．体液貯留は続き，

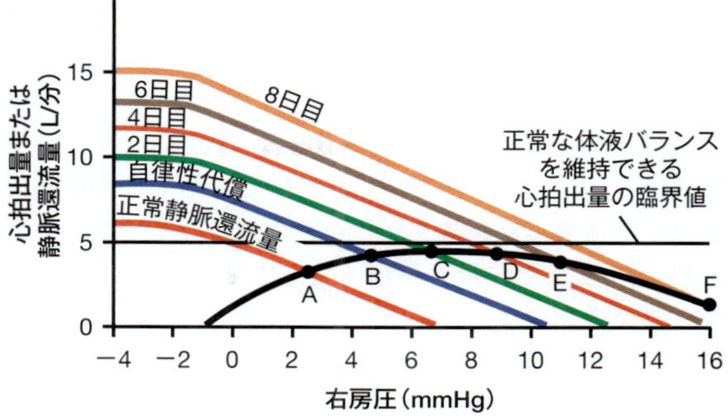

図 22.6　非代償性心不全の図形解析
徐々に増加する体液貯留のため，静脈還流量曲線が徐々に右方移動する．

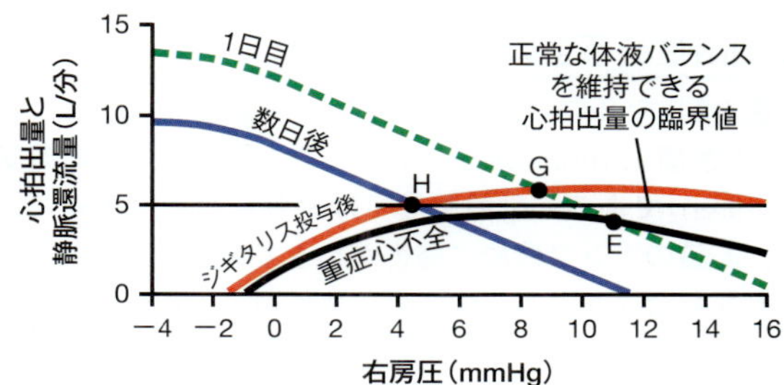

図 22.7　ジギタリスによる非代償性心不全の治療効果
ジギタリスで心拍出量曲線が上昇し，尿量が増え，静脈還流量曲線が左方移動する．

平均体循環充満圧は上昇し続け，静脈還流量曲線は右方移動し続け，心拍出量曲線と静脈還流量曲線の交点はD点，E点，最後にはF点と徐々に移動していく．その頃には心拍出量曲線の下降部分に平衡点が現れてくる．この時点で体液貯留による重篤な心臓浮腫が生じ，体液貯留は心拍出には有害になるだけで，死に至る坂を転げ落ちるように悪化していく．

このように“非代償”というのは，心拍出量がもはや5 L/分以上になりえない，という事実を表している．5L/分以上というのは，腎臓からの水分の排泄量を再設定し，水分の摂取量と排泄量のバランスをとるために必要な臨界値である．

ジギタリスによる非代償性心疾患の治療

図 22.6 において非代償性心不全がすでにE点に到達した場合と同様に，図 22.7 に平衡点E点を示す．このとき強心薬としてジギタリスが投与されたとすると，図 22.7 に示すように心拍出量曲線が上昇する．しかし静脈還流量曲線はすぐには変化しないので，平衡点はG点となる．G点での心拍出量は5.7L/分で，腎臓が正常尿量を排泄するのに必要な臨界点である5L/分よりも大きくなる．つまり正常よりも多い体液を腎臓で排泄することができる．これがジギタリスの作用としてよく知られている，**利尿**(diuresis)効果である．

数日かけて徐々に余分な体液が排泄されると，“数日後”と記した静脈還流量曲線に移動し，平均体循環充満圧は11.5mmHgにまで回復する．この時点でジギタリス投与後の心拍出量曲線の平衡点はH点になり，心拍出量は5L/分，右房圧は4.6mmHgとなる．この心拍出量は正常体液バランスを保つために適正な量であり，これ以上，体液を貯留も排泄もする必要もない．ここに至って循環動態はようやく安定し，言い換えると非代償性心不全が“代償”された，といえる．最終的な循環動態の安定化は，3本の曲線の交点，つまり心拍出量曲線，静脈還流量曲線，正常体液バランスに必要な臨海心拍出量，これらの交点で決まるともいえる．この3つの曲線が同じ点で交差している状態では，代償機構によって循環動態は自ら安定化する．

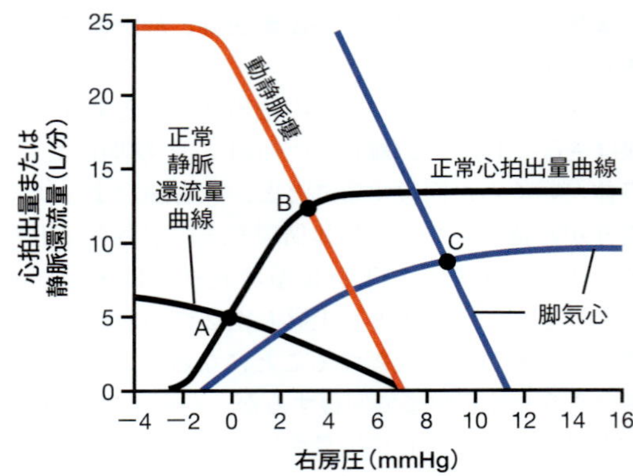

図22.8 高拍出性心不全を起こす2つのタイプの図形解析
①動静脈瘻(AV)，②脚気心．

高拍出性心不全の図形解析

図22.8で2つの高拍出性心不全を解析する．1つは**動静脈瘻**(arteriovenous fistula)で，もう1つは**脚気**(beriberi)である．動静脈瘻では過剰な静脈還流量のため，心臓のポンプ機能に傷害が起きてなくても，心臓に過剰な負荷がかかる．脚気では体循環系の血管抵抗が減少し，静脈還流量が著しく増加するとともに心臓のポンプ機能が低下する．

動静脈瘻

図22.8に記載してある“正常”の曲線は正常時の心拍出量曲線と静脈還流量曲線である．この2つの曲線はA点で平衡点となり，心拍出量は5L/分，右房圧は0mmHgである．

太い動静脈瘻(太い動脈と太い静脈の直接吻合)があると，体循環血管抵抗(**総末梢血管抵抗**(total peripheral vascular resistance))は著しく減少すると考えられる．静脈還流量曲線は“AV”と示された曲線にまで上方移動する．このとき，B点で静脈還流量曲線と心拍出量曲線と交差して平衡点となり，心拍出量は12.5L/分，右房圧は3mmHgとなる．心拍出量は大きく増加し，右房圧の上昇はわずかであり，軽度の末梢うっ血症状が認められる．動静脈瘻があるため，心臓が血液を送り出すポンプ機能はすでに限界に近く，このような状態で運動しようとしても，心臓の予備力はほとんどない．これは**高拍出心不全**(high-output failure)とよばれる病態と似ているが，実のところ過剰な静脈還流量がもたらす心臓の過負荷状態である．

脚気

図22.8に脚気で起こる心拍出量曲線と静脈還流量曲線の変化を示す．心拍出量曲線が低下するのは，脚気症候群を起こすビタミン欠乏症(主にサイアミン欠乏)で心臓が弱っているためである．心機能低下のため，腎臓へ還流する血液量が減少する．そのため腎臓での大量の体液貯留が起こり，静脈還流量曲線は右方移動し，平均体循環充満圧(静脈還流量曲線のX軸との交点)は正常値の7mmHgから11mmHgまで増加する．静脈還流量曲線が右方移動するのは，第17章で解説してあるようにビタミン欠乏症によって末梢血管が拡張するためである．

2つの青い曲線(脚気心の心拍出量曲線と静脈還流量曲線)はC点で交差し，脚気の循環動態を示す平衡点となり，そのとき右房圧は9mmHg，心拍出量は正常値の165%となる．このように脚気心では心臓が弱って，最大値の低下が示すように心拍出量曲線は低くなるにもかかわらず，心拍出量は多い．

参考文献

Andrew P: Diastolic heart failure demystified. Chest 124:744, 2003.

Bayeva M, Gheorghiade M, Ardehali H: Mitochondria as a therapeutic target in heart failure. J Am Coll Cardiol 61:599, 2013.

Bers DM: Altered cardiac myocyte Ca regulation in heart failure. Physiology (Bethesda) 21:380, 2006.

Braunwald E: Biomarkers in heart failure. N Engl J Med 358:2148, 2008.

Burchfield JS, Xie M, Hill JA: Pathological ventricular remodeling: mechanisms: part 1 of 2. Circulation 128:388, 2013.

Cahill TJ, Ashrafian H, Watkins H: Genetic cardiomyopathies causing heart failure. Circ Res 113:660, 2013.

Despa S, Bers DM: Na^+ transport in the normal and failing heart—remember the balance. J Mol Cell Cardiol 61:2, 2013.

Doenst T, Nguyen TD, Abel ED: Cardiac metabolism in heart failure: implications beyond ATP production. Circ Res 113:709, 2013.

Guyton AC, Jones CE, Coleman TG: Circulatory Physiology: Cardiac Output and Its Regulation. Philadelphia: WB Saunders, 1973.

Kirk JA, Kass DA: Electromechanical dyssynchrony and

resynchronization of the failing heart. Circ Res 113:765, 2013.

Luo M, Anderson ME: Mechanisms of altered Ca^{2+} handling in heart failure. Circ Res 113:690, 2013.

Lymperopoulos A, Rengo G, Koch WJ: Adrenergic nervous system in heart failure: pathophysiology and therapy. Circ Res 113:739, 2013.

McNally EM, Golbus JR, Puckelwartz MJ: Genetic mutations and mechanisms in dilated cardiomyopathy. J Clin Invest 123:19, 2013.

Morita H, Seidman J, Seidman CE: Genetic causes of human heart failure. J Clin Invest 115:518, 2005.

Nickel A, Löffler J, Maack C: Myocardial energetics in heart failure. Basic Res Cardiol 108:358, 2013.

Reynolds HR, Hochman JS: Cardiogenic shock: current concepts and improving outcomes. Circulation 117:686, 2008.

Roger VL: Epidemiology of heart failure. Circ Res 113:646, 2013.

Spinale FG, Zile MR: Integrating the myocardial matrix into heart failure recognition and management. Circ Res 113:725, 2013.

Spodick DH: Acute cardiac tamponade. N Engl J Med 349:684, 2003.

Willis MS, Patterson C: Proteotoxicity and cardiac dysfunction—Alzheimer's disease of the heart? N Engl J Med 368:455, 2013.

Zile MR, Brutsaert DL: New concepts in diastolic dysfunction and diastolic heart failure: Part I: diagnosis, prognosis, and measurements of diastolic function. Circulation 105:1387, 2002.

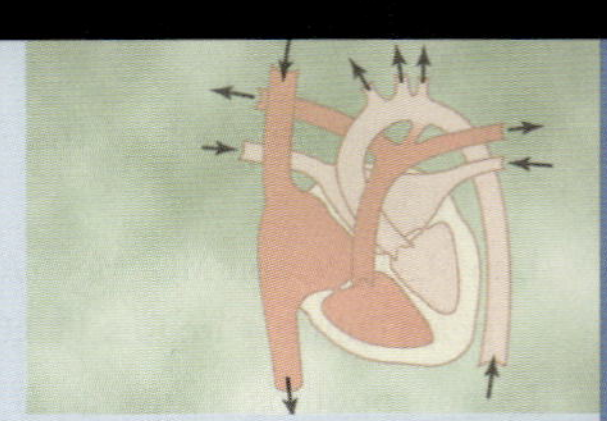

第 23 章 心臓の弁と心音：心臓弁膜症と先天性心疾患

第 9 章で心臓の弁の機能について述べたように，通常，心臓の弁の**閉鎖**(closing)音は聴取可能であり，一方，心臓の弁の開放音は聴取不可能である．本章では，まず正常時および異常時に**心音**(heart sound)を発生させる要因について述べる．次に，心臓弁膜症や先天性心疾患の際に生じる血液循環の変化について述べる．

心音

正常心音

通常，聴診器で聴取される心音は，“ラブ，ダブ，ラブ，ダブ”と表現される．この“ラブ”音は，収縮開始時に**房室弁**(A–V valves)(僧帽弁と三尖弁)が閉鎖する際に生じる．また，“ダブ”音は，収縮末期に**半月弁**(semilunar valves)(大動脈弁と肺動脈弁)が閉鎖する際に生じる．通常，心臓周期は心室収縮期の最初に起こる房室弁の閉鎖により始まるとされているため，“ラブ”音は**第 1 心音**(first heart sound)，“ダブ”音は**第 2 心音**(second heart sound)とよばれる．

房室弁の閉鎖に伴って第 1 心音が聴かれる

当初，心音の発生は，弁尖がピシャリとぶつかりあって起こる振動によると考えられていた．しかしながら，弁尖の間の血液が衝撃を和らげるため，弁尖の閉鎖はほとんど音を発生しない．その代わり，弁に隣接する心臓壁や主要血管の振動とともに，閉鎖直後のピンと張った弁の**振動**(vibration)により心音が発生する．つまり，第 1 心音が発生するには，まず心室収縮が房室弁側に血液を急激に逆流させ，房室弁を閉鎖させ，心房側に房室弁を隆起させる．次に，腱索や弁の突っ張りが逆流した血液を再び心室側に跳ね返す．この機序により，ピンと張った弁だけでなく，血液や心室壁も振動し，心室内の血液に乱流が引き起こされる．この振動が胸壁に伝わり，聴診器により第 1 心音として聴取される．

半月弁の閉鎖に伴って第 2 心音が聴かれる

第 2 心音は，収縮末期に半月弁が急速に閉鎖することにより発生する．半月弁は閉鎖すると，心室側に隆起する．この半月弁の伸展が血液を動脈側に跳ね返らせる．その結果，血液が半月弁と心室壁の間だけでなく半月弁と大動脈の間を行き来して，短時間残響音が発生する．この動脈壁で発生した振動が，動脈起始部付近に伝わる．半月弁や心室の振動が，胸壁のような“共鳴板”に伝わり，第 2 心音として聴取される．

第 1 心音と第 2 心音の持続時間と音の階調

第 1 心音の持続時間は約 0.14 秒で，第 2 心音の持続時間は約 0.11 秒である．第 2 心音のほうが短いのは，半月弁のほうが房室弁よりもピンと張っているため振動時間が短いからである．

図 23.1 に示されるように，聴取可能な第 1 心音と第 2 心音の周波数(階調)の範囲は，可聴域の最も低い周波数である 40〜520Hz くらいである．特別な電子装置(**心音図**)を用いて心音を記録すると，心音の大部分は聴取可能範囲より低周波数であることがわかる．**図 23.1** の薄ピンク色で示されているように，3〜4Hz の心音から測定でき，20Hz 付近の心音が最も大きい．このようにして，**聴診器**(stethoscope)では聴取できない心音でも心音図で記録することができる．

通常，第 2 心音は第 1 心音より高周波数である．その理由は以下の 2 つである．①半月弁のほうが房室弁よりも弁に張力がかかっているため．②心音の起因となる振動が伝播する領域として，動脈壁のほうが心室壁よりも圧力が高いため．臨床医はこのような周波数の違いから 2 種類の心音を聞き分ける．

第 3 心音は拡張中期の始まりに発生する

時に，弱く地鳴りのような**第 3 心音**(third heart sound)が**拡張期中期の始まり**に聴取される．実証されてはいないが，心房から流入した血液が心室壁を行き来することにより振動を起こして，第 3 心音が発生すると理論的には説明されている．この現象は，蛇口から出た水を紙袋に入れることと似ている．紙袋に流入した水は，紙袋の中を行ったり来たりして紙袋の端を振動させる．第 3 心音が拡張期中期の始まりまで発生しない理由は，振動の発生に必要な心室壁の弾性張力を生み出すのに十分な血液が心室腔に貯留されていないためである．第 3 心音の周波数はたいてい聴取できないほど低いが，心音図ではしばしば測定できる．第 3 心音は，小児から若者では生理的な場合もあるが，老人で認められる場合はたいてい収縮性心不全が疑われる．

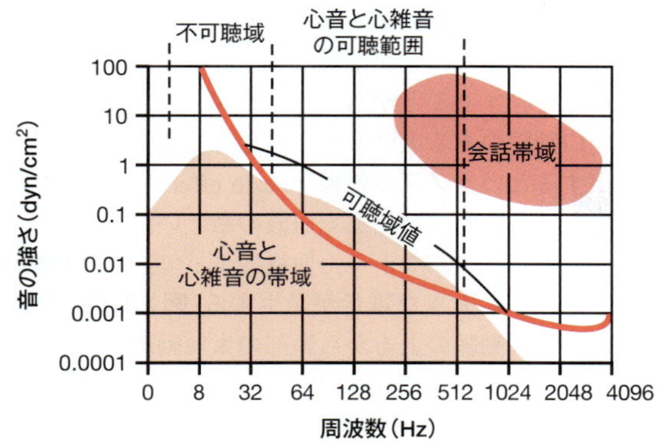

図 23.1 心音および心雑音の可聴範囲における音の強さと周波数の関係
心音と心雑音の可聴範囲は，およそ 40〜520Hz である（Butterworth JS, Chassin JL, McGrath JJ: Cardiac Auscultation, 2nded. New York: Grune & Stratton, 1960 より改変）

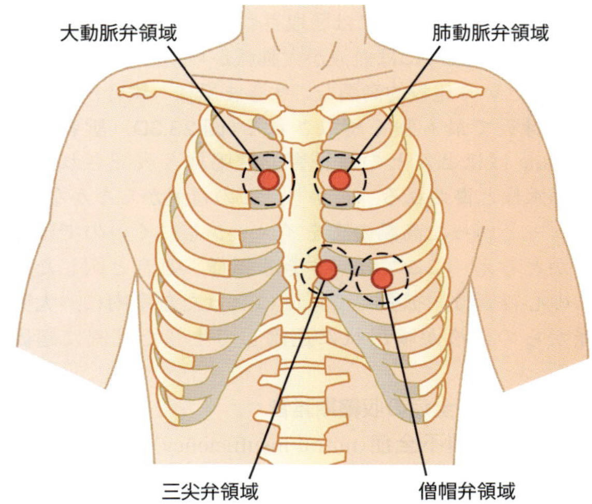

図 23.2 それぞれの心臓の弁から発生する音を最も聴取しやすい胸の部位

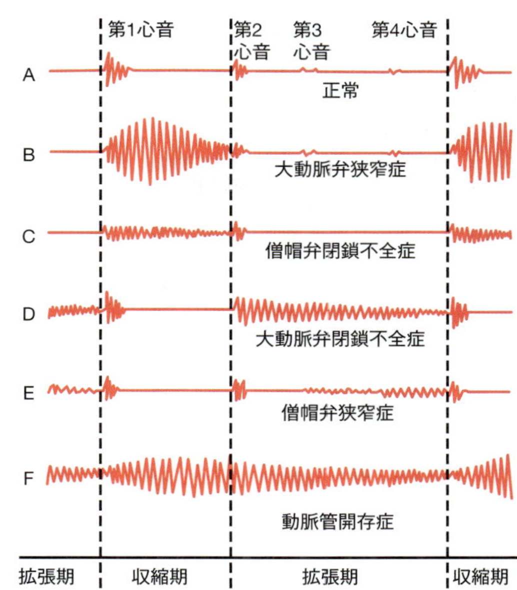

図 23.3 心音図の記録例

第 4 心音は心房収縮音である

第 4 心音は心音図でときどき記録されるが，音が弱く，20Hz 以下と周波数が低いため，聴診器ではほとんど聴取されない．第 4 心音は心房が収縮する際に発生する．おそらく，第 3 心音と同様に心室腔への血液の流入による振動により，第 4 心音は発生する．心室壁の伸展性が低下し，血液が心室腔に充満しにくくなるような場合，心房の収縮が心室充満に重要な役割を担うようになるが，このような場合に第 4 心音がよく聴かれる．例えば，左室肥大のある老人ではしばしば第 4 心音が聴取される．

正常心音の聴診部位

聴診器を用いて体内で発生する音を聴取することを**聴診**（auscultation）とよぶ．**図 23.2** は，それぞれの心臓の弁の音を判別しやすい胸部の聴診部位を示している．すべての心臓の弁の音は胸部のどの部位でも聴取可能であるが，循環器医は消去法によってそれぞれの弁の音を聴き分ける．つまり，聴診器をある部位から別の部位に動かし，それらの部位の音の強弱に注意しながら，それぞれの弁の構成音を識別する．

心音が聴取される部位は，それぞれの弁の存在する位置と一致するわけではない．**大動脈弁**（aortic valve）に起因する心雑音聴取領域は，心雑音が大動脈より上方に伝播するため大動脈の上方付近である．**肺動脈弁**（pulmonary valve）に起因する心音聴取領域も同様に肺動脈の上方付近である．**三尖弁**（tricuspid valve）に起因する心音聴取領域は右室付近である．**僧帽弁**（mitral valve）に起因する心音聴取領域は心臓が最も胸壁に近く位置している左室心尖部付近である．心尖部以外の左室は心臓が回転しているため，背側に位置する．

心音図

低周波数の音を判別できる特製のマイクを胸壁の上に置くと，心音は増幅され，高速記録装置により記録される．この装置は**心音図**（phonocardiogram）とよばれ，**図 23.3** で示されるように，心音を波形として表すことができる．A は正常心音の記録例であり，第 1 心音と第 2 心音，および，かなり弱い音である第 3 心音と第 4 心音を表している．第 3 心音と第 4 心音は，それぞれ**ランブル**（rumble）（**雑音**（murmur））とよばれる，とても低調であることに特に注目してもらいたい．第 3 心音は，だいたい 1/3〜1/2 の人で，第 4 心音は，おおよそ 1/4 の人で記録されうる．

心臓弁膜症

リウマチ性弁膜症

弁膜症（valvular disease）の多くは，**リウマチ熱**

(rheumatic fever)に起因する．リウマチ熱は，心臓の弁の障害や破壊を起こす自己免疫性疾患である．リウマチ熱は，たいてい**連鎖球菌**(streptococcus)の毒素により引き起こされる．

ほとんどのリウマチ熱は，連鎖球菌，特に A 群溶血連鎖球菌により引き起こされる感染が原因で発症する．連鎖球菌は，初期に咽頭痛と猩紅熱と軽度な中耳炎を引き起こす．しかしながら，連鎖球菌はいくつかの毒素を放出し，それらの毒素に対する**抗体**(antibodies)を産生する．その抗体は，連鎖球菌だけでなく，身体の他の臓器にも反応し，しばしば重篤な**免疫反応**(immune response)を引き起こす．この免疫反応は，抗体が血中に存在する限り，およそ 1 年以上も持続する．

リウマチ熱は，特に心臓の弁のような易感染性の部位に障害を引き起こす．弁の障害の程度は，抗体の濃度および強さと直接相関する．この種の反応と関連する免疫機構については，第 35 章で述べる．急性糸球体腎炎が同様の免疫機序で発症することは，第 32 章で述べる．

リウマチ熱の患者では，出血性やフィブリン性，肥厚性の病変が心臓の弁膜付近に生じる．僧帽弁は，他の弁よりも弁の可動中に損傷をより受けやすく，しばしば重篤な障害を起こす．大動脈弁が次に障害を起こしやすい．左心系の弁よりも右心系の弁にかかる圧力は低いため，三尖弁と肺動脈弁の右心系の心臓の弁には，重篤な障害がほとんど生じない．

弁の瘢痕化

弁尖の端が接しているために，リウマチ熱では隣接するいくつかの弁尖にも同時に障害を引き起こす．その後，数週，数ヵ月，数年かけて，その病変は隣接する弁尖を永続的に癒合させ瘢痕化する．また，本来は自由に開閉するはずの障害を受けていない弁尖においても，しばしば瘢痕化した固い塊のようになることがある．

弁尖同士が広範囲に癒合した弁は，血液を正常に通すことができない．この状態を**狭窄**(stenosis)とよぶ．一方，瘢痕化により弁縁部の構造が障害されると，弁が完全に閉鎖できずに，血液が逆流する．この状態を**閉鎖不全**(regurgitation)とよぶ．通常，狭窄にはある程度の閉鎖不全が伴うし，閉鎖不全にはある程度の狭窄が伴う．

他の原因による弁膜症

先天的な異常として，**弁狭窄**や 1 つ以上の弁尖欠損も時に認める．弁尖の完全欠損はめったにないが，先天性の弁狭窄症は時に認められ，本章の後半で解説する．

心臓弁膜症により引き起こされる心雑音

図 23.3 の心音図で示されるように，**心雑音**(heart murmurs)として知られる多くの異常な心音は，次に示すような心臓の弁に異常があるときに生じる．

大動脈弁狭窄症の収縮期雑音

大動脈弁狭窄症(aortic stenosis)の患者では，左室から駆出される血液は，線維化して十分に開口できない大動脈弁を通過する．血液の駆出が困難であるため，大動脈圧は正常であるにもかかわらず，左室圧は 300 mmHg 以上にも上昇することがある．したがって，血液が収縮期に開口制限のある大動脈弁を通過して非常に速い速度で噴出するという**ノズル効果**(nozzle effect)が発生する．この現象は，大動脈起始部で血液の激しい乱流を引き起こす．大動脈壁にぶつかった血液によって，強い振動が生じ，収縮期に大きな雑音が発生する(**図 23.3B** 参照)．雑音は胸部大動脈の上方から頸部の太い動脈にかけて伝播していく．この心雑音はザザッーと荒々しい音であり，重度の大動脈弁狭窄症の患者では，1 m くらい離れても聴取されるぐらい，この心雑音は非常に大きな音になる．また，胸部の上方や頸部の下方の体表面では，この心雑音の振動を手で感じることができる．この現象は**スリル**(thrill)として知られている．

大動脈弁閉鎖不全症の拡張期雑音

大動脈弁閉鎖不全症(aortic insufficiency)の患者では，異常な雑音は収縮期には聴取されない．しかしながら，**拡張期**(diastole)には血液が大動脈から左心室に逆流し，ヒューという比較的高調な“すきま風様”雑音が左室流出路付近で最も強く聴取される(**図 23.3D**)(**訳者注**：blowing はほとんどの教科書で吹鳴様と表記され，時に灌水様と書かれる．しかし，この言葉からなかなか，ヒューといった高調の音をイメージしにくいのではないかと考え，ここでは“すきま風様”雑音と訳した)．この心雑音は，拡張して低圧になった左室内に，大動脈からの血液が噴出状に逆流して生じた乱流に起因する．

僧帽弁閉鎖不全症の収縮期雑音

僧帽弁閉鎖不全症(mitral insufficiency)の患者では，収縮期に僧帽弁から左房に血液が逆流する．拡張期と収縮期との違いはあるが，この逆流もまた，大動脈弁閉鎖不全症と同様のヒューという高調な“すきま風様”雑音を生じる(**図 23.3C**)．この心雑音は，左房の方向に強く伝播していく．しかしながら，左房は胸腔の深部にあるため，直接この心雑音を聴取することは難しい．その結果，僧帽弁閉鎖不全症の心雑音は主に左室から心尖部にかけて胸壁を伝播していく．

僧帽弁狭窄症の拡張期雑音

僧帽弁狭窄症(mitral stenosis)の患者では，狭窄した僧帽弁を通過しなければならないため左房から左室に血液が流れにくい．左房圧はめったに 30 mmHg 以上には上昇しないので，左房と左室の圧較差はあまり大きくならない．その結果，僧帽弁で聴取される心雑音はたいてい弱く，その周波数は非常に低い(**図 23.3E** 参照)．そのため，この心雑音のほとんどの周波数領域がヒトで聴取することができない低周波領域に含まれる．

拡張早期には僧帽弁が狭窄しているため，血液が左室にほとんど流入しない．心室壁は弛緩しているため，心室内に血液が少ない状態では，心室壁間を血液が行ったり来たりして振動することがない．このため，重度の僧帽弁狭窄症患者では，拡張期前半を過ぎるまで心雑音は聴取されない．その後，心室腔が血液で充満されると，振動するのに十分なくらい心室壁が伸展され，低調な心雑音が聴取される．

心臓弁膜症の心音図

図 23.3 の B，C，D，そして E の心音図は，それぞれ大動脈弁狭窄症，僧帽弁閉鎖不全症，大動脈弁閉鎖不全症，そして僧帽弁狭窄症の典型的な波形である．これらの心音図からも，大動脈弁狭窄症が最も大きな心雑音を，僧帽弁狭窄症が最も小さな心雑音を発生させることが明白である．心音図は，心雑音の強さが収縮期や拡張期のどの時期にどのように変化していくのかを示す．また，それぞれの心雑音の相対的なタイミングも明らかにする．心雑音が聴取されるタイミングは，大動脈弁狭窄症と僧帽弁閉鎖不全症では収縮期だけ，一方，大動脈弁閉鎖不全症と僧帽弁狭窄症では拡張期だけであることに特に注目をすること（**訳者注**：本書では収縮期や拡張期をタイミングで収縮（拡張）前期，収縮（拡張）中期，収縮（拡張）後期の 3 つに区分して解説をする場合がある）．これが理解できない読者は理解できるまで復習をしなくてはならない．

心臓弁膜症における循環動態の異常

大動脈弁狭窄症および大動脈弁閉鎖不全症における循環動態

大動脈弁狭窄症では，収縮末期時に心室腔内のすべての血液を駆出することはできない．一方，大動脈弁閉鎖不全症では，収縮期が終わるとすぐ血液が大動脈から左心室に逆流する．したがって，どちらの場合も，1 回心拍出量は低下する．

このような循環動態の異常が持続すると，心機能を維持するため，いくつかの重要な代償性反応が生じる．これらの代償性反応は次の項で述べる．

左心室肥大

大動脈弁狭窄症と大動脈弁閉鎖不全症では，**心仕事量**（cardiac work）の増加のため左心室が**肥大**（hypertrophy）する．

大動脈弁閉鎖不全症では，左房からの血液だけでなく，大動脈から逆流した血液も流入するため左心室腔は拡大する．また，左室重量が 4〜5 倍に増え，左心系が著しく拡大する．

重度の大動脈弁狭窄では左心室が肥大し，左室内圧は 400 mmHg まで上昇する．

重度の大動脈弁閉鎖不全症の患者では，左室腔の拡大により，1 回心拍出量が 250 mL にもなる．しかしながら，拡張期には，そのうちの 3/4 が心室に逆流し，1/4 だけしか全身に循環されない．

循環血液量の増加

循環血液量の増加は，左室**駆出量**の低下を代償する方法の 1 つである．循環血液量が増加する原因は，①まず血圧がわずかに低下し，②次にその血圧低下に伴い**末梢循環調節反射**が亢進することによる．その結果，尿量が減少して，循環血液量が増加し，血圧を正常に戻す．また，赤血球量が徐々に増加する．

循環血液量の増加は，心臓への静脈還流量を増加させる．すると，左室ポンプ機能低下を代償しようと左心室はより多くの力をさらにつぎ込んで駆出しなくてはならなくなる．

大動脈弁疾患は冠状動脈の血流量を低下させる

大動脈弁狭窄症の患者では，血液が狭窄した大動脈弁を通過するため左室内圧が上昇し，心室筋に強い張力がかかる．この働きは心室への負荷と**酸素消費量**（oxygen consumption）を増加させ，酸素運搬量を上げるために，冠動脈の血流量の増加を必要とする．しかしながら，心室筋の張力の上昇は，拡張期に冠動脈の血流量を低下させ，特に心内膜下の血流量の低下が著しい．大動脈弁の狭窄があると，拡張期の左室内圧も上昇する．この左室内圧の上昇は，心内膜を圧迫し，冠動脈の血流量を減少させる．したがって，重度の大動脈弁狭窄症では，しばしば心筋虚血を引き起こす．

大動脈弁閉鎖不全症でも，拡張期の左室内圧は上昇し，心内膜は圧迫され，冠血管血流量は低下する．大動脈弁閉鎖不全症では，拡張期の大動脈圧が低下するため，冠血管血流量の低下と心筋虚血が引き起こされる．

末期の左心不全と肺水腫

初期の大動脈弁狭窄症や大動脈弁閉鎖不全症では，左室の仕事量は増加するものの，安静時では，左室に内在している機能によって，心室の負荷に適応しており，循環動態に目立った異常をきたすことはない．したがって，重篤な心臓病と気づいたときには，しばしば大動脈弁狭窄症や大動脈弁閉鎖不全症がすでに進行していることがある．例えば，大動脈弁狭窄症では安静時の左室内圧が 200 mmHg にまで，大動脈弁閉鎖不全症では左室の 1 回拍出量が正常の 2 倍量にまで進行している．

大動脈の**弁膜症**がある臨界点を越えて進行すると，最終的に左室はその機能を維持できなくなる．その結果，左室腔は拡張し，心拍出量は減少し始める．機能不全に陥った左心室より上流にある，左房や肺に血液が貯留する．左房圧は次第に上昇し，平均左房圧はおよそ 25〜40 mmHg まで上昇する．肺では重度の肺水腫を引き起こす．肺水腫の詳細は第 39 章で述べる．

僧帽弁狭窄症と僧帽弁閉鎖不全症の循環動態

僧帽弁狭窄症の患者では，左房から左室への血流が妨げられる．僧帽弁閉鎖不全症の患者では，拡張期に左室に流入した血液の大部分が，収縮期に大動脈へ駆出されず左房に逆流する．したがって，どちらの疾患も左房から左室へ流入する血液の絶対量が減少する．

僧帽弁疾患による肺水腫

左房内の血液貯留は，左房圧を徐々に上昇させ，その結果，重篤な肺水腫を引き起こす．通常，平均左房圧が25 mmHgを超えるまで，致死的な肺水腫は生じない．肺のリンパ管が何倍にも拡張して，肺の間質液を急速に回収するため，時には平均左房圧40 mmHgまで肺水腫が生じないこともある．

左房拡大と心房細動

僧帽弁疾患での左房圧の上昇は，徐々に左房の拡大も引き起こしていく．その結果，心臓の電気的興奮が心房内を伝播する距離が延長する．このように刺激伝導路の距離が延長すると，第13章で述べたように，不規則な**旋回運動**(circus movement)(**リエントリー**(re-entry))が発生しやすくなる．

したがって，僧帽弁疾患，特に僧帽弁狭窄症が進行すると，**心房細動**(atrial fibrillation)がしばしば生じる．心房細動は心臓の有効な拍動を妨げ，心機能をさらに低下させる．

初期の僧帽弁疾患の代償性反応

大動脈弁膜症や大部分の先天性心疾患と同様に僧帽弁疾患でも，腎での水分と塩分の排泄の低下により循環血液量が増加する．循環血液量の増加は，心臓への静脈還流量を増加させ，その結果，心機能の低下を防ぐ．したがって，代償性反応により，たとえ左房圧が上昇しても，僧帽弁疾患の末期の状態まで心機能の低下はわずかである．

左房圧の上昇に伴い，血液が肺に貯留し，徐々に肺動脈でうっ滞し始める．さらに，初期の肺水腫は肺細動脈の収縮を引き起こす．この変化は，収縮期肺動脈圧と右室圧を，時に正常の2倍以上である60 mmHgくらいまで上昇させる．そして，増加した仕事量の一部を代償するため，これらの圧の上昇によって右心肥大が生じる．

弁膜症患者における運動時の循環動態

運動中は末梢から心臓への静脈還流量が増加する．したがって，さまざまな心臓弁膜症で生じる循環動態の異常は，運動中に著しく悪化する．安静時では無症状である軽度な心臓弁膜症患者であっても，激しい運動を行うと重篤な症状が現れる．例えば，大動脈弁狭窄症患者では，運動により急性**左心不全**(left-sided heart failure)が発症し，その結果，急性**肺水腫**(pulmonary edema)になる．また，僧帽弁疾患患者では，運動により肺への血液貯留が著しく増加し，重度もしくは致死的な肺水腫が10分以内に発症する可能性さえある．

軽度から中等度の心臓弁膜症でも，弁機能の障害程度に比例して**心予備能**(cardiac reserve)が低下する．つまり，運動中に上昇すべき心拍出量が上昇しない．したがって，筋血流量もほとんど上昇しないため全身の筋肉が急速に疲労する．

先天性心疾患における循環動態の異常

時に，心臓や心臓とつながっている血管の形成異常が胎生期に発生する．この異常を**先天性心疾患**(congenital heart defects)とよぶ．先天性心疾患はその形態から次の3種類に分類される．①心臓や心臓とつながっている主要血管の一部が閉鎖もしくは狭窄して血液の通過が妨げられる疾患(閉塞性または通過障害性疾患)，②血液の一部が左心系から右心系に短絡する疾患(**左右短絡**(left-to-right shunt)**疾患**)，③血液の一部が右心系から左心系に短絡する疾患(**右左短絡**(right-to-left shunt)**疾患**)．

さまざまな狭窄病変による影響は理解しやすい．例えば，先天性大動脈弁狭窄症は，他の原因により引き起こされる大動脈弁狭窄症と同じ循環動態の変化をもたらす．すなわち，**心肥大**(cardiac hypertrophy)，**心筋虚血**(myocardial ischemia)，心拍出量の減少，そして重度の肺水腫をもたらす．

他にも先天性の狭窄疾患には，**大動脈縮窄症**(coarctation of the aorta)がある．この疾患は，上半身(大動脈の狭窄部分より近位部)の血圧が下半身の血圧よりもかなり高くなる．なぜなら，血液が狭窄部分を通過する際に強い抵抗を受けるためである．第19章で述べたように，血液の一部は細い側副血行路を介して縮窄部分を迂回しなくてはならない．

動脈管開存症：左右短絡疾患

胎生期には肺は虚脱している．肺胞の虚脱により，肺血管の大部分も虚脱している．したがって，胎児の肺血管抵抗は高く，その結果，肺動脈圧はかなり高い．また，胎児では大動脈を流れる血液が胎盤の太い血管に流れ込むため，胎児の大動脈圧は通常かなり低い．つまり，胎児の大動脈圧は肺動脈圧より低い．そのため，胎児ではほとんどすべての肺動脈血が，肺を通過せずに肺動脈と大動脈を連結する特殊な血管を通過することになる(**図23.4**)．この特殊な血管を**動脈管**(ductus arteriosus)とよぶ．動脈管は，胎生期に血液が肺を通過することなく，体循環系の動脈に血液を速やかに循環させる働きをもつ．胎児では血液が胎盤で十分酸素化されるため，肺への血流が乏しいことは有害にならない．

出生後の動脈管閉鎖

出生後すぐに肺呼吸が開始され，肺が拡張する．空気で肺胞が満たされるだけでなく，血液が肺血管床を通過するため肺血管抵抗が著しく減少する．その結果，肺動脈圧は急激に低下する．同時に，胎盤を介した循環から分断されるため，大動脈圧は上昇する．したがって，大動脈圧は上昇し，肺動脈圧は急激に低下する．その結果，出生後動脈管を流れる血液が途絶える．実際，血液は動脈管を介して大動脈から肺動脈へと流れ始める．こうした血流変化が生

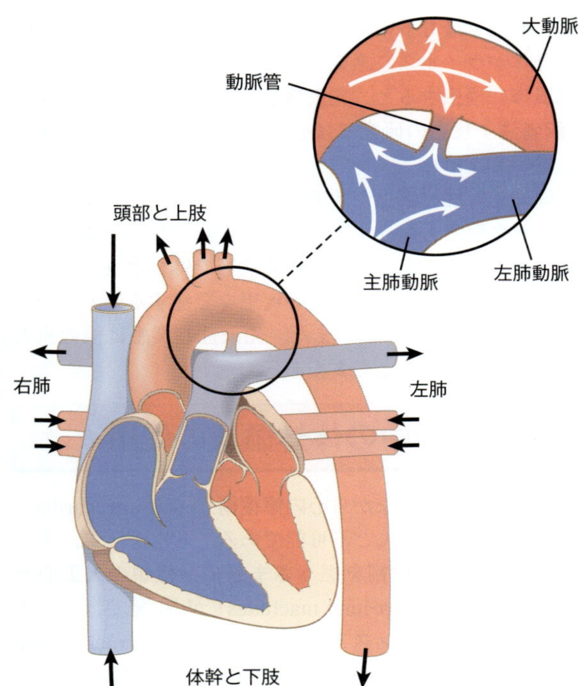

図 23.4　動脈管開存症の模式図
静脈血に酸素化された血液が混入する．上の図は血液が大動脈から肺動脈に流入し，肺に流れ込むことを示している．

じる状態になると，動脈管は生後数時間から数日で閉鎖するようになり，動脈管を通過する血液は途絶する．動脈管を通過する大動脈血の酸素分圧が胎生期の肺動脈血の酸素分圧のおよそ 2 倍に上昇すると動脈管は閉鎖すると考えられている．酸素が動脈管壁の平滑筋を収縮させるためであろう．この仕組みは第 84 章で述べる．

不幸にも，5500 人の新生児のうちおよそ 1 人の割合で，動脈管が閉鎖しない場合がある．この状態を**動脈管開存症**(patent ductus arteriosus)とよび，その模式図を**図 23.4** に示している．

動脈管開存症の循環動態

動脈管開存症による循環動態の異常は生後数ヵ月では認めない(**訳者注**：未熟児動脈管開存症では生直後から異常を認めることがある)．しかしながら，成長とともに大動脈と肺動脈の圧較差が徐々に開いていき，大動脈から肺動脈へ短絡する血液量が増加していく．また，大動脈圧の上昇は，動脈管径を次第に拡大させ，循環動態を悪化させる．

肺血流量の増加

動脈管開存症の患児が年長になってくると，大動脈血流の 1/3〜1/2 が動脈管を通過し肺動脈に流入し，肺を通過して，最終的に左室と大動脈に戻ってくる．その結果，肺や左房および左室を流れる血液量は，体循環を流れる血液量の 2 倍以上にもなる．この疾患では，心不全や肺うっ血のような末期の状態になるまで**チアノーゼ**(cyanosis)は認めない．実際，初期の頃は，肺血流量が多いため，正常の人よりも大動脈の**酸素分圧**(oxygen partial pressure)が高いことがある．

心および肺予備能の低下

動脈管開存症の患者では，心予備能と**肺予備能**(respiratory reserve)が低下する．心拍出量は通常の 2 倍以上に増加する．心肥大時には，心拍出量は通常のおよそ 4〜7 倍まで増加しうる．動脈管開存症患者が激しい運動をした場合，左右短絡があるために体循環の血液量は必要とされる量まで増加しない．中等度の運動であっても，ふらついたり，一過性の心不全により失神したりすることもある．

肺血流量の増加による肺血管抵抗の増加は，しばしば肺うっ血や肺水腫を引き起こす．肺うっ血は年齢とともに徐々に進行していくため，その結果，未治療の動脈管開存症患者の多くは 20〜40 歳で心臓死する．

心雑音：連続性機械様雑音

動脈管開存症では，新生児期には心雑音が聴取されないことがある．なぜなら，動脈管を通過する血流が心雑音を発生させるほど十分流れていないためである．しかしながら，1〜3 歳になると，**図 23.3F** に示されるように，荒々しい連続性心雑音が胸部の肺動脈領域で聴取され始める．この心雑音は，大動脈圧が高い収縮期に強くなり，大動脈圧が低くなる拡張期に弱くなる．その結果，この心雑音の強さは 1 心拍中に漸増して漸減するところから，**連続性機械様雑音**(continuous machinery murmur)と称される．

外科治療

動脈管開存症の外科治療は単純である．開存している動脈管を結紮するか，もしくは，切断しその両端を閉じるだけである．実際，この手技は心臓手術としてはじめて成功した手術の 1 つである．

ファロー四徴症：右左短絡疾患

図 23.5 で示される**ファロー四徴症**(tetralogy of Fallot)は，新生児の**チアノーゼ性心疾患**(cyanotic heart disease)のなかで最も発症率の高い疾患である．チアノーゼとは，血液の大部分が肺を通過しないために大動脈血が十分に酸素化されず，全身の皮膚が青白くみえる状態を示す．ファロー四徴症は，4 つの形態的特徴を併せもつ．

(1)大動脈が左室よりむしろ右室から起始する，もしくは，大動脈は心室中隔欠損上にまたがっている(**大動脈騎乗**(overriding of aorta))．**図 23.5** で示されるように，大動脈血は両心室から駆出される．

(2)肺動脈が閉鎖もしくは狭窄し，右室から肺動脈へ流出される血液量が著しく減少している．その代わり，大部分の血液は肺を通過せずに直接大動脈に流れる．

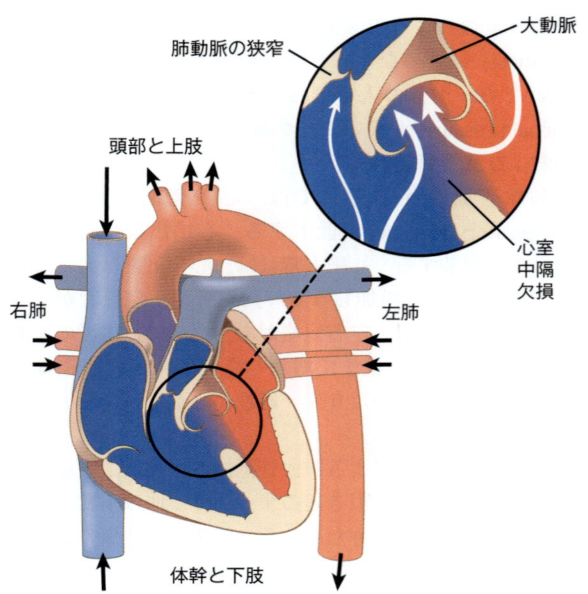

図 23.5 ファロー四徴症の模式図
青色で示す静脈血の大部分が右室から肺へ流れず，大動脈へ流出している．

(3)左室からの血液は①心室中隔欠損孔を介して右室に血液が流入し，そして大動脈へ流出されるか，もしくは，②**心室中隔欠損**(ventricular septal defect)孔にまたがっている大動脈へ直接流出される．

(4)血液は右室から高圧である大動脈に駆出されなくてはならないので，右心室筋が発達し，**右室肥大**(right ventricular hypertrophy)が起きる．

循環動態の異常

ファロー四徴症で引き起こされる問題点は，明らかに血液の大部分が肺を通過せずに酸素化されないことに起因する．心臓への静脈還流量のうち 75%の血液は酸素化されずに右室から直接大動脈へ流れる．

ファロー四徴症は以下の 4 つの特徴に基づいて診断される．①チアノーゼがある(皮膚色が青白い)，②カテーテル検査で右室の収縮期圧が高い，③ X 線で右室拡大を示す陰影がある，④血管造影で心室中隔欠損孔を通過する血流や心室中隔をまたがっている大動脈が存在し，狭窄した肺動脈の血流が乏しいことが証明される．

外科治療

ファロー四徴症は通常，外科的に治療しうる．多くの術式は，狭窄した肺動脈を拡張し，心室中隔欠損を閉鎖し，左室流出路を形成する．外科手術が成功すると，平均寿命が 3～4 年から 50 年以上に延びる．

先天性心疾患の原因

先天性心疾患は珍しい疾患ではなく，0.8%(出生数 1000 人あたり 8 人)の割合で発症する．先天性心疾患の発生原因で最も多いのは，心臓の形成期である妊娠初期に母体がウィルスに感染することである．特に，妊娠中に風疹に罹患すると，先天性心疾患の発生率が高くなる(**訳者注**：現在の研究では必ずしもウィルスが最も多いとはいえない)．

同じ先天性心疾患が親子間で発症するだけでなく，一卵性双生児でも発症することが知られており，遺伝性の先天性心疾患もある．先天性心疾患で外科治療を受けた患者の子どもでは，先天性心疾患を発症する確率が通常より約 10 倍高くなる．また，先天性心疾患は他の先天異常を合併することもよくある．

外科手術中の体外循環の使用

心臓を拍動させながら**心内修復術**(repair intracardiac)を行うことはほとんど不可能である．したがって，手術中に心臓や肺の役割を担うさまざまな種類の**人工心肺装置**(artificial heart-lung machines)が開発されてきた．このようなシステムを**体外循環**(extracorporeal circulation)とよぶ．人工心肺装置は，基本的に血液を送り出す心臓の役割をする送血ポンプと血液の**ガス交換**(respiratory exchange)機能を代行する**人工肺**(artificial lung)から構成される．どのような送血ポンプであっても，溶血を惹起しないことが望まれる．

血液を酸素化する方法には以下のようなものがある．①血液中に酸素ガスを吹き込み，患者の体内に戻す前に血液中の気泡を取り除く(**気泡型人工肺**(bubble oxygenator))．②酸素を充満させた**ガス透過膜**(semipermeable membrane)のシートの表面に血液を滴下していく．③**回転円盤**(rotating disk)の表面に血液を通過させる．④酸素や二酸化炭素を透過する薄い膜やチューブに血液を通過させ，酸素を加えて二酸化炭素を除去する．

人工心肺装置の問題点には，**溶血**(hematolysis)の惹起，患者の動脈内での小凝固塊や酸素の小気泡の発生，そして気泡除去剤による塞栓などがある．また，装置の全回路を満たすために必要な血液量が多く，血液が十分に酸素化されないという問題点もある．さらに，体外循環使用中には，血液凝固を防ぐために**ヘパリン**(heparin)の使用が欠かせず，ヘパリンの使用が手術野の止血を妨げるという問題点もある．このような問題点がありながらも，臨床工学技士ら専門家によって，心臓手術中の患者は長時間の人工心肺を使って生体機能を維持することができる．

心臓弁膜症や先天性心疾患における心肥大

心肥大は，心室圧の上昇による圧負荷や心室腔の拡大による**容量負荷**(volume overload)に適応するための最も重要な代償性反応である．医師のなかには心筋の収縮力の増強が心肥大を引き起こすと考えているものがいるが，一方では，心筋の代謝量の増加が契機であると考えるものもいる．どちらが正しいにしろ，心拍出量に心室内圧をかけると，どの程度の心肥大がそれぞれの心腔で起きるのかを大まかに計算することができる．正常では300 g の心重量が，心臓弁膜症や先天性心疾患では，心重量 800 g 程度の心肥大になりうる．

心肥大の晩期障害

心肥大の最大の原因は高血圧であるが，心臓弁膜症や先天性心疾患を含む大部分の心疾患では心臓が大きくなる．

“生理的な”**心肥大**(cardiac hypertrophy)は，一般的に負荷の増加による心臓の代償性反応である．すなわち，ポンプとしての機能が低下する危険の前に，心拍出量を維持するための反応であると考えられている．しかしながら，重度の心肥大は心不全を引き起こす．その理由の 1 つは，冠動脈の血管床が一般的に心筋量の増加と同程度には増加しないためである．他の理由としては，心筋，特に冠動脈血流が乏しい心内膜下の心筋で線維化が進行するためである．冠動脈血流と比べて心筋量の不均衡な増加は相対的な虚血を起こす．つまり，肥大した心筋を十分に補えるほどの冠動脈血流が維持できない．したがって，弁膜症や先天性心疾患により引き起こされる心肥大では，しばしば**狭心症**(angina pectoris)が発生する．また，心拡大は**不整脈**(arrhythmia)の発生リスクをより高める．その結果，心機能の悪化や**心室細動**(ventricular fibrillation)による**突然死**(sudden death)がもたらされる．

参考文献

Burchfield JS, Xie M, Hill JA: Pathological ventricular remodeling: mechanisms: part 1 of 2. Circulation 128:388, 2013.

Carabello BA: The current therapy for mitral regurgitation. J Am Coll Cardiol 52:319, 2008.

Fahed AC, Gelb BD, Seidman JG, Seidman CE: Genetics of congenital heart disease: the glass half empty. Circ Res 112(4):707, 2013.

Gould ST, Srigunapalan S, Simmons CA, Anseth KS: Hemodynamic and cellular response feedback in calcific aortic valve disease. Circ Res 113:186, 2013.

Kari FA, Siepe M, Sievers HH, Beyersdorf F: Repair of the regurgitant bicuspid or tricuspid aortic valve: background, principles, and outcomes. Circulation 128:854, 2013.

Lindman BR, Bonow RO, Otto CM: Current management of calcific aortic stenosis. Circ Res 113:223, 2013.

Manning WJ: Asymptomatic aortic stenosis in the elderly: a clinical review. JAMA 310:1490, 2013.

Marijon E, Mirabel M, Celermajer DS, Jouven X: Rheumatic heart disease. Lancet 379:953, 2012.

Maron BJ, Maron MS: Hypertrophic cardiomyopathy. Lancet 381:242, 2013.

McDonald M, Currie BJ, Carapetis JR: Acute rheumatic fever: a chink in the chain that links the heart to the throat? Lancet Infect Dis 4:240, 2004.

Rhodes JF, Hijazi ZM, Sommer RJ: Pathophysiology of congenital heart disease in the adult, part II. Simple obstructive lesions. Circulation 117:1228, 2008.

Schneider DJ: The patent ductus arteriosus in term infants, children, and adults. Semin Perinatol 36:146, 2012.

Sommer RJ, Hijazi ZM, Rhodes JF Jr: Pathophysiology of congenital heart disease in the adult: part I: shunt lesions. Circulation 117:1090, 2008.

Sommer RJ, Hijazi ZM, Rhodes JF: Pathophysiology of congenital heart disease in the adult: part III: complex congenital heart disease. Circulation 117:1340, 2008.

Towler DA: Molecular and cellular aspects of calcific aortic valve disease. Circ Res 113:198, 2013.

Yuan S, Zaidi S, Brueckner M: Congenital heart disease: emerging themes linking genetics and development. Curr Opin Genet Dev 23:352, 2013.

Zaid RR, Barker CM, Little SH, Nagueh SF: Pre- and post-operative diastolic dysfunction in patients with valvular heart disease: diagnosis and therapeutic implications. J Am Coll Cardiol 62:1922, 2013.

第24章

循環性ショックとその治療

循環性ショック(circulatory shock)とは，全身の循環血液量が低下したために，酸素や他の栄養素を輸送する血液の供給不足により重要臓器に障害が生じる状態である．心筋組織，血管壁，血管運動系，そして他の循環に関与する部分を含めた心血管の機能が崩壊し始める．そのため，循環性ショックは一度起きると，次第に重症化していく傾向がある．

循環性ショックの生理的な原因

心拍出量減少による循環性ショック

循環性ショックは，不十分な心拍出量に起因することが多い．したがって，心拍出量が通常よりもかなり減少する状態では，循環性ショックが生じうる．心拍出量の減少には2つの要因がある．

①心機能の低下．特に**心筋梗塞**(myocardial infarction)が原因となるが，薬物中毒，重度の心臓弁膜症，そして不整脈などの状態でも生じる．この循環性ショックは，心臓の収縮力が低下するため，**心原性ショック**(cardiogenic shock)とよばれる．第22章で詳細に述べられているように，心原性ショックとなった患者の70%は生存できない．

②静脈還流量の減少．**静脈還流量**が減少すると，心臓が駆出できる血液量が減少するため，心拍出量が低下する．静脈還流量が低下する原因で最も多いのは，循環血液量の低下である．しかし，**血管緊張**(vascular tone)の低下や循環経路の血流途絶によっても静脈還流量は低下する．特に血液貯留臓器の血管緊張の低下や心臓への静脈還流経路での血流途絶が重要である．

心拍出量が減少しない循環性ショック

ときどき，心拍出量が正常もしくはわずかに増加しているにもかかわらず，循環性ショックに陥る場合がある．すなわち，①代謝が過剰に亢進しているため，通常の心拍出量では循環血液量が相対的に不足する場合．②循環血液量の分布に異常がある場合．つまり，すでに栄養素が供給されている臓器に心拍出量の大部分が流れる場合，その結果としてショックになる．

特殊な循環性ショックの原因については，本章の後半に述べる．まず，重要なことは，循環性ショックの原因が，重要な組織や臓器に十分な栄養素が運搬されないために生じるだけでなく，組織産生性の攻撃因子や毒性物質が十分に除去されないことによって生じることに留意しなくてはならない．

循環性ショックによる血圧の変化

多くの医師は，循環機能を知るうえで血圧測定が重要な検査であると考えている．しかしながら，**血圧**(blood pressure：BP)はしばしば重大な見落としを生むことがある．ときどき，重篤な循環性ショック状態に陥っても，血圧を維持しようとする強力な神経性調節のため，ほぼ正常の血圧を維持できていることがある．また，血圧が正常の1/2に低下しても，重要組織の血液灌流は保たれて，循環性ショックに陥らない場合もある．

多くの循環性ショック，特に重度の出血性ショックでは，心拍出量と血圧は同時に低下する．しかし，通常，血圧低下は心拍出量低下ほどひどくはない．

循環性ショックの終末像としての組織の機能不全

いったん，重度の循環性ショックに陥ると，原因が何であれ，ショック状態がますます悪化していく．つまり，循環血液量が不十分なままだと，心臓や循環系を含む全身の重要臓器の機能をさらに悪化させる．この悪化が心拍出量をさらに低下させる．この急激な循環性ショックの悪化が組織の血液灌流を低下させ，さらに循環性ショックを悪化させるという悪循環を繰り返し，死に至る．循環性ショックに対して生理学的に適切に対応することによって，死の危険性を回避できるので，その終末期には特に注意を払って対応しなければならない．

循環性ショックの重症度分類

循環性ショックの特徴は重症度により変化するので，主に以下の3段階に分類される．

①**非進行期**(nonprogressive stage)(時に**代償期**(compensatory stage)ともよばれる)．何らかの治

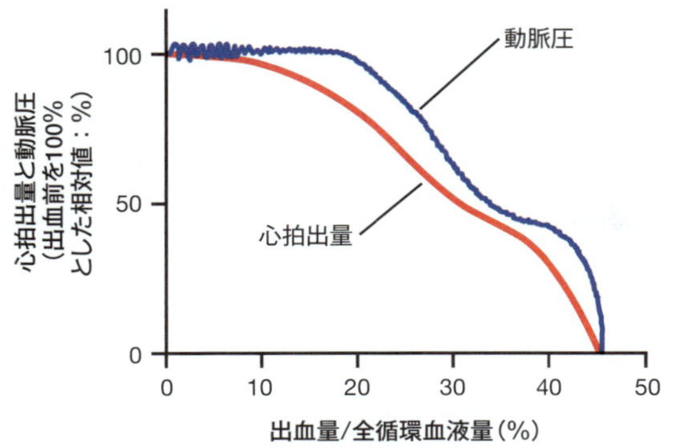

図 24.1　出血量が心拍出量および血圧に与える影響

療を受けなくても，通常の代償性反応が働き，徐々に循環性ショックから完全に回復する段階.

②**進行期**(progressive stage). 何からの治療を受けないと，循環性ショックが徐々に悪化していき，最終的に死に至る段階.

③**不可逆期**(irreversible stage). 循環性ショックが進行していき，いかなる治療を行ったとしても，しばらくの間しか生命を維持することができない段階.

循環血液量の減少によって生じる循環性ショックについてまず説明していく. ここで基本原理を明らかにする. それから，他の特殊な原因による循環性ショックの特徴についても考えてみよう.

循環血液減少性ショック：出血性ショック

循環血液減少(hypovolemia)とは循環血液量の低下を意味する. 循環血液減少性ショックの原因としては，出血によるものが最も多い. 出血は循環充満圧を低下させ，静脈還流量を低下させる. その結果，心拍出量は通常よりも急激に低下し，循環性ショックに陥る.

心拍出量および血圧に対する出血量の関係

図 24.1 では，およそ30分以上持続する出血が心拍出量および血圧に与える影響を示している. 出血量が全循環血液量のおよそ10%であれば，心拍出量および血圧に影響をほとんど与えない. しかし，出血量が増加していくと，まず心拍出量が低下し，引き続き血圧も低下していく. 出血量が，全循環血液量のおよそ40～45%に達すると，心拍出量および血圧は0まで低下する.

ショック時の代償性交感神経反射：血圧を維持するための特別な機構

出血後の血圧低下は，胸腔内の肺動静脈圧を低下させるだけでなく，強力な交感神経反射を起こす. 第18章で説明されているように，交感神経反射は，主に動脈圧受容器や他の伸展受容器により惹起される. 交感神経反射は，全身組織の血管収縮反応を刺激し，以下に示す3つの重要な効果を生む.

①全身の細動脈のほとんどが収縮する. その結果，全末梢血管抵抗が上昇する.

②静脈や血液貯留臓器が収縮する. その結果，循環血液量は低下しているにもかかわらず，静脈還流量は十分維持される.

③心機能は著しく亢進する. 心拍数は時に，正常値の72回/分から160～180回/分まで上昇する.

交感神経反射の意義

交感神経反射が存在しないと，30分以上持続して循環血液量の15～20%が減少しただけで，人は死に至る. 一方，交感神経反射が正常に機能すれば，循環血液量の30～40%が減少しても，人は生命を維持できる. すなわち，交感神経反射が存在することで，生命の維持可能な出血許容量がおよそ2倍になる.

心拍出量よりも血圧を維持する働きをする交感神経反射

図 24.1 で示すように，心拍出量よりも血圧のほうが，出血量の増加による影響を受けにくい. なぜなら，交感神経反射が心拍出量よりも血圧を維持する働きをもつためである. 交感神経反射は全**末梢血管抵抗**(peripheral vascular resistance)を上げることにより血圧を上昇させるが，このことは心拍出量に対しては良い影響ではない. しかしながら，交感神経反射によって静脈も収縮することが重要で，血圧を維持することに加えて，静脈還流や心拍出量が急激に低下することを防いでいる.

図 24.1 で示される血圧－出血量のグラフが，正常血圧の50%付近で2回目の定常状態になることは特に興味深い. この2回目の定常状態は，**脳虚血**(cerebral ischemia)に対する防御反応により生じる. 第18章で述べたように脳が**低酸素**(hypoxia)や**高二酸化炭素**(hypercapnia)に曝されると脳虚血が生じ，交感神経系が過剰に刺激される. 脳虚血に対する防御反応は，交感神経反射の“最後の抵抗”とよばれ，血圧のさらなる低下を防ごうとする反応である.

交感神経反射による冠血流および脳血流の保護

心拍出量の減少時に正常血圧を維持する意義は，冠状血管および脳の血流の保護のためである. 交感神経系の刺激は，冠状動脈や脳血管を強く収縮させない. さらに，冠状動脈と脳血管では，中等度の血圧低下ではそれぞれの血流量が低下しないような優れた自己調節機構が働く. したがって，他の臓器の血流量は，血管収縮により1/4～1/3程度に低下しているにもかかわらず，血圧が70 mmHg以下に低下しない限りは，心臓や脳を循環する血流量は基本的に維持される.

進行性および非進行性出血性ショック

図 24.2 は，急に誘発させた急性出血の程度により，血圧がどのように変化するかを示した図である. 実験動

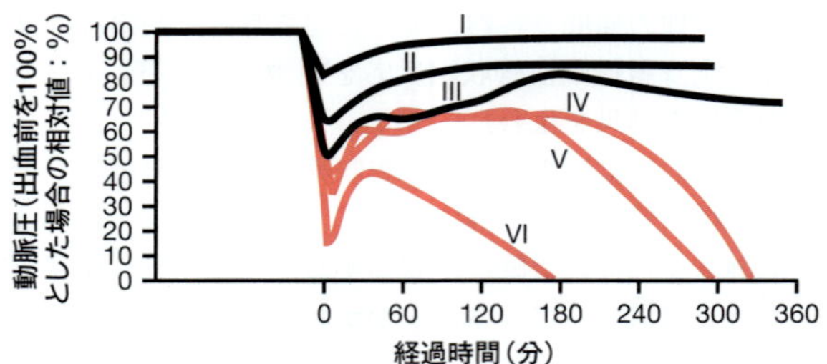

図 24.2 さまざまな量の急性出血後の血圧の時間経過を示した図
それぞれの線は6匹のイヌの血圧変化の平均値を示している.

物に麻酔をかけ，速やかに出血させて，血圧を異なる目的値にまで低下させた．出血前と比べて45％未満しか血圧が低下しなかった動物群(Ⅰ，Ⅱ，Ⅲ群)では，血圧の低下は徐々に回復した．その回復の速度は，急性出血による血圧低下の程度に比例し，血圧低下がわずかであったⅠ群では回復が早かったが，血圧低下がほぼ45％であったⅢ群の回復はゆっくりであった．45％以上血圧が低下した動物群(Ⅳ，Ⅴ，Ⅵ群)では，多くの動物は循環動態が破綻するまでの数時間は生死をさまよっていたが，最終的にすべての動物が死亡した.

この実験では，急性出血が致命的な量を超えない限り，循環動態は改善しうるということを示している．出血量が致命的な量を数mL超えただけでも，結果的に生死を分けることになりうる．したがって，致命的な量を超えた急性出血は，ショックをますます進行させていく．つまり，ショックがさらにショックを誘発していく．この悪循環が最終的に循環動態を破綻させ，死に導く.

非進行性ショック(代償性ショック)

ショックが重篤でなく悪循環に陥らなければ，徐々に回復する．したがって，このような重症度の低いショックを，非進行性ショック，もしくは，代償性ショックとよぶ．このショックでは，交感神経反射や他の因子が代償して循環動態の悪化を防ぐ.

以下のような負のフィードバック制御により心拍出量や血圧を正常レベルに戻し，中等度のショックから回復することができる.

①**圧受容器反射**(baroreceptor reflex)：圧受容器反射は，強力な交感神経刺激により循環を調節する.

②**脳虚血反応**(central nervous system ischemic response)：中枢神経系に虚血が生じると，より強力な交感神経刺激を誘発する．しかし，血圧が50 mmHg以下になるまでこの反応は活性化されない.

③循環系における**逆応力弛緩反応**(reverse stress-relaxation)：血液量の減少した付近の血管を収縮させて，血液をより適切に必要な組織に循環させる(**訳者注**：応力弛緩反応とは，血管に圧力(応力)がかかると血管自体の物理的特性として，その圧力(応力)を弱めて元の状態に戻るための弛緩反応が生じることをいう．逆応力弛緩反応とは，その反対で，血管の圧力(応力)が減少すると血管自体の物理的特性として，その圧力(応力)を強めて元の状態に戻るための収縮反応が生じることをいう．出血性ショックによって，血管内腔の容量が減り，応力が低下すると血管を収縮する反応が生じる).

④腎での**レニン**(renin)分泌の上昇と**アンジオテンシンⅡ**(angiotensin Ⅱ)の産生．これによって末梢の細動脈の収縮と，腎臓で水分と塩分の再吸収を促進する．どちらもショックの進行を防ぐ.

⑤下垂体後葉での**バソプレシン**(vasopressin)(**抗利尿ホルモン**(antidiuretic hormone))分泌の上昇．これによって末梢の細動静脈の収縮と，腎臓で水分の再吸収を促進する.

⑥副腎髄質での**アドレナリン**(adrenaline)および**ノルアドレナリン**(noradrenaline)分泌の上昇．これによって末梢の細動静脈を収縮させ，心拍数を上昇する.

⑦血液量を正常に戻す代償性機構．かなりの量の水分が腸管で吸収される．間質腔から毛細血管へ水分が吸収される．腎臓で水分および塩分が保持される．さらに口渇や塩分への渇望が生じて，水分や塩分の多い食物を摂取したくなる.

出血後30秒から数分以内に，交感神経反射や副腎髄質でのカテコラミンの分泌は最大限まで促進される．これが速やかに血圧を回復させる手助けとなる.

血管や血液貯留臓器を収縮させる**逆応力弛緩反応**(reverse stress-relaxation)とともに，アンジオテンシン系やバソプレシンの作用は，完全に働くまで10分から1時間ほどかかるが，これらの反応は血圧や循環充満圧が上昇するのに非常に役立つ．その結果，心臓への静脈還流量が増加する.

最後に，経口摂取や腎臓での水分や塩分の再吸収だけでなく，腸管や間質腔からの水分の吸収によって循環血液量は再調整される．これは1〜48時間ほどかかるが，これによってショックが進行期に突入しないように防いで，最終的な回復へと進める.

進行性ショックは心血管機能低下の悪循環により生じる

図24.3は，ショックがさらなる心拍出量低下をきたし，進行性ショックを惹起する正のフィードバック機構を図示している．なかでも重要なフィードバック機構については次の項で述べる.

心機能低下

血圧がかなり低下すると，心筋が必要とする栄養素を供給できないほど冠状血管血流量は低下する．そのため，心筋の収縮力は低下し，その結果，心拍出量はさらに低下する．したがって，正のフィードバック機構が働き，ショックはますます重篤化していく.

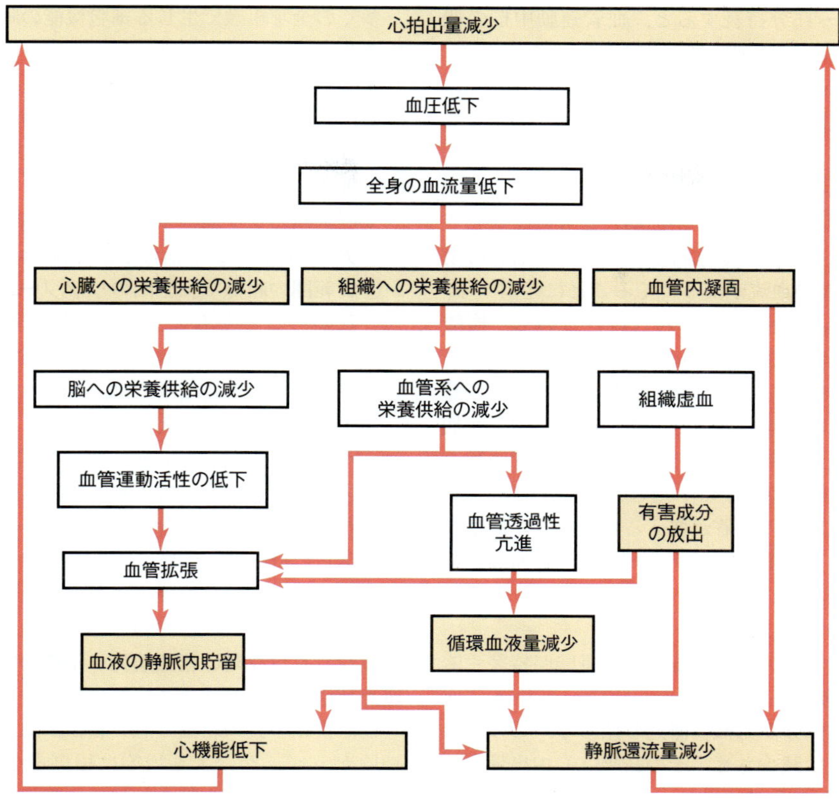

図 24.3　進行性ショックを惹起する正のフィードバック機構

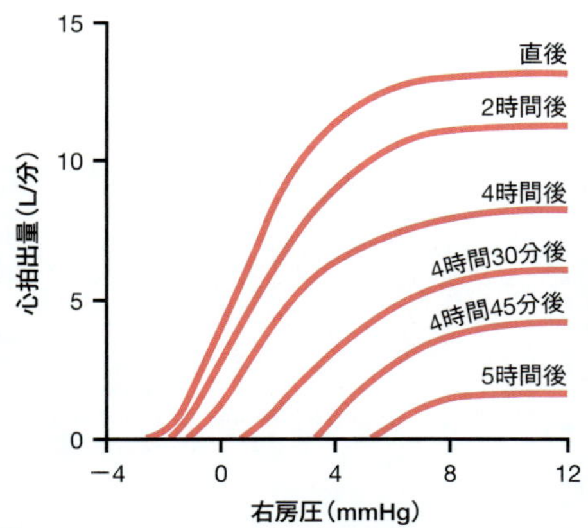

図 24.4　出血性ショック発症後の持続時間に対する心拍出量の変化を示したグラフ
この曲線はイヌの実験結果をヒトに適応したものである(Dr. J. W.Crowell による)

図 24.4 は，ショックの発生後，心機能が進行性に悪化する時間経過を示す心拍出量曲線である，動物実験の結果からヒトでの推測値を示している．麻酔後の動物の血圧を 30 mmHg になるまで出血させ，血圧をその値で維持できるように出血と輸血を行って調節する．このグラフから，最初の 2 時間まで心機能はほとんど悪化しないが，4 時間後の心機能はおよそ 40％低下するということがわかる．その後，冠状血管血流量の低下が 4 時間以上持続すると，心機能は完全に破綻する．

つまり，進行性ショックの重要な特徴は，ショックの原因が出血性であろうがそれ以外であろうが，心機能は進行性に悪化するということである．ショックの初期段階では，心機能が進行性に悪化する機構はほとんど働かない．その理由の 1 つは，心機能の悪化は数時間程度では重篤化しないためである．その主な理由は，心臓の供給予備力がきわめて高いためである．つまり，心臓は組織が必要とする栄養素を十分に供給できる血液量よりも 3〜4 倍の血液量を駆出する能力がある．しかしながら，ショックの最終段階で，最終的に致命的な進行状態となる最も重要な要因は，心臓自体の破綻と思われる．

血管運動中枢の機能不全

ショックの初期段階では，さまざまな循環調節反射が交感神経系を強く活性化する．この活性化は，心拍出量の減少を遅らせたり，血圧の低下を予防したりする手助けをする．しかしながら，脳の**血管運動中枢**(vasomotor center)への血流低下がその中枢機能を弱め，徐々にその中枢機能の活性化を妨げ，最終的に不活性化させる．例えば，最初の 4〜8分の間に，脳循環の完全停止によって，すべての交感神経系は最も強く活動する．しかし，脳循環停止が 10〜15分持続すると，血管運動中枢の機能が非常に減弱し，交感神経系の放電は起きなくなる．幸いにも，30 mmHg 以上の血圧が維持できていれば，ショックの初期段階で血管運動中枢の機能が減弱することはほとんどない．

ドロドロ血液による微小血管閉塞

循環系では，微小血管の多くが加齢とともに閉塞してくる．この閉塞もショックを進行させる．微小血管の閉塞はまず，微小血管の血流が滞ってくることに起因する．血流が低下しても組織代謝は行われ続けるので，**炭酸**(carbonic acid)や**乳酸**(lactic acid)などの多量の酸が局所の血管に流入し続け，血液の酸性度を非常に上昇させる．この酸に虚血組織から産生される他の悪化因子が加わって，血液の凝集を起こし，その結果，小血管に**微小血栓**(microthrombus)が詰まる．たとえ血管が閉塞しなくても，血球細胞同士の接着が増えると，血液が微小血管系を通過しにくくなる．ここから，ドロドロ血液という言葉が生まれた．

毛細血管透過性の亢進

酸素や他の栄養素の欠乏が毛細血管で長時間持続すると，**毛細血管透過性**(capillary permeability)が徐々に亢進し，多量の液性成分が組織に濾過し始める．この現象は血液量をますます減少させ，その結果，心拍出量をさらに減少させ，より重篤なショックになる．しかし，ショックが持続して最終段階になるまで，低酸素が毛細血管の透過性を亢進することはない．

組織の虚血による有害物質の放出

ショックによって，**ヒスタミン**(histamine)，**セロトニン**(serotonin)，そして組織分解酵素のような有害物質が組織から放出され，循環動態をさらに悪化させる．ある種のショックでは，**エンドトキシン**(endotoxin)という，少なくとも 1 つの有害物質が重要であるという実験結果もある．

エンドトキシンによる心機能低下

エンドトキシンは，腸内の死んだ**グラム陰性菌**(gram-negative bacteria)から放出される．腸の血流低下は，しばしばエンドトキシンの産生や吸収を亢進させる．血流にのったエンドトキシンは，栄養不足の細胞においても代謝を促進させる．これは特に心筋に影響を与え，心機能低下を惹起する．ある種のショック，特に**敗血症性ショック**(septic shock)でエンドトキシンは重要な役割をもつ．この点に関しては，この章の後半で述べる．

全身の細胞機能の崩壊

ショックが重篤になると，細胞機能が崩壊する徴候が全身でみられる．**図 24.5** で図示するように，肝臓は特に影響を受ける臓器の 1 つである．肝臓が特に影響を受けやすいのは，主に肝細胞の高い代謝効率を支えるのに十分な栄養素が不足するためである．さらに，ショックで生じる血管性の有害物質や代謝異常を起こす因子に肝細胞が曝露されることも理由の 1 つである．

多くの全身組織で生じる細胞機能の障害は以下の通りである．

①細胞膜にある **Na^+–K^+ポンプ**(sodium–potassium pump)の活性が抑制される．その結果，細胞内にナトリウムと塩素が蓄積され，カリウムが減少する．加えて，細胞は膨張し始める．

②肝細胞および他の多くの全身組織での**ミトコンドリア**(mitochondria)活性が強く抑制される．

③広範囲の組織で細胞内の**リソソーム**(lysosome)が壊れ始めるとともに，**加水分解酵素**(hydrolase)が細胞内へ放出され，さらなる細胞内部の劣化が生じる．

④ショックの最終段階では，グルコースのような栄養素の細胞内代謝さえ非常に抑制される．いくつかのホルモンの機能も同様に抑制される．ちなみにインスリンの機能はほぼ 100%抑制される．

これらのすべての影響によって，多くの全身臓器の機能がさらに低下する．特に，①肝臓では代謝や解毒作用の低下，②肺では肺水腫への進展や血液の酸素化能力の低下，③心臓では収縮力のさらなる低下をもたらす．

重篤なショック時の組織壊死：不均等な血流によって斑点状壊死病変がさまざまな臓器で生じる

血液供給の良い組織と悪い組織があるため，すべての細胞がショックにより均等に損傷を受けるとは限らない．例えば，毛細血管の動脈側に隣接する細胞は，同じ毛細血管の静脈側に隣接する細胞よりも，栄養素をよりよく受け取ることができる．したがって，栄養素不足は，他の場所よりも毛細血管の静脈側付近で生じる．**図 24.5** では肝小葉中心部の壊死を例示している．この

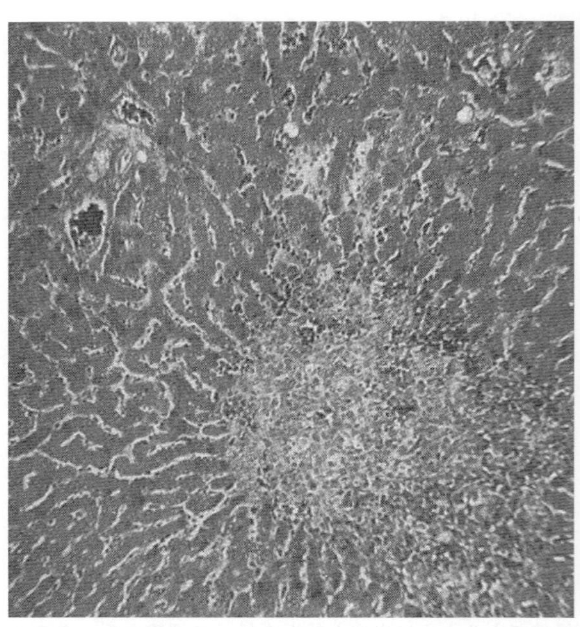

図 24.5 重度の循環性ショック時の肝小葉中心部の壊死像
(Dr. J.W.Crowell の厚意による)

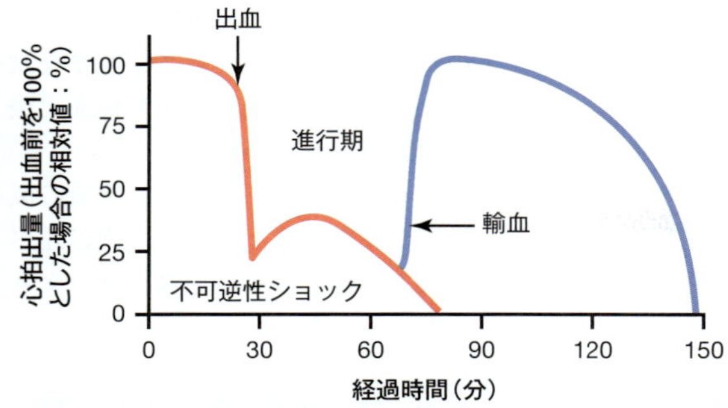

図 24.6　不可逆性ショック時の輸血による心拍出量の変化のグラフ

部分は，洞様毛細血管を通過した血液が最後に流れる肝小葉領域である．

肝臓でみられる明らかな繰り返し模様ではないが，同様の斑点状病変は心筋にもみられる．ショックが最終的な不可逆的段階に至る際に，心臓の病変が重要な役割をもつ．このような病変は，腎臓，特に尿細管上皮でも生じ，その結果，腎不全に陥って，数日後に尿毒症で死亡する．肺でもしばしば呼吸不全を起こし，数日後に死亡する．これを**ショック肺症候群**(shock lung syndrome)(**急性呼吸窮迫症候群**(acute respiratory distress syndrome))とよぶ．

ショック時のアシドーシス

ショックにより損傷を受けた組織では代謝に乱れが生じ，全身に**アシドーシス**(acidosis)が生じる．これは，組織への酸素運搬が乏しくなることに起因し，その組織では栄養素の**酸化的代謝**(oxidative metabolism)が非常に弱くなる．その結果，細胞は**嫌気性解糖系**(anaerobic glycolysis)によりエネルギーの大部分を得ることになり，過剰な乳酸が血中に放出される．さらに，組織を流れる血液量が低下すると，その組織から二酸化炭素を排出することができなくなる．二酸化炭素は細胞内で水と局所的に反応して，高濃度の HCO_3^-(bicarbonate ion)を生成する．それから，HCO_3^-はさまざまな組織化合物と反応して，細胞内に酸性物質を生成する．つまり，ショックにより，全身でも局所でも組織がアシドーシスとなり，ショックがさらに進行していく．

ショック時の正のフィードバックによる組織障害と進行性ショックにおける悪循環

ショックをさらに進行させる要素はすべて，正の**フィードバック制御**(feedback control)を受けている．つまり，ショックが重症化すればするほど，ますますショックは悪化する．

しかしながら，正のフィードバック機構が，必ずしも悪循環を導くとは限らない．悪循環への進展は，正のフィードバック制御の強さによる．中等度のショックでは，交感神経反射，血液貯留臓器における逆応力弛緩反応，そして間質腔から血管への間質液の移動，といった循環系の負のフィードバック制御が，正のフィードバック制御を容易に上回る．その結果，循環動態は回復する．しかしながら，重度のショックでは，悪化の方向のフィードバック制御がますます強力になり，その結果，負のフィードバック制御が同時に働いていても，心拍出量を正常に戻すことはできずに，循環動態は急激に悪化する．

第 1 章で述べた正のフィードバックと悪循環の原理をもう一度頭に入れると，心拍出量低下には致命的なラインがあって，これを下回らなければショックから回復でき，逆に，心拍出量低下のラインを下回れば死に至るほどに循環動態が悪循環に陥る理由が理解しやすいであろう．

不可逆性ショック

ショックがある程度まで進行すると，輸血や他の治療法でも命を救うことができなくなる．この段階は**不可逆性ショック**(irreversible shock)といわれる．不可逆性ショックとはいっても，治療によって短時間であるが，血圧や心拍出量が正常もしくは正常付近まで回復することがまれにある．しかし，循環動態はそれでもなお悪化し続け，数分から数時間以内に死に至る．

図 24.6 は，不可逆性ショックのときに輸血により血圧だけでなく心拍出量が正常付近まで回復することもあるということを示している．しかしながら，すぐに心拍出量は再び減少し，輸血の効果も次第になくなっていく．このときには，必ずしも血液の駆出能力にすぐ影響するわけではないが，心機能悪化に結びつく多数の変化が心筋細胞に生じている．これが長時間持続すると，生命を維持できないほどに心機能が低下する．ある臨界点を超えると，多くの組織が損傷を受け，大量の分解酵素が体液に放出され，アシドーシスが進行し，その他の有害因子が存在し続ける．こうなると数分間程度，心拍出量が正常に復帰しただけでは，持続性の悪化状態を改善することはできない．したがって，重度のショックでは，たとえ積極的な治療により短時間心拍出量が正常に戻ったとしても，ショックは徐々に進行し，死に至る．

不可逆性ショック時の高エネルギーリン酸化合物の枯渇

体内の組織，特に肝臓や心臓に貯蔵されている高エネルギーリン酸化合物は，重度のショックで大量に減少する．基本的にすべての**クレアチンリン酸**(creatine phosphate)は分解される．そして，ほとんどすべての**アデノシン三リン酸**(adenosine triphosphate：ATP)は，アデノシン二リン酸やアデノシン一リン酸に，最終的に**アデノシン**(adenosine)に分解される．このアデノシンの多くは，細胞から循環血液に拡散され，**尿酸**(uric acid)に変換される．尿酸にいったん変換されると，再び細胞内に入ってアデノシンリン酸系に変換されることはない．アデノシンは，1 時間あたり細胞内含有量のおよそ 2%だけしか新しく合成されない．したがって，細胞内の高エネルギーリン酸化合物はいったん枯渇すると，再び補充されにくい．

つまり，高エネルギーリン酸化合物の細胞内枯渇は，ショック時における最も壊滅的な最終結果の1つである．これはショックが不可逆的に進行する最も重要な因子といえるかもしれない．

血漿消失に伴う循環血液減少性ショック

循環系から赤血球でなくても血漿が失われると，出血により惹起されるのとほぼ同様のしくみで典型的な循環血液減少性ショックが生じる．このショックでは，時に全血液量が著しく減少するほどの重度なショックが生じる．血漿が激しく失われる病態には以下のようなものがある．

①**腸閉塞**(intestinal obstruction)は血漿量が重度に減少する．腸閉塞によって腸管が膨張すると，腸壁静脈の血流が部分的に堰き止められ，腸管毛細管圧が上昇する．次に，この毛細管圧の上昇によって，毛細血管から腸壁や腸管腔に血漿成分が漏出する．漏出した血漿成分はタンパク質を多く含むため，血漿量が減少するだけでなく，**血漿タンパク質**(plasma protein)の総量も減少する．

②重度の**熱傷**(heat burn)や皮膚が損傷する他の状態では，損傷した皮膚の領域から血漿が失われ，その結果，血漿量が著しく減少する．

血漿の損失による循環血液減少性ショックは，出血により惹起されたショックとほぼ同様の特徴を有する．ただし，残存する血液中の赤血球濃度が上昇し，血液の粘性が非常に強くなるために，血流が滞るようになる．このような複雑な病態は血漿の損失にだけみられる特徴である．

全身のすべての体液区分から液体が失われることを**脱水**(dehydration)とよぶ．この状態でも，循環血液量が低下し，出血により惹起されるのと同様に循環血液減少性ショックが生じる．このタイプのショックは以下のような原因により生じる．①大量**発汗**，②重度の**下痢**(diarrhea)や**嘔吐**(vomiting(emesis))による体液喪失，③腎臓での過剰な水分排泄，④水分や電解質摂取量の低下，⑤**副腎皮質不全**(adrenocortical insufficiency)．副腎皮質の機能低下は，アルドステロンの分泌低下を生じる．そのため，腎臓でのナトリウム，塩素，そして水分の再吸収不全を起こす．

外傷性の循環血液減少性ショック

循環性ショックの最も頻度の高い原因の1つは，身体への外傷である．単に外傷により生じた出血がショックの原因になることが多いが，たとえ出血がなくてもショックは起きる．なぜなら，身体の広範囲の挫傷により，毛細血管は強い損傷を受け，血漿が組織へと大量に漏出する．その結果，血漿量が劇的に減少し，循環血液減少性ショックとなる．

損傷組織から放出された有害因子が，外傷後にショックを起こす原因の1つかどうかを検証するさまざまな試みがなされた．しかしながら，正常動物の交差輸血実験では，有意な有害反応は認められていない．

したがって，外傷性ショックは，主に循環血液量の減少に起因していると推測されている．しかし，次に述べる血管運動緊張の低下により起きる神経原性ショックもある程度関与しているかもしれない．

神経原性ショック–血管容積の上昇

まれに血液量が減少しなくてもショックが生じる．それは，血管容積が増して，通常の血液量では全身の循環が十分に維持できなくなる場合である．この状態を起こす最も多い原因の1つは，全身の**血管運動性緊張**(vasomotor tone)の急激な低下である．その結果，特に静脈系に著しい拡張が生じる．この状態は**神経原性ショック**(neurogenic shock)として知られている．

血管容積の役割は循環機能を調節するのに役立っているということを第15章で述べた．そこでは，血管容積の増加と血液量の減少のどちらも，収縮期平均充満圧を低下させ，心臓への静脈還流量を減少させるということを指摘した．血管拡張により生じた静脈還流量の減少は，血液の**静脈貯留**(venous pooling)とよばれる．

神経原性ショックの原因

血管運動緊張の低下を起こす神経原性ショックの原因は，以下の通りである．

①全身麻酔が十分に深くなると，血管運神経麻痺を惹起するくらい，血管運動中枢機能が抑制される．その結果，神経原性ショックを起こす．

②**脊髄くも膜下麻酔**(spinal anesthesia)は，特に麻酔が上位脊髄のほうまで進展すると，脊髄神経からでる交感神経を抑制し，強力な神経原性ショックを起こしうる．

③**脳外傷**(brain damage)は，しばしば血管運動麻痺の原因となる．**脳震盪**(brain concussion)や脳基底部の挫傷を受けた多くの患者は，深刻な神経原性ショックを経験する．数分間の脳虚血ではたいてい，過剰な血管運動の活性化と血圧上昇を起こす．一方，5〜10分間続くような持続性の脳虚血は正反対の反応を呈する．つまり，持続性の脳虚血によって，脳幹部の血管運動神経の不活性化が生じ，それに続いて血圧の低下や重篤な神経原性ショックへと進展する．

アナフィラキシーショックとヒスタミンショック

アナフィラキシー(anaphylaxis)は，心拍出量や血圧をしばしば劇的に低下させるアレルギー状態である．アナフィラキシーの詳細は，第35章で述べる．アナフィラキシーは，抗原感受性のある患者の循環血液に抗原が入った後，速やかに生じる抗原抗体反応である．その主な作用の1つは，血中の好塩基球と毛細血管周囲の肥満細胞から**ヒスタミン**(histamine)とヒスタミン様物質が放出されることにある．ヒスタミンの働きは以下の通りである．①静脈拡張により血管容積を増加させ，静脈還流量の著しい減少を起こす．②細動脈を拡張させ，血圧を非常に低下させる．③毛細血管の透過性を非常に亢進させ，血漿やタンパク質を間質腔に急激に漏出させる．全体としての作用は，静脈還流量を非常に減少させ，また，時には，数分以内に死に至るような重篤なショックを起こす．

大量にヒスタミンを静脈内投与すると，アナフィラキシーショックとほとんど同様の特徴をもつ**ヒスタミンショック**(histamine shock)を起こす．

敗血症性ショック

かつて“血液中毒”という通称で知られていた状態を今では多くの医師が**敗血症性ショック**(septic shock)とよんでいる．敗血症性ショックとは，感染が血液を介してある組織から別の組織へ拡大していき，広範な臓器障害を引き起こす，全身臓器に伝播される細菌感染のことを指す．細菌感染の種類や身体のどの部位の感染であるかによってさまざまな反応を起こすため，敗血症性ショックにはさまざまなタイプがある．敗血症性ショックの最大の原因菌は**グラム陽性菌**(gram-positive bacteria)であり，次に**エンドトキシン**(endotoxin)産生性の**グラム陰性菌**(gram-negative bacteria)である．

敗血症性ショックは臨床医にとってとても重要な疾患である．なぜなら，近年では，心原性ショックよりも敗血症性ショックのほうが死に至る頻度が高いからである．

敗血症性ショックのいくつかの典型的な原因を以下にまとめる．

①子宮と卵管から感染が波及した**腹膜炎**(peritonitis)，時に殺菌をしないで行われた人工妊娠中絶がその原因になる．
②**消化管穿孔**(gastrointestinal perforation)による腹膜炎，時に腸疾患や外傷により起こる．
③連鎖球菌やブドウ球菌による皮膚感染の拡大に起因する全身感染症．
④特に**ガス壊疽**(gas gangrene)に起因する壊疽性の全身感染症，まず末梢組織から波及し，最終的に血液を介して内臓，特に肝臓に感染する．
⑤しばしば大腸菌により惹起される**尿路感染症**(urinary tract infection：UTI)．

敗血症性ショックの特徴

敗血症性ショックにはさまざまなタイプがあるため，分類することが難しい．以下のような特徴がよく観察される．

①高熱．
②全身の，特に感染を受けた組織の著しい血管拡張．
③細菌毒素による細胞代謝の亢進と体温上昇によって，感染を受けた組織の動脈拡張，全身の代謝率亢進と血管拡張が生じるため，およそ半数の患者で心拍出量が増加する．
④血液のドロドロ化．これは，組織損傷に反応して赤血球が凝集することに起因する．
⑤全身の広範囲の臓器に微小血栓が多発する，**播種性血管内凝固症候群**(disseminated intravascular coagulation：DIC)とよばれる状態になる．また血液凝固因子が消費され，その結果，腸管壁をはじめとする多くの組織で出血が生じやすくなる．

敗血症性ショックの初期段階では，たいてい，循環虚脱の徴候は認めず，細菌感染の徴候しかみられない．感染がさらに重篤化すると，感染の直接的な波及や細菌毒素による2次的な影響(損傷を受けた毛細血管壁から感染組織に血漿が漏出する)により循環系にも影響が及んでくる．その結果，最終的に他のタイプの循環性ショックが進行していくのと同様に循環動態が進行性に悪化する．敗血症性ショックの末期段階は，発症機転のまったく異なる出血性ショックの末期段階と変わりはない．

ショック治療の生理

補充療法

輸血

出血がショックの原因であれば，最善の治療は全血**輸血**(transfusion)である．血漿の喪失がショックの原因であれば，最善の治療は血漿製剤の輸液である．脱水がショックの原因であれば，適切な電解質液の輸液がショックから回復させうる．

戦場のような所では，全血をつねに使用することはできない．血漿は，血液量を増加させて血行動態を正常に回復させるため，全血の代用物に十分なりうる．血漿では正常のヘマトクリットの値まで回復することはできない．しかし，心拍出量が十分に保持されているなど，重篤な状態に陥る前であれば，われわれの身体は，たいてい正常ヘマトクリット値のおよそ半分の値までの低下には耐えることができる．したがって，出血性ショックや多くのタイプの循環血液減少性ショックの緊急時の治療に対し，全血の代わりに血漿製剤を使用することは道理にかなっている．

血漿製剤も時に使用できない場合もある．このような場合のために，血漿とほぼ同様の血行動態を維持できるさまざまな**代用血漿製剤**(plasma substitute)が開発されてきた．デキストランは代用血漿製剤の1つである．

デキストラン：代用血漿製剤

真に有効性のある代用血漿製剤の条件として，循環系に保持され続けることが第一に要求される．つまり，毛細血管孔から組織間隙に成分が漏出しないことが求められる．さらに，その溶液は毒性を有さず，細胞外液の電解質組成を狂わせないために，適切な電解質を含有していなくてはならない．

循環動態を維持するための代用血漿製剤には，膠質浸透圧を高めるための高分子化合物が十分に含有されている．**デキストラン**(dextran)は多糖類の高分子化合物で，この目的のために開発された代用物の1つである．ある細菌では発育中に副産物としてデキストランを分泌する．したがって，商業用のデキストランは細菌培養技術により精製される．細菌の発育条件を変えることで，デキストランの分子量を望み通りの分子量に調整することができる．適切な分子量のデキストランは，毛細血管孔を通過せずに，膠質浸透圧剤として血漿タンパク質の代わりを務める．

膠質浸透圧(colloid osmotic pressure)を高める目的で使用される精製デキストランでは，ほとんど有害な反応は観察されていない．したがって，デキストランを含有する溶液は，輸液補充療法の際に代用血漿製剤として使用されてきている．

交感神経作動薬を用いた神経原性ショックとアナフィラキシーショックの治療

交感神経作動薬(sympathomimetic drug)は，交感神経を刺激した効果と同じ作用をする薬剤である．これらの薬剤には，**ノルアドレナリン**，**アドレナリン**，そしてノルアドレナリンやアドレナリンと同様の効果を有する多数の長時間作用性の薬剤がある．

2種類の循環性ショックでは，交感神経作動薬が特に有効であるということがわかっている．まず1つ目の循環性ショックは，**神経原性ショック**(neurogenic shock)であり，交感神経系が劇的に抑制されている．交感神経作動薬を投与すると，抑制された交感神経作用の代わりとなって，しばしば循環動態を完全に回復させる．

交感神経作動薬が有効である2つ目の循環性ショックは，**アナフィラキシーショック**(anaphylactic shock)であり，過剰なヒスタミンが主要な役割をしている．交感神経作動薬は，ヒスタミンの血管拡張作用と反対の血管収縮作用を有する．したがって，アドレナリン，ノルアドレナリン，そしてその他の交感神経作動薬は，しばしばアナフィラキシーショックの救命薬となる．

交感神経作動薬は，**出血性ショック**(hemorrhagic shock)にはあまり有効ではない．なぜなら，出血性ショックでは循環調節反射によって，つねに交感神経系は最大限まで活性化されているからである．大量のアドレナリンとノルアドレナリンがすでに血液中を循環しているため，交感神経作動薬の追加による有益な効果は基本的に認めない．

その他の治療

下肢拳上

多くの循環性ショックでは血圧が劇的に低下する．特に出血性ショックや神経原性ショックでは著しい．その際，下肢を少なくとも30cm以上頭部よりもち上げることが，静脈還流量を増加させるのに役立ち，その結果，心拍出量が増加する．この**下肢拳上**(legs-up position)は，多くのタイプの循環性ショック時に第一に選択すべき必須の治療方法である．

酸素投与

多くのタイプの循環性ショックにおいて，全身状態を悪化させる主な要因は，組織への酸素運搬量があまりにも少ないことである．酸素投与は，時には有益であるけれども，しばしば，予想した効果が得られない．なぜなら，多くのタイプの循環性ショックの問題点は，肺による血液ガス交換が不十分であるからではなく，酸素化された血液の運搬が不十分であるからである．

グルココルチコイド投与

グルココルチコイド(glucocorticoid)は，糖代謝を調節する**副腎皮質ホルモン**(adrenocortical hormone)であり，しばしば以下のような理由で重篤な循環性ショック患者に投与される．①循環性ショックの終末段階では，グルココルチコイドがしばしば心機能を亢進させることがこれまでの研究でわかっているため．②グルココルチコイドは細胞内の**リソソーム**(lysosome)を安定させ，リソソーム酵素を細胞質へ放出させない．したがって，リソソーム由来の機能悪化を防ぐため．③グルココルチコイドは，重度に損傷を受けた細胞の**糖代謝**(glucose metabolism)に役立つため，が挙げられる．

循環停止

循環性ショックと密接に関連する状態に，全血流が停止する循環停止がある．例えば，この状態は，**心停止**(cardiac arrest)や**心室細動**(ventricular fibrillation)の結果として生じる．

心室細動はたいてい強い**電気ショック**(electroshock)により停止させることができる．この基本的原理については，第13章で述べた．

心臓が完全に停止している場合には，**心肺蘇生術**(cardiopulmonary resuscitation：CPR)が速やかに行われれば，正常洞調律に回復することがある．

循環停止による脳への影響

循環停止による脳への有害な影響を防ぐことは，特に難問である．一般的に，5～8分以上の循環停止により，半数以上の患者では，少なくてもある程度の永続的な**脳障害**(encephalopathy)が生じる．10～15分の循環停止では，ほぼ必発して高次脳機能が永続的に破壊される．

長年，このような脳に対する有害な影響は，循環停止により生じる急性**低酸素性脳障害**(hypoxic encephalopathy)により起きると考えられていた．しかしながら，脳血管に**血栓**(thrombus)ができるのを防ぐと，循環停止による初期の脳障害はかなり予防できるということが実験的に証明されている．例えば，ある動物実験では，循環停止の始まりにその動物の血管から全血液を除去して，血管内に血栓ができないように循環停止の終わりに元に戻した．この実験では，30分までの循環停止であれば，脳はほとんど永続的な障害を受けていなかった．また，心停止の前に血栓予防効果のある**ヘパリン**(heparin)や**ストレプトキナーゼ**(streptokinase)を投与すると，脳機能は通常より2〜4倍ほど長く維持できることが示された．

参考文献

Angus DC, van der Poll T: Severe sepsis and septic shock. N Engl J Med 369:840, 2013.

Annane D, Sebille V, Charpentier C, et al: Effect of treatment with low doses of hydrocortisone and fludrocortisone on mortality in patients with septic shock. JAMA 288:862, 2002.

Burry LD, Wax RS: Role of corticosteroids in septic shock. Ann Pharmacother 38:464, 2004.

Crowell JW, Smith EE: Oxygen deficit and irreversible hemorrhagic shock. Am J Physiol 206:313, 1964.

Galli SJ, Tsai M, Piliponsky AM: The development of allergic inflammation. Nature 454:445, 2008.

Goodnough LT, Shander A: Evolution in alternatives to blood transfusion. Hematol J 4:87, 2003.

Guyton AC, Jones CE, Coleman TG: Circulatory Physiology: Cardiac Output and Its Regulation. Philadelphia: WB Saunders, 1973.

Huet O, Chin-Dusting JP: Septic shock: desperately seeking treatment. Clin Sci (Lond) 126:31, 2014.

Kar B, Basra SS, Shah NR, Loyalka P: Percutaneous circulatory support in cardiogenic shock: interventional bridge to recovery. Circulation 125:1809, 2012.

Kobayashi L, Costantini TW, Coimbra R: Hypovolemic shock resuscitation. Surg Clin North Am 92:1403, 2012.

Lam SW, Bauer SR, Guzman JA: Septic shock: the initial moments and beyond. Cleve Clin J Med 80:175, 2013.

Lieberman PL: Recognition and first-line treatment of anaphylaxis. Am J Med 127(1 Suppl):S6, 2014.

McNeer RR, Varon AJ: Pitfalls of hemodynamic monitoring in patients with trauma. Anesthesiol Clin 31:179, 2013.

Myburgh JA, Mythen MG: Resuscitation fluids. N Engl J Med 369:1243, 2013.

Neligan PJ, Baranov D: Trauma and aggressive homeostasis management. Anesthesiol Clin 31:21, 2013.

Reynolds HR, Hochman J: Cardiogenic shock: current concepts and improving outcomes. Circulation 117:686, 2008.

Rushing GD, Britt LD: Reperfusion injury after hemorrhage: a collective review. Ann Surg 247:929, 2008.

Toh CH, Dennis M: Disseminated intravascular coagulation: old disease, new hope. BMJ 327:974, 2003.

Wilson M, Davis DP, Coimbra R: Diagnosis and monitoring of hemorrhagic shock during the initial resuscitation of multiple trauma patients: a review. J Emerg Med 24:413, 2003.

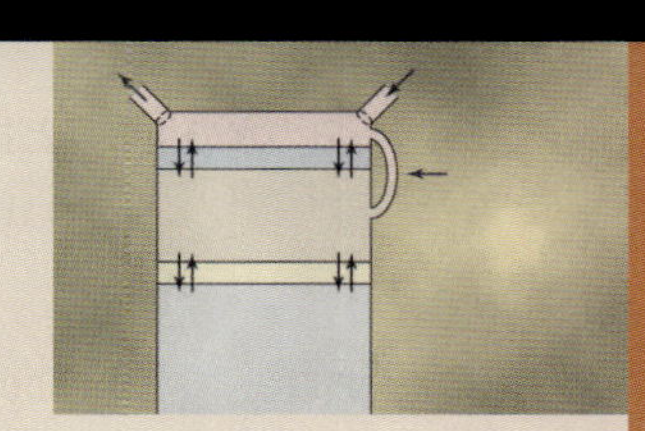

第25章 体液区画：細胞外液と細胞内液，浮腫

体液の量とその組成を一定に保つことは恒常性の維持のために最も重要である．この体液を一定に保つ機構の異常により，臨床でよくみられる重要な病態が起こる．本章と腎臓に関する後の章において，体液量，細胞外液組成，酸塩基平衡の調節，細胞内と細胞外区画間での体液交換の調節について述べる．

水分の摂取量と排泄量は定常状態ではバランスが取れている

体液がきわめて安定であるのは外部環境と体内のさまざまな体液区画間で水と溶質の輸送がつねに行われているからである．例えば，水分の摂取量は大きく変化するが，摂取量に見合った水を体から排泄することにより，体液量の増減の変化が起こらないように調節されている．

1日の水分摂取量

水は2つの主な経路で体内に入る．①飲料水や食物中の水分として摂取され，通常約2100mL/日が体液に加わる．②もう1つは炭水化物の酸化により生成される代謝水で，約200mL/日である．これによる総水分摂取量は2300mL/日である(**表25.1**)．しかし，水分摂取量は個体差が大きく，同一個体でも日間変動が気候，習慣，身体活動度により大きく変動する．

1日の水分喪失量

不感蒸泄

水分損失には自身で調節できないものがある．例えば，気道からの蒸発と皮膚からの拡散によって正常状態でも約700mL/日の水分を失っている．人が生きている間は常時，この水分損失が生じているが，感じることができないので，**不感蒸泄**(insensible water loss)という．皮膚からの不感蒸泄は発汗とは独立してみられ，先天的に汗腺のない人でもみられる．皮膚からの拡散による水分損失量の平均値は約300〜400mL/日である．皮膚のコレステロールに富む角質層がバリアーとして，拡散による過剰な水分損失を最小限に抑えている．広範な熱傷により角質層が失われると，水の蒸発量は10倍の3〜5L/日まで増加する．このため，熱傷患者では大量の補液を通常，経静脈的に投与して，水喪失を補い，体液バランスを取る必要がある．

気道からの不感蒸泄は1日平均300〜400mLである．外気は気道に入ると，呼出されるまでに約47mmHgの水蒸気圧に飽和される．通常，吸気の水蒸気圧は47mmHgより低いので，水は呼吸により肺から絶えず失われることになる．寒冷時には大気の水蒸気圧はほとんど0mmHgまで減少するので，肺からの水の消失は気温が下がるほど大きくなる．寒冷時には気道が乾燥するのはこのような機序による．

発汗による水分喪失

発汗による体液喪失量は身体活動と環境温度により大きく変動する．通常，汗の量は約100mL/日であるが，気温が非常に高いときや激しい運動時には汗による体液喪失量は1〜2L/時と増加する．第29章で述べる口渇機序による飲水が増加しないと体液量は急速に激減する．

便中の水分喪失

通常，便中の水分喪失は100mL/日と少量である．激しい下痢のときには1日数Lの水が便中に失われる．よって激しい下痢は2，3日以内に体液補正をしないと生命を脅かすことがある．

腎臓からの水分喪失

残りの体液喪失は，腎臓から排泄される尿による．尿排泄量の調節には複数の機序が関与している．実際，水と多くの電解質の摂取と排泄のバランスを維持する最も重要な手段は，腎臓からの排泄量の調節による．例えば，尿量は脱水の人では0.5L/日まで減少させることができる．一方，大量の水を飲んだ人では20L/日まで尿量を増加することができる．

同様に，Na^+，Cl^-，K^+などの多くの電解質の摂取量にも変動がある．ナトリウム摂取量が20mEq/日と少ない人もいれば，300〜500mEq/日くらいまで多い人もいる．腎臓はこれらの水と電解質の排泄量を摂取量と正確にバランスを取って調節している．また，病態における過度の水と電解質の喪失を代償する役割を腎臓は果たしている．第26章〜第31章において，この腎臓の素晴らしい働きの機序について説明する．

表 25.1 1日の水の摂取量と排泄量（mL/日）

	正常状態	長時間の激しい運動時
摂取		
経口水分摂取	2100	?
代謝水	200	200
総摂取量	2300	?
排泄		
不感蒸泄：皮膚	350	350
不感蒸泄：肺	350	650
発汗	100	5000
便	100	100
尿	1400	500
総排泄量	2300	6600

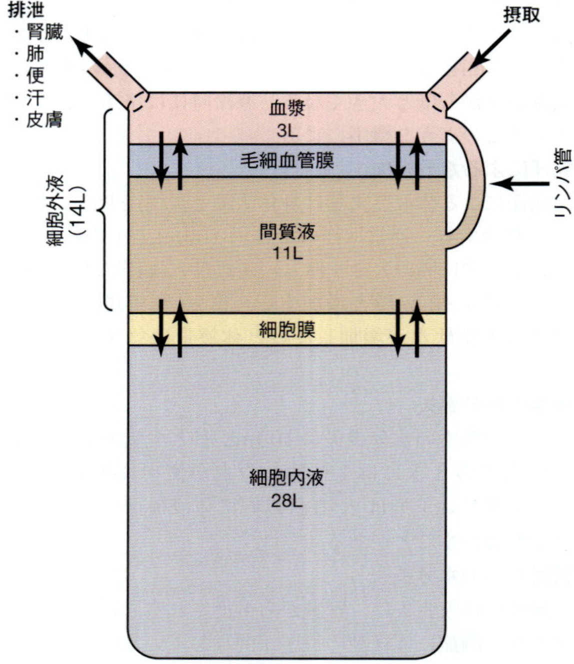

図 25.1 体液調節のまとめ：主要な体液区画とそれを隔てる膜を示した
体重 70kg の成人での平均的な値を示す.

体液区画

全身の体液は**細胞外液**（extracellular fluid）と**細胞内液**（intracellular fluid）の主に2つの区画に分布している（図 25.1）．細胞外液は**間質液**（interstitial fluid）と**血漿**（blood plasma）に分けられる．

その他に，**細胞透過液**（transcellular fluid）（**体腔液**（body cavity fluid））とよばれる小さい**体液区画**（body fluid compartments）がある．この区画は滑膜腔，腹膜腔，心膜腔，眼球内腔の体腔液，および脳脊髄液を含む．細胞外液の特殊なものと見なされるが，ときに血漿や間質液と大きく異なる組成を示すことがある．細胞透過液の合計は約 1～2 L である．

体重 70 kg の成人男性では体内全水分量は体重の約 60％の 42 L である．この割合は年齢，性別，肥満度により変化する．加齢により体重に占める水分量は次第に減少する．これは加齢により体重に占める脂肪の割合が増加して，水の占める割合が減少するからである．

女性では一般的に体脂肪の割合が男性より多いので，体内全水分量は体重の平均約 50％である．胎児・新生児では体内全水分量は体重の 70～75％である．したがって，“平均的な”体液区画を論ずるときには，年齢，性，体脂肪率により変動することを考慮しなければならない．

多くの他の国ではこの 30 年で平均体重（と脂肪体積）が急速に増加してきている．現在，米国の 20 歳以上の男性の平均体重は 86.4 kg であり，女性は 74.1 kg である．したがって，“平均的な”体重 70 kg の成人男性で検討した本章および後の各章のデータは，現代の多くの人の体液区画を考えるときには補正して考えなくてはならない．

細胞内液区画（intracellular fluid compartment）

体液 42 L のうち約 28 L は 100 兆の細胞内にあり，細胞内液とよばれる．細胞内液は平均的な人では体重の約 40％にあたる．

個々の細胞内液にはさまざまな成分が混ざっているが，それらの濃度はどの細胞でもよく似ている．実際，細胞内液の組成は原始的な微生物からヒトまで驚くほど類似している．このような理由により，すべての細胞の細胞内液をまとめて1つの大きな区画と見なすことができる．

細胞外液区画（extracellular fluid compartment）

細胞外にある体液をまとめて細胞外液とよぶ．この細胞外液は体重の約 20％を占め，70 kg の成人男性では約 14 L になる．細胞外液は大きく2つの区画に分けられ，細胞外液の 3/4 の 11 L を占める間質液と残りの 1/4 の約 3 L を占める血漿である．血漿は血液の非細胞成分である．血漿と間質液との間では，毛細血管壁の小孔を介して持続的に物質交換が行われている．これらの小孔はタンパク質以外の細胞外液のほとんどの溶質に対して透過性が高い．したがって，細胞外液はつねに混ぜられており，血漿と間質液の成分は，血漿に多いタンパク質以外はほとんど同じである．

血液量

血液は細胞外液（血漿中の液体）と細胞内液（赤血球中

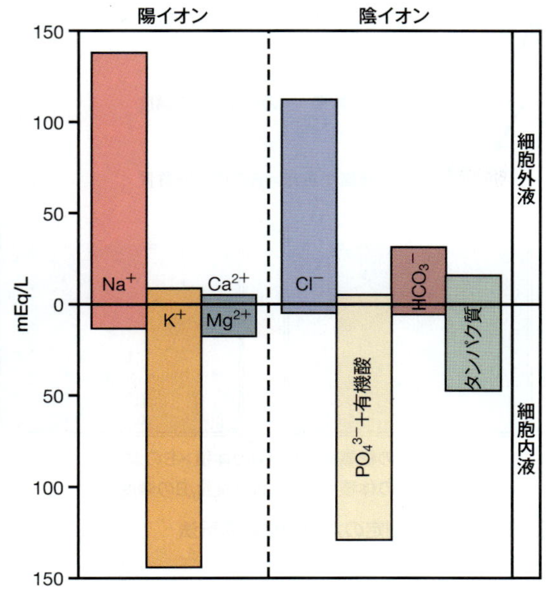

図 25.2　細胞内液と細胞外液の主要な陽イオンと陰イオン
Ca^{2+} と Mg^{2+} 濃度はこれらの和を示す．濃度は遊離したイオンとタンパク結合したイオンの合計を示す．

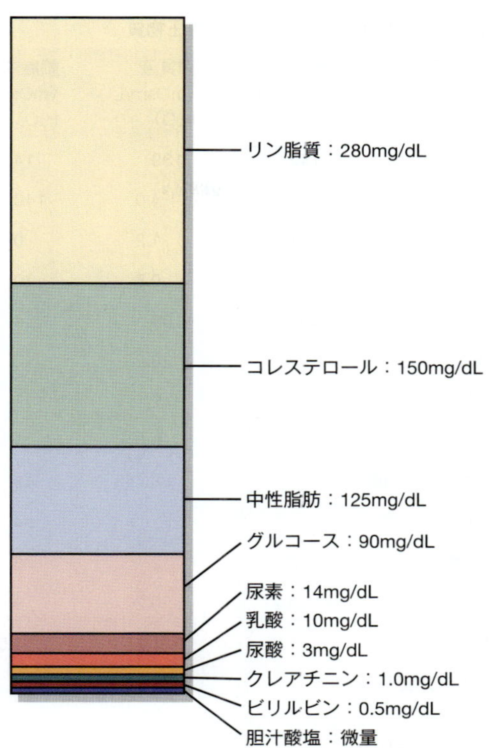

図 25.3　血漿の非電解質成分

の液体)の両方を含む．しかし，血液は循環系という独自の，別個の体液区画と考えられている．血液量は循環動態の制御に大変重要である．

成人の平均的な血液量は体重の約 7%で約 5 L である．血液の約 60%は血漿で，40%が赤血球である．しかし，この割合は個人，性別，体重やその他の因子により大きく変動する．

ヘマトクリット

ヘマトクリット(hematocrit)(**充填赤血球量**(packed red blood cell volume))は，血液中に赤血球の占める割合であり，“ヘマトクリット管”の中に血液を取り，赤血球が管の底に固く凝縮するまで遠心することによって測定する．赤血球のみを完全に凝縮させることは不可能であり，約 3〜4%の血漿が赤血球の間に残留しており，真のヘマトクリットは測定したヘマトクリットの約 96%である．

通常，ヘマトクリットの測定値は男性で約 0.40，女性では約 0.36 である．重篤な**貧血**(anemia)ではヘマトクリット 0.10 と，かろうじて生命維持ができる値まで低下することがある．逆に，赤血球が過剰に産生されると，**多血症**(polycythemia)となり，ヘマトクリットは 0.65 にまで上昇する．

細胞外液と細胞内液の組成

血漿と間質液からなる細胞外液と細胞内液の組成の比較を図 25.2，図 25.3，表 25.2 に示す．

血漿と間質液のイオン組成は類似している

血漿と間質液は，透過性の高い毛細血管の膜で隔てられているだけなので，イオン組成は類似している．血漿と間質液の最も重要な相違点は，血漿のほうがタンパク質濃度が高いことである．これは毛細血管壁のタンパク質に対する透過性が低く，多くの組織では，ごく少量のタンパク質しか間質に漏出しないからである．

ドナン効果(donnan effect)により，血漿の陽イオン(カチオン)濃度は，間質液に比べて少し(約 2%)高い．血漿タンパク質は正味の荷電がマイナスのため，Na^+ や K^+ のような陽イオンが結合し，血漿にはタンパク質とともにこれらの陽イオンが余分に保持されている．逆に陰イオン(アニオン)は血漿に比べ，間質液に多く含まれている．これは，血漿タンパク質のマイナスの荷電により陰イオンが反発され押し出されるからである．しかし，実地臨床では，間質液と血漿のイオン濃度は同じであると考えて差し支えない．

図 25.2 を参照すると，血漿と間質液を含む細胞外液は，大量の Na^+ と Cl^- と相当量の HCO_3^- を含んでいるが，K^+，Ca^{2+}，Mg^{2+}，PO_4^{3-} および有機酸イオンはごく少量であることがわかる．

細胞外液の組成はさまざまな機序で，特に後述するように腎臓により厳密に調節されている．これにより，細

表 25.2 細胞外液と細胞内液の浸透圧物質

	血漿(mOsm/L H_2O)	間質液(mOsm/L H_2O)	細胞内液(mOsm/L H_2O)
Na^+	142	139	14
K^+	4.2	4.0	140
Ca^{2+}	1.3	1.2	0
Mg^{2+}	0.8	0.7	20
Cl^-	106	108	4
HCO_3^-	24	28.3	10
HPO_4^{2-}，$H_2PO_4^-$	2	2	11
SO_4^-	0.5	0.5	1
クレアチンリン酸			45
カルノシン			14
アミノ酸	2	2	8
クレアチン	0.2	0.2	9
乳酸	1.2	1.2	1.5
アデノシン三リン酸(ATP)			5
ヘキソースーリン酸			3.7
グルコース	5.6	5.6	
タンパク質	1.2	0.2	4
尿素	4	4	4
その他	4.8	3.9	10
合計 mOsm/L	299.8	300.8	301.2
補正した浸透圧活性(mOsm/L)	282.0	281.0	281.0
37℃における総浸透圧(mm Hg)	5441	5423	5423

胞が最適に機能できる適切な濃度の電解質と栄養素を含む外液の環境にいつも浸っていることができる．

細胞内液の組成

細胞内液は細胞膜によって，細胞外液と隔てられている．その細胞膜は水に対しては透過性が高いが，体内のほとんどの電解質に対しては透過性が低い．

細胞外液と比べて，細胞内液は Na^+ と Cl^- はほんの少ししか含まず，Ca^{2+} はほとんど含まない．代わりに，細胞内液は多量の K^+ と PO_4^{3-} を含み，加えて適量の Mg^{2+} と SO_4^{2-} を含んでいる．これらの細胞内液のイオンは，細胞外液では低い濃度となっている．また，細胞は血漿の約 4 倍に及ぶ大量のタンパク質を細胞内に含んでいる．

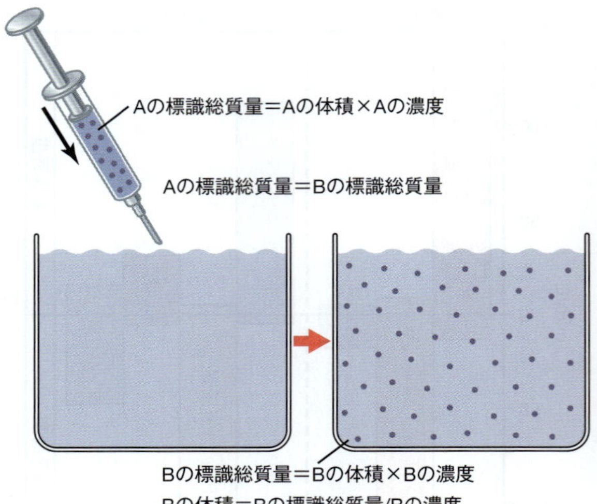

図 25.4 体液量測定のための標識希釈法

さまざまな体液区画の容量測定：標識希釈法

体の各体液区画の容量は標識物質を区画内に入れ，その区画内の水に均一に分布させ，標識の希釈度を解析することにより測定することができる．図 25.4 に体液区画の容量を計測する**標識希釈法**(the indicator-dilution prinple)を示す．この方法は質量保存の法則に基づくものであり，体液区画内に分布した標識の質量は区画内に注入した質量と等しいことを意味する．

図 25.4 に示した例のように，注射器内の少量の色素，あるいは他のある物質を容器内に注入すると，その物質が容器内でどこでも均一な濃度になるように分散する．その分布した物質を含む溶液を採取して，その濃度を化学的，光電的，あるいは他の方法で分析する．もし，標識物質が容器から一切漏れ出ていないなら，容器内の標識物質の総質量(B の体積×B の濃度)は注入した物質の総質量(A の体積×A の濃度)と等しくなる．式の簡単な変形により，未知の容器 B の体積を計算できる．

$$\text{Bの体積} = \frac{\text{Aの体積} \times \text{Aの濃度}}{\text{Bの濃度}}$$

この計算のために必要なのは，①区画内に注入した標識物質の総量(分子)と，②標識物質が均一に混ざった後の区画内の標識物質の濃度(分母)である．

例えば，10 mg/mL の濃度の色素を含む溶液 1 mL を容器 B に分布し，容器内の色素の最終濃度が 1 mL あたり 0.01 mg になるなら，容器内の未知の体積は，次の式で計算できる．

$$\text{Bの体積} = \frac{1\ \text{mL} \times 10\ \text{mg/mL}}{0.01\ \text{mg/mL}} = 1000\ \text{mL}$$

表 25.3　体液量の測定

体積	標識物質
体内総水分量	^3H_2O，^2H_2O，アンチピリン
細胞外液量	^{22}Na，^{125}I-イオタラム酸，チオ硫酸塩，イヌリン
細胞内液量	(体内総水分量－細胞外液量)により算出
血漿量	^{125}I-アルブミン，エバンスブルー色素(T-1824)
血液量	^{51}Cr-標識赤血球あるいは血液量＝血漿量/(1－ヘマトクリット)により算出
間質液量	(細胞外液量－血漿量)により算出

この方法は，次の条件を満たすなら，体内のどの区画の体液量の計測にも用いることができる．①標識が区画内に均一に混ざること，②標識が計測する区画内のみに分布すること，③標識が代謝・排泄されないこと．数種類の物質が体液区画の体積測定に用いられている．

特定の体液区画の体液量測定

体内全水分量の測定

放射性同位元素水(トリチウム，^3H_2O)あるいは重水(重水素，^2H_2O)が体内全水分量の測定に用いられる．これらの標識水は，血中投与後数時間以内に全身の水に混ざり，希釈法による体内全水分量の計算に用いることができる(**表 25.3**)．他にもアンチピリンが体内全水分量の計測に用いられる．これは脂溶性が高く，急速に細胞膜を通過し，細胞外区画と細胞内区画に均一に分布する．

細胞外液量の測定

細胞外液量の計測には血漿と間質液に分布するが，細胞膜を迅速には通過しない数種類の物質が用いられる．このような物性をもつものとして，放射性ナトリウム，放射性塩化物，放射性イオタラム酸，チオ硫酸イオン，イヌリンが挙げられる．これらの物質はどれも血管内投与されると30～60分以内に細胞外液全体にほとんど完璧に分布する．しかし，これらの物質のあるもの，例えば放射性ナトリウムなどは，少量であるが細胞内に拡散する．そのためこれらによる測定量を真の細胞外液量とよぶ代わりに，**ナトリウムスペース**(sodium space)あるいは**イヌリンスペース**(inulin space)とよぶことが多い．

細胞内液量の計算

細胞内液量を直接測定することはできない．しかし，次のように計算できる．

$$\text{細胞内液量} = \text{体内全水分量} - \text{細胞外液量}$$

血漿量の測定

血漿量の測定に用いられる物質は，血管内投与した後に毛細血管壁を容易に通過せず，血管内にとどまるものである．血漿量測定に最も一般的に用いられる物質は，放射性ヨードで標識された血清アルブミン(^{125}I-アルブミン)である．あるいは，色素の**エバンスブルー**(Evans blue dye(T-1824 ともよばれる))のように血漿タンパク質に非常によく結合する物質を血漿量測定に用いる．

間質液量の計算

間質液量を直接計測することはできないが，次のように計算することができる．

$$\text{間質液量} = \text{細胞外液量} - \text{血漿量}$$

血液量の測定

もし先に述べた方法で血漿量を測定すると，血液量はヘマトクリット(全血液量中の細胞成分比)を用いて次の式から算出できる．

$$\text{全血液量} = \frac{\text{血漿量}}{1 - \text{ヘマトクリット}}$$

例えば，血漿量が 3 L で，ヘマトクリットが 0.40 ならば，全血液量は次のように算出することができる．

$$\frac{3\,\text{L}}{1-0.4} = 5\,\text{L}$$

血液量を測定する他の方法は，放射性同位元素で標識された赤血球を血管内に投与することである．これが血管内で混合された後に，血液の放射活性を計測し，希釈法を用いて全血液量を算出することができる．赤血球の標識によく用いられるのは，赤血球に強固に結合する放射性クロミウム(^{51}Cr)である．

細胞内液と細胞外液の体液交換と浸透圧平衡の調節

重篤な患者の治療でよく問題になるのは，細胞内区画もしくは細胞外区画のどちらか，あるいは両方の体液量を適切に保持することである．第 16 章と本章でこれから述べるように，血漿と間質間での細胞外液の相対的分布量は，主に毛細血管膜を介する静水圧と膠質浸透圧のバランスによって決まる．

細胞内液区画と細胞外液区画の体液の分布は，主に細胞膜を介する Na^+，Cl^-，その他の電解質などの小分子による浸透圧により決定される．この理由は，細胞膜は水に対して透過性が高いが，Na^+ や Cl^- など小さなイオンに対して透過性が低いからである．そのため，水は細胞膜を迅速に移動し，細胞内液は細胞外液と浸透圧が等しくなる．

次の項で，細胞内液・細胞外液量とこれら 2 区画間の体液移動を引き起こす浸透圧の相互作用について述べる．

浸透と浸透圧の基本原理

浸透と浸透圧の基本原理は，第 4 章で述べた．ここでは容量調節に関係するこれらの原理の要点のみを述べる．

細胞膜はほとんどの溶質を通過させないが，水には高い透過性を示すため(選択的透過性)，細胞膜の一方の側の溶質の濃度が高いと，水は溶質濃度の高い側へ細胞膜を通過し拡散する．よって，細胞外液に食塩などの溶質を加えると，水は迅速に細胞膜を通り細胞内から細胞外へ拡散し，細胞膜内外の水の濃度が等しくなるまで移動する．逆に，細胞外液から食塩などの溶質を除去すると，水は細胞外液から細胞膜を通り細胞内に拡散する．水の拡散速度を**浸透速度**(rate of osmosis)とよぶ．

重量モル浸透圧濃度と容積モル浸透圧濃度

溶液の**浸透圧濃度**(osmolal concentration)は水 1 kg あたりの浸透圧活性物質のモル数 Osm/kgH₂O で表されるときは**重量モル浸透圧濃度**(osmolality)とよばれ，溶液 1 L あたりのモル数 Osm/L で表されるときは**容積モル浸透圧濃度**(osmolarity)とよばれる．体液のように濃度の薄い溶液では，2 つの差は小さいため，これらの用語はほとんど同義に使われる．多くの場合，体液量は水 1 kg あたりより体液 1 L あたりで表したほうが簡単である．そのため，臨床で使われる計算や後の数章では，重量モル浸透圧濃度より容積モル浸透圧濃度を用いる．

溶液の容積モル浸透圧濃度と浸透圧の計算

ファントホッフの法則(van't Hoff's law)を使い，細胞膜が溶質を透過させないと仮定して，潜在的な溶液の**浸透圧**(osmotic pressure)を計算できる(**訳者注**：ファントホッフの法則とは，浸透圧 $\pi = CRT$ で表される．C は 1 L あたりの溶質の濃度，R は理想ガス定数，T は絶対温度(単位はケルビン，273 + ℃)を示す．π の圧力単位をミリメーター水銀柱(mmHg)で表し，T を体温(273 + 37℃ = 310 ケルビン)としたなら，R = $8.314 JK^{-1} mol^{-1}$ であり，1Osm/L の溶液の π は 1 mol/L × $8.314 JK^{-1} mol^{-1}$ × 310K = $2577 JL^{-1}$ となる．1 atm = 760 mmHg = 1.01325×10^5 Pa = $1.01325 \times 10^2 JL^{-1}$ より，$1 JL^{-1}$ = 7.50 mmHg であるので，1Osm/L の浸透圧は $2577 JL^{-1} \times 7.50$ = 19330 mmHg となる．これは，濃度 1 mOsm/L の溶液の π は 19.3 mmHg であることを意味する．つまり，細胞膜を介する 1 mOsm の濃度勾配により 19.3 mmHg の浸透圧が生じる)．

例えば，0.9% NaCl 溶液の浸透圧は，次のように計算できる．0.9% の NaCl は溶液 100 mL 中に 0.9 g，あるいは 9 g/L の NaCl があることを意味する．NaCl の分子量は 58.5 g/mol なので，溶液の容量モル濃度は 9 g/L を 58.5 g/mol で除した値であり，約 0.154 mol/L となる．ナトリウムとクロールの各分子は等しい浸透圧活性をもつので 2 モルとなり，溶液の容積モル浸透圧濃度は 0.154 ×2，すなわち 0.308Osm/L となる．よって，この溶液の容積モル浸透圧濃度は 308 mOsm/L である．したがって，この溶液が潜在的にもつ浸透圧は，308 mOsm/L × 19.3 mmHg/mOsm/L = 5944 mmHg である．

溶液中の Na^+ と Cl^- の挙動は，イオン間同士の相互作用があるため，完全に独立したものではなく，この計算は近似にすぎない．**浸透圧係数**(osmotic coefficient)とよばれる補正係数を用いることにより，ファントホッフの計算値からのずれを補正することができる．NaCl の浸透圧係数は 0.93 である．つまり，0.9% の NaCl 溶液の実際の浸透圧は 308 × 0.93，すなわち 286 mOsm/L となる．実地臨床では，生理的溶液の容積モル浸透圧濃度と浸透圧の計算をする際に，さまざまな物質がもつ浸透圧係数を無視することがある．

体液の容積モル浸透圧濃度

表 25.2 に戻り，血漿，間質液，細胞内液のさまざまな浸透圧活性物質の容積モル浸透圧濃度をみてみたい．血漿と間質液の総容積モル浸透圧濃度の約 80% は Na^+ と Cl^- によるものであり，一方，細胞内液ではほぼ半分が K^+ で，残りは多くの他の細胞内物質によるものである．

表 25.2 に示したように，3 つの体液区画の総容積モル浸透圧濃度は約 300 mOsm/L であり，血漿の容積モル浸透圧濃度は間質液と細胞内液に比べて約 1 mOsm/L 大きい値である．この血漿と間質液のわずかな差は血漿のタンパク質によって生じる浸透圧効果であり，第 16 章で述べたように，毛細血管内はその周囲の間質に比べ約 20 mmHg の高い浸透圧を維持している．

体液の浸透圧活性の補正

表 25.2 の下部に，血漿，間質液，細胞内液の補正した浸透圧活性を示す．これらの補正の理由は，陽イオンと陰イオンがイオン同士の牽引により，溶質の浸透圧"活性"の低下を引き起こすからである．

細胞内液と細胞外液の浸透圧平衡の維持

細胞外液のわずかな溶質濃度変化により，細胞膜を隔てて大きな浸透圧が生じる．すでに述べたように，細胞膜を通過できない溶質の 1 mOsm の濃度勾配は，細胞膜を隔てて約 19.3 mmHg の浸透圧を生じる．もし細胞膜が純水にさらされたなら，細胞内液の容積モル浸透圧濃度が 282 mOsm/L であるので，細胞膜を隔てて生じる浸透圧は 5400 mmHg 以上になる．このように細胞内液と細胞外液が**浸透圧平衡**(osmotic equilibrium)にないときには，細胞膜を介して水を移動させる大きな力が生じる．その結果，細胞膜透過性のない溶質の細胞外液における比較的小さな濃度変化で，細胞の体積が大きく変わる．

等張液，低張液，高張液

図 25.5 に，細胞外液中の膜透過性のない溶質の濃度変化が細胞の体積に及ぼす影響を示す．もし細胞を浸透圧 282 mOsm/L の溶液に入れると，細胞内液と細胞外液の水の濃度は等しく，溶質は細胞から出入りしないので，細胞は縮小も膨化もしない．このような細胞が縮小も膨

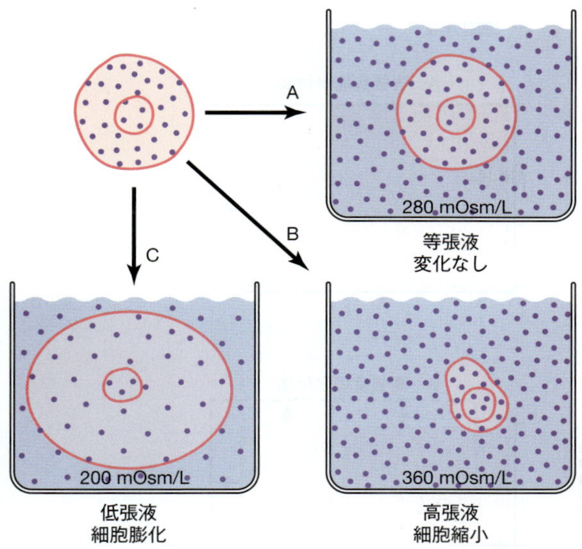

図 25.5　等張液(A)，高張液(B)，低張液(C)が細胞の体積に及ぼす影響

化もしない溶液を**等張**(isotonic)であるという．等張溶液の例として，0.9％生理食塩水や5％グルコース溶液が挙げられる．このような溶液は，細胞内液と細胞外液との浸透圧平衡を乱すことがなく，血管内投与できるので臨床上重要である．

もし細胞を**低張液**(hypotonic)，すなわち細胞膜不透性溶質の低濃度(282 mOsm/L 以下)の溶液に入れたなら，水が細胞内に入り，細胞は膨化する．細胞内外の容積モル浸透圧濃度が同じになるまで水は細胞内に入り，細胞内液は希釈され，細胞外液は濃縮される．食塩濃度が0.9％以下のものは低張であり，細胞の膨化を引き起こす．

もし細胞を**高張液**(hypertonic fluids)，すなわち細胞膜不透性溶質の高濃度溶液に入れたなら，水は細胞内から細胞外液に移動し，細胞内液は濃縮され，細胞外液は希釈される．この場合，細胞内外の濃度が等しくなるまで細胞は縮小する．0.9％より高い濃度の食塩水を高張食塩水とよぶ．

等浸透圧，高浸透圧，低浸透圧溶液

等張性，低張性，高張性という用語は，溶液が細胞の体積を変化させるかどうかを示している．溶液の張度は，膜不透過性溶質の濃度に依存する．しかし，ある種の溶質は細胞膜を通過することができる．細胞と同じ容積モル浸透圧濃度をもつ溶液は，溶質が細胞膜を通過するか否かにかかわらず**等浸透圧**(isometric)とよぶ．

高浸透圧(hyperosmotic)，**低浸透圧**(hypo-osmotic)という用語は，溶質が細胞膜を通過するか否かにかかわらず，細胞外液に比べて容積モル浸透圧濃度が高いか，低いかということを意味する．尿素のように高い膜透過性をもつ物質は，細胞内液と細胞外液の間で，一時的な体液シフトを生じる．しかし，時間が経ち，平衡状態に達すると，これらの物質の濃度は2つの区画間で等しくなり，細胞の体積には影響がない．

細胞内液と細胞外液の浸透圧平衡は迅速に達成される

細胞膜を介する水の移動はきわめて急速に起こるので，2つの区画の容積モル浸透圧濃度の違いは数秒以内，遅くても数分以内に補正される．この細胞膜を介する急速な水の移動は，全身の細胞内区画と細胞外区画での完全な浸透圧平衡がこのような短時間に生じることを意味するものではない．その理由は，水は腸管から体に吸収され，血液によって，全身の組織に運搬されてはじめて完全な浸透圧平衡に達するからである．水を飲んだ後，全身で浸透圧平衡に達するまで通常約30分かかる．

細胞内液と細胞外液の容量と容積モル浸透圧濃度の異常状態

細胞外液と細胞内液の量を大きく変える因子として，過剰な飲水や腎性溢水，脱水，多種多様な溶液の輸液，消化管からの大量の水分損失，発汗あるいは腎臓からの異常な量の水分損失がある．

次の基本的原理がわかっていれば，細胞内液量と細胞外液量の変化を計算し，行うべき治療の様式を決めることができる．

①水は細胞膜を通り迅速に移動する：したがって，細胞内液と細胞外液のどちらかに容積モル浸透圧濃度の変化が生じると数分以内に，両者の容積モル浸透圧濃度はほぼ正確に等しくなる．

②細胞膜はナトリウムやクロールなどの多くの溶質をほとんど通過させない：したがって，細胞内液あるいは細胞外液の浸透圧活性粒子の数は，溶質が細胞外液区画に加えられるか損失することがない限り変化しない．

このような基本原理を覚えておくと，さまざまな体液異常の状態における細胞外液と細胞内液の容量と容積モル浸透圧濃度を分析できる．

食塩水を細胞外液に加えたときの影響

等張性食塩水を細胞外液区画に加えた場合，細胞外液の容積モル浸透圧濃度は変化しない．したがって，細胞膜を通過する浸透は生じない．単に，細胞外液の容量が増加するにすぎない(図 25.6A)．細胞膜は実質的に NaCl を通過させないので，ナトリウムとクロールのほとんどは細胞外液にとどまる．

高張液を細胞外液に加えると，細胞外液の容積モル浸透圧濃度は増加し，細胞内から細胞外区画へ水の浸透が生じる(図 25.6B)．やはりこの場合も加えた NaCl は，ほとんど細胞外液区画にとどまり，細胞内の水は浸透圧平衡をつくるために細胞外液区画に拡散する．最終結果は，細胞外液量の増加(加えた溶液量より多い)，細胞内液量の減少と細胞内液と細胞外液両区画の容積モル浸透圧濃度の上昇である．

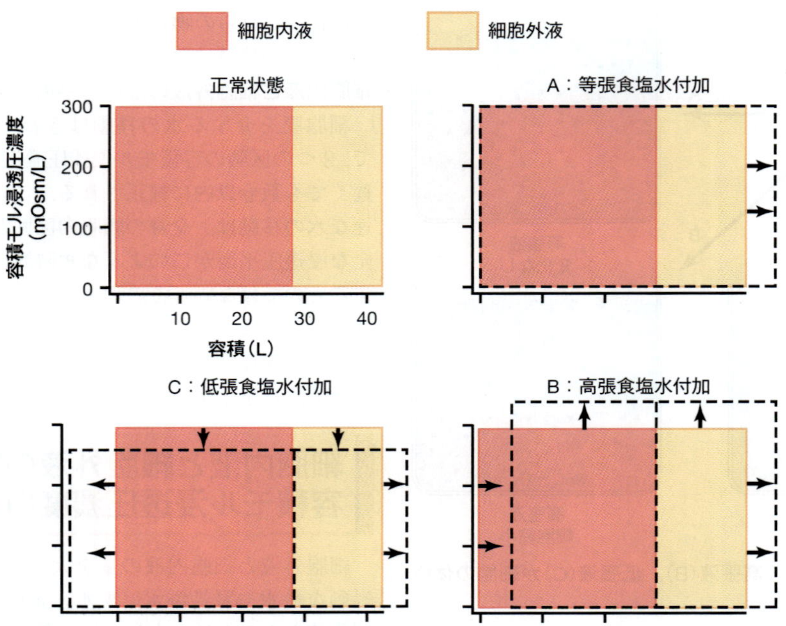

図 25.6 等張液，高張液，低張液の付加が浸透圧平衡後の細胞外液に及ぼす影響
正常状態は実線で囲まれた部分で，正常状態からの変化は破線で囲まれた部分で示す．細胞内液区画と細胞外液区画の容積は横軸で，容積モル浸透圧濃度は縦軸で示す．

低張液を細胞外液に加えると，細胞外液の容積モル浸透圧濃度は低下し，細胞外液と細胞内液の容積モル浸透圧濃度が同じになるまで，細胞外液の水は細胞内に拡散浸透する（図 25.6C）．低張液を加えると，細胞内液量と細胞外液量はともに増加するが，細胞内液量の増加のほうが大きい．

高張食塩水の輸液による体液移動と容積モル浸透圧濃度の計算

種々の溶液の輸液が，細胞外液と細胞内液の量と容積モル浸透圧濃度に及ぼす一連の影響を計算することができる．例えば，**3.0％の高張食塩水**（a hypertonic 3.0 percent sodium）2 L を体重 70 kg の血漿浸透圧 280 mOsm/L の患者に輸液した場合，浸透圧平衡に至った後の細胞内液と細胞外液の量と容積モル浸透圧濃度はどうなるであろうか？

最初のステップでは，それぞれの体液区画の量，濃度，総浸透圧活性粒子量などの初期状態を計算する．細胞外液量を体重の 20％，細胞内液量を体重の 40％と仮定し，次に示すように量と濃度を計算できる．

次に，細胞外液に加えられた 2 L の 3.0％ NaCl 溶液に含まれる総浸透圧活性粒子量を計算する．3％溶液は 3.0 g/100 mL，すなわち 1 L 中に NaCl 30 g を意味する．NaCl の分子量は約 58.5 g/mol であるので，この溶液 1 L 中に NaCl 0.5128 mol が存在する．2 L の溶液では 1.0256 mol の NaCl となる．1 mol の NaCl は約 2 mol の浸透圧活性物質に相当するので（NaCl 1 mol は 2 mol の浸透圧活性粒子に分かれる），この溶液 2 L の輸液は，細胞外液に 2051 mOsm の NaCl を加えたことになる．

ステップ 2 は，2051 mOsm の NaCl 溶液 2 L を細胞外液に加えた直後の影響を計算することである．輸液直後は，細胞内液の量あるいは濃度に変化がなく，浸透圧平衡にも達していない．しかし，細胞外液は 2051 mOsm の溶質が加わり，総溶質量は 5791 mOsm となる．細胞外液量は輸液により 16 L になったので，その濃度は 5971 mOsm を 16 L で除した値，すなわち 373 mOsm/L となる．つまり，下記の値が輸液直後に生じる．

ステップ 3 では，浸透圧平衡に達し数分後にみられる

ステップ 1：初期状態

	体積（L）	濃度（mOsm/L）	総溶質量（mOsm）
細胞外液量	14	280	3920
細胞内液量	28	280	7840
体内総水分量	42	280	11760

ステップ 2：3.0% NaCl 溶液 2L を輸液直後の影響

	体積（L）	濃度（mOsm/L）	総溶質量（mOsm）
細胞外液量	16	373	5971
細胞内液量	28	280	7840
体内総水分量	44	非平衡	13811

体積と濃度の変化を計算する．この場合，細胞内液と細胞外液の濃度が等しく，総溶質量 13811 mOsm を体内総水分量 44 L で除して，313.9mOsm/L となる．したがって，すべての体液区画の濃度は，浸透圧平衡後にこの値となる．溶質も水も体から失われず，NaCl が細胞の内外を移動しないとすれば，細胞外液量と細胞内液量を計算できる．細胞内液量は細胞内液にある総溶質量(7840 mOsm)を濃度(313.9 mOsm/L)で除することにより求められ，24.98 L となる．細胞外液量は，細胞外液の総溶質量(5971 mOsm)を濃度(313.9 mOsm/L)で除した値の 19.02 L となる．これらの計算は細胞外液に加えた NaCl が細胞外にとどまり，細胞内に入らないことを前提としている．

ステップ 3：3.0% NaCl 溶液 2L を輸液し浸透圧平衡に達した後の影響

	体積(L)	濃度(mOsm/L)	総溶質量(mOsm)
細胞外液量	19.02	313.9	5971
細胞内液量	24.98	313.9	7840
体内総水分量	44.0	313.9	13811

このように，高張食塩水 2 L の輸液により，細胞外液量は 5 L 以上増加し，細胞内液量は約 3 L 減少する．

この細胞内液と細胞外液の体積と容積モル浸透圧濃度の計算法は，体液調節に関するどんな臨床上の問題にも応用できる．細胞内液と細胞外液の浸透圧平衡の計算を理解することはあらゆる体液異常の理解と治療に必須であり，この計算に習熟すべきである．

栄養のためのグルコースやその他の溶液の投与

十分な栄養が摂れない患者に対して，さまざまな溶液が栄養補給のために静脈投与される．グルコース溶液が広く用いられ，アミノ酸溶液と均質化した脂肪溶液も少ないながら用いられる．このような溶液の投与時には，浸透圧活性物質の濃度は普通ほぼ等張に調整されているか，あるいは体液の浸透圧平衡を乱さないようにゆっくりと投与される．

グルコースやその他の栄養素は代謝され，余分な水が体内に残る．特に輸液の他に経口摂取の追加があると余分な水が生じる．通常，この水は希釈尿として腎臓から排泄される．したがって，結果として栄養素のみが体に加えられる．

5%グルコース溶液はほぼ等張であり，脱水の治療によく使われる．等張であるので，蒸留水を投与したときにみられるような赤血球の膨張をきたすことなく静脈内投与ができる．溶液中のグルコースは迅速に細胞内に取り込まれ代謝されるので，5%グルコース溶液の投与は細胞外液の容積モル浸透圧濃度を低下する．したがって，脱水による細胞外液の容積モル浸透圧濃度の上昇を補正するのに役立つ．

臨床における体液量調節の異常：低ナトリウム血症と高ナトリウム血症

臨床医が患者の体液の状態を評価するためにすぐに使える測定値は，血漿ナトリウム濃度である．血漿浸透圧濃度はルーチン検査では測定しない．ナトリウムとそれに伴う陰イオン(主に Cl^-)は細胞外液中の溶質の 90%以上を占めているので，血漿ナトリウム濃度は，多くの病態で血漿浸透圧濃度の理にかなった指標となる．血漿ナトリウム濃度が正常(約 142 mEq/L)より数 mEq/L 程度低下すると，その患者は**低ナトリウム血症**(hyponatremia)ということができる．血漿ナトリウム濃度が正常より上昇すると，その患者は**高ナトリウム血症**(hypernatremia)ということができる．

低ナトリウム血症の原因：水過剰あるいはナトリウム喪失

血漿ナトリウム濃度の低下は，細胞外液から NaCl が喪失するか，細胞外液へ過剰な水が加わることにより生じる(**表 25.4**)．NaCl の喪失は，一般的に低ナトリウム血症と脱水(低浸透圧性脱水)となり，細胞外液量の減少を伴う．NaCl の喪失による低ナトリウム血症を引き起こす原因には，**下痢**(diarrhea)や**嘔吐**(vomiting)がある．腎臓のナトリウム保持能力を抑制する**利尿薬**(diuretics)の過剰投与や塩類喪失性腎疾患でも中程度の低ナトリウム血症を引き起こす．**アジソン病**(Addison's disease)で

表 25.4　体液量調節の異常：低ナトリウム血症と高ナトリウム血症

異常	原因	血漿 Na^+ 濃度	細胞外液量	細胞内液量
低ナトリウム血症－脱水	副腎不全；利尿薬の過剰投与	↓	↓	↑
低ナトリウム血症－水分過剰	ADH 過剰(SIADH)：気管支原性腫瘍	↓	↑	↑
高ナトリウム血症－脱水	尿崩症：発汗過多	↑	↓	↓
高ナトリウム血症－水分過剰	クッシング症候群：原発性アルドステロン症	↑	↑	↓

ADH：抗利尿ホルモン，SIADH：抗利尿ホルモン不適切分泌症候群．

は，**アルドステロン**(aldosterone)の分泌が低下し，腎臓でのナトリウム再吸収が阻害され，中程度の低ナトリウム血症を呈する．

低ナトリウム血症はまた，過剰な水貯留により細胞外液のナトリウムが希釈されることにより生じる．この状態は低ナトリウム血症と**溢水**(overhydration)(**低浸透圧性溢水**)とよばれる．例えば，**抗利尿ホルモン**(antidiuretic hormone)の過剰分泌は，腎尿細管での水の過剰な再吸収により，低ナトリウム血症と溢水をきたす．

低ナトリウム血症の結果：細胞膨張

低ナトリウム血症により急速に細胞容積が変化すると組織や臓器の機能，特に脳に重大な影響を与える．例えば，血漿ナトリウム濃度が急速に減少すると脳細胞浮腫により，頭痛，吐気，嗜眠，見当識障害などの神経症状をきたす．もし，血漿ナトリウム濃度が115〜120 mmol/L 以下まで急速に低下すると，**脳浮腫**(brain swelling)により痙攣，昏睡，不可逆的脳障害，そして死に至る可能性が出てくる．頭蓋骨は堅いので脳容積は約10%以上には膨張できないので，頸部に圧排され(**脳ヘルニア**(brain herniation))，不可逆的脳障害と死をもたらす．

低ナトリウム血症が数日以上かけてゆっくりと起こってくる場合は，脳やその周りの組織はナトリウム，クロール，カリウム，グルタミン酸などの有機酸を細胞内から細胞外区画に輸送して適応する．この適応反応により水の浸透圧による細胞内への流入と組織の腫脹を軽減することができる(図 25.7)．

しかし，緩徐に発症した低ナトリウム血症でみられる溶質の細胞内からの排出は，低ナトリウム血症が急速に補正された場合には，逆に脳障害を受けやすくする．低ナトリウム血症の補正のために高張液をあまりに急速に輸液すると，脳が細胞内から損失した溶質を取り戻す能力を上回り，浸透圧による障害が起こり，神経から髄鞘(ミエリン鞘)が脱落する**脱ミエリン**(demyelination)をきたす．この浸透圧による神経脱ミエリンを防ぐために，慢性低ナトリウム血症の補正は24時間で10〜12 mmol/L 以内，48時間で18 mmol/L 以内に制限する．このような緩徐な補正により，慢性低ナトリウム血症に適応した脳の浸透圧物質の損失を回復させることができる．

低ナトリウム血症は臨床において最もよくみられる電解質異常であり，入院患者の15〜25%にみられる．

高ナトリウム血症の原因：水損失あるいはナトリウム過剰

血漿ナトリウムの増加とそれによる容積モル浸透圧濃度の上昇は，細胞外液から水分が失われ Na^+ が濃縮されるか，細胞外液のナトリウム過剰により引き起こされる．細胞外液からの水損失は高ナトリウム血症と**脱水**(dehydration)(**高浸透圧性脱水**)となる．この状態は，腎臓の水保持に必要な抗利尿ホルモンの分泌不全により起こる．抗利尿ホルモンの欠如により，腎臓は大量の**希釈尿**(dilute urine)を排泄し(**中枢性尿崩症**(central diabetes insipidus)とよばれる)，脱水と細胞外液の NaCl 濃度増加が起こる．ある種の腎臓疾患では，腎臓が抗利尿ホルモンに反応できず，**腎性尿崩症**(nephrogenic diabetes insipidus)を引き起こす．細胞外液量の減少に伴う高ナトリウム血症のより一般的な原因は，水分の摂

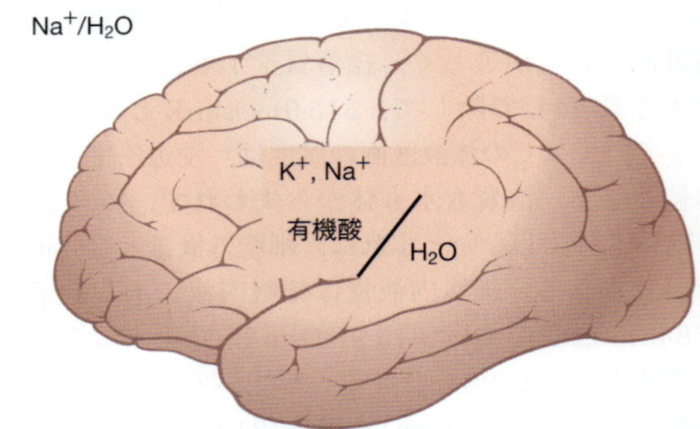

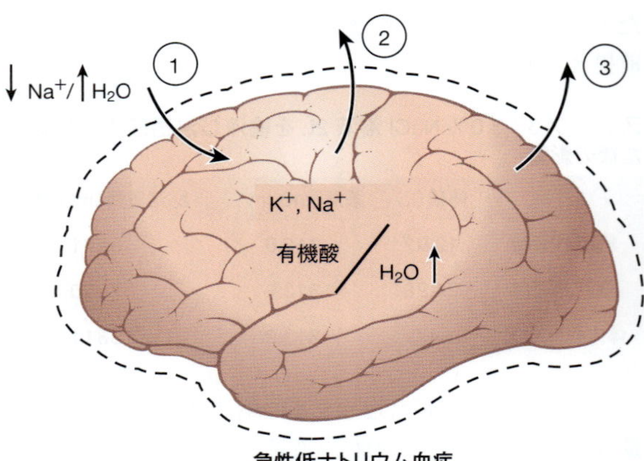

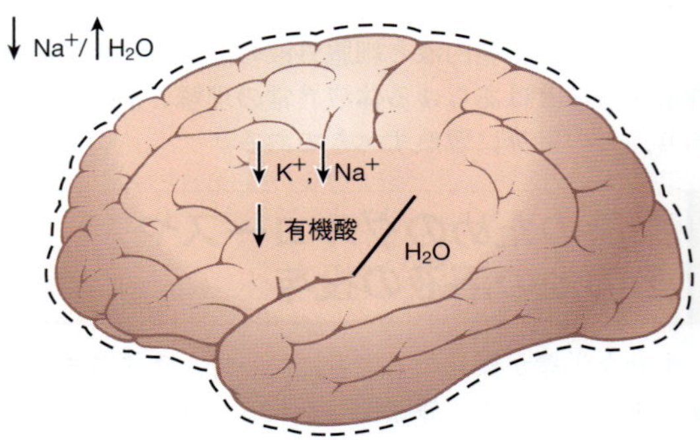

図 25.7 低ナトリウム血症における脳細胞体積の調節
Na^+ 喪失あるいは水過剰による急性低ナトリウム血症では，細胞内への水の拡散浸透(①)と，脳組織の腫脹(破線)が生じる．これにより Na^+，K^+，有機酸の細胞外への輸送が活性化される(②)，それに伴い細胞外への水の拡散浸透が促進される(③)．慢性低ナトリウム血症では，細胞内から溶質が排出されることにより脳浮腫は軽減される．

取が損失より少ないことによる脱水であり，長時間の激しい運動による発汗でみられる．

高ナトリウム血症は，NaClが過剰に細胞外液に加わることによっても生じる．細胞外液のNaCl過剰は，通常，腎臓による多少の水の保持を伴うため，これはしばしば高ナトリウム血症と溢水を起こす．例えば，ナトリウム保持性ホルモンであるアルドステロンの過剰分泌は，軽度の高ナトリウム血症と水分過剰を引き起こす．高ナトリウム血症が重症にならないのは，アルドステロンの分泌増加が抗利尿ホルモンの分泌を刺激して大量の水の再吸収を起こすからである．

このように，血漿ナトリウム濃度の異常を分析し，適切な治療を決定するためには，その異常が主にナトリウムの損失か過剰によるものか，あるいは主に水の損失か過剰によるものか，まず見極めなければならない．

高ナトリウム血症の結果：細胞縮小

高ナトリウム血症は低ナトリウム血症よりもずっと少ない．通常，重症な症状が現れるのは急速に血漿ナトリウム濃度が158〜160 mmol/L以上に上昇した場合にのみみられる．この理由は，第29章に述べるように高ナトリウム血症は口渇を引き起こし，また抗利尿ホルモンの分泌により，血漿と細胞外液のナトリウム濃度の増加を防いでいるからである．しかし，口渇中枢の障害された視床下部病変のある患者，飲水がひとりでできない乳児，認知症のある高齢者や尿崩症のある人では重度の高ナトリウム血症が起こりうる．

高ナトリウム血症の補正は，低張食塩水やブドウ糖液の輸液によりなされる．しかし，慢性的に血漿ナトリウム濃度が上昇した患者では，高ナトリウム血症はゆっくりと慎重に補正すべきである．なぜなら，高ナトリウム血症は細胞を体積変化から守る防御機構を活性化するからである．この防御機構は低ナトリウム血症でみられたのとは逆に，ナトリウムとその他の溶質の細胞内濃度を増加するように働いている．

浮腫：組織の体液過剰

浮腫(edema)は，体組織の体液過剰状態を示す．多くの場合，浮腫は主に細胞外液区画に生じるが，細胞内液にも関与する．

細胞内浮腫

細胞内浮腫(intracellular edema)を特に生じやすい状態は3つある．①低ナトリウム血症，②組織の代謝機能低下，③細胞へ適切な栄養供給がないことである．例えば，組織への血流量が低下すると，酸素と栄養素の供給が減少する．もし，血流量が細胞の代謝を正常に維持できないほど減少すると，細胞膜のイオンポンプは抑制される．このポンプが抑制されると通常，細胞内に流れ込むNa^+は，細胞外に汲み出されなくなり，細胞内の過剰なNa^+は水を細胞内に浸透させる．この過程は，組織の細胞内容積を増加させる．例えば，下肢全体が虚血になると，その容積が正常の2，3倍になる．このような細胞容積の増加は，組織の壊死をもたらす．

細胞内浮腫は炎症組織でも生じる．炎症は細胞膜の透過性を増し，Na^+や他のイオンは細胞内へと拡散し，その結果，細胞内へ水の浸透が起こる．

細胞外浮腫

細胞外浮腫(extracellular edema)は，細胞外液区画に過剰な水が貯留した状態である．細胞外浮腫が生じる原因が2つある．①血漿から毛細血管壁を通って間質への水の漏出の異常と，②体液を間質から血液に戻すリンパ管の不全であり，**リンパ浮腫**(lymphedema)とよばれる．臨床上最もよくみられる間質液の貯留の原因は，毛細血管での水濾過の過剰による．

毛細血管濾過を増加させる因子

毛細血管の過剰な濾過の原因を理解するには，第16章で述べた**毛細血管濾過**(capillary filtration)の決定因子を復習すると役に立つ．毛細血管濾過量を数式に表すと，

$$毛細血管濾過量 = K_f \times (P_c - P_{if} - \pi_c + \pi_{if})$$

K_fは毛細血管濾過係数(毛細血管壁の透過性とその面積の積)，P_cは毛細血管静水圧，P_{if}は間質液静水圧，π_cは毛細血管内の血漿膠質浸透圧，π_{if}は間質液膠質浸透圧である．この式より，下記のような変化が1つでも生じると，毛細血管濾過量が増加することがわかる．

- 毛細血管濾過係数の増加
- 毛細血管静水圧の上昇
- 血漿膠質浸透圧の低下

リンパ浮腫：体液とタンパクを血管に灌流するリンパ管の機能不全

リンパ管の閉塞や消失によりリンパ管の機能が大きく障害されると，間質に漏れ出た血漿タンパク質を取り除く他の方法がないため，重度の浮腫となる．間質液のタンパク質濃度の増加は，間質液の膠質浸透圧を上昇し，毛細血管外にさらに多くの水が引き出されることになる．

リンパ流障害は，顕微鏡で糸状にみえる寄生虫である**フィラリア**(filaria)，**バンクロフト糸状虫**(Wuchereria bancrofti)による感染でみられるように，リンパ節感染で特に強い．成虫はヒトのリンパ系に生息し，蚊によりヒトからヒトに感染が広がる．フィラリア感染症の人は重度のリンパ浮腫と**象皮病**(elephantiasis)を呈し，男性では陰嚢水腫とよばれる陰嚢の腫脹がみられる．リンパフィラリア症はアジア，アフリカ，西太平洋，カリブ海と南米の一部の熱帯・亜熱帯の80ヵ国で1.2億人以上の人が罹患している．

リンパ浮腫は，ある種のがんや手術でリンパ管が切除あるいは閉塞された後にも生じる．例えば，根治的乳房切除術では多くのリンパ管を切除するため，術後に胸部や上腕からの体液還流が障害され，その組織に浮腫と腫脹が生じる．このような手術後に，リンパ管は多少の再生をするので，間質浮腫はたいてい一時的なものである．

細胞外浮腫の原因のまとめ

さまざまな状態が毛細血管からの異常な体液漏出と，間質から循環系へのリンパ還流障害により，間質に水貯留を引き起こす．この2種類の異常により，細胞外浮腫をきたす病態の一部を以下に列記する．

Ⅰ 毛細血管圧の上昇
- 1.腎臓による過剰な水と塩類貯留
  - (1)急性あるいは慢性腎不全
  - (2)ミネラルコルチコイド過剰
- 2.静脈圧上昇と静脈収縮
  - (1)心不全
  - (2)静脈閉塞
  - (3)静脈ポンプ機能不全
    - ①筋麻痺
    - ②身体の一部分の不動化
    - ③静脈弁の機能不全
- 3.細動脈血管抵抗の減少
  - (1)高体温
  - (2)交感神経系の機能不全
  - (3)血管拡張薬

Ⅱ 血漿タンパク質の減少
- 1.尿中へのタンパク質損失(ネフローゼ症候群)
- 2.皮膚剥離部分からのタンパク質損失
  - (1)火傷
  - (2)外傷
- 3.タンパク質産生の不全
  - (1)肝疾患(肝硬変など)
  - (2)タンパク質あるいはカロリーの重症の栄養失調

Ⅲ 毛細血管透過性の亢進
- 1.免疫反応によるヒスタミンやその他の免疫産物の放出
- 2.毒素
- 3.細菌感染
- 4.ビタミン欠乏，特にビタミンC欠乏
- 5.長時間の虚血
- 6.火傷

Ⅳ リンパ還流の閉塞
- 1.がん
- 2.感染症(フィラリアなど)
- 3.外科手術
- 4.リンパ管の先天性欠損や異常

心不全による浮腫

心不全(heart failure)は，最も重篤かつ最もよくみられる浮腫の原因の1つである．心不全では，心臓は静脈から動脈に血液を汲み出すことができないので，静脈圧および毛細血管圧が上昇し，毛細血管濾過が増加する．さらに，動脈圧は低下傾向となり，腎臓での塩分と水の排泄が減少し，さらに浮腫が悪化する．また，心不全患者では腎血流量が減少し，それがレニン分泌を刺激してアンジオテンシンⅡの生成とアルドステロンの分泌が増すため，腎臓での塩分と水の貯留がさらに促進される．したがって，未治療の心不全患者では，これらすべての要因が作用して，重篤な全身性の細胞外浮腫を引き起こす．

右心不全のない左心不全の患者では，右心系の働きにより血液は肺へ正常に駆出されるが，左心系の働きが悪いため，血液は肺静脈から左心系に容易に還流できない．その結果，肺毛細血管圧を含むすべての肺血管圧が正常値をはるかに超え，重症で生死にかかわる**肺水腫**(pulmonary edema)をきたす．もし治療しなければ，肺水腫は急速に進行し，数時間で死に至る．

塩分と水分の腎排泄低下による浮腫

血中に入ったNaClはほとんど細胞外液区画にとどまり，細胞内に入るのはごく少量である．したがって，塩分と水の尿中排泄が障害される腎疾患では，細胞外液に大量のNaClと水が加わることになる．この塩分と水のほとんどは，血液から間質に漏出し，一部が血液にとどまる．これによる主な影響は，①間質液の広範囲な増加(細胞外浮腫)と，②第19章で説明したように，循環血液量増加による高血圧である．例えば急性糸球体腎炎の小児では，炎症により糸球体が傷害され，適切な糸球体濾過ができないので，重度の細胞外浮腫を生じる．また浮腫とともに重症の高血圧を合併することが多い．

血漿タンパク質の減少による浮腫

正常量のタンパク質合成の障害，あるいは血漿タンパク質の漏出は血漿膠質浸透圧を低下させる．このため全身の毛細管濾過量が増加し，細胞外浮腫をきたす．

血漿タンパク質濃度低下の最も重要な原因の1つは，**ネフローゼ症候群**(nephrotic syndrome)をきたす腎疾患であり，尿中にタンパク質が失われる．さまざまなタイプの腎疾患で，糸球体基底膜が傷害され，血漿タンパク質が漏れやすくなり，しばしば大量のタンパク質が尿中に排泄される．この尿タンパク質排泄量が体のタンパク質合成量を上回ると，血漿タンパク質濃度は低下する．血漿タンパク質濃度が2.5 g/dL以下に低下すると，重度の全身性浮腫が起こる．

肝硬変(cirrhosis of the liver)は，血漿タンパク質濃度が低下するもう1つの状態である．肝硬変では，肝実質細胞の周囲に大量の線維化が起こり，肝実質細胞が血漿タンパク質を十分に合成できず，血漿膠質浸透圧が低下し，肝硬変の進行とともに全身浮腫が生じる．

肝硬変が浮腫を引き起こすもう1つの機序は，肝臓を

通り全身循環に還流する門脈系脈管が肝線維化により圧迫されることによる．この門脈血の流出障害により，消化管の毛細血管圧が上昇し，血漿から腹腔内へ体液濾出量が増加する．この状態では，血漿タンパク濃度の低下と門脈毛細血管圧の上昇の相互作用により，大量の水とタンパク質が腹腔内に濾出し，**腹水**(ascites)とよばれる．

浮腫を防ぐ正規の安全因子

多くの障害で浮腫が生じるが，通常，その異常が重度になってはじめて，著明な浮腫が生じる．その理由は，次の3つの主な安全因子が間質に過剰な水が貯留するのを防いでいるからである．①間質液静水圧が陰圧のときには，間質のコンプライアンスが低いこと，②リンパ流量は10〜50倍増加できること，③間質液タンパク質濃度の"洗い流し"により，毛細血管濾過量が増加しても間質液膠質浸透圧を低下することである．

間質液静水圧の陰圧下での間質コンプライアンス低下が安全因子となる

第16章で述べたように，体内で最も目の粗い皮下組織の**間質液静水圧**(interstitial fluid hydrostatic pressure)は，大気圧よりも少し低く，平均で約－3 mmHgである．この若干の陰圧で，組織を引きつけている．図25.8は，動物実験からヒトに外挿して求めたおおよその間質液静水圧と間質液量の関係である．図25.8で注目すべき点は，間質液静水圧が陰圧である限り，間質液量のわずかな変化が，相対的に大きな間質液静水圧の変化を伴うことである．したがって，陰圧の範囲において，組織のコンプライアンス，すなわち1 mmHgの圧力変化に対する容積の変化は小さい．

陰圧の範囲では，組織のコンプライアンスが低いことが，なぜ浮腫に対して安全因子として働くのであろうか？　この疑問に答えるには，先に述べた毛細血管濾過を決定する因子を思い出してほしい．間質液静水圧の上昇は，毛細血管濾過に拮抗する働きをする．したがって，間質液静水圧が陰圧の範囲では，わずかな間質液量の増加は，比較的大きな間質液静水圧の上昇となり，この圧上昇が，組織へさらに濾過が起こるのを防いでいる．

正常の間質液静水圧は－3 mHgであるので，組織に大量の水貯留が起こる前に，間質液静水圧は約3 mmHg上昇するはずである．したがって，浮腫に対する安全因子は約3 mmHgの間質液静水圧の変化である．

間質液静水圧が0 mmHg以上になると，組織のコンプライアンスが大きく増加するため，大量の水が組織に貯留しても，間質液静水圧の上昇はわずかにとどまる．したがって，組織圧が陽圧の範囲では，浮腫に対する安全因子が組織コンプライアンスの大きな増加のために失われる．

間質の体液貯留を防ぐ間質ゲルの重要性

図25.8に示すように，間質液が陰圧の正常組織では，ほとんどの間質液はゲル状態である．つまり，水は**プロテオグリカン**(proteoglycan)の網に結合しているため，直径が1 μmの数百分の1より大きな"自由水"空間がない状態である．このゲルの重要性は，数十億の**プロテオグリカン・フィラメント**(proteoglycan filaments)の"ブラッシュパイル(小枝の堆積)"に妨げられ，水が組織中を容易に流れないようにすることである．また，間質液圧が大きく陰圧に下降したとき，プロテオグリカン・フィラメントの網が圧縮に対して弾性抵抗となり，ゲルは大きく収縮することはない．陰圧の程度がほんの数mmHgであろうと，あるいは10〜20 mmHgであろうと，間質液圧が陰圧の範囲にあれば間質液量は大きく変化しない．言い換えると，組織コンプライアンスは間質液圧が陰圧の範囲では非常に低い．

一方，間質液圧が陽圧の範囲になると，組織に大量の**自由水**(free water)が貯留する．この圧力範囲では組織はコンプライアンスが高いので，比較的小さな間質液静水圧の上昇でも大量の水貯留が生じる．過剰な水のほとんどは"自由水"で，それがプロテオグリカン・フィラメントのブラッシュパイルを押し離している．したがって，水はゲル組織内にとらわれていないため，組織空間を自由に流れることができる．この自由水による浮腫は**圧痕浮腫**(pitting edema)とよばれており，親指で組織を

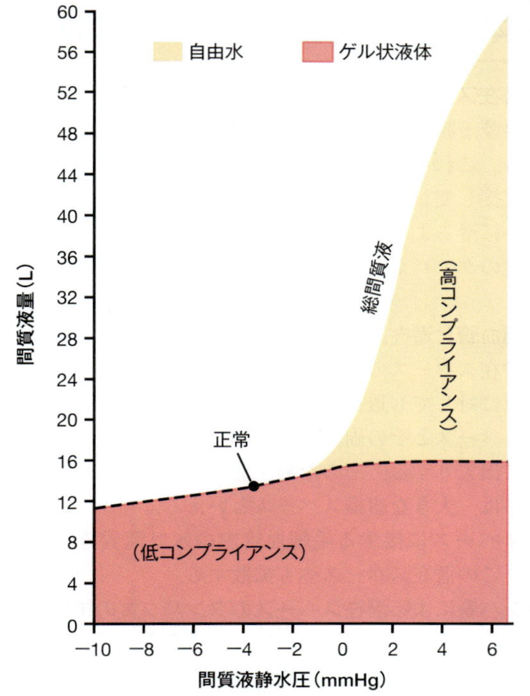

図25.8　間質液静水圧と間質液量の関係
間質液量は皮膚のような粗な組織では総量に自由水量，ゲル状液体量を含んでいる．間質液静水圧が陽性になったときにのみ間質の自由水量が有意に増加することがわかる．
(Guyton AC, Granger HJ, Taylor AE: Interstitial fluid pressure. Physiol Rev 51: 527, 1971より改変)

圧迫すると，そこから水が押し出される．親指を離すと，周囲組織から水が戻るまでの数秒間，皮膚に圧痕が残る．このタイプの浮腫は非圧痕浮腫とは異なる．**非圧痕浮腫**(nonpitting edema)は間質ではなく細胞が腫脹したときや，あるいは間質液がフィブリノゲン凝固して組織を自由に移動できなくなったときにみられる．

細胞間隙の保持と組織中の急速な水移動を防ぐプロテオグリカン・フィラメントの重要性

プロテオグリカン・フィラメントは，それよりも大きいコラーゲン線維とともに，間質で細胞間の"スペーサー"として働いている．栄養素やイオンは，容易には細胞膜を拡散することができない．したがって，細胞間に適切なスペースがないと，栄養素や電解質，細胞の代謝産物をお互いに離れたところにある毛細血管と細胞との間で迅速に交換することができない．

プロテオグリカン・フィラメントは，また，水が組織間隙を容易に流動し過ぎるのを防いでいる．もしプロテオグリカン・フィラメントがないと，人が立つだけで，大量の間質液が上半身から下半身に移動してしまう．浮腫でみられるように大量の水が間質に貯留すると，この過剰な水は間質を迅速に移動できる大きな水路をつくる．それゆえ，下肢に強い浮腫が生じた場合，しばしば単純に下肢を上げるだけで浮腫が軽減する．

プロテオグリカン・フィラメントがぎっしり詰まっていると，水は組織内を容易に流れることができないが，体液中のさまざまな物質は，通常の拡散と比べて少なくとも95％の容易さで組織内を拡散することができる．したがって，細胞への栄養素の通常の拡散と細胞からの代謝産物の除去は，間質のプロテオグリカン・フィラメントによって阻害されない．

浮腫に対する安全因子としてのリンパ流量の増加

リンパ系の主な役割は，毛細血管から間質に濾過された水とタンパク質を循環系に戻すことである．この濾過されたタンパク質と水を絶えず血液に戻す働きがないと，血漿量は急速に減少し，間質には浮腫が生じることになる．

間質に水が貯留し始めると，**リンパ流量**(lymph flow)が10〜50倍に増加することにより，リンパ系は浮腫に対する安全因子として働く．このリンパ流量の増加により，毛細血管での濾過量が増加した場合，リンパ系が大量の水とタンパク質を運び去り，間質圧が陽圧になるのを防ぐことができる．リンパ流量の増加による安全因子は約7 mmHgと算出されている．

浮腫に対する安全因子としての間質液タンパク質の洗い流し

間質へ水の濾過量が増加すると，間質液圧は増加し，リンパ流量が増加する．ほとんどの組織で，リンパ流量が増加すると，間質のタンパク質濃度は減少する．これは毛細血管から濾過されたタンパク質の量より，運び去られる量が多いからである．この現象が起こる理由は，毛細血管はリンパ管に比べて，タンパク質の透過性が低いためである．したがって，リンパ流量が増加すると，間質液のタンパク質は"洗い流し"される．

間質液のタンパク質による膠質浸透圧は，毛細血管内から水を引き出す力となるので，間質液のタンパク質濃度の低下は毛細血管から水を濾過する正味の力を減少させ，さらなる水貯留を防いでいる．この効果による安全因子は約7 mmHgと算出されている．

浮腫を防いでいる安全因子のまとめ

浮腫に対するすべての安全因子をまとめると，以下のようになる．

①陰圧範囲で組織コンプライアンスが低いことによる安全因子は約3 mmHg.

②リンパ流量の増加による安全因子は約7 mmHg.

③間質からのタンパク質の洗い流しによる安全因子は約7 mmHg

ゆえに，浮腫に対する安全因子の総和は約17 mmHgである．これは末梢組織の毛細血管圧が理論上17 mmHg増加するか，あるいは正常値の約2倍にならなければ，顕著な浮腫は発生しない．

体内の潜在スペースにある体液

潜在スペース(potential spaces)の例として，胸膜腔，心膜腔，腹膜腔，関節腔と関節嚢を含む滑液腔が挙げられる．これらの潜在的スペースでは，表面が互いにほとんど接しており，その間に薄い液層があり，その表面が互いに滑るようになっている．滑りをよくするために粘稠性のタンパク質に富む液が，その表面を潤滑にしている．

毛細血管と潜在スペースとの間の体液交換

潜在スペースの表面膜は，水，電解質，そしてタンパク質に対しても透過抵抗がそれほどなく，これらは，潜在スペースとその周囲の組織の間質液との間を比較的容易に出入りする．そのため，個々の潜在スペースは，実際には，大きな組織スペースといえる．したがって，このスペースに接する毛細血管内の水は間質液だけでなく，この潜在スペースへも拡散する．

リンパ管による潜在スペースのタンパク質の排出

体内のタンパク質が間質にたまるように，潜在スペースには，毛細血管から漏出したタンパク質がたまっている．このタンパク質は，リンパ系あるいは他の経路により排出され，循環系に戻されなければならない．それぞれの潜在スペースは，直接あるいは間接的にリンパ管につながっている．胸膜腔や腹膜腔のような場合では，大きなリンパ管がその腔から直接始まっている．

潜在スペースの浮腫液は滲出液とよばれる

潜在スペースに接する皮下組織に浮腫が生じた場合，浮腫液は潜在スペースにもたまり，**滲出液**(effusion)とよばれる．よって，リンパ管閉塞や毛細血管濾過の過剰をきたす種々の病態は，間質に浮腫が生じるのと同じように，滲出液の原因となる．腹腔は特に滲出液がたまりやすく，この場合，滲出液は**腹水**(ascites)とよばれる．重症の場合，20 L 以上の腹水がたまることがある．

胸膜腔，心膜腔，関節腔などのその他の潜在スペースは，全身性浮腫があると，著しく腫脹する．また，これらの腔の損傷や局所的な感染はリンパの排出を阻害し，その腔は局所的に腫脹する．

胸膜腔での液体交換の動態については，第 39 章で詳細に述べる．この動態は，他のすべての潜在スペースでの動態の主な代表例である．粗な皮下組織圧が陰圧(大気圧より低い)であるのと同様に，浮腫のない潜在スペースのほとんどすべてにおいて正常な液圧は陰圧である．例えば，胸膜腔の間質液静水圧は正常では約 −8〜−7 mmHg であり，関節腔では −5〜−3 mmHg，心膜腔では −6〜−5 mmHg である．

参考文献

Adrogué HJ, Madias NE: The challenge of hyponatremia. J Am Soc Nephrol 23:1140, 2012.

Aukland K: Why don't our feet swell in the upright position? News Physiol Sci 9:214, 1994.

Berl T: An elderly patient with chronic hyponatremia. Clin J Am Soc Nephrol 8:469, 2013.

Bhave G, Neilson EG: Body fluid dynamics: back to the future. J Am Soc Nephrol 22:2166, 2011.

Centers for Disease Control and Prevention: Parasites: lymphatic filariasis. Available at www.cdc.gov/parasites/lymphaticfilariasis/index.html/.

Damkier HH, Brown PD, Praetorius J: Cerebrospinal fluid secretion by the choroid plexus. Physiol Rev 93:1847, 2013.

Guyton AC, Granger HJ, Taylor AE: Interstitial fluid pressure. Physiol Rev 51:527, 1971.

Jovanovich AJ, Berl T: Where vaptans do and do not fit in the treatment of hyponatremia. Kidney Int 83:563, 2013.

Jussila L, Alitalo K: Vascular growth factors and lymphangiogenesis. Physiol Rev 82:673, 2002.

Lindner G, Funk GC: Hypernatremia in critically ill patients. J Crit Care 28:216.e11, 2013.

Murdaca G, Cagnati P, Gulli R, et al: Current views on diagnostic approach and treatment of lymphedema. Am J Med 125:134, 2012.

Oliver G, Srinivasan RS: Lymphatic vasculature development: current concepts. Ann N Y Acad Sci 1131:75, 2008.

Parker JC: Hydraulic conductance of lung endothelial phenotypes and Starling safety factors against edema. Am J Physiol Lung Cell Mol Physiol 292:L378, 2007.

Planas-Paz L, Lammert E: Mechanical forces in lymphatic vascular development and disease. Cell Mol Life Sci 70:4341, 2013.

Sam R, Feizi I: Understanding hypernatremia. Am J Nephrol 36:97, 2012.

Schrier RW, Sharma S, Shchekochikhin D: Hyponatraemia: more than just a marker of disease severity? Nat Rev Nephrol 9:37, 2013.

Sterns RH, Hix JK, Silver SM: Management of hyponatremia in the ICU. Chest 144:672, 2013.

Trayes KP, Studdiford JS, Pickle S, Tully AS: Edema: diagnosis and management. Am Fam Physician 88:102, 2013.

Verbalis JG, Goldsmith SR, Greenberg A, et al: Diagnosis, evaluation, and treatment of hyponatremia: expert panel recommendations. Am J Med 126(10 Suppl 1):S1, 2013.

第 26 章
尿路系：腎臓の機能解剖と尿生成

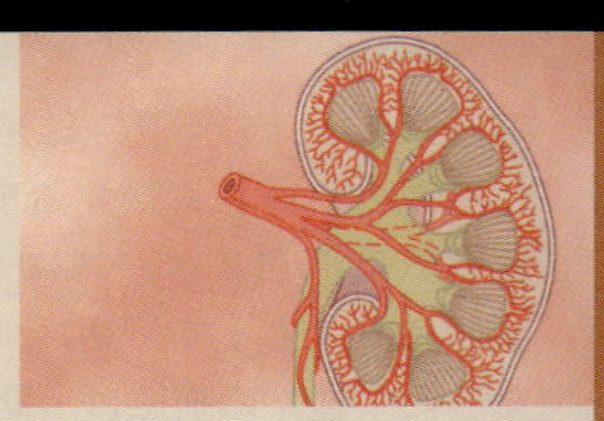

腎臓の多機能

腎臓の最も重要な機能の 1 つは，よく知られているように，摂取あるいは体内の代謝で生じた老廃物を除去することである．もう 1 つの特に生命にかかわる重大な腎臓の機能は，体液量と電解質組成の制御である．腎臓は，体内の水分とすべての電解質に関して，摂取量（摂取あるいは代謝による産生）と排出量（排泄あるいは代謝による消費）のバランスの大部分を制御している．腎臓のこの調節機能により，細胞のさまざまな活動に必要な安定した**内部環境**（internal environment）が維持される．

腎臓の最も重要な機能は，体の必要に応じて，血漿を濾過し，濾過液から物質を除去することである．最終的に，腎臓は濾過液から（つまり体内から）不要な物質を"除去"し，尿中に排泄し，一方で必要な物質は血液へ戻している．

本章と以下数章では，主に腎臓の水，電解質，代謝老廃物の排泄制御について重点的に述べるが，腎臓は以下の多様で重要な**恒常性機能**（homeostatic functions）を司っている．

- 代謝老廃物と外来性化学物質の排泄
- 水と電解質のバランスの調節
- 体液の浸透圧と電解質濃度の調節
- 動脈圧の調節
- 酸塩基平衡の調節
- 赤血球産生の調節
- ホルモンの分泌，代謝，排泄
- 糖新生

代謝老廃物，外来性化学物質，薬物，ホルモン代謝産物の排泄

腎臓は，体に必要でない代謝老廃物を除去する主な手段を担う．これらの代謝老廃物は，**尿素**（urea（アミノ酸代謝から）），**クレアチニン**（creatinine（筋肉クレアチンから）），**尿酸**（uric acid（核酸から）），**ヘモグロビン分解の最終産物**（end products of hemoglobin breakdown（ビリルビンなど）），および**さまざまなホルモンの代謝産物**（metabolites of various hormones）を含んでいる．これらの老廃物は，産生されたらできるだけ早く体内から除去されなければならない．腎臓は，また体内でつくられたり，摂取されたほとんどの毒素や農薬，薬，食品添加物などの外来物質も除去する．

水と電解質バランスの調節

恒常性（**ホメオスタシス**，homeostasis）を維持するためには，水と電解質の排泄量が，摂取量と正確に一致しなければならない．もし摂取量が排泄量を上回るなら，体内でのこの物質の量が増えるだろうし，もし摂取量が排泄量を下回るなら，体内でのこの物質の量は減少するだろう．摂取量と腎排泄量の変化を伴うさまざまな生理学的状態あるいは病態において，水と電解質の一時的（あるいは周期性の）不均衡がみられるが，生命の維持のためには，水と電解質のバランスの回復が不可欠である．

水と電解質の摂取量は，主にそのヒトの飲食習慣によるので，腎臓はさまざまな物質の摂取量に応じて排泄量の調節をしなければならない．**図 26.1** は，1 日のナトリウム摂取量を 30 mEq から 10 倍の約 300 mEq に，突然増加させたときの腎臓の反応を示す．ナトリウム摂取量が増加した後 2〜3 日以内に，腎臓のナトリウムの 1 日排泄量も約 300 mEq まで増加し，再び摂取量と排泄量のバランスが迅速に確立される．しかし，高ナトリウム摂取に腎臓が適応する 2〜3 日の間に，ナトリウムの蓄積により細胞外液量はわずかに増加し，ホルモンの変化や代償性反応が起こり，腎臓からナトリウム排泄量を増加させる信号となる．

ナトリウム摂取量に応じて，ナトリウム排泄量を変える腎臓の潜在的能力はきわめて大きい．ヒトにおける研究で，ナトリウムの摂取量を 1500 mEq/日に増やしたり（正常値の 10 倍以上）あるいは，10 mEq/日に減らしても（正常値の 1/10 以下），細胞外液量や血漿ナトリウム濃度の変化は，比較的わずかであることが示されている．このことは，水や他のほとんどの電解質，例えば，Cl^-，K^+，Ca^{2+}，H^+，Mg^{2+}，リン酸の各イオンについてもあてはまる．以下の数章ではこれらの恒常性を維持する腎臓の素晴らしい働きを可能にする特別な機構について述べる．

動脈圧の調節

第 19 章で述べたように，腎臓はナトリウムや水分の排泄量を変えることにより，動脈圧の長期調節に主要な

役割を果たす．また腎臓は，ホルモンや血管作動性因子・物質（**レニン**（renin）など）を分泌し，血管作動性産生物（アンジオテンシンⅡなど）を生成することにより，動脈圧の短期調節にも関与している．

酸塩基平衡の調節

腎臓は，酸排泄と体液緩衝液貯蔵の調節により，肺や体液緩衝液とともに酸塩基の調節に関与している．腎臓はタンパク質代謝によって生じる硫酸やリン酸のような酸を体内から排除する唯一の手段である．

赤血球産生の調節

腎臓は，第32章で述べるように，骨髄の**造血幹細胞**（hematopoietic stem cells）による赤血球の産生を刺激する**エリスロポエチン**（erythropoietin）を分泌する．腎臓によるエリスロポエチン分泌の重要な刺激の1つは，**低酸素**（hypoxia）である．通常，循環中に分泌されるエリスロポエチンのほとんどすべては腎臓由来である．重度の腎障害患者や両腎摘により血液透析を受けている患者では，エリスロポエチン産生の減少により，重篤な貧血が起こる．

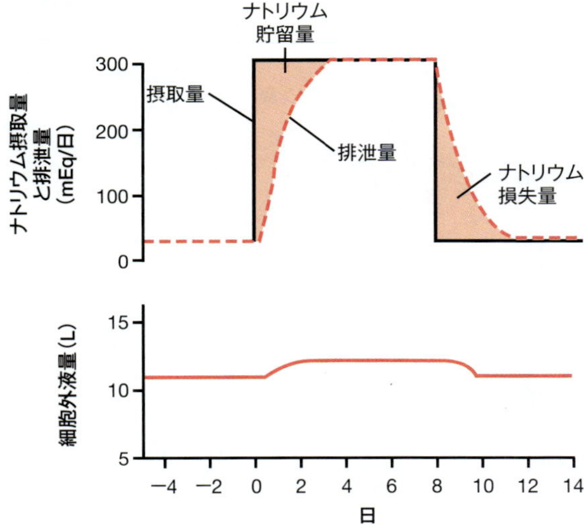

図 26.1　ナトリウム摂取量の10倍増加（30mEq/日から300mEq/日に増加）が尿中ナトリウム排泄量と細胞外液量へ及ぼす影響
陰影（赤アミ）の部分はナトリウム摂取量と排泄量の差から得られた正味のナトリウム貯留量とナトリウム損失量．

1,25-ジヒドロキシビタミン D_3 産生の調節

腎臓は，ビタミンDの"1"位を水酸化して，その活性型である1,25-ジヒドロキシビタミンD_3（**カルシトリオール**（calcitriol））を産生する．カルシトリオールは骨における正常なカルシウム沈着と消化管でのカルシウム再吸収に不可欠である．また，第80章で述べるように，カルシトリオールは，カルシウムとリンの調節に重要な役割を果たす．

糖新生

腎臓は長時間の絶食時に，**糖新生**（gluconeogenesis）とよばれる過程により，アミノ酸や他の前駆体からグルコースを合成する．長期の絶食時には，血中にグルコースを供給する腎臓の糖新生の能力は，肝臓に匹敵する．

慢性腎臓病（chronic kidney disease）あるいは**急性腎不全**になると，これらの恒常性維持機能が破綻し，体液量と体液組成の重度の異常が急激に生じてくる．完全に腎不全に陥ると，血液透析などの治療介入により，少しでも体液量と電解質バランスを回復しなければ，大量のカリウム，酸，水，その他の物質が体内に蓄積して，数日で死に至る．

腎臓の機能解剖学

腎臓と尿路の一般的構成

2つの腎臓は，腹部後壁で腹腔の外に存在する（**図 26.2**）．成人の腎臓1つは約150gで，握りこぶし

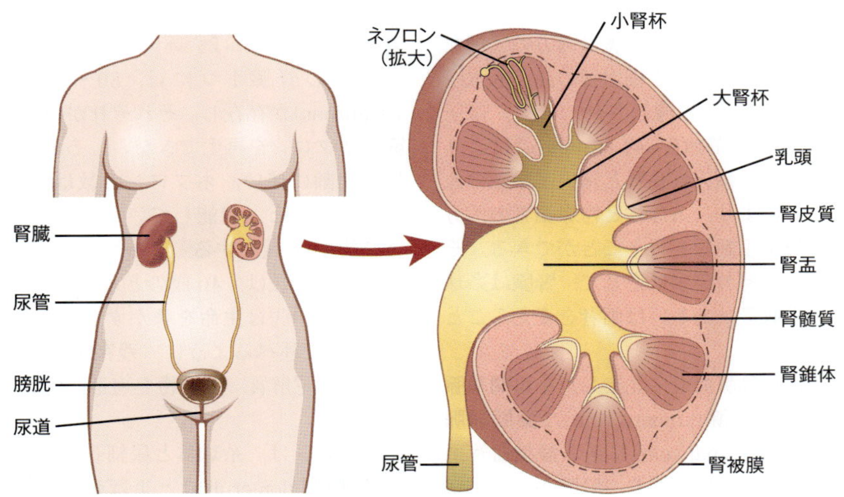

図 26.2　腎臓と尿路系の全体構造

ほどの大きさである．腎臓の中央内側にへこんだ区域があり**腎門**(hilum)とよばれ，そこを腎動静脈，リンパ管，神経，尿管が通っている．腎臓からの最終尿は，尿管を通り，膀胱へ運ばれ，そこで排尿時まで蓄えられる．腎臓は，丈夫な線維性**被膜**(capsule)に覆われ，傷つきやすい内部構造を保護している．

腎臓を上下の割断面からみると，外側の**皮質**(cortex)と内側の**髄質**(medulla)の2つの領域に分けられる．髄質は，**腎錐体**(renal pyramids)とよばれる8〜10個の円錐形をした組織塊に分けられる．各ピラミッド型の腎錐体の基部は皮質と髄質の境界から始まり，**腎乳頭**(papilla)に終わる．腎乳頭は尿管上端終末にある漏斗状の**腎盂**(renal pelvis)腔に突き出ている．腎盂の外縁は，**大腎杯**(major calyces)とよばれる開口した小袋へ分かれる．その大腎杯はさらに末梢に延びて**小腎杯**(minor calyces)に分かれ，各乳頭の尿細管から尿を集める．腎杯，腎盂，尿管の壁には収縮機能があり，尿は**膀胱**(bladder)へ押し出される．膀胱では，本章で後述するように，**排尿**(micturition)するまで尿が蓄えられる．

腎臓への血液供給

腎血流量は通常，両腎で心拍出量の22％で，1100mL/分である．腎動脈は腎門から腎臓に入り，次第に枝分かれして，**葉間動脈**(interlobar arteries)から**弓状動脈**(arcuate arteries)，**小葉間動脈**(interlobular arteries)(**放射状動脈**(radial arteries)ともよばれる)，そして**輸入細動脈**(afferent arterioles)となり，**糸球体毛細血管**(glomerular capillaries)につながる．糸球体毛細血管では水と溶質(血漿タンパク質を除く)が大量に濾過され，尿生成が始まる(図26.3)．糸球体の毛細血管遠位端は合体して，**輸出細動脈**(efferent arteriole)を形成し，さらに，第2の毛細血管網である**傍尿細管毛細血管**(peritubular capillaries)が腎尿細管を取り囲む．

腎循環は，糸球体と傍尿細管毛細血管の2つの毛細血管床をもつ点で独特である．これらは直列に配列し，輸出細動脈で分けられている．輸出細動脈は両方の毛細血管の静水圧の調整を行う．糸球体毛細血管の高い静水圧(約60mmHg)により水は迅速に濾過され，一方，傍尿細管毛細血管のずっと低い静水圧(約13mmHg)により水は迅速に再吸収される．輸入細動脈と輸出細動脈の血管抵抗を調整することにより，糸球体と傍尿細管の両方の毛細血管における静水圧調節を行うことができる．それにより，体内恒常性維持の要求に応じて，腎臓は糸球体濾過量や尿細管再吸収量，あるいは両者を変えることができる．

傍尿細管毛細血管は細動脈血管に並走し，**小葉間静脈**(interlobular vein)，**弓状静脈**(arcuate vein)，**葉間静脈**(interlobar vein)，**腎静脈**(renal vein)に至る静脈血管系に還流し，腎動脈と尿管の近傍を通り，腎臓から出ていく．

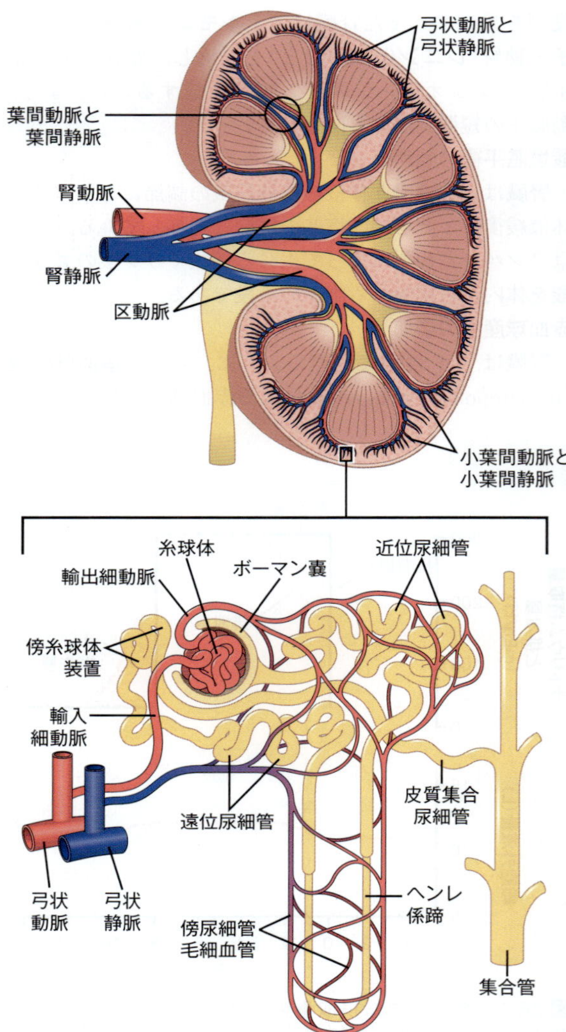

図26.3 ヒトの主な腎血管系の断面図とネフロンの微小循環の模式図

ネフロンは腎臓の機能単位である

ヒトの腎臓1つには，80〜100万個の**ネフロン**(nephrons)が存在し，それぞれが尿を生成している．腎臓はネフロンを再生できない．そのため腎臓の損傷や疾患，加齢に伴い，ネフロンの数は次第に減少する．40歳を超えると，機能しているネフロンの数は，10年ごとに約10％減少する．よって，80歳では機能しているネフロンの数は，40歳のときに比べて40％減少している．この損失は生命を脅かすものではない．なぜなら，第32章で述べるように，残存するネフロンの適応により，水，電解質，老廃物を適正に代償して排泄できるからである．

ネフロンは，糸球体と尿細管の2つの部分からなる．①**糸球体**(glomerulus)とよばれる糸球体毛細血管係蹄で，大量の液体が血液から濾過される．②その濾過液は

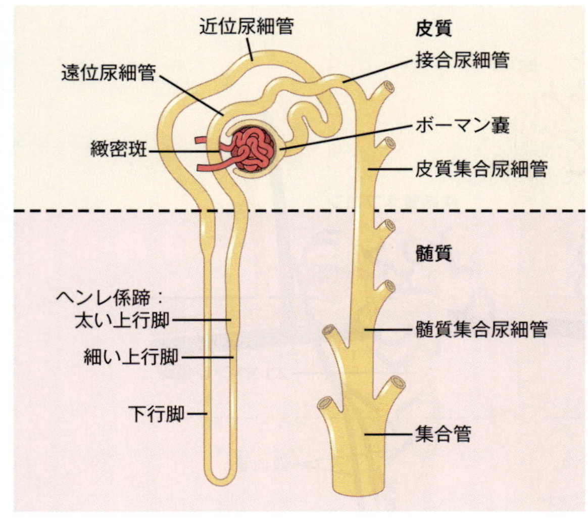

図 26.4　ネフロンの基本的な尿細管分節
それぞれの尿細管分節の相対的な長さは正確に測られたものではない.

腎盂に至るまでの長い**尿細管**(tubule)を通り，尿となる(図 26.3).

糸球体は，分岐・吻合した糸球体毛細血管の網状組織であり，他の毛細血管に比べて高い静水圧(約60mmHg)を保っている．糸球体毛細血管は，糸球体上皮細胞に覆われていて，さらに，糸球体全体は**ボーマン嚢**(Bowman's capsule)に包まれている.

糸球体毛細血管での濾過液は，ボーマン嚢へ流れ込み，さらに腎皮質にある**近位尿細管**(proximal tubule)へ流れる(図 26.4)．濾過液は，近位尿細管から，腎髄質に入り込む**ヘンレ係蹄**(loop of Henle)に流れていく．ヘンレ係蹄は，**下行脚**(descending limb)と**上行脚**(ascending limb)からなる．下行脚と上行脚の低端の壁は非常に薄く，したがって**ヘンレ係蹄の細い脚**(thin segment of the loop of Henle)とよばれる．ループの上行脚が皮質に戻る途中でその壁はかなり厚くなり，**太い上行脚**(thick segment of the ascending limb)とよばれる.

太い上行脚の終わりには，**緻密斑**(macula densa)という，壁に特殊な上皮細胞の斑のある短い分節がある．後述するように，緻密斑はネフロンの機能制御に重要な役割を果たしている．緻密斑を過ぎると，尿細管液は**遠位尿細管**(distal tubule)に入る．遠位尿細管は近位尿細管と同じく腎皮質に存在する．これは**結合尿細管**(connecting tubule)と**皮質集合尿細管**(cortical collecting tubule)に続き，さらに**皮質集合管**(cortical collecting duct)になる．8〜10 個の皮質集合管の最初の部分が集まって，単一のより大きい集合管になり，髄質に下降し**髄質集合管**(medullary collecting duct)となる．集合管は段々に結合して，より大きい導管になり，最終的に**腎乳頭**(renal papillae)の先端を通って腎盂に注ぐ．1 つの腎臓には，約 250 個の**非常に大きい集合管**(**ベリニ管**(duct of Bellini))があり，それぞれが約 4000 のネフロンから尿を集めている.

ネフロン構造の部位による違い：皮質ネフロンと傍髄質ネフロン

各ネフロンは，上述したすべての構造をもっているが，腎臓のどの深さに位置するかにより，いくらかの違いがある．皮質外層に糸球体があるネフロンは，**皮質ネフロン**(cortical nephrons)とよばれ，そのヘンレ係蹄は短く，髄質に入り込む部分はほんの少しだけである(図 26.5).

約 20〜30%のネフロンの糸球体は，髄質付近の腎皮質深層に位置し，**傍髄質ネフロン**(juxtamedullary nephrons)とよばれる．このネフロンのヘンレ係蹄は長く，髄質に深く入り込み，時には腎乳頭の先端にまで達する.

傍髄質ネフロンに血液を供給する血管構造も，皮質ネフロンの血管系とは異なる．皮質ネフロンでは，尿細管全体が傍尿細管毛細血管網に広く取り囲まれている．傍髄質ネフロンでは長い輸出細動脈が糸球体から髄質外層へ伸び，そして**直血管**(vasa recta)とよばれる特殊な傍尿細管毛細血管に分かれる．この直血管は，ヘンレ係蹄と並んで髄質に下行する．ヘンレ係蹄と同様，直血管は皮質へ戻り，皮質静脈に流れ込む．この髄質で特殊な毛細血管網は，第 29 章で述べるように，尿の濃縮に重要な役割を果たす.

排尿

排尿(micturition)は膀胱に尿が充満したときに，膀胱を空にする過程である．これには 2 つの主要な段階がある．まず，膀胱壁の緊張が閾値を超えるまで，膀胱が徐々に充満する．この緊張が第 2 段階の**排尿反射**(micturition reflex)とよばれる神経反射を起こし，膀胱を空にするか，あるいは少なくとも尿意を引き起こす．排尿反射は自律性脊髄反射であるが，大脳皮質や脳幹の中枢からも抑制あるいは促進される.

膀胱の機能解剖学

図 26.6，図 26.7 に示すように，膀胱は平滑筋でできた室で，2 つの主要部分からなる．すなわち，①**膀胱体**(body of bladder)，尿を貯める膀胱の主要成分，②**膀胱頸部**(bladder neck)，膀胱体から漏斗状に延びて，下前方の尿生殖三角から尿道へと続く部分である．膀胱頸部の下部は，尿道との位置関係から，**後部尿道**(posterior urethra)ともよばれる.

膀胱平滑筋は，**排尿筋**(detrusor muscle)とよばれる．その筋線維はあらゆる方向に伸び，収縮時には膀胱内圧を 40〜60 mmHg に上昇させる．このように，**排尿筋の収縮は膀胱を空にする主要なステップである**．排尿筋の平滑筋細胞は互いに融合しているので，ある筋細胞から別の筋細胞へ抵抗の低い電気経路が存在する．そのため

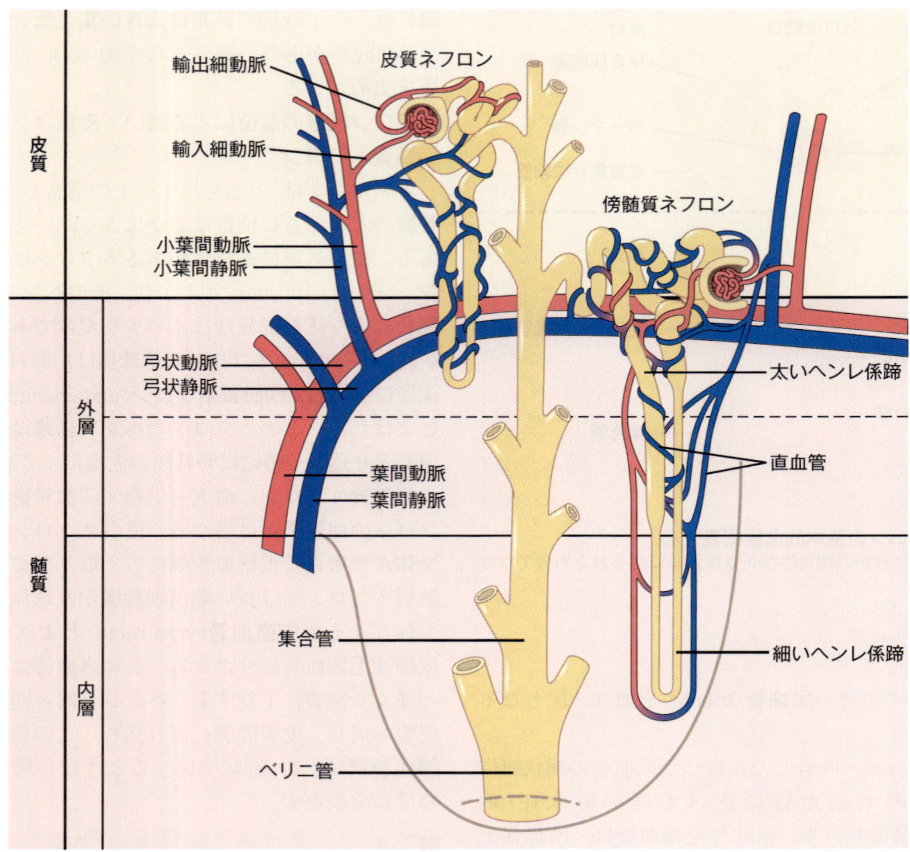

図 26.5 血管と尿細管の関係および皮質ネフロンと傍髄質ネフロンの違いを示す模式図

活動電位は1つの筋細胞から次の細胞へと排尿筋全体に広がり，膀胱全体が一気に収縮する．

膀胱後壁の膀胱頸部のすぐ上に，**膀胱三角**(trigone)とよばれる小さい三角形の部分がある．膀胱頸部は，膀胱三角の下端頂点部分で，後部尿道に通じ，また2本の尿管は膀胱三角の上端の2ヵ所で膀胱に入る．この膀胱三角が区別されるのは，その**粘膜**(mucosa)に特徴があり，膀胱内層が滑らかであり，他の部分の膀胱粘膜が**ヒダ状**(rugae)であるのとは対照的だからである．

尿管は排尿筋に対し斜めの走行で膀胱に入り，さらに膀胱粘膜下を1〜2 cm余分にトンネル状に通過してから膀胱に開口する．

膀胱頸部(後部尿道)は長さが2〜3 cmで，その壁はたくさんの弾性組織が混ざり合った排尿筋でできている．この付近の筋肉は，**内括約筋**(internal sphincter)とよばれる．内括約筋の自然な緊張状態で，膀胱頸部と後部尿道に尿のない状態が保持される．これにより膀胱内圧が臨界閾値を超えるまでは，膀胱を空にする排尿が起こるのを防ぐ．

後部尿道を過ぎると，尿道は膀胱の**外括約筋**(external sphincter)とよばれる筋層からなる**尿生殖隔膜**(urogenital diaphragm)を通過する．膀胱体や膀胱頸部が完全に平滑筋であるのに比べて，この筋は随意骨格筋である．外括約筋は，神経系の随意制御下にあり，不随意反射により膀胱が空になろうとするときにさえ，意識的に排尿を止めることができる．

膀胱の神経支配

膀胱の主な神経支配は**骨盤神経**(pelvic nerves)によるものであり，主にS2とS3の脊髄分節で**仙骨神経叢**(sacral plexus)につながる(図 26.7)．骨盤神経には，**感覚神経線維**(sensory nerve fibers)と**運動神経線維**(motor nerve fibers)の両方が通る．感覚神経線維は，膀胱壁の伸展の程度を感知する．後部尿道からの伸展刺激は特に強く，膀胱の排尿反射を引き起こす主な役割を果たしている．

骨盤神経を伝達する運動神経は，**副交感神経線維**(parasympathetic fibers)である．これらの線維は膀胱壁にある神経節に終わり，短い節後神経線維が排尿筋を神経支配している．

骨盤神経に加え，他に2種類の神経支配が膀胱機能にとって重要である．最も重要なのが，**骨格筋運動神経線維**(skeletal motor fibers)であり，**陰部神経**(pudendal nerve)経由で外膀胱括約筋へ伝達される．これらは**体性神経線維**(somatic nerve fibers)であり，括約筋の随意骨格筋を神経支配し，制御している．また膀胱は，**交感神**

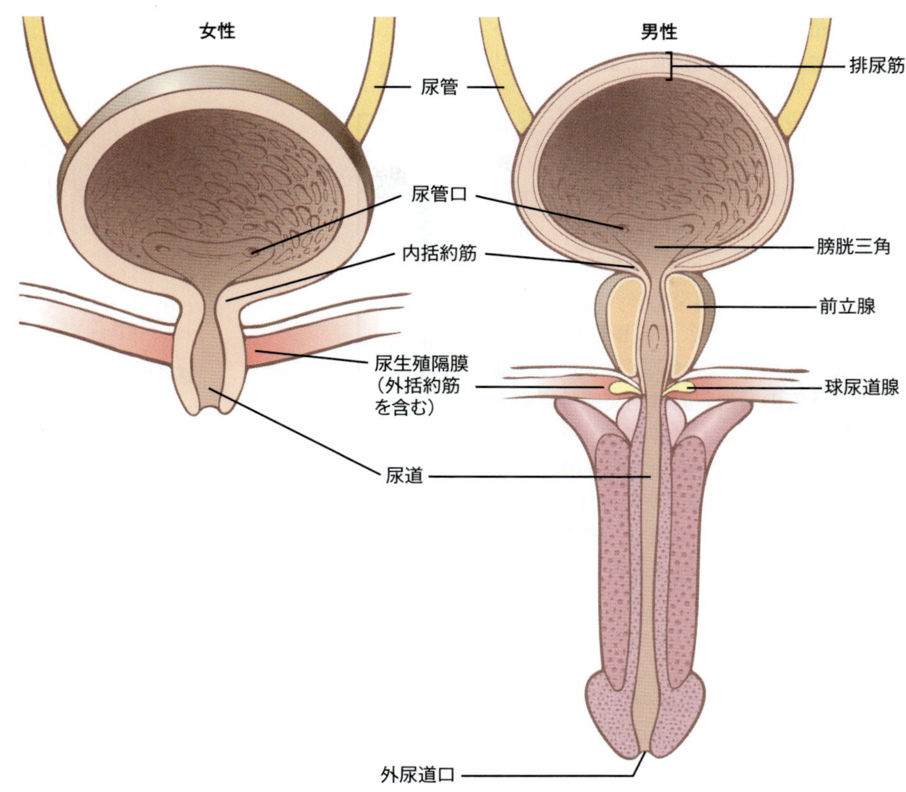

図 26.6　男性と女性の膀胱と尿道の解剖

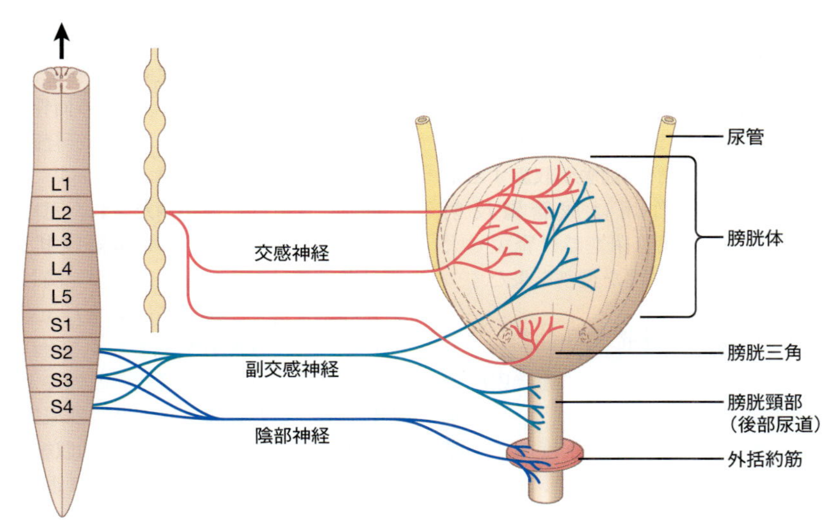

図 26.7　膀胱の神経支配

経支配(sympathetic innervation)も受けており，これは主に脊髄のL2分節へとつながっている**下腹神経**(hypogastric nerves)経由の交感神経鎖から分布する．これらの交感神経線維は主に血管に作用し，膀胱の収縮にはほとんど関与していない．感覚神経線維には交感神経経由のものもあるが，これらは充満感や時によっては，痛覚に重要である．

腎臓から尿管経由で膀胱へ尿輸送

膀胱から放出された尿は，基本的には集合管から排出された尿細管液と同じ組成である．腎杯から尿管を通って膀胱へ入るまでの間に，尿の組成に有意な変化は生じない．

集合管から腎杯へ流れ出た尿は腎杯を伸展して，内在性ペースメーカーの活動を増加させる．これにより，蠕動性の収縮が始まり，腎盂から尿管の下方へ広がっていく．その結果，尿は腎盂から膀胱へ運ばれていく．成人の尿管は普通，25〜35 cm（10〜14 inch）である．

尿管壁の平滑筋は，交感神経と副交感神経の両方の神経支配を受け，また，尿管全長に広がる壁内神経叢のニューロンおよび神経線維からも神経支配を受ける．他の内臓平滑筋と同様，**尿管の蠕動収縮は副交感神経刺激により促進され，交感神経刺激により抑制される．**

図 26.6 で示すように，尿管は膀胱三角部分の排尿筋を通って膀胱に入る．通常，尿管は膀胱壁の中を数 cm 斜めに走行する．膀胱壁の排尿筋の緊張で，通常，尿管は圧迫されているので，排尿時や膀胱圧縮時に，膀胱内圧が上昇しても膀胱から尿が逆流することはない．尿管の蠕動運動は，尿管内圧を増加させ，膀胱壁内の尿管通路を開き，尿が膀胱内へ流れ込む．

膀胱壁内を走行する尿管の距離が標準より短い人では，排尿時に膀胱が収縮すると，尿管が完全に閉鎖しないことがある．その結果，膀胱内の尿の一部が尿管へ逆流する**膀胱尿管逆流現象**（vesicoureteral reflux）とよばれる状態を生じる．このような逆流は，尿管拡張をきたし，重度の場合は，腎盂や腎髄質の内圧が上昇し，これらを損傷する．

尿管の痛覚と尿管腎反射

尿管には，十分な痛覚神経線維の支配がある．尿管閉塞が起こると（例えば尿管結石により），強い反射的収縮が起こり，激しい痛みを生じる．また，痛み刺激が腎臓へ交感神経性反射を引き起こし，腎細動脈が収縮するため，尿量が減少する．この作用は**尿管腎反射**（ureterorenal reflex）とよばれ，尿管閉塞時に腎盂へ大量の尿が流出するのを防ぐために重要な役割を果たす．

膀胱の充満と膀胱壁の緊張：膀胱内圧曲線

図 26.8 は，膀胱に尿が満たされるときの膀胱内圧のおよその変化を示している．膀胱に尿がないとき，膀胱内圧はほぼ 0 cmH_2O である．30〜50 mL 程度の尿が溜まると，膀胱内圧は 5〜10 cmH_2O に上昇する．尿量が 200〜300 mL になるまでは，圧はほんの少し上昇する程度である．このように圧がほぼ一定に保たれるのは，膀胱壁の固有緊張のためである．さらに尿が膀胱に貯留して 300〜400 mL を超えると，膀胱内圧は急激に上昇する．

膀胱充満による持続性圧変化に加え，数秒〜1分以上にわたって続く周期的な急性圧上昇がある．圧の頂点はほんの数 cmH_2O の上昇であったり，100 cmH_2O 以上の上昇であったりする．これらの圧力頂点は，膀胱内圧曲線で，**排尿波**（micturition waves）とよばれ，排尿反射により起こる．

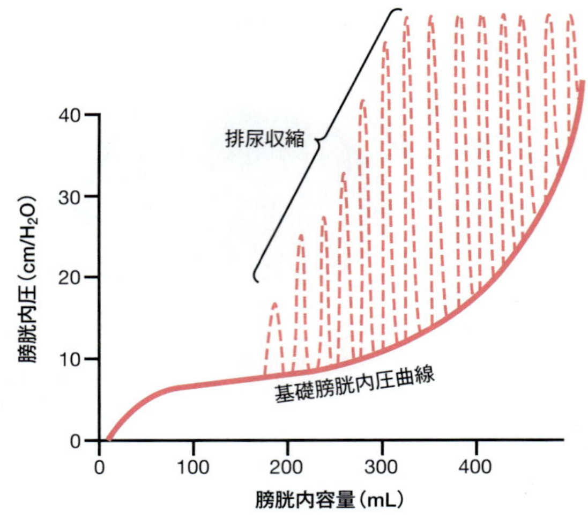

図 26.8 正常の膀胱内圧曲線と排尿反射による急性圧力波（破線で示したスパイク）

排尿反射

再び図 26.8 を参照するが，膀胱が充満するにつれ，破線のスパイクで示すような多数の度重なる**排尿収縮**（micturition contractions）がみられる．これらは膀胱壁の**感覚伸張受容器**（sensory stretch receptors）による伸張反射の結果生じるものであり，特に膀胱内圧がより高まり，後部尿道に尿が充満し始めると，後部尿道の感覚伸張受容器が刺激されて生じる．膀胱伸張受容器からの感覚信号は骨盤神経を通り，脊髄の仙骨髄節に伝えられる．そこで反射弓を形成し，同じ神経経路の**副交感神経線維**を通って，再び膀胱に戻る．

膀胱に部分的に尿が満たされただけのときには，数秒のうちに排尿収縮は自然に弛緩し，排尿筋も収縮をやめ，圧は基準値に戻る．膀胱に尿が充満し続けると，排尿反射が頻繁になり，排尿筋はより大きく収縮する．

いったん排尿反射が始まると，それは“自己再生的”である．つまり，まず膀胱の収縮により伸張受容器が活性化され，これにより膀胱と後部尿道からの感覚刺激がより大きく増加し，膀胱の反射的収縮がさらに増加する．このようにサイクルは何度も繰り返されて，膀胱がある一定の強さの収縮に達する．それから数秒〜1分以上経つと，自己再生反射は疲労し始め，排尿反射の再生サイクルは止まり，膀胱は弛緩する．

このように排尿反射は，①進行性かつ急速な膀胱内圧上昇，②一定時間の膀胱内圧上昇の維持，③膀胱内圧が基準値に戻るという 1 つの完全なサイクルである．ひとたび排尿反射が起きたが，膀胱を空にできなかったときは，この反射の神経要素は，次の排尿反射が起こるまでの数分〜1 時間あるいはそれ以上の間，抑制状態のままである．膀胱に尿がよりいっぱいになればなるほど，排尿反射が起こりやすくなり，頻度が増え，より強力になる．

ひとたび排尿反射が十分に強力になると，別の反射を引き起こし，陰部神経を通って**外尿道括約筋**(external sphincter)に伝わり，その収縮を抑制する．脳でこの抑制信号が，外尿道括約筋の自発的な収縮信号よりも強くなれば，排尿が起こる．もしそうでないなら，さらに膀胱に尿が満たされて排尿反射がより強くなるまで，排尿は起こらない．

脳による排尿の促進あるいは抑制

排尿反射は自律性脊髄反射であるが，脳の中枢によって，抑制あるいは促進される．それらの中枢は，①**脳幹**(brain stem)**の主に橋**(pons)**に位置する強力な促進中枢**(facilitative centers) ならびに **抑制中枢**(inhibitory centers)と，②**大脳皮質**(cerebral cortex)に位置し，主に抑制性に働くが興奮性にも作用しうる複数の中枢である．

排尿反射は，排尿を起こすのに不可欠であるが，通常は以下のように高次中枢が排尿の最終的な制御をしている．

①高次中枢は排尿が所望されるとき以外は，排尿反射をある程度抑制された状態に保つ．

②高次中枢は，排尿反射が起こっても，都合がよいときまで外膀胱括約筋の持続的な収縮により，排尿を止めておくことができる．

③排尿時に皮質中枢は排尿反射開始の補助となる仙骨排尿中枢を促進し，それと同時に外尿道括約筋を抑制することで排尿が起こる．

随意排尿(voluntary urination)は，通常，次のように始まる．まず意識的に腹筋を収縮させ，膀胱内圧を上昇させる．この圧力により尿が膀胱頸部や後部尿道に入り，その部位の膀胱壁が伸展する．これにより伸張受容器を刺激し，排尿反射が活性化され，同時に外尿道括約筋が抑制される．通常，尿はすべて排泄され，5～10 mL 以上の尿が膀胱に残ることはほとんどない．

排尿の異常

感覚神経線維の破綻による無緊張性膀胱と失禁

膀胱から脊髄への感覚神経線維が破壊されると，膀胱からの伸展信号の伝達が妨げられ，排尿反射収縮は起こらない．このような病態では，脊髄神経から膀胱への遠心神経が無傷であっても，また，脳神経系が無傷であっても，膀胱の制御ができなくなる．定期的に排泄しない限り，膀胱はその限界まで充満し，数滴ずつ尿道から溢れ出てくる．これは**溢流性尿失禁**(overflow incontinence)とよばれる．

無緊張性膀胱の一般的な原因は，脊髄仙骨部の圧挫損傷である．特定の疾患が脊髄後根神経線維を損傷する．例えば梅毒は，後根神経線維の周りを線維化で狭窄し，その神経線維を損傷する．この状態を**脊髄癆**(tabes dorsalis)といい，その結果起こる膀胱の状態を**脊髄癆膀胱**(tabetic bladder)とよぶ．

仙骨部上位の脊髄損傷により起こる自動膀胱

仙骨部より上で脊髄が損傷しても，仙髄が無傷なら，まだ典型的な排尿反射は起こりうる．しかし，排尿反射はもはや脳により制御されない．脊髄損傷が起こった後，最初の数日～数週間の間，排尿反射は抑制される．これは，脳幹や大脳からの促進性刺激を突然損失したことで，“脊髄ショック”状態に陥るためである．しかし，膀胱の過伸展による膀胱損傷を防ぐために定期的にカテーテルを挿入し膀胱を空にしていると，排尿反射の興奮性は次第に増加し，典型的な排尿反射に戻る．そして，定期的な排尿が(しかし予告なしに)できるようになる．

このような患者のなかには，陰部の皮膚を(引っかいたり，くすぐったり)刺激することで，排尿反射を引き起こし，排尿を制御できる人もいる．

脳からの抑制信号欠如がもたらす無抑制性神経因性膀胱

もう 1 つの排尿異常は，いわゆる**無抑制性神経因性膀胱**(uninhibited neurogenic bladder)であり，これは頻回かつ比較的制御不能な排尿をもたらす．この状態は，脊髄あるいは脳幹の部分的な損傷により，脳からの大部分の抑制信号が遮断されて生じる．そのため，脊髄を持続的に下行する促進性刺激により，仙骨中枢が興奮しやすくなっており，少量の尿でも制御不能の排尿反射を引き起こし，頻尿となる．

糸球体濾過，尿細管再吸収，尿細管分泌による尿生成

それぞれの物質の尿中排泄量は，図 26.9 で示すように，腎臓での 3 つの過程の総和により表される．すなわち，①糸球体濾過，②尿細管から血液への物質の再吸収，③血液から尿細管への物質の分泌である．これを数式で示すと，以下のようになる．

$$尿中排泄量 = 濾過量 - 再吸収量 + 分泌量$$

尿生成は，タンパク質をほとんど含まない大量の濾過液が，糸球体毛細血管からボーマン嚢へ濾過されるところから始まる．タンパク質以外のほとんどの血漿成分は自由に濾過されるので，ボーマン嚢内の糸球体濾過液の濃度は，血漿とほぼ等しくなる．濾過液はボーマン嚢を出て，尿細管を通過する過程で水や特定の溶質が再吸収され血液中に戻されたり，あるいは傍尿細管毛細血管から尿細管へ他の物質が分泌されたりして修飾されていく．

図 26.10 は，4 つの仮想物質の腎臓での処理様式を示す．パネル A で示した物質は，糸球体毛細血管で自由に濾過されるが，再吸収も分泌もされない．そのため，排泄量は濾過量と等しい．クレアチニンのような体内の

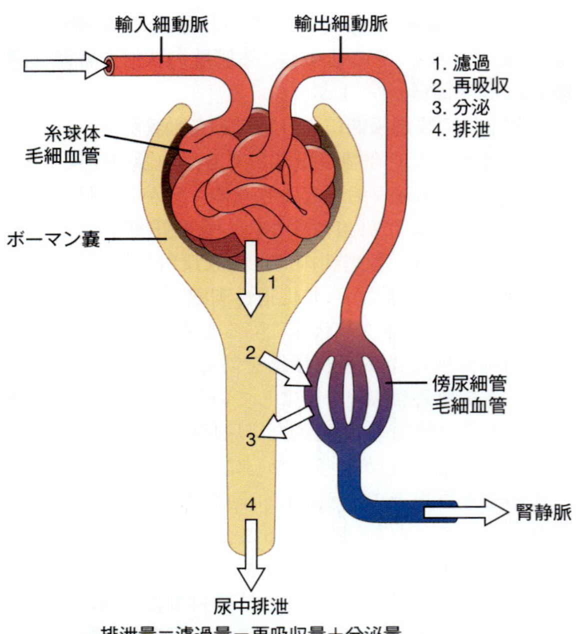

図 26.9 尿の組成を決定する基本的な腎臓のプロセス
ある物質の尿中排泄量は，その物質の糸球体濾過量から尿細管再吸収量を減じ，傍尿細管毛細血管から尿細管内への分泌量を加えた値に等しくなる．

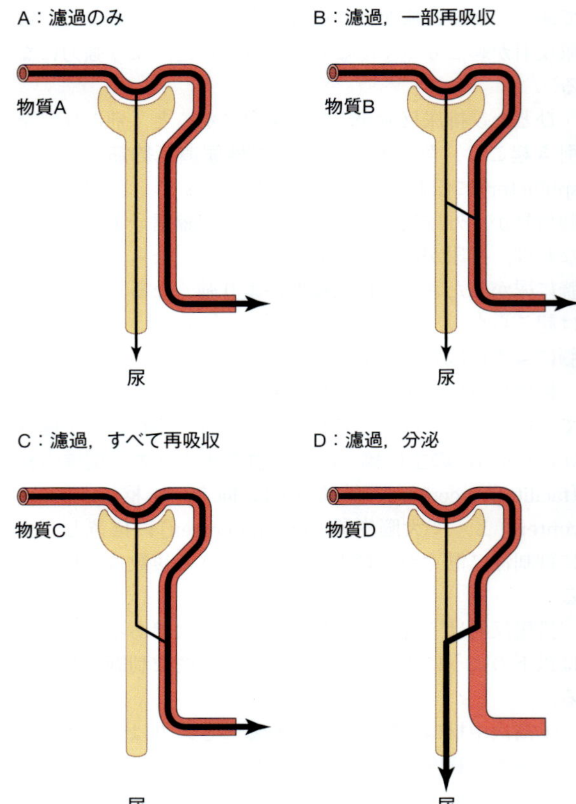

図 26.10 4種類の物質の腎臓での処理
A：自由に濾過されるが再吸収されない物質．B：自由に濾過され，その一部は血液中に再吸収される物質．C：自由に濾過され，そのすべてが尿細管から血液中に再吸収され，尿中に排泄されない物質．D：自由に濾過されるが，再吸収されずに傍尿細管毛細血管から尿細管へ分泌される物質．

特定の老廃物は，腎臓でこのように処理され，濾過されたすべてが排泄される．

パネルBで示した物質は，自由に濾過され，その一部は尿細管から血中へ再吸収される．そのため尿中排泄量は，糸球体毛細血管での濾過量より少ない．この場合，排泄量は濾過量から再吸収量を減じたものとなる．このパターンは Na^+ や Cl^- など体内の多くの電解質の典型的な排泄様式である．

パネルCの物質は，糸球体毛細血管から自由に濾過されるが，そのすべてが尿細管から血中へ再吸収されるため，尿中へは排泄されない．これはアミノ酸やグルコースのような血液中の栄養成分を体液中に保持するための様式である．

パネルDの物質は，糸球体毛細血管で自由に濾過され，尿細管では再吸収されず，しかし傍尿細管毛細血管から尿細管内に追加して分泌される．これは有機酸や有機塩基のような物質でみられ，それらは血液中より迅速に除去され，大量に尿中に排泄される．この場合，排泄量は濾過量に尿細管分泌量を加えたものとなる．

血液中の各物質に，濾過，再吸収，分泌の特異的な組み合わせがある．物質の尿中排泄量は，この3つの基本的な腎臓のプロセスの相対的な量で決まる．

さまざまな物質の濾過，再吸収，分泌

一般的には，尿生成において尿細管再吸収のほうが尿細管分泌よりも量的にはるかに重要である．しかし，分泌は K^+，H^+，その他のいくつかの物質の尿中排泄量を決定するのに重要である．血中から除去されるべき物質，特に代謝最終産物である尿素，クレアチニン，尿酸，尿酸塩などはほとんど再吸収されず，尿中に大量に排泄される．ある種の異物や薬物もほとんど再吸収されず，加えて血中から尿細管へ分泌されるので，それらの排泄量は高くなる．逆に，Na^+，Cl^-，HCO_3^- などの電解質は多く再吸収され，尿中にはほんのわずかな量しか排泄されない．アミノ酸やグルコースのような栄養物質は，糸球体毛細血管から大量に濾過されるが，尿細管で完全に再吸収され，尿中には排泄されない．

糸球体濾過，尿細管再吸収，尿細管分泌のそれぞれの過程は，生体の必要に応じて調節される．例えば，生体内のナトリウムが過剰なときには，通常，ナトリウムの濾過量が増加し，濾過液中ナトリウムのうち再吸収量が減少するので，結果的に尿中ナトリウムの排泄量は増加する．

ほとんどの物質では，濾過量と再吸収量は排泄量に比べて極端に多い．そのため，濾過や再吸収のわずかな変

化が腎排泄に大きな変化をもたらす．例えば，尿細管再吸収量は一定のままと仮定して，糸球体濾過量(glomerular filtration rate：GFR)が10％増加(180L/日から198L/日へ)すると，尿量は13倍(1.5L/日から19.5L/日へ)増加する．実際には糸球体濾過と尿細管再吸収は，通常，協調して，腎排泄に必要な変化を起こす．

なぜ大量の溶質が腎臓で濾過され，再吸収されるのか？

このように大量の水と溶質が濾過され，その大部分が再吸収されるのは，不思議なことである．高いGFRの利点の1つは，糸球体濾過によって主に排泄される老廃物を迅速に体内から除去するのに役立つことである．大部分の老廃物は，尿細管でほとんど再吸収されず，したがって，体内から効率的に除去されるためには高いGFRが必要である．

高いGFRの第2の利点は，すべての体液が腎臓で毎日何度も濾過され処理されることである．血漿量全体は約3Lに過ぎないが，GFRは約180L/日であるから，全血漿は毎日約60回濾過され，処理されることになる．この高いGFRのおかげで，腎臓は体液の量と組成を正確かつ迅速に制御することができる．

参考文献

Beeuwkes R III: The vascular organization of the kidney. Annu Rev Physiol 42:531, 1980.

Bosworth C, de Boer IH: Impaired vitamin D metabolism in CKD. Semin Nephrol 33:158, 2013.

Brown D, Bouley R, Păunescu TG, et al: New insights into the dynamic regulation of water and acid-base balance by renal epithelial cells. Am J Physiol Cell Physiol 302:C1421, 2012.

DiBona GF: Physiology in perspective: the wisdom of the body. Neural control of the kidney. Am J Physiol Regul Integr Comp Physiol 289:R633, 2005.

Fowler CJ, Griffiths D, de Groat WC: The neural control of micturition. Nat Rev Neurosci 9:453, 2008.

Griffiths DJ, Fowler CJ: The micturition switch and its forebrain influences. Acta Physiol (Oxf) 207:93, 2013.

Hall JE, Granger JP, Hall ME: Physiology and pathophysiology of hypertension. In: Alpern RJ, Moe OW, Caplan M (eds): Seldin and Giebisch's The Kidney, 5 th ed: Physiology & Pathophysiology. London: Elsevier, 2013.

Kriz W, Kaissling B: Structural organization of the mammalian kidney. In Seldin DW, Giebisch G (eds): The Kidney–Physiology and Pathophysiology, 3rd ed. New York: Raven Press, 2000.

Negoro H, Kanematsu A, Yoshimura K, Ogawa O: Chronobiology of micturition: putative role of the circadian clock. J Urol 190:843, 2013.

Pallone TL, Zhang Z, Rhinehart K: Physiology of the renal medullary microcirculation. Am J Physiol Renal Physiol 284:F253, 2003.

Sato Y, Yanagita M: Renal anemia: from incurable to curable. Am J Physiol Renal Physiol 305(9):F1239, 2013.

Schnermann J, Briggs JP: Tubular control of renin synthesis and secretion. Pflugers Arch 465:39, 2013.

Schnermann J, Levine DZ: Paracrine factors in tubuloglomerular feedback: adenosine, ATP, and nitric oxide. Annu Rev Physiol 65:501, 2003.

Vella M, Robinson D, Staskin D: A reappraisal of storage and voiding dysfunction. Curr Urol Rep 13:482, 2012.

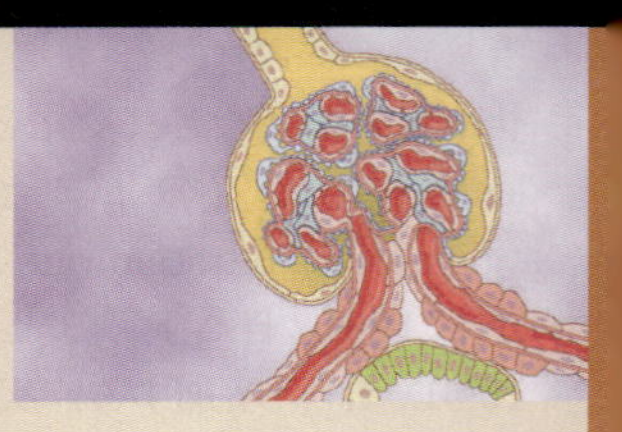

第27章 糸球体濾過，腎血流量とその制御

糸球体濾過：尿生成の第１段階

尿の生成の第１段階は，１日約180Ｌの大量の濾過液が糸球体毛細血管からボーマン嚢へ濾過されることで始まる．この濾過液のほとんどは再吸収され，たった約1Ｌだけが毎日尿中に排泄される．しかし，腎の尿排泄量は水分摂取量により大きく変動する．高い糸球体濾過量は腎血流量が大きいことによるとともに，糸球体毛細血管膜の特性による．本章では**糸球体濾過量**（glomerular filtration rate：GFR）を決定する物理的な力とGFRと腎血流量を調節する生理学的機序について述べる．

糸球体濾過液の組成

大部分の毛細血管と同様に糸球体毛細血管は，タンパク質をほとんど濾過しないので，濾過液（**糸球体濾過液**（glomerular filtrate））は基本的にタンパク質を含まない．また，赤血球をはじめ，細胞成分は含まない．

糸球体濾過液中のほとんどの塩類や有機物などの成分の濃度は，血漿中のそれらの濃度とほぼ同じである．例外として，カルシウムや脂肪酸のようないくつかの低分子物質があり，これらは一部が血漿タンパク質と結合しているため濾過されにくい．血漿中の約半分のカルシウムと，ほとんどの脂肪酸は，タンパク質と結合しており，タンパク質と結合したこれらの物質は，糸球体毛細血管で濾過されない．

糸球体濾過量（GFR）は腎血漿流量の約20％である

GFRは，①毛細血管膜にかかる静水圧と膠質浸透圧のバランスと②毛細血管の透過性と濾過表面積の積である毛細血管濾過係数（K_f）とで決定される．糸球体毛細血管は，高い糸球体静水圧と大きいK_f値のために，他の多くの毛細血管と比較して，きわめて高い濾過量を有する．健常成人のGFR平均値は125mL/分あるいは180Ｌ/日である．濾過される腎血漿流量の分画（**濾過分画**（filtration fraction））の平均は約0.2である．これは腎臓を通過する血漿量の約20％が糸球体毛細血管で濾過されることを意味する（図27.1）．濾過分画は次のように計算される．

濾過分画＝GFR／腎血漿流量

糸球体毛細血管膜

糸球体毛細血管膜は，他部位の毛細血管膜と似ているが，主要な３層からなる点が他（通常は２層）と異なる．①毛細血管**内皮細胞**（endothelium），②**基底膜**（basement membrane），③毛細血管基底膜の外面を覆う**上皮細胞**（epithelial cells）（**足細胞**（podocytes））層である（図27.2）．これら３層が一緒に**濾過障壁**（filtration barrier）を構成するが，３層にもかかわらず，濾過される水分や溶質は，通常の毛細血管膜の数百倍に及ぶ．この高い濾過量にもかかわらず，糸球体毛細血管膜は，通常，血漿タンパク質の濾過を防止している．

糸球体毛細血管膜の高い濾過量は，一部はその特殊な構造的特性による．毛細血管**内皮**（endothelium）には，肝臓の有窓毛細血管にみられるような肝臓のものよりは小さい解剖学的に**窓**（fenestrae）とよばれる何千もの小さな穴が開いている．この窓は比較的大きいが，内皮細胞は豊富な陰性電荷をもったタンパク質で覆われているので，血漿タンパク質の通過が妨げられる．

内皮細胞を取り囲んでいるのが基底膜であり，コラーゲンとプロテオグリカン線維の網目構造からなる．その網目の間を通って大量の水分と小さな溶質が濾過される．この網目構造と一部はプロテオグリカンの強い陰性電荷により，基底膜は血漿タンパク質の濾過を効果的に防いでいる．

糸球体毛細血管膜の最後の部分は上皮細胞層で，糸球体の外表面を覆っている．これらの細胞はお互いに不連続であり，長い足突起（足細胞，podocytes）を出して，毛細血管の外表面を取り囲んでいる（図27.2）．これらの足突起はスリット膜とよばれる間隙により隣の足突起と分けられ，このスリット膜にある**スリット孔**（slit pores）を糸球体濾過液が通過する．上皮細胞もまた陰性電荷をもち，血漿タンパク質の濾過を制限する．このように，糸球体毛細血管壁のすべての層が，血漿タンパク質に対する濾過障壁となる．

溶質の濾過性はその大きさに反比例する

糸球体毛細血管膜は他の毛細血管と比較してより厚さがあるが，かなり多孔性であるので，水の濾過量は高い．濾過量は多いにもかかわらず，糸球体濾過障壁を濾過す

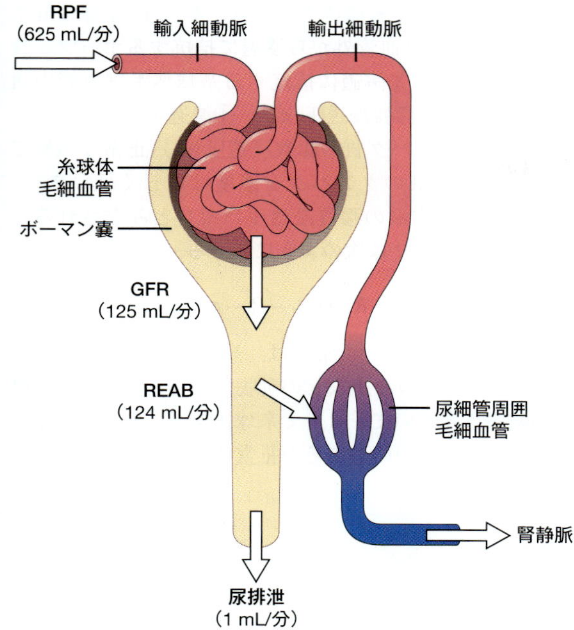

図 27.1　総腎血漿流量(RPF)，糸球体濾過量(GFR)，尿細管再吸収量(REAB)，尿量の平均値
RPF は腎血流量×(1－ヘマトクリット値)と等しい．GFR は平均して RPF の約 20%であり，尿量は GFR の 1%以下であることに注目してほしい．よって，通常，濾過液の 99%以上が再吸収される．濾過分画は GFR/RPF である．

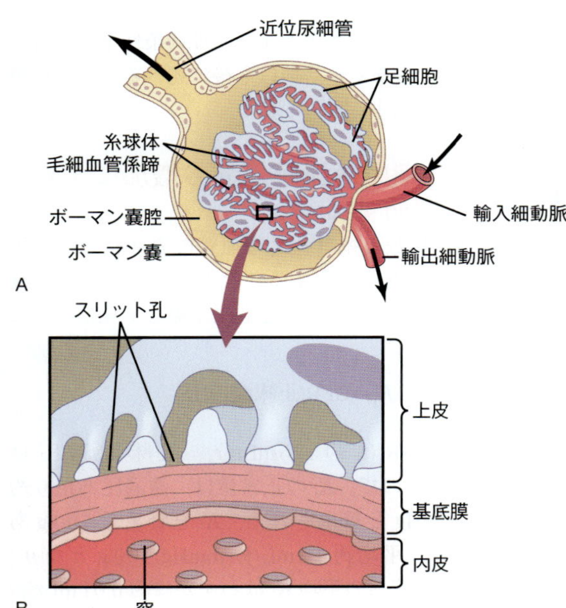

図 27.2　糸球体毛細血管の基本的な微細構造(A)と糸球体毛細血管基底膜の断面とその主要構成：血管内皮，基底膜，上皮(足細胞)(B)

る分子は，分子のサイズと電荷により選択的に決められる．

表 27.1 に，さまざまな分子の分子量と濾過性を示す．

表 27.1　分子量に基づく糸球体毛細血管の物質濾過性

物　質	分子量	濾過性
水	18	1.0
ナトリウム	23	1.0
グルコース	180	1.0
イヌリン	5500	1.0
ミオグロビン	17000	0.75
アルブミン	69000	0.005

濾過性(ふるい係数)1.0 は，その物質が水と同様に自由に濾過されることを意味する．濾過性 0.75 は，その物質が水と比べて 75%の速さで濾過されることを意味する．注目すべきことに，Na^+ などの電解質やグルコースなどの低分子有機物は，自由に濾過される．アルブミンの分子量に近くなると，濾過性は急速に低下し，ゼロに近くなる(**訳者注**：アルブミンのふるい係数はマイクロパンクチャー法によると 0.0006 でさらに 1 桁小さい(Am J Physiol 263: F601-F606, 1992))．

分子量が等しいとき，陰性荷電分子は陽性荷電分子よりも濾過されにくい

血漿タンパク質のアルブミン分子の直径は約 6 nm であり，一方，糸球体スリット膜の微細孔は約 8 nm(80 Å)と考えられている．しかし，アルブミンは陰性荷電を帯びているので，基底膜のプロテオグリカンの陰性荷電との間で静電反発力を生じ，アルブミンの濾過は制限される．

図 27.3 はさまざまな分子量のデキストランの糸球体濾過における電荷の影響を示す．デキストランは多糖類で，中性分子や陽性または陰性に荷電した分子を合成できる．注意すべき点は，どの分子径においても，陽性荷電分子は，陰性荷電分子よりずっと容易に濾過されることである．中性デキストランも同じ分子量の陰性デキストランよりも濾過されやすい．この濾過性の差の理由は，基底膜と足細胞の陰性電荷が，血漿タンパク質のように多価の陰性荷電を帯びた分子の濾過を制限する重要な働きをしているからである．

微小変化型ネフローゼ症候群(minimal change nephropathy)のような腎疾患では，腎組織学的には目立った変化がないのに，基底膜の陰性荷電が消失する．陰性荷電が消失する機序はまだよくわかっていないが，免疫反応により異常な T 細胞が分泌するサイトカインが糸球体係締壁と足細胞の陰性荷電を減少させることに関係があると考えられている．その結果，低分子タンパク質のあるもの，特にアルブミンが濾過されて尿中排泄され，**タンパク尿**(proteinuria)あるいは**アルブミン尿**(albuminuria)を生じる．微小変化型ネフローゼ症候群は小児に最もよくみられるが，成人でも自己免疫異常がある場合にはみられる．

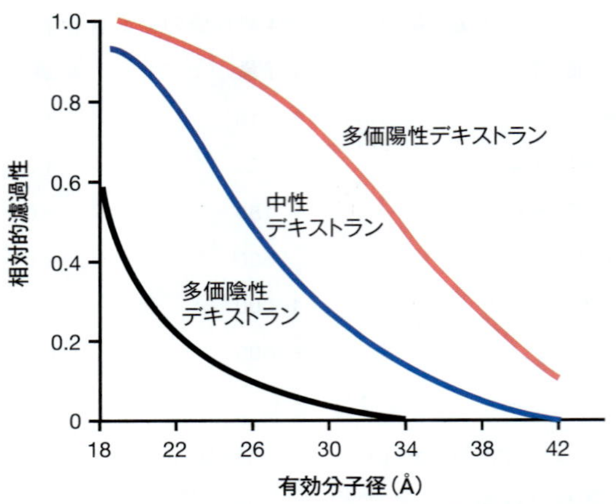

図 27.3 デキストランの分子半径と電荷が糸球体毛細血管の濾過性に及ぼす影響
1.0 の値はその物質が水と同様に自由に濾過されることを示し，ゼロの値はその物質が濾過されないことを示している．デキストランは多糖類で，さまざまな分子量の中性または陰性か陽性電荷をもった分子を合成できる．

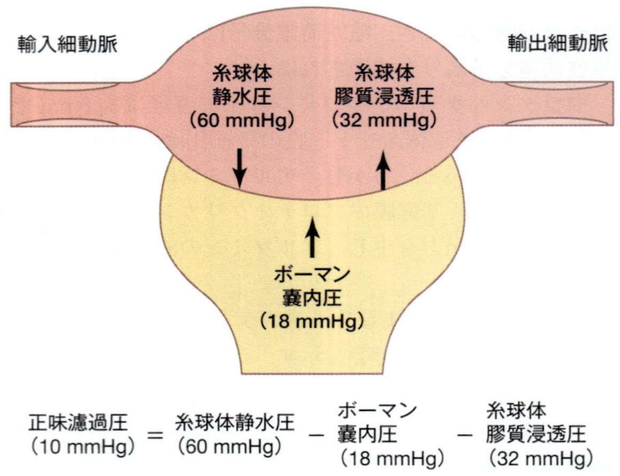

図 27.4 糸球体毛細血管における濾過にかかわる圧力の概要
数値は健常成人の推定値．

糸球体濾過量 GFR の決定因子

GFR は次の 2 つにより決定される．①糸球体毛細血管における静水圧と膠質浸透圧の合計である**正味濾過圧**（net filtration pressure）と，②糸球体毛細血管の濾過係数 K_f である．これを数式で示すと，GFR は K_f と正味濾過圧の積に等しい．

$$\text{GFR} = K_f \times \text{正味濾過圧}$$

正味濾過圧は，糸球体毛細血管を介して濾過を促進したり拮抗したりする力である静水圧と膠質浸透圧の合計である（図 27.4）．これらの力には次の①～④がある．①濾過を促進する糸球体毛細血管内静水圧（糸球体静水圧（P_G）），②毛細血管外から濾過に拮抗するボーマン嚢内静水圧（P_B），③濾過に拮抗する糸球体毛細血管内血漿タンパク質の膠質浸透圧（π_G），④濾過を促進するボーマン嚢腔内タンパク質の膠質浸透圧（π_B）（正常な状態では糸球体濾過液のタンパク質濃度は著しく低いので，ボーマン嚢腔内液の膠質浸透圧はゼロとみなされる）．したがって，GFR は次のように表せる．

$$\text{GFR} = K_f \times (P_G - P_B - \pi_G + \pi_B)$$

GFR の決定因子の正常値は，ヒトでは直接測定できないが，イヌやラットなどの動物で測定されている．動物の結果に基づいて，ヒトで糸球体濾過に促進的あるいは拮抗的に働く力のおよその正常値は，以下のようである（図 27.4）．

濾過促進力（mm Hg）	
糸球体毛細血管静水圧	60
ボーマン嚢膠質浸透圧	0
濾過抑制力（mm Hg）	
ボーマン嚢静水圧	18
糸球体毛細血管膠質浸透圧	32
正味濾過圧＝ 60 － 18 － 32 ＝＋10mmHg	

これらの値のうち，さまざまな生理的条件下で，著しく変化するものもあるが，他にも後に述べるような疾患において主に変化するものもある．

糸球体毛細血管濾過係数の増加により GFR は増加する

K_f は，透水係数と糸球体毛細血管の表面積の積で決定される．K_f は直接測定することができないが，実験結果から糸球体濾過量を正味濾過圧で除して見積もることができる．

$$K_f = \text{GFR}/\text{正味濾過圧}$$

両腎の総 GFR は約 125mL/分，正味濾過圧は 10 mmHg であるので，K_f の正常値は，濾過圧あたり約 12.5mL/分/mmHg と算出される．K_f を腎重量 100 g あたりで表すと，平均約 4.2mL/分/mmHg/100 g となり，他臓器の毛細血管系の平均 K_f はわずかに約 0.01mL/分/mmHg/100 g であるので，約 400 倍に相当する．この糸球体毛細血管の高い K_f 値は，迅速な水の濾過量に寄与している．

K_f が増加すれば GFR が増加し，K_f が減少すれば GFR も減少するが，日々の正常な GFR の調節には K_f の変化は重要な働きをしていないであろう．しかし，疾患においては，機能している糸球体毛細血管数が減少し（そのため濾過面積が減少することにより），あるいは糸球体

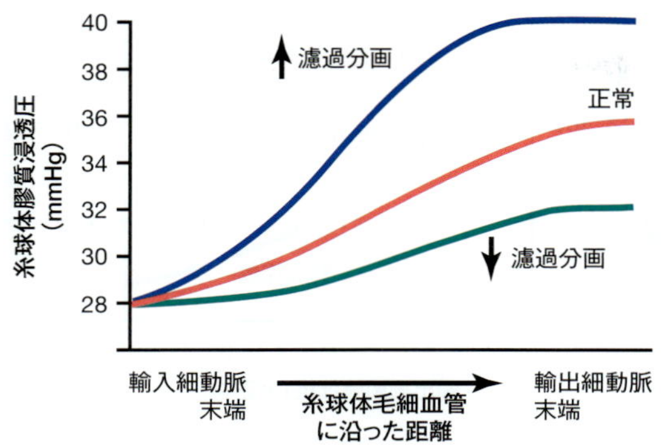

図 27.5　糸球体毛細血管を通過する血漿の膠質浸透圧上昇
正常では，糸球体毛細血管流量の約 1/5 がボーマン嚢に濾過され，それにより濾過されずに残った血漿タンパク質が濃縮される．濾過分画（糸球体濾過量／腎血漿流量）の上昇は，糸球体毛細血管に沿った血漿膠質浸透圧の上昇率を増大し，濾過分画の減少はその反対に作用する．

毛細血管膜の肥厚により透水係数が減少することにより，K_f が減少する．例えば，慢性のコントロール不良な高血圧や糖尿病では，糸球体毛細血管基底膜が肥厚して K_f が減少し，ついには，著しい毛細血管障害により毛細血管機能が失われる．

ボーマン嚢内静水圧の上昇は GFR を減少させる

実験動物においてマイクロピペットを用いて，ボーマン嚢内や近位尿細管のさまざまな部位の静水圧を直接測定することにより，正常状態でヒトのボーマン嚢内圧は約 18 mmHg と概算される．ボーマン嚢内静水圧の上昇は GFR を減少させ，逆にこの静水圧の減少は GFR を増加させる．しかし，ボーマン嚢内圧の変化は，通常の GFR 調節の主要な手段ではない．

尿路閉塞を伴うような病態では，ボーマン嚢圧が著明に上昇して GFR が著しく減少する．例えば，カルシウムや尿酸が析出して尿路に“結石”を形成し，それが尿路，特に尿管にとどまり，尿の流出を閉塞すると，ボーマン嚢圧は上昇する．このような状況では GFR は減少する．ついには**水腎症**（hydronephrosis）（腎盂・腎杯の膨張と拡大）をきたし，閉塞物が取り除かれない限り，腎臓が障害され，さらに破壊される．

糸球体毛細血管の膠質浸透圧上昇は GFR を減少させる

血液が輸入細動脈から糸球体毛細血管を通り輸出細動脈へ流れるときに，血漿タンパク質濃度は約 20％増加する（図 27.5）．糸球体毛細血管内の水の 1/5 がボーマン嚢内へ濾過され，そのため残った糸球体内血漿タンパク質が濃縮されるからである．糸球体毛細血管に流入する血漿の膠質浸透圧の正常値を 28 mmHg とすると，この値は血液が毛細血管の輸出細動脈端に達するまでに，通常約 36 mmHg に上昇する．したがって，糸球体毛細血管血漿タンパク質の膠質浸透圧の値は 28～36 mmHg の間で，平均値で約 32 mmHg である．

よって，糸球体毛細血管膠質浸透圧に影響する 2 つの要因は，①動脈血漿膠質浸透圧と，②糸球体毛細血管で濾過される血漿分画（濾過分画）である．動脈血漿膠質浸透圧の上昇は，糸球体毛細血管膠質浸透圧を上昇させるので，GFR は減少する．

濾過分画の増加もまた血漿タンパク質を濃縮し，糸球体膠質浸透圧を上昇させる（図 27.5）．濾過分画は GFR/腎血漿流量で決定されるので，GFR の増加あるいは腎血漿流量の減少により増加する．例えば，腎血漿流量が減少すると最初は GFR に変化がなくても，濾過分画が増加するので，糸球体毛細血管膠質浸透圧が上昇して GFR を減少させる方向に働く．このため，腎血流量の変化は，糸球体静水圧の変化とは独立して GFR に影響する．

腎血流量が増加すると，濾過分画が下がるので血漿のより低い分画がまず濾過されて，糸球体毛細血管から流出し，ゆっくりと糸球体毛細血管膠質浸透圧が上昇するため，GFR にはそれほど抑制的な影響を及ぼさない．**その結果，糸球体静水圧が一定であっても，糸球体に血液がより多く流入すれば GFR は増加し，逆に糸球体に流入する血流が減少すれば，GFR は減少する．**

糸球体毛細血管静水圧の上昇は GFR を増加させる

糸球体毛細血管静水圧は，正常状態で約 60 mmHg と推定されている．糸球体静水圧を変化させることは，GFR の生理的調節において主要な手段である．糸球体静水圧の上昇は GFR を増加し，逆に，糸球体静水圧の減少は GFR を減少する．

糸球体静水圧は，①**動脈圧**（arterial pressure），②**輸入細動脈血管抵抗**（afferent arteriolar resistance），③**輸出細動脈血管抵抗**（efferent arteriolar resistance）の 3 つの要因により決定され，それぞれ生理学的に調節される．

動脈圧の上昇は，糸球体静水圧を上昇し，GFR を増加させる（後述するように，この作用は血圧の変動に対し，糸球体内圧を比較的一定に維持する自己調節機能により緩衝される）．

輸入細動脈の血管抵抗が増すと，糸球体静水圧は下降し，GFR は低下する（図 27.6）．逆に，輸入細動脈が拡張すると，糸球体静水圧と GFR がともに上昇する．

輸出細動脈の収縮は，糸球体毛細血管からの流出にかかる抵抗を増加する．このため糸球体静水圧が上昇するので，腎血流量が大きく減少しない限り，GFR はわずかに増加する（図 27.6）．しかし，輸出細動脈の収縮は腎血流量も減少させることがあるので，濾過分画と糸球体膠質浸透圧は輸出細動脈の抵抗が増加するにつれて上昇する．もし輸出細動脈の収縮が著しくなると（輸出細

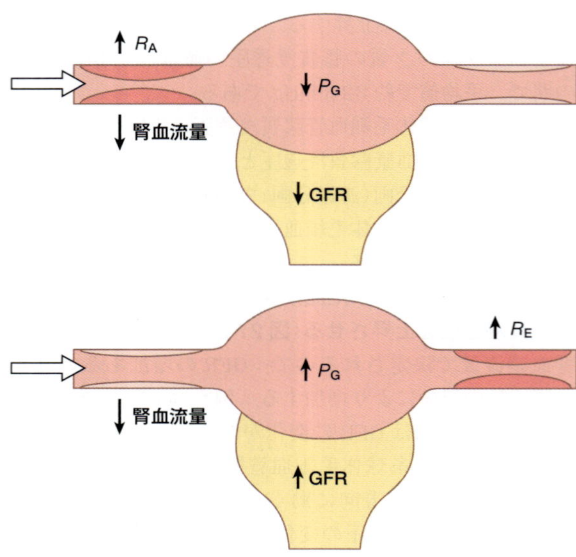

図 27.6 輸入細動脈血管抵抗（R_A，上段）と輸出細動脈血管抵抗（R_E，下段）の腎血流量，糸球体静水圧（P_G），糸球体濾過量（GFR）に対する影響

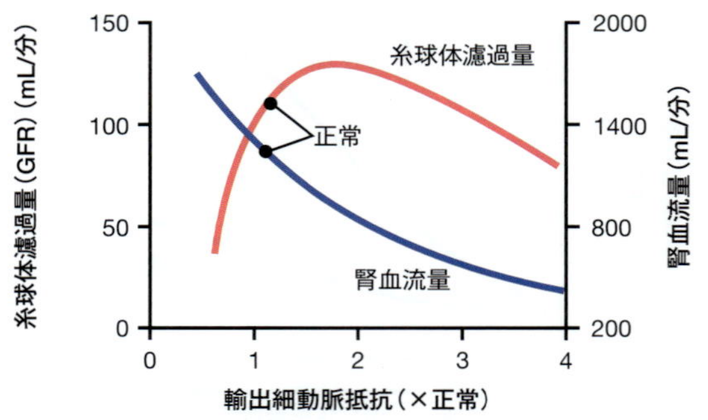

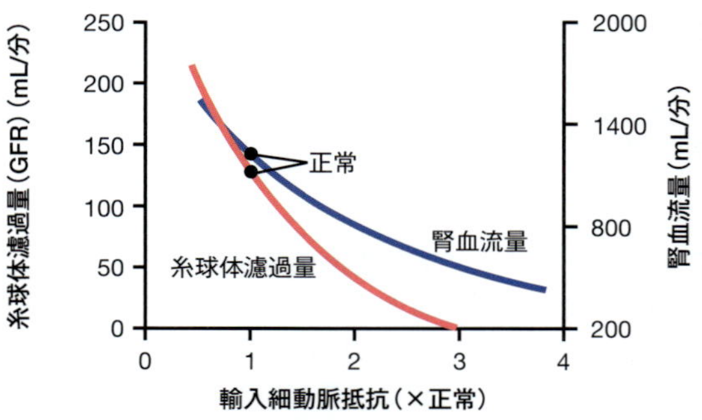

図 27.7 輸入細動脈抵抗あるいは輸出細動脈抵抗の変化が，糸球体濾過量（GFR）と腎血流量に及ぼす影響

動脈の血管抵抗が約3倍以上増加すると），膠質浸透圧の上昇が，輸出細動脈の収縮による糸球体毛細血管静水圧の上昇を上回るようになる．このような状況では，濾過の**正味の力**（net force）は実際に減少し，GFR が減少する．

このように，輸出細動脈の収縮は GFR に二相性の作用を及ぼす（**図 27.7**）．適度な収縮であれば GFR はわずかに増加するが，収縮が著しい場合には GFR は減少する．GFR を最終的に減少させる主な要因は，輸出細動脈の収縮が強くなり，血漿タンパク濃度が高くなると，**ドナン効果**（Donnan effect）により膠質浸透圧が急速に非線形的に上昇することにある．すなわちタンパク濃度が高いほど，より急速に膠質浸透圧が上昇する．それは第16章で述べたように，血漿タンパクに結合するイオンの相互作用が浸透圧効果を動かせるからである．

まとめると，輸入細動脈の収縮は，GFR を減少させる．一方，輸出細動脈の収縮の影響は収縮の程度により異なり，適度な収縮では GFR を上昇させるが，著しく強い収縮（約3倍以上の血管抵抗増加）では GFR を減少させる．

表 27.2 に GFR を減少させる要因をまとめた．

表 27.2 糸球体濾過量（GFR）を減少させる要因

物理的要因 *	生理学的 / 病態生理学的原因
$\downarrow K_f \rightarrow \downarrow$GFR	腎臓病，糖尿病，高血圧
$\uparrow P_B \rightarrow \downarrow$GFR	尿路閉塞（例：腎結石）
$\uparrow \pi_G \rightarrow \downarrow$GFR	↓腎血流量，血漿タンパク質増加
$\downarrow P_G \rightarrow \downarrow$GFR	
$\downarrow A_P \rightarrow \downarrow P_G$	↓動脈圧 （自己調節能があるのでほとんど影響しない）
$\downarrow R_E \rightarrow \downarrow P_G$	↓アンジオテンシンⅡ （アンジオテンシンⅡ阻害剤）
$\uparrow R_A \rightarrow \downarrow P_G$	↑交感神経活動，血管収縮ホルモン （例：ノルアドレナリン，エンドセリン）

A_P：全身動脈圧，GFR：糸球体濾過量，K_f：糸球体濾過係数，P_B：ボーマン囊内静水圧，π_G：糸球体毛細血管膠質浸透圧，P_G：糸球体毛細血管静水圧，R_A：輸入細動脈抵抗，R_E：輸出細動脈抵抗．
*：通常，これらの因子の逆方向の変化により GFR が増加する．

腎血流量

体重 70 kg の人では，両腎の腎血流量の合計は約 1100 mL/分で，心拍出量の約22％を占める．両腎臓の重量は体量の0.4％でしかないことを考えると，腎臓は他の臓器に比べてきわめて高い血流量を受けていることがわかる．

他の組織と同様，腎血流は腎臓に栄養素を供給し，老廃物を除去する．しかし，腎臓への血流量はこのために必要な量を大きく上回る．この腎血流量の割増しの目的は，体液量と溶質濃度の正確な調節に必要な高い糸球体濾過を維持するのに，十分な血漿を供給するためである．予想されるように，腎血流の調節機序は，GFR と腎臓排泄機能の制御に密接にかかわっている．

腎血流と酸素消費量

重量1gあたりに換算すると，腎臓は通常，脳の2倍の酸素を消費するが，血流量は脳のほぼ7倍である．そのため腎臓に運ばれる酸素は，その代謝に必要な量をはるかに上回り，動－静脈間の酸素摂取は，他の臓器と比べて比較的低い．

腎臓で消費される酸素の大部分は，尿細管での高率な能動的ナトリウム再吸収に使われる．もし，腎血流量とGFRが減少し，ナトリウムがあまり濾過されないと，ナトリウム再吸収も少なくなり，酸素消費も少なくなる．したがって，腎酸素消費量は，尿細管でのナトリウム再吸収に応じて変化し，それはGFRとナトリウム濾過量に密接にかかわっている(図27.8)．もし糸球体濾過が完全に停止すると，腎ナトリウム再吸収も止まり，酸素消費量は正常時の約1/4に減少する．この残留酸素消費量は，腎細胞の基礎代謝に必要な量を反映している．

腎血流量の決定因子

腎血流量は，腎血管系の圧較差(腎動脈と腎静脈の静水圧の差)を，全腎臓血管抵抗で割り算することで求められる．

$$\frac{\text{腎動脈圧} - \text{腎静脈圧}}{\text{全腎血管抵抗}}$$

腎動脈圧は全身の動脈圧にほぼ等しく，腎静脈圧はほとんどの場合3～4 mmHgになる．他の血管床と同様に，腎臓の総血管抵抗は動脈，細動脈，毛細血管，静脈の個々の血管区域での抵抗の総和で決まる(表27.3)．

腎血管抵抗の大部分は，小葉間動脈，輸入細動脈，輸出細動脈の3つの主要な分節に存在する．これらの血管抵抗は後述するように，交感神経系，さまざまなホルモン，腎内局所制御機構により調整される．もし，腎動脈圧と腎静脈圧が一定に保たれているなら，腎のどの部位の血管抵抗の増加であっても腎血流量は減少し，逆に，血管抵抗の減少は腎血流量を増加させる．

動脈圧の変化は腎血流量にいくらか影響を及ぼすけれども，腎臓は動脈圧が80～170 mmHgの間の範囲にあるなら，腎血流量とGFRを比較的一定に維持する**自己調節**(autoregulation)とよばれる機構をもつ．この自己調節は，本章で後述するように，完全に腎内因性機序である．

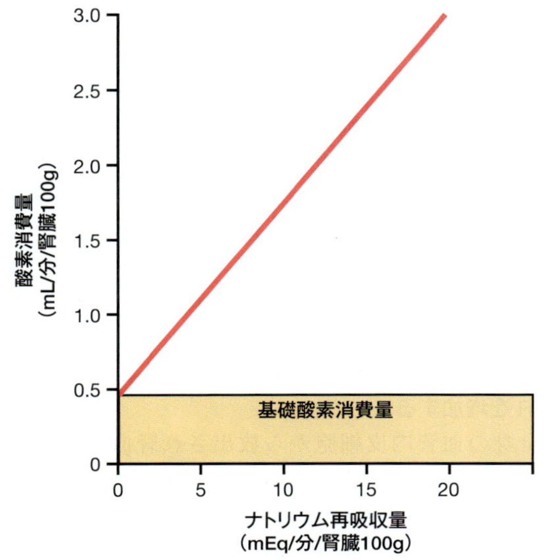

図27.8 イヌの腎臓での酸素消費量とナトリウム再吸収の関係
(Kramer K, Deetjen P：Relation of renal oxygen consumption to blood supply and glomerular filtration during variations of blood pressure. Pflugers Arch Physiol 271:782, 1960より)

腎髄質の直血管の血流量は腎皮質の血流量に比べ非常に低い

腎表層にある腎皮質は，腎血流量の大部分を受ける．腎髄質血流量は，全腎血流量のわずか1～2%にすぎない．腎髄質への血流は，**直血管**(vasa recta)とよばれる尿細管周囲毛細血管系の特殊な部分から供給される．これらの血管はヘンレ係蹄と平行に髄質へ下行し，ヘンレ係蹄に沿って皮質へ戻り，静脈系に流れ込む．第29章で述べるように，直血管は腎臓が濃縮尿をつくるのに重要な役割を果たす．

糸球体濾過量と腎血流量の生理学的制御

GFRの決定因子で，最も変動しやすく，生理学的制御の対象となる因子は，糸球体静水圧と糸球体毛細血管膠質浸透圧である．これらの因子は交感神経系，ホルモン，**オータコイド**(autacoids，腎臓から放出され，腎局所で働く血管作動性物質)，その他の腎内在性のフィードバック制御の順番に影響を受ける．

表27.3 正常な腎循環系における圧と血管抵抗の近似値

血管	血管内圧(mmHg)		総腎血管抵抗に対する%
	起始部	終端部	
腎動脈	100	100	≈0
葉間，弓状，小葉間動脈	≈100	85	≈16
輸入細動脈	85	60	≈26
糸球体毛細血管	60	59	≈1
輸出細動脈	59	18	≈43
尿細管周囲毛細血管	18	8	≈10
葉間，弓状，小葉間静脈	8	4	≈4
腎静脈	4	≈4	≈0

強い交感神経系賦活化は GFR を減少させる

元来，輸入細動脈と輸出細動脈を含むすべての腎血管系は，豊富な交感神経線維によって支配されている．腎交感神経が強く賦活化されると，腎細動脈は収縮し，腎血流量と GFR は減少する．中程度あるいは軽度の交感神経刺激は，腎血流量や GFR にほとんど影響を及ぼさない．例えば，頸動脈洞圧受容器や心肺受容器の反射を介した中程度の血圧低下の結果生じた交感神経活動の亢進は，腎血流量あるいは GFR にほとんど影響しない．しかし，第28章で述べるように，腎交感神経活動の軽度の増加でも尿細管再吸収が増加して，ナトリウムと水の排泄が減少する．

腎交感神経は防御反応や脳虚血，大量出血のような数分～数時間続く重篤な急性障害時に GFR を減少させる最も重要な働きをする．健常成人の安静時には交感神経系の緊張は，腎血流量にほとんど影響しない．

ホルモンとオータコイドによる腎循環調節

GFR と腎血流量に影響を与えるホルモンと**オータコイド**を表 27.4 に示す．

ノルアドレナリン，アドレナリン，エンドセリンは腎血管を収縮し，GFR を減少させる

輸入細動脈と輸出細動脈を収縮し，GFR と腎血流量を減少させるホルモンには，副腎髄質から放出させる**ノルアドレナリン**(noradrenaline)や**アドレナリン**(adrenaline)がある．一般的にこれらホルモンの血中濃度は，交感神経系活動と並行している．そのため大量出血のような極端な状態を除き，ノルアドレナリンやアドレナリンは腎血行動態にほとんど影響しない．

もう1つの血管収縮物質である**エンドセリン**(endothelin)は，腎臓や他の組織の損傷した血管内皮から放出されるペプチドである．このオータコイドの生理学的役割は，完全には明らかになっていない．しかし，エンドセリンは止血に役立っており，血管が切断され血管内皮が損傷すると，この強力な血管収縮物質が放出される(失血を最低限に抑える)．血漿エンドセリン濃度は妊娠高血圧症候群や急性腎不全，尿毒症のような血管損傷を伴う疾患で増加し，そのような病態での腎血管収縮や GFR 減少に関与している．

表 27.4 糸球体濾過量(GFR)に影響するホルモンとオータコイド

ホルモンあるいはオータコイド	GFR への影響
ノルアドレナリン	↓
アドレナリン	↓
エンドセリン	↓
アンジオテンシンⅡ	↔(阻害↓)
内皮由来一酸化窒素	↑
プロスタグランジン	↑

アンジオテンシンⅡは生理的状態で輸出細動脈をより収縮する

強力な腎血管収縮物質である**アンジオテンシンⅡ**(angiotensin II)は，腎臓と体循環で形成されるので，局所産生のオータコイドであるとともに，循環ホルモンと考えられる．実際，アンジオテンシンⅡの受容体は腎臓のすべての血管系に存在する．しかし，糸球体前血管系，特に輸入細動脈は，低食塩食や腎動脈狭窄による腎灌流圧低下のようなレニン・アンジオテンシン系が活性化された生理状態において，相対的にアンジオテンシンⅡによる血管収縮から保護されている．これは輸入細動脈においてアンジオテンシンⅡによる収縮作用に拮抗する血管拡張因子，特に**一酸化窒素**(nitric oxide)や**プロスタグランジン**(prostaglandins)が放出されることによる．

一方，輸出細動脈はアンジオテンシンⅡに敏感に反応する．生理的状態ではアンジオテンシンⅡは輸出細動脈をより収縮させるので，アンジオテンシンⅡ濃度が増加すると，腎血流量は減少しているのに糸球体静水圧は上昇する．アンジオテンシンⅡの産生増加は，通常，動脈圧低下あるいは体液量減少を伴った状況で起こるので，GFR は減少傾向にあることを留意すべきである．このような状況下で，アンジオテンシンⅡ濃度の増加は，輸出細動脈を収縮することにより，糸球体静水圧と GFR の減少を防げるように働く．同時に，輸出細動脈の収縮による腎血流量の減少は，尿細管周囲毛細血管の血流を減少し，第28章で述べるように，ナトリウムと水分の再吸収を増加させる．

よって，低ナトリウム食あるいは体液量減少で生じたアンジオテンシンⅡ濃度の増加は，GFR を維持するように働き，また糸球体濾過によって排泄量が決まる尿素やクレアチニンなどの代謝老廃物が，正常に排泄されるように働く．その際，アンジオテンシンⅡは輸出細動脈を収縮し，ナトリウムと水の再吸収が増加するので，血液量と血圧が回復する．このような GFR の“自己調節能”を促すアンジオテンシンⅡの作用については，本章で後に詳しく述べる．

内皮由来一酸化窒素は腎血管抵抗を減少し，GFR を増加する

全身の血管内皮細胞から放出され腎血管抵抗を減少させるオータコイドは，**内皮由来一酸化窒素**(endothelial-derived nitric oxide)である．基礎レベルの一酸化窒素産生は，腎臓の血管拡張を維持するのに重要であり，これにより腎臓はナトリウムと水分を正常に排泄できる．そのため，一酸化窒素産生を抑制する薬物を投与すると，腎血管抵抗が増加し，GFR と尿中ナトリウム排泄量が減少し，最終的に高血圧になる．高血圧や

動脈硬化症の患者のあるものでは，血管内皮の障害と一酸化窒素の産生障害が腎血管収縮を促して，血圧上昇に寄与していると考えられる．

プロスタグランジンとブラジキニンは腎血管抵抗を減少し GFR を増加する

血管拡張により腎血流量と GFR を増加させるホルモンやオータコイドには，プロスタグランジン（PGE_2 と PGI_2）とブラジキニンがある．これらについては第 17 章で述べている．これらの血管拡張物質は，正常時には腎血流量や GFR の調節の主要因子ではないが，交感神経やアンジオテンシンⅡの腎血管収縮作用，特に輸入細動脈の収縮を減弱させる．

輸入細動脈の血管収縮に拮抗することにより，プロスタグランジンは GFR と腎血流量が過度に減少することを防いでいる．脱水や手術後のようなストレス状況下で，プロスタグランジン合成を抑制するアスピリンなどの非ステロイド系抗炎症剤を投与すると，GFR が有意に減少する．

GFR と腎血流量の自己調節

腎臓は内在性フィードバック機構により通常，動脈圧の著しい変化に対して，腎血流量と GFR を比較的一定に保つ．この機構は摘出灌流腎でもみられるので，全身の影響から独立したものである．この GFR と腎血流量をほぼ一定にする機能を自己調節とよぶ（図 27.9）．

腎臓以外のほとんどの組織では，血流自己調節の主な機能は，動脈圧が変化しても酸素や栄養物の供給を正常レベルに維持し，また代謝老廃物を除去することである．腎血流量は，通常，このような機能を維持するために必要な量よりもはるかに多い．腎臓における自己調節の主な機能は，GFR をほぼ一定に保ち，水と溶質の腎排泄を正確に制御することである．

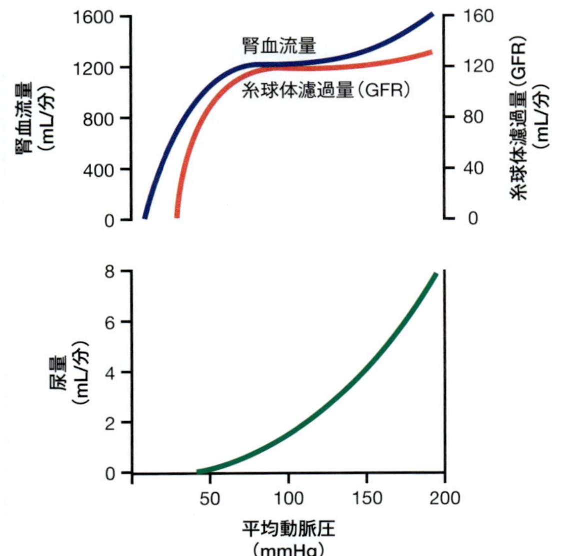

図 27.9 腎動脈圧変化時に自己調節のある腎血流量と糸球体濾過量（GFR）と自己調節のない尿量

日常活動により動脈圧がかなり変動しても，GFR は，通常，自己調節される（ほぼ一定である）．例えば，動脈圧が 70～75 mmHg まで低下したり，あるいは 160～180 mmHg まで上昇しても，GFR の変化は 10％以下にすぎない．一般的に，腎血流量は GFR と並行して自己調節されるが，ある状況下では GFR はさらに効果的に自己調節される．

腎排泄の極端な変化を防ぐ GFR 自己調節の重要性

腎臓の自己調節機構は完璧ではないが，血圧の変化に伴って GFR と水や溶質の腎排泄量が大きく変動しないように防いでいる．糸球体濾過量や尿細管再吸収量や腎排泄量が相対的にかなり大きいこと，そして自己調節機構がなければ生じるであろう腎排泄量の変化を考慮すれば，自己調節が量的にいかに重要であるか理解できる．

通常，GFR は約 180 L/ 日，尿細管再吸収量は 178.5 L/ 日で，1.5 L/ 日が尿に排泄される．自己調節能がないと仮定すると，比較的わずかな血圧上昇（100～125 mmHg に 25％上昇）に対して，GFR は同じように 25％（約 180～225 L/ 日に）増加するはずである．そして，もし尿細管再吸収量が 178.5 L/ 日のままなら，尿量は 46.5 L/ 日に増加することになり（GFR と尿細管再吸収量の差），30 倍以上の尿量増加となる．総血漿量は約 3 L 程度なので，このような変化は，血流量を急速に減少させることになる．

実際には，動脈圧の変化は，次の 2 つの理由により尿量にはほとんど影響しない．①腎臓の自己調節能は GFR の大きな変化を防げる．② GFR が増えると，尿細管での再吸収量が増加する適応機構である，**糸球体尿細管バランス**（glomerulotubular balance）といわれる現象が存在する（これについては第 28 章で述べる）．これらの特別な制御機構があってもなお，動脈圧の変化は腎臓での水分とナトリウムの排泄に大きな影響を与える．これは，**圧利尿**（pressure diuresis）あるいは**圧ナトリウム利尿**（pressure natriuresis）といわれ，第 19 章と第 30 章で述べるように，体液量と血圧の調節に重要な役割を果たす．

尿細管糸球体フィードバックと GFR の自己調節

腎臓には，緻密斑での NaCl 濃度の変化に伴って腎細動脈血管抵抗を変化させ，GFR の自己調節を行う特別なフィードバック機構がある．このフィードバックは，遠位尿細管への NaCl の供給をほぼ一定にし，腎排泄の過剰な変動を回避するよう働く．さまざまな状況下で，このフィードバックは，腎血流量と GFR の自己調節を並行して行っている．しかし，この機構は，特に遠位尿細管への NaCl 供給を安定化させるように働くので，後に述べるように，腎血流量の変化を犠牲にしても GFR の自己調節をする場合がある．またこの機構がはじめに起きた NaCl の尿細管での再吸収の変化に応じて，実際に GFR を変化させる場合もあるかもしれない．

尿細管糸球体フィードバック機構には，GFR を調節するためにともに働く 2 つの要素がある．①輸入細動脈のフィードバック機構と，②輸出細動脈のフィードバック機構である．これらのフィードバック機構は，**傍糸球体装置**(juxtaglomerular complex)の特殊な解剖学的配置に依存している(図 27.10)．

傍糸球体装置は，遠位尿細管の起始部位にある**緻密斑細胞**(macula densa cells)と輸入細動脈と輸出細動脈の壁にある**傍糸球体細胞**(juxtaglomerular cells)からなる．緻密斑は，輸出細動脈と輸入細動脈に近接して存在する遠位尿細管の上皮細胞の特殊な一群である．緻密斑は，細動脈に向けて細胞内分泌顆粒をつくるゴルジ装置をもつため，緻密斑の細胞が輸入・輸出細動脈へ何らかの物質を分泌している可能性が示唆される．

緻密斑での NaCl の減少は輸入細動脈の拡張とレニン分泌を増加する

緻密斑細胞は遠位尿細管に送られる液量の変化を感知するが，そのシグナルが何かは十分にわかっていない．実験的研究から想定されることは，GFR が減少すると，ヘンレ係蹄での流速が遅くなり，その結果，ヘンレ係蹄上行脚での Na^+ と Cl^- の再吸収が増加し，緻密斑細胞での NaCl 濃度が低下する．この NaCl 濃度の低下により，緻密斑から 2 つの効果をもつシグナルが発せられる(図 27.11)．①輸入細動脈の血流抵抗を減少し，糸球体静水圧が上昇し，GFR を正常に戻そうとする．②レニンの主な貯蔵部位である輸入細動脈と輸出細動脈の傍糸球体細胞からレニンの分泌を増加する．これらの細胞から放出されたレニンは，アンジオテンシン I 合成酵素として働き，そして，つくられたアンジオテンシン I はアンジオテンシン II に変換される．最終的に，アンジオテンシン II が輸出細動脈を収縮して糸球体静水圧が上昇し，GFR を正常に戻す．

尿細管糸球体フィードバック機構のこれら 2 つの要素は，傍糸球体装置の特殊な解剖学的構造により同時に機能し，動脈圧の変動時に GFR の自己調節が効率よくできるように輸入細動脈と輸出細動脈の両方にフィードバックシグナルを出す．これら両方の機序がともに機能すると，動脈圧が 75〜160 mmHg の範囲で大きく変動しても，GFR はほんの数%しか変化しない．

腎血流量減少時にアンジオテンシンII産生を遮断すると GFR はさらに減少する

上述したように，アンジオテンシン II が輸出細動脈を選択的に収縮させることは，腎灌流圧が正常値以下に低下したときに，糸球体静水圧と GFR の著しい低下を防

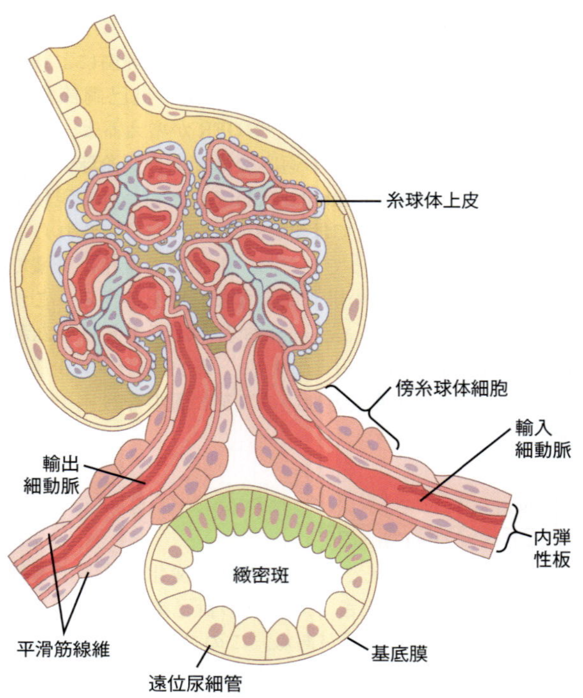

図 27.10 傍糸球体装置の構造
ネフロン機能の調節におけるフィードバックの役割を示す．

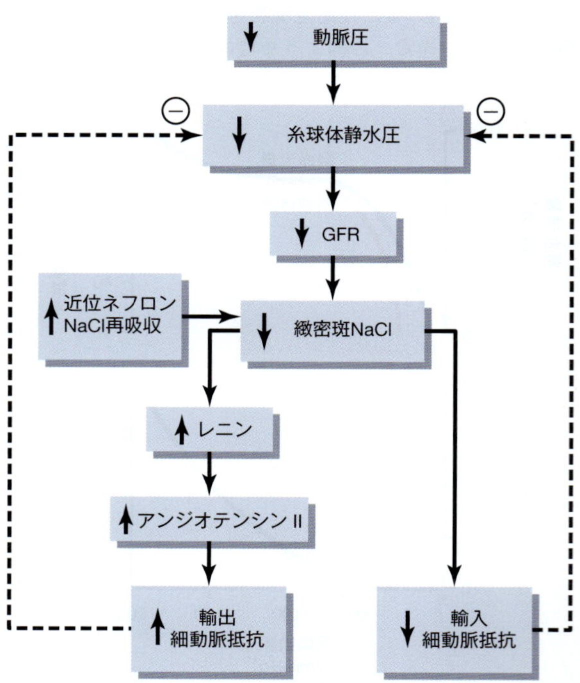

図 27.11 腎動脈圧低下時の糸球体静水圧と糸球体濾過量(GFR)の自己調節における緻密斑フィードバック機構

ぐのに役立つ．アンジオテンシンⅡの産生を遮断する薬物（アンジオテンシン変換酵素阻害剤）あるいはアンジオテンシンⅡの作用を遮断する薬物（アンジオテンシン受容体拮抗薬）の投与は，腎動脈圧が正常値以下に低下したときに，GFR を通常よりも著しく減少させる．そのため，これらの薬剤を腎動脈狭窄（部分的腎動脈閉塞）による高血圧患者の治療に使用する場合の主な合併症は，GFR の著しい減少であり，急性腎不全を引き起こすことがある．それにもかかわらず，GFR の極端な減少が起こらないように確実にモニターされている限り，アンジオテンシンⅡ遮断薬は，高血圧，うっ血性心不全，その他の多くの患者にとって有効な治療薬である．

腎血流量と GFR の筋原性自己調節

腎血流量と GFR を比較的一定に維持するもう 1 つの機構は，動脈圧上昇時に伸展に抵抗する個々の血管の張力であり，**筋原性機構**（myogenic mechanism）とよばれる現象である．全身の血管（特に細動脈）の研究により，血管壁の緊張と伸展の増加に反応して血管平滑筋が収縮することがわかっている．血管壁の伸展は，細胞外液から細胞内へ Ca^{2+} の移動を促進し，第 8 章で述べた機序により血管を収縮させる．この収縮は血管の過拡張を防ぎ，同時に血管抵抗を増すことで，動脈圧が上昇したときに腎血流量と GFR が過剰に増加するのを防いでいる．

筋原性機構は，おそらく全身のほとんどの細動脈で働いているであろうが，この圧感受性機構は腎血流量や GFR 自体の変化を直接感知するものではないため，腎血流量や GFR の自己調節におけるその重要性を疑問視する生理学者もいる．一方，この機構は高血圧による腎障害を防ぐためにより重要である．急な血圧上昇に反応して，輸入細動脈の筋原性収縮反応は数秒以内に起こり，それにより動脈圧の増加が糸球体毛細血管に伝播するのを緩和する．

腎血流量と GFR を増加させるその他の要因：高タンパク摂取と血糖増加

腎血流量と GFR はほとんどの場合，比較的安定しているが，これらが著しく変化する状況がある．例えば，**高タンパク摂取は腎血流量と GFR を両方とも増加させる．**大量の肉類を含んだ高タンパク食を長期間摂取すると，GFR と腎血流量が増加するのは，一部は，腎臓の成長のためである．しかし，高タンパク食摂取後 1～2 時間以内にも GFR と腎血流量は 20～30％増加する．

この GFR 増加は 1 つの可能性として次のように説明できる．高タンパク食は血中へアミノ酸放出を増加し，それが近位尿細管で再吸収される．アミノ酸とナトリウムは近位尿細管で一緒に再吸収されるので，アミノ酸の再吸収量の増加は，近位尿細管でのナトリウムの再吸収を促進する．これにより緻密斑への Na^+ 輸送が減少し（図 27.12），すでに述べたように尿細管糸球体フィードバックにより輸入細動脈抵抗の減少を引き起こす．輸入細動脈抵抗の減少により，腎血流量と GFR が増加する．この GFR の増加により，ナトリウム排泄はほぼ正常に保たれ，また，尿素のようなタンパク質代謝産物の排泄は増加する．

同じような機序で，コントロールの悪い糖尿病患者において，大幅な血糖値上昇が引き起こす腎血流量と GFR の著しい増加についても説明できる．アミノ酸と同様に，グルコースも近位尿細管でナトリウムとともに再吸収されるので，尿細管へのグルコース輸送の増加は，グルコースとともにナトリウムの再吸収を過剰に増加させる．これにより，緻密斑での NaCl 濃度が減少し，尿細管糸球体フィードバックによる輸入細動脈の拡張が起こり，その結果，腎血流量と GFR が増加する．

これらの例からわかるように，腎血流量と GFR 自体は尿細管糸球体フィードバック機構に制御される主要な変数ではない．このフィードバック機構の主要な目的は，尿生成の最終処理を行う遠位尿細管への NaCl の輸送を一定に保つことにある．それゆえ，緻密斑より前の尿細管で NaCl の再吸収の増加を促すような障害が起こると，腎血流量と GFR の増加を引き起こし，遠位尿細管への NaCl 輸送を正常に戻すので，正常なナトリウムと水の排泄量が維持される（図 27.12）．

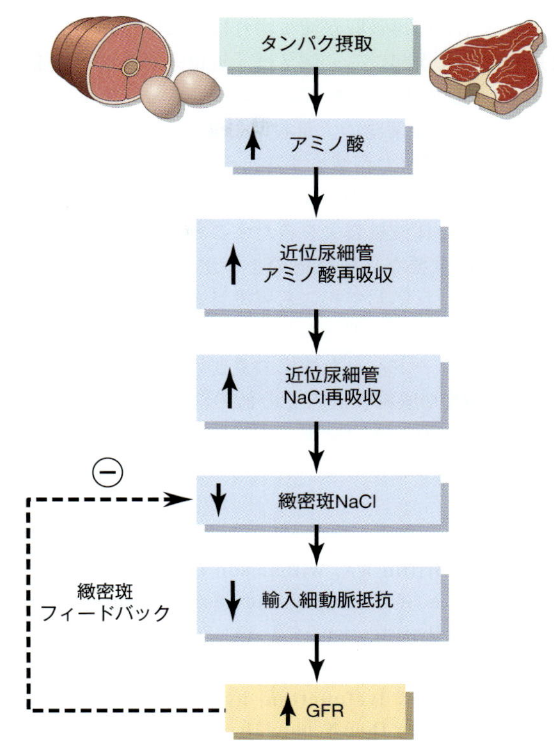

図 27.12　高タンパク食による糸球体濾過量（GFR）の増加において考えられる緻密斑フィードバック機構の役割

近位尿細管の再吸収が減少すれば，この一連の出来事と反対のことが起こる．例えば，近位尿細管が損傷を受けると（水銀のような重金属による中毒や，テトラサイクリンのような薬物の大量投与により起こる），尿細管での NaCl 再吸収力が減少する．その結果，大量の NaCl が遠位尿細管へ運ばれ，もし適切な代償ができないと，急激に過剰な体液量喪失をきたすことになる．このような状況での重要な代償反応の 1 つが，緻密斑への NaCl 輸送の増加に反応して起こる尿細管糸球体フィードバックを介した腎血管収縮である．また，これらの例が示すように，フィードバック機構の重要性は，遠位尿細管に適量の NaCl や尿細管液のその他の溶質，そして尿細管液量が輸送され，その結果，これらの物質の適量が尿中に排泄されることにある．

参考文献

Bidani AK, Griffin KA, Williamson G, et al: Protective importance of the myogenic response in the renal circulation. Hypertension 54(2):393, 2009.

Bidani AK, Polichnowski AJ, Loutzenhiser R, Griffin KA: Renal microvascular dysfunction, hypertension and CKD progression. Curr Opin Nephrol Hypertens 22:1, 2013.

Braam B, Cupples WA, Joles JA, Gaillard C: Systemic arterial and venous determinants of renal hemodynamics in congestive heart failure. Heart Fail Rev 17:161, 2012.

Cowley AW Jr, Mori T, Mattson D, Zou AP: Role of renal NO production in the regulation of medullary blood flow. Am J Physiol Regul Integr Comp Physiol 284:R1355, 2003.

Cupples WA, Braam B: Assessment of renal autoregulation. Am J Physiol Renal Physiol 292:F1105, 2007.

Deen WN: What determines glomerular capillary permeability? J Clin Invest 114:1412, 2004.

DiBona GF: Physiology in perspective: the wisdom of the body. Neural control of the kidney. Am J Physiol Regul Integr Comp Physiol 289:R633, 2005.

Guan Z, Inscho EW: Role of adenosine 5′-triphosphate in regulating renal microvascular function and in hypertension. Hypertension 58:333, 2011.

Hall JE: Angiotensin II and long-term arterial pressure regulation: the overriding dominance of the kidney. J Am Soc Nephrol 10(Suppl 12):s258, 1999.

Hall JE, Brands MW: The renin-angiotensin-aldosterone system: renal mechanisms and circulatory homeostasis. In: Seldin DW, Giebisch G (eds): The Kidney—Physiology and Pathophysiology, 3rd ed. New York: Raven Press, 2000, pp 1009-1046.

Hall ME, do Carmo JM, da Silva AA, et al: Obesity, hypertension, and chronic kidney disease. Int J Nephrol Renovasc Dis 7:75, 2014.

Hansell P, Welch WJ, Blantz RC, Palm F: Determinants of kidney oxygen consumption and their relationship to tissue oxygen tension in diabetes and hypertension. Clin Exp Pharmacol Physiol 40:123, 2013.

Haraldsson B, Sörensson J: Why do we not all have proteinuria? An update of our current understanding of the glomerular barrier. News Physiol Sci 19:7, 2004.

Loutzenhiser R, Griffin K, Williamson G, Bidani A: Renal autoregulation: new perspectives regarding the protective and regulatory roles of the underlying mechanisms. Am J Physiol Regul Integr Comp Physiol 290:R1153, 2006.

Navar LG, Kobori H, Prieto MC, Gonzalez-Villalobos RA: Intratubular renin-angiotensin system in hypertension. Hypertension 57:355, 2011.

O'Connor PM, Cowley AW Jr: Modulation of pressure-natriuresis by renal medullary reactive oxygen species and nitric oxide. Curr Hypertens Rep 12:86, 2010.

Schnermann J, Briggs JP: Tubular control of renin synthesis and secretion. Pflugers Arch 465:39, 2013.

Speed JS, Pollock DM: Endothelin, kidney disease, and hypertension. Hypertension 61:1142, 2013.

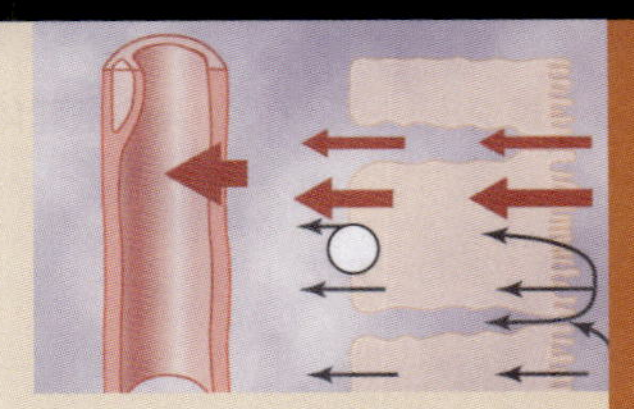

第 28 章 尿細管における再吸収と分泌

尿細管に入った**糸球体濾過液**(glomerular filtrate)は，尿として排泄される前に尿細管の連続した各部位(**近位尿細管**(proximal tubule)，**ヘンレ係蹄**(loop of Henle)，**遠位尿細管**(distal tubule)，**集合尿細管**(collecting tubule)，**集合管**(collecting duct))を順に流れる．これらを通る間に，尿細管から血液に選択的に再吸収される物質もあれば，一方では血中から尿細管腔へと分泌される物質もある．最終的に生成される尿と，尿中にあるすべての物質の濃度は，3 つの基本的な過程(**糸球体濾過**(glomerular filtration)，**尿細管再吸収**(tubular reabsorption)，**尿細管分泌**(tubular secretion))の総和で決定される．

尿中排泄量(urinary excretion)＝
　糸球体濾過量(glomerular filtration rate：GFR)
　－尿細管再吸収量＋尿細管分泌量

多くの物質において，最終的な尿中排泄量を決定するうえでは，分泌よりも再吸収のほうがはるかに重要な役割を果たす．しかし，尿中の K^+，H^+ など，いくつかの物質においては分泌も大きく関与する．

尿細管での再吸収は大量かつ高度に選択的である

表 28.1 は，腎臓ですべて自由に濾過され，さまざまな比率で再吸収されるいくつかの物質が，どのように腎臓で処理されるかを示す．これらの物質のそれぞれが濾過される量は，次のように計算される．

濾過量＝GFR×血漿濃度

この計算式では，その物質は自由に濾過され，血漿タンパク質とは結合しないと仮定したうえでのものである．例えば，もし血漿グルコース濃度が 1 g/L であるならば，1 日のグルコース濾過量は約 180 L/ 日×1 g/L，すなわち 180 g/ 日である．実際，通常濾過されたグルコースはまったく排泄されないので，再吸収されたグルコースもまた 180 g/ 日となる．

表 28.1 から，ただちに 2 つのことが明らかになる．第 1 に，多くの物質における糸球体濾過と尿細管での再吸収の 2 つの過程は，尿中への排泄に比べ量的に大きいことである．このことは，糸球体での濾過や尿細管での再吸収のわずかな量的変化が，尿中排泄量を比較的大きく変化させうることを意味する．例えば，もし GFR が一定に保たれていた場合，尿細管による水の再吸収量が 10%，すなわち 178.5～160.7 L/ 日へ減少したとすると，尿量は 1.5～19.3 L/ 日(約 13 倍)に増加する．しかし，現実には尿細管での再吸収量と糸球体での濾過量の変化は密接に協調して動くので，尿への排泄量の大きな変動は避けられる．

第 2 に，比較的非選択的である糸球体濾過(原則的に血漿タンパク質と，それらに結合した物質以外は，血漿中のすべての溶質は濾過される)とは異なり，**尿細管での再吸収はきわめて選択的である**．グルコースやアミノ酸などいくつかの物質は，尿細管でほとんど完全に再吸収されるので，尿中排泄量は基本的にはゼロである．Na^+，Cl^-，HCO_3^- などの血漿中のイオンの多くもまた，高度に再吸収されるが，それらの再吸収量と尿中排泄量は人体における必要量に応じてさまざまである．尿素やクレアチニンなどの老廃物は，逆に尿細管からほとんど再吸収されず，比較的大量に尿中に排泄される．

したがって，腎臓はいろいろな物質の再吸収量を制御することにより，溶質の排泄量をそれぞれに独立して調節する．これは体液の組成を厳密に調整するために必要な能力である．この章では，腎臓が，異なる物質をさまざまな割合で選択的に再吸収あるいは分泌することを可能としている機構について述べる．

尿細管での再吸収は受動的と能動的な機構を含む

ある物質が再吸収されるためには，まず，①尿細管上皮の細胞膜を通って腎間質液にまで輸送され，次いで，②尿細管周囲毛細血管の細胞膜を通過して血液に戻されなければならない(**図 28.1**)．したがって，水と溶質の再吸収には一連の輸送段階がある．尿細管上皮を通過する腎間質液への再吸収は，第 4 章で詳述された，人体の他の生体膜を通過する物質輸送と同様な機構により，能動的あるいは受動的になされる．例えば，水や溶質は細胞膜を通って(**経細胞経路**(transcellular route))輸送される

表 28.1 種々の物質の糸球体濾過量，尿細管再吸収量，尿中排泄量

物質名	糸球体濾過量	再吸収量	尿中排泄量	再吸収率
グルコース(g/日)	180	180	0	100
重炭酸(mEq/日)	4320	4318	2	> 99.9
ナトリウム(mEq/日)	25560	25410	150	99.4
クロール(mEq/日)	19440	19260	180	99.1
カリウム(mEq/日)	756	664	92	87.8
尿素(g/日)	46.8	23.4	23.4	50
クレアチニン(g/日)	1.8	0	1.8	0

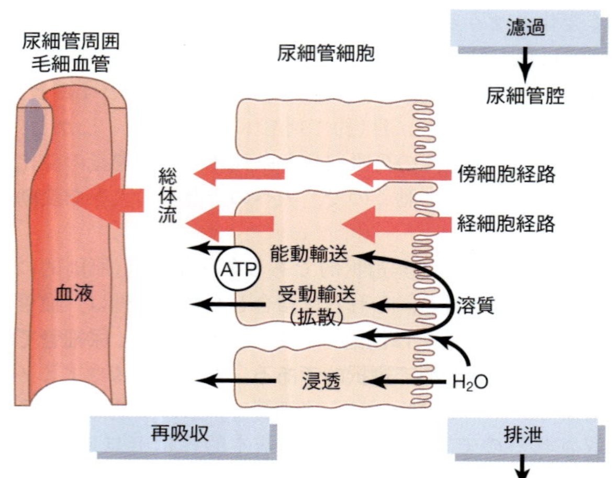

図 28.1 濾過された水と溶質の尿細管腔から尿細管上皮細胞を横切り，腎間質を通過して血液へと戻る再吸収の経路
溶質は，受動拡散や能動輸送により細胞を通り(経細胞経路)，あるいは細胞間を拡散で通り抜けて(傍細胞経路)輸送される．水は，細胞や細胞間を通り，浸透により輸送される．間質から尿細管周囲毛細血管への水と溶質の輸送は，限外濾過(総体流)により行われる．

か，あるいは細胞間隙を通って(**傍細胞経路**(paracellular route))輸送される．尿細管上皮細胞を通過し，間質液中に吸収された後に，水と溶質は尿細管周囲毛細血管壁を通り，静水圧と膠質浸透圧を介した**限外濾過**(ultrafiltration)(**総体流**(bulk flow))により血液中へと輸送される．尿細管周囲毛細血管には，水と溶質を間質から血液へと移動させる正味の再吸収力が働くため，他のほとんどの毛細血管の静脈端と同様の振る舞いをする．

能動輸送

能動輸送は電気化学的勾配に逆らって溶質を移動させることを可能とし，代謝により得られたエネルギーを必要とする．アデノシン三リン酸(ATP)の加水分解のようなエネルギー源に直接共役した輸送は，**一次能動輸送**(primary active transport)とよばれる．これのよい例は Na^+–K^+ ポンプで，腎尿細管のほとんどの部位で働く．イオン濃度勾配によるようなエネルギー源と**間接的に**共役する輸送は，**二次能動輸送**(secondary active transport)とよばれる．尿細管によるグルコースの再吸収は，二次能動輸送の1例である．溶質は尿細管で能動的機構，受動的機構，あるいはその両方により再吸収されるが，水はつねに**浸透**(osmosis)とよばれる受動的(非能動的)な物理的機構により再吸収される．浸透とは溶質濃度の低い(すなわち水濃度の高い)領域から溶質濃度の高い(水濃度の低い)領域への水の拡散を意味する．

溶質は尿細管上皮細胞自体，あるいは細胞の間を通って運ばれる

尿細管細胞は，他の上皮細胞のように**タイト結合**(tight junction)で互いに結合している．タイト結合の後には側方に細胞間間隙が存在し，尿細管上皮細胞同士を隔てている．溶質は細胞を横切る**経細胞経路**(transcellular pathway)か，あるいはタイト結合と細胞間隙を通過する**傍細胞経路**(paracellular pathway)のいずれかを通り再吸収あるいは分泌される．Na^+ は両方の経路で移動する物質であるが，その大部分は経細胞経路で輸送される．いくつかのネフロン分節，特に近位尿細管では，水も傍細胞経路で再吸収されており，水に溶解した物質，特に K^+，Cl^-，Mg^{2+} は細胞間を通って再吸収された水と一緒に運ばれる．

尿細管膜を通過する一次能動輸送はATPの加水分解と関連する

一次能動輸送は電気化学的勾配に逆らって溶質を輸送できるという意味でとりわけ重要である．この能動輸送のためのエネルギーは，膜結合性ATP分解酵素(ATPase)の働きによりATPが加水分解されて得られる．このATPaseはまた溶質と結合し，細胞膜を通過させる輸送機構の構成要素でもある．腎における一次能動輸送の輸送体として，**Na^+–K^+–ATPase**(sodium–potassium ATPase)，**H^+–ATPase**(hydrogen ATPase)，**H^+–K^+–ATPase**(hydrogen–potassium ATPase)，**Ca^{2+}–ATPase**(calcium ATPase)がある．

図 28.2 に示すように，近位尿細管膜での Na^+ の再吸収は一次能動輸送の好例である．尿細管上皮細胞の基底

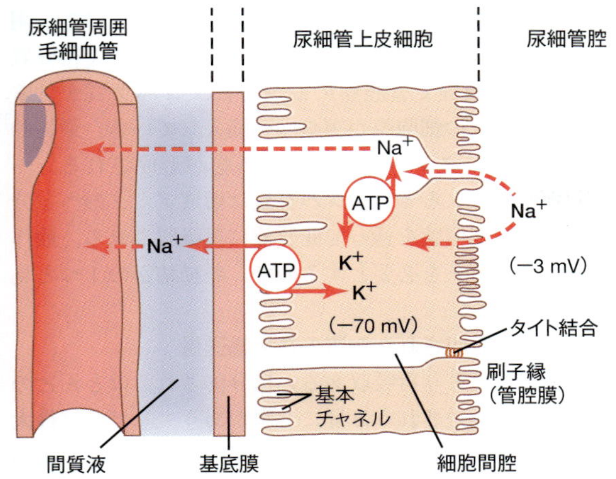

図 28.2　尿細管上皮細胞のナトリウム能動輸送の基本機構
Na^+–K^+ ポンプは，細胞内から基底側膜を通ってナトリウムを汲み出し，細胞内のナトリウム濃度を下げ，細胞内の陰性電位を形成する．この低い細胞内ナトリウム濃度と陰性電位により管腔から刷子縁を通って，細胞内に Na^+ が拡散する．

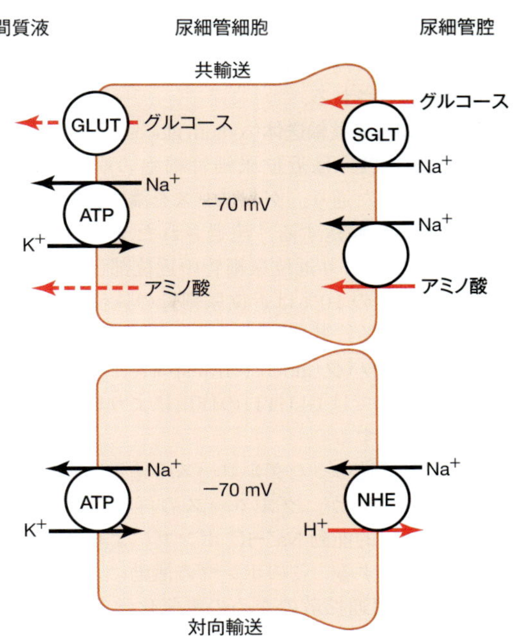

図 28.3　二次能動輸送の機構
上段の細胞は，グルコースとアミノ酸の管腔膜での Na^+ との**共輸送**と，それに引き続く基底側膜からの促通拡散を示す．下段の細胞は，H^+ の細胞内から管腔膜を通っての尿細管腔への**対向輸送**を示す．基底側膜上の Na^+–K^+ ポンプにより形成された電気化学的勾配に沿った Na^+ の細胞内への移動は，H^+ の細胞内から尿細管腔への輸送のためのエネルギーを供給する．

側には，細胞膜の広い範囲にわたって Na^+–K^+ ポンプが存在し，ATP を加水分解し，得られたエネルギーを細胞内の Na^+ を間質へと汲み出すのに利用する．それと同時に，間質から細胞内へと K^+ が輸送される．このイオンポンプは，細胞内の Na^+ 濃度を低く，K^+ 濃度を高く保ち，細胞内に正味で約 −70 mV の陰性電位をつくり出す．この**基底側**(basolateral)細胞膜を通る Na^+ の能動的な汲み出しは，**管腔**(luminal)細胞膜を通り，管腔内から細胞内への Na^+ の受動的拡散に 2 つの理由で好都合である．①尿細管液のナトリウム濃度が上昇し(140 mEq/L)，細胞内のナトリウム濃度が低下する(12 mEq/L)ため，ナトリウムの濃度勾配が生じ細胞内への Na^+ の拡散を促進する．②−70 mV の細胞内の陰性電位が，管腔から細胞内へと陽イオンである Na^+ を引き寄せる．

Na^+–K^+ ポンプによる Na^+ の能動的な再吸収は，尿細管のほとんどの場所で行われる．それに加え，ネフロンの特定の部位では，細胞内に大量の Na^+ を移動させる付加的な機構がある．近位尿細管では，管腔膜に広い範囲に及ぶ(管腔に面した)刷子縁があり，膜表面積を約 20 倍に増大させている．また管腔膜の表面には Na^+ と結合し，細胞内に放出する輸送タンパク質が存在し，細胞膜を通って細胞内に Na^+ を**促通拡散**(facillitated diffusion)させる．これらのナトリウム輸送タンパク質は，後で述べるように，例えばグルコースやアミノ酸のような他の物質の二次能動輸送にも重要である．

このように Na^+ が尿細管腔から血管に至る正味の再吸収には，少なくとも 3 つの過程がある．

①Na^+ は，基底側膜にある Na^+–K^+ ポンプにより形成された電気化学的勾配に沿って，管腔膜(**頂側膜**(apical membrane)ともいう)を通って細胞内へ拡散する．

②Na^+ は，Na^+–K^+ ポンプによる電気化学的勾配に逆らい，基底側膜を横切って輸送される．

③Na^+，水やその他の物質は，限外濾過により間質液から尿細管周囲毛細血管に再吸収される．これは，静水圧と膠質浸透圧勾配によりつくられる受動的過程である．

尿細管膜を通る二次能動的な再吸収

二次能動輸送では，特異的な膜タンパク質(担体分子)に，2 種あるいは 3 種の物質が作用し合い，膜を通り輸送される．ある物質(例えば Na^+)が電気化学的勾配に従って拡散されるとき，放出されたエネルギーは，他の物質(例えばグルコース)を電気化学的勾配に逆らって輸送するのに使われる．このように，二次能動輸送体は，ATP などの高エネルギーリン酸化合物からのエネルギーを直接必要としない．むしろ，直接的なエネルギー源は，ある物質がそれ自体の電気化学的勾配に従って促通拡散されるときに遊離されるものである．

図 28.3 に，近位尿細管におけるグルコースとアミノ酸の二次能動輸送を示す．両者ともに，刷子縁にある特異的な輸送タンパク質が Na^+ と，アミノ酸あるいはグルコース分子と同時に結合する．これらの輸送機構の効率は著しく高いので，管腔内のグルコースとアミノ酸は，ほぼすべて尿細管腔から除去される．細胞内に入った後，グルコースとアミノ酸は拡散により基底側膜を通っ

て細胞外へ放出される．これは特異的な輸送タンパクにより生み出された高い細胞内グルコース・アミノ酸濃度により引き起こされる．

Na^+–グルコース共輸送体(sodium glucose co-transporters (SGLT2 と SGLT1))は近位尿細管細胞の刷子縁に存在し，すでに述べた通り，グルコースを濃度勾配に逆らって細胞質内へと輸送する．濾過されたグルコースの約90%は SGLT2 により近位尿細管の近位部(S1分節)で再吸収され，残りの 10%は近位尿細管の遠位部で SGLT1 により輸送される．基底側膜においてグルコースは**グルコース輸送タンパク**(glucose transporters)(S1分節では GLUT2，S3分節では GLUT1)の作用により細胞外へ拡散し，間質に移動する．

化学的勾配に逆らったグルコースの輸送は直接的には ATP を利用しないが，グルコースの再吸収は，基底側膜における一次的能動 Na^+–K^+ ポンプにより使われたエネルギーに依存する．このポンプの活動により，管腔膜を通る Na^+ の促通拡散のための電気化学的勾配が維持され，Na^+ の下り坂拡散で，同時に管腔膜を通ってのグルコースの上り坂輸送のエネルギーとなる．このように，グルコースの再吸収はグルコース自体がその化学的勾配に逆らって再吸収されるので，“二次能動輸送” とよばれる．しかし，それは Na^+ の一次的能動輸送に対して “二次的” である．

もう 1 つ重要な点は，ある物質の再吸収過程のうち，少なくとも 1 つにおいて一次能動輸送あるいは二次能動輸送が関与する場合には，たとえ他の過程が受動的であってもその物質は “能動的” に輸送されると見なされることである．グルコースの再吸収を例に挙げると，管腔膜では二次能動輸送が行われるが，基底側膜では受動的な促通拡散が起こり，尿細管周囲毛細血管では，総体流による受動的な取り込みが起きる．

尿細管への二次能動分泌

いくつかの物質は，二次能動輸送により尿細管へ分泌される．これは，しばしば Na^+ とその物質との**対向輸送**(counter-transport)を伴う．対向輸送では，1 つの物質(例えば Na^+)の下り坂移動から放出されたエネルギーを用い．別の物質の反対方向への上り坂移動を可能とする．

対向輸送の 1 例は，図 28.3 に示すように，近位尿細管の管腔膜で Na^+ の再吸収と共役した H^+ の能動的分泌である．この場合，細胞内への Na^+ の流入は Na^+–H^+ 対向輸送により，細胞からの H^+ の放出と共役する．この輸送は，管腔膜の刷子縁に存在する特異的なタンパク質(**Na^+–H^+ 交換輸送体**(sodium-hydrogen exchanger))により行われる．細胞内に Na^+ が流入すると，H^+ が尿細管腔へと反対方向に押し出される．一次能動輸送，二次能動輸送の基本原理については，第 4 章で説明されている．

飲作用：タンパク質の再吸収にかかわる能動輸送機構

尿細管のいくつかの部位，とりわけ近位尿細管では**細胞内取り込み**(endocytosis)の 1 種である**飲作用**(pinocytosis)によりタンパク質のような大分子を再吸収する．この過程で管腔膜の刷子縁にタンパク質が付着し，その部位の細胞膜が細胞内へ陥入していき，最終的にはちぎれてタンパク質を含む小胞が形成される．一度，細胞内に入ると，タンパク質は構成アミノ酸へと分解され，基底側膜を通って間質液に再吸収される．飲作用はエネルギーを必要とするので，能動輸送の 1 つと見なされている．

能動的に再吸収された物質の最大輸送量

能動輸送により再吸収あるいは分泌されるほとんどの物質には，輸送されうる量に上限があり，しばしば**最大輸送量**(transport maximum)とよばれる．これは，尿細管へ届けられた溶質の量(**尿細管負荷量**(tubular load))が，輸送過程にかかわる担体タンパク質や特異的な酵素の容量を超えたとき，その溶質の特異的輸送システムが飽和するためにみられる．近位尿細管におけるグルコース輸送系はその好例である．正常では，濾過されたグルコースは，基本的にはすべて近位尿細管で再吸収されるので，測定できるほどのグルコースは尿中には出現しない．しかし，濾過されたグルコース量が尿細管での再吸収能力を超えれば，尿中にグルコースの排出が起きる．

成人では，グルコースの最大輸送量は平均で約 375mg/分であるが，糸球体濾過による尿細管負荷量はわずか 125mg/分にとどまる(GFRx 血漿グルコース＝125mL/分×1mg/mL)．GFR または血漿グルコース濃度

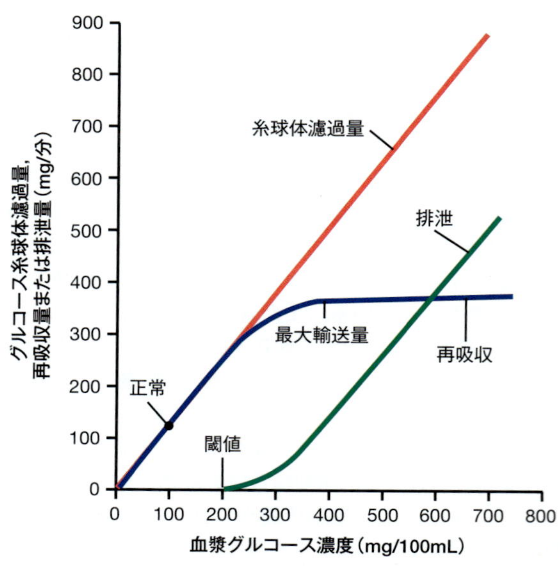

図 28.4 グルコースの糸球体濾過量，尿細管再吸収量，尿中排泄量の関係
最大輸送量は，単位時間に尿細管で再吸収できるグルコースの最大量である．**グルコース閾値**は，尿中にはじめてグルコースが出現する血漿グルコース濃度である．

が大きく増加し，グルコースの尿細管負荷量が375mg/分を超えた場合，最大輸送量以上のグルコースは再吸収されず尿中に排泄される．

図 28.4 に，血漿グルコース濃度，グルコースの負荷量，グルコースの尿細管最大輸送量およびグルコースの尿中排泄量の関係を示す．血漿グルコース濃度が100 mg/100 mL で，グルコースの尿細管負荷量が125mg/分の正常レベルの場合，尿中にグルコースは排泄されない．しかし，血漿グルコース濃度が200mg/100 mL を超えグルコースの尿細管負荷量が250mg/分になると，少量のグルコースが尿中に出現し始める．この限界点をグルコースの**閾値**(threshold)という．**注意すべきは，グルコースが最大輸送量に達する前に尿中に現れる(閾値時点で)ことである**．この閾値と最大輸送量に差が生じる理由は，個々のネフロンのグルコース最大輸送量にばらつきがあり，一部のネフロンは，他のネフロンが最大輸送量に達する前にグルコースを排泄し始めるからである．**腎全体の最大輸送量は通常約375mg/分だが，これは，腎のすべての近位尿細管のグルコースの再吸収能力が飽和に達したときである**．

健康な人の血漿グルコースは，食後であっても尿中にグルコースを排出させるほど高くはならない．しかし，適切な治療がなされていない**糖尿病**(diabetes mellitus)患者では，血漿グルコースは高いレベルに上昇し，グルコースの尿細管負荷量が最大輸送量を超えるので，尿中にグルコースが排泄される．以下の表に，尿細管で**能動的に再吸収される**(actively reabsorbed)主要な物質の最大輸送量を示す．

物質名	最大輸送量
グルコース	375mg/ 分
リン酸塩	0.10mmol/ 分
硫酸塩	0.06mmol/ 分
アミノ酸	1.5mmol/ 分
尿酸	15mg/ 分
乳酸	75mg/ 分
血漿タンパク質	30mg/ 分

能動的に分泌される物質の最大輸送量

また，以下のような**能動的に分泌される**(actively secreted)物質も最大輸送量を示す．

物質名	最大輸送量
クレアチニン	16mg/ 分
パラアミノ馬尿酸	80mg/ 分

能動輸送されるが最大輸送量を示さない物質

能動的に輸送される溶質がしばしば最大輸送量を示すのは，尿細管負荷量が増すと，輸送の担体システムが飽和してしまうためである．**受動的に再吸収されるいくつかの物質は最大輸送量を示さない**．なぜなら，それらの輸送量は他の要因，すなわち，①その物質が細胞膜を通過する際の電気化学的勾配，②その物質に対する膜の透過性，③その物質を含む液体の尿細管での滞留時間などで決められているからである．このタイプの輸送は**勾配−時間依存性輸送**(gradient−time transport)とよばれる．それは輸送量が電気化学的勾配と尿細管内にその物質が滞留する時間に依存するからであり，後者は尿細管流量に依存する．

受動的に輸送される物質は最大輸送量をもたず，勾配−時間依存性輸送の特徴をもつ．すなわち輸送量は，①電気化学的勾配，②その物質に対する膜の透過性，③その物質を含む液体が尿細管の管腔膜と接触する時間に依存する．

勾配−時間依存性輸送の 1 例として近位尿細管での Na^+ の再吸収がある．近位尿細管では，基底側膜の Na^+-K^+ ポンプの最大輸送能力が，通常は実際の正味の Na^+ の再吸収量よりはるかに大きい．これは細胞外に輸送された Na^+ のうちかなりの量が，上皮細胞間の結合部を通り再び尿細管腔へと逆流し漏れ出してしまうためである．この逆流漏れ出しの量は，①タイト結合の透過性と，②間質液から尿細管周囲毛細血管への総体流による再吸収量を決定する種々の間質の物理的力に依存する．したがって，近位尿細管での Na^+ 輸送は，尿細管の最大輸送量よりも，主に勾配−時間依存性輸送に依存する．このことは，近位尿細管内では Na^+ 濃度が高ければ高いほど，その再吸収量が多くなることを意味する．また，尿細管を流れる尿細管液の流れが遅ければ遅いほど，近位尿細管で再吸収される Na^+ の割合が多くなる．ネフロンのさらに遠位の分節では，上皮細胞はより透過性の低い強いタイト結合をもち，輸送される Na^+ 量はずっと少ない．それらの分節では，Na^+ の再吸収は能動輸送される他の物質と同じ最大輸送量を示す．さらに，この最大輸送量は**アルドステロン**(aldosterone)などのホルモンにより増加する．

浸透による受動的な水の再吸収は主としてナトリウム再吸収に共役する

一次能動輸送あるいは二次能動輸送で尿細管から溶質が輸送されるとき，その溶質の尿細管腔内の濃度は低くなり，腎間質の濃度は高くなる．この現象により濃度差が形成され，溶質が輸送されるのと同じ方向，つまり尿細管腔から腎間質への水の浸透を引き起こす．尿細管の一部，特に近位尿細管は水の透過性が高く，水の再吸収はきわめて迅速に起きるので．尿細管膜の両側の溶質の濃度勾配はほんのわずかとなる．

近位尿細管における浸透圧による水の流れの大部分は，上皮細胞間のいわゆる**タイト結合**と，細胞内を通って起きる．その理由は，すでに述べたように，細胞間のタイト結合はその名前が示すほどには“タイト”ではなく，水や小さいイオンはかなりの量が拡散できるためである．これは特に近位尿細管において顕著に認められる．同部位では水に対する透過性が高く，水ほどではないがNa^+，Cl^-，K^+，Ca^{2+}，Mg^{2+}などほとんどのイオンに対してはかなりの透過性を示す．

浸透により水がタイト結合を通って動くとき，いくらかの溶質もまた一緒に運ばれる．これを**溶媒牽引**(solvent drag)とよぶ．それに加えて，水や有機溶質，イオンの再吸収はNa^+の再吸収と連動しているので，Na^+の再吸収量の変化は，水やその他の多くの溶質の再吸収量に大きく影響する．

ネフロンのさらに遠位部，ヘンレ係蹄から集合尿細管に至る広い部位では，タイト結合は水と溶質に対する透過性が著しく低くなる．上皮細胞の細胞膜の表面積も大きく減少するので，水は浸透により尿細管膜のタイト結合を容易に通過することはできない．しかし，抗利尿ホルモン(ADH)は，後述するように，遠位尿細管と集合尿細管の水透過性を大きく増加させる．

このように，尿細管上皮を通る水の動きは，どれほど浸透圧勾配が高くても，細胞膜が水に透過性をもつ場合にのみ起こる．近位尿細管では，水透過性はつねに高く，水は溶質の再吸収と同様に迅速に再吸収される．ヘンレ係蹄の上行脚では，水透過性はつねに低く，大きな浸透圧勾配があるのにもかかわらずほとんど再吸収されない．尿細管の最後の部分(遠位尿細管，集合尿細管，集合管)では，水透過性はADHの存在の有無に応じて高くも低くもなる．

受動輸送によるクロール，尿素，その他の溶質の再吸収

Na^+が尿細管上皮で再吸収されるとき，Cl^-などの陰イオンが電位によりNa^+と一緒に輸送される．陽性電荷であるNa^+の管腔内からの輸送は，管腔内を間質液と比べて陰性にさせる．この環境は，**傍細胞経路**(paracellular pathway)を通ったCl^-の**受動的**(passive)な拡散を引き起こす．水が浸透により尿細管から再吸収されるとき発生するCl^-濃度勾配のため，尿細管腔のCl^-の濃縮が起こり，Cl^-がさらに再吸収される(**図28.5**)．このような能動的なNa^+の再吸収は，電位差とクロール濃度勾配という，Cl^-の受動的な再吸収と強く連関している．

Cl^-は，二次能動輸送によっても再吸収されうる．Cl^-再吸収の二次能動輸送で最も重要な過程は，管腔膜を通ってのNa^+とCl^-の共輸送である．

尿素も尿細管で受動的に再吸収されるが，その吸収量はCl^-に比べかなり少ない．水が尿細管から再吸収されるとき(Na^+の再吸収と共役した浸透により)，尿細管腔の尿素の濃度は上昇する(**図28.5**)．この上昇は尿素の再吸収に好都合な濃度勾配を形成する．しかし，尿素は水のように容易に尿細管を透過しない．ネフロンの特定の部位，特に髄質内層集合管では，受動的な尿素の再吸収は特異的な**尿素輸送体**(urea transporter)により促進される．それでも，糸球体で濾過された尿素の約1/2が尿細管から再吸収される．残りの尿素は尿中に入り，腎臓がこの代謝性老廃物を大量に排泄するようにしている．哺乳類では，老廃物としての窒素は主としてタンパクの代謝に伴って肝臓で産生されるが，通常はその90%以上が尿素として腎より排泄される．

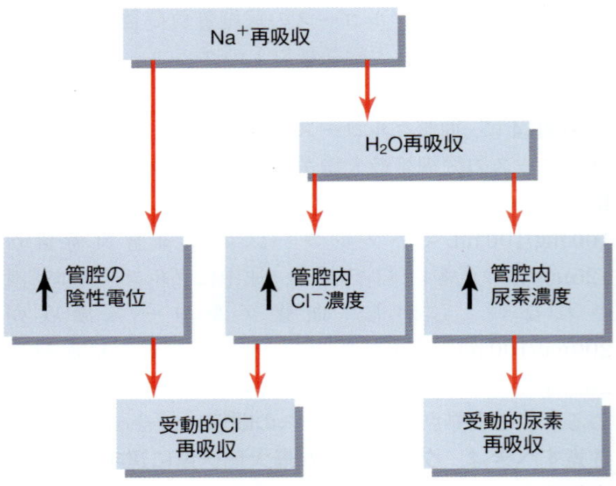

図28.5 水，クロール，尿素の再吸収がナトリウムの再吸収と共役する機序

別の代謝性老廃物であるクレアチニンは尿素より分子量が大きく，基本的に尿細管膜は透過しない．したがって，濾過されたほとんどすべてのクレアチニンは再吸収されず，実質的に糸球体で濾過されたクレアチニンはすべて尿中に排泄される．

ネフロンのさまざまな部位での再吸収と分泌

いままで，水や溶質が尿細管細胞膜を通過して輸送される基本的原理について述べた．この一般原則を念頭において，尿細管の各分節が，固有の機能を果たしているそれぞれの特徴について述べる．ここでは，特にナトリウム，クロール，水の再吸収に関係した，量的に最も重要な尿細管の輸送機能について取り上げる．なお，後の章では，尿細管の各分節における他の特定の物質の再吸収と分泌について述べる．

近位尿細管での再吸収

通常，糸球体で濾過されたNa^+と水の約65%と，それよりやや少ない割合のCl^-が，ヘンレ係蹄に達する前に近位尿細管で再吸収される．後で述べるように，これらの割合はいろいろな生理的条件により増減する．

近位尿細管は能動的・受動的再吸収能が高い

近位尿細管の高い再吸収能は，**図28.6**に示すように，その特別な細胞特性による．近位尿細管の上皮細胞はき

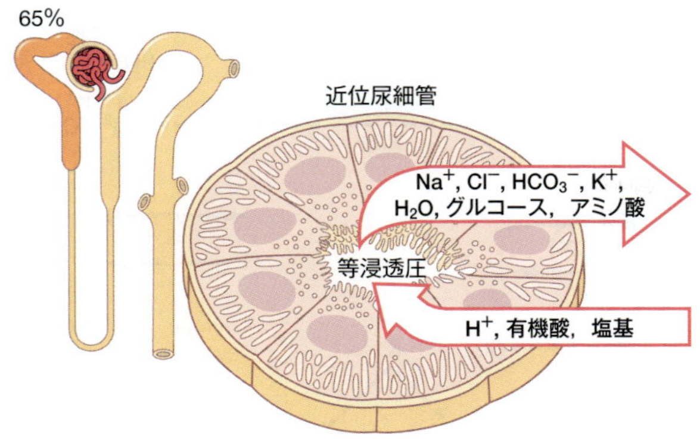

図 28.6　近位尿細管細胞の超微細構造と主な輸送特性
近位尿細管は，糸球体で濾過されたNa^+，Cl^-，HCO_3^-，K^+の約65%と基本的にグルコースとアミノ酸のすべてを再吸収する．近位尿細管では，有機酸，塩基，H^+を管腔側に分泌する．

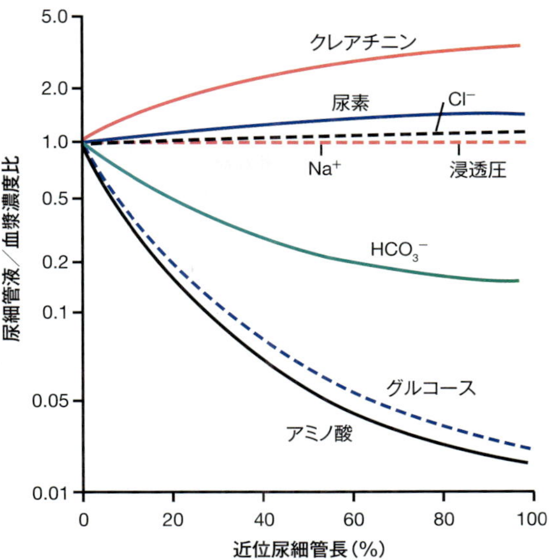

図 28.7　近位曲尿細管に沿ったさまざまな溶質の濃度変化
同じ物質の血漿と糸球体濾過液の濃度が比較してある．値が1.0であれば，その物質の尿細管中の濃度は血漿濃度に等しい．値が1.0より低ければ，その物質が尿細管で再吸収される割合が水より高く，値が1.0より高ければ，その物質は尿細管で水よりも少ない割合で再吸収されているか，あるいは尿細管に分泌されていることを示す．

わめて代謝が高く，多数のミトコンドリアをもち，その強力な能動輸送の過程を支えている．さらに近位尿細管細胞は，管腔側（頂側）の細胞膜に広範囲に及ぶ刷子縁と，細胞間と基底側に広大な迷路用の溝を有し，これらは上皮の管腔側と側底側の細胞膜の表面積を拡大させ，Na^+や他の物質の迅速な輸送を可能にする．

この刷子縁の広大な膜表面には，多数の輸送体タンパク質があり，管腔膜でのNa^+輸送の大部分を担っているが，アミノ酸やグルコースなどさまざまな有機栄養物も**共輸送**（co-transport）している．それに加え，**対向輸送**（counter-transport）機構によりNa^+が尿細管腔から細胞内に輸送される．これらの機構は，他の溶質，特にH^+を管腔側に分泌する間に，Na^+を再吸収する．第31章で述べるように，尿細管腔へのH^+の分泌は尿細管からHCO_3^-を再吸収するのに必要な重要なステップである（H^+とHCO_3^-が反応してH_2CO_3が生じ，その後それがH_2OとCO_2に分解する）．

近位尿細管はNa^+-K^+ポンプがNa^+，Cl^-，水の再吸収の主な駆動力を供給するが．近位尿細管膜の近位部と遠位部の管腔側でNa^+とCl^-が輸送される機構には，多少の相違がある．近位尿細管の前半部では，Na^+はグルコース，アミノ酸などの溶質との共輸送により再吸収される．しかし後半部では，尿細管内にはグルコースやアミノ酸はほとんど残っていない．その代わりに，Na^+は主にCl^-と一緒に再吸収される．近位尿細管の後半部では，前半部（約105 mEq/L）に比べて，比較的高いCl^-濃度（約140 mEq/L）を有する．なぜなら，近位尿細管近位部ではNa^+とともにグルコース，HCO_3^-，有機イオンが再吸収され，高濃度のCl^-を含む尿細管液が管腔内に残されるからである．近位尿細管の後半部では，この高濃度のCl^-は，細胞間結合を通って管腔から腎間質液へと，このイオンを拡散させるのに好都合である．さらに，より少量のCl^-が，近位尿細管細胞膜上の特異的なCl^-チャネルを通り再吸収される．

近位尿細管に沿った溶質の濃度

図 28.7は，さまざまな溶質の近位尿細管内での濃度変化を要約したものである．尿細管液のNa^+量は，近位尿細管を進むにつれて著しく減少するが，Na^+濃度（そして全容積モル浸透圧濃度）は比較的一定に保たれる．なぜならば，近位尿細管での水の透過性が非常に高く，Na^+の再吸収は水の再吸収と同じペースで行われるからである．グルコース，アミノ酸，重炭酸などある種の有機溶質は，水よりも強力に再吸収されるので，それらの濃度は近位尿細管を通過するに従い著しく減少する．クレアチニンのように透過性が低く，能動的に再吸収されない有機溶質の濃度は，近位尿細管を通過するに従い上昇する．ネフロンのこの部分の水透過性がきわめて高いため，容積モル浸透圧濃度で反映される合計の溶質濃度は，近位尿細管のどの箇所でも基本的には同じである．

近位尿細管による有機酸，有機塩基の分泌

近位尿細管はまた，**胆汁酸塩**（bile salts），**シュウ酸塩**（oxalate），**尿酸塩**（urate）や**カテコールアミン**（catecholamines）のような有機酸や有機塩基の分泌にとって重要な部位である．これらの物質の多くは代謝の最終産物であり，速やかに体外に排泄されなければならない．これらの物質の近位尿細管への**分泌**（secretion）に加え，糸球体から近位尿細管への**濾過**（filtration）と，尿細管による再吸収のほぼ完全な欠如が合わさって，尿中への速やかな排泄が行われる．

腎臓は代謝による老廃物のみならず，多くの有害な薬

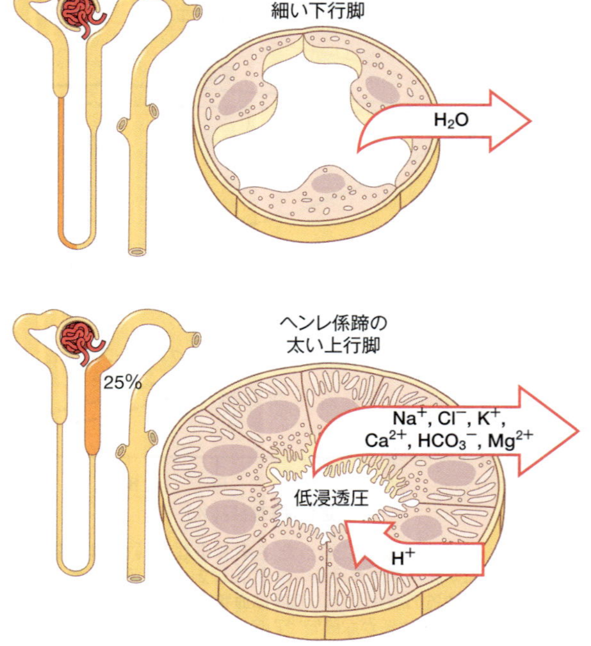

図 28.8 ヘンレ係蹄の細い下行脚(上図)と太い上行脚(下図)の尿細管上皮細胞の超微小構造と輸送特性
ヘンレ係蹄の細い下行脚は高い水透過性をもち，多くの溶質には中等度の透過性をもつが，ミトコンドリアは少なく，能動輸送による再吸収はほとんど，あるいはまったく行われていない．ヘンレ係蹄の太い上行脚は，糸球体で濾過された Na^+，Cl^-，K^+ の約25%を再吸収し，大量の Ca^{2+}，Mg^{2+}，HCO_3^- の再吸収も行う．また，この分節で尿細管腔へ H^+ の分泌も行う．

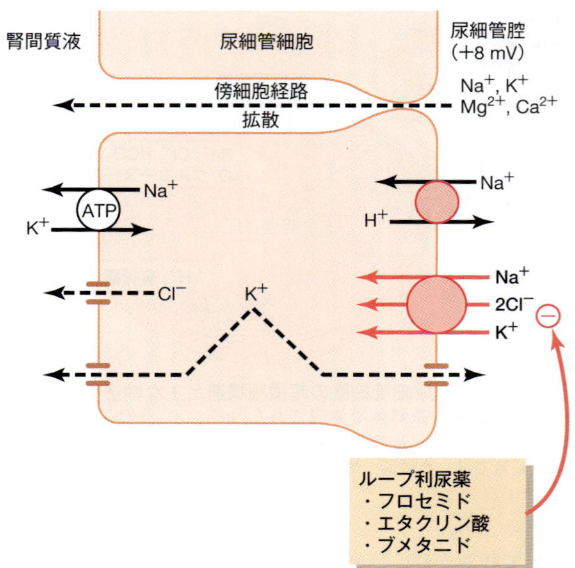

図 28.9 ヘンレ係蹄の太い上行脚でのナトリウム，クロール，カリウムの輸送機序
基底側膜の Na^+–K^+ ポンプは，細胞内の低い Na^+ 濃度と負の電位を維持している．この Na^+ の電気化学的なポテンシャルエネルギーを利用して，管腔膜の Na^+–K^+–$2Cl^-$ 共輸送体は，これら3つのイオンを尿細管腔から細胞内へと輸送する．また Na^+ は，Na^+–H^+ 対向輸送によっても尿細管で再吸収される．管腔側は腎間質に対して陽性(+8mV)の電位をもち，この電位が Mg^{2+} と Ca^{2+} のような陽イオンを傍細胞経路で管腔から腎間質へ拡散させる．

物や毒素を尿細管細胞から直接に管腔に分泌し，血液から速やかにこれらの物質を除去する．ペニシリンやサリチル酸のようなある種の薬物では，腎による速やかな除去が，治療上有効な濃度を維持するうえで問題となる．

パラアミノ馬尿酸(PAH)も近位尿細管で速やかに分泌される物質である．PAH はきわめて迅速に分泌され，健康人では腎動脈を流れる血漿から PAH の約90%が除去され，尿に排泄される．このため，後で述べるように PAH クリアランスは**腎血漿流量**(renal plasma flow：RPF)の推定に用いることができる．

ヘンレ係蹄での溶質と水の輸送

ヘンレ係蹄は機能的にまったく異なる3つの分節，すなわち**細い下行脚**(thin descending limb segment)，**細い上行脚**(thin ascending limb segment)，**太い上行脚**(thick ascending limb segment)から構成されている．細い下行脚と細い上行脚は，その名の通り刷子縁のない薄い上皮膜からなり，ミトコンドリアもほとんどなく，代謝活動は最低レベルである(図 28.8)．

細い下行脚は水に対して高い透過性をもち，また，尿素や Na^+ を含むほとんどの溶質に中等度の透過性をもつ．この部位の主たる機能は，物質を単純拡散により再吸収することである．糸球体で濾過された水の約20%がヘンレ係蹄で再吸収される．そのほとんどが細い下行脚で行われる．細い部分と太い部分を合わせた上行脚，すなわち細い上行脚と太い上行脚は，事実上水を透過しない．この性質は尿の濃縮に重要である．

ヘンレ係蹄の太い上行脚は上行脚の中央付近から始まり，高い代謝活動を示す厚い上皮細胞をもち，ナトリウム，クロール，カリウムを能動的に再吸収する(図 28.8)．糸球体から濾過された量の約25%のナトリウム，クロール，カリウムがヘンレ係蹄，それも太い上行脚で主に再吸収される．Ca^{2+}，HCO_3^-，Mg^{2+} などのイオンも，かなりの量が太い上行脚で再吸収される．細い上行脚は，太い上行脚に比べてはるかに再吸収能力が小さく，これらの物質のいずれもたくさんは再吸収することはできない．

太い上行脚での溶質の再吸収には，上皮細胞の側底膜の Na^+–K^+ ポンプが重要な役割を果たす．近位尿細管におけると同様，ヘンレ係蹄の太い上行脚での他の物質の再吸収は，Na^+–K^+ ポンプの再吸収能力に密接に関連し，これが細胞内のナトリウム濃度を低く保つ．この低い細胞内ナトリウム濃度は，次いで，尿細管液から細胞への Na^+ の移動に好都合な濃度勾配を提供する．**太い上行脚では，管腔膜を通過する Na^+ の移動は，主として Na^+–K^+–$2Cl^-$ 共輸送体によりもたらされる**(図 28.9)．

管腔膜にあるこの共輸送タンパク質は，Na^+ の細胞内への下り坂拡散により放出された位置エネルギーを利用し，濃度勾配に逆らって，K^+ を細胞内へと再吸収している．

ヘンレ係蹄の太い上行脚は，強力な**ループ利尿薬**(loop diuretics)の**フロセミド**(furosemide)，**エタクリン酸**(ethacrynic acid)，**ブメタニド**(bumetanide)の作用部位である．これら利尿薬はすべて Na^+–K^+–$2Cl^-$ 共輸送体の作用を阻害する．これらの利尿薬については第 32 章で説明する．

太い上行脚の管腔膜には，Na^+–H^+ 対向輸送機構も存在し，この分節で Na^+ を再吸収し，H^+ を分泌している(図 28.9)．太い上行脚では，管腔側が間質液に比べてわずかながら正の荷電をもつため，Mg^{2+}，Ca^{2+}，Na^+，K^+ などの陽イオンが傍細胞経路でかなりの量再吸収される．Na^+–K^+–$2Cl^-$ 共輸送体は，同量の陽イオンと陰イオンを細胞内へ輸送しているが，管腔膜では，わずかではあるが細胞内から管腔側へとカリウムが逆流し，管腔側で約 +8 mV のプラス電位となる．この正の荷電が，傍細胞間隙を通って尿細管腔から間質液へ，Mg^{2+} や Ca^{2+} などの陽イオンを拡散させる力となる．

ヘンレ係蹄の太い上行脚では，事実上，水は透過することができない．そのため大量の溶質の再吸収にかかわらず，この分節に運ばれた水の大部分は管腔内にとどまる．上行脚の尿細管液は遠位尿細管方向に流れるにつれ，著しく希釈されるが，これは第 29 章でさらに詳細に述べるが，さまざまな状況下で腎臓が尿を希釈したり，濃縮したりするために重要な特性である．

遠位尿細管

ヘンレ係蹄の太い上行脚は**遠位尿細管**(distal tubule)につながる．遠位尿細管の起始部には密に詰まった上皮細胞からなる**緻密斑**(macula densa)が存在し，これは**傍糸球体装置**(juxtaglomerular complex)の構成要素で，同一ネフロンの GFR と血流量をフィードバック制御している．これに続く遠位尿細管の部位は，強く曲がりくねっており，ヘンレ係蹄の太い上行脚と共通する再吸収特性を多くもつ．すなわちこの部位は，Na^+，K^+，Cl^- を含むほとんどすべてのイオンを強力に再吸収するが，水や尿素は実質的には透過させない．そのため尿細管液も希釈されるので，この部位は**希釈分節**(diluting segment)とよばれる．

糸球体で濾過された NaC1 の約 5%が遠位尿細管の近位部で再吸収される．**Na^+–Cl^- 共輸送体**(sodium–chloride co–transporter)は NaCl を管腔側から細胞内へと移動させる．そして，Na^+–K^+ ポンプが基底側膜を通って細胞内から細胞外へと Na^+ を汲み出す(図 28.10)．Cl^- は基底側膜の Cl^- チャネルを通って細胞内から腎間質へ拡散する．高血圧や心不全の治療に広く用いられる**サイアザイド系利尿薬**(thiazide diuretics)は，Na^+–Cl^- 共輸送体を阻害する．

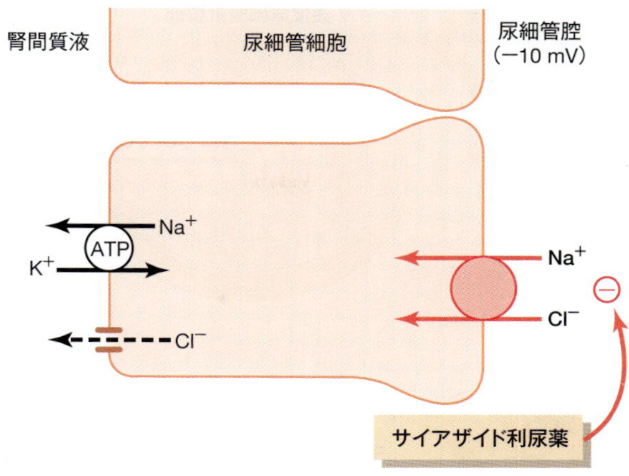

図 28.10　遠位尿細管近位部での NaCl の輸送機序
ナトリウムとクロールは尿細管腔から細胞へ共輸送体により輸送される．これは，サイアザイド系利尿薬により抑制される．ナトリウムは細胞内から基底側膜の Na^+–K^+ ポンプにより汲み出され，クロールは Cl^- チャネルを経て間質液に拡散する．

遠位尿細管遠位部と皮質集合管

遠位尿細管の後半部分とそれに続く皮質集合管は，よく似た機能的特性をもつ．解剖学的には，両者とも**主細胞**(principal cell)と**間在細胞**(intercalated cell)という明確に区別できる 2 種類の細胞から構成される(図 28.11)．主細胞は尿細管腔からナトリウムと水を再吸収し，尿細管腔へカリウムを分泌する．A 型間在細胞は K^+ を再吸収し，H^+ を尿細管腔へ分泌する．

主細胞はナトリウムを再吸収し，カリウムを分泌する

主細胞によるナトリウムの**再吸収**とカリウムの**分泌**は，それぞれの細胞の基底側膜の Na^+–K^+ ポンプの活性に依存する(図 28.12)．このポンプは細胞内のナトリウム濃度を低く保つので，特別なチャネルを通って細胞内に Na^+ の拡散を促進する．これらの細胞による血液から尿細管腔へのカリウム分泌には 2 段階がある．①基底側膜の Na^+–K^+ ポンプによりカリウムが細胞内へと取り込まれ，細胞内カリウム濃度を高く維持する．そして，②いったん細胞内に入ると，カリウムは管腔膜を通して生じる濃度勾配に沿って，尿細管内へと拡散する．

主細胞は，スピロノラクトン，エプレレノン，アミロライド，トリアムテレン等を含む**カリウム保持性利尿薬**(potassium–sparing diuretics)の主たる作用部位である．**スピロノラクトン**(spironolactone)と**エプレレノン**(eplerenone)は**ミネラルコルチコイド受容体拮抗薬**(mineralocorticoid receptor antagonist)であり，主細胞のアルドステロン受容体でアルドステロンと競合し，ナトリウムの再吸収とカリウムの分泌に及ぼすアルドステロンの刺激作用を抑制する．**アミロライド**(amiloride)と**トリアムテレン**(triamterene)は **Na^+ チャネル阻害剤**(sodium channel blockers)であり，管腔膜の Na^+ の流入を直接阻害するので，Na^+–K^+ ポンプにより基底側膜を

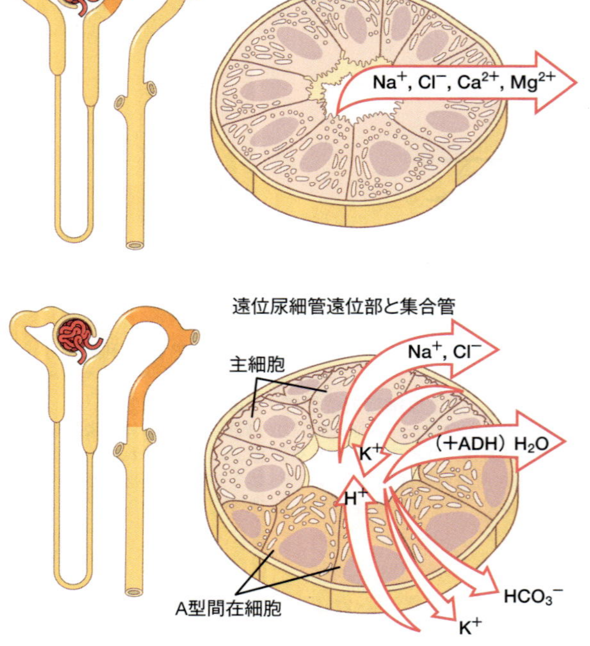

図 28.11　遠位尿細管近位部と遠位尿細管遠位部および集合尿細管の細胞の超微小構造と輸送特性
遠位尿細管近位部は，ヘンレ係蹄の太い上行脚とほぼ同じいくつかの特性をもち，ナトリウム，クロール，カルシウム，マグネシウムを再吸収するが，水と尿素はほとんど透過させない．遠位尿細管遠位部および集合尿細管は，**主細胞**と**間在細胞**の 2 種類の異なる細胞で構成されている．主細胞はナトリウムを再吸収し，カリウムを分泌する．A 型間在細胞は K^+ と HCO_3^- を管腔側から再吸収し，H^+ を管腔に分泌する．この尿細管分節の水再吸収は，**抗利尿ホルモン**(antidiuretic hormone)の濃度により制御される．

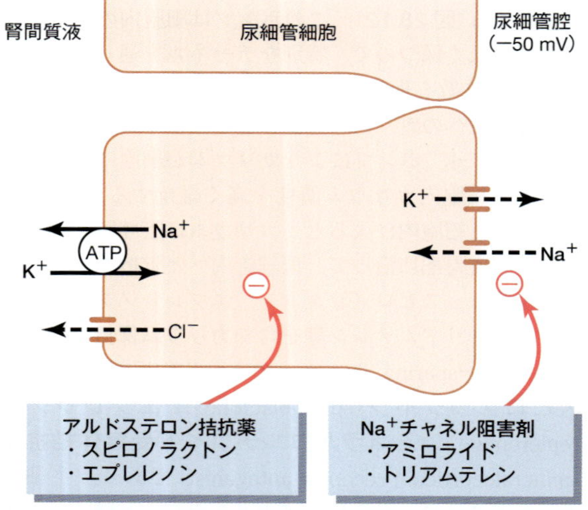

図 28.12　遠位尿細管遠位部および集合尿細管での NaCl 再吸収機構とカリウム分泌機構
Na^+ は特殊なチャネルを通って細胞内に入り，Na^+–K^+ ポンプにより，細胞外へ汲み出される．アルドステロン拮抗薬は，細胞内のアルドステロン受容体へのアルドステロンの結合と競合し，ナトリウム再吸収とカリウム分泌を刺激するアルドステロンの作用を抑制する．Na^+ チャネル阻害剤は，Na^+ のチャネルへの流入を直接抑制する．

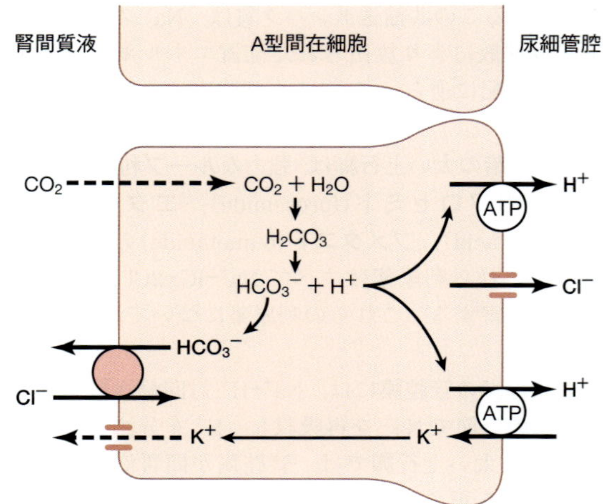

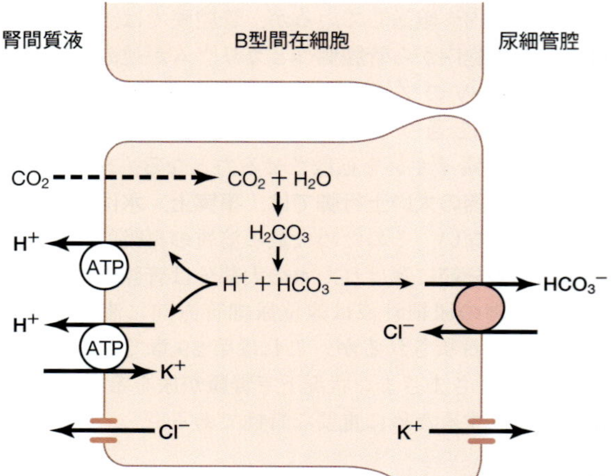

図 28.13　集合尿細管の A 型間在細胞と B 型間在細胞
A 型細胞は H^+ ポンプと H^+–K^+ ポンプを管腔膜上に有し，アシドーシスにおいて H^+ を分泌すると同時に HCO_3^- と K^+ を再吸収する．B 型間在細胞は H^+ ポンプと H^+–K^+ ポンプを基底側膜上に有し，アルカローシスにおいて H^+ を再吸収すると同時に HCO_3^- と K^+ を分泌する．

通って輸送されるナトリウム量が減少する．これは続いて，細胞内へのカリウムの取り込み量を減らし，最終的に尿細管液へのカリウム分泌を減らす．このような理由で，Na^+ チャネル阻害剤やアルドステロン拮抗薬は，尿中へのカリウム排泄量を減少させ，カリウム保持性利尿薬として働く．

間在細胞は H^+，HCO_3^- と K^+ を分泌または再吸収する

間在細胞は酸塩基平衡の調節に主要な役割を果たし，集合尿細管と集合管の細胞の 30〜40％を占める．間在細胞には A 型細胞と B 型細胞の 2 種類ある(**図 28.13**)．A 型細胞は H^+ ポンプまたは H^+–K^+ ポンプにより H^+ を分泌する．H^+ はこの細胞内で炭酸脱水酵素により水と CO_2 から生成された H_2CO_3 が，H^+ と HCO_3^- に解離することにより産生される．H^+ は引き続き尿細管腔へと分

泌され，H^+1分子が分泌されるごとにHCO_3^-1分子が基底側膜を通り再吸収される．A 型間在細胞はアシドーシスにおいて H^+ を排泄し，同時に HCO_3^- を再吸収する際に特に重要である．

B 型間在細胞は A 型細胞と逆の機能を有し，アルカローシスにおいて HCO_3^- を尿細管腔へ分泌し H^+ を再吸収する．B 型間在細胞では A 型細胞と反対側の細胞膜に H^+ と HCO_3^- 輸送体が存在する．H^+ は H^+ ポンプにより能動的に細胞膜の側底側から細胞外へと輸送され，HCO_3^- は管腔内へと分泌され，アルカローシスで過剰な血漿 HCO^- を排泄する．

この機序のより詳細な解説が第 31 章で述べられている．間在細胞はまた図 28.13 で示されているように，カリウムを再吸収・分泌することができる．

遠位尿細管遠位部(late distal tubule)と**皮質集合尿細管**(cortical collecting tubule)の機能的特徴は以下のようにまとめられる：

①いずれの分節の尿細管膜も，遠位尿細管近位部の希釈分節と同様に尿素をほとんど透過させない．ゆえに，これらの分節に流入した尿素は，ほぼすべてが再吸収されることなく集合管に入り，そのまま尿中に排泄される．なお，髄質集合管では少量の尿素が再吸収される．

②遠位尿細管の後半部位と皮質集合尿細管は Na^+ を再吸収する．その再吸収量はホルモン，特にアルドステロンにより制御されている．同時に，これらの分節は，尿細管周囲毛細血管の血液から尿細管内腔へと K^+ を分泌するが，この過程もまた，アルドステロンや体液の K^+ 濃度など他の因子により制御される．

③これらのネフロン分節にある A 型間在細胞は，アシドーシス下で能動的 H^+ ポンプ機構により強力に H^+ を分泌することができる．この過程は，近位尿細管での H^+ の二次能動分泌とは異なり，1 対 1000 のような大きな濃度勾配に逆らって H^+ を分泌することができる．これは，近位尿細管で二次能動分泌により得られる H^+ の比較的小さい勾配(4～10 倍)とは対象的である．アルカローシスでは，B 型間在細胞が HCO_3^- を分泌し，能動的に H^+ を再吸収する．このように，間在細胞は体液の酸塩基調節で主要な役割を果たす．

④遠位尿細管遠位部と皮質集合管の水の透過性は，**バソプレシン**(vasopressin)ともよばれる ADH の濃度により制御されている．これらの尿細管分節は，ADH 濃度が高いときには水透過性を有するが，ADH がなければ，事実上，水を透過しない．この特別な性質は，尿の希釈または濃縮の程度を制御するうえで重要な機構である．

髄質集合管

髄質集合管(medullary collecting duct)は，濾過された水やナトリウムの 10%以下の量しか再吸収しないが，尿生成過程の最終部位である．したがって，最終的な水と溶質の尿排泄量を決定するきわめて重要な役割をもつ．

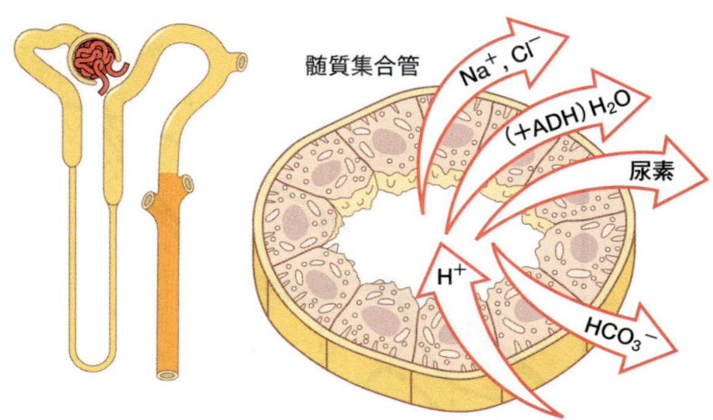

図 28.14 髄質集合管上皮細胞の超微小構造と輸送特性
髄質集合管は能動的に Na^+ を再吸収し，H^+ を分泌する．また，尿素に対する透過性をもち，これら分節で尿素を再吸収する．髄質集合管での水の再吸収は，抗利尿ホルモンの濃度により制御される．

髄質集合管の上皮細胞はほぼ立方体の細胞で，平滑な表面をもち，ミトコンドリア量は比較的少ない(図 28.14)．この分節の特異的性質は次のようである．

①髄質集合尿細管の水透過性は，ADH 濃度により制御される．ADH 濃度が高いとき，水は髄質間質に非常によく再吸収されるので，尿量が減少し，尿中の溶質のほとんどは濃縮される．

②皮質集合尿細管とは異なり，髄質集合管は尿素に対して透過性をもち，管腔側と基底側の細胞膜を通り尿素の拡散を可能とする，特異的な**尿素輸送体**(urea transporters)が存在する．したがって，尿細管液中の尿素のいくらかは髄質間質に再吸収され，腎臓のこの部分の容積モル浸透圧濃度を増加させ，腎全体としての尿濃縮能力に寄与する．この機構については第 29 章で論じられている．

③皮質集合管と同様に，髄質集合管は，大きな濃度勾配に逆らって H^+ を分泌することができる．したがって髄質集合管もまた，酸塩基平衡の調節に重要な役割を果たす．

尿細管各分節におけるさまざまな溶質の濃度についての要約

ある溶質が尿細管で濃縮されるか否かは，その溶質の再吸収量と水の再吸収量との相対的な比率で決まる．もし，より多くの比率で水が再吸収されれば，その物質はより濃縮される．もし，より多くの比率で溶質が再吸収されれば，その物質はより希釈される．

図 28.15 は，尿細管の各部位で，いくつかの溶質の濃縮の度合いを示したものである．この図のすべての値は，ある物質の尿細管液の濃度を血漿濃度で割った値である．もし，その物質の血漿濃度が一定だとすると，尿

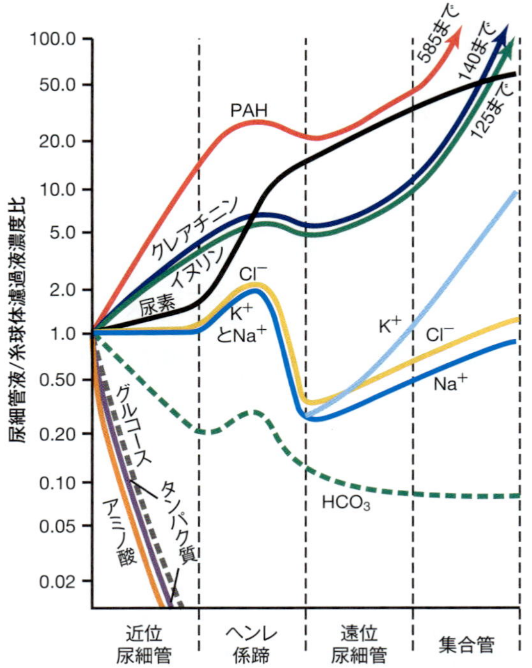

図 28.15 血漿および糸球体濾過液の濃度と比較した，尿細管各分節での種々の溶質の濃度変化

値が 1.0 であれば，この物質の尿細管液中の濃度は血漿濃度に等しい．値が 1.0 より低ければ，その物質が尿細管で再吸収される割合が水より高く，値が 1.0 より高ければ，尿細管で水よりも少ない割合で再吸収されているか，尿細管から分泌されていることを示す．

細管液／血漿濃度比の変化は，尿細管液の濃度変化を反映する．

濾過液が尿細管に沿って流れるのに従い，もし溶質に比べて水の再吸収量が多いか，溶質が尿細管液へ正味で分泌されていれば，その濃度は徐々に 1.0 以上になる．もし濃度比が徐々に 1.0 以下に減少すれば，これは溶質のほうが水と比べて相対的に多く再吸収されたことを示す．

図 28.15 の上半分に示した物質，例えばクレアチニンは，尿中で強く濃縮される．一般的に，これらは人体に必要のない物質であり，腎臓はこれらの物質をほんのわずかか，あるいはまったく再吸収せず，時には尿細管中に分泌することすらあるため，特に大量に尿中に排泄される．反対に，図の下半分に示した物質，例えばグルコースやアミノ酸は，すべて強力に再吸収されている．これらの物質はすべて生体が保持する必要のある物質であり，尿中に失われることはまれである．

イヌリンの尿細管液／血漿濃度比は腎尿細管による水の再吸収を測定するのに用いることができる

イヌリンは GFR 測定に用いられる多糖類であり，腎尿細管では再吸収も分泌もされない．よって，尿細管に沿ったイヌリン濃度の変化は，尿細管液に存在する水の量の変化を反映する．例えば，近位尿細管の終末部でイヌリンの尿細管液／血漿濃度比の 3.0 への上昇は，尿細管液のイヌリン濃度が，血漿や糸球体濾過液のイヌリン濃度に比べ 3 倍大きいことを意味する．イヌリンは尿細管から分泌も再吸収もされないので，尿細管の尿細管液／血漿濃度比が 3.0 ということは，濾過された水の 1/3 のみが尿細管内に残り，残り 2/3 の水は近位尿細管を通る間に再吸収されたことを意味する．集合管の終末部では，イヌリンの尿細管液／血漿濃度比が約 125 倍にまで上昇する（図 28.15）．これは，尿細管腔には濾過された水のたった 1/125 しか残っておらず，99％以上の水が再吸収されたことを示唆する．

尿細管の再吸収調節

尿細管での再吸収量と糸球体濾過量を正確に均衡させることは必須であるため，糸球体濾過の制御と同じように，尿細管再吸収を調節するためにさまざまな神経性，液性，局所性の制御機構が働く．尿細管再吸収の重要な特徴の 1 つは，一部の溶質の再吸収は，他の溶質とは独立して，主にホルモン性制御機構により調節されることである．

糸球体尿細管バランス：再吸収量は尿細管負荷の増加に応じて増加する

尿細管再吸収を制御する最も基本的な機序の 1 つは，尿細管負荷（すなわち尿細管への流入量）の増加に応じて，それらの再吸収量を増加させる尿細管固有の能力である．この現象を**糸球体尿細管バランス**（glomerulotubular balance）とよぶ．例えば，もし GFR が 125 mL/分から 150 mL/分に増加した場合，近位尿細管での再吸収量は約 81 mL/分（GFR の 65％）から約 97.5 mL/分（GFR の 65％）に増加する．このように糸球体尿細管バランスは，近位尿細管での再吸収量と GFR の比率が約 65％と比較的一定に保たれていても，GFR が増加すると，尿細管からの総再吸収量が増加するという事実を反映する．

糸球体尿細管バランスは他の尿細管部位，特にヘンレ係蹄でもいくらかみられる．糸球体尿細管バランスの詳細な機構は完全には解明されていないが，後に述べるように，一部は尿細管や周辺の腎間質での物理的力の変化によるものと考えられている．この糸球体尿細管バランスの機序はホルモンとは無関係で，摘出した腎臓や単離した近位尿細管でも起きる．

糸球体尿細管バランスは GFR が増加したときに遠位尿細管への過重な負荷が生じるのを防ぐのに役立つ．糸球体尿細管バランスは，GFR の自発的な増減による尿量の変化を緩衝する防御機構の 1 つである（もう 1 つの防御機構は以前に述べた腎血流の自己調節機構，なかでも尿細管糸球体フィードバックであり，GFR の大きな変化を防いでいる）．糸球体尿細管バランスと腎血流の自己調節機構が共同して働き，動脈圧が変化したときや，ナトリウムや体液量の恒常性を破綻させうるような障害が起きたときに，遠位尿細管の流量に大きな変化が起きるのを防いでいる．

尿細管周囲毛細血管と腎間質液での物理的力

静水圧と膠質浸透圧は，糸球体毛細血管での濾過を制御するのと同様に，尿細管周囲毛細血管への再吸収量を調整する．続いて，尿細管周囲毛細血管での再吸収量の変化が腎間質の静水圧と膠質浸透圧に影響し，最終的には，尿細管からの水と溶質の再吸収量に影響を及ぼす．

物理的力と再吸収量の正常値

糸球体濾過液が尿細管を通過するにつれて，普通は水とほとんどの溶質の99%以上が再吸収される．水や電解質は尿細管から腎間質に再吸収され，腎間質から尿細管周囲毛細血管に再吸収される．尿細管周囲毛細血管での再吸収量は，通常約124mL/分である．

尿細管周囲毛細血管に再吸収される量は次のように計算される．

$$再吸収量 = K_f \times 有効再吸収力$$

有効再吸収力は，再吸収を左右する静水力と膠質浸透力の総和で，尿細管周囲毛細血管での再吸収を促進または阻害する．これらの力は，①尿細管周囲毛細血管内の静水圧（**尿細管周囲静水圧**（peritubular hydrostatic pressure［P_c］））で再吸収を阻害し，②毛細血管外の腎間質の静水圧（P_{if}）で再吸収を促進し，③尿細管周囲毛細血管内の血漿タンパク質の膠質浸透圧（π_c）で再吸収を促進し，④腎間質のタンパク質による膠質浸透圧（π_{if}）で再吸収に対抗する．

図28.16に，正常時に尿細管周囲の再吸収を促進，

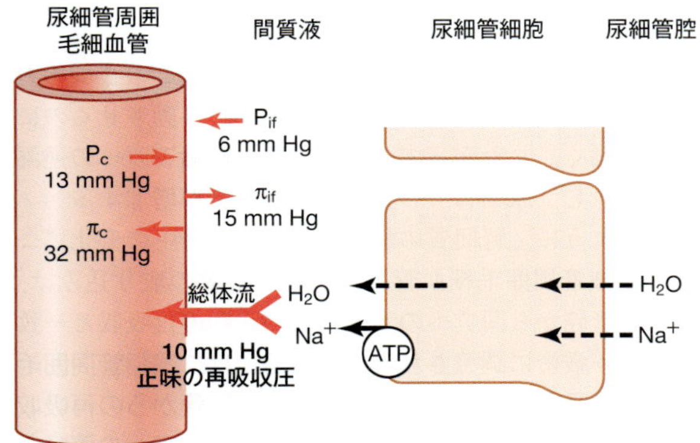

図28.16　尿細管周囲毛細血管での水の再吸収を決定する静水圧と膠質浸透圧のまとめ
数値は正常成人での静水圧および膠質浸透圧を示す．正味の再吸収圧は通常約10mmHgで，尿細管上皮細胞によって輸送された水と溶質を尿細管周囲毛細血管に再吸収させる．ATPはアデノシン三リン酸，P_cは尿細管周囲毛細血管の静水圧，P_{if}は間質液の静水圧，π_cは尿細管周囲毛細血管の血漿膠質浸透圧，π_{if}は間質液の膠質浸透圧を表す．

または対抗する力のおおよその値を示す．正常な尿細管周囲毛細血管の内圧は平均で約13mmHg，腎間質液の静水圧は平均で約6mmHgであるので，毛細血管では尿細管周囲毛細血管から間質液へと約7mmHgの正の静水圧勾配が存在し，これが尿細管液の再吸収に対抗する．しかし，この再吸収に対抗する力は，再吸収を促進する膠質浸透圧に比べると小さい．再吸収を促進する血漿膠質浸透圧（π_c）は約32mmHg，再吸収に抗する腎間質の膠質浸透圧（π_{if}）は15mmHgで，約17mmHgの有効膠質浸透圧が再吸収を促進する．したがって，再吸収を促進する膠質浸透圧（17mmHg）から再吸収に抗する有効静水圧（7mmHg）を引いた約10mmHgが正味の再吸収力となる．これは，糸球体毛細血管での濾過圧と同じくらい高い値であるが，方向が逆である．

尿細管周囲毛細血管での大量の尿細管液再吸収に寄与するもう1つの因子は，高い水透過性と広い毛細血管表面積に起因する大きな濾過係数（K_f）である．再吸収量は普通約124mL/分，有効再吸収圧は10mmHgなので，K_fは通常約12.4mL/分/mmHgである．

尿細管周囲毛細血管での物理的力の調節

尿細管周囲毛細血管での再吸収を決定する因子に，尿細管周囲毛細血管の静水圧と膠質浸透圧の2つがある．これらは腎血行動態の変化に直接影響を受ける．**尿細管周囲毛細血管静水圧**（peritubular capillary hydrostatic pressure）は，**動脈圧**（arterial pressure）と**輸入・輸出細動脈の抵抗**（resistances of the afferent and efferent arterioles）に影響される．①動脈圧の上昇は，尿細管周囲毛細血管の静水圧を上昇させ，再吸収量を減少させるように働く．この作用は，腎血流の自己調節機能によりいくらか緩衝され，腎血流量を比較的一定に維持し，同じように，腎血管内の静水圧は比較的一定に維持される．②輸出細動脈，輸入細動脈のいずれの血管抵抗上昇も，尿細管周囲毛細血管の静水圧を減少させ，再吸収量を増加させるように働く．輸出細動脈が収縮すると，糸球体毛細血管の静水圧が上昇するが，尿細管周囲毛細血管の静水圧は低下する．

尿細管周囲毛細血管の再吸収量を決定する第2の主な因子は，これら毛細血管の**血漿膠質浸透圧**（colloid osmotic pressure）であり，この圧が上昇すると，尿細管周囲毛細血管での再吸収量が増加する．**尿細管周囲毛細血管の血漿膠質浸透圧は，①体循環系の血漿膠質浸透圧**（体循環血の血漿タンパク質濃度が上昇すると，尿細管周囲毛細血管での血漿膠質浸透圧も上昇し，再吸収量が増加する）と，②**濾過比**（filtration fraction）（糸球体での血漿濾過比が増加すると，濾過されないで残ったタンパク質がさらに濃縮されて血漿中に残る）で決まる．このように，濾過比が増えると尿細管周囲毛細血管での再吸収量が増加するように働く．濾過比は，GFRとRPFの比として定義されるので，濾過比の増加は，GFRの増加あるいはRPFの低下の結果として起こる．アンジオテンシンⅡのような腎血管収縮物質は，後で述べるよう

表28.2 尿細管周囲毛細血管での再吸収に影響する因子

↑毛細血管静水圧(P_C)→↓再吸収量
- ↓輸入細動脈血管抵抗(R_A)→↑P_C
- ↓輸出細動脈血管抵抗(R_E)→↑P_C
- ↑動脈圧→↑P_C

↑毛細血管膠質浸透圧(π_C)→↑再吸収量
- ↑動脈血漿膠質浸透圧(π_A)→↑π_C
- ↑糸球体濾過比(FF)→↑π_C

↑毛細血管濾過係数(K_f)→↑再吸収量

に，腎血流量を減少させ，濾過比を増加させることにより尿細管周囲毛細血管での再吸収量を増加させる．

尿細管周囲毛細血管のK_fの変化もまた，再吸収量に影響を及ぼす．K_fは毛細血管の透過性と表面積から測定される．K_fが大きくなれば尿細管周囲毛細血管の再吸収量は増えるし，逆にK_fが小さくなれば再吸収量は減少する．K_fの値は，生理的状態において，ほぼ一定の値を示す．表28.2に，尿細管周囲毛細血管の再吸収量に影響する因子を要約してある．

腎間質の静水圧と膠質浸透圧

尿細管周囲毛細血管での物理的力の変化は，尿細管を取り巻く腎間質の物理的力を変化させて，最終的には，尿細管での再吸収に影響する．例えば，尿細管周囲毛細血管の膜にかかる再吸収力の減少は，尿細管周囲毛細血管の静水圧の上昇か，その膠質浸透圧の低下により引き起こされ，間質から尿細管周囲毛細血管への水や溶質の取り込みを減少させる．この作用は，次いで，腎間質液の静水圧を上昇させ，腎間質のタンパク質を希釈させる結果，間質液の膠質浸透圧を低下させる．さらに，これらの変化は尿細管，特に近位尿細管から間質への正味の水再吸収量を減少させる．

腎間質液の静水圧と膠質浸透圧の変化が，尿細管での再吸収に影響を与える機構は，水と溶質の再吸収経路をみれば理解しやすい(図28.17)．能動輸送であれ，受動的拡散であれ，いったん溶質が細胞間隙や腎間質に輸送されると，水は尿細管腔から浸透により間質へと引き込まれる．さらに，いったん間質に入った水と溶質は，尿細管周囲毛細血管内に集められるか，あるいは上皮の細胞間結合部を通って拡散し，尿細管腔に戻る．近位尿細管の上皮細胞間にある，いわゆるタイト結合は実際には漏れが多く，大量のナトリウムがこれらを通り両方向に拡散する．普通，尿細管周囲毛細血管での再吸収量は大きいので，水と溶質の正味の動きは尿細管周囲毛細血管への再吸収であり，わずかな量が尿細管腔へと逆漏れするだけである．しかし，尿細管周囲毛細血管での再吸収量が減少すると，腎間質液の静水圧が上昇し，尿細管腔へと漏れ出る水と溶質の量が増加するので，結果として正味の再吸収量が減少する(図28.17)．

尿細管周囲毛細血管の再吸収量が正常値よりも上昇した場合は，その逆のことが起きる．尿細管周囲毛細管による再吸収の初期の増加は腎間質液の静水圧を下降させ，膠質浸透圧を上昇させる傾向がある．この2つの力は，水と溶質を尿細管腔から腎間質へと移動させるのに有利に働く．したがって，水と溶質の尿細管腔への逆漏れが減少し，尿細管での正味の再吸収量が増加する．

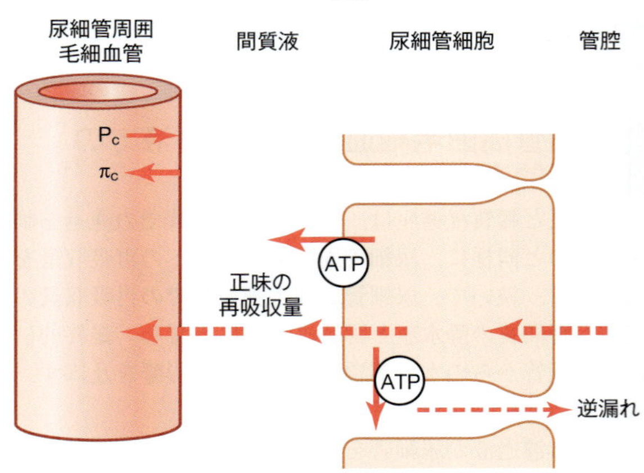

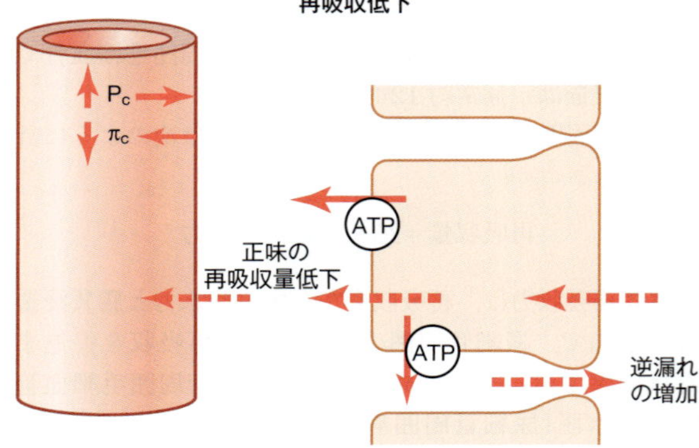

図28.17 近位尿細管および尿細管周囲毛細血管における水再吸収

正常状態(上図)および尿細管周囲毛細血管での水再吸収が減少した場合(下図)を示す．毛細血管での水の再吸収減少は，尿細管周囲毛細血管の静水圧(P_C)の上昇または血漿膠質浸透圧(π_C)の下降により生じる．尿細管周囲毛細血管での水の再吸収の減少は，尿細管，とりわけ近位尿細管の上皮細胞間タイト結合を通って尿細管腔に逆漏れする溶質と水の量を増加させることにより，正味の溶質と水の再吸収量を減少させる．

このように，腎間質の静水圧と膠質浸透圧の変化により，尿細管周囲毛細血管による水と溶質の取り込みは，腎尿細管腔から間質への水と溶質の正味の再吸収と一致するよう厳密に調整される．一般的には，**尿細管周囲毛細管の再吸収を増加させる力は，腎尿細管からの再吸収も増加させる．反対に，尿細管周囲毛細血管への再吸収を抑制するような血行力学的変化は，尿細管での水と溶質の再吸収を抑制する．**

動脈圧の尿量への影響：圧ナトリウム利尿と圧利尿

動脈圧の上昇は，たとえわずかであっても，尿中への

表 28.3 尿細管再吸収を調節するホルモン

ホルモン	作用部位	効果
アルドステロン	集合尿細管，集合管	↑NaCl，H_2O 再吸収，↑K^+ 分泌，↑H^+ 分泌
アンジオテンシンⅡ	近位尿細管，ヘンレ係蹄の太い上行脚／遠位尿細管，集合尿細管	↑NaCl，H_2O 再吸収，↑H^+ 分泌
抗利尿ホルモン	遠位尿細管／集合尿細管，集合管	↑H_2O 再吸収
心房性ナトリウム利尿ペプチド	遠位尿細管／集合尿細管，集合管	↓NaCl 再吸収
副甲状腺ホルモン	近位尿細管，ヘンレ係蹄の太い上行脚／遠位尿細管	↓PO_4^{3-} 再吸収，↑Ca^{2+} 再吸収

ナトリウムと水の排泄量を著しく増加させうる．この現象を**圧利尿**（pressure diuresis）あるいは**圧ナトリウム利尿**（pressure natriuresis）とよぶ．第 27 章で説明した血流の自己調節機構により，75〜160 mmHg の範囲での動脈圧の上昇は，腎血流量と GFR にわずかな作用しか及ぼさない．このわずかな GFR の増加は，動脈圧上昇が尿量に及ぼす作用に部分的に寄与している．腎疾患でしばしば起きるように GFR の自己調節機構が障害されると，動脈圧の上昇は GFR を著しく増加させうる．

尿量を増加させる腎動脈圧上昇の第 2 の作用は，糸球体で濾過された水や溶質が，尿細管で再吸収される比率を減少させることである．この作用にかかわる機構は尿細管周囲毛細血管の静水圧，特に髄質部直血管の静水圧のわずかな上昇と，引き続き起きる腎間質液の静水圧の上昇である．先に述べたように，腎間質液の静水圧の上昇は，尿細管腔へのナトリウムの逆漏れを促進させ，ナトリウムと水の正味の再吸収量を減少させ，腎動脈圧が上昇したときには尿排泄量をさらに増加させる．

圧利尿あるいは圧ナトリウム利尿機構に関与する第 3 の因子は，アンジオテンシンⅡの産生量の低下である．アンジオテンシンⅡ自体は，尿細管でのナトリウムの再吸収量を増加させ，アルドステロン分泌も刺激して，ナトリウムの再吸収をさらに増加させる．よって，アンジオテンシンⅡの産生量の減少は，動脈圧が上昇したときに起きる尿細管でのナトリウム再吸収量の減少に関与する．

尿細管再吸収のホルモンによる制御

体液量と溶質濃度を厳密に保つには，腎臓が水やいろいろな溶質をそれぞれ異なる速度で，時には互いに独立して排泄する必要がある．例えばカリウムを過剰に摂取した場合，腎臓はナトリウムやその他の電解質の排泄量は正常に保ちながら，カリウムを余分に排泄しなければならない．同様に，ナトリウム摂取量が変化した場合も，腎臓は他の電解質の排泄を正常に保ちながら，尿中へのナトリウム排泄を調整しなければならない．いくつかの体内のホルモンが，尿細管における種々の電解質と水の特異的な再吸収を可能とする．表 28.3 に，尿細管での再吸収を制御している最も重要なホルモンと，尿細管でのその作用部位，溶質と水の排泄への作用をまとめてある．いくつかのホルモンについては，第 29 章，第 30 章でより詳細に述べるが，この後の数節で，腎尿細管へのそれらの作用について概説する．

アルドステロンはナトリウム再吸収とカリウム分泌を増加させる

副腎皮質球状層の細胞から分泌されるアルドステロンは，尿細管での Na^+ 再吸収と K^+・H^+分泌の重要な調節因子である．**アルドステロンが作用する主要な部位の 1 つは，集合尿細管の主細胞である**．アルドステロンがナトリウムの再吸収とカリウム分泌を増加させるのは，集合尿細管の基底側膜にある Na^+–K^+ ポンプの活性化による．アルドステロンは，主細胞の管腔膜のナトリウム透過性も増加させる．アルドステロンの作用の細胞機構については，第 78 章で述べる．

アルドステロンの最も重要な分泌刺激は，①細胞外カリウム濃度の上昇と，②アンジオテンシンⅡ濃度の上昇であり，これらは典型的にはナトリウム欠乏，体液量減少，血圧低下といった状況下で起こる．アルドステロン分泌の増加は腎においてナトリウムと水の貯留をきたし，細胞外液量を増やし血圧を正常化するのを助ける．

副腎の破壊や機能異常（**アジソン病**（Addison's disease））によりアルドステロンが欠如した場合，身体から多量のナトリウムが失われ，カリウムが蓄積される．反対に，副腎腫瘍（**コーン症候群**（Conn's syndrome））の患者のように，過剰なアルドステロン分泌は，ナトリウムの貯留と，腎からの過剰なカリウム分泌による血漿カリウム濃度の低下を引き起こす．最少量のアルドステロン分泌があれば，日々のナトリウム収支は保たれるが，アルドステロン分泌の適切な調整ができないと，腎からのカリウム排泄と体液のカリウム濃度の調節が大きく障害される．このようにアルドステロンは，ナトリウムよりもカリウムの濃度調節にとって重要な因子である．

アンジオテンシンⅡはナトリウムと水の再吸収を促進する

アンジオテンシンⅡは，おそらく最も強力なナトリウム保持作用をもったホルモンである．第 19 章で述べたように，アンジオテンシンⅡの産生は出血や，過剰な発汗や重症の下痢による食塩と水の喪失など，血圧低下や体液量減少に関連する状況において増加する．アンジオテンシンⅡの産生が増加すると，腎尿細管からのナトリウムや水の再吸収量が増加し，血圧や細胞外液量が正常値に戻されるが，それには以下の 3 つの主な機構が働く．

①**アンジオテンシンⅡはアルドステロン分泌を刺激し**，その結果，ナトリウムの再吸収量を増加させる．

②**アンジオテンシンⅡは輸出細動脈を収縮させ**，その結果，尿細管周囲毛細血管の動態に 2 つの作用を及

ぼし，ナトリウムと水の再吸収を増加させる．まず輸出細動脈の収縮は，尿細管周囲毛細血管の静水圧を低下させ，尿細管，とりわけ近位尿細管からの正味の再吸収量を増加させる．次いで，輸出細動脈の収縮は腎血流量を減少させて，糸球体濾過比を上昇させ，尿細管周囲毛細血管内のタンパク質濃度と膠質浸透圧を上昇させる．この機構は尿細管周囲毛細血管での再吸収力を高め，尿細管からのナトリウムと水の再吸収量を増加させる．

③**アンジオテンシンⅡは近位尿細管，ヘンレ係蹄，遠位尿細管，集合尿細管のナトリウム再吸収を直接刺激する**．アンジオテンシンⅡの直接作用の1つは，尿細管上皮細胞の基底側膜の Na^+–K^+ ポンプを直接刺激することである．第2の作用は，管腔膜，とりわけ近位尿細管における Na^+–H^+ 交換を刺激することである．第3の作用は，基底側膜の Na^+–HCO_3^- 共輸送を促進することである（図 28.18）．

よって，アンジオテンシンⅡは，ほとんどの尿細管分節において上皮細胞の管腔側と基底側の両方において細胞膜を通過するナトリウム輸送を促進する．これら複数のアンジオテンシンⅡの作用は，血中アンジオテンシンⅡ濃度が上昇したとき，腎臓による著しいナトリウムと水の保持を引き起こし，第30章で述べるように，体がナトリウム摂取量の大きな変化に対し細胞外液量や血圧に大きな変化を起こすことなく適応するうえで重要な役割を果たす．

アンジオテンシンⅡが腎尿細管のナトリウム再吸収を増加させると同時に，その輸出細動脈における血管収縮作用はまた尿素やクレアチニンなどの代謝性老廃物の排泄量を正常に維持する．これらの老廃物の排泄は，主に適切な GFR に依存しているからである．よって，アンジオテンシンⅡの産生増加は，腎が代謝性老廃物を蓄積させることなく，ナトリウムと水を保持することを可能とする．

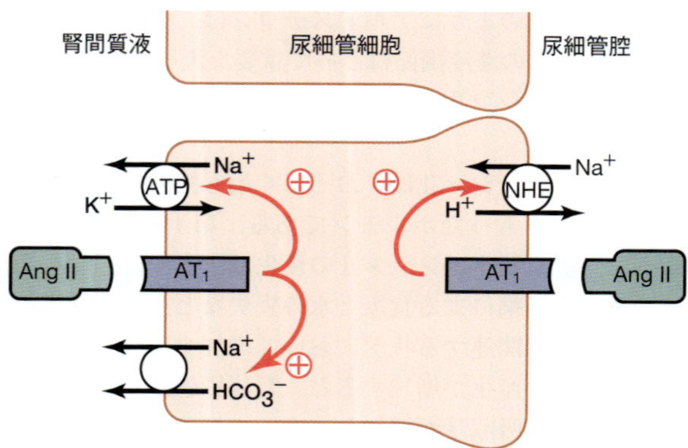

図 28.18 アンジオテンシンⅡ（Ang Ⅱ）は近位尿細管のナトリウム再吸収を直接増加させる
アンジオテンシンⅡは管腔膜の Na^+–H^+ 交換輸送体（NHE），基底側膜の Na^+–K^+ ポンプと Na^+–HCO_3^- 共輸送体を刺激する．これらのアンジオテンシンⅡの作用はヘンレ係蹄，遠位尿細管，集合管を含む腎尿細管の他のいくつかの部位でも同様に働く．

ADH は水の再吸収を促進する

腎における ADH の最も重要な作用は，遠位尿細管，集合尿細管，集合管の上皮の水透過性を上昇させることである．この作用は，身体が脱水などの状況下で体液を保持するのを助ける．ADH が欠如すると，遠位尿細管，集合管での水透過性が低くなり，腎臓は大量の希釈尿を排泄するようになる．このような病態を**尿崩症**（diabetes insipidus）とよぶ．よって第29章，第76章で述べるように，ADH は尿の希釈あるいは濃縮の程度を制御するのに重要な役割を果たす．

ADH は遠位尿細管の遠位部，集合尿細管，集合管にある特異的な **V_2 受容体**（V_2receptor）に結合し，サイクリックアデノシン一リン酸（cAMP）の産生を促進させ，プロテインキナーゼを活性化させる（図 28.19）．この作用は次に**アクアポリン2**（aquaporin-2：AQP-2）とよばれる細胞内タンパク質の管腔膜への移動を刺激する．AQP-2分子が集まり，開口分泌により細胞膜と融合し，細胞を経由する水の迅速な輸送を可能とする**水チャネル**（water channels）を形成する．基底側膜には，他のアクアポリン，AQP-3 と AQP-4 が存在し，水が迅速に腎間質へ排出されるような通路を形成するが，これらのアクアポリンは ADH による調節を受けないと考えられている．慢性の ADH 濃度の上昇は，AQP-2 遺伝子の転写を

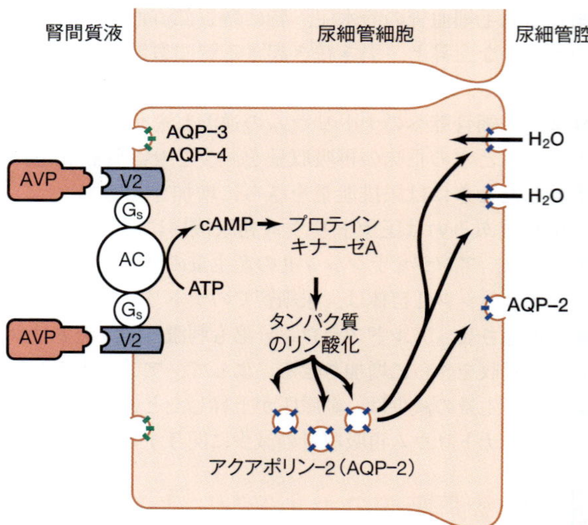

図 28.19 バソプレシン（AVP）の遠位尿細管遠位部，集合尿細管，集合管の上皮細胞への作用機序
AVP は，アデニル酸シクラーゼ（AC）を活性化しサイクリックアデノシン一リン酸（cAMP）の産生を刺激する促進性 G タンパク（G_s）と共役した V2 受容体と結合する．cAMP はプロテインキナーゼ A を活性化して細胞内タンパクのリン酸化をもたらし，アクアポリン2（AQP-2）を管腔膜へと移動させる．AQP-2分子は結合し合い，水チャネルを形成する．基底側膜には水の細胞外への移動を可能とする他のアクアポリン，AQP-3 と AQP-4 が存在するが，これらのアクアポリンは AVP による制御は受けない．

刺激することにより，尿細管細胞内でAQP-2タンパク質の合成を増加させる．ADH濃度が低くなると，AQP-2分子は細胞質へと送り返され，管腔膜から水チャネルが取り除かれ，水の透過性が低くなる．これらのADHの作用については第76章でさらに詳細に論じる．

ナトリウム利尿ペプチドはナトリウムと水の再吸収量を減少させる

血漿量の増加と心房圧の上昇により心房の特定の細胞が伸展されると，それらの細胞は**心房性ナトリウム利尿ペプチド**(atrial natriuretic peptide：ANP)とよばれるペプチドを分泌する．このペプチドの血中レベルの上昇は，次いで腎尿細管，特に集合管でのナトリウムと水の再吸収を直接抑制する．ANPはまたレニン分泌と，次いでアンジオテンシンⅡの産生を抑制し，その結果，腎尿細管の再吸収を抑制する．このナトリウムと水の再吸収の減少は尿中排泄量を増加させ，血液量を正常に戻すのを助ける．

ANP濃度はうっ血性心不全で大幅に上昇するが，これは心室の収縮不全のため心房が伸展されるためである．増加したANPは心不全においてナトリウムと水の貯留を軽減する．

副甲状腺ホルモンはカルシウムの再吸収量を増加させる

副甲状腺ホルモンは，身体の血漿Ca^{2+}調節にかかわるホルモンのうちで最も重要なものの1つである．腎臓でのその基本的な働きは尿細管，特に遠位尿細管と，おそらくヘンレ係蹄におけるカルシウムの再吸収増加である．副甲状腺ホルモンには，第30章で述べるように，近位尿細管でのリン酸塩の再吸収の抑制，ヘンレ係蹄でのマグネシウムの再吸収の刺激といった他の作用もある．

交感神経系の活性化はナトリウムの再吸収量を増加させる

交感神経系の活性化は，その程度が高度である場合には，腎細動脈を収縮させることによりナトリウムと水の排泄量を減少させ，したがってGFRを減少させる．しかし，軽度の活性化であっても，近位尿細管，ヘンレ係蹄の太い上行脚，そしておそらくさらに遠位の尿細管においてナトリウムの再吸収を増加させることにより，ナトリウムと水の排泄を減少させる．これは腎尿細管上皮細胞のαアドレナリン受容体の活性化により起こる．交感神経系の刺激はまた，レニンの放出とアンジオテンシンⅡの産生を増加させ，全体としての尿細管でのナトリウムの再吸収量を増加させ，腎臓からのナトリウム排泄量を減少させる．

クリアランス法による腎機能の定量

さまざまな物質が血漿中から“クリア”される速度は，腎がそれらの物質を排泄する能力を定量的に示す有用な指標である(**表28.4**)．ある物質の**腎クリアランス**(renal clearance)は，**単位時間あたりに腎臓によりその物質が完全に除去された**血漿の体積と定義される．

実際には，ある物質が**完全に**除去された血漿は体内に存在しないが，腎クリアランスは腎の排泄能力を定量化

表28.4 腎機能を定量するためのクリアランスの利用

名称	計算式	単位
腎クリアランス(C_S)	$C_s=\frac{U_s\times\dot{V}}{P_s}$	mL/分
糸球体濾過量(GFR)	$GFR=\frac{U_{イヌリン}\times\dot{V}}{P_{イヌリン}}$	mL/分
クリアランス比	クリアランス比$=\frac{C_S}{C_{イヌリン}}$	単位なし
有効腎血漿流量(ERPF)	$ERPF=C_{PAH}=\frac{U_{PAH}\times\dot{V}}{P_{PAH}}$	mL/分
腎血漿流量(RPF)	$RPF=\frac{C_{PAH}}{E_{PAH}}=\frac{(U_{PAH}\times\dot{V}/P_{PAH})}{(P_{PAH}-V_{PAH})/P_{PAH}}=\frac{U_{PAH}\times\dot{V}}{P_{PAH}-V_{PAH}}$	mL/分
腎血流量(RBF)	$RBF=\frac{RPF}{1-ヘマトクリット}$	mL/分
尿中排泄量	尿中排泄量$=U_S\times\dot{V}$	mg/分，mmol/分，mEq/分
再吸収量	再吸収量＝糸球体濾過量－尿中排泄量$=(GFR\times P_S)-(U_S\times\dot{V})$	mg/分，mmol/分，mEq/分
分泌量	分泌量＝尿中排泄量－糸球体濾過量	mg/分，mmol/分，mEq/分

C_S：溶質Sのクリアランス，E_{PAH}：PAHの除去率，ERPF：有効腎血漿流量，GFR：糸球体濾過量，P：血漿濃度，PAH：パラアミノ馬尿酸，P_{PAH}：腎動脈血漿PAH濃度，RBF：腎血流量，RPF：腎血漿流量，S：溶質，U：尿中濃度，$\dot{V}$：分時尿量，V_{PAH}：腎静脈血漿PAH濃度．

するうえで有用な概念である．腎クリアランスを用いて，腎血流量ばかりでなく，糸球体濾過量，尿細管再吸収量，尿細管分泌量などを定量することができる．

クリアランスの原理を理解するためには，次の例を考えるとよい．もし腎を通過する血漿 1 mL がある物質を 1mg/mL 含むとき，もしその物質の 1 mg が毎分尿中に排泄されたとすると，その物質は 1分あたり 1 mL の血漿から完全に“クリア”されたことになる．このように腎クリアランスは，ある物質が単位時間内に尿中排泄された量を供給するのに必要な血漿の体積である．数式で示すと，

$$C_s \times P_s = U_s \times V$$

となる．C_s は物質 S のクリアランス，P_s はその物質の血漿濃度，U_s はその尿中濃度，V は尿流量である．この式を変形すると，クリアランスは以下のように表される．

$$C_s = \frac{U_s \times V}{P_s}$$

このように，ある物質の腎クリアランスは，その物質の尿中排泄量（$U_s \times V$）をその物質の血漿濃度で割ったものとなる．

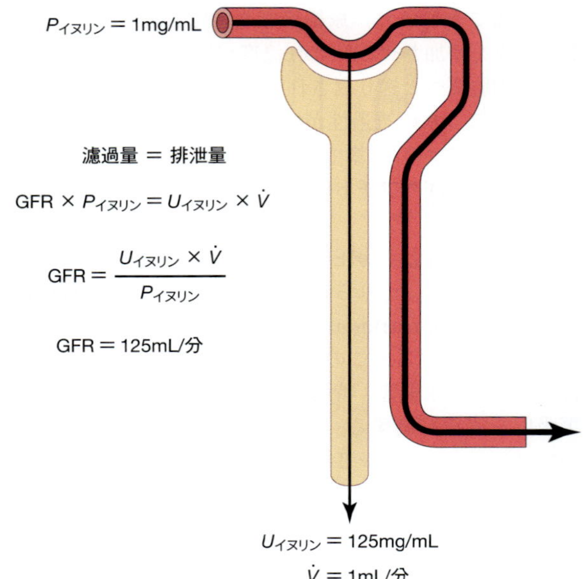

図 28.20 イヌリンクリアランスによる糸球体濾過量（GFR）の測定
イヌリンは糸球体毛細管で自由に濾過されるが，尿細管では再吸収されない．$P_{イヌリン}$は血漿イヌリン濃度，$U_{イヌリン}$は尿中イヌリン濃度，$\dot{V}$ は分時尿量を表す．

イヌリンクリアランスは GFR の推定に用いることができる

ある物質が（水のように）自由に濾過され，尿細管で再吸収も分秘もされない場合．その物質が尿中へ排泄される量（$U_s \times V$）は，腎臓からのその物質の濾過量（GFR × P_s）に等しい．よって，

$$\mathrm{GFR} \times P_s = U_s \times V$$

となり，GFR はその物質のクリアランスとして次のように計算できる．

$$\mathrm{GFR} = \frac{U_s \times V}{P_s} = C_s$$

イヌリン（inulin）は，この条件に合う分子量約 5200 の多糖類で，体内では合成されず，ある種の植物の根に含まれ．GFR 測定のためには患者の静脈内に投与する必要がある．

図 28.20 は腎によるイヌリンの処理を示す．この例では，イヌリンの血漿濃度を 1mg/mL，尿中濃度を 125mg/mL，尿流量を 1mL/分とする．したがって，125mg/分のイヌリンが尿中に排泄される．そこで，尿中へのイヌリン排泄量を血漿イヌリン濃度で割って，この例のイヌリンクリアランスは 125mL/分と導かれる．よって，尿中に現れたイヌリンの排泄のためには，腎臓を流れる血漿のうち 125 mL が濾過されなければならないことがわかる．

イヌリンは GFR を決定するのに使用可能な唯一の物質ではない．臨床的に GFR を決定するために用いられてきた他の物質には，**放射性イオタラム酸**（radioactive iothalamate）や**クレアチニン**（creatinine）などがある．

クレアチニンクリアランスと血漿クレアチニン濃度は GFR の推定に用いることができる

クレアチニンは筋肉代謝の副産物で，ほぼ完全に糸球体濾過により体液から除去される．よって，クレアチニンのクリアランスは GFR を評価するのに用いることができる．**クレアチニンクリアランス**（creatinine clearance）の測定には，クレアチニンを患者の血液中に投与する必要がないので，臨床的にはイヌリンクリアランスよりずっと広く使われている．しかし，少量のクレアチニンが尿細管から分泌されるため，尿に排泄されたクレアチニン量は糸球体で濾過された量よりわずかだが大きくなるので，クレアチニンは完全に理想的な GFR 測定物質ではない．通常，血漿クレアチニンの測定にはわずかだが誤差が存在し，クレアチニン濃度をやや過大評価してしまうが，幸いなことに，2 つの誤差は互いに打ち消し合う方向に働くので，クレアチニンクリアランスは GFR の推定値として妥当であるといえる．

時には，クレアチニンクリアランス（C_{Cr}）を求めるために患者の尿を採取することが現実的でない場合がある．しかし，単純に血漿クレアチニン濃度（P_{Cr}）を測定

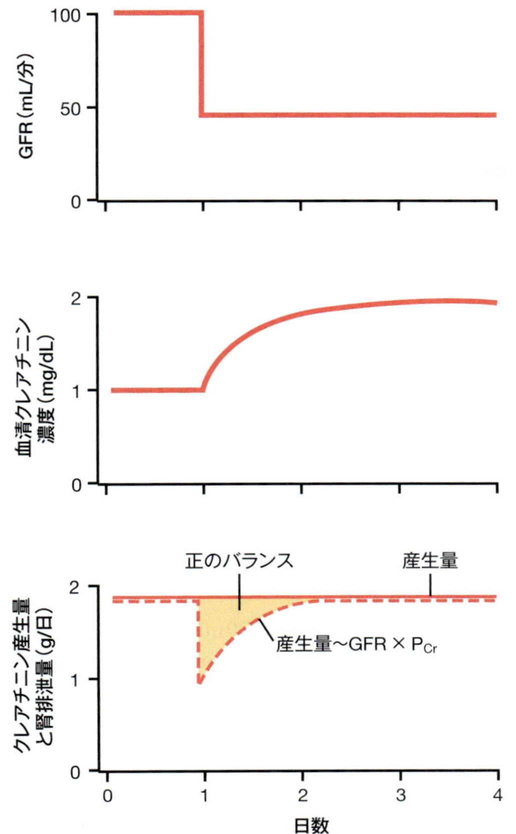

図 28.21 糸球体濾過量(GFR)の50%減少が，クレアチニン産生量が一定と仮定したときのクレアチニンの血漿濃度と尿中排泄量に及ぼす影響
$P_{クレアチニン}$は血漿クレアチニン濃度を表す.

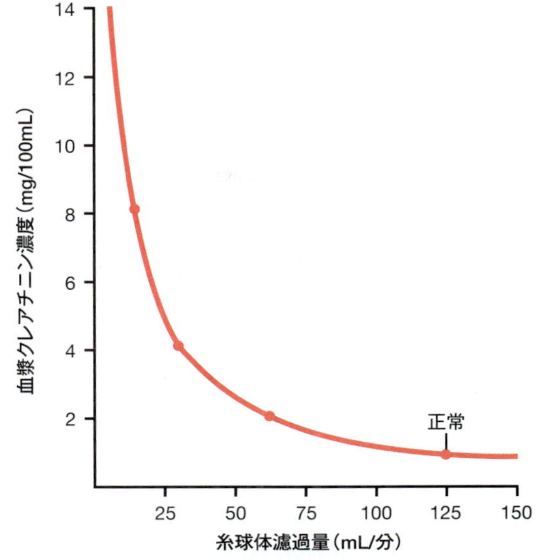

図 28.22 定常状態での糸球体濾過量(GFR)と血漿クレアチニン濃度のおおよその関係
クレアチニンの産生量が一定の場合，GFR の 50%減少は血漿クレアチニン濃度を正常の 2 倍にする.

するだけでも，おおよその GFR の変化は推定できる. P_{Cr} は GFR に反比例する.

$$\mathrm{GFR} \approx C_{Cr} = \frac{U_{Cr} \times \dot{V}}{P_{Cr}}$$

もし急激に GFR が 50%に減少した場合，腎臓は一過性に半分量のクレアチニンしか濾過し，排泄しなくなるので，体液中にクレアチニンが蓄積し，血漿クレアチニン濃度が上昇する．血漿クレアチニン濃度は，糸球体でのクレアチニンの濾過量(P_{Cr}×GFR)と尿中へのクレアチニンの排泄量($U_{Cr} \times \dot{V}$)が正常に戻り，クレアチニンの産生量と排泄量が等しくなる新しい平衡が成立するまで増加し続ける．図 28.21 に示すように，この反応は血漿クレアチニンが正常の約 2 倍になるまで続く．もし GFR が正常の 1/4 に下がると，血漿クレアチニンは正常の約 4 倍に増加し, GFR が正常値の 1/8 に下がれば，血漿クレアチニンは正常の 8 倍に上昇する．よって，安定した状態では，GFR が減少してもクレアチニンの排泄量は産生量に等しい．しかし，この正常なクレアチニン排泄量を得るためには，図 28.22 に示すように，血漿クレアチニン濃度の上昇という代償を払う必要がある.

PAH クリアランスは腎血漿流量の推定に用いることができる

理論的には，もしある物質が血漿から完全に除去されているならば，その物質のクリアランス量は全血漿流量(全 RPF)と等しくなる．別な言い方をすると，腎に届けられた血液中のその物質の総量(RPF × P_s)は，尿中への排泄量に等しい．よって，RPF は以下のように計算できる.

$$\mathrm{RPF} = \frac{U_s \times \dot{V}}{P_s} = C_s$$

GFR は全血漿流量のわずか 20%にすぎないため，血漿から完全に除去される物質は，糸球体で濾過されるとともに，尿細管からの分泌により排泄されなければならない(図 28.23)．腎臓で**完全に**除去される物質はみつかっていないが，PAH(パラアミノ馬尿酸)は約 90%が血漿から除去される．したがって，PAH クリアランスは RPF の近似値として使われる．より正確な値を得るには，血液が腎臓から出るときに，まだ血中に残存する PAH の割合で補正することもできる．腎で除去される PAH の割合を**PAH の除去率**(extraction ratio of PAH)とよぶが，それは，正常な腎臓では平均して約 90%である．疾患のある腎臓では，障害を受けた尿細管が尿細管液中に PAH を分泌することができないので，この除去率は低下する.

RPF の計算例を以下に示す．PAH の血漿濃度を 0.01 mg/mL，尿中濃度を 5.85 mg/mL，分時尿量を 1 mL/

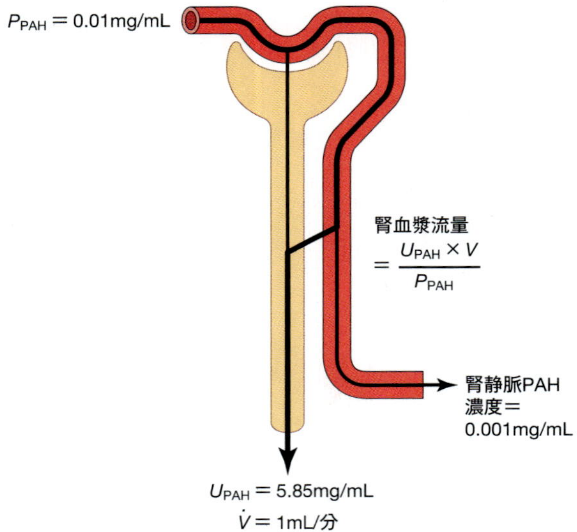

図28.23 パラアミノ馬尿酸（PAH）クリアランスによる腎血漿流量の測定
PAHは糸球体で自由に濾過されるが，尿細管周囲毛細血管からも尿細管腔に分泌される．腎動脈血漿のPAH量と尿中に排泄されたPAH量はほぼ等しい．したがって，PAHクリアランス（C_{PAH}）から腎血漿流量を求めることができる．もっと正確には,PAHが腎臓から放出されるときにまだ血中に残っているPAHのパーセントで補正する．P_{PAH}は腎動脈血漿PAH濃度，U_{PAH}は尿中PAH濃度，Vは分時尿量を表す．

分とした場合，尿中へのPAH排泄量（5.85mg/mL×1mL/分）を血漿PAH濃度（0.01mg/mL）で割れば，PAHクリアランスは585mL/分となる．

もしPAHの除去率が90％とすると，実際のRPFは585mL/分を0.9で割って求められ，その値は650mL/分となる．このように全RPFは，以下の式で計算できる．

$$\text{全血漿流量} = \frac{\text{PAHクリアランス}}{\text{PAH除去率}}$$

PAH除去率E_{PAH}は，腎動脈血漿中のPAH濃度（P_{PAH}）と腎静脈血漿中のPAH濃度（V_{PAH}）の差を，腎動脈血漿中のPAH濃度で割ったものである．

$$E_{PAH} = \frac{P_{PAH} - V_{PAH}}{P_{PAH}}$$

腎臓を流れる全血流量は，全RPFとヘマトクリット（血液中に占める赤血球の割合）から計算できる．もしヘマトクリットが0.45で全RPFが650mL/分とすると，両腎を流れる総血流量は650/(1 − 0.45)，あるいは1182mL/分となる．

濾過比はGFRをRPFで割って求める

糸球体濾過比すなわち糸球体膜で濾過された血漿の割合を計算するには，まずRPF（PAHクリアランス）とGFR（イヌリンクリアランス）を知らねばならない．もしRPFが650mL/分でGFRが125mL/分であった場合，濾過比（FF）は次のように計算される．

$$FF = \frac{GFR}{RPF} = \frac{125}{650} = 0.19$$

腎クリアランスからの尿細管での再吸収量あるいは分泌量の計算

もしある物質の糸球体濾過量と腎からの排泄量がわかれば，その物質が尿細管において正味で再吸収されているか，分泌されているかを計算できる．例えば，その物質の腎排泄量（$U_s \times V$）が，糸球体濾過量（GFR×P_s）よりも少なければ，その物質のいくらかは尿細管で再吸収されたはずである．逆に，もしその物質の腎排泄量が糸球体濾過量より大きければ，糸球体での濾過量に尿細管での分泌量が加わった量が，尿中に排泄されたことになる．

以下に腎尿細管での再吸収量の計算例を示す．次のような臨床検査データが得られたとする．

尿流量＝1mL/分

尿ナトリウム濃度（U_{Na}）＝70mEq/L＝70μEq/mL

血漿ナトリウム濃度（P_{Na}）＝140mEq/L＝140μEq/mL

GFR（イヌリンクリアランス）＝100mL/分

この例では，腎糸球体で濾過されたナトリウム量は，GFR×P_{Na}，すなわち100mL/分×140μEq/mL＝14000μEq/分となる．ナトリウムの尿中への排泄量（U_{Na}×尿量）は70μEq/分である．したがって，腎尿細管でのナトリウムの再吸収量は，糸球体での濾過量と尿中排泄量の差，あるいは14000μEq/分－70μEq/分＝13930μEq/分である．

イヌリンクリアランスと他の溶質のクリアランスの比較

GFRの測定に用いられるイヌリンクリアランスと他の物質のクリアランスを比較することにより，以下のような一般化が可能である．①その物質のクリアランスがイヌリンクリアランスと等しければ，その物質は糸球体で濾過されるだけで，再吸収も分泌もされていない．②もし，その物質のクリアランスがイヌリンクリアランスよりも小さければ，その物質は尿細管で再吸収されているはずである．③その物質のクリアランスがイヌリンクリアランスよりも大きければ，その物質は尿細管で分泌されているはずである．以下に挙げるのは，通常腎で処理されているいくつかの物質についてのおおよそのクリアランスである．

物質	クリアランス（mL分）
グルコース	0
ナトリウム	0.9
クロール	1.3
カリウム	12
リン酸	25
イヌリン	125
クレアチニン	140

参考文献

Al-Awqati Q, Gao XB: Differentiation of intercalated cells in the kidney. Physiology (Bethesda) 26:266, 2011.

Alexander RT, Dimke H, Cordat E: Proximal tubular NHEs: sodium, protons and calcium? Am J Physiol Renal Physiol 305:F229, 2013.

Ares GR, Caceres PS, Ortiz PA: Molecular regulation of NKCC2 in the thick ascending limb. Am J Physiol Renal Physiol 301:F1143, 2011.

Arroyo JP, Ronzaud C, Lagnaz D, et al: Aldosterone paradox: differential regulation of ion transport in distal nephron. Physiology (Bethesda) 26:115, 2011.

Breton S, Brown D: Regulation of luminal acidification by the V-ATPase. Physiology (Bethesda) 28:318, 2013.

Bröer S: Amino acid transport across mammalian intestinal and renal epithelia. Physiol Rev 88:249, 2008.

Christensen EI, Birn H, Storm T, et al: Endocytic receptors in the renal proximal tubule. Physiology (Bethesda) 27:223, 2012.

Féraille E, Doucet A: Sodium-potassium-adenosine-triphosphatase–dependent sodium transport in the kidney: hormonal control. Physiol Rev 81:345, 2001.

Ferrannini E, Solini A: SGLT2 inhibition in diabetes mellitus: rationale and clinical prospects. Nat Rev Endocrinol 8:495, 2012.

Gamba G, Wang W, Schild L: Sodium chloride transport in the loop of Henle, distal convoluted tubule and collecting duct. In: Alpern RJ, Caplan MJ, Moe OW (eds): Seldin Giebisch's The Kidney—Physiology and Pathophysiology, 5 th ed. London: Academic Press, 2013.

Hall JE, Brands MW: The renin-angiotensin-aldosterone system: renal mechanisms and circulatory homeostasis. In: Seldin DW, Giebisch G (eds): The Kidney—Physiology and Pathophysiology, 3rd ed. New York: Raven Press, 2000.

Hall JE, Granger JP, do Carmo JM, et al: Hypertension: physiology and pathophysiology. Compr Physiol 2:2393, 2012.

Hamilton KL, Devor DC: Basolateral membrane K^+ channels in renal epithelial cells. Am J Physiol Renal Physiol 302:F1069, 2012.

Hamm L, Hering-Smith KS, Nakhoul NL: Acid-base and potassium homeostasis. Semin Nephrol 33:257, 2013.

Kellenberger S, Schild L: Epithelial sodium channel/degenerin family of ion channels: a variety of functions for a shared structure. Physiol Rev 82:735, 2002.

Klein JD, Blount MA, Sands JM: Molecular mechanisms of urea transport in health and disease. Pflugers Arch 464:561, 2012.

Kohan DE: Role of collecting duct endothelin in control of renal function and blood pressure. Am J Physiol Regul Integr Comp Physiol 305:R659, 2013.

Nielsen S, Frøkiær J, Marples D, et al: Aquaporins in the kidney: from molecules to medicine. Physiol Rev 82:205, 2002.

Palmer LG, Frindt G: Aldosterone and potassium secretion by the cortical collecting duct. Kidney Int 57:1324, 2000.

Reilly RF, Ellison DH: Mammalian distal tubule: physiology, pathophysiology, and molecular anatomy. Physiol Rev 80:277, 2000.

Rossier BC, Staub O, Hummler E: Genetic dissection of sodium and potassium transport along the aldosterone-sensitive distal nephron: importance in the control of blood pressure and hypertension. FEBS Lett 587:1929, 2013.

Russell JM: Sodium-potassium-chloride cotransport. Physiol Rev 80:211, 2000.

Schafer JA: Abnormal regulation of ENaC: syndromes of salt retention and salt wasting by the collecting duct. Am J Physiol Renal Physiol 283:F221, 2002.

Staruschenko A: Regulation of transport in the connecting tubule and cortical collecting duct. Compr Physiol 2:1541, 2012.

Thomson SC, Blantz RC: Glomerulotubular balance, tubuloglomerular feedback, and salt homeostasis. J Am Soc Nephrol 19:2272, 2008.

Welling PA: Regulation of renal potassium secretion: molecular mechanisms. Semin Nephrol 33:215, 2013.

Wright EM: Renal Na(+)-glucose cotransporters. Am J Physiol Renal Physiol 280:F10, 2001.

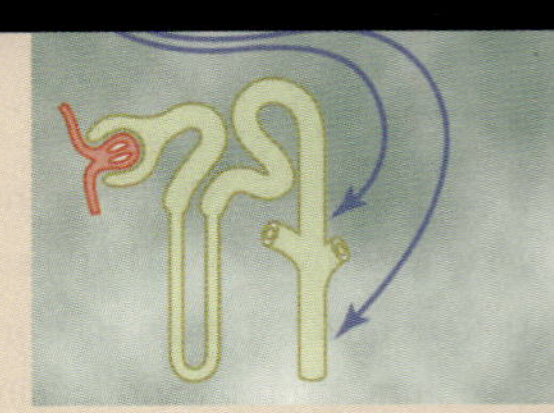

第29章 尿の濃縮と希釈：細胞外液の浸透圧とナトリウム濃度の調節

生体の細胞が正常に機能するためには，細胞周囲の細胞外液の電解質とその他の溶質の濃度が比較的一定に保たれていなければならない．細胞外液の総溶質**濃度**(concentration)，すなわち容積モル浸透圧濃度は，細胞が萎縮したり膨化したりしないように正確に調節されなくてはならない．容積モル浸透圧濃度は，溶質(主に塩化ナトリウム，NaCl)の量を細胞外液の容積で除すことで求められる．それゆえ，細胞外液の容積モル浸透圧濃度と NaCl 濃度は，主として，細胞外液の水分量により調節されることになる．体内総水分量は，①口渇感をきたす因子により調節される水分摂取量と，②糸球体濾過と尿細管再吸収に影響する多因子により調節される腎からの水排泄量により制御される．

本章では，以下の点について述べる．①腎臓から希釈尿の排泄により過剰な水を除去する機序，②腎臓から濃縮尿の排泄により水を保持する機序，③細胞外液のナトリウム濃度と浸透圧を調整する腎臓のフィードバック機構，④水と食塩の摂取量を決定し，細胞外液量，浸透圧，ナトリウム濃度を制御する口渇と食塩欲求の機序．

腎臓は希釈尿を生成することにより過剰な水分を排泄する

正常な腎臓は，尿中の溶質と水の相対的な比率をさまざまな状況に応じて変化させるきわめて高い能力をもっている．体内の過剰な水分により体液の浸透圧が低下すると，容積モル浸透圧濃度が最低 50mOsm/L の尿を排泄することができる．これは，正常の細胞外液の浸透圧のたった約 1/6 でしかない．逆に，体内の水が欠乏し，細胞外液の浸透圧が上昇したときには，容積モル浸透圧濃度が 1200～1400mOsm/L の尿を排泄することができる．同じく重要なことは，腎臓はナトリウムやカリウムなどの溶質の排泄量をあまり変化させずに，大量の希釈尿または少量の濃縮尿を排泄できるという点である．このように水の排泄を溶質の排泄とは独立して調節できる能力は，特に水分摂取が制限された状況では，生存に不可欠である．

抗利尿ホルモンは尿濃度を制御する

生体には血漿の浸透圧とナトリウム濃度を調節するための強力なフィードバックシステムが存在し，水と溶質の腎排泄速度を独立して変化させて働いている．このフィードバックシステムの主要な作動物質は，**抗利尿ホルモン**(antidiuretic hormone：ADH)であり，**バソプレシン**(vasopressin)ともいう．

体液の浸透圧が正常より上昇した(すなわち，体液の溶質が過剰に濃縮された)とき，下垂体後葉から ADH がより多く分泌され，第 28 章で述べたように遠位尿細管と集合管における水の透過性が上昇する．その結果，水の再吸収が増加し，尿量が減少するが，溶質の排泄量は大きく変化しない．

体内が水過剰になり，細胞外液の浸透圧が低下したとき，下垂体後葉からの ADH分泌は減少して，遠位尿細管および集合管での水の透過性が低下し，大量の希釈尿が排泄される．このように ADH分泌量が，腎臓が希釈尿を排泄するか濃縮尿を排泄するかを主に決定する．

腎臓における希釈尿排泄の機序

体内に大量の過剰な水分が存在するとき，腎臓は最大 1 日 20 L ほどの，尿浸透圧が 50mOsm/L まで低下した希釈尿を排泄することができる．腎臓のこの驚くべき絶妙な働きは，遠位部ネフロン，すなわち遠位尿細管後半部(結合尿細管)と集合管で，溶質の再吸収をしながら，水の再吸収を抑制することにより遂行される．

図 29.1 に，1 L の水を摂取した際にみられる腎臓の反応を示す．水を飲んで，45分以内に尿量が通常の約 6 倍にまで増加することに注目してほしい．しかし，溶質排泄総量が比較的一定に保たれているのは，尿が非常に希釈され，尿浸透圧が 600mOsm/L から 100mOsm/L にまで低下したからである．このように水を過剰に摂取した後，腎臓は過剰な水を排出するが，溶質は過剰に排泄しない．

糸球体濾過液が形成された時点では，その浸透圧は血漿浸透圧(300mOsm/L)とほぼ等しい．過剰な水を排泄するためには，濾過液が尿細管を通過する間に希釈されなければならない．これは**図 29.2** に示すように，水よりも溶質を多く再吸収して行われ，後述するように，尿細管の特定の分節でのみ行われる．

尿細管腔液は近位尿細管では等張性である

近位尿細管を濾過液が流れるとき，溶質と水は同じ割

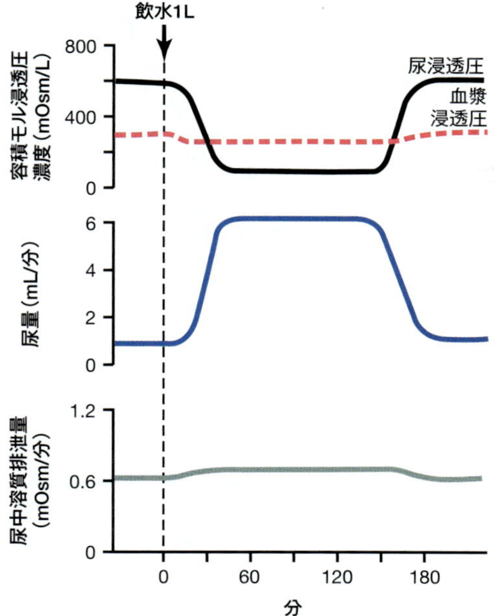

図 29.1　1L の水を摂取した人にみられる水利尿
注目してほしいのは，水を摂取した後，尿量が増加し，尿浸透圧が低下して，大量の希釈尿が排泄されるが，腎臓からの溶質排泄の総量は比較的一定なことである．これらの腎臓の反応は，過剰に水を摂取したときに，血漿浸透圧が過度に低下するのを防いでいる．

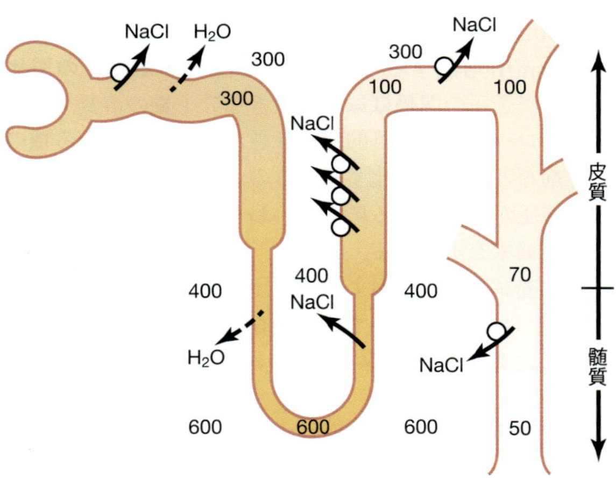

図 29.2　抗利尿ホルモン（ADH）値が非常に低いときの希釈尿の生成
ヘンレ係蹄の上行脚で尿細管腔液が非常に希釈されることに注目する．遠位尿細管と集合尿細管では，ADH 値がきわめて低いときに NaCl は再吸収されるが，水は再吸収されず，尿細管腔液はさらに希釈される．水が再吸収されずに溶質は継続的に再吸収されるため，大量の希釈尿が生成される（数値の単位は mOsm/L）．

合で再吸収されるので，浸透圧はほとんど変化しない．よって，近位尿細管腔液は，血漿と等張であり，浸透圧は約 300mOsm/L である．管腔液がヘンレ係蹄下行脚を通過するとき，水が浸透現象により再吸収され，尿細管腔液は周囲のきわめて高張な腎髄質の間質液（糸球体濾過原尿の浸透圧濃度の 2〜4 倍）と平衡に達する．それゆえ，尿細管腔液は，髄質内層に向かって流れるに従い濃縮される．

尿細管腔液はヘンレ係蹄上行脚で希釈される

ヘンレ係蹄上行脚，特に太い上行脚で，Na^+，K^+，Cl^- が大量に再吸収される．しかし，尿細管のこの分節は ADH が大量に存在していても，水の透過性が著しく低い．したがって，尿細管腔液はヘンレ係蹄上行脚から遠位尿細管起始部（遠位曲尿細管）へと流れるに従い，より希釈され，尿細管腔液浸透圧は次第に低下し，遠位尿細管の起始部までに約 100mOsm/L となる．**それゆえ，ADH の存在にかかわらず，遠位尿細管の起始部から流出する尿細管腔液は，血漿浸透圧の約 1/3 の低浸透圧液である．**

尿細管腔液は遠位尿細管と集合管で ADH が存在しないとさらに希釈される

遠位尿細管の起始部（遠位曲尿細管）で希釈された尿細管腔液が，遠位尿細管の後半部（結合尿細管），皮質集合尿細管，集合管と流れるにつれて，Na^+ と Cl^- がさらに再吸収される．ADH が存在しないときには，尿細管のこの部位もまた水透過性が低いため，溶質がさらに再吸収されることにより尿細管腔液がさらに希釈され，その浸透圧は 50mOsm/L まで低下する．水が再吸収されずに溶質の再吸収が持続するため，多量の希釈尿が生成される．

要約すると，希釈尿の生成機序は，尿細管の遠位分節において溶質の再吸収が継続されるが，水は再吸収されないことによっている．健常な腎臓では尿細管腔液は，ヘンレ係蹄上行脚と遠位尿細管の起始部を出るときには，ADH 値に無関係につねに希釈されている．ADH が存在しないときには，尿は遠位尿細管の後半部分および集合管でさらに希釈され，多量の希釈尿が排泄される．

腎臓は濃縮尿を排泄することで水を保持する

腎臓が血漿よりも濃縮した尿を生成する能力は，ヒトを含む陸棲の哺乳類が生存するために不可欠である．水は体内からさまざまな経路でつねに失われている．肺から呼気中へ蒸発により，消化管から糞便への排泄により，皮膚から蒸発や発汗により，腎臓から尿の排泄により失われる．水分摂取量はこれらの損失量と見合っていなければならないが，腎臓は濃縮尿により尿量を減少させることにより，恒常性を維持するために必要な水分摂取量を最小限にすることができる．この機能は，水分の供給が不足したときに，特に重要である．

体内が水欠乏になると，腎臓は水再吸収を増加し，尿量を減少させつつ，溶質を持続的に排泄して濃縮尿を生成する．ヒトの腎臓の最大濃縮尿濃度は 1200〜1400mOsm/L であり，これは血漿浸透圧濃度の 4〜5 倍である．

オーストラリアハネネズミのように砂漠に棲む動物は，尿を最大 1 万 mOsm/L まで濃縮できる．この機能によりこのマウスは水を飲まなくとも摂取した食物中の水と食物の代謝により生成される水（代謝水）だけで，砂漠に棲息できる．ビーバーのような淡水の環境に適応した動物では，尿濃縮能が非常に低く，最大濃縮尿はわずかに 500 mOsm/L である．

不可避尿量

腎臓の最大濃縮能から，代謝廃棄物や摂取したイオンを体外に排出するために 1 日に必要な最小尿量を規定することができる．70 kg の健常成人は，毎日約 600 mOsm の溶質を排泄しなければならない．最大尿濃縮能が 1200 mOsm/L だとすると，尿として排泄される**最小**（minimal）量，すなわち**不可避尿量**（obligatory urine volume）は以下の式で示される．

$$\frac{600\ \text{mOsm/日}}{1200\ \text{mOsm/L}} = 0.5\text{L/日}$$

飲水がまったく得られないときには，この尿量の最小限の損失は，皮膚，呼吸，消化管からの水分損失に加えて，脱水に寄与する．

ヒトの腎臓が約 1200 mOsm/L までの限られた尿濃縮力しかもっていないことから，もしヒトが海水を飲むと，なぜひどい脱水になるか説明できる．海水の食塩濃度は約 3.0〜3.5％で，浸透圧は約 1000〜1200 mOsm/L である．1200 mOsm/L の濃度の海水を 1 L 飲むと，全体として NaCl を 1200 mOsm 摂取したことになる．もし，最大尿濃縮能が 1200 mOsm/L であれば，1200 mOsm を排泄するために必要とされる水の量は，1200 mOsm を 1200 mOsm/L で除した値，すなわち 1 L になる．それでは，なぜ海水を飲むと脱水になるのか？ 答えは，腎臓は NaCl 以外の他の溶質，特に尿素を排泄しなければならないためである．尿素は尿が最大に濃縮されたときには約 600 mOsm/L を占める．したがって，腎臓から排泄される NaCl の最大濃度は約 600 mOsm/L である．それゆえ，1200 mOsm の NaCl に加えて尿素を含む他の溶質を排泄するためには，1 L の海水を飲むごとに 1.5 L の尿の排泄が必要になるだろう．すなわち，1 L の海水を飲むごとに正味 0.5 L の水損失が起こることになる．これは，難破船の犠牲者が海水を飲んだときに起こる急速な脱水を説明する．しかし，難破船の犠牲者のペットのオーストラリアハネネズミは，無制限に好きなだけ海の水を飲むことができる．

尿比重

尿比重（specific gravity）はしばしば臨床で尿中溶質濃度を迅速に評価するために使われる．尿が濃縮されるほど，尿比重は高くなる．多くの場合，尿比重は尿浸透圧に比例して直線的に増加する（図 29.3）．しかし，尿比重はある尿の体積中の溶質の質量の尺度であり，したがって，溶質分子の数と大きさの両者によって決定される．一方，容積モル浸透圧濃度はある体積中の溶質分子の数のみで決定される．

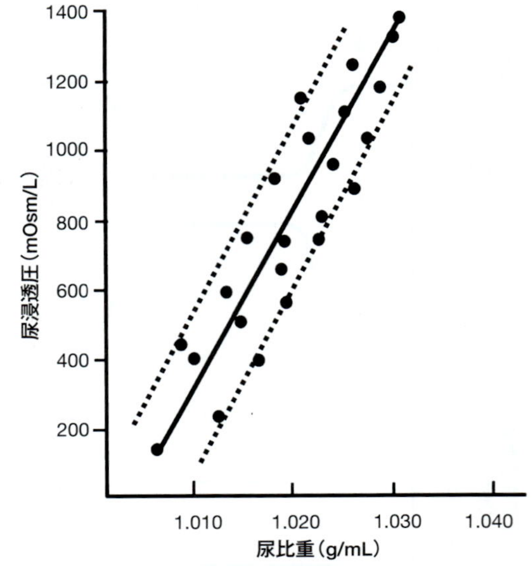

図 29.3 尿比重と尿浸透圧の関係

一般的に，尿比重は g/mL で表され，ヒトの正常範囲は 1.002〜1.028 g/mL であり，尿浸透圧が 35〜40 mOsm/L 増加するごとに 0.001 上昇する．この尿比重と尿浸透圧の関係は尿中に大きな分子量の溶質，例えばグルコース，診断目的で投与された造影剤やある種の抗生剤などにより変化する．このような場合，尿比重は尿浸透圧が正常であるにもかかわらず，見かけ上高値となり濃縮尿を示唆する．

尿検査試験紙法はおよその尿比重を測定するのに有用である，しかし，たいていの検査室では屈折率測定器により尿比重を測定している．

濃縮尿排泄の必要条件：高 ADH 濃度と高腎髄質浸透圧

濃縮尿の生成に次の 2 つの基本的必要条件がある．① **高濃度の ADH**（a high level of ADH）は，遠位尿細管と集合管の水透過性を上昇させ，これらの分節における水再吸収量を増加させる．② **腎髄質間質液の高浸透圧**（a high osmolarity of the renal medullary interstitial fluid）は，高濃度の ADH が存在するとき，水再吸収に必要な浸透圧勾配をつくる．

腎髄質の集合管の周囲の間質液は，通常は高浸透圧であるので，ADH 濃度が高いとき，水は浸透現象により尿細管の膜を通過して，腎間質に移動する．そこから直血管に運ばれて血液中に戻る．したがって，尿濃縮能は ADH 濃度と腎髄質の高浸透圧濃度の程度により限定される．ADH分泌を制御する因子については後述するが，ここではどのようにして，腎髄質間質液が高浸透圧になるのかについて説明する．この過程には，**対向流増幅機構**(countercurrent multiplier mechanism)の働きが関与している．

対向流増幅機構は，ヘンレ係蹄と直血管(腎髄質に特化した傍尿細管毛細血管)の特別な解剖学的な配置に依存している．ヒトにおいては，約25%のネフロンが**傍髄質ネフロン**(juxtamedullary nephrons)であり，これはヘンレ係蹄と直血管が髄質の深くまで伸びてから，皮質に戻ってくる．いくつかのヘンレ係蹄は，髄質から腎盂に突出している腎乳頭の先端まで伸びている．長いヘンレ係蹄に並走しているのが直血管で，直血管も髄質まで伸びて，腎皮質に戻ってくる．そして，最終的に，排泄前に高浸透圧の腎髄質を通過して尿を運ぶ集合管が，対向流機構において重要な役割を果たす．

表 29.1 尿細管の特性のまとめ：尿濃縮

	NaClの能動輸送	透過性		
		H_2O	NaCl	尿素
近位尿細管	++	++	+	+
細い下行脚	0	++	+	+
細い上行脚	0	0	+	+
太い上行脚	++	0	0	0
遠位尿細管	+	+ ADH	0	0
皮質集合尿細管	+	+ ADH	0	0
髄質内層集合管	+	+ ADH	0	+ ADH

ADH：抗利尿ホルモン，NaCl：塩化ナトリウム，0：最小レベルの能動輸送または透過性，+：中程度レベルの能動輸送または透過性，++：高レベルの能動輸送または透過性，+ ADH：ADHにより水または尿素の透過性が増加する．

対向流増幅機構は高い腎髄質間質浸透圧をつくり出す

体内のほとんどの部位で，間質液浸透圧は約300mOsm/Lで，これは血漿浸透圧とほぼ等しい(第25章で述べたように，分子間引力を考慮した**補正浸透圧活性**(corrected osmolar activity)は，約282mOsm/Lである)．腎髄質の間質液浸透圧は，これよりもずっと高く，髄質の腎盂端に向かって次第に上昇し，約1200〜1400mOsm/Lになる．これは腎髄質の間質液が水に比べて，はるかに多くの溶質を蓄積していることを意味する．ひとたび髄質溶質濃度が高くなると，これは髄質での溶質と水の流入と流出のバランスによって維持される．

腎髄質に溶質濃度を増強するために寄与している主な要因は，以下の通りである．

①上行脚から髄質間質にNa^+の能動輸送とそれに伴うK^+，Cl^-，その他のイオンの共輸送．
②髄質の集合管から間質へイオンの能動輸送．
③腎髄質内層集合管から髄質間質に尿素の促進拡散．
④髄質の尿細管から髄質の間質に水はほんの少量しか拡散しないこと：水の拡散は髄質間質への溶質の再吸収に比べてはるかに少ないこと．

腎髄質に溶質を閉じ込めるヘンレ係蹄の特性

ヘンレ係蹄の輸送系の特性を近位尿細管，遠位尿細管，皮質集合尿細管，髄質内層集合管の特性とともに，**表 29.1** に示す．

髄質浸透圧が高い主要な理由は，ヘンレ係蹄の太い上行脚から間質へのNa^+の能動輸送と，それに伴うK^+，Cl^-，その他のイオンの共輸送である．このポンプは，尿細管腔液と間質液の間に約200 mOsm/Lの濃度勾配をつくり出すことができる．太い上行脚は，水の透過性がほとんどないので，汲み出された溶質は，浸透現象による間質への水の移動を伴わない．したがって，ヘンレ係蹄上行脚から出たNa^+と他のイオンの能動輸送は，髄質の間質に水に対して過剰な溶質を加えることになる．ヘンレ係蹄の細い上行脚では，いくらかNa^+とCl^-の受動的な再吸収があるが，この部位も水の透過性がないので，腎髄質の間質の溶質濃度をさらに上昇させることになる．

ヘンレ係蹄下行脚は，上行脚とは対照的に，水透過性がきわめて高いので，尿細管腔液の浸透圧は，速やかに腎髄質浸透圧と等しくなる．それゆえ，ヘンレ係蹄下行脚から水は拡散により間質に移動し，尿細管腔液の浸透圧はヘンレ係蹄の先端に向かって流れるにつれ徐々に高くなる．

腎髄質間質を高浸透圧にするステップ

ヘンレ係蹄の特性を頭に留めて，腎髄質がどのようにして高浸透圧になるかについて述べる．まず，ヘンレ係蹄が300mOsm/Lの濃度の溶液，すなわち，近位尿細管を出た溶液と同じ濃度で満たされていると仮定する(**図 29.4** ステップ1)．次に，ヘンレ係蹄の**太い上行脚**(thick ascending limb)で，イオンの能動輸送ポンプにより，尿細管腔液の濃度は低下し，間質液の濃度が上昇する．このポンプは尿細管腔液と間質液の間に200mOsm/Lの濃度勾配をつくる(ステップ2)．この勾配の限界は200mOsm/Lである．なぜなら，傍細胞経路拡散により，イオンが尿細管腔内に戻るため，濃度勾配が200mOsm/Lに達すると，結局は管腔外へのイオンの移動と管腔内へのイオンの流入が釣り合うからである．

ステップ3では，**ヘンレ係蹄下行脚**(descending limb of the loop of Henle)の尿細管腔液と間質液は，下行脚から水が浸透現象により移動することにより，速やかに浸透平衡に達する．間質液浸透圧は，太い上行脚において，

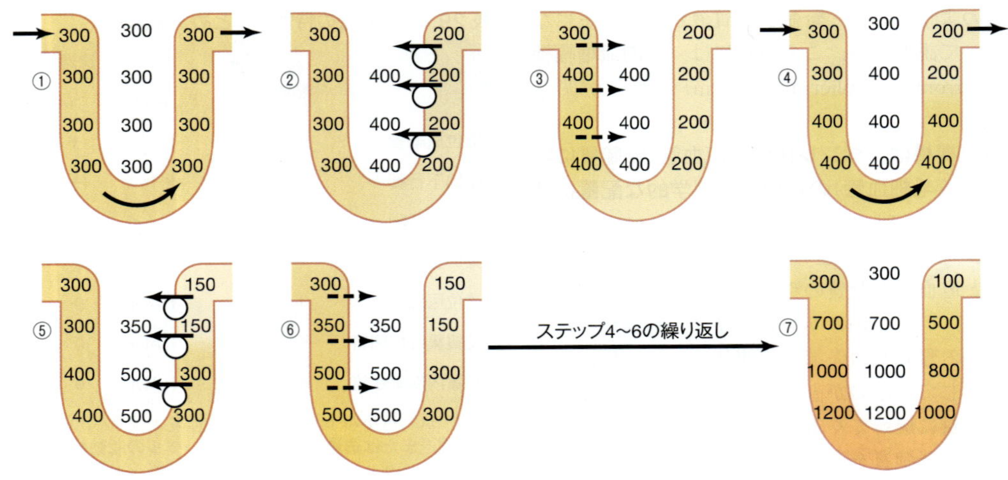

図 29.4 腎髄質の高浸透圧をつくり出すヘンレ係蹄の対向流増幅系
数値の単位は mOsm/L.

イオンが持続的に管腔内から間質に輸送されるために，400 mOsm/L に保たれている．したがって，太い上行脚からの NaCl の能動輸送だけでは，たった 200 mOsm/L の濃度勾配しかつくり出すことができない．これは対向流増幅系でつくり出される濃度勾配に比べてきわめて小さい．

ステップ 4 は，近位尿細管からヘンレ係蹄へさらに尿細管腔液が流れ込んでくることである．これは，あらかじめ下行脚で形成された高浸透圧の尿細管腔液を上行脚に移動させる．ひとたびこの液体が上行脚に入ると，さらに追加のイオンがポンプにより間質に汲み出され，水は管腔内に残る．このイオンの輸送は，浸透勾配が 200 mOsm/L になるまで行われ，間質液浸透圧は 500 mOsm/L になる（ステップ 5）．そしてもう一度，下行脚の尿細管腔液は高浸透圧の髄質の間質液と平衡に達し（ステップ 6），高浸透圧のヘンレ係蹄下行脚の尿細管腔液が上行脚に流れ込む．さらに尿細管から溶質がポンプにより汲み出され，髄質の間質にイオンが溜まる．

これらのステップは何度も繰り返され，正味でみると水に比べて非常に多くの溶質が過剰に髄質に加えられることになる．十分な時間が経つと，**このプロセスは徐々に髄質に溶質を留め，ヘンレ係蹄の太い上行脚における能動輸送によるイオンの輸送によりつくり出される濃度勾配を増幅し，最終的に，ステップ 7 に示すように間質浸透圧を 1200〜1400 mOSm/L にまで上昇させる．**

このようにヘンレ係蹄の太い上行脚での Na^+ と Cl^- の再吸収の繰り返しと，近位尿細管からヘンレ係蹄への新たな Na^+ と Cl^- の継続する流入は**対向流増幅系**（countercurrent multiplier）とよばれている．ヘンレ係蹄の上行脚からの Na^+ と Cl^- の再吸収に，新たに流入してきた Na^+ と Cl^- が継続して加えられ，髄質間質の濃度が“増幅”される．

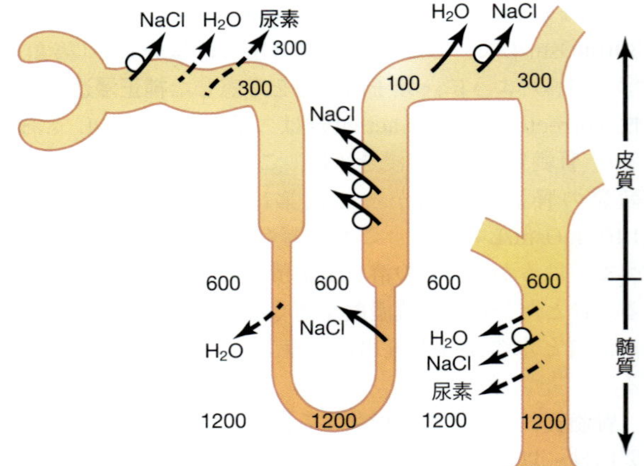

図 29.5 抗利尿ホルモン（ADH）濃度が高いときの濃縮尿の生成
注目すべきは，ヘンレ係蹄を出た尿細管腔液は希釈されているが，遠位尿細管と集合尿細管では水が再吸収され，濃縮されている．ADH 濃度が高いとき，尿浸透圧は髄質乳頭部の間質液浸透圧とほぼ等しくなり，約 1200 mOsm/L である（数値の単位は mOsm/L）．

濃縮尿排泄における遠位尿細管と集合管の役割

尿細管腔液がヘンレ係蹄を出て，腎皮質の遠位曲尿細管に入るとき，この尿細管腔液の浸透圧濃度はわずか約 100 mOsm/L に希釈されている（図 29.5）遠位尿細管の起始部で，尿細管腔液はさらに希釈されるが，それはヘンレ係蹄の上行脚同様に，この分節が Na^+ と Cl^- を尿細管外に能動輸送するが，水の透過性は相対的に低いことによる．

皮質集合尿細管に尿細管腔液が入ると，水の再吸収量は血漿 ADH 濃度に決定的に依存する．ADH が存在しないとき，この分節は水の透過性がほとんどないため，水を再吸収できない．しかし，溶質の再吸収は持続するため，尿はさらに希釈される．ADH濃度が高いときには，皮質集合尿細管の水透過性は高くなり，大量の水が尿細管腔内から皮質の間質に再吸収され，傍尿細管毛細血管により迅速に流出される．**多量の水が髄質より皮質で再吸収されるというこの事実は，髄質間質液を高浸透圧に維持するのに役立っている．**

尿細管腔液が髄質集合管に流れていくとき，尿細管腔液から間質にさらに水が再吸収されるが，皮質間質に再吸収される水分量に比べて，その総量は相対的に少ない．再吸収された水は，直血管により静脈血中に素早く運び去られる．ADH濃度が高いとき，集合管の水透過性は高くなり，集合管終末における尿細管腔液の浸透圧は，腎髄質の間質液浸透圧と本質的に等しくなり，約1200mOsm/Lとなる（図29.5）．このように，できるだけ多くの水を再吸収して，腎臓は高度の濃縮尿を生成する．これにより，溶質の尿中排泄量は通常と変わらずに，水は細胞外液に戻して，体内水分の欠乏を代償している．

尿素は腎髄質間質の高浸透圧と濃縮尿の生成に寄与する

これまで腎髄質間質の高浸透圧においてNaClの寄与のみを考えてきた．しかし，尿素は腎臓で最大濃縮尿が生成されているとき，腎髄質間質浸透圧の約40〜50%（500〜600mOsm/L）に寄与をしている．Na^+やCl^-とは異なり，尿素は尿細管から受動輸送で再吸収される．水が欠乏し，血液のADH濃度が高いとき，多量の尿素が髄質内層集合管から間質に受動的に再吸収される．

腎髄質での尿素の再吸収の機序は，以下の通りである：尿細管腔液がヘンレ係蹄上行脚から遠位尿細管と皮質集合尿細管に流れ込むとき，これらの分節は尿素の浸透性がないため，尿素はほとんど再吸収されない（表29.1）．高濃度のADHが存在すると，水は皮質集合尿細管で迅速に再吸収されるが，この部位で尿素の透過性が非常に低いために尿素の濃度が上昇する．

尿細管腔液が髄質内層集合管に流入すると，さらに水の再吸収が起こり，尿細管腔液の尿素の濃度はさらに上昇する．この髄質集合管腔液の高濃度の尿素は，尿素の尿細管腔内から間質への拡散を引き起こす．この拡散は特異的な**尿素輸送体**（urea transporters）であるUT-A1とUT-A3によって促進される．これらの尿素輸送体はADHにより活性化され，ADH濃度が高いときには，髄質内層集合管から間質にさらに大量に尿素を輸送する．髄質内層集合管において水と尿素が同時に間質に移動することにより，尿素が再吸収されているにもかかわらず，尿細管腔液と最終的に尿中の尿素濃度を高く保っている．

尿濃縮能における尿素の基本的な役割は，高タンパク食を摂取し，窒素“廃棄”物として尿素が大量に産生されている人は，通常のタンパク摂取で尿素の生成が少ない人に比べて，尿濃縮能が高くなるという事実から裏づけられる．栄養失調症では，髄質間質における尿素濃度が低下し，尿濃縮能が著しく障害される．

尿素の集合管からヘンレ係蹄への再循環は腎髄質の高浸透圧に寄与する

健常成人は通常，濾過された尿素の約20〜50%を排泄する．一般的に，尿素の排泄量は，①血漿尿素濃度，②糸球体濾過量（GFR），③尿素の尿細管再吸収により決定される．腎疾患でGFRが非常に低下した患者では，血漿尿素濃度はきわめて高くなる．したがって，GFRは低下しているにもかかわらず，濾過された尿素量と排泄された尿素量は通常レベル（尿素の産生量と等しい）に戻る．

近位尿細管では，濾過された尿素の40〜50が再吸収される．しかし，それでも尿素は水ほど透過性が高くないため，尿細管腔液の尿素濃度は上昇する．尿細管腔液がヘンレ係蹄の細い脚に流入すると，尿素濃度は上昇し続ける．これは，一部はヘンレ係蹄下行脚で水が再吸収されるためであるが，さらにまた，髄質の間質からヘンレ係蹄の細い脚の尿細管腔中へ尿素が**分泌**（secretion）されるためでもある（図29.6）ヘンレ係蹄の細い脚での受動的な尿素の分泌は，尿素輸送体UT-A2により促進される．

ヘンレ係蹄の太い上行脚，遠位尿細管，皮質集合尿細管は，すべて尿素の透過性が比較的低く，これらの尿細管分節では，尿素はほとんど再吸収されない．腎臓が濃縮尿を生成しADH濃度が高いとき，遠位尿細管と皮質集合尿細管で水再吸収が増加し，尿細管腔液の尿素濃度はさらに高くなる．そして，尿素が髄質内層集合管に流入すると，尿細管腔液の尿素濃度が高いので尿素輸送体UT-A1とUT-A3を介して尿素が髄質間質に拡散する．髄質間質に移動した尿素の一部は，ヘンレ係蹄の細い脚に拡散して流入するので，尿素はヘンレ係蹄上行脚，遠位尿細管，皮質集合尿細管を流れて，髄質集合管に再び戻る．このような方法で，尿素は排泄される前に，尿細管のこれら終末部位を再循環する．この回路を回るごとに尿素の濃度がより高くなる．

この尿素の再循環は腎髄質の高浸透圧をつくり出すためのもう1つの機序である．尿素は，腎から排泄される最も多い代謝廃棄物の1つであり，この尿素を排泄する前に濃縮する機序は，水の供給が十分でないときに，体液を節約するために不可欠である．

体内に水が過剰に存在するときは，通常，尿量が増加し，髄質集合管の尿素濃度は減少するので，髄質間質への尿素の拡散は減少する．体内水分が多いと，ADH濃度も低下し，その結果，腎髄質内層集合管は，水と尿素の透過性が低下して，より多くの尿素が尿中に排泄されることになる．

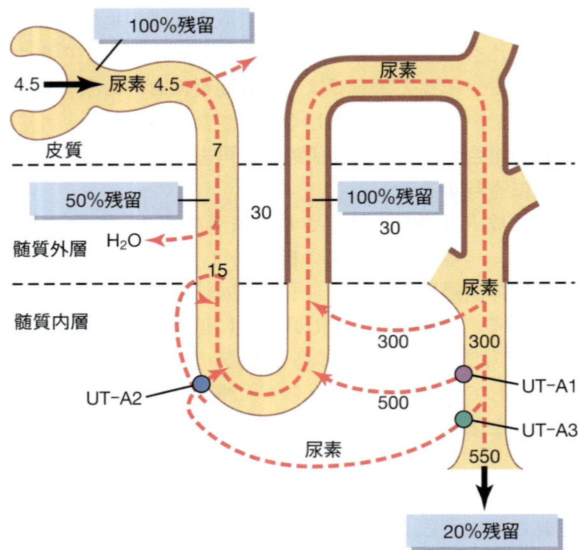

図 29.6　髄質集合管から間質液中に再吸収された尿素の再循環

この尿素はヘンレ係蹄の細い脚内に拡散して入り，遠位尿細管を通り，再び集合管に戻ってくる．この尿素の再循環は尿素を腎髄質に留めて，腎髄質の高浸透圧の維持に役立っている．ヘンレ係蹄の太い上行脚から髄質集合管までの太くて濃い線は，これらの分節が尿素の透過性をあまりもたないことを示している．尿素輸送体 UT-A1 と UT-A3 は髄質集合管から間質へ尿素が拡散放出されるのを促進し，UT-A2 はヘンレ係蹄の細い下行脚で尿素が間質から拡散流入するのを促進する(数値は，抗利尿ホルモンが大量に存在していて，尿量が少ないときの尿素由来の浸透圧で，単位は mOsm/L である．濾過された尿素のうち尿細管内に残留している尿素の割合を四角い箱内に示す)．

直血管における対向流交換が腎髄質の高浸透圧を維持する

腎髄質への血流は，腎臓のこの部位の細胞の代謝の必要量に応じて供給されなければならない．もし，特異的な髄質血流系がなければ，対向流増幅系によって腎髄質に汲み出された溶質は，迅速に消散してしまうであろう．

腎髄質血流の 2 つの特性により，溶質濃度が高く保たれる．

①腎髄質の血流量は少なく，腎臓全体の血流量の 5% 未満である．この少ない血流量は，この組織の代謝必要量を満たすのに十分であり，かつ，腎髄質間質からの溶質の損失を最小限にするのに役立っている．

②直血管は対向流交換系として働き，腎髄質間質からの溶質の洗い流しを最小限にしている．

対向流交換機構の働きは，以下の通りである(図 29.7)．血液は腎皮質と髄質の境界で，直血管を通り髄質に入り，髄質を出る．直血管は他の毛細血管と同様に，血漿タンパク質を除いた血中の溶質に対する透過性がきわめて高い．血液が髄質を腎乳頭に向かって下降していくと，一部は間質から溶質の流入により，また一部は間質への水の流出により，血液はだんだんと濃縮されていく．血液は直血管の先端に到達するまでに，腎髄質間質と同じ濃度の約 1200mOsm/L まで濃縮される．血液は皮質に向かって上行する間に，溶質が腎髄質間質に拡散して戻り，水が直血管に流入して，次第に希釈される．

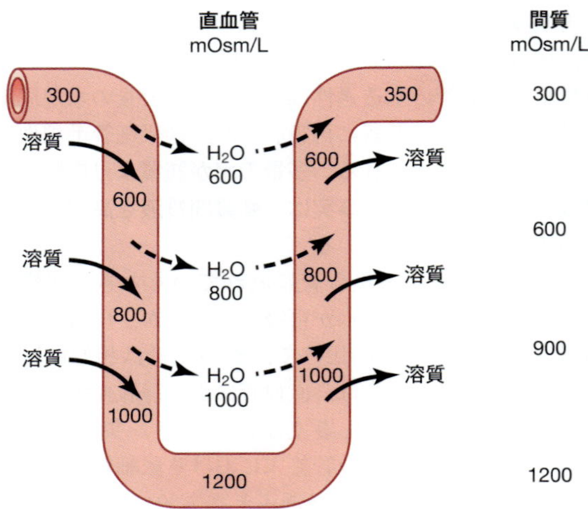

図 29.7　直血管における対向流交換

直血管の下行脚を流れている血漿は，水が血液から拡散して出ていき，溶質が間質液から血中に拡散して流入するため，高浸透圧濃度になっていく．直血管の上行脚では，溶質が間質液に拡散で戻り，水が直血管内に拡散で戻る．直血管の毛細血管が U 字形をしていなければ，大量の溶質が腎髄質から運び去られて失われることになる(数値の単位は mOsm/L)．

直血管を介して大量の水と溶質の交換が行われているが，腎髄質の各部位において間質液濃度の正味の希釈はほとんどみられない．それは直血管毛細管が U 字形をしており，対向流交換系として働くためである．**すなわち，直血管は腎髄質の高浸透圧をつくる働きはしないが，これが消散してしまうのを防ぐ働きをしている．**

この血管の U 字構造は間質から溶質の損失を最小限にしているが，毛細血管での再吸収を促す通常の膠質浸透圧や静水圧による水と溶質の血中への大量の流動を阻害はしない．定常状態においては，直血管は髄質尿細管から再吸収されたのと同じ量の溶質と水を運び去るだけで，対向流機構により形成された高い溶質濃度は保たれる．

髄質血流量の増加は尿濃縮能を低下させる

ある血管拡張物質は髄質の血流量を著しく増加し，それにより腎髄質から溶質を“洗い出し”，最大尿濃縮能を低下させる．動脈圧の大きな増加もまた腎臓の他の部位に比べて腎髄質の血流量を大きく増加させ，間質の高浸透圧物質を洗い出すため，尿濃縮能が低下する．前に述べたように，腎臓の最大尿濃縮能は ADH 濃度のみで決定されるのではなく，腎髄質の間質液浸透圧によっても決定される．ADH 濃度が最高レベルであっても，腎髄質の高浸透圧を低下させるのに十分なほど髄質血流量が増加すれば，尿濃縮能は減少する．

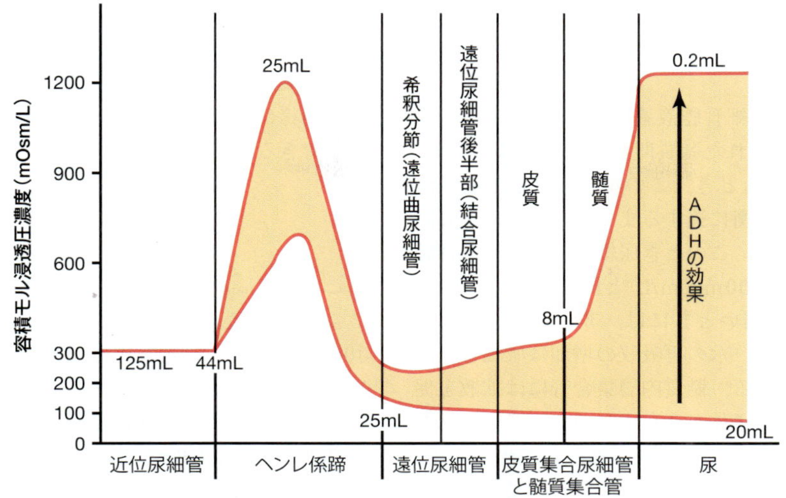

図 29.8　抗利尿ホルモンが高濃度で存在するときと，存在しないときの，尿細管各分節の尿細管腔液の浸透圧の変化
数値は尿細管の各分節における 1分間あたりのおよその尿細管腔液量（mL/分），または容積モル浸透圧濃度（mOsm/L）．

尿濃縮機序と尿細管各分節における浸透圧変化のまとめ

尿細管腔液がネフロンの各分節を通過するときの浸透圧と流量の変化を図 29.8 に示す．

近位尿細管

濾過された溶質の約 65％が近位尿細管で再吸収される．しかし，近位尿細管の膜の水透過性はきわめて高いので，溶質が再吸収されれば，水も浸透現象により尿細管膜を通って拡散し再吸収される．近位尿細管上皮細胞における水の拡散は水チャネルの**アクアポリン-1**（aquaporin 1：AQP1）によって促進される．それゆえ，この部位の尿細管腔液の浸透圧濃度は，糸球体濾過液の浸透圧濃度 300 mOsm/L とほぼ等しいままである．

ヘンレ係蹄下行脚

ヘンレ係蹄下行脚を尿細管腔液が下っていくと，水は髄質に再吸収される．下行脚もまた AQP1 により水に対して高い透過性をもつが，Na^+，Cl^-および尿素に対する透過性はかなり低い．それゆえ，下行脚を流れている尿細管腔液の浸透圧は，周りの間質液浸透圧と等しくなるまで徐々に増加する．血中 ADH 濃度が高いときには約 1200 mOsm/L まで増加する．

ADH 濃度が低いため希釈尿が生成されているとき，腎髄質の間質浸透圧は 1200 mOsm/L よりも低くなり，その結果，下行脚の尿細管腔液浸透圧も小さくなる．この一部は，ADH 濃度が低く，腎臓が希釈尿を多量に生成しているときには，髄質の集合管から間質への尿素の再吸収が減少することによる．

ヘンレ係蹄の細い上行脚

細い上行脚は，基本的には水透過性がないが，Na^+ と Cl^-はいくらかは再吸収する．ヘンレ係蹄下行脚で水が再吸収されて尿細管腔液の Na^+ と Cl^-の濃度が高くなっているため，細い上行脚からいくらかの Na^+ と Cl^-が髄質間質に受動拡散する．このように，Na^+ と Cl^-が管腔内から外に出て水が残るために，尿細管腔液はさらに希釈される．

髄質で集合管から間質に再吸収された尿素が，上行脚に拡散で流入する．これにより，尿素が尿細管系に戻され，腎髄質での洗い出しが妨げられる．この**尿素リサイクル**（urea recycling）は，腎髄質の高浸透圧に寄与するもう 1 つの機序である．

ヘンレ係蹄の太い上行脚

ヘンレ係蹄の太い上行脚もまた水透過性がほとんどないが，多量の Na^+，Cl^-，K^+，その他のイオンが管腔内から髄質間質に能動輸送される．それゆえ，ヘンレ係蹄の太い上行脚の管腔液は非常に希釈され，濃度は約 100 mOsm/L にまで低下する．

遠位尿細管起始部

遠位尿細管の起始部は，ヘンレ係蹄の太い上行脚とほぼ同じ性質をもち，溶質は再吸収されるが，水は管腔内に残るため，尿細管腔液は約 50 mOsm/L までさらに希釈される．

遠位尿細管後半部と皮質集合尿細管

遠位尿細管後半部と皮質集合尿細管では，尿細管腔液の浸透圧は ADH 濃度に依存する．ADH 濃度が高いとき，これらの尿細管の水透過性は高くなり，かなりの量の水が再吸収される．しかし，尿素はネフロンのこの部位ではあまり透過性が高くなく，水が再吸収されるにつれて尿素濃度は高くなる．これにより遠位尿細管と皮質集合尿細管に運ばれたほとんどの尿素が髄質内層集合管に流入することになり，そこから再吸収されるか尿中に排泄される．ADH が存在しないとき，遠位尿細管後半部と皮質集合尿細管では水はほとんど再吸収されない．これらの分節から溶質は能動的に再吸収され続けているので，浸透圧はむしろ，さらに低下する．

髄質内層集合管

髄質内層集合管の尿細管腔液濃度も，① ADH と②対向流機構により形成された髄質間質浸透圧に依存する．ADH が大量に存在するとき，この集合管は水透過性が非常に高く，浸透圧平衡に達するまで水が管腔内から間質に向かって拡散する．このとき尿細管腔液濃度は腎髄質間質濃度（1200～1400 mOsm/L）と同じになる．したがって，ADH 濃度が高いときには，非常に濃縮された少量の尿が生成される．水の再吸収の増加は尿細管腔液の尿素濃度を上昇させる．髄質内層集合管には拡散を促進する特異的な尿素輸送体が存在するので，濃縮された尿素の多くは管腔内から髄質間質へ拡散して出ていく．この腎髄質への尿素の吸収は，髄質間質の高浸透圧と腎の高い尿濃縮能を保つのに寄与している．

これまで述べたことからは明白でないかもしれないが，考慮しなければならない重要な点がいくつかある．第1に，Na^+ と Cl^- は髄質間質の高浸透圧をつくり出す主要な溶質の1つではあるが，**腎臓は必要なときには，NaCl をほとんど含まない濃縮尿を排泄することができる．** このような状況において尿浸透圧が高いのは，他の溶質，特に尿素のような廃棄物の濃度が高いことによる．このような状態が生じる1つの状況は，ナトリウム摂取不足に伴う脱水である．第30章で述べるように，ナトリウム摂取不足はアンジオテンシンⅡとアルドステロンの生成を促し，これらはともに強力に尿細管でのナトリウム再吸収を増加させる一方で，尿素とその他の溶質はそのまま残り，非常に濃縮された尿が排泄される．

第2に，**大量の希釈尿をナトリウムの排泄量を増加させずに排泄することができる．** これは ADH分泌の減少により，遠位尿細管分節においてナトリウムの再吸収を有意に変化させることなしに，水の再吸収を減少させることにより成し遂げられる．

最後に，重要な点として，**不可避尿量**（obligatory urine volume）がある．これは腎臓の最大尿濃縮能と排泄されなければならない溶質の量から求められる．したがって，大量の溶質が排泄されなければならないときは，それらを排泄するために必要最小限量の水を伴わなければならない．例えば，1日あたり 600 mOsm の溶質を排泄しなければならない場合，最大尿濃縮能が 1200 mOsm/L であるなら，最低 0.5 L の水が尿として排泄される必要がある．

腎臓の尿濃縮・希釈の定量化：自由水クリアランスと浸透圧クリアランス

尿の濃縮あるいは希釈の過程では，腎臓が水と溶質をある程度独立して排泄することが必要となる．希釈尿では，水は溶質よりも過剰に排泄されている．逆に，濃縮尿では，溶質は水よりも過剰に排泄されている．

総溶質の血液からのクリアランスは，**浸透圧クリアランス**（osmolar clearance：C_{osm}）で表される．これは1分間あたりに溶質が完全に除去された血漿の量である．同様にしてそれぞれ単一の物質のクリアランスも計算できる．

$$C_{osm} = \frac{U_{osm} \times \dot{V}}{P_{osm}}$$

ここで，U_{osm} は尿浸透圧，$\dot{V}$は単位時間あたりの尿量，P_{osm} は血漿浸透圧である．例えば，血漿浸透圧が 300 mOsm/L，尿浸透圧が 600 mOsm/L で，尿量が 1 mL/分（0.001 L/分）とすると，浸透圧活性物質排泄量は 0.6 mOsm/分（600 mOsm/L × 0.001 L/分），浸透圧クリアランスは 0.6 mOsm/分を 300 mOsm/L で除して，0.002 L/分（2.0 mL/分）となる．これは1分あたり 2 mL の血漿から溶質が完全に除去されたことを意味する．

自由水クリアランスの概念により溶質と水の相対的排泄量を評価できる

自由水クリアランス（free-water clearance：C_{H_2O}）は，水の排泄量（尿量）と浸透圧クリアランスの差から計算できる．

$$C_{H_2O} = V - C_{osm} = V - \frac{U_{osm} \times \dot{V}}{P_{osm}}$$

したがって，自由水クリアランス量は腎臓により排泄される溶質を含まない水の量を示す．自由水クリアランスが正の値を示すときは，腎臓から過剰な水が排泄されているが，負の値を示すときは腎臓により過剰な溶質が血流から除去されて水が保持される．

前に述べた例を用いると，もし尿量が 1 mL/分で，浸透圧クリアランスが 2 mL/分だとすると，自由水クリアランスは −1 mL/分になる．これは腎臓から水が溶質に比べて過剰に除去されているというより，脱水でみられるように腎臓が体循環に実際に水を戻していることを意味する．**このように，尿浸透圧が血漿浸透圧よりも高いときはいつでも，自由水クリアランスが負の値になり，水が保持される．**

腎臓が希釈尿を生成しているとき（すなわち，尿浸透圧が血漿浸透圧よりも低いとき），自由水クリアランスは正の値になる．これは腎臓により血漿から溶質よりも過剰に水が除去されていることを意味する．したがって，自由水クリアランスが正の値のときには"自由水"とよばれる溶質を含まない水が体内から失われ，血漿は濃縮される．

尿濃縮能障害

腎臓の尿濃縮・希釈能の障害は，次の1つまたはいくつかの異常で起こる．

①**ADH の不適切な分泌**：ADH分泌の過剰または過少による腎臓からの水排泄の異常．

②**対向流機構の障害**：髄質間質の高浸透圧は，最大尿濃縮能に不可欠である．どれだけ ADH があっても，最大尿濃縮能は髄質間質の高浸透圧の程度により制限される．

③**遠位尿細管，皮質集合尿細管，髄質集合管の ADH に対する応答の障害**

ADH 産生不全：中枢性尿崩症

ADH の産生または下垂体後葉からの放出が，頭部傷害や感染症あるいは先天的原因で不能になることがある．ADH が存在しないと，遠位側ネフロン分節で水再吸収ができないので，**中枢性尿崩症**(central diabetes insipidus)とよばれる病態が起き，大量の希釈尿が生成され，尿量が 15 L/day を超えることもある．この章の後で述べるように，口渇メカニズムが，体内から過剰に水が失われると活性化される．それゆえ，患者が水を十分に飲んでいる限りは，体液を大量に減少させることはない．この病態の患者で臨床上みられる主な異常は，大量の希釈尿である．しかし，入院により飲水が制限されたり，患者の意識がないとき(例えば頭部外傷により)のように水の摂取が制限されると，ただちに重篤な脱水が起こる．

中枢性尿崩症の治療は，合成 ADH 類似化合物の**デスモプレシン**(desmopressin)を投与することである．デスモプレシンは V_2 受容体に選択的に作用し，遠位尿細管後半部と集合管における水透過性を上昇させる．デスモプレシンは注射，鼻粘膜スプレーまたは経口により投与され，尿量を速やかに正常なレベルに回復させる．

腎臓の ADH 応答不能：腎性尿崩症

ADH 濃度が正常か上昇しているにもかかわらず尿細管が適切に反応できない病態がある．この病態は異常が腎臓に存在するから**腎性尿崩症**(nephrogenic diabetes insipidus)とよばれる．この異常は，腎髄質間質における高浸透圧をつくり出す対向流機構の不全，または遠位尿細管，皮質集合尿細管，髄質集合管の ADH に対する反応不全のいずれかである．いずれの場合でも，大量の希釈尿が生成され，尿量の増加に応じてそれと同量の水分を摂取しなければ，脱水を引き起こす．

多くの腎疾患が，特に腎髄質の損傷が，尿濃縮能を障害する(第 32 章参照)．またヘンレ係蹄の機能障害は，フロセミドなどの利尿薬により，この分節における電解質の再吸収が阻害されるのと同様に，尿濃縮能を低下させる．さらに，リチウム(躁鬱病の治療に用いられる)やテトラサイクリン(抗生物質)のような薬物は，遠位側ネフロン分節の ADH に対する反応を障害する．

腎性尿崩症は，合成 ADH 類似化合物のデスモプレシンを投与することにより，中枢性尿崩症と区別することができる．デスモプレシン投与 2 時間以内に，尿量の減少と尿浸透圧の上昇が迅速に起こらない場合は，腎性尿崩症が強く示唆される．腎性尿崩症の治療はもし可能であれば，その原因となる腎障害を正常化することである．高ナトリウム血症は，低塩分食と，サイアザイド系利尿薬の投与によるナトリウム排泄促進で，抑制することができる．

細胞外液の浸透圧とナトリウム濃度の調節

ナトリウムは細胞外液区画において，最も大量に存在するイオンであるので，細胞外液の容積モル浸透圧濃度とナトリウム濃度の調節は密接に関連している．血漿ナトリウム濃度は通常平均値が 142 mEq/L で，140～145 mEq/L の狭い範囲内に調節されている．容積モル浸透圧濃度は平均約 300 mOsm/L(イオン間引力を補正すると約 282 mOsm/L)で，±2～3％以上変化することはほとんどない．第 25 章で述べたように，細胞内液と細胞外液の区画間の体液分布の決定にかかわるので，これらの値は非常に正確に調節されなければならない．

血漿ナトリウム濃度から血漿浸透圧の推定

多くの臨床検査室では，血漿浸透圧を日常業務として測定していない．しかし，ナトリウムとそれに伴う陰イオンは，細胞外液区画の溶質の約 94％を占めるので，血漿浸透圧(P_{osm})は，血漿ナトリウム濃度(P_{Na^+})からおよそ以下のように概算される．

$$P_{osm} = 2.1 \times P_{Na^+}\ (\mathrm{mmol/L})$$

例えば，血漿ナトリウム濃度が 142 mEq/L のとき，上の式から血漿浸透圧は 298 mOsm/L と推定される．特に腎疾患に関連した病態では，もう少し正確に 2 つの溶質，グルコースと尿素の濃度の寄与を含めるべきである．

$$P_{osm} = 2 \times P_{Na^+}[\mathrm{mmol/L}] + P_{\text{グルコース}}[\mathrm{mmol/L}] + P_{\text{尿素}}[\mathrm{mmol/L}]$$

この血漿浸透圧の推定は，直接測定したときと比べ，数％以内の精度をもつ．

通常，Na^+ とそれに伴う陰イオン(主に HCO_3^- と Cl^-)が細胞外液の浸透圧活性物質の約 94％を占め，グルコースと尿素が全体の浸透圧活性物質の 3～5％を占めている．しかし，尿素は容易に細胞膜を通過できるので，定常状態において有効浸透圧をほとんど生じることはない．それゆえ，細胞外液の Na^+ とそれに伴う陰イオンが主として，細胞膜を隔てた水分の移動を決定する．したがって，以後は浸透圧の調節とナトリウム濃度の調節を同時に述べる．

腎臓によるナトリウムと水の排泄量(amount)の制御には複数の機序が存在するが，細胞外液のナトリウムと浸透圧の**濃度**(concentration)の調節には，2 つの主要なシステムが関与している．すなわち，①浸透圧受容器－ADH 系と，②口渇機構である．

浸透圧受容器－ADH フィードバック系

図 29.9 は，細胞外液ナトリウム濃度と浸透圧濃度の制御のための浸透圧受容器－ADH フィードバック系の基本的な構成要素を示す．例えば，水欠乏により浸透圧濃度（血漿ナトリウム濃度）が正常範囲を超えて上昇したとき，このフィードバック系は次のように働く．

①細胞外液の浸透圧の上昇（実用的には血漿ナトリウム濃度の上昇を意味する）により，視索上核近傍の**視床下部前部**（anterior hypothalamus）に位置する**浸透圧受容細胞**（osmoreceptor cells）とよばれる特別な細胞が縮む．

②縮んだ浸透圧受容細胞は発火し，その神経信号は視索上核に伝達され，そこで視索上核ニューロンに中継され，下垂体茎を下行して下垂体後葉に伝えられる．

③下垂体後葉に伝導された活動電位は，神経終末の分泌顆粒（小胞）内に蓄えられていた ADH の放出を刺激する．

④ADH は血流に入り腎臓に運ばれ，遠位尿細管後半部（結合尿細管），皮質集合尿細管，髄質集合管における水透過性を上昇する．

⑤遠位ネフロンの分節における水透過性の上昇は，水の再吸収を増加し，少量の濃縮尿を排泄する．

よって，水は体内に保持されるが，ナトリウムとその他の溶質は継続して尿中に排泄される．これにより細胞外液の溶質を希釈し，当初の過剰に濃縮した細胞外液濃度を修正する．

細胞外液が希釈されすぎた（低浸透圧）ときには，これと反対のことが起きる．例えば，過剰に水を摂取して，細胞外液の浸透圧が低下すると，ADH 産生が減少し，腎尿細管の水透過性が低下し，水再吸収が減少して，大量の希釈尿が排泄される．これにより体液は濃縮され，血漿浸透圧は正常範囲に戻る．

視索上核と視床下部室傍核における ADH 合成と下垂体後葉からの ADH 放出

図 29.10 は，視床下部と下垂体の神経解剖を示す．そ

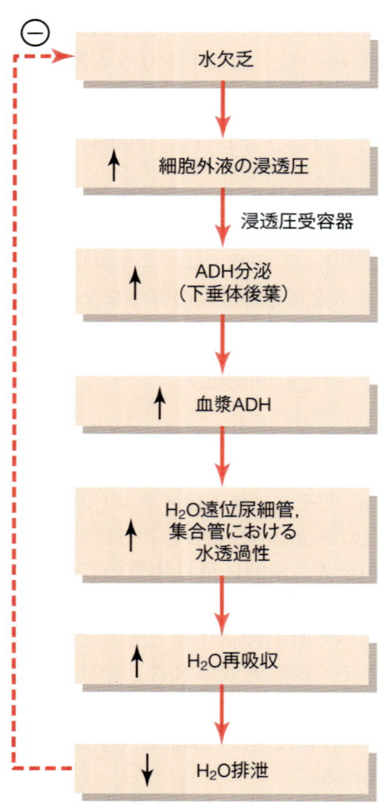

図 29.9 水分欠乏に反応してみられる細胞外液の浸透圧調節のための浸透圧受容器－抗利尿ホルモン（ADH）フィードバック機構

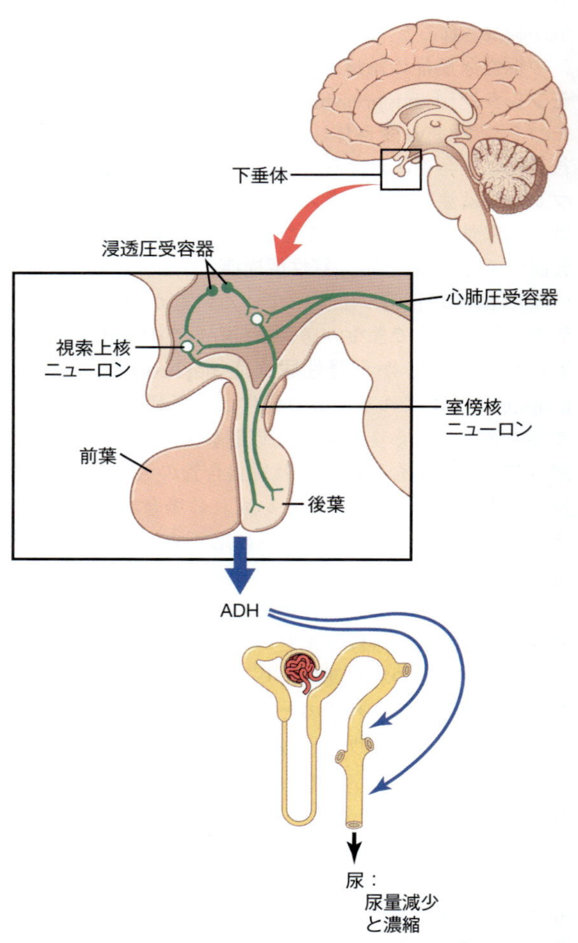

図 29.10 抗利尿ホルモン（ADH）の合成を行う視床下部と ADH の放出を行う下垂体後葉の神経解剖

こで ADH が合成され，放出される．視床下部は，**視索上核**(supraoptic) と **視床下部室傍核**(paraventricular nuclei of the hypothalamus) において ADH を合成する 2 つのタイプの**大細胞ニューロン**(magnocellular (large) neurons) を含んでおり，その約 5/6 が視索上核ニューロン，約 1/6 が室傍核ニューロンである．これらの神経核のニューロンは両者とも下垂体後葉へ軸索を延ばしている．一度 ADH が合成されると，それは下垂体後葉にその終末をもつニューロンの軸索の先端に向かって下降し輸送される．視索上核と室傍核が浸透圧の上昇や他の因子により刺激されると，神経インパルスは神経終末に向かって伝わり，膜透過性が変化し，カルシウム流入が増加する．神経終末の分泌顆粒(小胞ともよばれる)に蓄えられていた ADH は，カルシウム流入増加に反応して放出される．放出された ADH は下垂体後葉の毛細血管の血中に運ばれ，体循環に入る．

浸透圧刺激に反応した ADH分泌は迅速で，数分以内に血漿 ADH 濃度は数倍になり，腎臓での水排泄を素早く変化させる．

浸透圧と ADH分泌を調節するのに重要な 2 番目の神経部位は，**第三脳室前腹側部**(anteroventral region of the third ventricle) に沿った **AV3V 領域**(AV3V region) とよばれる部位に位置する．この部位の上部には**脳弓下器官**(subfornical organ) とよばれる部位があり，下部には**血管終板器官**(organum vasculosum of the lamina terminalis) とよばれる部位がある．これら 2 つの器官の間には，**正中視索前核**(median preoptic nucleus) が存在し，これら 2 つの器官や視索上核，そして延髄の血圧調節中枢と多重の神経結合をもっている．AV3V 領域の障害は，ADH分泌，口渇，食塩欲，そして血圧の制御など多くの機能を障害する．この部位の電気刺激またはアンジオテンシンⅡによる刺激は，ADH分泌，口渇，そして食塩欲を増加させる．

AV3V 領域と視索上核の近傍には，わずかな細胞外液の浸透圧上昇により興奮するニューロンがある．そこで**浸透圧受容器**(osmoreceptors) という用語がこれらのニューロンの記述に使われている．これらのニューロンは視索上核に神経信号を送り，視索上核ニューロンの発火と ADH分泌を調節している．これらは細胞外液の浸透圧上昇に反応して口渇も誘発しているようである．

脳弓下器官と血管終板器官は，血液から脳組織へのイオンの拡散を妨げる血液脳関門が欠如した血管から血液を供給されている．この特性により，この部分ではイオンやその他の溶質が血液と局所の間質液との間を移動することが可能である．その結果，浸透圧受容器は細胞外液の浸透圧の変化に迅速に応答して，後で述べるように，ADH分泌と口渇を強力に制御する．

動脈圧低下や血液量減少による ADH 放出

ADH分泌は，血圧低下および／または血液量減少に応答する心臓血管反射によっても制御される．これは，①**動脈圧受容器反射**と，②**心肺圧受容器反射**を含む．これらの反射については，第 18 章で述べている．これらの反射経路は，大動脈弓と頸動脈洞のような循環系の高圧部位と，特に心房のような低圧系の部位に始まる．求心性刺激は，延髄孤束核にシナプスのある迷走神経と舌咽神経を介して運ばれる．これらの神経核からのシグナルは，ADH 合成と分泌を制御している視床下部の神経核へ中継される．

このように浸透圧濃度の上昇に加え，①動脈圧の低下と，②血液量の減少の 2 つの刺激が ADH の分泌を増加させる．例えば，出血時のように血圧が低下し血液量が減少するときはいつでも，ADH の分泌が増加して，腎臓による水再吸収が増加し，血圧と血液量を正常に戻す．

ADH 分泌刺激における浸透圧と心臓血管反射の定量的な重要度

図 29.11 に示すように，有効血液量の減少または細胞外液浸透圧の上昇のいずれも ADH分泌を刺激する．しかし，ADH分泌は，浸透圧のわずかな変化に対して，同程度の血液量の変化に比べて，著しく感受性が高い．例えば，血漿浸透圧はわずか 1％上昇しただけで十分 ADH 濃度を上昇させる．一方，失血後でも血液量が約 10％低下するまで，血漿 ADH 濃度は明らかに変化しな

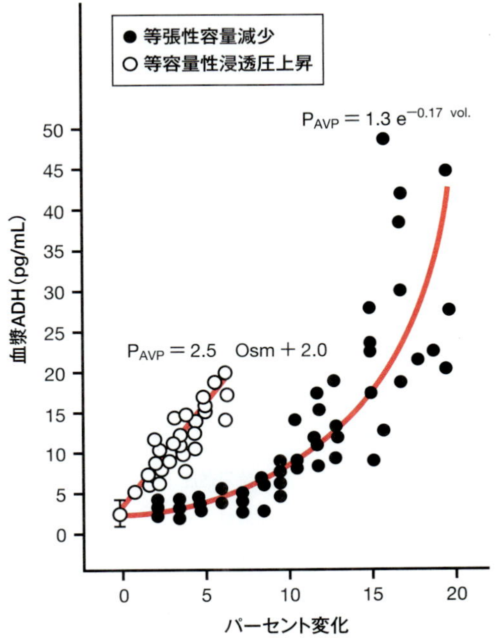

図 29.11　血漿浸透圧の上昇または血流量減少が血漿(P)抗利尿ホルモン(ADH)，別名アルギニンバソプレシン(AVP)濃度に及ぼす影響
(Dunn FL，Brennan TJ，Nelson AE，et al: The role of blood osmolality and volume in regulating vasopressin secretion in the rat. J Clin Invest 52[12]: 3212，1973. By permission of the American Society of Clinical Investigation より許可を得て再描画)

い．さらに血液量が減少すれば，ADH 濃度は急速に上昇する．したがって，大量の血液量減少時には，心臓血管反射は ADH分泌を刺激するのに大変重要な役割を果たす．通常，日々の脱水による ADH分泌の調節は，主に血漿浸透圧の変化により行われる．しかし，血液量の減少は，血漿浸透圧の上昇に対する ADH分泌応答を強く増強させる．

ADH 分泌を起こすその他の刺激

ADH分泌は，表 29.2 に示すように中枢神経系に対する他の刺激や各種の薬物あるいはホルモンにより増減する．例えば，**吐き気**(nausea)は強力な ADH 放出の刺激で，嘔吐後にこの ADH 放出が通常の 100 倍にまで増加することがある．また**ニコチン**(nicotine)や**モルヒネ**(morphine)は，ADH 放出を刺激するが，**アルコール**(alcohol)などの薬物は，ADH 放出を抑制する．アルコール摂取後にみられる著しい利尿は，一部は ADH 放出の抑制による．

細胞外液の浸透圧とナトリウム濃度の制御における口渇の重要性

腎臓は水分欠乏時には浸透圧受容器–ADH フィードバック系を介して，水分損失を最小限にする．しかし，適切な水分摂取は，発汗や呼吸あるいは消化管からの水分損失を埋め合わせるために必要である．水分摂取は，口渇機構により調節されている．これは浸透圧受容器–ADH メカニズムとともに，細胞外液の浸透圧とナトリウム濃度を精密に制御している．

ADH分泌を刺激するのと同じ因子の多くが，意識的な水欲求と定義される口渇感を増加させる．

中枢神経系の口渇中枢

図 29.10 を再び参照すると，第三脳室前腹壁に沿った ADH分泌を促進する部位と同じ部位が口渇も刺激する．視索前核の前部外側に，電気的に刺激するとただちに飲水を誘発し，刺激中は飲水を続ける別の小さな領域が存在する．これらのすべての部位を**口渇中枢**(thirst center)という．

口渇中枢のニューロンは，高張性食塩水の注入に応答して，飲水行動を刺激する．これらの細胞はほぼ間違いなく浸透圧受容器として機能しており，浸透圧受容器が ADH分泌を刺激するのと同時に，口渇機構を活性化する．

第三脳室の脳脊髄液の浸透圧上昇は，基本的には同様に飲水を促す効果をもつ．AV3V 領域の下端に脳室表面のすぐ下に存在する**血管終板器官**(organum vasculosum of the lamina terminalis)が，この反応の仲介に密接に関与しているようである．

口渇の刺激

表 29.3 は，現在知られている口渇の刺激をまとめたものである．最も重要な刺激の 1 つは，**細胞外液の浸透圧の上昇であり，それにより口渇中枢において細胞内脱水を引き起こし**，その結果，口渇感を刺激する．この反応の有用性は明らかで，細胞外液を希釈して浸透圧を正常に戻す．

細胞外液量の減少と動脈圧の低下も血漿浸透圧の上昇による機序とは独立して，口渇を刺激する．それゆえ，出血による血液量の減少は，血漿浸透圧に変化がなくとも口渇を刺激する．この口渇刺激はおそらく心肺圧受容器と体循環動脈圧受容器からの神経入力により起こる．

3 番目の重要な口渇刺激は，アンジオテンシンⅡである．動物研究では，アンジオテンシンⅡは脳弓下器官と血管終板器官に作用することが示されている．これらの部位は，血液脳関門がなく，アンジオテンシンⅡのようなペプチドはこの組織内へと拡散する．アンジオテンシンⅡは血液量減少や血圧低下に関連した要因でも刺激されるので，その口渇に及ぼす作用は，腎臓での水排泄減少作用とともに，血液量と血圧を正常に戻すのに役立つ．

口腔および食道粘膜の乾燥は，口渇感を引き起こす．その結果，口渇感のある人は水を飲むと，それがまだ消化管から吸収されていなくとも，そしてまだ細胞外液の浸透圧に効果が出ていなくても，ただちに口渇感から解放される．

表 29.2　ADH分泌の調節

ADH の増加	ADH の減少
↑血漿浸透圧	↓血漿浸透圧
↓血液量	↑血液量
↓血圧	↑血圧
吐き気	
低酸素状態	
薬物	薬物
モルヒネ	アルコール
ニコチン	クロニジン(降圧薬)
シクロフォスファミド	ハロペリドール(ドーパミン遮断薬)

表 29.3　口渇の調節

口渇の増加	口渇の減少
↑血漿浸透圧	↓血漿浸透圧
↓血液量	↑血液量
↓血圧	↑血圧
↑アンジオテンシンⅡ	↓アンジオテンシンⅡ
口腔内乾燥	胃の伸展

消化管と咽頭の刺激は口渇感に影響する．動物で，食道を外部に開口し，水が決して血中に吸収されない状況でも，水を飲むことにより一時的にではあるが，口渇感から部分的に解放される．また消化管の拡張も口渇感を部分的に緩和する．例えば，胃内でバルーンを膨らませるだけで，口渇感が和らぐ．しかし，消化管または咽頭を介する口渇感の緩和は一時的なもので，飲水欲求は血漿浸透圧または血液量が正常に戻ったときにのみ完全に満たされる．

動物およびヒトにおいて，水分摂取量の“計量”は，水分過剰を防ぐために，重要である．飲水後，水が吸収されて体内全体に分布するのに30〜60分がかかる．もし口渇感が飲水後，一時的に緩和されなければ，その人はもっと水を飲み続け，ついには水分過剰と過度の体液希釈を招く．動物は血漿浸透圧と血漿量を正常に戻すためにほぼ正確な必要量の飲水をしていることが，実験研究により繰り返し示されてきた．

浸透圧刺激の飲水閾値

脱水状態でも，摂取あるいは代謝で産生された過剰な溶質を体内から除去するために，腎臓は少なくとも，不可避尿量の水を継続して排泄しなければならない．水は肺と消化管からの蒸発や，皮膚からの蒸発や発汗によっても失われる．それゆえ，つねに脱水傾向が生じ，結果として細胞外液のナトリウム濃度と浸透圧が上昇する．

ナトリウム濃度が通常より，わずか約2mEq/L上昇すると，口渇機構が活性化され，飲水欲求が生じる．これを**飲水閾値**(threshold for drinking)とよぶ．すなわち，ほんのわずかな血漿浸透圧の上昇でも通常は水分摂取が起こり，これにより細胞外液の浸透圧と細胞外液量が正常にまで回復する．この方法で，細胞外液の浸透圧とナトリウム濃度は精密に制御される．

細胞外液の浸透圧とナトリウム濃度の制御における浸透圧受容器-ADH系と口渇機構の統合的応答

健常成人では，浸透圧受容器-ADH系と口渇機構は，並行して働いているので，継続して脱水の危機が続く状況でも，細胞外液の浸透圧とナトリウム濃度は精密に調節されている．さらに高食塩摂取のような負荷が加わっても，これらのフィードバック系は血漿浸透圧をほぼ一定に保つことができる．図29.12に示すように，ナトリウム摂取が正常の6倍にまで増加しても，ADHと口渇機構の両方が正常に機能している限り，血漿ナトリウム濃度には，ほんのわずかな影響しかみられない．

ADHまたは口渇機構のいずれか1つが作動しなくなると，1日の不可避尿量および呼吸，発汗，消化管からの水分損失量に見合った十分な水分量を摂取している限りは，通常，もう一方の機構が細胞外液の浸透圧とナトリウム濃度をまだかなり有効性をもって制御することができる．しかし，もしADHと口渇の両方の機構が同時に作動しなくなると，血漿ナトリウム濃度と浸透圧はうまく制御されなくなる．よって，ADH-口渇系全体を遮断してしまうと，ナトリウム摂取量が増加したとき，血漿ナトリウム濃度は比較的大きく変化するようになる．ADH-口渇機構が欠如すると，他のフィードバック機構では，血漿ナトリウム濃度と浸透圧を適切に調節することができない．

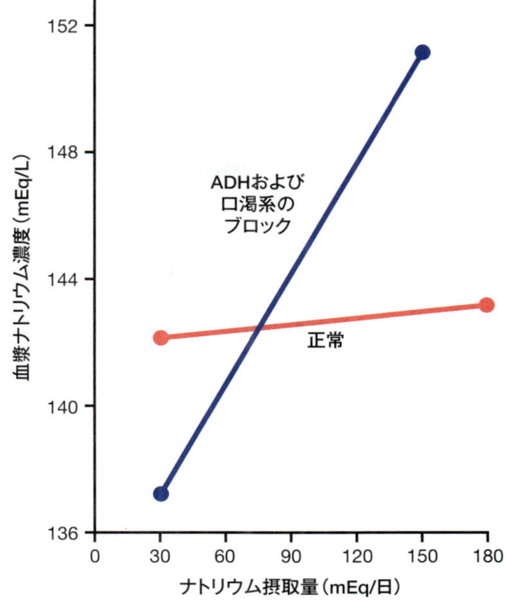

図29.12　ナトリウム摂取量の大きな変化が細胞外液ナトリウム濃度に及ぼす影響
赤線は，正常状態のイヌ，青線は抗利尿ホルモン(ADH)と口渇のフィードバック系を遮断したイヌ．注目すべきことに，細胞外液ナトリウム濃度はこれらのフィードバック系が存在しないと制御できなくなる．(Dr.David B.Young による)

アンジオテンシンⅡとアルドステロンの細胞外液の浸透圧とナトリウム濃度の制御における役割

第28章で述べたように，アンジオテンシンⅡとアルドステロンは，腎尿細管におけるナトリウム再吸収の調節に重要な役割を果たしている．ナトリウム摂取量が少ないとき，これらのホルモン濃度の上昇が腎臓によるナトリウム再吸収を刺激し，ナトリウム摂取量が通常の10%にまで減少しても，大量のナトリウム損失を防ぐことができる．反対に，高ナトリウム摂取では，これらのホルモン産生が減少し，大量のナトリウムが腎臓から排泄される．

アンジオテンシンⅡとアルドステロンは腎臓によるナトリウム排泄量の調節に重要なので，これらのホルモンが細胞外液ナトリウム濃度の調節にも重要な役割を果たしていると間違って議論する人もいるかもしれない．こ

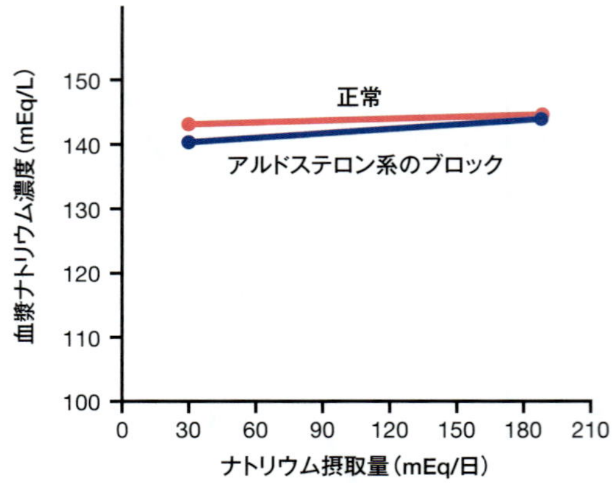

図 29.13 ナトリウム摂取量の大きな変化が細胞外液ナトリウム濃度に及ぼす影響
赤線は正常状態のイヌ，青線はアルドステロンのフィードバック系を遮断した状態のイヌ．注目すべきことに，アルドステロンのフィードバック制御の有無にかかわらず，細胞外液ナトリウム濃度は，ナトリウム摂取量が大幅に変化しても，比較的一定に保たれている．（Dr.David B.Young による）

れらのホルモンは細胞外液のナトリウム量(amount)を増加させるが，ナトリウムとともに水の再吸収も増加させるため，細胞外液量も増加させる．それゆえ，**アンジオテンシンⅡとアルドステロンは極端な状況を除いて，ナトリウム濃度(concentration)にはほとんど影響しない．**

アルドステロンが細胞外液のナトリウム濃度調節にそれほど重要でないことは，図 29.13 の実験に示されている．この図は2つの状態で，ナトリウム摂取量を6倍以上変化させたとき血漿ナトリウム濃度に及ぼす影響を示している．①正常状態と②アルドステロンのフィードバック系を遮断した状態である．これは動物の副腎を摘出した後，血漿アルドステロン濃度が上昇も下降もしないようアルドステロンを一定の速度で注入したものである．注目すべきは，ナトリウム摂取量が6倍に増加したとき，いずれの状態でも血漿ナトリウム濃度の変化はたった1～2%でしかなかった．この結果はアルドステロンのフィードバック系の機能がなくとも，血漿ナトリウム濃度はよく調節できることを示している．同様の実験がアンジオテンシンⅡ産生を遮断した場合について行われたが，結果は同様であった．

アンジオテンシンⅡとアルドステロンの変化がなぜ血漿ナトリウム濃度に大きな影響を及ぼさないかについて，2つの主要な理由がある．1つの理由は，前に述べたように，アンジオテンシンⅡとアルドステロンは腎臓の尿細管によるナトリウムと水の両方の再吸収を増加させるので，細胞外液量とナトリウム量は増加するが，ナトリウム濃度はほとんど変化しないことである．2つ目の理由は，ADH－口渇機構が機能している限り，血漿ナトリウム濃度の上昇傾向があると，水摂取または血漿へのADH分泌増加により補正され，これにより細胞外液は正常レベルまで希釈されることである．正常状態ではADH－口渇系は，血漿ナトリウム濃度の調節においてアンジオテンシンⅡ・アルドステロン系より重要である．アルドステロン濃度が非常に高い**原発性アルドステロン症**(primary aldosteronism)の患者においてさえ，血漿ナトリウム濃度は通常，わずか約3～5mEq/L だけ正常値より高いに過ぎない．

副腎摘出やアジソン病(アルドステロン分泌の著しい障害またはアルドステロンの完全欠損)などのアルドステロンを完全に損失するような極端な状況では，腎臓から非常に多くのナトリウムが失われ，その結果，血漿ナトリウム濃度が低下する．この理由の1つは，大量のナトリウム損失がついには重篤な体液量減少をきたし，血圧が低下することで，心臓血管反射を介して口渇機構を活性化することにある．このような状態では，水分摂取の増加は体液量減少を最小限に抑えるものの，血漿ナトリウム濃度のさらなる低下を招く．

したがって，ADH－口渇機構が機能しているときでも，極端な状況においては，血漿ナトリウム濃度が有意に低下することがある．そうであったとしても，ADH－口渇機構は，細胞外液の浸透圧とナトリウム濃度を制御する体内における最も強力なフィードバック系である．

細胞外液ナトリウム濃度と細胞外液量を制御する食塩欲機構

正常な細胞外液量とナトリウム濃度を保つためには，ナトリウム排泄とナトリウム摂取のバランスが必要である．現代文明人は，ナトリウム摂取量は，ほとんどつねに恒常性維持(ホメオスタシス)に必要な量よりはるかに多い．ヒトはたった10～20mEq/日のナトリウム摂取量で正常な機能をもって生きることができるにもかかわらず，実際，加工食品を食べている現代文明人の平均食塩摂取量は100～200mEq/日である．このようにほとんどの人は，恒常性維持のために必要なナトリウム量よりはるかに多いナトリウムを摂取しており，日常の高食塩摂取が高血圧のような心血管系疾患に寄与しているという証拠がある．

食塩欲は，動物やヒトが食塩欠乏であるかどうかにかかわらず食塩を好み，それを食べるという側面もある．食塩欲には，また体内のナトリウムが欠乏した際，ナトリウム摂取行動に駆り立てる調節要素もある．この行動意欲はもともと低ナトリウム食を食べている草食動物においてとりわけ重要である．しかし，食塩渇望はアジソン病のようにナトリウムが極度に欠乏している人においても重要である．この場合には，アルドステロン分泌不全があり，尿中への過剰なナトリウム損失が起こり，細胞外液量の減少とナトリウム濃度の減少が生じる．これらの変化は，ともに食塩渇望を引き起こす．

一般的に，食塩欲を増加させる主要な刺激は，ナトリウム欠乏に伴うものと，循環機能不全と関連した血液量減少または血圧低下である．

食塩欲の神経機構は，口渇機構と類似している．動物で，AV3V 部位の病変がしばしば口渇と食塩欲両方に同時に影響するので，AV3V 部位のいくつかの同じ神経中枢が関与しているようである．また，血圧低下あるいは血液量減少による血管反射は，口渇と食塩欲の両方に同時に影響を及ぼす．

参考文献

Agre P: The aquaporin water channels. Proc Am Thorac Soc 3:5, 2006.

Antunes-Rodrigues J, de Castro M, Elias LL, et al: Neuroendocrine control of body fluid metabolism. Physiol Rev 84:169, 2004.

Bourque CW: Central mechanisms of osmosensation and systemic osmoregulation. Nat Rev Neurosci 9:519, 2008.

Cowen LE, Hodak SP, Verbalis JG: Age-associated abnormalities of water homeostasis. Endocrinol Metab Clin North Am 42:349, 2013.

Fenton RA: Essential role of vasopressin-regulated urea transport processes in the mammalian kidney. Pflugers Arch 458:169, 2009.

Fenton RA, Knepper MA: Mouse models and the urinary concentrating mechanism in the new millennium. Physiol Rev 87:1083, 2007.

Geerling JC, Loewy AD: Central regulation of sodium appetite. Exp Physiol 93:177, 2008.

Jovanovich AJ, Berl T: Where vaptans do and do not fit in the treatment of hyponatremia. Kidney Int 83:563, 2013.

Kennedy-Lydon TM, Crawford C, Wildman SS, Peppiatt-Wildman CM: Renal pericytes: regulators of medullary blood flow. Acta Physiol (Oxf) 207:212, 2013.

Klein JD, Blount MA, Sands JM: Molecular mechanisms of urea transport in health and disease. Pflugers Arch 464:561, 2012.

Kortenoeven ML, Fenton RA: Renal aquaporins and water balance disorders. Biochim Biophys Acta 1840:1533, 2014.

Koshimizu TA, Nakamura K, Egashira N, et al: Vasopressin V1a and V1b receptors: from molecules to physiological systems. Physiol Rev 92:1813, 2012.

Lehrich RW, Ortiz-Melo DI, Patel MB, Greenberg A: Role of vaptans in the management of hyponatremia. Am J Kidney Dis 62:364, 2013.

McKinley MJ, Johnson AK: The physiological regulation of thirst and fluid intake. News Physiol Sci 19:1, 2004.

Pallone TL, Zhang Z, Rhinehart K: Physiology of the renal medullary microcirculation. Am J Physiol Renal Physiol 284:F253, 2003.

Pannabecker TL: Comparative physiology and architecture associated with the mammalian urine concentrating mechanism: role of inner medullary water and urea transport pathways in the rodent medulla. Am J Physiol Regul Integr Comp Physiol 304:R488, 2013.

Sands JM, Bichet DG: Nephrogenic diabetes insipidus. Ann Intern Med 144:186, 2006.

Sands JM, Layton HE: The physiology of urinary concentration: an update. Semin Nephrol 29:178, 2009.

Sharif-Naeini R, Ciura S, Zhang Z, Bourque CW: Contribution of TRPV channels to osmosensory transduction, thirst, and vasopressin release. Kidney Int 73:811, 2008.

Sladek CD, Johnson AK: Integration of thermal and osmotic regulation of water homeostasis: the role of TRPV channels. Am J Physiol Regul Integr Comp Physiol 305(7):R669, 2013.

Verbalis JG, Goldsmith SR, Greenberg A, et al: Diagnosis, evaluation, and treatment of hyponatremia: expert panel recommendations. Am J Med 126(10 Suppl 1):S1, 2013.

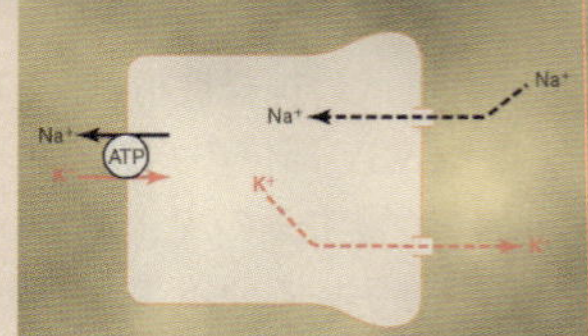

第30章 腎臓によるカリウム，カルシウム，リン酸，マグネシウムの調節：血液量と細胞外液量を調節するために統合された腎臓の仕組み

細胞外液カリウム濃度とカリウム排泄の調節

細胞外液のカリウム濃度は通常 4.2 mEq/L 前後に調節されており，この値から 0.3 mEq/L 以上外れて上下することはほとんどない．多くの細胞機能は細胞外液カリウム濃度のわずかな変化にも大きな影響を受けるため，このように精密な調節が必要なのである．例えば血漿カリウム濃度がわずか 3〜4 mEq/L 上昇するだけで不整脈の原因となりうるし，さらに上昇すれば心停止や心室細動を招くおそれがある．

細胞外液カリウム濃度の調節が難しいのは，生体内のカリウムの 98％以上が細胞内に存在し細胞外液中にはわずか 2％しか存在しないことによる（図 30.1）．体重 70 kg の成人はおよそ 28 L の細胞内液（体重の 40％）と 14 L の細胞外液（体重の 20％）を有するが，約 3920 mEq のカリウムが細胞内に存在するのに対して細胞外液に存在するカリウムは約 59 mEq だけである．また，カリウムは 1 回の食事に 50 mEq 程度含まれていることがあり，1 日の摂取量は通常 50〜200 mEq に及ぶ．そのため，摂取したカリウムを細胞外液から速やかに除去しないと致死的な**高カリウム血症**（hyperkalemia）（血漿カリウム濃度の上昇）を生じうる．同様に，迅速で適切な代償反応が働かなければ細胞外液から少量のカリウムが失われるだけで重篤な**低カリウム血症**（hypokalemia）（血漿カリウム濃度の低下）をきたす可能性がある．

便中に排泄されるカリウムは摂取量の 5〜10％にすぎず，カリウムの摂取量と排泄量のバランスは主に腎臓からの排泄によって維持されている．したがって，カリウムのバランスを正常に保つためには（カリウム以外のほとんどの電解質でも同様であるが），摂取量の変動に応じて腎臓が迅速かつ正確に排泄量を調整する必要がある．

細胞内外のカリウム分布の調節はカリウムの恒常性維持においても重要な役割を果たしている．体内のカリウムの 98％以上は細胞内に存在するため，高カリウム血症の際には細胞外液の過剰なカリウムが細胞内に流入し，低カリウム血症の際には細胞外にカリウムを供給することができる．このように細胞内液と細胞外液の間のカリウム再分布は細胞外液カリウム濃度の変動に対する防御反応の最前線といえる．

体内カリウム分布の調節

食後，摂取したカリウムが速やかに細胞内に移行しなければ，細胞外カリウム濃度は致死的なレベルにまで上昇するだろう．例えば，カリウム 40 mEq（野菜や果物が豊富な食事に含まれる量）が 14 L の細胞外液に吸収され，そのすべてが細胞外にとどまると仮定すると，血漿カリウム濃度は約 2.9 mEq/L 上昇する．幸いなことに，摂取したカリウムの大部分は速やかに細胞内に移行し，腎臓が過剰なカリウムを除去するのはその後である．細胞内外のカリウム分布に影響を及ぼす要因を表 30.1 にまとめた．

インスリンは細胞内へのカリウム取り込みを促進する

食後に細胞内へのカリウム取り込みを増加させるためにはインスリンが重要である．糖尿病でインスリンが欠乏している人は食後の血漿カリウム濃度の上昇が正常よりもずっと大きいが，インスリン注射により補正することができる．

アルドステロンは細胞内へのカリウム取り込みを増加させる

カリウムを多量に摂取するとアルドステロンの分泌が刺激され細胞内へのカリウム取り込みが増加する．アルドステロンの過剰分泌（コーン症候群）は細胞外から細胞内へのカリウム移動も手伝ってほとんどの症例で低カリウム血症をきたす．反対に，アルドステロンの産生不足（アジソン病）の患者では細胞間腔へのカリウム蓄積および腎臓でのカリウム貯留により臨床的に問題となるレベルの高カリウム血症を生じることが多い．

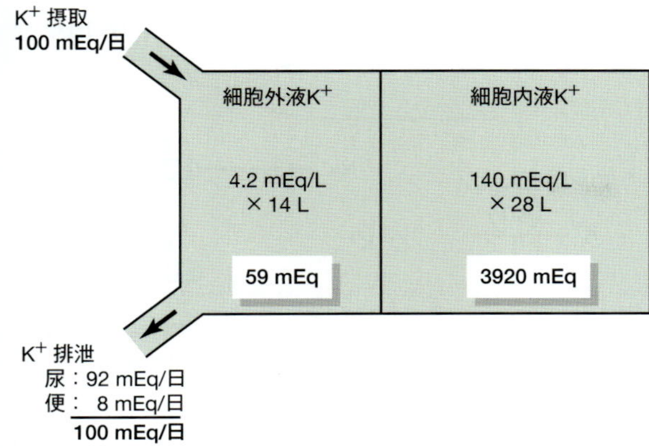

図 30.1 正常なカリウム摂取，体液中のカリウム分布，体外へのカリウム排泄

表 30.1 細胞内液と細胞外液の間のカリウム分布を変化させる要因

カリウムを細胞内に移動させる要因(細胞外カリウム濃度を低下させる要因)	カリウムを細胞外に移動させる要因(細胞外カリウム濃度を上昇させる要因)
インスリン	インスリン欠乏(糖尿病)
アルドステロン	アルドステロン欠乏(アジソン病)
βアドレナリン作動性刺激	βアドレナリン遮断
アルカローシス	アシドーシス
	細胞溶解
	激しい運動
	細胞外液浸透圧濃度の上昇

βアドレナリン作動性刺激は細胞内へのカリウム取り込みを増加させる

カテコールアミン，特にアドレナリンの分泌が増加すると，主にβ_2アドレナリン受容体の活性化により細胞外液から細胞内液にカリウムが移動する．逆に，プロプラノロールのようなβアドレナリン受容体遮断薬で高血圧を治療すると，カリウムを細胞外に移動させることにより高カリウム血症の傾向を招くことがある．

酸塩基平衡の異常はカリウム分布の変化をもたらす

代謝性アシドーシスでは細胞からのカリウム喪失を一因として細胞外カリウム濃度が上昇する．一方，代謝性アルカローシスでは細胞外カリウム濃度は低下する．H^+濃度が体内のカリウム分布に影響を及ぼす仕組みは完全にはわかっていないが，1つにはH^+濃度が上昇するとNa^+-K^+ポンプの活性が低下することが挙げられる．これにより細胞内へのカリウム取り込みが減少し，細胞外カリウム濃度が上昇する．

細胞溶解は細胞外カリウム濃度を上昇させる

細胞が破壊されると，細胞内に含まれていた大量のカリウムが細胞外に放出される．重篤な筋損傷や溶血のように大量の組織が破壊されると，カリウムの放出により著明な高カリウム血症を生じることがある．

激しい運動は骨格筋からのカリウム放出により高カリウム血症を生じさせる

長時間の運動中には骨格筋から細胞外液にカリウムが放出される．運動による高カリウム血症はたいてい軽度であるが，βアドレナリン遮断薬で治療されている患者やインスリンが欠乏している患者では激しい運動の後に臨床上問題となるレベルの高カリウム血症をきたす可能性がある．まれな事例ではあるが，心毒性の原因となるほど重篤な高カリウム血症を運動後に生じることもありうる．

細胞外液浸透圧濃度の上昇は細胞内から細胞外へのカリウム再分布を引き起こす

細胞外液の浸透圧濃度が上昇すると，細胞の中から外へ水が移動する浸透圧流を生じる．この細胞内脱水によって細胞内カリウム濃度が上昇すると，細胞外へのカリウムの拡散が促進され，細胞外液カリウム濃度が上昇する．細胞外液浸透圧濃度が低下すれば，これと反対の結果が生じる．

腎臓のカリウム排泄の概要

腎臓のカリウム排泄は3つの過程の合計で決まる．①カリウム濾過量(糸球体濾過量[GFR]と血漿カリウム濃度の積)，②尿細管によるカリウム再吸収量，③尿細管によるカリウム分泌量．糸球体毛細血管による正常のカリウム濾過量は約756 mEq/日である(GFR 180 L/日と血漿カリウム濃度4.2 mEq/Lの積)．前に述べたGFRの自動調節機構と血漿カリウム濃度の精密な調節のおかげで，健常者のカリウム濾過量は比較的一定に保たれている．しかし，腎疾患でGFRが大きく低下している場合には重篤なカリウムの蓄積と高カリウム血症を招くおそれがある．

図 30.2 に正常な状態での尿細管におけるカリウムの移動をまとめた．糸球体で濾過されたカリウムの約65%が近位尿細管で再吸収される．25～30%はヘンレ係蹄，特にカリウムがナトリウムおよびクロールと活発に共輸送される太い上行脚で再吸収される．濾過されたカリウムは近位尿細管とヘンレ係蹄のどちらでも比較的一定の割合で再吸収を受ける．これらの分節におけるカリウム再吸収の変化がカリウム排泄に影響を及ぼすことはあるが，カリウム排泄の日々の変動の大部分は，近位尿細管やヘンレ係蹄での再吸収の変化が原因ではない．集合尿細管と集合管でもカリウムがいくらか再吸収され，その量はカリウム摂取量により変化する．

カリウム排泄の日間変動は主として遠位尿細管と集合尿細管でのカリウム分泌の変化によって生じる

カリウム排泄を調節する最も重要な部位は遠位尿細管後部と皮質集合尿細管の主細胞である．これらの尿細管分節では生体の必要に応じてカリウムを再吸収すること

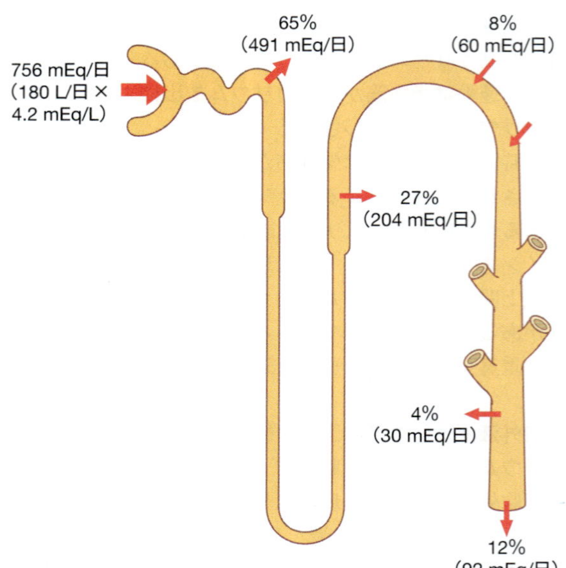

図 30.2 カリウムの再吸収と分泌にかかわる尿細管の部位
カリウムは近位尿細管とヘンレ係蹄上行脚で再吸収される．糸球体で濾過されたカリウムのうち遠位尿細管に到達するのは約8%だけである．遠位尿細管後部および集合尿細管の主細胞により分泌されたカリウムが加わるが，間在細胞による再吸収も行われる結果，1日のカリウム排泄量は糸球体で濾過された量の約12%となる．図中の数値は濾過されたカリウムに対して尿細管の各分節が再吸収もしくは分泌した量を示す．

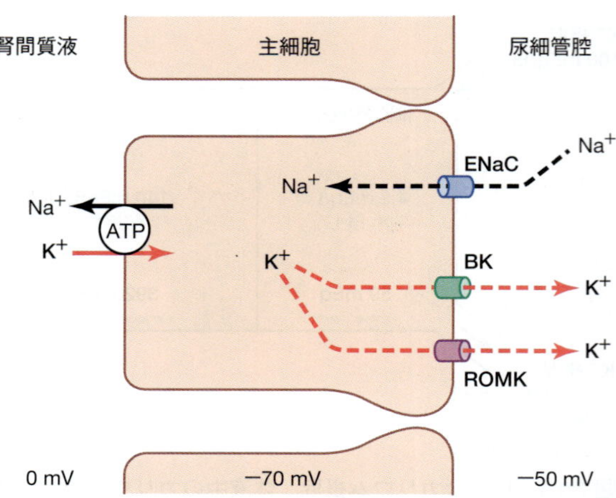

図 30.3 遠位尿細管後部と集合尿細管の主細胞によるカリウム分泌とナトリウム再吸収の機序
BK：大きな K^+ チャネル，ENaC：上皮型 Na^+ チャネル，ROMK：腎髄質外層 K^+ チャネル．

もあれば分泌することもある．正常のカリウム摂取量を100 mEq/日とすると，腎臓は約92 mEq/日を排泄しなければならない(残りの8 mEqは便中に失われる)．約60 mEq/日のカリウムが遠位尿細管と集合尿細管に分泌され，カリウム排泄の大部分を占めている．

カリウムを大量に摂取するとカリウム排泄を増やす必要があるが，これはほぼ完全に遠位尿細管と集合尿細管でのカリウム分泌が増えることによってなされる．実のところ，極端な高カリウム食を摂取した場合，糸球体で濾過されたカリウムを上回る量のカリウムを排泄することができる．これはカリウム排泄の機序がいかに強力であるかを示している．

カリウム摂取量が少なければ遠位尿細管と集合尿細管でのカリウム分泌が減ることによって尿中カリウム排泄量を減少させる．さらにネフロンの遠位分節に存在する**間在細胞**(intercalated cells)でのカリウム再吸収が増加して，カリウム排泄量を糸球体で濾過された量の1%以下(10mEq/日以下)にまで抑えることができる．カリウム摂取量がこのレベル以下になると，重篤な低カリウム血症を生じうる．

このように日常のカリウム排泄の大部分は遠位尿細管後部と皮質集合尿細管で調節されている．これらの部位では生体の必要に応じてカリウムが再吸収されたり分泌されたりしている．次の項では，カリウム分泌の基礎的な機序とその過程を調節する要因について検討する．

遠位尿細管後部と皮質集合尿細管の主細胞によるカリウム分泌

遠位尿細管後部と皮質集合尿細管でカリウムを分泌する細胞は**主細胞**(principal cell)とよばれ，これらの部位の上皮細胞の大部分を占める．**図 30.3** に主細胞によるカリウム分泌の基本的な機序を示す．

血液から尿細管腔へのカリウム排泄は2段階の過程からなる．まず，基底側膜に存在する Na^+–K^+ ポンプによって間質から細胞内に取り込まれる．このポンプはナトリウムを細胞内から間質に移動させると同時に，カリウムを細胞内に移動させる．

2番目の過程は細胞内から尿細管腔液へのカリウムの受動拡散である．Na^+–K^+ ポンプによって細胞内カリウム濃度が高まると，カリウムが細胞内から尿細管腔へと受動的に拡散する駆動力となる．主細胞の管腔膜のカリウム透過性が高いのは，K^+ が細胞膜を通り急速に拡散することを可能にする2種類の特別なチャネルが存在するからである．①**腎髄質外層 K^+ チャネル**(renal outer medullary potassium channel：ROMK channel)，②高コンダクタンスの**大きな K^+ チャネル**(big potassium channel：BK channel)．腎臓から効率的にカリウムを排泄するにはどちらの K^+ チャネルも必要であり，多量のカリウム摂取が続くと管腔膜上のこれらのチャネルはさらに増加する．

主細胞によるカリウム分泌の調節

遠位尿細管後部と皮質集合尿細管の主細胞によるカリウム分泌を調節する主な要因は，① Na^+–K^+ ポンプの活性，②血液から尿細管腔にカリウムを分泌させる電気化学勾配，③管腔膜のカリウム透過性である．カリウム分泌に関するこれら3つの決定要因は，後述するいくつかの要素によって調節される．

間在細胞はカリウムを再吸収したり分泌したりできる

高度のカリウム欠乏の際には遠位尿細管後部と集合尿細管でのカリウム分泌は停止してカリウムが再吸収される．この再吸収は **A 型間在細胞**(type A intercalated cell)で行われる．この再吸収の機序は完全に理解されているわけではないが，管腔膜に存在する **H^+–K^+ ポンプ**による輸送機構が一定の役割を果たすと考えられている(第 28 章，**図 28.13** 参照)．この輸送体は尿細管腔に分泌された H^+ と交換に K^+ を再吸収する．すると K^+ が基底側膜を通って血液中に拡散する．この輸送体は細胞外液のカリウムが枯渇したときのカリウム再吸収に不可欠であるが，正常状態ではカリウム排泄の調節にあまり影響していない．

体液中に過剰なカリウムが存在すると，遠位尿細管後部と集合尿細管の **B 型間在細胞**(type B intercalated cell)がカリウムを尿細管腔へ活発に分泌し，A 型間在細胞と反対の役割を果たす(第 28 章，**図 28.13** 参照)．基底側膜の H^+–K^+ ポンプによって B 型間在細胞内にカリウムが取り込まれると，K^+ チャネルを通して尿細管腔に拡散する．

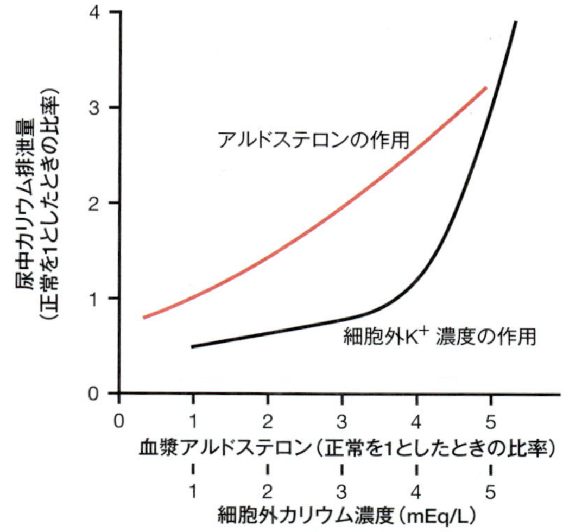

図 30.4 血漿アルドステロン濃度(赤線)と細胞外 K^+ 濃度(黒線)が尿中カリウム排泄量に及ぼす影響
これらの要因は皮質集合尿細管の主細胞によるカリウム分泌を刺激する．(Young DB, Paulsen AW: Interrelated effects of aldosterone and plasma potassium on potassium excretion. Am J Physiol 244:F28, 1983 のデータによる)

カリウム分泌を調節する主な要素のまとめ

通常のカリウム排泄は主として遠位尿細管後部と集合尿細管の主細胞によるカリウム分泌が変化することによって調節されるので，ここでは主細胞の分泌に影響を及ぼす主な要因について述べる．主細胞によるカリウム分泌を刺激する最も重要な要因は，①細胞外液カリウム濃度の上昇，②アルドステロンの増加，③尿細管流量の増加である．

カリウム分泌を減少させる 1 つの要因は H^+ 濃度の上昇(アシドーシス)である．

細胞外液カリウム濃度の上昇はカリウム分泌を刺激する

図 30.4 に示すように，細胞外液カリウム濃度が上昇すると遠位尿細管後部と皮質集合尿細管でのカリウム分泌が直接的に刺激され，カリウム排泄が増加する．細胞外液カリウム濃度が正常よりやや低い程度の約 4.1 mEq/L を超えると，この作用は特に顕著となる．その結果，血漿カリウム濃度の上昇はカリウム分泌を増加させ，細胞外液カリウム濃度を調節する重要な機序の 1 つとして機能する．

食事中のカリウム摂取量が増加して細胞外液カリウム濃度が上昇したときに，カリウム分泌を刺激する 4 つの機序がある．

①細胞外液カリウム濃度が上昇すると，Na^+–K^+ ポンプが刺激され，基底側膜を通してのカリウムの取り込みが増加する．このようにカリウムの取り込みが増加して細胞内 K^+ 濃度が上昇すると，カリウムは管腔膜を通過して尿細管内に拡散する．

②細胞外カリウム濃度が上昇すると，腎臓の間質液から上皮細胞内にかけてのカリウム勾配が大きくなる．これにより，基底側膜を通って細胞内から逆流する K^+ が減少する．

③カリウム摂取量が増加すると，K^+ チャネルの合成が刺激され，合成された K^+ チャネルは細胞質から管腔膜へ移行する．その結果，細胞膜を通したカリウムの拡散が容易となる．

④カリウム濃度が上昇すると，副腎皮質によるアルドステロンの分泌が刺激される．次に述べるように，アルドステロンはカリウム分泌をさらに刺激する．

アルドステロンはカリウム分泌を刺激する

アルドステロンは遠位尿細管後部と集合尿細管の主細胞による Na^+ の再吸収を刺激する(第 28 章参照)．この作用は Na^+–K^+ ポンプを介しており，基底側膜を通してナトリウムを細胞外の腎間質液に輸送すると同時に，カリウムを細胞内に取り込む．このようにアルドステロンは主細胞のカリウム分泌量を調節する強力な作用を有する．

アルドステロンの 2 番目の作用は，管腔膜の K^+ チャネルの数を増加させてカリウム透過性を亢進させることである．これによりアルドステロンがカリウム分泌を刺激する効果はさらに高まる．したがって，**図 30.4** に示すように，アルドステロンはカリウム排泄を増加させるのに大きな影響力をもつ．

細胞外 K^+ 濃度の上昇はアルドステロン分泌を刺激する

負のフィードバック調節システムでは，たいていの場合，調節される要素が調節する側の要素にフィードバック効果を有する．アルドステロン－カリウム調節システムでは，副腎によるアルドステロン分泌量は細胞外液

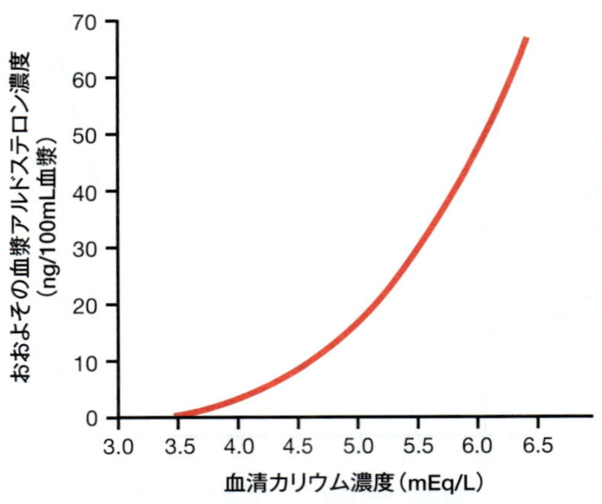

図 30.5 血漿アルドステロン濃度に及ぼす細胞外液 K^+ 濃度の影響
カリウム濃度のわずかな変化でアルドステロン濃度が大きく変わることに留意する．

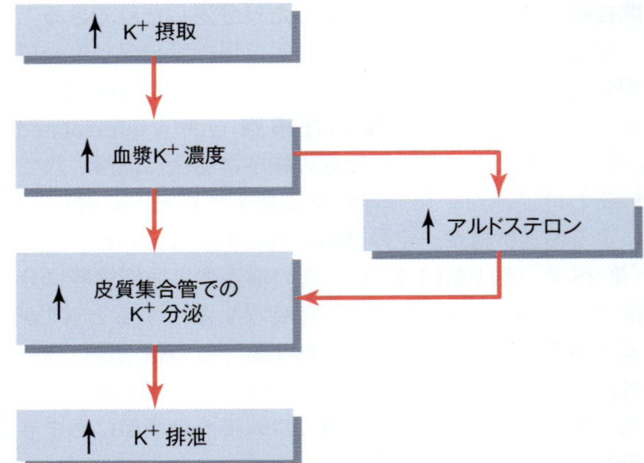

図 30.7 カリウムの大量摂取によりカリウム排泄が増加する主要な機序
血漿カリウム濃度の上昇が皮質集合尿細管でのカリウム分泌を直接的に増加させるのに加え，血漿アルドステロン濃度の上昇を介して間接的にカリウム分泌を増加させることに留意する．

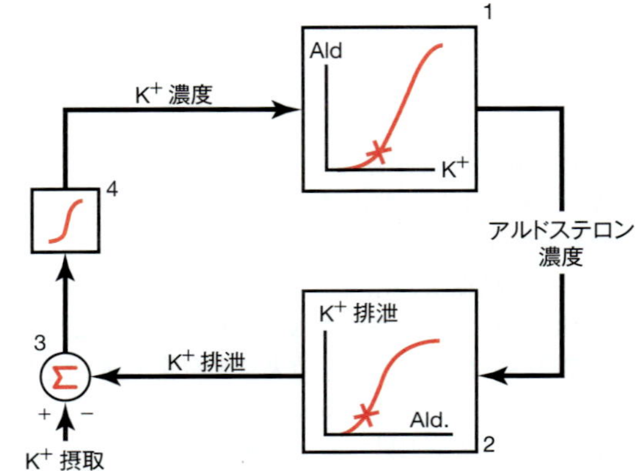

図 30.6 アルドステロン(Ald)が細胞外液カリウム濃度を調節する基本的なフィードバック機構

K^+ 濃度によって強力に調節されている．血漿カリウム濃度が約 3 mEq/L から上昇するにつれて，血漿アルドステロン濃度はほぼゼロから 60 ng/100 mL 程度(正常のおよそ 10 倍)まで上昇する(**図 30.5**)．

図 30.6 に示すように，K^+ 濃度がアルドステロン分泌を刺激する作用は，カリウム排泄を調節する強力なフィードバックシステムの一部である．このフィードバックシステムでは，血漿カリウム濃度が上昇すると，アルドステロン分泌が刺激され，血中アルドステロン濃度が上昇する(ブロック 1)．血中アルドステロンの上昇は腎臓でのカリウム排泄を著明に増加させる(ブロック 2)．カリウム排泄が増加すると，細胞外液カリウム濃度が正常域まで低下する(サークル 3，ブロック 4)．したがって，このフィードバック機構はカリウム摂取量が増加した時に，細胞外カリウム濃度の上昇がカリウム排泄を増加させる直接的な作用と相乗的に働く(**図 30.7**)．

アルドステロンによるフィードバック機構を遮断するとカリウム濃度の調節が大きく損なわれる

アジソン病の患者で起こるように，アルドステロンの分泌が欠如すると，腎臓でのカリウム分泌が障害され，細胞外液カリウム濃度が危険なレベルにまで上昇する．反対に，アルドステロンが過剰に分泌されると(原発性アルドステロン症)，カリウム分泌が著しく増加するので，腎臓からのカリウム喪失により低カリウム血症を招く．

先に述べたように，アルドステロンは腎臓のカリウム分泌を刺激するだけでなく，細胞内へのカリウムの取り込みを増加させることによって強力なアルドステロン－カリウムフィードバックシステムに寄与している．

カリウム濃度の調節に関してアルドステロンフィードバックシステムの定量的な重要性を**図 30.8** に示す．この実験では，次の 2 つの条件下でイヌのカリウム摂取量をおよそ 7 倍にまで増やした．①正常状態，②副腎切除によりアルドステロンフィードバックシステムを遮断した後，一定の割合でアルドステロンを注入してカリウム摂取量が変化しても血漿アルドステロン濃度が増減せず正常レベルを維持する状態．

正常の動物ではカリウム摂取量が 7 倍に増えても，血漿カリウム濃度は 4.2 mEq/L から 4.3 mEq/L へとわずかしか上昇しなかった点が重要である．つまり，アルドステロンフィードバックシステムが正常に機能していれば，カリウム摂取量が大きく変化してもカリウム濃度は精密に調節されるのである．

アルドステロンフィードバックシステムが遮断された状態でカリウム摂取量を 7 倍に増やすと，血漿カリウム濃度は 3.8 mEq/L から 4.7 mEq/L へと大きく上昇した．このように，アルドステロンフィードバックシステムが

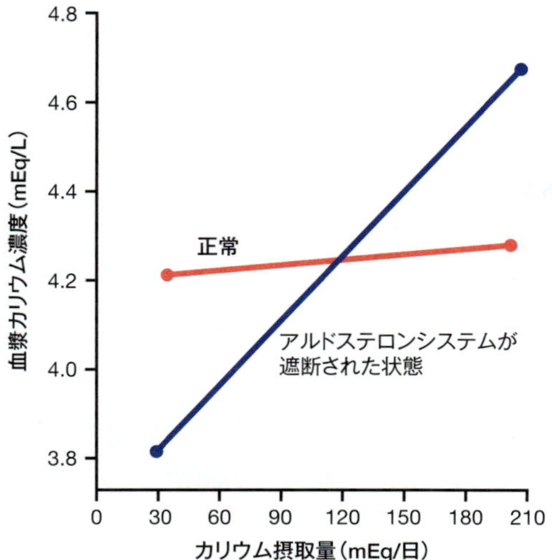

図 30.8　正常状態(赤線)とアルドステロンフィードバックが遮断された状態(青線)でカリウム摂取量の変動が血漿カリウム濃度に及ぼす影響
アルドステロンシステムの遮断後はカリウム濃度の調節が大きく障害されることに留意する.（Dr. David B. Young の好意による）

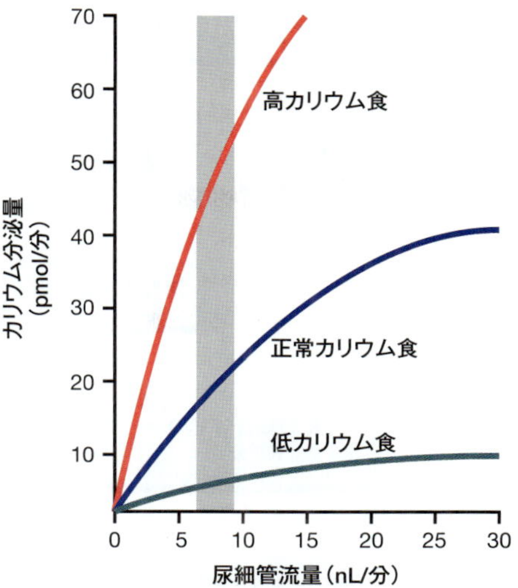

図 30.9　皮質集合尿細管流量とカリウム分泌の関係およびカリウム摂取量の変化がそれに及ぼす影響
高カリウム食を摂取した場合では，尿細管流量の増加に伴いカリウム分泌が増加する度合いが著しく増大することに留意する．灰色の部分は生理的状態における尿細管流量の正常範囲を示す．（Malnic G, Berliner RW, Giebisch G: Flow dependence of K^+ secretion in cortical distal tubes of the rat. Am J Physiol 256:F932, 1989 のデータによる）

遮断されると, カリウム濃度の調節は大きく障害される. 原発性アルドステロン症(アルドステロン過剰)やアジソン病(アルドステロン欠乏)の患者のようにアルドステロンフィードバックシステムが正常に機能していない人でも同様のカリウム調節障害がみられる.

遠位尿細管流量の増加はカリウム分泌を刺激する

体液量増加やナトリウム多量摂取，利尿薬治療などの際に生じる遠位尿細管流量の増加はカリウム分泌を刺激する(**図 30.9**)．反対に，ナトリウム欠乏により遠位尿細管流量が減少すると，カリウム分泌は減少する．

遠位尿細管と集合尿細管でのカリウム分泌に対する尿細管流量の効果はカリウム摂取量に大きく影響される. カリウム摂取量が多いときは少ないときと比べて，尿細管流量の増加によるカリウム分泌刺激作用がはるかに強い(**図 30.9**).

尿細管流量の増加にはカリウム分泌を増加させる２つの作用がある.

①カリウムが尿細管腔液に分泌されると，管腔内のカリウム濃度が上昇し，管腔側膜を通してカリウムを拡散させる駆動力が低下する．尿細管流量が増加すると，分泌されたカリウムは途切れることなく流されていくので，尿細管内カリウム濃度の上昇は最小限に抑えられ最終的なカリウム分泌量は増加する．

②尿細管流量の増加により管腔膜に存在する高コンダクタンス BK チャネルの数も増加する．BK チャネルは通常不活発な状態であるが，流量の増加に応じて活性化する．これにより管腔膜を通過するカリウムのコンダクタンスが大きく高まる．

尿細管流量の増加によるカリウム分泌刺激作用は，ナトリウム摂取量が変化しても正常なカリウム排泄量を保つためにとても重要である．例えば，ナトリウム摂取量が多いとアルドステロン分泌が減少するので，カリウム分泌量が減少傾向となり，その結果尿へのカリウム排泄が減少する．その一方で，前の段落で述べたように，ナトリウムを大量に摂取すると尿細管流量が増加してカリウム分泌が増加する(**図 30.10**)．したがって，ナトリウムの大量摂取による２つの作用，すなわちアルドステロン分泌の減少と尿細管流量の増加が釣り合いを取るので，カリウム排泄はほとんど変化しない．同様に，ナトリウム摂取が少ない場合も，アルドステロン分泌の増加と尿細管流量の減少がカリウム分泌に対して均衡を保つので，カリウム排泄の変化はほとんど生じない．

急性アシドーシスはカリウム分泌を減少させる

細胞外液 H^+ 濃度の急性の上昇(アシドーシス)によりカリウムの分泌は減少する．一方，H^+ 濃度の低下(アルカローシス)によりカリウムの分泌は増加する．H^+ 濃度の上昇がカリウム分泌を阻害する主要な機序は，Na^+–K^+ ポンプの活性を低下させることである．これにより細胞内カリウム濃度が低下するので，管腔膜を通過して管腔内に受動的に拡散するカリウムが減少する．アシドーシスはさらに管腔膜の K^+ チャネル数を減らす可能性がある．

数日間にわたって続く長期のアシドーシスでは，尿中カリウム排泄が増加する．この作用機序は，慢性的なアシドーシスにより近位尿細管での NaCl と水の再吸収が阻害されるのを一因としている．その結果，遠位尿細管への流

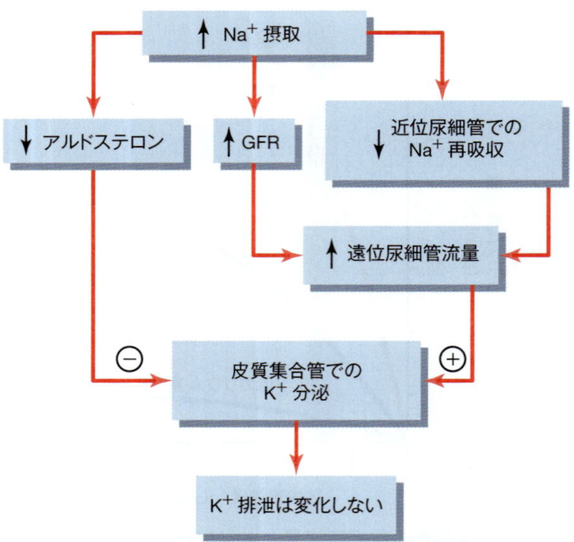

図30.10 ナトリウムの大量摂取が腎臓からのカリウム排泄に及ぼす影響
高ナトリウム食により血漿アルドステロンが低下して皮質集合尿細管のカリウム分泌を減らす方向に作用することは重要な点である．一方，それと同時に，高ナトリウム食は皮質集合尿細管への尿細管流量を増加させてカリウム分泌を増やす方向にも作用する．これらの相反する作用が均衡するので，カリウム排泄はほとんど変化しない．

量が増加してカリウム分泌を刺激する．この作用は H^+ の Na^+–K^+ ポンプ阻害作用より優位である．つまり，慢性のアシドーシスはカリウムを喪失させるが，急性のアシドーシスはカリウム排泄を減少させる．

高カリウム・低ナトリウム食の有益な効果

人類の歴史の大半で，標準的な食事に含まれるナトリウムの量は現代よりも少なく，カリウムの量は現代よりも多かった．ブラジル北部のアマゾンに居住するヤノマミ族のように産業化を経験していない隔絶した集団では，ナトリウムを10〜20 mmol/日程度しか摂取していない一方，カリウムは200 mmol/日程度まで摂取している．これは彼らが野菜と果物を豊富に含むが加工食品は一切ない食生活を送っているためである．一般的にこのような食事を摂っている人たちには加齢に伴う血圧上昇や心血管疾患が生じないとされる．

社会が工業化され，高ナトリウムで低カリウムのことが多い加工食品の摂取が増えるにつれて，ナトリウム摂取量は劇的に増加し，カリウム摂取量は劇的に減少した．ほとんどの先進工業国において，カリウムの平均摂取量は30〜70mmol/日にすぎず，ナトリウムの平均摂取量は140〜180mmol/日に及ぶ．

実験や臨床研究によって，ナトリウム摂取が多くカリウム摂取が少ないと高血圧およびそれと関連した心血管疾患・腎疾患のリスクが上昇することが明らかになっている．その一方で，カリウムが豊富な食事は血圧を低下させ，脳卒中や冠動脈疾患，腎疾患のリスクを低下させることにより，高ナトリウム食の弊害を抑えると考えられる．カリウム摂取を増やすことによる有益な効果は低ナトリウム食と組み合わせたときに顕著である．

種々の国際機関が公表している食事のガイドラインでは，健常成人においてNaClの摂取量をおよそ65mmol/日(ナトリウム1.5 g/日またはNaCl 3.8 g/日に相当)まで減らし，カリウムの摂取量を120mmol/日(4.7 g/日)まで増やすことが推奨されている．

腎臓によるカルシウム排泄と細胞外 Ca^{2+} 濃度の調節

Ca^{2+} 濃度を調節する機序については，第80章でカルシウム調節ホルモン，**副甲状腺ホルモン**(PTH, parathyroid hormone)とカルシトニンの内分泌学とともに詳述する．そこで，本章では Ca^{2+} の調節についてごく簡単に述べることとする．

細胞外液 Ca^{2+} 濃度は通常，正常値である2.4mEq/Lから数パーセントの範囲で厳密に制御されている．Ca^{2+} 濃度が低下した**低カルシウム血症**(hypocalcemia)では，神経と筋細胞の興奮性が著しく増大し，極端な場合には**低カルシウム血性テタニー**(hypocalcemic tetany)を引き起こす．この状態は骨格筋の痙攣性収縮を特徴とする．**高カルシウム血症**(hypercalcemia)(カルシウム濃度の上昇)は神経・筋の興奮性を抑制し，不整脈を誘発することがある．

血漿中の全カルシウム(5 mEq/L)の約50%はイオン化した形で存在し，細胞膜において生物活性を有する．残りは血漿タンパク質と結合しているか(約40%)，リン酸塩やクエン酸塩などの陰イオンと非イオン化状態で複合体を形成している(約10%)．

血漿 H^+ 濃度の変化はカルシウムが血漿タンパク質と結合する度合いに影響を与える．アシドーシスでは血漿タンパク質と結合するカルシウムは少ないが，アルカローシスでは多くのカルシウムが血漿タンパク質と結合する．そのため，アルカローシスの患者は低カルシウム血性テタニーを起こしやすい．

体内の他の物質と同様に，カルシウムの摂取量は長期にわたってカルシウムの喪失量と均衡を保たなければならない．しかし，ナトリウムやクロールのようなイオンと異なり，カルシウム排泄の大部分は便によってなされる．食事によるカルシウムの摂取量は通常約1000 mg/日で，約900 mg/日が便中に排泄される．特定の条件下では，カルシウムが腸管内腔にも分泌されるため，便中への排泄量が食事による摂取量を上回ることがある．したがって，消化管およびそこで行われるカルシウムの吸収と分泌を調節する機序が，カルシウムの恒常性維持に重要な役割を果たしている．これについては第80章で述べる．

体内のほとんどすべて(99%)のカルシウムは骨に貯

蔵されており，細胞外液には約0.1%，細胞内液と細胞小器官には1.0%が存在するにすぎない．そのため，骨はカルシウムを蓄える巨大な貯蔵庫の役割を果たし，細胞外液カルシウム濃度が低下傾向を示すとカルシウムの供給源となる．

骨でのカルシウムの取り込みと放出を調節する最も重要な因子の1つはPTHである．細胞外液カルシウム濃度が正常よりも低下すると，副甲状腺が低カルシウム濃度によって直接刺激され，PTHの分泌増加を促進する．PTHは骨に直接作用して骨吸収(骨からの塩類の放出)を亢進させ，細胞外液に大量のカルシウムを放出させる．それによってカルシウム濃度は正常レベルに回復する．Ca^{2+} 濃度が上昇した場合はPTHの分泌が減少するので骨吸収がほとんど起こらず，代わりに過剰なカルシウムが骨に沈着する．このように，日常的な Ca^{2+} 濃度の調節はもっぱらPTHの骨吸収作用を介して行われる．

しかし，骨は無尽蔵のカルシウム供給源ではない．したがって，長期的にみると，カルシウムの摂取量は消化管と腎臓でのカルシウム排泄量と釣り合わなければならない．消化管と腎臓でのカルシウム再吸収を調節する最も重要な因子はPTHである．つまり，PTHは3つの主要な作用により血漿カルシウム濃度を調節している．①骨吸収を刺激する，②ビタミンDの活性化を刺激して腸管でのカルシウム再吸収を増加させる，③腎尿細管でのカルシウム再吸収を直接増加させる(**図30.11**)．消化管でのカルシウム再吸収や骨でのカルシウム交換については別の場所で述べる．この項の残りでは，腎臓でのカルシウム排泄を調節する機序に焦点をあてる．

腎臓によるカルシウム排泄の調節

カルシウムは腎臓で濾過され再吸収されるが，分泌はされない．したがって，腎臓でのカルシウム排泄量は次のように計算される．

腎臓で排泄されるカルシウム＝
　濾過されたカルシウム－再吸収されたカルシウム

血漿カルシウムのうちイオン化されているのは約60%にすぎず，40%は血漿タンパク質と結合した状態で存在し，10%はリン酸塩などの陰イオンと複合体を形成している．そのため，糸球体で濾過されるのは血漿カルシウムの約60%だけである．通常，濾過されたカルシウムの約99%が尿細管で再吸収され，排泄されるのはわずか1%程度である．濾過されたカルシウムの約65%が近位尿細管で，25～30%がヘンレ係蹄で，4～9%が遠位尿細管と集合尿細管で再吸収される．この再吸収パターンはナトリウムと同様である．

他のイオンにもあてはまることだが，カルシウムの排泄は生体の必要量に応じて調整される．カルシウム摂取量が増加すると腎臓でのカルシウム排泄量も増加するが，大部分は便中に排泄される．カルシウムが枯渇すると，尿細管での再吸収が亢進することにより腎臓でのカルシウム排泄量は減少する．

近位尿細管でのカルシウム再吸収

近位尿細管におけるカルシウム再吸収のほとんどは**細胞間経路**(paracellular pathway)を通して行われる．すなわち，水に溶けた状態で，細胞間を流れる再吸収液と一緒に運ばれる．近位尿細管でのカルシウム再吸収のうち**経細胞経路**(transcellular pathway)を通るのは20%程度である．この経路は2つの段階からなる．①尿細管腔のカルシウム濃度は上皮細胞内よりずっと高く，また細胞内は尿細管腔と比べて負の電荷を帯びているので，電気化学勾配に従ってカルシウムが尿細管腔から細胞内に拡散する．② Ca^{2+} ポンプと Na^+–Ca^{2+} 対向輸送体によりカルシウムが基底側膜を横切って細胞から出ていく(**図30.12**)．

ヘンレ係蹄と遠位尿細管でのカルシウム再吸収

ヘンレ係蹄でのカルシウム再吸収は太い上行脚に限られる．太い上行脚におけるカルシウム再吸収のおよそ

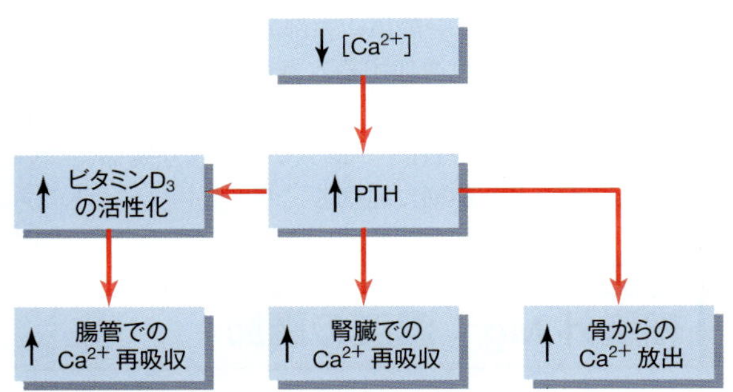

図30.11　血漿 Ca^{2+} 濃度の低下に対する副甲状腺ホルモン(PTH)とビタミンDを介した代償反応

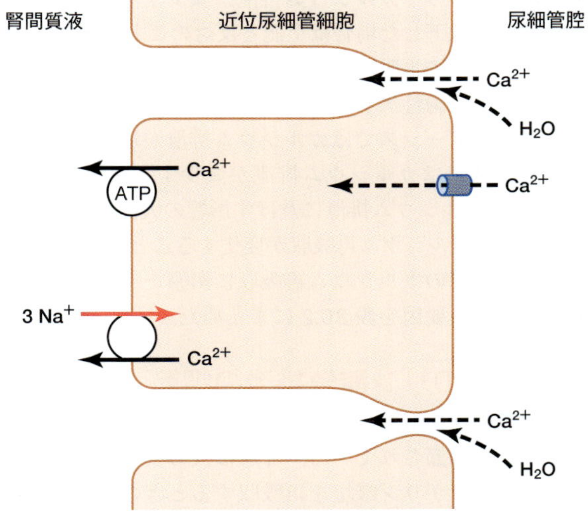

図30.12　近位尿細管細胞での細胞間経路と経細胞経路によるカルシウム再吸収の機序

50%は細胞間経路を通して行われる．これは尿細管腔が間質液と比べてわずかながら正に帯電していることによる受動的な拡散である．残りの50%は経細胞経路を通る．この過程はPTHにより刺激される．

遠位尿細管におけるカルシウム再吸収はほとんど完全に細胞膜を通した能動輸送により行われる．この能動輸送の機序は近位尿細管および太い上行脚の場合と同様である．すなわち，管腔側膜の Ca^{2+} チャネルを通って細胞内に拡散し，Ca^{2+} ポンプと Na^{+}–Ca^{2+} 対向輸送体の働きにより基底側膜を通って細胞から出ていく．遠位尿細管ではヘンレ係蹄と同じく，PTHがカルシウム再吸収を刺激する．ビタミンD(カルシトリオール)とカルシトニンも太い上行脚と遠位尿細管におけるカルシウム再吸収を刺激するが，これらのホルモンが腎臓からのカルシウム排泄を減少させる作用はPTHほど強くない．

尿細管でのカルシウム再吸収を調節する要因

腎尿細管でのカルシウム排泄を調節する主要な因子の1つはPTHである．PTHの濃度が上昇すると，ヘンレ係蹄の太い上行脚および遠位尿細管でのカルシウム再吸収が刺激され，尿へのカルシウム排泄が減少する．反対に，PTHが低下すると，ヘンレ係蹄と遠位尿細管での再吸収が減少することによりカルシウム排泄が促進される．

近位尿細管におけるカルシウムの再吸収は通常ナトリウムと水の再吸収と並行して行われ，PTHと無関係である．したがって，細胞外液量増加や血圧上昇の際に近位尿細管でのナトリウムと水の再吸収が減少すると，カルシウムの再吸収も減少して尿中カルシウム排泄は増加する．反対に，細胞外液量減少や血圧低下の際には，主として近位尿細管での再吸収増加によりカルシウム排泄は減少する．

カルシウムの再吸収に影響を及ぼすもう1つの因子は血漿リン酸塩濃度である．血漿リン酸塩が増加すると，PTHを刺激することにより腎尿細管でのカルシウム再吸収が増加するのでカルシウム排泄は減少する．血漿リン酸塩濃度が低下した場合は上記と反対のことが起こる．

カルシウムの再吸収は代謝性アルカローシスによって刺激され，代謝性アシドーシスによって阻害される．つまり，アシドーシスではカルシウム排泄が増加し，アルカローシスではカルシウム排泄が減少する傾向がある．H^{+} 濃度がカルシウム排泄に及ぼす影響の大部分は，遠位尿細管でのカルシウム再吸収が変化することに由来する．

腎尿細管でのカルシウム再吸収に影響を与えることが知られている要因を表30.2にまとめた．

表30.2 腎臓でのカルシウム排泄を変化させる要因

カルシウム排泄を減少させる要因	カルシウム排泄を増加させる要因
↑副甲状腺ホルモン	↓副甲状腺ホルモン
↓細胞外液量	↑細胞外液量
↓血圧	↑血圧
↑血漿リン酸塩	↓血漿リン酸塩
代謝性アルカローシス	代謝性アシドーシス
ビタミン D_3	

腎臓でのリン酸塩排泄の調節

腎臓でのリン酸塩の排泄は主としてオーバーフロー機序によって調節されている．これは次のように説明される．腎尿細管がリン酸塩を再吸収するときの最大輸送量は通常約0.1 mmol/分である．糸球体濾液中のリン酸塩がこれより少ない場合は，濾過されたリン酸塩は原則的にすべて再吸収される．この量より多いときには，超過分が排泄される．したがって，通常は細胞外液中のリン酸塩濃度が閾値である約0.8 mM/L(GFRを125 mL/分と仮定したときに糸球体負荷がおよそ0.1 mmol/分となる濃度)を超えると，尿中に排泄され始める．ほとんどの人は乳製品や肉から大量のリン酸塩を摂取しているので，リン酸塩濃度がつねに1 mM/Lを超えており，絶えず尿中へ排泄している．

近位尿細管は通常濾過されたリン酸塩の75～80%を再吸収する．遠位尿細管は約10%を再吸収し，ごくわずかな量がヘンレ係蹄と集合尿細管で再吸収される．濾過されたリン酸塩の約10%が尿中に排泄される．

近位尿細管におけるリン酸塩の再吸収は主として経細胞経路を通して行われる．リン酸塩はナトリウム－リン酸共輸送体によって管腔から細胞内に入り，基底側膜を通り細胞から出ていく(この機序は十分には解明されていないが，リン酸塩と陰イオンを交換する対向輸送機構が関与している可能性がある)．

尿細管がリン酸塩を再吸収する最大能力は条件により変化し，リン酸塩の排泄に影響を与える．例えば，リン酸塩の少ない食事を続けていると，リン酸塩を再吸収する際の最大輸送量が次第に増加し，尿中にリン酸塩が排泄されにくくなる．

PTHは2つの作用でリン酸塩濃度の調節に重要な役割を果たしている．①PTHは骨吸収を促進して，骨塩から細胞外液に大量のリン酸イオンを放出させる．②PTHは腎尿細管によるリン酸塩の最大輸送量を減少させるので，尿細管のリン酸塩の大部分が尿中に失われる．つまり，血漿PTHが増加するときはつねに尿細管でのリン酸塩の再吸収が減少し，より多くのリン酸塩が排泄される．リン酸塩，PTH，カルシウムの相互関係については第80章でより詳細に述べる．

腎臓によるマグネシウム排泄と細胞外 Mg^{2+} 濃度の調節

体内のマグネシウムの半分以上は骨に蓄えられている．残りの大部分は細胞内に存在し，細胞外液中にあるのは1%以下である．総血漿マグネシウム濃度は約1.8mEq/Lであるが，その半分以上は血漿タンパク質に結合している．そのため，遊離 Mg^{2+} 濃度は約0.8mEq/Lにすぎない．

通常のマグネシウム摂取量は約250～300mg/日であるが，消化管で吸収されるのはおよそ半分だけである．マグネシウムのバランスを維持するため，腎臓は吸収されたマグネシウムを排泄しなければならない．その量は摂取量の約半分の125～150mg/日である．腎臓は通常糸球体濾液中のマグネシウムの約10～15%を排泄する．

腎臓でのマグネシウム排泄は，マグネシウムが過剰なときは著しく増加し，マグネシウムが枯渇するとほとんどゼロにまで減少する．マグネシウムは種々の酵素の活性化など多数の生化学反応に関与しているので，その濃度は厳密に調節されなければならない．

マグネシウム排泄の調節は主に尿細管での再吸収を変化させることによって行われる．通常，近位尿細管は濾過されたマグネシウムの約25%しか再吸収しない．再吸収を行う主要な部位はヘンレ係蹄であり，濾過されたマグネシウムの約65%が再吸収される．遠位尿細管と集合尿細管で再吸収されるのはほんの少量(通常5%以下)である．

マグネシウム排泄を調節する機序はあまりよくわかっていないが，次のような変動があるとマグネシウム排泄は増加する．①細胞外液マグネシウム濃度の上昇，②細胞外液量の増加，③細胞外液カルシウム濃度の上昇．

細胞外液量を調節する腎臓の機構の統合

細胞外液量は主として水および塩の摂取量と排泄量のバランスによって決定される．多くの場合，塩と水分の摂取量は個人の習慣によって決まっており，生理的調節機構が関与する余地は少ない．それゆえ，細胞外液量を調節する役目は主に腎臓が担っており，定常状態で塩と水の排泄量が摂取量と釣り合うように適合させなければならない．

細胞外液量の調節を論じるにあたり，細胞外液のNaCl量を調節する要因について考察する．抗利尿ホルモン(ADH)−口渇機構が作用しているという条件下では通常，細胞外液のNaCl量が変化すると細胞外液量も同じ方向に変化するからである．ADH−口渇機構が正常に機能しているとき，細胞外液のNaCl量の変化は細胞外液量の変化と釣り合っており，浸透圧とナトリウム濃度が比較的一定に保たれる．

定常状態ではナトリウムの摂取量と排泄量は釣り合う

ナトリウム排泄の調節全体で考慮すべき重要なことは(ほとんどの電解質の排泄に共通していえることだが)，定常状態において腎臓での排泄量は摂取量によって決まるということである．生命維持のため，人間は摂取した量と同等のナトリウムを長期間にわたってほぼ正確に排泄しなければならない．そのため，腎機能を大きく変化させる障害があっても，ナトリウムの摂取量と排泄量のバランスは数日以内に回復するのが普通である．

腎機能障害がそれほど重篤でなければ，主として細胞外液量のわずかな変化を伴う腎臓内の調整または全身的な調整によってナトリウムの均衡が保たれる．しかし，腎臓の障害が重篤で腎臓内の代償機構が働かない場合は，血圧の変化や循環ホルモンの変化，交感神経系活動の変化など全身性の調整が必要となる．

これらの調整は長期的にみると障害を与えかねない変化を全身にもたらすので，恒常性全体という観点からは犠牲が大きいといえる．例えば，腎機能障害があると血圧が上昇して正常なナトリウム排泄を維持しやすくなるが，長期間にわたる高血圧は血管や心臓，その他の臓器を傷害する．しかし，水分や電解質の摂取と排泄の不均衡が持続すると，電解質や水分の急速な蓄積または喪失を引き起こし，数日のうちに心血管虚脱を招くので，これらの代償が必要なのである．このように，腎機能の異常に応じて起こる全身性の調整は，電解質と水分の排泄量を摂取量と釣り合わせるために必要な交換条件であると考えられる．

ナトリウム排泄は糸球体濾過量や尿細管でのナトリウム再吸収量の変化により調節される

ナトリウムと水の排泄に影響を及ぼす2つの変数は，糸球体での濾過量と尿細管での再吸収量である．

$$\text{排泄量} = \text{糸球体濾過量} - \text{尿細管再吸収量}$$

通常，GFRは約180L/日，尿細管再吸収量は178.5L/日，尿量は1.5L/日である．したがって，GFRまたは尿細管再吸収量のわずかな変化が腎排泄量の大きな変化をもたらす可能性がある．例えば，尿細管での代償が起こらないと仮定すると，GFRが5%増加して189L/日になったとき尿量の増加は9L/日となり，すぐに体液量の破滅的変化を招く．同様に，GFRの代償的調整が働かないと仮定すると，尿細管再吸収量のわずかな変化によっても尿量やナトリウム排泄量が劇的に変化してしまう．尿細管再吸収量とGFRは通常精密に調節されているので，腎臓での水や電解質の排泄量は摂取量と完全に一致している．

GFRや尿細管再吸収量を変化させるような障害があっても，種々の緩衝機構により尿排泄量の変化は最小限に抑えられる．例えば，腎臓の血管が強く拡張してGFRが増加すると(これは特定の薬剤や高熱によって起こるが)，尿細管へのNaClの輸送が増加し，少なくとも2つの腎臓内の代償機構が働く．①濾過されてきた余分なNaClの大部分を再吸収するように尿細管再吸収量が増加する（**糸球体尿細管均衡**（glomerulotubular balance）），②遠位尿細管に達するNaClが増加すると輸入細動脈が収縮してGFRを正常に戻す（**緻密斑フィードバック**（macula densa feedback））．第27章で述べたように，近位尿細管やヘンレ係蹄での尿細管再吸収に異常がある場合も同様に，これらの腎臓内フィードバックにより部分的に代償される．

これら2つの機構はいずれも遠位尿細管へのNaClの輸送を完全に正常化するわけではないので，GFRまたは尿細管再吸収量が変化すると，尿中ナトリウムと水の排泄に重大な変化が生じうる．このようなときには血圧の変化や種々のホルモンの変化など他のフィードバック機構が活動し始め，最終的にはナトリウム排泄量がナトリウム摂取量と釣り合うように戻す．この先のいくつかのセクションでは，これらの機構がナトリウムと水のバランスを調節するために一体となって作用する仕組みやそれによって細胞外液量を調節する仕組みについて述べる．これらすべてのフィードバック機構はGFRまたは尿細管再吸収量を変化させることにより腎臓でのナトリウムと水の排泄を調節している．

体内ナトリウムと体液バランスの維持における圧ナトリウム利尿と圧利尿の重要性

ナトリウムと体液のバランスを維持するために最も基本的で強力な機構の1つは，血液量と細胞外液量を調節するのと同様に，血圧がナトリウムと水の排泄に及ぼす作用である．ナトリウムについては**圧ナトリウム利尿**（pressure natriuresis），水については**圧利尿**（pressure diuresis）とよばれる．第19章で述べたように，このフィードバックは長期にわたる血圧調節にも重要な役割を果たす．

圧利尿とは血圧の上昇により尿量が増加する作用を意味する．一方，圧ナトリウム利尿とは血圧の上昇に伴いナトリウム排泄が増加することを指す．圧利尿と圧ナトリウム利尿は通常並行して起こるので，以下の説明ではこれらの機構を単に"圧利尿"とよぶことにする．

図30.13に動脈圧が尿中ナトリウム排泄量に及ぼす影響を示す．30～50 mmHgの急激な血圧上昇は尿中ナトリウム排泄量を2～3倍に増やす点が重要である．この作用は交感神経系の活動性の変化やアンジオテンシンII，ADH，アルドステロンなど種々のホルモン活性の変化に影響されない．圧ナトリウム利尿はこれらの因子の影響を取り除いた状態の腎臓においても認められる．慢性的な血圧上昇では，血圧上昇からしばらくするとレニンの分泌が抑制され，アンジオテンシンIIとアルドステロンの産生が減少するので，圧ナトリウム利尿の効果が顕著に高まる．先に述べたように，アンジオテンシンIIとアルドステロンの濃度が低下すると腎尿細管でのナトリウム再吸収が阻害されるため，血圧上昇によりナトリウムと水の排泄が増加する作用が増強される．

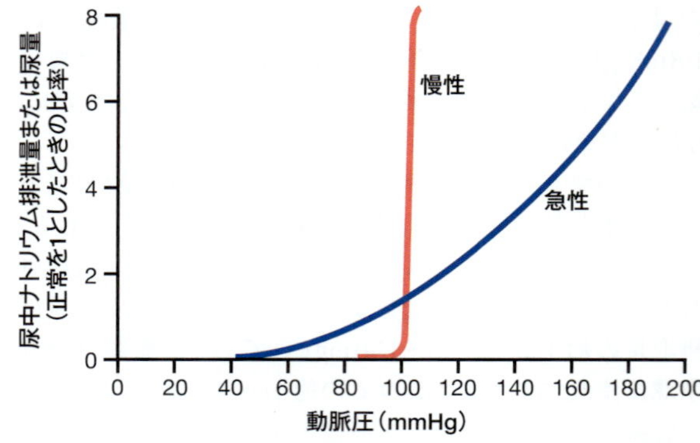

図30.13 動脈圧が腎臓でのナトリウム排泄に及ぼす急性（青線）と慢性（赤線）の影響（圧ナトリウム利尿）
慢性的な動脈圧上昇では急性の動脈圧上昇と比較してナトリウム排泄量がはるかに大きく増加することに留意する．

圧ナトリウム利尿と圧利尿は体液量と動脈圧を調節する腎－体液フィードバックの主要な要素である

図30.14に示すように，血圧上昇により尿量が増加する作用は，水分の摂取と排泄のバランスを維持するための強力なフィードバックシステムの一部である．この機序は第19章で述べた動脈圧を調節する機序と同じである．細胞外液量，血液量，心拍出量，動脈圧，尿量は，この基本的なフィードバック機構の一部として同時に調節されている．

ナトリウムと水分の摂取量が変化すると，体液バランスを維持するとともに血液量，細胞外液量，動脈圧の変化を最小限に抑えるため，このフィードバック機構が次のように働く．

①水分摂取量が尿量を超えて増加すると（ナトリウムは水分と同時に摂取されると仮定する），一時的に体内に水分が貯留する．
②水分摂取量が尿量を上回っていれば，水分は血液と間質に貯留し，同時に血液量と細胞外液量が増加する．後で述べるように，このフィードバックの作用によりこれらの変数の実際の増加量は少ないのが普通である．
③血液量が増加すると，平均循環充満圧が上昇する．
④平均循環充満圧が上昇すると，静脈還流を促す圧勾配が増大する．
⑤静脈還流を促す圧勾配が増大すると，心拍出量が増加する．
⑥心拍出量が増加すると，動脈圧が上昇する．
⑦動脈圧が上昇すると，圧利尿により尿量が増加する．

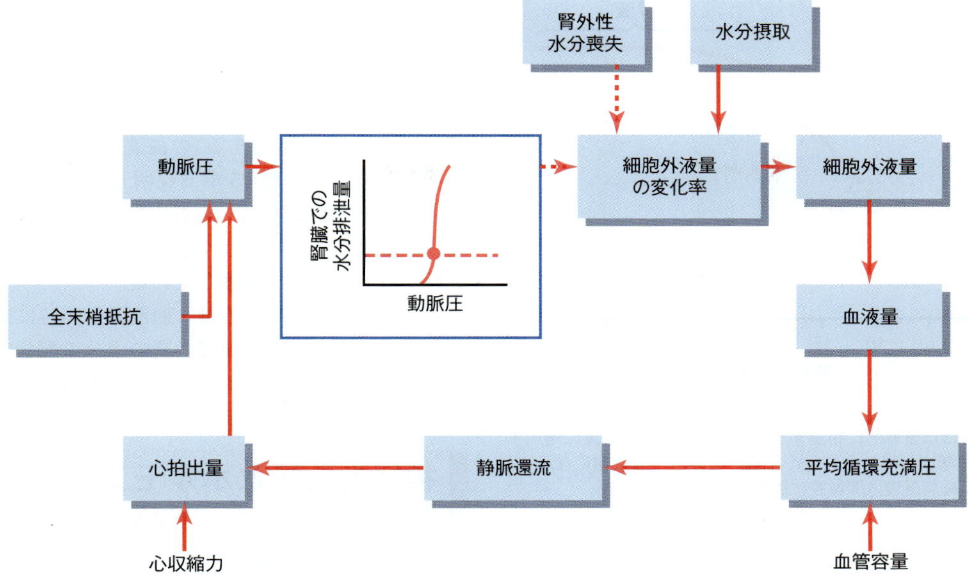

図 30.14　血液量，細胞外液量，動脈圧を調節する基本的な腎－体液フィードバック機構
実線：促進作用，破線：抑制作用．

正常な圧ナトリウム利尿曲線の急勾配が示しているように，血圧のわずかな上昇により尿排泄量は何倍にも増加する．

⑧水分排泄量が増加して摂取量の増加と均衡し，さらなる水分貯留を防ぐ．

このようにして，腎－体液フィードバック機構は塩分や水分の摂取が増加したときにそれらが体内に持続的に蓄積するのを防いでいる．腎機能が正常で圧利尿機構が有効に作用していれば，塩分や水分の摂取量が大きく変化しても，血液量，細胞外液量，心拍出量，動脈圧の変化はわずかなものに抑えられる．

水分摂取量が正常よりも少ないときは，これと反対の一連の事象が生じる．この場合，血液量と細胞外液量が減少し，動脈圧が低下する傾向を示す．血圧がわずかに低下するだけで尿量は大きく減少するので，血圧，血液量，細胞外液量の変化は最小限にとどめつつ，体液バランスが維持される．血液量の大きな変化を防ぐこの機構の有効性を**図 30.15** に示す．蒸発やその他の避けられない理由による水分喪失を補えないほど摂取量が少ない場合を除いて，水と電解質の摂取量が大きく変動しても血液量の変化はごくわずかである．

後で述べるように，多くの人では心拍出量や動脈圧をさほど上昇させることなくナトリウム摂取の増加に応じてナトリウム排泄を増加させるシステムとして，腎内機序の他に神経系とホルモン系がある．**食塩感受性**(salt sensitive)の人では，ナトリウム摂取の中等度の増加でも動脈圧が著明に上昇する．数年にわたり高ナトリウム食を続けると，当初は食塩感受性ではなかった人にも高血圧が生じうる．血圧が上昇すると，圧ナトリウム利尿はナトリウム摂取と尿中ナトリウム排泄のバランスを保つための重要な手段となる．

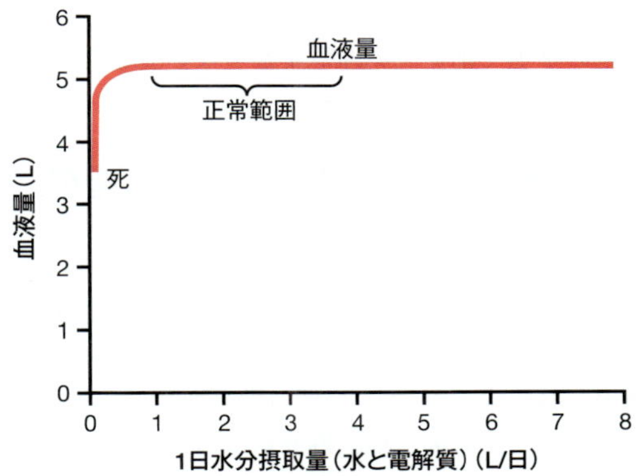

図 30.15　水分摂取量が血液量に及ぼすおおよその影響
水分摂取量が正常範囲であれば血液量は比較的一定であることに留意する．

血液量と細胞外液量の調節の正確性

図 30.14 により，日々の水分摂取量が極端に変化しても血液量がほとんど変化せず一定である理由が説明できる．この現象の理由は，①血液量のわずかな変化が心拍出量を大きく変化させる，②心拍出量のわずかな変化が血圧を大きく変化させる，③血圧のわずかな変化が尿量を大きく変化させる．これらの要因が一体となって働き，血液量のフィードバック調節を効果的なものとしている．

出血により血液が失われたときにも同じ調節機序が作

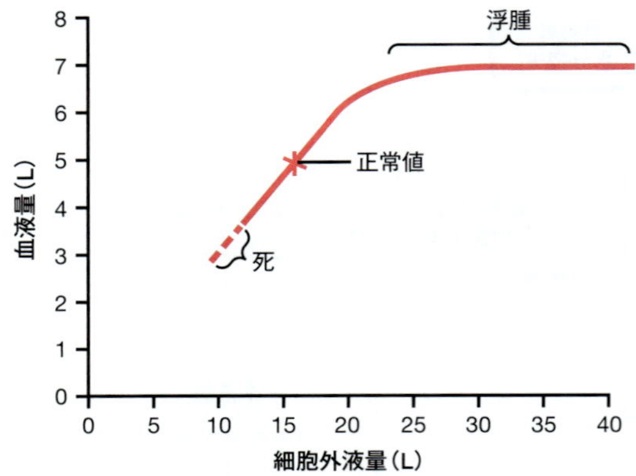

図 30.16　細胞外液量と血液量のおおよその関係
正常範囲ではほぼ直線的に相関するが，細胞外液量が過度に増加すると血液量は増加し続けられなくなる．このような状態になると，増加した分の細胞外液は間質腔に貯留して浮腫を生じる．

用する．この場合，後で述べる神経性因子やホルモン性因子とともに，血圧の低下が腎臓による水分貯留を引き起こす．同時に血液中の赤血球や血漿タンパク質を産生する反応が生じる．エリスロポエチンや他の赤血球産生刺激因子が欠乏して赤血球量の減少が持続するときは，血漿量の増加で補い，赤血球量が少ないままでも全血液量を正常レベルまで回復させる．

間質と血管系の間の細胞外液の配分

図 30.14 から明らかなように，血液量と細胞外液量は通常同時に調節されている．摂取された水分は最初に血液中に移行するが，すぐに間質腔と血漿に分配される．したがって，血液量と細胞外液量は通常同時に調節される．

しかし，間質腔と血液の間で細胞外液の分配が大きく変わりうる状況がある．第25章で述べたように，間質腔に水分が貯留する主な要因として，①毛細血管内静水圧の上昇，②血漿膠質浸透圧の低下，③毛細血管の透過性亢進，④リンパ管の閉塞が挙げられる．これらの状況ではいずれも間質腔に分布する細胞外液の割合が異常に高まる．

図 30.16 は間質腔と血管系の間の正常な体液配分と浮腫状態での配分を示している．過剰な水分摂取や腎臓からの排泄量の減少により血液中に少量の水分が蓄積すると，そのうちの約20〜30%が血液中に貯留し，血液量が増加する．残りは間質腔に配分される．細胞外液量が正常より30〜50%増加すると，増加分のほぼすべてが間質腔に移行し，血液中にはほとんど残らない．その理由は，ひとたび間質液圧が通常の陰圧から陽圧に上昇すると，間質腔の受容性が高まり，間質液圧がそれ以上上昇することなく大量の水分が組織内に流入するからである．言い換えれば，いったん組織の受容性が高くなると，間質液圧の上昇により組織への水分貯留を抑えて浮腫を防ぐ仕組みが機能しなくなる．

このように，正常状態では，間質腔は過剰な水分（時には10〜30Lに増加する）の溢流（overflow）に備えた貯水場として働く．第25章で説明したように，この状態は浮腫を引き起こすが，あふれた水の逃し弁という重要な役割も果たし，肺水腫や心不全の原因となる危険な過負荷から心血管系を保護している．

まとめると，細胞外液量と血液量は同時に調節されることが多いが，間質と血液の間の水分の配分は循環系と間質腔の物理的特性および毛細血管膜を通した水分交換動態によって決定される．

神経性因子とホルモン性因子は腎－体液フィードバック調節の有効性を高める

第27章と第28章において，GFRと尿細管での再吸収，ひいては腎臓での塩分と水の排泄に影響を与える神経性因子およびホルモン性因子について述べた．これら神経性およびホルモン性機構は通常圧ナトリウム利尿および圧利尿機構と共同して，日々直面する変化に応じて血液量，細胞外液量，動脈圧の変化を最小限に抑える効率を高めている．しかし，後で述べるように，腎機能の異常または腎臓に影響を与える種々の神経性・ホルモン性因子の異常により，血圧および体液量の重大な変化を生じることがある．

交感神経系による腎排泄の調節：動脈圧受容器と低圧伸展受容器反射

腎臓は交感神経の広範な支配を受けているため，交感神経の活動性が変化すると細胞外液量の調節と同様に腎臓でのナトリウムと水の排泄も変化する．例えば，出血により血液量が減少すると，肺血管や胸郭内の低圧部位の圧が低下し，交感神経系の反射が活性化する．その結果，腎臓での交感神経活動が亢進することによりナトリウムと水の排泄を減少させるいくつかの作用が生じる．①腎細動脈が収縮してGFRが減少する，②尿細管での塩分と水の再吸収が増加する，③レニン放出が刺激され，アンジオテンシンⅡとアルドステロンの産生が増加する結果，尿細管での再吸収がさらに増加する．血液量の著しい減少により体動脈圧が低下すると，頸動脈洞と大動脈弓に存在する動脈圧受容器の伸長が減少するため，交感神経系がさらに活性化される．出血などの急性疾患で起こる血液量の急速な回復には，これらすべての反射が共同して重要な役割を果たす．また，腎交感神経活性の反射抑制は，大量の塩と水を含む食事の摂取後に，循環血液中の過剰な水分を迅速に除去するのに寄与する．

腎臓での排泄調節における アンジオテンシンⅡの役割

アンジオテンシンⅡはナトリウム排泄の最も強力な調節因子の1つである．ナトリウムと水分の摂取が変化すると，アンジオテンシンⅡの産生はそれと逆方向に変化し，体内のナトリウムと水分のバランスを維持するのに大きく貢献する．つまり，ナトリウムの摂取が正常範囲を超えて増加すると，レニンの分泌が減少することによりアンジオテンシンⅡの産生が減少する．第28章で説明したように，アンジオテンシンⅡには尿細管でのナトリウム再吸収を増加させるいくつかの重要な作用があるので，アンジオテンシンⅡの濃度が低下すると尿細管でのナトリウムと水の再吸収が減少して腎臓によるナトリウムと水の排泄が増加する．その結果，ナトリウムの摂取が増加したときに生じるはずの細胞外液量増加と動脈圧上昇が最小に抑えられる．

反対に，ナトリウム摂取が正常以下に減少すると，アンジオテンシンⅡの濃度が上昇する結果，ナトリウムと水が貯留して動脈圧の低下を防ぐ．このように，レニン・アンジオテンシン系の活性が変化することにより，圧ナトリウム利尿機構の作用が強力に増幅され，血圧と体液量が安定的に維持されている．

圧ナトリウム利尿におけるアンジオテンシンⅡ増減の重要性

圧ナトリウム利尿機構をより効果的なものにするためにアンジオテンシンⅡが重要であることを図30.17に示す．ナトリウム利尿に対するアンジオテンシンの調節機能が十分であれば，圧ナトリウム利尿曲線の傾きは急で(正常な曲線)，ナトリウム摂取が増加したときにわずかな血圧の変化でもナトリウム排泄が増加する点に注意が必要である．

対照的に，レニン分泌とアンジオテンシンⅡ産生を減少させる能力が障害された一部の高血圧患者でみられるように，ナトリウム摂取の増加に応じてアンジオテンシン濃度が低下しないと(高アンジオテンシンⅡ時の曲線)，圧ナトリウム利尿曲線の傾きはまったく急でなくなる．したがって，ナトリウム摂取が増加したとき，ナトリウム排泄を増やしてナトリウムのバランスを維持するためには動脈圧がさらに大きく上昇しなければならない．例えば，大部分の人ではナトリウムの摂取が10倍に増加しても動脈圧は数mmHg上昇するだけであるが，ナトリウムの過剰摂取に応じてアンジオテンシンⅡ産生を適切に抑制することができない人ではナトリウム摂取が10倍に増加すると血圧が50 mmHgも上昇する．つまり，第19章で述べたように，ナトリウムが過剰なときにアンジオテンシンⅡ産生を抑制することができなければ，圧ナトリウム利尿曲線の傾きが減少し，動脈圧の食塩感受性が非常に高くなる．

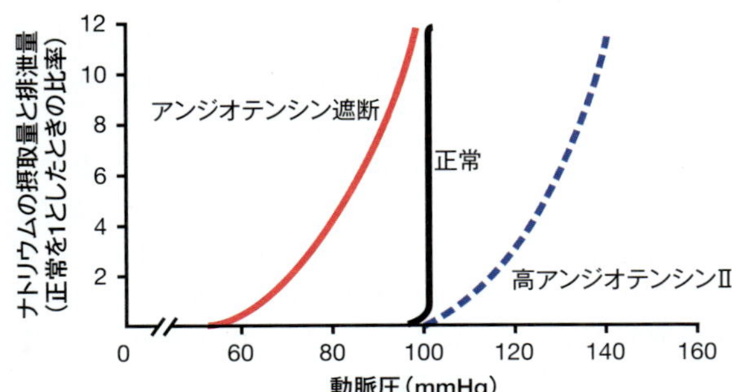

図30.17 アンジオテンシンⅡの産生過剰と産生阻害が腎臓の圧ナトリウム利尿曲線に及ぼす影響
アンジオテンシンⅡの産生が亢進すると，圧ナトリウム曲線の傾きが緩やかとなり，血圧がナトリウム摂取の変化にきわめて影響されやすくなることに留意する．アンジオテンシンⅡの産生を阻害すると，圧ナトリウム曲線がより血圧の低い領域に移動する．

塩分と水を排泄する腎臓の能力を改善するには，アンジオテンシンⅡの作用を遮断する薬剤を使用するのが臨床的に重要であるとわかっている．アンジオテンシン変換酵素阻害薬またはアンジオテンシンⅡ受容体拮抗薬によりアンジオテンシンⅡの産生が抑制されると(図30.17)，腎臓の圧ナトリウム利尿曲線がより低圧の領域に移動する．これは腎臓のナトリウム排泄能力が高まったことを示している．なぜならば低い動脈圧でも正常なナトリウム排泄量を維持することができるからである．この圧ナトリウム利尿曲線の移動が，高血圧患者におけるアンジオテンシン変換酵素阻害薬およびアンジオテンシンⅡ受容体拮抗薬の持続的血圧下降作用の根拠となっている．

動脈圧の上昇がアンジオテンシンⅡを介したナトリウム貯留を相殺するので，通常はアンジオテンシンⅡが過剰になっても細胞外液量が著増することはない

アンジオテンシンⅡは体内にナトリウムと水を貯留させる作用が最も強いホルモンの1つであるが，心不全や腎不全が生じない限りは循環血液中のアンジオテンシンⅡが増減しても細胞外液量や血液量に大きな影響はない．その理由は以下の通りである．腎臓のレニン分泌腫瘍でみられるように，アンジオテンシンⅡ濃度が著明に上昇すると，最初に腎臓によるナトリウムと水の貯留をきたし細胞外液量が少し増加する．これによって動脈圧の上昇が起こり腎臓でのナトリウムと水の排泄が急速に増加する．その結果，アンジオテンシンⅡがナトリウムと水を保持する作用が打ち消され，高血圧状態でのナトリウムの摂取と排泄のバランスが回復する．反対に，アンジオテンシン変換酵素阻害薬が投与されたときのように，アンジオテンシンⅡの産生が遮断されると，はじめにナトリウムと水を喪失するが，血圧の低下により速やかに相殺され，ナトリウムの排泄は正常に戻る．

心臓が弱っていたり心臓に基礎疾患があったりすると，心臓のポンプ機能が十分ではないので，高濃度のア

ンジオテンシンⅡによるナトリウム保持作用を打ち消すほどの血圧上昇が起こらない．このような場合には，アンジオテンシンⅡにより大量のナトリウムと水が貯留して**うっ血性心不全**(congestive heart failure)へと進行することがある．このような症例で，アンジオテンシンⅡの産生を遮断すると，ナトリウムと水の貯留が軽減して，心不全を伴うほど増大した細胞外液量が減少する．

腎臓での排泄調節における アルドステロンの役割

アルドステロンは特に皮質集合尿細管においてナトリウムの再吸収を増加させる．ナトリウム再吸収の増加は水の再吸収の増加およびカリウム分泌の増加と関連している．したがって，アルドステロンの実質的な作用は，腎臓にナトリウムと水を保持させることと尿中カリウム排泄を増加させることである．

アルドステロンがナトリウムバランスを調節する機能は，アンジオテンシンⅡについて記載したことと密接に関係している．つまり，ナトリウムの摂取が減少すると，アンジオテンシンⅡの濃度が上昇してアルドステロンの分泌を刺激することにより尿中ナトリウム排泄が減少してナトリウムバランスが維持される．反対に，ナトリウム摂取が多いときには，アルドステロンの産生が抑制され尿細管でのナトリウム再吸収が減少するので，より多くのナトリウムを腎臓から排泄することができる．このように，アルドステロン産生が増減することによって，塩分摂取量がさまざまに変動した場合でも圧ナトリウム利尿機構がナトリウムバランスを維持するのを助けている．

アルドステロンの過剰分泌が長期間続くと，動脈圧が上昇して腎臓がナトリウム貯留から逃避する

アルドステロンは強力なナトリウム再吸収作用を有するが，アルドステロンの過剰投与や過剰産生があると，副腎腫瘍(コーン症候群)の患者で起こるのと同様に，腎臓でのナトリウム再吸収の増加とナトリウム排泄の減少は一時的なものとなる．ナトリウムと水が1～3日間貯留すると，細胞外液量が約10～15%増加するとともに動脈圧が上昇する．動脈圧が十分に上昇すると，腎臓はナトリウムと水の貯留から逃避し，その後はアルドステロン濃度の高い状態が続いても摂取したのと同量のナトリウムを排泄するようになる．この逃避の主な理由は，動脈圧が上昇したときに起こる圧ナトリウム利尿と圧利尿である．

アルドステロンを十分に分泌できない副腎不全(アジソン病)の患者では，ナトリウムと水の排泄が増加して細胞外液量が減少し，低血圧の傾向がある．アルドステロンが完全に欠損した場合，尿中排泄の増加を埋め合わせる大量の塩分と水分を摂取できないと，重篤な体液量減少をきたしうる．

腎臓での水分排泄調節における ADHの役割

第29章で述べたように，ADHは腎臓が正常量の塩分を排泄しつつ少量の濃縮尿をつくるのに重要な役割を果たしている．この作用は水分欠乏時にとりわけ重要である．そのようなときには，血漿ADH濃度が著明に上昇することにより腎臓での水の再吸収が増加して，細胞外液量の減少と動脈圧の低下を最小限に抑える．通常，24～48時間の水分制限では細胞外液量の減少と動脈圧の低下はわずかである．しかし，遠位尿細管と集合尿細管で水の再吸収を促進するADHの作用と拮抗する薬物を用いてその作用を遮断すると，24～48時間の水分制限による細胞外液量の減少と動脈圧の低下は大幅なものとなる．反対に，細胞外液量が過剰な場合は，ADH濃度が低下して腎臓での水の再吸収が減少するので，過剰な水分を体内から除去するのに役立つ．

過剰なADH分泌は通常細胞外液量をわずかに増加させるだけであるが，ナトリウム濃度は大きく低下させる

ADHは細胞外液量の調節に重要であるが，ADHが過剰になっても動脈圧や細胞外液量が大きく増加することはほとんどない．大量のADHを動物に投与すると，最初に腎臓での水分貯留が生じ，細胞外液量が10～15%増加する．この細胞外液量の増加に応じて動脈圧が上昇するので，圧利尿機構により過剰な水分の多くが排泄される．さらに，血圧の上昇により圧ナトリウム利尿が働き，細胞外液からナトリウムが喪失する．数日間のADH投与後，血液量と細胞外液量の増加はたったの5～10%にすぎず，動脈圧の上昇も10 mmHg以下である．ADH濃度が通常の数倍に上昇する**ADH不適切分泌症候群**(inappropriate ADH syndrome)の患者にも同じことがあてはまる．

このように，高濃度のADHは体液量の大幅な増加も動脈圧の大幅な上昇も生じないが，細胞外Na^+濃度の著明な低下を引き起こすことがある．その理由は，腎臓による水の再吸収増加により細胞外ナトリウムが希釈されると同時に，血圧の微増が圧ナトリウム利尿を介して細胞外液から尿中へのナトリウム喪失をもたらすからである．

視索上核の破壊によりADH分泌能力を失った患者では，尿量が正常の5～10倍に上る．ほとんどの場合，この尿量増加は体液バランスを維持するのに十分な量の水分を摂取することにより相殺される．もし自由に水分を摂取できない状況に置かれれば，ADHを分泌できないことにより著しい血液量減少と動脈圧低下を招く．

腎臓での排泄調節における心房性ナトリウム利尿ペプチドの役割

これまで主にナトリウムと水分を貯留するホルモンが細胞外液量を調節する役割について述べてきた．しか

し，別のいくつかのナトリウム利尿ホルモンも体液量の調節に寄与している．それらのうちで最も重要なものの1つが，心房の筋線維から放出される**心房性ナトリウム利尿ペプチド**（atrial natriuretic peptide：ANP）とよばれるペプチドである．血液量過剰による心房の伸展増大がこのペプチドの放出刺激となっているようである．ANPは心房から放出されると血液循環に入り，腎臓においてGFRを微増させるとともに集合管でのナトリウム再吸収を減少させるように働く．ANPはこれらの作用により塩分と水分の排泄を増やし，過剰な血液量を相殺するのに役立つ．

ANP濃度の変化はおそらく，塩分と水分の摂取量増加などさまざまな変動に際して血液量の変化を最小限に抑えるのに役立っている．しかし，ANPが過剰に産生されたり，あるいは完全に欠乏したりしても，血液量の大きな変化はみられない．なぜなら，これらの作用は血圧のわずかな変化により圧ナトリウム利尿が働いて容易に打ち消されてしまうからである．例えば，大量のANPを投与すると，はじめは塩分と水分の尿中排泄が増加して血液量はわずかに減少する．その後ANPの過剰な状態が持続しても，24時間以内に血圧のわずかな低下によってANPの作用は打ち消され，尿量は正常に戻る．

ナトリウム摂取の変化に対する統合された反応

食事からのナトリウム摂取量が漸増したときの恒常性反応を検討すれば，通常の条件下でナトリウムと体液の排泄を調節するさまざまなシステムの統合についてまとめることができる．前に述べたように，腎臓は驚くべき能力をもっており，塩分と水の摂取量が通常の10分の1から通常の10倍の範囲で変動しても，それに合わせて排泄量を調節できる．

ナトリウムの大量摂取は抗ナトリウム利尿機構を抑制し，ナトリウム利尿機構を活性化する

ナトリウム摂取量が増加すると，はじめのうちナトリウムは摂取から少し遅れて排泄される．この遅れによりナトリウムバランスが累積的に少し増加するので，細胞外液量もわずかに増加する．ナトリウム排泄を増加させる体内のさまざまな機構の引き金となるのは，主としてこの細胞外液量のわずかな増加である．それらの機構には次のようなものが含まれる．

①右心房と肺血管の伸展受容器から生じる低圧受容器反射の活性化．伸展受容器からのシグナルは脳幹に伝わり，そこで腎臓に対する交感神経活動を抑制して，尿細管でのナトリウム再吸収を減少させる．塩分と水の摂取量が大幅に増加してから最初の数時間（ことによると最初の1日）において，この機構が最も重要である．

②動脈圧の上昇と細胞外液量の増加により引き起こされるアンジオテンシンⅡ産生の抑制は，アンジオテンシンⅡのナトリウム再吸収作用を抑制し，尿細管でのナトリウム再吸収を減少させる．また，アンジオテンシンⅡが低下すると，アルドステロンの分泌が減少することにより尿細管でのナトリウム再吸収がさらに減少する．

③ナトリウム利尿システム（特にANP）の刺激はナトリウム排泄の増加によりいっそう寄与している．すなわち，ナトリウム摂取が増加すると，ナトリウム利尿システムの活性化とナトリウムと水の貯留システムの抑制が共同して働き，ナトリウム排泄が増加する．ナトリウム摂取が正常以下に減少したときは，これと反対の変化が起こる．

④体液量の増加による動脈圧の軽度の上昇はナトリウム摂取が大幅に増加したときに起こりうる．この機構は圧ナトリウム利尿を介してナトリウム排泄を増加させる．前に述べたように，神経，ホルモン，腎内の機構が効果的に作用すれば，数日間にわたってナトリウム摂取の大幅な増加があっても血圧はさほど上昇しない．しかし，高ナトリウム摂取が数ヵ月あるいは数年にわたって続くと，腎臓は障害され，ナトリウムをあまり効果的に排泄できなくなる．その結果，圧ナトリウム利尿機構を介してナトリウムバランスを維持するためには血圧の高い状態が必要になってしまう．

血液量と細胞外液量を大幅に増加させる病態

血液量と細胞外液量を合理的に一定に保つための強力な調節機構があるにもかかわらず，これらを大きく増加させてしまう異常な状態が存在する．それらはほぼすべて循環系の異常に起因する．

心疾患による血液量と細胞外液量の増加

うっ血性心不全の患者では，血液量が15～20％増加することがあり，細胞外液量は時に200％以上増加する．その理由は図30.14を見直せば理解することができる．まず心不全のため心拍出量が低下し，その結果，動脈圧が低下する．次に，動脈圧の低下により多様なナトリウム貯留系，特にレニン・アンジオテンシン・アルドステロン系と交感神経系が活性化される．加えて，低血圧自体が腎臓に塩分と水を貯留させる．これらの結果，腎臓は動脈圧と心拍出量を正常に戻そうとして体液を貯留する．

心不全がそれほど重篤でなければ，血液量の増加によって心拍出量と動脈圧がほぼ正常レベルまで回復する場合が多く，ナトリウム排泄量はやがて正常レベルに戻

る．ただし，低下している心臓ポンプ機能を適切に保つため，細胞外液量と血液量は増加したままである．一方，心機能が非常に低下していると，尿量を正常に戻すのに十分なほど動脈圧を上昇させることができない．このような場合，腎臓が体液を貯留し続ける結果，循環系に重篤なうっ血を生じ，是正措置を講じなければ最終的に肺水腫で死亡することがありうる．

心筋不全，心臓弁膜症，心臓の先天異常では，血液量の増加が循環系の重要な代償の役割を果たし，心拍出量と血圧の正常化を助けている．この代償作用により弱った心臓でも生命を維持できるレベルの心拍出量を保つことができる．

循環容量の増加による血液量の増加

血管容量が増加するような状態では，増加した容量を満たすように血液量も増加する．血管容量が増加すると，最初に平均循環充満圧が低下し（図 30.14），続いて心拍出量と動脈圧が低下する．圧の低下により腎臓で塩分と水の貯留が起こり，増加した容量を満たすのに十分なほど血液量が増加する．

妊娠中には子宮や胎盤，その他女性の体内で増大した臓器の血管容量が増加するため，血液量が通常 15～20%増加する．同様に，巨大な下肢静脈瘤の患者では，まれな例ではあるが静脈瘤が血液を 1 L も余分に保持することがあり，増加した血管容量を満たすまで血液量が増加する．これらの例では，総血管床が十分満たされて水分の排泄量と摂取量が均衡するレベルに血圧が上昇するまで，腎臓が塩と水を貯留し続ける．

細胞外液量は大幅に増加させるが血液量は正常な病態

細胞外液量は著明に増加するが，血液量は正常のままか，むしろわずかに減少する状態がいくつか存在する．このような状態はたいてい体液とタンパク質が間質に漏出することから始まり，血液量が減少する傾向を示す．これに対して腎臓は出血後と同じように反応する．すなわち，腎臓は血液量を正常に戻そうとして塩と水を貯留する．しかし，増やした体液の多くが間質に漏れ，さらなる浮腫を引き起こす．

ネフローゼ症候群：血漿タンパク質の尿中への喪失と腎臓によるナトリウム貯留

細胞外浮腫を生じる一般的な機序については第 25 章で説明される．浮腫の原因で臨床的に最も重要なものの 1 つは，いわゆる**ネフローゼ症候群**（nephrotic syndrome）である．ネフローゼ症候群では糸球体毛細血管の透過性亢進により糸球体濾液および尿に大量のタンパク質が漏れる．毎日 30～50 g の血漿タンパク質が尿中に失われることがあり，時には血漿タンパク質濃度が正常の 1/3 以下に低下する．血漿タンパク質濃度が低下する結果，血漿膠質浸透圧が低下する．これにより全身の毛細血管からさまざまな組織に大量の液体が濾し出される．その結果，浮腫が生じ，血漿量が減少する．

ネフローゼ症候群では，タンパク質と液体が血漿から間質液に漏出することによって活性化される多様な機序を介して腎臓でのナトリウム貯留が起こる．この機序にはレニン・アンジオテンシン系やアルドステロン，交感神経系などさまざまなナトリウム貯留系による刺激が含まれる．腎臓は血漿量がほぼ正常に戻るまでナトリウムと水を貯留し続ける．しかし，ナトリウムと水を大量に貯留すると血漿タンパク質濃度がよりいっそう薄まるので，さらに多くの液体が組織に漏れることになる．以上の結果，腎臓は大量の液体を貯留し続け，血漿タンパク質を回復させる治療を行わなければとてつもない細胞外浮腫が生じる．

肝硬変：肝臓によるタンパク質合成の減少と腎臓によるナトリウム貯留

ネフローゼ症候群と同様の一連の出来事が肝硬変でも起こる．肝硬変で異なるのは，肝細胞の破壊により肝臓のタンパク質合成能力が弱まることが原因で血漿タンパク質濃度が低下するという点である．肝硬変では肝臓内に存在する大量の線維組織も関係している．この線維組織は肝臓を通過する門脈血の流れを大きく妨げ，門脈血管床の毛細血管圧を上昇させる．これが**腹水**（ascites）とよばれる状態，すなわち腹膜腔に液体とタンパク質が漏出する一因となっている．

いったん循環血液中から液体とタンパク質が失われると，腎臓は血漿量が減少した他の状況でみられるのと同様の反応を示す．すなわち，腎臓は血漿量と動脈圧が正常に戻るまで塩分と水を貯留し続ける．肝硬変では血管容量が増加することにより血漿量が正常レベルを超えて増加することもある．門脈循環の圧が高いことにより静脈が大きく拡張するので血管容量が増加する．

参考文献

Alexander RT, Dimke H, Cordat E: Proximal tubular NHEs: sodium, protons and calcium? Am J Physiol Renal Physiol 305:F229, 2013.

Biber J, Hernando N, Forster I, Murer H: Regulation of phosphate transport in proximal tubules. Pflugers Arch 458:39, 2009.

Blaine J, Weinman EJ, Cunningham R: The regulation of renal phosphate transport. Adv Chronic Kidney Dis 18:77, 2011.

Cowley AW Jr: Long-term control of arterial pressure. Physiol Rev 72:231, 1992.

Ferrè S, Hoenderop JG, Bindels RJ: Sensing mechanisms involved in Ca^{2+} and Mg^{2+} homeostasis. Kidney Int 82:1157, 2012.

Giebisch G, Hebert SC, Wang WH: New aspects of renal potassium transport. Pflugers Arch 446:289, 2003.

Guyton AC: Blood pressure control–special role of the kidneys and body fluids. Science 252:1813, 1991.

Hall JE: The kidney, hypertension, and obesity. Hypertension 41:625, 2003.

Hall JE, Granger JP, do Carmo JM, et al: Hypertension: physiology and pathophysiology. Compr Physiol 2:2393, 2012.

Hall ME, do Carmo JM, da Silva AA, et al: Obesity, hypertension, and chronic kidney disease. Int J Nephrol Renovasc Dis 7:75, 2014.

Hamm L, Hering-Smith KS, Nakhoul NL: Acid-base and potassium homeostasis. Semin Nephrol 33:257, 2013.

Hebert SC, Desir G, Giebisch G, Wang W: Molecular diversity and regulation of renal potassium channels. Physiol Rev 85:319, 2005.

Hoenderop JG, Bindels RJ: Epithelial Ca^{2+} and Mg^{2+} channels in health and disease. J Am Soc Nephrol 16:15, 2005.

Rodan AR, Cheng CJ, Huang CL: Recent advances in distal tubular potassium handling. Am J Physiol Renal Physiol 300:F821, 2011.

Rossier BC, Staub O, Hummler E: Genetic dissection of sodium and potassium transport along the aldosterone-sensitive distal nephron: importance in the control of blood pressure and hypertension. FEBS Lett 587:1929, 2013.

Wall SM: Recent advances in our understanding of intercalated cells. Curr Opin Nephrol Hypertens 14:480. 2005.

Wang WH, Giebisch G: Regulation of potassium (K) handling in the renal collecting duct. Pflugers Arch 458:157, 2009.

Weiner ID: Endocrine and hypertensive disorders of potassium regulation: primary aldosteronism. Semin Nephrol 33:265, 2013.

Welling PA: Regulation of renal potassium secretion: molecular mechanisms. Semin Nephrol 33:215, 2013.

Whelton PK, Appel LJ, Sacco RL, et al: Sodium, blood pressure, and cardiovascular disease: further evidence supporting the American Heart Association sodium reduction recommendations. Circulation 126:2880, 2012.

Worcester EM, Coe FL: New insights into the pathogenesis of idiopathic hypercalciuria. Semin Nephrol 28:120, 2008.

Young DB: Quantitative analysis of aldosterone's role in potassium regulation. Am J Physiol 255:F811, 1988.

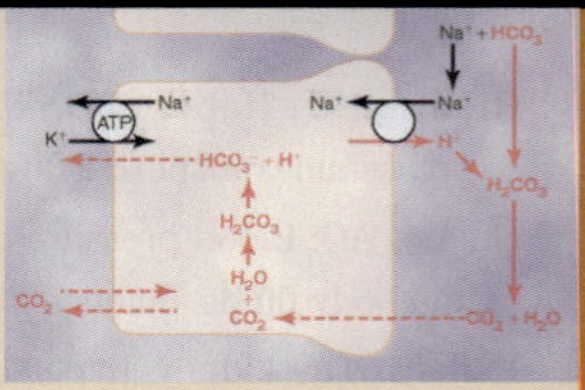

第31章

酸塩基平衡の調節

水素イオン(H^+)平衡の調節は，体内の他のイオンの調節といくつかの点で似ている．例えば，恒常性を維持するためには，H^+ の摂取または産生と体内からの除去とが釣り合わなければならない．そして，他のイオンにもあてはまることであるが，H^+ の除去を調節するのに腎臓が重要な役割を果たしている．しかし，細胞外液 H^+ 濃度の精密な調節にかかわっているのは，単なる腎臓からの排泄だけではない．細胞外液および細胞内液の H^+ 濃度を正常に維持するためには，血液や細胞，肺を含む多様な酸塩基緩衝機序もまた不可欠である．

この章では，体液の酸塩基調節システムの主要な要素の1つである腎臓での H^+ の分泌と重炭酸イオン(HCO_3^-)の再吸収，産生，排泄の調節に特に重点を置きつつ，H^+ 濃度の調節に寄与するさまざまな機序について検討する．

H^+ 濃度は精密に調節されている

体内のほとんどすべての酵素系の活性は H^+ 濃度の影響を受けるので，H^+ を精密に調節することは非常に重要である．それゆえ，H^+ 濃度が変化すると，事実上すべての細胞機能と身体機能が変化する．

通常，体液の H^+ 濃度は他のイオンと比較して低く保たれている．例えば，細胞外液のナトリウム濃度(142 mEq/L)は正常な H^+ 濃度(平均 0.00004 mEq/L にすぎない)の約 350 万倍である．同じく重要なのは，細胞外液 H^+ 濃度の正常な変動範囲は Na^+ 濃度のそれのおよそ 100 万分の 1 でしかないという点である．このように，H^+ 調節の精密さはさまざまな細胞機能にとってきわめて重要である．

酸と塩基–その定義と重要性

H^+ は水素原子から放出された単一自由陽子である．溶液中で H^+ を放出可能な水素原子を含む分子は**酸**(acid)とよばれる．水の中でイオン化して H^+ と Cl^- を生じる塩酸(HCl)がその一例である．同様に，炭酸(H_2CO_3)は水の中でイオン化して H^+ と HCO_3^- になる．

塩基(base)とは H^+ を受け取ることができるイオンまたは分子のことである．例えば，HCO_3^- は H^+ と結合して H_2CO_3 になるので塩基である．同様に，HPO_4^{2-} は H^+ を受け取って $H_2PO_4^-$ になるので塩基である．体内のタンパク質も塩基として働くが，これはタンパク質を構成するアミノ酸のいくつかが負の電荷を帯びており H^+ を容易に受け取るためである．赤血球内のヘモグロビンやその他の細胞に存在するタンパク質は，体内の塩基の中で最も重要なものの 1 つである．

塩基(base)と**アルカリ**(alkali)という用語はしばしば同義的に用いられる．アルカリとは，1 つまたは複数のアルカリ金属(ナトリウム，カリウム，リチウムなど)が OH^- のような強塩基性イオンと結合して形成された分子である．これらの分子の塩基性部分は H^+ と迅速に反応して溶液から H^+ を除去する．したがって，アルカリは典型的な塩基といえる．同様の理由で，**アルカローシス**(alkalosis)という用語は体液から H^+ が過剰に除去された状態を指す．反対に H^+ が過剰に付加された状態は**アシドーシス**(acidosis)とよばれる．

強酸・弱酸と強塩基・弱塩基

強酸とは溶液中で速やかに解離して特に大量の H^+ を放出するものである．その一例が HCl である．弱酸はイオンを解離する傾向が弱いため，H^+ をあまり放出しない．H_2CO_3 がその例である．強塩基とは H^+ と迅速かつ強力に反応して溶液から H^+ を速やかに除去するものである．H^+ と反応して水(H_2O)を生じる OH^- が典型的な例である．代表的な弱塩基の 1 つが HCO_3^- であり，OH^- と比べて H^+ と結合する力が弱い．細胞外液中に存在して正常な酸塩基調節にかかわる酸と塩基のほとんどは弱酸と弱塩基である．最も重要で，これから詳細に述べるのは，炭酸(H_2CO_3)と HCO_3^- 塩基である．

正常な H^+ 濃度と体液 pH およびアシドーシスとアルカローシスで起こる変化

血液の H^+ 濃度は通常，正常値である約 0.00004 mEq/L(40 nEq/L)付近のごく狭い範囲に維持されている．正常の変動範囲はわずか 3〜5 nEq/L 程度であるが，極端な条件下では死に至ることなく 10 nEq/L の低濃度から 160 nEq/L の高濃度まで変化しうる．

H^+ 濃度は通常かなり低い値であり，このような小さい数値は扱いにくいので，pH という単位を用いて対数

表 31.1　体液の pH と H^+ 濃度

	H^+ 濃度（mEq/L）	pH
細胞外液		
動脈血	4.0×10^{-5}	7.40
静脈血	4.5×10^{-5}	7.35
間質液	4.5×10^{-5}	7.35
細胞内液	1×10^{-3} ～ 4×10^{-5}	6.0 ～ 7.4
尿	3×10^{-2} ～ 1×10^{-5}	4.5 ～ 8.0
胃の塩酸	160	0.8

尺度で表すのが通例である．pH は実際の H^+ 濃度から次の式によって求められる（H^+ 濃度を表す$[H^+]$の単位は equivalent/L である）．

$$pH = \log \frac{1}{[H^+]} = -\log[H^+]$$

例えば，正常の$[H^+]$は 40nEq/L（0.00000004 Eq/L）なので，正常の pH は

$$pH = -\log[0.00000004]$$
$$pH = 7.4$$

この式から pH は H^+ 濃度と逆の関係にあることがわかる．つまり，pH が低ければ H^+ 濃度が高いことを示し，pH が高ければ H^+ 濃度が低いことを示す．

動脈血の pH の正常値は 7.4 である．一方，静脈血や間質液では組織からより多くの二酸化炭素（CO_2）が放出されて H_2CO_3 を生じるので，pH はおよそ 7.35 となる（**表 31.1**）．動脈血の正常 pH は 7.4 であるから，pH が 7.4 より低ければアシドーシス，pH が 7.4 より高ければアルカローシスとみなされる．人が数時間以上生きていられる pH の下限はおよそ 6.8，上限はおよそ 8.0 である．

細胞内の pH は血漿の pH と比べてわずかに低いのが普通である．これは細胞の代謝により酸，特に H_2CO_3 が産生されるためである．細胞の種類にもよるが，細胞内液の pH は 6.0～7.4 の間にあると推定されている．組織の低酸素や血流低下が起こると，酸が蓄積して細胞内 pH が低下しうる．

尿の pH は細胞外液の酸塩基状態に応じて，4.5～8.0 の間で変動しうる．後で述べるように，腎臓は酸や塩基の排泄量を変化させることにより，細胞外液 H^+ 濃度の異常を是正するのに重要な役割を果たしている．

第 65 章で述べるように，酸性の体液の極端な例として，胃粘膜の酸生成細胞（壁細胞）から胃内に分泌される HCl が挙げられる．この細胞の H^+ 濃度は血液の約 400 万倍で，pH は 0.8 である．この章の残りでは，細胞外液 H^+ 濃度の調節について述べる．

H^+ 濃度の変化に対する防御：緩衝系，肺，腎臓

体液の H^+ 濃度を調節する 3 つの主要なシステムがアシドーシスやアルカローシスを防いでいる．①**体液の化学的酸塩基緩衝系**（chemical acid-base buffer system of the body fluid）が酸または塩基と即座に結合して，H^+ 濃度が過度に変化するのを防ぐ．②**呼吸中枢**（respiratory center）が細胞外液からの CO_2（つまりは H_2CO_3）の除去を調節する．③**腎臓**（kidney）が酸性尿またはアルカリ尿を排泄して，アシドーシスやアルカローシスの際に細胞外液 H^+ 濃度を正常に向けて調節しなおす．

H^+ 濃度が変化すると，体液中の**緩衝系**（buffer system）が数秒以内に反応して H^+ 濃度の変化を最小限に抑える．緩衝系は H^+ を体内から除去したり体内に付加したりするのではなく，バランスが回復するまで H^+ をつなぎとめておくだけである．

第 2 の防御ラインである**呼吸器系**（respiratory system）は，数分以内に CO_2 つまりは H_2CO_3 を体内から除去する．

まずこれら 2 つの防御ラインが H^+ 濃度の過度の変化を防いだ後で，緩徐に反応する第 3 の防御ラインの**腎臓**（kidney）が過剰な酸や塩基を体内から除去する．腎臓は他の防御ラインと比べてゆっくりと数時間から数日かけて反応するが，酸塩基調節システムとしては群を抜いて強力である．

体液中の H^+ の緩衝

緩衝物質とは，H^+ と可逆的に結合する物質のことである．緩衝反応の一般的な形式は

$$緩衝物質 + H^+ \rightleftarrows H緩衝物質$$

で表される．

この例では，遊離 H^+ が緩衝物質と結合して弱酸（H 緩衝物質）となるが，これは非会合分子のままでもいられるし，解離して緩衝物質と H^+ に戻ることもできる．H^+ 濃度が上昇すると，この反応は右側に進み，緩衝物質が存在する限り，より多くの H^+ が緩衝物質と結合する．反対に，H^+ 濃度が低下すると，この反応は左側に進み，緩衝物質から H^+ が放出される．このようにして，H^+ 濃度の変化が最小限に抑えられる．

体液中の H^+ 濃度が低いことと毎日体内で比較的多くの酸が産生されることを考慮すれば，体液中の緩衝物質の重要性はすぐに理解できるだろう．例えば，毎日約 80 mEq の H^+ が摂取されたり代謝によって産生されたりしているが，体液の H^+ 濃度は通常約 0.00004 mEq/L にすぎない．緩衝系の働きがなければ，日々の酸の産生や摂取により体液の H^+ 濃度に致死的な変化が生じるだろう．

細胞外液で量的に最も重要な緩衝系である重炭酸緩衝

系について検討すれば，酸塩基緩衝物質の作用を最もよく説明できるかもしれない．

重炭酸緩衝系

重炭酸緩衝系は，①弱酸の H_2CO_3 と，②重炭酸ナトリウム($NaHCO_3$)のような重炭酸塩という2つの成分を含む水溶液で構成される．

H_2CO_3 は体内で CO_2 と H_2O が反応して生じる．

$$CO_2 + H_2O \xrightleftharpoons{\text{炭酸脱水酵素}} H_2CO_3$$

この反応は緩徐であり，**炭酸脱水酵素**(carbonic anhydrase)がなければきわめて少量の H_2CO_3 しか生じない．炭酸脱水酵素は CO_2 が放出される肺胞壁に多くみられるが，尿細管上皮細胞にも存在する．尿細管上皮細胞では CO_2 が H_2O と反応して H_2CO_3 を形成している．

H_2CO_3 のイオン化は弱く，少量の H^+ と HCO_3^- が生じる．

$$H_2CO_3 \rightleftharpoons H^+ + HCO_3^-$$

この系の第2の構成要素である重炭酸塩は，細胞外液中に主に $NaHCO_3$ として存在する．$NaHCO_3$ はほぼ完全にイオン化して，以下に示すように HCO_3^- と Na^+ になる．

$$NaHCO_3 \rightleftharpoons Na^+ + HCO_3^-$$

ここで全部の系をまとめると，次のようになる．

$$CO_2 + H_2O \rightleftharpoons H_2CO_3 \rightleftharpoons H^+ + \underbrace{HCO_3^-}_{\substack{+\\ Na^+}}$$

H_2CO_3 の解離は弱いので，H^+ 濃度はきわめて低い．

HClのような強酸が重炭酸緩衝液に加えられると，酸から放出されて($HCl \rightarrow H^+ + Cl^-$)増加した H^+ は HCO_3^- によって緩衝される．

$$\uparrow H^+ + HCO_3^- \rightarrow H_2CO_3 \rightarrow CO_2 + H_2O$$

その結果，より多くの H_2CO_3 が生じ，CO_2 と H_2O の産生が増加する．これらの反応から，強酸のHClに由来する H^+ が HCO_3^- と反応して非常に弱い酸である H_2CO_3 を生じ，そこから CO_2 と H_2O が産生されることがわかる．過剰な CO_2 は呼吸を強く刺激して，細胞外液から CO_2 を除去する．

水酸化ナトリウム(NaOH)のような強塩基が重炭酸緩衝液に付加されたときは，これと反対の反応が起こる．

$$NaOH + H_2CO_3 \rightarrow NaHCO_3 + H_2O$$

この場合，NaOHからの OH^- は H_2CO_3 と結合し，HCO_3^- がさらにつくられる．こうして弱塩基の $NaHCO_3$ が強塩基のNaOHに取って代わる．それと同時に，NaOHと反応することにより H_2CO_3 濃度が低下するので，これを補うようにより多くの CO_2 が H_2O と結合する．

$$\begin{array}{ccccc} CO_2 + H_2O \rightarrow & H_2CO_3 & \rightarrow & \uparrow HCO_3^- & + H^+ \\ & + & & + & \\ & NaOH & & Na & \end{array}$$

したがって，全体的な結果として血中 CO_2 濃度は低下傾向を示すが，それにより呼吸が抑制され，CO_2 呼出量が減少する．増加した血中 HCO_3^- は腎臓での HCO_3^- 排泄増加によって相殺される．

重炭酸緩衝系の量的動態

H_2CO_3 を含むすべての酸は，ある程度イオン化している．物質収支を考慮すると，H^+ と HCO_3^- の濃度は H_2CO_3 の濃度に比例する．

$$H_2CO_3 \rightleftharpoons H^+ + HCO_3^-$$

どのような酸でも，その濃度は解離したイオンと関連しており，**解離定数**(dissociation constant)K′ によって定義される．

$$K' = \frac{H^+ \times HCO_3^-}{H_2CO_3} \quad (1)$$

この式から H_2CO_3 溶液中の遊離 H^+ の量は次のように導かれる．

$$H^+ = K' \times \frac{H_2CO_3}{HCO_3^-} \quad (2)$$

H_2CO_3 は急速に CO_2 と H_2O または H^+ と HCO_3^- に解離してしまうので，解離していない H_2CO_3 の濃度を溶液中で測定することはできない．しかし，血中に溶解した CO_2 は解離していない H_2CO_3 の量に正比例するので，式(2)は次のように書き換えられる．

$$H^+ = K \times \frac{CO_2}{HCO_3^-} \quad (3)$$

H_2CO_3 と CO_2 の比例割合は1：400なので，式(3)の解離定数Kは式(2)の解離定数K′のわずか1/400程度である．

式(3)は溶液中に溶解した CO_2 の総量を用いて書き表されている．しかし，臨床検査では実際の CO_2 の量よりむしろ血液 CO_2 分圧(P_{CO_2})を測定することがほとんどである．幸いなことに，血中 CO_2 の量は P_{CO_2} に CO_2 溶解係数を掛けた一次関数で表される．生理的条件下では，体温での CO_2 の溶解係数は0.03 mmol/mmHgである．これは測定された P_{CO_2} の1 mmHgあたり0.03 mmolの H_2CO_3 が血液中に存在することを意味する．したがって，式(3)は次のように書き換えられる．

$$H^+ = K \times \frac{0.03 \times P_{CO_2}}{HCO_3^-} \quad (4)$$

ヘンダーソン・ハッセルバルヒの式

先に述べたように，H^+ 濃度は実際の濃度ではなくpH

単位で表記するのが慣習となっている．pH の定義は，$pH = -\log H^+$ であった．

解離定数 pK も同様の方法で表される．

$$pK = -\log K$$

したがって，式(4)の負の対数を取ることにより，式(4)の H^+ 濃度を pH 単位で表すことができる．これにより次の式が得られる．

$$-\log H^+ = -\log K - \log \frac{0.03 \times Pco_2}{HCO_3^-} \quad (5)$$

その結果，

$$pH = pK - \log \frac{0.03 \times Pco_2}{HCO_3^-} \quad (6)$$

対数の法則を用いて最後の項の分子と分母を入れ替えるとマイナスの符号をプラスに変えられるので，次の式が得られる．

$$pH = pK + \log \frac{HCO_3^-}{0.03 \times Pco_2} \quad (7)$$

重炭酸緩衝系での pK は 6.1 であり，式(7)は次のように表される．

$$pH = 6.1 + \log \frac{HCO_3^-}{0.03 \times Pco_2} \quad (8)$$

式(8)が**ヘンダーソン・ハッセルバルヒの式**(Henderson–Hasselbalch equation)である．HCO_3^- のモル濃度と Pco_2 がわかれば，この式を用いて溶液の pH を計算することができる．

ヘンダーソン・ハッセルバルヒの式から，HCO_3^- 濃度が上昇すると pH が上昇して酸塩基平衡がアルカローシスに向かうことがわかる．Pco_2 が上昇すると pH が低下して酸塩基平衡はアシドーシスに傾く．

ヘンダーソン・ハッセルバルヒの式は，細胞外液における pH 調節と酸塩基平衡の決定因子を定義する他，細胞外液の酸塩基組成の生理的調節を理解するうえでの手掛かりとなる．後で述べるように，HCO_3^- 濃度は主に腎臓で調節されるが，細胞外液の Pco_2 は呼吸数により調節される．肺は呼吸数を増やすことにより血漿から CO_2 を除去し，呼吸を減らすことにより Pco_2 を上昇させる．生理的な酸塩基平衡の恒常性が正常に保たれるのは，肺と腎臓という 2 つの臓器の協調的な働きの結果である．これらの調節機序の一方または両方が障害されると，酸塩基平衡異常が起こり，細胞外液の HCO_3^- 濃度や Pco_2 が変化する．

細胞外液 HCO_3^- 濃度の一次性変化により生じる酸塩基平衡異常を**代謝性**(metabolic)酸塩基平衡異常とよぶ．したがって，HCO_3^- 濃度が一次性に低下して生じるアシドーシスを**代謝性アシドーシス**(metabolic acidosis)とよび，HCO_3^- 濃度が一次性に上昇して生じるアルカローシスを**代謝性アルカローシス**(metabolic alkalosis)とよぶ．Pco_2 の上昇により生じるアシドーシスを**呼吸性アシドーシス**(respiratory acidosis)とよび，Pco_2 の低下により生じるアルカローシスを**呼吸性アルカローシス**(respiratory alkalosis)とよぶ．

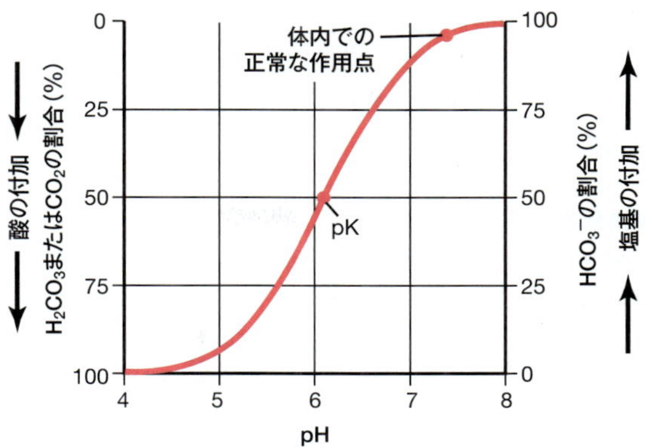

図 31.1 重炭酸緩衝系の滴定曲線
緩衝系を構成する HCO_3^- と CO_2(または H_2CO_3)の割合が変化したときの細胞外液の pH を表す．

重炭酸緩衝系の滴定曲線

細胞外液中の CO_2 に対する HCO_3^- の比率が変化したときの細胞外液 pH の変化を**図 31.1** に示す．両者の濃度が等しいとき，式(8)の右側部分は 1 の対数，すなわち 0 となる．したがって，緩衝系を構成するこの 2 つの要素が同量であれば，溶液の pH は重炭酸緩衝系の pK と同じ 6.1 になる．緩衝系に塩基が付加されると，溶解している CO_2 の一部が HCO_3^- に変わるので，CO_2 に対する HCO_3^- の割合が大きくなる．このとき，ヘンダーソン・ハッセルバルヒの式から明らかなように pH は上昇する．酸が付加されると，HCO_3^- により緩衝されて溶解状態の CO_2 に変わるので，CO_2 に対する HCO_3^- の割合が小さくなり，細胞外液の pH は低下する．

緩衝能力は緩衝系構成要素の量と相対的濃度によって決まる

図 31.1 の滴定曲線から明らかな点がいくつかある．まず，緩衝系の構成要素である HCO_3^- と CO_2 がそれぞれ全体の 50%ずつを占めるとき，その系の pH は pK と等しい．次に，緩衝系は pH が pK の値に近い滴定曲線の中央部分で最も効果的となる．これは，pH がその緩衝系の pK に近いときには酸や塩基がどれだけ付加されても pH の変化は非常に小さいことを意味する．緩衝系は pH が pK ± 1.0 の範囲にあると十分有効に働く．重炭酸緩衝系では pH が 5.1〜7.1 の範囲である．この範囲を超えると，緩衝能力は急速に低下する．そして，すべての CO_2 が HCO_3^- に変わるか，すべての HCO_3^- が CO_2 に変わってしまうと，その系はそれ以上の緩衝能力を有さない．

緩衝物質の絶対濃度もまた，その系の緩衝能力を決定する重要な要素である．緩衝物質の濃度が低いと，ごく少量の酸や塩基が付加されるだけで溶液のpHは大きく変化する．

重炭酸緩衝系は最も重要な細胞外緩衝系である

図31.1の滴定曲線から重炭酸緩衝系の緩衝能力が強いとは考えにくい理由が2つある．まず，細胞外液のpHはおよそ7.4であるが，重炭酸緩衝系のpKは6.1である．これは，重炭酸緩衝系には溶解したCO_2のおよそ20倍のHCO_3^-が存在することを意味する．このため，滴定曲線の傾きが緩やかで緩衝能力が低い部分で緩衝系が作動することになる．次に，重炭酸緩衝系を構成するCO_2とHCO_3^-の濃度はそれほど高くない．

このような特徴があるにもかかわらず，重炭酸緩衝系は体内で最も強力な細胞外緩衝系である．この矛盾が生じる主な原因は，後で述べるように重炭酸緩衝系の構成要素であるHCO_3^-とCO_2がそれぞれ腎臓と肺で調節されるためである．この調節の結果，腎臓での相対的なHCO_3^-除去量・付加量と肺でのCO_2除去量により，細胞外液のpHは精密に制御されている．

リン酸緩衝系

リン酸緩衝系は細胞外液の緩衝系としては重要でないが，尿細管腔液と細胞内液の緩衝系として主要な役割を果たしている．

リン酸緩衝系の主な構成要素は$H_2PO_4^-$とHPO_4^{2-}である．HClのような強酸をこれら2つの混合物に加えると，塩基であるHPO_4^{2-}が水素を受け取り，$H_2PO_4^-$に変わる．

$$HCl + Na_2HPO_4 \rightarrow NaH_2PO_4 + NaCl$$

この反応の結果，HCl(強酸)が付加量のNaH_2PO_4(弱酸)に置き換わり，pHの低下が最小限に抑えられる．

NaOHのような強塩基をこの緩衝系に加えると，OH^-が$H_2PO_4^-$により緩衝されて，付加量のHPO_4^{2-}とH_2Oが生じる．

$$NaOH + NaH_2PO_4 \rightarrow Na_2HPO_4 + H_2O$$

この場合，強塩基のNaOHが弱塩基のNa_2HPO_4と交換されるので，pHの上昇はごくわずかである．

リン酸緩衝系のpKは6.8であり，体液の正常pHである7.4からそれほど遠くない．そのため，リン酸緩衝系はそれが有する最大に近い緩衝能力を発揮することができる．しかし，その細胞外液濃度は低く，重炭酸緩衝系の8%程度にすぎない．したがって，細胞外液におけるリン酸緩衝系の総緩衝能力は重炭酸緩衝系と比べてはるかに小さい．

細胞外液の緩衝系としての役割が小さいのとは対照的に，リン酸緩衝系は腎臓の尿細管腔液において特に重要である．これには2つの理由がある．①通常，リン酸塩は尿細管で非常に濃縮されるので，リン酸緩衝系の能力が増大する．②通常，尿細管腔液のpHは細胞外液と比べてかなり低いので，リン酸緩衝系のpKである6.8に近いpH領域で作動することができる．

細胞内液のリン酸塩濃度は細胞外液の何倍もあるため，リン酸緩衝系は細胞内液の緩衝系としても重要である．また，細胞内液のpHは細胞外液よりも低いので，細胞内液のpHはリン酸緩衝系のpKにより近いのが普通である。

タンパク質は重要な細胞内緩衝物質である

タンパク質は特に細胞内でその濃度が高く，体内に最も豊富に存在する緩衝物質の1つである．

細胞内のpHは細胞外液より少し低いが，それでも細胞外液pHの変化にほぼ比例して変化する．H^+とHCO_3^-は細胞膜を通って少しは拡散するが，赤血球内で急速に平衡状態に達する場合を除いて，これらのイオンが細胞外液と平衡状態に達するには数時間かかる．一方，CO_2はあらゆる細胞膜を通って急速に拡散可能である．この重炭酸緩衝系の構成要素の拡散により，細胞外液pHが変化したときに細胞内液pHの変化が生じる．こういうわけで，細胞内の緩衝系は細胞外液pHの変化を防ぐのに役立つが，最大限に有効となるには数時間かかる．

赤血球内では，次のようにヘモグロビン(Hb)が重要な緩衝物質となる．

$$H^+ + Hb \rightleftharpoons HHb$$

体液中の化学的緩衝物質のおよそ60～70%は細胞内にあり，そのほとんどは細胞内のタンパク質に由来する．しかし，赤血球を除いては，H^+とHCO_3^-が細胞膜を通って移動する速度が遅いため，細胞内のタンパク質が最大能力で細胞外の酸塩基平衡異常を緩衝するまで数時間かかることがよくある．

細胞内のタンパク質濃度が高いことに加えて，タンパク質の緩衝能力に寄与するもう1つの要素は，多くのタンパク質緩衝系のpKが細胞内のpHにかなり近いということである．

等水素イオン法則：共通の溶液中に存在するすべての緩衝系は同じH^+濃度で平衡状態に達する

これまでは体液中の複数の緩衝系があたかも個別に作動するかのように述べてきた．しかし，いずれの緩衝系の反応においてもH^+は共通なので，それらはみな一体となって働いている．したがって，細胞外液のH^+濃度が変化するときはいつも，すべての緩衝系のバランスが同時に変化する．この現象を**等水素イオン法則**(isohydric principle)とよび，次の式で示される．

$$H^+ = K_1 \times \frac{HA_1}{A_1} = K_2 \times \frac{HA_2}{A_2} = K_3 \times \frac{HA_3}{A_3}$$

K_1，K_2，K_3 はそれぞれ，3 種類の酸 HA_1，HA_2，HA_3 の解離定数で，A_1，A_2，A_3 は 3 種類の緩衝系の塩基を構成する遊離陰イオン濃度である．

この法則の意味するところは，実際には複数の緩衝系が H^+ を行き来させて互いに緩衝し合うので，ある 1 つの緩衝系のバランスを変化させると他のすべての緩衝系のバランスも変化するということである．

酸塩基平衡の呼吸性調節

酸塩基平衡異常に対する第 2 の防衛ラインは，肺による細胞外液 CO_2 濃度の調節である．換気量が増加すると細胞外液から CO_2 が除去され，質量作用により H^+ 濃度が低下する．反対に，換気量が減少すると CO_2 が増加し，細胞外液 H^+ 濃度が上昇する．

肺からの CO_2 呼出は代謝による CO_2 産生と釣り合う

CO_2 は細胞内代謝過程により体内で絶えず産生されている．CO_2 が産生されると，細胞から間質液と血液に拡散し，血流により肺に運ばれる．そこで肺胞内に拡散し，肺換気により大気中に移される．細胞外液には通常約 1.2 mol/L の CO_2 が溶解しているが，これは 40 mmHg の P_{CO_2} に相当する．

代謝による CO_2 産生量が増加すると，細胞外液の P_{CO_2} も同様に上昇する．反対に，代謝量が減少すると，P_{CO_2} も低下する．換気量が増加すると，CO_2 は肺から吐き出され，細胞外液の P_{CO_2} は低下する．したがって，肺換気量あるいは組織での CO_2 産生量のいずれが変化しても，細胞外液の P_{CO_2} は変化しうる．

肺胞換気の増加は細胞外液 H^+ 濃度を低下させ pH を上昇させる

もし代謝による CO_2 産生が一定であるならば，細胞外液の P_{CO_2} に影響を及ぼす唯一の要素は肺胞換気量である．肺胞換気量が大きいほど，P_{CO_2} は低くなる．前に述べたように，CO_2 濃度が上昇すると，H_2CO_3 濃度と H^+ 濃度も上昇し，それによって細胞外液の pH は低下する．

図 31.2 に肺胞換気量の増減によって生じる血液 pH のおよその変化を示す．肺胞換気量が正常のおよそ 2 倍に増加すると，細胞外液の pH が約 0.23 上昇する点が重要である．正常の肺胞換気下で体液の pH が 7.40 だとすると，換気量が 2 倍になれば pH は約 7.63 に上昇する．反対に，肺胞換気量が正常の 1/4 に減少すると，pH は 0.45 低下する．つまり，肺胞換気が正常な状態で pH が 7.4 ならば，換気量が正常の 1/4 に減ることで pH は 6.95 まで低下する．肺胞換気量は最小の 0 から最大では正常の 15 倍まで非常に大きく変わりうるので，呼吸器系により体液の pH がどれほど大きく変化するか容易に理解できるであろう．

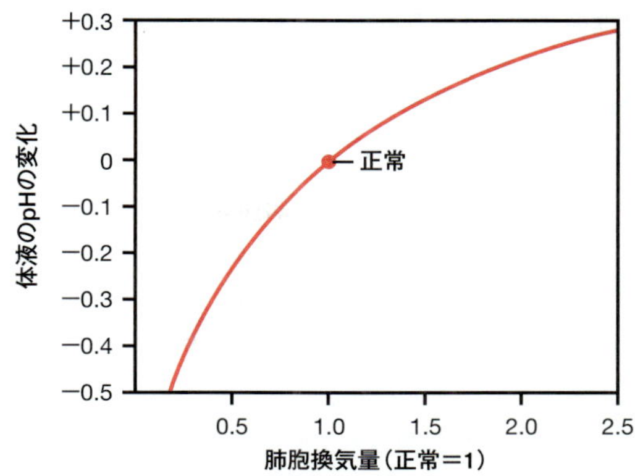

図 31.2　肺胞換気量の増減による細胞外液 pH の変化
肺胞換気量の目盛は正常の何倍かを表す．

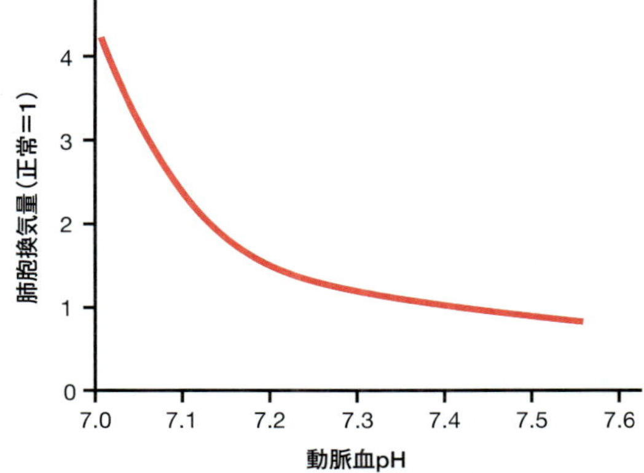

図 31.3　血液 pH が肺胞換気量に及ぼす影響

H^+ 濃度の上昇は肺胞換気を刺激する

肺胞換気量が体液の P_{CO_2} を変化させることで H^+ 濃度に影響しているだけでなく，H^+ 濃度も肺胞換気量に影響している．**図 31.3** は，pH が正常値の 7.4 から強酸性の 7.0 に低下すると肺胞換気量が正常の 4〜5 倍に増加することを示す．反対に，血漿 pH が 7.4 を超えて上昇すると換気量は減少する．pH の変化に対する換気量の変化の割合は，pH が上昇した場合と比べて pH が低下した場合（H^+ 濃度の上昇に相当）のほうがはるかに大きい．その理由は，pH の上昇（H^+ 濃度の低下）により肺胞換気量が減少すると，血液に付加される酸素量が減少して血中酸素分圧（P_{O_2}）が低下するので換気が刺激されるためである．したがって，pH 上昇に対する呼吸性の代償反応は，pH が著明に低下したときの反応と比べて全然効果的ではない．

呼吸器系によるH^+濃度のフィードバック制御

H^+濃度の上昇は呼吸を刺激する一方，肺胞換気量の増加はH^+濃度を低下させるので，呼吸器系は典型的な負のフィードバックでH^+濃度を制御する役割を果たしている．

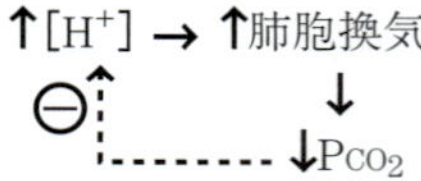

すなわち，H^+濃度が正常を超えて上昇するときはいつでも呼吸器系が刺激されて肺胞換気が増加する．この機序により細胞外液のP_{CO_2}が低下して，H^+濃度が正常に向けて下げ戻される．反対に，H^+濃度が正常を超えて低下すると，呼吸中枢が抑制されて肺胞換気が減少し，H^+濃度を正常方向に上げ戻す．

H^+濃度の呼吸性制御の効率

呼吸器系以外の障害が原因でpHが変化してしまった場合は，呼吸性の調節だけでH^+濃度を完全に正常化することはできない．通常，呼吸性の機序はH^+濃度の調節に対しておよそ50〜75%の効力がある．これは**フィードバック利得**(feedback gain)1〜3に相当する．すなわち，細胞外液に酸が加えられてpHが突然7.4から7.0まで低下したと仮定すると，呼吸器系はpHを大体7.2〜7.3に戻すことができる．この反応は3〜12分以内に起こる．

呼吸器系の緩衝能力

腎臓の緩徐な反応により酸塩基平衡異常が完全になくなるまでの間，H^+濃度が大きく変動するのを迅速に防ぐことから，酸塩基平衡の呼吸性調節は生理的な緩衝系といえる．一般に，呼吸器系の全緩衝能力は，細胞外液中に存在する他のすべての化学的緩衝物質を合わせた能力の1〜2倍である．つまり，呼吸器系の機序は通常，化学的緩衝物質が緩衝する量の1〜2倍の酸や塩基を緩衝することができる．

肺機能障害により呼吸性アシドーシスを起こしうる

これまで，H^+濃度の変化を緩衝する手段としての正常な呼吸性機序の役割について述べてきた．しかし，**呼吸の異常**(abnormality of respiration)によってもH^+濃度の変化が生じうる．例えば，重度の肺気腫のような肺機能障害では，肺のCO_2除去能力が低下して細胞外液にCO_2が蓄積し，**呼吸性アシドーシス**(respiratory acidosis)の傾向を招く．さらに，通常は換気が増加することによって起こる代償性のP_{CO_2}低下が鈍るため，代謝性アシドーシスに対応する能力も障害される．このような状況では，まず細胞外液での化学的緩衝が起こった後，腎臓がpHを正常に戻すために唯一残された生理的機序として働く．

腎臓による酸塩基平衡の制御

腎臓は酸性の尿または塩基性の尿を排泄することにより酸塩基平衡を制御している．酸性尿を排泄すれば細胞外液中の酸の量が減少するし，塩基性尿を排泄すれば細胞外液から塩基が除去される．

腎臓が酸性尿または塩基性尿を排泄する総体的な機序は次のようなものである．大量のHCO_3^-が尿細管へと絶えず濾過されているが，これが尿中に排泄されると血液から塩基が除去される．H^+も尿細管上皮細胞から尿細管腔に大量に分泌されており，これによって血液から酸を除去している．濾過されるHCO_3^-よりも多くのH^+が分泌されれば，全体としては細胞外液から酸が失われることになる．反対に，濾過されるHCO_3^-が分泌されるH^+よりも多ければ，差し引きして塩基の喪失となる．

体内では主にタンパク質の代謝により毎日約80 mEqの不揮発性酸が産生されている．これらの酸はH_2CO_3とは異なり肺から排泄することができないので，**不揮発性**(nonvolatile)とよばれる．これらの酸を体内から除去する主な機序は腎臓からの排泄である．腎臓はまた重炭酸塩が尿中に失われるのを防がなければならないが，これは不揮発性酸を排泄することよりも量的に重要な役目である．腎臓は毎日約4320 mEq(180 L/日×24mEq/L)のHCO_3^-を濾過しているが，正常な状態ではそのほとんどが尿細管で再吸収され，細胞外液の主要な緩衝系を保持している．

後で述べるように，HCO_3^-の再吸収とH^+の排泄は，どちらも尿細管からのH^+分泌過程を通して成し遂げられる．HCO_3^-が再吸収されるためには分泌されたH^+と反応してH_2CO_3となる必要があるので，濾過されたHCO_3^-を再吸収するためだけでも毎日4320 mEqのH^+が分泌されなければならない．さらに，毎日産生される不揮発性酸を体内から除去するために80 mEqのH^+が分泌されなければならず，合計4400 mEqのH^+が毎日尿細管腔液に分泌される必要がある．

細胞外液のH^+濃度が低下すると(アルカローシス)，腎臓でのH^+分泌が減少し，濾過されたHCO_3^-をすべて再吸収することができないため，HCO_3^-の排泄が増加する．HCO_3^-は通常，細胞外液のH^+を緩衝するので，HCO_3^-が失われるということは細胞外液にH^+を加えることと同じである．したがって，アルカローシスでは，HCO_3^-の除去により細胞外液のH^+濃度が上昇して正常に向かう．

アシドーシスでは，腎臓はH^+を追加的に分泌し，HCO_3^-を尿中に排泄せず，濾過されたHCO_3^-をすべて再吸収し，新たなHCO_3^-を産生して細胞外液に付加する．これにより細胞外液のH^+濃度は正常に向かって低下する．

このように，腎臓は以下の3種類の基本的機序を通じて細胞外液H^+濃度を調節している．①H^+の分泌，②濾過されたHCO_3^-の再吸収，③新たなHCO_3^-の産生．この先の数節で述べるように，これらの過程はいずれも同じ基礎的機序を介して遂行される．

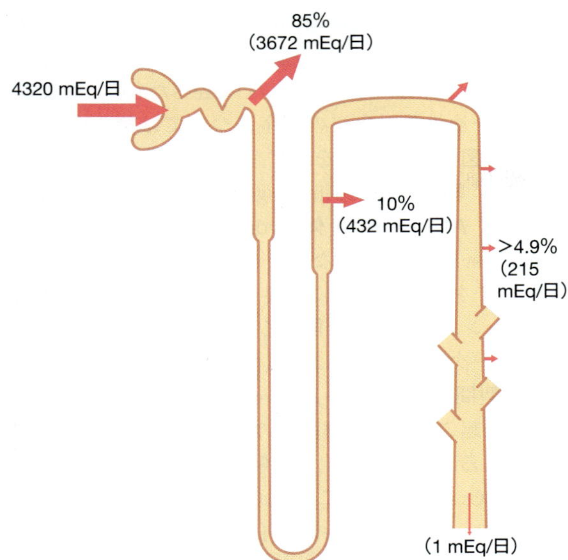

図 31.4　尿細管の各分節における重炭酸塩の再吸収
HCO_3^- の濾過量に対して各分節で再吸収される割合を%で示す．正常状態で 1 日に再吸収される量を mEq 単位で併記した．

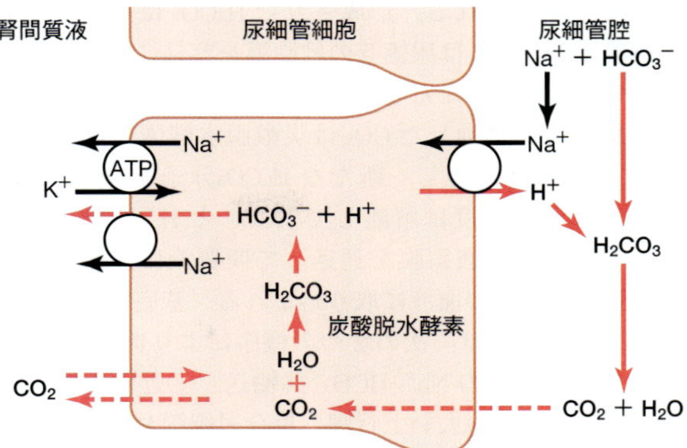

図 31.5　H^+分泌の細胞機序
① H^+ の尿細管への能動分泌，②尿細管での HCO_3^- の再吸収（H^+ と結合して炭酸となり，それが解離して二酸化炭素と水になる），③ H^+ の分泌と引き換えに行われる Na^+ の再吸収．この型の H^+分泌は近位尿細管，ヘンレ係蹄の太い上行脚，遠位尿細管前部で行われる．

尿細管による H^+ の分泌と HCO_3^- の再吸収

H^+ の分泌と HCO_3^- の再吸収は，ヘンレ係蹄の細い下行脚と上行脚を除く尿細管のほぼすべての部分で行われる．図 31.4 は尿細管の部位に沿って HCO_3^- の再吸収についてまとめたものである．HCO_3^- を再吸収するには同数の H^+ を分泌する必要があることを覚えておかなければならない．

HCO_3^- 再吸収（および H^+分泌）の約 80〜90%は近位尿細管で行われるので，遠位尿細管と集合管に達する HCO_3^- はごく少量である．ヘンレ係蹄の太い上行脚では濾過された HCO_3^- の 10%が再吸収され，残りが遠位尿細管と集合管で再吸収される．前に述べたように，HCO_3^- を再吸収する機序は H^+ の分泌にも関係しているが，尿細管の分節ごとに異なる仕組みでこの仕事を行っている．

尿細管の近位部では二次性能動輸送により H^+ が分泌される

図 31.5 に示すように，近位尿細管，ヘンレ係蹄の太い上行脚，遠位尿細管前部の上皮細胞はいずれもナトリウム－水素対向輸送により H^+ を尿細管腔液に分泌する．この H^+ の二次性能動分泌は，管腔膜で Na^+–H^+ **交換輸送体**（sodium-hydrogen exchanger）により行われる Na^+ の細胞内への輸送と結びついている．濃度勾配に逆らって H^+ を分泌するエネルギーは，Na^+ を細胞内に移動させるのに好都合なナトリウム勾配に由来する．このナトリウム勾配は基底側膜の Na^+–K^+ ポンプによりつくられる．重炭酸塩の約 95%がこの方法で再吸収されるが，そのためには尿細管から毎日約 4000 mEq の H^+ が分泌される必要がある．しかし，この機序では尿細管腔液の H^+ 濃度はあまり上昇しない．尿細管腔液は集合尿細管および集合管でのみ強酸性となる．

図 31.5 は H^+ の分泌が HCO_3^- の再吸収を導く仕組みを示している．CO_2 が尿細管細胞内に拡散するか，あるいは尿細管上皮細胞で代謝により CO_2 が産生されると，H^+ の分泌過程が始まる．CO_2 は**炭酸脱水酵素**（carbonic anhydrase）の影響を受けて H_2O と結合し，H_2CO_3 となってから，HCO_3^- と H^+ に解離する．この H^+ が Na^+–H^+ 対向輸送により細胞から尿細管腔に分泌される．すなわち，Na^+ が尿細管腔から細胞内に移動するとき，最初に細胞膜の管腔側縁で輸送タンパク質と結合し，それと同時に細胞内では H^+ が輸送タンパク質と結合する．Na^+ は基底側膜の Na^+–K^+ ポンプによりつくられた濃度勾配に沿って細胞内に移動する．Na^+ を細胞内に移動させるこの勾配が，H^+ を細胞内から尿細管腔へと反対方向に動かすためのエネルギーを供給している．

H^+ が H_2CO_3 から解離するときに細胞内で産生された HCO_3^- は，基底側膜を通過して腎間質液と傍尿細管毛細血管の血液に移動する．最終的な結果として，H^+ が尿細管腔に分泌されるたびに同数の HCO_3^- が血液に移動する．

濾過された HCO_3^- は尿細管で H^+ との相互作用により再吸収される

HCO_3^- は尿細管細胞の管腔側膜をなかなか透過しないので，糸球体で濾過された HCO_3^- を直接再吸収することはできない．その代わりに，図 31.5 に示すように，HCO_3^- はまず H^+ と結合して H_2CO_3 を形成し，最終的には CO_2 と H_2O になるという特別な過程を経て再吸収される．

この HCO_3^- 再吸収は，糸球体で濾過された HCO_3^- と尿細管細胞から分泌された H^+ が尿細管内で反応することにより開始される．形成されたH_2CO_3はCO_2とH_2Oに解離する．CO_2は尿細管の細胞膜を容易に通過することができるので，ただちに尿細管細胞内に拡散する．尿細管細胞内に移動したCO_2は炭酸脱水酵素の影響を受けてH_2Oと再結合し，新たなH_2CO_3分子を産生する．このH_2CO_3が今度は解離してHCO_3^-とH^+になる．生じたHCO_3^-は基底側膜を通過して間質液に拡散し，傍尿細管毛細血管の血液に取り込まれる．基底側膜を横切るHCO_3^-の輸送は，次の2つの機序により促進される．①近位尿細管でのNa^+-HCO_3^-共輸送，②近位尿細管後部，ヘンレ係蹄の太い上行脚，集合尿細管および集合管でのCl^--HCO_3^-交換．

このように，尿細管上皮細胞でH^+が形成されるたびに，HCO_3^-も形成され血液中に放出される．実際に細胞外液に入るHCO_3^-は尿細管内に濾過されたHCO_3^-と同一のものではないが，これらの反応の全体的な結果は尿細管からのHCO_3^-の“再吸収”である．分泌されたH^+は濾過されたHCO_3^-と結合することにより排泄されないので，最終的な結果としてHCO_3^-の再吸収によってH^+が分泌されることはないといえる．

HCO_3^-は尿細管でH^+により滴定される

正常状態では，尿細管でのH^+分泌量は約4400 mEq/日であり，HCO_3^-の濾過量は約4320 mEq/日である．このように，尿細管に入るこれら2種類のイオンの量はほぼ等しく，互いに結合してCO_2とH_2Oになる．それゆえ，このことをHCO_3^-とH^+は通常尿細管内で互いに**滴定する**(titrate)という．

尿細管内には通常H^+のほうが少し過剰に存在して尿中に排泄されるようになっているので，この滴定過程はぴったり正確というわけではない．この過剰なH^+(約80 mEq/日)は，代謝により産生された不揮発性酸を体内から除去する．後で述べるように，このH^+の大部分は，遊離H^+としてではなく，他の尿中緩衝物質(特にリン酸塩とアンモニア)と結合して排泄される．

代謝性アルカローシスのように尿中のHCO_3^-がH^+より過剰な場合は，過剰なHCO_3^-は再吸収されない．そのため，過剰なHCO_3^-は尿細管内に残り，最終的には尿中に排泄されるので，代謝性アルカローシスを是正する助けとなる．

アシドーシスでは，HCO_3^-と比べてH^+が過剰に存在するので，HCO_3^-は完全に再吸収される．過剰なH^+は尿中緩衝物質(特にリン酸塩とアンモニア)と結合し，最終的には塩として排泄される．このように，腎臓がアシドーシスまたはアルカローシスを是正する基本的な機序は，HCO_3^-とH^+の不完全な滴定によりどちらかを尿中に排泄して細胞外液から除去するという仕組みである．

遠位尿細管後部と集合尿細管の間在細胞におけるH^+の一次性能動分泌

遠位尿細管とそれに続く尿細管系の残りの部分では，尿細管上皮細胞が**一次性能動輸送**(primary active transport)によりH^+を分泌する．この輸送の特徴は，近位尿細管やヘンレ係蹄，遠位尿細管前部について述べたものと異なる．

H^+の一次性能動分泌の機序については第28章で述べたが，**図31.6**にそれを示す．H^+は尿細管細胞の管腔側膜で**H^+輸送ATPase**(hydrogen-transporting ATPase)と**H^+-K^+-ATPase輸送体**(hydrogen-potassium-ATPase transporter)という特別なタンパク質により直接輸送される．H^+を汲み出すのに必要なエネルギーは，ATPをアデノシン二リン酸に分解することにより生じる．

H^+の一次性能動分泌は，遠位尿細管後部と集合尿細管の**A型間在細胞**(type A intercalated cell)という特別な細胞で起こる．この細胞でのH^+の分泌は次の2段階で行われる．①この細胞に溶解したCO_2がH_2Oと結合してH_2CO_3になる，②このH_2CO_3が解離してHCO_3^-とH^+になり，前者は血液中に再吸収され，後者はH^+ポンプとH^+-K^+-ATPase輸送体により尿細管内に分泌される．近位尿細管での過程と同様に，H^+が分泌されるたびに同数のHCO_3^-が再吸収される．ネフロン近位部との主な違いは，管腔側膜を横切るH^+の移動が対向輸送によってではなく，能動的なH^+ポンプによって行われる点である．

遠位尿細管後部と集合尿細管でのH^+分泌は全H^+分泌量の約5%にすぎないが，この機序は尿の酸性度を最大限に高めるのに重要である．近位尿細管では大量のH^+が分泌されるが，H^+濃度は約3〜4倍にしか上昇せず，尿細管腔液のpHは約6.7までしか低下しない．これに対し，集合尿細管ではH^+濃度が900倍程度にまで上昇する．これにより尿細管腔液のpHは約4.5まで低下するが，この値は正常な腎臓が達成できるpHの下限である．

過剰なH^+が尿細管内でリン酸塩およびアンモニアと結合することにより新たなHCO_3^-を産生する

濾過されたHCO_3^-を上回るH^+が尿細管腔液に分泌されたとき，過剰なH^+のうちイオンの形(H^+)で尿中に排泄できるのはごく一部である．その理由は尿のpHの最小値が約4.5であるためである．これはH^+濃度$10^{-4.5}$ Eq/L，すなわち0.03 mEq/Lに相当する．したがって，産生される尿1Lにつき，排泄できる遊離H^+は最大でわずか0.03 mEqである．H^+が溶液中で遊離したままであると仮定すると，毎日代謝により産生される80 mEqの不揮発性酸を排泄するためには，約2667 Lの尿を排泄しなければならない．

時には500 mEq/日にも上る大量のH^+は，主として尿細管腔液中の緩衝物質と結合することにより尿中への排泄が成し遂げられる．最も重要な緩衝物質はリン酸塩とアンモニアである．尿酸塩やクエン酸塩のような他の弱い緩衝系はあまり重要ではない．

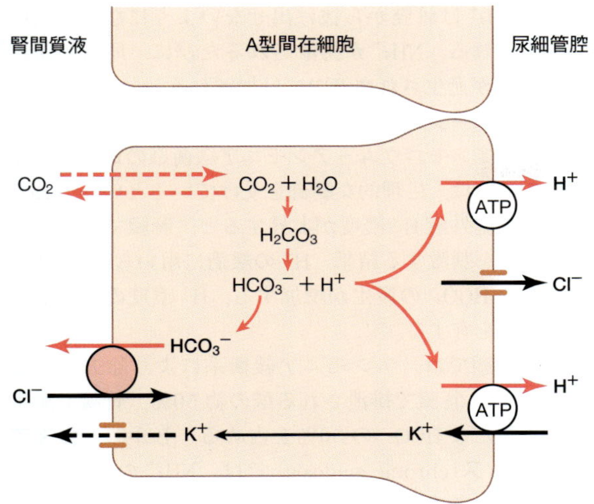

図 31.6 遠位尿細管後部と集合尿細管の A 型間在上皮細胞の管腔側膜を通過する H^+ の能動分泌
A 型細胞の管腔側膜には H^+ ポンプと H^+–K^+ ポンプが存在し，アシドーシスの際に重炭酸塩と K^+ を再吸収して H^+ を分泌する．H^+ が分泌されるたびに同数の HCO_3^- が再吸収されること，H^+ と一緒に同数の Cl^- が受動的に分泌されることに留意する．

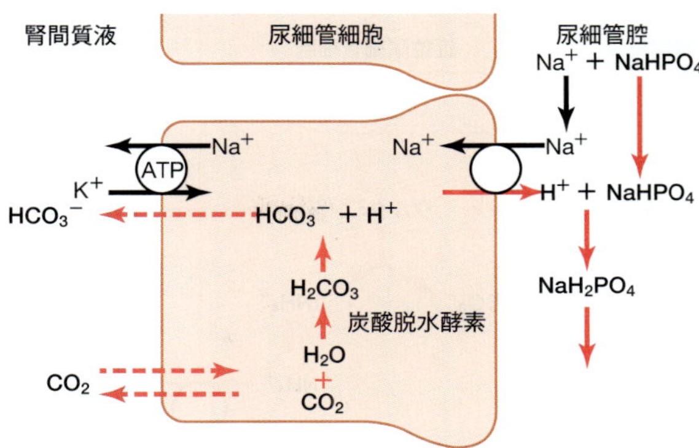

図 31.7 濾過されたリン酸塩（$NaHPO_4$）による分泌された H^+ の緩衝
$NaHPO_4$ が分泌された H^+ と反応するごとに，同数の新たな HCO_3^- が血液中に戻される点に留意する．

先に述べたように，尿細管腔液中で H^+ が HCO_3^- で滴定されると，H^+ が分泌されるごとに同数の HCO_3^- が再吸収される．しかし，尿細管腔液に過剰な H^+ が存在すると，それらは HCO_3^- 以外の緩衝物質と結合する．その結果，新たな HCO_3^- が産生されて血液中に入る．このように，細胞外液中に過剰な H^+ が存在するとき，腎臓は濾過された HCO_3^- をすべて再吸収するだけではなく，新たな HCO_3^- を産生することによって，アシドーシスの細胞外液から失われた HCO_3^- の補充を助ける．次の 2 つのセクションでは，リン酸塩とアンモニアが緩衝物質として新たな HCO_3^- の産生に寄与する機序について述べる．

リン酸緩衝系は過剰な H^+ を尿中に運搬して新たな HCO_3^- を産生する

リン酸緩衝系は HPO_4^{2-} と $H_2PO_4^-$ からなる．通常，水はリン酸塩よりもずっと多量に尿細管で再吸収されるため，どちらも尿細管腔液では濃縮されている．それゆえ，リン酸塩は細胞外液では重要な緩衝物質ではないが，尿細管腔液の緩衝物質としてはとても効果的である．

リン酸塩が尿細管の緩衝物質として重要なもう 1 つの要因は，この系の pK が約 6.8 だということである．正常の状態では尿はやや酸性であり，尿の pH はリン酸緩衝系の pK に近い．したがって，尿細管においてリン酸緩衝系は通常最も効果的な pH の範囲で機能している．

図 31.7 に，H^+ がリン酸塩緩衝物質と結合して排泄される一連の経過と新たな HCO_3^- が血液に付加される機序を示す．H^+ が尿細管内に分泌される過程は，前に述べたのと同じである．尿細管腔液に過剰な HCO_3^- がある限り，分泌された H^+ の大部分は HCO_3^- と結合する．しかし，HCO_3^- がすべて再吸収されて H^+ と結合できる HCO_3^- がなくなってしまうと，過剰な H^+ は HPO_4^{2-} や他の尿細管緩衝物質と結合するようになる．H^+ は HPO_4^{2-} と結合して $H_2PO_4^-$ となり，$H_2PO_4^-$ はナトリウム塩（NaH_2PO_4）として排泄される．この際に過剰な H^+ も排泄されることになる．

この H^+ 排泄過程と前に述べたものとの間には重要な違いが 1 つある．この場合，尿細管細胞で産生されて尿細管周囲の血液中に入る HCO_3^- は，単に濾過された HCO_3^- を置き換えているのではなく，血液中の HCO_3^- が純粋に増加したことを意味している．したがって，尿細管腔に分泌された H^+ が HCO_3^- 以外の緩衝物質と結合するたびに，最終的な結果として血液中に新たな HCO_3^- が付加される．腎臓が細胞外液中の HCO_3^- の蓄えを補充する機序の 1 つがこれである．

正常な状態では，濾過されたリン酸塩の多くは再吸収され，H^+ を緩衝するのに用いることができるのは 30〜40 mEq/ 日にすぎない．そのため，アシドーシスの尿細管腔液で過剰な H^+ を緩衝するとき，その多くはアンモニア緩衝系を通して行われる．

アンモニア緩衝系による過剰な H^+ の排泄と新たな HCO_3^- の産生

リン酸緩衝系よりも量的にさらに重要な尿細管腔液の第 2 の緩衝系はアンモニア（NH_3）とアンモニウムイオン（NH_4^+）で構成される．NH_4^+ はグルタミンから合成される．グルタミンは主に肝臓でのアミノ酸代謝により産生される．腎臓に到達したグルタミンは近位尿細管，ヘンレ係蹄の太い上行脚，遠位尿細管の上皮細胞内に輸送される（**図 31.8**）．いったん細胞内に入ると，グルタミンの各分子は一連の反応で代謝されて，最終的には 2 個の NH_4^+ と 2 個の HCO_3^- を生じる．この NH_4^+ は，再吸収

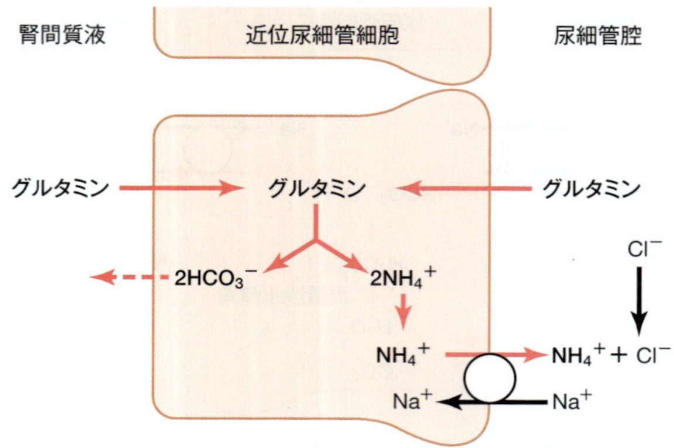

図 31.8 近位尿細管細胞によるアンモニウムイオン(NH_4^+)の産生と分泌
細胞内でグルタミンが代謝され，NH_4^+ と重炭酸塩を産生する．この NH_4^+ は Na^+–NH_4^+ 交換輸送体により管腔内に分泌される．グルタミンの各分子が代謝されるたびに，2個の NH_4^+ が産生・分泌され，2個の HCO_3^- が血液中に戻される．

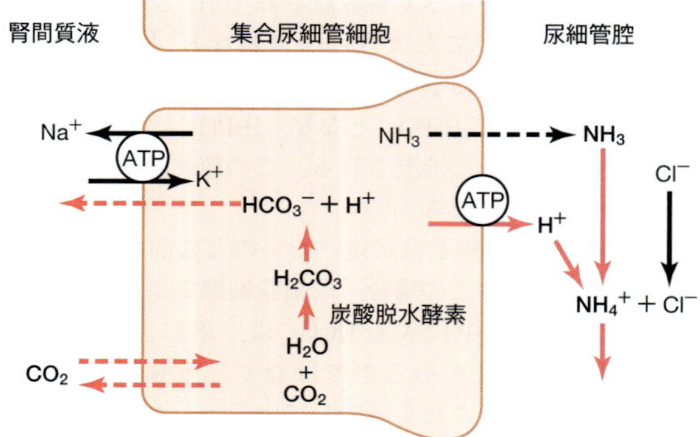

図 31.9 集合尿細管でのアンモニア(NH_3)による H^+分泌の緩衝
アンモニアが尿細管腔内に拡散し，分泌された H^+ と反応して NH_4^+ となり排泄される．NH_4^+ が排泄されるたびに，同数の新たな HCO_3^- が尿細管細胞内で形成され，血液中に戻される．

される Na^+ と引き換えに対向輸送機序により尿細管腔に分泌される．HCO_3^- のほうは，再吸収された Na^+ と一緒に基底側膜を横切って間質液内に輸送され，傍糸球体毛細血管に取り込まれる．このように，グルタミンの各分子が近位尿細管で代謝されるごとに，2個の NH_4^+ が尿中に分泌され，2個の HCO_3^- が血液中に再吸収される．この過程で産生される HCO_3^- は新たな HCO_3^- の構成要素となる．

集合尿細管では，異なる機序により NH_4^+ が尿細管腔液に付加される(図 31.9)．ここでは，尿細管膜により管腔内に分泌された H^+ が NH_3 と結合して NH_4^+ となり排泄される．集合管は NH_3 に透過性があるので，NH_3 は尿細管腔内に容易に拡散することができる．しかし，尿細管のこの部位の管腔側膜は NH_4^+ の透過性がはるかに低いので，ひとたび H^+ が NH_3 と反応して NH_4^+ になると，NH_4^+ は管腔から抜け出せないようになり，尿中に除去される．NH_4^+ が排泄されるたびに，同数の新たな HCO_3^- が産生され血液中に付加される．

慢性アシドーシスは NH_4^+ の排泄を増加させる

腎臓のアンモニウム－アンモニア緩衝系の最も重要な特徴の1つは，生理的な制御を受けているということである．細胞外液 H^+ 濃度が上昇すると，腎臓でのグルタミン代謝を刺激する結果，H^+ の緩衝に用いられる NH_4^+ と新たな HCO_3^- の産生が増加する．H^+ 濃度の低下は反対の効果を有する．

正常状態では，アンモニア緩衝系により除去される H^+ の量は，腎臓で排泄される酸の約50%，腎臓で産生される新たな HCO_3^- の50%を占める．しかし，**慢性アシドーシス**(chronic acidosis)では，NH_4^+ の排泄量は500 mEq/日にまで増加しうる．したがって，慢性アシドーシスでは，酸を除去する最も有力な機序は NH_4^+ の排泄である．これはまた，慢性アシドーシス時に新たな重炭酸塩を産生する最も重要な機序でもある．

腎臓での酸塩基排泄の定量化

先に述べた原理に基づいて，腎臓による正味の腎排泄量や正味の HCO_3^- 付加量または除去量を以下のように定量化することができる．

重炭酸塩の排泄量(bicarbonate excretion)は，尿流量と尿中 HCO_3^- 濃度の積として計算される．この数値は，腎臓がいかに迅速に血液から HCO_3^- を除去するかを示す(これは血液に H^+ を付加するのと同じことである)．アルカローシスでは，HCO_3^- の喪失が血漿 pH の正常化に役立つ．

新たに産生されて血液に戻される HCO_3^- の量は，尿細管腔に分泌されて最終的に重炭酸塩以外の尿中緩衝物質と結合した H^+ の量と常に等しい．前に述べたように，重炭酸塩以外の主要な尿中緩衝物質は NH_4^+ とリン酸塩である．したがって，血液に付加される HCO_3^- の量(NH_4^+ により排泄される H^+ の量もこれと同じである)は，NH_4^+ の排泄量(尿流量と尿中 NH_4^+ 濃度の積)を測定することにより計算される．

尿中に排泄される重炭酸塩と NH_4^+ 以外の残りの緩衝物質は，**滴定酸**(titratable acid)として知られる値を決定することにより測定される．尿中の滴定酸の量は，尿を NaOH のような強塩基で pH 7.4(正常血漿や糸球体濾液の pH)まで滴定することにより測定される．この滴定は，分泌された H^+ で尿細管腔液が滴定されたときに尿細管腔で起こった事象を逆向きにする．したがって，尿の pH を 7.4 に戻すのに必要な NaOH の mEq 数は，尿細管腔に付加され，リン酸塩や他の有機緩衝物質と結合した H^+ の mEq 数と等しい．滴定酸の測定には NH_4^+ に関連した H^+ は含まれない．アンモニア－アンモニウム反応の pK は 9.2 であり，NaOH による pH 7.4 への滴定では NH_4^+ から H^+ が除去されないからである．

したがって，腎臓による**正味の酸排泄量**(net acid excretion)は次のように評価される．

$$\begin{matrix}\text{正味の} \\ \text{酸排泄量}\end{matrix} = \begin{matrix}NH_4^+ \\ \text{排泄量}\end{matrix} + \begin{matrix}\text{尿中} \\ \text{滴定酸量}\end{matrix} - \begin{matrix}HCO_3^- \\ \text{排泄量}\end{matrix}$$

HCO_3^- 排泄量を引く理由は，HCO_3^- の喪失は血液に H^+ を付加するのと同じことだからである．酸塩基平衡を維持するためには，正味の酸排泄量が体内で産生される不揮発性酸の量と等しくなければならない．アシドーシスでは，特に NH_4^+ 排泄量が増加することにより正味の酸排泄量が著明に増加するので，血液から酸が除去される．正味の酸排泄量は，血液に付加される正味の HCO_3^- の量とも等しい．したがって，アシドーシスでは，より多くの NH_4^+ と尿中滴定酸が排泄されることにより，血液に戻される正味の HCO_3^- 付加が生じる．

アルカローシスでは，滴定酸と NH_4^+ の排泄が0となる一方，HCO_3^- の排泄は増加する．したがって，アルカローシスでは，正味の酸排泄量は負となる．これは，血液からの HCO_3^- の正味の喪失(血液に H^+ が付加されることと同じ)があり，腎臓で新たな HCO_3^- が産生されないことを意味する．

尿細管での H^+ 分泌の調節

先に述べたように，HCO_3^- 再吸収と滴定酸形成に関連する新たな HCO_3^- 産生のいずれにも，尿細管上皮による H^+ 分泌が必要である．それゆえ，腎臓が酸塩基の恒常性に関する機能を効果的に果たすためには，H^+ 分泌量は慎重に調節されなければならない．正常状態では，尿細管は最低でも濾過された HCO_3^- をほとんどすべて再吸収するのに十分な量の H^+ を分泌しなければならず，さらに，毎日の代謝により産生される不揮発性酸を体内から除去するため，滴定酸や NH_4^+ として排泄されるのに十分な量の H^+ が残されていなければならない．

アルカローシスでは，尿細管による H^+ 分泌が HCO_3^- を完全には再吸収できないレベルにまで減少するので，腎臓による HCO_3^- 排泄を増やすことが可能になる．この状態では，重炭酸塩以外の緩衝物質と結合できる過剰な H^+ が存在しないので，滴定酸とアンモニアは排泄されない．したがって，アルカローシスでは新たな HCO_3^- が血液に付加されることはない．アシドーシスでは，濾過された HCO_3^- をすべて再吸収するのに十分なほど尿細管での H^+ 分泌が増加し，大量の NH_4^+ と滴定酸を排泄するのに十分な H^+ も残されている．これにより，大量の新たな HCO_3^- が全身の細胞外液に付加される．アシドーシスで尿細管による H^+ の分泌を増加させる最も重要な刺激は，①呼吸性アシドーシスにおける細胞外液 P_{CO_2} の上昇，②呼吸性または代謝性アシドーシスにおける細胞外液 H^+ 濃度の上昇(pH の低下)である．

呼吸性アシドーシスで起こるように，尿細管細胞は血液の P_{CO_2} の上昇に直接反応して，次のように H^+ 分泌量を増加させる．血液の P_{CO_2} が上昇すると尿細管細胞の P_{CO_2} も上昇するので，尿細管細胞での H^+ 産生が増加して H^+ 分泌を刺激する．H^+ 分泌を刺激する第2の要因は，細胞外液 H^+ 濃度の上昇(pH の低下)である．

ある病的な条件下で H^+ 分泌を増加させる特別な要因として，過剰なアルドステロン分泌が挙げられる．アルドステロンは集合管の間在細胞による H^+ の分泌を刺激する．それゆえ，**コーン症候群**(Conn's syndrome)の患者で起こるようなアルドステロンの過剰分泌は尿細管腔液への H^+ 分泌を増加させ，その結果，血液に付加される HCO_3^- の量を増加させる．アルドステロン分泌が過剰な患者では，この作用により通常アルカローシスが生じる．

尿細管細胞は通常，H^+ 濃度の低下(アルカローシス)に対応して，H^+ 分泌を減少させる．H^+ 分泌の減少は，呼吸性アルカローシスで起こるように細胞外液 P_{CO_2} の低下に起因するか，または呼吸性アルカローシスと代謝性アルカローシスの両方で起こるように H^+ 濃度の低下それ自体に起因する．

表 31.2 に，H^+ 分泌と HCO_3^- 再吸収に影響を及ぼす主な要因をまとめた．これらの中には酸塩基平衡の調節と直接の関係はないものも含まれる．例えば，近位尿細管とヘンレ係蹄の太い上行脚において，H^+ の分泌は Na^+–H^+ 交換体により Na^+ の再吸収と対になって行われる．そのため，Na^+ の再吸収を刺激する要因(例えば細胞外液量の減少)が，二次的に H^+ の分泌と HCO_3^- の再吸収も増加させる可能性がある．

細胞外液量の減少は，尿細管によるナトリウム再吸収を刺激し，H^+ 分泌と HCO_3^- 再吸収を増加させる．この機序には次のようなものがある．①アンジオテンシンⅡ濃度が上昇して，尿細管の Na^+–H^+ 交換体の活性を直接刺激する，②アルドステロン濃度が上昇して，皮質集合尿細管の間在細胞による H^+ 分泌を刺激する．したがって，細胞外液量が枯渇すると，過剰な H^+ 分泌と HCO_3^- 再吸収のためにアルカローシスをきたしやすい．

血漿カリウム濃度の変化も H^+ 分泌に影響しうる．低カリウム血症では近位尿細管における H^+ 分泌が刺激さ

表 31.2　尿細管による H^+ 分泌と HCO_3^- 再吸収を増減させる血漿と細胞外液の要因

H^+ 分泌と HCO_3^- 再吸収を増加させる要因	H^+ 分泌と HCO_3^- 再吸収を減少させる要因
↑ P_{CO_2}	↓ P_{CO_2}
↑ H^+，↓ HCO_3^-	↓ H^+，↑ HCO_3^-
↓細胞外液量	↑細胞外液量
↑アンジオテンシンⅡ	↓アンジオテンシンⅡ
↑アルドステロン	↓アルドステロン
低カリウム血症	高カリウム血症

れ，高カリウム血症では抑制される．血漿カリウム濃度が低下すると，尿細管細胞の H^+ 濃度は上昇する傾向がある．これにより H^+分泌と HCO_3^- 再吸収が刺激され，アルカローシスに至る．高カリウム血症は H^+分泌と HCO_3^- 再吸収を減少させ，アシドーシスを引き起こす傾向がある．

腎臓によるアシドーシスの是正：H^+ 排泄の増加と細胞外液への HCO_3^- 付加

これまで腎臓における H^+分泌と HCO_3^- 再吸収の機序について述べてきたので，細胞外液の pH に異常をきたしたとき腎臓がどのようにしてそれを再調整するのか説明することができる．

式(8)つまりヘンダーソン・ハッセルバルヒの式を参照すると，細胞外液で HCO_3^- の CO_2 に対する比が小さくなるとアシドーシスが起こり，pH が低下することがわかる．この比が HCO_3^- の低下により小さくなる場合，そのアシドーシスを**代謝性アシドーシス**(metabolic acidosis)という．P_{CO_2} の上昇により pH が低下する場合，そのアシドーシスを**呼吸性アシドーシス**(respiratory acidosis)という．

アシドーシスは尿細管腔液の HCO_3^-/H^+ 比を低下させる

呼吸性アシドーシスと代謝性アシドーシスはいずれも尿細管腔液における HCO_3^- の H^+ に対する比を低下させる．その結果，尿細管内に過剰な H^+ が存在することになるので，HCO_3^- が完全に再吸収されるうえ，さらに余った H^+ が尿中緩衝物質の NH_3 および HPO_4^{2-} と結合することができる．このように，アシドーシスでは腎臓が濾過された HCO_3^- をすべて再吸収するとともに，NH_4^+ および滴定酸の形成を通して新たな HCO_3^- を産生する．

代謝性アシドーシスでは，主として HCO_3^- の濾過が減少することにより，尿細管腔液で H^+ が HCO_3^- に対して過剰となる．HCO_3^- の濾過が減少する主な原因は細胞外液 HCO_3^- 濃度の低下である．

呼吸性アシドーシスでは，尿細管腔液の過剰な H^+ は主に細胞外液 P_{CO_2} の上昇が原因であり，それによって H^+ の分泌が刺激される．

前に述べたように，慢性のアシドーシスでは，それが呼吸性か代謝性かにかかわらず，NH_4^+ の産生が増加し，さらにそれが H^+ の排泄と細胞外液への新たな HCO_3^- の付加に寄与する．重症の慢性アシドーシスでは，500 mEq/日もの H^+ が主に NH_4^+ の形で尿中に排泄される．これにより最大で 500 mEq/日の新たな HCO_3^- が血液に付加される．

このように，慢性アシドーシスでは尿細管での H^+分泌の増加が体内から H^+ を除去したり細胞外液の HCO_3^- 量を増やしたりする助けとなっている．この作用は重炭酸緩衝系の HCO_3^- 部分を増加させるので，ヘンダーソン・ハッセルバルヒの式に従い細胞外液の pH を上昇させ，アシドーシスを是正する．代謝性アシドーシスの場合は，さらに肺による代償作用が P_{CO_2} を低下させるが，これもアシドーシスを是正するのに役立つ．

表 31.3 に呼吸性アシドーシスと代謝性アシドーシス，ならびに呼吸性アルカローシスと代謝性アルカローシスの特徴をまとめた．アルカローシスについては次のセクションで述べる．呼吸性アシドーシスでは，pH の低下，細胞外液 H^+ 濃度の上昇，そして P_{CO_2} の上昇を認めるが，アシドーシスの一次的な原因は P_{CO_2} の上昇である点に注意が必要である．代償性反応は血漿 HCO_3^- の上昇であり，これは腎臓が細胞外液に新たな HCO_3^- を付加することにより起こる．この HCO_3^- の上昇は P_{CO_2} の上昇を相殺することにより，血漿 pH を正常方向に戻す．

代謝性アシドーシスでも pH の低下と細胞外液 H^+ 濃度の上昇を認めるが，この場合は血漿 HCO_3^- の低下が最初の異常である．まず換気量増加による代償作用で P_{CO_2} が低下し，また腎臓による代償作用として新たな HCO_3^- が細胞外液に付加され，最初に起こった細胞外液 HCO_3^- 濃度の低下が最小限に抑えられる．

腎臓によるアルカローシスの是正：尿細管での H^+ 分泌の減少と HCO_3^- 排泄の増加

アルカローシスに対する代償性反応は，基本的にアシドーシスで起こることの反対である．アルカローシスでは，細胞外液における HCO_3^- の CO_2 に対する比が上昇する結果，ヘンダーソン・ハッセルバルヒの式から明らかなように，pH が上昇する(H^+ 濃度が低下する)．

アルカローシスは尿細管腔液の HCO_3^-/H^+ 比を上昇させる

アルカローシスの原因が代謝性の異常か呼吸性の異常かにかかわらず，尿細管腔液における HCO_3^- の H^+ に対する比は上昇している．その結果として最終的には，尿細管から再吸収しきれない過剰な HCO_3^- が尿中に排泄されることとなる．このように，アルカローシスでは HCO_3^- が腎臓から排泄されて細胞外液から除去されるが，これは細胞外液に H^+ を付加するのと同じ効果がある．この作用が助けとなり，H^+ 濃度と pH が正常方向に戻る．

表 31.3 に呼吸性アルカローシスと代謝性アルカローシスの全体的な特徴を示す．呼吸性アルカローシスでは細胞外液 pH の上昇と H^+ 濃度の低下を認める．呼吸性アルカローシスの原因は過換気による血漿 P_{CO_2} の低下である．P_{CO_2} が低下すると，尿細管での H^+分泌が減少する．その結果，尿細管腔液の H^+ が不足するので，濾

表 31.3 一次性酸塩基平衡異常の特徴

	pH	H^+	P_{CO_2}	HCO_3^-
正常	7.4	40 mEq/L	40 mmHg	24 mEq/L
呼吸性アシドーシス	↓	↑	↑↑	↑
呼吸性アルカローシス	↑	↓	↓↓	↓
代謝性アシドーシス	↓	↑	↓	↓↓
代謝性アルカローシス	↑	↓	↑	↑↑

最初に起こる事象を矢印２本で示す(↑↑または↓↓)．呼吸性の酸塩基平衡異常が P_{CO_2} の増減によって始まるのに対し，代謝性の酸塩基平衡異常は HCO_3^- の増減によって始まる点に留意する．

過された HCO_3^- のすべてとは反応できない．したがって，H^+ と反応できない HCO_3^- は再吸収されずに尿中に排泄される．これにより血漿 HCO_3^- 濃度が低下してアルカローシスが是正される．したがって，呼吸性アルカローシスで最初に起こる P_{CO_2} の低下を代償する反応は，腎臓での HCO_3^- 排泄増加による血漿 HCO_3^- 濃度の低下である．

代謝性アルカローシスでも血漿 H^+ 濃度の低下と pH 上昇を認める．しかし，代謝性アルカローシスの原因は細胞外液 HCO_3^- 濃度の上昇である．この上昇は呼吸量の減少により部分的に代償されるが，これは P_{CO_2} を上昇させ細胞外液 pH が正常方向に戻るのを助ける．加えて，細胞外液 HCO_3^- 濃度の上昇により HCO_3^- の濾過量が増加すると，尿細管腔液の HCO_3^- が分泌された H^+ に対して過剰となる．この過剰な HCO_3^- は反応する H^+ がないので再吸収されず，尿中に排泄される．代謝性アルカローシスでまず起こる代償反応は換気量の減少で，これにより P_{CO_2} が上昇する．また，腎臓での HCO_3^- 排泄が増加して，最初に起こった細胞外液 HCO_3^- 濃度の上昇を代償する助けとなる．

酸塩基平衡異常の臨床的原因

呼吸性アシドーシスは換気の減少と P_{CO_2} の上昇により起こる

これまで述べてきたことから明らかなように，肺換気量を減少させる要因はいかなるものでも細胞外液の P_{CO_2} を上昇させる．これにより H_2CO_3 と H^+ の濃度が上昇してアシドーシスをきたす．このアシドーシスは呼吸の異常により引き起こされるので，呼吸性アシドーシスとよばれる．

呼吸性アシドーシスは呼吸中枢の障害または肺の CO_2 除去能力が低下する病態で生じる．例えば，延髄の呼吸中枢を損傷すると呼吸性アシドーシスを生じうる．また，気道閉塞や肺炎，肺気腫，肺胞表面積の減少など，血液と肺胞気の間のガス交換を妨げる要因はどんなものでも呼吸性アシドーシスの原因となりうる．

呼吸性アシドーシスにおける代償反応は，①体液の緩衝物質，②腎臓(障害を代償するのに数日を要する)により行われる．

呼吸性アルカローシスは換気の増加と P_{CO_2} の低下により起こる

呼吸性アルカローシスは肺の過換気により引き起こされる．これは身体的な病態ではめったに起こらないが，精神神経症の患者はときにアルカローシスに至るほど呼吸を増やすことがある．

標高の高い場所に登ると，生理的な呼吸性アルカローシスを生じる．空気中の酸素濃度が低いため呼吸が刺激される結果，CO_2 が失われて軽度の呼吸性アルカローシスになる．呼吸性アルカローシスの主な代償手段は，体液の緩衝物質と腎臓による HCO_3^- 排泄の増加である．

代謝性アシドーシスは細胞外液 HCO_3^- 濃度の低下により起こる

代謝性アシドーシスという用語は，体液中の CO_2 過剰により引き起こされるものを除いて，他のすべてのタイプのアシドーシスを指す．代謝性アシドーシスはいくつかの一般的原因により生じる．①体内で標準的に産生される代謝性の酸を腎臓から排泄できない，②体内で過剰な量の代謝性の酸が産生される，③酸の摂取または投与により体内に代謝性の酸が付加される，④体液から塩基を喪失する(これは体液に酸を付加するのと同じ効果を有する)．以下に，代謝性アシドーシスをきたす特定の状態についていくつか述べる．

尿細管性アシドーシス

尿細管性アシドーシス(renal tubular acidosis)は，腎臓での H^+ 分泌の障害または HCO_3^- 再吸収の障害，あるいはその両者により生じる．これらの障害は通常２種類に分けられる．①尿細管での HCO_3^- 再吸収の障害により，HCO_3^- が尿中に失われるタイプ，②尿細管での H^+ 分泌の障害により正常な酸性尿をつくることができず，アルカリ尿を排泄するタイプ．これらの場合では，滴定酸と NH_4^+ の排泄量が不十分で，体液に正味の酸の蓄積が起こる．尿細管性アシドーシスの原因として，慢性腎不全，不十分なアルドステロン分泌(アジソン病)，尿細管機能を障害するいくつかの遺伝性および後天性の疾患(ファンコニー症候群など)が挙げられる(第 32 章参照)．

下痢

重度の下痢は，代謝性アシドーシスの原因としておそらく最も頻度が高い．このアシドーシスの原因は大量の重炭酸ナトリウム($NaHCO_3$)が便中に失われることである．通常，消化管分泌物は大量の重炭酸塩を含んでおり，下痢によって体内から HCO_3^- が失われる．これは尿中に大量の重炭酸塩を喪失するのと同じ効果を有する．下痢による代謝性アシドーシスはとりわけ重篤となり，特に幼児では死に至ることもある．

腸管内容物の嘔吐

胃の分泌物は強酸性なので，胃内容物のみを嘔吐した場合は，酸が失われてアルカローシスの傾向が生じる．一方，時に起こることであるが，消化管のより奥のほうから大量に嘔吐すると，下痢によるアシドーシスと同様に，重炭酸塩が失われて代謝性アシドーシスを生じる．

糖尿病

糖尿病(diabetes mellitus)の原因は，膵臓によるインスリン分泌の欠乏(1 型糖尿病)またはインスリン感受性の低下を埋め合わせるのに不十分な量のインスリン分泌(2 型糖尿病)である．十分なインスリンがないと，グルコースを利用する正常な代謝が妨げられる．その代わりに，一部の脂肪が分解されてアセト酢酸が生じる．このアセト酢酸がグルコースの代わりにエネルギー源として組織で代謝される．重度の糖尿病では血中アセト酢酸濃度が非常に高くなることがあり，これが重度の代謝性アシドーシスを引き起こす．このアシドーシスを代償しようとして，時には500 mmol/日にも上る大量の酸が尿中に排泄される．

酸の摂取

通常の食事で大量の酸が摂取されることはめったにない．しかし，ある種の酸性の毒物を摂取して重度の代謝性アシドーシスを生じることがときどきある．このような物質には，アセチルサリチル酸(アスピリン)やメチルアルコール(代謝されて蟻酸となる)などがある．

慢性腎不全

腎機能が著明に低下すると，腎臓から排泄されない弱酸の陰イオンが体液中に蓄積する。加えて，糸球体濾過量の減少によりリン酸塩とNH_4^+の排泄が減少するので，体液中に戻されるHCO_3^-の量が減少する．このように，慢性腎不全は重度の代謝性アシドーシスを伴う．

代謝性アルカローシスは細胞外液 HCO_3^- 濃度の上昇により起こる

HCO_3^-の過剰な貯留またはH^+の体内からの喪失により代謝性アルカローシスが生じる．代謝性アルカローシスは代謝性アシドーシスと比べてずっと頻度が低い．代謝性アルカローシスの原因として以下のようなものが挙げられる．

利尿薬の投与(炭酸脱水酵素阻害薬を除く)

あらゆる利尿薬は尿細管の流量を増加させるので，通常，遠位尿細管と集合尿細管での流量は増加する．その結果，これらの部位でのNa^+の再吸収が増加する．この部位でのNa^+の再吸収はH^+の分泌と対になっているので，Na^+の再吸収が増加するとH^+の分泌と重炭酸塩の再吸収も増加する．これらの変化により細胞外液の重炭酸塩濃度の上昇を特徴とするアルカローシスが生じる．

アルドステロン過剰

副腎から大量のアルドステロンが分泌されると，軽度の代謝性アルカローシスが起こる．前に述べたように，アルドステロンは遠位尿細管と集合尿細管での広範なNa^+再吸収を促進すると同時に，集合尿細管の間在細胞によるH^+分泌を刺激する．このH^+分泌の増加により，腎から排泄されるH^+が増加して代謝性アルカローシスが生じる．

胃内容物の嘔吐

下部消化管の内容物は嘔吐せず，胃内容物のみを嘔吐すると，胃粘膜から分泌されたHClが失われる．その結果，最終的に細胞外液からの酸の喪失と代謝性アルカローシスが起こる．このタイプのアルカローシスは，特に幽門括約筋の肥大による幽門狭窄症の新生児で起こりやすい．

アルカリ性薬剤の摂取

代謝性アルカローシスのよくある原因は，胃炎や消化性潰瘍の治療に用いられるアルカリ性薬剤(重炭酸ナトリウムなど)の摂取である．

アシドーシスまたはアルカローシスの治療

アシドーシスまたはアルカローシスに対する最も良い治療は，その異常の原因となった病態を是正することである．これは困難であることが多く，肺機能障害や腎不全を引き起こす慢性疾患では特に困難である．そのようなわけで，細胞外液中の過剰な酸または塩基を中和するためにさまざまな薬物が用いられる．

過剰な酸を中和するには，大量の重炭酸ナトリウムが経口投与される．重炭酸ナトリウムは消化管から血液中に吸収され，重炭酸緩衝系を構成するHCO_3^-を増加させるので，pHが正常に向かい上昇する．重炭酸ナトリウムは静脈内注入することもできるが，この治療には潜在的に危険な生理作用があるため，代わりに他の物質(例えば，乳酸ナトリウムやグルコン酸ナトリウム)がしばしば用いられる．これらの分子の乳酸やグルコン酸の部分は体内で代謝され，ナトリウムは重炭酸ナトリウムの形で細胞外液中に残される．その結果，体液のpHが正常に向かい上昇する．

アルカローシスの治療には塩化アンモニウムが経口投与される．塩化アンモニウムが血液中に吸収されると，アンモニアの部分が肝臓で尿素に変換される．この反応により遊離したHClはただちに体液中の緩衝物質と反応してH^+濃度を酸性の方向に変化させる．塩化アンモニウムは静脈内投与されることもあるが，NH_4^+は毒性が強いので，この処置は危険な可能性がある．最適な治療はアルカローシスの根本的な原因を元に戻すことである．例えば，細胞外液の減少を合併した代謝性アルカローシスで心不全がなければ，等張食塩液の注入による適切な体液の補充がアルカローシスの是正に有益であることが多い．

酸塩基平衡異常の臨床的測定と分析

酸塩基平衡異常を適切に治療するためには正確な診断

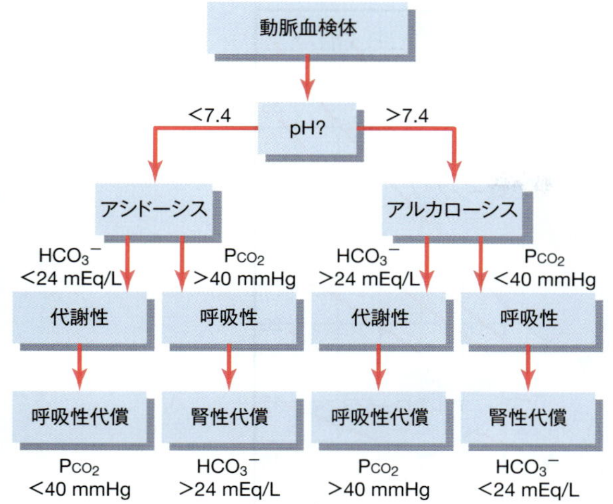

図 31.10　単純性酸塩基平衡異常の分析
代償性反応が図の下部に示したものと著しく異なる場合は，混合性酸塩基平衡異常を疑う．

が必要である．これまで述べてきた**単純性酸塩基平衡異常**(simple acid–base disorder)は，動脈血検体から得られる3つの測定値を分析することにより診断できる．すなわち，pH，血漿 HCO_3^- 濃度，P_{CO_2} の3つである．

図 31.10 に示すように，単純性酸塩基平衡異常の診断にはいくつかのステップが含まれる．まず pH を検査することにより，その異常がアシドーシスなのかアルカローシスなのかを定めることができる．pH が 7.4 より小さければアシドーシス，pH が 7.4 より大きければアルカローシスである．

第2のステップは血漿の P_{CO_2} と HCO_3^- 濃度を検査することである．P_{CO_2} の正常値は約 40 mmHg であり，HCO_3^- の正常値は 24mEq/L である．アシドーシスの特徴をもつ異常でなおかつ血漿 P_{CO_2} が上昇していれば，そのアシドーシスには呼吸性の要素があるはずである．腎性代償が働くことにより，呼吸性アシドーシスの HCO_3^- 濃度は正常より高くなる傾向がある．したがって，単純性呼吸性アシドーシスで予期される検査値は，血漿 pH の低下，P_{CO_2} の上昇，部分的な腎性代償後の血漿 HCO_3^- 濃度の上昇である．

代謝性アシドーシスでも血漿 pH は低下するが，代謝性アシドーシスで最初に起こる異常は血漿 HCO_3^- 濃度の低下である．したがって，pH 低値に HCO_3^- 濃度低値を伴えば，そのアシドーシスには代謝性の要素があるはずである．P_{CO_2} が上昇する呼吸性アシドーシスとは対照的に，単純性代謝性アシドーシスでは部分的な呼吸性代償により P_{CO_2} が低下する．したがって，単純性代謝性アシドーシスでは，pH 低値，血漿 HCO_3^- 濃度低値，部分的な呼吸性代償後の P_{CO_2} 低下が予期される．

アルカローシスを分類する手順も，同じ基本的なステップを伴う．まず，アルカローシスでは当然のこととして血漿 pH の上昇が認められる．pH の上昇に P_{CO_2} の低下を伴えば，そのアルカローシスには呼吸性の要素があるはずである．pH の上昇に HCO_3^- 濃度の上昇を伴えば，そのアルカローシスには代謝性の要素があるはずである．したがって，単純性呼吸性アルカローシスでは，pH の上昇，P_{CO_2} の低下，血漿 HCO_3^- 濃度の低下が予期される．単純性代謝性アルカローシスでは，pH の上昇，血漿 HCO_3^- 濃度の上昇，P_{CO_2} の上昇が予期される．

混合性酸塩基平衡異常と酸塩基ノモグラムを用いた診断

場合によっては，酸塩基平衡異常に適切な代償性反応を伴わないことがある．このようなとき，その異常を**混合性酸塩基平衡異常**(mixed acid-base disorder)とよぶ．これは酸塩基平衡異常の原因が2つ以上存在することを意味する．例えば，pH が低い患者はアシドーシスに分類されるが，この異常が代謝性にもたらされたのであれば，血漿 HCO_3^- 濃度低値と適切な呼吸性代償後の P_{CO_2} 低値を伴うはずである．しかし，血漿 pH と HCO_3^- 濃度が低いのに P_{CO_2} が上昇している場合は，そのアシドーシスに代謝性の要素だけではなく呼吸性の要素もあることが疑われる．したがって，この異常は混合性アシドーシスに分類される．この異常は，例えば，肺気腫(呼吸性アシドーシス)の患者が下痢のせいで腸管から急性に HCO_3^- を喪失した(代謝性アシドーシス)場合に起こりうる．

酸塩基平衡異常を診断するのに便利な方法は，図 31.11 に示すような酸塩基ノモグラムを用いることである．この図を用いてアシドーシスまたはアルカローシスの型と重症度を決定することができる．この酸塩基図では，pH，HCO_3^- 濃度，P_{CO_2} という3つの値がヘンダーソン・ハッセルバルヒの式に従い交わっている．中央の白い円は正常値および正常範囲内とみなされる偏差を示す．図中の色が塗られた部分は単純性代謝性異常と単純性呼吸性異常に対する正常な代償の 95% 信頼限界を示す．

この図を用いるときは，完全な代償性反応が行われるのに十分な時間が経過したものと考えなければならない．代謝性異常に対する呼吸性代償には 6～12 時間，呼吸性異常に対する代謝性代償には 3～5 日を要する．色が塗られた範囲内に測定値が入っていれば，単純性の酸塩基平衡異常であることが示唆される．反対に，pH，重炭酸塩，P_{CO_2} の値がこの範囲の外側に位置する場合は，混合性酸塩基平衡異常であることが示唆される．

酸塩基の測定値が色付きの範囲内にあることが必ずしも単純性酸塩基平衡異常の存在を意味するわけではないということを認識するのは重要である．このことを念頭に置いていれば，この酸塩基図を用いて酸塩基平衡異常の型と重症度を迅速に決定することができる．

例えば，患者の動脈血から，pH7.30，血漿 HCO_3^- 濃度 12.0mEq/L，血漿 P_{CO_2} 25mmHg という測定値が得られたとする．これらの値を図にあてはめると，この所見

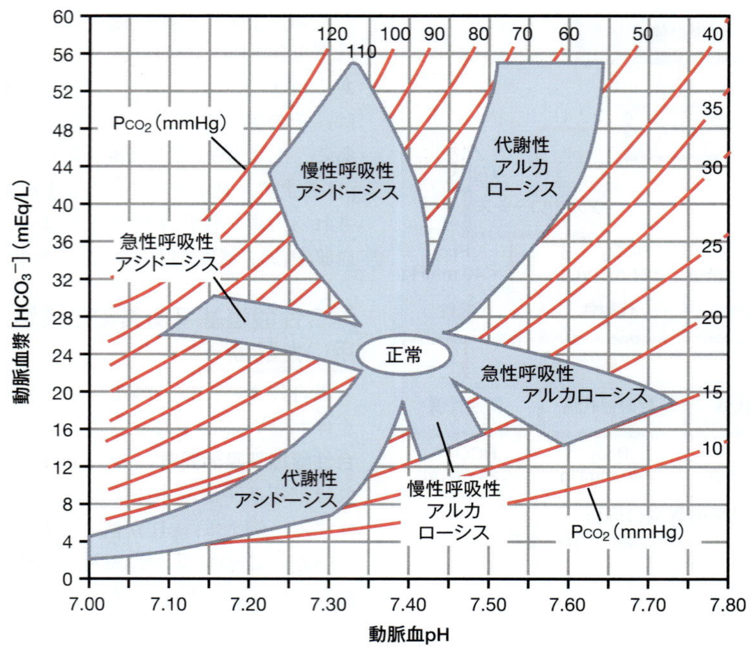

図 31.11 動脈血 pH，動脈血漿 HCO_3^-，P_{CO_2} の値を示す酸塩基ノモグラム
中央の白い円は正常な酸塩基状態のおよその範囲を示す．図中の色が塗られた部分は単純性代謝性異常と単純性呼吸性異常により生じる正常な代償のおよその範囲を示す．その外側に位置する測定値が得られた場合は混合性酸塩基平衡異常を疑う．（Cogan MG, Rector FC Jr：Acid-Base Disorders in the Kidney, 3rd ed. Philadelphia：WB Saunders, 1986 から改変）

が単純性代謝性アシドーシスを表し，適切な呼吸性代償により P_{CO_2} が正常値の 40 mmHg から 25 mmHg まで低下したことがわかる．

第 2 の例は，pH7.15，血漿 HCO_3^- 濃度 7 mEq/L，血漿 P_{CO_2} 50 mmHg という値の患者である．この例では，患者はアシドーシスで，血漿 HCO_3^- 濃度が正常値の 24 mEq/L より低いことから代謝性の要素があるように思われる．しかし，通常なら P_{CO_2} を低下させるはずの呼吸性代償がみられず，P_{CO_2} は正常値の 40 mmHg を超えて少し上昇している．この所見は，代謝性アシドーシスと呼吸性アシドーシスの両者からなる混合性酸塩基平衡異常と一致している．

酸塩基ノモグラムは，異常な pH，P_{CO_2}，血漿重炭酸塩濃度の原因となっている酸塩基平衡異常の型と重症度を迅速に評価する手段として役立つ．臨床の現場では，患者の病歴や身体所見も酸塩基平衡異常の原因や治療に関する重要な手掛かりを与える．

アニオンギャップを用いた酸塩基異常の診断

電気的中性を保つため，血漿中の陰イオン（アニオン）と陽イオン（カチオン）の濃度は等しくなければならない．したがって，血漿中に現実の**アニオンギャップ**（anion gap）は存在しない．しかし，臨床検査室で日常的に測定されているのは，特定の陽イオンと陰イオンに限られる．通常，陽イオンで測定されるのは Na^+ であり，陰イオンは Cl^- と HCO_3^- である．いわゆるアニオンギャップ（これは診断上の概念にすぎない）とは，測定されない陰イオンと測定されない陽イオンの差であり，次のように見積もられる．

$$
\begin{aligned}
\text{血漿アニオンギャップ} &= [Na^+] - [HCO_3^-] - [Cl^-] \\
&= 144 - 24 - 108 = 12\ \text{mEq/L}
\end{aligned}
$$

もし測定されない陰イオンが増加するか，または測定されない陽イオンが減少すれば，アニオンギャップは増加するだろう．測定されない陽イオンで最も重要なものは Ca^{2+}，Mg^{2+}，K^+ であり，測定されない陰イオンで主なものはアルブミン，リン酸塩，硫酸塩，その他の有機陰イオンである．通常，測定されない陰イオンは測定されない陽イオンを上回り，アニオンギャップの範囲は 8〜16 mEq/L である．

血漿アニオンギャップは主に代謝性アシドーシスの鑑別診断に用いられる．代謝性アシドーシスでは，血漿 HCO_3^- 濃度は低下する．もし血漿ナトリウム濃度が不変であれば，電気的中性を保つために陰イオン（Cl^- または測定されない陰イオン）の濃度は上昇しなければならない．もし血漿 Cl^- 濃度が血漿 HCO_3^- 濃度の低下に比例して上昇するならば，アニオンギャップは正常のままであろう．これはしばしば**高塩素血性代謝性アシドーシス**（hyperchloremic metabolic acidosis）とよばれる．

もし血漿 HCO_3^- 濃度が低下しても Cl^- 濃度が上昇しなければ，測定されない陰イオンの濃度が上昇しなければならず，算出されるアニオンギャップは増加するはずで

表 31.4 アニオンギャップが増加する代謝性アシドーシスとアニオンギャップが正常の代謝性アシドーシス

アニオンギャップ増加（正塩素血性）	アニオンギャップ正常（高塩素血性）
糖尿病（ケトアシドーシス）	下痢
乳酸アシドーシス	尿細管性アシドーシス
慢性腎不全	炭酸脱水酵素阻害薬
アスピリン（アセチルサリチル酸）中毒	アジソン病
メタノール中毒	
エチレングリコール中毒	
飢餓	

ある．乳酸やケト酸のような不揮発性酸（HCl を除く）の過剰により生じる代謝性アシドーシスでは，HCO_3^- 濃度の低下が Cl^- 濃度の上昇と釣り合わないので血漿アニオンギャップが増加する．**表 31.4** に，アニオンギャップが正常の代謝性アシドーシスとアニオンギャップが増加する代謝性アシドーシスの例をそれぞれいくつか示す．アニオンギャップを計算することにより，代謝性アシドーシスの原因として可能性のあるものを絞り込むことができる．

参考文献

Al-Awqati Q: Cell biology of the intercalated cell in the kidney. FEBS Lett 587:1911, 2013.

Attmane-Elakeb A, Amlal H, Bichara M: Ammonium carriers in medullary thick ascending limb. Am J Physiol Renal Physiol 280:F1, 2001.

Batlle D, Haque SK: Genetic causes and mechanisms of distal renal tubular acidosis. Nephrol Dial Transplant 27:3691, 2012.

Breton S, Brown D: Regulation of luminal acidification by the V-ATPase. Physiology (Bethesda) 28:318, 2013.

Brown D, Bouley R, Păunescu TG, et al: New insights into the dynamic regulation of water and acid-base balance by renal epithelial cells. Am J Physiol Cell Physiol 302:C1421, 2012.

Brown D, Wagner CA: Molecular mechanisms of acid-base sensing by the kidney. J Am Soc Nephrol 23:774, 2012.

Cerdá J, Tolwani AJ, Warnock DG: Critical care nephrology: management of acid-base disorders with CRRT. Kidney Int 82:9, 2012.

DeCoursey TE. Voltage-gated proton channels: molecular biology, physiology, and pathophysiology of the H(V) family. Physiol Rev 93:599, 2013.

Fry AC, Karet FE: Inherited renal acidoses. Physiology (Bethesda) 22:202, 2007.

Hamm L, Hering-Smith KS, Nakhoul NL: Acid-base and potassium homeostasis. Semin Nephrol 33:257, 2013.

Haque SK, Ariceta G, Batlle D: Proximal renal tubular acidosis: a not so rare disorder of multiple etiologies. Nephrol Dial Transplant 27:4273, 2012.

Igarashi I, Sekine T, Inatomi J, Seki G: Unraveling the molecular pathogenesis of isolated proximal renal tubular acidosis. J Am Soc Nephrol 13:2171, 2002.

Kraut JA, Madias NE: Differential diagnosis of nongap metabolic acidosis: value of a systematic approach. Clin J Am Soc Nephrol 7:671, 2012.

Laffey JG, Kavanagh BP: Hypocapnia. N Engl J Med 347:43, 2002.

Purkerson JM, Schwartz GJ: The role of carbonic anhydrases in renal physiology. Kidney Int 71:103, 2007.

Vandenberg RJ, Ryan RM: Mechanisms of glutamate transport. Physiol Rev 93:1621, 2013.

Wagner CA, Finberg KE, Breton S, et al: Renal vacuolar H^+-ATPase. Physiol Rev 84:1263, 2004.

Weiner ID, Verlander JW: Role of NH_3 and $NH4^+$ transporters in renal acid-base transport. Am J Physiol Renal Physiol 300:F11, 2011.

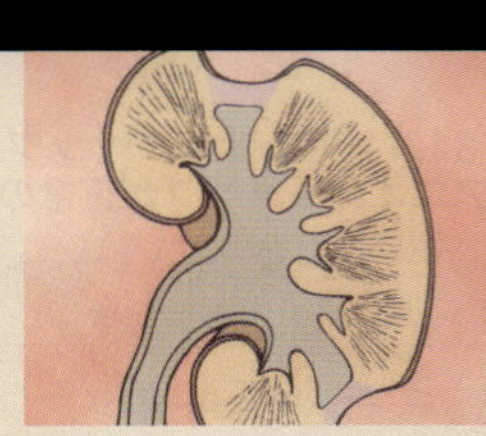

第32章

利尿薬と腎臓病

利尿薬とその作用機序

利尿薬は，その名前通り尿量を増加させる薬剤である．ほとんどの利尿薬は溶質，特にナトリウムとクロールの尿中排泄も増加させる．実際に，臨床で用いられる利尿薬の多くは，腎尿細管のナトリウムの再吸収を低下させることで，**ナトリウム利尿**(natriuresis)(ナトリウム排泄量増加)を起こし，これはさらに**利尿**(diuresis)(水排泄量増加)を起こす．すなわち，尿細管内に残存したナトリウムは浸透圧物質として水の再吸収を抑制するため，多くの場合，水排泄の増加は尿細管でのナトリウムの再吸収抑制の結果，2次的に起こる．尿細管でのナトリウムの再吸収は，カリウム，クロール，マグネシウム，カルシウムのような多くの溶質の腎尿細管での再吸収に2次的に影響するため，利尿薬の多くは，これら溶質の腎排泄量も増加させる．

臨床的に利尿薬は細胞外液量を減少させるために用いられ，特に浮腫や高血圧を伴う疾患で頻用される．第25章で述べたように，ナトリウム喪失は，主に細胞外液量を減少させるので，利尿薬は臨床症状として細胞外液量が拡大したときにしばしば投与される．

利尿薬の中には，投与後数分以内に尿量を20倍以上に増加させることができるものがある．しかし，利尿薬による塩分と水の腎排泄量増加は，数日以内にほぼ収まる(**図32.1**)．これは細胞外液の減少により始まる代償機構の活性化のためである．例えば細胞外液量の減少は，動脈圧および糸球体濾過量(GFR)を低下させ，レニン分泌を増加させてアンジオテンシンⅡ生成を増加させうる．これらすべての反応が合わさり，いずれは尿量に及ぼす利尿薬の慢性的な作用を無効にする．よって，定常状態に到達すると，尿量は水摂取量と等しくなるが，それは動脈圧や細胞外液量の減少が起こり，利尿薬を使用したそもそもの原因である高血圧や浮腫が改善した後のことである．

臨床的に使用できる利尿薬は数多くあり，それぞれ異なった作用機序をもっており，したがってネフロンの異なる部位で尿細管再吸収を抑制する．一般的な利尿薬の分類，その作用機序と作用する尿細管の部位を**表32.1**に示す．

浸透圧利尿薬は尿細管液の浸透圧を上昇させて水の再吸収を抑制する

血流中に尿細管で容易に再吸収されない物質，例えば尿素，マンニトール，ショ糖などを投与すると，尿細管内の浸透圧活性物質の濃度が著しく増加する．これら溶質の浸透圧は水の再吸収を減少させ，大量の尿細管液を尿として排出させる．

大量の尿は，尿細管液から再吸収されなかった過剰な溶質と関連したある種の疾患でも認められる．例えば，糖尿病で血中グルコース濃度が上昇すると，管腔内へ濾過されるグルコースも増加し，尿細管におけるグルコース再吸収能(グルコースの**最大輸送量**(transport maximum))を超える状態となる．血漿グルコース濃度が約250mg/dLを超えると，尿細管では，再吸収しきれない過剰なグルコースが管腔内に残り，浸透圧利尿に働き，尿中への急速な体液喪失を起こす．よって，コントロール不良の糖尿病の特徴の1つは**多尿**(polyuria)であり，これに対して脱水，細胞外液浸透圧の増加と，その結果起こる口渇機序の活性化による多量の水分摂取(**多飲**(polydipsia))により体液量の均衡が保たれる．

ループ利尿薬はヘンレ係蹄の太い上行脚での能動的ナトリウム-クロール-カリウム再吸収を抑制する

フロセミド(Furosemide)，**エタクリン酸**(ethacrynic acid)，**ブメタニド**(bumetanide)は強力な利尿薬であり，ヘンレ係蹄の太い上行脚において，上皮細胞の管腔側膜にあるNa^+-K^+-$2Cl^-$共輸送体を阻害することにより，再吸収を抑制する．これらの利尿薬は，臨床で使用される利尿薬の中で最も強力である．

ループ利尿薬は，ヘンレ係蹄の管腔側膜にあるNa^+-K^+-$2Cl^-$共輸送体を阻害することにより，水とともにナトリウム，クロール，カリウム，その他の電解質の尿中への排泄量を増やす．その機序は以下の2つである．①ネフロンの遠位側へもたらされる溶質量を著しく増やし，これらの溶質が浸透圧物質として働き，水の再吸収も抑制する．②ヘンレ係蹄から髄質間質へのイオンの吸収を減少させ，対向流増幅系を阻害し，そのため髄質間質液の容積モル浸透圧濃度を減少させる．この作用によりループ利尿薬は，腎臓における尿濃縮能のみならず希釈能も減弱させる．尿の希釈が阻害されるのは，ヘンレ係蹄での Na^+ と Cl^- の再吸収の抑制が，水の排泄増加と同時にこれらのイオンの排泄増加を起こすからである．尿の濃縮能が阻害されるのは，これらのイオンの腎髄質間質液中の濃度と，腎髄質の**容積モル浸透圧濃度**(osmolarity)が減少するためである．結果として，集合管での尿細管液の再吸収が減少し，そのために腎臓の最大濃縮能も著しく減少する．さらに，腎髄質間質液の容積モル浸透圧濃度の低下は，ヘンレ係蹄の下行脚からの水再吸収を減少させる．これら複数の作用により，糸球体濾過液の20〜30%が尿となり，投与後急性期の少なくとも数分間は，尿量が正常の25倍ほどになる．

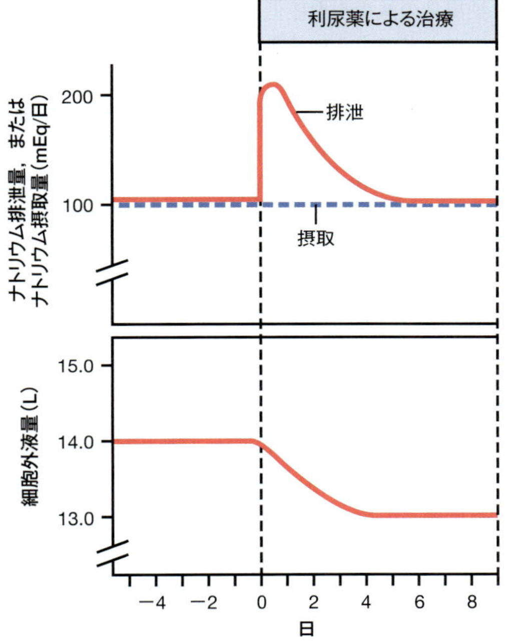

図32.1　利尿薬投与時のナトリウム排泄量および細胞外液量
ナトリウム排泄量の急速な増加とともに細胞外液量が減少している．ナトリウム摂取量を一定に保つと，最終的には代償機構によりナトリウム排泄量はナトリウム摂取量と同量に戻り，ナトリウムバランスが再設定される．

サイアザイド利尿薬は遠位尿細管近位部におけるナトリウム–クロール再吸収を抑制する

クロロサイアザイド(chlorothiazide)のような**サイアザイド系誘導体**(thiazide derivatives)は，主に遠位尿細管近位部において，尿細管細胞の管腔側膜に存在する Na^+–Cl^- 共輸送体をブロックする．良好な条件の下では，これらの薬剤により糸球体濾過液の最大5〜10%が尿中に入りうる．これは通常，遠位尿細管におけるナトリウム再吸収量とほぼ同量である．

炭酸脱水酵素阻害剤は近位尿細管における重炭酸ナトリウムの再吸収をブロックする

アセタゾラミド(acetazolamide)は**炭酸脱水酵素**(carbonic anhydrase)を抑制するが，この酵素は，第31章で述べたように，近位尿細管における重炭酸イオン(HCO_3^-)の再吸収に必須の酵素である．炭酸脱水酵素は，その主な作用部位である集合管に多量に存在する．いくらかの炭酸脱水酵素は集合管の間在細胞など，他の尿細管細胞にも存在する．

近位尿細管における H^+ の分泌と HCO_3^- の再吸収は，管腔側膜での Na^+–H^+ 対向輸送機序による Na^+ 再吸収と共役し，HCO_3^- の再吸収の減少と同時に，Na^+ の再吸収も減少させる．尿細管液の Na^+ と HCO_3^- の再吸収を阻害すると，これらのイオンは管腔内に残存し，浸透圧物質として作用する．当然，予測されるように，炭酸脱水酵素阻害剤の欠点は，尿中への過剰な HCO_3^- の喪失によるアシドーシスである．

ミネラルコルチコイド受容体拮抗薬は集合管でのカリウム分泌とナトリウム再吸収を抑制する

スピロノラクトン(spironolactone)と**エプレレノン**

表32.1　利尿薬の分類およびその作用機序と尿細管での作用部位

分類	作用機序	作用部位
浸透圧利尿薬(マンニトール)	尿細管液の浸透圧上昇による水および溶質の再吸収抑制	主に近位尿細管
ループ利尿薬(フロセミド，ブメタニド)	管腔側細胞膜の Na^+–K^+–$2Cl^-$ 共輸送体の抑制	ヘンレ係蹄の太い上行脚
サイアザイド利尿薬(ヒドロクロロチアジド，クロルタリドン)	管腔側細胞膜の Na^+–Cl^- 共輸送体の抑制	遠位尿細管近位部
炭酸脱水酵素阻害剤(アセタゾラミド)	H^+ 分泌および HCO_3^- 再吸収抑制による Na^+ 再吸収抑制	近位尿細管
アルドステロン拮抗薬(スピロノラクトン，エプレレノン)	尿細管のアルドステロン受容体阻害による Na^+ 再吸収および K^+ 分泌抑制	集合管
Na^+ チャネル阻害薬(トリアムテレン，アミロライド)	管腔側細胞膜の Na^+ チャネルへの Na^+ 流入阻害，Na^+ 再吸収および K^+ 分泌抑制	集合管

(eplerenone)はミネラルコルチコイド受容体拮抗薬であり，集合管の上皮細胞に存在する受容体結合部位でアルドステロンと競合し，この尿細管分節でのナトリウム再吸収とカリウム分泌を減少させる．その結果，ナトリウムは管腔内に残存し，浸透圧物質として作用し，ナトリウムとともに水の排泄を増加させる．これらの薬剤は，アルドステロンによる尿細管へのカリウム分泌作用も阻害するため，カリウム排泄が減少する．また，ミネラルコルチコイド受容体拮抗薬は，カリウムを細胞内から細胞外液へ移行させる．時に，この移動は細胞外液のカリウム濃度を過剰に増加させる．このため，スピロノラクトンなどのミネラルコルチコイド受容体拮抗薬は，**カリウム保持性利尿薬**(potassium-sparing diuretics)ともよばれる．他の多くの利尿薬が尿中へカリウムを喪失させるのに対して，ミネラルコルチコイド受容体拮抗薬は文字通りカリウムを“節約する”，すなわち喪失させないことが特徴である．

Na^+ チャネル阻害薬は集合管のナトリウム再吸収を抑制する

アミロライド(amiloride)と**トリアムテレン**(triamterene)も，集合管におけるナトリウム再吸収とカリウム分泌を抑制する点で，スピロノラクトンと類似した作用をもつ．しかし，細胞レベルでは，これらの薬剤は集合管上皮細胞の管腔側膜にある Na^+ チャネルへのナトリウムの流入を直接阻害する．この上皮細胞へのナトリウム流入が減少するため，基底側膜を通るナトリウムの移動も減少し，Na^+–K^+ ポンプの活動が低下する．この活動低下は細胞内へのカリウム流入を減少させ，最終的に尿細管液へのカリウム分泌を減少させる．このため，Na^+ チャネル阻害薬もまたカリウム保持性利尿薬であり，尿中カリウム排泄量を低下させる．

腎臓病

腎臓病は，世界中の多くの国において死亡と身体障害の最も重要な原因の1つである．例えば米国では，2014年に成人の10%以上，または2600万人を超える国民が慢性腎臓病に罹患しており，さらに数百万人が急性腎不全またはより軽度の腎機能障害を有すると推定された．

重症の腎臓病は大きく2つに分類される．

①**急性腎障害**(Acute kidney injury：AKI)：数日以内に急激な腎機能の喪失が起こる．**急性腎不全**(acute renal failure)という用語は，本章で後に述べるように，通常は腎臓が完全にまたはほぼ完全に突然機能を停止し，透析などの腎代替療法を必要とするような重症のAKIに限定して使用される．時としてAKI患者の腎機能は，最終的にほぼ正常にまで回復することがある．

②**慢性腎臓病**(Chronic kidney disease：CKD)：進行性に機能を喪失したネフロンの数が増加し，徐々に全体的な腎機能が低下していく．

これら2つの大分類の中に，腎臓の血管，糸球体，尿細管，腎間質，尿管や膀胱を含む腎外の尿路を障害する，多数の固有の腎疾患が含まれる．この章では，腎臓病における特に重要な特異的な病態について解説する．

急性腎障害

AKIの原因は，大きく3つに分類される．

①腎への血液供給低下によるAKI．この病態は腎臓の外にある異常により起こることを反映してしばしば**腎前性AKI**(prerenal AKI)とよばれる．例えば，心拍出量の減少や血圧低下を伴う慢性心不全，重度の出血などによる血液量減少や血圧低下の結果，腎前性AKIが発症しうる．

②**腎性AKI**(intrarenal AKI)．血管，糸球体，尿細管など腎臓自体の障害により起こる．

③**腎後性AKI**(postrenal AKI)．腎杯から膀胱およびその流出路のいずれかの尿路系の閉塞によって起こる．腎外の尿路系の閉塞原因として最も多いのは結石であり，カルシウム，尿酸またはシスチンの析出により生じる．

腎臓への血流量減少によって起こる腎前性急性腎障害

通常，腎臓には約1100mL/分と豊富な血液が供給されており，これは心拍出量の約20～25%に相当する．これだけ多量の血液が腎臓へと流入しているのは，主に体液量および溶質濃度の効果的な調節を行うのに必要な高いGFRを得るために，十分な血漿を供給する必要があるためである．それゆえ，腎血流量の減少は，通常GFRの減少と，水および溶質の尿中排泄の減少を伴う．その結果，急速に腎血流が減少するような状況では，**乏尿**(oliguria)，すなわち尿量が水分および溶質の摂取量を下回る状態となり，水と溶質の貯留を引き起こす．腎血流量が著しく減少した場合は，尿の排泄が完全になくなり，**無尿**(anuria)とよばれる状態となる．

腎血流量が通常の20～25%を下回らない限り，腎細胞が障害を起こす前に虚血の原因が取り除かれれば，AKIは回復する．他のいくつかの組織とは異なり，腎臓は腎細胞に実際に障害が起こるまで，比較的重度の血流減少に耐えることのできる臓器である．その理由は，腎血流量が減少すると，GFRと糸球体で濾過されたNaCl量(加えて，水と他の電解質の濾過量)も減少するからである．腎臓で最もエネルギーと酸素を消費しているのは尿細管であり，したがって，腎血流量とGFRが落ちると，正常な腎臓における酸素消費量もまた減少する．GFRがゼロに近づくと，腎臓の酸素消費量は Na^+ の再吸収をせずに，尿細管細胞が生存し続けるために必要な量に

表 32.2 腎前性急性腎障害の原因

血管内容量減少
出血（外傷，外科手術，出産後，消化管出血）
下痢もしくは嘔吐
熱傷
心不全
心筋梗塞
弁膜症
末梢血管拡張とそれによる低血圧
アナフィラキシーショック
麻酔
敗血症，重症感染症
腎循環障害
腎動脈狭窄，腎動脈もしくは静脈の塞栓や血栓

表 32.3 腎性急性腎障害の原因

小血管や糸球体障害
血管炎（結節性多発動脈炎）
コレステロール塞栓
悪性高血圧
急性糸球体腎炎
尿細管上皮障害（尿細管壊死）
虚血による急性尿細管壊死
毒物による急性尿細管壊死（重金属，エチレングリコール，殺虫剤，毒キノコ，四塩化炭素）
腎間質障害
急性腎盂腎炎
急性アレルギー性間質性腎炎

近づく．腎血流量がこの最低限の量を下回った場合，通常腎血流量は正常時の20～25％未満となり，腎細胞は低酸素状態となる．さらに腎血流量が減少し，持続すれば，腎細胞，特に尿細管上皮細胞の障害あるいは死が起こる．腎前性AKIの原因が補正されずに腎虚血が数時間を超えると，後に述べるように，この型の腎不全は腎性AKIに進展する．急激な腎血流量の減少は入院患者，特に重症外傷患者におけるAKIの主要な原因の1つである．**表 32.2** に，腎血流量の減少と腎前性AKIを引き起こす一般的な原因を示す．

腎臓内の異常で起こる腎性急性腎障害

腎臓自体に原因があり，尿排泄量を急に減少させるような異常は，一般に腎性AKIに分類される．この種のAKIはさらに，①糸球体毛細血管または他の細い腎血管の障害，②尿細管上皮細胞の障害，③腎間質の障害に分類される．これは，最初の障害部位による分類であるが，腎血管系と尿細管系は機能的に相互依存しているため，腎血管の障害は尿細管障害を引き起こし，原発性の尿細管障害は腎血管障害を引き起こしうる．**表 32.3** に腎性AKIの主な原因を列記する．

糸球体腎炎による急性腎障害

急性糸球体腎炎は，糸球体に障害を起こす急性の免疫異常によって起こる腎性AKIの一種である．患者の約95％では，腎以外の部位に発症した感染症の1～3週間後に糸球体障害が起こる．起因菌は，通常，A群β溶連菌群であり，先行感染は咽頭，扁桃，そして時に皮膚に起こる．感染そのものは腎臓を障害せず，その代わり，数週間かけて，溶連菌抗原に対する抗体が生成され，抗原抗体反応によって不溶性の免疫複合体が形成され，これが糸球体，特に糸球体の基底膜部に沈着する．

いったん免疫複合体が糸球体に沈着すると，糸球体の多くの細胞が増殖を始めるが，内皮細胞と上皮細胞の間に存在する**メサンギウム細胞**（mesangium cell）の増殖が主体である．さらに，多くの白血球が糸球体に集積してくる．多くの糸球体はこの炎症反応により閉塞し，閉塞しない糸球体では，透過性が著しく亢進し，糸球体毛細血管内の血中タンパク質および赤血球が糸球体濾過液へ漏出する．重症例では完全に，またはほとんど腎臓が機能停止してしまうこともある．

糸球体の急性炎症は通常2週間ほどで沈静化し，多くの場合，腎機能は次の数週～数ヵ月以内にほぼ正常に回復する．しかし，時には多くの糸球体が回復不可能なまでに障害され，少数の患者においては進行性に腎機能低下が持続し，この章の後の項で述べるCKDに移行する．

尿細管壊死による腎性急性腎障害

腎性急性腎不全の原因に**尿細管壊死**（tubular necrosis）があるが，これは尿細管上皮細胞の破壊を意味する．尿細管壊死の一般的な原因として，①尿細管上皮細胞の強い虚血と，酸素および栄養素の不適切な供給，②尿細管上皮細胞を破壊する毒物，毒素，薬物がある．

重度の腎虚血による急性尿細管壊死

腎臓の強い虚血は，循環性ショックなど腎臓への血流を著しく阻害するような障害により起こる．腎虚血が尿細管細胞への栄養や酸素供給を著しく低下させるほど高度で，長期に及ぶと，尿細管上皮細胞の障害，または破壊が起こりうる．こういった障害により，尿細管上皮細胞は**脱落**して多くのネフロンを閉塞させるので，そのネフロンからの尿流出が停止する．腎血流が改善しても，尿細管が閉塞されている限り，障害されたネフロンは尿排泄ができない．尿細管上皮細胞への虚血性障害の最も頻度の高い原因は，この章のはじめに述べたように，循環性ショックに関連した腎前性AKIである．

毒物や薬物による急性尿細管壊死

尿細管上皮の障害やAKIを起こす腎毒性物質や薬剤は多い．例を挙げると，**四塩化炭素**(carbon tetrachloride)，**重金属**(heavy metals)(水銀や鉛など)，**エチレングリコール**(ethylene glycol)(不凍液の主成分)，さまざまな**殺虫剤**，抗生剤として使用されるいくつかの**薬物**(テトラサイクリンなど)，抗がん剤の**シスプラチン**(cis-platinum)などがある．これらの物質のそれぞれが腎尿細管上皮細胞に特異的な毒性作用をもち，それらの多くを壊死させる．その結果，尿細管上皮細胞は基底膜から脱落し，尿細管内の塞栓物となる．場合によっては，基底膜も破壊される．もし基底膜が残存していれば，新しい尿細管上皮細胞が基底膜表面に沿って発育し，尿細管は10～20日以内に修復される．

下部尿路の異常による腎後性急性腎障害

腎臓への血液供給や他の機能が当初は正常であっても，下部尿路のさまざまな異常により，尿流出が完全または部分的に阻害されると，AKIが引き起こされる．一側の腎臓のみの尿排出が途絶した場合は，細胞外液の電解質や溶質の濃度を正常レベルに維持できるように，対側の腎臓からの尿排出が増加するため，体液組成に大きな変動は起こらない．このタイプの腎障害は，数時間以内に閉塞の原因が修正されれば，腎機能は正常に回復する．しかし，慢性的な尿路閉塞が数日～数週間持続すると，非可逆的な腎障害となりうる．腎後性AKIの原因として，①巨大な結石や血塊による両側尿管や腎盂の閉塞，②膀胱閉塞，③尿道閉塞などが挙げられる．

急性腎障害の生理学的影響

急性腎不全の主要な生理学的影響は，血液および細胞外液への水分や代謝性老廃物，電解質の貯留である．これは浮腫や高血圧を惹起する水と塩分の過負荷を引き起こす．約8 mEq/L(これは正常値のわずか2倍の上昇にすぎない)を超える血漿K^+濃度の上昇(高カリウム血症)は致死的となりうるため，カリウム過剰はAKI患者にとって，しばしば重大な脅威となる．また，H^+が腎臓から排泄されないため，AKI患者は代謝性アシドーシスをきたす場合があり，これもまた単独で致死的となりうるうえに，高カリウム血症を増悪させる．

AKIの最も重症な症例においては，完全な無尿となる．患者は腎機能が回復するか，人工腎臓を用いて過剰な水，電解質や代謝性老廃物が除去されなければ，8～14日で死亡する．尿量の減少によるその他の影響と，人工腎臓による治療に関しては，次のCKDに関する項で述べる．

慢性腎臓病はしばしば機能ネフロン数の非可逆的喪失を伴う

CKDは，最低3ヵ月間持続する腎臓の障害または腎機能低下と定義される．CKDはしばしば多数の機能ネフロンの進行性かつ非可逆的な喪失を伴う．深刻な臨床症状は，通常機能ネフロン数が正常から少なくとも70～75%減少するまでは出現しない．実際に，大半の電解質の血中濃度や体液量は，機能ネフロン数が正常の20～25%以下になるまで保たれている．

表32.4では，CKDの最も重要な原因がいくつか列挙されている．一般的に，CKDは，AKIと同様に血管，糸球体，尿細管，腎間質，下部尿路の障害で起こる．CKDの原因となる疾患は多岐にわたるにもかかわらず，最終的な結果は基本的につねに同じである．すなわち，機能ネフロン数の減少へと至る．

表32.4 慢性腎臓病の原因

代謝性疾患
糖尿病
肥満
アミロイドーシス
高血圧
腎血管障害
アテローム性動脈硬化症
高血圧性腎硬化症
免疫異常
糸球体腎炎
結節性多発動脈炎
全身性エリテマトーデス
感染症
腎盂腎炎
結核
原発性尿細管障害
腎毒性物質(鎮痛薬，重金属)
尿路閉塞
腎結石
前立腺肥大
尿管狭窄
先天性疾患
多発性嚢胞腎
先天性腎欠損(腎低形成)

慢性腎臓病が末期腎不全に至る悪循環

時として，腎障害が，進行性の腎機能増悪とさらなる機能ネフロン数の減少を招き，患者は生き続けるために透析療法や腎移植が必要となることがある．この状態を**末期腎不全**(end-stage renal disease：ESRD)という．

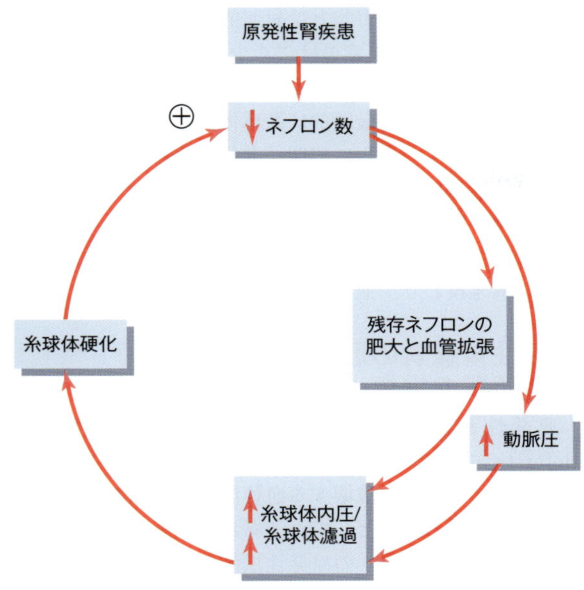

図 32.2 原発性腎疾患で起きる悪循環
疾患のためネフロンが喪失すると，残存糸球体毛細血管の圧および流量が増加する．それにより，これらの"正常"な毛細血管が傷害され，糸球体の硬化と，最終的にはその喪失を起こす．

動物実験で腎臓の大部分を外科的に除去しても，当初は残存ネフロンにおいて血流増加，GFR 増加，尿量増加といった適応変化を起こすことがわかっている．これらの変化の正確な機序は十分には解明されていないが，これには残存ネフロンにおける血管抵抗や尿細管再吸収の減少など機能的な変化のみならず，肥大(残存ネフロンのさまざまな構造の増大)も関与している．これらの適応変化により，人は腎臓重量が正常の 20〜25%に減少しても，水および溶質を正常に排泄できる．しかし，数年以上経過すると，これらの腎臓の適応変化は残存ネフロン，特に糸球体へのさらなる障害を引き起こす．

このさらなる障害の原因は完全に解明されていないが，機能的な血管拡張あるいは血圧上昇の結果として起きる残存糸球体の圧や伸展の増加が，部分的に関与していると考える研究者もいる．慢性的な小細動脈や糸球体の圧および伸展の増加は，これらの血管障害と硬化(正常組織の結合組織への置換)を引き起こすと考えられている．この硬化性病変は，結果として，糸球体を消失させ，さらなる腎機能低下をきたす．残存ネフロンにはさらなる適応変化が起こり，そしてゆっくり ESRD へと至る悪循環を進行させる(図 32.2)．この腎機能低下の進行を遅らせる最も効果的な方法は，動脈圧および糸球体静水圧をより低くすることであり，特に有効なのはアンジオテンシン変換酵素阻害薬またはアンジオテンシン受容体拮抗薬などの薬剤の投与である．

ESRD の最も一般的な原因を表 32.5 に挙げる．1980 年代初頭には，**糸球体腎炎**(glomerulonephritis)が末期腎不全(ESRD)の最も一般的な原因と考えられていた．しかし近年では，**糖尿病**(diabetes mellitus)と**高血圧**(hypertension)が ESRD を引き起こす主要な原因と認識されるようになり，両者を合わせると，すべての ESRD の原因の 70%以上を占める．

表 32.5 末期腎不全(ESRD)の最も一般的な原因

原疾患	全 ESRD 患者に占める割合(%)
糖尿病	45
高血圧	27
糸球体腎炎	8
多発性嚢胞腎	2
その他 / 不明	18

過剰な体重増加(肥満)は，ESRD の 2 大原因である糖尿病と高血圧の最も重大な危険因子である．第 79 章で述べるように，肥満と密接に関連している 2 型糖尿病は，全糖尿病の 90%以上を占める．過剰な体重増加は本態性高血圧の主要な原因でもあり，成人が高血圧を発症するリスクの約 65〜75%に相当する．肥満は糖尿病や高血圧を介して腎障害の原因となるとともに，既存の腎臓病を有する患者の腎機能を相加的または相乗的に悪化させる可能性がある．

慢性腎臓病の原因としての腎血管の損傷

多くの血管病変は，腎虚血および腎組織の死を引き起こしうる．これらの病変のうち，最も一般的なものとして①大きな腎動脈の**アテローム性動脈硬化性**(atherosclerosis)で，進行性硬化性病変による狭窄を伴うもの，②大きな腎動脈 1 つ以上の**線維筋性過形成**(fibromuscular hyperplasia)による閉塞，③腎小動脈，細動脈，糸球体の硬化性病変により起こる**腎硬化症**(nephrosclerosis)がある．

大きな動脈のアテローム性硬化または過形成性病変は，一側の腎臓のみに起こることが多いので，片側の腎機能低下を起こす．第 19 章で述べたように，片方の腎動脈が狭窄すると，対側の腎動脈がたとえ正常であったとしても，しばしば高血圧を発症し，いわゆる**ゴールドブラット**(Goldblatt)高血圧症の"two kidney"モデルと同様の状態となる．

良性腎硬化症(benign nephrosclerosis)は最も頻度の高い腎疾患であり，60 歳以降に死亡した人の部検例では，約 70%において何らかの病変がみられる．このタイプの血管病変は，より径が小さい小葉間動脈や輸入細動脈に起こる．病変は，まず血漿がこれらの血管の内膜から漏れ出ることにより始まると考えられている．この漏出により，フィブリノイド沈着が血管の中膜に起こり，進行性の血管壁肥厚から，結果的に血管腔が狭窄し，場合によっては閉塞することもある．腎小動脈には基本的に

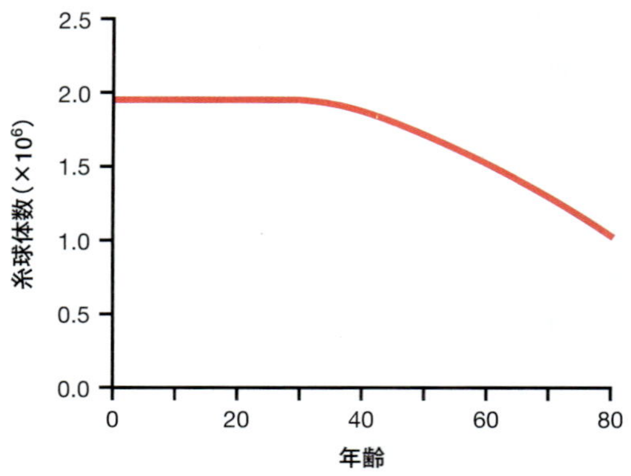

図 32.3 加齢が機能糸球体数に与える影響

側副血行路は存在しないため，1つまたはそれ以上の細動脈閉塞により，かなりの数のネフロンが破壊される．その結果，腎組織の大部分が少量の線維組織に置き換わるようになる．糸球体に硬化が起こるとき，その障害を**糸球体硬化**(glomerulosclerosis)とよぶ．

腎硬化症と糸球体硬化症は，40歳以上の多くの成人である程度みられ，40歳以上では10年間ごとに約10%ずつ機能ネフロンが減少していく(図 32.3)．この糸球体およびネフロン全体の機能の喪失は，腎血流量とGFRの進行性減少に反映される．高血圧や糖尿病などの基礎疾患のない健康な人々においてさえ，腎血漿流量とGFRは80歳までに，40〜50%減少する．

腎硬化症および糸球体硬化症の頻度と重症度は，**高血圧症**または**糖尿病**の合併により大幅に増加する．実際，糖尿病と高血圧症は，前述のようにESRDの最も重要な原因である．重症高血圧を伴う良性腎硬化症は，急速に進行する**悪性腎硬化症**(malignant nephrosclerosis)を引き起こしうる．悪性腎硬化症の組織学的特徴は，細動脈への大量のフィブリノイド沈着と進行性の血管壁肥厚であり，障害されたネフロンでは重度な虚血が認められる．理由は明らかではないが，悪性腎硬化症と重度の糸球体硬化症は，同年代で同程度の高血圧症や糖尿病を合併している白人に比べ，黒人の罹患率が高い．

慢性腎臓病の原因としての糸球体の損傷：糸球体腎炎

慢性糸球体腎炎は，腎臓の糸球体毛細血管係蹄に炎症や損傷をきたすいくつかの疾患により起こる．急性糸球体腎炎とは対照的に，慢性糸球体腎炎は緩やかに進行する病気であり，しばしば非可逆的な腎不全となる．原発性腎疾患によるもの，急性糸球体腎炎に引き続いて起こるもの，**全身性エリテマトーデス**(systemic lupus erythematosus)などの全身性疾患に伴う2次性のものがある．

ほとんどの場合，慢性糸球体腎炎は，抗原抗体複合体(免疫複合体)が糸球体毛細血管膜に沈着することにより始まる．急性糸球体腎炎とは対照的に，慢性糸球体腎炎の患者では，連鎖球菌感染はごく少数しか認められない．抗原抗体複合体の糸球体毛細血管膜への沈着は，炎症，進行性の膜肥厚と，最終的に糸球体の線維組織による置換を引き起こす．さらに病期が進行すると，糸球体係蹄における濾過能力を有する毛細血管数の減少と糸球体毛細血管膜の肥厚のため，糸球体濾過係数が大きく減少する．この病気の最終状態になると，多くの糸球体は線維組織に置き換わり，血液の濾過ができなくなる．

慢性腎臓病の原因としての腎間質の損傷：間質性腎炎

原発性および二次性腎間質障害は，**間質性腎炎**(interstitial nephritis)とよばれる．一般的に，この病態は個々のネフロンを破壊する血管性，糸球体性，または尿細管性損傷の結果としてか，あるいは毒物，薬物，細菌感染による腎間質への原発性損傷に関連して生じる．

細菌感染による腎間質の損傷は，**腎盂腎炎**(pyelonephritis)とよばれる．感染はさまざまな種類の細菌によって起こりうるが，特に尿路の糞便汚染に由来する**大腸菌**(*Escherichia coli*)によって起こる．これらの細菌は，血行性に腎臓に達するか，あるいはより頻繁には，下部尿路から尿管を伝って逆行性に腎臓に到達する．

正常の膀胱は，容易に細菌を除去することができるが，一般的に膀胱から正常に細菌が洗い流されるのを障害する臨床状態としては，①膀胱の完全に排尿する機能の障害による膀胱内残尿と，②尿流出路の閉塞の2つがある．膀胱が細菌を洗い流す能力が障害されると，細菌の増殖により膀胱は炎症を起こし，**膀胱炎**(cystitis)となる．たとえ膀胱炎になっても，腎臓へ上行することなく局所にとどまることがほとんどであるが，排尿時に尿が片側または両側尿管を上行し，増殖した細菌が腎盂に達することもある．この状態を**膀胱尿管逆流**(vesicoureteral reflux)といい，排尿時に尿管を閉じる膀胱壁の機能不全のために起こる．その結果，尿の一部が菌とともに腎臓へ上行し，腎盂および腎髄質に到達し，そこで感染が始まり，腎盂腎炎に伴う炎症を起こす．

腎盂腎炎は腎髄質から始まり，少なくとも病初期は，通常，皮質よりも髄質が障害される．髄質の主要な機能の1つは，対向流増幅系による尿濃縮であるため，腎盂腎炎の患者はしばしば尿濃縮能の著しい障害をきたす．

腎盂腎炎が長期間持続すると，腎髄質の間質だけでなく，腎尿細管，糸球体など腎臓の他の構造も，次々に細菌により損傷を受ける．その結果，腎組織は広範囲に機能を喪失し，CKDへと進行する．

ネフローゼ症候群：糸球体透過性亢進による尿中へのタンパク質の排泄増加

ネフローゼ症候群(nephrotic syndrome)は，血漿タンパク質の大量の尿中への喪失を特徴とし，多くの腎疾患患者がこの病態を呈する．この症候群は他に主な腎機能異常を伴わないこともあるが，大半の症例はある程度のCKDを伴う．

尿中へのタンパク質喪失の原因は，糸球体毛細血管膜の透過性亢進である．それゆえ，この膜の透過性が亢進する疾患は，すべてネフローゼ症候群を起こしうる．そのような疾患には，①**慢性糸球体腎炎**(chronic glomerulonephritis)(主に糸球体を障害し，しばしば糸球体膜の透過性を著しく亢進させる)，②**アミロイドーシス**(amyloidosis)(異常タンパク質様物質が血管壁に沈着し，糸球体基底膜を強く傷害する)，③**微小変化型ネフローゼ症候群**(minimal change nephrotic syndrome)(光学顕微鏡上は糸球体毛細血管に明らかな異常を認めない)などがある．第27章で述べたように，微小変化型ネフローゼ症候群では，正常では糸球体毛細血管基底膜に存在する陰性荷電が消失していることがわかっている．免疫学的研究により，いくつかの症例で異常な免疫反応のあることが示されており，陰性荷電の消失が，抗体による基底膜への攻撃によることが示唆される．糸球体毛細血管の基底膜の陰性荷電が消失すると，タンパク質，特にアルブミンが容易に基底膜を通過する．なぜなら，正常の糸球体基底膜は陰性荷電を帯びており，陰性荷電をもつ血中タンパク質を反発するからである．

微小変化型ネフローゼ症候群は成人でも起こるが，2～6歳の小児に高頻度に発症する．糸球体毛細血管の透過性亢進は，時に1日40gという，小児にとっては極度に多量の血漿タンパク質を尿中に喪失させる．それゆえ，小児の血漿タンパク質はしばしば2g/dLを下回り，正常では28mmHgである膠質浸透圧が10mmHg以下に下降する．血漿中の膠質浸透圧下降の結果，体液が全身の毛細血管からほとんどの組織に漏出し，第25章で述べたような重症の浮腫が起こる．

慢性腎臓病におけるネフロンの機能

機能ネフロンの喪失は残存ネフロンにより多くの水と溶質の排泄を強いる

機能ネフロン数が減少すると，GFRが減少し，腎からの水と溶質の排泄も大幅に減少すると考えるのは妥当な推測と思われる．しかし，実際は，75～80%のネフロンを喪失した患者でも，水やほとんどの電解質の深刻な貯留をきたすことなく，正常に腎から排泄することができる．しかし，さらにネフロン数が減少すると，電解質や体液が貯留し，ネフロン数が正常の5～10%以下に減少すると，通常は死に至る．

電解質とは対照的に，尿素やクレアチニンなど多くの代謝性老廃物は，破壊されたネフロン数にほぼ比例して蓄積する．クレアチニンや尿素などの物質の排泄は糸球体濾過に大きく依存し，電解質ほど強く再吸収されないためである．例えば，クレアチニンはまったく再吸収されず以下のように，排泄量は濾過量と同じになる．

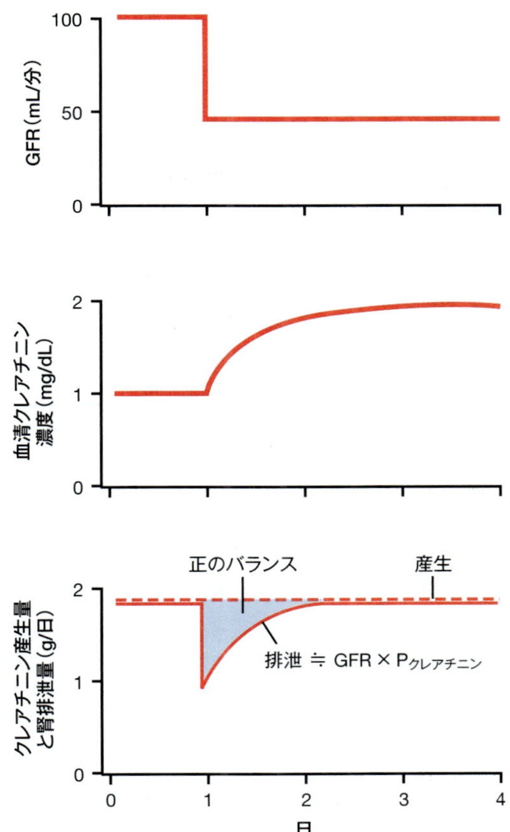

図 32.4 クレアチニン産生量が一定のとき，糸球体濾過量(GFR)の50%の減少が，血清クレアチニン濃度およびクレアチニン排泄量に及ぼす影響

クレアチニン濾過量
　＝GFR×血漿クレアチニン濃度
　＝クレアチニン排泄量

それゆえ，もしGFRが減少すると，クレアチニン排泄量も一過性に低下し，体液中にクレアチニンが蓄積し，クレアチニン排泄量が正常になり，クレアチニンの体内での産生量と同量になるまで，血中クレアチニン濃度が高くなる(**図 32.4**)．このように，定常状態ではGFRの減少にもかかわらず，クレアチニン排泄量はクレアチニン産生量とほぼ同量である．しかし，**図 32.5** の曲線Aに示すように，この正常なクレアチニン排泄量維持は，血漿クレアチニン濃度増加という代償のうえに成り立つ．

リン酸，尿酸，H^+ などいくつかの溶質はGFRが正常の20～30%以下に低下するまで，正常範囲内に維持されることが多い．したがって，これらの物質の血中濃度上昇は，**図 32.5** の曲線Bに示すように，GFR低下とは比例しない．GFRの低下が進行しても，糸球体で濾過されたこれらの溶質の排泄の割合を増大させていくことにより，溶質の血中濃度は比較的一定に維持される．これは尿細管再吸収の減少，あるいは時には尿細管での分泌量の増加により起こる．

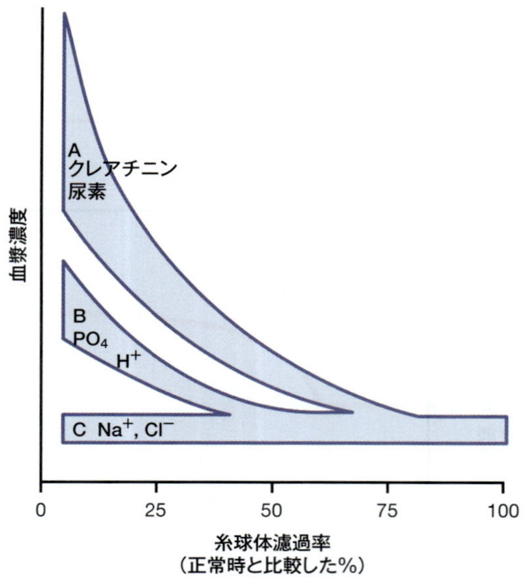

図 32.5 慢性腎不全における，種々の溶質への適応パターン

曲線 A はクレアチニンや尿素など糸球体で濾過されるが，ほとんど再吸収されない溶質のおおよその血漿濃度変化を表す．曲線 B は，リン酸塩や尿酸塩，H^+ などの溶質のおおよその濃度を表す．曲線 C は，ナトリウムやクロールなどの溶質のおおよその濃度を表す．

表 32.6 腎不全における全腎排泄量およびネフロン単位の排泄量

	正常時	75%ネフロン喪失時
ネフロン数	200 万	50 万
全 GFR(mL/ 分)	125	40
単一ネフロン GFR(nL/ 分)	62.5	80
全ネフロン排泄量(mL/ 分)	1.5	1.5
単一ネフロン排泄量(nL/ 分)	0.75	3

GFR：糸球体濾過量．

ナトリウムとクロールの場合，その血中濃度は GFR が著しく減少しても，ほぼ一定に保たれる(**図 32.5** の曲線 C)．これは，これらの電解質の尿細管再吸収を著しく減少させることで達成される．例えば，機能ネフロンが 75%喪失した場合，各残存ネフロンは，正常時の 4 倍のナトリウムと 4 倍の水分量を排泄する必要がある(**表 32.6**)．

この適応変化の一部は，各残存ネフロンへの血流および GFR の増加によるが，これは血管を拡張させるという機能的変化とともに，血管や糸球体が肥大することによる．総 GFR が著しく減少しても，正常の腎排泄量が維持されるのは，水および溶質の尿細管再吸収量が減少するからである．

等張尿(isosthenuria)：腎の尿濃縮および希釈障害

疾患のある腎臓で，残存ネフロンでの尿細管流が速く

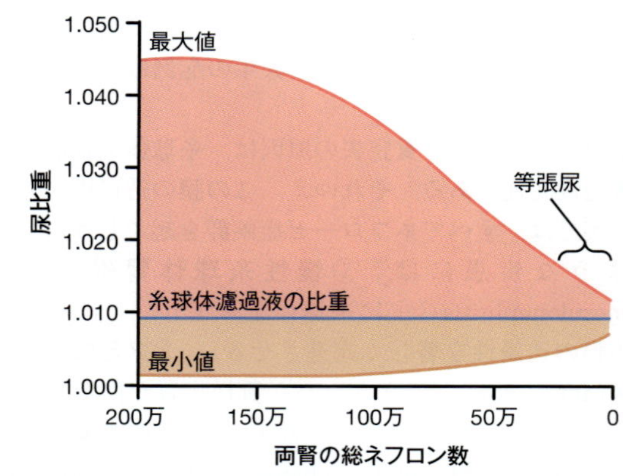

図 32.6 機能ネフロン数が減少した患者にみられた等張尿

なることにより起きる重要な変化の 1 つは，尿細管が尿を完全に濃縮または希釈する能力が失われることである．腎臓の濃縮能障害は，主に①尿細管液の集合管を通過する速度が速く，適切な水再吸収を妨げる，②ヘンレ係蹄と集合管における流速が速いため，対向流増幅系が髄質部間質液の溶質を効果的に濃縮する機能を妨げるという 2 つの原因による．それゆえ，さらに多くのネフロンが破壊されると，腎臓での最大濃縮能は減少し，尿の容積モル浸透圧濃度と比重(総溶質濃度の指標)は，**図 32.6** に示すように，糸球体濾過液の容積モル浸透圧濃度と比重に近づく．

腎臓における希釈メカニズムもまた，ネフロン数が大幅に減少すると障害される．なぜなら，ヘンレ係蹄における尿細管液の急速な流れと，尿素などの溶質の大量の負荷により，ネフロンのこの部位での尿細管液の溶質濃度が高くなるからである．その結果，腎臓の希釈能は減弱し，尿の容積モル浸透圧濃度および比重の最小値は糸球体濾過液のそれに近くなる．CKD では，濃縮機構のほうが希釈機構より強く障害されるため，12 時間以上の飲水制限を行ったのち，腎臓がどれくらい尿を濃縮できるかを測定するのは重要な腎機能の臨床検査の 1 つである．

腎不全の体液への影響：尿毒症

CKD が体液に及ぼす影響は，①水と食物の摂取と，②腎機能障害の程度に依存する．完全に腎不全になった人が，それまでと同量の水と食事を摂取し続けたとすると，細胞外液のそれぞれの物質濃度は，およそ**図 32.7** に示すごとくになる．主な影響には，①水と塩分貯留による**全身性浮腫**(generalized edema)，②腎臓が体内から普通の酸性老廃物を排泄できないことによる**アシドーシス**(acidosis)，③タンパク質代謝産物の体内からの排泄障害による，**非タンパク性窒素**(nonprotein nitrogens)(特に尿素，クレアチニン，尿酸)の濃度上昇，④腎臓から排泄された**フェノール**(phenol)，**硫酸塩**(sulfates)，

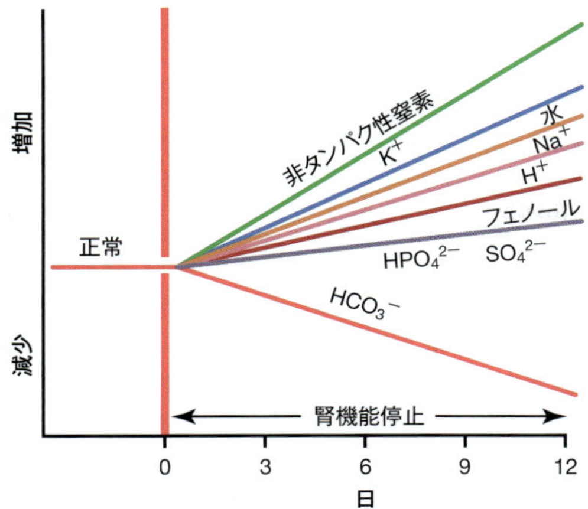

図 32.7 腎不全の細胞外液組成に与える影響

リン酸塩(phosphates)，**カリウム**(potassium)，**グアニジン塩基**(guanidine bases)などの**濃度上昇**がある．この総合的な全身状態を，体液中の尿素濃度が高値を示すことから，**尿毒症**(uremia)と総称する．

慢性腎臓病における水貯留と浮腫の進展

急性腎障害の発症後，ただちに水の摂取制限を行えば，体内総水分量の増加はわずかとなる．もし飲水制限を行わず，患者が口渇にまかせて飲水すると，体液量は迅速かつ急速に増加し始める．

CKD では，塩分と水分の摂取量が過剰でない限り，腎機能が正常の 25％以下になるまでは，体液貯留は重症にはならない．これは，先に述べたように，残存ネフロンからより多くの塩分と水を排泄するためである．虚血性腎疾患に認められるようにレニン，アンジオテンシンⅡの分泌増加を伴う場合は，少量の体液貯留であっても，CKD ではしばしば重症の高血圧を引き起こす．生存のために透析が必要なほど腎機能が低下した患者は，ほぼ全員が高血圧を呈する．これら透析患者の多くは，塩分摂取制限や透析での細胞外液除去により高血圧をコントロールできる．しかし，過剰なナトリウムを透析で除去した後でさえ，高血圧が持続する患者もいる．このグループでは(透析により，体液貯留をコントロールしている限り)，虚血腎臓を摘出することにより，高血圧は通常改善する．過剰なレニン分泌とそれに引き続くアンジオテンシンⅡ合成増加を起こす原因が除去されるためである．

尿素その他の非タンパク性窒素の増加(高窒素血症)

非タンパク性窒素は，尿素，尿酸，クレアチニンといくつかの，より重要でない物質を含む．一般的にこれらの非タンパク性窒素はタンパク質代謝の最終産物であり，細胞で正常なタンパク質代謝を継続させるために除去されるべきものである．これらの非タンパク性窒素，特に尿素の濃度は，完全な腎不全となって 1〜2 週間のうちに，正常の 10 倍にまで上昇する．CKD では，この濃度上昇は，機能ネフロンの減少の度合いにほぼ比例する．そのため，それらの物質の濃度，特に尿素とクレアチニンの濃度は，CKD の重症度を評価するための重要な指標となる．

慢性腎臓病におけるアシドーシス

生体内では，日々アルカリ性代謝物よりも 50〜80 mmol 多く酸性代謝物が産生されている．それゆえ，腎臓が機能しなくなると，酸が体液に蓄積する．正常では，体液の緩衝系は 500〜1000 mmol の酸を，H^+ を増加させることなく細胞外液中で緩衝し，H^+ のもつ致死的な作用を抑制できる．さらに，骨中のリン酸化合物は，数千 mmol の H^+ を緩衝することができる．しかし，この緩衝機構を使いきってしまうと，血液 pH は劇的に低下し，患者は昏睡に至り，pH が約 6.8 を下回ると死亡する．

エリスロポエチン分泌減少による慢性腎臓病の貧血

重度の CKD の患者では**貧血**(anemia)がほぼ必発である．この貧血の最も重要な原因は，骨髄での赤血球産生を刺激する**エリスロポエチン**(erythropoietin)の腎からの分泌低下である．腎臓が重大な障害を受けた場合，適切な量のエリスロポエチンが形成されず，赤血球産生は減少し貧血となる．1989 年以降，遺伝子組み換えエリスロポエチン製剤が使用可能となり，慢性腎不全患者の貧血を治療することが可能となった．

腎臓の活性型ビタミン D の産生低下とリン酸塩貯留を原因とする慢性腎臓病で起きる骨軟化症

長期にわたる CKD により，**骨軟化症**(osteomalacia)が起こる．この骨軟化症は部分的に骨吸収が起きるため，結果として，骨が著しく脆弱となる．この病態が起こる主な原因は，以下の通りである．ビタミン D は肝臓，次いで腎臓における 2 段階の過程を経て，活性体である**1,25-ジヒドロキシコレカルシフェロール**(1,25-dihydroxycholecalciferol)に変換されて，はじめて腸管からカルシウムの再吸収を促進する作用を獲得する．したがって，腎臓が著しく障害されると，活性型ビタミン D の血中濃度が低下し，腸管でのカルシウム再吸収と骨へのカルシウム取り込みを抑制する．

CKD が骨格の脱石灰化を起こす原因として，上記以外にもう 1 つ重要なことは，GFR 減少による血清リン酸塩濃度の上昇である．血清リン酸塩濃度の上昇はリン酸と血漿中のカルシウムの結合を増加させ，血清中の Ca^{2+} の濃度を減少させ，次いで，**副甲状腺ホルモン**(parathyroid hormone)分泌を刺激する．この二次性副甲状腺機能亢進症は，骨からのカルシウム遊離を増加させ，さらに骨の脱石灰化を起こす．

高血圧と腎臓病

この章の前半で述べたように，高血圧は糸球体および腎血管の障害を促進させ，ESRD の主要な原因となる．一方で，第 19 章で詳述したように，腎機能の異常は高血圧を起こしうる．よって，時として高血圧と腎臓病の関係は，まず原発性腎障害により血圧が上昇し，それがさらに腎に損傷を与え，さらにまた血圧が上昇するというような悪循環を促進させ，最終的にESRDへと至る．

すべての腎臓病が高血圧を呈するわけではなく，腎臓が障害される部位によっては，高血圧をきたすことなく尿毒症となることもある．一方で特に高血圧をきたしやすいいくつかのタイプの腎疾患が存在する．高血圧を伴うか伴わないかに基づいた腎疾患の分類については，以下に述べる．

腎臓のナトリウムと水の排泄能を減少させるような腎病変は高血圧を引き起こす

腎臓でのナトリウムと水の排泄量を減少させる腎障害では，高血圧がほぼ必発である．したがって，**GFRを減少させる，または尿細管吸収を増加させる**ような病変では，さまざまな程度の高血圧が起こる．高血圧を引き起こしうる腎臓の異常には以下のようなものがある．

①**腎血管抵抗増加**(increased renal vascular resistance)：これは腎血流量およびGFRを減少させる．例として腎動脈狭窄による高血圧がある．

②**糸球体毛細血管濾過係数減少によるGFRの減少**(decreased glomerular capillary filtration coefficient)：例として慢性糸球体腎炎がある．炎症や糸球体毛細血管膜の肥厚が起き，それにより糸球体毛細血管濾過係数が減少する．

③**尿細管での過剰なナトリウムの再吸収**(excessive tubular sodium reabsorption)：例として過剰なアルドステロン分泌による高血圧がある．主に皮質部集合尿細管でのナトリウム再吸収が増加する．

いったん高血圧症になると，高い動脈圧により，圧ナトリウム利尿および圧利尿が起き，ナトリウムと水の摂取量と排泄量が再び釣り合うため，腎からのナトリウムと水の排泄量は正常に戻る．腎血管抵抗の増大や糸球体毛細血管濾過係数の減少が著しい場合も，動脈圧が上昇した後で，GFRはほぼ正常に戻る．同様に，アルドステロン分泌過剰で起こるように尿細管の再吸収量が増加すると，尿排泄量は最初に減少するが，その後は，動脈圧上昇に伴い正常に戻る．よって，高血圧症の発症後は，高血圧それ自体以外にナトリウムと水の排泄障害を示す明らかな兆候はない場合がある．第19章で述べたように，動脈圧上昇時にナトリウムと水が正常に排泄されるのは，圧ナトリウム利尿と圧利尿が，より高い動脈圧に合わせてリセットされたことを意味する．

まだら状の腎障害とレニン分泌増加に起因する高血圧

1本の腎動脈が強く狭窄したときのように，腎臓の一部のみが虚血になり，残りには虚血がない場合は，虚血状態の腎組織から大量のレニンが分泌される．この分泌はアンジオテンシンⅡの産生を増加させ，高血圧を引き起こす．第19章で述べたように，この高血圧を引き起こす機序としては，①虚血腎組織からの水と塩分の排泄の減少，②虚血腎からのレニン分泌と，それに続くアンジオテンシンⅡの産生増加が虚血のない腎組織に作用し，塩分と水を保持させる，③塩分と水の過剰により高血圧が発症する，といった一連の反応が順に起こると考えられている．

腎臓の特異的な部位での動脈硬化症または血管障害により一側または両側の腎臓にまだら状の虚血ができたときにも，同様なタイプの高血圧が起こる．この場合，虚血となったネフロンからは塩分と水の排泄が減少するが，大量のレニンが分泌され，アンジオテンシンⅡ生成が増加する．アンジオテンシンⅡの高値は，そこで周囲の正常なネフロンにおける塩分と水の排泄能力を障害する．その結果，高血圧が進展し，次第に腎臓からのナトリウムと水の排泄量が全体として回復する．高血圧という代償を払って，塩分と水の摂取量と排泄量の均衡が保たれるようになる．

ネフロン全体の大量の喪失を起こす腎臓病は慢性腎臓病をきたすが，高血圧は必ずしも起こさない

一側の腎臓全体と対側の腎臓の一部を喪失するような，ネフロン総数の著しい減少は，ほとんどつねにCKDを引き起こす．もし残存ネフロンが正常であり，塩分摂取量が過剰でなければ，この状態でも臨床的に有意な高血圧は起こらない．なぜならば，わずかな血圧上昇であってもGFRが上昇し，残存ネフロンの尿細管のナトリウムの再吸収が減少するため，数少ない損傷のないネフロンにより十分な量のナトリウムと水が尿中に排泄されるからである．しかしながら，このタイプの異常を呈する患者に大量の塩分摂取などのストレスが加わると，重度の高血圧を呈しうる．このような場合，腎臓が正常な血圧では，残された数少ない機能ネフロンで十分な量の塩分を除去するのは不可能となる．血圧が上がることで，塩分と水の排泄量は回復し，定常状態において塩分と水の摂取量と均衡する．

高血圧を効果的に治療するためには，GFRを増加させるか，尿細管再吸収を減少させることにより，腎臓の塩分と水の排泄能力を促進し，より低い血圧で塩分と水の摂取量と排泄量の平衡が維持されるようにする必要がある．このような効果は，腎に塩分と水の貯留を起こさせる神経性または内分泌性シグナルを阻害する薬剤(例：βアドレナリン遮断薬，アンジオテンシン受容体拮抗薬，アンジオテンシン変換酵素阻害薬)，腎臓の血管を拡張してGFRを増加させる薬剤(例：Ca^{2+}チャネル阻害薬)，または直接腎尿細管の塩分と水の再吸収を阻害する利尿薬によって得られる．

特異的な尿細管障害

第28章で，尿細管上皮膜を通ってさまざまな物質が

移動するメカニズムをいくつか示した．第3章では，各細胞内酵素と輸送タンパク質が核内のそれぞれの遺伝子に反応して形成されることを指摘した．たまたまその遺伝子に欠失や異常が起きる場合には，尿細管上皮細胞による溶質輸送に必要な適切な輸送タンパク質や酵素の1つが欠損する．一方で，これらの酵素や輸送タンパク質が過剰につくられる場合もある．このように，多くの遺伝性尿細管障害は，個々の物質または物質群の尿細管膜における異常な輸送が原因で起こる．さらに，尿細管上皮細胞が毒物や虚血により障害されると，重大な尿細管障害が起こる．

腎性糖尿：腎臓でのグルコース再吸収障害

腎性糖尿(renal glycosuria)では，血中グルコース濃度は正常だが，尿細管でのグルコース再吸収のための輸送メカニズムが著しく障害されているか欠損している．その結果，血糖値が正常であるにもかかわらず，大量の糖が日々尿へ排泄される．糖尿病でも尿糖はみられるため，比較的良性な疾患である腎性糖尿は，糖尿病を診断する際には必ず鑑別しなければならない．

アミノ酸尿：腎臓でのアミノ酸再吸収障害

アミノ酸には，再吸収のため同一の輸送系を共有しているものもあれば，他とは異なる独自の輸送系をもつものもある．すべてのアミノ酸の再吸収能が欠損する**汎アミノ酸尿**(generalized aminoaciduria)とよばれるまれな疾患があるが，より頻度が高いのは，①**本態性シスチン尿症**(essential cystinuria)(シスチンが再吸収されず，しばしば尿中で結晶化し腎結石をきたす)，②**単純グリシン尿症**(simple glycinuria)(グリシンの再吸収障害)，③**高β-アミノイソ酪酸尿**(beta-aminoisobutyricaciduria)(人口の約5%でみられるが，主要な臨床兆候はない)など，特異的な輸送体の欠損により起こる疾患である．

腎性低リン血症：腎臓でのリン酸塩再吸収障害

腎性低リン血症(renal hypophosphatemia)では，体液中のリン酸塩濃度が著しく低値になると，尿細管でリン酸イオンを十分に再吸収する能力が落ちる．体液中のリン酸塩濃度が大きく変化しても，大きな細胞障害を起こさないので，この状態は，通常，ただちに重大な異常は起こさない．長期間に及ぶと，低リン酸塩レベルは骨の石灰化を抑制し，**くる病**(rickets)の原因となる．このタイプのくる病はビタミンD療法に抵抗性があり，第80章で述べるように，通常型くる病が速やかに治療に反応するのとは対照的である．

尿細管性アシドーシス：尿細管におけるH^+分泌障害

尿細管性アシドーシス(renal tubular acidosis)では，尿細管で適切な量のH^+の分泌ができない．その結果，大量の重炭酸ナトリウムが持続的に尿に失われる．第31章で述べたように，この喪失は代謝性アシドーシスを持続させる．この型の腎障害は，遺伝性疾患で引き起こされるか，あるいは腎尿細管の広範な損傷の結果起こる．

腎性尿崩症(nephrogenic diabetes insipidus)：抗利尿ホルモンに対する腎臓の反応不全

時として，腎尿細管が抗利尿ホルモンに反応せず，大量の希釈尿が排泄されることがある．大量の水分を摂取している限り，患者は重篤な障害をほとんど起こさない．しかし，適切な量の水分摂取ができないときは，患者は急速に脱水をきたす．

ファンコニ症候群：腎尿細管における広範な再吸収障害

ファンコニ症候群(Fanconi's syndrome)は，ほぼすべてのアミノ酸，グルコース，リン酸塩の尿中排泄の増加と関連がある．重症例では，①重炭酸ナトリウムの再吸収不全による代謝性アシドーシス，②カリウムや時にはカルシウムの排泄増加，③腎性尿崩症などの他の症状もみられる．

ファンコニ症候群の原因は多岐にわたり，さまざまな物質を輸送する腎尿細管細胞が広範に障害されることによる．それらの原因のうちには，①細胞レベルでの輸送系機序の遺伝性欠損，②毒物や薬物による腎尿細管上皮細胞の損傷，③虚血による腎尿細管細胞の損傷などがある．尿細管の損傷によるファンコニ症候群では，近位尿細管細胞は特に影響を受けやすい．なぜならこれらの細胞が，障害を起こす薬物や毒物の多くを再吸収したり分泌したりするからである．

バーター症候群：ヘンレ係蹄におけるナトリウム，クロールとカリウムの再吸収の減少

バーター症候群(Bartter's syndrome)はヘンレ係蹄の太い上行脚におけるNa^+-K^+-$2Cl^-$共輸送体の機能不全，または管腔側膜のK^+チャネルか基底側膜のCl^-チャネルの欠損により引き起こされるまれな常染色体劣性疾患である．これらの異常は水，ナトリウム，クロール，カリウムとカルシウムの排泄の増加をもたらす．塩分と水の喪失は軽度の体液量減少につながり，レニン-アンジオテンシン-アルドステロン系を活性化させる．アルドステロンの増加と，ヘンレ係蹄の再吸収の障害による遠位尿細管の流量の増加は，集合管におけるカリウムとプロトンの分泌を刺激し，低カリウム血症と代謝性アルカローシスにつながる．

ギッテルマン症候群：遠位尿細管におけるNaClの再吸収の減少

ギッテルマン症候群(Gitelman's syndrome)は遠位尿細管のサイアザイド感受性Na^+-Cl^-共輸送体の異常により起こる常染色体劣性疾患である．ギッテルマン症候群の患者は塩分と水の喪失，軽度の体液量減少とレニン-アンジオテンシン-アルドステロン系の活性化など，バーター症候群の患者と共通するいくつかの特徴を有するが，通常これらの異常はギッテルマン症候群ではより軽度である．バーター症候群またはギッテルマン症候群の尿細管異常は修復できないため，治療はNaClとカリウムの不足を補充することが中心となる．非ステロイド抗炎症薬によるプロスタグランジン合成の阻害と，アルドステロン拮抗薬の投与が低カリウム血症の補正に有効であるとの報告もある.

リドル症候群：ナトリウム再吸収の増加

リドル症候群(Liddle's syndrome)は遠位尿細管と集合管における**アミロライド感受性上皮 Na^+ チャネル**(amiloride-sensitive epithelial sodium channel：ENaC)におけるいくつかの変異を原因とするまれな常染色体優性疾患である.これらの変異は ENaC の過剰な活性化を引き起こし,ナトリウムと水の再吸収の増加,高血圧,代謝性アルカローシスといった,アルドステロン分泌過剰(原発性アルドステロン症)に類似した変化をもたらす.しかし,リドル症候群の患者においては,塩分貯留と代償性のレニン分泌・アンジオテンシンⅡ濃度の低下の結果,副腎からのアルドステロン分泌が減少し,血中アルドステロン濃度は低下する.幸運なことに,リドル症候群は過剰な ENaC の活性を阻害する利尿薬アミロライドで治療することができる.

人工腎臓を用いた透析による腎不全治療

重度の腎機能障害は,急性・慢性にかかわらず生命にとっての脅威であり,毒性のある老廃物の排除と,体液の量と組成を正常へと回復させることが必要となる.これは,腎移植または人工腎臓を用いた透析により達成される.米国では現在約60万人の患者が何らかの腎代替療法を受けている.

腎移植が成功すれば,ESRD 患者の腎機能を,基本的に体液と電解質の恒常性を正常に保つことができるレベルまで回復させることができる.米国では毎年18000件の腎移植が行われている.腎移植を受けた患者は,典型的には維持透析を受けている患者よりも長生きし,健康上の問題はより少ない.拒絶と移植腎の喪失を防ぐため,ほぼすべての患者が免疫抑制薬による治療を受けている.免疫系を抑制する薬剤の副作用は易感染性や悪性腫瘍を含むが,通常,免疫抑制薬の量は長期的には減量していくことが可能であり,これらのリスクは大幅に軽減することができる.

米国では不可逆的腎不全の,または両腎摘出後の患者約40万人が人工腎臓を用いた維持透析治療を受けている.

透析はまた,ある種の AKI では,その患者の腎機能が回復するまでの期間をしのぐために用いられる.もし腎不全が非可逆的であるならば,生命を維持するために慢性透析が必要である.透析は体液を完全には正常化できず,腎臓のすべての機能を代償できないので,維持透析患者の健康状態は,通常大きく障害されている.

透析の基本原理

人工腎臓の基本原理は,薄い膜で仕切られた細い回路内に血液を通過させることである.膜の反対側には**透析液**(dialyzing fluid)があり,その中へ血中の不要物が拡散により移動する.

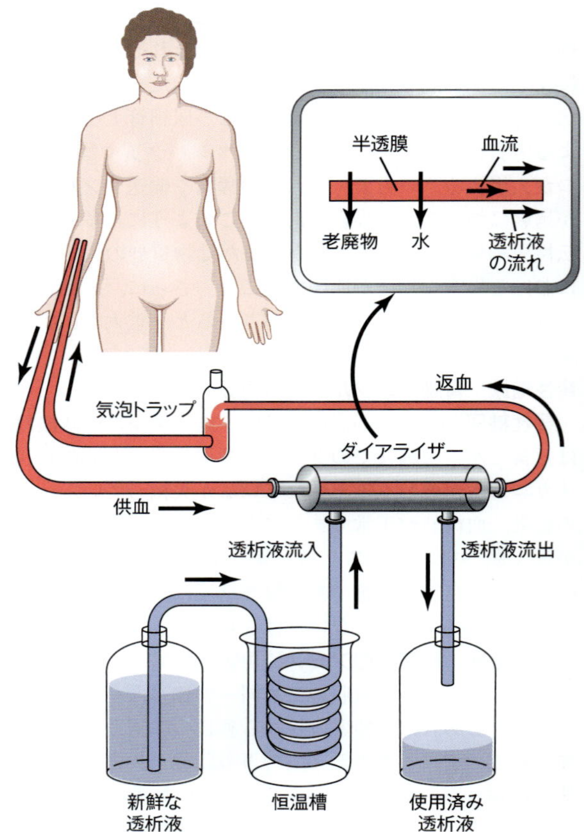

図 32.8 人工腎臓を用いた透析の原則

図 32.8 は人工腎臓の1例で,血液は2枚の薄いセロファン膜の間を持続的に流れ,その膜の外側には透析液がある.セロファン膜は血漿タンパク質以外の血漿成分が血漿から透析液側,または透析液側から血漿へと両方向へ移動できる透過性を有する.もし,ある物質の濃度が透析液より血漿中で高いと,正味の物質移動は血漿から透析液へと行われる.

透析膜を通る溶質の移動量は,①2つの溶液間の濃度勾配,②溶質に対する膜の透過性,③膜の表面積,④血液および透析液が膜に接している時間に依存する.

よって,溶質の移動量は濃度勾配が最も拡大しているとき(透析開始時)に最大となり,濃度勾配が消滅すると,溶質移動は遅延する.血液と透析液が人工腎臓を通って流れる**血液透析**(hemodialysis)のような循環システムでは,血液流量または透析液流量,あるいはその両者を増やすことでこの濃度勾配の消失を減らし,膜を横切る溶質の拡散を最大にする.

人工腎臓が正常に作動していると,血液は持続的または間欠的に静脈へ還流する.人工腎臓の回路内の血液量は通常は500 mL未満であり,流量は1分あたり数百mL,総拡散面積は0.6〜2.5 m^2 である.人工腎臓内での血液凝固を防ぐため,少量のヘパリンが人工腎臓を灌流

表 32.7　透析液と正常血漿および尿毒症血漿の組成比較

組成	正常血漿	透析液	尿毒症血漿
電解質(mEq/L)			
Na^+	142	133	142
K^+	5	1	7
Ca^{2+}	3	3	2
Mg^{2+}	1.5	1.5	1.5
Cl^-	107	105	107
HCO_3^-	24	35.7	14
乳酸イオン	1.2	1.2	1.2
リン酸イオン	3	0	9
尿酸イオン	0.3	0	2
硫酸イオン	0.5	0	3
非電解質			
グルコース	100	125	100
尿素	26	0	200
クレアチニン	1	0	6

する血液に投与される．溶質の拡散に加え，透析膜に静水圧をかけることで溶質と水を大量に移動させることができる．このような濾過の様式を総体流(bulk flow)，または**血液濾過**(hemofiltration)とよぶ．

透析液

表 32.7 に，典型的な透析液と正常血漿および尿毒症血漿の組成を比較する．注目すべきは，透析液のイオンと他の物質の濃度は，正常血漿あるいは尿毒症血漿と同じではないことである．むしろ，透析中に水と溶質が膜を通って適切に移動できる濃度に調製されている．

透析液にはリン酸塩，尿素，尿酸塩，硫酸塩，クレアチニンは含まれていないが，尿毒症の血漿にはこれらの物質が高濃度に存在する．したがって，尿毒症患者が透析を受けると，これらの物質は透析液中に大量に失われる．

人工腎臓の効率は，1分あたりにある物質が完全に除去された血漿の量として表現されるが，これは，第28章で述べたように，腎臓が体外へ不要な物質を除去する効率を表す指標のうち、最も主要なものである．ほとんどの人工腎臓は，100〜225mL/分の速度で血漿から尿素を除去することができ，少なくとも尿素の排泄に関しては，70mL/分で尿素を排泄する正常な 2 個の腎臓の 2 倍の速度で機能することができる．しかし，人工腎臓は 1 日あたりわずか 4〜6 時間で週 3 回しか使用されない．それゆえ，人工腎臓の血漿クリアランスの総量は正常腎臓に比べてかなり少ない．また，人工腎臓は赤血球産生に必要なエリスロポエチンの分泌など，腎臓の他の機能は代替できないことに留意することが重要である．

参考文献

Blantz RC, Singh P: Glomerular and tubular function in the diabetic kidney. Adv Chronic Kidney Dis 21:297, 2014.

Bonventre JV, Yang L: Cellular pathophysiology of ischemic acute kidney injury. J Clin Invest 121:4210, 2011.

Couser WG: Basic and translational concepts of immune-mediated glomerular diseases. J Am Soc Nephrol 23:381, 2012.

D'Agati VD, Kaskel FJ, Falk RJ: Focal segmental glomerulosclerosis. N Engl J Med 365:2398, 2011.

Denton JS, Pao AC, Maduke M: Novel diuretic targets. Am J Physiol Renal Physiol 305:F931, 2013.

Devarajan P: Update on mechanisms of ischemic acute kidney injury. J Am Soc Nephrol 17:1503, 2006.

Ernst ME, Moser M: Use of diuretics in patients with hypertension. N Engl J Med 361:2153, 2009.

Grantham JJ: Clinical practice. Autosomal dominant polycystic kidney disease. N Engl J Med 359:1477, 2008.

Hall JE: The kidney, hypertension, and obesity. Hypertension 41:625, 2003.

Hall JE, Henegar JR, Dwyer TM, et al: Is obesity a major cause of chronic renal disease? Adv Ren Replace Ther 11:41, 2004.

Hall ME, do Carmo JM, da Silva AA, et al: Obesity, hypertension, and chronic kidney disease. Int J Nephrol Renovasc Dis 7:75, 2014.

Haque SK, Ariceta G, Batlle D: Proximal renal tubular acidosis: a not so rare disorder of multiple etiologies. Nephrol Dial Transplant 27:4273, 2012.

Jain G, Ong S, Warnock DG: Genetic disorders of potassium homeostasis. Semin Nephrol 33:300, 2013.

Molitoris BA: Transitioning to therapy in ischemic acute renal failure. J Am Soc Nephrol 14:265, 2003.

Ratliff BB, Rabadi MM, Vasko R, et al: Messengers without borders: mediators of systemic inflammatory response in AKI. J Am Soc Nephrol 24:529, 2013.

Rodriguez-Iturbe B, Musser JM: The current state of poststreptococcal glomerulonephritis. J Am Soc Nephrol 19:1855, 2008.

Rossier BC: Epithelial sodium channel (ENaC) and the control of blood pressure. Curr Opin Pharmacol 15C:33, 2014.

Roush GC, Buddharaju V, Ernst ME, Holford TR: Chlorthalidone: mechanisms of action and effect on cardiovascular events. Curr Hypertens Rep 15:514, 2013.

Ruggenenti P, Cravedi P, Remuzzi G: Mechanisms and treatment of CKD. J Am Soc Nephrol 23:1917, 2012.

Sarnak MJ, Levey AS, Schoolwerth AC, et al: Kidney disease as a risk factor for development of cardiovascular disease. Hypertension 42:1050, 2003.

Sethi S, Fervenza FC: Membranoproliferative glomerulonephritis–a new look at an old entity. N Engl J Med 366:1119, 2012.

Tolwani A: Continuous renal-replacement therapy for acute kidney injury. N Engl J Med 367:2505, 2012.

USRDS Coordinating Center. United States Renal Data System. http://www.usrds.org/.

Wilcox CS: New insights into diuretic use in patients with chronic renal disease. J Am Soc Nephrol 13:798, 2002.

第33章

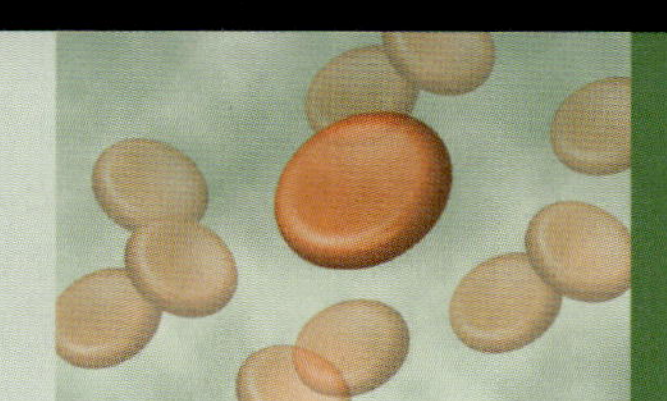

赤血球，貧血，多血症

本章では，赤血球，マクロファージ系，そしてリンパ系について述べる．はじめに，血液中最も豊富に存在し，組織への酸素運搬に必要な細胞である赤血球の機能を示す．

赤血球

赤血球(red blood cell：RBC，または erythrocyte)の主な役割は，組織にヘモグロビン(hemoblobin)を輸送することで，酸素を肺から組織に運搬することである．赤血球をもたず血漿中にヘモグロビンが遊離タンパクとして循環している動物種もある．もしヒトでヘモグロビンが血漿中に遊離した状態で循環すると，毛細血管を血液が通過するたびに約3%のヘモグロビンが毛細血管膜や腎糸球体膜から漏れ，組織間隙や糸球体濾過液に漏入し，いずれ血漿中からヘモグロビンがなくなってしまう．したがって，ヒトではヘモグロビンはその機能を保持するために赤血球内にとどまる必要がある．

赤血球にはヘモグロビン搬送以外にいくつもの機能がある．例えば，赤血球には**炭酸脱水酵素**(carbonic anhydrase)が大量に存在する．この酵素は二酸化炭素(CO_2)と水(H_2O)を炭酸(H_2CO_3)に変換する可逆反応を数千倍にも高める．迅速にこの反応が起こるので，組織で発生した大量のCO_2をHCO_3^-の形で血液中の水が組織から肺へ運搬し，肺では逆反応でH_2CO_3から二酸化炭素に変換し，肺から大気に二酸化炭素を老廃物として排出することができる．赤血球中のヘモグロビンは(他の多くのタンパクも同様だが)優れた酸塩基緩衝系であり，そのため赤血球は全血がもつ酸塩基緩衝能力のほとんどを担っている．

赤血球の形態と大きさ

正常の赤血球は，平均直径約7.8 μm，厚いところで2.5 μm，中央の薄いところで1 μm以下の，両面が陥凹した円盤形状である(図33.3参照)．赤血球の平均的な容積は90～95 fL(μm^3)である．

赤血球の形態は，毛細血管をくぐり抜ける際に著しく変化する．実際，赤血球は，どんな形にも変形できる“しなやかな素材でできた袋状の物体”である．さらに，他の血球同様，赤血球は内容物に対して十分な量の細胞膜をもっており，そのため変形によっても細胞膜はそれほど伸展されずにすむので赤血球細胞が破裂することはない．

血液中の赤血球の濃度

健常男性において，1 μLあたりの平均赤血球数は520万(±30万)個，健常女性においては470万(±30万)個である．高所での生活者では赤血球数が増加しているが，これについては後で述べる．

赤血球中のヘモグロビン量

赤血球細胞液では100 mLあたり最大34 gのヘモグロビンが濃縮されうる．ヘモグロビン産生メカニズムの代謝的な限界のため，ヘモグロビン濃度がこの値を超えることはない．さらに健常者では，赤血球内ヘモグロビン濃度はこの限界値に近い．しかしながら，ヘモグロビン産生に障害があると，細胞内のヘモグロビン濃度はこの値より相当下がることがあり，赤血球の容積も，細胞内を満たすヘモグロビンが低下することで減少することがある．

ヘマトクリット値(血液中に占める血球の体積の割合：通常40～50%)と赤血球中のヘモグロビン量が正常の場合，男性・女性の全血100 mLあたりに，それぞれ平均15 g，14 gのヘモグロビンが存在する．

第41章で血液における酸素運搬と関連して述べるが，完全に飽和した場合，ヘモグロビン1 gあたり1.34 mLの酸素と結合することができる．したがって，健常男性の場合，血液100 mLあたり最大20 mL，健常女性の場合19 mLの酸素が，ヘモグロビンに結合する形で輸送される．

赤血球の産生

赤血球を産生する臓器

胎生初期において，幼若な有核赤血球は**卵黄嚢**(york sac)で産生される．妊娠13～28週においては，肝臓が赤血球産生の主要な臓器であるが，ある程度の数の赤血球が**脾臓**(spleen)や**リンパ節**(lymph nodes)でも産生される．そして，臨月頃や出生後は骨髄のみで産生される．

図33.1で示されるように，基本的にヒトが5歳になるまでは，すべての骨の骨髄で赤血球が産生される．上腕骨と脛骨の近位部を除いて，長管骨の骨髄は20歳を

超えると脂肪ばかりになり赤血球をほとんど産生しなくなる．この年代以降，ほとんどの赤血球は椎骨や胸骨，肋骨，腸骨といった膜性骨で産生される．こうした骨においても，加齢に伴って産生量は低下する．

血球の産生

多能性造血幹細胞と増殖因子と分化誘導因子

血球細胞は，**多能性造血幹細胞**(pluripotential hematopoietic stem cell)とよばれる単独の種類の細胞から生まれ，それらはやがて循環しているすべての種類の血液細胞に分化する．**図33.2**には，多能性幹細胞が段階的に分化し，循環する種々の血液細胞を形成する様が示されている．これらの細胞が増殖する際，それらのごく一部が元々の多能性をそのまま維持し，骨髄にとどまり多能性幹細胞の供給を維持する一方，その数は年齢とともに減少する．しかしながらほとんどの複製された細胞は**図33.2**の右側に示されるように，さまざまな系統の血液細胞を形成する．分化途中の細胞は多能性幹細胞に非常に似ているが，多能性を失って特定の血液細胞系統への分化が決定づけられており，**前駆細胞**(committed stem cell)とよばれる．

おのおのの前駆細胞は，培養条件下で，特定の系統の血液細胞のコロニーを形成する．赤血球への分化が決定づけられた前駆細胞は，**赤血球コロニー形成単位**(colony-forming unit-erythrocyte)とよばれ，CFU-Eと略され，他の前駆細胞と区別される．同様に，顆粒球と単球への分化が決定づけられた前駆細胞はCFU-GMと略される．その他も同様である．

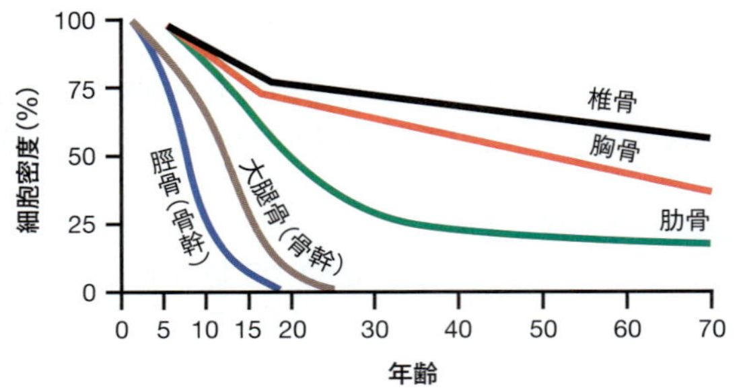

図33.1 年齢，骨の種類による骨髄での相対的な赤血球産生率

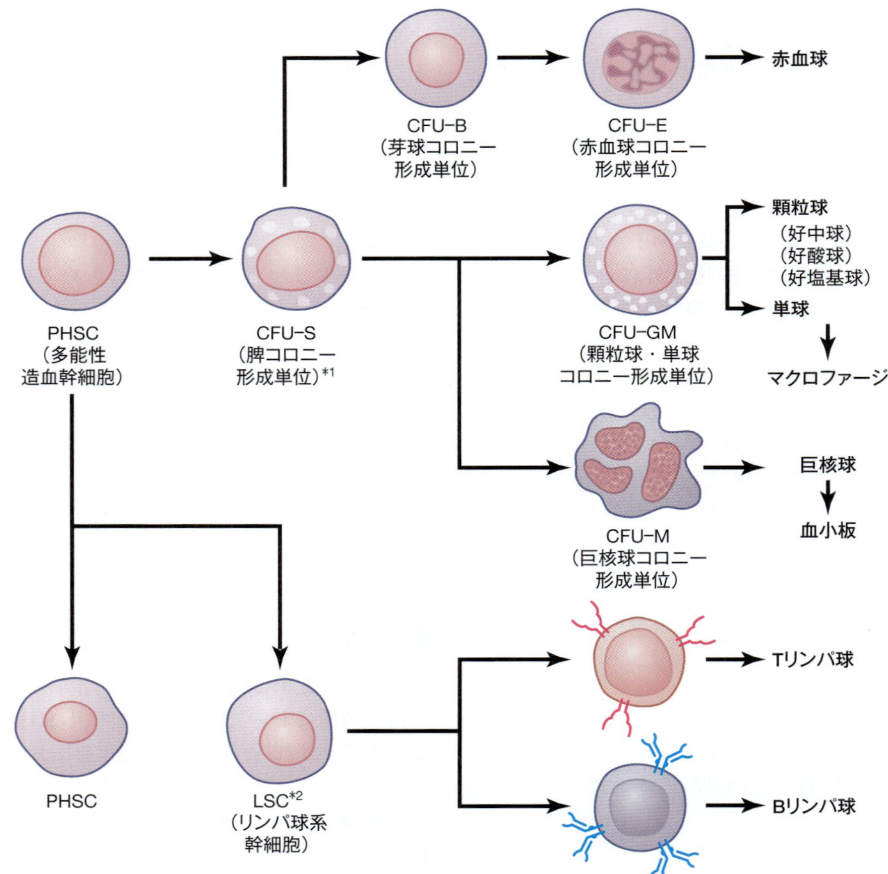

図33.2 骨髄における，多能性造血幹細胞からさまざまな血液細胞への分化・形成
(訳者注*1：骨髄球系共通前駆細胞，MCPといわれることが多くなってきている．訳者注*2：リンパ球系共通前駆細胞，LCPといわれることが多くなってきた)

おのおのの前駆細胞の増殖と複製はさまざまな**増殖因子**(growth inducer)とよばれるタンパク質によってコントロールされている．少なくとも4種の増殖因子の詳細が知られており，それぞれに異なった性質をもつ．その1つである**インターロイキン-3**(interleukin-3)は，事実上すべての種類の前駆細胞の増殖と複製を促進するが，その他は特定のタイプの前駆細胞だけを増殖させる．

増殖因子は細胞の増殖を誘導するが，分化は誘導しない．増殖因子とは異なる一群のタンパク質である**分化誘導因子**(differentiation inducer)が分化を誘導する．分化誘導因子はいずれも前駆細胞を，さらに1段階，または複数の段階，成熟した血液細胞に分化させる．

増殖因子と分化誘導因子の産生は，骨髄外の要素でコントロールされている．例えば赤血球の場合，血液が長時間低酸素状態に曝されることにより，後述するが，赤血球の産生と分化が誘導され，大量の赤血球が産生される．白血球の一部は，感染症により増殖，分化が誘導され，その感染に対抗する特定のタイプの白血球が最終的に増加する．

赤血球の分化段階

赤血球系統のはじめに相当するものが**前赤芽球**(proerythroblast)で，図33.3の開始点に示されている．適切な刺激により，多数の前赤芽球がCFU-Eから形成される．

前赤芽球が形成されると，何度も細胞分裂を繰り返した後，最終的に多数の成熟した赤血球が生成される．第1世代の細胞は，塩基性色素に染まることから**好塩基性赤芽球**(basophilic erythroblast)とよばれる．この時点では細胞内にほとんどヘモグロビンは濃縮されていない．続いての世代では，図33.3に示すように，細胞内には濃度が約34%になるまでヘモグロビンで満たされ，核は小さなサイズまで濃縮され，最終的にその残骸は吸収されるか細胞から除去される．同時に小胞体もまた再吸収される．この段階で細胞は，ゴルジ体やミトコンドリア，その他細胞質内のいくつかの器官の残骸を含んだ塩基性物質をまだ少量残しているため，**網状赤血球**(reticulocyte)とよばれる．この網状赤血球の段階で，細胞は骨髄から毛細血管に**漏出する**(diapedesis)(毛細血管膜の小さくて狭い穴から出る)．

網状赤血球の残りの塩基性物質は通常1〜2日のうちに消失し，**成熟赤血球**(mature erythrocyte)となる．網状赤血球である期間は短いため，全赤血球のうちの割合は通常1%以下である．

エリスロポエチンによる赤血球産生の制御

身体を循環している赤血球の総量は狭い範囲に制御される．そのため，①十分な量の酸素を肺から組織に運ぶために適切な数の赤血球数がつねに得られ，しかしその一方で，②血流を妨げるほど赤血球数は多くならない．この制御機構は図33.4に示される通りで，次の項で詳しく述べる．

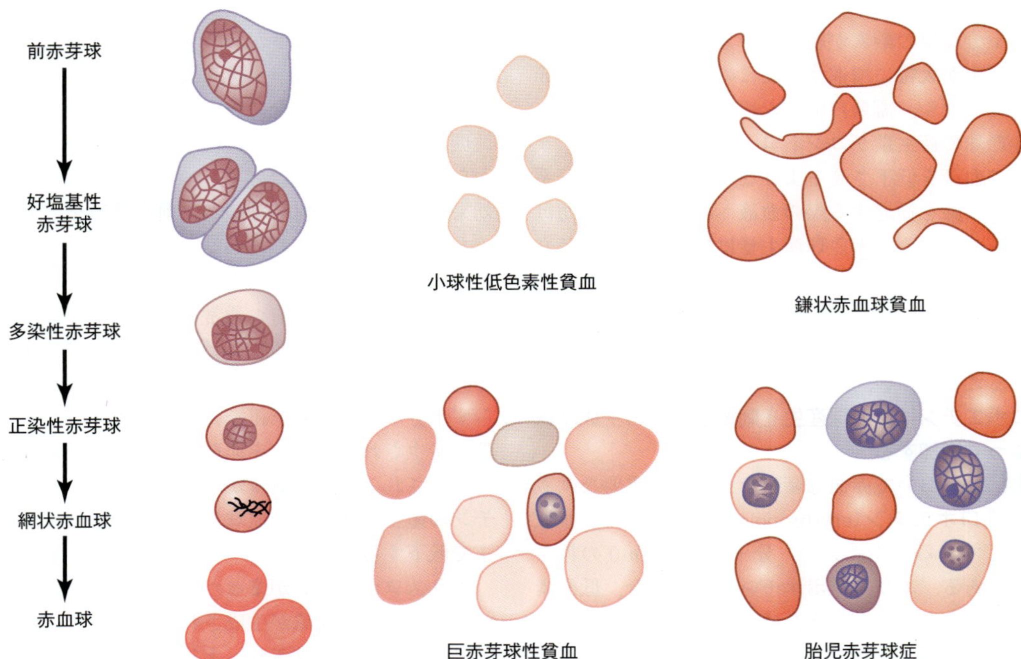

図33.3　正常赤血球(RBC)の生成と種々の貧血における赤血球の特徴

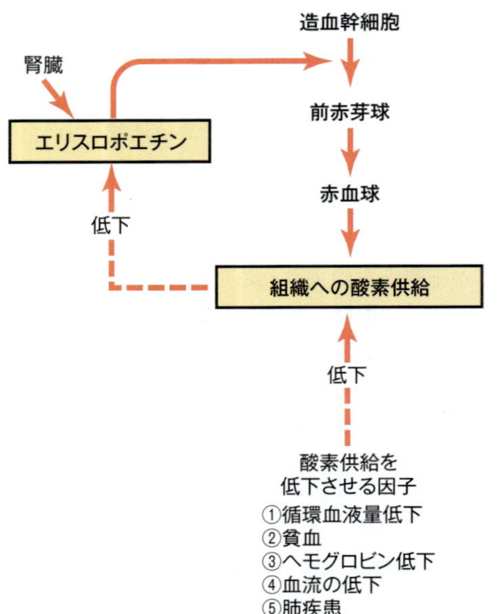

図 33.4 組織における酸素化が低下した際の，赤血球産生を増加させるエリスロポエチンの機能

組織への酸素供給度が最も重要な赤血球産生の調節因子である

組織への酸素供給量が低下することで，通常赤血球産生量が増える．そのため，ある人が出血やその他の原因で極端に貧血状態になると，骨髄は多量の赤血球を産生し始める．また大部分の骨髄が破壊される場合，特に放射線療法を受けた場合には，生き残った骨髄で過形成が起こり，身体の赤血球の需要に応えようとする．

超高地（high altitude）では，大気の酸素量がきわめて低下し，十分な量の酸素が組織にいきわたらないことから赤血球産生が大幅に増進する．この場合，血液中の赤血球濃度ではなく，需要に応じた組織への酸素供給量によって赤血球の産生量がコントロールされる．

組織への血流を低下させるようなさまざまな循環器系の病気，特に肺を通過する際の血液への酸素吸収を妨げるようなものにより，赤血球産生量は増える．特に目立つのは長引く**心不全**（cardiac failure）と多くの肺疾患（lung disease）で，組織の低酸素状態が赤血球産生を増やし，その結果ヘマトクリットが上昇し，総血液量も同様に増えることが多い．

エリスロポエチンは赤血球産生を刺激し，その生成は低酸素によって増加する

低酸素状態において赤血球産生を惹起する重要な刺激は，**エリスロポエチン**（erythropoietin）とよばれる血液中を循環しているホルモンで，分子量約 34,000 の糖タンパク質である．エリスロポエチンがない場合，低酸素状態であってもほとんど、またはまったく赤血球産生は惹起されない．ところがエリスロポエチンのシステムが機能しているときは，低酸素状態によりエリスロポエチンの産生が著しく増加し，それに続いて赤血球の産生が低酸素状態が改善するまで増強される．

エリスロポエチンは主に腎臓で生成される

通常約 90％以上のエリスロポエチンが腎臓で生成され，残りは主に肝臓で生成される．腎臓のどこで生成されるのかは正確にはわかっていない．いくつかの研究で示唆されているのは，エリスロポエチンは主に，腎臓において大部分の酸素が消費される皮質や髄質外部の，尿細管を取り囲む線維芽細胞様の間質細胞から分泌されるということである．

腎臓の組織で低酸素状態が起きると，組織中の**低酸素誘導因子**（hypoxia-inducible factor-1：HIF-1）の濃度が上昇し，これがエリスロポエチンを含む多くの低酸素によって誘導される遺伝子群の転写因子として働く．HIF-1 はエリスロポエチン遺伝子に存在する**低酸素応答性領域**（hypoxia responsive element）に結合し，メッセンジャー RNA の転写を誘導し，最終的にエリスロポエチンの生合成を増加させる．

時に腎臓以外の臓器における低酸素により，腎臓でのエリスロポエチンの分泌が亢進することから，エリスロポエチン分泌刺激シグナルを送る腎外の低酸素センサーの存在が示唆される．

両側の腎が摘出されたり，あるいは腎疾患により腎機能が失われた場合，その患者は例外なく高度の貧血となる．というのも他の臓器（主に肝臓）で産生される通常の 10％程度のエリスロポエチンでは，身体が必要とする赤血球新規産生量のたった 1/3 から半分程度しか達成されないからである．

エリスロポエチンは造血幹細胞から前赤芽球の産生を刺激する

動物，あるいはヒトが低酸素状態に置かれると，エリスロポエチンは数分〜数時間以内に生成され始め，24 時間以内に最大産生量に達する．しかし新しい赤血球が循環血液中に現れるまでには 5 日ほどかかる．この事実から，また他の研究からも，エリスロポエチンの重要な効果は骨髄中の造血幹細胞から前赤芽球を産生することであると明らかにされている．それに加えて，前赤芽球が生成されるとエリスロポエチンは，これらの細胞が異なる赤芽球の分化段階へ通常より早く進むように働きかけ，さらに赤血球の産生スピードをアップさせる．ヒトが低酸素状態に置かれる限り，または低酸素にもかかわらず十分な量の酸素を組織に運べるだけの十分な赤血球量が産生されるまで，赤血球の産生スピードは速いままで維持される．赤血球量が十分となれば，エリスロポエチンの産生は通常の赤血球量を維持するために必要な量まで低下する．

エリスロポエチンがまったく分泌されない場合，骨髄ではほとんど赤血球が生成されない．一方，大量のエリスロポエチンが生成され，十分な鉄と他の栄養素があれば，赤血球産生量は通常の 10 倍以上まで上昇すること

ができる．したがって，赤血球産生におけるエリスロポエチンの働きは強力である．

赤血球の成熟にはビタミン B_{12} (シアノコバラミン)と葉酸が必要である

赤血球は継続して補充される必要があるため，骨髄における赤血球産生細胞は，体内でも最も速く増殖し，自己複製する細胞の１つである．それゆえ，当然その成熟と産生速度は個体の栄養状態に大きく影響される．

赤血球が最終的に成熟するのに特に重要な２つのビタミンは**ビタミン B_{12}**(vitamin B_{12})と**葉酸**(folic acid)である．どちらのビタミンも DNA 合成に必須である．というのもそれぞれ異なる経路で，DNA の形成に必要な物質の１つであるチミジン三リン酸の生成に必要であるためである．それゆえ，ビタミン B_{12} や葉酸が欠乏すると異常な矮小 DNA が合成され，その結果、細胞の核の成熟も正常な細胞分裂も起こらない．さらに，骨髄の赤芽球は迅速に増殖できず，末梢血に通常の赤血球よりもずっと大きい**巨赤芽球**(macrocyte)が現れる．この巨赤芽球の細胞膜は薄く脆弱なので，通常の赤血球よりも大きく，形もいびつで，通常の円板状で中央がくぼんだ形ではなく卵のような形である．この不完全でいびつな巨赤芽球は通常と同じく酸素を運搬できるものの不安定で，通常の 1/3 〜 1/2 ほどの短い寿命しかない．つまり，ビタミン B_{12} や葉酸が欠乏すると造血過程での**成熟不全**(maturation failure)が起こる．

消化管からのビタミン B_{12} 吸収不良による成熟不全：悪性貧血

赤血球の成熟不全のありふれた原因の１つは，消化管からのビタミン B_{12} の吸収障害である．これは悪性貧血とよばれる病態で，本質的な原因は胃粘膜の萎縮で，胃底腺の胃壁細胞から**内因子**(intrinsic factor)とよばれる糖タンパク質があまり分泌されなくなることによる．内因子は食物中のビタミン B_{12} と結合し，腸管から吸収されるようにする．以下にその過程を示す．

①内因子がビタミン B_{12} と強固に結合する．結合により，ビタミン B_{12} は消化液による分解から守られる．
②ビタミン B_{12} に結合したまま，内因子は回腸粘膜の刷子縁膜にある特異的なレセプターに結合する．
③次にビタミン B_{12} は数時間内に，内因子と結合したままピノサイトーシスにより細胞膜を通過して血中に運ばれる．

したがって内因子が欠乏すると，吸収不良によりビタミン B_{12} が欠乏する．

ビタミン B_{12} が消化管より吸収されると，大部分はいったん肝臓に蓄えられ，骨髄での造血での需要に応じて徐々に放出される．正常の赤血球の成熟を維持するのに必要なビタミン B_{12} の１日あたりの最低限の量は，わずか 1〜3 μg であり，通常肝臓などの組織にはこの約 1000 倍の量が蓄えられている．したがって，通常 3〜4 年の長期にわたるビタミン B_{12} の吸収不良が持続してはじめて成熟不全による貧血をきたす．

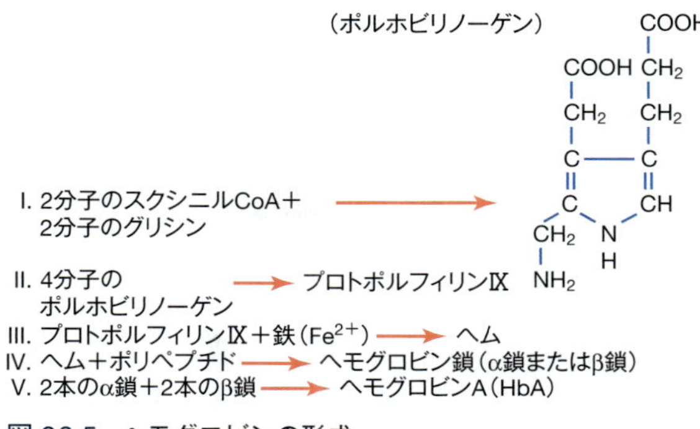

図 33.5　ヘモグロビンの形成

葉酸(プテロイルグルタミン酸)欠乏による赤血球の成熟不全

葉酸は緑色野菜や果物，そして肉(特に肝臓)に一般的に含まれる成分であるが，加熱調理により容易に破壊される．また，消化管に吸収不良がある場合，例えば**スプルー**(sprue)とよばれるある種の小腸での吸収不良症候群では，葉酸とビタミン B_{12} の吸収不良が起こる．つまり，赤血球成熟不全は，腸において葉酸とビタミン B_{12} の両者が吸収されなくなることが原因であることが多い．

ヘモグロビンの合成

ヘモグロビンの合成は前赤芽球から始まり，網状赤血球まで続く．したがって，骨髄を出て血流に入った後も網状赤血球では成熟赤血球になるまでの 1〜2 日間は微量のヘモグロビンをさらに合成し続ける．

図 33.5 にヘモグロビン合成における基本的な化学反応のステップを示す．まず，クレブス回路(第 68 章参照)で合成されたスクシニル CoA が，グリシンと結合してポルホビリノーゲン分子をつくる．次いで，4 つのポルホビリノーゲンが結合し，プロトポルフィリンⅨがつくられ，さらに，Fe^{2+} と結合して**ヘム**(heme)分子がつくられる．最後に，各ヘム分子はリボソームでつくられた長いペプチド鎖の**グロビン**(globin)と結合し，**ヘモグロビン鎖**(hemoglobin chain)とよばれるヘモグロビンサブユニットがつくられる(図 33.6)．ヘモグロビン鎖はそれぞれ約 16000 の分子量をもつ．次に 4 つのヘモグロビン鎖が会合し，完全なヘモグロビン分子がつくられる．

サブユニットのヘモグロビン鎖には，ポリペプチド部分(グロビン)のアミノ酸組成によって，いくつかの多様性がある．異なったタイプのヘモグロビン鎖は **α 鎖**(alpha chain)，**β 鎖**(beta chain)，**γ 鎖**(gamma chain)，**δ 鎖**(delta chain)と名づけられている．成人で最も一般的なヘモグロビンはヘモグロビン A で，2 つの α 鎖と 2 つの β 鎖が会合している．ヘモグロビン A の分子量は 64,458 である．

各ヘモグロビン鎖は，1個の鉄原子を含むヘム補欠分子族(**訳者注**：酵素を構成する分子のうち非タンパク質部分を“補欠分子族”という)をもち，また各ヘモグロビン分子には4つのヘモグロビン鎖が存在するので，各ヘモグロビン分子内には4つの鉄原子が存在することになる．各ヘモグロビン鎖は酸素1分子と緩く結合できるので，ヘモグロビン1分子で合計4分子の酸素(8原子の酸素)を運ぶことができる．

ヘモグロビン分子内のヘモグロビン鎖のタイプによって，ヘモグロビン分子の酸素との結合親和性が決まる．また，ヘモグロビン鎖に異常があると，ヘモグロビン分子の物理的性質さえも変化させてしまうことがある．例えば，**鎌状赤血球症**(sickle cell anemia)では，2つのβグロビンのおのおの1ヵ所で，**グルタミン酸**(glutamic acid)から**バリン**(valine)に置換されている．この種のヘモグロビンが低酸素に曝露されると，細長い結晶を赤血球内部に形成し，その長さは，時には15 μmにも及ぶ．このため赤血球は，多くの小さな毛細血管をほとんど通り抜けられなくなり，また結晶の尖った先端が細胞膜を破りやすくなり，鎌状赤血球症となる．

ヘモグロビンは酸素と可逆的に結合する

ヘモグロビン分子の最も重要な特徴は，酸素と可逆的に緩く結合する能力である．この能力については第41章で呼吸に関連して詳しく述べる．というのも，生体におけるヘモグロビンの最も重要な機能は，肺で酸素と結合し，酸素分圧が肺よりもはるかに低い末梢組織の毛細血管で酸素を放つことだからである．

酸素は，ヘモグロビン分子内の鉄の2価の正の荷電とイオン結合するわけではなく，2価鉄イオン(Fe^{2+})の6つの配位座の1つにいわゆる配位子として緩く結合する．これはきわめて緩い結合で，容易に離れうる．さらに，酸素はイオン化した形ではなく，2つの酸素原子からなる酸素分子として組織に運搬され，緩やかで可逆的な結合のため，O^{2-}ではなく酸素分子のままで組織間液に放出される．

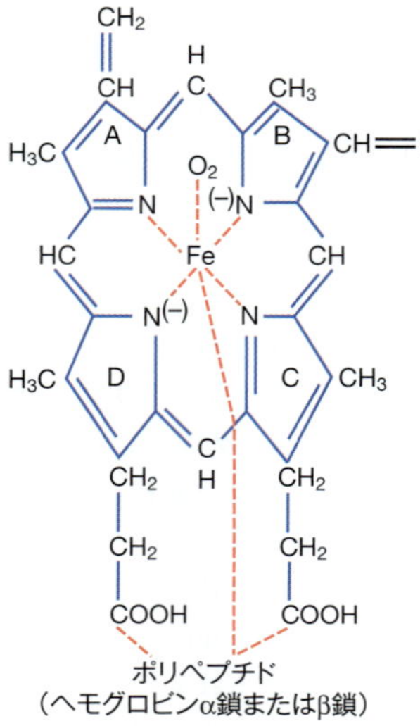

図33.6 ヘムの基本構造
グロビンポリペプチドとともにヘモグロビン分子を構成する，互いに結合する4つのヘム鎖の1つを示す．

鉄代謝

鉄はヘモグロビンだけでなく，生体内のさまざまな必須要素(例えば，**ミオグロビン**(myoglobin)，**チトクローム**(cytochrome)，**チトクロームオキシダーゼ**(cytochrome oxidase)，**ペルオキシダーゼ**(peroxidase)，**カタラーゼ**(catalase)など)の形成にも重要なため、生体内で鉄がどのように利用されるかを理解することは肝要である．体内の鉄の総量は平均4〜5 gであり，その65%がヘモグロビンの形で存在する．約4%がミオグロビンとして，また1%が細胞内の酸化を促すさまざまなヘム化合物の形で存在し，0.1%が血漿中のタンパク質であるトランスフェリンと結合する．15〜30%は後々利用するため，主として網内系や肝臓の実質細胞にフェリチンの形で貯蔵される．

鉄の運搬と貯蔵

図33.7に体内での鉄の運搬，貯蔵，代謝を図示する．説明すると，鉄は小腸より吸収されると，ただちに血漿中でβグロブリンの**アポトランスフェリン**(apotransferrin)と結合し，**トランスフェリン**(transferrin)を形成してから，血漿中を運搬される．鉄はトランスフェリン内で緩く結合しているので，生体内のどこでも，どの組織細胞にも放出される．血中の過剰な鉄は，特に肝細胞に蓄えられ，少量は骨髄中の網内系細胞に蓄えられる．

細胞質では，鉄は主に**アポフェリチン**(apoferritin)というタンパク質と結合して，**フェリチン**(ferritin)を形成する．アポフェリチンは分子量約46万で，この大きな分子には，さまざまな量の鉄が鉄ラジカルの塊となって結合しうる．したがって，フェリチンは，ほんの少量の鉄しか含まないこともあり，大量の鉄を含んでいることもある．フェリチンとして貯蔵される鉄を**貯蔵鉄**(storage iron)とよぶ．

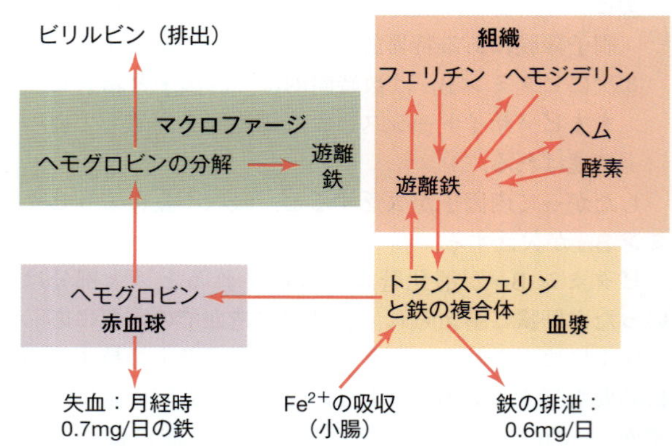

図33.7 鉄の輸送と代謝

鉄の貯蔵プールのうち少量は，**ヘモジデリン**(hemosiderin)とよばれる，非常に溶けにくい形でプールされ，特に体内の鉄の総量がアポフェリチンの鉄貯蔵能力よりも多い場合に起こる．ヘモジデリンは細胞内で集まって，顕微鏡で大きな粒子として観察されるほどの大きな塊をつくる．それに対して，フェリチン粒子はとても小さく分散するので，通常は電子顕微鏡でのみ細胞質内に観察できる．

血漿中の鉄の量が少なくなると，フェリチン貯蔵プールからいくらかの鉄が簡単に遊離し，血漿中をトランスフェリンの形で必要とされる部位へ運搬される．トランスフェリン分子の特徴の1つは，骨髄で前赤芽球の細胞膜にある受容体と強く結合することである．次いで，トランスフェリンは結合した鉄とともにエンドサイトーシスにより前赤芽球に取り込まれる．取り込まれたトランスフェリンはミトコンドリアに直接鉄を供給し，そこでヘムが合成される．血液中に十分なトランスフェリンをもたない人では，このように前赤芽球への鉄が供給できず，重症の**低色素性貧血**(hypochromic anemia(つまり，赤血球内に正常よりはるかに少ないヘモグロビンしかない状態))を起こす原因となる．

赤血球が約120日の寿命を全うして破壊されると，赤血球から放出されたヘモグロビンは，単球／マクロファージに取り込まれる．そこで鉄は遊離し，主にフェリチンプールに貯蔵されて，新しいヘモグロビンの形成に利用される．

1日あたりの鉄の喪失量

男性では，毎日約0.6 mgの鉄を，主に大便中に排出する．出血が起こったとき，鉄の排出量はさらに増加する．女性の場合，月経による失血が加わって，長期にわたって平均して毎日約1.3 mgの鉄を失う．

鉄の腸管からの吸収

鉄は小腸のすべての部分から，主として以下に示す機序で吸収される．肝臓から適当量のアポトランスフェリンが胆汁中に分泌され，胆汁は胆管を通って十二指腸に流れ込む．アポトランスフェリンは遊離鉄や，また食事で最も重要な鉄源となる肉に含まれる2つの鉄化合物，ヘモグロビンおよびミオグロビンとも結合する．この化合物を**トランスフェリン**(transferrin)とよぶ．トランスフェリンは腸管の上皮細胞膜にあるトランスフェリン受容体に引き寄せられて結合する．次いで，鉄を担ったトランスフェリン分子はピノサイトーシス(飲作用)によって上皮細胞に取り込まれ，その後，上皮細胞下にある毛細血管に**血漿トランスフェリン**(plasma transferrin)として放出される．

腸管からの鉄の吸収はとてもゆっくりで，1日あたり最大でわずか数mgほどでしかない．これは食物内に大量の鉄が含まれていたとしても，そのほんの一部しか吸収されないことを意味している．

吸収速度の調整による体内鉄量の調節

生体が鉄で飽和して，鉄貯蔵場所のアポフェリチンの大部分がすでに鉄と結合しているときは，腸管からの鉄の追加吸収速度は著しく低下する．逆に，鉄の貯蔵が枯渇したときは，鉄の吸収速度は通常のおそらく5倍以上にも加速される．このように，体内総鉄量は，主に腸管からの吸収速度を変えることによって調節される．

赤血球の寿命は約120日である

赤血球が骨髄から循環血液に放出されると，平均120日循環した後，破壊される．成熟した赤血球は核，ミトコンドリアや小胞体がなくてもグルコース(ブドウ糖)を代謝し，アデノシン三リン酸を生成する能力のある酵素を細胞質にもつ．これらの酵素は，①細胞膜の柔軟性を維持し，②イオンの膜移送を維持し，③細胞のヘモグロビンの鉄をFe^{3+}ではなくFe^{2+}の状態に保ち，④赤血球内のタンパク質の酸化を防ぐ．それでも，古い赤血球の代謝系は次第に活性がなくなり，おそらく生命活動過程を消耗するため，赤血球はますます脆弱になる．

赤血球膜が脆くなってしまうと，細胞は循環中に狭いところを通るときに破裂する．そのような老朽赤血球の多くは，脾臓で赤脾髄の狭いところを通り抜けるときに自壊する．脾索の隙間は幅3 μmしかないが，そこを直径8 μmの赤血球が通過しなくてはいけない．脾臓が摘出されると，血液中を循環する異常な老朽赤血球の数がかなり増加する．

ヘモグロビンの破壊

赤血球が破裂し，ヘモグロビンを放出すると，ヘモグロビンはほぼすぐに，体内の多くの場所に存在するマクロファージ，特に，肝臓のクッパー細胞，脾臓や骨髄のマクロファージにより貪食される．さらに数時間〜数日のうちにマクロファージはヘモグロビンからの鉄を放して血液中に返し，その鉄はトランスフェリンにより，新しい赤血球を産生する骨髄か，肝臓その他の組織へと運ばれフェリチンとして貯蔵される．ヘモグロビン分子のポルフィリンの部分は，マクロファージにより一連の段階を経て胆汁色素の**ビリルビン**(bilirubin)に変換され，血液中に放出された後，肝臓から胆汁へ分泌されて体内から除去される．この過程は，第71章の肝機能との関連で論じる．

貧血

貧血とは，血液中のヘモグロビンの欠乏を意味し，赤血球が少なすぎても，赤血球細胞内ヘモグロビンが少なすぎても生じる．いくつかのタイプの貧血とその生理学的原因について，以下に述べる．

失血性貧血

急激な出血の後，生体は1〜3日で血漿成分の液体部分を回復させるが，その結果，赤血球の密度は低下する．

しかし，もし再び出血が起こらなければ，赤血球密度は通常3〜6週間以内に正常に戻る．

慢性的な出血では，失う速度に見合うヘモグロビンをつくるのに十分な鉄を腸管から吸収できないことが多い．そのようなときにつくられる赤血球は正常よりもずっと小さく，その中のヘモグロビンが少なすぎて，図33.3に示すように，**小球性低色素性貧血**(microcytic hypochromic anemia)が生じる．

骨髄不全による再生不良性貧血

骨髄無形成(bone marrow aplasia)は，機能的な骨髄の消失を意味する．例えば，がん治療のための大量の放射線療法や化学療法は骨髄中の造血幹細胞を傷害することがあり，数週間を経て貧血に至る．同様に，大量の虫除け薬やガソリン中のベンゼンなどの毒物によっても，同様の影響がある．自己免疫疾患のうち，全身性エリテマトーデスなどでは，免疫系が骨髄中の造血幹細胞などの正常細胞を攻撃し，再生不良性貧血をきたすことがある．およそ半分の再生不良性貧血ではその原因がわかっておらず，**特発性再生不良性貧血**(idiopathic aplastic anemia)とよばれる．

重症の再生不良性貧血患者の多くはそのままでは亡くなってしまうため，輸血療法により一時的に赤血球数を回復させるか，骨髄移植が行われる(**訳者注**：免疫抑制療法により多くの患者が軽快，あるいは回復する)．

巨赤芽球性貧血

先に述べたように，ビタミンB_{12}，葉酸，胃粘膜からの内因子のいずれが喪失しても，骨髄での赤芽球の再生産は遅くなる．その結果，赤血球は過度に大きくなり，奇妙な形を呈して，**巨赤芽球**(megaloblast)とよばれる．このように，悪性貧血でみられる胃粘膜の萎縮や胃全摘出術による胃の喪失は，巨赤芽球性貧血をもたらす．また，腸スプルーの患者でも，葉酸やビタミンB_{12}，その他のビタミンB複合体の吸収が不良となり，しばしば巨赤芽球性貧血となる．このような状態では正常な数の赤血球をつくるほどのスピードで赤芽球は増殖できないため，生成された赤血球のほとんどが異常に大きく，奇妙な形をしており，脆弱な膜をもつ．これらは破裂しやすく，患者は極度の赤血球数不足に陥る．

溶血性貧血

種々の赤血球の形態異常(多くは遺伝性)では，赤血球膜が脆弱になるため，毛細血管，特に脾臓の中を通る際に破裂しやすい．赤血球数が正常でも，またある種の溶血性貧血のように赤血球数が正常よりはるかに多くても，これら脆弱な赤血球の寿命は短く，つくられるよりも速く壊されるので，重篤な貧血を引き起こす．

遺伝性球状赤血球症(hereditary spherocytosis)では，赤血球はとても小さく，両凹の円板形ではなく，**球形**(spherical)を呈している．これらの細胞は，正常細胞のような緩みのある両凹円板の袋状の細胞膜をもたないので，圧縮力に耐えることができない．脾髄やその他の狭い血管を通るとき，ちょっとした力でも容易に破裂する．

鎌状赤血球症(sickle cell anemia)は，西アフリカ住民や米国黒人の0.3〜1.0%にみられるが，本章ですでに述べたように，赤血球はヘモグロビンSとよばれるヘモグロビン分子のβ鎖に欠陥のある異常ヘモグロビンを含んでいる．このヘモグロビンが低濃度の酸素に曝露されると，赤血球内に長い結晶として析出する．これらの結晶のため細胞は長細くなり，両凹円板ではなく，鎌状の形状を取るようになる．析出したヘモグロビンは細胞膜をも傷めるので，細胞はきわめて脆弱になり，重篤な貧血を引き起こす．そのような患者は，しばしば**鎌状赤血球症クライシス**(sickle cell anemia crisis)とよばれる悪循環に陥る．組織の低酸素分圧が鎌状化を起こし，赤血球膜が破裂することで酸素分圧が下がり，さらに鎌状化と赤血球の破壊が進む．一度この過程が始まると，急激に進行し，数時間以内に赤血球の重篤な減少を招き，しばしば死に至る．

胎児赤芽球症(Erythroblastosis fetalis)では，胎児のRh陽性の赤血球がRh陰性の母親からの抗体により攻撃される．この抗体はRh陽性赤血球を脆弱にして急速に破壊し，生まれてくる子どもに重篤な貧血をもたらす．これについては，第36章でのRh因子との関係で論じる．

胎児赤芽球症では，破壊された赤血球を補うべく，きわめて急速な赤血球の産生が起こり，多数の**幼若赤芽球**様の赤血球が骨髄から末梢血へ放出される．

循環系の機能に及ぼす貧血の影響

血液の粘稠度は，第14章で述べたように，血中の赤血球密度に大きく依存する．血液粘稠度は正常では水の3倍だが，重篤な貧血では1.5倍まで低下する．この変化は末梢血管の血流に対する抵抗を低下させるので，組織を通る血流量や心臓への還流は正常よりもはるかに増加し，心拍出量が著しく増加する．さらに，血液による酸素運搬の減少に基づく低酸素症は末梢組織の血管を拡張させ，心臓への血液還流量をさらに増加し，心拍出量をさらに一段と増加させ，時に正常の3〜4倍となる．このように，貧血の重要な影響の1つは，心拍出量の著増と心臓のポンプ作業負荷の増加である．

貧血における心拍出量の増加は，貧血による酸素運搬減少効果をいくらか埋め合わせる．なぜなら，たとえ単位量の血液が少量の酸素しか運べなくても，血流量が増えることで，ほとんど正常量の酸素が実際に組織に運ばれることもあるからである．しかし，貧血の人が運動を始めると，心臓は，すでに拍出しているよりずっと多量の血液を拍出することはできなくなる．その結果，組織の酸素需要量が著しく増加する運動は，組織における極度の低酸素をきたし，ついには**急性心不全**(acute cardiac failure)に陥る．

多血症（赤血球増加症）

二次性多血症

高地にいるときのように吸気中の酸素が少なくなったときや，心不全のように組織への酸素供給が不足して組織が低酸素になったときはつねに，造血器官は自動的に余分に大量の血液をつくるようになる．この状態を**二次性多血症**（secondary polycythemia）とよび，赤血球数は，しばしば600万～700万/mm^3と，正常の約30％増しとなる．

一般的な二次性多血症は**生理的多血症**（physiologic polycythemia）とよばれ，大気中の酸素分圧が非常に低い4000～5000 mの高地の住民に起こる．彼らの赤血球数は通常600万～700万/mm^3で，これによって，彼らは希薄な大気中でもかなり高い負荷の肉体仕事を実行できる．

真性多血症

生理的多血症以外に，赤血球が700万～800万/mm^3，ヘマトクリット（正常では40～45％）が60～70％となる，真性多血症という病的な状態を呈する人がいる．**真性多血症**（erythemia）は，血球を産生する芽球細胞の遺伝的な変異によって起こる．赤芽球は赤血球がすでに多すぎるほどあっても，赤血球産生を止めない．この赤血球過剰生産は，ちょうど乳腺腫瘍で特定の乳腺細胞の過剰生産が起こるのと同様である．通常，白血球や血小板も同様に過剰につくられる．

真性多血症ではヘマトクリットだけではなく，総血液量も増加し，時には正常のほぼ2倍にもなる．その結果，全血管系は著しく充血する．また多くの毛細血管は，粘性の高い血液によって詰まってしまう．真性多血症の血液の粘性は，正常人では水の3倍だが，真性多血症では水の10倍まで増加することがある．

循環器系の機能に及ぼす多血症の影響

多血症では血液の粘性が非常に高いので，末梢血管の血流はしばしば非常にゆっくりとなる．第20章で述べたように，心臓への血液還流を調節する因子に従って，血液粘性の上昇は心臓への静脈還流量を**減少させる**．ところが逆に，多血症では血液量が著しく増加しているので，静脈還流量が**増加する**傾向にある．実際には，多血症ではこの相反する2つの因子が互いに打ち消し合うため，心拍出量は正常と大差はない．

動脈血圧は，約1/3の多血症患者では上昇しているが，多くの患者では正常である．これは血液粘性の上昇が末梢血管抵抗を増加させ，それによって血圧を上昇させる傾向を血圧制御機構が通常相殺できることを意味する．しかし，ある限界を超えると，これらの機構に破綻をきたし，高血圧を発症する．

皮膚の色は，真皮の乳頭下層の静脈叢の血液量に大きく依存する．真性多血症の患者では，この静脈叢の血液量は著しく増加する．さらに，血液は静脈叢に入る前に皮膚の毛細血管をゆっくり通るので，正常よりも多量のヘモグロビンが脱酸素化される．この脱酸素化されたヘモグロビンの青い色は，酸素化ヘモグロビンの赤い色を覆い隠す．したがって，真性多血症の患者は通常，赤ら顔に青味がかった（チアノーゼ様の）顔色をしている．

参考文献

Alayash AI: Oxygen therapeutics: can we tame haemoglobin? Nat Rev Drug Discov 3:152, 2004.

Bizzaro N, Antico A: Diagnosis and classification of pernicious anemia. Autoimmun Rev 13:565, 2014.

Coates TD: Physiology and pathophysiology of iron in hemoglobin-associated diseases. Free Radic Biol Med 72C:23, 2014.

Franke K, Gassmann M, Wielockx B: Erythrocytosis: the HIF pathway in control. Blood 122:1122, 2013.

Haase VH: Regulation of erythropoiesis by hypoxia-inducible factors. Blood Rev 27:41, 2013.

Hentze MW, Muckenthaler MU, Andrews NC: Balancing acts: molecular control of mammalian iron metabolism. Cell 117:285, 2004.

Jelkmann W: Regulation of erythropoietin production. J Physiol 589:1251, 2011.

Kato GJ, Gladwin MT: Evolution of novel small-molecule therapeutics targeting sickle cell vasculopathy. JAMA 300:2638, 2008.

Kee Y, D'Andrea AD: Molecular pathogenesis and clinical management of Fanconi anemia. J Clin Invest 122:3799, 2012.

Mastrogiannaki M, Matak P, Peyssonnaux C: The gut in iron homeostasis: role of HIF-2 under normal and pathological conditions. Blood 122:885, 2013.

Metcalf D: Hematopoietic cytokines. Blood 111:485, 2008.

Noris M, Remuzzi G: Atypical hemolytic-uremic syndrome. N Engl J Med 361:1676, 2009.

Platt OS: Hydroxyurea for the treatment of sickle cell anemia. N Engl J Med 358:1362, 2008.

Stabler SP: Clinical practice. Vitamin B_{12} deficiency. N Engl J Med 368:149, 2013.

Steinberg MH, Sebastiani P: Genetic modifiers of sickle cell disease. Am J Hematol 87:795, 2012.

Yoon D, Ponka P, Prchal JT: Hypoxia. 5. Hypoxia and hematopoiesis. Am J Physiol Cell Physiol 300:C1215, 2011.

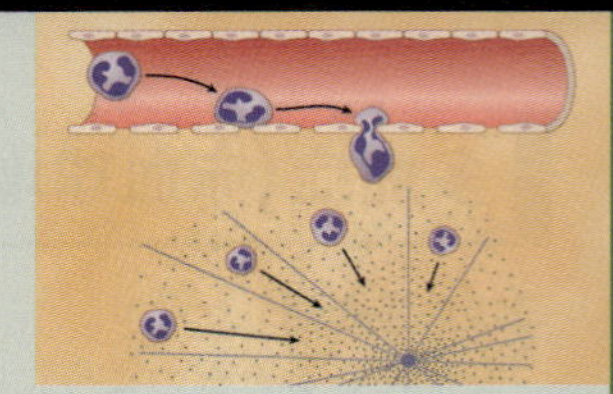

第34章 感染に対する生体の抵抗性：①リンパ球と顆粒球と単球－マクロファージ系と炎症

ヒトの身体は，絶えず，細菌，ウイルス，真菌や寄生虫にさらされている．これらすべては，程度はさまざまであるが，皮膚，口腔，呼吸経路，消化管，目の結膜，尿路に普通に存在する．これらの体表の常在病原体の多くは，奥深くの組織に侵入した場合に，重篤で異常な病態を引き起こすだけでなく，死を引き起こす能力さえもっている．また，ヒトの身体は，普通に体内に存在する常在菌に加えて，感染力の高い細菌やウイルスに断続的にさらされており，これらの病原体は，肺炎，連鎖球菌感染，腸チフスといった致死性の急性疾患を引き起こすことがある．

ヒトの身体には，感染性が高く病原性が強いさまざまな病原体に打ち勝つきわめて重要な防御系が備わっている．この防御系は血液中の白血球や白血球に由来する組織内細胞から構成されている．これらの細胞は，以下の2つの方法によって，身体を病原体から守っている．①**貪食作用**(phagocytosis)によって，体内に侵入した細菌やウイルスを破壊する．②**抗体**(antibody)や**感作リンパ球**(sensitized lymphocyte)を産生し，侵入した病原微生物を破壊または不活化する．本章では，①の機能について取り上げる．②の機能については第35章で取り上げる．

白血球

白血球は，**移動可能な**生体防御系を形成している．白血球は骨髄(**顆粒球**(granulocyte)，**単球**(monocyte)，一部の**リンパ球**(lymphocyte))やリンパ組織(**リンパ球**，**形質細胞**(plasma cell))でつくられ，循環血液中に入り，必要とされる場所へ輸送される．

白血球の真の価値は，これらの細胞が重篤な感染部位・炎症部位へと特異的に輸送されることにある．この機能により，感染性病原体に対して素早く強力に防御することができる．後で述べるように，顆粒球や単球は外来の侵入者を"探し求め回って発見して，破壊する"ための特殊な機能を有する細胞である．

白血球の一般的な特徴

白血球の種類

通常，6種類の白血球が末梢血液中に存在する．すなわち，**多形核好中球**(polymorphonuclear neutrophil)，**多形核好酸球**(polymorphonuclear eosinophil)，**多形核好塩基球**(polymorphonuclear basophil)，**単球**，**リンパ球**，時に**形質細胞**が認められる．これらの細胞に加えて，多数の**血小板**(platelets)が存在する．血小板は，骨髄中の白血球に似てはいるが別のタイプの細胞(**巨核球**)がちぎれて断片化したものである．最初に挙げた3種類の細胞(図34.1中の7番，10番，12番の細胞)である多形核細胞は細胞質に顆粒をもっているので，**顆粒球**とよばれる．また多核であることから，臨床用語でpoly(多核)とよばれている(**訳者注**：日本では"poly"という臨床用語は使用されていない)．

顆粒球や単球は侵入してきた微生物から身体を守るために，侵入微生物を貪食し(**貪食作用**)，侵入微生物を破壊するための抗菌物質や炎症物質を放出する．リンパ球や形質細胞は，主に免疫系と関連して機能する(第35章)．最後に，血小板の機能は，血液凝固システムを特異的に活性化することである(第37章)．

血液における各白血球の量

成人の白血球の数は，血液1 μLあたり約7000である(赤血球は500万/μL)．白血球のうち，それぞれの細胞が占める割合はだいたい以下の通りである．

多形核好中球	62.0%
多形核好酸球	2.3%
多形核好塩基球	0.4%
単球	5.3%
リンパ球	30.0%

血小板の数は，通常約30万/μLである．

白血球の発生

多能性造血幹細胞からさまざまな前駆細胞に分化する過程については，前章の図33.2で示した．赤血球の分化にかかわる幹細胞とは別に，白血球形成にかかわる2つの主な系譜，骨髄球系譜とリンパ球系譜の前駆細胞が形成される．図34.1の左側には**骨髄芽球**(myeloblast)に始まる骨髄系細胞の分化系譜を，右側には**リンパ芽球**(lymphoblast)に始まるリンパ球系の分化系譜を示す．

顆粒球や単球は骨髄でのみ形成される．リンパ球や形質細胞は，各種リンパ組織(リンパ節，脾臓，胸腺，扁桃，骨髄，そして消化管の上皮下に存在するパイエル板(Peyer's patch)など)でつくられる．

骨髄でつくられた白血球は循環系で必要とされるまで骨髄内に蓄えられる．そして，必要に応じて，多種多様な因子によって白血球の動員が促される(これらの因子ついては後で説明する)．通常，血液中に循環している白血球の約3倍量が骨髄に蓄えられている．この量は約6日分の供給量に相当する．

ほとんどのリンパ球は，一時的に血液中に輸送される少量のリンパ球を除いて，各種リンパ組織中に蓄えられている．

図34.1に示しているように，巨核球(図中の3番)もまた骨髄でつくられる．巨核球の細胞質がちぎれてできた小断片が**血小板**(thrombocyte)で，血液中に移行する．血小板は，血液凝固の開始に非常に重要である．

白血球の寿命

骨髄から血液中に移行した顆粒球の寿命は通常4〜8時間で，必要とされる組織に移行した場合には4〜5日間生存する．重篤な組織感染時には，寿命はしばしば2〜3時間に短縮される．その理由は，顆粒球がさらにいっそう素早く感染部位に移行してその機能を発揮し，その過程で死滅するからである．

単球の寿命も，また，毛細血管から組織内に遊出するまでは，血液中では10〜20時間と短い．いったん組織内に入ると，単球はより大きく膨らみ，**組織マクロファージ**(tissue macrophage)になる．そして，貪食機能を発揮する過程で死滅しない限り，数ヵ月生存する．こうして，これらの組織マクロファージは，**組織マクロファージ系**(後でより詳しく説明する)を構成し，感染に対する持続的な防御系を形成する．

リンパ球は，リンパ節などのリンパ組織からのリンパ排出液の流れに沿って，絶えず循環系に入る．2〜3時間後，リンパ球は毛細血管外遊出によって血液から去り，組織に戻っていく．さらにその後，リンパ球はリンパ液に再移入し，血液に戻ることを繰り返す．こうして，体中を絶えずリンパ球が循環している．リンパ球は，必要に応じて，数週間あるいは数ヵ月生きる．

血液中の血小板は約10日ごとに入れ替わっている．言い換えると，1日に血液1 μLあたり約3万の血小板がつくられている．

好中球とマクロファージは感染から生体を防御する

細菌，ウイルス，他の有害な病原体を攻撃するのは主に好中球と組織マクロファージである．好中球は循環血液中においても細菌を攻撃し，破壊することができる成

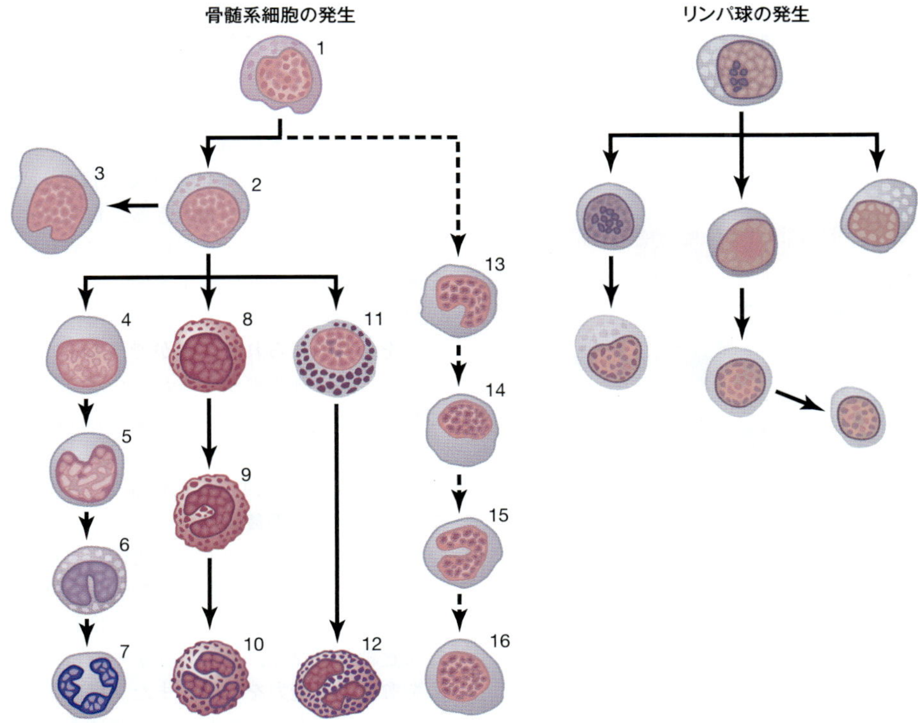

図34.1　白血球の細胞系譜
1：骨髄芽球，2：前骨髄球，3：巨核球，4：好中球性骨髄球，5：好中球性後骨髄球，6：桿状核好中球，7：多形核好中球，8：好酸球性骨髄球，9：好酸球性後骨髄球，10：多形核好酸球，11．好塩基球性骨髄球，12：多形核好塩基球，13〜16：単球形成における細胞系譜．

熟した細胞である．対照的に，組織マクロファージは，血液単球として一生を始めたときには未熟で，感染性の病原体と戦う能力はほとんどない．しかし，いったん組織に入ると，単球は直径が5倍にもなり，60～80 μm ほどの大きさに膨れ上がる．その大きさは肉眼でもかろうじてみえるほどである．このように大きくなった細胞が組織**マクロファージ**（あるいは単にマクロファージ）とよばれる細胞であり，組織において病原体と戦う強力な能力を有する．

白血球は血管外遊出によって組織間隙に入る

好中球や単球は，**血管外遊出**（diapedesis）によって，毛細血管の孔を通り抜けることができる．これらの細胞は，孔の大きさが細胞自身よりかなり小さくても，細胞の一部をくびれさせて孔に通していく．通り抜ける部分は，一時的に孔の大きさにまで収縮する（図 34.2 と図 34.6）．

白血球はアメーバ運動によって組織内を移動する

第 2 章に記載されているように，好中球とマクロファージはともにアメーバ運動によって組織内を移動することができる．細胞によっては毎分40 μm の速さで動く．これは，1分間で自身ほどの距離に匹敵する．

白血球は走化性によって炎症した組織に引き寄せられる

組織内にある多種類の化学物質が好中球やマクロファージを引き寄せる．この現象は，図 34.2 に示すように，**走化性**（chemotaxis）として知られている．組織に炎症が生じると，少なくとも 12 種の走化性因子がつくられ，白血球を炎症部位に引き寄せる．これら化学物質には，①一部の細菌毒素あるいはウイルス毒素，②炎症組織の変性産物，③炎症組織において活性化された“補体複合体”のいくつかの反応産物（第 35 章で説明する），④炎症部位で凝固する血漿によって引き起こされる反応物質などが含まれている．

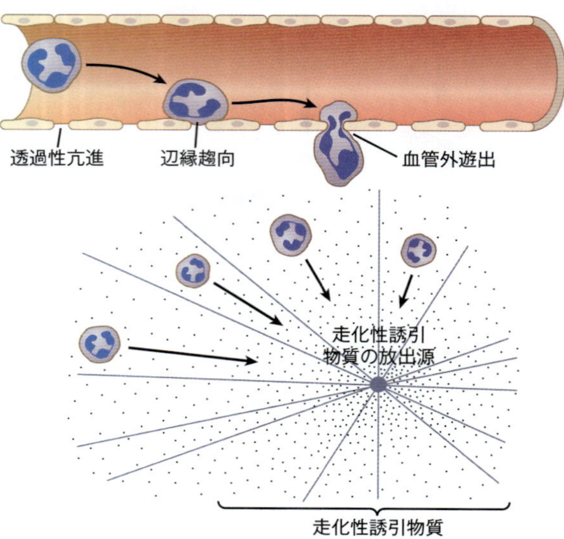

図 34.2 毛細血管孔からの血管外遊出と損傷部位への走化性による好中球の移動

図 34.2 に示すように，走化性は走化性物質の濃度勾配に依存しており，濃度は発生源の近くで最大である．走化性は，炎症部位から 100 μm まで効果的である．ほとんどの組織は毛細血管から 50 μm も離れていないため，走化性シグナルは白血球集団を毛細血管から炎症部位に容易に移動させることができる．

貪食作用（ファゴサイトーシス）

好中球，マクロファージの機能において最も重要なものは**貪食作用**である．それは，病原体を細胞内に取り込むことである．食細胞は貪食する物質を選択しなければならない．さもなければ，正常な細胞や物質が取り込まれてしまう．貪食作用を開始するかどうかは，特に 3 つの選択的過程による．

第 1 に，組織における多くの天然の構造体は滑らかな表面構造をしているため，貪食に対して抵抗性を示す．しかし，その表面が粗い場合，貪食される可能性が増加する．

第 2 に，体内のほとんどの天然物質は貪食を回避する保護的なタンパク質の被膜をもっている．逆に，死滅した組織や外来異物粒子はそのような保護被膜をもっていないため，貪食の対象になる．

第 3 に，生体免疫システムは細菌のような感染性病原体に対して抗体を産生する（第 35 章）．抗体が結合した細菌は貪食されやすくなる．抗体は，免疫系の抗体とは別の構成要素である**補体カスケード**（complement cascade）の C3分子と結合する（次章で説明）．C3分子は，続いて，食細胞上に発現する受容体に結合し，貪食作用を開始させる．このように，抗体や補体が貪食作用を促す過程を**オプソニン作用**（opsonization）とよぶ．

好中球による貪食作用

組織に入った好中球は，すでに成熟した細胞であり，ただちに貪食作用を開始できる．貪食しようとする粒子に接近した好中球は，まず粒子に接着し，その後，粒子を囲むために全方向に仮足を伸ばす．仮足は，反対側の仮足と出会い，融合する．この作用により，貪食された粒子を含む閉じられた空間ができる．その空間は細胞質内に陥入し，細胞膜から離れ，やがて，細胞質内に**ファゴソーム**（phagocytic vesicle または phagosome）が形成される．1 個の好中球は不活発になって死滅するまでに，通常 3～20 個の細菌を貪食することができる．

マクロファージの貪食作用

マクロファージは血液から組織に入った単球の最終形態である．第 35 章に述べるように，免疫システムが活性化されたとき，マクロファージは好中球よりもより強力な食細胞になる．マクロファージは，100 個ほどの細菌を貪食する能力をもつ．また，細菌より大きな粒子を貪食する能力ももっており，赤血球や時にはマラリア原虫をも貪食する．一方で，好中球は細菌よりもはるかに大きな粒子を貪食することは困難である．マクロファージは，貪食した粒子を消化した後，残った不溶性成分を吐き出し，しばしば何ヵ月も生存して，機能を発揮することができる．

貪食された粒子のほとんどは細胞内酵素によって消化される

いったん外来性の粒子が貪食されると，好中球やマクロファージ内にあるリソソームや他の細胞内顆粒が，ファゴソームに接触し，膜融合が起こり，分解酵素や殺菌物質がファゴソームに放出される．こうして，ファゴソームは**消化胞**（digestive vesicle）となり，貪食された粒子の消化が開始される．

好中球とマクロファージの細胞内には，細菌や他の外来性のタンパク質を消化するための**タンパク質分解酵素**（proteolytic enzyme）で満たされたリソソームが豊富に存在する．マクロファージのリソソーム（好中球のリソソームにはないが）は，結核菌のように厚い脂質層をもつ細菌を消化する多量の**リパーゼ**（lypase）を含んでいる．

好中球，マクロファージは細菌を殺菌する

好中球およびマクロファージは，リソソーム酵素が細菌の消化に失敗したときでも細菌を殺菌できる**殺菌物質**（bacrericidal agent）をもつ．この殺菌作用は，消化酵素による分解から自身を守る防御被膜などの因子をもつ一部の細菌に対しては，特に重要である．殺菌効果は数種類の強力な**酸化剤**（oxidizing agent）によってつくられる．酸化剤は，ファゴソーム膜上にある酵素や**ペルオキシソーム**（peroxisome）とよばれる特殊な細胞内器官によってつくられる．これらの酸化剤には，細菌にとっては少量でも致死性のある**スーパーオキシド**（superoxide：O_2^-），**過酸化水素**（hydrogen peroxide：H_2O_2），**水酸化物イオン**（hydroxyl ions：OH^-）が含まれる．また，リソソーム酵素の1つであるミエロペルオキシダーゼは過酸化水素とCl^-の反応を触媒して，きわめて殺菌作用の高い次亜塩素酸をつくる．

一部の細菌，特に結核菌は，リソソーム酵素に耐性のある被膜をもっており，また，好中球とマクロファージの殺菌作用にある程度抵抗するための物質を分泌する．これらの細菌は，例えば結核のような多くの慢性感染症を引き起こす原因となる．

単球－マクロファージ系（細網内皮系）

これまでに，マクロファージについて，主に組織をはい回る能力をもつ移動細胞として記載してきた．しかし，単球の多くは，組織に入ってマクロファージになった後，組織に付着し局所での特異的な防御作用を求められるまで数ヵ月間あるいは数年間にわたって組織にとどまり続ける．このような単球は，移動性マクロファージと同様に，組織内に存在する細菌，ウイルス，壊死した組織，他の外来性の粒子を貪食することができる．加えて，このような単球は，適切に刺激されると，接着能を解除し，再び，走化性や炎症過程に関連するすべての刺激に応答する移動性マクロファージになる．このように，ヒトの身体には，事実上，すべての組織において，広範囲な単球－マクロファージ系が形成されている．

単球，移動性マクロファージ，組織在住マクロファージ，そして，骨髄，脾臓，リンパ節内の少数の特殊化した内皮細胞からなる系を総称して，**細網内皮系**（reticuloendothelial system）とよんでいる．しかし，これらすべての，あるいは，これらほとんどすべての細胞は単球系幹細胞から派生する．ゆえに，細網内皮系は，ほとんど，単球－マクロファージ系と同じ意味である．医学用語としては，**細網内皮系**のほうが**単球－マクロファージ系**よりもよく使われているので，細網内皮系とは，すべての組織（特に多量の粒子，毒，その他の不要物質を破壊すべき組織）に存在する一般的な食細胞系として覚えておくべきである．

皮膚および皮下組織のマクロファージ（組織球）

破壊されない限り皮膚は感染性病原体に対して堅固である．皮下組織において感染が始まり，続いて局所炎症が起こると，局所の組織マクロファージがそこで増殖してさらに多くのマクロファージが産生される．その後，マクロファージは，先に述べたように，感染性病原体を攻撃し破壊する．

リンパ節のマクロファージ

本質的に，組織に入ってきたどんなもの（例えば，細菌）も，毛細管膜を通って直接血液中に吸収されることはない．その代わり，もし粒子がその侵入局所組織内で破壊されなかったら，粒子はリンパ液に入り，リンパの流れに沿って，点在するリンパ節へと流れていく．外来性の粒子は，その後，リンパ節内の組織マクロファージが並ぶリンパ洞の網目に捕捉される．

図34.3はリンパ節の一般的構造である．リンパ液は，**輸入リンパ管**（afferent lymphatics）を経由してリンパ節の被膜を通り，その後，結節状の**髄洞**（medullary sinus）を経て，**門**（hilus）の**輸出リンパ管**（efferent lymphatics）を通ってリンパ節外に出て，最終的に静脈に注ぐ．

多くのマクロファージがリンパ洞に並び，もし粒子がリンパ液を経由してリンパ洞に入ってきたら，マクロファージは粒子を貪食して，全身への拡散を防止する．

肺の肺胞マクロファージ

侵入した微生物が頻繁に体内に侵入する他の経路は，肺を通る経路である．多くの組織マクロファージが肺胞壁に組み込まれて存在する．肺胞マクロファージは肺胞内で捕捉された粒子を貪食することができる．もし粒子が消化可能なら，マクロファージはそれらを消化し，リンパ管中に消化産物を放出する．もし，粒子がすぐには消化不可能なものであれば（粒子がゆっくりと消化されるものであれば），消化融解されるまで，マクロファージはしばしば粒子の周りに巨細胞の被膜を形成する（**訳**

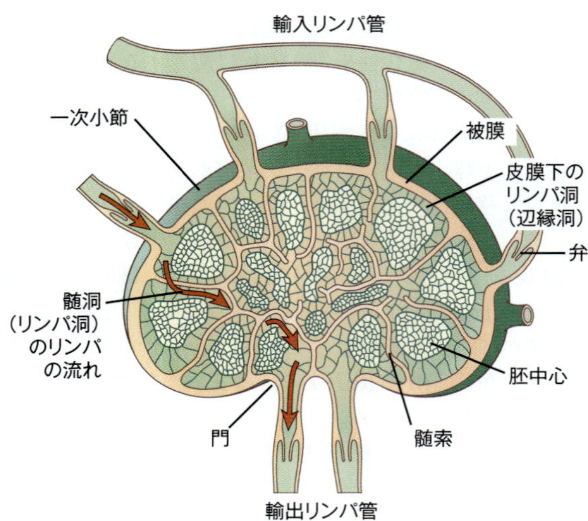

図 34.3 リンパ節の機能的模式図

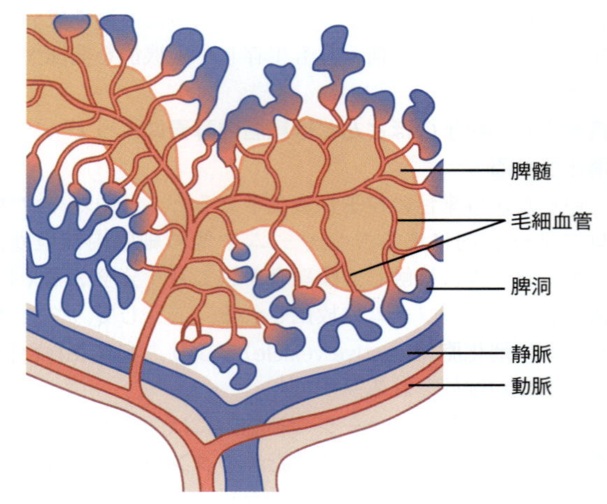

図 34.5 脾臓の機能的構造

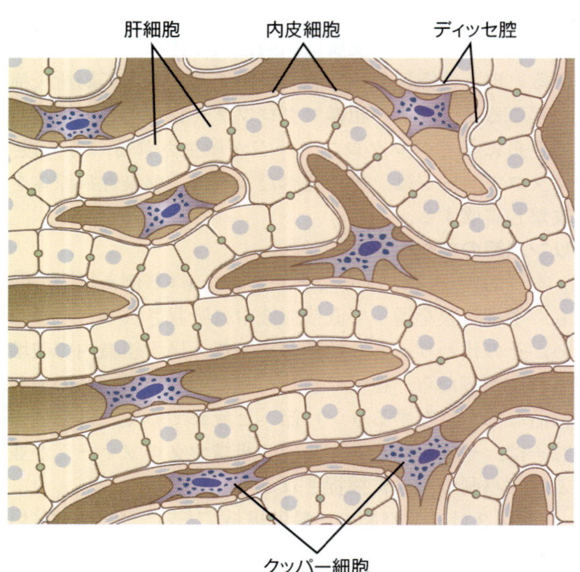

図 34.4 肝類洞に並ぶクッパー細胞
クッパー細胞の細胞質内には貪食された墨汁の粒子が存在する.

者注：肉芽腫形成). そのような被膜は, 結核菌, 珪酸塵粒子, 炭素粒子の周囲にしばしば形成される.

肝類洞のマクロファージ(クッパー細胞)

細菌は, また, 消化管経路から体内に侵入する. 摂食物に多量に含まれた細菌が, 絶え間なく消化管の粘膜から門脈血中に入り込む. この門脈血は, 全身循環血液中に入る前に, 肝臓の類洞を通過する. 図 34.4 に示すように, 肝類洞には, **クッパー細胞**(Kupffer cell)とよばれる組織マクロファージが並んでいる. この細胞は, きわめて効果的な微粒子ろ過システムを形成しているため, 消化管から侵入した細菌1つたりとも, 全身循環血液中へ通さない. 実際, クッパー細胞による貪食作用の映像から, 細菌1つを 0.01 秒以下の速さで貪食することが認められている.

脾臓および骨髄のマクロファージ

もし, 侵入した微生物が全身の循環血液中に侵入することに成功したとしても, また別の組織マクロファージ防御系, 特に脾臓と骨髄による防御系が機能する. これら組織において, マクロファージは細網組織に固定されており, やってくる外来性粒子を貪食する.

脾臓は, リンパ節と似たような器官であるが, リンパ液ではなく血液が脾臓組織を流れる. 図 34.5 は, 脾臓組織の一部を示している. 小さな動脈は脾臓の被膜を貫通し, **脾髄**(splenic pulp)に入り, 小さな毛細血管網となる. 毛細血管には多数の孔があるので, 血液は毛細血管を出て**赤脾髄の脾索**(cord of red pulp)に流入する. 血液は, その後, 赤脾髄の脾索の網目構造の中をゆっくりとくぐり抜け, 最終的に**静脈洞**(venous sinus)の内皮細胞壁を通って, 循環血液中に戻る. 赤脾髄の脾索と静脈洞には多数のマクロファージが並んでおり, 血液が赤脾髄の脾索を通過する, この特別な方法によって, 血液中の不要な残渣, 特に老朽赤血球や異常赤血球が, 貪食される.

炎症：好中球とマクロファージの役割

炎症

細菌, けが, 化学物質, 熱, あるいは, その他の現象によって組織の損傷が起こると, 損傷した組織から多くの物質が放出され, 周囲の損傷していない組織において劇的な2次的変化が引き起こされる.

炎症には5つの特徴がある. ①局所の血管が拡張し, 血流が過剰に増加する. ②毛細血管の透過性が増大し間質に体液が漏出する. ③毛細血管から漏出した大量のフィブリノゲンや他のタンパク質が原因となって，間質で体液が凝固することが少なくない．④顆粒球，マクロファージが組織に移動する．⑤組織で細胞が腫脹する．これらの反応を誘発する組織由来の物質は，**ヒスタミン**(histamine)，**ブラジキニン**(bradykinin)，**セロトニン**(serotonin)，**プロスタグランジン**(prostaglandin)，**補体系の反応生成物**(第 35 章)，**血液凝固系の反応生成物**，そして感作 T 細胞(免疫細胞の一種，第 35 章)から放出されるさまざまな**リンフォカイン**(lymphokine)などである．これらの物質のいくつかは，強力にマクロファージを活性化する．そして，2〜3 時間以内にマクロファージは破壊された組織を貪食し始める．しかし，この際，マクロファージは周囲組織中のまだ生きている細胞も傷つけてしまうこともある．

炎症の隔離作用

炎症によって起こる最初の出来事の 1 つは，損傷部位を正常組織から隔離することである．炎症部位の組織間隙とリンパ管はフィブリノゲンの塊で守られるため，しばらくすると，体液は炎症部位をほとんど灌流しなくなる．この隔離(防壁)によって，細菌や毒性のある物質の拡散を遅らせることができる．

炎症過程の強さは，通常，組織の損傷の程度に比例する．例えば，**ブドウ球菌**(*Staphylococcus*)が組織に侵入したとき，ブドウ球菌は非常に致死性の高い細胞毒を産生する．その結果，炎症が急速に進む．実際に，ブドウ球菌が増殖して拡散するよりもずっと早く炎症は進行する．そのため，局所のブドウ球菌感染は速やかに隔離され，全身への拡散が阻止される．対照的に，**連鎖球菌**(*Streptococcus*)は，局所の組織破壊をそれほど強く引き起こさない．したがって，隔離の過程は数時間以上かけてゆっくり進行する．その間，連鎖球菌は増殖し拡散することになる．結果として，組織破壊性が強いブドウ球菌よりも，連鎖球菌のほうが全身に拡がり，致死的になる傾向が強い．

炎症過程におけるマクロファージと好中球の応答

組織マクロファージは感染防御の最前線である

炎症が始まって数分以内に，すでに組織内に存在するさまざまなマクロファージ(皮下組織内の組織球，肺の肺胞マクロファージ，脳内のミクログリアなど)がすぐに貪食活動を開始する．これらのマクロファージが感染や炎症物質によって活性化されると，まず個々の細胞が急速に大きくなる．続いて，組織在住マクロファージの接着性が弱くなり，移動可能となり，最初の 1 時間ほどで感染防御の最前線を形成する．初期の移動性マクロファージの数は必ずしも多くはないが，生命を守るうえで重要である．

炎症部位への好中球の浸潤は第 2 防衛ラインである

炎症が始まっておよそ 1 時間以内で，多数の好中球が血液から炎症部位へ浸潤し始める．この浸潤は，炎症組織でつくられる炎症性サイトカイン(例：腫瘍壊死因子 TNF やインターロイキン-1)などの化学物質によって誘導され，以下の応答を始動する．

①炎症部位でつくられた炎症性サイトカインなどの化学物質によって，毛細血管，細静脈の内皮細胞の表面上に，セレクチン，細胞間接着分子 1(ICAM-1)のような接着分子の発現が増加する．これらの接着分子は，好中球の表面上に発現する相補分子，インテグリンと相互作用して，好中球を炎症部位の毛細血管壁や細静脈壁に集簇させる．この効果は，**辺縁趨向**(margination)とよばれており，**図 34.2** そして**図 34.6** に詳細が図示されている．

②炎症性サイトカインなどの化学物質によって，毛細血管や細静脈の内皮細胞同士の細胞間接着が緩み細胞間隙が拡がるので，好中球は血管から組織へ容易に**遊出**できるようになる．

③そして，前述したように，炎症性サイトカインなどの化学物質は，損傷した組織に向かう好中球の走化現象をもたらす．

こうして，組織の損傷が始まって数時間以内に，好中球は損傷部位に十分供給される．血液中の好中球は，すでに成熟しているので，細菌を殺し，外来性の物質を除去する清掃作業にすぐに取りかかれる．

血液中の好中球数の急激な増加：好中球増加症

また，急激で重篤な炎症が生じると，2〜3 時間以内に血液中の好中球数が 4〜5 倍に増加する．通常，4000〜5000/μL だったものが，15,000〜25,000/μL に増加する．これは，**好中球増加症**(neutrophilia)とよばれており，血液中の好中球数の増加を意味している．好中球増加症は，炎症物質が血液中に入り，骨髄に達し，骨髄内に貯蔵されている好中球を循環血液中に動員することで生じる．これにより，より多くの好中球が炎症組織で利用できるようになる．

炎症組織への 2 次的なマクロファージの浸潤は，防御の第 3 段階である

好中球の浸潤と連動して，単球が血管から炎症組織へ移行し，サイズが拡大してマクロファージになる．しかし，循環血液中の単球の数は低い．また，骨髄中の貯蔵量も好中球と比べてかなり低い．したがって，炎症組織でのマクロファージの増加は好中球よりもかなり遅く，効果を発揮するのに数日かかる．さらに，単球は炎症組織に浸潤した後でも未熟で，細胞が大きくなり，十分な量のリソソームを発達させるために 8 時間以上要する．この過程を経て，貪食のための**組織マクロファージ**としての十分な能力を獲得する．後述するように，数日から数週間後には，骨髄における単球の生産が著しく増加するため，マクロファージは炎症部位において優勢な食細胞となる．

すでに説明したように，マクロファージは，好中球よりも，より多くの細菌を貪食できるようになり(約 5 倍)，

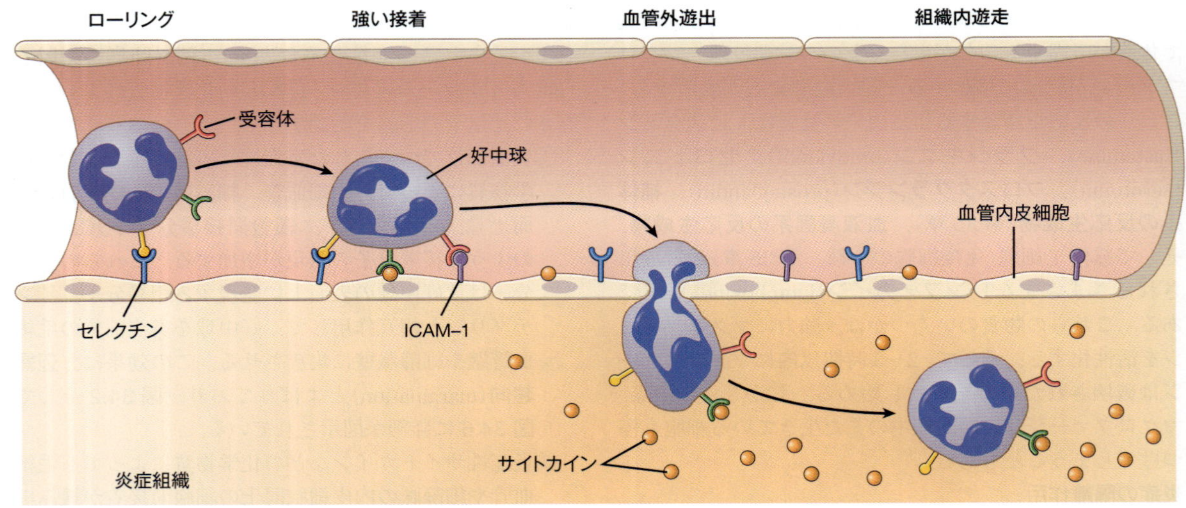

図 34.6 血管から炎症部位への好中球の移動
炎症部位から放出されるサイトカインや他の化学物質は，血管内皮細胞の表面に，セレクチンや細胞間接着分子 1（ICAM–1）の発現を増加させる．これら接着分子は，好中球上に発現している相補分子 / 受容体と結合し，好中球を毛細血管壁あるいは細静脈壁に接着させる．その後，好中球は血管外遊出によって，血管壁を通り抜けて損傷した組織へ移動する．

そして，好中球そのものや多量の壊死した組織など，はるかに大きなサイズの粒子を貪食できるようになる．また，マクロファージは，抗体の産生開始にも重要な役割を果たす（第 35 章で説明する）．

骨髄での顆粒球と単球の産生増加は防御の第 4 段階である

防御の第 4 段階は，骨髄での顆粒球と単球の生産量の著しい増加である．この増産は，骨髄にある顆粒球および単球の前駆細胞が刺激されて起こる．しかし，新しくつくられた顆粒球と単球が骨髄を離れる段階になるまでに 3～4 日かかる．もし，炎症組織からの刺激が続けば，骨髄は，数ヵ月そして数年にわたって，膨大な数の細胞をつくり続け，時には，通常の 20 倍から 50 倍の速度で増産することができる．

マクロファージと好中球の応答に対するフィードバック制御

炎症に応答するマクロファージの制御には，24 種類を超える因子が関与しているが，これらのうちの 5 つは支配的な役割を担っていると考えられている．それらについては，図 34.7 に示されており，①**腫瘍壊死因子**（tumor necrosis factor：TNF），②**インターロイキン–1**（interleukin–1：IL–1），③**顆粒球・単球コロニー刺激因子**（granulocyte–monocyte colony–stimulating factor：GM–CSF），④**顆粒球コロニー刺激因子**（granulocyte colony–stimulating factor：G–CSF），⑤**単球コロニー刺激因子**（monocyte colony–stimulating factor（M–CSF）からなる．これらの因子は，炎症組織内の活性化型マクロファージからつくられる．また，炎症組織内の他の細胞からも少量つくられる．

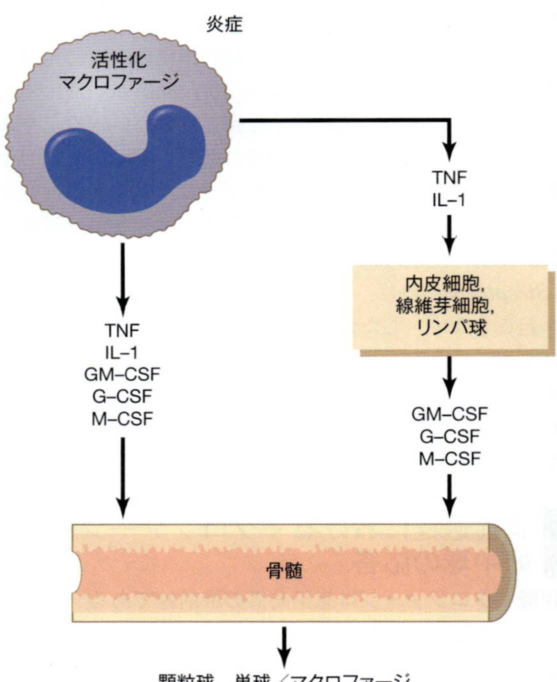

図 34.7 炎症組織内の活性化型マクロファージから放出されるさまざまな増殖因子による，骨髄における顆粒球および単球－マクロファージの産生制御
G–CSF：顆粒球コロニー刺激因子，GM–CSF：顆粒球－単球コロニー刺激因子，IL–1：インターロイキン–1，M–CSF：単球コロニー刺激因子，TNF：腫瘍壊死因子．

骨髄での顆粒球とマクロファージの増産を刺激するのは主に 3 種類のコロニー刺激因子であり，そのうちの 1 つである GM–CSF は顆粒球と単球の両方の産生を刺激する．他の 2 つ，G–CSF と M–SCF はそれぞれ顆粒球と単球の産生を刺激する．TNF，IL-1 そしてコロニー刺激因子は，協働して強力なフィードバック機構を構成している．このフィードバックは組織の炎症とともに開始され，防御的機能をもつ多数の白血球の産生に至る．これらが炎症の原因を取り除く．

膿の形成

好中球やマクロファージが数多くの細菌や壊死組織を貪食した後，基本的に，すべての好中球と，ほとんどではないがマクロファージの多くは最終的に死滅する．数日後，しばしば炎症組織内に腔が形成される．この腔には，壊死組織，死滅した好中球やマクロファージ，組織液が含まれる．この混合物は一般に**膿**(pus)として知られている．感染が抑えられた後，膿の中にある死細胞や壊死組織は数日かけて徐々に自己分解し，最終的に周囲の組織，リンパに吸収され，組織障害の痕跡は消失する．

好酸球

好酸球は，通常，全白血球中の約 2％を占める．好酸球は弱い貪食能と走化性を示すが，好中球と比較して，通常の感染防御上の意義は疑わしい．

しかし，好酸球の増加は，寄生虫に感染している多くの人々においてよく認められ，寄生虫に侵された組織に数多くの好酸球が移動する．ほとんどの寄生虫は大きすぎて，好酸球や他の食細胞によって貪食されないが，好酸球は特殊な表面分子を使って寄生虫に接着し，寄生虫を殺す物質を分泌する．例えば，最も広範囲に拡大している感染症の 1 つ，**住血吸虫症**(schistosomiasis)は，アジア，アフリカ，南米のいくつかの発展途上国では人口の 3分の 1 にみられる寄生虫感染症で，この寄生虫は身体のどの部分にも侵入する．好酸球は寄生虫の幼虫に接着し，殺虫する．殺虫の方法は数種類ある．①リソソームの 1 種である顆粒から加水分解酵素を分泌し殺虫する．②寄生虫にとって特に致死的な活性酸素を分泌し，おそらく殺虫するだろう．③**主要塩基性タンパク質**(major basic protein：MBP)とよばれる致死性のポリペプチドを顆粒から分泌し殺虫する．

世界のある地域では，好酸球増加症を引き起こす別の寄生虫症，**旋毛虫症**(trichinosis)が存在する．この病気は，**旋毛虫属**(*Trichinella*)**の線虫の幼虫**が寄生した豚肉を十分加熱しないまま摂取した結果，最終的に旋毛虫幼虫が筋肉に侵入し発症する．

好酸球は，また，アレルギー反応が起きている組織(例えば，喘息患者の肺の気管支周囲組織，アレルギー性皮膚炎患者の皮膚組織など)に集まる．次項で説明するが，多くの肥満細胞や好塩基球がアレルギー反応に関与することで，この好酸球の応答が引き起こされると考えてもよいだろう．すなわち，肥満細胞と好塩基球は**好酸球走化性因子**(eosinophil chemotactic factor)を分泌するため，好酸球はアレルギー性炎症組織に誘引される．好酸球は肥満細胞や好塩基球から分泌される炎症誘導物質のいくつかを解毒すると考えられている．また，おそらく，アレルゲン - 抗体複合体を貪食して破壊し，局所の炎症の過剰な拡がりを防止していると考えられている．

好塩基球

循環血液中の好塩基球は，多くの毛細血管のすぐ外側に存在する大型の組織**肥満細胞**(mast cell)と似ている．肥満細胞と好塩基球は，ともに，血液中に血液凝固を防ぐ物質，**ヘパリン**(heparin)を分泌する．

肥満細胞と好塩基球は，また，**ヒスタミン**や少量の**ブラジキニン**と**セロトニン**を分泌する．実際，炎症が起こっているとき，これらの物質を分泌するのは主に炎症組織の肥満細胞である．

肥満細胞と好塩基球はいくつかの型のアレルギー反応において，きわめて重要な役割を担う．なぜなら，アレルギー反応を引き起こす抗体，免疫グロブリン E(IgE)は，肥満細胞や好塩基球に結合する特質をもっているからである．IgE 抗体に特異抗原が結合すると，肥満細胞と好塩基球は，**ヒスタミン，ブラジキニン，セロトニン，ヘパリン，アナフィラキシー低速反応物質**(slow-reacting substance of anaphylaxis：SRS-A)，3 種類の**ロイコトリエン**(leukotriene)の混合物，多くの**リソソーム酵素**(lysosomal emzyme)を分泌する．これらの物質は，局所の血管と組織にさまざまな反応を引き起こし，すべてではないけれども，多くのアレルギー症状を誘発する．これらの反応については，第 35 章でさらに詳しく説明する．

白血球減少症

白血球減少症(leukopenia)として知られる臨床的症状(骨髄において白血球の産生がほとんどない状態)がときどき起こる．これは，組織に侵入しようとする細菌など他の病原体に対して生体が無防備であることを意味する．

通常，人体はたくさんの細菌とともに共存しており，体内の粘膜はつねに多くの細菌にさらされている．口腔には，たいていいつも，さまざまな種類のスピロヘータ，肺炎球菌，連鎖球菌が存在し，気道全体にも少なからず存在する．下部消化管には，さまざまな桿菌が存在する．さらに，目，尿道，膣の表層にも，細菌が存在する．白血球数が減少するとすぐに，既存の細菌が隣接組織に侵入する．

骨髄が白血球の産生を停止してから 2 日以内に，口腔や結腸に潰瘍が現れることがあり，また，ある種の重篤な呼吸器感染症を発症することもある．細菌は，潰瘍から周辺組織と血管へ速やかに侵入する．治療を行わなければ，たいていは1週間以内で死亡する．

X線やガンマ線の照射，薬や化学物質（ベンゼン核やアントラセン核を含む）への曝露は，骨髄無形性症を引き起こしやすい．実際，クロラムフェニコール（抗菌薬）やチオウラシル（甲状腺中毒症治療薬）のような薬ではしばしば，バルビツール酸系催眠鎮静薬ではまれに，白血球減少症を引き起こす．このような白血球減少症において，上述のような一連の感染過程が開始される．

少量の放射線照射による骨髄損傷では，幹細胞，骨髄芽球，血球芽球は破壊されていないかもしれないので，十分な時間があれば，骨髄が再生することは可能である．輸血，感染症の防止のために抗菌薬などの薬で適切に治療されれば，たいていは数週間から数ヵ月以内に骨髄は再生し，血液中の白血球数は正常に戻る．

白血病

骨髄系あるいはリンパ系細胞の腫瘍性変異によって，制御不能な白血球の異常増殖が生じる．この過程は**白血病**（leukemia）を引き起こし，末梢血中に異常な白血球が著しく増加する．

一般的な2種類の白血病：リンパ性と骨髄性

リンパ性白血病（lymphocytic leukemia）はリンパ系細胞の腫瘍性変異によって生じる．たいていは，リンパ節などのリンパ組織で始まり，他の組織に拡がる．もう1つの白血病，**骨髄性白血病**（myelogenous leukemia）は，骨髄中の幼若な骨髄系細胞（訳者注：本来なら好中球，好塩基球，好酸球，単球に成長する前駆細胞）の腫瘍化によって生じ，その後全身に拡がるので，腫瘍化した骨髄系細胞は髄外組織，特にリンパ節，脾臓，肝臓でも産生される．

骨髄性白血病では，時折，腫瘍化過程において，ある程度分化した細胞がつくられる．その結果，**好中球性白血病**（neutrophilic leukemia），**好酸球性白血病**（eosinophilic leukemia），**好塩基球性白血病**（basophilic leukemia），**単球性白血病**（monocytic leukemia）とよばれることもある．しかし，多くの場合，白血病細胞は，形態が異様で，未分化で，どの正常血液細胞とも異なる．たいてい，白血病細胞が未分化であればあるほど，白血病は**急性**であり，治療を行わなければ，数ヵ月以内で死亡する．より分化した白血病細胞による**慢性**白血病の中には，しばしば10年から20年かけて，ゆっくりと進行することもある．白血病細胞の中で，特に非常に未分化な細胞は，たいてい，感染に対して正常な防御機能をもっていない．

生体における白血病の影響

白血病の最初の影響は，白血病細胞が転移して異常な場所で増殖することである．骨髄由来の白血病細胞はさかんに増殖することがあるので，周りの骨に侵入して疼痛を引き起こし，最終的には容易に骨折を引き起こすようになる．

ほとんどの白血病細胞は，起源が骨髄あるいはリンパ節であるにもかかわらず，最終的に，脾臓，リンパ節，肝臓，そして，その他の血管に富む領域に拡がる．白血病で一般にみられる症状は，感染症，重度の貧血，血小板減少症（血小板の不足）による出血傾向である．これらの症状は，正常な骨髄細胞とリンパ系細胞が，正常な機能を失った白血病細胞に置き換わることによって生じる．

最後に，白血病が生体に及ぼす最も重大な影響は，増殖する腫瘍細胞によってさまざまな代謝基質が過剰に消費されることである．白血病組織はきわめて急速に新しい細胞を増産するため，貯蔵栄養素，特定のアミノ酸，ビタミンに対する要求度がきわめて高くなる．その結果，患者のエネルギーは消耗し，また，白血病細胞によるアミノ酸の過剰な消費によって，身体の正常なタンパク質組織がきわめて急速に崩壊する．こうして，白血病組織が成長する一方で，他の組織は衰弱していく．このような代謝性の飢餓がある程度長く続くと，この効果のみで死に至ることもある．

参考文献

Blander JM, Medzhitov R: Regulation of phagosome maturation by signals from toll-like receptors. Science 304:1014, 2004.

Gaidano G, Foà R, Dalla-Favera R: Molecular pathogenesis of chronic lymphocytic leukemia. J Clin Invest 122:3432, 2012.

Herter J, Zarbock A: Integrin regulation during leukocyte recruitment. J Immunol 190:4451, 2013.

Huynh KK, Kay JG, Stow JL, Grinstein S: Fusion, fission, and secretion during phagocytosis. Physiology (Bethesda) 22:366, 2007.

Inaba H, Greaves M, Mullighan CG: Acute lymphoblastic leukaemia. Lancet 381:1943, 2013.

Jenne CN, Kubes P: Immune surveillance by the liver. Nat Immunol 14:996, 2013.

Kolaczkowska E, Kubes P: Neutrophil recruitment and function in health and inflammation. Nat Rev Immunol 13:159, 2013.

Kunkel EJ, Butcher EC: Plasma-cell homing. Nat Rev Immunol 3:822, 2003.

Medzhitov R: Origin and physiological roles of inflammation. Nature 454:428, 2008.

Nagy L, Szanto A, Szatmari I, Széles L: Nuclear hormone receptors enable macrophages and dendritic cells to sense their lipid environment and shape their immune response. Physiol Rev 92:739, 2012.

Ossovskaya VS, Bunnett NW: Protease-activated receptors: contribution to physiology and disease. Physiol Rev 84:579, 2004.

Pittman K, Kubes P: Damage-associated molecular patterns control neutrophil recruitment. J Innate Immun 5:315, 2013.

Poon IK, Lucas CD, Rossi AG, Ravichandran KS: Apoptotic cell clearance: basic biology and therapeutic potential. Nat Rev Immunol 14:166, 2014.

Sigmundsdottir H, Butcher EC: Environmental cues, dendritic cells and the programming of tissue-selective lymphocyte trafficking. Nat Immunol 9:981, 2008.

Smith KA, Griffin JD: Following the cytokine signaling pathway to leukemogenesis: a chronology. J Clin Invest 118:3564, 2008.

Werner S, Grose R: Regulation of wound healing by growth factors and cytokines. Physiol Rev 83:835, 2003.

Zullig S, Hengartner MO: Cell biology: tickling macrophages, a serious business. Science 304:1123, 2004.

第35章
感染に対する生体の抵抗性：②免疫とアレルギー

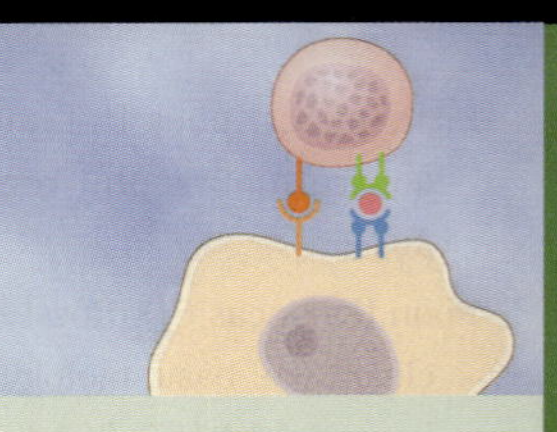

訳者注：リンパ球が抗原によって刺激を受けて状態が変わる過程を“分化”や“成熟”，“誘導”といい，本章では同じ意味で区別なく使用されている．分化の結果できるリンパ球を感作リンパ球や活性化リンパ球とよぶ．抗原刺激をそれぞれ抗原によるリンパ球の“感作”や“活性化”と記述する．本章では，アレルギーの記述では“感作”が使われ，それ以外で“活性化”が用いられている．抗原以外，例えば，サイトカインによる刺激の場合“感作”は使用されず“活性化”が使用される．

ヒトの身体には，組織や器官を傷害するほとんどすべての微生物や毒素に対して抵抗する能力がある．この能力を**免疫**(immunity)という．免疫の大半は**獲得免疫**(acquired immunity)で，身体が細菌やウイルスや毒素に攻撃を受けた後にできるもので，その成立には数週間～数ヵ月かかる．免疫の残りの部分が**自然免疫**(innate immunity)で，特定の病原微生物に向けの過程ではなく，一般的な過程の結果として起こる．これには次のようなものがある．

①白血球や組織マクロファージによって細菌などの侵入物が貪食されること(第 34 章)．
②嚥下された微生物が酸性胃液や消化酵素によって破壊されること．
③微生物の侵襲に対する皮膚の抵抗．
④血液中には微生物や毒素に結合し破壊する化学物質と細胞が存在する．①**リゾチーム**(lysozyme)：細菌の細胞壁のペプチドグリカンを分解する酵素で溶菌を引き起こす，②塩基性ポリペプチド：ある種のグラム陽性菌に反応し不活性化させる(**訳者注**：一般に**抗菌性ペプチド**(antimicrobial peptide)と総称される．ヒトではディフェンシンが例である)，③補体複合体：20 種類以上のタンパク質からなり，種々の方法で活性化され細菌を破壊する，④**ナチュラルキラー細胞**(natural killer cell：NK 細胞)：非自己細胞や腫瘍細胞やある種のウイルスが感染した細胞を認識して破壊する．

この自然免疫により，動物の麻痺性ウイルス感染症(豚コレラ，牛疫，犬ジステンパー(罹患犬は高致死)など)に対する抵抗性がヒトの身体に備わっている．同様にヒト以外の動物の多くは，ヒト感染症(ポリオ，流行性耳下腺炎，ヒトコレラ，麻疹，梅毒など．これらは感染者にきわめて凶悪で致死的でさえある)に罹りにくいし，まったく罹らないこともある．

獲得免疫(適応免疫)

病原体の侵襲に対し一般的に働く自然免疫に加え，ヒトの身体には，致死的な細菌やウイルス，毒素，他の動物からの外来組織など，個々の侵入物に対して強力かつ特異的な免疫を発達させる能力がある．これを**獲得免疫**あるいは**適応免疫**(adaptive immunity)という．侵入生物や毒素を攻撃して破壊する抗体や活性化リンパ球を形成する特別な免疫系が獲得免疫を生む．この獲得免疫系のメカニズムとそれに関係する反応，特にアレルギーが本章のテーマである．

獲得免疫はきわめて強い感染防御である．例えば，麻痺性のボツリヌス毒素や破傷風毒素のような毒素に対しては，免疫によって致死量の 10 万倍に対しても防御可能になる．この理由で，ヒトを病気や毒素から守るのに予防接種がきわめて重要である(後述)．

獲得免疫の基本型：液性免疫と細胞性免疫

連携して働く 2 種の基本的な獲得免疫応答が体内で起こる．1 つは，血中を循環する**抗体**(antibody)の産生である．抗体は血漿中のグロブリンタンパクで侵入異物を攻撃する．この免疫は，**液性免疫**(humoral immunity)または **B 細胞性免疫**(B–cell immunity(B 細胞が抗体を産生するから))とよばれる．獲得免疫のもう 1 つは，外来因子を破壊するために特異的活性化 T リンパ球をリンパ節で多数つくり出すことである．この免疫反応は，**細胞性免疫**(cell–mediated immunity)または **T 細胞性免疫**(T–cell immunity(活性化リンパ球は T 細胞だから))とよばれる．抗体も活性化リンパ球もリンパ組織でつくられる．まず抗原によって免疫過程が開始される点を議論しよう．

獲得免疫は抗原によって開始される

獲得免疫は，外来の微生物や毒素が侵入するまでは惹起されないので，生体は侵襲を検知する何らかの仕組みをもっているにちがいない．個々の毒素や微生物は，その構成成分に1つ以上の他の化合物とは異なる特異的化学物質を含んでいる．一般に，それらはタンパク質または高分子量多糖体で，これらこそが獲得免疫を惹起する．このような物質を**抗原**(antigen)(抗体産生(antibody generation)に由来する)という．

ある化合物が抗原性をもつには，通常分子量8000以上でなければならない．さらに，抗原性を示すかは，高分子表面に規則正しく反復した分子群(**エピトープ**(epitope))が並んでいるかによる．タンパク質や高分子多糖類はそのような立体化学的特徴を有するので，これら分子はたいていの場合に抗原性がある．

獲得免疫を担うのはリンパ球である

獲得免疫を担うのはリンパ球である．遺伝的にリンパ球を欠くヒト，あるいは，放射線や化学物質の作用でリンパ球が破壊されたヒトでは，獲得免疫は認められない．生まれながらにリンパ球を欠損する新生児は何もしなければ，生後まもなく劇症細菌感染症で死亡する．したがって，ヒトの生存にとって，リンパ球は必須である．

リンパ球の大半はリンパ節に存在し，さらに特別なリンパ組織である脾臓，消化管の粘膜下層，胸腺，骨髄などにも存在する．リンパ組織は，侵入した微生物や毒素が体内に広範に広がる前に，これらを抑え込むのに都合が良いような分布になっている．

多くの場合，侵入した異物は，まず組織液に入りリンパ管を介してリンパ節などのリンパ組織に運ばれる．例えば，腸管から侵入する抗原はただちに消化管壁のリンパ組織に運ばれる．喉頭や咽頭のリンパ組織(扁桃やアデノイド)は，上気道から侵入する抗原に立ちはだかるのに都合の良い位置にある．リンパ節のリンパ組織は，末梢組織から侵入する抗原と接触する．脾臓，胸腺，骨髄のリンパ組織は，循環血中に流れ込むことに成功した抗原をとらえる特別な役割を担う．

T細胞とB細胞が細胞性免疫と液性免疫を促進する

正常のリンパ組織中にある大部分のリンパ球は顕微鏡下でそっくりにみえるが，これらの細胞は，明確に2つの主要な群に分けられる．1つはT細胞で細胞性免疫に関与する活性化リンパ球を生む．もう一方はB細胞で，抗体産生を通して液性免疫を担う．

これら2つの群のリンパ球は，胎児期の多能性造血幹細胞に由来し，この細胞は分化に伴って，重要な子孫の1つとしてリンパ球性共通前駆細胞を形成する．形成されたリンパ球の大半は，さらに成熟した後に最終的にリンパ組織に分布する．

活性化T細胞となるリンパ球性前駆細胞は，まず胸腺に移動し，そこで分化増殖する．こうしてできたリンパ球は，**胸腺**(thymus)の頭文字から“T”リンパ球(T細胞)とよばれる．T細胞は細胞性免疫を担当する．

抗体産生細胞となるB細胞は，胎生中期は肝臓で，それ以降は骨髄で形成される．B細胞は最初，鳥類でみつかった．鳥類はB細胞形成の特別な器官として**ファブリキウス嚢**(bursa of Fabricius)をもっている．このため，**嚢**(bursa)の頭文字から“B”リンパ球(B細胞)とよばれる．B細胞は液性免疫を担当する．図35.1は，①活性化T細胞の形成と，②抗体産生に関与する2つのリンパ球群を示している．

T細胞とB細胞の分化・成熟

全身のリンパ球は，胎生期のリンパ系に運命づけられ

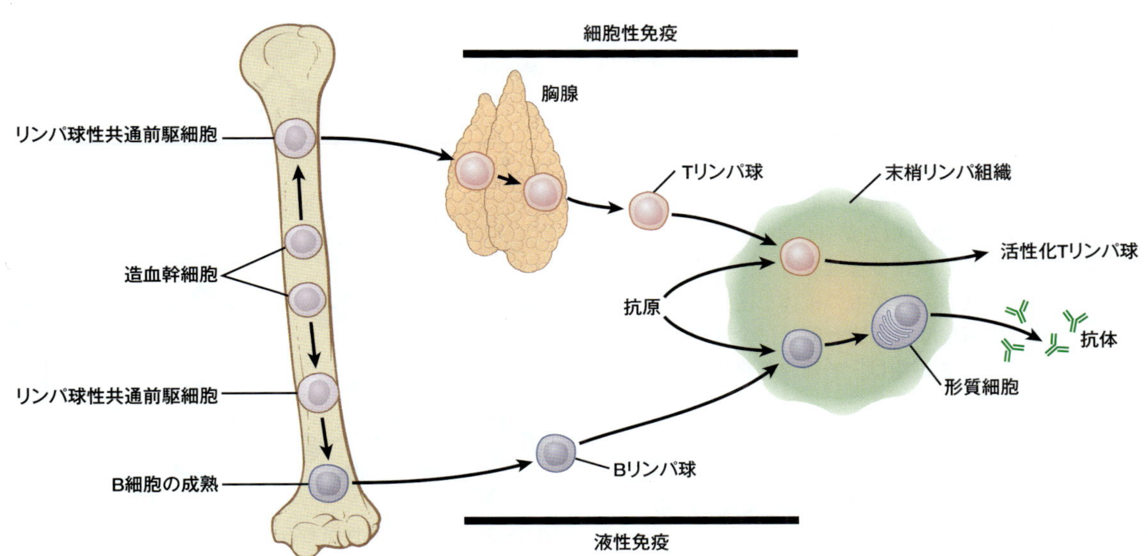

図35.1　抗原刺激に応じリンパ組織で抗体と活性化リンパ球が形成される
細胞性免疫にかかわるT細胞(胸腺由来)と液性免疫にかかわるB細胞(嚢由来)の由来も示す．

た幹細胞に由来する．しかし，この幹細胞は直接に活性化Ｔ細胞や抗体を生成できない．その前に，次のような適切な加工場所で，さらに分化しなければならない．

胸腺でＴ細胞が分化する

骨髄で生まれたＴ細胞は，まず胸腺に移動する．ここで細胞は急増殖し，同時にさまざまな特定抗原に対して反応する著しい多様性を獲得する．１つのリンパ球は，ある特定の抗原に対する特異反応性を獲得し，別のリンパ球はまた別の抗原に対する特異反応性を獲得する．このようにして，無数の異なる反応性を有する無数の胸腺リンパ球が形成される．こうして形成された多様なＴ細胞は胸腺を離れ血流に乗って全身のリンパ組織に分布する．

胸腺では，そこを離れて全身に分布するＴ細胞が自己正常組織を構成するタンパク質や抗原と反応しないことも確認される．そうでなければ，たった数日でＴ細胞は身体にとって致命的に働くことになろう．胸腺で，分化途中のＴ細胞は自己組織にある事実上すべての自己抗原と混合され胸腺から放出されるかされないかが決められる．もしも分化途中のＴ細胞が自己抗原と反応すると，それらは放出されず胸腺で破壊され貪食される．このように破壊される細胞は，胸腺で分化するＴ細胞の 90％に及ぶ．したがって，胸腺から最終的に放出される細胞は，自己抗原と反応しない細胞であり，細菌や毒素や他者からの移植組織のような外来異物とのみ反応する．

胸腺におけるＴ細胞の分化は，特に出生直前から月齢２，３ヵ月頃までの間に起こる．これ以降，胸腺摘出は細胞免疫反応を弱める（完全になくすことはない）．しかし，出生の数ヵ月前に胸腺を摘除するとすべての細胞性免疫は成立しなくなる．心臓や腎臓などの移植器官の拒絶には細胞性免疫反応が主要な役割を果たすので，動物実験において，出生前の適切期間に胸腺摘除すると拒絶反応を阻止できる可能性が高い．

肝臓と骨髄でＢ細胞が分化・成熟する

ヒトの場合，Ｂ細胞は，胎生中期には肝臓で，それ以降は骨髄で分化する．Ｂ細胞は，２つの点でＴ細胞と異なっている．第１に，Ｔ細胞が細胞全体で抗原と反応するのに対し，Ｂ細胞は抗原と反応する抗体を分泌する．抗体は抗原物質と結合し破壊する能力をもった高分子タンパク質で，本章の他の項と第 34 章で説明する．第２に，Ｂ細胞はＴ細胞以上に多様性を有し，さまざまな特異反応性をもった何百万種類もの抗体を産生する．骨髄で分化した後，Ｂ細胞はＴ細胞と同様に全身のリンパ組織に移動し，そこでＢ細胞は，Ｔ細胞の集簇部位の近くでやや離れて群在する．

Ｔ細胞とＢ細胞のつくる抗体は，特定の抗原ときわめて特異的に反応する：リンパ球クローンの役割

リンパ組織内で，特定の抗原がＴ細胞やＢ細胞と出会うと，ある種のＴ細胞は刺激を受けて活性化Ｔ細胞（感作Ｔ細胞）になり，ある種のＢ細胞は刺激を受けて抗体産生細胞になる．この活性化Ｔ細胞と抗体は，この活性化を引き起こした原因抗原とのみきわめて特異的に反応する．この特異性のメカニズムは，以下に述べる．

リンパ組織には，何百万種類もの抗原と反応するリンパ球がいる

前述の通り，リンパ組織内に，何百万種類もの異なった抗原に対して高度に特異的な抗体や活性化リンパ球に分化しうるＢ細胞とＴ細胞がいる．これら１つ１つのリンパ球は，ただ１つの抗原特異性を示す単一種類の抗体産生細胞または活性化リンパ球に分化しうる．また，それぞれのリンパ球を活性化することができるのは，それが反応する抗原だけである．ひとたび抗原によってリンパ球が活性化されると，活性化リンパ球は活発に増殖し，おびただしい数の細胞が複製される（**図 35.2**）．活

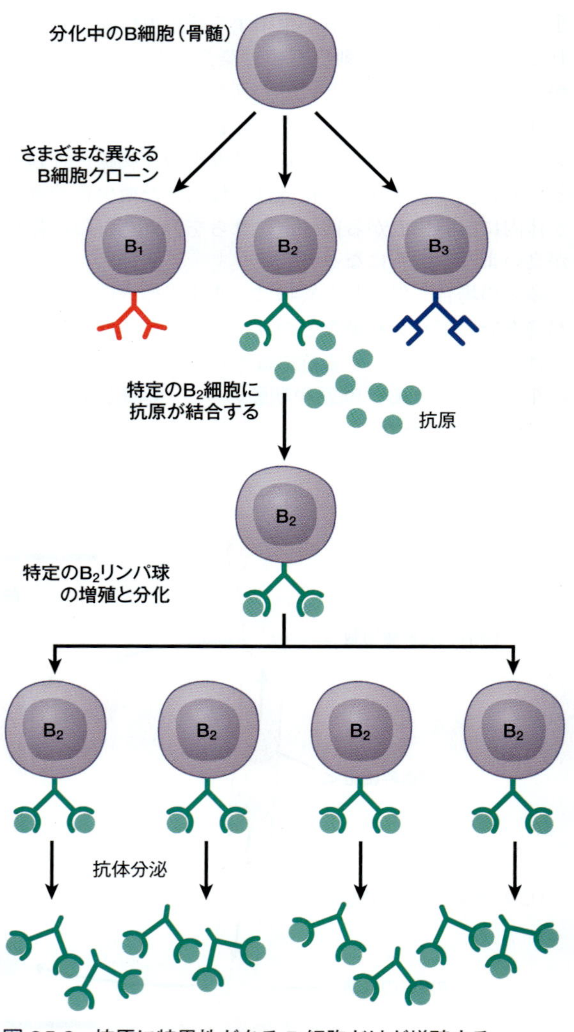

図 35.2　抗原に特異性があるＢ細胞だけが増殖する
何百万もの異なるＢ細胞クローンが存在する（この例では B_1，B_2，B_3 で示す）．抗原に特異性のある特定のクローン（この例では B_2）だけが増殖し，抗体を分泌する．

性化B細胞の場合，複製された子孫の細胞は，結局は特異的な抗体を産生し，分泌された抗体は全身を循環する．活性化T細胞の場合，複製された子孫の細胞は抗原特異的な活性化T細胞となって，リンパ液から血液に流れ込み，全身の組織液を循環して再びリンパ液に戻り，時には何ヵ月も何年もこの循環を繰り返す．

異なる特異性を有するリンパ球はすべて，単一種類の抗体産生細胞または活性化T細胞に分化しうる能力をもっており，リンパ球クローンとよばれる．すなわち，1つのクローンに属するリンパ球は似ており，元は同じ抗原特異性を示すたった1つの細胞に由来する．

多数のリンパ球クローンの由来

わずか数百〜数千の遺伝子が，何百万種類もの抗体とT細胞をコードしている．かつては，リンパ節で形成される抗体やT細胞が示す数百万種類もの特異性をどうやってわずかな数の遺伝子で規定できるのかは謎であった．この謎は，今は解き明かされている．

すべての機能的免疫細胞の元となる幹細胞には，個々のB細胞やT細胞の特異的抗原認識分子を規定する完全形の遺伝子はない．その代わり，数百の遺伝子断片が存在している．1つ1つのT細胞やB細胞の分化成熟過程で，これらの遺伝子断片は，ランダムに組み合わさって最後には抗原認識分子全体をコードする遺伝子が形成される．

1つの細胞の中で，数百の遺伝子断片を組み合わせる場合の数は，数百万種類もあるので，何百万もの特異性をコードする遺伝子ができ上がる．最終的な個々の機能的T細胞・B細胞では，組み合わせ後の完成遺伝子はただ1つの抗原特異性をコードする．このようにして，高い抗原特異性を獲得した成熟T細胞および成熟B細胞が全身のリンパ組織に分布する．

リンパ球クローンの活性化のメカニズム

それぞれのリンパ球クローンは，たった1種類の抗原（あるいは，ほとんど同一の立体化学的特徴を示す数種類の類似抗原）とだけ反応する．この理由を以下に述べる．B細胞の場合，その1つの細胞は細胞膜表面に，およそ10万個の単抗原特異性の膜結合型抗体（B細胞受容体：BCR）分子が存在する．それゆえ，このBCR分子と結合可能な抗原が細胞に接近すると，ただちに細胞表面のBCR分子と結合し，以下に詳述する細胞の活性化過程が開始される．一方，T細胞の場合は，抗体分子によく似た**T細胞受容体**（T cell receptor）が細胞膜に存在し，これもある特定抗原だけに対して高度に特異的である．抗原と結合できる受容体を有し，反応できるように運命づけられている細胞だけを抗原は刺激できる．

リンパ球活性化過程におけるマクロファージの役割

リンパ球の他に，同じリンパ組織には，何百万個ものマクロファージが存在している．マクロファージは，リンパ節，脾臓，その他のリンパ組織の類洞に沿って集簇し，リンパ節のリンパ球に近接して存在する．大部分の侵入微生物は，まずマクロファージによって貪食され，部分的に分解され抗原性をもつ分解産物がマクロファージの細胞質内に放出される．マクロファージは，直接の細胞間接触によってこの抗原をリンパ球に渡し，これによってその抗原特異的なリンパ球クローンの活性化が起こる．これに加えてマクロファージは，抗原特異的なリンパ球の増殖と複製をさらに促進する特殊な活性化物質（インターロイキン—1，IL—1）を分泌する．

B細胞活性化におけるT細胞の役割

抗原は，T細胞とB細胞を同時に活性化する．活性化されたT細胞の一部は，**ヘルパーT細胞**（helper T cell）となって，特異的にB細胞を活性化させる物質（**リンフォカイン**（lymphokine））を分泌する．実際，ヘルパーT細胞の助けなしでは，B細胞の産生する抗体は，通常ごくわずかである．このヘルパーT細胞とB細胞の協調作用については，T細胞免疫のメカニズムについて記述した後に，再度考える．

B細胞系の特異的特性：液性免疫と抗体

形質細胞が抗体を産生する

抗原曝露の前，B細胞クローンはリンパ組織内で休止状態にある．外来抗原が侵入して来ると，リンパ組織内のマクロファージがこれを貪食し隣在するB細胞に提示する．同時に，T細胞にも抗原提示され活性化ヘルパーT細胞ができる．後述するが，ヘルパーT細胞もB細胞を強く活性化する．

この抗原に特異的なB細胞は，ただちに大型化し，リンパ芽球の外観になる．このリンパ芽球の一部は，さらに形質芽球（**訳者注**：未熟形質細胞ともいう）に分化する．形質芽球では細胞質が拡大し，粗面小胞体が著明に増殖する．形質芽球はその後，10時間周期で9回ほど分裂し，4日後には1つの形質芽球から約500個の**形質細胞**（plasma cell）が生まれる．成熟形質細胞は，1個の細胞あたり毎秒約2000分子というきわめて高速に，γグロブリン（抗体）を産生する．産生された抗体は，リンパ液中に放出され循環血に入る．この過程は，最終的に形質細胞が消耗して死滅するまで，数日〜数週間続く．

記憶細胞の形成によって，抗原再曝露に対する抗体応答が促進される

B細胞クローンの活性化によって形成されたリンパ芽球の一部は，数としてはそんなに多くないが，形質細胞へと分化せずに，代わりにクローン活性化前と同じ形態の新しいB細胞に分化する．言い換えると，特定の抗原と反応するB細胞が増加し，元のB細胞クローンに加わる．これらの新たに形成されたB細胞は，全身を循環してすべてのリンパ組織に分布するが，同一抗原が再侵入するまでは，これらの細胞は，免疫学的休止状態

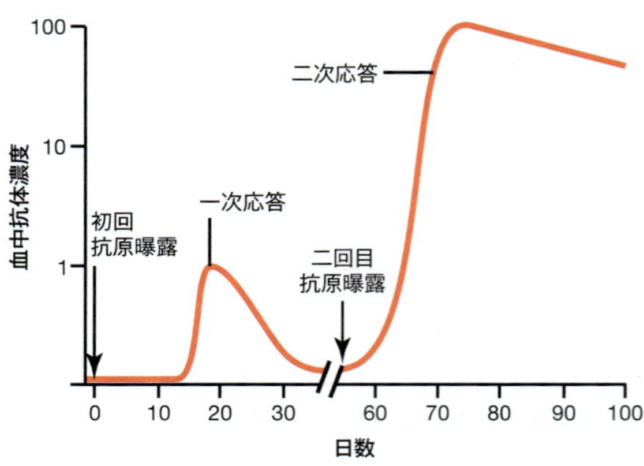

図35.3 一次免疫応答と二次免疫応答の抗体産生の時間経過

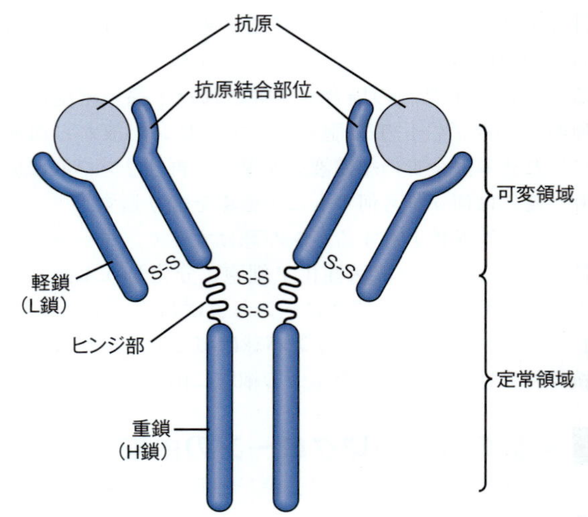

図35.4 IgG抗体の構造
2本の重鎖と2本の軽鎖からなり，2つの可変領域で抗原と結合する.

に維持される．このリンパ球は，**メモリー細胞**(memory cell)とよばれる．同一抗原に再曝露されると，当初のB細胞クローン数に比べて，その抗原と反応するメモリー細胞の数のほうが多いので，初曝露時に比べてより速くより強い抗体応答が起こる．

特定抗原の初回曝露によって起こる**一次免疫応答**(primary response)と同一抗原への再曝露によって起こる**二次免疫応答**(secondary response)は異なる(図35.3)．一次免疫応答は，抗原曝露から1週間ほど遅れて始まり，応答が弱く，すぐに終わる．これに対して二次免疫応答は，抗原再曝露後，迅速に(数時間後に)始まり，一次応答よりもはるかに強く長期にわたり抗体産生が持続する．このような二次免疫応答の性質を考慮して，予防接種では通常，抗原を複数回接種し，接種間隔は数週間〜数ヵ月開けるのである．

抗体の性質

抗体は，ガンマグロブリンで**免疫グロブリン**(immunoglobulin：Ig)とよばれる．160〜970 kDaの分子量で血漿タンパクのおよそ20%を占める．

免疫グロブリンは**軽鎖**(light chain：L鎖)と**重鎖**(heavy chain：H鎖)のポリペプチドの組み合わせでできている．たいていは，軽鎖2本と重鎖2本でできている(図35.4)．しかし，軽鎖10本と重鎖10本からなる免疫グロブリン(高分子免疫グロブリン)もある．どの免疫グロブリンでも重鎖と軽鎖のN端同士が並ぶように配置されていて，重鎖＝軽鎖ペアを形成する．つまり，1つの免疫グロブリン分子には，2〜10個の重鎖＝軽鎖対合領域が存在する．

この重鎖＝軽鎖対合部分の軽鎖と重鎖のそれぞれの部分を**可変領域**(V領域：variable region)という(図35.4)．重鎖も軽鎖も可変領域以外の部分を**定常領域**(constant region：C領域)という．可変領域はそれぞれの抗体の特異性ごとに異なっており，この可変領域と抗原が特異的に結合する．一方，定常領域は，抗原に結合する以外の抗体の性質を規定する．つまり，組織内での浸潤性(拡散能)とか，組織における特異的な構造に対する接着性とか，補体複合体への結合性とか，膜の透過性とか，抗体の有するもろもろの生物活性を規定している．非共有的結合と共有結合(ジスルフィド結合)によって軽鎖と重鎖は離れないようになっている．

抗体の抗原特異性

それぞれの抗体は対応する特定の抗原とだけ結合する．これは，軽鎖と重鎖の可変領域のアミノ酸の並びがユニークであることによる．アミノ酸の並びがもたらす立体的な形が各抗原に特異的に結合する度合いを決める．抗原が抗体と結合する際には，まるで鍵と鍵穴のような関係ではまり合い，両者は素早く強固に結合する．抗体の特異度が高いほど，抗原と接着する場所が多く，①疎水結合，②水素結合，③イオン性相互作用，④ファンデルワールス力によって強固に結合する．結合は熱力学法則(質量作用の法則)に従う．

$$K_a = \frac{\text{抗原・抗体結合体の濃度}}{\text{抗原濃度} \times \text{抗体濃度}}$$

K_aは，**親和性定数**(affinity constant)あるいは**結合定数**(association constant)とよばれ，抗原と抗体がどのくらい強固に結合するかの度合いを示す(K_aが高いほど**親和性**(affinity)が高い)．図35.4に示す抗体の場合，2ヵ所の結合部位がある．このような抗体を2価抗体という．10本ずつの軽鎖と重鎖からなる抗体(IgM)は10ヵ所の結合部位を有する．

5つのクラスの抗体がある

抗体にはIgM，IgG，IgA，IgD，IgEの5クラスがある．Igは“immunoglobulin”の略号で，Igに続くアルファベット大文字1文字がクラスを示す．本章で重要なクラスはIgGとIgEである．IgGは2価抗体で血中を流れる抗体の約75%を占める．IgEは，量的にはごく微量であるもののアレルギー反応に関与する点で重要な抗体である．さらに，一次免疫応答で産生されるIgMも大切である．IgMは量的に少ないが10価の抗体で，侵入する外敵から身体を効率的に守るからである．

抗体の作用機序

抗体は2つの手段で身体を侵入者から守る．それは，①侵入異物への直接攻撃，②補体系の活性化である．補体系はさまざまな方法で侵入者を攻撃する．

侵入異物に対する抗体の直接攻撃

抗体(図中の赤いY字型線)が抗原(図中の薄いピンク色の十字)と結合する(**図35.5**)．抗体分子が2価であり，たいていの侵入異物に複数の抗原部位があるので抗体分子は以下のいずれかの仕組みによって抗原を不活性化する．

①**凝集**(agglutination)：表面に抗原をもつ粒子(細菌や赤血球)の複数個が抗体によって架橋され互いに結合して粒子塊をつくる．

②**沈降反応**(precipitation)：可溶性の抗原(破傷風毒素など)が抗体と結合し不溶物となって沈殿する．

③**中和**(neutralization)：抗体が抗原の有毒部を覆う．

④**溶解**(lysis)：抗体が細胞性異物の膜を直接攻撃し破壊することがある．

侵入異物を直接攻撃する上述の抗体作用はさほど強くないので，たいていの場合，侵入異物に対する生体防御効果は小さい．次に述べる補体系よって，抗体による生体防御効果が大きく増幅される．

抗体の振る舞いにかかわる補体系

補体(complement)は総称的な用語で約20種類のタンパク質からなる系をいう．そのタンパク質の多くは酵素の前駆体である．補体系の主要タンパク質はC1～C9とBとDの11種類のタンパク質である(**図35.6**)．これらの補体タンパク質は通常，血中に血漿タンパクとして，または，毛細血管から周囲組織に漏出したタンパクとして存在する．これら酵素前駆体は，通常は不活性であるが，抗体の存在下で**古典経路**(classic pathway)とよばれる経路で活性化される．

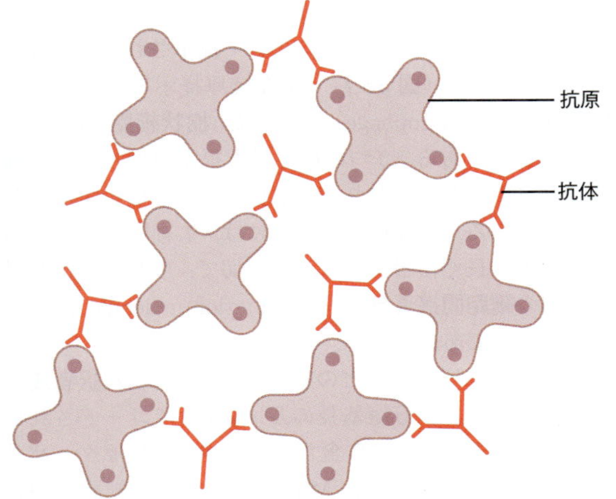

図35.5 2価抗体が抗原同士を架橋する

古典経路

古典経路は，抗原＝抗体反応によって開始される．抗体が抗原に結合すると，抗体の定常領域にある特定部位が露出し(活性化され)，そこに補体C1分子(**訳者注**：C1分子は，Clq，C1r，C1sからなる複合体)が直接結合し活性化される．活性化C1酵素分子は**図35.6**に示す連鎖反応(カスケード反応)を作動させる．C1酵素は，続くステップにおいて休眠状態の補体タンパク質を次々に活性化させ，酵素活性を発現させていく．覚醒して酵素活性をもつようになった活性化補体分子は，カスケード反応の下流にいくほど多量の分子を活性化するので，抗原＝抗体反応という小さい事象が，きわめて大きな反応へと増幅されていく．その結果，**図35.6**の右側に示される複数の産物が形成される．これらの多くは，異物や毒素の侵入が引き起こす組織傷害の防止に重要な役割を果たす．これら補体系産物の機能のうち重要なものは，以下の通りである．

①オプソニン作用と食作用：補体カスケード反応の産物の1つであるC3bは，好中球とマクロファージによる**貪食作用**(phagocytosis)を強く惹起し，これらの細胞に抗体が付着した細菌(抗原)を貪食させる．この過程を**オプソニン作用**(オプソニン化(opsonization))という．オプソニン作用により，貪食される細菌数は数百倍に強められる．

②**溶菌**(lysis)：補体系カスケード反応の産物の中で最も重要なものの1つは，**膜侵襲複合体**(membrane attack complex：MAC)である．MACは，補体系の複数のタンパク質の結合体(C5b6789)である．MACは，細菌その他の侵襲体の膜を直接破壊する．

③**凝集**(agglutination)：補体系産物は異物表面を変化させ，互いに密着させて凝集を引き起こす．

④**ウイルスの中和**(neutralization)：補体酵素や補体系産物はいくつかのウイルスの構造を破壊し，ウイルスを失活させる．

⑤走化性：C5aは好中球やマクロファージの走化性を誘導し，抗原が存在する場所近くに多数の食細胞を引き寄せる．

⑥肥満細胞と好塩基球の活性化：C3a，C4a，C5aは，**肥満細胞**(mast cell)や**好塩基球**(basophil)を活性化して，ヒスタミン，ヘパリン，その他の物質を放出させる．これらの物質は局所の血流を増加させ，血液中の水分と血漿タンパク質を組織に漏出させ，侵

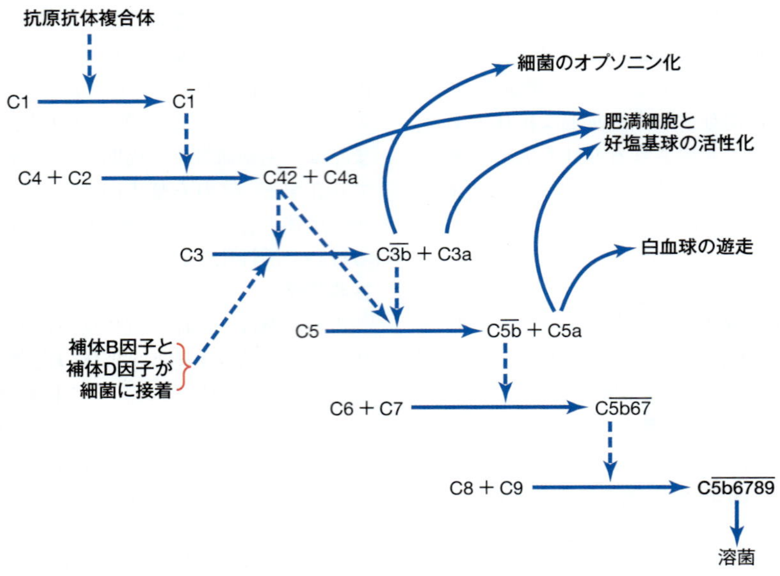

図 35.6 補体の古典経路におけるカスケード反応
（訳者注：数字の上線はその因子が活性化されていることを示す.）

入抗原の不活性化や固定化に役立つ他の組織反応を引き起こす．これらの物質は，第34章で述べた炎症反応や後述するアレルギー反応に重要である.

⑦炎症効果：肥満細胞や好塩基球の活性化による炎症効果に加え,他の補体産物も局所の炎症に関与する．これらは，①すでに増加している局所の血流量をさらに増やし，②毛細血管からのタンパク質漏出をさらに増加させ，③組織間液中のタンパク質を凝固させて，侵入微生物が組織内で移動するのを妨げる.

T細胞系の特性：活性化T細胞と細胞性免疫

リンパ組織からの活性化T細胞の放出とメモリーT細胞の形成

マクロファージがT細胞に抗原を提示する．その抗原に特異的に反応できるT細胞クローンが増殖し，活性化B細胞が抗体を放出するときと同じように，多数の抗原特異的活性化T細胞が放出される．抗体放出の場合との大きな違いは，抗体の代わりに，活性化T細胞が生み出され，リンパ液中に放出されることである．これら活性化T細胞は循環血に流れ込み，全身に分布して，毛細血管壁から組織腔中に漏出して，またリンパ液を介して血中に戻り，再び全身を巡る．こうして，時には何ヵ月も何年も再循環を続ける.

抗体系においてメモリーB細胞がつくられるのと同様に，**メモリーT細胞**(memory T cell)も形成される．すなわち，抗原によってT細胞クローンが活性化されると，増殖によって新たに生まれたT細胞の多くが特異的クローンとしてリンパ組織に留まる．メモリーT細胞の一部は,全身のリンパ組織にも広がる．それゆえ,同じ抗原が全身のどこかで再度侵入した場合は，最初の侵入時に比べてずっと迅速に強力に活性化T細胞が放出される.

抗原提示細胞と主要組織適合遺伝子複合体分子とT細胞の抗原受容体

T細胞の反応は，B細胞の抗体産生反応と同じように，抗原に対してきわめて特異性が高く，抗体と同じように感染防御に重要である．実際，獲得免疫応答開始にはT細胞の助けが必要であり，T細胞は侵入した病原体の排除に重要である．B細胞が抗原分子を直接そのまま認識するのに対して，T細胞はリンパ組織内の**抗原提示細胞**(antigen-presenting cell)の表面にある**主要組織適合遺伝子複合体**(major histocompatibility complex：MHC)分子という特殊なタンパク質によって提示された抗原分子断片を認識する(**図35.7**)．主な抗原提示細胞は，**マクロファージ**(macrophage)，B細胞，**樹状細胞**(dendritic cell)の3つである．3つの中で最も提示力が強い樹状細胞は全身に分布しており，T細胞に抗原を提示することが仕事である．T細胞の活性化には，T細胞と抗原提示細胞が十分長く結合することが大切で，T細胞と抗原提示細胞の**細胞間接着分子**(cell adhesion molecule)同士の結合が必要である.

MHC分子は，240ほどの遺伝子を含む領域(**訳者注**：6番染色体の360万塩基長の及ぶ領域)にコードされている．抗原提示細胞に貪食され分解された抗原タンパク質由来のペプチド断片がMHC分子に結合し細胞表面に運ばれる．MHC分子にはMHCクラスI分子とMHCクラ

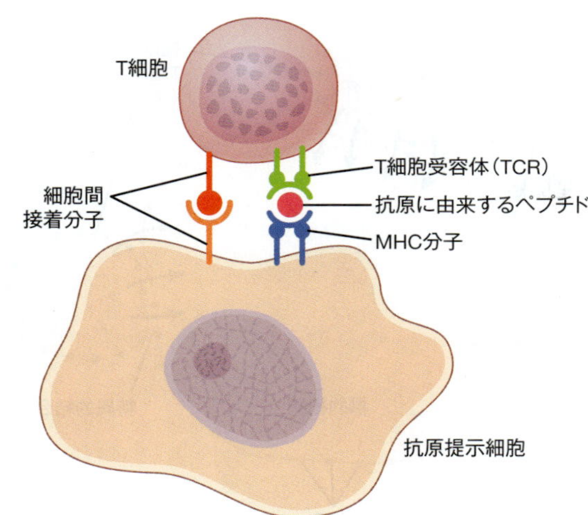

図 35.7　T 細胞の活性化には，T 細胞上の T 細胞受容体と主要組織適合遺伝子複合体（MHC）分子によって抗原提示細胞表面に運ばれた抗原（異質タンパク質）由来のペプチドとの結合に依存する

細胞間接着分子によって T 細胞と抗原提示細胞は，抗原認識のために十分長い時間接触できる．

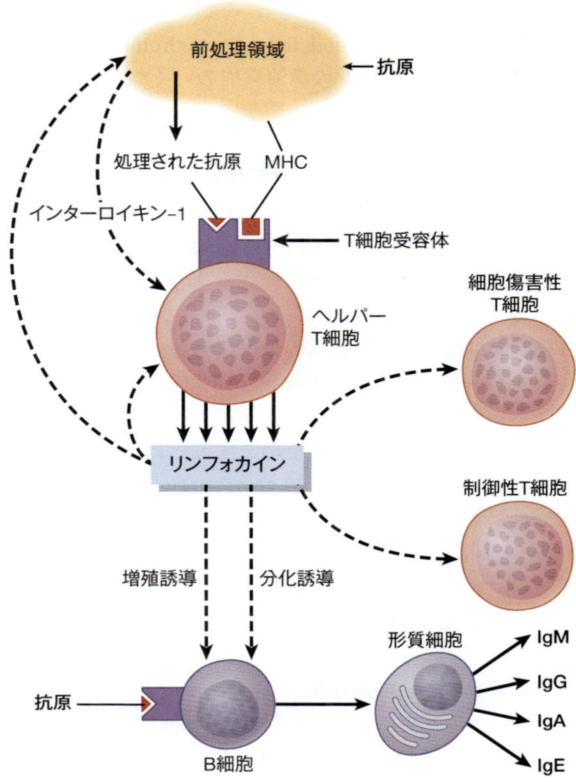

図 35.8　ヘルパー T 細胞からみた免疫反応の調節

MHC：主要組織適合遺伝子複合体．

ス II 分子の 2 種類がある．それぞれ，①**細胞傷害性 T 細胞**（cytotoxic T cell）と，②**ヘルパー T 細胞**（helper T cell）に抗原提示する．これら 2 種類の細胞については後述する．

抗原提示細胞の表面 MHC分子に結合した状態で提示される抗原ペプチドは，抗原と抗体が結合するときと同じように，T 細胞表面の抗原受容体分子（**T 細胞受容体**（T cell receptor：TCR））と結合する．TCR分子の抗原結合部位は，抗体の可変部と同じような可変構造からなる．TCR分子の基部は T 細胞膜にしっかりと結合している．1 つの T 細胞には，10 万個の TCR分子が存在する．

さまざまな T 細胞とその機能

さまざまな T 細胞が存在する．それらは，概ね 2 群に分けられる．それは，①**ヘルパー T 細胞**（helper T cell）と，②**細胞傷害性 T 細胞**（cytotoxic T cell）である．ヘルパー T 細胞には**制御性 T 細胞**（regulatory T cell）という特殊な一群が含まれる．これらの細胞群の機能は異なっている（**訳者注**：T 細胞は CD4 陽性のヘルパー T 細胞と CD8 陽性の細胞傷害性 T 細胞の 2 つのサブセットに分かれる．CD4 陽性 T 細胞は，その産生するサイトカインから Th1 細胞，Th2 細胞，Th17 細胞，制御性 T 細胞の 4 つのサブセットに分かれる）．

最多はヘルパー T 細胞である

ヘルパー T 細胞は圧倒的多数で，通常 T 細胞全体の 75％以上である．文字通り，ヘルパー T 細胞はさまざまなやり方で免疫系のさまざまな機能を補助する．実際，ヘルパー T 細胞はすべての免疫機能の主要な調整役である（図 35.8）．他の免疫細胞や骨髄細胞に働きかけるためにヘルパー T 細胞は，リンフォカインと総称されるさまざまな情報伝達タンパク質を分泌する．ヘルパー T 細胞が分泌する主なリンフォカインは，以下の通りである（**訳者注**：免疫細胞から分泌される情報伝達タンパク質を**サイトカイン**（cytokines）といい，なかでもリンパ球が産生するものをリンフォカインと総称し，白血球が分泌するタンパク質をインターロイキンと総称する）．

インターロイキン（interleukin）**−2**：IL−2
インターロイキン −3：IL−3
インターロイキン −4：IL−4
インターロイキン −5：IL−5
インターロイキン −6：IL−6
顆粒球・単球コロニー刺激因子（GM−CSF）
インターフェロン・ガンマ（IFN−γ）

リンフォカインの特異的調節機能

もしリンフォカインがヘルパー T 細胞から分泌されなければ，免疫系は麻痺するだろう．このことは，**ヒト免疫不全ウイルス**（human immunodeficiency virus：HIV）感染症をみれば明らかである．HIV はヘルパー T 細胞を破壊するので感染者は感染症に対して，ほぼ完全に無防備状態になって，その結果，容易に感染症に罹患し，それが元で衰弱し死に至る（これが**後天性免疫不全症候群**（acquired immunodeficiency syndrome：AIDS）である）．リンフォカインの調節機能のいくつかを以下に述べる．

細胞傷害性T細胞の増殖刺激

ヘルパーT細胞がなければ，細胞傷害性T細胞のクローンは抗原が侵入しても，ごくわずかしか活性化されない．IL-2は，細胞傷害性T細胞に対して，特に強い刺激効果があり，その増殖と分化を誘導する．他のリンフォカインの効果はIL-2に比べて弱い．

B細胞の増殖と形質細胞への分化を促進

ヘルパーT細胞からの支援がない状況では，B細胞に対する抗原刺激だけで十分なB細胞応答（増殖，形質細胞への分化，抗体を分泌）を起こすことはできない．B細胞応答には，ほぼすべてのインターロイキンが関与するが，特にIL-4，IL-5，IL-6が重要である．実際，これら3つのインターロイキンはB細胞に対して強い効果を示すので，**B細胞刺激因子**（B-cell stimulating factor）や**B細胞増殖因子**（B-cell growth factor）ともよばれてきた．

マクロファージ系の活性化

リンフォカインは，マクロファージ機能にも影響する．第1に，ある種のリンフォカインは，走化作用により炎症部に集まったマクロファージの移動を抑制する．その結果，炎症部には，多数のマクロファージが集積する．第2に，リンフォカインによって，マクロファージの貪食能は増強され，より多くの細菌や組織障害物を貪食し破壊する．

ヘルパーT細胞自身に対するポジティブ・フィードバック効果

ある種のリンフォカイン，特にIL-2はヘルパーT細胞自身を活性化するポジティブ・フィードバック効果を示す．これにより，ヘルパーT細胞応答も，侵入抗原に対する免疫系応答全体もどちらも高まる．

細胞傷害性T細胞はキラーT細胞である

細胞傷害性T細胞は，直接的に微生物細胞や自己細胞を攻撃する（殺す）ことができる．それゆえ，この細胞は**キラーT細胞**（killer T cell）といわれる．キラーT細胞表面の受容体によって，その受容体に特異的な抗原をもつ微生物や自己細胞と強く結合し，そのキラーT細胞は結合している標的細胞を殺す（図35.9）．結合の後，キラー細胞は，**パーフォリン**（perforins）を分泌し標的細胞の膜に穴を開ける．この穴を通して組織間液が急速に細胞内に流れ込む．さらに細胞傷害性T細胞は，標的細胞に細胞傷害物質（**訳者注：グランザイム**（granzyme）など）を注入する．ほとんど一瞬のうちに標的細胞は著しく膨化し融解する．

特に重要な点は，キラーT細胞は標的細胞膜に穴を開け細胞傷害物質を送り込んだ後に標的細胞から離れ，

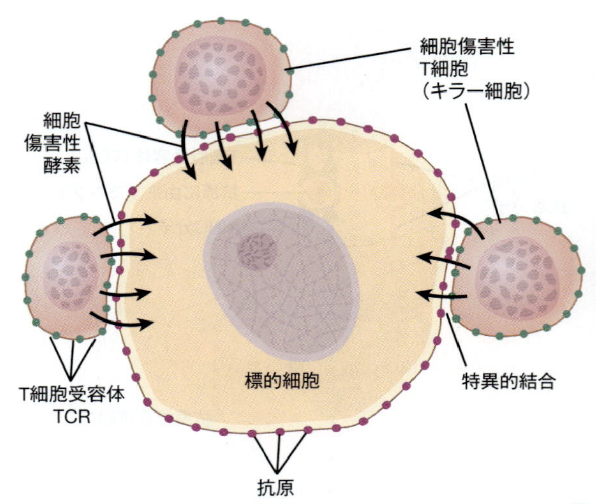

図35.9 活性化T細胞（細胞傷害性T細胞）による侵入細胞の直接破壊

他の標的細胞に対し攻撃を継続できることである．実際，細胞傷害性T細胞が，組織内に何ヵ月も留まることもある．

ある種の細胞傷害性T細胞は，ウイルス感染細胞に対して特に強い傷害性を示す．これはウイルス抗原が細胞膜表面に提示され，そのウイルス抗原と反応するT細胞をひきつけるからである．細胞傷害性T細胞は，がん細胞，移植心組織やその人自身の身体にとって異物である細胞を破壊するのにも重要な役割を果たす．

制御性T細胞

かつて自己免疫応答（自己に反応する細胞傷害性T細胞とそれを支援するヘルパーT細胞の働き）を抑制するT細胞が想定され，抑制性T細胞または**サプレッサーT細胞**（suppressor T cell）とよばれていた．しかし，現在では実体がなく単なる概念だったと考えられている．これに代わってヘルパーT細胞のサブセットで，サイトカインを分泌することによって細胞傷害性T細胞の機能を抑制的に制御し，過剰な自己組織損傷が起こらないように働く一群の細胞の存在が明らかになり，**制御性T細胞**（regulatory T cell：Treg）とよばれる．制御性T細胞は自己抗原に反応するTCR分子をもっており，細胞表面にCD25を発現し，FoxP3という転写抑制因子を特異的にもっている．この点で一般的なヘルパーT細胞とは異なる．制御性T細胞は，次項で述べる**免疫寛容**（immune tolerance）に関与すると考えられている．

獲得免疫系の自己組織に対する寛容：胸腺と骨髄における選択の役割

もし万が一自己組織に対して免疫応答が惹起されたらその獲得免疫は自己個体を破壊してしまうだろう．幸い，正常な免疫系は自己組織を細菌やウイルスとは異な

るものと認識し，自己抗原に対しては，自己反応性抗体や自己反応性T細胞をほとんどつくらない．

リンパ球成熟過程でのクローン選択が免疫寛容をもたらす

一般に，自己寛容は胸腺におけるT細胞成熟と骨髄におけるB細胞成熟の過程で獲得されると考えられている．その理由は，胸腺と骨髄でリンパ球成熟が行われている妊娠時期に胎児に強い抗原性をもつ物質を注射するとリンパ組織中にその抗原を認識するリンパ球クローンが認められないからである．実験によれば，胸腺で成熟途中の未熟リンパ球が強力な抗原にさらされると，リンパ芽球（抗原による刺激を受けて大型化したリンパ球）様の外観を呈して増殖し，その刺激抗原と結合する．これによって，このリンパ芽球様細胞は全身のリンパ組織に分布することなく胸腺上皮細胞によって死滅させられる．

胸腺と骨髄におけるリンパ球成熟過程で，自己特異的に反応するようなリンパ球のほぼすべては反復継続する自己抗原曝露によって破壊される．

免疫寛容の破綻が自己免疫病の原因となる

まれに自己組織に対する免疫寛容喪失が加齢とともに起こりやすくなる．自己寛容喪失は，自己組織の破壊によって組織から多量の破滅自己抗原が体循環に放出されて，T細胞応答やB細胞応答を介して自己に対する獲得免疫応答を惹起するからであろう．

自己免疫応答によって引き起こされる疾患例としては，次の4つが挙げられる．①**リウマチ熱**（rheumatic fever）は，A群連鎖球菌感染（たいていは咽頭炎や扁桃炎）後に起こる自己免疫疾患である．連鎖球菌体が有するエピトープの構造が自己の関節や心臓の組織抗原の構造と類似しているせいで，感染後に出現する抗連鎖球菌免疫応答が関節や心臓，特に心臓弁を攻撃してしまう．②ある種の**糸球体腎炎**（glomerulonephritis）（**訳者注：抗糸球体基底膜腎炎**（anti-glomerular basement membrane antibody-mediated glomerulonephritis）では，糸球体基底膜に対して自己免疫応答が起こる）．③**重症筋無力症**（myasthenia gravis）では，神経筋接合部の筋肉側のアセチルコリン受容体に対して自己免疫応答が起こり，筋麻痺が生じる．④**全身性エリテマトーデス**（systemic lupus erythematosus：SLE）では，全身の多くの組織に対して同時に自己免疫応答が起こり，広範な組織破壊に至る（重症例の場合，死に至る）．

予防接種

抗原を注射すること，すなわち予防接種は，特定の感染症に対して獲得免疫を形成するために長年にわたって行われている．病原性を失ってはいるものの抗原性は残している死んだ微生物をヒトに注射することによって，疾患を起こすことなく安全に防御免疫能を誘導することができる．この種の予防接種は，腸チフスや百日咳，その他多くの細菌感染症に対して用いられている．

化学処理によって毒性を失っているものの抗原性を保持する毒素を用いて予防接種を行うことも可能である．トキソイドとよばれるこのような予防接種は，破傷風毒素とジフテリア毒素とボツリヌス毒素に対して用いられている．

最後に，弱毒化病原体に感染させることで感染防御免疫を誘導する方法もある．この場合，病原体は特別な培地で培養されたり，動物で反復継代されたりして，感染防御免疫の誘導に必要な抗原性は保っているものの病気は引き起こさない弱毒変異体が用いられる．この弱毒生ワクチン法は，天然痘，ポリオ，黄熱，麻疹，その他多数のウイルス感染症に応用されている．

受動免疫

これまでに述べてきた獲得免疫は，すべて**能動免疫**（active immunity）に関するものである．すなわち外来抗原の侵入に対して，個体自らが抗体を産生し活性化T細胞を形成する．しかし，抗原にさらされなくても一時的な免疫を獲得することはできる．これは当該の抗原を用いて能動的に免疫応答を起こさせた，他の個体や動物の血液から抗体または活性化T細胞あるいは両者を移入することによって達成される．

抗体受容者の体内で抗体は2，3週間は循環し，その間はその抗体に対応する病原体に対して抵抗性が得られる．活性化T細胞は，ヒトからヒトに移入された場合は2，3週間受血者の体内に留まるが，動物からヒトに移入された場合は2，3時間あるいはせいぜい2，3日でなくなる．このようにして，抗体や活性化T細胞の移入により実現される免疫を**受動免疫**（passive immunity）とよぶ．

アレルギーと過敏症

免疫系の起こすやっかいな副反応で重要なものは，特定の条件下で起こる**アレルギー**（allergy）または**免疫反応による過敏症**（immune hypersensitivity）である．アレルギーやその他の過敏症には複数のタイプがあり，特定体質を有するヒトにだけ起こるものもある．

活性化T細胞によって起こるアレルギー：遅延型アレルギー

抗体ではなく活性化T細胞が遅延型アレルギー反応を起こす．ポイズンアイビー（**訳者注**：北米のウルシの1種）の毒成分によるアレルギー（**訳者注**：いわゆるウルシかぶれ）を例示しよう．ポイズンアイビー毒（**訳者注**：**ウルシオール**（urushiol）という油性物質）そのものは組織に対してあまり傷害を起こさない．しかし，ポイズンアイビー毒に反復曝露されると，ヘルパーT細胞と細胞傷害性T細胞が活性化される．それ以降に再度ポイズンアイビー毒に接触すると，1日以内に循環血から接触部の皮膚組織に活性化T細胞が多数浸潤する．同時に，これらの活性化T細胞は，細胞免疫応答を引き起こし，細胞傷害性物質を放出する．同時に，マクロファージも多数浸潤する．結果として，遅延型アレルギーは，深刻な組織傷害をもたらす．ただし，遅延型アレルギーによる組織傷害は，抗原侵入部組織に限局される．例えば，ポイズンアイビー毒アレルギーの場合は皮膚に限局するし，ある種の空気媒介抗原によって起こるアレルギーの場合は肺組織に限局する(肺水腫や喘息発作)．

過剰なIgEを特徴とするアトピー性アレルギー

アレルギー体質のヒトのアレルギー反応，通常の免疫反応とは異なっているので，**アトピー性アレルギー**(atopic allergy)とよばれる．この種のアレルギー体質は，血中高IgE抗体が特徴で遺伝する．通常の抗体であるIgE抗体と区別するために，IgE抗体は**レアギン**(reagin)や感作抗体とよばれる．**アレルゲン**(allergen(IgE抗体と特異的に結合する抗原))が体内に侵入すると，アレルゲンとレアギンが結合し，一連の反応が引き起こされる(**訳者注**：1966年に石坂公成・照子夫妻がレアギンの正体は，当時まだ知られていなかった新規クラスのIgE抗体であることを証明した．血中にIgE抗体がIgG抗体のおよそ1/10000しか存在しないことと当時の技術レベルを考えると画期的業績である)．

IgE抗体(レアギン)は肥満細胞や好塩基球に結合する傾向が強い(**訳者注**：肥満細胞と好塩基球の細胞表面にIgE受容体FcεRが発現しているからである)．1個の肥満細胞または好塩基球は，およそ50万分子のIgE抗体と結合できる．あらかじめ肥満細胞や好塩基球の表面に結合しているIgE抗体にアレルゲンが結合すると，細胞膜構造が物理的に変化するらしい．その結果，肥満細胞や好塩基球はケミカルメディエーター(化学伝達物質)を放出する．ケミカルメディエーターとは，**ヒスタミン**(histamine)，タンパク分解酵素，アナフィラキシー低速反応物質(SRS-A，ロイコトリエンC4，D4，E4の混合物)，好酸球遊走因子，好中球遊走因子，ヘパリン，**血小板活性化因子**(platelet activating factor)などである．これらのケミカルメディエーターは，局所の血管拡張，好酸球と好中球の反応局所への誘引，毛細血管透過性亢進，組織への液体成分漏出，局所の平滑筋収縮を起こす．したがって，アレルゲンとレアギンが反応し，どこで起こったかに応じて，種々の異なった組織反応が起こりうる．このようにして起こるアレルギーには，以下のようなものがある．

アナフィラキシー

肥満細胞や好塩基球が特異的なIgEレアギンで感作されている個体において，アレルゲンが直接に循環血中に注射されると，血中の好塩基球や小血管周囲組織に存在する肥満細胞と反応する．その結果，全身の血管系とその周囲組織で，広範なアレルギー反応が起こる．これが**アナフィラキシー**(anaphylaxis)である．ヒスタミンが血中に放出された結果，全身の血管が拡張し，同時に毛細血管の透過性亢進によって循環血液から血漿が多量に漏れ出る．こうして2，3分のうちに循環ショック状態に陥る．死に至る人もいる．治療にはヒスタミンの作用を打ち消すためにアドレナリンを投与する．活性化された肥満細胞や好塩基球は，SRS-Aという複数のロイコトリエンも放出する．これらは細気管支平滑筋の攣縮を引き起こす．これが喘息様発作で，ひどければ患者が窒息死する場合もある．

蕁麻疹

アレルゲン抗原が特定の皮膚部位に侵入し，局所的にアナフィラキシー様反応が起きることがある．これが**蕁麻疹**(urticaria)である．局所で放出されたヒスタミンは，①すぐに血管を拡張させ発赤を起こすとともに，②局所毛細血管の透過性を亢進させて，数分以内に境界がはっきりした皮膚の腫脹を引き起こす．この盛り上がった発赤斑が蕁麻疹である．あらかじめ抗ヒスタミン薬を内服しておけば，蕁麻疹を予防できる．

アレルギー性鼻炎(allergic rhinitis)

アレルゲンとレアギンの反応が鼻腔で起こると，ヒスタミンが鼻腔粘膜に放出されて局所の血管拡張が起こり，毛細血管の内圧上昇と透過性亢進が起こる．これらの結果，鼻腔内と副鼻腔に滲出液が流れ出し，粘膜が腫脹する(鼻閉)とともに鼻汁(鼻汁漏出)も増加する．やはり抗ヒスタミン薬の投与で，アレルギー性鼻炎を予防できる．その他，アレルゲンとレアギンの反応により生じる他の生理活性物質の作用で鼻粘膜は刺激され，くしゃみの症状が現れる．

喘息

喘息(asthma)はアレルギー体質のヒトにたびたび起こる．喘息患者では，アレルゲンとレアギンの反応が肺の細気管支壁で起こる．肥満細胞から放出される生理活性物質のうち，重要な役割を果たすのはSRS-Aで，細気管支平滑筋の攣縮を引き起こす．その結果，患者はアレルギー反応の活性産物が除かれるまでは，呼吸困難に陥る．この反応には，ヒスタミンはたいして重要な役割は果たしていないようで，抗ヒスタミン薬はあまり有効ではない．

参考文献

Akdis CA: Therapies for allergic inflammation: refining strategies to induce tolerance. Nat Med 18:736, 2012.

Alberts B, Johnson A, Lewis J, et al: Molecular Biology of the Cell, 5 th ed. New York: Garland Science, 2008.

Barton GM: A calculated response: control of inflammation by the innate immune system. J Clin Invest 118:413, 2008.

Bel EH: Clinical practice. Mild asthma. N Engl J Med 369:549, 2013.

Card CM, Yu SS, Swartz MA: Emerging roles of lymphatic endothelium in regulating adaptive immunity. J Clin Invest 124:943, 2014.

Galli SJ, Tsai M: IgE and mast cells in allergic disease. Nat Med 18:693, 2012.

Heath WR, Carbone FR: The skin-resident and migratory immune system in steady state and memory: innate lymphocytes, dendritic cells and T cells. Nat Immunol 14:978, 2013.

Holtzman MJ: Asthma as a chronic disease of the innate and adaptive immune systems responding to viruses and allergens. J Clin Invest 122:2741, 2012.

Islam SA, Luster AD: T cell homing to epithelial barriers in allergic disease. Nat Med 18:705, 2012.

Kemper C, Köhl J: Novel roles for complement receptors in T cell regulation and beyond. Mol Immunol 56:181, 2013.

Liu Z, Davidson A: Taming lupus-a new understanding of pathogenesis is leading to clinical advances. Nat Med 18:871, 2012.

Medzhitov R: Recognition of microorganisms and activation of the immune response. Nature 449:819, 2007.

Montecino-Rodriguez E, Berent-Maoz B, Dorshkind K: Causes, consequences, and reversal of immune system aging. J Clin Invest 123:958, 2013.

Murphy G, Lisnevskaia L, Isenberg D: Systemic lupus erythematosus and other autoimmune rheumatic diseases: challenges to treatment. Lancet 382:809, 2013.

Nabel GJ: Designing tomorrow's vaccines. N Engl J Med 368:551, 2013.

Ransohoff RM, Brown MA: Innate immunity in the central nervous system. J Clin Invest 122:1164, 2012.

Theofilopoulos AN: TLRs and IFNs: critical pieces of the autoimmunity puzzle. J Clin Invest 122:3464, 2012.

Wahren-Herlenius M, Dörner T: Immunopathogenic mechanisms of systemic autoimmune disease. Lancet 382:819, 2013.

Welner RS, Pelayo R, Kincade PW: Evolving views on the genealogy of B cells. Nat Rev Immunol 8:95, 2008.

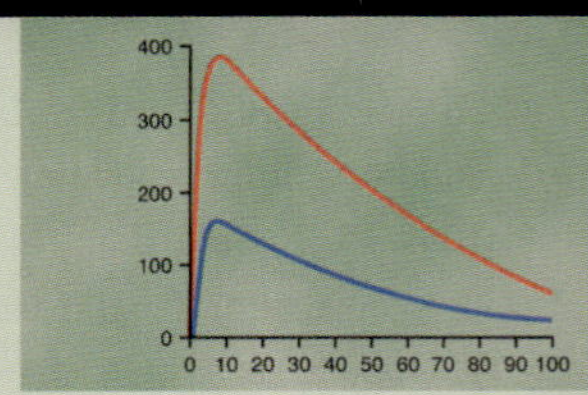

第36章
血液型，輸血，組織・臓器移植

抗原性の引き起こす血液の免疫反応

はじめて輸血が行われた頃には，即時型，もしくは遅発型の赤血球凝集や溶血といった典型的な輸血副作用がしばしば起こり，死亡する例も多くみられた．その後，血液のもつ抗原性が人によってそれぞれ違うことがわかるようになり，ある人の血漿中に存在する抗体が，血液型の異なる他者の赤血球表面の抗原と反応することが明らかとなった．適切に予防策を講ずれば，輸血を行う前にあらかじめ供血者(ドナー)と受血者(レシピエント)の血中に存在する抗原と抗体が輸血副作用を起こすかどうかを調べることができる．

赤血球における抗原の多様性

ヒトの血球細胞表面には，少なくとも30種類の高頻度抗原と，発現のまれな数百種類の抗原があり，時にこれらは抗原抗体反応を引き起こす．ほとんどの抗原の抗原性は弱く，これらは主に親子関係を判断する遺伝子解析で活用されている．

しかし，これらの中でも特別な2つの型は，他の型よりも輸血副作用を起こしやすい．それは，ABO型血液型とRh血液型である．

ABO式血液型

A抗原とB抗原：凝集原

多くの人で赤血球の表面にはA型，B型の2つの抗原が発現している．これらの抗原は赤血球凝集を引き起こす原因となりうるため**凝集原**(agglutinogen)ともよばれ，輸血副作用のほとんどはこれによるものである．これら赤血球上の凝集原の発現は遺伝により定められており，人によって赤血球表面にA型，B型どちらもない，どちらか一方だけがある，両方ともあるのいずれかになる．

主なABO式血液型

他者から輸血する同種輸血では，供血者と受血者の血液はA型，B型凝集原の発現により通常4つのABO型に分類される(**表36.1**)．O型赤血球にはA型，B型凝集原とも発現がなく，A型ではA型凝集原のみ，B型ではB型凝集原のみが発現している．AB型ではA型，B型凝集原ともに発現している．

凝集原の遺伝形式

ABO血液型を決定する遺伝子が存在する遺伝子座には3つの対立遺伝子がある．つまり，この遺伝子座に入る遺伝子がI^A, I^B, i^Oの3種類の中でどれが選ばれるかにより，3つの血液型ができる．遺伝学の世界では**免疫グロブリン**(immunoglobulin：Ig)を表す“I”を用いてI^A, I^B, i^Oのように表現しているが，通常これらの対立遺伝子はA，B，Oとよばれている(O型はA型・B型に対して劣性なので小文字のiで示す)．

O型遺伝子はほとんど，もしくはまったく機能しないため，赤血球表面にO型の凝集原としての発現はみられないが，A型とB型遺伝子は赤血球表面に凝集原を非常に強く発現させる．つまり，血液型という表現型の決定に際して，O型遺伝子はA型，B型に対して劣性ということになる．A型とB型遺伝子の間には優劣がなく，表現型の決定には両方が作用する共優性の関係である．

ヒトの染色体は2対あり，2本の染色体のそれぞれにはA，B，O遺伝子のうち1つだけが存在している．対立遺伝子が3つあるためOO，OA，OB，AA，BB，ABの6種類の対立遺伝子の組み合わせが起こりうる(**表36.1**)．これら2つの対立遺伝子の組み合わせを**遺伝子型**(genotype)とよんでおり，人はそれぞれ6種類の遺伝子型のうち1つを有することになる．

表36.1にあるように，遺伝子型OOのヒトの赤血球には凝集原が発現しておらず，血液型はO型となる．遺伝子型OA，AAの場合はA型凝集原の発現がみられ，血液型はA型，遺伝子型OB，BBではB型，遺伝子型ABではAB型となる．

血液型の相対的発現頻度

ある集団で調査した血液型の発現頻度は次の表のようになっていた．

O型	47%
A型	41%
B型	9%
AB型	3%

表 36.1 遺伝子型により決定される血液型，対応する凝集原，凝集素

遺伝子型	血液型	凝集原	凝集素
OO	O	–	抗 A と抗 B
OA または AA	A	A	抗 B
OB または BB	B	B	抗 A
AB	AB	A と B	–

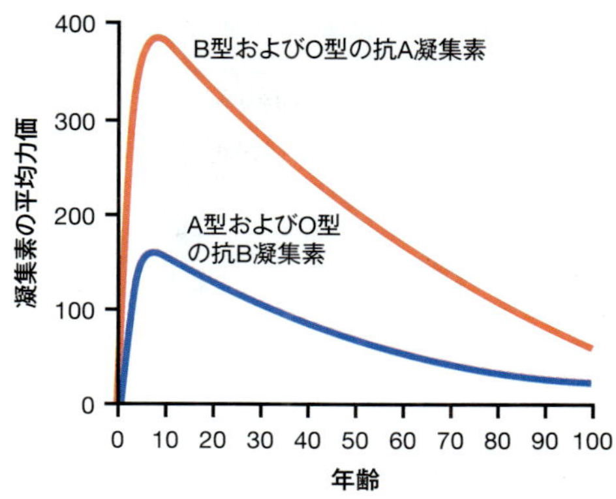

図 36.1 血液型の違いと血漿中抗 A，抗 B 凝集素の平均力価

明らかに O 型と A 型遺伝子の発現頻度が高く，B 型遺伝子の発現頻度が低い.

凝集素

赤血球が A 型凝集原をもたない人では，血漿中に**抗 A 凝集素**（anti-A agglutinin）とよばれる抗体が存在する．同様に，赤血球に B 型凝集原をもたない人の血漿中には**抗 B 凝集素**（anti-B agglutinin）が存在している.

表 36.1 にまとめられているように，血液型 O 型の場合，赤血球表面に凝集原が発現していないにもかかわらず，血漿中に抗 A，抗 B 凝集素が存在している．A 型凝集原をもつ血液型 A 型では抗 B 凝集素を，B 型では赤血球表面に B 型凝集原，血漿に抗 A 凝集素が存在している．AB 型の場合には，赤血球表面に A，B 型凝集原が両方発現しており，血漿に凝集素は存在していない.

年齢により変化する凝集素の力価

産まれた直後の新生児では，血漿中に凝集素はほとんどみられないが，生後 2〜8 ヵ月で凝集素の産生が始まる．細胞表面に A 型凝集原がない場合には抗 A 凝集素，B 型凝集原がない場合には抗 B 凝集素がつくられる．**図 36.1** にあるように血漿中の抗 A，抗 B 凝集素の力価は年齢によって変化がみられる．その力価は 8〜10 歳で最大となり，その後は加齢とともに低下していく.

血漿中に存在する凝集素の起源

凝集素はその他の大多数の抗体と同じようにガンマグロブリンであり，その他の抗原に対する抗体同様に骨髄やリンパ節の細胞によって産生される．これらのほとんどは IgM と IgG である.

不思議なのは赤血球表面に対応する凝集原が発現していないにもかかわらず，なぜ凝集素ができるのかという点である．これについては，食物，バクテリアなどにも少量の A 型や B 型抗原が発現しており，これらが体内に入ることが刺激となり抗 A，抗 B 凝集素の産生を誘導した結果であると考えられている.

実際，A 型以外の血液型のヒトに A 型抗原を輸注すると免疫反応が起こり，明らかに抗 A 凝集素の産生が増加する．同様に新生児は凝集素をほとんどもっておらず，凝集素の産生は出生後であることが知られている.

輸血副作用における赤血球凝集

輸血時に血液型が一致していない場合，A 型，または B 型凝集原を発現する赤血球が血漿中の抗 A，または抗 B 凝集素と混合され，凝集素と凝集原との接触により赤血球凝集が起こる．IgG 型凝集素は 2 ヵ所，IgM 型では 10 ヵ所の凝集原への結合部位があるため，1 つの凝集素が 2 つ以上の赤血球と同時に結合した結果，凝集素を介した細胞同士の結合が形成され，赤血球の塊となっていくのが赤血球凝集の形成である．形成された凝集塊は全身の微小血管をつまらせ，数時間〜数日のうちに赤血球の物理的なゆがみや白血球の貪食により凝集している赤血球膜が破壊されてヘモグロビンが血漿中に放出される．これを赤血球の**溶血**（hemolysis）とよぶ.

輸血副作用における即時型溶血

受血者と供血者の間で血液型が適合していない場合，血中で循環している赤血球に即時型溶血が起こる場合がある．このとき，第 35 章で述べられているように，抗体による補体系の活性化で産生される**タンパク分解酵素**（lytic complex）が細胞膜を破壊し，赤血球の溶血が起こる．遅発性の溶血反応に比べて即時型血管内溶血が起こる頻度は非常に低い．これは溶血が起こるために高力価の抗体が存在していなければならないことに加え，**溶血素**（hemolysins）とよばれる抗体（主に IgM 抗体）が必要とされるからである.

血液型判定

輸血前には受血者と供血者の両方の血液型を調べ，適合血が輸血されるようにしなければならない．この過程は**血液型検査**（blood typing）と**交差適合試験**（blood matching）とよばれ，次のような方法で行われる．まず赤血球を血漿から分離し生理食塩水に浮遊させる．一部を抗 A 凝集素と，残りを抗 B 凝集素と混合し，数分後に顕微鏡で観察する．もし赤血球が塊をつくっていれば“凝集あり”で，抗原抗体反応が起こっていることを示している.

表 36.2 抗 A 血清，抗 B 血清による赤血球凝集と血液型判定

血液型	血清	
	抗 A	抗 B
O	−	−
A	＋	−
B	−	＋
AB	＋	＋

4 つの各血液型における赤血球凝集の有無を**表 36.2** にまとめた．(＋)が凝集ありを示し，(−)が凝集なしを示す．凝集原を発現していない O 型赤血球は抗 A，抗 B 凝集素のいずれとも反応せず，A 型赤血球は A 型凝集原をもっているため抗 A 凝集素との反応で凝集し，B 型赤血球は抗 B 凝集素と反応して凝集する．AB 型では赤血球が A 型と B 型凝集原の両方をもっているため抗 A，抗 B 凝集素のどちらとも凝集を形成する．

Rh 式血液型

輸血の際には，ABO 式血液型に加え Rh 式血液型も重要である．ABO 式と Rh 式血液型の主な違いは，ABO 式血液型では輸血副作用を引き起こす血漿中の凝集素が自然にできるのに対して，Rh 式血液型では凝集素が自然発生することはほぼない．**Rh 陰性**の受血者が Rh 抗原をもつ血球を輸血されるなど，あらかじめ多量の Rh 抗原に曝露された場合に，産生された凝集素が原因となり Rh 式血液型による輸血副作用が発生する．

Rh 抗原：Rh 陽性者と Rh 陰性者

Rh 抗原には **Rh 因子**(Rh factor)とよばれる C，D，E，c，d，e 抗原の 6 種類がある．C 抗原をもつ人には c 抗原は発現せず，C 抗原をもたない人には c 抗原がつねに発現する．この関係は D-d, E-e 抗原の場合にも同様で，Rh 因子の遺伝によって，それぞれの人はこれら 3 対の Rh 抗原のうち 1 つずつの Rh 抗原を有する．

Rh 抗原の中では D 抗原が最も高頻度にみられ，最も抗原性が高い．一般に D 抗原を有する人を **Rh 陽性**，もたない人を Rh 陰性とよぶ．Rh 陰性の人でも D 抗原以外の Rh 抗原が輸血副作用を引き起こすことがあり注意が必要であるが，通常その反応は D 抗原の不適合よりずっと軽度である．

全コーカソイドの 85％が Rh 陽性，15％が Rh 陰性であるのに対し，米国のネグロイドでは Rh 陽性が約 95％，アフリカのネグロイドでは事実上 100％が Rh 陽性である．

Rh 免疫反応

抗 Rh 凝集素の形成

赤血球に Rh 因子をもたない Rh 陰性の人に Rh 因子を発現する赤血球を輸血すると，抗 Rh 凝集素がゆっくりと産生され，約 2〜4 ヵ月後に血漿中濃度が最大となる．この抗 Rh 凝集素の産生は個人差が大きく，時に他の人よりも非常に強い産生がみられる人がいる．Rh 陰性の人が繰り返し Rh 因子に曝露されると，Rh 因子に対して強く感作された状態になっていく．

Rh 輸血副作用の特徴

Rh 陰性の人であっても過去に Rh 陽性血球の曝露を受けたことがなければ，Rh 陽性血液を輸血されても即時型反応は通常は起こらない．しかし，輸血後 2〜4 週間で産生される抗 Rh 抗体が増加するとともに，その時点でまだ血中に残存し循環する輸血赤血球を凝集させるようになる．凝集した赤血球は組織マクロファージ系で溶血を受け，通常軽度の遅発性溶血性輸血副作用が起きる．この状態で再び Rh 陽性血液が輸血されると，すでに Rh 因子に対する免疫が成立しているため非常に強い即時型輸血副作用が起こる．このときの反応は通常の ABO 式血液型不適合の場合と同様のものとなる．

胎児赤芽球症(新生児溶血性疾患)

胎児赤芽球症(erythroblastosis fetalis)は胎児や新生児で児の赤血球が凝集，貪食される疾患である．胎児赤芽球症が起こるのは，Rh 陰性の母親と Rh 陽性の父親の組み合わせの場合がほとんどである．胎児は父親から Rh 陽性抗原を受け継ぎ，Rh 陽性の胎児血球の曝露により母親で抗 Rh 凝集素の産生が始まる．母親由来の抗 Rh 凝集素が胎盤を通じて胎児に拡散すると，胎児の赤血球を凝集させる原因となる．

胎児赤芽球症の発症率

通常，Rh 陰性の母親が Rh 陽性の胎児を妊娠しても，第 1 子の妊娠では産生される抗 Rh 凝集素は胎児に影響するほどの量でないため，胎児赤血球の凝集は起こらない．しかし，2 回目の Rh 陽性胎児の妊娠時には約 3％の頻度で胎児赤芽球症の徴候がみられる．3 回目の Rh 陽性胎児の妊娠では 10％の頻度となり，さらに妊娠回数が増えるとともに発症率が増加していく．

母体の抗体が胎児に及ぼす影響

いったん母体で形成された抗 Rh 抗体はゆっくりと胎盤を通じて胎児血中へと移行していき，胎児赤血球を凝集させる．凝集した胎児赤血球は溶血し，ヘモグロビンを血中へ放出する．胎児のマクロファージによりヘモグロビンがビリルビンに変換されると，このビリルビンが胎児の皮膚を黄染する(黄疸)．抗 Rh 抗体は赤血球以外の細胞にも結合し，細胞障害を引き起こすことがある．

胎児赤芽球症の臨床像

黄疸を伴う胎児赤芽球症の新生児は通常出生時に貧血状態であり，母体から移行した抗 Rh 抗体が出生後 1〜2 ヵ月間は胎児の血中に残り，赤血球を破壊し続ける．

乳児の造血組織が溶血した赤血球を補おうとした結果，肝臓や脾臓が著明に腫大し，妊娠中期の胎児と同じ

ように肝臓と脾臓で赤血球を産生する．赤血球造血が非常に亢進しているため，有核の赤芽球など多くの幼弱な赤血球系細胞が骨髄から血中へと動員される．このように有核の赤芽球が血中にみられることから，この疾患は胎児赤芽球症とよばれる．

重篤な貧血となるため多くの胎児赤芽球症は致死的であるが，かろうじて生存した場合でもビリルビンの沈着による神経細胞の破壊が永続的な精神障害や脳運動野の障害を引き起こす．この状態を**核黄疸**(kernicterus)とよぶ．

新生児胎児赤芽球症の治療

胎児赤芽球症の治療の1つは，新生児の血液をRh陰性血で置換することである．新生児自身のRh陽性赤血球を除去しながら，約400 mLのRh陰性血を1.5時間以上かけて輸血していく．これを出生後2〜3週間に数回繰り返すことで血中ビリルビン濃度を低く保ち，核黄疸を予防することができる．新生児のRh陽性血を輸血したRh陰性血で置換するには通常6週間以上を要するが，この間に新生児の血中にある母体から移行した抗Rh抗体が消失していく．

胎児赤芽球症の予防

Rh式血液型におけるRh陰性の母親とRh陽性胎児の間に起こる免疫反応の原因となるのはD抗原である．1970年代に**抗D抗体**である**抗Dヒト免疫グロブリン**が開発され，胎児赤芽球症の発症が劇的に減少した．胎児赤芽球症のリスクのある妊婦や，Rh陽性児を出産したRh陰性の妊婦がD抗原に感作されるのを防ぐには，妊娠28〜30週頃からRh免疫グロブリンを投与する．この方法によって2回目の妊娠時に大量の抗D抗体が産生されるリスクを大きく低下させることができる．

抗Dヒト免疫グロブリンがD抗原による感作をどのように抑制するのか完全にはわかっていないが，感作されたBリンパ球による抗Rh抗体産生を抑制することが1つの機序として考えられている．胎盤を通過して母体の血中を循環する胎児赤血球表面にも投与された抗D抗体が結合し，D抗原による免疫反応を抑制するともいわれている．

血液型不適合輸血による輸血副作用

もし輸血された供血者の血液型が受血者の血液型と適合していなければ，輸血された供血者の赤血球が凝集する輸血副作用が起こりうる．しかし，輸血した血液によって受血者の赤血球が凝集することはほとんど起こらない．輸血により入ってきた供血者の血漿成分は，輸血後速やかに受血者の血液で希釈される．輸血血液中に含まれる凝集素の力価が低下してしまうため，受血者の赤血球は凝集しない．逆に，輸血された供血者からの血液は少量で，受血者の血漿中にある凝集素を希釈できる量ではない．このため血液型不適合輸血では，受血者の血漿中にある凝集素が輸血で体内に入ってきた供血者赤血球を凝集させることができる．

すでに述べたように，すべての輸血副作用は溶血素による即時型溶血か，凝集した赤血球が貪食される遅延型溶血のどちらかを引き起こす．赤血球から放出されたヘモグロビンは貪食細胞によってビリルビンとなり，その後第71章で述べられているように肝臓から胆汁中へ排泄される．体液中のビリルビン濃度が上昇すると内臓や皮膚が黄色の胆汁色素により黄染する黄疸が現れる．肝機能が正常ならば胆汁色素が肝臓から胆汁により腸管へ排泄され，成人では黄疸は起こらない．しかし，1日に400 mL以上の血液が溶血すると成人でも黄疸が出現してくる．

輸血副作用による急性腎障害

輸血副作用の最も重篤なものの1つが**腎不全**(kidney failure)で，輸血後数分〜数時間以内に発症し急性腎不全で死亡する．

腎機能不全は3つの原因で引き起こされる．まず，輸血副作用で起こる抗原抗体反応が原因で，溶血した赤血球より放出された腎毒性物質が腎血管を強力に収縮させることが挙げられる．次に，免疫反応で起こる溶血は毒性物質の放出を誘導するのみでなく，循環赤血球数も低下させ循環不全となる．これにより動脈圧が著明に低下し，腎血流と尿量が減少する．3つ目は，ヘモグロビンと結合する血漿タンパクハプトグロビンの結合能力を超える遊離ヘモグロビンが血中に存在することである．ハプトグロビンに結合できない過剰の遊離ヘモグロビンは，腎糸球体膜を通過して腎尿細管へ漏出する．尿細管への漏出量が少なければ尿細管上皮から再吸収され問題となることはないが，多量の場合には一部しか再吸収することができない．尿細管では水分の吸収も行われるため，さらにヘモグロビン濃度は上昇し，ヘモグロビンが析出し，尿細管を閉塞してしまう．このように，腎血管の収縮，循環不全，腎尿細管の閉塞の3つの原因により急性腎不全へと至る．腎不全が強く，回復しない場合は，第32章で述べられるように，人工透析が行われなければ患者は1週間程度で死亡してしまう．

組織移植と臓器移植

輸血副作用の原因となる赤血球表面抗原のほとんどは体内の赤血球以外の細胞上にも発現している．またその抗原以外にも，それぞれの組織に固有の抗原の発現もある．このため身体のどこであっても他者の細胞が移植されると免疫反応が起こる．すなわち，外来の細菌の侵入や不適合輸血の赤血球に抵抗する反応と同じように，外来の組織に対しても反応できる．

自家移植，同系移植，同種移植，および異種移植

動物から臓器や組織を摘出し，同じ個体の他の部位へ移植することを**自家移植**(autograft)という．一卵性双生児の間で移植する場合を同系移植，ヒトからヒト，もしくは動物から同種の他の動物へ移植することは**同種移植**

(allograft)という．ヒト以外の動物からヒト，ある動物から他種の動物など異なる種の間で行われる移植を**異種移植**(xenograft)とよんでいる．

細胞組織の移植

自家移植と同系移植の場合，移植される細胞はレシピエントの組織とまったく同じ抗原を発現しており，移植後も血流が保たれていれば正常に生存することが可能である．

対照的に，異種移植では免疫反応が必発であり，移植組織は移植後1日〜5週間で死滅する．移植片の生存には免疫反応を抑制するための処置が必要である．

実験や治療のために同種移植される組織や臓器には，皮膚，腎臓，心臓，肝臓，腺組織，骨髄，肺などがある．ドナーとレシピエントの間の組織適合性が良好であれば，移植した腎臓の多くは5〜15年にわたり生着することがわかっており，肝臓や心臓の同種移植でも1〜15年にわたる生着が可能である．

移植組織の免疫反応の克服

今後の医療において組織や臓器の移植の重要性がきわめて高いことから，移植に伴う抗原抗体反応を抑制する試みが熱心に行われてきた．臨床的，あるいは実験的にある程度成功した方法を以下に述べる．

組織型：ヒト白血球抗原複合体

移植片の拒絶に最も重要な抗原が**ヒト白血球抗原**(human leukocyte antigen：HLA)である．それぞれの人の組織細胞膜表面には，約150種類ある**HLA**の中から6種類が発現している．HLAは1兆通り以上の組み合わせが考えられ，一卵性双生児でなければ，2人の間で6個のHLA抗原が一致することはほぼありえない．どのHLAに対してでも免疫反応が起こると移植片の拒絶につながる．

HLAは組織の細胞だけでなく白血球にも発現しており，組織型判定には血液から分離されたリンパ球が使用される．リンパ球にHLAに対する抗血清と補体を混合し，リンパ球細胞膜の傷害の有無によってHLAを決定する．リンパ球細胞膜の傷害は，色素が細胞内へ取り込まれるかどうかで判断している．

HLAの中には抗原性が弱い抗原もあるため，ドナーとレシピエントの間でHLA抗原が完全に適合していなくても移植可能な場合もある．ドナーとレシピエントの間で可能な限りHLAを一致させることで移植での拒絶が低減される．組織型の一致した同胞間と親子間での移植が最も成功率が高い．一卵性双生児の間ではHLAは完全に一致しており，移植片が免疫反応によって拒絶されることはない．

免疫抑制による移植片拒絶の予防

もし免疫系が完全に抑制されたら，移植片の拒絶は起こらないであろう．実際，免疫不全の人で移植を行うと，拒絶を予防する治療を行わなくても移植が成功する．しかし，免疫が正常に機能している人では組織系をできる限り一致させても，免疫抑制剤を使用しなければ同種移植片は数日〜数週間の間に拒絶されてしまう．移植片の細胞を攻撃するのは主にT細胞であり，血漿中の抗体の抑制ではなくT細胞を抑制することがはるかに重要である．T細胞の抑制に使用される薬物には以下のものがある．

①副腎皮質から分泌されるグルココルチコイド(あるいはグルココルチコイド作用をもつ薬物)．これによりいくつかのサイトカイン，特にインターロイキン2(IL-2)などをコードする遺伝子を抑制し，T細胞の増殖や抗体産生が抑制される．

②リンパ系に対して傷害作用をもつ薬物．特に**アザチオプリン**(azathioprine)は抗体産生とT細胞を抑制する．

③**シクロスポリン**(cyclosporine)とタクロリムス．これらはヘルパーT細胞の形成を抑制し，T細胞による拒絶反応を阻害する．また，免疫系の他の部分は抑制しないため移植時に非常に重要な薬物である．

④抗リンパ球抗体や抗IL-2受容体抗体などによる免疫抑制抗体療法．

これらの薬物等は感染症に対する抵抗力を落とすことにもなる．このため細菌感染やウイルス感染が起こることがあるが，これらに加えて悪性腫瘍の発生が数倍高まることが知られている．悪性腫瘍細胞が増殖を開始する前の段階で初期腫瘍細胞を免疫系が除去するために重要であるためと考えられている．

ヒトでの移植は免疫系を抑制する薬物の開発によって成功を収めた．免疫抑制薬の改善により臓器移植の成功率がより高まってきた．今後は拒絶を防ぎつつ，免疫抑制薬による副作用をより軽減できる免疫抑制療法が求められている．

参考文献

Alpdogan O: Advances in immune regulation in transplantation. Discov Med 15:150, 2013.

An X, Mohandas N: Disorders of red cell membrane. Br J Haematol 141:367, 2008.

Burton NM, Anstee DJ: Structure, function and significance of Rh proteins in red cells. Curr Opin Hematol 15:625, 2008.

Dalloul A: B-cell-mediated strategies to fight chronic allograft rejection. Front Immunol 4:444, 2013.

Gonzalez-Rey E, Chorny A, Delgado M: Regulation of immune tolerance by anti-inflammatory neuropeptides. Nat Rev Immunol 7:52, 2007.

Nouël A, Simon Q, Jamin C, et al: Regulatory B cells: an exciting target for future therapeutics in transplantation. Front Immunol 5:11, 2014.

Olsson ML, Clausen H: Modifying the red cell surface: towards an ABO-universal blood supply. Br J Haematol 140:3, 2008.

Poluektov YO, Kim A, Sadegh-Nasseri S: HLA-DO and its role in MHC class II antigen presentation. Front Immunol 4:260, 2013.

Safinia N, Leech J, Hernandez-Fuentes M, et al: Promoting transplantation tolerance; adoptive regulatory T cell therapy. Clin Exp Immunol 172:158, 2013.

Shimizu K, Mitchell RN: The role of chemokines in transplant graft arterial disease. Arterioscler Thromb Vasc Biol 28:1937, 2008.

Singer BD, King LS, D'Alessio FR: Regulatory T cells as immunotherapy. Front Immunol 5:46, 2014.

Watchko JF, Tiribelli C: Bilirubin-induced neurologic damage–mechanisms and management approaches. N Engl J Med 369:2021, 2013.

Westhoff CM: The structure and function of the Rh antigen complex. Semin Hematol 44:42, 2007.

Yazer MH, Hosseini-Maaf B, Olsson ML: Blood grouping discrepancies between ABO genotype and phenotype caused by O alleles. Curr Opin Hematol 15:618, 2008.

第37章

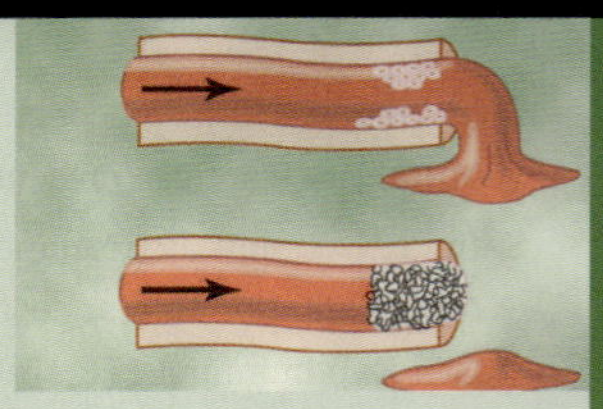

止血と血液凝固

止血反応

止血という言葉は血液の喪失を防ぐことを意味する．血管が切れたり裂けたりするたびに，次のような機構で止血される．①血管収縮，②**血小板血栓**(platelet plug)の形成，③血液凝固による**凝血塊**(blood clot)の形成，④凝血塊中への線維組織の伸張による血管の破綻部位の恒久的な修復である．

血管収縮

血管が切れたり裂けたりすると，血管壁への傷害が刺激となり血管壁の平滑筋は収縮する．これにより傷害血管からの血流は瞬時に減少する．この収縮は，①局所的な筋原性の攣縮，②傷害を受けた組織や血小板からのオータコイド(局所ホルモン)刺激，③神経反射によって起こる．神経反射は傷害血管あるいはその近傍の組織から生じた痛覚神経インパルス，または他の感覚インパルスに由来する．しかし，血管壁傷害そのものが原因となる**局所的筋原性収縮**(myogenic contraction)により，おそらく血管はさらに収縮すると思われる．また小さい血管では，血小板が血管収縮物質である**トロンボキサン** A_2(thromboxane A_2)を放出することにより，強力な血管収縮に寄与する．

血管傷害がひどくなるほど，血管攣縮の度合いは大きくなる．この攣縮は何分も，あるいは何時間も続き，その間に血小板血栓形成や血液凝固過程が進行する．

血小板血栓の形成

血管が非常に細いところで切れると(実際，毎日身体中の血管で多くの微少な切れ目が生じている)，その切れ目は血液凝血塊ではなく，**血小板血栓**(platelet plug)で覆われる．このことを理解するため，まず血小板そのものの性質を述べる．

血小板の物理的・化学的特性

血小板(**栓球**(thrombocyte)ともいう)は，直径1～4 μmの微小な円盤型をしている．血小板は，**巨核球**(megakaryocytes)という造血系の中のきわめて大きい細胞から骨髄で形成される．この巨核球が骨髄中で，あるいは血液へ入った直後，特に細い毛細血管を通り抜けるときに，小さな血小板に断片化する．血中の血小板数は15万～30万/μLである．

血小板は通常の細胞としての多くの機能を有しているが，核をもたず増殖することができない．細胞質内には次のような生理活性物質がある．①筋細胞でみられるのと類似の収縮性タンパク質である**アクチン**(actin)分子と**ミオシン**(myosin)分子，別の収縮性タンパク質**トロンボステニン**(thrombosthenin)がある．これらが血小板を収縮させる．②多くの酵素の合成や，大量の Ca^{2+} の貯蔵にかかわる**小胞体**(endoplasmic reticulum)や**ゴルジ装置**(Golgi apparatus)の遺残物，③**アデノシン三リン酸**(adenosine triphosphate：ATP)と**アデノシン二リン酸**(adenosine diphosphate：ADP)を生成する能力を有する**ミトコンドリア**とその酵素系，④多くの血管反応や他の局所組織反応を引き起こす局所ホルモンである**プロスタグランジン**(prostaglandin)を合成する酵素系，⑤**フィブリン安定化因子**(fibrin–stabilizing factor)とよばれる重要なタンパク質(血液凝固に関連して後述する)，⑥血管内皮細胞，血管平滑筋および線維芽細胞を増殖・成長させ，血管傷害部位の修復を助ける**成長因子**(growth factor)などである．

血小板の細胞膜表面には，正常な血管内皮への粘着を阻害し，逆に血管の傷害部位，特に傷害血管内皮細胞や血管内皮細胞下にあるコラーゲンが露出された部位に血小板を粘着させる**糖タンパク質**(glycoprotein)の層がある．さらに血小板膜は，大量の**リン脂質**(phospholipid)を含み，後述する血液凝固過程の多くの段階を活性化する．

このように，血小板は活性を有する構造物である．血中での半減期は8～12日なので，数週間でその機能は消失する．その後，組織のマクロファージ系によって循環系から除去される．その半数以上は，血液が脾臓内の細かい格子構造を通過するとき，脾臓のマクロファージによって除去される．

血小板血栓の形成機序

血管の破損部位の血小板による修復は，血小板自体のいくつかの重要な機能による．血小板が傷害を受けた血管表面，特に血管壁のコラーゲン線維が露出した部位に接触すると，ただちに血小板自体の性質が劇的に変化する．まず血小板は膨張し始め，次いで，血小板表面から多数の偽足を出しながら不規則に変形していく．血小板内にある収縮性タンパク質が強力に収縮し，血小板内にある顆粒から多くの活性物質を放出する．血小板の粘着性が増強して，組織中のコラーゲンや，傷害を受けた組織中のコラーゲンに結合した**フォン・ヴィレブランド因子**(von Willebrand factor)とよばれる血漿タンパク質に粘着する．血小板は多量の ADP を分泌し，血小板の酵素群により**トロンボキサン A_2**(thromboxane A_2)を産生する．次に ADP とトロンボキサン A_2 は近傍の血小板を同様に活性化して粘着性を増強し，最初に活性化された血小板に粘着させる．

このように，傷害を受けて穴の開いた場所では，傷害血管壁が周辺の血小板を次々と連続的に活性化することによりさらに多くの血小板を引き寄せ，血小板血栓が形成される．これは，最初は緩い血栓であるが，血管の穴が小さいときは通常これで失血を防げる．続いて血液凝固反応が進行し，フィブリン線維が形成される．この**フィブリン線維**(fibrin threads)は血小板に強く付着し，強固な血栓が形成される．

血管の開口部を塞ぐための血小板の重要性

血小板血栓形成機序は，1 日に何千回となく起こる微小血管の小さな破断を閉じるためにきわめて重要である．実際，血管内皮細胞を貫通する多数の小さな穴が血小板によってその都度閉じられ，血管内皮細胞と融合して，新たな血管内皮細胞膜を形成する．血小板数が少ない人では，毎日皮下や内部組織で何千もの微小出血斑が生じているが，そのような出血は正常な人にはみられない．

破綻した血管での血液凝固

止血の第 3 番目の機構は，凝血塊の形成である．もし血管壁への傷害がひどい場合には 15〜20 秒で，そして傷害が軽い場合には 1〜2分で，凝血塊が形成され始める．傷害血管壁から，血小板から，そして傷害血管壁に粘着した血漿タンパク質からの活性化物質が凝固過程を開始する．この過程の物理的な事象を図 37.1 に示し，またその中で最も重要な凝固因子を表 37.1 に列挙する．

血管壁の損傷部位の穴がそれほど大きくない場合には，血管の破綻の 3〜6分以内に，破綻した穴あるいは破綻血管の切断端全体が凝血塊で完全に覆われる．そして 20分〜1 時間後には，凝血塊が収縮し，血管の閉鎖をさらに促進する．後述するように，この凝血塊の収縮にも血小板が重要な役割を担う．

凝血塊の線維性器質化または溶解

凝血塊が形成されると，次の 2 つの過程のいずれかを

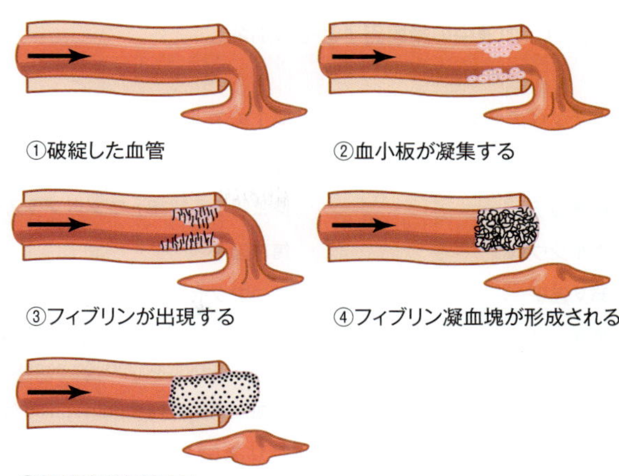
①破綻した血管
②血小板が凝集する
③フィブリンが出現する
④フィブリン凝血塊が形成される
⑤凝結塊が退縮する

図 37.1 傷害血管での凝固過程
(Seegers WH: Hemostatic Agents, 1948 より改変．Charles C Thomas, Publisher, Ltd., Springfield, Ⅲ の厚意による)

たどる．①**線維芽細胞**(fibroblasts)が侵入してきて，凝血塊をすっかり結合組織にする(**訳者注**：これを器質化という)．あるいは，②凝血塊が溶解する．血管壁に生じた小さい穴に生じた凝血塊の場合は，通常，線維芽細胞の侵入であり，凝血塊形成後数時間以内に始まる(この過程は少なくとも血小板によって分泌される成長因子で部分的に促進される)．この過程は，1〜2 週以内に凝血塊が完全に線維組織に器質化されるまで続く．

反対に過剰な血液が組織内に漏れ込んで，凝血塊が必要とされない組織内で凝血塊が生じると，凝血塊内の特別な物質が活性化されて，これらが凝血塊を溶解する酵素として働く．このことについては，本章で後述する．

血液凝固機構

基本原理

血液凝固を起こしたり凝固に影響したりする，50 以上もの重要な因子が血液中や組織内で発見されている．あるものは凝固を促進するので**凝固促進因子**(procoagulant)とよばれ，反対に凝固を抑制する因子は**抗凝固因子**(anticoagulant)とよばれる．血液が凝固するかどうかは，これら 2 群の因子のバランスによって決まる．流血中では，通常は抗凝固因子が優性なので，血液が血管内を循環している限り凝固しない．しかし血管が破綻すると，組織の傷害部位から出た凝固促進因子が活性化され，その作用が抗凝固因子の作用より強くなると，凝血塊の形成が進行する．

凝血塊の形成は次の 3 つの重要な段階を要する．

①血管の破綻あるいは血液自体の損傷に反応して，10 以上もの凝固因子により構成される連鎖的化学反応(カスケード)が，血液の中で起こる．この結果，**プロトロンビン活性化因子**(prothrombin activator)

表 37.1 血液中の凝固因子とその別名

凝固因子	別名
フィブリノゲン	第Ⅰ因子
プロトロンビン	第Ⅱ因子
組織因子	第Ⅲ因子，組織トロンボプラスチン
カルシウム	第Ⅳ因子
第Ⅴ因子	プロアクセレリン(proaccelrin)，不安定因子(labile factor)，Ac グロブリン(Ac-G)
第Ⅶ因子	プロコンベルチン(proconvertin)，安定因子(stable factor)，血清プロトロンビン転化促進因子(serum prothrombin conversion accelerator：SPCA)
第Ⅷ因子	抗血友病因子(antihemophilic factor：AHF)A，抗血友病グロブリン(AHG)
第Ⅸ因子	クリスマス因子(Christmas factor)，抗血友病因子 B，血漿トロンボプラスチン因子(plasma thromboplastin component：PTC)
第Ⅹ因子	スチュアート因子(Stuart factor)，スチュアート－プラウアー因子(Stuart-Prower factor)
第Ⅺ因子	血漿トロンボプラスチン前駆物質(plasma thromboplastin antecedent：PTA)，抗血友病因子 C
第Ⅻ因子	ハーゲマン因子(Hageman factor)
第ⅩⅢ因子	フィブリン安定化因子(fibrin-stabilizing factor)
プレカリクレイン(prekallikrein)	フレッチャー因子(Fletcher factor)
高分子量キニノゲン	フィッツジェラルド因子(Fitzgerald factor)，HMWK
血小板	

複合体(**訳者注**：具体的には活性化され凝集を起こした血小板の細胞膜リン脂質上の活性型第Ⅹ因子(Ⅹa 因子)と活性型第Ⅴ因子(Ⅴa 因子)の複合体である．prothrombinase ともいう)が形成される．

②プロトロンビン活性化因子は，**プロトロンビン**(prothrombin)を**トロンビン**(thrombin)に変換する．

③トロンビンは酵素として，**フィブリノゲン**(fibrinogen)(**訳者注**：線維素原)を**フィブリン**(fibrin)(**訳者注**：線維素)線維に変換し，フィブリン線維は血小板，血球および血漿を網の目にからませて凝血塊を形成する．

まず，プロトロンビンからトロンビンへの変換に始まる血液凝固の機構を述べる．それからプロトロンビン活性化因子が形成される凝固過程の最初の段階に話を戻す．

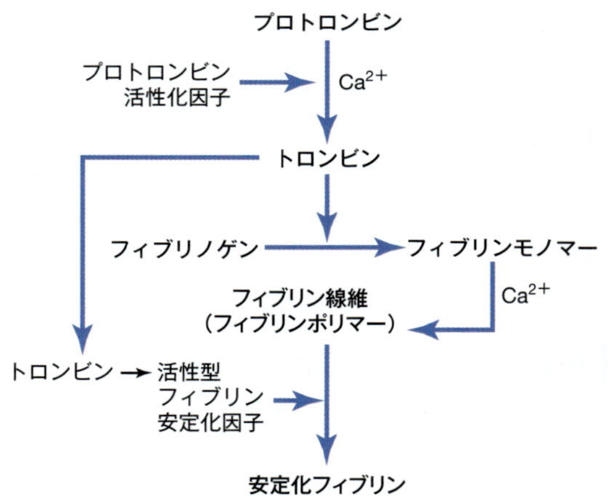

図 37.2 プロトロンビンからトロンビンへの変換とフィブリノゲンからフィブリン線維形成の概要

プロトロンビンのトロンビンへの変換

第1にプロトロンビン活性化因子は，血管の破綻の結果として，あるいは血液中の特異分子が傷害される結果として形成される．第2に，プロトロンビン活性化因子は十分な Ca^{2+} の存在下で，プロトロンビンをトロンビンに変換する(**図 37.2**)．第3に，トロンビンはフィブリノゲン分子を 10〜15 秒以内にフィブリン線維に重合化する．このように凝血塊をつくる最終段階は通常迅速である．それゆえ，血液凝固過程の律速因子は通常プロトロンビン活性化因子の形成であり，これ以降の反応ではない．

血小板はまた，プロトロンビンのトロンビンへの変換に重要である．それは，プロトロンビンの多くが，まず傷害組織にすでに結合した血小板上にあるプロトロンビンレセプターに付着するからである(**訳者注**：プロトロンビンは活性型第Ⅹ因子(Ⅹa 因子)とともに活性化血小板膜上の**リン脂質**(ホスファチジルセリン)に結合する)．

プロトロンビンとトロンビン

プロトロンビンは α_2-グロブリンに属する血漿タンパク質で，分子量 68700 である．正常な人の血漿中濃度は約15mg/dLである．これは不安定なタンパク質で容易に小分子に分解され，その1つが分子量33700のトロンビンで，プロトロンビンの分子量のほぼ半分である．

プロトロンビンは肝臓で絶えず産生されており，血液凝固のため全身で絶えず利用される．もし肝臓でプロトロンビンが産生されないと，1日程度で血漿中のプロトロンビン濃度は，正常な血液凝固ができなくなるほど低くなる．

ビタミンK(vitamin K)は，プロトロンビンやその他いくつかの凝固因子を正常に合成するために肝臓で必要である．そのため，ビタミンKの欠乏やプロトロンビン合成を妨げるような肝疾患があると，プロトロンビンの血漿中濃度が低下し，出血傾向が生じる．

フィブリノゲンからフィブリンへの変換：凝血塊の形成

肝臓で産生されるフィブリノゲンは凝血塊形成に不可欠である

フィブリノゲンは，血漿中に100〜700mg/dLの濃度で存在する高分子量のタンパク質(分子量34万)である．フィブリノゲンは肝臓で生成されるので，肝疾患では前述したプロトロンビンと同様に，血漿中のフィブリノゲン濃度が減少する．

フィブリノゲンは血液凝固過程に必須の因子で，フィブリノゲンは分子量が大きいので，血管壁から間質液へほとんど漏れ出さない．それゆえ，間質液は通常凝固しない．しかし毛細血管の透過性が病的に亢進すると，十分量のフィブリノゲンが組織液中へ漏れ出し，血漿や全血と同様の機構で，組織液を凝固させる．

フィブリノゲンをフィブリンへ変換させるトロンビンの作用

トロンビンは弱いタンパク質分解活性を有する酵素である．トロンビンはフィブリノゲンに作用し，フィブリノゲン1分子から4個の低分子量ペプチドを除去して，1分子の**フィブリンモノマー**(fibrin monomer)を生成する．生じたフィブリンモノマーは自動的に重合しフィブリン線維を形成する．その結果，多くのフィブリンモノマー分子が数秒以内に重合して，血液凝固の網状構造を構成する長い**フィブリン線維**(fibrin fiber)が生じる．

重合の初期には，フィブリンモノマー分子同士が弱い非共有水素結合で結合するため，新しく生じる線維は互いに架橋結合していない．そのため生じたフィブリン凝固塊は緩く，簡単にばらばらになってしまう．しかしその後2，3分のうちに起こる別の反応によって，非常に強固なフィブリン網になる．この反応には，フィブリン安定化因子とよばれる因子が関与する．この因子は，正常血漿のグロブリン分画に少量含まれているし，また，凝血塊の中に取り込まれている血小板からも放出される．フィブリン安定化因子は活性化されてはじめてフィブリン線維に作用できる．フィブリン形成を引き起こすトロンビンが，このフィブリン安定化因子も活性化する．この活性化されたフィブリン安定化因子は，酵素としてフィブリンモノマー分子間を次から次へと共有結合させると同時に，隣接するフィブリン線維間にも多くの架橋結合を形成し，その結果，フィブリン網の3次元的構造は非常に強固になる．

凝血塊

凝血塊(凝固血栓，血餅)はあらゆる方向に伸びているフィブリン線維の網状構造からなり，中に血球，血小板，血漿を閉じ込めている．フィブリン線維はまた，傷害を受けた血管壁の表面に粘着する．それゆえ，この凝血塊は血管の破断部位に粘着することによって，血液のさらなる喪失を防ぐのである．

凝血塊(凝固血栓，血餅)の退縮と血清生成

凝血塊は形成後数分以内に収縮し始め，通常20〜60分以内に中に含まれるほとんどの液体成分を絞り出す．絞り出された液体は，すべてのフィブリノゲンとほとんどの他の凝固因子が除去されており，**血清**(serum)とよばれる．このように血清は血漿とは異なる．血清は血液凝固因子を含まないため，凝固できない．

血小板は，凝血塊の退縮(血餅退縮)のために不可欠である．したがって，血餅退縮が起こらないということは，循環血液中の血小板数が少ないことを示唆する．凝血塊中の血小板の電子顕微鏡写真では，血小板は複数の別のフィブリン線維に粘着し，周辺のフィブリン線維を結合させている．さらに，凝血塊中に取り込まれた血小板は凝固促進物質を放出し続ける．それらの中で最も重要なものは，フィブリン安定化因子で，隣接するフィブリン線維の間を次々と架橋結合する．さらに血小板自体が血小板トロンボステニン，アクチン・ミオシン分子を活性化して血餅退縮に直接寄与する．これらの物質は，すべて血小板中に含まれる収縮性タンパク質で，フィブリン線維に粘着した血小板小突起を強力に収縮させる．この収縮もフィブリン網状構造を小さな塊に圧縮することに貢献する．収縮はトロンビンや，また血小板のミトコンドリア，小胞体，ゴルジ装置内に貯蔵されているカルシウムプールから放出されたCa^{2+}によって活性化され，促進される．

血餅退縮は，破綻した血管断端を結果的に引き寄せることになり，さらに止血に貢献する．

凝血塊形成の正のフィードバック

凝血塊が形成され始めると，通常，その反応は数分以内に周辺の血液中に広がり，凝血塊自体が正のフィードバックでさらに凝血塊形成を進行させる．この重要な原因の1つに，トロンビンがそのタンパク質分解作用によりフィブリノゲンに加えて他の凝固因子の多くを活性化するという事実がある．例えば，トロンビンは，①プロトロンビンにも直接のタンパク質分解作用を有していて，さらにプロトロンビンをトロンビンに変換しトロン

ビン量を増やしたり，②プロトロンビン活性化因子の形成に必要な血液凝固因子のいくつかにも作用したりする(この作用は以下の項で述べるが，凝固因子の第Ⅷ，Ⅸ，Ⅹ，Ⅺ，Ⅻ因子の作用を加速(**訳者注**：限定分解による活性化)させたり，血小板凝集を促進したりする)．ひとたび作用発現のために必要量のトロンビンが生成されると，正のフィードバックが働いてさらに血液を凝固させ，また，さらに多くのトロンビンが形成される．このようにして，血液の漏出が止まるまで凝血塊の形成は続く．

凝固の始まり：プロトロンビン活性化因子の形成

凝固過程について説明したので，次に，もう少し複雑な凝固を開始する機構を考えてみよう．これらの機構は，①血管壁や血管付近の組織の傷害，②血液の傷害，あるいは，③傷害を受けた内皮細胞や血管外のコラーゲンなどの組織と血液が接触すること，によって始動する．いずれもプロトロンビン活性化因子の形成を促し，これによりプロトロンビンのトロンビンへの活性化とそれに続く凝固過程を引き起こす．

プロトロンビン活性化因子の形成は，通常2つの経路で起こると考えられるが，実際には，この2つの経路は絶えず互いに影響し合っている．①血管壁や周囲の組織が傷害されて始まる外因系と，②血液自体の中で始まる内因系の2経路である．

外因系経路，内因系経路いずれにおいても，**血液凝固因子**(blood-clotting factor)とよばれる一連の血漿タンパク質の集団が，主要な役割を果たしている．これらの因子のほとんどはタンパク質分解酵素の不活型(酵素前駆体)であるが，活性型になると，その酵素活性により凝固系の連鎖反応が次々と起こる．

表37.1にあるように，凝固因子の大部分はローマ数字によって表記される．活性型には小文字の“a”がローマ数字の後に付記され，例えば，Ⅷaは第Ⅷ因子の活性型を意味する．

外因系経路による凝固の始動

外因系によるプロトロンビン活性化因子の形成は，傷害を受けた血管壁や傷害を受けた血管外の組織が，血液に接触すると引き起こされる．そして，図37.3に示すように，次のようなステップへと続いていく．

①組織因子の放出．傷害を受けた組織は**組織因子**(tissue factor)，または**組織トロンボプラスチン**(tissue thromboplastin)とよばれる，いくつかの因子からなる複合体を放出する．組織因子は，組織の膜に由来するリン脂質と**リポタンパク質複合体**(主にタンパク質分解酵素(**訳者注**：後述のようにⅦaの補酵素)として作用する)からできている．

②第Ⅹ因子の活性化：第Ⅶ因子と組織因子の役割．組織因子のリポタンパク質複合体は，さらに血液凝固

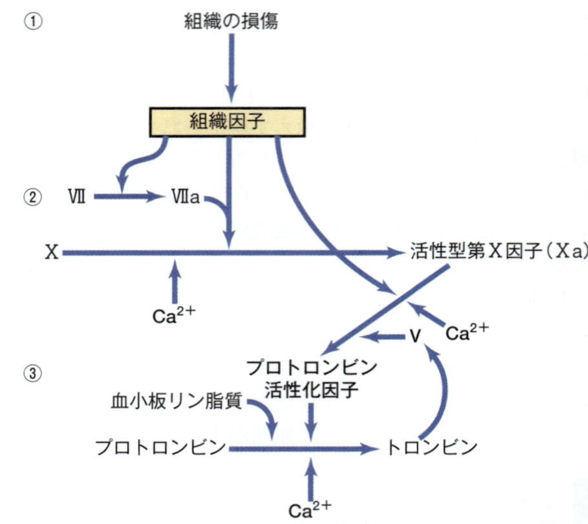

図37.3 血液凝固を開始する外因系凝固経路

Ⅶ因子とも複合体を形成し，Ca^{2+}の存在下で，第Ⅹ因子に酵素として働いて，活性型第Ⅹ因子(Ⅹa)にする(**訳者注**：**組織因子**(tissue factor)は，それ自身は酵素活性をもたず，凝固第Ⅶ因子あるいは活性化凝固第Ⅶ因子(第Ⅶ因子)と複合体を形成して凝固第Ⅸ因子および凝固第Ⅹ因子を活性化する．生理的には第Ⅸ因子の活性化が主要な経路と考えられている)．

③プロトロンビン活性化因子の形成に対する活性型Ⅹ因子(Ⅹa因子)の影響：第Ⅴ因子の役割．活性化後，Ⅹa因子はすぐに組織因子の一部である組織リン脂質あるいは血小板から放出されたリン脂質と，また，第Ⅴ因子とも結合して，プロトロンビン活性化因子とよばれる複合体を形成する．この複合体は，Ca^{2+}の存在下で，2，3秒以内にプロトロンビンを分解してトロンビンを形成し，前述のような過程で凝固は進行する(**訳者注**：組織因子は膜貫通型タンパク質であり，細胞膜リン脂質と結合している．第Ⅶ因子，第Ⅸ因子，第Ⅹ因子，およびプロトロンビンは，ビタミンK依存性凝固因子でCa^{2+}の存在下でホスファチジルセリンというリン脂質に結合する．ホスファチジルセリンを細胞外に露出する活性化血小板膜がプロトロンビン活性化反応の場と考えられている)．最初はプロトロンビン活性化複合体中の第Ⅴ因子は不活性型だが，ひとたび凝固が始まりトロンビンが形成されると，トロンビンのタンパク質分解作用によって第Ⅴ因子は活性化される．この活性化に伴いプロトロンビンの活性化は強力に促進される．最終的なプロトロンビン活性化複合体の中で，実際にプロトロンビンをトロンビンに分解するタンパク分解酵素はⅩa因子である．活性型第Ⅴ因子はこのタンパク質分解反応を促進し，血小板リン脂質は，この過程を促進させる媒体として働く．注目す

べき点は，いったん凝固が始まると，第V因子の活性化を介して，トロンビンはすべてのプロセスを促進させる正のフィードバック効果に寄与する点である．

内因系経路による凝固の始動

凝固を開始する2番目の機構は，血液自体の傷害，あるいは傷害を受けた血管壁由来のコラーゲンに血液が接触することでプロトロンビン活性化因子が形成されて始まる．その後，図37.4に示す一連のカスケード反応へと続く．

(1)血液の傷害は，①第XII因子の活性化と②血小板リン脂質の放出を起こす．血液の傷害もしくは血管壁コラーゲンへの血液の接触は，血液中の2つの重要な凝固因子である第XII因子と血小板を変化させる．第XII因子は，コラーゲンと接触したり，もしくはガラスのような親水性の(陰性荷電を有する)表面に接触して引き留められると，分子構造が変わり，自身を"活性型第XII因子"とよばれるタンパク質分解酵素に変える．同時に，血液の傷害は，コラーゲンや親水性面への粘着(またはその他の原因による損傷)に伴う血小板の傷害を引き起こす．これにより血小板は**血小板第3因子**(platelet factor 3)とよばれる，リポタンパク質を含む血小板リン脂質を放出する(**訳者注**：血小板膜のホスファチジルセリンのことで非活性化状態では脂質二重層の内側に局在するが，活性化に伴い膜の内外が反転して細胞外側に露出する)．これはその後，引き続いて起こる凝固反応に重要な役割を果たす．

(2)第XI因子の活性化．活性型第XII因子は，内因系経路の第2段階として，第XI因子に酵素として働いて活性化する．この反応も**高分子量キニノゲン**(high molecular-weight kininogen：HMWK)を必要とし，プレカリクレインによって促進される．

(3)活性型第XI因子による第IX因子の活性化．活性型第XI因子は，第IX因子に酵素として働いて活性化する．

(4)第X因子の活性化：第VIII因子の役割．活性型第IX因子は，活性型第VIII因子や傷害を受けた血小板由来の血小板リン脂質および血小板第3因子とともに第X因子を活性化する．第VIII因子もしくは血小板のどち

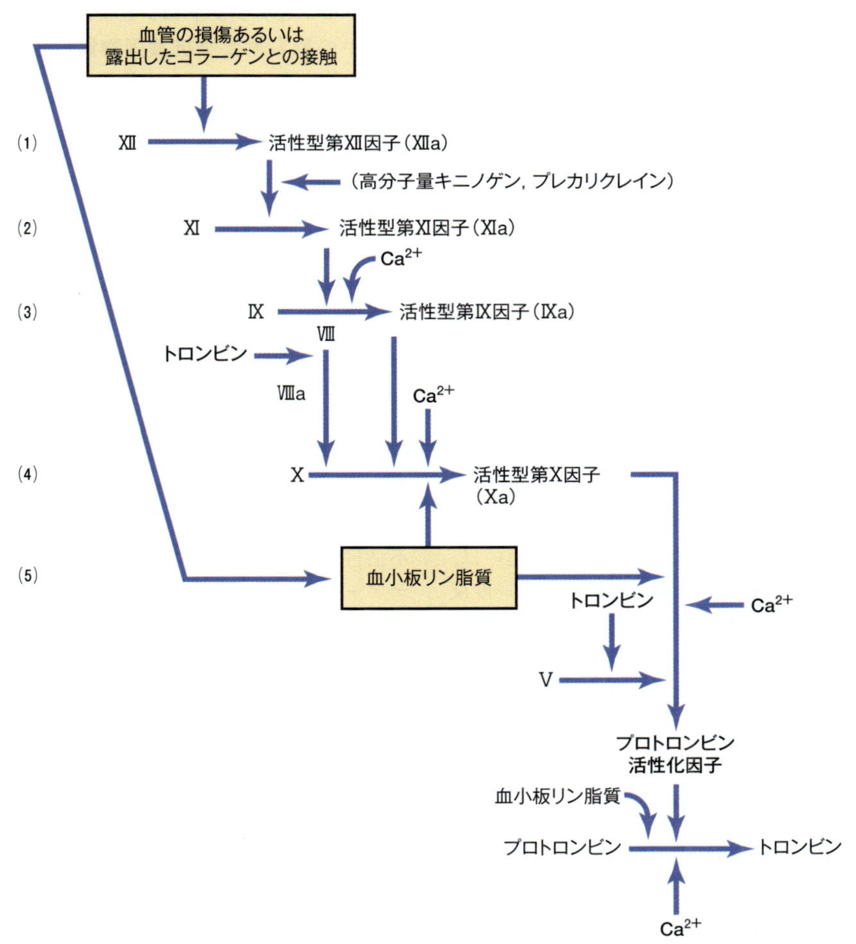

図37.4　血液凝固を開始する内因系凝固経路

らかが不足すると，この過程が不完全になることが明らかとなっている．第Ⅷ因子は**抗血友病因子**(antihemophilic factor)とよばれ，典型的な**血友病**(hemophilia)の人では，この因子が欠損している．血小板も凝固因子であり，不足すると**血小板減少症**(thrombocytopenia)とよばれる出血性疾患を呈する．

(5)プロトロンビン活性化因子を形成する活性型第Ⅹ因子の作用：第Ⅴ因子の役割．内因系経路におけるこの段階は，外因系の最終段階と同じである．つまり，Ⅹa因子は，第Ⅴ因子と血小板または組織のリン脂質と結合し，プロトロンビン活性化因子とよばれる複合体を形成する．そしてプロトロンビン活性化因子は数秒以内に，プロトロンビンを切断してトロンビンに活性化し，前述のような凝固の最終過程が始まる．

内因系経路と外因系経路における Ca^{2+} の役割

Ca^{2+} は，内因系経路の最初の2段階を除いてすべての血液凝固反応の増進や促進に必要である．よって Ca^{2+} が存在しないと，いずれの系による血液凝固も起きない．

生体では，血液凝固の過程に大きな影響を及ぼすほど Ca^{2+} 濃度が低下することはまれである．しかし，人から血液を採取したときは，**クエン酸イオン**(citrate ion)のような物質と反応させてカルシウムの脱イオン化を行うか，あるいはシュウ酸イオン($C_2O_4{}^{2-}$)のような物質によってカルシウムを沈殿させることにより，Ca^{2+} 濃度を凝固反応に必要な濃度以下まで低下させて，凝固を阻止することが可能である．

外因系経路と内因系経路の相互作用：血液凝固開始の概略

内因系経路と外因系経路の概要を理解すると，血管の破綻時には，内因系と外因系の両経路が同時に活性化されることにより凝固が起こることは明らかである．組織因子により外因系経路が始動する一方で，第Ⅻ因子および血小板が血管壁のコラーゲンと接触することにより，内因系経路が始動する．

外因系経路と内因系経路との間の特に重要な違いは，外因系の反応が爆発的に起こりうることである．一度反応が開始すると，最終的な凝血塊が完成するまでの速度は，傷害された組織から放出された組織因子の量と，血液中の第Ⅹ，Ⅶ，Ⅴ因子の量によってのみ規定される．ひどい組織傷害では，凝固は15秒以内に起こりうる．内因系経路の反応はずっと遅く進行し，一般に凝固が起こるのに1〜6分必要である．

血管内抗凝固物質が正常血管系においては血液凝固を阻止する

血管内皮表面因子

おそらく正常血管系において，凝固を阻止する最も重要な因子は，①内因系凝固システムの接触性活性化を阻止する血管内皮表面の滑らかさ，②凝固因子や血小板を寄せつけないことで，凝固の活性化を阻止する内皮上の**グリコカリックス**(glycocalyx)の層(グリコカリックスは内皮細胞の表面に吸着しているムコ多糖類である)，③内皮細胞の膜と結合しているタンパク質で，トロンビンと結合する**トロンボモジュリン**(thrombomodulin)などである．トロンボモジュリンとトロンビンの結合は，トロンビンを除去することにより，凝固反応を遅らせるだけではなく，トロンボモジュリン－トロンビン複合体は**プロテインC**(protein C)を活性化する．活性化されたプロテインCは，活性型第Ⅴ，Ⅷ因子を不活性化することによって，抗凝固因子として働く血漿タンパク質である(**訳者注**：トロンビンはトロンボモジュリンに結合すると，フィブリノゲンをフィブリンモノマーに変換する活性や血小板を活性化する活性をなくす)．

内皮が傷害を受けると，その滑らかさやグリコカリックス－トロンボモジュリン層が失われる．それにより，第Ⅻ因子と血小板の両方が活性化され，内因系凝固過程が始動する．もし，第Ⅻ因子や血小板が内皮下層のコラーゲンと接触すると，その活性化はより強くなる．

フィブリンとアンチトロンビンⅢの抗トロンビン作用

血中の最も重要な**抗凝固物質**(anticoagulants)の中には，血液からトロンビンを取り去る物質がある．このうち最も強力なものは，①凝固過程で形成されるフィブリン線維と，②**アンチトロンビン**(**アンチトロンビンⅢ**(antithrombin III))，あるいは**アンチトロンビン－ヘパリンコファクターⅡ**(**ヘパリンコファクター**(antithrombin heparin cofactor))とよばれる α－グロブリンである．

凝血塊が形成される間に，プロトロンビンから形成されたトロンビンの約85〜90%が産生されるフィブリン線維に吸着される．この吸着により血中にトロンビンが拡散するのを阻止し，過度の凝血塊の拡大を防ぐ．

フィブリン線維に吸着されなかったトロンビンは速やかにアンチトロンビンⅢと結合する．これによりアンチトロンビンⅢはフィブリノゲンに対するトロンビンの作用を阻害し，続いて12〜20分の間にトロンビン自身を不活性化する(**訳者注**：アンチトロンビンはセリンプロテアーゼインヒビタースーパーファミリーの一員で，トロンビンと1対1の高分子複合体を形成し即時的にその活性を不活性化する)．

ヘパリン

ヘパリン(heparin)はもう1つの強力な抗凝固物質であるが，その血中濃度は正常状態では低く，特別な身体的状態でのみ明らかな抗凝固作用を示す．しかし，血管内での血栓形成を阻止することを目的に，薬剤として高濃度のヘパリンが広く使用されている．

ヘパリン分子は非常に強い負の電荷をもった複合多糖類である．ヘパリンは単独では，ほとんどあるいはまったく抗凝固物質の性質をもたない．しかし，アンチトロンビンⅢと結合すると，トロンビンを取り去るアンチトロンビンⅢの効果を100〜1000倍に増加させることにより，抗凝固物質として働く．よって，過剰量のヘパリン存在下では，アンチトロンビンⅢによる循環血中からの遊離型トロンビンの除去は，ほとんど瞬時に起こる．

ヘパリンとアンチトロンビンⅢの複合体は，トロンビンの他に，いくつかの活性型凝固因子（活性型第XII，XI，X，IX因子など）を除去し，抗凝固効果をさらに高める．

ヘパリンは生体の多くの種類の細胞で生産されるが，特に全身の毛細血管周囲の結合組織に存在する好塩基性肥満細胞で大量に生産される．この細胞は少量のヘパリンを持続的に分泌して，それを循環系へ送り出している．血中の好塩基球は，機能的に肥満細胞とほぼ同じで，少量のヘパリンを血漿中へ放出している．

肥満細胞は肺毛細血管周囲の組織に豊富に存在し，また，それよりは少ないが，肝臓の毛細血管においてもかなり存在する．肺や肝臓の毛細血管では，血流の遅い静脈で多くの塞栓性凝血塊が形成されているため，大量のヘパリンがこれらの組織で必要とされる理由が容易に理解できる．十分なヘパリンの生成が凝血塊の成長を阻止している（**訳者注**：循環血液中では血管内皮細胞上に発現するヘパラン硫酸を中心とするグリコカリックスがヘパリン様の機能を示し，アンチトロンビンのトロンビンや活性型X因子の阻害活性を増強すると考えられている．トロンボモジュリンと同様に，内皮細胞の強力な抗凝固作用の発現に寄与する）．

プラスミンが凝血塊を溶解する

血漿タンパク質は**プラスミノゲン**（plasminogen）というユーグロブリン分画に含まれるタンパク質を含んでおり，これが活性化されると，**プラスミン**（plasmin）とよばれる物質に変換される．プラスミンは，トリプシン（膵臓から分泌される最も重要な消化酵素）によく似たタンパク質分解酵素である．プラスミンはフィブリン線維を分解し，さらに，その他フィブリノゲン，第V因子，第VIII因子，プロトロンビン，第XII因子のような凝固系物質も分解する．それゆえプラスミンは生成されると凝血塊の溶解を引き起こすが，多くの凝固因子も壊して，時には血液の凝固能低下を引き起こすこともある（**訳者注**：プラスミンは他の第XIIa，第XIa，第Xa，第IXa，第VIIa，トロンビンなどの活性化凝固因子と同様にセリンプロテアーゼに分類されるタンパク質分解酵素である．主要な役割は，凝血塊が過剰に産生されたり，血管壁の修復後不要になったときに，凝血塊中のフィブリンを分解することである）．

プラスミノゲンの活性化によるプラスミンの生成と凝血塊溶解

凝血塊が形成されると，大量のプラスミノゲンが他の血漿タンパク質と一緒に凝血塊の中に取り込まれる．この状態では，プラスミノゲンはプラスミンに変換されず，活性化されるまでは凝血塊溶解を起こさない．傷害を受けた組織や血管内皮は，**組織プラスミノゲンアクチベータ**（tissue plasminogen activator：t-PA）とよばれる強力な活性化因子を非常にゆっくりと放出する．2，3日して凝血塊が出血を止めた後，t-PAはプラスミノゲンをプラスミンに変換し，プラスミンは残存している不必要な凝血塊を除去する．実際，凝血塊によって遮断されていた細い血管の血流は，このメカニズムによって再開する．このように，もし凝血塊が取り除かれなければ，ゆくゆくは閉塞してしまう無数の小さな末梢血管から微小な凝血塊を取り除くことが，プラスミン系の重要な機能である（**訳者注**：プラスミノゲンとt-PAはフィブリンに高い親和性で特異的に結合する．これによりプラスミンを効率よく産生して不要フィブリンを迅速に分解する．止血血栓は，別の機構で血管壁の修復が終わるまでこのような迅速な溶解から守られている）．

ヒトにおける出血過多の原因となる病態

多くの血液凝固系因子のうち，どれが欠乏しても出血過多を呈する．ここでは，①ビタミンK欠乏症，②血友病，③血小板減少症という，最も広く研究されている3つの特殊なタイプの出血傾向について述べる．

ビタミンK欠乏によるプロトロンビン，第VII因子，第IX因子，第X因子の減少

少数の例外を除いて，ほとんどの凝固系因子は肝臓で産生される．それゆえ，**肝炎**（hepatitis），**肝硬変**（cirrhosis），急性肝不全（劇症肝炎，**急性黄色肝萎縮**（acute yellow atrophy）ともいう）などの肝疾患では，しばしば凝固系が強く抑制され，重篤な出血傾向が発現する．

もう1つの凝固因子産生低下の原因は，ビタミンK欠乏である．ビタミンKは5つの重要な凝固因子，すなわち，プロトロンビン，第VII因子，第IX因子，第X因子，プロテインCの一部のグルタミン酸にカルボキシル基を付加する肝臓のカルボキシラーゼの働きに必須である．これらの凝固因子のグルタミン酸にカルボキシル基を付加する際に，ビタミンKは酸化され不活性型になる．別の酵素である**ビタミンKエポキシド還元酵素複合体1**（vitamin K epoxide reductase complex 1：VKORc1）が酸化型ビタミンKを還元して活性化する．

ビタミンK欠乏時には，血中にこれら成熟凝固因子が不足し，重篤な出血傾向をもたらす（**訳者注**：N末端側のいくつかのグルタミン酸にカルボキシル基が付加（γカルボキシグルタミン酸：GLA）されると，成熟ビタミンK依存性凝固因子として活性化血小板膜上のホスファチジルセリンへの結合能を獲得し，十分な凝固能を発揮する）．

ビタミンKは腸管内で細菌によりつねに合成されて

いるので，健常者(腸管の細菌叢が完成する前の新生児を除く)では，食事からのビタミンの摂取不足が欠乏の原因になることはほとんどない．しかし，消化管疾患では，脂肪の吸収障害のためにしばしばビタミン K 欠乏が起こることがある．これはビタミン K が脂溶性で，消化管から血中へ脂質とともに吸収されるからである．

ビタミンK欠乏の原因のうち，頻度の高いものの1つは，胆管閉塞または肝疾患による胆汁排泄障害である．胆汁の欠乏は脂質の消化と吸収を妨げ，その結果，ビタミン K の吸収も阻害される．このようにして，肝疾患では，ビタミン K の吸収不足と肝細胞の機能障害により，しばしばプロトロンビンおよびその他いくつかの凝固因子の産生低下を起こす．このため，肝疾患および胆道閉塞性疾患患者では，手術前にビタミン K の注射による投与を受ける．通常，ビタミン K が手術の 4～8 時間前に投与され，肝実質細胞の半分が正常に機能していれば，手術中の出血過多を防ぐのに十分な凝固因子が産生される．

血友病

血友病は，ほとんど男性のみに出現する出血傾向である．血友病の 85％は第Ⅷ因子の異常または欠乏により起こり，**血友病 A**(hemophilia A)あるいは**典型的血友病**(classic hemophilia)とよばれる．米国での典型的血友病患者は男性 1 万人に 1 人の頻度である．血友病の残り 15％は第Ⅸ因子欠乏が原因である．両因子とも X 連鎖潜性遺伝をする．したがって，女性は 2 つの X 染色体のうちたいていは少なくとも 1 つは正常遺伝子をもっているため，めったに血友病を発症しない．X 染色体の 1 つが異常の女性は血友病保因者であり，生まれる男児の半分は血友病，女児の半分は保因者となる．

血友病患者の出血症状の強さは，遺伝的欠損の特性に応じてさまざまである．通常外傷後以外は出血しないが，一部の患者においては，気づかない程度の軽い外傷でも重篤で遅延性の出血を起こすこともある．例えば，抜歯後では，しばしば何日間も出血が続く．

第Ⅷ因子は 2 つの活性成分からなり，大きい成分は分子量数百万，小さいほうは約 23 万である(**訳者注**：第Ⅷ因子は循環血中ではフォン・ヴィレブランド因子と結合して存在しており，前者を小さい成分，後者を大きい成分として記載している)．小さい成分は内因系血液凝固過程に最も重要であり，第Ⅷ因子のこの部分の欠損が典型的血友病の原因となる．**フォン・ヴィレブランド病**とよばれる，やや異なった特徴をもつ出血性疾患は，大きいほうの成分の欠損が原因となる．

典型的血友病患者に重篤な長時間の出血が起こったときは，精製した第Ⅷ因子製剤を投与することが，ほとんど唯一の有効な治療法である．ヒト血漿由来第Ⅷ因子製剤は人の血液からごく少量が得られるので高価である．しかし，ヒト血漿からの増産や組換え第Ⅷ因子製剤供給のおかげで，より多くの患者に使用が可能となっている．

血小板減少症

血小板減少症とは，循環血中の血小板数がきわめて少ないことをいう．血小板減少症患者は血友病患者と同様の出血傾向を示す．しかし，血友病で大きな血管から出血するのに比べ，血小板減少症では通常，より小さな細静脈あるいは毛細血管から出血する．その結果，小さな点状出血が全身の組織に起こる．患者の皮膚には多数の小さな紫がかったシミができることから，**血小板減少性紫斑病**(thrombocytopenic purpura)と名づけられている．前述したように，血小板は毛細血管や小血管の小さな傷を修復するのに大変重要である．

通常，出血は血中の血小板数が正常値(15 万～30 万 /μL)を下回れば起こるというわけではなく，5 万 /μL 以下にならないと起こらない．1 万 /μL 以下ではしばしば致死的となる．

血中の血小板数を測定しなくても，患者が血餅退縮を示さなければ，血小板減少の存在を疑うことができる．なぜならば，前述したように，通常，血餅退縮はその中に取り込まれた血小板から放出される多くの凝固因子に依存しているからである．

血小板減少症患者の大部分は原因不明とされる**特発性血小板減少性紫斑病**(idiopathic thrombocytopenic purpura：ITP)である．この患者のほとんどで，何らかの理由で血小板に対する自己抗体がつくられ，それが血小板と反応して破壊していることがわかっている．血小板減少症の患者に対し，大量の血小板を含む新鮮全血輸血をすると，1～4 日間出血が軽減する．脾臓は通常，多数の血小板を血中から除去するので，**脾臓摘出**(splenectomy)はしばしば有効であり，時に完全に治癒する．

血栓塞栓性疾患

血栓と塞栓

血管でできる異常な凝血塊を**血栓**(thrombus)とよぶ．いったん凝血塊が形成されると，そこを流れる血流は，それを付着部から剝がして流そうとする．そのような血流に乗って流れる凝血塊を**塞栓**(embolus)という．大きな動脈あるいは左心で形成された塞栓は，末梢へ流れて脳，腎臓，その他の動脈や細動脈を詰まらせる．静脈系および右心に発生した塞栓は，肺へ運ばれて肺動脈塞栓症を起こす．

血栓塞栓症の原因

ヒトにおける血栓塞栓症の原因には 2 つある．①動脈硬化性，感染症あるいは外傷などによる血管内皮の傷害は，凝固過程を惹起する．②血流がきわめて緩やかな血管では，つねに形成されている少量のトロンビンや他の凝固促進物質により，血液がしばしば凝固する．

血管内凝血塊の治療における t-PA の使用

遺伝子工学により作製された t-PA(組織プラスミノゲン活性化因子，組織プラスミノゲンアクチベータ)が治療に使用できる．t-PA をカテーテルに通して直接血栓部分に到達させることで，効率的にプラスミノゲンをプラスミンに活性化させ，それが血管内の凝血塊を溶解させる．例えば，血栓による冠動脈の閉塞後およそ1時間のうちにt-PAを用いれば，心臓はしばしば重大な損傷から免れることができる．

大腿静脈血栓症と重篤な肺塞栓症

身体のどの血管でも血流が何時間も止められると，ほとんどの場合，凝固が起こる．臥床して動けない患者の膝下に枕で支えをしていると，1本以上の静脈で同時に血流の停滞を起こし，しばしば血管内凝固をきたす．その後，凝血塊は流れの遅い血流の方向に成長し，中には下肢の静脈の全長にわたって，また，時には総腸骨静脈および下大静脈まで成長する．そして，ほぼ10回に1回の頻度で血栓の大きな部分が血管壁を離れ，静脈血に乗って右心を通り肺動脈へ運ばれ，重篤な肺塞栓症とよばれる広範な肺動脈の閉塞を起こす．もし，その凝血塊が両側肺動脈を閉塞するほど大きいと，突然死を起こす．凝血塊が片方の肺動脈のみを閉塞した場合，死亡に至らないこともあるが，肺血管床内でさらに血栓が成長して数時間から数日中に死亡することもある．この場合もt-PAによる治療が患者を救命しうる．

播種性血管内凝固

凝固機構が循環系の広範囲で活性化されると，**播種性血管内凝固**（disseminated intravascular coagulation：DIC）とよばれる状態を起こすことがある．これは傷害された組織，あるいは死にかかっている組織が多く体内に存在し，そこから大量の組織因子が血中に放出されることによりしばしば生じる．凝血塊は通常小さいけれども多数形成され，多くの末梢小血管を閉塞する．これが特に敗血症で起こりやすいのは，循環している細菌あるいは細菌毒素（特に**内毒素**（endotoxin））が凝固機構を活性化するためである．末梢の小血管を詰まらせると，その組織への酸素供給および栄養補給が激減し，それが循環性ショックの原因になったり，また増悪させたりする．これが，**敗血症性ショック**（septic shock）患者の85％以上が死亡する理由の一端である．

播種性血管内凝固に特有なのは，時折出血が起こることである．広範囲な凝固過程により，多くの凝固因子が消費されるため，正常な止血に必要な凝固促進因子群が著しく少なくなっていることが原因である．

抗凝固薬の臨床的利用

ある種の血栓塞栓症においては，凝固過程を遅らせることが望まれる．このために，これまでさまざまな抗凝固薬が開発されてきた．その中で臨床的に最も有用なのが，**ヘパリン**（heparin）と**クマリン系抗凝固薬**（coumarins）である．

静脈注射用の抗凝固薬としてのヘパリン

市販のヘパリンは数種類の動物の組織から抽出され，ほぼ純化されて提供されている．体重1 kgあたり約0.5～1 mgという比較的少量の注射で，通常6分ほどの血液凝固時間が30分以上に延長する．この延長はただちに起こるので，さらなる血栓塞栓症の発現を即時的に防ぐか，あるいは遅らせることができる．

ヘパリンの作用は1.5～4時間継続する．注射されたヘパリンは，血中の**ヘパリナーゼ**（heparinase）という酵素により分解される．

抗凝固薬としてのクマリン系化合物

ワルファリン（warfarin）のようなクマリン系抗凝固薬が患者に投与されると，肝臓で生成される成熟プロトロンビン，第Ⅶ因子，第Ⅸ因子，第Ⅹ因子の血漿中濃度が減少し始める．ワルファリンはVKOR c1を阻害する．前述の通り，VKOR c1は不活性型の酸化型ビタミンKを，活性型の還元型ビタミンKに変える酵素である．ワルファリンはVKOR c1活性を阻害して，組織における利用可能な活性型のビタミンKを減らす．この減少により，ビタミンK依存性凝固因子はカルボキシル化されず生物学的に不活性となる．数日間で生体内の貯蔵活性化凝固因子は不活性型に置き換わる．ビタミンK依存性凝固因子の産生は継続されるが，凝固活性は大幅に低下したままである．

有効量のワルファリンの投与により，血液の凝固能は12時間後には正常の約50％，24時間後には約20％に低下する．言い換えれば，凝固の過程は投与後すぐには抑制されず，血漿中の既存のプロトロンビンや他の凝固因子が自然に消費されるのを待たなければならない．クマリン治療を中止すると，凝固機能は，通常1～3日で正常に回復する．

体外での血液凝固の阻止

採取した血液をガラスの試験管に入れると通常6分ほどで凝固するが，シリコン処理された容器内ではしばしば1時間以上も固まらない．この凝固の遅延は，血小板と第Ⅻ因子という内因性凝固機構を始動する2つの主要な因子が，ガラスとの接触により活性化するのをシリコン処理が阻害するからである．一方，無処置のガラス容器は，血小板と第Ⅻ因子の接触による活性化とそれに続く急速な凝固反応を促進させる．

ヘパリンは体内と同様に，体外でも血液凝固を防ぐために用いることができる．特に血液を人工心肺装置や人工透析装置を通さなければならない外科手術に際して用いられる．

血液中のCa^{2+}濃度を低下させる種々の物質も，体外での血液凝固を防ぐのに利用できる．例えば，ごく微量の可溶性**シュウ酸塩**（oxalate）を血液に混ぜると，シュウ酸カルシウムの沈殿を生じ，Ca^{2+} 濃度が著しく低下して血液凝固が阻止される．

血中カルシウムを脱イオン化する物質は凝固を抑制する．陰性に荷電した**クエン酸イオン**はこの目的には特に有効であり，クエン酸ナトリウム，クエン酸アンモニウムあるいはクエン酸カリウムとして血液と混和され用いられる．クエン酸イオンは血中のカルシウムと結合し，Ca^{2+} をキレートして凝固反応を阻害する．生体に対して毒性をもつシュウ酸系の抗凝固薬に対し，クエン酸の抗凝固薬は毒性がなく，少量であれば静注も可能である．クエン酸イオンは投与後数分で，肝臓により血液中から除去され，グルコースに重合されるか，直接エネルギー源として代謝される．したがって，クエン酸で抗凝固処理された500 mLの血液を数分間かけて受血者に輸血しても通常は問題ない．しかし，肝臓に障害がある場合や大容量の血液や血漿の静脈投与が急速(1分以内)に行われた場合には，クエン酸イオンは速やかに除去されず，血中 Ca^{2+} 濃度を大きく低下させて，テタニーや痙攣死を誘発する可能性がある．

血液凝固の試験

出血時間

先鋭な小刃で指先か耳朶に穿刺した場合，そこからの出血は通常1〜6分で停止する．この時間は，傷の深さとテストを行う際の指や耳朶の充血度に大きく依存する．数種ある凝固因子のいずれか1つが欠損しても，出血時間は延長しうるが，血小板の消失により著明に延長する(**訳者注**：通常ランセットとよばれる専用の穿刺器具を用い，30秒ごとに止血の有無を円形濾紙を用いて確認しながら出血時間を測定する)．

凝固時間

血液凝固時間を決定するために，多くの手法が考案されてきた．最も広く使われているのは，清浄なガラス試験管に血液を入れた後，30秒ごとにその試験管を左右に傾けて凝固を確認する方法である．この方法による正常な凝固時間は6〜10分である．より正確な凝固時間を測定するために，複数の試験管を使う方法も提唱されている(**訳者注**：測定用の試験管を頻回に傾けることを避けて，ガラス面と接触する血液量を一定にすることを目的にしている)．

残念ながら，凝固時間の値が測定方法によって大きくばらつくため，臨床的にはすでに利用されなくなっている．それに代わって，より洗練された化学的手法を用いて，凝固因子自体を測定する手法が確立されている．

プロトロンビン時間と国際標準化比

プロトロンビン時間は，血中のプロトロンビン濃度の指標となる．図37.5はプロトロンビン濃度とプロトロンビン時間の関係を示す．プロトロンビン時間の測定法は，以下の通りである．

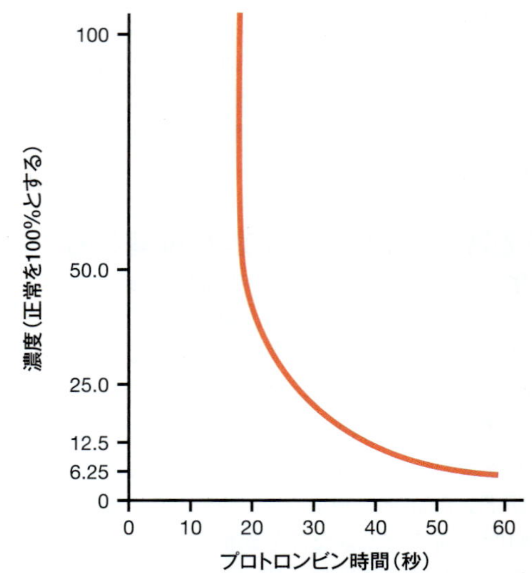

図37.5 プロトロンビン時間に対する血液中のプロトロンビン濃度の関係

患者から採取された血液をただちにシュウ酸処理し，プロトロンビンからトロンビンへの活性化を止める．その後，過剰量の Ca^{2+} および組織因子と素早く混和する．過剰量の Ca^{2+} はシュウ酸塩の作用を無効にし，組織因子が外因系の凝固過程によりプロトロンビンをトロンビンに変化させる．この凝固が引き起こされるまでの時間が**プロトロンビン時間**(prothrombin time：PT)である．この時間の長短は，主にプロトロンビン濃度により決定される．プロトロンビン時間の正常値は約12秒である．図37.5に示すようなプロトロンビン濃度－プロトロンビン時間の標準曲線を各研究室で使っている方法により準備しておけば，血中のプロトロンビン濃度を定量することができる．

しかし，プロトロンビン時間は，使用する組織因子の活性や測定機器などの違いにより，同じ検体でも相当なデータのばらつきを示す可能性がある．組織因子は胎盤などのヒト組織から精製されており，バッチ(精製単位)ごとに活性が異なる可能性がある．**国際標準化比**(international normalized ratio：INR)はプロトロンビン時間を標準化するべく考案された．組織因子の各製造業者は，バッチごとに標準物質との比活性を表す**国際感受性指標**(international sensitivity index：ISI)を表示しており，通常その値は1.0〜2.0の間である．国際標準化比は各検体と正常コントロール検体のプロトロンビン時間の比をISI値で累乗して得られる．

$$\mathrm{INR} = \left(\frac{\mathrm{PT_{test}}}{\mathrm{PT_{normal}}}\right)^{\mathrm{ISI}}$$

INRの健常者の正常値は0.9〜1.3である．高いINR

値(4～5)は出血の危険性が高いことを示し，低いINR(例えば0.5)は血栓症発症の可能性を示す(**訳者注**：PT–INRは，肝機能低下，ビタミンK欠乏，ワルファリン効果，DIC，第Ⅰ/Ⅱ/Ⅴ/Ⅶ/Ⅹ因子の欠乏・異常で延長する)．ワルファリン治療中の患者は，INRは通常2.0～3.0に維持される．

プロトロンビン時間やINRに似た評価法で，他の凝固因子の定量のための方法も考案されてきた．すなわち，測定対象の血液凝固因子以外のすべての血液凝固因子と過剰量のCa^{2+}をシュウ酸処理した血液に一気に加え，プロトロンビン時間と同様に凝固までの時間を測定するのである．もし，当該凝固因子が欠損している場合，凝固時間は延長する．つまり，凝固に要する時間を測定することで，当該凝固因子の濃度を定量できる．

参考文献

Baron TH, Kamath PS, McBane RD: Management of antithrombotic therapy in patients undergoing invasive procedures. N Engl J Med 368:2113, 2013.

Berntorp E, Shapiro AD: Modern haemophilia care. Lancet 379:1447, 2012.

Blombery P, Scully M: Management of thrombotic thrombocytopenic purpura: current perspectives. J Blood Med 5:15, 2014.

Brass LF, Zhu L, Stalker TJ: Minding the gaps to promote thrombus growth and stability. J Clin Invest 115:3385, 2005.

Crawley JT, Lane DA: The haemostatic role of tissue factor pathway inhibitor. Arterioscler Thromb Vasc Biol 28:233, 2008.

Engelmann B, Massberg S: Thrombosis as an intravascular effector of innate immunity. Nat Rev Immunol 13:34, 2013.

Fisher MJ: Brain regulation of thrombosis and hemostasis: from theory to practice. Stroke 44:3275, 2013.

Furie B, Furie BC: Mechanisms of thrombus formation. N Engl J Med 359:938, 2008.

Gailani D, Renné T: Intrinsic pathway of coagulation and arterial thrombosis. Arterioscler Thromb Vasc Biol 27:2507, 2007.

He R, Chen D, He S: Factor XI: hemostasis, thrombosis, and antithrombosis. Thromb Res 129:541, 2012.

Hunt BJ: Bleeding and coagulopathies in critical care. N Engl J Med 370:847, 2014.

Kucher N: Clinical practice. Deep-vein thrombosis of the upper extremities. N Engl J Med 364:861, 2011.

Nachman RL, Rafii S: Platelets, petechiae, and preservation of the vascular wall. N Engl J Med 359:1261, 2008.

Pabinger I, Ay C: Biomarkers and venous thromboembolism. Arterioscler Thromb Vasc Biol 29:332, 2009.

Schmaier AH: The elusive physiologic role of Factor XII. J Clin Invest 118:3006, 2008.

Wells PS, Forgie MA, Rodger MA: Treatment of venous thromboembolism. JAMA 311:717, 2014.

第38章

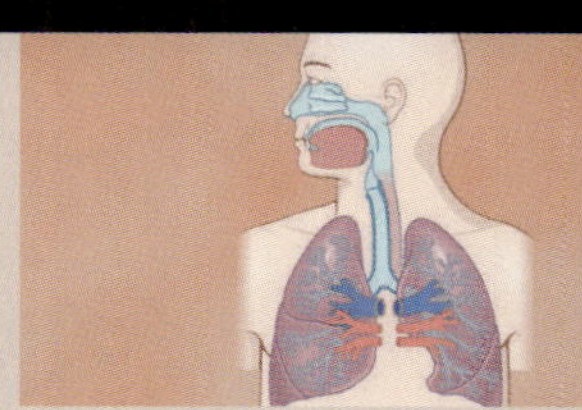

肺換気

呼吸の主な機能は，酸素を組織に供給し，二酸化炭素を取り除くことである．呼吸の4つの主な構成要素は，①大気と肺胞の間の空気の流出入である**肺換気**(pulmonary ventilation)，②肺胞と血液間の酸素と二酸化炭素の拡散，③血液または体液と組織細胞との間における酸素と二酸化炭素の運搬，④換気の制御およびその他の呼吸に関連する要素，である．この章では，まず，肺換気について解説し，続く5つの章で，その他の呼吸の機能，さらに，特別な呼吸異常の生理についても概説する．

肺換気力学

肺の膨張と収縮を起こす筋肉

肺は，2つの方法で，膨張・収縮する．すなわち，①横隔膜の下降・上昇運動による胸腔の上下径の増減，②肋骨の上下運動による胸腔の前後径の増減である．図38.1は，この2つの方法を示している．

正常な安静呼吸は，ほとんどすべて，第1の方法，つまり横隔膜の動きのみで行われる．吸息時，横隔膜の収縮は肺下部の表面を下方に引き下げる．続く呼息時には，横隔膜が単に緩むことにより，肺，胸壁，および腹部組織の弾性反発により，肺が圧縮され，空気を放出する．しかしながら，より大きな呼吸に際しては，このような受動的な弾性力のみで，急速な呼息を引き起こすには力不足である．補助的な駆動力は主に腹筋の収縮によりもたらされ，腹腔内容物を横隔膜の底面に向かって押し上げ，肺を圧縮する．

肺を膨張させるための第2の方法は，胸郭の挙上である．肋骨は，図38.1の左側に示すように，安静位では肋骨は下方に傾斜しているため，胸骨を脊柱の方向へ後退している．しかし，胸郭を挙上する際には，肋骨がほぼ真っすぐに前方に突き出て，胸骨も前方へ移動して脊柱から遠ざかるので肺が膨張する．この結果，最大吸気時には，安静呼息位と比べて，胸郭の厚さは約20%増加する．したがって，胸郭を挙上するすべての筋は吸息筋，押し下げる筋は呼息筋として分類される．

胸郭を挙上する最も重要な筋は外肋間筋であるが，これを補助する筋には，①胸鎖乳突筋(胸骨を上向きに引き上げる)，②前鋸筋(多くの肋骨を引き上げる)，③斜角筋(第一，第二肋骨を引き上げる)がある．

呼息時に下向きに胸郭を引き下げる筋は，主に，①腹直筋(下部の肋骨を強力に引き下げ，また，他の腹部筋群と共同して腹腔内容物を横隔膜に対して押し上げる)，および，②内肋間筋である．

図38.1は，また，外肋間筋と内肋間筋が吸息と呼息を引き起こすメカニズムを示している．左の図は，呼息時，肋骨は下方へ傾斜し，外肋間筋が前下方に伸長している様子を示している．外肋間筋が収縮すると，今度は，下の肋骨に対し上の肋骨を前方へ動かし，胸郭を引き上げる結果，吸息を引き起こすことになる．内肋間筋は，ちょうど反対の手法で肋骨に対して逆方向のてことして働き，肋骨を下向きに傾けて呼息筋の働きをする．

肺の空気の流入と流出を生み出す圧力

肺は，弾性構造体であり，膨張を持続させる外力が働かなくなれば，気管から空気を放出して風船のようにしぼむ．また，肺は，胸腔の中央部分である縦隔からつられている肺門部を除けば，肺と胸壁との間に付着したところはない．肺は胸腔内に“浮いている”形になっており，肺の動きを潤滑にする胸水の薄層によって囲まれている．さらに，余分な胸水はリンパ管へと絶え間なく吸引されて流れており，この吸引圧が肺胸膜の臓側面と壁側面の間のわずかな陰圧を維持することになる．このことにより，肺はまるでのりで接着されるかのごとく胸壁に保持されてはいるが，胸膜面が滑らかになっているため，肺は滑るように動くことができる．

胸腔内圧と呼吸中のその変化

胸腔内圧(pleural pressure)とは肺の臓側胸膜と壁側胸膜の間の薄い間隙を満たす体液の圧力を指す．前述したように，この圧力は，通常，わずかに吸引されていることにより，わずかながら陰圧となる．吸息開始時の胸腔内圧の正常値は約 −5 cmH_2O であり，これは安静レベルの大きさに肺を膨張しておくのに必要な吸引圧に相当する．吸息中は，胸部の拡張によって肺はより大きい陰圧で外側に引っ張られ，平均約 −7.5 cmH_2O 程度の陰圧になる．

このような胸腔内圧と肺気量の関係を図38.2に示す．

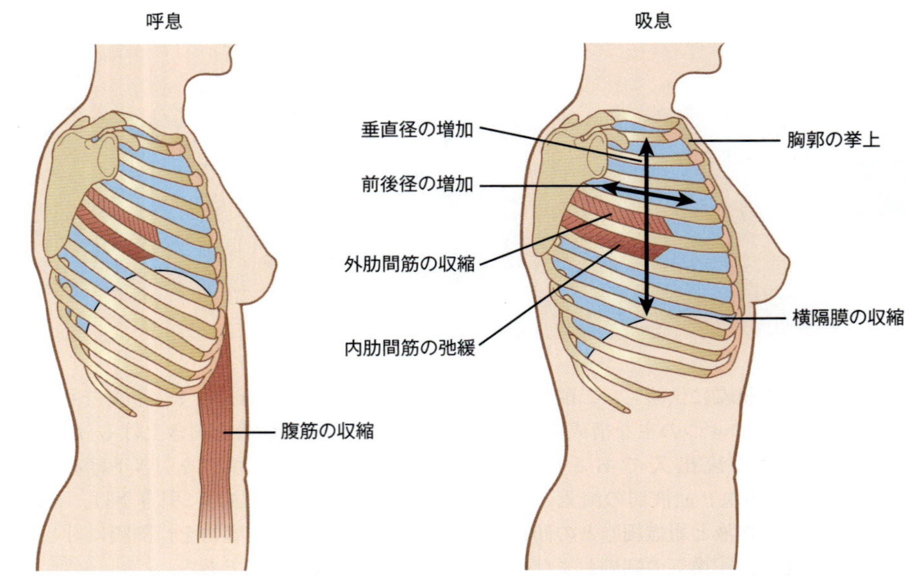

図38.1 呼息と吸息に伴う胸郭の収縮と拡張，横隔膜の収縮，肋間筋の機能，胸郭肋骨の挙上と下降

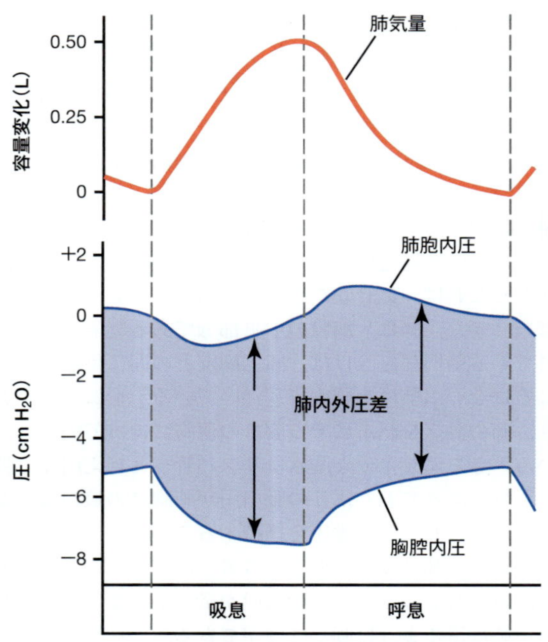

図38.2 正常呼吸における肺気量，肺胞内圧，胸腔内圧，および肺内外圧差の変化

吸息時には，胸腔内圧が−7.5〜−5 cmH₂O の間に低下するとともに，肺気量が0.5 L増大する．次いで，呼息時には，現象は本質的には逆転する．

肺胞内圧：肺胞内の空気の圧力

声門が開いているのに，肺への空気の流入・流出がまったくないとき，肺胞に至る呼吸樹のすべての管腔内の圧力が大気圧に等しく，これが気道のゼロ基準内圧，すなわち，0 cmH_2O となる．吸息の間，空気の肺胞内への流入を引き起こすために，**肺胞内圧**(alveolar pressure)は大気圧をわずかに下回る値(0 cmH_2O 未満)まで下がらなければならない．図38.2の2番目のカーブ(“肺胞内圧”と記す)は，正常な吸息の際には，肺胞内圧が約−1 cmH_2O まで下がることを示している．このわずかな陰圧は，正常時に2秒間に0.5 Lの空気を肺に引き込む，静かな吸息をもたらすのに十分な圧といえる．

呼息時には，反対向きの圧力変化が起こり，肺胞内圧は約+1 cmH_2O に上昇し，2〜3秒の間に，0.5 Lの空気を押し出す．

肺内外圧差：肺胞内圧と胸腔内圧との差

図38.2に示されるように，**肺内外圧差**(transpulmonary pressure)は，肺胞内圧と肺の外表面の圧力(胸腔内圧)との圧力の差であり，呼吸のあらゆる瞬間に放置すれば収縮しようとする肺の弾性力であり，**肺弾性収縮圧**(recoil pressure)とよばれている．

肺コンプライアンス

肺内外圧差の単位あたりの上昇ごとに肺が膨張する量(平衡に達するのに十分な時間をかけるとして)を**肺コンプライアンス**(compliance of the lungs)とよぶ．健常成人の両側の肺全体のコンプライアンスは約200 mL/cmH_2O である．すなわち，肺内外圧差が1 cmH_2O 上昇するごとに，肺気量は10〜20秒後には，200 mL膨張することになる．

肺コンプライアンス曲線

図38.3は，肺内外圧差を順に変える胸腔内圧の変化に対応する肺気量の変化の推移を示す．この関係が吸息と呼息で異なっていることに注意が必要である．各曲線

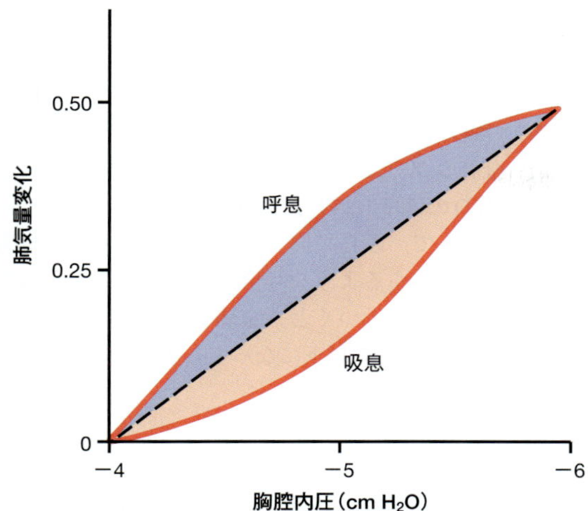

図 38.3　健常者の肺コンプライアンス（圧−量）曲線
肺内外圧差（肺胞内圧から胸腔内圧を除した圧）の変化に伴う肺気量の変化を示す．

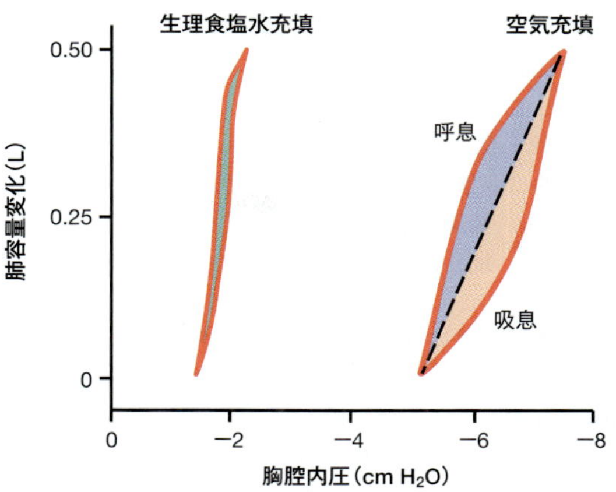

図 38.4　肺胞内圧を大気圧 0cmH₂O に維持し，胸腔内圧を肺内外圧差の変化に伴い変化させた場合における生理食塩水充填肺と空気充填肺のコンプライアンス曲線の比較

は胸腔内圧を少しずつ変化させ，変化のたびに肺気量が安定したレベルになるのを待って記録したものである．2つの曲線は，それぞれ，吸息コンプライアンス曲線，呼息コンプライアンス曲線とよばれる．吸息呼息両者を図示したものは，単に，**肺コンプライアンス曲線**（compliance diagram of the lungs）とよばれる．

コンプライアンス曲線の特性は肺の弾性力によって決定される．これらの弾性力は2つの構成要素，すなわち，①肺組織自体の弾性力と，②肺胞内壁や他の肺内腔壁を覆う体液の表面張力による弾性力とに分けることができる．

肺組織の弾性力は主に肺実質間に絡み合ったエラスチンと膠原線維により決まる．空気の抜けた肺は，これらの線維が弾性収縮を起こしてよじれた状態にある．次に，肺が膨張するときには，線維は伸展し，よじれがなくなって，弾力は増す．

表面張力による弾性力は，はるかに複雑である．表面張力の重要性は図 38.4 に示す．表面張力の影響は，食塩水で満たされた肺と，空気で満たされた肺のコンプライアンス曲線の差でよく説明される．肺が空気で満たされているときには，空気−肺胞液間の界面が存在する．食塩水で満たされた肺の場合には，空気−液間の界面はまったく存在せず，そして，それゆえに，食塩水で満たされた肺では表面張力効果は存在せず，組織の弾性力のみが働くことになる．

空気で満たされた肺を膨張するのに必要な経胸膜圧は，生理食塩水で満たされた肺を膨張する圧の約3倍も必要になることに注意しなければならない．このように，空気の満ちた肺を収縮させようとする組織の弾性力は，全肺の弾性力の約 1/3 だけを占めるにすぎず，残りの 2/3 は肺胞における液−空気間の表面張力が占めるということになる．

界面活性物質とよばれる物質が肺胞液に存在していないと，肺の液体−空気間表面張力の弾性力はまた著しく増える．

肺胞のサーファクタント（界面活性物質），表面張力，肺胞虚脱

表面張力の原理

水が空気と接して界面を形成するとき，水面の水の分子の間には，特に強い相互引力が作用する．その結果，水の表面は，つねに収縮しようとする．これは，雨滴の保持と同じ現象である．すなわち，雨滴の表面全体は，水分子の強い収縮がもたらす膜に覆われる．この原理を裏返して，肺胞の内面に何が起こるか考えてみよう．ここでも同様に，水面には，収縮しようとする力が働いている．その結果，気管支を通して肺胞から空気を押し出す力が働き，肺胞は虚脱しようとする．総合的には，肺の弾性収縮をもたらす力となる．これは，**表面張力性弾性力**（surface tension elastic force）とよばれる．

サーファクタントとその表面張力への影響

サーファクタント（surfactant）は水に溶け込んでいる表面活性物質で，水の表面張力を大幅に減少させる働きがある．サーファクタントは，Ⅱ型肺胞上皮細胞という特殊な上皮細胞によって分泌されるが，この細胞は肺胞表面積の約 10％を占めている．これらの細胞は，脂質封入体を含んでいるため顆粒状であり，脂質封入体はサーファクタントとして肺胞内に分泌される．

サーファクタントは，いくつかのリン脂質，タンパク質，イオン類の複雑な混合物である．最も重要な成分は，リン脂質のジパルミトイルホスファチジルコリン，界面活性性アポタンパク質と，Ca^{2+} である．ジパルミトイルホスファチジルコリンは，いくつかのあまり重要でないリン脂質とともに，表面張力を減少させる．表面張力減少のメカニズムは，これらの物質は肺胞液中に均等性

を欠く状態，つまり分子の一部は肺胞液中に溶けるが，残りは肺胞液表面に広がるという状態をつくりだすことに起因している．このことにより，表面張力は純水の表面の1/12〜1/2にまで減少する．

定量的に各液体の表面張力の概略値を示すと，純水は72dyn/cm，肺胞液に界面活性物質を加えない場合には50dyn/cm，加えた場合には，5〜30dyn/cmとなる．

閉塞肺胞に働く表面張力由来の肺胞内圧

肺胞につらなる気道が閉塞している場合，肺胞内の表面張力は肺胞をつぶす方向に働き，この虚脱は肺胞内を陽圧にして空気を押し出そうとする．このような肺胞内で発生する圧力値は，次の計算式にて，算出可能である．

$$\text{肺胞内圧} = \frac{2 \times \text{表面張力}}{\text{肺胞の半径}}$$

半径約100 μmの平均的な肺胞が，正常なサーファクタントで覆われている場合，その内圧は約4 cmH_2O (3mmHg)と算出される．表面活性物質を含まない純水で覆われているとすると，内圧は約18 cmH_2Oとなり，4.5倍にも増大する．このように，界面活性物質は，肺胞の表面張力減少に関して重要な役割を果たし，結果的に，呼吸筋が肺を膨張させる努力を著しく節約する役を担っていることが理解できよう．

表面張力由来の肺胞内圧に対する肺胞径の影響

前述の式から表面張力により発生する肺胞内圧は肺胞の半径と逆相関関係にあり，肺胞の半径が小さければ小さいほど，内圧は高くなることに注意しなければならない．したがって，肺胞の半径が半分に(100 μmが50 μmに)なった場合，肺胞内圧は倍になる．この現象は特に小さな未熟児の場合には有意義で，その多くは，肺胞の半径が成人の1/4以下となる．さらに，通常は妊娠6〜7ヵ月までは，サーファクタントの分泌は始まっておらず，それよりさらに遅れる場合もある．したがって，多くの未熟児は，出生時，肺胞にサーファクタントをもたず，肺が極度につぶれやすく，時には正常成人の6〜8倍，虚脱しやすい．この状況により，新生児呼吸窮迫症候群とよばれる状態が引き起こされる．もし，強力な手段，特に，持続陽圧呼吸で，適切に処置しないと致命的である．

肺の伸展性に及ぼす胸郭の影響

ここまで，胸郭を抜きにして，肺だけの伸展性についてみてきたが，胸郭自身にも肺と同様に弾性と粘性の特性があり，胸郭の中に肺が存在しないとしても，胸郭自体を膨らますために呼吸筋の努力が必要である．

肺・胸郭コンプライアンス

全肺システム(肺および胸郭の総合)のコンプライアンスは完全に呼吸筋が弛緩しているか麻痺している状態で肺を膨張させて計測する．コンプライアンス測定には，肺に少しずつ空気を送り込んでは肺内圧と肺気量を計測する．全肺システムを膨張させるには，胸郭を取り除いた肺のみの場合に比べ，約2倍の力が必要となる．したがって，全肺システムのコンプライアンスは，肺単独200mL/cmH_2Oのほぼ1/2の，110mL/cmH_2Oとなる．肺が，安静呼吸を超えて，さらに高容量まで伸展したり，低容量まで収縮したりするような場合，胸郭による制限は際立ち，この限界点に近づくと，全肺システムのコンプライアンスは肺単独の1/5以下になってしまう．

呼吸の仕事

すでに指摘したように，正常の安静呼吸の際には，呼吸筋の収縮が必要なのは吸息時であって，呼息はほとんど肺や胸郭の弾性収縮力によりまかなわれる受動的な過程である．したがって，安静時には呼吸筋は吸息を起こす“仕事”をし，呼息を起こす“仕事”はしない．

吸息の仕事は，①コンプライアンス作業または弾性作業といわれる肺・胸郭の弾性に打ち勝って肺を伸展させる仕事，②組織抵抗作業といわれる肺・胸郭の粘性に打ち勝つ仕事，③気道抵抗作業といわれる肺への空気の動きに対する気道の抵抗に打ち勝つ仕事，の3要素に区分できる．

呼吸のためのエネルギー所要量

正常時の安静呼吸では，全身のエネルギー消費量の3〜5%のみが肺の換気に使われる．しかしながら，激しい運動時の呼吸に要するエネルギー量は，特に，気道抵抗の増大と肺コンプライアンス低下が認められる人では，50倍にも達する．したがって，遂行できる運動強度を制限する主な要因の1つは，呼吸の過程のみに，どれだけ筋肉エネルギーを供給できるかということにある．

肺気量と肺容量

肺気量変化の記録：スパイロメトリー

肺の換気は，肺へ流入・流出する気量を計測することで，調べることができ，その方法を**スパイロメトリー**(肺気量測定法(spirometry))とよぶ．基本的なスパイロメータの典型例を**図38.5**に示す．図の通り，水槽にドラムを逆さまに立て，滑車を介して重りでバランスを取る構造になっている．このドラムの中には，被検呼吸ガス(通常，空気または酸素)が入り，このガスチャンバーはチューブを介して被験者の口元に接続される．被験者の呼吸に応じ，ドラムが上下し，その軌跡が記録紙上に連続描記される．

図38.6は，肺気量曲線図(スパイログラム)を示しており，種々の条件下における**肺気量**(pulmonary volumes)の変化を表している．肺の換気の各局面をわかりやすく

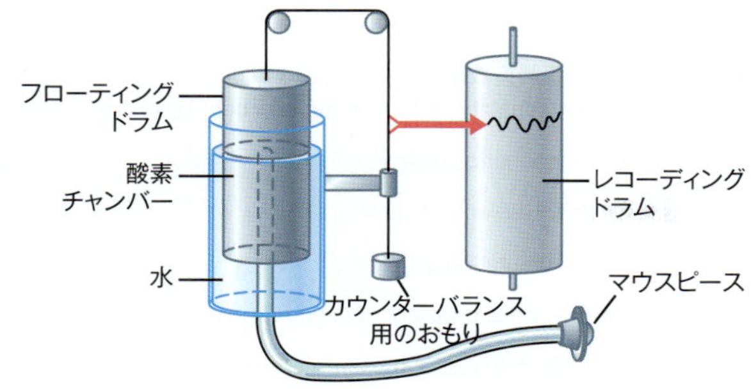

図 38.5　スパイロメータ

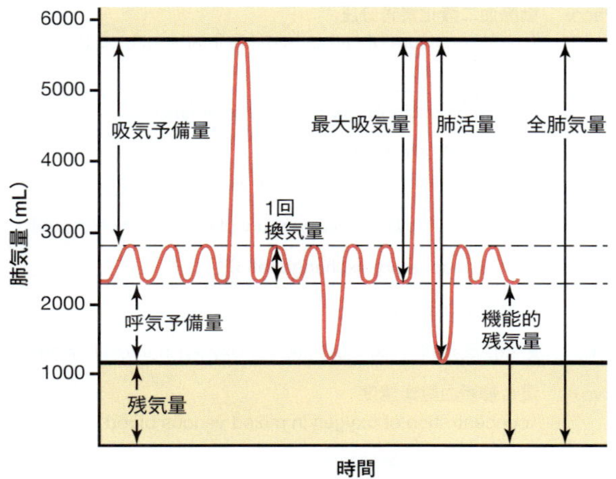

図 38.6　正常呼吸，最大吸息，最大呼息における肺気量分画

表 38.1　平均肺気量と肺容量(健常若年成人男性)

肺気量と肺容量	正常値(mL)
肺気量	
1 回換気量	500
吸気予備量	3000
呼気予備量	1100
残気量	1200
肺容量	
最大吸気量	3500
機能的残気量	2300
肺活量	4600
全肺気量	5800

説明するため，肺気量を 4 つの基本の**気量**(volumes)，4 つの**容量**(capacities)に明確に区分することが行われており，若年成人男性におけるそれぞれの区分の平均値を示している．**表 38.1** に平均肺気量と肺容量をまとめている．

肺気量

図 38.6 の左には，4 つの肺気量分画を示し，これらを合計すると肺が膨張しうる最大容積に相当する．各分画の意義は以下の通りである．

①1 回換気量は，通常の呼吸時，毎回吸入または呼出される空気の量であり，平均成人男性で約 500 mL である．

②吸気予備量(予備吸気量)は，1 回換気量で示される通常の吸気のレベルから，最大努力してさらに吸入できる量を示し，通常，約 3000 mL である．

③呼気予備量(予備呼気量)は，通常の呼息の終わった後，強制的に呼出できる予備量を示す．通常，これは約 1100 mL である．

④残気量は強制呼息以後も，さらに肺に残っている空気の量で平均約 1200 mL である．

肺容量

呼吸周期における事象について記述するうえで，2 つ以上の気量を一緒にして考えることが望ましい場合がある．その組み合わせを**肺容量**(pulmonary capacities)とよぶ．**図 38.6** の右のほうに示した重要な肺容量には次のものがある．

①最大吸気量は 1 回換気量に吸気予備量を加えたものである．この容量は人が吸い込むことができる空気の最大量(約 3500mL)，つまり安静呼息位に始まって肺を最大に膨張させるまでの量である．

②機能的残気量は呼気予備量と残気量の和である．これは，通常の呼息の終わりに肺に残っている空気の量(約 2300mL)である．

③肺活量は吸気予備量，1 回換気量，および呼気予備量の和に等しい．これは肺いっぱいに吸入した後，放出できる最大の空気量(約 4600mL)である．

④全肺気量は最大努力して肺を膨張させうる空気量(約 5800mL)であり，肺活量と残気量の和に等しい．

すべての肺気量と肺容量について，女性は男性より約 20〜25％小さく，体格の大きい人や運動選手のほうが小柄でやせ型の人より大きい．

肺機能の研究に用いられる略語・記号

スパイロメトリーは，呼吸器科医が日常的に利用する多くの計測手技の 1 つにすぎない．多くの計測は数学的な演算に依存するところが大きい．肺機能データの演算や表現方法をやさしくするべく，多くの略語，記号が標準化されている．そのうち重要なものを**表 38.2** に示す．これらの記号を用いて，肺気量・肺容量の各パラメータの相互関係を示すいくつかの簡単な数式を提示しよう．学生はこれらの相互関係をじっくり考えて，確認すべきである．

$$VC = IRV + V_T + ERV$$

$$VC = IC + ERV$$

$$TLC = VC + RV$$

表 38.2 肺機能に関する略語と記号

$\dot{V}_T$	1 回換気量(tidal volume)	DL_{CO}	一酸化炭素肺拡散能(diffusing capacity of the lungs for carbon monoxide)
FRC	機能的残気量(functional residual capacity)	P_B	気圧(atmospheric pressure)
ERV	呼気予備量(expiratory reserve volume)	Palv	肺胞内圧(alveolar pressure)
RV	残気量(residual volume)	Ppl	胸腔内圧(pleural pressure)
IC	最大吸気量(inspiratory capacity)	P_{O_2}	酸素分圧(partial pressure of oxygen)
IRV	吸気予備量(inspiratory reserve volume)	P_{CO_2}	二酸化炭素分圧(partial pressure of carbon dioxide)
TLC	全肺気量(total lung capacity)	P_{N_2}	窒素分圧(partial pressure of nitrogen)
VC	肺活量(vital capacity)	Pa_{O_2}	動脈血酸素分圧(partial pressure of oxygen in arterial blood)
Raw	気道抵抗(resistance of the airways to flow of air into the lung)	Pa_{CO_2}	動脈血二酸化炭素分圧(partial pressure of carbon dioxide in arterial blood)
C	コンプライアンス(compliance)	P_{AO_2}	肺胞気酸素分圧(partial pressure of oxygen in alveolar gas)
$\dot{V}_D$	死腔気量(volume of dead space gas)	P_{ACO_2}	肺胞気二酸化炭素分圧(partial pressure of carbon dioxide in alveolar gas)
$\dot{V}_A$	肺胞気量(volume of alveolar gas)	P_{AH_2O}	肺胞気水蒸気分圧(partial pressure of water in alveolar gas)
$\dot{V}_I$	分時吸気換気量(inspired volume of ventilation per minute)	R	呼吸商(respiratory exchange ratio)
$\dot{V}_E$	分時呼気換気量(expired volume of ventilation per minute)	$\dot{Q}$	心拍出量(cardiac output)
$\dot{V}_S$	シャント流量(shunt flow)	Ca_{O_2}	動脈血酸素濃度(concentration of oxygen in arterial blood)
$\dot{V}_A$	分時肺胞換気量(alveolar ventilation per minute)	Cv_{O_2}	混合静脈血酸素濃度(concentration of oxygen in mixed venous blood)
$\dot{V}_{O_2}$	分時酸素摂取率(rate of oxygen uptake per minute)	S_{O_2}	ヘモグロビン酸素飽和度(percentage saturation of hemoglobin with oxygen)
$\dot{V}_{CO_2}$	分時二酸化炭素排出量(amount of carbon dioxide eliminated per minute)	Sa_{O_2}	動脈血ヘモグロビン酸素飽和度(percentage saturation of hemoglobin with oxygen in arterial blood)
$\dot{V}_{CO}$	分時一酸化炭素摂取率(rate of carbon monoxide uptake per minute)		
DL_{O_2}	酸素肺拡散能(diffusing capacity of the lungs for oxygen)		

$$TLC = IC + FRC$$
$$FRC = ERV + RV$$

機能的残気量，残気量，および全肺気量の定量：ヘリウム希釈法

機能的残気量(FRC)は，通常の呼息の終わりに肺に残っている空気の量で，肺機能の重要な要素である．ある種の呼吸器疾患では著しく変化するので，この容量を測定するのが，しばしば重要となる．機能的残気量は，スパイロメータで直接測定することはできない．なぜなら，残気量位における空気をスパイロメータに呼出することはできないからである．この残気量は，機能的残気量のおよそ半分に相当する．機能的残気量は，通常，間接的にスパイロメータを使用し，次に説明するヘリウム希釈法などによって測定する．

既知容積のスパイロメータを既知濃度のヘリウムを混合した空気で満たす．スパイロメータに接続して呼吸する前に，被験者は通常に呼出する．この呼息の終わり(安静呼息位)に，被験者の肺に残っている容積は機能的残気量に等しい．この状態で，被験者はただちにスパイロメータから呼吸し始める．すると，スパイロメータ内のガスと肺内ガスとの混和が起こる．その結果，ヘリウムは機能的残気量に相当する肺内ガスで希釈され，ヘリウム希釈の度合いから機能的残気量が以下の式により計算できる．

$$FRC = \left(\frac{Ci_{\mathrm{He}}}{Cf_{\mathrm{He}}} - 1\right) Vi_{\mathrm{Spir}}$$

ここで，FRC は機能的残気量，Ci_{He} はスパイロメータ中のヘリウムの初期濃度，Cf_{He} はスパイロメータ中のヘリウムの終末濃度，Vi_{Spir} はスパイロメータの初期の容積を示す．

FRC が決定されると，残気量(RV)は，呼気予備量(ERV)を FRC から減じることによって決定できる．ERV 自体は，通常のスパイロメトリーにより計測する．また，全肺気量(TLC)は，最大吸気量(IC)を FRC に加えることによって，決定できる．すなわち，

$$RV = FRC - ERV$$
$$TLC = FRC + IC$$

である．

分時換気量は呼吸数と1回換気量の積に等しい

分時換気量は，1分ごとに，気道に流入する新しい空気の総量である．これは1分あたりの呼吸数に1回換気量を乗じたものに等しい．正常な1回換気量は約500mL，正常な呼吸数は1分あたり約12回である．したがって，分時換気量は平均約6 L/分である．人は短い間なら，2〜4回/分だけの呼吸数で，換気量が1.5 L/分まで低下しても生存可能である．

呼吸数は時折40〜50回/分に上昇し，1回換気量には，肺活量（若い成人男性で約4600mL）まで増大可能である．これは，換気量としては200 L/分で，通常の30倍以上の値に相当する．大多数の人々は，この値の1/2〜2/3量で1分以上呼吸を続けることはできない．

肺胞換気

肺の換気で本質的に最重要なのは，血液に接する肺のガス交換領域の空気を絶え間なく取り換えることにある．ガス交換領域には肺胞，肺胞嚢，肺胞管，および呼吸細気管支が含まれる．新しい空気がこの領域に達する量を肺胞換気とよぶ．

死腔とそれが肺胞換気に及ぼす影響

吸入気のすべてが，ガス交換領域に達するわけではなく，鼻，咽頭，気管など，ガス交換の起こらない気道を，単に満たしている部分がある．この空気はガス交換の役には立たないので，死腔気とよばれる．

呼息時には，肺胞からの空気が大気に達する前に，死腔気が先に呼出される．したがって，死腔の存在は肺から呼気ガスを取り除くためには，非常に不利である．

死腔量の測定

簡便な**死腔量**（dead space volume）の測定方法が図38.7のグラフに表されている．この測定の際，被験者は，突然，酸素を深く吸い込むよう求められる．これによって死腔全体が純酸素で満たされる．酸素の幾分かは，肺胞気とも混和するが，完全に肺内ガスを酸素で置換するほどではない．次に，急速に高速記録窒素濃度計を通して呼息を行うと，図に示されているような窒素濃度曲線が描記される．呼気の最初の部分は気道の死腔領域からきたもので，完全に酸素で置換されている部分である．したがって，記録の最初の部分は，酸素だけが現れ，窒素濃度はゼロである．次に，肺胞気が窒素計に達し始めると，窒素濃度は急速に上昇する．これは，窒素の含有量の高い肺胞気が，死腔気に混入し始めるからである．さらに多くの肺胞気が呼出され，全死腔気が気道から洗い出されると，残りは，肺胞気だけとなる．したがって，記録された窒素濃度はプラトー・レベルに達し，図の右方に示されるように，肺胞濃度と等しくなる．少し考えれば，

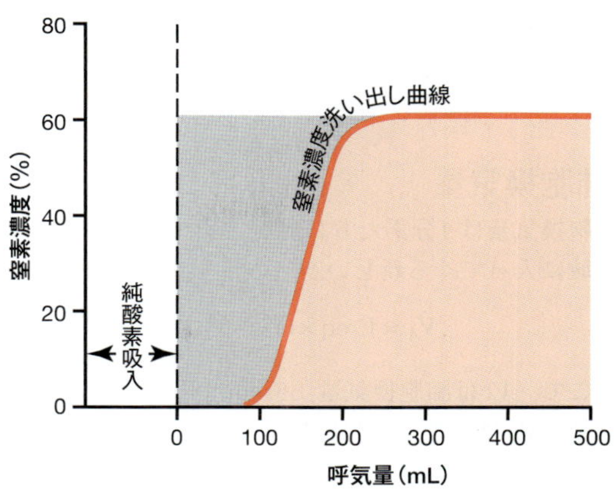

図38.7 1回の純酸素吸入後の呼気における窒素濃度変化の記録
この記録は，本文で述べるように，死腔量の計算に使用できる．

灰色の領域が窒素を含まない空気を表していることが理解できるだろう．この面積は死腔気量の測定値にあたる．正確な定量には，以下の式が使用され，

$$V_D = \frac{\text{グレー域} \times V_E}{\text{ピンク域} + \text{グレー域}}$$

となる．ここに，V_Dは死腔気量，V_Eが呼気全量を示す．

例えば，グラフのグレー域が30cm^2，ピンク域が70cm^2，呼気全量が500 mLであると仮定しよう．この場合，死腔は

$$\frac{30}{70+30} \times 500 = 150 \text{ mL}$$

と算出される．

正常死腔量

若年成人男性における**正常死腔量**（noramal dead space volume）は約150 mLであり，死腔気は年齢とともに少しずつ増加する．

解剖学的死腔と生理学的死腔

前述した死腔測定法は，肺胞やガス交換にあずかる領域以外の呼吸器系の容積を計測するものであり，**解剖学的死腔**（anatomic dead space）とよばれている．時には，肺胞自体のうち，いくつかはそれに接する肺毛細血管血流がないか乏しいため，まったくまたは幾分かしかガス交換の機能を果たさない場合がある．したがって，機能的な観点から，これらの肺胞も死腔とみなさなければならない．肺胞死腔が死腔の総測定量に含まれているとき，解剖学的死腔と対比して，**生理学的死腔**（physiologic dead space）とよんでいる．健常者では，正常な肺ですべての肺胞が機能しているから，解剖学的死腔量と生理学的死腔量とはほぼ等しい．しかし，肺のどこかに部分的にあるいはまったく機能していない肺胞のある人では，生理学的死腔量は，解剖学的死腔量の10倍，つまり1〜2 Lにも達することもありうる．両死腔の解離の

問題については，第 40 章で肺のガスの交換と関連し，第 43 章では呼吸器疾患と関連してより詳しく述べる．

肺胞換気量

肺胞換気量は 1分あたりに肺胞とその隣接するガス交換領域に入ってくる新しい空気の量を示している．

$$\dot{V}_A = \text{Freq} \times (V_T - V_D)$$

ここで，$\dot{V}_A$ は肺胞換気量，Freq は呼吸数，V_T は 1 回換気量，V_D は生理学的死腔量を示す．

このように，各値が正常 1 回換気量 500mL，正常死腔量 150mL，呼吸数 12 回 /分とすると，肺胞換気量は 12×(500 − 150)，つまり 4200mL/分となる．

肺胞換気量は，肺胞の酸素と二酸化炭素濃度を決める主な因子の 1 つである．したがって，以下の呼吸系の各章では，ガス交換に関して肺胞換気に重点を置いて説明する．

気道の機能

気管，気管支，細気管支

図 38.8 は気道に焦点をあてている．空気は**気管**(trachea)，**気管支**(bronchi)，および**細気管支**(bronchioles)を経由して肺に分配される．

気道の最も重要な役割の 1 つは，この経路を肺胞と空気がよく行き来するよう開いたままに保持することである．気管の虚脱するのを防ぐため，複数の軟骨輪は気管の周り 5/6 ほどに広がっている．また，気管支では，その管壁には，気管の軟骨よりは広がりが少なく弯曲した軟骨板があってほどほどの剛性を保ちながら，肺の伸び縮みする動きを妨げないようになっている．気管支が分枝を繰り返すにつれ，その軟骨板の広がりは次第に少なくなり，通常，直径 1.5 mm より細い細気管支になるとまったく消失する．細気管支は管壁の剛性で虚脱を防ぐわけにはいかない．その代わり，肺胞の拡張を維持する原理と同じ，肺内外圧差により気道の開放が保たれる．すなわち，肺胞の拡張に伴って，細気管支もまた拡張することになるが，拡張の度合いは肺胞より少ない．

気管支と細気管支の筋層とその調節

気管と気管支のうち，軟骨板の存在しない領域では，その管壁は主に平滑筋で占められている．また，細気管支の壁はほとんど平滑筋が占めている．しかし，呼吸細気管支とよばれる終末細気管支は例外で，主に肺上皮と，その基底にある線維組織に加え，わずかな平滑筋細胞により成り立っている．多くの閉塞性肺疾患は，小さい気管支や大きい細気管支の狭窄から生じ，それはしばしば平滑筋の過剰な収縮のために起こる．

気管支樹の気流抵抗

正常の安静呼吸では，とても容易に気道を空気が流れ

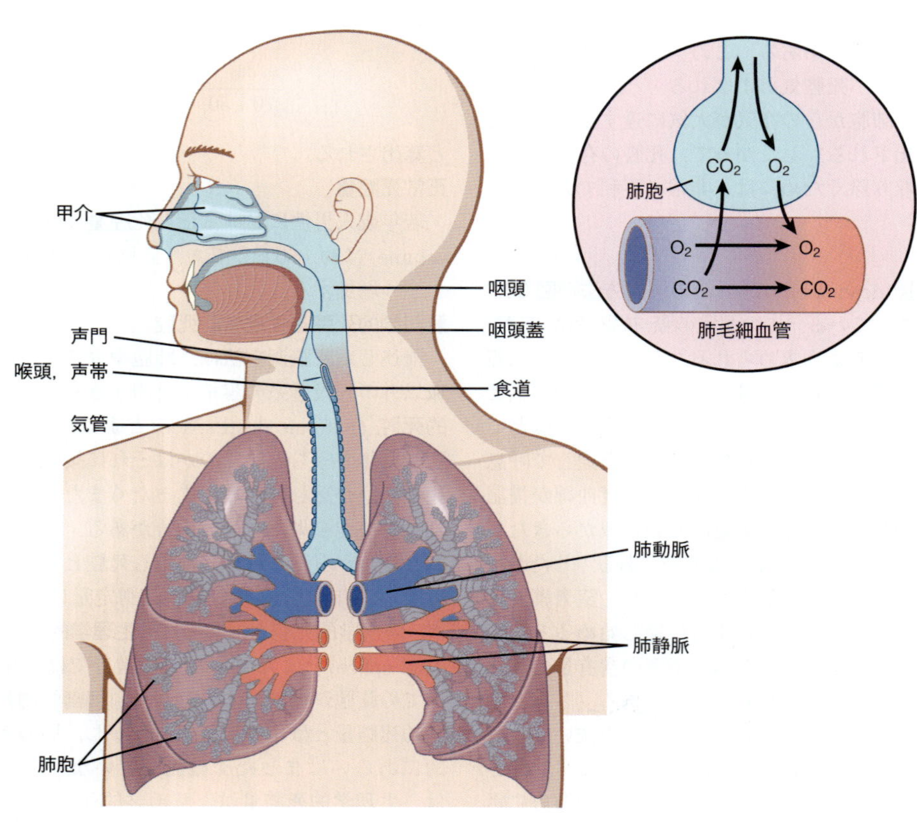

図 38.8 気道系

るので，肺胞と大気の圧勾配が 1 cmH_2O より低くても十分な気流が生じる．大部分の気流抵抗は，終末細気管支の微小な気道ではなく，より径の大きい細気管支や気管に近い気管支などで生ずる．この大きめの気管支の抵抗のほうが大きい理由は，終末細気管支は約 65000 並列に存在し，その 1 つ 1 つには微少量の空気が通れば済むのに比して，大きな気管支の数は比較的少ないためである．

いくつかの病的な状態では，小さな細気管支が気道抵抗を大きく左右することになる．その理由は，細気管支の径が小さいため，かつ，細気管支は，①壁の筋収縮，②壁に生じる浮腫，あるいは，③内腔に貯留した粘液によって閉塞しやすいためである．

細気管支筋の神経支配と局所制御：
交感神経性の細気管支拡張

交感神経線維による細気管支の直接制御が比較的弱いのは，肺の中心部に入り込む神経線維がわずかしかないからである．しかしながら，**気管支樹**(bronchial tree)は副腎髄質の交感神経刺激によって血中に放出されたノルアドレナリンとアドレナリンにたっぷりさらされている．この両ホルモンのうち，特にアドレナリンはβアドレナリン作動受容体を強く刺激して，気管支樹の拡張をもたらすことになる．

細気管支の副交感神経性収縮

迷走神経に由来する副交感神経線維は肺実質に少し分布している．この神経はアセチルコリンを分泌し，作動すると軽度ないし中等度の細気管支の収縮を起こす．喘息などの病態において，すでに細気管支の収縮が起きているときに，副交感神経刺激があると，しばしば症状を悪化させる．この刺激が起こったとき，アトロピンなどのアセチルコリンに拮抗する薬を投与すると，気道を弛緩させ，気道閉塞症状を軽減しうる．

また，時には副交感神経は，肺に生じる反射によっても作動する．これらの反射のほとんどは，毒性のガス，ほこり，タバコの煙，気道感染など気道自体の上皮膜への侵害刺激により引き起こされる．また，細気管支狭窄反射は，小さな肺動脈で起こる微小塞栓によりしばしば引き起こされる．

局所的な分泌因子が細気管支収縮を引き起こす

肺自体で産生される物質の中には，細気管支の収縮の原因としての活性がしばしばきわめて高いものがいくつかある．最も重要な物質としてヒスタミンとロイコトリエン $C_4/D_4/E_4$ が挙げられる．両物質ともアレルギー反応，特に空気中の花粉による反応に際し，肺組織のマスト細胞から遊離される．したがって，両物質はアレルギー性喘息で，気道閉塞を引き起こす基本的な役割を担うことになる．この役割が特に著明なのは，遅反応性アナフィラキシー物質である．

副交感神経性の気道収縮反射を招く同様な侵害物質(煙，ほこり，二酸化硫黄，スモッグ中にあるいくつかの酸性成分など)は，肺組織に直接働いて，局所の非神経性反応を招き，気道の閉塞性収縮の原因となることがしばしばある．

気道の粘液線毛クリアランス

鼻から終末細気管支に至る気道全体の表層は粘液により覆われ，加湿されている．粘液の一部は気道の上皮層の個々の杯細胞から，一部は小さな粘膜下腺から分泌される．粘液は気道表面を加湿することに加えて，吸入気中の小粒子を捕捉し，大部分の粒子が肺胞に届くのを防ぐ．粘液は次に述べる方法で気道から取り除かれる．

鼻と終末細気管支に至る下気道の表面は，線毛上皮により覆われている．各上皮細胞には，約 200 の線毛が存在する．これらの線毛は，絶えず，第 2 章で説明した機序により，毎秒，10〜20 回の波動を繰り返しており，その“作用”方向はいつも咽頭部に向けられている．つまり，肺の線毛は上流方向に波動し，鼻の線毛は，逆に，下流方向に波動する．この絶え間ない線毛の波動により，粘液被覆にはゆっくりとした流れが生じ，数 mm/分の速度で，咽頭に向かう．この粘液とそれに捕捉された粒子は，その後，嚥下されるか，咳により喀出される．

咳反射

気管支と気管は軽い接触刺激に非常に鋭敏で，少量の異物やその他の刺激物によって**咳反射**(cough reflex)が誘発される．喉頭と気管分岐部は特に敏感で，また終末細気管支や肺胞も亜硫酸ガスや塩素ガスなどの腐食性薬品刺激に敏感である．求心性神経インパルスは気道から主に迷走神経を介して延髄に到達する．そこでは延髄の神経回路によって一連の自動的な反応が誘発され，以下に示す効果をもたらす．

その第 1 は，最大 2.5 L にも至る空気が，急速に吸入されることである．第 2 に，喉頭蓋が閉じ，声門が固く閉じて，肺内に空気をしっかりと保持する．第 3 に，腹筋が力強く収縮し横隔膜を押し上げ，同時に内肋間筋など他の呼息筋も力強く収縮する．その結果，肺の圧力は急速上昇し，100 mmHg 以上にも達する．第 4 に，声帯と喉頭蓋は突然広く開放され，肺内で高圧下にあった空気が爆出する．事実，この空気は毎時 120〜160 km 程度の速度で呼出される．重要なのは，肺内の強い圧縮力が気管支や気管の膜様部を内腔側に陥入させることで，内腔を虚脱させ，これにより気管支や気管の細隙を爆発的に空気が通過することである．通常，この急速に移動する空気は，気管支や気管に存在している異物もともに運び出す．

くしゃみ反射

くしゃみ反射(sneeze reflex)は，下気道ではなく鼻道に起こることを除けば，咳反射によく似ている．くしゃみ反射を起こす刺激は鼻腔内の刺激である．求心インパルスは第V脳神経を経て延髄にもたらされ，反射の引き金となる．その結果，咳反射と同様の一連の反応が起こる．違っているのは，口蓋垂が押し下げられ口腔への経路をふさぐので，大量の空気が急速に鼻を通り抜ける結果になり，鼻腔から異物を排除する有効手段となる．

正常な呼吸における鼻の機能

空気が鼻を通過するとき，鼻腔は，3つの異なる正常な呼吸に必要な機能を演じる．①空気は，鼻甲介と鼻中隔からなる約160 cm^2 の広い表面により暖められる(**図38.8**)．②空気は，鼻を通過する間に，ほぼ完全に加湿される．そして，③空気は部分的に濾過される．これらの機能は，まとめて，上気道の空調機能とよばれている．通常，気管に達する前に吸気の温度は体温との差約0.6℃以内，湿度は，飽和水蒸気との差2～3%以内の状態にまで到達している．チューブを通して直接気管に空気を吸入する場合(気管切開術のように)，下気道の冷却，そして特に，乾燥による重篤な肺の痂皮化や感染を招くことがある．

鼻の濾過機能

大きな粒子を除去するためには，鼻孔の前庭部の鼻毛が重要になる．しかし，さらにもっと重要なのは，乱流沈降による粒子の除去である．すなわち，空気は鼻気道を通り抜ける間に多くの障害壁に衝突する．この壁に含まれるのは，鼻甲介(乱気流を引き起こすので，乱流発生器ともよばれる)，鼻中隔，および咽頭壁である．空気がこれらの壁の1つに衝突するごとに，進行方向を変えることになる．空気中に浮遊する粒子は，空気に比べるとはるかに大きい質量と運動量を持っているので，空気のように急速に飛行方向を変えることはできない．したがって，これら粒子はそのまま直進し，障害壁の表面に衝突し，鼻腔を被覆する粘液に捕捉され，線毛によって咽頭部に移送され嚥下される．

気道で捕捉される粒子の大きさ

空気から粒子を取り除くため鼻の乱流メカニズムは非常に効果的で，直径で6 μmより大きい粒子は，鼻を通って肺に到達することはほとんどない．この大きさ(直径6 μm)は赤血球よりも小さい．

残りの大きさの粒子のうち，直径1～5 μmのものの多くは重力による沈降の結果，より小さい細気管支に沈着する．例えば，終末細気管支の疾患が炭鉱労働者に多いのは，ここに粉塵が沈着することによる．さらに小さい直径1 μm未満の粒子の中には，肺胞腔内に到達し，肺胞液に付着するものもある．しかし，直径0.5 μm以下の多くの粒子は，肺胞気中に浮遊したままで残存し，呼息によって放出される．例えば，タバコの煙の粒子は約0.3 μmで，気道に沈着することなく肺胞にほとんどすべての粒子が到達する．あいにく，この粒子の1/3までは浮遊したまま呼気により排出されることなく，拡散により肺胞内に沈着する．

肺胞液により捕捉された粒子の多くは，第34章で説明したように，肺胞マクロファージにより取り除かれる．また，残りは，肺のリンパ管から排出される．過剰な微粒子は肺胞中隔の線維性組織の増殖を引き起こし，永続的な機能障害をもたらす．

発声

発語には呼吸器系だけではなく，①大脳皮質の言語中枢(**第58章**)，②脳の呼吸調節中枢，そして，③口と鼻腔の構音・共鳴構造がかかわってくる．発語は，2種類の機械的な機能からなる．①**発音**(phonation)は喉頭でなされ，②**構音**(articulation)は口の構造によって成し遂げられる．

発音

図38.9Aに示した喉頭は，振動器としての役割によく適した構造をしている．振動している構造は，一般に声帯とよばれる声帯ヒダのことを指す．声帯は喉頭の側壁から声門の中央部に向かって張り出している．声帯は，喉頭自体に存在するいくつかの特定の筋によって伸展され，保持される．

図38.9Bは，喉頭鏡で声門を覗いた際にみえる声帯を示している．正常な呼吸の際には，声帯は広く開放されており，空気は簡単に声門を通過する．発声の際には，左右の声帯は一緒に動き，その間を空気が通過して振動を生み出す．振動のピッチは，主に声帯の伸展の度合いで決定されるが，声帯がどれほど狭まるかにより，また，辺縁部の大きさによっても左右される．

図38.9Aは粘膜上皮層を取り除いた後の声帯ヒダの断面像を示している．声帯のすぐ内側には，声帯靭帯とよばれる弾性の強い靭帯がある．この靭帯の前方は，“アダムのリンゴ”とよばれる頸部の前方へ突出している大きな甲状軟骨に付着している．後方では，声帯靭帯は2つの披裂軟骨の声帯突起に付着している．甲状軟骨と披裂軟骨は，その下方で，別の軟骨である輪状軟骨(**図38.9**には描かれていない)と関節でつながっている．

声帯を伸展するには，甲状軟骨の前方への回転移動もしくは披裂軟骨の後方への回転移動により可能である．この移動は，甲状軟骨や披裂軟骨から輪状軟骨に向かって伸びている筋の働きにより行われる．声帯靭帯の側方で声帯内に位置する筋(甲状披裂筋)は，甲状軟骨に向かって披裂軟骨を牽引することにより，声帯を緩めることができる．また，これら声帯内の筋の横滑りにより，声帯辺縁部の形や大きさが変化する．甲

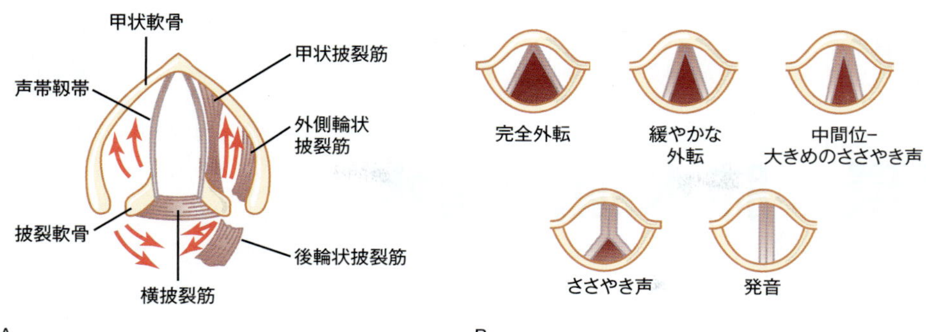

図 38.9 A：喉頭の解剖．B：発音における喉頭機能，発音のタイプによる声帯の位置の違いを示す
(Greene MC: The Voice and Its Disorders, 4th ed. Philadelphia. JB Lippincott, 1980 より改変)

高い音は辺縁部の形を鋭利に，低音は鈍化することで，達成される．

披裂軟骨と輪状軟骨の間には他の数組の小さな喉頭筋群が存在し，これらの軟骨を内側または外側に回転させたり，その起始部を引き寄せたり離したりして，声帯に図 38.9B に示すようなさまざまな形状を付与することができる．

構音と共鳴

声帯での発声した音を共鳴させ調整することは構音と定義され，構音のための 3 つの主要器官は，口唇，舌，軟口蓋であるが，発語やその他の発声法におけるこれらの動きについては，私たちはよく知っているので，詳述するまでもない．

共振器としては，口，鼻，副鼻腔，咽頭とさらに胸腔も含まれる．繰り返しになるが，私たちは誰でも，これらの構造物の共鳴特性についてよく知っている．例えば，風邪をこじらせて，これら共振器としての鼻への空気の通路が閉塞してしまった場合，鼻の共振器機能の変化は，音声の質の変化として現れてくる．

参考文献

Daniels CB, Orgeig S: Pulmonary surfactant: the key to the evolution of air breathing. News Physiol Sci 18:151, 2003.

Fahy JV, Dickey BF: Airway mucus function and dysfunction. N Engl J Med 363:2233, 2010.

Hilaire G, Duron B: Maturation of the mammalian respiratory system. Physiol Rev 79:325, 1999.

Lai-Fook SJ: Pleural mechanics and fluid exchange. Physiol Rev 84:385, 2004.

Lalley PM: The aging respiratory system—pulmonary structure, function and neural control. Respir Physiol Neurobiol 187:199, 2013.

Lopez-Rodriguez E, Pérez-Gil J: Structure-function relationships in pulmonary surfactant membranes: From biophysics to therapy. Biochim Biophys Acta 1838:1568, 2014.

Powell FL, Hopkins SR: Comparative physiology of lung complexity: implications for gas exchange. News Physiol Sci 19:55, 2004.

Strohl KP, Butler JP, Malhotra A: Mechanical properties of the upper airway. Compr Physiol 2:1853, 2012.

Suki B, Sato S, Parameswaran H, et al: Emphysema and mechanical stress-induced lung remodeling. Physiology (Bethesda) 28:404, 2013.

Voynow JA, Rubin BK: Mucins, mucus, and sputum. Chest 135:505, 2009.

West JB: Why doesn't the elephant have a pleural space? News Physiol Sci 17:47, 2002.

Widdicombe J: Reflexes from the lungs and airways: historical perspective. J Appl Physiol 101:628, 2006.

Widdicombe J: Lung afferent activity: implications for respiratory sensation. Respir Physiol Neurobiol 167:2, 2009.

Wright JR: Pulmonary surfactant: a front line of lung host defense. J Clin Invest 111:1453, 2003.

第39章

肺循環，肺水腫，胸水

肺には，高圧・低流量と低圧・高流量の2つの循環系がある．高圧・低流量循環系は，気管，気管支（終末細気管支を含む），肺の支持組織，異所性肺動静脈に，体循環動脈血を供給する．胸部大動脈の分枝である気管支動脈が，大動脈圧より若干低い圧で，この体循環動脈血の大部分を供給している．一方，低圧・高流量循環系は，酸素が取り込まれ二酸化炭素が排出される肺胞毛細血管へ，体内のあらゆるところから静脈血を供給する．肺動脈（右心室から血液を受ける）とその動脈の分枝はガス交換のために血液を肺胞毛細血管へ輸送し，肺静脈は左心房へその血液を戻し，左心室から体循環系に駆出する．

本章では，肺でのガス交換に重要な役割を果たす**肺循環**（pulmonary circulation）系の特徴について解説する．

肺循環系の解剖学

肺血管

肺動脈は，右心室から始まり，長さ5 cmの肺動脈幹を経て，左右の肺に血液を供給する左右の主肺動脈に分岐する．肺動脈の壁の厚さは，大動脈の1/3である．肺動脈の分枝は短く，すべての肺動脈は，小動脈や細動脈でさえも，それらと対応する体循環の動脈よりも直径が大きい．この血管の特徴として，壁が薄く広がりやすいことから，肺動脈系は平均して7mL/mmHgとコンプライアンスが高く，体循環系の動脈全体のコンプライアンスと同程度である．肺動脈が右心室からの拍出量に適応できるのはこの高いコンプライアンスによるものである．

肺静脈も肺動脈同様に短い．肺静脈はただちに肺からの血液を左心房へ送り込む．

気管支血管

肺への血液は，体循環に由来する気管支動脈からも供給され，その血流量は心拍出量の約1〜2%を占める．肺動脈の血液が静脈血であるのに対し，気管支動脈の血液は動脈血である．気管支動脈は，肺の結合組織，肺胞中隔，大小の気管支など肺の支持組織に血液を供給する．そして，その後，その血液は右心房に戻るのではなく，肺静脈に入って左心房へ流れ込む．したがって，左心房への血流および左心室の拍出量は右心室のそれよりも約1〜2%大きい．

リンパ管

リンパ管（lymphatics）は，肺の支持組織すべてに存在し，終末細気管支周囲の結合組織間隙に始まり，肺門から主として右胸管に至る．肺胞から入る粒子状物質の一部は，これらのリンパ管系により排除され，さらに，肺毛細血管から漏出する血漿タンパク質もこの経路で除去され，**肺水腫**（pulmonary edema）の発症を防止している．

肺循環系の血圧

右心室圧

右心室および肺動脈の脈圧曲線を**図39.1**の下段に示す．これらの曲線は図の上段に示す，ずっと高い大動脈圧曲線とは対照的である．健常者の右心室の収縮期圧は平均約25mmHg，拡張期圧は約0〜1 mmHgであり，左心室の圧の1/5にすぎない．

肺動脈圧

図39.1に示す通り，収縮期の**肺動脈圧**（pressures in the pulmonary artery）は右心室の収縮期圧と本質的に等しい．しかし，収縮末期に肺動脈弁が閉じた後，**右心室圧**（pressures in the right ventricles）は急激に低下するのに対し，肺動脈圧は血液が肺の毛細血管へ流れるにつれてゆっくり低下する．

図39.2に示す通り，人の収縮期肺動脈圧の基準値は平均して約25mmHg，拡張期肺動脈圧は約8mmHg，平均肺動脈圧は15 mmHgである．

肺毛細血管圧

図39.2に示す通り，平均**肺毛細血管圧**（pulmonary capillary pressure）は約7 mmHgである．肺毛細血管圧が低いことの重要性は，本章で後ほど肺毛細血管における液体交換機能に関連して詳しく述べる．

左心房圧と肺静脈圧

臥位における人の平均**左心房圧**（left atrial）および**肺静脈圧**（pulmonary venous pressures）は1〜5 mmHgで変動するが，平均すると約2 mmHgである．カテーテルを左心室経由で左心房へ通すのは困難なので直接左心房圧を測定するのは通常不可能である．しかし，左心房圧は，いわゆる**肺動脈楔入圧**（pulmonary wedge pressure）を測定することにより，ある程度正確に推定することができ

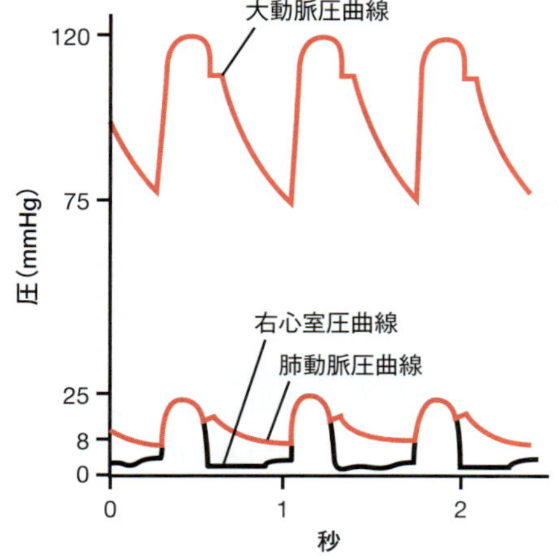

図 39.1　右心室，肺動脈，大動脈の圧脈波

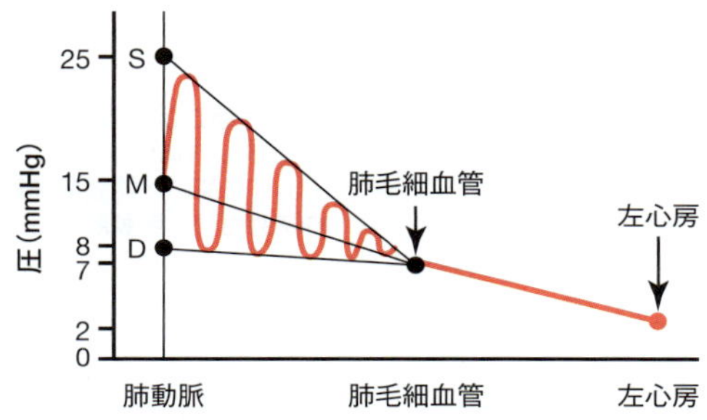

図 39.2　さまざまな肺血管の内圧
赤い曲線：動脈波．D：拡張期．M：平均．S：収縮期．

る．この肺動脈楔入圧測定はカテーテルを末梢静脈より挿入し，右心房，右心室を経て肺動脈へ進め，肺動脈の小さな分枝へカテーテルをしっかり押し込み楔入することにより測定できる．

カテーテルで測定される"楔入圧"は約 5 mmHg である．楔入された小さな動脈で血流が停止すること，および楔入された動脈より末梢の血管は肺毛細血管と直接連絡することから，楔入圧は左心房圧よりも通常 2～3 mmHg だけ高い．左心房圧が上がれば楔入圧も上がる．それゆえ，肺動脈楔入圧はうっ血性心不全患者の肺毛細血管圧および左心房圧の指標として測定される．

肺内血液量

両肺内の血液量は約 450 mL で全循環血液量の約 9％を占める．このうち約 70 mL が肺毛細血管内にあり，残りのほぼ半分ずつが肺動脈内と肺静脈内にある．

血液貯蔵庫としての肺

さまざまな生理的あるいは病的な状況下において，肺の血液量は正常値の半分から 2 倍量までに変化しうる．例えば，トランペットを演奏する際のように息を力強く吹き出すとき，肺内の圧が高まり，250 mL もの血液が肺循環（pulmonary circulation）から体循環へ放出されることがある．また，出血により体循環から血液が失われる場合は，肺血管から体血管へ血液が自動的に移行して一部代償される．

心疾患でみられる肺循環と体循環の間の血液移行

左心不全または僧帽弁狭窄や僧帽弁逆流のため僧帽弁を通る血流への抵抗が増すと，血液が肺循環系に停滞し，肺循環の血液量は時には 2 倍にもなり肺血管内圧の著しい上昇をきたす．体循環系の血液量は肺循環系の血液量の約 9 倍あるため，両循環系間の血液の移行は，肺循環には大きな影響を及ぼすが，体循環系には通常ほとんど影響を及ぼさない．

肺内の血流とその分布

肺内の血流量は本質的には心拍出量に等しい．したがって，末梢血管など心拍出量を調節する因子（**第 20 章**）は，肺血流量も調節する．ほとんどの場合，肺血管は，圧の上昇・下降に応じて，拡張・収縮することで対応している．血液に適切に酸素を供給するためには，肺胞が最適に酸素化されている肺の領域に血液を配分しなければならない．この配分は以下のメカニズムによって達成される．

肺胞酸素の減少が局所肺胞血流量を減少させ，肺血流分布を調節する

ある局所の肺胞気の酸素濃度が正常以下，特に正常の 70％（P_{O_2} が 73 mmHg）以下になると，その近傍の血管は収縮し，著しい肺胞酸素濃度低下時には血管抵抗は正常時の 5 倍にまで増加する．この肺血管の反応は低酸素で拡張する体血管の反応と正反対である．低酸素症時に肺血管抵抗が上昇するメカニズムは完全には判明していないが，低酸素になると，肺組織から血管収縮物質の放出が促進されるか，もしくは，一酸化窒素などの血管拡張物質の産生が減少することによるのかもしれない．また，低酸素症が肺血管平滑筋細胞膜の酸素感受性 K^+ チャネルの抑制を介し直接血管収縮を誘導することを示した研究もある．低い P_{O_2} によりこれらのチャネルが遮断され，細胞膜の脱分極とカルシウムチャネルの活性が誘導され，Ca^{2+} の流入が起こる．そして，カルシウム濃度の上昇が小動脈や細動脈を収縮させることが示されている．

低酸素濃度に伴う肺血管抵抗の上昇は，血流を最も有効なところへ配分する重要な機能である．すなわち，換気が悪く酸素濃度の低い肺胞があると，そこの血管が収縮する．この血管収縮により，換気のより良い肺の部位へ血流を流すことになり，肺胞の P_{O_2} につり合った血流を配分する自動調節機構となる．

肺局所血流量の肺内静水圧勾配への影響

立位の人の足の血圧は，心臓の高さでの血圧よりも

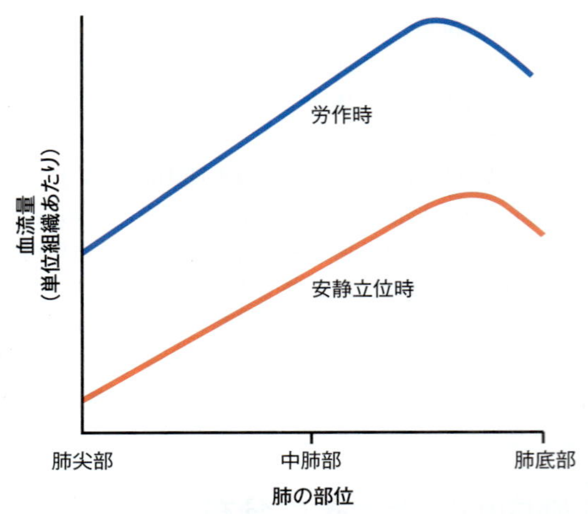

図 39.3　安静時および運動時における立位での肺の部位別血流量
安静時の血流量は肺尖部では非常に少なく，血流の大部分は肺底部を通る．

90 mmHg 高いことを**第 15 章**で述べた．これは血管内の血液自体の重量がもたらす静水圧が原因である．程度は小さいがこれと同様のことが肺でも起きている．立位の健常成人では肺の上端から下端まで約 30 cm であり，このことは肺で 23 mmHg の圧差(心臓より上が 15 mmHg で，心臓より下が 8 mmHg)があることを意味している．すなわち，立位の人で肺の上端での肺動脈圧は，心臓の高さでの肺動脈圧と比較して約 15 mmHg 低く，肺の下端では約 8 mmHg 高い．このような圧差は肺の部位別血流量に強い影響を及ぼしている．この影響は，**図 39.3** の下の曲線により示されており，立位の人における肺の部位別の単位組織あたりの血流量を示している．安静立位では肺の上端ではあまり血流がなく，肺の下端では約 5 倍もの血流がある．この血流の差を説明しやすくするために，しばしば肺を**図 39.4** に示すように 3 つのゾーンに分けることがある．それぞれの区域で血流のパターンが全く異なる．

肺血流のゾーン 1，2，3

肺胞壁の毛細血管は血管内部からの血圧によって拡張するが，同時に血管外部の肺胞内圧によって圧縮される．ゆえに肺胞内圧が毛細血管圧よりも高いとき，毛細血管は閉塞し血流はなくなる．さまざまな正常・異常の肺の状態において，以下のように，肺血流から 3 つのゾーンに分けることができる．

ゾーン 1(血流なし): あらゆる心拍周期において，局所の肺胞毛細血管圧は肺胞内圧を上回ることがないため，血流がない状態となる．

ゾーン 2(間欠的血流)：収縮期肺動脈圧は肺胞内圧を上回るが，拡張期肺動脈圧は肺胞内圧を下回るため，肺動脈圧のピークに達したときのみ血流が生じ，間欠的血流となる．

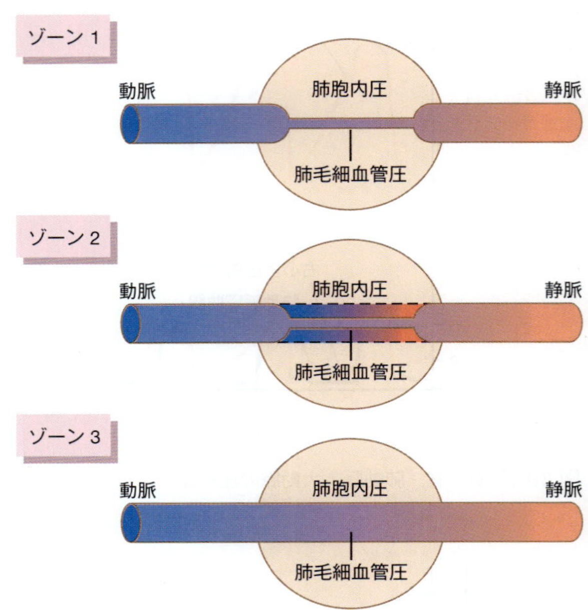

図 39.4　肺の 3 つの血流ゾーンにおける血流力学
ゾーン 1：血流なし–肺胞内圧が肺動脈圧よりも高い．ゾーン 2：間欠的血流–収縮期肺動脈圧は肺胞内圧よりも高いが拡張期肺動脈圧は肺胞内圧よりも低い．ゾーン 3：持続的血流–肺動脈圧と肺毛細血管圧がいつも肺胞内圧よりも高い．

ゾーン 3(持続的血流)：あらゆる心拍周期において，肺毛細血管圧が肺胞内圧を上回るため，持続的血流となる．

生理的な範囲では，両肺は，間欠的に血液が流れるゾーン 2(肺尖部)と持続的に血液が流れるゾーン 3(その他の肺部)のみ存在する．例えば，立位の人において肺尖部における肺動脈圧は心臓の高さでの肺動脈圧に比べ約 15 mmHg 低い．したがって，肺尖部における収縮期肺動脈圧は 10 mmHg でしかない(心臓の高さでの収縮期肺動脈圧 25 mmHg から静水圧差 15 mmHg を引いたもの)．この肺尖部における 10 mmHg という血圧は肺胞内圧 0 よりも高いので血流は肺尖部で収縮期に流れる．逆に，拡張期には心臓の高さでの拡張期圧は 8 mmHg しかなく，肺尖部での静水圧差 15 mmHg を引くと肺胞内圧よりも低くなり拡張期に血流はなくなる．このように肺尖部での血流は，収縮期にのみあり拡張期になくなるという間欠的なもので，これをゾーン 2 型血流とよぶ．ゾーン 2 型血流は，正常肺であれば心臓中央の高さより約 10 cm 上の位置から肺上端までにある．

心臓の高さより 10 cm 上の位置から肺下端までの区域では，肺動脈圧は，収縮期および拡張期ともに肺胞内圧 0 よりも高いため，つねに血流がある．これがゾーン 3 型血流である．また，臥位の人では肺のどの部分も心臓の高さより数 cm も高くなることはないので，健常者では肺尖部を含めてすべての部分の血流がゾーン 3 型血流となる．

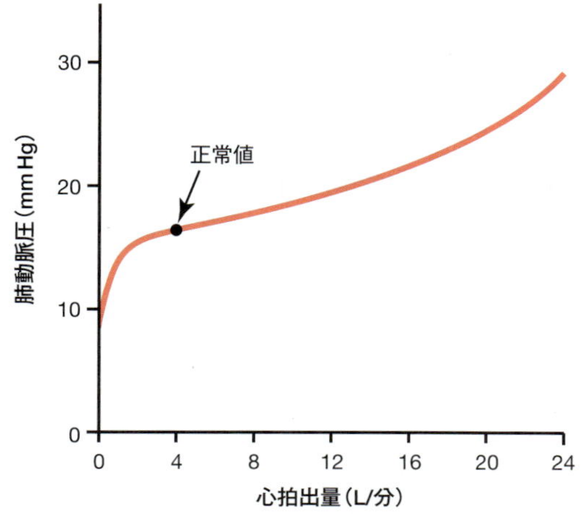

図 39.5　運動時心拍出量増加が平均肺動脈圧に及ぼす影響

ゾーン 1 型血流は異常状況下でのみ起こる

あらゆる心拍周期において血流がないゾーン 1 型血流は，収縮期肺動脈圧が極端に低い場合や肺胞内圧が極端に高い場合に起こる．例えば，立位の人が，陽圧呼吸をし，肺胞内圧が少なくとも正常より 10 mmHg 高くなるが収縮期肺動脈圧が正常であれば，肺尖部でゾーン 1 型血流は起こりうる．また，別の例として大量出血時で収縮期肺動脈圧が異常に低くなったときにも立位でゾーン 1 型血流は起こりうる．

運動は肺のすべての部位で血流を増加させる

図 39.3 に示すように，運動時には肺のすべての部位で血流が増える．血流の増加する主たる理由は，肺尖部で運動時にゾーン 2 型からゾーン 3 型の血流へ変わるのに十分な肺血管圧の上昇がみられるからである．

肺循環によって，肺動脈圧の大きな増加をきたさずに，激しい運動時における心拍出量の増加に順応する

激しい運動時には肺血流量は 4～7 倍増加する．この肺血流の増加は，肺内で以下の 3 つの機序により順応される．①開通する毛細血管の数が時には 3 倍にまで増加する．②毛細血管が拡張し，それぞれの毛細血管を通る血流量が 2 倍以上に増加する．③肺動脈圧が上昇する．正常では，上記①および②の結果，肺血管抵抗が下がり，最大運動時でさえも肺動脈圧の上昇はわずかである．この影響は図 39.5 に示す．

運動時の肺血流増加に際し，肺動脈圧を上げないように調節する能力は，右心系に負荷をかけない．この能力は，また，肺毛細血管圧の有意な上昇を避け，肺水腫の発生を防ぐ．

左心不全により左心房圧が上昇したときの肺循環機能

健常者では，最も激しい運動時でも左房圧が 6 mmHg を超えることはほぼない．左房圧が多少変化しても単に肺の細静脈を拡張し，より多くの毛細血管を開くので，血液が肺動脈からほぼ等しく容易に流れ続けるため，肺循環にほとんど影響を及ぼすことはない．

しかし，左心不全が起こると血液が左心房に貯留し始める．その結果，左心房圧は正常値の 1～5 mmHg から 40～50 mmHg まで上昇することがある．左心房圧は 7 mmHg 程度までの上昇であれば肺循環に影響を及ぼすことはほとんどないが，7，8 mmHg より高くなるとその上昇分は肺動脈圧を同様に大きく上昇させ，同時に右心負荷の増大をもたらす．左心房圧が 7，8 mmHg より高くなると同程度の毛細血管圧の上昇を引き起こし，左房圧が 30 mmHg より高くなると，この章の後で述べるように，肺水腫を発症する可能性が生じる．

肺毛細血管力学

肺胞と毛細血管の間におけるガス交換については次章で述べる．本章では，肺胞壁には多くの毛細血管が互いに密に接して存在することを理解することが重要である．毛細血管の血液は，個々の毛細血管内というよりむしろ肺胞壁内を“血流のシート”のように流れているとしばしば言及される．

肺毛細血管圧

肺毛細血管圧（pulmonary capillary pressure）は，直接測定されたことがないが，第 16 章で述べた**等重力測定**（isogravimetric）法によると，7 mmHg という値が得られている．平均左心房圧が約 2 mmHg，平均肺動脈圧がわずか 15 mmHg であり，平均毛細血管圧はこの 2 つの値の間にあるはずなので，7 mmHg という肺毛細血管圧はおそらくほぼ正しい値であろう．

血液が肺毛細血管に停滞する時間

肺毛細血管の全断面積についての組織学的研究により，心拍出量が正常の場合，血液が肺毛細血管を通過する時間は約 0.8 秒と算出される．心拍出量が増加すればこの時間は 0.3 秒まで短縮されうる．心拍出量が増加すると，それまでは虚脱していた毛細血管が開き血流の増加に順応する．もしこの毛細血管の働きがないとすると，血液が肺毛細血管を通過する時間はもっと短くなるだろう．肺毛細血管を通過する血液はほんの一瞬のうちに酸素化され，過剰な二酸化炭素が取り除かれる．

肺における毛細血管での液体交換と肺間質液力学

肺の毛細血管膜での液体交換力学は，質的には末梢組織と同様だが，量的には以下のようないくつか重要な相違点がある．

①末梢組織の機能的な毛細血管圧は約 17 mmHg と高いのに対し，肺の毛細血管圧は約 7 mmHg と低い．

②末梢皮下組織の間質液圧に比べ，肺での間質液圧は

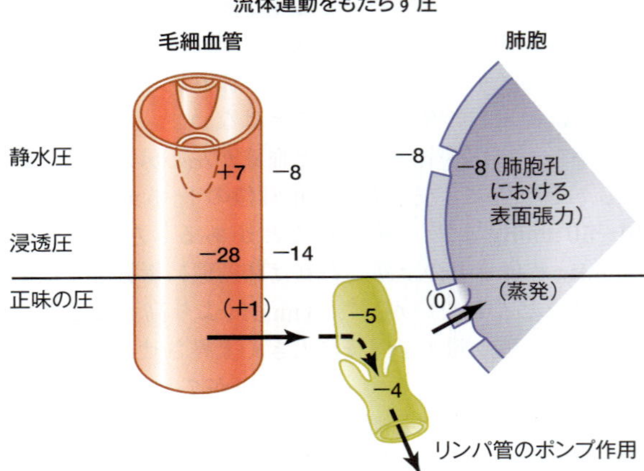

図 39.6 肺の毛細血管（左）と肺胞膜（右）における静水圧と浸透圧
肺の間質腔から液体をくみ出すリンパ管（中央）の末口も示す．

わずかに低い（肺での間質液圧は，2つの方法で測定され，肺間質にマイクロピペットを挿入して圧を測定すると約 −5 mmHg で，肺胞からの液体の吸収圧を測定すると約 −8 mmHg の値が得られている）．

③肺間質液の膠質浸透圧は約 14 mmHg であり，これに対し，末梢組織の膠質浸透圧はその半分以下である．

④肺胞壁は非常に薄く，肺胞表面を覆う肺胞上皮は非常にもろいので，間質腔に肺胞内圧（> 0 mmHg）以上の陽圧がかかると肺胞上皮は破れ間質腔から肺胞へ液体が流出しうる．

ここで，これらの量的な差異が，肺における流体力学にどのような影響があるかをみてみよう．

肺における間質液圧と他の圧との相互関係

図 39.6 は，肺毛細血管，肺胞と，両者の間の間質腔から液体を排出するリンパ毛細管を示す．毛細血管膜における圧力のバランスは以下のようになる．

	mmHg
毛細血管から肺間質へ液体を移動させようとする圧力	
毛細血管圧	7
間質膠質浸透圧	14
陰圧である間質液圧	8
外向きの圧力の総和	29
毛細血管へ液体を吸収させようとする力	
血漿膠質浸透圧	28
内向きの圧力の総和	28

このように，正常では外向きの圧力のほうが内向きの圧力よりわずかに大きく，これが肺の毛細血管膜における平均濾過圧を生む．この平均濾過圧は以下のように算出される．

	mmHg
外向きの圧力の総和	+29
内向きの圧力の総和	−28
平均濾過圧	+1

この濾過圧により肺の毛細血管から間質腔へ持続的にわずかな液体が流れる．そして，この液は，肺胞でのわずかな蒸発を除き，肺リンパ系を経て循環へ戻される．

陰圧の肺間質圧と肺胞がドライに保たれている機序

肺胞は，なぜ正常な状態では液体で満たされていないのだろうか？ 肺毛細血管と肺リンパ系が間質腔をわずかな陰圧に維持していることを考えると，肺胞に余分な液体が現れてもそれは肺胞上皮間の小さな隙間を通して機械的に間質腔へ吸い込まれることが理解できる．そして，その余分な液体は肺リンパ管を通して運び出される．したがって，正常な状態では，肺胞上皮を湿った状態に保つため肺胞上皮から肺胞表面にしみ出したわずかな液体を除いては，肺胞は，“乾燥した”状態に保たれる．

肺水腫

肺水腫は，体の他の部位で浮腫が生じるのと同様のメカニズムで発生する．肺毛細血管から液体漏出をきたす要因，肺リンパ機能を妨げて，肺の間質液を陰圧域から陽圧域に変化させる要因はすべて，肺の間質腔や肺胞を急速に大量の液体で満たす原因となる．

最も代表的な肺水腫のメカニズムは以下の通りである．

①左心不全や僧帽弁疾患では，肺静脈圧や肺毛細血管圧が著しく高まり，間質腔や肺胞が水浸しになる．

②肺炎など感染症や塩素ガス，二酸化硫黄ガスなど有害物質の吸入が原因で肺毛細血管膜が損傷されると，血漿タンパク質や水分が毛細血管から間質腔や肺胞へ急速に漏出する．

肺水腫の安全域

肺毛細血管圧は，通常，明らかな肺水腫が発生する前に，少なくとも毛細血管内の血漿膠質浸透圧に等しい値まで上昇していることが動物実験で示されている．図 39.7 は，イヌの実験で，左心房圧の上昇度と肺水腫の形成速度との関係を示している．左心房圧が上昇するごとに，それに呼応して肺毛細血管圧は上昇し，肺毛細血管圧は左心房圧より 1〜2 mmHg 高くなる．この実験モデルでは，左心房圧が 23 mmHg 以上（肺毛細血管圧が 25 mmHg 以上）になると，ただちに液体が肺に溜まり始める．肺毛細血管圧がさらに高くなれば，液体の貯留はさらに促進される．この実験で血漿膠質浸透圧は臨界圧と同じ 25 mmHg であった．人での正常血漿膠質浸透圧は 28 mmHg であるので，肺水腫を引き起こすため

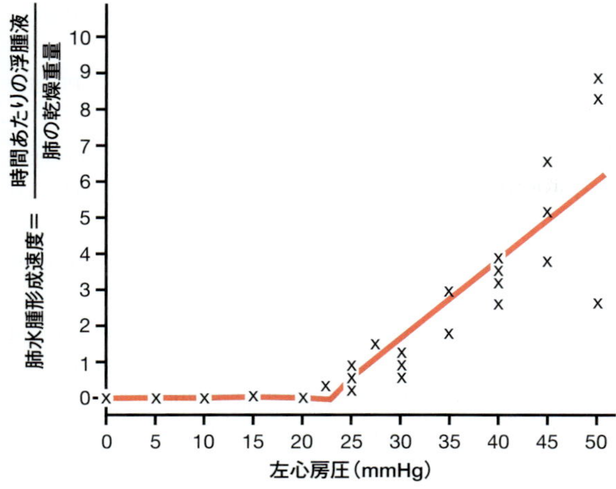

図 39.7　左心房圧（と肺毛細血管圧）を上昇させたときの肺組織への液体の移行速度

（Guyton AC, Lindsey AW：Effect of elevated left atrial pressure and decreased plasma protein concentration on the development of pulmonary edema. Circ Res 7：649, 1959 より）

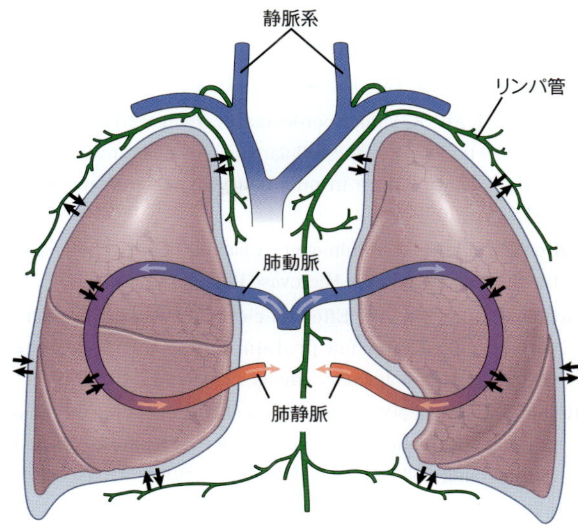

図 39.8　胸腔内における液体交換力学

には，肺毛細血管圧が正常値の 7 mmHg のレベルから 28 mmHg 以上に上昇することが必要で，急性の肺水腫の発症に対して安全な圧上昇は 21 mmHg までと予測できる．

慢性期における肺水腫の安全域

少なくとも 2 週間以上慢性的に肺毛細血管圧が上昇しているような状態では，肺リンパ管が著しく拡張し，間質腔から通常の 10 倍もの液体を除去できるので肺水腫にはなりにくくなる．したがって，慢性の僧帽弁狭窄症の患者では，肺毛細血管圧が 40〜45 mmHg でも致死的な肺水腫が生じない．

急性肺水腫患者の致死的な進行の速さ

肺毛細血管が肺水腫安全域を少しだけ超えただけでも，致死的肺水腫は 1 時間以内に発生しうる．肺毛細血管圧が肺水腫安全域を 25〜30 mmHg 超えれば，致死性肺水腫は 20〜30分以内に発生しうる．したがって，急性左心不全で肺毛細血管圧が時に 50 mmHg にもなると，急性肺水腫による死亡がしばしば30分以内に起こることがある．

胸腔内液

正常呼吸で肺が膨張と虚脱をするとき，肺は胸腔内を滑るように動く．このとき壁側胸膜と臓側胸膜の間の粘液の薄い層によって動きやすくなっている．

図 39.8 は，胸腔の液体交換力学を示している．胸膜は多孔性の間葉性漿膜で，少量の間質液が持続的に胸腔へ浸出する．浸出する間質液は組織タンパク質を含み，そのため胸腔内液が粘液性になり，肺が非常に滑りやすくなる．

一側の胸腔内液の全量は通常少量で，数 mL にすぎない．この量が胸腔内を流れ始める程度よりほんのわずか多くなっても，余分な液体は胸腔からリンパ管を経て，①縦隔，②横隔膜の上面，③壁側胸膜側面へと流れ出る．したがって，壁側胸膜と臓側胸膜の間の胸膜腔は正常では非常に狭くて，はっきりした物理的な空間とはいえないため，**潜在的な空間**（potential space）とよばれる．

胸腔内液の陰圧

肺の膨張の維持には肺の外側に**陰圧**（negative pressure）が絶えず必要となる．通常は胸腔内の陰圧がこの役割を果たす．陰圧が生じる基本的な原因は，（体内のほとんどの組織腔の陰圧の原因も同様）リンパ管による腔からの液体の汲み上げである．肺は約 −4 mmHg で虚脱する傾向にあるので，肺の膨張を維持するには胸腔内液圧には少なくとも −4 mmHg の陰圧がつねに必要となる．実際に圧を測定すると，胸腔内液圧は通常約 −7 mmHg で肺が虚脱する圧よりわずかに陰圧である．したがって，きわめて薄い粘液層が潤滑剤として存在はするが，胸腔内液圧が陰圧であることで胸腔の壁側胸膜側へ肺を引っ張っている．

胸水：胸膜腔における大量遊離液の貯留

胸水（pleural effusion）は組織における浮腫液と似ていて“胸膜腔の浮腫”とよぶこともできる．胸水の原因は他の組織における浮腫と同じで（第 25 章），①胸腔からのリンパ排液の阻害，②心不全では，末梢および肺毛細血管圧が過度に上昇し，胸膜腔へ過剰の液の濾出をきたす，③血漿膠質浸透圧の著しい低下があると，胸膜腔へ過剰の液が濾出する，④胸腔の感染や他の原因による炎症が胸膜腔の表面に生じると，肺毛細血管膜の透過性が亢進し胸膜腔へ血漿タンパク質や液体が急激に流れ込むなどがある．

参考文献

Bärtsch P, Swenson ER: Clinical practice: Acute high-altitude illnesses. N Engl J Med. 368:2294, 2013.

Bogaard HJ, Abe K, Vonk Noordegraaf A, Voelkel NF: The right ventricle under pressure: cellular and molecular mechanisms of right-heart failure in pulmonary hypertension. Chest 135:794, 2009.

Effros RM, Parker JC: Pulmonary vascular heterogeneity and the Starling hypothesis. Microvasc Res 78:71, 2009.

Guyton AC, Lindsey AW: Effect of elevated left atrial pressure and decreased plasma protein concentration on the development of pulmonary edema. Circ Res 7:649, 1959.

Herold S, Gabrielli NM, Vadász I: Novel concepts of acute lung injury and alveolar-capillary barrier dysfunction. Am J Physiol Lung Cell Mol Physiol 305:L665, 2013.

Hopkins SR, Wielpütz MO, Kauczor HU: Imaging lung perfusion. J Appl Physiol 113:328, 2012.

Hoschele S, Mairbaurl H: Alveolar flooding at high altitude: failure of reabsorption? News Physiol Sci 18:55, 2003.

Hughes M, West JB: Gravity is the major factor determining the distribution of blood flow in the human lung. J Appl Physiol 104:1531, 2008.

Lai-Fook SJ: Pleural mechanics and fluid exchange. Physiol Rev 84:385, 2004.

Michelakis ED, Wilkins MR, Rabinovitch M: Emerging concepts and translational priorities in pulmonary arterial hypertension. Circulation 118:1486, 2008.

Naeije R, Chesler N: Pulmonary circulation at exercise. Compr Physiol 2:711, 2012.

Parker JC: Hydraulic conductance of lung endothelial phenotypes and Starling safety factors against edema. Am J Physiol Lung Cell Mol Physiol 292:L378, 2007.

Sylvester JT, Shimoda LA, Aaronson PI, Ward JP: Hypoxic pulmonary vasoconstriction. Physiol Rev 92:367, 2012.

Townsley MI: Structure and composition of pulmonary arteries, capillaries, and veins. Compr Physiol 2:675, 2012.

West JB: Role of the fragility of the pulmonary blood-gas barrier in the evolution of the pulmonary circulation. Am J Physiol Regul Integr Comp Physiol 304:R171, 2013.

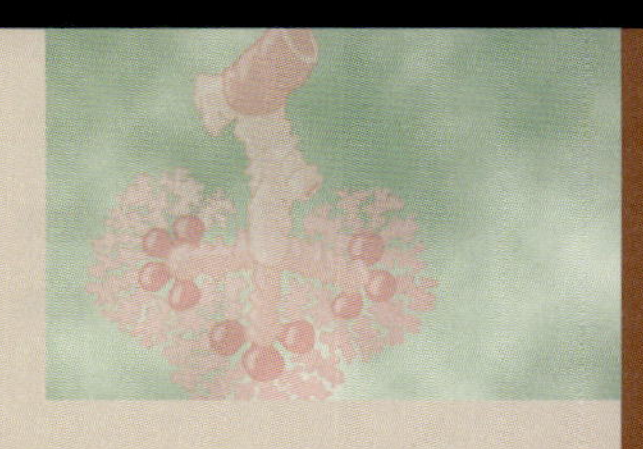

第40章 肺胞を拡散する酸素と二酸化炭素のガス交換の原理

肺胞が吸気で満たされると，呼吸の次のステップとして，肺胞から肺血管への酸素の**拡散**(diffusion)と，その逆の肺血管から肺胞への二酸化炭素の拡散が起こる．拡散の過程は，単純に呼吸膜とこれに接する液体を介する分子のランダムな動きである．しかしながら，呼吸生理学においては，拡散の生じる基本的なメカニズムのみならず，拡散速度もまた重要である．拡散速度は，拡散とガス交換についての物理学的なより深い理解を必要とする，とても複雑な問題である．

ガス拡散とガス分圧の物理学

ガス拡散の分子的機序

呼吸生理にかかわるすべてのガス分子は一方から他方へ拡散という現象によって自由に移動し，体内の組織や体液に溶解したガス分子も同様である．

拡散に必要なエネルギーは分子運動によってもたらされ，絶対零度を除いてあらゆる物質の分子は絶えず運動している．物理的に他の分子と結合していない自由な分子は，高速で直線的に移動して他の分子と衝突し，新しい方向へ跳ね返り，さらにまた他の分子と衝突するまで移動を続ける．

ガスの最終的な拡散方向-濃度勾配の効果

図40.1に示すように，ガスの容器または溶液の一端に高濃度のガス分子が存在し，他端の濃度が低い場合，ガスの拡散は高濃度から低濃度の領域に向かう．この理由は当然のことながら，移動する分子数は，濃度の高い端から低い端への方向のほうが，その逆方向よりもはるかに多いためである．したがって，この2つの方向のおのおのの拡散速度は図の矢印の長さで示すように，移動する分子数に基づいて異なっている．

混合ガスにおけるガス圧：それぞれのガスの分圧

圧力は，運動する分子が物体表面に何度も衝突することで生じる．したがって，気道や肺胞表面に作用するガス圧は，ある瞬間の気道表面に衝突するガス分子の衝撃力の総和に比例することから，ガス圧はガス分子の濃度に比例する．

呼吸生理学では主に酸素，窒素，二酸化炭素の混合ガスを取り扱う．これらのガスの拡散速度は，個々のガスのみの圧力，すなわち**分圧**(partial pressure)に比例する．分圧の考え方を次に示す．

空気はおよそ79%の窒素と21%の酸素からなることを考えてみよう．この混合ガスである空気の海面レベルの圧力は平均で760 mmHgであり，全体の圧力を構成するそれぞれのガスの圧力は，前述のようにそれぞれのガス分子の濃度に比例することが明らかであるから，760 mmHgの79％(600 mmHg)は窒素に依存し，21％(160 mmHg)は酸素に依存する．つまり，空気は，窒素分圧600 mmHg，酸素分圧160 mmHgの和からなる760 mmHgの混合ガスである．混合ガスに占める構成ガスの分圧は，P_{O_2}，P_{CO_2}，P_{N_2}，P_{He}などの記号で示す．

水や組織に解したガスの圧力

水や体組織に溶解したガスも，ガス分子がランダムに移動し運動エネルギーを有することから圧力を生じる．そして，気相のガスと同様に液体に溶解したガスが細胞膜のような面に衝突して分圧を生じる．液体に溶解したそれぞれのガスの分圧は，気相のガス分圧と同様に，P_{O_2}，P_{CO_2}，P_{N_2}，P_{He}などの記号で示す．

液体に溶解したガスの分圧を決定する因子

溶液中のガス分圧は，その濃度のみならず，**溶解係数**(solubility coefficient)でも決定される．例えば二酸化炭素のような分子は，物理的，化学的に水分子に引きつけられるが，一方で，他の種類の分子は水分子にはじかれる．ガス分子が水分子に引きつけられる場合，それらの多くは溶解し溶液中に余分な分圧を生じない．逆に，ガス分子が水分子にはじかれる場合，その多くは溶解せず高い分圧を生じる．この関係は，次式で表されるヘンリーの法則で示される．

$$分圧 = \frac{溶解したガス濃度}{溶解係数}$$

ガス分圧を大気圧(1気圧は760 mmHg)，溶解したガスの濃度を水の単位容積あたりに溶解したガスの容積で表すと，呼吸において重要な各種ガスの体温での溶解係数は以下のようになる．

酸素	0.024
二酸化炭素	0.57
一酸化炭素	0.018
窒素	0.012
ヘリウム	0.008

この表より，二酸化炭素は酸素より20倍以上も水に溶解し，よって所定の濃度における P_{CO_2} は P_{O_2} の1/20以下となる．

肺胞気相と肺毛細血管血液溶解相間のガス拡散

肺胞の混合ガス中のそれぞれガス分圧により，ガス分子を，肺毛細血管の血液中に溶解させる力が働く．逆に，血液中にすでに溶解している同じガス分子はランダムに動き回り，その一部は再び肺胞内に戻る．その速度は血液中のガス分圧に比例する．

しかし，最終的にどの方向にガスが拡散するのだろうか．その方向は，ガス分子の肺胞気相と肺毛細血管血液溶解相の分圧の差で決定されるというのが解答である．正常の場合の酸素がそうであるが，肺胞気相の分圧が大きければ，より多くの酸素分子が血液中に拡散する．一方で，二酸化炭素のように肺毛細血管血液溶解相の分圧がより大きい場合には，最終的な拡散は血液から肺胞気相の方向へ起こる．

水蒸気圧

加湿されていない空気が気道に吸入されると，気道表面の水分が速やかに蒸発し加湿される．つまり，水分子は血液中に溶解した他のガス分子と同じく，持続的に水面から気相中に拡散しており，これを水蒸気圧という．正常の体温である37℃で水蒸気圧は47 mmHgであることから，吸入した空気が十分に加湿され，気道表面の液相と平衡状態となると混合気中に含まれる水蒸気の分圧は47 mmHgである．この分圧は，他のガス分圧と同じように P_{H_2O} と示す．

水蒸気圧は完全に水温に依存する．温度が上昇すると水分子の運動が増すため液相から気相への水分子の移動が増加する．例えば，0℃での水蒸気圧は5 mmHgだが，100℃では760 mmHgに増加する．覚えておくべき最も重要な値は，正常の体温における水蒸気圧47 mmHgであり，この値はこれから頻繁に出てくる．

圧較差に基づく液体中の最終的なガス拡散

前述のように，ガス分圧に差がある場合は，高い圧から低い圧の方向に最終的なガス拡散が生じる．例えば，図40.1で示されるように，分子がランダムに運動した場合，分子数の多い高圧域から（分子数の）少ない低圧域の方向に移動する分子数のほうが多くなる．すなわち，高圧域から低圧域への最終的なガスの拡散は，この方向に移動する分子の数と，この逆方向に移動する分子の数の差に等しい．つまり，最終的な拡散はガス分圧の差に比例し，拡散の原因となる**圧格差**（partial pressure difference）と単純によばれる．

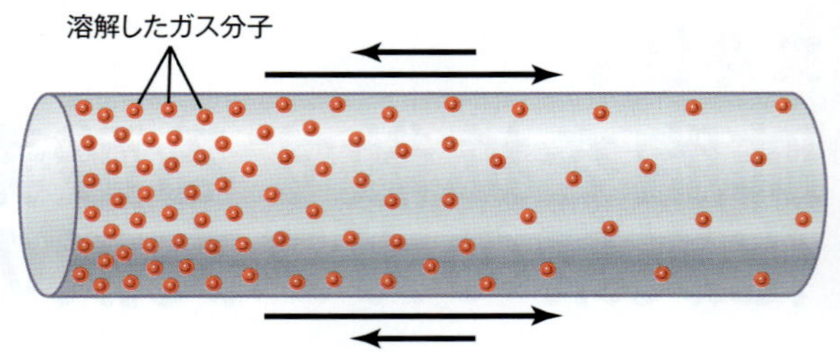

図40.1 ガス拡散の法則
容器内でガスの濃度は均一になる方向に拡散し，矢印の長さの差が最終的なガスの拡散速度と方向を表す．

液体中の最終的な拡散速度の定量

圧較差以外に液体中の拡散速度に影響を及ぼす因子として，①ガスの溶解度，②液体の断面積，③ガスが拡散する距離，④ガスの分子量，⑤液体の温度がある．なお，温度は生体内でほぼ一定であるため通常考慮する必要はない．

ガスの溶解度が大きいほど，圧較差によらず拡散する分子数は増え，拡散経路の断面積が大きいほど拡散する分子数は増える．逆に，拡散に要する距離が長いほど，拡散に時間を要する．最終的には，分子の運動速度が速いほど拡散速度は速くなるが，これは分子量の平方根に逆比例する．拡散速度はこれらのすべての因子を含む次の式で示される．

$$D \propto \frac{\Delta P \times A \times S}{d \times \sqrt{MW}}$$

この式で，D は拡散速度，ΔP は拡散経路の両端の（分）圧較差，A は拡散経路の断面積，S はガスの溶解度，d は拡散距離，MW はガスの分子量を示す．

ガスの溶解度と分子量はガス分子に依存し，これら2つの因子によってガスの**拡散係数**（diffusion coefficient）が決まる．ガスの拡散係数は，$S/\sqrt{MW}$ に比例する．つまり，分圧が同じである異なるガスの拡散における相対速度は，これらの拡散係数に比例する．体液中の酸素の拡散係数を1とすると，呼吸において重要なその他のガスの相対的な拡散係数は次のようになる．

酸素	1.0
二酸化炭素	20.3
一酸化炭素	0.81
窒素	0.53
ヘリウム	0.95

組織中のガス拡散

呼吸において重要なガスは，いずれも脂溶性で細胞膜

表 40.1 肺に出入りする呼吸ガス分圧(海面レベル基準)

	大気 (mmHg)	水蒸気が飽和した吸入気(mmHg)	肺胞気 (mmHg)	呼気 (mmHg)
N_2	597(78.62%)	563.4(74.09%)	569(74.9%)	566(74.5%)
O_2	159(20.84%)	149.3(19.67%)	104(13.6%)	120(15.7%)
CO_2	0.3(0.04%)	0.3(0.04%)	40(5.3%)	27(3.6%)
H_2O	3.7(0.50%)	47(6.20%)	47(6.2%)	47(6.2%)
計	760(100%)	760(100%)	760(100%)	760(100%)

に溶解しやすい．このため，組織内のガスの移動は，細胞膜ではなく組織の水分中の拡散速度に大きく左右される．つまり，呼吸膜を含めた組織内のガスの拡散は，前頁の表で示した水中でのガス拡散にほぼ等しくなる．

肺胞気と大気の組成の違い

肺胞気と大気に含まれるガスの濃度組成は異なる(**表 40.1**)．その理由として，①呼吸によって肺胞気はその一部しか大気と置換されないこと．②酸素は絶えず肺胞気から肺毛細血管へ吸収されていること．③二酸化炭素が絶えず肺毛細血管から肺胞気中へ拡散していること．④乾燥した大気が気道に入ると肺胞に達するまでに加湿されることが挙げられる．

気道内での空気の加湿

表 40.1 で示すように，大気の大部分は窒素と酸素からなり，通常は二酸化炭素をほとんど含まず水蒸気はわずかである．その乾燥した大気が気道内に吸い込まれると，気道表面の水分にさらされ，肺胞に達する前に完全に加湿される．

水蒸気圧は正常体温の 37℃ では 47 mmHg であるため，完全に加湿された肺胞気中の水蒸気圧も 47 mmHg となる．肺胞気圧は大気圧(海面レベルで 760 mmHg)と同じであるため，水蒸気は吸入された空気の他のガス成分を希釈する．**表 40.1** に示されるように，大気中に含まれる 159 mmHg の P_{O_2} は，加湿された肺胞気中で 149 mmHg に希釈され，P_{N_2} も同様に 597 mmHg から 563 mmHg に希釈される．

肺胞気の大気との置換は緩徐に進む

第 38 章で述べたように，成人男性の平均的な**機能的残気量**(安静呼吸の呼気終末時に肺内に残存する空気量(functional residual capacity))は約 2300 mL であるが，通常の 1 回の呼吸で新鮮な空気に置換されるのは 350 mL にすぎない．つまり，1 回の呼吸で入れ替わる肺胞気は全体の 1/7 にすぎず，大部分の肺胞気を置換するには多くの呼吸が必要となる．**図 40.2** は，肺胞気の置換が緩やかに進むことを示している．最初の図で示す肺胞に過剰に充満したガスが，16 回呼吸を繰り返してもなお肺胞気に残存することに注目してほしい．**図 40.3** は肺胞に充満するガスの排出速度を図示したものである．正常の肺胞換気では，肺胞気に充満するガスを 50%排出するのに 17 秒を要するが，肺胞換気速度が 1/2 に減少すると 34 秒に延長し，一方 2 倍に増加すると 8 秒に短縮される．

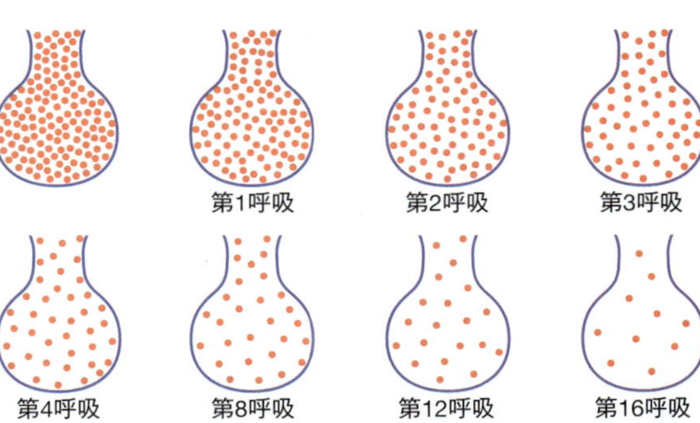

図 40.2 肺胞気に含まれるガスの呼出過程

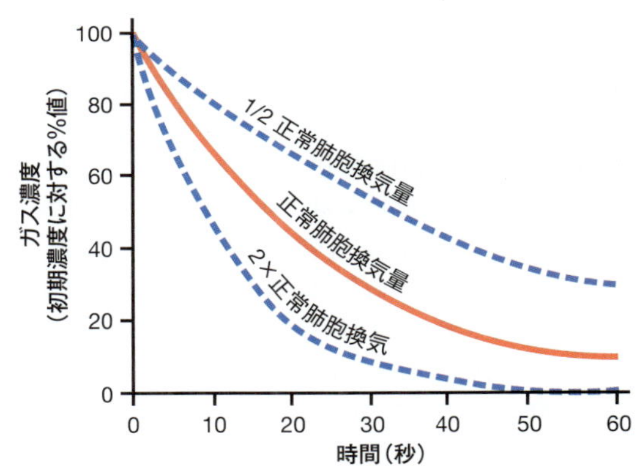

図 40.3 肺胞気のガスの排出速度

肺胞気の置換が緩徐に進むことの重要性

肺胞気の置換が緩徐であることは，血液中のガス濃度の急激な変化を防ぐうえできわめて重要である．これにより，呼吸調節のメカニズムが安定し，呼吸が一時的に

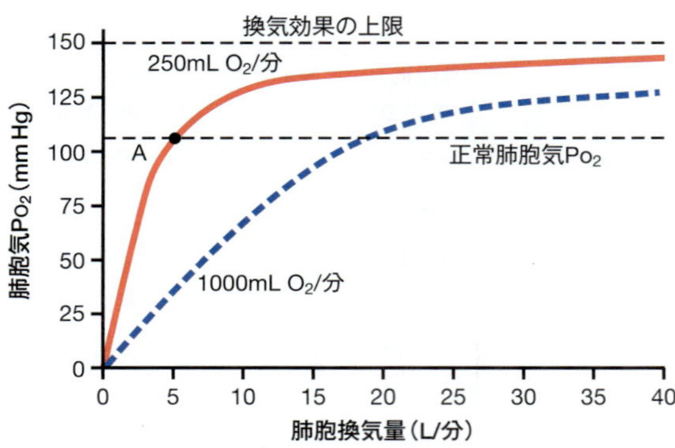

図 40.4 酸素吸収速度が異なる場合(250 mL/分と 1000 mL/分)の肺胞気 Po_2 に及ぼす肺胞換気量の影響
A 点は正常時の肺胞気 Po_2(104 mmHg)を示す.

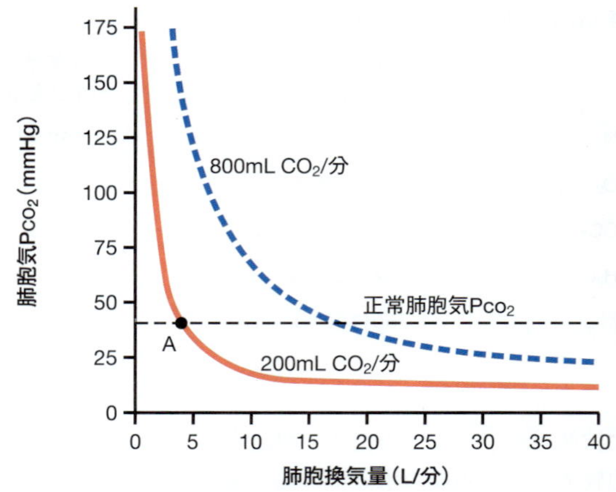

図 40.5 二酸化炭素排出速度が異なる場合(200 mL/分と 800 mL/分)の肺胞気二酸化炭素分圧(Pco_2)に及ぼす肺胞換気量の影響
A 点は正常時の肺胞気 Pco_2(40 mmHg)を示す.

中断された場合でも, 組織酸素濃度や二酸化炭素濃度, pH の過度の変化を防ぐことにつながる.

肺胞気酸素濃度と Po_2

新しく酸素が呼吸により大気中から肺胞内へ絶え間なく吸入され, そして肺胞から肺血管内に絶え間なく吸収される. 酸素の血中への吸収が速まれば, 肺胞気酸素濃度は低下するが, 大気から肺胞への酸素の吸入が速まれば, 肺胞気酸素濃度は高まる. つまり, 肺胞気酸素濃度すなわち酸素分圧(Po_2)は, ①肺毛細血管内への酸素の吸収速度と, ②換気による肺への酸素の吸入速度により規定される.

図 40.4 に, 肺毛細血管中への(2 つの)異なる酸素吸収速度における, 肺胞換気量と肺胞気 Po_2 との関係を示す. 赤の実線は肺毛細血管中への酸素吸収速度が 250 mL/分の場合, 青の破線は 1000 mL/分の場合を示す. 正常の肺胞換気量(4.2 L/分)と酸素消費量(250 mL/分)の場合, 正常肺胞気 Po_2 は**図 40.4** の A 点で示される. また, 運動時などで 1000 mL/分の酸素吸収を要する場合, 正常肺胞気 Po_2(104 mmHg)を維持するためには, 4 倍の肺胞換気量が必要となることが示される.

図 40.4 で示されるように, 大気圧下の空気を吸入している限り, 加湿された空気の最大 Po_2 は 149 mmHg であるため, 肺胞換気量をどんなに増加させても, 肺胞気 Po_2 が 149 mmHg を超えることはない. ただし, 149 mmHg よりも高濃度の酸素を含むガスを吸入すれば, 換気量の増大に応じて肺胞気 Po_2 は 149 mmHg よりも高くなる.

肺胞気二酸化炭素濃度と肺胞気 Pco_2

二酸化炭素は体内で絶え間なく産生され, 血液によって肺胞に運ばれ, 肺胞から換気によって呼気中に排出される. **図 40.5** に, 肺胞気への(2 つの)異なる二酸化炭素排出速度における, 肺胞換気量と肺胞気 Pco_2 との関係を示す. 赤の実線は, 通常の二酸化炭素排出速度(200 mL/分)の場合を示し, 通常の肺胞換気量(4.2 L/分)では, 肺胞気 Pco_2 は, **図 40.5** の中の A 点(すなわち 40 mmHg)となる.

図 40.5 からは, さらに 2 つの事実が読み取れる. 1 つは, **肺胞気 Pco_2 は二酸化炭素の排出速度に比例して増加**すること(排出速度が赤の実線の 200 mL/分から青の破線の 800 mL/分に増加した場合 4 倍に増加する). もう 1 つは, **肺胞気 Pco_2 は肺胞換気量に逆比例して低下**することである. まとめると, 肺胞気の酸素および二酸化炭素濃度, すなわち分圧は, これら 2 つのガスの吸収速度あるいは排出速度と肺胞換気量により規定される.

呼気は死腔ガスと肺胞ガスからなる

呼気の組成は, 呼気に含まれる死腔ガス量と肺胞気量によって決まる. **図 40.6** に, 呼気時における呼気中の Po_2 と Pco_2 の変化を示す. 呼気の最初の部分は, 気道内の死腔ガスに由来し, 通常は**表 40.1** で示す加湿された空気である. 続いて肺胞気が次々と死腔ガスと混合されていき, 最後に死腔ガスが洗い出されて肺胞気由来のものになる. つまり, 研究の目的で肺胞気を回収する方法としては, 強制呼出を行い, 死腔ガスを洗い出した後の呼気終末ガスを採取すればよいことになる.

通常の呼気中には, 死腔ガスと肺胞気の両方が含まれるため, おおよそ**表 40.1** に示す呼気ガス分圧と濃度となる(これは, 肺胞気と加湿された空気に含まれるそれぞれのガス濃度のおおよそ中間の濃度を示す).

呼吸膜を介したガスの拡散

肺の呼吸単位

図 40.7 は肺の**呼吸単位**(**肺小葉**(respiratory unit))を構成

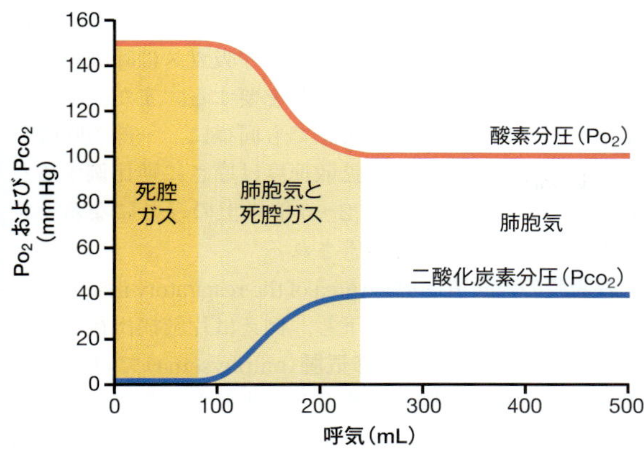

図 40.6　さまざまな肺の部位における正常呼気ガスのと二酸化炭素分圧(Pco_2)

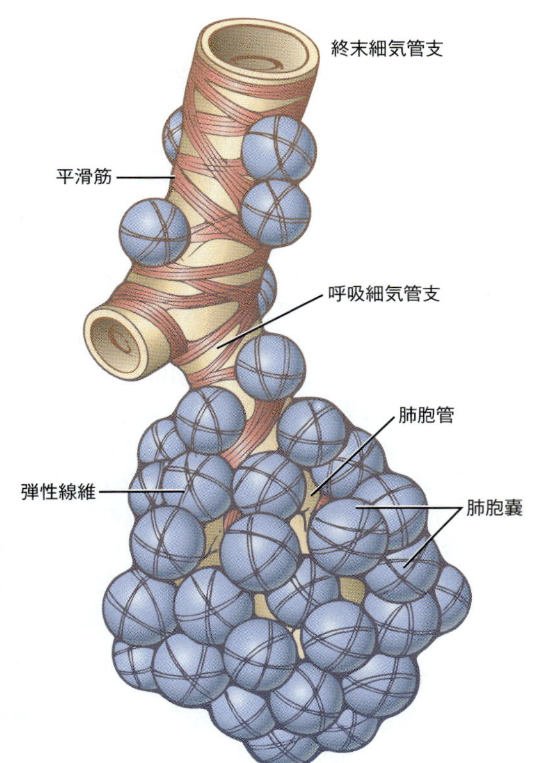

図 40.7　呼吸単位(肺小葉)

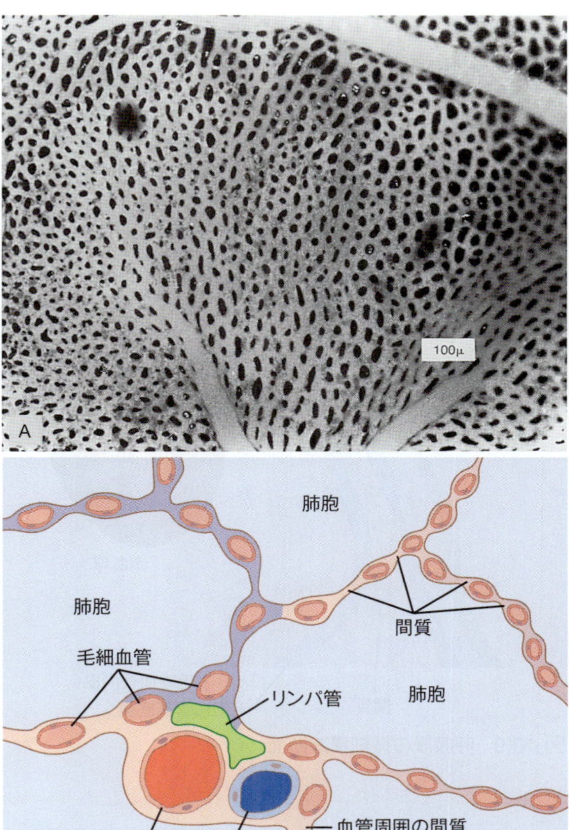

図 40.8　肺胞壁に形成される肺毛細血管網(A)と肺胞壁と肺胞壁内の毛細血管断面図(B)

(A, Maloney JE, Castle BL: Pressure-diameter relations of capillaries and small blood vessels in frog lung. Respir Physiol 7:150, 1969 ASP Biological and Medical Press, North-Holland Division の許可により作成)

する**呼吸細気管支**(respiratory bronchiole), **肺胞管**(alveolar ducts), および**肺胞**(alveoli)を示す．左右の肺にはおよそ3億個の肺胞が存在し，それぞれの肺胞の直径は平均0.2 mm である．肺胞の壁は非常に薄く，図 40.8 で示すように肺胞と肺胞の間には肺毛細血管が張りめぐらされている．実際，高度に張りめぐらされた毛細血管網により，肺胞壁内では血流の“シート”を形成するかのごとくである．そのため，肺胞内のガスは肺毛細血管の血液に非常に近接していることがよく理解できる．さらに，肺胞内のガスと肺の血液の間でのガス交換は，単に肺胞の中だけではなく，肺の終末部すべての膜を通して行われる．これらの膜はまとめて，**呼吸膜**(respiratory membrane)，あるいは**肺膜**(pulmonary membrane)とよばれる．

呼吸膜

図 40.9 は呼吸膜断面の微細構造(左)と赤血球(右)を示す．呼吸膜を介して酸素は肺胞から赤血球に，二酸化炭素はその逆方向に拡散する．呼吸膜は以下の 6 層からなる．

①肺胞サーファクタントを含む液層：肺胞被覆液の表面張力を低下させる
②肺胞上皮：薄い上皮細胞で構成される
③上皮基底膜
④肺胞上皮と肺毛細血管の間の薄い間質
⑤肺毛細血管基底膜：多くが肺胞上皮基底膜と癒合する
⑥肺毛細血管内皮膜

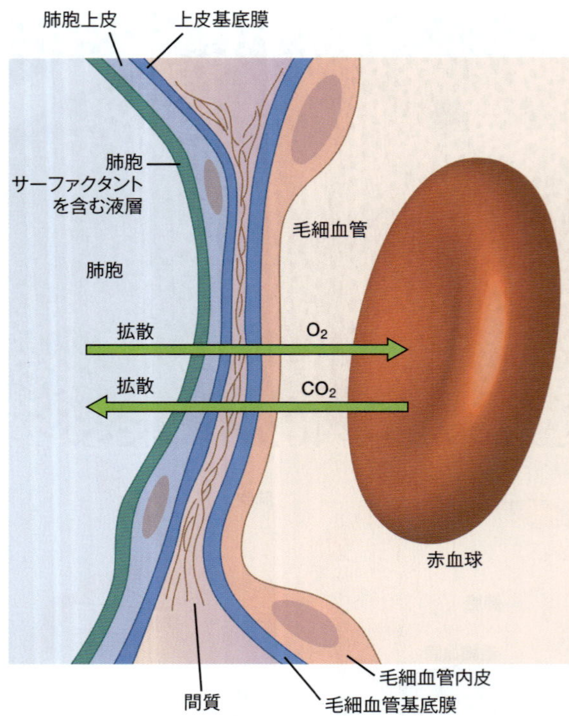

図 40.9 呼吸膜の微細構造断面

このように多くの層からなる呼吸膜だが，その厚さは薄いところで 0.2 μm，平均 0.6 μm にすぎない（核のある部分を除く）．組織解析により，呼吸膜の表面積は健常成人男性でおよそ 70 m² に達すると推定され，これは約 7.5 m × 9 m の部屋の面積に相当する（**訳者注**：およそ6畳の和室7部屋分に相当する面積である）．肺毛細血管内の総血流量はいつでも 60〜140 mL にすぎず，この少量の血液が約 7.5 m × 9 m の肺の隅々まで広がっていることを考えると，酸素と二酸化炭素のガス交換が迅速に行われることがよく理解できる．

肺毛細血管の直径は平均でわずか 5 μm であるから，赤血球は血管内をつぶれながら通り抜ける必要がある．そのため，赤血球の膜はつねに毛細血管壁に接触することになり，肺胞と赤血球間でガス交換される際に血漿中を通過する必要がなくなる．これもガスの拡散が速やかに行われる要因となる．

呼吸膜を介したガスの拡散速度に影響を及ぼす因子

水中でのガス拡散で述べたことは，呼吸膜を介したガス拡散にもあてはまる．つまり，ガスが膜を通過する速さを決定する因子は，①**膜の厚さ**（thickness of the membrane），②**膜の表面積**（surface area of the membrane），③膜の組成に基づくガスの**拡散係数**，④膜を挟んだ**(分)圧較差**である．

呼吸膜の厚さ（thickness of the respiratory membrane）は，浮腫による呼吸膜間質や肺胞内の液体貯留などのために増すことがある．このとき，呼吸ガスは呼吸膜だけでなく，この液体も介した拡散を要する．また，肺の線維化を引き起こす呼吸器疾患でも同様に，一部の呼吸膜が厚くなる．膜を介する拡散速度は厚さに逆比例するため，何らかの要因により2〜3倍以上の厚さになると正常のガス交換が著しく障害される．

呼吸膜の表面積（surface area of the respiratory membrane）は種々の病態で著明に低下し，例えば片肺摘出後には全表面積は半分となる．**肺気腫**（emphysema）では肺胞壁の破壊から複数の肺胞が癒合し，生じた肺胞腔はもとの肺胞よりずっと大きいが，肺胞壁が失われたため表面積は最大で 1/5 に減少する．呼吸膜の全表面積が正常のおよそ 1/3 から 1/4 に減少すると，安静時でも膜を介したガス交換は障害され，スポーツ競技や激しい運動時にはわずかな表面積の低下であっても重大なガス交換障害をもたらす．

呼吸膜を介したガス移動の拡散係数は，膜のガス溶解度に依存するとともにガス分子量の平方根に逆比例する．前述の理由により，呼吸膜の拡散速度は水中における拡散速度にほぼ等しい．分圧が同じ場合，二酸化炭素は酸素の約20倍速く拡散し，酸素は窒素の約2倍速く拡散することがわかる．

呼吸膜を挟んだ圧較差は，肺胞気ガス分圧と肺毛細血管血液中のガス分圧の差である．肺胞気ガス分圧は，単位時間内に肺胞表面の単位面積に衝突するガス分子の総数で表され，そして，血中のガス分圧は血液中から出ていく方向に動く分子の総数で表される．つまり，肺胞気と肺毛細血管血液中のガス分圧の差は，呼吸膜を介して移動するガス分子の**最終的な傾向**（net tendency）を示すことになる．

例えば，酸素のように血液中より肺胞気のガス分圧が大きい場合，最終的には肺胞から血液中に拡散し，二酸化炭素のように，肺胞気より血液中のガス分圧が大きい場合は，最終的には血液中から肺胞に拡散する．

呼吸膜の拡散能

肺胞と肺毛細血管の間のガス交換の能力は，**呼吸膜の拡散能**（respiratory membrane's diffusing capacity）として定量的に表される．**拡散能は，1 mmHg の分圧較差において1分間に呼吸膜を介して拡散するガスの量と定義される**．呼吸膜を介する拡散に影響を及ぼすすべての因子（前述）は，拡散能に影響を及ぼしうる．

酸素の拡散能

平均的な若年男性の，安静時の**酸素拡散能**は平均 21 mL/分/mmHg である．この数値が機能的にどのような意味を表すかというと，正常の安静呼吸時の呼吸膜を挟んだ酸素分圧較差は平均 11 mmHg であるから，この圧較差に拡散能を乗じて（11×21），計 230 mL/分の酸素が呼吸膜を介して拡散していることを意味する．この量は生体が安静時に消費する酸素量に等しい．

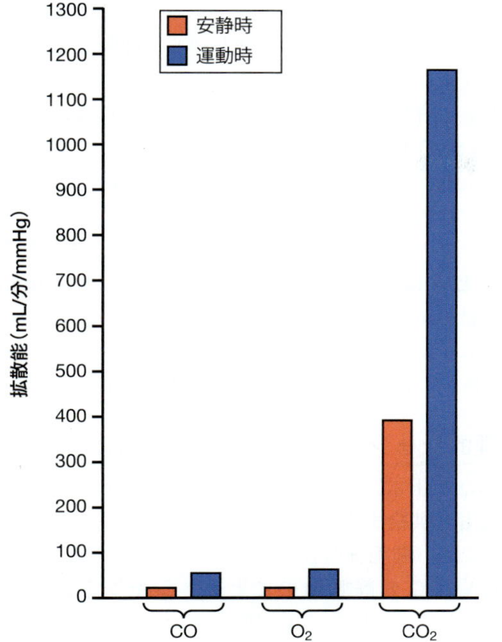

図 40.10　正常肺における安静時あるいは運動時の一酸化炭素，酸素，二酸化炭素の拡散能

運動中の酸素拡散能

激しい運動時などに肺血流と肺胞換気量が著しく増加する場合は酸素拡散能が増加する．若年男性では最大で約 65 mL/分/mmHg まで増加し，これは安静時の 3 倍である．この酸素拡散能が増加する要因として，①閉塞していた肺毛細血管が開いたり，すでに開いている毛細血管のさらなる拡張により酸素が拡散しうる肺血管表面積が増大することと，②肺胞換気量と肺毛細血管血流量の適合，すなわち**換気血流比**（ventilation–perfusion ratio（本章で後述））の最適化が挙げられる．こうして，運動時は肺胞換気量の増加のみならず，呼吸膜の酸素拡散能の増加も加わって血液中の酸素化が増大する．

二酸化炭素の拡散能

二酸化炭素は呼吸膜を容易に拡散し，肺胞内の濃度と肺血液中の濃度差は平均で 1 mmHg に満たない．現在の技術では，この差を測定するのは困難であるため，これまで二酸化炭素の拡散能は測定されたことはなかった．

しかし，他のガスの拡散能の測定から，ガスの拡散係数によって，直接拡散能が変化することが示されているので，二酸化炭素の拡散係数は酸素の拡散係数の 20 倍強であるため，二酸化炭素の拡散能は安静時で約 400～450 mL/分/mmHg，運動時で約 1200～1300 mL/分/mmHg になると推測される．図 40.10 は安静時と運動時の一酸化炭素，酸素，二酸化炭素の拡散能の測定値あるいは計算値を比較したものである．これより，運動がガスの拡散能に及ぼす影響の他に，二酸化炭素の拡散能がきわめて高いことが理解される．

一酸化炭素を用いた拡散能の測定

酸素拡散能は，①肺胞酸素濃度，②肺毛細血管酸素濃度，そして，③血液へ酸素を取り込む速度の測定値から計算される．しかし，肺毛細血管酸素濃度の測定は非常に困難かつ不正確であるため，酸素濃度を直接測定して酸素の拡散能を測定するのはあくまでも実験的で実用的ではない．

このため生理学者は，酸素拡散能の直接測定に代えて，一酸化炭素の拡散能を測定し，その値から酸素拡散能を算出する．一酸化炭素法の測定原理は以下の通りである．少量の一酸化炭素を肺内に吸入した後，適切な肺胞気サンプルを採取して肺胞内の一酸化炭素分圧（P_{CO}）を測定する．一酸化炭素は血液中のヘモグロビンと速やかに結合するため，血液中の P_{CO} は本質的に 0 のままである．したがって，呼吸膜を介した CO の圧較差，肺胞気サンプルの P_{CO} に等しい．つまり，短時間に体内に吸収された一酸化炭素量を測定し，肺胞気の P_{CO} で除すれば正確な一酸化炭素拡散能を求めることが可能である．

一酸化炭素の拡散能を酸素の拡散能に置き換えるには，酸素の拡散係数が一酸化炭素の 1.23 倍であることから，一酸化炭素拡散能を 1.23 倍して求める．つまり，健常若年男性の安静時の一酸化炭素拡散能は平均 17 mL/分/mmHg であることから，酸素拡散能はその値の 1.23 倍である 21 mL/分/mmHg となる．

肺胞気ガス濃度に影響する換気血流比

本章のはじめに，肺胞気酸素濃度と二酸化炭素を規定する 2 つの因子，つまり，①肺胞換気速度と，②呼吸膜を介した酸素と二酸化炭素の移動速度について述べた．これらの議論は，すべての肺胞が等しく換気され，等しく血流がおのおのの肺胞毛細血管にいきわたっていることが前提でなされた．しかし，正常でもある程度，そして特に多くの肺疾患では，換気が良好でも血流がまったくなかったり，その逆に血流が良好でも換気がまったくない肺が一部存在しうる．いずれの場合でも，呼吸膜を介したガス交換は著しく障害され，肺全体の換気量や血流量が正常であったとしても，換気と血流が一致しないため重篤な呼吸困難に陥る可能性がある．そのため，換気と血流の不均衡がある場合のガス交換を理解するために定量化した概念を確立し，この概念を**換気血流比**とよぶ．

定量的に表すと，換気血流比は $\dot{V}_A/\dot{Q}$ と示される．ある肺胞における肺胞換気量 $\dot{V}_A$ と血流 $\dot{Q}$ が正常である場合，その肺胞においては，換気血流比 $\dot{V}_A/\dot{Q}$ も正常である．肺胞換気量 $\dot{V}_A$ が 0 の場合は，肺胞血流 $\dot{Q}$ がまだ存在していたとしても，換気血流比 $\dot{V}_A/\dot{Q}$ は 0 となる．もう 1 つの極端な状態として，適切な肺胞換気量 $\dot{V}_A$ があるものの血流 $\dot{Q}$ が 0 の場合，換気血流比 $\dot{V}_A/\dot{Q}$ は無限大となる．換気血流比が 0 または無限大の状況では，その肺胞にお

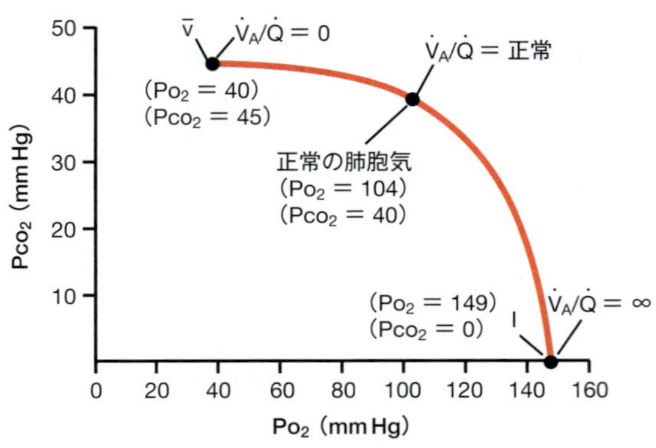

図 40.11 正常の P_{O_2}–P_{CO_2}, $\dot{V}_A/\dot{Q}$ ダイアグラム

ける呼吸膜を介したガス交換はまったくなされない．これら2つの極端な呼吸状態について具体的に説明する．

換気血流比 $\dot{V}_A/\dot{Q}$ が0の場合の肺胞気 P_{O_2} と P_{CO_2}

$\dot{V}_A/\dot{Q}$ が0のとき，つまり肺胞換気がまったくないときは，肺胞気は血液中の酸素と二酸化炭素濃度と平衡に達する．肺毛細血管を流れる血液は，体循環から肺に戻ってきた静脈血であるので，肺胞気はこの静脈血に含まれるガスと平衡になる．第41章で詳しく述べるが，正常の静脈血液（混合静脈血 v̄）の P_{O_2} は 40 mmHg で，P_{CO_2} は 45 mmHg であり，これらは血流があっても換気がない肺胞にみられる P_{O_2} と P_{CO_2} の値となる．

換気血流比 $\dot{V}_A/\dot{Q}$ が無限大の場合の肺胞気 P_{O_2} と P_{CO_2}

$\dot{V}_A/\dot{Q}$ が無限大の場合は，$\dot{V}_A/\dot{Q}$ が0の場合とはまったく異なる．肺毛細血管の血流がないことから，肺胞から酸素が運ばれていかず，肺胞に運ばれてくる二酸化炭素もない．したがって，肺胞気は静脈血中のガス濃度と平衡に達する代わりに，吸入され加湿された空気と等しくなる．つまり，吸入された空気は，血液中へ酸素を失うことはなく，血液中から二酸化炭素を得ることもないことを意味し，吸入され加湿された空気の P_{O_2} は 149mmHg，P_{CO_2} は 0 mmHg なので，これら2つのガスの肺胞内での分圧も同じになる．

換気血流比 $\dot{V}_A/\dot{Q}$ が正常の場合の肺胞気 P_{O_2} と P_{CO_2}

正常な肺胞換気と肺毛細血管血流（正常肺胞還流）がある場合は，呼吸膜を介した酸素と二酸化炭素のガス交換は最適化されている．このとき，肺胞 P_{O_2} は，吸入空気中の P_{O_2}（149mmHg）と静脈血中 P_{O_2}（40mmHg）の間にあり，正常では 104 mmHg を示す．同様に肺胞気 P_{CO_2} は，吸入空気中の P_{CO_2}（0mmHg）と静脈血中の P_{CO_2}（45mmHg）の間にあり，正常では 40 mmHg である．これより，正常な状態では肺胞気 P_{O_2} は平均 104mmHg，P_{CO_2} は平均 40 mmHg となる．

P_{O_2}–P_{CO_2}，$\dot{V}_A/\dot{Q}$ ダイアグラム

前項で述べた概念は，**図 40.11** に示されるような，いわゆる P_{O_2}–P_{CO_2}，$\dot{V}_A/\dot{Q}$ ダイアグラムとよばれるグラフで表される．ダイアグラムで示されるカーブは，静脈血中のガス分圧が正常で海面レベルで呼吸している場合に，換気血流比 $\dot{V}_A/\dot{Q}$ が0から無限大の間でとりうる P_{O_2} と P_{CO_2} の組み合わせを示している．v 点は，$\dot{V}_A/\dot{Q}$ が0のときの P_{O_2} と P_{CO_2} である．この点では，P_{O_2} は 40mmHg，P_{CO_2} は 45 mmHg となり，正常の静脈血中のそれぞれのガス分圧に等しい．

カーブのもう一方の点（I）は，$\dot{V}_A/\dot{Q}$ が無限大の場合で，このときは吸入する空気と同じで P_{O_2} は 149mmHg，P_{CO_2} は 0 mmHg を示す．カーブ上には $\dot{V}_A/\dot{Q}$ が正常の場合の，正常の肺胞気のポイントも示している．この点では，P_{O_2} は 104 mmHg で，P_{CO_2} は 40 mmHg を示す．

生理的シャントの概念（$\dot{V}_A/\dot{Q}$ が正常以下のとき）

$\dot{V}_A/\dot{Q}$ が正常以下のときは，肺毛細血管の血液に必要な酸素を供給するための，十分な換気ができていない．このため，肺毛細血管を流れる静脈血の一部は酸素化されない．この静脈血のことを，**シャント血**（shunted blood）とよぶ．肺胞の毛細血管を通らず，気管支の血管を流れて酸素化されない血液が心拍出量のおよそ2%存在するが，これもシャント血である．

1分間あたりのシャント血流量を，**生理的シャント**（physiological shunt）とよぶ．生理的シャントは，臨床呼吸機能検査室において，混合静脈血と動脈血の酸素濃度と，同時に心拍出量を解析することで測定される．これらの値から，次式により生理的シャントが求められる．

$$\frac{\dot{Q}_{PS}}{\dot{Q}_T} = \frac{Ci_{O_2} - Ca_{O_2}}{Ci_{O_2} - C\overline{v}_{O_2}}$$

この式で，$\dot{Q}_{PS}$ は1分間あたりの生理的シャント血流量，$\dot{Q}_T$ は1分間あたりの心拍出量，Ci_{O_2} は“理想的”換気血流比での動脈血酸素濃度，Ca_{O_2} は動脈血酸素濃度の実測値，Cv_{O_2} は混合静脈血酸素濃度の実測値である．

生理的シャントが大きくなるほど，肺で酸素化されない血液が増えることになる．

生理的死腔の概念（$\dot{V}_A/\dot{Q}$ が正常以上のとき）

換気が良好であっても血流が少ない肺胞では，血液中への酸素の移動が進まず，肺胞内に余剰な酸素が存在する状態になる．このような肺胞での換気は**無効換気**（wasted ventilation）といわれる．気道の解剖学的死腔における換気もまた無効換気である．これらの無効換気の総量を，**生理的死腔**（physiological dead space）という．生理的死腔は，動脈血液ガス分析と呼気ガス分析を行い，次のボーア（Bohr）の式により求められる．

$$\frac{\dot{V}_{D_{phys}}}{\dot{V}_T} = \frac{Pa_{CO_2} - P\bar{e}_{CO_2}}{Pa_{CO_2}}$$

この式で，$\dot{V}_{D_{phys}}$ は生理的死腔量，$\dot{V}_T$ は1回換気量，

Pa_{CO_2} は動脈血 P_{CO_2}，Pe_{CO_2} は全呼気ガス中の平均 P_{CO_2} である．

生理的死腔が大きい場合，換気する空気の大部分が血流に到達しないため，**換気仕事量**(work of ventilation)の大部分は無効となる．

換気血流比の異常

正常肺における肺上部と肺下部の換気血流比異常

健常人の場合，立位では肺下部と比較して肺上部の肺毛細血管血流と肺胞換気は低下するが，特に重力の影響から換気と比べて血流の低下が著しい．したがって，肺尖部では $\dot{V}_A/\dot{Q}$ は理想値より 2.5 倍も大きく，この領域は中等度の**生理的死腔**となっている．

対照的に，肺底部では血流に対してわずかに換気が少なく，$\dot{V}_A/\dot{Q}$ が理想値の 0.6 倍まで下がる．つまり，肺底部では一部の血液が十分に酸素化を得られず，**生理的シャント**となる．

このような肺尖部と肺底部にみられる換気と血流の不均衡は，酸素と二酸化炭素のガス交換の効率を低下させるが，運動中は肺上部の血流は著しく増加するため，生理的死腔はずっと少なくなり，ガス交換効率は最適に近づく．

慢性閉塞性肺疾患における換気血流比異常

長期喫煙者の大部分は，さまざまな程度の気管支閉塞をきたしている．その多くは,肺胞気のトラッピング(肺胞気の呼出制限)がみられる**肺気腫**(emphysema)に進展する．肺気腫は，その一方で肺胞壁の破壊をきたしていることから，喫煙者では，$\dot{V}_A/\dot{Q}$ の異常につながる 2 つの問題が生じる．第 1 に，多くの細気管支が閉塞をきたすことから，その末梢に位置する肺胞は換気されず $\dot{V}_A/\dot{Q}$ は 0 に近づく．第 2 に，肺胞壁の大部分が破壊されているものの，換気が残存している領域の場合，肺胞壁の破壊により血流が少なくなっていることから，換気の大部分が無効換気となる．

このように，慢性閉塞性肺疾患は，ある領域では重度の**生理的シャント**がみられ，またある領域では高度の**生理的死腔**がみられる．両方の影響により，ガス交換効率が著明に低下し，時に正常の 1/10 にまで低下することもある．今日では，この病態が呼吸不全をきたす原因と考えられている．

参考文献

Glenny RW, Robertson HT: Spatial distribution of ventilation and perfusion: mechanisms and regulation. Compr Physiol 1:375, 2011.

Guazzi M: Alveolar-capillary membrane dysfunction in heart failure: evidence of a pathophysiologic role. Chest 124:1090, 2003.

Hopkins SR, Wielpütz MO, Kauczor HU: Imaging lung perfusion. J Appl Physiol 113:328, 2012.

Hughes JM, Pride NB: Examination of the carbon monoxide diffusing capacity (DL(CO)) in relation to its KCO and VA components. Am J Respir Crit Care Med 186:132, 2012.

MacIntyre NR: Mechanisms of functional loss in patients with chronic lung disease. Respir Care 53:1177, 2008.

Naeije R, Chesler N: Pulmonary circulation at exercise. Compr Physiol 2:711, 2012.

O'Donnell DE, Laveneziana P, Webb K, Neder JA: Chronic obstructive pulmonary disease: clinical integrative physiology. Clin Chest Med 35:51, 2014.

Otis AB: Quantitative relationships in steady-state gas exchange. In: Fenn WQ, Rahn H (eds): Handbook of Physiology. Sec 3, Vol 1. Baltimore: Williams & Wilkins, 1964, p 681.

Rahn H, Farhi EE: Ventilation, perfusion, and gas exchange—the Va/Q concept. In: Fenn WO, Rahn H (eds): Handbook of Physiology. Sec 3, Vol 1. Baltimore: Williams & Wilkins, 1964, p 125.

Robertson HT, Buxton RB: Imaging for lung physiology: what do we wish we could measure? J Appl Physiol 113:317, 2012.

Tuder RM, Petrache I: Pathogenesis of chronic obstructive pulmonary disease. J Clin Invest 122:2749, 2012.

Wagner PD: Assessment of gas exchange in lung disease: balancing accuracy against feasibility. Crit Care 11:182, 2007.

Wagner PD: The multiple inert gas elimination technique (MIGET). Intensive Care Med 34:994, 2008.

West JB: Role of the fragility of the pulmonary blood-gas barrier in the evolution of the pulmonary circulation. Am J Physiol Regul Integr Comp Physiol 304:R171, 2013.

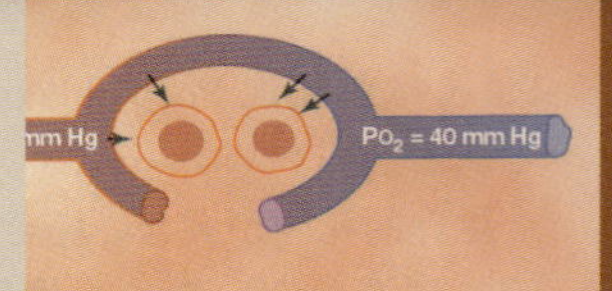

第41章 血液や組織液中の酸素と二酸化炭素の輸送

肺胞から肺の血液中へ拡散した**酸素**(O_2)は，大部分がヘモグロビンと結合して組織の毛細血管へ運ばれる．赤血球に存在するヘモグロビンの働きにより，血液は血漿中に溶解しうる酸素の30〜100倍もの酸素を運ぶことができる．

全身の組織の細胞内で，酸素はさまざまなエネルギー源と反応し，大量の**二酸化炭素**(CO_2)が生成される．この二酸化炭素は，組織の毛細血管に取り込まれた後，肺に戻される．二酸化炭素は酸素と同じように血液中の化学物質と結合することで，血漿溶解量の15〜20倍の量が運ばれる．

本章では，血液や組織液中を運ばれる酸素と二酸化炭素の物理的・化学的原理を定性的・定量的に解説する．

肺から組織への酸素輸送

第40章で，ガスは2点間をつねにその分圧較差に応じて拡散し，移動することを説明した．つまり，肺では酸素分圧(P_{O_2})が高い肺胞から，P_{O_2}が低い肺毛細血管血液中へ酸素が拡散する．体内の組織に目を向けると，酸素濃度が高い毛細血管血液中から酸素濃度が低い周囲組織の細胞内に酸素が拡散する．

反対に，細胞内で酸素が消費され二酸化炭素が産生されると，細胞内二酸化炭素分圧(P_{CO_2})が上昇し，組織の毛細血管内に拡散する．さらにその血液が肺に達すると，肺胞内より肺毛細血管血液中のP_{CO_2}が高いため，分圧較差に応じて肺毛細血管血液中から肺胞へ拡散し排出される．このように，血液中の酸素と二酸化炭素の輸送は，拡散と血流に依存している．本章では，この現象に関与する定量的な因子を考察する．

肺胞から肺毛細血管血液への酸素の拡散

図41.1の上部に肺毛細血管に接する肺胞と，その間を拡散し移動する酸素の様子が示されている．肺胞気の平均P_{O_2}は104 mmHgだが，一方，肺毛細血管に流入する肺動脈の末端での静脈血のP_{O_2}は，末梢組織を還流して酸素を放出してきたため，平均で40 mmHgしかない．したがって，肺胞の酸素が肺毛細血管内へ流入する原因となる初期の分圧較差は104 − 40 = 64 mmHgとなる．図のグラフで，血液中のP_{O_2}は毛細血管を経て急激に増加し，毛細血管の全長の1/3を過ぎたところで肺胞気P_{O_2}とほぼ等しい104 mmHgに達する様子が示されている．

運動中の肺血流への酸素の取り込み

激しい運動中は，人の体は通常の20倍もの酸素を必要とする．また運動中は心拍出量も増加することから，肺の毛細血管に血液がとどまる時間は通常の半分以下に減少しうる．しかしながら，肺胞膜を介した酸素の拡散能には安全域が大きく確保され，肺毛細血管を通過するまでに血液は十分酸素化される．これには以下のようなメカニズムが関与する．

第1に，第40章で説明したように，酸素の拡散能は運動中に3倍まで増加することによる．これは，主に毛細血管が拡張して拡散にかかわる毛細血管床が増大することと，肺上部における換気血流比がより理想に近づくことによる．

第2に，図41.1のグラフで示されるように，非運動時には血液が肺毛細血管の1/3を通過した時点でほぼ酸素化され，残りの2/3で加わる酸素はほとんどない．つまり，血液は通常酸素化に要する時間の3倍は肺の毛細血管にとどまっていることになる．よって，運動時に肺毛細血管を通過する時間が短縮してもなお酸素化は十分になされる．

動脈血液中の酸素輸送

肺から左心房に流入する血液のおよそ98%は，直前に肺毛細血管を通過してP_{O_2} 104 mmHgまで酸素化されている．残りの2%の血液は，大動脈から肺の深部組織を還流する気管支循環を経て左心房に流入するもので，肺を換気する空気に触れていない．このような，ガス交換部位を回避していく血流は，“シャント血流”とよばれる．肺を出る際のシャント血のP_{O_2}は，通常の体循環をめぐる静脈血のP_{O_2}に等しく，約40 mmHgである．このシャント血が肺毛細血管で酸素化された肺静脈血と混合されることを，**静脈血混合**(venous admixture of blood)とよぶが，これにより，左心系に還流して大動脈内へ駆出される血液のP_{O_2}は95 mmHgに低下する．こうした循環血液中のP_{O_2}の変化を図41.2に示した．

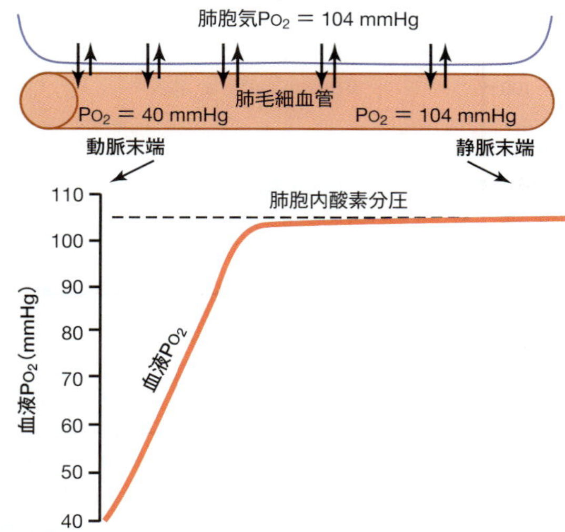

図 41.1 肺毛細血管血液の酸素の取り込み
(Milhorn HT Jr, Pulley PE Jr: A theoretical study of pulmonary capillary gas exchange and venous admixture. Biophys J 8:337, 1968 のデータより作成)

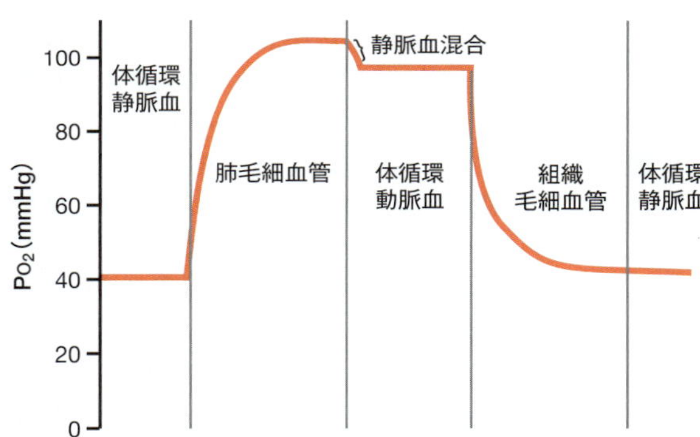

図 41.2 肺毛細血管，全身の動脈，全身の毛細血管内の血液の酸素分圧(P_{O_2})の変化と静脈血混合の効果

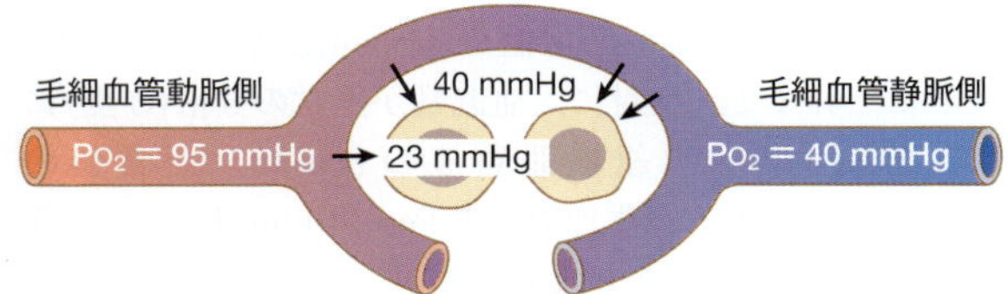

図 41.3 末梢組織毛細血管から細胞への酸素の拡散
間質液 P_{O_2} = 40mmHg，組織細胞 P_{O_2} = 23mmHg.

末梢毛細血管から組織液への酸素の拡散

動脈血が末梢組織に到達した時点では，P_{O_2} はまだ 95 mmHg である．しかし，図 41.3 にみられるように，組織細胞を取り囲む**間質液**(interstitial fluid)の P_{O_2} はわずかに 40 mmHg である．よって，大きな初期分圧較差が生じるために，酸素は毛細血管血液から組織中に拡散し，毛細血管血液の P_{O_2} は急激に低下して組織間質の P_{O_2} と同じ 40 mmHg にほぼ等しくなる．そのため，組織毛細血管を離れて体循環の静脈に流入する血液の P_{O_2} もおよそ 40 mmHg となる．

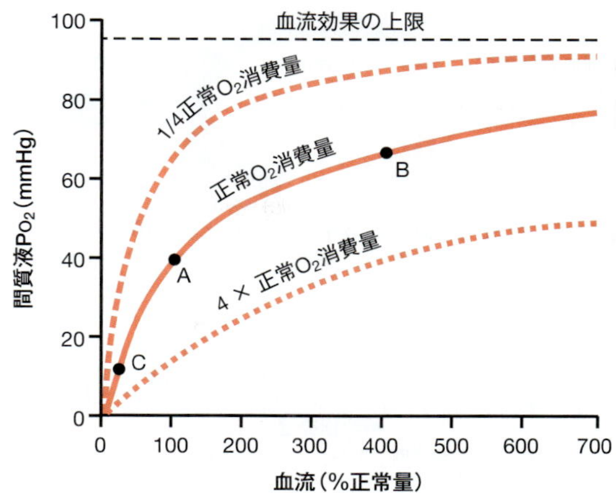

図 41.4 血流と酸素消費量が組織内酸素濃度に及ぼす影響

血流増加が間質液酸素分圧(P_{O_2})を上昇させる

特定の組織内の血流が増加すると，組織に供給される酸素量が増加する結果，組織 P_{O_2} が上昇する．図 41.4 に示したように，血流が通常の 400%に増加すると，間質液 P_{O_2} は 40mmHg(図中の A 点)から 60mmHg(図中の B 点)に上昇する．しかし，最大血流に達しても，間質液 P_{O_2} は動脈血液 P_{O_2} の 95 mmHg が上限となる．逆に，組織の血流が低下すると，間質液 P_{O_2} は図中の C 点に低下する．

組織代謝が間質液酸素分圧(P_{O_2})を減少させる

組織代謝が増加して通常より多くの酸素を消費すると，間質液 P_{O_2} は低下する．図 41.4 で示されるように，細胞の酸素消費量が増加すると，間質液 P_{O_2} は低下し，その逆に酸素消費量が低下すると，間質液 P_{O_2} は上昇する．

まとめると，組織の P_{O_2} は，①組織への酸素の運搬量と，②組織での酸素の消費量のバランスで規定される．

末梢毛細血管から組織の細胞への酸素の拡散

酸素は絶えず細胞で消費されているため，末梢組織の細胞内 P_{O_2} は，つねに末梢毛細血管血液中の P_{O_2} よりも低くなる．また，多くの場合，毛細血管と細胞間には物理的にかなりの距離が存在するため，正常の細胞内 P_{O_2} は最低 5 mmHg から最大 40 mmHg，平均 23 mmHg(動物実験での実測値)である．細胞内の化学反応に要する酸素は，わずか 1〜3 mmHg であるため，一見低くみえる 23 mmHg の細胞内 P_{O_2} も，安全性の高い十分な量である．

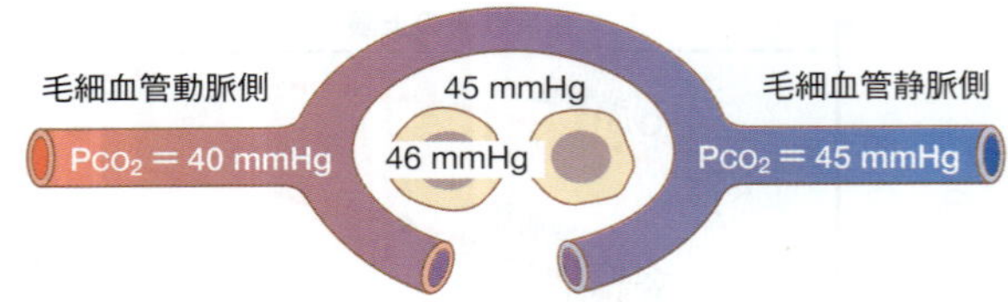

図 41.5 組織毛細血管血液中への二酸化炭素の取り込み
組織細胞内 P_{CO_2} = 46 mmHg，組織間質液中 P_{CO_2} = 45 mmHg.

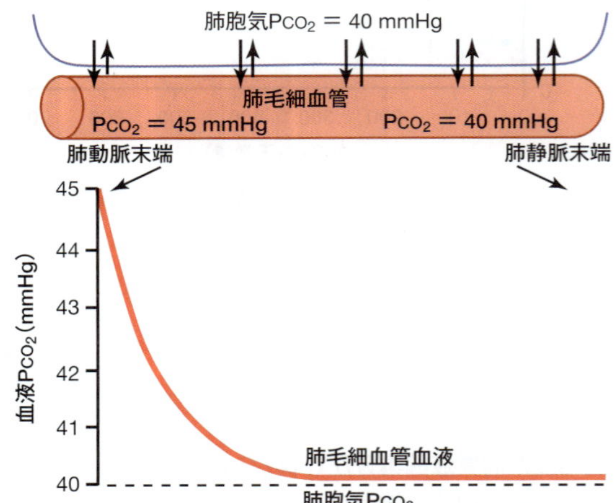

図 41.6 肺毛細血管血液から肺胞への二酸化炭素の拡散
（Milhorn HT Jr, Pulley PE Jr: A theoretical study of pulmonary capillary gas exchange and venous admixture. Biophys J 8:337, 1968 のデータより作成）.

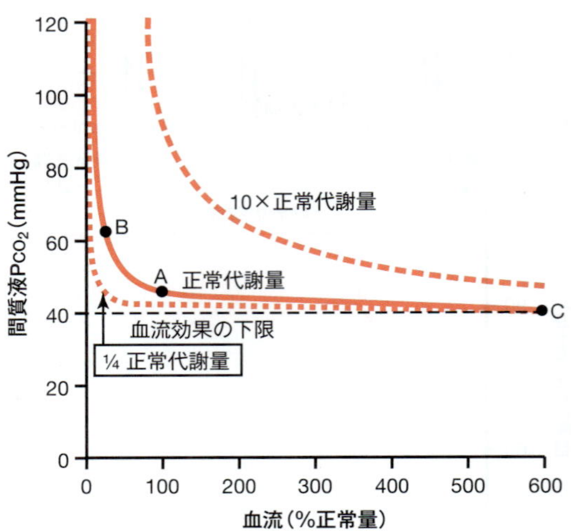

図 41.7 血流量と代謝量が末梢組織の二酸化炭素分圧（P_{CO_2}）に及ぼす効果

末梢組織の細胞から末梢毛細血管へ，さらに肺毛細血管から肺胞への二酸化炭素の拡散

細胞内で消費された酸素は，ほぼすべてが二酸化炭素となり細胞内 P_{CO_2} を上昇させる．細胞内 P_{CO_2} の上昇により，二酸化炭素は細胞から毛細血管内へ拡散し，血液により肺に運ばれる．肺では，肺毛細血管から肺胞内へ拡散し体外へ呼出される．

このように，ガス運搬の連鎖の各過程で，二酸化炭素と酸素は正反対の方向に拡散する．さらに二酸化炭素と酸素の拡散における大きな違いの 1 つは，**二酸化炭素は酸素のおよそ 20 倍の速さで拡散**するため，二酸化炭素の拡散に要する分圧較差は，いつでも酸素の拡散に要するよりもはるかに小さいことである．P_{CO_2} のおおよその変化を以下に示す．

①図 41.5 で示されるように，細胞内 P_{CO_2} は 46 mmHg，間質液 P_{CO_2} は 45 mmHg となるため，分圧較差はわずかに 1 mmHg である．

②組織に流入する動脈血液中の P_{CO_2} は 40 mmHg，組織から流出する静脈血液中の P_{CO_2} は 45 mmHg となる．よって，図 41.5 に示されるように，組織毛細血管血液は組織間質液の P_{CO_2} 45 mmHg とほぼ平衡状態となっている．

③肺動脈末端の肺毛細血管に流入する血液中の P_{CO_2} は 45 mmHg，肺胞気の P_{CO_2} は 40 mmHg である．よって，肺毛細血管から肺胞への二酸化炭素の拡散は，わずか 5 mmHg の分圧較差によってなされる．図 41.6 で示されるように，肺毛細血管血液中の P_{CO_2} は，毛細血管全長の 1/3 を過ぎる前には，肺胞気の P_{CO_2} 40 mmHg にほぼ等しい値まで低下する．これは逆方向で行われる酸素の拡散過程で観察された現象と同様である．

組織代謝と血流量が間質液 P_{CO_2} に及ぼす影響

組織毛細血管血流と組織代謝は，組織酸素濃度に及ぼす効果と異なり，組織二酸化炭素濃度にまったく反対の影響を及ぼす．図 41.7 で示されるように，次のような効果がみられる．

①血流量が正常（A 点）の 1/4（B 点）に低下すると，末梢組織の P_{CO_2} は，正常値の 45 mmHg から 60 mmHg に上昇する．反対に，血流量が正常の 6 倍（C 点）に増加すると，組織間質液の P_{CO_2} は，正常値の 45 mmHg から動脈血液中の P_{CO_2}（40 mmHg）にほぼ等しい 41 mmHg まで低下する．

②組織代謝量が 10 倍増えると，組織間質液の P_{CO_2} は血流量によらず著明に増加する一方，組織代謝量が正常の 1/4 に低下すると，組織間質液の P_{CO_2} は 41 mmHg まで低下し，動脈血液中の P_{CO_2}（40 mmHg）に近づく．

酸素の運搬におけるヘモグロビンの役割

通常，肺から組織に運ばれる酸素の約 97% は，赤血球内のヘモグロビンと化学的に結合し運ばれる．残りの 3% は，血漿や血球内の水分に溶解して運ばれる．つまり，正常の状態では，酸素のほぼ全量がヘモグロビンにより組織に運ばれる．

ヘモグロビンと酸素の可逆的結合

ヘモグロビンの化学的特性について第 33 章で述べたように，酸素はヘモグロビンのヘムの部分と，緩く可逆的に結合している．肺毛細血管のように P_{O_2} が高い場合，酸素はヘモグロビンと結合するが，組織毛細血管のように P_{O_2} が低い場合は，酸素はヘモグロビンから遊離する．これが，肺から組織に運ばれる酸素の動態の根幹である．

酸素ヘモグロビン解離曲線

図 41.8 は酸素ヘモグロビン解離曲線を示す．この曲線では，血液中の P_{O_2} の上昇に応じて酸素と結合したヘモグロビンの割合(ヘモグロビン酸素飽和度)が漸増する様子が示されている．肺から出て体循環に入る動脈血の P_{O_2} は約 95 mmHg であることから，解離曲線を用いると体循環の動脈血液の酸素飽和度は約 97%となる．一方で，逆に，組織から戻る正常の静脈血の P_{O_2} は，通常約 40 mmHg であることから，酸素飽和度は約 75%となる．

ヘモグロビンと結合可能な最大酸素量

通常，100 mL の血液中に約 15 g のヘモグロビンが含まれ，ヘモグロビン 1 g あたり最大 1.34 mL の酸素と結合可能である(化学的に純粋なヘモグロビンの場合は 1.39 mL の酸素と結合可能だが，メトヘモグロビンなどが存在するため低減する)．つまり，100 mL の血液中ヘモグロビン(15 g)が酸素で 100%飽和された場合，15 に 1.34 を乗じると 20.1 となり，平均で約 20 mL の酸素と結合していることになる．これを通常 20 容量パーセント(vol%)と表す．健常者の酸素ヘモグロビン解離曲線は，ヘモグロビン酸素飽和度の代わりに図 41.8 の右側の軸で示されるような，酸素の vol%で表すことも可能である．

動脈血が組織を通過する際にヘモグロビンから解離する酸素量

図 41.9 に示すように，酸素飽和度 97%である正常の動脈血液中のヘモグロビンに結合する酸素の総量は，血液 100 mL あたり約 19.4 mL となる．組織毛細血管を通過する過程で，酸素結合量は減少し平均で 14.4 mL となる(酸素飽和度 75%で，P_{O_2} 40 mmHg)．このように，正常の酸素ヘモグロビン結合動態において，血液 100 mL あたり肺から組織に約 5 mL の酸素が運搬される．

激しい運動時の酸素輸送の変化

激しい運動時に，筋細胞は大量の酸素を消費し，極端な場合は筋組織の間質液 P_{O_2} を正常の 40 mmHg から 15 mmHg まで低下させうる．このような低 P_{O_2} 下では，図 41.9 で示されるように，血液 100 mL あたりわずか 4.4 mL の酸素が結合しているにすぎない．つまり，血液 100 mL あたり，19.4 − 4.4 = 15 mL の酸素が実際に組織に運ばれることになり，これは非運動時の酸素運搬量の 3 倍に相当する．トレーニングされたマラソン選手では，心拍出量は 6〜7 倍に増加しうることから，心拍出量の増加分(6〜7 倍)に，運動時の酸素運搬の増分(3 倍)を乗じて，約 20 倍の酸素が運搬可能となる．本章の後半でも触れるが，運動中の筋組織に運ばれる酸素量を促進する因子が他にもあり，激しい運動時でも筋組織の P_{O_2} は非運動時に比べてわずかに低下するにとどまる．

酸素利用率

組織毛細血管を通過する過程で，酸素を解離する血液の割合を**酸素利用率**(utilization coefficient)という．正常の酸素利用率は先に述べた通り約 25%である．つまり，酸素で飽和されたヘモグロビンの 25%から，組織に酸素が供給される．激しい運動時には，体全体で酸素利用率は 75〜85%に増加するが，血流が極端に少ないあるいは代謝が非常に亢進している一部の組織では酸素利用率は 100%に近づくことが示されており，これは血液中のすべての酸素が組織に供給されることになる．

ヘモグロビンは組織 P_{O_2} を緩衝する

ヘモグロビンは組織に酸素を運搬するだけでなく，生命を維持するうえで重要な別の機能も有する．それは，"組織の酸素緩衝系"，つまり組織の P_{O_2} を安定させる役割であり，以下に詳しく説明する．

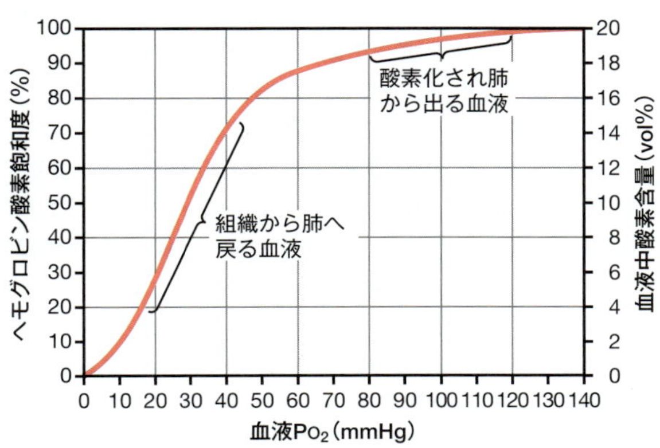

図 41.8 酸素ヘモグロビン解離曲線

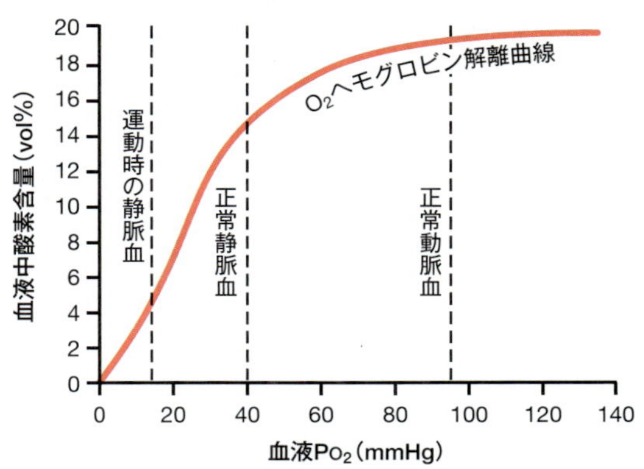

図 41.9 血液酸素分圧(P_{O_2})が血液 100mL 中のヘモグロビンと結合する酸素量に及ぼす効果

ヘモグロビンは，組織 P_{O_2} をほぼ一定に保つ

安静時の組織は，組織毛細血管を通過する血液 100 mL あたり 5 mL の酸素を必要とする．図 41.9 で示される酸素ヘモグロビン解離曲線から，100 mL の血液から 5 mL の酸素が解離すると，血液 P_{O_2} はおよそ 40 mmHg まで低下することになる．もし，組織 P_{O_2} が 40 mmHg を超えてしまうと，組織が必要とする酸素量がヘモグロビンから遊離されなくなるため，組織 P_{O_2} は通常この 40 mmHg を超えることはない．このように，ヘモグロビンは組織 P_{O_2} の上限を通常 40 mmHg に設定している．

一方，激しい運動時には，通常の 20 倍までもの大量の酸素をヘモグロビンによって組織へ運ぶ必要があるが，この酸素の運搬は組織 P_{O_2} がわずかに低下することで可能である．その理由として，①酸素ヘモグロビン解離曲線の傾斜部分が急峻なことと，②組織 P_{O_2} の低下により組織血流量が増加することが挙げられる．つまり，わずかな組織 P_{O_2} の低下でヘモグロビンからより多くの酸素が遊離され，組織 P_{O_2} を約 15～40 mmHg の間にかなり厳密に制御しながら，血液中のヘモグロビンは自動的に組織に酸素が供給している．

ヘモグロビンの緩衝作用により組織中 P_{O_2} は大気酸素濃度によらずほぼ一定に保たれる

正常の肺胞内酸素濃度は約 104 mmHg であるが，高所登山あるいは高度飛行中の P_{O_2} は，容易にこの半分以下に低下する．一方で深海や与圧室のような圧縮気中では，酸素濃度は 10 倍上昇しうるが，組織酸素濃度の変化はわずかにとどまる．

図41.8の酸素ヘモグロビン解離曲線で示されるように，肺胞 P_{O_2} が 60 mmHg まで低下しても，動脈血液中ヘモグロビンの酸素飽和度は，正常の 97%よりわずか 8%低下した 89%に保たれる．さらに，末梢組織で血液 100 mL あたり 5 mL の酸素が失われるが，静脈血 P_{O_2} は正常の 40 mmHg よりわずか 5 mmHg 低下した 35 mmHg に保たれる．このように，肺胞 P_{O_2} が 104 mmHg から 60 mmHg まで低下しても，組織 P_{O_2} はほとんど変化しない．

反対に，肺胞 P_{O_2} が 500 mmHg まで上昇しても，ヘモグロビン酸素飽和度が 100%を超えることはなく，これは正常の 97%のわずか 3%増えるにとどまる．後で詳しく述べるが，余剰で血液に溶解できる酸素量はわずかである．この血液が組織毛細血管を介して，末梢組織で数 mL の酸素を放出した際に，毛細血管血液 P_{O_2} は正常の 40 mmHg をわずかに上回る程度まで低下する．つまり，肺胞 P_{O_2} が 60 mmHg から 500 mmHg 以上に大きく変化しても，末梢組織 P_{O_2} は正常から数 mmHg 以内の変化にとどまることは，ヘモグロビンによる酸素緩衝能の高さを示している．

酸素ヘモグロビン解離曲線偏位にかかわる因子：酸素輸送の重要性

健常者における正常の酸素ヘモグロビン解離曲線を

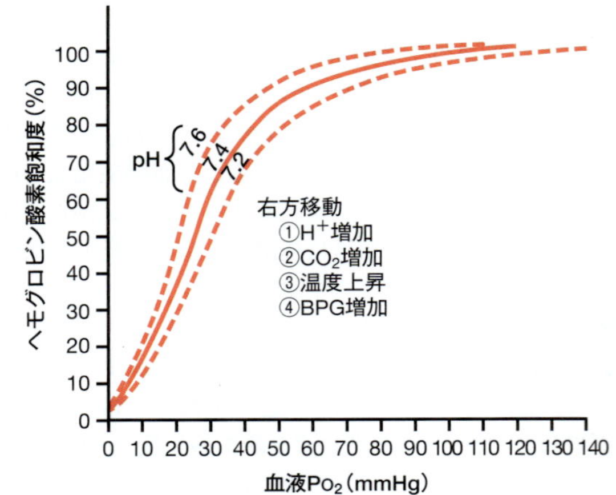

図 41.10 酸素ヘモグロビン解離曲線
① H^+ 濃度の上昇(pH の低下)，② P_{CO_2} の上昇，③温度の上昇，④ 2,3-DPG の上昇により右方偏位する．

図 41.8 と 41.9 に示すが，いくつかの要因により，図 41.10 に示すようにこの曲線は右方や左方に偏位しうる．図に示すように，血液が正常の pH7.4 から 7.2 へわずかに酸性に傾くと，酸素ヘモグロビン解離曲線は平均で 15%ほど右方へ偏位する．逆に，正常の pH7.4 から 7.6 になると，左方に同程度偏位する．

pH 以外に曲線を偏位させる因子がいくつか知られている．曲線を右方へ偏位させるその他の 3 つの因子として，①二酸化炭素濃度の上昇，②血液温度の上昇，③ 2,3-ジホスホグリセリド(2,3-DPG)の上昇がある(**訳者注**：原著では 2,3-biphosphoglycerate(BPG)．DPG と同じ)．2,3-DPG はさまざまな代謝条件下，さまざまな濃度で血液中に存在する重要なリン酸化合物である．

二酸化炭素や H^+ 濃度による酸素ヘモグロビン解離曲線の偏位を介する組織酸素供給の増加：ボーア効果

血中 P_{CO_2} や H^+ 濃度の上昇による酸素ヘモグロビン解離曲線の右方偏位は，組織で血液中からの酸素放出の促進や，肺で血液中酸素の取り込み促進という重要な効果をもたらす．これを**ボーア効果**(Bohr effect)とよび，次のように説明される．血液が末梢組織を通過する際に，組織細胞から血液へ二酸化炭素が拡散し，血液中 P_{CO_2} が上昇して，血液中の H_2CO_3(炭酸)と H^+ 濃度が増加する．これにより，図 41.10 で示すように酸素ヘモグロビン解離曲線は右下方へ偏位し，ヘモグロビンから酸素が解離する作用が働くことで組織酸素供給が増加する．

肺ではこれとはまったく正反対に，血液から肺胞へ二酸化炭素が拡散し，血液中 P_{CO_2} や H^+ 濃度が低下するため，酸素ヘモグロビン解離曲線の左上方偏位をきたす．そのため，同じ肺胞 P_{O_2} でもヘモグロビンと結合する酸素量が大幅に増加し，組織への酸素輸送能の増加をもたらす．

2,3-DPG による酸素ヘモグロビン解離曲線の右方偏位効果

正常では，血中 2,3-DPG は酸素ヘモグロビン解離曲線をわずかに右方偏位させる作用を有する．低酸素が数時間以上続くと，血中 2,3-DPG は大幅に増加し，酸素ヘモグロビン解離曲線はさらに右方に偏位する．これにより，2,3-DPG の増加がない場合と比べて 10 mmHg もの高い Po_2 で，組織に酸素が供給される．この 2,3-DPG のメカニズムは，特に組織血流量の低下による低酸素条件などにおいて，重要な低酸素に対する適応作用である．

運動による酸素ヘモグロビン解離曲線の右方偏位

運動によっていくつもの因子が酸素ヘモグロビン解離曲線を大幅に右方偏位させるため，活性化した運動中の筋線維に大量の酸素が供給される．運動中の筋組織では，代わりに多量の二酸化炭素や他の酸性物質が放出され，筋毛細血管血液中の H^+ 濃度は上昇する．さらに，筋組織の温度はしばしば 2〜3℃上昇することも，筋組織への酸素供給をより増やすことにつながる．これらの要因が重なり，筋毛細血管血の酸素ヘモグロビン解離曲線は大幅に右方偏位し，ヘモグロビンから 70％の酸素が解離していても，40 mmHg の Po_2 で筋組織に酸素を供給可能である．そして肺においては左方偏位により，肺胞から多量の酸素の取り込みが可能となる．

細胞での酸素の代謝利用

細胞内 Po_2 の酸素利用速度に及ぼす影響

正常な細胞内化学反応が行われるうえで必要な酸素はわずかである．その理由は，第 68 章で述べられるように，細胞の呼吸酵素系は連動しているため，Po_2 が 1 mmHg 以上あれば，酸素の可用性は化学反応の律速因子にはならないからである．一方で，細胞内**アデノシン二リン酸**(adenosine diphosphate：ADP)濃度は主たる律速因子となる．**図 41.11** に，ADP 濃度の違いによる細胞内 Po_2 と酸素利用速度の関係を示した．これより，細胞内 Po_2 が 1 mmHg 以上あれば，酸素利用速度は細胞内 ADP 濃度に応じて一定となることに注目してほしい．言い換えると，ADP 濃度が変わる場合，酸素利用速度は ADP 濃度に比例する．

第 3 章で説明したように，アデノシン三リン酸(ATP)は，細胞内でエネルギー源として使われる際に，ADP に変換される．ADP 濃度が上昇すると，さまざまな細胞内栄養素と結合して，酸素の代謝利用を増加させ，ADP を ATP へ再変換させるエネルギーを放出する．**正常の状態では，細胞の酸素利用速度は最終的には細胞内エネルギー消費速度，つまり ATP から ADP への変換速度で規定される．**

酸素利用に及ぼす毛細血管から細胞への拡散距離の影響

組織細胞は通常毛細血管から 50 μm 以内に位置し，正常では，迅速かつ十分な酸素の拡散によって，細胞内代謝に必要とされる全酸素量が供給される．しかし，時に細胞が毛細血管より遠くに位置し，酸素の拡散速度が遅い場合は，細胞内代謝を最大限維持するのに必要な Po_2 を下回ることがある．このような状況は，病的状態を除いてほとんど起こらないが，これを“細胞による酸素消費が**拡散律速**(diffusion limited)である”といい，細胞の酸素利用は ADP 濃度に規定されず，拡散速度に依存する．

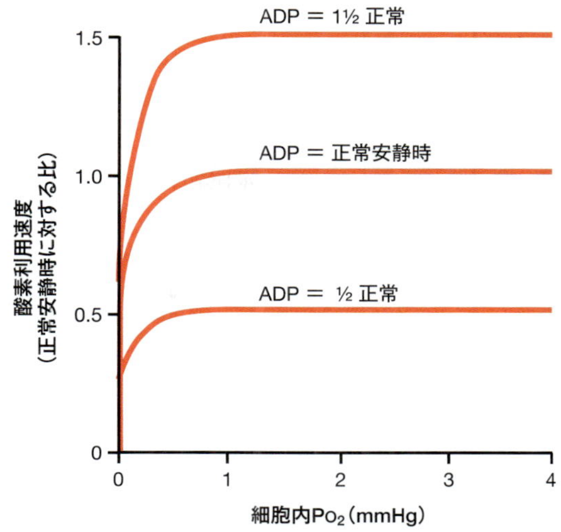

図 41.11　細胞内酸素利用速度に及ぼす細胞内アデノシン二リン酸(ADP)と組織酸素分圧(Po_2)の影響
細胞内(Po_2)が 1mmHg 以上である限り，酸素利用速度の規定因子は細胞内 ADP 濃度である．

酸素の代謝利用に及ぼす血流の影響

ある組織で 1分あたりに利用可能な酸素の総量は，①組織に運ばれる血液 100 mL あたりの酸素量と，②血流量によって規定される．血流が止まると，酸素の供給もなくなることから，細胞内代謝に必要な Po_2 1 mmHg を下回る状況となりうる．このような状態では，組織の酸素利用速度は，**血流律速**(blood flow limited)となる．拡散律速あるいは血流律速の状態では，細胞の生命維持に必要な酸素が十分に供給できないため，いずれの状態も長くは続かない．

溶解酸素の輸送

正常の動脈血液 $Po_2$95 mmHg では，血液 100 mL 中におよそ 0.29 mL の酸素が溶解している．Po_2 が正常では 40 mmHg に低下する組織毛細血管血液中では，溶解する酸素はわずかに 0.12 mL である．言い換えると，正常では，動脈血 100 mL につき 0.17 mL の溶解酸素が組織へ運ばれることになる．これを同量の動脈血液中に含まれる赤血球ヘモグロビンにより運ばれる酸素がおよそ 5 mL あることと比較してみると，溶解した状態で組織に運ばれる酸素はわずか 3％にすぎず，97％ の酸素はヘモグロビンによって輸送されている．

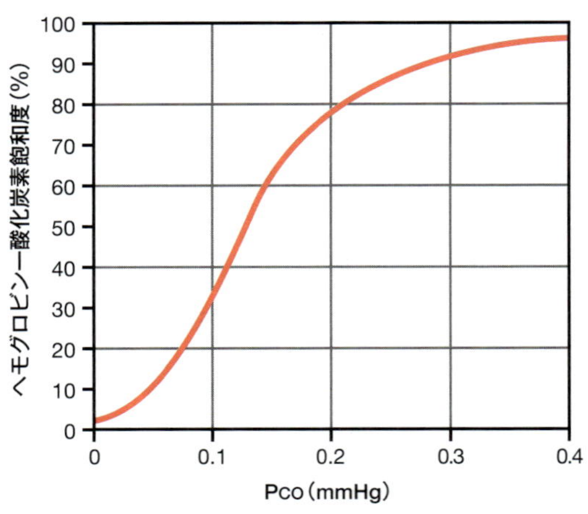

図 41.12 一酸化炭素ヘモグロビン解離曲線
一酸化炭素は低い分圧で容易にヘモグロビンと結合する.

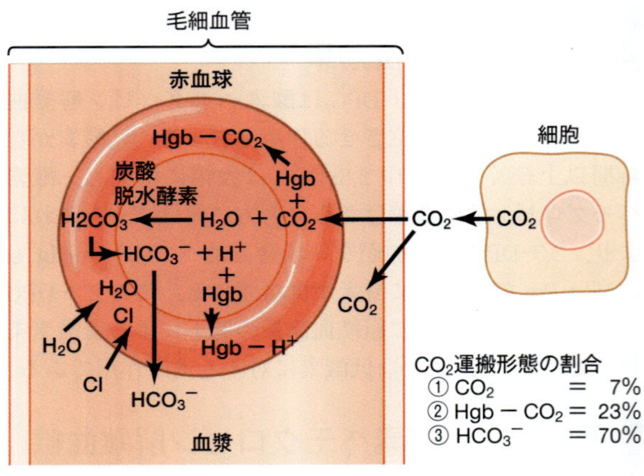

図 41.13 血液中の二酸化炭素の輸送

激しい運動時に，ヘモグロビンが組織で解離する酸素が3倍に増加すると，溶解酸素で運ばれる量は相対的に1.5%まで低下する．しかし，高濃度酸素を吸入した場合は，溶解酸素量が著増し，時に“酸素中毒”を引き起こす．第45章に詳しく述べるが，この酸素中毒は，深海潜水士にみられる高圧酸素吸入に関連し，しばしば痙攣から時に死に至る場合もある．

ヘモグロビンと一酸化炭素の結合による酸素の置換

一酸化炭素は，ヘモグロビンの酸素結合部位に結合するため，ヘモグロビンから酸素を排除し血液の酸素運搬能を低下させる．図 41.12 の一酸化炭素ヘモグロビン解離曲線で示されるように，一酸化炭素は酸素のおよそ250倍の親和性でヘモグロビンと結合する．一酸化炭素ヘモグロビン解離曲線は酸素ヘモグロビン解離曲線にほぼ一致するが，横軸で示される一酸化炭素分圧(Pco)は図 41.8 に示される P_{O_2} の1/250となる．つまり，Pcoは，正常の肺胞内 P_{O_2}(100mmHg)の1/250である，わずか0.4mmHgしかないにもかかわらず，酸素とヘモグロビン結合で同等に競合する結果，ヘモグロビンの半分は酸素の代わりに一酸化炭素と結合する．このため，わずか0.6mmHgのPco(これは空気中で0.1%の濃度に相当)が致命的となる．

一酸化炭素中毒では，血中酸素濃度が極端に低下するが，血中 P_{O_2} は通常正常である．このため，血液は鮮紅色で指先や口唇にチアノーゼのような低酸素の徴候はみられず，一酸化炭素への曝露が特に危険とされる由縁でもある．また，血液 P_{O_2} が低下しないため，酸素欠乏時(通常は P_{O_2} の低下に反応)にみられる呼吸促迫反応は起こらない．脳は低酸素の影響を真っ先に受ける臓器の1つであり，危険を感知する前に朦朧とし意識を失ってしまう．

肺胞内の P_{O_2} を高くすることで，ヘモグロビンと結合する一酸化炭素を酸素に置き換えることが可能であるため，重症の一酸化炭素中毒患者は，純酸素の投与で治療できる．その際に，同時に5%の二酸化炭素を投与すると，呼吸中枢が刺激されて肺胞換気が増加し肺胞内の一酸化炭素濃度が低下するのでより効果的である．酸素と二酸化炭素による集中治療を行うと，一酸化炭素は10倍もの速さで血液中から排除できる．

血液中の二酸化炭素の輸送

血液は酸素と比べてはるかに多くの二酸化炭素を輸送できるため，ほとんどの病的状態においても酸素の輸送ほど問題にはならない．しかし，血液中に含まれる二酸化炭素量は第31章で述べる体液の酸塩基平衡に大きくかかわっている．正常安静時，血液100mL中に平均4mLの二酸化炭素が組織から肺に運ばれる．

二酸化炭素が運ばれる際の化学的形状

二酸化炭素は輸送に先立って，溶解した分子の形状で細胞から毛細血管に拡散する．毛細血管に入ると，図 41.13 で示される運搬に必須の物理化学的反応が瞬時に行われる．

溶解二酸化炭素の輸送

少量の二酸化炭素は溶解した状態で肺に運ばれる．なお，P_{CO_2} は動脈血液40mmHg，静脈血液45mmHgであることを思い出していただきたい．P_{CO_2} が40mmHgおよび45mmHgのとき，それぞれ溶解する二酸化炭素量は，血液100mLあたりおよそ2.4mL(2.4vol%)および2.7mL(2.7vol%)で，その差は0.3mLである．つまり，血液100mLあたりわずか0.3mLの二酸化炭素が溶解して運ばれることになり，これは通常運ばれる二酸化炭素全体のおよそ7%である．

重炭酸イオン（HCO_3^-）の形状で運ばれる二酸化炭素

赤血球内の水分と二酸化炭素の反応：炭酸脱水酵素の影響

血液中に溶解した二酸化炭素は水と反応して炭酸を形成する．血漿中での反応はきわめてゆっくりなため問題にならないが，赤血球内では**炭酸脱水酵素**（carbonic anhydrase）がこの二酸化炭素と水の反応を触媒し，その反応速度をおよそ5000倍に速める．そのため，血漿中で数秒から数分を要する反応が，赤血球内では瞬時に完全な平衡状態に達するため，赤血球が組織毛細血管を通過する前に，大量の二酸化炭素が赤血球内水分と反応することができる．

炭酸（H_2CO_3）の HCO_3^- と H^+ への解離

赤血球内で形成された炭酸（H_2CO_3）は，次の瞬間には H^+ と HCO_3^- に解離する．ヘモグロビン蛋白は強力な酸塩基緩衝作用があり，大部分の H^+ は赤血球のヘモグロビンと結合する．次いで，HCO_3^- は赤血球から血漿中へ拡散し，代わりに Cl^- が赤血球に拡散する．この拡散は赤血球膜に存在する特殊な **HCO_3^-–Cl^- 交換輸送体**（bicarbonate–chloride carrier protein）によってなされる．この結果，静脈血赤血球は動脈血赤血球に比べて高い Cl^- 濃度を示し，これを**塩素シフト**（chloride shift）とよぶ．

組織から肺へ運ばれる二酸化炭素の約70％は，炭酸脱水酵素により赤血球内の水分と可逆的に結合して運搬されており，最も重要な輸送手段である．実際，動物実験では，炭酸脱水酵素阻害薬であるアセタゾラミドを投与すると，組織からの二酸化炭素の輸送が滞り，組織 P_{CO_2} が正常の45 mmHgから80 mmHgまで上昇しうる．

ヘモグロビンや血漿蛋白と結合する二酸化炭素の輸送：カルバミノヘモグロビン

二酸化炭素は，水との反応に加えて直接ヘモグロビンのアミン基と反応して，**カルバミノヘモグロビン**（carbaminohemoglobin：CO_2Hgb）複合体を形成する．この二酸化炭素とヘモグロビンの複合体は，緩い可逆的結合であるため，二酸化炭素は分圧較差のある肺毛細血管血液中から肺胞へ容易に放出される．

少量の二酸化炭素は，組織毛細血管で血漿蛋白とも同じように反応する．これらの血漿蛋白はヘモグロビンの1/4の量にすぎないため，この反応による二酸化炭素の輸送はそれほど重要ではない．

ヘモグロビンや血漿蛋白とのカルバミノ結合により，末梢組織から肺に運ばれる二酸化炭素の量は全体のおよそ30％，つまり血液100 mLあたり1.5 mLの二酸化炭素が輸送される．しかし，この反応は赤血球の水分との反応に比べて非常に遅いため，正常の状態において，このカルバミノ系で全体の20％を超える二酸化炭素の輸送が担えるかは疑問である．

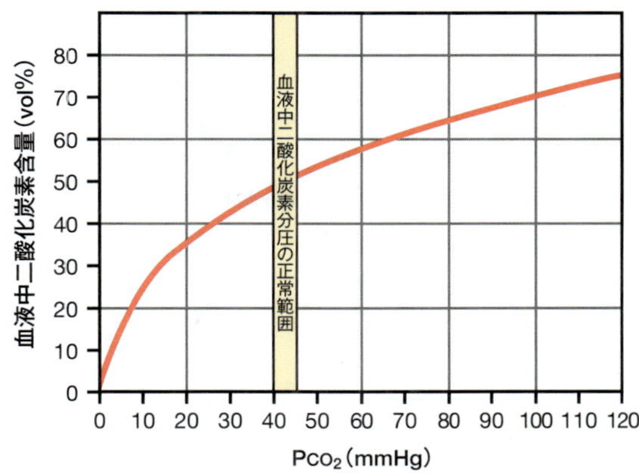

図 41.14　二酸化炭素解離曲線

二酸化炭素解離曲線

図 41.14に示される曲線は，**二酸化炭素解離曲線**（carbon dioxide dissociation curve）とよばれ，血液中に存在するすべての形態の二酸化炭素総量が P_{CO_2} に依存することを示している．ここで，正常の血液 P_{CO_2} は動脈血液中の40 mmHgから静脈血液中の45 mmHgの狭い範囲にあること，また，正常の血液に含まれるすべての形態の二酸化炭素濃度はおよそ50vol％だが，このうちわずか4vol％が組織から肺へ輸送される過程で交換されるにすぎないことに注目してほしい．つまり，二酸化炭素濃度は組織を通過する際に52vol％に上昇し，肺を通過する際に48vol％に低下する．

酸素がヘモグロビンと結合すると，二酸化炭素が解離し（ホールデン効果）二酸化炭素の放出が促進する

本章のはじめで，血液中の二酸化炭素の増加はヘモグロビンから酸素の解離を生じ（ボーア効果），酸素輸送能が向上する重要な因子であることを説明した．この逆の現象も起こる．つまり，酸素とヘモグロビンの結合により，血液中から二酸化炭素の放出が進むことを**ホールデン効果**（Haldane effect）とよぶ．ホールデン効果は二酸化炭素輸送を促進する量的観点から，酸素輸送にかかわるボーア効果に比べてはるかに重要である．

ホールデン効果は，肺で酸素とヘモグロビンが結合するとヘモグロビンが強力な酸になることに起因する．血液から二酸化炭素が放出され，肺胞に移動する過程は2つの機序に基づく．すなわち，①ヘモグロビンの酸化が進行するほど，二酸化炭素と結合してカルバミノヘモグロビンを形成する傾向が弱くなり，カルバミノ体の二酸化炭素の多くが解離し血液から放出されることと，②ヘモグロビンの酸化進行はまた，過剰な H^+ の放出を促進しその H^+ と HCO_3^- が結合して形成される炭酸が，さらに水と二酸化炭素に分解され，血液から肺胞に放出されることにより，最終的に二酸化炭素は大気中に呼出される．

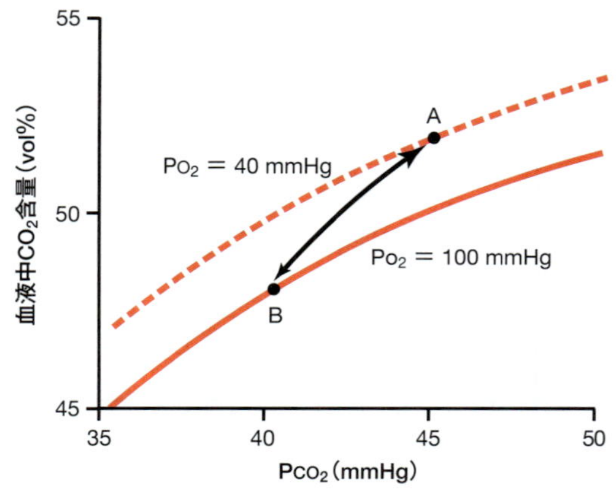

図 41.15 酸素分圧(P_{O_2})が 100mmHg と 40mmHg の場合の二酸化炭素解離曲線
矢印は二酸化炭素の運搬に関するホールデン効果を示す.

図 41.15 は組織から肺への二酸化炭素の運搬におけるホールデン効果の重要性を定量的に示したものである．この図は，2 つの二酸化炭素解離曲線の一部を示しているが，①肺毛細血管血液のように P_{O_2} が 100 mmHg の場合と，②組織毛細血管血液のように P_{O_2} が 40 mmHg の場合を示した．図中の A 点で，正常の組織 P_{CO_2} 45 mmHg において，52 vol%の二酸化炭素が血液と結合することを示している．肺に流入すると，P_{CO_2} は 40 mmHg に低下し，P_{O_2} は 100 mmHg に上昇する．もし，ホールデン効果によって二酸化炭素解離曲線の偏位が起こらなければ，血液中の二酸化炭素量はわずかに 2vol%減少して 50vol%となるだけである．しかし，肺で P_{O_2} が増加すると，二酸化炭素解離曲線は図の上の曲線から下の曲線に偏位し，二酸化炭素量は 48vol%(図中の B 点)まで下がる．これは，余分に 2vol%の二酸化炭素が放出されることを示す．このように，ホールデン効果により肺で血液から放出される二酸化炭素量はほぼ倍増し，組織で取り込まれる二酸化炭素量もほぼ倍増する．

二酸化炭素運搬時の血液酸性度の変化

末梢組織の血液に二酸化炭素が入ると，炭酸が生成され血液 pH が低下する．しかし，血中の酸塩基緩衝物質との反応により，H^+ 濃度が極端に増加する(そして血液 pH が極端に低下する)ことは防がれる．通常，動脈血の pH はおよそ 7.41 であるが，組織毛細血管の血液が二酸化炭素を取り込むと，静脈血の pH はおよそ 7.37 に下がる．言い換えると，0.04 の pH 変化が起こる．逆のことは肺で二酸化炭素が放出されると起こり，pH は再び 7.41 に上昇する．激しい運動時や代謝が亢進した状態，あるいは組織血流が低下した場合は，組織血液の pH の低下は正常の 12 倍に相当する 0.5 にも達し，組織は著しいアシドーシスになる．

呼吸商

洞察力のある方は，血液 100 mL あたりの肺から組織への酸素運搬量はおよそ 5 mL である一方，組織から肺への二酸化炭素運搬量はおよそ 4 mL であることに気づいたであろう．つまり，正常の安静時には，肺で取り込まれる酸素量のおよそ 82%のみに相当する二酸化炭素が呼出されることになる．酸素の取り込み量に対する二酸化炭素の排出量の比を，**呼吸商**(respiratory exchange ratio：R)とよび，次式で表される．

$$\text{呼吸商}R = \frac{\text{二酸化炭素の排出量}}{\text{酸素の取り込み量}}$$

この R の値は，代謝条件により変化する．もっぱら炭水化物を代謝している場合は，R は 1.00 に上昇する．一方，脂質を代謝している場合は，R は 0.7 まで低下する．この違いは，酸素が炭水化物で代謝されるときは，酸素 1分子の消費につき二酸化炭素 1分子が生成されるのに対し，酸素が脂質で代謝されるときは，大部分の酸素は脂質由来の水素原子と反応して二酸化炭素ではなく水を生成することの違いによる．言い換えると，脂質が代謝されるときは，組織の化学反応における呼吸商は 1.00 ではなく 0.70 となる(組織の呼吸商は第 72 章参照)．平均的な量の炭水化物，脂質，そしてタンパク質からなる通常の食生活を送っている人では，呼吸商 R の平均値は 0.825 とされている．

参考文献

Amann M, Calbet JA: Convective oxygen transport and fatigue. J Appl Physiol 104:861, 2008.

Casey DP, Joyner MJ: Compensatory vasodilatation during hypoxic exercise: mechanisms responsible for matching oxygen supply to demand. J Physiol 590:6321, 2012.

Clanton TL, Hogan MC, Gladden LB: Regulation of cellular gas exchange, oxygen sensing, and metabolic control. Compr Physiol 3:1135, 2013.

Geers C, Gros G: Carbon dioxide transport and carbonic anhydrase in blood and muscle. Physiol Rev 80:681, 2000.

Jensen FB: Red blood cell pH, the Bohr effect, and other oxygenation-linked phenomena in blood O_2 and CO_2 transport. Acta Physiol Scand 182:215, 2004.

Jensen FB: The dual roles of red blood cells in tissue oxygen delivery: oxygen carriers and regulators of local blood flow. J Exp Biol 212:3387, 2009.

Maina JN, West JB: Thin and strong! The bioengineering dilemma in the structural and functional design of the blood-gas barrier. Physiol Rev 85:811, 2005.

Mairbäurl H: Red blood cells in sports: effects of exercise and training on oxygen supply by red blood cells. Front Physiol 4:332, 2013.

Mairbäurl H, Weber RE: Oxygen transport by hemoglobin. Compr Physiol 2:1463, 2012.

Piiper J: Perfusion, diffusion and their heterogeneities limiting blood-tissue O_2 transfer in muscle. Acta Physiol Scand 168:603, 2000.

Richardson RS: Oxygen transport and utilization: an integration of the muscle systems. Adv Physiol Educ 27:183, 2003.

Tsai AG, Johnson PC, Intaglietta M: Oxygen gradients in the microcirculation. Physiol Rev 83:933, 2003.

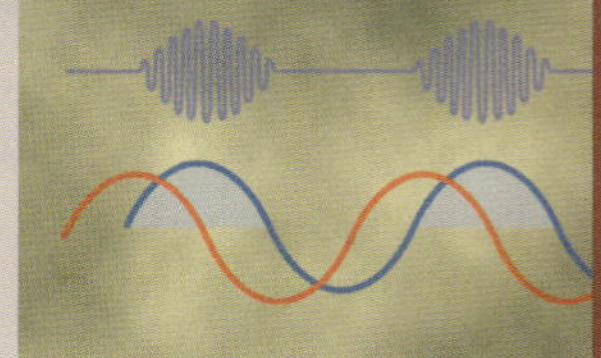

第42章 呼吸調節

神経系統は普段，肺胞換気量を身体全体の需要にほぼ正確に応じた調整を行っている．したがって，激しい運動などの呼吸ストレスにさらされた場合でさえも動脈血の酸素分圧（P_{O_2}）や二酸化炭素分圧（P_{CO_2}）にはほとんど変化がみられない．

本章ではこのような呼吸調節を担う神経系統について述べる．

呼吸中枢

呼吸中枢（respiratory center）は，いくつかのニューロン群から構成されており，図42.1に示すよう，脳幹である**延髄**（medulla oblongata）や**橋**（pons）の両側に存在する．これらニューロン群は大きく以下の3つの群に分類される．①**背側呼吸ニューロン群**（dorsal respiratory group：DRG）．延髄の背部に位置し，主に吸息に関与する，②**腹側呼吸ニューロン群**（ventral respiratory group：VRG）．延髄の腹外側部に位置し，主に呼息に関与する，③**呼吸調節中枢**（pneumotaxic center）．橋上部の背側に位置し，呼吸回数とその深さを調節する．

背側呼吸ニューロン群：吸息と呼吸リズムの調節

背側呼吸ニューロン群は**延髄**（medulla）のほぼ全長にわたり，呼吸調節の基盤的な役割を果たしている．このニューロン群は主に**孤束核**（nucleus of the tractus solitaries：NTS）内に位置しているが，近接する延髄網様体にあるニューロンの一部も，このニューロン群として呼吸調節に重要な役割を果たしている．孤束核には迷走神経と舌咽神経の知覚枝の終末が存在し，①末梢化学受容器，②圧受容器，③肺内の数種の受容器からの知覚信号を呼吸中枢に伝達する．

背側呼吸ニューロン群による律動的吸息性ニューロン活動

呼吸運動の基本的なリズムは，主として背側呼吸ニューロン群でつくり出されている．延髄に入るすべての末梢神経を切断し，脳幹を延髄の上下で分断しても，このニューロン群からの反復性の吸息性活動電位の発生は持続する．この反復性の吸息性活動が生み出されるメカニズムについて明らかではない．原始的な動物での観察では，あるニューロン群によって興奮させられた別のニューロン群が，最初のニューロン群の興奮を抑制するといった神経ネットワークがあることが確認されている．その後，しばらくして最初のニューロン群が再び興奮し，このメカニズムが繰り返されていく．このような活動が動物の生涯を通して続けられていく．呼吸生理学者の多くは人間においても延髄内全体に同様のニューロンネットワークが存在し，延髄背側呼吸ニューロン群と延髄の近接領域が基本的な呼吸運動のリズムを担っていると考えている．

吸息ランプ（漸増）信号

横隔膜に代表される吸息筋に伝わる神経信号の活動電位は，瞬間的な群発とはなっていない．正常の呼吸運動では吸息の神経信号の微弱な群発より始まり，約2秒間かけて**漸増する**（ramp）．その後この活動電位は突然に約3秒間停止する．その結果，横隔膜の興奮は収まり，肺と胸郭の弾性収縮力による呼息が可能となる．その後，吸息信号は次の呼吸サイクルに向けて始まる．この吸息信号のサイクルは繰り返され，その合間に呼息が行われる．このように吸息信号は漸増するランプ信号を示すことで，息をのむような素早く深い吸息ではなく，徐々に肺容積が増加する吸息を可能としている．

吸息ランプの2つの質が，以下のように調節されている．

①ランプ信号の増加速度の調節：激しい呼吸の場合には，ランプ信号が迅速に増加し，急速に肺が膨張する．

②ランプ信号の停止点の調節：これは，通常呼吸回数を調節する方法である．つまり，ランプ信号の早期停止は吸息時間の短縮をもたらす．その結果として呼吸回数が増加する．

呼吸調節中枢は吸息時間を制限し呼吸数を増加させる

呼吸調節中枢（pneumotaxic center）は橋上部の**傍小脳脚核**（nucleus parabrachialis）の背側に存在し，吸息野への信号を送っている．この中枢の主な役割は，吸息ランプの終了点を調節することにあり，呼吸周期の充満相の

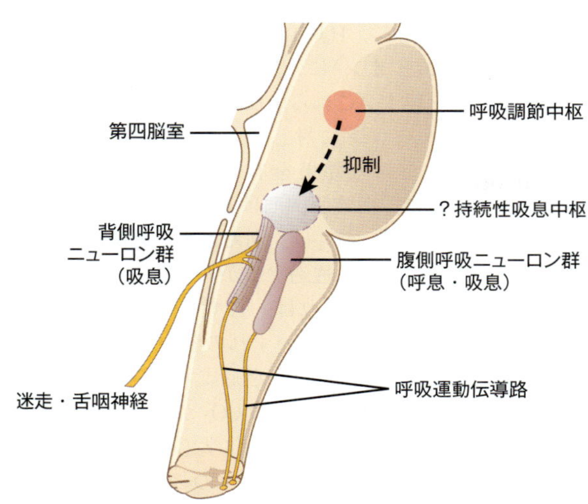

図 42.1　呼吸中枢を構成する神経群

時間を調節している．呼吸調節中枢からの信号が強ければ吸息時間は 0.5 秒まで短縮され，肺はわずかにしか膨らまない．呼吸調節中枢からの信号が弱ければ吸息時間は 5 秒以上続き，肺は過膨張となる．

呼吸調節中枢の主要な機能は吸息を制限することにあるが，2 次的な効果として呼吸数の増加がもたらされる．これは吸息制限によって呼息も短縮され，呼吸の 1 周期が短縮するからである．呼吸調節中枢の信号が強いと，呼吸数を 30〜40 回 /分にまで増加させることが可能となる．一方で呼吸調節中枢の信号が弱いと，呼吸数は 3〜5 回 /分まで減少することがある．

腹側の呼吸ニューロン群：吸息と呼息における働き

腹側呼吸ニューロン群は延髄の両側にあり，背側呼吸ニューロン群から約 5 mm 前外側に位置し，口側の**疑核**(nucleus ambiguus) と尾側の**後疑核**(nucleus retroambiguus)にある．このニューロン群の機能は，以下のような点で背側呼吸ニューロン群と異なっている．

①腹側呼吸ニューロン群は通常の安静呼吸では，ほとんど活動はみられない．したがって，通常の安静呼吸は背側呼吸ニューロン群から，主に横隔膜に送られる反復性の吸息信号のみで引き起こされ，呼息は肺と胸郭の弾性収縮力で行われる．

②腹側呼吸ニューロン群が呼吸調節の基礎リズムに関与しているという証拠はない．

③肺換気量を増加させる呼吸ドライブが通常より増大した場合，腹側ニューロン群による呼吸信号が背側呼吸野による基礎となる吸息信号を上回る．その結果，延髄腹側呼吸野も共同して呼吸ドライブ増加に関与することとなる．

④腹側呼吸ニューロン群に含まれる，わずかなニューロンへの電気刺激は吸息をもたらすが，一方，このニューロン群内の他のニューロンを刺激すると呼息を生じる．つまり，腹側呼吸ニューロン群は吸息・呼息の両方に関与していることとなる．このニューロン群は，激しい呼息のときにみられる腹部の筋肉へ強い呼息信号を送る場合に特に重要である．このように，この領域は特に激しい運動のような多くの換気が必要となる場合に，いわばオーバードライブ機構(基礎リズムを上回る呼吸ドライブの発生部位)として多少機能している．

肺膨張の信号は吸息を制限する：ヘーリング・ブロイエルの肺伸展反射

脳幹内部で行われる中枢神経系の呼吸調節機構に加えて，肺からの知覚信号も呼吸調節にかかわっている．最も重要なものは，肺全体に及ぶ気管支・細気管支壁の筋層にある伸展受容器で，肺が過伸展した場合に迷走神経を介して背側呼吸ニューロン群に信号を伝達する．この伸展受容器からの信号は，呼吸調節中枢からの信号とほぼ同等に吸息に影響する．すなわち，肺が過膨張すると伸展受容器はそれに応じたフィードバック反応を活性化し，吸息ランプを停止させ，さらなる吸息を停止させる．これを**ヘーリング・ブロイエルの肺伸展反射**(Hering–Breuer inflation reflex)という．この反射は呼吸調節中枢からの信号と同様に，呼吸の回数も増加させる．

ヒトにおいてヘーリング・ブロイエル反射は，おおよそ 1 回換気量が通常の 3 倍以上(呼吸 1 回につき約 1.5 L 以上)になるまで起こらない．したがって，この反射は通常の換気調節に重要なものではなく，肺の過膨張を防止する防御機構として作用しているようである．

呼吸中枢活動全般の調節

ここまでは，吸息・呼息を起こす基本的な機構について述べてきた．しかし，身体の換気需要に応じ，どのように呼吸調節の信号が増強・減弱するかも重要である．例えば激しい運動中は，酸素の消費と CO_2 の生成は通常の 20 倍にまで及ぶため，これに見合った肺換気量の増加が必要となる．本章のここから先は，身体の呼吸需要に応じた換気調節に重点をおいて述べていく．

呼吸の化学的調節

呼吸の最終的な目的は，適切な組織内での O_2，CO_2，そして pH の維持にある．そこで，呼吸活動がこれらの変化に対して特に敏感であることは好都合となる．

血中の過剰の CO_2 あるいは H^+ は主として呼吸中枢に直接作用し，呼吸筋への吸息・呼息の運動信号を大きく増強させる．

一方，O_2 は脳内の呼吸中枢に対して明らかな直接作用を有しない．代わりに O_2 は，主に頸動脈小体と大動脈小体にある**末梢化学受容器**(chemoreceptors)に作用

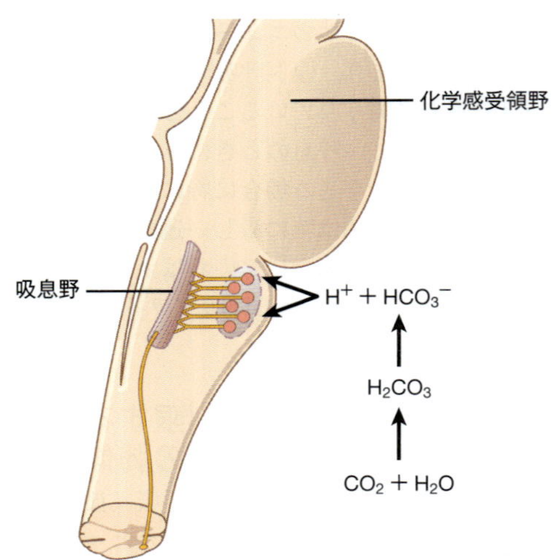

図 42.2 両側延髄腹側の表面からから数 mm のところに存在する化学感受領野からのシグナルによる脳幹吸息野への刺激
H^+ が化学感受領野を刺激するが，体液中の CO_2 の増加が H^+ 上昇の主たる要因となることに注目.

し，これらの受容体から呼吸調節に必要な神経信号が呼吸中枢に伝えられる.

CO_2 と H^+ による呼吸中枢活動への直接的な化学的調節

呼吸中枢の化学感受領野

ここまでは主に呼吸中枢の主要な 3 つの領域（背側呼吸ニューロン群，腹側呼吸ニューロン群，呼吸調節中枢）について述べてきた．これらはいずれも血液中の CO_2 や H^+ の変化には直接影響を受けないと考えられている．一方，図 42.2 に示すように，延髄腹側表面直下 0.2 mm のところに両側性に，もう 1 つのニューロン領域である**化学感受領野**（chemosensitive area）がある．この領野は血液中の P_{CO_2} や H^+ の変化をきわめて敏感に感知し，呼吸中枢の他の部位の興奮を促す.

H^+ による化学感受ニューロンの興奮が主たる刺激となると考えられる

化学感受領野の感受ニューロンは特に H^+ により興奮する．実際，H^+ がこのニューロンに対する唯一の重要な直接刺激物質と考えられている．しかし，H^+ は脳血液関門を通過しづらい．このため，化学感受野ニューロンへの刺激において，血中の H^+ の変化は CO_2 変化と比較すると，その影響は小さい．CO_2 による化学感受領野ニューロンの刺激は，次項で説明するように H^+ の変化を介して 2 次的に起こると考えられている.

CO_2 が化学感受領野を刺激する

CO_2 は化学感受領野を直接刺激する効果はほとんどもたない．しかし間接的に効果を及ぼしている．CO_2 は組織内の H_2O と反応し，H_2CO_3 を形成する．H_2CO_3 は H^+ と HCO_3^-（重炭酸イオン）に分解され，H^+ は呼吸に対し直接刺激効果を現す．これらの反応を図 42.2 に示す.

化学感受ニューロンに対して，なぜ血中の CO_2 は，H^+ よりも強力な刺激効果を有しているのであろうか？ その答えは，血液脳関門は H^+ にはほとんど透過性がないのに対して，CO_2 は，あたかもこの関門が存在しないかのように容易に透過するからである．結果として，血中の P_{CO_2} が増加すれば，必ず延髄の間質液と脳脊髄液の P_{CO_2} が増加する．いずれの液中でも CO_2 は速やかに H_2O と反応し新たな H^+ を形成する．こうして血中 H^+ が増加するときより血中の CO_2 が増加するときのほうが，より多くの H^+ が延髄の化学感受領野周囲にもたらされる．このようにして血中 CO_2 の増加によって呼吸中枢の活動性は強く増強される．次に，この事象について定量的に議論する.

CO_2 による呼吸刺激効果は 1～2 日間持続すると減弱する

血中 CO_2 濃度の上昇開始後の数時間は，CO_2 は呼吸中枢を強く興奮させる．しかし，この刺激効果は 1～2 日かけて徐々に減衰していき，初期効果の約 1/5 にまで減少する．この減衰の一部は，CO_2 による H^+ 濃度の上昇後に，腎臓による循環血液中の H^+ 濃度の正常域への再調整によってもたらされる．腎臓は血中の HCO_3^- を増加させ，HCO_3^- は血液や脳脊髄液中の H^+ と結合し，H^+ 濃度を減少させる．しかし，より重要なのは，数時間後には HCO_3^- も血液脳関門と血液脳脊髄液関門を通過してゆっくりと拡散し，呼吸ニューロン群の周囲の H^+ とも直接結合し，H^+ 濃度をほぼ正常にまで戻すことである．したがって，血中 CO_2 濃度の変化は呼吸ドライブの調節において強力な急性効果を示すが，数日で適応した後には弱い慢性効果を示すのみとなる.

肺胞換気量に対する血中 P_{CO_2} と H^+ 濃度の定量的な効果

図 42.3 に，肺胞換気への血中 P_{CO_2} と血液 pH（H^+ 濃度の逆対数）のおおまかな定量的な効果を示す．注目すべきは P_{CO_2} が 35～75mmHg（**訳者注**：原著には 35～75 mmHg と記載されているが，75 mmHg は正常範囲とはいえない高度の P_{CO_2} となる．一般に正常範囲と考えられる範囲は 35～45 mmHg である）という正常範囲で上昇することによって，換気量の著しい増加が起こることである．これは二酸化炭素の変化が，呼吸調節にきわめて大きな効果を有することを示している．一方，血液 pH が正常範囲の 7.3～7.5 の間で変化しても換気量の変化は 1/10 未満となる.

酸素濃度の変化は呼吸中枢の調節にあまり影響を及ぼさない

酸素濃度の変化は，呼吸中枢に直接作用して呼吸ドラ

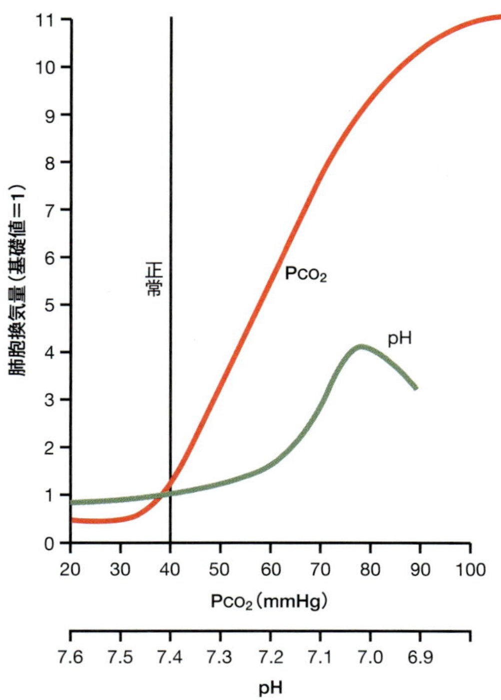

図 42.3 動脈血 Pco_2 上昇と動脈血 pH 低下（H^+ 濃度の上昇）が肺胞換気量に及ぼす影響

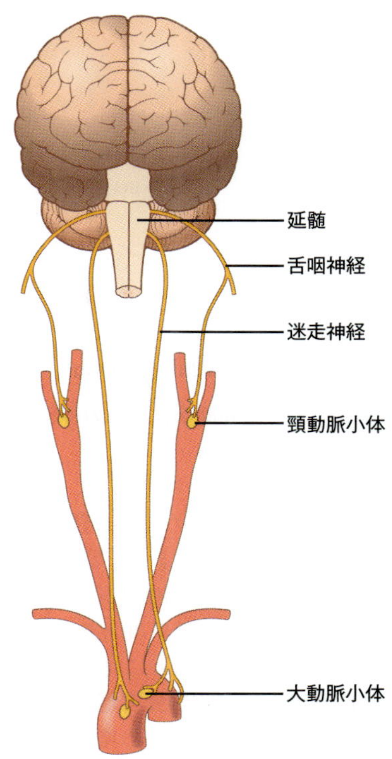

図 42.4 頸動脈小体および大動脈小体内の末梢化学受容器による呼吸調整

イブを変化させる効果はない（次項で説明するように，酸素の変化は末梢の化学受容器を介して作用する間接的な効果はもっている）．

第 41 章でヘモグロビン–酸素緩衝系が，肺胞内 Po_2 が 60〜1000 mmHg まで変化しても，ほぼ正確に正常な O_2 を組織に供給することを学んだ．これにより，特殊な場合を除き肺胞換気量が正常の半分を少し下回る状態から 20 倍程度に至るまで変化しても，組織には適切な酸素供給が行われる．しかし二酸化炭素の場合は，これは正しくなく，血液中・組織いずれの Pco_2 も肺胞換気量と逆相関して変化する．したがって，動物の進化過程で，O_2 ではなく CO_2 が呼吸の主な調節因子となった．

ただし，組織が酸素欠乏から障害をきたすような特殊な状況に対応するため，生体は脳内の呼吸中枢以外にも末梢にある化学受容器に特殊な呼吸調節機構を備えている．次項で記すように，この機構は主に血中 Po_2 が 70 mmHg を下回る高度な低酸素に反応している．

末梢化学受容器系による呼吸活動の調節：呼吸調節における酸素の役割

呼吸中枢自体による呼吸活動の調節に加え，なお別の呼吸調節機構も存在する．この機構が図 42.4 に示す**末梢化学受容器系**（peripheral chemoreceptor system）である．化学受容器とよばれる特殊な神経化学受容器が，脳外のいくつかの部位に存在している．それらは，程度は弱いが血中 CO_2 と H^+ 濃度の変化にも反応するが，特に血中 O_2 の変化の感知に重要である．化学受容器は脳内の呼吸中枢に神経信号を伝達し，呼吸活動の調節を補助している．

ほとんどの化学受容器は頸動脈小体内にあるが，図 42.4 の下の部分に示すように大動脈小体にもわずかに存在する．これらとは別に胸部および腹部の動脈にもわずかながら存在する．

頸動脈小体は，両側の総頸動脈の分岐部に位置する．ここからの求心性の神経線維は**ヘーリング神経**（Hering's nerves）を通り，舌咽神経を経て延髄の背側呼吸領域に至る．大動脈小体は大動脈弓に沿って存在し，ここからの求心性神経線維は迷走神経を通り，同様に延髄の背側呼吸領域に至る．

おのおのの化学受容体は近接する動脈幹から直接微細動脈を介して特別な血液供給を受けている．そして，これらの化学受容体にはきわめて多くの血流があり，その量は毎分受容体重量の 20 倍にもなる．このため受容体を流れる血液から奪われる O_2 は実質的にゼロとなる．つまり化学受容器はつねに静脈血ではなく動脈血にさらされており，化学受容器の Po_2 は動脈血 Po_2 と等しくなる．

動脈血の O_2 減少による化学受容器の刺激

動脈血の O_2 濃度が正常以下になると，化学受容器は

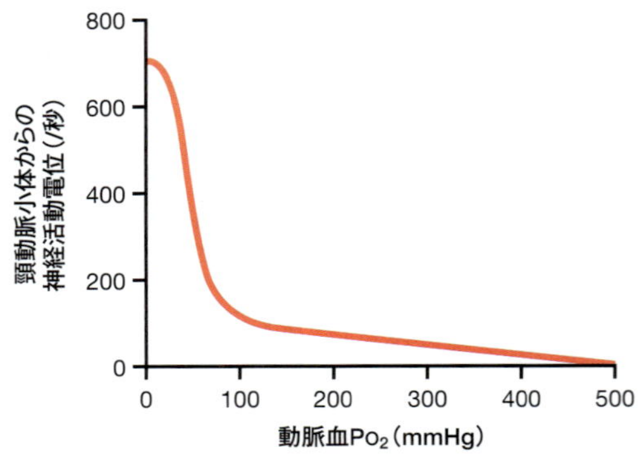

図 42.5　動脈血 P_{O_2} が頸動脈小体からの神経活動電位に及ぼす影響

強く刺激される．動脈血 P_{O_2} の変化が頸動脈小体から発する神経インパルス頻度に及ぼす影響を**図 42.5** に提示する．ヘモグロビンの酸素飽和度が急速に低下する動脈血 P_{O_2} である 60 mmHg を下回り 30 mmHg に至るまでの範囲で，特に鋭敏に反応することに注目してもらいたい．

CO_2 および H^+ 濃度上昇が化学受容器を刺激する

CO_2 濃度か H^+ 濃度のいずれかの増加が化学受容器を興奮させ，これにより間接的に呼吸活動を増加させる．しかし，これらの因子の呼吸中枢への直接効果のほうが，末梢の化学受容器を介した間接効果よりもはるかに強力（約 7 倍）であるため，事実上，CO_2 と H^+ による化学受容器を介した間接的な効果は取るに足らない程度である．しかし，CO_2 の末梢化学受容体からの効果と，直接中枢への効果の間には 1 つの違いがある．末梢化学受容器を介した刺激は，中枢刺激と比べ 5 倍も迅速に現れる．このため，おそらく末梢化学受容器は運動開始時の CO_2 に対する反応の応答性を高めるために重要であると考えられている．

酸素欠乏による化学受容器刺激の基本的なメカニズム

低 P_{O_2} が頸動脈小体と大動脈小体の神経終末を興奮させる正確な機序はいまだ明らかではない．しかし，これらの小体は直接あるいは間接的に神経終末とシナプスを形成している**糸球細胞**（glomus cells）とよばれる，非常に特徴的な腺様細胞を多数有している．最近の研究では糸球細胞は化学受容体として機能し神経終末を刺激すると考えられている（**図 42.6**）．糸球細胞は，著しく血中 O_2 濃度が低下すると閉鎖される，O_2 感受性の K^+ チャネルを備えている．この K^+ チャネルの閉鎖は細胞に脱分極をもたらす．これが電位依存性の Ca^{2+} チャネルを開放させ，細胞内の Ca^{2+} 濃度の上昇をもたらす．Ca^{2+} の増加は神経伝達物質の放出を促し，これが中枢神経に至る求心性神経細胞の活動を促し呼吸刺激となる．以前は，ドーパミンとアセチルコリンが主たる神経伝達物質と考えられていたが，最近では，低酸素の際に頸動脈小体の糸球細胞から放出され，呼吸刺激をもたらす鍵となる神経伝達物質は ATP と考えられている．

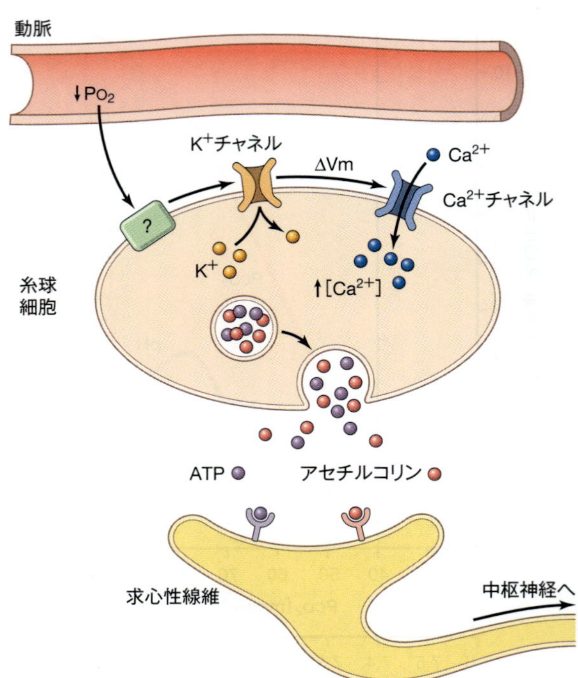

図 42.6　頸動脈小体内の糸球細胞による O_2 濃度の検知
動脈血 P_{O_2} がおおよそ 60 mmHg を下回ると K^+ チャネルの閉鎖によって脱分極がもたらされ，Ca^{2+} チャネルの開放によって細胞質内 Ca^{2+} 濃度が上昇する．これが神経伝達物質（ATP が最も重要とされている）の放出を促し，求心性神経線維を介し中枢神経へ伝達され呼吸刺激となる．P_{O_2} の低下が K^+ チャネルの活動に影響を及ぼすメカニズムについては，いまだ明らかでない．ΔVm は膜電位の変化を表す．

動脈の二酸化炭素と H^+ の濃度が正常に保たれている場合の動脈血 P_{O_2} 低下による肺胞換気刺激効果

図 42.7 は，P_{CO_2} と H^+ 濃度が正常レベルに一定に保たれている状態における動脈血 P_{O_2} の低下が肺胞換気に及ぼす効果を示している．言い換えると，この図では，低酸素の化学受容器に対する効果のために，換気ドライブのみが活性化している．すなわち，動脈血 P_{O_2} が 100 mmHg 以上に保たれていれば，換気に及ぼす効果はほとんどみられない．しかし，動脈血 P_{O_2} が 100 mmHg より低い場合，60 mmHg まで低下すると換気は約 2 倍になり，非常に低い P_{O_2} では 5 倍にまで換気が増加する．このような状況では，動脈血 P_{O_2} 低下はとても強力に換気を促進させることが明らかである．

動脈血 P_{O_2} が 60〜80 mmHg 以上の場合では，O_2 低下が換気に及ぼす影響は穏やかであるため，P_{CO_2} と H^+ 濃度に対する反応が，健常人における換気調整の中心的役割を果たしている．

慢性的な低酸素下での呼吸は呼吸刺激を増強する：順化現象

登山家は時間単位ではなく，日単位でゆっくり登山を

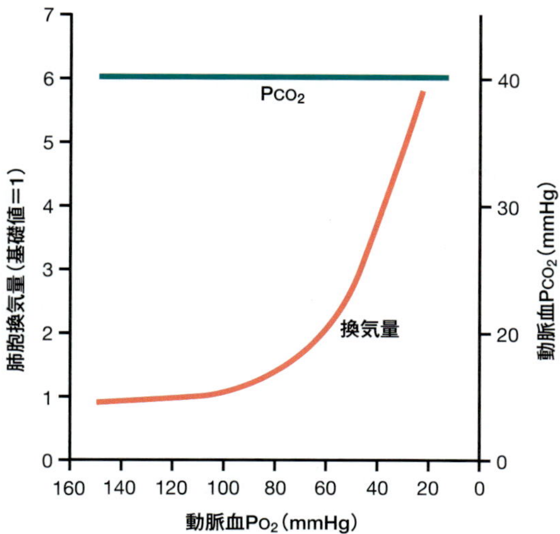

図 42.7 動脈血 P_{O_2} の変化が肺胞換気量に及ぼす影響
下側の曲線は，動脈血 P_{O_2} の変化が肺胞換気量に及ぼす影響を示している．P_{O_2} が正常である 100 mmHg から 20 mmHg に低下すると換気量は 6 倍にまで増加する．上側の直線は測定中 P_{CO_2} が一定に保たれていたことを示す．pH も同様に一定に維持されている．

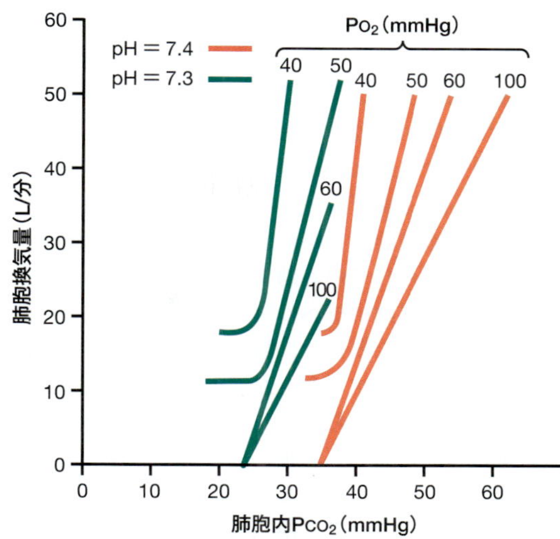

図 42.8 P_{CO_2}，P_{O_2}，pH と肺胞換気量との相関関係を示す複合図
(Cunningham DJC, Lloyd BB: The Regulation of Human Respiration. Oxford: Blackwell Scientific Publications, 1963 のデータより)

行うと，次第に深い呼吸となり，急いで登る場合と比べ，より低酸素環境に耐えうることを発見した．これを**順化**(acclimatization)という．

順化の起きる原因は，2〜3 日で脳幹呼吸中枢の P_{CO_2} や H^+ の変化に対する感受性が，通常の約 1/5 にまで低下するためである．これにより，通常であれば生じる，過剰な CO_2 呼出による呼吸数増加の抑制が生じなくなる．そのため低酸素による呼吸促進が，急性低酸素環境と比べて，はるかに高いレベルまでの肺胞換気を可能とする．急性の低酸素曝露での肺胞換気量の増加は 70% 程度だが，低酸素環境に 2〜3 日さらされると，しばしば 400〜500% にまで増加する．これが登山家の酸素供給増加に大きく貢献している．

肺胞換気に対する P_{CO_2}，pH，P_{O_2} の複合効果

図 42.8 は化学因子である P_{CO_2}，pH，P_{O_2} の肺胞換気に対する影響の概要を示している．この図を理解するために，まず 4 本の赤い曲線をみてほしい．これらの曲線は 40 mmHg，50 mmHg，60 mmHg，100 mmHg の異なる動脈血 P_{O_2} で記録されたものである．それぞれの曲線において，低〜高レベルの P_{CO_2} による変化が記されている．このように，この赤い曲線群は換気に対する肺胞の P_{CO_2} と P_{O_2} の複合効果を表している．

次に緑の曲線についてみてほしい．赤い曲線は血液の pH7.4 で計測されたものであるが，緑の曲線は pH7.3 で計測されたものである．2 つの異なる pH における，換気に及ぼす P_{CO_2} と P_{O_2} の複合効果を示す 2 つの曲線群が示されている．pH がより高いと曲線群は右へ移動し，pH がより低いと左へ移動する．このように，この図から肺胞 P_{CO_2}，肺胞 P_{O_2}，そして動脈血 pH のおおかたの組み合わせにおける肺胞換気レベルを予測することが可能である．

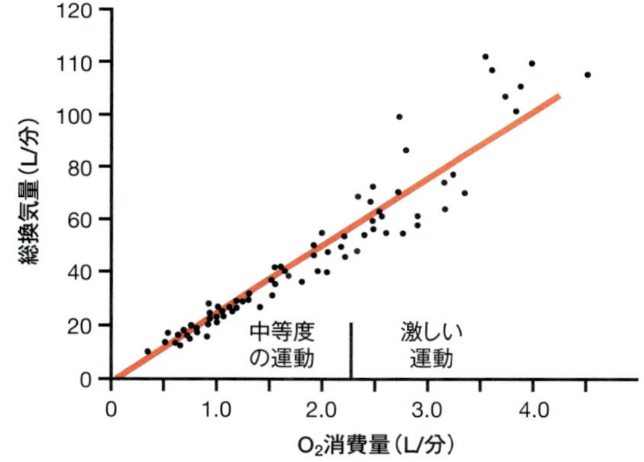

図 42.9 運動が O_2 消費量と換気量に及ぼす影響
(Gray JS: Pulmonary Ventilation and Its Physiological Regulation. Springfield, Ill: Charles C Thomas, 1950 より)

運動中の呼吸調節

激しい運動において，酸素消費と二酸化炭素産生は 20 倍にまで増加しうる．しかし，図 42.9 に図示しているように，健康な運動選手においては通常肺胞換気量は，ほぼ正確に酸素代謝量の増加に応じて増加し，動脈血 P_{O_2}，P_{CO_2}，pH は，適格に正常範囲に維持される．

運動中の換気増加を促す要因として，血中 CO_2 と H^+ 増加，さらには O_2 減少のためと考えるかもしれないが，

これは正しくない．動脈血 P_{CO_2}，pH，P_{O_2} を測定すると，いずれも運動中の著しい変化はなく，激しい運動中の活発な呼吸を刺激するに十分な変化には達しないからである．それでは何が運動中の激しい換気を引き起こしているだろうか．少なくとも 1 つ有力視されている効果がある．それは脳が運動インパルスを作動筋へ伝達する際，同時に脳幹へも側副インパルスを伝達し，呼吸中枢の興奮を促すと考えられている効果である．この効果は，運動中の脳幹血管運動中枢への刺激が，動脈血圧を同時に上昇させる原因となることに類似している．

実際，運動を開始すると，血液中の化学物質に変化をきたす間がなく，ただちに総換気増加量の大部分に相当する換気の増加が生じる．神経信号が身体の筋肉へ伝えられて筋収縮を引き起こすと同時に，脳幹の呼吸中枢にも直接伝達されることで，換気増加の大部分がもたらされているようである．

運動中の呼吸調節における化学因子と神経因子との相互関係

運動を行う場合に，神経信号は運動で必要となる O_2 供給と産生される余剰な CO_2 排出のために，ほぼ適切な程度の刺激を呼吸中枢に与えている．しかし，時として神経性の呼吸調節信号に過不足が生じてしまう．そこで化学因子が，体液中の P_{O_2}，P_{CO_2}，pH を可能な限り正常範囲に保つため，最終的な呼吸調節において重要な役割を果たしている．

図 42.10 には，1分間の運動における肺胞換気の変化を下の曲線に，動脈血 P_{CO_2} の変化を上の曲線に示している．注目すべきは，運動開始の時点で，肺胞換気は動脈血 P_{CO_2} の先立つ増加がないにもかかわらず，ただちに増加している点である．図に示すように，事実，換気増加は通常，動脈血 P_{CO_2} を最初に正常値以下にするのに十分な程度である．換気が血中 CO_2 の蓄積に先行する理由は，脳が運動の開始時に呼吸の“予想刺激”を与え，これにより必要とされる前に過剰な肺胞換気が生じるためと推測される．しかし，運動開始から約 30〜40 秒後には，活動筋から血中へ放出される CO_2 量は，ほぼ換気量の増加と一致する．そして図のように，運動が継続しているのにもかかわらず，動脈血 P_{CO_2} は 1分間の運動の終盤には基本的に正常値に戻る．**図 42.11** では運動中の呼吸調節について，より定量的に概要を示している．この図の下の曲線は，運動時ではなく安静時の動脈血 P_{CO_2} レベルの違いが肺胞換気に及ぼす影響を示している．上の曲線は，激しい運動中に起こる呼吸中枢からの神経性のドライブによって引き起こされる換気曲線のおよその偏位を示している．2 つの曲線上の点は，安静時と運動時の動脈血 P_{CO_2} を示している．注目すべきは，いずれの場合も P_{CO_2} は正常レベルの 40 mmHg にあることである．言い換えると，神経因子は曲線を約 20 倍上方に移動させるため，換気量が二酸化炭素放出量とほぼ一致し，動脈血 P_{CO_2} は正常値近くで維持される．**図 42.11** の上の曲線は，運動中にもし動脈 P_{CO_2} がその正常値である 40 mmHg から変化した場合，40 mmHg より高い P_{CO_2} では換気のさらなる刺激効果があり，40 mmHg より低い P_{CO_2} では換気の抑制効果があることを示している．

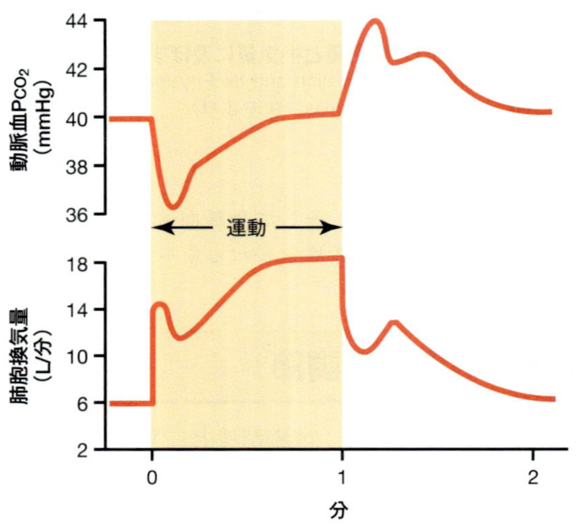

図 42.10　1分間の運動と運動終了後の肺胞換気量（下段）と動脈血 P_{CO_2}（上段）の変化
（Bainton CR: Effect of speed vs grade and shivering on ventilation in dogs during active exercise. J Appl Physiol 33:778, 1972 のデータより）

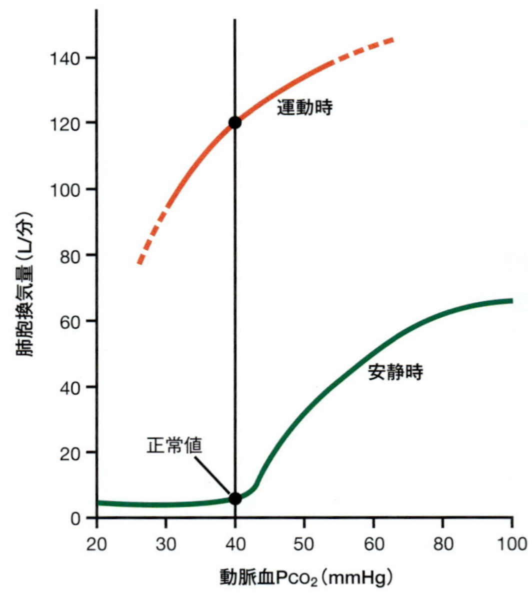

図 42.11　運動選手が最大運動負荷時に肺胞 P_{CO_2}–換気量反応曲線を平常状態から高いレベルに偏位させる場合の効果の正確さ
神経性因子によると考えられている反応曲線の偏位は，動脈血 P_{CO_2} を安静時・運動時いずれの状態でも正常レベルである 40 mmHg に維持するために適切になされている．

神経因子による運動中の換気調節の一部は学習による反応の可能性

図 42.11 に示されるように，多くの実験により，運動中の換気反応曲線を移動させる脳の能力は，少なくとも一部が学習によって習得された反応であることが示唆されている．すなわち，運動の繰り返しによって，脳は次第に血中 P_{CO_2} を正常レベルに保つのに必要とされる適切な信号を供給するようになる．さらに，大脳皮質のみを障害する実験において，この学習反応が障害されることから，大脳皮質もこの学習に関与していると考えられる．

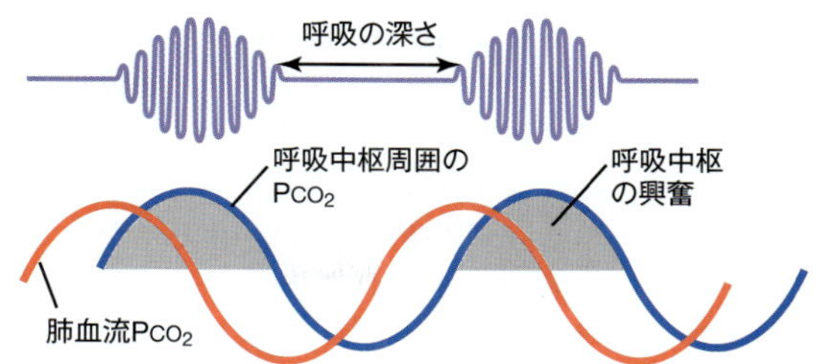

図 42.12　チェーン・ストークス呼吸でみられる肺血液中 P_{CO_2}（赤線）変化より遅延する呼吸中枢周囲の組織液中 P_{CO_2}（青線）の変化

呼吸に影響するその他の因子

呼吸の随意調節

ここまでは不随意の呼吸調節について述べてきた．しかし，誰もが知るように呼吸は短時間であれば随意に調節することが可能であり，血中の P_{CO_2}，pH，P_{O_2} が深刻な変化に至るまで過換気や低換気を行うことができる．

気道の刺激受容器の効果

気管，気管支，細気管支の上皮には，さまざまな要因により刺激される**肺刺激受容器**（pulmonary irritant receptors）とよばれる感覚神経終末がある．これらは第 40 章に述べられているように，咳やくしゃみを引き起こす．これらはまた，喘息や肺気腫といった疾患において気管支の収縮を引き起こす．

肺 J 受容器の機能

肺胞壁内には，肺毛細血管と並列して，感覚神経終末がわずかに存在することが知られ，"J 受容器" とよばれている．それらは特に肺毛細血管の充血や，うっ血性心不全などで肺浮腫が起こったときに刺激される．J 受容体の機能的な役割については明らかではないが，その興奮はおそらく呼吸困難を引き起こす．

脳浮腫は呼吸中枢を抑制する

脳振盪によって起こる急性の脳浮腫による呼吸中枢の活動は，抑制，さらには不活化されることがある．例えば，頭を硬い物で殴打された場合には，障害された脳組織が腫脹し，脳動脈が頭蓋穹窿に押し当てられ，部分的に脳の血液供給が妨げられる．

脳浮腫によって起こる呼吸抑制は，高濃度マンニトール液のような高張液の静脈投与によって，一時的に改善できることがある．その際，高張溶液は，その高い浸透圧によって脳の組織液の一部を取り除き，頭蓋内圧を低下させ，時として，数分以内に呼吸を回復させる．

麻酔

呼吸抑制や呼吸停止のおそらく最も多い原因は，麻酔薬あるいは睡眠薬の過剰投与であろう．例えば，ペントバルビタールナトリウムは，ハロタンなど他の多くの麻酔薬と比べ，かなり強力に呼吸中枢を抑制する．モルヒネは以前，麻酔薬として使用されたが，現在この薬剤は麻酔薬の補助薬としてのみ使用される．なぜなら，この薬剤は大脳皮質の麻酔効果が低いにもかかわらず，呼吸中枢を強く抑制するからである．

周期性呼吸

周期性呼吸とよばれる呼吸異常は，さまざまな疾患においてみられる．短時間の深い呼吸に続いて，微弱な呼吸あるいは無呼吸が起こる．これが周期的に何度も繰り返される．周期性呼吸の一種である**チェーン・ストークス呼吸**（Cheyne–Stokes breathing）では，図 42.12 に示すように，漸増の後，漸減する呼吸が 40〜60 秒ごとに繰り返される．

チェーン・ストークス呼吸の基本メカニズム

チェーン・ストークス呼吸が引き起こされる機序は以下のように説明できる．過剰な呼吸を行うと，肺では血中 O_2 が増加すると同時に CO_2 は過剰に呼出される．肺でこのような変化が生じた血液が脳に運ばれ，過剰な換気を抑制するには数秒を要する．しかし，この間にさらに数秒の過剰な換気が行われる．そのため，過剰に換気された血液が脳の呼吸中枢に到達すると，呼吸中枢には過度な抑制が行われる．ここから逆の周期が始まる．すなわち，肺胞内の二酸化炭素は増加し，酸素は減少する．しかしながら，脳がこの新たな変化に反応するには数秒を要する．そして，脳がこの変化に反応すると再び深い呼吸が開始される．こうして，この周期は繰り返される．

チェーン・ストークス呼吸は誰にでも生じうるメカニズムによる．しかし，正常の状態では，このメカニズムは高度に "減衰" されている．なぜなら，血液と呼吸中枢周囲の組織液には，溶解し化学的に結合した形で二酸化炭素と酸素が大量に存在しているからである．したがって，通常，肺において，次の周期性呼吸を引き起こすのに必要な二酸化炭素の増加や，酸素の低下といった変化を数秒以内に生じることはない．しかし，以下の 2 つの条件のいずれかによって，減弱因子を乗り越えチェーン・ストークス呼吸が生じる．

①肺から脳への血液の運搬に大きな遅れが生じる場合，肺胞内の二酸化炭素と酸素の変化は通常よりもずっと長い秒数続く．このような状況下では，肺胞や肺血液での，これらのガスの変動許容範囲を上回

る．そのためさらに数秒後，周期的な呼吸ドライブへの閾値を超え，チェーン・ストークス呼吸が始まる．このタイプのチェーン・ストークス呼吸は重症心不全でしばしばみられる．なぜなら，血流が遅く肺から脳への血液ガス運搬に遅れが生じるからである．実際に，慢性心不全の患者ではチェーン・ストークス呼吸が数ヵ月にわたり断続的に出現することがある．

②チェーン・ストークス呼吸が生じる 2 つ目の要因は，呼吸調節領域への負のフィードバックの増大がある．これは血液の二酸化炭素あるいは酸素の変化が，正常よりずっと大きく換気に影響を与える原因となることを意味している．例えば，P_{CO_2} が 3 mmHg 上昇した際に正常では 2〜3 倍の換気の増加が生じるが，同じ 3 mmHg の上昇で換気が 10〜20 倍に増加することになる．このときには，肺–脳間の血流に遅延が加わらなくとも，脳内のフィードバック機構がチェーン・ストークス呼吸を非常に引き起こしやすくなっているといえる．この種のチェーン・ストークス呼吸は，主に脳の呼吸中枢に障害をきたした患者においてみられる．脳障害は，しばしば数秒の間呼吸ドライブを完全に停止させる．すると，血液中に過剰に増加した二酸化炭素が，大きな力で呼吸ドライブを元に戻す．このタイプのチェーン・ストークス呼吸は，しばしば脳の機能不全による死の前兆である．

チェーン・ストークス呼吸における，肺および呼吸中枢の P_{CO_2} の典型的な推移を**図 42.12** に示す．肺血液の P_{CO_2} の変化が，呼吸ニューロンの P_{CO_2} の変化に先行することに着目してほしい．しかしながら，呼吸の深さは換気が起こっている肺血液の P_{CO_2} にではなく，脳の P_{CO_2} に呼応している．

睡眠時無呼吸

無呼吸(apnea)は，自発呼吸の消失を意味する．無呼吸は正常睡眠でも時折みられるが，睡眠時無呼吸の患者では，10 秒以上の無呼吸や一晩に 300〜500 回の無呼吸がみられるなど，頻度と持続時間が著しく増加している．睡眠時無呼吸は上気道，特に咽頭の閉塞，あるいは中枢神経系呼吸ドライブの障害によって引き起こされる．

閉塞型睡眠時無呼吸は上気道の閉塞から生じる

咽頭の筋肉群は，通常吸気時には肺に空気が流入するための気道を確保している．睡眠時，この筋肉群は通常弛緩するが，気流を保つのに十分な気道は確保される．しかし，気道が狭い人では，睡眠中のこの筋肉群の弛緩は咽頭の完全閉塞をもたらし，空気の肺への流入を妨げる．

睡眠時無呼吸の患者においては，入眠後，まもなく**大きないびき**(snoring)と**努力性呼吸**(labored breathing)がみられる．いびきは持続し，しばしばその音量は大きくなるが，やがて無呼吸による長い沈黙によって中断される．この無呼吸の期間では著しい P_{O_2} 減少と P_{CO_2} 増加がみられ，これらが強力に呼吸を刺激する．この呼吸刺激により，突然の呼吸再開が荒い鼻息や短時間の深いあえぐような呼吸と，さらにこれらに続くいびきとなってみられる．その後，無呼吸が繰り返される．無呼吸と努力性呼吸が夜通し数百回も繰り返され，断片的で，十分な休息とはならない睡眠となる．そのため，睡眠時無呼吸の患者では，交感神経活動の亢進，心拍数の増加，肺および体循環の高血圧，そして心血管系疾患リスクの著明な上昇を含む他の異常とともに，通常，日中の過度の**眠気**(drowsiness)がある．

閉塞性睡眠時無呼吸は，咽頭の軟部組織における脂肪の付着の増加，あるいは頸部の過剰な脂肪塊による咽頭の圧迫のある高齢の肥満者で最も多くみられる．一部の睡眠時無呼吸患者では，吸息時に肺への空気の流れに対する抵抗の著しい増加をきたすような鼻閉，非常に大きな舌，扁桃腫大，ある種の口蓋の変形によって生じることもある．最も一般的な閉塞性睡眠時無呼吸の治療には，①喉後部の過剰な脂肪の除去(**口蓋垂口蓋咽頭形成術**(uvulopalatopharyngoplasty)とよばれる手技)，肥大化した扁桃あるいはアデノイドの除去，あるいは睡眠中に閉塞する上気道をバイパスするため気管の開口(**気管切開術**(tracheostomy))，そして②**持続気道陽圧法**(continuous positive airway pressure：CPAP)による経鼻換気がある(**訳者注**：原著では経鼻換気と記載されているが，鼻孔と口の両者を覆うマスクで CPAP を使用することも可能である)．

中枢性の睡眠時無呼吸は呼吸筋への神経性ドライブが一過性に消失したときに起こる

睡眠時無呼吸患者の一部では，呼吸筋への中枢神経系からのドライブが一過性に停止する．睡眠中に換気ドライブの停止を引き起こす可能性のある障害には，呼吸中枢の損傷，あるいは呼吸器系の神経筋装置の異常がある．中枢性無呼吸の患者では，随意呼吸を行うことが可能であるにもかかわらず，覚醒時に換気が低下していることがある．睡眠中に彼らの呼吸障害は通常悪化し，頻繁な無呼吸が生じるようになり，P_{O_2} 減少と P_{CO_2} 増加をきたし，ついには呼吸を刺激するレベルに至る．この変動する不安定な呼吸が不十分な睡眠の原因となり，閉塞性睡眠時無呼吸と同様の臨床症状を引き起こす．

ほとんどの患者においては，中枢性無呼吸の原因は明らかになっていない．しかし，脳卒中やその他の障害により，CO_2 や H^+ に対する呼吸中枢の反応性が低下し呼吸ドライブは不安定となりうる．この疾患の患者は少量の鎮静剤や麻酔剤にも極度に敏感となり，二酸化炭素刺激に対する呼吸中枢の反応性がさらに低下する．呼吸中枢を刺激する薬剤投与が有効となることはあるが，通常は CPAP による夜間の換気が必要となる．

閉塞型と中枢型の睡眠時無呼吸の併存がみられる場合もある．この“混合型”睡眠時無呼吸は全睡眠時無呼吸の約15%とみられている．一方，純粋な中枢型は1%未満と考えられている．最も多い睡眠時無呼吸の原因は上気道の閉塞にある．

参考文献

Ainslie PN, Lucas SJ, Burgess KR: Breathing and sleep at high altitude. Respir Physiol Neurobiol 188:233, 2013.

Babb TG: Obesity: challenges to ventilatory control during exercise—a brief review. Respir Physiol Neurobiol 189:364, 2013.

Guyenet PG: The 2008 Carl Ludwig Lecture: retrotrapezoid nucleus, CO_2 homeostasis, and breathing automaticity. J Appl Physiol 105:404, 2008.

Guyenet PG, Abbott SB, Stornetta RL: The respiratory chemoreception conundrum: light at the end of the tunnel? Brain Res 1511:126, 2013.

Guyenet PG, Stornetta RL, Bayliss DA: Central respiratory chemoreception. J Comp Neurol 518:3883, 2010.

Hilaire G, Pasaro R: Genesis and control of the respiratory rhythm in adult mammals. News Physiol Sci 18:23, 2003.

Jordan AS, McSharry DG, Malhotra A: Adult obstructive sleep apnoea. Lancet 383:736, 2014.

Konecny T, Kara T, Somers VK: Obstructive sleep apnea and hypertension: an update. Hypertension 63:203, 2014.

Nurse CA, Piskuric NA: Signal processing at mammalian carotid body chemoreceptors. Semin Cell Dev Biol 24:22, 2013.

Plataki M, Sands SA, Malhotra A: Clinical consequences of altered chemoreflex control. Respir Physiol Neurobiol 189:354, 2013.

Prabhakar NR: Sensing hypoxia: physiology, genetics and epigenetics. J Physiol 591:2245, 2013.

Ramirez JM, Doi A, Garcia AJ 3rd, et al: The cellular building blocks of breathing. Compr Physiol 2:2683, 2012.

Romero-Corral A, Caples SM, Lopez-Jimenez F, Somers VK: Interactions between obesity and obstructive sleep apnea: implications for treatment. Chest 137:711, 2010.

Thach BT: Some aspects of clinical relevance in the maturation of respiratory control in infants. J Appl Physiol 104:1828, 2008.

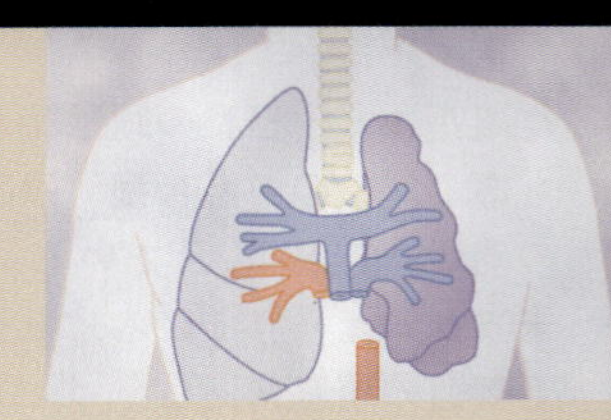

第 43 章
呼吸不全：病態生理，診断，酸素療法

ほとんどの呼吸障害の診断と治療は，呼吸とガス交換の基本的な生理学的原理の理解のうえに成り立っている．不適切な換気から生じる呼吸器疾患もあれば，肺胞膜の拡散異常や肺と組織間での血液によるガス交換異常から生じる疾患もある．治療が疾患によりまったく異なる場合もあり，単純に“呼吸不全”という診断だけでは十分ではない．

呼吸異常の精査に有効な方法

これまでの章で，呼吸異常を調べるいくつかの方法，例えば肺活量，1 回換気量，機能的残気量，死腔量，生理的シャントや生理的死腔などを測定することを議論してきた．これらの一連の測定は，臨床呼吸生理学者が使う検査の一部にすぎない．本章では，その他の方法について述べていく．

血液ガスと血液 pH の検討

肺機能検査のすべてで，最も基本となるのは血液の Po_2，CO_2，pH の測定である．急性呼吸不全や急性酸塩基平衡異常に対しての適切な治療を決定するため，迅速にこれらを測定することが重要となる場合がある．以下に述べるように，数滴の血液を使って数分以内にこれらを測定する簡便かつ迅速な方法が開発されている．

血液 pH の測定

血液 pH は，一般的な化学実験室で用いられているガラス電極で測定される．もっとも，この目的で使用される電極は小型化されている．ガラス電極に生じた電圧で直接 pH が測定され，直接電圧計から読み取るか，もしくは用紙に記録される．

血液 CO_2 の測定

ガラス電極 pH 計は，血液 CO_2 の測定にも使用される．低濃度の重炭酸ナトリウム溶液が二酸化炭素と接触すると，二酸化炭素は平衡状態に達するまで溶液に溶けていく．平衡状態に達したときの溶液の pH は第 31 章ですでに説明した**ヘンダーソン・ハッセルバルヒ**（Henderson–Hasselbalch）**の式**に従って，二酸化炭素と重炭酸イオン HCO_3^- 濃度の関数となる．以下の式である．

$$pH = 6.1 + \log \frac{HCO_3}{CO_2}$$

ガラス電極を血中 CO_2 の測定に使用する場合，小型ガラス電極は薄いプラスチック膜に覆われている．電極とプラスチック膜の間には，既知の濃度の重炭酸ナトリウム溶液が満たされている．血液がプラスチック膜の外面に接すると，プラスチック膜を通して血液中の二酸化炭素が重炭酸ナトリウム溶液に拡散する．その後，pH がガラス電極で測定され，CO_2 濃度は前述の式から算出される．ほんの 1 滴程度の血液で，この測定は可能である．

血液 Po_2 の測定

溶液中の酸素濃度は，**ポーラログラフィ**（polarography）といわれる方法で測定が可能である．小さな陰性電極と溶液の間を流れる電流を生じさせる．仮に電極と溶液の間に -0.6 V 以上の電位差があれば，酸素が電極に集まってくる．さらに，電極を流れる電流は酸素の濃度に（すなわち Po_2 にも）正比例することになる．実際には，表面積約 1 mm^2 の陰性白金電極が用いられる．この電極は，酸素は透過可能だが，電極に害を及ぼすタンパク質などは透過させない，薄いプラスチック膜によって覆われており，直接血液に触れないようになっている．

pH，CO_2，Po_2 の測定機器は，ほとんどの場合同一機器内に備えられており，1 滴程度の血液サンプルを使用し，数分内にこれらすべての測定が可能である．こうして，ベッドサイドで，時々刻々，血液ガスと pH の変化を追跡することが可能となっている．

最大呼気流量の測定

喘息を代表とする多くの呼吸器疾患では，呼気時の気流抵抗が非常に大きくなり，甚だしい呼吸困難の原因となる．この状態から，**最大呼気流量**（maximum expiratory flow）という概念が生まれた．最大呼気流量とは，強い呼息をする際，呼気流量が最大に達したもので，そこからは大きく呼出をしても，それ以上流量が増加することはない．最大呼気流量は，肺がほぼ虚脱した場合より，肺が大量の空気で満たされた状態のほうが大きくなる．この原理は**図 43.1** を参照すると理解できる．

図 43.1A は，胸郭の圧迫により肺胞や導管の外側に

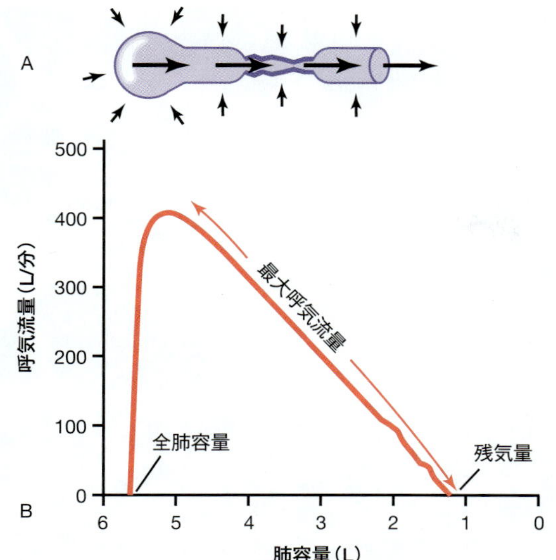

図 43.1　最大呼息努力時の気道の虚脱と最大呼気流量の変化

A：最大呼息努力時の気道の虚脱による呼気速度制限．B：フローボリューム曲線．肺容量が減少するとともに最大呼気流量も低下する．

加わる圧が増加したときの影響を示している．矢印は肺胞と細気管支両方の外側に同じ圧力が加わることを示している．この圧は，空気を肺胞から細気管支の方向へ押し出すだけでなく，同時に細気管支を虚脱させようとする．その結果，空気の排出が妨害されることになる．細気管支がほぼ虚脱に至ると，さらなる呼息力で肺胞内圧を大きく増加させることは可能であるが，しかしこれは，同時に細気管支の虚脱の程度と気道抵抗を同程度に増大し，結果として流量増加が阻止されることになる．このようにして，呼息努力が臨界点以上になると，最大呼気流量に達した気流は増加しなくなる．

図 43.1B は，肺虚脱の程度(細気管支虚脱も同様)が最大呼気流量に及ぼす影響を示している．この図の曲線は，健常者がまず可能な限りの空気を吸い込み，次いで最大努力で，それ以上は速くできない速度になるように呼出したときの肺容量の減少に伴う最大呼気流量の変化を示している．この図から，健常者では速やかに最大呼気流量が 400 L/分以上に達することがわかるが，それ以上はいくら努力しても，達成できる最大呼気流量に変化はない．

また肺容量が少なくなるにつれて，最大呼気流量も小さくなるのがわかる．この現象の主な理由として，拡張した肺においては，気管支，細気管支を開存させる力は，これらの外側にある肺構造組織の弾性力による牽引力に一部起因しているが，肺容積が縮小するにつれて気管支周囲の肺構造組織の緊張は緩まるため弾性力は低下し，気管支，細気管支は外側からの胸腔内圧で容易に虚脱するようになり，最大呼気流量も漸減していく．

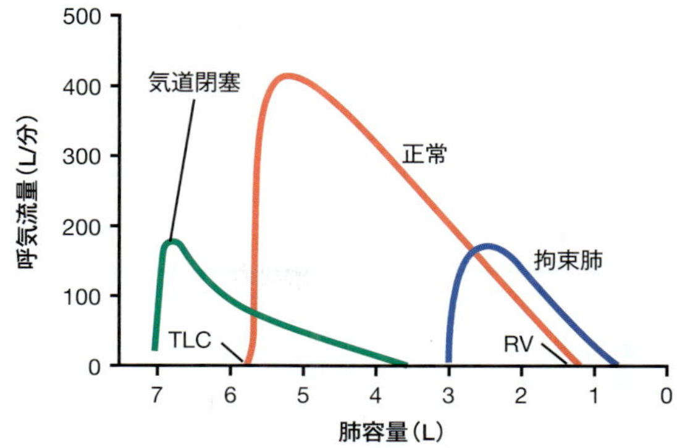

図 43.2　2 種類の換気異常(拘束性障害と閉塞性障害)が最大努力呼気流量−肺容積曲線に及ぼす影響

TLC：全肺容量，RV：残気量．

最大呼気流量−肺容量曲線の異常

図 43.2 は正常な最大呼気流量−肺容量曲線と 2 種類の肺疾患(**拘束性障害**と**閉塞性障害**)における曲線を示している．**拘束肺**(constricted lungs)は，肺容量(TLC)と残気量(RV)がともに減少する．さらに肺を正常の最大容量まで拡張することができないため，最大限の呼息努力でも，最大呼気流量は正常曲線上の値に達しない．拘束性肺疾患には肺の線維性疾患，例えば**肺結核**(tuberculosis)，**塵肺**(silicosis)，そして胸郭の運動を制限する疾患，例えば**後弯症**(kyphosis)，**側弯症**(scoliosis)や**線維性胸膜炎**(fibrotic pleurisy)が含まれる．

閉塞性障害(airway obstruction)を伴う疾患では通常，吸息より呼息が困難となる．なぜなら呼息を始めるために必要なさらなる胸腔内の陽圧は，気道閉塞傾向を増強するからである．一方，吸息時に生じる胸腔内の陰圧は肺胞を拡張させると同時に実際に気道を開存させる．これにより空気の流入は容易となる，一方で流入した空気は肺内からすべて呼出されず残存する．何ヵ月も何年以上も経過すると，この効果が現れて図 43.2 の中の緑色の曲線で示すように TLC と RV がともに増加する．また気道閉塞に加え，気道が正常より簡単に虚脱するため，最大呼気流量が著しく減少する．

高度な気道閉塞を引き起こす古典的疾患には，**気管支喘息**(asthma)や，ある程度進行した**肺気腫**(emphysema)がある．

努力肺活量と努力呼気量

もう 1 つの非常に有用かつ簡単な臨床肺機能検査は，スパイロメーターでの**努力肺活量**(forced expiratory vital capacity：FVC)の測定である．図 43.3A に健常者の，図 42.3B に閉塞性障害のある患者での記録がある．FVC の測定手技では，最初に全肺容量まで最大限に吸息し，次にスパイロメーター内に最大の呼息努力で，できるだけ速くかつ完全に呼息するまで息を吐く．図に示すように，FVC は肺容量曲線の下降曲線部分の高さで示されている．

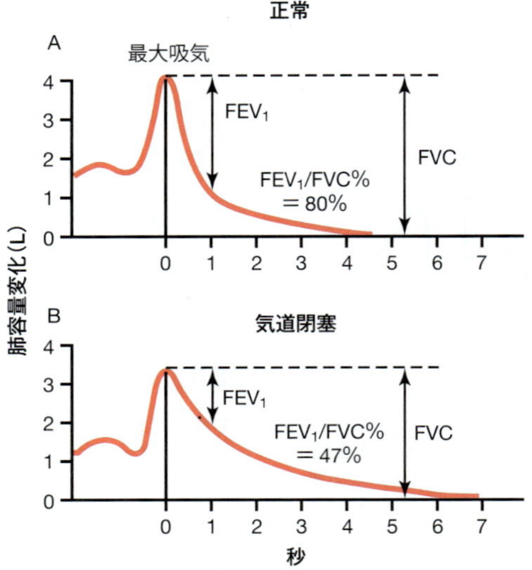

図 43.3 健常者(A)と閉塞性障害を有する対象者(B)における努力肺活量の測定記録
肺容量目盛り "0"：残気量，FEV_1：1 秒量，FVC：努力肺活量．

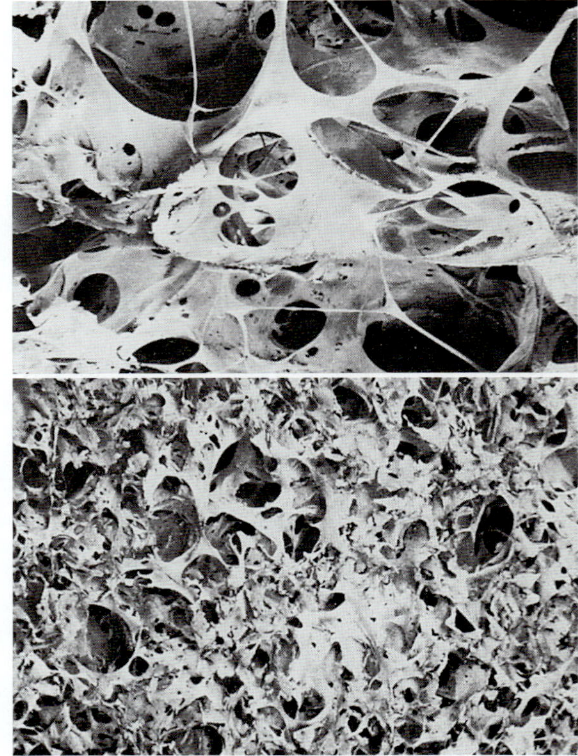

図 43.4 気腫肺(上段)と正常肺(下段)の対比
気腫肺では広範に肺胞構造が破壊されている．(Patricia Delaney and the Department of Anatomy, The Medical College of Wisconsin の厚意により転載)

ここで，①健常者と，②閉塞性肺疾患患者での測定記録を比較する．FVC 量にはそれほど違いがみられず，これは基本的な肺容量には両者にそれほど差がないということを示している．しかし毎秒，特に最初の 1 秒間で呼出できる空気量には大きな違いがある．そこで，最初の 1 秒間の努力呼気量(1 秒量：FEV_1)の比較が通常行われている．健常者(図 43.3A)では，1 秒量を FVC で除した 1 秒率(FEV1/FVC %)は 80 % となる．しかし，図 43.3B に示すように閉塞性障害があると，1 秒量はわずか 47%にまで減少してしまう．急性の喘息発作でときどきみられる高度な閉塞性障害では 20%以下にまで低下することがある．

特異的な肺疾患の病態生理学

慢性肺気腫

肺気腫は文字通りに解釈すると，肺内に過剰に空気が入った状態を意味する．しかし，この病名は，長期喫煙によってもたらされる肺の構造破壊と気道閉塞の複合した状態を表している．この疾患は肺において以下のような病態生理学的変化を生じている．

①気管支，細気管支を刺激する煙やその他の物質を吸入することにより，慢性炎症が生じる(**訳者注**：原著では "infection：感染" とあるが，必ずしも肺気腫が形成されている肺に感染が伴うことは示されてはおらず "inflammation：炎症" が適切である)．この慢性炎症は気道の正常な防御機構を乱し，気道上皮線毛運動の一部麻痺が起きる．これにはニコチンも影響する．結果として，粘液が容易には気道外に排出できなくなる．過剰な粘液分泌が生じ，さらに状況の悪化をもたらす．肺胞マクロファージの機能は抑制され，慢性炎症を抑制する効果が減弱する

②感染，過剰な粘液，細気管支上皮の炎症性浮腫が重なり，多くの細気道の慢性的な閉塞を引き起こす．

③気道の閉塞は呼息を困難にするため，肺胞腔内に空気が閉じ込められ，肺胞を過度に伸展させる．これに慢性炎症が組み合わされると，肺胞壁の 50〜80%が著しく破壊される．気腫肺は最終的には，図 43.4(上)と図 43.5 に示すような像をなす．

肺気腫の生理学的な影響は，疾患の重症度や，肺実質の崩壊と細気管支閉塞と相対的な程度によるので，きわめて多彩である．以下に種々の障害を説明する．

①細気管支の閉塞は，気道抵抗を増大させ呼吸の仕事量を大きく増加させる．肺外からの圧力は肺胞だけでなく，細気管支も圧迫するため呼息時の抵抗をさらに増加させる．そのため，呼息時に特に細気管支に空気を通過させることが困難となる．

②肺胞壁の大幅な消失は，肺の拡散能力を著しく低下させる．このため，血液の酸素化や血液から二酸化炭素を除去する能力が低下する．

③気道閉塞の進行は肺内で不均等に起きる．そのた

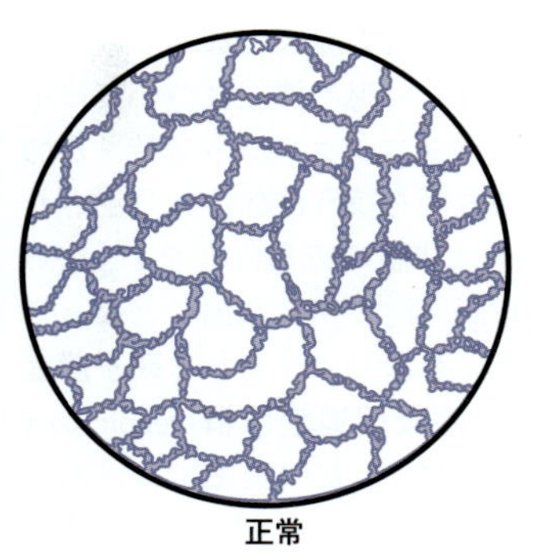

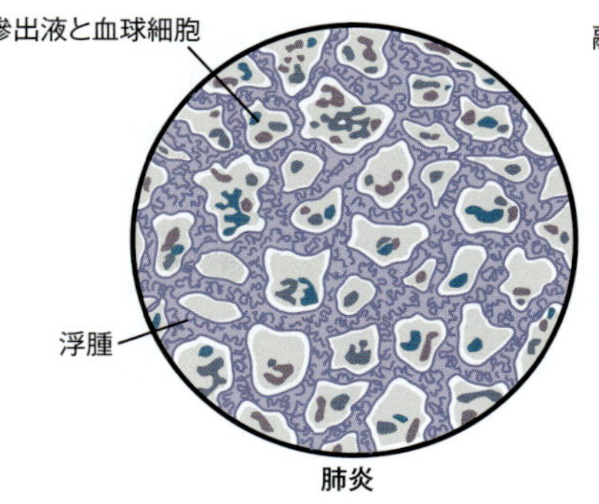

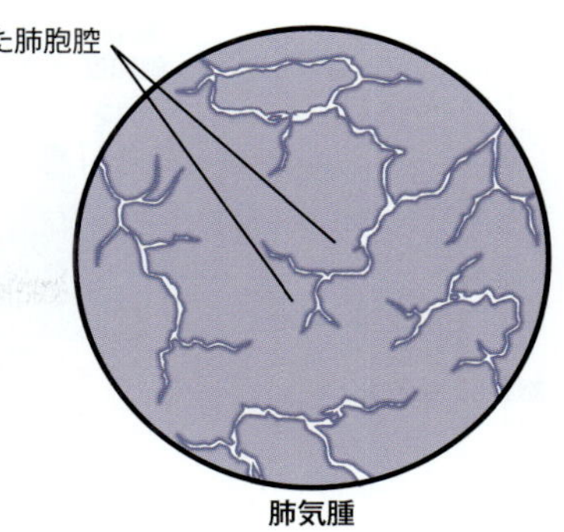

図 43.5　肺炎と肺気腫の肺胞の変化

め，肺内でも換気が良好な部分とそうでない部分が存在する．これは**換気血流比($\dot{V}_A/\dot{Q}$)の極端な異常**(extremely abnormal ventilation–perfusion ratios)の原因となる．つまり $\dot{V}_A/\dot{Q}$ の著しく低い部分(生理的シャント)では血流に対する換気不良が生じ，$\dot{V}_A/\dot{Q}$ の著しく高い他の部分(生理的死腔)では，換気を無駄にしている．これら 2 つの現象が 1 つの肺の中で起きているのである．

④肺胞壁の広範な消失は，血液の通過する肺毛細血管の数も減少させる．結果として，肺血管抵抗がしばしば著しく増大し，**肺高血圧**(pulmonary hypertension)を引き起こす．これが右心系への負荷となり，しばしば右心不全の原因となる．

慢性肺気腫は一般的に長い年月をかけ，緩徐に進行していく．肺胞の多くが低換気となり，肺胞壁の消失も加わり**低酸素症**(hypoxemia)と**高炭酸症**(hypercapnia)が生じる．これらの変化の結果，低酸素症と高炭酸症が死を招くまで絶え間なく続く，**空気飢餓感**(air hunger)とよばれる著しい呼吸困難を導く．すなわち，喫煙への高い代償となる．

(**訳者注**：呼吸困難は空気飢餓感，**努力感**(work/effort)，**絞扼感**(tightness)の 3 つの表現に分類できるとされる．これらの症状は，原因病態と特定の責任受容器が関連するとされており，空気飢餓感は，とりわけ低酸素血症と高炭素血症を感知する化学受容器の刺激により，誘発される．)

肺炎

肺炎とは，図 43.5 に表すように，肺胞の一部あるいはすべてが滲出液や血球で満たされた肺の炎症状態のことを示している．一般的な肺炎は**細菌性肺炎**(bacterial pneumonia)で，多くは**肺炎球菌**(pneumococci)によって起こることが最も多い．この疾患は，肺胞内の感染から始まる．肺胞膜に炎症が生じ，透過性が亢進すると，液性成分のみならず赤血球や白血球も血液から肺胞内に漏出してくる．そのため，感染した肺胞は次第に液性成分と血球に満たされ，肺胞から肺胞へ細菌やウイルス拡散し感染が広がっていく．最終的に肺の広い領域，時には全肺葉あるいは一側肺全体が硬化していく．つまり液体成分と細胞の残骸で満たされてしまう．

肺炎においては，肺のガス交換機能は病期によって変化する．早期では，肺炎は一側肺に限局しており，肺胞の換気は減少するが，肺の血流は正常に保たれている．この状態から 2 つの重大な肺の機能障害が生じてくる．①ガス交換に使用する呼吸膜の全表面積が減少する．②換気血流比が低下する．この両者によって，低酸素症と高炭酸症が生じることになる．

図 43.6 は，肺炎における換気血流比の低下の影響を示している．ここで換気されている部分の肺を通過する血液の酸素飽和度は 97%になるが，換気されていない部分を通過する血液の酸素飽和度は約 60%である．そのため，左心によって大動脈に送り出される血液の平均酸素飽和度は約 78%にしかならず，正常よりはるかに低い値となる．

無気肺：肺胞の虚脱

無気肺とは肺胞が虚脱したことをいう．無気肺は肺の一部にも一側肺全体にも起こりうる．一般的な原因には，①気道の完全閉塞，②肺胞内面を覆う液体中のサーファクタントの欠乏がある．

気道閉塞は肺の虚脱の原因となる

気道閉塞による無気肺は一般的に，①粘液による多数の細気管支の閉塞，②大きな粘液栓，あるいは腫瘍のような固形物による主要気管支の閉塞によって生じる．閉塞部より末梢側に閉じ込められた空気は，数分から数時間で肺毛細血管を流れる血液により吸収される．もし肺の組織に十分な柔軟性があれば，肺胞は容易に虚脱する．しかし肺が線維性組織のために柔軟性をもたない場合には虚脱は生じず，肺胞内の空気の吸収が強い陰圧を生み出す．この陰圧は肺毛細血管から肺胞内に液性成分を引き込み，肺胞内は

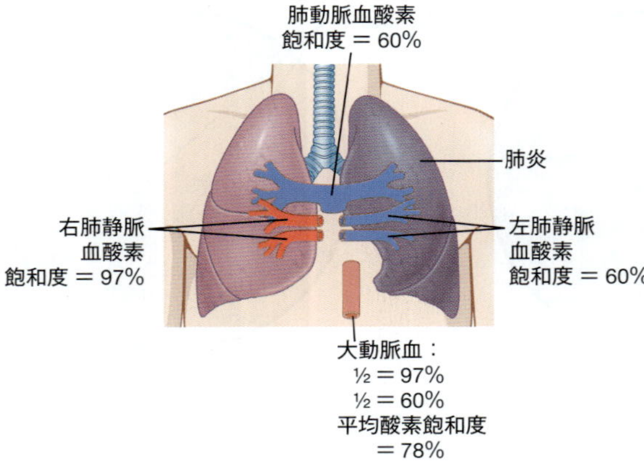

図 43.6 肺炎が肺動脈，左右肺静脈，大動脈の酸素飽和度に及ぼす影響

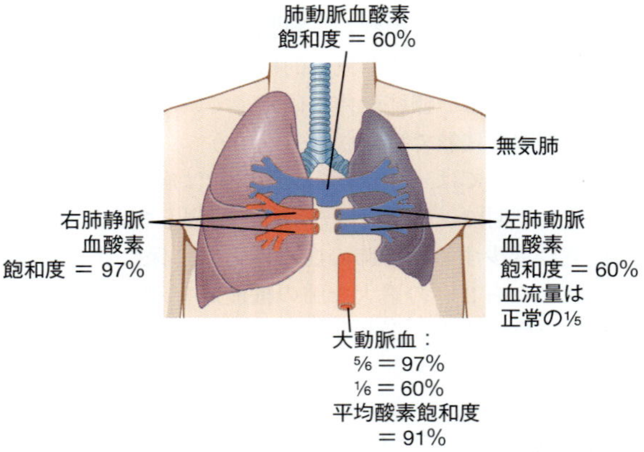

図 43.7 無気肺が大動脈血酸素飽和度に及ぼす影響

滲出液で完全に満たされてしまう．このような過程は一側肺が無気肺になった場合に頻繁にみられる現象で，**肺の大虚脱**(massive collapse)とよばれている．

図 43.7 には一側肺の大虚脱(無気肺)によって起こる肺全体の機能への影響が示されている．肺組織の虚脱は肺胞腔を閉ざすだけでなく，ほとんどの場合で虚脱した肺の肺血管抵抗の増加を伴う．この抵抗増加の一部は肺虚脱，つまり，肺容量の減少の結果，肺血管が折り重ねられ圧迫されてしまうことにより生じる．これに加えて，虚脱した肺胞内の低酸素は第 39 章で説明したように，肺血管収縮を引き起こす．

血管収縮のため，無気肺の血流は大幅に減少する．幸いにして，多くの血液は換気されている肺を流れるために，十分に酸素化がなされる．図 43.7 で提示する状況では，血液の 5/6 は換気されている肺を流れ，残りの 1/6 だけが換気されていない肺を流れる．結果として，全体の換気血流比は極端には障害されず，一側肺の換気がまったくなくなるにもかかわらず，大動脈血酸素飽和度は軽度に低下するだけとなる．

サーファクタントの欠乏は肺虚脱の原因となる

肺胞内のサーファクタントの分泌と機能については第 38 章で述べた通りである．サーファクタントは特殊な肺胞上皮細胞によって肺胞の内面を覆う液体中に分泌されている．サーファクタントは肺胞の表面張力を 1/2 から 1/10 に減少させ，肺胞の虚脱を防ぐ主要な因子となっている．しかし，新生未熟児でしばしばみられる**硝子膜症**(hyaline membrane disease)(**呼吸促迫症候群**(respiratory distress syndrome)ともよばれる)などの疾患では，肺胞によって分泌されるサーファクタント量が顕著に減少するため，肺胞液の表面張力は正常の数倍に増加する．このような状況下では，未熟児の肺は虚脱あるいは肺胞腔が液性成分により充満する深刻な状態となる．第 38 章で説明したように，これら新生児の多くは，肺の大部分の無気肺から窒息して死亡する．

喘息：細気管支平滑筋攣縮性狭窄

喘息は細気管支平滑筋の攣縮による狭窄を特徴とし，完全ではないが細気管支を閉塞し重度の呼吸困難を引き起こす．全人口の 3〜5%が一生涯のどこかで罹患する．

喘息の一般的な原因は空気中に含まれる外因物質に対する過剰な細気管支の収縮反応にある．30 歳以下の若年患者の約 70%で，気管支喘息の原因はアレルギー性の過敏症で，特に花粉(**訳者注**：喘息発症の原因として，花粉などの屋外アレルゲンよりも，ハウスダストなどの室内アレルゲンのほうが重要であると考えられている)に対する過敏症が原因となっている．一方高齢者では，原因のほとんどはスモッグ中の刺激物など，非アレルギー性の空気中の刺激物への過敏症である．

典型的なアレルギー患者は過剰な IgE 抗体を産生する傾向がある．第 35 章で説明したように，この抗体が過剰産生の原因となった特異抗原に反応したときにアレルギー反応が引き起こされる．アレルギー性の気管支喘息で起こるアレルギー反応は，以下のようにして起こると考えられている．喘息では，この抗体は細気管支や末梢気管支と近接した肺の間質に存在する肥満細胞に結合している．喘息患者がすでに感作されている花粉(すでに特異的 IgE 抗体を産生している花粉)を吸入すると，花粉は肥満細胞に結合した抗体と反応し，肥満細胞から種々の物質を放出させる．種々の物質とは，**ヒスタミン**(histamine)，システィニルロイコトリエン(ロイコトリエン $C_4/D_4/E_4$) **好酸球走化性因子**(eosinophilic chemotactic factor)，**ブラジキニン**(bradykinin)などである．これらの因子の複合作用で，特に遅発性アナフィラキシー物質は，①末梢細気管支壁に限局した浮腫と細気管支内腔への高粘稠度の粘液分泌，②細気管支平滑筋の攣縮をもたらし，これらによって気道抵抗は著しく増大する．

本章で先に述べたように，喘息患者において，呼息努力により細気管支に外側からの圧迫が生じ内腔の虚脱が促されるため，細気管支径は吸息時よりも呼息時により狭窄する．喘息患者の肺では細気管支はすでに部分的な閉塞があるため，外側からの圧迫による閉塞が加わることで，呼息時に特に重度の閉塞を引き起こすことになる．すなわち喘息患者は，おおよそ正常に吸気は可能だが呼気が非常に困難となる．臨床検査では，①最大呼気流量の著しい減少，②1秒量の著しい減少が認められる．これらが重なり，本章で後述する呼吸困難である，“空気飢餓感”が生じることになる．

急性喘息発作の際には，肺からの空気の呼出がより困難となるため，機能的残気量と残気量が特に増大する．また長年このような状況下にあると，胸郭は不可逆的に拡張し“樽状胸”となり，機能的残気量と残気量は永続的に増大した状態となる．

結核

結核菌感染症では，結核菌は肺に以下のような特殊な組織反応を引き起こす．

①感染組織へのマクロファージの侵入．

②いわゆる**結核結節**(tubercle)とよばれる線維性組織による隔壁の形成．

この隔壁の形成は，肺内での結核菌のさらなる伝播を防ぐこととなり，感染拡大への防御反応の一部となる．しかし治療が行われなかった場合，結核患者の約3%では病変の隔絶に失敗し，結核菌が肺全体に広がり，大きな空洞形成を伴う膿瘍で肺組織の高度な破壊が生じてしまう．

このように肺結核の進行期では，肺内の至るところに線維性変化が生じると同時に，機能を保持した肺組織量が減少していく．結果として，①呼吸筋の仕事量増加と肺活量および呼吸容量の減少，②全呼吸膜表面積の減少と呼吸膜肥厚による肺拡散能の進行性の低下，③肺換気血流比異常による肺全体での酸素および二酸化炭素の拡散能のさらなる低下などの障害がみられる．

低酸素症と酸素療法

本章のこれまでの項で述べたいずれの疾患でも，全身での重篤な細胞低酸素状態の原因となる．これらの疾患への酸素療法は，非常に有効な場合，ある程度有効な場合，無効な場合と，さまざまである．したがって，低酸素症の種類の区別を理解することがまず重要となる．次いで，酸素療法の生理学的原理について述べる．まず以下に低酸素症の原因別分類を示す．

(1)外因による肺内での血液の酸素化不全
　①大気内の酸素欠乏
　②低換気(神経筋障害)
(2)肺疾患
　①気道抵抗増大あるいは肺コンプライアンス低下による低換気
　②肺胞換気血流比異常(生理的死腔あるいは生理的シャントの増大を含む)
　③呼吸膜拡散の減少
(3)静脈動脈シャント(心臓の右–左シャント)
(4)血液による組織への酸素運搬不全
　①貧血あるいは異常ヘモグロビン
　②全身の循環障害
　③局所の循環障害(末梢血管，脳血管，冠動脈)
　④組織浮腫
(5)組織の酸素利用障害
　①細胞酸化酵素中毒
　②毒物，ビタミン欠乏，その他の要因による細胞の酸素利用代謝能の減弱

これらの低酸素症の原因別分類について，ここまでの本章の記述でほぼ説明されているが，組織の酸素利用障害については詳細な説明が必要である．

組織の酸素利用障害

組織の酸素利用不全の古典的な原因は，**シアン化物中毒**(cyanide poisoning)である．シアン化物によって，**シトクローム酸化酵素**(cytochrome oxidase)の作用が阻害され，十分な酸素があるにもかかわらず組織が酸素を利用することができなくなる．また**組織細胞の酸化酵素**(tissue cellular oxidative enzymes)，あるいは組織の酸化系の他の要素のいくつかの欠乏は，このタイプの低酸素症を引き起こす．**脚気**(beriberi)はその一例で，ビタミンB欠乏のため組織の酸素利用と二酸化炭素形成の重要ないくつかの段階が障害される．

生体に対する低酸素症の影響

低酸素症は非常に重症であれば全身の体細胞が死に至るが，それほど重篤でなければ，次のような症状を呈する．①精神活動の低下や昏睡，②筋肉の運動能の低下である．これらの効果については，第44章で高地の生理学と関連して説明する．

低酸素症のタイプ別酸素療法

酸素は以下のような方法で投与することができる．①酸素含量の多い空気の入ったテント内に患者の頭部を入れる．②純酸素または高濃度酸素を，マスクを通して患者に吸入させる．③経鼻カニューレによって酸素を投与する．

低酸素症の原因別の生理学的基本原理を思い起こせば，どのような場合に酸素療法が有効か，また有効な場合にどのくらい有効かを判断することは難しくない．

大気の酸素量が少ないとき，酸素療法は吸気中の低い酸素含量を是正するため，100%の治療効果が得られる．

低換気による低酸素症では100%酸素の吸入は，1回吸うごとに通常の大気の約5倍の酸素を肺胞に運ぶことができる．したがって，この場合も酸素療法はきわめて有効である(しかし，低換気による血中の二酸化炭素過剰に対しては有効な治療とはならない)．

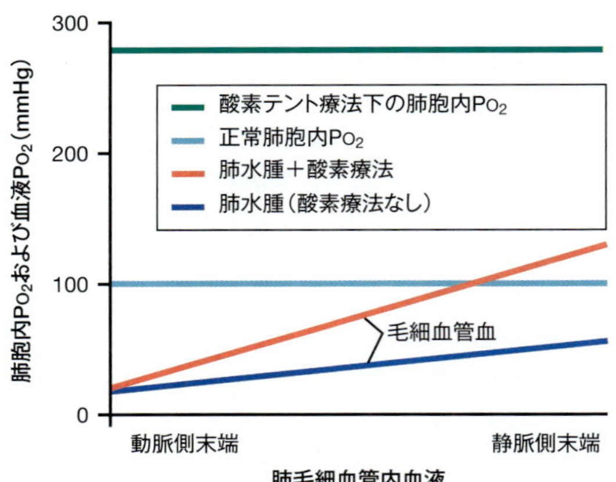

図 43.8 酸素テント療法の有無による肺水腫における肺毛細血管からの酸素吸収

肺胞膜拡散障害による低酸素症では，酸素療法は肺胞内 P_{O_2} を正常値である約 100 mmHg から 600 mmHg まで増加させ，低換気による低酸素症と実質同じ効果が得られる．酸素療法で上昇する肺胞内 P_{O_2} は，肺胞から血液への酸素拡散のための P_{O_2} 勾配が正常値の 60 mmHg から 560 mmHg へと上昇させる．これは 800％を超える増大である．この拡散障害性低酸素症に対する酸素療法の高い有効性を図 43.8 に示す．この図では，肺水腫の患者において，無治療の場合と比較して酸素療法により肺の血液の酸素吸収が 3〜4 倍迅速に行われることを示している．

貧血，異常ヘモグロビンの酸素運搬不全，循環障害，生理的シャントによる低酸素症では酸素療法はあまり効果が得られない．なぜなら，肺胞では正常な酸素利用が可能であり，問題なのは肺から組織への酸素運搬機構に 1 つあるいはそれ以上の障害があるからである．ただし，肺胞内の酸素が最大限にまで増加すると，ヘモグロビンで運搬される酸素量にほとんど変化がなくても，7〜30％の酸素が追加して血液中に溶解し運搬されることになる．このわずかな増加分の酸素が生死を分けることもある．

組織の酸素利用障害による低酸素症(hypoxia caused by inadequate tissue use of oxygen)では，肺による酸素の取り込みも，組織への酸素運搬にも異常はない．その代わり，組織代謝酵素機構が単に供給された酸素を利用する能力がない．したがって酸素療法では，ほとんど効果が得られない．

チアノーゼ

チアノーゼ(cyanosis)という学術用語は，皮膚が青くなることを意味する．その原因は皮膚の血管，特に毛細血管において，脱酸素化ヘモグロビンの量が過剰になることにある．この脱酸素化ヘモグロビンは濃い青紫色を呈し，この色が皮膚を透過するのである．

一般的に，明らかなチアノーゼは動脈血 100 mL 中に脱酸素ヘモグロビンが 5 g 以上含まれていると必ず出現する．貧血のある人はほとんどチアノーゼにはならない．なぜなら動脈血 100 mL 中に 5 g の脱酸素化されるだけのヘモグロビンが含まれていないからである．反対に，**真性多血症**(polycythemia vera)のように過剰の赤血球をもった人では，脱酸素化されるヘモグロビンも過剰に存在するために，正常な状態でもしばしばチアノーゼを呈する．

高炭酸症：体液の過剰な二酸化炭素

低酸素症を引き起こす呼吸状態では，高炭酸症も引き起こすのではないかと考えるかもしれない．しかし，低酸素症に伴って高炭酸症が引き起こされるのは，以下に述べる理由から，低酸素症が**低換気**(hypoventilation)，または**循環不全**(circulatory deficiency)によって起こるときに限られている．

空気中の酸素量の低下，ヘモグロビン低下，あるいは酸化酵素の中毒によって起きる低酸素症は，酸素の供給量や組織での酸素利用に関連する．したがって，これらの低酸素症では高炭酸症が同時に起こりえないことは容易に理解できる．

肺や組織での膜の拡散障害による低酸素症では，通常重篤な高炭酸症は伴わない．それは，二酸化炭素は酸素の 20 倍の速度で拡散するからである．もし高炭酸症が起き始めたとしても，肺換気がただちに刺激され高炭酸症を補正するが，必ずしも低酸素症は補正されない．

反対に，低換気による低酸素症においては，肺胞と大気間の二酸化炭素の移動は，酸素の移動と同様の影響を受ける．したがって高炭酸症は低酸素症と同時に引き起こされる．循環不全においては，血流減少は組織からの二酸化炭素の除去を低下させる．その結果，組織の低酸素症に加えて高炭酸症も同時にみられる．しかし，二酸化炭素に対する血液の運搬能は酸素の 3 倍以上もあるため，組織の高炭酸症の程度は低酸素症と比べ，より軽度となる．

肺胞 P_{CO_2} が約 60〜75 mmHg を超えると，それまで異常がなかった人でも，可能な限り速く深く呼吸しようとする．そして，呼吸困難である“空気飢餓感”が深刻化する．

P_{CO_2} が 80〜100 mmHg まで上昇すると，無気力となり時に半昏睡に至る．P_{CO_2} が 120〜150 mmHg まで上昇すると感覚脱失や死がもたらされることすらある．このように高いレベルの P_{CO_2} では，過剰な二酸化炭素は呼吸刺激とはならず，むしろ呼吸抑制するようになる．そして，①二酸化炭素の増加，②さらなる呼吸抑制，③いっそうの二酸化炭素の増加という悪循環に陥り，瞬く間に呼吸死という形で最期を遂げる．

呼吸困難

呼吸困難とは，空気への要求を十分に満たす換気が行えないことへの精神的な苦痛を意味する．一般的な同意語は，空気飢餓感である．

少なくとも以下の3つの要因が呼吸困難の感覚の出現にかかわっている．①体液中の呼吸ガスの異常．特に高炭酸症と，これに比べると程度は低いが低酸素症，②十分な換気を行うために呼吸筋に必要とされる仕事量，③精神状態である．

体液中の二酸化炭素が過剰に蓄積されると，ひどい呼吸困難となる．時には体液中の二酸化炭素と酸素のレベルはともに正常ではあるが，呼吸ガスを正常と保つよう強く呼吸しなければならない場合がある．このような場合に，呼吸筋運動に努力を要する状態が，よく呼吸困難の感覚をもたらすのである．

最後に，呼吸機能はほぼ正常だが，精神状態の問題から呼吸困難を感じることがある．これを**神経原性呼吸困難**(neurogenic dyspnea)，または**情動性呼吸困難**(emotional dyspnea)とよぶ．例えば，ほとんど誰もが呼吸という行為を意識した瞬間は，軽い息苦しさを感じ，普段よりやや深く息をし始めるかもしれない．この感覚は，狭い部屋や混み合った部屋で十分な空気を吸えないのではないかという，心理的なおそれをもつ人々では，よりいっそう強くなる．

人工呼吸

人工呼吸器

人工呼吸器には多くの種類があり，それぞれ特徴的な作動原理をもち合わせている．図43.9Aに示されている呼吸器は，酸素や空気を供給するタンク，間歇的陽圧や機種によっては陰圧を加えることのできる機能，患者の顔に装着するマスクあるいは装置を気管内チューブに接続するコネクターからなる．この装置では，陽圧期にマスクあるいは気管内チューブを通して患者の肺に空気を押し入れる．続く呼吸周期の残り時間に押し込まれた空気が患者の肺から通常は流出できるようになっている．

初期の呼吸器は過剰な陽圧のため，肺に損傷を起こすことが多かった．そのため一時，この種の人工呼吸器の使用には強い批判があった．しかし，現在の人工呼吸器は，正常肺では陽圧の上限を通常12～15 cmH_2Oに設定できるようになっている(ただし，膨らみにくい肺(**訳者注**：コンプライアンスの低い肺)では，より高い陽圧を設定する場合がある)．

タンク式人工呼吸器(鉄の肺)

図43.9Bに，タンク式人工呼吸器が示されている．患者の身体はタンクの中にあり，頭部は，柔軟だが気密性の高いカラーを通して外に出ている．患者の頭部と反対側のタンクの末端では，革製の膜がタンク内部の圧力を上下させるため，モーターによって前後に動いている．この革製の隔膜が内向きに動くと，体幹の周囲は陽圧となり呼息を引き起こし，外向きに動くと陰圧が生じ吸息を引き起こす．呼吸器の上部の逆止弁が陽圧と陰圧の制御を行う．通常，吸息を引き起こす陰圧は−20～−10 cmH_2Oに，また陽圧は0～+5 cmH_2Oに調整されている．

A
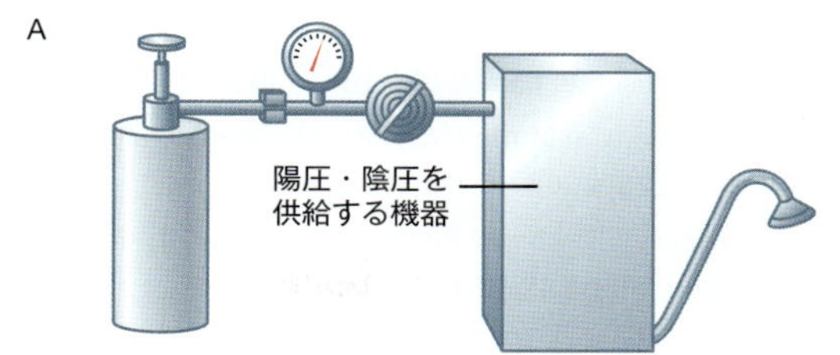

B
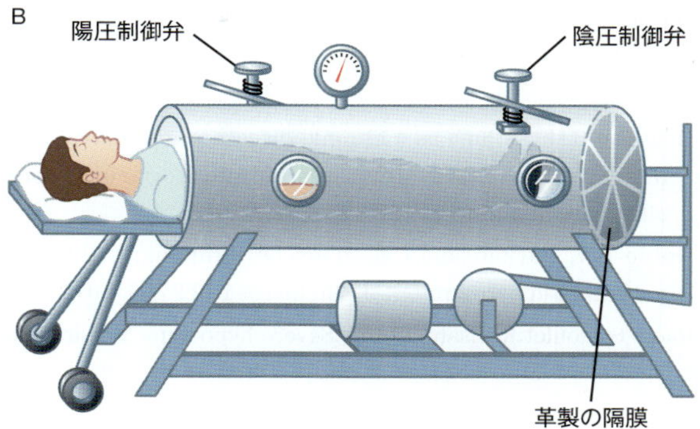

図43.9 陽圧式人工呼吸器とタンク式人工呼吸器
A：陽圧式人工呼吸器，B：タンク式人工呼吸器．

人工呼吸器とタンク式人工呼吸器の静脈還流に及ぼす効果

人工呼吸器により空気が陽圧で肺に押し込まれるとき，あるいはタンク式人工呼吸器により体幹周囲の圧力が低下したとき，肺内の圧力は他のどの部分の圧よりも高くなる．末梢静脈から胸腔や心臓への静脈還流が妨げられることになる．そのため，人工呼吸器やタンク式人工呼吸器のいずれにしても，過剰な圧力での使用は，時に致命的なレベルの心拍出量低下をもたらしうる．例えば，肺に30 mmHgを超える陽圧が数分以上与えられると，心臓への静脈還流不足から死に至ることがある．

参考文献

Barnes PJ: The cytokine network in asthma and chronic obstructive pulmonary disease. J Clin Invest 118:3546, 2008.

Bel EH: Clinical practice. Mild asthma. N Engl J Med 369:549, 2013.

Casey KR, Cantillo KO, Brown LK: Sleep-related hypoventilation/hypoxemic syndromes. Chest 131:1936, 2007.

Decramer M, Janssens W, Miravitlles M: Chronic obstructive pulmonary disease. Lancet 379:1341, 2012.

Eder W, Ege MJ, von Mutius E: The asthma epidemic. N Engl J Med 355:2226, 2006.

Fahy JV, Dickey BF: Airway mucus function and dysfunction. N Engl J Med 363:2233, 2010.

Guarnieri M, Balmes JR: Outdoor air pollution and asthma. Lancet 383:1581, 2014.

Henderson WR, Sheel AW: Pulmonary mechanics during mechanical ventilation. Respir Physiol Neurobiol 180:162, 2012.

Holtzman MJ: Asthma as a chronic disease of the innate and adaptive immune systems responding to viruses and allergens. J Clin Invest 122:2741, 2012.

Noble PW, Barkauskas CE, Jiang D: Pulmonary fibrosis: patterns and perpetrators. J Clin Invest 122:2756, 2012.

Raoof S, Goulet K, Esan A, et al: Severe hypoxemic respiratory failure: part 2: nonventilatory strategies. Chest 137:1437, 2010.

Sharafkhaneh A, Hanania NA, Kim V: Pathogenesis of emphysema: from the bench to the bedside. Proc Am Thorac Soc 5:475, 2008.

Sin DD, McAlister FA, Man SF, Anthonisen NR: Contemporary management of chronic obstructive pulmonary disease: scientific review. JAMA 290:2301, 2003.

Suki B, Sato S, Parameswaran H, et al: Emphysema and mechanical stress-induced lung remodeling. Physiology (Bethesda) 28:404, 2013.

Tarlo SM, Lemiere C: Occupational asthma. N Engl J Med 370:640, 2014.

Tarasevicie ne-Stewart L, Voelkel NF: Molecular pathogenesis of emphysema. J Clin Invest 118:394, 2008.

Tuder RM, Petrache I: Pathogenesis of chronic obstructive pulmonary disease. J Clin Invest 122:2749, 2012.

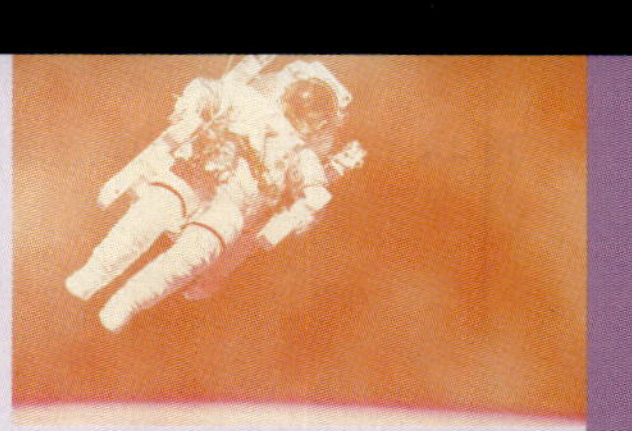

第44章 航空，高地，宇宙生理学

航空機や登山，さらに宇宙探索など高高度へ行くほど，高度や低気圧による人体への影響を理解する必要が増す．本章はこの問題とともに，過重力負荷，無重力状態など高地や宇宙飛行でみられる生体ホメオスタシスへの撹乱について述べる．

体に対する低酸素分圧の影響

さまざまな高度における気圧

表 44.1 は，さまざまな高度における**気圧**（barometric pressure）と**酸素分圧**（oxygen pressure：P_{O_2}）の変化を示す．海面レベルでは気圧 760 mmHg だが，高度 3000 m ではわずか 523mmHg，さらに高度 15000 m では 87 mmHg にまで低下する．この気圧低下が高地生理学で取り扱う低酸素問題の基本である．その理由は，気圧が低下しても酸素濃度はつねにその場の大気圧の 21％弱のままなので，低下するにつれ**酸素分圧**は比例して低下し，海面レベルでは酸素分圧 159 mmHg に対し，高度 15000 m では酸素分圧はわずか 18 mmHg しかなくなるからである．

異なる高度における肺胞内酸素分圧（P_{O_2}）

二酸化炭素と水蒸気が肺胞内酸素を減らす

高地でも二酸化炭素（CO_2）は肺血流から肺胞内へ持続的に排出される．加えて，気道表面から吸気中へ水蒸気が発散される．これら両ガスが肺胞内の酸素を希釈し，酸素分圧を低下させる．体温が正常な限り，肺胞内**水蒸気分圧**（water vapor pressure）は高度にかかわらず 47 mmHg を占める．

一方 CO_2 は，非常に高高度に曝された場合，肺胞内 **CO_2分圧**（partial pressure of CO_2：P_{CO_2}）は海面レベルでみられる 40 mmHg よりかなり低下する．高高度に十分**順応した**（acclimatized）場合，換気量が 5 倍にも増加し，肺胞内 P_{CO_2} が 7 mmHg にまで低下する．

ではここで，これら 2 つのガスが肺胞内酸素分圧にどれほど影響するか，考えてみよう．例えば，気圧が正常海面レベルの 760 mmHg から 253 mmHg まで低下した場合，つまりエベレスト山頂約 8848 m での気圧では，このうち 47 mmHg が水蒸気で占められ，他のガス分圧は 206 mmHg しか残らない．十分高度に順応した人ではすでに 7 mmHg の CO_2 が含まれているため，肺胞内には 199 mmHg分の新しいガスしか入らない．身体による酸素消費がないとすると，このガスの 1/5 を酸素が占め，4/5 は窒素が占めるので，肺胞内酸素分圧はたった 40 mmHg しかないこととなる．しかし，このわずかな肺胞内酸素のうちいくらかは血中へ持続的に吸収されるので肺胞内酸素分圧は 35 mmHg ほどになってしまう．エベレスト山頂では，空気呼吸だけでは極端に**順応した**人しか生き残れないことになる．ところが，100％酸素を吸入する場合，以下に述べるように状況は大きく変わってくる．

異なる高度における肺胞内 P_{O_2}

表 44.1 の第 5 カラムに，高度別に**順応していない**（unacclimatized）人と**順応した**人の，空気呼吸時にみられる肺胞内 P_{O_2} の概算値を示す．海面レベルでは肺胞内 P_{O_2} は 104 mmHg である．高度 6000 m では順応していない人では約 40 mmHg まで低下し，順応した人では約 53 mmHg までしか低下しない．この違いは，順応した人のほうがしていない人より肺胞内換気量が増加するからである．この理由を以下に述べる．

高度によって変わるヘモグロビン酸素飽和度

図 44.1 に，空気呼吸または純酸素呼吸した場合，各高度別の動脈血**酸素飽和度**（oxygen saturation）を示す．高度 3000 m までは空気呼吸でも動脈血酸素飽和度は少なくとも 90％を保つ．高度 3000 m を越えると，図の青線で示すように動脈血酸素飽和度が急に低下し，高度 6000 m では 70％弱となり，さらに高高度ではより著しい低下をきたす．

高度によって変わる肺胞内 P_{O_2} に及ぼす純酸素呼吸の影響

空気呼吸に比し純酸素呼吸では，それまで窒素によって占められていた肺胞内の広い空間が酸素によって占められるようになる．約 9000 m の高度でも，パイロットは空気呼吸時の 18 mmHg の代わりに 139 mmHg もの肺胞内 P_{O_2} を保つことができる（**表 44.1**）．

図 44.1 の赤曲線は，純酸素呼吸した場合における，高度別の動脈血**ヘモグロビン酸素飽和度**（hemoglobin oxygen saturation）を示す．パイロットが高度約

表 44.1 低気圧への急性曝露が肺胞ガス濃度と動脈血酸素飽和度に及ぼす影響

高度(m/ft)	気圧(mmHg)	大気中 P_{O_2}(mmHg)	空気呼吸			純酸素呼吸		
			肺胞内 P_{CO_2}(mmHg)	肺胞内 P_{O_2}(mmHg)	動脈血酸素飽和度(%)	肺胞内 P_{CO_2}(mmHg)	肺胞内 P_{O_2}(mmHg)	動脈血酸素飽和度(%)
0/0	760	159	40(40)	104(104)	97(97)	40	673	100
3048/10000	523	110	36(23)	67(77)	90(92)	40	436	100
6096/20000	349	73	24(10)	40(53)	73(85)	40	262	100
9000/30000	226	47	24(7)	18(30)	24(38)	40	139	99
12000/40000	141	29				36	58	84
15000/50000	87	18				24	16	15

(　　)内の数字：順応者の値

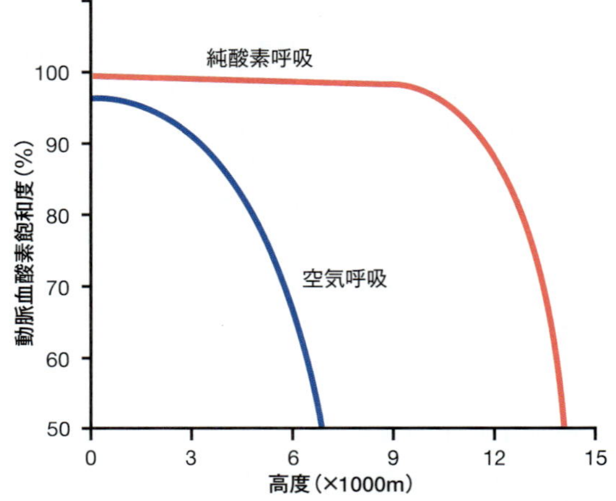

図 44.1 大気呼吸または純酸素呼吸における動脈血酸素飽和度に及ぼす高度の影響

12000 m に上昇するまで酸素飽和度は 90%以上を保っているが，高度約 14000 m では急激に約 50%まで低下していることに注意を要する．

非加圧航空機内における空気呼吸時と純酸素呼吸時の上昇限度

図 44.1 の 2 本の動脈血酸素飽和度曲線を比較すると，非加圧航空機内で純酸素呼吸のパイロットは，空気呼吸のパイロットよりもはるかに高い高度にまで上昇できることがわかる．例えば，純酸素呼吸時の高度約 14000 m における動脈血酸素飽和度は約 50%で，空気呼吸時の高度約 7000 m における動脈血酸素飽和度に相当する．さらに，順応していないヒトは通常動脈血酸素飽和度 50%までは意識を保つことができるので，短時間曝露なら非加圧航空機で空気呼吸のパイロットの上昇限界は約 7000 m であり，純酸素呼吸時では酸素供給装置が完璧に機能さえすれば，約 14000 m である．

低酸素の急性影響

順応していない人では，空気呼吸ならば高度約 3600 m から低酸素の急性影響が現れ始め，症状として眠気，倦怠感，精神的および筋肉疲労，時に頭痛，悪心，幸福感などが出現する．さらに急性影響として，高度約 5400 m 以上で筋短収縮や全身痙攣にまで進展し，高度約 7000 m を超えると昏睡状態となる．結果，短時間のうちに死を招くこととなる．

低酸素の最も重要な影響の 1 つに，判断力低下，記憶力低下，個々の運動動作遂行能力低下などを伴う精神機能の減退が挙げられる．例えば，もし順応していないパイロットが高度約 4600 m に 1 時間滞在すると，通常，精神機能は正常時の 50%に 18 時間滞在すると 20%にまで低下してしまう．

低酸素分圧への順応

数日，数週間さらには数年間高地に滞在する人では，徐々に低酸素分圧に順応し，身体への低酸素による有害な影響はほとんどなくなる．順応すると，低酸素の影響を受けることなく，より効率的に仕事ができ，あるいはさらに高い高地に登ることもできるようになる．

順応獲得の本質は，①**肺換気量**(pulmonary ventilation)の大幅な増加，②**赤血球**(red blood cell)数の増加，③肺の**拡散能力**(diffusing capacity)の増大，④末梢組織の**血管密度**(vascularity)の増加，⑤低酸素分圧下での組織細胞の酸素利用率の増大，などである．

肺換気量の増加：動脈化学受容器の役割

低酸素への急激な曝露は**動脈化学受容器**(arterial chemoreceptor)を刺激し，肺胞換気量を最大で正常時の約 1.65 倍にまで増加させる．高地でのこの代償反応は数秒で起こり，人はこの反応だけで換気量増加がない場合に比べて 1200～1800 m もより高く登ることができる．もし，非常に高い高地に数日間滞在すれば，化学受容器が換気量をさらに増大させ，換気量は正常時の約 5 倍にも至る．

高地登山では急速な肺換気量の増加により，大量の CO_2 拡散が起こり，P_{CO_2} は低下し，体液の pH は上昇する．この変化は脳幹の呼吸中枢を**抑制する**．その結果，**頸動**

脈小体(carotid body)や**大動脈小体**(aortic body)の**末梢性動脈化学受容器**(peripheral arterial chemoreceptor)**を介し呼吸刺激を起こす低** P_{O_2} **効果が妨げられる**．しかし，それに続く2〜5日間に，この抑制は徐々に解除され，脳幹の呼吸中枢は低酸素による**末梢化学受容器**(peripheral chemoreceptor)刺激に対して全面的に反応するようになり，換気は正常時の約5倍にまで増加する．

この抑制解除の機序は，主に脳脊髄液中や脳組織中の HCO_3^- 濃度の減少であると考えられている．この減少に続いて，呼吸中枢の**化学感受性**(chemosensitive)ニューロン周囲髄液のpHが下がり，中枢による呼吸促進作用を高める．

HCO_3^- 濃度が徐々に低下する主な機序は，第31章で述べたように呼吸性アルカローシスに対する腎性代償作用である．腎臓は P_{CO_2} の低下に反応して H^- 分泌を減らし，HCO_3^- の排泄を増加させる．このような**呼吸性アルカローシス**(respiratory alkalosis)に対する代謝性代償は，血漿や**脳脊髄液**(cerebrospinal fluid)中の HCO_3^- 濃度とpHを徐々に正常化させ，アルカローシスによる呼吸抑制を一部解除する．したがって，アルカローシスの腎性代償後，**呼吸中枢**(respiratory center)は低酸素刺激による**末梢化学受容器**の反応に応じて強く応答できるようになる．

順応中に起こる赤血球数とヘモグロビン濃度の増加

第33章で述べたように，**低酸素症**(hypoxia)は赤血球産生を促す主要な刺激因子である．通常，低酸素状態に数週間曝されると，ヘマトクリットは正常値の40〜45%から平均60%まで徐々に増加し，**血中ヘモグロビン濃度**(blood hemoglobin concentration)も正常値の15 g/dLから約20 g/dLにまで増加する．

これに加えて，血液量もまたおよそ20〜30%も増加し，この増量分と血中ヘモグロビン濃度の増加をかけ合せると，全血液ヘモグロビン量は50%あるいはそれ以上増加することとなる．

順応後の拡散能力の増加

肺胞膜を通り抜ける正常な酸素拡散能力は，約21 mL/mmHg/分で，この拡散能力は運動中では3倍にまで増加できる．同様の拡散能力の増大は高地滞在においてもみられる．

本増大の機序の一部は**肺毛細血管**(pulmonary capillary)における血流増加によるが，それは毛細血管の拡張による拡散表面積拡大の結果である．もう1つの原因は，肺胞含気量の増加が挙げられ，これは**血液ガス関門**(blood–gas barrier)の表面積をさらに増大する．最後の原因は**肺動脈圧**(pulmonary arterial blood pressure)の増加による結果である．これは通常よりも多数の**肺胞毛細血管**(alveolar capillary)に血液を送り込むためであり，特に通常は十分灌流されない肺上部への血流が増加するからである．

順応中の末梢循環系の変化：組織毛細血管の新生

心拍出量(cardiac output)は，高地に登ったとき，人によっては急性に30%程度増加する．しかし，続いて**数週間かけて血液のヘマトクリット**(hematocrit)**が増加するとともに**，心拍出量は正常値に向かって減少してくる．結果，末梢組織への O_2 運搬量は，低酸素症でもほぼ正常へ復する．

もう1つの循環系の適応は，肺以外の組織における**毛細血管数の増加**である．これは**血管新生**(angiogenesis)とよばれる．この適応は特に高地で生まれ育った動物に強くみられ，成長後に高高度に曝露された動物では起こりにくい．

慢性的に低酸素環境に曝露された活動的組織では，血管新生が特に顕著である．例えば，右心室筋では毛細血管密度は著しく増大する．これは，高地の低酸素環境と右心室負荷により発症する肺高血圧症の複合効果によるからである．

細胞順応

高度約4000〜5200 mの高地で生まれ育った動物は，ミトコンドリアや**酸化酵素系**(oxidative enzyme systems)が，海面レベルで生まれ育った動物よりもやや多い．したがって，高地に順応したヒトの組織細胞もまた，海面レベルの対象者のそれに比べ，より有効に O_2 を利用できると考えられる．

低酸素誘導因子：低酸素への身体反応のマスタースイッチ

低酸素誘導因子群(hypoxia–inducible factors：HIF群)はDNA結合転写因子であり，利用できる酸素量の減少に反応して組織やエネルギー産生回路へ適切に酸素供給するためのタンパク質類をコードしている複数の遺伝子を活性化する因子である．HIF群は原始生物からヒトに至るすべての好気性生物で現実にみつかっている．HIF群，特にHIF–1によって調節されるいくつかの遺伝子には次のものが含まれる．

- 血管新生を誘導する**血管内皮成長因子**(vascular endothelial growth factor)にかかわる遺伝子群
- 赤血球産生を促す**エリスロポエチン**(erythropoietin)遺伝子群
- エネルギー産生を行う**ミトコンドリア**(mitochondria)遺伝子群
- 嫌気性代謝を行う**解糖系酵素**(glycolytic enzyme)遺伝子群
- 肺血管拡張を起こす**一酸化窒素**(nitric oxide：NO)の利用率を増加させるタンパクをコードする遺伝子群

適切な酸素がある状態では，さまざまな遺伝子を活性化するのに必要なHIFのサブユニットは特定の**HIF水酸化酵素**(HIF hydroxylase)によってダウンレギュレーション，もしくは不活性化される．低酸素状態になると，この HIF 水酸化酵素自身が不活性化され，転写段階において活性型 HIF 複合体構造を形成する．したがって，HIF 群は低酸素に対し適切な身体応答を促すためのマスタースイッチとして作用している．

高地に生まれ高地に居住する者の自然な順応

アンデス山脈やヒマラヤ山脈では多くの住民がおよそ高度約 4000 m に居住している．アンデスのペルー人は高度約 5300 m に居住し，高度約 5800 m の鉱山へ行き働くものがいる．これら高地原住民の多くは高地に生まれ高地で一生を過ごす．10 年以上高地に住み続けすべての点で高地環境に適応した低地住民より，高地原住民のほうがより高地環境に適応している．高地原住民の順応は小児期（**訳者注**：胎児期を含んだ小児期）から始まる．身体は小さいが胸郭サイズは大きく，身体サイズに対する**換気能**（ventilatory capacity）の割合が高くなっている．高地原住民の心臓は，生まれて以来，つねに余分な心拍出量を拍出し続けており，低地住民よりはるかに大きなサイズを呈する．

高地原住民では，血液による組織への酸素供給にも優れている．例えば，図 44.2 をみてほしい．この図は海面レベル居住者と高度約 4600 m の原住民との**ヘモグロビン酸素解離曲線**（O_2–hemoglobin dissociation curve）を比較している．高地原住民の動脈血酸素分圧（P_{O_2}）はわずか 40 mmHg と低いが，ヘモグロビン濃度が高いため，動脈血中酸素含有量は低地住民より多いことを示している．加えて，高地原住民の動脈血酸素分圧は低いが，静脈血中**酸素分圧**（P_{O_2}）は低地住民の静脈血より 15 mmHg 低いことから，自然に順応した高地原住民では組織への酸素供給量がきわめて効果的であることを示している．

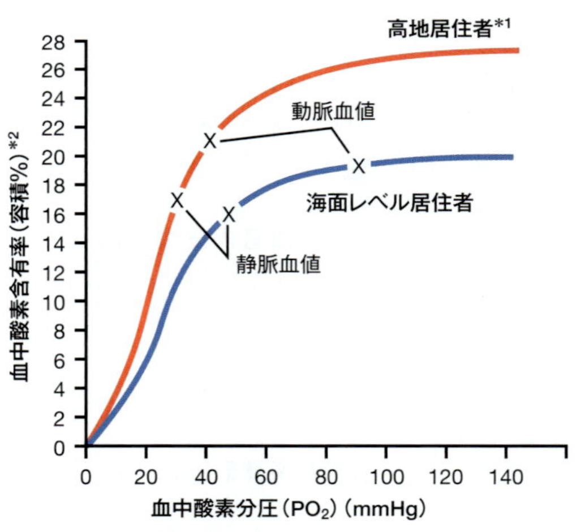

図 44.2 高地居住者（赤曲線）と海面レベル居住者（青曲線）の血中ヘモグロビン酸素含有率解離曲線

現地環境で計測された，それぞれの動脈および静脈血酸素分圧（P_{O_2}）と酸素含有率を示す．（Oxygen-dissociation curves for blood of high-altitude and sea-level residents. PAHO Scientific Publication No. 140, Life at High Altitude, 1966 のデータより）（訳者注 *1：4540m，**アンデス－モロッコ原住民**（Andes-Morococha natives），*2：血中酸素含有率とは，ヘモグロビン酸素飽和度（SpO_2）× 血中ヘモグロビン濃度を容積%で表したものを表現する．）

高地環境における筋作業能力の低下と順応によるプラス効果

低酸素症による精神的落ち込みに加え，全筋肉（骨格筋）だけでなく**心筋**（cardiac muscle）も含めての筋作業能力も低酸素症によって強く抑制される．一般に，筋作業能力はその人の**最大酸素摂取量**（maximum rate of O_2 uptake）低下に比例して低下する．

筋作業能力の向上において順応の重要性を示すため，高度約 5200 m に順応した人と順応していない人の作業能力を正常値と比較した％値で考えてみよう．

	作業能力（正常%）
高地に順応していない人	50
高地に 2 ヵ月間順応した人	68
高度約 4000m に住む原住民が高度約 5200m で働いた場合	87

このように自然に順応した高地原住民は，海面レベル住民が低地で発揮する作業能力とほぼ同じくらい，高高度であっても発揮する．しかし，低地住民が高地環境に順応しても高地原住民ほどの作業能力には達しない．

急性高山病と高地肺水腫

急に高地へ移動した人の一部には，突然体調不良となり，もし酸素投与をしなかったり，急速に低地へ移動させなかったりすると死亡する例もある．この異常は，高地移動後数時間からおよそ 2 日以内に現れ，しばしば次の 2 つの現象が起こる．

①**急性脳浮腫**（acute cerebral edema）．この浮腫は，低酸素症に起因する脳血管の局所性血管拡張によると考えられている．細動脈の拡張により毛細血管への血流が増加し，毛細血管内圧が上昇する．これにより脳組織へ体液が漏出することで浮腫を促す．**脳浮腫**（cerebral edema）は重篤な**失見当識**（disorientation）や他の脳機能異常を引き起こす．

②**急性肺水腫**（acute pulmonary edema）．急性肺水腫の原因はいまだ十分わかってないが，次のようにも考えられている．重症の低酸素症は肺細動脈に強い収縮を起こしうるが，肺の部位によって収縮程度が異なる．このため肺血流は，あまり収縮していない少数の血管へ集まり，その毛細血管内圧が上昇した結果，局所性に**肺水腫**（pulmonary edema）が発生するのであろう．この状況が他の肺部へも広がり，肺水腫へと進展し重症の肺機能不全をもたらす．結果，致死的となる．酸素吸入を行えば，通常数時間のうちに回復する．

慢性高山病

高地滞在があまりにも長すぎると，時として，以下の症状を呈する**慢性高山病**を経験する．①赤血球量とヘマトクリットが異常に高くなる．②**肺動脈圧**(pulmonary arterial pressure)は順応時にみられる通常の上昇よりさらに高くなる．③右心系は著明に拡大する．④**末梢動脈圧**(peripheral arterial pressure)は減少し始める．⑤続いて**うっ血性心不全**(congestive heart failure)が起こる．⑥低地に移送しないとしばしば死を招く．

この一連の現象はおそらく以下の 3 つの原因が重なり合って起こる．第 1 に，赤血球量が非常に多くなるため**血液粘性**(blood viscosity)が数倍に増加する．この血液粘性増加により組織血流量が低下し，組織への酸素供給も減少し始める．第 2 に，低酸素症により肺細動脈の収縮が起こる．この収縮は，第 39 章で説明したように，通常，血流を低酸素肺胞から高酸素肺胞に向かわせる役割をもつ**低酸素性血管収縮**(hypoxic vascular constriction)の効果によるものであるが，ここではすべての肺胞が低酸素状態にあるため，すべての細動脈が収縮しており，肺動脈圧は過度に上昇して右心系は機能不全となる．第 3 に，**肺胞細動脈攣縮**(alveolar arteriolar spam)により，多くの血流が肺胞血管以外の肺血管に迂回し，酸素化されない血液の短絡が過剰になることにより事態が悪化する．このような症状の患者のほとんどは低地に移送すれば数日から数週間のうちに回復する．

航空宇宙生理学における加速度負荷の身体への影響

航空機や宇宙船の速度や方向が急激に変化すると，さまざまなタイプの**加速度負荷**(acceleratory forces)が搭乗者に影響を及ぼす．飛行の初期には**直線加速**(linear acceleration)の上昇が，飛行の終わりには直線加速の低下が，そして航空機が旋回するときには**遠心加速度**(centrifugal acceleration)(**訳者注**：回転加速度)が生じる．

遠心加速度負荷

航空機が旋回するときの遠心加速度は，以下の式で与えられる．

$$f = \frac{mv^2}{r}$$

ここで，f は遠心加速度，m は物体の質量，v は飛行速度，r は旋回の回転半径である．この式から，速度が増加すると**遠心加速度は速度の 2 乗に比例して増加する**ことは明らかである．また，遠心加速度は**旋回の急激さに直接比例(回転半径に反比例)する**ことも明らかである．

加速度：G の測定

機体は動かず搭乗員が単に座っているとき，座部にかかる力は**重力**(gravity)による引っ張り力だけとなり搭乗員の体重に等しい．この力の大きさは重力が引っ張る力と等しいため，＋1G とよぶ．もし，落下しているのを急に止めたとき，座部にかかる力が体重の 5 倍になったとすると，座部にかかる力は＋5G である．

もし搭乗員の頭が外側になるように機体が旋回し，かつシートベルトにより身体を支えられる状態になると，このときにかかる力を**マイナス G** とよぶ．もし，シートベルトで支えられている力が搭乗員の体重と同じであるとすると，座部にかかる力は－1G である．

身体に及ぼす遠心加速度負荷(プラス G)の影響

循環器系への影響

遠心加速度負荷が最も重要な影響を及ぼすのは循環器系である．なぜなら，血液は流動的であり遠心力により移動するからである．

搭乗員が**プラス G** に曝されると，血液は遠心力により身体の最下方へ移動する．したがって，もし遠心加速度負荷が＋5G の状態で搭乗員が立位でいると，足部静脈圧は非常に高くなる(約 450 mmHg)．座位でも 300 mmHg 近くになる．加えて，下半身の静脈圧が上昇するにつれてこれらの血管は拡張し，上半身の血液のほとんどが下半身の血管に移動・貯留する．心臓は静脈還流がないとポンプとしての機能を果たさないため，血液が下半身に貯留すればするほど，心拍出量として拍出される有効な血液量は少なくなる．

図 44.3 は＋3.3G の遠心加速度負荷が座位の人に急激にかかった際の上半身における**収縮期動脈圧**(systolic arterial pressure)，および**拡張期動脈圧**(diastolic arterial pressure)(上が収縮期，下が拡張期)の時間的変化を示す．加速開始数秒後にはどちらの動脈圧も 22 mmHg 以下まで減少するが，その後 10～15 秒以内に**収縮期動脈圧**は約 55 mmHg分，拡張期動脈圧は約 20 mmHg分回復してくる．この 2 次的な血圧回復は，主に**圧受容器反射**(baroreceptor reflexes)の活動によるものである．

＋4～6G 以上の加速度負荷は数秒以内に視覚の一時的喪失“**ブラックアウト**(blackout)”(**訳者注**：黒視症ともよばれ，視野が真っ暗となり視界が消えること．一般の辞典には“眼前暗黒失神”と訳されていることもある)を招き，その後すぐに意識消失(**訳者注**：**加速度誘発性意識消失**(G–force–induced loss of consciousness：G–LOC)とよばれる)を起こす．もしこのような過大な加速度負荷が続くと人は死に至る．

脊椎骨への影響

極端に強い加速度負荷がかかると，たとえそれが 1 秒以内のわずかの時間でも**脊椎骨**(vertebrae)の骨折を起こす．平均的なヒトが座位で耐えることのできる限界を超え，脊椎骨折を誘発するに至るプラス G 加速度は約＋20G である．

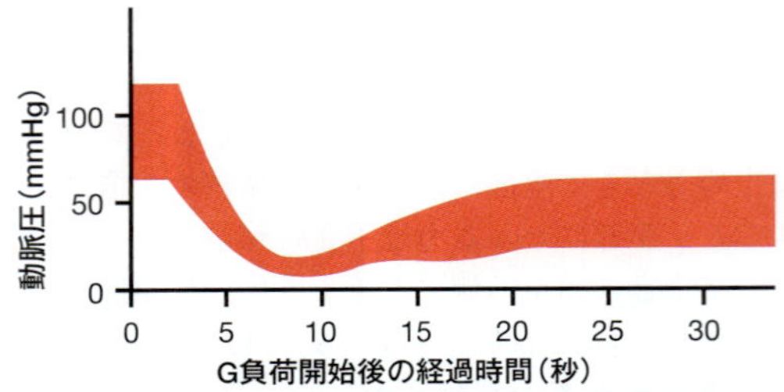

図 44.3 ＋3.3G の遠心加速度負荷を座位のヒトに頭部から足方向へ急激にかけたとき，収縮期(曲線の上)および拡張期(曲線の下)動脈圧の時間的変化

(Martin EE, Henry JP: Effects of time and temperature upon tolerance to positive acceleration. J. Aviation Med 22:382, 1951 のデータより)

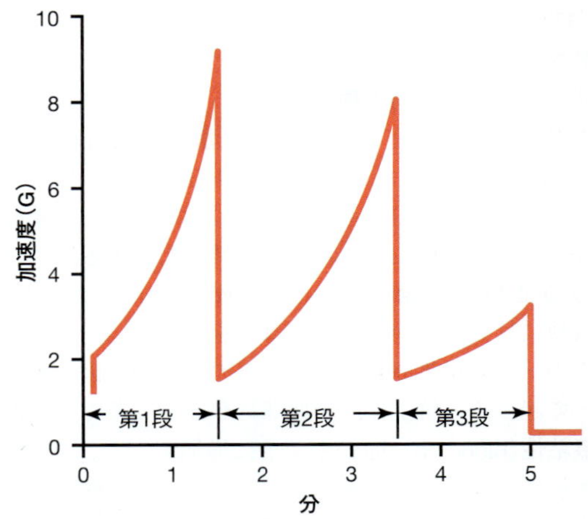

図 44.4 宇宙船打ち上げ時における加速度の変化

マイナス G

身体に対するマイナス G の影響はプラス G に比べ，急性的影響としてはそれほど劇的ではないが，長期的にはより大きな損傷を残すことになる．搭乗者は通常，宙返りで −4〜−5G のマイナス加速度負荷を経験するが，頭部に瞬時の強い充血を起こしても不可逆的な損傷を起こすことは少ない．ただ，たまには脳浮腫による精神障害が 15〜20分間続くことはある．

時として，マイナス G 加速度負荷がとても大きく(例えば −20G)，遠心力による頭部への血液移動がとても大きいと，**脳内血圧**(cerebral blood pressure)は 300〜400 mmHg に達し，ときどき頭部表面および脳内の小血管が破裂することがある．しかし，**頭蓋内血管**(cranial vessels)は予想ほど破裂しないのは以下の理由による．血液が遠心力により**頭蓋内血管**に移動するのと同時に脳脊髄液も頭頂方向に遠心力を受け，脳脊髄液圧が非常に上がることによりこれが外側からクッションの役割を果たし，**脳内血管**(intracerebral vascular)の破裂を防いでいると考えられている．

眼は頭蓋により保護されていないため，強いマイナス G 負荷により激しく充血する．その結果，しばしば一時的な失明状態**レッドアウト**(red–out)(**訳者注**：赤視症ともいわれ，視野が真っ赤となり視界が消えること)を起こす．

遠心加速度負荷に対する身体防御

プラス G 負荷中に起こる循環不全から搭乗者を守るための特別な方法や器具が開発されている．1 つは**耐 G 動作**(anti–G straining maneuver)とよばれ，飛行士が腹筋を極端に収縮・締めつけ，身体を前方に曲げて腹部を圧迫する方法であり，腹部大血管中の血液貯留を防ぎ，視覚の一時的喪失“ブラックアウト”の発症を遅らせる．また，特殊な**耐 G スーツ**(anti–G suit)を装着することで下腹部や脚に血液が貯留するのを防止する．最も簡単な方法は，G の増加に伴って加圧用のブラダー(気嚢)を徐々に加圧膨張させ脚部や腹部に陽圧をかけることである．理論的には，水を満たしたタンクやスーツに身を沈めたパイロットは，血液循環への G 負荷をほとんど感じない．なぜなら，遠心加速度負荷中に発生する身体表面への水圧が身体に作用する遠心力とほぼ正確に釣り合っているからである．しかし，たとえ水に浸っていても肺内があるため心臓や肺組織および横隔膜の位置を異常に引っ張り，変位を引き起こすことがある．したがって，この方法を使っても安全限界はほぼ ±10G 未満である．

身体に対する直線加速度負荷の影響

宇宙飛行中の加速度負荷

航空機と違って，宇宙船は迅速な方向転換ができない．したがって，宇宙船が異常な旋回を起こす場合以外は，遠心加速度はほとんど問題にはならない．しかし，打ち上げ時の加速度と着地時の減速度はきわめて大きい．両者とも直線加速に分類され，打ち上げ時にはプラスの加速度，着陸時はマイナスの加速度(減速)が作用する．

図 44.4 は，3 段式宇宙船の打ち上げ時の加速について，おおよそのアウトラインを示している．第 1 段の加速は約 9G に至り，第 2 段の加速は約 8G に至る．ヒトの身体は，立位(**訳者注**：頭 → 尾方向)ではこの加速に耐えられないが，**加速の方向**に対し 90 度傾いた姿勢では，その加速度負荷が数分間も続かない限り，8〜9G の加速には耐えることができる．したがって，宇宙飛行士はリクライニング・シートを使用する必要がある．

宇宙船が大気圏に再突入する際の減速時にも問題がある．マッハ 1(音速または高速飛行機の速度)で航行中の人が，安全に減速するためには約 200 m 減速距離が必要となるが，マッハ 100(惑星間飛行を可能にする速度)で航行している人が，安全に減速するためには約 16000 km が必要である．この差の主要な原因は，減速時に必要なエネルギー総量が速度の **2 乗**に比例するため，速度がマッハ 1 から 100 まで増加すると，これだけで減速に必要な距離が 1 万倍となるからである．したがって，高速からの減速の場合は低速からの減速に比べて，さらに緩やかに行われなければならない．

パラシュート降下時の減速負荷

飛行士が航空機からパラシュートで降下する場合，最初の降下速度は 0 m/ 秒であるが，重力加速度により降下速度は（空気抵抗を無視すれば）1 秒後には約 9.8 m/ 秒に増加し，2 秒後には約 19.6 m/ 秒となるように，落下につれて次々と増加する．降下速度が増加すれば，降下速度に抵抗する空気抵抗も増加するので，空気抵抗による減速負荷が重力加速度負荷と釣り合うようになり，降下開始後 12 秒で降下者は約 175〜190 km/ 時（約 53.3 m/ 秒）の“終端速度”に達する．もし，降下者がパラシュートを開く前にすでに終端速度へ達していたなら，544 kg に相当する開傘衝撃荷重がそのパラシュート幕にかかる．

通常のパラシュートは，パラシュート降下者の降下速度を終端速度の約 1/9 に抑えるサイズにしてある．この結果，着地速度は約 6 m/ 秒となり，地面に対する衝撃力はパラシュートなしの場合と比べて 1/81 となる．このように衝撃力は小さくなるけれども，パラシュート降下者が適切な着地訓練を受けないと，地面への着地衝撃力は身体に多大な損傷を引き起こす．実際，地面から受ける衝撃力は，パラシュートを付けずに約 1.8 m の高さから飛び降りたときに受ける衝撃に等しい．事前訓練されないと，降下者は通常のように脚を伸ばしたまま着地してしまう可能性がある．この場合，極端に大きい減速負荷が身体の脊椎方向にかかり，骨盤や椎骨あるいは脚を骨折する結果となる．十分訓練を受けたパラシュート降下者は地面に着地するとき，着地の衝撃を和らげるため膝を曲げ筋収縮を行えるようになる．

密閉された宇宙船内の人工気候

宇宙空間には大気がないので，宇宙船内では人工空気と気圧をつくり出さなければならない．最も重要なことは，窒息を防止するために O_2 濃度を適切に高く保ち，CO_2 濃度を十分に低く保つことである．初期の宇宙飛行では，船内の大気は約 260 mmHg の純酸素が使用されたが，現在の宇宙飛行では，正常大気の構成比とほぼ等しい気体が使用されている．O_2 の約 4 倍の窒素を含み，総計で 760 mmHg の気圧である．窒素を使用することで，火災や爆発の危険性が大きく減少した．また，純酸素呼吸の場合にしばしば起きる局所性**無気肺**（atelectasis）の発生を防止できる．無気肺は細気管支が粘液栓で一時的に遮断されたとき O_2 が急速に吸収されることにより発生する．

数ヵ月以上続く長期の宇宙飛行では，十分な補給用酸素を運搬していくことはほぼできない．このため，O_2 を何度も再利用する技術が提案されている．再利用方法の中には，水を電気分解して O_2 を得るという純粋物理学的手法や，また，生物学的方法がある．後者は藻類を利用する方法で，藻類のもつ大量の葉緑素による**光合成**（photosynthesis）によって CO_2 から O_2 を得る方法などを指す．だが，まだ十分に満足するような再利用システムは実現していない．

宇宙の無重力状態

軌道上にある人工衛星や加速していない宇宙船内の宇宙飛行士は**無重力状態**（wightlessness），また，無重力に近い状態に曝露される．この状態を**微小重力**（microgravity）とよぶ．すなわち，宇宙飛行士が床へ引っ張られることも，壁や天井に引き寄せられることもなく，ただ船内の空間に浮かんでいる状態のことである．この原因は，近隣の天体からの重力は働いているので，身体を引き寄せる重力がないからというわけではない．宇宙船も宇宙飛行士も両者同時にまったく同じ加速度と同じ方向に引き寄せられるため，宇宙飛行士が船体の壁に引き寄せられることがないというだけである．

微小重力（無重力状態）による生理機能への影響

微小重力が生理機能へ及ぼす影響は，長すぎない限り，それほど深刻なものではない．現在知られている微小重力の生理機能への影響は，次の 3 点に集約される．①初期数日間の**動揺病**（motion sickness）（**訳者注：宇宙酔い**（space sickness）のこと），②正常な**静水圧**（hydrostatic pressure）を形成する重力がないことによる上半身への**体液移動**（translocation of fluids），③重力に拮抗する筋緊張がないことによる**身体活動**（physical activity）の低下である．

宇宙飛行士のおよそ 50％が動揺病に見舞われ，宇宙旅行の初期 2〜5 日間は**嘔気**（nausea），時に**嘔吐**（vomiting）を起こす．これは，重力信号がないことと同時に，重力がないため脳の平衡感覚中枢へそれまで体験したことのない体性感覚信号（**訳者注**：固有感覚や深部感覚などのこと）が入ってくるからだろうと考えられている．

宇宙に長期滞在したとき発生するのは，次の 5 点である．①**血液量**（blood volume）の減少，②**赤血球量**（red blood cell volume）の低下，③**筋張力**（muscle strength）の低下と**作業能力**（work capacity）の低下，④最大心拍出量の低下，⑤**カルシウム**（calcium）量と**リン**（phosphate）量の減少とこれに伴う**骨量**（bone mass）の減少，である．これらとほとんど同様の影響が，長期間ベッドに臥床し続けたヒトにもみられる．このため，長期滞在する宇宙飛行士は宇宙旅行中に運動プログラムを実行している．

軽度な運動プログラムしか課さなかった過去の宇宙飛行では，宇宙飛行士が帰還後，初期数日間は作業能力が著しく低下していた．当時，帰還直後の 1 日目前後では起立性**失神**（faint）を起こす傾向にあった（これは，現在でもまだその傾向が幾分残っている）．この原因は血液量の減少と**血圧制御機構**(arterial pressure control mechanisms)の反応性の低下にある．

微小重力(無重力状態)に長期曝露されたときの心血管系，筋，骨の“デコンディショニング”

長期間宇宙飛行時に微小重力の長期曝露を受けると，飛行中に厳しい運動プログラムをこなしていても，**心血管系**(cardiovascular system)，**骨格筋**(skeletal muscle)，**骨**(bone)に**脱調節状態**が生じる．これを**デコンディショニング**(deconditioning)とよび，この影響が徐々に現れてくる．数ヵ月間に及ぶ宇宙飛行中の飛行士を調べると，たとえ運動を継続していても月に約1%の骨量が消失していた．また，心筋や骨格筋にも実質的な萎縮を起こしていた．

最も深刻な影響の1つが心血管系のデコンディショニングであり，これには，作業能力の低下，血液量の低下，圧受容器反射の障害および**起立耐性**(orthostatic tolerance)の低下が含まれる．この結果，宇宙飛行から重力のある地球へ帰還後，宇宙飛行士には起立能力や生活活動に制限が生じる．

4〜6ヵ月間の宇宙飛行から帰還した宇宙飛行士は**骨折**(bone fracture)しやすく，心血管系，骨格筋，骨が飛行前の健康状態に戻るまでに数週間もかかる．火星など他の惑星へ有人飛行する準備など，宇宙飛行がさらに長期化するにつれ，長期微小重力曝露が着陸時の宇宙飛行士に深刻な脅威となる．特に，緊急着陸時には恐怖をもたらすことになるだろう．だからこそ，微小重力の影響をもっと効果的に減少させるよう，運動以外の対策を構築するため多大な研究努力がなされている．現在試験されている対応策の1つに，1日1時間など短時間，2〜3Gをつくり出す短腕の遠心装置に宇宙飛行士を座らせ，遠心加速度を負荷する間歇的人工重力曝露法がある．

参考文献

Basnyat B, Murdoch DR: High-altitude illness. Lancet 361:1967, 2003.

Brocato J, Chervona Y, Costa M: Molecular responses to hypoxia-inducible factor 1α and beyond. Mol Pharmacol 85:651, 2014.

Hackett PH, Roach RC: High-altitude illness. N Engl J Med 345:107, 2001.

Hargens AR, Richardson S: Cardiovascular adaptations, fluid shifts, and countermeasures related to space flight. Respir Physiol Neurobiol 169(suppl 1):S30, 2009.

Imray C, Wright A, Subudhi A, Roach R: Acute mountain sickness: pathophysiology, prevention, and treatment. Prog Cardiovasc Dis 52:467, 2010.

Naeije R, Dedobbeleer C: Pulmonary hypertension and the right ventricle in hypoxia. Exp Physiol 98:1247, 2013.

Penaloza D, Arias-Stella J: The heart and pulmonary circulation at high altitudes: healthy highlanders and chronic mountain sickness. Circulation 115:1132, 2007.

Prabhakar NR, Semenza GL: Adaptive and maladaptive cardiorespiratory responses to continuous and intermittent hypoxia mediated by hypoxia-inducible factors 1 and 2. Physiol Rev 92:967, 2012.

San T, Polat S, Cingi C, et al: Effects of high altitude on sleep and respiratory system and theirs adaptations. Scientific World Journal 2013:241569, 2013.

Semenza GL: HIF-1 mediates metabolic responses to intratumoral hypoxia and oncogenic mutations. J Clin Invest 123:3664, 2013.

Sibonga JD: Spaceflight-induced bone loss: is there an osteoporosis risk? Curr Osteoporos Rep 11:92, 2013.

Smith SM, Heer M: Calcium and bone metabolism during space flight. Nutrition 18:849, 2002.

Taylor CT, McElwain JC: Ancient atmospheres and the evolution of oxygen sensing via the hypoxia-inducible factor in metazoans. Physiology (Bethesda) 25:272, 2010.

West JB: Man in space. News Physiol Sci 1:198, 1986.

West JB: High-altitude medicine. Am J Respir Crit Care Med 186:1229, 2012.

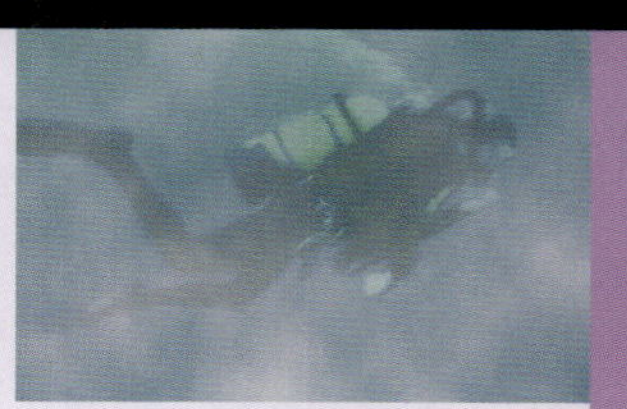

第45章 深海潜水やその他の高気圧状態の生理学

ヒトが海中深く潜るとき，身体周囲の圧が大幅に上昇する．このとき肺の虚脱を防ぐために非常に高圧な空気を供給して肺の膨らみを維持しなければならない．これにより肺内の血液はきわめて高い**肺胞内ガス圧**(alveolar gas pressure)に曝される．この状態を**高気圧障害**(hyperbarism)とよぶ．ある限界を超えると，この高圧状態は身体の生理機能に著しい変化をもたらし致死的にもなりうる．

圧力と水深との関係

水深約10 mの海底にも，海上の大気圧と同じ圧力が加わっている．そのため，海面下約10 mにいるヒトは2気圧に曝される．1気圧は海上の空気の重さ，もう1気圧は海水自体の重さによるものである．水深約20 mでは3気圧となり，図45.1上段の表に示したように増えていく．

水深が気体の体積に及ぼす影響：ボイルの法則

水深が与えるもう1つの重要な影響は気体の体積を減らす圧縮効果である．図45.1下段には**海面レベル**(sea level)で1 Lの空気を入れた底のないベル型広口瓶を示す．水深約10 mでは2気圧となり，空気はわずか1/2 Lに，8気圧(水深約70 m)では1/8 Lに圧縮される．このように一定量の気体が圧力により圧縮されたとき，その気体体積は水圧に反比例する．これは物理学でいう**ボイルの法則**(Boyle's Law)である．圧力が増加すると，ダイバーの身体の空気貯蔵庫，特に肺は圧縮虚脱し，ひどい損傷を起こすこともある．このため潜水生理学では，気体圧縮効果は非常に重要な注意点である．

本章では多くの場合，**実際の体積**(actual volume)を**海面レベルでの体積**(sea-level volume，1気圧)と対比して理解することが必要となる．例えば，水深約90 m(10気圧)における実際の体積1 Lの空気は海面レベルでの10 Lの空気と**同量**となるのである．

個々の気体成分の高分圧が身体に及ぼす影響

ダイバーが空気呼吸するとき，曝露される個々の気体成分には**窒素**(nitrogen)，O_2，CO_2がある．それぞれの気体が高圧状態になると，時には顕著な生理作用をもたらす．

高窒素圧下での窒素麻酔

空気の約4/5は窒素である．海面レベルの気圧では，窒素は身体機能に重要な影響を及ぼさないが，高圧下ではさまざまな程度の麻酔作用を引き起こす．ダイバーが海面下に1時間あるいはそれ以上潜り圧縮空気を吸っていると，水深約36 mに達するころ，まず軽度の麻酔症状が出現する．この深度ではダイバーは陽気になり注意力散漫となる．約45〜60 mではうとうとし始め，約60〜75 mではかなり筋力が衰え，動きがぎこちなくなり必要な作業ができなくなる．約75 m(8.5気圧)を超えて長時間滞在すると，窒素麻酔のためほぼ何もできなくなる．

窒素麻酔はその特徴がアルコール中毒と似ており，しばしば“深海の狂喜”とよばれる．この麻酔効果の機序はその他多くのガス麻酔の機序と同様である．すなわち，窒素が神経細胞膜の脂質に溶解し，細胞膜におけるイオン透過性を変化させるという**物理的**(physical)効果により，神経細胞の興奮性を減弱させるためである．

高圧下における酸素中毒

血液酸素運搬に及ぼす非常に高い P_{O_2} の影響

血液中のP_{O_2}が100 mmHg以上になると，血漿中に溶解するO_2の総量は確実に増加する．この効果は図45.2に示され，これは第41章に示した**ヘモグロビン酸素解離曲線**(O_2-hemoglobin dissociation curve)と同じ図であるが，横軸の肺胞内P_{O_2}を3000 mmHg以上まで延長している．このグラフ最下部の曲線は，肺胞内P_{O_2}レベルにおける**血液溶存酸素量**(volume of O_2 dissolved in the fluid of the blood)を示している．肺胞内P_{O_2}が正常範囲(120 mmHg未満)では，血中酸素含有量に溶存酸素量はほとんど寄与しない．しかし，P_{O_2}が1000 mmHg以上にまで増加するにつれ，全血中酸素含有量には，ヘモグロビン結合酸素量に加え，次第に溶存酸素量が大きく寄与するようになる．

組織 P_{O_2} に及ぼす高肺胞 P_{O_2} の影響

肺内P_{O_2}が約3000mmHg(4気圧)になったと仮定しよう．図45.2の点Aに相当し，血液100 mL中の総酸素含有量は約29容量%，そのうち20容量%がヘモグロビンとの結合分，9容量%が血漿内溶存酸素分である

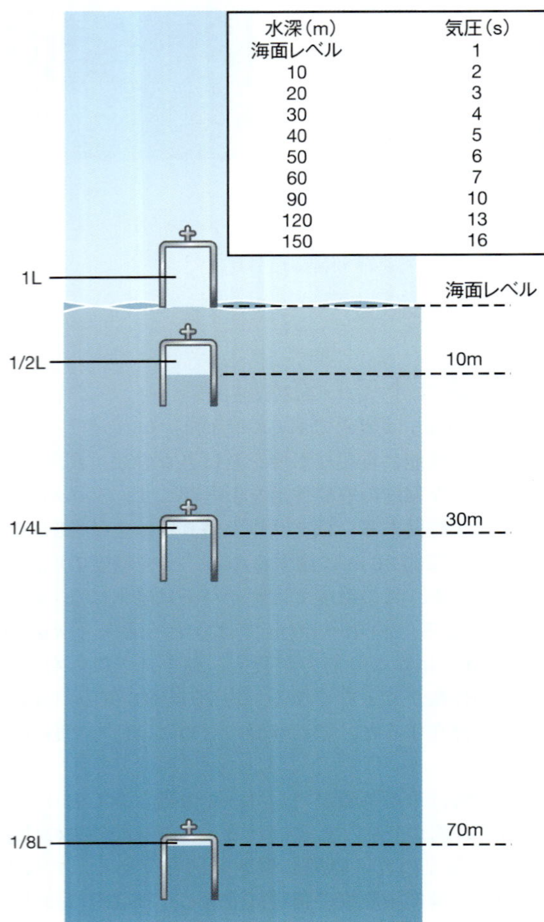

図 45.1 水深が水圧(上の表)および気体体積(下の図)に及ぼす影響

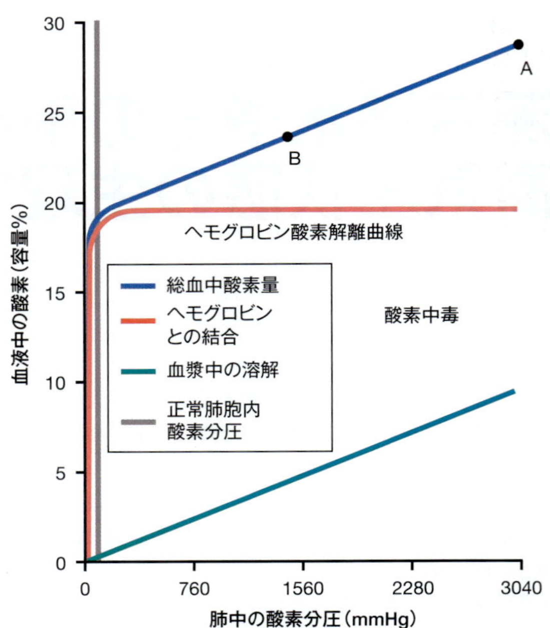

図 45.2 非常に高い P_{O_2} における血漿中に溶解する酸素量とヘモグロビンに結合する酸素量
(訳者注:正常肺胞内 P_{O_2} は縦軸と関係ない.)

ことを示している.この血液が組織毛細血管に達し,その組織が正常の酸素量(100 mL 中で約 5mL)を消費したとすると,組織毛細血管に残存する酸素はまだ24 容量%(**図 45.2** の点 B のレベル)となる.これは毛細血管内 P_{O_2} がおよそ 1200 mmHg もの高分圧であることを示し,通常の毛細血管内 P_{O_2} である 40 mmHg と大きく異なり,きわめて高い分圧で O_2 に組織が曝されていることを意味する.したがって,ひとたび肺胞内 P_{O_2} が臨界レベルを超えると,組織 P_{O_2} を 20～60 mmHg の正常な安全域に維持しようと作動するヘモグロビン酸素緩衝機構(第 41 章参照)は機能しなくなる.

急性酸素中毒

非常に高い肺胞内 P_{O_2} 下で O_2 を呼吸するときに起こるきわめて高い組織 P_{O_2} は,多くの身体組織にとって有害となりうる.例えば,4 気圧の O_2(P_{O_2} = 3040 mmHg)による呼吸では,多くの人は30～60分以内に**脳性痙攣発作**(brain seizures)を起こし,続いて**昏睡**(coma)を起こす.この**痙攣**(seizures)は何の前触れもなく起こり,深海に潜るダイバーでは明らかに致死的となる.

急性酸素中毒(Acute Oxygen Poisoning)にみられるその他の症状は,**悪心**(nausea),**筋攣縮**(muscle twitchings),**めまい**(dizziness),**視覚障害**(disturbances of vision),**いらいら感**(irritability)および**失見当識**(disorientation)などがある.運動はダイバーの酸素毒性に対する感受性をさらに高めるため,安静時と比較して症状がより早く現れ,より重症となる.

神経系の酸素中毒を引き起こす細胞内過剰酸化:酸化を促すフリーラジカル

酸素分子(O_2)は他の化合物を酸化する能力をほとんどもたない.酸化するためには,まず“活性”型の酸素に変換されねばならない.活性型の酸素は数種類あり,**活性酸素**(oxygen free radicals)とよばれる.そのなかで最も重要なものは**スーパーオキシドフリーラジカル**(superoxide free radical:O_2^-)と**過酸化水素**(H_2O_2)由来の**ペルオキシドラジカル**(peroxide radical, O_2^{2-})である.組織 P_{O_2} が 40 mmHg の正常値のときでさえ,少量のフリーラジカルは溶存酸素分子から持続的に形成される.幸いなことに,組織はこれらのフリーラジカルを速やかに除去する複数の酵素,**ペルオキシダーゼ**(peroxidases),**カタラーゼ**(catalases),および**スーパーオキシドジスムターゼ**(superoxide dismutases)などをもつ.したがって,ヘモグロビン酸素緩衝機構が正常の組織 P_{O_2} を維持する限り,酸化を促すフリーラジカルは迅速に除去されるので組織への影響はほとんどない.

肺胞内 P_{O_2} が臨界値(約 2 気圧)を超えると,ヘモグロビン酸素緩衝機構は機能しなくなり,その結果,組織

P_{O_2}は何百，何千 mmHg に上昇する可能性がある．これほどに高い組織P_{O_2}では，発生するフリーラジカルの量が除去する酵素力を凌駕し，ついには細胞に深刻かつ破壊的な致死的影響を及ぼす．この主要な影響の1つが，多くの細胞膜の必須成分である多価不飽和脂肪酸を酸化することである．他の影響は，いくつかの細胞内酵素を酸化し，細胞の代謝系に深刻なダメージを及ぼすことである．神経組織は脂質含有量が高いため，特にダメージを受けやすい．したがって，急性酸素中毒の致命的影響は，ほとんど脳機能不全によって引き起こされる．

慢性酸素中毒は肺機能障害を引き起こす

ヒトは1気圧の大気中のO_2のもとなら，上述のような神経系の急性酸素中毒をほとんど永久に起こさない．しかし，1気圧の純酸素にわずか12時間曝露されると，気管支や肺胞の内膜が損傷されて**肺うっ血**(lung passageway congestion)，**肺水腫**(pulmonary edema)および**無気肺**(atelectasis)が引き起こされる．この障害が肺だけに起こり他の組織には起こらない理由は，肺胞－気管支系は直接空気に触れるため高P_{O_2}に直接曝露されるのに対して，他の身体組織へはヘモグロビン酸素緩衝系のために，ほとんど正常のP_{O_2}でO_2が供給されるからである．

深海における二酸化炭素中毒

もし潜水装備が適切に使用され十分に機能するなら，ダイバーは**二酸化炭素中毒**(carbon dioxide poisoning CO_2 intoxication)を起こすことはない．なぜなら，水深による水圧だけでは肺胞内の**P_{CO_2}**(CO_2 partial pressure)は上がらないからである．事実，水深が深くなるほど，生体のCO_2産生速度が増えるということはない．ダイバーが産生したCO_2を正常な**1回換気量**(tidal volume)で排出している限り，肺胞内P_{CO_2}は正常値を保つ．

しかし，潜水冠や再呼吸式潜水器具などの潜水装備を使用した場合，呼気によって潜水器具内の死腔域に蓄積したCO_2をダイバーが再呼吸し，**肺胞内P_{CO_2}**(alveolar CO_2 pressue)は上昇するが，80 mmHg，すなわち正常分圧の2倍に達するまでは，ダイバーは一般に**分時換気量**(minute respiratory volume)を最大8～11倍まで増加させることにより代償し，高CO_2状態に耐えることができる．一方，肺胞内P_{CO_2}が80 mmHgを超えると，高P_{CO_2}による代謝抑制により(**訳者注**：脳の代謝性アシドーシスが主な原因となって)，結果として呼吸中枢が興奮性から抑制性に切り替わり，ダイバーの呼吸は代償状態から呼吸不全へと変わる．さらに，ダイバーは**呼吸性アシドーシス**(respiratory acidosis)やさまざまな程度の**無気力**(lethargy)，**ナルコーシス**(narcosis)を起こし，ついには，第43章で述べたような**麻酔状態**(anesthesia)となる．

高圧曝露後のダイバーの減圧

長時間高圧環境で空気呼吸すると，体液に溶け込む窒素量が増加する．この理由は，肺毛細血管を流れる血液が肺胞内の高P_{N_2}に飽和され，数時間も経過すると多量の窒素ガスが全身組織へ運ばれ，組織P_{N_2}が肺胞内P_{N_2}と同等になるからである．

窒素は体内では代謝されないため呼吸と逆過程で排出されることにより，肺胞内P_{N_2}が下がりきるまでは，窒素がすべての身体組織に溶け込んでいる．しかし，この排出には時間がかかり，この間にさまざまな問題が発生する．この問題をまとめて**減圧症**(decompression sickness)とよぶ．

さまざまな水深における体液への窒素溶解量

海面レベルではほぼ1Lの窒素ガスが全身に溶解している．0.5L弱が体液に，0.5L強が体脂肪に溶解している．窒素ガスは水より脂肪に5倍も溶けやすいからである．

ダイバーの全身が窒素ガスに飽和されたとき，体内に溶け込む**窒素量**は海面レベル量に直して，深度に応じて次のようになる．

深度(m)	量(L)
0	1
10	2
30	4
60	7
90	10

肺胞内P_{N_2}と全身組織のP_{N_2}とがほぼ等しくなるまでに数時間を要する．その理由は，血流が行きわたるまでに時間を要し，さらに，血管内と組織内とのP_{N_2}が平衡に達するまでに時間がかかるからである．体液に溶け込んだ窒素が平衡に達するにはおよそ1時間を要し，また，脂肪に溶け込んだ5倍量もの窒素量を搬出するにはさらに時間が必要となる．しかも脂肪への血流は比較的少ないため，平衡に達するまでに少なくとも数時間はかかる．このため，深い水深までわずか数分間だけ潜水した場合はそれほど多くの窒素は体液や脂肪に溶け込まないが，数時間も潜水すると体液と脂肪に窒素ガスが飽和してしまう．

減圧症(ベンズ，圧縮空気症，ケーソン病(Caisson disease)，ダイバー麻痺(diver's paralysis)，潜函病(dysbarism)としても知られる)

多量の窒素ガスが身体に溶け込むまで潜水したのち，急に海面レベルまで戻ると，多量の窒素ガス気泡が細胞内外を問わず発生し，その大きさと数に応じて身体のほとんどの部位に大なり小なり障害を発生する．この障害を減圧症とよぶ．

図45.3に気泡形成の原理を示す．ダイバーの組織が正常時の約6.5倍の**高溶存組織P_{N_2}**(dissolved nitrogen pressure, P_{N_2} = 3918 mmHg)に平衡化している場合，潜水時間の長さに応じて，組織に過剰の窒素ガスを溶け込ませるように，体外圧である5000 mmHgが全身の組

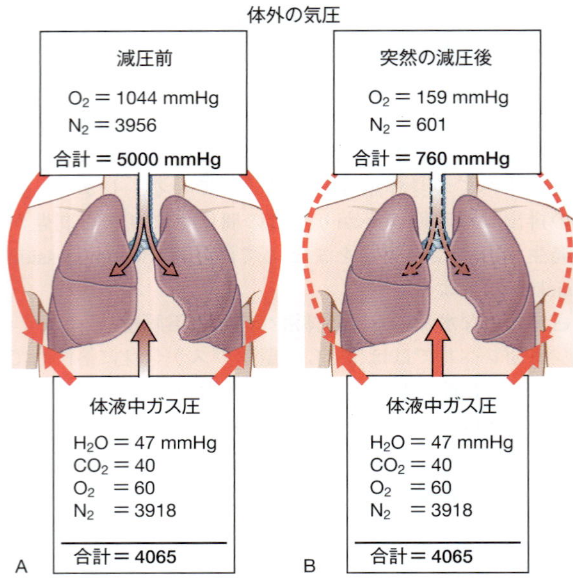

図 45.3 身体内外のガス圧
A：全圧 5000mmHg 下で呼吸し，この高圧に身体が飽和した状態．
B：体外圧となった肺胞内圧が突然 5000mmHg から 760mmHg の正常気圧に戻ったとき，大過剰の体内圧（4065 mmHg）である組織では気泡を形成する．

織を圧縮する（図 45.3A）．ところが，ダイバーが突然海面レベルに戻った場合（図 45.3B），体外圧はわずか 1 気圧（760 mmHg）となるのに対し，体液内ガス圧は，水蒸気圧，P_{CO_2}，P_{O_2}，P_{N_2} の合計圧がまだ 4065 mmHg もあり，その 97％を窒素ガスが占める．この合計 4065 mmHg は明らかに身体外圧の 760 mmHg より高いため，組織や血液に溶存していたガスは，ほとんど窒素からなる気泡を形成し，多くの小血管を塞栓する．ガスは時に"超飽和状態"となって存在し気泡形成まで数時間もかかるため，気泡を形成し終わるまで数時間を要することがある．

減圧症（ベンズ）の症状

減圧症の症状はさまざまな組織の多くの血管を塞ぐ気泡によって引き起こされる．最初は小さな気泡が微小血管のみを塞ぐが，次第に気泡が合体し徐々に太い血管にも影響が広がり，組織**虚血**（ischemia），時に組織壊死をきたす．

減圧症を発症した人の多くは脚や腕の筋肉痛および関節痛症状を訴える．この症状は，減圧症を呈する人の 80〜95％にも達し，本症の名称として使われる**ベンズ**（bends）の由来となった．

5〜10％の減圧症患者では，約 5％の**めまい**（dizziness），**麻痺**（paralysis）（**訳者注**：脊髄横断麻痺による膀胱直腸障害を含む），**虚脱**（collapse）（**訳者注**：呼吸循環障害を含む），約 3％の**意識障害**（unconsciousness）などの神経系症状を呈する．**麻痺**（paralysis）は一過性であるが，時には永続的な神経障害となることもある．

約 2％の減圧症患者には，大量の微小気泡が肺毛細血管を塞ぐこともあり**窒息**（chokes）を起こす．顕著な息切れを特徴とし，時に重症の**肺水腫**（pulmonary edema）に至り，場合によっては死に至ることもある．

身体からの窒素除去：減圧表

もしダイバーが海面までゆっくり引き上げられた場合，十分な量の溶存窒素量を肺呼吸により排出できれば減圧症の発症を防ぐことができる．全窒素ガスの約 2/3 は 1 時間以内に，約 90％は 6 時間以内に体内から自然に遊離される．

米海軍により，安全な減圧を行うための詳細な過程を記載した**減圧表**が作成されている．減圧過程の例を挙げると，空気呼吸で水深約 60 m に 60分間潜水していたダイバーでは，以下に示すような過程で減圧に時間を要する．

水深約 15 m に 10分間
水深約 12 m に 17分間
水深約 9 m に 19分間
水深約 6 m に 50分間
水深約 3 m に 84分間，それぞれ滞在する．

したがって，水深約 60 m でたった 1 時間の海底作業をするために必要な総減圧時間は約 3 時間となる．

タンク減圧と減圧症治療

プロダイバーに広く用いられているもう 1 つの減圧法は，ダイバーを高圧タンクに入れ，その後，前述と同様の過程で大気圧までゆっくり減圧していく方法である．

タンク減圧は海面に戻ってきた後，数分間あるいは数時間も減圧症に悩まされているダイバーの治療法として重要である．この場合，ダイバーは直ちに深潜水状態まで再加圧され，その後，通常の減圧過程の数倍の時間をかけて減圧が行われる．

深海潜水における飽和潜水とヘリウム酸素混合ガスの使用

ダイバーが非常に深い海底（約 75〜300 m 付近）で作業しなければならない場合，1 回につき数日から数週間にわたって大きな高圧タンクの中で作業場所の水圧とほぼ同じ圧を受けたまま生活する．これにより身体の組織や体液は潜水中に曝されるガスで再飽和され，作業終了後にタンクへ戻ったときでも身体の内外圧の変化がないので減圧による気泡が生じることはない．

非常に深い潜水においては，特に**飽和潜水**（saturation diving）が行われる．これには，通常，窒素の代わりにヘリウムが混合ガスとして用いられる．それは以下の 3 つの理由による．①ヘリウムの**ナルコーシス効果**（narcotic effect）は窒素の約 1/5 しかない．②身体組織に溶け込むヘリウム量は窒素の約 1/2 にすぎず，さらに減圧時には数倍速く組織から拡散するので，減圧症発症の危険度が低い．③ヘリウムの密度は低い（窒素の 1/7）ので，呼吸時の**気道抵抗**（airway resistance）を最小限にとどめることができる．これは非常に重要である．とい

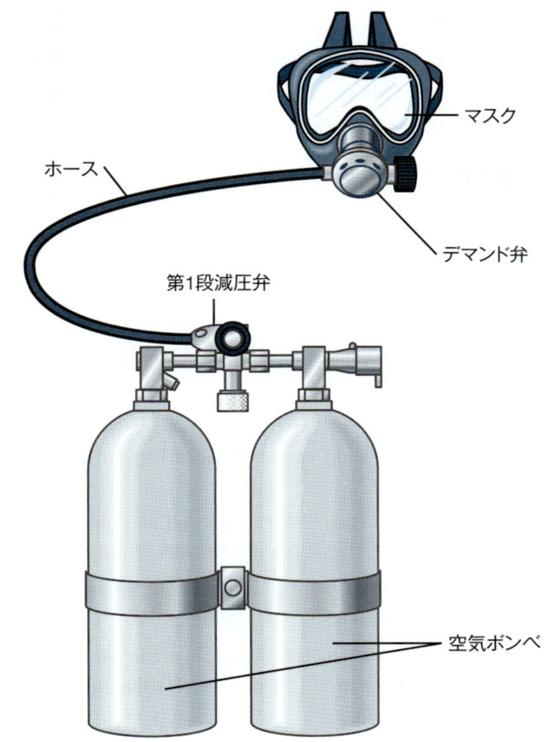

図 45.4　オープン・サーキット・デマンド型のスキューバ装置

うのは，高圧下では窒素は非常に密度が高くなるため気道抵抗が強くなりすぎて，時には努力呼吸すらできなくなることもあるからである．

最後に，深海潜水時には混合ガス中の酸素濃度を減らすことも重要である．そうしなければ**酸素中毒**（O_2 toxicity）を誘発するからである．例えば，水深 210 m（22 気圧）においては，1％の酸素混合でダイバーが必要とするすべての酸素を供給できる．一方，大気中の割合と同じである 21％の酸素混合では，肺に供給される P_{O_2} は 30分以内に痙攣を起こすレベルの 4 気圧以上となってしまう．

自給式水中呼吸装置（スキューバ）潜水

1940 年代以前，ほとんどの潜水は海上からダイバーへポンプで空気を送り込むホースをつないだ“潜水用ヘルメット（潜水冠）”を使用して行われた．その後，1943 年にフランスの冒険家 Jacques Cousteau が**自給式水中呼吸装置**（self-contained underwater breathing apparatus）を世に広め，スキューバ装置として知られるようになった．現在，すべてのスポーツや商業潜水の 99％以上で使用されているスキューバ装置は，図 45.4 に示すような**オープン・サーキット・システム**（opencircuit demand system）である．このシステムは以下の部品から構成される．①1つあるいは複数の圧縮空気やその他の混合ガスのボンベ，②ボンベからの高圧空気を低圧に減圧する第 1 段減圧弁，③吸気時のわずかな陰圧で空気を肺内へ送り込み，周囲の水圧よりもわずかな陽圧で海水中へ呼気を吐き出す，**吸入**（inhalation）と**排気**（exhalation）のデマンド型複合弁，④デッドスペースの少ないマスクとホースのシステムである．

このデマンドシステムは，次のように作用する．第 1 段減圧弁はボンベからの圧を減らし，マスクへの空気を周囲の水圧より数 mmHg 高い圧力で供給する．吸気用混合ガスは，連続的にマスクへ流れているわけではなく，1 回ごとの**吸息**（inspiration）によって，マスクのデマンド弁にわずかな追加陰圧がかかると弁の隔膜を引いて弁を開く．この動作によって空気は自動的にボンベからマスクへ，そして肺内へと流れ込む．こうして，吸入に必要なだけの空気がマスク内に流入する．続く**呼息**（expiration）では，空気はボンベに逆流せず海水へ排出される．

スキューバの最も重要な問題は，海面下に潜水できる時間に制限のつくことである．例えば，60 m の深さの潜水ではわずか数分しかもたない．この制限の理由は，肺からの CO_2 を取り除くためにボンベからの非常に大量の空気の流れが必要だからである．潜水が深ければ深いほど，毎分ごとの空気の量がより多く必要となる．なぜなら，空気の**体積**（volume）が圧縮されているためである．

潜水艦内における特殊な生理学的問題

潜水艦からの脱出

基本的には，深海潜水における問題点と同様の問題が潜水艦内でも起こる．特に潜水中の潜水艦から脱出しなければならないときに問題となる．水深約 90 m までは何の装置も用いずに脱出が可能である．しかし水深約 180 m，またはそれ以上の水深から脱出する場合には，理論的に適切な再呼吸装置，特にヘリウム飽和潜水法が必要となる．

脱出時に起こる重要な問題点の 1 つに，**空気栓塞**（air embolism）の防止がある．海面上に浮上すると肺内のガスが膨張し，時には血管内のガス圧で肺血管が破裂し，循環系に空気栓塞を生ずることもある．したがって，浮上する際には，連続的に空気を排出し続けるよう，特別な努力をしなければならない．

潜水艦の内部環境における健康問題

脱出時を除いて，潜水艦医学では，一般に内部環境の危険から身を守るための技術的問題に集約される．まず，原子力潜水艦では，放射線の危険という問題がある．しかし，適切に遮蔽すれば，海面下への潜水中に乗組員が受ける放射線総量は，海上で宇宙線から受ける通常の放射線量よりも少ない．

第 2 は何らかの原因で有毒ガスが潜水艦中に漏れ出し

た場合で，迅速に制御しなければならない．例えば，数週間にわたる潜水では，乗組員による喫煙の**一酸化炭素**(carbon monoxide)である．すぐに除去しないと**一酸化炭素中毒**(carbon monoxide poisoning)を引き起こす．時にはフロンガスでさえ，冷却システムから漏れて中毒を起こすこともある．

高圧酸素療法

高圧酸素(hyperbaric oxygen)による強力な酸化作用は，臨床的にさまざまな重要な治療法に利用できる．現在，多くの医療センターには大きな**高圧タンク**(pressure tank)が設置され，患者を入れて高圧酸素治療ができるようになっている．O_2 は通常2〜3気圧の P_{O_2} でマスクや気管内チューブを介して供給され，身体周囲のガスも2〜3気圧に圧縮されている．

酸化を促す**フリーラジカル**(free radicals)は**酸素中毒**(oxygen toxicity)の原因になるが，同時に治療に有効な場合もあると考えられている．**高圧酸素療法**(hyperbaric oxygen therapy)が特に有効な事例を以下に示す．

最も成功した使用例の1つが，**ガス壊疽**(gas gangrene)治療である．ガス壊疽を引き起こす**クロストリジウム**(clostridial organisms)は**嫌気**(anaerobic)状態下で最も多く増殖し，約70 mmHg以上の P_{O_2} 下では増殖が停止する．したがって，組織の高圧酸素化は，その感染過程を完全に阻止することとなり，以前はほぼ100％致死性であったが，早期からの高圧酸素療法によって治癒可能となった．

高圧酸素療法が有効であろう他の異常には，減圧症，**動脈空気栓塞症**(arterial gas embolism)，**一酸化炭素中毒**(carbon monoxide poisoning)，**骨髄炎**(osteomyelitis)，**心筋梗塞**(myocardial infarction)などがある．

参考文献

Butler PJ: Diving beyond the limits. News Physiol Sci 16:222, 2001.

Doolette DJ, Mitchell SJ: Hyperbaric conditions. Compr Physiol 1:163, 2011.

Leach RM, Rees PJ, Wilmshurst P: Hyperbaric oxygen therapy. BMJ 317:1140, 1998.

Lindholm P, Lundgren CE: The physiology and pathophysiology of human breath-hold diving. J Appl Physiol 106:284, 2009.

Moon RE, Cherry AD, Stolp BW, Camporesi EM: Pulmonary gas exchange in diving. J Appl Physiol 106:668, 2009.

Neuman TS: Arterial gas embolism and decompression sickness. News Physiol Sci 17:77, 2002.

Panneton MW: The mammalian diving response: an enigmatic reflex to preserve life? Physiology (Bethesda) 28:284, 2013.

Pendergast DR, Lundgren CE: The underwater environment: cardiopulmonary, thermal, and energetic demands. J Appl Physiol 106:276, 2009.

Thom SR: Oxidative stress is fundamental to hyperbaric oxygen therapy. J Appl Physiol 106:988, 2008.

Vann RD, Butler FK, Mitchell SJ, Moon RE: Decompression illness. Lancet 377:153, 2011.

第46章 神経系の組織，基本的機能と神経伝達物質

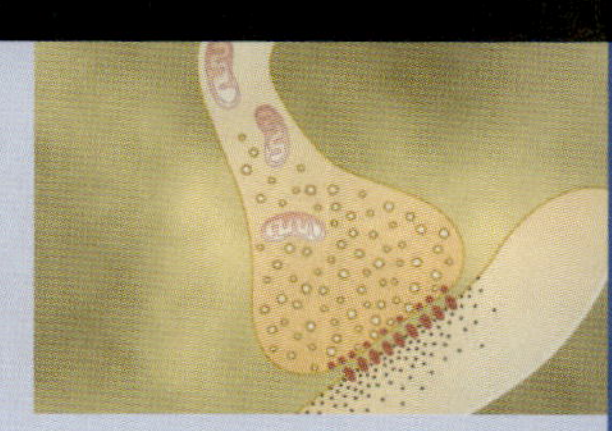

神経系の特徴として，思考を行う際の作用の複雑さと，行動の制御を執行できる能力とが挙げられる．神経系は毎分，文字通り何百万もの情報をさまざまな感覚神経や感覚器を通じて受け取り，身体の起こすべき行動を決定する．

ここで神経系の議論を始める前に，読者には第 5 章，第 7 章を復習することをお勧めする．それらの章では，膜電位の原理と，神経系および神経筋接合部でのシグナルの伝達について説明されている．

神経系の基本的なデザイン

中枢神経の神経細胞：基本的な機能素子

中枢神経系は 1000 億個以上の神経細胞（ニューロン）を含む．**図 46.1** には大脳運動皮質の典型的なニューロンが示されている．入力するシグナルはシナプスを通じて入ってくる．これらのシナプスは大部分が樹状突起上に存在するが，細胞体上にも存在する．ニューロンの種類によって，数百しかシナプスをもたないものから 20 万個ももつものまである．逆にこのニューロンから出力するシグナルは単一の軸索を通じて出ていく．この軸索は場合によっては枝分かれして，神経系の他の部位や末梢へと接続している．

ほとんどのシナプスでみられる特徴は，情報が一方向にしか流れないことである．すなわちあるニューロンの軸索を通った情報は，次のニューロンの樹状突起に伝えられる．この特徴のおかげで情報は的確な方向に伝達され，神経系は適切な機能を果たすことができる．

神経系の中の感覚系：感覚受容器

ほとんどの神経系の活動は，感覚受容器を刺激することによって開始される．感覚受容器とは，例えば眼での視覚情報，耳での聴覚情報，身体の表面における触覚情報などに対する受容器のことである．これらの感覚は脳からすぐに何らかの反応を引き出す場合もあるし，感覚の記憶が数分，数週間，数年にもわたって脳に蓄えられ，未来の時点での身体の反応を決定する場合もある．

図 46.2 は感覚系のうち，体性感覚の部分を示す．全身の表面あるいは深部に存在する受容器からの感覚情報を伝える経路である．この情報は末梢神経を通って中枢神経に入り，複数の感覚にかかわる領域に伝達される．すなわち，①上下あらゆるレベルでの脊髄，②延髄，橋，中脳の網様体，③小脳，④視床，⑤大脳皮質の一部である．

神経系の中の運動系：効果器

神経系の機能のうち最終的に大事なものとして，身体のさまざまな動きの制御がある．この機能を遂行するために神経系が制御するものとして，①身体の中の適切な骨格筋の収縮，②内臓の平滑筋の収縮，③外分泌もしくは内分泌腺からの，活性をもった化学物質の分泌，がある．これらは総称して神経系の運動機能とよばれ，筋肉や分泌腺は効果器とよばれる．なぜなら神経の情報を受けて実際に機能を遂行するのは，これらの解剖学的実体だからである．

図 46.3 は神経系の中で，骨格筋の収縮を制御する運動系の経路を示す．これと並行して，自律神経系とよばれる経路があり，平滑筋や腺やその他の内臓器官を制御している（第 61 章参照）．

図 46.3 で示されているように，骨格筋は神経系の複数のレベルで制御されている．すなわち，①脊髄，②延髄，橋，中脳の網様体，③基底核，④小脳，⑤大脳運動皮質が制御にかかわっているが，それぞれは異なった働きを担っている．神経系の下位に相当する部分は，主に感覚刺激に対しての即時的かつ自動的な反応にかかわっており，それに対して上位に相当する部分では脳内の思考によって制御されるような細かく複雑な筋肉の動きにかかわっている．

情報処理：神経系の情報を統合する機能

神経系の機能のうち大事なものとして，（それが目にみえない思考であっても目にみえる運動であっても）適切な反応が起こせるように外界から入ってくる情報を処理することが挙げられる．例えば，衣服に接触している身体の部分からの情報に，通常われわれは気づかないし，座っているときにお尻にかかる圧力にも気がつかない．同じく，視界に入るもののうち，何か変わったものにわれわれの注意は引きつけられるし，周囲の騒音でさえも

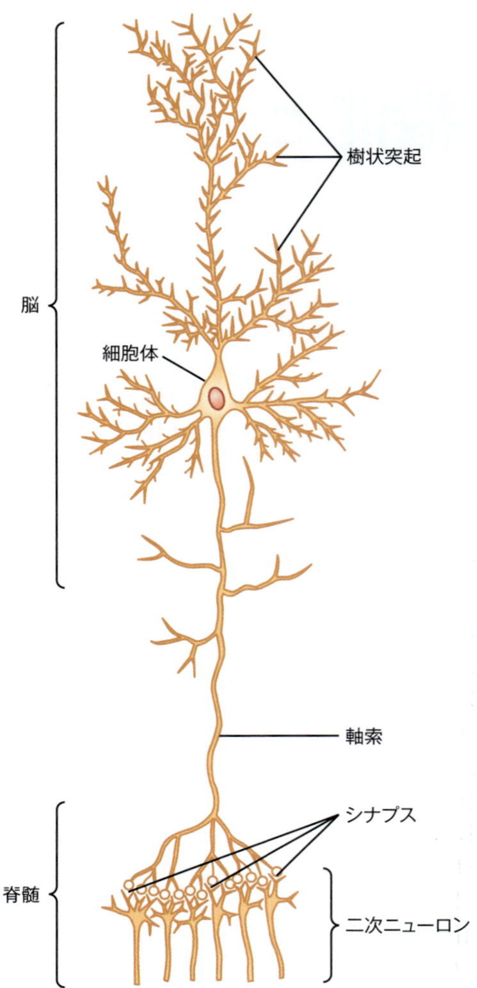

図 46.1 大型のニューロン
機能を担う重要な部分が示してある．（Guyton AC: Basic Neuroscience: Anatomy and Physiology. Philadelphia: WB Saunders, 1987 より改変）

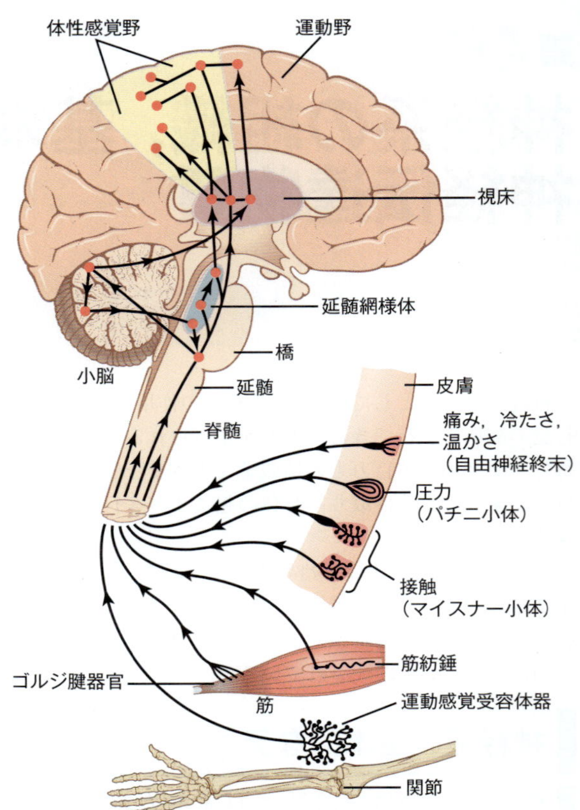

図 46.2 神経系の中で体性感覚にかかわる経路

それがつねに存在していれば無意識に追いやられて気にならなくなる．

これと対照的に，大事な感覚情報が神経系に入ってきた場合には，その情報は即時に脳内の適切な統合野や運動野に届けられ，望ましい反応が引き起こされる．このような情報の選択的処理のことを，神経系の統合機能とよぶ．例えば，もしある人が熱いストーブの上に手を触れてしまったときには，即時に起こすべき望ましい反応とは，手を引っ込めて，ストーブから離すことである．それに関連した他の行動，ストーブから身体全体を離すとか，場合によっては痛さで叫ぶとか，が引き続いて起こる．

情報処理におけるシナプスの役割

シナプスは 1 つのニューロンから次のニューロンへの接続点である．シナプスの機能については，本章の後半で詳しく議論する．しかし，ここで指摘しておいたほうがいいことは，シナプスが，神経系の中で情報が伝達される方向を決定しているということである．1 つのニューロンから次のニューロンへ情報が伝わるとき，その情報の伝わりやすさはさまざまである．また，脳の他の領域から到達する情報は，シナプスの伝達を促進したり抑制したり，すなわちシナプスを伝達のために開く方向もしくは閉じる方向へと働く．さらに，シナプス後ニューロンは，出力信号としての活動電位を多数出すものもあれば少数しか出さないものもある．つまりシナプスには選択機能があり，弱い信号は遮断して強い信号だけを通す場合が多い．しかし場合によっては弱い信号を選択して増幅したり，信号を一方向だけに送るのではなく多方向に伝達したりすることもある．

情報の貯蔵：記憶

たとえ最も重要な感覚情報であっても，即時に運動反応を引き起こすものは多くはない．その代わり，多くの情報は未来の時点での運動や思考プロセスのために蓄えられておかれる．ほとんどの貯蔵は大脳皮質で起こるが，脳の基底部や脊髄でさえも少しの情報であれば蓄えることができる．

情報を蓄えるプロセスは記憶とよばれるが，これもシナプスの機能の 1 つである．特定の感覚信号が一連のシ

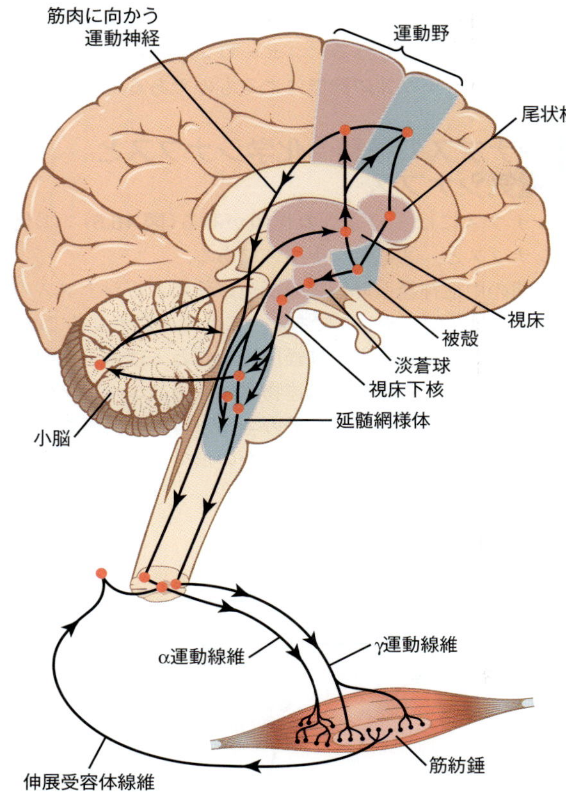

図 46.3　神経系の中で骨格筋の運動を制御する経路

ナプスを通過することにより，それらのシナプスは次回同じタイプの信号が来たときにそれを通過しやすくなる．この過程を促通とよぶ．感覚信号がシナプスを通過する回数が多ければ，シナプスの通りやすさがそれだけ大きくなり，感覚入力が実際には起こっていなくても脳そのものから発生した信号がシナプスを通り抜けるようになる．この過程により，感覚の記憶だけが存在していても，あたかも元々の感覚を体験しているかのように感じさせることができる．

現在でもシナプスの促通が長期にわたって起こる仕組みというのはよくわかっていないが，感覚情報の記憶についてわかっている限りのことは第 58 章で詳述する．

いったん記憶として神経系に貯蔵されると，その情報は将来の思考のためのメカニズムの一部として使用される．すなわち，思考の過程で，脳は新しい感覚経験を蓄えられた記憶と比較する．そのことで新しい感覚情報の中から重要なものが選択され，適切な領域で記憶されて将来再び活用されるか，もしくは運動系に伝えられて即時の身体の反応を引き起こす．

中枢神経機能の主要なレベル

人間の神経系は進化の過程の各ステージで特定の機能を獲得してそれを残してきた．この進化的なステージに基づく，特定の機能に関連づけられる中枢神経系のレベルとして，①脊髄，②低位もしくは皮質下の脳，③高位の脳もしくは皮質，がある．

脊髄レベル

脊髄といえば，末梢から脳への，もしくは逆に脳から身体への，単なる情報の通り道であると思いがちであるが，これは真実からはほど遠い．たとえ脊髄が脳に近い頸部で切断されたとしても，高度に組織化された脊髄の機能は保たれる．例えば，脊髄は以下のような機能を果たす．①歩行行動，②痛みを感じたときに身体の部分を引っ込める反射，③重力に抗して脚の緊張を高める反射，④局所の血管，消化器官の動き，排尿などの反射．実際のところ，神経系の上層レベルがしばしば行っていることは，実は直接末梢に信号を送るのではなく，脊髄の中にある制御中枢に信号を送って，その制御中枢が機能を果たすよう命令するだけなのである．

低位脳もしくは皮質下レベル

無意識のうちに行っている身体の活動のうち，かなりの部分は脳の低位の部分で制御されている．すなわち延髄，橋，中脳，視床下部，視床，小脳，基底核などがそれにあたる．例えば，血圧や呼吸の無意識のうちの制御は主に延髄や橋によって行われる．平衡状態の制御は，小脳の中の旧い起源をもつ部分，延髄，橋，中脳の網様体が共同して行われる．唾液の分泌や，味覚に反応して唇をなめるなどの，摂食にかかわる反射は延髄や橋，中脳，扁桃体，視床下部などによって制御される．さらに，多くの感情的な反応パターン，すなわち怒り，興奮，性的反応，痛みへの反応，快楽への反応などは，大脳皮質の大部分が破壊されても保たれている．

高位の脳，もしくは皮質レベル

脊髄と低位の脳が果たす機能についてこれまで述べてきたが，読者は，では大脳皮質に残されている仕事は何だろう，と思うかもしれない．この問いに対する答えは複雑だが，第一に大脳皮質はきわめて大きな記憶の容量をもっている．大脳皮質はそれだけで単独で働くことは決してなく，つねに低位の神経系と共同して働く．

大脳皮質がないと，低位の中枢の機能はしばしば不正確である．大脳皮質に蓄えられた膨大な情報量のおかげで，これらの機能は洗練され，正確なものとなる．

最後に，大脳皮質はわれわれの思考過程の大部分にとって必須のものであるが，それ単独では機能しない．実際のところ，大脳皮質を覚醒させ，その記憶情報を開いて思考過程のために使用可能とするのは，大脳皮質ではなくて低位の中枢である．すなわち，神経系の各部位はそれぞれ特定の機能を果たすわけである．しかし，繰り返しておくが，蓄えた情報を思考のために使えるようにしているのは大脳皮質である．

神経系とコンピューターとの比較

コンピューターが開発されたとき，神経系と多くの共通点をもつということが時をおかず明らかとなった．まず，すべてのコンピューターは入力回路をもつが，これは神経系の中の感覚系と相同であり，同じく出力回路は神経系の中の運動系と相同である．

単純なコンピューターでは出力信号は入力信号によって直接制御されるが，これは脊髄の単純反射と同様である．もっと複雑なコンピューターでは，出力を決定するのは，入力に加えて記憶に蓄えられていた情報であるが，これは高位の神経系で行われる，より複雑な反射や情報処理メカニズムに相当する．コンピューターがさらに複雑化すると，すべての処理の順番を決めるCPUとよばれる素子を回路に加えることが必要となってくる．このCPUの働きは，われわれの脳の制御システムがある思考や感覚や運動に注意を向け，それが終わればその次，その次というふうに注意を移していって複雑な思考や行動を完遂するのに似ている．

図46.4はコンピューターの単純な模式図を示す．表面的に眺めただけでも脳との類似性は明らかである．汎用コンピューターの構成要素が人間の神経系のそれに類似しているという事実から，脳は多くのコンピューターと共通な特徴をもち，つねに感覚情報を受け入れて，その情報と貯蔵しておいた情報を基に日常的な身体の活動を計算して行っていることがわかる．

中枢神経系のシナプス

中枢神経系では情報は1つのニューロンから次のニューロンへ，ニューロンの活動電位(インパルスともいわれる)という形で伝えられる．しかしながら，個々の活動電位は，①あるニューロンから次にニューロンに伝わる際に阻害されうる，②単数のものから複数のものに変換されうる，③別のニューロンから到達した活動電位と統合されることで，下流のニューロンでは非常に複雑なパターンになりうる．ニューロンでみられるこれらの現象は，シナプスの機能によるものである．

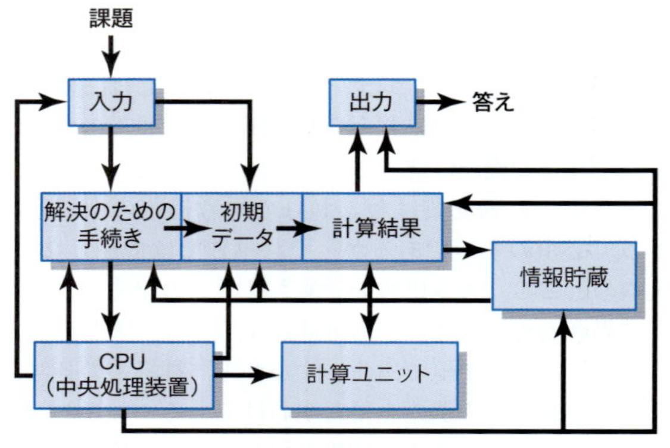

図46.4 汎用コンピューターの模式図
基礎的な構成要素とそれらの間の関係を示す．

シナプスの種類：化学シナプスと電気シナプス

シナプスには主に2つの種類がある(**図46.5**)：①化学シナプスと，②電気シナプスである．

人間の中枢神経系で情報の伝達に使われるシナプスのほとんどは化学シナプスである．これらのシナプスでは，ニューロンは神経末端で神経伝達物質とよばれる化学物質を放出する．この神経伝達物質は次のニューロンの膜上の受容体に結びついて，そのニューロンを興奮させたり，抑制したり，もしくは何らかの形でその感受性を変

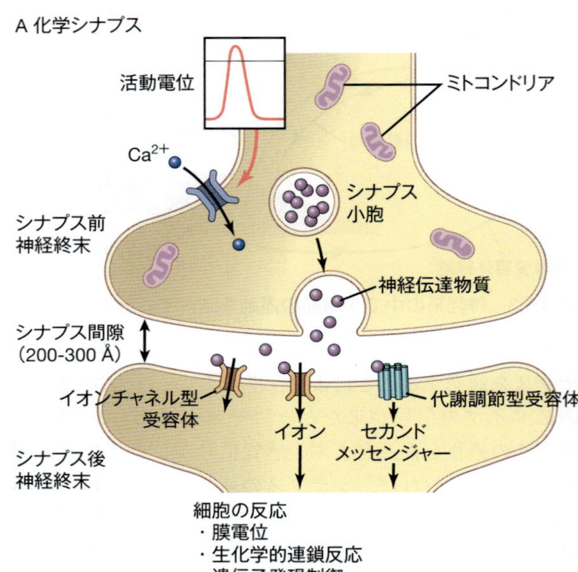

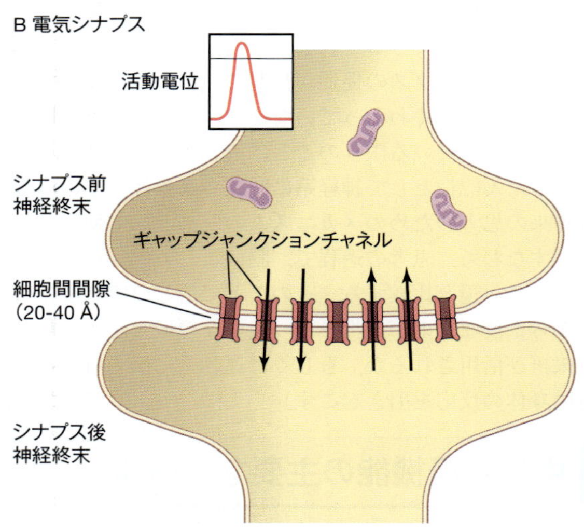

図46.5 化学シナプス(A)と電気シナプス(B)の機能・構造の違い．

化させたりする．今までに 40 種類以上の重要な神経伝達物質が同定されている．なかでも有名なのは，アセチルコリン，ノルアドレナリン，アドレナリン，ヒスタミン，γアミノ酪酸(gamma-aminobutyric acid：GABA)，グリシン，セロトニン，グルタミン酸などである．

電気シナプスでは，隣り合った細胞同士の細胞質がギャップジャンクションとよばれるイオンチャネルの密集した部分を通じて直接につながっており，その間をイオンが自由に行き来できる．このようなジャンクションについては第 4 章ですでに述べた．内臓の平滑筋同士で活動電位が伝わるのはギャップジャンクションやそれに類似したジャンクションを通じてであり(第 8 章)，心筋の細胞同士で活動電位が伝わるのも同様である(第 10 章)．

脳の中ではほとんどのシナプスは化学性であるが，電気シナプスと化学シナプスは中枢神経において共存し，共同して働いている場合がある．情報を双方向に伝えることができるという電気シナプスの性質は，お互いにつながった多数の細胞の活動を協調させるのに役立つ．例えば，一群のお互いにつながったニューロン間で，活動電位に至らない，閾値以下の脱分極が同時に起きているかどうかを検出する目的に,電気シナプスが有用である．これによってニューロンの感受性は高まり，一群のお互いにつながったニューロンが同期して発火することができる．

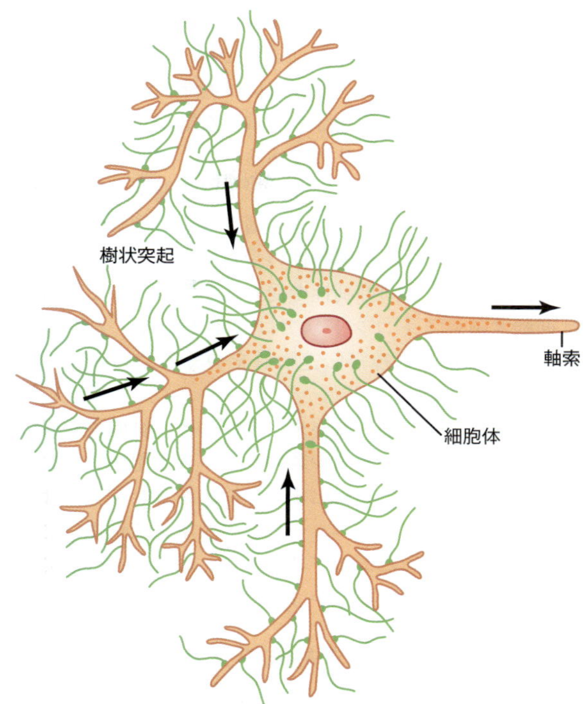

図 46.6　典型的な運動ニューロンの細胞体および樹状突起にシナプス前神経終末が接着している様子
軸索が 1 本伸びている点にも注目すること．

化学シナプスでの一方向のみの情報伝達

化学シナプスには 1 つの際立って重要な性質があり，そのおかげで神経系の情報を伝達するのに非常に適している．その性質とは，一方向だけに信号を伝えることである．すなわち，神経伝達物質を放出するシナプス前ニューロンから，神経伝達物質の作用するシナプス後ニューロンに向かっての一方向である．この現象が，化学的シナプスにおける**一方向伝達の原理**(principle of one-way conduction)であり，しばしば信号を双方向に伝えてしまう電気的シナプスとは大きく異なる点である．

一方向伝達によって，信号は特定のゴールに向かって進んでいくことが可能となる．実際のところ，神経系もしくは末梢神経の終末の中で，非常に限られた範囲に信号が伝達されるおかげで，神経系は感覚，運動制御，記憶など多数の機能を正しく行うことができるのである．

シナプスの機能と構造

図 46.6 は脊髄前角にある典型的な運動ニューロンを示す．それは 3 つの主要な部分からなる．単一の軸索，これは細胞体から末梢神経へと伸び,脊髄から出ていく．樹状突起，これは細胞体から多数に枝分かれした突起物で，脊髄の中で場合によっては 1 mm ほどにも広がって存在している．

1 万〜2 万ものシナプス前神経終末とよばれる膨らみが樹状突起や細胞体の上に存在している．このうち 80〜95％は樹状突起の上にあり，細胞体の上にあるものは 5〜20％しかない．これらのシナプス前神経終末は他の多くのニューロンから伸びてきた軸索の末端である．これらの多くは興奮性である．つまり，シナプス後ニューロンを興奮させるような神経伝達物質を放出する．一方，抑制性のシナプス前神経終末も存在する．これらはシナプス後ニューロンを抑制するような神経伝達物質を放出する．

脊髄や脳の他の部分のニューロンは脊髄前角の運動ニューロンとは以下の点で異なる．①細胞体の大きさ，②樹状突起の長さ，太さ，数．その長さはほとんどゼロのものから数 cm に及ぶものまである．③軸索の長さと太さ，④シナプス前神経終末の数．数個のものから 20 万個のものまである．このような違いがあるために，神経系の異なる部位に存在するニューロンは入ってくるシナプスの情報に対して異なる反応を示し，さらにそのことによってさまざまな機能を果たしている．

シナプス前神経終末

電子顕微鏡写真をみると，シナプス前神経終末の解剖学的形態は多様であるが，ほとんどは小さな円形，もしくは楕円形のこん棒のような形をしている．そのため，**終末小頭**(terminal knob)，**ブトン**(bouton)，**終末ボタン**(end-feet)，**シナプス小頭**(synaptic knob)などの別名でよばれることもある．

図 46.5A は化学シナプスの基本的構造を示す．単一のシナプス前終末がシナプス後ニューロンの細胞膜上に

接している．シナプス前終末とシナプス後ニューロンの間はシナプス間隙とよばれ，通常 200〜300 オングストロームの距離がある．神経終末には興奮性もしくは抑制性の機能を果たすために 2 つの重要な構造がある．シナプス小胞とミトコンドリアである．シナプス小胞は内部に神経伝達物質を含んでいて，シナプス間隙に放出されるとシナプス後ニューロンを興奮させるか抑制する．シナプス後ニューロンが興奮性の受容体をもっている場合には興奮させるし，抑制性の受容体をもっている場合には抑制する．ミトコンドリアは ATP を供給するが，それによって新しい神経伝達物質をつくるためのエネルギーが得られる．

活動電位がシナプス前終末に広がると，細胞膜が脱分極し，そのことによって少数のシナプス小胞がシナプス間隙内にその内容物を放出する．放出された神経伝達物質によってシナプス後ニューロンのイオン透過性は即時に変化する．それによってニューロンは興奮または抑制されるが，どちらになるかは受容体の性質による．

活動電位がシナプス前終末でシナプス小胞の放出をもたらすメカニズム：Ca^{2+} の役割

シナプス前終末の細胞膜はシナプス前膜とよばれる．その中には多数の電位依存性 Ca^{2+} チャネルが含まれる．活動電位によってシナプス前膜が脱分極すると，これらのカルシウムチャネルは開口して多数の Ca^{2+} が終末に流入する．神経終末からシナプス間隙に放出される神経伝達物質の量は，流入する Ca^{2+} の量に直接関係している．Ca^{2+} が小胞の放出を起こすメカニズムは正確にはわかっていないが，一般には以下のようだと考えられている．

Ca^{2+} がシナプス前終末に流入すると，シナプス前膜に存在する放出部位とよばれる特殊なタンパク質に結合する．結合したカルシウムは放出部位を開口させることで，数個のシナプス小胞中に含まれる神経伝達物質をシナプス前膜の外側に放出させるが，このような一連の現象が活動電位が到達するたびに起こる．アセチルコリンを含む小胞の場合，各小胞は 2000〜1 万分子のアセチルコリンを含んでおり，シナプス前終末には数百〜1 万回もの活動電位を引き起こすのに十分な数の小胞が存在する．

神経伝達物質のシナプス後ニューロンに対する作用：受容体タンパク質の機能

シナプス後ニューロンの細胞膜には，**図 46.5A** に示すように，多数の受容体タンパク質が存在する．これらの受容体分子には 2 つの重要な構成要素がある．①神経伝達物質に結合する構成要素．細胞膜からシナプス間隙に向かって突き出ていて，終末から放出された神経伝達物質に結合する．②細胞内の構成要素．シナプス後ニューロンの膜を貫いて細胞内にまで達する．活性化した受容体は，以下の 2 つの方法のどちらかによってイオンチャネルの開口を制御する．①**イオンチャネルの開口を直接制御**して，特定のイオンが膜を通過できるようにする．②**セカンドメッセンジャー**を活性化する．これはイオンチャネルではなく，シナプス後ニューロンの細胞質内で単数もしくは複数の物質を活性化するものである．このセカンドメッセンジャーの作用により，特有の細胞機能が亢進したり抑制されたりする．

イオンチャネルを直接に開閉する神経伝達物質受容体はしばしば**イオンチャネル型受容体**とよばれ，セカンドメッセンジャーを通じて働く受容体は**代謝調節型受容体**とよばれる．

イオンチャネル

シナプス後ニューロンで細胞膜上に存在するイオンチャネルは通常 2 種類ある．①**陽イオンチャネル**(cation channel)は開口時に多くの場合 Na^+ を通すが，場合によっては K^+ や Ca^{2+} を通すこともある．②**陰イオンチャネル**(anion channel)は主に Cl^- を通すが，他の陰イオンも少量だが通す．

Na^+ を通す陽イオンチャネルはイオンの通り道に負の電荷を帯びている．この電荷は，チャネルの直径が水和状態の Na^+ よりも大きくなったときに，正の電荷を帯びた Na^+ を引き寄せる．逆に同じ負の電荷は，Cl^- や他の陰イオンをはじいて通過させない．

陰イオンチャネルの場合には，チャネルの直径が十分に大きく開けば，Cl^- はチャネルを通過して細胞内に到達する．一方，Na^+，K^+，Ca^{2+} は，水和状態での分子が大きすぎることが主な理由で，チャネルを通過できない(**訳者注**：受容体を通過するイオンの選択性は，水和イオンの径だけで決定されるわけではなく，水分子がイオンから離れるときに必要なエネルギー量や，受容体内でイオンの通過するポアを構成しているアミノ酸の組み合わせ(側鎖のプロファイル，電荷など)など，複数の因子が影響する)．

後で学ぶように，陽イオンチャネルが開いて正に荷電した Na^+ が細胞内に流入すると，その正の電荷によってニューロンは興奮する．したがって陽イオンチャネルを開口させるものは**興奮性神経伝達物質**(excitatory transmitter)である．逆に陰イオンチャネルが開くと陰イオンが流入し，神経細胞は抑制される．したがって，これらのチャネルを開くものは**抑制性神経伝達物質**(inhibitory transmitter)とよばれる．

神経伝達物質がイオンチャネルを活性化するときには，通常チャネルは 1 ミリ秒以内に開く．神経伝達物質が存在しなくなればチャネルは同様に素早く閉じる．このようなイオンチャネルの素早い開閉は，シナプス後ニューロンを非常に迅速に制御するのに役立っている．

シナプス後ニューロンにおけるセカンドメッセンジャー系

多くの神経系の機能は，例えば記憶の形成などがその

1例だが，最初の神経伝達物質の刺激が終わってからも，数秒～数ヵ月に至る神経機能の長期的な変化を必要とする．イオンチャネルはこの目的には適さない．なぜなら神経伝達物質がなくなってから数ミリ秒後にはこれらのチャネルは閉じてしまうからだ．しかしながら多くの場合，シナプス後ニューロン内で“セカンドメッセンジャー”による化学反応が起き，もっと長い時間スケールでの神経興奮もしくは抑制がもたらされる．このセカンドメッセンジャーが長期的な効果をもたらすのである．

セカンドメッセンジャーにはいくつかの種類がある．最もよくみられるのは**Gタンパク質**とよばれる一群のタンパク質を活用するタイプである．**図46.7**は細胞膜上の受容体に結合するGタンパク質を示す．不活性時のGタンパク質は細胞質内に浮遊しており，GDPが3つの構成要素に結合している．すなわち，Gタンパク質のうち下流の分子の活性化を担うαと，それに結合しているβ，γである．Gタンパク質複合体はGDPに結合している限り，活性をもたない．

神経活動で放出された神経伝達物質で受容体が活性化されると，受容体は立体構造が変化し，Gタンパク質に対する結合部位が露出して，受容体の細胞質内に突き出している部分にGタンパク質が結合する．この結果αサブユニットからGDPが離れ，同時にGTPが結合して，さらにβとγサブユニットは複合体から離脱する．このようにして分離したαサブユニットとGTPの結合体は細胞質内を自由に動けるようになり，ニューロンの種類によって多種の機能を果たす．**図46.7**に示す4つの変化について以下に述べる．

①**シナプス後ニューロンの細胞膜にある特定のイオンチャネルを開く**：図の右上に示しているのはK^+チャネルで，Gタンパク質に反応して開く．このチャネルはかなりの時間，開いたままの状態にとどまるが，これはセカンドメッセンジャー系によらない直接開口されるイオンチャネルとは対照的である．

②**ニューロン中のcAMPもしくはcGMPの活性化**：cAMPやcGMPはニューロン中の特定の代謝経路を活性化することを思い出してほしい．その結果もたらされる化学反応の結果はさまざまだが，例えば細胞の構造を長期的に変えることにより，ニューロンの興奮性を長期的に変化させたりする．

③**何らかの細胞内酵素の活性化**：Gタンパク質は直接的に，細胞内にある単独もしくは複数の酵素を活性化しうる．それに引き続いて，活性化された酵素は細胞内で特定の化学的な反応を引き起こす．

④**遺伝子の転写活性化**：遺伝子の転写はセカンドメッセンジャー系活性化の最も重要な働きの1つである．なぜなら遺伝子の転写はニューロン中で新しいタンパク質の合成をもたらし，細胞の代謝や構造を変化させるからである．実際に神経に適切な活性化が起これば構造的な変化が起こることはよく知ら

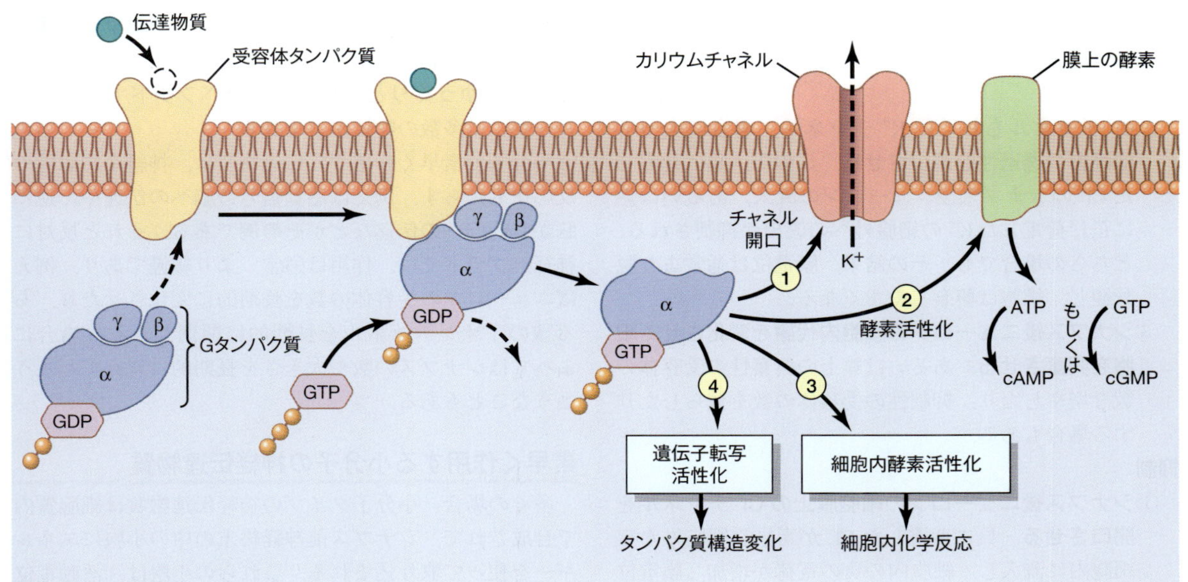

図46.7　セカンドメッセンジャー系
ニューロンから神経伝達物質が分泌され，受け手のニューロンを活性化する際，まず受容体の立体構造の変化が起こり，Gタンパク質の活性化されたαサブユニットが細胞質内で自由に動けるようになる．引き続いて起こりうる4つの効果が示されている．①受け手のニューロンのイオンチャネルを開く．②ニューロンの膜内の酵素を活性化する．③細胞質内の酵素を活性化する．④遺伝子の転写を引き起こす．αサブユニットに結合していたGTPが加水分解されてGDPになり，βサブユニットとγサブユニットが再びαサブユニットと結合するとGタンパク質は再び活性のない状態に戻る．

れており，特に長期記憶の形成の場合が有名である．

αサブユニットに結合したGTPが加水分解によってGDPになるとGタンパク質は不活性化される．このときαサブユニットは標的タンパク質から離れ，その結果セカンドメッセンジャー系は不活性化される．αサブユニットはその後β，γサブユニットと再び結合して活性をもたない状態へと戻る．

ニューロン中のセカンドメッセンジャー系の活性化が，Gタンパク質の経路によるのであれ，それ以外の経路によるのであれ，さまざまな神経経路の反応の特徴を長期にわたって変更するのにきわめて重要な働きをすることは明白である．この点については第58章で神経系の記憶の働きについて学ぶ際に再び詳しく述べる．

シナプス後膜上の興奮性あるいは抑制性受容体

活性化されたときのシナプス後受容体には，ニューロンの興奮をもたらすものもあれば抑制につながるものもある．興奮性に加えて抑制性の受容体をもつことは重要であり，神経系の働きや興奮を制限することでその機能の幅を広げている．

受容体が興奮や抑制を起こすために用いているメカニズムは，細胞膜上もしくは細胞内の分子を経由するが，以下のようなものがある．

興奮

①**Na^+チャネルが開くと正の電荷が大量にシナプス後ニューロンの内部に流入する**．これによって細胞内の膜電位は上昇し，興奮のための閾値に近づく．これは興奮をもたらすための手段として圧倒的に多く使われる．

②**Cl^-チャネルもしくはK^+チャネル，場合によっては両方の透過性を減少させる**．この際，負に荷電したCl^-のシナプス後ニューロンの流入，あるいは逆に正に荷電したK^+の細胞外への流出が抑制される．どちらの場合でも，その結果，膜電位は通常より脱分極し，細胞は興奮しやすくなる．

③**シナプス後ニューロンの細胞内代謝を変化させて細胞を興奮させる**．あるいは膜上の興奮性の受容体の数を増やしたり，抑制性の受容体の数を減らしたりする場合もある．

抑制

①**シナプス後ニューロンの細胞膜上のCl^-チャネルを開口させる**．負に荷電したCl^-が素早く細胞外から細胞内に流入し，細胞内の負の電荷が増加し膜電位は過分極することで，細胞は抑制される．

②**K^+チャネルの透過性を上げて，細胞外への流出を増やす**．正の電荷が細胞外に流れることで細胞内は負になり，抑制される．

③**受容体が酵素を活性化して**細胞内の代謝を変化させることで，抑制性の受容体を増やす，もしくは興奮性の受容体を減らす．

表46.1 小分子，素早く作用する伝達物質

クラスⅠ
アセチルコリン
クラスⅡ：アミン系
ノルアドレナリン
アドレナリン
ドーパミン
セロトニン
ヒスタミン
クラスⅢ：アミノ酸
GABA
グリシン
グルタミン酸
アスパラギン酸
クラスⅣ
一酸化窒素

神経伝達物質として働く化学物質

50種類上の化学物質が，神経伝達物質として働くと証明されたか，もしくは推定されている．その多くは**表46.1**と**表46.2**に列挙されているが，大きく2つのグループに分けられる．1つは**小さな分子で素早く効果を発揮する伝達物質**である．もう1つは**ずっと大きな分子で通常はゆっくりと作用する神経ペプチド**で，このグループには多数の物質が含まれる．

小分子で素早く作用する伝達物質は，神経系に急性の反応をもたらす．例えば感覚信号の脳への伝達や，逆に脳から筋肉への伝達などがその例である．それと反対に神経ペプチドでは，作用は通常，より緩慢であり，例えばニューロンの受容体の数を長期的に変化させたり，ある種のイオンチャネルを長期的に開閉したり，場合によってはシナプスの数や大きさを長期的に変えてしまうようなこともある．

素早く作用する小分子の神経伝達物質

多くの場合，小分子タイプの神経伝達物質は細胞質内で合成されて，シナプス前神経終末の中の小胞にエネルギーを使って取り込まれる．これらの小胞は，活動電位がシナプス前神経終末に到達するたびに数個ずつシナプス間隙に放出される．これは以前に述べたメカニズムにより，活動電位到達から通常1ミリ秒以内に起こる．それに引き続いて小分子タイプの神経伝達物質に対する受容体がシナプス後ニューロンの膜上で活性化するが，こ

表 46.2　神経ペプチド，ゆっくり作用する伝達物質，成長因子

視床下部からのホルモン
TRH
LHRH
ソマトスタチン
下垂体からのペプチド
ACTH
β-エンドルフィン
α-MSH
プロラクチン
黄体ホルモン
TSH
成長ホルモン
バソプレシン
オキシトシン
腸管と脳に作用するホルモン
ロイシンエンケファリン
メチオニンエンケファリン
サブスタンスP
ガストリン
コレシストキニン
VIP
NGF
BDNF
ニューロテンシン
インスリン
グルカゴン
他の組織からのもの
アンジオテンシンII
ブラジキニン
カルノシン
睡眠ペプチド
カルシトニン

れも通常1ミリ秒以内に起こる．ほとんどの場合，受容体活性化によって起こるのはイオンチャネルの透過性の増加もしくは減少である．例えば，Na^+チャネルの透過性が上がれば興奮性が高まるし，K^+もしくはCl^-チャネルの透過性が上がれば抑制が起こる．

小分子タイプの神経伝達物質小胞の再活用

小分子タイプの神経伝達物質を貯蔵する小胞は何度も再利用される．シナプスの膜と融合することで開口し，内部の神経伝達物質を放出すると，まず小胞の膜はシナプス前神経終末の細胞膜の一部となる．しかし，数秒もしくは数分以内に，小胞から由来する膜は細胞質に向かって再びくびれ，ちぎれて新しい小胞になる．新しくできた小胞の膜上には，小胞内で神経伝達物質を新たに合成したり，濃縮したりするのに必要な酵素やトランスポーターがきちんと備わっている．

アセチルコリンは典型的な小分子伝達物質であり，前に述べた原則に従って，合成，放出される．それは神経終末でアセチルCoAとコリンを原料として合成されるが，その合成を行うのはコリンアセチルトランスフェーラゼである．合成されたアセチルコリンは専用の小胞内へと運ばれる．その後，情報伝達の際に小胞がシナプス間隙中にアセチルコリンを放出すると，アセチルコリンはコリンエステラーゼとよばれる酵素によって速やかに分解されて酢酸とコリンになる．このコリンエステラーゼは，シナプス間隙中でプロテオグリカンが絡まり合っている構造の上に存在する．シナプス前神経終末では，小胞は再利用され，コリンは能動的にシナプス間隙から取り込まれて新しくアセチルコリンを合成するのに用いられる．

重要な小分子伝達物質

アセチルコリンは神経系の多くの部位にあるニューロンから分泌されるが，特に，①運動皮質の錐体細胞の終末（**訳者注**：錐体細胞の伝達物質はアセチルコリンではなく，グルタミン酸であると考えられている），②基底核に存在する数種類のニューロン，③骨格筋に軸索をのばす運動ニューロン，④自律神経系の節前ニューロン，⑤副交感神経系の節後ニューロン，⑥交感神経系の節後ニューロンのある種のもの，などから分泌される．ほとんどの場合，アセチルコリンは興奮性の作用をもつ．しかし，末梢の副交感神経の終末では抑制性の機能をもつことが知られており，迷走神経が心臓を抑制する場合などがこれにあたる．

ノルアドレナリンは細胞体が脳幹や視床下部に存在するニューロンの終末から分泌される．青斑核に存在してノルアドレナリンを分泌するニューロンが脳内の広い領域に軸索を送り，例えば覚醒度を上げたりして，精神の全体的な活動性やムードを制御する．ほとんどの場合，ノルアドレナリンは興奮性の受容体を活性化するが，まれに抑制性の受容体に働く場合もある．さらにノルアドレナリンは交感神経系の節後神経から分泌され，標的の器官を興奮したり抑制したりする．

ドーパミンは黒質のニューロンが分泌する．このニューロンは基底核内の線条体でシナプスをつくる．ドーパミンの効果は通常，抑制性である（**訳者注**：ドーパミンの効果が通常抑制性であるというのは一般的ではない．興奮性であるか抑制性であるかはシナプス後膜の受容体による．第57章，第59章を参照）．

グリシンは主に脊髄のシナプスで分泌される．つねに抑制性の神経伝達物質として働くと考えられている．

GABAは脊髄，小脳，基底核，さらに大脳皮質の多くの領域で，神経終末から分泌され，抑制性の働きをもつと考えられている．

グルタミン酸は中枢神経に向かう感覚神経の経路上に存在するシナプス前神経終末の多くで分泌される．また大脳皮質の多くの領域でも分泌され，興奮性の効果をもたらすと考えられている．

セロトニンは脳幹正中の縫線核にあるニューロンが分泌するが，その投射は脳，脊髄内に広く分布している．特に脊髄の背側角と視床下部への投射が重要である．セロトニンは脊髄内で痛覚伝達経路を抑制するが，高位の神経系での抑制作用はその人のムードを制御すると考えられており，睡眠を引き起こす場合さえある(**訳者注**：セロトニンは痛みに抑制的に作用する場合と促進的に作用する場合がある．また，覚醒の維持にも関与すると考えられている)．

一酸化窒素は，脳内の長期の行動や記憶にかかわる部分で，多くシナプス前神経終末から分泌される．したがって，今後の研究によっては，今まで理解されていなかった行動や記憶の機能が，一酸化窒素の働きによって説明できるようになるかもしれない．一酸化窒素は他の小分子伝達物質とは違っている点があり，それはシナプス前神経終末での合成やシナプス後ニューロンの働きに関してである．それはシナプス前神経終末で前もって合成されて小胞内に蓄えられるのではなく，必要に応じて即時に合成され，また小胞から放出されるのではなくて，数秒かけてシナプス前神経終末からしみ出ていく．さらにそのまま近くのシナプス後ニューロンまで拡散していく．シナプス後ニューロンでは通常膜電位を大きく変えることなく，細胞内の代謝にかかわる因子に変化をもたらすが，それによって起こる細胞の興奮性の変化は，数秒から数分，場合によってはもっと長く続く．

神経ペプチド

神経ペプチドは小分子神経伝達物質と比べると，合成経路，作用の緩慢さなどいろいろな点で異なっている．神経ペプチドはシナプス前神経終末で合成されるのではなく，ニューロンの細胞体の中でより大きなタンパク質の一部としてリボソームにより合成される．

合成されたタンパク質は小胞体の内側に入り，続いてゴルジ装置に送られ，以下のような変化が起きる．まず，神経ペプチドの原料となるタンパク質は酵素によって小さな分子に分割されて，神経ペプチドもしくはその前駆体となる．それから，ゴルジ装置内で神経ペプチドは小さな小胞内に包まれ，その小胞が細胞質へと放出される．引き続いて伝達物質は神経終末まではるばると軸索流によって細胞質内を運ばれていくが，その速度は1日でわずか数cm程度である．最終的にこれらの小胞は小分子伝達物質と同様に神経終末で活動電位に応じて放出されるが，小胞は分解されて再利用はされない．

以上のような複雑かつエネルギーを要するプロセスなので，小分子伝達物質に比べて，放出される神経ペプチドの量は通常ごく少量にとどまる．ただし，神経ペプチドは小分子伝達物質と比べて，通常，千倍もしくはそれ以上の作用強度をもっているので，放出量の少なさはある程度補われる．もう1点，神経ペプチドの重要な性質は，通常非常に長期にわたる作用をもたらすということである．この作用の中には，Ca^{2+}チャネルの長期にわたる閉鎖，細胞の代謝メカニズムの長期的変化，核内での特定の遺伝子の長期的活性化もしくは不活性化，興奮性もしくは抑制性受容体数の長期的変化などが含まれる．これらの作用は数日間，数ヵ月，場合によっては数年にわたるものまである．神経ペプチドに関する知識は限られており，まだまだこれからの発展が期待される．

神経興奮時の電気的な現象

ニューロンが興奮する際に起こる電気的な現象は主に脊髄前角に存在する大きな運動ニューロンで調べられてきた．したがって以下の説明は基本的にこの運動ニューロンで起こっていることである．ただし，量的な違いを除けば，神経系の他の細胞でも同じようなことが起こっていると考えて差し支えない．

ニューロンの細胞体での静止膜電位

図46.8は脊髄運動ニューロンの細胞体を示しており，その静止膜電位は-65 mVである．この膜電位は末梢の太い軸索や骨格筋細胞でみられる-90 mVと比べると多少脱分極に振れている．この負の電位は，神経の興奮性を高めるためにも抑えるためにも重要である．すなわち電位を脱分極側に変化させると膜はより興奮しやすくなり，逆に過分極側に変化させると興奮は抑制される．このメカニズムは，次章で説明するニューロンの2つの活動様式，すなわち興奮と抑制の基礎となるものである．

ニューロンの細胞膜の内外でのイオン濃度の違い

図46.8はニューロンの機能にとって最も重要な3つのイオンの細胞膜の内と外との濃度の違いを示す．その3つとはNa^+，K^+，Cl^-である．①一番上にはNa^+の濃度が示してあるが，**細胞外で高く**(142 mEq/L)，**細胞内では低い**(14 mEq/L)．この濃度勾配は細胞体の膜上にあるNa^+ポンプの強力な働きにより，Na^+が持続的に神経細胞から汲み出されることによって起こる．②K^+は**神経細胞内で高く**(120 mEq/L)，**細胞外で低い**(4.5 mEq/L)ことを示す．K^+(Na^+-K^+ポンプのうち，Na^+ポンプと対をなすもの)が細胞内にカリウムを運び入れている様子も示す．③**Cl^-の濃度が細胞外で高く，細胞内で低い**ことを示す．膜はある程度Cl^-に対して透過性をもつ可能性があり，またCl^-の弱いポンプが存在している可能性もある．しかし，Cl^-が細胞内で低い最も大きな原因はニューロンの-65 mVという電位である．すなわち，この負の電位が，負に荷電しているCl^-をチャネルを通して細胞の外にはじきだすことで内側の濃度が低くなるのである．

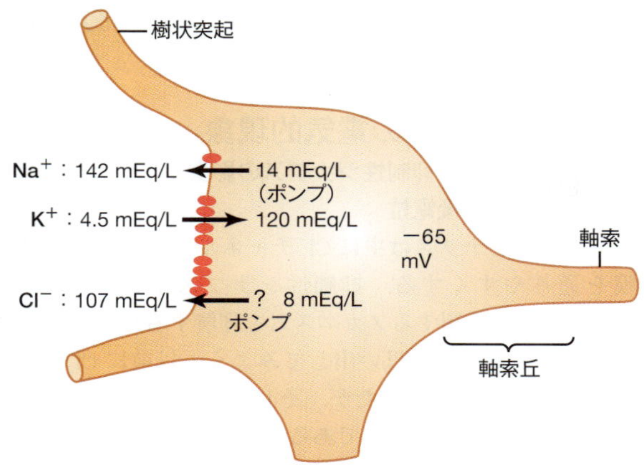

図 46.8　ニューロンの細胞膜の内外での Na^+，K^+，Cl^- の分布
これが細胞膜電位をもたらす．

第 4 章と第 5 章で学習したように，細胞膜を挟んだ電位差は，極性と大きさが適当ならば，膜の両側を行き来するイオンの動きを阻害することになる．ちょうどイオンの往来を止めてしまう電位を**ネルンスト電位**（Nernst potential）といい，次の式で表される．

$$\text{EMF (mV)} = \pm 61 \times \log \frac{\text{細胞内濃度}}{\text{細胞外濃度}}$$

EMF は**膜の内側**のネルンスト電位（mV 単位）である．電位は陽イオンならばマイナスである，陰イオンならばプラスである．

さて，Na^+，K^+，Cl^- それぞれの移動に拮抗するネルンスト電位を計算してみよう．

図 46.8 に示したナトリウム濃度の違いのとき（外側で 142 mEq/L，内側で 14 mEq/L），Na^+ の移動にちょうど拮抗する膜電位は +61 mV である．しかし，実際の電位は −65 mV であり，+61 mV ではない．したがって，細胞内に漏れてくる Na^+ は即座に外側に汲み出され，細胞内の電位は −65 mV に維持される．

K^+ の場合，ニューロンの内側で 120 mEq/L，外側で 4.5 mEq/L である．この濃度差からネルンスト電位を計算すると −86 mV となり，実際の電位 −65 mV よりも過分極側である．したがって，細胞内の高濃度のために K^+ は細胞の外側に向けて拡散していく傾向にある．ただし，この拡散は K^+ を内側に輸送するポンプの持続的な働きによって相殺されている．

最後に Cl^- の濃度は外側で 107 mEq/L，内側で 8 mEq/L であり，ネルンスト電位は −70 mV となる．これは実際の膜電位 −65 mV よりわずかに過分極側である．そのため，Cl^- は細胞内にわずかに染みてくる傾向があるが，流入したイオンはおそらく Cl^- ポンプの能動輸送によって再び細胞外へと汲み出される．

この 3 つのネルンスト電位，およびそれぞれのイオンが拡散する傾向を有する方向に注意してほしい．なぜなら，イオンチャネルがシナプスによって活性化，不活性化する際に，細胞を興奮させるのか抑制するのかを理解するために，これらの情報は重要だからである．

細胞体内での電位の一様な分布

ニューロンの内側は，きわめて伝導度の高い，電解質を含む溶液で満たされており，細胞内液とよばれる．加えて，細胞体の直径は大きく（10〜80 μm に及ぶ），細胞内のある箇所から別の箇所までに電気抵抗はほとんど存在しない．したがって，細胞内のある箇所で電位が変化するとその変化は細胞体内のあらゆる箇所にそのまま正確に伝えられる（ただし，活動電位が伝えられる場合はこの限りではない）（**訳者注**：細胞質内の抵抗が低ければ電位は一様になるが，細胞が大きいからといって必ずしも抵抗が低いとは限らない）．この原理は，1 つのニューロンに複数のニューロンからの信号が入力する際，信号の"総和"をとるのに大事であり，以下で詳しく解説する．

シナプス後膜への興奮性入力の影響：興奮性シナプス後電位

図 46.9A では興奮前のニューロンにシナプス前神経終末が接続している．細胞体内の電位は静止膜電位であり，どこでも −65 mV である．

図 46.9B ではシナプス前神経終末が細胞体との間の間隙に興奮性の伝達物質を放出している．この伝達物質は膜上の興奮性受容体に働き，膜の Na^+ チャネルに対する透過性を上げる．膜の内外での Na^+ 濃度の勾配が急であること，また細胞内の電位が大きくマイナスであることから，Na^+ は急速に膜の内側に流入する．

陽イオンであるナトリウムの急速な流入は，マイナスである静止膜電位をある程度打ち消す．そのため，**図 46.9B** に示すように，静止膜電位は脱分極して −65 mV から −45 mV となる．通常の静止膜電位から正の方向への変化（すなわちマイナスの数値が少なくなる方向への変化）は**興奮性シナプス後電位**（excitatory postsynaptic potential：EPSP）とよばれる．なぜなら，もしこの正の方向への変化が大きければ，シナプス後ニューロンで活動電位を引き起こし，そのニューロンを興奮させるからである（この場合，EPSP は +20mV，すなわち静止膜電位よりも正の方向に 20 mV 変化している）．

単一のシナプス前神経終末から放出された伝達物質によって，シナプス後ニューロンの膜電位が −65 mV から −45 mV まで上昇することはない．電位がそこまで上昇するためには，複数のシナプス前神経終末から同時に伝達物質が放出される必要がある．その数は脊髄前角の運動ニューロンの場合には 40〜80 個程度であり，これらが間隔をおかずに同時に発火しなければならない．この同時放出が信号の総和をもたらすが，それについては以下で詳しく述べる．

軸索起始部での活動電位の発生：興奮の閾値

EPSP が脱分極方向に十分な大きさをもつとき，ある

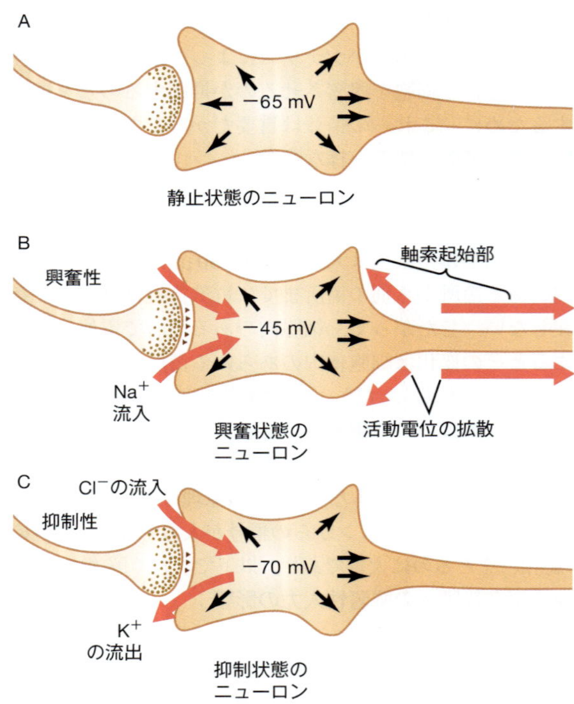

図 46.9　ニューロンの 3 つの状態
A：静止状態のニューロン．静止膜電位−65mV を示す．B：興奮状態のニューロン．Na^+ の流入によって，膜電位は−45mV に脱分極している．C：抑制状態のニューロン．K^+ の流出や Cl^- の流入により，膜電位は−70mV に過分極している．

時点でニューロンには活動電位が発生する．ただし，活動電位は興奮性シナプスのすぐ近傍で発生するわけではない．発生の場所は軸索がニューロンの細胞体を離れてすぐの部位である．その理由は，細胞体は膜上に比較的少数の Na^+ チャネルしかもっておらず，EPSP が活動電位を発生させるために十分な数のチャネルを開口できないからである．これに対して，軸索の起始部には細胞体と比べて 7 倍もの密度で Na^+ チャネルが集まっており，そのために細胞体に比べてずっと容易に活動電位を発生することができる．軸索起始部で活動電位を発生させる EPSP は＋10〜＋20 mV であるのに対して，細胞体で活動電位を発生させるには＋30〜＋40mV，場合によってはそれ以上の電位変化が必要となる．

活動電位がいったん始まると，それは軸索に沿って細胞体から離れる方向に伝わっていくが，通常その逆方向，つまり細胞体に向かっても同時に伝わっていく．細胞体を通って，さらに樹状突起にも伝わっていくが，場合によっては伝わらない樹状突起もある．なぜなら樹状突起は細胞体と同様，Na^+ チャネルを少数しかもっておらず，そのため多くの場合，活動電位をまったく発生できないからである．**図 46.9B** では，ニューロンが興奮するための閾値は−45 mV であるが，その値に到達するためには EPSP は＋20 mV でなければならない．すなわち膜電位は」静止膜電位である−65 mV から 20 mV 正の方向に上昇しなければならない．

神経抑制の際の電気的現象

シナプス後膜への抑制性シナプスの影響：抑制性シナプス後電位

抑制性のシナプスは主に Cl^- チャネルを開いて，Cl^- が膜を通りやすくする．抑制性シナプスがシナプス後ニューロンを抑制するメカニズムを理解するために，Cl^- のネルンスト電位を思い出してみよう．以前に Cl^- のネルンスト電位を計算したが，それは約−70 mV だった．これは通常の静止膜電位である−65 mV よりも過分極側の電位である．このため，Cl^- チャネルが開くと，負に荷電した Cl^- は細胞の外から内へと流れ，その結果細胞内の電位は通常より過分極して−70 mV に近づく．

K^+ チャネルが開くと正に荷電した K^+ が細胞の外へと流れ，細胞内の電位は普段よりマイナスになる．すなわち Cl^- の流入と K^+ の流出はどちらも細胞内の電位をマイナスに変化させる．これを過分極とよぶ．このことによりニューロンは抑制されるが，それは膜電位が通常の静止膜電位よりもマイナスになるからである．このため，静止膜電位より過分極側に振れた電位のことを抑制性シナプス後電位（inhibitory postsynaptic potential：IPSP）とよぶ．

図 46.9C は，抑制性シナプスの興奮によって膜電位に起こる影響を示す．Cl^- が流入したり K^+ が流出したりして，膜電位が通常の−65 mV から−70 mV に下がる．すなわち通常より 5 mV分マイナスであり，したがって IPSP は−5 mV である．この結果シナプスによる神経情報の伝達は抑制される．

シナプス前抑制

抑制性のシナプスがシナプス後ニューロンの細胞膜に作用することで起こる上記の抑制（**シナプス後抑制**（postsynaptic inhibition）とよばれる）以外にも，もう 1 種の抑制メカニズムがあり，この場合，神経情報がシナプス前神経終末に到達する以前に抑制が起こる．こちらは**シナプス前抑制**（postsynaptic inhibition）とよばれる．

シナプス前抑制は，神経終末がシナプスをつくるよりも細胞体に近い部位で，抑制性伝達物質が軸索枝の外に放出されるために起こる．ほとんどの場合，抑制性伝達物質とは GABA である．この放出によって陰イオンチャネルが開口し，軸索枝に大量の Cl^- が流入する．この陰イオンは，活動電位が到達した際に流入する正に荷電した Na^+ の効果を相殺してしまうために，シナプス伝達を抑制する．

シナプス前抑制は神経系の感覚経路上の多くの箇所で起こる．実際，隣接する感覚神経の線維はお互いを抑制することがしばしばある．これは感覚経路で情報が隣に拡散して混ざってしまうのを防ぐ効果がある．この現象の意義については後で詳しく論じる．

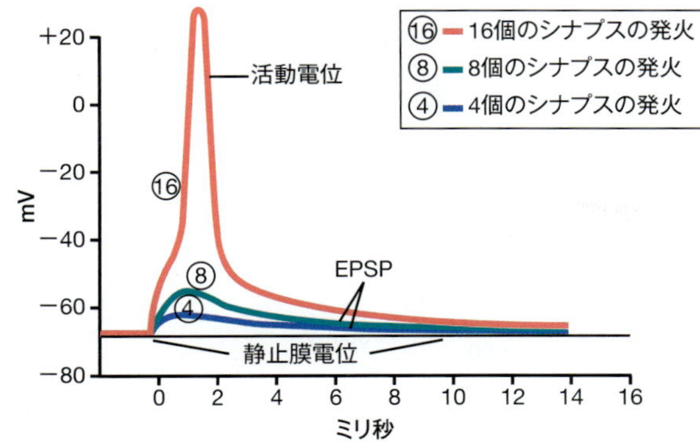

図 46.10 興奮性シナプス後電位（EPSP）
少数のシナプスが同時に発火しただけでは電位の総和は活動電位の閾値に達しないが，多数のシナプスが同時に発火すれば電位の総和は活動電位の閾値に達し，赤で示したように活動電位が発生する．

シナプス後電位の時間的変化

興奮性のシナプスが脊髄前角の運動ニューロンを興奮させるとき，細胞膜の Na^+ に対する透過性は1〜2ミリ秒の間非常に高まる．この短い時間に Na^+ は十分な量が細胞内に流入し，細胞内電位を数 mV 上昇させる．その結果，図 46.10 の青と緑の線で示されるように，EPSP が発生する．**この電位変化は続く 15 ミリ秒のうちにゆっくりと元に戻る．この時間内に，興奮している細胞内の過剰な正の電荷は細胞の外へと流出し，その結果電位は静止膜電位へと戻る．**

IPSP の場合にはちょうど反対のことが起きる．すなわち，膜の Cl^-，K^+ の片方もしくは両方に対する透過性が1〜2ミリ秒の間上昇し，その結果膜電位は通常より過分極側に振れる．つまり IPSP が発生する．この電位変化もやはり 15 ミリ秒ほどで元に戻る．

他の種類の神経伝達物質，特に神経ペプチドの場合には，シナプス後ニューロンをもっと長時間，数百ミリ秒から場合によっては数秒，数分，数時間，興奮もしくは抑制することもある．

ニューロンでの空間的加重：発火のための閾値

ニューロンの表面でシナプスをつくっているシナプス前神経終末が1つだけ興奮しても，それがニューロンの発火に至ることはほとんどない．なぜなら，1つの神経終末から放出される神経伝達物質の量は，0.5〜1 mV の EPSP を引き起こすのがせいぜいで，ニューロンが興奮するための閾値に達するために必要な 10〜20 mV にはとても足らないからである．

しかしながら多くの場合，多数のシナプス前神経終末が同時に刺激される．これらの神経終末は細胞体上の広い範囲にわたってシナプスをつくっているが，それらの影響は細胞内で**足し合わされる**．すなわち一つ一つによる電位変化が足し合わされて，ニューロンが興奮するのに必要な電位にまで到達するのである．以前に，細胞体内のどこで電位変化が起こっても，その変化は細胞体のあらゆる部位に瞬時に伝えられる，ということを説明した．これは大きなニューロンの細胞体内では電気伝導度が非常に高いことによって起こる現象である．このため，同時に起こる興奮性シナプスの発火のたびに，細胞体の電位は 0.5〜1 mV 上昇する．EPSP がある程度以上大きくなれば，閾値を超えて，軸索の起始部で活動電位が発生する．その様子を図 46.10 に示す．一番下，青の電位変動は4個のシナプスが同時に刺激された場合のものである．次の緑のものは8個のシナプス，一番上の赤のものは16個のシナプスによる電位変動である．最後の赤の場合には，閾値を超えたことで，軸索で活動電位が発生している．

このようにニューロンの細胞膜上の広い範囲で多数の神経終末が活性化されて電位変化が合計されることを，空間的加重という．

シナプス前神経終末が複数回興奮することで起こる時間的加重

シナプス前神経終末が発火するたびに放出される神経伝達物質の量は，膜上のチャネルをせいぜい1ミリ秒開口させる程度である．しかしながら，開口の結果起こるシナプス後電位の変化は，チャネルが閉じた後も 15 ミリ秒程度持続する．このため，同じチャネルが再び開口すれば，膜電位はさらに上昇する．このとき刺激の頻度が高ければ高いほど，最終的な電位変化は大きくなる．つまり，単一の神経終末からの伝達物質放出が連続して起こり，その間隔が短ければ，その変化は足し合わされる．これを時間的加重という．

同時に起こる興奮性シナプス後電位と抑制性シナプス後電位の加算・統合

IPSP が膜電位をマイナスに引き下げ，EPSP が逆にプラスに引き上げるとすると，それぞれの効果は，完全にあるいは部分的に，お互いを相殺する．もしニューロンが EPSP によって興奮させられているとすると，別のニューロンから来た IPSP は膜電位を発火の閾値よりも引き下げることでニューロンの興奮を遮断する，ということがしばしばみられる．

ニューロンの促通

シナプス後電位の総和は興奮性ではあるが，発火のための閾値には達しないということがよくみられる．この場合，ニューロンは発火に向けて促通されている，とよばれる状態である．すなわち，膜電位は通常よりも発火のための閾値に近づいているが，まだ発火には至っていない．この場合，別のニューロンから興奮性の入力が到達すると，受け手のニューロンは容易に興奮する．神経系内で液性に拡散する情報は，しばしば多くのニューロンを促通し，別の情報源から到達する情報に迅速かつ容易に反応させることを可能にする．

神経興奮のための樹状突起の特別な機能

樹状突起の興奮の空間的広がり

脊髄前角の運動ニューロンの樹状突起は，しばしば，細胞体からあらゆる方向に 500〜1000 μm も伸びている．この樹状突起は，運動ニューロン周囲の広い範囲の神経から情報を受ける．この特徴のために，多くのシナプス前線維からの情報を統合することが可能となる．

もう 1 つ重要な点は，運動ニューロンに入力するシナプス前神経終末の 80〜95%は樹状突起上にシナプスをつくり，細胞体上にシナプスをつくるものは 5〜20%にすぎない，ということである．したがって，興奮性の入力の大部分は樹状突起を通って入ってくる，ということになる．

ほとんどの樹状突起は活動電位ではなく，電気的伝導によって情報を伝える

ほとんどの樹状突起は活動電位を伝搬させることができない．なぜなら，膜上には電位依存性 Na^+ チャネルが比較的少数チャネルしかなく，活動電位発生のための閾値が高すぎるからである．しかしながら，樹状突起から細胞体へ，**電流**が流れる(**訳者注**：原著ではこの電流を電気緊張性電流(electrotonic current)としているが，電気緊張性電流とは，樹状突起に限らず，細胞質内で活動電位を伴わずに流れる電流のことである)．それはつまり，活動電位を発生することなく，樹状突起細胞質内のイオンの流れによって直接電流が流れる，ということである．この電流による神経の刺激もしくは抑制にはいくつかの特徴があり，それらについて以下に述べる．

樹状突起内の電流の減衰：シナプスが細胞体に近ければ近いほど，興奮性の効果も抑制性の効果も強まる

図 46.11 に示すように，多数の興奮性，抑制性のシナプスが 1 つのニューロンの樹状突起に入力している．左側の樹状突起では，末端近くに興奮性の入力がある．この地点では高いレベルの EPSP，すなわち脱分極側に振れた電位となっていることに注目してほしい．しかし，この EPSP は細胞体に到達するまでに大部分失われてしまう．その理由は，樹状突起が細長く，さらに膜がある程度カリウムや塩素に透過性をもつために電流に対してリーキーに(漏れやすく)なってしまうためである．したがって，興奮性の電位が樹状突起を電気的に伝わって細胞体に到達するまでに，電位変化の大部分は電流の漏れによって失われてしまう．このように樹状突起から細胞体へと電気的に伝わる間に電位変化が減少してしまう現象を，減衰的伝導とよぶ．

興奮性シナプスが細胞体から遠くにあればあるほど，減衰は強くなり，細胞体に到達する興奮性の情報は小さくなる．したがって，細胞体の近くにあるシナプスは遠くにあるシナプスに比べてはるかに強力な興奮性もしくは抑制性の作用をもつ．

樹状突起内での興奮と抑制の総和

図 46.11 の一番上の樹状突起は興奮性と抑制性の両方のシナプスから入力を受けている．樹状突起の先端では強い EPSP を受けているが，同じ樹状突起の根本付近では 2 つの抑制性のシナプスが働いている．これらの抑制性シナプスは過分極電位を発生することで，興奮性入力の影響をまったく無効にしてしまうだけでなく，細胞体に向かっての電流によって，小さな抑制性の効果さえ及ぼしている．このように，樹状突起は細胞体と同様に興奮性入力と抑制性入力を統合する能力をもつ．図中には，軸索丘および起始部に直接入力する抑制性のシナプスもいくつか描かれている．この部位の入力はとりわけ強力な抑制効果を及ぼす．なぜなら活動電位が通常発生するまさにその場所で，直接閾値を高めるという効果をもつからである(**訳者注**：正確にいえば，閾値が変化するわけではなく，閾値に達するまでに必要な電位変化が，抑制性シナプス後電位の作用によって増大する)．

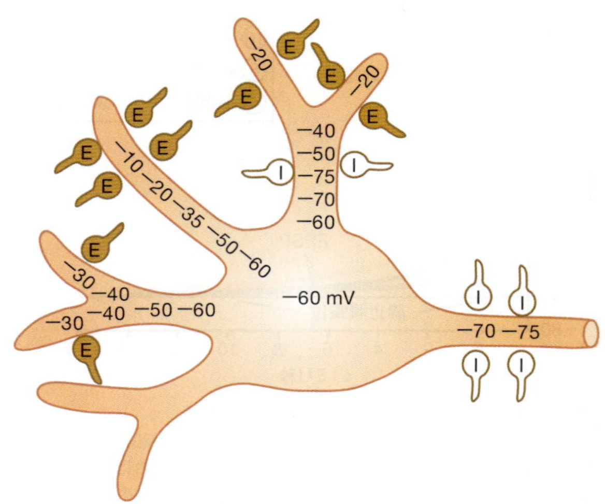

図 46.11　樹状突起上に存在するシナプス前神経終末からのニューロンの刺激

左の 2 つの樹状突起では興奮性(E)電位が減衰して伝わっている様子を，上の樹状突起では興奮性電位が抑制(I)される様子を示す．右側には，軸索起始部に抑制性入力があった場合の強力な作用も示している．

ニューロンの興奮状態と発火頻度との関係

興奮状態とはニューロンへの興奮性入力を統合したものである

ある瞬間において，神経への興奮性入力が抑制性入力よりも強ければ，その神経は**興奮状態**にあるといわれる．逆に興奮よりも抑制が強ければ，**抑制状態**にあるといわれる．

ニューロンの興奮状態が閾値を超えると，その状態が続く限り神経は繰り返し発火する．図 46.12 は，3 つのニューロンがそれぞれ異なった興奮状態にあるときのそれぞれの反応を示している．ニューロン 1 は発火のための閾値が最も低く，ニューロン 3 は最も高いことがわか

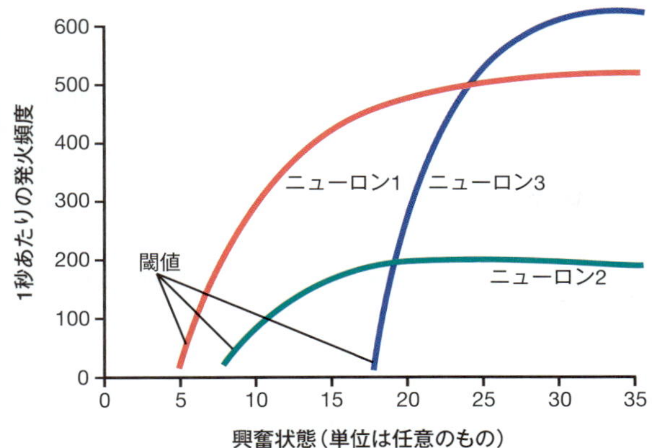

図 46.12　タイプの異なるニューロンの，異なる興奮状態レベルでの反応特性の違い

る．また，ニューロン 2 で発火の頻度が最も低いが，ニューロン 3 で発火頻度は最も高い．

中枢神経系のニューロンの中には，通常の状態でも閾値を超えているために持続的に発火しているものもある．これらのニューロンでは興奮状態をさらに亢進させると通常，発火の頻度はさらに高くなる．逆に抑制性状態がこれに重なってくると，発火頻度は減少するか，もしくはまったく停止してしまう．このように，ニューロンの種類によって反応は異なっており，興奮のための閾値も違えば，発火頻度の最高値も大きく異なっている．少し考えてみれば，このように多様な反応をみせるニューロンの組み合わせが神経系の多様な働きを遂行するためには重要であることが容易に理解できるだろう．

シナプス伝達のいくつかの特徴

シナプス伝達の疲労

興奮性のシナプスが高頻度で繰り返し刺激されると，シナプス後ニューロンの反応は最初は大きいが，その後数ミリ秒もしくは数秒以内に，発火頻度は次第に小さくなっていく．この現象をシナプス伝達の疲労とよぶ．

疲労はシナプス機能のきわめて重要な特徴である．なぜなら，ある領域の神経系の興奮が過剰となったとき，ある程度時間が経つと，疲労のために過剰の興奮性は失われる．例えば，てんかん発作中に，過剰興奮状態にある脳を抑制して発作が収まるうえで，最も重要な働きを果たすのはおそらく疲労である．つまり，疲労は神経系の過剰な活動に対する防御メカニズムなのである．このことについては，第 47 章で神経回路の反響性興奮について述べる際にさらに議論する．

疲労が起こるメカニズムは，シナプス前神経終末で伝達物質が完全にもしくは部分的に枯渇することによる．多くのニューロンの興奮性神経終末では，1 万回程度活動電位を引き起こすほどの伝達物質しか蓄えていない．そのため高頻度で刺激されると，数秒から数分も経たずに伝達物質は枯渇してしまう．疲労は部分的には以下の 2 つのメカニズムによっても惹起される．それはすなわち，①シナプス後膜の受容体の多くが次第に不活性化されること，②シナプス後ニューロンの細胞質中のイオン濃度が正常レベルを超えて蓄積してしまうことの 2 つである．

シナプス伝達に対するアシドーシスとアルカローシスの影響

ほとんどのニューロンは周囲の細胞間質液の pH に非常に敏感である．通常，アルカローシスであれば，ニューロンの興奮性はおおいに亢進する．例えば，血中の pH が通常の 7.4 から 7.8〜8.0 に上昇すると，脳中で，すべてもしくは一部のニューロンの興奮性が亢進することで，しばしばてんかん性の痙攣が起こる．てんかんの素因がある人では，たとえ短時間でも呼吸が亢進して血中の二酸化炭素が呼気で出ていって pH が上昇することで，痙攣を起こしてしまうことがある．

反対に，アシドーシスではニューロンの活動を強く抑制する．pH が 7.4 から 7.0 に低下すると，通常昏睡状態となる．例えば，糖尿病や尿毒症の重症例では，意識障害はほぼ必発である．

シナプス伝達に対する低酸素の影響

ニューロンの興奮性は酸素の十分な供給にも強く依存している．数秒間酸素の供給が止まっただけでも，活動がまったく停止してしまうニューロンもある．この効果のために，脳の血流が 3〜7 秒停止すると，意識消失をきたしてしまう．

シナプス伝達に対する薬剤の影響

ニューロンの興奮を亢進したり抑制したりすることが知られている化学物質は多数存在する．例えば，カフェイン，テオフィリン，テオブロミン，これらはそれぞれコーヒー，お茶，ココアの中に含まれ，すべてニューロンの興奮を高めるが，その理由はおそらく興奮のための閾値を下げることによる．

ストリキニーネは，ニューロンの興奮性を高める物質のうちで最もよく知られている．しかしながら，その作用はニューロンの興奮のための閾値を下げることによるものではなく，正常な状態では抑制性に働く伝達物質（特に脊髄中のグリシン）の働きを抑制することによる．これによって興奮性伝達物質の働きが圧倒的となって，ニューロンは過剰に興奮して高頻度で発火を繰り返すようになり，その結果，筋肉の重度の攣縮をきたす．

ほとんどの麻酔薬は，神経系の多数の部位で作用して，ニューロンの細胞膜の興奮のための閾値を上昇させ，シナプスの伝達を減少させる．多種が存在する脂溶性の麻酔薬には，細胞膜の性質を変化させることで興奮性の物質に対する反応を抑えるものもあると考えられている．

シナプスの遅延時間

シナプス前ニューロンからシナプス後ニューロンに情報が伝わるとき，以下のプロセスが連続して起こるが，それぞれのステップにいくらかの時間がかかる．①シナプス前神経終末からの伝達物質の放出，②シナプス後膜への伝達物質の拡散，③膜上の受容体への作用，④受容体の作用による膜の透過性の上昇，⑤ Na^+ の上昇によって EPSP が上昇し，活動電位を発生する．たとえ多数の興奮性シナプスが同時に刺激されたとしても，これらのプロセスが完了するのに少なくとも 0.5 ミリ秒程度はかかる．これを**シナプス遅延**(synaptic delay)とよぶ．神経生理学者は，一つのニューロン集団に入力が入ってから出力が出てくるまでの時間を測定することができるが，この遅延時間から，神経回路内でいくつのニューロンが直列につながっているのかを推測できる．

参考文献

Alberini CM: Transcription factors in long-term memory and synaptic plasticity. Physiol Rev 89:121, 2009.

Ariel P, Ryan TA: New insights into molecular players involved in neurotransmitter release. Physiology (Bethesda) 27:15, 2012.

Ben-Ari Y, Gaiarsa JL, Tyzio R, Khazipov R: GABA: a pioneer transmitter that excites immature neurons and generates primitive oscillations. Physiol Rev 87:1215, 2007.

Chadderton P, Schaefer AT, Williams SR, Margrie TW: Sensory-evoked synaptic integration in cerebellar and cerebral cortical neurons. Nat Rev Neurosci 15:71, 2014.

Clarke LE, Barres BA: Emerging roles of astrocytes in neural circuit development. Nat Rev Neurosci 14:311, 2013.

Gassmann M, Bettler B: Regulation of neuronal GABA(B) receptor functions by subunit composition. Nat Rev Neurosci 13:380, 2012.

Jacob TC, Moss SJ, Jurd R: GABA(A) receptor trafficking and its role in the dynamic modulation of neuronal inhibition. Nat Rev Neurosci 9:331, 2008.

Kandel ER: The molecular biology of memory storage: a dialogue between genes and synapses. Science 294:1030, 2001.

Kavalali ET, Jorgensen EM: Visualizing presynaptic function. Nat Neurosci 17:10, 2014.

Kerchner GA, Nicoll RA: Silent synapses and the emergence of a postsynaptic mechanism for LTP. Nat Rev Neurosci 9:813, 2008.

Klein R: Bidirectional modulation of synaptic functions by Eph/ephrin signaling. Nat Neurosci 12:15, 2009.

Lisman JE, Raghavachari S, Tsien RW: The sequence of events that underlie quantal transmission at central glutamatergic synapses. Nat Rev Neurosci 8:597, 2007.

O'Rourke NA, Weiler NC, Micheva KD, Smith SJ: Deep molecular diversity of mammalian synapses: why it matters and how to measure it. Nat Rev Neurosci 13:365, 2012.

Paoletti P, Bellone C, Zhou Q: NMDA receptor subunit diversity: impact on receptor properties, synaptic plasticity and disease. Nat Rev Neurosci 14:383, 2013.

Pereda AE: Electrical synapses and their functional interactions with chemical synapses. Nat Rev Neurosci 15:250, 2014.

Sala C, Segal M: Dendritic spines: the locus of structural and functional plasticity. Physiol Rev 94:141, 2014.

Sigel E, Steinmann ME: Structure, function, and modulation of GABA(A) receptors. J Biol Chem 287:40224, 2012.

Sjöström PJ, Rancz EA, Roth A, Häusser M: Dendritic excitability and synaptic plasticity. Physiol Rev 88:769, 2008.

Spruston N: Pyramidal neurons: dendritic structure and synaptic integration. Nat Rev Neurosci 9:206, 2008.

Tyagarajan SK, Fritschy JM: Gephyrin: a master regulator of neuronal function? Nat Rev Neurosci 15:141, 2014.

van den Pol AN: Neuropeptide transmission in brain circuits. Neuron 76:98, 2012.

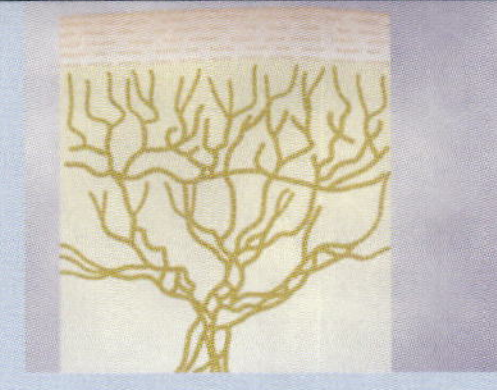

第47章
感覚受容器，情報処理のための神経回路

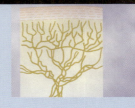

私たちの身体や外界からのシグナルは，触，音，光，痛，冷，温などの刺激を検出する感覚受容器の複雑なシステムによって伝えられ知覚される．本章では感覚受容器が感覚刺激を神経シグナルに変換し，そのシグナルが中枢神経系に伝えられ処理される基本的な機構（メカニズム）について解説する．

感覚受容器の種類とそれらが検出する刺激

表47.1に感覚受容器を列挙する．この表のように感覚受容器は5つの基本型に分類できる：①**機械受容器**（mechanoreceptors）は，受容器やその近傍の組織の機械的圧迫や伸長を検出する，②**温度受容器**（thermoreceptors）には冷たさを検出する受容器と温かさを検出する受容器があり，温度の変化を検出する，③**侵害受容器**（**痛覚受容器** nociceptors（pain receptors））は組織内で起きた物理的，化学的損傷を検出する，④**電磁受容器**（electromagnetic receptors）は網膜上の光を検出する，そして，⑤**化学受容器**（chemoreceptors）は，口腔で味，鼻腔でにおい，動脈血の酸素濃度，体液の浸透圧，二酸化炭素濃度，その他身体の化学的要素を検出する．

本章では，受容器が働く原理を説明するため，末梢の機械受容器のうちのいくつかについて述べる．他の受容器については，それぞれの感覚システムと関連して後の章で述べる．図47.1は皮膚や身体の深部組織の機械受容器のいくつかを示している．

受容器の特異的感受性

2種類の感覚受容器は種類の異なる感覚刺激をどのようにして検出するのであろうか？　答えは“特異的な感受性による”である．言い換えると，それぞれの受容器は1種類の刺激に対してだけ高い感受性をもち，他の感覚刺激にはほとんど反応しない．つまり，眼の杆体と錐体は光に対して高い反応性をもつが，正常範囲内での眼球に対する温度や圧，あるいは血中の化学物質の変化にはほとんど無反応である．視床下部の視索上核にある浸透圧受容器は，体液の浸透圧の微小な変化を検出するが，音にはまったく反応しない．そして，皮膚の痛覚受容器は通常の接触や圧にはほぼ無反応であるが，触刺激が組織を傷害するくらいに強くなった瞬間に非常に強く反応する．

感覚の種類（モダリティ）：専有回線の原理

私たちが体験することのできる主な感覚（痛覚，触覚，視覚，聴覚など）は感覚の種類（モダリティ）とよばれる．私たちはこのように異なる種類の感覚を体験するが，いずれの場合にも感覚神経線維はただインパルス（活動電位）を伝えているだけである．では，異なる感覚の神経線維はどのように異なる感覚を伝えるのだろうか？

それは，神経路は中枢神経系のそれぞれの対応領域にインパルスを送っており，感覚神経が刺激されたときに起こる感覚は，その神経線維がたどり着いた領域によって決まるからである．例えば，痛覚神経線維が刺激されたとき，神経線維がどんな刺激によって興奮させられていても，ヒトは痛みを感じる．電気刺激や神経線維への熱，挫滅，そして組織細胞の損傷による痛覚神経終末への刺激でもよく，どの場合もヒトは痛みを感じる．同様に，触覚神経線維への刺激が触覚受容器への電気刺激であっても，他の方法によるものであってもヒトは触られたと感じる．なぜならば，触覚神経線維は脳の触覚領域に投射しているからである．同様に，眼の網膜からの線維は脳の視覚領域に，耳からの線維は聴覚領域に，温度覚線維は温度覚領域に投射している．

このように神経線維がただ1種類の感覚だけを伝える特性を**専有回線の原理**（labeled line principle）とよぶ．

感覚刺激の神経インパルスへの変換

神経終末における局所電流：受容器電位

感覚受容器には1つの共通の特徴がある．受容器を興奮させる刺激は，その刺激が何であれ，まず受容器の膜電位を変化させる．この膜電位の変化を**受容器電位**（receptor potential）という．

受容器電位の発生機序

受容器電位を発生させるにはいくつかの方法がある．①受容器を機械的に変形させることで，受容器の膜を伸

表 47.1 感覚受容器の分類

Ⅰ．機械受容器
皮膚の触感覚(表皮と真皮)
自由神経終末
拡幅先端終末
メルケル盤とその亜系
散形終末
ルフィニ小体
被包性終末
マイスネル小体
クラウゼ小体
毛包神経終末
深部組織の感覚
自由神経終末
拡幅先端終末
散形終末
ルフィニ小体
被包性終末
パチニ小体とその亜形
筋受容器
筋紡錘
ゴルジ腱器官
聴覚
蝸牛の音受容器
平衡覚
前庭受容器
動脈圧
頸動脈洞と大動脈の圧受容器
Ⅱ．温度受容器
冷たさ
冷受容器
温かさ
温受容器
Ⅲ．侵害受容器
痛み
自由神経終末
Ⅳ．電磁受容器
視覚
杆体
錐体
Ⅴ．化学受容器
味覚
味蕾の受容器
嗅覚
嗅上皮の受容器
動脈血中酸素
大動脈と頸動脈小体の受容器
浸透圧
視索上核とその近傍のニューロン
血中 CO_2
延髄内と表面，大動脈，頸動脈小体の受容器
血中のグルコース，アミノ酸，脂肪酸
視床下部の受容器

展しイオンチャネルを開く．②膜に化学物質を作用させイオンチャネルを開く．③膜の温度を変化させ，膜の透過性を変える．④網膜の光受容器のように，光のような電磁波の照射により，直接あるいは間接的に受容器の膜のイオンチャネルの透過性を変える．

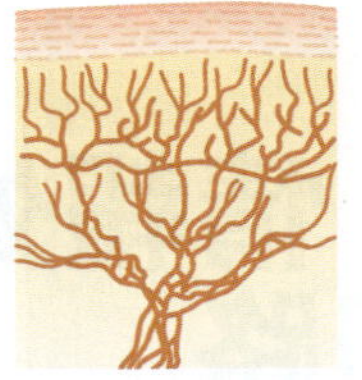
自由神経終末

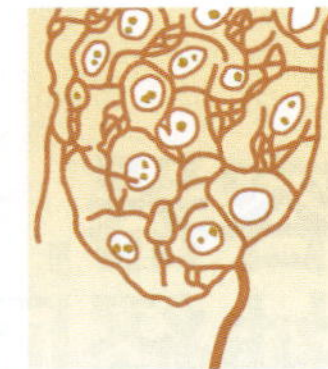
拡幅先端受容器

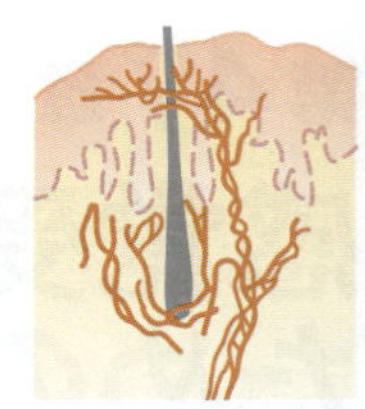
触覚毛

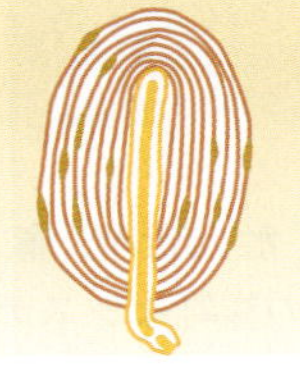
パチニ小体

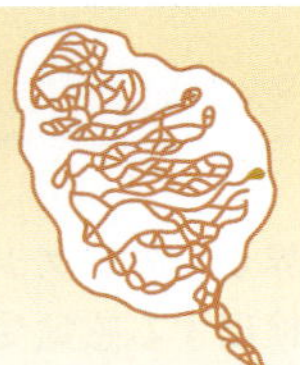
マイスネル小体

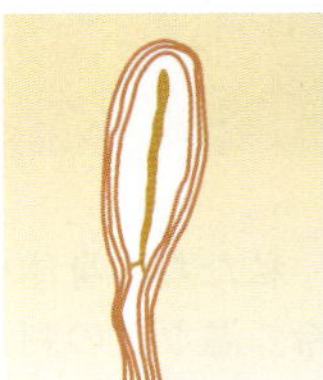
クラウゼ小体

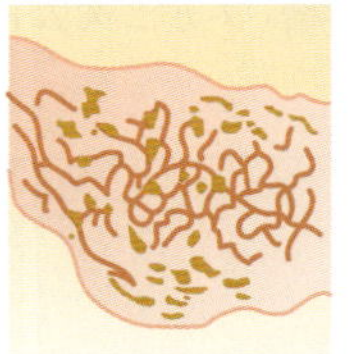
ルフィニ小体

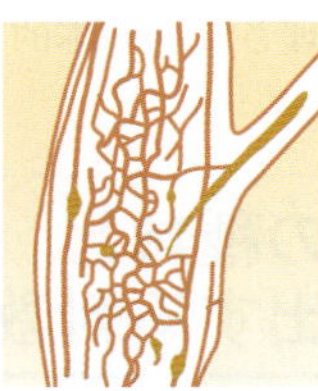
ゴルジ腱器官

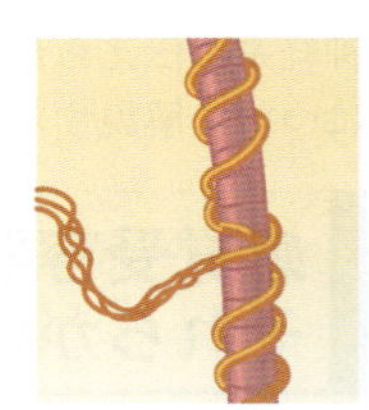
筋紡錘

図 47.1 体性感覚神経終末と機械受容器

受容器を興奮させるこの 4 つの方法がさまざまなタイプの感覚受容器でみられる．どの場合でも，膜電位の変化は受容器の膜の透過性の変化によって引き起こされ，膜の透過性の変化によってイオンの膜透過量が変化し，**膜電位**(transmembrane potential)が変化する．

受容器電位の最大振幅

ほとんどの感覚受容器電位の最大振幅は約 100 mV であるが，このレベルの電圧はきわめて強い感覚刺激によってのみ発生する．これは活動電位の最大値に匹敵し，Na^+ の透過性が最大になったときの電位変化に相当する．

受容器電位と活動電位の関係

受容器電位が大きくなって**閾値**(threshold)を超すと，図 47.2 のように受容器についている神経線維に活動電位が発生する．また図にみられるように，受容器電位が閾値を超すレベルが上がるほど，**活動電位の頻度**(action potential frequency)が増えることにも注目してほしい．

パチニ小体の受容器電位：受容器の働き方の例として

図 47.1 にみられるようにパチニ小体にはその核を通る中心神経線維がある．この中心神経線維を複数の同心円状のカプセル層が被覆していることにより，小体の外側のどこが圧迫されても，中心線維には伸びる，へこむなどの変形が起きる．

図 47.3 に 1 層だけ残して被覆カプセルを除去したパ

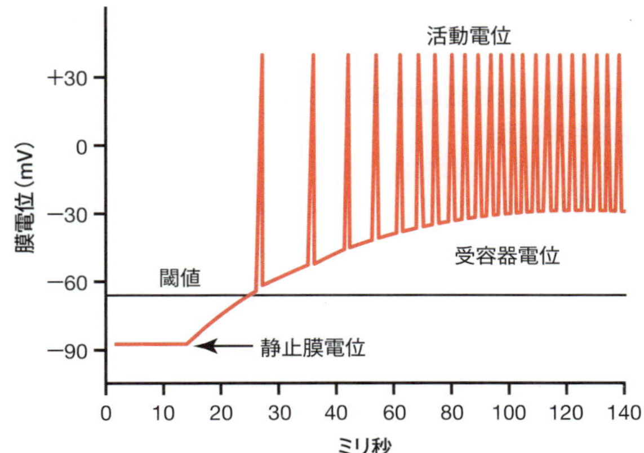

図 47.2 受容器電位が閾値を超えたときに起こる受容器電位と活動電位の典型的な関係

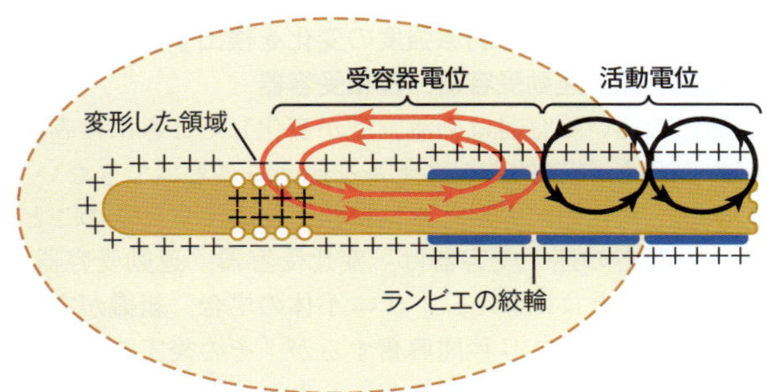

図 47.3 パチニ小体に生じた受容器電位による感覚神経線維の興奮
(Loëwenstein WR: Excitation and inactivation in a receptor membrane. Ann N Y Acad Sci 94:510, 1961 より改変)

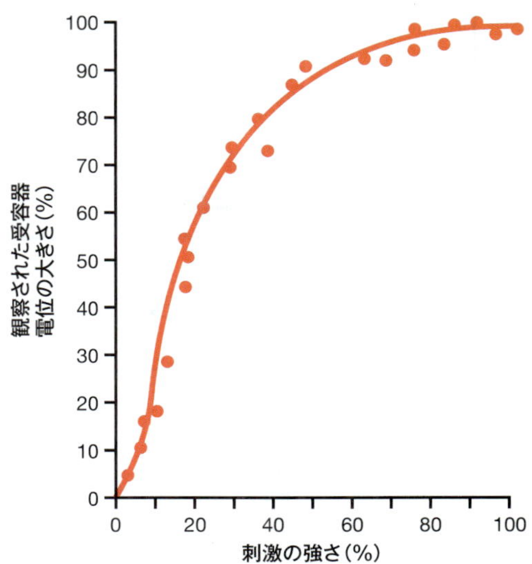

図 47.4 パチニ小体に加える機械的刺激の強さと受容器電位の大きさの関係
(Loëwenstein WR: Excitation and inactivation in a receptor membrane. Ann N Y Acad Sci 94:510, 1961 より)

チニ小体の中心線維を示す．カプセル内の中心線維の先端にはミエリン鞘はないが，小体から出て末梢感覚神経へ移行する直前にミエリン鞘(図中の青色の鞘)で被われる．

図 47.3 はパチニ小体に受容器電位が生じる機構も示している．小体の圧迫により神経線維の末端の小さな領域が変形し，膜のイオンチャネルが開き，陽性に荷電した Na^+ が線維内部に拡散する．その結果，線維内部の陽性荷電が増加する．これが**受容器電位**である．受容器電位は矢印で示すような電流の**局所回路**(local circuit)を誘導し，神経線維に沿って広がっていく．局所電流は，パチニ小体内の最初のランビエ絞輪で神経線維の膜電位を脱分極させ，中枢神経系に向かう神経線維に典型的な活動電位を発生させる．

刺激強度と受容器電位の関係

図 47.4 に，パチニ小体の中心部に次第に強くなる機械的圧迫を実験的に加えた(刺激の強さを増加した)ときの受容器電位の大きさの変化を示す．受容器電位は最初は急激に増加するが，刺激が強くなると増加速度が緩やかになることがわかる．

一方，感覚受容器から伝えられる**活動電位の頻度**は，受容器電位の増加にほぼ比例して増加する．この原理と図 47.4 のデータから，受容器に加える刺激が非常に強くなると活動電位頻度の増加率は徐々に低下することがわかる．これはほとんどすべての感覚受容器にあてはまるきわめて重要な原理である．この原理により，受容器は非常に弱い感覚刺激を検出でき，かつ，感覚刺激が極端に強くなるまで発火頻度が最大値にまで到達しない．受容器はこの性質によって弱い反応から強い反応まで非常に幅広い範囲の反応が可能となる．

受容器の順応

感覚受容器のもう 1 つの特性は，定常的な刺激が持続すると，部分的あるいは完全に**順応**(adapt)することである．つまり，連続的に感覚刺激を受けると，受容器は最初は高い発火頻度で反応するが，発火頻度は次第に下がり，最終的にはほとんど反応がなくなるまで減少する．

図 47.5 はいくつかの受容器の典型的な順応の経過を示す．パチニ小体は非常に早く順応し，毛包受容器は 1 秒程度で，関節包受容器，筋紡錘受容器はゆっくりと順応する．

さらにある種の感覚受容器は非常に大きく順応する．例えば，パチニ小体は 100分の数秒間で**消去**(extinction)に順応し，毛包の受容器も約 1 秒で消去に順応する．他の機械受容器もすべて，最終的にはほぼ完全に順応するが，ある種の受容器では順応に数時間から数日かかり，このことから**非順応**(nonadapting)受容器とよばれる．

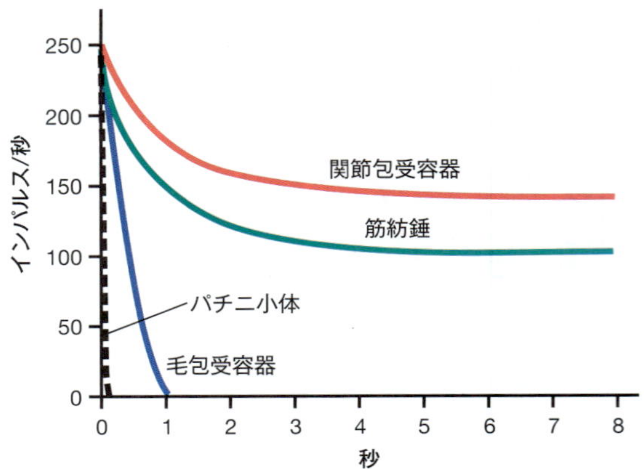

図 47.5　異なるタイプの受容器の順応
早く順応する受容器とゆっくり順応する受容器がある．

ほぼ完全に順応するまでにかかる時間が最も長い機械受容器の場合，順応に約 2 日間かかり，頸動脈と大動脈圧受容器の順応時間がそうだといわれている．一方，この種の特殊な圧受容器が完全に順応することはないと考える生理学者もいる．機械受容器以外の受容器のいくつか（例えば化学受容器や痛覚受容器）はたぶん完全に順応することはない．

受容器の順応機構

それぞれの受容器で受容器電位の発生機構が違っているように，順応機構も受容器の種類によって異なっている．例えば，眼の杆体と錐体は光感受性化学物質の濃度の変化に順応する（第 51 章参照）．

機械受容器の中で最も詳しく調べられているのはパチニ小体である．パチニ小体の順応機構は 2 種類ある．第 1 の順応機構は以下のようなものである．パチニ小体は粘弾性構造をしているので，小体の一側に急激な歪力が加わると，その力は小体の粘性要素によって同側の中心神経線維にすぐに伝えられ，受容器電位が発生する．しかし，小体の中の液体は数十ミリ秒以内に再分布し，受容器電位は消える．このように受容器電位は圧迫と同時に生じるが，圧迫が続いているにもかかわらず 1 秒以下の短期間で消失してしまう．

パチニ小体の第 2 の順応機構は，もっとゆっくりとしたもので，神経線維自体に起こる**適応**（accommodation）とよばれる機構によって起こる．つまり，パチニ小体の中心核線維の変形が偶然続いたとしても，神経線維の先端は徐々に刺激に適応していく．これはおそらく，神経線維膜の Na^+ チャネルの不活性化が進むことによって生じるもので，第 5 章で説明したように，チャネルを通るナトリウム電流がチャネルを徐々に閉じることによるのであろう．ほとんどすべての細胞膜 Na^+ チャネルに起きると思われる現象である．

おそらく，上述したものと同じ 2 つの一般的な順応機構が他の機械受容器でも働いている．つまり，順応の一部は受容器の構造の再調整に，一部は神経線維終末の電気的適応に起因している．

順応の遅い受容器は持続的な刺激を検出する：持続性受容器

順応の遅い受容器は，刺激が続く限り（少なくとも数分から数時間）脳にインパルスを送り続ける．その結果，身体の状況や周りの環境との関係は絶えず脳に知らされている．例えば，筋紡錘やゴルジ腱器官からのインパルスは筋収縮の状態や腱への負荷の情報を絶えず神経系に伝えている．

他の順応の遅い受容器としては，①前庭器官の平衡斑にある受容器，②痛覚受容器，③動脈の圧受容器，④頸動脈と大動脈の化学受容器がある．

順応の遅い受容器は情報を数時間にわたって伝え続けることができることから，**持続性受容器**（tonic receptors）とよばれる．

順応の速い受容器は刺激強度の変化を検出する：変化受容器，運動受容器，位相受容器

順応の速い受容器は刺激強度が変化したときにのみ反応するため，持続的なシグナルを伝えることはできない．しかし，変化が起きたときには強く反応する．このことから，順応の速い受容器は，変化受容器，運動受容器，位相受容器とよばれる．パチニ小体の場合，組織が突然圧迫されると数ミリ秒間興奮するが，その後圧迫が続いていてもこの興奮は終了する．しかし，その後圧迫がなくなると再びシグナルを伝える．言い換えると，パチニ小体は急速な組織の変形を神経系に伝えるのにはとても重要であるが，身体が定常な状態にあるという情報を伝えることはできない．

変化受容器の予測機能

身体の中で起きている変化の速度がわかると，数秒あるいは数分後の身体の状態を予測することができる．例えば，耳の前庭半規管の受容器は，ヒトがカーブに沿って走るときに頭が回転し始める速度の変化を検出する．ヒトはこの情報を使って自分が次の 2 秒間にどの程度回旋するかを予測し，事前に足の動きを調節してバランスを保つことができる．同様に，関節やその近傍の受容器は身体のさまざまな部位の動きの変化を検出する．例えば，走っているとき，神経系は関節の変化受容器からの情報を使って，数分の 1 秒ごとの正確なタイミングで，足がどこにあるかを予測することができる．その結果，予測に基づいて足の位置を調節するのに必要な運動シグナルが足の筋に送られるのでヒトは転ばずにすむ．この予測機能が失われると，ヒトは走ることができなくなる．

異なる種類のシグナルを伝える神経線維とその生理学的分類

中枢神経系へ向かうシグナル，中枢神経系から来るシグナルはいずれもきわめて迅速に伝達される必要があ

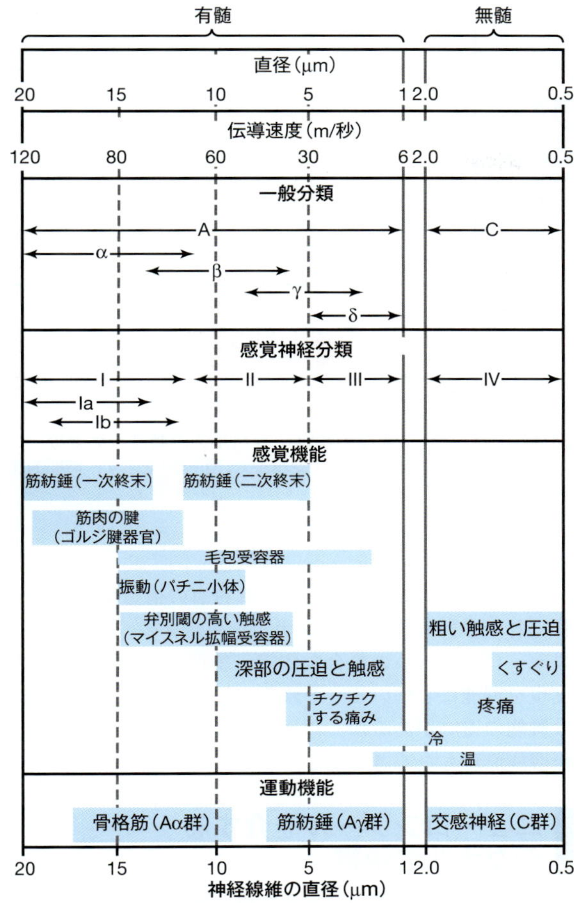

図 47.6　神経線維の生理学的分類と機能

る．そうでないと情報の価値がなくなってしまう．例えば走っているとき，瞬間瞬間に感覚シグナルが脚の位置の情報を脳に伝えている．対極の例として，長く持続する疼くような痛みの類の感覚は，速く伝えられる必要はないので伝導速度の遅い神経線維で伝えられる．**図 47.6** に示すように，神経線維の直径は 0.5～20 μm で，太いものほど伝導速度が速い．伝導速度は 0.5～120 m/秒の範囲にある．

神経線維の一般分類

図 47.6 に神経線維の**一般分類**（general classification）と**感覚神経分類**（sensory nerve classification）を示す．神経線維は一般分類では，A 群と C 群に分類され，A 群はさらに α，β，γ，δ 群に分類される．

A 群は，太いあるいは中間サイズで**有髄**（myelinated）の脊髄神経線維である．C 群は細い**無髄**（unmyelinated）線維で，伝導速度は遅い．末梢神経系における感覚神経線維の大半と自律神経節後線維のすべては C 群である．

図 47.6 にはさまざまな神経線維の直径，伝導速度とその機能も示してある．太い有髄線維の中には 120 m/秒以上の速度でインパルスを伝えることのできるものもあり，これは 1 秒間にフットボールフィールドよりも長い距離を伝わる速度である．逆に最も細い線維は 0.5 m/秒の速度でインパルスを伝える．この速度では足の親指から脊髄まで伝わるのに 2 秒かかる．

感覚生理学者が用いる分類

ある種の記録手法を用いると，Aα 群線維を 2 つのグループに分けることができる．しかし，この手法では Aβ 群と Aγ 群を簡単に分けることはできないため，感覚生理学者は次のような分類をよく用いている．

Ⅰa 群：筋紡錘にらせん形終末をもつ線維（平均直径約 17 μm，一般分類では Aα 線維）．

Ⅰb 群：ゴルジ腱器官からの線維（平均直径約 16 μm，一般分類では Aα 線維）．

Ⅱ群：大部分の皮膚の触覚受容器と筋紡錘の散形終末からの線維（平均直径約 8 μm，一般分類では Aβ あるいは Aγ 線維）．

Ⅲ群：温度，チクチクする痛みを伝える線維（平均直径約 3 μm，一般分類では Aδ 線維）．

Ⅳ群：痛み，かゆみ，温度，粗い触感を伝える線維（直径 0.5～2 μm，一般分類では C 線維）．

神経経路における異なる強度のシグナルの伝達：空間的，時間的加重

つねに伝わらなければならない神経情報の 1 つにシグナルの強度（例えば痛みの強さ）がある．少しずつ差のあるシグナルの強度は，並走する線維の数や 1 本の線維を伝わる活動電位の頻度によって伝えられる．この 2 つの機構はそれぞれ**空間的加重**（spatial summation），**時間的加重**（temporal summation）とよばれる．

空間的加重

図 47.7 は，シグナル強度の増加が神経線維の数の増加で伝えられる**空間的加重**を示している．並行して走る多数の痛覚線維によって支配されている皮膚の一部が示されている．各線維は数百の微細な**自由神経終末**（free nerve endings）に分岐し，痛覚受容器として働いている．1 本の痛覚線維から分岐した線維束は直径 5 cm 程度の皮膚領域を支配することが多い．この領域はその線維の**受容野**（receptor field）とよばれる．神経終末の数は受容野の中心部に多く，周辺に向かって減少していく．この図から，分岐した細線維の分布が他の痛覚線維から分岐した細線維の分布と重なっていることがわかる．その結果，針で皮膚を刺すと，多くの異なる痛覚線維の神経終末を同時に刺激することになる．痛覚線維の受容野の中心部が針で刺されると，周辺部が刺されるよりも刺激の強さはずっと強くなる．これは，中心部には周辺部よりはるかに多くの自由神経終末が分布していることによる．

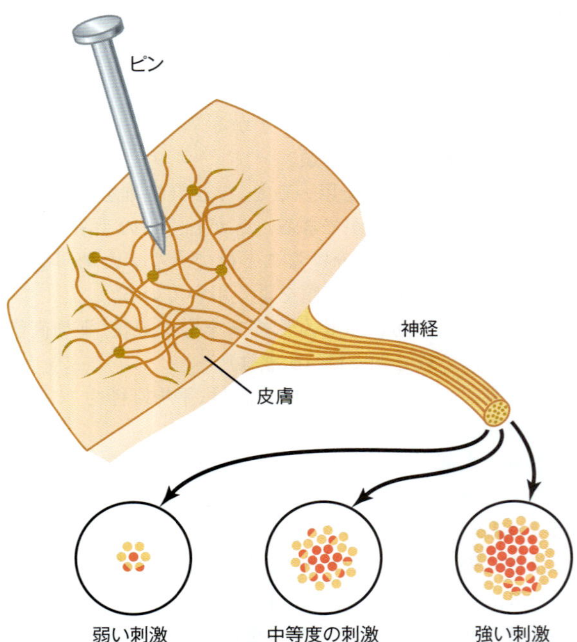

図 47.7 ピンを刺した皮膚領域を支配する神経で痛覚線維が刺激されるパターン
空間的加重の例．

図 47.7 の下方に皮膚領域を支配する神経束の断面を 3 つ示す．左の断面に示すのは弱い刺激の効果で，神経束の中心の線維が 1 本だけ強く刺激され（赤色の線維），数本の周囲の線維が弱く刺激されている（赤の半円）．残りの 2 つの断面は，中等度の刺激と強い刺激の効果を示していて，刺激される線維が徐々に増加しているのがわかる．このように，より強い刺激はより多くの線維に広がっていく．この現象を**空間的加重**という．

時間的加重

シグナル強度の増加を伝えるもう 1 つの方法は，それぞれの神経線維で活動電位の頻度を増やすことで，この現象を**時間的加重**という．図 47.8 はこの現象を示している．図の上部にシグナル強度の変化を，下部に神経線維で伝えられる神経インパルス（活動電位）の頻度を示す．

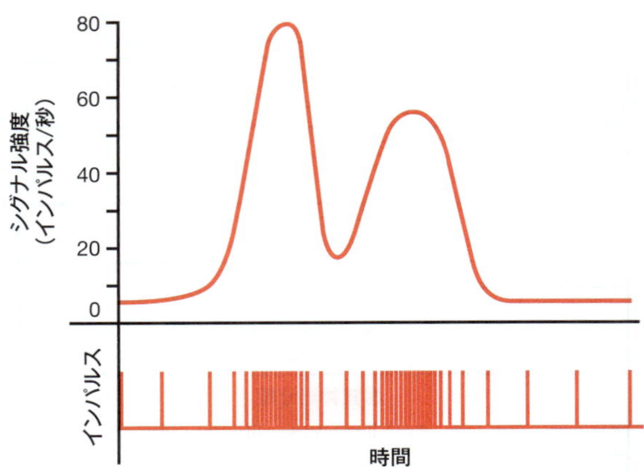

図 47.8 シグナル強度の神経インパルスの頻度への変換
シグナル強度（図上部）と神経インパルス（図下部）を示す．**時間的加重**の例．

ニューロンプールにおけるシグナルの伝達と処理

中枢神経系は数千～数百万のニューロンプールでできている．ニューロンプールには少数のニューロンで構成されているものと多数のニューロンで構成されているものがある．例えば，大脳皮質全体を 1 つの巨大なニューロンプールとみなすこともできる．他のニューロンプールとしては，基底核，視床，小脳，中脳，橋，延髄のそれぞれの核が挙げられる．脊髄背側の灰白質も 1 つの長いニューロンプールと考えることができる．

ニューロンプールにはそれぞれ特有の構造があり，それぞれが独特な方法でシグナルを処理する．その結果，ニューロンプールの集合全体で，多彩な神経系の機能の実現を可能にしている．それぞれのニューロンプールには機能の違いがあるが，以下の項で述べるような共通した機能原理もたくさんある．

ニューロンプールを介するシグナルの中継

シグナルの中継のためのニューロン構成

図 47.9 は，ニューロンプールにおいて複数のニューロンで構成される回路の模式図で，左に入力線維，右に出力線維を示す．入力線維は数百～数千に分岐し，細い終末線維となってニューロンプールの広い領域に広がり，ニューロンの樹状突起や細胞体にシナプスをつくる．通常，樹状突起もニューロンプール内で数百～数千 μm に広がっている．

それぞれの入力線維によって刺激される領域を**刺激野**（stimulatory field）とよぶ．入力線維から分岐した神経終末は刺激野に最も近いニューロンに数多くつき，そこから離れたニューロンにつく終末は次第に少なくなっていく．

閾値刺激と閾値下刺激：興奮と促通

第 46 章で述べたように 1 本の興奮性シナプス前終末の発火だけでシナプス後ニューロンに活動電位が生じることはほとんどない．シナプス後ニューロンを興奮させるには，多数の前終末が同時に，または短時間に連続して発火する必要がある．例えば図 47.9 のように 1 つのニューロンを興奮させるのに 6 本の終末がほぼ同時に発火する必要があるとしよう．入力線維 1 はニューロン a を興奮させるのに十分な数の前終末をもっている．そこで，入力線維 1 からの刺激を**興奮性刺激**（excitatory stimulus）という．また，興奮させるのに必要な閾値を

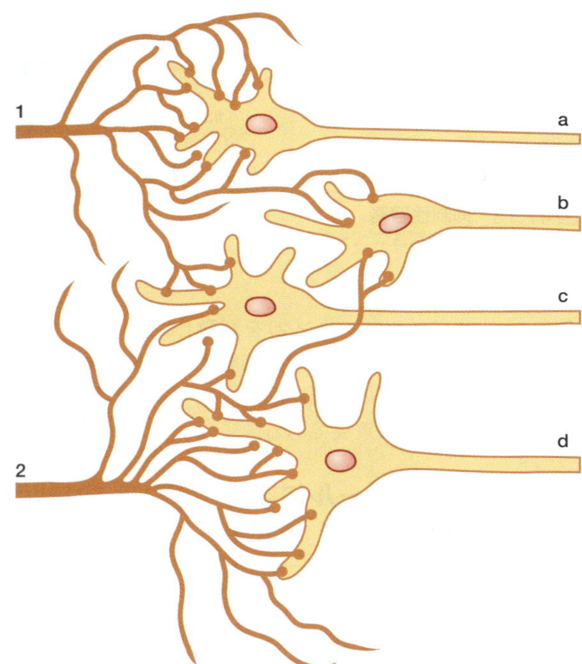

図 47.9　ニューロンプールの基本的な構造

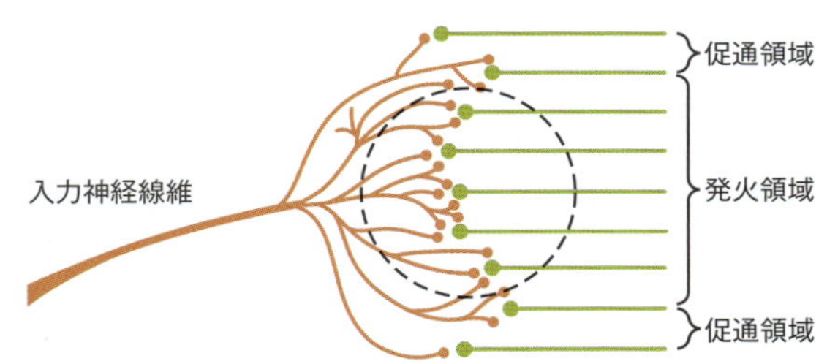

図 47.10　ニューロンプールの発火領域と促通領域

超えていることから，**閾値上刺激**(suprathreshold stimulus)ともいわれる．

入力線維 1 はニューロン b と c にも終末を送っているが，シナプス後ニューロンの興奮を起こすには不十分である．しかし，そこに他の入力線維の発火が加わるとニューロンは興奮しやすくなる．このような刺激は**閾値下**(subthreshold)刺激とよばれ，ニューロンが**促通された**(facilitated)という．

同様に，ニューロン d に対する入力線維 2 による刺激は閾値上刺激であり，ニューロン b と c に対する刺激は閾値下刺激であるが，促通刺激でもある．

図 47.9 はニューロンプールをかなり簡略化して描いていて，通常は**図 47.10** のように，1 本の入力線維は数多く分岐し，その分布域内の数百～数千のニューロンに終末を送っている．この図の中心部，円で囲まれた領域では，すべてのニューロンが入力線維によって刺激される．そこでこの領域を入力線維の**発火領域**(discharge zone)，あるいは**興奮領域**(excited zone)，**閾値領域**(liminal zone)という．円の外部のニューロンは，促通はされるが興奮はしないので，この領域を**促通領域**(facilitated zone)，あるいは**閾値下領域**(subthreshold zone)，**閾下領域**(subliminal zone)という．

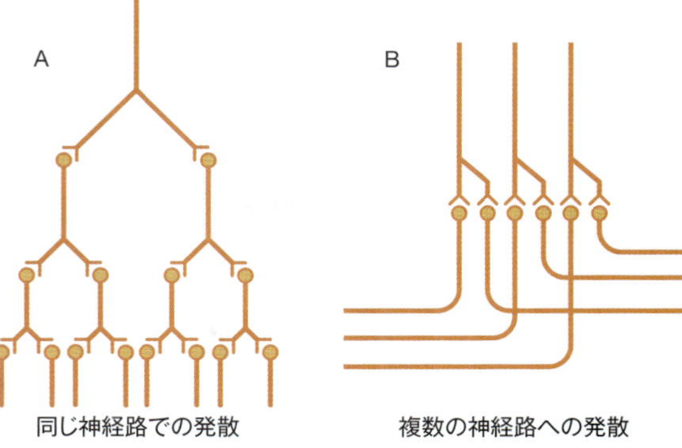

図 47.11　神経路での発散
A：経路内の発散がシグナルを増幅する．B：複数の神経路に発散して異なる領域にシグナルを送る．

ニューロンプールの抑制

入力線維にはニューロンを興奮させるものだけでなく抑制するものもある．抑制の仕組みは促通の逆であり，抑制性の分枝が支配する領域を**抑制領域**(inhibitory zone)という．神経終末は中心部に多く分布し，周辺部では徐々に減少するので抑制領域の中心部では強い抑制がみられる．

ニューロンプールを通るシグナルの発散

ニューロンプールに入力する弱いシグナルが，入力線維よりもはるかに多くの出力線維を興奮させることがある．この現象を**発散**(divergence)という．発散には 2 つの型があり，それぞれの目的はまったく異なる．

図 47.11A に**増幅型**(amplifying type)発散を示す．増幅型発散とは，入力シグナルが神経経路のニューロンを伝わっていくごとに，多くのニューロンに広がっていくことをいう．この型の発散は骨格筋を制御する皮質脊髄路の特徴で，強く促通された状態の大脳運動野の巨大錐体細胞は，1 個で 1 万本もの筋線維を興奮させることができる．

もう 1 つの型の発散は，**図 47.11B** に示す複数の神経路への発散である．この例でシグナルはニューロンプールから 2 つの方向に伝えられている．例えば，脊髄後索に入った情報は 2 方向に分かれて，①小脳と，②脳幹を通って視床と大脳皮質に伝えられる．同様に視床では，ほとんどすべての感覚情報がシナプスを換えた後，視床深部と大脳皮質感覚野に送られる．

シグナルの収束

収束(convergence)とは，複数の入力からのシグナル

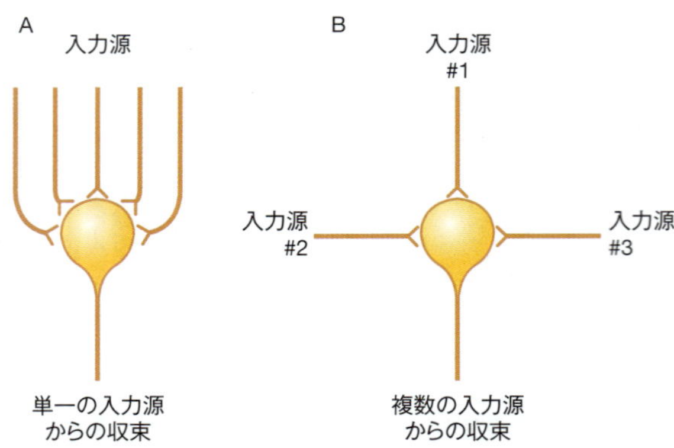

図 47.12　複数の入力線維から単一ニューロンへの収束
A：単一入力源からの複数の入力線維．B：複数の入力源からの入力線維．

があわさって 1 つのニューロンを興奮させることを意味している．**図 47.12A** は，1 つの入力源からの収束を示している（つまり，1 つの入力源からの複数の終末が同じニューロンに投射している）．この種の収束の重要な点は，ニューロンは 1 つの終末の活動電位だけで興奮することはほとんどないが，複数の終末の活動電位が収束するとニューロンが発火する閾値に達するに十分な空間的加重が起きるということである．

収束は**図 47.12B** に示すように複数の入力源からのシグナル（興奮性あるいは抑制性）でも起こる．例えば脊髄の介在ニューロンには，①脊髄に入力する末梢神経線維，②脊髄のある分節から他の分節に入る固有感覚線維，③大脳からの皮質脊髄路線維，④脳から脊髄へ投射する他の長い下行性線維，が収束する．そして，介在ニューロンからのシグナルは脊髄前角の運動ニューロンに収束し，筋肉の運動機能を制御する．

このように，収束により異なる入力源からの情報が加重されることで，異なるタイプの情報すべてが統合された反応が起きる．収束は中枢神経系がさまざまな情報を関連づけ，集約し，分別するための重要な手段の 1 つである．

興奮性と抑制性のシグナルを出力する神経回路

ニューロンプールに入力するシグナルによって，一方向に興奮性シグナルが出力され，それと同時に他方向に抑制性シグナルが出力されることがある．例えば，脊髄のあるニューロングループから下肢を前方に動かす興奮性シグナルが出力されると，同時に他のニューロングループから下肢の後側の筋を抑制するシグナルが出力され，下肢の前方への動きを妨げないようにしている．このタイプの神経回路は互いに拮抗的に働く筋の制御に特徴的で，**相反性抑制回路**（reciprocal inhibition circuit）とよばれる．

図 47.13 は抑制を起こす回路を示している．入力線維は直接興奮性出力回路を興奮させるが，同時に抑制性

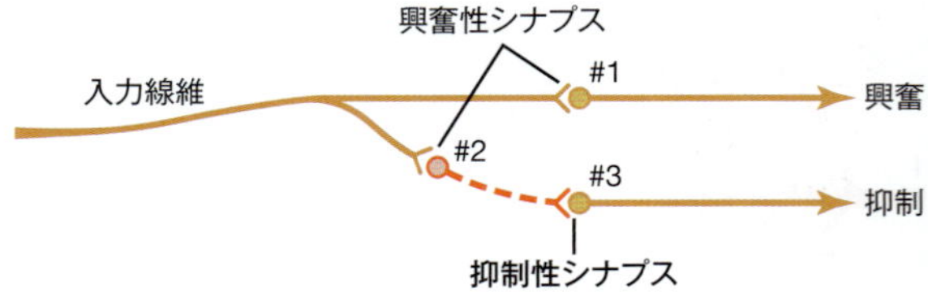

図 47.13　抑制性回路
ニューロン 2 は抑制性ニューロン．

介在ニューロン（ニューロン 2）を刺激して，ニューロンプールからの第 2 の出力回路を抑制する伝達物質を放出させる．このタイプの神経回路も，脳の多くの領域での過活動を防ぐために重要である．

ニューロンプールによるシグナルの延長：後発射

ここまで，ニューロンプールで単に中継だけされるシグナルを扱ってきたが，多くの場合，ニューロンプールに入力されたシグナルによって起こる出力は長く続く．これは**後発射**（afterdischarge）とよばれ，入力シグナルが終わってからも数ミリ秒～数分間続く．この後発射を起こす最も重要な機構を以下に述べる．

シナプス後発射

興奮性シナプスがニューロンの樹状突起や細胞体の表面に伝達物質を放出すると，そのニューロンにシナプス後電位が発生し，数ミリ秒間続く．特に長時間作動性の伝達物質の場合は長く続く．このシナプス後電位が続く限りニューロンの興奮は続き，第 46 章で説明したように連続したインパルス出力が維持される．その結果，このシナプス後発射の働きだけで 1 回の瞬間的な入力が持続的なシグナル出力（反復発射）を数ミリ秒間維持させることが可能になる．

シグナルを延長させる反響（発振）回路

神経系の回路の中で最も重要な回路の 1 つが**反響回路**（reverberatory circuit）あるいは**発振回路**（oscillatory circuit）である．この回路では，それ自身への入力がフィードバックによって再度興奮させられる**正帰還**（positive feedback）が起きる．その結果，回路はいったん刺激されると反復性の発火を長時間維持する．

いくつかの反響回路の候補を**図 47.14** に示す．**図 47.14A** に示した最も単純な回路では，1 個のニューロンだけが関与している．この場合，出力ニューロンは側枝を自分の樹状突起あるいは細胞体に送り，再度自分を刺激する．このタイプの回路が重要かどうかについてはわからないが，理論的には，いったんニューロンが興奮すると，フィードバック刺激がニューロンの興奮を長時間維持させることができる．

図 47.14B に示すフィードバック回路では，数個のニューロンがフィードバック回路に加わることにより，最初の発火とフィードバックシグナルの間により長い遅

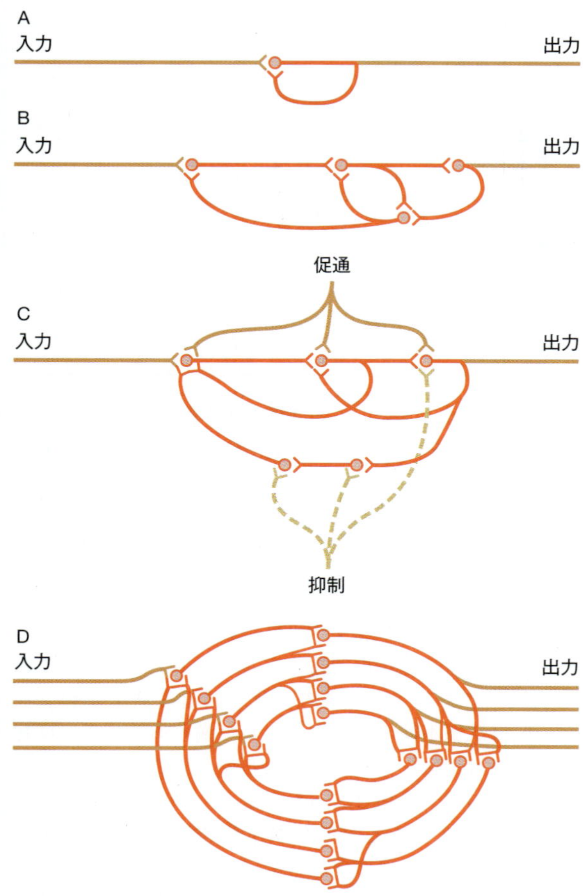

図 47.14　反響回路(上から下に向かって複雑になる)

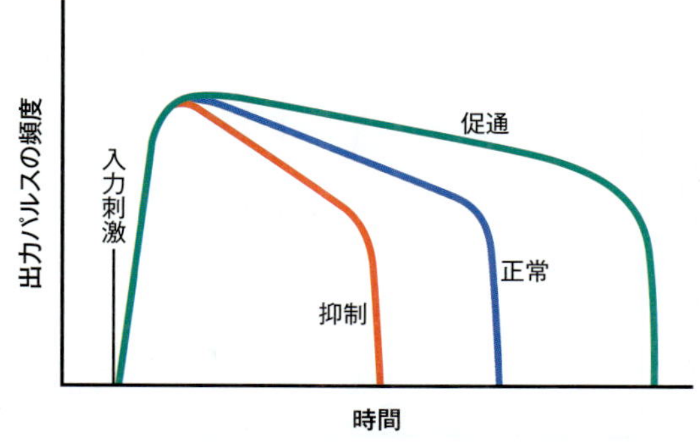

図 47.15　1 回の入力刺激による反響回路からの典型的な出力シグナル，促通と抑制の効果を示している

れが生じる．図 47.14C はより複雑な回路で，促通性と抑制性の神経線維両方が反響回路に影響を与える．促通性のシグナルは反響の強度と頻度を増加させ，抑制性のシグナルは反響を抑制し，止める．

図 47.14D に示すように，多くの反響回路は多数の平行線維で構成されている．おのおのの細胞に入力する線維の終末は分岐し広がっている．このような回路では，ある瞬間にどれだけ多くの平行線維が反響にかかわるかによって総和としての反響シグナルの強さが決まる．

反響回路によるシグナル延長の特徴

図 47.15 に典型的な反響回路からの出力シグナルを示す．入力シグナルは 1 ミリ秒間程度しか続かないが，出力シグナルは数ミリ秒〜数分間続くことがある．図に示すように，一般に出力シグナルの強さは，反響の初期に増加してから臨界点にまで減少し，そこで突然完全に停止する．この突然の反響停止の原因は回路内のシナプス接合部の疲労にある．ある臨界点を超えて疲労すると，回路の次のニューロンに対する刺激が閾値以下となり，その結果，フィードバック回路が突然停止する．

すべてのシグナルが停止するまでの時間は，脳の他の部位からの回路を抑制あるいは促通するシグナルによっても制御される．このような出力シグナルのパターンのほとんどすべてが，足の痛み刺激の後に起こる屈曲反射に関与する筋の運動神経から記録されている(図 47.18)．

神経回路からの持続的なシグナル出力

興奮性の入力がなくても持続的にシグナルを出力する神経回路がある．これには少なくとも 2 つの機構がある：①持続的な内在性のニューロン発火，②持続的な反響性のシグナルである．

内因性の神経興奮による持続的な発火

他の興奮性組織と同様に，ニューロンは興奮性膜電位がある閾値を超えると反復して発火する．多くのニューロンの膜電位は通常でも持続的に発火が起きるほど高いレベルにある．この現象は小脳の多くのニューロンや脊髄の介在ニューロンの多くで観察できる．これらのニューロンの発火頻度は興奮性シグナルで増加し，抑制性シグナルで減少する．抑制性シグナルはしばしば発火を止める．

情報伝達の手段としての反響回路から出力される持続的シグナル

疲労による反響の停止が起きない反響回路は持続的な発火の発生源である．また，反響回路への興奮性入力は出力を増加させ，抑制性入力は出力を減少あるいは消失させる．

図 47.16 はニューロンプールから出力される持続的なシグナルを示している．このニューロンプールは内因性の神経興奮や反響の結果としてインパルスを出力する．興奮性入力は出力を大きく増加させ，抑制性入力は大きく減少させることに注意してほしい．無線送信機について詳しい学生はこれが**搬送波型**(carrier wave type)の情報伝達であることがわかるだろう．つまり，興奮性と抑制性の制御シグナルが出力シグナルを生成するわけではなく，出力レベルの変化を制御するのである．この搬送波型のシステムはシグナル強度の増加と同じように減少も起こすことに注目してほしい．というのはここま

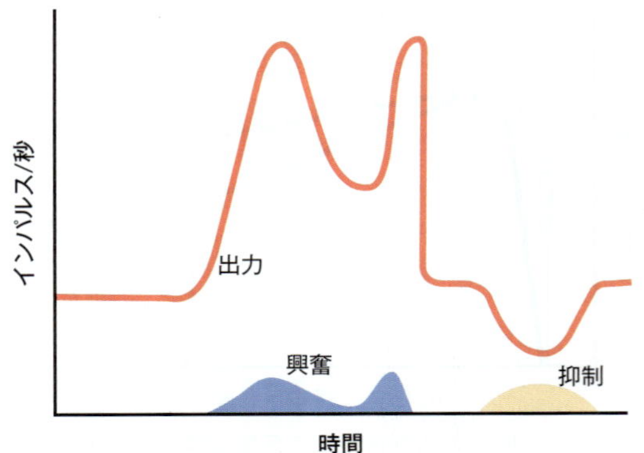

図 47.16 反響回路あるいは内因性に発火しているニューロンプールからの持続的な出力
この図は興奮性入力と抑制性入力の影響も示している．

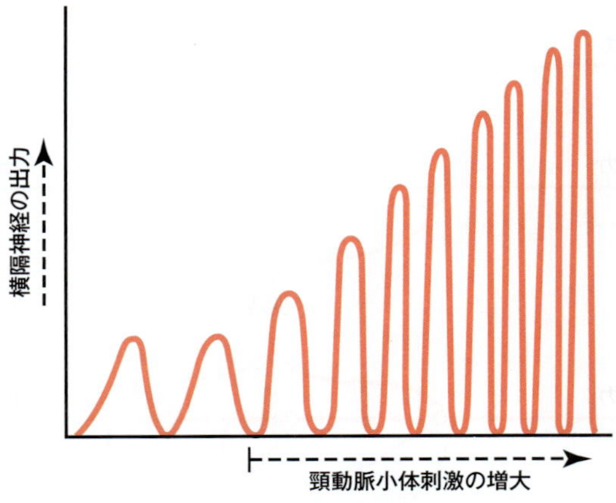

図 47.17 呼吸中枢から出力される神経インパルスの総和のリズミカルな変動
頸動脈小体への刺激が徐々に大きくなると横隔膜へ向かう横隔神経シグナルの強さと頻度が増し，呼吸回数が増加する．

で述べてきた情報伝達で主に扱ってきたのは正の情報(増加)で，負の情報(減少)はなかったからである．このタイプの情報伝達は自律神経系による血管の緊張度，腸管の緊張度，眼の虹彩の収縮度，心拍数などの調節に用いられている．これらの組織に入力する興奮性のシグナルは反響回路に入力する補助的なシグナルによって増減両方向に制御できる．

リズミカルなシグナル出力

多くの神経回路はシグナルをリズミカルに出力している．例えば，リズミカルな呼吸シグナルが延髄と橋の呼吸中枢から出力される．このリズミカルな呼吸シグナルは生涯を通じて続く．犬が後肢を引っ掻く動きや，動物の歩行運動など他のリズミカルなシグナルには，リズムを開始するためにそれぞれの神経回路に入力する刺激が必要である．

実験的に調べられてきたほとんどすべてのリズミカルなシグナルは反響回路か反響回路の連鎖に由来していることがわかっている．そこでは，あるニューロンプールから次のプールへと興奮性あるいは抑制性のシグナルが次々と送られ，循環している．

興奮性や抑制性のシグナルはリズミカルな出力を増加させたり減少させたりすることもできる．例えば図 47.17 は横隔神経での呼吸シグナルの変化を示している．動脈血中の酸素濃度が低下すると頸動脈小体が刺激され，呼吸リズムの出力シグナルは，頻度振幅ともに徐々に増加する．

神経回路の不安定性と安定性

脳のほとんどすべての部位は互いに直接的，間接的に結合していて，このことが深刻な問題を引き起こす．もしある部位から，次の部位，次の部位と次々に興奮が伝播し，最終的に最初の部位を再興奮させるということになると，興奮性のシグナルは脳のあらゆる部位に伝わり，あらゆる部位が再興奮するという循環が起きることは明らかである．もしこのような興奮の循環が起こると，脳は制御不能の反響シグナルで満ちあふれる．反響シグナルは情報をもたないどころか，脳の神経回路を占拠し，その結果情報はまったく伝えられなくなるであろう．このようなことが**てんかん発作**(epileptic seizure)のとき，脳の広い領域で起きている．中枢神経系はいつでも起こりうるこのようなことを，どのようにして防いでいるのであろうか？ それは中枢神経系全体がもつ 2 つの基本的な機構：①抑制性回路，②シナプスの疲労による．

神経系の機能を安定させる抑制性回路

脳の広い領域に存在する 2 種類の抑制性回路が，シグナルが過剰に広がるのを防いでいる：①経路の末梢部位から最初の興奮性ニューロンへ戻る抑制性フィードバック回路(この回路は，事実上すべての感覚神経経路に備わっていて，経路の末梢部位が過剰に興奮した場合，入力ニューロンか感覚経路の介在ニューロンを抑制する)，②脳の広範な領域全体を大まかに抑制性に制御するニューロンプール(例えば，大脳基底核の多くは運動制御系全般に抑制性の影響を及ぼしている)である．

神経系を安定化させるシナプス疲労

シナプス疲労とは，単純に，興奮期間が長いほど，そして強いほど，シナプス伝達が徐々に弱まっていくことを意味している．図 47.18 は動物の足底に痛みを与えたことにより 3 回連続して生じた屈曲反射を示している．収縮の強さが徐々に**減衰**(decrement)していることに注目してほしい．この反射が減衰する効果の大部分は屈曲反射回路のシナプスの**疲労**(fatigue)に起因してい

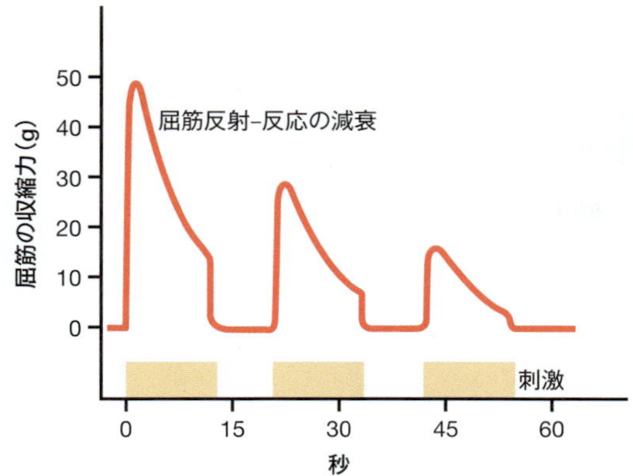

図 47.18　連続して起こした屈曲反射
反射回路における伝導の疲労を示している．

る．さらに，連続して起きる屈曲反射の間隔が短ければ短いほど後続の反射は弱くなる．

シナプス疲労による神経回路の感受性の自動的短期調節

この疲労現象を脳の他の回路にあてはめてみよう．通常，過度に使用された回路は疲労し，その感度は低下する．逆に，あまり使われない回路は休息し，感度が上昇する．この疲労と疲労からの回復はさまざまな神経回路の感度を短期間に調節する重要な仕組みである．このようにして，神経回路の感度は効果的な機能を実行するのにふさわしい範囲内に保たれているのである．

シナプス受容体の自動的な発現減少や増加によって起こるシナプス感受性の長期的変化

シナプスの長期的な感受性はシナプスにおける受容体タンパクの数によって大きく変化する．シナプス活動が低下すると受容体タンパクは増加し，シナプス活動が過剰になると受容体タンパクは減少する．これは次のようにして起こる．受容体タンパクは小胞体（ゴルジ装置系）でつねに形成されていて，つねにシナプス後ニューロンのシナプス膜に挿入されている．しかし，シナプスが過度に使用され，受容体タンパクに結合する伝達物質が過剰となると，受容体の多くは不活性化されシナプス膜から除去される．

シナプスの感度を調節する他の機構と同じく，受容体の発現数の増減調節によって，さまざまな回路の感受性は，つねにその回路の機能の実現に必要なレベルに保たれている．これはすばらしいことである．このような回路のうち，ほんのわずかの回路の感受性が異常に高いだけで，どれほど深刻な事態になるか考えてみよう．持続的な筋のけいれん，発作，精神障害，幻覚，精神的緊張，その他神経症状が生じるだろう．幸いなことに，神経回路が過度に活動したり，抑制されたりした場合には，回路の感受性が制御可能なレベルに戻る自動的な仕組みが働く．

参考文献

Bautista DM, Wilson SR, Hoon MA: Why we scratch an itch: the molecules, cells and circuits of itch. Nat Neurosci 17:175, 2014.

Bourinet E, Altier C, Hildebrand ME, et al: Calcium-permeable ion channels in pain signaling. Physiol Rev 94:81, 2014.

Chadderton P, Schaefer AT, Williams SR, Margrie TW: Sensory-evoked synaptic integration in cerebellar and cerebral cortical neurons. Nat Rev Neurosci 15:71, 2014.

Delmas P, Coste B: Mechano-gated ion channels in sensory systems. Cell 155:278, 2013.

Delmas P, Hao J, Rodat-Despoix L: Molecular mechanisms of mechanotransduction in mammalian sensory neurons. Nat Rev Neurosci 12:139, 2011.

Faisal AA, Selen LP, Wolpert DM: Noise in the nervous system. Nat Rev Neurosci 9:292, 2008.

Golding NL, Oertel D: Synaptic integration in dendrites: exceptional need for speed. J Physiol 590:5563, 2012.

Hamill OP, Martinac B: Molecular basis of mechanotransduction in living cells. Physiol Rev 81:685, 2001.

Katz DB, Matsunami H, Rinberg D, et al: Receptors, circuits, and behaviors: new directions in chemical senses. J Neurosci 28:11802, 2008.

Kornberg TB, Roy S: Communicating by touch—neurons are not alone. Trends Cell Biol 24:370, 2014.

LaMotte RH, Dong X, Ringkamp M: Sensory neurons and circuits mediating itch. Nat Rev Neurosci 15:19, 2014.

Lechner SG, Lewin GR: Hairy sensation. Physiology (Bethesda) 28:142, 2013.

Proske U, Gandevia SC: The proprioceptive senses: their roles in signaling body shape, body position and movement, and muscle force. Physiol Rev 92:1651, 2012.

Rodriguez I: Singular expression of olfactory receptor genes. Cell 155:274, 2013.

Schepers RJ, Ringkamp M: Thermoreceptors and thermosensitive afferents. Neurosci Biobehav Rev 34:177, 2010.

Schoppa NE: Making scents out of how olfactory neurons are ordered in space. Nat Neurosci 12:103, 2009.

Sjöström PJ, Rancz EA, Roth A, Häusser M: Dendritic excitability and synaptic plasticity. Physiol Rev 88:769, 2008.

Stein BE, Stanford TR: Multisensory integration: current issues from the perspective of the single neuron. Nat Rev Neurosci 9:255, 2008.

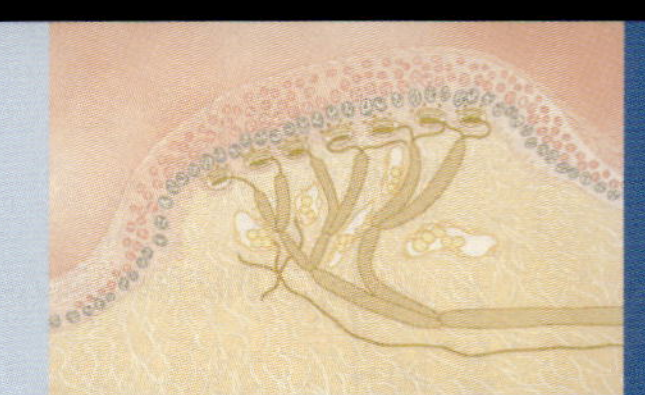

第48章
体性感覚：①機構の概要，触覚と位置感覚

体性感覚（somatic senses）は全身体の感覚情報を集める神経機構である．これは視覚，聴覚，嗅覚，味覚，平衡感覚を意味する**特殊感覚**（special senses）と対比される．

体性感覚の分類

体性感覚は，生理学的に以下の3種に分類される．①**機械受容性体性感覚**（mechanoreceptive somatic sense）は，**触覚**（tactile）と**位置**（position）感覚を含み，身体組織の機械的な変位により刺激される．②**温度受容性感覚**（thermoreceptive sense）は，温かさや冷たさを感知する．③**痛み感覚**（pain sense）は，組織の侵害因子により生じる．

本章では，機械受容性の触知性感覚と位置感覚を扱う．第49章では，温度感覚と痛みの感覚について述べる．触知性感覚には，**触**（touch），**圧**（pressure），**振動**（vibration）と**くすぐられ**（tickle）の感覚があり，位置感覚には，**静的な位置**（static position）と**動きの速度**（rate of movement）の感覚がある．

体性感覚の分類法

体性感覚は，以下のように分類されることもある．

外受容性感覚（exteroreceptive sensations）は体表から入力される．

固有感覚（proprioceptive sensations）は身体の内部状態に関するものであり，位置感覚，腱や筋の感覚，足底の圧覚，さらに平衡感覚（これはしばしば体性感覚ではなく，“特殊”感覚とみなされる）も含まれる．

内臓感覚（visceral sensations）は身体の内臓から伝えられる．通常，これは身体の内部器官の感覚を意味する用語である．

深部感覚（deep sensations）は筋膜，筋，骨のような深部組織から生じる．主なものは“深部”の圧，痛み，振動の感覚である（**訳者注**：一般的に，深部感覚は固有感覚に含まれると考えられる）．

触覚の検出と伝達

触覚，圧覚，振動感覚の相互関係

触，圧，振動の感覚は，しばしば別種の感覚として分類されるが，すべて同じタイプの受容器により感知される．この3種の感覚には，以下のような3点の主な違いがある．①触覚は，一般に，皮膚あるいは皮膚直下の組織にある触受容器が刺激されて生じる，②圧覚は，一般に，深部組織が変形されて生じる，③振動感覚は，急速に反復される感覚信号により生じるが，触覚や圧覚を感知するのと同じタイプの受容器から入力される．

触受容器

触受容器には，少なくとも6種があり，類似のものを区別すると，もっと多くなる．その一部は，前章の図47.1に示した．6種の受容器の特性は以下の通りである．

第1は，皮膚や他の多くの組織の至る所で見出される**自由神経終末**（free nerve endings）の一部で，触や圧を感知する．例えば，自由神経終末以外のタイプの神経終末をまったく含んでいない眼の角膜に軽く触れると，触覚や圧覚が生じる．

第2は，高い感受性をもつ触受容器である**マイスナー小体**（Meissner's corpuscle（図47.1に示されている））で，これは太い（Aβ型）有髄感覚神経線維の終末が伸びて，被膜で包まれたものである．被膜の内側には多くの枝分かれした軸索終末がある．このような小体は皮膚の無毛部に分布しており，特に，指の先端，口唇，その他触覚の定位がよく発達した皮膚の領域に豊富に存在する．マイスナー小体は持続的な刺激が始まってから，1秒よりずっと短い時間で順応するが，これは皮膚上の物体の動きや低周波数の振動を鋭敏に感じ取ることを意味する．

第3は，指の先端などマイスナー小体が豊富な領域に，通常，多数含まれている**拡大先端触受容器**（expanded tip tactile receptors）である．図48.1に示す**メルケル盤**（Merkel's discs）はその1つである（**訳者注**：1つのメルケル細胞と1つのメルケル型神経終末がセットになったものがメルケル盤である）．皮膚の有毛部は，マイスナー小体をほとんど含まないが，ある程度の数の拡大先端受容器は含んでいる．この受容器はマイスナー小体と異なり，最初は強い信号を送り，次いである程度順応するが，その後はゆっくり順応しつつ，次第に弱くなる信号を持続して伝える（**訳者注**：ここでいう“信号”の強さとは末梢神経の発火頻度のことである．一定強度の機械刺激

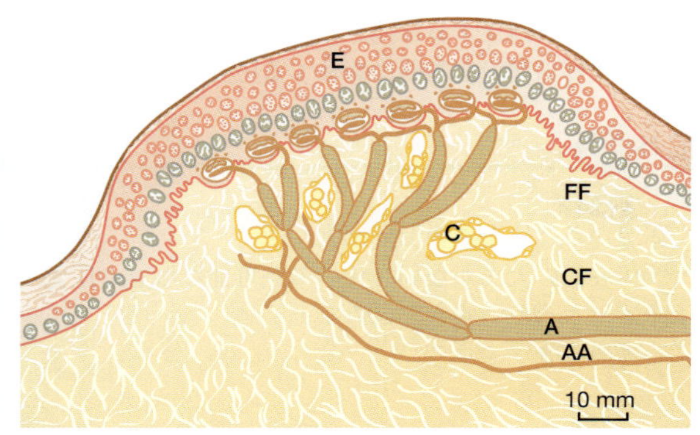

図 48.1 イゴのドーム受容器
単一の太い有髄神経線維(A)に接続し，上皮の下面に接している多数のメルケル盤に注意すること．A：有髄線維，AA：無髄線維，C：毛細血管，CF：コラーゲン線維の太い束，E：肥厚した表皮，FF：コラーゲン線維の細い束．（Iggo A, Muir AR: The structure and function of a slowly adapting touch corpuscle in hairy skin.J Physiol 200:763, 1969）

を持続的に入力した場合，末梢神経の活動頻度が徐々に減少するが消失せずに持続することを意味する）．すなわち，定常的に信号を送り，皮膚に物体が接触し続けているのを感じるのに役立っている．

メルケル盤は，**イゴのドーム受容器**(Iggo dome receptor)とよばれる(**訳者注**：touch dome ともよばれる)受容器官に集合していることが多く，図 48.1 に示すように，皮膚の上皮の下面に向けて突出している．この突出のため，この部位で上皮(表皮)は外面に突き出てドームを形成し，非常に鋭敏な受容器になっている．メルケル盤のグループは単一の太い有髄神経線維(Aβ 型)により支配されていることにも注目したい．この受容器は，前述したマイスナー小体とともに，触覚刺激の体表上の位置の特定と，触知される物体の性状を判断するのにきわめて重要な役割を果たしている．

第 4 は，**毛包受容器**(hair end-organs)である．どの体毛もわずかに動くと，その基部に絡みついている神経線維を刺激する．それぞれの体毛と毛包受容器とよばれる基部の神経線維は合わせて触受容器である．この受容器は容易に順応するので，マイスナー小体と同様に，主として，①体表面上の物体の動きと，②体表と物体の新たな接触を感知する．

第 5 は，皮膚のより深部の層と，さらに深部の内部組織に多く存在する**ルフィニ終末**(Ruffini's endings)である．この器官は図 47.1 に示すように，神経線維が数多く枝分かれして被膜に覆われた終末である．この終末の順応は非常に遅く，強い触刺激や圧刺激による組織の持続的変形を信号化するのに重要である．この受容器は関節包にもあり，関節の回転角を信号化するのに役立っている．

第 6 は，第 47 章で詳細に述べたパチニ小体で，皮膚直下と筋膜組織の深部にある．数十ミリ秒間で順応するので，組織の局所的圧縮が急速な場合にのみ刺激される．それゆえ，パチニ小体は組織の振動の他，組織に加えられた機械的圧力の急速な変化を感知するのに特に重要である(**訳者注**：パチニ小体は単一終末が受けもつ受容野が大きい特徴がある)．

末梢神経線維における触信号の伝達

マイスナー小体，イゴのドーム受容器，毛包受容器，パチニ小体，ルフィニ終末のような特化された感覚受容器のほとんどは，伝導速度が 30〜70m/秒の Aβ 線維によって感覚情報を送る．他方，自由神経終末の触受容器は，主に，伝導速度がわずか 5〜30m/秒の細い Aδ 型有髄神経線維によって感覚情報を伝える．

触覚の自由神経終末の中には，0.1〜2m/秒の伝導速度をもつ無髄 C 神経線維により情報伝達するものがあるが，これらの終末は脊髄や下位脳幹に信号を送り，おそらく，主にくすぐったい感覚を伝えている．

このように，より識別的な触信号(皮膚上の正確な位置，刺激強度の微少な変化，あるいは感覚信号強度の急速な変化の信号)は，すべて速い伝導速度をもつ感覚神経線維によって伝えられる．逆に，圧覚や局在のはっきりしない触覚，特にくすぐったい感覚のような大まかな信号は，伝導速度が遅い細い神経線維によって伝えられる．細い神経線維は，速い伝導速度の神経線維に比べて，神経線維束内で，はるかに狭い断面積しか必要としない．

振動の検出

触受容器はすべて振動の検出に関係するが，異なる種類の受容器は異なる周波数の振動を感知する．パチニ小体は 30〜800Hz の振動を検出できるが，これはパチニ小体が組織のわずかで急速な変形にきわめて速く応答できるからである．この小体は Aβ 型の神経線維により信号を伝えるが，この線維は 1 秒間に 1000 回に及ぶ高頻度の活動電位をも伝導しうる．他方，2〜80Hz の低周波の振動は他の触受容器，特にマイスナー小体を活動させるが，これはパチニ小体ほど急速に順応する受容器ではない．

自由神経終末による，くすぐったい感覚と痒みの検出

機械刺激の感受性が非常に高く急速に順応する自由神経終末があり，これがくすぐったい感覚および痒みのみを送ることを神経生理学的研究は明らかにしている．この神経終末は，くすぐったい感覚と痒みが発生する唯一の組織である皮膚の表層に限局して見出されている．これらの感覚は，疼痛を伝える神経線維に類似した非常に細い無髄 C 神経線維により伝えられる．

痒みは，例えば皮膚を這うノミや，咬もうとしているブユなどによる軽い表皮刺激に注意を向けるのが，おそらくその役目である．その信号は，次いで，引っかき反射などその刺激を取り除こうとする行動を引き起こす．引っかくことにより，痒みの原因が取り除かれたり，痒みを凌駕する痛みが引き起こされたりすると，痒みは消

える．第 49 章で述べるように，痛みの信号は脊髄において，側方抑制により痒みの信号を抑えると信じられている．

体性感覚信号を中枢神経系に送る経路

身体の体節から入力するほとんどすべての感覚情報は，脊髄神経の後根を通って脊髄に入る．その後，①**後索－内側毛帯系**(dorsal column–medial lemniscal system)，または②**前外側系**(anterolateral system)のどちらかの経路により脳に送られる．これら 2 つの経路は視床で再び部分的に合流する．

後索－内側毛帯系は，その名前が示すように主に脊髄の**後索**(dorsal column)を通り，延髄に信号を伝える．その信号はそこでシナプスを経て，対側に交差する線維に送られて脳幹を上行し，**内側毛帯**(medial lemniscus)を経て視床に送られる．

他方，前外側系を通る信号は脊髄神経の後根を通って脊髄に入ってから，脊髄灰白質の後角でシナプスを経て，脊髄の対側に交差し，脊髄の前索と側索の白質柱を通って上行する．これらの経路は下位脳幹のすべてのレベルや視床で終わる．

後索－内側毛帯系は 30～110m/秒の伝導速度で脳まで信号を伝える太い有髄神経線維により構成されているが，前外側系は伝導速度が数 m から 40m/秒の範囲の小径の有髄神経線維により構成されている．

これらの 2 つの系には，もう 1 つの違いがある．後索－内側毛帯系には入力情報に関する高度な空間配置があるが，前外側系にはそのような配置はない．この違いはそのまま 2 つの系が伝える感覚情報の違いを特徴づける．つまり，時間，空間の識別性を保持し，高速で伝わる必要のある感覚情報は，主に後索－内側毛帯系により伝えられ，素早く伝えられる必要はなく，高度の空間情報を保持しない感覚情報は，主に前外側系で運ばれる．

前外側系は後索系がもっていない特別の機能，すなわち，痛み，温かさ，冷たさ，大まかな触覚といった多様な感覚の種類を伝える．これらの感覚については，第 49 章で詳しく述べる．後索系により伝達されるのは，識別性のよい機械受容性の感覚に限られている．

このような違いに留意して，2 つの系それぞれにより伝えられる感覚の特徴を，以下のようにリストにすることができる．

後索－内側毛帯系

①刺激位置の高度な特定を必要とする触覚．
②刺激強度の細かい区分を必要とする触覚．
③振動感覚のような位相性の感覚．
④皮膚に対する動きを伝える感覚．
⑤関節から到達する位置感覚．
⑥圧強度の精緻な判断に関係する圧覚．

前外側系

①痛み．
②温かさと冷たさの温度感覚．
③体表面の大まかな局在化のみが可能な触覚や圧覚．
④くすぐったい感覚と痒み．
⑤性的感覚．

後索－内側毛帯系における伝送

後索－内側毛帯系の解剖

特化した機械受容器の太い有髄神経は，脊髄神経の後根を通って脊髄に入ると，ほとんどただちに**内側枝**(medial branch)と**外側枝**(lateral branch)に分枝する．これは脊髄後根を通って入力する体の右側の神経線維として，**図 48.2** に示されている．内側枝は内側に入って，後索を上行し，後索路を経て脳に到達する．

外側枝は脊髄灰白質の後角に入り，枝分かれを繰り返して，それぞれの終末は脊髄灰白質の中間部や前部の局在ニューロンとシナプス結合する．局在ニューロンは，以下の 3 通りに分けられる．

①その神経線維の主たる部分は脊髄の後索に入り，上行して脳に至る．
②他の多くの線維は非常に短く，脊髄灰白質内で局所的に，脊髄反射を引き起こす．これについては，第 55 章で述べる．
③残りは脊髄小脳路を形成する．これについては，小脳の機能に関連づけて第 57 章で述べる．

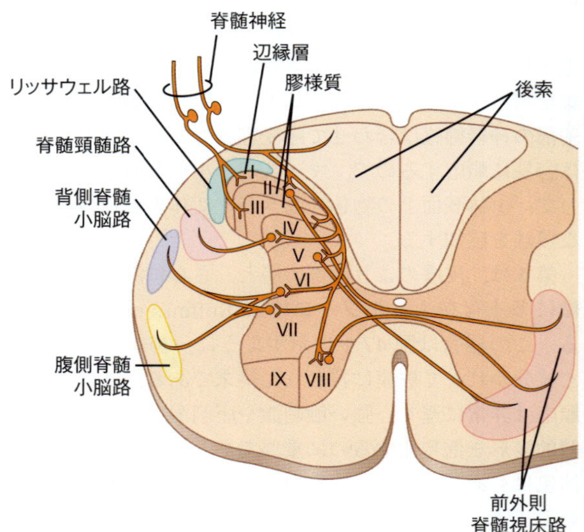

図 48.2 脊髄の断面図
脊髄灰白質と脊髄白質柱の上行性感覚路の配置を示す．

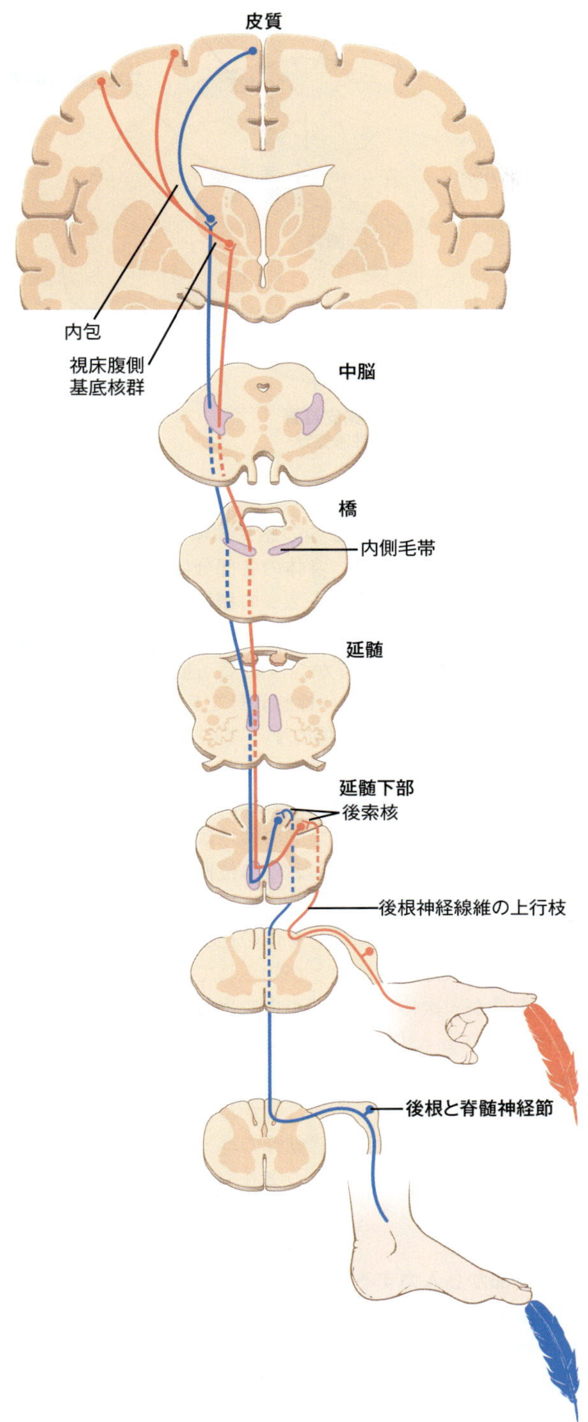

図 48.3　主たる触覚情報を伝える後索：内側毛帯路

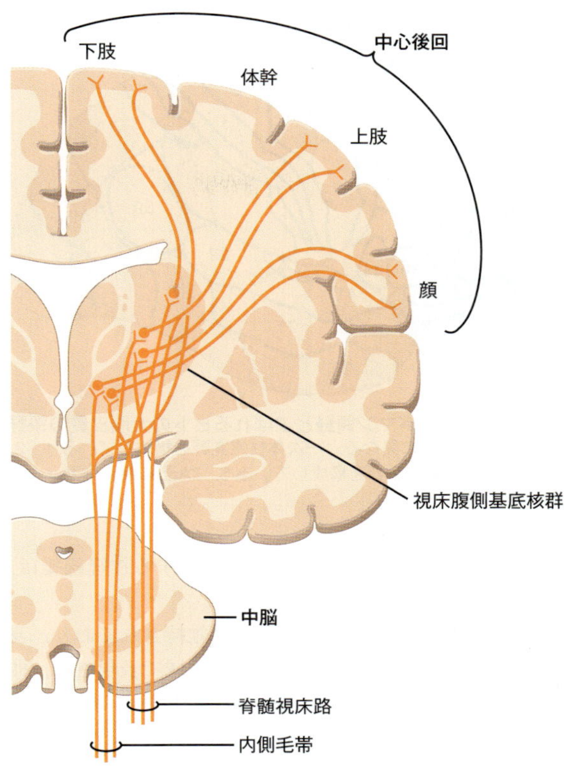

図 48.4　視床を経て体性感覚皮質に至る後索－内側毛帯系の投射経路
(Brodal A: Neurological Anatomy in Relation to Clinical Medicine. New York: Oxford University Press, 1969, by permission of Oxford University Press より改変)

後索－内側毛帯路

図 48.3 に示されているように，後索に入った神経線維はそのまま延髄の背側部まで上行し，**後索核**(dorsal column nuclei) 楔状束核と薄束核(cuneate and gracile nuclei))でシナプスを形成することに注意したい．**二次ニューロン**(second-order neurons)はただちに脳幹の対側に交差し，そこから内側毛帯を通って視床まで上行する．脳幹を通るこの内側毛帯には，**三叉神経知覚核**(sensory nuclei of the trigeminal nerve)からくる神経線維が併走するが，後者は，後索の神経線維が体部の感覚機能に対してもっているのと同様の機能を，頭部の感覚機能に対してもっている．

内側毛帯の二次の神経線維は，**腹側基底核群**(ventrobasal complex)とよばれる視床の感覚中継領域に至っている．図 48.4 に示すように，腹側基底核の**三次ニューロンの神経線維**(third-order nerve fibers)は，主に**一次体性感覚野**(somatic sensory area I)とよばれる**大脳皮質**(cerebral cortex の**中心後回**(postcentral gyrus))に投射する(この神経線維群は，図 48.6 に示す**二次体性感覚野**(somatic sensory area II)とよばれる頭頂葉外側皮質の小さな領域にも投射する)．

後索－内側毛帯系における神経線維の空間的配置

後索－内側毛帯系の著しい特徴の 1 つは，身体の各個所から送られる神経線維がその全経路ではっきりした空間配置を維持していることである．例えば，脊髄後索において，身体の下部から送られる神経線維は脊髄の中心

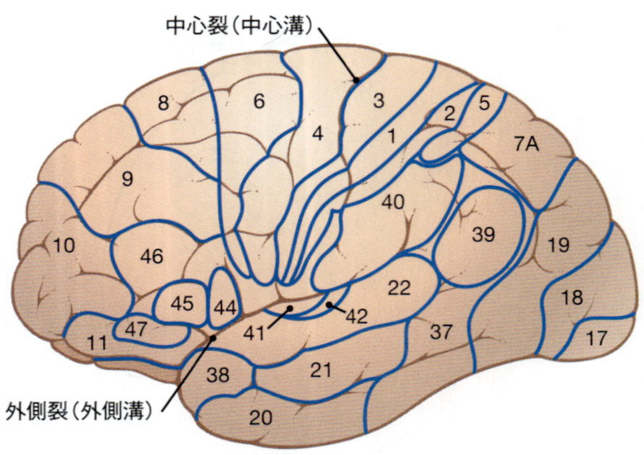

図 48.5 ブロードマン領野とよばれるヒトの大脳皮質の領野
それぞれ組織学的に異なる．一次体性感覚野を構成している 1，2，3 野と，体性感覚連合野を構成している 5，7A 野に特に注意．

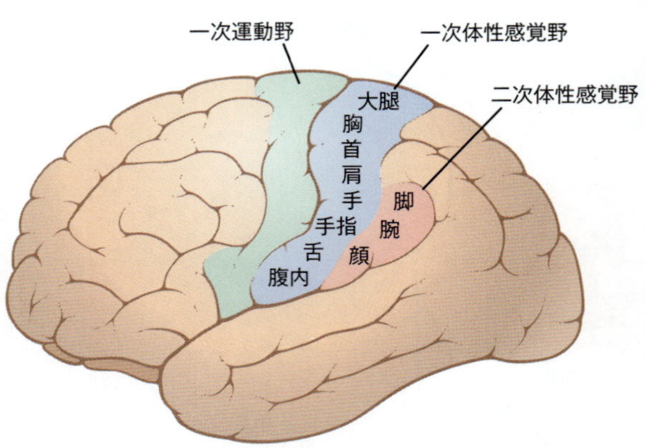

図 48.6 2 つの体性感覚皮質野
一次体性感覚野と二次体性感覚野．

部を通り，上部の髄節から脊髄に入力する神経線維は，順次，その外側に層を形成する．

視床でもはっきりした空間配置は維持されており，身体の尾側は腹側基底核群の最外側の領域で表現され，頭部や顔面はその核群の内側の領域で表現される．後索－内側毛帯系は延髄の内側毛帯で交差するので，身体の左側は視床の右側で再現され，身体の右側は視床の左側で再現される．

体性感覚皮質

図 48.5 はヒトの大脳皮質の地図であり，皮質が組織学的な構造の違いに基づいて，**ブロードマン領野**(Brodmann's areas)とよばれる約 50 の領野に分けられることを示す．この地図は重要である．というのは，事実上すべての神経生理学者と神経学者がこの命名法を用いて，人の大脳皮質の機能的に異なる多くの領野を，それぞれこの番号でよんでいるからである．

図 48.5 においては，大きな**中心裂**(central fissure（または中心溝(central sulcus)）ともよばれる)が脳を横切って，走っていることに注目したい．一般に体性感覚のすべての感覚信号は，大脳皮質の中心裂の後部に届く．一般に頭頂葉の前半分は**体性感覚信号**(somatosensory signals)の受容と処理にかかわっているが，後半分は感覚情報のさらに高次の処理を行っている．

視覚信号(visual signals)は後頭葉に，**聴覚信号**(auditory signals)は側頭葉に届く．

他方，中心裂の前方で前頭葉の後部を構成している大脳皮質の領域は**運動皮質**(motor cortex)とよばれ，専ら筋収縮や身体運動を制御している．この運動制御は，主に大脳皮質の感覚野から受けた体性感覚信号に呼応しており，感覚野は身体の各部分の位置と運動の情報を絶えず運動皮質に送っている．

一次および二次体性感覚野

図 48.6 は，一次体性感覚野および二次体性感覚野とよばれる頭頂葉前部の 2 つの感覚領域を示す．2 つの領域に区分される理由は，身体の各部分について別々の分離された空間配置がこれら 2 つの領域のおのおのにみられるからである．しかし，一次体性感覚野は二次体性感覚野に比べて，より広くかつ重要で，通常の用語法では，“体性感覚皮質”は一次体性感覚野を意味する．

図 48.6 に，事実上身体のすべての部分の名称が出てくることからわかるように，一次体性感覚野には，身体の高度の局在がみられる．それに比べて，二次体性感覚野の局在の特異性は低く，顔の領域は前方，腕の領域は中央，脚の領域は後方におおむね位置している．

二次体性感覚野の機能については，ほとんど解明されていない．この領域には，身体の左右両側から，信号が脳幹を経て入力されることが知られている．さらに，多くの信号が一次体性感覚野から二次的に入力し，他の感覚領域からも入力する．視覚野や聴覚野からも入力する．二次体性感覚野が機能するためには，一次体性感覚野からの投射が必要である．しかし二次体性感覚野の一部を切除しても一次体性感覚野のニューロンの応答性に明らかな影響は生じない．つまり，体性感覚について知られていることの多くは，一次体性感覚野の機能によって説明される．

身体各部から入力する信号の一次体性感覚野における空間配置

一次体性感覚野は，ヒトの大脳皮質中心裂直後の中心後回（ブロードマンの 3，1，2 野）にある．

図 48.7 は，中心後回の位置における脳の断面図で，一次体性感覚野における身体部位の局在を示す．左右大脳半球の皮質は，それぞれほとんど身体の対側からだけの感覚情報を受容していることに注意したい．

身体のいくつかの領域は，体性感覚皮質の大きな領域を占めて表示されており，最も広いのは口唇で，次いで顔や親指である．他方，体幹や身体の下半部は，比較的狭い皮質領域を占めている．これらの領域の広さは，身体のそれぞれの末梢受容野の特化された感覚受容器の数

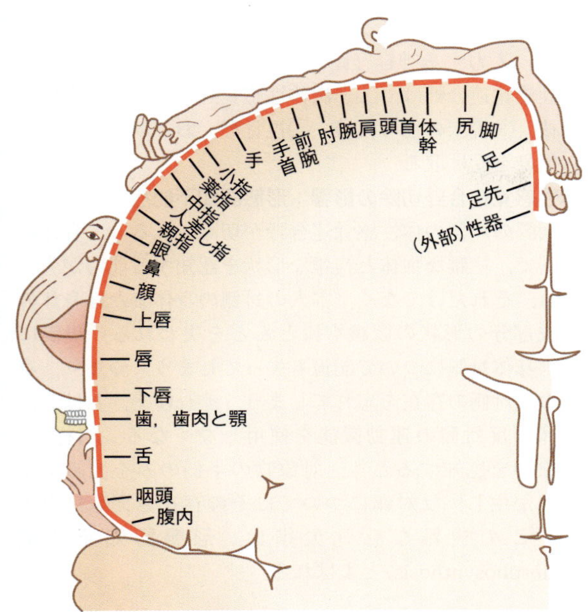

図 48.7 皮質の一次体性感覚野における身体諸領域の局在
(Penfield W, Rasmussen T: Cerebral Cortex of Man: A Clinical Study of Localization of Function. New York: Hafner, 1968)

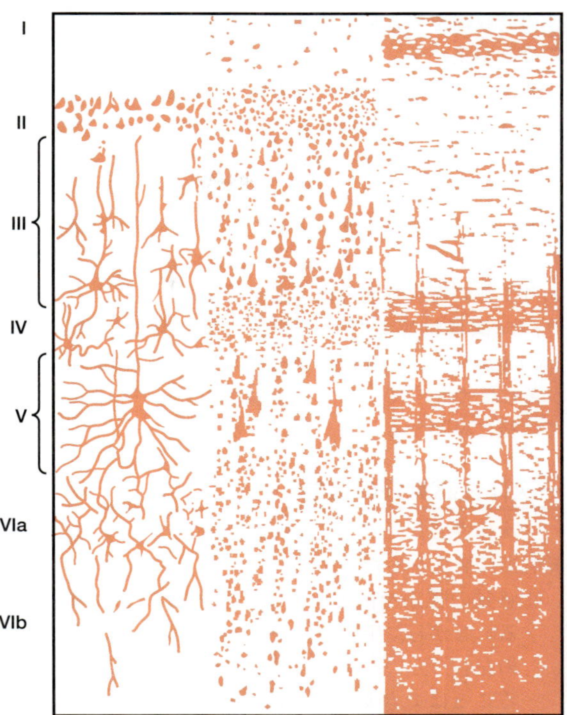

図 48.8 大脳皮質の構造
Ⅰ層：分子層，Ⅱ層：外顆粒層，Ⅲ層：小錐体細胞層，Ⅳ層：内顆粒層，Ⅴ層：大錐体細胞層，Ⅵ層：紡錘状あるいは多形細胞層を示す．(Ranson SW, Clark SL: Anatomy of the Nervous System. Philadelphia: WB Saunders, 1959)

に直接比例している．例えば，非常に多数の特化した感覚神経終末が口唇や親指で見出されるが，体幹の皮膚には少数しか存在しない．

また頭部は一次体性感覚野の最外側部に，身体の下部は内側部に表現されていることに注目したい．

体性感覚皮質の層とその機能

大脳皮質は**図 48.8** に示されているように，脳表面下のⅠ層から深部のⅥ層までの 6 層のニューロンからなる．想像されるように，各層のニューロンはそれぞれ異なる機能をもつ．それらの機能のいくつかを以下に述べる：

①入力する感覚信号は，まずⅣ層のニューロンを興奮させ，そこから出力される信号は，大脳皮質の表層と深層に広がる．

②Ⅰ層およびⅡ層は，下位脳の中枢から放散される非特異的な入力を受けている．その入力は，それぞれ大脳皮質の特定の領域を賦活する．この系については，第 58 章で述べるが，主に，それを受容した領域の全体的な興奮性の水準を制御する．

③Ⅱ層およびⅢ層のニューロンは，**脳梁**(corpus callosum)を経由して，大脳皮質対側の関連領域に軸索を送る．

④Ⅴ層およびⅥ層のニューロンは，その軸索を神経系のより深部まで伸ばす．Ⅴ層にあるニューロンは一般に大きく，大脳基底核，脳幹，あるいは脊髄のような遠い領域に投射して，そこで信号伝達を制御する．Ⅵ層からは特に数多くの軸索が視床に投射して大脳皮質からの信号を送り，視床に入力する感覚情報と相互作用してその興奮レベルを調節する．

感覚皮質は垂直方向に並ぶニューロンのコラムから構成されている：各コラムは身体の特定の感覚の各感覚点を感知する

体性感覚皮質のニューロンは，大脳皮質の 6 層を垂直方向に貫くコラム(円柱，column)として機能的に配置されている．各コラムは 0.3～0.5 mm の直径で，おそらく 1 万個ほどのニューロンの細胞体を含んでいる．これらのコラムのおのおのは，1 つの特定の感覚種の信号を処理しており，例えば，あるコラムは関節周辺の伸展受容器に，あるコラムは触受容性の毛の刺激に応答し，さらに別のコラムは皮膚における種々の局在した圧点に応じる．感覚信号を最初に皮質で受け取るⅣ層のニューロンはコラムごとに独立に機能しているが，他の層では，コラム間の相互作用があり，感覚信号の意味が解析される．

中心後回の最前部の 5～10 mm の部分は，ブロードマン 3A 野の一部に相当し，中心裂の奥深くに位置している．筋，腱あるいは関節の伸張受容器に応答する垂直コラムのかなり多くはこの部分にある．それらの感覚コラムの信号の多くは，前方に送られて，中心裂の直前に位置する運動皮質に直接伝えられる．これらの信号は，一連の筋収縮を引き起こす遠心性の運動信号の制御に主たる役割を果たす．

一次体性感覚野では，後方にいくほど，順応の遅い皮膚受容器に応答する垂直コラムが増え，さらに後方にいくと，多数のコラムが深部圧に感受性をもつ．

一次体性感覚野の最も後方の領域では，垂直コラムの約 6% は，刺激が皮膚を特定の方向に横切った場合にのみ応答する．これは感覚信号の高次の解釈による応答であり，この高次処理過程は感覚信号がさらに後方，つまり，一次体性感覚野から頭頂皮質の**体性感覚連合野**（somatosensory association area）とよばれる領域に送られるにしたがって，ますます複雑になるが，これについては後に説明する．

一次体性感覚野の機能

一次体性感覚野の広範な両側切除は，以下のような感覚判断の喪失をもたらす：

①感覚の種類を区別して局在化することは困難になる．しかし，手の左右，体幹のだいたいの位置，脚の左右，といったように感覚を大ざっぱに局在化することはできる．ゆえに，脳幹，視床，あるいは，一般的には，体性感覚に関係していないと考えられている大脳皮質の一部が，ある程度の感覚局在化の能力をもつことは明らかである．

②身体に加えられた圧の程度を厳密には判断できなくなる．

③物体の重さを判断できなくなる．

④物体の形の判断ができなくなる．これは**立体覚失認**（astereognosis）とよばれる．

⑤物体の手触りが判断できなくなる．この種の判断は，物体の表面をなぞる指の精緻な感覚に依存するからである．

痛みや温覚の消失については，このリストに何も述べられていないことに注意しよう．一次体性感覚野のみが特に失われた場合，痛みや温度感覚の質や強さの認知能力は，依然として保たれているが，その局在化は困難になる．これは痛みと温度の局在化が，一次体性感覚野における身体の局所表現に大きく依存していることを示している．

体性感覚連合野

大脳皮質頭頂葉の一次体性感覚野の後方に位置するブロードマンの 5 野および 7 野（**図 48.5**）は，体性感覚野に入力された感覚情報のより深い意味を解くのに重要な役割を果たす．それゆえ，これらの領域は体性感覚連合野とよばれる．

体性感覚連合野を電気刺激すると，覚醒している人に込み入った身体感覚をよび起こさせることがあり，時には，ナイフやボールのような物体の“触感”をも引き起こす．それゆえ，体性感覚連合野が一次体性感覚野の多くの情報を統合して，その意味を理解する機能をもっているのは明白といえる．また，この理解は，体性感覚連合野に入力する神経経路の解剖学的構成とも整合する．体性感覚連合野は，①一次体性感覚野，②視床の腹側基底核，③視床の他の領域，④視覚野，および⑤聴覚野から信号を受け取る．

体性感覚連合野切除の影響：形態認知不能症

大脳の片側の体性感覚連合野が切除されると，身体の対側で，複雑な物体と複雑な形状を認知する能力が失われる．それだけでなく，本人の対側の身体または身体の構成部分の形状の認識もほとんどを失われる．現実には，身体対側について記憶も失ってしまう．つまり，身体の反対側の存在を忘れてしまう．それゆえ，しばしば身体の反対側の運動機能を使用しなくなる．同様に，対象物を感知するとき，対象物の半側のみを認識する傾向が生じ，反対側についてはその存在さえも無視する．この複雑な感覚欠損は，**形態認知不能症**（amorphosynthesis）とよばれる．

後索－内側毛帯系による信号伝達と解析の総合的特性

後索－内側毛帯系の基本的神経回路

図 48.9 の下の部分は，脊髄後索路の神経回路の基本的構成を示しており，各レベルのシナプスで発散が起きていることがわかる．図の上の曲線は，各受容器への入力に対して最も強く発火する皮質ニューロンは，それぞれの受容器に対応する皮質領域の中央に位置することを示す．つまり，弱い刺激には，中央部に位置するニューロンのみが発火し，より強い刺激には，さらに多くのニューロンが発火するが，中央部のニューロンは周辺部のニューロンに比べてより高頻度で発火する．

2 点識別

触覚の識別力のテストにしばしば使われる方法は，ヒトのいわゆる“2 点識別能力”のテストである．このテストでは，2 本の針を同時に皮膚に軽く押し当て，1 点の刺激と感じるか，2 点の刺激と感じるかを調べる．通常，指の先端では，2 本の針が 1〜2 mm に近接しても，2 点と識別することができるが，背中では，通常 30〜70 mm とかなり離れていなければ 2 点と識別できない．この違いが生じる理由は，両領域において触受容器の数が異なっている（**訳者注**：受容野の狭い末梢神経が高い密度で存在している）からである．

図 48.10 は，後索路が 2 点識別情報を伝える機序（他のすべての感覚経路にも類似の機序がある）を示している．この図は，皮膚の強く刺激される近接した 2 点と，その 2 点からの信号によって興奮する（大きく拡大された）体性感覚皮質の領域を示している．青い曲線は 2 点が同時に刺激されたときの皮質興奮の空間パターンを示す．その興奮パターンが 2 つのピークをもつことに注目しよう．谷によって隔てられた 2 つのピークの存在は，感覚皮質が刺激点を 2 つと感知することを可能にしてい

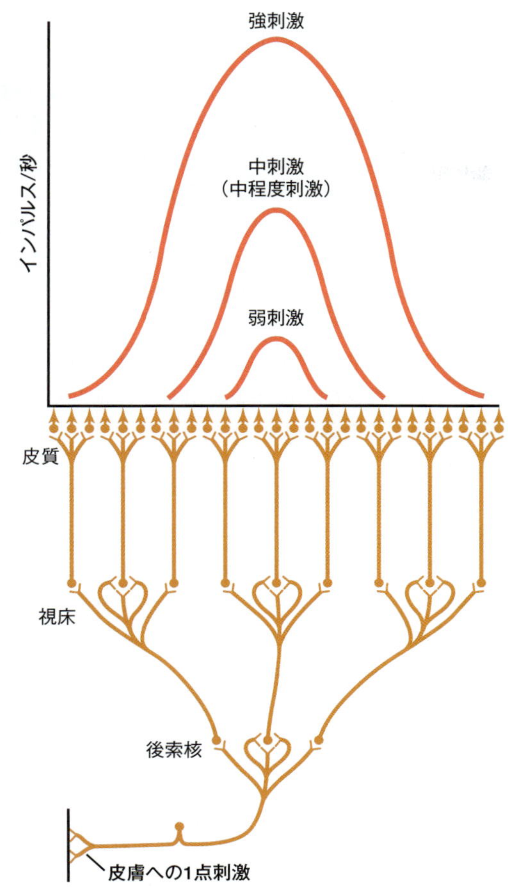

図 48.9 ピンポイント刺激信号の大脳皮質への伝達

る．感覚中枢が２つの刺激点を区別する能力には，次節で説明する**側方抑制**(lateral inhibition)という機序が強くかかわっている．

感知された空間パターンにおけるコントラストを増強する側方抑制(周辺抑制(surround inhibition)ともよばれる)の効果

第 47 章で指摘したように，ほとんどの感覚経路において，興奮した箇所は側方抑制の信号を送り出す．この抑制性信号は興奮性信号の周辺に広がって，隣接するニューロンを抑制する．例えば，後索核の興奮したニューロンを考えてみよう．短い側方経路は中央の興奮性信号から逸れて，周りのニューロンに抑制性信号を送るが，この信号は，抑制性伝達物質を放出する抑制性介在ニューロンを経由している．

側方抑制の重要性は，それが興奮性の信号が側方に漏れるのを抑制し，大脳皮質で感知される感覚パターンのコントラストを増強することにある．

後索系の場合，各シナプスレベルで側方抑制信号が送られる．例えば，①延髄の後索核，②視床の腹側基底核，それに③大脳皮質においても側方抑制の信号が送られる．これらの各レベルにおいて，側方抑制は興奮性信号

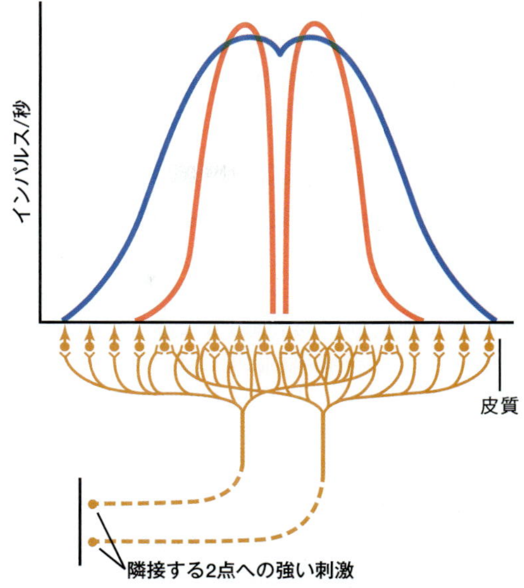

図 48.10 近接する２つのピンポイント刺激から皮質までの信号の伝達
青い曲線は“周辺”抑制がない場合の皮質刺激のパターンを示し，２本の赤い曲線は“周辺”抑制がある場合の皮質刺激のパターンを示す．

が横に広がるのを抑える．その結果，興奮のピークが増強され，刺激の周辺への拡散は大部分抑制される．その効果は，図 48.10 の２本の赤い曲線が示しており，側方抑制が強いと２つのピークが完全に分離される．

急速に変化して反復する感覚の伝達

後索系は，また急速に変化する末梢の状況を感覚中枢に通報するのに特に重要である．記録された活動電位によれば，この系は 1/400 秒程度の短時間における刺激の変化を認知できる．

振動感覚

振動信号は急速な反復信号で，700Hz までの反復は振動として感知される．高周波の振動信号は，皮膚や深部の組織にあるパチニ小体から送られるが，低い周波数の信号(約 200Hz 以下)は，マイスナー小体にも生じる．これらの信号は後索路のみが伝える．それゆえ，身体の各末梢部位に(例えば，“音叉”により)振動を与えるのは，神経科医が後索路の機能を検査する重要な手段である．

感覚刺激強度の解釈

ほとんどの感覚信号の意義は，身体やその周りの状況を脳に伝えることである．それゆえ，感覚の**刺激強度**(stimulus intensity)の情報が高次神経系に伝達される機構について，いくつかの原理を理解しておくことは重要である．

広域に及んで変化する感覚入力の強度を，感覚系はどのようにして伝達するのであろうか？ 例えば，聴覚系はかすかなささやき声を聞くことができる一方で，爆発音の意味を知ることができるが，これら２つの音の強度

比は100億倍以上にもなる．眼は光の強度が50万倍変化しても視覚像をみることができる．皮膚は1万〜10万倍に及ぶ強さの異なる圧力を感知できる．

感覚器のこのような能力の部分的な説明として，前章の図47.4は，感覚刺激の強さとパチニ小体の受容器電位の関係を示している．刺激が弱いうちは，刺激強度の増加がわずかでも受容器電位は著しく増加するが，刺激が強いと，刺激強度のわずかな変化では受容器電位はさほど変化しない．すなわち，パチニ小体は刺激強度が弱いときは，ごくわずかな刺激強度の変化を正確に感知できるが，刺激強度が強いとき，受容器電位に同じ量の変化を引き起こすには刺激の変化がずっと大きくなければならない．

音の感知の際，蝸牛の変換機構は，別の方法で刺激強度を区別している．音が基底膜上の特定の点を刺激する際，弱い音は振動が最大の点の有毛細胞のみを刺激する．しかし音の強度が増すと，離れた位置にある多くの有毛細胞を刺激する．このように，信号はより多くの神経線維によって伝えられるようになるが，これは刺激強度の情報を中枢神経系に伝えるもう1つの機序である．この機序は，神経線維における刺激強度とインパルスの頻度の関係や他の機序とともに，いくつかの感覚系が数百万倍にも変化する刺激強度を，かなり忠実に付号化するのを可能にしている．

感覚の受容域が広範囲であることの重要性

われわれが経験する感覚入力強度の変動幅に対する許容範囲が十分でなければ，どの感覚系においても大抵は適正な情報処理ができなくなるだろう．このような現象は，例えば，カメラで写真を撮る際，露出計を用いないで露出時間を調節しようとするときに起こる．光強度を直観的に判断すると，人はしばしば明るい昼間のフィルムの露出過剰と，薄明時の露出不足を起こす．人の眼は明るい陽光下でも，薄明下でも，物体を相当詳細に識別できるが，カメラの場合，特殊な操作を行わなければこうした識別は不可能である．フィルムの露出に適する光強度の至適範囲が非常に狭いからである（**訳者注**：人の視覚系の場合，光を受容する細胞の許容範囲が広いだけでなく，網膜に到達する光の量を自律的に調節する機構（瞳孔の拡大縮小）があることも留意すべきである）．

刺激強度の判断

ウェーバー－フェヒナーの法則：刺激強度の比の検知

1800年代の半ばに，最初にウェーバー，後にフェヒナーが，刺激強度の識別閾は近似的にその対数に比例するという原理（**ウェーバー－フェヒナーの法則**（Weber-Fechner principle））を提案した．すなわち，30gの錘を手にもっているときは，その1gの増加がかろうじて識別され，300gの錘をもっているときは，10gの増加がかろうじて識別されるというのである．この例では，識別に必要な刺激強度の差と刺激強度の比率は約1対30で基本的に一定である．これは対数原理が意味するところであり，数学的には次式で表される．

$$信号の心理的強度 = \log(刺激強度) + 定数$$

最近になって，ウェーバー－フェヒナーの法則は，視覚，聴覚，および皮膚感覚の刺激が強いときにのみ定量的に正確で，他のほとんどの感覚については，それほど正確ではないことが明らかにされた．しかし，ウェーバー－フェヒナーの法則は覚えておくと都合がよい．感知されている感覚刺激が大きいほど，その変化は大きくないと心理的に感知されないことを強調しているからである．

べき法則

実際の刺激強度と検出可能な刺激強度の差の関係について，より適切な数学的関係を見出そうと試みて，生理心理学者は次の式を導いた．

$$信号の心理的強度 = K \times (刺激強度 - k)^y$$

べき法則（power law）として知られているこの式において，指数のy，定数のKとkは，おのおの，感覚の種類によって異なる．

このべき法則は図48.11のように，両対数グラフにより示される．ほとんどすべてのタイプの感覚において，適正な値がy，K，kに代入されることにより，真の刺激強度に対する信号の心理的強度は広い範囲で比例関係を示すことになる．

位置感覚

位置感覚（position senses）はしばしば**固有感覚**（proprioceptive senses）とよばれ，2つの亜型に分けられる．①身体各部相互の位置と方向の関係の認知を意味する**静的位置感覚**（static position sense）と，②**運動感覚**（kinesthesia），あるいは**動的固有感覚**（dynamic proprioception）とよばれる**運動速度の感覚**（rate of movement sense）である．

位置感覚の受容器

静的および動的位置を知るには，全関節の屈曲角度と，その変化速度の情報が必要である．それゆえ，多種多様な受容器がもつ信号が，関節の角度の測定と，総合的な位置感覚の形成に利用される．皮膚の触受容器と関節近くの深部受容器がともに使われる．指の場合は，皮膚受容器が非常に多いので，位置認識の大半は皮膚受容器に負うと考えられる．他方，身体のほとんどの大きな関節の場合，深部受容器がより重要である．

可動範囲の中間領域における関節角度の決定においては，**筋紡錘**（muscle spindles）が最も重要な受容器である．第55章で述べるように，筋紡錘は筋運動の制御に非常に重要である．関節角度が変化する際，ある筋は伸張され，別の筋は弛緩される．筋紡錘からの正味の伸張情報は，脊髄と後索系の高次領域の計算システムに伝えられ，関節の角度を知るのに使われる．

関節の角度が屈伸の両極にある場合には，関節周辺の

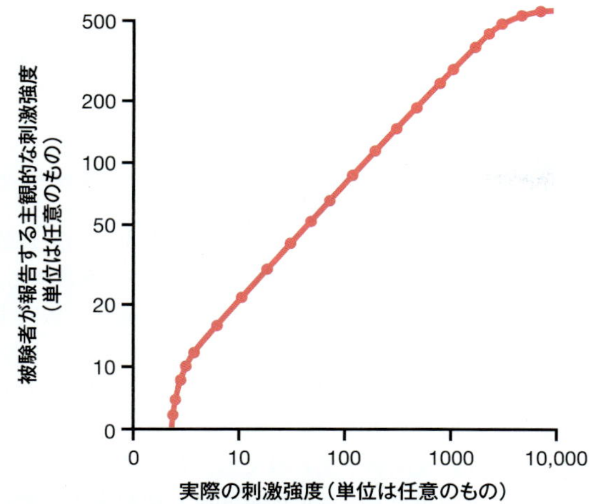

図 48.11 実際の刺激強度と心理的刺激強度の関係の"べき法則"をグラフで示したもの
刺激が非常に弱い場合と非常に強い場合には，べき法則が成立しないことに注意.

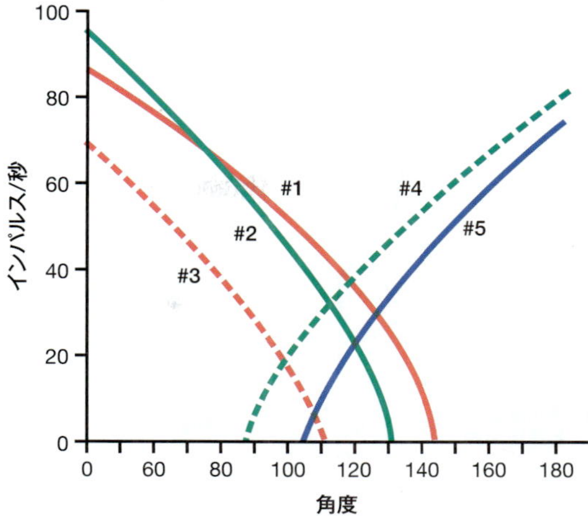

図 48.12 視床腹側基底核の 5 個のニューロンが，膝関節が可動範囲を動いた際に示す典型的な応答
(Mountcastle VB, Poggie GF, Werner G: The relation of thalamic cell response to peripheral stimuli varied over an intensive continuum. J Neurophysiol 26:807, 1963 のデータより)

靱帯や深部組織の伸張も位置決定の重要な因子になる．その際，使われる感覚神経終末は，パチニ小体，ルフィニ終末，およびゴルジ腱受容器(**訳者注**：腱にありゴルジ腱器官や腱紡錘ともよばれる)様の受容器である．

パチニ小体と筋紡錘は急速な速度変化の検出に特に適しており，運動の速度を検知する際に，最も重要な役割を果たしていると思われる．

後索－内側毛帯路における位置感覚情報の処理

図 48.12 を参照すれば，関節の回転に応答する**視床ニューロン**(thalamic neurons)は 2 種あることがわかる．①関節が最大に屈曲された際，最大に活動するニューロンと，②関節が伸展された際，最大に活動するニューロンである．個々の関節受容器から送られるこの 2 種の信号は，併せて，おのおのの関節の回転角を感知するのに役立っている．

識別度の低い感覚信号の前外側路における伝達

脊髄を上行して脳に感覚信号を伝える前外側路は，後索路と対象的に，信号源の精細な局在と刺激強度の正確な識別を必要としない感覚信号を伝える．この種の信号には，痛み，熱さ，冷たさ，大まかな触覚，くすぐったい感覚，痒み，性的感覚がある．痛みと温覚は，第 49 章で取り上げる．

前外側路の解剖

脊髄前外側路の神経線維(spinal cord anterolateral fibers)は，主に後角の I，Ⅳ，Ⅴ，Ⅵ層から始まる(図 48.2)．これらの層は多くの後根感覚神経線維が脊髄に入り，情報を伝える領域である．

図 48.13 で示すように，前外側路の神経線維は，まず脊髄の**前交連**(anterior commissure)を経て交差して，対側の**前白質柱**(と外側白質柱)(anterior (and lateral) white columns)に入り，**前脊髄視床路**(anterior spinothalamic)と**外側脊髄視床路**(lateral spinothalamic tracts)を通って脳まで上行する．

この 2 つの脊髄視床路の上行性神経終末は主として 2 ヵ所に届く．①**脳幹網様核**(reticular nuclei of the brain stem)全体と，②視床の 2 つの核である**腹側基底核群**(ventrobasal complex)と**髄板内核**(intralaminar nuclei)である．一般に，触信号は，主に腹側基底核群に送られ，後索路の触信号と同じ視床核のいくつかに終わる(**訳者注**：脊髄視床路の視床内における終末分布は，後索核内側毛帯路(後索路)の終末分布と若干異なるという説もある)．信号はそこから，後索路からくる信号とともに体性感覚皮質に送られる．

他方，痛み信号は，ごく少数のみが視床の腹側基底核群に直接送られ，ほとんどは脳幹の網様核に伝えられる．そこから視床の髄板内核に中継され，信号処理される．これについては第 49 章でさらに詳細に述べる．

前外側路における伝達の特性

一般に，前外側路における伝達には，以下に述べるいくつかの相違点を除いて，後索－内側毛帯路と同様の原理があてはまる．相違点は以下の通りである．①信号の伝導速度は後索－内側毛帯路の半分から 1/3 程度で，8～40 m/ 秒の範囲にある，②信号の空間的局在の程度は低い，③強度変化の検出精度もかなり低く，後索路系では細かい違いが(100 段階に分けて)感知されるのに対し，この系では多くの感覚で違いが大雑把に(10～20 段階)

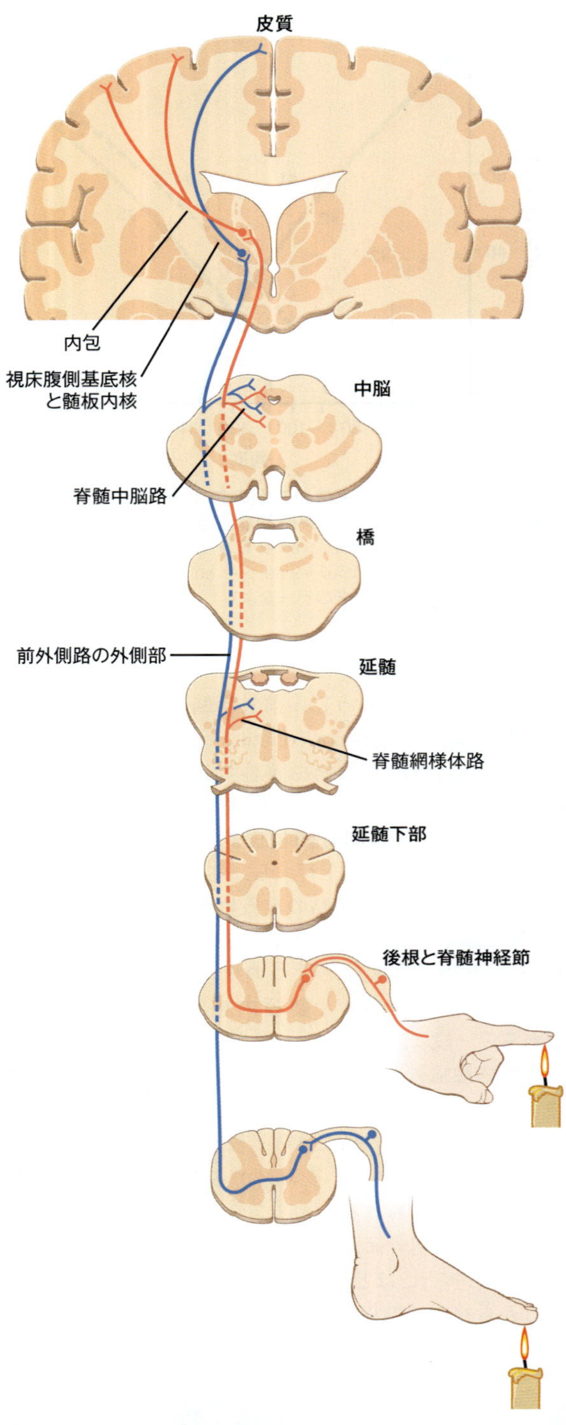

図 48.13 前外側感覚路の前柱部と側柱部

認識される，④急速に変化する，あるいは高頻度で繰り返される信号の伝達能力は乏しい．

以上より，後索－内側毛帯系に比べて，前外側系が大まかな情報伝達系であることは明らかである．しかし，この系でのみ伝えられ，後索－内側毛帯系によってまったく伝えられない幾種類かの感覚がある．それらは大まかな触覚と圧覚の他，痛み，温覚，くすぐったい感覚，痒み，性的感覚である．

体性感覚機能のいくつかの特別な点

体性感覚における視床の機能

人の体性感覚皮質が破壊されると，ほとんどの識別的な触覚は失われるが，大まかな触覚はわずかに回復する．それゆえ，視床(他の下位中枢も同様)は，触覚を識別する能力を少しもっていると考えるべきである．とはいえ，正常な状態では，情報を大脳皮質に中継するのが，視床の主たる機能である．

逆に，体性感覚皮質が失われても，痛み感覚の感知にはほとんど影響がなく，温度の感知にも中程度の影響が及ぶだけである．ゆえに，下位の脳幹，視床，および他の関連脳基底領域はこれらの感覚の判別に主要な役割を果たしていると考えられる．これらの感覚の感知能力は，動物の系統発生のかなり初期に出現したのに対して，識別性の触覚の感知能力と体性感覚皮質が後に発達したという事実は興味深い．

皮質による感覚感受性の制御：皮質遠心性信号

末梢から脳に伝達される体性感覚信号に対して，**皮質遠心性**(corticofugal)信号が逆方向に大脳皮質から視床，延髄および脊髄などの下位の感覚中継点に伝えられ，感覚入力の感受性を制御している．

皮質遠心性信号はほとんどすべて抑制性(**訳者注**：皮質遠心性線維は興奮性神経伝達物質を放出するが，そのターゲットは抑制性ニューロンであることが多く，結果的にその領域では抑制性に働くということ)であり，感覚入力が過大になると，自動的に中継核における伝達を抑制する．その効果は以下の 2 通りである．まず第 1 に，感覚信号が隣接するニューロンに拡散するのを抑制し，その結果，信号パターンはより鋭くなる．第 2 に，感覚系の感受性を至適範囲内に保ち，感受性が低くて入力信号が無効になる，あるいは，高すぎて感覚パターンの識別が不可能になるのを防ぐ．このような皮質遠心性感覚制御の原理は体性感覚系のみでなく，すべての感覚系においてみられるが，後の章でさらに説明する．

感覚の分節領域：皮膚分節

各脊髄神経は**皮膚分節**(デルマトーム(dermatome))とよばれる皮膚の“分節領域”を支配する．皮膚分節は**図 48.14** に示されている．この図は隣接する皮膚分節の間に明確な境界があるように描かれているが，実際には多くの重なりがあり，この図とは異なる．

図 48.14 は，身体の肛門領域が最も遠位の脊髄髄節に対応する皮膚分節 S5 にあることを示している．胎生期にこれは末尾の領域であり，身体の最も遠位の部分である．脚は，胎生期に下位の仙部の髄節ではなくて，腰部と上位仙部の髄節(L2 ないし S3)から生じるが，これは皮膚分節の概念ともよく一致する．**図 48.14** の皮膚

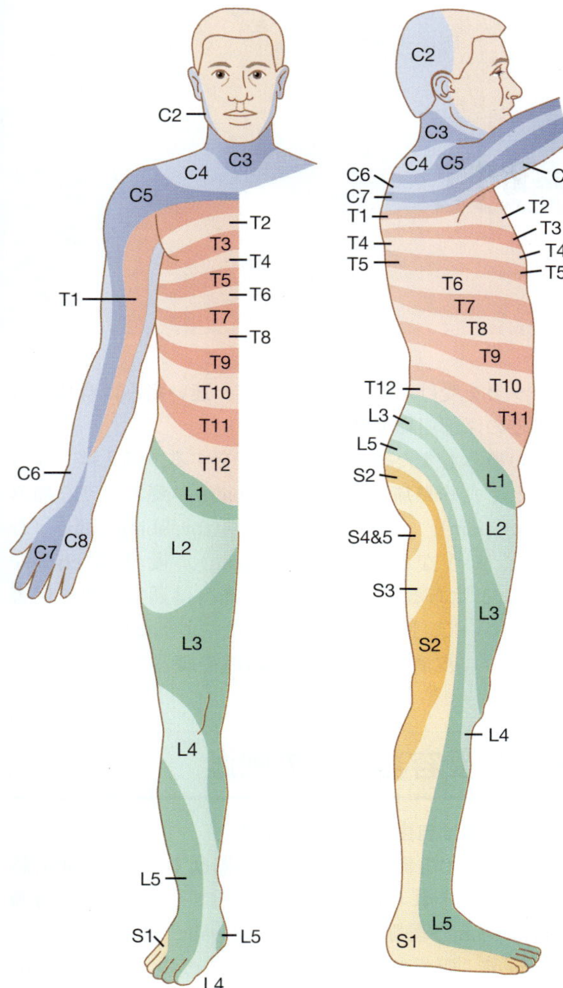

図 48.14　皮膚分節（デルマトーム）
（Grinker RR, Sahs AL: Neurology, 6th ed.Springfield, Ill：Charles C Thomas, 1966 より改変）

分節の図は，脊髄損傷により末梢感覚が損なわれた際，損傷の脊髄レベルを決めるのに用いられる．

参考文献

Abraira VE, Ginty DD: The sensory neurons of touch. Neuron 79:618, 2013.

Bautista DM, Wilson SR, Hoon MA: Why we scratch an itch: the molecules, cells and circuits of itch. Nat Neurosci 17:175, 2014.

Bizley JK, Cohen YE: The what, where and how of auditory-object perception. Nat Rev Neurosci 14:693, 2013.

Bosco G, Poppele RE: Proprioception from a spinocerebellar perspective. Physiol Rev 81:539, 2001.

Chadderton P, Schaefer AT, Williams SR, Margrie TW: Sensory-evoked synaptic integration in cerebellar and cerebral cortical neurons. Nat Rev Neurosci 15:71, 2014.

Chalfie M: Neurosensory mechanotransduction. Nat Rev Mol Cell Biol 10:44, 2009.

Delmas P, Hao J, Rodat-Despoix L: Molecular mechanisms of mechanotransduction in mammalian sensory neurons. Nat Rev Neurosci 12:139, 2011.

Fontanini A, Katz DB: Behavioral states, network states, and sensory response variability. J Neurophysiol 100:1160, 2008.

Fox K: Experience-dependent plasticity mechanisms for neural rehabilitation in somatosensory cortex. Philos Trans R Soc Lond B Biol Sci 364:369, 2009.

Hsiao S: Central mechanisms of tactile shape perception. Curr Opin Neurobiol 18:418, 2008.

Jeffry J, Kim S, Chen ZF: Itch signaling in the nervous system. Physiology (Bethesda) 26:286, 2011.

Johansson RS, Flanagan JR: Coding and use of tactile signals from the fingertips in object manipulation tasks. Nat Rev Neurosci 10:345, 2009.

Kaas JH: Evolution of columns, modules, and domains in the neocortex of primates. Proc Natl Acad Sci U S A 109(Suppl 1):10655, 2012.

LaMotte RH, Dong X, Ringkamp M: Sensory neurons and circuits mediating itch. Nat Rev Neurosci 15:19, 2014.

Pelli DG, Tillman KA: The uncrowded window of object recognition. Nat Neurosci 11:1129, 2008.

Proske U, Gandevia SC: The proprioceptive senses: their roles in signaling body shape, body position and movement, and muscle force. Physiol Rev 92:1651, 2012.

Suga N: Tuning shifts of the auditory system by corticocortical and corticofugal projections and conditioning. Neurosci Biobehav Rev 36:969, 2012.

Wolpert DM, Diedrichsen J, Flanagan JR: Principles of sensorimotor learning. Nat Rev Neurosci 12:739, 2011.

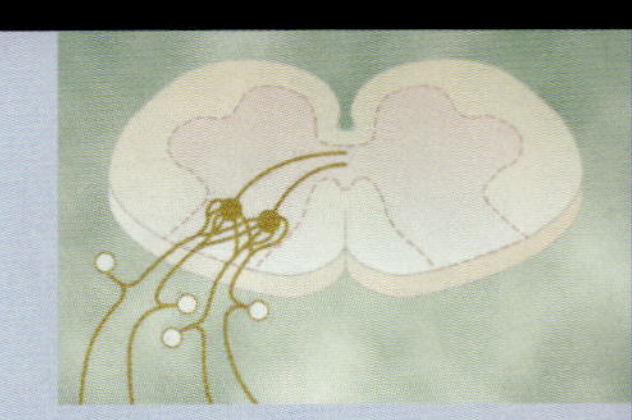

第49章
体性感覚：②痛み，頭痛，温度感覚

身体の中の多くの物質が痛みを引き起こす．さらに，多様な疾患を診断する能力は内科医がもつ，さまざまな質の痛みに関する知識に大きく依存する．こうした理由から，この章の最初の部分は主に痛みとそれに関連した臨床現象の生理学的基礎にあてる．

痛みは組織が傷害を受けたときにはいつでも起こり，ヒトはその痛み刺激を取り除こうと反応する．長時間座るような単純な行動でも，体重によって圧迫を受ける皮膚への血流がなくなると組織損傷が起こりうる．虚血によって皮膚に痛みが生じるとヒトは普通，無意識に体重を移動する．しかし，脊髄損傷などによって痛覚を失ったヒトは痛みを感じることができず，したがって体重移動もしない．この状況は早晩，圧を受けた皮膚領域の完全な挫滅と剥離を引き起こす（**訳者注**：自由神経終末における痛み刺激受容は**侵害受容**（nociception）とよばれ，“痛み”は脳に侵害受容信号が到達してはじめて感じられる．本章で“痛覚受容器”という用語を，痛み刺激（正確には侵害刺激）を受容して伝達する感覚受容細胞に対して使っているが、正確な用語としては“侵害受容器”がふさわしい．本書には記載されていないが、ここ20年の間に“痛覚受容器”で侵害刺激を受容するタンパク質としての侵害受容体が複数明らかになってきている）．

痛みのタイプとその性質：速い痛みと遅い痛み

痛みは2つの大きなタイプに分類される．**速い痛み**（fast pain）と**遅い痛み**（slow pain）である．速い痛みは，痛み刺激が加わって約0.1秒以内に感じる痛みで，遅い痛みは1秒かそれ以上かかって始まり何秒か，時には何分にもわたってゆっくりと増強する．この章では，この2つのタイプの痛みの伝達経路が異なり，それぞれが固有の性質をもつことを学ぶ．

速い痛みは，鋭い痛み（sharp pain），刺すような痛み（pricking pain），急性痛（acute pain），電気のような痛み（electric pain）とも形容される．このタイプの痛みは，針を皮膚に刺したときやナイフで皮膚を切ったとき，皮膚が急に火傷をおったときに感じる．また，皮膚が電気ショックを受けたときにも感じる．速い痛みは身体のほとんどの深部組織では感じられない．

遅い痛みもまた多くのよばれ方をする．例えば，ゆっくりとした灼熱痛（slow burning pain），疼くような痛み（aching pain），ズキズキする痛み（throbbing pain），むかつくような痛み（nauseous pain），慢性痛（chronic pain）などである．このタイプの痛みは通常，組織傷害を伴っていて，長く続き，耐えがたいような痛みである．遅い痛みは皮膚やどんな深部組織や臓器でも起こりうる．

痛覚受容器とその刺激

痛覚受容器は自由神経終末である

皮膚や他の組織にある**痛覚受容器**はすべて**自由神経終末**である．それらは，皮膚表層部に広く分布し，**骨膜**（periosteum），動脈血管壁（arterial walls），関節表面（joint sureface），頭蓋の大脳鎌（falx）や小脳テント（tentorium）のようなある種の内部組織にも分布する．ほとんどの深部組織では痛覚神経終末は疎にしか分布しない．しかしながら，どんな広範な組織傷害も，それが累積すると，その領域でゆっくりとした，慢性の疼くような痛みを引き起こしうる．

痛覚受容器を興奮させる3つのタイプの刺激：機械刺激，温度刺激，化学刺激

痛みは，多くの種類の刺激で生じ，刺激は**機械刺激**，**温度刺激**，**化学刺激**に分類される．一般的に，速い痛みは機械刺激と温度刺激で惹起され，遅い痛みは3つのすべての刺激で起こりうる．

化学刺激による痛みを引き起こす化学物質には**ブラジキニン**（bradykinin），**セロトニン**（serotonin），**ヒスタミン**（histamine），**K^+イオン**（potassium ions），**酸**（acids），**アセチルコリン**（acetylcholine），**タンパク質分解酵素**（proteolytic enzymes）などがある．加えて，**プロスタグランジン**（prostaglandins）と**サブスタンスP**（substance P）も痛みの感受性を増大させるが，それ自身では直接には痛覚受容器を活性化しない．化学物質は特に，組織傷害の後に起こるゆっくりとした苦痛を伴うタイプの痛みに重要である．

痛覚受容器の順応しない性質

身体の他の大部分の感覚受容器と対照的に，痛覚受容器はほとんど順応しない．またときにはまったく**順応**を示さないこともある．事実，ある状況，特にゆっくりとした，疼くような，むかつくような痛みの場合，痛み刺激が持続するときには痛覚神経線維の興奮は徐々に増強する．痛覚受容器の感受性のこのような増強は**痛覚過敏**(hyperalgesia)とよばれる．痛覚受容器が順応を示さないことの重要性を理解するのはやさしい．それは，順応しないことで組織傷害を起こす刺激が続いている間，その刺激の存在を持続的に伝えることができるからである．

痛み刺激としての組織傷害の速度

図 49.1 に示すように，普通の人は皮膚が 45℃以上に熱せられると痛みを感じ始める．これは，熱によって組織傷害が始まる温度でもある．事実，組織は，温度がこのレベルを長く超えると傷害される．したがって，熱による痛みは，組織傷害が起こる速度と密接に関係しており，すでに起こった傷害の大きさとは関係しない．

痛みの強さはまた，細菌感染，組織虚血，組織挫傷などの熱以外の原因による組織傷害の速度とも密接に関係する．

組織傷害における化学痛み刺激の特別な重要性

傷害組織抽出液を正常皮膚に注射すると強い痛みを引き起こす．化学刺激による痛みを引き起こす前述の多くの化学物質が，この抽出液に含まれている．最も強い痛みを引き起こすと考えられるのはブラジキニンである．研究者は，ブラジキニンが組織傷害後に痛みを引き起こす最も重要な物質であると提唱してきた．また，感じられる痛みの強さは，K^+ の局所濃度の増加やタンパク質分解酵素の増加と関係している．この増加が神経終末に直接働きかけ，細胞膜のイオン透過性を高め，痛みを引き起こす．

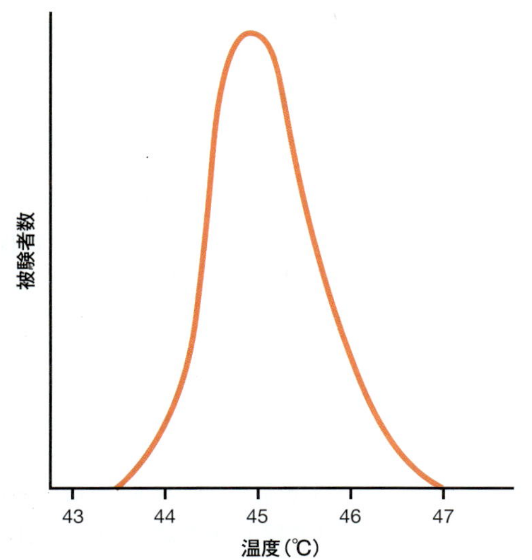

図 49.1 痛みを引き起こす最低皮膚温分布曲線
多くの被験者のデータのまとめ．(Hardy JD: Nature of pain. J Clin Epidemiol 4:22, 1956 より改変)

痛みの原因としての組織虚血

組織への血流が止められると数分でその組織に強い痛みがしばしば生じる．さらに，組織の代謝速度が大きければ大きいほど，痛みは早く現れる．例えば，血圧計のカフ(圧迫帯)を上腕に巻いて動脈血流が止まるまで膨らませた場合，前腕の筋肉の運動が 15～20 秒で筋肉痛を引き起こすことがときどきある．筋肉の運動がなければ，筋肉への血流がゼロでも 3～4分は痛みは生じない．

虚血時の痛みの原因の１つは嫌気性代謝(無酸素での代謝)の結果生じる組織での大量の**乳酸**の蓄積である．乳酸に加えて，細胞傷害によって組織で生じるブラジキニンやタンパク質分解酵素といった他の化学物質が痛覚神経終末を刺激することも原因となるであろう．

痛みの原因としての筋肉の痙攣

筋肉の痙攣もよくある痛みの原因であり，多くの臨床での痛み症候群の原因となっている．この痛みはおそらく，筋肉の痙攣が機械刺激に感受性をもつ痛覚受容器を刺激するという直接的な効果によるが，筋肉の痙攣が血管を圧迫して虚血をもたらすという間接的な効果も考えられる．また筋肉の痙攣は，筋組織の代謝速度を上昇させ，より深刻な虚血を引き起こし，痛みを引き起こす化学物質が放出される状況もつくり出す．

痛み信号の中枢神経系への伝達の２つの経路

すべての痛覚受容器は自由神経終末であるが，これらの神経終末は痛み信号を中枢神経系に伝達するのに２つの異なる経路を用いる．２つの経路は２つのタイプの痛みにおおむね対応しており，速い痛み経路(fast-sharp pain pathway，速い-鋭い-痛み経路)と遅い痛み経路(slow-chronic pain pathway，遅い-慢性的-痛み経路)とよばれる．

末梢の痛覚神経線維：速い線維と遅い線維

速い痛み信号は機械刺激または温度刺激で惹起される．そして，末梢神経を脊髄まで 6～30 m/ 秒の伝達速度で **A δ 線維**によって伝達される．一方，遅い痛みはほとんどの場合化学刺激で惹起されるが，時には持続的な機械刺激や温度刺激でも引き起こされる．この遅い痛みは，脊髄まで 0.5～2 m/ 秒の伝達速度で **C 線維**によって伝達される．

この２つの痛みの神経支配によって，突然の痛み刺激は多くの場合２つの痛み感覚をもたらす．Aδ 線維経路

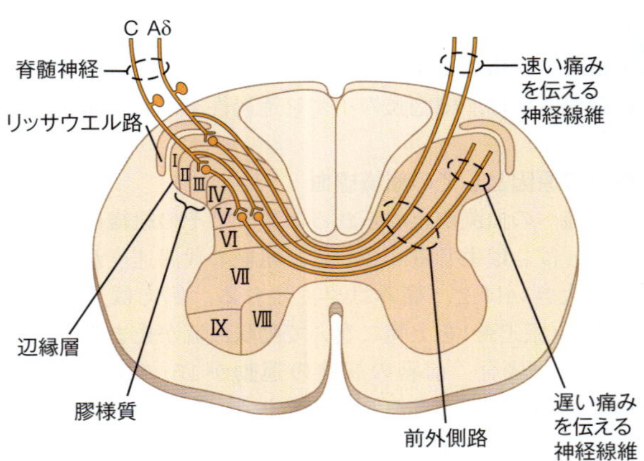

図 49.2　速い痛み(fast-sharp pain)信号と遅い痛み(slow-chronic pain)信号が脊髄を通って脳に伝わる経路
Aδ神経線維が速い痛み信号を，C線維が遅い痛み信号を伝達する．(訳者注：一次求心線維が枝分かれし，交差してから上行する経路が描かれているが，一般に，脊髄内で反対側に交叉するのは，一次求心線維脊髄内でシナプスを介した後のニューロンからの求心線維である.)

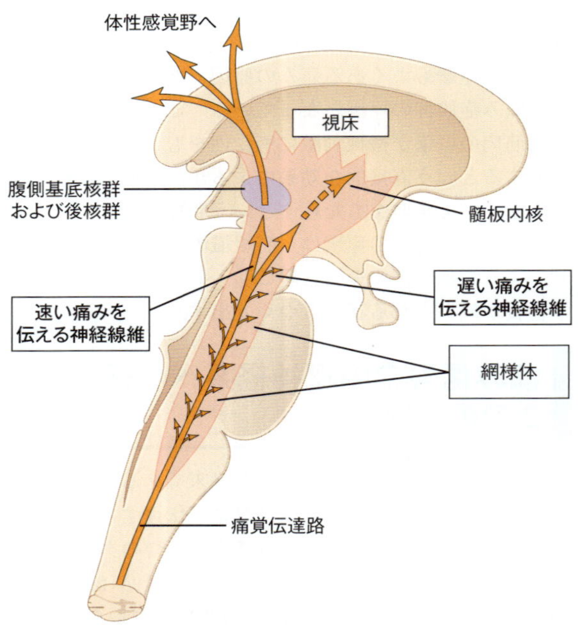

図 49.3　速い痛み(速い刺すような痛み)信号と遅い痛み(遅い灼熱痛)信号の脳幹，視床，大脳皮質への伝達経路

によって脳まで伝達される速い痛みとそれに引き続くC線維経路で伝達される二次的なゆっくりとした遅い痛みである．速い痛みは傷害を素早く伝え，したがって，ヒトにその刺激から速やかに逃避するように対応させるという重要な役割をもつ．遅い痛みは時間が経つと徐々に強くなる傾向がある．この感覚はついには耐えがたい痛みとなり，ヒトにその痛みの原因を取り除こうとさせる．

後根から脊髄に入ると，痛覚神経線維は**後角**で次のニューロンに情報を渡して終わる．図 49.2，図 49.3 に示すように，ここにも痛み信号を伝える2つのシステムがある．

脊髄と脳幹の2つの痛み経路：新脊髄視床路と旧脊髄視床路

脊髄に入ると，痛み信号は2つの経路で脳に至る：①**新脊髄視床路**(neospinothalamic tract)，②**旧脊髄視床路**(paleospinothalamic tract)．

速い痛みのための新脊髄視床路

速い伝導速度のAδ痛覚神経線維は主に機械刺激と急性の温度刺激による痛みを伝える．この線維は図 49.2 に示すように，後角の第I層(辺縁層)に終わり，そこで二次神経はすぐに前交連を交差して脊髄の反対側に長い神経線維を伸ばし，上行して前外側路から脳につながる．

新脊髄視床路の脳幹と視床での終止

一部の新脊髄視床路は脳幹の網様体領域で終わるが，ほとんどは中断することなく**視床**まで達し，第 48 章で述べた触覚の**後索(後柱)–内側毛帯路**(dorsal column–medial lemniscal tract)に沿って**腹側基底核群**に終わる．いくつかの神経線維は視床の後核群にも終わる．これらの視床領域から，脳の他の基底領域と体性感覚皮質へ信号が伝えられる．

神経系が速い痛みの身体の部位を特定する能力

速い痛みは，遅い痛みより身体の部位をより正確に特定できる．しかし，痛覚受容器だけが刺激され，触覚受容器が同時に刺激されない場合，速い痛みでも位置はそれほど正確には特定できず，しばしば 10 cm 程度の範囲にしか絞り込まれない．しかし，後索–内側毛帯路を興奮させる触覚受容器が同時に刺激されると，位置の特定はかなり正確になる．

速い痛みを伝えるAδ神経線維の神経伝達物質と考えられるグルタミン酸

グルタミン酸が脊髄でAδ痛覚神経線維終末から放出される神経伝達物質だと考えられている．グルタミン酸は最も広く使われる興奮性伝達物質の1つであり，作用持続時間は通常，わずか数ミリ秒である．

遅い痛みを伝える旧脊髄視床路

旧脊髄視床路は非常に古いシステムで，主に末梢の遅い痛みを伝えるC線維の情報を伝達するが，Aδ線維の信号も一部伝える．この経路では，図 49.2 の外側の後根C線維に示すように，末梢神経線維は**膠様質**(substantia gelatinosa)とよばれる後角の第II層，第III層でほとんどすべて終わる．その後，ほとんどの信号は後索の1つ以上の短いニューロンを経て同じく後索の第V層に送られる．ここで，一連の情報伝達の最後のニューロンから長い軸索が伸びる．この軸索の多くは速い痛み経路からのニューロンに合流し，**前交連**を交差して脊髄の反対側に移り，上行して前外側路を通って脳に至る．

C線維終末における遅い痛みの伝達物質と考えられるサブスタンスP

脊髄に入ったC線維終末からはグルタミン酸と**サブスタンスP**が伝達物質として放出される．グルタミン酸はすぐに作用してその作用は数ミリ秒しか持続しないが，サブスタンスPはもっとゆっくり放出され，数秒から数分かけて濃度が増加する．事実，針が刺さったときなどに感じる2つの痛みでは，グルタミン酸が速い痛み感覚を，サブスタンスPがもっとゆっくりとした痛み感覚を伝えると推察されている．メカニズムの詳細はまだわかっていないが，グルタミン酸が速い痛みを中枢神経系に伝えるのに最もかかわり，サブスタンスPが遅い痛みを伝達するのにかかわっていることは明らかだろう．

旧脊髄視床路(遅い痛み信号)の脳幹と視床への投射

遅い痛みを伝える旧脊髄視床路は，図 49.3 に濃い色をつけた大きな領域として示されている脳幹の広い範囲に終末をもち，1/10～1/4 の神経線維が視床に直行する．脳幹に終末をもつものの大部分は，①延髄，橋，中脳の網様核(reticular nuclei)，②上丘および下丘の深部にある中脳蓋(tectal area，視蓋)，③シルビウス水道周囲の**中脳水道周囲灰白質**(periaqueductal gray region)，のいずれかに向かう．これらの脳の下位にある領域は苦痛をもたらす痛みを感じるのに重要なようである．なぜなら，痛み信号の大脳への伝達を遮断するために中脳の上部で脳を切断した動物においても，体の一部が損傷されると苦痛を伴う痛みを感じるという明らかな証拠があるからである．これら脳幹の痛み領域からの信号は，複数の短い線維のニューロンによって視床の髄板内核，腹外側核，および視床下部の一部や他の脳基底部の領域へ伝えられる．

遅い痛み経路では痛みの発生部位を正確に特定できない

旧脊髄視床路において，痛みの位置情報は不正確である．例えば，遅い痛み(慢性の痛み)では，片腕や片足といった大まかな身体部分は特定できるが，その手足のうちのどの部分が痛いのかまでは特定できない．このことは，この経路が多シナプス性であり，かつ，その結合が拡散していることが原因であり，慢性の痛みにおいて痛みの発生部位を特定できない理由の1つになっている．

痛みの知覚における網様体，視床および大脳皮質の役割

大脳皮質の**体性感覚野**を完全に除去しても痛み感覚がなくならないことから，脳幹の網様体，視床および他の下位中枢に入力する痛みのインパルスによって痛みの知覚がもたらされると考えられる．これは，通常，大脳皮質が痛み知覚に関係しないことを意味するものではない．実際にヒトの大脳皮質の体性感覚野を電気刺激すると約3%の刺激部位において軽い痛み感覚が生じる．痛みの知覚には主として下位中枢の機能だと思われるかもしれないが，大脳皮質は痛みの質を理解するのにとりわけ重要であると信じられている．

脳全体を覚醒させる痛み信号特有の機能

ゆっくりとして苦痛を伴う痛み信号が入力する**脳幹網様体領域**(reticular area of the brain stem)や視床の**髄板内核**(intralaminar nuclei of the thalamus)を電気刺激すると，脳全体の神経活動に強い覚醒効果がある．実は，この2つの領域は第60章で述べる“覚醒系”の重要な部分である．激しい痛みを感じているときに眠れないのはこのためである．

痛覚伝達経路の外科的な遮断

重篤で難治性の痛み(しばしば急速に広がるがんなどで認められる)を軽減することは重要である．これは痛覚の神経経路のどこかを遮断することで達成できる．痛みが下半身にある場合，胸部で脊髄切断術(cordotomy)を行うことによって痛みが数週間から数ヵ月間軽減される．脊髄切断術においては，痛みを感じる部位の反対側の脊髄の前側方 1/4 を切断することによって，旧脊髄視床路を含む前側索の感覚伝達経路を遮断する．

脊髄切断術による痛みの軽減はつねに成功するというわけではないが，それには2つの理由がある．第1の理由は，上半身からの痛覚神経線維の多くが脳に到達する前には脊髄の反対側へ交差しないためで，脊髄切断術でこれらの線維は切断されない．第2の理由は，通常あまり使われていない他の伝達経路(例えば脊髄後外側の経路)の感受性が亢進することによって数ヵ月後に痛みがぶり返してしまうためである．痛みを軽減するもう1つの実験的な手術として，視床の髄板内核の特定の痛み領域を焼灼するというものがある．これによって，生体防御にとって重要な急性痛を保持したまま苦痛を伴う痛みを軽減することができる．

脳と脊髄の痛み抑制(鎮痛)系

ヒトの痛みに対する反応の幅はきわめて広い．これは脳自体が**鎮痛系**(analgesic system)とよばれる痛み調節システムを活性化することによって神経系への痛み信号の入力を抑制する能力をもっているからである．

鎮痛系は，図 49.4 に示すように3つの主要な要素からなっている．①**中脳水道周囲灰白質**(periaueductal gray)と**脳室周囲領域**(periventricular area)は中脳から橋の上部でシルビウス水道および第三，第四脳室の一部を取り囲む．それらの領域のニューロンは信号を，②橋の下部から延髄上部にかけて位置する薄い正中核である**大縫線核**(raphe magnus nucleus)および延髄の外側に位置する**傍巨大細胞網様核**(nucleus reticularis paragigantocellularis)に伝える．これらの核から二次信号が脊髄の後外側索を下降して，③脊髄後角の痛覚抑制核群に伝えられる．この鎮痛信号によって痛みが脳に伝えられる前に遮断することができる．

中脳水道周囲灰白質または大縫線核を電気刺激すると，脊髄後根を通って入力する多くの強い痛み信号を抑制することができる．また，中脳水道周囲灰白質を興奮させる上位の脳領域を刺激することによっても痛みを抑制できる．その領域には，①第三脳室に隣接する視床下部の**脳室周囲核**(periventricular nuclei in the hypothalamus)，

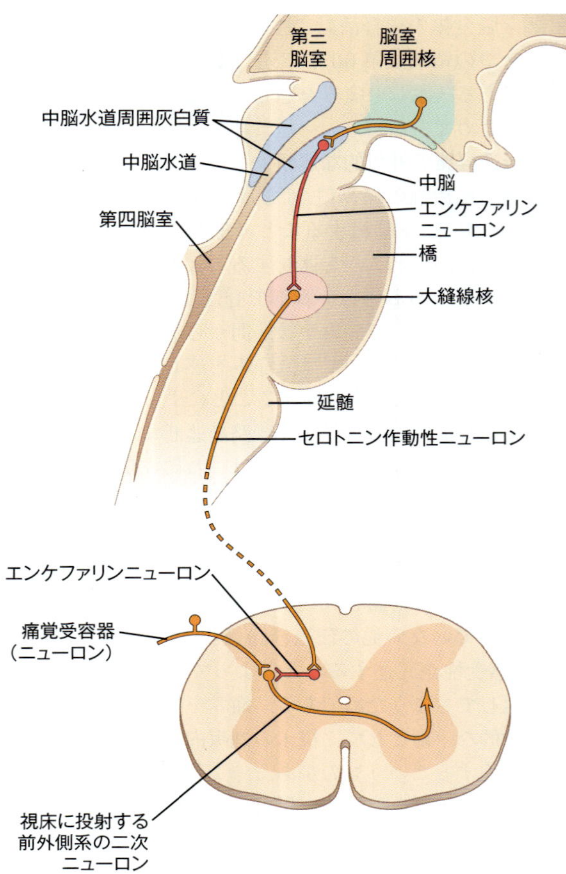

図 49.4 脳と脊髄の鎮痛システム
①脊髄レベルで入ってくる痛み信号を抑制する，②脊髄と脳幹で痛み信号を抑制するエンケファリンニューロンの存在.

②抑制の程度は弱いが，同じく視床下部に位置する**内側前脳束**(medial forebrain bundle)がある.

いくつかの神経伝達物質がこの鎮痛系に関与しているが，特に**エンケファリン**(enkephalin)と**セロトニン**(serotonin)が重要である．脳室周囲核や中脳水道周囲灰白質から投射する神経線維の多くは，その終末においてエンケファリンを分泌する．**図 49.4** に示すように，鎮痛系が刺激されると大縫線核に存在する神経終末の多くからエンケファリンが放出されることになる.

この大縫線核から発する神経線維は脊髄後角に信号を送り，その終末においてセロトニンを分泌する．セロトニンは脊髄に存在するニューロンに作用し，エンケファリンを分泌させる．エンケファリンは脊髄後角でシナプスを形成するCおよびAδ線維からの入力をシナプス前およびシナプス後抑制(presynaptic and postsynaptic inhibition)すると考えられている.

このようにして，鎮痛系は脊髄の最初の入力ポイントで痛み信号をブロックできる．実際，この鎮痛系は痛み信号で生じる多くの局所的な脊髄反射，特に第55章で述べる逃避反射を阻止できる.

脳のオピエイト系：エンドルフィンとエンケファリン

45年以上前に，第三脳室付近にある脳室周囲核もしくは脳幹の中脳水道周囲灰白質に微量の**モルヒネ**を注入すると著しい鎮痛作用があることが発見された．その後の研究によって，**オピエイト**を主とするモルヒネ様物質が脊髄後角を含む鎮痛系の他の多くの部位でも作用することが発見された．神経の興奮性を変化させる薬物の多くがシナプスに存在する受容体に作用することから，モルヒネ受容体は内在性のモルヒネ様神経伝達物質を受容することによって鎮痛系に寄与していると推測されていた．そのため内在性オピエイトの探索が行われ，今までに神経系の異なる部位から約12種類のオピエイト様物質が発見された．これらはすべて，プロオピオメラノコルチン(pro-opiomelanocortin)，プロエンケファリン(proenkephalin)およびプロダイノルフィン(prodynorphin)という3つの長いポリペプチド前駆体の分解産物である．これらのオピエイト様物質のうち重要なのは**β-エンドルフィン**(β-endorphin)，**メト-エンケファリン**(met-enkephalin)，**ロイ-エンケファリン**(leu-enkephalin)，および**ダイノルフィン**(dynorphin)である.

2つのエンケファリンは，前述の鎮痛系において重要な脳幹および脊髄から発見された．β-エンドルフィンは視床下部と下垂体に存在する．ダイノルフィンはほぼエンケファリンと同じ部位に存在するがその量は少ない.

脳のオピエイト系の詳細は明らかになっていないものの，中脳水道周囲灰白質および脳室周囲核に入力する神経信号による鎮痛系の活性化，もしくはモルヒネ様薬物による痛覚伝達経路の遮断によって，末梢神経から入力する痛み信号の大半をほぼ完全に抑制することができる.

触覚信号の同時入力による痛み伝達の抑制

痛み制御の歴史おけるもう1つの重要なできごとは，末梢の触覚受容器からの太い**Aβ神経線維**が，身体の同じ領域からの痛み信号を抑制するという発見である．この効果は脊髄における側方抑制によるものと考えられている．痛いところの皮膚をさするという単純な行為でしばしば痛みが軽減することや，塗布剤による痛みの軽減効果を説明する.

鍼療法(acupuncture)では，同様の機序と，中枢の鎮痛系の心理的な賦活化が同時に働くことによって痛みを軽減していると考えられる.

電気刺激による痛みの治療

電気刺激によって痛みを抑制する方法が臨床において開発されている．刺激電極を皮膚の特定の部位につけたり，時にはおそらく後索の感覚路を刺激するように脊髄に沿って埋め込まれる.

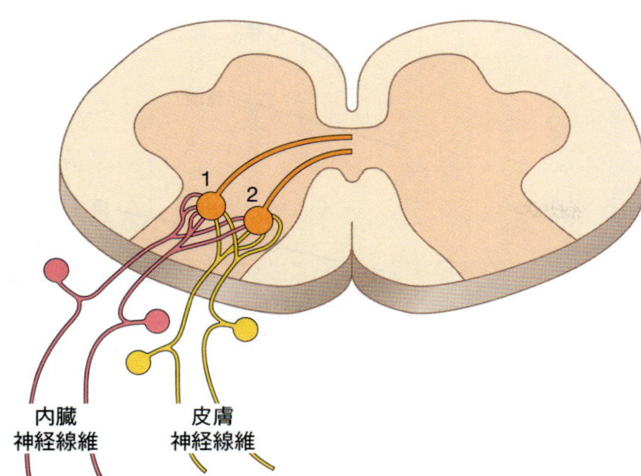

図 49.5　関連痛と関連痛覚過敏のメカニズム
ニューロン1と2は皮膚と内臓の両方から痛み信号を受け取る.

一部の患者では，脳定位固定法を用いて視床の髄板内核あるいは間脳の脳室周囲核や中脳水道周囲に電極を取りつける．患者は自分で刺激の強さを調節することができる．これによって劇的に痛みが緩和された症例もあり，その中にはわずか数分の刺激によって痛みの抑制効果が24時間以上持続した例もある．

関連痛

ヒトはしばしば痛みを起こす組織からかなり離れた身体部位に痛みを感じる．この現象は**関連痛**(referred pain)とよばれる．例えば，内臓器官の1つの痛みが身体表面の痛みと感じられることがある．多くの内臓疾患では臨床兆候が関連痛だけであることがあり，さまざまなタイプの関連痛の知識が臨床診断に重要である．

関連痛のメカニズム

図 49.5 は，ほとんどの関連痛の考えられるメカニズムを示す．図では，内臓痛覚神経の枝が皮膚からの痛み信号を受け取る二次ニューロン(1と2)と脊髄でシナプスを形成している．内臓の痛覚神経が刺激されると内臓からの痛み信号は少なくとも一部は皮膚からの痛み信号を伝達するニューロンに伝わり，ヒトはその感覚を皮膚からくるものと感じる．

内臓痛

腹部と胸部のさまざまな内臓からの痛みは，内臓の炎症や内臓の感染症，その他の内臓疾患を診断するのに使われる数少ない手がかりである．内臓には痛み以外の感覚受容器がないことが多い．また，**内臓痛**(visceral pain)はいくつかの重要な点で**表面痛**(surface pain)とは異なる．

表面痛と内臓痛の最も重要な違いの1つは，内臓のきわめて局所的な損傷では，激しい痛みをほとんど生じないことである．例えば，外科医は覚醒している患者の腸を，痛みを引き起こすことなく2つに切断することができる．逆に，内臓全体の痛覚神経終末が広範に刺激されると激しい痛みが生じうる．例えば，腸の広範な領域への血流供給の途絶による虚血は，多数の痛覚神経線維を同時に刺激して著しい痛みを引き起こす．

真の内臓痛の原因

内臓の広範な領域の痛覚神経終末を興奮させるどんな刺激でも内臓痛を引き起こしうる．そのような刺激には，内臓組織の虚血，内臓表面の化学物質による損傷，中腔臓器の平滑筋の痙攣，中腔臓器の過剰な膨張，内臓表面や内部の結合組織の伸展，などがある．胸腔や腹腔内に由来するすべての内臓痛は，基本的に細いC線維痛覚神経線維によって伝達されるので，慢性の疼くような，苦痛を伴う痛みである．

虚血

虚血によって起こる内臓痛は，他の組織におけるのと同様に，酸性の最終代謝産物か，ブラジキニン，タンパク質分解酵素，その他痛覚神経終末を刺激する物質のような組織変性産物によって引き起こされるのであろう．

化学刺激

時に，損傷性の物質が消化管から腹腔内に漏れ出ることがある．例えば，タンパク質を分解する酸性の胃液は胃や十二指腸の潰瘍の穿孔部から漏れ出す．この胃液は臓側腹膜を広範に消化して広い領域の痛覚神経を刺激する．この痛みは通常，耐えがたいほど激しい．

中腔臓器の痙攣

腸管，胆嚢，胆管，尿管やその他の中腔臓器の痙攣は，おそらく痛覚神経終末を機械的に刺激することによって痛みを引き起こすのだろう．痙攣が筋肉への血流を減少させ，筋肉の代謝に必要な栄養の増大と相まって激しい痛みを起こす可能性もある．

内臓の痙攣による痛みはしばしば，**クランプ**(cramps, 強い腹痛)という形で現れる．痛みが最強度まで増強し，その後沈静に向かうというプロセスが数分ごとに断続的に続く．この断続的なサイクルは平滑筋の収縮の周期に依存する．例えば，蠕動運動の波が腸管の興奮性が高まった部分に沿って移動するたびにクランプが起こる．このクランプタイプの痛みは，虫垂炎，胃腸炎，便秘，月経，分娩，胆嚢疾患や尿管閉塞で頻繁に起こる．

中腔臓器の過度の膨満

中腔臓器の過度の膨満もまた痛みを引き起こす．おそらく組織自体の過度の伸展によるものであろう．また，過度の膨満は内臓を取り囲む血管や内臓壁を通る血管を圧迫して虚血を起こし，それが痛みをもたらす．

不感臓器

いくつかの内臓領域はどんな痛み刺激もまったく感じない．肝臓の実質や肺胞などである．しかし，肝臓被膜は外傷や伸展にきわめて感受性が強く，胆管にも痛み感受性がある．肺では，肺胞は無感覚だが，気管支や壁側胸膜はともに痛み感受性がとても強い．

内臓疾患による壁側痛

内臓疾患では，病変がしばしば壁側の腹膜や胸膜，あるいは心膜に広がる．これらの壁側面には皮膚のように末梢脊髄神経からの痛覚神経の強い分布がある．したがって，内臓器官を覆う壁側面からの痛みはしばしば鋭い．この痛みと真の内臓痛の違いを強調する例としては，壁側腹膜を貫通するナイフによる切り傷は非常に痛いが，臓側腹膜や腸壁を同様に切ってもそれほど痛くないという現象があげられる．

内臓痛の位置の特定：内臓と壁側の痛みの伝達経路

さまざまな内臓からの痛みはしばしば，いくつかの理由で位置を特定することが難しい．まず，患者の脳は内臓の存在を直接体験で知ることがない．したがって，体内に由来するどんな痛みも大まかにしか位置を特定できない．第2に，腹部と胸部からの感覚は真の**内臓伝達経路**(visceral pathway)と**壁側伝達経路**(parietal pathway)の2つの経路によって中枢神経系に伝達される．真の内臓痛は自律神経束の中の痛覚神経線維で伝達され，その感覚はしばしば痛みを引き起こす臓器から遠く離れた身体の表面に関連痛として認識される．逆に，壁側腹膜，壁側胸膜，壁側心膜からの壁側感覚は局所の脊髄神経に直接入力するので，通常，痛みのある位置が直接特定される．

内臓伝達経路によって伝達される関連痛の位置の特定

内臓痛が身体表面の痛みとして認識されるとき，ヒトはその痛みを胎生期にその内臓が由来した位置の皮膚分節に感じる．しかし，その後内臓は必ずしもその皮膚分節に存在するとは限らない．例えば，心臓はもともと頸と上部胸郭の位置にあったので，心臓の痛覚神経線維は交感神経の感覚神経に沿って上行し，頸髄C3から胸髄T5の間の分節で脊髄に入る．したがって，**図49.6**に示すように，心臓の痛みは頸の側面，肩や胸筋の上，腕の下方，上胸部の胸骨下領域に関連痛として現れる．これらの体表部分は，脊髄分節のC3からT5にその体性感覚神経線維を送っている．多くの場合，痛みは右側より左側により多くみられる．心臓の左側は右側より冠動脈疾患に侵されやすいからである．

胃は，胎児のおよそ第7〜第9胸節から発生する．したがって，胃の痛みは第7〜第9胸節に相当する身体の表皮領域，つまり，臍の上から前心窩部に関連痛として現れる．**図49.6**に，いくつかの他の内臓器官に由来する関連痛として現れる体表面領域を示す．それらは一般に，胎児期のそれぞれの臓器が発生した位置に対応している．

腹部と胸部の痛みを伝える壁側経路

内臓からの痛みは，しばしば身体表面の2つの領域で同時に感じられる．内臓関連痛の経路と直接的な壁側経路の2つの痛み伝達経路があるからである．**図49.7**は，炎症を起こした虫垂からの2つの伝達経路を示す．痛みのインパルスは，最初に虫垂から交感神経束の中の内臓痛覚神経線維を通ってT10〜T11で脊髄に入る．この痛みは臍のあたりの関連痛として感じられ，ズキズキする痙攣性の痛みである．痛みのインパルスはまたしばしば，炎症を起こした虫垂が接触したり癒着したりする腹壁の壁側腹膜からも生じる．これらのインパルスは右下

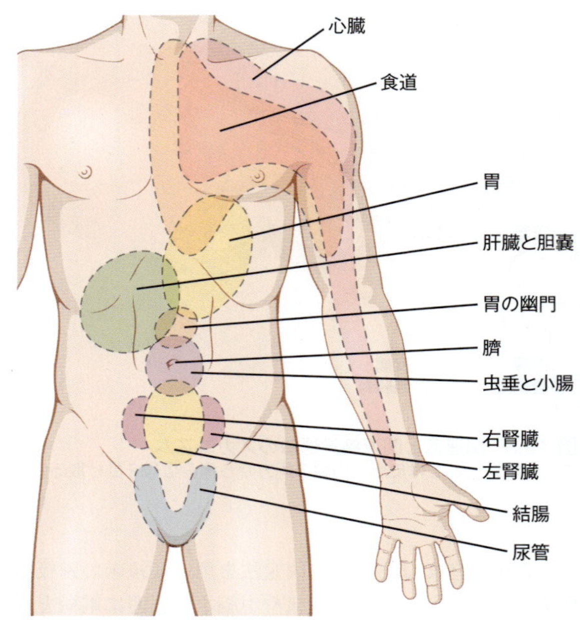

図49.6 各内臓器官からの関連痛の皮膚表面領域

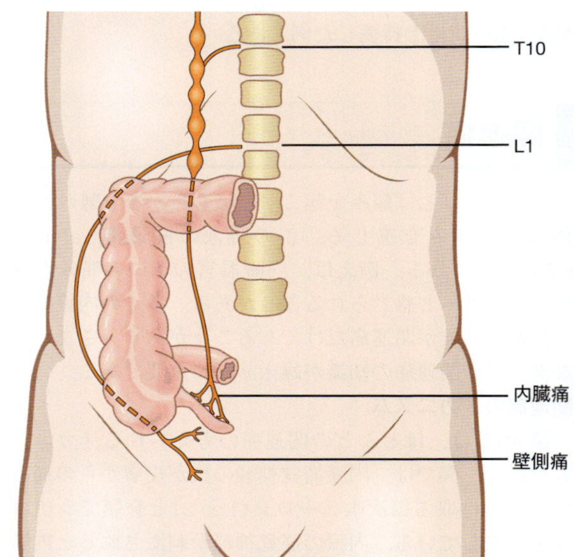

図49.7 虫垂からの痛み信号の内臓伝達経路と壁側伝達経路による伝達

腹部の過敏になった腹膜において直接鋭い痛みを引き起こす.

痛覚と他の体性感覚のいくつかの臨床的な異常

痛覚過敏：痛みの感受性の増大

痛覚神経経路は時に過剰な興奮性を示し，それは痛覚過敏(hyperalgesia)とよばれる．原因としては，①痛覚受容器の感受性の増大(**一次性痛覚過敏**(primary hyperalgesia))，②**感覚伝達の促通**(二次性痛覚過敏(secondary hyperalgesia))がある．

一次性痛覚過敏の例として，日焼けした皮膚の極度に高い感受性がある．これは日焼けによって局所組織で産生される，おそらくヒスタミンやプロスタグランジンなどが皮膚の神経終末を感作することによる．二次性痛覚過敏は脊髄や視床の損傷によって生じる．これらの損傷のうちのいくつかについては以下に述べる．

帯状疱疹

時にヘルペスウイルス(herpesvirus)が**後根神経節**に感染する．この感染は神経節が支配する皮膚分節に激しい痛みを引き起こす．それは身体を半周する分節的な痛みで，痛みに続いてしばしば皮膚に発疹がでることから，この疾患は**帯状疱疹**(herpes zoster)あるいはシングルズ(shingles)とよばれる．

痛みの原因はウイルスによる後根神経節の痛覚ニューロンの感染である．痛みに加えて，ウイルスは神経の軸索輸送によって皮膚の末梢端に運ばれ，そこで発疹を起こす．発疹は数日で水疱になり，さらに数日でかさぶたになる．これらはすべて，感染した後根神経が支配する皮膚領域で起こる．

疼痛性チック

顔の半分の第Ⅴあるいは第Ⅸ脳神経が支配する領域(あるいはその一部)で電撃的な刺すような痛みがときどき起こる．この現象は**疼痛性チック**(tic douloureux)(**三叉神経痛**(trigeminal neuralgia))または**舌咽神経痛**(glossopharyngeal neuralgia)とよばれる．痛みは突然の電気ショックのように感じられ，ほんの数秒起こるときや持続するときがある．しばしば顔面表面や口腔内，咽頭内の感受性が高い領域から始まり，痛み刺激よりむしろ機械受容器刺激で起こることが多い．例えば，患者が大きい塊を飲み込むときに食物が扁桃腺に触れ，第Ⅴ脳神経の下顎支配部分に電撃的な激しい痛みが始まることがある．

疼痛性チックの痛みは，過敏な領域の末梢神経を外科的に切断することで通常は遮断できる．多くの場合，第Ⅴ脳神経が頭蓋に入ったすぐのところ，運動神経根と感覚神経根が分かれるところでその感覚神経成分を切断する．その結果として，多くの顎の動きに必要な運動神経成分を損なわずに感覚神経成分のみを切断できる．この手術は顔の片側の感覚を麻痺させてしまうので，患者を悩ますことになるかもしれない．さらに，ときどき手術がうまくいかないことがあるが，その場合は痛みを引き起こす病変部位が末梢神経ではなく，脳幹の感覚神経核にあった可能性がある．

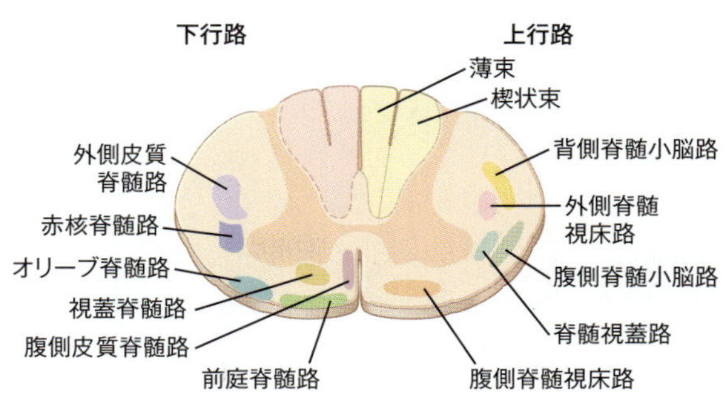

図 49.8　脊髄の横断面
右側に主な上行路を，左側に主な下行路を示す．

ブラウン・セカール症候群

脊髄が完全に横に切断されると，切断された分節から遠位の感覚と運動の機能はすべて遮断される．しかし，脊髄の片方半分が切断されると**ブラウン・セカール症候群**(Brown–Séquard syndrome)が起こる．このような切断の効果は，図 49.8 に示す脊髄線維経路の知識から予想できる．切断された側では，切断されたレベル以下のすべての分節で，運動機能がすべて遮断されるが，一部の感覚は切断された側で失われ，他の感覚は対側で失われる．脊髄視床路で伝えられる痛み，熱，冷たさの感覚は切断されたレベルから 2〜6 皮膚分節下からのすべての対側で失われる．対照的に，後索と後外側索でだけ伝達される運動感覚，位置感覚，振動感覚，識別的な位置感覚と 2 点弁別は，切断されたレベルより下のすべての皮膚分節の切断側で失われる．識別的な“軽い接触感覚”は，主な伝達経路である後索が切断されるので，切断された側で障害される．というのは，後索にある神経線維は延髄に到達するまで対側に交差しないからである．位置を特定できない“粗い接触感覚”は，一部が対側の脊髄視床路を伝わるので，切断後も残る．

頭痛

頭痛は頭の深部構造から表面への関連痛の一種である．頭蓋内の痛み刺激から起こる場合と副鼻腔などの頭蓋外の痛み刺激で起こる場合がある．

頭蓋内で生じる頭痛

頭蓋冠の痛み感受性領域

脳組織自体はほとんど完全に痛み感受性がない．大脳皮質の感覚野を切ったり電気的に刺激したりしても，時

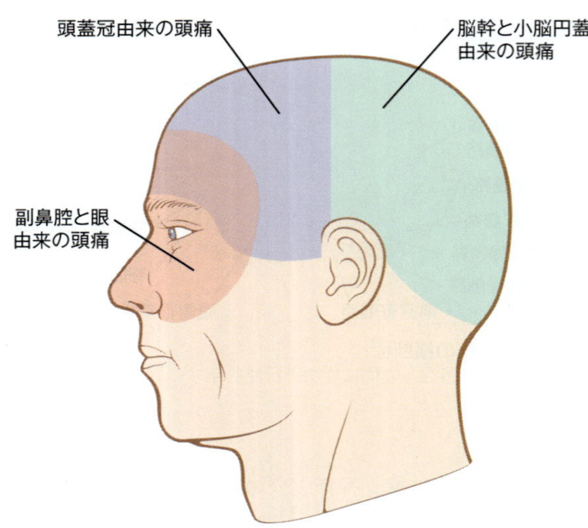

図 49.9 異なる原因で起こる頭痛の領域

たま痛みを感じるだけである．その代わり，感覚皮質の刺激された部分に対応する身体領域にちくちくする感覚異常が生じる．したがって，頭痛の多くあるいはほとんどは脳自身の損傷によって引き起こされたものではなさそうである．

一方，脳周囲の静脈洞の引っ張り，頭蓋テントの損傷，脳基底部の硬膜の伸張は頭痛と認識される強い痛みを引き起こす．また，硬膜の血管への外傷，圧砕，伸展によるほとんどすべての刺激が頭痛を引き起こす．特に感受性が高いのは中硬膜動脈で，神経外科医は局所麻酔下で脳手術を行うときには特に注意してこの動脈に麻酔をかける．

関連痛として現れる頭蓋内に由来する頭痛

テント自身の上部表面を含むテント上の頭蓋冠にある痛覚受容器を刺激すると，第Ｖ脳神経の脳内部分に痛みインパルスが発生し，**図 49.9** に示すように，第Ｖ脳神経の体性感覚成分が支配する頭の前半分の表面に関連痛としての頭痛が生じる．

逆に，テントの下方からの痛みインパルスは舌咽神経，迷走神経，第２頸神経を通って中枢神経系に入る．これらの神経は耳の上，後ろから少し下にかけての頭皮も支配する．その結果，テントの下方からの痛みインパルスは頭の後ろ領域の関連痛としての“後頭痛”を引き起こす．

頭蓋内頭痛の種類

髄膜炎の頭痛

最も激しい頭痛の１つは**髄膜炎**によるものである．髄膜炎は硬膜の感受性領域と静脈洞周囲の感受性領域を含むすべての髄膜の炎症を引き起こす．そのような激しい損傷では頭全体と表現される著しい頭痛が生じる．

脳脊髄液圧の低下で生じる頭痛

脊柱管からわずか 20 mL の脳脊髄液が除かれるだけで，特に頭を上にした姿勢で，しばしば強い頭蓋内頭痛が生じる．この量の脳脊髄液を失うと，通常，脳脊髄液でもたらされる脳の浮揚力が一部失われる．脳にかかる重力がさまざまな硬膜の表面を伸展させたり変形させたりして頭痛が起こる．

片頭痛

正確なメカニズムは不明であるが，**片頭痛**は異常な血管現象から生じる特別なタイプの頭痛である．片頭痛はしばしば，吐き気，視野の一部欠損，視覚前兆，他の感覚幻覚を含むさまざまな前駆症状で始まる．通常，前駆症状は頭痛が始まる 30分～1 時間前に起こる．したがって，片頭痛を説明する理論はすべて前駆症状を説明するものでなくてはならない．

片頭痛の理論の１つは，長時間にわたる情動や緊張が脳を栄養する動脈を含む脳内のいくつかの動脈の反射性の血管攣縮を引き起こすというものである．血管攣縮は理論的には脳のある部分の虚血を引き起こし，それが前駆症状を引き起こす．そして，強い虚血の結果として何か，おそらく平滑筋の収縮疲労が起こって，血管が 24 ～ 48 時間にわたって弛緩して正常な緊張を維持できなくなる．血圧が血管を押し広げ，強く拍動する．その結果，側頭動脈のような頭蓋外の動脈の壁が過度に伸展して片頭痛の実際の痛みが引き起こされると考えられている．他の片頭痛が生じる理論として，皮質伝搬性抑制，心理学的な異常，大脳の細胞外液の局所カリウムの過剰による血管攣縮などが考えられている．

65～95％のケースにおいて片頭痛の家族歴があると報告されているので，遺伝的な素因があるのかもしれない．片頭痛はまた，女性においては男性の約２倍多い．

アルコール性の頭痛

多くの人々が経験するように，過度のアルコール摂取はしばしば頭痛を引き起こす．アルコールは組織毒性があるので，直接髄膜を刺激して頭蓋内の痛みを引き起こすと考えられる．脱水もまた，飲酒して騒いだ後の“二日酔い”にかかわるのかもしれない．飲水は通常，アルコール性の頭痛や他の二日酔いの症状を軽減させるが，頭痛が完全になくなることはない．

頭蓋外の原因で起こる頭痛

筋肉の痙攣で起こる頭痛

情動的な緊張は頭部の多くの筋肉，特に頭皮と後頭部についている頸の筋肉に痙攣を引き起こす．このメカニズムが頭痛の一般的な原因の１つと考えられている．頭部の筋肉が痙攣して起こる痛みは，おそらく頭全体の関連痛として現れ，頭蓋内の病変による場合と同じタイプの頭痛を引き起こすと考えられる．

鼻と副鼻腔の刺激による頭痛

鼻と副鼻腔の粘膜は痛みを感じるが，特に敏感というわけではない．それにもかかわらず，**図 49.9** に示すように，鼻腔構造の広い領域での感染や刺激はしばしば累積して眼の奥の関連痛として現れる頭痛を引き起こす．前頭洞の感染の場合には，前頭部と頭皮の前表面の関連痛として現れる．また，上顎洞のような下部副鼻腔の痛みは，顔面の痛みとして感じられる．

眼の障害による頭痛

眼の焦点を合わせるのが難しいと，よい視力を得ようとして毛様体筋の過度な収縮が起こる．この筋肉は非常に小さいにもかかわらず，その緊張性の収縮は眼窩後方の頭痛を引き起こす．また，眼の焦点を合わせようと過度に試みると，さまざまな顔の筋肉や外眼筋が反射性に攣縮して頭痛の原因となる．

眼が原因となる2つ目のタイプの頭痛は，眼が過剰な光線，特に紫外線に曝露されたときに起こる．太陽やアーク溶接をわずか数秒でもみると，24～48時間続く頭痛が生じる．その頭痛は，時にアークによる結膜の刺激で起こり，痛みは頭部表面や眼窩後方への関連痛として現れる．しかし，アークや太陽の強い光が網膜に焦点を結ぶと，網膜が灼け，頭痛の原因となりうる．

温度感覚

訳者注：本書には記載されていないが，ここ20年の間に温度感覚の研究は急速に進み，温度刺激を受容するタンパク質としての温度受容体がいくつか明らかになってきている．

温度受容器とその興奮

ヒトは，凍えるような冷たさ，冷たさ，涼しさ，平温，温かさ，熱さ，灼けるような熱さなど，熱さや冷たさを異なる階調で受容することができる．

さまざまな温度は少なくとも3種類の感覚受容器，**冷受容器**，**温受容器**，**痛覚受容器**によって識別される．痛覚受容器は極端な高温や低温によってのみ刺激され，冷受容器や温受容器と協調して“凍えるような冷たさ”や“灼けるような熱さ”の感覚の受容を担っている．

冷受容器と温受容器は表皮の直下に点在する．ほとんどの身体の部位において冷受容器は温受容器より3～10倍多く存在する．また，身体の部位によって冷受容器の数は異なっており，唇では1 cm^2 あたり15～25個，指では3～5個，体幹の体表部では1個以下である．

異なる温覚の神経終末が存在することが心理学的な試験によって明確に示されているが，組織学的には同定されていない．温覚の信号はわずか0.4～2 m/秒の伝達速度をもつC神経線維によって主に伝達されることから，温覚の神経終末は自由神経終末であろうと考えられている．

一方，典型的な冷受容器は同定されている．それは，細い髄鞘をもつ特別な細いAδ神経終末で，複数回分岐して，その先端は基底表皮細胞の最下層表面に突き出ている．信号はこれらの受容器からAδ神経線維を経由して約20 m/秒で伝達される．冷覚の一部はC神経線維によっても伝達されると考えられており，これは一部の自由神経終末もまた冷受容器として機能する可能性を示唆している．

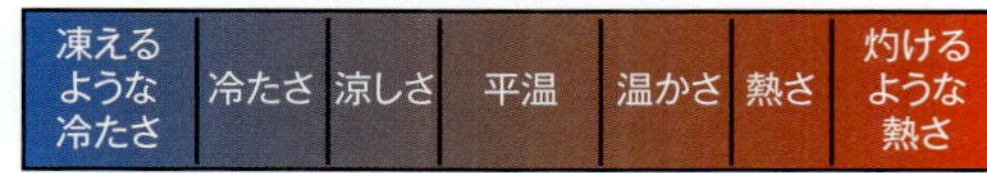

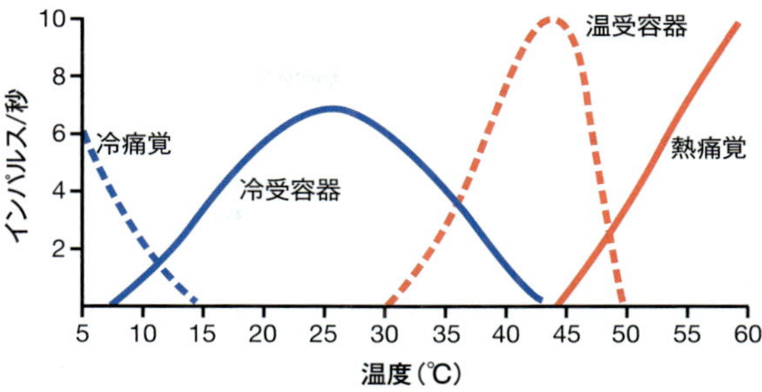

図49.10　冷痛覚線維，冷線維，温線維，熱痛覚線維の異なる皮膚温での発火頻度

温度受容器の刺激：冷たさ，涼しさ，平温，温かさ，熱さの感覚

図49.10は異なる温度に対する4つのタイプの神経線維の応答を示している：①低温によって刺激される痛覚線維，②冷線維，③温線維，④熱によって刺激される痛覚線維．これらの線維は異なる温度域において異なる応答を示すことに特に注意してほしい．例えば，非常に冷たい領域では冷痛覚線維のみが刺激される（表皮がさらに冷やされてほとんど凍えるか，あるいは，実際に凍えるとこれらの線維は刺激されない）．温度が＋10～15℃に上昇すると，冷痛覚インパルスは止まるが，冷受容器が刺激され始め，約24℃で最大応答に達して，そして40℃を少し越えると消失する．約30℃以上では，温受容器が刺激され始めるものの，これらもまた49℃で応答しなくなる．最後に，約45℃では，熱痛覚線維が熱によって刺激され始めるが，逆説的に，一部の冷線維が再び刺激され始める．これは冷受容器の終末が過剰な熱によって損傷するためと考えられる．

図49.10から，幅広い温度域におけるヒトの温度感覚は，異なる種類の神経終末に対する相対的な刺激強度を総合して決まることが理解できる．また，極端な冷たさや熱が痛みを生じさせる理由や，刺激が十分に強いときには両者が同じ性質の感覚を生じさせる理由，すなわち，凍えるような冷たさと灼けるような熱さの感覚がほとんど同じように感じられる理由も理解できる．

温度の上昇および下降における刺激の効果：温度受容器の順応

冷受容器が急激な温度の低下にさらされると，最初は強く刺激されるが，この刺激効果は最初の数秒で急速に減弱し，その後の30分またはそれ以降は徐々にゆっくりと消失していく．言い換えるならば，受容器はかなりの程度，**順応**するが，100％順応することはない．

それゆえ，温度感覚は温度変化に明確に応答し，さらに，定常状態の温度にも応答することは明らかである．これは，皮膚の温度が素早く下降すると，ヒトは同じ程度の低い温度に保たれている場合より冷たく感じることを意味する．逆に，温度が急速に上昇すると，ヒトは同じ高い温度が保たれたときよりも暖かく感じる．温度変化に対する応答は，熱いお風呂に浸かったときに，はじめは極端に熱いと感じることや，寒い日に暖かい部屋から外出したときにひどく寒く感じることを説明する．

温度受容器の刺激メカニズム

冷受容器や温受容器はそれらの代謝速度の変化によって刺激され，この変化は細胞内の化学反応速度が10℃ごとに2倍以上で変化するからと考えられている．すなわち，温度の検出は神経終末における高温や低温の直接的な物理的な効果によるものではなく，温度によって調節される神経終末の化学的な刺激効果によって引き起こされているかもしれない(**訳者注**：最近の研究で，感覚神経に発現して直接に温度刺激で活性化するイオンチャネルがいくつか同定されている．これらのイオンチャネルは陽イオン透過性で，活性化による陽イオン流入が脱分極を引き起こし，電位作動性Na^+チャネル活性化から活動電位が発生する)．

温度感覚の空間的加算

皮膚の狭い領域を刺激した場合には，体表面における冷覚または温覚の神経終末の数が少ないため温度変化を判別することはできない．しかし，皮膚の広い範囲を同時に刺激した場合は全領域からの温度信号が加算される．例えば，わずか0.01℃程度の急速な温度変化でも，体表面の全体に及んだ場合には感知することができる．逆に，皮膚領域が$1\,cm^2$だけの場合には，この100倍の温度変化が加わったとしても，多くの場合，感知されない．

神経系における温度信号の伝達

一般的に，温度信号は痛み信号と並行した経路で伝達される．脊髄に入ると，信号は**リッサウエル路**(tract of Lissauer)を通り，いくつかの分節を上行または下行して，その後に，痛みと同様に，主に後角の第Ⅰ層，第Ⅱ層，第Ⅲ層に終わる．信号は，1，2個の脊髄ニューロンによって少し処理された後に，長い上行性の温覚神経線維に入り，対側に交差して前外側感覚路に移行して，①脳幹網様体と，②視床の腹側基底核群の両者に入力する．

一部の温度信号は，腹側基底核群を経由して大脳の体性感覚皮質に中継される．微小電極を用いた研究で一次体性感覚野から，皮膚の特定部位の冷刺激または温刺激に直接応答するニューロンが時折見つかっている．しかし，ヒトの中心後回をすべて除去しても，温度変化を識別する能力は減弱するものの，消失はしない．

参考文献

Akerman S, Holland PR, Goadsby PJ: Diencephalic and brainstem mechanisms in migraine. Nat Rev Neurosci 12:570, 2011.

Bingel U, Tracey I: Imaging CNS modulation of pain in humans. Physiology (Bethesda) 23:371, 2008.

Bourinet E, Altier C, Hildebrand ME, et al: Calcium-permeable ion channels in pain signaling. Physiol Rev 94:81, 2014.

Denk F, McMahon SB, Tracey I: Pain vulnerability: a neurobiological perspective. Nat Neurosci 17:192, 2014.

McCoy DD, Knowlton WM, McKemy DD: Scraping through the ice: uncovering the role of TRPM8 in cold transduction. Am J Physiol Regul Integr Comp Physiol 300:R1278, 2011.

McKemy DD: Temperature sensing across species. Pflugers Arch 454:777, 2007.

Petho G, Reeh PW: Sensory and signaling mechanisms of bradykinin, eicosanoids, platelet-activating factor, and nitric oxide in peripheral nociceptors. Physiol Rev 92:1699, 2012.

Piomelli D, Sasso O: Peripheral gating of pain signals by endogenous lipid mediators. Nat Neurosci 17:164, 2014.

Prescott SA, Ma Q, De Koninck Y: Normal and abnormal coding of somatosensory stimuli causing pain. Nat Neurosci 17:183, 2014.

Sandkühler J: Models and mechanisms of hyperalgesia and allodynia. Physiol Rev 89:707, 2009.

Schepers RJ, Ringkamp M: Thermoreceptors and thermosensitive afferents. Neurosci Biobehav Rev 34:177, 2010.

Silberstein SD: Recent developments in migraine. Lancet 372:1369, 2008.

Stein BE, Stanford TR: Multisensory integration: current issues from the perspective of the single neuron. Nat Rev Neurosci 9:255, 2008.

Steinhoff MS, von Mentzer B, Geppetti P, et al: Tachykinins and their receptors: contributions to physiological control and the mechanisms of disease. Physiol Rev 94:265, 2014.

von Hehn CA, Baron R, Woolf CJ: Deconstructing the neuropathic pain phenotype to reveal neural mechanisms. Neuron 73:638, 2012.

Waxman SG, Zamponi GW: Regulating excitability of peripheral afferents: emerging ion channel targets. Nat Neurosci 17:153, 2014.

Wemmie JA, Taugher RJ, Kreple CJ: Acid-sensing ion channels in pain and disease. Nat Rev Neurosci 14:461, 2013.

Zeilhofer HU, Wildner H, Yévenes GE: Fast synaptic inhibition in spinal sensory processing and pain control. Physiol Rev 92:193, 2012.

第50章

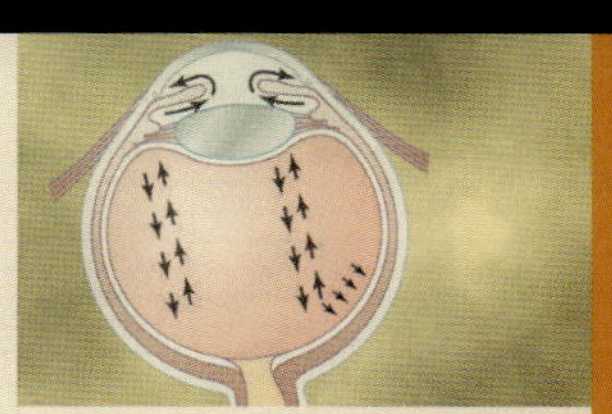

眼：①視覚の光学

光学の物理学的原理

眼の光学系を理解するためには光学の基本的な原理を理解する必要がある．例えば，光の屈折，結像，焦点深度などの物理学である．まず，これらの物理学的原理について復習し，次に，眼球の光学について学習する．

光の屈折

透明な物質の屈折率

光線は空気中では約30万km/秒の速度で進むが，透明な個体や液体の中では速度が遅くなる．透明な物質の**屈折率**(refractive index)は，空気中での光速をその物質中における光速で割った値である．すなわち，空気の屈折率は1.00であり，20万km/秒の速度で光が進むようなガラスがあれば，そのガラスの屈折率は1.50(30万/20万)である．

異なる屈折率をもつ2つの媒質間の界面における光線の屈折

図50.1Aに示すように，光線が光束として空気中を進行し，次の媒質であるガラスに進入するとする．光束がガラスの境界面と直角に入射する場合はそのまま直進するが，伝搬する速度は低下し波長が短くなる．図中では波面の間隔が短縮している．

図50.1Bのように光線が斜めにガラスへ入射すると，空気とガラスの屈折率が異なるため光線の進行方向が変わる．この図は，光線が屈折率1.00である空気から，屈折率1.50であるガラスへ入射する場合を示している．斜めの界面に光束が入射すると，光束の下端が上端より先にガラスに入る．ガラスに入った下端部の波面は20万km/秒の速度でガラス中を進むが，上端部の波面は空気中を30万km/秒で進む．この速度の差により，波面の上部は下部より先へ進み，波面は入射光の方向と直角ではなくなり斜めとなる．光が伝搬する方向はつねに波面と直角なので，光束の進行方向は下方へ曲がる．

斜めの境界面におけるこのような光線の屈曲は，**屈折**(refraction)とよばれる．特に注意すべきことは，屈折の角度が，①2つの透明な媒質の屈折率の比，および，②界面と入射光の波面の角度の両者の関数として増加することである．

屈折の原理をレンズへ応用する

凸レンズによる光線の集束

図50.2は，平行光線が凸レンズに入射する様子を示す．レンズの中央を通過する光はレンズの表面と直角に入射するので屈折は起こらない．一方，レンズの辺縁部へ入る光は，周辺へ行けば行くほどレンズとの界面に対して斜めに入射することになる．外側の光はより中央へ向かって曲がり，光は**集束**(convergence)する．屈折は2回，つまり，光線がレンズへ入射するときと，レンズの反対側から出射するときに起こる．レンズの弯曲の程度がレンズ表面で一定であれば，平行光線は**焦点**(focal point)とよばれる1点を通過するように屈曲する．

凹レンズによる光線の発散

図50.3は，平行光線に対する凹レンズの効果を示す．レンズの中央部に入射する光は界面が光線の方向と直角なので屈折しない．レンズの辺縁部では中央部より先に光が入るので，凸レンズとは逆に，周辺部の光は中央部を通過した光から発散する．つまり，凹レンズは光線を**発散**(diverge)させ，凸レンズは**集束**(converge)させる．

円柱レンズは光線を1つの面のみで曲げる：球形レンズとの比較

図50.4は，**球形の凸レンズ**(convex spherical len)と**円柱の凸レンズ**(convex cylindrical len)を示す．円柱レンズでは，横端部に入った光線は屈折するが，上下端に入った光線は屈折しない．つまり，屈折は1つの面で起こり，他の面では起こらない．その結果，平行光線は**焦点線**(focal line)に向かって屈曲する．一方，球形凸レンズでは，レンズのすべての辺縁部で(中央部を除くすべての面において)屈折が起こるので，中央を通過する光線に集まる．つまり，すべての光は焦点に集まる．

円柱レンズの作用は水を入れた試験管でわかる．まず，試験管を太陽光が通過するように置く．次に，試験管の反対側から紙をゆっくりと近づけると，ある距離において縦の焦点線が形成されるであろう．球形レンズの作用は，日常使われる虫メガネやルーペでわかる．レン

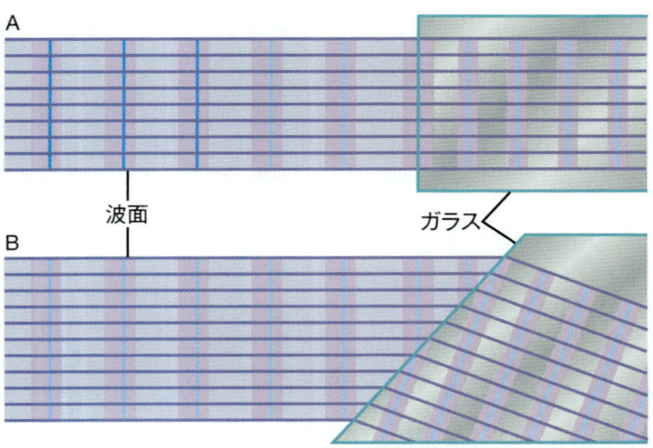

図 50.1 光線がガラス面と直角に入射する場合(A)と斜めに入射する場合(B)

光線が空気からガラスへ入ると波長は約 2/3 に短縮する．斜めに入射する場合は光線の進行方向が変わる．

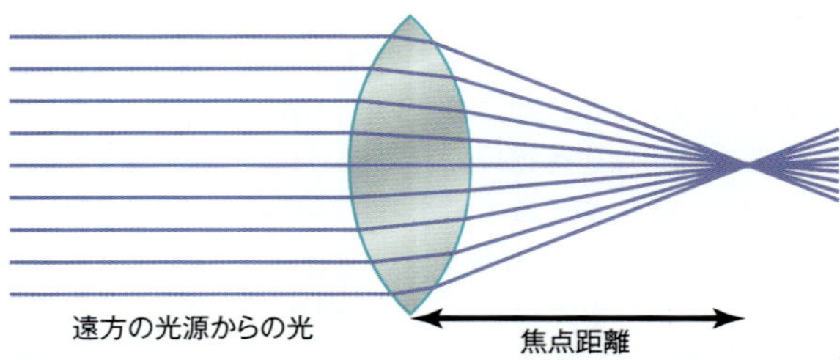

図 50.2 平行光線が球形の凸レンズを通過すると，焦点に集束するように曲がる

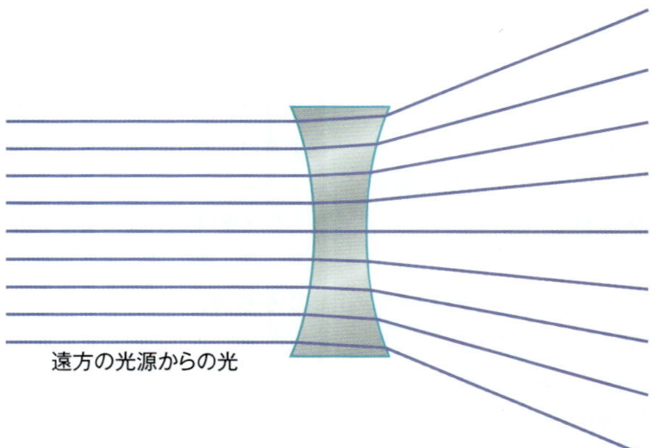

図 50.3 平行光線が球形の凹レンズを通過すると，入射面と出射面で曲がり発散する

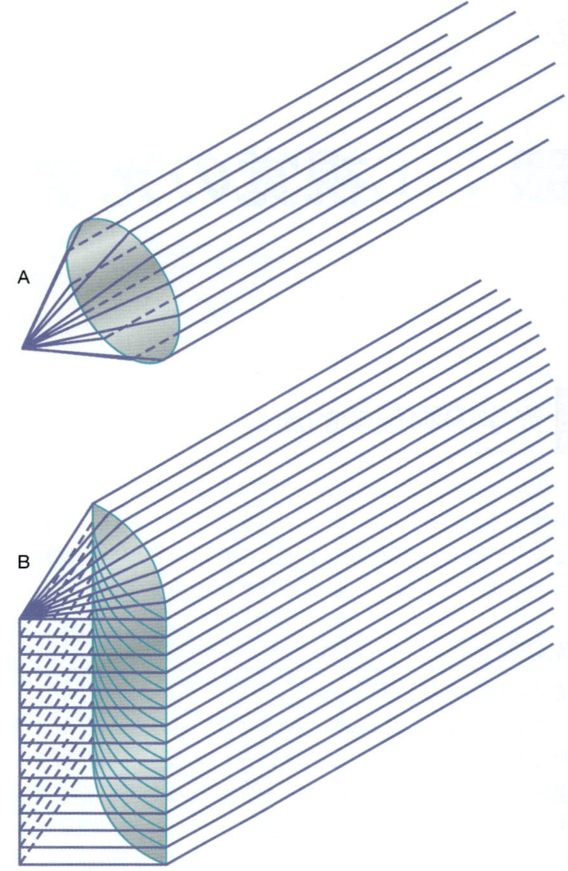

図 50.4 球形凸レンズと円柱凸レンズの焦点

A：平行光線は球形凸レンズを通過すると点焦点に集まる．B：平行光線は円柱凸レンズを通過すると線焦点に集まる．

ズに太陽光が入るように置き，紙とレンズとの距離を狭めていくと，ある距離において焦点に光線が集まる．

円柱型凸レンズが1つの面においてのみ光を**集束**させるのと同様に，円柱型凹レンズは1つの面においてのみ光を**発散**させる．

2つの円柱レンズを直角に組み合わせると球形レンズと等価になる

図 50.5B は，2つの円柱型凸レンズを直角に組み合わせた様子を示す．垂直の円柱型レンズでは，その両サイドを通過する光線が集束し，水平の円柱型レンズでは，その上下端を通過する光線が集束する．したがって，2つのレンズを通過するすべての光線は1つの点焦点に集まる．言い換えると，直角に組み合わせた2つの円柱レンズは，これらのレンズと同じ屈折力をもつ1つの球形レンズと同じように作用する．

レンズの焦点距離

平行光線が凸レンズを通過して1つの焦点を結ぶまでの距離を**焦点距離**(focal length)とよぶ．**図 50.6** の上段はこのような平行光線の集束を示す．

中段の図では平行光線ではなく，レンズからある程度離れた点光源から発散する光が凸レンズに入射する場合を示す．この場合，光は点光源から発散するため焦点を結ぶまでの距離は平行光線の場合と異なる．言い換えると，発散した光が凸レンズに入ると，レンズを出て焦点を結ぶまでの距離は平行光線の場合に比べて長くなる．

図 50.6 の下段は，弯曲の度合いが強い凸レンズに，

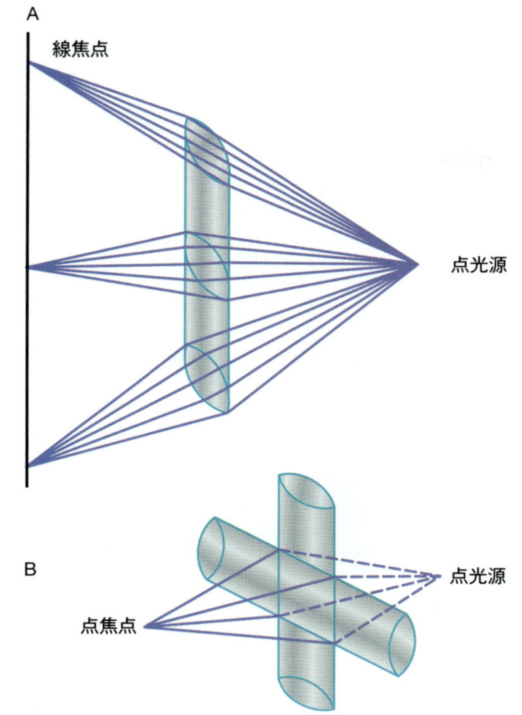

図 50.5　円柱型凸レンズによる点光源からの光の収束
A：円柱型凸レンズは点光源からの光を1本の線焦点に集束させる．
B：2つの円柱型凸レンズを直角に組み合わせると，1つのレンズは1つの面の光を集束させ，他のレンズはその面と直角の面の光を集束させる．これら2つのレンズを組み合わせると，1つの球形凸レンズと同様に点焦点を形成する．

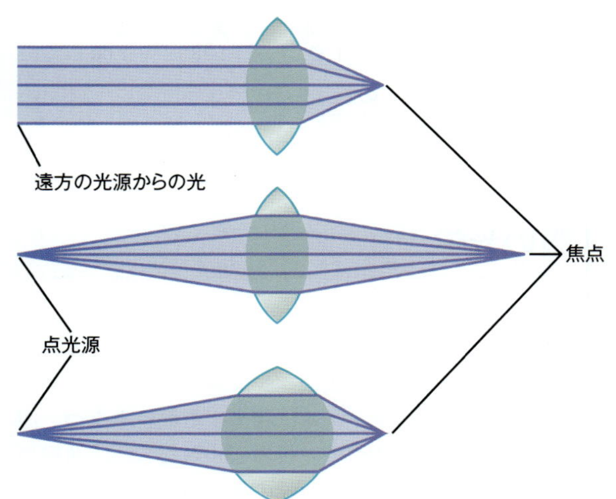

図 50.6　発散する光と焦点距離
上段と中段のレンズは同じ焦点距離をもつが，上段のレンズには平行光線が入射し，中段のレンズには点光源から発散する光が入る．平行な光と発散する光では焦点を結ぶまでの距離が異なる．下段のレンズは上の2つのレンズに比べてより強い屈折力(すなわち，より短い焦点距離)をもつ．屈折力が強いほど焦点が近くなることを示す．

発散する光が入射する場合を示す．レンズから焦点までの距離は上段の場合と同じであるが，上段のレンズは下段のレンズより薄く，すなわち，弯曲の度合いが少なく，また，入射する光は平行光線である．つまり，レンズの厚みを変えることにより，平行光線も発散する光もレンズから同じ距離に焦点を結ばせることができる．

レンズの焦点距離，点光源までの距離，および，焦点までの距離の関係は次の式で表される．

$$\frac{1}{f}=\frac{1}{a}+\frac{1}{b}$$

ここで，f は平行光線に対するレンズの焦点距離，a は点光源からレンズまでの距離，そして，b はレンズから焦点を結ぶまでの距離である．

凸レンズによる像の形成

図 50.7A は凸レンズの左側に2つの点光源がある場合を示す．凸レンズの中心部を通過する光はどの方向にも屈折しないので，それぞれの点光源からの光はレンズに入射した後，点光源とレンズの中心とを結んだ直線上に焦点を結ぶ．

レンズの前に置かれた被写体は点光源の集合と考えられる．これらの点はそれぞれ異なる明るさをもち，また，色も異なる．被写体上のそれぞれの点光源からの光は，レンズと反対側の対応する焦点に集まり，これらの焦点はレンズを挟んで平面的に配列される．レンズから焦点を結ぶ距離に白い紙を置けば，**図 50.7B** のように被写体の像がみられる．ただし，上下左右が被写体に対して逆になる．カメラのレンズはこの様式でフィルム上に像を結ぶ．

レンズの屈折力の値：ジオプトリー

“屈折力”が大きいほど，レンズは光線をより大きく曲げることができる．この屈折力を**ジオプトリー** (diopter)という値で表現する．凸レンズの屈折力をジオプトリーで表すと，そのレンズの焦点距離(m)の逆数となる．すなわち，ある球形レンズに平行光線が入射し，このレンズから1 mの距離の点に集束するならば，このレンズの屈折力は**図 50.8** に示すように+1ジオプトリーとなる．もし，これとは別のレンズが，平行光線を2倍の屈折力で曲げることができれば，+2ジオプトリーとなり，0.5 mの距離に集束する．平行光線をレンズから10 cm(0.10 m)の距離の点に集束させるレンズは，+10ジオプトリーの屈折力をもつ．

凹レンズの屈折力は，光線が集束せずに発散するので，焦点距離で表現することはできない．しかし，ある凹レンズが，1ジオプトリーの凸レンズと同じ程度で光を発散するならば，この凹レンズは，−1ジオプトリーの屈折力をもつといえる．同様に，もしその凹レンズが，+10ジオプトリーの凸レンズと同じ程度で

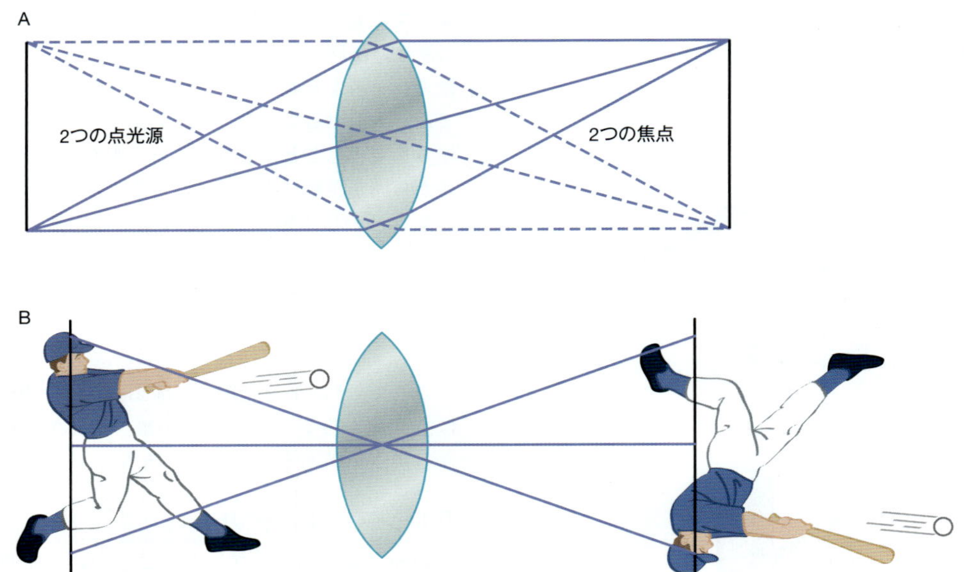

図 50.7 複数の点光源からの光が像を形成する
A：2 つの点光源からの光が凸レンズを通過すると焦点が 2 つできる．B：球形凸レンズによる像の形成．

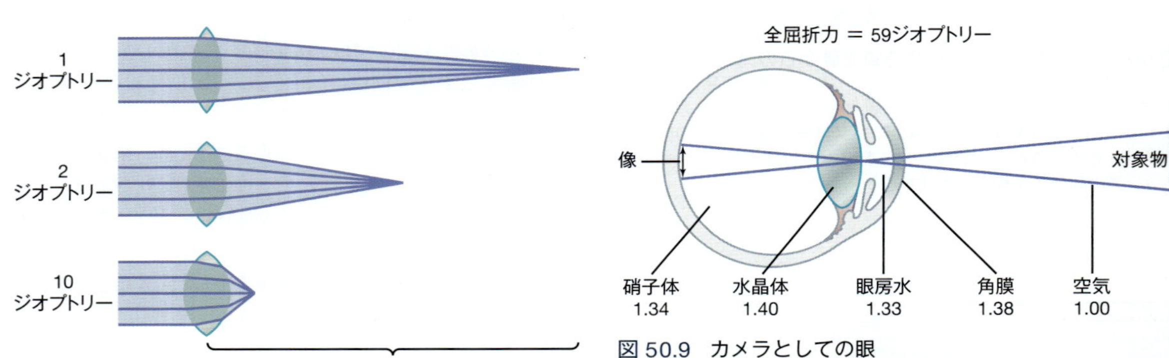

図 50.8 レンズの屈折力と焦点距離の関係

図 50.9 カメラとしての眼
数値はそれぞれの部位の屈折率を示す．

光を発散するならば，この凹レンズは，−10 ジオプトリーの屈折力をもつといえる．

凹レンズは凸レンズの屈折力を“中和”する．すなわち，−1 ジオプトリーの凹レンズを+1 ジオプトリーの凸レンズの直前に置けば，屈折力が 0 のレンズシステムとなる．

円柱レンズの屈折力は球形レンズと同様に計算されるが，円柱レンズの**軸**(axis)も記載する必要がある．ある円柱レンズに平行光線が入り，1 m 先で線焦点に集束する場合，そのレンズは+1 ジオプトリーの屈折力をもつ．逆に，ある円柱の凹レンズが光線を発散させる程度が，+1 ジオプトリーの凸レンズが光線を集束させるのと同じ程度であれば，その円柱凹レンズの屈折力は−1 ジオプトリーとなる．集束する線焦点が水平であれば軸は 0 度であり，垂直の場合は 90 度である．

眼の光学

カメラとしての眼

図 50.9 に示すように，眼は通常の写真撮影用カメラと光学的に同等である．眼は，レンズシステム，可変絞り(瞳孔)，および，フィルムに相当する網膜をもつ．眼のレンズシステムは 4 つの屈折界面からなる．①角膜の前表面と空気との界面，②角膜の後表面と眼房水との界面，③眼房水と眼のレンズ(水晶体)の前表面との界面，そして，④水晶体の後表面と硝子体との界面である．それぞれの屈折率は，空気が 1，角膜が 1.38，眼房水が 1.33，クリスタリンからなる水晶体は平均で 1.40，そして硝子体が 1.34 である．

眼のすべての屈折面を 1 つのレンズとみなす：省略眼

眼のすべての屈折面を重ね合わせて 1 つのレンズとみなせば，正常な眼の光学は単純に考えることができ，“省略眼”として模式的に表現できる．この模式化により計算が単純化できる．省略眼では，網膜の前方 17 mm に中心点をもつ 1 つの屈折面が存在し，遠方をみるように水晶体が遠近調節されていれば，全体の屈折力は 59 ジオプトリーである．

眼の屈折力である 59 ジオプトリーの約 2/3 は，角膜の前面によってつくられる(眼のレンズである水晶体ではない！)．この主な理由は，角膜の屈折率が空気の屈折率と大きく異なるのに対して，水晶体の屈折率は眼房水や硝子体の屈折率とあまり変わらないからである．

眼内にある水晶体の屈折力は，前後が液体に囲まれているので 20 ジオプトリーほどであり，眼全体の屈折力の約 1/3 である．しかしながら，眼内レンズ(水晶体)の重要な点は，脳からの神経信号に応答してその屈曲率を大きく増大させることができ，“遠近調節”ができることである．これについては本章で後述する．

網膜における像の形成

ガラスのレンズによって紙の上に像が結ばれるのと同様に，眼のレンズ系によって網膜の上に像が結ばれる．その像は対象物と上下左右が反転する．しかしながら，網膜上で反転した像を脳は正常な像としてとらえるように学習しているので，網膜上では反転していても正立像として認識される．

遠近調節のしくみ

小児では，眼の水晶体の屈折力を随意的に 20 ジオプトリーから約 34 ジオプトリーまで増大できる，すなわち 14 ジオプトリーの**遠近調節**(accommodation)ができる．この調節が起こると，水晶体の形状は中程度の凸レンズから強い凸型のレンズとなる．

若年者では水晶体は強い弾性をもつカプセルでできており，このカプセルは粘性をもつ透明なタンパク性の液で満たされている．このカプセルに対する張力がなく水晶体が弛緩した状態では，カプセルの弾性によってほぼ球形となる．しかしながら，**図 50.10** に示すように，約 70 本の**提靭帯**(suspensory ligaments)(**チン小帯，毛様体小帯**)が水晶体の周囲に放射状に付着しており，水晶体の端を眼球の外周方向へ引っ張っている．これらの靱帯は，脈絡膜と網膜の前縁につながることでつねに張力を保っている．この張力により水晶体は通常では比較的平坦な形となる．

水晶体提靱帯の外側の端が眼球に付着している部位には**毛様体筋**(ciliary muscle)も存在する．毛様体筋は**経線状線維**(meridional fibers)と**輪状線維**(circular fibers)の 2 種類の平滑筋からなる．経線状線維は提靱帯の末端から角膜輪部へ向かって張っている．この筋線維が収縮すると提靱帯の**末梢付着部**(peripheral insertions)が角膜へ向かって内側へ引っ張られ，提靱帯が緩む．輪状線維は提靱帯の外周縁を囲むように張っており，この筋が収縮すると括約筋のように作用してレンズカプセルを引っ張る提靱帯の張力が低下する．

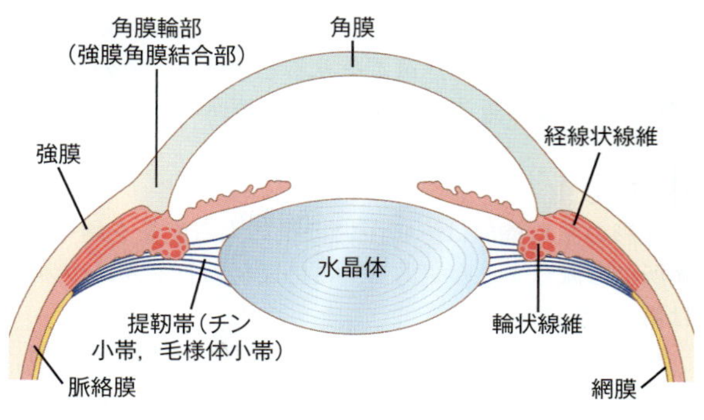

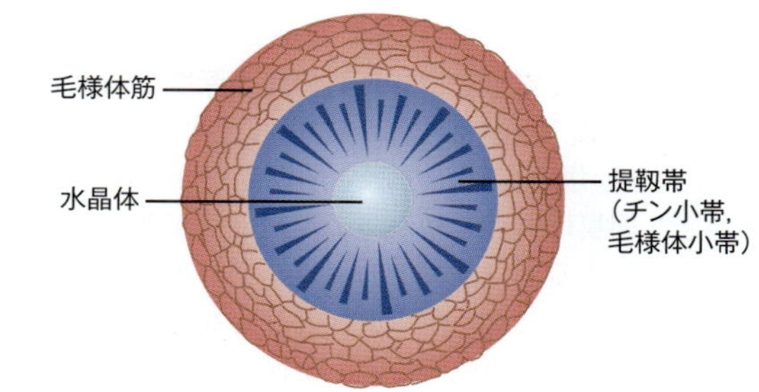

図 50.10 遠近調節(焦点合わせ)のしくみ

つまり，毛様体筋のどちらの筋が収縮してもレンズカプセルを引っ張っている提靱帯を緩めるので，レンズカプセル自体の弾性によりレンズは球形に近くなる．

遠近調節は副交感神経によって行われる

動眼神経は脳幹の動眼神経副核から出た副交感神経を含み，毛様体筋の収縮はこの副交感神経によって制御される．これについては第 52 章で述べる．副交感神経が刺激されると 2 種類の毛様体筋が収縮し水晶体提靱帯を緩ませるので，水晶体が厚くなり屈折力が増える．この屈折力の増大により近くの物に焦点が合うようになる．したがって，遠くの物が眼に近づいてくる場合，焦点が合った状態を保つには，毛様体筋を収縮させる副交感神経の活動が徐々に高まることになる(交感神経刺激は毛様体筋を弛緩させる作用があるが，この作用は非常に弱いので通常の遠近調節にはほとんど関与しない．遠近調節の神経機構については第 52 章で述べる)．

老眼：水晶体の調節力消失

成長とともに水晶体は厚く大きくなるが，老化が進むと水晶体のタンパク質が徐々に変性し弾性を失う．したがって，水晶体の変形能は年齢とともに減少する．遠近調節力は小児期の約 14 ジオプトリーから，45～50 歳までには 2 ジオプトリー以下に低下し，70 歳では基本的に 0 ジオプトリーとなる．それ以降，水晶体は調節力を失い，いわゆる**老眼**(presbyopia)の状態になる．

いったん老眼になると，両眼ともほとんど一定の距離にしか焦点が合わなくなる．その距離は各人の眼の物理的特性によって決まる．こうなると，遠くにも近くにも焦点調節ができなくなる．高齢者が近くと遠くの両方ともはっきりみるためには，遠近両用レンズのメガネをかけなければならない．遠くをみるときはメガネの上部を使い，読書など近くをみるときはメガネの下部を使う．

瞳孔径

虹彩の主な機能は，暗所では眼に入る光量を増やし，明所では減らすことである．この反射のしくみについては第 52 章で述べる．

瞳孔を通って眼に入る光量は，瞳孔の面積，つまり，瞳孔径の 2 乗に比例する．人の瞳孔径は約 1.5〜最大 8 mm まで変化する．眼に入る光量は瞳孔の開口径の変化により約 30 倍変化させることができる．

瞳孔径を小さくするとレンズ系の焦点深度は増大する

図 50.11 は，同一の眼において瞳孔径が小さい場合（上図）と大きい場合（下図）を示す．点光源からの光は瞳孔を通過し網膜に焦点を結ぶ．網膜の位置が前後して焦点がずれたとすると，前後でのスポットの大きさは上図ではほとんど変化しないが，下図ではかなり大きくなりぼけた点となる．言い換えると，上図では下図よりも**焦点深度**（depth of focus）が深いといえる．焦点深度が深ければ網膜が焦点面からずれても，あるいは，水晶体の屈折力が適正値からずれたとしても，はっきりとした像を保つことができる．一方，焦点深度が浅いと網膜が焦点面から少しでもずれると像はかなりぼけてしまう．

瞳孔径が極端に小さくなれば焦点深度は最も深くなる．その理由は，開口径が小さければほとんどすべての光が水晶体の中心部を通り，すでに説明したように最中心を通る光はつねに焦点が合っているからである．

屈折異常

正視（正常視）

図 50.12 の上段に示すように，毛様体筋が完全に弛緩した状態で，遠方からの平行光線が網膜上にぴったりと焦点を結べば，その眼は正常な眼，つまり，**正視**（emmetropia）である．つまり，正視では毛様体筋が弛緩すれば，遠くの物はすべてはっきりとみえる．一方，近くの物をみる場合は，毛様体筋を収縮させて適切な遠近調節を行わなければならない．

遠視（遠目）

遠視（hyperopia），いわゆる“遠目”は，眼球の前後径が短いか，レンズ系の屈折力が弱いために起こる．この場合，図 50.12 の中段に示すように，毛様体筋が弛緩するとレンズ系の屈折力が不足して平行光線は十分に屈曲せず，網膜上に焦点を結ぶことができない．網膜上に焦点を結ぶためには毛様体筋を収縮させて屈折力を増やさなければならない．このような遠近調節が働きさえすれば，遠目の人は遠くの物に対して網膜上に焦点を結ばせることができる．もしその人が遠くの物をみるために毛様体筋の調節力の一部しか使っていないとすると，調節力のかなりの部分が残っているので，対象物が眼に近づいてきた場合，毛様体筋の収縮力が限界に達するまではっきりと焦点を合わせられる．ところが年齢が進み，水晶体が老眼の状態になると，遠目の人は遠くの物でもはっきりとみえないことがあり，近くの物はさらにみづらくなる．

近視（近目）

近視（myopia），いわゆる“近目”では，図 50.12 の下段に示すように，毛様体筋が弛緩しても遠くからの平行光線は網膜の前方に焦点を結ぶ．このような状態は眼球の前後径が長いか，あるいは，レンズ系の屈折力が大きすぎることで起こる．

毛様体筋を完全に弛緩させる以外には水晶体の屈折力を減らすことはできない．近目の人は遠くの物を網

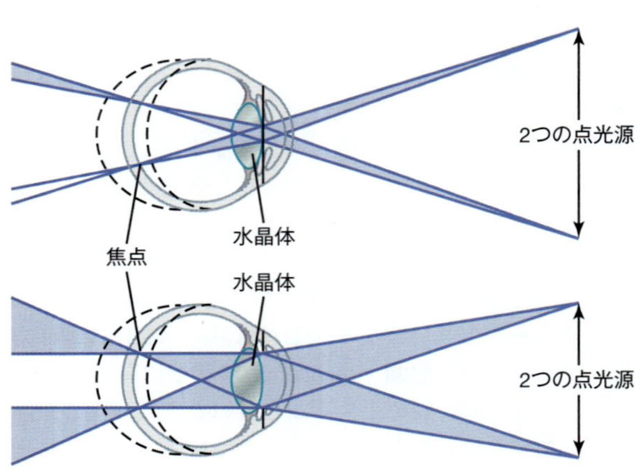

図 50.11　瞳孔径が小さい場合（上図）と大きい場合（下図）での焦点深度の違い

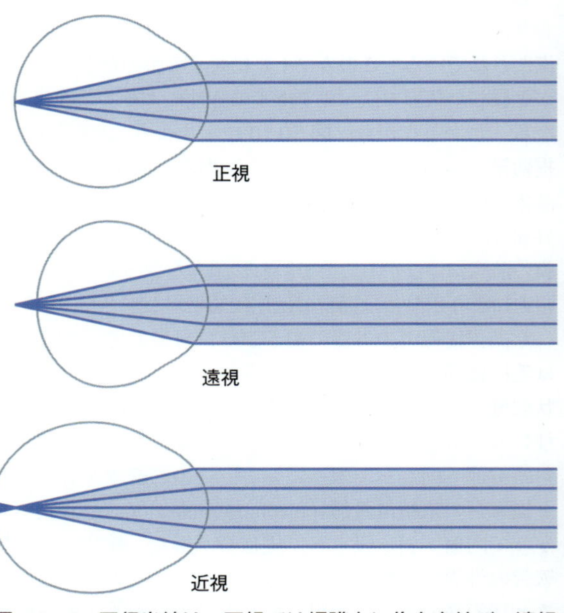

図 50.12　平行光線は，正視では網膜上に焦点を結び，遠視では後方にずれ，近視では前方にずれる．

膜上に焦点を合わせることができない．しかしながら，対象物が眼に十分近づけば焦点を結ぶことができる．さらに近づいてきても遠近調節力を使えばはっきりとみることができる．近目の人には，はっきりとみえる最も遠い距離，すなわち，“遠点”が存在する．

レンズを用いた近視と遠視の矯正

近視の場合は眼の屈折面の屈折力が強すぎるので，眼の前に球形の凹レンズを置き，光線を発散させることにより屈折力を弱める．**図 50.13** の上段はこのような矯正を示す．

逆に，**遠視**の人では屈折力が弱いので眼の前に凸レンズを置き，屈折力を増やすことで正常な視力が得られる．**図 50.13** の下段はこのような矯正を示す．

はっきりとした視力を得るための凹レンズ，または，凸レンズの強さは，いくつかのレンズを試しながら決める．すなわち，まず強いレンズで試し，次はさらに強いレンズ，または，弱いレンズを試してみることにより，最もはっきりとみえるまでこれを繰り返す．

乱視

ある1つの面の像が集束するまでの距離と，その面と直交する面の像が集束するまでの距離が異なるような屈折異常が**乱視**(astigmatism)である．乱視の原因のほとんどは，角膜の弯曲が眼のある一面で強すぎることである．乱視のレンズをたとえてみると，入射光に対して卵を横向きに置いたようなレンズ表面となる．卵の長軸の面におけるレンズの弯曲度は短軸の面におけるレンズの弯曲度よりも小さいといえる．

乱視のレンズではレンズのある1つの面における弯曲度が他の面よりも弱いので，その面に沿ってレンズの周辺部に入る光線は，他の面に沿ってレンズの周辺部に入った光線よりも屈折する程度が少なくなる．**図 50.14** はこのような効果を示す．すなわち，点光源から発した光が，ある1つの面について引き延ばされたレンズ，つまり，乱視のレンズを通過する様子を示す．BD で示す垂直な面に沿って入った光は，レンズの垂直な面での弯曲度が水平面での弯曲度よりも大きいので十分に屈曲する．それに対して AC で示す水平な面に沿って入った光は，BD の垂直面の光よりも屈曲する程度が少ない．乱視のレンズを通過した光線のすべてが1つの焦点に集束しないことは明らかである．なぜなら，ある1つの面を通過した光は，他の面を通過した光よりも遠くに焦点を結ぶからである．

眼の遠近調節力では乱視を補正することはできない．なぜなら，遠近調節では眼のレンズの弯曲の度合いは直交する2つの面に対してほぼ等しく変化する．したがって，乱視ではそれぞれの面に対して異なる度合いの調節が必要である．つまり，乱視ではメガネの補助がなければはっきりと物をみることはできない．

円柱レンズによる乱視の矯正

乱視の眼は異なる強度の円柱レンズが互いに直交するように組み合わさったレンズ系とみなすことができる．乱視を矯正するには乱視のレンズの2つの面のうち，まずどちらかの面に対する焦点を矯正できる球形レンズを試しながらみつける必要がある．次に，残りの面における焦点のずれを矯正するための円柱レンズを付け加える．その際，円柱レンズの**軸**と**強度**を決める必要がある．

乱視の眼において，乱視の原因となる円柱レンズの成分の軸を決めるにはいくつかの方法がある．その1つとして**図 50.15** に示すように，平行な黒い線を用いる方法がある．平行線を，水平，垂直，および，さまざまな角度に配置する．まず，乱視の眼の前に，1組の平行線がはっきりとみえるような球形レンズを置く．このときはっきりとみえる平行線と直角な平行線はぼやけてみえる．乱視の眼のレンズ系のうち，焦点のずれている円柱レンズの成分の軸は，このぼやけてみえる平行線の方向と平行である．この光学系の物理

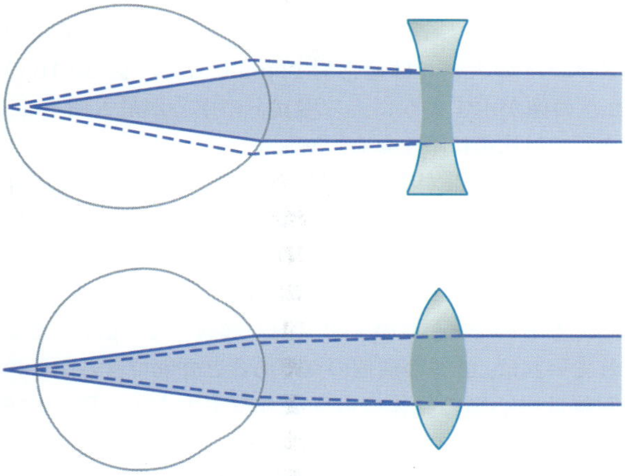

図 50.13　レンズによる矯正
凹レンズによる近視の矯正(上段)および凸レンズによる遠視の矯正(下段)．

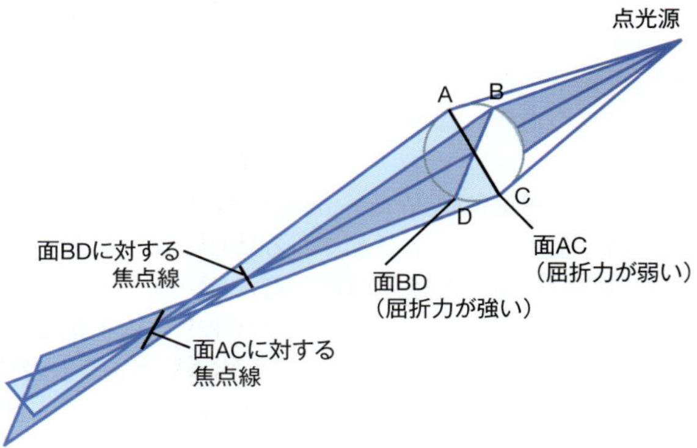

図 50.14　乱視の原因
乱視では，ある面(面 AC)を通過した光線が焦点を結ぶ距離と，その面と直交する面(面 BD)を通過した光線が焦点を結ぶ距離が異なる．

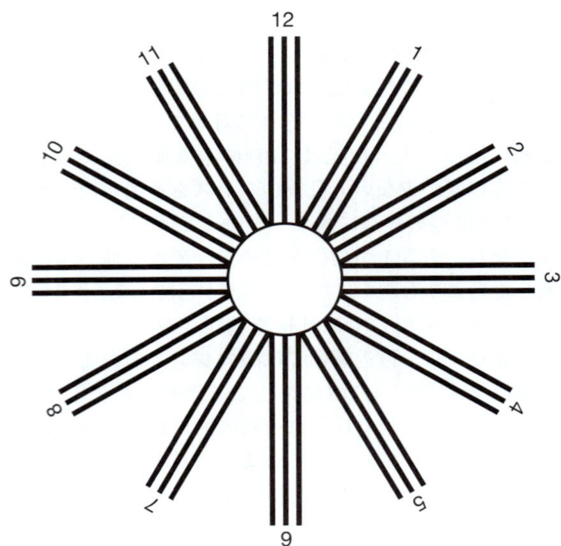

図 50.15 乱視の軸を決めるための検査図
平行な黒い線がさまざまな角度に配置されている.

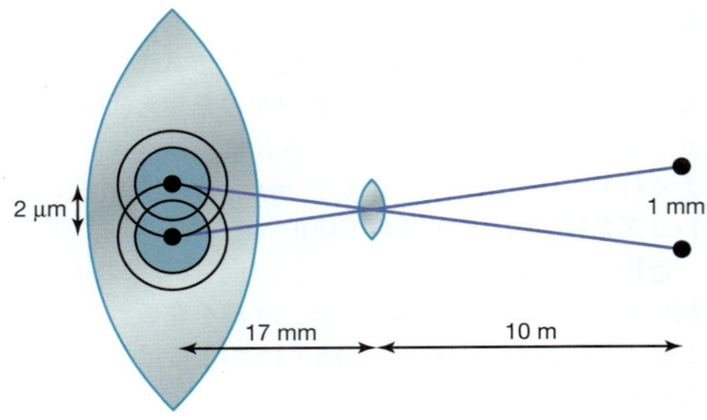

図 50.16 2 つの点光源に対する最大視力

についてはこの章ですでに述べた．この軸が決まれば，円柱レンズをこの軸方向に置き，すべての直交する平行線がはっきりとみえるように円柱レンズの強度を決める．このようにして，球形レンズの補正値，および，円柱レンズの軸と強度が決まれば，眼鏡士がこの指示にしたがって球形レンズを特殊なレンズへと研磨する．

コンタクトレンズによる光学異常の矯正

ガラス，または，プラスチック製のコンタクトレンズは，角膜の前面にぴったりと装着できる．眼の前面とコンタクトレンズとの隙間は涙液の薄い層で満たされ，ピタッと固定される．

コンタクトレンズの特徴は，角膜の前表面で起こる屈折の異常をほぼ完全に補正できることである．コンタクトレンズと角膜の間の涙液の屈折率は角膜の屈折率とほぼ等しいので，角膜の前表面は眼のレンズ系としては作用しなくなる．その代わりコンタクトレンズの外表面がレンズの役目を果たすので，角膜に起因する屈折異常をなくすことができるわけである．この特徴は角膜の形態異常から起こる屈折異常に対して特に重要である．

例えば，**円錐角膜**(keratoconus)とよばれる，角膜が前に出っ張る形態異常などである．このような角膜の形態異常に起因する極度の視覚異常はコンタクトレンズ以外では矯正できず，メガネでは十分に矯正することはできない．コンタクトレンズを装着しさえすれば，角膜に代わってコンタクトレンズの外表面がレンズとして作用し，正常な屈折を取り戻すことができる．

コンタクトレンズには他にも利点がある．①コンタクトレンズは眼と一緒に回転するので，はっきりみえる範囲がメガネよりも広い．②メガネは眼の前に約 1 cm 離して装着するが，この距離は焦点の矯正だけでなく対象物のみえる大きさにも影響する．一方，コンタクトレンズでは対象物のみえる大きさにはほとんど影響しない．

白内障：水晶体が部分的に不透明になる

白内障(cataracts)は高齢になると誰にでも起こる眼の異常である．水晶体が部分的に曇って不透明になることで起こる．白内障の初期段階では，水晶体内の線維状のタンパク質が変性する．進行するとこれらのタンパク質が凝固し，正常で透明なタンパク線維と入れ替わって不透明な部分を形成する．

白内障により光の透過性が低下し視力に悪影響を及ぼす場合は，水晶体を外科的に除去することで視力を改善することができる．水晶体を除去すると眼は屈折力の大部分を失うので，水晶体の代わりに眼の前に強力な凸レンズを置かなければならない．しかしながら通常では，取り除いた水晶体の代わりに人工的なプラスチックレンズを移植する．

視力

離れた点光源からの光が網膜上に焦点を結んだ場合，理論的にはその大きさは無限小となる．しかしながら，眼のレンズ系は決して理想的ではないので，正常な眼で最大の解像度であっても，焦点を結んだときの網膜上のスポットの大きさは通常約 11 μm になる．**図 50.16** の 2 点の像が示すように，スポットの中心が最も明るく，周辺では次第に暗くなる．

網膜の中心部が**中心窩**(fovea)であり，最も視力の高い部分である．中心窩にある錐体の直径は平均で約 1.5 μm で，点光源に対するスポット径の 1/7 である．しかしながら，スポットの中心は明るく，周辺のエッジで暗くなるので，2 つのスポットが網膜上で 2 μm ほど離れていれば，2 つの別個の点であると弁別できる．この距離は中心窩の錐体の直径よりやや大きい．**図 50.16** はこのような 2 点弁別も示している．

点光源に対する人の正常視力は度数法で表すと約 25 秒である．すなわち，2 つの点光源からの光が 25 秒の角度差で眼に入れば，1 点ではなく 2 点であると認識で

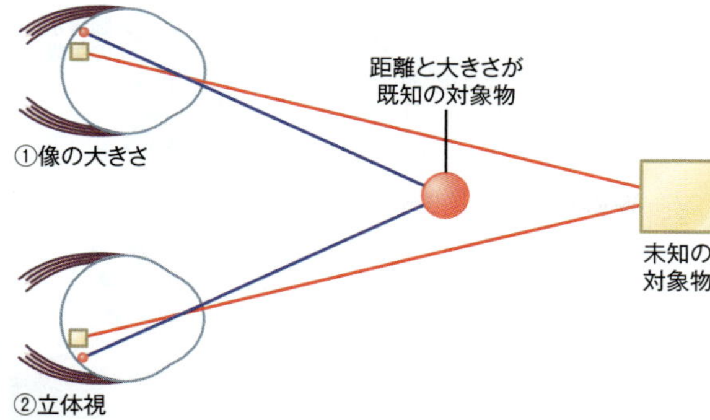

図 50.17　網膜上の像の大きさよる距離の知覚(1)および両眼を使った立体視による距離の知覚(2)

きる．言い換えると，10 メートル先の 2 点が，1.5〜2 mm 離れていれば，かろうじて 2 点であると認識できる．

中心窩の大きさは直径で 0.5 mm 以下(≦500 μm)なので，最大の視力が得られる視野は角度として 2 度以下である．中心窩から離れると視力は次第に低下し，網膜の周辺部では 1/10 以下になる．その理由は第 52 章で述べるように，中心窩以外，さらに，網膜の周辺部になると，1 つの網膜神経節細胞へ入力する杆体と錐体の数が増加するからである．

視力を表記するための臨床的方法

視力検査表にはさまざまな大きさの文字が書かれており，被験者から 6 m の距離に置く．もしその人が，6 m 離れても識別できるとされる大きさの文字をみることができれば，その人の視力は 1.0，つまり正常な視力である．視力が低く，6 m の距離でやっとみえる大きさの文字が，正常な視力の人であれば 60 m 離れてもみえる大きさであれば，その視力は 6/60 = 0.1 である．言い換えれば，視力を表記する臨床的方法は，正常な視力の人と比較した場合の距離の比である．

眼から対象物までの距離感覚：奥行き知覚

人は通常，主に 3 つの方法で距離を知覚する：①既知の対象物であれば，その像の網膜上での大きさ，②移動視差とよばれる現象，および，③立体視とよばれる現象である．距離を知覚する能力は，**奥行き知覚**(depth perception)とよばれる．

既知の対象物までの距離は網膜上での像の大きさにより知覚される

ある人をみたとき，その人の身長が 183 cm であると知っていれば，その人がどれだけ離れているかは単にその人の網膜上の像の大きさで決まる．大きさについて意識して考えなくても，大きさを知っている対象物をみたときは，脳はその像の大きさから自動的に距離を計算するように学習している．

移動視差による距離の知覚

眼によって距離を決めるもう 1 つの重要な方法は**移動視差**(moving parallax)である．眼を完全に静止させて遠くをみた場合は移動視差を感じないが，頭部をどちらか横に動かすと近くの物の像は網膜上を素早く横切るが，遠距離にある物の像はほとんど動かない．例えば，眼から 2.5 cm 離れた物をみながら頭を 2.5 cm 横に動かすと，その像は網膜のほとんど全体を横切るが，60 m 先にある物の像は動いたと感じるほどは動かない．このような移動視差の原理を使えば，たとえ片眼でも**相対的距離**(relative distance)を識別できる．

立体視による距離の知覚 − 両眼視

視差を知覚するもう 1 つの方法は**両眼視**(binocular vision)である．左右の眼は 5 cm ほど離れているので，網膜上の像は左右で異なる．例えば，鼻から 2.5 cm 離れている物の像は，左眼の網膜の左側に写るが，右眼では網膜の右側に写る．ところが，鼻から 6 m 離れた小さな物をみた場合は，その像は左右の網膜で同じく中央に写る．このような視差は図 50.17 に示してあり，赤い点の像と黄色の正方形の像は，左右の網膜で実際には位置が反転している様子を示す．この反転する理由は，これら 2 つの対象物が眼から異なる距離にあるからである．このような視差は両眼視でつねに起こる．複数の対象物が近くにある場合，それらの相対距離を判断するには，ほとんどがこの**両眼視差**(binocular parallax，または**立体視**(stereopsis))によって行われるので，片眼でみた場合は距離感が失われる．しかしながら，15〜60 m ほど離れると，立体視は奥行き知覚に実際上は役立たない．

検眼鏡

検眼鏡(ophthalmoscope)は観察者が被験者の眼をのぞいて，網膜をはっきりとみるための装置である．一見複雑そうにみえる装置だが，その原理は単純である．基本的な構成を図 50.18 に示しながら以下に説明する．

正視眼(emmetropic eye)の網膜上に明るいスポット光があるとすると，このスポットからの光線は眼のレンズ系に向かって発散する．レンズ系を通過した後は平行光となる．なぜなら，網膜はレンズ系の焦点距離に位置しているからである．次に，この平行光が正視眼の観察者の眼に入ると，網膜上の 1 点に集束する．なぜなら，観察者の網膜もレンズ系の焦点距離に位置しているからである．観察される眼の網膜上のどの点も，観察者の眼の網膜上で焦点を結ぶ．したがって，両者の眼が正視眼であり，単にのぞき合っていれば，被験者の網膜から光が発するようにした場合，その網膜の像は観察者の眼に結像する．

もし，被観察者，あるいは，観察者の眼の屈折力が正常でない場合は，被観察者の網膜像を観察者がはっきりとみるために屈折力を矯正する必要が生じる．通常の検

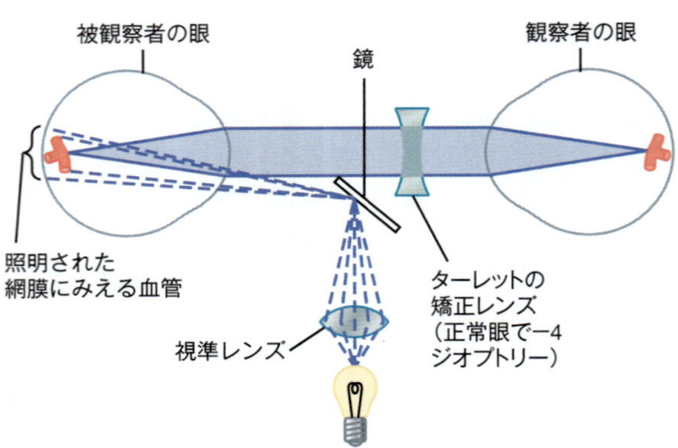

図 50.18 検眼鏡の光学システム

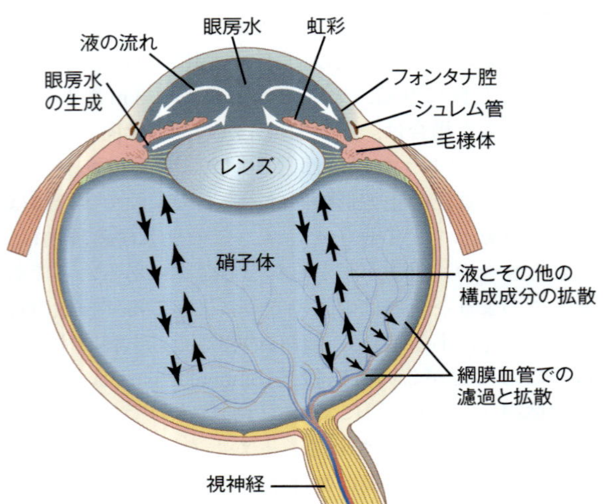

図 50.19 眼内での液の生成と流れ

眼鏡には複数の小さなレンズが装着されたターレットがついており，ターレットを回転させて適切なレンズを選ぶことにより屈折力を矯正する．正常な若年者では自然に遠近調節反射が起こるので，それぞれのレンズ系の屈折力が約2ジオプトリー増大する．これを補正するにはターレットを回転させて約−4ジオプトリーの補正レンズを選ぶ必要がある．

眼内の液循環システム：眼内液

眼は**眼内液**(intraocular fluid)で満たされており，眼球を膨らんだ状態に保つために必要な圧力を維持している．図 50.19 は，眼内液が2つの部分に分かれる様子を示している．つまり，水晶体の前にある**眼房水**(aqueous humor)および，水晶体の後面と網膜の間にある**硝子体**(vitreous humor)である．眼房水は自由に流れる液体であるが，硝子体は vitreous body ともよばれるようにゼ

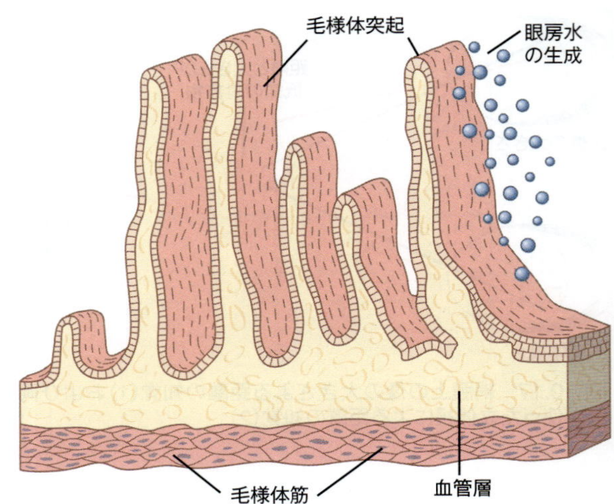

図 50.20 毛様体突起の構造
眼房水はその表面で生成される．

ラチン状の塊である．この塊は非常に長いプロテオグリカン分子を主とした線維網によってつくられている．水と溶解物は硝子体内をゆっくりと拡散できるが，液の流れはほとんど生じない．

眼房水はつねに生成・再吸収されている．眼房水の生成と再吸収のバランスにより眼内液の全容積と圧が調節されている．

毛様体による眼房水の生成

眼内で生成される眼房水の量は，毎分平均2〜3 μL である．そのすべては基本的に**毛様体突起**(ciliary processes)から分泌される．毛様体突起はまっすぐなひだ状の突起で，**毛様体**(ciliary body)から出て虹彩の後ろの空間へ伸びる，すなわち，毛様体小帯と毛様体筋が眼球に付着する部位に向かって伸びている．これら毛様体突起の断面を図 50.20 に示す．毛様体突起と眼内液の流路との関係は図 50.19 にみることができる．毛様体突起のひだ状構造により，その総表面積は片眼で約 6 cm^2 になる．毛様体のサイズが小さいことを考慮すると非常に広い面積となる．毛様体突起の表面は分泌能の高い上皮細胞で覆われ，毛様体突起のすぐ下には多数の血管が走行する領域がある．

眼房水は毛様体突起の上皮からの能動的な分泌によって生成される．まず，上皮細胞同士が接する隙間に Na^+ が能動的に排出される．電気的中性を維持するために，Na^+ は Cl^- と重炭酸イオン(HCO_3^-)を引きつける．次に，これらのイオンの浸透圧により下を走る毛細血管から上皮細胞の間隙に水が浸出する．その結果として生じた溶液は毛様体突起間のスペースから眼の前眼房へと押し流される．さらに，アミノ酸，アスコルビン酸，グルコースなど，種々の栄養素が能動輸送あるいは，促進拡散によって上皮を通して輸送される．

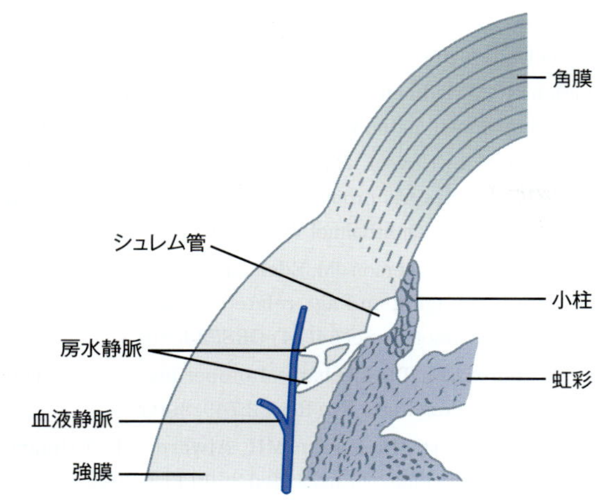

図 50.21　虹彩角膜角の構造
眼球から結膜静脈へと流出する眼房水の経路を示す.

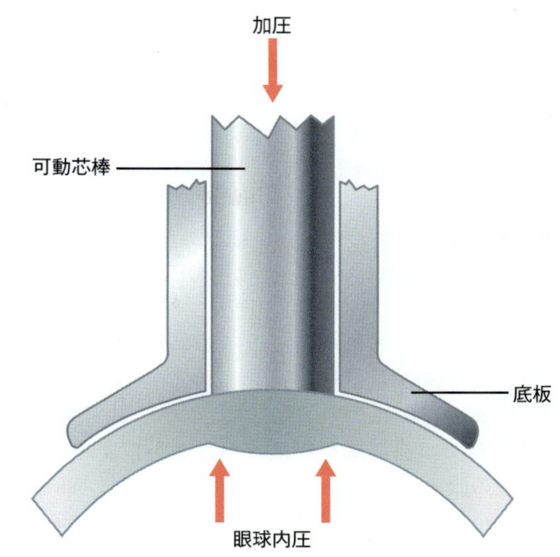

図 50.22　眼圧計の原理

眼房水の眼からの流出

毛様体突起によって生成された眼房水は図 50.19 に示すように，まず，瞳孔を通って眼の前眼房へ流れる．ここから水晶体の前を通り角膜と虹彩とがなす隅角へと流れる．そして**小柱**(trabeculae)の網目構造を通過して最後に**シュレム管**(canal of Schlemm)へ入る．シュレム管は眼外の静脈へ注ぐ．図 50.21 は，この虹彩角膜角の解剖学的構造を示し，前眼房からシュレム管に至るまで小柱の網目が全面的に広がっていることを表す．シュレム管は薄い壁でできた静脈で，眼全体に円周状に広がっている．その内皮膜は非常に多くの孔が開いているため，大きなタンパク分子や赤血球のサイズの小粒子までもが，前眼房からシュレム管内へと通過することができる．シュレム管は静脈性の血管ではあるが，通常では多量の眼房水が流れ込むので血液はほとんどなく，眼房水のみで満たされている．シュレム管から眼の太い静脈へと通じる細い静脈も通常は眼房水のみを含み，**房水静脈**(aqueous veins)とよばれる．

眼内圧

眼内圧(intraocular pressure)の正常値の範囲は 12〜20 mmHg で，平均は約 15 mmHg である．

眼圧計による眼内圧の測定

眼内圧を測るために患者の眼に針を刺すことは実際的ではないので，臨床的には眼圧計を用いて測定する．その原理を図 50.22 に示す．測定する眼の角膜を局所麻酔し，眼圧計の底板を角膜上に置く．中央の芯棒に小さな圧力を加え，その直下の角膜の部分を内側に変位させる．その変位した距離が眼圧計の目盛に記録され，眼内圧に換算される．

眼内圧の調節

眼内圧は正常な眼では通常，正常値の ±2 mmHg の範囲に保たれており，正常値の平均は約 15 mmHg である．この圧力レベルは，眼房水が前眼房からシュレム管へ流出する際の抵抗で主に決まる．この流出抵抗は，小柱の網目構造に起因する．眼房水が前眼房の隅角からシュレム管壁へ浸出する際に必ずこの網目を通過しなければならない．小柱の網目は狭く，2〜3 μm しか開いていない．シュレム管への単位時間あたりの流量は，眼圧が上昇すると著しく増加する．正常な眼において眼圧が約 15 mmHg であれば，シュレム管を経て眼外へ流れ出る量は通常で約 2.5 μL/分であり，毛様体から流れ込む量と等しい．眼圧は通常，この 15 mmHg のレベルに保たれている．

小柱間隙と眼内液を洗浄するしくみ

眼内出血の後や眼内感染中にはたくさんの破片が眼房水に出現する．これらの破片は前眼房からシュレム管へ通じる**小柱間隙**(trabecular spaces)に蓄積すると考えられ，眼房水を前眼房から適切に再吸収することの妨げとなる．時には後述する**緑内障**(glaucoma)の原因となる．しかし，小柱の表面には多数の貪食細胞が存在する．シュレム管のすぐ外側には非常に多くの細網内皮系細胞を含む間質性のゲルの層が存在する．これらの細胞はきわめて高い貪食能をもち，破片を消化して吸収可能な小分子に分解する．このような貪食細胞の働きによって小柱間隙は清浄に保たれている．虹彩の表面および虹彩の後ろにある眼内の他の表面は上皮で覆われており，これらの上皮は眼房水からタンパク質や小さな粒子を貪食し，液を清浄に保つのに役立っている．

緑内障は眼圧を上昇させ，失明の主な原因となる

緑内障は失明の原因のトップであり，眼内圧が病的に上昇し，時には急性的に 60〜70 mmHg まで上がることにより起こる眼疾患である．眼圧が 25〜30 mmHg の状

態が長く続くと失明することもある．極端に眼圧が高くなると数日，場合によっては数時間で失明する．眼圧が上昇すると，視神経が眼球から出る視神経円板で軸索が圧迫される．この圧迫により，網膜神経節細胞の細胞体から脳へ至る視神経線維内での細胞質の軸索流がブロックされると考えられている．その結果，視神経線維への適切な栄養補給が失われ，遂にはその線維は変性する．視神経円板から眼球に入る網膜動脈の圧迫もまた網膜の栄養不足を起こし，神経損傷を増大させる．

緑内障のほとんどの症例で眼圧の異常な上昇の原因は，虹彩と角膜の結合部にあるシュレム管へ，小柱間隙を通って液が流れ出る際の抵抗の上昇である．例えば眼の急性炎症では白血球や組織片がこの小柱間隙を閉鎖し，急性の眼圧上昇を起こす．慢性状態では，特に高齢者では，小柱間隙の線維性閉塞が原因と考えられる．

緑内障の治療には眼球内に拡散する点眼薬が用いられる．その効果は，眼房水の分泌を減らすか，または，吸収を増やすことである．点眼薬が効かない場合は手術適応となる．手術により小柱間隙を広げるか，あるいは，眼内から眼球の外へ直接に通じる流路をつくって眼房水を結膜の下へ排出させる．このような手術により眼圧を効果的に下げることができる．

参考文献

Buisseret P: Influence of extraocular muscle proprioception on vision. Physiol Rev 75:323, 1995.

Candia OA, Alvarez LJ: Fluid transport phenomena in ocular epithelia. Prog Retin Eye Res 27:197, 2008.

Congdon NG, Friedman DS, Lietman T: Important causes of visual impairment in the world today. JAMA 290:2057, 2003.

De Groef L, Van Hove I, Dekeyster E, et al: MMPs in the trabecular meshwork: promising targets for future glaucoma therapies? Invest Ophthalmol Vis Sci 54:7756, 2013.

Grossniklaus HE, Nickerson JM, Edelhauser HF, et al: Anatomic alterations in aging and age-related diseases of the eye. Invest Ophthalmol Vis Sci 54(14):ORSF23, 2013.

Krag S, Andreassen TT: Mechanical properties of the human lens capsule. Prog Retin Eye Res 22:749, 2003.

Kwon YH, Fingert JH, Kuehn MH, Alward WL: Primary open-angle glaucoma. N Engl J Med 360:1113, 2009.

Lichtinger A, Rootman DS: Intraocular lenses for presbyopia correction: past, present, and future. Curr Opin Ophthalmol 23:40, 2012.

Mathias RT, Rae JL, Baldo GJ: Physiological properties of the normal lens. Physiol Rev 77:21, 1997.

Petrash JM: Aging and age-related diseases of the ocular lens and vitreous body. Invest Ophthalmol Vis Sci 54:ORSF54, 2013.

Quigley HA: Glaucoma. Lancet 377:1367, 2011.

Vazirani J, Basu S: Keratoconus: current perspectives. Clin Ophthalmol 7:2019, 2013.

Weinreb RN, Aung T, Medeiros FA: The pathophysiology and treatment of glaucoma: a review. JAMA 311:1901, 2014.

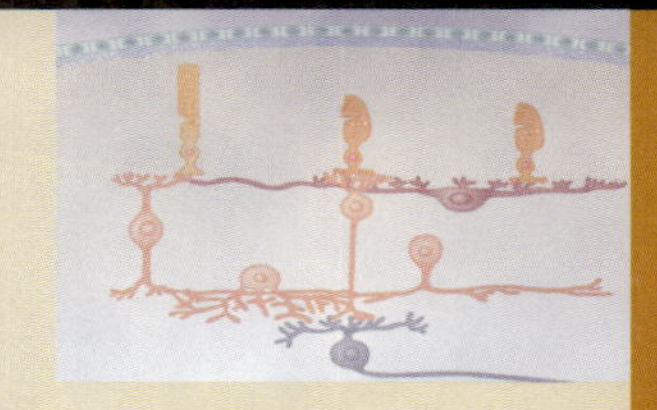

第51章 眼：②網膜の受容器と神経機能

網膜(retina)は眼球における光感受性の部位であり，①色彩視に関与する錐体(cone)と，②暗い光を検出することが可能で主に明暗による視覚と暗所視に関与する杆体(rod)がある．杆体もしくは錐体が興奮すると，その信号はまず次に続く網膜内のニューロン層に伝達され，最終的に視神経(optic nerve fiber)を介して皮質に到達する．本章では，杆体と錐体が光と色を検出し，視覚像を視神経の信号に変換する機序を説明する．

網膜を構成する要素の解剖と機能

網膜の層構造

図51.1は層状に配列する網膜の機能的要素を外側から内側の順に示す．それらは，①色素上皮層(pigmented layer)，②色素上皮層に突出する杆体と錐体の層，③杆体と錐体の細胞体を含む外顆粒層(outer nuclear layer)，④外網状層(outer plexiform layer)，⑤内顆粒層(inner nuclear layer)，⑥内網状層(inner plexiform layer)，⑦神経節細胞層(ganglionic layer)，⑧視神経線維層(layer of optic nerve fibers)，⑨内境界膜(inner limiting membrane)である．

光が眼のレンズ系を通過した後，硝子体を通過した光は，内側から網膜に入る(図51.1)．すなわち，最初に神経節細胞層を通り，続いて網状層，顆粒層を通過して網膜の最外縁に位置する杆体と錐体の層に達する．この距離は数百μmであり，視力はこれらの不均一な組織を通過することによって低下する．しかしながら，網膜の中心窩の領域では，後述するように，内層の部分が側方に引っ張られているかのような構造をもつため，この視力損失が軽減される．

鮮明な視覚に重要な網膜の中心窩

中心窩(fovea)は網膜の中心にある微小領域であり，図51.2に示されるように，全領域でも1mm^{2}ほどでしかないが，特に分解能が高くて詳細な視覚を実現する．さらに直径わずか0.3mmの中心窩の中央は，ほとんど錐体のみで構成されており，これらの錐体は視覚像の細部の検出を目的とした特別な構造をもつ．すなわち，中心窩の錐体は網膜のより周辺部にある太い錐体とは対照的に，特に細長い細胞体をもつ．また中心窩では，血管，神経節細胞，内顆粒層および網状層はすべて錐体の直上ではなく，周辺側に変位する．このことにより，光が妨げられることなく錐体に達することが可能である．

杆体と錐体

図51.3は視細胞(photoreceptor(杆体，あるいは錐体))の基本的要素を模式的に表している．図51.4に示すように，錐体の外節は円錐形である．一般的に，杆体は錐体より細長いが，これがつねにあてはまるとは限らない．網膜の周辺部では杆体は直径2〜5μmであるが，錐体の直径は5〜8μmである．網膜中心部の中心窩では杆体が存在せず，錐体は細長く直径は1.5μmである．

図51.3は杆体あるいは錐体の主要な機能要素の名称を示す．①外節(outer segment)，②内節(inner segment)，③核(nucleus)，④シナプス接合部(synaptic body)である．光感受性の視物質は外節にある．杆体の場合これはロドプシン(rhodopsin)であり，錐体では3種の色光感受性物質のうちいずれか1つが含まれる．この物質は通常は単に色光感受性色素(color pigment)とよばれ，分光感度特性が異なるだけでその機能はロドプシンとほぼ同じである．

図51.3，図51.4が示すように，杆体と錐体の外節には多くの円盤があることに注目してほしい．それぞれの円盤は，実際には細胞膜に包まれた棚であり，杆体や錐体にそれぞれ1000個程度ある．

ロドプシンと色光感受性色素は，両方とも複合タンパク質である．それらは，膜貫通タンパク質として円盤の膜に組み込まれる．円盤中のこれらの光感受性色素の濃度は非常に高く，外節の全質量の約40%を占める．

杆体あるいは錐体の内節は，細胞内小器官を含む通常の細胞質である．特に重要なのはミトコンドリアであり，後で説明するように，視細胞が機能するために必要なエネルギーを供給するうえで重要な役割を果たす．

シナプス接合部は，杆体と錐体の一部であり，それに続くニューロン，すなわち視覚過程の次の段階で働く水平細胞(horizontal cell)，および双極細胞(bipolar cell)と結合する部分である．

網膜の色素上皮層

色素上皮層にある黒い色素であるメラニン(melanin)は，眼球内における光の反射を防ぎ，鮮明な視覚像を得るのにきわめて重要である．眼におけるこの色素は，カ

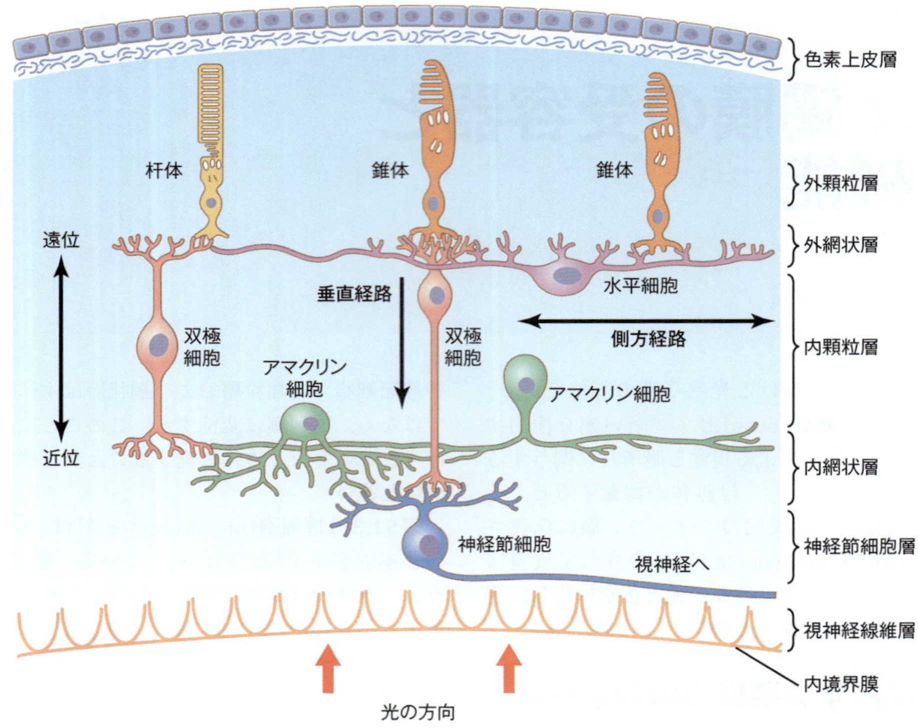

図 51.1 網膜の層構造

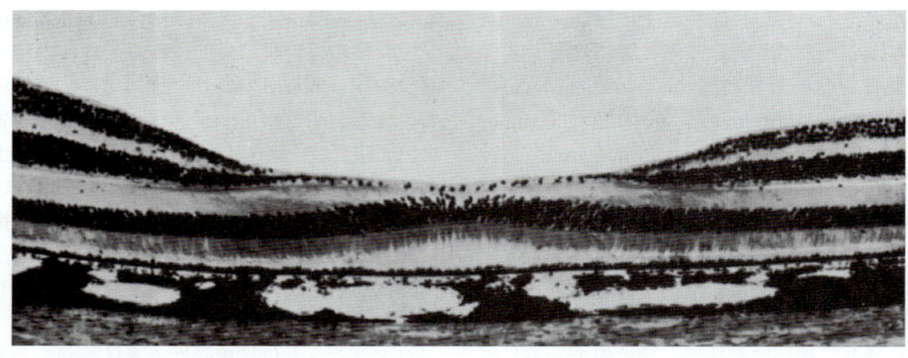

図 51.2 黄斑部とその中央にある中心窩の写真
網膜の内層が脇へ引っ張られているように位置しており，通過する光に対する干渉を減少させている．（Fawcett DW: Bloom and Fawcett: A Textbook of Histology, 11th ed. Philadelphia: WB Saunders, 1986. H. Mizoguchi の厚意により転載）

メラの蛇腹の内側が黒く塗装されていることと同じ役割をもつ．これがないと，光線が眼球の内側であらゆる方向に反射し，網膜上で光が拡散するため，正確な像の形成に必要となる点の明暗対比ができなくなる．

色素上皮層におけるメラニンの重要性は，遺伝的に全身のメラニン色素が欠如している**アルビノ**(albinos)の例でわかる．アルビノの人が明るい部屋に入ったとき，網膜に照射された光は，色素がないために網膜表面やその下にある強膜により眼球内のあらゆる方向に反射する．そのため，通常は少数の視細胞(杆体あるいは錐体)を興奮させる小さなスポット光が，全方向への反射のために多くの視細胞を興奮させることになる．したがって，アルビノの視力は正常の 20/20 に比べて，矯正したとしても 20/200〜20/100 である．

また，色素上皮層は大量のビタミンAを蓄積している．このビタミンAは，杆体や錐体の外節の細胞膜を通して交換され，それら自身は色素中に埋め込まれている．ビタミンAが杆体や錐体における視物質の重要な前駆物質であることは後で示す．

網膜における血液供給：網膜中心動脈と脈絡膜

網膜内層への血液供給は網膜中心動脈による．それは

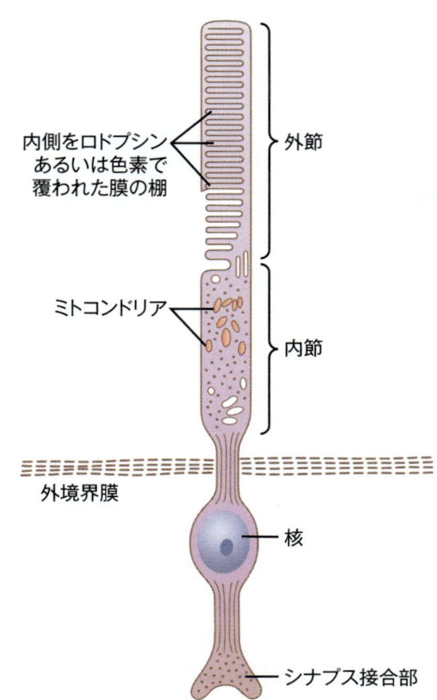

図 51.3　杆体と錐体における機能要素の模式図

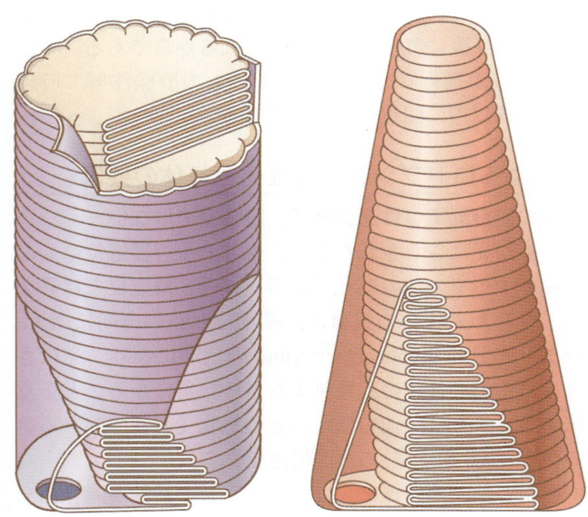
図 51.4　杆体(左)と錐体(右)の外節における膜構造
(Dr. Richard Young の厚意により転載)

視神経の中心を通り抜けて眼球内に入り，網膜内層の全域に血液を送る．このように網膜の内層は眼の他の構造とは独立した血液供給を受ける．

しかしながら，網膜の最外層は網膜と強膜との間にある血管に富んだ組織の**脈絡膜**(choroid)に癒着しており，その外層，特に杆体と錐体の外節は，栄養，特に酸素供給を主にこの脈絡膜血管層からの拡散に依存する．

網膜剥離

網膜神経層は時として，色素上皮層から剥離することがある．例えば，眼球が外傷を受けて，色素上皮と網膜神経層との間の出血あるいは体液滲出が剥離の原因になる．**網膜剥離**(retinal detachment)は，時には硝子体中の微細なコラーゲン線維の拘縮によっても起こされる．これは網膜のある部分が，眼球の内側へ引っ張られることが原因の場合もある．

剥離した網膜は，数日間は変性に抵抗する．その理由は，剥離した隙間を越えての血液の拡散や，網膜動脈から神経層への独立した血液供給があるためである．この間に外科的に色素上皮と神経層との正常な関係が回復されれば，再度機能することが可能である．しかし，すぐに元に戻されないと，網膜は損傷し，外科手術を行っても機能を回復することは不可能である．

視覚の光化学

杆体と錐体は，光照射によって分解する化学物質を含んでおり，その分解過程で眼から出る神経線維を興奮させる．杆体の光感受性物質はロドプシンとよばれる．錐体の光感受性物質は**錐体色素**(cone pigments)あるいは色光受性感色素とよばれ，ロドプシンのそれとは少しだけ異なる組成をもつ．

この節では，主にロドプシンの光化学について述べるが，同じ原理が錐体色素についてもあてはまる．

ロドプシン：網膜の視覚サイクルと杆体の興奮

ロドプシンとその光エネルギーによる分解

網膜の色素上皮層に突出している杆体の外節は，ロドプシンあるいは**視紅**(visual purple)とよばれる光感受性色素を約 40％含んでいる．この物質は，タンパク質の**スコトプシン**(scotopsin)とカロチノイド色素の**レチナール**(retinal，レチネンともよばれる)の化合物である．さらに，レチナールは 11- シスレチナールとよばれる特殊な形のものである．シス型のみがスコトプシンと結合して，ロドプシンが合成されるので，レチナールではシス型が重要である．

光エネルギーがロドプシンに吸収されると，図 51.5 の 1 番上に示すように，そのロドプシンはナノ秒単位の非常に短い間に分解を始める．これはロドプシンのレチナール部位にある電子の光活性によるもので，シス型のレチナールからオールトランス型への瞬時の変化を引き起こす．オールトランスレチナールの化学構造はシス型と同じであるが，物理的構造が異なり，角張らずに直線的な分子構造である．その活性部位の 3 次元的配置がもはやスコトプシンタンパク質の反応部位の配置と一致しないため，スコトプシンから離れ始める．そしてその直後に生成されるのが**バソロドプシン**(bathorhodopsin)で，これはオールトランスレチナールとスコトプシンの

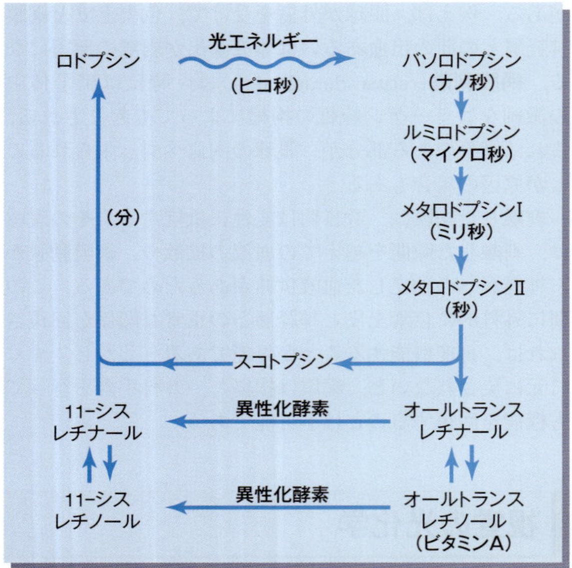

図 51.5 杆体におけるロドプシン：レチナールの視覚サイクル
光照射中のロドプシンの分解と，それに続く化学過程による遅い再合成を示す．

部分的分割による化合物である．バソロドプシンはきわめて不安定で，数ナノ秒の速さで**ルミロドプシン**(lumirhodopsin)に崩壊する．これは，さらに数ミリ秒で**メタロドプシン I** (metarhodopsin I)に崩壊し，さらに約 1 ミリ秒でメタロドプシン II になり，そして最終的によりゆっくりと(秒の単位で)，スコトプシンとオールトランスレチナールの完全な分離生成物になる．

杆体の中で，電気的変化を引き起こすのは**メタロドプシン II** (metarhodopsin II)で，**活性ロドプシン**(activated rhodopsin)ともよばれる．これが後に述べるように杆体に電気的変化を引き起こし，視神経の活動電位の形で視覚像を中枢神経系に伝達する．

ロドプシンの再合成

ロドプシンの再合成における最初の段階は，**図 51.5** に示すように，オールトランスレチナールを 11- シスレチナールに再変換することである．この過程は代謝エネルギーを必要とし，**レチナール異性化酵素**(retinal isomerase)によって触媒される．いったん 11- シスレチナールが形成されると，それは自動的にスコトプシンと再結合し，ロドプシンを再合成する．こうして光エネルギーの吸収によって再び分解が始まるまで安定を維持する．

ロドプシン形成におけるビタミン A の役割

図 51.5 において，オールトランスレチナールが 11- シスレチナールに変換される第 2 の化学経路があることに着目してほしい．すなわち，この変換は最初にオールトランスレチナールがビタミン A の 1 つの形であるオールトランスレチノールに変換されることに始まる．次に，そのオールトランスレチノールは異性化酵素の影響下で，11- シスレチノールに変換される．そして，最終的にこの 11- シスレチノールが 11- シスレチナールに変換され，スコトプシンと結合して，新しいロドプシンを形成する．

ビタミン A は杆体の細胞質中と網膜の色素上皮層の両方に存在する．したがって，正常時には，ビタミン A は新しいレチナールを合成する必要があるときにはつねに利用可能である．逆に，網膜にレチナールが過剰のとき，レチナールはビタミン A に逆変換され，光感受性色素の量が減少する．後に述べるが，このレチナールとビタミン A の相互変換は，異なる光強度に対する網膜の長期順応において特に重要である．

夜盲

夜盲は重篤なビタミン A 不足になれば誰にでも起こる．ビタミン A なしでは，それによって形成されるレチナールとロドプシンの量が極端に減少することが理由である．この状況は，**夜盲**(night blindness)とよばれるが，それはビタミン A 不足の人では，適切な視覚を得るための光の量が夜では少なすぎるためである．

夜盲を起こすためには，ビタミン A 欠乏の食事を何ヵ月も続けなければならない．なぜなら，大量のビタミン A は本来肝臓に蓄えられて利用されるからである．いったん夜盲が進行しても，ビタミン A の静脈注射で時には 1 時間以内に回復することもある．

光によるロドプシンの活性化と杆体の興奮

杆体の受容器電位は過分極で，脱分極ではない

杆体が光にさらされたときに生じる受容器電位は，ほとんどすべての他の感覚受容器での受容器電位とは異なる．すなわち杆体の興奮は，膜電位が負の方向に増大，つまり**過分極**(hyperpolarization)の状態になり，光にさらされる前の杆体の膜電位よりさらに負になることを意味する．これは，他のほとんどの感覚受容器で起きる負の減少(脱分極過程)のまさに逆である．

しかし，どのようにしてロドプシンの活性が過分極を引き起こすのであろうか？ 答えはロドプシンが分解するとき，それが杆体外節部の Na^+ の膜透過性を減少させることである．これは次に述べるように杆体における膜電位の過分極を引き起こす．

図 51.6 は，杆体の内節と外節を通しての電気的閉回路における Na^+ と K^+ の動きを示す．内節では，ポンプの働きで細胞内から細胞外へ絶えず Na^+ が汲み出され，K^+ が細胞外から細胞内に取り込まれる．K^+ は杆体内節に存在するつねに開いた状態の K^+ チャネルから細胞外に漏出する．この働きが細胞全体の内側を負の電位にしている．しかしながら，光受容器の円盤がある杆体の外節では異なっており，暗中では cGMP 依存性のチャネルにより Na^+ が杆体の内側に流入しやすくなる．暗中

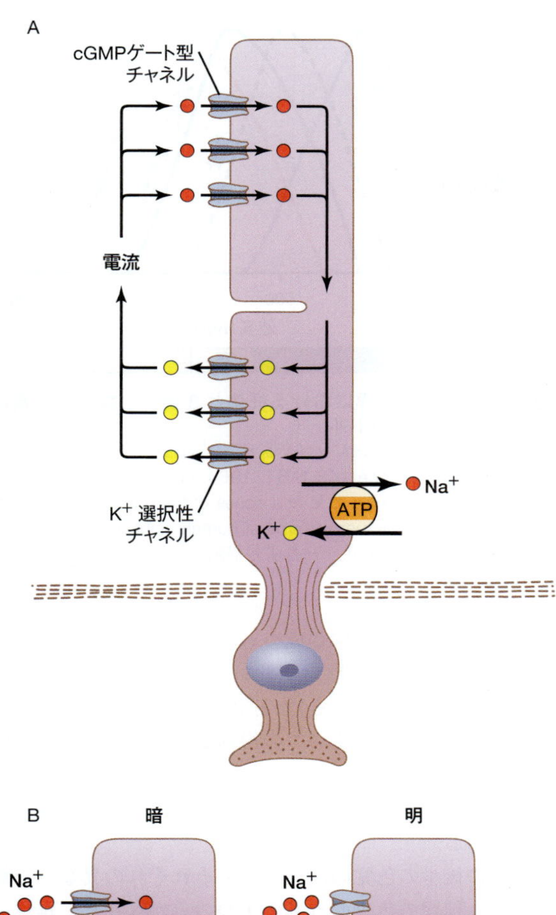

図 51.6 杆体の内節と外節における Na^+ の動き
A：Na^+ は cGMP により開くチャネルを通って視細胞に流れ込む．K^+ は開閉が制御されない K^+ チャネルを通って細胞外に流れ出る．Na^+–K^+ ポンプは細胞内の Na^+ と K^+ の濃度を維持している．B：暗中では，cGMP の濃度は高く，Na^+ チャネルは開いている．明るいところでは cGMP の濃度が低下し，Na^+ チャネルが閉じるため，細胞が過分極する．

では，cGMP の濃度が高くなっており，正荷電の Na^+ は連続的に杆体内へ戻り，細胞全体の内部の負電位を中和する．このように，杆体が刺激されない暗中では，杆体内の負の膜電位が減少し，多くの他の感覚受容器でみられる通常の −80〜 −70 mV に比べて，かなり浅い −40 mV ほどになる．

次に，杆体外節が光にさらされると，ロドプシンが分解を始める．すると，cGMP 依存性 Na^+ チャネルが閉じる．すなわち杆体外節における Na^+ のコンダクタンスが次の 3 段階の過程を経て低下する（図 51.7）．①光がロドプシンに吸収されて，すでに述べたようにレチナール部位における電子の光活性が生じる．②活性化されたロドプシンは**トランスデューシン**（transducin）とよばれる G タンパク質を刺激する．そして，トランスデューシンは cGMP を 5′–cGMP に分解する際に触媒として働く酵素であるホスホジエステラーゼを活性化する．③ cGMP の減少により cGMP 依存性 Na^+ チャネルが閉じ，細胞内に流れ込む内向きの Na^+ 電流が減少する．Na^+ は，杆体内節の細胞膜においてポンプの働きにより細胞外に汲み出され続けるので，杆体内に流入する Na^+ よりも杆体から流出する Na^+ のほうが多くなる．Na^+ は陽イオンであるため，杆体内側から減少すると，杆体内側は電気的に負になる．すなわち，光が強くなればなるほど，より過分極するということになる．最大の光強度において，膜電位は −80〜 −70 mV に達する．これは細胞膜における K^+ の平衡電位に近い値である．

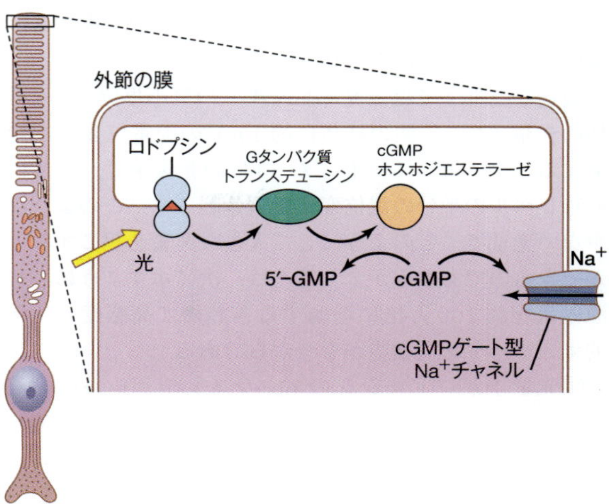

図 51.7 視細胞（杆体または錐体）の外節の膜におけるフォトトランスダクション
光が視細胞（例えば杆体）に照射されると，ロドプシンの光吸収を行うレチナール部位が活性化する．この活性化がホスホジエステラーゼを活性化する G タンパク質であるトランスデューシンを刺激する．この酵素は，cGMP が 5′–GMP に分解される際に触媒として働く．cGMP の濃度の低下により Na^+ チャネルが閉じ，視細胞の過分極を引き起こす．

受容器電位の持続時間および受容器電位と光強度との対数関係

光が一瞬だけ網膜に照射されると，杆体は過渡的に過分極し，その**受容器電位**（receptor potential）は 0.3 秒でピークに達し，1 秒以上持続する．錐体ではこの変化が杆体の 4 倍の速さで生じる．網膜の杆体への光照射がわずか 1/100 万秒であっても，その像は，時として 1 秒以上にわたる長い感覚を引き起こす．

受容器電位のもう 1 つの特徴は，それが光強度の対数にほぼ比例することである．これは，数千倍の範囲で光強度の弁別を可能にするためにきわめて重要である．

ロドプシン分解による膜のナトリウムコンダクタンス減少の機序：興奮のカスケード

最適な条件下では，光エネルギーの最小単位である1個の光量子で，1個の杆体に約1mVの膜電位変化を誘発することができる．わずか30個の光量子で，杆体の飽和レベルの半分の電位変化を引き起こす．このような少ない光量で，どのようにして大きな興奮を起こすことができるのであろうか？　答えは，次に示すように，刺激効果を約100万倍に増幅するきわめて高感度の化学的カスケードを視細胞がもつからである．

①光量子がロドプシンの11-シスレチナールの一部にある1個の電子を活性化する．これがすでに述べており，また図51.5に示すように，活性型のロドプシンであるメタロドプシンⅡの形成を誘発する．

②その活性型のロドプシンは，**トランスデューシン**の多くの分子，すなわち杆体外節の円盤膜や杆体の細胞膜の不活性なタンパク質を活性化する酵素として働く．

③その**活性トランスデューシン**(activated transducin)は，さらに多くの**ホスホジエステラーゼ**(phosphodiesterase)の分子を活性化する．

④**活性ホスホジエステラーゼ**(activated phosphodiesterase)も，もう1つの酵素で，これは**環状グアノシンーリン酸**(cyclic guanosine monophosphate：cGMP)の多くの分子をすぐに加水分解する．分解される前，cGMPは杆体外節のNa^+チャネルのタンパク質と結合し，"添え木"の形で開放状態にする．しかし光を受けて，ホスホジエステラーゼがcGMPを加水分解するとき，この添え木を取り除くのでNa^+チャネルが閉じる．最初に活性化されたロドプシンのそれぞれが数百のNa^+チャネルを閉じる．これらのチャネルを通るNa^+の流れは非常に速く，チャネルが閉じることで百万以上のNa^+の流れが再びチャネルが開くまで止められる．このNa^+の流れの減少そのものが，すでに述べたように，杆体の"興奮"である．

⑤約1秒以内に，杆体中につねに存在する別の酵素**ロドプシンキナーゼ**(rhodopsin kinase)が活性ロドプシン(メタロドプシンⅡ)を不活性化し，全体のカスケードがNa^+チャネルを開いた通常の状態に戻る．

このように，杆体は1個の光量子の効果を増幅して，百万単位のNa^+の動きを引き起こすような重要な化学的カスケードを発達させる．これが，暗い条件でも杆体の感度が非常に高いことの理由である．

錐体の感度は杆体の約1/300〜1/30と低いが，非常に暗い薄暮以上の光強度があれば，色覚を可能にする．

錐体による色覚の光化学

すでに指摘した通り，錐体の視物質は杆体のロドプシンとほとんど同じ化学組成をもつ．ただ異なるのは，タンパク質部分あるいはオプシン(錐体では**フォトプシン**(photopsins)とよばれる)が杆体のスコトプシンとは多少違う点で，その他すべての視物質のレチナールの部位は，杆体と錐体でまったく同じである．つまり，錐体の色光感受性色素は，レチナールとフォトプシンの組み合わせである．

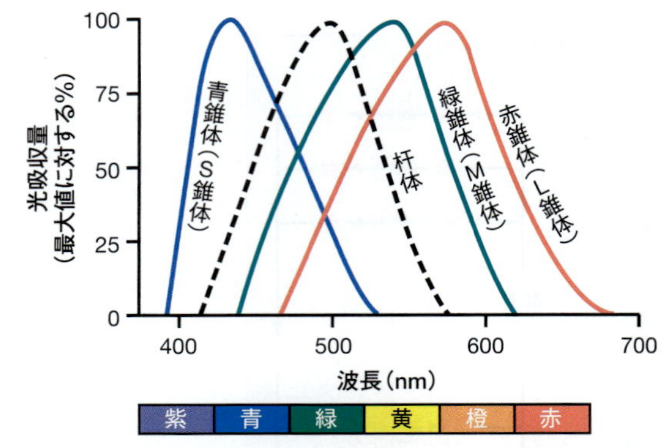

図51.8　ヒトの網膜における杆体と3種の色錐体の色素による光の吸収スペクトル
(Marks WB,Dobelle WH,MacNichol EF Jr: Visual pigments of single primate cones. Science 143:1181, 1964, and Brown PK, Wald G: Visual pigments in single rods and cones of the human retina: direct measurements reveal mechanisms of human night and color vision. Science 144:45, 1964. のデータより描画)

本章の後半の色覚の記述では，それぞれの異なった錐体には3種類の色素のうちの1つのみが存在し，錐体は青，緑，赤のいずれか異なる色に選択的な感受性をもつことが明らかになるだろう．これらの色素はそれぞれ青感受性色素，緑感受性色素，赤感受性色素とよばれる．その3種類の錐体における色素の吸収特性は，それぞれ445，535，570nmの波長にピークを示す．これらはまた，各錐体が最大感度を示す波長でもあり，網膜がどのように色を識別するかを説明する最初の要因である．これらの3つの色素における近似的な吸収曲線を図51.8に示す．また図には，505nmにピークをもつ杆体のロドプシンの吸収曲線も同時に示される．

網膜における光感受性の自動調節：明順応と暗順応

もしヒトが何時間も明るい光の中にいると，杆体と錐体の視物質の大部分がレチナールとオプシンに変換されてしまう．さらに，杆体と錐体のレチナールはビタミンAに変換されてしまう．これらの2つの影響で，杆体と錐体に残存する感光性化学物質の濃度はかなり減少し，光に対する眼の感度もそれ相応に減少する．これが**明順応**(light adaptation)とよばれるものである．

逆に，ヒトが暗い中に長時間いると，杆体と錐体のレチナールとオプシンが感光性色素に変換される．さらに，ビタミンAはより光感受性の高いレチナールに変

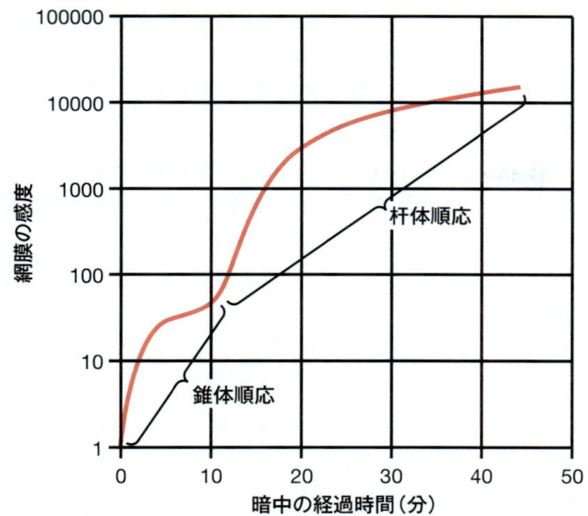

図 51.9　暗順応
錐体順応と杆体順応の関係を示す．

換され，その最終的限界は，杆体と錐体中にあるレチナールと結合するオプシンの量で決まる．これが**暗順応**(dark adaptation）とよばれるものである．

図 51.9 は，ヒトが明るい光に数時間さらされた後に，完全な暗中に置かれたときの暗順応の過程を示す．最初に暗中に入ったばかりのときは，網膜の感度は非常に低いが，1分以内に感度はすでに 10 倍に増大，すなわち順応前に必要だった光強度の 1/10 に反応できるようになる．感度は 20分後には約 6000 倍，40分後には約 25000 倍に増大する．

上述の結果を示す図 51.9 の曲線は，**暗順応曲線**(dark adaptation curve）とよばれる．この曲線には屈曲点があることに注目してほしい．曲線の初期の部分は錐体の順応による．なぜなら，順応を含む視覚におけるすべての化学的事象が錐体では，杆体より約 4 倍速く生じるためである．しかし，錐体は暗中で杆体ほどの感度変化を起こさない．したがって，速い順応にもかかわらず，錐体の順応はわずか数分で停止する．一方，ゆっくり順応する杆体は数十分，あるいは何時間も順応を続け，その光に対する感度は著しく増大し続ける．さらに，杆体の感度増大は，100 個あるいはそれ以上の杆体の神経信号が網膜の 1 個の神経節細胞に収斂することによっても生じる．杆体の加算による感度の増大については，本章の後半で述べる．

明順応と暗順応のもう 1 つの機序

ロドプシンあるいは光感受性物質の濃度変化による順応に加えて，眼の明暗順応には，他に 2 つの機序がある．1 つは，第 50 章で述べたように，**瞳孔径の変化**(change in papillary size）である．これは瞳孔を通る光の量を変化させることによって，1 秒の何分の 1 かで約 30 倍の順応変化を起こす．

もう 1 つの機序は**神経性順応**(neural adaptation）で，網膜と脳における視覚情報処理の段階で複数のニューロンが関与する．つまり，光強度が増大すると，最初に双極細胞，水平細胞，アマクリン細胞，神経節細胞によって伝達される信号がすべて強まる．しかし，これらの信号の多くは神経回路のいろいろな段階で急速に減少する．この順応変化は，視物質系で生じる何千倍の変化に比べれば，わずか数倍程度であるが，その順応の経過も何分から何時間も要する視物質による順応に比べ，1 秒の何分の 1 かである．

視覚における明順応と暗順応の意義

最大暗順応と最大明順応の間で，眼はその光感受性を 50 万～100 万倍も変え，照明光強度の変化に応じて感度を自動的に調節する．

網膜による像の感知には，明と暗の両方の検出が必要なので，網膜の感受性は受容器がつねに暗部よりも明部のほうに反応するよう調節されることが重要である．網膜順応の調節異常の一例が，映画館から明るい太陽の下に出たときにみられる．このとき，像の中の暗部でも非常に明るくみえ，その結果，明部暗部間のコントラストがなくなって，像全体が色褪せてみえる．この視覚機能の低下は，十分に明順応して像の暗部がもはや受容器を過度に刺激しないようになるまで続く．

逆にヒトが暗中に入ったとき，普通は網膜の感度が低くなっており，像の中の明るいスポットでも網膜を興奮させることができない．暗順応後にはじめて明るいスポットが感知される．明順応と明暗順応の極端な例として，100 億倍も強さの違う太陽光と星の光の場合がある．眼は明るい太陽光の下では明順応により，星明かりの下では暗順応によって，どちらの場合でも順応によって機能することができる．

色覚

われわれは前節で，3 種類の錐体（**訳者注**：本書では 3 種の錐体を青錐体，緑錐体，赤錐体と記述しているが，その感度のある波長帯域から，それぞれ S 錐体（S-cone），M 錐体（M-cone），L 錐体（L-cone）とよぶ）がそれぞれ異なった色光に選択的な感受性をもつことを学んだ．この節では，網膜が可視光における色を検出する機序について述べる．

色検出における 3 原色説

色覚のすべての理論は，ヒトの眼は赤，緑，青の単色光が適切な組み合わせで混合してさえいれば，ほとんどすべての色を感知できるという，よく知られた観察に基づく．

3 種類の錐体のスペクトル感度

色覚検査によれば，3 種の錐体のスペクトル感度は，錐体で発見された 3 種の色素の光吸収曲線と，基本的に

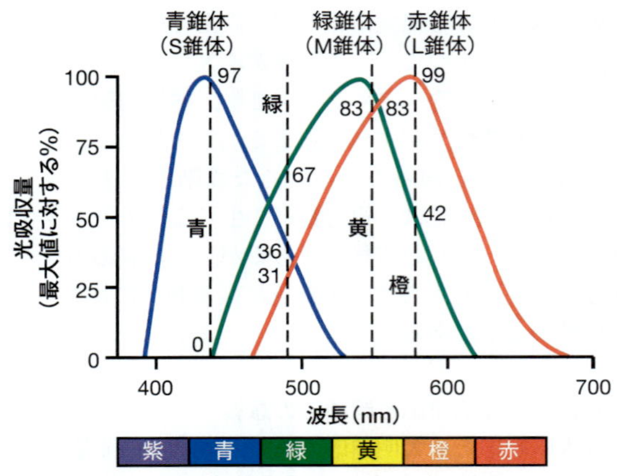

図 51.10 青，緑，黄，橙の各単色光によって，異なる色感受性錐体が刺激される割合

同じであることが証明されている．これらの曲線は，図 51.8 に示されるが，図 51.10 には多少異なって示されている．これらによって，色覚のほとんどの現象を説明することが可能である．

神経系における色の解釈

図 51.10 によると，波長 580 nm の橙色の単色光は，赤錐体を約 99 の刺激値(最適波長による最大刺激の 99%)で刺激し，緑錐体を刺激値約 42 で刺激するが，青錐体はまったく刺激しないことがわかる．したがって，この場合，3 種の錐体の刺激比は 99：42：0 である．神経系は，この比の組み合わせを橙色の感覚と解釈する．逆に，波長 450 nm の青色単色光は，赤錐体，緑錐体とも刺激値 0 で，そして青錐体を刺激値 97 で刺激する．この比の組み合わせ 0：0：97 は神経系で青と解釈される．同様に，83：83：0 の比は黄色，31：67：36 の比は緑と解釈される．

白色光の知覚

赤錐体，緑錐体，青錐体のすべてにほぼ均等な刺激は，ヒトに白をみているという感覚を起こす．しかし白に相当する単一波長の光はなく，白はスペクトルのすべての波長の配合ということになる．さらに白の知覚は，3 種の錐体をほぼ均等に刺激するように，3 つの色を適切に選んで組み合わせた光で網膜を刺激することによって得られる．

色覚異常

赤緑色覚異常

眼から単一グループの錐体が欠如したとき，ヒトはある色を他の色と区別できなくなる．例えば，図 51.10 でみられるように，波長が 525 nm と 675 nm の間にある色である緑，黄色，橙，赤は，赤錐体と緑錐体によって互いに正常に弁別されることがわかる．もし，この 2 つの錐体のどちらかが欠如すると，ヒトはこれらの 4 つの色を区別する機構を使えなくなり，特に，赤を緑と区別できなくなって，そのため**赤緑色覚異常**(red-green color blindness)とよばれる状態になる．

赤錐体のない人は **1 型 2 色覚者**(protanope)とよばれ，赤錐体がないため，全体の視覚スペクトルは長波長端で狭い．緑錐体のない色覚異常の人は **2 型 2 色覚者**(deuteranope)とよばれる．しかしこの人は赤錐体で長波長の赤色を検出できるので，完全に正常なスペクトル幅をもつ．

赤緑色覚異常は，ほとんどが男性に限って発現する遺伝的疾患である．それぞれの錐体の遺伝情報は，女性の X 染色体にある遺伝子がもつ．そして，女性にはほとんど色覚異常が発現しない．これは 2 つの X 染色体の少なくとも 1 つはほとんどつねに，各タイプの錐体を形成するための正常な遺伝子をもつためである．男性は 1 つの X 染色体しかもたないため，その X 染色体が正常な遺伝子を失えば色覚異常を引き起こす．

男性の X 染色体はつねに母親から受け継ぐため，色覚異常は母から息子に引き継がれる．その母親は**色覚異常キャリア**(color blindness carrier)といわれ，全女性の約 8%にみられる．

3 型 2 色覚

ごくまれには青錐体が欠落して，これが遺伝的に受け継がれる 3 型 2 色覚とよばれる現象を引き起こす．

色覚検査チャート

色覚異常を調べる迅速な方法は，図 51.11 に示すスポットチャートの使用である．これらのチャートは，いくつかの異なる色のスポットを混ぜて配置したものである．上のチャートをみたとき，正常な色覚の人は“74”と読むが，赤緑色覚異常の人は“21”と読む．下のチャートでは，正常な色覚の人は“42”と読むが，1 型 2 色覚の人は“2”と読み，2 型 2 色覚の人は“4”と読む．

図 51.10 に描かれるような 3 錐体のスペクトル感度曲線をみながら，同時にこれらのチャート検査をすると，色覚異常の人では，ある特定の色のスポットが過大に強調されることが容易に理解される．

網膜の神経機能

図 51.12 は網膜の神経結合の基本的要素を示す．それぞれ左側が網膜周辺部，右側が網膜中心窩の神経回路である．神経細胞(ニューロン)の種類は次の通りである．

①**視細胞**(**杆体**と**錐体**)：信号を外網状層へ伝達し，そこで双極細胞および水平細胞とシナプス結合をする．

②**水平細胞**：外網状層において杆体や錐体からの信号を水平方向に双極細胞へ伝達する．

③**双極細胞**：杆体，錐体および水平細胞からの信号を垂直方向に内網状層へ送り，そこでアマクリン細胞や神経節細胞とシナプス結合をする．

④**アマクリン細胞**(amacrine cells)：2 つの方向へ信号を伝達する．1 つは双極細胞から直接信号を受けて，

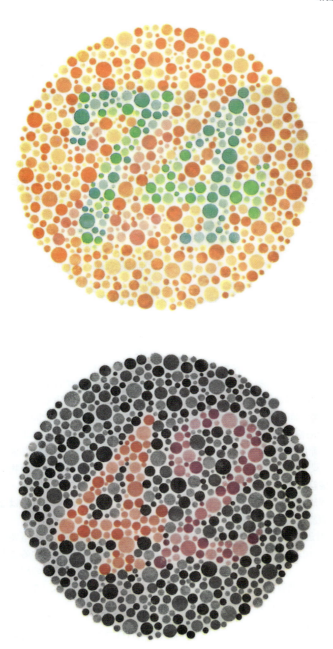

図 51.11 2 つの石原チャート
上図では，チャートから，正常な人は “74” を読み取るが，赤緑色覚異常の人は “21” と読む．下図では，チャートから，1 型 2 色覚者は “2” と読むが，2 型 2 色覚者は “4” と読み，正常な人は “42” と読む．（Ishihara's Tests for Colour Blindness. Tokyo: Kanehara & Co. より再作成．しかし色覚異常の検査はこのページの資料では行えない．正確な検査には原版を使う必要がある）

これを神経節細胞に伝え，もう 1 つは内網状層において双極細胞の軸索からの信号を水平方向に神経節細胞の樹状突起あるいは他のアマクリン細胞へ伝達する．

⑤**神経節細胞**(ganglion cells)：網膜の出力信号を，視神経を通して脳へ伝達する．

網膜における第 6 種類目のニューロンは，それほど目立たず図には示してないが，**網状層間細胞**(interplexiform cell)である．この細胞は内網状層から外網状層へ逆行性に信号を伝達する．これらの信号は抑制性であり，水平細胞による視覚情報の外網状層における側方伝播を調整すると考えられている．その役割は，視覚像におけるコントラスト制御の調整であると考えられている．

錐体から神経節細胞への視覚経路は，杆体からの経路とは機構が異なる

われわれのもつ多くの他の感覚系と同様に，網膜は杆

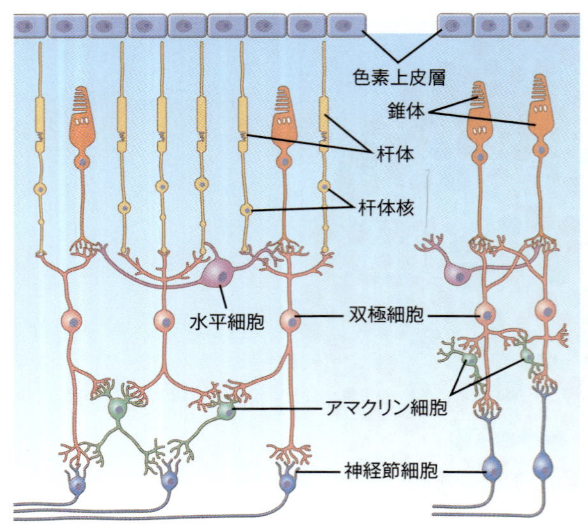

図 51.12 網膜神経の構成
左に網膜の周辺領域，右に中心窩領域を示す．

体視による古いタイプの視覚と錐体視による新しいタイプの視覚の両方の機構をもつ．錐体視の視覚信号を伝えるニューロンと神経線維は，杆体視の視覚信号を伝えるものよりかなり大きく，その信号は2〜5倍速く脳へ伝えられる．また2つの系の神経回路は次の点で異なる．

図 51.12 の右側は**網膜中心窩部**(foveal portion of the retina)からの視覚経路で，新しくて速い錐体系を表している．これは，①錐体，②双極細胞，③神経節細胞と続く3種のニューロンの直接経路である．これに加えて，外網状層では水平細胞が抑制性信号の側方伝達を行い，内網状層ではアマクリン細胞が信号の側方伝達を行う．

図 51.12 の左側は網膜周辺部の神経結合で，錐体と杆体の両方が示される．3つの双極細胞も示されるが，中央のものは杆体のみと結合し，多くの動物でみられる視覚経路のタイプである．双極細胞の出力はアマクリン細胞だけに伝えられ，信号はそこから神経節細胞に中継される．したがって，純粋な杆体視では，①杆体，②双極細胞，③アマクリン細胞，④神経節細胞と続く4種の神経細胞が直接の視覚経路である．これに加えて，水平細胞とアマクリン細胞が側方結合する．

図 51.12 の網膜周辺部の神経回路に示される左右2つの双極細胞は，杆体と錐体の両方に結合する．これらの双極細胞の出力は，直接あるいはアマクリン細胞を経由して神経節細胞に伝えられる．

網膜神経細胞から放出される神経伝達物質

網膜のシナプス伝達に使われる神経伝達物質は，すべてが明確にわかっているわけではない．しかし，杆体と錐体の両者は，双極細胞とのシナプスにおいて**グルタミン酸**(glutamate)を放出することがわかっている．

組織学的，薬理学的研究により，多くの種類のアマクリン細胞が存在することがわかっている．アマクリン細胞は，**γアミノ酪酸**(gamma-aminobutyric acid)，**グリシン**(glycine)，**ドーパミン**(dopamine)，**アセチルコリン**(acetylcholine)，**インドールアミン**(indolamine)など，少なくとも8種類の神経伝達物質を分泌することがわかっている．アマクリン細胞が含む神経伝達物質は通常抑制性に働くものが多い．双極細胞，水平細胞，網状層間細胞の伝達物質については不明な点が多いが(**訳者注**：双極細胞はグルタミン酸を放出する)，少なくとも水平細胞のいくつかは，抑制性の伝達物質を放出する．

網膜神経細胞における信号伝導の多くは電気緊張性伝導によるもので，活動電位によるものではない

視覚信号をつねに活動電位により伝える網膜神経細胞は，神経節細胞だけであり，その信号は視神経を経由して脳に送られる．アマクリン細胞でも，時には活動電位が記録されることがあるが，その活動電位の役割には不明な点が残されている．これ以外は，すべての網膜神経細胞は**電気緊張性伝導**(electrotonic conduction)によって視覚信号を伝える．

電気緊張性伝導は，活動電位とは違い，細胞質と軸索の興奮発生点から出力シナプスまでにわたる直流電流による伝導を意味する．杆体や錐体も，視覚信号が発生する外節からシナプス部までの伝導は電気緊張性伝導である．すなわち，杆体や錐体の外節で光反応の過分極電位が発生するとき，ほぼ同じ大きさの過分極がそのまま細胞質を流れる直流電流によってシナプス部まで伝えられる．このとき活動電位は必要とされない．こうして，杆体あるいは錐体からの伝達物質が双極細胞や水平細胞を刺激するが，ここでもまた，これら細胞の信号はその入力から出力へ、活動電位ではなく直流電流によって運ばれる．

この電気緊張性伝導の重要性は，それが信号強度の無段階的な伝導を可能にすることである．そのため，杆体や錐体では，過分極性の出力信号強度は照射された光の強度に直接相関する．この信号は活動電位のように全か無ではない．

視覚のコントラストを強調するための側方抑制：水平細胞の機能

図 51.12 に示される水平細胞は，杆体や錐体のシナプス部を横方向に連結するとともに，双極細胞の樹状突起と結合する．水平細胞の出力はつねに抑制性である．したがって，この側方結合は他のすべての感覚系においても重要な側方抑制と同じ現象を引き起こす．つまり，視覚パターンが適切なコントラストで伝達されることを助けている．この現象は微小な光のスポットが網膜上に照射されている図 51.13 において示される．光が照射されるこの図の中央部の視覚経路は興奮しているが，その周辺の部分は抑制される．言い換えれば，網状層における樹状突起や軸索の広がりによる網膜内の興奮性信号の横への広がりに対して，水平細胞を介した伝達は，周

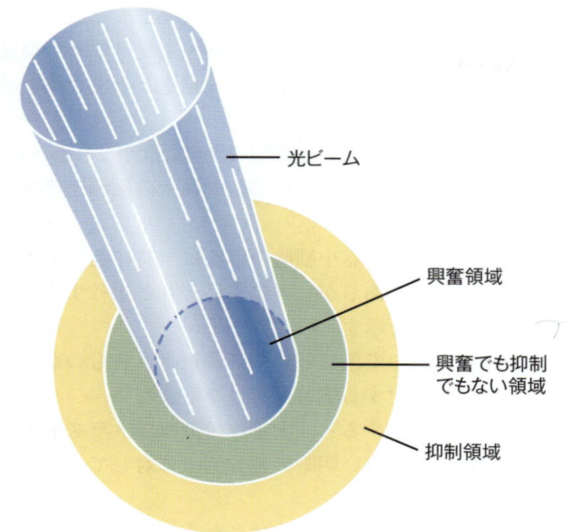

図 51.13 小さな光ビームの照射により生じる網膜における興奮と抑制
側方抑制の原理を示す.

辺領域に側方抑制を与えて，これを阻止するのである．この処理は，視覚像における境界にコントラストを与えており，視覚像の精度を高めるのにきわめて重要である．

いくつかのアマクリン細胞も，おそらくさらなる側方抑制を行い，網膜の内網状層においても視覚像のコントラストをさらに高めると考えられている．

脱分極性双極細胞と過分極性双極細胞

双極細胞は大きく 2 種類に分かれ，興奮と抑制という相反する信号を視覚経路に出す．それらは，①**脱分極性双極細胞**(depolarizing bipolar cell)と，②**過分極性双極細胞**(hyperpolarizing bipolar cell)である．つまり，杆体や錐体が興奮したとき，脱分極する双極細胞があれば，過分極する双極細胞もある．

この違いについては，2 つの説明が可能である．1 つの説明は，2 種類の双極細胞はまったく異なる種類の細胞で，1 つは杆体や錐体から放出される神経伝達物質のグルタミン酸に対して脱分極し，他の 1 つは過分極するという説である．もう 1 つの可能性は，1 つの双極細胞は杆体や錐体から直接興奮を受け，別の双極細胞は水平細胞を介して，間接的に杆体や錐体の興奮を受けるというものである．水平細胞は抑制性細胞なので，電位応答の極性を逆転させることはありそうなことである(**訳者注**：前者の仮説が正しいことがわかっている)．

しかし，この 2 種類の双極細胞応答の機序とは無関係に，この現象の重要性は，正の信号を伝達する双極細胞と負の信号を伝達する双極細胞とが存在するということである．正の信号と負の信号の両方が，脳に対する視覚情報伝達に使われることは，後で述べる．

脱分極性と過分極性の双極細胞の相互関係のもう 1 つの重要な側面は，水平細胞による側方抑制に加えて，第 2 の側方抑制機序を提供することにある．脱分極性と過分極性の双極細胞は互いに相対して位置しており，たとえ視覚像中の境界がちょうど 2 つの隣り合う視細胞の間にあるときでも，その境界をコントラストよく分離する機序となる．これとは対照的に，水平細胞の側方抑制は，より広い範囲にわたって働く．

アマクリン細胞とその機能

約 30 種類のアマクリン細胞が形態学的および組織化学的方法で同定されている．そのうち約 6 種類のアマクリン細胞の機能的特徴がわかっており，それらのすべてが，それぞれ異なっていることもわかっている．

- ある種のアマクリン細胞は杆体視の直接経路の一部で，杆体から，双極細胞，アマクリン細胞，そして神経節細胞へと続く経路を形成する．
- 他のあるアマクリン細胞は，光刺激を持続的に呈示した場合，点灯すると強く反応し，その後急速に反応が消える．
- 別のアマクリン細胞は，光刺激を消灯すると強く反応し，その後急速に反応が消える．
- また別のアマクリン細胞は，光刺激が点灯あるいは消灯したときにだけ反応し，その極性とは無関係に，単に光強度の変化を信号として伝える．
- さらに別の種類のアマクリン細胞は，網膜上を特定の方向によぎるスポットの運動に反応し，**運動方向感受性**(directionally sensitive)があるアマクリン細胞とよばれる．

ある意味で，多くのあるいはほとんどのアマクリン細胞は，網膜を出る前の視覚信号の分析を補助する介在ニューロンである．

神経節細胞と視神経線維

網膜には，約 1 億の杆体と 300 万の錐体があるが，神経節細胞の数はわずかに約 160 万個である．つまり，平均 60 個の杆体と 2 個の錐体が，1 個の神経節細胞とこれを出て脳につながる視神経線維に収斂している．

しかし網膜周辺部と網膜中心部では大きく異なる．中心窩に近づくと，わずか数個の杆体と錐体が 1 つの視神経に収斂し，杆体や錐体は，他の部位のものより細長い．これらの利点は，網膜の中心部での視力の増大である．さらに中心窩では，細長い錐体のみが約 35000 個あり，杆体は存在しない．また図 51.12 の右側に示してあるように，網膜のこの部分から出る視神経線維の数も，錐体の数とほとんど同数である．これは，網膜中心部の視力が周辺部に比べて非常に高いことの理由である．

網膜の周辺部と中心部とのもう 1 つの違いは，周辺部のほうが弱い光に対する感度が高いことである．これは 1

つには杆体のほうが錐体より光に対する感度が30～300倍高いという事実にもよるが，また周辺部では1本の視神経線維に200ほどの杆体が収斂し，したがって杆体からの信号は加算され，周辺部の神経節細胞や視神経に対して中心部より大きな入力を与えるという事実にもよる．

網膜神経節細胞とその受容野

W，X，Y細胞

ネコを用いた初期の網膜研究により，形態と機能からW，X，Y細胞とよばれる3つの異なったタイプの網膜神経節細胞があることが示された．

W細胞は，その光情報を送る視神経線維の伝導速度が遅い．その興奮のほとんどが杆体由来の信号により，小型の双極細胞とアマクリン細胞を経由して入力を受ける．これらは網膜周辺部において，広い受容野をもっており，視野内の運動する対象物に対してよく応答する．W細胞は暗い環境における大雑把な杆体視に重要な役割を果たすと考えられている．

X細胞の樹状突起の直径は網膜内で大きくは広がっておらず，小さな受容野をもつ．したがって，X細胞は網膜上の限局した部位の情報を伝える．すなわち，この細胞は視覚像の微細な部分の信号を伝える．またX細胞は，少なくとも1個の錐体から入力を受けるため，色彩視に関与すると考えられている．

Y細胞は最も大きく，その軸索の伝導速度は50 m/秒もしくはそれ以上である．Y細胞の樹状突起は大きく広がっているため，網膜上の広い範囲から信号を集めることができる．Y細胞は視覚像の速い変化(速い運動や光強度の速い変化)に応答する．Y細胞は，視野のどこかで新しい視覚事象が発生したとき，それを中枢神経系にほとんど瞬時に伝えることができる．しかし，その視覚事象の視野上の位置を正確に特定するものではなく，ただその刺激となった視覚対象に向けて眼球を動かす適切な手がかりを与えるだけである．

大細胞(M型網膜神経節細胞)と小細胞(P型網膜神経節細胞)

霊長類では，異なる網膜神経節細胞の分類がなされており，それぞれ違う視覚特徴に対して応答する20種類もの網膜神経節細胞が報告されている．細胞によっては特定方向の運動や，特定方位の視覚刺激に対して最もよく応答する．また，他の細胞では小領域の光強度の増減や特定の色に対して応答する．ヒトを含む霊長類の網膜神経節細胞は**大細胞**(M型，magnocellular cells：M cells)と**小細胞**(P型，parvocellular cells：P cells)の2つに大きく分類され，詳細に研究されている．

小細胞(P型細胞)(ベータ細胞(beta cells)もしくは網膜中心部のミジェット細胞(midget cells)としても知られる)は視床にある外側膝状体の小細胞層に投射している．大細胞(M型細胞)(アルファ細胞(alpha cells)もしくはパラソル細胞(parasol cells)ともよばれる)は，外側膝状体の大細胞層に投射している．第52章で述べるように，外側膝状体は視索から視覚情報を受け取り，視覚皮質に対して中継する．小細胞と大細胞との主な違いは次の通りである．

①大細胞と比較すると，小細胞の受容野はかなり小さい．
②大細胞と比較すると，小細胞の軸索の伝導速度はかなり遅い．
③視覚刺激に対する小細胞の応答は，特に色刺激の場合，持続的であるが，大細胞はそれと比較すると一過性の応答を示す．
④小細胞は概して色に対して応答選択性をもつが，大細胞は色に対する応答選択性をもたない．
⑤小細胞と比較すると，大細胞は低コントラストの視覚刺激や色のない明暗の視覚刺激に対してよく応答する．

大細胞と小細胞の主な機能はこれらの違いから明白である．小細胞は微細な部分や色の違いに関連する視覚信号に対して非常に感度が高いが，低コントラストの視覚信号に対しては比較的感度が低い．大細胞は低コントラストの視覚信号や，速く運動する視覚信号に対して非常に感度が高い．

光に対して感度をもつ第3番目の神経節細胞は，自身が光感受性色素として**メラノプシン**(melanopsin)を含んでいる．このタイプの細胞については不明なことが多いが，主に視覚領野ではない部位，特に概日リズムのペースメーカーである視床下部の視交叉上核に信号を送ると考えられている．おそらく，生理学的変化を昼夜に同期させる概日リズムを制御するうえで，これらの信号が補助をしていると思われる．

神経節細胞の興奮

神経節細胞における自発的，連続的活動電位

脳につながる視神経の長い線維は，神経節細胞から出ている．距離があるため，網膜の杆体や錐体，そして双極細胞におけるような電気緊張性伝導はもはや適切ではない．その代わりに神経節細胞では，反復的に発生する活動電位により信号を伝える．さらに，視覚刺激がないときでも，神経節細胞は毎秒5～40回の頻度で連続的にインパルスを送り続けている．つまり，このような神経節細胞の自発的発火の上に視覚信号が重ねられるのである．

光強度変化の伝達：オン－オフ反応

前に述べたように，多くの神経節細胞は光強度の変化に対して，選択的に興奮する．これを図51.14の神経インパルスの記録によって示す．上の図では，最初に光が点灯したとき，高頻度のインパルスが瞬間的に出現し，その後急速に発生頻度が低下してインパルスの間隔は長くなる．下の図は，光が照射された領域に近接して位置する，神経節細胞からの記録を示す．側方抑制のため，光の点灯時には著しく抑制される．そして光が消灯するとその逆の効果が生じる．これらの記録はそれぞれ“オ

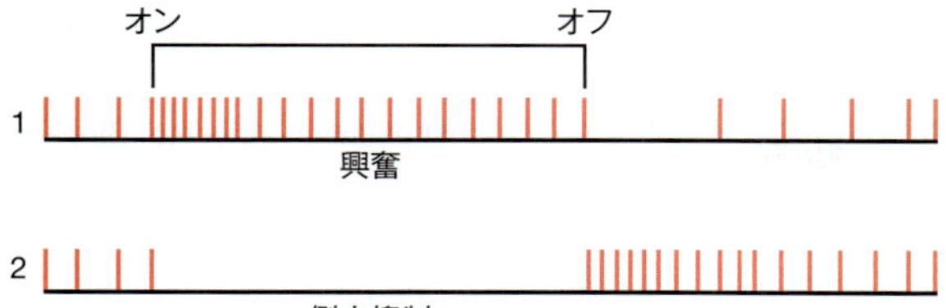

図 51.14 光刺激に対する神経節細胞の応答
①スポット光で興奮する領域，②スポット光で興奮する領域に近接する領域の光刺激に対する応答．この領域の細胞は側方抑制の機構により抑制される．(Granit R: Receptors and Sensory Perception: A Discussion of Aims, Means, and Results of Electrophysiological Research into the Process of Reception. New Haven, Conn: Yale University Press, 1955. より改変)

ン－オフ(On–Off)反応”，および“オフ－オン(Off–On)反応”とよばれる．光に対するこのような正反対の反応は，それぞれ脱分極性双極細胞と過分極性双極細胞によってもたらされる．神経節細胞の反応が一過性である理由の1つとして，多くが一過性の反応をするアマクリン細胞による影響が考えられている．

眼がもつこの光強度変化の検出能力は，網膜の周辺部と中心部の両方で非常によく発達している．例えば，視野をよぎる小さなブヨでも瞬時に検出される．逆に，静止しているブヨは，視覚検出の閾値下にとどまる．

情景のコントラストを伝える信号の伝達：側方抑制の役割

多くの神経節細胞は，主に視野内のコントラスト境界に対して反応する．これが視野内のパターンを脳へ伝える主たる方法であると思われる．網膜全体に均一な光が当たると，つまり，入射光によってすべての視細胞が一様に刺激されると，コントラスト検出器タイプの神経節細胞は，刺激も抑制もされない．この理由は，視細胞から脱分極性双極細胞を通して直接伝達された信号は興奮性であるが，一方，過分極性双極細胞や水平細胞を介して側方から伝えられた信号は主に抑制性であるからである．このように，直接伝達された興奮性信号は，側方からの経路による抑制性信号によって打ち消されると考えられる．このような経路の1つを図 51.15 に示す．ここでは1番上に3つの視細胞がある．中央の視細胞は脱分極性双極細胞を興奮させる．両側の2個の視細胞はそれぞれ抑制性の水平細胞を介して，同じ双極細胞に結合しており，もし，光によって3つの視細胞が同時に刺激されると，直結の興奮性信号は打ち消されてしまう．

ここで，視野内にコントラスト境界が現れたときに何が起きるか検証してみよう．図 51.15 を参照して，中央の視細胞が明るいスポット光で刺激され，両側の2つの視細胞の1つが暗所にあると仮定しよう．明るいスポット光は，双極細胞を介しての直接経路を興奮させる．両側の2つの視細胞の1つが暗所にあるということは，

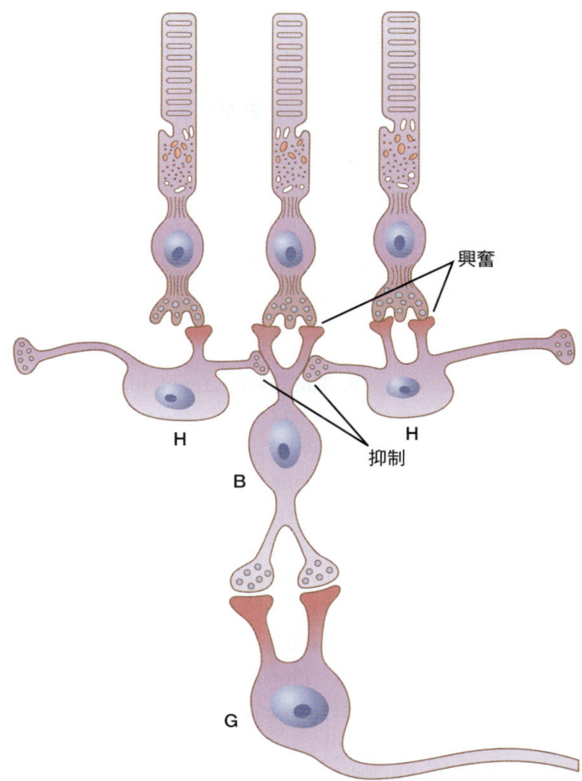

図 51.15 網膜における，杆体，水平細胞(H)，双極細胞(B)，神経節細胞(G)の典型的な配置
杆体から双極細胞や水平細胞に接続するシナプスは興奮性であるが，水平細胞から双極細胞に対しては抑制性である．

1つの水平細胞が刺激されていないことになる．したがって，この細胞は双極細胞を抑制せず，水平細胞が2つとも刺激される場合と比べて双極細胞を興奮させることになる．つまり，コントラストがあると，直接経路と側方経路による信号が互いに強調することになる．

まとめると，他の感覚系における機能と同様に，眼における側方抑制の機能はコントラストの検出と強調である．

神経節細胞による色信号の伝達

1個の神経節細胞が，数個の錐体，あるいはごくわずかの錐体によって刺激される場合を考えてみる．赤，青，緑の3種のすべての錐体が同じ神経節細胞を刺激する場合，その神経節細胞を通して伝達される信号は，スペクトル中のどのような色に対しても同一である．そのため，その神経節細胞からの信号は，色の検出には何の役割も果たさない．その代わり，それは白の信号となる．

逆に，いくつかの神経節細胞は1種類のみの色錐体によって刺激され，別の色錐体では抑制される．例えば，これは赤錐体と緑錐体でよく生じるが，赤は興奮を起こし，緑は抑制を起こすか，あるいはその逆が起こる．

同様の相反的な効果は，一方が青錐体で，他方が赤錐

体と緑錐体の組み合わせ（この２つは黄色によって興奮する）の間で生じ，これは青色と黄色の間での相反的な興奮－抑制関係を示す．

これらの色コントラスト検出の機序の重要性は，網膜の中ですでに色弁別が始められていることを示すことである．このように，それぞれの色コントラスト検出型の神経節細胞は，ある色によって興奮するが，反対色によって抑制される．それゆえ，色分析はすべてが脳で行われるというわけではなく，網膜から始まるのである．

参考文献

Bloomfield SA, Völgyi B: The diverse functional roles and regulation of neuronal gap junctions in the retina. Nat Rev Neurosci 10:495, 2009.

Dhande OS, Huberman AD: Retinal ganglion cell maps in the brain: implications for visual processing. Curr Opin Neurobiol 24:133, 2014.

Do MT, Yau KW: Intrinsically photosensitive retinal ganglion cells. Physiol Rev 90:1547, 2010.

Fain GL, Matthews HR, Cornwall MC, Koutalos Y: Adaptation in vertebrate photoreceptors. Physiol Rev 81:117, 2001.

Gegenfurtner KR: Cortical mechanisms of colour vision. Nat Rev Neurosci 4:563, 2003.

Hankins MW, Peirson SN, Foster RG: Melanopsin: an exciting photopigment. Trends Neurosci 31:27, 2008.

Hartzell HC, Qu Z, Yu K, et al: Molecular physiology of bestrophins: multifunctional membrane proteins linked to Best disease and other retinopathies. Physiol Rev 88:639, 2008.

Huberman AD, Niell CM: What can mice tell us about how vision works? Trends Neurosci 34:464, 2011.

Imamoto Y, Shichida Y: Cone visual pigments. Biochim Biophys Acta 1837:664, 2014.

Luo DG, Xue T, Yau KW: How vision begins: an odyssey. Proc Natl Acad Sci U S A 105:9855, 2008.

Masland RH: The neuronal organization of the retina. Neuron 76:266, 2012.

Masland RH: The tasks of amacrine cells. Vis Neurosci 29:3, 2012.

Okawa H, Sampath AP: Optimization of single-photon response transmission at the rod-to-rod bipolar synapse. Physiology (Bethesda) 22:279, 2007.

Orban T, Jastrzebska B, Palczewski K: Structural approaches to understanding retinal proteins needed for vision. Curr Opin Cell Biol 27:32, 2014.

Schmidt TM, Do MT, Dacey D, et al: Melanopsin-positive intrinsically photosensitive retinal ganglion cells: from form to function. J Neurosci 31:16094, 2011.

Sexton T, Buhr E, Van Gelder RN: Melanopsin and mechanisms of non-visual ocular photoreception. J Biol Chem 287:1649, 2012.

Solomon SG, Lennie P: The machinery of colour vision. Nat Rev Neurosci 8:276, 2007.

Vaney DI, Sivyer B, Taylor WR: Direction selectivity in the retina: symmetry and asymmetry in structure and function. Nat Rev Neurosci 13:194, 2012.

Yau KW, Hardie RC: Phototransduction motifs and variations. Cell 139:246, 2009.

第52章

眼：③視覚中枢の神経生理学

視覚投射路

図 52.1 に２つの網膜から視覚皮質までの視覚投射路を示す．視覚神経信号は網膜から**視神経**(optic nerve)を経由する．**視神経交叉**(optic chiasm)において網膜の鼻側に由来する半分の視神経線維が反対側に交叉し，もう片方の眼の耳側網膜由来の神経線維と合流して**視索**(optic tract)を形成する．それぞれの視索の線維は視床の**背外側膝状核**(dorsal lateral geniculate nucleus)でシナプス結合し，そこから**膝状体－鳥距溝線維**(geniculocalcarine fiber)が**視放線**(optic radiation)を経由して，後頭葉内側部の**鳥距溝**(calcarine fissure)周囲領域の**一次視覚皮質**(primary visual cortex)に至る(**膝踵路**(geniculocalcarine tract)ともよばれる)．

視覚線維はまた複数の古い脳領域にも投射する．①視索から視床下部の**視交叉上核**(suprachiasmatic nucleus of the hypothalamus)に至る経路は，おそらく昼夜の変化に伴う種々の生理的変化に同期した概日リズムのコントロールをしている，②**中脳の視蓋前核**(pretectal nuclei)への経路は注視すべき物体に焦点を合わせるための眼球の反射運動や対光瞳孔反射を起こす，③**上丘**(superior colliculus)への投射は，両眼の急速指向性運動を起こす，そして，④視床の**腹外側膝状核**(ventral lateral geniculate nucleus)および周囲の脳基底部への投射は，おそらく身体行動機能のコントロールを補助していると考えられる．

このように，視覚投射路は大きく中脳と前脳基底部からなる古いシステムと，視覚信号を後頭葉の視覚野に直接伝達する新しいシステムに分けることができる．ヒトでは新しいシステムが実質的に視覚的な形，色，そして他の意識される視覚的外観の知覚を担っている．逆に，多くの原始的な動物では，哺乳類が視覚皮質でする形状検出機能を，古いシステムである上丘が担っている．

視床の背外側膝状核の機能

新しい視覚系の視神経線維は，図 52.1 のように，視床の最も背側に位置し**外側膝状体**(lateral geniculate body)ともよばれる**背外側膝状核**に投射する．背外側膝状核には主要な機能が２つある(**訳者注**：以下特にことわらない場合は，外側膝状核は背外側膝状核を指す)．

第１に視索からの視覚情報を**視放線**(optic radiation)(**膝踵路**(geniculocalcarine tract)ともよばれる)経由で**視覚皮質**(visual cortex)に中継する．この中継機能は非常に正確であり，網膜から視覚皮質まで高い空間分解能で，まさしく点と点対応の伝達をする．視交叉を経由した後のそれぞれの視索の神経線維の半分は片方の眼に，半分は他眼に由来し，２つの網膜の対応視野を表現している．しかし，２つの眼からの信号は背外側膝状核内では分かれている．この核は６つの細胞層からなる．Ⅱ，Ⅲ，Ⅴ層(腹側から背側に向かう順で命名)は同側の網膜の外側(耳側)半分からの信号を受けるのに対して，Ⅰ，Ⅳ，Ⅵ層は反対側眼の網膜の内側(鼻側)半分からの信号を受ける．２つの眼の対応する網膜部位は隣り合って重なる層のニューロンに信号を伝え，同様に並行した伝達が視覚皮質までの全経路にわたって維持される．

第２の重要な役割は視覚野への信号伝達の“ゲート機能”，すなわち大脳皮質にどれだけの信号を通過させるかをコントロールすることである．この核は２つの主なソースからゲート機能をコントロールする信号を受けている．①一次視覚野から外側膝状核へという逆方向に戻る皮質遠心性線維，そして，②**中脳網様体**(reticular areas of the mesencephalon)である．これらいずれのソースも抑制性であり，刺激されると，背外側膝状核の特定部位の伝達を止めることができる．これら両ゲート回路は通過させるべき視覚情報をハイライトすることに役立つ．

最後に，背外側膝状核の別の分け方について解説する：

① ⅠおよびⅡ層は大型のニューロンからなり**大細胞層**(magnocellular layer)とよばれる．これらのニューロンは大きな**M型網膜神経節細胞**(type M retinal ganglion cell)からの入力を受ける．この大細胞系は視覚野への**急速伝導**(rapidly conducting)路を形成する．しかし，このシステムは色盲であり，白黒の情報のみを伝達する．さらに，M神経節細胞の数が少なく，その樹状突起が網膜内で広範囲に広がっているために空間的な分解能は粗い．

② Ⅲ層からⅥ層までは，ほとんどのニューロンが小型から中型であるために**小細胞層**(parvocellular layer)

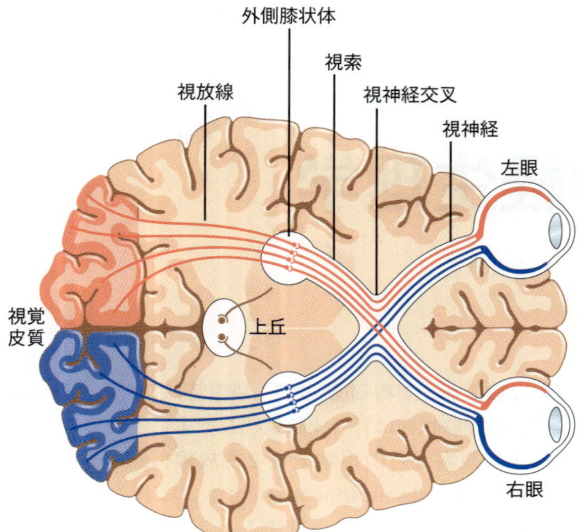

図 52.1 眼球から視覚皮質への主投射路
(Polyak SL：The Retina. Chicago：University of Chicago, 1941より改変)

とよばれる．これらのニューロンはP型網膜神経節細胞から入力を受け，色と正確な点と点対応，すなわち高い空間分解能で情報を伝達するが，高速よりも中等度の速度での伝導のみである．

視覚野の構成と機能

図 52.2 と図 52.3 に示すように視覚皮質は主に後頭葉の内側部に位置する．他の感覚系の皮質表現同様，視覚野は一次視覚皮質と二次視覚皮質に分けられる．

一次視覚皮質

一次視覚皮質(図 52.2)は鳥距溝周囲領域であり，後頭極から後頭皮質内側面の領野に広がる．この領野は眼からの直接の視覚信号の終点である．図 52.2 に示すように，網膜黄斑からの信号は後頭極周囲に伝えられ，網膜周辺部からの信号は後頭極より前の鳥距溝に沿った同心半円上の領野に伝わる．網膜上部は上方に，下部の情報は下方に再現される．

図で，黄斑部を再現している領域が広いことに注意してほしい．網膜中心窩の情報はこの部分に伝えられる．中心窩からの情報は最も視覚精度が高い．網膜の中心窩の情報は一次視覚皮質において，網膜の最も周辺の領域の数百倍の広さの部分に再現されている．

一次視覚皮質は，視覚野Ⅰ(visual area I, V-1)あるいは，この皮質の層の断面には線条模様がみられるために有線野ともよばれる．

皮質の二次視覚領野

二次的な視覚領野は**視覚連合野**(visual association areas)ともよばれ，一次視覚皮質の外側，前方，上方，下方に位置する．これらの領野の多くは図 52.3 に示すように後頭葉と頭頂葉の外側面に広がる折りたたみ構造

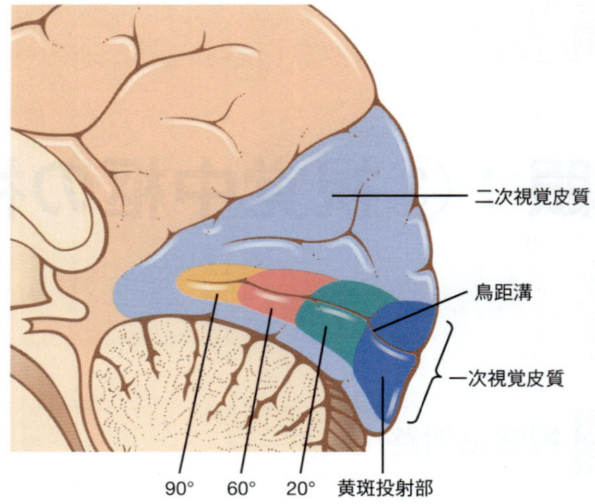

図 52.2 後頭葉内側の鳥距溝における視覚野の構成

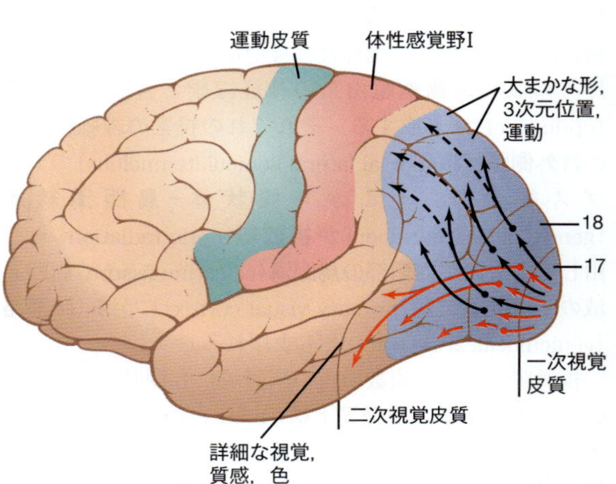

図 52.3 後頭葉外側面および頭頂葉の高次視覚野に対する一次視覚皮質からの視覚情報伝達
大まかな形，3次元的な位置，そして物体の動きの情報は主に後頭葉上部から頭頂葉後部に伝えられる．それに対して，詳細な視覚情報や色は後頭葉の前腹側部，そして後側頭葉の腹側部へと伝えられる．

である．一次視覚皮質の処理を受けた信号はこれらの領野に対して視覚的な意味を解析するために伝達される．例えば，一次視覚皮質に隣接するすべての領域は**ブロードマンの 18 野**(Brodmann's area 18)(図 52.3)であり，実質的に一次視覚皮質からのすべての情報がここを通過する．このため，ブロードマンの18野は視覚野Ⅱ，または単にV-2とよばれる．他の，より遠位の二次的視覚領野はV-3，V-4などと命名され，10以上の領野に区分される．これらの領野の働きは，視覚イメージのさまざまの特徴を順次抽出し，解析することである．

一次視覚皮質は主要な6層で構成される

大脳皮質のほぼすべての領野と同様，一次視覚皮質は図 52.4 に示すように6層で構成されている．他の感覚システムと同様，膝状体－鳥距溝投射線維は主にⅣ層に

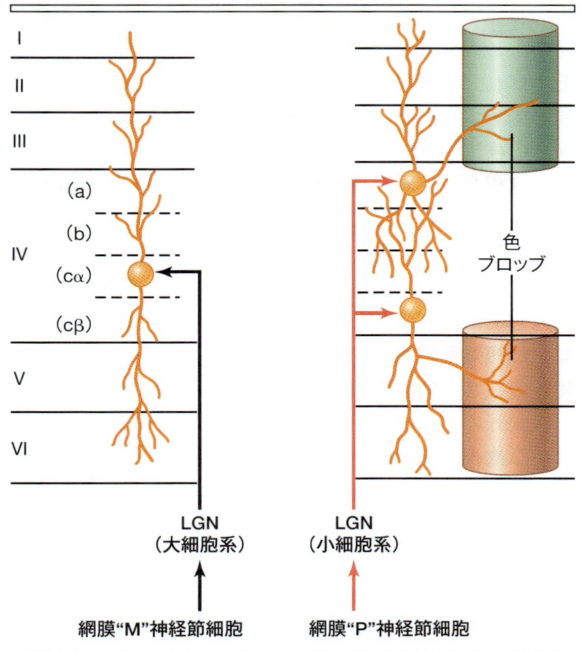

図 52.4 一次視覚皮質の 6 層構造
図の左側に示された結合は**外側膝状核**(LGN)の大細胞層に由来し，白黒の時間変化の速い信号を伝える．右側の図の経路は LGN の小細胞層(Ⅲ～Ⅵ層)に由来する．この経路は色とともに，詳細な空間情報を伝える．視覚野の**色ブロッブ**とよばれる部分は，色検出に必要である．

終末形成するが，この層にはさらに亜層がある．M 網膜神経節細胞からの伝導速度の速い信号はⅣcα 層に終末形成し，そこから垂直に皮質表面に向かう上向きと，深層に向かう下向きの中継がある．

網膜の P 神経節細胞に由来する中サイズの視神経線維からの信号もⅣ層に終末形成するが，M 信号とは場所が異なる．それらは図 52.4 の右に示すようにⅣ層の一番浅い部分のⅣa 層と一番深いⅣcβ 層に終末する．そこからは，信号が縦方向に皮質表面と深層に伝わる．視野空間上の点と点が正確に対応する視覚情報と色覚情報を運ぶのはこの P 神経節細胞経路である．

視覚皮質の垂直方向のニューロンコラム

視覚皮質は，数百万のニューロンからなる直径 30～50 μm の垂直な**コラム構造**(円柱構造，columnar organization)が配列してできている．同様の垂直なコラム構造は他の感覚野を通じて(また，運動野や連合野領域にも)あまねく見出されている．それぞれのコラムは機能的単位である．視覚野の垂直コラムはおよそ 1000 またはそれ以上のニューロンからなると概算されている．

視覚信号がⅣ層に入力されると，各垂直コラムを上下方向に広がって次段階の処理を受ける．この処理は視覚経路の各所において機能的に分離した単位的な視覚情報を解読していると考えられている．皮質の表面方向のⅠ，Ⅱ，Ⅲ層を通過する信号は，皮質内側方の隣接領域へと伝えられる．逆に，下方のⅤ，Ⅵ層へ向かう信号は，より遠方のニューロンに伝えられる．

視覚皮質の色ブロッブ

一次視覚皮質には，二次視覚領野にあるのと同様に，主要なコラム構造の間に挟まれた**色ブロッブ**(color blobs)とよばれるコラム状の構造がある．それは隣接する視覚コラムから側方信号を受け，色信号によって特に活動する．そのため，このブロッブは色を解析する一次領域であると考えられている．

両眼からの視覚信号の相互作用

2 つの眼からの視覚信号が外側膝状核の異なるニューロン層で中継されることを思い出してほしい．この信号は一次視覚皮質のⅣ層に到達する時点でも分離している．事実，Ⅳ層ではおよそ 0.5 mm 幅のストライプ状のコラム構造が並び合い，片眼からの信号は互いに隣接した異なるコラムに入力される．この場所では，2 つの眼からの 2 つの視覚像の個々の部分が対応しているか，すなわち 2 つの網膜の対応点が合っているか，を分析している．次に，解析された情報は 2 つの離れた眼の注視方向を調節するのに用いられ，視覚像の融合が起こる．両眼からの像の重なり具合の情報は，物体の奥行き距離を**立体視**(stereopsis)のメカニズムによって識別するのに使われる．

視覚情報を解析するための 2 つの主経路：①速い位置と動きの経路と②正確な色覚経路

図 52.3 は一次視覚皮質からの視覚情報が二次視覚領野において 2 つの主経路で解析されることを示している．

①**物体の 3 次元的位置，大まかな形，運動の解析**：図 52.3 に黒い矢印で示した経路は身体周囲の空間にある物体の 3 次元的な位置情報を分析する．この経路は視野内にある物体の大まかな形やその動きを解析する．言い換えると，この経路は，ある瞬間に個々の物体がどこにあって，それが動いているかを教えてくれる．一次視覚皮質を出た後，信号は**後中側頭皮質**(posterior midtemporal area)へと流れ，広い**後頭頭頂皮質**(occipitoparietal cortex)へと上がっていく．頭頂皮質の前縁で信号は 3 次元的な体性感覚情報を処理する後部体性感覚連合野の信号と合流する．この"位置－形－動き"の経路に送られる信号は主に M 型網膜神経節細胞の直径の太い M 視神経からのものであり，伝達速度は速いが，色のない白黒情報を伝えている．

②**詳細な形状と色の解析**：図 52.3 で一次視覚皮質から後頭葉および側頭葉の下方，腹側，内側へと至る赤い矢印は詳細な視覚的形状を処理する主経路である．この経路のいくつかの場所は色情報を処理して

いる．そのために，この経路は文字の認識，読む，物体表面の肌理や色を知るなどの視覚行動に関与し，それらの情報からその物体が何であり，何を意味するのかを解読する．

視覚イメージ解析中の刺激に対する神経活動パターン

視覚像のコントラストの解析

ただの一様な明るさの壁をみているときには，壁が明るくても暗くても一次視覚野のわずかなニューロンしか刺激されないであろう．そうならば，一次視覚野は何を検出するのであろうか？ この問いに答えるために，図 52.5 左図に示すような大きな濃い十字形を壁に置いてみよう．右図に示したのは視覚野で最も強く興奮するニューロンの受容野を刺激する図形パターンである．最大の興奮を生じるエリアは図のくっきりした輪郭に沿っていることに注意してほしい．このように一次視覚野の視覚信号は主に視野内のコントラストに関するものであり，コントラストのない部分については信号を生じない．このことについては第 51 章で，網膜神経節細胞においても隣接する網膜受容細胞を一様に刺激したときには互いに抑制し合うために同様のことが起こることを述べた．しかし，視野内に，暗から明へ，あるいは明から暗へ変化する境界がある場合には，相互抑制は生じず，大半のニューロンにとって刺激強度はコントラストの勾配に比例する．すなわち，コントラストがシャープであるほど，そして明暗の強度差が大きいほど刺激強度も強くなるのである．

視覚皮質は線や境界の傾きも検出する：“単純型細胞”

視覚皮質は網膜像の異なる場所にある線や物体の境界の存在を検出するだけでなく，それぞれの線または境界の傾きの方向，すなわち，それが垂直なのか，水平なのか，あるいは特定の角度で傾いているのかも検出する．この能力は，明暗のコントラストに互いに抑制的な受容野をもつニューロンが，そのコントラストの縁に沿って直線上に並び，二次ニューロンに出力していることによると考えられている．このようにして，線のさまざまな傾きに対して，特定のニューロンが刺激される．異なる方向に傾いた線は，異なるセットのニューロンを興奮させる．このようなニューロンは**単純型細胞**（simple cells）とよばれ，一次視覚野の主にⅣ層にみられる．

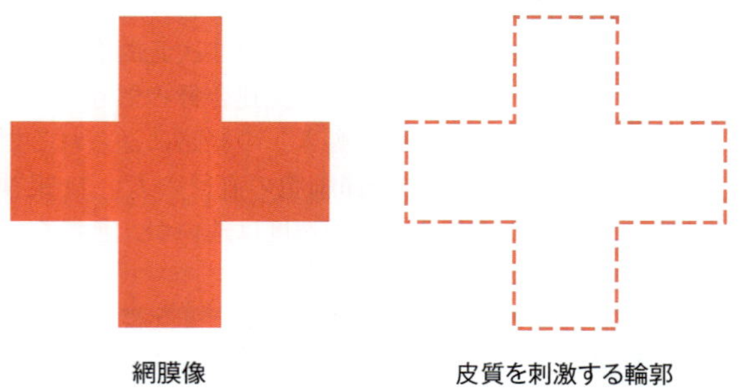

図 52.5 周囲より濃い十字型の網膜像によって誘発された視覚皮質の興奮パターン

視野内で水平あるいは垂直にずれている直線の傾きの検出：“複雑型細胞”

視覚信号がⅣ層からさらに進むと，同じ傾きの線なら，その位置によらず反応するニューロンがみられるようになる．すなわち，あるニューロンの受容野内で，線が水平あるいは垂直にある程度ずれていても，その線の傾きが同じであれば刺激となるのである．このようなニューロンは**複雑型細胞**（complex cells）とよばれる．

特定の長さ，角度の線，またはその他の形の検出

視覚野の主要なコラムの外顆粒層のニューロンの中には，二次視覚領野のニューロンのように，特定の長さの線や境界，特定の傾きの形，あるいは他の特徴をもつ視覚像に反応するものがある．すなわち，これらのニューロンは視野からさらに高次の情報を検出している．このように，視覚皮質の処理経路を進むにつれて，各視野のより多くの特徴が抽出されるようになる．

色の検出

色は，線の検出と同様に色コントラストによって検出される．例えば，赤い場所はしばしば緑と，青い場所は赤と，緑の場所は黄色い場所とコントラストをなしている．これらのすべての色は，視野内の白い部分ともコントラストをなしうる．事実，この白に対する色対比は“色の恒常性”とよばれる現象，すなわち，照射光の色が変化すると，“白い”色はその光によって変化するが，脳内の計算過程により，照射光が眼に入る色を変化させても赤は赤と解釈されるという性質の主たる原因であると考えられている．

色対比の解析のメカニズムは“反対色”とよばれる色コントラストが特定のニューロン群を興奮させることによる．色コントラストの初期情報は単純型細胞によって検出されるが，より複雑な色コントラストは複雑型および超複雑型細胞によって検出されると考えられる．

一次視覚皮質除去の影響

ヒトで一次視覚皮質が除去されると意識しうる視覚を失う．すなわち，盲目である．しかし心理学的な研究では，そのような盲目の人でも，しばしば無意識的に，明るさの変化，視野内の物体の動き，あるいはまれに，大まかな形に反応する．このような反応は眼球の動きや，頭部の回転，回避行動なども含む．この種の視覚は視索から主に上丘および他の古い視覚系への投射路の働きによると考えられている．

視野の範囲：視野検査

視野（field of vision）とはある瞬間に 1 つの眼でみる視覚範囲のことである．鼻の側にみえる視野範囲を**鼻側視**

野(nasal field of vision)，そして側方にみえる範囲を**側頭(耳側)視野**(temporal visual field)とよぶ．

網膜の特定の場所の視覚欠損を診断するのには，**視野測定**(perimetry)という方法で各眼の視野範囲をマッピングする．この検査では，被験者が片方の眼を閉じて，検査眼の前の視野中心に呈示されたスポット光をみながら行う．小光点あるいは小物体が視野の全範囲を行き来し，被験者はそれがみえるとき，みえなくなったときを答える．左眼の視野を測定した結果を図 52.6 に示す．すべての視野測定図において，本図に示されるように，網膜の**視神経円板**(optic disc)に杆体および錐体がないために生じる**盲点**(blind spot)が視野の中心から外側約15度のところにみられる．

視野の異常

盲点が視神経円板のところ以外の視野部分にみられることがときどきある．そのような盲点は**暗点**(scotomata)とよばれ，緑内障(過度の眼球内圧上昇)，網膜のアレルギー反応，鉛中毒や過度の喫煙などによってもたらされる視神経の損傷が原因となることが多い．

視野検査によって診断されるもう1つの病気に**網膜色素変性症**(retinitis pigmentosa)がある．この疾患では網膜の一部が変性し，変性部に過度のメラニン色素が沈着する．網膜色素変性症は，まず周辺視野の欠損から始まり，次第に中心視野に近づいていく．

視覚投射路の障害による視野への影響

一束の視神経全体が破壊されると，損傷眼全体の視覚消失が起こる．

視交叉(optic chiasm)の損傷は各鼻側網膜から対側の視索への交叉性信号の伝導を妨げる．そのために，各網膜の鼻側半分がみえなくなるため，患者は各眼の耳側視野を失う．なぜなら視野の網膜像が眼の光学系によって反転するからであり，これを**両耳側半盲**(bitemporal hemianopsia)という．このような損傷は，しばしば下垂体腫瘍がトルコ鞍の上の視交叉を圧迫することによって起こる．

一側の**視索**(optic tract)が切断されると，損傷と同じ側の各網膜半分からの神経伝達が断たれるため，両方の眼の損傷側の対側視野がみえなくなる．これを**同名半盲**(homonymous hemianopsia)という．

眼球運動とそのコントロール

視覚能力を完全に発揮するために，眼からの信号を解釈するのと同じくらい重要な働きとして，みるべき物体に眼を向けるための大脳制御システムがある．

筋による眼球運動の制御

眼球運動は図 52.7 に示すように3組の筋，①**内直筋**(medial recti)と**外直筋**(lateral recti)，②**上直筋**(superior recti)と**下直筋**(inferior recti)，③**上斜筋**(superior obliques)と**下斜筋**(inferior obliques)によってコントロールされている．内直筋と外直筋の収縮は眼球を横方向に動かす．上直筋と下直筋は眼を上下に動かす．斜筋の機能は主に，視野を正立位に保つために眼球を回旋させることである．

眼球運動制御の神経路

図 52.7 は第Ⅲ，第Ⅳ，第Ⅵ脳神経の脳幹起始核と，それらが支配する眼筋と末梢神経との結合を示している．また，脳幹の核が**内側縦束**(medial longitudinal fasciculus)とよばれる神経路で互いに結合している様子も示している．各眼の3セットの筋は対の片方の筋が収縮すると他方が弛緩するように**相反的**(reciprocally)に支配されている．

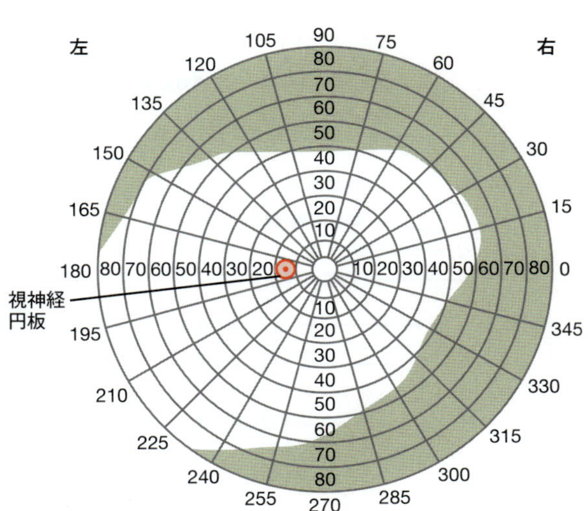

図 52.6　左眼の視野を示す視野測定図
赤い丸は盲点を示す．

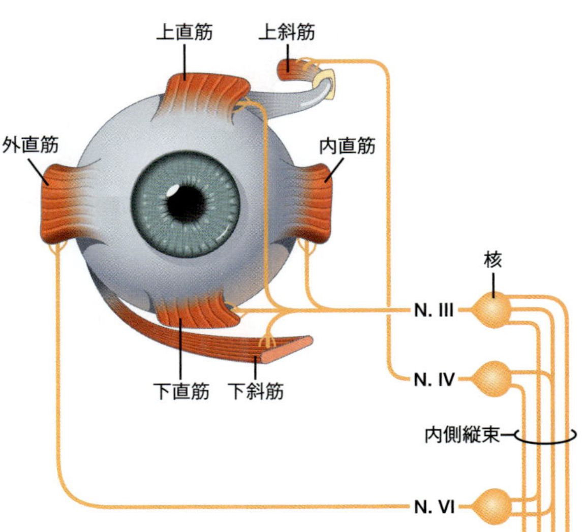

図 52.7　右眼と外眼筋を前からみた図とその神経支配
N：脳神経．

図 52.8 は後頭葉の視覚野からの信号が後頭視蓋路および後頭上丘路によって脳幹の視蓋前域および上丘に広がる動眼神経系の皮質制御の様子を示している．視蓋前域および上丘からは，眼球運動信号が動眼神経の脳幹起始核に伝えられる．また，脳幹の身体の平衡を制御する中枢からは強力な信号が動眼神経系へと伝えられる（前庭核から内側縦束を経由する信号である）．

眼球の固視運動

おそらく最も重要な眼球運動は，視野の個々の場所を“固視”することであろう．固視運動は 2 つの神経メカニズムによって制御される．第 1 は，人が固視したい物体に随意的に眼を向けるためのものであり，これは**随意的固視機序**（voluntary fixation mechanism）とよばれる．第 2 は，対象を見出した後に，それに対する固視を維持する不随意のメカニズムであり，**不随意固視機序**（involuntary fixation mechanism）とよばれる．

随意的固視運動は，図 52.8 に示したように前頭葉の運動前野に両側性に広がる皮質領域によって制御される．この領域の両側性機能不全あるいは破壊によって，患者は視線の固定を解除して固視点から他の点に眼を動かすことが困難になる．その場合，眼を動かすためには，瞬きをしたり，あるいは少しの間，手で目を覆うなどすることが必要である．

逆に，一度注意を向けた物体に対し，視線を固定するメカニズムは後頭葉一次視覚皮質の前の二次視覚領域によって制御される．動物実験でこの固視領域を両側性に破壊すると，動物はある点を固視し続けることが困難になるか，まったくできなくなる．

要約すると，脳後方の“不随意的”な後頭眼野は，視野のある場所に自動的に視線を固定し，網膜上でその像が動かぬようにしている．この固視を解除するためには，“随意的”な前頭眼野からの随意信号が必要である．

不随意的に固視を固定するメカニズム：上丘の役割

前節で述べた不随意的に固定が維持されるタイプの固視は，注意を向けた視対象が網膜の中心窩から外れてしまうのを防ぐためのネガティブフィードバックによる．正常な眼は 3 タイプのほとんど知覚されない連続的運動をしている：①眼筋の運動単位が連続的に収縮することによる毎秒 30～80 回の**持続振戦**（continuous tremor），②一方向あるいは他方向への眼球のゆっくりした動き，**スロードリフト**（slow drift），そして，③不随意固視メカニズムによる急速な**固視微動**（フリック（flicking movements））である．

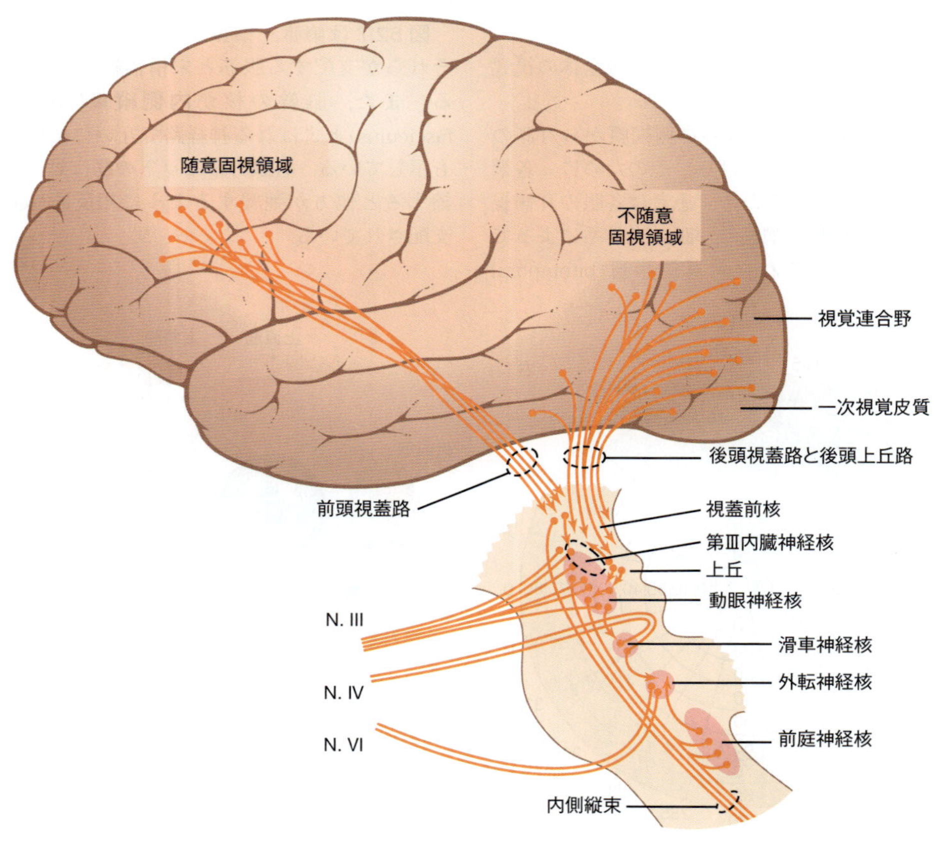

図 52.8 共同眼球運動を制御する神経路
N：脳神経．

光点が網膜の中心窩領域にあるとき，振戦運動によって光点は複数の錐体上を急速に前後し，ドリフト運動によって光点がゆっくりと錐体上を動く．光点が中心窩の端に来ると突然反射的な固視微動によって光点は中心窩の中心に動く．このようにして，自動的な反応により，視覚像は視野中心に戻されるのである．

ドリフト運動と固視微動の様子を**図 52.9** に示す．点線は中心窩を通るスロードリフトを示し，実線は視覚像を中心窩領域に維持するフリックを示す．この不随意に固視する能力は上丘の破壊によって消失する．

眼のサッケード運動：連続的に固視点が移動するメカニズム

自動車に乗っているときのように，目の前の光景が連続的に動いていると，眼は視野のある点を固視し，それが1秒間に2，3回の頻度で次々にジャンプする．ジャンプは**サッケード**(saccade)とよばれ，その動きは**視運動性眼球運動**(opticokinetic movement)とよばれる．サッケードは非常に速いため，眼球が動いている時間は10％程度で，90％の時間は固視点にとどまっている．さらに，脳がサッケード中の視覚像を抑制するため，視点がある点から別の点に動くのを意識することはない．

文書を読んでいるときのサッケード運動

文書を読んでいるとき，人は各行で数回のサッケード運動をする．この場合，視野の光景が目の前を通過するのではなく，重要な情報を読み取るのに眼のほうが複数回の連続サッケードをするように訓練されているのである．同様のサッケードは絵画を観ているときにも起こるが，この場合のサッケードは上，横，下，斜めへと次から次に絵の上を移動するように起こる．

動いている物体の固視：追跡眼球運動

眼は動いている物体を固視し続けることもでき，これは**追跡眼球運動**(pursuit movement)とよばれる．高度に発達した皮質メカニズムが物体の運動のコースを自動的に検出し，眼球に同じコースの動きをもたらすのである．例えば，もし物体が毎秒数回の頻度で波状に上下する場合，眼は最初それを固視することができないかもしれない．しかし，1秒もすると，眼はサッケードにより物体の運動と同じような波状パターンでジャンプし始める．そして，数秒後には，眼は次第に滑らかな動きで正確に波状の動きに追従するようになる．これは眼球運動を制御するための追跡システムによる，高度な自動的・無意識的な計算能力を反映している．

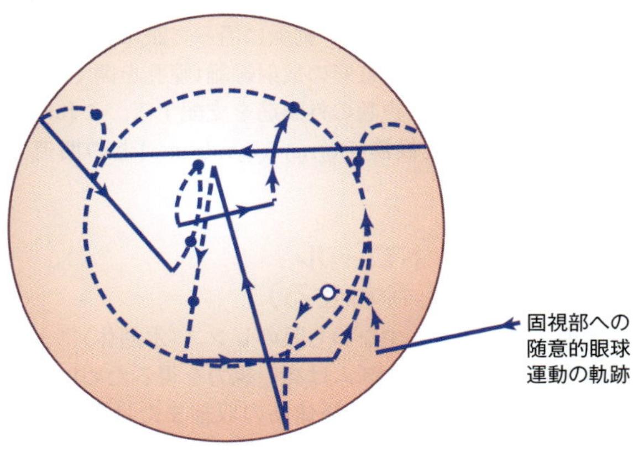

図 52.9　中心窩上の光点の動き
光点が中心窩の端にドリフトすると急速“固視微動”によって，中心窩の中心に戻される．点線はスロードリフト運動，実線は急速な固視微動を示す．
(Whitteridge D：Central control of the eye movements. In：Field J, Magoun HW, Hall VE［eds］：Handbook of Physiology, vol. 2, sec. 1. Washington, DC：American Physiological Society, 1960 より改変)

上丘は主に視覚的変化に対して眼球および頭を向ける運動を司る

視覚皮質が破壊されている場合でも，視野の周辺部に突然視覚的変化(外乱)が生じると，その方向へ即座に目を向けるということがしばしば起こる．この眼球の回転は上丘が破壊されると生じない．この機能のためには，上丘においても，一次視覚皮質ほど厳密ではないにせよ網膜部位対応がある．厳密ではないといっても，網膜周辺視野の光フラッシュの主な方向は上丘にマップされており，眼を回転させるための次段階の信号が眼球運動神経核に送られる．この眼の動きを補助するために，上丘には身体からの体性感覚の部位マップと耳からの聴覚信号の部位マップもある．

眼から上丘への視神経線維は，急速眼球運動を司るが，その神経枝は伝導速度の速いM線維に由来し，その一束の分枝は視覚皮質へ，他の分枝は上丘に行く．上丘からの信号は，視覚的外乱に対して眼を向けるのに加えて，頭部全体と身体全体を外乱方向に回転させるために**内側縦束**(medial longitudinal fasciculus)を経て脳幹の他のレベルへと中継される．大きな音や体側を強くさすられたときのような非視覚的外乱も，目を向けるのと同様に頭部，身体の回転を生じるが，それも上丘に損傷がないときだけである．すなわち，上丘は身体周囲の外乱が視覚，聴覚，体性感覚のいずれであっても，そちらに眼，頭部，身体を向けるという大きな役割を担っている．

両眼からの視覚像の融合

視知覚においてより有効な意味を引き出すために，2つの眼の視覚像は通常2つの網膜の“対応点”で融合する．視覚皮質は融合に重要な役割を果たしている．この章のはじめのほうで指摘したように，2つの網膜の対応点の信号は外側膝状体の異なる層に伝達され，これらの信号は視覚皮質へと中継される．皮質ニューロン間の相互作用は，2つの視覚イメージがずれている，すなわち正確に融合しないときに，特定のニューロンに**干渉による興奮**(interference excitation)を引き起こす．この興奮はおそらく眼球運動系に信号として伝えられ，融合が生じるように眼球の輻輳または開散あるいは回旋運動を起こさせるのだろう．いったん2つの網膜の対応点が重なり合えば，“干渉”に関する視覚皮質の特定ニューロンの活動は止まる．

視覚対象の距離を判断するための立体視の神経メカニズム

2つの眼は5 cm以上離れているので，2枚の網膜像は正確に同じではない．すなわち，右眼は対象物の少し右側を，左眼は少し左側をみるのである．視対象が近いとその視差は大きくなる．したがって両眼融合しているときも2つの視覚像のすべての対応点を同時に重ね合わせることはできない．さらに，物体が眼に近づくと重なり具合は小さくなる．この重なりのズレが，およそ60 mまでの視対象の距離を判断するために重要な**立体視**(stereopsis)の神経メカニズムを働かせる．

立体視の神経細胞メカニズムは，網膜から視覚皮質への線維投射路の一部が中心から1〜2度横にずれていることに基づいている．

そのために，2つの眼からの視覚投射線維の一部は2 m離れた対象物に合致することになり，さらに別の投射線維セットは25 mも離れた物体に対して合致するのである．このように視対象の距離は，どの投射線維のセット(一組あるいは複数の組)が刺激されるかによって決まる．この現象は**奥行き知覚**(depth perception)とよばれ，立体視の別称である．

斜視：両眼融合の欠如

斜視は，**横目**(squint)あるいは**内斜視**(cross-eye)ともよばれ視覚座標の1つ以上，すなわち水平，垂直，回旋において両眼融合ができない状態である．斜視の基本タイプを図52.10に示す．①**水平斜視**(horizontal strabismus)．②**回旋斜視**(torsional strabismus)．③**垂直斜視**(vertical strabismus)である．これら異なるタイプの2種類あるいは3種類すべての斜視が組み合わさって生じることもある．

斜視は，視覚系の融合メカニズムの異常な組み合わせにより生じる．つまり，幼い子どもが2つの眼で同一物体をみようとしているときに，片方の眼は十分に固視しているのに，他眼ではそれができないとか，両眼で固視できても同時にはできないなどである．やがて両眼の共同運動が神経制御系で異常にセットされてしまうと，両眼の網膜像は決して融合しない．

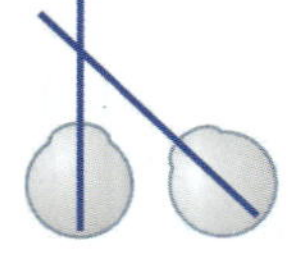
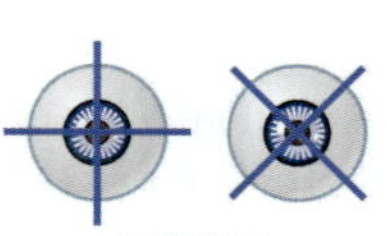
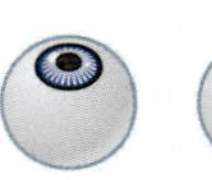
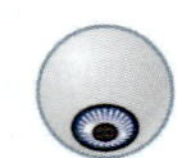

図52.10 斜視の基本タイプ

うまく動かない眼からの視覚像の抑制

少数の斜視の患者の中には注意を向けた対象により固視眼が変化する人がいる．しかし，他の患者では，片方の眼だけがつねに使われ，他眼からの信号は抑制されるようになり精度の高い視覚には用いられない．抑制眼の視力はゆっくりとしか発達せず，しばしば分数視力20/400(小数視力0.05)以下にとどまる．もし，その後に優位眼が視力を失うと，成人の抑制眼の視力はわずかに改善するのみだが，子どもではははるかによく発達する．このことは視力の発達が眼から中枢神経系へのシナプス結合に強く依存していることを示す．事実，解剖学的にも，抑制眼からの信号を受けている視覚皮質の神経結合は減少する．

遠近調節と瞳孔径の自律神経調節

眼への自律神経

図52.11に示すように，眼は副交感神経および交感神経の両者によって支配されている．副交感神経の節前線維は**エディンガー・ウェストファール核**(Edinger-Westphal nucleus)(第Ⅲ脳神経の内臓側核)に起始し，**第Ⅲ神経**(third nerve)を通り，眼のすぐ後ろにある**毛様体神経節**(ciliary ganglion)に至る．そこで節前線維は副交感神経節後ニューロンにシナプスし，**毛様体神経**(ciliary nerve)を通って眼球内に至る．この神経は，①水晶体で焦点調節をする毛様体筋と，②瞳孔を収縮させる虹彩の括約筋を収縮させる．

眼の交感神経支配は脊髄の第一胸髄の**中間外側角細胞**(intermediolateral horn cell)に起始する．そこから，交感神経線維は交感神経鎖に入り，上方の**上頸神経節**(superior cervical ganglion)に入り，そこで神経節後細胞とシナプス結合する．この交感神経節後線維は頸動脈に沿って広がり，さらに細い動脈に沿って眼に到達する．そこで交感神経線維は虹彩の放射線維(瞳孔を開く)を支配するのと同時に，複数の外眼筋を支配する．これについては**ホルネル症候群**(Horner's syndrome)との関連で後述する．

調節のコントロール(眼の焦点を合わせる)

調節メカニズム，すなわち眼のレンズ(水晶体)により焦点を合わせるメカニズムは高い視力を得るために不可欠である．調節は眼の毛様体筋の収縮または弛緩による．第50章で解説したように，収縮は水晶体の屈折力を増し，弛緩は低下させる．いかにして目の焦点をつねに保つために調節がなされるのであろうか．

水晶体の調節は視力を最高にするために屈折力を自動的に調節する負のフィードバックメカニズムにより制御されている．眼が遠いところにある物体に焦点を合わせているときに，突然近くの物体に焦点を合わせなくてはならないようになると，通常1秒以内に最高の視力を得るように調節が起こる．この急速で正確な眼の焦点合わせの詳細な制御メカニズムは明らかでないが，以下のような特徴が知られている．

まず，眼が突然焦点距離を変化させるときには，水晶体は1秒の何分の1かで新たな焦点状態を得るように屈折強度を変える．次に，以下のようないくつかの手掛かりが，水晶体の屈折強度を適切な方向に変化させることの助けになっている．

①**色収差**(chromatic aberration)は重要であろう．すなわち，水晶体が青い光を赤い光よりも強く屈折させるために，赤い光のほうが青い光よりもわずかに後方に焦点を結ぶ．眼はこの2種類の光線のどちらによく焦点が合っているのか検知できるようだ．そして，この手掛かりが，水晶体の屈折を強めるべきか弱めるべきかという情報を調節メカニズムに伝えている．

②眼が近くの物体を固視しているときには，眼は輻輳(鼻側に内転)しなくてはならない．**輻輳**(convergence)の神経機構は同時に水晶体の屈折力を強める信号も生じる．

③中心窩は網膜の他の部分よりもわずかに深いくぼみにあるため，中心窩の焦点の鮮明さは周辺部と異なっている．この差もまた，水晶体の屈折強度の変化方向の手掛かりとなっているかもしれない．

④水晶体の調節の強さは毎秒2回以下の頻度でわずかながらもつねに揺らいでいる．視覚像は水晶体の調節強度の揺らぎが適切な方向のときにより鮮明になり，逆方向のときには不鮮明になる．これは適切な焦点を得るために水晶体をどの程度調節するかの迅速な手掛かりとなるだろう．

遠近調節をコントロールする大脳皮質領野の働きは，眼球の固視運動をコントロールする皮質領野の働きと並行している．ブロードマンの18野，19野における視覚信号の分析と，毛様体筋への運動信号の伝達は脳幹の視蓋前域を通り，そこから**エディンガー・ウェストファール核**を経て，最終的に副交感神経によって眼球に伝えられる．

瞳孔径の調節

副交感神経の刺激は，瞳孔括約筋も興奮させ，これにより瞳孔径が減少する．これを**縮瞳**(miosis)という．逆に交感神経の刺激は虹彩の放射筋を興奮させ，これにより瞳孔の散大が起こる．これは**散瞳**(mydriasis)とよばれる．

対光反射

眼に光が照射されると瞳孔が収縮する．この反応は**対光反射**(**瞳孔光反射**(pupillary light reflex))とよばれる．この神経路は**図52.11**の上の2つの黒矢印で示されている．光が網膜に当たると，その結果，視神経から視蓋前域に活動電位が到達する．そこから，次の活動電位が**エディンガー・ウェストファール核**に送られ，最終的に副交感神経を通じて虹彩括約筋を収縮させる．逆に，暗いときには，この反射が抑制され，瞳孔散大を起こす．

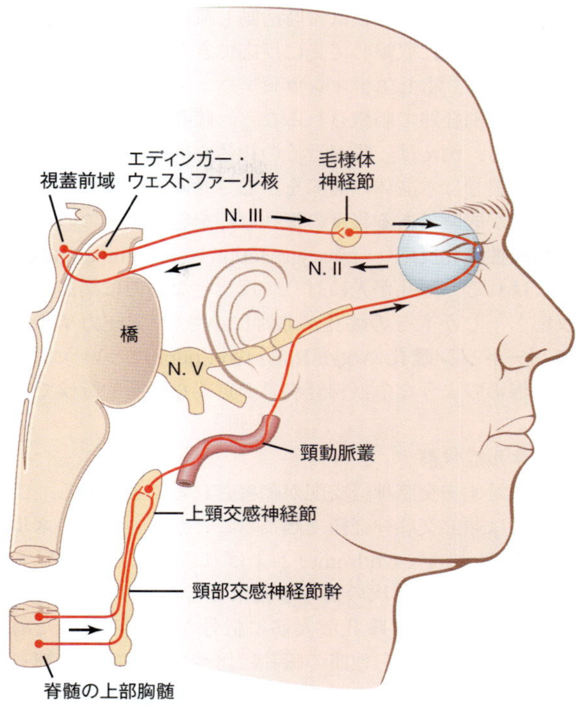

図52.11　眼の自律神経支配
対光反射の反射弓も示す．N：脳神経．
(Ranson SW, Clark SL：Anatomy of the Nervous System：Its Development and Function, 10th ed. Philadelphia：WB Saunders, 1959より改変)

対光反射の機能は，第51章で解説したように，光量の変化に非常に急速に眼を順応させることである．瞳孔径は最小で約1.5mm，最大で8mmほどである．このため，網膜を照射する光量は瞳孔径の2乗で変化するので，明順応時と暗順応時の瞳孔反射はおよそ30対1，すなわち眼に入る光の量が30倍まで変化する．

中枢神経系疾患における瞳孔反射あるいは反応

中枢神経系疾患の中には，網膜からの視覚信号がエディンガー・ウェストファール核に伝達されるのを障害するものがあり，これにより瞳孔反射が起こらなくなる．そのような障害は**中枢性梅毒**(central nervous system syphilis)，**アルコール依存症**(alcoholism)，**脳炎**(encephalitis)などで起こる．この障害は通常，脳幹の前視蓋領域で生じるが，直径の細い視神経の損傷が原因になることもある．

視蓋前域からエディンガー・ウェストファール核への最終神経線維は多くの場合抑制性タイプである．この抑制効果が失われると核は常時活動し続けるため，瞳孔がほとんどつねに収縮して光に反応できなくなる．

それでも，もしエディンガー・ウェストファール核が何らかの別経路で刺激されるなら，瞳孔はいくらかは収縮できる．例えば，眼が近くの物体を固視しているときには，信号は水晶体の調節を生じさせ両眼の輻輳を生じる信号が同時にある程度の瞳孔収縮を起こす．この現象は**調節性瞳孔反応**(pupillary reaction to accommodation)とよばれる．瞳孔が光に対して反応しないのに調節には反応し，しかもその瞳孔が非常に小さい(**アーガイル・ロバートソン瞳孔**(Argyll Robertson pupil))という状態は，梅毒のような中枢神経疾患の重要な診断的徴候である．

ホルネル症候群

眼に対する交感神経支配が障害されることがある．この障害は頸部交感神経鎖で起こることが多く，**ホルネル症候群**(Horner's syndrome)とよばれる臨床症状を呈する．この症候群は次のような結果をもたらす．第1に，交感神経線維から瞳孔散大筋に信号が伝わらないために，片方の瞳孔が，他眼の瞳孔に比べて持続的に収縮し続ける．第2に，本来なら起きている間は交感神経に支配されている上眼瞼中の平滑筋線維の収縮により，開いた状態に保たれるはずの上部眼瞼が下垂する．このように，交感神経の損傷は正常に上眼瞼を開いておくことをできなくする．第3に，同側の顔面および胴部の血管が持続的に拡張した状態になる．そして第4に，ホルネル症候群がある側の顔面および頭部の発汗(交感神経支配)が起こらなくなる．

参考文献

Bridge H, Cumming BG: Representation of binocular surfaces by cortical neurons. Curr Opin Neurobiol 18:425, 2008.

Calkins DJ: Age-related changes in the visual pathways: blame it on the axon. Invest Ophthalmol Vis Sci 54:ORSF37, 2013.

Espinosa JS, Stryker MP: Development and plasticity of the primary visual cortex. Neuron 75:230, 2012.

Gilbert CD, Li W: Top-down influences on visual processing. Nat Rev Neurosci 14:350, 2013.

Harris KD, Mrsic-Flogel TD: Cortical connectivity and sensory coding. Nature 503:51, 2013.

Hikosaka O, Takikawa Y, Kawagoe R: Role of the basal ganglia in the control of purposive saccadic eye movements. Physiol Rev 80:953, 2000.

Ibbotson M, Krekelberg B: Visual perception and saccadic eye movements. Curr Opin Neurobiol 21:553, 2011.

Katzner S, Weigelt S: Visual cortical networks: of mice and men. Curr Opin Neurobiol 23:202, 2013.

Kingdom FA: Perceiving light versus material. Vision Res 48:2090, 2008.

Krauzlis RJ, Lovejoy LP, Zénon A: Superior colliculus and visual spatial attention. Annu Rev Neurosci 36:165, 2013.

Martinez-Conde S, Macknik SL, Hubel DH: The role of fixational eye movements in visual perception. Nat Rev Neurosci 5:229, 2004.

Martinez-Conde S, Otero-Millan J, Macknik SL: The impact of microsaccades on vision: towards a unified theory of saccadic function. Nat Rev Neurosci 14:83, 2013.

Munoz DP, Everling S: Look away: the anti-saccade task and the voluntary control of eye movement. Nat Rev Neurosci 5:218, 2004.

Nassi JJ, Callaway EM: Parallel processing strategies of the primate visual system. Nat Rev Neurosci 10:360, 2009.

Parker AJ: Binocular depth perception and the cerebral cortex. Nat Rev Neurosci 8:379, 2007.

Peelen MV, Downing PE: The neural basis of visual body perception. Nat Rev Neurosci 8:636, 2007.

第53章

聴覚

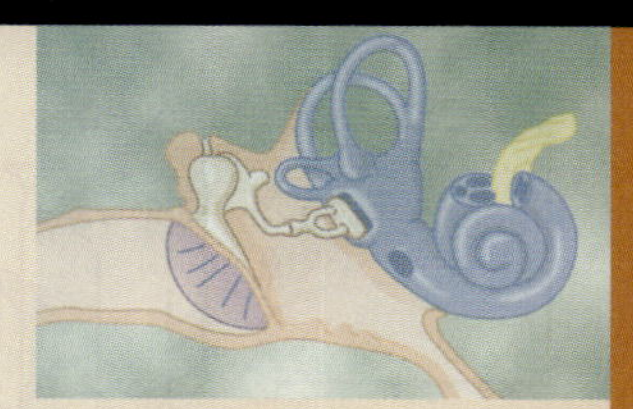

本章では，耳が音波を捉え，その周波数を弁別し，さらに聴覚情報を中枢へと伝え，そこでその意味が解読されるしくみについて述べる．

鼓膜と耳小骨系

鼓膜から蝸牛への音の伝導

図53.1は**鼓室膜**(tympanic membrane)(いわゆる**鼓膜**(eardrum))と**耳小骨**(ossicles)を示す．耳小骨は中耳にあり，鼓膜から**蝸牛**(cochlea)(**内耳**(inner ear))への音の伝導を行う．鼓膜には**ツチ骨**(malleus)の柄が付着している．ツチ骨は小さな靱帯で**キヌタ骨**(incus)とつながっているため，ツチ骨が動くとキヌタ骨も一緒に動く．キヌタ骨の反対端は**アブミ骨**(stapes)の幹と関節を形成し，アブミ骨の底板は蝸牛の開口部である**卵円窓**(oval window)で**膜迷路**(membrane labyrinth)と接している．ツチ骨柄の先端は鼓膜の中央に付着している．鼓膜はこの部位で鼓膜張筋によってつねに引っ張られており，これにより鼓膜の緊張が保たれている．鼓膜が緊張していることで，鼓膜のいずれの部位に振動が生じても，振動は耳小骨へと伝わることができる．一方，鼓膜が緩んでいると振動は耳小骨へと伝わることはできない．

中耳の耳小骨は，靱帯によってつり下げられており，ツチ骨とキヌタ骨は鼓膜の縁を支柱とした1つのテコのように働く．

キヌタ骨とアブミ骨との間には関節があるため，アブミ骨は，①鼓膜が内側へ動くと卵円窓とその奥の蝸牛液を前に押し，②鼓膜が外側へ動くと蝸牛液を手前に引く．

耳小骨系によるインピーダンス整合

音の振動によるアブミ骨底の動きの振幅は，ツチ骨柄の動きの振幅の3/4にすぎない．したがって，耳小骨によるテコのシステムは，一般に考えられているようにアブミ骨底の移動距離を増加させることはない．むしろ，このシステムはアブミ骨底の移動距離を減少させ，動きの圧力を約1.3倍に増加させる．さらに，鼓膜の表面積は55 mm^2 であるのに対して，アブミ骨底の表面積は3.2 mm^2 である．この17倍の表面積比と1.3倍のテコ比の積により，蝸牛液には音波が鼓膜に及ぼす圧力の約22倍もの圧力が働くことになる．液体は空気よりもはるかに大きな慣性をもつため，液体を振動させるためには大きな圧力が必要である．つまり，鼓膜と耳小骨系は空気中の音波と蝸牛液の振動との間のインピーダンス整合を行っている．実際，このインピーダンス整合は300〜3000 Hzの間では完璧な場合の50〜75%で，入って来る音波エネルギーのほとんどが利用可能である．

耳小骨系と鼓膜がない場合にも，音波は中耳の空気を通って蝸牛の卵円窓に入ることができる．しかし，このときの聴覚感度は，耳小骨系がある場合に比べて15〜20 dB低く，この差は中等度の声とかろうじて知覚することのできる声の違いに等しい．

鼓膜張筋とアブミ骨筋の収縮による音の減衰

大きな音が耳小骨系から蝸牛を介して中枢神経系へと伝えられると，反射により40〜80ミリ秒の潜時で，アブミ骨筋の収縮と軽度の鼓膜張筋の収縮が生じる．鼓膜張筋はツチ骨柄を内側に引き，アブミ骨筋はアブミ骨を外側に引く．これら2つの力は互いに反対方向に働くため，耳小骨系全体の硬さが増し，この結果，低周波音(主に1000 Hz以下)の耳小骨伝導が大きく減弱する．

この**減衰反射**(attenuation reflex)は，低周波音の伝達を30〜40 dB減弱させ，この差は大声とささやき声の違いに等しい．このしくみの働きとして以下の2つが考えられている．1つは，蝸牛を過度に大きな音による振動の障害から保護すること，もう1つは，騒音環境で低周波音を遮蔽することである．通常，遮蔽により背景雑音の大部分は除かれるため，会話に必要な情報の多くを含む1000 Hz以上の音にヒトは集中することができる．

鼓膜張筋とアブミ骨筋のもう1つの働きは，自分の話し声に対する感度を下げることである．この効果は，脳が発声機構を活性化させると同時に，これらの筋肉へと投射する神経側枝の信号によって活性化される．

骨による音の伝導

内耳である**蝸牛**(cochlea)は，**骨性迷路**(bony labyrinth)とよばれる側頭骨内の腔洞に埋め込まれているため，頭蓋全体の振動は蝸牛内の液体を振動させる．このため，適切な状況下で，音叉や電気振動器を頭蓋骨の突起，特に耳の近くの乳様突起に置くと，ヒトは音を感じることができる．しかしながら，空気中の音の場合，大きな音

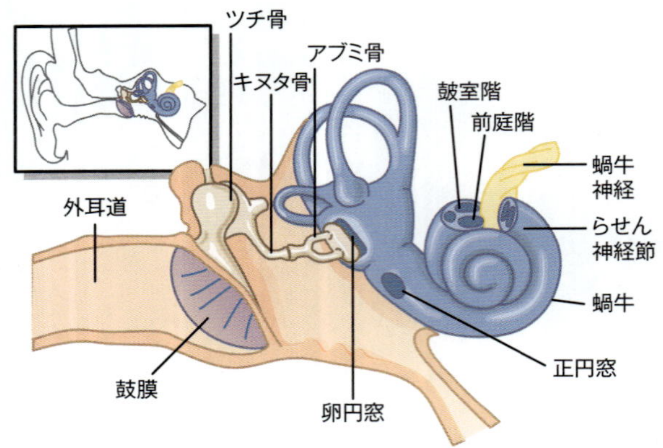

図 53.1　鼓膜，中耳の耳小骨系と内耳

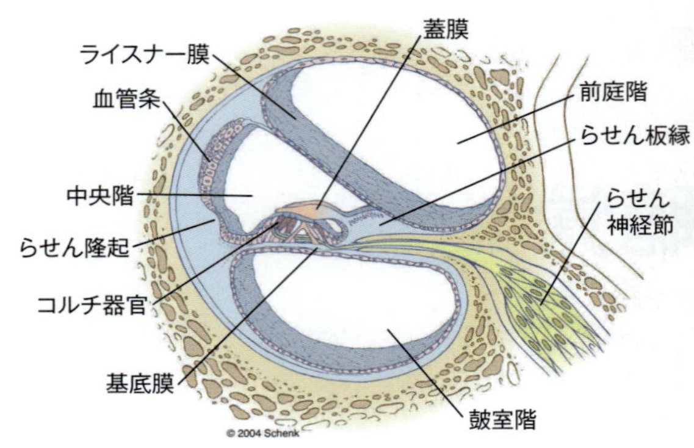

図 53.3　蝸牛の一巻きの断面

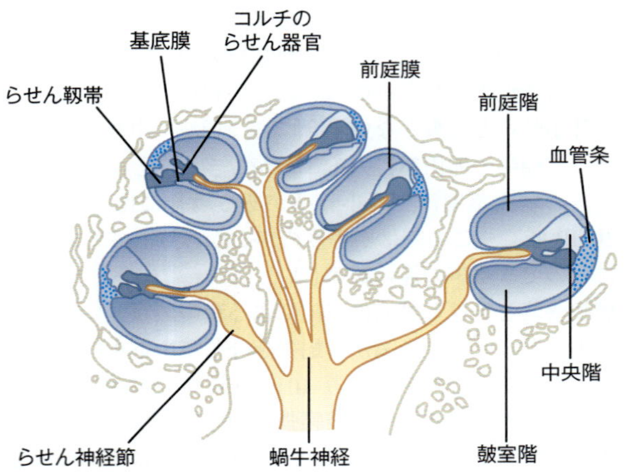

図 53.2　蝸牛
（Drake RL, Vogl AW, Mitchell AWM: Gray's Anatomy for Students, ed 2, Philadelphia, 2010, Elsevier より再描画）

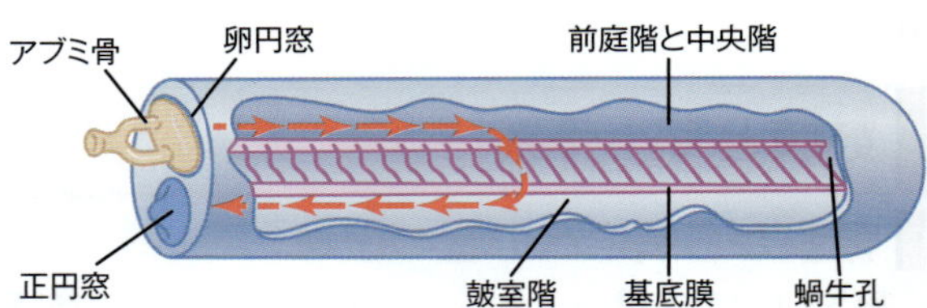

図 53.4　アブミ骨が前方へ移動した後の蝸牛内の液体の動き

であってもエネルギーは小さく，特殊な電気機械的な音増幅器を使用しない限り，骨伝導で音を感じることはできない．

蝸牛

蝸牛の機能解剖

蝸牛は渦巻状の管状器官であり，その形は図 53.1 に，その断面は図 53.2 と図 53.3 に示されている．蝸牛は，①**前庭階**(scala vestibuli)，②**中央階**(scala media)，③**鼓室階**(scala tympani)の 3 つの管が渦巻き状に並んで構成されている．前庭階と中央階は図 53.3 に示されるように，**ライスナー膜**(Reissner's membrane)(**前庭膜**(tympanic membrane)ともよばれる)によって分けられており，中央階と鼓室階は**基底膜**(basilar membrane)によって分けられている．基底膜の表面には**コルチ器官**(organ of Corti)があり，ここには**有毛細胞**(hair cell)とよばれる電気機械感受性の細胞が並んでいる．有毛細胞は，音の振動に反応して神経インパルスを発生する終末受容器である．

図 53.4 は，音の振動の伝導にかかわる蝸牛の機能部分をほどいた形で示している．まず，この図ではライスナー膜が描かれていない点に注目してほしい．ライスナー膜は非常に薄く，容易に動くため，前庭階から中央階への音の振動の伝播を妨げない．このため，音の液体中の伝達に関しては，前庭階と中央階を 1 つの部屋と考えることができる(ライスナー膜の役割は中央階にある特別な液を維持することであり，この液は，本章で後述するように，音の受容器である有毛細胞が正常に働くうえで必要である)．

音の振動は卵円窓のアブミ骨底面から前庭階へと伝わる．アブミ骨底面は卵円窓を覆い，緩い輪状靱帯で卵円窓の縁と結合しているため，音の振動に応じて内側や外側に動くことができる．内側への動きは前庭階と鼓室階の液体を前方へと動かし，外側への動きは液体を後方へと動かす．

基底膜と蝸牛における共鳴

基底膜は中央階と鼓室階を分ける線維性の膜である．基底膜は 2 万〜3 万本の**基底線維**(basilar fiber)を含み，これらの線維は**蝸牛軸**(modiolus)とよばれる蝸牛の中心にある骨性構造から外壁に向かって伸びている．これらは，硬く弾性がある楽器のリードのような構造で，その近位端は蝸牛軸に固定され，遠位端は緩んだ基底膜に埋まっている以外には固定されていない．基底線維は硬く，遠位端が自由端となっているため，ハーモニカのリードのように振動することができる．

基底線維の**長さ**は，卵円窓のある蝸牛底から先端の蝸牛頂に向けて徐々に**長くなり**，卵円窓や正円窓付近では

0.04 mm であるのに対して，蝸牛頂(蝸牛孔)ではその約12 倍の 0.5 mm となる．

これに対して，基底線維の**直径**は，卵円窓から蝸牛孔に向けて**小さくなる**ため，基底線維全体としての硬さは蝸牛孔に向けて 100 倍以上減弱することになる．この結果，卵円窓付近の短く硬い線維は高周波音で最もよく振動するのに対して，蝸牛頂の長く柔軟な線維は低周波音で最もよく振動する．

このように基底膜の**高周波の共鳴**は，音波が卵円窓を通って蝸牛へ入る蝸牛底で生じる．一方，**低周波の共鳴**は蝸牛孔付近で生じる．これはこの部位では基底線維の硬さが減弱することが主たる理由であり，さらに蝸牛管に沿って振動する液体の質量が増すことで“負荷”が増大することもかかわる．

蝸牛での音波の伝達：進行波

蝸牛は全面を骨に囲まれているため，アブミ骨底が卵円窓を内側へ押すと，正円窓は外側へ膨らむことになる．卵円窓から蝸牛に入った音波は，まず蝸牛底の基底膜を正円窓方向へと曲げる．しかしながら，この基底線維の正円窓方向への曲がりによって生じる弾性張力は，基底膜に沿って蝸牛孔へと進行する液体波を生じる．**図 53.5A** は高周波の波の基底膜に沿った動きを示す．**図 53.5B** は中間周波の場合，**図 53.5C** は低周波の場合を示す．基底膜に沿った波の動きは，第 15 章で述べた動脈壁を伝わる圧波の動きとよく似ている．これはまた，池の表面を進行する波ともよく似ている．

異なる周波数の音に対する基底膜の振動パターン

図 53.5 では，音の周波数が異なると，その伝達パターンが異なることに注目してほしい．各波は最初はいずれも比較的弱いが，音波の周波数と同じ共鳴周波数をもつ基底膜上の部位に到達すると強くなる．この部位で基底膜は上下に大きく振動することができ，波のエネルギーを消費する．この結果，波はこの部位で消滅し，これより先の基底膜へ進行することはない．このように，高周波音は共鳴部位で消滅するまでに基底膜上の短い距離しか進行せず，中間周波音は基底膜の中程まで進行し消滅するのに対して，低周波音は基底膜の全長を進行することになる．

進行波のもう 1 つの特徴は，進行波の進行速度が基底膜の起部付近では速くて，蝸牛の先端へと進むにつれて遅くなる点である．この原因は，基底線維の弾性率が起部付近では大きいのに対して，蝸牛の先端に向けて小さくなるためである．蝸牛底で波の進行が速いことにより，高周波音は蝸牛内を十分に広がり，基底膜上でお互いに分離することができる．蝸牛底で波の進行が速くなければ，すべての高周波音は基底膜上の 1 mm 以内のところで重なり合うため，これらの周波数を弁別することはできない．

基底膜の振動の振幅パターン

図 53.6A の点線は，ある音波に応答する基底膜上の部位を示す．a：アブミ骨が最も内側にあるとき，b：元の場所に戻ったとき，c：最も外側にあるとき，d：元の場所に戻り，また内側へ動いているときのものである．これらの波で囲まれた部分は，全振動周期中の基底膜の振動範囲を示す．これが，この周波数の音に対する基底膜の**振動の振幅パターン**である．

図 53.6B は，異なる周波数に対する基底膜振動の振幅パターンを示しており，8000 Hz の音では最大振幅が蝸牛底の近くでみられるのに対して，200 Hz の音では前庭階が鼓室階とつながる蝸牛孔の近くでみられる．

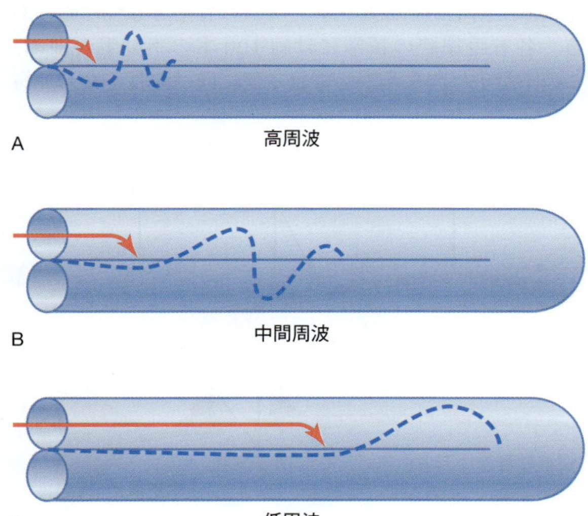

図 53.5 高，中，低周波音の基底膜に沿った進行波

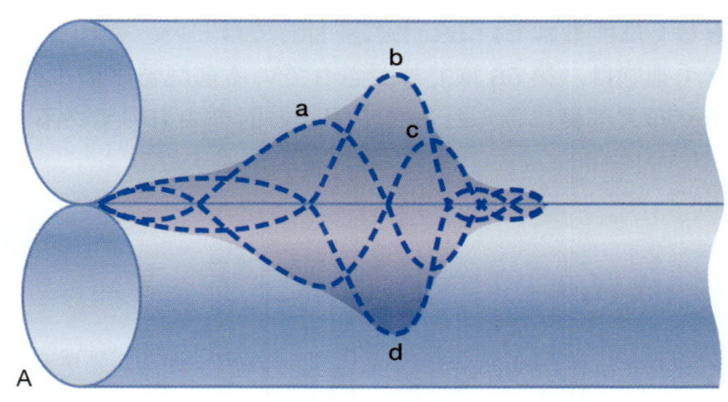

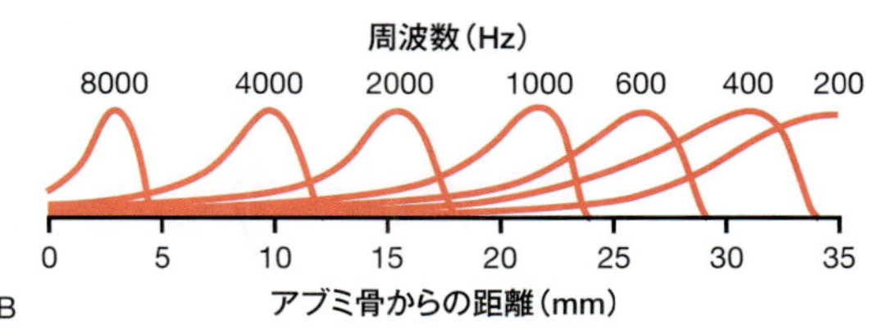

図 53.6 基底膜振動の振幅パターン
A：中間周波音に対する基底膜振動の振幅パターン．B：200～8000 Hz の音に対する振幅パターンで，異なる周波数に対して，基底膜上で最大振幅となる場所を示す．

音の周波数が互いに弁別される主なしくみは，次の項で説明するように，コルチ器官とつながる神経線維が最大刺激を受ける，基底膜上の“場所”の違いに基づいている．

コルチ器官の機能

図 53.3 と図 53.7 に示されるように，コルチ器官は音の受容器官であり，基底膜の振動に応じて神経インパルスを発生することに注目してほしい．コルチ器官は基底線維と基底膜の表面にある．コルチ器官にある実際の感覚受容器は有毛細胞とよばれる特殊な 2 種類のニューロンである．1 つは 1 列に並んだ**内有毛細胞**(internal hair cell もしくは inner hair cell)であり，その数は約 3500 個で，直径は約 12 μm である．もう 1 つは 3〜4 列に並んだ**外有毛細胞**(external hair cell もしくは outer hair cell)であり，その数は約 12000 個で，直径はわずか 8 μm である．有毛細胞の基部と側面部は，蝸牛神経の終末とシナプスを形成する．これらの終末の 90〜95% は内有毛細胞とシナプスを形成しており，このことは内有毛細胞が音の検出に特に重要なことを示している．

有毛細胞によって刺激される神経線維は，蝸牛の軸(中心)にある**コルチのらせん神経節**(spiral ganglion of Corti)につながる．らせん神経節のニューロンは，全部で約 3 万本の軸索を**蝸牛神経**(cochlear nerve)へと送り，さらに延髄上部のレベルで中枢神経系へ入力する．コルチ器官とらせん神経節や蝸牛神経との関係は図 53.2 に示されている．

有毛細胞の興奮

図 53.7 にあるように，有毛細胞からは微細な繊毛である**不動毛**(stereocilia)が上方に生えていて，中央階にある**蓋膜**(tectorial membrane)の表面を覆うゲルに接触，もしくは埋もれていることに注目してほしい．これらの有毛細胞は，第 56 章で解説されている前庭器官の平行斑や膨大部稜にみられる有毛細胞と同様のものである．有毛細胞は，感覚毛がある一方向に傾くと脱分極し，反対方向に傾くと過分極する．この脱分極は，さらに，有毛細胞の基部とシナプス結合している聴神経線維を興奮させる．

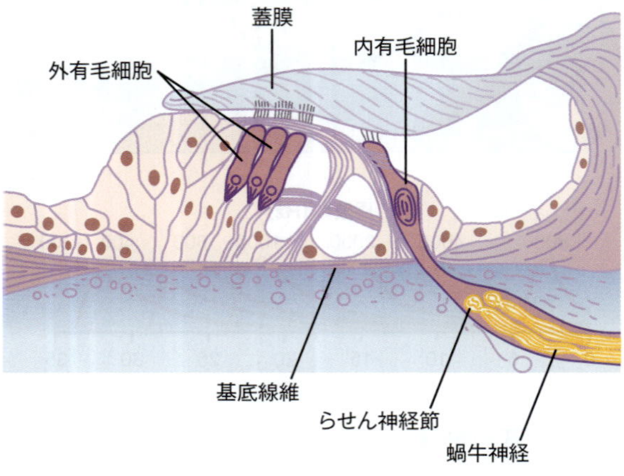

図 53.8 に基底膜の振動が有毛細胞を興奮させるしくみを示す．有毛細胞の上端は，**網状板**(reticular membrane)とよばれる，平らな板状の硬い構造にしっかりと固定されており，網状板は基底線維に強固に固定された三角形の**コルチ支柱**(rods of Corti)に支えられている．基底線維とコルチ支柱，網状板は 1 つの単位として動く．

基底膜が上方へと動くと，網状板は上方と蝸牛軸側の内側方向へと揺り動かされる．また，基底膜が下方へと動くと，網状板は下方と外側方向へと揺り動かされる．基底膜の内側と外側への動きは，有毛細胞上にある感覚毛を蓋膜に対して前後に擦り動かす．このため，有毛細胞は基底膜が振動するたびに，興奮することになる．

聴覚信号は主に内有毛細胞によって伝達される

外有毛細胞は内有毛細胞に比べて数が 3〜4 倍多いにもかかわらず，90% の聴神経線維は外有毛細胞ではなく内有毛細胞によって興奮する．しかしながら，外有毛細胞が障害されると，内有毛細胞が完全に機能を保っていても，大きな聴力障害が生じる．このため，外有毛細胞は異なる高さの音に対する内有毛細胞の感度を何らかの方法で調節し，受容器系の“同調”にかかわるとされている．この考えを支持するように，多くの遠心性の神経線維が脳幹から外有毛細胞へと投射している．これらの神経線維を刺激すると，外有毛細胞は実際に短縮し，その硬さも変化させると考えられている．これらには異なる高さの音に対する聴覚感度を調節する，遠心性の神経機構があり，このしくみが外有毛細胞を介して働くことを示している．

有毛細胞の受容器電位と聴神経線維の興奮

不動毛(有毛細胞の上端から伸びる“感覚毛”)は硬い．これは不動毛が強固なタンパク質の骨格をもつためである．各有毛細胞の頂端には約 100 本の不動毛が並ぶ．この不動毛は蝸牛軸から離れる側に向けて長くなり，短

蓋膜
内有毛細胞
外有毛細胞
基底線維
らせん神経節
蝸牛神経

図 53.7 コルチ器官
特に有毛細胞と，その感覚毛を押す蓋膜を示す．

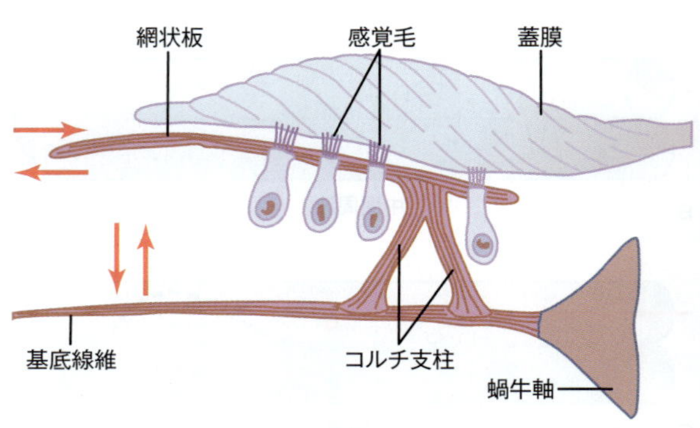

図 53.8 蓋膜を覆うゲルに突出した感覚毛の前後の動きによる有毛細胞の刺激

い不動毛の先端部は，細い線維を介して隣接する長い不動毛に付着している．したがって，感覚毛が長い側へ屈曲するたびに，短い不動毛は有毛細胞の外側方向へと引っ張られる．これにより，200～300 個の陽イオンを透過するイオンチャネルが開口し，正に帯電した K^+ が一気に中央階から不動毛内へと流入し，有毛細胞の膜が脱分極することで機械電気変換が行われる．

このように，有毛細胞は基底膜が前庭階の方向へ屈曲すると脱分極し，逆方向へ屈曲すると過分極する．この結果，有毛細胞には正負交互の受容器電位が生じ，さらにこの受容器電位は有毛細胞の基底部にシナプスする蝸牛神経終末を刺激する．このシナプスでは，脱分極時に有毛細胞から速い作用をもつ神経伝達物質が放出される．この伝達物質はグルタミン酸だと考えられているが，まだ確かではない．

蝸牛内電位

有毛細胞によってつくられる電位をより完全に説明するためには，**内リンパ腔電位**(endocochlear potential)とよばれる別の電位を説明する必要がある．中央階は**内リンパ液**(endolymph)とよばれる液体で満たされており，一方，前庭階と鼓室階には**外リンパ液**(perilymph)が存在する．前庭階と鼓室階は，脳周囲のくも膜下腔と直接交通しており，したがって，外リンパ液は脳脊髄液とほぼ同じ組成である．逆に，中央階を満たす内リンパ液は，全く異なる液体であり，中央階の外側壁にある血管に富んだ**血管条**(stria vascularis)とよばれる領域から分泌される．内リンパ液は K^+ 濃度が高く，Na^+ 濃度は低く，外リンパ液とは正反対の組成である．

内リンパ液と外リンパ液の間にはつねに +80 mV の電位が存在し，中央階の内側が正，外側が負となる．この電位は内リンパ腔電位とよばれ，これは血管条から中央階へ持続的に K^+ が分泌されることによる．

蝸牛内電位の重要な点は，網状板の上に突き出ている有毛細胞の頂端部は中央階の内リンパ液に浸されており，一方，有毛細胞の基底側は外リンパ液に浸されている点である．さらに，有毛細胞は外リンパ液に対しては −70 mV の細胞内電位をもつのに対して，網状板の上に突き出て内リンパ液と接している有毛細胞の頂端部では，内リンパ液に対して −150 mV の細胞内電位をもつ．この感覚毛先端での大きな膜電位は，有毛細胞の感度を大きく上げることで，小さな音に対する応答性を高めると考えられている．

音の周波数の決定：場所の原理

本章で前述したように，低周波音は蝸牛頂の近くで基底膜を強く振動させるのに対して，高周波音は蝸牛底の近くで基底膜を振動させる．中間周波数の音は両者の間の部位で基底膜を振動させる．さらに，聴覚経路には音の周波数に応じた神経線維の空間的な配置が蝸牛から大脳皮質にわたってみられる．脳幹の聴覚路や大脳皮質の聴覚受容野からの神経活動記録により，特定のニューロンが特定の音の周波数によって活動することがわかっている．したがって，音の周波数の違いを検出するために神経系が行う主なことは，基底膜上で最も強く刺激されている場所を決めることである．これが，音の周波数を決めるための**場所の原理**(place principle)とよばれるものである．

しかし，図 53.6 を再度参照すると，蝸牛孔付近である基底膜の遠位端は，200 Hz 以下のすべての周波数音によって振動することがわかる．したがって，場所の原理だけで，20～200 Hz の範囲の低周波音がどのように弁別されているのかを理解することは難しい．これらの低周波音は，主にいわゆる**連発**(volley)や**発射頻度の原理**(frequency principle)によって区別されると考えられている．つまり，20～1500 Hz もしくは 20～2000 Hz の低周波音は，これらの音に同期した神経インパルスの連発を生じ，これが蝸牛神経によって脳の蝸牛神経核へと伝えられる．蝸牛神経核はこれら連発の頻度を区別することができるといわれている．実際，すべての低周波音が通常検出される基底膜領域に相当する蝸牛の先端半分を破壊しても，低周波音の弁別が完全に失われることはない．

音の大きさの決定

音の大きさは少なくとも 3 通りの方法で決定される．

第 1 に，音が大きくなると基底膜と有毛細胞の振動の振幅が大きくなり，有毛細胞が神経終末をより高頻度に興奮させる．

第 2 に，振動の振幅が大きくなると共鳴している領域の基底膜上のより多くの有毛細胞が刺激され，**空間的加重**(spatial summation)が生じる，すなわち，少数の神経線維でなく，多数の神経線維によって伝達を行う．

第 3 に，外有毛細胞は基底膜の振動が大きくなるまで刺激されないため，これらの細胞が刺激されることで，音が大きいという情報を神経系に伝える．

音の大きさの変化の検出：べき法則

第 47 章で述べたように，ヒトが感じる刺激強度の変化は，実際の刺激強度の逆べき関数に比例する．音の場合，ヒトが感じる音の強さは実際の音の強さのおよそ 3 乗根に比例して変化する．言い換えると，聴覚は小さなささやき声から大きな騒音までの音の強さの変化を区別することができる．これは音のエネルギーとしては約 1 兆倍の変化に相当し，基底膜振動の振幅としては 100 万倍の変化に相当する．しかしながら，聴覚はこれらの変化を約 1 万倍の音響レベル変化として捉えている．このように，聴覚系の音の知覚機構では強さの尺度が大きく圧縮されている．このことにより，尺度の圧縮がなければ検知し得ないような，非常に広い範囲での音の強度差をヒトは識別することが可能になる．

デシベル（dB）単位

聴覚が検出し区別することのできる音の強さの変化は極端に広いため，通常，音の強さは実際の音の強さの対数で表される．音のエネルギーの 10 倍の変化を 1B（bel, ベル）とよび，0.1 ベルは 1 dB（decibel, デシベル）とよぶ．1 dB は，実際には音のエネルギーが 1.26 倍に増加することを表している．

音の大きさの変化を表すのに，この dB という単位を使うもう 1 つの理由は，日常会話の音の強さの範囲では，聴覚がかろうじて区別することができる強さの変化が約 1 dB であるということもある．

異なる周波数の音に対する聴覚閾値

図 53.9 は，さまざまな周波数の音に対して，耳でかろうじて聞きとることのできる音圧閾値を示す．この図からわかるのは，3000 Hz の音は 1 dyn/cm^2（1/1000 万 μW/cm^2）よりも 70 dB 弱くても聞きとることができ，逆に，100 Hz の音は，これよりも 1 万倍強くなければ聞くことはできないことである．

聴覚の周波数域

若者が聞くことのできる音の周波数は 20〜2 万 Hz である．しかしながら，図 53.9 をみると，可聴周波数域は音の大きさに大きく依存していることがわかる．もし音の大きさが 1 dyn/cm^2 の 60 dB 以下である場合，周波数域は 500〜5000 Hz となり，20〜2 万 Hz の完全な周波数域は音が強い場合にのみ得られる．本章で後述するように，高齢者では通常この周波数域が 50〜8000 Hz，もしくはそれ以下となる．

聴覚の中枢機構

聴覚神経伝導路

図 53.10 は主な聴覚伝導路を示す．**コルチのらせん神経節**からの神経線維は，上部延髄にある**背側蝸牛神経核**（dorsal cochlear nucleus）と**腹側蝸牛神経核**（ventral cochlear nucleus）に入力する．ここで，すべての神経線維はシナプスを形成する．さらに，二次ニューロンは主に反対側の脳幹へ線維を伸ばし，**上オリーブ核**（superior olivary nucleus）に入力する．少数の二次神経線維は，同側の上オリーブ核にも入力する．

上オリーブ核から，聴覚伝導路は**外側毛帯**（lateral lemniscus）を通って上方へと投射する．その線維のいくつかは**外側毛帯核**（nucleus of lateral lemniscus）に入力するが，多くはこの神経核を迂回して下丘に入力し，すべて，もしくはほとんどの線維がシナプスを形成する．下丘から，聴覚伝導路は**内側膝状体**（medial geniculate

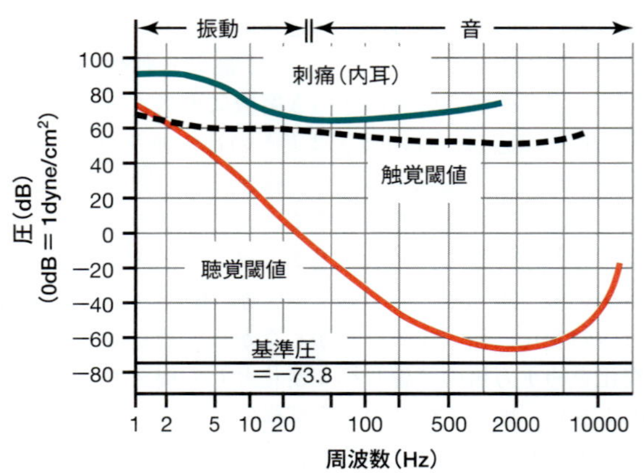

図 53.9 各周波数における聴覚閾値，あるいは体性感覚閾値（刺痛覚と触覚）の音のエネルギーとの関係

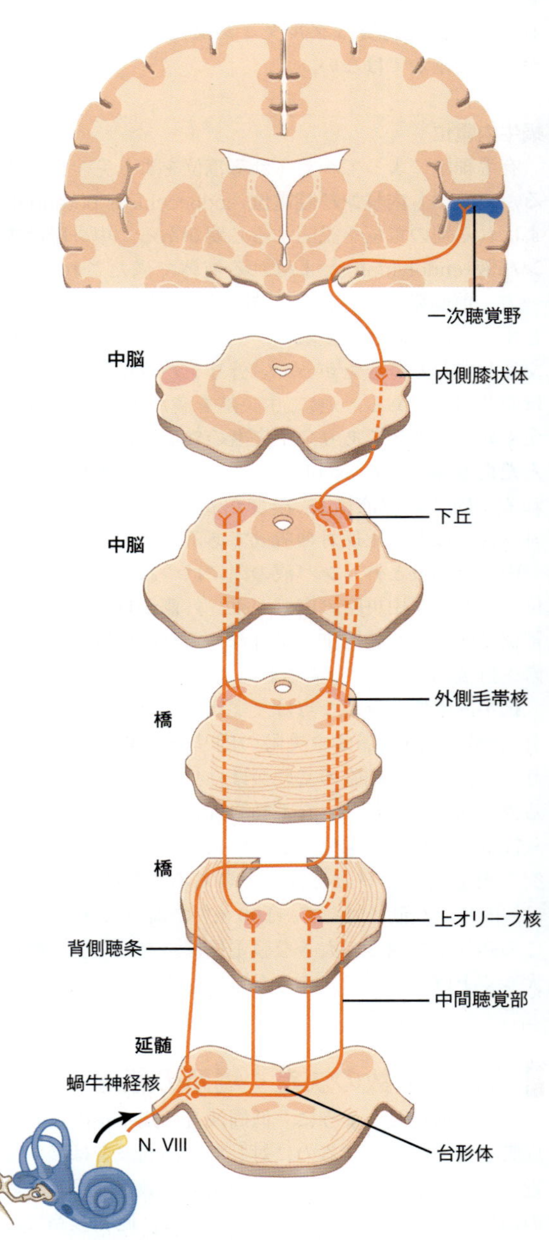

図 53.10 聴覚神経伝導路

nucleus）へと投射し，ここですべてがシナプスを形成する．最終的に，聴覚伝導路は**聴放線**（auditory radiation）を経由して，側頭葉の上側頭回にある**聴覚皮質**（auditory cortex）に至る．

ここで，注目すべきいくつかの重要な点がある．第1に，両耳からの信号は脳の両側の経路を通って伝達されるが，対側経路の伝達が優位である．脳幹の少なくとも3つの場所で左右の経路の交叉が起きる．すなわち，①台形体，②左右の外側毛帯間の交連，③左右の下丘間の交連である．

第2に，聴覚路からの多くの側枝が**脳幹網様体賦活系**（reticular activating system of the brainstem）に直接入っている．この脳幹網様体賦活系は，脳幹の上方や下方の脊髄へ広範に投射しており，大きな音に反応して全神経系を活性化する．その他の神経側枝は**小脳虫部**（vermis of the cerebellum）に投射しており，この部位も突然の騒音に対して即座に活性化される．

第3に，蝸牛から大脳皮質に至るまで，聴覚路内での神経線維の位置は厳密に保たれている．実際，周波数の局在パターンが蝸牛神経核には**3つ**，下丘には**2つ**，聴覚皮質には**正確なものが1つ**，聴覚皮質と連合野には**あいまいなものが少なくとも5つ**みられる．

聴覚伝導路の各レベルでの神経発火頻度

聴神経から蝸牛神経核へと入力する1本の神経線維は少なくとも最大1000 Hzの頻度で発火することができ，この頻度は主に音の大きさによって決まる．音の周波数が2000〜4000 Hzまでは，聴神経のインパルスは音の波に同調するが，インパルスは必ずしもすべての波で生じるわけではない．

脳幹の聴覚路では，200 Hz以下の周波数を除いて，神経発火はもはや音の波に同調していない．さらに下丘より上位になると，200 Hz以下での同調もほぼ失われる．これらの知見は，音信号が耳から脳の上位へそのまま直接伝達されるのではなく，むしろ，蝸牛神経核のレベルで既に情報がインパルスの流れから切り離され始めることを示している．このことについては，特に音の来る方向の決定に関連して後述する．

聴覚における大脳皮質の役割

大脳皮質における聴覚信号の投射領域を図53.11に示す．聴覚皮質は主に**上側頭回の側頭上部平面**（supratemporal plane of the superior temporal gyrus）にあるが，**側頭葉の外側**（lateral side of the temporal lobe）にも広がっており，**島皮質**（insular cortex）の大部分を越えて，**頭頂弁蓋**（parietal operculum）の外側部にまで広がっている．

図53.11に聴覚皮質の2つの細分領域である，**一次聴覚野**（primary auditory cortex）と**聴覚連合野**（auditory association cortex）（**二次聴覚野**（secondary auditory

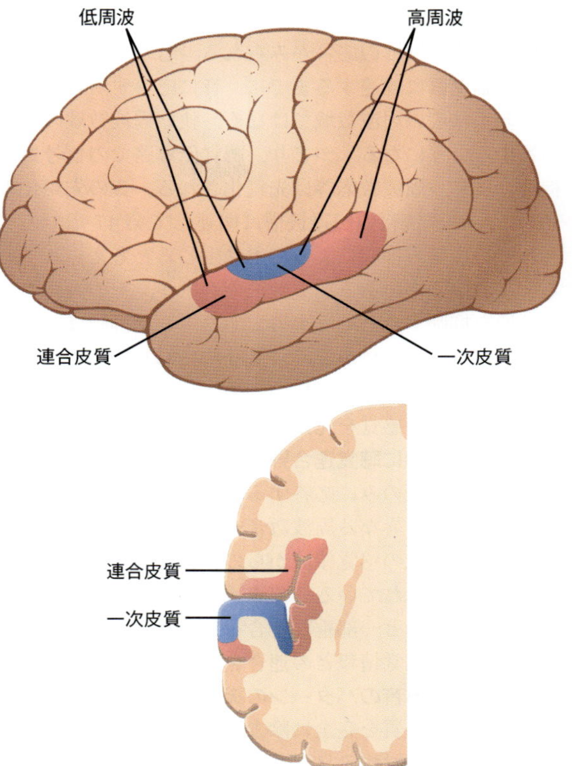

図53.11　聴覚皮質

cortex）ともよばれる）を示す．一次聴覚野は内側膝状体からの投射によって直接興奮される．一方，聴覚連合野は，一次聴覚野および視床の内側膝状体近くにある視床連合野からの投射によって2次的に興奮される．

一次聴覚皮質での音周波数の知覚

一次聴覚野と聴覚連合野には少なくとも6つの**周波数局在地図**（tonotopic maps）が知られている．これらの地図それぞれにおいて，高周波音は地図の一端のニューロンを興奮させ，低周波音はその反対側のニューロンを興奮させる．ほとんどの場合，図53.11に示すように低周波音は前方に位置し，高周波音は後方に位置する．ただし，この配置はすべての地図に当てはまるわけではない．

なぜ，聴覚皮質には多くの異なる周波数局在地図があるのか？　その答えはおそらく，別々の部位がそれぞれ音の異なる特徴を抽出しているためだと考えられる．例えば，一次聴覚野の大きな地図の1つは音の周波数自体を検出しており，このことがヒトに音の高さの感覚を引き起こす．別な地図は，おそらく音の来る方向を検出するのに使われている．また聴覚皮質の別な領域は，音が突然始まるとか，もしくは純音に対する雑音のような特殊な性質を検出している．

聴覚皮質では，個々のニューロンが応答する周波数の範囲が，蝸牛や脳幹の中継核よりもかなり狭くなっている．図53.6Bをみると，基底膜の蝸牛底に近い部位はすべての周波数の音で刺激されているが，蝸牛神経核でも同じ周波数域での応答がみられる．しかしながら，活動が大脳皮質に到達するまでに，音に応答するニューロンの多くは広い周波数域ではなく，狭い周波数域の音に応答するようになる．つまり，聴覚伝導路での信号処理機構により，周波数応答は先鋭化される．この先鋭化の効果は，神経情報の伝達機構に関連して第47章で述べられている側方抑制によって主に生じると考えられている．これは蝸牛のある周波数域の刺激が，その両側の周波数域を抑制するというものである．この抑制は，主信号の経路からの側枝が隣接する経路に対して抑制性の働きをもつことによる．同様の効果は，体性感覚像や視覚像，他の種類の感覚を先鋭化する際にも重要である．

聴覚皮質，**特に聴覚連合野**の多くのニューロンは，特定の周波数の音のみに応答するわけではない．これらのニューロンは，異なる周波数音を“関連づけ”たり，音情報と皮質の他の感覚領域からの情報を関連づけることを行うと考えられている．実際，聴覚連合野の頭頂部は二次体性感覚野と一部重なり合っており，このことが聴覚情報と体性感覚情報との連合を容易にしている．

聴覚皮質による音のパターンの識別

両側の聴覚皮質を完全に除去しても，ネコやサルでは，音の検出や音に対する自然な反応が妨げられることはない．しかしながら，このとき，音の高さや特に**音のパターン**を弁別する能力は著しく減弱し，時には完全に消失する．例えば，ある音色が別な音色の後に来るといった，音色の組み合わせや順序を認識することができるように訓練された動物は，聴覚皮質が破壊されると，その能力を失い，さらに，同じ種類の行動を再び学習することはできない．したがって，聴覚皮質は音の音色や順序のパターンを識別するうえで特に重要だといえる．

ヒトは，両側の一次聴覚野が損傷されると，聴覚の感度が著しく低下する．一側の損傷は，反対側の聴力をわずかに低下させるのみであり，難聴を生じることはない．これは聴覚伝導路に両側間で多くの交叉結合があるためである．しかしながら，一側の損傷は音源の位置を特定する能力には大きく影響する．これは音源定位が左右皮質の信号比較を必要とするからである．

一次聴覚野と違って聴覚連合野の病変は，音色を聞いたり弁別したりする能力，もしくは単純な音のパターンを解釈する能力などには影響しない．しかしながら，この病変により，しばしば聞いた音の意味がわからなくなる．例えば，聴覚連合野の一部であり，ウェルニッケ野とよばれる上側頭回後部の病変により，言葉を聞いて復唱することができるにもかかわらず，その言葉の意味がわからなくなる．これら聴覚連合野の機能とその脳全体の知的機能との関係は，第58章で詳しく述べる．

音の来る方向の決定

ヒトは音の来る方向を特定する際，水平方向については，①左右の耳に入る音の時間のずれと，②左右の耳に入る音の強さの違いの2つを利用している．

前者のしくみは3000 Hz以下の周波数域で最もよく働く．一方，後者のしくみは3000 Hz以上の周波数域で働く．これは3000 Hz以上の周波数域の音を頭が強く遮蔽するためである．時間のずれによるしくみは，強さの違いによるしくみよりも正確に方向を識別することができる．これは，時間のずれによるしくみが2つの音信号間の時間間隔であり，外的要因によらないためである．ヒトが音源を真っすぐにみた場合，音は左右の耳に同時に到達する．一方，右耳が音源に近いと，右耳からの聴覚信号は左耳からの信号よりも先に脳に入る．

上記2つのしくみは，音が前方から来るのか後方から来るのか，もしくは上方から来るのか下方から来るのかを区別することはできない．この区別は主に左右の耳にある耳介によってなされる．耳介の形は，音が来る方向に応じて耳に入って来る音の**質**を変化させる．この音の質の変化は，方向に応じて特定の音の周波数を強調することによる．

音の方向検知のための神経機構

両側の聴覚野の損傷により，ヒトでもヒト以外の動物でも，音の来る方向を検出する能力はほぼ失われる．この方向検出のための脳での解析は，脳幹の上オリーブ核から始まる．ただし，音の方向検出には，この神経核から大脳皮質にいたるすべての神経経路が必要である．上オリーブ核での解析は次のように考えられている．

上オリーブ核は，①**内側上オリーブ核**(medial superior olivary nucleus)と，②**外側上オリーブ核**(lateral superior olivary nucleus)の2つの領域に分かれている．外側核は，おそらく両耳に到達する**音の強さの差**を単純に比較し，信号を聴覚皮質へ送ることで音の来る方向の検出にかかわる．

一方，**内側上オリーブ核**は，**左右の耳に到達する音信号の時間のずれを検出する**ための特別なしくみをもつ．この神経核には，左右に伸びる2本の樹状突起をもつニューロンが多数存在する．右耳からの聴覚信号は右側の樹状突起に入力し，左耳からの信号は左側の樹状突起に入力する．各ニューロンは，左右の耳からの聴覚信号間の特定の時間差に対してきわめて鋭敏に興奮する．すなわち，神経核の一端にいるニューロンは短い時間差に対して最大に応答し，反対側の端にいるニューロンは長い時間差に応答し，その間にいるニューロンは中程度の時間差に応答する．

このため，音が前方から来る場合には，ある一群のニューロンが刺激され，音が横方向から来る場合には，その反対側にいる一群のニューロンが刺激される．この結果，内側上オリーブ核内には，音の方向に応じた神経刺激の空間パターンが形成される．この神経信号の空間配置は聴覚皮質へと伝えられ，そこで，最も強く刺激されるニューロンの位置として音の方向が決定される．音の方向に関するこれらの信号は，音色のパターンに関する信号とは異なる経路で伝えられ，聴覚皮質の異なる領域を興奮させる．

この音の方向を検出するしくみは，特定の感覚信号が上位に伝わる過程で，どのように抽出されるのかを示している．この場合，音の方向という“質”が，音の音色という“質”から上オリーブ核のレベルで既に分離されている．

中枢神経系から下位聴覚中枢への遠心性信号

大脳皮質から耳の蝸牛に至る聴覚神経系の各レベルで，遠心性の経路が示されている．この最終経路が，上オリーブ核からコルチ器官の音受容有毛細胞への経路である．

これらの遠心性線維は抑制性である．実際，オリーブ核のある点を直接刺激すると，コルチ器官の特定の領域が抑制され，感度が 15〜20 dB 減少することが示されている．このしくみにより，ヒトは余計な音の質を排除することで，ある特定の音の質に注意を向けることができるようになることは容易に理解できるであろう．

聴覚異常

難聴の種類

難聴は通常，以下の 2 種類に分けられる．①蝸牛や聴神経，もしくは中枢神経回路の障害によって生じるもので，“感音性(神経性)難聴”とよばれる．②音を蝸牛に伝える耳の物理的構造の障害によるもので，通常，“伝音性難聴”とよばれる．

蝸牛もしくは聴神経が傷害されると，ヒトは永続的に難聴となる．しかしながら，もし蝸牛や聴神経が無傷なら，鼓膜－耳小骨系が壊れたり，硬直した(線維化や石灰化により“固まる”)場合でも，耳の上の頭蓋骨に当てた音発生器から，骨伝導によって音を蝸牛に伝えることができる．

聴力計

聴力障害の性質を決めるために“聴力計”が使われる．この装置はイヤホンに低周波から高周波までの純音を発生させることのできる電気振動器がつながっており，周波数ごとに，音のゼロレベルが正常の耳でかろうじて聞くことのできる音の大きさとなるように較正されている．音量の調節により，音の大きさをゼロレベルから増加することができる．音が聞こえるまでに音の大きさを正常より 30 dB 上げなければならない場合には，その周波数で 30 dB の**聴力低下**があるということになる．

聴力計を用いて聴力検査を行う場合には，可聴周波数域をカバーする約 8〜10 の周波数について検査を行い，各周波数での聴力低下を計測する．これらをさらに，図 53.12 や図 53.13 に示すような，いわゆる**聴力図** (audiogram)に記入することで，可聴周波数域内の各周波数における聴力低下を表す．聴力計は，鼓膜－耳小骨系による空気伝導を調べるためのイヤホンに加えて，頭蓋骨の乳様突起から蝸牛への骨伝導を調べるための機械振動器も備えている．

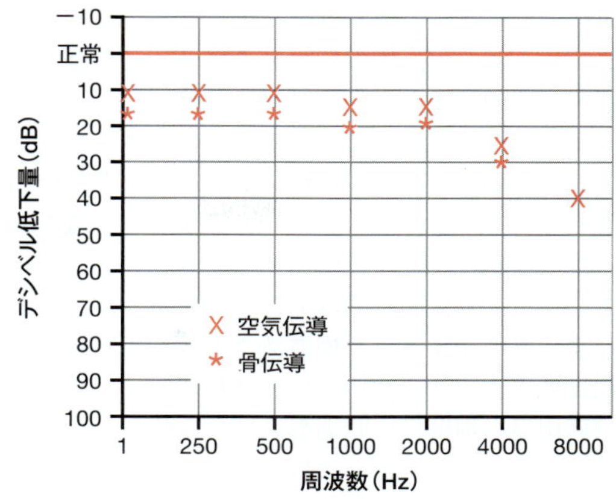

図 53.12　老人型の感音性難聴の聴力図

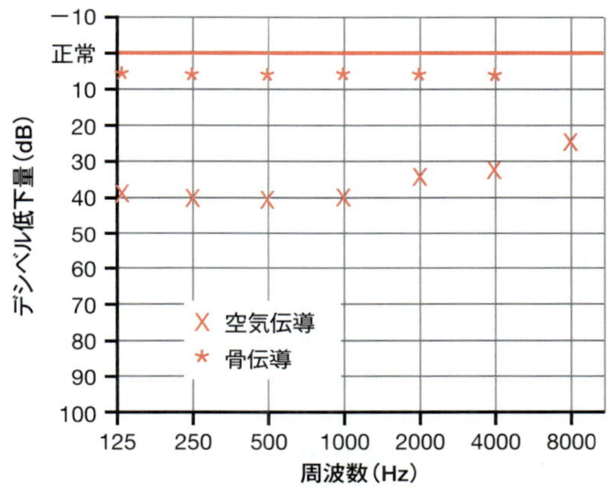

図 53.13　中耳硬化症による空気伝音性難聴の聴力図

感音性難聴の聴力図

感音性難聴には蝸牛や聴神経，中枢神経回路の障害が含まれ，空気伝導と骨伝導の両方の検査で聴力低下がみられる．部分的な感音性難聴の聴力図を図 53.12 に示す．この図では難聴は主に高周波音にみられる．このような難聴は蝸牛底の障害によって引き起こされる．このタイプの難聴は，程度はさまざまであるが，ほぼすべての高齢者にみられる．

この他，しばしばみられる感音性難聴のパターンとしては，次の通りである．①低周波音の難聴で，非常に大きな音(ロックバンドやジェット機のエンジン音)に過度に長時間曝露されることによって生じる．これは，通常低周波音の音量が大きく，コルチ器官をより損傷しやすいためである．②全周波数にわたる難聴で，コルチ器官の薬剤感受性によって生じる．特に，ストレプトマイシン，ゲンタマイシン，カナマイシンやクロラムフェニコールなどの抗生物質に対して感受性がある．

中耳の伝音性難聴の聴力図

よくみられる伝音性難聴のタイプは，繰り返す中耳炎で生じる線維化，もしくは**耳硬化症**(osteosclerosis)とよばれる遺伝性疾患で生じる線維化によるものである．いずれの場合も，音波が鼓膜から耳小骨を介して卵円窓へと容易に伝わることができない．**図 53.13**は，"中耳の空気伝音性難聴"の聴力図である．

この場合，骨伝導は基本的に正常であるが，耳小骨系による伝導がすべての周波数で大きく低下し，その傾向は低周波で特に強い．伝音性難聴では，アブミ骨底が卵円窓の周囲での骨過形成により強直した状態となっていることがある．この場合，耳小骨伝導は完全に失われているが，外科的にアブミ骨を取り除き，キヌタ骨から卵円窓へと音を伝える小さなテフロンもしくは金属の装具に置換することで，ほぼ正常な聴力を回復することができる．

参考文献

Avan P, Büki B, Petit C: Auditory distortions: origins and functions. Physiol Rev 93:1563, 2013.

Bizley JK, Cohen YE: The what, where and how of auditory-object perception. Nat Rev Neurosci 14:693, 2013.

Bulankina AV, Moser T: Neural circuit development in the mammalian cochlea. Physiology (Bethesda) 27:100, 2012.

Dallos P: Cochlear amplification, outer hair cells and prestin. Curr Opin Neurobiol 18:370, 2008.

Defourny J, Lallemend F, Malgrange B: Structure and development of cochlear afferent innervation in mammals. Am J Physiol Cell Physiol 301:C750, 2011.

Géléoc GS, Holt JR: Sound strategies for hearing restoration. Science 344:1241062, 2014.

Glowatzki E, Grant L, Fuchs P: Hair cell afferent synapses. Curr Opin Neurobiol 18:389, 2008.

Grothe B, Pecka M, McAlpine D: Mechanisms of sound localization in mammals. Physiol Rev 90:983, 2010.

Hudspeth AJ: Making an effort to listen: mechanical amplification in the ear. Neuron 59:530, 2008.

Joris PX, Schreiner CE, Rees A: Neural processing of amplitude-modulated sounds. Physiol Rev 84:541, 2004.

Kandler K, Clause A, Noh J: Tonotopic reorganization of developing auditory brainstem circuits. Nat Neurosci 12:711, 2009.

King AJ, Dahmen JC, Keating P, et al: Neural circuits underlying adaptation and learning in the perception of auditory space. Neurosci Biobehav Rev 35:2129, 2011.

King AJ, Nelken I: Unraveling the principles of auditory cortical processing: can we learn from the visual system? Nat Neurosci 12:698, 2009.

Mizrahi A, Shalev A, Nelken I: Single neuron and population coding of natural sounds in auditory cortex. Curr Opin Neurobiol 24:103, 2014.

Nelken I: Processing of complex sounds in the auditory system. Curr Opin Neurobiol 18:413, 2008.

Papsin BC, Gordon KA: Cochlear implants for children with severe-to-profound hearing loss. N Engl J Med 357:2380, 2007.

Rauschecker JP, Shannon RV: Sending sound to the brain. Science 295:1025, 2002.

Read HL, Winer JA, Schreiner CE: Functional architecture of auditory cortex. Curr Opin Neurobiol 12:433, 2002.

Robles L, Ruggero MA: Mechanics of the mammalian cochlea. Physiol Rev 81:1305, 2001.

Sajjadi H, Paparella MM: Meniere's disease. Lancet 372:406, 2008.

Schreiner CE, Polley DB: Auditory map plasticity: diversity in causes and consequences. Curr Opin Neurobiol 24:143, 2014.

Sharpee TO, Atencio CA, Schreiner CE: Hierarchical representations in the auditory cortex. Curr Opin Neurobiol 21:761, 2011.

Syka J: Plastic changes in the central auditory system after hearing loss, restoration of function, and during learning. Physiol Rev 82:601, 2002.

Weinberger NM: Specific long-term memory traces in primary auditory cortex. Nat Rev Neurosci 5:279, 2004.

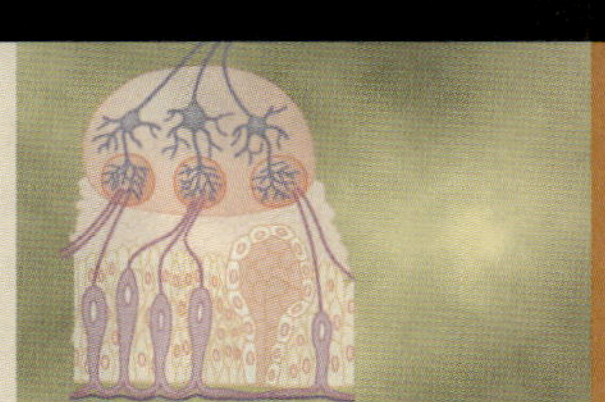

第54章

化学感覚：味覚と嗅覚

味覚と嗅覚により，われわれは好ましくない食物，あるいは致死性でさえある食物と，おいしく栄養ある食物を分別することができる．加えて，これらの感覚は食物の消化と利用にかかわる生理的反応を惹起する．さらに，嗅覚によって動物は他の動物種または特定の個体の接近を認識することができる．最後に，これらの感覚はどちらもわれわれの神経系における原始的な感情や行動の機能と強く結びついている．本章では，味やにおいの刺激がどのように検出され，それらがどのようにして脳へと伝達される神経信号に符号化されるかを議論する．

味覚

味覚は，主に口腔中にある**味蕾**(taste bud)の機能であるが，嗅覚もまた味の認識に大きく寄与することは広く経験されている．加えて，口腔内の触覚により検出される食物のテクスチャーや，胡椒のように食物の中の痛覚神経終末を刺激する物質の存在も味覚体験を大きく変容させる．ヒトが味覚のおかげで，欲望あるいはしばしば体組織の特定の物質に対する代謝必要性に従って食物を選別することができる，というところに味覚の重要性がある．

基本味

種々の味覚受容体を特異的に興奮させるすべての化学物質はまだ明らかでない．精神生理学的および神経生理学的研究により，味細胞がもつ少なくとも13の化学受容体の有望な候補が同定されている．それらは，2つのNa^+受容体，2つのK^+受容体，1つのCl^-受容体，1つのアデノシン受容体，1つのイノシン受容体，2つの甘味受容体，2つの苦味受容体，1つのグルタミン酸受容体，1つのH^+受容体である．

味覚を実際に解析する際には，上述の受容体の特性は5つの**基本味**(primary sensations of taste)とよばれるカテゴリーにグループ分けされる．それらは**酸味**(sour)，**塩味**(salty)，**甘味**(sweet)，**苦味**(bitter)，そして**うま味**(umami)である．

ヒトは数百もの異なる味を認識できる．これらの味はすべて基本味の組み合わせにより表現されると考えられている．これは，われわれがみることのできるすべての色が3原色の組み合わせで表現されるのとちょうど同じであり，これについては第51章で述べた．

酸味

酸味は酸(つまりH^+濃度)によって引き起こされ，その味覚強度は**H^+濃度の対数**(logarithm of the hydrogen ion concentration)におおよそ比例する(つまり，食物の酸性度が強いと酸味も強くなる)．

塩味

塩味はイオン化した塩，主にNa^+濃度によって惹起される．塩味の質は塩ごとに多少異なるが，これは塩によっては塩味以外の味質感覚も誘発するからである．塩の陽イオン，特にNa^+が塩味を主に担うが，それほどではないが陰イオンも寄与している．

甘味

甘味はある1つのクラスに属する化学物質によってのみ引き起こされるわけではない．いくつかのタイプの化学物質がこの味を引き起こすが，それらには糖，グリコール，アルコール，アルデヒド，ケトン，アミド，エステル，いくつかのアミノ酸，いくつかの小さなタンパク質，スルホン酸，ハロゲン化酸，それと鉛やベリリウムの無機塩がある．特に注目すべきは，甘味を引き起こす物質のほとんどが有機化合物であるということである．化学構造のわずかな変化，例えば単純なラジカル付加などが，しばしば物質の味を甘味から苦味へと変化させることができることは特に興味深い．

苦味

苦味も甘味同様に，ある1つのクラスに属する化学物質によってのみ引き起こされるわけではない．ここでも再び，苦味を与える物質はほとんどすべてが有機化合物である．2つの特定のクラスに属する物質が特に苦味を引き起こしやすい：①窒素を含む長鎖有機化合物，および，②アルカロイドである．アルカロイドにはキニーネ，カフェイン，ストリキニーネ，ニコチンなど医療で用いられる薬品の多くが含まれる．

はじめに甘味がして後味が苦い物質がある．この特徴はサッカリンにみられ，これが嫌われる要因となっている．

ヒトや動物は強い苦味を感じると，通常その食物を拒絶する．この反応こそが間違いなく苦味感覚の重要な機能である．なぜなら，有毒な植物中に含まれる致死性毒素の多くがアルカロイドであり，これらほとんどすべてのアルカロイドは強い苦味を惹起し，通常はその食物は拒絶されるからである．

うま味

うま味は“おいしい”を意味する日本語であり，酸味，塩味，甘味，苦味とは質的に異なる好ましい味を表す．うま味は肉エキスや熟成チーズなどの **L- グルタミン酸**(L-glutamate)を含有する食物の主たる味であり，生理学者はうま味を独立した第 5 番目の基本味のカテゴリーとみなしている．

L- グルタミン酸に対する味覚受容体は，脳の神経シナプスにも発現しているグルタミン酸受容体の 1 つと関連しているかもしれない．しかし，うま味を担う正確な分子機序はいまだ明らかではない．

味覚閾値

塩酸による酸味刺激の閾値は平均して 0.0009 M，塩化ナトリウムによる塩味刺激の閾値は 0.01 M，ショ糖による甘味閾値は 0.01 M，そしてキニーネによる苦味閾値は 0.000008 M である．特に注目すべきは，苦味がその他すべての味質に比してはるかに感度が高いことであるが，これは理にかなっている．なぜなら，この味質が食物に含まれる多くの危険毒素に対する重要な保護的機能を果たすからである．

表 54.1 にさまざまな物質の相対的味覚指標(味覚閾値の逆数)を示す．この表では 4 つの基本味カテゴリーにおける味覚強度を，それぞれ恣意的に選んだ塩酸，キニーネ，ショ糖，塩化ナトリウムの味覚指数を 1 として比較している．

味盲

特定の物質，特にさまざまなタイプのチオ尿素化合物の味がわからない味盲の人がいる．心理学者は，味盲を実証するのに**フェニルチオカルバミド**(phenylthiocarbamide)をしばしば用いる．この物質に対しておよそ 15〜30%の人々が味盲を示すが，正確な割合は試験方法や物質濃度に依存する．

味蕾とその機能

図 54.1 に味蕾を示す．味蕾は直径約 1/30 mm，長さ約 1/16 mm である．味蕾は約 50 の変形上皮細胞で構成され，一部が**支持細胞**(sustentacular cell)とよばれる構

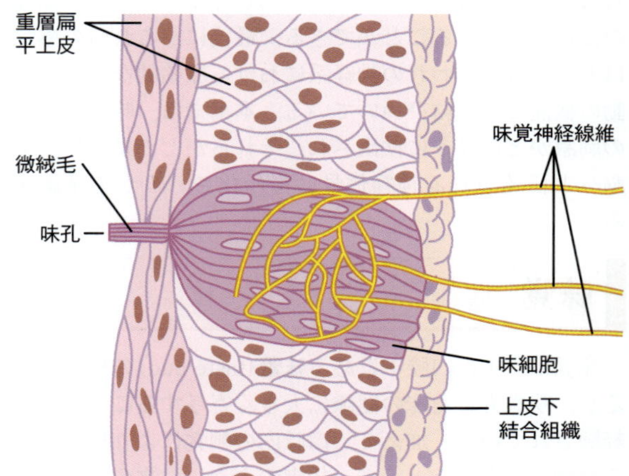

図 54.1 味蕾

表 54.1 種々の物質の味覚指標

酸味物質	指標	苦味物質	指標	甘味物質	指標	塩味物質	指標
塩酸	1	キニーネ	1	ショ糖	1	NaCl	1
ギ酸	1.1	ブルシン	11	1-プロポキシ-2-アミノ-4-ニトロベンゼン	5000	NaF	2
クロロ酢酸	0.9	ストリキニーネ	3.1	サッカリン	675	$CaCl_2$	1
アセト酢酸	0.85	ニコチン	1.3	クロロホルム	40	NaBr	0.4
乳酸	0.85	フェニルチオ尿素	0.9	果糖	1.7	NaI	0.35
酒石酸	0.7	カフェイン	0.4	アラニン	1.3	LiCl	0.4
リンゴ酸	0.6	ベラトリン	0.2	ブドウ糖	0.8	NH_4Cl	2.5
酒石酸カリウム塩	0.58	ピロカルピン	0.16	麦芽糖	0.45	KCl	0.6
酢酸	0.55	アトロピン	0.13	ガラクトース	0.32		
クエン酸	0.46	コカイン	0.02	乳糖	0.3		
炭酸	0.06	モルヒネ	0.02				

NaCl：塩化ナトリウム，NaF：フッ化ナトリウム，$CaCl_2$：塩化カルシウム，NaBr：臭化ナトリウム，NaI：ヨウ化ナトリウム，LiCl：塩化リチウム，NH_4Cl：塩化アンモニウム，KCl：塩化カリウム．
(Pfaffman C: Handbook of Physiology, vol 1. Baltimore: Williams & Wilkins, 1959, p507 より引用)

造の支えとなる細胞で，その他が**味細胞**(taste cell)である．味細胞は，味蕾周囲にある上皮細胞の有糸分裂によって絶えず置き換えられているため，一部の味細胞は幼若である．成熟した味細胞は味蕾の中心に向かって配置され，まもなく壊れて分解される．下等な哺乳類において個々の味細胞の寿命は約10日だが，ヒトにおいてはわかっていない．

味細胞の外側の先端は，図54.1に示すように微小な**味孔**(taste pore)の周囲に配置される．個々の味細胞の先端から，いくつかの**微絨毛**(microvilli)もしくは**味毛**(taste hair)が味孔を穿通して口腔内へと到達する．これらの微絨毛が味覚の受容器表面となる．

味細胞の細胞体周囲を編み込むように走るのが，味細胞によって刺激される**味覚神経線維**(taste nerve fiber)の終末が枝分かれしたネットワークである．これらの線維の一部は味細胞の細胞膜の襞に陥入しており，神経線維に近接する細胞膜直下には多くの小胞が形成されている．これらの小胞に含有される神経伝達物質が，味刺激に応答して細胞膜を通して放出され，神経線維終末を興奮させると考えられている．

味蕾の位置

味蕾は，以下に示すように3種類の舌乳頭に存在する．①多数の味蕾が有郭乳頭を囲み舌後部表面でV字を刻む溝の壁面に存在する．②そこそこの数の味蕾が舌前部表面にある茸状乳頭に存在する．③同じくある程度の数の味蕾が舌側面の襞に存在する葉状乳頭に存在する．他にも味蕾は口蓋にも存在し，数は少ないが扁桃柱，喉頭蓋および食道近位部にさえも認められる．成人は3000～10000の味蕾をもつが，子どもではいくぶんか多い．45歳を超えると多くの味蕾は衰え，これによって老年期には味覚感度が低下することになる．

味蕾の基本味に対する特異性

単一味蕾での微小電極を用いた研究が明らかにしたのは，**味物質が低濃度のときには通常，各味蕾は5基本味のうちほぼ1つの味にのみ反応を示す**，ということである．しかし，高濃度になると，ほとんどの味蕾は2つかそれ以上の基本味によって，さらには基本味カテゴリーに属さない他の味刺激によっても興奮するようになる．

味蕾刺激の機序

受容器電位

他の多くの感覚受容器細胞と同様，味細胞の細胞膜は外側に対して内側が負に帯電している．味毛へ味物質が作用すると，この負の電位が一部減少する．つまり，味細胞は**脱分極**(depolarize)する．ほとんどの場合において，この電位の減少は刺激物質の濃度の対数に広範囲にわたりほぼ比例する．味細胞におけるこの**電位変化**(change in electrical potential)を，味覚の**受容器電位**(receptor potential)とよぶ．

刺激物質が味細胞の絨毛に反応して受容器電位を惹起する機序はたいてい，絨毛膜近傍または絨毛膜上で味受容器細胞の細胞外表面に位置する受容体タンパク質分子への味物質の結合である．これに続いてイオンチャネルが開き，正に帯電したNa^+もしくはH^+が細胞内に流入し，細胞のもつ正常な負の細胞内電位が脱分極する．その後，味物質は唾液によって味絨毛から次第に洗い流され，刺激は取り除かれる．

各味絨毛に発現する受容体タンパク質の種類によって知覚される味の種類が決定されている．塩味や酸味を惹起するNa^+とH^+については，受容体タンパク質が味細胞の頂端膜にある特定のイオンチャネルを開口させ，それによりこの受容器細胞を活性化する．しかし，甘味や苦味については，頂端膜を貫通する受容体タンパク質分子の一部が味細胞内で**セカンドメッセンジャー**(second-messenger transmitter substance)を活性化し，これらのセカンドメッセンジャーが細胞内の化学変化を引き起こして味覚信号をつくり出す．

味蕾による神経インパルスの発生

味刺激を与えると，味蕾から出る神経線維の放電頻度は，最初の数分の1秒以内にピークに到達するが，その後数秒以内により低く安定したレベルに順応し，刺激がある限りこのレベルが続く．このように，味神経を通して強い即時性の信号がまず伝達され，味蕾が味刺激に曝露されている限り，続いて弱い連続的な信号が伝達される．

中枢神経系への味覚信号の伝達

図54.2に，舌および咽頭部から中枢神経系への味覚信号伝達の神経経路を示す．舌の前2/3の領域からの味覚インパルスは，まず**舌神経**(lingual nerve)に入り，その後，**鼓索神経**(chorda tympani)を通って**顔面神経**(facial nerve)に入り，最終的に脳幹の**孤束**(tractus solitarius)へと至る．舌後部にある有郭乳頭や，その他の口腔や喉の後方領域からの味覚インパルスは，**舌咽神経**(glossopharyngeal nerve)を通り，これもまた孤束へと至るが，やや後方部位に入る．最後に，少しばかりの味覚信号が舌の根元や喉頭領域の他の部位から迷走神経を通って孤束へと至る．

すべての味覚神経線維は脳幹後部にある**孤束核**(nuclei of the tractus solitarius)でシナプス結合する．これらの神経核は二次ニューロンを，後索－内側毛帯系の顔面領域が視床に終末する部位のわずかに内側に位置する**視床の後内側腹側核**(ventral posterior medial nucleus of the thalamus)の小さな領域へと送っている．視床からは三次ニューロンが，**頭頂葉の中心後回の下端**(lower tip of the postcentral gyrus in the parietal cerebral cortex)で**シルビウス溝へと深く**(deep into the sylvian fissure)弯曲している部分，および近傍の**弁蓋－島領域**(opercular insular area)へと送られる．この領域は，大脳皮質一次体性感覚野の舌の触覚を司る領域に対してわずかに外側かつ腹側かつ吻側に位置する．この味覚伝導

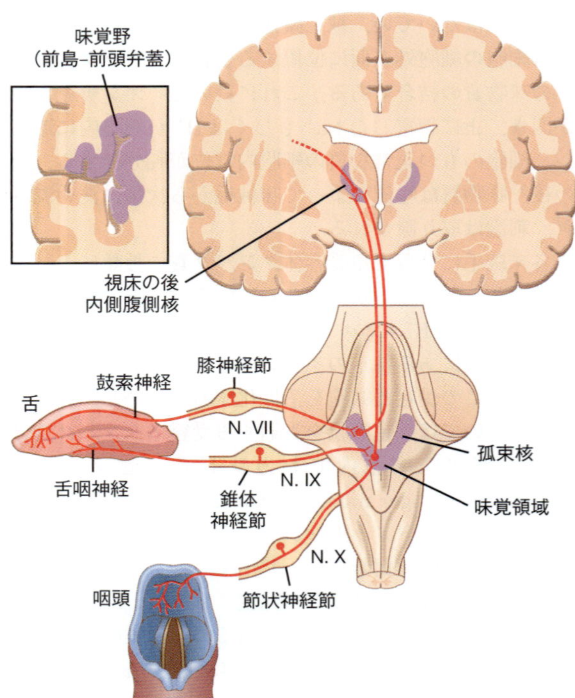

図 54.2 味覚信号の中枢神経系への伝達
N：神経.

路についての記述から，味覚伝導路と舌からの体性感覚伝導路が近接して並行していることが明らかである．

味覚反射は脳幹で統合される

孤束から，多くの味覚信号は脳幹の中で**上下の唾液核**(superior and inferior salivatory nuclei)へと直接伝達される．そして，これらの領域から下顎腺，舌下腺，耳下腺へと信号は伝導され，食物の摂取や消化の最中の唾液分泌の調節を助ける．

味覚の急速な順応

味覚が急速に順応するということはよく知られている．刺激が続く場合，多くは1分程度のうちにほとんど完全に順応してしまう．しかし，味神経線維での電気生理学的研究から，通常，味蕾自身の順応はこの急速な味覚順応のわずか半分程度にしか寄与していないということが明らかになった．したがって，味覚で最終的にみられる極度の順応はほぼ間違いなく中枢神経系の中で起こっているとみられるが，その機序はわかっていない．いずれにせよ，それは主に受容器レベルで順応してしまう他の多くの感覚系とは異なる機序である．

味覚嗜好性と食事の調節

味覚嗜好性(taste preference)とは，動物が他の食物に比べて特定の食物を好んで選ぶことを意味しており，この嗜好性によって動物は摂取する食事を自動的に調節している．さらに味覚嗜好性は，身体の特定の物質への要求性に応じて，しばしば変化する．

以下に述べる実験は，動物が身体の要求に応じて食物を選択する能力を実証している．第1に，副腎を摘出され塩分不足にされた動物は，高濃度の塩化ナトリウムを含有する水を純水よりも自動的に好んで飲む．多くの場合，この食塩水に含まれる塩化ナトリウム量は身体が必要とする塩分を供給するのに十分であり，塩分不足による死を免れる．第2に，過剰量のインスリンを注射された動物は血糖値が減少し，提示されるサンプルの中から最も甘味の強い食物を無意識的に選択する．第3に，カルシウム不足にされて副甲状腺を摘出された動物は，高濃度の塩化カルシウムを含有する水を自動的に選択する．

同様の現象は，日常生活においても観察される，例えば，砂漠地帯にある岩塩が遠く広い範囲から動物を惹きつけることが知られている．また，ヒトは不快な感情を起こす食物を拒絶するが，これが多くの場合においてわれわれの身体を有害な物質から守っている．

味覚受容器はしばしば必要な栄養素に対して敏感になるものの，味覚嗜好性という現象は，ほぼ確実に中枢神経系に存在する機序に起因し，味覚受容器における機序に起因するものではない．味覚嗜好性が主に中枢神経系における現象であると信じる重要な理由は，まずい味あるいはおいしい味についての過去の体験が個人の味覚嗜好性の決定に主要な役割を担っている，ということにある．例えば，もしある人が特定の種類の食物を食べた後すぐに気分が悪くなったとすると，一般的にその人はその特定の食物に対して負の味覚嗜好性，もしくは**味覚嫌悪**(taste aversion)を抱くようになる．同様の効果は下等な動物においても実証できる．

嗅覚

嗅覚は，われわれの感覚の中でも最も理解が遅れている．嗅覚というのは主観的な現象であって，下等動物において簡単に研究することができないというのがその理由の1つである．また，ヒトの嗅覚が下等動物ほど発達していないということも別の複雑な問題である．

嗅上皮

嗅上皮は，**図 54.3** にその組織像が示してあるが，各鼻腔の上部に位置する．内側で嗅上皮は鼻中隔上部の表面に沿って下方に向かって折れ曲がり，外側では上鼻甲介や中鼻甲介上面のわずかな部分までを覆う．左右各鼻腔において，嗅上皮の表面積は約 2.4 cm^2 である．

嗅細胞が嗅覚の受容器細胞である

嗅細胞(olfactory cell)(**図 54.3**)は，実際には中枢神経系に由来する双極性神経細胞である．嗅上皮には，約1億のこれらの細胞が存在し，**図 54.3** に示すように**支持細胞**の間に散在している．嗅細胞の粘膜側の末端には膨大部があり，そこから 4～25 本の直径 0.3 μm で長さ

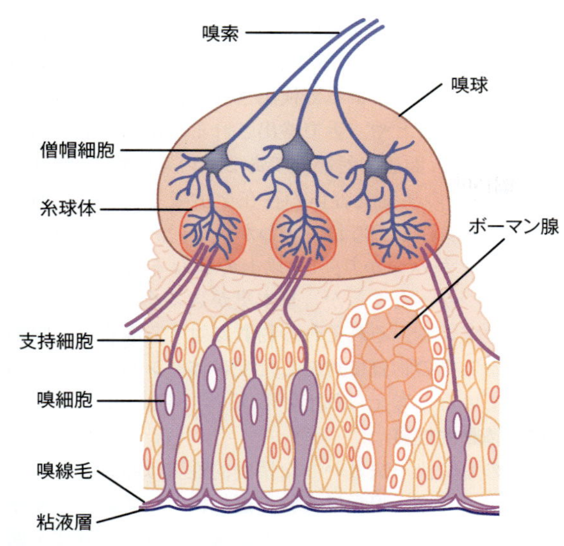

図 54.3 嗅上皮と嗅球の構造と嗅索への結合

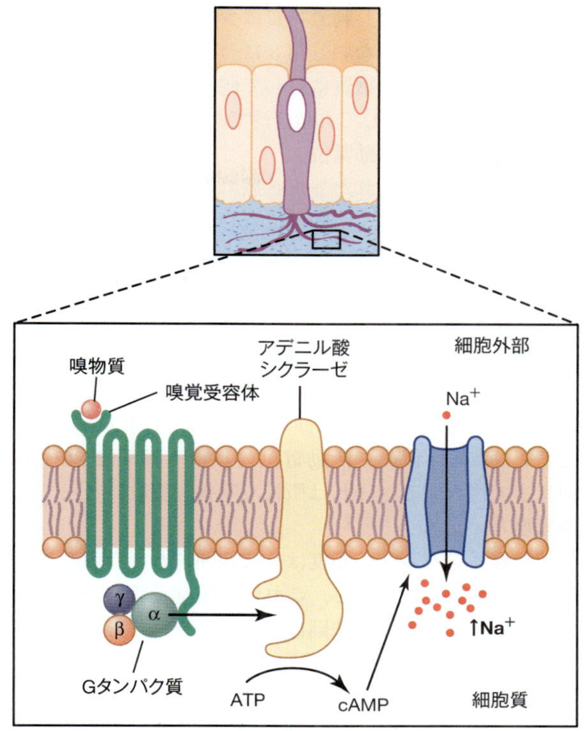

図 54.4 嗅覚シグナル伝達の概要
嗅物質の G タンパク質共役受容体への結合によってアデニル酸シクラーゼが活性化され，ATP が cAMP へと変換される．cAMP は閉じた Na^+ チャネルを活性化して，Na^+ 流入を増大させて細胞を脱分極させる．これにより嗅神経細胞は興奮し，活動電位が中枢神経系へと伝達される．

200 μm にまでなる**嗅毛**(olfactory hair(**嗅線毛**(olfactory cilium))ともよばれる)を，鼻腔内面を覆う粘液の中に伸ばしている．これらの突出している嗅線毛が粘液の中でマットのように密に敷き詰められており，後述する通り，これらの線毛が空気中のにおいに反応し，嗅細胞を刺激する．嗅上皮中で嗅細胞の間には多くの小さな**ボーマン腺**(Bowman gland)があり，嗅上皮表面へと粘液を分泌している．

嗅細胞の刺激

嗅細胞の興奮機序

個々の嗅細胞において嗅物質刺激に反応する部位は嗅線毛である．嗅物質は嗅上皮表面に接触するとまず，線毛を覆う粘液中に拡散していき，そして線毛膜に局在する**受容体タンパク質**(receptor protein)と結合する(図 54.4)．それぞれの受容体タンパク質は実際には長い分子で，内向きや外向きに折れながら細胞膜を縫うように約 7 回貫通している．嗅物質は受容体分子が細胞の外に向かって折れ曲がっている部分に結合する．その折りたたまれたタンパク質は細胞内において，それ自身が 3 つのサブユニットからなる **G タンパク質**(G protein)と結合している．受容体タンパク質の興奮に伴い，G タンパク質から **α サブユニット**(alpha subunit)が解離して，線毛膜の受容器細胞の細胞体に近い領域の内側に結合している**アデニル酸シクラーゼ**(adenylyl cyclase)を活性化する．続いて，活性化されたシクラーゼは細胞内の多数の**アデノシン三リン酸**(adenosine triphosphate)を**環状アデノシン一リン酸**(cyclic adenosine monophosphate：cAMP)へと変換する．最終的に，この cAMP が近傍にある別の膜タンパク質，閉じている Na^+ チャネルを活性化する．活性化するとこのチャネルは，その“ゲート”を開き，細胞膜を横切って多数の Na^+ を受容器細胞の細胞質へと流れ込ませる．この Na^+ が細胞膜内側の電位を正の方向に増大させることにより，嗅細胞を興奮させ，**嗅神経**(olfactory nerve)を通して活動電位を中枢神経系へと伝達する．

この嗅神経の活性化機序において重要なのは，最も弱い嗅物質であってもその興奮効果を大きく増幅する点である．まとめると，①嗅物質によって活性化された受容体タンパク質は G タンパク質複合体を活性化する．②これが嗅細胞の細胞膜内側にある複数のアデニル酸シクラーゼ分子を活性化する．③これらアデニル酸シクラーゼがその何倍もの数の cAMP分子をつくり出す．④最後に，この cAMP がさらにその何倍もの数の Na^+ チャネルを開口させる．したがって，きわめて低濃度の嗅物質でさえもカスケード効果を起こして，かなり多数の Na^+ チャネルを開口させるのである．このため，嗅神経細胞はきわめて少量の嗅物質に対してでさえ高い感度を示す．

嗅細胞が刺激される基本的な化学的機序に加えて，いくつかの物理的因子も刺激の程度に影響を与える．第 1 に，においを嗅ぐには鼻腔内に嗅ぎこむことのできる揮発性物質である必要がある．第 2 に，粘液を通り嗅線毛へと到達するためには，刺激物質は少なくともわずかに水溶性でなければならない．第 3 に，おそらく線毛の脂質成分が非脂溶性の嗅物質に対して弱い障壁となっているために，嗅物質は少しでも脂溶性であることが望ましい．

嗅細胞の膜電位と活動電位

微小電極で測定された静止状態の嗅細胞の膜電位は平均約 −55 mV である．この電位においては，ほとんどの細胞はとても低い頻度で連続的に活動電位を発生する．その頻度は 20 秒に 1 回から 1 秒に 2，3 回までの間でさまざまである．

嗅物質の多くは嗅細胞の細胞膜を脱分極させ，細胞内の負の電位を正常の −55 mV から，−30 mV かそれ以下にまで減少させる（つまり，電位を正の方向へと変化させる）．これに伴い，活動電位の数は 1 秒間に 20〜30 回にまで増大する．これは微細な嗅神経線維にとっては高頻度といえる．

嗅神経インパルスの頻度は，広範囲にわたり刺激強度の対数におよそ比例する．これは，嗅覚受容器が他の感覚受容器と同様の変換法則に従うことを示している．

嗅覚の急速な順応

嗅覚受容器は刺激後の最初の 1 秒程度で約 50％順応する．その後，順応はほとんど進まず，進んでも非常にゆっくりである．しかし，強いにおいのある空間に入って 1 分程度で，においをほとんど感じなくなるまでに順応することをわれわれは経験から知っている．この心理学的順応は受容器の順応の程度よりもはるかに大きいので，味覚の順応においてもみられたように，さらなる順応が中枢神経系において起きていることはほぼ間違いない．

順応の神経機序について，次のような仮説がある．脳の嗅覚領域から多数の遠心性神経線維が嗅索に沿って逆行性に進み，嗅球にある特別な抑制性細胞，**顆粒細胞**（granule cell）で終わる．嗅覚刺激が始まると，中枢神経系が素早く強いフィードバック抑制をかけて，嗅球を介した嗅覚信号の中継が抑制される，と考えられている．

基本臭の探索

過去に多くの生理学者は，視覚や味覚が数少ない基本感覚によって成立しているのと同様に，多くのにおいも少数のかなり分離した基本感覚によって成立していると信じていた．心理学的研究に基づき，次のように基本臭の分類が試みられた．

①樟脳様
②ムスク様
③花香様
④ペパーミント様
⑤エーテル様
⑥刺激臭
⑦腐敗臭

今では，このリストが真の基本臭を表していないのは明らかである．近年，受容体タンパク質をコードする遺伝子に対する特定の研究を含めた複数の手がかりによって，少なくとも 100 の基本臭が存在することが示唆された．これは，眼によって検出されるのがたったの 3 原色だけであることや，舌で検出されるのがわずか 5 基本味であるのと，顕著に対照的である．いくつかの研究は，1000 種類もの嗅覚受容体の存在を示唆している．ある 1 つの物質に対してにおいがわからない，すなわち嗅盲を示す人々がみつかり，50 以上の異なる物質に対する嗅盲がみつかったことが，基本臭が数多く存在することを裏づけている．それぞれの物質に対する嗅盲は，嗅細胞におけるその物質に対応した受容体タンパク質の欠如を表していると考えられている．

嗅覚の情動的性質

嗅覚のもつ快不快といった情動的性質は味覚よりも大きい．そのため，嗅覚は食物の選択にとっておそらく味覚以上に重要である．実際，ある食物を食べて身体を壊した経験のある人は，2 度目は同じ食物のにおいでしばしば吐き気を催す．逆に，好ましい性質を示す香りは人の感情を強く刺激する．加えて，ある種の動物においては，においは性的衝動の主要な興奮剤としても働く．

嗅覚の閾値

嗅覚の主要な特徴の 1 つは，空気中に存在するごく少量の刺激物質がにおいの感覚を誘発できることである．例えば，**メチルメルカプタン**（methylmercaptan）という物質は，1 mL の空気中にたった 25 兆分の 1 g あれば，においがわかる．このように閾値が非常に低いために，天然ガスにはこの物質を混ぜてにおいをつけてあり，少量のガス漏れでも検知できるようにしている．

嗅覚強度のグラデーション

（ほとんどでなくとも）多くの嗅物質にとって，においを誘発する閾値濃度はきわめて低いにもかかわらず，閾値濃度のたった 10〜50 倍の濃度で嗅覚強度が最大に達してしまう．これは，とてつもなく大きな強度識別範囲をもつ他の多くの感覚系と対照的である．例えば，閾値に対して眼の場合には 50 万倍，耳の場合には 1 兆倍までの範囲の刺激強度を識別することができる．この違いは，嗅覚がにおいの強度の定量的な検出よりもむしろ，においの有無の検出に関係しているためかもしれない．

中枢神経系への嗅覚信号の伝達

脳の嗅覚領域は，原始動物において最初に発達した脳構造の 1 つであり，脳の残りの大部分はこれらの初期の嗅覚領域を中心に発達してきた．実際に，元は嗅覚を司っていた脳部位が，進化の過程で感情や人の行動のその他の局面を制御する脳の基底部構造に発達した．これを**辺縁系**（limbic system）とよび，第 59 章で詳述する．

嗅球への嗅覚信号の伝達

嗅球（olfactory bulb）が図 54.5 に示されている．嗅球から後方に進む嗅神経線維を**第 I 脳神経**（cranial nerve I），または**嗅索**（olfactory tract）とよぶ．実際には，嗅索

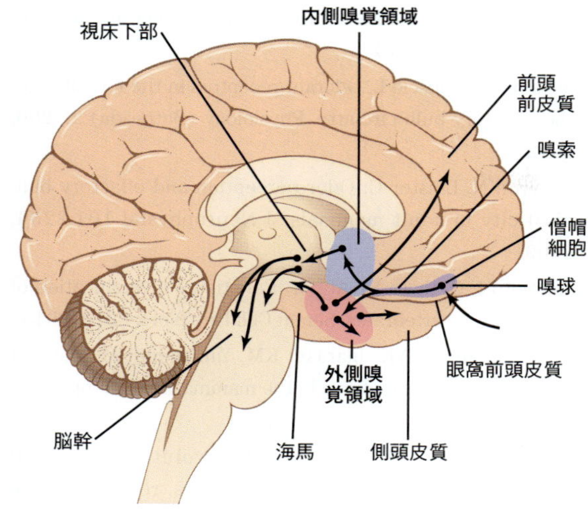

図 54.5　嗅覚系の神経結合

も嗅球も脳基底部から脳組織が前方向へと伸びてきたものであり，終端にある球状膨大部である嗅球は，頭蓋腔と鼻腔上面を仕切っている**篩骨篩板**(cribriform plate)の上に横たわっている．篩骨篩板には複数の小孔が開いており，同じ数の小さな神経が鼻腔内の嗅上皮から上向きに穿通し，頭蓋腔内の嗅球へと入る．図 54.3 に，嗅上皮内の嗅細胞と嗅球が近接していることが示されており，嗅細胞から出た短い軸索は，嗅球内にある**糸球体**(glomeruli)とよばれる複数の球状構造に終わっている．それぞれの嗅球は数千の糸球体をもち，それぞれの糸球体に嗅細胞からの約 25,000 の軸索が終わる．それぞれの糸球体には，約 25 の大きな**僧帽細胞**(mitral cell)と約 60 の小さな**房飾細胞**(tufted cell)の樹状突起も終わっており，これらの細胞の細胞体は嗅球の糸球体上部に位置している．これらの樹状突起が嗅細胞からのシナプス結合を受け，僧帽細胞と房飾細胞の軸索は嗅索となり，嗅覚信号を中枢神経系の高次のレベルへと伝達する．

それぞれの糸球体が異なるにおいに特異的に反応することが，いくつかの研究によって示唆されている．特異的な反応を示す糸球体が，中枢神経系へ伝達される，異なるにおい信号の解析の事実上の手がかりとなっているのかもしれない．

中枢神経系への原始的な嗅覚路と，より新しい嗅覚路

嗅索は中脳と大脳の前方接合部から脳に入る．ここで，図 54.5 に示すように，嗅索は 2 つの経路に分かれる．1 つは内側を進み脳幹の**内側嗅覚領域**(medial olfactory area)へ入り，もう 1 つは外側へ進み**外側嗅覚領域**(lateral olfactory area)へと入る．内側嗅覚領域はとても原始的な嗅覚系であり，外側嗅覚領域は，①やや新しい嗅覚系への，そして②より新しい嗅覚系への入力部位である．

原始的な嗅覚系：内側嗅覚領域

内側嗅覚領域は脳の視床下部のすぐ前方，脳の内側基部に位置する一群の神経核により構成される．最も特徴的なのは**中隔核**(septal nuclei)で，この正中線上に位置する神経核は視床下部や大脳辺縁系の他の原始的な部位への投射を行う．ここは，基本的な行動に関与する脳領域である(第 59 章に詳述)．

内側嗅覚領域の重要性は，脳の両側の外側嗅覚領域が取り除かれて内側嗅覚領域だけが残された動物に起こる現象をみることで最もよく理解できる．外側嗅覚領域が取り除かれても，食物のにおいまたはにおいに伴う基本的情動によるにおいへの基本的反応，例えば唇を舐める行動，唾液分泌，その他の摂食反応などには影響を与えない．逆に，外側嗅覚領域がなくなると，より複雑な嗅覚に関する条件反射が失われる．

やや新しい嗅覚系：外側嗅覚領域

外側嗅覚領域は主に，**前梨状皮質**(prepyriform cortex)と**梨状皮質**(pyriform cortex)に加えて**扁桃核の皮質部**(cortical portion of the amygdaloid nuclei)から構成される．これらの領域から，信号伝達経路を大脳辺縁系のほぼ全部位へと伸ばし，特に海馬のようなさほど原始的でない部位へも伸ばしている．海馬は，特定の食物についての経験に基づいて，その食物を好いたり嫌いになるように学習するのに最も重要な部位と思われる．例えば，外側嗅覚領域およびこの領域と行動にかかわる大脳辺縁系との結合によって，吐き気や嘔吐を起こしたことのある食物への絶対的な嫌悪が成立すると考えられている．

外側嗅覚領域の重要な特徴は，この領域が**側頭葉の前内側部**(anteromedial portion of the temporal lobe)に位置し**旧皮質**(paleocortex)とよばれる**大脳皮質の古い部分**(older part of the cerebral cortex)にも多くの信号伝達経路を直接伸ばしていることである．大脳皮質全体において，感覚信号が視床を経ずに皮質に入ってくるのはこの領域ただ 1 つである．

より新しい経路

視床を通る，より新しい嗅覚伝導経路がみつかっている．この経路は，視床背内側核を通り，眼窩前頭皮質の外側後方 1/4 へと終わる．サルを用いた研究によると，この新しい嗅覚系はおそらくにおいの意識的な解析を助けている．

まとめ

このように，基本的な嗅覚反射を担う**原始的な嗅覚系**，摂食や有毒で健康に悪い食物に対する嫌悪の自動的ではあるが一部学習に基づく調節を担う**やや新しい嗅覚系**，そして，他の多くの大脳皮質感覚系と類似した**より新しい嗅覚系**があるようである．

嗅球における活動の中枢神経系からの遠心性調節

脳の嗅覚部位に起始する多くの神経線維は，脳から出て外向きに嗅索に入って嗅球に達する(つまり，脳から

末梢へ向かう“遠心性”である）．これらの神経線維は，嗅球の中で僧帽細胞と房飾細胞の間に位置する多数の小さな顆粒細胞に終わる．顆粒細胞は，僧帽細胞と房飾細胞に抑制性信号を送る．この抑制性フィードバック経路が，においの嗅ぎ分けの仕組みであると考えられている．

参考文献

Auffarth B: Understanding smell—the olfactory stimulus problem. Neurosci Biobehav Rev 37:1667, 2013.

Bermudez-Rattoni F: Molecular mechanisms of taste-recognition memory. Nat Rev Neurosci 5:209, 2004.

Carleton A, Accolla R, Simon SA: Coding in the mammalian gustatory system. Trends Neurosci 33:326, 2010.

Chandrashekar J, Hoon MA, Ryba NJ, Zuker CS: The receptors and cells for mammalian taste. Nature 444:288, 2006.

Dotson CD, Geraedts MC, Munger SD: Peptide regulators of peripheral taste function. Semin Cell Dev Biol 24:232, 2013.

Giessel AJ, Datta SR: Olfactory maps, circuits and computations. Curr Opin Neurobiol 24:120, 2014.

Housley GD, Bringmann A, Reichenbach A: Purinergic signaling in special senses. Trends Neurosci 32:128, 2009.

Keller A, Vosshall LB: Better smelling through genetics: mammalian odor perception. Curr Opin Neurobiol 18:364, 2008.

Liman ER, Zhang YV, Montell C: Peripheral coding of taste. Neuron 81:984, 2014.

Lodovichi C, Belluscio L: Odorant receptors in the formation of the olfactory bulb circuitry. Physiology (Bethesda) 27:200, 2012.

Mandairon N, Linster C: Odor perception and olfactory bulb plasticity in adult mammals. J Neurophysiol 101:2204, 2009.

Matsumoto I, Ohmoto M, Abe K: Functional diversification of taste cells in vertebrates. Semin Cell Dev Biol 24:210, 2013.

Mori K, Takahashi YK, Igarashi KM, Yamaguchi M: Maps of odorant molecular features in the mammalian olfactory bulb. Physiol Rev 86:409, 2006.

Nei M, Niimura Y, Nozawa M: The evolution of animal chemosensory receptor gene repertoires: roles of chance and necessity. Nat Rev Genet 9:951, 2008.

Roper SD: Taste buds as peripheral chemosensory processors. Semin Cell Dev Biol 24:71, 2013.

Smith DV, Margolskee RF: Making sense of taste. Sci Am 284:32, 2001.

Tizzano M, Finger TE: Chemosensors in the nose: guardians of the airways. Physiology (Bethesda) 28:51, 2013.

Yarmolinsky DA, Zuker CS, Ryba NJ: Common sense about taste: from mammals to insects. Cell 16;139:234, 2009.

第55章 脊髄の運動制御機構と脊髄反射

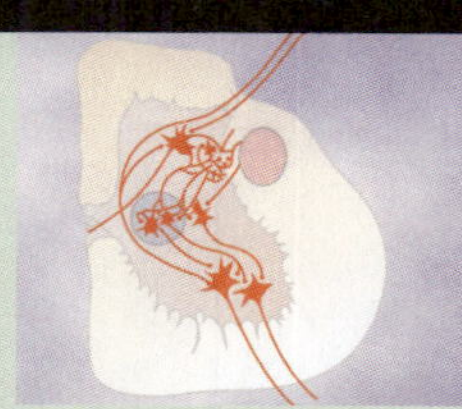

感覚情報は神経系のあらゆるレベルで統合され，適切な運動を引き起こす．この運動には脊髄で生成される比較的単純な反射運動，脳幹が関係したより複雑な応答，さらには大脳皮質が制御する非常に複雑な運動スキルへとつながっていく．

本章では脊髄による筋の運動機能の制御について論じる．脊髄内に局在する神経回路なしには脳の複雑な運動制御システムをもってしても，目的をもった機能的な筋活動を起こすことは不可能である．例えば歩行の際，両脚を前後に動かす運動を形成できる神経回路は脳内ではなく，脊髄に局在する．したがって脳は単に歩行運動を開始する指令信号を脊髄に送っているだけともいえる．

しかし，だからといって脳の役割を過小評価しているわけではない．脳は運動の発現の際の脊髄の一連の活動を制御するために例えば，運動の際に必要に応じて身体の向きを変える，身体の動きが加速しているときに身体を前傾させる，歩行から跳躍に切り替える，継続的に感覚情報をモニターして身体の平衡を保つといった指示を出している．これらすべての運動制御は脳が発する“分析的”かつ“司令的”な信号により実行されるが，その実現には脳からの指令を受ける脊髄の中にある多くの神経回路が必要である．この脊髄内神経回路は，脳が筋を直接支配する一部の例外を除いて，すべての運動の制御に必要である．

運動機能に関する脊髄の神経機構

脊髄の灰白質は，脊髄反射を統合する領域である．図55.1に脊髄の一髄節の灰白質内の典型的なニューロンの構成を示す．末梢からの感覚情報のほとんどすべてが感覚神経根（**後根**（posterior root もしくは dorsal root）ともよばれる）から脊髄に入る．脊髄に入ったすべての感覚情報は枝分かれして2つの目的地に向かう．①感覚神経から分かれた1つの枝は，脊髄に入った直後に脊髄灰白質で終末を形成し，そこから局所髄節性脊髄反射を引き起こし，さらにその他の限局的な効果を引き起こす．②もう1つの枝は，前に述べたように神経系のさらに高次レベル，脊髄の上位領域，脳幹さらには大脳皮質といった場所に情報を送っている．脊髄の各髄節（それぞれの脊髄神経が出ている部位で区切られる箇所）の灰白質には，数百万個のニューロンがある．この中には第48章と第49章で述べられている感覚中継ニューロンの他に，①**前角運動ニューロン**（anterior motor neurons）と②**介在ニューロン**（interneurons）の2種類のニューロンがある．

前角運動ニューロン

それぞれの髄節の脊髄灰白質の前角に局在し，細胞体の大きさが他のニューロンの1.5〜2倍ほどあるニューロンを前角運動ニューロンとよぶ（図55.2）．前角運動ニューロンの軸索は脊髄前根を通って直接骨格筋線維を支配する．これには，それぞれ**α運動ニューロン**（alpha motor neuron）および**γ運動ニューロン**（gamma motor neuron）とよばれる2種類のニューロンがある．

α運動ニューロン

α運動ニューロンの軸索の直径は平均14μmと太く，Aα運動神経線維とよばれる．この神経線維は筋肉に入ってから多くの枝に分かれて太い骨格筋線維を支配する．単一のα運動ニューロンを刺激すると筋の種類によってそれぞれ3本から数百本の骨格筋線維が興奮する．1つのα運動ニューロンとそれが支配する骨格筋線維をまとめて**運動単位**（motor unit）とよぶ．運動単位における骨格筋への神経インパルスの伝達とそれによる筋への刺激については，第6章と第7章で述べてある．

γ運動ニューロン

脊髄前角には，骨格筋を収縮させるα運動ニューロンに加えて，α運動ニューロンの約半分の数の，細胞体がずっと小さいγ運動ニューロンがある．γ運動ニューロンの軸索はAγ運動神経線維とよばれ，平均直径が5μmとずっと細く，図55.2と図55.3に示した**錘内筋線維**（intrafusal fibers）とよばれる径の小さい特殊な骨格筋線維にインパルスを送る．錘内筋線維は**筋紡錘**（muscle spindle）の中心部に位置し，本章の後に述べるように，骨格筋のトーヌス（緊張）を制御するのに役立つ．

介在ニューロン

図55.1に示すように介在ニューロンは脊髄の灰白質のすべての領域（後角と前角，およびその間の中間層とよばれる場所）に存在し，その数は前角運動ニューロンの約30倍と多い．介在ニューロンの細胞体は小さく，非常に興奮しやすい．そのためしばしば自発活動がみら

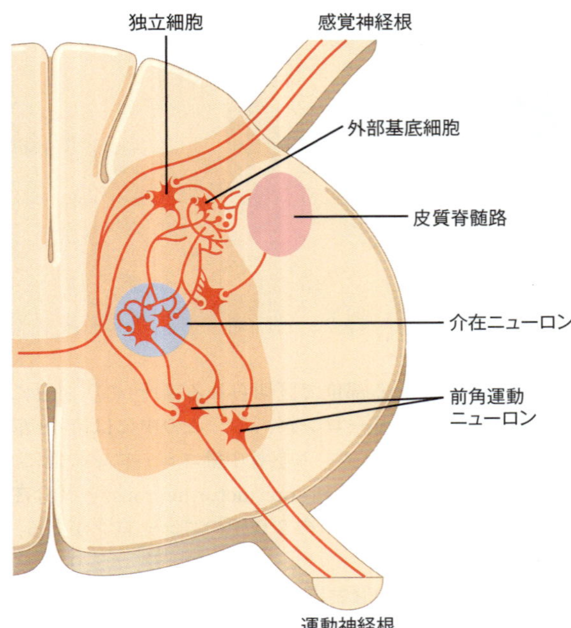

図 55.1 末梢感覚線維および皮質脊髄線維と介在ニューロンおよび前角運動ニューロンとの結合

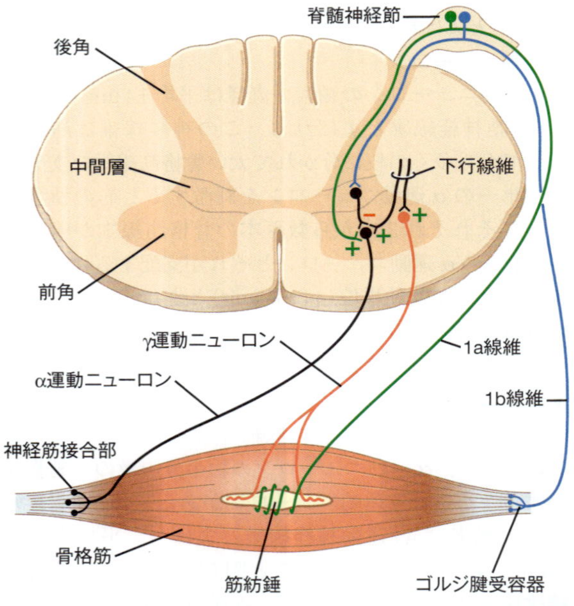

図 55.2 末梢感覚線維と前角運動ニューロンによる骨格筋の神経支配

れ，中には 1 秒間に 1500 回もの高頻度の活動電位を発生させるものもある．介在ニューロンには数多くの相互結合があり，図 55.1 に示すように，α 運動ニューロンと直接結合するものも多数ある．この介在ニューロン間の相互結合や α 運動ニューロンとの結合は，本章で以下詳述する脊髄の統合機能の大部分を担う．

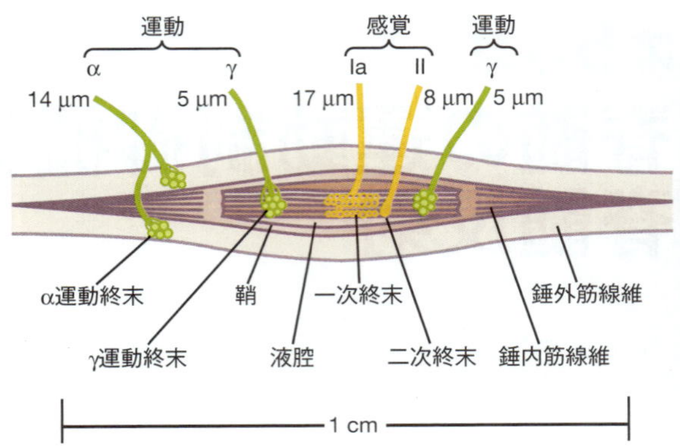

図 55.3 筋紡錘
径の大きい錘外骨格筋との関係を示す．運動神経支配と感覚神経支配の両方が筋紡錘を支配していることにも注意．

第 47 章で述べた**発散**(diverging)，**収束**(converging)，**反復発射**(repetitive discharge)といったさまざまな形の神経回路は基本的に脊髄の介在ニューロン群の中でみつかっている．本章では，これらのさまざまな脊髄内神経回路によってそれぞれの脊髄反射が起こる機構を検証していく．

末梢からの脊髄神経を介した信号や脳からの信号のうち，前角運動ニューロンに直接送られるものはわずかでしかない．これらの信号のほとんどは，まず介在ニューロンに伝わり適切に処理される．したがって図 55.1 に示すように，脳からの皮質脊髄路は，そのほとんどが介在ニューロンとシナプスを形成し，他の脊髄伝導路や末梢の脊髄神経から入ってくる信号と組み合わさって，最終的に前角運動ニューロンに収束し，筋機能を制御する．

レンショウ細胞は周囲の前角運動ニューロンを抑制する

脊髄前角には，運動ニューロンと密に結合した**レンショウ細胞**(Renshaw cells)とよばれる介在ニューロンが存在する．前角運動ニューロンの軸索の側枝が隣接するレンショウ細胞にシナプス結合する．このレンショウ細胞は**抑制性ニューロン**(inhibitory cell)の一種で，周囲の運動ニューロンに抑制性信号を送る．こうしておのおのの運動ニューロンへの刺激は，隣接する運動ニューロンの抑制を引き起こす．この効果を**側方抑制**(lateral inhibition)とよぶ．この効果は以下のような理由から重要と考えられている．感覚の神経経路において側方抑制が用いられるのと同様に，運動の神経経路もこの側方抑制を用いて信号の焦点を絞り，その意味を明確にしている．言い換えると，元の信号が周囲に拡大することを抑え，目的とする方向に減衰することなく伝えられることを可能にしている．

脊髄髄節間の多髄節性結合：脊髄固有線維

脊髄内を上行あるいは下行する神経線維の半数以上は**脊髄固有線維**(propriospinal fibers)である．これらの線維は 1 つの脊髄髄節から他の髄節に投射する．さらに感覚線維が脊髄後根から入ると，分岐して脊髄内を上行あるいは下行し，あるものは1つか2つの髄節のみに信号を伝達し，あるものは多数の髄節に信号を伝達する．この上行性あるいは下行性の脊髄固有線維は，本章で後述する多髄節性反射の経路を形成する．多髄節性反射の中には前肢と後肢が協調した運動を制御する反射もある．

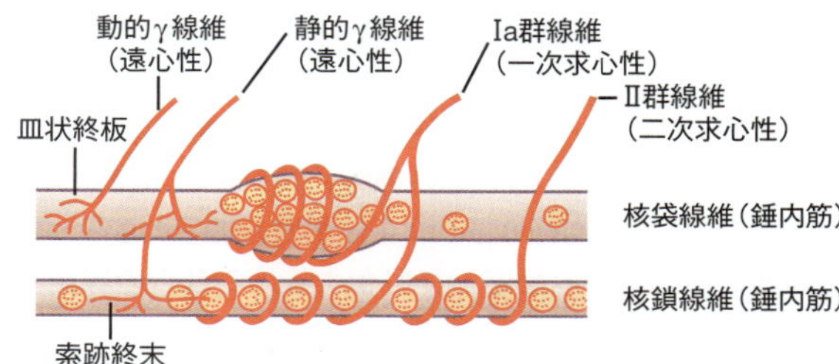

図 55.4　筋紡錘の核袋線維と核鎖線維における神経結合の詳細
（Stein RB: Peripheral control of movement. Physiol Rev. 54: 225, 1974 を改変）

筋の感覚受容器（筋紡錘とゴルジ腱器官）と筋制御における役割

筋活動の適切な制御には，脊髄前角運動ニューロンによる骨格筋の興奮だけでなく，それぞれの骨格筋から脊髄への絶え間ない感覚情報のフィードバックが必要である．この感覚情報は，刻々と変化する骨格筋の活動の状況をリアルタイムで伝えるものである．すなわち，筋の長さや張力，それらの変化の速度などの情報が脊髄に送られている．こうした情報を供給するために，筋と腱にはそれぞれ筋紡錘，ゴルジ腱器官という特殊な感覚受容器が多数存在する．①**筋紡錘**（muscle spindle）（図 55.2 参照）は筋腹全体に分布しており，筋の長さとその変化の速さの情報を神経系に送る．②**ゴルジ腱器官**（Golgi tendon organs）（図 55.2，図 55.8）は筋の腱に存在し，筋の張力やその変化の情報を送る．

このような筋紡錘とゴルジ腱器官からの信号のほとんどは，筋の内的な制御に使用され，これらの情報は無意識的に処理される．しかしその一方で，受容器からの膨大な情報は脊髄だけでなく小脳や大脳皮質にも送られ，これらの脳部位が筋収縮を制御するのに役立っている．

筋紡錘の受容器としての機能

筋紡錘の構造と運動神経による支配

筋紡錘の構造を図 55.3 に示す．それぞれの筋紡錘の長さは3～10 mm であり，その中に3～12 本の非常に細い径の錘内筋線維が存在する．この錘内筋線維の両端は尖っており，周辺の径の大きい**錘外筋線維**（extrafusal muscle fibers）の**糖衣**（glycocalyx）に付着している．

それぞれの錘内筋線維は非常に細い骨格筋線維であるが，その中央の部分（つまり中間の部分）には，アクチンフィラメントやミオシンフィラメントがほとんど存在しない．そのために錘内筋の両端が収縮しても中央部は収縮せずに，後に述べるように感覚受容器として機能する．前に述べた通り，錘内筋の収縮する両端部分は脊髄前角にある小さいγ運動ニューロン由来の細いγ運動神経線維により刺激される．これらのγ運動神経線維は，錘外骨格筋を支配する太い**α遠心線維**（alpha efferent fibers（タイプ Aα 神経線維））と対比して，**γ遠心線維**（gamma efferent fibers）ともよばれる．

筋紡錘の感覚神経による支配

筋紡錘の中央は受容器として機能する部分である．錘内筋のこの部分にはミオシンやアクチンなどは存在しないため収縮しない．図 55.3 や図 55.4 にさらに詳しく示してあるように感覚神経線維は，この部分を起始点とし，筋紡錘の中央部が伸展されることで刺激される．このことから以下の2通りの方法で，筋紡錘受容器が興奮することは容易に理解できる．

①筋全体が引き伸ばされると，筋紡錘の中央部が伸張され，受容器が興奮する．
②筋全体の長さが変化しなくても筋紡錘の錘内筋の両端が収縮することによって錘内筋の中央部が伸張され，受容器は興奮する．

筋紡錘の中央部のこの受容器領域には，**一次（求心性）終末**（primary （afferent） ending）と**二次（求心性）終末**（secondary （afferent） ending）という2種類の感覚神経終末がみつかっている．

一次終末

受容器領域の中央部分で，径の大きい感覚神経線維が錘内筋線維の中央部の周囲をらせん状に取り巻いており，**一次終末**もしくは**環らせん終末**（annulospiral ending）とよばれる構造を形成する．この感覚神経線維は平均直径 17 μm の Ia 群線維で，70～120 m/ 秒の速度で脊髄へ感覚信号を送る．この線維は身体の中では最大の伝導速度をもつ神経線維の1つである．

二次終末

図 55.3 と図 55.4 に示すように，通常は1本，時に2本の細い感覚神経線維（平均直径 8 μm の Ⅱ 群線維）が一次終末の感覚受容器領域の片側あるいは両側を起始部としている．この感覚神経終末は，**二次終末**とよばれ，Ia 群線維のように錘内筋線維の周囲を取り巻いていることもあるが，その多くはあたかも茂みの中の木々の枝であるかのように広がっている．

錘内筋線維は核袋線維と核鎖線維とに分類される：筋紡錘の動的ならびに静的反応

錘内筋線維には，核袋線維と核鎖線維の2種類がある．①**核袋線維**（nuclear bag fibers）（各筋紡錘あたり1～3本）は図 55.4 に示されるように，受容器領域の中央部が膨らんだ袋状になっており，筋細胞の核が数個集まっている．②**核鎖線維**（nuclear chain fibers）（各筋紡錘あたり

3〜9 本）は直径も長さも核袋線維の半分ほどで，この図に示されるように，筋細胞の核が受容器領域全体に鎖状に並んでいる．一次終末（直径 17 μm の感覚線維）は，核袋線維と核鎖線維の両方の伸張に反応して興奮する．一方，二次終末（直径 8 μm のⅡ群感覚線維）は通常，核鎖線維の伸張にのみ反応して興奮する．これらの線維の関係は図 55.4 に示されている．

一次および二次終末の受容器の長さに対する反応：静的反応

筋紡錘の受容器領域がゆっくりと引き伸ばされると，一次終末と二次終末から送られるインパルスの数は伸張の程度にほぼ直線的に相関して増加し，終末はそのまま数分間インパルスを送り続ける．この反応は筋紡錘受容器の**静的反応**（static response）とよばれ，このことは筋紡錘が単に伸張され続けていれば，一次終末と二次終末が少なくとも数分間は持続して信号を伝えることを意味する．

一次終末（二次終末ではない）の受容器の長さの変化速度に対する反応：動的反応

筋紡錘が，突然伸張されると（二次終末ではなく）一次終末は強く刺激される．この一次終末の大きな反応は**動的反応**（dynamic response）とよばれ，一次終末が筋紡錘の長さが変化する速度にきわめて鋭敏に反応することを意味している．たとえ筋紡錘受容器の伸張がわずか数分の 1 μm であっても，これが数分の 1 秒で起こると，一次終末受容器は，相当な数の過剰なまでのインパルスを平均直径 17 μm の直径の大きな神経感覚線維に伝える．しかし，これは筋紡錘受容器が実際に長く変化している間のみ起こり，その伸張が停止すると，この過剰なインパルス発射はすぐに消失し，静的反応のときにみられる低頻度の発射レベルに戻る．

一方，筋紡錘受容器の伸張が緩められると，ちょうど逆の反応が起こる．以上のように一次終末は筋紡錘受容器の長さがどのように変化しても，非常に強力な正もしくは負の信号を脊髄に送り，筋紡錘受容器の長さの変化を伝えている．

γ運動線維による静的および動的反応の強さの制御

筋紡錘を支配するγ運動線維は，動的γ線維（γ-d）と静的γ線維（γ-s）の 2 種類に分けられる．すなわち動的γ線維により筋紡錘の核袋線維が主に興奮し，静的γ線維により核鎖線維が興奮する．動的γ線維により核袋線維が興奮すると，筋紡錘の動的反応は著しく増強されるが，静的反応はほとんど影響を受けない．それとは逆に静的γ線維の刺激は核鎖線維を興奮させ静的反応を増強させるが，動的反応にはほとんど影響を及ぼさない．以下の項で，これらの 2 種類の筋紡錘の反応が，異なる様式の筋の制御に重要であることを示す．

正常状態における筋紡錘の持続的発射

正常な状態では，ある程度γ運動ニューロンが興奮している場合，筋紡錘は持続的に感覚神経にインパルスを発生させている．筋紡錘の伸張は発射頻度を増加させる一方，その短縮は発射頻度を減少させる．したがって，筋紡錘は脊髄に正の信号（骨格筋の伸張を意味するインパルスの増加）と，負の信号（骨格筋が伸張されていないことを知らせるインパルスの減少）を送ることができる．

筋の伸張反射

筋紡錘の機能を最も端的に示しているのは，筋の**伸張反射**（muscle stretch reflex）である．筋が急に伸張されると，筋紡錘の興奮によって，伸張された筋自身の太い骨格筋線維の反射性収縮と同時に，その筋と近い機能をもつ共同筋の収縮を引き起こす．

伸張反射の神経回路

図 55.5 に筋紡錘伸張反射の基本的な回路を示す．筋紡錘を起始部とするⅠa 群固有感覚受容器神経線維は，脊髄後根から脊髄内に入る．このⅠa 群求心性線維の分枝は脊髄灰白質前角に達し，そのⅠa 群求心性線維を送る筋紡錘がある筋を支配する前角運動ニューロンの細胞体に直接シナプス結合する．つまりこの**単シナプス性経路**（monosynaptic pathway）は，筋紡錘の興奮後に，最小の遅延時間（潜時）で，反射性信号を骨格筋に送り返す．筋紡錘二次終末からのⅡ群求心性線維のほとんどは，脊髄灰白質にあるさまざまな種類の介在ニューロンに結合する．それらのニューロンは単シナプス性経路のそれと比べると，やや遅れて前角運動ニューロンに信号を伝え，他の機能にも関与する．

動的伸張反射と静的伸張反射

伸張反射は，動的伸張反射と静的伸張反射の 2 つに分けられる．**動的伸張反射**（dynamic stretch reflex）は，骨格筋の急速な伸張あるいは伸張の停止によって生じた，筋紡錘の一次感覚終末から伝えられる強力な動的信号により誘発される．これは，骨格筋が急激に伸張されたり，

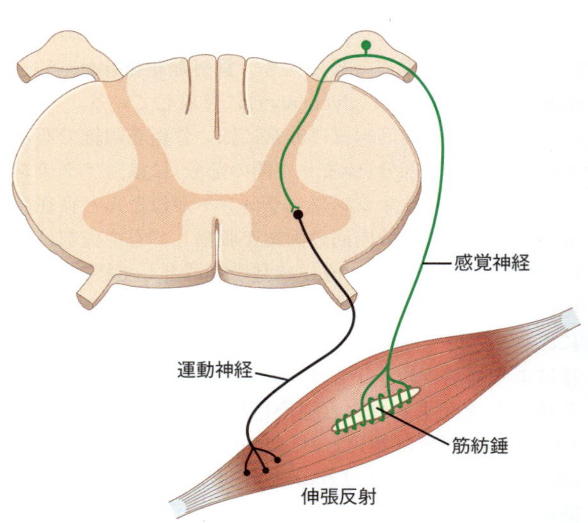

図 55.5 伸張反射の神経経路

伸張が停止されたりすると，強い信号が脊髄に送られることを意味している．この信号は，それを送った筋肉に直後に強力な反射性収縮（または収縮力の低下）をもたらす．したがって，伸張反射は急激な筋長の変化に抵抗するように働く．

骨格筋が伸張し（あるいは伸張が停止し）一定の長さで止められると，動的伸張反射は数分の1秒間で終了するが，その後，比較的弱い**静的伸張反射**（static stretch reflex）がしばらく続く．この静的伸張反射は，一次および二次終末によって伝達される持続性の静的受容器信号によって維持される．静的伸張反射の重要性は，神経系が特に別の指令を発しない限りは骨格筋に適度な収縮を維持させることにある．

動的および静的伸張反射の“制動”機能

伸張反射の特に重要な機能は，運動のときに振動やギクシャクした動きが起こるのを防止することである．これは**制動機能**（damping function）または円滑化機能とよばれる．

脊髄から筋への信号は，数ミリ秒でその強さが増えたり減ったりした後，また別の強度に変化するなど，ときとしてスムーズとはいえない形で伝達される．筋紡錘を中心としたこのシステムが十分に機能しないと，こうした信号が筋に送られている間，筋収縮はギクシャクしたものになってしまう．この効果を図 55.6 に示す．Aの曲線は，興奮した筋における伸張反射が損なわれていない状態の筋収縮を示す．筋を支配する運動神経がわずか8回 / 秒という低頻度のインパルスを送っているのにもかかわらず，比較的滑らかな筋収縮がみられている．一方，Bの曲線は，筋紡錘からの求心性線維が3ヵ月前に切断された動物に対して行った同様の実験結果である．この図にみられるように，この動物ではスムーズな筋収縮が観察されない．Aの曲線は，筋への入力信号がたとえスムーズでなくても，筋収縮を滑らかにする制動メカニズムの効果を示している．この効果は，筋紡錘による反射の**信号平均化**（signal averaging）作用ともよばれる．

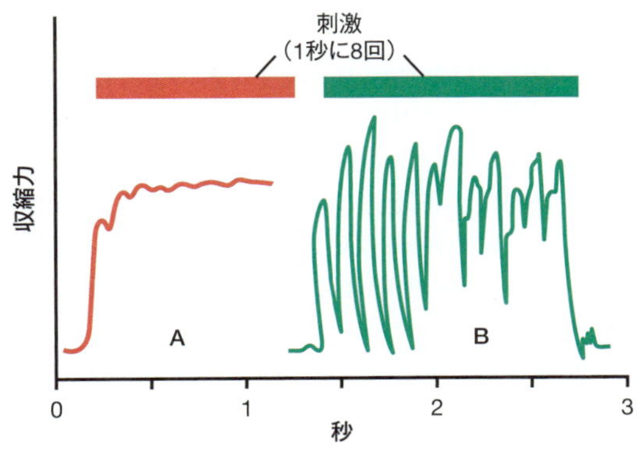

図 55.6 2つの異なる条件下において脊髄からの信号により誘発された筋収縮
曲線Aは正常な筋，曲線Bは実験82日前の脊髄後根の切断により，筋紡錘が除神経された筋．曲線Aにおける筋紡錘反射の平滑化効果に注意すること．（Creed RS, Denny-Brown D, Eccles JC et al: Reflex Activity of the Spinal Cord. New York: Oxford University Press, 1932 より改変）

随意運動における筋紡錘の役割

γ遠心系の重要性は，筋を支配する運動神経線維の31％が，径の太いAα線維ではなく，径の細いAγ線維であることを知ることでも理解できる．大脳皮質運動野や脳の他の領域から信号がα運動ニューロンに伝達されると，ほとんどの場合，γ運動ニューロンも同時に刺激される．これはαおよびγ運動ニューロンの**同時活性化**（coactivation）とよばれる．その結果，錘外筋線維と錘内筋線維は同時に収縮する．

太い錘外筋線維の収縮と同時に錘内筋が収縮する目的は2つある．1つは，骨格筋全体の収縮時に，筋紡錘の受容器領域の長さが変化しないように保つことである．すなわち同時に活性化することで伸張反射が弱くなって骨格筋の収縮力が低下するのを防止する．もう1つは，筋長のどのような変化に対しても，筋紡錘の制動機能を適切に維持することである．例えば，太い骨格筋線維と同時に筋紡錘が収縮あるいは弛緩しないと，筋紡錘の受容領域は，ある場合には弛緩し，またある場合には過剰に伸張されてしまい，いずれの場合でも筋紡錘は最適でない状態で活動することになる．

γ運動系を制御する脳の領域

γ遠心系は脳幹の**延髄網様体促通領域**（bulboreticular facilitatory region）からの信号により，特異的に興奮し，①**小脳**（cerebellum），②**大脳基底核**（basal ganglion），③**大脳皮質**（cerebral cortex）から送られるインパルスにより延髄網様体を介して2次的に興奮する．

γ遠心系を制御するメカニズムの詳細はほとんど知られていない．しかし，延髄網様体促通領域は抗重力筋の収縮に深く関与しており，また，抗重力筋には特に多くの筋紡錘が存在するので，歩いたり走ったりするときに身体各部の動きを制動するγ遠心系が重要と考えられている．

筋紡錘系は筋緊張時に身体の姿勢を安定させる

筋紡錘系の最も重要な機能の1つは，筋が緊張した状態での運動時に身体の各関節の位置を安定させることである．このため，延髄網様体促通領域と脳幹内で協調する領域が，筋紡錘を支配するγ神経線維を介して，錘内筋に興奮性の信号を送る．この信号は筋紡錘の両端部を短縮させて中央の受容器領域を伸張させることで筋紡錘の出力信号は増加する．しかし，もし関節の両側にある屈筋と伸筋の筋紡錘が同時に活性化されると，拮抗する作用を持つ2つの骨格筋は強く緊張することになる．その結果，関節の位置はしっかりと固定され，その位置を動かそうとするどのような外力も，関節の両側の筋において感度が大幅に増加した伸張反射の抵抗を受けることになる．

ヒトが非常に繊細で正確な運動を行うときにはいつも，脳幹部延髄網様体促通領域からの信号による適切な筋紡錘の興奮により，主要な関節の位置は安定する．この機能は複雑な運動手順が必要な(手指や他の身体部分の)精緻な随意運動の遂行に大いに役立っている．

臨床における伸張反射の応用

臨床医が身体を検査するときには，ほとんどの場合，さまざまな伸張反射を誘発して診察を行う．その目的は，脳が筋の基本的な興奮，すなわち筋のトーヌスを維持するための信号をどの程度脊髄に送っているかを調べるためである．これら反射は，以下のようにして誘発される．

膝蓋腱反射と他の類似した腱反射

臨床的に伸張反射の感度を調べる方法は，膝蓋腱反射および他の筋の類似した反射の誘発である．膝蓋腱反射は，膝蓋腱を打腱器(ハンマー)で叩打するだけで誘発される．これにより大腿四頭筋は瞬時に引き伸ばされ，動的伸張反射により，下腿が前方に跳ね上がる．図 55.7 の上の曲線は，膝蓋腱反射が起きている間に記録された大腿四頭筋の筋長の変化を示す．

同様の反射は腱または筋腹を叩打することで，身体中のほとんどの骨格筋で誘発される．言い換えるならば，動的伸張反射を誘発するには，筋紡錘の急速な伸張のみで十分ということである．

腱反射は神経科医が脊髄中枢の促通の程度を評価するのに用いられている．高次中枢から多数の促通性のインパルスが脊髄に入力しているときには腱反射は顕著に亢進する．逆に，促通性インパルスが抑制され，または消失しているときには，腱反射は減弱もしくは消失する．腱反射は，脳の運動領域の損傷や脳幹延髄網様体促通領域を興奮させる疾患による筋痙縮の有無を診断するのに用いられる．通常は下位運動ニューロンの損傷ではなく，大脳皮質運動野の損傷(特に脳卒中や脳腫瘍などによるもの)が大きいと，損傷された部位と対側の筋の腱反射は大きく亢進する．

クローヌス：腱反射の振動

ある状況下では，腱反射が振動することがあり，これは**クローヌス**(clonus)とよばれる(図 55.7 の下の曲線)．この振動は，足クローヌス(足間代)を例にとって以下のように説明される．

例えば，つま先立ちしているヒトが，急にかかとを落として腓腹筋を伸張させると，筋紡錘からの伸張反射のインパルスが脊髄に送られる．この信号は引き伸ばされた筋を反射的に興奮させてかかとをもち上げる．数分の 1 秒の後に反射性筋収縮は消失して，再びかかとは落ち，2 度目の筋紡錘の伸張が起こる．そこで動的伸張反射により，かかとはもち上げられるが，すぐにまたかかとは落ち，新しいサイクルが始まる．こうして，腓腹筋の伸張反射が繰り返し起こり，しばしば長時間持続する．これがクローヌス(間代)とよばれる現象である．

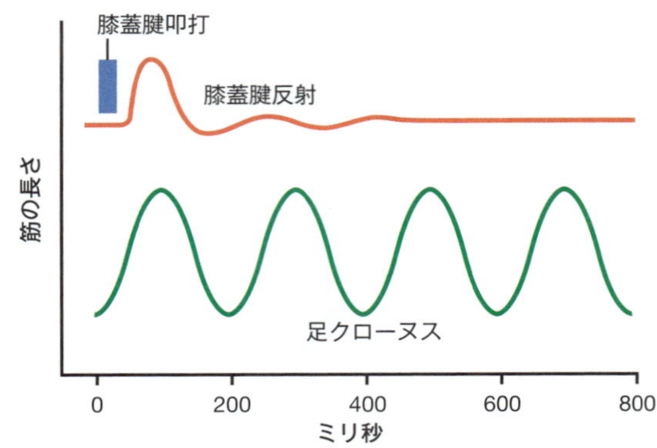

図 55.7 膝蓋腱反射の際の大腿四頭筋の筋運動図(赤)と足クローヌス時における腓腹筋の筋運動図(緑)

クローヌスは通常，脳からの促進性インパルスにより，伸張反射が非常に亢進したときにのみ起こる．例えば除脳動物においては伸張反射が大きく亢進されており，クローヌスは容易に誘発される．脊髄への促通の程度を知るため，神経科医は患者の筋を急激に伸展させてから一定の伸張力を加えて，クローヌスを検査する．これによってもしクローヌスが誘発されると，促通の程度は確実に高いと推測できる．

ゴルジ腱器官反射

ゴルジ腱器官は筋緊張の制御を助けている

図 55.8 に示すようにゴルジ腱器官は被膜に覆われた感覚受容器で，その中を腱の線維が通っている．それぞれのゴルジ腱器官には通常約 10〜15 本の筋線維が結合しており，この筋線維が収縮あるいは伸ばされて腱器官に張力が発生すると，ゴルジ腱器官が刺激される．したがってゴルジ腱器官を興奮させる刺激と筋紡錘を興奮させる刺激の主な違いは，筋紡錘は筋長とその変化を感知するのに対し，ゴルジ腱器官は筋緊張を腱の張力として感知するという点である．

ゴルジ腱器官は筋紡錘の一次受容器のように，動的反応と静的反応の 2 つの様式で反応する．例えば筋緊張が急激に増大した場合には強く反応(動的反応)するが，数分の 1 秒以内に，筋緊張にほぼ比例した定常的な低い発火頻度に落ち着く(静的反応)．このようにゴルジ腱器官は，それぞれの筋の筋線維の各部位の緊張の程度の情報をリアルタイムで神経系に伝達している．

ゴルジ腱器官から中枢神経系へのインパルスの伝達

ゴルジ腱器官からのインパルスは，筋紡錘の一次終末からの神経線維よりもわずかに細い，大きな径(平均直径 16 μm)で伝導速度の大きい Ib 群神経線維によって伝えられる．Ib 群求心性線維は，筋紡錘の一次求心性線維と同様に，脊髄髄節内に局所的にインパルスを伝達するとともに，脊髄後角でシナプスを形成した後に，脊髄小脳路などの長距離の伝導路を通って小脳にも入力し，

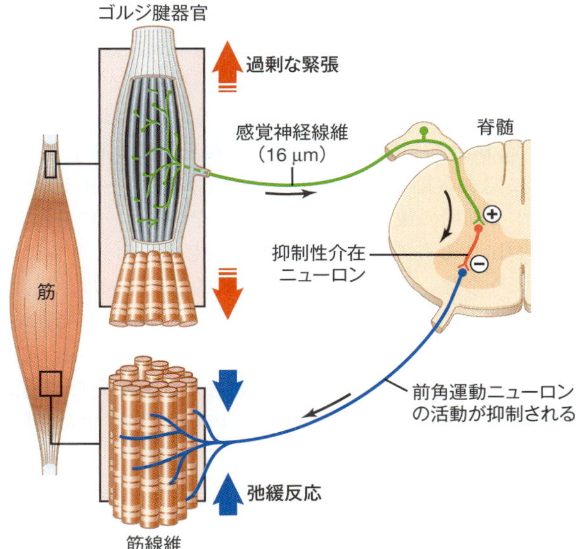

図 55.8 ゴルジ腱器官反射
筋の過剰な緊張によってゴルジ腱器官の受容器が刺激される．受容器からの信号は求心性の感覚線維によって脊髄の介在ニューロンに伝えられ，前角運動ニューロンの活動を抑制し筋を弛緩させる．これによって筋を過度の緊張から保護する．

他の伝導路を通って大脳皮質にも信号を送る．局所性の脊髄インパルスは前角運動ニューロンを抑制する単一の抑制性介在ニューロンを興奮させる．この局所性神経回路は周囲の筋に影響を及ぼすことなく個々の筋を直接抑制する．脳に送られる信号と小脳および脳の他の筋制御に関係する部位の機能がどのように関連しているかについては第 57 章で述べる．

ゴルジ腱器官による反射は筋の過剰な緊張を防いでいる

ゴルジ腱器官が，結合している筋の緊張増加によって刺激されると，その信号は脊髄に伝達され，その筋に反射性の効果を及ぼす．この反射は完全に抑制性であり，筋における過度の緊張の発生を防止するためのネガティブフィードバック機構を提供する．

筋緊張と，それによる腱の緊張が非常に大きくなると，ゴルジ腱器官からの抑制効果は非常に強力になり，脊髄内において急激な反応を誘発して，ゴルジ腱器官が結合している筋全体を短時間に弛緩させる．この効果は**伸び反応**(lengthening reaction)とよばれ，骨格筋の断裂や骨への付着部からの腱の剥離を防止する保護的メカニズムと考えられている．

ゴルジ腱器官による反射が筋線維間の収縮力を均等化していると考えられている

ゴルジ腱器官による反射が担っている役割として，個々の筋線維の収縮力を均等化する可能性が挙げられる．つまり，過度の張力を発生する筋線維は腱反射により抑制される一方で，弱い張力で収縮する筋線維には反射性の抑制がかからないのでより強く興奮するということである．こうすることで筋の負荷はすべての線維に分散され，少数の筋線維に過剰な負荷がかかる筋の部位ができてしまうことによって，筋が損傷するのを防止していると考えられている．

高次脳機能による運動制御と連動する筋紡錘とゴルジ腱器官の機能

これまで脊髄による運動制御における筋紡錘とゴルジ腱器官の役割を強調してきたが，一方で，この 2 つの感覚器官からの求心性入力は高次の運動中枢にも伝達され，筋で生じる変化が刻々と伝えられる．例えば筋紡錘とゴルジ腱器官からのそれぞれの時点の情報は，脳や脊髄内において最速となる 120 m/秒に近い伝導速度で脊髄小脳路を通って直接小脳に伝えられる．同様の情報は他の伝導路を通って脳幹の網様体領域にも伝えられ，さらに，その一部は大脳皮質の運動領域にも送られる．第 56 章と第 57 章で論じるように，筋紡錘やゴルジ腱器官からの情報は，これらすべての脳領域によって構成される運動信号のフィードバックコントロールに不可欠である．

屈筋反射と逃避反射

脊髄動物や除脳動物においては四肢の皮膚のほとんどの感覚刺激により，刺激を受けた肢の屈筋が収縮し，刺激のもととなる物体から遠ざかる．これを**屈筋反射**(flexor reflex)という．

典型的な屈筋反射を最も強力に引き起こすのは，痛み受容器の刺激，例えば，軽く針で刺す刺激，熱刺激，あるいは創傷による刺激である．このことから，屈筋反射は**侵害受容反射**(nociceptive reflex)あるいは単に**痛み反射**(pain reflex)ともよばれる．触覚刺激でも，弱く短時間で終わる屈筋反射が誘発される．

四肢以外の身体に痛み刺激が与えられた場合にも，四肢の場合と同じように刺激された部位は刺激から遠ざけられる．この場合も基本的には屈筋反射と同じ種類の反射であるが，収縮する筋は屈筋とは限らない．したがって，身体のそれぞれの部位の刺激によって生じるこのような多様な反射は**逃避反射**(withdrawal reflexes(もしくは引っ込め反射))とよばれる．

屈筋反射の神経機構

図 55.9 の左半分は屈筋(あるいは屈曲)反射の神経回路を示している．この例では，痛み刺激が手に加えられ，その結果，上腕の屈筋群が収縮する．このようにして，手は痛み刺激から遠ざけられる．

屈筋反射の神経経路においては，信号は脊髄の中で前角運動ニューロンに直接入力しているわけでなく，脊髄介在ニューロンのニューロンプールを経て，前角運動ニューロンに入力する．最短の神経回路は，3～4 個のニューロンを経由していると考えられている．しかしほ

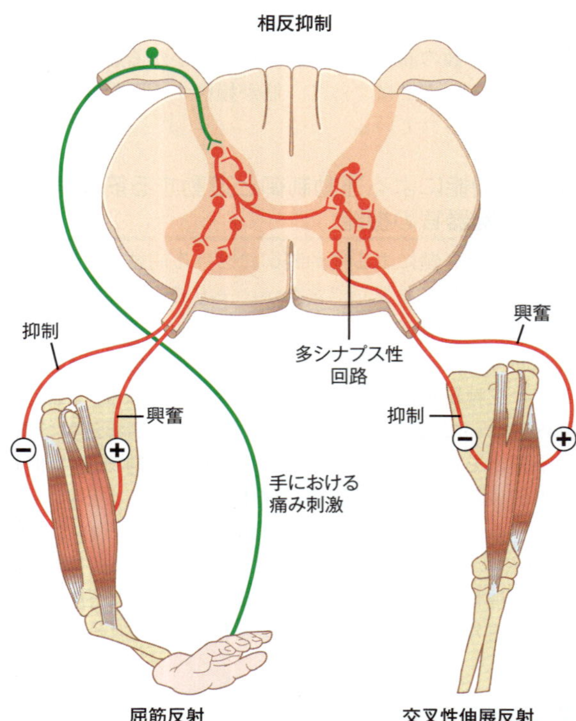

図 55.9　屈筋反射，交叉性伸展反射，相反抑制

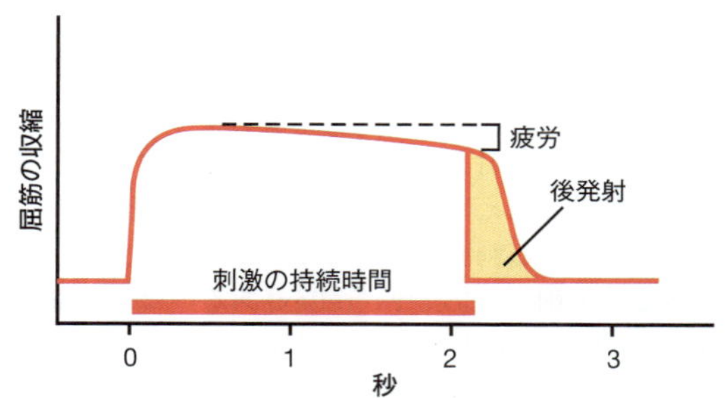

図 55.10　屈筋反射の筋運動図
反射が素早く開始された後に徐々に疲労し，入力刺激終了後に後発射が観察される．

とんどの信号には，さらに多くのニューロンを経由した以下の基本的回路が関与する．①逃避に必要な筋群に反射を発散し拡げる回路，②拮抗筋群を抑制する**相反性抑制回路**(reciprocal inhibition circuits)とよばれる回路，③刺激終了後，後発射を数分の1秒間継続させる回路である．

図 55.10 に，屈筋反射の際の典型的な屈筋の筋運動図を示す．侵害受容器が刺激されると数ミリ秒以内に屈筋反射が起こる．その2〜3秒後に反射は**疲労**(fatigue)しはじめ，筋収縮は少しずつ弱くなる．これは，複雑で統合的な脊髄反射すべてに共通する特徴である．最後に刺激がなくなると，屈筋の収縮は収まるが，後発射による影響によって収まるまでにはさらに数百ミリ秒を要する．後発射の持続時間は，屈筋反射を招いた感覚刺激の強さに依存する．弱い触圧刺激では後発射はほとんどみられないが，強い痛み刺激の後には，後発射が1秒以上持続することもある．屈筋反射に伴う後発射は，おそらく第47章で述べた2つの種類の反復発射により生じる．これに関する電気生理的な研究の結果は，6〜8ミリ秒持続する初期の後発射は，興奮した介在ニューロンの反復発射によるものであることを示唆している．さらに，このような強い痛み刺激による持続的な後発射は，反回経路によって介在ニューロンがつくる反響回路が発振することにより生じる可能性が高いと考えられている．これにより，後発射を誘発した感覚信号が途絶えた後も，脊髄前角運動ニューロンにインパルスが，時には数秒間伝えられる．

以上のように，屈筋反射は痛みもしくは刺激された身体部位を，刺激から遠ざけるようにうまく構成されている．さらに後発射の効果により，屈筋反射は刺激が消えた後も刺激された部位を0.1〜3秒間，刺激から遠ざけておくことができる．この間に，他の反射と中枢神経の働きによって身体は痛み刺激から遠ざかることができる．

屈筋反射の際の逃避運動のパターン

屈筋反射が誘発されたときの逃避運動のパターンは，どの部位の感覚神経が刺激されたかに依存する．例えば上腕内側に加えられた痛み刺激は上腕の屈筋だけではなく，上腕を挙上させる外転筋の収縮を誘発する．すなわち，脊髄の統合中枢は，身体の痛んだ部分を最も効率よく，痛みの原因となる物体から遠ざけるように上腕の屈筋や外転筋を収縮させることができる．この原則は身体のすべての部分にあてはまるが，屈筋反射が高度に発達している四肢において特に顕著にみられる．

交叉性伸展反射

片側の肢に屈筋反射が誘発されると，約0.2〜0.5秒後に反対側の肢が伸展を始める．この反射は**交叉性伸展反射**(crossed extensor reflex)とよばれる．対側の肢の伸展によって，逃避した肢に痛みを与えた刺激から身体全体を遠ざけることができる．

交叉性伸展反射の神経機構

図 55.9 の右半分に交叉性伸展反射を起こす神経回路が示されているが，一側の感覚神経からの信号が脊髄の反対側に伝達され，対側の伸筋が収縮する．最初の痛み刺激が加えられてから交叉性伸展反射が始まるまでに200〜500ミリ秒以上かかることから，入力される感覚ニューロンと交叉性伸展反射を起こす対側の伸筋を支配する運動ニューロンの間には，多くの介在ニューロンで構成される回路が存在すると考えられている．痛み刺激がなくなった後，交叉性伸展反射の後発射は，屈筋反射の後発射よりも長く続く．この持続性後発射もまた，介

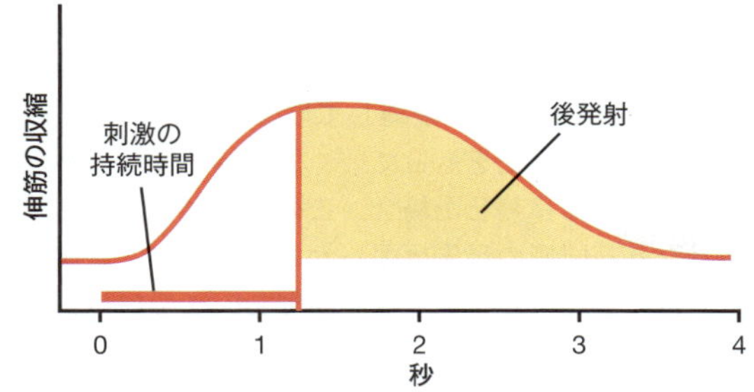

図 55.11　交叉性伸展反射の際の筋運動図
緩徐な立ち上がりと遷延する後発射を示す.

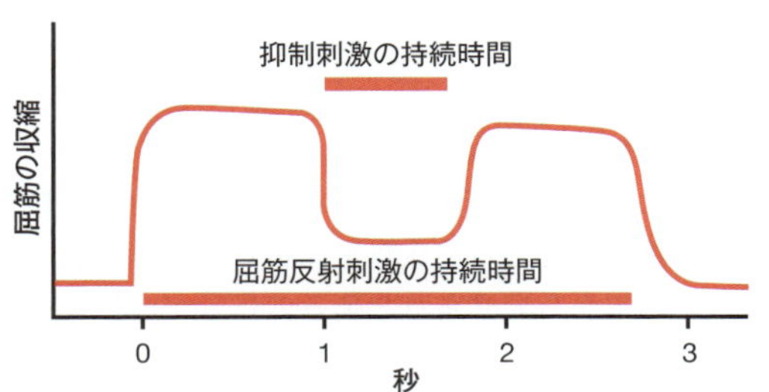

図 55.12　屈筋反射の筋運動図
身体の反対側で起きた強力な屈筋反射により生じた抑制性刺激による相反抑制を示す.

在ニューロンで構成された反響回路により生じると推定される.

図 55.11 では，交叉性伸展反射に関与する筋で記録された筋運動図の典型例を示す．この図では，痛み刺激が加えられた後に交叉性伸展反射が始まるまでの比較的長い潜時と，刺激終了後も長時間続く後発射がみてとれる．この長時間続く後発射は，他の神経反応によって，身体全体が痛み刺激から遠ざけられるまでの間，痛み刺激を受けた部分を痛み刺激を与えた物体から遠ざけておくのに役立っている.

相反抑制と相反性神経支配

これまでに，ある筋群の興奮には，しばしば他の筋群の抑制が伴うと述べた．例えば伸張反射により，ある筋が興奮すると同時にその拮抗筋群が抑制されることが多い．これを**相反抑制**(reciprocal inhibition)とよぶが，この相反関係を引き起こす神経回路を**相反性神経支配**(reciprocal innervation)の回路とよぶ．前述の屈筋や伸筋の反射のように，身体の両側の筋群の間にこのような相反の関係があることが多い.

図 55.12 に相反抑制の典型例を示す．この例では，身体の一肢から，それほど強くない持続性の屈筋反射が誘発されている．この屈筋反射が続く間に，より強力な屈筋反射が身体の対側の肢に誘発される．この強力な屈筋反射は，相反抑制の信号を反対側の肢に送り，その屈曲をある程度抑制する．その後，この強力な屈筋反射が停止すると，最初のそれほど強くない持続性の屈筋反射の強さが元に戻る.

姿勢反射と歩行の反射

脊髄による姿勢反射および歩行に関連した反射

陽性支持反応

除脳動物の足底に圧がかかると，その肢は足底にかかった圧に抗して伸展する．この反射は非常に強く，脊髄が離断されて数ヵ月後(すなわち，脊髄反射が亢進した後)動物を立たせると，この反射により，肢は体重を支えるのに十分なほどに堅くなる．この反射を**陽性支持反応**(positive supportive reaction)という.

陽性支持反応には，屈筋反射や交叉性伸展反射にかかわる神経回路と同様に，介在ニューロンが構成する複雑な回路が関与する．肢が伸展する方向は，足裏に圧力が加わる位置に依存して決まる．一方向から圧力が加えられると，肢はその方向に伸展する．この現象は**マグネット反応**(magnet reaction)とよばれ，力の加わった側に身体が倒れないようにするのに役立つ.

脊髄の立ち直り反射

脊髄動物を横臥させると，協調性に乏しい動きで立位に立ち上がろうとする．これは**脊髄立ち直り反射**(cord righting reflex)とよばれる反射である．この反射は姿勢に関連する比較的複雑な反射が脊髄によって制御されることを示している．実際に，前肢と後肢の神経支配をつなぐ胸髄を離断して十分に治癒した後の動物でも，後肢を使って臥位から立ち上がることができ，さらに前肢と後肢を使って歩くこともできる．同じように胸髄離断したオポッサム(フクロネズミ)においては，後肢の歩行運動は前肢の歩行運動と協調していないことを除いて正常のオポッサムのそれと比較してもほとんど変わらない.

足踏み運動と歩行運動

単肢における律動的足踏み運動

律動的足踏み運動(rhythmical stepping movements)は，脊髄動物の四肢でしばしば観察される．脊髄を腰髄の上のレベルで切断し，さらに脊髄の正中線上で矢状断して左右肢の神経結合を切り離しても，左右のそれぞれの後肢は足踏み機能を失わない．肢が前方へ屈曲されると 1 秒余り後に後方への伸展が起こる．その後再び屈曲が起こり，このサイクルは何度も繰り返される.

この屈筋と伸筋の間を行ったり来たりする振動は，感覚神経を切断した後にも観察される．これは主に脊髄内において作動筋と拮抗筋を支配するニューロン群の間で振動する相反的な抑制回路によって生じると考えられている.

足底からの感覚情報と関節周囲の受容器からの情報は，地面を歩く際に足底にかかる圧と足踏みの頻度を決める重要な役割を担う．足踏みを制御する脊髄の神経機構は，実際には，さらに複雑なものと考えられている．例えば，足を前方に振り出そうとしているときに障害物に足先が当たると，足の前進は一瞬妨げられるが，素早く障害物より高くもち上げられ，障害物を乗り越える．これを**つまずき反射**(stumble reflex)という．以上のように，脊髄は高度な情報処理能力を備えた歩行制御装置なのである．

対側肢の相反性足踏み運動

腰髄が正中線上で左右に離断されていない場合，一側の後肢が前方に踏み出すとき対側の後肢はつねに後方へ動く．この現象は，両後肢間の相反性神経支配によるものである．

全四肢の対角足踏み運動：足踏み反射

手術から十分に回復した脊髄動物(頸髄の前肢領域よりも中枢側で離断されたもの)を，床からもち上げ四肢が床に届かない状態で保持したとき，いずれかの肢を伸張すると，しばしば四肢のすべてに反射的に足踏み運動が誘発される．通常，前肢と後肢の間の対角線上で踏み出す．この対角線的な反応も，別の形の相反性神経支配によるものである．この反応は，前肢と後肢のそれぞれを支配する部位を含めて脊髄全体で起こる．このような歩行運動パターンを**足踏み反射**(mark time reflex)とよぶ．

ギャロップ反射(襲歩反射)

脊髄動物において，時として観察される他のタイプの反射に**ギャロップ反射**(襲歩反射(galloping reflex))がある．ギャロップ反射では，両後肢がそろって前方へ動くと同時に両前肢はそろって後方へ動く．この反射は，ほぼ同じような伸張刺激または圧刺激が両側の肢に同時に加えられたときによく起こる．両側の刺激強度が等しくない場合には**対角線上の歩行反射**(diagonal walking reflex)が誘発される．これは歩行とギャロップにおける運動パターンの神経機構と一致する．歩行においては，1つの前肢と1つの後肢のみが同時に刺激され，これが動物に歩行を継続させる．一方で，動物がギャロップするときは，両側の前肢と両側の後肢がそれぞれほぼ等しく刺激され，これが動物にギャロップを継続させることでこの運動パターンが継続して起こる．

引っかき反射

いくつかの動物種で特に重要な脊髄反射として，引っかき反射が知られている．これは**瘙痒感**(itch)や**ムズムズ感**(tickle sensation)により誘発される反射である．引っかき反射には，2つの機構が関与する．①**位置覚**(position sense)(これにより手先や足先が刺激されている身体の表面部位を探しあてることができる)および，②**前後方向の引っかき運動**(to-and-fro scratching movement)である．

引っかき反射における身体部位の感覚は，高度に発達している．もしノミ(蚤)が脊髄動物の肩のあたりを這ったとしても，後肢の足先はその位置を探しあて，後肢の19個の骨格筋が絶妙に協調して収縮し，ノミの這っている身体部位に足先をもっていく．もしノミが正中線を越えて反対側に移動した場合，この反射はさらに複雑なものとなり，同側の足先は引っかくのを止め，対側の足先が前後に運動してノミを探しあてる．この前後方向への引っかき運動には，歩行における踏み出し反射と同様に，振動する相反性神経支配回路が関与している．

筋スパスム(痙攣)を引き起こす脊髄反射

ヒトでは，局所的な筋の痙攣(スパスム)がしばしばみられる．多くの場合，局所に限局した痛みがその原因である．

骨折による筋スパスム(痙攣)

臨床的に重要な筋痙攣の1つとして，骨折した骨を取り囲む骨格筋に起こる筋痙攣が知られている．この筋痙攣は，骨折端から発せられた痛みの信号が，その周辺の筋を持続的に収縮させることで引き起こされる．この骨折部位に，局所麻酔薬を注射して痛みを和らげると，筋痙攣も軽減する．エーテル吸入などによる全身の深麻酔によっても，筋痙攣は軽減する．

腹膜炎の患者にみられる腹筋のスパスム

脊髄反射により誘発される別の種類の局所的な筋痙攣に，腹膜炎に伴う壁側腹膜への刺激による腹筋スパスム(腹壁防御，筋性防御)がある．この場合も腹膜炎による痛みを緩和すると，痙攣を起こしている筋の収縮が収まる．同様の痙攣は外科手術中にも起こる．例えば，腹部手術の際，しばしば壁側腹膜からの痛み刺激によって腹筋が広範に収縮し，腸が手術創よりはみだしてしまうことがある．このため，腹部の手術には通常，深麻酔が必要とされている．

筋クランプ(こむらがえり)

別の種類の局所的な筋の痙攣に，よくみられる**筋クランプ**(有痛性攣縮(cramp))がある．何らかの局所的な刺激因子や筋の代謝異常，例えば極度の寒さ，血流減少，過度の運動などにより，痛覚やその他の感覚が筋から脊髄に伝達されると，フィードバックとして反射的な筋収縮を引き起こす．この筋収縮が，刺激されている感覚受容器をさらに強く刺激し，この刺激により脊髄がさらに筋収縮を増強すると考えられている．こうして正のフィードバック機構が働くことで当初の弱い刺激が次第に強い収縮を引き起こし，ついには本格的な筋クランプが起こる．

脊髄における自律神経反射

多くの髄節性自律神経反射が，脊髄において統合されているが，そのほとんどについては他章で述べている．これらの反射の中には，①皮膚の局所的な温度変化により生じる血管トーヌスの変化(第74章)，②身体表面に局所的に加わった熱により生じる発汗(第 74 章)，③腸管の運動機能を制御している腸－腸反射(第 63 章)，④腹膜への刺激に反応して消化管の運動を抑制する腹膜－腸反射(第 67 章)，⑤膀胱から排尿し(第 26 章)，結腸から排便する**排泄反射**(evacuation reflex(第 64 章))が含まれる．さらに，あらゆる髄節反射が同時に誘発されるいわゆる**集合反射**(mass reflex)について次に述べる．

集合反射

脊髄動物や脊髄損傷の患者においては，時として脊髄の活動性が突然著しく亢進し，広範な脊髄ニューロンに強い発射活動が起こることがある．この劇的な活動を引き起こす原因として通常，皮膚への強力な痛み刺激や膀胱や腸管の過伸展のような内臓の過度の充満などが挙げられる．刺激の種類にかかわらず，その結果として起こる反射は集合反射とよばれ，脊髄の広い領域あるいは脊髄全体が関与する．その反応は，①身体の大部分の骨格筋で強力な屈筋優位の痙攣が起こる，②結腸や膀胱からの排泄が起こる，③しばしば動脈血圧が最大値にまで上昇し，収縮期血圧は時に 200 mmHg を超える，④身体の広い範囲で大量の発汗が起こるなどである．

集合反射は数分間持続することがあり，数多くの反響神経回路が活性化されることによって脊髄内の広範な領域を同時に興奮させて起こると考えられている．これは多数の反響神経回路が関与する脳におけるてんかん発作と同様のメカニズムである．

脊髄離断と脊髄ショック

頸部の上で脊髄が突然切断されると，最初は，脊髄反射を含むすべての脊髄機能が基本的に，抑制され，あたかも完全に沈黙したような状態になる．この状態を**脊髄ショック**(spinal shock)とよぶ．この脊髄ショックが起こる理由として，普段，脊髄ニューロン群の活動は，上位の神経中枢から脊髄に入力する神経線維の発射による持続的な興奮，特に網様体脊髄路，前庭脊髄路，皮質脊髄路を通って伝達される神経発射に非常に大きく依存しているためである．

脊髄ショックが起こってから数時間～数週間後，脊髄ニューロン群は徐々にその興奮性を回復する．この性質は，神経系のすべてのニューロンに共通する性質のようである(つまり，上位中枢からの促通信号を失うと，それを少なくとも部分的に補うために，脊髄ニューロンはそれ自身の興奮性を上昇させる)．霊長類以外の大部分の動物では原則として，脊髄中枢の興奮性は数時間から 1 日以内に正常のレベルまで回復するが，ヒトでは回復までしばしば数週間以上を要し，時には完全に回復しない．逆に過剰に回復してしまい，結果として脊髄機能の一部分あるいは全体が余計に興奮してしまうこともある．

脊髄ショックの間，もしくはその後に特に影響を受ける脊髄機能には，以下のものがある．

①脊髄ショックが起こると，動脈血圧は急激に大きく(時には 40 mmHg まで)低下する．これは交感神経系活動がほとんど消失するところまでその機能が遮断されてしまうことを示す．ヒトの場合でも血圧は通常数日で正常に回復する．

②脊髄ショックの初期段階では，脊髄において統合されるすべての骨格筋の反射は消失する．ヒト以外の動物では，脊髄反射が正常のレベルまで回復するのに，数時間から数日かかる．ヒトでは，時に 2 週間から数ヵ月かかることもある．またヒトでも他の動物でも特に脳と脊髄の間のいくつかの促通経路が無傷で残り，他の脊髄部分が離断された場合には，過度に亢進する脊髄反射もある．このとき，最初に回復する脊髄反射は伸張反射であり，その後，屈筋反射，姿勢抗重力筋反射そして足踏み反射といったように，単純なものから順に反射が回復する．

③膀胱や大腸排泄を制御する仙髄反射については，ヒトでは脊髄切断後，数週間は抑制されるが，最終的に回復する場合がほとんどである．これらの現象については第 26 章と第 67 章で述べている．

参考文献

Alvarez FJ, Benito-Gonzalez A, Siembab VC: Principles of interneuron development learned from Renshaw cells and the motoneuron recurrent inhibitory circuit. Ann N Y Acad Sci 1279:22, 2013.

de Groat WC, Wickens C: Organization of the neural switching circuitry underlying reflex micturition. Acta Physiol (Oxf) 207:66, 2013.

Dietz V: Proprioception and locomotor disorders. Nat Rev Neurosci 3:781, 2002.

Dietz V, Fouad K: Restoration of sensorimotor functions after spinal cord injury. Brain 137:654, 2014.

Duysens J, Clarac F, Cruse H: Load-regulating mechanisms in gait and posture: comparative aspects. Physiol Rev 80:83, 2000.

Glover JC: Development of specific connectivity between premotor neurons and motoneurons in the brain stem and spinal cord. Physiol Rev 80:615, 2000.

Grillner S: The motor infrastructure: from ion channels to neuronal networks. Nat Rev Neurosci 4:573, 2003.

Hubli M, Bolliger M, Dietz V: Neuronal dysfunction in chronic spinal cord injury. Spinal Cord 49:582, 2011.

Jankowska E, Hammar I: Interactions between spinal interneurons and ventral spinocerebellar tract neurons. J Physiol 591:5445, 2013.

Kiehn O: Development and functional organization of spinal locomotor circuits. Curr Opin Neurobiol 21:100, 2011.

Marchand-Pauvert V, Iglesias C: Properties of human spinal interneurones: normal and dystonic control. J Physiol 586:1247, 2008.

Prochazka A, Ellaway P: Sensory systems in the control of movement. Compr Physiol 2:2615, 2012.

Proske U, Gandevia SC: The proprioceptive senses: their roles in signaling body shape, body position and movement, and muscle force. Physiol Rev 92:1651, 2012.

Rekling JC, Funk GD, Bayliss DA, et al: Synaptic control of motoneuronal excitability. Physiol Rev 80:767, 2000.

Rossignol S, Barrière G, Alluin O, Frigon A: Re-expression of locomotor function after partial spinal cord injury. Physiology (Bethesda) 24:127, 2009.

第56章
皮質と脳幹によって制御される運動機能

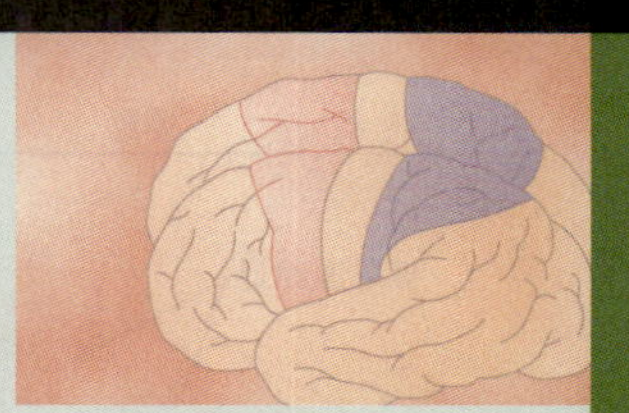

大脳皮質によって開始されるほとんどの“随意”運動は，皮質が脊髄や脳幹，基底核，および小脳といった下位の中枢に保存された機能的な“活動パターン”を活性化することにより達成される．そして，これらの下位の中枢は，特定の制御信号を各筋肉へ送る．

しかし，いくつかのタイプの運動については，大脳皮質から，途中のいくつかの運動中枢を介さずに，脊髄前角運動ニューロンに投射する直接経路が使われる．特に，指や手による繊細で器用な動作の制御にこの直接経路が使われる．本章と第57章では，随意運動機能にかかわる運動関連領野と脊髄との相互作用について説明する．

運動野および皮質脊髄路

図56.1に大脳皮質の機能地図を示した．前頭葉のほぼ1/3を占める中心溝の前部が運動野である．中心溝の後部には体性感覚野（第48章で詳細に議論された領域）があり，運動野に運動を開始させる多くの情報を送っている．

運動野は，①**一次運動野**（primary motor cortex），②**運動前野**（premotor area），③**補足運動野**（supplementary motor area）の3領域に分かれ，それぞれの領域に体部位再現があり，異なった運動に対する機能をもつ．

一次運動野

図56.1に示すように，一次運動野は前頭葉の中心溝直前の脳回にあり，シルビウス溝の外側から始まり，側方に向かい，脳の最上部に最も広がり，さらに溝の深くまで広がっている（この領域は，図48.5に示す**ブロードマン**（Brodmann）の4野に相当する）．

図56.1は，一次運動野における，おのおのの筋肉のおおよその体部位局在を示している．シルビウス溝に隣接する顔面と口唇の領域に始まり，中央部付近には腕と手の領域があり，体幹の領域は脳の頂点付近にある．さらに，脚と足の領域は大脳皮質が大脳縦裂に落ち込む部分にある．この一次運動野の体部位局在地図は，**ペンフィールド**（Penfield）と**ラスムッセン**（Rasmussen）により図56.2のように図示されており，それぞれの筋肉の体部位局在が一次運動野での占める大きさとして表現されている．この体部位局在地図は，脳外科手術中の患者に運動皮質のさまざまな領域を電気刺激して調べられたものである．注目すべきは，一次運動野の半分以上が手と発話を制御する筋にかかわっていることである．たとえ，手や言語を支配する運動野を1点で刺激しても，単一の筋が収縮することはほとんどなく，多くの場合，複数の筋群が収縮する．すなわち，単一運動野ニューロンの興奮は，特定の単一骨格筋の運動を生成するというわけではなく，1つの特定の動作を引き起こす．それを達成するために，単一運動野ニューロンは，一つ一つの筋がそれぞれの運動方向と強さをもっている複数の筋の組み合わせパターンを興奮させるのである．

運動前野

図56.1に示す運動前野は，一次運動野の前の幅1～3 cmの部分で，下方はシルビウス溝の中に伸び，上方は大脳縦裂内に入る．その上部は，類似の機能をもつ補足運動野と接している．運動前野の機能局在の構成は一次運動野とほぼ同様で，口腔や顔面の領域が最外側にあり，上方に上るに従って，手，腕，体幹，そして下肢の領域がある．

運動前野に発生した神経信号では，一次運動野によって生成されるような個別の運動パターンではなく，もっと複雑な“動作パターン”が生ずる．例えば，手が特定の課題を遂行しやすいように，腕や肩の位置を決めるようなパターンである．その動作を実現するために，まず運動前野の前部が実現に必要なすべての筋の動くパターンの“運動イメージ”を生成する．次に運動前野の後部では，その運動イメージに必要な筋活動の連続的なパターンを生成し，それを一次運動野に直接に送るか，または，しばしば大脳基底核や視床を経由して一次運動野に送る．

運動前野には，ヒトが特定の運動を実行するとき，または他者が同じ運動を実行するのを観察するときに活動する，ミラーニューロン（mirror neuron）とよばれるニューロンがある．このようなニューロンの活動は，あたかも観察者が特定の運動タスクを実行しているかのように，他者の行動を“mirror（そっくり再現）”する．脳イメージング研究では，これらのニューロンは，聞いたり，見たりした行動の感覚表現を運動表現に変換してい

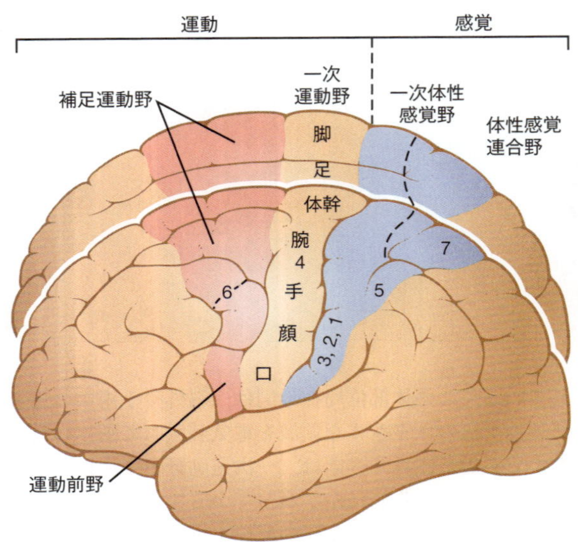

図 56.1 大脳皮質の運動関連領野と体性感覚関連領野
図中の 1, 2, 3, 4, 5, 6, 7 の数字は第 48 章で説明したブロードマンの脳地図での皮質領域を示す.

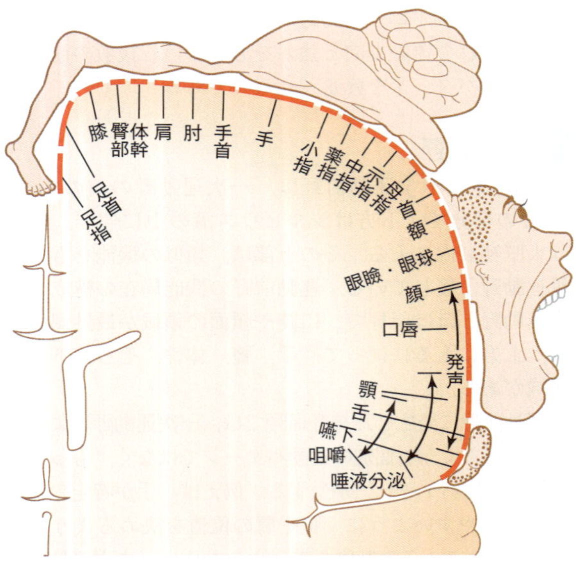

図 56.2 運動野における各筋肉の体部位再現
(Penfield W, Rasmussen T: The Cerebral Cortex of Man: A Clinical Study of Localization of Function. New York: Hafner, 1968 より改変)

ることを示している. 多くの神経生理学者は, ミラーニューロンは他人の行動を理解し, 模倣による新しい技能を学ぶために重要であると信じている. このように, 運動前野, 大脳基底核, 視床, 一次運動野は, 協調した筋活動の複雑なパターンを制御するために複雑なシステムを構成する.

補足運動野

補足運動野にも, 運動制御のための体部位局在がある.

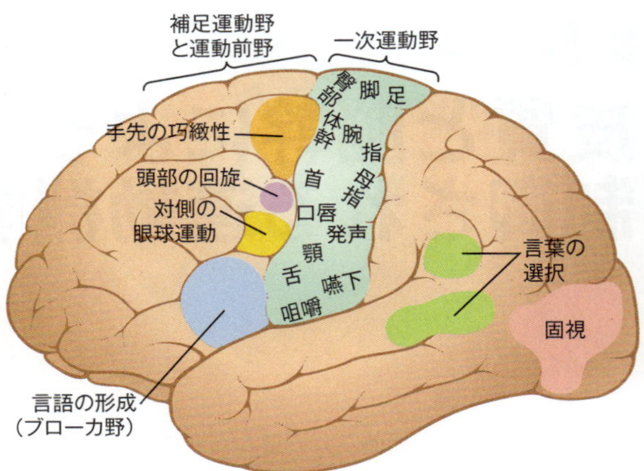

図 56.3 運動野における各筋肉の体部位再現と特定の動作にかかわる大脳皮質領域

補足運動野の大部分は, 大脳縦裂の内側に位置するが, 数 cm ほど前頭皮質の上面にも広がっている. この領域への電気刺激による筋収縮は, 片側性であることは少なく, 多くの場合, 両側性である. 例えば, 刺激により同時に両手の把握運動が生ずる. この運動はおそらく登攀に必要な手の機能の基盤となっているのではと考えられる. 一般に補足運動野の役割は, 運動前野と協調して, 身体全般の姿勢を決める動作, それぞれの体節を固定する動作, 頭部と眼の定置動作などを行うことにある. さらにこれらは, 運動前野と一次運動野による繊細な手と腕の運動制御の背景となっている.

ヒトに特化した運動制御にかかわる運動関連領野

ヒトの大脳皮質の高次な運動関連領野は(図 56.3)特定の運動機能を制御する. これらの領域は手術中の電気刺激や特定の皮質領域の損傷後の運動機能障害により発見された. 以下に重要な領域のいくつかを示す.

ブローカ野(運動性言語野)

図 56.3 では, 運動前野の領域に“言語の形成”と書き示している. 一次運動野のすぐ前でシルビウス溝のすぐ上にあるこの領域は**ブローカ野**(Broca's area)とよばれる. この領域の損傷は発声を障害しないが, “いいえ”や“はい”というような簡単な単語を話すことができなくなる. この領域に密接に関連した皮質の領域が呼吸機能を制御しており, 声帯を振動させる呼吸活動を, 口や舌の動きと同時に生じさせることができる. このように, 言語に関連する運動前野のニューロン活動は相当複雑である.

随意性眼球運動野

ブローカの領域のすぐ上の運動前野には, 随意性眼球運動を制御する領域がある. この領域が損傷されると, 対象物に随意的に眼を動かすことができなくなる. その代わり, 眼は不随意的に特定の対象物を見つめてしまうことになるが，この現象は第52章で説明したように，後頭葉視覚皮質からの信号による制御の影響により起きる．この前頭領域は眼球運動だけでなく，瞬目のような眼瞼の動きも制御している．

頭部回旋領域

運動連合皮質のやや上部に電気刺激すると頭部が回旋する領域がある．この領域は眼球運動野と密接に連携して，新たな対象物に頭部を向ける動きに関与する．

手先の巧緻性に関連する領域

手と指の一次運動野のすぐ前方の運動前野には“手先の巧緻性”に重要な領域がある．脳腫瘍や脳損傷によりこの領域が破壊されると，手の動作に協調性がなくなり，意図に反した運動が生じてしまう**運動失行**(motor apraxia)といわれる状態になる．

運動野から骨格筋への情報伝達

運動指令は大脳皮質から**皮質脊髄路**(corticospinal tract)を通して，脊髄に直接伝達されると同時に，**大脳基底核**(basal ganglia)，**小脳**(cerebellum)，および諸々の脳幹の核が関与する多くの副経路を介して，間接的にも脊髄に伝達される．一般に直接経路は個々の繊細な動作，特に手や指など四肢の遠位の動作に関係している．

皮質脊髄路(錐体路)

運動野から始まる最も重要な出力経路は，図56.4に示されている皮質脊髄路で，**錐体路**(pyramidal tract)ともよばれる．皮質脊髄路の30％は一次運動野から，30％は運動前野と補足運動野から，残りの40％は，中心溝の後部にある体性感覚野から始まる．

皮質脊髄路は大脳皮質を出て，大脳基底核の尾状核と被殻の間の内包後脚を通り，脳幹を下行して，**延髄錐体**(pyramids of the medulla)を形成する．大半の錐体路線維は，延髄下部の錐体で交叉して，対側の**外側皮質脊髄路**(lateral corticospinal tracts)となって脊髄を下行する．最終的に，主に脊髄灰白質中間層の介在ニューロンに投射し，一部は後角の感覚介在ニューロンに終わり，ごくわずかではあるが筋収縮を起こす前角運動ニューロンにも投射している．

皮質脊髄路には，延髄で対側へ交叉しない線維も多少あり，同側性の腹側**皮質脊髄路**(ventral corticospinal tracts)を下行する．その多くは頸部または胸部の上部において脊髄対側へ交叉する．これらの線維は補足運動野による両側性姿勢運動制御に関与していると考えられている．

錐体路の最も目立つ線維群は，平均直径16 μmの大径有髄線維の集団である．この線維は大脳の一次運動野でのみみられる**ベッツ細胞**(Betz cells)とよばれる**巨大錐体細胞**(giant pyramidal cells)から始まる．ベッツ細胞は直径が60 μmあり，その軸索は70 m/秒の速度で神経インパルスを脊髄に伝える．これは脳から脊髄に至る信号伝達のなかで最速のものである．

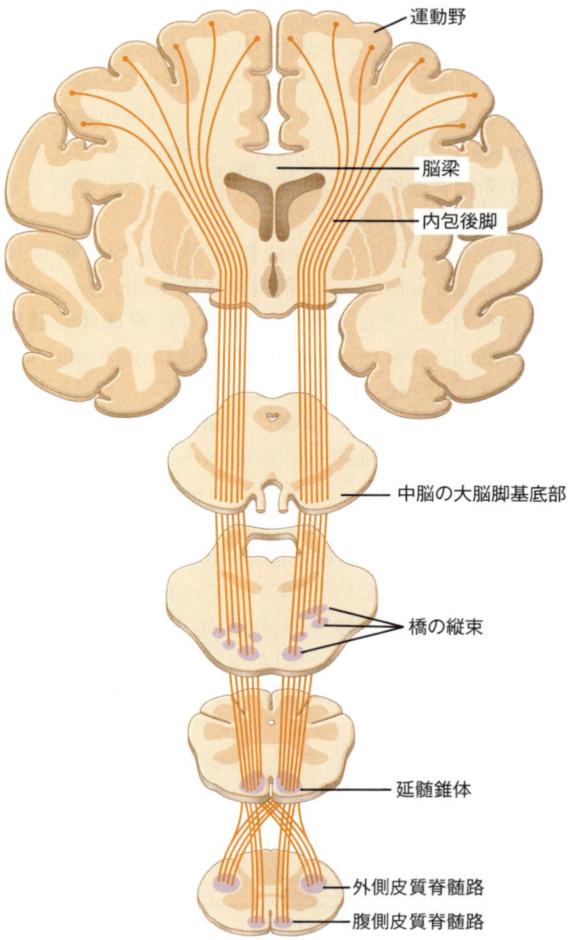

図56.4 皮質脊髄路(錐体路)
(Ranson SW, Clark SL: Anatomy of the Nervous System. Philadelphia: WB Saunders, 1959より改変)

ベッツの巨大細胞から伸びる神経線維は，それぞれの皮質脊髄路に約34,000本ある．

皮質脊髄路には，神経線維が合計100万本以上あるので，ベッツ細胞からの神経線維は全体の3%を占めるにすぎない．残りの97%の線維のほとんどは直径4 μmよりも細く，脊髄の運動領域へ筋トーヌスを維持するための神経活動を送るものである．

運動野からの他の下行線維

その他にも多数の線維(その多くは細径の線維である)が運動野から小脳や脳幹など脳の深部に送られており，以下のものが含まれている．

①ベッツの巨大細胞の軸索は，大脳皮質自身に短い側枝を出す．これらの側枝は，ベッツ細胞が活動する際に，隣接領域を抑制することによって，興奮性信号を“際立たせる”役割をしていると考えられている．

②運動野からの大多数の神経線維は，**尾状核**(caudate

nucleus）と**被殻**（putamen）に投射する．そこからさらに経路が脳幹や脊髄まで伸び，次章で述べるように，主に身体の姿勢にかかわる骨格筋を制御する．

③比較的多数の運動神経線維は，中脳の**赤核**（red nuclei）に投射する．さらに赤核から出た神経線維が**赤核脊髄路**（rubrospinal tract）を通って脊髄を下行する．

④比較的多数の運動神経線維が，脳幹の**網様体**（reticular substance）と**前庭神経核**（vestibular nuclei）に投射し，そこから一部の信号は**網様体脊髄路**（reticulospinal tracts）と**前庭脊髄路**（vestibulospinal tracts）を経由して脊髄に送られ，別の一部は網様体と前庭神経核から**網様体小脳路**（reticulocerebellar tracts）と**前庭小脳路**（vestibulocerebellar tracts）を経て小脳に送られる．

⑤きわめて多数の運動神経線維は，橋核にシナプス結合し，橋核からの**橋小脳路**（pontocerebellar fibers）を経て小脳半球に信号を送っている．

⑥その側枝は，**下オリーブ核**（inferior olivary nuclei）にも投射しており，そこから2次性の**オリーブ小脳路**（olivocerebellar fibers）が，小脳の複数の領域に信号を送る．

このように，基底核，脳幹，小脳は強力な運動信号を皮質脊髄システムから受け取り，運動を生成するための信号を脊髄に送っている．

運動野へ向かう感覚経路

運動野は，主に体性感覚系から入る神経信号により制御されるが聴覚や視覚など他の感覚系からもある程度の制御を受けている．感覚情報を受け取ると，運動野はすぐに大脳基底核および小脳と連携して，適切な一連の運動を起こす．運動野へ信号を送る重要な神経線維は，以下の通りである．

①大脳皮質の隣接領域由来の皮質下から入力する線維．特に，①頭頂葉の体性感覚野から，②運動野の前方に隣接する前頭葉から，③視覚野および聴覚野からがある．

②対側の大脳半球より脳梁を経て入る皮質下線維．この皮質下線維は，反対側の同じ領域を結んでいる．

③視床腹側基底核から直接入る体性感覚線維．この体性感覚線維は，主に身体の末梢における皮膚の触覚と関節・筋からの信号を中継する．

④小脳と大脳基底核から線維入力を受ける視床外側腹側核（VL）や視床前腹側核（VA）からの伝導路．これらの経路は運動野，大脳基底核，小脳が協調して働くのに必要な信号を供給している．

⑤視床内側髄板の中にある髄板内核群から入力する神経線維．この神経線維は，大脳皮質の他の領域の興奮水準を調節するとともに，同様に，運動野の興奮水準も調節する．

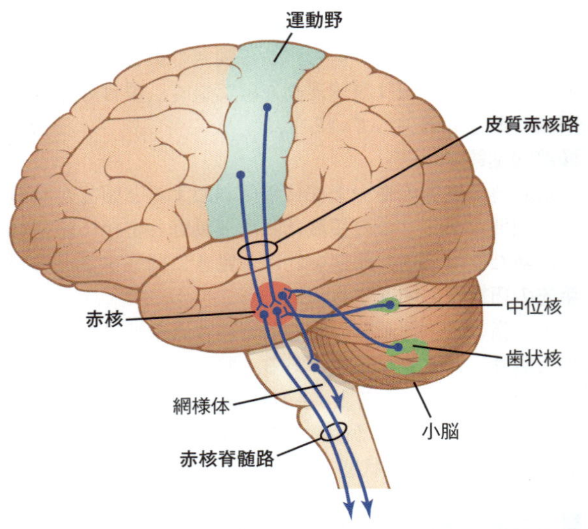

図56.5 運動制御のための皮質－赤核脊髄路，小脳との関係

赤核は大脳皮質から信号を脊髄へ伝達する別の経路として機能する

中脳にある赤核は，皮質脊髄路と密接に連携して機能する．図56.5に示すように，赤核は一次運動野から非常に多くの直接投射を**皮質赤核路**（corticorubtal tract）を介して受け，さらに皮質脊髄路が中脳を通過する際の側枝も受ける．

皮質からの線維は赤核下部の**大細胞部**（magnocellular portion）でシナプスを形成する．この部分には，皮質のベッツ細胞と同程度の大きさの大型ニューロンが存在する．この大型ニューロンから**赤核脊髄路**が起始する．この経路は脳幹下部で対側に交叉し，皮質脊髄路近傍の前側を通り，脊髄の側索を下行する．

大部分の赤核脊髄路の神経線維は皮質脊髄路の神経線維に沿って下行し，脊髄灰白質の中間層の介在ニューロンに投射する．なかには脊髄前角運動ニューロンに直接投射するものもある．赤核は運動野と小脳との神経結合と同様の，小脳との密接な神経結合をもつ．

皮質赤核脊髄系の機能

赤核大細胞部には運動皮質と同様に，身体すべての骨格筋の体部位局在がある．したがって，赤核大細胞部の1ヵ所を刺激すると，単一骨格筋または少数の筋群が収縮する．しかし，この赤核大細胞部における個々の体部位局在は運動野のそれに比べて発達しておらず，特にヒトの赤核は小さい．

皮質赤核脊髄路は，どちらかといえば，分かれた個別の信号を運動皮質から脊髄に送る副経路として機能している．皮質脊髄路が破壊されても，皮質赤核脊髄路が温存されていれば個別の運動は可能であるが，指や手の繊細な動きはかなり障害される．皮質脊髄路が破壊されても，手首の動作機能は残るが，皮質赤核脊髄路が合わせて遮断されると，これも障害される．

このように，赤核を経由して脊髄へ投射する経路は，皮質脊髄系と関係がある．赤核脊髄路は脊髄の側索を皮質脊髄路に沿って下行し，四肢の遠位筋を制御する介在ニューロンおよび運動ニューロンに終わる．それゆえ，皮質脊髄路と赤核脊髄路は合わせて**脊髄外側運動系**（lateral motor system of the cord）とよばれ，主として脊髄内側を下る**脊髄内側運動系**（medial motor system of the cord）とよばれる前庭網様体脊髄路と対比される．この両者については，後に本章で比較する．

錐体外路系

錐体外路系（extrapyramidal motor system）という名称は，直接経路である皮質脊髄路（錐体路）には属しておらず，運動制御に関与する脳と脳幹の部分を表す用語として，臨床的に広く使用されている．錐体外路系には大脳基底核，脳幹網様体，前庭神経核，そして多くの場合，赤核を経由する経路が含まれる．このように，錐体外路系は多彩ですべてを含むような運動制御にかかわる領域のまとまりなので，全体としての錐体外路系に特定の神経生理学的機能を帰するのは難しい．実際，錐体路系と錐体外路系は広範囲に相互に神経結合しており，運動制御のために相互作用している．そのため“錐体外路”という用語は，最近は臨床的にも生理学的にもあまり使われていない．

一次運動野と赤核による脊髄の運動制御領域の興奮

運動野におけるニューロンの垂直コラム配列

第 48 章と第 52 章において，体性感覚野と視覚野のニューロンは**垂直コラム**（vertical columns）状に配列されていることを指摘した．

同様に，運動野のニューロンも，直径数分の 1 mm の垂直コラム状に配列しており，1 つのコラムには，何千ものニューロンが含まれている．

それぞれのコラムは，1 つのユニットとして機能し，通常，似たような働きをもつ共同筋のグループを活動させるが，単一の筋のみを活動させることもある．この各コラムも大脳皮質のほとんど全ての領域と同様に明瞭な 6 層構造をなしている．皮質脊髄線維の始まる錐体細胞は，この 6 層構造の皮質表面から数えて第 5 層に存在する．一方，入力情報は，第 4 層を経て第 2 層に入る．第 6 層は，主に，他の大脳皮質と線維連絡をするニューロンの起始部である．

各ニューロンコラムの機能

各コラムのニューロンは，統合処理システムとして機能しており，多くの入力元から情報を得て，コラムからの出力を決める．

さらに，各コラムは，単一の筋または共同筋群を支配する多数の錐体路線維を同時に刺激するための増幅器として機能している．

単一の錐体細胞が 1 つの骨格筋を興奮させるのはほとんど不可能なので，この増幅機能は重要である．通常，特定の骨格筋を明確に収縮させるには，50〜100 個の錐体細胞が同時に，あるいは短時間に連続して興奮する必要がある．

錐体細胞により伝達される動的信号と静的信号

強力な信号が筋に送られて，急速な収縮が最初に起きると，その後は，より弱い持続性のインパルスによっても，収縮は長時間維持される．これは神経興奮により，筋収縮が起きて維持されるための常套手段になっている．この手段をとるには，**動的ニューロン**（dynamic neurons）と**静的ニューロン**（static neurons）の 2 種の錐体細胞ニューロン群を各コラムで興奮させる必要がある．動的ニューロンは，筋収縮開始時に短時間に高頻度で発火し，筋収縮開始時の急速な**収縮力増強**（development of force）を起こす．次に，静的ニューロンが，より低頻度ではあるが，持続的に発火して，**収縮力を維持**する．

赤核のニューロンは，一次運動野と類似の動的および静的性質をもつが，赤核では動的ニューロンが多く，一次運動野では静的ニューロンが多い点が異なる．これは赤核が小脳と密接に関連しており，その小脳が迅速な筋収縮の開始に重要な役割を担っていることと関係があるかもしれない．これについては，次章で述べる．

運動皮質への体性感覚のフィードバックは，精密な筋収縮の制御に役立つ

運動野からの指令により筋が収縮すると，動いた身体部位からの体性感覚の求心性信号が，指令を発した運動皮質ニューロンに返される．この体性感覚求心性信号の大部分は，①筋紡錘，②ゴルジ腱器官，③筋を覆う皮膚の触圧覚受容器から送られる．これらの体性感覚信号は，しばしば，以下の経路を経る正のフィードバックにより，筋収縮を増強させる．筋紡錘の場合，筋紡錘内の錘内筋が，付着する錘外筋（骨格筋）よりも強く収縮すると，筋紡錘の中央部は引き伸ばされ，その結果，筋紡錘が興奮する．この興奮した筋紡錘から，すぐに信号が運動野の錐体細胞に送られて，錘外筋が十分収縮していないことが通報される．そこで，錐体細胞はその筋をさらに収縮させて，その収縮が筋紡錘の収縮に見合うように制御する．触圧覚受容器の場合，例えば物体を握った指がその物質から圧力を受けるように，筋収縮によって皮膚が物体から圧力を受けると，皮膚受容器からの信号は必要に応じて筋をさらに興奮させ，握力をより強くすることができる．

脊髄運動ニューロンへの刺激

図 56.6 は脊髄髄節の横断面で，①脊髄髄節内に入る多数の運動制御経路や感覚運動制御経路と，②脊髄前角灰白質中央部の代表的な前角運動ニューロンを示している．皮質脊髄路と赤核脊髄路は外側背側部の白質を下行し，その大部分は脊髄灰白質中間質の介在ニューロンに投射している．

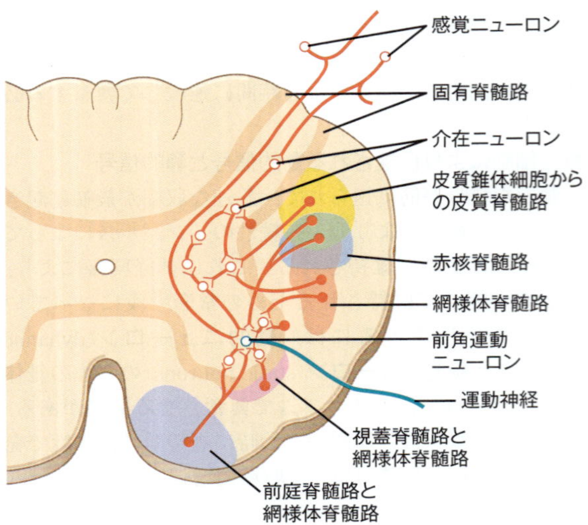

図 56.6 前角運動ニューロンへのさまざまな運動性下行路からの収束

手や手指支配の神経が分岐する頸髄膨大部では，非常に多くの皮質脊髄路と赤核脊髄路が前角運動ニューロンに直接投射している．それゆえ，ここでは脳からの直接経路が筋の収縮を引き起こす．これは一次運動野に手，手指，母指の精密な運動制御にかかわる詳細な体部位再現があることと合致している．

脊髄中枢により引き起こされる運動パターン

第 55 章で，脊髄は感覚神経刺激に反応する特定の運動反射のパターンを備えていると説明した．それらのパターンの多くは脳の指令により，脊髄前角運動ニューロンが興奮する際にも重要である．例えば伸張反射は，脳由来の筋の動作の振動を減衰させるために常時機能しており，おそらく筋紡錘内の錘内筋線維が錘外筋以上に強く収縮して，錘外筋の収縮を引き起こす原動力にもなっている．このように伸張反射は，皮質脊髄路の直接刺激に，反射的な“サーボ機能”を付加している．

また，脳の指令により筋を収縮させるとき，通常は，拮抗筋に対して弛緩を促す指令を同時に送る必要はない．この拮抗筋の弛緩は，作動筋と拮抗筋を一度に対として調整する脊髄内の**相反性神経支配**(reciprocal innervation)回路により反射的に行われる．

最後に，引っ込め反射，足踏み反射と歩行反射，引っかき反射，姿勢反射のような脊髄反射の機構であるが，それらは脳からの“指令”により起動される．すなわち，脳からの単純な開始指令によって多くの通常の運動活動が開始される．特に，歩行やさまざまな姿勢保持の機能はその例である．

運動野や皮質脊髄路の損傷の影響：脳卒中

運動制御系は**脳卒中**(stroke)とよばれる，よくある病変により損傷を受けることがある．脳卒中は，脳血管の破裂による脳内出血，または脳を支配する主要動脈の血栓症による脳梗塞により起きる．

いずれの場合も，運動野または皮質脊髄路が通る尾状核と被殻の間の内包への血液供給が絶たれた結果である．実験的には，動物の運動野の種々の領域を選択的に除去することによって，脳卒中モデルが作成されている．

一次運動野(錐体野)の除去

一次運動野の一部(ベッツの巨大錐体細胞を含む領域)を除去すると，その領域が支配している筋の運動にさまざまな程度の麻痺が生ずる．一次運動野の下部にある尾状核や隣接する運動前野と補足運動野が損傷されていない場合，おおまかな姿勢運動や肢固定運動は行えるが，**四肢の遠位部，特に手や指のそれぞれの運動の随意制御が困難となる**．これは手や指を動かす筋自体が収縮できないことを意味するものではなく，**精細な運動を制御する能力が失われてしまっている**ことを意味する．この知見から，運動野(錐体野)は，特に，精細に制御された手や指の運動を随意的に行うのに必要であると結論できる．

運動野に隣接する広い領域を損傷することによる筋痙縮

一次運動野は，通常，脊髄の運動ニューロンに持続的に刺激を送っているが，この持続的刺激の効果が失われると，**筋の緊張が低下した状態**(hypotonia)になってしまう．

特に脳卒中による運動野の損傷では，一次運動野だけでなく，大脳基底核などの隣接領域をも損傷される．

このような場合(運動経路は対側に交叉するので)，**筋痙縮**(muscle spasm)は必ずといっていいほど身体対側の該当する筋に起こる．

この痙縮は，主に運動野の錐体路以外の副経路の損傷により起こる．この副経路は，正常時には前庭神経核や網様体脳幹運動核を抑制している．これらの神経核はこの抑制機能がなくなると(つまり**脱抑制**されると)，自発的活動性が亢進して過剰な痙性トーヌスを発生する．これについては，本章で後に詳しく述べる．以上が，ヒトの**脳卒中**に伴う痙縮の機構である．

運動機能を制御する脳幹の役割

脳幹は**延髄**(medulla)，**橋**(pons)，**中脳**(mesencephalon)により構成される．ある意味，脳幹は，頭蓋内へ延びる脊髄の延長であるといえる．それは脊髄が頸部以下の運動・感覚機能を司っているのと同様に，脳幹には顔面と頭部の運動・感覚機能を司る運動核，感覚核があるためである．しかし，見方を変えると脳幹は以下のような多くの特定の制御機能を備えているため，それ自身が支配者であるともいえる．

①呼吸の制御
②心循環系の制御
③消化器系制御の一部
④身体の定型的な運動の制御

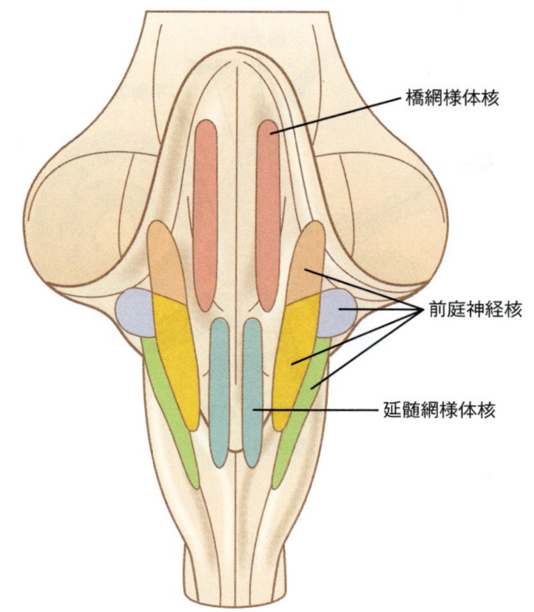

図 56.7　脳幹における網様体核と前庭神経核の位置

⑤平衡の制御
⑥眼球運動の制御
さらに，脳幹は高次神経中枢からくる“指令信号”の中継地としても機能している．以下に，全身の動作や平衡を制御する脳幹の役割について述べる．このような制御に，特に重要な部位は，脳幹の**網様体核**(reticular nuclei)と**前庭神経核**である．

重力に対する身体の支持：網様体核と前庭神経核の役割

図 56.7 に，脳幹の網様体核と前庭神経核の位置を示す．

橋と延髄の網様体核間の興奮と抑制の拮抗作用

網様体核は**橋網様体核**(pontine reticular nuclei)と**延髄網様体核**(medullary reticular nuclei)の 2 つのグループに分けられ，①**橋網様体核**は，橋のやや外側後部に位置して，中脳に伸びている．②**延髄網様体核**は延髄全体に分布して，正中近くの腹側内側に位置する．この 2 群の網様体核は，ほぼ拮抗して機能し，橋網様体核は抗重力筋を興奮させ，延髄網様体核は弛緩させる．

橋網様体系

図 56.8 に示されているように，橋網様体核は脊髄前索にある**橋網様体脊髄路**(pontine retieulospinal tract)を経由して脊髄に興奮性信号を送る．この橋網様体脊髄路の神経線維は，身体の抗重力筋である体軸筋(脊柱筋や四肢の伸筋など)を支配する内側の前角運動ニューロンに投射する．

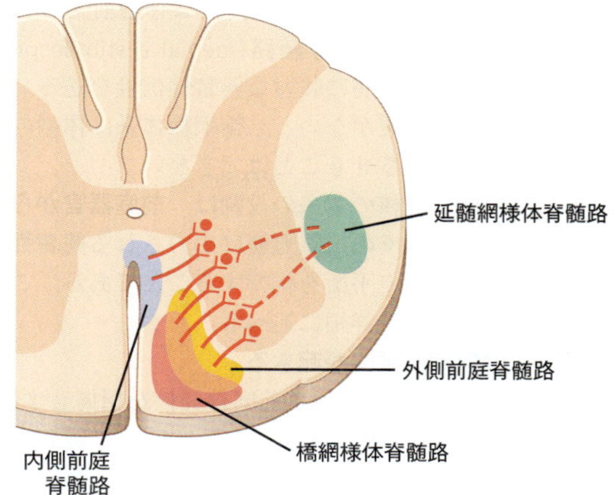

図 56.8　前庭脊髄路と網様体脊髄路は脊髄を下行し，体軸筋の動きを制御する前角運動ニューロンを興奮(実線)，あるいは抑制(破線)する

橋網様体核は，自発的興奮性が高い．それに加えて，前庭神経核と小脳の深部核から強い興奮性の信号を受けている．したがって，橋網様体興奮系が延髄網様体系の拮抗作用を受けないと，全身の抗重力筋に強力な興奮が起きる．その結果，四足歩行の動物では，高次脳からの指令がなくても重力に抗して身体を支え，立位をとり続けることができる．

延髄網様体系

図 56.8 に示されているように，延髄網様体核は，脊髄側索を通る**延髄網様体脊髄路**(medullary reticulospinal tract)を経由して同じ抗重力筋を支配する前角運動ニューロンに抑制性の信号を送る．延髄網様体核は，①皮質脊髄路，②赤核脊髄路，③その他の運動経路などからの側枝から強力な入力を受けている．このような伝導路からの入力は，延髄網様体抑制系を賦活して，橋網様体系からの興奮性信号に拮抗する．その結果，正常な状態では全身の筋が異常に緊張することはない．

しかし，脳が橋網様体系を興奮させて，立位をとらせようとする場合，高次脳領域は延髄網様体系を“脱抑制”することができる．またあるときには，延髄網様体系の興奮は，身体のしかるべき部位の抗重力筋を抑制し，その部位が特別な運動を遂行することを可能にする．興奮性および抑制性の網様体核は，大脳皮質と他の箇所からの運動指令信号によって操作される制御可能なシステムを構築していて，このシステムにより，重力に拮抗して立位を保つのに必要な筋の持続的緊張を維持しながら，適切な筋群を必要に応じて抑制することで他の機能の遂行が可能になる．

抗重力筋を興奮させる前庭神経核の役割

図 56.7 に示されているすべての**前庭神経核**は，橋網様体核と連携して抗重力筋を制御する．

図 56.8 に示すように，前庭神経核は脊髄前索の**外側**(lateral)および**内側前庭脊髄路**(medial vestibulospinal tracts)を介して抗重力筋に強力な興奮性信号を送る．前庭神経核群のこの支援がないと，橋網様体系は体軸の抗重力筋を十分に興奮させることはできない．

しかし，前庭神経核の本来の役割は，**前庭器官からくる信号に応じて**，個々の抗重力筋に出力される興奮性信号を**選択的**に制御して平衡を維持することである．これについては後に本章で詳細に述べる．

除脳動物には痙縮性硬直が起きる

橋網様体系，延髄網様体系，前庭神経核を損傷せずに，動物の脳幹の中脳の真ん中あたりのレベルで切断すると，その動物に**除脳硬直**(decerebrate rigidity)という症状が起きる．この硬直は全身の筋すべてに起きるわけではなく，抗重力筋(頸筋，体幹筋，脚の伸筋)に起きる．

除脳硬直の原因は，大脳皮質，赤核，大脳基底核から延髄網様体核に送られる強力な入力が遮断されてしまうことである．この入力がなくなると，延髄網様体抑制系は機能しなくなって，橋網様体興奮系の活動が過剰となり，痙縮性硬直が起きる．他の神経筋疾患，特に基底核疾患を原因とする硬直固縮については後に述べる．

前庭感覚と平衡の維持

前庭器官

図 56.9 に示した前庭器官は，平衡感覚を感知する感覚器である．前庭器官は，側頭骨の錐体部の中にある骨性の管と小さな空間でできた**骨性迷路**(bony labyrinth)に収められており，その中に，**膜迷路**(membranous labyrinth)とよばれる膜性の管と嚢がある．膜迷路は前庭器官の一部である．

図 56.9 の上図は，膜迷路を示している．膜迷路は**蝸牛**(cochlea(蝸牛管))，**三半規管**(semicircular canals)，および**卵形嚢**(utricle)と**球形嚢**(saccule)という 2 つの大きな嚢により構成されている．蝸牛は聴覚器官(第 53 章参照)であり，平衡感覚とはほとんど関係がない．他方，**三半規管**と**卵形嚢**，**球形嚢**は平衡器官の構成要素である．

平衡斑：重力に対する頭部の方向を感知する卵形嚢と球形嚢の感覚器官

図 56.9 の上図に示されているように，各卵形嚢と球形嚢の内側表面に，直径 2 mm よりわずかに大きい**平衡斑**(macula)とよばれる小さい感覚領域が存在する．**卵形嚢斑**(macula of the utricle)は，卵形嚢の下表面のほぼ水平面に位置し，頭部が垂直のときに頭部の向きを検知するのに重要な役割を果たす．一方，**球形嚢斑**(macula of the saccule)はほぼ**垂直な面上**にあり，ヒトが臥位になったときに，頭部の方向に関する信号を送る．

それぞれの平衡斑はゼラチン様の層に覆われ，その層には多くの**平衡砂**(statoconia)とよばれる小さな炭酸カルシウムの結晶が埋め込まれている．また，平衡斑には何千もの**有毛細胞**(hair cells)があり，その 1 つが図 56.10 に示されている．有毛細胞は**線毛**(cilia)をゼラチン層に伸ばしている．有毛細胞の底面と側面は，**前庭神経**(vetibular nerve)の感覚終末とシナプスを形成している．

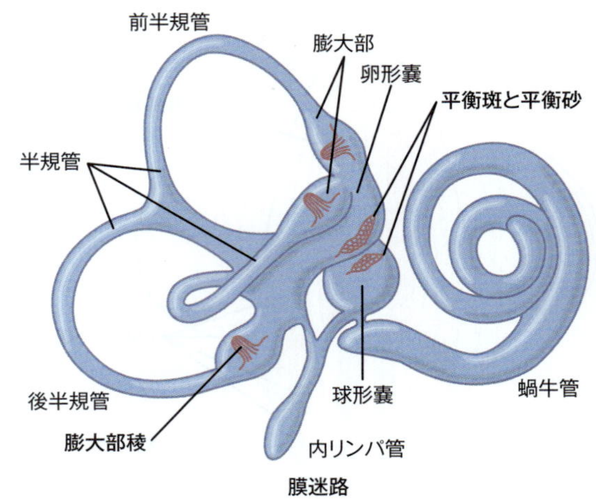

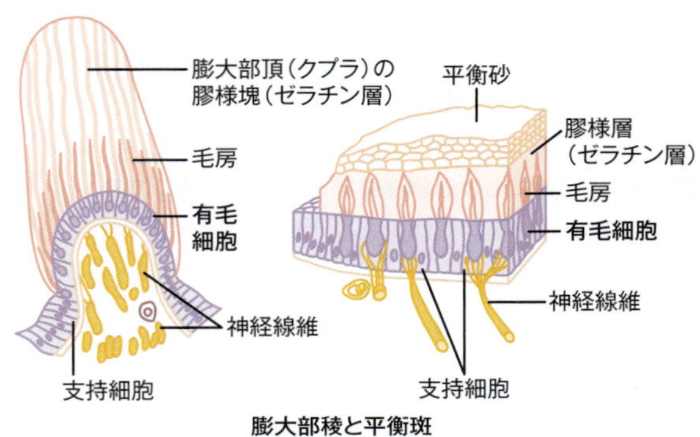

図 56.9 内耳の膜迷路と膨大部稜および平衡斑の構成

石灰化した平衡砂は，周囲の液体や組織に比べて 2〜3 倍の比重がある．この平衡砂の重みは．有毛細胞の線毛を重力の方向に曲げる．

有毛細胞の方向感受性：運動毛

有毛細胞は，図 56.10 に示すように，それぞれに**不動毛**(stereocilia)とよばれる約 50〜70 本の小さな線毛と，**運動毛**(kinocilium)とよばれる 1 本の大きな線毛をもつ．運動毛は常に一端に立ち，不動毛はその反対側に向かって，次第に短くなっていく．電子顕微鏡でもほとんどみえない細いフィラメント状の付着物が，各不動毛の先を隣の少し長い不動毛に連結し，最後に運動毛につながっている．

この付着物のため，不動毛と運動毛が運動毛の方向へ曲がると，フィラメント状の付着物は順に不動毛を細胞体から外の方向に釣り上げる．その運動の結果，不動毛の基部周囲の数百のチャネルを開き，多量の陽イオンの細胞内への流入が可能になる．その結果，周りの内リン

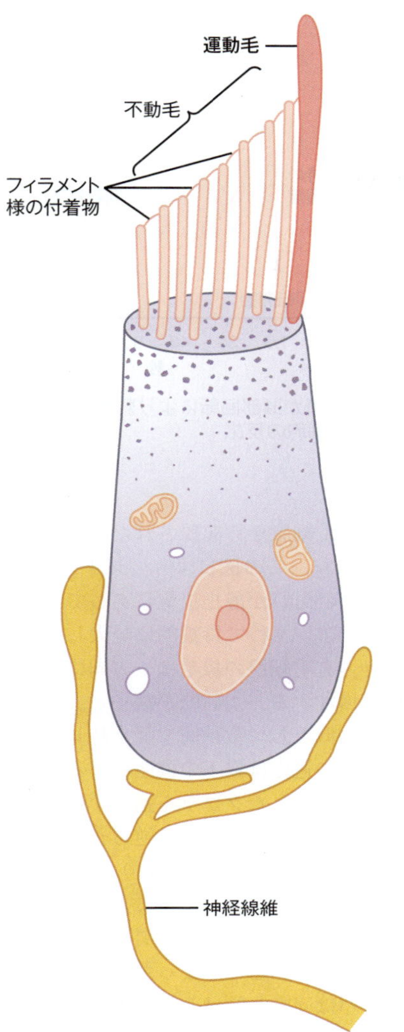

図 56.10　平衡器官の有毛細胞と有毛細胞から前庭神経へのシナプス結合

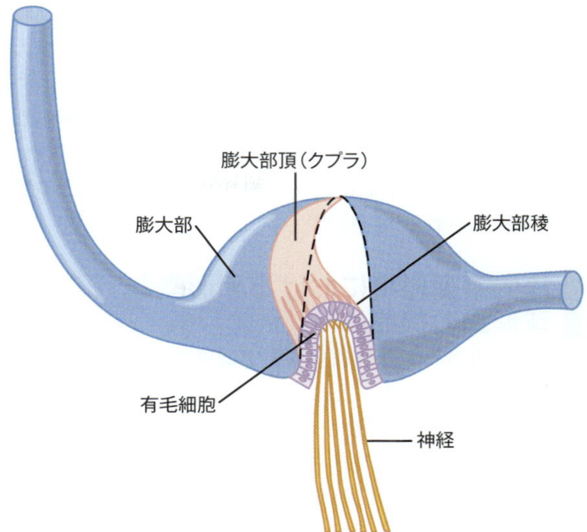

図 56.11　回転開始時における膨大部頂（クプラ）と有毛細胞の動き

パ液から細胞内に大量の陽イオンが流入して，**受容体膜の脱分極**(receptor membrane depolarization)が起きる．逆に不動毛が運動毛とは反対の方向に引っ張られると，フィラメント様付着物の張力は減少しイオンチャネルは閉鎖して，**受容体の過分極**(receptor hyperpolarization)が生ずる．

正常な安静状態では，有毛細胞を支配する神経線維は，神経インパルスを約 100 パルス / 秒の頻度で連続して伝えている．不動毛が運動毛の方向に曲がると，インパルスの頻度は増加し，時には数百パルス / 秒まで増加する．逆に，不動毛が運動毛から遠ざかる方向に曲がると，インパルスの頻度は減少し，完全に消失することもある．したがって，空間における頭部の方向が変化して線毛が屈曲すると，適切な信号が脳に伝えられ，身体の平衡が維持される．

それぞれの平衡斑において，有毛細胞はさまざまな方向を向いている．それゆえ，頭部が前屈するとある有毛細胞が刺激され，頭部が後屈すると別の有毛細胞が刺激され，頭部が側屈すると，また別の有毛細胞が刺激される．したがって，重力場において頭部が各方向に曲げられると平衡斑を支配する神経線維にそれに応ずる刺激パターンが生ずる．空間における頭部の位置を脳に伝達するのはこのパターンである．

半規管

左右の前庭器官にある三半規管は，前，後，外側（水平）の 3 つの半規管が互いに直角に配置され，空間の 3 平面に対応している．頭部が 30 度前屈すると，外側半規管は地表に対してほぼ平行になり，このとき，前半規管は**前方向から外側に 45 度**の垂直面内にあり，後半規管は**後方向から外側に 45 度**の垂直面内にある．

それぞれの半規管の一端には，**膨大部**(ampulla)とよばれる膨らみがあり，半規管と膨大部は**内リンパ**(endolymph)とよばれる液体で充満されている．この液体が半規管と膨大部を通って流れると，以下に示す順序で膨大部の感覚器官が興奮する．図 56.11 に，各膨大部にある**膨大部稜**(crista ampullaris)とよばれる小さな隆起部を示す．

膨大部稜の先端には，**膨大部頂（クプラ**(cupula)**）**とよばれる緩いゼラチン様組織の塊がある．ヒトの頭部がどの方向に回転を始めても，半規管の内リンパは慣性により静止したまま留まろうとするが，半規管は頭部とともに回転する．

図 56.11 で着色したクプラ（膨大部頂）の位置で示したように，この過程により，内リンパは半規管の膨大部を流れ，クプラを 1 方向に曲げる．頭部を逆方向へ回転させると，クプラは逆方向に曲がる．

クプラでは，膨大部稜に沿って並んでいる有毛細胞から何百という線毛が突き出ている．膨大部稜の有毛細胞の運動毛は同じ方向を向いており，膨大部稜を運動毛の方向へ屈曲させると有毛細胞は脱分極し，運動毛と逆の方向へ屈曲させると過分極する．それゆえ，有毛細胞から**前庭神経**を介して適切な信号が中枢神経系に送られ，3 次元空間内の 3 平面に対する頭部**回転の変化**とその**変化率**が伝えられる．

静的平衡維持における卵形嚢と球形嚢の機能

有毛細胞が卵形嚢と球形嚢の平衡斑の中で，さまざまな向きに並んでいることは，頭部の位置が変わることで，異なる有毛細胞が刺激されるためにきわめて重要である．さまざまな向きの有毛細胞の刺激パターンは，重力方向に対する頭部の位置を脳に伝える．そして前庭，小脳，網様体運動神経系が，平衡を維持するのに必要な姿勢筋を適切に興奮させる．

この卵形嚢と球形嚢のシステムは，頭部が垂直に近い位置にある場合に，平衡を維持するのにきわめて効果的に機能する．実際ヒトは，身体が正確な直立位からのずれが，わずか 0.5 度程度の傾きでも察知できる．

卵形嚢と球形嚢の平衡斑による直線加速の検出

身体が急に前方に押し出されたとき，つまり，身体が突然加速されると，周囲の内リンパ液よりも慣性質量が大きい平衡砂は，後に残って有毛細胞の線毛を刺激し，身体が非平衡の状態にあるという情報が中枢に送られる．その結果，ヒトは後方に倒れるように感じる．この感覚が，前傾による平衡砂の前方移動と加速による後方移動とのつり合いがとれるまで，身体を自動的に前に傾けさせる．このつり合いがとれた時点で，神経系は平衡状態が得られたことを察知してそれ以上の前傾をとどめる．このように直線加速時においても，静的な平衡維持の際とまったく同じ方法で，平衡斑は平衡を維持する．

平衡斑に直線速度の検出はできない．陸上選手が走り始めたときは，初期加速による後方転倒を防ぐために前傾姿勢をとる必要があるが，真空中を走っているのであれば，走行速度に到達した後は前傾姿勢の必要はない．しかし，空気中を走る場合，選手は身体に対する空気抵抗に拮抗して平衡を維持するために前傾姿勢をとる．この場合，転倒を防ぐように平衡状態を維持させるのは平衡斑ではなくて風圧を受けている皮膚の末梢圧覚受容器である．

半規管による頭部回転の検出

頭部がどちらかの方向に急に回転を始めると（**角加速**（angular acceleration）），半規管の内リンパは，半規管が回転している間，慣性によりそのままの場所にとどまろうとする．そのため，半規管内に頭部の回転と逆方向の相対的なリンパの流れが生じる．

図 56.12 は，実験動物を 40 秒間回転させた際，膨大部稜の単一有毛細胞から記録された典型的な発火パターンを示しており，この図により，以下のことがわかる．①クプラ（膨大部頂）が静止位置にあっても，有毛細胞は約 100 インパルス / 秒で持続的に発火している．②回転し始めると，有毛細胞の線毛は一方向に屈曲し，発火頻度は大幅に増加する．③回転が続くと，有毛細胞の発火頻度は次第に低下し，数秒間で静止時レベルに戻る．

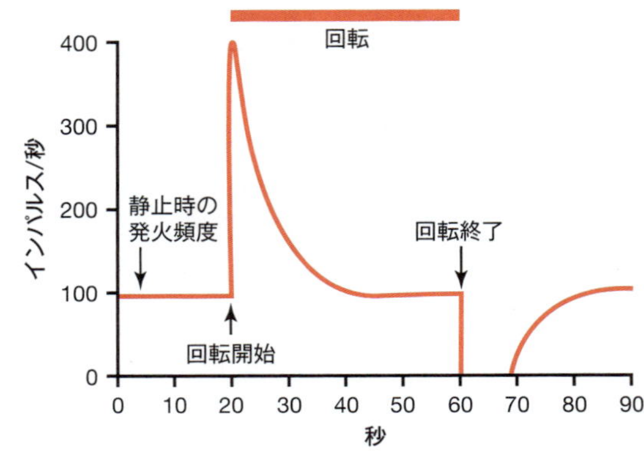

図 56.12　半規管が頭部回転により刺激された後，回転停止したときの有毛細胞の反応

この受容器の適応は以下の機序による．回転し始めの数秒間で，曲げられたクプラを通過する半規管内の内リンパ液の流れが，流れの向きに逆らう抵抗により半規管と同じ速度で回転するようになり，その後の 5～20 秒間に，クプラはそれ自身の弾性による反動で，徐々に膨大部中央の元の静止時位置まで戻る．

回転が急に停止すると，まったく正反対の現象が起きる．内リンパは回転し続けるが，半規管は停止する．この際，クプラは逆の方向へ屈曲し，有毛細胞の活動は完全に止まる．次の数秒後，内リンパは動きを止め，クプラは徐々に静止時位置に戻り，図 56.12 の右部分に示すように，有毛細胞の活動は静止時の持続性活動レベルまで戻る．したがって，半規管は頭部の回転開始時には一方向の回転の情報を送り，回転の停止時には，逆方向の回転に相当する情報を送る．

平衡維持における半規管系の予測機能

半規管は身体が前方，側方または後方に傾いてバランスを失ってもそれを検出しない．では，平衡維持における半規管の機能は何であろうか？　半規管が検出できるのは，ヒトの頭部の一方向または逆方向の回転の**開始**または**停止**のみである．したがって，半規管の機能は静的平衡の維持や定常的な一定方向の運動あるいは回転運動中の平衡の維持をすることではない．しかし，半規管の機能を失うと，ヒトは身体の動作を**迅速**かつ**複雑に変化**させようとするときに平衡を失ってしまう．

半規管の機能は下記のように説明できる．もし，ヒトが前方へ急いで走っていて，突然，方向を変えると，事前に適切な体位の補正が行われていない限り，**瞬時にバ**

ランスを失って倒れる．しかし，卵形嚢と球形嚢の平衡斑は，実際にバランスが崩れるまでそれを感知できない．一方，半規管は方向転換を素早く感知し，何かしらの予測性の修正が行われない限り，次の1秒以内にバランスを失うという事実を中枢神経に知らせる．

言い換えれば，半規管は平衡が失われることを検知し，平衡中枢に適切な予防措置をとらせる**予測する役割**をもっており，これが姿勢のバランスを保つのに役立っている．

小脳の片葉小節葉の除去は半規管の信号の正常な感知を障害するが，平衡斑の情報感知にはほとんど影響しない．これに関連して，小脳が平衡機能に関係しているのみならず，身体の敏捷な動作に対する"予測"器官であることは特に興味深い．小脳の他の機能に関しては，第57章で述べる．

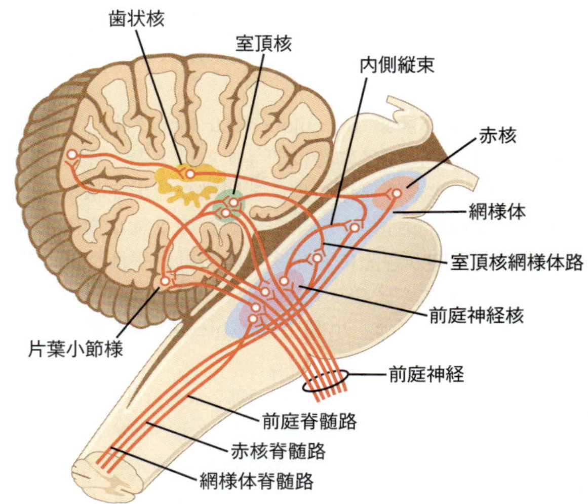

図56.13　前庭神経と前庭神経核（大きいピンクの楕円の領域）を介する他の中枢神経領域との神経結合

眼位固定に対する前庭での神経メカニズム

ヒトが動作の方向を突然変えたり，頭位を側方，前方，後方に傾斜させたりするときに，固視方向を安定させる自動調節機構がなければ網膜に映っている像をぶれないように維持するのは難しい．さらに，明瞭な映像を得るまで十分な時間，眼が対象物に固定されていなければ，その像の感知にはほとんど役立たない．幸い，頭部が突然回転すると，半規管からの信号により，頭部の回転と反対方向に同じ角度で眼が回転する．この眼球運動は，**前庭神経核**と**内側縦束**（medial longitudinal fasciculus）を介して，**動眼神経核群**（oculomotor nuclei）へ送られる反射の結果である．この反射の詳細は，第52章で述べられている．

平衡感覚に関与する他の要因

頸部の固有感覚受容器

前庭器官は，**頭部のみ**の方向と運動を検知する．したがって，中枢神経が身体と頭部の向きの相対関係について，適切な情報を入手するのに重要である．この情報は，頸部と体部の固有感覚受容器から脳幹の前庭神経核と網様体核群に直接伝達され，小脳を通じて間接的にも伝えられる．

平衡感覚の維持に必要な最も重要な固有感覚情報に，**頸部の関節受容器**からの情報がある．頸部だけが曲がって頭が一方向に傾いた場合でも，頸部の固有受容器からの発火は，前庭器官に由来する信号により，バランスが崩れたことを感じさせない．この頸部の固有感覚受容器からの信号は，前庭器官から送られる信号を正確に相殺するように伝えられる．しかし，**身体全体**が片側に傾くと，前庭器官からの発火は．頸部固有感覚受容器からの信号により**打ち消されず**，身体全体の平衡状態が変化したことが察知される．

身体の他の部位からの固有受容性情報と外受容性情報

身体の頸部以外の部位からの固有感覚情報も平衡感覚の維持に重要である．例えば，足底からの圧感覚は，①体重が2本の足に等分に分配されているか，②足にかかる体重が前方寄りか，後方寄りかということを知らせる．

ヒトが走っているときには，外受容性感覚情報は平衡の維持に，特に必要である．身体前面の空気圧は，重力とは異なる方向の力が身体に作用していることを示す信号を生成する．その結果，ヒトは前傾してこの空気圧に対抗する．

平衡維持における視覚情報の重要性

前庭器官が損傷され，身体からの固有感覚情報がほとんど失われても，ヒトは視覚機構を合理的かつ効果的に利用して，身体の平衡を維持できる．身体のわずかな直線方向の動きや回転により，ただちに網膜上の視覚像のずれが生じ，この情報が平衡中枢に送られる．両側の前庭器官を損傷したヒトでも，眼が開いていてゆっくりとした動きであれば，ほぼ正常に平衡を維持できる．しかし，急に動いたり，眼を閉じたりすると，身体の平衡はただちに失われる．

前庭器官と中枢神経系の神経結合

図56.13は，後脳における前庭神経の神経結合を示す．前庭神経線維の多くは，脳幹の延髄と橋の接合部付近に位置している**前庭神経核**に投射している．前庭神経線維の中には，前庭神経核でシナプスを形成せずに，脳幹網様体核や小脳の室頂核，虫部垂，片葉小節葉に直接投射するものもある．前庭神経核に至る神経線維は，小脳，前庭脊髄路，内側縦束，脳幹の他の部位や，特に網様体核へ投射する二次ニューロンにシナプスしている．

平衡反射の一次経路は，前庭器官により興奮させられる前庭神経から始まる．前庭神経は，次に前庭神経核と小脳を通る．そして，信号は脳幹の網様体核に送られ，前庭脊髄路と網様体脊髄路を経由して脊髄にも送られる．脊髄に送られた信号は，多くの抗重力筋に対する促通・抑制の相互作用を制御し，自動的に平衡機能を制御する．

小脳の**片葉小節葉**(flocculonodular lobes)は，半規管からの動的な平衡信号に特に関与する．実際，片葉小節葉の破壊は，半規管自体の破壊と同様な臨床症状をもたらす．すなわち，片葉小節葉や半規管の重篤な損傷により，**動作の方向が急激に変化**する際の動的平衡機能は失われるが，静的状態での平衡はそれほど障害されない．静的平衡の保持には，**小脳虫部垂**(uvula)が重要な役割を担っていると考えられている．

前庭神経核と小脳の両方から脳幹へ上行する信号は，頭部が回転するたびに眼の位置を補正するために眼を動かしているので，眼は特定の視覚対象に固定されたままである．その信号は内側縦束または網様体路を上行して大脳皮質に達し，大脳皮質の一次平衡中枢に送られる．この一次平衡皮質は，頭頂葉のシルビウス溝の深部の上側頭回の聴覚野に面する位置にある．この信号は，身体の平衡状態を知らせる．

無意識下の定型的な運動を制御する脳幹神経核の機能

まれではあるが，中脳より上位の脳が欠損した新生児が生まれることがあり，**無脳児**(anencephaly)とよばれる．そのような新生児も数ヵ月間生きていることがある．彼らは，授乳，口から不快な食べ物を押し出すこと，指を吸うために手を口に動かすことなど，定型的な動作はできる．さらに，あくびや伸びもできる．泣くこともできるし，動くものを眼と頭を動かして追うこともできる．脚の上前部に力を加えると，座ることもできる．ヒトの多くの定型的な運動機能が脳幹により統御されていることは明らかである．

参考文献

Angelaki DE, Gu Y, Deangelis GC: Visual and vestibular cue integration for heading perception in extrastriate visual cortex. J Physiol 589:825, 2011.

Cullen KE: The neural encoding of self-generated and externally applied movement: implications for the perception of self-motion and spatial memory. Front Integr Neurosci 7:108, 2014.

Deans MR: A balance of form and function: planar polarity and development of the vestibular maculae. Semin Cell Dev Biol 24:490, 2013.

Fabbri-Destro M, Rizzolatti G: Mirror neurons and mirror systems in monkeys and humans. Physiology (Bethesda) 23:171, 2008.

Fetsch CR, DeAngelis GC, Angelaki DE: Bridging the gap between theories of sensory cue integration and the physiology of multisensory neurons. Nat Rev Neurosci 14:429, 2013.

Harrison TC, Murphy TH: Motor maps and the cortical control of movement. Curr Opin Neurobiol 24:88, 2014.

Hicks TP, Onodera S: The mammalian red nucleus and its role in motor systems, including the emergence of bipedalism and language. Prog Neurobiol 96:165, 2012.

Holtmaat A, Svoboda K: Experience-dependent structural synaptic plasticity in the mammalian brain. Nat Rev Neurosci 10:647, 2009.

Levine AJ, Lewallen KA, Pfaff SL: Spatial organization of cortical and spinal neurons controlling motor behavior. Curr Opin Neurobiol 22:812, 2012.

Nachev P, Kennard C, Husain M: Functional role of the supplementary and pre-supplementary motor areas. Nat Rev Neurosci 9:856, 2008.

Nielsen JB, Cohen LG: The Olympic brain. Does corticospinal plasticity play a role in acquisition of skills required for high-performance sports? J Physiol 586:65, 2008.

Nishitani N, Schürmann M, Amunts K, Hari R: Broca's region: from action to language. Physiology (Bethesda) 20:60, 2005.

Pierrot-Deseilligny C: Effect of gravity on vertical eye position. Ann N Y Acad Sci 1164:155, 2009.

Pleger B, Villringer A: The human somatosensory system: from perception to decision making. Prog Neurobiol 103:76, 2013.

Proske U, Gandevia SC: The proprioceptive senses: their roles in signaling body shape, body position and movement, and muscle force. Physiol Rev 92:1651, 2012.

Rizzolatti G, Cattaneo L, Fabbri-Destro M, Rozzi S: Cortical mechanisms underlying the organization of goal-directed actions and mirror neuron-based action understanding. Physiol Rev 94:655, 2014.

Robles L, Ruggero MA: Mechanics of the mammalian cochlea. Physiol Rev 81:1305, 2001.

Scott SH: Inconvenient truths about neural processing in primary motor cortex. J Physiol 586:1217, 2008.

Scott SK, McGettigan C, Eisner F: A little more conversation, a little less action—candidate roles for the motor cortex in speech perception. Nat Rev Neurosci 10:295, 2009.

Shinder ME, Taube JS: Resolving the active versus passive conundrum for head direction cells. Neuroscience 270C:123, 2014.

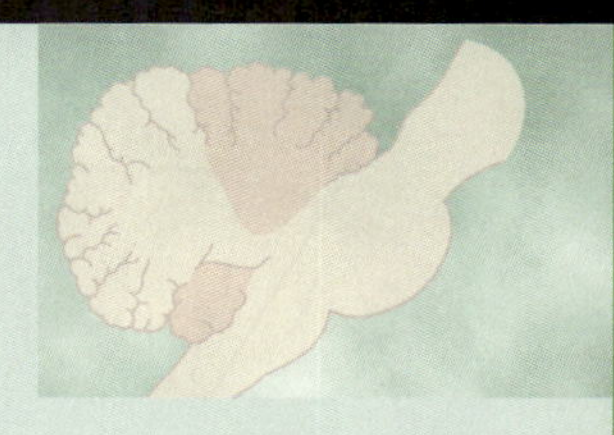

第57章 小脳と大脳基底核の運動全般における役割

筋肉を支配する大脳領野の他に，正常な運動には2つの脳部位が必要である．**小脳**(cerebellum)と**大脳基底核**(basal ganglia)である．これらの構造は直接的に筋収縮を制御するのではなく，つねに他の脳部位と連携して機能する．

小脳は，運動のタイミングに重要であり，ある筋肉の活動が素早く，滑らかに次の筋肉の活動に引き継がれることに主要な役割を果たす．また，小脳は負荷の変化に応じて筋の収縮力を調節するとともに，主動筋と拮抗筋の間で必要となる即時的な相互作用を制御する．

大脳基底核は，筋活動の複雑なパターンを計画し，制御することを支援する．大脳基底核は，異なる動作の相対的な強度や運動方向を制御し，また，行動上の目的を達成するために，連続的あるいは並列的な複数の運動の順序づけを行う．本章では，小脳と大脳基底核の基本的な機能を解説し，運動の複雑な調節をする脳全体の機構について学ぶ．

小脳と運動機能

小脳(図57.1および図57.2)は，長らく脳の中の“静かな領域”とよばれてきた．これは，小脳の電気刺激で意識されるような感覚は生じないし，運動もめったに起こらないからである．しかし，小脳を除去すると運動は著しく異常になる．特に小脳は，走ったり，タイプを打ったり，ピアノを弾いたり，話をしたりといった，素早い筋の動きに必須である．この部位が侵されても麻痺が起こることはないが，筋活動を協調させることはほとんど不可能になる．

小脳は直接筋肉を収縮させることができないのに，なぜそれほど重要な役割を果たしうるのだろうか？ それは，小脳が運動を順序よく行うように調整し，運動中にそれが正しく行われていることをモニターして修正することで，大脳や他の脳部位の指令通りに運動を行わせているからである

小脳は運動を制御する領野から，理想的な筋収縮の順序の情報を絶えず受け取っている．また，末梢から身体の位置や動きの速さ，筋力などの感覚情報も絶えず受け取っている．これにより，小脳は，末梢からの感覚フィードバックによって伝えられる実際の運動と，運動系によって意図された運動とを**比較する**．これらがうまく合っていない場合には，無意識のうちに瞬時に運動系に修正信号が送られ，特定の筋活動を増強または減弱させる．

小脳はまた，運動を行っている最中に，後に続く運動を大脳が企画するのを助けることで，ある動作から次の動作への移行を円滑にする．さらに小脳は間違いから学習もする．もし運動が意図した通りでなければ，小脳回路は次の運動をより強く，または弱くすることを学ぶ．こうした調整をするために，適切な小脳ニューロンの興奮性が変化し，後に続く筋収縮が意図した動作と整合したものとなる．

小脳の機能解剖

図57.1と図57.2に示すように，小脳は解剖学的に2つの深い溝(裂)によって，①**前葉**(anterior lobe)，②**後葉**(posterior lobe)，③**片葉小節葉**(flocculonodular lobe)の3つに分けられる．片葉小節葉は系統発生学的に最も古く，第56章で述べたように，身体の平衡を保つ前庭系とともに発達し，機能的に協調している．

前葉と後葉の縦方向の機能区分

機能的には，小脳の前葉と後葉は前後方向ではなく，縦方向に区分される．図57.2はそれを示している．この図ではヒトの小脳を後方からみており，通常はみえない後部の下部分を下方に押し広げた状態で描いている．小脳中央部の虫部とよばれる細い帯状の部分に注目しよう．この部分は浅い溝によって他の部分と隔てられており，**体幹**(axial body)や**頸部**(neck)，**肩**(shoulders)，**腰**(hips)などの筋活動に関する小脳機能の大部分を担う．

虫部の両側には，大きく外側に突き出した**小脳半球**(cerebellar hemisphere)があり，それらは**中間部**(intermediate zone)と**外側部**(lateral zone)に分けられる．中間部は，小脳半球の中でも上下肢の遠位筋の制御に関した部分であり，特に手や手指，足と足趾の動きに関係している．外側部は，さらに上位のレベルでの運動操作に関係しており，大脳皮質とともに系列的な運動の立案に関与する．この部分がないと，個々の運動を適切なタイミングと順序で行えず，運動が協調性のないものになってしまう．これについては本章で詳しく述べる．

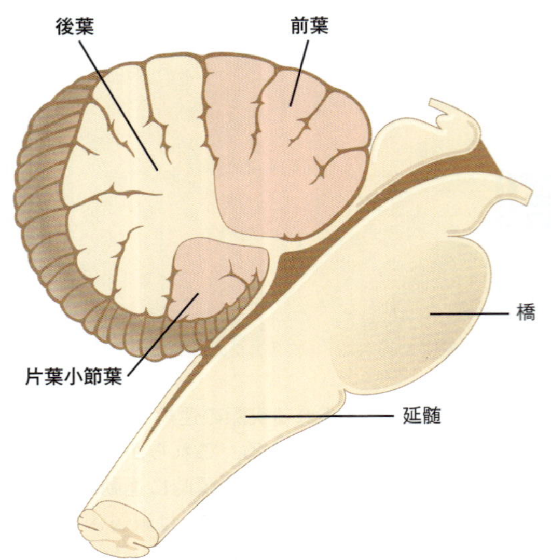

図 57.1　側面からみた小脳葉

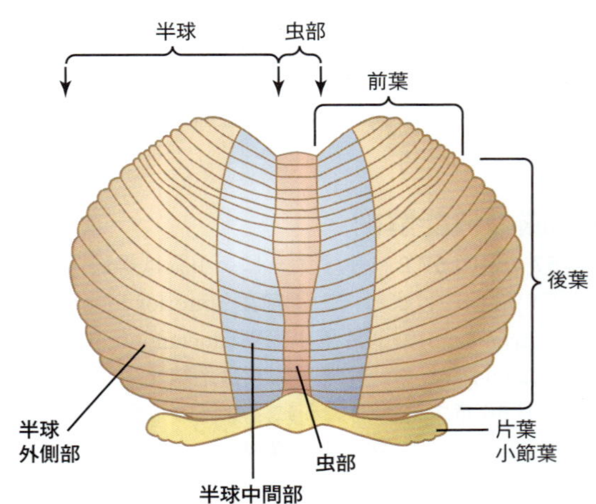

図 57.2　後下方からみた小脳の機能的分類
小脳の最下部は外側に広げて平面化してある.

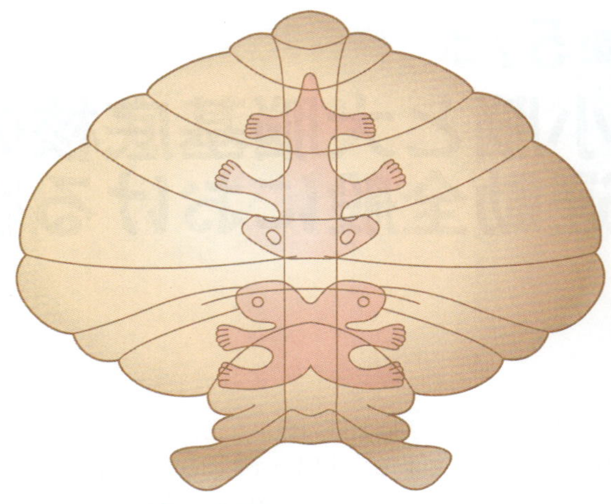

図 57.3　小脳皮質への体性感覚投射

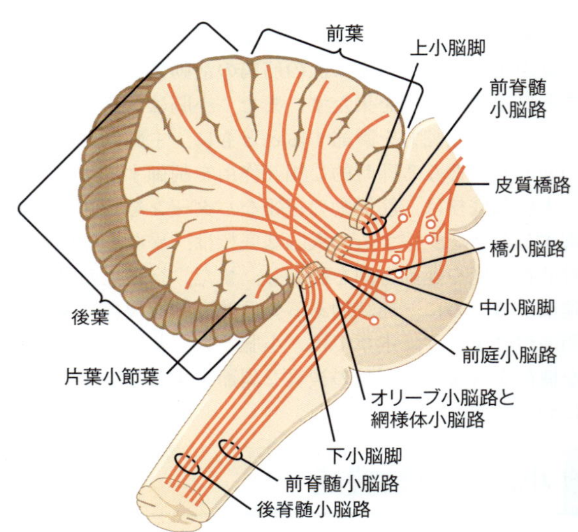

図 57.4　小脳への主要な求心路

小脳虫部と中間部における体部位局在

大脳皮質の感覚野や運動野, 大脳基底核, 赤核, 脳幹網様体などと同様, 小脳虫部や中間部にも身体部位の局在性が存在する. 図 57.3 には, そうした 2 つの体部位局在が示されている. 体幹部は小脳虫部に再現され, 四肢や顔面は小脳半球の中間部に再現されている. 小脳のそれぞれの機能局在部位は, 対応した体部位からの感覚入力を受けるとともに, 大脳皮質の運動野や脳幹の機能局在部位から運動信号を受ける. 一方, これらの小脳部位は, 大脳運動野や脳幹の赤核, 網様体のそれぞれの対応する機能局在部位に運動信号を送り返している.

小脳半球外側の大きな部分には**体部位局在表現がない**ことに注意してほしい. 小脳のこれらの部分への入力は, ほとんどすべて大脳皮質, 特に前頭葉の運動前野や頭頂葉の体性感覚野, 感覚連合野から送られてくる. こうした大脳との結びつきにより, 小脳半球の外側部は, 素早い逐次的な筋活動を瞬時に計画し, 調整することができると考えられている.

小脳の神経回路

ヒトの小脳皮質は, 実は横幅 17 cm, 長さ 120 cm の大きなシートであり, 図 57.2 と図 57.3 にあるように横方向の皺で折りたたまれている. それぞれの皺は**小脳回**(microgyria)とよばれ, 折りたたまれた小脳皮質の奥深くに**深部小脳核**(deep cerebellar nuclei)が存在する.

小脳への入力経路

他の脳部位からの求心性経路

小脳への主要な入力経路を図 57.4 に示す. 広域的で重要な入力の1つは**皮質橋小脳路**(corticopontocerebellar

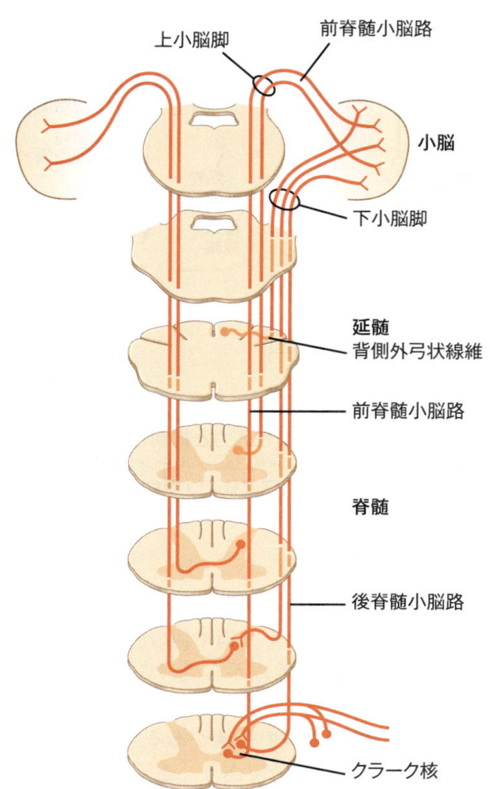

図 57.5 脊髄小脳路

pathway)であり，これは大脳皮質の**運動野**(motor area)や**運動前野**(premotor area)，さらには**体性感覚野**(somatosensory area)から始まる．この経路は**橋核**(pontile nuclei)と**橋小脳路**(pontocerebellar tracts)を通って主に反対側の小脳半球の外側部に至る．

これに加え，それぞれの側の脳幹から重要な求心路が起始する．①**オリーブ小脳路**(olivocerebellar tract)は，**下オリーブ核**(inferior olive)から起こって小脳全域に投射する．この経路は，**大脳皮質運動野**(cerebral motor cortex)や**大脳基底核**(basal ganglia)，広範囲の**脳幹網様体**(reticular formation)や脊髄からの入力を，オリーブ核が受け取ることで活性化する．②前庭小脳路は，一部の入力を前庭器官，その他を脳幹の前庭神経核から受け，ほとんどすべて**片葉小節葉**と**室頂核**(fastigial nucleus)に投射する．③**網様体小脳路**(reticulocerebellar fibers)は，脳幹網様体のさまざまな部位から始まり，小脳正中部(主に虫部)に終わる．

末梢からの求心路

小脳は，末梢からも直接，重要な感覚信号を受けている．一側につき4つの主要経路があり，2つは脊髄背側，残りは脊髄腹側を通る．これらのうち最も重要な2つの経路は図 57.5 に示した，**後脊髄小脳路**(dorsal spinocerebellar tract)と**前脊髄小脳路**(ventral spinocerebellar tract)である．後脊髄小脳路は下小脳脚から小脳に入り，同側の虫部と半球中間部に投射する．前脊髄小脳路は上小脳脚から小脳に入り，両側の小脳に投射する．

後脊髄小脳路の信号は，主に筋紡錘に由来するが，一部はゴルジ腱器官や皮膚の触圧覚受容器，関節内受容器などからも入力がある．これらは，①筋収縮，②腱の張力，③身体各部の位置や運動速度，④身体表面にかかる力，などの時々刻々の情報を小脳に伝える．

逆に，前脊髄小脳路は末梢からの入力をあまり受け取らない．その代わり，主に脊髄前角に送られる運動信号のコピーを，①皮質脊髄路や赤核脊髄路，または，②脊髄に内在するパターン生成回路から受け取る．このように，腹側経路はどのような運動信号が脊髄前角に送られているか小脳に伝えている．このフィードバック情報は，前角運動信号の**遠心性コピー**(efference copy)とよばれる．

脊髄小脳路の伝導速度は秒速 120 m にも及び，中枢神経系で最速である．この速い伝導速度は，小脳が末梢の筋活動の変化を素早く検知するために重要である．

脊髄小脳路に加え，身体末梢からの情報は，脊髄後索から延髄の後索核を経由して小脳に伝えられる．同様に，脊髄を上行する経路として，**脊髄網様体路**(spinoreticular pathway)では脳幹網様体，**脊髄オリーブ路**(spino-olivary pathway)では下オリーブ核に情報が伝えられ，ここから小脳に信号が送られる．このように，小脳は無意識下で作動しているにもかかわらず，すべての身体部位の運動や位置の情報を絶えず収集している．

小脳からの出力

深部小脳核と遠心路

小脳半球の深部には，3つの深部小脳核：**歯状核**(dentate nucleus)，**中位核**(interposed nucleus)，**室頂核**がある(延髄の**前庭神経核**(vestibular nuclei)も片葉小節葉と直接連絡し，小脳核と同様な機能的側面をもっている)．これら深部小脳核はいずれも，①小脳皮質，②小脳への深部感覚求心路の2系統から入力を受けている．

小脳に到達した信号は2手に分かれ，①深部小脳核の1つへの直接入力と，②小脳核を覆っている小脳皮質の対応部位への入力となる．その後，少し遅れて，小脳皮質は**抑制性**(inhibitory)の出力を深部小脳核に送る．このように，小脳へのすべての入力信号は，つまるところ，深部小脳核の興奮性信号と，それに少し遅れた抑制性信号となる．小脳核からの出力信号は小脳を離れ，他の脳部位に伝えられる．

小脳からの主要な遠心路の概略は図 57.6 に示されており，以下で構成される．

(1) **小脳正中部**(midline structures of the cerebellum)(**虫部**(vermis))から始まり，**室頂核**を経て脳幹の**延髄**(myelencephalon)と**橋**(pontine)に至る経路．この経路は，平衡器官と脳幹の前庭神経核と密接に関連して身体の平衡を保ち，また，脳幹網様体と関連し

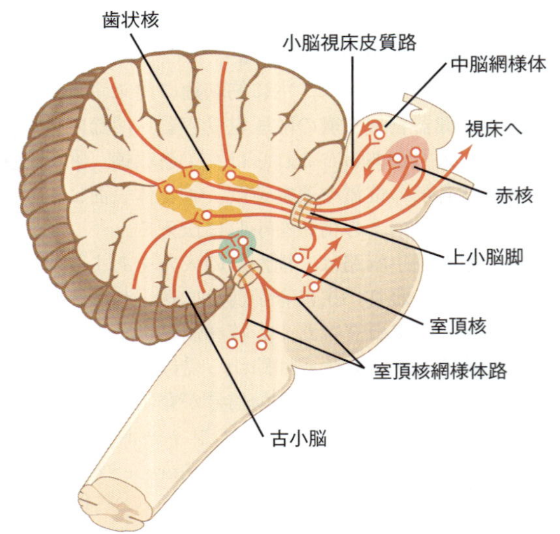

図 57.6 小脳からの主要な遠心路

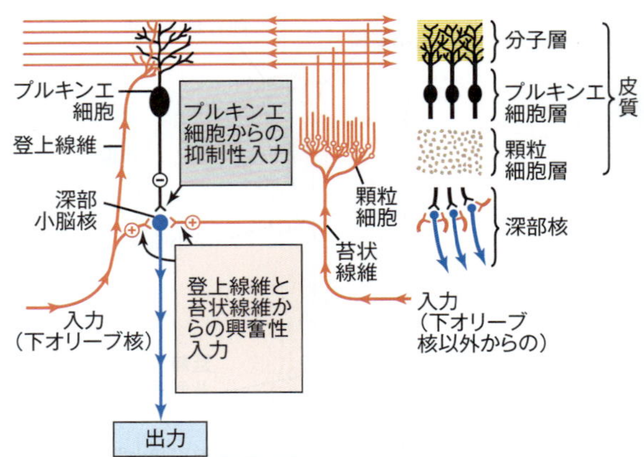

図 57.7 深部核細胞は興奮性入力と抑制性入力を受ける
赤：興奮性ニューロン，黒：抑制性のプルキンエ細胞，図左側：小脳の基本的な回路，図右側：深部核と3層性の小脳皮質との関係を示す．

て姿勢の制御を行う．平衡機能に関しては第56章で詳しく述べた．

(2)小脳半球の中間部に始まり，中位核を経由して，①視床の外側腹側核（VL核）と前腹側核（VA核）を経て大脳皮質に至る経路，②視床正中核群から大脳基底核に至る経路，さらには，③脳幹上部の赤核や網様体に至る経路．この複雑な経路は，特に手や指など四肢遠位の対立筋による相反性収縮を調整することに主として関与する．

(3)小脳半球の外側部から始まって，歯状核を経由し，視床の外側腹側核（VL核）と前腹側核（VA核）を経て，最終的に大脳皮質に至る経路．この経路は，大脳皮質によって開始される順序立った運動の制御を助ける重要な役割を担う．

小脳皮質の機能単位：プルキンエ細胞と深部核ニューロン

小脳には図57.7に示すような，ほぼ同一の機能をもった単位が約3000万個も存在している．この機能単位の中核は，非常に大型の**プルキンエ細胞**（Purkinje cell）と，それに対応する**深部核ニューロン**（deep nuclear cell）である．

図57.7右上に，**分子層**（molecular layer），**プルキンエ細胞層**（Purkinje cell layer），**顆粒細胞層**（granule cell layer）からなる小脳皮質の3層構造が示されている．これらの皮質層の下，小脳の中心部に深部小脳核があり，他の中枢部位に出力信号を送っている．

機能単位の神経回路

図57.7の左側には機能単位の神経回路が示されており，小脳内にはこれとほとんど変わらない回路が3000万個存在する．機能単位の出力は**深部核ニューロン**である．この細胞は，つねに抑制性と興奮性の入力の影響下にある．興奮性の入力は，末梢や他の脳部位から直接小脳に入ってくる求心性線維から受ける．抑制性の入力は，すべて小脳皮質のプルキンエ細胞から受ける．

小脳への入力には2つの系統がある．1つは**登上線維入力**（climbing fiber input）であり，もう1つは**苔状線維入力**（mossy fiber input）である．

登上線維は，すべて**延髄の下オリーブ核**（inferior olivary nucleus）から始まっている．5〜10個のプルキンエ細胞に1本の登上線維が投射する．登上線維は数個の深部核ニューロンに側枝を送った後，小脳皮質の最外層に至り，そこでプルキンエ細胞の細胞体や樹状突起との間に約300個のシナプスを形成する．この登上線維には顕著な特徴があり，単一のインパルスによって，最長1秒にも及ぶ持続時間の長い特有の活動電位を，投射先のプルキンエ細胞につねに1発発生させる．この活動電位は**複雑スパイク**（complex spike）とよばれ，1つの大きなスパイクの後に振幅の減衰するスパイク列が続く．

苔状線維は，登上線維以外の小脳入力のすべてであり（**訳者注**：小脳にはこれらの入力以外にも，脳幹からのモノアミン性入力がある），上位中枢や脳幹，脊髄など複数の脳部位から送られてくる．これらの線維もまた，深部核ニューロンに興奮性の側枝を送る．苔状線維は，小脳皮質の顆粒細胞層にまで進んだ後，そこで何百，何千もの**顆粒細胞**（granule cells）とシナプス結合する．一方，顆粒細胞は，直径1 μmにも満たない非常に細い軸索を小脳皮質外層の分子層にまで伸ばす．そこで軸索は2つに分かれ，小脳回と平行して両側に1〜2 mmほど伸びる．1つのプルキンエ細胞に対して500〜1000個ほどの顆粒細胞があるので，これらの平行線維は何百万本も存在する．この分子層でプルキンエ細胞は樹状突起を広げ，1つのプルキンエ細胞は8万〜20万本もの平行線維とシナプスを形成する．

苔状線維は登上線維と大きく異なり，プルキンエ細胞へのシナプス入力は弱く，プルキンエ細胞を興奮させるためには，多くの苔状線維の活動が同期する必要がある．さらに，登上線維入力による持続の長い複雑スパイクと異なり，通常，苔状線維入力による活動は弱くて持続時間も短く，**単純スパイク**（simple spike）とよばれる．

プルキンエ細胞と深部核ニューロンは通常の安静状態で持続的に発火する

プルキンエ細胞と深部核ニューロンの特徴の1つは，通常，持続的に活動していることである．プルキンエ細胞は1秒間に約50〜100の活動電位を出し，小脳核ニューロンはさらに高い頻度で活動する．さらに，いずれの細胞も出力を増大させることも減少させることもできる．

深部小脳核での興奮と抑制のバランス

図57.7に示されているように，小脳核ニューロンは登上線維，苔状線維のいずれからも興奮性の入力を直接受けている．一方，プルキンエ細胞は小脳核ニューロンを抑制する．通常，この興奮と抑制のバランスは興奮側にやや傾いており，安静時の深部核からの出力は，適度な持続活動のレベルで比較的安定している．

素早い運動を行う際，大脳皮質や脳幹から送られてくる運動開始信号は，深部核ニューロンを最初に強く興奮させる．その数ミリ秒後，プルキンエ細胞を介した抑制性のフィードバック信号が到達する．このように，深部核からは最初に速い興奮信号が運動出力経路に送られて運動を増強させ，そのすぐ後に抑制性の信号が続く．この抑制信号は制動に有効な遅延フィードバック信号に似ている．つまり，運動系が活動すると，負のフィードバック信号が短い遅延で生じ，筋活動を止めることでオーバーシュートを防ぐのである．さもなければ，運動が発振してしまうだろう．

他の抑制性小脳ニューロン

深部小脳核ニューロン，顆粒細胞，プルキンエ細胞に加え，小脳には別の2種類のニューロンが存在する．**籠細胞**（basket cells）と**星状細胞**（stellate cells）は短い軸索をもった抑制性ニューロンである．いずれのニューロンも小脳皮質の分子層にあり，小径の平行線維の間にあってここから入力を受けている．これらのニューロンは平行線維と直角に軸索を伸ばし，近くのプルキンエ細胞を**側抑制**（lateral inhibition）する．これにより，中枢神経系の他の部位でもみられるのと同様に，信号にコントラストをつけて先鋭化し，際立たせている．

小脳からのオン／オフ型およびオフ／オン型信号

小脳の典型的な機能は，運動を開始するときに主動筋に素早くオン信号を送り，同時に拮抗筋にオフ信号を送る支援をすることである．また運動の終了が近づくと，小脳はタイミングを見計らって，主動筋にオフ信号，拮抗筋にオン信号を送る役目を担う．詳細なメカニズムはまだ明らかになっていないが，図57.7にある小脳の基本回路から，これらがどのようにして起こるか以下のように推測できる．

まず，運動開始時の主動筋／拮抗筋へのオン／オフ信号が大脳皮質から生じると仮定しよう．これらの信号は，小脳を経由することなく脳幹や脊髄に至り，主動筋に最初の収縮を開始させる．

同時に，これと並行して橋の苔状線維を介して信号が小脳に送られる．苔状線維の側枝は，直接，歯状核やその他の深部小脳核に至り，ここからは視床大脳経路や脳幹の経路を介してただちに大脳皮質に興奮性のフィードバック信号が送られる．これにより，皮質脊髄路の運動システムを活動させ，すでに開始している筋収縮を支援する．その結果，運動の開始信号は大脳と小脳の信号が合わさることになり，数ミリ秒後には当初よりはるかに強大になる．こうした影響は，小脳が正常であればみられる通常の機能であるが，小脳がない場合には，この2次的な信号の増大が起こらない．この小脳による支援機構は，小脳がない場合に比べて，運動開始時の筋収縮をより強大なものにしている．

それでは，運動終了時の主動筋へのオフ信号はどのようにして生成されているのだろうか？　すべての苔状線維は第2の枝を小脳皮質の顆粒細胞に出し，最終的には平行線維を介してプルキンエ細胞に信号を送っていることを思い出そう．さらに，プルキンエ細胞は深部核ニューロンを抑制する．この経路は神経系で最も細く，伝導速度の遅い線維によって伝達される．これは小脳皮質分子層の平行線維であり，直径が1 μmに満たない．また，平行線維によって伝えられる信号は弱く，プルキンエ細胞を活動させるだけの電位変化を樹状突起に生じさせるためには多少時間がかかる．しかし，ひとたびプルキンエ細胞が発火すれば，運動を開始したのと同じ深部核ニューロンに強い抑制信号が送られ，短時間の後に運動が終了する．

このように，小脳回路は運動開始時の主動筋の素早い収縮を生じさせ，一定時間の後，同じ筋肉の収縮を**正確なタイミング**で終了させることができる．

ここで，拮抗筋を制御する回路について考えてみよう．ほとんどすべての運動のために，脊髄全体にわたって主動筋と拮抗筋の相反回路が存在している．これらの回路は，主動筋とは逆に，拮抗筋を運動開始時にオフにして，運動終了時にオンにする．小脳にはプルキンエ細胞の他にも何種類かの抑制性ニューロンがあり，それらのうちいくつかについてはまだ機能がよくわかっていないが，運動開始時に拮抗筋を最初オフにして，終了時にオンにすることに関与しているのかもしれない．

以上のメカニズムは，まだ一部仮説の段階である．ここで紹介したのは，小脳がどのようにオン信号とオフ信号を増強させ，それによって主動筋と拮抗筋を制御し，タイミングを調節しているか説明するためである．

運動誤差を修正するためのプルキンエ細胞の学習：登上線維の役割

筋収縮のオンとオフの支援や，そのタイミングの調整に，小脳がどの程度関与すべきかといったことは，小脳自体によって学習される．一般に，ヒトが新しい運動をはじめて行う際，小脳が筋収縮の開始を増強し，終了時に抑制する程度や，それらのタイミングは，いつも不適切である．しかし，何度も繰り返すうちに，運動はどんどん正確になる．これには，数回の運動で十分なこともあれば，何百回も運動を繰り返さなくてはならない場合もある．

どのようにしてこれらの調節が起こるのだろうか？　正確な解答はまだ得られていないが，学習の過程で小脳回路の感度，特に，顆粒細胞からの興奮性入力に対するプルキンエ細胞の応答性が，次第に変化することが知られている．しかも，この感度の変化は，下オリーブ核から小脳に投射する登上線維の信号によってもたらされる．

安静時，登上線維は1秒に約1回しか活動しないが，活動すると必ずプルキンエ細胞の樹状突起全体に，最長1秒間も続く大きな脱分極が生じる．その際，プルキンエ細胞は，はじめの1発の強いスパイクと，それに続く次第に減衰する小さなスパイク列を発生させる．新しい運動をはじめて行うと，筋肉や関節の深部受容器からのフィードバック信号は，実際の運動が意図したものとどれほど違っているかを小脳に知らせ，その登上線維信号はプルキンエ細胞の感度を長期にわたって変化させる．しばらくすると，この感度の変化は小脳の他の学習機能と相まって，タイミングやその他の運動制御を完全な状態に近づける．学習によって運動が完全なものになると，もはや登上線維は“誤差”信号を小脳に送って変化を生じさせる必要がなくなる．

運動全般における小脳の機能

小脳は以下の3つのレベルの運動調節を行っている．

①**前庭小脳**（vestibulocerebellum）：小脳後葉の下にある片葉小節葉と虫部に隣接した部分で構成される．身体の平衡を保つための動作に関した神経回路である．

②**脊髄小脳**（spinocerebellum）：主に前葉・後葉の虫部とその両隣にある半球中間部で構成される．手や指といった，四肢の遠位部の運動に関した神経回路である．

③**大脳小脳**（cerebrocerebellum）：中間部よりも外側で，小脳の大部分を占めている半球外側部で構成される．ここでは，ほとんどすべての入力を，大脳皮質の運動野と，隣接する運動前野や体性感覚野から受ける．この小脳部位の出力は上行性に伝えられ，大脳の感覚運動系へのフィードバック経路となり，系列的な身体や四肢の随意的な運動を企画立案することに関与する．これらの運動は実際の運動に数百ミリ秒も先行して計画され，“運動イメージ”の形成過程とよばれる．

前庭小脳は脳幹や脊髄とともに身体の平衡や姿勢を制御する

系統発生学的にみると，前庭小脳は内耳の前庭器官と同じ時期に現れている．さらに，すでに第56章で紹介したように，前庭小脳を構成する片葉小節葉と，小脳虫部の隣接部位を除去すると，身体の平衡や姿勢に極度の異常が現れる．

前庭小脳に障害のあるヒトは，静止時よりも**素早い動作**の最中，特に，運動の**方向を変えて**前庭半規管が刺激されるような場合に身体の平衡に非常に大きな異常をきたす．このことから，前庭小脳は，身体の位置を素早く動かす際に脊柱や腰，肩などの主動筋と拮抗筋の収縮のバランスを前庭器官からの情報に応じて調節していると考えられる．

バランスの制御に重要となる問題の1つは，身体位置の信号の伝達に要する時間と，異なった身体部位からの運動信号を脳に伝える速度である．最速の求心性経路を使ったとしても，脊髄小脳路では秒速120 m程度であり，足から脳までだと12～20ミリ秒はかかる．速く走っているヒトの足ならば，その間に約25 cmは動く．したがって，実際に運動をしている最中に身体の末梢部分からの信号が脳に戻ってくることはありえない．では，速い運動をしている際，脳はどのようにして運動を停止し，次の運動をするタイミングを知ることができるのだろうか？　その答えは，末梢からの信号が，どのくらい速く，どちらの方向に身体部位が動いているのか脳に知らせていることにある．この動きの速さと方向の情報から，前庭小脳は，数ミリ秒先にそれぞれの身体部位がどこにあるのかを**事前に計算**しているのである．この計算の結果は，脳が次の運動を続けて行う鍵となる．

このように，身体バランスの制御において，身体の末梢と前庭器官からの情報は，典型的なフィードバック制御回路での姿勢の予測的な修正に使われていると考えられている．これは急に運動の方向を変えるときのような，きわめて速い動作の際に身体の平衡を保つために必要となる．

脊髄小脳：小脳半球中間部と中位核を介した四肢遠位筋のフィードバック制御

図57.8に示すように，各小脳半球の中間部は運動遂行中に以下の2種類の情報を受け取る．

①大脳皮質や中脳の赤核から送られてくる信号で，数百ミリ秒後に**順次行う予定の運動**に関する情報．

②身体末梢，特に四肢遠位部の深部受容器からのフィードバック信号で，**実際に行った運動結果**の情報．

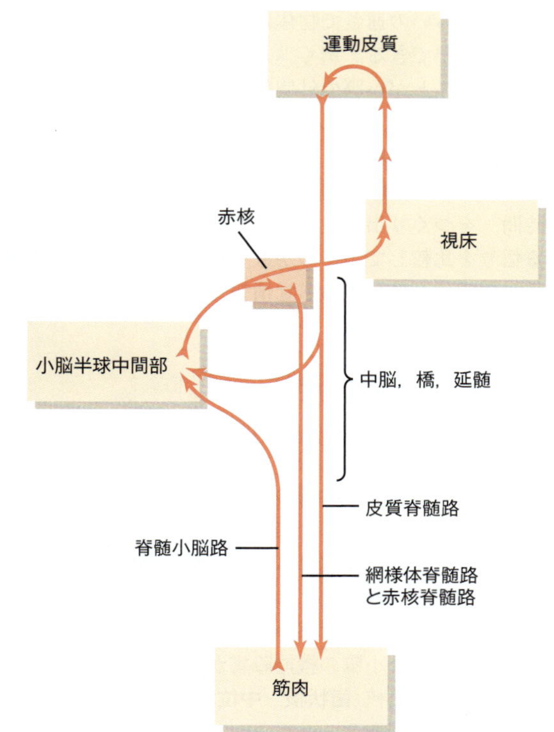

図 57.8 大脳と小脳による随意運動の制御
特に小脳中間部との関連を示す．

小脳半球中間部が，意図した運動と実際の運動を比較した後，深部小脳核の中位核ニューロンは**修正**信号を，①視床の中継核を介して**大脳皮質運動野**に，または，②**赤核大細胞部**(magnocellular portion of the red nucleus)(赤核下部)を介して**赤核脊髄路**(rubrospinal tract)に送る．赤核脊髄路は皮質脊髄路とともに，脊髄前角の最外側部にある四肢の遠位筋，特に手や指の筋を制御するニューロンに接続する．

小脳運動制御系のこの部分は，正確で目的のある一定のパターン運動を行うために，四肢遠位部の主動筋と拮抗筋を円滑で協調的に動かすことを可能にする．小脳は，皮質橋小脳路によって，運動の高次中枢から小脳中間部に送られてくる行動の“意図”と，末梢から小脳に戻ってくる“実際の動き”を比較しているようにみえる．事実，前脊髄小脳路は，脊髄前角の運動ニューロンへの実際の運動制御信号の遠心性コピーを小脳に送り返しており，この信号は後脊髄小脳路を介して送られる筋紡錘やその他の深部感覚の情報と統合される．類似の比較信号は下オリーブ核群にも送られる．もし，これらの信号が整合しなければ，オリーブ－プルキンエ細胞系は，他の小脳の学習メカニズムとともに，期待通りの運動ができるまで修正を繰り返す．

小脳のオーバーシュート防止と運動減衰の機構

ほとんどすべての身体運動は，“振り子”運動のようなものである．例えば，腕が動くと力のモーメントが増加し，動きを止めるにはこれに打ち勝つ必要がある．このモーメントのため，あらゆる振り子運動は，**オーバーシュート**する傾向がある．もし，小脳の損傷したヒトにこのオーバーシュートが起きると，大脳皮質はこれに気づき，反対向きの運動をさせて意図した場所に腕を戻そうとする．しかし，腕はモーメントのために今度は反対方向にオーバーシュートし，修正のための信号がまた必要となる．こうして，腕は最終的に目標位置で止まるまでに，行ったり来たりを数回にわたって繰り返すことになる．これを**動作時振戦**(action tremor)または**企図振戦**(intention tremor)とよぶ．

しかし，小脳が正常であれば，適切に学習された無意識の信号が目標位置で運動を正確に停止させ，オーバーシュートや振戦は起こらない．これが動作を減衰させる**ダンピングシステム**の基本的な性質である．慣性を生じる振り子の要素をもったあらゆる系は，こうしたダンピングシステムを内在させる必要がある．神経系による運動制御に関しては，主に小脳がこの役割を果たす．

小脳による弾道運動の制御

タイプを打つときの指の運動のように，最も速い身体運動では運動が終了する前に末梢から小脳，あるいは小脳から運動皮質にフィードバック信号を送ることができない．こうした運動を**弾道運動**(ballistic movements)とよび，運動は事前にすべて計画され，一定の距離を動いた後，停止する．もう 1 つの重要な例はサッケード眼球運動であり，文字を読んでいるときや車で移動中に道路沿いをみているときなど視線が次々に移動する．

小脳を除去したときにこれらの弾道運動がどう変化するか調べることで，小脳機能の多くを理解することができる．主として以下の 3 つの変化が生じる．①運動の開始が緩やかで，通常であれば小脳が関与する運動初期の素早い立ち上がりがない．②筋力が弱い．③運動の停止が遅れ，目標位置を過ぎてしまうのが普通となる．したがって，小脳がないと運動皮質は弾道運動の開始について余計に計算をしなくてはならず，また，終了についても同様に時間がかかる．このように，弾道運動を自動的に行うことができなくなってしまうのである．

改めて小脳回路についてよく考えてみると，事前に計画した速い弾道運動を行うのに必要となる最初の興奮と，その後しばらく遅れてやってくる抑制の 2 相性の機能をつくり出すために見事に構成されていることがわかる．小脳に組み込まれたタイミング回路も，この小脳特有の機能に不可欠であることがわかる．

大脳小脳：複雑な運動を計画し，順序立て，時間調節する小脳半球の外側部の機能

ヒトでは小脳の両半球の外側部はよく発達しており，非常に大きい．その結果，ヒトは特に手指の運動や発語など，複雑で系列的な運動を計画し実行することができる．ところが，小脳半球の外側部は，末梢の身体部位からの直接の

入力を受けていない．また，この小脳外側部分と大脳皮質との連絡は，ほとんどすべて一次運動野ではなく，**運動前野**や**一次体性感覚野**(primary somatosensory area)，**体性感覚連合野**(association somatosensory area)であることが知られている．

それでも，小脳半球の外側部を対応した深部核の歯状核と一緒に破壊すると，手，指，足の目的のある複雑な協調運動や構音の著しい障害が生じる．小脳のこれらの部位と一次運動野との連絡がないことは知られているので，これは理解しがたい．しかし，実験的証拠によれば，これらの小脳部位は2つの重要で間接的な運動制御の側面に関与している．それは，①系列的な運動の企画と，②そのタイミング調節である．

順序立った運動の企画

系列的な運動の計画には，小脳半球外側部と運動前野や体性感覚野との情報のやりとりと，これら大脳領野とそれらに対応した大脳基底核との双方向性の情報のやりとりが必要となる．系列運動の企画は，まず大脳の運動前野や感覚連合野で立案され，これが小脳半球の外側部に送られるものと考えられる．その後，小脳と大脳皮質の間での双方向性の情報のやりとりによって，順序立った運動を次々に実行するための信号が生成される．

これを支持する興味深い観察は，多くの小脳歯状核ニューロンが，現在の運動をしている最中に次の系列運動に対応した活動パターンを示すことである．このように，小脳外側部は現在行っている運動ではなく，数百ミリ秒もしくは数秒先に行うであろう**次の動作**に関与しているように思われる．

まとめると，正常な運動の最も重要な点は，ある運動から次の運動に順序よくスムーズに移行できることにある．小脳外側部に障害があると，素早い動作を行う際にこの能力が著しく損なわれる．

タイミング機能

小脳半球の外側部のもう1つの重要な機能は，系列的な運動のそれぞれに適切なタイミングを与えることである．小脳のこの部分がないと，ある瞬間に異なった身体部位がどの程度動くのか，意識せずに予測することができない．この機能がないと，ヒトは次の系列運動をいつ開始するか決めることができなくなる．その結果，次の運動が早まるか，多くの場合，遅れてしまう．したがって，小脳の外側部が損傷すると，書く，走る，話すといったような複雑な運動は失調をきたし，運動を順序よく進めることができなくなる．こうした小脳障害は，**円滑運動の進行不全**(failure of smooth progression of movements)とよばれる．

大脳小脳の運動以外の予測機能

大脳小脳(外側部の大きな部分)はまた，身体運動以外のイベントの時間を計ることにも関係している．例えば，聴覚，視覚のいずれの出来事も予測することができるが，これには小脳の関与が必要である．例として，ヒトはどのくらいの速さで物体に近づいているか，視覚的に知ることができる．驚くべきことに，この能力に小脳が関与することが小脳の外側部の大部分を除去したサルで示されている．このようなサルは，いつぶつかるか予測できず，廊下の壁にしばしば激突する．

もしかすると小脳は内在する遅延回路を利用して，"基準時間"をつくり出し，これと他の脳部位から送られてくる信号を比較しているのかもしれない．小脳は，**素早く時空間関係が変化する**感覚情報を解釈するために，特に重要であるといわれている．

小脳障害の臨床症状

外側小脳皮質(lateral cerebellar cortex)の小さな障害によって，検出できるほどの運動異常が生じることはめったにない．実際，片側の小脳皮質の外側部の約半分を除去して数ヵ月が経った実験動物であっても，深部小脳核が障害されていなければ，**ゆっくり動いている限り**運動機能は正常にみえる．このように，残された脳の他の部分が，小脳障害の大部分を代償することができる．

重篤で永続的な小脳の機能障害が生じるためには，いずれかの深部小脳核(**歯状核**，**中位核**，**室頂核**)に傷害が及んでいる必要がある．

測定異常と運動失調

小脳疾患で最も重要な症状の2つは，**測定異常**(dysmetria)と**運動失調**(ataxia)である．小脳がないと無意識下の運動制御システムでは，運動がどこまで到達するか予測できなくなる．したがって，運動は多くの場合，意図したよりもオーバーシュートしてしまう．その後，意識的な制御によって，引き続き今度は逆方向に過大な代償性の運動を起こしてしまう．この現象を測定異常といい，その結果として，運動失調とよばれる協調運動異常が生じる．測定異常も運動失調も**脊髄小脳路**(spinocerebellar tract)の障害によっても生じるが，これは，動いている身体部位からのフィードバック信号が，運動を停止させるタイミングを決めることに重要だからである．

偏示

偏示(past pointing)は，小脳を損傷したヒトが，意図した目標地点を大幅に越えて，手やその他の身体部位を動かしてしまうことである．こうした運動は，小脳が普段，運動開始後にそれを読めるための運動信号を生成していることによる．もし小脳がこの信号をつくり出せなければ，運動は目標位置を越えてしまう．偏示は測定異常の一種である．

運動進行の障害

変換運動障害：速い反復運動ができない

それぞれの身体部位が，ある瞬間にどこにあるか予測することができなくなると，素早い運動の際に身体部位の知覚が失われる．その結果，引き続いて起こる運動が早すぎたり遅すぎたりして，順序よく**運動を進行させる**ことができなくなる．小脳を損傷した患者に，片手の回内回外運動を素早く繰り返させると，この影響をみることができる．患者はすぐに，そのときどきの手の位置を**認識できなく**なり，その結果，通常の協調性のある回内回外運動ではなく，止まったり混乱した様子の運動が起こる．この状態を**変換運動障害**(dysdiadochokinesia)という．

構音障害：発語の障害

運動の進行不全の別の例として，発語の障害が挙げられる．というのも，言葉を発するためには，喉頭や口，呼吸器系の筋肉が素早く，順序正しく収縮する必要があるからである．これらの筋の協調や，引き続いて出す声の大きさや持続時間を事前に調整することができないと，発声は混乱し，音節の強弱や長短が狂い，しばしば理解不能なものとなる．こうした状態を**構音障害**(dysarthria)とよぶ．

企図振戦

小脳を失ったヒトが随意運動をすると，特に目標地点近くで，しばしば運動が発振してしまう．はじめに目標地点を越えた後，最終的に目標地点に到達するまで行ったり来たりを数回繰り返す．このような反応を**企図振戦**(intention tremor)または**動作時振戦**(action tremor)とよび，これは小脳障害によるオーバーシュートと運動を減衰させる機構の障害による．

小脳性眼振：眼球の振戦

小脳性眼振は眼球の振戦であり，通常，頭部の一側にあるものを固視しようとするときに生じる．周辺をみようとすると安定した固視とならず，速い眼振様の運動が起きる．これも運動を減衰させる小脳のメカニズムの障害によるものである．これは特に片葉小節葉が冒された場合に生じる．その意味で，これは半規管から片葉小節葉への経路の障害によって身体の平衡を欠いた状態とも関連している．

筋緊張低下

深部小脳核，特に歯状核と中位核が障害されると同側の筋の緊張が低下する．これは小脳から深部小脳核を介した，運動皮質や脳幹の運動核への促通効果が失われるからである．

大脳基底核とその運動機能

小脳と同様に，大脳基底核はそれ自体では機能しないが，大脳皮質や皮質脊髄路と密接に関連した**副次的運動システム**(accessory motor system)である．実際，大脳基底核はその入力のほとんどを大脳皮質から受け，さらにはその出力のほとんどを大脳に送っている．

図 57.9 は，大脳基底核とその他の脳部位との解剖学的な関係を示している．大脳基底核は脳の左右それぞれにあり，**尾状核**(caudate nucleus)，**被殻**(putamen)，**淡蒼球**(globus pallidus)，**黒質**(substantia nigra)と**視床下核**(subthalamic nucleus)からなる．大脳基底核は視床を外側から取り囲むように位置し，大脳両半球内側の大きな部分を占める．大脳と脊髄をつなぐ，ほとんどすべての運動および感覚線維は，大脳基底核の主要な部分である尾状核と被殻の間の間隙を通る．この間隙は**内包**

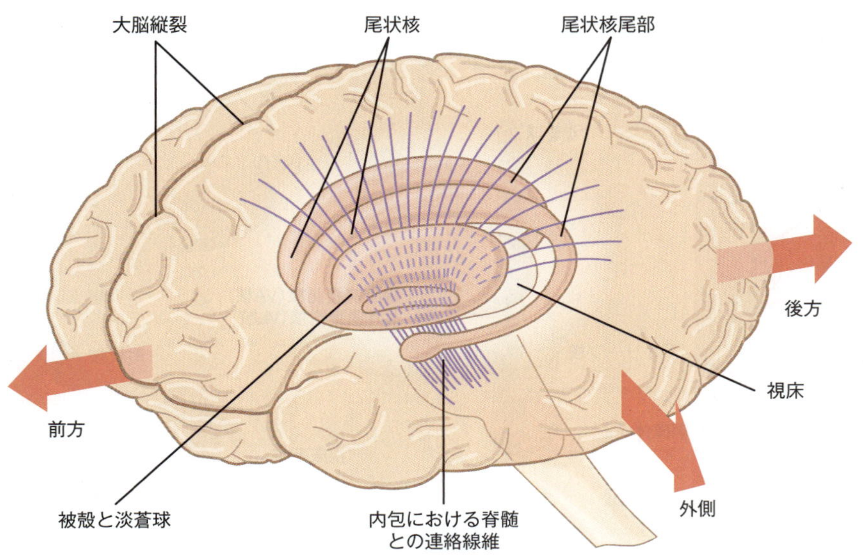

図 57.9　大脳基底核と大脳皮質，視床の解剖学的関係の 3 次元表示
(Guyton AC: Basic Neuroscience: Anatomy and Physiology. Philadelphia: WB Saunders, 1992 より改変)

(internal capsule)とよばれる．大脳基底核と皮質脊髄路系の密接な関係は，運動の制御にとって重要である．

大脳基底核の神経回路

図 57.10 に示すように，大脳基底核と運動制御にかかわる他の脳部位との解剖学的な結合は複雑である．図の左には，運動野，視床，関連した脳幹部位と小脳が描かれている．図の右には，大脳基底核の主要な回路が描かれており，大脳基底核内にはおびただしい相互連絡があり，他の運動に関連した脳部位と大脳基底核との間には広範な入出力経路があることがわかる．

続く数項では，2 つの主要な経路である**被殻回路**(putamen circuit)と**尾状核回路**(caudate circuit)について述べる．

運動遂行における大脳基底核の役割：被殻回路

大脳基底核の主要な役割の 1 つは，皮質脊髄路と連携して**運動の複雑なパターン**を制御することである．例えば，アルファベットを書くといったような運動である．大脳基底核が大きく損傷されると，大脳の運動系はもはやこうした運動パターンをつくり出すことができず，はじめて字を習ったときのような，雑な字体になってしまう．

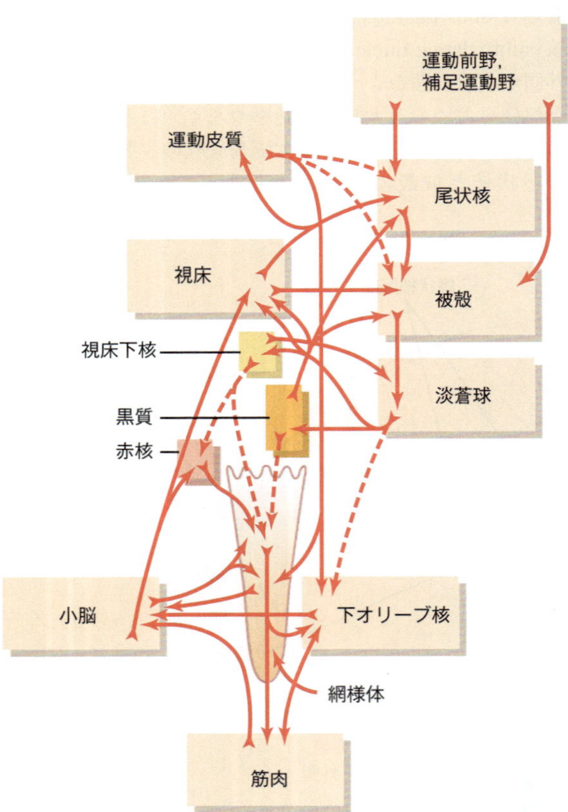

図 57.10　運動制御における，大脳基底核回路と皮質脊髄－小脳経路の関係

他にも，大脳基底核は，ハサミで紙を切る，金づちで釘を打つ，バスケットボールのゴールを決める，サッカーでパスをする，野球でボールを投げる，ショベルで地面を掘る，発声，随意的な眼球運動など，無意識に行われるこれらほとんどの熟練した運動にかかわっている．

被殻回路の神経経路

図 57.11 は熟達した運動パターンを遂行する際の基底核の主要経路を示している．これらは，主に大脳の運動前野や補足運動野，または体性感覚野から始まり，被殻(尾状核ではなく)に投射して，淡蒼球内節を経て，視床の中継核である前腹側核(VA 核)と外側腹側核(VL 核)を通って，最後に一次運動野や，それと関連の深い運動前野や補足運動野に投射する．このように，被殻回路は，一次運動野そのものではなく，**主にそれと隣接した大脳領野から入力を受け**，その出力を一次運動野か，それと密接に関連のある運動前野と補足運動野に送る．この主要な被殻回路と密接に関連し，機能している副次的な経路として，被殻から淡蒼球外節，視床下核，黒質を経由して，最後に視床を通って運動皮質に戻ってくる経路がある．

被殻回路の機能障害：アテトーシス，片側バリスム，舞踏病

被殻回路は，どのように運動パターンの遂行に関与しているのだろうか？　これに関しては，あまりよく知られていないが，この回路が損傷されたり，ブロックされたりすると，一定のパターンの運動が著しく異常になる．例えば，淡蒼球の損傷により，しばしば自発的で持続的な，**捻じるような動き**が手や腕，頸部，顔面などに出現する．こうした動きを**アテトーシス**(athetosis)とよぶ．

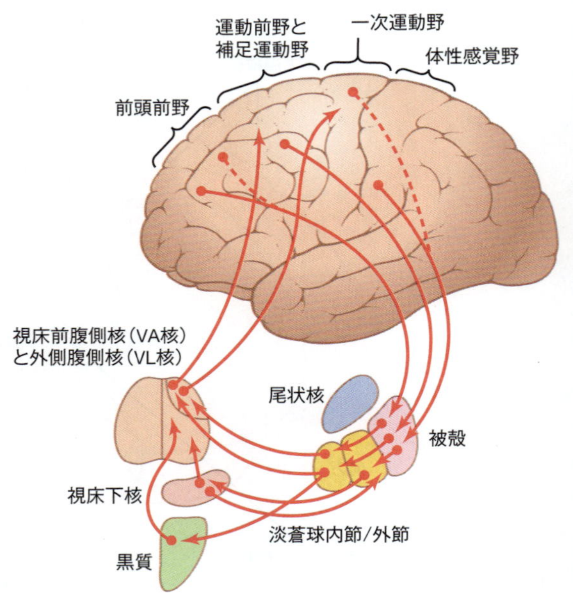

図 57.11　大脳基底核の被殻回路
既習得の運動パターンを無意識に遂行する．

視床下核(subthalamic nucleus)の損傷では，しばしば片側の上下肢を突然**大きく振り回す**ような運動がみられることがあり，**片側バリスム**(hemiballismus)とよばれる．

被殻に複数の小さな病変があると，腕や顔，あるいはその他の身体部位を**急に動かす**ような運動が生じ，**舞踏病**(chorea)とよばれる．

黒質に損傷があると，**固縮**(rigidity)，**無動**(akinesia)，**振戦**(tremor)，を示す**パーキンソン病**(Parkinson's disease)という有病率の高い重篤な病気になる．これについては後で詳しく述べる．

運動パターンの認知的な制御における大脳基底核の役割：尾状核回路

認知(cognition)という用語は考えるプロセスのことで，感覚入力とすでに脳内にある記憶情報を使って行われる．われわれのほとんどの行動は，こころで考えた結果生じるものであり，これは**行動の認知制御**(cognitive control of motor activity)とよばれる．尾状核は，この認知制御に主要な役割を果たす．

尾状核と皮質脊髄路系の運動制御システムとの連絡は，図 57.12 に示すように，被殻回路とは若干異なる．その違いの理由の1つは，図 57.9 に示されているように，尾状核が大脳皮質のすべての葉に広がっていることにある．前方は前頭葉から始まり，後方は頭頂葉から後頭葉，さらにはCの字にカーブして側頭葉の下にまで広がっている．さらに，尾状核はその上にある連合野から多くの入力を受けている．これらの大脳領野はさまざまな感覚，運動情報を統合して，利用可能なさまざまな思考パターンをつくり出す．

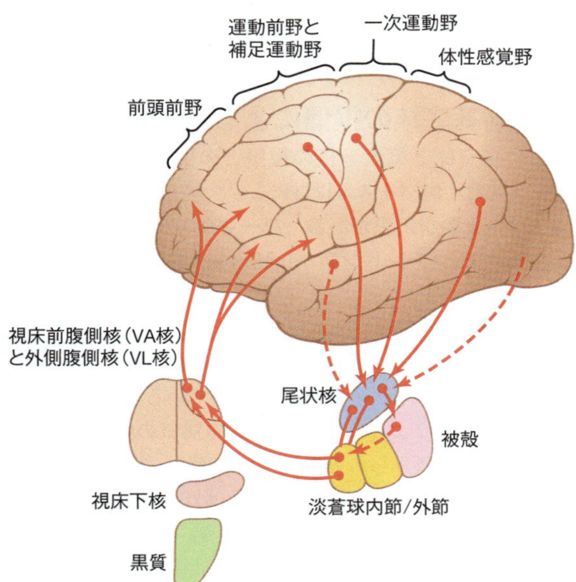

図 57.12　大脳基底核の尾状核回路
意識された目標のために，系列的，並列的な運動パターンを計画する．

大脳皮質から尾状核に信号が送られると，これらは淡蒼球内節から視床の中継核である前腹側核(VA 核)や外側腹側(VL 核)に伝えられ，最後は前頭前野，運動前野，補足運動野に送られるが，直接一次運動野に送られることはない．その代わり，これらの帰還信号は運動の補助領域である運動前野や補足運動野の一部に送られるが，これらの領野は5秒以上も続く順序立った行動パターンなどに関係していて，個々の筋肉の運動などには関与していない．

順序立った行動パターンのよい例は，ライオンが近づいてくるのをみて即座に反応し，自動的に，①ライオンに背を向け，②走り出し，③木に登ろうとする状況である．行動の認知的な制御がなければ長く考えることなどせず，素早く適切に行動するといった本能的な知識を身につけることができないかもしれない．このように，行動の認知的制御は，無意識的に，また数秒以内にどの行動パターンを使うかを決定し，それによって何秒もかかる複雑な行動上の目的を達成する．

運動のタイミングと大きさを調節する大脳基底核の機能

運動を制御する上で脳がもつ2つの重要な能力は，①どのくらいの速さで，②どのくらいの大きさの運動を行うかを決められることである．例えば，ヒトは"a"という文字を，ゆっくり書くことも，素早く書くこともできる．また，紙切れに小さく"a"を書くことも，黒板に大きく"a"と書くこともできる．どの場合でも，文字の形状はほとんど変わらない．

大脳基底核に重篤な障害のある患者では，こうした運動のタイミングや大きさを制御する能力が低下しているか，時には失われている．前述の通り，大脳基底核はそれ単独で機能するのではなく，大脳皮質と密接に関連して働く．なかでも，特に重要な大脳領野の1つは後頭頂皮質である．ここは，すべての身体部位の運動の空間的な制御や，身体およびその各部と周囲との空間的な調整を行う部位である．この領野が損傷しても，触覚がなくなったりみえなくなったり聞こえなくなるなどの単純な知覚の障害は生じない．その代わり，後頭頂皮質が損傷を受けると，通常のように正確に物体を知覚することができない**失認**(prosopagnosia)という状態になる．図 57.13 に，右の後頭頂葉に損傷を受けた人が模写をした場合に描く絵が示されている．この場合，絵の左側を模写することが著しく障害されている．また，こうした人はつねに，左の腕や手，あるいは他の身体部位の左側を使うのを避けようとし，さらには，身体の左側を洗うことも避けるようになり，それが存在するのを忘れたかのようになる(**身体失認**(personal neglect syndrome))．

大脳基底核システムのうち，尾状核回路は主に後頭頂

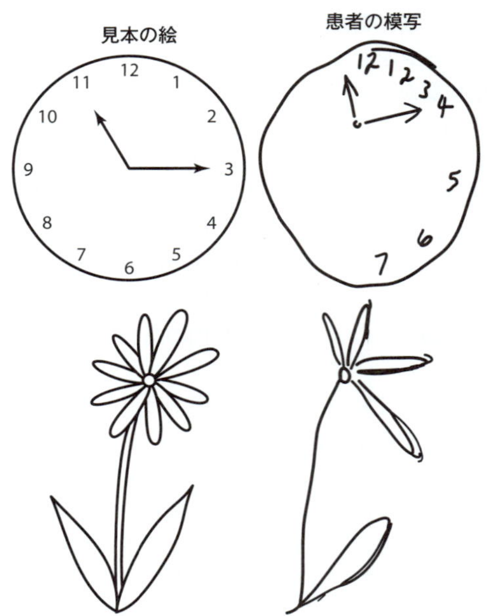

図 57.13 右後頭頂葉に障害のある空間無視患者の描く絵
左の絵を患者が模写したものが右に示されている．図の左半分が不正確となっていることに注意．

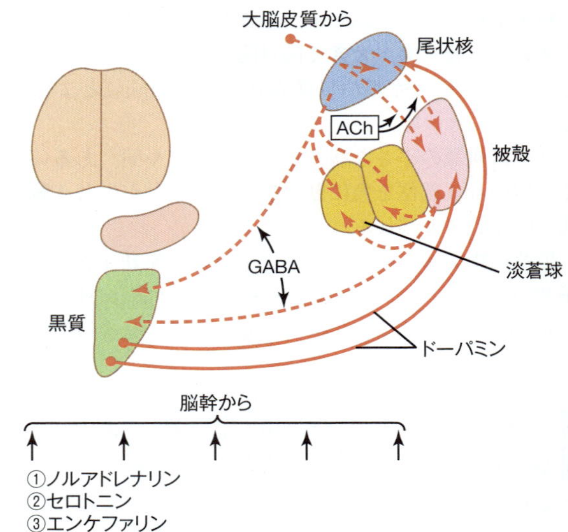

図 57.14 種々の神経伝達物質を放出する大脳基底核内の神経経路
ACh：アセチルコリン（訳者注：大脳皮質からの投射ニューロンの神経伝達物質はグルタミン酸である），GABA：γアミノ酪酸．

皮質のような大脳連合野と連携して機能する．そのため，おそらく運動のタイミングや大きさの調節は，尾状核の認知的制御によるものであろう．しかし，大脳基底核の機能の詳細はいまだ明らかではなく，これまでの項で考察してきたことは証明された事実ではなく，状況分析によって推察したものである．

大脳基底核における神経伝達物質の役割

図 57.14 は，大脳基底核で機能していることが知られる神経伝達物質の相互の関係を示したものである．①黒質から尾状核と被殻に至る**ドーパミン**(dopamine)経路，②尾状核，被殻から淡蒼球，黒質への **GABA**(γアミノ酪酸(gamma-aminobutyric acid))経路，③大脳皮質から尾状核と被殻に至る**アセチルコリン**(acetylcholine)経路(**訳者注**：大脳皮質や視床からの投射ニューロンの神経伝達物質はグルタミン酸である．一方，尾状核や被殻にはアセチルコリン作動性の介在ニューロンが存在している)，④脳幹から広範に投射する複数の経路は，**ノルアドレナリン**(noradrenaline)，**セロトニン**(serotonin)，**エンケファリン**(enkephalin)，そして，いくつかの他の伝達物質が大脳基底核や大脳の別の部位から放出されている．これらに加え，**複数のグルタミン酸経路**(multiple glutamate pathways)がほとんどの興奮性信号の供給源となっていて(この図には描かれていないが)，これらは特にドーパミン，GABA，セロトニンなどによる非常に多くの抑制性信号とバランスを取っている．後の項で大脳基底核疾患について考察する際や，さらに後の章で行動や睡眠覚醒，自律神経系の機能について考察する際に，これらの神経伝達物質の一部や内分泌系の働きについてより詳しく述べる必要がある．

ここで神経伝達物質の GABA は抑制性の物質であることを思い出そう．したがって，大脳から基底核を経て大脳に戻るフィードバックループにある GABA 性ニューロンは，このループ全体を正ではなく**負のフィードバックループ**にしており，これによって運動制御系を安定させている．ドーパミンもまた，多くの脳部位で抑制性の神経伝達物質として機能しており，いくつかの状況で安定化要素として働いている．

大脳基底核の損傷による臨床症状

先に淡蒼球と視床下核の損傷との関係で述べたアテトーシスと片側バリスム以外にも，大脳基底核の障害による 2 つの主要な疾患がある．**パーキンソン病**(Parkinson's disease)と**ハンチントン病**(Huntington's disease)である．

パーキンソン病

パーキンソン病は振戦麻痺としても知られ，ドーパミン作動性投射を尾状核と被殻に送っている黒質(緻密部)の広範な破壊によって生じる．この病気の特徴として，①多くの筋肉にみられる固縮，②安静時にみられる 3〜6 Hz の不随意な振戦，③無動とよばれる運動開始困難，④姿勢反射の異常による不安定な姿勢，バランス不良や転倒，⑤他の運動症状，嚥下障害，発語障害，不安定歩行，易疲労性などが挙げられる．

これらの運動異常の原因は不明である．しかし，尾状核と被殻で分泌されるドーパミンは抑制性伝達物質であるため，パーキンソン病患者でみられる黒質のドーパミン作動性ニューロンの変性は，理論的には尾状核と被殻を過活動にし，結果として皮質脊髄運動系から持続的な興奮性の信号が出力されることになる．これらの信号は，全身の筋肉を過興奮させ，固縮が生じる（**訳者注**：ドーパミンが抑制性の伝達物質だというのは一般的ではない．また，先に触れられている大脳基底核の直接路，間接路は視床，大脳とともにそれぞれ興奮性，抑制性のループを構成しており，ドーパミンは両経路のバランスを調節しているとされる．それぞれの経路に投射する尾状核，被殻のニューロンは異なったドーパミン受容体を発現しており，ドーパミンは直接路を興奮，間接路を抑制すると考えられている．したがって，理論的には，ドーパミンの枯渇はいずれの経路においても大脳への帰還信号を減少させる）．

いくつかのフィードバック回路は，抑制が外れてフィードバックゲインが高まることで容易に**発振**（oscillation）するようになり，パーキンソン病でみられる**振戦**（tremors）を生じるようになる．この振戦は小脳疾患で認められるものとは大きく異なり，起きている間中生じる**不随意な振戦**（involuntary tremor）または**静止時振戦**（resting tremor）である．これに対し，小脳疾患で起こる振戦は運動をしようと意図したときにのみ生じるもので，企図振戦とよばれる．

パーキンソン病における無動は，しばしば筋固縮や振戦よりもさらに悲痛な症状となる．というのも，重度のパーキンソン病患者では，ごく簡単な動作を行う際にも極度にそれに集中しなくてはならないからである．意図した運動をするための精神的な努力，もしくは精神的な苦痛は，時に患者の意志の限界に達する．そして，運動を始められたとしても，それは通常，ぎこちなく断続的で，とてもスムーズなものとはいえない．無動の原因は，まだ推測の域を出ない．しかし，パーキンソン病では，大脳基底核とともに辺縁系，特に**側坐核**（nucleus accumbens）でのドーパミン放出が減少しており，これが動作を開始するための精神的な駆動力の極度の低下につながり，無動が生じるものと示唆されている．

L-ドーパによる治療

L-ドーパ（L-DOPA）を投与すると，通常，パーキンソン病の多くの症状が寛解し，特に固縮と無動に効果がある．その理由は，L-ドーパが脳内でドーパミンに変換され，それが尾状核と被殻の抑制と興奮のバランスを正常なものにするためと考えられている．ドーパミンそのものを投与しても，血液脳関門を通過することができず，効果はない．L-ドーパは化学構造がわずかに異なっていることで，血液脳関門を通過することができる．

L-デプレニルによる治療

パーキンソン病の他の治療薬としてL-デプレニルがある．これは，放出されたドーパミンを分解するモノアミン酸化酵素（MAO）の抑制剤であり，投与することによって，大脳基底核で分泌されたドーパミンが組織内に長く残るようになる．さらに，理由はよくわからないが，この薬は黒質のドーパミン作動性ニューロンの変性を遅らせる．したがって，L-ドーパとL-デプレニルを併用すると，これらを単独で投与したときよりも治療効果が上がる．

胎児由来のドーパミン細胞移植による治療

中絶胎児の脳から採取したドーパミン産生細胞を，尾状核と被殻に移植することがパーキンソン病の治療として行われ，短期的な効果を挙げている．しかし，移植された細胞が，数ヵ月以上にわたって生着することはない．もし，長期的に生着させることができれば，これは将来の治療法となるかもしれない（訳者注：胎児細胞は倫理的な問題もあり，現在はiPS細胞から分化させたニューロンを移植する方法などが有望視されている）．

大脳基底核のフィードバック回路の一部破壊による治療

大脳基底核から大脳運動野に戻ってくる信号の異常が，パーキンソン病でみられるほとんどの異常の原因であるため，これらの信号を外科的に遮断するいくつかの方法が試みられている．大脳基底核から大脳への帰還経路である，視床の外側腹側核（VL核）と前腹側核（VA核）の外科的破壊が長年行われてきたが，その効果はさまざまであり，時に重篤な神経障害をもたらした．パーキンソン病を発症させたサルを用いた研究では，視床下核の破壊によって好成績が得られている（**訳者注**：現在では，視床下核や淡蒼球に留置した電極から電気刺激をする**脳深部刺激療法**（deep brain stimulation）が一般的に行われている）．

ハンチントン病（ハンチントン舞踏病）

ハンチントン病は，常染色体優性遺伝疾患で，通常30～40歳で発症する．最初はそれぞれの筋肉の引きつるような動きから始まり，進行性の全身を捻じるような重度の不随意運動がみられるようになる．また，運動系の障害に加えて，重度の認知症を併発する．

ハンチントン病の異常運動は，尾状核と被殻のGABA作動性ニューロンの細胞体の変性と，脳各部におけるアセチルコリン性ニューロンの変性によるものと考えられている．GABA作動性ニューロンの終末は，通常，淡蒼球と黒質の一部のニューロンを抑制している．この抑制がなくなると，淡蒼球と黒質の自発的なバースト活動が生じ，これがくねるような不随意運動を引き起こすと考えられる．

ハンチントン病でみられる認知症は，GABA作動性ニューロンの喪失によるものではなく，おそらくは大脳の思考領域のアセチルコリン作動性ニューロンの喪失によるものと考えられている．

ハンチントン病の原因遺伝子は同定されている．異常に長いCAGコドンの繰り返し配列によって，過剰なグルタミンが組み込まれた**ハンチンチン**（huntingtin）とよばれるタンパク質が産生され，症状を引き起こす．なぜこのタンパク質が病気を引き起こすのか，研究が進められている(**訳者注**：CAG コドンの繰り返しの少ない正常なハンチンチンタンパク質は，ニューロンを含むさまざまな細胞で発現している)．

運動系全体の多くの部位の機能統合

最後に，運動系全体の制御について，まとめることにしよう．そのために各階層での制御について概要を述べる．

脊髄レベル

脊髄でプログラムされているのは，全身の骨格筋の局所的な運動パターンである．例えば，身体各部でみられる侵害刺激に対する引っ込め反射などが挙げられる．脊髄は，また，歩行の際の下肢の前後運動などの複雑なリズム運動の中枢であり，さらに，四足歩行をする動物では反対側の前足と後足の交互運動の中枢でもある．

こうした脊髄でプログラムされた運動は，すべて上位中枢の指令によって開始することができるが，上位中枢が運動を制御している際には抑制される．

菱脳レベル

菱脳(橋と延髄)は，運動全般において2つの機能を担っている．①直立するために，体軸の筋トーヌスを維持し，②身体の平衡を保つために，前庭器官からの情報に応じて各部の筋張力を絶えず調節する．

運動皮質レベル

運動皮質系は，脊髄への運動指令のほとんどを送っている．その機能の一部は順番に，または並行して脊髄のさまざまな運動パターンを実行させることにある．また，運動皮質は異なった運動パターンの強さやタイミングなどを変化させることもできる．必要に応じ，皮質脊髄路系は脊髄にある運動パターンを抑え，脳幹や大脳でプログラムされたパターンに置き換える．脊髄の運動パターンが遺伝的に決まったハードウェア的なものであるのに対し，大脳の運動パターンは複雑で，学習することができる．

小脳の連合機能

小脳はあらゆるレベルの筋制御にかかわる．脊髄では，特に伸張反射を増大させることに関与する．負荷が不意に加わったときに，長い伸張反射の経路によって小脳を経由して再び脊髄に信号が送られ，通常の伸張反射をより強大なものにして負荷に拮抗する．

脳幹レベルでは，小脳は姿勢の制御，特に身体の平衡を保つために必要となる素早い動きに関与し，円滑かつ持続的に，異常な発振などが起きないように調節する．

大脳皮質のレベルでは，小脳は大脳と連携して働き，多くの補助的な機能を付加する．特に，運動開始時に筋の収縮力を即座に増強させる．運動の終わりが近くなると，小脳は拮抗筋をちょうどよいタイミングと力で収縮させ，意図した位置で運動を終わらせる．さらに，これら小脳のオン／オフ制御は訓練によって学習できることが多くの生理学研究によって示されている．

小脳は，他のレベルの運動制御においても大脳とともに機能する．現在行っている素早い運動の方向を数百ミリ秒後に急に変更するような際に，小脳は事前に筋収縮をプログラムし，滑らかに運動が移行するように支援する．これに関与する神経経路は，大脳皮質に始まり，小脳半球の広い外側部を経由し，再び大脳皮質に戻る．

小脳は主に速い筋収縮が必要なときに機能を発揮する．小脳がなくても，計画的なゆっくりした運動を行うことはできるが，変化に富んだ速い動作を目的をもって行ったり，迅速な運動を次から次へと滑らかに移行させたりすることは，皮質脊髄路のみでは難しい．

大脳基底核の連合機能

大脳基底核は，小脳とまったく異なる点で運動制御に重要である．その最も重要な機能は，①無意識的に既習の運動パターンを実行する際に大脳皮質を支援し，②行動上の目的を達成するために，複数の並列的，連続的運動パターンの計画を立てることを補助することである．

大脳基底核が必要となる運動パターンの例として，アルファベットのすべての文字を書く，ボールを投げる，タイピングなどが挙げられる．また，文字を小さく書いたり非常に大きく書いたりするなど，これらの運動パターンの大きさの制御にも大脳基底核が関与する．

より高次の行動制御には，大脳皮質と大脳基底核の異なった回路が関与する．これは大脳の思考プロセスから始まり，新しい状況に対応するための動作順序を決める．例えば，襲撃者に対する素早い行動や思いがけない抱擁に対する一連の動作を決定する．

何がわれわれを行動に駆り立てるのか？

われわれを無活動の状態からよび覚まし，一連の行動に向かわせるものは何であろうか？　もうすぐわれわれは脳の動機システムについて学ぶ．視床の下，前方，および外側に系統発生学的に古い脳の領域がある(視床下部，扁桃体，海馬，中隔，さらには視床自体や大脳皮質の古い部分)．これらの部分が一緒に機能して，ほとんどの運動やその他の脳の活動を開始させている．これらの領域は，まとめて**辺縁系**(limbic system)とよばれ，第59章で詳しく述べる．

参考文献

Bastian AJ: Moving, sensing and learning with cerebellar damage. Curr Opin Neurobiol 21:596, 2011.

Breakefield XO, Blood AJ, Li Y, et al: The pathophysiological basis of dystonias. Nat Rev Neurosci 9:222, 2008.

Chadderton P, Schaefer AT, Williams SR, Margrie TW: Sensory-evoked synaptic integration in cerebellar and cerebral cortical neurons. Nat Rev Neurosci 15:71, 2014.

Corti O, Lesage S, Brice A: What genetics tells us about the causes and mechanisms of Parkinson's disease. Physiol Rev 91:1161, 2011.

De Zeeuw CI, Hoebeek FE, Bosman LW, et al: Spatiotemporal firing patterns in the cerebellum. Nat Rev Neurosci 12:327, 2011.

Eidelberg D, Surmeier DJ: Brain networks in Huntington disease. J Clin Invest 121:484, 2011.

Gao Z, van Beugen BJ, De Zeeuw CI: Distributed synergistic plasticity and cerebellar learning. Nat Rev Neurosci 13:619, 2012.

Gittis AH, Kreitzer AC: Striatal microcircuitry and movement disorders. Trends Neurosci 35:557, 2012.

Heck DH, De Zeeuw CI, Jaeger D, et al: The neuronal code(s) of the cerebellum. J Neurosci 33:17603, 2013.

Irwin DJ, Lee VM, Trojanowski JQ: Parkinson's disease dementia: convergence of α-synuclein, tau and amyloid-β pathologies. Nat Rev Neurosci 14:626, 2013.

Okun MS: Deep-brain stimulation for Parkinson's disease. N Engl J Med 367:1529, 2012.

Patel N, Jankovic J, Hallett M: Sensory aspects of movement disorders. Lancet Neurol 13:100, 2014.

Pugh JR, Raman IM: Nothing can be coincidence: synaptic inhibition and plasticity in the cerebellar nuclei. Trends Neurosci 32:170, 2009.

Ramnani N: The primate cortico-cerebellar system: anatomy and function. Nat Rev Neurosci 7:511, 2006.

Rosas HD, Salat DH, Lee SY, et al: Complexity and heterogeneity: what drives the ever-changing brain in Huntington's disease? Ann N Y Acad Sci 1147:196, 2008.

Shepherd GM: Corticostriatal connectivity and its role in disease. Nat Rev Neurosci 14:278, 2013.

Spruston N: Pyramidal neurons: dendritic structure and synaptic integration. Nat Rev Neurosci 9:206, 2008.

Ullsperger M, Danielmeier C, Jocham G: Neurophysiology of performance monitoring and adaptive behavior. Physiol Rev 94:35, 2014.

Zuccato C, Valenza M, Cattaneo E: Molecular mechanisms and potential therapeutical targets in Huntington's disease. Physiol Rev 90:905, 2010.

第58章 大脳皮質，脳の知的機能，学習と記憶

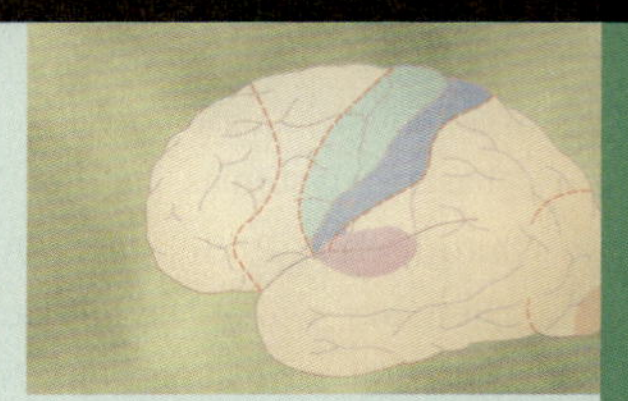

皮肉なことに，大脳皮質は神経系の中で抜群に大きな割合を占めているにもかかわらず，われわれは皮質の機能について，他のどの脳部位についてよりもわずかのことしか知らない．しかしながら，大脳皮質のさまざまな部分に対する損傷の影響や，特定部位への刺激の効果についてわかってきたこともいくつかある．本章では，はじめに，これまでに知られている皮質の機能について述べ，その後は，思考の過程，記憶，感覚情報の分析などの神経メカニズムを説明する基礎的な理論についてみてみよう．

大脳皮質の機能解剖学

大脳皮質の機能を担うのは，すべての脳回の表面を覆っている薄い神経細胞の層である．この層は厚さにして2〜5 mmしかないが，その面積は延べ0.25 m^2程度にもなる．大脳皮質全体には約1000億個のニューロンがある（**訳者注**：大脳皮質のニューロン数には諸説あるが，一般には100〜200億といわれている）．

図58.1は，大脳皮質表面の神経組織の典型的な組織学的構造を示しており，多様なタイプのニューロンが一連の層を形成していることがわかる．これらのニューロンは概ね3種類に分けられる．すなわち，①**顆粒細胞**（granular）（**星状細胞**（stellate）），②**紡錘細胞**（fusiform），③**錐体細胞**（pyramidal）である．最後の錐体細胞は，特徴的な**錐体様**（ピラミッド型）の形状から命名された．

顆粒細胞は一般に短い軸索をもち，それゆえ，主に神経信号を皮質内で短い距離に伝える介在ニューロンとして機能する．あるものは興奮性で，主に興奮性神経伝達物質である**グルタミン酸**（glutamate）を放出し，他のものは抑制性で，主に抑制性神経伝達物質であるγアミノ酪酸（GABA）を放出する．大脳皮質の感覚野，および感覚野と運動野の間に位置づけられる大脳連合野には，顆粒細胞が高密度で存在する．これは感覚野や連合野において，入力される感覚信号を皮質内で情報処理する濃密度の高さを示唆している．

皮質からのほとんどすべての出力線維は，錐体細胞または紡錘細胞から出ている．錐体細胞は紡錘細胞よりも大きく，数も豊富であり，はるか脊髄まで及ぶ長く太い神経線維の起始である．また，脳のある領域から別の領域へ投射する皮質下の太い連合線維の束も，ほとんどすべてが錐体細胞から出る．

図58.1の右側に，大脳皮質の各層内における神経線維の典型的な構成が示されている．特に皮質の隣接部位を結ぶ**水平線維**（horizontal fibers）の数の多さに注目してほしい．また，大脳皮質の部位と，脳の下位領域や脊髄，または離れた皮質部位との間を長い連合線維の束となって行き来する，**垂直線維**（vertical fibers）にも注目してほしい．

大脳皮質の個別の層の機能は，第48章と第52章において論じられている．復習のため思い出してもらいたいが，身体からの特殊感覚系の入力信号のほとんどは皮質第Ⅳ層に終わる．皮質から出る出力信号のほとんどは，第Ⅴ層と第Ⅵ層のニューロンから出ていく．脳幹と脊髄に届く非常に太い線維は一般に第Ⅴ層から，視床に至る非常に多くの線維は第Ⅵ層から起こる．第Ⅰ層，第Ⅱ層および第Ⅲ層は皮質内の連合機能のほとんどを担っており，特に数の多い第Ⅱ層と第Ⅲ層のニューロンは，隣接した皮質領野との間に短い水平結合を形成する．

大脳皮質と視床や他の下位中枢との解剖学的および機能的関係

大脳皮質のすべての領域には，脳の深部構造との間を往来する豊富な遠心性と求心性の結合がある．大脳皮質と視床との関係を強調することは重要である．視床が皮質とともに損傷すると，皮質機能の障害は，皮質のみが損傷した場合に比べてはるかに大きい．視床による皮質の興奮が，ほとんどすべての皮質活動に必要だからである．

図58.2は，視床の特定の部位と結合する大脳皮質の領野を示している．この結合は双方向性に作用する．すなわち，視床から皮質へ向かうものと，皮質から基本的に視床の同じ部位へ戻るものの，両方である．さらに，視床との結合が切断されると，対応する皮質領野の機能はほとんど失われる．したがって，皮質は視床と緊密に連携して動いており，解剖学的にも機能的にも，視床と合わせてほとんど一体化したユニットとみなすことができる．このような理由で，視床と皮質は合わせて，**視床皮質系**（thalamocortical system）とよばれることがある．

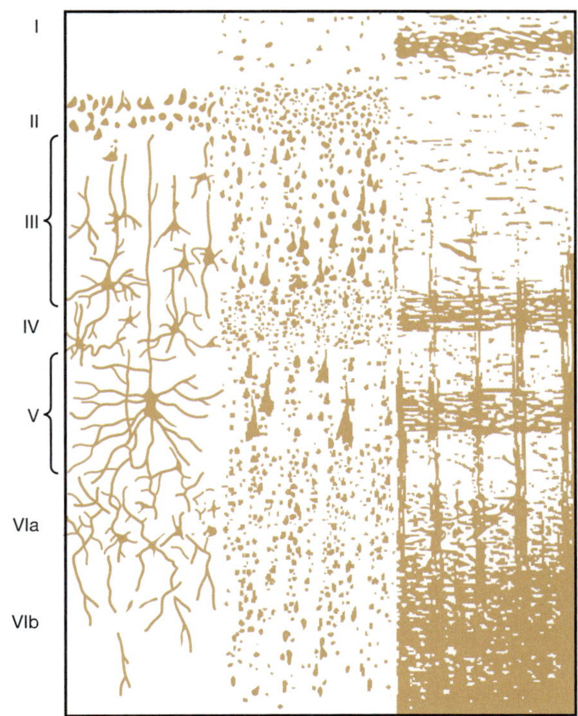

図 58.1 大脳皮質の構造
第Ⅰ層：分子層，第Ⅱ層：外顆粒層，第Ⅲ層：小錐体細胞層，第Ⅳ層：内顆粒層，第Ⅴ層：大錐体細胞層，第Ⅵ層：紡錘または多形細胞層.
（Ranson SW, Clark SL: Anatomy of the Nervous System. Philadelphia: WB Saunders Co, 1959 より改変）

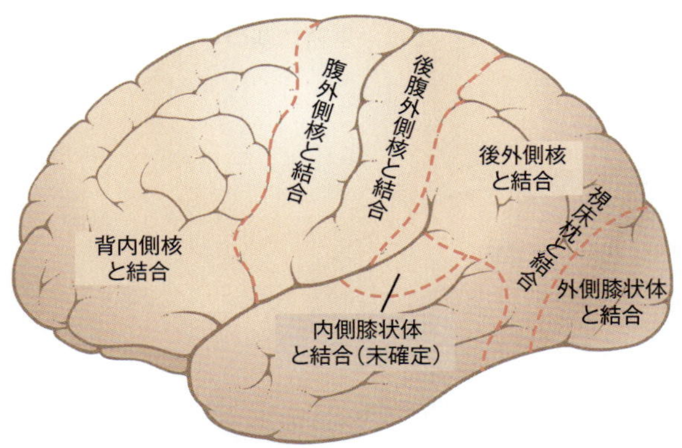

図 58.2 視床の特定部位と結合する大脳皮質の領野

感覚受容器・感覚器官から皮質への経路は，嗅覚の感覚経路という主な例外を除けば，ほとんどすべて視床を通る．

特定の皮質領野の機能

ヒトを対象とした臨床研究により，大脳皮質のさまざまな領野は，それぞれ異なる機能をもつことがわかってきた．図 58.3 はそのような機能のいくつかを示すマップであり，これは患者の皮質に覚醒下で電気刺激した結果や，皮質の一部を切除された患者の神経学的検査の結果により決められたものである．脳に電気刺激を受けると，患者は刺激に誘発されて頭に浮かんだ考えについて語ったり，また身体が動く感じを覚えたりした．場合によっては，声，言葉すら口から出ることもあり，また脳が刺激されていることを示す別の証拠を呈することもあった．

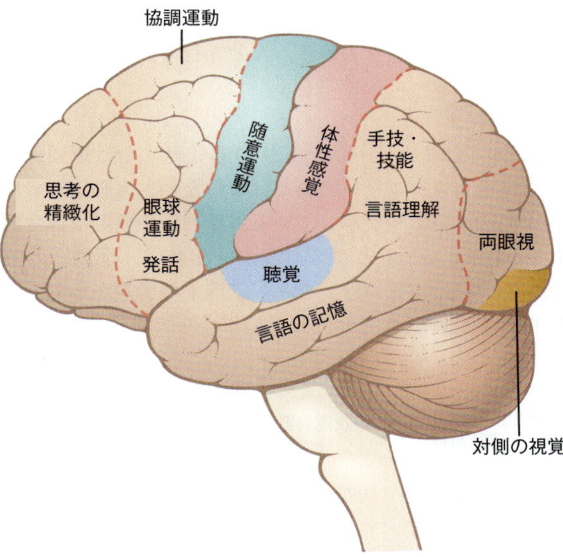

図 58.3 脳外科手術中の皮質の電気刺激，および皮質損傷を有する患者の神経学的診察によって同定されたヒト大脳皮質の機能的領野
（Penfield W, Rasmussen T: The Cerebral Cortex of Man: A Clinical Study of Localization of Function. New York: Hafner Co, 1968 より改変）

多様なアプローチで得られた膨大な研究成果をまとめると，図 58.4 に表したような，より一般的な機能地図が得られる．この図が示すのは，皮質の主要な運動領域である一次運動野および二次の運動野である運動前野と補足運動野，さらに皮質の主要な感覚野である体性感覚，視覚，聴覚の一次感覚野および二次感覚野であり，これらについてはすべて，すでにこれまでの章で議論してきた．一次運動野のそれぞれの部位は，特定の筋肉と直接結合しており，それぞれに固有の筋運動を引き起こすことができる．一次感覚野は，末梢の感覚器官から脳に直接送られる特定の感覚（視覚，聴覚，体性感覚）を検知する．

二次領野は，一次領野の信号に意味を付与する．例えば補足運動野と運動前野は，一次運動野および大脳基底核と協調して機能し，運動の動作に“パターン”をもたらす．他方，感覚系においては，一次感覚野から数 cm 以内に位置する二次感覚野で，特定の感覚信号の意味を分析するようになる．すなわち，①手にした物体の形や触感の解釈，②色や光の強度，線の向きや角度，その他の視覚的特徴の解釈，③聴覚信号に含まれる音調や音のシークエンスの意味の解釈，などを行う．

連合野

図58.4はまた，一次と二次の感覚野または運動野という厳格なカテゴリーにあてはまらない，大脳皮質の広大な領域をいくつか示している．これらの領野は**連合野**(association areas)とよばれるが，それは，運動系と感覚系の複数の皮質領野，さらに皮質下の構造からも同時に信号を受け取り，分析しているからである．しかし，

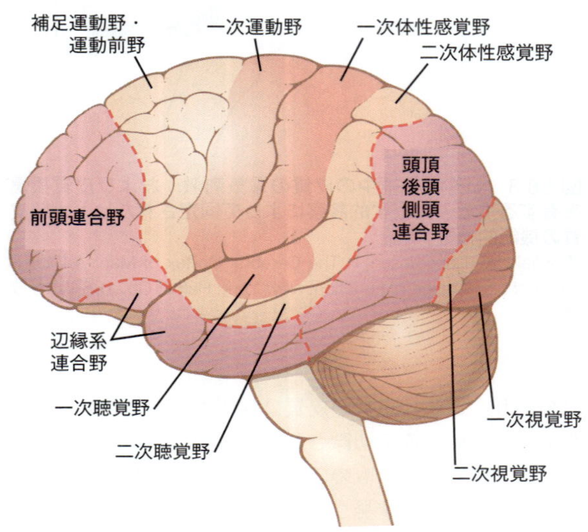

図58.4 大脳皮質の主要な連合野，および一次・二次の感覚野と運動野の位置

連合野も機能的には専門分化している．最も重要な連合野は，①**頭頂後頭側頭連合野**(parieto-occipitotemporal association area)，②**前頭連合野**(prefrontal association area)と③**辺縁系連合野**(limbic association area)である．以下，これらの領野の機能について説明する．

頭頂後頭側頭連合野

頭頂後頭側頭連合野は頭頂葉と後頭葉の広大な皮質空間を占め，前部は体性感覚皮質，後部は視覚皮質，そして外側は聴覚皮質と隣接する．このことから推定されるように，この領野は周辺のすべての感覚野からの入力信号に高度な解釈を与える．しかし，図58.5に示されるように，頭頂後頭側頭連合野自体もいくつかの機能的小領野に区分される．

身体の空間座標の分析

後部頭頂皮質から始まり，後頭葉の上部に広がっている領野は，身体各部すべてと身体周囲の環境の空間座標を連続的に解析している．この領野は，後方の後頭皮質から視覚情報を受け取り，同時に，前方の頭頂皮質から体性感覚情報を受け取って，そのすべての情報から，視覚，聴覚，身体環境の座標を計算する．

ウェルニッケ野は言語理解に重要

ウェルニッケ野(Wernicke's area)とよばれる言語理解の主要な中枢は，上側頭回の後部にある一次聴覚野の後方に位置している．その機能については後に詳しく述べるが，ウェルニッケ野は，脳全体の中でも高次の知的機能にとって最も重要な領野である．なぜなら，知的機能のほとんどすべては，言語に基づいているからである．

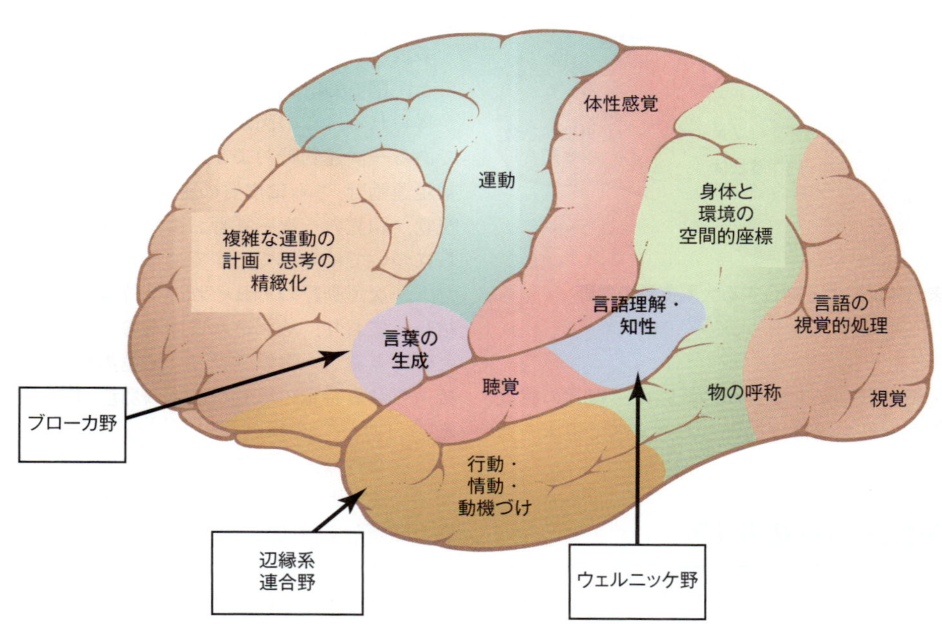

図58.5 大脳皮質の特定機能領野の地図
特に言語理解と発話の中枢であるウェルニッケ野とブローカ野を示す．両領野は95%のヒトで左半球に位置する．

角回は視覚言語の初期処理(読み)にとって必要である

言語理解の中枢は主に後頭葉の前外側部に位置しているが，その後方の視覚連合野は，本から読み出した単語によって伝えられる視覚由来の情報を，感覚性言語中枢であるウェルニッケ野に送る．**角回**(angular gyrus)とよばれるこの領野は，視覚的に受容した単語の意味を理解するのに必要である．角回がなくなっても，人は耳から聞こえる言語の理解においては優れた能力を維持するが，目で読む言語の理解はできなくなる．

モノの呼称の中枢

後頭葉前部と側頭葉後部の最外側部に，モノの呼称(名前を呼ぶこと)の中枢がある．モノの名前は主に聴覚入力により学習されるが，その物理的な性質は主として視覚入力を通じて学習される．逆に，名前はモノの聴覚的・視覚的言語理解(つまり，聴覚の"呼称中枢"のすぐ上方で，視覚言語処理中枢の前方に位置するウェルニッケ野が果たす機能)にとって本質的である．

前頭連合野

第57章で述べたように，前頭連合野は運動皮質と密接に連携して，運動動作の複雑なパターンや順序を企画する．この機能に資するために，前頭連合野は，大量の皮質下の神経線維束を介して，頭頂後頭側頭連合野から強力な入力を受け取っている．この神経束を通して，前頭前野は分析される前の多くの感覚情報，特に効果的な運動の計画に必要な身体の空間座標に関する情報を受け取っている．前頭前野から出力して運動制御系に送られる信号の多くは，運動の計画に必要な基底核(視床フィードバック回路の中でも，尾状核)を通る．この尾状核経路により，多くの直列的・並列的な要素からなる運動指令が伝えられる．

前頭連合野は"思考"の心的過程の実行にとっても不可欠である．思考の実行は，おそらく前頭前野の運動活動を計画するのと同じ能力によって担われている．前頭前野は，脳の広範な領野から入力される，運動にかかわらない情報も運動情報と同様に処理することができ，それゆえ，運動を伴うタイプの思考と伴わないタイプの思考を同じように遂行できるのであろう．実際，前頭連合野は単に"思考の精密化"に重要であると，述べられることが多く，脳の中に入ってくる新しい思考を組み合わせるために用いられる**作業記憶**(working memory)を短期的に蓄えているといわれている．

ブローカ野は言葉を生み出す神経回路を備えている

ブローカ野(Broca's Area)は図58.5に示されているように，前頭前野の外側後部と運動前野の一部に位置している．個々の単語や短い句を表現するための計画と運動パターンを生み出し，実行するのはここである．この領野は，側頭連合野にあるウェルニッケの言語理解中枢と緊密に連携して働く．ウェルニッケ野については本章の後半でさらに詳しく述べる．

これは特に興味深い発見なのだが，すでにある言語を習得した人が新しい言語を学習すると，新しい言語は，最初の言語が貯蔵されている場所から少しずれた場所に蓄積される．もし2つの言語が同時に習得されれば，それらは脳の同じ領野に一緒に蓄えられる．

辺縁系連合野

図58.4と図58.5は，辺縁系連合野とよばれる，また別の連合野を示している．この領域は側頭葉前端の側頭極，前頭葉の腹側部および各大脳半球の内側面にあたる大脳半球間裂の奥深くの帯状回からなる．この領域は主として行動，情動と動機づけにかかわっている．第59章では，辺縁系皮質はさらに**広範な辺縁系**(limbic system)の一部であることを学ぶが，この系は脳の正中基底部にある複雑な神経構造体を含んでいる．辺縁系は，脳の他の領野を活性化する情緒的な動因の大部分をもたらし，さらには学習過程そのものに対する動機づけの原動力すら供給する．

顔を認識する領野

相貌失認とよばれる興味深い脳の異常では，顔の認識ができなくなる．図58.6に示すように，この病態は後頭葉の内側底面と側頭葉の内側・腹側面にわたる広範な脳損傷をもつ患者に生じる．奇妙なことに，これらの顔認識領野の損傷は，その他の脳機能にほとんど異常をきたさない．

顔の認識という単純な課題に，なぜ，大脳皮質のかくも広い領域が動員されるのかと，疑問を覚えるかもしれない．しかし，われわれの日々の仕事のほとんどは，他の人との連携にかかわっていることを考えれば，この知的機能の重要性も理解できよう．

この顔認識領野の後頭葉の部分は視覚皮質に続いてお

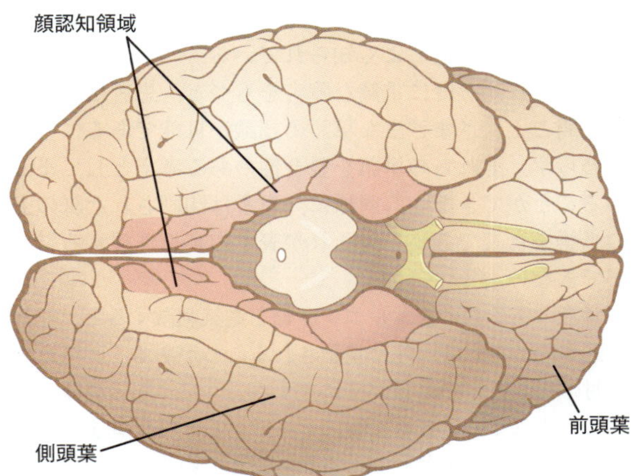

図58.6 後頭葉と側頭葉の内側面の脳底部に位置する顔認識の領野
(訳者注：脳機能イメージング等の進歩により，顔認識領野の主座は赤色を付した領域の外側に隣接する紡錘状回にあることを示す証拠が蓄積している．)(Geschwind N: Specializations of the human brain. Sci Am 241:180, 1979. Scientific American, Inc. より改変)

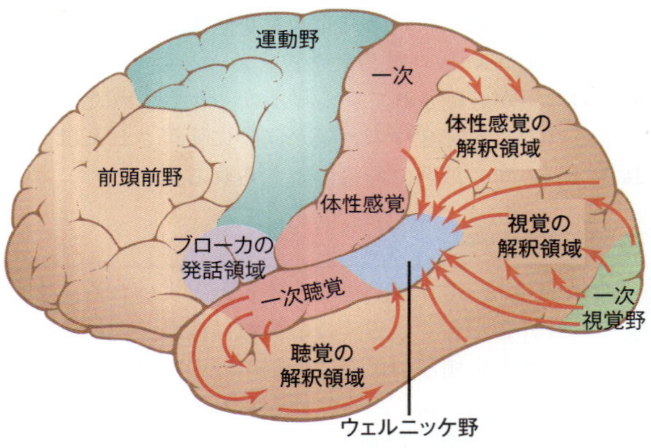

図 58.7 感覚体験の総合的な解釈機構を構成する体性聴覚連合野と体性視覚連合野の組織化

り，側頭葉の部分は，第59章でみるように，情動，脳の活性化，そして周辺環境への行動の制御を担う辺縁系と密接に連絡している．

上側頭葉後部が担う言語理解と解釈：ウェルニッケ野(一般解釈領野)

図 58.7 に示されているように，体性感覚，視覚，聴覚の連合野は皆，上側頭葉の後半部で互いに交わり，ここで側頭葉，頭頂葉，後頭葉は一体化する．異種の感覚情報の解釈領域が合流するこの領野は，優位大脳半球(右利きの人ではほとんど左側)において高度に発達しており，大脳皮質のあらゆる領野の中でも，われわれが知性とよんでいる高度で包括的な機能にとって最も重要な役割を果たす一脳領野である．そのため，この領野は，グローバルな重要性を表す種々の名前(一般解釈領野，認識野，知識野，第三次連合野など)でよばれるが，この領野の知的過程における特別な重要性をはじめて記載した神経内科医のウェルニッケに敬意を表して，ウェルニッケ野として最もよく知られている．

ウェルニッケ野に重篤な障害をもつと，患者は音が完全に聞こえ，さまざまな単語の認識が可能であるにもかかわらず，それらの単語を整合性のある考えとしてまとめることができない．同様に，患者は印刷された紙の上の単語を音読できても，それが表す内容を理解することができない．

意識のある人のウェルニッケ野を電気刺激すると，非常に込み入った思考が呼び覚まされることがある．刺激電極が対応する視床の結合部位に達するように，脳の奥深くに差し込まれているときは特にそうである．呼び覚まされる思考の内容は，子どものころから覚えている複雑な視覚的情景，特定の楽曲の一部の幻聴，特定の人物による発言までも含まれる．それゆえ，ウェルニッケ野が活性化されると，個々の記憶はそれぞれ別の場所に蓄えられているにもかかわらず，複数の感覚種がかかわる複雑な記憶パターンが呼び起こされるのだと考えられている．この仮説は，さまざまな感覚経験の錯綜した意味の解釈にウェルニッケ野が重要であることと整合している．

角回：視覚情報の解釈

角回は頭頂葉後部の最下部にあり，ウェルニッケ野のすぐ後方に位置して，後方は後頭葉の複数の視覚領野と融合している．角回が破壊されても，側頭葉のウェルニッケ野が無傷であれば，聴覚経験を通常通り解釈できるが，視覚皮質からウェルニッケ野に入り込む視覚経験の流れはほとんど遮られる．そのため，単語をみると，それが単語であると理解できても，その意味が理解できなくなる．これが**失読症**(dyslexia)，または，**語盲**(word blindness)とよばれる病態である．

脳がその最も知的な機能を発揮するのに，ウェルニッケ野が相対的な意味で重要であることを再度強調しておこう．成人がこの領野を失うと，通常，認知症も同然の状態で生涯を過ごすことになる．

優位半球の概念

ウェルニッケ野と角回の一般解釈の能力は，発話と運動制御にかかわる領野の機能と同様に，一側の半球において他側よりも格段に高度に発達している．それゆえ，発達した側の半球は優位半球とよばれる．約95%の人で，左半球が優位半球である．

誕生時においてすら，将来，ウェルニッケ野となる皮質の領域は，新生児の半数以上で左側が右側より50%も大きい．そのため，なぜ脳の左側が右側に対して優位になるか，容易に理解できる．しかし，幼児期の早期に何らかの理由でこの左側の領野が傷害ないし除去されると，多くの場合は対側の脳に優位半球の特徴が発達する．

一方の半球が他方よりも優位になることを説明する理論として，次のようなものがある．

“心”の注意は，その時々で支配的な1つの思考に向けられると思われる．おそらく，誕生時に左側頭葉後部が右側よりもわずかに大きいことが多いので，通常は左側が右側よりも多く使われるようになるのであろう．それから，人はより発達した脳の支配側に注意を向ける傾向があるため，最初に使用された大脳半球の学習速度は急速に上昇するが，相対的に使われない対側半球の学習はあまり進まない．ゆえに，通常は左側が右側に対して優位になる．

95%の人では，左の側頭葉と角回が優位となり，残りの5%では，両側が同時に発達して機能が二重化するか，さらにまれだが，右側だけが高度に発達して優位となることもある．

本章で後に述べるように，運動前野の言語野(ブローカ野)は，前頭葉中間部の最外側に位置しているが，これもほとんど左側の脳で優位である．この言語野は喉頭筋，呼吸筋，口腔の筋肉を同時に興奮させて，言葉の生成を担う．

手の動きをつかさどる運動野も10人中9人で脳の左側が優位で，そのため，ほとんどの人は右利きである．

側頭葉の解釈領野と角回，それに多くの運動関連領野は，通常，左半球においてのみ高度に発達しているが，これらの領野は両半球から感覚情報を受け取っており，両半球の運動活動を制御することが可能である．そのために，両半球は主に脳梁の線維連絡路を介して相互に交信している．この相互連絡に基づく一側支配の構造は，脳の両半球間の干渉を防いでいる．仮にそのような干渉が存在するとすれば，知的思考と運動の両方に大混乱が起きてもおかしくない．

ウェルニッケ野の機能と知的機能における言語の役割

私たちの感覚体験の多くは，対応する言葉に変換されてから，脳の記憶部位に保存され，他の知的目的のために用いられる．例えば，本を読むとき，印刷された単語の視覚像を覚えるのではなくて，代わりに言葉そのもの，あるいは言葉が表すことを言語の形式で保存することが多いのである．

優位半球の言語を解釈する感覚野はウェルニッケ野であり，これは側頭葉の一次および二次聴覚野の両者と密接に関連している．この密接な関係は，言語が最初に聴覚を通じて導入されることによるものであろう．成長して文字媒体による視覚的言語認識が発達するにしたがって，記述言語の視覚情報は視覚連合野の角回を通して，すでに優位半球の側頭葉に存在している，発達したウェルニッケの言語解釈野に送られるようになると思われる．

非優位半球の頭頂後頭側頭皮質の機能

成人の優位半球にあるウェルニッケ野が破壊されると，その人は読む能力，数学演算の能力，さらに論理的思考能力のような，言語や言語記号を用いる知的機能が，ほぼすべて失われるのが普通である．しかし，他のタイプの解釈能力の多く(その一部は対側半球の側頭葉と角回領域を使うものなのだが)は保持される．

非優位半球に障害を受けた患者の心理学的研究によって，非優位半球は音楽や非言語的な視覚体験(特に視覚パターン)，ヒトと環境との空間的関係，“ボディランゲージ”の意味，人々の音声のイントネーション，そして，おそらく手や足の使用に関係した多くの身体体験を理解し，解釈するのに特に重要らしいことが示唆されている．したがって，われわれは“優位半球”といってはいるが，優位なのは，主に言語に基づく知的機能についてである．いわゆる非優位半球も，他のタイプの知性においては優位であるかもしれないのだ．

前頭前連合野の高次知的機能

長年にわたり，前頭前野がヒトの“高次の知性”の領域であると考えられてきたが，これはサルとヒトの脳の主な違いが，前頭前野の大きさであるという理由が大きい．しかし，前頭前野が他の脳部位よりも高次の知的機能に重要であることを示そうとする試みは，今まで成功していない．実際には，優位半球の上側頭回後部にある言語理解中枢(ウェルニッケ野)とそれに隣接する角回領域の破壊のほうが，前頭前野の破壊よりも知的能力に甚大な障害をもたらす．しかし，前頭前野が，明確に定めるのは難しいが，それでも重要な独自の知的機能をもっていることは確かだ．その機能を説明するには，以下のように，前頭前野が機能不全に陥った患者に何が起こるかを詳しく述べるのが早道であろう．

数十年前，精神科領域の近代的な治療薬の出現以前に，脳の前頭前野とそれ以外の領域の神経連絡を切断すると，重度のうつ病患者の症状が著しく軽減することが発見された．その手術は前頭葉切截術(前頭葉ロボトミー)とよばれている．この手術では，前頭骨外側に両側性に開けた小さな穴から鈍的な薄いナイフを挿入し，前頭前野の後端で上方から下方に脳を切断する．手術を受けた患者が追跡調査され，次のような精神的変化が起きることが示された．

①患者は，複雑な問題の解決能力を失った．
②患者は，複雑な目標に到達するために，課題を順序立てて行うことができなくなった．
③患者は，複数の課題を並行して同時に学習することができなくなった．
④患者の攻撃性の度合いは，時に著しく低下し，しばしば覇気を失った．
⑤患者の社会的反応は，しばしば場にそぐわないものとなり，倫理観は失われ，性と排泄に関する遠慮がほとんどなくなった．
⑥患者は，言葉を話し理解することができるが，長い一連の思考を完遂することはできなかった．彼らの気分は，甘美から激怒，さらにウキウキ，狂気へと豹変した．
⑦患者は，生涯行ってきたほとんどの運動動作のパターンをいつも通り実行できたが，その動作にはしばしば目的が欠如していた．

これらの情報から，前頭連合野の機能についての断片的知見をつなぎ合わせて，一貫性のある解釈を導いてみよう．

攻撃性の低下と社会的に不適切な反応

攻撃性の低下と社会的に不適切な反応は，おそらく脳の底面に位置する前頭葉腹側部の損傷によるものであろう．先に**図 58.4** と**図 58.5** で説明したように，この領野は前頭連合野というよりは，辺縁系連合野の一部である．第 59 章で論じられるように，この辺縁系の領野は行動の制御に資する．

目標志向行動がとれず，逐次的思考を完遂できないこと

本章の前半に，前頭連合野は脳の広範な領野から情報を引き出して，それを目標達成に向けたより深い思考に用いる能力をもつ，ということを述べた．

前頭前野を失った人間でも考えることはできるが，論

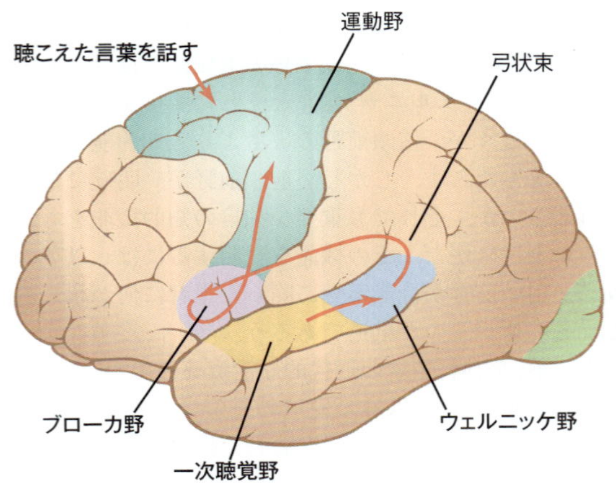

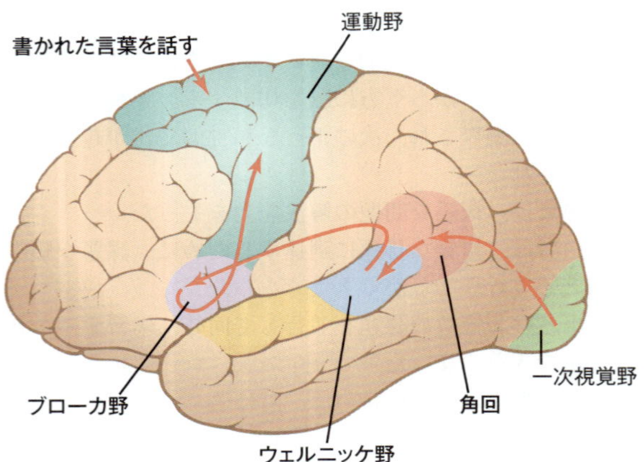

図 58.8 話し言葉の聴き取りと発話(上)，および，書き言葉の理解と発話(下)にかかわる脳の経路
(Geschwind N: Specializations of the human brain. Sci Am 241:180, 1979. より改変)

理的順序で協調した思考ができるのは，数秒か高々数分しか続かない．だから，前頭前野のない人は思考の中心的主題からちょっとしたことでも逸脱しやすい．これに対して前頭前野が機能している人は，気の散ることがあっても，思考の目的を完遂するよう自分自身を駆り立てることができる．

前頭前野による思考の精緻化，予測と，高次知的機能の遂行：作業記憶の概念

前頭前野が責任をもつとみなされているもう1つの機能は，思考の精緻化(elaboration of thought)である．これは，複数の情報源から集められた種々の思考をまとめて深化させ抽象化することを意味する．ヒト以外の動物を対象とした心理実験により，前頭前野を切除された動物に感覚情報の断片を連続的に提示しても，これらの断片を一時記憶にさえ保持できないことがわかった．これはおそらく，その動物の注意が，いとも簡単に逸らされてしまい，思考を記憶に留めるほど長く保持できないからであろう．

このように，情報の断片を同時に多数保持して，その後思考に必要となった際にただちに思い起こす前頭前野の能力は，脳の**作業記憶**とよばれる．この能力により，私たちが高次の知性と関連づけている脳の多くの機能を説明できる可能性がある．事実，いくつかの研究により，前頭前野は種類の違う一時的な記憶を保持する異なる分画に分かれており，ある分画は，物体の形状や身体の部位を記憶し，別の分画は運動を記憶することが示されてきている．

このように，作業記憶として一時的に保持された情報の断片を組み合わせることにより，ヒトは以下に示す数々の能力を獲得した．①予測能力，②未来に向けて計画する能力，③感覚信号の入力に対して，どう反応するのが最善かを決めるまで熟考するため行動を遅らせる能力，④動作をする前にその結果を慮る能力，⑤複雑な数学的，法的，また哲学的問題を解決する能力，⑥あらゆる手段で得た情報を関連させてまれな疾患を診断する能力，⑦道徳律に従って自分の行動を規制する能力．

コミュニケーションにおける脳の機能：言語入力と言語出力

人類と非人類の最も重要な差異の1つは，他者とコミュニケーションする能力である．そして，神経学的検査によりヒトのコミュニケーション能力を評価することは簡単なので，われわれは，コミュニケーションにかかわる感覚系と運動系については，大脳皮質の他の部位の機能よりもよく知っている．そこで，図58.8に示した神経経路の解剖学的地図の助けを借りて，コミュニケーションにおける皮質の機能についてまとめよう．この観察により，感覚情報分析と運動制御の原理が，いかにコミュニケーションに適用されているかをただちに知ることができる．

コミュニケーションには，2つの側面がある，第1は感覚(言語入力)の側面であって耳と眼にかかわり，第2は運動(言語出力)の側面であり，発声とその制御にかかわる．

コミュニケーションの感覚的側面

本章のはじめに述べたように，皮質の聴覚連合野または視覚連合野を破壊すると，話し言葉や書き言葉の理解が不可能になる．これらの病態は，それぞれ聴覚受容失語症および視覚受容失語症とよばれ，あるいはもっと一般的には，言語聾，言語盲(または失読症)ともよばれる．

ウェルニッケ失語と全失語

話し言葉も書き言葉も文字通りにはわかるが，言葉で表された意図を解釈できない人々がいる．この症状は，優位半球の上側頭回後部にあるウェルニッケ野が傷害を受けたり，破壊されたりした際に最も頻繁に起きる．そのため，この種の失語症はウェルニッケ失語とよばれている．

ウェルニッケ野の傷害が広く，①後方は角回，②下方

は側頭葉下部，そして，③上方はシルビウス溝上部に及ぶと，言語理解とコミュニケーションに関して，ほとんど完全に能力を失った状態になり，全失語といわれる状態になる．

コミュニケーションの運動的側面

発話のプロセスは，精神活動の2つの主要な段階に分けられる．①頭の中で表現しようとする意図を形成し言葉を選択することと，②発声の運動を制御し実行することである．

意図の形成と大部分の言葉の選択は，脳の感覚連合野の機能である．繰り返すが，上側頭回後部のウェルニッケ野が，この機能に最も重要である．それゆえ，ウェルニッケ失語や全失語の患者は，伝えたい考えを練り上げることができない．病変が重篤でなければ，考えをまとめることはできるかもしれないが，その考えを適切な言葉の並びにつないで表すことはできない．患者は，時には流暢な話し方すらするが，その言葉はデタラメである．

ブローカ野の喪失は運動性失語を引き起こす

ヒトは時に，言いたいことを決められるが，発声器官に雑音でなく言葉を発せさせることができないことがある．これは運動性失語とよばれ，ブローカの発話領域(大脳皮質の前頭前野と運動前野の顔面領域に位置し，**図58.5**と**図58.8**に示すように，95%の人で左半球にある)の損傷により生じる．そのため，喉頭，口唇，口，呼吸器系と構音を補助する他の筋群を動かす熟練運動のパターンは，すべてこの領野によって開始される．

構音

われわれは，声の抑揚，タイミング，連続した音の強弱の速やかな変化をもたらす口，舌，喉頭，声帯等の筋肉の動きを意味する，構音という行為を行う．運動皮質の顔面・喉頭の部位がこれらの筋肉を直接活性化するが，第56章と第57章に述べた大脳基底核と小脳のフィードバック機構を自由に使うことにより，小脳，基底核，さらに感覚皮質も，すべてが筋収縮の順序や強度の調節に関与する．ここに挙げた，どの領域が破壊されても，明瞭に発音することがすっかりできなくなるか，部分的に障害されることになる．

まとめ

図58.8は，コミュニケーションにかかわる2つの主要な神経経路を示す．図の上半分は耳で聴きながら話す行為に関与する経路を示す．それは次のような順序である．①一次聴覚野で言葉を符号化している音声信号を受容する，②ウェルニッケ野で言葉を解釈する，③これもウェルニッケ野で，話すべき考えと言葉を決める，④ウェルニッケ野から弓状束を経由してブローカ野へ信号を伝達，⑤ブローカ野で言葉の生成をコントロールする熟練した運動プログラムを活性化する，⑥発話に関係する筋群をコントロールするため運動皮質へ適切な信号を伝達する．

下図は，書き言葉を読みながらこれに対応して話をする際の，上と相同のステップを示している．書き言葉を最初に受容するのは一次視覚野で，一次聴覚野ではない．情報は続いて角回領域で初期の解釈を受け，最終的にウェルニッケ野で完全に認識される．ここからの順番は，話し言葉に応えて話す場合(上図)と同じである．

脳梁と前交連の，思考，記憶，訓練，その他の情報の両側大脳半球間転移に関する機能

脳梁の線維は，側頭葉前部を除くほとんどの大脳皮質の領野を左右の大脳半球間でつなぐ，両方向性の豊富な神経連絡路として働く．左右の側頭葉前部は，扁桃核を含め，前交連を通る線維によって連結されている．

膨大な数の線維が通っているので，この脳梁という大きな構造物は，両側大脳半球の活動を相互に関連づける重要な機能をもつに違いないと，以前から推測されてきた．しかし，当初は，脳梁を破壊された実験動物に脳機能の欠損を認めるのは困難であった．それゆえ，脳梁の機能は長らく謎であった．

しかし，適切に計画された心理学実験により，今は脳梁と前交連のきわめて重要な役割が明らかになっている．脳梁と前交連の機能の1つは，片側半球の大脳皮質の部位に蓄えられた情報を対側大脳半球の対応する皮質部位が入手できるようにすることである．このような両半球間の協調を示す重要な例をいくつかみてみよう．

①脳梁を切断すると，優位半球のウェルニッケ野から対側運動皮質への情報伝達が遮断される．そのため，左半球にあるウェルニッケ野の知的な機能が，左手と左腕の随意運動を起こす右半球の運動皮質を制御できなくなる．この場合でも，左手と左腕を使う通常の意識下の運動は正常通りできるのである．

②脳梁の切断によって，右半球の体性感覚・視覚情報の左の優位半球にあるウェルニッケ野への伝達が妨げられる．したがって，左半身からの体性感覚・視覚情報は，しばしばこの脳の一般解釈の領野に達することができず，それゆえ意思決定に用いられることができない．

③最後に，脳梁を完全に切断された人は，脳内部に2つの完全に分離された意識の座をもつ．例えば，脳梁を切断されたある10代の少年の左脳は，書き言葉も話し言葉も理解できたが，これは左半球が優位半球だったからである．逆に，脳の右側は書き言葉は理解できたが，話し言葉は理解できなかった．さらに，右側の皮質は書き言葉に反応した動作ができたが，このとき左優位半球はなぜその反応ができた

のかまったく訳がわからなかったのである．この結果は，右半球に情動反応が誘発された場合には全く異なっていた．この場合には，潜在意識下の情動反応が左半球にも同様に生じた．これは疑いなく，両半球の情動領野である前側頭皮質と隣接領域が，切断されなかった前交連を通して互いに連絡できたから起きた現象である．例えば，右半球にみえるように「キスをしなさい」という命令が書かれると，少年はただちに感情をあらわにして“絶対いや！”と言う．この反応には，左半球のウェルニッケ野と運動言語野を要するが，それは左半球のこれらの領野が「絶対いや！」という言葉を発するのに必要だからである．しかし，なぜそのようなことを言ったのかと問われると，少年は説明できなかった．

このように，脳の両半球はそれぞれ，意識，記憶の貯蔵，コミュニケーション，運動活動の制御の独立した能力をもっている．脳梁は両半球が協調して動作するのに必要であるがこれは表層意識には上らない．そして，前交連は脳の両半球の情動反応を統合するのに重要な付加的役割を果たしている．

思考・意識・記憶

意識，思考，記憶，学習について論じる際の最も困難な問題は，われわれが思考の神経機構について何も知らず，記憶の機序についてもわずかしか知らないことにある．大脳皮質を広範に破壊しても，思考自体の妨げにはならないが，思考の深みが減り，周囲の環境に対する意識の程度も低下する，ということがわかっている．

確かに，思考には大脳皮質の多くの部位，視床，辺縁系，脳幹網様体に同時に存在する信号がかかわっている．おそらく，原始的な思考の中はほとんど下位の中枢のみに依存するものもあろう．痛みの意識はこのよい例であろう．ヒトの大脳皮質の電気刺激では，ほとんどの場合軽度の痛みしか生じないのに，視床下部，扁桃体，中脳の特定の領野を刺激すると，耐え難い痛みを引き起こすからである．逆に，広範な大脳皮質領域の関与を必要とするような思考の様式が視覚である．なぜなら，視覚皮質を失うと視覚的に形や色を認識する能力は完全に失われるからである．

神経活動の見地からは，思考を暫定的に次のように定義できよう．すなわち，思考は神経系の多くの部位に対して同時に与えられる刺激の“パターン”により生ずる．そして，おそらく最も重要なのは，大脳皮質，視床，辺縁系，脳幹網様体の上部を含む領域である．この見方は，思考の全体論とよぶべきものである．辺縁系，視床，網様体は思考の全体的な性質，すなわち，快・不快・痛み・快適・大雑把な感覚の種類，身体のおよその部位の特定，その他の全般的な特徴を決定すると考えられる．一方，思考の具体的特徴，例として，①身体の表面の特定部位への感覚の局在や，視野の中における物体の局在，②シルクの肌触り，③コンクリートブロック塀の長方形のパターンの視覚的認識，④その他，ある瞬間に意識に上る個々の特徴は，大脳皮質の特定の刺激部位が決めると考えられる．意識とは，おそらく，われわれが環境や自身の一連の思考について気づく，絶え間ない流れのようなものだと述べることができる．

記憶：シナプス促通とシナプス抑制の役割

記憶が脳に貯蔵されるのは，ニューロン間のシナプス伝達の基礎的な感度が先行する神経活動の結果，変化することによる．このシナプス変化により新生した，あるいは強化された神経回路は記憶痕跡とよばれる．一度記憶痕跡が完成すると，記憶を再現しようとするときに，いつでも選択的に賦活化されるので，記憶痕跡は重要である．

下等動物を用いた実験により，神経系のどのレベルでも記憶痕跡が生じることが示されている．脊髄反射でさえ，繰り返し脊髄を活性化すれば，応答が少しは変化するが，この脊髄反射の変化も記憶過程の一部である．また，下位脳中枢におけるシナプス伝達の変化によっても長期記憶が生じる．しかし，知的な過程と結びつけられる記憶の大部分は，大脳皮質の記憶痕跡に基づくものである．

ポジティブな記憶とネガティブな記憶：シナプス伝達の感作と馴化

われわれは，記憶とは過去の考えや経験を思い出せるポジティブなものだと考えがちであるが，おそらくわれわれの記憶は思い出せないネガティブなことのほうがポジティブなことより多いのである．つまり，われわれの脳には，全感覚系からの感覚情報が洪水のように押し寄せており，この全感覚情報を覚えようとすると，脳の記憶容量はすぐに溢れてしまうであろう．幸いなことに，脳には，何も影響を及ぼさない情報は無視する，という能力がある．この能力は，影響の弱い情報を担うシナプス回路の抑制によりもたらされ，その結果起こる変化は馴化(慣れ)とよばれ，一種のネガティブな記憶である．

逆に，痛みや快楽などの重要な結果をもたらす入力情報に対しては，脳はこれを自動的に増強して記憶痕跡を貯蔵する能力がある．これはポジティブな記憶である．この過程はシナプス経路の促通により起こり，記憶の感作とよばれる．後に議論するが，脳の基底核－辺縁系の特別な部位が，情報が重要であるか否かを判別し，感作された記憶痕跡としてその情報を保持するべきか，抑制すべきかを無意識に決定している．

記憶の分類

記憶には，数秒しか続かないものと，数時間，数日，数ヵ月，さらには年単位で続くものがあることをわれわれは知っている．この記憶のタイプ分けについて議論するために，ここでは，記憶を以下の3つに分ける一般的分類法を用いたい．①短期記憶．これはより長期の記憶に変換されなければ，数秒からせいぜい数分しか続かない記憶である．②中間的長期記憶．これは数日～数週間続くが，その後消退する．③長期記憶．これはいったん貯蔵されると，数年から，さらには生涯にわたって想起可能である．

この記憶の一般分類に加えて，すでに(前頭前野と関連して)述べたように，"作業記憶"とよばれるタイプの記憶がある．これには主に短期記憶で，知的推論の過程で用いられ，問題の各局面が解決されるたびに消滅するものである．

記憶は，しばしば貯蔵される情報の種類により分類される．そのような分類法の1つに，記憶を**陳述的記憶**(**宣言的記憶**，declarative memory)と**技能記憶**(skill memory)に分ける方法がある．

①陳述的記憶とは，原則として，統合された思考の種々の様相についての記憶を意味する．例えば，①環境についての記憶，②時間関係の記憶，③経験されたことの原因についての記憶，④経験の意味についての記憶，⑤頭の中に残った演繹的推論の記憶などの重要な体験の記憶である．

②技能記憶は，テニスボールを打つために発達したあらゆる技能のように，身体の運動活動と関連づけられることが多い．これには，以下に述べるような自動的な記憶が含まれる．①ボールをみる，②ラケットに対するボールの位置と相対速度を計算する，③ボールを思い通りに打つために必要な体幹，腕とラケットの動きを速やかに推測する(これらの技能の記憶は，すべて過去のテニスゲームの経験に基づいて，瞬時に活性化される)．そして，1つ前のストロークの詳細を忘れながら，次のストロークの構成に移る．

短期記憶

短期記憶は，7～10桁の電話番号(あるいは7～10個の事項)を1度覚えると数秒～数分間続く，というようなタイプの記憶であり，人がその番号や事柄について考え続けている間のみ持続するものである．

この短期記憶は，神経信号が反響神経回路の中で，一時的な記憶痕跡を次々に巡り続けるような連続的な神経活動の結果生ずる，という説が多くの生理学者により示唆されている．しかし，この仮説の証明はいまだ不可能である．短期記憶に関する他の説明としては，シナプス前促通またはシナプス前抑制がある．この現象は，神経線維の軸索終末が次のニューロンとシナプス結合する直前に，この軸索上にできた(別の神経からの)シナプスで起こる．このような神経終末に分泌される神経伝達物質は，数秒～数分続く促通や抑制を起こす．この種の神経回路が短期記憶をもたらす可能性がある．

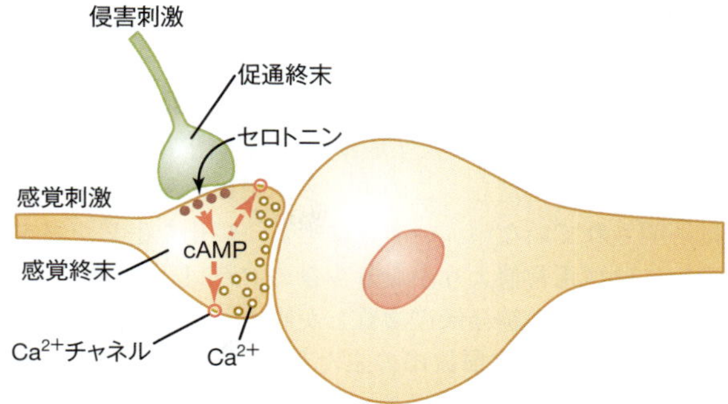

図58.9　アメフラシで発見された記憶系

中間的長期記憶

中間的長期記憶は数分から，時には数週間続くことがある．それは，記憶痕跡が十分に活性化されて恒久化されなければ，いずれは消失する．もし恒久化されれば，長期記憶として分類される．原始的な動物を用いた実験によると，中間的長期記憶はシナプス前終末，もしくはシナプス後膜の一時的な物理的ないし化学的変化，または両者によって起こる，数分から，時には数週間持続する変化である．これらのメカニズムは重要なので，ここで特に記載しておく価値がある．

シナプス前終末，または後シナプス膜における化学的変化に基づいた記憶

図58.9は，特にKandel(カンデル)と彼の同僚らによって研究された，記憶のメカニズムを示している．この記憶メカニズムは，アメフラシという大きなウミウシに，数分～3週間まで続く記憶を生じさせる．この図には，2つのシナプス終末が示されている．終末の1つは感覚入力ニューロンのもので，信号を受ける(運動)ニューロンの表面に，直接，接しており，これは感覚終末とよばれる．もう1つの終末は前シナプス終末で，感覚ニューロンの終末の表面にあり，促通終末とよばれる．促通終末の刺激を伴わずに，感覚終末が連続的に刺激された場合，信号伝達ははじめ強力であるが，刺激が繰り返されると次第に減弱し，最後にほぼ消失する．この現象はすでに説明した馴化(慣れ)である．これは重要ではない刺激が繰り返されると，神経回路はそれに応答しなくなる，というネガティブな記憶の一種である．

逆に，感覚終末が刺激されるときに，同時に侵害刺激が促通終末を興奮させると，シナプス後ニューロンに伝達される信号は徐々に減弱されるどころか，どんどん増強される．この増強は，促通終末への刺激がなくなった後でも，数分，数時間，数日間，いや促通を集中して実施した場合には，約3週間も持続する．このように，侵害刺激は感覚終末を通る記憶経路を事後数日～数週間促通する．特に面白いことに，馴化が生じた後ですら，2，3の侵害刺激を与えるだけでこの経路は促通に転じるのである．

中間的記憶の分子機序

馴化の機序

分子レベルで説明すると，感覚終末における馴化は，神経終末の膜のCa^{2+}チャネルが次第に閉鎖することにより生ずる．ただし，このチャネル閉鎖の原因は完全には解明されていない．いずれにせよ，馴化を生じた終末の中には，正常値よりかなり少量のCa^{2+}しか拡散せず，きわめて少量の神経伝達物質しか放出されない．これはCa^{2+}流入が伝達物質放出の主たる誘因だからである（第46章で論じた通りである）．

促通の機序

促通についての分子機序は，少なくとも部分的には次の通りであると信じられている．

①促通シナプス前終末が感覚終末と同時に刺激されると，感覚終末の表面にある促通シナプスにセロトニンが放出される．

②セロトニンは，感覚終末の膜にあるセロトニン受容体に作用し，この受容体は膜内の酵素であるアデニルシクラーゼを活性化する．次いで，アデニル酸シクラーゼが感覚神経のシナプス前終末においてサイクリック AMP の生成を引き起こす．

③サイクリック AMP は，プロテインキナーゼを活性化するが，これは感覚神経のシナプス終末膜内のK^+チャネルの一部であるタンパク質をリン酸化する．その結果，K^+チャネルの透過性が阻害される．この閉鎖は数分～数週間続く．

④カリウム透過性の欠如により，シナプス終末の活動電位は大幅に遷延する．活動電位からの速やかな回復には，終末におけるカリウムの流出が必要だからである．

⑤活動電位の遷延は，Ca^{2+}チャネルの活性化をも遷延する．これにより，大量のCa^{2+}が感覚神経のシナプス終末に流入する．Ca^{2+}はシナプスからの伝達物質の放出を増大させ，シナプス後ニューロンへのシナプス伝達を著しく強化（促通）する．

このように，感覚終末が刺激されるのと同時に促通終末を連合刺激する効果により，かなり間接的ではあるが，感覚終末の興奮性の感度増強が長続きし，これにより記憶痕跡が形成される．アメフラシを用いたByrne（バーン）と同僚らによる研究もシナプス記憶の別の機序を示唆した．彼らの研究が示したのは，単一ニューロンに作用する別の経路による刺激が，適切な条件下ではシナプス前ニューロンでなく，シナプス後ニューロン膜の性質を長期間変化させた，ということであるが，本質的には同じような記憶の効果につながっている．

長期記憶

中間的長期記憶の長いタイプと真の長期記憶の間に明確な境界はない．違いは程度の差でしかない．しかし，長期記憶は一般にシナプスにおける化学変化だけでなく，シナプスにおける実際の構造上の変化から生じ，この構造変化により信号伝達が増強されたり，抑制されたりするのだと考えられている．ここでもまた，長期記憶の機序の理解にすこぶる有用な，原始的な（神経系の研究がより簡便な）動物での実験について振り返ってみよう．

長期記憶増強時にはシナプスの構造変化が起こる

無脊椎動物から得られた電子顕微鏡像は，長期記憶の痕跡が形成される期間に多くのシナプスで複数の物理的構造変化が起きることを示してきた．シナプス前ニューロンにタンパク合成を阻害する薬剤を投与すると，この構造変化は起きないし，永久に残る記憶痕跡も形成されない．そのため，真の長期記憶の形成は，神経信号の伝達効率を変えるようなシナプス自体の物理的再構築により起きると思われる．

以下に示すような，重要な物理的構造変化が起こる．

①神経伝達物質を分泌する小胞放出部位の増加．

②放出されるシナプス小胞の数の増加．

③シナプス前終末数の増加．

④より強力な信号の伝達を可能にする樹状突起のスパイン（棘）の構造変化．

このようにして，真の長期記憶の痕跡が確立される期間に，いくつかの異なる方法でシナプス構造の信号を伝達する能力は向上する．

ニューロンの数とニューロンの結合は，しばしば学習中に有意に変化する

生涯の最初の数週間，数ヵ月，ないし数年の間に，脳の多くの部位でニューロンはきわめて過剰に産生され，これらのニューロンは多くの軸索側枝を伸ばして，他のニューロンとの結合を形成する．新しい軸索が適切なニューロンや筋細胞，もしくは腺細胞と結合を形成できない場合は，その軸索は数週間のうちに消失する．このようなニューロン間の結合の数は，刺激を受けたニューロンから逆行性に放出される特定の神経成長因子により決定される．さらに，結合が十分に発達しないと軸索を伸ばしているニューロン自体がまるごと消滅する．

つまり，誕生してまもなく，“使え，さもなくば，消せ”の原理が，ヒトの神経系のそれぞれの部位におけるニューロンの数と相互結合の数の最終的な値を支配する．これは一種の学習である．例えば，生まれたばかりの動物の一側の眼が生後数週間覆われると，大脳視覚皮質の遮蔽眼に対応する一本おきのストライプ（眼優位コラム）の中にあるニューロン（通常であれば，覆われた眼球に連絡しているはずのニューロン）は変性して，覆われた眼は残りの生涯視力が低下するか，または全盲になる．最近まで，成長したヒトと動物では，記憶回路のニューロン数の変化によって“学習”が行われること

は，ほとんどないとされていた．しかし，最新の研究では，成人でも少なくともある程度は，このメカニズムが学習に利用されていることが示唆されている．

記憶の固定

短期記憶を数週間，あるいは数年後に思い出せるような長期記憶に変換するには，それを**固定**(consolidate)する必要がある．すなわち，短期記憶が繰り返し活性化されると，化学的・物理的・解剖学的変化がシナプスに起きて，長期記憶に変換される．この固定の過程には，最低でも5〜10分が必要で，より強い固定には1時間以上が必要である．例えば，強い感覚的印象が脳に刻み込まれて，数分以内に脳の発作が電気的に引き起こされると，感覚体験は記憶されない．同様に，脳震盪，突然の深い全身麻酔や，脳の動的機能を一時的に抑制する何らかの他の作用でも，固定を阻害することがある．

固定とそれに必要な時間は，次節でみるように，おそらく短期記憶のリハーサル効果により説明できるであろう．

リハーサルは短期記憶の長期記憶への移行を促進する

研究によれば，同じ情報を何度も何度も頭の中でリハーサルすると，短期記憶から長期記憶への移行が加速，増強され，それゆえ，記憶の固定が進む．脳には，新しくみつけた情報，特に心の注意を引く情報をリハーサルする生来の傾向がある．したがって，時間の経過に伴って，感覚経験の重要な特徴ほど記憶の貯蔵における固定がどんどんと進む．この現象により，人がなぜ表面的に勉強した多くの情報よりも，深く勉強した少ない情報をよく覚えられるのかが説明できる．また，なぜ頭が疲労した状態にある人よりも，十分に覚醒している人のほうがずっとよく記憶を固定できるのかも説明できる．

新しい記憶は固定の際中に符号化される

記憶固定の最も重要な特性の1つは，新しい記憶がさまざまなクラスの情報として符号化されることである．この過程で，類似した情報が記憶貯蔵庫から取り出され，新しい情報を処理するのに使われる．新しい情報と古い情報は類似点と相違点について比較され，貯蔵過程の中のいくぶんかは，新しい情報を未処理のまま蓄えることよりもむしろ，類似点と相違点に関する情報を貯蔵することに費やされる．このように，新しい記憶は固定の過程で脳に無秩序に蓄えられるのではなく，同じ種類の他の記憶と直接連想づけることで覚えられる．この連想の過程は，人が後に必要な情報を記憶貯蔵場所から“探索”できるためには必要なことである．

記憶過程における脳の特定部位の役割

海馬は記憶貯蔵を促進する：海馬の病変が続くと順向性健忘が起こる

海馬は側頭葉皮質の最内側にあるが，最初に脳の底部で内側に折れ曲がってから，上行して側脳室の内側下方に折れる．両側の海馬がてんかんの治療のために切除された患者もまれにいる．この手術は，海馬切除前にすでに脳に蓄えられた情報の記憶には，さほど深刻な影響を与えない．しかし，切除により，言語やシンボルにかかわる記憶(陳述的記憶)を長期記憶として新たに保持する能力は事実上完全に失われる．また，数分以上の中間的記憶の能力も失う．それゆえ，この人たちは知性の基礎となるようなタイプの情報を新たな長期記憶として保持できない．これを**前向性健忘**(anterograde amnesia)とよぶ．

しかし，なぜ海馬は，脳が新しい記憶を蓄えるのに役立つ，かくも重要な機能を果たすのだろうか？　おそらく答えは，第59章で述べるように，海馬が，辺縁系の“報酬”と“罰”の領域からの最も重要な出力経路の1つだからであろう．痛みや嫌悪を引き起こす感覚刺激や思考は辺縁系の罰中枢を興奮させ，快，幸福，報酬を得る感覚は，辺縁系の報酬中枢を興奮させる．これらすべてが一体となって，人の気分や動機の背景をなしている．これらの動機の中に，快不快の体験と思考を記憶したいという脳の欲求も含まれる．海馬は別格として，これよりは劣るものの，辺縁系のもうヒト1つの構造である視床背内側核も，われわれの思考のどれが，報酬と罰に基づいて記憶するほどの価値があるか否かを判断するのに，特に重要な働きをする．

逆行性健忘：過去の記憶を再生できなくなること

逆行性健忘症(retrograde amnesia)になると，近い過去の出来事は大昔の出来事よりも忘れやすくなるだろう．この違いの原因は，おそらく遠い昔の記憶は何度もリハーサルされ，記憶痕跡が深く刻み込まれており，こうした記憶の要素は脳の幅広い領域に蓄えられているからであろう．

海馬に損傷を受けた人の中には，前向性健忘に加えてある程度の逆行性健忘が合併している場合があり，これは2種類の健忘が少なくとも部分的には関連しており，海馬損害が両者とも引き起こし得ることを意味している．しかし，ある視床領野が損傷されると，前向性健忘はそれほどでもないのに，逆行性健忘だけが特に起こることがある．これに対し考えられる説明は，視床は人が記憶貯蔵庫を“探索”し，記憶を“読み出す”のを支援しているというものである．すなわち，記憶というプロセスには記憶を蓄えるのみならず，のちのちに記憶を探索してみつける能力も必要なのである．この想起過程における視床の機能については，第59章で述べる．

海馬は反射学習には重要でない

海馬を損傷した人にとって，知性の言語化やシンボル化と無関係な，身体技能を学習することは，普通困難でない．こうした人たちも，例えば種々のスポーツに必要な素早い手や身体の技能を身につけることは可能である．この種の学習は技能学習，あるいは反射学習とよばれ，頭の中で記号的なリハーサルをすることではなく，必要な課題を身体で何度も繰り返すことによって学習される．

参考文献

Bizley JK, Cohen YE: The what, where and how of auditory-object perception. Nat Rev Neurosci 14:693, 2013.

Euston DR, Gruber AJ, McNaughton BL: The role of medial prefrontal cortex in memory and decision making. Neuron 76:1057, 2012.

Flavell CR, Lambert EA, Winters BD, Bredy TW: Mechanisms governing the reactivation-dependent destabilization of memories and their role in extinction. Front Behav Neurosci 7:214, 2013.

Friederici AD: The brain basis of language processing: from structure to function. Physiol Rev 91:1357, 2011.

Haggard P: Human volition: towards a neuroscience of will. Nat Rev Neurosci 9:934, 2008.

Kandel ER, Dudai Y, Mayford MR: The molecular and systems biology of memory. Cell 157:163, 2014.

LaBar KS, Cabeza R: Cognitive neuroscience of emotional memory. Nat Rev Neurosci 7:54, 2006.

Lee YS, Silva AJ: The molecular and cellular biology of enhanced cognition. Nat Rev Neurosci 10:126, 2009.

Lynch MA: Long-term potentiation and memory. Physiol Rev 84:87, 2004.

Markowitsch HJ, Staniloiu A: Amnesic disorders. Lancet 380:1429, 2012.

Ma WJ, Husain M, Bays PM: Changing concepts of working memory. Nat Neurosci 17:347, 2014.

Rasch B, Born J: About sleep's role in memory. Physiol Rev 93:681, 2013.

Rizzolatti G, Cattaneo L, Fabbri-Destro M, Rozzi S: Cortical mechanisms underlying the organization of goal-directed actions and mirror neuron-based action understanding. Physiol Rev 94:655, 2014.

Rogerson T, Cai DJ, Frank A, et al: Synaptic tagging during memory allocation. Nat Rev Neurosci 15:157, 2014.

Roth TL, Sweatt JD: Rhythms of memory. Nat Neurosci 11:993, 2008.

Stickgold R, Walker MP: Sleep-dependent memory triage: evolving generalization through selective processing. Nat Neurosci 16:139, 2013.

Tanji J, Hoshi E: Role of the lateral prefrontal cortex in executive behavioral control. Physiol Rev 88:37, 2008.

第59章 脳による行動・動機づけのメカニズム：大脳辺縁系と視床下部

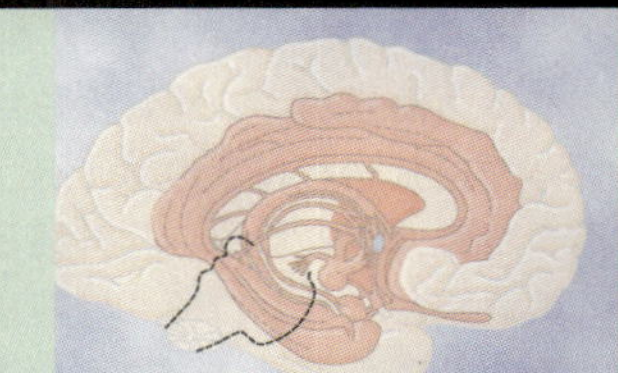

行動の制御は神経系全体によって果たされる機能である．その意味では，第60章で論じる覚醒・睡眠サイクルでさえもまた非常に重要な行動パターンの1つであるといってよい．

本章では最初に，脳内のさまざまな部位の活動レベルを制御するメカニズムについて述べる．次に動機づけ・衝動の成因，特に動機づけによる学習過程の制御と，快楽・罰について説明する．これらの神経系の機能は，主に脳の基底部のいくつかの領域で行われ，それらの脳領域は合わせて，おおまかに**大脳辺縁系**(limbic system)とよばれている．これは“境界部位”のシステムという意味である．

脳における賦活系

下位脳から大脳への持続的な神経信号の伝達がないと，大脳は機能しない．実際，しばしば松果体腫瘍などにより引き起こされる，中脳と大脳の接合部にあたる脳幹領域の強い圧迫によって，ヒトはしばしば永続的な昏睡に陥る．

脳幹からの神経信号は，大脳を2通りの方法で賦活する．すなわち，①脳内の広い領域の背景ニューロン活動に対する直接的な刺激と，②特定の促進性・抑制性ホルモン様神経伝達物質を特定領域に放出する神経ホルモン系の活性化による．

脳幹由来の持続的な興奮信号による大脳活動の制御

脳幹の網様体興奮性領域

図59.1に脳の活動レベルを制御するシステムの概要を示す．このシステムで中心的な役割を果たす駆動部位にあたるのは，**橋と中脳の網様体**(reticular substance of the pons and mesencephalon)にある興奮性領域である．同領域は，**球網様体興奮性領域**(bulboreticular facilitory area)という名称でも知られている．また同領域は，抗重力筋のトーヌスを維持し，脊髄反射の活動レベルを制御する促進性信号を脊髄に下行性に送るため，第56章でも説明されている．これらの下行性信号に加えて，同領域は多大な指令を上行性に送る．この上行性信号は，ほとんどがまず視床へ送られ，そこに存在するニューロン集団を興奮させて，多数の皮質下領域のみならず，大脳皮質のあらゆる領域に神経情報を伝える．

視床を経由して伝達される信号は2種類ある．1つは大脳を数ミリ秒間だけ興奮させるような，速く伝導される活動電位である．この信号は，脳幹網様体領域に広く存在する大型ニューロンに由来する．その神経終末は，神経伝達物質の**アセチルコリン**(acetylcholine)を放出する．アセチルコリンは興奮性伝達物質として作用し，分解されるまで数ミリ秒間活性を維持する．

もう1つの興奮性信号は，脳幹網様体興奮性領域に広く分布する非常に多数の小型ニューロンに由来する．この信号は視床に送られるが，ほとんどが細くて伝導速度の遅い線維を介している．その線維は主に，視床の髄板内核や視床表面の網様核でシナプスを形成し，さらにその後に続く細い線維の終末は大脳皮質全体に分布する．この神経線維系による興奮性効果は，数十秒〜1分程度ないしそれ以上の時間をかけて漸増する．このため，この神経信号は，長期にわたる脳の背景興奮性レベルを制御するのに特に重要であると考えられている．

末梢感覚信号による脳幹興奮性領域の興奮

脳幹興奮性領域の活動レベルと，それに支配される脳全体の活動レベルは，末梢から脳に入力する感覚信号の量と種類に大きく依存する．痛覚信号はこの興奮性領域の活動を特に増加させ，脳を強力に興奮させて注意を増強する．

興奮性領域の賦活に対する感覚入力の重要性は，第Ⅴ脳神経(三叉神経)が橋へ入る位置より上位での脳幹切断の効果からわかる．第Ⅴ脳神経は体性感覚信号を伝える末梢神経の中で，最も高い位置で脳に入力する神経である．第Ⅴ脳神経の入力位置より上位の脳幹切断の効果により，感覚入力信号がすべて消失すると，脳興奮性領域の活動レベルは急速に低下し，脳活動は即座に著しく減弱して永続的な昏睡状態に至る．しかし，脳幹が第Ⅴ脳神経入力部より下位で切断された場合には，顔面と口腔領域からの多くの感覚入力が残存するため，昏睡は回避されることになる．

大脳皮質から戻されるフィードバック信号による脳幹興奮性領域の活動上昇

脳幹に存在する球網様体興奮性領域から大脳皮質へ興奮性信号が入力するだけでなく，大脳皮質からフィードバック信号がこの興奮性領域に戻される．このため，思考や運動過程により大脳皮質が賦活されているときは，つねに大脳皮質から脳幹興奮性領域に信号が送られ，この領域からさらに多くの興奮性信号が大脳皮質に送られることになる．このような過程により大脳皮質の興奮レベルは維持され，場合によってはさらに増強される．これはいわゆる正のフィードバック機構であり，大脳皮質にどのような活動が開始しても，それがさらなる活動を促すため，心は“覚醒”に導かれることになる．

視床は，大脳皮質の特定領域の活動を制御する分配センターである

第 58 章で指摘したように，ほとんどすべての大脳皮質は，視床のそれぞれ高度に特化した領域と線維連絡する．したがって，視床の特定の部位を電気刺激すると，一般にその部位と線維連絡する大脳皮質の特定の小領域が賦活する．さらに，信号は一定間隔で視床と大脳皮質間を往復して反響し，視床は大脳皮質を興奮させ，大脳皮質は戻っていく線維を介し視床を再興奮させる．思考過程は，このように信号が行き交う**反響回路**(reverberation)によって，長期記憶を成立させると考えられている．

視床が，大脳皮質から特定の記憶をよび起こし，特定の思考過程を賦活する機能をもっているかどうかについてはいまだにわかっていない．しかし視床には，この目的に適した神経回路が存在する．

下部脳幹に存在する網様体抑制性領域

図 59.1 は，脳活動の制御に重要なもう 1 つの領域(延髄腹内側に存在する**網様体抑制性領域**(reticular inhibitory area))もまた示している．第 56 章では，この網様体抑制性領域が上部脳幹の網様体促進領域を抑制し，それにより脳の上部構造の活動が抑制されうることを学んだ．この活動の基礎となるメカニズムの 1 つは，**セロトニン作動性ニューロン**(serotonergic neurons)の興奮である．このニューロンは脳の重要な部位で，抑制性神経ホルモンである**セロトニン**(serotonin)を分泌する．これについては後で詳述する．

神経ホルモンによる脳活動の制御

下位脳領域から大脳皮質への特定の神経信号伝達による脳活動の直接制御に加え，脳活動の制御には，もう 1 つ重要な生理学的メカニズムがある．そのメカニズムは，興奮性・抑制性神経伝達物質のようなホルモン様物質の脳実質への分泌である．これらの**神経ホルモン**(neurohormones)はしばしば分単位あるいは時間単位で存続するため，単なる瞬時の興奮や抑制ではなく，長時間の制御にかかわる．

図 59.2 に，ラットの脳で詳細に調べられた 3 つの神経ホルモン系を示す．すなわち，①**ノルアドレナリン系**(noradrenaline system)，②**ドーパミン系**(dopamine system)，③**セロトニン系**(serotonin system)である．ノ

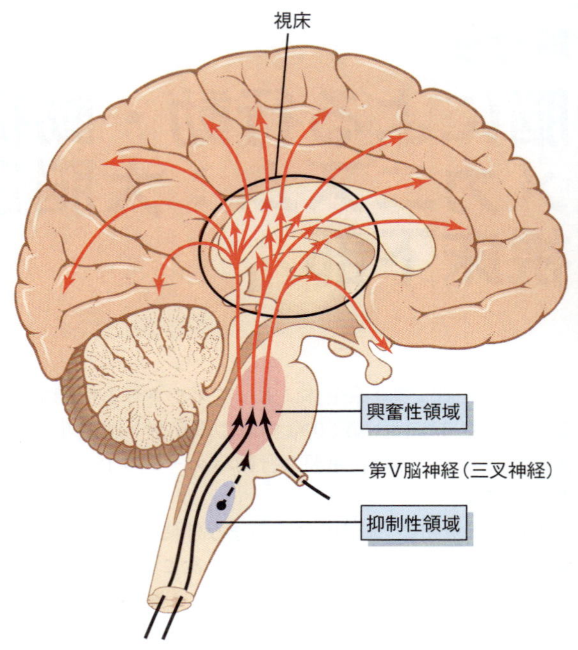

図 59.1 脳の興奮－賦活系
賦活系を抑制する延髄の抑制性領域も示す．

ルアドレナリンは通常，興奮性ホルモンとして機能するが，セロトニンは通常，抑制性であり，ドーパミンはある領域では興奮性，ある領域では抑制性である．予想されるように，この 3 つの系は脳の異なる領域で，興奮性のレベルに異なる影響を与える．ノルアドレナリン系は脳のほぼ全域に広く分布するが，セロトニン系とドーパミン系は，より限定された脳領域に向かう．すなわち，ドーパミン系は主に大脳基底核領域へ，セロトニン系はより正中構造へと向かう(**訳者注**：ここで言及されているノルアドレナリン，ドーパミン，セロトニン，アセチルコリンなどは(神経ホルモンとしてではなく)神経伝達物質として扱われる場合が多い)．

ヒトの脳における神経ホルモン系

図 59.3 にヒトの脳における，4 つの神経ホルモン系を賦活する脳幹領域を示す．そのうち 3 つはラットで示したものと同様だが，ここではさらにもう 1 つ，**アセチルコリン系**(acetylcholine system)が加わっている．これらの系に特有の機能は，以下の通りである．

①**青斑核とノルアドレナリン系：青斑核**(locus ceruleus)は，橋と中脳の接合部の両側後方に位置する小さな領域である．青斑核からの神経線維は，図 59.2 の最上段のラットにおける図で示すように大脳全体に広く分布し，**ノルアドレナリン**(noradrenaline)を分泌する．一般にノルアドレナリンにより脳は興奮し，活動を上昇させる．しかし一部のシナプスには抑制性のノルアドレナリン受容体が存在し，いくつかの脳領域では抑制性の効果を示す．第 60 章でノルアドレナリン系はおそらく夢を

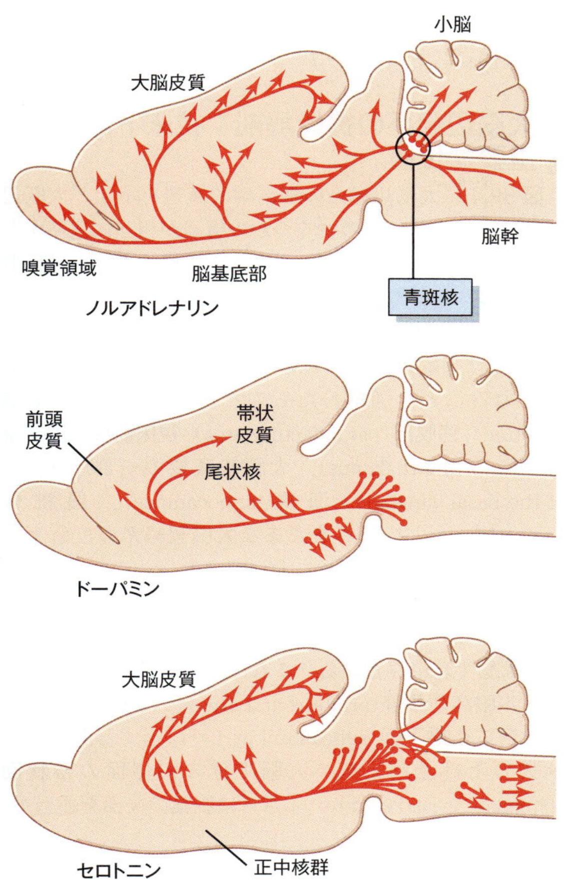

図 59.2　ラットの脳にマップされた 3 つの神経ホルモン系
ノルアドレナリン系，ドーパミン系，セロトニン系を示す．(Kelly, after Cooper, Bloom, and Roth, in Kandel ER, Schwartz JH: Principles of Neural Science, 2nd ed. New York: Elsevier, 1985 より改変)

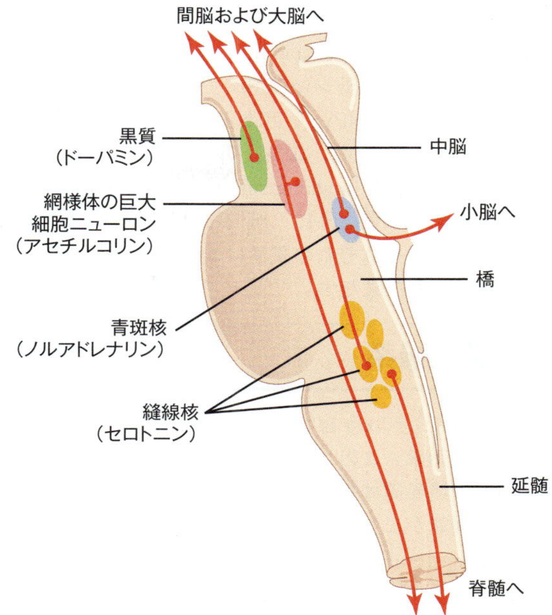

図 59.3　脳幹における種々の中枢
さまざまな神経伝達物質を分泌するニューロンがあり（括弧内に神経伝達物質名を示す），間脳や大脳へ上行性に，脊髄へ下行性に制御信号を送る．

みる際に重要な役割を果たしており，その結果，レム(REM)睡眠を生じることを説明する．

②**黒質とドーパミン系**：**黒質**(substantia nigra)については，第 57 章において，大脳基底核との関連で論じた．黒質は中脳上部の前方にあり，ニューロンは神経終末を主に大脳の尾状核と被殻に送り，そこで**ドーパミン**(dopamine)を分泌する．隣接領域にも同様にドーパミンを分泌する別のニューロンが存在するが，それらの神経終末はより腹側の領域，特に視床下部や大脳辺縁系に送られる．ドーパミンは大脳基底核では主に抑制性の神経伝達物質として作用すると考えられているが，その他のいくつかの脳領域においては，おそらく興奮性に作用すると思われる．また第 57 章で触れたように，黒質のドーパミン作動性ニューロンの破壊が，パーキンソン病の基本的な原因であることを思い出してほしい．

③**縫線核とセロトニン系**：橋と延髄の正中線には，**縫線核**(raphe nuclei)とよばれる薄い神経核が数個存在する．この縫線核のニューロンの多くはセロトニンを分泌する．縫線核は線維を間脳へ投射し，大脳皮質へも少数の線維を投射するが，さらに脊髄にも別の下行線維が投射している．脊髄の線維終末で放出されるセロトニンは第 49 章で述べたように痛みを抑制する．間脳と大脳で放出されるセロトニンは，第 60 章で述べるように，正常な睡眠を生み出すのに欠くことができない抑制性の役割を果たす．

④**網様体興奮性領域の巨大細胞ニューロンとアセチルコリン系**：橋と中脳の網様体興奮性領域の巨大細胞ニューロン(**巨大細胞**(giant cells))については，前に述べた．この巨大細胞から出る軸索は，すぐに 2 枝に分かれる．1 枝は上行して脳の高次レベルに達し，もう 1 枝は網様体脊髄路を下行し脊髄に達する．これらのニューロンの末端から分泌される神経ホルモンは**アセチルコリン**である．ほとんどの部位で，アセチルコリンは興奮性神経伝達物質として作用する．これらのアセチルコリンニューロンを活性化すると，神経系は急速に覚醒し，興奮状態になる．

脳内で分泌される他の神経伝達物質と神経ホルモン様物質

以下は，まだ言及していない他の神経ホルモン様物質の部分的なリストである．これらの物質は特定のシナプスで作用したり，脳脊髄液に放出されて作用したりするが，ここではその機能については説明せず，名前だけを挙げる．**エンケファリン**(enkephalins)，**γアミノ酪酸**(gamma-aminobutyric acid：GABA)，**グルタミン酸**

(glutamate)，**バソプレシン**(vasopressin)，**副腎皮質刺激ホルモン**(adrenocorticotropic hormone：ACTH)，**α－メラノサイト刺激ホルモン**(α-MSH)，**ニューロペプチド－Y**(neuropeptide-Y：NPY)，**アドレナリン**(adrenaline)，**ヒスタミン**(histamine)，**エンドルフィン**(endorphine)，**アンジオテンシンⅡ**(angiotensin Ⅱ)，**ニューロテンシン**(neurotensin)．このように，脳内には多数の神経ホルモン系が存在し，それぞれの賦活により，さまざまな脳機能の制御に役割を果たす．

大脳辺縁系

辺縁(limbic)という言葉には，"端，境界"という意味がある．元来，この"辺縁"という用語は，大脳の基底部周囲の境界領域を示す言葉であった．しかし，この辺縁系の機能がより明らかになるにつれ，この**大脳辺縁系**(limbic system)という語は，**情動行動**(emotional behavior)や**動機づけ**(motivational drives)を制御する神経回路全体を意味するように拡張された．

大脳辺縁系の特に重要な部分は，**視床下部**(hypothalamus)とその関連構造である．行動の制御という役割に加え，これらの領域は，体温，体液浸透圧，飲水や摂食の衝動，体重の調節など，身体の多くの内的状態を制御する．このような内的機能は，脳の**植物性機能**(vegetative functions)と総称され，その制御は行動と密接に関係している．

大脳辺縁系の機能解剖：視床下部の重要な位置

図59.4に大脳辺縁系の解剖学的構造を示す．大脳辺縁系は，脳の基底部のいくつかの構造が相互に連絡する複合体であることがわかる．これらの構造の中央に位置するのは，とても小さな視床下部だが，生理学的視点に立てば，この構造は大脳辺縁系の中心要素といえる．図59.5は大脳辺縁系において，視床下部が重要な位置を占めることを図示したものだが，その周囲を**中隔**(septum)，**傍嗅部**(paraolfactory area)，**視床前核**(anterior nucleus of the thalamus)，大脳基底核の一部(portions of the basal ganglia)，**海馬**(hippocampus)，**扁桃体**(amygdala)などの，さまざまな大脳辺縁系の皮質下構造が取り巻いていることも示している．

皮質下の大脳辺縁系領域を取り囲むように，大脳皮質が環状になって構成する**辺縁皮質**(limbic cortex)が，両側の大脳半球に存在する．これは，①前頭葉の腹側表面にある**眼窩前頭野**(orbitofrontal area)に始まり，②上方に伸びて，**梁下回**(subcallosal gyrus)に達する．③次に脳梁の上部を超えて，大脳半球の内側面の**帯状回**(cingulate gyrus)になり，④さらに脳梁の後部を通過し，

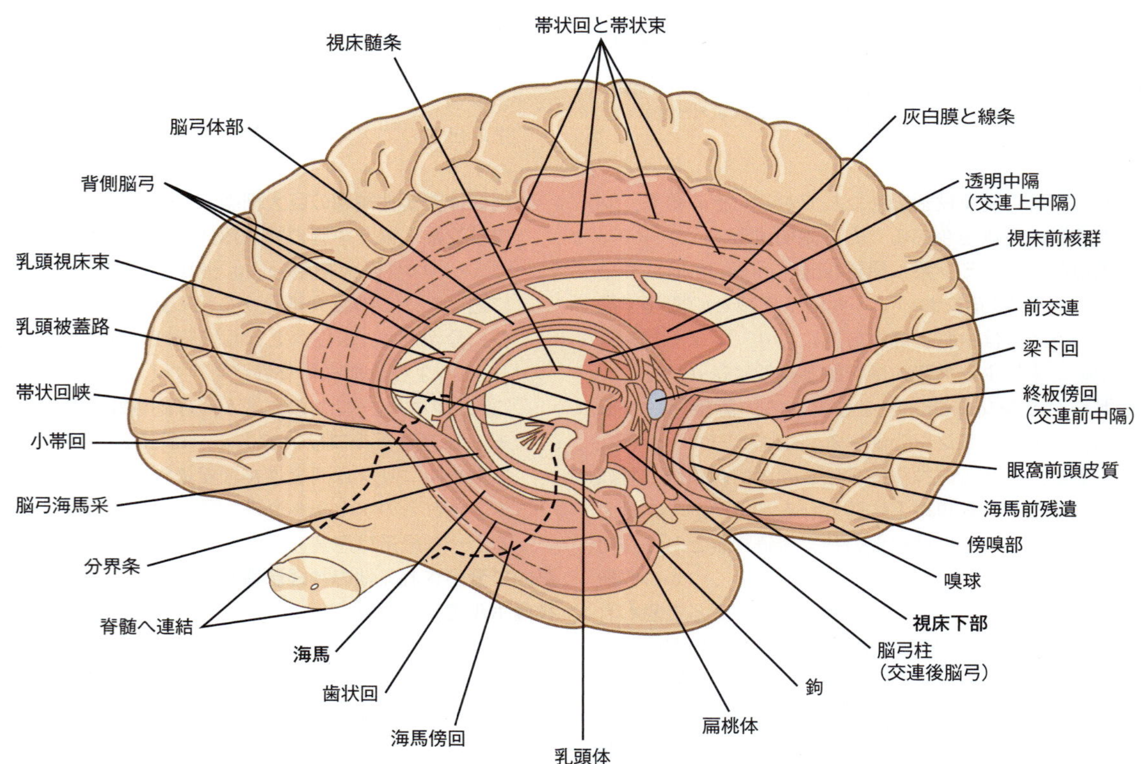

図59.4 大脳辺縁系(濃いピンク色で示してある)の解剖
(Warwick R, Williams PL: Gray's Anatomy, 35th Br. ed. London: Longman Group Ltd, 1973 より改変)

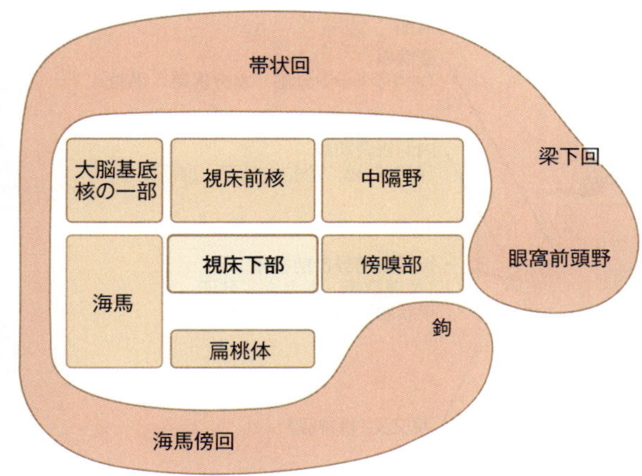

図 59.5 大脳辺縁系の模式図
視床下部の重要な位置を示す．

下方に伸びて側頭葉の腹内側表面に達し，**海馬傍回**(parahippocampal gyrus)と**鉤**(uncus)となる．

このように，両大脳半球の内側および腹側表面上には，ほとんど**旧皮質**(paleocortex)からなる環のような構造があり，行動や感情全般と密接に関連する深部構造の一群を取り囲む．また，この辺縁皮質の環は，**新皮質**(neocortex)と下部に存在する辺縁系構造を双方向性に連絡し，関連づけている．

視床下部や他の辺縁系構造により表出される多くの行動機能はまた，脳幹の網様体核とその関連核を介する．第 56 章で指摘し本章でも述べたように，網様体興奮性領域の刺激は大脳の興奮を高いレベルにする一方，多数の脊髄シナプスの興奮性を増強する．また，第 61 章では，自律神経系を制御する視床下部からの信号の大半も，脳幹神経核のシナプスを介して伝達されることを述べる．大脳辺縁系と脳幹の間の重要な連絡路は，**内側前脳束**(medial forebrain bundle)である．これは大脳皮質の中隔および前頭眼窩領域から下行し，視床下部の中央部を通過して，脳幹網様体に至る．この神経束は双方向性の線維を含み，相互連絡系の主要経路となっている．その他の連絡路としては，脳幹網様体，視床，視床下部，および他の脳幹近傍領域間を結ぶ短い経路がある．

大脳辺縁系の主たる制御部位としての視床下部

視床下部は，その数 cm^3 にすぎない小さな容積にもかかわらず(重さはわずか 4 g である)，大脳辺縁系のすべてのレベルとの間に双方向の連絡経路をもつ．また，視床下部とそれに密接に関連する構造からは，3 方向に信号が出力する．すなわち，①逆行かつ下行して脳幹に向かい，主に中脳，橋，延髄の網様体領域に入り，さらにこれらの領域から自律神経系の末梢神経に至る方向，②上行性に間脳や大脳の多くの高次領域，特に視床前部と大脳皮質の辺縁部に至る方向，③下垂体後葉および前葉のほとんどの分泌機能を全面的あるいは部分的に制御する，視床下部の漏斗に至る方向の 3 方向である．

したがって，視床下部は，脳容量のわずか 1％以下を占めるにすぎないにもかかわらず，大脳辺縁系の最も重要な制御経路の 1 つとなっている．視床下部による制御は，全身のあらゆる植物性および内分泌性機能に及んでいる．

視床下部の植物性および内分泌性の制御機能

多様な身体機能の制御を行う視床下部のさまざまなメカニズムは非常に重要であるため，本書の多くの章で述べられている．例えば，動脈圧調節における視床下部の役割については第 18 章で，口渇と水分保持に関しては第 30 章で，体温調節に関しては第 74 章で，内分泌性調節に関しては第 76 章で述べる．ここでは機能単位としての視床下部の構成を理解するために，視床下部の植物性および内分泌性機能の重要な点をまとめておくことにする．

視床下部は，図 59.4 ではほんの小さな領域として示されているが，図 59.6 と図 59.7 に，視床下部の矢状断(前後方向の縦断面)と冠状断(左右方向の縦断面)の拡大図を示す．これらの図をしばらく時間をとって学習することにしたい．特に図 59.6 には，視床下部の各神経核を刺激した場合に，促進または抑制される多様な活動が示されている．図 59.6 に示された中枢に付け加えて，視床下部の両側には大きな**外側視床下野**(lateral hypothalamic area)が存在する(図 59.7)．外側視床下野は，口渇感，空腹感，および多くの情動的な衝動の制御に特に重要である．

これらの図を学習する際に注意しなければならない点は，特定の活動を引き起こす領域は，これらの図が示すように必ずしも厳密に局在しているわけではないということである．また，図に記載された効果が，特定の制御神経核が刺激された結果生じるのか，あるいは別の場所の神経核からその制御神経核に出入りする神経線維が単に刺激された結果として生じるのか，についてもわかっていない．これらの点に留意し，視床下部の植物性機能および制御機能について，以下のように総論的にまとめる．

心血管制御機能

視床下部のさまざまな領域の刺激により，動脈血圧や心拍数の変化を含む，心血管系に対する多様な神経原性効果が誘発される．一般に，視床下部後部および外側部を刺激すると，血圧上昇と心拍数増加が観察される．一方，**視索前野**(preoptic area)を刺激すると，逆の効果がみられ，心拍数が減少し血圧が低下する．これらの効果は，主に橋や延髄の網様体にある心臓血管制御中枢を介して伝達される．

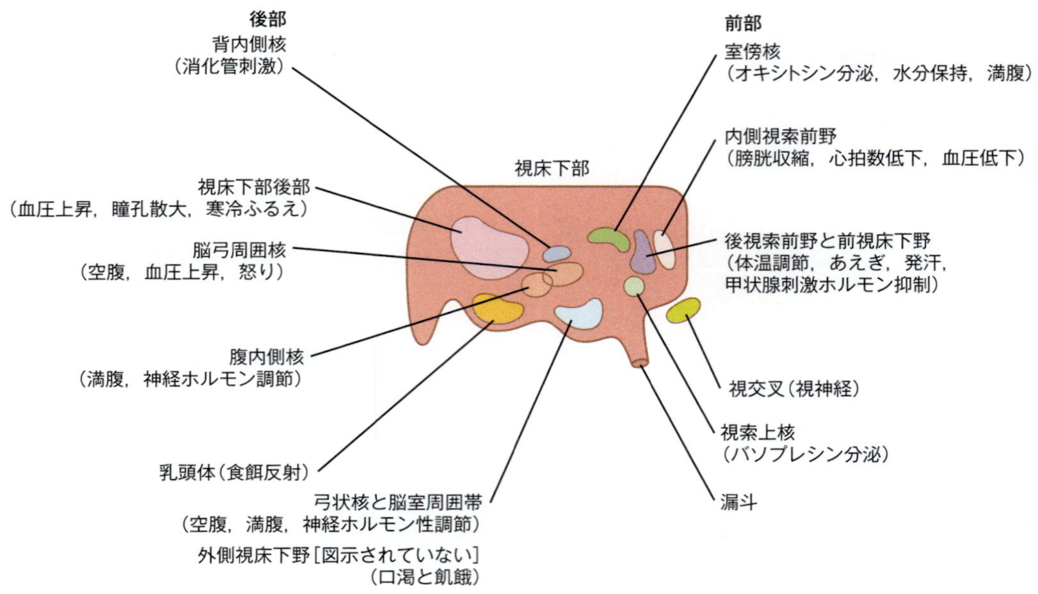

図 59.6　視床下部の制御中枢(矢状断)

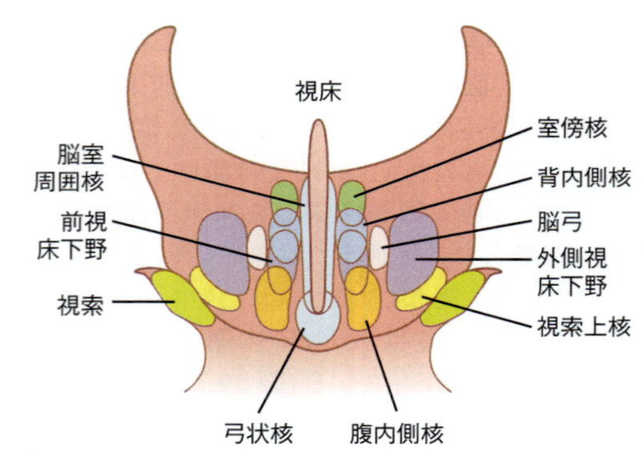

図 59.7　視床下部の冠状断(正面図)
各視床下部核の内外側に広がっている配置を示す.

体温調節

視床下部前部，特に視索前野は体温調節に関与する．この領域を流れる血液温の上昇により，温度感受性ニューロンの活動性が増加し，低下により減弱する．温度感受性ニューロンは，体温を上下させるメカニズムを制御するが，これについては，第 74 章で述べる．

体内水分調節

視床下部は体内水分量を 2 つの方法で調節する．①口渇感を生じさせ，動物やヒトに水を飲ませるとともに，②尿への水分排泄を調節する．**口渇中枢**(thirst center)とよばれる領域は，外側視床下野にある．口渇中枢や密接な関連領域の水分中の電解質濃度が過度に上昇すると，動物は強い飲水願望を生じ，近くの水飲み場を探して，口渇中枢の電解質濃度が正常に戻るまで水を飲み続ける．

腎臓からの水分排泄は，主に**視索上核**(supraoptic nuclei)により制御されている．体液が過度に濃縮されると，視索上核のニューロンが刺激される．視索上核ニューロンの神経線維は，下行して視床下部の漏斗を通り，下垂体後葉に投射する．この部位でその神経末端から**抗利尿ホルモン**(antidiuretic hormone)，別名**バソプレシン**が分泌される．バソプレシンは血液中に取り込まれ，腎臓に運ばれる．腎臓では，集合管に作用し，水分の再吸収を促進する．水の再吸収により尿中に排出される水分は減少するが，電解質の排泄は保たれるため，体液の電解質濃度は下がり，正常に戻る．これらの機能については第 29 章で述べた．

子宮収縮性と乳汁分泌の制御

室傍核(paraventricular nuclei)を刺激すると，そのニューロンから**オキシトシン**(oxytocin)というホルモンが分泌される．オキシトシンにより，子宮の収縮性が増大するだけでなく，乳房の腺房を取り巻く筋上皮細胞も収縮し，腺房内の乳汁が乳頭から分泌される．

妊娠末期には，特に大量のオキシトシンが分泌され，これによって子宮の分娩収縮が起こり，胎児が娩出される．そのとき，新生児が母親の乳頭を吸えば，必ず反射により信号が乳頭から視床下部後部に送られ，オキシトシンが分泌される．このオキシトシンの分泌により，乳汁分泌に必要な乳房の小導管の収縮が誘発され，さらに乳頭から乳汁が分泌されて，乳児は自ら栄養を得ることができる．このような乳汁分泌の機能については，第 83 章において述べる．

消化管機能と摂食調節

視床下部のいくつかの部位を刺激すると，極度の空腹感，猛烈な食欲，食物を探そうとする強い欲望が誘発される．空腹感と関連する領域の1つは，外側視床下野である．逆に，外側視床下野を両側性に損傷すると食欲が消失し，飢餓によって死に至ることさえあることは，第72章で述べる．

食欲を減少させる中枢は**満腹中枢**(satiety center)とよばれ，**視床下部・腹内側核**(ventromedial nuclei)にある．実験動物の満腹中枢を電気刺激すると，食餌中でも急に摂食をやめ，餌をまったく無視するようになる．しかし，満腹中枢を両側性に破壊すると，満腹感は生じなくなり，代わりに視床下部空腹中枢が過活動になる．その結果，実験動物は猛烈な食欲を生じ，ついには極端な肥満状態に陥る．視床下部・弓状核には少なくとも，食欲を増加させるニューロンと減少させるニューロンという2種類のニューロンがある．消化管活動に全体的な影響を及ぼす視床下部の他の領域としては，**乳頭体**(mamillary body)がある．乳頭体は少なくとも部分的に，口唇舐めや嚥下など，多くの摂食反射パターンを制御する．

視床下部による下垂体前葉ホルモン分泌の制御

視床下部のある領域を刺激すると，下垂体前葉から内分泌ホルモンが分泌される．これについては，内分泌腺の神経性調節と関連づけて，第75章で詳しく述べる．その基本的メカニズムはおおよそ以下のようなものである．下垂体前葉は，視床下部の下方を通過して下垂体前葉の血管洞に達する血流から主に血液供給を受ける．血液が下垂体前葉に達する前に視床下部を通過する際，視床下部のさまざまな神経核から，さまざまな**放出ホルモン**(releasing hormones)や**抑制ホルモン**(inhibitory hormones)が血中に分泌される．これらのホルモンは血流により下垂体前葉に運ばれ，腺細胞に作用して，各種の下垂体前葉ホルモンの放出を制御する．

まとめ

視床下部のいくつかの領域は，特定の自律神経性(植物機能性)機能および内分泌機能を制御している．これらの領域の機能はいまだはっきりしていないため，種々の機能を果たす各視床下部領域に関する上記の説明には部分的に仮説も含まれている．

視床下部とそれに関連する大脳辺縁系構造の行動機能

視床下部刺激の効果

視床下部の自律神経機能や内分泌機能に加えて，視床下部の刺激や病変によって，しばしば動物やヒトの情動行動に重大な影響が出ることが知られている．刺激による行動への影響は以下の通りである．

①**外側視床下野**(lateral hypothalamus)の刺激は，上述のように口渇感や摂食行動をもたらすだけでなく，動物の活動レベルを全般的に上昇させ，以下に説明するように，怒りや闘いを表出させるようになることもある．

②**視床下部・腹内側核**(ventromedial nucleus)およびその周囲領域の刺激は，主に外側視床下野の刺激効果とは逆の効果を示す．すなわち，**満腹感**(satiety)，**摂食の低下**(decreased eating)，**平静さ**(tranquility)が生ずる．

③**脳室周囲核の薄帯**(thin zone of periventricular nuclei)は，第三脳室のすぐ傍らに位置するが，刺激により恐怖や罰の反応が生ずる．この反応は，視床下部の脳室周囲核・薄帯に連続する中脳・中心灰白質の刺激によっても同様に生ずる．

④**性的衝動**(sexual drive)は，視床下部の複数領域，特に視床下部の最前部と最後部の刺激により生ずる．

視床下部損傷の影響

視床下部の損傷は，一般に刺激と逆の効果を生ずる．以下はその例である．

①**外側視床下野**の両側性損傷により，飲水や摂食はほとんどなくなるまで減少し，しばしば飢餓による死に至る．この損傷により，動物は極端に受動的になり，何も衝動を示さなくなる．

②**視床下部・腹内側領域**の両側性損傷は，概ね外側視床下野損傷と逆の効果を生ずる．すなわち，過飲過食になるだけでなく，過活動にもなり，わずかな挑発によっても極端な怒りを繰り返し爆発させる．

大脳辺縁系の他の領域，特に扁桃体，中隔野，中脳領域の刺激や損傷により，視床下部損傷によりもたらされるのと同様な効果が生ずる．それらの一部については，後に詳しく述べる．

大脳辺縁系の報酬・罰機能

これまでの議論から，大脳辺縁系の複数の領域が，特に感覚の情動的特性(すなわち，その感覚が**快**(pleasant)なものか**不快**(unpleasant)なものか)の違いに関係していることは既に明白になっている．このような情動的特性は，**報酬**(reward)あるいは**罰**(punishment)，または，**満足**(satisfaction)あるいは**嫌悪**(aversion)ともよばれている．大脳辺縁系のある部位を電気刺激すると，実験動物は喜んだり満足したりするが，別の部位を電気刺激すると，恐怖，痛み，恐れ，防御，逃避反応やその他のさまざまな罰的反応が生じる．動物の行動は，反対方向の反応を引き起こす2つのシステムに対する刺激の強度に，大きく影響される．

報酬中枢

電気刺激を用いたサルの研究から，報酬および罰中枢の脳内地図が調べられている．この実験技法では，電極を脳内に埋め込んでおき，サルがレバーを押すことで刺激装置から電気刺激が加わって特定の脳領域を刺激するしくみになっている．特定の部位の刺激がサルに報酬の感覚を与えると，サルはレバーを繰り返して押すようになり，場合によっては1時間に数百から数千回もレバー押しを繰り返すようになる．さらに，おいしそうな食餌と報酬中枢への刺激を対にして選択させた場合は，サルはしばしば電気刺激を選択する．

この方法によって，主要な**報酬中枢**(reward center)は内側前脳束の通過経路に沿って，特に視床下部の外側核および腹内側核に局在することが発見された．外側視床下野に対する，より強い刺激によって激しい怒りが生じることから，同部位が報酬中枢に含まれるのは奇妙に思われる(実際，同部位は他のあらゆる部位に勝る強力な効果がある報酬中枢の1つである)．しかしながら，より弱い刺激では報酬の感覚を生じ，より強い刺激では罰の感覚を与えるという現象は多くの領域で認められている．視床下部の強力な報酬中枢と比べて弱い効果しか示さず，2次的な報酬中枢と考えられる脳部位は，中隔，扁桃体，および視床や大脳基底核内のある限られた領域に認められ，さらに下方に延びて中脳の被蓋基底部領域に及ぶ．

罰中枢

先述の刺激装置は，レバーを押している間を除いた期間に，脳への刺激が持続して与えられるように設定することもできる．この場合，電極が報酬中枢のどこかに刺入されていると，サルはレバーを押して刺激を止めようとはしないだろう．しかし，他のある領域に刺入されている場合には，サルはすぐに刺激を中止するようになる．これらの領域を刺激したときには，不快，恐れ，恐怖，痛み，罰の徴候を示し，気分が悪くなるサルもいる．

この手法を用いて，罰と逃避の傾向を最も強力に示す領域は，中脳のシルビウス水道(**中脳水道**(cerebral aqueduct))周囲の中心灰白質(**中脳水道周辺灰白質**)に認められ，上方に伸びて視床下部および視床の脳室周辺帯に広がっている．効果のより弱い罰領域は，扁桃体，海馬内のある部位に認められる．**罰中枢**(punishment center)に対する刺激が報酬・快感中枢をしばしば完全に抑制するのは特に興味深い．これは罰と恐怖は，快感と報酬に勝りうることを示す結果である．

怒りと罰中枢との関連

視床下部の罰中枢および他の大脳辺縁系構造が関与し，特徴が明確にされている情動表出パターンは，**怒り**(rage)である．脳の罰中枢，特に**視床下部の脳室周囲帯**(periventricular zone of the hypothalamus)や外側視床下野に対する強力な刺激により，動物は，①防御姿勢をとり，②爪を出し，③尾を逆立て，④シーッと声を上げ，⑤唾を吐き，⑥うなり声を上げ，そして，⑦体毛を逆立て，眼を見開き，瞳孔を散大する．さらに，ほんの少しの挑発行為によって，突然凶暴な攻撃性を示す．これは厳しく罰せられた動物において予想されるような行動であり，怒りとよばれる行動表出パターンである．幸い正常の動物においては，怒りという現象は，主に視床下部・腹内側核からの抑止信号により抑えられている．さらに，海馬や前部辺縁皮質の一部，特に前帯状回と梁下回は怒り現象の抑止に働く．

平穏性と柔順性

報酬中枢が刺激された場合には，まったく正反対の情動行動表出パターンが起こる．すなわち平穏性と柔順性が生じる．

行動における報酬や罰の重要性

私たちが行うほとんどすべてのことは，何らかの形で報酬または罰と関連している．もしその行動により報酬が得られれば，その行動を続け，罰を受けるなら，止めてしまう．したがって，報酬中枢と罰中枢は，われわれの身体活動，衝動，嫌悪，および動機づけの制御中枢の中で，疑いなく最も重要なものの1つである．

報酬中枢や罰中枢に対する精神安定剤の効果

クロルプロマジンのような精神安定剤を投与すると，通常，報酬中枢と罰中枢の両者が抑制され，動物の情動反応は低下する．したがって，精神安定剤は視床下部の多数の重要な行動領域，およびそれに関連する大脳辺縁系領域を抑制して，精神状態に働きかけると推定される．

学習・記憶における報酬と罰の重要性：慣れと強化

動物実験によると，報酬も罰も伴わない感覚体験は，ほとんど記憶されないことが示されている．脳活動の電気的記録によると，新しく体験された感覚刺激は，ほとんどつねに大脳皮質の多数の領域を興奮させることが示されている．しかしながら，もし感覚体験が報酬も罰も生じないと，刺激を何度も繰り返すうちに，大脳皮質の反応はほとんど完全に消失する．つまり，動物は特定の感覚刺激に対して**慣れを生じて**(**訓化**，habituated)しまい，その結果，その刺激を無視するようになる．

もし刺激が無意味なものではなくて，報酬や罰をもたらすと，大脳皮質の反応は刺激の繰り返しによって消失せずに，次第に強くなる．そのとき，反応が**強化された**(reinforced)という．動物は報酬や罰を伴う感覚刺激に対しては，記憶痕跡をより増強するが，逆に無意味な感覚刺激に対しては，完全に慣れを起こしてしまう．

大脳辺縁系の報酬中枢や罰中枢は，私たちが学習すべき情報を選択する際，明らかに大きな役割を果たしている．通常99%以上の情報は捨てられ，1%以下が選択され記憶に保持される．

大脳辺縁系の他の部位が果たす機能

海馬の機能

海馬(hippocampus)は大脳皮質の延伸した部分で，内側に折り曲がり，側脳室内面の腹側表面を形成する．海馬の一方の端は，扁桃核と境界を接しており，また海馬は，その外側縁に沿って，側頭葉の腹側外表面に位置する**海馬傍回**(parahippocampal gyrus)と連結する．

海馬(および隣接する側頭葉と頭頂葉の構造は併せて**海馬体**(hippocampal formation)と総称される)は，大脳皮質の多数の領域および大脳辺縁系の基本構造(すなわち扁桃体，視床下部，中隔，乳頭体など)との間に，数多くの，主に間接的な線維連絡を有する．ほとんどすべての感覚体験によって海馬の少なくともどこかの部位は賦活され，海馬からは多くの処理信号が，視床前核，視床下部，大脳辺縁系のその他の部位に送られる．特に**脳弓**(fornix)はその主要な連絡経路である．したがって，海馬は入力する感覚情報により種々の目的の行動反応を開始するために追加されたチャネルであるともいうことができる．他の大脳辺縁系の部位と同じく，海馬の各領域の刺激により，喜び，怒り，受動性，過剰な性的衝動など，ほとんどすべての行動表出パターンを誘発することが可能である．

海馬のもう1つの特徴として，**過剰興奮性になりうる**(hyperexcitable)ことが挙げられる．例えば微弱な電気刺激で海馬を刺激すると，海馬の小領域に局所的なてんかん発作を誘発することができる．このような発作はしばしば刺激を中止しても何秒も持続し，たとえ海馬が正常に機能している状態であっても，長期にわたって信号を出力し続けうることを示唆している．海馬てんかんの間，患者は幻嗅，幻視，幻聴，幻触覚，その他の幻覚を伴った，多様な精神運動発作を経験する．これらの幻覚は，患者が意識を失ってもおらず，これらの幻覚が現実ではないと自覚していても，てんかん発作が持続する間は抑制できない．このような海馬の過剰興奮性の理由の1つとして，大脳の他の部位とは異なる皮質構造を有することが挙げられている．大脳皮質は通常6層の細胞層をもつが，海馬の一部の領域はわずか3層しかない．

学習における海馬の役割

両側海馬除去後の前向性健忘

てんかん治療のため，両側性に海馬を外科的に除去された患者がいる．このような患者は，過去に学習した記憶の大半を満足に想起できる．しかしながら，言語的シンボルに基づく新しい情報は，基本的に学習できない．実際，このような患者は，毎日会う人の名前さえも記憶できない．それでも，自分の活動に伴って生じる出来事については，つかの間であれば記憶できる．このように，彼らは数秒から1〜2分までの短期記憶は可能であるが，数分以上持続する記憶を形成する能力を，ほぼ完全に失っている．この状態を**前向性健忘**(anterograde amnesia)といい，第58章で論じた．

学習における海馬の機能に関する理論

海馬は嗅皮質の一部を起源とする．ヒトより下等な動物の多くでは，嗅皮質は動物が特定の食物を食べうるかどうか，その対象が放つにおいが危険を示唆しているかどうか，においが性的な誘因であるかどうかの判断に従って，生死にかかわるような重大な意思決定に欠くことのできない役割を果たしている．脳の進化のごく初期に，海馬は入力される感覚情報の重要性を判断する意思決定を行う神経機構になったと推定される．いったん，この重要な意思決定機能が確立すると，脳の海馬以外の場所は，意思決定の際，海馬に頼るようになったと考えられる．したがって，もし海馬が神経入力を重要と知らせれば，その情報は記憶に加えられることになると思われる．

ヒトは無意味な刺激に対しては，急速に慣れを生じてしまうが，喜びや痛みをもたらすような感覚経験は熱心に学習する．しかし，このようなことを生み出すメカニズムは何であろうか？　海馬は短期記憶を長期記憶に移行させる駆動力を与えると考えられている．つまり，海馬が発する信号によって新しい情報が永久に貯蔵されるまで，心の中でリハーサルが行われることが示唆されている．メカニズムがどのようなものであれ，海馬がなくては，言語またはシンボル操作的思考に基づいた**長期記憶の固定**(consolidation)は，ほとんどあるいはまったく起こらない．

扁桃体の機能

扁桃体(amygdala)は，両側の側頭葉の内側・前方極の直下に位置する多数の小さな神経核の複合体である．扁桃体は，視床下部やその他の大脳辺縁系領域と豊富な双方向性の線維連絡を有する．

下等な動物では，扁桃体は嗅覚刺激と大脳辺縁系との関連づけに大きく関与している．実際，第54章で嗅索の主要部の1つは，**皮質内側核群**(corticomedial nuclei)とよばれる扁桃体の一部に終止することを指摘した．この皮質内側核群は側頭葉の嗅皮質・梨状領域の皮質直下に位置する．ヒトにおいては，**外側基底核群**(basolateral nuclei)とよばれる扁桃体の別の部分が，嗅覚関連部位よりはるかによく発達しており，嗅覚刺激とはふつう関連しない多くの行動に重要な役割を果たしている．

扁桃体は，辺縁皮質のすべての部分から神経信号を受け取り，また側頭葉，頭頂葉，後頭葉の新皮質(特に聴覚連合野や視覚連合野)からも信号を受け取る．これらの多数の線維連絡があることから，扁桃体は，大脳辺縁系がヒトの周辺世界を観察するための“窓”とよばれている．一方，扁桃体は信号を①情報を送ってきた皮質に戻すだけでなく，②海馬，③中隔，④視床，そして，⑤特に視床下部にも送っている．

扁桃体刺激の影響

一般に，扁桃体を刺激すると，視床下部の直接刺激と同様の影響に加えて，他の影響も起きる．扁桃体に始まり，視床下部に送られる影響として，次のものがある．

①血圧の上昇または低下，②心拍数の増加または減少，③消化管運動と消化液分泌の亢進または低下，④排便または排尿，⑤瞳孔散大またはまれに瞳孔収縮，⑥立毛，⑦各種の下垂体前葉ホルモン，特に性腺刺激ホルモンと副腎皮質刺激ホルモンの分泌．

視床下部を介して伝わるこれらの影響の他に，扁桃体の刺激により，数種の不随意運動が誘発される．それには，①緊張性運動，例えば頭を上げたり，体幹を曲げたりする運動，②円運動，③時に間代性となる律動性運動，④嗅覚と食餌に関係する種々の運動，例えば舐める，噛む（咀嚼運動），飲み込む（嚥下運動）などがある．

加えて，扁桃体のある部位を刺激すると，怒り，逃避，罰，激痛，恐れなどの表出パターンが誘発され，これは先述の視床下部が刺激された場合の怒りの表出パターンに酷似する．扁桃体の別の核を刺激すると，報酬と喜びの反応が誘発される．

最後になるが，扁桃体のさらに別の部分が興奮すると，勃起，交尾行動，射精，排卵，子宮運動，早期陣痛などの性行動が誘発される．

両側扁桃体除去の影響：クリューバー・ビューシー症候群

サルの両側の側頭葉の前部を破壊すると，側頭皮質の一部に加えて側頭葉の内部にある扁桃体もまた除去される．この除去の結果，**クリューバー・ビューシー症候群**（Klüver–Bucy syndrome）とよばれる行動の変化が生ずる．動物では以下の変化が起こることが示されている．①何も恐れなくなる，②何に対しても極端な興味を抱くようになる，③物事をすぐに忘れてしまうようになる，④何でも口の中に入れる傾向が生じ，時には硬い物体を食べようとする，⑤非常に強い性的衝動を生じることもあり，未成熟な動物，同性や異なった種の動物と性交を試みる．同様の結果をもたらす障害が起こることはヒトではまれだが，罹患した患者は，サルの場合とあまり違わない反応をする．

扁桃体の総体的な機能

扁桃体は，半分無意識のレベルで機能する行動覚醒領域と考えられる．扁桃体は，環境や思考の場における当人の状況を，時々刻々，大脳辺縁系に伝えているようである．扁桃体は，この情報に基づいて，さまざまな状況でヒトに適切な行動反応をとらせていると考えられている．

辺縁皮質の機能

大脳辺縁系の中で最もわかっていない部分は，皮質下の大脳辺縁系構造を取り巻く辺縁皮質とよばれる大脳皮質の環状の部分である．この辺縁皮質は，辺縁皮質以外の大脳皮質から大脳辺縁系に信号を送り，また，逆方向にも信号を送る移行領域として機能している．このため，辺縁皮質は，事実上，行動制御のための大脳連合野として機能する．

辺縁皮質の種々の領域を刺激しても，その機能は明確にはわからない．しかし，辺縁皮質の特定の部位の刺激により，多数の行動表出パターンを誘発することが可能である．また，辺縁皮質のいくつかの領域を除去すると，動物の行動に以下に列記するような永続的な変化が生じることがある．

前部側頭皮質の除去

両側の**前部側頭皮質**（anterior temporal cortex）を除去すると，先述のように扁桃体もほとんど確実に損傷を受け，Klüver-Bucy 症候群を呈する．実験動物は，特に**完了行動**（consummatory behavior）をとるようになる．すなわち，周囲のすべてのものを何でも探索するようになり，強力な性的衝動を不適切な動物，時には無生物に対して示すようになる．さらに恐れをまったく失い，従順で無気力になる．

後部眼窩前頭皮質の除去

両側の**眼窩前頭皮質**（orbital frontal cortex）の後部を除去すると，動物は極度に落ち着きのない運動を伴う不眠となる．つまり，動物はおとなしくじっとしていることができなくなり，ひっきりなしに動き回るようになる．

前帯状回と梁下回の除去

前帯状回（anterior cingulate gyri）と**梁下回**（subcallosal gyri）は，前頭前野と皮質下辺縁構造を連絡する辺縁皮質の一部である．両側の前帯状回と梁下回を破壊すると，中隔と視床下部の怒り中枢は前頭前野からの抑制から解放される．したがって，動物は獰猛になり，正常な場合に比べて，容易に怒りを発するようになる．

まとめ

新たな知見が加えられるまでは，大脳辺縁系の皮質領域は，大脳皮質の特定領域の機能と，行動表出パターンを制御する皮質下辺縁構造の機能との連合を司る中間的位置にあると述べるにとどめたい．例えば，前部側頭皮質は，特に味覚行動や嗅覚行動との連合を司ると認められる．また，海馬傍回には，後部側頭葉のウェルニッケ領域に由来する複雑な聴覚情報や複雑な思考との連合を生み出す傾向が認められる．帯状皮質中部および後部においては，感覚と運動の連合が生じていると信じてよい妥当な理由がある．

参考文献

Bird CM, Burgess N: The hippocampus and memory: insights from spatial processing. Nat Rev Neurosci 9:182, 2008.

Koelsch S: Brain correlates of music-evoked emotions. Nat Rev Neurosci 15:170, 2014.

LeDoux JE: Coming to terms with fear. Proc Natl Acad Sci USA 111:2871, 2014.

Lumb BM: Hypothalamic and midbrain circuitry that distinguishes between escapable and inescapable pain. News Physiol Sci 19:22, 2004.

Marek R, Strobel C, Bredy TW, Sah P: The amygdala and medial prefrontal cortex: partners in the fear circuit. J Physiol 591:2381, 2013.

Maren S, Phan KL, Liberzon I: The contextual brain: implications for fear conditioning, extinction and psychopathology. Nat Rev Neurosci 14:417, 2013.

Morton GJ, Meek TH, Schwartz MW: Neurobiology of food intake in health and disease. Nat Rev Neurosci 15:367, 2014.

Neves G, Cooke SF, Bliss TV: Synaptic plasticity, memory and the hippocampus: a neural network approach to causality. Nat Rev Neurosci 9:65, 2008.

Pessoa L: On the relationship between emotion and cognition. Nat Rev Neurosci 9:148, 2008.

Pitman RK, Rasmusson AM, Koenen KC, et al: Biological studies of post-traumatic stress disorder. Nat Rev Neurosci 13:769, 2012.

Rogerson T, Cai DJ, Frank A, et al: Synaptic tagging during memory allocation. Nat Rev Neurosci 15:157, 2014.

Roozendaal B, McEwen BS, Chattarji S: Stress, memory and the amygdala. Nat Rev Neurosci 10:423, 2009.

Russo SJ, Murrough JW, Han MH, et al: Neurobiology of resilience. Nat Neurosci 15:1475, 2012.

Russo SJ, Nestler EJ: The brain reward circuitry in mood disorders. Nat Rev Neurosci 14:609, 2013.

Sah P, Faber ES, Lopez De Armentia M, Power J: The amygdaloid complex: anatomy and physiology. Physiol Rev 83:803, 2003.

Sara SJ: The locus coeruleus and noradrenergic modulation of cognition. Nat Rev Neurosci 10:211, 2009.

Ulrich-Lai YM, Herman JP: Neural regulation of endocrine and autonomic stress responses. Nat Rev Neurosci 10:397, 2009.

第60章
脳の活動状態：睡眠，脳波，てんかん，精神病，認知症

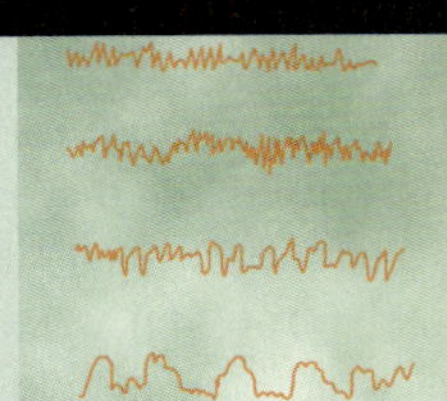

われわれはみな，脳活動には，睡眠，覚醒，極度の興奮や，昂揚感，抑うつ，恐怖などの異なるレベルの心理状態を含む，さまざまな状態があることに気づいている．これらのすべての状態は，通常は脳内で生成される活性化あるいは抑制化する力によってつくられる．第59章では，脳の大部分を活性化しうる異なるシステムについて述べ，この主題に関して部分的な議論を開始した．本章では，睡眠をはじめとする脳活動の特有の状態について，それぞれ簡単に概観する．

睡眠

睡眠（sleep）とはヒトが感覚刺激あるいはその他の刺激によって覚醒しうる，無意識の状態と定義され，刺激により覚醒しない**昏睡状態**（coma）とは区別されるべきものである．睡眠には非常に浅い睡眠から深い睡眠まで，多くの段階がある．以下に述べるように，睡眠の研究者は睡眠をまったく質の異なる2つの状態に分ける．

2つの型の睡眠：徐波睡眠と急速眼球運動睡眠（レム睡眠）

毎晩，ヒトが眠っている間，睡眠は次の2つの主要な状態を交互に繰り返す（図60.1）．①**急速眼球運動睡眠**（レム睡眠（rapid eye movement sleep：REM sleep））中は，ヒトは安静睡眠状態にもかかわらず，急速眼球運動がみられる．②**徐波睡眠**（slow-wave sleep）あるいは**ノンレム睡眠**（non-REM（NREM） sleep）中には，脳波は高振幅で周波数の遅い徐波となる．

若年者では，レム睡眠は全睡眠の25％を占め，通常は90分ごとに現れる．レム睡眠はあまり静穏なものではなく，しばしば鮮やかな夢を伴う．一晩の睡眠のうちの大部分は徐波睡眠（ノンレム睡眠）であり，深く静穏な睡眠で，長時間の覚醒が続いた後の睡眠では，最初の1時間に経験されるものである．

レム睡眠（逆説睡眠，非同期性睡眠）

若年者では，一晩の通常睡眠で，5〜30分持続するレム睡眠が通常90分ごとに現れる．眠気が極度に強いときは，レム睡眠の持続時間が短くなり，時に消失する．一晩を通じて十分に休息がとれている場合は，レム睡眠の持続時間は長くなる．

レム睡眠には以下に挙げる重要な特徴がある．

①夢や身体筋活動を伴う，活性化した睡眠の一型である．

②レム睡眠中は，深い徐波睡眠中よりも感覚刺激で覚醒することがさらに難しいが，ヒトは朝になるとレム睡眠中に自然に覚醒することが多い．

③体全体の筋緊張は極度に低下しているが，これは脊髄の筋制御領域の強力な抑制を示唆する．

④心拍と呼吸は通常不規則になる．これは夢をみているときに特徴的である．

⑤末梢骨格筋の筋活動は極度に抑制されているにもかかわらず，急速な眼球運動に加え，不規則な筋活動が起こる．

⑥レム睡眠中は脳機能が活動的となり，脳全体の代謝は20％近く増加しうる．また脳波は覚醒時と同様のパターンを示す．ヒトが眠っているにもかかわらず明らかな脳活動を認めることは逆説的であり，レム睡眠は**逆説睡眠**（paradoxical sleep）ともよばれる．

まとめると，レム睡眠は脳が活動的になるタイプの睡眠である．しかし，レム睡眠中のヒトは周囲の状況を十分に認知することはできないので，確かに眠っている．

徐波睡眠

24時間以上覚醒し続けた後に，眠りに落ちた際の最初の1時間の深い眠りのことを思い出すと，深い徐波睡眠の性質を理解することができる．この睡眠はきわめて静穏で，末梢血管トーヌスの低下や他の植物性機能の減少を伴っている．例えば，血圧，呼吸数や基礎代謝量は，10〜30％低下するといわれている．

しばしば徐波睡眠は“夢のない睡眠”とよばれるが，徐波睡眠中に夢をみることもあり，時には悪夢をみることすらある．徐波睡眠中にみる夢とレム睡眠中にみる夢の違いは，レム睡眠中にみる夢はより身体の筋活動に関連している．また徐波睡眠中にみる夢は記憶として固定化されないので，通常覚えていない．

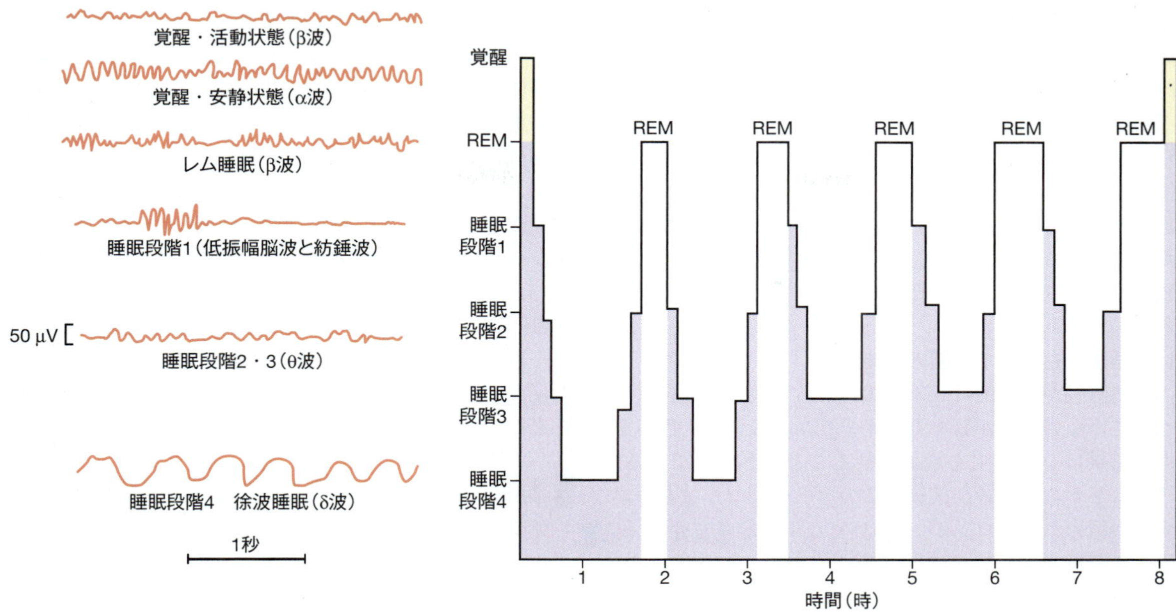

図 60.1　覚醒状態，レム（REM）睡眠，睡眠段階 1～4 における脳波の特徴の段階的な変化

睡眠の基本的な理論

睡眠は積極的な抑制過程に起因する

初期の睡眠に関する理論では，脳幹の上部にある興奮性の領域である網様体賦活系が日中覚醒している間に疲労し，不活性化するために睡眠が起こると考えられていた．現在では，重要な 1 つの研究の結果により，**睡眠は積極的な抑制過程に起因する**と考えられている．その研究とは，脳幹を橋中部で切断しても，大脳皮質は睡眠状態にならないことを示したもので，言い換えれば，脳幹の橋中部より下部にある睡眠の中枢が脳の他の部位を抑制することによって，睡眠が生じると考えられる．

睡眠を生み出す神経中枢，神経伝達物質とメカニズム：セロトニンがおそらく担っている特有の役割

脳の特定の部位を刺激すると，自然睡眠と似た特徴をもつ睡眠が惹起される．それらの部位は以下の通りである．

①刺激によりほぼ自然な睡眠を惹起する，最も確かな部位は，橋の下部から延髄にかけて存在する**縫線核群**（raphe nuclei）である．この縫線核群は正中部に位置する，薄いシート状の特殊なニューロン群を構成する．縫線核群から出る神経線維は局所的には脳幹網様体に広がり，さらに上行して視床や視床下部，辺縁系のほとんどの部位や，大脳新皮質にまで達する．さらに，下行性に脊髄まで伸び，後角で終末を形成し，痛覚などの感覚信号の入力を抑制しうることは第 49 章で学んだ通りである．縫線核群から出る神経線維のうちの多くの神経終末はセロトニンを分泌する．セロトニンの生成を阻害する薬剤を実験動物に投与すると，その個体はその後数日間，眠らなくなる．すなわち，セロトニンは睡眠の生成にかかわる伝達物質であると考えられる．

②**孤束核**（nucleus of the tractus solitarius）の一部を刺激することによっても，睡眠を誘発することができる．孤束核は，延髄と橋で迷走神経と舌咽神経を介して内臓性感覚が入力し終末を形成する場所である．

③間脳にも刺激すると睡眠を促進する部位がある．それらは，①視床下部吻側の**視交叉上領域**（suprachiasmal area）と，②視床に広く分布する核群である．

睡眠促進中枢の障害により，高度の覚醒状態が誘発される

縫線核群の限局した障害は高度な覚醒状態をもたらす．また，視床下部前部の内側吻側視交叉上領域の両側性障害も同様に，高度の覚醒状態を引き起こす．これらは両方とも，中脳および橋上部の興奮性の網様核の抑制が外れるために起こると考えられる．実際に，視床下部前部の障害により，高度の覚醒状態が引き起こされ，実験動物は疲労し死に至ることがある．

睡眠に関連する可能性のあるその他の神経伝達物質

これまでの実験から，数日間覚醒状態を保ち続けた動物の脳脊髄液，血液および尿中には，他の個体の脳室に注入すると睡眠を惹起する物質があることがわかっている．その 1 つは，**ムラミルペプチド**（muramyl peptide）である．これは低分子タンパクで，数日間覚醒させ続けた動物の脳脊髄液と尿に蓄積することがわかっている．

この睡眠誘発物質をほんの数μg第三脳室に注入すると，数分のうちにほぼ自然な睡眠が誘発され，その個体は数時間眠り続ける．

同様に睡眠を誘発する物質に，睡眠中の動物の血液から単離されたノナペプチドがある．また3番目の睡眠因子として，これはまだ分子として同定されていないが，数日間覚醒を続けた動物の脳幹の神経組織から単離された物質がある．覚醒状態を続けると，睡眠を誘発する物質が脳幹や脳脊髄液に蓄積し，睡眠を誘発する可能性がある．

レム睡眠をもたらす原因の可能性

徐波睡眠が周期的にレム睡眠にとって代わる理由はわかっていない．しかしアセチルコリンと類似した作用をもつ薬剤はレム睡眠を増加させることがわかっている．このことから，脳幹上部網様体のアセチルコリンを分泌する大型のニューロンが，その豊富な出力線維を介して，脳の広範囲を賦活するのではないかと考えられてきた．この仮説は，脳の特定の領域がレム睡眠中に過剰に活性化するが，その信号が脳内に適切に送られず，覚醒状態を特徴づける意識のある状態に至らないことを理論的に説明できる．

睡眠と覚醒間のサイクル

ここまでは，睡眠に関連する脳神経領域，神経伝達物質とメカニズムについてのみ述べてきたが，睡眠と覚醒が周期的に交代で出現する仕組みについては触れてこなかった．この仕組みはまだ十分に解明されていないが，われわれは睡眠と覚醒のサイクルが生じる機序について，以下のような仮説を提示できるかもしれない．

睡眠中枢が活性化されないと，中脳と橋上部の網様体賦活核が抑制から解放されて自発的に活性化する．この自発的な活動は，大脳皮質と末梢神経を興奮させ，両者が多くの**正のフィードバック**(positive feedback)を同じ網様体賦活核にもたらし，さらに活性化する．このようにして，いったん覚醒状態になると，これらの正のフィードバックによる覚醒状態が保持されることになる．

そして脳が活性化された状態が長時間持続すると，賦活系のニューロンが疲労してくる．その結果，中脳網様体核と大脳皮質の間の正のフィードバックが弱まり，睡眠中枢の睡眠促進作用が優位となり，覚醒から睡眠へ速やかに移行する．

この理論は全体として，睡眠から覚醒へ，そして覚醒から睡眠への速やかな移行を説明できる．また，ヒトの心が何かの思考に占拠されている場合の不眠と，身体活動により生じる覚醒状態を説明できる．

オレキシンニューロンは覚醒状態において重要である

オレキシン(orexin)(**ヒポクレチン**(hypocretin))は視床下部のニューロンにより生成され，オレキシン受容体のある脳の他部位に興奮性入力をもたらす．オレキシンニューロンは覚醒状態で最も活動しており，徐波睡眠およびレム睡眠では発火がほとんど停止する．オレキシン受容体の欠損やオレキシン産生細胞の破壊によるオレキシン不足は，**ナルコレプシー**(narcolepsy)を引き起こす．ナルコレプシーは日中の過度の眠気と，会話中や仕事中にさえ起こる突然の睡眠発作を特徴とする睡眠障害である．ナルコレプシーの患者には情動脱力発作(**カタプレキシー**(cataplexy))があり，突然筋緊張が低下して体の一部あるいは全身の脱力をきたす発作を経験することもある．このことはオレキシンが覚醒状態を保つことにおいて重要な役割をもつことを示すが，オレキシンが通常の日中の睡眠と覚醒のサイクルにおいてどのような役割を果たしているかは不明である．

睡眠が有する重要な生理学的機能

睡眠が重要な機能を担っていることは明らかである．すべての哺乳類は睡眠を必要とし，睡眠が完全に不足すれば**寝だめ**(catch-up sleep)や睡眠の**反跳(リバウンド)現象**(rebound sleep)が生じる．レム睡眠あるいは徐波睡眠が選択的に不足すると，これらの特異的な睡眠ステージの選択的なリバウンド現象を生じる．数日間のたとえ軽度な睡眠制限でさえも，認知および身体的能力，全体的な生産性，および健康を低下させる可能性がある．ホメオスタシスにおける睡眠の重要性は明らかで，2〜3週間の睡眠を奪われたラットが実際に死亡することがあるという事実からも明白である．睡眠の重要性が明確であるにもかかわらず，なぜ睡眠がわれわれの生活の本質的な一部となっているのか十分に理解されていない．

睡眠は主に次の2つの生理学的効果をもつ．第1に神経系への影響を，そして第2に，神経系以外の身体の機能システムへの影響である．特に神経系の影響は重要である．なぜならヒトが脊髄を頸髄レベルで横断切除された場合は(横断面の下位に睡眠覚醒サイクルがなくなるため)，横断面より下位での身体には睡眠サイクルの喪失に関連した悪影響を示さないからである．

しかしながら，睡眠の欠如は確かに中枢神経系の機能に影響を与える．長時間の覚醒は，しばしば思考過程の進行的な機能不全を伴い，時には異常行動を引き起こすことさえある．われわれはみんな覚醒期間が長期化した結末として思考の鈍化を経験するが，さらに強制的に覚醒を長く維持した場合には，イライラしたり，精神的に変調をきたすこともある．以上より，睡眠は，種々の方法により正常な脳活動レベルと中枢神経系の異なる機能間の正常なバランスの両方を回復させると考えられる．

睡眠は多くの機能を果たすと考えられ，その中には，①神経成熟，②学習または記憶の促進，③認知，④覚醒状態の脳における神経活動によって生成される代謝老廃物の除去，⑤代謝エネルギーの保存などがある．睡眠にこのような機能があるということについての証拠はいくつか示されているが，この考え方を支持する証拠につい

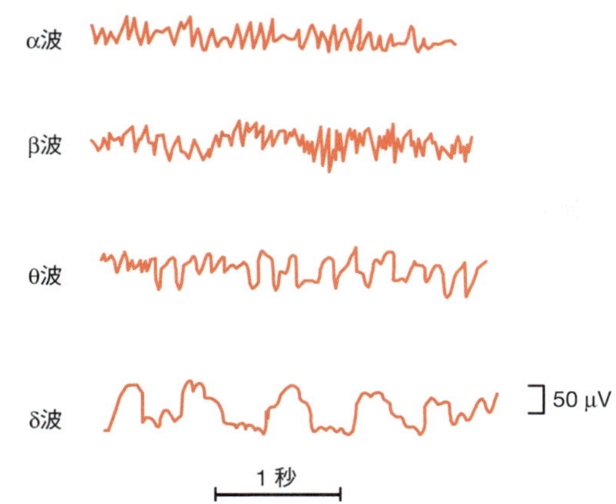

図 60.2 周波数帯域での分類（正常脳波）

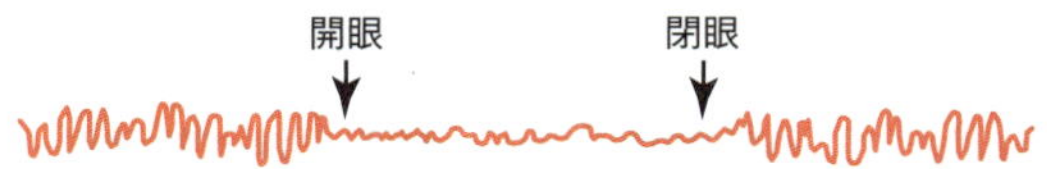

図 60.3 開眼後のリズムの変化（αリズムから非同期性低電位βリズムへ）

て疑問も投げかけられている．**睡眠の本質的な意義は中枢神経系の自然なバランスを回復させることであると仮定できるかもしれない**．しかし，睡眠に特異的な生理学的機能は依然として明らかでなく，多くの研究が必要とされる．

脳波

脳表面あるいは頭皮上からの電気的記録により，脳内には連続的な電気的活動が存在することが示されている．この電気的活動の強度およびパターンは，**睡眠**，**覚醒状態**（wakefulness），または**てんかん**（epilepsy）や**精神病疾患**（psychoses）などの脳疾患などによってもたらされる，脳の異なる部分の興奮の程度に規定される．図 60.2 に示すような，記録された電位の変動は**脳波**（brain wave）とよばれ，その記録全体も**脳波**，または**脳電図**（electroenchephalogram：EEG）とよぶ．

頭皮上から記録できる脳波の強度は 0～200 μV で，その周期は数秒ごとに 1 回から毎秒 50 回以上に及ぶ．脳波の波形は大脳皮質の対応部分の活動の程度に依存し，覚醒状態と，睡眠中と昏睡状態の間で著しく変化する．

多くの場合，脳波は不規則で，特異的なパターンは識別しがたい．時にははっきりとした独特のパターンが出現することもあり，後述するてんかんのような脳の特異的異常に特徴的なパターンが出現する場合もある．

健常人において，脳波の大半の波形は図 60.2 に示される **α 波**（alpha waves），**β 波**（beta waves），**θ 波**（theta waves），**δ 波**（delta waves）のいずれかに分類される．

α 波は 8～13Hz の頻度で発生する律動的な波形で，ほぼすべての健常成人の安静覚醒時，安静脳活動時に出現する．この α 波は，頭皮上では，後頭部領域において最も顕著に出現し，頭頂部および前頭部領域からも記録される．その電位は通常約 50 μV で，睡眠時に消失する．

ヒトが覚醒中に注意を特定の精神的活動に向けると，α 波は，非同期性でより高周波数で低振幅の β 波に置き換わる．明るい環境では，開閉眼により α 波への影響が生じる．つまり視覚の入力により α 波は迅速に抑制され，低電位の非同期性の β 波に置き換えられる（図 60.3）．

β 波は 14Hz 以上の周波数で，高い周波数帯域では 80Hz 程度まで生じ，主に頭頂および前頭領域から記録され，脳のこの領域の特異的な活性化により出現する．

θ 波は 4～7Hz の周波数帯域で，正常では小児の頭頂および側頭領域で出現するが，成人でも感情的なストレス下，特に失望や欲求不満にある場合には，出現することがある．また θ 波は多くの脳疾患や変性疾患でも起こる．

脳波上の 3.5Hz 未満の周波数の波形は δ 波とされる．δ 波の電位はしばしば他の周波数帯域と比較して 2～4 倍高い．深睡眠時，幼児期，あるいは脳の器質的疾患などでみられる．また δ 波は，皮質下レベルで視床から分離切除された動物の大脳皮質からも記録される．したがって，δ 波の起源は大脳皮質と考えられ，大脳皮質より下位領域の脳活動とは独立したものとされる．

脳波の起源

脳内の単一ニューロンまたは単一神経線維の活動を頭皮上から記録することは困難である．頭皮上から脳活動を記録するには数千または数百万のニューロンまたは神経線維が**同期**（synchronously）して，発火する必要がある．そして個々のニューロンまたは神経線維から生じる電位の総和として頭蓋骨を超えて頭皮上から記録される．したがって，頭皮上から記録される脳波の強度は主に，互いに同期して出現するそのニューロンおよび神経線維の数によって決定され，脳内の電気活動全体によるものではない．実際，**強い非同期性**（nonsynchronous）の神経信号の場合，逆向きの極性により，互いに打ち消し合うため脳波として記録されないことが多い．この現象は図 60.3 に示されており，閉眼時に約 12Hz の周波数帯域で大脳皮質の多くのニューロンが同期発火し，α 波として記録される．開眼後，脳活動は顕著に増加するも，その同期性は乏しくなることで脳波が互いに打ち消し合い，不規則な高周波数の低電位波（β 波）が出現する．

α 波の起源

視床と皮質間の連結がなければ大脳皮質における α 波は発生しない．逆に，視床を取り囲む**網状核**（reticular nuclei）の非特殊層や視床深部に広く分布する核群の刺激では，しばしば視床皮質系において 8～13Hz の周波数での電気的波形を生じる．これらのことより，α 波は

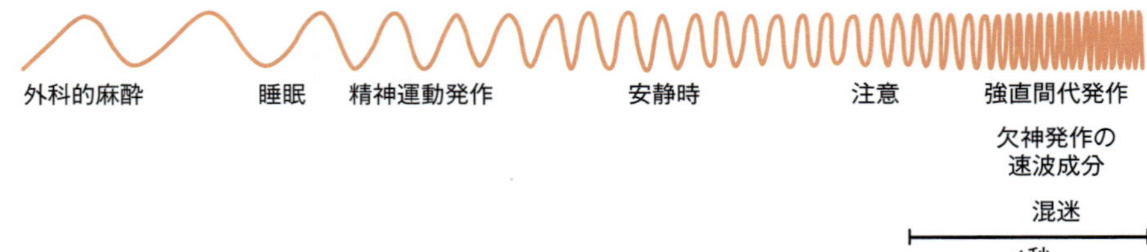

図 60.4 脳活動が脳波の基礎リズムに与える影響

このびまん性視床皮質系システムにおける自発的なフィードバックによる**振動**(発振，oscillation)により生じると考えられ，おそらくそのシステムには脳幹の網様体賦活系も含まれる．この発振がおそらく，α波の周期性と，文字通り何百万もの皮質ニューロンの同期した活性化を引き起こすと推測される．

δ波の起源

視床から大脳皮質への線維連絡を離断して，皮質への視床活性化を阻害することでα波は消失するが，皮質におけるδ波の形成が阻害されることはない．これは，脳の下部構造から独立した，何らかの同期機構が，皮質ニューロンシステムに働くことを示唆する．

δ波は深徐波睡眠期にも出現し，これはその時間帯において大脳皮質が視床を含めた下部構造の活性化による影響から解放された状態にあることを示唆する．

脳波の周波数への各種の脳活動の影響

脳活動と脳波の周波数には密接な関連があり，脳活動が高まれば脳波の平均周波数は進行性に増加する．図 60.4 に示すように，δ波は外科による麻酔や深睡眠時に，θ波は精神運動活動時に，α波は安静時に，そしてβ波は集中した精神活動時や恐怖時に出現する．図 60.3 に示すように，精神活動時の脳波は，通常同期化よりむしろ脱同期化し，皮質活動が著しく増加したにもかかわらずその電位は顕著に低下する．

覚醒と睡眠の異なる段階での脳波変化

図 60.1 は，覚醒から睡眠にかけての異なる段階における典型的な脳波変化である．図の最初の2つの脳波で示されるように，覚醒度の高いときには周波数の高いβ波を伴うのに対して，安静覚醒時にはα波を伴う．

徐波睡眠は4つの段階に分類される．第1段階は軽睡眠で，脳波は低振幅となる．この低振幅時に，**睡眠紡錘波**(sleep spindles)とよばれる短い持続の紡錘形の突発的なα波が周期的に出現する．そして徐波睡眠の第2～4段階では，脳波の周波数は徐々に遅くなり，第4段階では1～3Hzであるδ波となる．

図 60.1 にはレム睡眠中の脳波も示してある．レム睡眠時の脳波は，覚醒時の脳波と区別することがしばしば困難である．ここでみられる波形は不規則で高い周波数帯域であり，これは通常，覚醒時に認める脱同期性の神経活動を示唆する．ゆえに，十分な脳活動が存在するにもかかわらずニューロンの発火に同期性がみられないという点でレム睡眠は**脱同期睡眠**(desynchronized sleep)ともよばれる．

てんかん発作とてんかん

てんかん発作とは，制御不能な過剰な神経興奮により引き起こされる脳機能の一時的な遮断である．発作発現は，そのニューロン発火の分布に応じて多様で，他覚的には確認が困難な軽微な発作(経験的現象)から著明な痙攣発作にまで多彩である．これらの一時的な**症候性発作**(symptomatic)は，原因病態が是正されれば出現しなくなる．これは急性電解質異常，低血糖症，薬物(例えばコカイン)，子癇，腎不全，高血圧性脳症，髄膜炎など，多くの神経学的または内科的病態によって引き起こされうる．人口のおよそ5～10%は生涯に少なくとも1回のてんかん発作を経験するとされる．

症候性発作に対して，てんかんとは**反復発作**(recurrent seizures)を呈する慢性状態のことであり，その発作は非常に短いあるいは他覚的に覚知困難な症状から，激しい震えや痙攣までさまざまである．てんかんは単一疾患ではない．また，臨床症状は多彩で，脳機能障害や脳損傷(外傷，腫瘍，感染または変性疾患など)などの多様な背景となる原因や病態生理学的機構を反映する．遺伝的因子は重要ではあるものの，多くの患者では特定の原因を明確にすることはできず，いくつかの因子が並存した状態が存在する可能性があり，後天的脳病態と遺伝的素因を反映すると考えられる．てんかんは人口の約1%，または全世界では6500万人に至るものと推定される．

基本的に，てんかん発作は，脳機能の抑制と興奮との正常なバランスの崩壊か，脳内の1つ以上の領域における伝播によって生じる．ニューロンの興奮を増加させる，あるいはその興奮の抑制を破綻させるような薬物・病態因子により，**てんかん原性**(eliptogenic：てんかんに罹患しやすい状況，病態)が生じうる．一方，有効な抗てんかん薬は興奮を減弱させ抑制を促進する．外傷，脳卒中，または感染による脳障害を患っている場合，発作が始まる前に，受傷後から数ヵ月または数年間の遅延期間がある場合がある．

てんかん発作は，①一側大脳半球内の一焦点領域に限

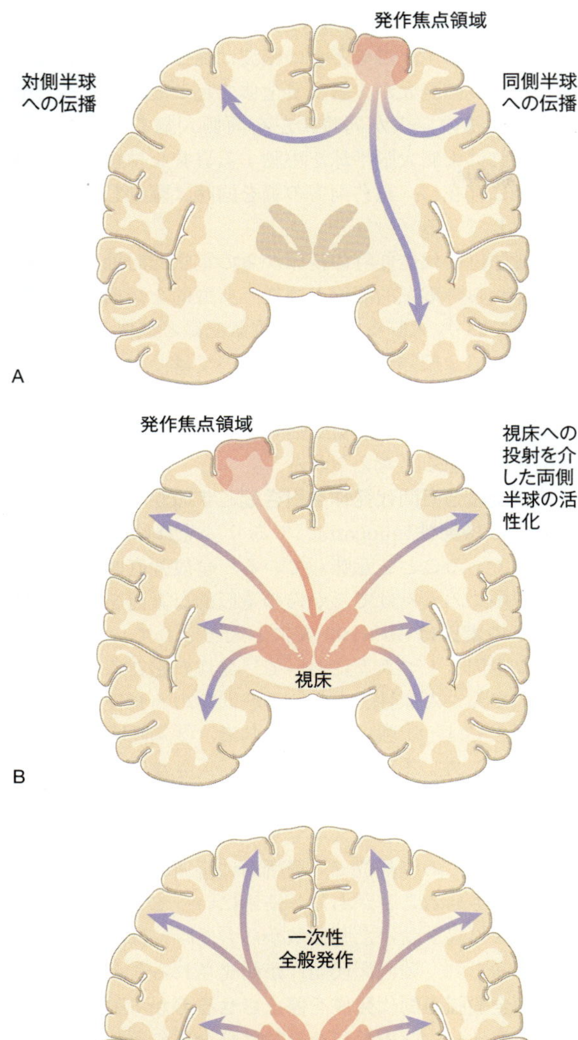

図 60.5　てんかん発作発射の伝播のパターン
A：てんかん焦点からの発作発射は同側半球の神経線維か対側半球の皮質への神経線維を通して伝播する．B：焦点性発作の二次性全般化は時に皮質下への伝播によって起こり，視床への投射を介して両側半球が活性化する．C：一次性の全般発作は発作発射が視床と大脳皮質の結合を介して非常に速く，同時に両側半球に広がることで起こる．

局した**焦点発作**（**部分発作**(focal seizures (partial seizures))ともよばれる）と，②両側大脳半球の大脳皮質をびまん性に巻き込む**全般発作**(generalized seizures)の2型に大別される．しかしながら，焦点発作は時に全般発作に発展することがある．

焦点発作（部分発作）

焦点発作は，大脳皮質の限局した小さな局在または大脳および脳幹などの深部構造から始まり，その発作が巻き込む脳領域の機能を反映した臨床症状を呈する．多くの場合，局在関連てんかん（部分てんかん）は，局所的な器質的病変または機能異常に起因し，例えば，①隣接する神経組織を巻き込む脳の瘢痕組織，②圧迫性の脳腫瘍，③脳組織の破壊性病変，④先天的な局在性の神経回路異常の異常などである．

これらの病変により，きわめて速やかな発火の出現が局所のニューロンに容易に生じうる．その発火の頻度が毎秒数百を超えると，同期性の活動が隣接する皮質領域に広がり始める．このような波形活動は，おそらく，**局所性反響回路**(localized reverberating circuits)によって生じて，それが徐々に隣接皮質領域をてんかん性発射領域に巻き込んでいくと考えられる．この隣接領域へ拡大する速さは，遅ければ数 mm/分の速度で，速ければ数 cm/秒の速さである．

焦点発作は局所性に広がることもあれば，より遠隔な部位の対側皮質，および両側半球への広範なつながりを有する視床への投射経路を介して脳皮質下の領域へ広がることがある（図 60.5）．このような興奮性のてんかん活動が運動皮質に至ると，反対側の身体全体に筋収縮が起こる，その臨床症状は進行性に“マーチ（行進）”しながら広がりを呈する．最も典型的な場合は，口部周囲で始まり，下肢まで進行性に下降性に“マーチ”し，時にこのマーチは逆方向に進むことがある．この現象がいわゆる**ジャクソン・マーチ**(jacksonian march)である．

焦点発作は，発作中に意識が保持されていれば**単純部分発作**(simple partial)と分類され，意識の障害を伴う場合には**複雑部分発作**(complex partial)として分類される．単純部分発作には前兆が先行することがあり，例えば恐怖感などの感覚発作で，身体一部の律動的な痙攣や強直性拘縮などの運動症候が後続する．焦点発作は，脳の単一の領域に限局しその多くは側頭葉であるが，時にはその発作活動が強く焦点領域から広がりをみせ意識障害を伴う発作に至ることがある．複雑部分発作も前兆から始まることがあり，意識障害や，咀嚼や唇鳴らしなどの繰り返す奇異な運動（**自動症**(automatisms)）が後続する．発作消退後，患者は前兆を除いて発作の記憶がない．発作後，正常な神経機能に回復するまでに時間を要することがあり，この期間は**発作後期間**(postictal period)とよばれる．

精神運動発作(psychomotor seizures)，**側頭葉発作**(temporal lobe)，**辺縁系発作**(limbic seizures)などは，過去に使用されてきた症状を記載する用語で，現在は複雑部分発作として分類される発作型である．しかしながらこれらは同義語ではない．複雑部分発作は側頭葉以外の領域からも生じることがあり，また辺縁系が必ずしも巻き込まれるわけではない．また精神運動発作としての要素をもつ自動症（“精神運動”の要素）は，複雑部分発作でつねにみられるわけではない．この発作型はしばし

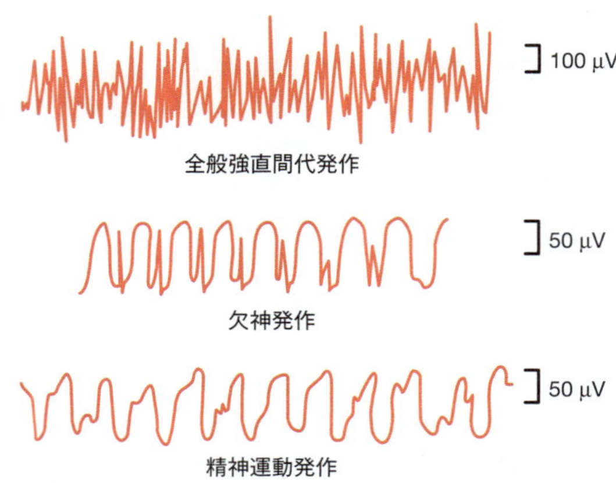

図 60.6 各種てんかんでみられる脳波

ば大脳辺縁系の一部を巻き込み，海馬，扁桃体，中隔核，そして側頭葉皮質の一部などがそれに相当する．

図 60.6 の下段の脳波は，精神運動発作の典型的な脳波で，2～4Hz の低周波数帯域の矩形波を示し，時折 14Hz の波形が重なる．

全般発作

全般発作とは，開始時点から，視床と皮質との相互の連続性を介して両側大脳半球に迅速かつ同時に伝播するびまん性の過剰で制御不能なニューロン発火によって特徴づけられる（図 60.5）．しかし，原発性の全般発作と急速に伝播する焦点発作を区別することは臨床的に困難な場合がある．全般発作は，その発作時症候に応じて細分類される．それは，どの皮質下および脳幹領域が発作に関与するかに基づいた分類でもある．

全般強直間代発作（大発作）

全般強直間代発作（generalized tonic–clonic seizures）は，かつては**大発作**（grand mal seizures）とよばれ，突然の意識消失と大脳皮質，大脳深部，脳幹も含む脳の全領域からのきわめて激しいニューロンの発火が特徴である．また，その発火が脊髄まで及んだ場合には，時に全身の全般強直発作を引き起こし，その後緊張性と痙攣性の筋収縮が交代して出現する**強直間代発作**（tonic–clonic seizures）とよばれる状態に移行し発作は終局に向かう．患者はしばしば舌を咬んだり，“飲み込んだり”するため呼吸ができなくなり，時にチアノーゼを認めるような状態となることもある．またしばしば異常信号が脳から内臓まで送られた結果，尿失禁や便失禁を認める．

通常全般強直間代発作は数秒から 3～4分持続する．また神経系全体の**発作後抑制**（postseizure depression）も特徴的であり，患者は発作が終わっても 1分かそれ以上の間は昏迷状態となる．その後激しい疲労により，しばしば数時間眠ってしまう．

図 60.6 の一番上の脳波記録は全般強直間代発作の強直相においてほぼすべての皮質領域から記録される典型的な脳波を示す．このときの脳波は高振幅，高周波数のニューロンの発火が大脳皮質全体で起こっていることを示す．同様の発火が同時に左右両側大脳で起こっており，それは両側大脳半球を駆動する異常な神経回路が脳の深部に存在し，左右両方の脳を同時に駆動していることを示している．

全般強直間代発作時の視床からの電気的記録は，脳幹網様体からの電気的記録と同様，典型的な高振幅の活動を認めており，大脳皮質からの電気記録と類似している．したがって全般強直間代発作においては，おそらく視床と大脳皮質の異常な活性化だけではなく，視床より下位の脳幹における大脳皮質賦活系それ自身の異常な活性化も関与していると考えられる．

何が全般強直間代発作を引き起こすのか：大部分の全般発作は**特発性**（idiopathic）であり，それは発作の原因が不明であることを意味している．全般強直間代発作を有する多くの人々はてんかんの遺伝的な素因をもっており，その素因は 50～100 人に 1 人とされている．そのような素因をもつ人々において，発作が起こるまで，異常な“てんかん原性”をもつ神経回路の興奮性を高める要因としては，①強い情動的な刺激，②過呼吸によるアルカローシス，③薬剤，④発熱，⑤大きな音や点滅光がある．

遺伝的な素因がない人々でも，ある種の脳外傷は，ほとんどすべての脳部位で，局所的に脳領域の過剰な興奮性を上昇させることがある．簡単にいってしまえば，このような外傷を受けた脳領域からも，時には脳賦活系へ信号が送られ，強直間代発作が誘発されることになる．

何が全般強直間代発作を停止させるのか：強直間代発作中のニューロンの過剰な活動は脳全体の多くの反響神経回路が同時に活動することにより起こると考えられる．発作を停止させる要因はよくわかっていないが，発作により活性化される抑制性ニューロンによる**能動的抑制**（active inhibition）が起こっている可能性が考えられる．

欠神発作（小発作）

欠神発作（absence seizures）は，かつては**小発作**（petit mal seizures）とよばれ，通常は小児期や思春期の初期に発症し，小児におけるてんかんの 15～20％を占める．欠神発作においてもほぼ確実に視床–大脳皮質の脳賦活系が関与している．この発作は通常 3～30 秒ほど意識を消失した状態か，意識が低下した状態となるのが特徴で，その期間患者はしばしば一点を凝視し，瞬目などの特に頭部領域の攣縮様の筋収縮が認められる．その後意識は回復し，それまでしていた行動を再開する．このような一連の事象を**欠神発作症候群**（absence syndrome）や**欠神てんかん**（absence epilepsy）と称する．

患者は何ヵ月に 1 回程度の発作のこともあれば，まれには発作を連続して何回も短期間で起こすこともある．

通常欠神発作は小児期か思春期にはじめて出現し，30歳までに消失する．まれではあるが，欠神発作が全般強直間代発作を引き起こすこともある．

欠神発作の患者における脳波を**図60.6**中央に示しており，**棘穹パターン**(spike and dome pattern)とよばれる(**訳者注**：現在は**棘徐波パターン**(spike and wave pattern)と記されることが多い)．この脳波パターンは大脳皮質のほぼ全体から記録され，発作に視床−大脳皮質の脳賦活系が多少なりとも関与していることを示している．実際，動物実験では，発作が，①抑制性の視床網様体ニューロン(抑制性のγ−アミノ酪酸(GABA)作動性ニューロン)と，②**興奮性**(excitatory)の視床皮質ニューロンと皮質視床ニューロンの両者で形成される電気的活動の発振により起こることが示されている．

てんかんの治療

現在使用可能な抗てんかん薬の大部分は発作の開始や拡大を止めるが，一部の薬剤では詳細な機序はわかっておらず，複数の作用機序をもつ薬剤も存在する．以下に種々ある抗てんかん薬の効果をいくつか挙げる．①電位依存性 Na^+ チャネルの阻害(例：カルバマゼピン，フェニトイン)，②カルシウム電流の変化(例：エトスクシミド)，③ GABA の効果の増強(フェノバルビタール，ベンゾジアゼピン)，④最も広範囲に存在する神経伝達物質であるグルタミン受容体の阻害(例：ペランパネル)，⑤複数の作用機序(例：バルプロ酸，トピラマート，これらは電位依存性 Na^+ チャネルを阻害し，脳内の GABA の量を増加させる)．現在のガイドラインは，発作や患者の年齢やその他の要因によって抗てんかん薬を選ぶことを勧めている．しかし，発作の基盤的原因を治すことができるのであればそれが最もよい選択肢である．

てんかんは通常は適切な内服治療によりコントロールすることができる．しかしながら，てんかんが難治性であり内服治療に反応しない場合には，脳波が焦点発作を起こしうる，脳の器質的疾患から出現する異常な棘波の部位を同定するために使用される．そのような局所的な部位が同定された場合は，焦点の外科的切除により発作を抑制できることが多い．

精神病的行動：特定の神経伝達物質系の役割

さまざまな精神疾患や認知症の患者を対象にした臨床研究により，これらの多くの疾患は特定の神経伝達物質を分泌するニューロンの機能が喪失することにより起こることが示唆されている．そのような患者の治療には神経伝達物質の欠乏を解消する薬剤が有効である．

第57章ではパーキンソン病の原因について述べた．パーキンソン病では尾状核や被殻で神経終末から**ドーパミン**(dopamine)を分泌する黒質のニューロンが減少することが原因である．また第57章ではハンチントン病についても GABA分泌ニューロンやアセチルコリン分泌ニューロンの減少が，患者特有の**異常な運動パターン**(specific abnormal motor pattern)や**認知症**(dementia)と関与していることを指摘した．

うつ病と躁うつ病：ノルアドレナリンとセロトニン神経伝達系の活動低下

米国で800万人以上が罹患する**うつ病**(mental depression psychosis)は，脳内でノルアドレナリンとセロトニンのいずれかあるいは両者の生成が低下することで起こることが，多くの研究で示唆されている(最近の研究では他の神経伝達物質の関与も指摘されている)．うつ病の患者は疾患の症状として悲しみや不幸感，絶望や惨めな感情を経験する．それに加え，患者は食欲や性的欲求が減退し，高度の不眠に悩まされることも多い．しばしばうつ状態にもかかわらず精神運動興奮状態を伴うことも多い．

一定数の**ノルアドレナリン分泌ニューロン**(norepinephrine-secreting neurons)は脳幹，特に青斑核に存在する．これらのニューロンは脳の辺縁系，視床，大脳皮質の多くの部分に神経線維を送っている．橋下部から延髄にある正中縫線核内に存在する多くのセロトニン分泌ニューロンもまた辺縁系やその他の脳の領域に神経線維を送っている．

うつ病がノルアドレナリンやセロトニン分泌ニューロンの活動の低下によるものと考えられている主要な理由は，レセルピンのようなノルアドレナリンやセロトニンの分泌を抑制する薬剤がしばしばうつ状態を引き起こすためである．逆にうつ病患者の約70%はノルアドレナリンやセロトニンの神経終末における興奮性の効果を高めるような薬剤により効果的に治療される．そのような薬剤としては，①一度産生されたノルアドレナリンやセロトニンの分解を阻害するような**モノアミン酸化酵素阻害薬**(monoamine oxidase inhibitors)や，②神経終末でのノルアドレナリンとセロトニンの再取り込みを阻害し，これらの伝達物質が分泌後より長時間活性状態に維持する作用のある**イミプラミン**(imipramine)や**アミトリプチリン**(amitriptyline)などの**三環系抗うつ薬**(tricyclic antidepressants)がある．

うつ状態を伴う患者の中にはうつ状態と躁状態を交互に繰り返す場合もあり，**双極性障害**(bipolar disorder)や**躁うつ病**(manic-depressive psychosis)とよばれる．またうつ状態の症状がなく，躁状態だけ呈する患者も少数存在する．

ノルアドレナリン系やセロトニン系は通常は脳の辺縁系を活性化させ，健康感，幸福感や満足感，食欲，適切な性的欲求や精神運動のバランスを高めると考えられる．これが過剰になった場合は躁状態になると推測される．このような概念を裏づける事実として，視床下部の快楽や報酬の中枢とその周囲の領域にノルアドレナリンとセロトニン系の神経終末が豊富に存在する知見が挙げられる．

統合失調症：ドーパミン系の部分的な機能亢進の可能性

統合失調症にはさまざまな病型がある．典型的な病型は幻聴，妄想や強い恐怖感や非現実感を抱くものである．多くの統合失調症患者は高度に偏執的で，外部から迫害を受けているという感覚をもつ．彼らは支離滅裂な発言をし，思考は乖離し，筋道の通らない考え方をする．またしばしば内向的で，時には異常な姿勢をとったり，固縮を認めることもある．

統合失調症は，以下の３つの可能性のうちの１つ，もしくは複数に起因すると考えられている．①大脳皮質**前頭前野**(prefrontal lobes)の複数の領野において，正常では神経伝達物質のグルタミン酸により興奮するシナプスの多くがその神経伝達物質に対する反応性を失うことで，ニューロンからの信号伝達が阻害され，信号処理が機能不全に陥る．②前頭葉を含む脳の行動中枢でドーパミンを分泌するニューロン群の過剰な興奮．または，③**海馬周辺を中心に存在する辺縁系の行動制御系**の重要な部分が機能異常に陥っている状態．

統合失調症において前頭前野が機能異常に陥っていると考えられている根拠は，サルにおいて，前頭前野に広範囲に多数の病変をつくった場合に統合失調症様の精神活動のパターンを示すことによる．

ドーパミンも統合失調症の１つの原因であることが示唆されている．なぜならパーキンソン病においてL-ドーパとよばれる薬剤で治療された患者の中には統合失調症様の症状を示す患者もいるからである．この薬剤は脳内にドーパミンを放出し，それはパーキンソン病の治療としては利点である．しかしそれは同時に前頭前野や他に関連する領野の機能を抑制する．

統合失調症患者においては，黒質上内側の中脳腹側被蓋に存在するドーパミン分泌ニューロン群が過剰にドーパミンを放出していることが示唆される．これらのニューロンは**中脳辺縁系のドーパミン作動系**(mesolimbic dopaminergic system)とよばれ，辺縁系の内側もしくは前方，特に海馬や扁桃体，前部帯状回，前頭前野の一部に神経線維を送り，ドーパミン分泌を行っている．これらの領域はすべて強力に行動を制御する中枢である．

さらに統合失調症がドーパミンの過剰産生により起こるかもしれないという説がより強い説得力をもつ理由としては，統合失調症の治療に有用なクロルプロマジンやハロペリドール，チオチキセンなどの薬剤はすべてドーパミン作動性ニューロンの神経終末でドーパミンの分泌を減少させるか，シナプス後ニューロンへのドーパミンの効果を減弱させるかのどちらかであるからということが挙げられる．

最後になるが，統合失調症患者においてしばしば，特に優位半球で海馬の容積が減少していることがわかり，統合失調症に海馬が関与している可能性が発見された．

アルツハイマー病：アミロイド斑と記憶力の低下

アルツハイマー病(Alzheimer's disease)は脳の早期老化と定義され，通常は中年で発症し，急速に進行し，非常に高齢の人々と同程度にまで知能が低下する．アルツハイマー病の臨床的特徴として，①健忘型の記憶障害，②言語機能の低下，③視空間認知の障害が挙げられる．運動，感覚の障害，歩行障害，てんかん発作については疾患が進行するまでは一般的には認めない．アルツハイマー病において一貫して認める所見としては記憶処理を行う一部の辺縁系のニューロンの脱落がある．この疾患における記憶機能の喪失は壊滅的に重度である．

アルツハイマー病は進行性で致命的な神経変性疾患であり，日常生活の遂行能力が障害され，疾患が進行すると，さまざまな神経学的，精神医学的な徴候と行動の異常を認める．アルツハイマー病患者では通常発症してから数年で常時介護が必要な状態に陥る．

アルツハイマー病は高齢者では最も一般的な認知症であり，米国では500万人以上が罹患していると推察される．アルツハイマー病の有病率は年齢が５歳上がるごとにおおよそ２倍になり，60歳では約1%の有病率だが85歳では約30%に増加する．

アルツハイマー病には脳へのβアミロイドペプチドの蓄積が関与する

病理学的にはアルツハイマー病患者の脳ではβアミロイドペプチドの量が増加している．このペプチドは凝集してアミロイド斑となり，10μmから数百μmになるものもあり，大脳皮質，海馬，大脳基底核，視床，さらには小脳にまで広い領域で認められる．したがってアルツハイマー病は代謝性の変性疾患のようにも考えられる．

アルツハイマー病の病因として過剰なβアミロイドペプチドの蓄積が重要な役割を果たすことについては，以下のような所見により示唆される．①これまでに知られているアルツハイマー病にかかわる遺伝子変異はすべてβアミロイドペプチドの産生を増加させる．②第21染色体のトリソミー(ダウン症)の患者はアミロイドタンパク前駆物質の遺伝子を３コピーもっており，中年期までにアルツハイマー病に特徴的な症状をきたす．③コレステロールを組織に運搬する血中のタンパク質にアポリポプロテインEがあるが，それを制御する遺伝子に異常をもつ患者においてはアミロイドの沈着が促進し，アルツハイマー病のリスクが非常に高くなる．④ヒトのアミロイドタンパク前駆物質を過剰に産生するように遺伝子導入したトランスジェニックマウスにおいては，アミロイド斑の蓄積に関連して学習障害と記憶障害をきたすようになる．⑤アルツハイマー病患者での抗アミロイド抗体の産生は疾患の進行を遅らせるようである．

脳血管障害がアルツハイマー病の進行に関与するかもしれない

高血圧(hypertension)や**アテローム性動脈硬化症**(atherosclerosis)に起因する脳血管障害もアルツハイマー病に重要な役割を果たす知見が増加している．脳血管障害は後天的な認知機能障害や認知症をきたす２番目に多い原因であり，アルツハイマー病の患者において認知機能の低下に関与する可能性が高い．事実，脳血管障害の危険因子と考えられている高血圧や糖尿病，脂質異常症は，アルツハイマー病が進行する危険性も著しく増加させることが明らかとなった．

参考文献

Bloom GS: Amyloid-β and tau: the trigger and bullet in Alzheimer disease pathogenesis. JAMA Neurol 71:505, 2014.

Brown RE, Basheer R, McKenna JT, et al: Control of sleep and wakefulness. Physiol Rev 92:1087, 2012.

Buysse DJ: Insomnia. JAMA 309:706, 2013.

Cirelli C: The genetic and molecular regulation of sleep: from fruit flies to humans. Nat Rev Neurosci 10:549, 2009.

Corti O, Lesage S, Brice A: What genetics tells us about the causes and mechanisms of Parkinson's disease. Physiol Rev 91:1161, 2011.

Craddock N, Sklar P: Genetics of bipolar disorder. Lancet 381:1654, 2013.

Faraco G, Iadecola C: Hypertension: a harbinger of stroke and dementia. Hypertension 62:810, 2013.

Goldberg EM, Coulter DA: Mechanisms of epileptogenesis: a convergence on neural circuit dysfunction. Nat Rev Neurosci 14:337, 2013.

Iadecola C: Neurovascular regulation in the normal brain and in Alzheimer's disease. Nat Rev Neurosci 5:347, 2004.

Irwin DJ, Lee VM, Trojanowski JQ: Parkinson's disease dementia: convergence of α-synuclein, tau and amyloid-β pathologies. Nat Rev Neurosci 14:626, 2013.

Jacob TC, Moss SJ, Jurd R: GABA(A) receptor trafficking and its role in the dynamic modulation of neuronal inhibition. Nat Rev Neurosci 9:331, 2008.

Loy CT, Schofield PR, Turner AM, Kwok JB: Genetics of dementia. Lancet 383:828, 2014.

Luppi PH, Clément O, Fort P: Paradoxical (REM) sleep genesis by the brainstem is under hypothalamic control. Curr Opin Neurobiol 23:786, 2013.

Maren S, Phan KL, Liberzon I: The contextual brain: implications for fear conditioning, extinction and psychopathology. Nat Rev Neurosci 14:417, 2013.

Peever J, Luppi PH, Montplaisir J: Breakdown in REM sleep circuitry underlies REM sleep behavior disorder. Trends Neurosci 37:279, 2014.

Querfurth HW, LaFerla FM: Alzheimer's disease. N Engl J Med 362:329, 2010.

Rasch B, Born J: About sleep's role in memory. Physiol Rev 93:681, 2013.

Sakurai T: Orexin deficiency and narcolepsy. Curr Opin Neurobiol 23:760, 2013.

Saper CB: The central circadian timing system. Curr Opin Neurobiol 23:747, 2013.

Stickgold R, Walker MP: Sleep-dependent memory triage: evolving generalization through selective processing. Nat Neurosci 16:139, 2013.

Tononi G, Cirelli C: Staying awake puts pressure on brain arousal systems. J Clin Invest 117:3648, 2007.

Xanthos DN, Sandkühler J: Neurogenic neuroinflammation: inflammatory CNS reactions in response to neuronal activity. Nat Rev Neurosci 15:43, 2014.

第61章

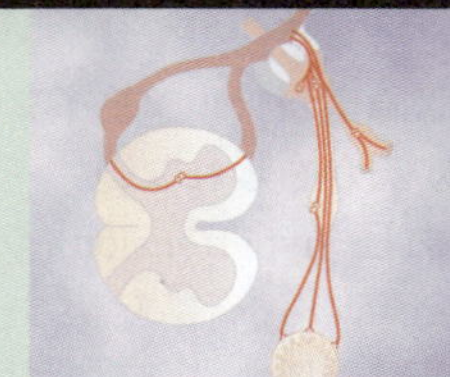

自律神経系と副腎髄質

自律神経系(autonomic nervous system)は大部分の内臓機能を制御する神経系である．自律神経系は，動脈圧，胃腸管運動，胃腸管分泌，膀胱排泄，発汗，体温，その他多くの機能の調節に関与する．これらの機能の中には，自律神経系によってほとんどすべてが制御されるものと，一部しか制御されないものとがある．

自律神経系の最も顕著な特徴は，迅速かつ強力に内臓機能を変化させることである．例えば，3〜5秒以内に心拍数を通常の2倍に増加させ，10〜15秒以内に動脈圧を2倍にすることができる．逆に，動脈圧は10〜15秒以内に失神を起こすほどに低下しうる．発汗は数秒以内に始まり，膀胱も不随意に数秒以内に空になりうる．

自律神経系の一般的構成

自律神経系は主として脊髄，脳幹，視床下部にある中枢により賦活化される．さらに，大脳皮質，特に大脳辺縁系からの信号が下位の中枢に伝えられ，自律神経調節に影響を与える．

自律神経系はまた，内臓反射を介して機能する．つまり，内臓器官からの意識にのぼらない求心性信号が，自律神経節，脳幹，または視床下部に入り，続いて意識されない反射性反応として直接内臓器官に戻り，それらの活動を制御する．

自律神経の遠心性信号は，**交感神経系**(sympathetic nervous system)と**副交感神経系**(parasympathetic nervous system)という2つの大きな系によって，さまざまな身体の器官に伝えられる．両者の特徴と機能を以下に述べる．

交感神経系の生理解剖

図61.1に末梢交感神経系の一般的構成を示す．図に特に示されているのは，①2本の**椎傍交感神経節鎖**(paravertebral sympathetic chains of ganglia)のうちの1本で，これは脊椎の同側の脊髄神経と相互連絡する，②**椎前神経節**(prevertebral ganglia)(腹腔神経節，上腸間膜神経節，大動脈腎動脈神経節，下腸間膜神経節，下腹神経叢)，③神経節から種々の内臓器官へと伸びる神経，である．

交感神経線維は，第1胸髄から第2腰髄までの脊髄神経とともに脊髄から起始し，最初に交感神経鎖に入り，その後，組織と器官に分布する．結果，これらの組織と器官は交感神経によって刺激されるようになる．

交感神経節前ニューロンと交感神経節後ニューロン

交感神経は，骨格筋を支配する運動神経とは以下の点で異なる．すなわち，脊髄から標的組織への各交感神経の経路は，**節前ニューロン**(preganglionic neurons)と**節後ニューロン**(postganglionic neurons)という2本のニューロンにより構成されるのに対し，運動神経では1本のニューロンで構成される．各交感神経節前ニューロンの細胞体は，脊髄内の中間質外側角にあり，節前ニューロンの軸索は図61.2に示すように，脊髄前根を通って対応する脊髄神経の中に入る．

脊髄神経が脊柱管を出るとすぐに，交感神経節前線維は脊髄神経を離れ，**白交通枝**(white ramus)を通って，交感神経鎖の交感神経節の1つに入る．節前線維は続いて，以下の3経路のうちのどれか1つの経路をとる．①入力した交感神経節で節後ニューロンとシナプスを形成する．②交感神経鎖を上方または下方に移動し，交感神経鎖の他の神経節の1つとシナプスを形成する．③交感神経鎖をさまざまな距離で走行した後，交感神経鎖から放射状に広がる交感神経の1つを通り，最終的に1つの末梢交感神経節(**訳者注**：椎前神経節のこと)とシナプスを形成する．

このように，節後交感神経ニューロンは交感神経鎖神経節の1つまたは末梢交感神経節の1つから起始することになる．これらの2つの起始部のどちらかから，節後線維はさまざまな標的器官へと分布する．

脊髄神経内の交感神経線維

節後線維のいくつかは，図61.2に示すように，すべての脊髄レベルにおいて，交感神経鎖からの脊髄神経へと**灰白交通枝**(gray rami)を通って戻る．これらの交感神経線維は非常に細いC線維であり，脊髄神経経由で全身へと分布する．その線維は，血管，汗腺，毛の立毛筋を支配する．平均的な脊髄神経のうち約8%の線維が交感神経線維であり，このことは交感神経線維が大変重要であることを示している．

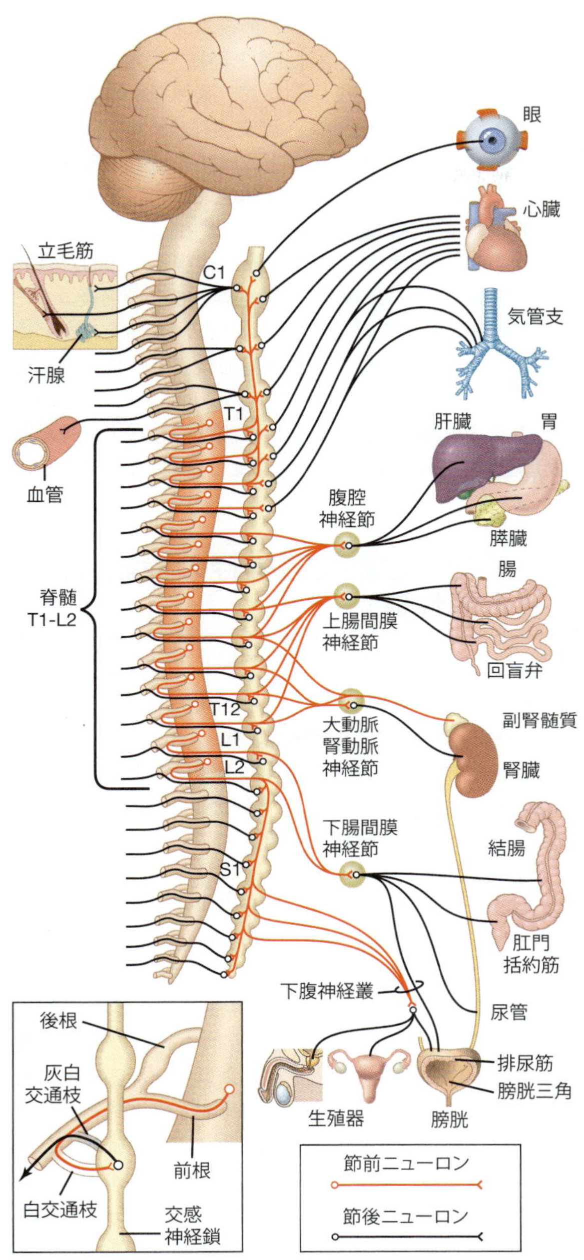

図 61.1　交感神経系
黒線は節後線維，赤線は節前線維を示す．

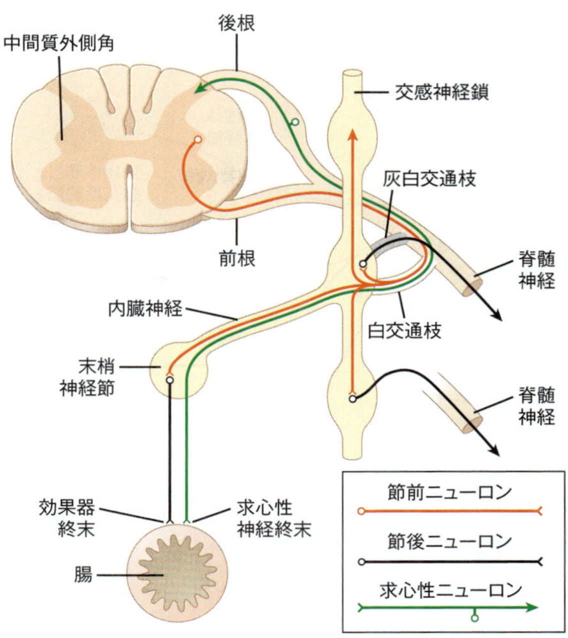

図 61.2　脊髄，脊髄神経，交感神経鎖，末梢交感神経の連絡

交感神経線維の髄節性分布

それぞれの脊髄の髄節から出る交感神経の経路は必ずしも，同じ髄節から出る体性脊髄神経線維と同じ身体部位に分布するわけではない．むしろ，①T1 レベルから出る交感神経線維は一般に交感神経鎖を上行して頭部に終末し，②T2 から出る交感神経線維は頸部に終末する．③T3, T4, T5, T6 から出る交感神経線維は胸部に，④T7, T8, T9, T10, T11 から出る交感神経は腹部に，⑤T12, L1, L2 から出る交感神経線維は下肢に終末する．この分布はおおよそであり，オーバーラップしている場合が多い．

交感神経の標的器官への分布は，胎生期にその器官が発生する部位によってほぼ決まっている．例えば，心臓は頸部の交感神経鎖から多くの交感神経線維を受けるが，これは心臓が胸部に移動する前，胎生期に頸部より発生するからである．同様に腹部器官も交感神経支配の大部分を下部胸髄から受けるが，それは原腸の大部分がこの領域から発生するためである．

副腎髄質の交感神経終末の特殊性

交感神経節前線維は，脊髄の中間質外側核から交感神経鎖を通り，続いて内臓神経内を走行して，その間シナプスを形成せずに最終的に左右の**副腎髄質**(adrenal medullae)に入る．交感神経節前線維は，副腎髄質においてニューロンが変化した細胞に直接分布し，この細胞は血中にアドレナリンとノルアドレナリンを分泌する．この分泌細胞は，胎生期の神経組織に由来し，事実上それらは節後ニューロンといえるものである．実際，この分泌細胞には未発達な神経線維が認められ，この神経線維の終末から，副腎ホルモンのアドレナリンとノルアドレナリンが分泌される．

副交感神経系の生理解剖

図 61.3 に副交感神経系を示す．図 61.3 からわかるように，副交感神経線維は中枢神経系を第Ⅲ，Ⅶ，Ⅸ，Ⅹ脳神経を通って出る．さらに副交感神経線維は脊髄の最下部を第 2 仙骨神経，第 3 仙骨神経，時には第 1 仙骨神経や第 4 仙骨神経も通って出る．すべての副交感神経線維のうち，約 75％は迷走神経(第Ⅹ脳神経)に含まれ，胸腔および腹腔全体に至る．それゆえ，生理学的には副

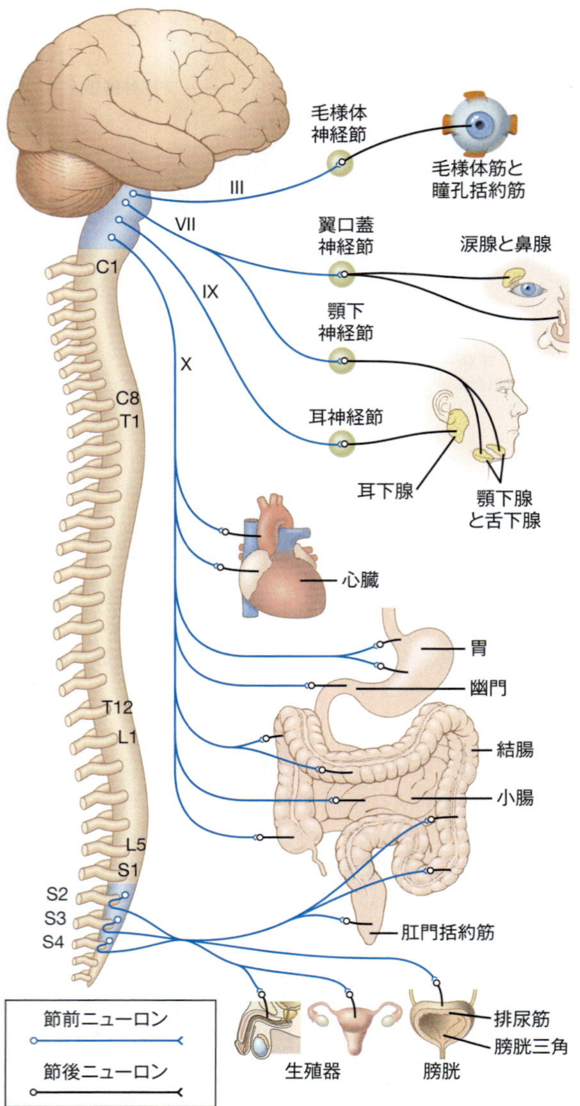

図 61.3　副交感神経系
青線は節前線維，黒線は節後線維を示す．

交感神経系というと，主に 1 対の迷走神経と考えることが多い．迷走神経を通る副交感神経は，心臓，肺，食道，胃，小腸全体，近位結腸，肝臓，胆嚢，膵臓，腎臓，上部尿管に分布している．

第Ⅲ脳神経を通る副交感神経は，眼の瞳孔括約筋と毛様体筋を支配する．第Ⅶ脳神経を通る副交感神経は，涙腺，鼻腺，顎下腺を支配する．第Ⅸ脳神経を通る副交感神経は，耳下腺を支配する．

仙髄からの副交感神経は，骨盤神経内を走行する．骨盤神経は脊髄の S2〜S3 レベルにある仙骨神経叢に入る．その後，骨盤神経叢内の副交感神経線維は，下行結腸，直腸，膀胱，下部尿管に分布する．また，この仙髄からの副交感神経は外生殖器も支配し，勃起を引き起こす．

副交感神経の節前ニューロンと節後ニューロン

副交感神経系には，交感神経系と同様，節前ニューロンと節後ニューロンがある．しかし，脳神経中の副交感神経での 2，3 の例外を除いて，副交感神経節前ニューロンは，標的器官までシナプスを形成せずに走行する．節後ニューロンは標的器官の壁面に位置しており，節前線維はその節後ニューロンとシナプス結合する．そして 1mm〜数 cm 程度ときわめて短いこの節後線維が，標的器官の組織を支配する．内臓器官における副交感神経節後ニューロンの位置は，交感神経節後ニューロンの場合とはきわめて異なる．なぜならば，交感神経節後ニューロンの細胞体は，ほとんどの場合，標的器官の中にあるというより，むしろ交感神経鎖の神経節または腹部に存在する神経節（**訳者注**：椎前神経節のこと）に位置しているからである．

交感神経と副交感神経の機能の基本的性質

コリン作動性線維とアドレナリン作動性線維：アセチルコリンあるいはノルアドレナリンの分泌

交感神経線維および副交感神経線維は，**アセチルコリン**（acetylcholine）または**ノルアドレナリン**（noradrenaline）のどちらか一方の神経伝達物質を主に分泌する．アセチルコリンを分泌するニューロンをコリン作動性ニューロンという．ノルアドレナリンを分泌するニューロンを**アドレナリン作動性ニューロン**（adrenergic neuron）という．アドレナリン作動性とはアドレナリンに由来する言葉であり，アドレナリンの別名はエピネフリンである．

交感神経系と副交感神経系ともにすべての節前線維は，コリン作動性である．アセチルコリンあるいはアセチルコリン様物質が神経節に作用すると，交感神経節後ニューロンおよび副交感神経節後ニューロンはともに興奮する．ほとんどすべての副交感神経節後ニューロンもまたコリン作動性である．これに対し，大部分の交感神経節後ニューロンは，アドレナリン作動性である．しかしながら汗腺とごくわずかな血管を支配する交感神経節後線維はコリン作動性である．

このように，ほとんどすべての副交感神経系の節後神経終末は，神経伝達物質としてアセチルコリンを分泌する．一方，大半の交感神経の節後神経終末は，神経伝達物質としてノルアドレナリンを分泌するが，ごく一部は，アセチルコリンを分泌する．これらの神経伝達物質はさまざまな器官において，それぞれ副交感神経作用や交感神経作用を及ぼす．そのため，アセチルコリンは副交感神経性伝達物質とよばれ，ノルアドレナリンは，交感神経性伝達物質とよばれる．

アセチルコリンとノルアドレナリンの構造式は，以下の通りである．

$$CH_3-\underset{\underset{O}{\|}}{C}-O-CH_2-CH_2-\overset{\overset{CH_3}{|}}{\underset{\underset{CH_3}{|}}{N^+}}-CH_3$$

アセチルコリン

$$HO, HO-C_6H_3-\underset{\underset{OH}{|}}{CH}-CH_2-NH_2$$

ノルアドレナリン

節後終末における神経伝達物質の分泌とそれに続く除去の機構

節後神経終末におけるアセチルコリンとノルアドレナリンの分泌

一部の自律神経節後線維終末，特に副交感神経終末には，骨格筋の神経筋接合部と似ているものもあるが，より小型である．しかし，多くの副交感神経線維とほとんどすべての交感神経線維は，支配する効果器官の近傍を通り過ぎつつ，その細胞に接触する．あるいは，標的細胞の周囲の結合組織内に終末するものもある．この自律神経線維が標的細胞に接触するか，そばを通り過ぎるか，または近寄る箇所には，通常，**バリコシティー**(varicosity)という球状の膨大部が認められる．このバリコシティー内において神経伝達物質のアセチルコリンやノルアドレナリンの小胞が形成されて貯蔵される．さらに，バリコシティー内では多数のミトコンドリアが，アセチルコリンやノルアドレナリンの生成のエネルギーとして必要なアデノシン三リン酸(ATP)を供給する．

活動電位が線維終末に到達すると，脱分極の過程により線維膜の Ca^{2+} 透過性が上昇し，神経終末やバリコシティー内に Ca^{2+} が拡散する．次いで Ca^{2+} により，終末やバリコシティーの内容物が放出される．神経伝達物質はこのようにして分泌される．

アセチルコリンの合成，放出後の分解と作用持続時間

アセチルコリンは，コリン作動性神経線維の神経終末とバリコシティーで合成され，放出されるまで高濃度に濃縮された状態で，小胞内に貯蔵される．この合成の基本的な化学反応は，以下の通りである．

$$\text{アセチルCoA}+\text{コリン}\xrightarrow[\text{アセチルトランスフェラーゼ}]{\text{コリン}}\text{アセチルコリン}$$

アセチルコリンが，コリン作動性神経終末から組織内に放出されると，組織内に2〜3秒間とどまり，神経信号伝達物質として機能する．次いで，アセチルコリンは，酢酸イオンとコリンに分解される．この分解は**アセチルコリンエステラーゼ**(acetylcholinesterase)という酵素によって行われる(アセチルコリンエステラーゼは局所の結合組織のコラーゲンおよびグリコサミノグリカンと結合している)．この機序は，骨格筋の神経筋接合部におけるアセチルコリンによる信号伝達およびその後のアセチルコリンの分解と同様である．ここで生じるコリンは，次いで神経終末に戻され，以降，新しいアセチルコリンの合成に何度も再利用される．

ノルアドレナリンの合成，放出後の除去，作用持続時間

ノルアドレナリンの合成は，アドレナリン作動性神経線維終末の軸索原形質において始まり，分泌小胞の内部において完了する．その反応の基本的な段階は，以下の通りである．

①チロシン $\xrightarrow{\text{水酸化}}$ ドーパ

②ドーパ $\xrightarrow{\text{脱炭酸}}$ ドーパミン

③ドーパミンの小胞内への輸送

④ドーパミン $\xrightarrow{\text{水酸化}}$ ノルアドレナリン

副腎髄質内においては，この反応はもう一段階進行し，約80%のノルアドレナリンが以下のようにアドレナリンに変換される．

⑤ノルアドレナリン $\xrightarrow{\text{メチル化}}$ アドレナリン

ノルアドレナリンが神経終末より放出されると，ノルアドレナリンはその部位から3つの経路により除去される．①アドレナリン作動性神経終末への能動輸送による再取込．この経路により，分泌されたノルアドレナリンの50〜80%が除去される．②神経終末から周囲の体液を経て血液中に拡散．この経路により，残りのほとんどのノルアドレナリンが除去される．そして，③組織酵素による少量のノルアドレナリンの除去．その酵素の1つは神経終末に認められるモノアミンオキシダーゼであり，もう1つは全身の組織に広範囲に認められるカテコール-O-メチルトランスフェラーゼである．

通常，神経終末より組織に直接分泌されたノルアドレナリンの活性は，2〜3秒間しか持続しない．つまり，ノルアドレナリンの再取込と拡散による消失は，急速である．しかし，副腎から血液中に分泌されたノルアドレナリンとアドレナリンの活性は，両者が組織に拡散し，カテコール-O-メチルトランスフェラーゼにより分解されるまで持続される．その分解作用は主に肝臓で起こる．つまり，ノルアドレナリンとアドレナリンは血液中に分泌されると，10〜30秒間は活性を維持しているが，その活性はその後低下して1〜数分後には消失する．

効果器の受容体

アセチルコリン，ノルアドレナリン，アドレナリンなどの自律神経の伝達物質が神経終末より放出され，効果器を刺激するには，その前に，効果器細胞に存在する特定の**受容体**(receptors)と結合する必要がある．受容体は細胞膜の表面に存在し，細胞膜を貫通するタンパク分子に補欠分子族として結合している．神経伝達物質が受容体と結合すると，タンパク質構造の立体配置変化が起

こる．続いて，変化した受容体タンパク質により，その細胞は興奮もしくは抑制される．多くの場合，それは以下のどちらかの方法によっている．①1種またはそれ以上のイオンに対する細胞膜透過性の変化，または，②細胞内に突出した受容体タンパク質の他端に付着している酵素の活性化または不活性化．

細胞膜透過性の変化による効果器細胞の興奮あるいは抑制

受容体タンパク質は，細胞膜の構成成分であり，その構造の立体配置が変化すると，タンパク分子の隙間を通るイオンチャネルが開口または閉鎖する．その結果，種々のイオンに対する細胞膜の透過性が変化する．例えば，Na^+ チャネルや Ca^{2+} チャネルが開口すると，それぞれのイオンが急速に流入し，通常，細胞膜は脱分極し，細胞は興奮する．他には，K^+ チャネルが開口して，K^+ を細胞外へ拡散させる場合もある．その結果，電気的に陽性の K^+ が失われて細胞内はさらに陰性になるため，細胞は通常抑制される．細胞によっては，細胞内のイオン環境の変化が，細胞内の作用を引き起こすこともある．例えば，Ca^{2+} の直接作用により平滑筋の収縮が促進される．

細胞内のセカンドメッセンジャー酵素の変化による受容体作用

受容体の作用発現が，細胞内酵素（または他の細胞内化学物質）の活性化または不活性化による場合がある．この酵素は，通常，受容体タンパク質の細胞内突出部に存在している．例えば，細胞外のノルアドレナリン受容体にノルアドレナリンが結合すると，多くの細胞の内側でアデニリルシクラーゼ（アデニル酸シクラーゼ）という酵素の活性が上昇する．この酵素は，環状アデノシン一リン酸（サイクリック AMP，cAMP）を合成する．次いでサイクリック AMP により，細胞内の多様な反応の1つが開始されるが，その効果は，効果器細胞とその化学的機構に依存する．

ある自律神経伝達物質が，どのようにして，ある器官では抑制を，他の器官では興奮をもたらすのかについて理解することは容易である．これは細胞膜の受容体タンパク質の性質と，その受容体の結合が立体配置状態に及ぼす効果により決まる．器官が異なれば，結果として生ずる作用が異なる可能性がある．

2種の主なアセチルコリン受容体：ムスカリン様受容体とニコチン様受容体

アセチルコリンは**ムスカリン様**（muscarinic）受容体と**ニコチン様**（nicotinic）受容体という主に2種の受容体を活性化する．この2つの受容体の名称は，毒キノコから精製されるムスカリンという毒素が，ムスカリン様受容体のみを刺激してニコチン様受容体を刺激しないのに対し，逆にニコチンはニコチン様受容体のみを刺激することに由来する．アセチルコリンは両受容体を刺激する．

ムスカリン様受容体は，Gタンパクをシグナル伝達機構に用いており，副交感神経系，交感神経系を問わず，コリン作動性節後ニューロンにより刺激されるすべての効果器細胞に認められる．

ニコチン様受容体は，リガンド開口型イオンチャネルであり，副交感神経系および交感神経系の両自律神経節の節前ニューロンと節後ニューロンの間のシナプスに認められる（ニコチン様受容体は，多くの非自律神経系神経終末にも認められる．例えば，骨格筋の神経筋接合部などがある（第7章参照））．

この2種の受容体があるという理解は重要である．なぜならば，特殊な薬物は，この2種の受容体を区別して，それぞれを刺激または遮断する薬として使用されるからである．

アドレナリン作動性受容体：α受容体とβ受容体

アドレナリン作動性受容体にも2種の受容体があり，**α受容体**（alpha receptors）と**β受容体**（beta receptors）とよばれる．α受容体は，α_1 受容体と α_2 受容体の2つの主要な受容体に分けられ，それらはおのおの別のGタンパクと結合している．β受容体は β_1，β_2，β_3 受容体に分けられる．その理由は特定の化学物質が特定のβ受容体のみを刺激するからである．β受容体もまたGタンパクをシグナル伝達に用いている．

ノルアドレナリンとアドレナリンは，ともに副腎髄質から血液中に分泌されるが，α受容体，β受容体の刺激に関して，両者はやや異なる作用を示す．ノルアドレナリンはβ受容体もわずかに興奮させるが，主にα受容体を興奮させる．アドレナリンは，α，β受容体を同程度に興奮させる．したがって，異なる効果器に対するノルアドレナリンとアドレナリンの相対的効果は，その器官に存在する受容体の種類により決まる．ある器官における受容体がすべてβ受容体であるとすると，アドレナリンがより有効な刺激剤となる．

表61.1 は，交感神経により支配される器官あるいは器官系におけるα受容体とβ受容体の分布を示してい

表 61.1 アドレナリン作動性受容体と機能

α受容体	β受容体
血管収縮	血管拡張（β_2）
散瞳	心促進（β_1）
腸管弛緩	心筋収縮力増加（β_1）
腸管括約筋収縮	腸管弛緩（β_2） 子宮弛緩（β_2）
立毛筋収縮	気管支拡張（β_2）
膀胱括約筋収縮	熱発生（β_2）
神経伝達物質放出抑制（α_2）	グリコーゲン分解（β_2） 脂肪分解（β_1） 膀胱壁弛緩（β_2） 熱産生（β_3）

る．あるα受容体の機能は興奮性であるのに対して，別のα受容体の機能は抑制性であることに注意が必要である．同様に，あるβ受容体の機能は興奮性で，別のβ受容体の機能は抑制性である．したがって，α受容体とβ受容体は，興奮性と抑制性で必ずしも区別されるわけではなく，標的になっている効果器の受容体に対するこれらの伝達物質の親和性が単に関係する．

アドレナリンやノルアドレナリンと化学的に類似した合成ホルモンであるイソプロピルノルアドレナリンは，β受容体に対しきわめて強く作用するが，α受容体に対しては基本的には何の作用も及ぼさない．

交感神経と副交感神経刺激による興奮性と抑制性の作用

表 61.2 に，身体の各内臓器官を支配する副交感神経と交感神経を刺激した場合の作用を示す．交感神経刺激はある種の器官に興奮性作用を及ぼし，別の器官には抑制性の作用を及ぼすことにも注意を要する．同様に，副交感神経刺激はある器官には興奮性の作用を，別の器官には抑制性の作用を及ぼす．また，交感神経刺激がある特定の器官を興奮させるときに，副交感神経刺激はその器官を抑制することもある．つまり，2 つの神経系が時に互いに相反性に作用することを示している．しかし，ほとんどの器官は 2 つの神経系のうちのどちらか一方の神経系によって優位に制御される．

交感神経または副交感神経の刺激が，ある器官に対して興奮性に働くか，抑制性に働くかについては，一般化できる説明はない．したがって，交感神経機能と副交感神経機能を理解するには**表 61.2** にリストしてあるように，各器官に対するこれら 2 つの神経系の個々のすべての機能について学ばねばならない．それらの機能の一部については，以下のように，さらに詳述する必要がある．

各器官に対する交感神経刺激と副交感刺激の作用

眼

眼の 2 つの機能が自律神経系の支配を受けている．それらは，①瞳孔散大・縮小と，②レンズ(水晶体)の焦点調節である．

交感神経の刺激は，虹彩の放射状線維を収縮させ，瞳孔を散大させる．一方，副交感神経の刺激は虹彩の輪状筋を収縮させ，瞳孔を縮小させる．

瞳孔をコントロールする副交感神経系は，第 52 章で説明したように，過剰な光が眼に入ると反射性に刺激される．この対光反射により瞳孔径は縮小し，網膜に達する光量は減少する．一方，交感神経は興奮時に刺激され，瞳孔径は逆に増大する．

レンズの焦点はほぼ完全に副交感神経系によって制御されている．レンズは通常は放射状靱帯自体の弾性張力により平板になっている．副交感神経性の刺激は，毛様体筋を収縮させる．毛様帯筋は放射状靱帯の外側を取り巻いている輪状の平滑筋である．この収縮により，放射状靱帯の緊張がゆるみ，レンズはより凸状になり，手元にある物体に焦点が合うようになる．合焦の詳細なメカニズムは，眼の機能と関連づけて第 50 章と第 52 章に述べてある．

外分泌腺

鼻腺，涙腺，唾液腺，多くの消化腺は，副交感神経系により強力に刺激され，多量の漿液性分泌を起こす．消化管の分泌腺の中で，副交感神経により最も強く刺激されるのは，上部消化管，特に口腔と胃の消化腺である．一方，小腸や大腸の消化腺は，主に消化管自体の局所因子や腸管神経系により制御されており，自律神経系の影響は小さい．

交感神経刺激は大部分の消化管外分泌腺に直接作用し，酵素や粘液の含量の多い粘液性分泌を起こす．しかし，交感神経の刺激はまた，腸管の外分泌腺を栄養する血管を収縮させるため，その分泌速度が減少することもある．

交感神経の刺激により汗腺は多量の汗を分泌するが，副交感神経の刺激にはまったく反応しない．しかし，汗腺を支配している交感神経線維の多くはコリン作動性であり(手掌と足底を支配するアドレナリン作動性の発汗性交感神経は例外である(**訳者注**：アドレナリン作動性の発汗性交感神経の存在については，現在，否定的である．ただし，アドレナリンを血液中に投与すると手掌や足に発汗が起こるとの報告はある))，アドレナリン作動性線維である他の交感神経線維とは対照的である．さらに，汗腺は，副交感神経中枢と通常考えられている視床下部の中枢により主に刺激される．したがって，解剖学的には交感神経として分布をしている線維により支配されるが，発汗は副交感神経の機能とよんでもよいかもしれない(**訳者注**：発汗は通常，交感神経機能として扱われる．副交感神経中枢という表現も用いない)．

腋窩のアポクリン腺は，高密度でにおいの強い分泌物を交感神経の刺激により分泌するが，副交感神経刺激には応じない．この分泌物は実際には肩関節内側表面における運動を容易にするための潤滑剤として働く．アポクリン腺は，胎生学的には汗腺と密接な関係にあるが，コリン作動性神経ではなく，アドレナリン作動性神経により刺激される(**訳者注**：アポクリン腺の支配もコリン作動性神経である)．その中枢も通常の発汗が副交感神経中枢であるのに対し，交感神経中枢にある(**訳者注**：交感神経中枢，副交感神経中枢という表現は用いない)．

消化管系の壁内神経叢

消化管系には，それ自体に内在する神経系があり，壁内神経叢，または腸管神経系とよばれ，腸管壁に存在している．また，脳内に起源をもつ副交感神経系と交感神経系の刺激により，消化管の壁内神経叢特有の活動は増減し，消化管活動に影響を与える．一般に，副交感神経

表 61.2 自律神経がさまざまな身体器官に及ぼす影響

器官	交感神経刺激の影響	副交感神経刺激の影響
眼		
瞳孔	散大	縮小
毛様体筋	軽度弛緩(遠見視)	収縮(近見視)
腺 鼻腺 涙腺 耳下腺 顎下腺 胃腺 膵外分泌腺	血管収縮(訳者注：原著には血管収縮と軽度の分泌とあるが，分泌に対する交感神経支配は否定的)	大量分泌刺激(酵素分泌腺では多くの酵素を含有)
汗腺	大量発汗(コリン作動性)	なし(訳者注：原著には手掌発汗とあるが，誤り)
アポクリン腺	濃い，においの強い分泌	なし
血管	多くの場合は収縮	多くの場合，作用がわずかまたは作用なし
心臓		
心筋	心拍数増加 心筋収縮力亢進	心拍数減少 心筋収縮力減少(特に心房)
冠血管	拡張(β_2)：収縮(α)	拡張
肺		
気管支	拡張	収縮
血管	軽度収縮	拡張？
腸		
管腔	蠕動運動と緊張の低下	蠕動運動と緊張の亢進
括約筋	緊張亢進(多くの場合)	弛緩(多くの場合)
肝臓	グルコース放出	わずかなグリコーゲン合成
胆嚢と胆管	弛緩	収縮
腎臓	尿量低下とレニン分泌増加	なし
膀胱		
排尿筋	弛緩(軽度)	収縮
膀胱三角	収縮	弛緩
陰茎	射精	勃起
全身動脈		
腹部内臓	収縮	なし
筋	収縮(α アドレナリン作動性) 弛緩(β_2 アドレナリン作動性) 弛緩(コリン作動性)	なし
皮膚	収縮	なし
血液		
凝固	亢進	なし
グルコース	増加	なし
脂質	増加	なし
基礎代謝	100%まで増加	なし
副腎髄質分泌	増加	なし
精神活動	亢進	なし
立毛筋	収縮	なし
骨格筋	グリコーゲン分解亢進 筋力増加	なし
脂肪細胞	脂肪分解	なし

刺激により，消化管全般の活動が亢進する．つまり，蠕動運動は促進し，括約筋は弛緩して，その結果，消化管に沿ってその内容物が素早く送り出される．この推進効果は前述したように，同時に増加する多くの消化腺の分泌と連動している．

消化管の正常な運動機能は，交感神経の刺激にあまり影響を受けない．しかし，強い交感神経の刺激によって，蠕動運動は抑制され，括約筋のトーヌスは亢進する．その結果，交感神経刺激により，消化管の中を進む食物の速度は落ち，時に消化腺からの消化液分泌も低下することがある（これが高じて，便秘を起こすこともある）．

心臓

一般に，交感神経刺激により心臓全体の活動は亢進する．これは心拍数の増加と心筋収縮力の増加の両方によるものである．

副交感神経刺激により生ずる作用は，ほぼ逆である（心拍数は減少し，心収縮力は低下する）．この作用を換言すると，交感神経刺激時には激運動中に求められるように，心臓のポンプ作用の効率が亢進する一方，副交感刺激時には，心臓のポンプ作用が低下し，激しい活動に備えて，心臓を休ませる．

全身血管

全身血管のほとんど，特に腹部臓器や四肢皮膚の血管は，交感神経刺激によって収縮する．副交感神経刺激により，ほとんどの血管は何の影響も受けない．通常の交感神経性血管収縮の代わりに，ある状況下では，交感神経性β機能により血管拡張が起こることがある．しかし，血管拡張が起こることはまれであり，薬剤により交感神経性α機能としての血管収縮作用が遮断されている場合にのみ顕在化する．通常は，交感神経性α血管収縮作用がβ作用よりはるかに優勢である．

動脈血圧に対する交感神経性刺激と副交感神経性刺激の影響

動脈圧は，2つの要因により決まる．すなわち，心臓による血液の駆出力と血流に対する末梢血管抵抗である．交感神経刺激は，心臓の駆出力と血管抵抗の両方を増加させる．これによって，通常，動脈圧が急激に上昇するが，交感神経刺激により，腎臓がNaと水を同時に貯留することがない限り，血圧変動が長期に及ぶことはない．

逆に，迷走神経を介した中程度の副交感神経性刺激により，心臓のポンプ作用は低下するが，末梢血管抵抗には，実質的になんら影響がない．したがって，通常の作用はわずかな動脈圧低下である．しかし，迷走神経性副交感神経刺激が非常に強い場合，心臓はほぼ停止し，まれには数秒間，その活動が完全に停止して，動脈圧は一瞬，ほとんど完全に消失する．

身体の他の機能に対する交感神経性刺激と副交感神経性刺激の影響

交感神経並びに副交感神経による制御はきわめて重要であるため，多様な身体機能に関連して，本書で何度も扱われている．一般に，ほとんどの内胚葉性の構造，例えば，肝管，胆嚢，尿管，膀胱，気管支などは，交感神経刺激により抑制され，副交感神経刺激により興奮する．交感神経刺激はまた，多様な代謝作用を起こす．例えば，肝臓からグルコースが放出され，血糖値が上昇し，肝臓や筋でグリコーゲン分解が起こり，骨格筋の筋力が強まり，基礎代謝が増加し，精神活動が増進する．さらに，交感神経系と副交感神経系は，第81章と第82章に記載しているように，男女の性行動に関与する．

副腎髄質の機能

交感神経による副腎髄質の刺激により，大量のアドレナリンとノルアドレナリンが循環血液中に放出され，全身の組織に運ばれる．平均して副腎から分泌される80%はアドレナリンで，20%はノルアドレナリンであるが，その比率は生理的条件によりかなり変動する．

循環血中のアドレナリンとノルアドレナリンは，交感神経刺激により直接生ずる効果とほとんど同じ効果を種々の器官に及ぼす．異なるのは，その効果が5〜10倍も長く持続することであり，これは両ホルモンが2〜4分もかかって血中から除去されるためである．

循環血中のノルアドレナリンにより，大部分の全身の血管が収縮する．ノルアドレナリンはまた心機能の亢進，消化管運動の抑制，瞳孔散大などを起こす．

アドレナリンは，ノルアドレナリンとほとんど同様の効果を示すが，以下の点では違いがある．第1に，アドレナリンはβ受容体に対する刺激効果がノルアドレナリンよりも大きいため，心機能に対する刺激効果が大きい．第2に，アドレナリンは筋内の血管に対して弱い収縮しか起こさないのに対して，ノルアドレナリンは非常に強い血管収縮をきたす．筋の血管は，身体の血管の大きな部分を占めるので，この違いは特に重要である．この理由により，ノルアドレナリンは総末梢血管抵抗を増加させ，血圧を上昇させるが，アドレナリンは血圧をあまり上昇させず，心拍出量を増加させる．

アドレナリンとノルアドレナリンの第3の違いは，組織代謝に及ぼす作用に関するものである．アドレナリンは，ノルアドレナリンの5〜10倍もの代謝促進効果をもつ．事実，副腎髄質により分泌されるアドレナリンにより，全身の代謝率は，時には正常時を100%上回るほどに増加する．このようにしてアドレナリンは身体の活動や興奮性を高める．アドレナリンにより，他の代謝活動，例えば，肝臓や筋におけるグリコーゲン分解や血中へのグルコース放出なども増加する．

まとめると，副腎髄質の刺激により，アドレナリンとノルアドレナリンというホルモンが放出され，全身に対して交感神経の直接刺激とほとんど同様の効果をもたらす．しかし，副腎髄質の刺激効果は刺激終了後も長く残り，2〜4分間持続する．

交感神経系の機能に対する副腎髄質の役割

種々の器官が交感神経により全身性に直接刺激される場合，同時に副腎髄質からのアドレナリンとノルアドレナリンも，ほとんどつねに放出される．したがって，人の内臓器官は2通りの方法で刺激されることになる．つまり，直接交感神経系により刺激され，間接的に副腎髄質ホルモンにより刺激される．2つの方法があるのは，両者が補い合っていることを意味するが，多くの場合に，相互に代替可能でもある．例えば，種々の身体器官を支配する交感神経系を取り除いても，各器官に対する交感神経性興奮の効果が断ち切られるわけではない．なぜならば，ノルアドレナリンやアドレナリンは，それでも循環血液中に放出され，間接的に交感神経性の刺激が継続されるからである．同様に両側の副腎を失っても，神経を介する直接経路がその必要な仕事の大部分を遂行するので，交感神経系の作用には通常ほとんど影響がない．以上，交感神経性刺激の二重機構は，一方が失われても，他方が代替するという安全性を高めるものである．

副腎髄質のもう1つの重要な意義は，直接交感神経線維に支配されていない器官に対してアドレナリンやノルアドレナリンの刺激が可能なことである．例えば，交感神経線維により直接支配を受けているのは身体のほんの一部の細胞にすぎないが，身体のすべての細胞の代謝率はアドレナリンとノルアドレナリン，特にアドレナリンにより亢進する．

交感神経や副交感神経の刺激頻度と効果の関係

自律神経系と体性運動神経系で特に異なるのは，自律神経系の効果器を十分に活性化するのに必要な刺激頻度は少なくてもよい，ということである．一般に，正常な交感神経性あるいは副交感神経性の効果発現には，2〜3秒に1回の神経インパルスで十分であり，神経線維が1秒間に10〜20回のインパルスを送れば，活性化は最大になる．これに対し，骨格筋を最大限活性化させるには1秒間に50〜500回かそれ以上の数のインパルス発射が必要である．

交感神経と副交感神経のトーヌス

正常な状態では，交感神経系と副交感神経系は休むことなく活動している．安静時の基礎活動は，それぞれ交感神経トーヌス，副交感神経トーヌスとして知られている．

この**トーヌス**(tone)の役割は，両自律神経系の一方のみの調節で，標的器官の活動性を増減できるところにある．例えば，交感神経トーヌスにより，体循環のほとんどすべての細動脈は，最大直径の約1/2に収縮した状態に通常保たれている．この交感神経刺激の頻度が通常の状態より増加すると，細動脈はさらに収縮し，逆に，その頻度が低下すると，細動脈は拡張する．もし交感神経のトーヌスがなければ，交感神経系は血管収縮を引き起こすのみで，血管拡張を起こせない．

トーヌスのもう1つの興味深い例は，消化管における副交感神経系のバックグラウンド“トーヌス”である．外科的な迷走神経切断により腸管の副交感神経の大部分を除去すると，重篤で長期に及ぶ胃腸“アトニー”が生じ，消化管の内容物は正常に送られなくなって，続発性の重篤な便秘をきたしてしまう．これは，消化管に副交感神経トーヌスが通常不可欠であることを示す．このトーヌスは，脳による減弱が可能で，その結果，消化管運動は低下しうる．逆に，脳によるトーヌスの亢進も可能で，その際，消化管活動は亢進する．

副腎髄質のアドレナリンとノルアドレナリン基礎分泌がもたらすトーヌス

副腎髄質の正常安静時の分泌速度は，アドレナリンが約0.2 μg/kg/分，ノルアドレナリンが約0.05 μg/kg/分である．この分泌量はかなりの量であり，実際，循環系を直接支配するすべての交感神経系を除去しても，副腎髄質からの分泌により，血圧はほぼ正常に維持される．このように，全交感神経系のトーヌスは，交感神経の直接刺激によるトーヌスに，アドレナリンとノルアドレナリンの基礎分泌が加わったものであることは明らかである．

除神経による交感神経トーヌスおよび副交感神経トーヌス消滅の影響

交感神経あるいは副交感神経を切断すると，ただちに，標的器官はそれぞれのトーヌスを失う．例えば多くの血管の場合，交感神経を切断すると，5〜30秒以内に，相当な拡張状態になる．しかし，数分，数時間，数日，数週間後，血管平滑筋の内因性トーヌスが亢進する．つまり，交感神経刺激の結果ではなく，平滑筋自体の化学的順応の結果，平滑筋の収縮力が増加することでトーヌスが亢進する．この内因性のトーヌスにより，最終的にほとんど正常な血管収縮状態に戻る．

交感神経トーヌスあるいは副交感神経トーヌスが失われると，同様の効果が大部分の他の器官にも生ずる．つまり，内因性トーヌスによる代償がすぐに生じて，器官の機能は，ほとんど正常な基礎状態に回復する．しかし，副交感神経系では，この代償に何ヵ月も要することもある．例えば，イヌの心臓に達する迷走神経切断により副交感神経トーヌスが失われると，イヌの心拍数は160拍/分まで上昇するが，この上昇が6ヵ月後でもある程度残る．

交感神経と副交感神経切除後の標的器官の除神経過敏

交感神経または副交感神経の除神経後の最初の1週間程度は，もともと神経支配されていた器官はノルアドレナリンまたはアセチルコリンの投与それぞれに過敏に反応するようになる．**図61.4**に示されているように，交感神経除神経前の前腕の血流量200mL/分は，試験量のノルアド

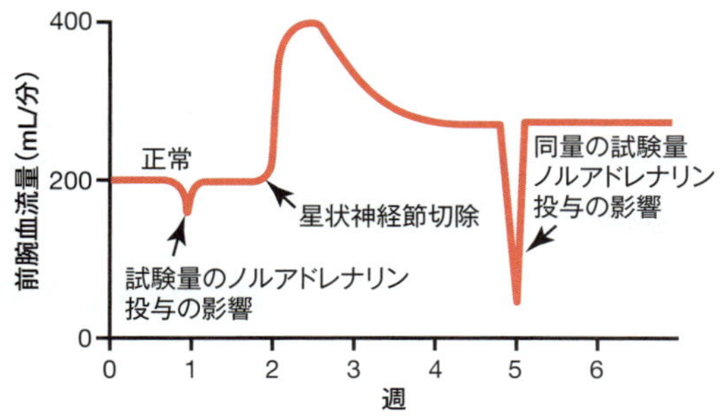

図 61.4 前腕血流量に及ぼす交感神経切除の影響と，交感神経切除前後におけるノルアドレナリンの試験投与の影響
ノルアドレナリンに対して血管が過敏になることを示す.

レナリン投与により，1分間程度のわずかな低下を示すだけである．続いて，星状神経節の除去により，正常の交感神経トーヌスを消失させると，はじめは，血管トーヌスの消失により前腕血流量は著明に増加する．しかし，数日または数週間の後，血管平滑筋自体の内因性トーヌスの増加により，交感神経トーヌス消失に対する代償機構が働き，その血流量は正常近くにまで低下する．ここで，もう一度，試験量のノルアドレナリンを投与すると，前腕血流量は除神経前の低下に比べて大幅に低下し，血管のノルアドレナリンに対する反応性が2～4倍になっていることがわかる．この現象を**除神経性過敏**(denervation supersensitivity)という．この除神経性過敏は，交感神経性にも副交感神経性にも起こるが，ある器官では他の器官よりもきわめて大きく反応し，その反応が10倍以上に達することもある．

除神経性過敏のメカニズム

除神経性過敏の原因は，部分的にしか解明されていない．確かであるのは，ノルアドレナリンやアセチルコリンがシナプスにおいて放出されなくなると，効果器細胞のシナプス後膜の受容体の数が増加するということである(時には何倍にもなる)．この過程を受容体の“アップレギュレーション”とよぶ．その結果，ある量のホルモンが循環血中に投与されると，効果器の反応はきわめて大きくなる．

自律神経反射

身体の多くの内臓機能は，自律神経反射により制御されている．本書では**自律神経反射**(autonomic reflexes)の影響を，個々の器官系に関連づけて述べているが，その重要性を示すため，ここで，2，3の例について簡単に述べる．

心血管系の自律神経反射

心血管系におけるいくつかの自律神経反射は，動脈圧と心拍数の制御に役立っている．そのような反射の1つは圧受容器反射で，他の心血管反射とともに第18章に詳細に述べてある．簡単に述べると，圧受容器とよばれる伸展受容器が，両側の内頸動脈や大動脈弓など，主要な血管壁に存在する．圧受容器が血圧上昇によって伸展されると，その信号が脳幹に伝搬され，ここで心臓や血管を支配する交感神経性インパルスを抑制し，副交感神経系を興奮させる．このようにして上昇した動脈圧は低下して，正常に戻る．

消化器系の自律神経反射

消化管の最上部と直腸は，主に自律神経反射により制御されている．例えば，食欲をそそる食物のにおいや口腔内に入った食物塊により，信号が鼻や口腔から脳幹にある迷走神経核，舌咽神経核，唾液核に送られる．次いで，これらの核からの信号が副交感神経を介して口腔や胃の分泌腺に伝搬され，消化液が分泌される．時には，口腔内に食物が入る前に分泌されることもある．

糞塊が消化管の他端である直腸に溜まると，直腸の伸展により生じた感覚情報のインパルスが仙髄に伝搬され，反射性の信号が仙髄の副交感神経を介して結腸遠位部に送られる．その結果，強い蠕動収縮が生じ，排便を起こす．

その他の自律神経反射

膀胱を空にする排尿は直腸を空にする排便と同様の方法で制御される．膀胱の伸展によりインパルスが仙髄に送られ，その結果，反射性の膀胱収縮と尿道括約筋弛緩を起こす．そのようにして排尿が起こる．

性反射も重要であり，脳からの精神的刺激と生殖器からの刺激により始まる．脳や性器からのインパルスは仙髄に収束する．男性では主に副交感神経性機能である勃起がまず起こり，次いで部分的に交感神経機能である射精が起こる．

その他の自律性調節機能には，膵液分泌，胆汁排出，腎臓からの尿排泄，発汗，血中グルコース濃度，その他多くの内臓機能に関与する反射が含まれるが，すべて本書の他の箇所で詳細に述べている．

交感神経系と副交感神経系による，器官の個別刺激と集合的な刺激

交感神経系は時に集合発射して反応する

大部分の交感神経系は，1つの完全な単位として同時に発射することがある．この現象は**集合発射**(mass discharge)とよばれ，視床下部が恐怖または激痛により活性化されたときによく起こる．その結果，警告反応あるいはストレス反応という広範な反応が身体全体に生ずる．この反応については，後で簡単に説明する．

交感神経系の一部が孤立して活性化されることもある．以下，その最も重要な場合について述べる．

①温熱調節時に交感神経は発汗と皮膚血流を制御するが，交感神経によって支配されている他の器官には影響を与えない．
②感覚求心性線維が関与する多くの“局所性反射”

は，末梢神経を中枢神経側に向かって進み，交感神経節と脊髄に至るもので，局所にきわめて限定した反応を生ずる．例えば，皮膚を局所的に温めると，局所の皮膚血管拡張と局所発汗が生じ，一方，皮膚冷却により逆の結果が生ずる．

③多くの消化管機能を調節する交感神経反射の経路は，脊髄に入力することなく，腸管から主に椎傍神経節に達する．次いで交感神経を経由して腸管に戻り，その運動や消化液分泌を制御する．

副交感神経系は通常特定の局所性反応を引き起こす

副交感神経系による制御には，器官特異性が高い傾向がある．例えば，副交感神経性心血管系反射は，通常，心臓にのみ作用し，心拍数を増減させる．他の副交感神経反射も同様で，主に口腔内の唾液腺のみに作用したり，胃内の分泌のみに作用したりする．また，排便反射も直腸以外の消化管部分に大きく影響することはない．

しかし，副交感神経の機能が緊密に連携することもまれではない．例えば，唾液分泌は，胃液分泌と独立しても起こるが，両者が同時に起こることもよくあり，それに加えて膵液分泌もしばしば同時に起きる．また，排便反射は排尿反射を誘発することもあり，膀胱と直腸が同時に空になる．逆に，排尿反射が排便を誘発することもある．

交感神経の警告反応あるいはストレス反応

交感神経系の大部分が同時に発火すると(つまり，集合発射が起こると)，多くの身体能力が増強して，強力な筋活動を可能にする．まとめると，以下のようなことが起こる．

①動脈圧の上昇
②運動筋への血流増加と，同時に起こる迅速に機能する必要のない臓器(消化管や腎臓など)への血流減少
③身体全体での細胞代謝速度の増加
④血糖値の上昇
⑤肝と筋におけるグリコーゲン分解の促進
⑥筋力の増強
⑦精神活動の賦活
⑧血液凝固能の亢進

以上の効果が総合されると，通常に比べて，はるかに激しい身体活動の遂行が可能になる．精神的あるいは身体的なストレスは交感神経系を興奮させるので，交感神経系の意義はストレス状態にある身体にいっそうの活力を与えることにあるといわれることも多い．これを交感神経性**ストレス反応**(stress response)とよぶ．

交感神経系は，さまざまな情緒興奮の状態にあるとき，特に強力に賦活化される．例えば，視床下部の刺激により怒りの状態を起こすと，その信号は脳幹網様体を経由して脊髄に下行して伝搬し，交感神経性の集合発射を起こす．その結果，上述の多くの交感神経性の反応が即時に起こる．これを交感神経性**警告反応**(alarm response)とよぶ．この状態のとき，動物は踏みとどまって闘うべきか，あるいは逃げるべきか，一瞬の二者択一を迫られるので，この反応はまた，**闘争か逃走反応**(fight or flight reaction)ともよばれる．いずれにしても，交感神経性警告反応は，動物の活動性を力強いものにする．

延髄，橋，中脳による自律神経系の制御

脳幹網様体内部と，延髄・橋・中脳の孤束に沿った領域や，特定の神経核(図 61.5)の多くの領域は動脈圧，心拍数，消化管分泌，消化管蠕動，膀胱収縮など，さまざまな自律神経機能を制御している．これらの各機能の制御については，本書の各機能に相応する箇所に記載されている．脳幹において制御される最重要因子は，血圧，心拍数，呼吸数である．実際，脳幹を橋中部で切断すると，視床下部などの高次神経中枢による調節は失われるが，安静時動脈圧は引き続き切断前と同様に制御される．これと対照的に，延髄のすぐ下で切断すると，動脈圧は切断前の 1/2 以下に低下する．

脳幹の心血管系調節中枢に密接に関係しているのは，第 42 章で述べたように，呼吸の調節を行う延髄，橋の中枢である．呼吸調節は自律機能とはみなされないが，身体の不随意機能の 1 つである(**訳者注**：呼吸調節は自律機能とみなされている)．

高次脳領域による脳幹自律神経中枢の制御

視床下部や大脳からの信号は，ほとんどすべての脳幹の自律神経制御中枢に影響を及ぼしうる．例えば，ある適切な領域(主に視床下部後部)を刺激すると，延髄心血管中枢が賦活され，血圧を正常の 2 倍以上に上昇させることができる．同様に，視床下部の他の領域は，体温調節，唾液分泌と消化管活動の増加や減少，膀胱からの排尿などを制御する．したがって脳幹の自律神経中枢の役

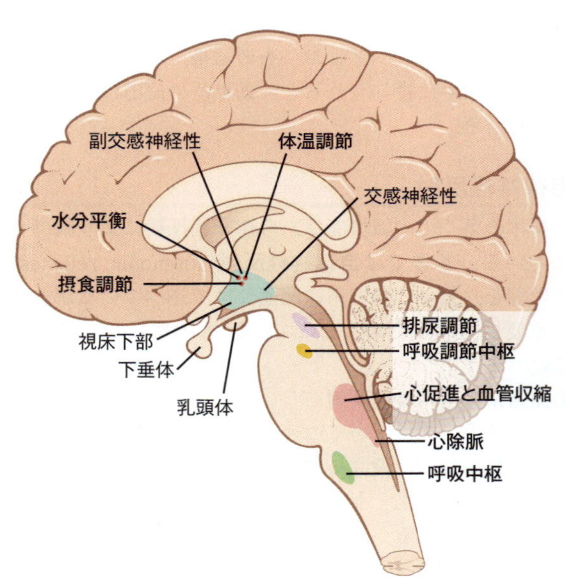

図 61.5 脳幹と視床下部の自律神経制御領域

割は部分的に，特に視床下部など高次レベルで開始された制御活動の中継であるといえる．

第59章と第60章で，人の行動反応の多くは，①視床下部，②脳幹網様体，③自律神経系を経由することを述べた．事実，ある高次脳領域は，自律神経系の全体あるいは一部の機能を変化させる．その影響が強いと，重篤な自律神経誘発性疾患，例えば，胃や十二指腸の消化性潰瘍，便秘，心臓の動悸，時には心臓発作などを引き起こす．

自律神経系の薬理

アドレナリン作動性効果器に作用する薬剤：交感神経様作動薬

前述したように，ノルアドレナリンを静脈内投与すると，基本的に交感神経系の刺激と同様な効果が全身性に引き起こされることは明らかである．それゆえ，ノルアドレナリンは**交感神経様作動薬**(sympathomimetic drug)，あるいは**アドレナリン性作動薬**(adrenergic drug)とよばれる．アドレナリンとメトキサミンも交感神経様作動薬であるが，他にも多くのものがある．それらは，各交感神経性効果器を刺激する強度と作用の持続時間が異なる．ノルアドレナリンとアドレナリンの作用時間は，せいぜい1～2分程度である．一方，広く使用される交感神経様作動薬の作用時間は，30分～2時間である．

特定のアドレナリン作動性受容体を刺激し，他のアドレナリン作動性受容体を刺激しない重要な薬剤は，フェニレフリン(α受容体)，イソプロテレノール(β受容体)，アルブテノール(β_2受容体のみ)である．

神経終末からのノルアドレナリン放出を促進する薬剤

ある種の薬剤は，直接アドレナリン作動性効果器官を興奮させるのではなく，間接的な交感神経様作動薬の作用をもつ．そのような薬剤は，エフェドリン，チラミン，アンフェタミンなどである．これらの薬剤は，交感神経終末にある貯蔵小胞からのノルアドレナリン放出を引き起こす．放出されたノルアドレナリンが交感神経刺激作用を起こす．

アドレナリン作動性活性を阻害する薬剤

アドレナリン作動性活性は，以下に示すように刺激過程のいくつかの箇所で阻害されうる．

①交感神経終末のノルアドレナリンの生成や貯蔵過程は阻害されうる．この効果をもつことで最もよく知られる薬剤がレセルピンである．

②交感神経終末からのノルアドレナリン放出は阻害されうる．これはグアネチジンによって起こる．

③交感神経α受容体は遮断されうる．α_1とα_2アドレナリン作動性受容体の両方を遮断する薬剤はフェノキシベンザミンとフェントラミンである．選択的α_1アドレナリン作動性受容体遮断薬にはプラゾシンとテラゾシンがあり，一方，ヨヒンビンはα_2受容体を遮断する．

④交感神経β受容体は遮断されうる．β_1受容体とβ_2受容体の両方の遮断薬はプロプラノロールである．主にβ_1受容体を遮断する薬剤には，アテノロール，ネビボロール，メトプロロールがある．

⑤交感神経活動を阻害する薬剤には，自律神経節において，その神経インパルスの伝達を妨げるものもある．それらについては後述するが，交感神経と副交感神経の活動をともに自律神経節で遮断する重要な薬剤としてヘキサメトニウムがある．

コリン作動性効果器官に作用する薬剤

副交感神経様作動薬(コリン作動性薬剤)

アセチルコリンを静脈内投与しても，全身性に副交感神経刺激した場合とまったく同様の作用をもたらすことは通常はない．なぜならば，大部分のアセチルコリンは，血液中や体液中のコリンエステラーゼによって，すべての効果器に到達する前に分解されるからである．しかし，あまり分解速度が速くない他の多くの薬剤は，特有な副交感神経性作用を広範囲にわたって発現しうる．このような薬剤を**副交感神経様作動薬**(parasympathomimetic drug)とよぶ．

よく使用される副交感神経様作動薬は，ピロカルピンとメタコリンである．両者はアセチルコリン受容体の中のムスカリン様受容体に直接作用する．

副交感神経増強効果をもつ薬剤：抗コリンエステラーゼ薬

ある種の薬剤の中には，直接副交感神経効果器に作用するのではなく，副交感神経終末から生理的に放出されたアセチルコリンの作用を増強することにより，効果を発揮するものもある．それらは第7章で述べた神経筋接合部に作用して，アセチルコリンの作用を増強する薬剤と同じで，ネオスチグミン，ピリドスチグミン，アンベノニウムなどである．これらの薬剤は，**アセチルコリンエステラーゼ**(acetylcholinesterase)を抑制して，副交感神経終末に放出されたアセチルコリンの素早い分解を阻害する．その結果，刺激の継続とともにアセチルコリンの量が増加して，その作用も増強する．

効果器におけるコリン作動性活性の遮断薬：抗ムスカリン様作用薬

アトロピンとその類似の薬剤であるホマトロピン，スコポラミンは，ムスカリン様コリン作動性効果器に対するアセチルコリンの作用を遮断する．これらの薬剤は，節後ニューロンまたは骨格筋におけるアセチルコリンのニコチン様作用には影響を及ぼさない．

交感神経および副交感神経節後ニューロンに対する刺激薬と遮断薬

自律神経節後ニューロンを刺激する薬剤

副交感神経系と交感神経系の節前ニューロンは，ともにそれらの神経終末からアセチルコリンを分泌し，このアセチルコリンが続いて節後ニューロンを刺激する．さらに，アセチルコリンを注射すると，交感神経系，副交感神経系ともにその節後ニューロンが刺激され，その結果，交感神経，副交感神経の作用が全身に同時に現れる．

ニコチンは，アセチルコリンと同様に節後ニューロンを刺激するもう 1 つの薬剤である．これは，節後ニューロンのシナプス後膜にニコチン様アセチルコリン受容体があるからである．それゆえ，節後ニューロンを刺激して自律神経作用を発現する薬剤は，ニコチン様薬剤とよばれる．メタコリンのような，他のいくつかの他薬剤には，ニコチン様効果とムスカリン様効果の両方をもつものもある．一方，ピロカルピンはムスカリン様作用のみをもつ．

ニコチンは，交感神経系と副交感神経系の両方の節後ニューロンを同時に興奮させる．その結果，腹部臓器や四肢の血管で強い交感神経性の血管収縮を引き起こすが，同時に消化管運動の亢進などの副交感神経系作用も引き起こす．

節遮断薬

自律神経の節前ニューロンから節後ニューロンへのインパルスの伝達を遮断する薬剤には，テトラエチルアンモニウムイオン（$N(C_2H_5)_4^+$），ヘキサメトニウムイオン，ペントリニウムなどがある．これらの薬剤は，アセチルコリンによる交感神経系および副交感神経系の節後ニューロンの興奮を同時に抑える．このような節遮断薬は，交感神経活動の遮断にはよく使用されるが，副交感神経系の遮断には，ほとんど使用されない．なぜならば，交感神経活動遮断の作用が，副交感神経系遮断の作用をはるかに凌駕するからである．節遮断薬は特に動脈圧を急速に下げることができるが，節遮断薬作用のコントロールが難しいため，臨床的にはあまり有用ではない．

参考文献

Cannon WB: Organization for physiological homeostasis. Physiol Rev 9:399, 1929.

Dajas-Bailador F, Wonnacott S: Nicotinic acetylcholine receptors and the regulation of neuronal signalling. Trends Pharmacol Sci 25:317, 2004.

DiBona GF: Sympathetic nervous system and hypertension. Hypertension 61:556, 2013.

Eisenhofer G, Kopin IJ, Goldstein DS: Catecholamine metabolism: a contemporary view with implications for physiology and medicine. Pharmacol Rev 56:331, 2004.

Florea VG, Cohn JN: The autonomic nervous system and heart failure. Circ Res 114:1815, 2014.

Goldstein DS, Sharabi Y: Neurogenic orthostatic hypotension: a pathophysiological approach. Circulation 119:139, 2009.

Guyenet PG: The sympathetic control of blood pressure. Nat Rev Neurosci 7:335, 2006.

Guyenet PG, Stornetta RL, Bochorishvili G, et al: C1 neurons: the body's EMTs. Am J Physiol Regul Integr Comp Physiol 305:R187, 2013.

Hall JE, da Silva AA, do Carmo JM, et al: Obesity-induced hypertension: role of sympathetic nervous system, leptin, and melanocortins. J Biol Chem 285(23):17271, 2010.

Kvetnansky R, Sabban EL, Palkovits M: Catecholaminergic systems in stress: structural and molecular genetic approaches. Physiol Rev 89:535, 2009.

Lohmeier TE, Iliescu R: Lowering of blood pressure by chronic suppression of central sympathetic outflow: insight from prolonged baroreflex activation. J Appl Physiol 113:1652, 2012.

Lymperopoulos A, Rengo G, Koch WJ: Adrenergic nervous system in heart failure: pathophysiology and therapy. Circ Res 113:739, 2013.

Malpas SC: Sympathetic nervous system overactivity and its role in the development of cardiovascular disease. Physiol Rev 90:513, 2010.

Mancia G, Grassi G: The autonomic nervous system and hypertension. Circ Res 114:1804, 2014.

Taylor EW, Jordan D, Coote JH: Central control of the cardiovascular and respiratory systems and their interactions in vertebrates. Physiol Rev 79:855, 1999.

Ulrich-Lai YM, Herman JP: Neural regulation of endocrine and autonomic stress responses. Nat Rev Neurosci 10:397, 2009.

第62章 脳血流，脳脊髄液，脳代謝

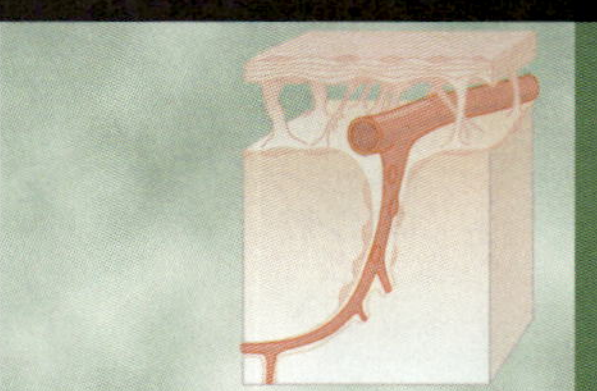

これまで，脳血流，脳代謝，脳脊髄液は脳機能に関係ないかのように扱ってきた．しかしこれは現実とはかけ離れている．実際には脳血流，脳代謝，脳脊髄液のいずれかの異常は脳機能に深刻な影響を及ぼすのである．例えば，脳血流が完全に止まると，酸素供給がなくなることにより脳細胞の代謝がほぼ完全に止まり，5〜10秒の間に意識消失が起こる．成分であれ圧であれ，脳脊髄液の異常は，血流に比べてより長期の経過であるが，脳機能に同様の深刻な影響を及ぼす．

脳血流

脳血流は4つの主要な動脈により供給されている．それらは2本の頸動脈と2本の椎骨動脈であり，脳底部でウイリス輪を形成する．ウイリス輪から分岐した動脈は脳表を走行し，**軟膜動脈**(pial artery)を出す．軟膜動脈は分枝し，貫通動脈および**細動脈**(penetrating artery and arteriole)となる(図 62.1)．クモ膜下腔とつながっている**血管周囲腔**(Virchow–Robin space)があるために，それらの貫通動脈と脳実質の間には少し隙間がある．貫通動脈は脳組織に入り込み，脳実質内細動脈となり，最終的に毛細血管となる．毛細血管では，血液と組織の間で，酸素，栄養素，二酸化炭素，代謝物の交換が行われる．

脳血流の制御

成人の脳血流正常値は脳組織100 gあたり1分間に50〜65 mLである．脳全体としては1分間に750〜900 mLになる．このように脳は体重の2%程度の重量しかないにもかかわらず，安静時心拍出量の15%を得ている．

他の多くの組織と同様，脳血流は代謝と密接に関係している．脳血流制御に影響すると考えられている物資がいくつかある．それらは，①二酸化炭素濃度，②H^+濃度，③酸素濃度，④**星状膠細胞**(astrocyte)からの分泌物である．星状膠細胞は，神経活動と血流量とを関係づける，ニューロンではない特殊な細胞である．

二酸化炭素とH^+濃度が増えると脳血流も増える

脳を灌流する動脈血中の二酸化炭素濃度が増加すると，脳血流も大きく増加する．この関係は図 62.2に示されていて，例えば動脈血中の二酸化炭素分圧が70%増加すると，脳血流は約2倍になる．

二酸化炭素は次のような経路で脳血流を増加させると考えられている．二酸化炭素はまず体液の水と反応し，炭酸(H_2CO_3)となる．続いて，炭酸は電離しH^+を産生する．このH^+が脳血管を拡張させる．拡張の程度は，脳血流が2倍程度になるところまでH^+濃度に比例して起こる．

H^+濃度を増加させる，別の言葉でいえば脳組織を酸性にする他の物質も，同様に脳血流を増加させる．

二酸化炭素，H^+の脳血流制御の重要性

H^+濃度が増加すると，神経活動は強く抑制される．脳血流の増加により，H^+，二酸化炭素，その他の酸性物質が脳組織から洗い流されるので，H^+濃度の増加が脳血流増加と結びついていることは好都合である．二酸化炭素がなくなると，炭酸もなくなり，他の酸性物質がなくなることと併せて，H^+濃度を正常値に戻すことに役立つ．このメカニズムにより，脳内のH^+濃度は一定に保たれ，ニューロンの活動も正常の一定値に保たれる．

脳血流制御の要因としての酸素欠乏

強い脳活動が起こっているときを除いて，脳の酸素消費は脳組織100 g，1分あたり3.5(±0.2)mLという大変狭い範囲にとどまる．もし脳への血流量がこの酸素需要に対して不足すれば，酸素不足は即座に血管の拡張を引き起こし，脳血流と酸素供給はすぐに正常値に戻る．この局所的な脳血流制御は，冠動脈や，骨格筋，その他の大部分の体内循環環境で行われているものと同様である．

実験によると，脳組織の酸素分圧を30 mmHg(正常値は35〜40 mmHg)に低下させると迅速な脳血流の増加がみられた．脳は低酸素，特に酸素分圧20 mmHg以下では正常に働かなくなり，時に昏睡状態になるので，このメカニズムは役に立つ．このように局所血流への酸素による制御は，神経活動の低下，精神機能の抑制に対する重要な防御反応である．

星状膠細胞から出され脳血流をコントロールする物質

神経活動と脳血流のカップリング(局所の神経活動が

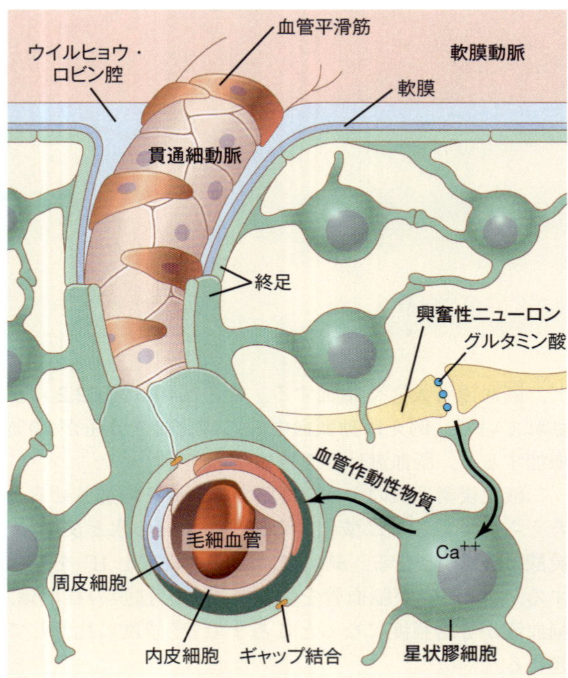

図 62.1 脳血管の構造と星状膠細胞による血流制御の模式図

軟膜動脈は**グリア表面境界膜**(glia limitan)の上にある．貫通動脈は星状膠細胞の**終足**により全周性に取り囲まれている．星状膠細胞からはシナプスへの細い突起も出ている．

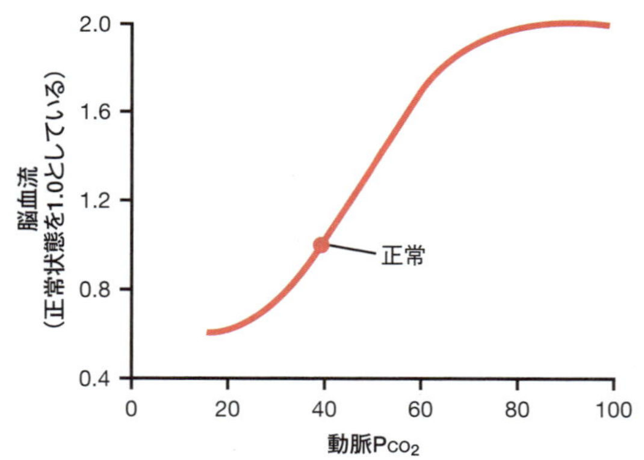

図 62.2 動脈二酸化炭素分圧(P_{CO_2})と脳血流の関係

増えるとその部分の脳血流が増えること)は少なくとも部分的には，中枢神経系で血管を取り囲む星状膠細胞(**大グリア細胞**(astroglial cell)ともよばれる)が出す物質によるものであることがわかってきた．星状膠細胞は星形をしたニューロンとは異なる細胞で，ニューロンを支持，保護し，栄養を与える．星状膠細胞はニューロンや血管に数多くの突起を出し，神経血管間の情報伝達を行っていると考えられる．灰白質の星状膠細胞(**形質性星状膠細胞**(protoplasmic astrocyte))はシナプスへの細い突起と，血管壁に密着する大きな**終足**(foot process)を出し

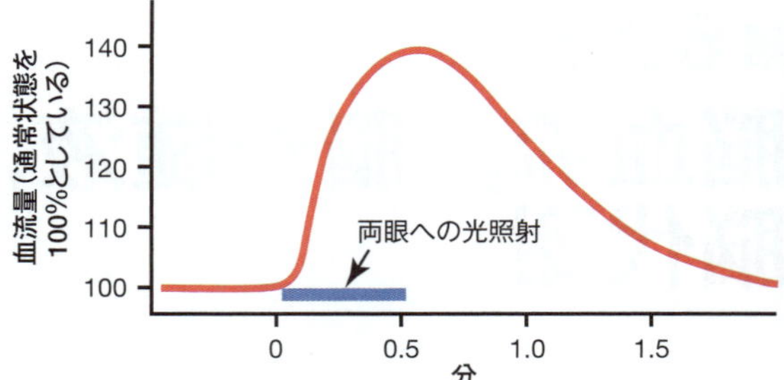

図 62.3 両眼に光を当てたときのネコの後頭葉の血流増加

ている．ほとんどのシナプスには星状膠細胞からのこの細い突起がある(図 62.1)．

興奮性グルタミン酸作動性ニューロンを電気的に刺激すると，星状膠細胞の血管壁への終足内の Ca^{2+} が上昇し，近傍の細動脈が拡張する．また，他の研究では星状膠細胞から放出されるいくつかの代謝物が血管拡張をコントロールすることが示唆されている．詳細な機序はまだ不明であるが，一酸化窒素，アラキドン酸の代謝物，K^+，アデノシン，その他の隣接する興奮性ニューロンの刺激により星状膠細胞で産生される物質はすべて局所の血管拡張に重要と考えられている．

脳血流の測定と脳活動の血流に及ぼす影響

大脳皮質の血流を 256 ヵ所同時に測定できる方法がある．放射性物質，例えば放射性キセノンを頸動脈に注入し，その放射性物質が脳皮質を通過するときの放射線を測定する方法である．この目的のためには 256 個の小さな放射線検出装置(シンチレーション検出器)を頭部表面に設置する．脳血流が変化すると，その局所の放射線検出数は迅速に増加または減少する．

この方法を用いて，局所の神経活動に応じてその部分の血流は秒単位で 100〜150％も増加することがわかった．例えば，手をグーに握ると，対側脳の運動野の血流が即座に増加する．本を読むと，後頭葉の視覚中枢と側頭葉の言語野の血流が特に増加する．てんかん発作のときにはてんかん源の血流は急激にかつ著明に増加するので，この方法はてんかん源の検索にも有効である．

図 62.3 は局所の神経活動が脳血流に及ぼす影響を示している．ネコの両眼に 0.5分間強い光を当てると後頭葉の血流は典型的な増加を示す．

神経活動と脳血流の関係は**機能的磁気共鳴画像**(functional magnetic resonance imaging：fMRI)でも解明することができる．この方法は酸素をもっているヘモグロビン(**オキシヘモグロビン**(oxyhemoglobin))と酸素がないヘモグロビン(**デオキシヘモグロビン**(deoxyhemoglobin))が磁場中で異なる振る舞いを示すという観察に基づく．デオキシヘモグロビンは常磁性物質(外部磁場に引きつけられる．内部に外部磁場と同じ方向の磁場をつくる)であるのに対して，オキシヘモグロビンは反磁性物質(外部磁場に弱く反発する．内部に外部磁場と反対方向の弱い磁場をつくる)である．デオキシヘモグロビンが血管内にあると，水素原子核からの磁気共鳴画像の信号に測定可能な変化(**訳者注**：信号低下)を及ぼす．これは**血中酸素依存性**(blood oxygen level-dependent：BOLD)信号とよばれるが，局所の**ボクセル**(voxel)中のデオキシヘモグロビン量に依存する．ボクセル中のデオキシヘモグロビン量は，そこでの血流量，血管の占める体積，酸素消費率に影響される．このためBOLD fMRIは血流量の間接的な推定しか与えないが，ある精神活動(例えば手を握ったり開いたりすること)の際に脳のどの部分が賦活されているかのマップをつくり出すことができる．

動脈スピンラベル法(arterial spin labeling：ASL)は脳局所血流をより定量的に評価するMRIの別な方法である．ASLでは脳に流れ込む前の動脈血に頸部レベルでMRI信号が変化する処理をした撮影と処理をしていない撮影の2種類を行う．この2種類の画像を引き算すると，動脈血に寄与する信号変化のみが残る．ASLとBOLD法は局所脳血流と脳機能の関係を知るために同時に測定することも行われている．

脳血流の自動調整は血圧変動から脳を守るのに役立つ

毎日の生活で血圧は大きく変動する．興奮で上昇し，睡眠で低下する．しかし脳血流は血圧が60～140 mmHgの範囲で自動調節されている．すなわち平均動脈血圧が急に60 mmHgに低下しても，急に140 mmHgに上昇しても脳血流には目立った変化がみられない．高血圧患者では自動調節の上限が上昇し，血圧が160～180 mmHg程度に上昇してもこの自動調整が行われる．このことは，正常人，高血圧患者，低血圧患者での血圧と脳血流量を示した図62.4で示されている．しかしながら，血圧が60 mmHg以下に低下すると，脳血流は著明に減少する．

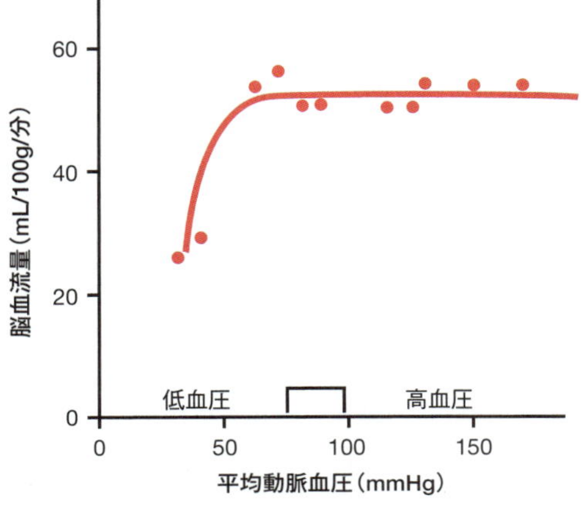

図62.4 低血圧者から高血圧者での複数の人の平均動脈血圧と脳血流量との関係
(Laseen NA: cerebral blood flow and oxygen consumption in man. Physiol Rev 39:183, 1959より改変)

脳血流制御での交感神経の役割

脳循環は交感神経の強い支配下にある．交感神経は頸部の上頸交感神経節を出て，脳血管とともに上行し脳に至る．この支配は大きな脳動脈から脳実質に入り込む細い動脈にまで及んでいる．しかし交感神経を切断してもまた交感神経に軽度から中等度の刺激を加えても脳血流はほとんど変化しない．前述の自動調整メカニズムが交感神経支配に優先するからである．

もし過激な運動などにより平均血圧が異常高値に急激に上昇した場合は，交感神経が大～中間程度の太さの動脈を収縮させ，脳内の細い血管まで高血圧が及ばないようにする．このことは脳内出血すなわち脳卒中の防止に重要な意味をもつ．

脳微小循環

体内のほとんどの組織と同様，脳内の毛細血管の数は代謝が盛んな場所で多い．ニューロンがある灰白質の代謝は白質に比べて約4倍である．このため毛細血管の数や血流量も灰白質は白質に比べて約4倍である．

脳の毛細血管が体内の他の部位の毛細血管と異なる最も重要な点は，脳内の大多数の毛細血管はほとんど物質を漏洩(リーク)させないことにある．この原因は毛細血管が全周性に終足すなわち近傍のグリア細胞(例えば大グリア細胞)からの突起で囲まれていていることにある．このように全周性に囲まれることは，毛細血管内圧の上昇による毛細血管の過度の膨張を抑制する物理的な支持にもなる．

脳毛細血管に至る細動脈の壁は，高血圧患者では肥厚し，高血圧が毛細血管に及ばないようにするためつねに収縮状態になっている．本章で後述するように，毛細血管に高血圧が及び，漏出を防止するこのシステムが働かなくなると，液が血管内から漏出するので，脳浮腫が起こり，急速に昏睡そして死に至ることがある．

脳卒中は脳血管が閉塞すると生じる

ほとんどの老人には小さな動脈閉塞がいくらかあり，老人の10%には脳機能を重大に損ねる“脳卒中”とよばれる程度の閉塞が最終的に発生する(**訳者注**：脳卒中は脳出血と脳梗塞の両方を含む)．

ほとんどの脳卒中は，脳を養う動脈に**動脈硬化性プラーク**(arteriosclerotic plaque)がつくことにより引き起こされる．プラークは血液の凝固反応を惹起し，血栓をつくり，その動脈を閉塞させることがある．閉塞が起こるとその動脈により供血を受けていた局所の脳機能が突然失われる．

脳卒中患者の1/4では，高血圧のために血管が破綻し，脳内出血が発生する．出血は周囲の脳組織を圧迫し，その脳組織の機能が損なわれる．脳卒中の神経学的な影響は，脳内のどの部分に病変があるかにより異なる．最も頻度が高い例が，中大脳動脈の閉塞である．中大脳動脈は片側の大脳半球の中央部分を養っている．もし左中大脳動脈が閉塞すれば，左大脳半球にあるウェルニッケの言語了解領域が機能を失い，患者は言葉を理解できなくなる．また言葉の形成を司るブローカの運動言語領域の機能も失われ，患者は話せなくなる．それに加えて運動野の障害のために対側(すなわち右側)のほとんどの筋肉は動かせなくなり，痙性麻痺になる．

同様に，後大脳動脈の閉塞は同側大脳半球の後頭極の梗塞を起こし，同側の両眼網膜からの視覚が失われる(**訳者注**：水晶体で左右逆転するので症状としては対側の同名半盲が起こる．例えば左後大脳動脈の閉塞では右同名半盲が生じる)．特に重大なのが中脳の脳卒中である．中脳は大脳と脊髄を結ぶ経路にあたるため，主要な神経路が断ち切られて感覚，運動とも重大な障害が生じる．

脳脊髄液

脳と脊髄を包む腔の体積は約 1600〜1700 mL ある．このうち約 150 mL が脳脊髄液によって占められ，残りが脳と脊髄である．**図 62.5** に示すように，この液は脳室，脳周囲の脳槽，そして脳および脊髄周囲のクモ膜下腔にある(**訳者注**：脳周囲のクモ膜下腔でやや広い場所を脳槽というが，明確な境界はない)．これらすべては互いに交通し，脳脊髄液の圧力は厳密に一定値に維持されている．

クッションとしての脳脊髄液の役割

脳脊髄液の第 1 の役目は，頭蓋という固い容器の中でクッションとして働き脳を守ることにある．脳と脳脊髄液の比重はほとんど同じ(約 4%の違いしかない)であるため，脳は脳脊髄液中で浮かんで存在している．このために頭部への打撃が起こると，それが強すぎない場合は，脳全体は頭蓋と同時に移動し，脳の 1 ヵ所が変形を受けないようになっている．

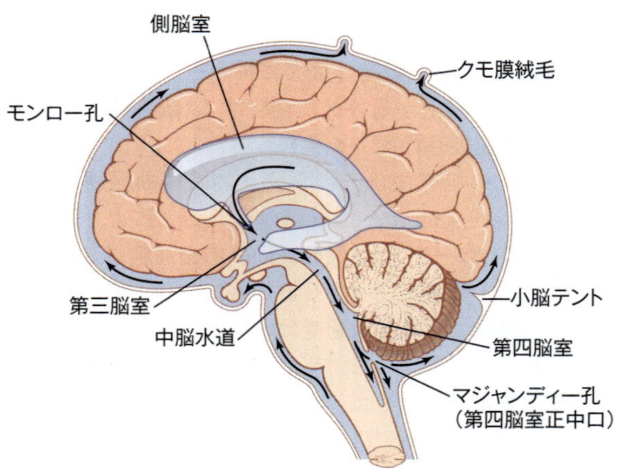

図 62.5 脳脊髄液の経路
矢印は側脳室脈絡叢から静脈洞に突出するクモ膜絨毛に至る脳脊髄液の流れの経路を示している．

コントラクー(対側損傷)

頭部への打撃が特に強い場合は，打撃を受けた側の脳より反対側の脳の損傷が激しいことがある．この現象は**コントラクー**(contrecoup)として知られていて，理由は次のようである．頭部への打撃が起こると，打撃を受けた側では脳と頭蓋骨との間にある脳脊髄液が非圧縮性であるために，頭蓋骨と脳は同時に移動する．一方，打撃を受けた側と反対側では，頭蓋骨は急速に移動するが，脳は慣性のため急には移動できない．このため，頭蓋骨は脳と急速に離され，一時的に陰圧，真空の領域が生じる．そして打撃による頭蓋骨の加速が終わった段階で，この真空領域に脳が引き込まれて，真空領域は消失し，脳は頭蓋骨内面に激しくぶつかる．

前頭葉と側頭葉の前部と下面は，頭蓋底部の凹凸のある骨と接していて，ボクサーのように頭部に打撃を受けたときにしばしば脳損傷・脳挫傷を生じる．もし脳挫傷が打撃を受けた側と同じ側にあればそれは**クー損傷**(coup injury(同側損傷))であり，反対側にあればそれは**コントラクー損傷**(contrecoup injury(対側損傷))である．

クーおよびコントラクー損傷は直接の打撃がなくても，急加速，急減速に伴っても生じる．この状況で，脳は頭蓋骨とぶつかることにより，クーおよびコントラクー損傷を受ける．このような損傷は児童虐待の一種である**揺さぶられっ子症候群**(shaken baby syndrome)やある種の交通事故でみられる．

脳脊髄液の産生，流れ，吸収

脳脊髄液は 1 日に約 500 mL 産生される．この量は脳脊髄液貯留量の約 3〜4 倍にあたる．産生の 2/3 以上は，4 つの脳室の脈絡叢によりなされ，側脳室脈絡叢の寄与が大きい．その他の少量は，全脳室の上衣層とクモ膜により産生されるものと，脳に由来し血管が脳を貫通するところで血管を取り囲んで存在する血管周囲腔を介してくるものとがある．

図 62.5 は脈絡叢からの脳脊髄液の流れの主な経路を示している．側脳室(の脈絡叢)で産生された脳脊髄液はまず第三脳室に流入する．第三脳室で脳脊髄液に少し追加があり，その後中脳水道を通って第四脳室に至る．第四脳室ではさらに少量の追加があり，正中にあるマジャンディー孔(第四脳室正中口)と左右 1 対あるルシュカ孔(第四脳室外側口)の計 3 つの孔を抜けて，大槽に至る．大槽は延髄後方，小脳下方にある脳脊髄液を貯留しているスペースである．

大槽は脳と脊髄周囲を取り囲むクモ膜下腔と連続している．大槽の脳脊髄液の多くは，大脳表面のクモ膜下腔を上行し，上矢状静脈洞やその他の静脈洞に突出してい

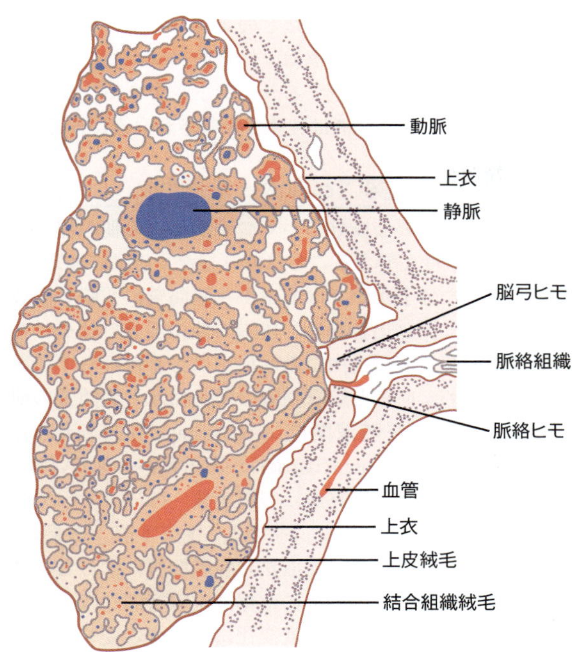

図 62.6 側脳室脈絡叢

るクモ膜絨毛に入り，クモ膜絨毛の小孔から静脈血流に入る．このようにして余剰な脳脊髄液は静脈血に戻される．

脈絡叢での脳脊髄液産生

図 62.6 は脈絡叢の断面図である．脈絡叢はカリフラワー状に成長した血管の集合で，表面を薄い上皮が取り囲む．脈絡叢は，側脳室下角，第三脳室後部，第四脳室上部に突出して存在する．

脈絡叢による脳脊髄液の脳室への分泌は，脈絡叢を囲んでいる上皮での Na^+ の(脈絡叢側から脳室側への)能動輸送による．脳室内に分泌された正に荷電している Na^+ は，電気的な引力により負に荷電している Cl^- を引きつける．Na^+ と Cl^- により膜を通過しない塩化ナトリウムが脳室内に形成され，脳室の浸透圧が増加する．この結果，脈絡叢内外の浸透圧差をなくすために水が脈絡叢側から脳室内に移動して，脳脊髄液の分泌が起こる．

前項と比べて重要でない輸送プロセスとしては，グルコースの脳脊髄液への移動，K^+ と HCO_3^- の脳脊髄液から毛細血管への移動がある．これらのために脳脊髄液には下記の特徴がある．浸透圧は血漿とほぼ同等，Na^+ 濃度も血漿とほぼ同等，Cl^- は血漿より 15%多い，K^+ は血漿より 40%少ない，グルコースは血漿より 30%少ない．

クモ膜絨毛での脳脊髄液の吸収

クモ膜絨毛は，静脈洞へのクモ膜の顕微鏡的なサイズの指状突出である．絨毛が集簇するとクモ膜顆粒という肉眼的サイズの静脈洞への突出構造になる．絨毛を覆っている上皮細胞を電子顕微鏡で観察すると，細胞内部に小胞の通過経路を認める．このため，①脳脊髄液，②タンパク質の分解物，③赤血球や白血球などの大きな粒子までも，比較的自由に通過させることができる．

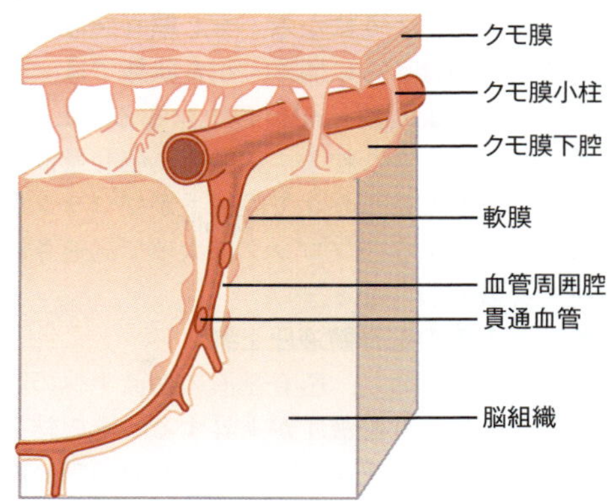

図 62.7 血管周囲腔からクモ膜下腔への排出経路
(Ranson SW, Clark SL: Anatomy of the nervous system. Philadelphia WB Saunders 1959 より改変)

血管周囲腔と脳脊髄液

脳の大きな動脈と静脈は脳表(のクモ膜下腔)に存在するが，それらの末梢血管は，脳表を覆う軟膜を引き連れて脳内に入り込んでいる．この状況は図 62.7 に示されている．軟膜は血管にはまばらにしか接着せず，このため軟膜と血管の間に血管周囲腔といわれる腔が存在する．このようにして血管周囲腔は動脈，静脈が末梢で細動脈，細静脈となるまでその周囲を伴走する．

リンパ路としての血管周囲腔

体内の他の部位と同様に，脳毛細血管から少量のタンパク質が間質に漏れ出している．脳組織には真のリンパがないために，余分なタンパク質は血管周囲腔からクモ膜下腔に流れ出す．クモ膜下腔に達すると今度は脳脊髄液と同じ流れで血管周囲腔から静脈洞に吸収される．このように血管周囲腔は実際には脳のリンパ路として働いている．

水やタンパク質を輸送する以外に，血管周囲腔は異物の脳からの排除にも寄与する．例えば，脳に感染が起こったときは，死んだ白血球やその他の感染性デブリ(残骸)は血管周囲腔の経路で排出される．

脳脊髄液圧

水平に寝ているときの脳脊髄液圧は，平均 130 mmH_2O (10 mmHg)である．しかしこの値は正常人でも個人差が多く，65〜195 mmH_2O まで分布する．

クモ膜絨毛での脳脊髄液圧の調整

脳脊髄液の産生は比較的一定値に保たれている．このため脳脊髄液産生が圧の決定要因であることはまれである．一方，クモ膜絨毛は，脳脊髄液およびその内容物が容易に静脈洞に流れることを許し，血液の逆流を許さない一種の弁である．この弁の作用により，脳脊髄液の圧力が静脈洞血圧より 1.5 mmHg 以上高くなると，脳脊髄液は血液へ流入するようになる．もし脳脊髄液圧がさらに上昇すると，弁はさらに開く．正常状態では，脳脊髄液圧は静脈洞血圧より数 mmHg 以上になることはない．

病的状態では，大きな粒子，線維化，脳脊髄液への多量の血液の流入などによりクモ膜絨毛がブロックされることがある．そのようなブロックは次項で記述される脳脊髄液圧上昇の原因になる．

脳の病的状態の際の脳脊髄液圧上昇

大きな脳腫瘍があると，脳脊髄液の血液中への吸収が妨げられるために脳脊髄液圧が上昇する．その結果，脳脊髄液圧は正常の 4 倍程度の 500 mmH$_2$O（37 mmHg）まで上昇することがある．

頭蓋内に出血や感染が起こった場合にも脳脊髄液圧は著明に上昇する．どちらの場合も，多数の赤血球，白血球が急激に脳脊髄液内に出現し，クモ膜絨毛の細い吸収経路をブロックする．この場合にも脳脊髄液圧は正常の 4 倍程度の 400〜600 mmH$_2$O まで上昇する．

生まれつき脳脊髄液圧が高い新生児もいる．これらの新生児ではクモ膜絨毛が極端に少ないかあるいはクモ膜絨毛での吸収過程に問題があり，脳脊髄液の吸収障害がある．このことは，水頭症の項目で後述する．

脳脊髄液圧の測定

通常の脳脊髄液圧測定は簡単で下記の方法による．患者を正確に水平な側臥位にし，脊柱管内の圧が頭蓋内と同じになるようにする．それから，脊髄下端より遠位の腰椎レベルの脊柱管を脊髄針で穿刺し，脊髄針に上部を大気に開放したガラス管をつなぐ．脳脊髄液はガラス管内を上昇しやがて停止する．もし液面が針の位置から 136 mm 上方であれば，脳脊髄液圧は水柱 136 mm（136 mmH$_2$O）である．あるいはこの値を水銀の比重である 13.6 で割ると，約 10 mmHg となる．

脳脊髄液の流れが妨げられると水頭症になる

水頭症（hydrocephalus）は頭蓋内の異常な水の貯留をいう．この状態はしばしば，交通性水頭症と非交通性水頭症に分けられる．交通性水頭症では，脳脊髄液は容易に脳室からクモ膜下腔に流れるが，非交通性水頭症では，脳室から他の脳室あるいはクモ膜下腔への交通が妨げられている．

非交通性水頭症の多くは中脳水道の閉鎖により起こり，新生児では胎生期の中脳水道の閉鎖に起因し，またどの年代でも腫瘍による閉鎖が起こる．両側の側脳室および第三脳室の脈絡叢により脳脊髄液が産生されるのでそれらの脳室体積は著明に増大し，脳は頭蓋骨に押しつけられ扁平化する．新生児では頭蓋骨が互いに癒合していないので，頭蓋内圧の上昇により頭蓋は腫大する．

交通性水頭症は，脳底部でのクモ膜下腔での流れのブロックあるいは脳脊髄液が静脈洞に吸収される場所であるクモ膜絨毛でのブロックによる．このため脳脊髄液は，脳の外側と脳室に貯留するが，脳の外側のほうが多い．頭蓋が柔らかく伸展可能な乳幼児に交通性水頭症が起こると，頭部は腫大する．またどの年代でも脳に障害を及ぼす．水頭症に対する治療は，外科的にシリコンチューブを脳室から腹腔に設置するシャント術である．シャントにより余剰な脳脊髄液は腹腔で吸収され血液に帰る．

血液－脳脊髄液関門と血液－脳関門

脳脊髄液の重要な成分のいくつかが体内の他の部分の細胞外液と濃度が異なることは前述した．それに加えて，多くの大きな分子が脳では血中から脳間質にも脳脊髄液にもまったく流れ出さない．体内の他の部分ではそれらは血中から間質液に自由に流れ出すにもかかわらずである．そのため，血液と脳脊髄液の間，血液と脳間質の間には，**血液－脳脊髄液関門**（cerebrospinal fluid barrier），**血液－脳関門**（blood-brain barrier）があるといわれている．

それらの関門は，脈絡叢にも脳実質内のほぼすべての組織の血管にも存在する．例外は，視床下部，松果体，最後野であり，そこでは血液から組織間質にずっと容易に拡散する．それらの部位には体液中の特別な変化，例えば浸透圧やグルコース濃度変化に反応する受容体，あるいはのどの渇きを制御するアンジオテンシンⅡなどのペプチドホルモンに反応する化学受容体があるため，血液からのそのような物質が容易に拡散することが重要である．また血液脳関門は特異的な輸送分子をもっていて，レプチンなどのホルモンを血中から視床下部に移動させる．そこで特異的な受容体と結合し，食欲や交感神経活動などを制御する．

一般的に，血液－脳脊髄液関門，血液－脳関門は，水，二酸化炭素，酸素，多くの脂溶性物質，例えばアルコールや麻酔剤を大変よく透過する．ナトリウム，塩素，カリウムなどの電解質はわずかに透過する．血漿中のタンパク質，脂溶性でない高分子物質はほとんど透過しない．このために，タンパク質である抗体や非脂溶性薬剤などは，血中に投与しても，脳実質や脳脊髄液中で治療域濃度まで達しない．

血液－脳脊髄液関門，血液－脳関門の透過が低い原因は，脳組織毛細血管の内皮細胞が互いに接する様式にある．それらの細胞は，いわゆる**密着接合**（tight-junctions）といわれる構造で接している．すなわち，隣り合う内皮細胞の膜は密着している．一方，体内の他のほとんどの部位では，内皮細胞の間に隙間がある．

脳浮腫

脳の流体ダイナミクスの最も深刻な病的状態の 1 つが**脳浮腫**（brain edema）である．脳は固い頭蓋に取り囲まれているために，浮腫をもたらす余剰な液体による体積増加は頭蓋内圧の急激な増加につながり，血管を圧迫し，しばしば血流の強い減少と脳の破壊をきたす．

脳浮腫は普通，毛細血管内圧の著明な上昇あるいは毛細血管壁が損傷を受けて液を漏らすようになることで生じる．よくある原因としては頭部を強く打つことがある．これにより脳組織と毛細血管がともに損傷を受け，毛細血管中の液が損傷組織に漏れ出す．

一度，脳浮腫が起こると，下記２つの正フィードバックによる悪循環が起こる．

①浮腫は血管を圧迫し，血流が低下し脳虚血が発生する．脳虚血により細動脈が拡張し毛細血管の圧がさらに増加する．毛細血管圧が上昇するとさらに脳浮腫の原因となる液漏出が増加し，脳浮腫は増悪する．

②脳血流が低下すると，酸素供給も低下しその結果毛細血管の透過性が亢進し，もっと多くの液が漏れ出すようになる．また脳血流が低下すると，Na^+ ポンプが停止し，細胞は腫大する．

一度これら２つの悪循環が開始されると，脳破壊を逃れるためには思い切った手段が必要になる．そのような手段の１つが高浸透圧物質，例えば高濃度マンニトールの静注である．高浸透圧物質は浸透圧差により，脳組織から水を血管中に引き出し，悪循環を断ち切る．もう１つの方法は，側脳室を穿刺し脳脊髄液を急速に抜いて，頭蓋内圧を下げることである．

脳代謝

他の組織と同様，脳は代謝のために酸素と栄養素を要する．しかし，脳代謝には他の組織と異なる点がある．

脳全体の代謝率とニューロンの代謝率

脳は重さとしては身体全体の2%であるが，覚醒安静時での脳代謝（エネルギー消費）は身体全体の15%を占めている．別な表現では，安静時には脳組織の単位重量あたりの代謝は，非神経組織の7.5倍である．

この代謝のほとんどは支持グリア組織ではなく，ニューロンで行われる．ニューロンでの代謝の多くは膜を通過するイオンポンプで使われる．Na^+ と Ca^{2+} は細胞外に，K^+ は細胞内に輸送される．ニューロンが**活動電位**（action potential）を伝えるたびにそれらのイオンは逆方向に膜を通過するので，膜内外のイオンの分布を元の適切な状態に戻すためにイオンポンプでの輸送が必要になる．このため，高度の脳活動の際には，脳代謝は100〜150%増加する．

脳では嫌気性代謝（無酸素代謝）が少ないために酸素が特に必要とされる

体内の多くの組織は無酸素でも数分は生きることができ，30分間も生き延びられる組織もある．この間，細胞は嫌気性代謝によりエネルギーを得ている．嫌気性代謝はグルコースまたはグリコーゲンを酸素と結合させることなしに，部分的に分解しエネルギーを得る方法である．この方法は効率が悪く，エネルギーを得るのに多くのグルコースやグリコーゲンを必要とする．しかし，この方法のおかげで細胞は無酸素下でも生きながらえる．

脳はこの嫌気性代謝が十分ではない組織である．理由の１つはニューロンが多くのエネルギーを必要とすることにある．この結果，神経活動は血液から脳への秒刻みの酸素供給に依存する．これらのことより，脳血流の停止や血中の酸素の消失があると5〜10秒の間で意識消失が起こることが理解できる．

通常状態では，脳のほとんどのエネルギーはグルコースにより供給される

通常状態では，脳細胞のほとんどのエネルギーは血液からのグルコースにより与えられる．ニューロン中のグリコーゲンの貯蔵は2分間分しかないので，酸素の場合と同様，グルコースも分刻みあるいは秒刻みで与えられる必要がある．

ニューロン膜を超えてのニューロンへのグルコース輸送で最も特徴的なことは，この輸送にインスリンが必要ないことである．一方，体内のほとんどの細胞へのグルコース輸送にはインスリンが必要である．重篤な糖尿病で，インスリンが分泌されない患者でも，グルコースはニューロンに容易に入っていく．このおかげで，これらの患者でも神経活動は保たれている．しかし糖尿病患者が過量のインスリンで治療されると，グルコースはインスリン依存性の体内の非ニューロン，特に筋肉と肝臓に大量に取り込まれて低血糖が起こる．低血糖が起こると，血中にはニューロンのエネルギー消費に十分なグルコースがなくなり，神経活動は障害され，しばしば精神的に不安定になり，ひどい場合には昏睡になる．これらすべては過量インスリン治療によるものである．

参考文献

Ainslie PN, Duffin J: Integration of cerebrovascular CO_2 reactivity and chemoreflex control of breathing: mechanisms of regulation, measurement, and interpretation. Am J Physiol Regul Integr Comp Physiol 296:R1473, 2009.

Barres BA: The mystery and magic of glia: a perspective on their roles in health and disease. Neuron 60:430, 2008.

Chesler M: Regulation and modulation of pH in the brain. Physiol Rev 83:1183, 2003.

Damkier HH, Brown PD, Praetorius J: Cerebrospinal fluid secretion by the choroid plexus. Physiol Rev 93:1847, 2013.

Dunn KM, Nelson MT: Neurovascular signaling in the brain and the pathological consequences of hypertension. Am J Physiol Heart Circ Physiol 306:H1, 2014.

Filosa JA, Iddings JA: Astrocyte regulation of cerebral vascular tone. Am J Physiol Heart Circ Physiol 305:H609, 2013.

Gore JC: Principles and practice of functional MRI of the human brain. J Clin Invest 112:4, 2003.

Haydon PG, Carmignoto G: Astrocyte control of synaptic transmission and neurovascular coupling. Physiol Rev 86:1009, 2006.

Iadecola C, Nedergaard M: Glial regulation of the cerebral microvasculature. Nat Neurosci 10:1369, 2007.

Iliff JJ, Nedergaard M: Is there a cerebral lymphatic system? Stroke 44(6 Suppl 1):S93, 2013.

Kahle KT, Simard JM, Staley KJ, et al: Molecular mechanisms of ischemic cerebral edema: role of electroneutral ion transport. Physiology (Bethesda) 24:257, 2009.

Pires PW, Dams Ramos CM, Matin N, Dorrance AM: The effects of hypertension on the cerebral circulation. Am J Physiol Heart Circ Physiol 304:H1598, 2013.

Schönfeld P, Reiser G: Why does brain metabolism not favor burning of fatty acids to provide energy? Reflections on disadvantages of the use of free fatty acids as fuel for brain. J Cereb Blood Flow Metab 33:1493, 2013.

Sloan SA, Barres BA: Mechanisms of astrocyte development and their contributions to neurodevelopmental disorders. Curr Opin Neurobiol 27C:75, 2014.

Syková E, Nicholson C: Diffusion in brain extracellular space. Physiol Rev 88:1277, 2008.

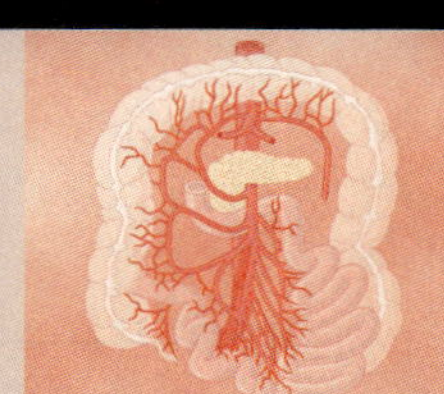

第63章 消化管機能の一般原理：運動，神経性調節と血液循環

消化管は全身に水，電解質，ビタミンおよび栄養を絶え間なく供給している．このためには，①消化管における食餌の移送，②消化液の分泌と食餌の消化，③水，さまざまな電解質，ビタミンおよび消化産物の吸収，④吸収された物質を消化管から送り出すための血液循環，⑤局所性，神経性およびホルモン調節系による上記機能の制御が必要である．

図 63.1 に消化管全体を示す．消化管の各部位は，例えば，食道では食餌の単純な通過に，胃では食餌の一時的な貯留に，また小腸では消化と吸収というように，それぞれ特定の機能に適応している．本章では消化管全体の機能の基本的原理を論じ，その後の章では消化管の部位ごとの特異的な働きについて述べる．

消化管運動の一般原理

消化管壁の生理解剖学

図 63.2 に典型的な消化管壁の横断面を示す．そこには外表面から内側に向かって次の5層が認められる．①**漿膜**(serosa)，②**縦走平滑筋層**(longitudinal smooth muscle layer)，③**輪走平滑筋層**(circular smooth muscle layer)，④**粘膜下層**(submucosa)および，⑤**粘膜**(mucosa)．これらに加えて，粘膜の深層には**粘膜筋(板)**(mucosal muscle)とよばれる，まばらな平滑筋束が分布する．腸の運動機能は，それら種々の層の平滑筋の収縮によって行われている．

平滑筋とその一般的な性質と機能については第8章で論じられているので，本章の以降の項を理解するための予備知識として復習しておいてほしい．

消化管平滑筋は合胞体として機能する

消化管平滑筋の個々の線維は，長さ 200〜500 μm，直径 2〜10 μm で，それらが1000本も平行に集まって筋束を形成する．縦走筋層では，筋束が腸管の縦軸方向に延びる．一方，輪走筋層では，筋束は腸管を取り巻いて延びている．

各筋束内において，筋線維は電気的に相互に結合している．これは，腸管平滑筋細胞間に**ギャップ結合**(gap junctions)が多く存在し，イオンの細胞間移動が低抵抗で起こることによるものである．そのため，筋収縮を引き起こす電気的信号は，筋束内の細胞から細胞に容易に伝播し，特に横方向よりも縦方向により速く伝導する．

各平滑筋線維束は部分的に，疎性結合組織によって互いに隔てられているが，多くの点で結合しているので，実際には各筋層は分岐した平滑筋束の格子からなるとみることができる．したがって，各筋層は**合胞体**(syncytium)として機能する．すなわち，活動電位が筋集団のどこかで生じると，それは一般的にその筋のあらゆる方向に向かって伝播することになる．活動電位が到達する距離はその筋の興奮性に依存する．伝播は発生した点からわずか 2，3 mm のところで停止することもあるが，ある場合には何 cm にもわたって伝播したり，さらに消化管の全幅全長に及ぶこともありえる．

また，縦走筋層と輪走筋層との間にも，いくつかの結合があるので，一方の層の興奮が他方に伝わることもしばしば起こる．

消化管平滑筋の電気的活動

消化管平滑筋は，筋線維細胞膜に沿ったほぼ持続的な遅い内在性の電気活動により興奮する．この電気活動には2種類の基本的な波があり，①**徐波**(slow wave)，および，②**スパイク**(spike)とよばれる．図 63.3 にその両者を示す．これらに加えて，消化管平滑筋の静止膜電位は異なったレベルに変化することができ，このことも消化管運動の調節に重要な影響を及ぼすことになる．

徐波

ほとんどの消化管収縮は周期的に起こるもので，その周期は主に平滑筋細胞膜電位のいわゆる“徐波”の周波数によって決まる．図 63.3 に示す徐波は活動電位ではなく，静止膜電位における遅い波状の変化である．その振幅は通常 5〜15 mV の間にあり，その周波数は人の消化管の部位により毎分3〜12 の範囲で異なり，胃体部では毎分3 であるのに対し，十二指腸では毎分12 であり，回腸終末部では毎分8〜9 である．したがって，収縮リズムは通常，胃体部で毎分3，十二指腸で毎分12，回腸では毎分8〜9 となる．

徐波の正確な発生機序については，完全には解明されていない．しかし，その発生には，腸管平滑筋細胞の電気的ペースメーカーの働きをすると考えられる，**カハー**

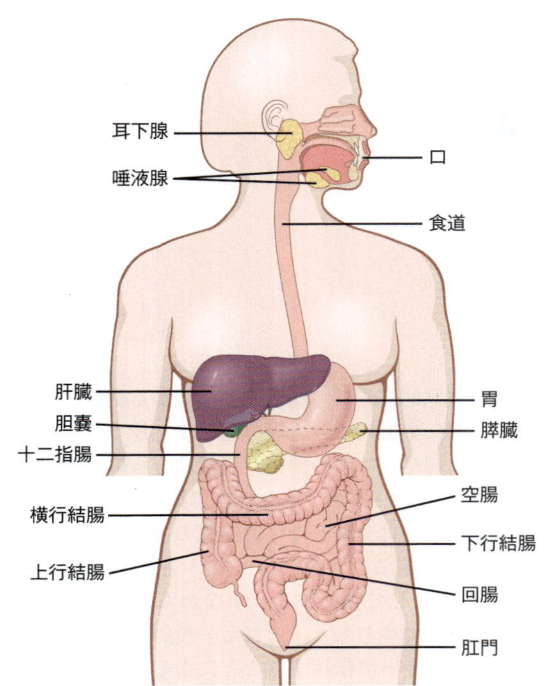

図 63.1　消化管

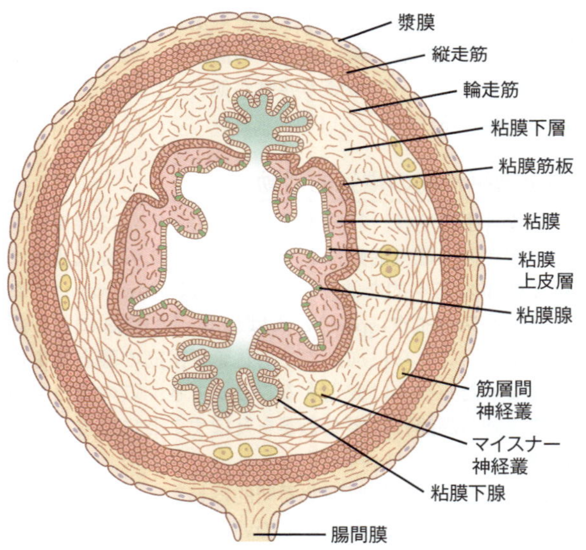

図 63.2　典型的な腸管の横断面

ル介在細胞(interstitial cell of Cajal)とよばれる特殊な細胞との複雑な連携がかかわっているようである．この介在細胞は互いにネットワークを形成し，平滑筋層の間に入り込んで，平滑筋細胞との間にシナプス様の結合を形成している．カハール介在細胞は，周期的に開口して内向きの(ペースメーカー)膜電流を生ずるいくつかの特有のイオンチャネルをもち，そのために，周期性の膜電位変化を起こす．

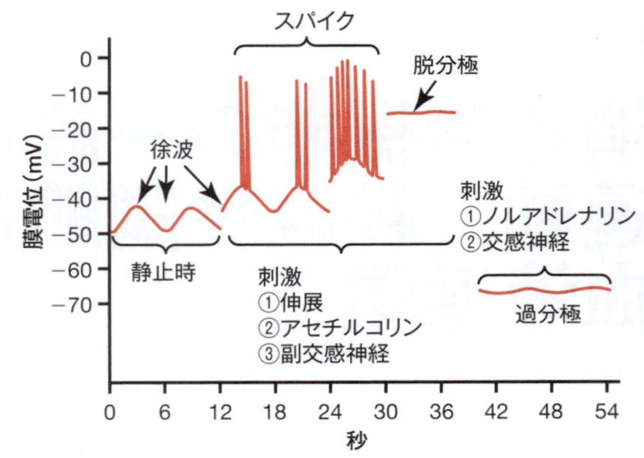

図 63.3　腸管平滑筋の膜電位
徐波やスパイク電位，完全な脱分極および過分極に注目せよ．これらはさまざまな生理的条件下の腸管で発生する．

通常，徐波は消化管の大半の部位において，それだけで筋収縮を起こすことはない．ただし，おそらく胃は例外である．徐波が主に引き起こすのはむしろ間欠的なスパイク電位の発生であり，このスパイク電位が実際に筋収縮を引き起こす．

スパイク電位

腸管平滑筋のスパイク電位は，真の活動電位である．スパイク電位は，腸管平滑筋の細胞膜電位が約 −40 mV より正の側になると，自動的に発生する(腸管平滑筋線維の正常静止膜電位は，−50 と −60 mV の間にある)．図 63.3 にみられるように，各徐波のピークが一過性に −40 mV より正の側になるたびに，そのピークの上にスパイク電位が発生する．徐波電位が高いほど，スパイク電位の発生頻度も通常毎秒 1〜10 回の範囲で高くなる．消化管平滑筋におけるスパイク電位の 1 発あたりの持続時間は 10〜20 ms に達し，太い神経線維の活動電位の持続時間に比べて 10〜40 倍も長い．

消化管平滑筋の活動電位と神経線維の活動電位とのもう 1 つの重要な違いは，活動電位の発生機序にある．神経線維においては，活動電位はほぼすべてが Na^+ チャネルを介する急速な Na^+ の細胞内への流入によって引き起こされる．消化管平滑筋線維においては，活動電位を引き起こすイオンチャネルに違いがあり，Na^+ よりも特に多くの Ca^{2+} を流入させるところから，**Ca^{2+}–Na^+ チャネル**(calcium–sodium channels)とよばれる．このチャネルは，太い神経線維の開閉が速い Na^+ チャネルに比べ，開閉速度がずっと遅い．このように，Ca^{2+}–Na^+ チャネルの開閉が遅いために，腸管平滑筋の活動電位は長い持続時間を示すことになる．また，活動電位における多量の Ca^{2+} の筋線維内への移動は，腸管平滑筋線維の収縮を引き起こすのに特別な役割を演ずる，このことについて次に簡単に論ずる．

静止膜電位の変化

徐波とスパイク電位に加え，消化管平滑筋の静止膜電位の基底レベルも変化しうる．正常状態では，消化管平滑筋の静止膜電位は平均 −56 mV であるが，さまざまな要因によって変化しうる．この膜電位の陰性度が減る（**脱分極**（depolarization））と，筋線維は興奮性を増す．膜電位が負の方向に変化する（**過分極**（hyperpolarization））と，筋線維の興奮性は低下する．

細胞膜の脱分極を起こす要因，すなわち興奮性を増す要因としては，①筋の伸張，②副交感神経の神経終末より放出されるアセチルコリンによる刺激，③いくつかの特異的な消化管ホルモンによる刺激，がある．

細胞膜電位をより陰性にさせる，すなわち，膜の過分極をさせて，筋線維の興奮性を低下させる重要な要因としては，①**ノルアドレナリン**（noradrenalin）または**アドレナリン**（adrenalin）の筋線維膜への効果，および，②主としてノルアドレナリンを分泌する交感神経の刺激がある．

Ca^{2+} 流入は筋収縮を引き起こす

平滑筋の収縮は，筋線維内への Ca^{2+} の流入に応じて起こる．第 8 章で解説したように，Ca^{2+} は，カルモジュリンによる制御機構を介して，筋線維のミオシンフィラメントを活性化する．それにより，ミオシンフィラメントとアクチンフィラメントとの間に引きつけ合う力が起こって，筋収縮を引き起こす．

徐波は，Ca^{2+} の平滑筋筋線維内への流入を起こすのではない（ただ Na^+ を流入させるだけである）．したがって，通常は徐波そのものだけでは筋収縮を起こすことはない．一方で，徐波のピーク時に発生するスパイク電位の間は，十分量の Ca^{2+} 流入と，それに伴う平滑筋収縮が起こるのである．

消化管平滑筋の緊張性収縮

消化管の平滑筋には，周期的な収縮に加えて，もしくは周期的な収縮をせずに，**緊張性収縮**（tonic contraction）を起こすものがある．緊張性収縮は，持続的であって，徐波の電気的な基本リズムに関係なく，しばしば数分あるいは数時間にわたって続く．この緊張性収縮は強度がしばしば増減はするが，途切れず継続する．

緊張性収縮は，持続的な反復するスパイク電位によって引き起こされることがあり，スパイク電位の頻度が高いほど，収縮の程度は強くなる．また 2 番目の要因として，時にはホルモンやその他の因子により，平滑筋細胞膜に活動電位の発生には至らない程度の持続性で部分的な脱分極を起こすことが誘因となって，緊張性収縮が発生することもある．緊張性収縮を起こす 3 番目の要因としては，膜電位変化にかかわらない経路を介する Ca^{2+} の細胞内への持続流入が挙げられる．これらのカルシウム流入のメカニズムの詳細は，いまだ不明である．

消化管機能の神経性調節：腸内神経系

消化管は，**腸内神経系**（enteric nervous system）という独自の神経系を有している．この神経系は，食道に始まり肛門に至るまで，腸管全体の壁内に分布している．この腸内神経系を形成するニューロンの数は約 1 億個であり，この数は全脊髄中のニューロンの数に匹敵する．この高度に発達した腸内神経系は，特に消化管の運動と分泌の調節にきわめて重要である．

腸内神経系は図 63.4 に示すように，主として次の 2 つの神経叢から構成されている．①縦走筋層と輪走筋層との間にある外層の神経叢は，**筋層間神経叢**（myenteric plexus）または**アウエルバッハ神経叢**（Auerbach'splexus）とよばれる．②粘膜下層に分布する内層の神経叢は，**粘膜下神経叢**（submucosal plexus）または**マイスナー神経叢**（Meissner's plexus）とよばれる．図 63.4 には，これら神経叢内および神経叢間の神経経路を示す．

筋層間神経叢は主として消化管運動を支配し，粘膜下神経叢は主として消化管分泌と局所血流を調節する．

図 63.4 においては，特に筋層間神経叢および粘膜下神経叢の双方に接続する外来性の交感神経線維と副交感神経線維に注目する．腸内神経系は外来性の神経とは独立して機能しうるが，後に述べるように，副交感神経系や交感神経系による刺激には，消化管機能を強く促進，もしくは抑制する作用がある．

また図 63.4 には，消化管上皮または腸管壁に始まり，腸内神経系の両神経叢に求心性線維を送る感覚神経終末も示してある．これらは，①交感神経系の脊椎前神経節，②脊髄，③迷走神経を通って，脳幹へも求心性線維を送る．これらの感覚神経は腸管壁内の局所反射を誘発し，椎骨前神経節または脳の基底部から腸管へ中継される反射も誘発する．

筋層間神経叢と粘膜下神経叢との相違点

筋層間神経叢は，ほとんどが相互接続した多くのニューロンの直鎖状の連なりから成り立っており，消化管の全長にわたって広がっている．この直鎖状の相互接続の一部を，図 63.4 に示す．

筋層間神経叢は腸管壁全長にわたり分布し，平滑筋である縦走筋層および輪走筋層の間に位置しており，主に腸管の長軸方向の筋活動の制御に関与している．この神経叢が刺激を受けて起こる効果には，次の 4 つが挙げられる．①腸管壁の緊張性収縮，または“筋緊張”の増加，②律動性収縮の強度上昇，③収縮頻度のわずかな上昇，④興奮性の波の伝導速度の上昇に伴う腸管蠕動波速度の上昇．

筋層間神経叢は，興奮性のものだけではなく，そのニューロンの中には抑制性のものも存在する．それらの神経線維終末からは抑制性の伝達物質，おそらくは**血管作動性腸ポリペプチド**（vasoactive intestinal polypeptide：VIP）や，あるいはその他の抑制性ペプチドが分泌される．この結果として生じる抑制性シグナル

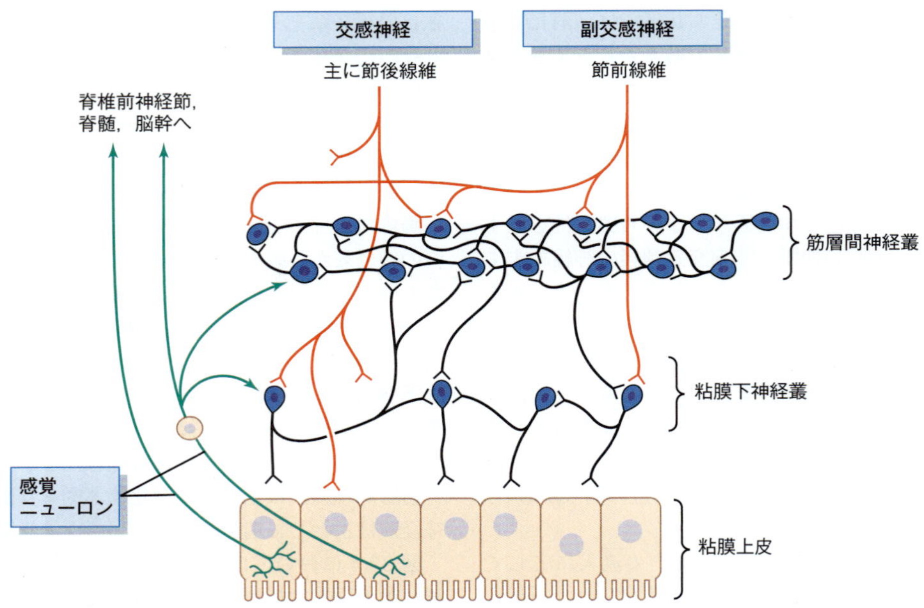

図 63.4 腸管壁の神経支配
①筋層間神経叢と粘膜下神経叢(黒色で示す神経線維)．②両神経叢の交感神経系ならびに副交感神経系による外来性支配(赤色で示す神経線維)．③感覚線維には，管腔側細胞上皮および腸管壁から腸管神経叢を経て脊髄の脊椎前神経節に至るもの，および脊髄や脳幹に直接至るものがある(緑色で示す神経線維)．

による消化管肛門側への食餌移動を妨げるいくつかの腸管括約筋に対する弛緩作用は特に有用であり，胃から十二指腸への食餌の排出を制御する**幽門括約筋**(pyloric sphincter)や，小腸から盲腸への排出を制御する**回盲弁括約筋**(sphincter of the ileocecal valve)を弛緩させるのである．

粘膜下神経叢は，筋層間神経叢とは対照的に，腸管の各小分節の内腔側の機能調節に主に関与する．実際には，消化管上皮から発生する多くの感覚性信号は粘膜下神経叢で統合され，また局所の腸管分泌や吸収，および種々の程度のヒダ形成を生ずる粘膜下筋収縮の局所制御に寄与する．

腸内ニューロンにより分泌される神経伝達物質の種類

腸内神経系のさまざまな機能の理解を深めるべく，研究者は腸内ニューロンから放出される 12 種類あまりの神経伝達物質を同定した．①**アセチルコリン**(acetylcholine)，②**ノルアドレナリン**，③**アデノシン三リン酸**(adenosine triphosphate：ATP)，④**セロトニン**(serotonin)，⑤**ドーパミン**(dopamine)，⑥**コレシストキニン**(cholecystokinin：CCK)，⑦**サブスタンスP**(substance P)，⑧**血管作動性腸ポリペプチド**(vasoactive intestinal polypeptide：VIP)，⑨**ソマトスタチン**(somatostatin)，⑩**ロイシンエンケファリン**(leucine enkephalin)，⑪**メチオニンエンケファリン**(methionine enkephalin)，および，⑫**ボンベシン**(bombesin)などが挙げられる．これらの多くの物質の特異的な機能については，次に指摘すること以外には，詳細にはまだ解明されていない．

アセチルコリン(acetylcholine)は多くの場合，消化管活動を高める．一方，**ノルアドレナリン**は，ほとんどいつでも消化管活動を抑制する．このことは，副腎髄質から循環血中に分泌され，血流を介して消化管に到達する**アドレナリン**についても同様である．その他の上述の伝達物質には，興奮性のものと抑制性のものが混在している．いくつかは，第 64 章において解説する．

消化管の自律性調節

副交感神経刺激は腸内神経活動を高める

消化管に分布する副交感神経には，脳神経由来のものと，仙骨神経由来のものがあり，それらについては第 61 章で述べた．

口腔と咽頭部に至るいくつかの副交感神経線維を除き，消化管に至る脳神経性の副交感神経線維は，ほとんどが迷走神経の中にある．これらの神経線維は，食道，胃，膵臓の支配神経として広範に分布し，また，やや密度を減ずるが，小腸から下って大腸の上半部にも分布する．

仙骨副交感神経(sacral parasympathetics)は，脊髄の第 2，第 3 および第 4 仙髄分節に発し，**骨盤神経**(pelvic nerves)を通って大腸の遠位半分から肛門にかけて分布する．S 状結腸，直腸および肛門部は他の消化管領域に比べ，副交感神経による支配をよく受けている．これらの神経線維は，特に第 64 章で論ずる排便反射を発現させる役割を担っている．

消化管における副交感神経の節後ニューロンは，主に筋層間神経叢と粘膜下神経叢に位置している．これらの副交感神経の刺激は，腸内神経系全体の活動の増加を引き起こし，多くの消化管機能の活動を高めている．

交感神経刺激は消化管活動を抑制する

消化管への交感神経線維は，T5 と L2 の間の脊髄分節より発する．消化管を支配する交感神経節前線維の多くは，脊髄を離れた後，脊柱の外側に位置する**交感神経鎖**(sympathetic chains)(**訳者注：交感神経幹**(sympathetic trunk)の別名)に入り，そのうちの多くの線維がそこを通過して，**腹腔神経節**(celiac ganglion)やさまざまの**腸間膜神経節**(mesenteric ganglia)など，遠位にある神経節に至る．交感神経の節後ニューロンの細胞体のほとんどは，これらの神経節内に存在している．そして，そこから発する節後線維は節後交感神経を通って腸管全体に広がっている．交感神経は，副交感神経支配が口腔と肛門に近い部位に特に密にしているのとは異なり，消化管のあらゆる部位を支配している．交感神経終末では，主にノルアドレナリンを分泌する．

一般に，交感神経刺激は消化管の活動を抑制し，その作用の多くは副交感神経の作用と拮抗している．交感神経の効果発現には 2 通りあり，①ある程度の作用は分泌されたノルアドレナリンの消化管平滑筋への直接的な抑制作用(粘膜筋板は例外であり，収縮する)によるものであり，②大部分の作用はノルアドレナリンによる全腸内神経系ニューロンへの抑制作用によって生じている．

強力な交感神経系の刺激は腸管の運動をきわめて強く抑え，消化管を通る食餌の動きを完全に遮断するほどである．

腸管からの求心性神経線維

腸管には多くの求心性感覚神経線維が分布している．これらの神経は腸内神経系や脊髄の後根神経節の中に神経の細胞体をもっている．これらの感覚神経は，①腸管粘膜の刺激，②腸管の過度の拡張，③腸管内における特異的な化学物質により刺激される．これらの神経線維を通って伝えられた信号は，腸管運動や腸管分泌の促進や，場合により抑制を起こす．

以上に加え，腸管からの感覚信号は遠く離れた脊髄の多くの部位，さらには脳幹にまで到達する．例えば，迷走神経の神経線維の 80％は求心性であり遠心性ではない．これら求心性線維は消化管から脳髄質に感覚信号を伝達し，次に迷走神経反射の信号が発して消化管に戻り，多くの機能を制御している．

消化管反射

解剖学的にみられる，腸内神経系および交感神経系と副交感神経系との結合により，消化管の制御に重要な 3 種類の消化管反射が保持されている．

①専ら腸管壁内神経系にて完結する反射．これらの反射には消化管分泌，蠕動，食餌を混合するための収縮，局所的抑制作用などが含まれている．

②腸管から椎骨前交感神経節に至り，消化管に回帰する反射．これらの反射では，信号を遠く離れた消化管の他の部位に伝達する．例えば，胃から発した信号が結腸からの排出を引き起こす反射(**胃－結腸反射**(gastro-colic reflex))，結腸や小腸からの信号が胃の運動と分泌を抑制する反射(**腸－胃反射**(enterogastric reflexes))，そして結腸からの信号が回腸内容物の結腸への排出を抑制する反射(**結腸－回腸反射**(colonoileal reflex))がある．

③腸管から脊髄または脳幹に至り，消化管に回帰する反射．これらの反射には，①迷走神経を介して胃と十二指腸から脳幹に至り，そして胃に戻って，胃の運動と分泌活動を制御する反射，②全消化管の抑制を引き起こす痛み反射，および③結腸と直腸から脊髄に伝わり，再び戻って結腸・直腸および腹筋の収縮を起こして排便を促す反射(排便反射)が含まれている．

消化管運動のホルモンによる制御

消化管ホルモンは門脈循環へ放出され，そのホルモンに特異的な受容体をもつ標的細胞において生理的な作用を及ぼす．ホルモンの作用は放出部位と作用点との神経伝達経路が切断されても続く．表 63.1 にそれぞれの消化管ホルモンの作用，分泌刺激，分泌部位を示す．

第 65 章において，いくつかのホルモンの消化管分泌調節に対するきわめて重要な働きについて述べる．これらのホルモンのほとんどは，一定の部位の消化管運動性にも影響を与える．通常，これらのホルモンの運動への影響は，分泌に対する影響ほどは重要でないが，いくつかの重要な運動性への影響について次の段落で述べる．

ガストリン(gastrin)は，胃幽門前庭部の“G”細胞より分泌され，その分泌刺激は，食餌の摂取に関連した胃の拡張や，タンパク産物，および迷走神経刺激により胃粘膜の神経から分泌される**ガストリン放出ペプチド**(gastrin releasing peptide)である．ガストリンの主作用は，①胃酸分泌の刺激と，②胃粘膜の成長刺激である．

コレシストキニン(cholecystokinin：CCK)は，十二指腸と空腸の粘膜にある“I”細胞より，主に腸管内容物中の脂肪，脂肪酸，およびモノグリセリドの消化産物に反応して分泌される．このホルモンは胆嚢を強く収縮させて胆汁を小腸中に流出させ，胆汁は脂肪性物質を乳化することにより，これらの消化・吸収において重要な働きをしている．また CCK は，胃の収縮をある程度抑制する．したがって，このホルモンは胆嚢から胆汁を流出するのと同時に，胃から十二指腸への食餌排出を遅らせ

表 63.1 消化管ホルモンの作用と，その分泌刺激と分泌部位

ホルモン	分泌刺激	分泌部位	作用
ガストリン	タンパク 伸展 神経 （酸で抑制）	胃幽門前庭部，十二指腸，空腸のG細胞	刺激 胃酸分泌 粘膜増殖
コレシストキニン	タンパク 脂肪 酸	十二指腸，空腸，回腸のI細胞	刺激 膵酵素分泌 膵重炭酸分泌 胆嚢収縮 膵外分泌腺増殖 抑制 胃内容排出
セクレチン	酸 脂肪	十二指腸，空腸，回腸のS細胞	刺激 ペプシン分泌 膵重炭酸分泌 胆管重炭酸分泌 膵外分泌腺増殖 抑制 胃酸分泌
胃抑制ペプチド	タンパク 脂肪 炭水化物	十二指腸，空腸のK細胞	刺激 インスリン分泌 抑制 胃酸分泌
モチリン	脂肪 酸 神経	十二指腸，空腸のM細胞	刺激 胃運動 腸運動

る作用をもち，これは上部腸管における脂肪の消化に適切な時間を与えることになる．またCCKは過食を避けるため，十二指腸にある求心性の神経線維の刺激によって食欲を抑える．第72章で論じるように，次に，これらの神経線維は迷走神経を介して脳の摂食中枢を抑制する．

セクレチン（secretin）は，最初に発見された消化管ホルモンであり，十二指腸粘膜にある“S”細胞が，胃幽門部から十二指腸に送り出される胃酸に反応して分泌する．セクレチンは軽度の消化管運動に対する作用をもち，膵臓からの重炭酸塩の分泌を促進し，これは小腸内の酸の中和に役立っている．

グルコース依存性インスリン分泌刺激ホルモン（**胃抑制ペプチド**（gastric inhibitory peptide：GIP））は，上部小腸の粘膜から，主に脂肪酸とアミノ酸に応じて，また弱いながら炭水化物にも応じて分泌される．このホルモンは，軽度の胃の運動性を低下させる作用をもっているため，上部小腸がすでに食餌性産物により過度に満たされているときに，胃内容物の十二指腸排出を遅らせるように働く．グルコース依存性インスリン分泌刺激ホルモンは胃運動抑制に必要な量より低い血中濃度で，インスリン分泌を刺激する．

モチリン（motilin）は，胃と十二指腸上部から空腹時に分泌される．このホルモンの知られている唯一の作用は

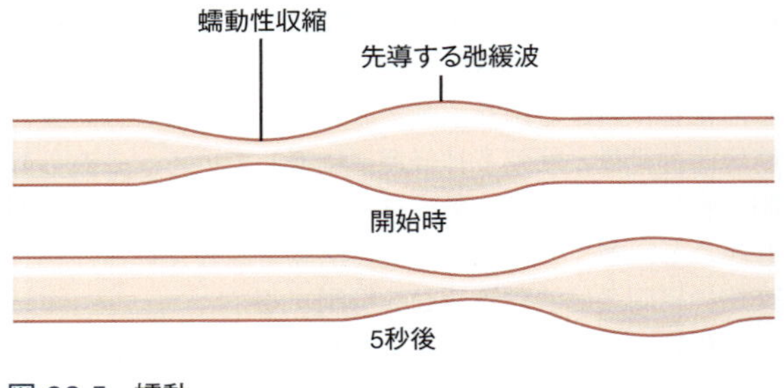

図 63.5 蠕動

消化管運動を亢進させることである．モチリンは周期的に分泌されて，**空腹期強収縮運動**（interdigestive myoelectric complexes）とよばれる収縮波による消化管運動を起こす．これは，空腹状態の人で90分ごとに胃から小腸にわたって発生する．モチリンの分泌は食事の摂取後には抑制されるが，そのメカニズムについては完全には解明されていない．

消化管運動の機能様式

消化管において起こる運動には，次の2種類がある．①**推進運動**（propulsive movements）は食餌を消化管の前方に消化と吸収に合わせて適切な速度で移動させる，②**混和運動**（mixing movements）は腸管内容物がいつでもしっかりと混合されるようにする運動である．

推進運動：蠕動

消化管の基本的な推進運動は**蠕動**（peristalsis）である，これを図63.5に示す．1つの収縮輪が腸管に輪状性に出現し，前方に移動する．この機構は，薄い膨らんだチューブの周りを指で絞って前方に押し出していく操作と類似している．収縮輪の前にあるものは何であれ，前方に移動する．

蠕動は，多くの合胞体による平滑筋を有する管状臓器に固有の特性である．腸管のどの1点を刺激しても，その輪状筋に収縮輪が生じ，その輪が腸管を伝わっていく（蠕動は，胆管，腺の導管，尿管，その他多くの平滑筋性の管でも生じる）．

多くの場合，腸管蠕動を起こす刺激は腸管の伸展である．つまり，例えば多くの食餌が腸管のいずれかの場所に集まると，腸管壁が伸張して腸内神経系を刺激し，その箇所の2～3 cm後ろの腸管壁を収縮させ，そこに収縮輪が出現して蠕動運動を起こす．他の蠕動を引き起こす刺激には腸管上皮に対する化学的または物理的な刺激が含まれる．また，腸管への強い副交感神経信号は強い蠕動を引き起こす．

蠕動における筋層間神経叢の役割

蠕動は，先天的に筋層間神経叢が欠如している部分では微弱になるか，もしくはまったく起こらない．また，

アトロピンの投与により筋層間神経叢のコリン作動性神経終末が麻痺すると，腸管全体の蠕動が強く抑制されるか，または完全に阻止される．このように有効な蠕動には活動性の高い筋層間神経叢が必要である．

蠕動波は下流の受容的弛緩とともに肛門側へ向かう：腸管の法則

蠕動は，理論的には刺激点から両方向に起こり得るが，正常には口側には速やかに減衰し，肛門側へはかなりの距離にわたって継続する．この方向性をもった蠕動の伝達が起こる正確な原因については確かめられていない．ただ，おそらく筋層間神経節が肛門方向への“極性”をもっているという事実に主に由来するのだろう．このことについては，以下のように説明できる．

腸管のある分節が伸展によって興奮し蠕動が開始するとき，蠕動を起こす収縮輪は，正常には伸展された分節より口側に始まり，伸展された部位に向かって移動する．それにより腸管内容物はその収縮輪が消滅するまでに5～10 cm肛門側に向かって押し動かされる．同時に，腸管はしばしば肛門側の数cm下流において弛緩する．これは“受容性弛緩”とよばれ，食餌が口側よりも肛門側に向けて，よりたやすく押し動かされるようになるのである．

この複雑なパターンは，筋層間神経叢がないと起こらない．したがって，この現象は**筋層間反射**(myenteric reflex)または**蠕動反射**(peristaltic reflex)とよばれる．また，蠕動反射および肛門側への蠕動の方向性は，“腸管の法則”とよばれている．

混和運動

混和運動の様態は消化管各部において異なる．ある部位では，蠕動性の収縮が混和のほとんどの役割を果たす．これは特に腸管内容物の前方への移動が括約筋により遮断されている場合に該当し，この場合，蠕動波は腸管内容物を前方へ送り出すのではなく，ただ混和することができる．また別の場合には，腸管壁に**局所性間欠的収縮**(local intermittent constrictive contractions)が腸壁の数cmおきに生ずる．この収縮は通常5～30秒しか持続せず，次に新たな収縮が腸管の別の箇所に発生し，これにより内容物のいわば“ぶつ切り”や“挟み切り”が腸管のあちらこちらで起こることになる．この蠕動運動と収縮運動は，適切な排出と撹拌が起こるように，消化管の異なる部位によって調整されている．第64章において部位別に解説する．

胃腸の血流：内臓循環

胃腸の血管は，図63.6に示すように，広範囲の循環系である**内臓循環**(splanchnic circulation)の一部である．この系は腸管の血流に加えて，脾臓，膵臓，肝臓の血流を含む．この系は，腸管，脾臓，膵臓を通過したすべての血液は**門脈**(portal vein)を通じて，ただちに肝臓に流入する仕組みになっている．肝臓において，血液は何百万個もの微細な**類洞**(liver sinusoids)を通過し，最終的に**肝静脈**(hepatic vein)より肝臓を離れて体循環の下大静脈に注いでいる．この下大静脈に注ぐ前に肝臓を血流が通ることで，肝静脈洞の内面を覆う**細網内皮細胞**(reticuloendothelial cell)によって，消化管から血液に入る可能性のある細菌やその他の微細粒子が取り除かれ，有害となりうる物質が直接他の体部に運ばれることを防いでいる．

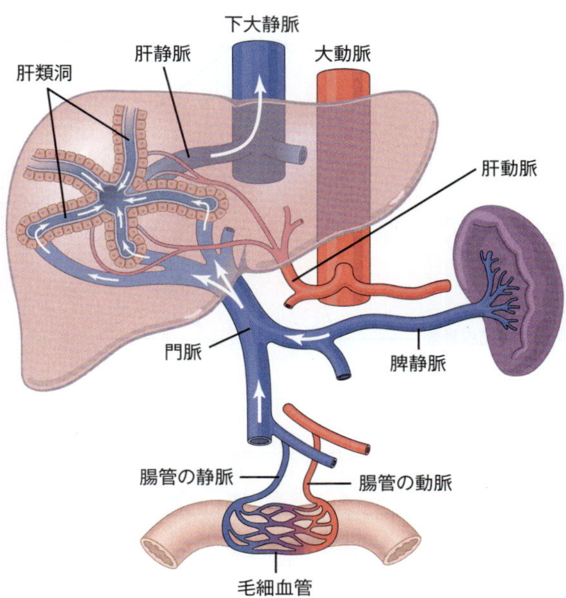

図63.6　内臓の血液循環

腸管から吸収された非脂肪性水溶性栄養素(炭水化物やタンパク質)は，同様に門脈から類洞に輸送される．ここでは，細網内皮系細胞と肝臓の主要な実質細胞である**肝細胞**(hepatic cell)の両者が栄養素の1/2～3/4を吸収し，一時的に貯蔵する．また，これらの栄養素の多くの化学的中間処理が肝細胞で行われる．このような肝臓の栄養機能については，第68～72章で述べる．腸管から吸収された脂肪のほとんどは，門脈血によって運ばれるのではなく，腸管リンパ管に吸収され，肝臓を迂回して，**胸管**(thoracic duct)経由で体循環系に運ばれる．

胃腸の血液供給に関する解剖

図63.7は，腸管への動脈性の血液供給の概略図で，弓状の動脈系を介して小腸・大腸壁に血液を送る上・下腸間膜動脈が示されている．一方，この図には，胃に同様の形式で血液供給をする**腹腔動脈**(celiac artery)は省略してある．

腸管壁に入ると，これらの動脈は分岐して，腸管を取り巻くように周囲両方向により細い分枝を送り，分枝の先端は腸間膜付着部対側の腸壁上で交わる．この腸管壁を取り巻く動脈から分岐した，さらに細い動脈が腸管壁

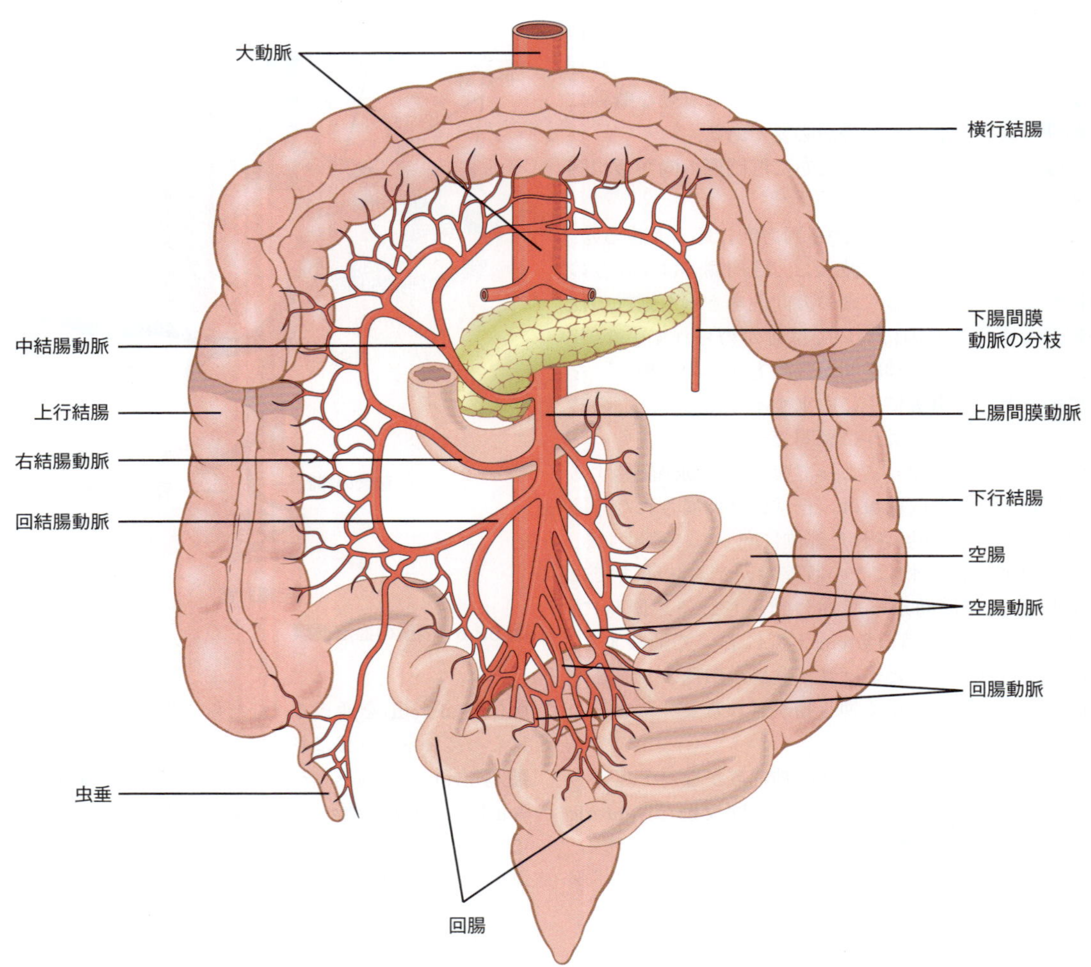

図 63.7 腸間膜網を介する腸管への動脈血行

を貫通し，①筋束に沿ったり，②絨毛の中へ入ったり，③上皮下の粘膜下血管へ入ったりして広がっており，腸管の分泌や吸収の機能に寄与している．

図 63.8 に腸管の絨毛の特殊な血流機構を示しており，絨毛内で多くのループ状毛細血管で交通する小さな細動脈や細静脈がみられる．細動脈壁は筋線維に富んでおり，絨毛血流の調節に寄与している．

腸管活動と代謝性因子の消化管血流に及ぼす影響

正常状態では，胃腸の各部位および腸管壁各層の血流は，局所の活動性と直接関連している．例えば，栄養の吸収が盛んなときは，絨毛および隣接した粘膜下層部位の血流は 8 倍にも増加する．同様に，腸管壁の筋層の血流は腸管運動が高まると増加する．例えば，食後には，運動・分泌・吸収活動はすべて増え，それにつれて血流も大きく増加するが，2〜4 時間後には安静時に戻る．

胃腸活動中の血流増加の原因

胃腸活動の上昇につれて血流が増加することについて，正確な要因はまだはっきりとしていないが，いくつかの事実が知られている．

第 1 に，消化の過程でいくつかの血管拡張性の物質が腸管粘膜から放出される．これらの物質の多くはペプチドホルモンであり，コレシストキニン，血管作動性腸ペプチド(VIP)，ガストリン，セクレチンなどが挙げられる．これらのホルモンが腸管の特定の運動や分泌機能を調節している．これらについては，第 64 章，第 65 章で述べる．

第 2 に，いくつかの胃腸の腺は，他の分泌物を管腔内に放出するのと同時に腸管壁に 2 種類のキニン，すなわち，**カリジン**(kallidin)と**ブラジキニン**(bradykinin)を遊離する．これらのキニンは強力な血管拡張物質であり，分泌に伴って起こる粘膜血管の拡張のかなりの部分は，これに起因するものと考えられている．

第 3 に，腸管壁の酸素濃度の低下により，腸管血流は少なくとも 50〜100%増加しうる．それゆえ腸管活動時に腸管粘膜や腸管壁の代謝率が増すと，おそらく血管拡張を起こす程度の酸素濃度の低下が起きているのであろ

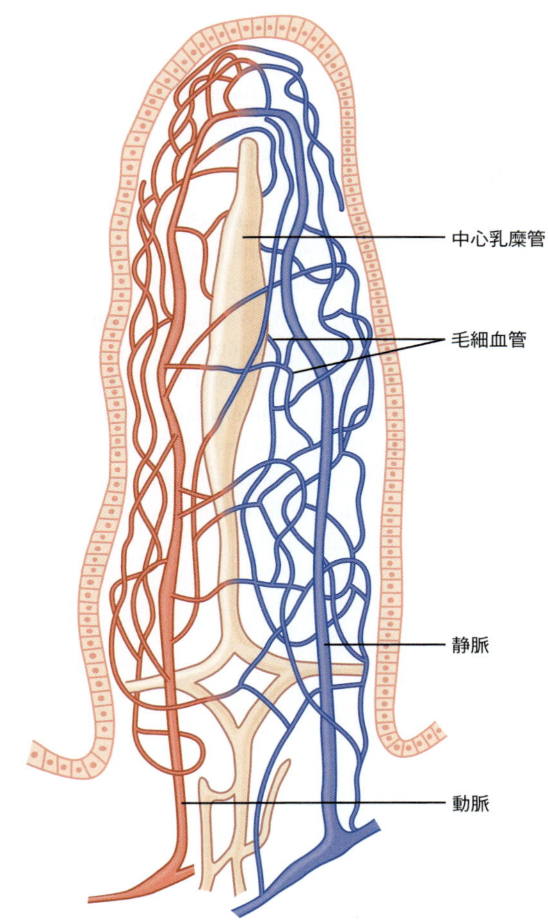

図 63.8　絨毛の微小脈管構造
細動脈と細静脈の血流の対向流配列を示す.

う. 酸素の減少は, よく知られた血管拡張物質である**アデノシン**(adenosine)を 4 倍にも増加させ, 血流増加の大きな原因となる可能性がある.

したがって, 腸管活動時の血流増加は, おそらく上述の因子と, さらにまだ知られていない因子とが複合して起こるものと考えられる.

絨毛における対向流型の血流

図 63.8 において, 絨毛に流れ込む動脈血流とそこから流れ去る静脈血流は互いに向きが逆で, しかも両者は互いにぴったりと並列していることに注目されたい. このような血管走行のために, 血中の酸素の多くは絨毛の先端までは運ばれず, 細動脈から隣接する細静脈に向けて直接拡散する. 80％もの酸素はこの短絡経路をとる可能性があり, 絨毛の局所的な代謝機能には利用されない. 絨毛におけるこのタイプの対向流機構は, 第 29 章に詳述する腎臓髄質の直細血管における対向流機構と類似していることがわかるだろう.

正常状態では, この細動脈から細静脈への酸素の短絡は絨毛に対して有害ではないが, 循環性ショックのような腸管への血流が大幅に減少するような病態では, 絨毛先端部は高度の酸素欠乏となり, 絨毛の先端や絨毛全体が虚血, さらに壊死することもありえる. このため, あるいは別の理由により, 多くの胃腸疾患では絨毛の機能が非常に低下し, 腸管の吸収能も著しく低下する.

胃腸血流の神経性調節

胃と下部結腸に分布する副交感神経の刺激により, 腺の分泌が増すと同時に局所血流も増加する. この血流増加は, おそらく腺活動の増加による 2 次性のもので, 神経刺激による直接作用ではない.

一方, 交感神経刺激は基本的にすべての胃腸に対して直接作用し, 細動脈の強い収縮と, 著しい血流減少を起こす. この細動脈収縮の数分後には, 血流はいわゆる“自己調節性回避”とよばれる機構によって, しばしば正常に近いレベルにまで戻る. すなわち, この虚血が誘因となった局所的な血管拡張機序は交感神経性の血管収縮より優勢となり, 消化管の腺と筋に必要な栄養を含んだ血流を正常状態に戻すように働く.

他の身体部位が追加血流を必要とする場合に消化管血流を神経性に抑制することの重要性

腸管における交感神経性の血管収縮の主な意義は, 激しい運動時に, 腸管や他の内臓の血流を短時間遮断し, より多くの血流を必要とする骨格筋や心臓に振り向けることにある. また, 循環性ショック時において, 全身の重要な組織(特に脳と心臓)が血流不足のために細胞死の危険にさらされるようなときには, 交感神経刺激により, 内臓血流は何時間もの間, ごくわずかにまで減少することもある.

また, 交感神経刺激は容量の大きい腸管や腸間膜の静脈も強く収縮させる. この血管収縮によりこれらの静脈の容量が減少し, それによって大量の血液を他の循環部位に移すことになる. 出血性ショックや, その他循環血液量が低下した場合, この機構によって 200〜400 mL もの追加の血液が体循環を維持するために動員できる.

参考文献

Adelson DW, Million M: Tracking the moveable feast: sonomicrometry and gastrointestinal motility. News Physiol Sci 19:27, 2004.

Brookes SJ, Spencer NJ, Costa M, Zagorodnyuk VP: Extrinsic primary afferent signalling in the gut. Nat Rev Gastroenterol Hepatol 10:286, 2013.

Campbell JE, Drucker DJ: Pharmacology, physiology, and mechanisms of incretin hormone action. Cell Metab 17:819, 2013.

Côté CD, Zadeh-Tahmasebi M, Rasmussen BA, et al: Hormonal signaling in the gut. J Biol Chem 289:11642, 2014.

Dimaline R, Varro A: Novel roles of gastrin. J Physiol 592:2951, 2014.

Furness JB: The enteric nervous system and neurogastroenterology. Nat Rev Gastroenterol Hepatol 9:286, 2012.

Holst JJ: The physiology of glucagon-like peptide 1. Physiol Rev 87:1409, 2009.

Huizinga JD, Lammers WJ: Gut peristalsis is governed by a multitude of cooperating mechanisms. Am J Physiol Gastrointest Liver Physiol 296:G1, 2009.

Knowles CH, Lindberg G, Panza E, De Giorgio R: New perspectives in the diagnosis and management of enteric neuropathies. Nat Rev Gastroenterol Hepatol 10:206, 2013.

Lake JI, Heuckeroth RO: Enteric nervous system development: migration, differentiation, and disease. Am J Physiol Gastrointest Liver Physiol 305:G1, 2013.

Lammers WJ, Slack JR: Of slow waves and spike patches. News Physiol Sci 16:138, 2001.

Neunlist M, Schemann M: Nutrient-induced changes in the phenotype and function of the enteric nervous system. J Physiol 592:2959, 2014.

Obermayr F, Hotta R, Enomoto H, Young HM: Development and developmental disorders of the enteric nervous system. Nat Rev Gastroenterol Hepatol 10:43, 2013.

Powley TL, Phillips RJ: Musings on the wanderer: what's new in our understanding of vago-vagal reflexes? I. Morphology and topography of vagal afferents innervating the GI tract. Am J Physiol Gastrointest Liver Physiol 283:G1217, 2002.

Sanders KM, Koh SD, Ro S, Ward SM: Regulation of gastrointestinal motility—insights from smooth muscle biology. Nat Rev Gastroenterol Hepatol 9:633, 2012.

Sanders KM, Ward SM, Koh SD: Interstitial cells: regulators of smooth muscle function. Physiol Rev 94:859, 2014.

Vanden Berghe P, Tack J, Boesmans W: Highlighting synaptic communication in the enteric nervous system. Gastroenterology 135:20, 2008.

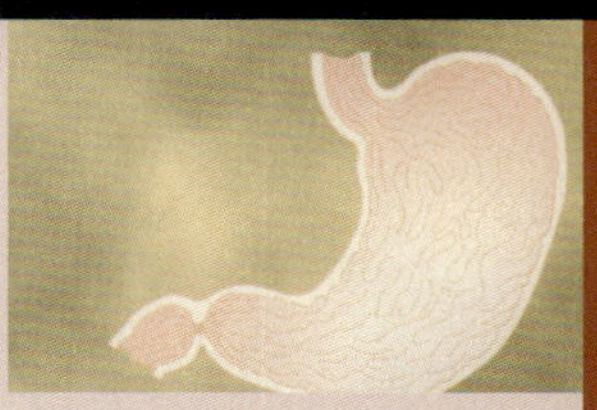

第64章
消化管での食物の輸送と混和

食物が消化管内で最適に処理され栄養素を吸収するためには，各消化管内に留まる時間が重要である．それに加え，適正に混和される必要がある．しかし輸送や混和に必要な条件は，処理される各段階によってまったく異なるため，複数の自律神経とホルモン機構がそれぞれ活動するタイミングを遅くなりすぎず早くなりすぎず最適になるよう調整している．

本章ではこのような消化管運動，特に自動制御機構について説明する．

食物の摂取

人が摂取する食物の量は，主に**空腹**(hunger)といわれる本質的な食べ物に対する欲望によって決まる．何を好んで摂取するかは**食欲**(appetite)によって決まる．これらの機構は，適切に身体へ栄養の提供を維持するために特に重要であり，それらについては第72章の身体の栄養との関連で述べる．本章では食物摂取の仕組み，特に咀嚼や嚥下について述べる．

咀嚼

歯はものを噛むために見事に設計されている．前歯(切歯)はしっかりと切る動作ができ，奥歯(大臼歯)はすり潰す動作をする．すべての顎の筋肉が同時に働けば，切歯では最大で25kg，大臼歯では90 kgもの力で歯を閉じることができる．

ほとんどの咀嚼筋は第Ⅴ脳神経の運動枝によって支配されており，咀嚼の一連の動作は脳幹の神経核によって制御されている．脳幹の味覚中枢にある特定の網様領域の刺激によって，律動性の咀嚼運動が引き起こされる．それに加え，視床下部や扁桃核，また味覚や嗅覚の感覚領域近傍にある大脳皮質の刺激によっても咀嚼運動が引き起こされる．

咀嚼の大部分は**咀嚼反射**(chewing reflex)によって起こる．口腔内に食塊があると咀嚼筋の反射が抑制され，下顎が下降する．これにより顎の筋肉の伸展反射を引き起こし，反動的に筋肉を収縮させる．この動作が自動的に下顎を上昇させ歯を閉じさせるだけでなく，食塊を口腔壁に押しあて，それにより再び顎の筋肉を抑制させ，また顎が下がり反動的に戻る．この過程が幾度となく繰り返される．

咀嚼はあらゆる食物の消化に重要であるが，特に栄養素の周りに消化されないセルロースの膜をもつフルーツや生野菜の消化にはきわめて重要であり，栄養素を消化するためには壊されなければならない．そのうえ，咀嚼はもう1つの単純な理由で食物の消化を助けている．つまり消化酵素は食物片の表面にしか作用できないため，消化の速度は消化液が接触できる総表面積に左右される．それに加え，食物を均一に粒子状にすり潰すことによって，消化管が傷つくことを防ぎ，胃から小腸やさらに下部消化管への輸送も円滑にしている．

嚥下

咽頭は呼吸と嚥下の両方に関与するため，嚥下の機序は複雑である．食物が奥に進む数秒間のみ咽頭は変位するが，嚥下によって呼吸が妨げられないことがとても重要である．

一般的に嚥下は，①嚥下過程が開始される**随意相**(voluntary stage)，②不随意に食物が咽頭から食道へ通過していく**咽頭相**(pharyngeal stage)，③不随意に食物を咽頭から胃へと輸送する**食道相**(esophageal stage)に分けられる．

嚥下の随意相

食物が飲み込める状態になったとき，図64.1に示すように，舌が“任意”に口蓋に対し上や後方向に圧をかけることによって，食物は後方の咽頭に押し出される．以後は完全に，もしくはほぼ自動的に進み，通常は中止できない．

不随な嚥下の咽頭相

食塊が口の奥や咽頭に入ると，咽頭開口部のほぼ全領域，特に口蓋弓に存在する**嚥下受容体**(epithelial swallowing receptor areas)を刺激し，脳幹を通り，以下のような一連の自動的な咽頭筋の収縮を起こす．

①軟口蓋が上方へ牽引され，後鼻孔を閉じ，食物の鼻腔への逆流を防ぐ．

②両側の口蓋咽頭弓はお互いに近づくように内側に引っ張られることによって，矢状方向に開口をつくり，食物が咽頭後部へ通るようにする．この開口の

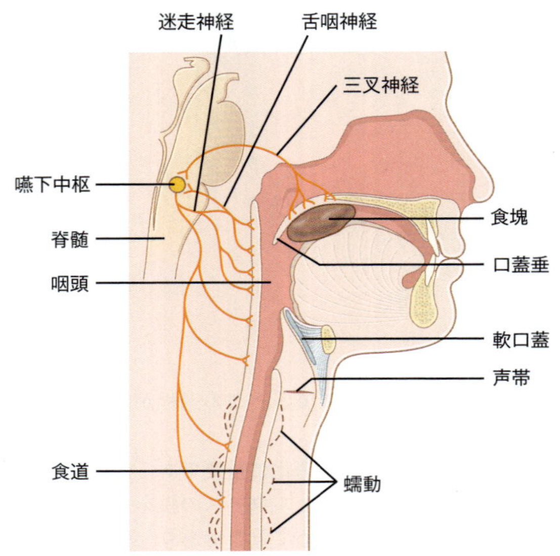

図 64.1 嚥下の機序

選択的作用により，咀嚼された食物のみ簡単に通過できるようにしている．この嚥下期間は 1 秒未満であり，食道に大きい物質が入ることを防いでいる．

③頸部筋群の収縮により，声帯は密接に接合し喉頭は上方に牽引される．同時に，喉頭蓋を上方へ動かないようにする靭帯の存在により喉頭蓋は後方に倒れ，喉頭口を塞ぐ．これらすべての作用が合わさって，食物の鼻腔や気管への侵入を防ぐ．最も重要なのは声帯が密接に接合することであるが，喉頭蓋は食物が声帯まで侵入するのを防いでいる．声帯や声帯を接合させる筋肉の障害は，窒息を起こす可能性がある．

④喉頭の上方への動きは，食道開口部を引き上げて広げる．同時に，**上食道括約筋**(upper esophageal sphincter)(**咽頭食道括約筋**(pharyngoesophageal sphincter))とよばれる食道壁の上部 3〜4 cm が弛緩することで，食塊を咽頭後部から食道上部へ容易に送り込む．嚥下と嚥下の間はこの括約筋は強く収縮し続けるため，呼吸時に空気が食道内に入るのを防ぐ．また喉頭の上方向への動きにより，声門は食塊の通路から引き上げられるため，食物は喉頭蓋の上を通らずその両側を通過する．これも食物が気管に侵入することへの防御機構の 1 つである．

⑤一度喉頭が挙上し喉頭食道括約筋が弛緩すると，咽頭の壁全体が収縮し，咽頭上部から中部・下部へと収縮が広がり，蠕動により食塊を食道へと進める．

要約すると，嚥下の咽頭相では気管が閉じて食道が開き，咽頭の神経系によって速やかな蠕動運動が起こり，食塊が食道上部へと押しやられる．この一連の行為は 2 秒未満で完結する．

嚥下の咽頭相における神経系の始動

口腔後部や咽頭で，嚥下の咽頭相を開始させる触覚刺激に最も鋭敏な部位は喉頭開口部周囲にあり，両側の口蓋弓が最も感受性が高い．これらの部位から発せられた神経インパルスは，三叉神経と舌咽神経の感覚神経を通って，延髄もしくは原則的に口腔からのすべての感覚刺激を受容する**孤束**(tractus solitarius)またはそれに密接にかかわる領域に伝達される．

これに続く一連の嚥下の過程は，延髄から橋下部にかけて存在する網様体によって，自動的に順を追って開始される．この嚥下反射の過程は毎回同一であり，全周期も各回にわたり一定である．延髄から橋下部にかけて嚥下を制御する領域をまとめて**嚥下中枢**(deglutition(or swallowing)center)とよぶ．

嚥下中枢から咽頭や食道上部へと嚥下を誘発する運動神経インパルスは，第 V・第 IX・第 X・第 XII 脳神経と，さらに 2〜3 の上頸部神経によって伝達される．

上記をまとめると，嚥下の咽頭相は基本的に神経反射活動であり，ほとんどの場合食物を随意運動によって口腔後部へ移動させることにより開始され，これにより次に不随意的に咽頭の感覚受容体刺激を介して嚥下反射を誘発する．

嚥下の咽頭相時の呼吸への影響

嚥下の咽頭相は 6 秒足らずで完結するので，それによる呼吸中断は通常の呼吸周期のごく一部である．嚥下中枢はこの間，延髄にある呼吸中枢を選択的に抑制し，呼吸周期のどの時点でも呼吸を一時的に停止させ，嚥下を進行させる．とはいえ，嚥下による呼吸の中断は，たとえ会話の途中で起こったとしてもほとんど気づかないくらい短い．

2 種類の蠕動を引き起こす嚥下の食道相

食道の機能は，主に食塊を咽頭から胃へと速やかに送り込むことであり，この機能のために特化した，組織立った運動をする．

食道は通常，**一次性蠕動**(primary peristalsis)と**二次性蠕動**(secondary peristalsis)とよばれる 2 種類の蠕動運動をする．一次性蠕動は，咽頭から始まって食道へと広がった咽頭相の蠕動波が単に継続したものである．この蠕動波は約 8〜10 秒で咽頭から胃まで伝わる．体を起こしている状態で飲み込まれた食物は，重力によって食塊が下方向に引っ張られるため，通常では食道下部まで約 5 〜 8 秒で進み，蠕動波そのものよりも速い．

一次性蠕動で食道に入った食塊が胃まですべて移送されなかった場合には，残された食塊による食道の伸展によって**二次性蠕動波**(secondary peristaltic waves)が誘発され，食塊が完全に胃に送り込まれるまで持続する．二次性蠕動波は，一部は筋層内神経系内の内在神経回路によって引き起こされ，また一部は咽頭から迷走神経の**求心線維**(vagal afferent fiber)を上行して延髄に伝達され，**舌咽神経**(glossopharyngeal)と迷走神経の**遠心線維**(vagal efferent nerve fiber)を下行し再び食道に帰る反射によっても起こされる．

咽頭壁と食道の上部 1/3 の筋組織は**横紋筋**(striated muscle)でできている．よってこれらの部位の蠕動波は，舌咽神経と迷走神経からの運動刺激によって制御される．食道の下部 2/3 の筋組織は**平滑筋**(smooth muscle)であるが，食道の筋層間神経系を介して迷走神経によって強く支配される．食道の迷走神経が切断されると，数日後には筋層間神経叢の興奮性が高まり，迷走神経からの反射がなくても強い二次性蠕動波が発生するようになる．このため，脳幹性の嚥下反射が麻痺しても，チューブまたは何らかの別の方法で食道に入れた食物は，容易に胃に運ばれる．

胃の受容性弛緩

食道の蠕動波が胃に近づくと，抑制性の筋層間神経によって伝導される弛緩波が発生し，蠕動に先行する．さらに，この弛緩波が食道下端に到達すると，胃全体と，程度は軽いが十二指腸をも弛緩させ，嚥下中に食道に入った食塊を受け入れる準備をしている．

下部食道括約筋(胃食道括約筋)の働き

食道下端，つまり食道胃接合部から約 3 cm 上方までの輪走筋は，幅が広い**下部食道括約筋**(lower esophageal sphincter)(**胃食道括約筋**(gastroesophageal sphincter))とよばれる括約部として機能する．通常，食道中部が弛緩しているのとは対照的に，この括約筋は普段は持続的に収縮しており，内腔圧は約 30 mmHg ある．嚥下により蠕動波が食道を下降すると，下部食道括約筋の“受容的弛緩”が蠕動波の到達に先立って起こり，食塊の胃への輸送を容易にする．まれではあるが，この括約筋が十分に弛緩しない病的状態を，**アカラシア**(achalasia)という．このことは第 67 章で解説する．

胃の分泌物は強酸性で，多くの蛋白分解酵素を含んでいる．食道粘膜は食道の下部 1/8 を除き，胃の分泌物による消化作用に長期間耐えることはできない．幸い，食道下部括約筋の緊張性収縮によって，胃内容物の食道への逆流は，異常な状態を除いて，大部分が阻止されている．

食道遠位端が弁状に閉鎖することによる，さらなる逆流防止効果

食道遠位端の一部が胃内へわずかに伸びて弁のように機能することで，逆流防止に役立っている．腹部内圧が上昇すると，食道はこの部位で内側に凹む弁のようになって閉鎖するため，高い腹部内圧によって胃内容物が食道に逆流するのを防ぐ．この機構がない場合，歩いたり，咳をしたり，あるいは激しく呼吸をするたびに，胃酸が食道に逆流してしまう可能性がある．

胃の運動機能

胃の運動機能には次の 3 つがある．①大量の食物を胃，十二指腸，さらに下部消化管で処理できる状態になるまで貯留させる．②食物を**糜粥**(chyme)とよばれる粥状の状態になるまで，胃の分泌物と混和する．③胃から小腸への糜粥の排出を遅くし，腸管での消化・吸収に適した速度にする．

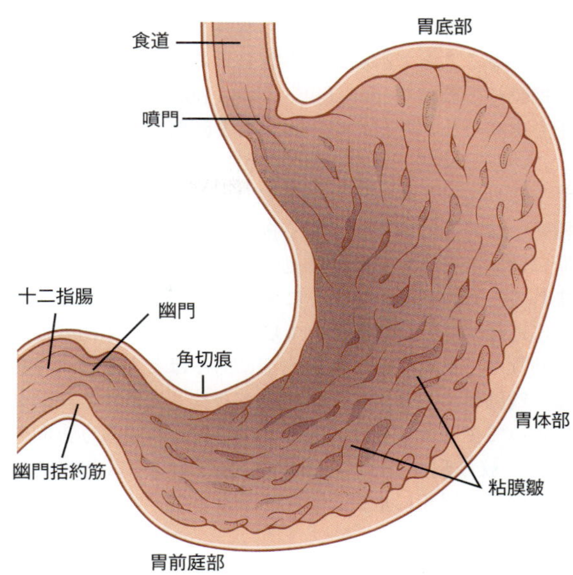

図 64.2　胃の生理解剖学図

図 64.2 に胃の基本的な解剖図を示す．解剖学的に胃は通常，①**体部**(body)と②**幽門前庭部**(antrum)の 2 部に分けられる．生理学的には，①体部の上部 2/3 からなる**口側**(orad)部と，②残りの体部と前庭部を合わせた**尾側**(caudad)部に分けられる．

胃の貯留機能

食物は胃に入ると胃の口側部で同心円状となり，先に到達した食物ほど胃壁側に，新たに到達したものは噴門近辺にくるようになる．食物によって胃を伸展すると，胃から脳幹へ上行し胃に戻る“迷走神経反射”によって胃体部の筋緊張がやわらぐため，胃壁が徐々に外へ膨らみ，胃が完全に弛緩した状態では 0.8〜1.5 L の食物まで貯留できるようになる．胃の内圧は上限に近づくまでは低く保たれる．

胃における食物の混和と推進，胃壁の基本的な電気活動リズム

胃の消化液は**胃腺**(gastric gland)から分泌され，胃腺は一部の小弯側を除く胃体部のほぼ全域に存在する．分泌された胃液はただちに胃粘膜面上にある貯留食物に接触する．また食物が胃内に存在する限り，胃の中部から上部より 15 〜 20 秒ごとに**混和波**(mixing wave)とよばれる弱い蠕動性の**収縮波**(constrictor wave)が起こり，前庭部へと移動する．これらの波は，第 63 章の胃壁の基本的な電気活動リズムで述べられているように，胃壁内に自発的に発生する“徐波”からなる．収縮波は胃体

部から前庭部に広がるに従って増強し，あるものは極度に強くなることで活動電位を誘発する．その結果，強力な蠕動性の**収縮輪**(peristaltic action potential)を形成し，圧力を高めながら前庭部の内容物を幽門へと押しやる．

この収縮輪は，胃内容物の混和にも重要な役割を果たす．蠕動波が前庭部から幽門方向へと伝わるたびに，収縮輪は前庭部の内容物を深く掘り起こす．しかし幽門の開口はまだ小さいため，蠕動波ごとに十二指腸へ送り込まれる内容物は数mL以下にすぎない．また蠕動波が幽門に近接するたびに幽門筋も収縮するため，幽門の通過を妨げる．したがって，前庭部にあるほとんどの内容物は，蠕動輪により胃体部の方向へと絞り出される．蠕動によって生じる移動性の収縮輪は，流れに逆らう方向へ糜粥を絞り出す作用(“retropulsion” とよぶ)と共同して，胃での混和に重要な役割を果たしている．

糜粥

胃内の食物が胃の分泌物と完全に混和された後，腸管を下降する混合物のことを**糜粥**(chyme)という．糜粥の流動性は食物，水分，および胃分泌物の量によって決まり，また胃内での消化の度合いにもよる．糜粥の外観は濁った半流動体ないしペースト状である．

飢餓収縮

食物が胃内に存在するときに起こる蠕動性の収縮以外に，**飢餓収縮**(hunger contraction)とよばれる別の強い収縮がある．この収縮は胃が空の状態が数時間以上持続したときにしばしば起こる．飢餓収縮は胃体部の律動的な蠕動性収縮である．収縮がきわめて強くなると，それらはしばしば融合して持続的な強縮性収縮を引き起こし，時には2〜3分間継続する．

飢餓収縮は胃腸の筋緊張度が高い健康な若者で最も強い．また血糖値が正常値を下回った場合にも，著しく増加する．飢餓収縮が胃に起こると，みぞおちに軽い痛みを感じることがあり，**空腹痛**(hunger pang)とよばれる．空腹痛は通常，12〜24時間飢餓状態が続かないと起こらない．痛みは3〜4日で最も強くなり，それ以後は日を追って次第に弱まる．

胃内容物の排出

胃内容物の排出は，幽門前庭部の強い蠕動性収縮によって促進される．しかし，同時に糜粥の排出は幽門にてさまざまな過程で抑制される．

胃内容の排出時における前庭部の強い蠕動性収縮：幽門ポンプ

多くの場合，胃の律動性の収縮は弱く，主に食物と胃分泌物を混和する役割を果たす．しかし，食物が胃内に滞留するうちの約20%の時間帯では収縮が強まる．この収縮はまず胃の中部から始まり尾側に広がるが，強い蠕動性の間隔の短い輪状のくびれをつくり，胃内容を排出させる．胃が次第に空になってくると，このくびれは胃体部のより上部から発生するようになり，胃体部にある食物を徐々に絞り出すようにして，前庭部の糜粥に加えていく．この強い蠕動性の収縮はしばしば50〜70 cmH_2O もの力を生み出すが，それは普通の混和性の蠕動波よりも約6倍も強力である．

通常状態の幽門の筋緊張度では，強い蠕動波により一度に多くて数mLの糜粥を十二指腸に押し込むことができる．このように，蠕動波は胃でものを混和するだけではなく，ポンプとしての役割も果たしており，この作用を**幽門ポンプ**とよぶ．

胃内容排出を制御する幽門の役割

胃の遠位開口部である幽門では，輪走筋層が前庭部の口側部よりも50〜100%厚く，通常わずかながら収縮した状態を保っている．よって，幽門部の輪走筋は**幽門括約筋**(pyloric sphincter)とよばれる．

通常の幽門括約筋の緊張状態では，水やその他の液体が胃から十二指腸へ容易に通過できる程度に開口している．逆に，食物はほぼ液状の糜粥になるまで通過が阻止されることになる．幽門収縮の程度は，胃と十二指腸の双方からの神経ならびにホルモンの影響により増減する．このことについて簡単に述べる．

胃からの排出の調節

胃が内容物を排出する割合は，胃と十二指腸の双方からの神経・ホルモンシグナルによって調節されている．しかし十二指腸が発するシグナルのほうがより強力で，小腸にて糜粥が消化または吸収できる量を超えないように，糜粥の十二指腸への排出を制御している．

排出を促進する胃の因子

胃内食物量と排出率の影響

胃内の食物量が増加すると，胃からの排出は促進される．しかし，この排出の促進は，一般的に考えるような理由，つまり胃内の食物貯留による内圧上昇によって起こるのではない．なぜなら通常範囲内の食物の量の増加では，あまり胃の内圧は上昇しないからである．しかし，胃壁伸展は胃壁内の局所的な腸筋反射を誘発し，それによって幽門ポンプの働きを促進させ，幽門の収縮を抑制する．

ガストリンによる胃内容物の排出効果

第65章において，胃壁の伸展と胃内における特定の食物(特に肉類の消化産物)の存在が，幽門前庭部の粘膜に存在するG細胞からガストリンとよばれるホルモンの分泌を誘発することについて述べる．ガストリンは胃腺から強酸である胃液を強力に分泌させる．また，胃体部の運動機能を軽度から中等度刺激する効果も有している．ガストリンの最も重要な効果は，幽門ポンプの活動を強めるため，おそらく胃内容物の排出を促進させる．

胃内容排出を強力に抑制する十二指腸の因子

十二指腸からの腸胃神経反射の抑制効果

食物が十二指腸に入ると，十二指腸壁で複数の神経反射が起こり，胃内容の排出を遅延させたり，十二指腸内の糜粥の量が多くなりすぎると排出を止めたりする．この反射は3つの経路を介する．①腸内壁の腸内神経系を介して，十二指腸から胃へ直接つながる経路．②外因性神経を通って椎骨前神経節に至り，抑制性の交感神経線維を経由して胃に至る経路．③おそらく寄与の度合いは少ないが，迷走神経を上行して脳幹に至り，通常では迷走神経を通して胃に興奮性の信号を伝達している経路を抑制する経路がある．これらのすべて並行して起こる反射は，胃の排出に対して2つの効果をもつ．第1に幽門ポンプの推進性収縮を強力に抑制し，第2に幽門括約筋の緊張度を高める．

十二指腸において持続的にモニターされ，抑制性の腸胃反射を誘発させる因子には，次のものがある．

①十二指腸の拡張の程度
②十二指腸粘膜を少しでも刺激するものの存在
③十二指腸の糜粥の酸性度
④糜粥の浸透圧
⑤糜粥中に含まれるある種の分解産物，特にタンパク質分解産物および，おそらく関与の程度は少ないが，脂肪の分解産物の存在

腸胃抑制反射は，十二指腸内の糜粥に含まれる刺激物質や酸の存在にとりわけ感受性が高く，しばしば30秒以内の短時間で強く活性化される．例えば十二指腸内の糜粥のpHが約3.5～4を下回ると，膵臓やその他の分泌物によって中和されるまで，腸胃抑制反射により胃の酸性内容物の十二指腸への排出が阻止される．

タンパク質の消化により生じた分解産物もまた抑制性の腸胃反射を誘発し，胃の排出を遅らせることで十二指腸や小腸にてタンパク質を消化する時間を十分に確保する．

最後に，低張性の液体やとりわけ高張性の液体も，抑制反射を誘発する．これにより，非等張性の液体の小腸への急速流入が妨げられ，腸管内溶液の吸収に伴う全身の細胞外液の電解質組成の急激な変化も防止される．

十二指腸からのホルモンのフィードバックは胃内容物の排出を抑制する：脂肪分とコレシストキニンの役割

上部小腸から分泌される複数のホルモンも胃の排出を抑制する．これらのホルモンの分泌を促す刺激物は，主に十二指腸に入った脂肪分である．ただし，他の食物も程度は弱いがこれらのホルモン分泌を刺激する．

脂肪分が十二指腸に入ると，上皮細胞の“受容体”に結合するかその他の方法で，十二指腸と空腸の上皮からいくつかのホルモンを分泌させる．これらのホルモンは血流を介して胃に運ばれ，幽門ポンプを抑制すると同時に，幽門括約筋の収縮力を増加させる．脂肪は他の食物に比べ，消化される速度がきわめて遅いため，これらの効果は重要である．

どのホルモンが胃にフィードバック抑制をかけるのかについては，まだ完全には明らかにされていない．しかし最も強力なものは**コレシストキニン**(cholecystokinin (CCK))と考えられており，空腸粘膜から糜粥中の脂肪性物質に反応して放出される．コレシストキニンはガストリンにより引き起こされた胃の運動機能の増加を抑制する物質として作用する．

他に胃内容の排出を抑制する可能性のある物質として，**セクレチン**(secretin)と**グルコース依存性インスリン分泌刺激ポリペプチド**(glucose-dependent insulinotropic peptide)，またの名を**胃抑制ペプチド**(gastric inhibitory peptide (GIP))というホルモンがある．セクレチンは胃から幽門を通って十二指腸に流入する胃酸に反応し，主に十二指腸粘膜から分泌される．GIPは胃腸の運動性を総合的に微弱ながら抑制させる作用を示す．

GIPは上部小腸から主に糜粥中の脂肪に反応して放出されるが，炭水化物にも多少は反応して放出される．GIPはある種の条件下では胃の運動を抑制するが，生理的濃度における主な効果は，おそらくインスリンを膵臓から分泌させることである．

これらのホルモンについては，別の章でさらに詳しく述べる．特に第65章では，胆嚢からの胆汁排出と膵液の分泌調節について詳細に論じる．

要約すると，いくつかのホルモン，特にCCKは，多量のとりわけ酸性か脂肪の多い糜粥が胃から十二指腸に流入すると，胃内容の排出を抑制する．

胃内容排出の制御の概要

胃内容の排出は，胃内容量やガストリンによる蠕動促進作用など，胃の因子によってはある程度までしか制御されない．おそらくそれ以上に重要な制御は，十二指腸からの抑制性フィードバックによってなされ，それには腸胃抑制神経性フィードバック反射とCCKによるホルモンのフィードバックがある．これらのフィードバック抑制機構は，①すでに十二指腸内に糜粥が大量にあるとき，あるいは②糜粥が過度に酸性であるか，未消化のタンパク質や脂肪を多く含んでいるか，浸透圧が低値か高値か，または刺激性であるときに，胃内容排出率を低下させる．このようにして，胃内容排出量は小腸が処理可能な糜粥量になるよう制限されている．

小腸の運動

小腸の運動は，消化管の他の部位の運動と同様に，**混和運動**(mixing contraction)と**推進運動**(propulsive contraction)とに分けられる．ただし，このような区分けは人為的なものであって，実際には小腸の運動は少なくともある程度は混和と推進の両方に寄与している．これらの運動の分類は次項で解説する．

混和収縮(分節運動)

小腸の一部が糜粥によって拡張すると，壁の伸展に

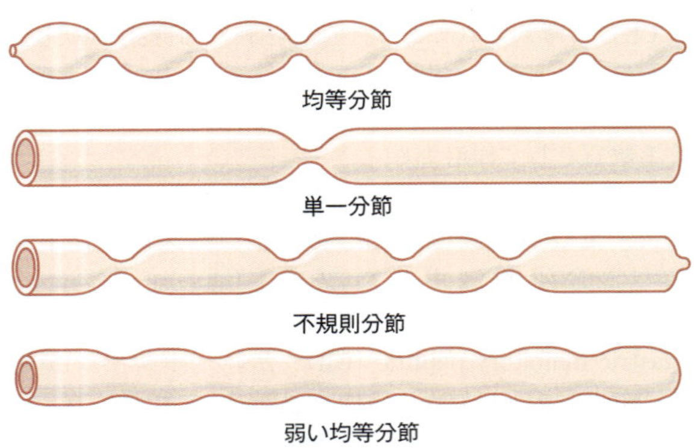

図 64.3 腸の分節運動

よって小腸の長軸方向の所々に局所的な環状収縮が誘発され，数十秒間持続する．このような収縮の結果，小腸は図 64.3 に示すように"分節化"する．すなわち，それによって小腸は間隔の開いた分節に分けられ，つながったソーセージのような外観を呈する．1 つの分節収縮が終了し弛緩すると大抵新たな収縮が開始されるが，このとき直前に収縮していた 2 つの部位の間が収縮する．したがって，分節運動は糜粥を 1分間に 2〜3 回，"ぶつ切り"にし，それによって食物と小腸分泌液の混和を促進する．

小腸における分節運動の回数の上限は，第 63 章で記述されている腸管壁の電気的な基礎リズムである徐波の頻度により決定される．十二指腸と近位空腸では，通常この回数が 12 回 /分を超えることはないので，これらの領域で起こる分節運動の上限も約 12 回 /分となるが，上限に達するのは極端な刺激条件下のときのみである．回腸末端では，上限は通常 8〜9 回 /分である．

分節運動は腸内神経系がアトロピンにより遮断されると著しく減弱する．そのため，分節運動を起こすのは平滑筋の徐波であるが，背景に筋層間神経叢からの刺激がない状態では，効果的な収縮は起こらない．

推進運動

小腸における蠕動

糜粥は小腸内を**蠕動波**(peristaltic wave)によって進む．蠕動波は小腸のどの部位でも起こり，肛門に向かって 0.5〜2.0 cm/ 秒の速さで移動し，上部小腸ほど速く，終末部ほど遅くなる．通常，蠕動波はきわめて微弱なものであって，わずか 3〜5 cm 進行すると消滅してしまい，10 cm 以上進行することはきわめてまれである．したがって，実際には糜粥の移動は非常に遅く，平均でわずかに 1 cm/分しか移動しない．よって糜粥が幽門から回盲弁まで進むのに 3〜5 時間を要する．

神経およびホルモンによる蠕動の調節

小腸の蠕動は摂食後に著しく亢進する．この一部は，糜粥が十二指腸へ流入し十二指腸壁が伸展することによる．それに加え，いわゆる**胃小腸反射**(gastroenteric reflex)によっても亢進する．この反射は，胃の拡張によって引き起こされ，主に筋層間神経叢を通って胃から小腸壁へ伝わる．

このような小腸の蠕動に影響を与える神経シグナルに加えて，いくつかのホルモンも影響を及ぼす．そのようなホルモンには，ガストリン，CCK，インスリン，モチリン，セロトニンがあり，いずれも腸管運動を促進し，食物の処理される過程において分泌される．これに対して，セクレチンとグルカゴンは小腸の動きを抑制するが，これらの消化管運動の調節における生理的重要性については，いまだ疑問の余地がある．

小腸における蠕動の作用は，糜粥を回盲弁へ進めるだけではなく，糜粥を腸管粘膜に分散させる．糜粥が胃から小腸に入り蠕動を誘発すると，蠕動によって糜粥はただちに小腸に沿って広がり，さらなる糜粥の流入を促進させる．糜粥が回盲弁に到達すると，時には数時間にもわたって次の摂食まで同部位に滞留するが，摂食に伴って**胃回腸反射**(gastroileal reflex)が回腸の蠕動を高め，糜粥を大腸へと押し出す．

分節運動の推進効果

分節運動は一度に数秒しか持続せず，食物を肛門側に 1 cm 程度しか進めないが，食物が小腸を下降するのを助ける．分節運動と蠕動運動は，分類しなければいけないほど大きい違いはない．

蠕動反射

小腸での蠕動は通常は微弱だが，重症な感染性腸炎のときのように腸粘膜が強く刺激されると，**蠕動反射**(peristaltic rush)とよばれる強力で速い蠕動が起こる．この現象の一部は自律神経系と脳幹が関与する神経反射により，また一部は腸管壁そのものの筋層間神経叢の反射によって引き起こされる．このような強い蠕動収縮によって腸管内容物は小腸内を数分で移動し，結腸へと押し流すことによって小腸から刺激性の糜粥や腸管の過度の伸展を軽減させる．

粘膜筋板と絨毛の筋線維による動き

粘膜筋板(muscularis mucosae)は腸管粘膜に短いヒダを生ずる．それに加え，粘膜筋板から個々の線維が腸管の絨毛内に伸びており，絨毛を間歇的に収縮させる．また粘膜のヒダにより，糜粥にさらされる表面積を増加させ吸収を増強させる．そのうえ，絨毛の収縮(短縮と伸長の繰り返し)は，"乳をしぼるような動き"によって，リンパ液が中心乳糜管からリンパ系に容易に流れ込むようにさせている．これらの粘膜と絨毛の収縮は，主に粘膜下神経叢内での局所反射によって引き起こされ，小腸内の糜粥に反応して起こる．

大腸から小腸への逆流を防ぐ回盲弁

図 64.4 に示すように，回盲弁は盲腸内に突出してしているため，盲腸内に過度の圧が生じて盲腸内容物が逆

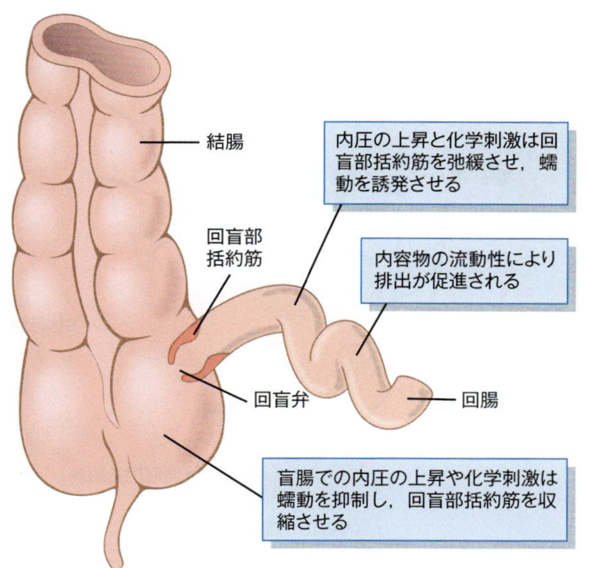

図 64.4　回盲弁における排出

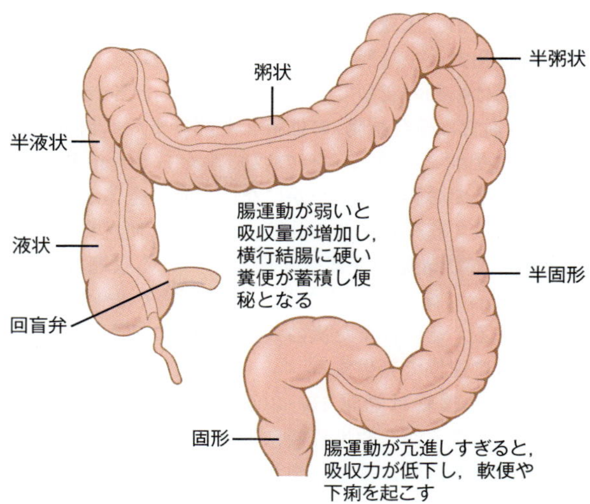

図 64.5　大腸の吸収と貯留機能

流しそうになると，弁は強く閉鎖する．回盲弁は少なくとも 50〜60 cmH_2O の逆圧に耐えうる．

これに加えて，回盲弁から数 cm 口側の回腸壁には，**回盲部括約筋**(ileocecalsphincter)とよばれる厚い輪走筋が存在する．この括約筋は通常緩く収縮しており，回腸内容物が盲腸に流れ込む速度を緩やかにしている．しかし，食物摂食の直後には胃回腸反射(上述)によって回腸の蠕動が強まり，回腸内容物の盲腸への排出が亢進する．

回盲弁にて排出を阻害することよって，回腸での糜粥の滞留時間が長くなり，吸収を促進させている．通常，1 日 1500〜2000 mL の糜粥しか盲腸に排出されない．

回盲部括約筋のフィードバック制御

回盲部括約筋の収縮の程度と回腸末端での蠕動の強さは，盲腸からの反射によってしっかりコントロールされている．盲腸が拡張すると，回盲部括約筋の収縮は強まり，回腸の蠕動は抑制され，回腸から盲腸への糜粥の排出が著しく遅延される．また盲腸に何らかの刺激物がある場合も，回腸からの排出は遅延される．例えば虫垂に炎症があると，その刺激により，非常に強い回盲部括約筋の攣縮と回腸の部分的な麻痺が起こり，回腸から盲腸への排出が遮断される．盲腸からの回盲部括約筋と回腸への反射は，腸壁の中にある筋層間神経叢と，特に脊椎前交感神経節などの外因性の自律神経によって調節されている．

結腸の動き

結腸の主な機能は，①糜粥中の水分と電解質を吸収し，有形便を形成することと，②排出するまで糞便を蓄えることである．図 64.5 に示す前半分の結腸は主に吸収にかかわり，後半分が貯留に寄与する．これらの作用には結腸壁の強い収縮は必要ないため，結腸の動きは通常緩慢である．しかし，この緩慢な動きにも小腸と似た特徴があり，混和運動と推進運動に区別できる．

混和運動：膨起形成

小腸の分節運動と同様に，大腸でも大きな輪状の収縮が起こる．1 回の収縮ごとに約 2.5 cm の輪走筋が収縮し，時には結腸の内腔が閉塞する程収縮する．それと同時に縦走筋も収縮する．結腸の縦走筋は集合して 3 条の紐状になっており，**結腸紐**(teniae coli)とよばれる．この輪走筋と縦走筋の収縮により，刺激を受けていない部位を外方向に袋状に隆起させ，このような隆起を**膨起**(haustrum(複数形は haustra))，その生成を**膨起形成**(haustration)とよぶ．

1 回の膨起形成は約 30 秒で強度はピークに達し，続く 60 秒で消失する．この膨起は特に盲腸と上行結腸では時として収縮しながらゆっくり肛門に向かって移動し，少量の結腸内容物を肛門側へ進める．さらに数分後には新たな膨起収縮が他の近接部位で発生する．このように，まるで地面を鍬で掘り返すように，大腸内の糞便は収縮によりめり込んだ後，横方向に転がされる．こうして，すべての糞便物質が大腸の粘膜面に徐々にさらされ，液体と溶解した物質が吸収され，その結果，1 日に排出される排便はわずか 80〜200 mL 程度となる．

推進運動：大蠕動

盲腸と上行結腸での内容物の推進の多くは，緩徐だが持続的な膨起収縮によって起こり，糜粥が回盲弁から全結腸を通過するのに 8〜15 時間を要する．この間に糜粥は半液体状から半固体状の便に変化する．

盲腸から S 状結腸へは**大蠕動**(mass movements)が一度に数十分にわたって起こり，膨起収縮に代わり内容物を推進させる．大蠕動は通常1日に1〜3度しか起こらず，特に朝食後1時間内に15分ほどみられる．

大蠕動は蠕動の変型で，まず**収縮輪**(constrictive ring)が結腸(通常は横行結腸)の拡張した部分または刺激された部分に生ずる．次に，その収縮輪から20 cm以上遠位の結腸までの膨起が速やかになくなり，全体が1つの単位となって収縮し，この分節内にある糞便材料をひとまとめにして結腸の下部へと進める．この収縮は約30秒にわたって徐々に強くなり，それに続く2〜3分の間に弛緩する．その後また次の大蠕動が起こるが，その多くはさらに遠位で発生する．

一連の大蠕動は通常10〜30分間継続する．そこでいったん収まるが，約半日後に再び発生する．大蠕動によって糞塊が直腸に押し込まれると，便意を催す．

胃結腸反射ならびに十二指腸結腸反射による大蠕動の誘発

食後の大蠕動の出現は，**胃結腸反射**(gastrocolic reflex)ならびに**十二指腸結腸反射**(duodenocolic reflex)によって促される．これらの反射は胃や十二指腸の拡張によって生じる．結腸への外来性の自律神経が除去されると，反射はまったく起こらないか非常に起こりにくくなるため，これらの反射はほぼ確実に自律神経を経由して伝わると考えられている．

結腸の刺激も強い大蠕動を起こすことがある．例えば，結腸粘膜に潰瘍が生じた状態(**潰瘍性大腸炎**(ulcerative colitis))では，ほぼ一日中，大蠕動が持続する．

排便

多くの時間帯では直腸に糞便は存在しない．その理由の一部は，弱い機能上の括約筋として作用する筋層が肛門から約20 cmのS状結腸と直腸との結合部に存在するためである．同部位は鋭角に屈曲しており，それもまた直腸への糞便の充満を阻害する．

大蠕動によって便が直腸に押し込まれると，ただちに便意が起こり，反射的に直腸が収縮し肛門括約筋が弛緩する．

糞便が肛門から持続的に漏出しないように，①肛門のすぐ内側に存在する数cmにわたる輪走筋からなる**内肛門括約筋**(internal anal sphincter)が肥厚し，②横紋随意筋からなり，内肛門括約筋を取り巻き，さらに遠位に延びる，**外肛門括約筋**(external anal sphincter)が持続性に収縮している．外肛門括約筋は**陰部神経**(pudendal nerve)の神経線維によって制御されている．この神経は体性神経系の一部であり，随意的ないし意識的に，または少なくとも潜在意識下に制御されており，外肛門括約筋は，意識的に抑制されない限り，通常は潜在意識下に収縮している．

排便反射

通常，排便は一連の**排便反射**(defecation reflex)によって始まる．1つは**内在反射**(intrinsic reflex)であり，直腸壁内の局所的な腸内神経系により仲介される．糞便が直腸に入ると，直腸壁の拡張によって求心性の電気信号が発生し，**筋層間神経叢**(myenteric plexus)を通って下行結腸，S状結腸，直腸で蠕動運動を起こし，糞便を肛門側へと進める．この蠕動波が肛門に近づくと，内肛門括約筋が筋層間神経叢からの抑制シグナルによって弛緩する．このときに，外肛門括約筋も同時に意識的，随意的に弛緩すれば，排便が起こる．

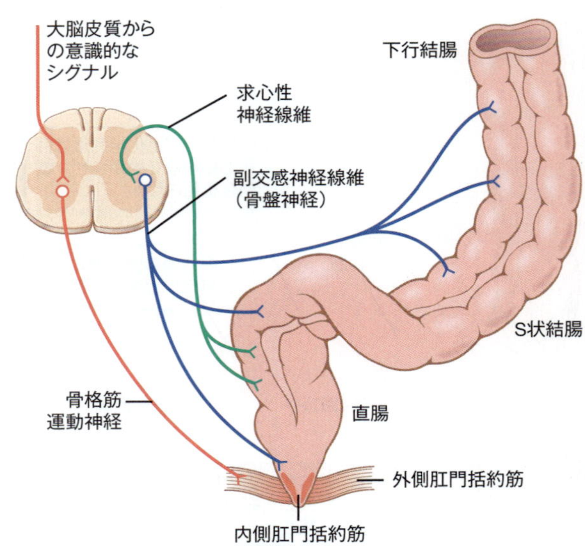

図64.6 排便反射を増強する副交感神経機構の求心性ならびに遠心性経路

この内在性の筋層間排便反射自体は比較的微弱なものである．それが効果的に排便に寄与するためには，普通もう1つの排便反射，すなわち図64.6に示すように，脊髄の仙髄分節が関与する**副交感神経性排便反射**(parasympathetic defecation reflex)によって強化される必要がある．直腸内の神経末端が刺激されると，信号はまず脊髄内に伝えられ，次いで反射的に，**骨盤神経**(pelvic nerve)中の副交感神経線維を経由して下行結腸，S状結腸，直腸および肛門に戻る．これらの副交感神経の電気信号は蠕動波を著しく増強するとともに，内肛門括約筋を弛緩させ，内在性の筋層間排便反射をしばしば結腸脾弯曲部から肛門まで貯留している糞便をすべて排出するほどの強い排便運動に変える．

その他の作用としては，排便信号が脊髄に入ると，深い吸息をさせ，声門を閉鎖し，腹壁筋を収縮し結腸内の糞便を下方に押しやり，同時に骨盤底を下方向に弛緩させ肛門輪を外方向に牽引し，糞便が出るようにする．

排便に都合のよいときには，排便反射を意図的に起こすことができる．そのためには，深く息を吸い込み横隔膜を下降させ，その後に腹壁筋を収縮させて腹腔内圧を高めることで糞便を直腸に押しやり，新たな排便反射を起こす．しかしこうして起こした反射は，自然に起こる反射ほど効果的ではないため，自然に起こる反射を頻回に抑制しすぎる人は，高度の便秘になりがちである．

新生児や脊髄が切断されてしまった人達の中には，外肛門括約筋の随意的な収縮あるいは弛緩による制御が行えないため，日中の排便に適しない時間にも排便反射により自動的に排便が起こる．

消化管運動に影響を与えるその他の自律神経反射

この章で述べた十二指腸結腸反射，胃結腸反射，胃回腸反射，腸胃反射，排便反射の他にも，全体的な消化管活動に影響するいくつかの重要な神経反射がある．それらは腹膜腸反射，腎腸反射，膀胱腸反射である．

腹膜腸反射(peritoneointestinal reflex)は腹膜の刺激により起こり，興奮性の腸管神経を強く抑制し，特に腹膜炎の患者において腸管麻痺を起こすことがある．**腎腸反射**(renointestinal reflex)と**膀胱腸反射**(vesicointestinal reflex)は，それぞれ腎や膀胱の刺激により腸管の活動を抑制する．

参考文献

Boeckxstaens GE, Zaninotto G, Richter JE: Achalasia. Lancet 383:83, 2014.

Camilleri M: Pharmacological agents currently in clinical trials for disorders in neurogastroenterology. J Clin Invest 123:4111, 2013.

Camilleri M: Physiological underpinnings of irritable bowel syndrome: neurohormonal mechanisms. J Physiol 592:2967, 2014.

Cooke HJ, Wunderlich J, Christofi FL: "The force be with you": ATP in gut mechanosensory transduction. News Physiol Sci 18:43, 2003.

Farré R, Tack J: Food and symptom generation in functional gastrointestinal disorders: physiological aspects. Am J Gastroenterol 108:698, 2013.

Furness JB: The enteric nervous system and neurogastroenterology. Nat Rev Gastroenterol Hepatol 9:286, 2012.

Huizinga JD, Lammers WJ: Gut peristalsis is governed by a multitude of cooperating mechanisms. Am J Physiol Gastrointest Liver Physiol 296:G1, 2009.

Miller L, Clavé P, Farré R, et al: Physiology of the upper segment, body, and lower segment of the esophagus. Ann N Y Acad Sci 1300:261, 2013.

Neunlist M, Schemann M: Nutrient-induced changes in the phenotype and function of the enteric nervous system. J Physiol 592:2959, 2014.

Ouyang A, Regan J, McMahon BP: Physiology of the upper segment, body, and lower segment of the esophagus. Ann N Y Acad Sci 1300:261, 2013.

Reimann F, Tolhurst G, Gribble FM: G-protein-coupled receptors in intestinal chemosensation. Cell Metab 15:421, 2012.

Sanders KM, Ward SM, Koh SD: Interstitial cells: regulators of smooth muscle function. Physiol Rev 94:859, 2014.

Sarna SK: Molecular, functional, and pharmacological targets for the development of gut promotility drugs. Am J Physiol Gastrointest Liver Physiol 291:G545, 2006.

Sarna SK: Are interstitial cells of Cajal plurifunction cells in the gut? Am J Physiol Gastrointest Liver Physiol 294:G372, 2008.

Szarka LA, Camilleri M: Methods for measurement of gastric motility. Am J Physiol Gastrointest Liver Physiol 296:G461, 2009.

Wu T, Rayner CK, Young RL, Horowitz M: Gut motility and enteroendocrine secretion. Curr Opin Pharmacol 13:928, 2013.

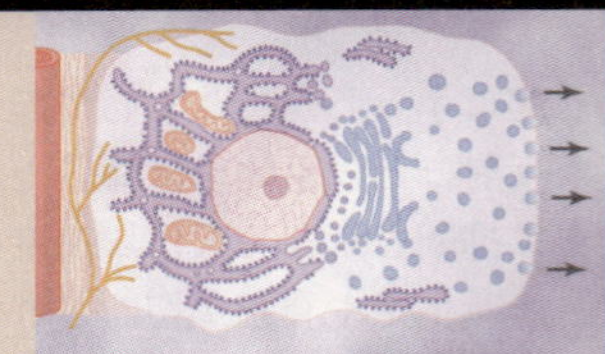

第65章

消化管の分泌機能

消化管全体を通して，分泌腺は2つの基本的な機能を担っている．第1は，消化酵素が口腔から回腸の遠位終末にかけてのほとんどの領域で分泌されること，第2は，口腔から肛門に至るまで粘液腺から粘液が分泌され，すべての消化管部位の潤滑化と保護の役割を果たしていることである．

ほとんどの消化液は消化管の食物の存在のみに反応してつくられ，消化管各部での分泌量は，つねに消化に必要な量に一致している．さらに，消化管の一部の部位においては，消化酵素その他の分泌成分の種類までもが，そこに存在する食物の種類に従って変化する．したがって，本章の目的は，種々の消化液とその機能および産生調節について解説することにある．

消化管分泌の一般原理

消化管腺の種類

数種類の分泌腺が，それぞれ異なった消化管分泌液を供給する．第1に，消化管のほとんどすべての部位の上皮表面には，何十億もの**単細胞性粘液腺**(single-cell mucous glands(別名，**粘液細胞**(mucous cells)またはその形が**椀形酒杯**(goblet)に似ているところから**杯細胞**(goblet cells)とよばれることもある)が存在する．この細胞は主に，局所の刺激に反応して機能する．すなわち，上皮表面を擦過や消化作用から保護する潤滑剤として作用する粘液を，直接，上皮表面に押し出している．

第2に，消化管表面の多くの領域では，上皮の粘膜下層内への陥入である**小窩**(pits)が並ぶ．小腸においては，このような小窩は**リーベルキューン小窩**(crypt of Lieberkuhn)とよばれ，深くまで陥入しており，特殊な分泌細胞を含む．そのような細胞の1つを，**図65.1**に示す．

第3に，胃と十二指腸上部には多くの深い管状腺が存在する．そのような管状腺の典型例として**図65.4**に示すのは，胃において，酸とペプシノゲンを分泌する腺(**酸分泌腺**(oxyntic gland)，通常，胃底腺とよばれる)である．

第4に，消化管にはまた，食物の消化または乳化のための分泌液を提供する数種の複合腺(唾液腺，膵臓，肝臓)が付属している．肝臓の高度に特殊化した構造については，第71章で述べる．唾液腺と膵臓は，**図65.2**に示すような形の，複合的な房状腺である．これらの分泌腺は消化管壁外に存在し，この点において，他のすべての消化管の腺とは異なっている．それらは腺細胞が並んだ数百万の**腺房**(acini)を含む．分泌液は腺房から導管系に送り込まれ，そこから最終的に消化管に放出される．

分泌腺の刺激の基本機構

食物と上皮の接触は分泌を刺激する：腸内神経刺激作用

食物が消化管のある特定の部位に存在すると，その存在自体が機械的刺激となり，その部位のみならず近接部位からも，中等量ないし多量の分泌液を放出させる．この局所効果の一部，特に粘液細胞による粘液分泌は，食物の表面腺細胞への直接接触の結果として起こるものである．

それに加え，局所的な上皮の刺激はまた，腸壁の腸内神経系を活性化する．この機能を活性化する刺激の種類としては，①接触刺激，②化学的刺激，および，③腸管毛細血管壁の伸展がある．この結果，誘発された神経反射は，腸管上皮表面の粘液細胞および腸壁深部にある腺をともに刺激して分泌を増加させる．

分泌に対する自律神経性の刺激

副交感神経刺激は分泌腺からの分泌速度を高める

消化管に分布する副交感神経の刺激はほとんど例外なく，消化腺分泌の速度を高める．このことは，消化管上部(舌咽神経と迷走神経の副交感神経線維により神経支配を受ける)の唾液腺，食道腺，胃腺，膵臓および十二指腸のブルンネル腺などに著しい．また，仙骨神経の副交感神経線維による支配を受ける大腸遠位部の腺についてもあてはまる．上記以外の部位の小腸ならびに大腸の近位2/3における分泌は，主に各分節の局所的な神経刺激とホルモンによる刺激に応じて起こる．

交感神経刺激は消化管の腺分泌速度に対する二重効果を示す

消化管に分布する交感神経の刺激により，一部の局所的な腺分泌は，軽度から中等度，増加する．しかし，交

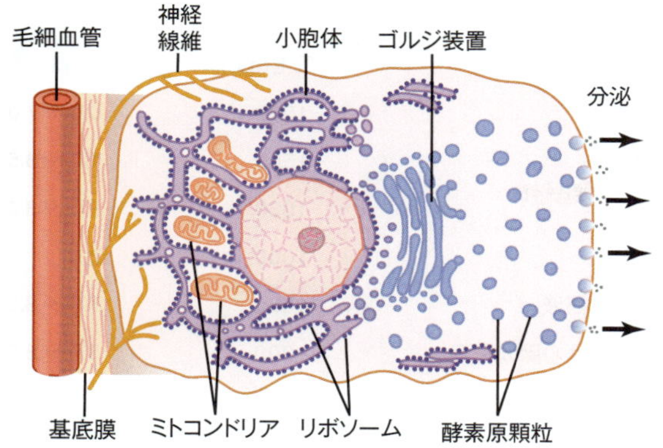

図 65.1 酵素とその他分泌物質の産生や分泌のために必要な，典型的な腺細胞の機能

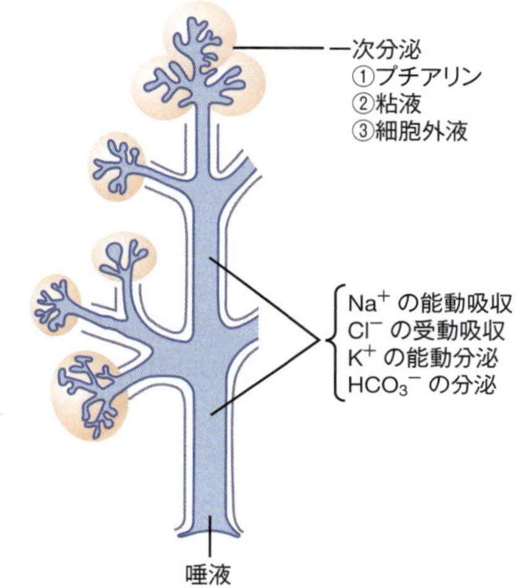

図 65.2 顎下腺による唾液の産生と分泌

感神経刺激は同時にそれらの腺に分布する血管の収縮も起こす．そのため，交感神経刺激は2つの効果を表しうる．第1に，交感神経刺激のみでは，通常，分泌量は若干増加する．第2に，もし副交感神経やホルモンの刺激により，あらかじめ豊富な分泌が起こっていると，重ねて加えられた交感神経刺激は，通常その分泌を減少させるが，時にはその減少量は大きい．これは主に，血管収縮に伴う血液供給の減少のためである．

ホルモンによる腺分泌の調節

胃と小腸においては，数種類の消化管ホルモンが分泌液の量と組成の調節にかかわる．これらのホルモンは腸管内に食物が存在することに反応して，消化管粘膜から遊離される．次いで，ホルモンは血中に吸収されて腺に運ばれ，その分泌を刺激する．この種の刺激は食物が胃や十二指腸に入ったとき，胃液や膵液の分泌量を増やすのにとりわけ重要である．

化学的には，消化管ホルモンはポリペプチドまたはポリペプチド誘導体である．詳細については後述する．

腺細胞による分泌の基本機構

有機物質の分泌

腺細胞機能の基本的なメカニズムがすべて解明されているわけではないが，実験的証拠によって，分泌は原理的に次のように起こるものと考えられている(図 65.1)．

①まず，分泌物の生成に必要な栄養素材が毛細血管中の血液より，拡散または能動的に腺細胞基底部に運ばれる必要がある．

②腺細胞内部の基底部付近に存在する多くの**ミトコンドリア**が酸化エネルギーを用いて ATP を生成する．

③ATP からのエネルギーは栄養源から供給される適切な基質とともに，分泌される有機物の合成に使われる．この合成はほとんど例外なく，腺細胞内の**小胞体**と**ゴルジ複合体**で行われる．小胞体に付着した**リボソーム**は，特に分泌されるタンパク質の生成にかかわる．

④分泌物質は小胞体の細管を通って，約 20分でゴルジ複合体の小胞まで運ばれる．

⑤ゴルジ複合体でこれらの物質は少し変化し，増加，濃縮され，**分泌小胞**の形で細胞質内に放出されて，分泌細胞の先端部に蓄えられる．

⑥これらの小胞は，神経またはホルモンによる制御信号により，小胞内容物が細胞表面から放出されるときまでそのまま貯蔵される．小胞内容物の放出は，おそらく次のような過程で起こる．ホルモンは受容体と結合し，いくつかの細胞内シグナル伝達機構の1つにより，細胞膜の Ca^{2+} に対する透過性が増加し，カルシウムが細胞内に入る．次いで，このカルシウムが多くの小胞を先端部細胞膜と融合させる．最後に先端部細胞膜が破れて開口し，小胞内容物の放出が起こる．この過程を**開口分泌**とよぶ．

水と電解質の分泌

腺分泌で2番目に必要なのは，十分な水と電解質が有機物質とともに分泌されることである．詳細は後に述べるが，唾液腺分泌は，神経刺激が多量の水と塩分をどのようにして腺細胞を介して分泌させているか，またどのように有機物質を細胞分泌縁から分泌させているかを示す好例である．腺細胞の細胞膜に作用するホルモンについても，神経刺激による分泌効果とほぼ同様であると考えられている．

粘液の潤滑作用と保護作用ならびに粘液の消化管における重要性

粘液は水，電解質，および大量の多糖類とごく少量のタンパク質とが結合したものからなる，数種の糖タンパク質を主成分とする粘稠な分泌液である．粘液の性状は消化管の部位によりやや異なるが，どの部位であれ，腸管壁の優秀な潤滑剤かつ保護剤として働くようないくつかの重要な特性をもっている．第1に，粘液は粘着性をもち，そのために食物その他の粒子に強く貼りついて，粘膜表面に薄くフィルム状に広がる．第2に，粘液は腸管壁を被覆して，ほとんどの食物粒子が粘膜と実際に接触することを防ぐのに十分な密度をもっている．第 3 に，粘液は滑りに対する抵抗が小さく，そのために食物粒子は上皮に沿って容易に滑るように移動することができる．第 4 に，粘液は糞便の粒子を互いに粘着させ，排便時に糞便を形づくって排出できるようにする．第 5 に，粘膜は消化酵素に対して強い抵抗性を示す．そして第 6 に，粘液の糖タンパク質は両性電解質の性質をもち，そのことは粘液が酸でもアルカリでも少量なら緩衝することができることを意味する．また粘液はしばしば，特異的に酸を中和する重炭酸イオン（HCO_3^-）をかなり含む．

要約すると，粘液は食物が消化管を滑るように移動するのを容易にするとともに，上皮の擦過傷や化学的な損傷を防ぐ．例えば，唾液の分泌が止まったとき，誰でもただちに粘液の潤滑作用の重要性に気づくはずである．そのような場合には，たとえ多量の水と一緒であっても，固形食を飲み込むのが困難になるからである．

唾液の分泌

唾液は漿液性と粘液性の分泌液を含んでいる

唾液を分泌する主な腺は，耳下腺，顎下腺および舌下腺である．これらに加え，多数の非常に小さい頬腺が存在する．唾液の 1 日あたりの分泌量は 800〜1500 mL の間であり，表 65.1 には，その平均値 1000 mL を示す．

唾液は 2 種類の主要なタンパク質性の分泌液を含む．①漿液性分泌液はデンプンを消化する**酵素プチアリン**（ptyalin（α- アミラーゼの一種））を含む．②粘液性分泌液はムチンを含み，これには潤滑化と表面保護の役割がある．

耳下腺は，ほとんど純粋に漿液性分泌液を分泌するのに対し，顎下腺と舌下腺は漿液性と粘液性分泌液の両方を分泌する．頬腺は粘液のみを分泌する．唾液の pH は，プチアリンの消化作用に適した範囲である 6.0〜7.0 の間にある．

唾液中のイオンの分泌

唾液は，特に多量の K^+ と HCO_3^- を含む．これに対し，唾液中の Na^+ と Cl^- の濃度は，血漿中のそれらの数分の 1 にすぎない．このような唾液の特殊なイオン組成は，以下に述べるような唾液の分泌機構から理解できる．

図 65.2 に，顎下腺における唾液分泌の様子を示す．この唾液腺は腺房と唾液管とからなる典型的な複合腺である．唾液の分泌は 2 段階の過程を経て起こるが，その第 1 の段階には腺房が，第 2 の段階には唾液管が関与する．腺房は典型的な細胞外液と類似したイオン濃度の液中に，プチアリンとムチンの一方，または両方を含む一次分泌液を分泌する．この一次分泌物が唾液管中を流れる間に，2 つの主要なイオン能動輸送過程が働き，唾液のイオン組成を大きく変化させる．

表 65.1　消化液の 1 日あたりの分泌量

分泌液の種類	1 日量（mL）	pH
唾液	1000	6.0 〜 7.0
胃液	1500	1.0 〜 3.5
膵液	1000	8.0 〜 8.3
胆汁	1000	7.8
小腸分泌液	1800	7.5 〜 8.0
ブルンネル腺分泌液	200	8.0 〜 8.9
大腸分泌液	200	7.5 〜 8.0
合計	6700	

まず，Na^+ は唾液管全体で能動的に再吸収され，K^+ は Na^+ と交換で能動的に分泌される．したがって，唾液中の Na^+ 濃度は著しく減少し，一方，K^+ 濃度は増加する．しかしながら，Na^+ の再吸収は K^+ の分泌に比べて過剰なため，それによって導管内は約 −70 mV 電気的に陰性になる．このため，今度は Cl^- が受動的に再吸収される．したがって，唾液中の Cl^- 濃度は，唾液管内における Na^+ 濃度の減少に見合って非常に低くなる．

次いで，HCO_3^- が唾液管の上皮細胞によって管腔に分泌される．少なくともこの一部は，HCO_3^- と Cl^- との受動的交換輸送によるものであるが，部分的には，能動的な分泌過程によるものかもしれない．

これらの輸送過程の効果を差し引きした結果として，安静状態では，唾液中の Na^+ と Cl^- の濃度はいずれもわずかに約 15 mEq/L となるが，これらは血漿中における濃度の 1/10〜1/7 程度にすぎない．これに対し，K^+ 濃度は約 30 mEq/L であり，血漿中濃度の 7 倍にもなる．また，HCO_3^- 濃度も 50〜70 mEq/L と，血漿中濃度の 2〜3 倍ほどになる．

唾液分泌が最大になると，唾液中のイオン濃度はかなり変化する．これは腺房における一次分泌の速度が，静止時の 20 倍にまで増加することができるからである．この腺房分泌液は，導管を素早く流れ去るため，分泌液組成の修飾はかなり限定される．したがって，多量の唾液が分泌されている場合，NaCl の濃度はその血漿濃度の 1/3〜1/2 までしか下がらず，カリウム濃度は血漿濃度の 4 倍までしか上昇しない．

口腔内衛生のための唾液の機能

基礎的覚醒条件下では，毎分約 0.5 mL のほとんど粘液だけからなる唾液が分泌されている．しかし，睡眠中には，分泌はほんのわずかしか起こらなくなる．この唾液分泌は，口腔組織を健全に保つためにきわめて重要な役割を演ずる．口腔には組織の破壊や齲歯（むし歯）を起こしやすい病原性の細菌が多く入っている．唾液は，いくつかの方法により，そのような有害過程を防止する．

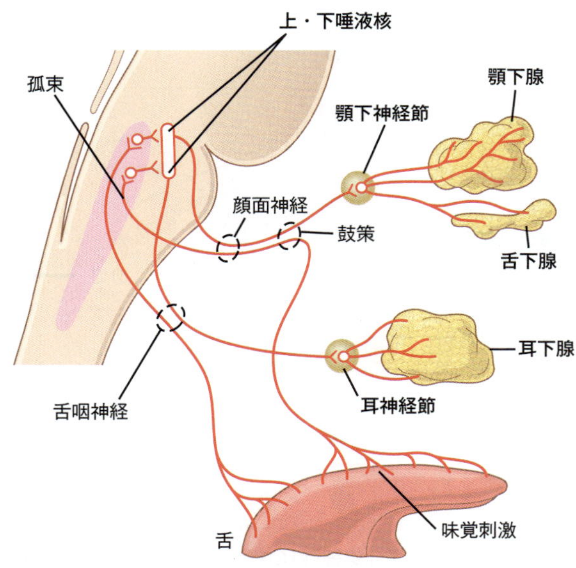

図 65.3 唾液分泌の副交感神経性調節

①第 1 に，唾液の流れそのものによって，病原菌やその栄養源になる食物粒子が洗い流される．
②第 2 に，唾液は細菌を破壊するいくつかの因子を含んでいる．1 つは**チオシアン酸イオン**(thiocyanate ions，SCN^-)であり，他には数種類の**タンパク分解酵素**(proteolytic enzymes)があり，なかでも特に重要なのは**リゾチーム**(lysozyme)である．これらは①バクテリアを攻撃し，② SCN^-が細菌体内に侵入して殺菌作用を発現するのを助け，また③食物粒子を消化して細菌の栄養源を除去する．
③第 3 に，しばしば唾液は，齲歯を起こすものも含む口腔内細菌を破壊する抗体を含む．唾液分泌がない状態では，しばしば口腔組織が潰瘍をつくったり，感染したり，また齲歯が非常に悪化することがありうる．

唾液分泌の神経性調節

図 65.3 に，唾液分泌調節にかかわる副交感神経経路を示す．そこには唾液腺が，主に脳幹にある**上・下唾液核**(superior and inferior salivatory nuclei)に発する副交感神経信号により制御されることが図示されている．

両唾液核は延髄と橋の接合部付近に位置し，舌，その他の口腔・咽頭部位の味覚および触覚刺激によって興奮を起こす．多くの味覚刺激，特にすっぱい味(酸によって起こる)は，しばしば基礎分泌量の 8〜20 倍にも及ぶ多量の唾液分泌を促す．また，ある種の触覚刺激，例えば，表面の滑らかな口腔内の小異物(例えば小石)は唾液分泌を著明に増加させる．これに対し，粗い表面をもつものは，あまり唾液分泌を促進しないか，時にはむしろ抑制することもある．

唾液分泌はまた，中枢神経系の高位中枢から唾液核に届く信号により，刺激もしくは抑制される．例えば，好みの食物を嗅いだり食べたりすると，嫌いな食物を嗅いだり食べたときに比べ，多くの唾液が分泌される．このような効果の一部を調節する脳の**食欲野**(appetite area)は，視床下部前部の副交感中枢の近傍に位置し，大脳皮質または扁桃核の味覚野および嗅覚野からの信号に強く反応して機能する．

唾液分泌はまた，胃や上部小腸に発する反射により，特に刺激性の食物を飲み込んだときや，何らかの消化管の異常のために吐き気を催したときなどにも起こる．飲み込まれた唾液は，消化管内の刺激物質を希釈もしくは中和し，このような刺激要因を除くために役立つ．

交感神経刺激も唾液分泌を少しは増加させうるが，副交感神経刺激に比べるとはるかに少ない．交感神経は上頸神経節から出て，血管壁の表面に沿って唾液腺に到達する．

唾液分泌に影響する 2 次的要因としては，唾液腺への血液供給がある．その理由は，分泌にはつねに血液からの適切な栄養源を必要とするからである．大量の唾液分泌を引き起こす副交感神経の信号は，血管の中等度の拡張も起こす．それに加えて，唾液分泌そのものも直接血管を拡張させ，分液細胞に必要な栄養源の供給を高める．この追加的な血管拡張メカニズムの一部は，活性化した唾液腺細胞から分泌される**カリクレイン**(kallikrein)によるものである．この物質は酵素として働き，血漿タンパク質の 1 つである α_2- グロブリンを分解して，強い血管拡張作用をもつ**ブラジキニン**(bradykinin)を生成する．

食道の分泌

食道の分泌液はすべて粘液性であり，主に嚥下時の潤滑剤として機能する．食道本体の管腔表面には，多くの**単純粘液腺**(simple mucous glands)が存在する．食道の胃側の終末部とそれほどではないが起始部には，多くの**複合粘液腺**(compound mucous glands)も存在する．食道上部の複合腺から分泌される粘液は，新たに入ってきた食物による粘膜剥離を防ぐ．一方，食道胃接合部近くにある複合腺から分泌される粘液は，しばしば胃から食道下部に逆流する酸性の強い胃液による消化から食道壁を保護する．このような保護作用にもかかわらず，食道の胃側終末部には，時として消化性潰瘍が発生することがある．

胃の分泌

胃分泌液の特徴

胃粘膜には，その全表面に分布する粘液分泌腺に加えて，**酸分泌腺**(oxyntic glands)(胃腺(gastric glands)ともいう)と**幽門腺**(pyloric glands)という 2 種類の重要な管

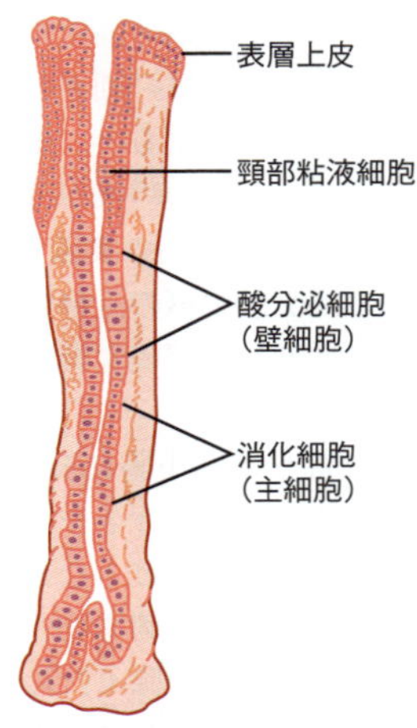

図 65.4 胃体部に存在する酸分泌腺

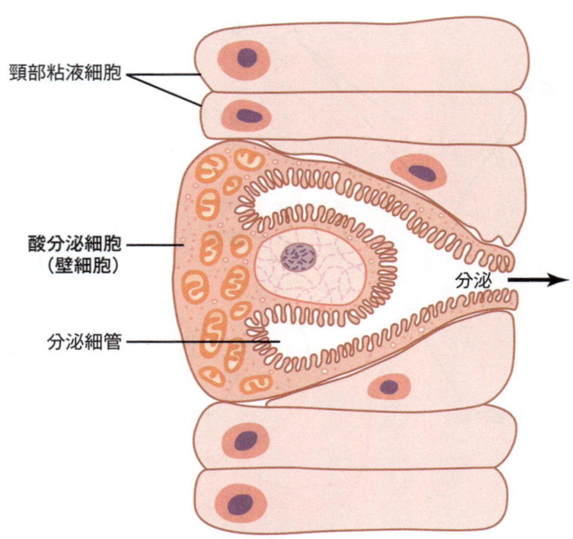

図 65.5 壁細胞(酸分泌細胞)の細管(canaliculi)の模式解剖図

状腺が存在する．酸分泌腺は**塩酸**(hydrochloric acid)，**ペプシノゲン**(pepsinogen)，**内因子**(intrinsic factor)および**粘液**(mucus)を分泌する．幽門腺は主に粘液を分泌し，幽門部粘膜を胃酸から保護する．幽門腺からはまた**ガストリン**(gastrin)というホルモンが分泌される．

酸分泌腺は，胃の近位側80%を占める胃体部と胃底部の内面に存在する．幽門腺は，胃の遠位側20%を占める前庭部に存在する．

酸分泌腺(胃腺)からの分泌液

典型的な胃の酸分泌腺を図65.4に示す．酸分泌腺は，①主に粘液を分泌する**頸部粘液細胞**(mucous neck cells)，②多量のペプシノゲンを分泌する**消化細胞**(peptic cells)(**主細胞**(chief cells))，③塩酸と内因子を分泌する**壁細胞**(parietal cells)(**酸分泌細胞**(oxyntic cells))という3種類の細胞から構成されている．壁細胞による塩酸の分泌は，以下に述べるような特殊な機構によるものである．

塩酸分泌の基本機構

壁細胞は刺激を受けると，約160 mmol/Lの塩酸を含む液を分泌する．この分泌液は体液とほぼ等張である．この酸のpHは約0.8で，非常に強い酸性であり，このpHでのH^+濃度は動脈血の約300万倍である．H^+をこのように驚くべき濃度にまで濃縮するためには，胃液1Lあたり1500 cal以上のエネルギーを必要とする．

図65.5は，壁細胞(酸分泌細胞)の機能的構造の模式図である．図中に示すように，この細胞には比較的大きな分岐した細胞内分泌**細管**(canaliculi)が存在する．塩酸はこの細管内部の微絨毛様の突出部で産生され，細管を通って細胞の分泌端に運ばれる．

胃酸の産生機構については，いくつかの異なった説が唱えられている．図65.6に示すのは，それらの説の1つであり，次のような段階からなる．壁細胞による塩酸分泌の主な原動力は，H^+–K^+ポンプである．塩酸生成

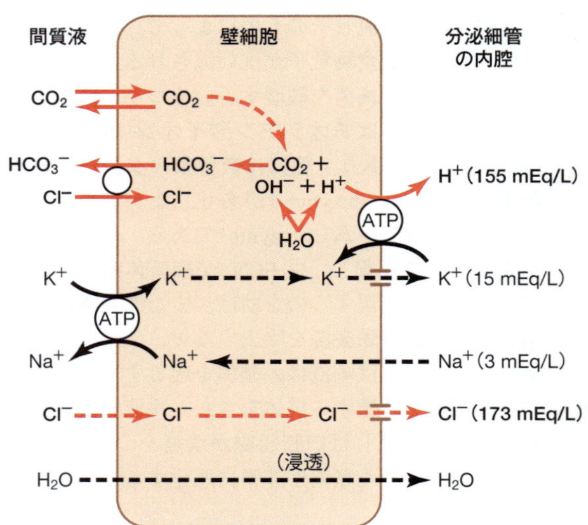

図 65.6 想定される塩酸分泌のメカニズム
ATPは能動輸送ポンプを示し，破線は溶質の自由拡散と浸透を表す．

の化学的メカニズムは図65.6に示されており，以下のステップから成り立っている．

①壁細胞内において，水分子はH^+とOH^-とに解離し，このうちH^+は細管内のK^+と交換され，能動的に細管中に分泌される．この能動交換輸送過程はH^+–K^+ポンプによって触媒される．細胞の基底外側膜(細胞外)に存在するNa^+–K^+ポンプによって細胞内に輸送されたK^+は，内腔に漏出する傾向にあるが，H^+–K^+ポンプによって細胞内に再循環される．基底外側のNa^+–K^+ポンプは細胞内の低Na^+環境をつくり，細管内腔からのNa^+再吸収をもたらす．このようにして，いったん細管中に拡散したK^+と

Na^+ のほとんどは細胞質に再吸収され，細管内では H^+ がそれらにとって代わる．

②H^+-K^+ ポンプによる細胞からの H^+ の排出は細胞内に OH^- を蓄積させ，細胞内での代謝もしくは血液から細胞に入る際に，CO_2 から HCO_3^- を産生することを可能にする．この反応は**炭酸脱水酵素**(carbonic anhydrase)によって触媒される．次いで，HCO_3^- は基底外膜側から Cl^- が細胞内に流入するのと交換で細胞外液に輸送される。細胞に流入した Cl^- は，Cl^- チャネルを介して細管に分泌され，強力な塩酸となる．この塩酸は細管の開口端を通って腺の内腔に分泌される．

③水は，細管中に分泌されたイオンの浸透圧効果により細管中に移動する．こうして最終的に細管から分泌される液は，水，150〜160 mEq/L の HCl，15 mEq/L の KCl，および少量の NaCl を含むこととなる．

胃液中にみられるほどの H^+ 濃度を生成するには，分泌された酸の粘膜への逆流を最小限にする必要がある．酸逆流を防ぐ胃の機能の主要な部分は，後述するように，アルカリ粘液産生および上皮細胞間の**密着結合**(tight junction)による**胃の障壁**(gastric barrier)に起因する．この障壁がアスピリンや過剰なアルコールなどの有害物質によって損傷した場合，分泌された酸は電気化学的勾配により粘膜に侵入し，胃粘膜障害を引き起こす．

胃液分泌を刺激する基本的な因子は，アセチルコリン，ガストリン，およびヒスタミンである

副交感神経刺激によって放出されたアセチルコリンは，消化細胞によるペプシノゲンの分泌，壁細胞による塩酸および粘液細胞による粘液の分泌を刺激する．対照的に，ガストリンとヒスタミンは，ともに壁細胞による酸分泌を強く刺激するが，他の細胞にはほとんど影響を与えない．

ペプシノゲンの分泌と活性化

いくつかの微妙に異なるタイプのペプシノゲンが，胃腺の消化細胞と粘液細胞から分泌される．しかし，どのペプシノゲンも機能的には同じである．

ペプシノゲンは最初分泌されたときは，消化活性をもたない．しかし，胃酸と接触するとすぐに，活性化されて**ペプシン**(pepsin)になる．この過程では，分子量約42500のペプシノゲン分子が分解されて，分子量約35000のペプシン分子になる．

ペプシンは高度の酸性液(至適 pH は 1.8〜3.5)中で高い活性を示すタンパク分解酵素として働くが，約 pH5 を超えると，ほとんどタンパク分解活性を示さず短時間で完全に不活化される．第 66 章で解説するように，胃におけるタンパク消化のためには，塩酸はペプシンと同様に必要である．

壁細胞による内因子の分泌

回腸におけるビタミン B_{12} の吸収に必須である**内因子**(intrinsic factor)という物質が，**壁細胞**(parietal cells)によって塩酸とともに分泌される．慢性胃炎でしばしば起こることであるが，胃酸を産生する壁細胞が破壊されると，**無酸症**(achlorhydria(胃酸分泌の欠如))のみならず，しばしば**悪性貧血**(pernicious anemia)を合併する．これはビタミン B_{12} による骨髄の刺激がない状態では，赤血球の成熟が起こらないからである．これについては，第 33 章で詳述している．

幽門腺：粘液とガストリンの分泌

幽門腺は構造的には酸分泌腺と似ているが，消化細胞をごくわずかしか含まず，また壁細胞をほとんど含まない．その代わり，幽門腺は大半が酸分泌腺の頸部粘液細胞とまったく同じ粘液細胞からなっている．これらの細胞は上述のようにペプシノゲンを少量と，とりわけ大量の薄い粘液を分泌する．この粘液は胃粘膜を胃液の酵素の消化作用から保護するともに，食物の移動を助ける潤滑剤として機能する．幽門腺はまたガストリンというホルモンを分泌する．この後，述べるように，このホルモンは胃液分泌の制御に中心的な役割を演ずる．

表層粘液細胞

胃腺間の胃粘膜表面全体は，**表層粘液細胞**とよばれる特殊なタイプの粘液細胞が連なった層によって覆われている．これらの細胞から多量に分泌される非常に粘稠な粘液は，胃粘膜をしばしば厚さ 1 mm を超えるゲル状の層で覆い，食物輸送の潤滑化に寄与するとともに，胃壁の保護にも主要な役割を演ずる．

この粘液のもう 1 つの特徴は，それがアルカリ性であることである．そのため，粘液層の下にある正常の胃壁は，酸性度の高いタンパク分解性の胃分泌液に直接さらされることはない．粘膜が食物やその他の刺激物にごくわずかに接触しただけで，ただちに表層粘液細胞が刺激され，どろどろした，濃いアルカリ性で粘稠度の高い粘液の分泌が追加される．

胃酸分泌の刺激

酸分泌腺の壁細胞は唯一の塩酸分泌細胞である

先に本章で述べたように，酸分泌腺の壁細胞の分泌液の酸度は著しく高く，pH0.8 にも達しうる．ただし，この酸分泌は内分泌および神経シグナルによって持続的に制御されている．さらに壁細胞は，ヒスタミン分泌を主な機能とする**腸クロム親和様(ECL)細胞**(enterochromaffin-like (ECL) cells)とよばれる別種の細胞と密接に連携して働く．

ECL 細胞は酸分泌腺の腺窩深部にあり，したがってそこから分泌されたヒスタミンは腺内の壁細胞に直接接触する．壁細胞による塩酸産生と分泌速度は，ECL 細胞により分泌されるヒスタミンの量に直接関係している．ECL 細胞は，消化される食物中のタンパク質に反応して，ほとんどすべてが前庭部粘膜で産生されるホル

モンであるガストリンにより，ヒスタミンを分泌するように刺激される．ECL細胞は，胃壁の腸神経系によって分泌されるホルモンによっても刺激される．ここではまずガストリンによるECL細胞の制御機構について述べ，さらにそれに続く壁細胞からの塩酸分泌の調節について解説することにしよう．

ガストリンによる酸分泌の刺激

ガストリンは**ガストリン細胞**(gastrin cells)，またはG細胞とよばれる細胞から分泌されるホルモンである．この細胞は胃遠位端にある幽門腺の中に位置している．ガストリンは大きなポリペプチドで，2つのタイプが分泌される．大型のほうはG–34とよばれ34個のアミノ酸からなり，小型のほうはG–17とよばれ17個のアミノ酸からなる．両方とも重要だが，量的には小さいタイプのほうが豊富である．

肉，その他のタンパク質を含む食物が胃の幽門洞端に到達すると，食物のタンパク質の一部が幽門腺のガストリン細胞を特別に刺激して，胃のECL細胞に送られる血液中にガストリンを放出させる．胃液の活発な攪拌によって，ガストリンは速やかに胃体部のECL細胞に運ばれ，酸分泌腺深部へのヒスタミンの直接放出を促す．このようにして分泌されたヒスタミンは，迅速に胃酸分泌を刺激する．

ペプシノゲン分泌の調節

酸分泌腺の消化細胞によるペプシノゲン分泌の刺激は，①迷走神経または胃の腸筋神経叢から放出されるアセチルコリンと，②胃内の酸による，2つの主な信号に対する反応によって引き起こされている．酸が消化細胞を刺激するのは，おそらく直接作用ではなく，何らかの追加的な腸内神経反射を起こすことにより，消化細胞へのもともとの神経シグナルを補助するのだろう．そのため，タンパク消化を起こす酵素ペプシンの前駆体であるペプシノゲンの分泌速度は，胃内の酸の量によって強く影響される．正常量の胃酸を分泌する機能が失われると，たとえ消化細胞が一見正常であっても，ペプシノゲン分泌も減少する．

胃分泌相

胃の分泌は(図65.7に示すように)**頭相(脳相)**(cephalic phase)，**胃相**(gastric phase)および**腸相**(intestinal phase)という3つの相で起こるといわれている．

頭相

胃分泌の頭相は，食物が胃に入る以前でも起こるが，特に食事中に起こる．それは食物をみたり，嗅いだり，思い浮かべたり，味わったりすることから起こるもので，食欲が強いほど，それらの刺激効果も強くなる．胃分泌の頭相を起こす神経信号は大脳皮質と，扁桃核および視床下部の食欲中枢とにおいて発生する．これらの信号は迷走神経背側運動核を介して，そこから迷走神経を通って胃に達する．通常，この相の分泌は，摂食に伴って起こる胃分泌の30％を占める．

胃相

食物がひとたび胃に入ると，①胃から脳幹に至り，胃に帰る長い経路の反射(迷走神経反射)，②局所性の腸内反射，③ガストリン関連メカニズムを活性化する．これ

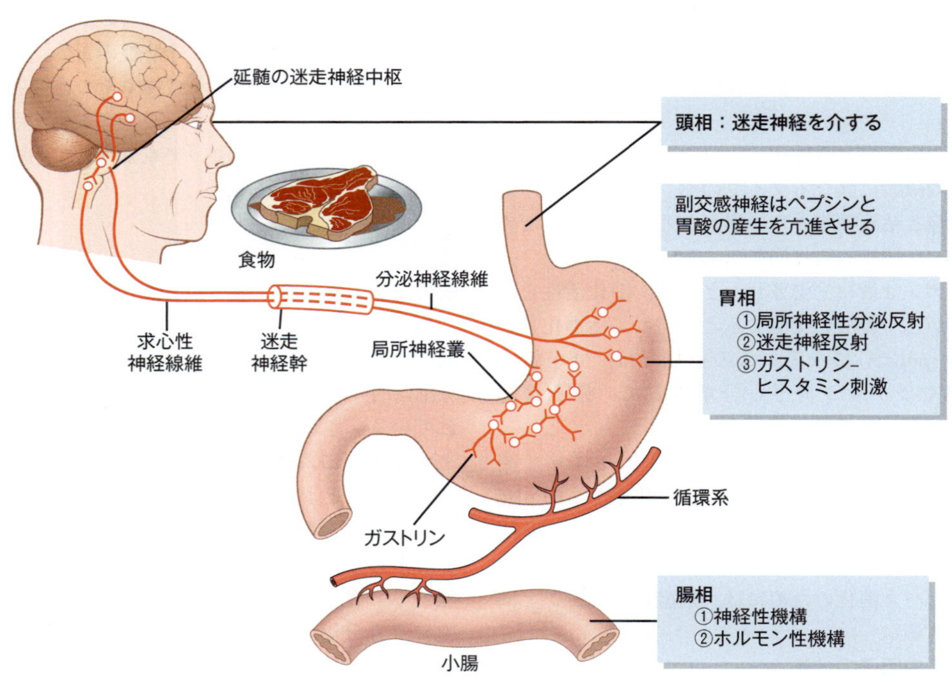

図65.7 胃分泌相とその調節

らすべてが，胃内に食物の滞留する数時間の間，胃液分泌を引き起こす．胃相での分泌量は，摂食に伴う胃の全分泌の 60%，すなわち 1 日 1500 mL 程度の胃液分泌量の大半を占めることになる．

腸相

食物が上部小腸，特に十二指腸にあると，少量の胃液分泌が継続する．部分的には，おそらく十二指腸粘膜から放出される少量のガストリンによるものと考えられる．この分泌は，食事に対する酸応答の約 10%を占める．

他の腸管因子による胃液分泌抑制

腸管内の糜粥は腸相初期において胃分泌をわずかに刺激するが，その他の時期には胃分泌を抑制する．この一見逆説的な抑制は，少なくとも次の 2 つの因子によるものである．

①小腸内に食物が存在すると，逆行性の**腸胃反射**(reverse enterogastric reflex)が誘発されて，壁内神経系ならびに外来性の交感神経および迷走神経を通って伝達され，胃分泌を抑制する．この反射は，①小腸が拡張すること，②上部小腸に酸が存在すること，③タンパク分解産物が存在すること，また，④粘膜が刺激されることなどによって起こる．これは第 64 章で論じたように，小腸が充満状態にあるときに胃からの排出を遅延させる複雑な機構の一部である．

②上部小腸に酸，脂肪，タンパク分解産物，高張または低張液，あるいは何らかの刺激性因子が存在すると，いくつかの消化管ホルモンが放出される．これらのホルモンの 1 つにセクレチンがある．このホルモンの特に重要な作用は，膵臓分泌の調節である．しかし，セクレチンは胃分泌を抑制する．他の 3 種類の消化管ホルモン(グルコース依存性インスリン分泌性ペプチド(胃抑制ペプチド)，血管作動性腸ペプチド，ソマトスタチン)も，軽微ないし中等度の胃分泌抑制作用を示す．

胃分泌を抑制する腸管因子の意義は，小腸がすでに充満していたり過度に活動していたりするときに，胃からの糜粥の輸送を遅くすることにあるものと推定される．事実，第 64 章で述べたように，腸胃抑制反射も抑制性ホルモンも通常は，胃液分泌を抑制するのと同時に，胃運動も抑制する．

消化間期における胃分泌

消化管のどの部位でも，ほとんど消化活動が起こっていない**消化間期**(interdigestive period)にも，胃は毎時数 mL の胃液を分泌している．通常，この時期に起こる分泌は，ほぼ完全に酸分泌腺以外からのものであって，その分泌液はほとんど粘液だけからなり，ペプシンはわずかしか含まず，酸はほとんど含まない．

情動的な刺激により，消化間期の(高度に消化性で酸性の)胃分泌が 1 時間あたり 50 mL かそれ以上に増加することがある．これは頭相の胃分泌が，摂食開始時に起こるのとほぼ同様の機序によって引き起こされるものである．この情動刺激に応じた分泌増加は，第 67 章で述べるように，消化性潰瘍の発症要因の 1 つであると考えられている．

ガストリンその他の消化管ホルモンの化学組成

ガストリン，コレシストキニン(CCK)およびセクレチンはいずれも大きなポリペプチドであり，それらのおよその分子量はそれぞれ 2000，4200 および 3400 である．ガストリンと CCK の終末の 5 個のアミノ酸は同じである．機能的活性部位は，ガストリンではその端末部 4 個のアミノ酸にあり，CCK では端末部 8 個のアミノ酸にある．セクレチンではその分子内のすべてのアミノ酸が活性に必要である．

天然ガストリンの終末部 4 個のアミノ酸にアラニンを加えた合成ガストリンは，天然のものとまったく同様の生理的特性を示す．この合成物質は**ペンタガストリン**(pentagastrin)とよばれる．

膵臓の分泌

膵臓は，胃の下部に胃と並ぶように存在する大きな複合腺で(図 65.10)，その内部構造の大部分は，図 65.2 に示した唾液腺と類似している．膵臓の消化酵素は**膵腺房**(pancreatic acini)から，また多量の重炭酸ナトリウム溶液が微小な細管および腺房からつながるやや大きい管から分泌される．この酵素と重炭酸ナトリウムの混合物は**長い膵管**(pancreatic duct)を流れ，正常では，肝管と合流してからただちに**オッディ括約筋**(sphincter of Oddi)に取り囲まれた**ファーター乳頭**(papilla of Vater)を通って十二指腸中に放出される．

膵液が最も多く分泌されるのは，小腸上部に糜粥が存在するときであり，膵液組成の特徴は，ある程度まで糜粥中の食物成分により決まってくる(膵臓はインスリンも分泌するが，これは小腸に出る膵液を分泌するのと同じ膵組織から分泌されるのではない．インスリンは膵臓全体にわたって点在する**ランゲルハンス島**(islets of Langerhans)から(小腸にではなく)直接血液中に分泌される．このことは第 79 章で述べる)．

膵臓の消化酵素

膵液には 3 大栄養素，すなわちタンパク質，炭水化物および脂質のすべてを消化するための多数の酵素が含まれている．また膵液には多量の HCO_3^- が含まれ，胃から十二指腸に排出された糜粥中の酸の中和に重要な役割を演ずる．

膵液に含まれる酵素で上部小腸におけるタンパク質の消化に最も重要なものは，**トリプシン**(trypsin)，**キモトリプシン(chymotrypsin)，**カルボキシポリペプチダーゼ**(carboxypolypeptidase)である．これらの中でも圧倒的に多いのはトリプシンである．

トリプシンとキモトリプシンは，未消化または部分消化されたタンパク質をさまざまな大きさのペプチドに分割するが，単一のアミノ酸を遊離することはない．しかし，カルボキシポリペプチダーゼは，ある種のペプチドについては単一のアミノ酸にまで分割するので，タンパク質の種類によっては，アミノ酸の状態にまで消化を完了する．

炭水化物を消化する膵臓の酵素は，**膵アミラーゼ**(pancreatic amylase)である．この酵素はデンプン，グリコーゲン，その他ほとんどの炭水化物(セルロースを除く)を，多くの二糖類とごく一部の三糖類にまで加水分解する．

脂質消化にかかわる主要酵素には，①中性脂肪を脂肪酸とモノグリセリドに分解する**膵リパーゼ**(pancreatic lipase)，②各種コレステロールエステルの加水分解を起こす**コレステロールエステラーゼ**(cholesterol esterase)，および，③リン脂質から脂肪酸を分離させる**ホスホリパーゼ**(phospholipase)がある．

上記のタンパク分解酵素は，まず膵臓で**トリプシノゲン**(trypsinogen)，**キモトリプシノゲン**(chymotrypsinogen)，**プロカルボキシポリペプチダーゼ**(procarboxypolypeptidase)という不活性型として産生され，はじめはどれも酵素活性をもたない．これらが活性化されるのは腸管に分泌されてからである．トリプシノゲンは，糜粥の腸粘膜との接触に伴って腸粘膜から分泌される**エンテロキナーゼ**(enterokinase)とよばれる酵素により活性化される．また，トリプシノゲンは，先に分泌されたトリプシノゲンから生成されたトリプシンによる自己触媒反応でも活性化されうる．キモトリプシノゲンはトリプシンにより活性化されてキモトリプシンになり，プロカルボキシポリペプチダーゼも同様に活性化される．

トリプシン抑制物質の分泌が膵臓の自己消化を抑制する

膵液のタンパク分解酵素が腸管に分泌されるまで活性化されないことは重要である．なぜなら，トリプシンその他の酵素は，膵臓そのものを消化してしまうからである．幸いなことに，タンパク分解酵素を腺房に分泌するのと同一の細胞が，同時に**トリプシンインヒビター**(trypsin inhibitor)とよばれる別の物質も分泌する．この物質は腺細胞の細胞質で産生され，分泌細胞内，腺房および導管でのトリプシンの活性化を防止する．そして，他の膵臓のタンパク分解酵素を活性化するのがトリプシンであるところから，トリプシン抑制物質はそれら他の酵素の活性化をも防ぐことになる．

膵臓が激しい損傷を受けたり導管が閉塞したりしたときには，多量の膵液が膵臓の損傷部に貯留することがある．そのような条件下では，しばしばトリプシンインヒビターの抑制効果をはるかに超えて膵分泌液が急速に活性化され，数時間のうちに文字通り膵臓全体が消化されてしまうことがある．これが**急性膵炎**(acute pancreatitis)とよばれる状況である．急性膵炎は，時には循環性ショックの併発により致命的になる．致命的でない場合でも，生涯にわたって膵機能不全をきたすことが多い．

HCO_3^-の分泌

膵液中の酵素はすべて膵外分泌腺の腺房により分泌されるが，他の 2 つの重要な膵液成分である HCO_3^- と水は主に細管と腺房からつながる導管の上皮細胞から分泌される．膵臓が刺激されて多量の膵液を分泌しているときには，HCO_3^- 濃度は 145 mEq/L という，血漿中の濃度の約 5 倍にあたる値にまで上昇することがある．これは膵液中に多量のアルカリを供給することになり，胃から十二指腸に排出される塩酸を中和するのに役立つ．

図 65.8 に，重炭酸ナトリウム($NaHCO_3$)溶液が膵臓の細管や導管に分泌される細胞の機構の基本的過程を示す．それは次の通りである．

①二酸化炭素が血液から細胞内部に拡散し，炭酸脱水素酵素の影響下に水と結合して炭酸(H_2CO_3)を生成する．この炭酸は，次いで，HCO_3^- と H^+ とに解離する．さらに HCO_3^- は Na^+ とともに基底外膜側から細胞内へ共輸送される．これらの HCO_3^- は，二次能動輸送による Cl^- との交換により，細胞の管腔側から導管内腔に分泌される．細胞に入る塩化物は，Cl^- 特異的チャネルによって導管内腔に再循環される．

②細胞内での炭酸の解離により生じた H^+ は，一種の二次的能動輸送過程により細胞の基底外膜を介して

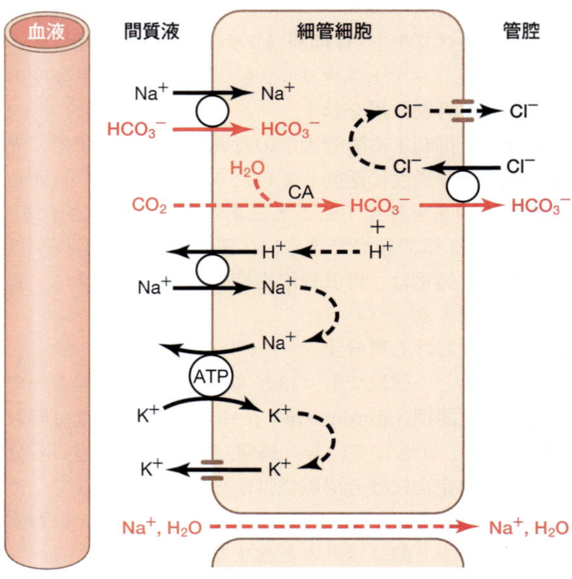

図 65.8　膵臓の細管と導管による等張重炭酸ナトリウムの分泌

Na^+ と交換される．Na^+ はまた，基底外膜を介し，重炭酸塩とともに共輸送されることによっても細胞に入る．次いで，Na^+ は管腔境界を越えて膵管内腔に輸送される．内腔の負電圧はまた，正に帯電した Na^+ を細胞間の接着結合を越えて内腔側へ移動させる．

③このような Na^+ と HCO_3^- の血液から管腔への全体としての流れが浸透圧勾配を生み，それによって，水も膵管に浸透する結果，ほぼ完全に等張な HCO_3^- 水溶液が産生される．

膵分泌調節

膵分泌を起こす基本的刺激

膵分泌を起こす基本的刺激としては，次の3つが重要である．

①アセチルコリンは，副交感性迷走神経終末および他の腸内神経系のコリン作動性神経から放出される．

②コレシストキニンは，食物の小腸流入に際し，十二指腸および上部空腸の粘膜から分泌される．

③セクレチンは，やはり十二指腸および上部空腸の粘膜から，酸性の強い食物の小腸への流入に際して分泌される．

これらの刺激のうち最初の2つ，すなわちアセチルコリンとコレシストキニンは膵臓の腺房細胞を刺激して，多量の膵消化酵素の産生を促すが，それに伴って分泌される水と電解質は比較的少量である．この水がないと，分泌された酵素の大半は一時的に腺房と導管に貯留し，もっと多くの液の分泌が起こるまで十二指腸に洗い出されない．上記2つの基本的刺激とは対照的に，セクレチンは導管上皮から大量の重炭酸ナトリウム水溶液の分泌を刺激する．

異種刺激の相乗効果

異なる膵分泌刺激のすべてが一度に起こると，それぞれが別々に起こったときの反応の合計よりも，はるかに大きな分泌が起こる．したがって，それらの刺激は**相乗効果**または**相互増強**を示すといわれる．通常，膵臓の分泌はこのように，いくつもの基本刺激の複合効果から起こるのであり，単一の刺激のみによるものではない．

膵分泌相

膵分泌には胃分泌相と同様に，頭相，胃相，腸相という3つの相がある．それらの特徴は，次の通りである．

頭相と胃相

膵分泌の頭相においては，胃で分泌を促進するのと同じ神経信号が脳から伝えられ，膵臓の迷走神経終末からのアセチルコリンの放出を起こす．このシグナルは食後の膵酵素分泌量全体の20％に相当する，中等量の酵素の膵腺房への分泌を起こす．しかし，酵素とともに分泌される水と電解質の量が少ないので，ただちに膵管を通って小腸に流入する分泌液はほとんどない．

胃相においては，神経による酵素分泌刺激が継続し，食後に分泌される膵酵素全体の5～10％の膵腺房への分泌を促す．しかし，ここでも引き続き液の分泌が限定されるため，ごくわずかしか十二指腸に到達しない．

腸相

糜粥が胃を出て小腸に至ると，膵分泌は主にホルモンのセクレチンに反応して多量になる．

セクレチンは酸性の胃内糜粥を中和する多量の HCO_3^- の分泌を刺激する

セクレチンは27のアミノ酸を含むポリペプチド(分子量約3400)で，十二指腸と空腸粘膜中のいわゆるS細胞に，不活性体であるプロセクレチンとして存在する．pHが4.5～5.0より低い酸性糜粥が胃から十二指腸に入ると，十二指腸粘膜から活性化したセクレチンが分泌され，血液に吸収される．このセクレチンの放出を起こす真に強力な糜粥中成分は，胃由来の塩酸である．

次に，セクレチンは膵臓に働きかけて，高濃度(145 mEq/Lまで)の HCO_3^- と低濃度の Cl^- を含む大量の液体を分泌させる．このセクレチンのメカニズムは，次のような2つの理由で特に重要である．第1に，セクレチンは十二指腸内容のpHが4.5～5.0を下回ると小腸粘膜から放出され始め，その放出はpHが3.0まで低下するにつれ著しく増加する．このメカニズムにより，ただちに重炭酸ナトリウムを豊富に含んだ大量の膵液の分泌が起こる．最終的には，十二指腸内で次のような反応が起こる結果となる．

$$HCl + NaHCO_3 \rightarrow NaCl + H_2CO_3$$

その後，炭酸はすぐに二酸化炭素と水に分解する．この二酸化炭素は血中に吸収され，肺から排出され，結果として十二指腸内には中性の塩化ナトリウムの液が残る．こうして，胃から十二指腸に送り込まれた酸性内容は中和され，十二指腸における胃液の消化作用はただちに抑制される．小腸粘膜は酸性胃液の消化作用に耐性をもたないので，この機構は，第67章でもっと詳しく述べるように，十二指腸潰瘍の発生を防ぐのに不可欠である．

膵臓による HCO_3^- 分泌により，膵臓の消化酵素の活動に適当なpHが提供されることになる．膵酵素は中性ないし弱アルカリ溶液でよく働き，その至適pHは7.0～8.0である．都合の良いことに，膵臓から分泌される重炭酸ナトリウム液のpHは平均8.0になっている．

コレシストキニンは膵臓による消化酵素分泌の調節へ寄与する

上部小腸に食物が存在すると，さらにもう1つのホルモン，コレシストキニン(CCK)が分泌される．このホルモンは，33のアミノ酸をもつポリペプチドであり，十二指腸および上部空腸の粘膜に存在するI細胞という，さらに別グループの細胞から放出される．このCCKは，特に胃から流入する糜粥中の**プロテオース**(proteoses)や**ペプトン**(peptones(タンパク質の部分的消化産物))や

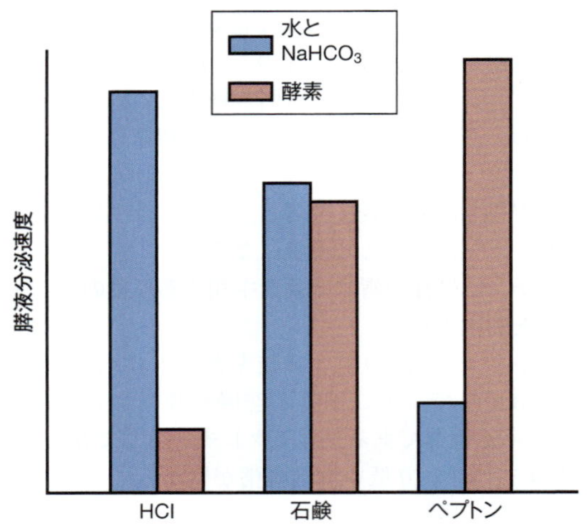

図 65.9 十二指腸内の酸(HCl)，脂肪(脂肪酸塩)またはペプトン溶液の存在により誘発される膵臓の重炭酸ナトリウム($NaHCO_3$)，水および酵素の分泌.

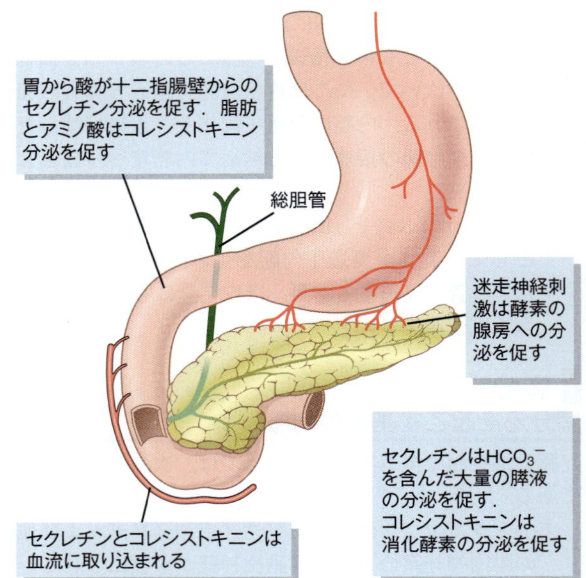

図 65.10 膵分泌の調節

長鎖脂肪酸(long-chain fatty acids)の存在に反応して放出される.

コレシストキニンはセクレチンと同様，血流を介して膵臓に到達するが，重炭酸ナトリウム分泌ではなく，主として腺房からのさらに大量の膵消化酵素の分泌を起こす．この作用は迷走神経刺激によって引き起こされるものと似ているが，それよりもはるかに強力であり，摂食後の膵臓からの消化酵素全分泌量の 70～80％を占める.

セクレチンとコレシストキニンの膵臓刺激作用の違いを**図 65.9** に示す．要点は次の 3 つである．①十二指腸中の酸に反応したセクレチン刺激による重炭酸ナトリウム液の強力な分泌，②石鹸(脂質)に応じた重炭酸ナトリウムも酵素もともに多く含む膵液の分泌，③コレシストキニンの刺激による消化酵素の強力な分泌(ペプトンが十二指腸に入ったとき).

図 65.10 は膵分泌調節の重要因子を要約して示す．膵液の 1 日あたりの総分泌量は約 1 L である.

肝臓による胆汁の分泌

肝臓の多くの機能の 1 つに，通常 600～1000mL/ 日に及ぶ**胆汁**(bile)の分泌がある．胆汁には，次の 2 つの重要な作用がある.

第 1 に，胆汁は脂質の消化と吸収に重要な役割を演ずる．これは胆汁の中に脂肪を消化する何らかの酵素が含まれているからではなく，胆汁中の**胆汁酸**(bile acid)が，①食物中の大きな脂肪粒子を多くの微小な粒子に乳化し，膵液中に分泌される脂肪分解酵素が攻撃できる表面積を増すとともに，②脂肪の最終消化産物を腸管粘膜から吸収するのを助ける，という 2 つの作用をもつためである.

第 2 に，胆汁は血液からのいくつかの重要な老廃物の排泄の手段として寄与する．そのような老廃物には，特にヘモグロビンの最終分解産物の**ビリルビン**(bilirubin)と，過剰の**コレステロール**(cholesterol)が含まれる.

胆汁分泌の機能解剖学

胆汁は，肝臓により次の 2 段階を経て分泌される.

①まず，肝臓の主要な機能的細胞である**肝細胞**(hepatocytes)から最初の成分が分泌される．この初期の分泌液には多量の胆汁酸，コレステロール，その他の有機成分が含まれる．これは肝細胞間の微細な**毛細胆管**(bile canaliculi)内に分泌される.

②次に，その胆汁は毛細胆管中を肝小葉間中隔の方向に流れて**終末胆管**(terminal bile ducts)に入り，さらに次第に太い胆管を経て，最終的には**肝管**(hepatic duct)，そして**総胆管**(common bile duct)に至る．そこから，胆汁は直接に十二指腸に排出されるか，あるいは分岐した**胆嚢管**(cystic duct)を通って**胆嚢**(gallbladder)に入り，数分から数時間，滞留する．その様子を**図 65.11** に示す.

胆管中を通過する間に，肝分泌物の第 2 の成分が最初の成分に添加される．この追加分泌物は，水分の多い Na^+ と HCO_3^- の溶液で毛細胆管と胆管壁を覆う上皮細胞から分泌される．この第 2 の分泌により，時として胆汁の総量は 100％も増加する．この分泌は，特にセクレチンにより刺激され，さらに分泌された HCO_3^- は膵分泌液の HCO_3^- を補う(そして，胃から十二指腸に排出される酸の中和に与する).

胆嚢における胆汁の貯留と濃縮

胆汁は肝細胞によって継続的に分泌されるが，その大

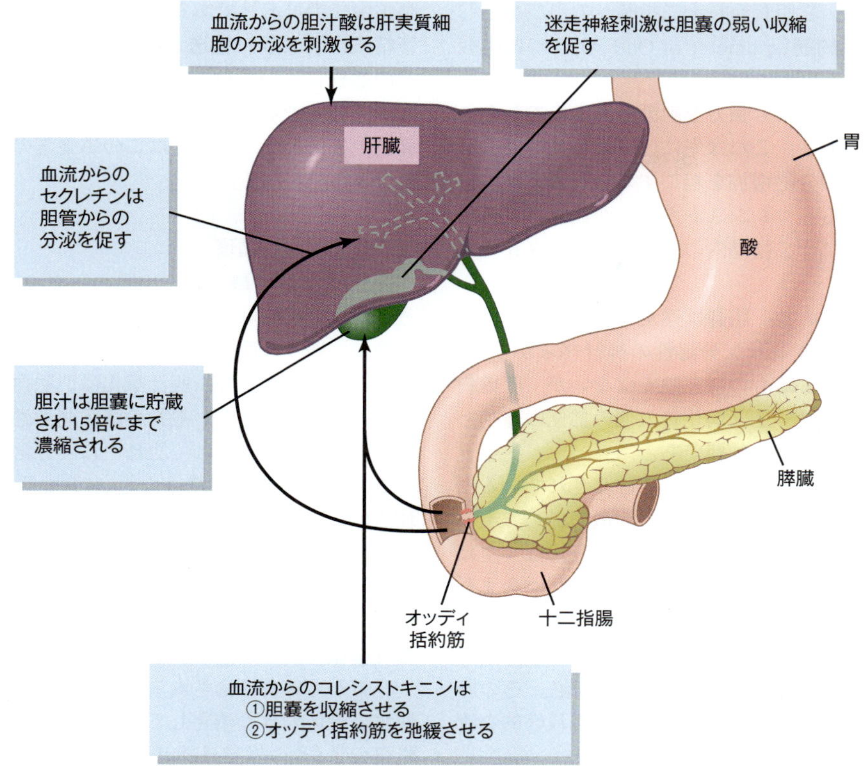

図 65.11　肝臓の分泌と胆嚢の胆汁排出

半は十二指腸で必要になるまで，通常胆嚢中に貯蔵される．胆嚢が保持できる最大量はわずかに 30〜60 mL にすぎない．それにもかかわらず胆嚢は，12 時間分もの分泌胆汁（通常，約 450mL）を貯蔵しうる．それは水，Na^+，Cl^- およびその他の小さい電解質が持続的に胆嚢粘膜から吸収され，残った胆汁酸塩，コレステロール，レシチンとビリルビンなどの胆汁成分を濃縮するからである．

この胆嚢における吸収の大半は，胆嚢上皮を通る Na^+ の能動輸送によるものであり，これに Cl^-，水や拡散可能な成分の大部分の二次的輸送が続く．この過程によって胆汁は，通常 5 倍程度に濃縮されるが，最高 20 倍まで濃縮可能である．

胆汁の組成

表 65.2 は，胆汁が最初に肝臓から分泌されたときの組成と，胆嚢で濃縮された後の組成を示す．この表に示されているように，胆汁中に最も多量に分泌される物質は**胆汁酸塩**（bile salt）であり，それは胆汁中の全溶質の約半分を占める．他に多く分泌または排泄される物質は**ビリルビン**（bilirubin），**コレステロール**（cholesterol），**レシチン**（lecithin），および通常の血漿電解質である．

胆嚢での濃縮過程において，水と大部分の電解質（Ca^{2+} を除く）は胆嚢粘膜により再吸収されるが，実質的には，その他のすべての成分，とりわけ胆汁酸塩および脂質であるコレステロールとレシチンは再吸収を受けず，

表 65.2　胆汁の組成

物質	肝胆汁	胆嚢胆汁
水	97.5 g/dL	92 g/dL
胆汁酸塩	1.1 g/dL	6 g/dL
ビリルビン	0.04 g/dL	0.3 g/dL
コレステロール	0.1 g/dL	0.3 〜 0.9 g/dL
脂肪酸	0.12 g/dL	0.3 〜 1.2 g/dL
レシチン	0.04 g/dL	0.3 g/dL
Na^+	145 mEq/L	130 mEq/L
K^+	5 mEq/L	12 mEq/L
Ca^{2+}	5 mEq/L	23 mEq/L
Cl^-	100 mEq/L	25 mEq/L
HCO_3^-	28 mEq/L	10 mEq/L

したがって，胆嚢胆汁中では，高度に濃縮されることになる．

コレシストキニンは胆嚢収縮を刺激する

食物が上部消化管内で消化され始めるとき，特に食後約 30分に脂肪性の食物が十二指腸に到達するとき，胆嚢からの胆汁流出が開始される．胆嚢からの胆汁流出機構は胆嚢壁の律動的な収縮であるが，この流出が効果的

に起こるためには，総胆管から十二指腸への出口を閉じているオッツディ括約筋(sphincter of Oddi)が同時に弛緩する必要がある．

胆嚢の収縮を起こす最も強力な刺激は，ホルモンのコレシストキニンである．これは先に述べた膵臓の腺房細胞からの消化酵素の分泌増加を起こすコレシストキニンと同一の物質である．コレシストキニンが血液に入るのを促す刺激は，主に十二指腸内の脂肪性食物の存在である．

コレシストキニンの他，胆嚢は迷走神経と小腸の腸内神経系からのアセチルコリン分泌性の神経終末からも，コレシストキニンによるものほど強くはないが，収縮刺激を受ける．これらは，上部消化管の他の部位の運動と分泌を促進するのと同一の神経である．

要約すると，胆嚢はそこに濃縮して貯蔵されている内容物を，主としてコレシストキニンの刺激に応じて十二指腸に放出する．コレシストキニン自体の分泌は，主に脂肪性の食物によって開始される．食物に脂肪が含まれていないと胆嚢はあまり収縮しないが，もし脂肪が十分に含まれていると，胆嚢は通常およそ1時間でその内容物を完全に放出する．図65.11は胆汁の分泌，その胆嚢における貯蔵および胆嚢から十二指腸への最終的な流入までの様子をまとめて示したものである．

脂肪の消化と吸収における胆汁酸塩の機能

肝細胞は1日におよそ6gの胆汁酸塩を合成する．この胆汁酸塩の前駆物質はコレステロールで，これは食物から摂取されるか，肝細胞において脂肪代謝の過程で合成される．コレステロールは，まずほぼ等量の**コール酸**(cholic acid)または**ケノデオキシコール酸**(chenodeoxycholic acid)に合成される．次いで，これらの酸は主として**グリシン**(glycine)と，また一部は**タウリン**(taurine)と結合して，**グリココール酸**(glycocholic acid)，**タウロコール酸**(taurocholic acid)を生成する．胆汁中に分泌されるのはこれらの酸の塩，主にナトリウム塩である．

胆汁酸塩は腸管内において，2つの重要な作用をもっている．

第1に，胆汁酸塩は食物中の脂肪粒子に対して，界面活性作用をもっている．この作用は脂肪粒子の表面張力を下げ，腸管内の攪拌によって脂肪球をごく小さくする．これは，胆汁酸塩の**乳化作用**(emulsifying function)または**界面活性作用**(detergent function)とよばれる．

第2に，これは上記の乳化作用にも増して重要であるが，胆汁酸は，①脂肪酸，②モノグリセリド，③コレステロール，④その他の脂質の腸管からの吸収を補助する．これは，胆汁酸がこれらの脂質と非常に小さい物理的複合体を形成することに基づく．このような複合体を**ミセル**(micelles)とよぶが，これは，胆汁酸の電荷のために糜粥中で半可溶性である．腸管内の脂質は，この形で腸管粘膜に**フェリー輸送**され，そこで血中へ吸収される．その過程については，第66章で詳述する．腸管内に胆汁が欠如した状態では，摂取された脂肪の約40％まで糞便中に失われ，しばしばこの栄養素の喪失のために代謝障害が発現する．

胆汁酸塩の腸肝循環

約94％の胆汁酸塩は，小腸から血中に再吸収される．そのおよそ半分は，上部小腸の粘膜を通した拡散によるもので，残りは回腸遠位部の腸管粘膜を通した能動輸送過程による．次いで，胆汁酸塩は門脈血に入り，肝臓に戻る．肝臓に着くと，最初の静脈洞通過で，ほとんどすべて肝細胞に吸収され，胆汁中に再分泌される．

こうして，全胆汁酸塩の約94％は胆汁中に再循環されるので，胆汁酸塩は最終的に糞便中に運び出されるまでに平均で17回ほど循環することになる．糞便中に失われる少量の胆汁酸塩は，つねに肝細胞で新たに補充されている．この胆汁酸塩の再循環のことを，胆汁酸塩の**腸肝循環**(enterohepatic circulation)とよんでいる．

肝臓から毎日分泌される胆汁の量は，利用できる胆汁酸塩の量に大きく依存している．腸肝循環している胆汁酸塩の量(その総量は約2.5gにすぎない)が多ければ多いほど，胆汁分泌量も多くなる．実際，胆汁酸塩を経口投与で補充すると，胆汁の分泌量は数百mL/日まで増加しうる．

もし，胆汁瘻によって胆汁酸塩が数日ないし数週にわたり外部に排出され，そのため回腸から再吸収されないと，肝臓における胆汁酸塩産生の速度が6〜10倍に高まり，胆汁分泌量もほぼ元の速度に戻る．このことから，肝臓の1日の胆汁酸塩分泌量は腸肝循環しうる胆汁酸塩の充足状況(または不足状況)に基づいて，積極的に調節されていることがわかる．

胆汁分泌制御におけるセクレチンの役割

胆汁酸の強力な胆汁分泌刺激作用に加えて，膵液分泌を刺激するホルモンであるセクレチンも胆汁分泌を促進し，食後数時間にもわたって胆汁分泌を，時には2倍以上に増やす．この分泌増加は，ほとんど専ら毛細胆管や胆管の上皮細胞による，重炭酸ナトリウムに富む水っぽい液の分泌増加によるものであり，肝実質の細胞そのものからの分泌増加によるのではない．次いで，この重炭酸塩は小腸に入り，膵臓から分泌された重炭酸塩とともに胃由来の塩酸を中和する．このように，十二指腸における酸中和のためのセクレチンを介するフィードバック機構は，膵臓分泌へ作用するのみならず，より限定的ではあるが，肝臓の毛細胆管と胆管分泌へも作用している．

肝臓のコレステロール分泌と胆石形成

胆汁酸塩は，血漿由来のコレステロールから肝細胞で生成される．胆汁酸塩分泌の過程で，毎日1〜2gのコレステロールが血漿から除かれ，胆汁中に分泌される．

コレステロールは純水にはほとんど完全に不溶であるが，胆汁中では胆汁酸塩とレシチンがコレステロールと物理的に結合して超微小ミセルとなりコロイド溶液を形成する．この点については，第66章でさらに詳しく解説する．胆汁が胆嚢中で濃縮される際には，胆汁酸塩とレシチンもコレステロールとともに濃縮されるため，コレステロールは溶液中に保持されることになる．

異常状態では，コレステロールが胆嚢内で沈殿して，図65.12に示すように**コレステロール胆石**（cholesterol gallstones）を生ずることがある．肝細胞は体内の脂肪代謝産物の1つとしてコレステロールを合成するので，胆汁中のコレステロールの量は，部分的には脂肪分の摂取量によって決定される．そのため，何年も高脂肪食の摂取を続けると，胆石が発生しやすくなる．

しばしば軽度の慢性感染症によって起こる胆嚢上皮の炎症により，胆嚢粘膜の吸収特性も変化することがある．その際，場合によっては水と胆汁酸塩が過度に吸収されて，コレステロールだけが胆嚢中に取り残され，徐々に濃度が高くなる．そうなると，コレステロールは沈殿し始め，最初は炎症粘膜面上に多数の小さなコレステロール結晶をつくるが，次第に大きな胆石に成長する．

小腸の分泌

十二指腸のブルンネル腺による粘液分泌

十二指腸起始部数cmの，主として胃の幽門と，膵液や胆汁が十二指腸に出てくる**ファーター乳頭**（papilla of Vater）との間の壁には，**ブルンネル腺**（Brunner's gland）とよばれる複合粘液腺が多数配列している．この腺は多量のアルカリ性の粘液を分泌するが，この分泌は，①十二指腸粘膜への接触刺激や化学的刺激，②胃分泌と同時にブルンネル腺分泌も促進する迷走神経刺激，および③消化管ホルモン，特にセクレチンに反応して起こる．

ブルンネル腺から分泌される粘液の作用は，胃から送り込まれる強い酸性の胃液のもつ消化作用から十二指腸壁を保護することである．それに加えて，この粘液は非常に多くのHCO_3^-を含み，膵液および胆汁由来のHCO_3^-に加わって，胃から十二指腸に入る塩酸の中和にあたる．

ブルンネル腺は，交感神経刺激により抑制される．したがって，非常に興奮しやすい人では，交感神経刺激によって十二指腸球部の粘液による保護が失われやすい．おそらくこのことは，消化性潰瘍患者の約50%で，この部位に潰瘍がみられる原因の1つである．

リーベルキューン小窩による腸内消化液の分泌

小腸の内面全域にわたり，**リーベルキューン小窩**（crypts of Lieberkuhn）とよばれる小さい陰窩（くぼみ）がある．その1つを図65.13に示す．この小窩は腸管の絨毛と絨毛との間に存在する．リーベルキューン小窩および絨毛の表面は，いずれも次の2種類の細胞からなる上皮で覆われている．すなわち，①粘液を分泌し，腸表面の潤滑化と保護にあずかる中程度の数の**杯細胞**（goblet cells），および，②リーベルキューン小窩では水と電解質を分泌し，近くに存在する絨毛ではその水と電解質を最終消化産物とともに吸収する多数の**小腸上皮細胞**（enterocytes）である．

小腸の分泌液は小窩の小腸上皮細胞において，約1800mL/日の速度で産生される．この分泌液はほぼ純粋な細胞外液で，pH7.5〜8.0の範囲の弱アルカリ性で

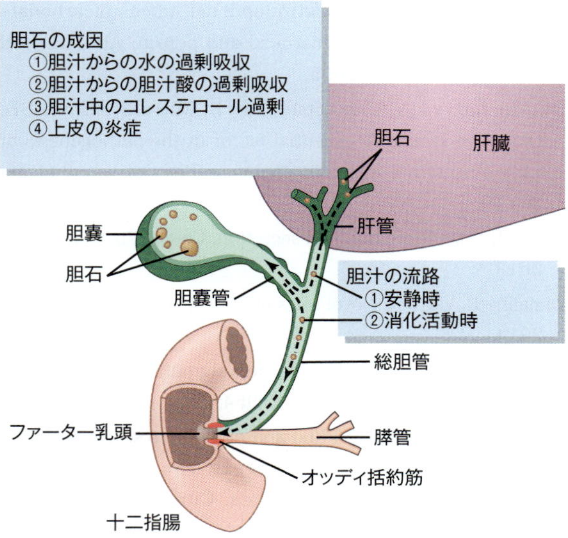

胆石の成因
①胆汁からの水の過剰吸収
②胆汁からの胆汁酸の過剰吸収
③胆汁中のコレステロール過剰
④上皮の炎症

図65.12　胆石の形成

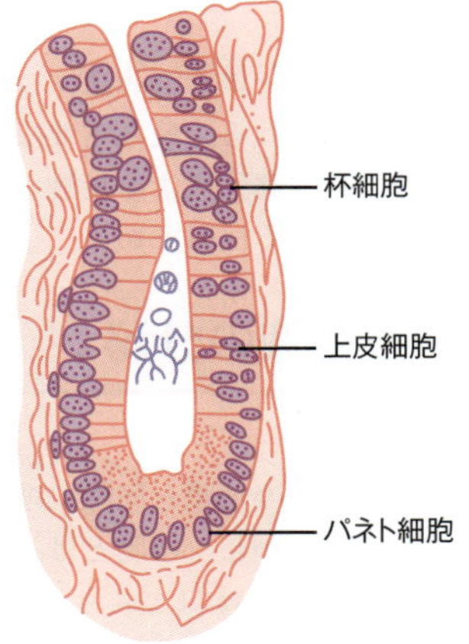

図65.13　リーベルキューン小窩
小腸のあらゆる部位の絨毛と絨毛との間にみられ，ほとんど純粋な細胞外液を分泌する．

ある．この分泌液も絨毛によって速やかに吸収される．こうした小窩から絨毛に向かう液の流れは，絨毛と接触した糜粥からの物質を吸収するための媒体となる．このように，小腸の主たる機能は，栄養素とその消化産物を血液中に吸収することである．

水様液の分泌機構

リーベルキューン小窩による多量の水様液分泌の機構の詳細についてはわかっていない．しかし，少なくとも次の2つの能動的な分泌過程が関与するものと考えられている．すなわち，① Cl^-の小窩内への能動的な分泌と，② HCO_3^-の能動的な分泌とである．これら両陰イオンの分泌は，陽電荷をもつNa^+を電気的に牽引し，細胞膜を通して分泌液中に引き出す．最後に，これらすべてのイオンがつくり出す浸透圧効果によって水の移動が起こる．

小腸分泌液中の消化酵素

細胞の破片を含まないように収集した小腸の分泌物には，ほとんど酵素は含まれていない．粘膜の小腸上皮細胞，特に絨毛部を覆うものは消化酵素を含んでいて，それらの酵素は，特定の食物内容が上皮から吸収されつつあるときに消化作用を発揮する．この種の酵素には，次のようなものがある．すなわち，①小ペプチドをアミノ酸に分解するいくつかの**ペプチダーゼ**(peptidases)，②二糖類を単糖に分解する4種類の酵素：**スクラーゼ**(sucrase)，**マルターゼ**(maltase)，**イソマルターゼ**(isomaltase)および**ラクターゼ**(lactase)，③中性脂肪をグリセロールと脂肪酸に分解する少量の**腸リパーゼ**(intestinal lipase)．

リーベルキューン小窩深部の上皮細胞は，持続的に細胞分裂しており，生じた新しい細胞は基底膜に沿って上方へと移動し，小窩の外に出て絨毛の先端に向かう．こうして絨毛の上皮は絶えず更新され，新たな消化酵素もつくられる．老化した絨毛細胞は最終的に小腸分泌液中に剥落する．1個の小腸上皮細胞の寿命は約5日である．このような新しい細胞の速やかな成長はまた，粘膜で起こる小さな傷を速やかに修復することをも可能にしている．

小腸分泌の調節：局所刺激

小腸分泌の調節にかかわる，最も重要な因子は局所の腸内神経反射，特に腸内糜粥による接触刺激と化学的刺激によって引き起こされる反射である．

大腸による粘液の分泌

粘液分泌

大腸の粘膜には，小腸の粘膜と同様に多くのリーベルキューン小窩がある．しかし，小腸とは違って絨毛はない．また，大腸の上皮細胞はほとんど酵素をもたない．大腸上皮は主に，粘液だけしか分泌しない粘液細胞からなっている．この粘液は少数の非粘液分泌細胞から分泌される中等量のHCO_3^-を含んでいる．粘液分泌の速度は，主として大腸内壁の上皮細胞への直接的な接触刺激と，リーベルキューン小窩内の粘液細胞への局所性神経反射とによって調節されている．

脊髄からの骨盤神経刺激も，その副交感神経支配によって大腸の遠位1/2～2/3に伝えられ，やはり粘液分泌を著しく増加させうる．そのような分泌増加は第64章で述べたように，大腸の蠕動運動の高まりと並行して起こる．

しばしば情緒障害などでみられる極端な副交感神経の興奮状態では，大腸内での粘液分泌が非常に高まり，高頻度で粘っこい粘液の排泄が30分程度ごとにみられることがある．この粘液は糞便の成分がほとんどまたはまったく含まれていないことが多い．

大腸の粘液は腸壁を物理的損傷から保護するが，加えて，糞便成分を固める粘着剤としても機能する．さらに，粘液は腸壁を糞便内で起こる大量の細菌の活動から守る．そして最後に，粘液は，アルカリ性分泌物(多量のHCO_3^-によりpHは8.0になっている)とともに糞便の中に生じた酸による攻撃から腸壁を守る障壁としても機能する．

大腸の刺激に応じた水分と電解質の過剰分泌により起こる下痢

例えば**腸炎**(enteritis)において細菌感染が重篤になった場合などに大腸のある分節が強く刺激されると，粘膜は通常の粘稠で弱アルカリ性の粘液に加えて大量の水分と電解質を分泌する．この分泌液は刺激因子を希釈するとともに，糞便を速やかに肛門に向かって移動させる作用をもつ．その結果が**下痢**(diarrhea)であって，大量の水分と電解質の喪失が起こる．しかし，下痢により刺激因子が洗い流されるので，そうでなければ起こったかもしれない疾病からのより早期の回復が促される．

参考文献

Allen A, Flemström G: Gastroduodenal mucus bicarbonate barrier: protection against acid and pepsin. Am J Physiol Cell Physiol 288:C1, 2005.

Bhattacharyya A, Chattopadhyay R, Mitra S, Crowe SE: Oxidative stress: an essential factor in the pathogenesis of gastrointestinal mucosal diseases. Physiol Rev 94:329, 2014.

Boyer JL: Bile formation and secretion. Compr Physiol 3:1035, 2013.

Dimaline R, Varro A: Novel roles of gastrin. J Physiol 592:2951, 2014.

Dockray GJ: Enteroendocrine cell signalling via the vagus nerve. Curr Opin Pharmacol 13:954, 2013.

Gareau MG, Barrett KE: Fluid and electrolyte secretion in the inflamed gut: novel targets for treatment of inflammation-induced diarrhea. Curr Opin Pharmacol 13:895, 2013.

Heitzmann D, Warth R: Physiology and pathophysiology of

potassium channels in gastrointestinal epithelia. Physiol Rev 88:1119, 2008.

Laine L, Takeuchi K, Tarnawski A: Gastric mucosal defense and cytoprotection: bench to bedside. Gastroenterology 135:41, 2008.

Lee MG, Ohana E, Park HW, et al: Molecular mechanism of pancreatic and salivary gland fluid and HCO_3^- secretion. Physiol Rev 92:39, 2012.

Lefebvre P, Cariou B, Lien F, et al: Role of bile acids and bile acid receptors in metabolic regulation. Physiol Rev 89:147, 2009.

Portincasa P, Moschetta A, Palasciano G: Cholesterol gallstone disease. Lancet 368:230, 2006.

Seidler UE: Gastrointestinal HCO_3^- transport and epithelial protection in the gut: new techniques, transport pathways and regulatory pathways. Curr Opin Pharmacol 13:900, 2013.

Trauner M, Boyer JL: Bile salt transporters: molecular characterization, function, and regulation. Physiol Rev 83:633, 2003.

Wallace JL: Prostaglandins, NSAIDs, and gastric mucosal protection: why doesn't the stomach digest itself? Physiol Rev 88:1547, 2008.

Williams JA, Chen X, Sabbatini ME: Small G proteins as key regulators of pancreatic digestive enzyme secretion. Am J Physiol Endocrinol Metab 296:E405, 2009.

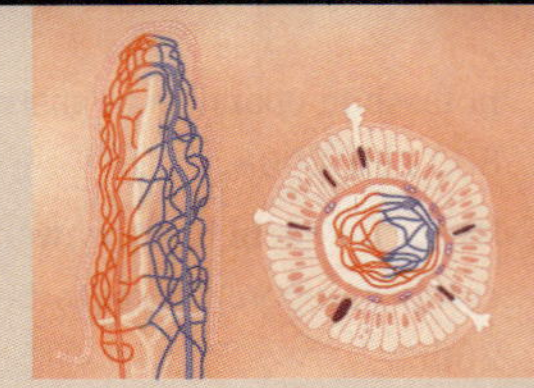

第66章

消化管における消化と吸収

生体の維持に必要な主要食物は，微量のビタミンやミネラルを除外すると，主に炭水化物と脂質，タンパク質に分類される．これらは消化管で消化されたのち，粘膜より吸収される．本章では**炭水化物**(carbohydrates)や**脂質**(fats)，**タンパク質**(proteins)がどのように消化され，吸収されていくのかを解説する．

さまざまな食物の加水分解による消化

炭水化物の加水分解

食物に含まれるほぼすべての炭水化物は，高分子の**多糖類**(polysaccharides)か**二糖類**(disaccharides)に分類されるが，これらは**単糖類**(monosaccharides)の**脱水縮合**(condensation)からなる．一方の単糖類からH^+が，もう一方の単糖類からはOH^-が放出され，同部位で両者は結合して多糖類や二糖類を形成する．その際に放出されたH^+とOH^-はお互いに結合して水(H_2O)となる．

炭水化物の消化では，この逆の過程が起こることで炭水化物から単糖類へ変化する．消化管の消化液に含まれる酵素により，水はH^+とOH^-となり，多糖類から分離した単糖類へ結合する．この反応を**加水分解**(hydrolysis)という．過程を下記に示す．

$$R'' - R' + H_2O \xrightarrow{\text{消化酵素}} R''OH + R'H$$

脂質の加水分解

食物に含まれるすべての脂質はトリグリセリド(中性脂肪)からなり，これらは1分子の**グリセロール**(glycerol)に3分子の**脂肪酸**(fatty acid)が脱水縮合したものである．この結合の際，3分子の水がつくられるが，トリグリセリドの加水分解(消化)はこの逆の過程で行われる．脂質の消化酵素は3分子の水とトリグリセリドを反応させて脂肪酸とグリセロールに分解する．

タンパク質の加水分解

タンパク質は多数の**アミノ酸**(amino acids)が**ペプチド結合**(peptide linkages)をすることで形成される．1つのアミノ酸分子からOH^-，もう1つのアミノ酸分子からはH^+が放出され，隣り合うアミノ酸同士が脱水縮合を繰り返すことでタンパク質鎖が形成される．消化ではこの逆の過程が行われる．タンパク分解酵素は水をタンパク質と反応させて元のアミノ酸に分解する．

このように，食物の3大栄養素の消化はいずれも加水分解を基本としたシンプルなものであり，栄養素の種類による唯一の違いは加水分解に必要とされる消化酵素である．

これらの消化酵素はタンパク質からなり，それぞれ異なる消化管分泌腺から分泌されるが，それは第65章で述べた通りである．

炭水化物の消化

食物中の炭水化物

ヒトが摂取する一般的な食物には炭水化物のうち，主にショ糖，乳糖，デンプンの3種類の糖類が含まれる．**ショ糖**(sucrose)は甘蔗糖とよばれる二糖類であり，**乳糖**(lactose)は牛乳に含まれる二糖類である．**デンプン**(starches)は非動物性食品のほとんどに含まれる大きな多糖類で，特にジャガイモなどの穀物に含まれる．その他，少量含まれる炭水化物としては，**アミロース**(amylose)，**グリコーゲン**(glycogen)，**アルコール**(alcohol)，**乳酸**(lactic acid)，**ピルビン酸**(pyruvic acid)，**ペクチン**(pectins)，**デキストリン**(dextrins)などや肉類に含まれる微量の**炭水化物誘導体**(carbohydrate derivatives in meats)がある．

これらと同様に，炭水化物として多量のセルロースも含まれるが，セルロースを加水分解する酵素は消化管から分泌されないため消化吸収は不可能である．したがって，セルロースはヒトの食物として考慮しなくてもよい。

口腔内と胃内での炭水化物の消化

食物は口腔内で咀嚼されると，唾液と混ぜられる．唾液には**プチアリン**(ptyalin, αアミラーゼの一種)という，主に耳下腺から分泌される消化酵素が含まれており，この酵素はデンプンを二糖類の**マルトース**(maltose)と3～9分子のグルコースからなるポリマーへ加水分解する作用がある(**図66.1**)．しかし，食物が口腔内にとどまる時間は非常に短いため，嚥下されるまでの間に加水分解されるデンプンはせいぜい5%程度であろう．

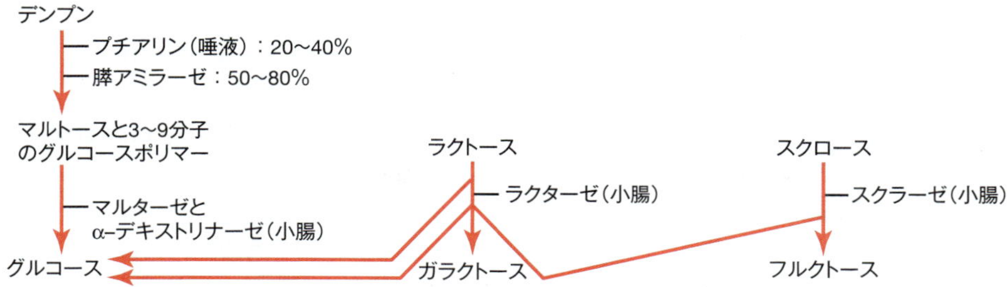

図 66.1　炭水化物の消化

デンプンの消化は，食物が胃液と混ぜられるまでに 1 時間ほど胃の穹窿部で続けられることもある．唾液腺アミラーゼはたとえ一過性でも pH4.0 以下となると活性を失う性質があるため，その活性は胃酸により抑えられる．しかし，唾液と混ざり合った食物は胃の中で胃液と混ざる前に，約 30～40％のデンプンがマルトースへと加水分解されている．

小腸での炭水化物の消化

膵アミラーゼによる消化

膵液には唾液同様，多量の α アミラーゼが含まれる．その機能は唾液とほぼ同じだが数倍強力であり，胃内を通過した粥状の食物の炭水化物は十二指腸で膵液と混ざり合ってから 15～30分の間にほぼ完全に消化される．ほぼすべての炭水化物は十二指腸，もしくは上部空腸を通過するまでにマルトースや小分子**グルコースポリマー**(glucose polymers)へ消化されるとされている．

小腸上皮酵素による二糖類と小分子グルコースポリマーの単糖類への加水分解

小腸の絨毛に存在する小腸上皮細胞には**ラクターゼ**(lactase)と**スクラーゼ**(sucrase)，**マルターゼ**(maltase)，**αデキストリナーゼ**(α-dextrinase)といった 4 種類の酵素が含まれている．これらはラクトースやスクロース，マルトース，その他の小分子グルコースポリマーを元々の単糖類へと分解する作用をもっている．これらの酵素は小腸上皮細胞の**微絨毛刷子縁**(intestinal microvilli brush border)に存在し，そこで二糖類を消化する．ラクトースは**ガラクトース**(galactose)とグルコース分子に分解され，スクロースは**フルクトース**(fructose)とグルコース，マルトースとその他の小分子グルコースポリマーは多数のグルコース分子へと分解される．炭水化物は消化されて最終的にすべて水溶性の単糖類となり，速やかに門脈血へと吸収される．

通常の食物に含まれる炭水化物は大半がデンプンである．そのため，炭水化物消化の最終産物は 80％以上をグルコースが占める．それに対し，ガラクトースやフルクトースは少なく，それぞれが 10％以上を占めることはまれである．炭水化物消化の主な過程を図 66.1 に示す．

タンパク質の消化

食物中のタンパク質

食物中のタンパク質は**ペプチド結合**(peptide linkages)によって結合したアミノ酸の長鎖である．典型的な結合を以下に示す．

$$R-CH(NH_2)-C(=O)-OH + H-N(H)-CH(R)-COOH \rightarrow$$

$$R-CH(NH_2)-C(=O)-N(H)-CH(R)-COOH + H_2O$$

それぞれのタンパク質の特徴は，タンパク質分子に含まれるアミノ酸の種類やその配列により決まる．ヒトに必要なタンパク質の特徴については第 70 章で解説する．

胃内でのタンパク質の消化

胃の重要な消化酵素である**ペプシン**(pepsin)は pH2.0～3.0 で最も活性化し，pH5.0 以上で不活化する．そのため，タンパク質消化のために胃液は酸性である必要がある．

第 65 章で解説した通り，胃腺は大量の塩酸を分泌する．この塩酸は pH0.8 で胃壁細胞から分泌されるが，胃内容物やその他の分泌物と混ざり合うころには pH2.0～3.0 となる．この酸度はペプシンの活性化に最適とされる．

ペプシンによる消化の重要な特徴の 1 つは**コラーゲン**(collagen)を消化できることである．コラーゲンはその他の消化酵素ではほとんど消化されることのないタンパク質（アルブミノイド）である．細胞間結合組織の主成分であることから，消化酵素が実質に浸透し，その他のタンパク質を消化するためにはその消化は必須である．そのため，胃液にペプシンが含まれないと，摂取されたタンパク質には消化酵素が十分に浸透せず，消化不良となる．

図 66.2 に示す通り，ペプシンはタンパク質の消化を開始するだけの酵素である．タンパク質をプロテオースやペプトン，少数のポリペプチドに切断する作用をもつが，これはタンパク質の全消化過程のうち，わずか

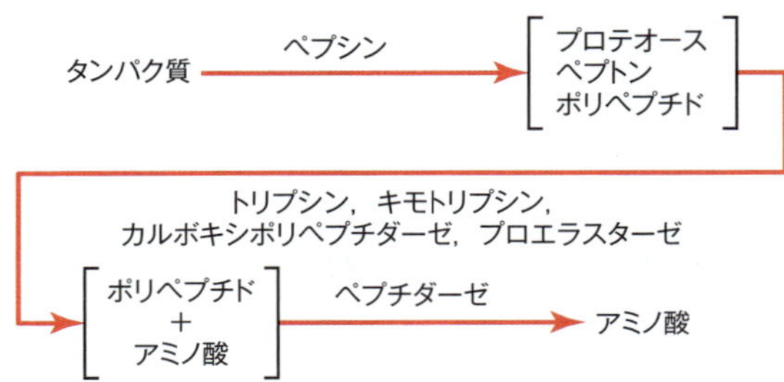

図 66.2　タンパク質の消化

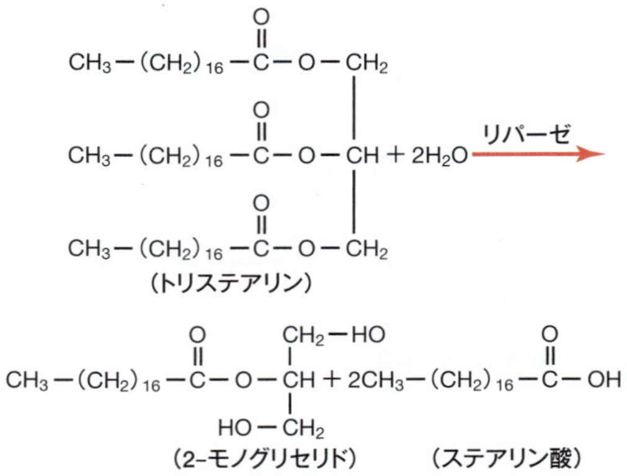

10〜20％程度である．その際，タンパク質の分解はアミノ酸間のペプチド結合の加水分解によって起こる．

膵液によるタンパク質の消化

ほとんどのタンパク質消化は，十二指腸や空腸といった上部小腸で膵液に含まれるタンパク分解酵素の作用を受けて行われる．胃で一部分解された食物中のタンパク質は小腸に入るとすぐに**トリプシン**(trypsin)，**キモトリプシン**(chymotrypsin)，**カルボキシポリペプチダーゼ**(carboxypolypeptidase)，**エラスターゼ**(elastase)といった膵臓のタンパク質分解酵素の作用を受ける(図 66.2)．

トリプシンとキモトリプシンはタンパク質分子を小さなポリペプチドへ分解し，カルボキシポリペプチダーゼはそれぞれのアミノ酸をポリペプチドのカルボキシル末端から分離させる．さらに**プロエラスターゼ**(proelastase)はエラスターゼへと変化し，組織同士を結合させる弾性線維を消化する．しかし，膵液で元のアミノ酸まで分解されるタンパク質はわずかで，ほとんどがジペプチドやトリペプチドとして残存する．

小腸絨毛を覆う小腸上皮細胞のペプチダーゼによるペプチドの消化

小腸でのタンパク質消化の最終段階は，小腸(主に十二指腸と空腸)の絨毛にある小腸上皮細胞で行われる．この細胞は細胞表層の何百もの**微絨毛**(microvilli)からなる**刷子縁**(brush border)をもつ．これらの微絨毛の膜には多量の**ペプチダーゼ**(peptidases)が膜を通して外側へ突出して認められ，腸管内容物と接している．

ペプチダーゼのうち，**アミノポリペプチダーゼ**(aminopolypeptidase)と**ジペプチダーゼ**(dipeptidases)は特に重要で，これらは残存する大きなポリペプチドをトリペプチドとジペプチド，わずかなアミノ酸に分解する．ポリペプチドはこのように分解されることで微絨毛の膜から細胞内へ容易に吸収されるようになる．

最終的に，アミノ酸間の残りの結合を特異的に切断するのは，小腸上皮細胞の細胞質内に存在する多くのペプチダーゼである．数分以内にほぼすべてのジペプチドとトリペプチドが単一のアミノ酸へと消化され，小腸上皮細胞の反対側の膜を通って血液に入る．

99％以上のタンパク質消化産物はそれぞれ固有のアミノ酸として吸収されるが，ごくまれにペプチドやタンパク質分子が吸収される．第 35 章で解説した通り，このタンパク質分子は重大なアレルギーや免疫異常の原因となりうる．

$$
\begin{array}{l}
CH_3-(CH_2)_{16}-\overset{O}{\overset{\|}{C}}-O-CH_2\\
CH_3-(CH_2)_{16}-\overset{O}{\overset{\|}{C}}-O-CH+2H_2O \xrightarrow{\text{リパーゼ}}\\
CH_3-(CH_2)_{16}-\overset{O}{\overset{\|}{C}}-O-CH_2
\end{array}
$$

(トリステアリン)

$$
CH_3-(CH_2)_{16}-\overset{O}{\overset{\|}{C}}-O-\underset{HO-CH_2}{\overset{CH_2-HO}{CH}}+2CH_3-(CH_2)_{16}-\overset{O}{\overset{\|}{C}}-OH
$$

(2–モノグリセリド)　(ステアリン酸)

図 66.3　リパーゼの触媒作用による中性脂肪の加水分解

脂質の消化

食物中の脂質

食物中に最も多く含まれる脂質は中性脂肪(トリグリセリド)である．図 66.3 に示す通り，グリセオールと 3 つの脂肪酸からなる．中性脂肪は動物性食品には多く含まれるが，植物性食品には非常に少ない．

食物中には少量のリン脂質とコレステロール，コレステロールエステルも含まれている．リン脂質とコレステロールエステルは脂肪酸を含んでいるため，脂質と考えられる．コレステロールは脂肪酸を含まないステロール化合物であるが，脂質の物理的化学的性質を示し，さらに，脂質から由来し，脂質と同様に代謝される．したがって，食品学的見地からは，コレステロールは脂質とみなすことができる。

小腸での脂質消化

舌リパーゼ(lingual lipase)は舌腺から分泌されると唾液と一緒に嚥下され，胃内で少量の中性脂肪を消化する．しかしこれは全体の 10％程度であり，ほとんどの脂質は小腸で消化される．

脂質消化の第 1 段階：胆汁酸とレクチンによる乳化

脂質消化の最初の段階は，脂肪球を物理的に小さなサイズへ分裂させることであり．そうすることで水溶性の消化酵素が脂肪滴の表面で活動できるようになる．この過程は脂肪の**乳化**(emulsification)とよばれ，胃内で脂質と胃の消化産物が撹拌されることで開始される．

乳化の大部分は十二指腸で胆汁の影響を受けて行われる．胆汁は肝臓から分泌され，消化酵素をまったく含まない．しかし，胆汁は多量の**胆汁酸塩**(bile salts)と**レシチン**(lecithin)というリン脂質を含んでいる．これらは両者とも，特にレシチンは脂質の乳化に重要である．胆汁酸塩とレシチン分子の極性部(水中でイオン化の起こる部位）は高度に水溶性であるが，それ以外の大半の部位は高度に脂溶性である．したがって，これらの脂溶性部分は脂肪球の表層に溶け込み，極性部分が外に突出する．そしてこの突出した極性部は周囲の水分に溶け込んで，脂質の界面張力を著しく減少させることで脂肪球を水溶性にしている．

非混和性液体の小滴の表面張力が低い場合，表面張力が高いときと比較し，撹拌によってより多くの微小脂肪滴に分裂する．したがって，胆汁内の胆汁酸塩とレシチン（特にレシチン）の主要な機能は，小腸内で脂肪滴を水と撹拌することにより小脂肪滴へ分裂しやすくすることである．この機能は，油汚れを落とすために広く使用されている家庭用洗剤と同様である．

小腸内で撹拌により脂肪滴が小さく分裂するごとに，脂肪滴の総表面積は何倍にも大きくなる．小腸内での乳化後の脂肪滴の平均直径は 1 μm 未満であることから，その総表面積は 1000 倍にも増加していることになる．

リパーゼは水溶性化合物であり，脂肪滴の表面でしか活動しえない．そのため，胆汁酸塩とレシチンの界面活性作用は脂質消化において非常に重要である．

膵リパーゼによるトリグリセリドの消化

トリグリセリドの消化に最も重要なのは**膵リパーゼ**（pancreatic lipase）である．膵液には到達したトリグリセリドを 1分以内に消化できるほどの多量のリパーゼが含まれている．

小腸上皮細胞も**腸リパーゼ**（enteric lipase）とよばれるリパーゼを含んでいるが，これは通常の脂肪消化には必要とされない．

脂質消化の最終産物

食物に含まれるほとんどのトリグリセリドは膵リパーゼにより，**遊離脂肪酸**（free fatty acids）と **2–モノグリセリド**（2–monoglycerides）に分解される（図 66.4）．

脂質消化を促進する胆汁酸塩のミセル形成

トリグリセリドの加水分解は非常に可逆性の高い過程であり，消化している脂質の近傍にモノグリセリドと遊離脂肪酸が蓄積すると，それ以上の消化は速やかに中断されてしまう．しかし，胆汁酸塩はモノグリセリドと遊離脂肪酸が形成されると，即座にそれを消化中の脂肪滴近傍から除去するという重要な作用をもっている．この過程は以下の通りである．

胆汁酸塩は水中での濃度が高くなると，**ミセル**（micelles）を形成する性質をもっている．これらは直径 3～6 nm の球形もしくは円筒形を呈し，20～40 個の胆汁酸塩分子で形成される．

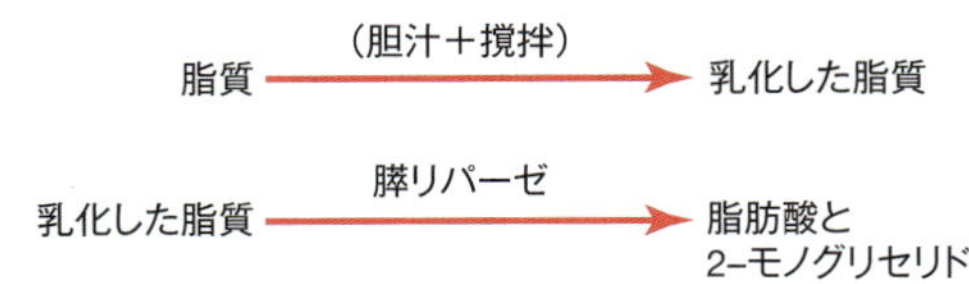

図 66.4 脂質の消化

これらのミセル形成は，それぞれの胆汁酸塩分子が脂溶性のステロール核と水溶性の極性部分で構成されることによる．ステロール核が脂質消化物を取り囲んでできたミセルの中央には小さな脂肪滴を形成し，胆汁酸塩の極性部分が外向きに突出してミセル表面を覆う．この極性部分は陰性の電荷をもつのでミセル全体が消化液中に可溶となり，脂質が血中に吸収されるまで安定に存在できる．

胆汁酸塩ミセルは通常，水に溶けづらいモノグリセリドと遊離脂肪酸を小腸上皮細胞の刷子縁まで運ぶための輸送溶媒としての働きももつ．そこでモノグリセリドと遊離脂肪酸は血中へと吸収されるが，胆汁酸塩は遊離して消化物中へと戻り，同様に輸送媒体として繰り返し用いられる．

コレステロールエステルとリン脂質の消化

ほとんどの食物中のコレステロールは，遊離コレステロールと 1分子の脂肪酸からなるコレステロールエステルの形をしている．リン脂質分子内にも脂肪酸を含んでいる．コレステロールエステルとリン脂質はともに膵液に含まれる 2 種類のリパーゼ（コレステロールエステルを加水分解する**コレステロールエステル加水分解酵素**（cholesterol ester hydrolase），リン脂質を加水分解する**ホスホリパーゼ A_2**（phospholipase–A_2））により加水分解され，脂肪酸を遊離する．

胆汁酸塩ミセルは，遊離コレステロールとリン脂質分子の消化産物の輸送においてもモノグリセリドと遊離脂肪酸の輸送と同様の役割を果たす．実際，このミセルの働きがないとコレステロールは吸収されなくなる．

消化管での吸収の原理

ここで，第 4 章で解説をした，細胞膜を介する物質輸送の基本原理につき再確認してもらいたい．以下で解説するのは，その原理を消化管吸収に応用したものである．

吸収の解剖学的基礎

腸管から 1 日に吸収されるべき液体の総量は摂取量（約 1.5 L）と各消化管から分泌された消化液（約 7 L）の総和に等しく，合計 8～9 L に及ぶ．そのうち 1.5 L を除いてはすべて小腸から吸収され，回盲弁を通過して結腸に到達するのは残りの 1.5 L のみである．

胃は絨毛を伴う吸収粘膜をもたず，また上皮細胞間の結合がタイトジャンクションであることから，消化管のうちで吸収がほとんど行われない部位である．アルコールやアスピリンなどの薬剤といった，高度に脂溶性な物質が少量吸収される．

輪状ヒダ，絨毛，微絨毛による粘膜吸収面積の増加

図 66.5 に小腸粘膜表面での吸収について示す．小腸

粘膜には多数の**輪状ヒダ**(valvulae conniventes)(**ケルクリングヒダ**(folds of Kerckring))とよばれるヒダをもち，これらがその吸収面積を 3 倍に増加している．これらのヒダは小腸内のほぼ全面に環状に広がり，特に十二指腸と空腸ではヒダが発達して 8mm も管腔側に突出しているのがしばしばみられる．

また，小腸上皮表面には回盲弁に至るまでの全長にわたって，何百万もの小さな絨毛がある．これらの絨毛は**図 66.5** に輪状ヒダの表面に示されるように，粘膜表面から 1mm ほど突出している．個々の絨毛の詳細については**図 66.6** に示す．絨毛は上部小腸では密に存在し，ほとんどの部位で互いに接触しているが，遠位小腸ではその密度は低下している．粘膜表面に絨毛があることで総吸収面積は 10 倍大きくなっている．

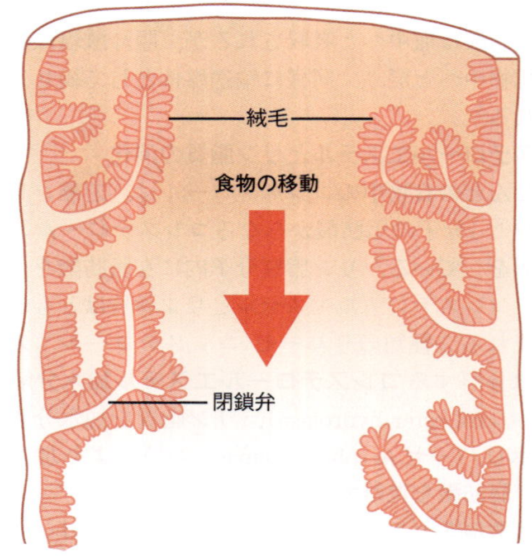

図 66.5　小腸の縦断面
絨毛に覆われた輪状ヒダ．

最後に，個々の絨毛を覆う小腸粘膜上皮細胞の特徴は刷子縁をもつことである．刷子縁は 1000 本もの微絨毛からなり，直径 0.1 μm，長さ 1 μm で腸管内の糜粥中に突出している．これらの微絨毛の電顕像を**図 66.7** に示す．この刷子縁は小腸表面の内容物と接する面積をさらに 20 倍増加させている．

このように，ケルクリングヒダと絨毛，微絨毛によって粘膜の総吸収面積は約 1000 倍に増加し，小腸全体の総表面積は 250 m^2 以上と，テニスコート 1 面にあたる巨大な面積となっている．

図 66.6A に絨毛の一般的な構造の縦断面を示す．①液体と溶解物の門脈への吸収に適した血管系の配列と，②リンパ液への吸収のための**中心乳糜管**(central lacteal)というリンパ管の配列が強調して示されている．**図 66.6B** は絨毛の横断面であり，**図 66.7** の電顕像には多くの小さな**飲作用胞**(pinocytic vesicles)を認める．飲作用胞は，小腸上皮細胞の細胞膜が吸収した液体を包み込んで細胞内へ分離されてできた小胞である．少量の物質はこの**飲作用**(pinocytosis)で吸収される．

上皮細胞体から刷子縁の各微絨毛の中へアクチンフィラメントが伸びている．これは律動的に収縮して微絨毛を継続的に動かし，つねに新しい腸液に接触させている．

小腸における吸収

小腸からは 1 日あたり，数百 g の炭水化物と 100 g 以

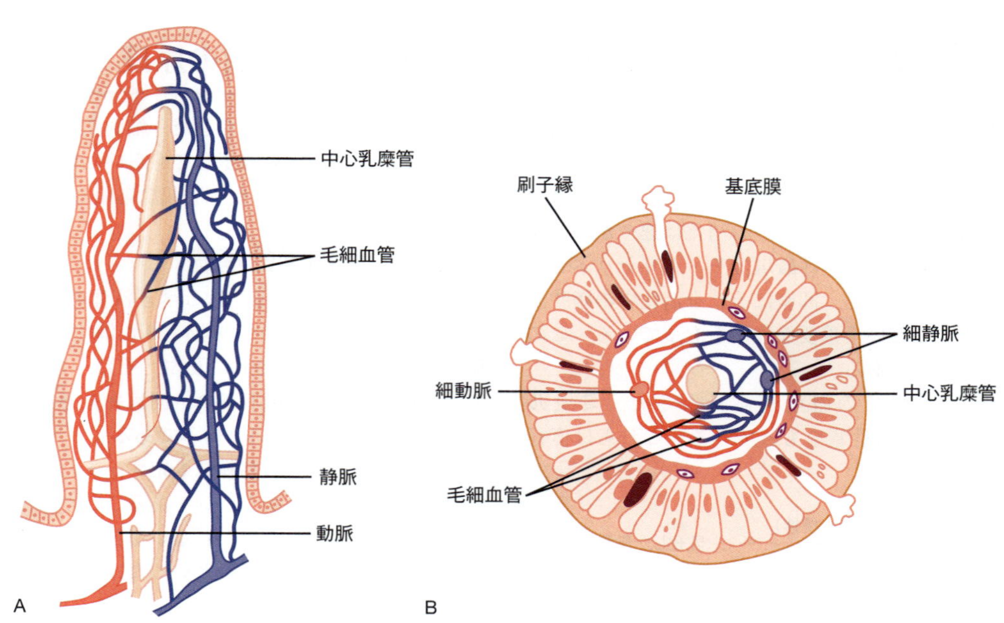

図 66.6　絨毛の機能的構造
A：縦断面．B：横断面．上皮細胞の深部に基底膜，表層に刷子縁を認める．

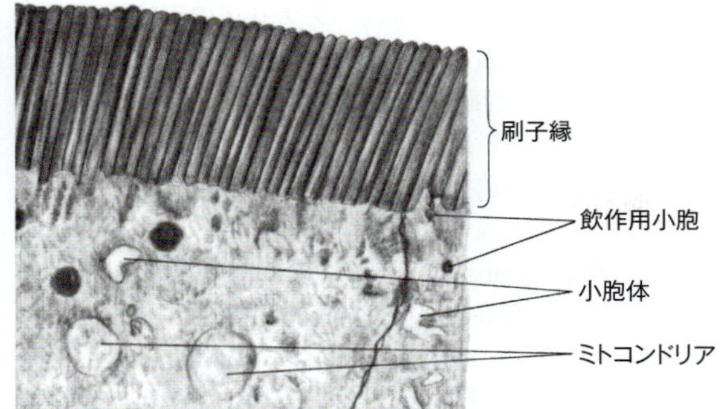

図 66.7 消化管上皮細胞の刷子縁
刷子縁直下に吸収された飲作用小胞，ミトコンドリア，小胞体を認める．

上の脂質，50～100 g のアミノ酸，50～100 g のイオン，7～8 L の水が吸収される．正常の小腸が吸収できる最大量はそれよりずっと大きく，炭水化物は数 kg，脂質は 500 g，タンパク質は 500～700 g，水は 20 L 以上吸収できる．大腸ではさらに水とイオンを吸収するが，栄養素はほとんど吸収しない．

水の等張性吸収

水は小腸粘膜を拡散により通過する．この拡散は通常の浸透圧の法則に従う．よって糜粥が希釈されると，浸透圧に従い小腸粘膜を通過して絨毛の血中に吸収される．

逆に，水は血漿から糜粥へ逆方向からも運ばれる．このタイプの輸送は特に高浸透圧の液体が胃から十二指腸へ排出されたときに起こる．数分以内に十分な水が浸透により輸送され，糜粥を血漿と等張にする．

イオンの吸収

小腸粘膜を介したナトリウムの能動輸送

1 日に 20～30 g のナトリウムが腸液中に分泌される．さらに，平均的にヒトは 1 日 5～8 g のナトリウムを摂取する．そこで，ナトリウムの糞便中への排出を防ぐために 25～35 g のナトリウムを腸管から吸収しなくてはならない．これは体内総ナトリウム量の約 1/7 に相当する．

ひどい下痢などで腸液が大量に体外へ喪失すると，体内ナトリウムが数時間で致命的レベルまで低下することもある．しかし通常は小腸粘膜から速やかに吸収されるため，1 日に便中に失われるのは小腸内ナトリウムの 0.5％未満である．また，ナトリウムは後で解説するように，糖やアミノ酸の吸収にも重要な役割を担っている．

小腸からのナトリウム吸収の基本機構を図 66.8 に示す．この機構の原理については第 4 章で解説したが，これは第 28 章で解説した胆嚢や腎尿細管からのナトリウム吸収の原理と本質的に同じである．

ナトリウム吸収の原動力になるのは，上皮細胞の基底

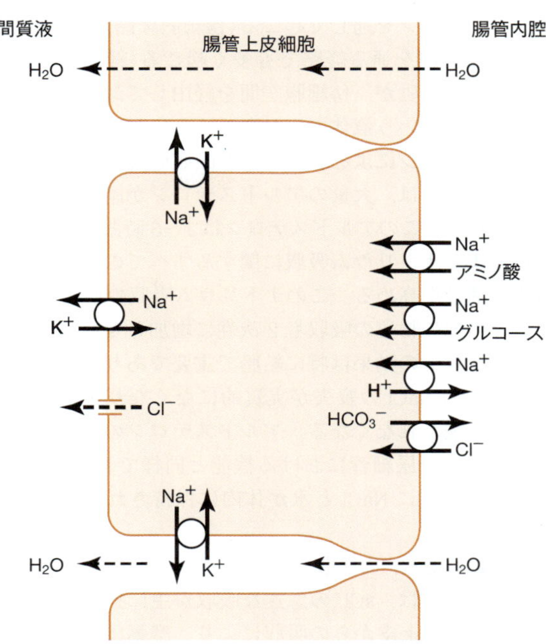

図 66.8 小腸上皮における Na^+，Cl^-，グルコース，アミノ酸の吸収
水も浸透圧勾配により吸収される（水はナトリウムに追随して上皮膜から吸収される）

面と側面の細胞膜を介した細胞内から傍細胞空間へのナトリウムの能動輸送である．この能動輸送は，能動輸送の一般的な法則に従う．すなわち，それは細胞膜に存在する特定のアデノシン三リン酸分解酵素（ATPase）により触媒されるエネルギーを必要とする（第 4 章参照）．ナトリウムの一部は，Cl^- と並行して吸収される．実際には，陰性電荷をもつ Cl^- は，ナトリウムの陽性電荷に引っ張られて主に受動的に移動する．

細胞の基底外膜での Na^+ の能動輸送によって，細胞内の Na^+ 濃度は低い値（約 50 mEq/L）になる．糜粥中の Na^+ 濃度は通常約 142 mEq/L（血漿中の濃度とほぼ同じ）のため，Na^+ は糜粥中から上皮細胞の刷子縁を通って細胞内へと電気化学的な急勾配に従って移動することになる．Na^+ はさらに，① Na^+–グルコース共輸送体，② Na^+–アミノ酸共輸送体，③ Na^+–H^+ 交換輸送体といった特定の輸送タンパクにより刷子縁の膜を通して移動する．これらの輸送体は第 28 章で解説した腎尿細管と同様の働きをして，間質液や傍細胞空間へと輸送される Na^+ を供給している．また同時に，これらは基底外膜での Na^+–K^+ ポンプを原動力としたグルコースとアミノ酸の再吸収も担っている．

水の浸透

輸送過程の次の段階は，細胞中もしくは細胞間を通過する水の浸透である．これは傍細胞空間におけるイオン濃度上昇により形成された大きな浸透圧勾配によって起こる．この浸透の多くは，上皮細胞頂部近傍のタイト

ジャンクションを通して起こる(傍細胞経路)が，細胞そのものの内部を通る経路でも多く起こる(経細胞経路)．浸透性の水移動が，傍細胞空間を経由して最終的に絨毛の循環血へという液体の流れをつくり出している．

アルドステロンによるナトリウム吸収の増強

脱水状態では，大量のアルドステロンが副腎皮質から分泌される．このアルドステロンは1～3時間以内に小腸上皮によるナトリウム吸収に関するすべての酵素と輸送機構の活性を高める．このナトリウム吸収の増加はCl^-，水，その他の物質の吸収も2次性に増加させる．このアルドステロンの効果は特に結腸で重要であり，これにより便中への$NaCl$の喪失が実質的になくなり，また水もほとんど失われなくなる．アルドステロンの腸管における機能は，腎尿細管における機能と同様で$NaCl$の不足時や脱水状態に$NaCl$と水が体内に保持されるように働く．

小腸におけるCl^-の吸収

小腸上部では，sCl^-の急速な吸収が主に拡散により起こる．Na^+の上皮からの吸収により，糜粥は電気的に陰性になり，上皮細胞間の傍細胞空間は陽性になる．Cl^-はこの電位勾配に従い，Na^+を追って移動する．

十二指腸および空腸におけるHCO_3^-の吸収

多量のHCO_3^-が膵液と胆汁中に含まれて十二指腸に分泌されるため，多量のHCO_3^-を上部小腸で再吸収する必要がある．HCO_3^-は，次のように間接的に吸収される．Na^+が吸収されるとき，中等量のH^+が一部のNa^+と交換に，腸管腔に分泌される．このH^+はHCO_3^-と結合して炭酸(H_2CO_3)を形成し，さらに炭酸は水と二酸化炭素に分離する．水は糜粥の一部として腸管内にとどまるが二酸化炭素はすぐ血液中に吸収され，その後肺を介して呼気中に排出される．これがいわゆるHCO_3^-の能動的吸収である．これは腎尿細管におけるHCO_3^-の再吸収と同じ機構である．

回腸と大腸におけるHCO_3^-の分泌とCl^-の吸収

回腸の絨毛表面や大腸の全表面の上皮細胞は，Cl^-の吸収と交換にHCO_3^-を分泌する特別な機能をもっている(図66.8)．これにより大腸内の細菌が生成する酸を中和するアルカリ性のHCO_3^-が提供されるため，この機能は重要である．

ある種の下痢における大腸上皮からのCl^-，Na^+，水の多量分泌

腸管上皮のヒダの間の奥には未熟な上皮細胞が存在し，絶えず分裂して新たな上皮細胞をつくり出している．これらの新しい細胞は外側へ広がり，腸管腔の表面を覆っていく．まだヒダの奥にいる間は，これらの上皮細胞は$NaCl$と水を腸管腔に分泌する．この分泌物は，ヒダの外の古い上皮細胞によって再吸収される．このように，腸管内消化物を吸収するための水の流れが形成される．

コレラ菌やその他の病原性バクテリアの下痢性毒素はヒダからの分泌を強く刺激し，この分泌量は再吸収できる量をはるかに上回るようになる．すると，$NaCl$を含んだ水を1日に5～10 Lも**下痢**(diarrhea)として喪失することにもなり，重症患者の多くは水分の喪失のために1～5日以内に死亡する．

コレラ毒素(toxins of cholera)のサブユニットの1つが上皮細胞内に入ると，極度の下痢性分泌が始まる．コレラ毒素は細胞内で過剰の環状アデノシン一リン酸(cAMP)の産生を刺激する．このcAMPがきわめて多数のCl^-チャネルを開くことで上皮細胞内から腸小窩への急速なCl^-の流れが生じる．この作用が，Cl^-とともにNa^+を小窩内に汲み出すNa^+–K^+ポンプを活性化すると考えられている．こうして過剰に分泌されたすべての$NaCl$が，浸透圧効果で多量の水を血液から引き出す結果，塩を含んだ水分の急速な流出が起きる．この過剰の水分はほとんどのバクテリアを洗い流すため，これは病気と闘うという点で有意義である．しかし，その程度がすぎると，重篤な全身脱水から，致命的となることがある．ほとんどのコレラ患者の生命は，大量の塩化ナトリウムの輸液によって救うことができる．

カルシウム，鉄，カリウム，マグネシウム，リン酸の吸収

Ca^{2+}は，特に十二指腸において能動的に血液中に吸収されており，その吸収量は体内の毎日の必要量に合わせて正確に制御されている．カルシウム吸収量の重要な制御因子の1つは副甲状腺から分泌される**副甲状腺ホルモン**(parathyroid hormone)であり，もう1つはビタミンDである．副甲状腺ホルモンはビタミンDを活性化し，それはカルシウム吸収を強く促進する．これらの効果については第80章で解説する．

Fe^{2+}もまた小腸で能動的に吸収される．鉄の吸収の原理について，また体内での特にヘモグロビン生成のための必要量に応じた鉄の吸収量の調節については，第33章で解説した．

K^+，Mg^{2+}，PO_4^{3-}およびその他のイオンも，小腸粘膜から能動的に吸収される．一般的に1価のイオンは容易にかつ多量に吸収される．これに対して，2価のイオンは通常少量しか吸収されない．例えば，Ca^{2+}の最大吸収量はNa^+の通常の吸収量のわずか1/50である．幸い，体内で1日に必要とされる2価のイオン量は少量である．

栄養素の吸収

炭水化物の吸収

食物中の炭水化物はすべて単糖類の形で吸収される．わずかの部分は二糖類として吸収されるが，三糖類以上として吸収されるものはほとんどない．吸収される単糖類で圧倒的に多いのはグルコースであり，通常吸収され

る炭水化物のカロリーの80%以上を占める．その理由は，グルコースがわれわれの最も多く摂取する炭水化物であるデンプンの最終消化産物だからである．吸収される単糖類の残りの20%はほとんどがガラクトースとフルクトースである．ガラクトースは牛乳に含まれ，フルクトースはショ糖の消化によって生ずる単糖類の1つである．すべての単糖類は2次的な能動輸送により吸収される．まずグルコースの吸収について解説する．

ナトリウムとの共輸送機構によるグルコースの輸送

腸粘膜でのNa^+輸送がないとグルコースの吸収は起こらない．それはグルコースの吸収がNa^+の能動輸送との共輸送で起こるからである(図66.8)．

腸粘膜を通してのNa^+の輸送には，2つの段階がある．第1段階では，腸管上皮細胞の側底細胞膜を通してNa^+が間質液へと能動輸送され，上皮細胞内のNa^+が枯渇する．第2段階では，上皮細胞内のNa^+の減少によってNa^+が腸管腔から上皮細胞の刷子縁を通り，細胞内に**二次能動輸送**(secondary active transport)で移動する．その際，Na^+は**輸送タンパク**(transport protein)に結合するが，この輸送タンパクはグルコースといった特定の物質と結合するまでNa^+を細胞内に輸送しない．腸管内のグルコースが同時に同じ輸送タンパクと結合し，Na^+と一緒に細胞内に運び込まれる．こうして，細胞内Na^+濃度が低いことによってNa^+が細胞内に引き込まれ，同時にグルコースも細胞内へと引き込まれるのである．いったん上皮細胞内に入ると，グルコースは他の輸送タンパクや酵素により促通拡散を起こし，側底細胞膜を通って傍細胞空間に出て，さらに血液中へと移行する．まとめると，最終的に膜を通してグルコースを移動する原動力は，最初に起こる腸管上皮細胞の側底細胞膜を通したNa^+の能動輸送から得られる．

その他の単糖類の吸収

ガラクトースは，グルコースとほぼ同じ機構で輸送される．これに対しフルクトースの輸送は，Na^+との共輸送機構にはよらない．フルクトースは，Na^+の輸送とはかかわらない別の促通拡散により，小腸上皮全域にわたって輸送される．

フルクトースの多くは細胞内に入るとすぐにリン酸化された後，グルコースに転化され，最終的にグルコースの形で血中に運ばれる．フルクトースはNa^+と共輸送されないので，その全体の輸送速度はグルコースやガラクトースの半分ほどである．

タンパク質の吸収

すでに述べたように，ほとんどのタンパク質は消化された後，小腸上皮細胞の管腔側細胞膜を通じ，ジペプチド，トリペプチドおよびいくつかの遊離アミノ酸の形で吸収される．この輸送に必要なエネルギーもほとんどの場合，グルコースの場合と同様，Na^+との共輸送機構により供給される．すなわち，ほとんどのペプチドやアミノ酸分子は，上皮細胞の微絨毛の膜の中で特異的な輸送タンパクに結合して輸送されるが，その際，この輸送タンパクがNa^+と結合していることが必要である．

結合後，Na^+はその電気化学的勾配を下って細胞内に移動し，それとともにアミノ酸またはペプチドを細胞内にけん引する．これがアミノ酸およびペプチドの**共輸送**(co-transport)(**二次能動輸送**(secondary active transport))とよばれる機構である．少数のアミノ酸は，このようなNa^+共輸送機構を必要とせず，フルクトースの輸送と同様に，特異的な膜輸送タンパクによって促通拡散で輸送される．

アミノ酸とペプチドの輸送のために，少なくとも5種類の輸送タンパクが小腸上皮細胞の管腔側細胞膜から見出されている．このように，多様な輸送タンパクが必要なのは，異なるアミノ酸やペプチドがそれぞれ異なる結合特性をもつためである．

脂質の吸収

すでに本章で解説したように，脂質が消化され，モノグリセリドと遊離脂肪酸を生成すると，これらの脂質の最終消化産物は，胆汁酸ミセルの中央の脂質部分に溶解する．

このミセルの分子の大きさは直径わずか3〜6 nmであり，しかもその表層は高く帯電しているので，糜粥中に溶存しうる．この形でモノグリセリドと遊離脂肪酸は，小腸上皮細胞の刷子縁の微絨毛表面へと運ばれ，絶えず揺れ動く微絨毛間のくぼみへと貫通する．ここでモノグリセリドと脂肪酸は，速やかにミセルを離れて上皮細胞の内部へと拡散するが，これは脂質が上皮細胞膜にも溶解することにより可能となっている．この間，胆汁ミセルは糜粥中に残り，繰り返しモノグリセリドと脂肪酸のさらなる吸収を助けている．

このように，ミセルは脂肪の吸収に非常に重要なフェリー輸送の機能を担っている．胆汁酸ミセルが豊富に存在すると約97%の脂肪が吸収されるのに対し，それがない状況では，わずか40〜50%しか吸収されない．

上皮細胞内に入った後，脂肪酸とモノグリセリドは細胞内の滑面小胞体に取り込まれ，ここで主に新しいトリグリセリドの生成に用いられる．できたトリグリセリドは，**カイロミクロン**(chylomicron)の形で上皮細胞の基底部から放出され，胸管を上行して循環血中に入る．

脂肪酸の門脈血への直接的な吸収

乳脂肪などに由来する少量の短鎖ないし中鎖の脂肪酸は，トリグリセリドに転化されてリンパ系に入る経路をとらず，直接門脈血に吸収される．この短鎖と長鎖の脂肪酸吸収の違いは，短鎖脂肪酸はより水溶性で，ほとんど小胞体によりトリグリセリドに再転化されることがないことによる．こうして短鎖脂肪酸は，腸管上皮細胞から絨毛の毛細血管へと直接拡散により吸収される.

大腸における吸収：糞便の形成

通常，1日に約1500 mLの糜粥が回盲弁を通って大腸に入る．この糜粥中のほとんどの水と電界質は結腸で吸収され，糞便中に残るのは100 mL以下である．また，ほとんどすべてのイオンも吸収され，糞便中に失われるNa^+とCl^-はそれぞれ1〜5 mEqにすぎない.

大腸における吸収のほとんどは，結腸の近位側半分で起こる．そのため，この部位は**結腸吸収部**(absorbing colon)とよばれることもある．これに対し，結腸の遠位側は，原則的に排便に都合のよい時期まで糞便を貯蔵する．そのため**結腸貯蔵部**(storage colon)とよばれることもある.

電解質と水の吸収と分泌

大腸の粘膜は，小腸粘膜と同様，多量のナトリウムを吸収する能力をもち，ナトリウム吸収によりつくり出された電位差によってCl^-も吸収する．大腸上皮細胞間のタイトジャンクションは，小腸上皮間のものに比べて非常に固く密着している．そのため，この結合部からの拡散によるイオンの逆流は防がれ，大腸粘膜は小腸粘膜に比べてNa^+をずっと完全に，はるかに大きな濃度勾配に逆らって吸収することができる．これはアルドステロン分泌が亢進した場合に特に顕著である.

上記の理由はアルドステロンがナトリウム輸送能を増加させるからである．さらに，小腸遠位部で起こるように，大腸粘膜でもHCO_3^-を分泌し，前述した交換輸送過程により同数のCl^-を吸収する．HCO_3^-は大腸内の細菌活動の産生最終産物を中和する．Na^+とCl^-の吸収は大腸粘膜を介した浸透圧濃度勾配を形成し，それによって水が吸収される.

大腸の最大吸収能

大腸は1日に5〜8 Lの液体と電解質を吸収できる．回盲弁から大腸への流入量または大腸での分泌量がこの上限値を超えると，その超過分は下痢として糞便中に現れる.

先に述べたように，コレラ菌毒素やその他の細菌感染により，回腸終末部と大腸の陰窩部から1日に10 L以上もの液体が分泌され，重篤で，時には致命的な下痢を引き起こすことがある.

結腸における細菌の活動

正常でも，無数の細菌，特に大腸菌が大腸吸収部に常在している．これらの細菌は，少量ではあるがセルロースを消化し，身体に多少のエネルギーを提供している．ヒトではとるに足らない程度のことであるが，草食動物ではこのエネルギー源は重要である.

細菌活動により生成されるその他の物質としては，ビタミンK，ビタミンB_{12}，チアミン，リボフラビンおよび結腸内ガスを形成するさまざまなガス，特に二酸化炭素，水素やメタンなどがある．細菌により生成されるビタミンKは特に重要である．それは日常の食事から摂取される量では，血液凝固能を正常に保つのには不十分だからである.

糞便の組成

通常大便の3/4は水で，1/4は固形成分からなる．固形成分の30%は細菌の死骸，10〜20%は脂質，10〜20%は無機物，2〜3%はタンパク質，そして30%は未消化の食物線維および胆汁色素や剥がれた上皮細胞のような消化液の乾燥成分である.

糞便が褐色なのは，ビリルビンの誘導体である**ステルコビリン**(stercobilin)と**ウロビリン**(urobilin)のためである．便臭は，主として細菌活動の産物によって発生する．細菌産物には個人差があり，それは個人の結腸内細菌叢と食物の種類の違いを反映する．便臭を起こす産物には，**インドール**(indole)，**スカトール**(skatole)，**メルカプタン**(mercaptans)類，および**硫化水素**(hydrogen sulfide)などがある.

参考文献

Abumrad NA, Davidson NO: Role of the gut in lipid homeostasis. Physiol Rev 92:1061, 2012.

Bachmann O, Juric M, Seidler U, et al: Basolateral ion transporters involved in colonic epithelial electrolyte absorption, anion secretion and cellular homeostasis. Acta Physiol (Oxf) 201:33, 2011.

Black DD: Development and physiological regulation of intestinal lipid absorption. I. Development of intestinal lipid absorption: cellular events in chylomicron assembly and secretion. Am J Physiol Gastrointest Liver Physiol 293:G519, 2007.

Bröer S: Amino acid transport across mammalian intestinal and renal epithelia. Physiol Rev 88:249, 2008.

Bröer S: Apical transporters for neutral amino acids: physiology and pathophysiology. Physiology (Bethesda) 23:95, 2008.

Bronner F: Recent developments in intestinal calcium absorption. Nutr Rev 67:109, 2009.

Hui DY, Labonté ED, Howles PN: Development and physiological regulation of intestinal lipid absorption. III. Intestinal transporters and cholesterol absorption. Am J Physiol Gastrointest Liver Physiol 294:G839, 2008.

Iqbal J, Hussain MM: Intestinal lipid absorption. Am J Physiol Endocrinol Metab 296:E1183, 2009.

Kopic S, Geibel JP: Gastric acid, calcium absorption, and their impact on bone health. Physiol Rev 93:189, 2013.

Kunzelmann K, Mall M: Electrolyte transport in the mammalian colon: mechanisms and implications for disease. Physiol Rev 82:245, 2002.

Rothman S, Liebow C, Isenman L: Conservation of digestive enzymes. Physiol Rev 82:1, 2002.

Seidler UE: Gastrointestinal HCO_3^- transport and epithelial protection in the gut: new techniques, transport pathways and regulatory pathways. Curr Opin Pharmacol 13:900, 2013.

Williams KJ: Molecular processes that handle–and mishandle–dietary lipids. J Clin Invest 118:3247, 2008.

Wright EM, Loo DD, Hirayama BA: Biology of human sodium glucose transporters. Physiol Rev 291:733, 2011.

第67章

消化管障害の生理学

消化器障害を効率的に治療できるかは，消化管生理学の基礎知識の有無にかかっている．本章では，その発症ないし症候が特に生理学的基盤をもつ，または生理学的な影響を受けている代表的な消化管機能不全のいくつかを取り上げて論ずる．

嚥下障害と食道疾患

嚥下機構の麻痺

第Ⅴ，第Ⅸまたは第Ⅹ脳神経への障害は，嚥下機構の重篤な麻痺を起こしうる．さらに，**急性灰白髄炎**（ポリオ，poliomyelitis）や**脳炎**（encephalitis）などいくつかの疾患では，脳幹の嚥下中枢が障害されることにより正常の嚥下ができなくなることがある．**筋ジストロフィー**（muscle dystrophy）患者でみられる嚥下筋の麻痺や**重症筋無力症**（myasthenia gravis）や**ボツリヌス中毒**（botulism）における神経筋伝達不全で起こる嚥下筋の麻痺でも，正常な嚥下が障害されうる．

嚥下機構が部分的または完全に障害されることにより起こりうる異常としては，①嚥下行為の完全喪失による嚥下不能，②声門の閉鎖不全による食物の肺への流入，③軟口蓋および口蓋垂の後鼻孔閉鎖不全による嚥下時食物の鼻腔への逆流などが含まれる．

嚥下機構の麻痺で最も深刻な状況の１つは，患者が深麻酔下にあるときに起こる．手術台上の患者はしばしば大量の胃内容物を咽頭内に吐くことがある．そのとき嘔吐物を再び飲み込むのではなく，ただ気管に吸い込んでしまうことがある．これは麻酔薬により嚥下反射が麻痺しているためである．その結果，患者は時として，自らの嘔吐物により窒息死することがある．

アカラシアと巨大食道

アカラシア（**無弛緩症**（achalasia））は，嚥下時に下部食道括約筋の弛緩が起こらない状態である．その結果，食道内に飲み込まれた食物は，食道を通過して胃に入ることができなくなる．病理学的研究により，アカラシアでは食道下部 2/3 における筋層間神経叢の神経網が障害されていることが示されている．その結果，食道下部の筋層は痙攣性に収縮したままとなり，嚥下中に食物が胃食道括約筋に近づいても，筋層間神経叢が信号を伝える機能を失っているため，括約筋の**受動性弛緩**は起こらない．

アカラシアが重症になると，飲み込まれた食餌は通常なら数秒で胃に送出されるところ，何時間も食道を通過できずに滞留する．数ヵ月，数年と経過するうちに，食道は１Ｌもの食物を貯留するほど極度に拡張することもある．食物は長期間食道に滞留することで，しばしば細菌感染を起こして腐敗する．その感染が食道粘膜の潰瘍をも誘発し，時には胸骨下の激痛や食道破裂さえ起こし，死に至ることもある．食道下端に挿入したチューブ先端のバルーンを膨らませ下部食道を拡張させることによって，かなりの改善効果が得られる．抗攣縮薬（平滑筋を弛緩させる薬剤）も有効なことがある．

胃の疾患

胃炎（胃粘膜の炎症）

軽度から中等度の慢性胃炎はどの年齢層でも一般的であるが，特に中高年成人に起こりやすい．

胃炎で起こる炎症は，ごく表層に起こりあまり有害でないものもあれば，胃粘膜深部まで広がり，長期障害例では胃粘膜のほぼ完全な萎縮を起こす場合もある．胃炎が急性かつ重篤に発生した例では，胃自身の消化性分泌物により粘膜が潰瘍性剥離を起こすこともある．

胃炎の多くが，胃粘膜における慢性細菌感染によるものであることが，研究により提唱されている．そのような場合，しばしば集中的な抗生物質治療が奏効する．

また，ある種の刺激物の摂取が胃粘膜の防御障壁（すなわち粘液腺や胃粘膜上皮間のタイトジャンクション）を特に傷害し，急性重症胃炎や慢性胃炎を発症することがある．代表例として，過剰のアルコールやアスピリンが挙げられる．

胃粘膜バリアと胃炎による破綻

胃から血中への食物の直接吸収は通常わずかである．胃からの吸収が少ないのは，主に胃粘膜の２つの特性による．すなわち，①粘稠で付着力のある粘液を分泌し高い抵抗性を示す粘液細胞で覆われている，②隣接する上皮細胞間がタイトジャンクションにより結合している，ことである．これら２つの特徴にいくつかの胃吸収阻害因子を加えて**胃粘膜バリア**（gastric barrier）とよぶ．

この胃粘膜バリアは通常，物質の拡散に対して強い抵抗性をもっている．これにより血漿濃度の平均約10万倍に達する高濃度の胃液中の H^+ でさえ，粘液層を通って上皮細胞膜自体にまで拡散することは，ごく少量といえどもまずない．胃炎においては，この障壁の透過性は著しく亢進する．そのため H^+ が胃粘膜上皮へ拡散し，さらに破壊の範囲を拡大し，胃粘膜の障害と萎縮を促すという悪循環へとつながる．また，粘膜が胃液中の消化酵素による消化を受けやすくなり，その結果，しばしば**胃潰瘍**(gastric ulcer)に進展する．

慢性胃炎が胃粘膜萎縮と胃液分泌低下をもたらす

慢性胃炎をもつ多くの人では，胃腺消化液分泌がほとんど，もしくは完全に消失するまで，徐々に胃粘膜は萎縮していく．また，一部の人では胃粘膜に対する自己免疫反応が起こることで結果的に胃萎縮となると考えられている．胃萎縮による胃分泌の喪失により，**無酸症**(achlorhydria)や時として**悪性貧血**(pernicious anemia)が起こる．

無酸症と低酸症

無酸症とは，胃が塩酸を分泌できなくなった状態をいう．最大刺激後も胃液 pH が 6.5 より低く下がらない場合に無酸症と診断される．**低酸症**(hypochlorhydria)とは，胃酸分泌の低下をいう．胃酸が分泌されないと，通常ペプシンも分泌されない．ペプシンは酸性液中でのみ活性をもつので，たとえ分泌されても酸が欠乏していると機能しない．

胃萎縮は悪性貧血を惹起しうる

悪性貧血は，胃粘膜萎縮および無酸症でよくみられる合併症である．正常の胃分泌液は，**内因子**(intrinsic factor)とよばれる糖タンパク質を含んでおり，これは塩酸を分泌するのと同じ壁細胞から分泌される．内因子は回腸における正常なビタミン B_{12} の吸収に不可欠で，内因子は胃内でビタミン B_{12} と結合して保護し，消化によって破壊されることなく小腸へ到達できるようにする．内因子－ビタミン B_{12} 複合体が回腸終末部に到達すると，内因子部分が回腸上皮表面の受容体に結合する．その結果，ビタミン B_{12} の吸収が可能になる．

内因子のない状態では，ビタミン B_{12} は約 1/50 しか吸収されない．したがって内因子が欠乏すると，骨髄で幼若な新生赤血球が成熟するために必要なビタミン B_{12} が不足する．その結果が**悪性貧血**(pernicious anemia)である．悪性貧血については，第 33 章でさらに詳しく述べている．

消化性潰瘍

消化性潰瘍(peptic ulcer)とは，主に胃液または上部小腸分泌液によって，胃または腸粘膜が剥離した部位のことである．図 67.1 に消化性潰瘍が頻発する消化管部位を示しているが，最頻発部位が幽門の周辺数 cm 以内に集中していることがわかる．そこに加え，胃の幽門洞端の小弯に沿っても好発する．また，やや頻度は下がるが，胃液の逆流が頻繁に起こる食道下端部にも生じやすい．胃と空腸の間に行われた胃空腸吻合術後の開口部周囲にも**吻合部潰瘍**(marginal ulcer)とよばれる一種の消化性潰瘍が頻発する．

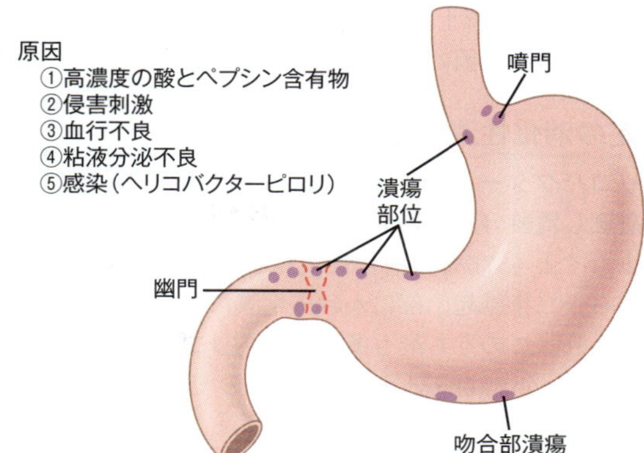

図 67.1 消化性潰瘍

消化性潰瘍の基本原因

通常，消化性潰瘍は胃液分泌と，①胃十二指腸粘膜バリアおよび②十二指腸液による胃酸の中和によりもたらされる防護作用の程度との間に不均衡が生じることによって発生する．普通胃液にさらされているところは粘液腺で保護されている．すなわち，食道下部の複合粘液腺に始まり，胃粘膜の粘液細胞，胃腺の頸部粘液細胞，主に粘液を分泌する深層幽門腺，さらに高アルカリ性の粘液を分泌する上部十二指腸のブルンネル腺に至るまで，すべて粘膜を胃液から保護している．

粘液による粘膜保護に加え，十二指腸は**小腸分泌液のアルカリ性**(alkalinity of the small intestinal secretions)によっても保護されている．特に重要なのは**膵液**(pancreatic secretions)である．膵液には多量の重炭酸ナトリウム($NaHCO_3$)が含まれ，これが胃液中の塩酸を中和しさらにペプシンを不活化することで粘膜を消化作用から保護する．重炭酸イオン(HCO_3^-)は他にも，①十二指腸起始部の周囲数 cm に存在する大きなブルンネル腺の分泌液や，②肝臓が分泌する胆汁にも大量に含まれる．

最終的に通常，次の 2 つのフィードバック制御機構によって，胃酸の中和が達成されている．

①過剰の酸が十二指腸に入ると，胃液の分泌と胃の蠕動運動が十二指腸からの神経性反射およびホルモン性フィードバックによって抑制され，胃からの排出速度を減少させる．

②小腸に酸があると小腸粘膜から**セクレチン**(secretin)が遊離される．セクレチンは血流を介して膵臓に至ることで迅速な膵液の分泌を促す．この膵液も高濃度の重炭酸ナトリウムを含有しており，酸の中和に十分な重炭酸ナトリウムが得られる．

したがって，消化性潰瘍は，①胃粘膜による酸およびペプシンの分泌過多，または，②胃からの酸（ペプシン分泌）に対する胃十二指腸粘膜バリアの防護機能の衰退という2つの原因のいずれかによって発生する．

特定の消化性潰瘍の原因

ヘリコバクター・ピロリ感染は胃十二指腸の粘膜バリアを破壊し胃酸分泌を刺激する

少なくとも75％の消化性潰瘍をもつ患者で，胃終末部から十二指腸起始部にかけて粘膜に慢性の細菌感染が認められ，このうち最も多いのは**ヘリコバクター・ピロリ菌**（Helicobacter pylori）によるものである．この感染はいったん起こると，抗菌治療によって根絶されない限り生涯継続する．さらにこの菌は粘膜バリアに潜り込む物理的能力があり，またアンモニウムイオンを放出することによりバリアを溶解させ，胃酸分泌を刺激する．その結果，胃の強酸性消化液がバリア下の上皮に到達し，文字通り胃腸壁を消化して，消化性潰瘍を起こすことになる．

その他の潰瘍の成因

十二指腸起始部に潰瘍のある患者の多くは胃酸分泌量が正常より多く，時として正常の2倍にもなる．この分泌増加の原因の一部は細菌感染によるものかもしれないが，動物および人における研究によると，胃酸の分泌過剰を起こす要因であれば何であれ（例えば精神障害によるものでも），潰瘍を生ずる可能性があることが示されている．

潰瘍を惹起するその他の要因としては，①**喫煙**（smoking（おそらく胃分泌腺の神経性刺激を増加させるため）），②**アルコール**（alcohol（粘膜バリアを破壊しやすいため）），③**アスピリン**（aspirin）やその他の非ステロイド性抗炎症剤（これも粘膜バリアを破壊する強い傾向がある）などがある．

潰瘍の治療法

細菌感染が多くの消化性潰瘍の基因であることが発見されて以来，消化性潰瘍の治療法は大きく変化した．ほとんどの消化性潰瘍をもつ患者は，①感染している細菌を死滅させる**抗生物質**（antibiotics）と他の薬剤との併用治療，②特に**ラニチジン**（ranitidine）のような胃腺のヒスタミン H_2 受容体においてヒスタミンの酸分泌促進作用を遮断し，胃酸分泌を70～80％も減少させる胃酸分泌抑制剤の投与の2つの方法で効果的に治療できる．

消化性潰瘍に対するこれらの治療法が開発される以前は，多くの患者の治療のためには，酸性消化性の胃液を減らす目的で，胃の4/5もの部分を外科的に切除することがしばしば必要だった．胃腺へ副交感刺激を与える2本の迷走神経を切断する治療も行われた．この手術療法は胃酸とペプシンの分泌をほぼ完全に止め，多くの例で術後1週間以内に潰瘍を治癒させたが，2～3ヵ月後には，胃の基礎分泌がほぼ回復し，多くの患者で潰瘍再発を認めた．

より新しい生理学的アプローチによる治療がはるかに効果的であることは，すでに証明されている．しかしながら，数は少ないが，潰瘍からの大出血のような重篤なケースでは，未だに，しばしば大がかりな手術療法が必要となる．

小腸の障害

小腸における食物消化の異常：膵機能不全

消化異常をきたす深刻な原因の1つは，小腸に膵液を分泌する膵臓の機能不全である．膵液分泌不全が起こる原因としては，①**膵炎**（pancreatitis）（後述）のとき，②ファーター乳頭に胆石が嵌頓することによる**膵管の閉塞**（pancreatic duct is blocked），あるいは，③悪性腫瘍のため**膵頭部を切除した後**（head of the pancreas has been removed），などである．

膵液の喪失は，トリプシン，キモトリプシン，カルボキシポリペプチダーゼ，膵アミラーゼ，膵リパーゼ，その他いくつかの消化酵素も喪失することを意味する．これらの酵素がなければ，小腸に入る脂肪の60％近く，またタンパク質と炭水化物の1/3ないし1/2も吸収されない可能性がある．その結果，摂取された食物のかなりの部分が栄養として利用されず，大量の脂肪を含んだ糞便が排泄される．

膵炎（膵臓の炎症）

膵炎（pancreatitis）は**急性膵炎**（acute pancreatitis）または**慢性膵炎**（chronic pancreatitis）の形で起こる．

膵炎の最も一般的な原因は**過度の飲酒**（drinking excess alcohol）であり，次いで2番目に多い原因は胆石による**ファーター乳頭の閉塞**（blockage of the papilla of Vater）である．この2つで全例の90％以上を占める．胆石がファーター乳頭部を閉塞すると，総胆管とともに主膵管も閉塞する．そのためせき止められた膵酵素は，膵臓の導管と腺房に貯留することになる．その結果，トリプシンインヒビターを**凌駕するほど**（overcomes the trypsin inhibitor）非常に多くのトリプシノゲンが蓄積すると，トリプシノゲンの一部が活性化されてトリプシンに変わる．ひとたびこれが起こると，活性化したトリプシンがさらにトリプシノゲンやキモトリプシン，カルボキシポリペプチダーゼを活性化するという悪循環が起こって，膵管と腺房中のほとんどすべてのタンパク分解酵素が活性化するまで進行する．これらの活性化した酵素は速やかに膵臓そのもののかなりの部分を消化し，時には膵臓の消化酵素分泌能を完全かつ永続的に破壊する．

小腸粘膜の吸収不良：スプルー

時として，食物がよく消化されているにもかかわらず，栄養素が小腸で適切に吸収されないことがある．いくつかの病気において小腸粘膜での吸収不良が起こりうるが，それらはしばしば一括して**スプルー**（sprue）という一般的な名称で分類される．吸収不良は小腸が広範に切除された場合にも起こりうる．

非熱帯性スプルー

非熱帯性スプルー(nontropical sprue)とはスプルーの病型の1つで，**特発性スプルー**(idiopathic sprue)，**小児脂肪便症**(celiac disease(小児において))，または**グルテン(性)腸症**(gluten enteropathy)など，さまざまな病名でよばれ，ある種の穀類，特に小麦やライ麦に含まれるグルテンが原因となって起こる疾患である．グルテンに感受性をもつ一部のヒトだけに発症するが，感受性者ではグルテンは小腸上皮細胞への直接破壊作用を示す．この疾患の軽症型では，絨毛上の吸収上皮細胞の微絨毛だけが破壊されるが，それによって吸収面の面積が1/2も減少する．さらに重症な病型では，絨毛長が減少，もしくはほぼ消失し，腸管の吸収表面積がさらに小さくなる．食餌から小麦粉やライ麦を除くことにより，特にこの疾患の小児は，しばしば数週間以内に治癒する．

熱帯性スプルー

熱帯性スプルー(tropical sprue)とよばれるスプルーのもう1つの病型は，熱帯地方で頻発するもので，しばしば抗生物質により治療できる．この病型に関与する特定の病原菌は判明しておらず，不特定の細菌感染の結果起こる小腸粘膜の炎症によるものと考えられている．

スプルーにおける吸収不良

スプルーの初期段階では，脂肪の吸収が他の消化産物の吸収よりも著明に障害される．便に現れる脂肪は，未消化便ではなくほとんどすべて脂肪酸塩の形になっており，問題は消化ではなく吸収にあることがわかる．事実，この症状は**脂肪便**(steatorrhea)とよばれるが，これは単に便に過剰の脂肪分が含まれることを表す．

スプルーの非常に重篤な症例では，脂肪の吸収不良に加えて，タンパク質，炭水化物，カルシウム，ビタミンK，葉酸，ビタミンB_{12}などの吸収も侵される．その結果起こる症状には，①しばしば身体の消耗を伴う重篤な栄養障害，②骨軟化症(カルシウム欠乏による骨の脱灰)，③ビタミンK不足に伴う血液凝固障害，④ビタミンB_{12}および葉酸吸収減少による悪性貧血型の大球性貧血などがある．

大腸の疾患

便秘

便秘(constipation)とは，**糞便の大腸通過が遅くなった状態**(slow movement of feces through the large intestine)をいう．便秘は，しばしば水分の過吸収や不十分な水分摂取などが原因で，乾いて硬化した便が大量に下行結腸に蓄積する．例えば，腫瘍，癒着による腸管狭窄，潰瘍など，消化管内容物の動きを障害する腸管の病理的変化も便秘の原因になりえる．新生児が便秘になることはまれであるが，幼児期の訓練の一部として排便を制御することを学習しなくてはならない．この排便の制御は自然な排便反射を抑制することによって行われる．排便反射が起こったときに排便をさせなかったり，自然の排便の代わりに緩下剤を過度に使用したりすると，何ヵ月か何年のうちには，反射そのものが次第に減弱し結腸が**無緊張状態**(atonic)になることが臨床的にわかっている．そのため，幼児期のうちに規則的な排便習慣を確立し，胃結腸反射や十二指腸結腸反射により大腸に大蠕動が起こるときに排便するようになれば，後年，便秘になる可能性はずっと少なくなる．

便秘はS状結腸の小分節の痙攣によっても起こることもある．大腸の運動は正常でも弱いため，ごく軽度の攣縮でも重度の便秘を起こしうる．便秘が数日間続き，便が過剰にS状結腸攣縮部の口側に蓄積すると，しばしば結腸の過分泌が起こって一両日程度の下痢が続く．その後，便秘と下痢を交互に繰り返す周期が再び始まることとなる．

巨大結腸症

時として，便秘が非常に重度のため便通が数日に1度，あるいは時には1週間に1度しか起こらないようなこともある．そのような症例では，きわめて多量の糞便が結腸に蓄積し，結腸径が8〜10 cmにも拡張することがある．この状態を**巨大結腸症**(megacolon)，または**ヒルシュスプルング病**(Hirschsorung's disease)とよぶ．

巨大結腸の1つの原因としては，**S状結腸の一分節における筋層間神経叢の神経節細胞**(ganglion cells in the myenteric plexus in a segment of the sigmoid colon)の欠如ないし不足である．その結果，大腸のその部位には排便反射も強い蠕動運動も起こらない．S状結腸自体は細くほぼ攣縮する一方，糞便はこの部位より近位に蓄積して，上行結腸，横行結腸，下行結腸が巨大化する．

下痢

下痢(diarrhea)は，糞便が大腸内を急速に通過することによって起こる．下痢のいくつかの原因と重要な生理的後遺症は以下の通りである．

腸炎：消化管の炎症

腸炎(enteritis)とは，通常腸管内のウイルスまたは細菌によって引き起こされる炎症のことをいう．通常の**感染性下痢**(infectious diarrhea)では，大腸と回腸遠位端とに特に大規模な感染がみられる．感染のある部位すべてにおいて粘膜が広く刺激され，そこから分泌量が著しく増す．それに加えて，腸管壁の運動も著明に亢進する．その結果，感染因子を肛門へ向けて洗い流すための液が大量に供給され，同時に強い推進運動がこの液を前進させる．これは体を衰弱させる感染から腸管を免れさせるために重要な機構である．

特に重要なのは，**コレラ**(cholera)(または頻度は低いが，病原性大腸菌などの他の細菌)によって引き起こされる下痢である．第66章で解説したように，コレラ毒素は回腸遠位部および結腸のリーベルキューン小窩からの電解質と水分の過剰の分泌を直接刺激する．分泌量は10〜12 L/日に及ぶことがあるのに対し，大腸が最大限吸収できるのは通常6〜8L/日だけである．そのため多量の水分と電解質の喪失により，数日以内に患者が衰弱死することさえある．

コレラに対する生理学にのっとった最も重要な治療方針は，喪失速度に見合うように水分・電解質を補充することで，主に経静脈的に行われる．抗生物質も併用した治療が適切に行われればコレラ患者が死に至ることはまずないが，治療を施さなければ50％もの患者が死亡する．

心因性下痢

学校の試験の時期や兵士が戦闘に赴く前など，精神的緊張が高まったときに下痢になることがあるのはよく知られている．この種の下痢は**心因性下痢**(psychogenic diarrhea)とよばれ，副交感神経系の過剰刺激によって引き起こされて，大腸遠位部の①運動と，②粘液の過剰分泌がともに著しく刺激される．これら2つの効果が重なり合って著明な下痢を起こす．

潰瘍性大腸炎

潰瘍性大腸炎(ulcerative colitis)は，大腸壁に広範な炎症と潰瘍が起こる疾患である．潰瘍を形成した結腸の運動性はしばしば非常に亢進し，正常では1日に数度10〜30分間起こるだけの**大蠕動**(mass movements)がほとんど一日中起こる．また，結腸の分泌も著しく亢進する．その結果，患者は繰り返し下痢性の排便を起こす．

潰瘍性大腸炎の原因は不明である．アレルギー性または免疫性の破壊作用に基づくと考える臨床医もいるが，未知の慢性的な細菌感染による可能性もある．しかし，原因が何であれ，潰瘍性大腸炎の罹病性には強い遺伝的な傾向があることは確かである．一度病態がひどく進行してしまうと，外科的に回腸瘻をつくって本来結腸を通るべき小腸内容物を直接体外に出すようにしなければ，潰瘍はまず治癒することはない．そのようにしても結腸の潰瘍が治癒しないこともあり，その場合の唯一の解決法は結腸全摘出となる．

脊髄損傷患者における排便の麻痺

第64章で，排便は通常直腸における便の貯留によって引き起こされることを述べた．このことが，直腸から脊髄の**脊髄円錐**(conus medullaris)に至り，それから下行結腸，S状結腸，直腸，肛門に戻る経路をたどる脊髄が仲介する**排便反射**(dececation reflex)を惹起する．

脊髄円錐と脳の間のどこかで脊髄が損傷されると，排便行動の随意部分は遮断されるが，基本的な脊髄反射の部分は無傷で残る．それにもかかわらず，随意的な排便の補助－すなわち，腹圧の上昇と肛門括約筋の随意的弛緩－がなくなるので，この種の上部脊髄損傷の患者では，しばしば排便に困難をきたす．しかし，脊髄経由の排便反射はなお起こるので，少量の浣腸(通常朝食後に行われている例が多いが)を施せば，この反射が誘発されて十分な排便が引き起こされることが多い．脊髄に損傷を受けても脊髄円錐が破壊されていない患者は，このような方法で普段は日々の排便をコントロールできる．

消化管の一般的な障害

嘔吐

嘔吐(vomiting)は，上部消化管がその内容物を除去する手段であり，上部消化管のほぼすべての部位で，過度に侵害刺激を受けたり，拡張しすぎたり，さらには過剰興奮した場合にも起こる．十二指腸における過度の拡張や侵害刺激は，とりわけ強い嘔吐刺激となる．

嘔吐を開始する感覚神経信号は主に咽頭や食道，胃，小腸上部に由来する．図67.2に示すように，発生した神経インパルスは迷走神経と交感神経の求心性神経線維によって，脳幹にある複数の神経核に伝達される．これらは一括して**嘔吐中枢**(area postrema)とよばれる．ここから実際に嘔吐を起こす**運動インパルス**(motor impulses)が，第V，第VII，第IX，第X，第XII脳神経を経由して上部消化管へ，また迷走神経や交感神経を介して下部消化管へ，また脊髄神経を通って横隔膜と腹筋へ伝えられる．

逆蠕動：嘔吐の前兆

消化管の過度の侵害刺激や過拡張が起きると，早期の

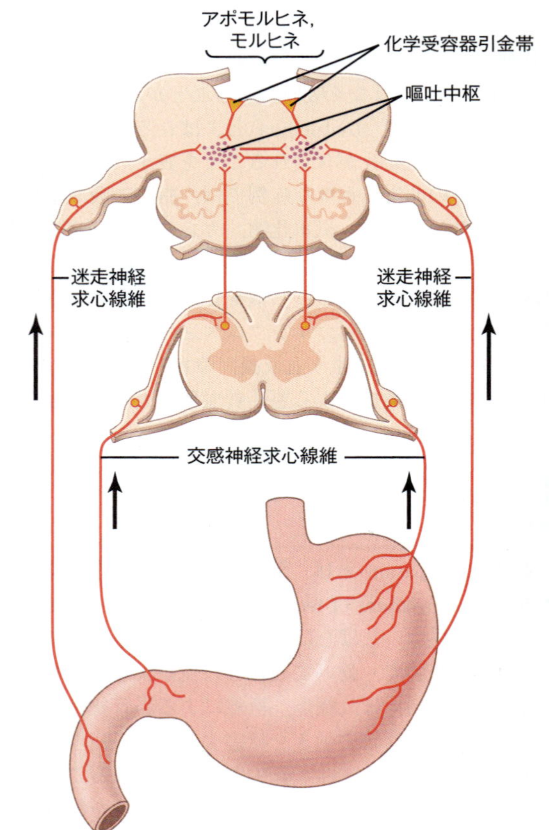

図67.2 嘔吐中枢の神経伝達経路
いわゆる嘔吐中枢とは主に延髄や橋の毛様体と脊髄にも広く存在する多様な感覚性，運動性，調節性神経核を含めたものである．

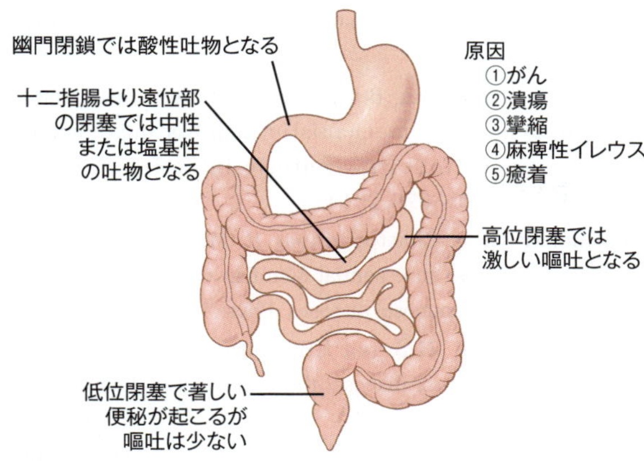

図 67.3　さまざまな部位での消化管閉塞

段階で**逆蠕動**(antiperistalsis)が起こり，多くが嘔吐に先立つ何分も前から出現する．逆蠕動とは蠕動が消化管を下方にではなく上方に遡ることを意味する．逆蠕動は回腸のようなかなり下部の腸管に起こることもあり，逆蠕動波は2〜3cm/秒の速度で腸管を逆向きに移動する．この動きが実際に3〜5分以内に下部小腸内容物の多くの部分をはるばる十二指腸や胃へと押し戻す働きをする．そして，上部消化管，特に十二指腸が過度に拡張されて，それが嘔吐行動を実際に引き起こす誘因になる．

嘔吐のはじめに，十二指腸と胃の両者に強い内因性の収縮が起こる．それに伴い，食道－胃括約筋は部分的に弛緩することで嘔吐物が胃から食道に移動可能となる．その先を引き継ぐのが下記に述べるような腹筋の収縮を伴う特徴的な嘔吐行動であり，それによって嘔吐物が体外に吐き出される．

嘔吐行動

ひとたび嘔吐中枢が十分刺激され嘔吐運動が開始されると，まず，①深呼吸，②舌骨と喉頭の挙上による上食道括約筋の開口，③嘔吐物の肺への侵入を防止するための声門の閉鎖，および，④軟口蓋の挙上による後鼻孔の閉鎖が起こる．それに引き続いて，横隔膜の下方への強い収縮とすべての腹壁筋の同時収縮が生じ，これによって胃は横隔膜と腹筋の間で圧搾されることになり胃内圧が高まる．最後に，下食道括約筋が完全に弛緩し，胃内容物は食道を介して上方に押し出される．

このように，嘔吐行動は腹筋の圧搾活動と胃壁の収縮および食道括約筋の開口が同時に起こることによりもたらされ，それにより胃内容物の吐出が可能になる．

薬剤や乗り物酔いにより嘔吐の開始に関与する延髄の化学受容器誘発帯

消化管そのものの侵害刺激によって引き起こされる嘔吐の他に，脳内のある部分から生ずる神経信号によって引き起こされる嘔吐もある．この作用をもつ部位として特によくあてはまるのが，第四脳室の側壁の**嘔吐中枢**(area postrema)にある嘔吐の**化学受容器誘発帯**(chemoreceptor trigger zone for vomiting)とよばれる小区域である．この領域の電気刺激によっても嘔吐が開始するが，もっと重要なのはアポモルヒネ，モルヒネやいくつかのジギタリス誘導体など，一定の薬剤の内服により，この化学受容器引金帯が直接刺激されて嘔吐が誘発されることである．この領域を破壊するとこの種の嘔吐は起こらなくなるが，消化管自身の侵害刺激で起こる嘔吐は阻止されない．

さらに，人によっては，体の運動の向きやリズムの急速な変換により嘔吐を起こすことはよく知られている．この現象のメカニズムは次の通りである．運動によって内耳の前庭迷路の受容器が刺激され，そこから神経インパルスが主に脳幹の前庭核を経て小脳に伝達され，次いで化学受容器誘発帯に至り，ついには嘔吐中枢に達して嘔吐を起こす．

悪心

悪心(nausea)はしばしば嘔吐の前駆症状となる．悪心は延髄の嘔吐中枢に密接に関連した領域または嘔吐中枢の一部で起こった潜在意識下の興奮を意識的に認識することである．それを惹起する要因には，①消化管からの侵害刺激性神経インパルス，②乗り物酔いに関連して下位脳から起こる神経インパルス，または，③大脳皮質からの嘔吐を起こす神経インパルスなどがある．嘔吐は，時には悪心という前駆症状なしに起こることがあり，これは悪心という感覚に関係するのは，嘔吐中枢の一部分だけであることを示している．

消化管の閉塞

図 67.3 に示すように，消化管はその走行ほぼすべての箇所で閉塞しうる．消化管閉塞の一般的な原因としては，①**がん**(cancer)，②**潰瘍や腹膜癒着に伴う線維性狭窄**(fibrotic constriction resulting from ulceration or from peritoneal adhesions)，③**腸管分節の攣縮**(spasm of a segment of the gut)，④**腸管分節の麻痺**(paralysis of a segment of the gut)，などが挙げられる．

閉塞に伴う異変は，閉塞した腸管部位によって異なる．消化性潰瘍後の線維性狭窄などにより幽門部の閉塞が起こると，胃内容物の嘔吐が持続的に起こる．これにより身体の栄養が損なわれるとともに，胃から H^+ が過度に失われる結果，さまざまな程度の**全身性アルカローシス**(whole-body metabolic alkalosis)に陥る．

もし，閉塞が胃より遠位で起こると，小腸からの逆蠕動によって腸液が胃内へ逆流し，胃の分泌物とともに吐き出される．この場合には，大量の水と電解質が喪失し，患者は重篤な脱水状態に陥る．しかし，胃からの酸と小腸からの塩基の喪失がほぼ同量で，酸塩基平衡にほとんど変化が現れない．

閉塞部位が大腸の遠位端付近の場合には，糞便が結腸に1週間以上にわたり滞留することがある．患者は便秘の感覚を強く訴えるが，はじめから嘔吐が激しくなることはない．大腸が完全に充満して，ついにはそれ以上糜粥が小腸から大腸へ移動できなくなると，激しい嘔吐が起こる．大腸の閉塞が長期化すると，ついには腸管そのものの破裂，あるいは激しい嘔吐による脱水や循環性ショックに陥ることもある．

消化管内のガス：放屁

ガス(腸内ガス(flatus)とよばれる)が消化管内に入るのは，次の 3 つの方法による．すなわち，①空気の嚥下，②腸内での細菌活動によるガスの生成，または，③血液から消化管へのガスの拡散である．胃内のガスのほとんどは，嚥下した空気に由来する窒素と酸素の混合物である．それは通常の場合は噯気(げっぷ)によって体外に放出される．小腸には通常わずかのガスしかなく，そのガスはほとんど胃から腸管へ入り込んだ空気である．

大腸内のガスはほとんどが細菌の活動に由来し，特に，**二酸化炭素**(carbon dioxide)，**メタン**(methane)，**水素**(hydrogen)を含む．メタンと水素が酸素と適当な比率で混合すると，時として爆発性の混合気になることがある．実際，S 状結腸鏡検査の際に施した電気焼灼によって，軽度の爆発が起こることが知られている．

ある種の食物(例えば豆類，キャベツ，タマネギ，カリフラワー，トウモロコシ，また酢のような刺激性の食品など)は，他の食物より大量の肛門からの腸内ガスの放出(放屁)を起こすことが知られている．これらの食物，特に吸収されていない発酵性の炭水化物には，ガス産生菌に適した培地となるものがある．例えば，豆類は不消化性の炭水化物を含み，結腸まで運ばれて大腸菌にとって格好の食餌になる．あるいは大腸への刺激によって急速な蠕動運動が起こり，ガスが吸収されないうちに肛門に到達して多量のガスの放出が起こる場合もある．

大腸内に入ったり，そこで生成されたりするガスの量は 1 日あたり平均 7〜10 L であるが，そのうち肛門から放出されるのは，通常わずかに 0.6 L 程度である．残りは正常では，腸管粘膜から血中に吸収され肺から排出される．

参考文献

Atherton JC, Blaser MJ: Coadaptation of Helicobacter pylori and humans: ancient history, modern implications. J Clin Invest 119:2475, 2009.

Bassotti G, Blandizzi C: Understanding and treating refractory constipation. World J Gastrointest Pharmacol Ther 5:77, 2014.

Beatty JK, Bhargava A, Buret AG: Post-infectious irritable bowel syndrome: mechanistic insights into chronic disturbances following enteric infection. World J Gastroenterol 20:3976, 2014.

Bhattacharyya A, Chattopadhyay R, Mitra S, Crowe SE: Oxidative stress: an essential factor in the pathogenesis of gastrointestinal mucosal diseases. Physiol Rev 94:329, 2014.

Boeckxstaens G, El-Serag HB, Smout AJ, Kahrilas PJ: Symptomatic reflux disease: the present, the past and the future. Gut 63:1185, 2014.

Braganza JM, Lee SH, McCloy RF, McMahon MJ: Chronic pancreatitis. Lancet 377:1184, 2011.

Camilleri M: Peripheral mechanisms in irritable bowel syndrome. N Engl J Med 367:1626, 2012.

Camilleri M: Physiological underpinnings of irritable bowel syndrome: neurohormonal mechanisms. J Physiol 592:2967, 2014.

Danese S, Fiocchi C: Ulcerative colitis. N Engl J Med 365:1713, 2011.

Kahrilas PJ: Clinical practice. Gastroesophageal reflux disease. N Engl J Med 359:1700, 2008.

Knights D, Lassen KG, Xavier RJ: Advances in inflammatory bowel disease pathogenesis: linking host genetics and the microbiome. Gut 62:1505, 2013.

Kunzelmann K, Mall M: Electrolyte transport in the mammalian colon: mechanisms and implications for disease. Physiol Rev 82:245, 2002.

Mayer EA, Savidge T, Shulman RJ: Brain-gut microbiome interactions and functional bowel disorders. Gastroenterology 146:1500, 2014.

Maynard CL, Elson CO, Hatton RD, Weaver CT: Reciprocal interactions of the intestinal microbiota and immune system. Nature 489:231, 2012.

McMahon BP, Jobe BA, Pandolfino JE, Gregersen H: Do we really understand the role of the oesophagogastric junction in disease? World J Gastroenterol 15:144, 2009.

Morris AM, Regenbogen SE, Hardiman KM, Hendren S: Sigmoid diverticulitis: a systematic review. JAMA 311:287, 2014.

Neurath MF: Cytokines in inflammatory bowel disease. Nat Rev Immunol 14:329, 2014.

Xavier RJ, Podolsky DK: Unravelling the pathogenesis of inflammatory bowel disease. Nature 448:427, 2007.

第 68 章

糖質代謝と ATP 生成

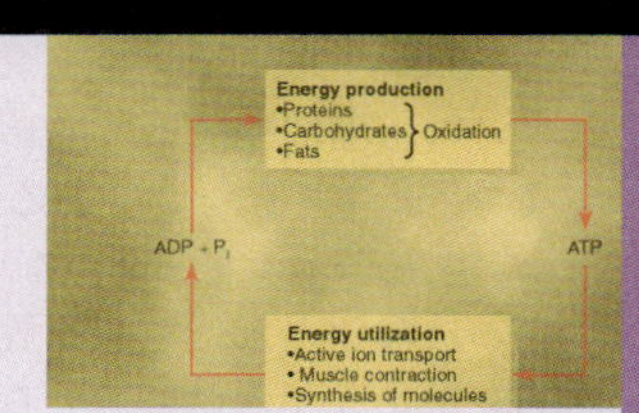

これからの数章は生体における代謝，すなわち細胞が生き続けることを可能にする化学的反応過程を扱う．本書の目的は，生化学のようにすべてのいろいろな細胞内反応の化学的反応を詳細に記述することではない．代わってこれらの章では，①細胞における主要な化学的反応過程の概観と，②その生理学的な意味合い，特にこれらの化学的反応過程が生体のホメオスターシス全体に適合する様式の分析について記述する．

食物からのエネルギーの放出と自由エネルギー

細胞内の化学的反応の多くは，食物にあるエネルギーを細胞の生理的機能に利用できるように生成することを目的としている．例えば，エネルギーは筋肉の活動，腺での分泌，神経や筋繊維での膜電位の維持，細胞内での物質合成，消化管からの食物の吸収，また多くの他の機能に必要である．

共役反応

すべてのエネルギーを生成する食物（糖質，脂質，タンパク質）は細胞内で酸化されると，この過程で大量のエネルギーが放出される．これらの同じ食物は，体外では実際に火で純酸素を使って燃焼し，大量のエネルギーを放出する．しかしこの場合，エネルギーは熱の形で急激にすべて放出される．細胞の生理学的過程に必要なエネルギーは熱ではなくて，筋肉の機能の場合は機械的な動きを生み出すエネルギーであり，分泌腺の場合は溶質を濃縮させるエネルギーであり，また他の細胞機能をもたらすエネルギーである．このエネルギーを供給するためには，化学的反応がこれらの生理機能に働くシステムと“共役”することが必要である．この共役は，特別な細胞内酵素群とエネルギー伝達系によって完結され，そのいくつかは本章と後の章で説明される．

自由エネルギー

食物の完全な酸化によって遊離されるエネルギー量は，**食物の酸化の自由エネルギー**（free energy of oxidation of the food）とよばれていて，一般的に ΔG という記号で表記される．自由エネルギーは通常，基質 1 mol あたりのカロリー（cal）の単位で表される．例えば，1 mol（180 g）のグルコースの完全酸化により遊離される自由エネルギー量は 686000 cal である．

ATP は生体のエネルギー通貨である

アデノシン三リン酸（ATP）は生体のエネルギー利用とエネルギー産生機能をつなぐ必須のものである（図 68.1）．このことから，ATP は生体のエネルギー通貨とよばれており，繰り返し獲得できたり消費したりできる．

糖質，タンパク質，脂質の酸化で得られたエネルギーは，アデノシン二リン酸（ADP）から ATP への変換に使用される．そして，その ATP は，①細胞膜を通過する分子の能動輸送，②筋の収縮と機械的仕事の遂行，③ホルモン，細胞膜，その他多くの生体に重要な分子をつくる種々の生合成反応，④神経インパルスの伝導，⑤細胞分裂と増殖，⑥その他生命を維持し繁殖させるのに必要な多くの生理的機能のために必要な，生体のさまざまな反応によって消費される．

ATP はすべての細胞に存在する変化しやすい化学物質である．図 68.2 に示すように，ATP はアデニン，リボース，3 つのリン酸基の化合物である．末端の 2 つのリン酸基は，記号“～”で表される高エネルギー結合でそれぞれ連結している．

ATP1 mol あたりのおのおのの高エネルギー結合の自由エネルギーの量は，標準状態ではおよそ 7300 cal だが，生体内での温度や反応物の濃度が通常の条件下ではおよそ 12000 cal である．したがって，生体内では，末端の 2 つのリン酸基のそれぞれが除去されるごとにおよそ 12000 cal のエネルギーが遊離する．ATP から最初のリン酸基が失われると ADP となり，続いて 2 番目のリン酸基も失われると**アデノシン一リン酸**（adenosine monophosphate：AMP）となる．ATP，ADP，AMP の間の相互変換は次に示す通りである．

$$\text{ATP} \underset{+12000\ \text{cal}}{\overset{-12000\ \text{cal}}{\rightleftarrows}} \begin{Bmatrix} \text{ADP} \\ + \\ \text{PO}_3 \end{Bmatrix} \underset{+12000\ \text{cal}}{\overset{-12000\ \text{cal}}{\rightleftarrows}} \begin{Bmatrix} \text{AMP} \\ + \\ 2\text{PO}_3 \end{Bmatrix}$$

ATP はすべての細胞の細胞質や核質のいたるところに存在する．そして基本的にエネルギーを必要とするすべての生理的機構は，ATP（またはもう 1 つの類似した高エネルギー化合物であるグアノシン三リン酸：GTP）から直接エネルギーを得る．代わりに，細胞内の食物は徐々に酸化され，そして放出したエネルギーは新しい ATP を生成するのに用いられる．このようにしてつねに ATP を供給し続けている．すべてのこれらのエネルギーの転移は，共役反応によって行われる．

本章の主な目的は，糖質からのエネルギーが，細胞内で ATP を生成するのにどのように使われるのかを説明することである．通常は，生体内で利用されるすべての糖質の 90％以上はこの目的のために利用される．

糖質代謝におけるグルコースの中心的役割

第 66 章で述べたように，消化管における糖質の消化の最終産物はほとんどすべてがグルコース，フルクトース，ガラクトースであり，平均でこれらの最終産物の約 80％がグルコースにあたる．腸管からの吸収後，フルクトースの多くとガラクトースのほとんどは肝臓で速やかにグルコースに変換される．したがって，わずかなフルクトースとガラクトースしか循環血液中に存在しない．**このように，グルコースはほぼすべての糖質を組織の細胞へ輸送するための最終的な共通経路となる．**

肝細胞内では，図 68.3 に示すように，単糖類（グルコース，フルクトース，ガラクトース）の間で相互変換を促すのに適した酵素群がある．これらの酵素群は，肝臓が単糖類を血中に戻す際は最終産物がほぼグルコースとして放出されるように反応が進行する．この理由は，肝細胞中には大量の**グルコース -6- ホスファターゼ**（glucose phosphatase）が含まれているからである．したがって，グルコース -6- リン酸はグルコースとリン酸に分解され，そしてグルコースは肝細胞膜を輸送されて血中に戻ることができる．

もういちど強調されるべきことは，血液で循環しているすべての単糖類の 95％以上は，通常，最終的に転換された物質であるグルコースということである．

細胞膜でのグルコースの輸送

グルコースは体内の組織細胞によって使われる前に，細胞膜を通過して細胞質に輸送されなければならない．しかし，グルコースは，細胞膜にある細孔を通って容易に拡散できるというわけではない．なぜなら，拡散で通過できる粒子の最大の分子量は約 100 であり，グルコースの分子量は 180 だからである．それでもグルコースは**促進拡散**の機構によりかなりの自由度をもって細胞の内部を拡散できる．この促進拡散の原理は第 4 章で述べられている．基本的には次のように進む．グルコースに結合できる多数の**タンパク質担体**（carrier）分子が細胞膜の脂質マトリックスを貫通する形で存在する．グルコースに結合できる多数のタンパク質担体分子が細胞膜の脂質マトリックスを貫通する形で存在する．これと結合する形で，グルコースは膜の一方の側からもう一方の側へ輸送されてから遊離される．したがって，もしグルコー

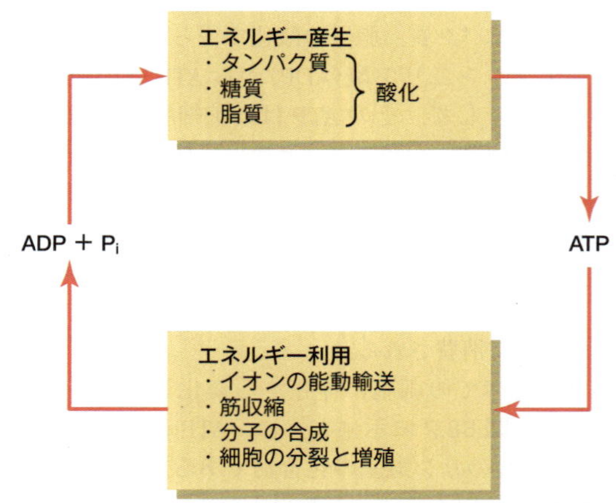

図 68.1 生体のエネルギー産生系とエネルギー消費系の間で中心的な連結役を担うアデノシン三リン酸（ATP）
ADP：アデノシン二リン酸，P_i：無機リン．

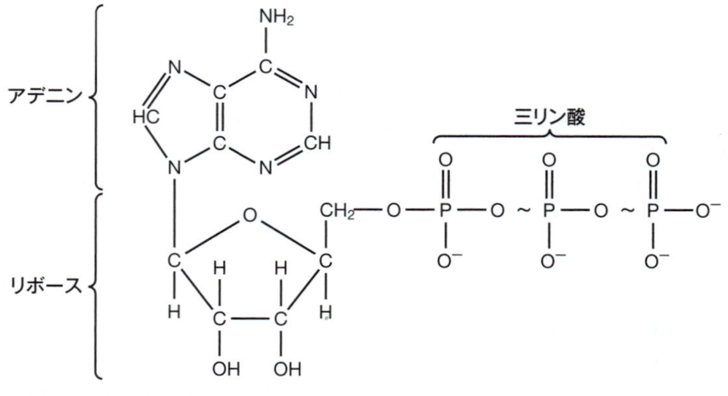

図 68.2 アデノシン三リン酸（ATP）の化学構造
"～"は高エネルギーリン酸結合を示す．

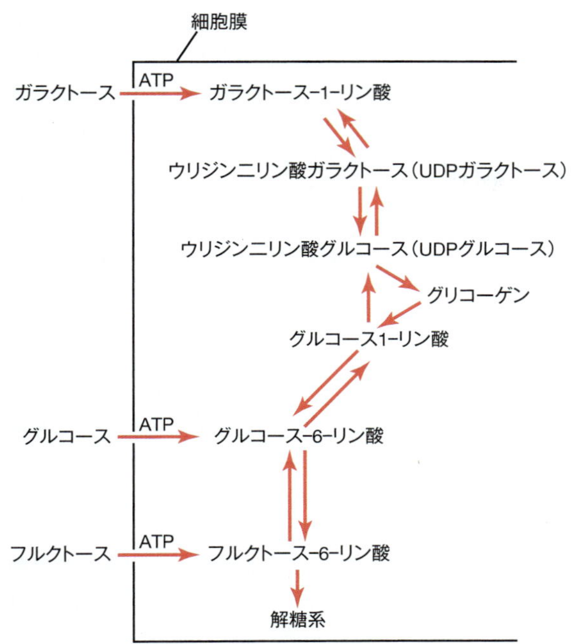

図 68.3 肝細胞内での3つの主要単糖類（グルコース，フルクトース，ガラクトース）の相互変換

スの濃度が膜の一方の側でもう一方の側よりも高ければ，グルコースは高濃度領域から低濃度領域へと，それとは反対向きの輸送よりも多く輸送される．

ほとんどの組織の細胞膜を通るグルコースの輸送は，消化管または腎尿細管の上皮を通る際のものとはまったく異なっている．この2つの場合には，グルコースは**ナトリウム－グルコース能動共輸送**（active sodium-glucose co-transport）の機構で輸送される．そこではナトリウムの能動輸送が，**濃度差に逆らって**グルコースを輸送するためのエネルギーを供給している．このナトリウム－グルコース能動共輸送の機構は，グルコースを能動的に吸収するのに特に適した，特定の上皮細胞でのみ働いている．他の細胞膜では，グルコースと特殊な結合特性を示す膜の**グルコース担体タンパク質**（glucose carrier protein）が**促進拡散を行って**グルコースを高濃度から低濃度のほうへ輸送している．細胞膜輸送における促進拡散の詳細は，第4章で述べられている．

インスリンはグルコースの促進拡散を増加させる

グルコースの輸送の速度は，他の一部の単糖類の輸送も同様かもしれないが，インスリンによって大きく増加する．大量のインスリンが膵臓から分泌されるとき，ほとんどの細胞へのグルコース輸送の速度は，インスリンが分泌されないときに比べて10倍かそれ以上に増加する．それとは対照的に，インスリンが欠乏した場合，肝臓や脳細胞を除いた体内のほとんどの細胞内へ拡散で取り込まれるグルコース量は非常に少ないので，通常のエネルギー代謝に必要なグルコースの量をまかなえない．

実際には，さまざまな組織のほとんどの細胞における糖の利用速度は，膵臓からのインスリンの分泌速度とグルコース輸送についてのインスリンに対する組織の感受性とで調節されている．インスリンの機能と糖代謝の調節作用については，第79章で詳しく述べる（**訳者注**：グルコース輸送体（GLUT）はアイソフォームがあり，インスリン感受性なのはGLUT-4で脂肪組織と骨格筋に豊富に存在し，グルコース特異的に輸送する．GLUT-2はインスリン非感受性で肝臓・腎臓・膵β細胞などに存在し3種類の単糖類を輸送する）．

グルコースのリン酸化

細胞へ取り込まれるとただちに，グルコースは以下の反応に従ってリン酸基と結合する．

$$\text{グルコース} \xrightarrow[\text{+ATP}]{\text{グルコキナーゼまたは ヘキソキナーゼ}} \text{グルコース-6-リン酸}$$

このリン酸化は，酵素として肝臓では**グルコキナーゼ**（glucokinase），また，その他のほとんどの細胞では**ヘキソキナーゼ**（hexokinase）により進行する．グルコースのリン酸化は，肝細胞，尿細管上皮細胞，腸上皮細胞を除いては，ほとんどすべての細胞で不可逆的である．これらの細胞においては，別の酵素である**グルコースホスファターゼ**（glucose phosphatase）が利用でき，これが活性化されると，このリン酸化の反応を逆方向に進行させることができる．身体のほとんどの組織では，リン酸化はグルコースを細胞内に**閉じ込める**のに役立つ．すなわち，リン酸と即時に結合することで，グルコースは細胞の外側に拡散で漏出できなくなる．ただし，ホスファターゼをもつ特別な細胞，特に肝細胞では事情は異なる．

グリコーゲンは肝臓と筋肉で貯蔵される

細胞内へ吸収後，グルコースは細胞にエネルギーを放出するためにすぐに使用されるか，あるいはグルコースの巨大な重合体である**グリコーゲン**（glycogen）という形で貯蔵される．

身体のすべての細胞は少なくとも若干のグリコーゲンを貯蔵できる．しかし特定の細胞は大量のグリコーゲンを蓄積可能であり，特に肝細胞では重量の5～8％までの量を，筋肉細胞では1～3％までの量を貯蔵することができる．グリコーゲン分子は，重合してどんな分子量にもなるが，平均的な分子量は500万かそれ以上であり，大部分のグリコーゲンは固形顆粒の形として凝結する．

単糖類が高分子量の凝結した化合物（グリコーゲン）へ変換したことにより，細胞内液の浸透圧を変えることなく大量の糖を貯蔵することが可能である．もし低分子量の可溶性の単糖類が高濃度に存在すれば，細胞内液と細胞外液の浸透圧の関係は破綻するであろう．

グリコーゲン合成：グリコーゲンの形成過程

グリコーゲン合成のための化学反応を図68.4に示す．この図では，**グルコース-6-リン酸**(glucose-6-phosphate)が**グルコース-1-リン酸**(glucose-1-phosphate)になり，さらにこの物質が**ウリジン二リン酸グルコース**(UDP-グルコース(uridine diphosphate glucose：UDP-glucose))に変換され，最終的にグリコーゲンが形成される．いくつかの特異的な酵素がこれらの変換に必要であり，グルコースに変換が可能ないずれの単糖類もこの反応系に入ることが可能である．**乳酸**(lactic acid)，**グリセロール**(glycerol)，**ピルビン酸**(pyruvic acid)，その他いくつかの**脱アミノ化したアミノ酸**(deaminated amino acid)などの特定の低分子化合物も，グルコースあるいは類縁の化合物に変換され，それからグリコーゲンに変換されうる．

グリコーゲン分解：貯蔵されたグリコーゲンの分解過程

グリコーゲン分解(Glycogenolysis)とは，細胞中に貯蔵されたグリコーゲンを分解し，再びグルコースを合成することである．そしてこのグルコースはエネルギーを供給するのに用いられる．グリコーゲン分解はグリコーゲンを形成する化学反応と同じ過程を逆戻りするわけではない．その代わりに，1つ1つのグルコース分子は，**ホスホリラーゼ**(phosphorylase)という酵素で触媒される**リン酸化反応**(または**加リン酸分解反応**(phosphorylation))によってグリコーゲン多量体のそれぞれの分枝から次々と外されていく．

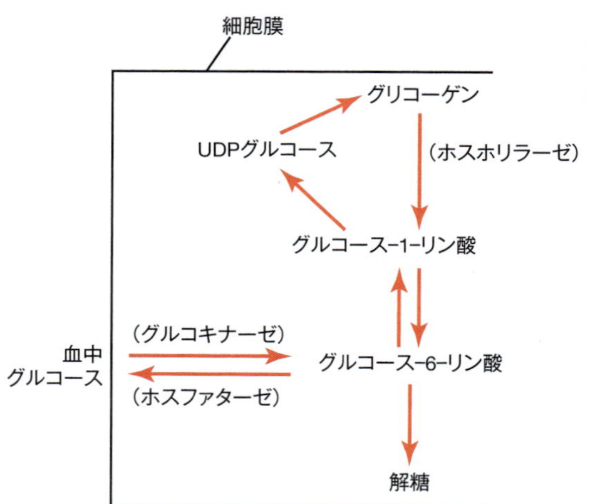

図68.4 グリコーゲン合成とグリコーゲン分解の化学反応および血液グルコースと肝グリコーゲンの相互変換
細胞からグルコースを遊離するために必要なホスファターゼは，肝細胞には存在するが，他のほとんどの細胞には存在しない．

(筋の)安静時ではホスホリラーゼは不活化状態であり，よってグリコーゲンは貯蔵されたままである．グリコーゲンからグルコースを再合成する必要があるときは，ホスホリラーゼはまず活性化されなければならない．この活性化は，次のセクションで述べるように，アドレナリンやグルカゴンによる活性化を含めた，いくつかの経路で行うことができる．

アドレナリンまたはグルカゴンによるホスホリラーゼの活性化

2つのホルモン，**アドレナリン**(adrenaline)と**グルカゴン**(glucagon)は，ホスホリラーゼを活性化することができ，それによって急速なグリコーゲン分解を起こす．これらのホルモンは，いずれの最初の反応も，細胞内での**サイクリックAMP**(cyclic AMP：cAMP)の合成を促進することである．それに次いで，活性化する連続的な化学反応が始まる．その詳細については第79章で述べられる．

アドレナリンは交感神経系が刺激されたときに副腎髄質から分泌される．したがって，交感神経系の機能の1つは，急速なエネルギー需要に応じてグルコースの供給を増加させることである．この**アドレナリン**は肝臓と筋肉で顕著にその機能を発揮し，第61章で述べたように，活動するための身体の準備を(他の交感神経刺激の作用とともに)する．

グルカゴンは，血中グルコース濃度(血糖値)が低くなりすぎたときに，膵臓の**α細胞**から分泌されるホルモンである．グルカゴンは，肝細胞中でcAMPの合成を刺激して，次に肝グリコーゲンをグルコースに変換するのを促進し，それによって血糖値を上昇させる．血糖調節におけるグルカゴンの作用は，第79章で論じる．

解糖系によるグルコースからのエネルギーの遊離

グルコース1molの完全酸化では686000calのエネルギーが遊離されるのに対し，ATP 1molの生成にはたった12000calのエネルギーしか必要としない．もしグルコースがたった1段階の反応で水と二酸化炭素に分解され，これに共役してたった1分子のATPしか産生されなかったら，エネルギーは非常な無駄になってしまうだろう．幸いなことに，生体の細胞には，グルコース分子を連続した多段階の反応で少しずつ分解する特定の酵素群が存在する．そのため，そのエネルギーは1分子のATPをつくるために少量ずつ遊離されて，細胞で1molのグルコースが代謝されるごとに，合計38molのATPが生成される．

以下では，グルコース分子が順次切断されて，ATPを生成するためにエネルギーが遊離される過程の基本的な原理について述べる．

解糖：グルコースの分解によるピルビン酸の生成

グルコース分子からエネルギーを遊離させるのに最も

重要な過程は，**解糖**(glycolysis)で開始される．解糖の最終産物は，さらに酸化されてエネルギーを供給する．解糖とは，グルコース分子を分解して**2分子のピルビン酸**を生成することである．

解糖は，図 68.5 に示すように，10 段階の連続した化学反応で生じる．各段階は少なくとも 1 つの特定のタンパク質酵素によって触媒される．注目すべきは，グルコースが最初にフルクトース-1,6-二リン酸に変換されたのち，炭素 3 原子をもつ分子であるグリセロアルデヒド-3-リン酸の2分子に分割されることであり，その後，それらは 5 段階の反応を経てピルビン酸に変換される．

解糖における ATP 産生

解糖系では多くの化学反応があるにもかかわらず，ほとんどの反応段階ではグルコース分子の自由エネルギーのほんの少量ずつしか放出されない．しかしながら，1,3-ジホスホグリセリン酸から 3-ホスホグリセリン酸への反応段階と，また，ホスホエノールピルビン酸からピルビン酸への反応段階では，ATP を生成するのに必要な量である 1mol あたり 12000cal より大きなエネルギー量を放出する．この 2 つの反応は，ATP を生成する反応と共役する．このように，1mol のフルクトース-1,6-二リン酸がピルビン酸に分解されるまでに合計 4mol の ATP が生成される．

ところが，もともとのグルコースをリン酸化して，糖の分解を開始することが可能な物質であるフルクトース-1,6-二リン酸を形成するまでに 2mol の ATP が必要である．したがって，**解糖の全過程によって得られる ATP の正味の量は，利用されるグルコース 1mol あたりたった 2mol の ATP にすぎない**．これは ATP に転移することができたエネルギーは 24000cal に達するが，解糖系全体では最初のグルコースから合計 56000cal のエネルギーが放出される，すなわち，ATP 産生に用いられる全体のエネルギー効率としてたった 43%しかないということである．残りの 57%のエネルギーは熱の形で失われる．

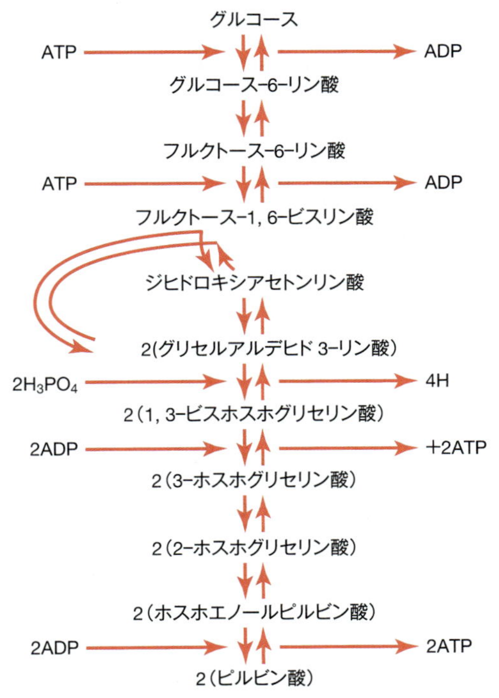

図 68.5 解糖にかかわる化学反応の経路

ピルビン酸からアセチル CoA への変換

グルコース分解の次の段階は，図 68.5 の 2 つのピルビン酸分子から 2分子の**アセチル CoA**(acetyl coenzyme A：acetyl-CoA)への変換であり，次に示す反応に従う．

$$2CH_3-\overset{\displaystyle O}{\overset{\|}{C}}-COOH + 2CoA-SH \rightarrow$$
(ピルビン酸)　(CoA)

$$2CH_3-\overset{\displaystyle O}{\overset{\|}{C}}-S-CoA + 2CO_2 + 4H$$
(アセチル CoA)

2分子の二酸化炭素と 4 個の水素原子がこの反応から遊離される．2分子のピルビン酸の残りの部分は，ビタミンのパントテン酸の誘導体である CoA と結合し，2分子のアセチル CoA を生成する．この反応において ATP を直接は生成しないが，遊離した 4 個の水素原子が後で酸化されるときには最高 6分子の ATP が生成される．このことについては後に述べる．

クエン酸回路(クレブス回路)

グルコース分子の分解における次の段階は，**クエン酸回路**(citric acid cycle)(または**トリカルボン酸回路，TCA 回路**(tricarboxylic acid cycle))あるいはこの回路の発見者である Hans Krebs に因んで**クレブス回路**(Krebs cycle)とよばれている．クエン酸回路はアセチル CoA のアセチル基が二酸化炭素と水素原子に分解される一連の化学反応である．これらの反応はすべて**ミトコンドリアのマトリックス**(matrix of mitochondria)で起こる．遊離した水素原子はその数を増し，その後(後述するように)酸化され，莫大な量のエネルギーが放出されて ATP が産生される．

図 68.6 は，クエン酸回路のそれぞれの化学反応を示している．左側には反応中に加わる物質を示し，右側には反応の生成物を示した．注目すべきは，この図の最上段にあるように一連の反応が**オキサロ酢酸**(oxaloacetic acid)で始まっていること，そして最下段にあるように一連の反応が**オキサロ酢酸**の生成で終っていることであ

る．このように，この回路は何回も繰り返し続行することができる．

クエン酸回路の初段反応では，**アセチル CoA** が**オキサロ酢酸**と結合して**クエン酸**を生成する．アセチル CoA の CoA 部分は遊離し，ピルビン酸からアセチル CoA をさらに多く生成するために繰り返し利用される．一方，アセチル基の部分はクエン酸分子の不可欠な部分となる．クエン酸回路の一連の反応過程のなかで，**図 68.6** の左に示されるようにいくつかの水分子が付加される．そして図の右に示されるように，この回路での他の反応では**二酸化炭素**と**水素原子**が遊離される．

クエン酸回路全体の正味の結果は，**図 68.6** の一番下に説明されているように，グルコース 1分子が代謝されるごとに，2分子のアセチル CoA が 4分子の水と一緒にクエン酸回路に加わる．その後，これらは 4分子の二酸化炭素と，16 個の水素原子，2分子の CoA に分解される．そして，2分子の ATP が，次のように生成される．

クエン酸回路における ATP の生成

クエン酸回路自体は多量のエネルギーを放出するわけではない．ただ 1 ヵ所の化学反応で（α- ケトグルタル酸からコハク酸に至る反応で）1分子の ATP が生成されるのみである．このように，グルコース 1分子が代謝されるごとに 2分子のアセチル CoA がクエン酸回路に入り，おのおののアセチル CoA につき 1分子の ATP，すなわち合計 2分子の ATP を生成することになる．

クエン酸回路で水素原子を遊離させる脱水素酵素と NAD⁺ の作用

本章のあちこちですでに述べたように，水素原子はクエン酸回路にある種々の化学反応で遊離される．すなわち，解糖で 4 個，ピルビン酸からアセチル CoA を生成する反応で 4 個，クエン酸回路で 16 個の水素原子が遊離する．**このようにして，グルコース 1分子あたり合計 24 個の水素原子が遊離される**．しかしながら，水素原子は単に細胞内液中で失われてしまうわけではない．その代わりに，水素原子は 2 つ 1 組で遊離されるが，その遊離はそれぞれ**脱水素酵素**（dehydrogenase）とよばれる特定のタンパク質酵素で触媒される．24 個の水素原子のうちの 20 個は，ビタミンのナイアシンの誘導体であるニコチンアミドアデニンジヌクレオチド（NAD^+）と速やかに結合するが，その反応は次に示す通りである．

$$\text{基質}\begin{matrix} \diagup H \\ \diagdown H \end{matrix} + NAD^+ \xrightarrow{\text{脱水素酵素}} NADH + H^+ + \text{基質}$$

この反応は，特定の脱水素酵素の触媒と水素運搬体として働く NAD^+ の供給のいずれがなくても進行しない．遊離した H^+ と NAD^+ に結合した水素原子は，その後，大量の ATP を産生する多段階の酸化的化学反応に入る．この反応は後に述べる．

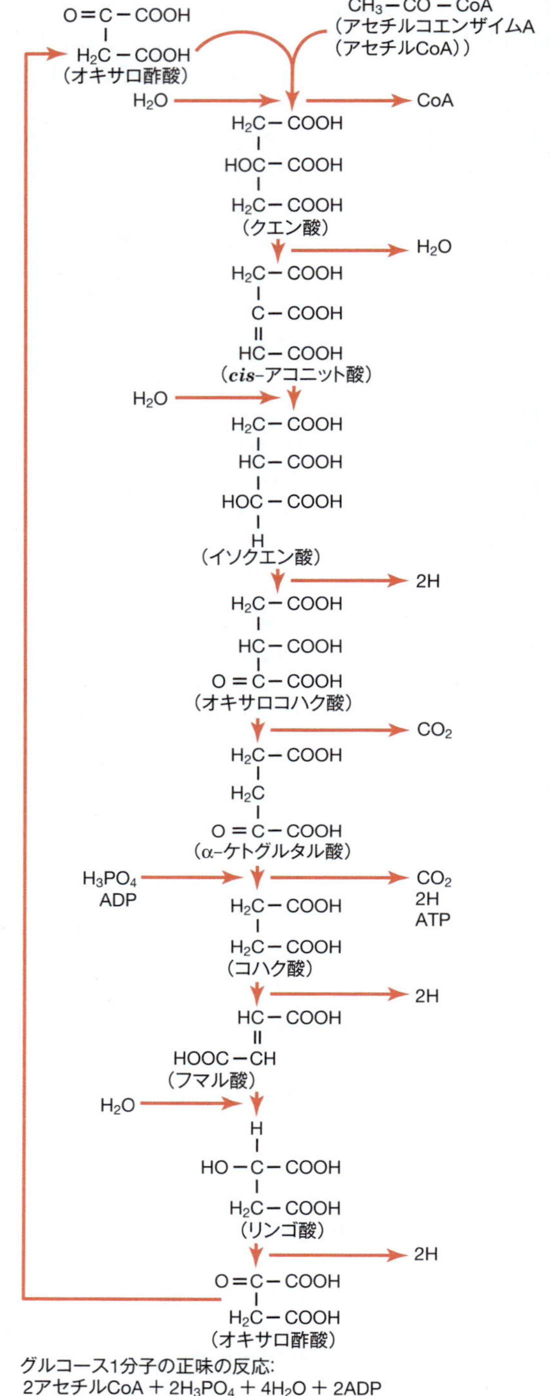

図 68.6 クエン酸回路の化学反応
この回路の反応中に生成される二酸化炭素と水素原子を示す．

グルコースの分解で産生された水素原子のうち，残り 4 個の水素原子（コハク酸とフマル酸の間を触媒するクエン酸回路で遊離した 4 個）は特定の脱水素酵素とは結合するが，その後 NAD^+ に転移されるわけではない．

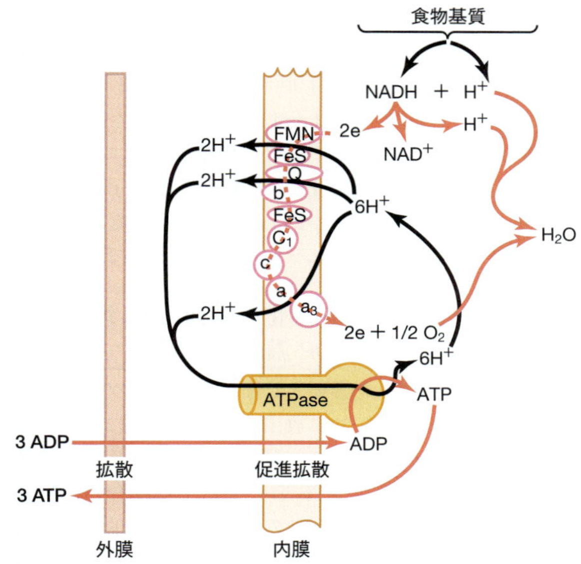

図 68.7　大量の ATP を産生する酸化的リン酸化のミトコンドリアの化学浸透機構
この図は，ミトコンドリアの内膜と外膜における酸化過程とリン酸化過程の相関を示している．FeS：鉄硫黄タンパク質，FMN：フラビンモノヌクレオチド，Q：ユビキノン．

その代わりに，それらは脱水素酵素から直接酸化過程に移っていく．

二酸化炭素を産生する脱炭酸酵素の作用

再びクエン酸回路の化学反応をみると，ピルビン酸からアセチル CoA を生成する反応と同じような，二酸化炭素が生成される反応が 3 つあることがわかる．二酸化炭素を生成する**脱炭酸酵素**(decarboxylase)とよばれる他の特定のタンパク質酵素は，基質から二酸化炭素を切り離す．二酸化炭素はその後，体液に溶存して肺へ輸送される．そこで二酸化炭素は体外へ排出される(第 41 章参照)．

水素の酸化による大量の ATP の産生：酸化的リン酸化反応

①解糖，②クエン酸回路，③脱水素反応，そして，④脱炭酸反応がすべて複雑なものにもかかわらず，これらの全反応を通しても話にならないほどの少ない ATP 量しか生成できない．すなわち，1分子のグルコースが代謝されるごとに解糖系で 2分子とクエン酸回路で 2分子の ATP のみである．代わりに，グルコース代謝を通して生成される全 ATP 量のほぼ 90％は，グルコースの分解の早い段階で生まれる水素原子の酸化反応で生成される．まさに，これらの早期の反応の主要な機能は，グルコース分子の水素を酸化反応に利用可能な形にすることである．

水素の酸化は，図 68.7 に示すように，**ミトコンドリアにおいて**，酵素で触媒される一連の反応によって行われる．これらの反応は，①水素原子を H^+ と電子に分割して，②電子を使って，最終的には溶液中の溶存酸素と水分子を連結させて OH^- を形成させる．そしてこの H^+ と OH^- が結合して水を生成する．この一連の酸化反応において，多量の ATP が産生される．このような方法による ATP の生成は**酸化的リン酸化**(oxidative phosphorylation)とよばれる．これはすべてミトコンドリア内で**化学浸透機構**(chemiosmotic mechanism)とよばれる高度に特殊化された過程で起こる．

ATP を生成するミトコンドリアの化学浸透機構

水素のイオン化，電子伝達鎖および水の生成

ミトコンドリアでの酸化的リン酸化の第 1 段階は，食物基質から外された水素原子をイオン化することである．すでに述べたように，これらの水素原子は対になって外される．その 1 つはただちに H^+ となり，他の 1 つは NAD^+ と結合して NADH を形成する．図 68.7 の上の部分に NADH と H^+ のその後の過程が示してある．まず NADH からもう 1 つの H^+ を形成する．この過程では一緒に NAD^+ が再生成され，これは繰り返し再利用される．

水素のイオン化を引き起こすために水素原子から除かれた電子は，ただちにミトコンドリアの内膜(棚状に入り組んだ構造の膜)の不可欠な部分である**電子受容体からなる電子伝達系**(electron transport chain of electron acceptor)に入る．電子受容体は電子の授受によって可逆的に還元されたり酸化されたりすることができる．電子伝達系の重要な構成要素は，**フラビンタンパク質**(flavoprotein(フラビンモノヌクレオチド))，いくつかの**鉄硫黄タンパク質**(iron sulfide proteins)，**ユビキノン**(ubiquinone)，**シトクロム *b*，*c₁*，*c*，*a*，*a₃***(cytochrome *b*, *c₁*, *c*, *a*, *a₃*)を含む．それぞれの電子は最後に**シトクロム酸化酵素**(cytochrome oxidase)とよばれるシトクロム *a₃* に達するまで，これらの受容体を次から次に送られる．この酵素は 2 つの電子を供与して原子状態の酸素を還元して O^{2-} とし，さらに H^+ と結合して水を生成させる．

このように，図 68.7 は，電子鎖を介して電子が伝達され，最終的には電子はシトクロム酸化酵素によって利用されて水分子が生成されることを示している．電子伝達系を電子が伝達される間にエネルギーが放出され，以下に示すように ATP 合成に利用される．

電子伝達系による H ＋のミトコンドリアの外側への汲み出し

電子が電子伝達鎖を通過するとき，大量のエネルギーが放出される．このエネルギーはミトコンドリアのマトリックス(内膜の内側，図 68.7 の右側)から膜間腔(内膜と外膜の間腔，図の左側)へ H^+ を汲み出すのに利用される．この過程は，膜間腔で正の電荷をもつ H^+ を高濃度にするとともに，マトリックス内では強い負の電位をつくることになる．

ATP の生成

酸化的リン酸化の次の段階は ADP から ATP へ転換す

ることである．この反応は，ミトコンドリア内膜を貫通してマトリックス側に瘤状の頭部が突き出た大きなタンパク質分子がかかわって行われる．この分子はATPaseであり，物理的特徴は**図68.7**に示してある．それは**ATP合成酵素**(ATP synthase)ともよばれる．

外側の空間にある高濃度の正に荷電したH^+と内膜を挟む大きな膜電位差によって，H^+は**ATPase分子の中を通って**ミトコンドリアのマトリックス内に流入する．その際，このH^+の流入によって得られたエネルギーは，ATPaseがADPを，遊離したイオン化したリン酸基(Pi)と結合させることによってATPへ変換するのに用いられる．このようにして，ADPにもう1つの高エネルギーリン酸結合を付加することになる．

この過程の最終段階は，ミトコンドリアの内側から細胞質へATPを移動させることである．この移動は，ミトコンドリア内膜を通って外側へ移動する促進拡散と，そして透過性のあるミトコンドリア外膜を通過する単純拡散によって行われている．一方，ADPは絶え間なく逆方向へ移動して，ATPへの変換が絶えず行われている．**2つの電子が電子伝達系を完全に通過する(2つの水素原子がイオン化することに相当)ごとに，最大で3つのATP分子が合成される．**

グルコースの分解によるATP生成のまとめ

今やわれわれは至適条件下で，グルコース1分子から得られるエネルギーで形成されるATP分子の総数を確定することができる．

①解糖反応では4分子のATPが生成され，2分子のATPがその後の反応の進行に必要な初段のグルコースのリン酸化に消費される．これで**正味2分子のATP**が生成される．

②クエン酸回路を1回転すると，1分子のATPが生成される．しかし，1分子のグルコースは2分子のピルビン酸に分かれるので，1分子のグルコースが代謝されるごとにクエン酸回路が2回転することになり，正味**さらに2分子のATP**が生成される．

③グルコース分解の全行程で，合計24個の水素原子が解糖系およびクエン酸回路で放出される．このうちの20個が，**図68.7**に示す化学浸透機構と関連して酸化され，2個の水素原子あたり3分子のATPが放出される．これによって**さらに30分子のATP**が追加される．

④残りの4個の水素原子は，特定の脱水素酵素によって**図68.7**の最初の反応を飛び越えてミトコンドリアの化学浸透酸化機構の途中に入り込む．ここでは通常2個の水素原子が酸化されるごとに2分子のATPが放出され，全体として，**さらに4分子のATP**が生成される．

ここで，生成されるすべてのATPを合算すると，1分子のグルコースが二酸化炭素と水に分解されるのに伴い，最大**38分子のATP**が生成されることがわかる．すなわち，456000calのエネルギーがATPの形で蓄えられる一方，グルコース1molが完全に酸化されると686000calが放出されている．この結果は，エネルギー変換の全体の最高効率が66%であることを示す．エネルギーの残り34%は熱となる．よって，細胞が特定の機能を果たすために，それを使用することはできない．

解糖およびグルコース酸化の調節における細胞内ATPおよびADP濃度の作用

細胞がエネルギーを必要としないときに，グルコースからエネルギーを継続的に放出するのは非常に無駄なことであろう．その代わりに，解糖とそれに続く水素原子の酸化反応は，細胞がATPを必要とする度合いに応じて絶えず調節されている．この調節は，化学的反応機構に属する複数のフィードバック調節機構によって果たされている．これらの機構のなかでより重要なのは，エネルギー代謝系での化学反応の速度を調節するときの細胞内ADPおよびATPの濃度の効果である．

ATPがエネルギー代謝の調節に与える重要な1つの手段は，酵素の**ホスホフルクトキナーゼ**(phosphofructokinase)を阻害することである．この酵素は解糖過程の第1段階の1つであるフルクトース-1,6-二リン酸の産生を触媒するので，過剰な細胞内ATPによる正味の効果は，解糖反応を遅らせる，または停止させることであり，それはほとんどの糖代謝が停止することである．逆に，ADPは(同様にAMPも)この酵素に反対の効果をもたらし，酵素活性を著しく増加させる．ATPが組織において，ほとんどすべての細胞内化学反応の主要部分にエネルギーを与えるのに使用されるときはいつも，このATPを消費することによって，ATPによる酵素のホスホフルクトキナーゼの阻害が低下し，同時にADPが過剰に生成される結果，その酵素活性は上昇する．このように解糖系は作動し，ATPの細胞内の総量は再充塡される．

その他に調節に関連するものは，クエン酸回路で生成されるクエン酸イオンである．このイオンが過剰にあると，これもまた**ホスホフルクトキナーゼを強力に阻害する**．このようにして，クエン酸回路が解糖系により生成されるピルビン酸を消費する能力を超えて，解糖系が進行してしまうのを防いでいる．

ATP-ADP-AMP系が糖質代謝を調節する3つ目の方法は，脂肪およびタンパク質からのエネルギー放出の調節と同様であり，次に示す通りである．エネルギー放出のための種々の化学反応をみてみると，細胞内のADPがすべてATPに転換されていた場合は，それ以上ATPは単に合成されなくなることがわかる．結果として，栄養素(グルコース，脂質，タンパク質)を利用してATPを生成する一連の反応はすべて停止する．その後，ATPが，細胞で起こるいろいろな生理機能にエネルギーを与えるのに消費されたとき，新たに生成された ADP と AMP は再びエネルギー生産系に戻り，ほとんど即座に ATP の状態に戻る．このようにして，基本的に ATP の十分量の蓄えが自動的に保持されている．ただし，激しい運動時のように極端な細胞活動をする場合は例外である．

嫌気的なエネルギーの放出：嫌気的解糖

場合によって，酸素が利用できなくなったり不足したりして酸化的リン酸化が起こらないことがある．しかしこのような条件下でも，糖の分解の際の解糖系によって，なお少量のエネルギーを細胞内に放出することができる．なぜなら，グルコースからピルビン酸へ分解するための化学反応には酸素を必要としないからである．

この過程ではグルコースを大量に浪費する．なぜならおのおの 1分子のグルコースを代謝するごとに，ATP 生成に利用できるエネルギーはわずか 24000 cal だけであり，これはグルコース分子にある全エネルギーの 3% をわずかに超える量にすぎないからである．それにもかかわらず，**嫌気的エネルギー**(anaerobic energy) とよばれる解糖によるこのエネルギーの細胞への放出は，酸素が利用できなくなった際の 2，3分間は救命の手段となりうる．

嫌気的解糖での乳酸の生成は，さらに嫌気的エネルギーを放出させる

質量作用の法則に従えば，化学反応の最終産物が反応溶液中に蓄積すれば，反応速度は減少してゼロに近づく．解糖反応(**図 68.5** 参照)の 2 つの最終産物は，①ピルビン酸と，② NAD^+ と結合して NADH と H^+ を生成する水素原子である．このうち片方あるいは両方が蓄積すると，解糖系は停止してそれ以上の ATP 産生は行われなくなる．これらの量が過剰になり始めると，これら 2 つの最終産物が互いに反応して乳酸を産生する．反応は次の式の通りである．

$$\underset{\text{(ピルビン酸)}}{CH_3-\overset{\overset{\displaystyle OH}{\|}}{C}-COOH} + NADH + H^+ \xrightleftharpoons{\text{乳酸脱水素酵素}} \underset{\text{(乳酸)}}{CH_3-\overset{\overset{\displaystyle OH}{|}}{\underset{\underset{\displaystyle H}{|}}{C}}-COOH} + NAD^+$$

このように嫌気的条件下では，ピルビン酸の大部分が乳酸に変換される．乳酸は容易に細胞から出て細胞外液へ拡散したり，活動度が低い他の細胞の細胞内液へも入ったりする．したがって，乳酸は解糖系の最終産物を消すことのできる，いわば“流しの排水口”のようなものであり，それゆえに解糖はさもなければありえないくらいに長く進行できるのである．解糖はこの変換なしには数秒間しか進行することができないはずであるが，実際はそうではなく，呼吸による酸素がなくても数分間は解糖が進行して，生体にかなり余分の ATP 量を供給することができる．

酸素が再利用可能になったときの乳酸からピルビン酸への再変換

嫌気性代謝が一定期間なされた後に再び酸素呼吸が始まったとき，乳酸は素早くピルビン酸と NADH + H^+ に再変換される．これらの物質の大部分はただちに酸化され，大量の ATP を生成する．この過剰に生成された ATP によって，過剰のピルビン酸の 3/4 もがグルコースへの転換が可能である．

このように，嫌気的解糖で生成された大量の乳酸は生体から失われはしない．なぜなら，酸素が再び利用可能になると，乳酸はグルコースに再変換されるか，直接エネルギー源として使われるからである．このグルコースへの再変換のほとんどは肝臓で起こるが，少しは他の組織でも起こる．

心臓によるエネルギー源としての乳酸の利用

心筋は，特に乳酸をピルビン酸に変換して，さらにピルビン酸をエネルギーとして利用することができる．この過程は激しい運動をしているときに最大限に起こり，このとき，大量の乳酸が骨格筋から血液中に放出され，心臓では追加のエネルギー源として消費される．

ペントースリン酸経路によるグルコースからのエネルギーの放出

生体のほとんどすべての筋肉において，基本的にエネルギーとして利用されるすべての糖は，解糖系によってピルビン酸へ分解され，そして酸化される．しかしながら，この解糖系は，グルコースが分解されてエネルギーの供給に用いられる唯一の手段ではない．グルコースの分解や酸化における第 2 の重要な機構は，**ペントースリン酸経路**(pentose phosphate pathway)，または**ホスホグルコン酸経路**(phosphogluconate pathway) とよばれているもので，肝臓においてはグルコース分解の 30% ほどに相当し，脂肪細胞ではそれ以上に相当する．

この経路は，クエン酸回路のいずれの酵素とも関係なくエネルギーを供給でき，したがって，細胞の中で何か酵素に異常があった場合でもエネルギー代謝の副経路となることから，特に重要である．この経路は，複数の細胞内の生合成過程にエネルギーを供与するという特別な作用を有している．

ペントースリン酸経路による二酸化炭素と水素の放出

図 68.8 に，ペントースリン酸経路における基本的な化学反応の概要を示す．この図は，グルコースがいくつかの変換の段階を経由して 1分子の二酸化炭素と 4 個の水素原子を放出し，結果としてペントースの一種 D-リ

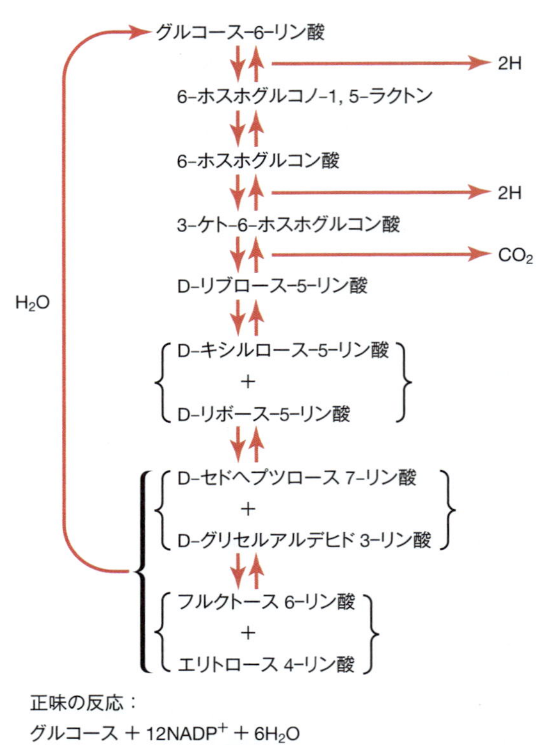

図 68.8 五炭糖リン酸経路によるグルコースの代謝

ブロースを生成することを示している．この物質は次々と他の五炭糖，四炭糖，七炭糖および三炭糖へ変換されることができる．最終的には，さまざまなこれらの糖の組み合わせによりグルコースを再合成できる．しかしながら，**最初にこの反応系に入った6分子のグルコースのうち5分子だけが再合成に使われる**．すなわち，ペントースリン酸経路は回路の1回転ごとに1分子のグルコースが代謝される回転する経路である．このように，何回も回路を繰り返すうちに，結局すべてのグルコースは二酸化炭素と水素原子に変換される．そして水素は，酸化的リン酸化経路に入りATPを生成することもあるが，しかしながら，主な場合は，以下に示すように脂肪あるいはその他の関連物質の生合成のために使われる．

脂肪合成のための水素原子の利用：ニコチンアミドアデニンジヌクレオチドリン酸($NADP^+$)の作用

ペントースリン酸回路で放出された水素は，解糖系の場合のようにNAD^+と結合するのではなく，ニコチンアミドアデニンジヌクレオチドリン酸($NADP^+$)と結合する．$NADP^+$はNAD^+とほとんど同じものだが，余分に1個のリン酸基(P)をもっている．この違いはきわめて重要である．というのは，水素は$NADP^+$と結合してNADPHを形成したときのみ，糖からの脂質への合成(第69章参照)や他の物質の生合成のために使用されるからである．

細胞の活性が低下して解糖系のグルコース利用速度が遅くなったときも，ペントースリン酸経路は(主に肝臓において)そのまま作動し，細胞内に輸送され続ける過剰なグルコースを分解する．そしてNADPHは豊富に生産されて，グルコースから生産されたアセチルCoAを長鎖脂肪酸に変換するのに利用される．これはグルコース分子がATP産生に利用される方向とは異なり，この場合は，**生体で脂肪を合成し貯蔵すること**に利用されるもう1つの方向である．

グルコースのグリコーゲンあるいは脂肪への変換

グルコースがエネルギーとして当面必要とされていないとき，細胞中に絶えず入ってくる余剰のグルコースはグリコーゲンとして蓄えられるか，脂質に変換される．細胞が可能な限り多くのグリコーゲンを貯蔵してしまうまでは，グルコースは優先的にグリコーゲンとして蓄えられる．その量は12〜24時間の生体に必要なエネルギーを供給するのには十分である．

グリコーゲン貯蔵細胞(主に肝細胞と筋細胞)がグリコーゲンで飽和されそうになると，それ以上のグルコースは肝細胞や脂肪細胞で脂肪に変換され，そして脂肪として脂肪細胞に貯蔵される．この変換の化学反応における他の段階については，第69章で述べる．

タンパク質や脂肪からの糖の生成：糖新生

体内の糖の量が正常より低下すると，適当量のグルコースを**アミノ酸**や脂肪の**グリセロール**残基から生成することができる．この過程を**糖新生**(gluconeogenesis)という．

糖新生は，空腹時に血糖値が過度に低下するのを防止するのに特に重要である．グルコースは脳や赤血球などの組織におけるエネルギーの必須な基質であり，適度の量のグルコースが，食間の数時間は血中に存在しなければならない．肝臓は，貯蔵グリコーゲンをグルコースに変換すること(グリコーゲン分解)により，また，主に乳酸やアミノ酸からグルコースを合成すること(糖新生)によって，空腹時の血糖値を維持するという重要な役割を担っている．空腹時における肝臓のグルコース産生の約25％は糖新生によっており，脳へのグルコースの安定した供給を助けている．空腹が長く続くと，腎臓もまたアミノ酸やその他の前駆体から相当量のグルコースを合成する．

体内のタンパク質に含まれるアミノ酸の約60％は，容易に糖に変換することができる．一方残りの40％は，変換が難しいかまたは不可能な化学構造を有している．おのおののアミノ酸は，少しずつ異なる化学反応の行程によってグルコースに変換される．例えば，アラニンは，単に脱アミノ化を受けるだけで直接ピルビン酸に変換され，そしてピルビン酸はグルコースまたは貯蔵グリコーゲンに変換される．もっと複雑ないくつかのアミノ酸は，3，4，5，7個のいずれかの炭素原子を含む種々の糖に変換される．それらはその後，ペントースリン酸経路(ホスホグルコン酸回路)に入り，最終的にグルコースになる．このように，脱アミノ化といくつかの単純な相互変換によって，多くのアミノ酸がグルコースになりうる．同じような相互変換がグリセロールをグルコース，あるいはグリコーゲンに変えることができる．

糖新生の調節

細胞内の糖の減少と血糖値の低下は，糖新生の速度を増加させる重要な刺激である．糖の減少は，多くの解糖系およびペントースリン酸経路(ホスホグルコン酸経路)の反応を直接逆行させることができるので，脱アミノ化したアミノ酸やグリセロールも糖に変換することができるようになる．そのうえ，ホルモンの**コルチゾール**(cortisol)はこの調節においては特に重要であり，次項で述べる．

糖新生における副腎皮質刺激ホルモンとグルココルチコイドの作用

通常量の糖が細胞で利用できない場合，その理由は完全には明らかではないが，下垂体前葉から分泌されるホルモンである**副腎皮質刺激ホルモン**(adrenocorticotropic hormone：ACTH，corticotropin ともいう)の分泌される量は増加する．副腎皮質刺激ホルモンの分泌は副腎皮質を刺激して，大量の**グルココルチコイドホルモン**(glucocorticoid hormone)，特に**コルチゾール**を産生させる．そしてコルチゾールは，基本的に体内のすべての細胞からタンパク質を動員し，これらのタンパク質は，体液中でアミノ酸の形で利用できるようになる．このようなアミノ酸の大部分は，肝臓でただちに脱アミノ化されて，グルコース変換に最適な基質となる．このように，糖新生が促進される最も重要な機序の1つは，副腎皮質からのグルココルチコイドの放出によるものである．

血糖

食後3〜4時間ほど経過した人の通常の血糖値は，約90mg/dLである．たくさんの糖を含む食事の後でも，血糖値はめったに140mg/dLを超えることはない．ただし糖尿病患者の場合は例外で，そのことについては第79章で述べる．

血糖値の調節は，膵臓ホルモンのインスリンとグルカゴンに密接に関連している．この点については，これらホルモンの機能に関連して，第79章で詳述する．

参考文献

Ceulemans H, Bollen M: Functional diversity of protein phosphatase-1, a cellular economizer and reset button. Physiol Rev 84:1, 2004.

Dashty M: A quick look at biochemistry: carbohydrate metabolism. Clin Biochem 46:1339, 2013.

Jackson JB: A review of the binding-change mechanism for proton-translocating transhydrogenase. Biochim Biophys Acta 1817:1839, 2012.

Krebs HA: The tricarboxylic acid cycle. Harvey Lect 44:165, 1948.

Koliaki C, Roden M: Hepatic energy metabolism in human diabetes mellitus, obesity and non-alcoholic fatty liver disease. Mol Cell Endocrinol 379:35, 2013.

Kunji ER, Robinson AJ: Coupling of proton and substrate translocation in the transport cycle of mitochondrial carriers. Curr Opin Struct Biol 20:440, 2010.

Kuo T, Harris CA, Wang JC: Metabolic functions of glucocorticoid receptor in skeletal muscle. Mol Cell Endocrinol 380:79, 2013.

Lin HV, Accili D: Hormonal regulation of hepatic glucose production in health and disease. Cell Metab 14:9, 2011.

Murphy MP: How mitochondria produce reactive oxygen species. Biochem J 417:1, 2009.

Nogueiras R, Habegger KM, Chaudhary N, et al: Sirtuin 1 and sirtuin 3: physiological modulators of metabolism. Physiol Rev 92:1479, 2012.

O'Neill LA, Hardie DG: Metabolism of inflammation limited by AMPK and pseudo-starvation. Nature 493:346, 2013.

Ramnanan CJ, Edgerton DS, Kraft G, et al: Physiologic action of glucagon on liver glucose metabolism. Diabetes Obes Metab 13(Suppl 1):118, 2011.

Sun F, Zhou Q, Pang X, et al: Revealing various coupling of electron transfer and proton pumping in mitochondrial respiratory chain. Curr Opin Struct Biol 23:526, 2013.

Szabo I, Zoratti M: Mitochondrial channels: ion fluxes and more. Physiol Rev 94:519, 2014.

Unger RH, Cherrington AD: Glucagonocentric restructuring of diabetes: a pathophysiologic and therapeutic makeover. J Clin Invest 122:4, 2012.

第69章 脂質代謝

食物や生体には**脂質**(lipid)に分類される化学物質が存在する．脂質は，①**トリグリセリド**(triglyceride)，つまり**中性脂肪**(neutral fat)，②**リン脂質**(phospholipid)，③**コレステロール**(cholesterol)，④その他，に分類される．化学構造をみると，トリグリセリドとリン脂質の脂性部分は**脂肪酸**(fatty acid)，すなわち長鎖炭化水素の1価カルボン酸である．典型的な脂肪酸であるパルミチン酸の示性式は $CH_3(CH_2)_{14}COOH$ である．

コレステロールは脂肪酸を含まないものの，ステロール核は脂肪酸分子の一部から合成されており，脂質としての物理化学的な性質をもつ．

炭水化物と同様に，トリグリセリドは生体内のさまざまな代謝過程のエネルギー源として利用される．一方，脂質の中でも特にリン脂質とコレステロール，少量のトリグリセリドは，体内のすべての細胞の膜を構成しており，細胞機能の発現に重要な役割を担っている．

トリグリセリド(中性脂肪)の基本構造

本章の大半は，トリグリセリドのエネルギー源としての重要性に関する記述である．まずは下記の典型的なトリグリセリドの構造を理解しておく必要がある．

$$
\begin{array}{l}
CH_3 - (CH_2)_{16} - COO - CH_2 \\
\qquad\qquad\qquad\qquad\qquad\quad | \\
CH_3 - (CH_2)_{16} - COO - CH \\
\qquad\qquad\qquad\qquad\qquad\quad | \\
CH_3 - (CH_2)_{16} - COO - CH_2
\end{array}
$$

トリステアリン

長鎖脂肪酸3分子がグリセロール1分子に結合している点が肝要である．ヒト生体内のトリグリセリドに最も豊富に含まれる3種の脂肪酸は，①**ステアリン酸**(stearic acid(トリステアリン)として上図に例示：炭素数18の飽和脂肪酸)，②**オレイン酸**(oleic acid(炭素数18の二重結合を1つもつ不飽和脂肪酸))と，③**パルミチン酸**(palmitic acid(炭素数16の飽和脂肪酸))である．

体液中の脂質輸送

消化管で吸収されたトリグリセリドとその他脂質のリンパを介した輸送：カイロミクロン

第66章に記したように，いくつかの短鎖脂肪酸以外，食物中のほぼすべての脂肪は腸からリンパ液に取り込まれる．ほとんどのトリグリセリドは腸管内で消化によってモノグリセリドと脂肪酸に分解される．そして，腸上皮細胞を通過する過程で，モノグリセリドと脂肪酸は新たなトリグリセリド分子として再合成される．このトリグリセリドは，**カイロミクロン**(chylomicron)とよばれる微細で分散した液滴(直径0.08〜0.6 μm)の形でリンパ液に移行する(図69.1)．カイロミクロンの外表面には，微量の**アポリポタンパク質B**(apolipoprotein B)が吸着されている．脂質と会合していない残りのタンパク質部分が周囲の水に突出することによって，リンパ液中で液滴として安定分散できるようになり，また，リンパ管壁に付着することを防げる．

消化管で吸収されたほとんどのコレステロールとリン脂質もカイロミクロンに取り込まれる．その結果，カイロミクロンは主にトリグリセリドで構成されるが，9%のリン脂質，3%のコレステロール，1%のアポリポタンパク質Bを含む．カイロミクロンは胸管を上行し，頸静脈と鎖骨下静脈の合流点から静脈血に注ぐ．

カイロミクロンの血液からの除去

脂肪を多く含んだ食事の約1時間後には，血漿中のカイロミクロン濃度は1〜2%に上昇する．カイロミクロンのサイズは大きいので，血漿は濁って(時に黄色がかって)みえる．しかし，カイロミクロンの半減期は1時間以下であり，血漿は数時間以内にまた透明に戻る．カイロミクロン中の脂肪は，主に以下に述べるような様式で除去される．

カイロミクロンのトリグリセリドはリポタンパク質リパーゼによって加水分解され，脂肪は脂肪細胞に貯蔵される

循環血中のカイロミクロンのほとんどは，脂肪組織，骨格筋，心臓などのさまざまな組織の毛細血管を通過す

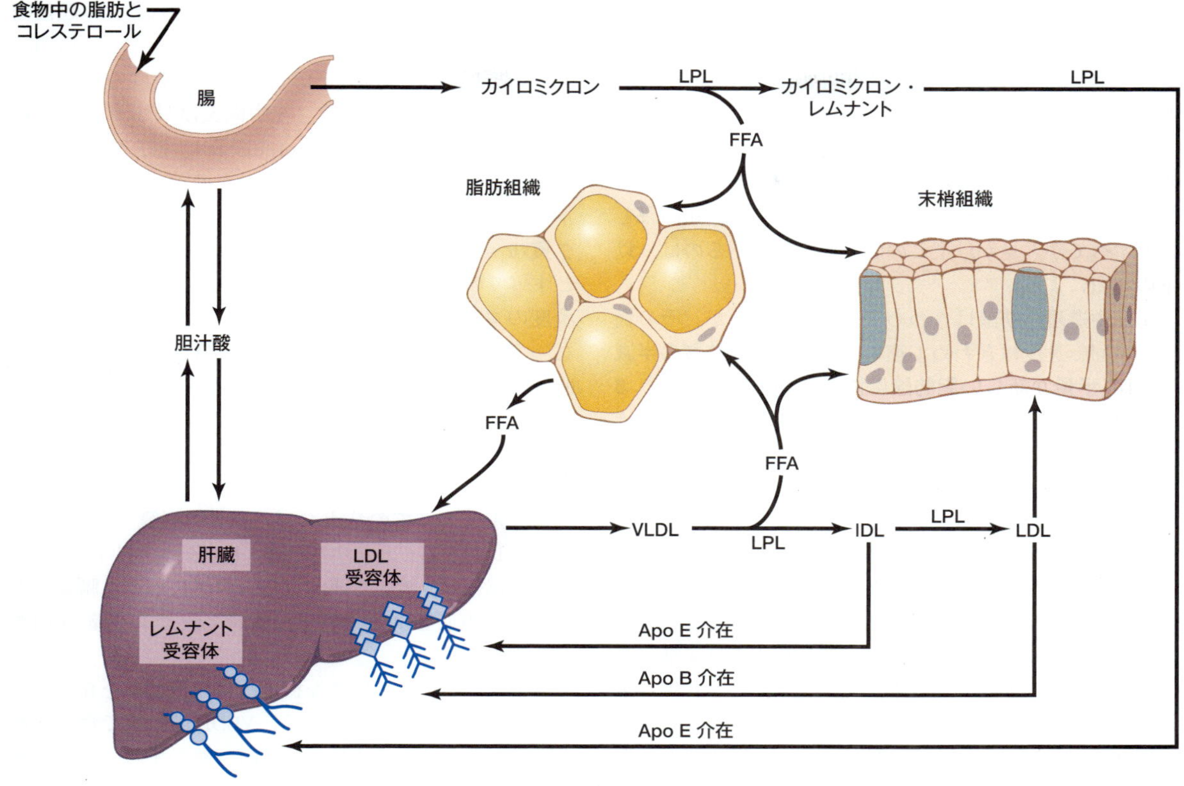

図 69.1　腸管で合成されるカイロミクロンと肝臓で合成される超低密度リポタンパク質(VLDL)の主要な代謝経路
ApoB：アポリポタンパク質 B，ApoE：アポリポタンパク質 E，FFA：遊離脂肪酸，IDL：中間密度リポタンパク質，LDL：低密度リポタンパク質，LPL：リポタンパク質リパーゼ．

る際に除去される．これらの組織はリポタンパク質リパーゼを発現しており，毛細血管の内皮細胞表面に移行したリポタンパク質リパーゼはその場でカイロミクロンのトリグリセリドを脂肪酸とグリセロールに加水分解し遊離させる(図 69.1)．

カイロミクロンから遊離した脂肪酸は細胞膜に親和性が非常に高いので，脂肪組織の脂肪細胞や筋細胞の中に拡散する．細胞内に入った脂肪酸は，エネルギー源として利用されるか，再びトリグリセリドへと合成される．トリグリセリドの新規合成では，貯蔵細胞内の代謝過程で供給されるグリセロールが使われるが，この点については本章の後半に記述する．リポタンパク質リパーゼはリン脂質の加水分解も引き起こし，その結果生ずる脂肪酸も同様に細胞内に貯蔵される．

カイロミクロンからトリグリセリドが除去された後に，コレステロールを豊富に含む**カイロミクロンレムナント**(chylomicron remnant)は即座に血漿から除去される．カイロミクロンレムナントは肝類洞内皮細胞上のレムナント受容体に結合する．カイロミクロンレムナントの**アポリポタンパク質 E**(apolipoprotein E)や肝臓から分泌されるアポリポタンパク質 E も，血漿リポタンパク質の除去の開始に重要な役割を担っている．

遊離脂肪酸はアルブミンとともに輸送される

脂肪組織に貯蔵された脂肪は，他の組織でエネルギー源として利用される場合，まず，脂肪組織からその組織へ輸送される必要がある．輸送されるのは主に遊離脂肪酸であり，脂肪酸とグリセロールが生ずるトリグリセリドの加水分解反応がこの場合の輸送において重要である．

少なくとも 2 種の刺激が，この加水分解を促進するうえで重要な役割を果たす．第 1 に，脂肪細胞でのグルコースが不十分な状況では，グルコースの分解産物の 1 つである **α-グリセロリン酸**(グリセロール 3-リン酸，α-glycerophosphate)の存在量もまた低下している．この物質は，トリグリセリドのグリセロール部分を維持するために必要なので，トリグリセリドの加水分解が誘導される．第 2 に，脂肪細胞内にある**ホルモン感受性リパーゼ**(hormone-sensitive cellular lipase)がいくつかのホルモンにより活性化され，トリグリセリドの迅速な加水分解を促進する．この点については後述する．

脂肪細胞から放出されると，脂肪酸は血漿中で強くイオン化され，イオン部分は血漿タンパク質のアルブミンとただちに結合する．アルブミンに結合した脂肪酸は，**遊離脂肪酸**(free fatty acid)とよばれる．血漿中に①グリセロールエステル，②コレステロールエステル，あるいは，③他の物質とのエステルの状態で存在する脂肪酸と区別して，**非エステル型脂肪酸**(nonesterified fatty acid)ともよばれる．

安静時の血漿中の遊離脂肪酸濃度は約15mg/dLであり，全循環系中の遊離脂肪酸の全量はわずか0.45gにすぎない．体内の一部から他の部分への脂肪酸輸送のほとんどすべてが，見かけ上このように少量であるのは，以下の理由による．

①血中遊離脂肪酸はきわめて少量ではあるが，その代謝回転速度はきわめて速い．**血漿遊離脂肪酸の半減期(半量が新しい脂肪酸に置き換わる時間)は2，3分である．**この代謝速度から計算すると，体内のほぼすべてのエネルギー要求は，炭水化物やタンパク質の分解に依存することなく遊離脂肪酸の酸化によって満たされる．

②細胞がエネルギー取得のための脂肪利用量を増加させている体内状況では，血中の遊離脂肪酸濃度も高まる．実際，その濃度は定常時の5〜8倍に上昇する．このように大きな増加は特に飢餓や糖尿病で起こるが，いずれの場合も，炭水化物からは代謝エネルギーはほとんど得られていない．

通常，アルブミン1分子には約3分子の脂肪酸が結合しているが，脂肪酸輸送の必要性が極端に増した場合には，アルブミン1分子あたり30分子もの脂肪酸が結合する．このことから，生体の生理的状態によって脂質の輸送量がいかに大きく変化するかがわかる．

リポタンパク質－コレステロールとリン脂質の輸送における特別な機能

消化管での吸収後，すべてのカイロミクロンが血中から除かれた後には，血漿中の全脂質の95%以上が**リポタンパク質**(lipoprotein)の形で存在する．リポタンパク質はカイロミクロンよりずっと小さな粒子だが，質的には類似の構成をもっており，**トリグリセリド**(triglyceride)，**コレステロール**(cholesterol)と**リン脂質**(phospholipids)と**タンパク質**(protein)を含む．リポタンパク質の血漿濃度は約700mg/dLである．リポタンパク質構成成分の内訳は下記の通りである．

	血漿(mg/dL)
コレステロール	180
リン脂質	160
トリグリセリド	160
タンパク質	200

リポタンパク質の種類

非常に大きなリポタンパク質であるカイロミクロンは別として，超遠心機によって測定される密度の違いからリポタンパク質は主に4つの型に分類される．①**超低密度リポタンパク質**(very low density lipoprotein：VLDL)は，高濃度のトリグリセリドと中等度濃度のコレステロールとリン脂質を含む．②**中間密度リポタンパク質**(intermediate density lipoprotein：IDL)は，VLDLからトリグリセリドの一部が除かれたもので，コレステロールとリン脂質の濃度が増している．③**低密度リポタンパク質**(low density lipoprotein：LDL)は，IDLからほとんどすべてのトリグリセリドが除かれたもので，特段に高濃度のコレステロールとかなり高濃度のリン脂質からなっている．④**高密度リポタンパク質**(high density lipoprotein：HDL)は，高濃度のタンパク質(約50%)と，かなり低濃度のコレステロールとリン脂質を含んでいる．

リポタンパク質の生成と機能

ほとんどすべてのリポタンパク質は肝臓で生成され，血漿コレステロール，リン脂質，トリグリセリドもまた，その大部分が肝臓で合成される．肝臓に加え，腸管から脂肪酸が吸収される過程で，腸管上皮でも少量のHDLが合成される．

リポタンパク質の主要な機能は，血液循環を介して脂質成分を輸送することである．VLDLは肝臓で合成されたトリグリセリドを主に脂肪組織へ輸送する．一方，その他のリポタンパク質は，リン脂質とコレステロールを肝臓から周辺組織へ，また逆に周辺組織から肝臓へ輸送する種々の段階で特に重要である．本章の後半で，コレステロール輸送の特別な問題，すなわち動脈壁内での脂肪性病変形成による**アテローム性動脈硬化症**(粥状動脈硬化症，atherosclerosis)について詳述する．

貯蔵脂肪

脂肪組織

多量の脂肪が，体内で主に脂肪組織と肝臓との2つの組織に蓄えられている．脂肪組織は一般に，貯蔵脂肪もしくは単に組織脂肪とよばれる．

脂肪組織の主な機能は，体内のどこかでエネルギーの必要性が生じるまでトリグリセリドを蓄えることである．その他にも，第74章で述べる身体の断熱作用や，また，第72章で述べるように，食欲やエネルギー消費などの生体機能を制御する**レプチン**(leptin)や**アディポネクチン**(adiponectin)といった**ホルモンの分泌**(secretion of hormones)を担っている．

脂肪細胞はトリグリセリドを貯蔵する

脂肪組織の脂肪細胞は，線維芽細胞が変化したもので，細胞全質量の80〜95%を占めるほどまでほぼ純粋なトリグリセリドを蓄えている．脂肪細胞内のトリグリセリドは，一般に液状である．組織が長期間寒冷に曝露されると，何週かの間に細胞内トリグリセリドの脂肪酸鎖はより短く，あるいはより不飽和度が高くなる．この変化によってトリグリセリドの融点が下がるので，脂肪はつねに液状に保たれる．液状の脂肪だけが加水分解されて，細胞から輸送されうるので，この特性は非常に重要である．脂肪細胞は，ごく少量の脂肪酸とトリグリセリドを炭水化物から合成することができる．この機能は，本章で後ほど述べるように，肝臓での脂肪合成を補う．

脂肪細胞は，ごく少量ではあるが脂肪酸とトリグリセリドを炭水化物から合成することができる．この機能は，本章で後述するように，肝臓での脂肪合成を補う．

組織リパーゼによって脂肪組織と血液の間で脂肪の交換が可能となる

上述のように，脂肪組織には大量のリパーゼが存在する．この中には，カイロミクロンとリポタンパク質から細胞内へのトリグリセリドの沈着を触媒するリパーゼもあれば，ホルモンに刺激されて脂肪細胞内のトリグリセリドを分解して，遊離脂肪酸の放出を触媒するリパーゼもある．脂肪酸の交換は迅速なので，脂肪細胞中のトリグリセリドは2〜3週間ごとに新しいものとなる．このことは，組織中に今現在蓄えられている脂肪は先月と同じ脂肪ではないことを意味し，貯蔵脂肪がいかに動的に変化しているかを表している．

肝臓脂肪

脂質代謝における肝臓の主要な機能は，①脂肪酸をエネルギーに利用可能な小化合物に分解すること，②トリグリセリドを主に炭水化物から，また一部はタンパク質から合成すること，③脂肪酸から他の脂質，特にコレステロールとリン脂質を合成することの3つである．

多量のトリグリセリドが肝臓に現れる状況として，①飢餓の初期段階，②糖尿病，③炭水化物の代わりに脂肪がエネルギー源として使用される状態，などがある．これらの状態では，多量のトリグリセリドが脂肪組織から動員され，血中を遊離脂肪酸として輸送され，肝臓でトリグリセリドとして再蓄積されて，脂肪分解の初期段階が始まる．正常な生理的な状況では，脂質がエネルギー源として使われる速度に大きく依存して，肝臓内の総トリグリセリド量が決められている．

脂肪細胞が先天性あるいは後天性に委縮・欠失する**リポジストロフィー**(lipodystrophy)においても，肝臓での脂肪蓄積は増大する．

肝細胞はトリグリセリドの他にも，肝臓で持続的に合成される多量のリン脂質とコレステロールを含有している．また，肝細胞は脂肪酸を不飽和化する活性が他の組織よりはるかに高いので，肝臓のトリグリセリドは通常，脂肪組織のトリグリセリドと比較してより多く不飽和化されている．適量の不飽和脂肪は，すべての細胞の多く構成要素に含まれており，主に肝臓より供給されているので，肝臓がもつ高い脂肪酸不飽和化能力は，体内のすべての組織にとって機能上重要である．この不飽和化は，肝細胞中のある種の脱水素酵素(**訳者注：デサチュラーゼ**(desaturase))が実行する．

トリグリセリドのエネルギーとしての利用：アデノシン三リン酸(ATP)の生成

食物からの脂肪摂取量はさまざまな文化圏で大きく異なっており，アジア圏のある集団ではカロリー摂取量の10〜15％にとどまるのに対して，多くの西洋圏の集団では35〜50％にのぼる．よって，多くの人々にとって，エネルギー源として脂肪を利用することは炭水化物を利用することと同様に重要である．また，毎回の食事で摂取された炭水化物の多くはトリグリセリドに変換されて貯蔵され，トリグリセリドから放出された脂肪酸の形をとってエネルギー源としてのちのち利用される．

トリグリセリドの加水分解による脂肪酸とグリセロールの生成

トリグリセリドをエネルギー源として利用するための最初の段階は，脂肪酸とグリセロールへの加水分解である．次いで，脂肪酸とグリセロールはともに血液により活動組織へ運ばれ，そこで酸化されてエネルギーを産出する．脳細胞や赤血球など一部の例外を除いて，ほぼすべての細胞が，脂肪をエネルギー源として利用することができる．

グリセロールは活動組織内に入ると，細胞内の酵素によってただちに**グリセロール3-リン酸**(glycerol 3-phosphate：α-グリセロリン酸)へと変換され，グルコース分解系である解糖系に入り，エネルギー生成に使われる．脂肪酸がエネルギー生成に使われるには，ミトコンドリアにおいてさらに代謝される必要がある．

ミトコンドリアへの脂肪酸の輸送

脂肪酸の分解と酸化はミトコンドリアでのみ進行する．よって，脂肪酸利用の第1段階はミトコンドリアへの脂肪酸の輸送である．これは**カルニチン**(carnitine)を担体物質として用いる担体輸送過程である．いったんミトコンドリア内に入ると，脂肪酸はカルニチンから離れて分解・酸化される．

β酸化による脂肪酸のアセチルCoAへの分解

脂肪酸分子はミトコンドリア内で，**アセチルCoA**(acetyl coenzyme A：acetyl-CoA)の形で2個の炭素単位が次々と切り離され分解される．この過程は，脂肪酸分解のβ酸化(beta-oxidation)とよばれ，**図69.2**にその一連の反応式を示す．

β酸化過程の本質的な段階を理解するうえで，**図69.2**の反応式(1)にあるように，最初のステップである脂肪酸分子と補酵素A(CoA)の結合による脂肪酸アシルCoAの生成は注目すべきである．反応式(2)，(3)，(4)では，脂肪酸アシルCoAの**β炭素**(beta carbon(官能基から2番目の炭素))が酸素1分子と結合する．つまり，β炭素が酸化される．

次いで，反応式(5)に示されるように，分子内の右側2個の炭素部分が分離されて，細胞液中にアセチルCoAが遊離する．同時に，左側に残った脂肪酸の末端に別のCoA分子が結合し，新たな脂肪酸アシルCoAが形成さ

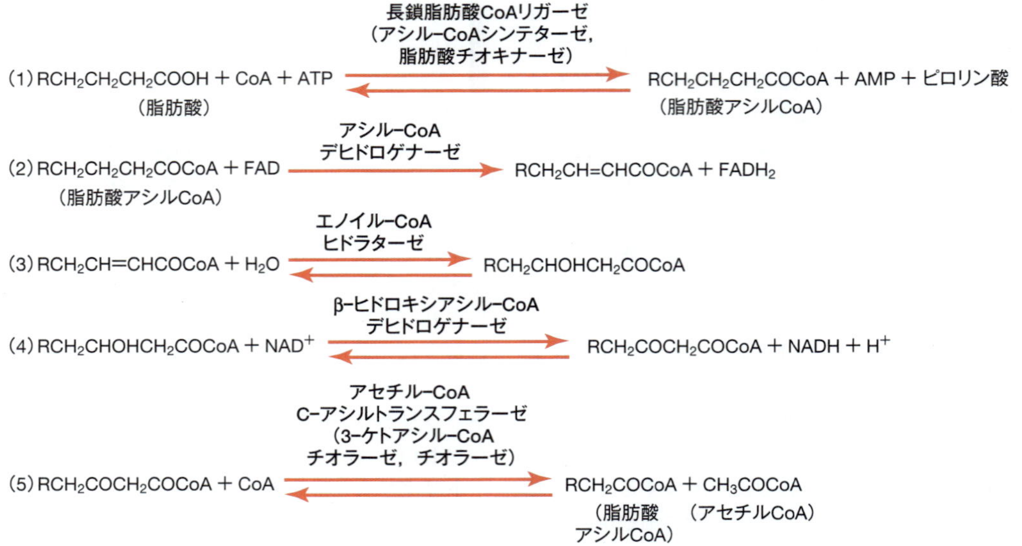

図 69.2 脂肪酸のβ酸化によるアセチル CoA の生成

れる．この新しい脂肪酸アシル CoA は，末端から最初のアセチル CoA を失っているため，反応前の脂肪酸アシル CoA と比べて炭素分子 2 個分短くなっている．

引き続いて，この短い脂肪酸アシル CoA は反応式(2)へ入り，(3)，(4)，(5)の反応を経て，さらにもう 1 つのアセチル CoA分子を放出し，さらに炭素分子 2 個分短くなる．アセチル CoA の放出に加えて，これとは別に水素 4 原子が脂肪酸分子から同時に分離される．

アセチル CoA の酸化

脂肪酸のβ酸化によってミトコンドリア内に生成されたアセチル CoA はただちにクエン酸回路へ入り（第 68 章参照），まず，オキサロ酢酸と結合してクエン酸になり，その後，二酸化炭素と水素原子へと分解される．引き続いてこの水素は，ミトコンドリアの**化学浸透圧酸化システム**（chemiosmotic oxidative system）によって酸化されるが，それについても第 68 章に記述されている．1分子のアセチル CoA あたりの，クエン酸回路での正味の反応は以下の通りである．

$$CH_3COCoA + \text{オキサロ酢酸} + 2H_2O + ADP + H_3PO_4 \xrightarrow{\text{クエン酸回路}} 2CO_2 + 8H + CoA + ATP + \text{オキサロ酢酸}$$

このように，脂肪酸のアセチル CoA への初期分解後の最終的な分解は，グルコース代謝の過程でピルビン酸から生成されるアセチル CoA の分解とまったく同じ経路をたどる．アセチル CoA に加えて生じた水素原子もまた，炭水化物の酸化で利用されるのと同じくミトコンドリアの化学浸透圧酸化システムによって酸化され，多量のアデノシン三リン酸（ATP）を生成する．

多量の ATP が脂肪酸の酸化によりつくられる

図 69.2 で，1分子のアセチル CoA が脂肪酸鎖から分かれるたびに遊離される 4 つの水素原子は，還元型フラビンアデニンジヌクレオチド（$FADH_2$），還元型ニコチンアミドアデニンジヌクレオチド（NADH）および H^+ の形で放出される．よって，例えばステアリン酸 1分子からは 9分子のアセチル CoA と 32 個の水素原子が生ずる．アセチル CoA の 9分子のそれぞれが，引き続きクエン酸回路によって分解されるごとに，さらに 8 個の水素原子が離されるので，72 個の水素原子が生ずる．こうしてステアリン酸 1分子の分解によって，合計 104 個の水素原子が最終的に放出されることになる．このうちの 34 個は，分解途上の脂肪酸からフラビンタンパク質によって外され，70 個はニコチンアミド・アデニンジヌクレオチド（NAD^+）に受け渡されて NADH と H^+ となる．

これら 2 グループの水素原子は，第 68 章で述べたようにミトコンドリアで酸化されるが，別々の部位で酸化系へ入るので，34 個のフラビンタンパク質水素のそれぞれについては 1分子の ATP が合成され，70 個の NADH と H^+ のそれぞれについては 1.5分子の ATP が合成される．つまり，34 と 105 の合計 139 個の ATP が，ステアリン酸の各分子に由来する水素の酸化によってつくられる．また，9分子のアセチル CoA からは，水素の酸化によって放出される ATP とは別に 9分子の ATP がクエン酸回路自体で生成される．このようにして，合計 148 個の ATP分子がステアリン酸 1分子の完全な酸化によってつくられる．β酸化の第 1 の反応であるステアリン酸と CoA の結合に，ATP の 2 つの高エネルギー結合が消費されているので，正味 146分子の ATP を獲得することになる．

肝臓におけるアセト酢酸の形成とその血中輸送

特に過量の脂質がエネルギー源として使用されるとき

に，脂肪酸の初期分解の大部分は肝臓において起こる．しかし肝臓は，自身に固有の代謝過程のためには脂肪酸をほんの一部しか使用しない．むしろ，脂肪酸鎖がアセチル CoA に分割されると，2分子のアセチル CoA を縮合させて1分子のアセト酢酸を生成する．アセト酢酸は，血行性に体中の他の細胞へ輸送され，エネルギー源として使用される．化学的な変換過程を以下に示す．

$$\underset{\text{アセチルCoA}}{2CH_3COCoA} + H_2O \underset{\text{その他の細胞}}{\overset{\text{肝細胞}}{\rightleftarrows}} \underset{\text{アセト酢酸}}{CH_3COCH_2COOH} + 2CoA$$

アセト酢酸の一部は，**β-ヒドロキシ酪酸**(β-hydroxybutyric acid，3-ヒドロキシ酪酸)に変換され，また少量は下記の反応に従って**アセトン**(acetone)に変換される．

$$\underset{\text{アセト酢酸}}{CH_3-C(=O)-CH_2-C(=O)-OH}$$

$$\xrightarrow{+2H} \underset{\substack{\text{β-ヒドロキシ酪酸}\\\text{(D-3-ヒドロキシ酪酸)}}}{CH_3-CH(OH)-CH_2-C(=O)-OH} \qquad \xrightarrow{-CO_2} \underset{\text{アセトン}}{CH_3-C(=O)-CH_3}$$

アセト酢酸，β-ヒドロキシ酪酸，アセトンは自由拡散して肝細胞膜を通過し，血液によって末梢組織へ運ばれる．そこで再び細胞内へ拡散し，逆反応によってアセチル CoA分子に変換される．次に，アセチル CoA は既に述べたようにクエン酸回路へ入り，エネルギー産生のために酸化される．

通常，血流に入ったアセト酢酸とβ-ヒドロキシ酪酸は組織へ迅速に輸送されるので，両者を合わせた血漿濃度が3 mg/dL 以上に上昇することはない．血中の低い濃度にもかかわらず，実際には多くの量が輸送されている点は，遊離脂肪酸輸送の場合と同様である．これら両物質の迅速な輸送は，標的細胞の細胞膜に対する高い溶解性によるもので，細胞内に瞬時に拡散することによってもたらされる．

飢餓や糖尿病などの疾患におけるケトーシス

アセト酢酸，β-ヒドロキシ酪酸，アセトンの濃度が，血液や間質液の中で，時に正常の何倍ものレベルまで上昇することがある．この状態は，アセト酢酸がケト酸であることから**ケトーシス**(ketosis)とよばれる．また，これら3つの化合物は**ケトン体**(ketone body)と総称される．ケトーシスは特に飢餓，糖尿病で認められ，そして，ほとんど脂肪だけからなる食事を摂取したときにもみられる．飢餓時や高脂肪食摂取の場合，身体は炭水化物を利用できないし，インスリンが働かなくなる糖尿病では細胞はグルコースを細胞内に取り込んで利用できない．それゆえ，これら状態では基本的に炭水化物は代謝されずケトーシスが生ずる．

炭水化物がエネルギー源として使用されないとき，ほとんどすべてのエネルギーは脂肪の代謝に由来する．本章で後述するが，炭水化物が利用できないと，脂肪組織からの脂肪酸の放出量が自然に高まる．加えて，副腎皮質からのグルココルチコイドの分泌亢進，膵臓からのグルカゴンの分泌亢進，そして，膵臓からのインスリン分泌の低下といったホルモン性要因が，脂肪組織からの脂肪酸遊離をさらに増強する．その結果，非常に多量の脂肪酸が肝外末梢組織と肝臓に輸送されて利用される：①末梢組織ではエネルギー源として利用され，また，②肝細胞では多量の脂肪酸がケトン体に変換される．

ケトン体は肝細胞から流出して，末梢組織の細胞へ運ばれる．いくつかの理由によって，細胞で酸化することのできるケトン体の量は限られている．その最も重要な理由は，オキサロ酢酸不足である．クエン酸回路で処理される前に，アセチル CoA は炭水化物代謝産物の1つであるオキサロ酢酸と結合する必要がある．よって，炭水化物に由来するオキサロ酢酸の不足は，アセチル CoA がクエン酸回路に入るのを制限し，肝臓から多量のアセト酢酸などのケトン体が同時に流出した場合，アセト酢酸とβ-ヒドロキシ酪酸の血中濃度が，時には正常の20倍にも上昇し，第31章で説明したように，極端なアシドーシスが起こる．

ケトーシスの際に形成されるアセトンは揮発性物質で，そのいくらかは肺から呼気中に少しずつ排出される．呼気のアセトン臭は，ケトーシスの診断基準として頻繁に用いられる．

高脂肪食への適応

炭水化物食からほぼ完全な脂肪食へと徐々に変えた場合，人体は通常よりはるかに多量のアセト酢酸を利用できるように適応し，ケトーシスは通常起こらない．例えば，イヌイット(エスキモー系民族の1つ)は時として，主に脂肪食で生活するが，ケトーシスを起こさない．細胞でのアセト酢酸の代謝を亢進する要因がいくつかあることは疑いないが，それらは不明である．2，3週間で，通常ほとんどすべてのエネルギーをグルコースより得ている脳細胞ですら，その50〜75%のエネルギーを脂肪から得られるようになる．

炭水化物からのトリグリセリドの合成

ただちにエネルギー源として使用されたり，グリコーゲンの形で貯蔵されたりする以上に多量の炭水化物を摂取すると，余剰分は速やかにトリグリセリドに変換され，この形で脂肪組織中に貯蔵される．

ヒトでは，大部分のトリグリセリド合成は肝臓で起こるが，少量は脂肪組織自体でも合成される．肝臓でつくられたトリグリセリドは，主に VLDL に取り込まれて脂肪組織に運ばれて貯蔵される．

アセチル CoA の脂肪酸への変換

トリグリセリド合成の第1段階は，炭水化物のアセチル CoA への変換である．第68章で説明したように，この変換は解糖系による通常のグルコース分解過程で起こる．脂肪酸は実は酢酸の大きな重合体なので，どのようにアセチル CoA が脂肪酸に変換されうるかを容易に理解できる．しかしながら，アセチル CoA からの脂肪酸合成は，前述の脂肪酸酸化の単なる逆反応というわけではなく，**図 69.3** に示す2段階反応で起こる．この重合過程では**マロニル CoA**（malonyl-CoA）と還元型ニコチンアミドアデニンジヌクレオチドリン酸（NADPH）が主な中間代謝物である．

脂肪酸と α-グリセロリン酸の結合によるトリグリセリドの生成

新規に合成された脂肪酸は，炭素数が14～18まで伸びると，グリセロールと結合してトリグリセリドとなる．この変換を触媒する酵素は，炭素原子が14個以上の長鎖の脂肪酸にきわめて特異的であり，このことは体内に蓄えられるトリグリセリドの物理的性質を調節する要因となる．

図 69.4 に示すように，トリグリセリドのグリセロール部分は，α-グリセロリン酸から供給されるが，これは解糖系から導出される産物である．このメカニズムは第68章で述べられている．

炭水化物の脂肪への変換効率

トリグリセリド合成の過程で，グルコースが元来もつエネルギーの約15%のみが熱の形で失われ，残りの85%は貯蔵されるトリグリセリドに移される．

脂肪の合成と貯蔵の重要性

炭水化物からの脂肪合成は，2つの理由で特に重要である．

①体内の種々の細胞が，炭水化物をグリコーゲンの形で備蓄する能力は一般的に低い．肝臓，骨格筋，その他の体内組織を合わせても，せいぜい数百 g のグリコーゲンしか蓄えることができない．対照的に，脂肪は何 kg も脂肪細胞内に備蓄できる．したがって，脂肪合成は過剰な摂取炭水化物およびタンパク質を後で使うために備蓄する手段となる．実際，ヒトは平均的に，炭水化物の形でのエネルギー備蓄より150倍も多いエネルギーを，脂肪の形で蓄えている．

②脂肪の1gあたりのエネルギー量は，グリコーゲン1gあたりのエネルギー量の約2.5倍である．したがって一定の体重増加を考えると，脂肪の形にすることで炭水化物のままの場合と比較して数倍のエネルギーを，個体は蓄えることができる．このことは動物が生存するために高い運動能力を要する場合，きわめて重要なことである．

インスリン欠乏による炭水化物からの脂肪合成不全

重篤な糖尿病で起きるように，インスリンがまったく利用できないとき，以下の理由により脂肪の合成はわずかである．第1に，インスリンが機能しない場合，グルコースが脂肪細胞や肝細胞に十分に取り込まれないため，脂肪合成に必要なアセチル CoA と NADPH がグルコースからほとんど供給されず，第2に，脂肪細胞のグルコース欠乏によって α-グリセロリン酸が著しく減少するため，脂肪組織でのトリグリセリド生成が困難となる．

タンパク質からのトリグリセリドの合成

第70章で述べるように，多くのアミノ酸はアセチル CoA に変換されうる．アセチル CoA はその後，トリグリセリドに合成されうる．したがって，組織が利用できるよりも多くのタンパク質を食物から摂取するとき，過剰分の多くが脂肪として備蓄される．

ステップ1

$CH_3COCoA + CO_2 + H_2O + ATP$

⇅（アセチルCoAカルボキシラーゼ）

COOH
|
CH_2 $+ ADP + H_3PO_4$
|
O ═ C ― CoA

マロニルCoA

ステップ2

アセチルCoA ＋ 8マロニルCoA ＋ $16NADPH + 16H^+$ →

ステアリン酸 ＋ $8CO_2$ ＋ 9CoA ＋ $16NADP^+ + 7H_2O$

図 69.3 脂肪酸合成

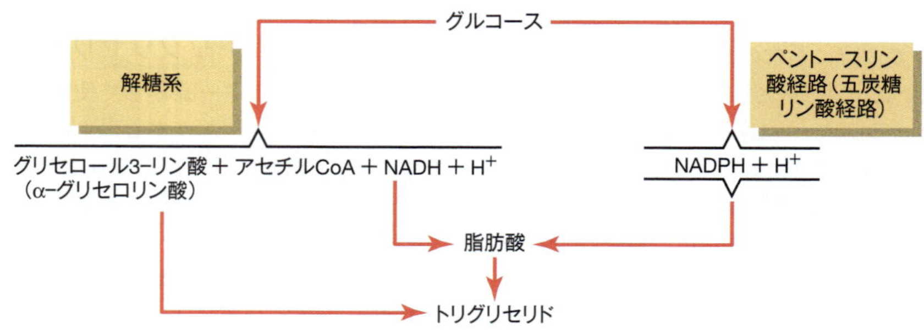

図 69.4 グルコースからのトリグリセリド合成の全体像

トリグリセリドからのエネルギー放出の調節

過剰の炭水化物が利用可能なときのエネルギー源としては，炭水化物が脂肪より優先される

体内で過剰の炭水化物が利用できるときには，エネルギー源としてトリグリセリドよりも炭水化物が好んで使われる．この炭水化物による“脂肪節約”効果には，いくつかの理由がある．第1に，脂肪組織細胞中の脂肪は，貯蔵トリグリセリドと少量の遊離脂肪酸の2つの形で存在しており，それらは互いに一定の平衡状態を保っている．**α-グリセロリン酸**（α-glycerophosphate）は過剰に存在するとき（つまり，過剰の炭水化物が利用可能なとき），遊離脂肪酸に結合して，貯蔵トリグリセリドの形となる．その結果，遊離脂肪酸とトリグリセリドの平衡は貯蔵トリグリセリド側へ傾く．したがって，わずかな量の遊離脂肪酸しかエネルギー源として利用できない状態になる．α-グリセロリン酸はグルコース代謝の重要な産物であるので，大量のグルコースが利用可能になると自動的にエネルギー源としての脂肪酸の利用が抑制されるというわけである．

第2に，利用可能な炭水化物が過剰にあるとき，脂肪酸は分解される以上の速さで合成される．この効果は，アセチル CoA が炭水化物から大量に生成されることと，脂肪組織中の遊離脂肪酸濃度が低いことが原因の一部となっており，アセチル CoA の脂肪酸への変換に都合のよい条件となっている．

さらに重要な要因が炭水化物から脂肪への変換促進に影響を与える．脂肪酸合成の第1段階はアセチル CoA のカルボキシル化によるマロニル CoA の合成反応で，律速段階でもある．この反応の速度は，主に**アセチル CoA カルボキシラーゼ**（acetyl-CoA carboxylase）という酵素によって制御される．この酵素の活性は，クエン酸回路の複数の中間代謝産物の存在によって加速される．過剰の炭水化物が利用されているときには，これらの中間代謝産物が増え，自動的に脂肪酸合成の増加が起こる．

このように，食物中の過剰な炭水化物は，脂肪を節約するばかりでなく，脂肪の貯蔵を増加させる．実際に，エネルギー源として使用されず，また，体内のわずかなグリコーゲン貯蔵にも利用されない過剰な炭水化物はすべて，備蓄用として脂肪に変換される．

エネルギー源としての脂肪利用は，炭水化物欠乏時に亢進する

炭水化物が利用できないときには，上述の炭水化物の脂肪節約効果はすべて消失するのみばかりか，実際のところ逆転する．平衡は逆方向に傾き，脂肪が脂肪細胞から動員されて，炭水化物の代わりにエネルギー源となる．

脂肪組織からの速やかな脂肪酸動員を亢進させるいくつかのホルモンの変化もまた重要である．そのなかで最も重要な変化は，炭水化物の欠乏による膵臓からのインスリン分泌の著しい減少である．インスリンの減少は，組織によるグルコースの利用速度を低下させるばかりでなく，脂肪の貯蔵も減少させて，脂肪が炭水化物よりよく代謝されるように平衡をさらに傾ける．

ホルモンによる脂肪利用調節

内分泌腺から分泌される少なくとも7種のホルモンが，脂肪の利用に大きな影響を与えている．上述の**インスリン欠乏**（lack of insulin）に加えて，脂肪代謝上でのいくつかの重要なその他のホルモンの影響をここで述べる．

おそらく最も劇的な脂肪利用の増加は，激しい運動中にみられるものである．この増加は，交感神経系の亢進によって，**副腎髄質からアドレナリン**（adrenaline）と**ノルアドレナリン**（noradrenaline）が運動中に放出される結果として生ずる．この2種類のホルモンは，脂肪細胞に豊富に存在する**ホルモン感受性トリグリセリドリパーゼ**（hormone-sensitive triglyceride lipase）を活性化することで，速やかなトリグリセリド分解と脂肪酸動員を引き起こす．時には，運動中の血中遊離脂肪酸濃度は8倍にも上昇し，筋肉でのエネルギー源としての脂肪酸利用もこれに伴って増加する．交感神経系を賦活するその他の種類のストレスも，同じように脂肪酸の動員と利用を増加させることができる．

ストレスはまた，下垂体前葉を刺激し，大量の**コルチコトロピン**（副腎皮質刺激ホルモン（corticotropin））を放出させ，これは副腎皮質から**グルココルチコイド**（glucocorticoid）を過剰に放出させる．コルチコトロピンもグルココルチコイドも，アドレナリンとノルアドレナリンが活性化するのと同じホルモン感受性トリグリセリドリパーゼもしくは同類のリパーゼを活性化する．コルチコトロピンとグルココルチコイドが，**クッシング症候群**（Cushing's syndrome）とよばれる内分泌疾患でみられるのと同様に，長時間にわたって過剰に分泌された場合，ケトーシスを生じさせるほど大量の脂肪が動員されることが往々にしてある．このことから，コルチコトロピンとグルココルチコイドは**ケトン体原性効果**（ketogenic effect）をもつといわれる．**成長ホルモン**（growth hormone）も，コルチコトロピンやグルココルチコイドよりも弱いものの，ホルモン感受性リパーゼを賦活する類似の効果をもっている．したがって，成長ホルモンも多少のケトン体原性効果をもつ．

甲状腺ホルモン（thyroid hormone）は脂肪の速やかな動員を引き起こす．この現象は，甲状腺ホルモンの影響により全身の細胞で，エネルギー代謝全体の速度が増加することによる間接的な結果と考えられている．アセチル CoA の減少や，脂肪代謝および炭水化物代謝の他の中間代謝産物の細胞内レベルの低下が，脂肪動員の刺激となる．

種々のホルモンが代謝に与える影響については，それぞれのホルモンを扱う章でさらに論じられている．

肥満：過剰な脂肪沈着

肥満については，第 72 章で食事バランスと関連して記述されているが，簡単に述べると，それはエネルギーとして体内で使われるより多くの量の食物を摂取することにより起こる．過剰の食物は脂肪であれ，炭水化物やタンパク質であれ，ほとんどすべてが将来のエネルギー源として使うべく，脂肪として脂肪組織に蓄積される．

遺伝性の肥満（hereditary obesity）を発症するげっ歯動物の系統がいくつかみつかっている．これらのなかの少なくとも 1 系統では，脂肪の合成と貯蔵が正常に動作し続けているにもかかわらず，組織リパーゼによる脂肪細胞からの脂肪動員不良が原因となって肥満が起きている．このような一方向性のプロセスが進行性の脂肪蓄積増大の要因となり，結果として重度肥満をもたらす．脳の摂食中枢，もしくはエネルギー消費や貯蔵をつかさどる経路に影響を与える複数の遺伝性因子が，ヒトの遺伝性肥満症を起こしうる．しかしながら，第 72 章に記述されるように，単一の遺伝子の異常がヒト肥満の原因となることはまれである．

リン脂質とコレステロール

リン脂質

体内の主なリン脂質は**グリセロリン脂質**（glycerophospholipid）と**スフィンゴリン脂質**（sphingophospholipid）である．これらの典型的な化学式を**図 69.5** に示す．リン脂質は必ず 1 個以上の脂肪酸分子と 1 個のリン酸基を含んでおり，また窒素塩基をもつものが多い．リン脂質の化学構造には多様性はあるものの，その物理的な性質は似ており，すべて脂溶性であって，リポタンパク質で輸送され，細胞形質膜や細胞内膜など種々の構造の構成成分として全身で利用されている．

リン脂質の生成

リン脂質は，基本的に全身のすべての細胞で合成される．中には，きわめて大量にリン脂質を生成する特別な能力をもった細胞も存在する．リン脂質の 90%は肝細胞で生成されると考えられており，また，腸からの脂質吸収時に腸管上皮細胞でもかなりの量が生成される．

リン脂質の生成速度は，脂肪代謝全体の速度を制御する通常の要因によって，ある程度調節されている．トリグリセリドが肝臓に貯蔵されるとき，リン脂質の生成速度が上昇するからである．また，いくつかの種類のリン脂質の生成には，ある種の特異的な化学物質が必要とされる．例えば，**コリン**（choline）は，食物から摂取するか体内で合成して得られるが，ホスファチジルコリン（**図 69.5**）の生成に必要である．なぜならホスファチジルコリン分子の窒素塩基部分はコリンであるからである．また，**イノシトール**（inositol）はある種のグリセロリン脂質の生成に必要である．

リン脂質の特異的な活用

リン脂質は以下に述べる機能をもっている．

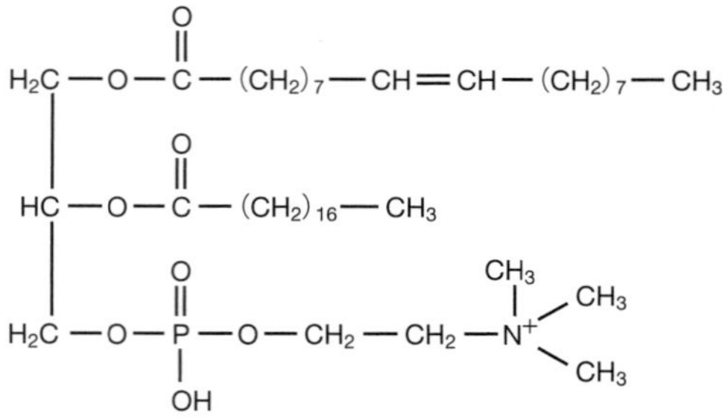

$H_2C-O-C(=O)-(CH_2)_7-CH{=}CH-(CH_2)_7-CH_3$
$HC-O-C(=O)-(CH_2)_{16}-CH_3$
$H_2C-O-P(=O)(OH)-O-CH_2-CH_2-N^+(CH_3)_3$

グリセロリン脂質の例：ホスファチジルコリン

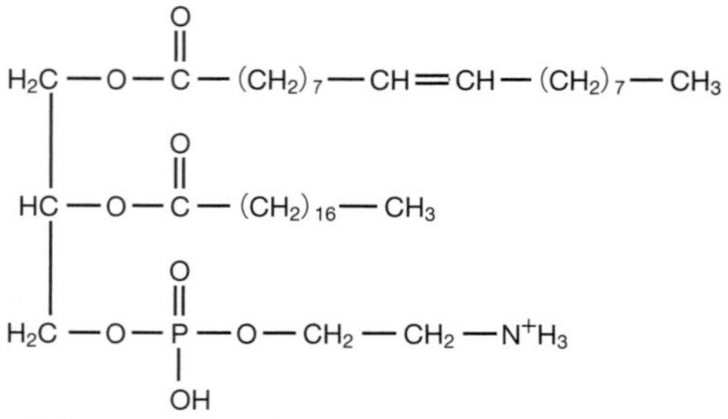

$H_2C-O-C(=O)-(CH_2)_7-CH{=}CH-(CH_2)_7-CH_3$
$HC-O-C(=O)-(CH_2)_{16}-CH_3$
$H_2C-O-P(=O)(OH)-O-CH_2-CH_2-N^+H_3$

グリセロリン脂質の例：ホスファチジルエタノールアミン

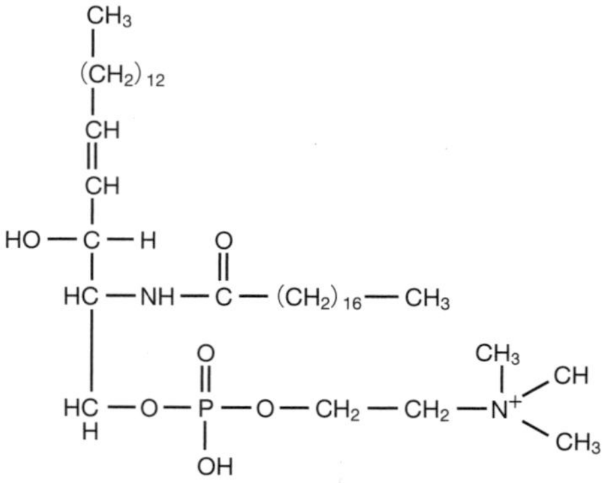

$CH_3-(CH_2)_{12}-CH{=}CH-$
$HO-C-H$
$HC-NH-C(=O)-(CH_2)_{16}-CH_3$
$H_2C-O-P(=O)(OH)-O-CH_2-CH_2-N^+(CH_3)(CH)(CH_3)$

スフィンゴリン脂質の例：スフィンゴミエリン

図 69.5　代表的なリン脂質

①リン脂質は血中リポタンパク質の重要な成分である．リポタンパク質の生成と機能に必須であり，リン脂質なくしては，コレステロールやその他の脂質輸送に重篤な障害が生じうる．

②血液凝固系を開始するのに必要なトロンボプラスチンは，主にセファリンの 1 つから構成されている．

③大量のスフィンゴミエリンが神経系には存在する．この物質は神経線維を囲うミエリン鞘が電気的絶縁体として働くのに重要である．

④リン脂質は組織内での種々の化学反応のために，リン酸基が必要なときにその供与体となる．

⑤おそらく，リン脂質がもつ機能のなかで最も重要なものは，本章の次項で類似機能をもつコレステロールと関連して議論するように，全身の細胞の構成要素（主に生体膜）の形成に関与することであろう．

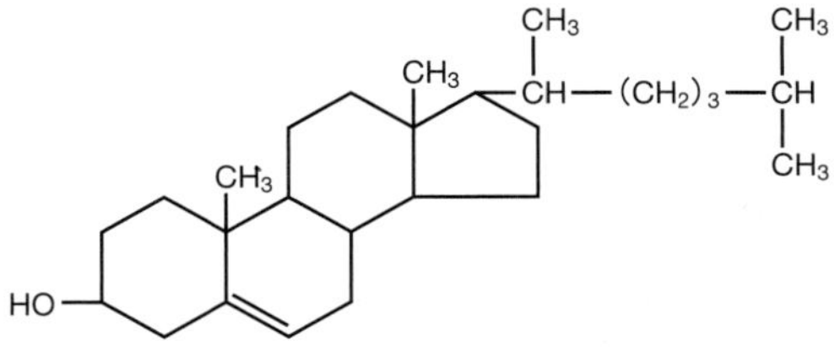

$$HO-C_{27}H_{45}$$

図 69.6　コレステロール

コレステロール

コレステロールの構造式を図 69.6 に示す．コレステロールは通常の食物中に存在し，消化管からゆっくりと腸リンパ液へ吸収される．コレステロールは脂肪に非常によく溶け，水にはわずかしか溶けない．脂肪酸と特異的にエステルをつくることができる．実際，血漿リポタンパク質中のコレステロールの約 70%は，コレステロールエステルの形で存在する．

コレステロールの生成

体内のコレステロールは，毎日消化管から吸収される**外因性コレステロール**(exogenous cholesterol)と，体内の細胞でつくられる**内因性コレステロール**(endogenous cholesterol)に大別され，後者のほうがはるかに多い．ほとんどすべての内因性コレステロールは肝臓で生成され，血漿のリポタンパク質として循環している．体内の肝細胞以外のすべての細胞も，最低限度必要な量のコレステロールを生成する．このことは，すべての細胞の膜構造物の多くが部分的にこのコレステロールで構成されている事実と符合する．

コレステロールの基本構造はステロール核である．これは例外なく，複数のアセチル CoA分子から合成される．次いで，ステロール核は多様な側鎖によって修飾され，①コレステロール，②肝臓でつくられる胆汁酸の主成分となるコール酸，③副腎皮質，卵巣，精巣から分泌される多くの重要なステロイドホルモン(これらのホルモンについては，後の章で述べる)になる．

血漿コレステロール濃度に影響する要因：体内コレステロールのフィードバック制御

血漿コレステロール濃度に影響を与える重要な要因を以下に記す．

①毎日の**コレステロール摂取量**が増加すると，血漿濃度はわずかに増加するかもしれない．コレステロールが摂取されてコレステロール濃度が上昇すると，内因性コレステロールの合成過程で最も重要な酵素である **3-ヒドロキシ-3-メチルグルタリル CoA 還元酵素**(3-hydroxy-3-methylglutaryl-CoA reductase)が阻害される．これは，生まれながらにもっているフィードバック制御システムで，この仕組みのおかげで血漿コレステロール濃度の過度な上昇を防止できる．よって，コレステロール摂取量が変化しても，応答の個人差は大きいものの，血漿コレステロール濃度が 15%以上増減することは通常起こらない．

②**飽和脂肪酸を多く含む食事**は，特に過度の体重増加と肥満を伴う場合，血中コレステロール濃度を 15～25%上昇させる．そのような食事を続けることによって肝細胞内に脂肪がどんどん沈着し，肝細胞内のアセチル CoA 量を増やす．それが原因となってコレステロール産生量が増加する．したがって，血中コレステロール濃度を低下させるうえでは，低コレステロール食を続けること以上に，飽和脂肪酸が少ない食事を継続し，正常な体重を維持することのほうが重要である．

③多価不飽和脂肪酸を多く含む脂肪の摂取は，通常，血中コレステロール濃度をいくらか低下させる．この観察結果が，現代の食事療法の基本になっているのは事実だが，この効果のメカニズムはわかっていない．

④**インスリン欠乏**や**甲状腺ホルモン欠乏**は，血中コレステロール濃度を上昇させる．一方，過剰の甲状腺ホルモンは血中コレステロール濃度を低下させる．おそらくこれらの効果は，脂質代謝に関与する特異的な酵素の活性変動によるものと考えられる．

⑤遺伝性の**コレステロール代謝異常症**(genetic disorders of cholesterol metabolism)では，血漿コレステロールが顕著に増加する．例えば，**LDL 受容体**(LDL receptor)遺伝子の変異によって，コレステロールを豊富に含む LDL の肝臓への取り込み障害が起こることがある．後述するように，この現象は肝臓による過剰なコレステロール生成を引き起こす．**アポリポタンパク質 B**(apolipoprotein B)は LDL の構成成分で，LDL が受容体に結合するために必要である．アポリポタンパク質 B をコードする遺伝子の変異もまた，肝臓による過剰なコレステロール産生を起こすことがある．

体内の具体的なコレステロール利用

生体膜以外で，体内でコレステロールが断然多く利用されているのは，肝臓でのコール酸の生成であり，80%ものコレステロールがコール酸に変換される．第 71 章で説明するように，コール酸は他の物質と結合して胆汁酸塩となり，脂肪の消化と吸収を促進する．

この他に少量のコレステロールが，①**副腎皮質ホルモン**(adrenocortical hormone)の生成のために副腎で，②**プロゲステロン**(progesterone)や**エストロゲン**(estrogen)の生成のために卵巣で，③**テストステロン**(testosterone)の生成のために精巣で使われる．内分泌学の章で述べるように，これらの内分泌腺も固有にステロールを合成し，ホルモンを生成することができる．

大量のコレステロールが，皮膚の角質層に沈着している．このコレステロールと他の皮膚脂質とのおかげで，皮膚から水溶性物質が吸収されにくくなり，さまざまな化学物質の作用に皮膚は抵抗性が高くなる．なぜならコレステロールとその他の皮膚脂質は，酸やこの皮膚バリアがなかったら体内に容易に浸透可能なさまざまな溶媒に対して抵抗性を示すからである．また，これらの脂質は，皮膚からの水の蒸散を防ぐためにも役立っている．1日あたりの水分蒸散量は通常は300～400mLであるが，このバリアがなければ，皮膚を失った熱傷患者でみられるように，5～10Lにもなりうる．

リン脂質とコレステロールの細胞構造機能：特に膜について

前述したリン脂質とコレステロールの使用は，体内のすべての細胞の特殊な構造物である生体膜を形成する機能に比べれば大して重要でない．第2章で，大量のリン脂質とコレステロールがすべての細胞の細胞膜と細胞内器官の膜に存在していることを指摘した．また，膜のリン脂質量に対する膜のコレステロール量の比率は，細胞膜流動性のとても重要な決定要因であることも知られている．

膜が形成されるためには，非水溶性物質が利用されなければならない．一般に体内の非水溶性物質(骨組織の無機物質以外)は，脂質といくつかのタンパク質のみである．したがって，身体中の細胞は，主にリン脂質，コレステロールおよび非水溶性タンパク質を基盤として，物質的な整合を保っている．またリン脂質が極性をもっていることが，細胞膜と周囲の体液との間の界面張力を減少させている．

リン脂質とコレステロールが細胞の構築要素として重要であることを示すもう1つの事実は，これらの物質の入れ替わりの速度が遅いということである．その入れ替わりの速度は年月の単位で計られるような長さである．例えば，脳細胞に記憶過程を与える機能は，主にそれらの壊れにくい物理的特性と関係している．

アテローム性動脈硬化症

アテローム性動脈硬化症(粥状動脈硬化症，atherosclerosis)は，大動脈および中間サイズの動脈の疾患で，**アテローム性プラーク**(粥状硬化斑，粥腫，atheromatous plaque)とよばれる脂肪病変が動脈壁内面に生ずる．一方，**動脈硬化症**(arteriosclerosis)は，サイズにかかわらず肥厚して硬化した血管を表す一般的な用語である．

アテローム性動脈硬化症になる前段階の血管で，きわめて初期に認められる異常の1つは，血管内皮の**損傷**である．これは内皮細胞での接着分子の発現を増加させるとともに，内皮細胞が一酸化窒素を放出する能力を低下させる．さらに内皮損傷は高分子物質，血小板，単球などが内皮細胞に付着するのを防ぐ物質を放出する能力も低下させる．血管内皮細胞の損傷が発生した後に，循環血液中の単球と脂質(主にLDL)が損傷局所に蓄積し始める(**図69.7A**)．単球は内皮を越えて血管壁の**内膜**(intima)へ潜り込み，**マクロファージ**(macrophage)へと分化して，蓄積したリポタンパク質を取り込んで酸化する．この細胞内蓄積脂肪は泡沫様の外観を呈する．この**泡沫細胞**(foam cell)はその後，血管壁上に凝集して目にみえる**脂肪線条**(fatty streak)を形成する．

やがて脂肪線条は少しずつ大きく成長して融合し，周囲の線維組織や平滑筋が増殖して，ますます大きなプラークを形成していく(**図69.7B**)．またマクロファージは，動脈壁の内面での**炎症**(inflammation)を引き起こし平滑筋・線維組織をもっと増殖させる物質を放出する．脂質沈着物と増殖した細胞の体積がきわめて大きくなるため，プラークは動脈管腔に隆起して血流を著しく減少させ，時には血管を完全に閉塞する．閉塞しなかったとしても，最終的にはプラークの線維芽細胞が密な結合組織を大量に沈着させて，**硬化**(sclerosis)(**線維化**(fibrosis))が著しく進み，動脈は硬くなり柔軟性がなくなる．さらにその後，カルシウム塩がプラーク中のコレステロールおよび他の脂質とともにしばしば沈殿し，骨のように硬い石灰化を引き起こし，動脈を硬い管にしてしまう．これら後期の病態はいずれも“動脈の硬化”とよばれている．

アテローム性硬化の動脈は伸展性をほとんど失い，血管壁の変性領域のために容易に破裂する．また，流れている血液中にプラークが突出している場所では，その粗い表面が血液凝固の発現をもたらす結果，血栓や塞栓が形成され(第37章参照)，突然の動脈血流遮断をきたすことがある．

欧米では，死因のほぼ半数が血管疾患である．そのうちの約2/3が冠動脈内血栓による．残りの1/3は体内の他臓器(とりわけ脳(脳卒中)，および腎，肝，消化管，四肢など)の血管の血栓もしくは出血である．

アテローム性動脈硬化症におけるコレステロールとリポタンパク質の役割

低密度リポタンパク質(LDL)の増加

LDLの形で存在する血漿コレステロールが高濃度であることは，アテローム性動脈硬化症を引き起こす重要な因子である．LDLコレステロールの濃度は，飽和脂肪酸の多量摂取をはじめ，肥満，運動不足などのいくつかの要因によって増加する．それほどではないが，コレステロールの過剰摂取も，LDLの血漿レベルを上げることがある．

家族性高コレステロール血症

家族性高コレステロール血症は，身体の細胞膜上のLDL受容体の発現が遺伝的に損なわれているヒトに起こる疾患である．LDL受容体が欠損していると，肝臓は中間密度リポタンパク質(IDL)もLDLも吸収できない．この吸収がないと，肝細胞のコレステロール産生機構が暴走して，コレステロールが合成され続け，もはや過剰な血漿コレステロールを感知するフィードバック抑制機構に応答しない．その結果，肝臓によって血漿中に放出される超低密度リポタンパク質(VLDL)が著しく増加する．

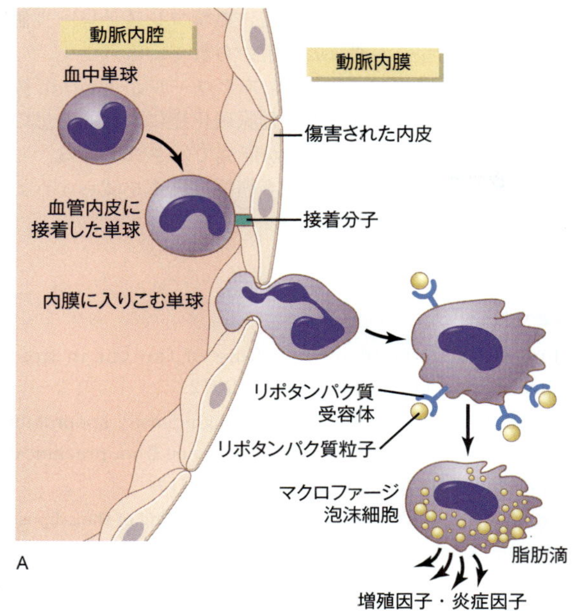

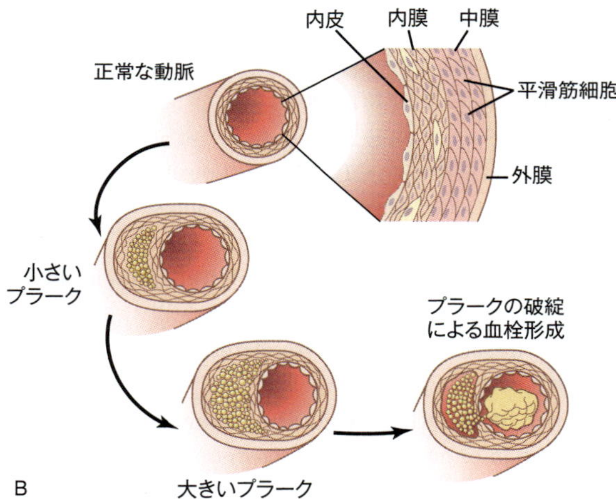

図 69.7 アテローム硬化性プラークの形成過程
A：損傷を受けた動脈内皮細胞上の接着分子への単球の付着．単球はその後内皮を通って動脈壁内膜層へ移動し，マクロファージに変わる．このマクロファージはリポタンパク質分子を取り込んで酸化し，マクロファージ泡沫細胞となる．泡沫細胞は起炎性物質と内膜層の成長をもたらす物質を放出する．B：マクロファージがさらに蓄積し，内膜が成長することによってプラークが形成されて、少しずつ大きくなって脂質が蓄積する．最終的に，プラークは血管を閉塞させたり，破綻し動脈内の血液凝血と血栓形成の原因となったりする．（Libby P：Inflammation in atherosclerosis. Nature 420: 868, 2002 より改変）

家族性高コレステロール血症の患者では病状の進展に伴って血清 LDL コレステロール濃度は正常値の 4〜6 倍にあたる 600〜1000 mg/dL にまで上昇することがある．適切に治療しないと，患者は心筋梗塞やアテローム性動脈硬化症による全身の血管閉塞とそれの続発症で 30 歳前に死亡することが多い．

家族性高コレステロール血症のヘテロ接合体者はそれほどまれではなく，約 500 人に 1 人である．ホモ接合体の重篤な患者はきわめてまれで，平均的に出生数 100 万につき 1 人である．

アテローム性動脈硬化症の予防における高密度リポタンパク質（HDL）の役割

HDL の機能は，LDL の機能に比べてあまりわかっていない．HDL はなんと，動脈壁に沈着し始めたコレステロールの結晶を取り込むことができると考えられている．この他にも，酸化ストレス抑制，血管内炎症防止といった HDL の作用が，動物レベルの実験で示唆されている．これらの作用機構の真偽はともかくとして，疫学研究でも，HDL の LDL に対する比率の高い人では，アテローム性動脈硬化症を発症する可能性が著しく低い結果が示されている．しかしこれまでのところ，臨床研究では，HDL レベルを上昇させる薬物が心血管疾患のリスクを低減するという結果は得られていない．これらの一見矛盾する結果を解決するためには，HDL がアテローム性動脈硬化症にどのように影響するかという基本的問題について，さらに研究する必要がある．

アテローム性動脈硬化症の他の主な危険因子

コレステロールやリポタンパク質の値がまったく正常でも，アテローム性動脈硬化症は発症する．アテローム性動脈硬化症の危険因子には，①**運動不足**（physical inactivity）と**肥満**（obesity），②**糖尿病**（diabetes mellitus），③**高血圧**（hypertension），④**高脂血症**（hyperlipidemia），⑤**喫煙**（cigarette smoking）がある．

例えば高血圧は，アテローム性動脈硬化症による冠状動脈疾患の発症リスクを少なくとも 2 倍に増加させる．同様に，糖尿病患者の冠状動脈疾患発症の発症リスクは，平均で 2 倍以上増加する．高血圧と糖尿病がともに発症した場合には，冠状動脈疾患の発症リスクは 8 倍以上増加する．そして高血圧，糖尿病，高脂血症のすべてをもつ場合には，アテローム性動脈硬化症による冠状動脈疾患の発症リスクは，ほぼ 20 倍にも増す．これらのことから，これらの要因がアテローム性動脈硬化症の発症リスクを相乗的に増加させるように相互作用していることがうかがわれる．多くの過体重者や肥満者では，これら 3 つの危険因子が共存し，アテローム性動脈硬化症の発症リスクを大いに増加させ，心筋梗塞，脳卒中，腎疾患を導くことがある．

壮年期および中年期では，男性のほうが女性よりアテローム性動脈硬化症を発症しやすい．このことから，男性ホルモンにアテローム誘発的な働きがあるか，もしくは逆に女性ホルモンに防御的な働きがあると示唆される．

これらの因子のなかには，血漿中の LDL 濃度を上昇させることで，アテローム性動脈硬化症を引き起こす因子がある．また，例えば高血圧などのように，血管内皮に損傷を与えるなど，コレステロールが沈着しやすいような変化を血管組織に引き起こすことによって，アテローム性動脈硬化症を誘導する因子もある．

さらにアテローム性動脈硬化症の複雑さを物語るのは，**過剰な血清鉄**（excess blood levels of iron）がアテローム性動脈硬化症を誘導するという実験的研究である．血管壁を損傷するフリーラジカルを血中でつくることによって，発症を促進しているのかもしれない．全人口の約1/4が，リポタンパク質(a)という特殊なタイプのLDLをもっている．これは付加的なタンパク質として**アポリポタンパク質(a)**（apolipoprotein(a)）を含んでいて，アテローム性動脈硬化症の発生率をおよそ2倍にする．これらのアテローム性動脈硬化症を誘発する効果の詳細な機序は，まだわかっていない．

アテローム性動脈硬化症の予防

アテローム性動脈硬化症の発症と重篤な血管病変への進展を防ぐのに最も重要な方策は，以下の4つである．①健康的な体重を維持し，適度に運動し，不飽和脂肪酸が多くコレステロールが少ない食事を心がける．②健康的な食事の維持と適度な運動の継続によって高血圧を予防する，あるいは血圧が高くなったら，降圧薬で適正に血圧を制御する．③糖尿病患者の場合にはインスリン療法，その他の薬によって血糖を効果的に制御する．④禁煙する．

血漿脂質とコレステロールを低下させる薬物のいくつかは，アテローム性動脈硬化症の予防にも有用であることがわかってきている．肝臓でつくられるコレステロールのほとんどは，胆汁酸に変換されて十二指腸に分泌される．この胆汁酸の90%以上が回腸末端で再吸収され，胆汁中に繰り返し利用される．したがって，消化管で胆汁酸と結合して循環系への再吸収を防ぐ物質は，循環血液中の胆汁酸プールを減少させることができる．これにより，肝臓においてさらに多くのコレステロールが新たに胆汁酸に変換される．よって，多くの朝食用のシリアルの成分であり，胆汁酸と結合する**オートブラン**（oat bran，オーツ麦（燕麦）のふすま，**訳者注**：欧米における代表的な水溶性食物繊維）を食べるだけで，肝細胞のコレステロールプールから胆汁酸への異化が促進され，相対的にLDL生成やアテローム性プラーク形成は減少する．内服した**レジン薬**（resin agents，**訳者注**：陰イオン交換樹脂薬）も同様に腸で胆汁酸と結合して，糞便中への胆汁酸排泄量を増加させ，それによって肝臓でのコレステロール合成を減少させることができる．

スタチン（statin）系薬物は，コレステロール合成の律速酵素である3-ヒドロキシ-3-メチルグルタリルCoA還元酵素を競合的に阻害する．この阻害は，コレステロール合成を減少させ，肝臓のLDL受容体を増加させて，血漿LDL値を25〜50%減少させる．スタチンはまた他にも，血管炎症を低減させるなどしてアテローム性動脈硬化症を防ぐのに役立つという有益な効果をもつ可能性がある．これらの薬は現在，血漿コレステロール値が上昇した患者の治療に広く用いられている．

一般に，血漿中のLDLコレステロールが1mg/dL減少するごとに，アテローム性動脈硬化症による心疾患の死亡率が約2%低下することが研究で示されている．したがって，適切な予防措置が心筋梗塞発作を減らすうえで肝要である．

参考文献

Abumrad NA, Davidson NO: Role of the gut in lipid homeostasis. Physiol Rev 92:1061, 2012.

Feig JE, Hewing B, Smith JD, et al: High-density lipoprotein and atherosclerosis regression: evidence from preclinical and clinical studies. Circ Res 114:205, 2014.

Frayn KN: Fat as a fuel: emerging understanding of the adipose tissue-skeletal muscle axis. Acta Physiol (Oxf) 199:509, 2010.

Glatz JF, Luiken JJ, Bonen A: Membrane fatty acid transporters as regulators of lipid metabolism: implications for metabolic disease. Physiol Rev 90:367, 2010.

Goldstein JL, Brown MS: The LDL receptor. Arterioscler Thromb Vasc Biol 29:431, 2009.

Jaworski K, Sarkadi-Nagy E, Duncan RE, et al: Regulation of triglyceride metabolism. IV. Hormonal regulation of lipolysis in adipose tissue. Am J Physiol Gastrointest Liver Physiol 293:G1, 2007.

Kersten S: Physiological regulation of lipoprotein lipase. Biochim Biophys Acta 1841:919, 2014.

Libby P: Inflammation in atherosclerosis. Nature 420:868, 2002.

Mansbach CM 2nd, Gorelick F: Development and physiological regulation of intestinal lipid absorption. II. Dietary lipid absorption, complex lipid synthesis, and the intracellular packaging and secretion of chylomicrons. Am J Physiol Gastrointest Liver Physiol 293:G645, 2008.

Mineo C, Shaul PW: Novel biological functions of high-density lipoprotein cholesterol. Circ Res 111:1079, 2012.

Peckett AJ, Wright DC, Riddell MC: The effects of glucocorticoids on adipose tissue lipid metabolism. Metabolism 60:1500, 2010.

Peirce V, Carobbio S, Vidal-Puig A: The different shades of fat. Nature 510:76, 2014.

Perry RJ, Samuel VT, Petersen KF, Shulman GI: The role of hepatic lipids in hepatic insulin resistance and type 2 diabetes. Nature 510:84, 2014.

Randolph GJ, Miller NE: Lymphatic transport of high-density lipoproteins and chylomicrons. J Clin Invest 124:929, 2014.

Rosenson RS, Brewer HB Jr, Ansell B, et al: Translation of high-density lipoprotein function into clinical practice: current prospects and future challenges. Circulation 128:1256, 2013.

Rye KA, Barter PJ: Regulation of high-density lipoprotein metabolism. Circ Res 114:143, 2014.

Sniderman AD, Tsimikas S, Fazio S: The severe hypercholesterolemia phenotype: clinical diagnosis, management, and emerging therapies. J Am Coll Cardiol 63:1935, 2014.

Soeters MR, Soeters PB, Schooneman MG, et al: Adaptive reciprocity of lipid and glucose metabolism in human short-term starvation. Am J Physiol Endocrinol Metab 303:E1397, 2012.

Tchernof A, Després JP: Pathophysiology of human visceral obesity: an update. Physiol Rev 93:359, 2013.

Viscarra JA, Ortiz RM: Cellular mechanisms regulating fuel metabolism in mammals: role of adipose tissue and lipids during prolonged food deprivation. Metabolism 62:889, 2013.

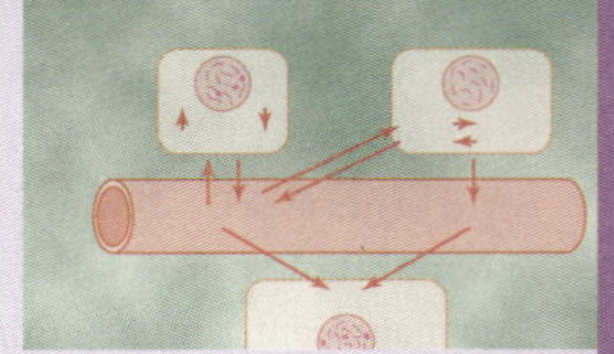

第70章 タンパク質代謝

身体の固形物の約 3/4 はタンパク質である．これらのタンパク質には，構造タンパク質，酵素，核タンパク質，酸素を運搬するタンパク質，筋収縮を引き起こす筋タンパク質，その他，体全体での細胞内外の特定の機能を司る多種類のタンパク質がある．

タンパク質の多様な機能を説明する重要な化学特性は，生化学の全領域の主要部分を占めるほど広範囲にわたる．このため，ここでは本書の中の他の話題のための背景として，重要と思われるタンパク質代謝に関するいくつかの特定の面に限定して述べることとする．

タンパク質の基本的特性

アミノ酸はタンパク質の主要構成要素である

タンパク質の主要構成要素は 20 種のアミノ酸である．これらのアミノ酸は体タンパク質中にかなりの量が存在する．図 70.1 はこれら 20 種のアミノ酸の化学式を示しているが，それらすべては共通する 2 つの特徴をもっている．すなわち，どのアミノ酸も酸性基（—COOH）と，通常アミノ基（$—NH_2$）で代表される分子に結合した窒素原子を有する．

ペプチド結合とペプチド鎖

タンパク質のアミノ酸は，**ペプチド結合**（peptide linkage）によって長い鎖状に連結している．この結合の化学的な特性は，次の反応によって示される．

```
      NH2                  H NH
      |                      |
R — CH — CO OH + R′ — CH — COOH →

            NH2
            |
      R — CH — CO
                |
                NH + H2O
                |
        R′ — CH — COOH
```

この反応で留意すべきは，1 つのアミノ酸のアミノ基の窒素が他のアミノ酸のカルボキシル基の炭素と結合することである．H^+ はアミノ基から放出されて，OH^- はカルボキシル基から放出される．すなわち，これらの 2 つのイオンは結合して 1分子の水を生成する．ペプチド結合が形成された後も，1 つのアミノ基と 1 つのカルボキシル基は伸長した新たな分子の両側端に依然として存在する．それぞれの基はさらに次のアミノ酸と結合して，**ペプチド鎖**（peptide chain）を形成することができる．いくつかの複雑なタンパク質分子はペプチド結合によって化合した何千ものアミノ酸をもつものがあり，そして最も小さいタンパク質分子でもペプチド結合により連結した 20 以上のアミノ酸をもっている．平均では約 400 のアミノ酸をもっている．

タンパク質分子内の他の結合

いくつかのタンパク質分子は，単鎖よりもむしろ複数鎖から構成される．そして，これらの鎖は他のペプチド鎖と別の結合様式によって，しばしばペプチドの CO 基と NH 基との間に形成される**水素結合**（hydrogen bonding）によって，互いに結合する．その様式は以下の通り．

```
         \              /
          C═O-------H—N
         /              \
  R — HC                 CH — R′
         \              /
          N—H-------O═C
         /              \
```

ペプチド鎖はコイル状態か，または折りたたまれた状態であることが多い．連続したコイル状態または折りたたまれた状態の構造は，同様に水素結合や他の相互作用の力などによって強固ならせん構造などの形で保持されている．

アミノ酸の輸送と貯蔵

血中アミノ酸

血中のアミノ酸の通常の濃度は 35〜65 mg/dL である．20 種の各アミノ酸については平均すると 2 mg/dL となるが，他のアミノ酸に比べてはるかに大量に存在するアミノ酸もある．アミノ酸はやや強めの酸なので，血液内ではカルボキシル基からプロトンが遊離する結果，アミノ酸は主に陰イオンとして存在し，血液中の陰イオンの 2〜3 mEq/L を占めている．血液中のそれぞれのアミノ酸の精密な濃度は，どんなタンパク質を摂取したのかにある程度依存しているが，さまざまな細胞における選択的な生合成によって濃度調節されているアミノ酸もある．

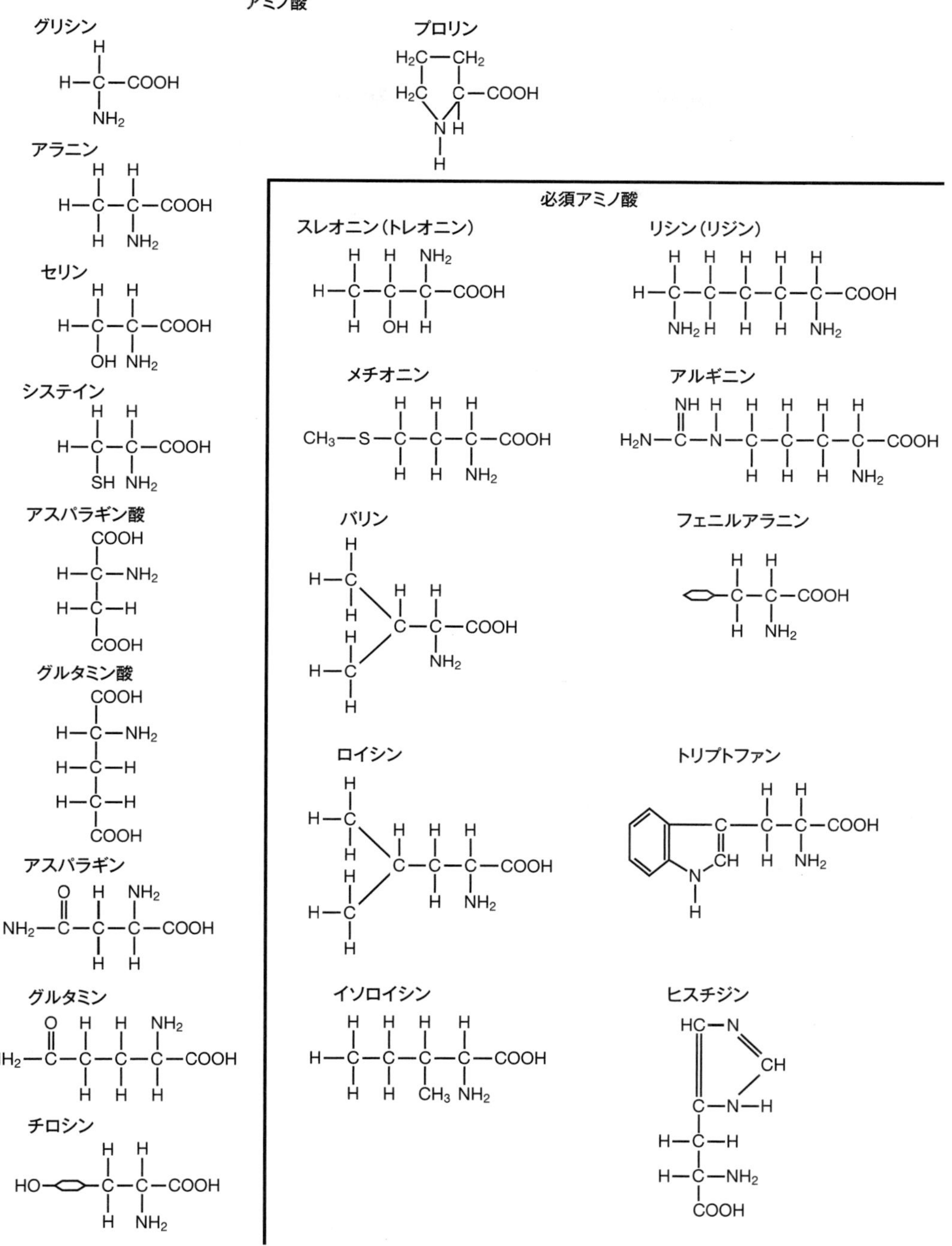

図 70.1　アミノ酸

10 種の**必須**アミノ酸は体内で十分な量を合成できない．すなわち，これらの必須アミノ酸は，すでにでき上がった形で食物から得る必要がある．

消化管から吸収されたアミノ酸の運命

消化管においてタンパク質が消化・吸収された産物は，ほとんどすべてアミノ酸であるが，ごくまれにポリペプチドやタンパク質分子のままで消化管から血液中に吸収される．食後，すぐに血中アミノ酸濃度は増加するが，増加量は通常わずか数 mg/dL であり，それは以下の 2 つの理由による．1 つはタンパク質の消化・吸収には通常 2～3 時間以上かかるので，一度に吸収されるアミノ酸の量が少ないことである．もう 1 つは，追加されたアミノ酸は血中に入った後，5～10分以内に体全体の細胞，特に肝臓に吸収されることである．そのため，アミノ酸は血液や組織液中には，高濃度には蓄積しにくい．

にもかかわらず，アミノ酸の回転速度は非常に速いため，毎時何gものタンパク質が，生体のある部位から他の部位へアミノ酸の形で移動する．

アミノ酸の細胞内への能動輸送

アミノ酸分子はすべて，細胞膜の小孔を通して容易に拡散するにはあまりにも大きすぎる．そのため，かなりの量のアミノ酸は，輸送担体システムを用いた促進輸送または能動輸送によってのみ，細胞膜を通過して内側へまたは外側へ移動できる．担体システムの特性についてはは完全にはまだよくわかっていないこともあるが，いくつかは第4章で述べられている．

アミノ酸の腎閾値

腎臓では，さまざまなアミノ酸が，**二次性能動輸送**(secondary active transport)によって近位尿細管上皮から再吸収される．これによって，糸球体膜を通して尿細管へ漏れたアミノ酸を糸球体濾液から取り除き，それらを血液に戻すことができる．しかし，尿細管における他の能動輸送システムがそうであるのと同様に，それぞれのアミノ酸の輸送が可能な量には上限がある．このため，ある特定の種類のアミノ酸濃度が血漿中や糸球体濾液中で高くなりすぎると，能動的に再吸収されなかった過剰分は尿中に失われる．

細胞内タンパク質としてのアミノ酸の貯蔵

アミノ酸は組織細胞に入ると，細胞のメッセンジャーRNAとリボソーム系の指示のもとで，ペプチド結合によって互いに結合して細胞内タンパク質を形成する．そのため，細胞内の遊離アミノ酸の濃度は通常低いままであり，細胞内での遊離アミノ酸としての大量な貯蔵は起こらない．その代わりに，アミノ酸は実質上タンパク質の形で主に貯蔵される．しかし，それら細胞内タンパク質の多くは，細胞内リソソーム消化酵素の作用で，再びアミノ酸に速やかに分解される．その後，それらのアミノ酸は細胞から血中に逆輸送される．この逆向きの過程の特別な例外は，核の染色体のタンパク質およびコラーゲンや筋の収縮性タンパク質などの構造タンパク質である．これらのタンパク質は，細胞消化と細胞から血中への逆輸送にはあまり関与していない．

体内には他の組織よりもアミノ酸の貯蔵に大いに関与する組織がある．例えば，肝臓は大きな臓器であり，アミノ酸の処理に特別な機構をもっていて，速やかに変換可能なタンパク質を大量に貯蔵できる．同様のことは，程度は低いものの腎臓や小腸粘膜にもあてはまる．

血漿アミノ酸濃度を調節する手段としての細胞からのアミノ酸放出

血漿アミノ酸の濃度が正常値より低下するときはいつも，必要とされるアミノ酸が細胞から運び出されて，血漿中にそれらを補給する．このような方法で各種のアミノ酸の血漿濃度は，適切に一定の値に維持される．後に述べるように，内分泌腺から分泌されるいくつかのホルモンは，組織タンパク質と循環するアミノ酸との間のバランスを変えることができる．例えば，成長ホルモンとインスリンは組織タンパク質の生成を増すが，一方，副腎皮質グルココルチコイドホルモンは血漿アミノ酸の濃度を増加させる．

身体の異なる部位にあるタンパク質間の可逆的平衡

肝臓では(程度は低いが肝臓以外の組織でも)，細胞タンパク質は血漿アミノ酸から速やかに合成されることができるし，さらには，これらのタンパク質の多くが分解されて速やかに血漿中に戻れるので，血漿アミノ酸と，ほとんどの体細胞内の変化しやすい細胞タンパク質の間で恒常的な相互交換と平衡状態が成立している．例えば，もし特定の組織でタンパク質が必要となると，そこで血液のアミノ酸から新しいタンパク質を合成することができる．そして次に，体の他の細胞，特に肝細胞でタンパク質が分解され，血中アミノ酸が補充される．これらの現象は，がん細胞でのタンパク質合成に関して特に顕著である．がん細胞はしばしば，増殖していくアミノ酸の消費者であり，そのため，他の細胞のタンパク質は顕著に枯渇する．

タンパク質貯蔵の上限

どの特定の細胞のタイプにも，蓄えることができるタンパク質の量に上限がある．すべての細胞がそれぞれの上限に到達した後，なお循環している余剰のアミノ酸は他の産物に分解され，後述するようにエネルギーとして使われるか，または，それらのアミノ酸は脂肪またはグリコーゲンに変換され，その形で貯蔵される．

血漿タンパク質の機能的役割

血漿中に存在するタンパク質の主な種類は，**アルブミン**(albumin)，**グロブリン**(globulin)，そして**フィブリノゲン**(fibrinogen)である．

アルブミンの大きな役割は，血漿での**膠質浸透圧**(colloid osmotic pressure)を保たせて，毛細血管から血漿の喪失を防ぐことである．これについては第16章で述べている．

グロブリンは，血漿中でいくつかの酵素的機能を果たすが，同じように重要なことは，侵襲微生物に対する生体の自然**免疫**および獲得**免疫**に主要な責任を果たすことである．これについては第35章で述べている．

フィブリノゲンは，血液凝固の過程で重合して長いフィブリン線維になる．それによって凝血塊を形成し，循環系の漏れの修復を助ける．これについては第37章で述べている．

血漿タンパク質の生成

基本的に，血漿タンパク質のアルブミンとフィブリノゲンはすべて肝臓で合成される．グロブリンの50〜80%も同様である．残りのグロブリンは，ほとんどリンパ組織で生成されるγグロブリンで，それらは主に免疫系で使用される抗体である．

肝臓による血漿タンパク質の生成速度はきわめて速く，30 g/日にも達する．ある病態では血漿タンパク質の速やかな喪失をきたす．例えば，皮膚が広範に剝離するような重度の熱傷では，剝離面を介して毎日数Lにも及ぶ血漿の喪失を引き起こす．肝臓による速やかな血漿タンパク質の生産は，そのような状態で死に至ることを防ぐうえで重要である．時には重症の腎疾患患者では，何ヵ月もの間，毎日20 gもの血漿タンパク質を尿中に喪失することがある．そしてこの喪失分は主に肝臓から絶えず補充される．

肝硬変(cirrhosis of the liver)の患者では，肝実質の間に大量の線維組織が生じる．これは血漿タンパク質を生合成する能力を低下させる．第25章で述べたように，これは血漿の膠質浸透圧を低下させ，全身に浮腫を引き起こす．

組織のアミノ酸源としての血漿タンパク質

組織のタンパク質が欠乏したとき，血漿タンパク質はそれを迅速に補う供給源として働くことができる．実際に，すべての血漿タンパク質が組織マクロファージのピノサイトーシス作用により，そっくり吸収されうる．細胞内に入ると，タンパク質はアミノ酸にまで分解されて血液中に逆輸送され，必要であれば体中どこでも細胞タンパク質の構築に使われる．このように，血漿タンパク質は変換可能なタンパク質貯蔵媒体として機能し，特定の組織がそれらを要求したときには，いつでも利用が可能なアミノ酸の供給源となっている．

血漿タンパク質と組織タンパク質との間の可逆的平衡

図70.2に示すように，血漿タンパク質，血漿アミノ酸，および組織タンパク質の間には，一定の平衡状態が存在する．放射性トレーサーを用いる研究に基づくと，継続的なアミノ酸の流量の一部として，通常では毎日約400 gの体タンパク質が生成され，また分解されると推定される．これは，さまざまな体タンパク質間においてアミノ酸が可逆的に交換されるという一般原則を示している．飢餓状態または重症の衰弱性疾患のときでさえ，体の組織タンパク質と全血漿タンパク質との比率はおよそ33：1で，比較的一定のままである．

血漿タンパク質と他の体タンパク質の間でこのように可逆的な平衡状態があるので，重篤な急性の全身タンパク質の欠乏症に対する最も効果的な治療法の1つは，血漿タンパク質の静脈内注入である．2〜3日以内，また時には数時間以内に，投与されたタンパク質のアミノ酸は体の細胞全体に分配され，必要とされるところで新しいタンパク質を生成する．

必須アミノ酸と非必須アミノ酸

動物性タンパク質の中に通常存在するアミノ酸のうち，10種類は細胞の中で合成することができる．一方，他の10種類は，合成することができないか，または体の需要を満たすに足りないほど少量しか合成することができない．この第2のグループ，すなわち合成されることのできないアミノ酸のグループは，**必須アミノ酸**(essential amino acids)とよばれる．"必須"という言葉を使うのは，他の10個の"非必須"アミノ酸がタンパク質の生成に必要ではないという意味ではなくて，これらは体内で合成できるため，**食物中に必須ではない**ということである．

非必須アミノ酸の合成は主に，それぞれのアミノ酸の前駆体である適切なα-ケト酸の生成に依存している．例えば，解糖によるグルコースの分解で大量につくられる**ピルビン酸**(pyruvic acid)はケト酸で，**アラニン**(alanine)というアミノ酸の前駆体である．その際，**アミノ基転移反応**(transamination)により，アミノ基がα-ケト酸に転移し，ケト酸の酸素(オキソ基)はアミノ基の供与体に転移される．この反応を図70.3に示す．留意すべきは，すべてのアミノ酸と密接に関連する化合物である**グルタミン酸**(glutamic acid)から，アミノ基がピルビン酸に転移していることである．一方，グルタミン酸とアンモニアから合成される**グルタミン**(glutamine)は組織中に豊富に存在し，その主要な機能の1つはアミノ基の貯蔵庫である．

アミノ基転移は，いくつかの**アミノ基転移酵素**(aminotransferase)により促進される．この酵素はビタ

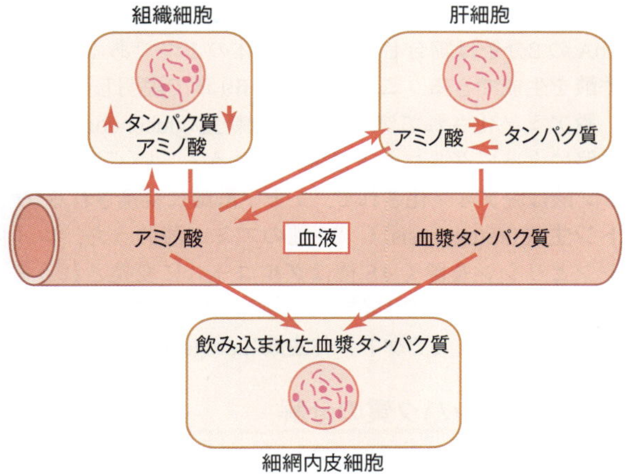

図70.2　組織タンパク質，血漿タンパク質，血漿アミノ酸の間の可逆的平衡

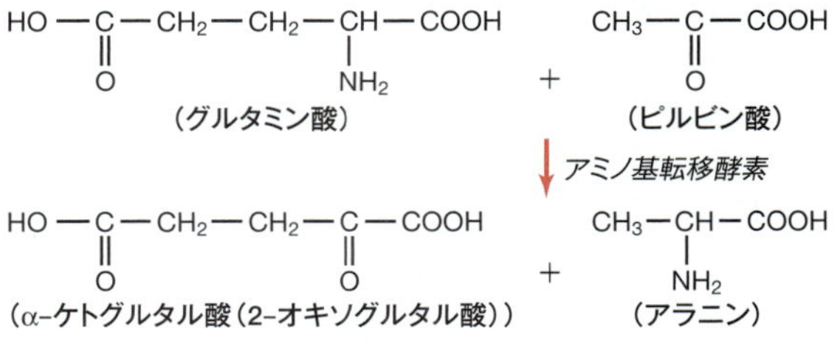

$$HO-\underset{\underset{O}{\|}}{C}-CH_2-CH_2-\underset{\underset{NH_2}{|}}{CH}-COOH \quad + \quad CH_3-\underset{\underset{O}{\|}}{C}-COOH$$

(グルタミン酸)　　(ピルビン酸)

↓ アミノ基転移酵素

$$HO-\underset{\underset{O}{\|}}{C}-CH_2-CH_2-\underset{\underset{O}{\|}}{C}-COOH \quad + \quad CH_3-\underset{\underset{NH_2}{|}}{CH}-COOH$$

(α-ケトグルタル酸(2-オキソグルタル酸))　　(アラニン)

図70.3　アミノ基転移によるピルビン酸からアラニンの合成

ミンB群の1つであるビタミンB_6，ピリドキシンの誘導体が必要である．このビタミンが存在しないとアミノ酸はほとんど合成されず，タンパク質の生成も正常には進まない．

エネルギーのためのタンパク質利用

ひとたび細胞が貯蔵タンパク質での限界まで満たされると，体液中の余分なアミノ酸は，すべて分解されてエネルギーとして使用されるか，あるいは第1に脂肪として，または第2にグリコーゲンとして貯蔵されるのに使用される．この分解はほとんどすべて肝臓で行われ，それは**脱アミノ反応**(deamination)から始まるが，それについては次に説明する．

脱アミノ反応：アミノ酸からアミノ基の除去

脱アミノ反応は，主に**アミノ基転移**(transamination)によって起こる．これは，アミノ基が一部の受容物質へ転移することを意味する．この反応は，先ほどアミノ酸の合成に関連して説明したアミノ基転移の逆反応である．

脱アミノ反応(脱アミノ化)の大部分は，次のアミノ基転移の図式に従って起こる．

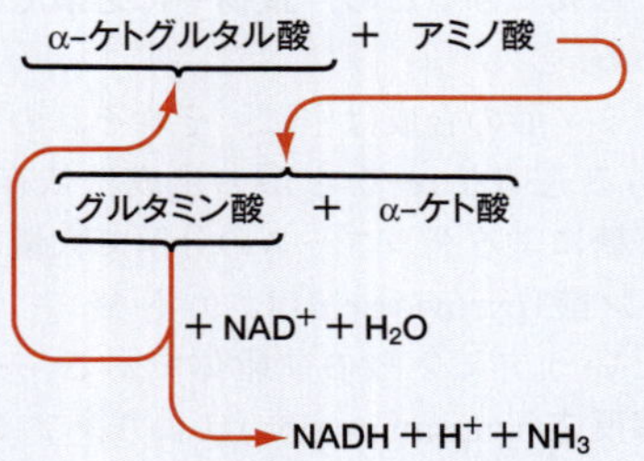

この図式で留意すべき点は，アミノ酸のアミノ基はα-ケトグルタル酸に転移されること，そしてそれがグルタミン酸になることである．グルタミン酸は，次にそのアミノ基を，他の物質に転移させるか，または，アンモニア(NH_3)の形で離脱させることができる．アミノ基を失う過程で，グルタミン酸は再びα-ケトグルタル酸になるので，このサイクルは何度も繰り返すことができる．この反応を開始するにあたり，細胞の余剰のアミノ酸は，特に肝臓では，大量の**アミノ基転移酵素**(aminotransferase)群の活性化を誘導する．ほとんどの脱アミノ反応は，この酵素が開始する．

肝臓による尿素の生成

アミノ酸の脱アミノ化により離脱したアンモニアは，ほとんど完全に尿素に変換されることによって血液から除かれる．2分子のアンモニアと1分子の二酸化炭素が，以下に示す正味の反応に従って結合する．

$$2NH_3 + CO_2 \rightarrow H_2N-\underset{\underset{O}{\|}}{C}-NH_2 + H_2O$$

基本的に，人体で生成されるすべての尿素は，肝臓で合成される．肝臓を失ったり，または重篤な肝障害をもつ人においては，アンモニアが血液中に蓄積する．このアンモニアの蓄積は，特に脳に対して非常に有毒であり，**肝性脳症**(hepatic encephalopathy)または**肝性昏睡**(hepatic coma)とよばれる状態を引き起こす可能性がある．

尿素の合成の段階は，基本的に以下の通りである．

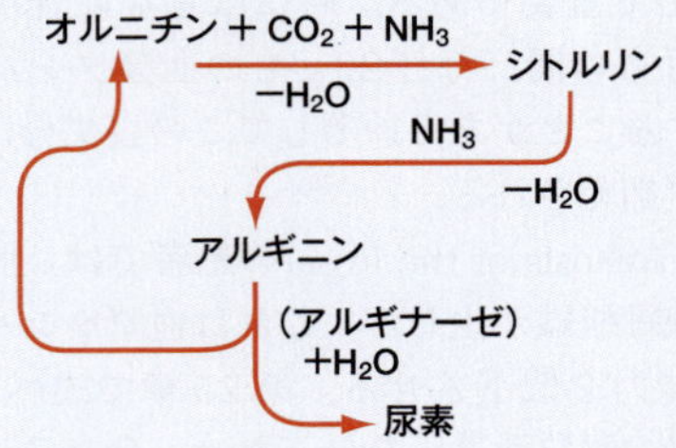

尿素は生成された後，肝細胞から体液中に拡散し，腎臓から排泄される．

脱アミノ化されたアミノ酸の酸化

アミノ酸が脱アミノ化されると，結果として生成されたケト酸は，ほとんどの場合，酸化の結果エネルギーを放出する．この酸化は通常の場合，2つの連続した過程で起こる．①ケト酸が，クエン酸サイクルに入ることのできる適切な化学物質に変換される．②この物質がクエン酸回路によって分解されて，エネルギーを得るために消費される．これは，第68章と第69章で説明したように，糖や脂質の代謝に由来するアセチルCoAが消費されるのと同様のやり方である．一般に，タンパク質1gの酸化で生成されるアデノシン三リン酸(ATP)の量は，グルコース1gの酸化で得られる量よりわずかに少ない．

糖新生とケトン体生成

脱アミノ化されたアミノ酸の中には，通常は細胞(主に肝細胞)でグルコースまたは脂肪酸を合成するのに使用される基質と類似しているものがある．例えば，アラニンは脱アミノ化されてピルビン酸となる．これはグルコースにもグリコーゲンにも変換されうる．または，ピルビン酸はアセチルCoAにも変換されうるので，それがさらに重合して脂肪酸にもなりうる．また，アセチルCoAの2分子は縮合して，ケトン体の1つであるアセト酢酸を生成できる．このことは第69章で説明した．

脱アミノ化されてアミノ酸は**糖新生**(gluconeogenesis)経路によってグルコースに変換されうる．いくつかのアミノ酸は脱アミノ化されて，アセト酢酸に変換される(**ケトン生成**(ketogenesis))．20種のアミノ酸のうち，ロイシンとリシンを除く18種はグルコースに変換されうる(**訳者注**：厳密には脂肪酸やケト原性アミノ酸からケトン体を生成することを**ケトン体生成**(ketogenesis)という)．

不可避なタンパク質の分解

人はタンパク質を摂取しないと，体タンパク質はある一定の割合でアミノ酸にまで分解され，さらに脱アミノ化されて酸化される．これは1日あたりタンパク質

20〜30 g の喪失をもたらし，これはタンパク質の**不可避損失**(obligatory loss)とよばれる．そのため，体からタンパク質の正味の喪失を防ぐのには，最低でも 1 日 20〜30 g のタンパク質を摂取しなければならない．しかし，この量は筋肉量や活動量，そして年齢などのさまざまな要因に左右されるので，念のため，通常は少なくとも 60〜75 g の摂取が推奨される．

食品中のすべてのタンパク質を，組織中の新しいタンパク質を合成するために全部利用することを可能とするためには，食品のタンパク質中のそれぞれのアミノ酸の割合は，体組織中のそれとほぼ同じでなければならない．もし，ある 1 つの特定の必須アミノ酸の濃度が低くなると，他のアミノ酸も利用できなくなる．なぜなら，タンパク質合成に関して第 3 章で述べたように，細胞は完全なタンパク質を合成するか，またはまったく合成しないかのいずれかだからである．利用できないアミノ酸は，脱アミノ化されて酸化される．平均的な体タンパク質のアミノ酸比率とは異なった比率を有するタンパク質は，**部分タンパク質**(partial protein)または**不完全タンパク質**(incomplete protein)とよばれ，**完全タンパク質**(complete protein)より栄養価が低い．

タンパク質分解に対する飢餓の影響

毎日の不可避的なタンパク分解の 20〜30 g を除いて，体はほとんど完全に，糖質または脂質を利用できる限り，これらをエネルギーとして使用する．しかし，飢餓が数週間続いた後，貯蔵した糖質と脂質が枯渇し始めると，血中のアミノ酸は速やかに脱アミノ化されて酸化されエネルギーとなる．この時点から，組織タンパク質は速やかに(1 日 125 g までも)分解し，その結果，細胞機能は急激に低下する．エネルギーのための糖質や脂質の利用は，通常タンパク質の利用よりも優先して起こるため，糖質と脂質は**タンパク質節約物質**(protein sparer)ともよばれる．

タンパク質代謝のホルモン制御

成長ホルモンは細胞タンパク質の合成を増加させる

成長ホルモンは，組織タンパク質の増加を引き起こす．これが起こる正確な機序はわかっていないが，細胞膜を介したアミノ酸輸送の増加，タンパク質合成のための DNA と RNA を介した転写と翻訳過程の加速，または組織タンパク質の酸化の減少によって起こると考えられている．

インスリンはタンパク質合成に必須である

インスリンが完全に欠乏すると，タンパク質合成はほぼ皆無になる．インスリン濃度は，細胞へのいくつかのアミノ酸の輸送を加速するので，タンパク質合成の刺激となる．またインスリンは，タンパク質の分解を減少させ，細胞へのグルコースの供給を増加させる．その分，アミノ酸を分解してエネルギーを得るという需要は減少する．

グルココルチコイドは大部分の組織タンパク質の分解を促進する

副腎皮質から分泌されるグルココルチコイドは，**ほとんどの組織でタンパク質量を減少させる**．一方，**肝タンパク質や血漿タンパク質**を増加させるとともに，血漿中のアミノ酸濃度を上昇させる．グルココルチコイドは，肝外タンパク質をアミノ酸に分解する速度を増加させ，それによって体液中で利用可能なアミノ酸の量を増加させると考えられている．これによって，肝臓は肝細胞タンパク質と血漿タンパク質の合成量を増やせるのである．

テストステロンは組織にタンパク質同化を増加させる

男性ホルモンであるテストステロンは，体中の組織タンパク質，特に筋の収縮性タンパク質の沈着の増加(30〜50%の増加)を引き起こす．この効果の仕組みは知られていないが，成長ホルモンの効果とは次の点で明らかに異なる．成長ホルモンは，組織にほとんど無期限に成長を続けさせる要因となる．一方，テストステロンは筋肉に対し，またそれほどではないものの他のいくつかの組織に対して，数ヵ月の間だけタンパク質同化を増大させる要因となる．いったん筋肉やその他の組織においてタンパク質沈着が最大限に達すると，その後はテストステロンの投与を続けても，それ以上のタンパク質の同化は起こらない．

エストロゲン

主要な女性ホルモンであるエストロゲンもまた，いくらかのタンパク質の沈着を引き起こすが，その効果はテストステロンのそれと比較しても，程度が低いものである．

サイロキシンは細胞の代謝を増加させる

サイロキシンは，細胞の代謝を増加させることにより，間接的にタンパク質代謝に影響を及ぼす．エネルギーとして利用できる糖質や脂質が十分でない場合，サイロキシンがタンパク質の急速な分解を引き起こし，それをエネルギーとして利用する．反対に，もし十分な量の糖質と脂質が利用できて，かつ余剰なアミノ酸が細胞外液に存在する場合，サイロキシンは実際にタンパク質の合成速度を増加させる．成長中の動物やヒトでは，サイロキシンの欠乏によりタンパク質合成が不足するため，成長を著しく抑制する原因となる．基本的には，サイロキシンは，タンパク質代謝に特別な効果はほとんどないが，タンパク質同化およびタンパク質異化の両方の反応速度を上昇させることによって，総合的にタンパク質代謝に重要な効果を及ぼすと考えられている．

参考文献

Bröer S: Amino acid transport across mammalian intestinal and renal epithelia. Physiol Rev 88:249, 2008.

Deutz NE, Wolfe RR: Is there a maximal anabolic response to protein intake with a meal? Clin Nutr 32:309, 2013.

Deves R, Boyd CA: Transporters for cationic amino acids in animal cells: discovery, structure, and function. Physiol Rev 78:487, 1998.

Dodd KM, Tee AR: Leucine and mTORC1: a complex relationship. Am J Physiol Endocrinol Metab 302:E1329, 2012.

Finn PF, Dice JF: Proteolytic and lipolytic responses to starvation. Nutrition 22:830, 2006.

Hawley JA, Burke LM, Phillips SM, Spriet LL: Nutritional modulation of training-induced skeletal muscle adaptations. J Appl Physiol 110:834, 2011.

Mann GE, Yudilevich DL, Sobrevia L: Regulation of amino acid and glucose transporters in endothelial and smooth muscle cells. Physiol Rev 83:183, 2003.

Phillips SM: Considerations for protein supplementation in warfighters. J Nutr 143:1838S, 2013.

Schakman O, Kalista S, Barbé C, et al: Glucocorticoid-induced skeletal muscle atrophy. Int J Biochem Cell Biol 45:2163, 2013.

Tavernarakis N: Ageing and the regulation of protein synthesis: a balancing act? Trends Cell Biol 18:228, 2008.

Taylor PM: Role of amino acid transporters in amino acid sensing. Am J Clin Nutr 99:223S, 2014.

Vandenberg RJ, Ryan RM: Mechanisms of glutamate transport. Physiol Rev 93:1621, 2013.

Wolfe RR, Miller SL, Miller KB: Optimal protein intake in the elderly. Clin Nutr 27:675, 2008.

第71章

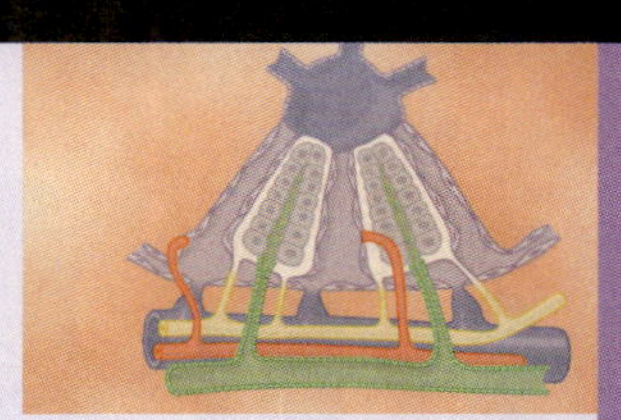

臓器としての肝臓

肝臓は体内において独立した臓器であるが，相互に関連する多くの機能を果たしている．このことは特に肝臓疾患において，多くの機能に同時に支障をきたすことで明らかとなる．本章では，以下の5項目を含む種々の肝臓の機能について記述する．①血液の濾過と貯蔵，②炭水化物，タンパク質，脂肪，ホルモンおよび体外から取り込まれた化学物質の代謝，③胆汁の産生，④ビタミン類と鉄の貯蔵，⑤凝固因子の産生である．

肝臓の機能解剖学

肝臓は体内最大の臓器であり，体重の約2%，平均的な成人では約1.5 kgの重量がある．肝臓の基本的な機能単位は**肝小葉**(liver lobule)で，全長数mm，直径0.8〜2 mmの円柱構造をしている．人の肝臓には5万〜10万個の独立した肝小葉が含まれている．

図71.1に断面図として示す肝小葉は，肝静脈を介して下大静脈へと注ぐ**中心静脈**(central vein)の周囲につくられている．小葉自体は主に，中心静脈から車輪のスポークのように放射状に伸びる多くの**肝細胞索**(cellular plates(**図71.1**には2つの肝細胞索が示されている))から構成されている．各肝細胞索は通常，細胞2個分の厚さをもち，隣り合った細胞間には細い**毛細胆管**(bile canaliculi)が走っている．毛細胆管は，隣接する肝小葉を隔てている線維性中隔(小葉間中隔)内の**胆管**(bile ducts)へとつながる．

この中隔内には，門脈経由で消化管からの静脈血を受ける細い**門脈枝**(portal venules)がある．血液は，この細い門脈枝から**肝類洞**(hepatic sinusoids(肝細胞索の間にあり扁平な形をして枝分かれしている))へと流れ，次いで中心静脈へと流れる．このようにして，肝細胞は門脈血に絶えずさらされている．

小葉間中隔内には，**小葉間細動脈**(hepatic arterioles)も存在する．この細動脈は，隣接する小葉間の中隔組織に動脈血を供給しており，また，細い細動脈の多くは類洞内にも直接注いでいる．細い細動脈は**図71.1**に示すように，肝小葉間中隔から約1/3の距離のところで，類洞内に注ぐことが最も多い．

肝細胞の他に，2つの異なる種類の細胞が類洞の内面を覆っている．すなわち，①典型的な**内皮細胞**(endothelial cells)と，②大型の**クッパー細胞**(Kupffer cells)(細網内皮細胞(reticuloendothelial cells)ともいう)で，後者は類洞の内面を覆う常在マクロファージで，類洞内の血液中の細菌，その他の異物を貪食することができる．

類洞の内皮面にはきわめて大きな孔があり，なかには直径がほぼ1 μmのものもある．この内面の外側には，内皮細胞と肝細胞との間に**ディッセ腔**(spaces of Disse)あるいは**類洞周囲腔**(perisinusoidal spaces)ともよばれる狭い組織腔がある．何百万ものディッセ腔が小葉間中隔内のリンパ管とつながっている．したがって，ディッセ腔内の過剰な液体はリンパ管を介して排出される．内皮に大きな孔があるため，血漿中の物質はディッセ腔内に自由に入ることができる．血漿タンパク質の大部分も，このディッセ腔内に自由に拡散する．

肝臓の血管系およびリンパ系

肝臓の血管系の機能については，第15章で門脈と関連づけて述べられているが，以下のようにまとめられる．

肝臓への血流は門脈と肝動脈を介する

肝臓は，血流量は多いが血管抵抗は低い

毎分約1050 mLの血液が門脈から類洞へと流れ，さらに300 mLが肝動脈から類洞へと流れ，合計で平均毎分約1350 mL流れている．これは安静時心拍出量の27%に相当する．

肝臓に入る門脈圧は平均約9 mmHgであり，肝臓から大静脈へとつながる肝静脈圧は，通常は平均でほとんど0 mmHgとなる．このわずか9 mmHgという小さな圧差は，特にこの経路を通る血流が毎分約1350 mLであることを考えると，類洞を通る血流に対する抵抗が通常はきわめて低いことを示している．

肝硬変により血流に対する抵抗が大きく増加する

肝実質細胞が破壊されると，肝実質細胞は線維組織によって置き換えられる．この線維組織は最終的には血管周囲で収縮するため門脈血の肝臓の通過が著しく阻害される．この疾患過程は**肝硬変**(cirrhosis of the liver)として知られている．肝硬変の最も一般的な原因としては，慢性アルコール中毒に加え，肝臓に脂肪が過剰に蓄積し

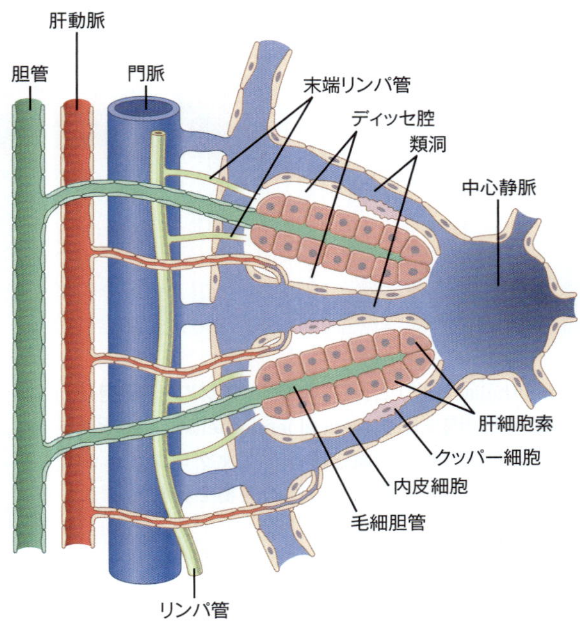

図 71.1 肝小葉の基本構造．肝細胞索，血管，胆道系およびディッセ腔と小葉間リンパ管からなるリンパ液流系
(Guyton AC, Taylor AE, Granger HJ : Circulatory Physiology. Vol 2: Dynamics and Control of the Body Fluids. Philadelphia: WB Saunders. 1975 より改変)

その結果肝臓に炎症が起きる非アルコール性脂肪性肝炎(NASH)も肝硬変の原因となっている(**訳者注**：日本ではC型肝炎ウイルスが肝硬変の最大の原因である)．肝臓の脂肪蓄積と炎症がNASHより軽度のものが非アルコール性脂肪性肝疾患(NAFLD)であり，このNAFLDは米国を含めた多くの先進国では肝疾患の最も一般的な原因であり，また，このNAFLDは肥満や2型糖尿病とも関連している．

肝硬変はまた四塩化炭素のような毒物類の摂取，感染性肝炎のようなウイルス性疾患，胆管閉塞，胆管の感染の進行に伴って生じることもある．

門脈系は，門脈あるいはその主分枝内で生じる大型の血栓によっても時には閉塞する．門脈系が突然閉塞すると，腸管および脾臓から肝門脈血流系を通り全身循環に至る血液の還流が大きく阻害される．その結果，腸管壁内の毛細血管圧が正常値より15〜20 mmHg高くなって**門脈圧亢進症**(portal hypertension)となる．その結果，毛細血管から腸管腔内や腸管壁内へと体液が過剰に失われるため，このような患者はしばしば数時間以内に死亡する．

肝臓は血液の貯蔵所として働く

肝臓は膨張可能の臓器であり，肝臓の血管内に大量の血液を貯蔵することができる．肝臓内の通常の血液量は，肝静脈および肝類洞内の血液を含めて約450 mLで，これは体内の全血液量のほぼ10%に相当する．右心房圧が上がって，肝臓内に逆圧がかかると，肝臓は膨張して0.5〜1Lの余分の血液を肝静脈および洞様毛細血管内に貯蔵することがある．これは，特に第22章で述べている末梢うっ血を伴う心不全の場合に起こる．したがって，要するに肝臓は大きな膨張可能の静脈性の臓器であり，血液量が過剰なときには貴重な血液貯蔵所として機能し，また血液量が少なくなったときには，余分の血液を供給することができる．

肝臓のリンパ液の流量はきわめて多い

肝類洞の小孔は他の組織の毛細血管に比較して透過性が非常に高く，液体もタンパク質もディッセ腔内に迅速に通す．したがって，肝臓から排出されるリンパ液のタンパク質濃度は約6 g/dLで，これは血漿のタンパク質濃度よりもわずかに低いのみである．加えて，肝類洞上皮のきわめて高い透過性により，大量のリンパ液が生成される．したがって，安静時に体内で生成される全リンパ液の約半分が肝臓内で生じる．

肝静脈圧が高いと肝臓および門脈毛細血管から腹腔内への液体の漏出，すなわち腹水が生じる

肝静脈圧が正常値よりもわずか3〜7 mmHg上昇すると，大量の液体がリンパ管内に漏出し，また肝被膜の表面から腹腔内に直接漏出し始める．この液体はほぼ純粋な血漿で，正常血漿の80〜90%ものタンパク質を含んでいる．下大静脈圧が10〜15 mmHgになると，肝臓内のリンパ流が正常時の20倍まで増加し，肝臓表面からの“汗”がきわめて多くなって，腹腔内に**腹水**(ascites)とよばれる大量の遊離液を生じる．また肝臓を通る門脈血流が遮断されると，消化管の門脈血管系全体の毛細血管圧が亢進し，その結果，腸管壁の浮腫および腸管を覆う腹膜を介して腹腔内への液体の漏出が生じる．これも腹水の原因となる．

肝臓の大きさの調節：再生

肝臓は，肝部分切除または急性肝障害などにより大量の肝組織を失っても，ウイルス感染や炎症を合併していない限り，自らを修復する優れた能力を有している．肝部分切除術により，肝臓は最大70%まで切除されても，残された肝葉は肥大し肝臓は本来のサイズまで修復される．この再生は著しく速く，ラットではわずか5〜7日間を要するにすぎない．肝再生の間，肝細胞は1，2回複製すると推測され，肝臓が本来の大きさと容量に達した後は，肝細胞は通常の静止期に戻る．

この肝臓の迅速な再生の調節については，まだほとんど解明されていないが，**肝細胞増殖因子**(hepatocyte growth factor：HGF)が肝細胞の分裂と成長を生じさせる重要な因子とみられている．HGFは肝臓，その他の組織内の間葉系細胞によって産生されるが，肝細胞自体からは産生されない．HGFの血中濃度は，肝部分切除後に20倍以上に上がるが，細胞分裂が起きるのは，通常，

部分切除術後の肝臓においてのみ認められることから，HGFは侵襲を受けた臓器においてのみ活性化される可能性が示唆される．その他の増殖因子（特に上皮細胞成長因子）およびサイトカイン類（腫瘍壊死因子やインターロイキン-6）も，肝細胞の再生刺激に関与している可能性がある．

肝臓が本来のサイズに戻ると肝細胞分裂過程は終了する．これに関しても，関与している因子については十分に解明されていないが，肝細胞が分泌するサイトカインである**TGF-β**（transforming growth factor-β）は肝細胞増殖の強力な阻害因子であり，これが肝再生を終了させる主要因子であると示唆されている．

肝臓の増殖は，体の大きさに関連する何らかの未知のシグナルによって厳密に調節されており，その結果，肝臓重量対体重の至適な比率によって最適な代謝機能が維持されていることが生理学的実験から示唆される．しかし，線維化，炎症，またはウイルス感染を伴う肝疾患においては，この肝再生過程は高度に障害されており，肝機能が低下する．

肝臓のマクロファージ系が血液浄化機能を果たす

腸管の毛細血管内を流れる血液には，腸管から多くの細菌が入ってくる．事実，血液が肝臓に入る前の門脈から採血した血液サンプルを培養すると必ず大腸菌が増殖する．しかし，全身循環血から大腸菌が増殖することはきわめてまれである．

類洞の内側を覆う大型の貪食マクロファージであるクッパー細胞の活動を特殊高速度撮影した映像でみると，クッパー細胞が類洞内を通過する血液を効果的に浄化していることがわかる．すなわち，細菌がクッパー細胞と瞬間的に接触すると，細菌は0.01秒もたたないうちにクッパー細胞の細胞膜から細胞の中に取り込まれて消化されるまでクッパー細胞の中にそのままとどまる．おそらく，肝臓を通り抜けて全身循環に入ることができるのは，腸管から門脈血に入る細菌の1%未満と考えられる．

肝臓の代謝機能

肝臓は代謝速度の速い化学反応を行う大量の細胞から成り立っている．肝細胞は基質およびエネルギーを複数の代謝系において共有して用い，多くの物質を処理・合成し身体の他の部位へと輸送する．さらに肝細胞はその他の無数の代謝機能も果たしている．このような理由から，生化学の全分野の多くの分野で，肝臓内の代謝反応の研究が行われている．本章では，生体の生理学を統合的に理解するのに特に重要な代謝機能をまとめてみる．

糖代謝

第68章からまとめると，肝臓は糖代謝において，次のような機能を果たしている．

①大量のグリコーゲンの貯蔵

②ガラクトースおよびフルクトースのグルコース（ブドウ糖）への変換

③糖新生

④糖代謝の中間産物からの多くの化学物質の生成

肝臓は正常血糖値の維持に特に重要である．肝臓は血液から過剰なグルコースを取り込んでグリコーゲンとして貯蔵し，逆に血糖値が過度に低下し始めるとグリコーゲンを分解してグルコースとして血中に戻す．これは肝臓の**糖緩衝機能**（glucose buffer function）とよばれている．肝機能が低下している人では，炭水化物の多い食事後の血糖値は，肝機能が正常な人の2～3倍に上昇することがある．

肝臓での**糖新生**（gluconeogenesis）も正常血糖値の維持に重要である．血糖値が正常より低くなったときにのみ，糖新生が生じるからである．このような場合，アミノ酸およびトリグリセリド（中性脂肪）由来のグリセロールが大量にグルコースに変換されるが，これによって比較的正常な血糖値を維持することができる．

脂肪代謝

体内のほとんどの細胞が脂肪を代謝するが，いくつかの脂肪代謝は，主に肝臓で起こる．肝臓の脂肪代謝における肝臓特有な機能は，第69章からまとめると，次のようになる．

①脂肪酸の酸化による肝以外の生体機能へのエネルギーの提供

②大量のコレステロール，リン脂質，および大部分のリポタンパク質の合成

③タンパク質および炭水化物からの脂肪の合成

中性脂肪からエネルギーを得るため，脂肪はまずグリセロールと脂肪酸に分解され，続いて脂肪酸は**β酸化**（beta-oxidation）により炭素2個からなるアセチル基に分解されて，**アセチルCoA**（acetyl coenzyme A）が生成される．アセチルCoAはクエン酸回路に入り，酸化されて大量のエネルギーを放出することができる．β酸化は体内のすべての細胞において起こりうるが，肝細胞においては特に迅速に起こる．肝臓自体は産生されるアセチルCoAをすべて利用することができず，代わりにアセチルCoAの2分子の縮合によって**アセト酢酸**（acetoacetic acid）に変換される．これはきわめて溶解性の高い酸であり，肝細胞から出て細胞外液へ移動し，次いで体中に輸送されて他の組織に吸収される．これらの組織はアセト酢酸をアセチルCoAに再変換し，これを通常の方法で酸化する．このように，肝臓は脂肪代謝の主要な部分を担当する．

肝臓で合成されるコレステロールの約80%は胆汁酸へと変換され胆汁中に分泌される．残りのコレステロールはリポタンパク質内に移動し，血流によって体内のすべての組織の細胞に輸送される．リン脂質も同様に肝臓で合成され，主にリポタンパク質内に入って輸送される．

コレステロールとリン脂質はともに，細胞膜，細胞内構造，および細胞機能にとって重要なさまざまな化学物質の生成に使用される．

体内での炭水化物およびタンパク質からの脂肪の合成も，ほぼすべて肝臓内で起こる．肝臓内で脂肪が合成された後，脂肪はリポタンパク質内に入って脂肪組織に輸送され，貯蔵される．

タンパク質代謝

人体は肝臓のタンパク質代謝が失われると数日しか生きられない．タンパク質代謝における肝臓の最も重要な機能は，第70章から次のようにまとめられる．

①アミノ酸の脱アミノ
②体液からアンモニアを除去するための尿素の生成
③血漿タンパク質の生成
④さまざまなアミノ酸の相互変換とアミノ酸からの他の化合物の合成

アミノ酸がエネルギーとして使用されたり，炭水化物または脂肪に変換されたりするには，その前にアミノ酸の脱アミノ化が必要である．少量の脱アミノ化は体内の他の組織，特に腎臓においても起こるが，これは肝臓によるアミノ酸の脱アミノ化と比べればあまり重要ではない．

肝臓による尿素の生成により体液からアンモニアが取り除かれる．大量のアンモニアが脱アミノ過程によって生成され，そのうえ，腸管内でも細菌によって絶えずアンモニアが産生されて血中に吸収される．そのため，もし肝臓で尿素が生成されなければ，血漿アンモニア濃度は急速に上昇し，その結果，**肝性昏睡**(hepatic coma)に陥って死に至る．肝臓を通過する血流が大幅に減少しても(門脈と大静脈との間に短絡が生じると時折起こる)，血中アンモニアが過剰となり肝性昏睡となることがある．

本来，すべての血漿タンパク質は，一部のγグロブリン類を除き，肝細胞によって生成される．これは全血漿タンパク質の約90%を占める．残りのγグロブリン類は主に体内のリンパ組織にある形質細胞によって生成される抗体である．肝臓は血漿タンパク質を最大15〜50 g/日の速度で生成することができる．したがって，体内から血漿タンパク質の半分を失っても，1，2週間で補充できる．

血漿タンパク質の喪失により肝細胞の迅速な分裂が引き起こされ，肝臓はより大きなサイズへと発育する．この効果は血漿タンパク質濃度が正常に回復するまで血漿タンパク質の迅速な産生と連動している．慢性肝疾患(例えば肝硬変)では，アルブミンなどの血漿タンパク質はきわめて低い値まで減少し，第30章で説明したように全身の浮腫と腹水が引き起こされる．

最も重要な肝臓の機能の一つは，ある種のアミノ酸を合成し，アミノ酸から別の重要な化学物質を合成することである．例えば，いわゆる非必須アミノ酸はすべて肝臓において合成できる．これには，まず生成すべきアミノ酸と同じ化学組成(ケトン基の酸素分子のところを除く)をもつケト酸が合成される．次いで，数段階の**アミノ基転移**(transamination)によりアミノ基がアミノ酸からケト酸に移されケトン基の酸素分子がアミノ基に置換される．このようにして非必須アミノ酸はすべて肝臓において合成される．

肝臓のその他の代謝機能

肝臓はビタミン類の貯蔵所である

肝臓には，ビタミン類を貯蔵する特質があり，患者の治療に際して，ある種のビタミン類の優れた供給源であることが知られてから久しい．肝臓に最も多く貯蔵されるビタミンはビタミンAであるが，通常はビタミンDやビタミンB_{12}もまた大量に貯蔵されている．ビタミンA欠乏症を10ヵ月もの長期間防止するのに十分な量のビタミンAを貯蔵することができる．ビタミンDもその欠乏症を3〜4ヵ月間防止するのに十分な量を貯蔵でき，ビタミンB_{12}は少なくとも1年分，おそらくは数年分の必要量を貯蔵することができる．

肝臓は鉄をフェリチンとして貯蔵する

血中ヘモグロビンに含まれる鉄を除けば，体内の鉄の大部分は**フェリチン**(ferritin)の形で肝臓内に貯蔵されている．肝細胞は鉄と可逆的結合が可能な**アポフェリチン**(apoferritin)というタンパク質を大量に保有している．したがって，鉄が体液中に過剰に存在すると，鉄はアポフェリチンと結合してフェリチンを形成し，この形でどこかで必要となるまで肝細胞中で貯蔵される．循環血中の鉄が低レベルになると，フェリチンは鉄を放出する．このように，肝臓のアポフェリチン−フェリチン系は**血中鉄の緩衝剤**(blood iron buffer)としても，また鉄の貯蔵媒体としても働く．その他の鉄代謝および赤血球細胞形成に関連する肝臓の機能は，第33章で論じている．

肝臓は血液凝固で使われる血液凝固因子の大部分を生成する

肝臓中で生成される物質の中で，凝固プロセスで使用されるものには，**フィブリノゲン**(fibrinogen)，**プロトロンビン**(prothrombin)，**促進グロブリン**(accelerator globulin)，**第Ⅶ因子**(factor Ⅶ)，その他のいくつかの重要な因子がある．ビタミンKは，これらの血液凝固因子の数種類，特にプロトロンビンと第Ⅶ，Ⅸ，Ⅹ因子の生成のための肝臓の代謝過程に必要とされる．ビタミンKが欠如すると，これらすべての血液凝固因子の濃度が著しく低下し，血液凝固がほとんど阻止される．

肝臓は薬物，ホルモン，その他の物質を除去または排泄する

肝臓は，サルファ薬，ペニシリン，アンピシリン，エリスロマイシンなどの多くの薬剤を化学的に解毒または胆汁中に排泄する能力をもつことはよく知られている．

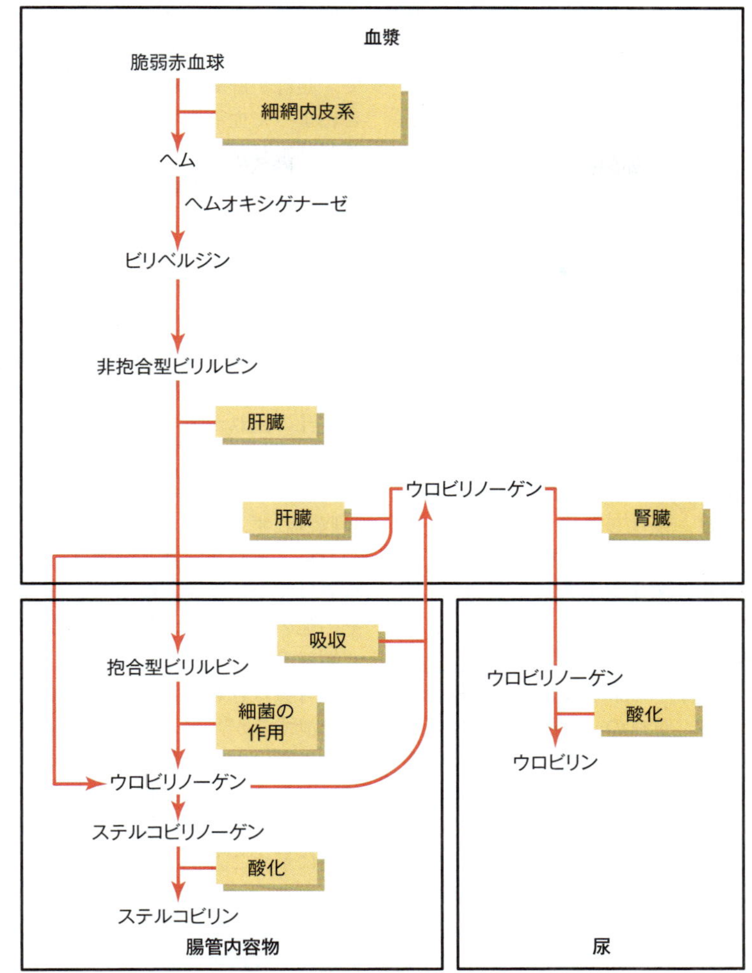

図 71.2 ビリルビンの生成と排泄

同様の方法で，内分泌腺から分泌される数種のホルモンが肝臓によって化学的に代謝されるか，または排泄される．これには，サイロキシンおよび基本的にすべてのステロイドホルモン（エストロゲン，コルチゾル，アルドステロンなど）が含まれる．肝障害はこれらのホルモン類の1種以上の過剰蓄積を招き，ホルモン系の過剰作用の原因となりうる．

さらに，体内からのカルシウム排泄の主要経路の1つは，肝臓による胆汁中への分泌であり，カルシウムは腸管内へ入って，糞便中に排泄される．

臨床診断法としての胆汁中ビリルビンの測定

肝臓による胆汁の産生と腸管の消化・吸収過程における胆汁酸の機能については，第65，66章で述べられている．さらに，多くの物質が胆汁中に排泄され，次いで糞便に排出される．これらの1つが緑黄色素の**ビリルビン**（bilirubin）である．これは第33章で指摘しているように，ヘモグロビン分解の主要最終産物である．しかし，ビリルビンはまた，溶血性疾患および多様な肝疾患の診断にきわめて有用な手段を提供する．そこで，これについて，図 71.2 を参照しながら説明しよう．

まとめると，赤血球がその寿命（平均で120日）に達し，脆弱になって循環系に存在できなくなると，その細胞膜は破裂し，放出されたヘモグロビンは全身の組織マクロファージ（細網内皮系ともよばれる）によって貪食される．ヘモグロビンはまず**グロビン**（globin）と**ヘム**（heme）に分かれ，続いてヘム環が開いて遊離鉄と4つのピロール核の直鎖が生じる．遊離鉄はトランスフェリンによって血中を輸送される．4つのピロール核の直鎖はビリルビンを生成する基質となる．最初に生成される物質は**ビリベルジン**（biliverdin）であるが，これは速やかに**遊離ビリルビン**（free bilirubin（非抱合型ビリルビンともよばれる））に還元され，これがマクロファージから血漿中に徐々に放出される．遊離ビリルビンはただちに血漿アルブミンと強力に結合し，この結合状態で血液および間質液中を輸送される．

遊離ビリルビンは数時間以内に肝細胞膜を通って吸収

される．肝細胞内へ通過する際，血漿アルブミンから放たれ，その後まもなく約80%がグルクロン酸と抱合して**ビリルビングルクロニド**(bilirubin glucuronide)となり，約10%が硫酸塩と抱合して**硫酸ビリルビン**(bilirubin sulfate)となり，約10%が他の多数の物質と抱合する．これらの形で，ビリルビンは肝細胞から能動輸送過程によって毛細胆管へ，その後，腸管内へと排泄される．

ウロビリノーゲンの生成と運命

ひとたび腸管内に達すると，"抱合"ビリルビンの約半分が細菌の作用によりきわめて可溶性の高い**ウロビリノーゲン**(urobilinogen)に変換される．ウロビリノーゲンの一部は，腸管粘膜を介して再吸収され血液中に戻る．この大半は肝臓によって腸管内に再排泄されるが，約5%は腎臓から尿中に排泄される．尿中のウロビリノーゲンは空気に触れると酸化されて**ウロビリン**(urobilin)となる．一方，糞便中では，変性し酸化されて**ステルコビリン**(stercobilin)となる．ビリルビンと他のビリルビン生成物とのこのような相互関係を**図71.2**に示す．

黄疸：細胞外液中のビリルビン過剰

黄疸(jaundice)とは，皮膚や深部組織も含めた体組織が黄色味がかることである．黄疸の一般的な原因は，細胞外液中に遊離型であれ，抱合型であれ，ビリルビンが大量に存在することである．正常の血漿中のビリルビンはほとんど遊離型で，その濃度は平均0.5mg/dLである．一部の疾患では，これは40mg/dLまでも上昇し，その大半が抱合型となることがある．皮膚は通常，ビリルビン濃度が正常の3倍，すなわち約1.5mg/dLを超えると，黄疸を示し始める．

黄疸の一般的原因は，①赤血球の破壊の増加とそれに伴うビリルビンの血液中への急速な放出，および②胆管閉塞または肝細胞障害により正常量のビリルビンさえも消化管内に排泄できないことである．これらの2型の黄疸は，それぞれ**溶血性黄疸**(hemolytic jaundice)，および**閉塞性黄疸**(obstructive jaundice)とよばれる．

溶血性黄疸は赤血球の溶血によって生じる

溶血性黄疸では肝臓のビリルビンの排泄機能は損なわれていないが，赤血球が非常に急速に溶血するので，肝細胞はビリルビンが生成されるだけの速さでビリルビンを排泄することができないだけである．そのため，遊離ビリルビンの血漿中濃度が正常値を超えて上昇する．同様に，腸管内のウロビリノーゲンの生成速度が著しく増加し，その多くは血液中に吸収されて，後に尿中に排泄される．

閉塞性黄疸は胆管閉塞または肝疾患によって生じる

閉塞性黄疸では，原因が胆管閉塞(胆石または，がんが総胆管を閉塞して起こることが最も多い)であれ，肝細胞障害(**肝炎**(hepatitis)で起こる)であれ，ビリルビンの生成速度は正常であるが，生成されたビリルビンは血液から腸管内へ移行できない．遊離ビリルビンは，なおも肝細胞に入り，通常通りに抱合する．次いで，この抱合ビリルビンは，おそらくうっ滞した毛細胆管が破裂して，胆汁が肝臓から出て行くリンパ液へ直接流入することによって血液中に戻される．このようにして，血漿中のビリルビンの大半が遊離型ではなく抱合型となる．

溶血性および閉塞性黄疸の鑑別診断

化学的検査によって，血漿中の遊離型ビリルビンと抱合型ビリルビンとを鑑別することができる．溶血性黄疸では，ビリルビンはほとんどすべて"遊離型"であり，閉塞性黄疸では，主に"抱合型"となる．**ファン・デン・ベルヒ反応**(van den Bergh reaction)という試験を用いて，これらの2型の鑑別ができる．

胆汁の流れが完全に遮断されると，ビリルビンは腸管に達して細菌によりウロビリノーゲンへ変換されることはできない．したがって，ウロビリノーゲンは血中に再吸収されず，腎臓から尿中にまったく排泄されない．このため，完全閉塞性黄疸では，尿中ウロビリノーゲンの検査は完全に陰性となる．また，糞便もステルコビリン，その他の胆汁色素の欠落のため灰白色となる．

遊離型と抱合型のビリルビンのもう1つの主要な相違は，腎臓はきわめて可溶性の高い抱合型ビリルビンは少量排泄するが，アルブミンと結合した遊離ビリルビンは排泄しないことである．したがって，重症の閉塞性黄疸では，抱合型ビリルビンが有意に尿中に出現する．これは尿を振盪し，泡が濃い黄色になるのを観察することで簡単に示すことができる．このように，肝臓によるビリルビン排泄の生理機能を理解することにより，また2，3の簡単な検査を使って，多くの場合，さまざまな溶血性疾患や肝疾患を鑑別したり，疾患の重篤度を決定したりすることができる．

参考文献

Bernal W, Wendon J: Acute liver failure. N Engl J Med 369:2525, 2013.

Boyer JL: Bile formation and secretion. Compr Physiol 3:1035, 2013.

DeLeve LD: Liver sinusoidal endothelial cells and liver regeneration. J Clin Invest 123:1861, 2013.

Diehl AM, Chute J: Underlying potential: cellular and molecular determinants of adult liver repair. J Clin Invest 123:1858, 2013.

Dixon LJ, Barnes M, Tang H, et al: Kupffer cells in the liver. Compr Physiol 3:785, 2013.

Erlinger S, Arias IM, Dhumeaux D: Inherited disorders of bilirubin transport and conjugation: new insights into molecular mechanisms and consequences. Gastroenterology 146:1625, 2014.

Friedman SL: Hepatic stellate cells: protean, multifunctional, and enigmatic cells of the liver. Physiol Rev 88:125, 2008.

Gao B, Bataller R: Alcoholic liver disease: pathogenesis and new therapeutic targets. Gastroenterology 141:1572, 2011.

Jenne CN, Kubes P: Immune surveillance by the liver. Nat Immunol 14:996, 2013.

Lefebvre P, Cariou B, Lien F, et al: Role of bile acids and bile acid receptors in metabolic regulation. Physiol Rev 89:147, 2009.

Malhi H, Guicciardi ME, Gores GJ: Hepatocyte death: a clear and present danger. Physiol Rev 90:1165, 2010.

Pellicoro A, Ramachandran P, Iredale JP, Fallowfield JA: Liver fibrosis and repair: immune regulation of wound healing in a solid organ. Nat Rev Immunol 14:181, 2014.

Perry RJ, Samuel VT, Petersen KF, Shulman GI: The role of hepatic lipids in hepatic insulin resistance and type 2 diabetes. Nature 510:84, 2014.

Trauner M, Boyer JL: Bile salt transporters: molecular characterization, function, and regulation. Physiol Rev 83:633, 2003.

Tripodi A, Mannucci PM: The coagulopathy of chronic liver disease. N Engl J Med 365:147, 2011.

Tsochatzis EA, Bosch J, Burroughs AK: Liver cirrhosis. Lancet 383:1749, 2014.

Yin C, Evason KJ, Asahina K, Stainier DY: Hepatic stellate cells in liver development, regeneration, and cancer. J Clin Invest 123:1902, 2013.

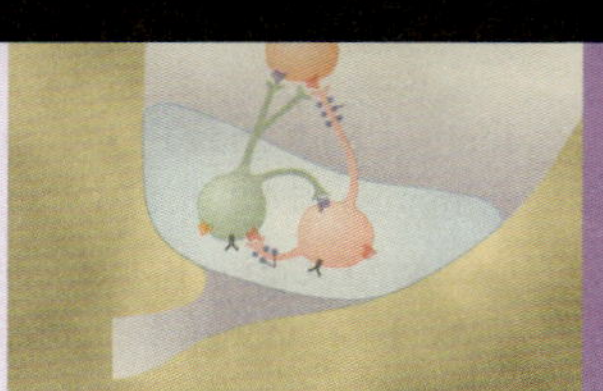

第72章 食事のバランス，摂食の調節，肥満と飢餓，ビタミンとミネラル

エネルギー摂取量と消費量は定常状態において釣り合っている

摂取した炭水化物，脂肪，タンパク質のエネルギーは，さまざまな身体機能のために使用され，貯蔵される．体重と体組成を長期的に一定に保つためには，エネルギー摂取量と消費量が釣り合う必要がある．食べすぎによって，エネルギー摂取がエネルギー消費を持続的に上回る場合，過剰なエネルギーの多くは脂肪として蓄えられ，体重が増加する．逆に，エネルギー摂取量が身体の代謝需要に満たない場合は，体重減少と飢餓が起こる．

種々の食物には，タンパク質，炭水化物，脂肪，ミネラル，ビタミンが異なる割合で含まれており，そのため，全身の代謝系に栄養素を過不足なく供給するためには，これらの栄養素を適切なバランスで摂取する必要がある．本章では，身体の代謝要求に応じて摂食が調節される仕組みと，種々の食物の間でバランスを維持するための問題について述べる．

食事のバランス

食物から得られるエネルギー

炭水化物 1 g が二酸化炭素と水にまで酸化されるとき，4.1 kcal のエネルギーを生じる．脂肪 1 g は，9.3 kcal である．食事由来のタンパク質 1 g が二酸化炭素，水，尿素にまで酸化される場合は，平均して 4.35 kcal である．これらの栄養素は消化管から吸収される割合も異なる．平均すると，炭水化物は 98%，脂肪は 95%，タンパク質は 92% が吸収される．したがって，これら 3 つの栄養素 1 g あたりから平均的に得られる**生理的に利用可能なエネルギー**は以下の通りである．

	kcal（Cal）
炭水化物	4
脂肪	9
タンパク質	4

個人差や日々の変動はあるが，平均すると，米国人はタンパク質から 15%，脂肪から 40%，炭水化物から 45% のエネルギーを得ている．ほとんどの非西洋諸国では，炭水化物から得るエネルギー量が，タンパク質，脂肪から得るエネルギー量をはるかに超えている．実際に，食肉が欠乏する一部地域では，脂肪とタンパク質から得るエネルギーの割合は，全体の 15～20% 以下である．

表 72.1 に代表的な食品の成分組成を示した．食肉製品は脂肪とタンパク質の割合が高く，野菜や穀物は炭水化物の割合が高い．脂肪はおおむね 100% 脂肪として存在するが，タンパク質や炭水化物は水溶液中に含まれており，それらの実質量は通常，（食品の）全重量の 25% にも満たない．このため，脂肪由来のエネルギー量は誤って見積もられやすい．例えば，大盛りのポテトに，ひとかけらのバターを混ぜた場合，ポテトと同程度のエネルギーを含むことがある．

タンパク質の 1 日所要量は平均 30～50 g である

毎日 20～30 g のタンパク質が分解されて，他の体成分をつくるために使われる．そのためすべての細胞は，分解された分のタンパク質を新たにつくり続ける必要がある．この目的のために，食事からタンパク質を摂取する必要がある．平均的なヒトでは，**タンパク質の 1 日摂取量が 30～50 g 以上**であれば，タンパク質の貯蔵量を維持できる．

タンパク質の一部は，ある種の必須アミノ酸を十分含有していない．そのため，分解されるタンパク質を十分に補うことができない．このようなタンパク質は**不完全タンパク質**（partial proteins）とよばれ，そのようなタンパク質を多量に含む食事では，タンパク質の必要量は通常よりもはるかに多くなる．一般に，動物性食品に含まれるタンパク質は，野菜や穀物に含まれるタンパク質に比べて，必要な必須アミノ酸を十分に含有する．例えば，トウモロコシに含まれるタンパク質は，必須アミノ酸の 1 つであるトリプトファンをほとんど含有してない．そのため，トウモロコシを主要なタンパク質源として摂取する人々の中には，**クワシオルコル**（kwashiorkor）とよばれるタンパク質欠乏症を発症する場合がある．この病気では，発育不全，倦怠感，抑鬱，血中タンパク質濃度の低下による浮腫が起こる．

表 72.1 種々の食物に含まれるタンパク質，脂肪，炭水化物量

食物	タンパク質(%)	脂肪(%)	炭水化物(%)	100g あたりの熱量
りんご	0.3	0.4	14.9	64
アスパラガス	2.2	0.2	3.9	26
ベーコン(脂身)	6.2	76.0	0.7	712
焼きベーコン	25.0	55.0	1.0	599
牛肉(平均)	17.5	22.0	1.0	268
生ビート	1.6	0.1	9.6	46
白パン	9.0	3.6	49.8	268
バター	0.6	81.0	0.4	733
キャベツ	1.4	0.2	5.3	29
ニンジン	1.2	0.3	9.3	45
カシューナッツ	19.6	47.2	26.4	609
チェダーチーズ(米国産)	23.9	32.3	1.7	393
鶏肉(全可食部)	21.6	2.7	1.0	111
チョコレート	5.5	52.9	18.0	570
トウモロコシ	10.0	4.3	73.4	372
コダラ	17.2	0.3	0.5	72
ラム肉(脚)(平均)	18.0	17.5	1.0	230
牛乳(全乳)	3.5	3.9	4.9	69
糖蜜	0.0	0.0	60.0	240
オートミール(乾燥，未調理)	14.2	7.4	68.2	396
オレンジ	0.9	0.2	11.2	50
ピーナッツ	26.9	44.2	23.6	600
生えんどう豆	6.7	0.4	17.7	101
ポークハム	15.2	31.0	1.0	340
ジャガイモ	2.0	0.1	19.1	85
ホウレンソウ	2.3	0.3	3.2	25
イチゴ	0.8	0.6	8.1	41
トマト	1.0	0.3	4.0	23
ツナ(缶)	24.2	10.8	0.5	194
クルミ(英国産)	15.0	64.4	15.6	702

炭水化物と脂肪はタンパク質消費抑制品として働く

食事中に炭水化物と脂肪が豊富に含まれる場合，必要なエネルギーのほとんどすべてが，炭水化物と脂肪によって賄われ，タンパク質はほとんど利用されない．このことから，炭水化物と脂肪は**タンパク質消費抑制品**(タンパク質スペアラ，protein sparers)とよばれることがある．これに対して飢餓状態では，炭水化物と脂肪が欠乏すると，それに対応するため，身体中のタンパク質がエネルギー源として急速に利用される．通常，タンパク質の消費量は1日30～50 g であるが，数百グラムに達することもある．

代謝に使われる炭水化物，脂肪，タンパク質の測定法

呼吸商とは，二酸化炭素排出量と酸素消費量の比であり，脂肪と炭水化物の利用を推定するために用いられる

炭水化物が酸化される場合，1分子の酸素の消費によって，1分子の二酸化炭素を生じる．この二酸化炭素の排出量と酸素消費量の比は，**呼吸商**(respiratory quotient)とよばれ，炭水化物を利用した場合の呼吸商は1.0である．

脂肪が体細胞で酸化されるとき，平均して100分子の

酸素消費から70分子の二酸化炭素が生じる．そのため，脂肪の代謝による呼吸商は平均0.70となる．タンパク質が細胞で酸化される場合，呼吸商は平均0.80である．脂肪およびタンパク質が酸化されるときの呼吸商が炭水化物よりも低い理由は，これらの栄養素が代謝されるとき，含まれる水素原子との結合に酸素が余分に消費され，酸素消費量に比べて二酸化炭素の形成が少なくなるためである．

それでは，体内における種々の栄養素の利用割合を決定するために，呼吸商をどのように使うかをみてみよう．まず，第40章でみたことを思い出してほしい．一定時間測定した肺からの二酸化炭素排泄量を同測定した酸素摂取量で割った値を，**ガス交換比**(respiratory exchange ratio)とよぶ．1時間以上測定したガス交換比は，全身の代謝反応による平均呼吸商と一致する．もし，ある人の呼吸商が1.0である場合，その人はほぼ炭水化物のみを代謝している．なぜなら，脂質やタンパク質を代謝したときの呼吸商が1.0よりもかなり小さいからである．同様に，呼吸商が約0.70であるとき，身体は脂肪のみを代謝しており，炭水化物やタンパク質は利用していない．そして，タンパク質がエネルギー源として利用されることは通常少ないので，これを無視すれば，0.70〜1.0の呼吸商の値は炭水化物代謝と脂質代謝のおよその割合を示す．より正確には，次の項で議論するように，はじめに，窒素排泄量からタンパク質の利用量を決定し，次に，適切な数式を用いることによって，3大栄養素すべての利用量を算出することができる．

呼吸商の研究から，以下の重要な知見が得られている．

①タンパク質，脂質とともに，炭水化物を含む食事(つまりほとんどの食事)を摂取した直後には，炭水化物が主に代謝されるため，呼吸商は1.0に近づく．

②食後8〜10時間では，利用可能な炭水化物はほとんど消費されているため，呼吸商は，脂質の代謝を示す0.7に近づく．

③未治療の糖尿病患者は，炭水化物をわずかしか利用できない．なぜなら，炭水化物の利用にはインスリンが必要だからである．そのため，重症の糖尿病では，呼吸商は脂肪の代謝を示す0.7に近い値をとる．

窒素排泄量はタンパク質代謝量の推定に用いられる

タンパク質は平均して16%の窒素を含む．タンパク質代謝の過程で，90%の窒素が尿素，尿酸，クレアチニン，その他の窒素含有産物として尿中に排泄される．残りの10%は糞便中に排泄される．したがって，尿中の窒素量を測定し，その値に糞便中に排泄される窒素量である10%分を加算して，6.25(すなわち100/16)をかけることにより，体内におけるタンパク質分解速度が推定され，1日あたりのタンパク質代謝量(g)を算出できる．つまり，尿中への窒素の排泄が1日あたり8gであれば，55gのタンパク質が分解されたことになる．1日あたりのタンパク質摂取量がタンパク質分解量を下回る場合を，**負の窒素平衡**(negative nitrogen balance)とよび，体内のタンパク質貯蔵量が日々減少することを意味する．

摂食とエネルギー貯蔵の調節

身体の総重量と組成を長期間にわたって一定に保つためには，エネルギー摂取量とエネルギー消費量を等しくする必要がある．第73章で述べるように，摂取したエネルギーの約27%のみが細胞機能に利用され，エネルギーの多くは，タンパク質代謝，筋活動，種々の器官，組織活動によって生じる熱に変換される．過剰に摂取されたエネルギーは主に脂肪として蓄えられる．一方，エネルギー摂取が不足する場合は，エネルギー消費量が減少してエネルギー摂取量と釣り合うか，または死に至るまで，体重は減少する．

エネルギー貯蔵量(すなわち体脂肪量)にはかなりの個体差があるが，生きるためには，適切なエネルギー供給を維持することが必須である．したがって，生体には，適切なエネルギー摂取を維持するための，強力な生理的調節系が備わっている．例えば，貯蔵エネルギーが不足したときには，空腹感をつくり出し，食物探索行動を引き起こす多数のメカニズムが速やかに活性化する．座っていることが多い人の消費エネルギー量は，1日あたり約2000Calであるのに対し，運動選手や肉体労働者は，筋活動が大きいため，消費エネルギー量は1日6000〜7000Calにもなる．身体活動によってこのようにエネルギー消費が大きい場合，通常，それに見合うだけエネルギー摂取が増加する．

それでは，どのような生理的メカニズムによって，エネルギーバランスの変化を感知し，食物の探索行動を引き起こすのであろうか．体内へのエネルギー供給を適切に維持することはきわめて重要である．そのため，摂食とエネルギー消費，貯蔵を制御する，多数の短期的・長期的な制御機構が存在する．以下の数項では，その調節系とともに，生理的条件下，および肥満と飢餓におけるこれら調節系の働きを述べる．

中枢神経による摂食の調節

空腹(hunger)は，食物への欲求の増加，胃の律動的収縮，落ち着きのなさなどの生理的変化と関連し，食物探索行動を引き起こす．ヒトの**食欲**(appetite)は，しばしば，ある特定の種類の食物への欲求となり，摂取すべき食物を選ぶ手助けとなる．食物への欲求が満たされたとき，**満腹**(satiety)という感覚が生じる．これらの感覚はいずれも，環境的・文化的因子だけでなく，脳内の特異的な中枢，特に視床下部による生理的調節の影響を受ける．

視床下部には空腹と満腹の中枢がある

視床下部にあるいくつかの中枢神経が，摂食の調節に関与する．**視床下部外側核**(lateral nuclei of the hypothalamus)は摂食中枢として働いており，この領域を刺激すると，動物は貪るように食物を摂取する(**過食**(hyperphagia))．逆に，視床下部外側核を破壊すると，食物に対する欲求を失い，著しい体重減少，筋力の低下，代謝の低下を特徴とする**栄養失調による衰弱**(inanition)の症状を呈する．視床下部外側核は，食物探索行動を引き起こすための動因を賦活化することによって，摂食中枢として機能する．

視床下部腹内側核(ventromedial nuclei of the hypothalamus)は，代表的な**満腹中枢**(satiety center)の1つである．この中枢は，栄養的に満たされたと感じる感覚を与え，摂食を抑制すると考えられている．この領域を電気刺激すると，強い満腹感が引き起こされ，たとえ食欲を促進する美味な食物が存在しても，動物は食物の摂取を拒絶する(**無摂食**(aphagia))．逆に，腹内側核を破壊すると，旺盛かつ持続的な摂食が引き起こされ，動物は重度の肥満になる．体重は時に正常の4倍に達することがある．

視床下部の**室傍核**(paraventricular nucleus)，**背内側核**(dorsomedial nucleus)，**弓状核**(arcuate nucleus)も，摂食において重要な調節作用を営む．例えば，室傍核の損傷は，しばしば過食を引き起こし，背内側核の損傷は，通常，摂食を抑制する．後述するように，弓状核は，消化管や脂肪組織から分泌される多数のホルモンの情報を統合し，摂食とエネルギー消費を調節する．

視床下部のニューロンの間には，多数の化学的クロストークが起きており，これらの中枢は食行動と満腹感を協調的に調節している．これらの視床下部神経核は，エネルギーバランスや代謝の制御に重要な甲状腺，副腎，膵島細胞からのさまざまなホルモン分泌にも調節作用を及ぼす．

視床下部はさまざまなシグナルを受け取り，摂食行動を制御する．視床下部が受け取るシグナルには，①胃の充満感を感知する感覚情報など消化管からの神経性シグナル，②満腹感を伝える血中栄養素(グルコース，アミノ酸，脂肪酸)による化学的シグナル，③消化管ホルモンによるシグナル，④脂肪組織からのホルモンによるシグナル，⑤大脳皮質からのシグナル(視覚，嗅覚，味覚)がある．視床下部への入力のいくつかを図72.1に示す．

視床下部の摂食中枢と満腹中枢は，摂食行動を制御する神経伝達物質およびホルモン受容体を豊富に発現する．実験的研究によって明らかになった，食欲や摂食行動を変化させる物質は多数存在する．その例を表72.2に示す．これらの物質は，通常，①**摂食促進物質**(orexigenic substance)と，②**摂食抑制物質**(anorexigenic substance)に分類される．

摂食を促進・抑制する視床下部ニューロンおよび神経伝達物質

視床下部弓状核には，食欲とエネルギー消費の調節に

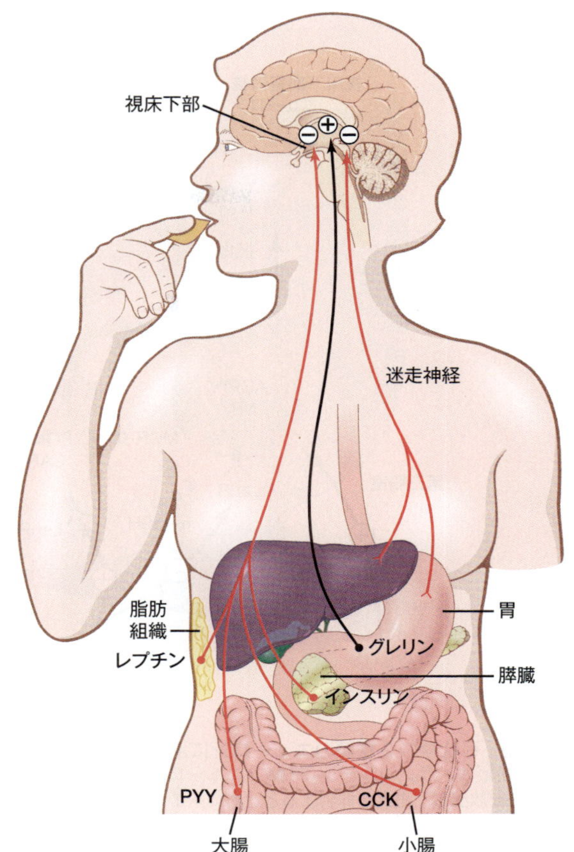

図72.1 摂食調節のフィードバック機構
胃の伸展受容器は迷走神経内感覚求心路を活性化し，摂食を抑制する．消化管ホルモンであるペプチドYY(PYY)，コレシストキニン(CCK)，インスリンは，食物摂取によって分泌され，その後の摂食を抑制する．グレリンは，特に絶食時に胃から分泌され，摂食を促進する．レプチンは，脂肪細胞量が増加することによって産生が高まる脂肪細胞ホルモンであり，食物摂取を抑制する．

表72.2 視床下部摂食中枢と満腹中枢に作用する神経伝達物質とホルモン

摂食抑制(Anorexigenic)	摂食促進(Orexigenic)
α-メラニン細胞刺激ホルモン	神経ペプチドY
レプチン	アグーチ関連タンパク質
セロトニン	メラニン凝集ホルモン
ノルアドレナリン	オレキシンA，B
副腎皮質刺激ホルモン放出ホルモン	エンドルフィン
インスリン	ガラニン
コレシストキニン	アミノ酸(グルタミン酸とγ-アミノ酪酸)
グルカゴン様ペプチド	コルチゾール
コカイン・アンフェタミン関連転写産物	グレリン
ペプチドYY	内因性カンナビノイド

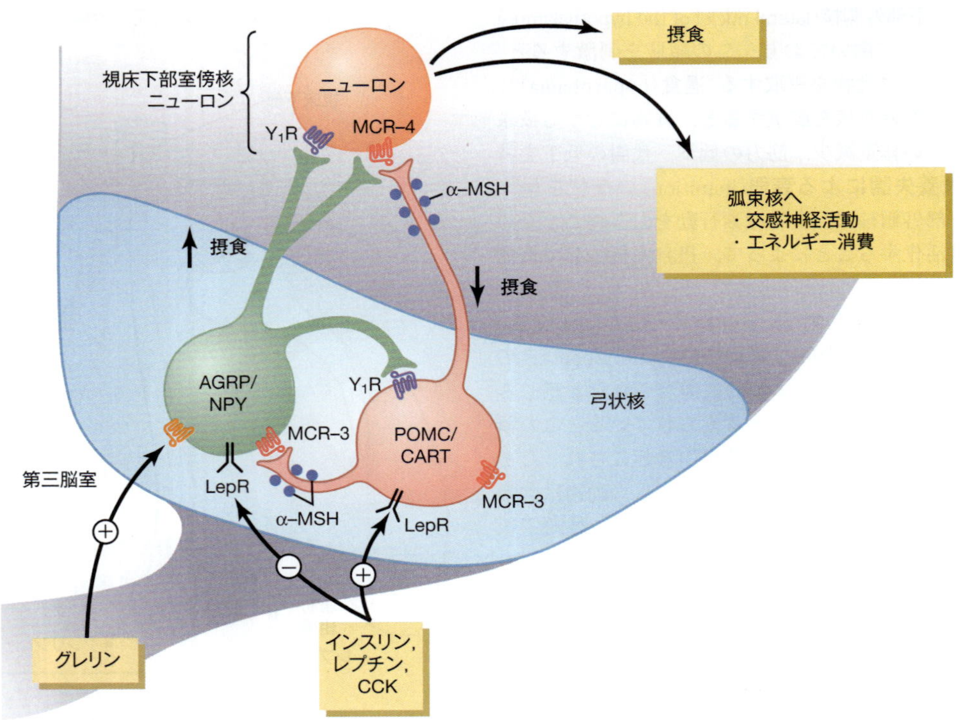

図 72.2 弓状核の 2 種類のニューロンによるエネルギーバランス制御
①プロオピオメラノコルチン(POMC)ニューロンは α– メラニン細胞刺激ホルモン(α–MSH)とコカイン・アンフェタミン関連転写産物(CART)を放出し，摂食を抑制するとともに，エネルギー消費量を増加させる．②アグーチ関連タンパク質(AGRP)と神経ペプチド Y(NPY)を産生するニューロンは，摂食量を増加させ，エネルギー消費量を低下させる．POMC ニューロンから放出された α–MSH は，室傍核(PVN)のメラノコルチン受容体(MCR–3，MCR–4)を刺激し，弧束核に投射する神経経路を活性化して，交感神経活動とエネルギー消費を増加させる．AGRP は MCR–4 の拮抗薬として作用する．インスリン，レプチン，コレシストキニン(CCK)は，AGRP/NPY ニューロンを抑制し，POMC/CART ニューロンを活性化するホルモンであり，これにより摂食量を低下させる．グレリンは，胃から分泌されるホルモンであり，AGRP/NPY ニューロンを活性化することによって摂食を促進する．
LepR：レプチン受容体，Y_1R：神経ペプチド Y_1 受容体．

特に重要な 2 種類のニューロンがある(図 72.2)．①**α – メラニン細胞刺激ホルモン**(α–melanocyte-stimulating hormone：α–MSH)と**コカイン・アンフェタミン関連転写産物**(cocaine– and amphetamine–related transcript：CART)を産生する**プロオピオメラノコルチン(POMC)ニューロン**(pro–opiomelanocortin(POMC) neurons)と，②摂食促進物質である**ニューロペプチド Y**(neuropeptide Y：NPY)と**アグーチ関連タンパク質**(agouti–related protein：AGRP)(**訳者注**：最近では**アグーチ関連ペプチド**(Agouti–related peptide)が正式な表記である)を産生するニューロン(**AGRP/NPY ニューロン**)である．POMC ニューロンが活性化すると，摂食を低下させるとともに，エネルギー消費を増加させる．一方，AGRP/NPY ニューロンは，POMC/CART ニューロンとは逆の作用をもち，活性化すると摂食を増加させ，エネルギー消費を低下させる．これらのニューロン間には，多数のクロストークが存在する．後述するように，POMC/CART ニューロンと AGRP/NPY ニューロンは，食欲の制御にかかわる，**レプチン**(leptin)，**インスリン**(insulin)，**コレシストキニン**(cholecystokinin：CCK)，**グレリン**(ghrelin)など，摂食調節ホルモンの制御を受ける．事実，弓状核のニューロンは，エネルギー貯蔵量を調節する多くの神経性，末梢性信号が収束する部位と思われる．

POMC ニューロンは α–MSH を放出し，特に室傍核のニューロンに存在する**メラノコルチン受容体**(melanocortin receptors：MCR)に作用する．メラノコルチン受容体(MCR)には少なくとも 5 つのサブタイプがあるが，MCR–3 と MCR–4 が，摂食とエネルギーバランスの調節に特に重要である．これらの受容体が活性化すると，摂食を低下させ，エネルギー消費を増加させる．逆に，MCR–3 と MCR–4 を抑制すると，摂食が著しく増加し，エネルギー消費が低下する．MCR–4 の活性化によって，エネルギー消費が増加する作用の少なくとも一部は，室傍核から**弧束核**(nucleus tractus solitarius：NTS)に投射する神経経路を介しており，この経路を介して交感神経系を活性化すると考えられる．しかし，POMC ニューロンや MCR–4 は，NTS を含む脳幹部にも存在しており，これらの領域の POMC ニューロンと MCR–4 も摂食とエネルギー消費の制御にかかわると考えられる．

視床下部のメラノコルチン系は，全身のエネルギー貯蔵の制御に強力な作用をもち，このシグナル経路が障害すると重度の肥満を引き起こす．事実，MCR-4の変異は，ヒトの肥満を引き起こす単一遺伝子異常として最もよく知られている．MCR-4の変異は早期発症型重度小児肥満症の5〜6%を占めるとの研究もある．反対に，メラノコルチン系が過剰に活性化すると食欲が低下する．重症感染症，がん，尿毒症にみられる食欲不振の原因として，メラノコルチン系の活性化が関与するとの研究がある．

視床下部の摂食促進性ニューロンから放出されるAGRPは，MCR-3とMCR-4の内因性拮抗薬であり，おそらくα-MSHによるメラノコルチン受容体活性化作用を抑制することによって，摂食を増加させる(**図72.2**)．正常な生理的条件下において，AGRPが摂食にどう関与しているかははっきりしていないが，AGRPを過剰に産生する遺伝子変異は，マウスだけでなくヒトにおいても摂食を増加させ，肥満を引き起こす．

NPYも弓状核の摂食促進性ニューロンから放出される．体内のエネルギー貯蔵が低下したとき，摂食促進性のニューロンが活性化してNPYが放出され，食欲を刺激する．同時に，POMCニューロンに作用して神経発火を低下させる．その結果，メラノコルチン経路の活性が低下して，食欲がさらに刺激される．

摂食行動の一連の動作を制御する中枢神経

摂食のもう1つの側面が，摂食にかかわる一連の動作である．視床下部の下，中脳より上で脳を切断しても，唾液を分泌し，唇をなめ，食物をかみ，そして嚥下するなど，摂食の基本動作を機械的に行うことができる．このことから，**摂食における実際の動作は，脳幹部によって制御される**と考えられる．摂食に関与するその他の中枢の機能は，食物摂取の量を調節し，そして摂食の手順に関与するこれらの中枢活動を刺激することである．

視床下部より高次の中枢神経も，摂食，特に食欲の調節に重要な役割を担う．これらの中枢には，**扁桃体**(amygdala)，**前頭前皮質**(prefrontal cortex)があり，視床下部と密接な連絡がある．第54章で述べた通り，扁桃体の一部は嗅覚神経系を構成する重要な部位である．扁桃体の破壊実験から，扁桃体には，摂食を増加させる領域と減少させる領域が存在する．さらに，扁桃体の一部領域を刺激すると，摂食の基本動作が引き起こされる．両側の扁桃体を破壊したときの重要な効果の1つは，食物の選択にかかわる“精神盲”である．つまり，扁桃体を破壊された動物(おそらくヒトも)は，食べるべき食物の種類や質を完全に，あるいは少なくとも部分的に決めることができなくなる．

食物摂取量の調節に働く要因

摂食量の調節は，1回の食事において食べすぎを防ぐための**短期的調節**(short-term regulation)と，体内のエネルギー貯蔵量を正常に保つための**長期的調節**(long-term regulation)に分けることができる．

摂食の短期的調節

空腹によって，急速かつ多量に食物を摂取し，十分な量を食べたとき，ヒトはどのようにして食事を止めるのだろうか．この時間では，まだ体内のエネルギー貯蔵量に変化は生じていない．また，十分な栄養素が血液中に吸収され，それによって摂食が抑制するためには数時間かかる．しかし，栄養必要量をほぼ見合った量の食事を摂ること，また食べすぎないことは重要である．以下に示す事項は，この目的を達成するために，重要かつ速やかなフィードバックシグナルとなる．

胃腸の充満は摂食を抑制する

消化管，特に胃や十二指腸が膨張すると，伸展による摂食抑制シグナルが生じて，主に迷走神経を介して摂食中枢の活動を抑制し，食欲を低下させる(**図72.1**)．

消化管ホルモンは摂食を抑制する

コレシストキニン(**CCK**)は，主に脂肪やタンパク質が十二指腸に入ったときに分泌され，血液中に入り，胆嚢の収縮，胃内容排出，腸運動，胃酸分泌などの消化管機能(第63〜65章を参照)に作用を及ぼす．しかしCCKは，十二指腸の感覚神経にある受容体にも局所的に作用し，迷走神経を介して脳に情報を送り，満腹感を与えて摂食を止める．CCKの作用は短期的であり，慢性的にCCKを投与しても体重に大きな影響は与えない．つまり，CCKの主な機能は食事中に食べすぎを防止することであり，食事の頻度やエネルギー摂取の総量に大きな効果はない．

ペプチドYY(peptide YY：PYY)は，消化管全体，特に回腸と結腸から分泌される．食物を摂取するとPYYの放出が刺激され，血中濃度は食後1〜2時間にピークに達する．PYYのピーク濃度は，食物の量と成分によって影響を受ける．脂肪含有量の多い食事をすると，血中PYY濃度はより高くなる．マウスにPYYを投与すると，12時間以上にわたり摂食量の低下がみられる．しかし，ヒトの食欲制御に，この消化管ホルモンがどれほど重要かはまだはっきりしていない．

グルカゴン様ペプチド(glucagon-like peptide：GLP)は，メカニズムは完全には解明されていないが，食物が腸内に存在すると分泌が高まる．その結果，グルコース依存性に膵臓からのインスリンの産生と分泌が増加する．GLPとインスリンはともに，食欲を抑える方向に働く．このように，食物の摂取はいくつかの消化管ホルモンの分泌を刺激し，これらホルモンが満腹感を与えて，それ以上の食物摂取を抑制する(**図72.1**)．

消化管ホルモングレリンは摂食を促進する

グレリンは主に，胃の**酸分泌(壁)細胞**(oxyntic cells)(**訳者注**：一般的には，グレリンは胃の内分泌細胞から放出されると考えられている)から放出されるが，腸管からもわずかに分泌される．グレリンの血中濃度は絶食中に上昇し，食事の直前にピークに達して，食後急激に低下する．このことから，摂食促進作用をもつことが示唆される．動物実験では，グレリンを投与すると摂食が増加することも，グレリンが摂食促進ホルモンであることを支持する．しかし，ヒトにおける生理学的意義はまだはっきりしていない．

口腔内の受容体が食物摂取を感知する

食道瘻をもつ動物に大量の食物を与えると，食物はただちに食道瘻を通って体外へ排出されるにもかかわらず，適度な量の食物が口腔を通過したことが刺激となって空腹感が減少する．この効果は，消化管に食物がまったく入っていないにもかかわらず生じる．このことから，咀嚼，唾液分泌，嚥下，味覚など，摂食に関連する種々の“口腔内因子”が，口腔を通過した食物量を検知し，ある一定量が通った後に，視床下部の摂食調節中枢を抑制すると考えられる．しかし，この感知機構による抑制作用は，消化管の膨張による抑制作用ほど強くなく，持続時間も通常20〜40分と短い．

摂食の中・長期的調節

長期間，飢餓状態においた動物に食物を与えると，通常よりもはるかに多い量の食物を摂取する．逆に，数週間にわたって食物を強制的に摂取させた動物を自由摂食させると，ごく少量しか摂食しない．このように，生体の摂食調節メカニズムは，体内の栄養状態によって変化する．

空腹感と摂食に及ぼす血中グルコース，アミノ酸，脂質の効果

血中グルコース濃度（血糖値）の低下が空腹感を引き起こすことは古くから知られており，いわゆる**空腹と摂食の調節に関する糖平衡説**（glucostatic theory of hunger and feeding regulation）が提唱されている．同様の研究によって，血中アミノ酸濃度，血中脂質代謝産物（ケト酸やある種の脂肪酸）濃度が，摂食に対して同様の効果をもたらすことも示されており，**アミノ酸平衡説**（aminostatic theory）と**脂質平衡説**（lipostatic theory）が提唱されている．すなわち，3大栄養素のいずれかが不足すると，摂食に対する欲求が増加し，最終的に血中代謝産物の濃度を正常化する．

糖平衡説，アミノ酸平衡説，脂質平衡説は，ある脳領域の機能を調べた神経生理学的な研究による次のような観察によっても支持されている．①血糖値が上昇すると，**満腹中枢である視床下部腹内側核，室傍核に存在するグルコース受容ニューロンの発火頻度が増す**．②血糖値の上昇は，同時に，**摂食中枢である視床下部外側核のグルコース感受性ニューロンの発火頻度を減少させる**．さらに，ある種のアミノ酸や脂質もまた，上記と同じニューロン，またはそれと密接に関連するニューロンの発火頻度に影響を及ぼす．

体温調節と摂食

動物は寒冷にさらされると摂食量が増加する傾向があり，暑さにさらされると摂食量が低下する傾向がある．この現象は，視床下部における体温調節系（第74章参照）と摂食調節系の相互作用によって起こる．寒冷曝露によって摂食が増加することは，①代謝量が増加し，②断熱のための脂肪量が増加することになるため，寒冷適応として重要である．

脂肪組織からのフィードバックシグナルが摂食を制御する

体内に存在する貯蔵エネルギーの多くは脂肪からなり，体脂肪量にはかなりの個体差がある．何がこのエネルギー貯蔵量を調節するのだろうか？　また，なぜ個体差がそれほど大きいのであろうか？

ヒトと実験動物の研究から，視床下部が，脂肪細胞から分泌されるホルモン，**レプチン**の作用を通じて，エネルギー貯蔵量を認識することが示されている．脂肪組織の量が増加したとき（貯蔵エネルギー量の超過を意味する），脂肪細胞はレプチンを産生し，血中に放出するレプチン量を増加させる．そして，レプチンは血流によって脳に運ばれ，促通拡散によって血液脳関門を越え，視床下部のさまざまな部位，特に弓状核のPOMCニューロンとAGRP/NPYニューロン，そして室傍核のニューロンのレプチン受容体に結合する．

これらの視床下部神経核に存在するレプチン受容体の活性化は，以下に示すように，脂肪貯蔵量を減少させるための多様な作用を引き起こす．①視床下部においてNPYやAGRPなどの摂食促進性物質の産生を減少させる．②POMCニューロンを活性化してα-MSHを放出し，メラノコルチン受容体を活性化する．③**副腎皮質刺激ホルモン放出ホルモン**（corticotropin-releasing hormone）など，摂食を低下させる物質の産生を視床下部において増加させる．④視床下部から血管運動中枢に至る神経投射を介して**交感神経活動**（sympathetic nerve activity）を増加させ，代謝量とエネルギー消費量を増加させる．⑤膵β細胞からの**インスリン分泌**（insulin secretion）を低下させ，エネルギー貯蔵量を減少させる．このようにレプチンは，エネルギー貯蔵量が十分であり，これ以上の食物摂取が必要ないことを，脂肪組織から脳に伝える重要なシグナルである．

脂肪細胞においてレプチンが産生できない遺伝子変異，あるいは，視床下部のレプチン受容体が機能しない遺伝子変異によって，著しい過食と病的な肥満を引き起こすことがマウスとヒトの両方で示されている．しかし，ほとんどの肥満者では，レプチン産生に障害があるとは考えられない．なぜなら，体脂肪量の増加に比例して，血漿中のレプチン濃度が増加するからである．そのため，ある生理学者は，肥満は**レプチン抵抗性**（leptin resistance）を引き起こすと考えている．すなわち，正常であれば，レプチンによって活性化するはずのレプチン受容体，または受容体以降のシグナル経路が，肥満者では活性化せず，そのため血中レプチン濃度が非常に高いにもかかわらず，肥満者は食べ続けてしまうと考えられる．

レプチンが肥満者の体脂肪増加を抑制できない別の説明として，社会的・文化的な要因に加えて，摂食にその他にも多数の調節系が存在することが挙げられる．その結果，たとえ血中レプチン濃度が高くても，過剰に食物を摂取することが起こりうる．

長期的調節のまとめ

摂食の長期的調節を司る個々のフィードバック因子に関して，私たちの知識はまだ完全ではないものの，一般的に以下のように述べることができる．身体のエネルギー貯蔵量が正常以下になると，視床下部の摂食中枢やその他の脳領域において活動が高まり，空腹感と食物探索行動が増加する．反対に，エネルギー貯蔵量(主に脂肪貯蔵量)が豊富にあるとき，空腹感を失い満腹状態となる．摂食とエネルギー消費を制御する正確なフィードバックシステムは完全にはわかっていないが，新たな摂食促進因子，摂食抑制因子が多数発見されるなど，近年，この領域の研究が急速に進んでいる．

摂食調節に長期と短期の両方のシステムがあることの重要性

摂食の長期的調節には，すべての栄養素に対するフィードバック機構が含まれ，組織中の栄養素貯蔵量が少なくなる，あるいは多くなりすぎることを防いでいる．短期的調節は，他に次の2つの目的に役立つ．まず，この調節系によって，食事1回あたりの摂食量が少なくなる傾向があり，これによって消化管は食物を安定したペースで通過させることができる．これは，消化・吸収機構の負担が周期的に過度にならず，最適な速度で機能することに役立つ．また，毎回の食事において，代謝貯蔵系の容量を超えて食べすぎることを防ぐことができる．

肥満

肥満(obesity)は体脂肪の過剰蓄積と定義できる．体脂肪量の代用指標として，**BMI**(body mass index)が用いられており，次式で算出される．

$$\mathrm{BMI} = \frac{\text{体重(kg)}}{\text{身長(m)}^2}$$

臨床では，BMI25～29.9 kg/m^2 を過体重，BMI30 kg/m^2 以上を肥満と評価する．BMI は体脂肪量を直接推計するものではない．筋肉量が多いと BMI が大きくなることも考慮していない．より正確に肥満を評価する方法は，実際に，体重に対する体脂肪の割合，体脂肪率を測定することである．肥満は，通常，男性では体脂肪率25%以上，女性では体脂肪率35%以上と定義している．体脂肪率の測定には，皮脂厚測定法，バイオインピーダンス法，水中体重法などさまざまな方法があるが，これらの方法が実際に臨床診療に用いられることはまれであり，肥満の評価には BMI が一般的に用いられる．

肝硬変，高血圧，心臓発作，脳卒中，腎臓病など，種々の疾患リスクへの肥満の影響は，皮下脂肪量や臀部など身体下部に蓄積する脂肪量よりも，内臓(腹部)脂肪量の増加がより強く相関する．そのため，多くの臨床医は，腹部肥満の指標として，ウエスト周囲径を測定している．米国では，ウエスト周囲径が男性で102 cm，女性で88 cm を超える場合，あるいはウエスト／ヒップ比が男性で0.9，女性で0.85を超える場合を，成人の腹部肥満と判定することが多い(**訳者注**：日本においては，内臓脂肪の蓄積の目安として立位臍レベルのウエスト周囲径が男性で85 cm 以上，女性で90 cm 以上とされている)．

米国および多くの先進国では，小児および成人ともに肥満者が急速に増加しており，過去10年間で30%以上も増加した．米国の成人では，およそ65%が過体重であり，33%近くが肥満である．

肥満の原因はエネルギー摂取がエネルギー消費を上回ることである

消費する以上に，大きいエネルギーが(食物の形で)体内に入ると，体重は増加し，超過したエネルギーの大部分が脂肪として蓄えられる．したがって，過剰な体脂肪蓄積(肥満)は，エネルギー消費を超えるエネルギー摂取によって起こる．エネルギー摂取が9.3Cal 超過するごとに，約1 g の脂肪が貯蔵される．

脂肪は主に，皮下と腹腔内の脂肪組織に貯蔵される．しかし肥満者では，しばしば肝臓や他の臓器にもかなりの量の脂肪が蓄積する．脂肪貯蔵にかかわる代謝過程は第69章で述べた．

脂肪細胞の数は，以前は，乳児期から小児期の間のみ増加すると考えられていた．そのため，小児期に過剰にエネルギーを摂取すると，脂肪細胞数が増加する**過形成性肥満**(hyperplastic obesity)をもたらし，脂肪細胞の大きさはあまり変化しないと考えられていた．これに対して，成人の肥満では，脂肪細胞の大きさだけが大きくなる**肥大性肥満**(hypertrophic obesity)と考えられていた．しかしながら，その後の研究によって，一生のどの時期においても，線維芽細胞様の前駆脂肪細胞から脂肪細胞に分化することが可能であり，成人の肥満では脂肪細胞の大きさだけでなく，脂肪細胞数も増加することがわかった．著しく肥満したヒトは，痩せたヒトの4倍もの数の脂肪細胞があり，その脂肪細胞には2倍もの脂肪が含まれることがある．

肥満となっても，体重が一定となった時点で，エネルギー摂取量とエネルギー消費量は再び等しくなる．体重を減らすためには，エネルギー消費量よりもエネルギー摂取量を少なくする必要がある．

肥満の原因としての身体活動の低下と摂食調節の異常

肥満の原因は複雑である．遺伝子は，摂食とエネルギー代謝を制御する生理的メカニズムに重要な役割を担うが，多くの肥満者では，生活習慣や環境要因が主な原因であるかもしれない．過去20〜30年間で急激に肥満が増加したことは，生活習慣と環境要因の重要性を示している．なぜなら，遺伝的な変化がそれほど急激に起こるはずはないからである．ただし，遺伝的要因が，先進国や発展途上国において肥満を拡大させる環境要因の影響を受けやすくさせ，多くの人を肥満になりやすくしている可能性はある．

座りがちな生活習慣は肥満の主要な原因である

継続的な身体活動や身体トレーニングが，筋肉量の増加と体脂肪量の減少をもたらすことが知られている．一方，身体活動の不足によって，通常，筋肉量の低下と体脂肪量の増加につながる．例えば，長時間テレビ視聴を行うなど座りがちな生活様式と肥満との間に密接な関係があることが，研究により示されている．

1日の消費エネルギーのうち，平均的な人では25〜30%が筋活動に使われ，肉体労働者では60〜70%になる．肥満者では，身体活動を増加させることによって，通常，エネルギー摂取量以上にエネルギーを消費し，体重減少をもたらす．激しい運動を1回行うだけで，運動後も数時間にわたって，基礎的なエネルギー消費量が増加する．筋活動は身体のエネルギー消費量を高める最も重要な手段であるから，身体活動を増加させることは，しばしば脂肪貯蔵量を減少させる有効な手段となる．

摂食行動の異常は肥満の重要な原因である

摂食行動は，生理学的機構によって強力に制御されるが，環境的，心理的な要因もまた，摂食行動の異常，過剰なエネルギー摂取，肥満の原因となる．

すでに述べたが，環境要因の重要性は，多くの先進国において，肥満が急速に拡大していることからも明らかであり，高エネルギー食(特に高脂肪食)が豊富にあり，座りがちな生活様式とも符合する．

一方，一部のヒトでは，心理的要因も原因となる可能性がある．例えば，親の死や重篤な病，あるいはうつ病などのストレス状態にあるとき，またはその後に，体重が大きく増加することがある．食べることがストレスを取り除く一手段となるようにみえる．

小児期の栄養過多は肥満の原因となりうる

肥満となる要因の1つに，1日に3回の食事を摂り，それぞれの食事で満腹となることが，健康な食習慣であるという広く行きわたった考え方がある．親の過度の気遣いによって，多くの幼い子どもたちが強制的にこの習慣に追い込まれ，生涯にわたってこの習慣を続ける．

新しい脂肪細胞の形成は，生後数年間が特に活発であり，脂肪蓄積が大きければ大きいほど，脂肪細胞数の増加も大きい．肥満児の脂肪細胞数は，正常な子どもの3倍にもなることもしばしばある．そのため，小児期の過栄養，特に乳児期の栄養過多によって，一生涯の肥満につながる可能性がある．小児期後半の影響は比較的小さい．

肥満の原因としての神経系の異常

すでに指摘したように，視床下部腹内側核を破壊した動物は過食となり肥満する．視床下部に浸食する下垂体腫瘍をもつ患者に，しばしば進行性の肥満がみられる．このことは，ヒトにおいても，視床下部の障害が肥満を引き起こすことを実証している．

実際には，視床下部の障害が肥満者にみられることはほとんどない．しかし，視床下部，または他の摂食関連領域の中枢機能が，肥満者と非肥満者の間で異なる可能性がある．また，摂食を制御する神経経路の神経伝達物質，受容体の制御機構に異常が存在することも考えられる．厳しい食事療法によって，標準体重まで減量した肥満者は，通常，健常者よりも強い空腹を訴える．この現象は，摂食量を決定する中枢神経系の“セットポイント”が，非肥満者と比べて，肥満者では高い栄養貯蔵レベルに設定されていることを示す．

実験動物を用いた研究においても，肥満動物に制限給餌を行うと，視床下部の神経伝達物質に顕著な変化を生じ，空腹感が増強して体重減少に抗うことが示されている．この変化には，NPYなどの摂食促進性神経伝達物質の産生増加と，レプチンやα-MSHのような摂食抑制性物質の産生低下がある．ヒトを対象にした研究においても，食事制限による減量によって，空腹を刺激するホルモン(グレリンなど)が増加し，空腹を抑制するホルモン(レプチンなど)が減少する．このようなホルモンレベルの変化は，減量後，1年以上持続する．おそらくこのことが，食事療法のみでは減量を持続させることが困難な理由の1つと考えられる．

肥満の原因としての遺伝的要因

肥満は明らかに，家族単位で起こることが多い．しかし，肥満に及ぼす遺伝の寄与度を正確に決めることは難しい．通常，家族は，同じ食習慣，身体活動パターンを共有するからである．最近の研究では，肥満の20〜25%が遺伝的要因によって生じるとされている．

肥満の原因になりうる遺伝子の異常として，①摂食中枢を制御する神経経路の単独，あるいは複数の異常，②エネルギー消費と脂肪貯蔵の異常がある．肥満を引き起こす単一遺伝子の異常には次の3つが知られている．①**MCR-4の変異**(mutations of MCR-4)(これまでに発見された単一遺伝子異常による肥満の中で，最も頻度は高い)，②**先天性レプチン欠損症**(congenital leptin deficiency)(レプチン遺伝子の変異による．発症頻度はきわめて少ない)，③**レプチン受容体の変異**(mutations of the leptin receptor)(同様に発症頻度はきわめて少ない)である．これらの単一遺伝子異常を原因とする肥満は，肥満全体の中で非常に少ない．単一遺伝子異常を原因とするよりも，多数の遺伝子多型性が，環境要因と相互作用することにより，体脂肪量とその分布に影響を及ぼすと考えられる．

肥満の治療

肥満の治療には，望ましい体重減少が達成されるまで，エネルギー摂取量をエネルギー消費量より少なく抑え，負のエネルギーバランスを持続させる必要がある．つまり，エネルギー摂取量を減少させるか，エネルギー消費量を増加させるかのどちらかである．米国国立衛生研究所(NIH)の現行ガイドラインでは，過体重から中程度の肥満者(BMI25〜35 kg/m^2)の場合，1週間に約1ポンド(約450 g)の体重を減らすことを目標に，1日の食事を500 kcal減らすことを勧めている．BMIが35 kg/m^{2}を超える肥満者に対しては，1日に500〜1000 kcalのより強い食事制限を勧めている．もしこの食事制限を持続できるならば，典型的には，1週間で1〜2ポンド，または6ヵ月で10%の体重減少をもたらすはずである．減量を試みる多くの人にとって，身体活動を増やすことも，長期的に体重減少を成功させるために重要な要素である．

エネルギー摂取量を低下させることを目的に，ほとんどの減量用食品には，エネルギー価のないセルロースなどが，食品の“かさ”を増やす目的で，多量に含有されている．これらは胃を膨張させるため，空腹をいくぶん和らげることができる．動物実験では，このような処置を行っても摂食量をさらに増加させるだけだが，人間の摂食量は空腹感と同じ程度，習慣によっても調節されているため，自分自身の感覚をしばしば欺くことができる．飢餓と関連して後で述べるように，食事療法中にビタミン不足にならないことが重要である．

空腹感を減弱させるさまざまな薬が肥満治療に用いられている．最も広く使われる薬は**アンフェタミン**(amphetamine(またはアンフェタミン誘導体))である．これは脳の摂食中枢を直接的に抑制する．肥満治療薬の1つに，**フェンテルミン**(phentermine)と**トピラマート**(topiramate)の併用がある．フェンテルミンは交感神経様作用薬で，摂食量を抑えるとともにエネルギー消費量を増加させる．トピラマートは抗痙攣薬の1つである．交感神経様作用薬は，交感神経系の過活動を引き起こし，血圧を上げる危険がある．広く用いられてきた交感神経様作用薬に，**シブトラミン**(sibutramine)がある．しかし，シブトラミンは臨床試験の結果，心筋梗塞，脳梗塞のリスクを増加させることが明らかとなり，2010年に米国での販売が中止された．肥満治療薬として承認された他薬剤として，他に，**ロルカセリン**(lorcaserin)がある．これは，脳のセロトニン受容体を活性化させてPOMCの発現を増加させる．しかし，体重減少は通常，5〜10%程度である．

もう1つのグループの肥満治療薬に，消化管での脂質吸収に働くものがある．例えば，リパーゼ阻害剤である**オルリスタット**(orlistat)は，小腸における脂肪の消化を抑制し，摂取した脂肪の一部を糞便中に排泄することによって，吸収されるエネルギー量を低下させる．しかし，糞便への脂肪排泄が，脂溶性ビタミンの糞便への排泄をもたらしたり，胃腸への副作用によって不快な感覚を引き起こす場合がある．

多くの肥満者は，身体活動を増加させることによって減量を達成できる．運動を多く行うほど，1日のエネルギー消費量が増加し，より早く肥満を解消できる．そのため，強制的な運動は，ほとんどの場合，肥満治療に不可欠である．肥満治療の現行ガイドラインでは，摂取カロリーを減らすだけでなく身体活動を増やすよう，生活習慣の改善を勧めている．

BMI40以上の高度肥満者や，BMI35以上かつ他の重篤な疾患の原因となる高血圧，2型糖尿病を合併する患者には，体脂肪量を減少，あるいは1度に食べることができる食事量を減らすことを目的に，種々の外科的処置が認められている．

胃のバイパス手術(gastric bypass surgery)は，胃の近位部に小嚢をつくって空腸に吻合すると同時に，小腸を適切な長さだけ部分切除する手術である．小嚢はホチキスで残胃から分離する．**胃の絞扼手術**(gastric banding surgery)は，胃の上端付近で，胃の周囲にバンドをかけて絞扼する．この手術も，小嚢をつくることで，1度に食べることができる食事量が低下する．3つ目は，**垂直スリーブ状胃切除手術**(vertical sleeve gastrectomy)であり，近年，広く使われるようになった．この手術は，胃の大部分を切除して，残った部分をホチキスで留める．これらの外科手術は，一般に肥満患者にかなりの体重減少をもたらす．また，胃バイパス手術や垂直スリーブ状切除は，体重が有意に減少する前に，肥満の重大な合併症である2型糖尿病を速やかに寛解させることが多い．しかし，これらの手術はかなりの大手術であり，健康全般への長期的な効果や死亡率への効果はまだはっきりしていない．

栄養失調による衰弱，食欲不振症，悪液質

栄養失調による衰弱は肥満と反対の状態であり，極端な体重減少を特徴とする．これは食料不足の他，心因性障害，視床下部異常，末梢組織から放出される因子など，極端に食欲を低下させる病態生理学的状態によって引き起こされる．多くの場合，特に，がんなどの重篤な疾患では，食欲の減退に加えてエネルギー消費の増加を伴い，重篤な体重減少が起こる．

食欲不振(anorexia)は，“食欲の減退”によって引き起こされる摂食量の低下と定義され，“無食”という直接の意味とは異なる．この定義は，がんなどの病気によって引き起こされるように，中枢性の食欲調節機構の重要性を強調している．一方，他にも痛みや吐き気などの一般的な問題によっても，食物摂取量の減少を起こす．**神経性食欲不振症**(**拒食症**，anorexia nervosa)は，食欲

を完全に失い，食物に対して吐き気を催す場合さえあるような異常な精神状態であり，結果として著しい栄養失調による衰弱を引き起こす．

悪液質(cachexia)は，エネルギー消費の亢進のため，食物摂取量の減少のみによる体重減少よりも，さらに体重減少が著しい代謝異常である．食欲不振と悪液質は，種々のがん，または**後天性免疫不全症候群**(AIDS)，慢性の炎症性疾患など"消耗症候群"においてしばしば併発する．ほとんどすべての種類のがんが，食欲不振と悪液質を同時に引き起こし，がん患者の半分以上が，病気の経過中に食欲不振－悪液質症候群を起こす．

中枢神経系と末梢性因子の両方が，がんによって引き起こされる食欲不振症と悪液質に関与すると考えられる．**腫瘍壊死因子－α**(tumor necrosis factor-α)，**インターロイキン－6**(interleukin-6)，**インターロイキン－1β**(interleukin-1β)，**タンパク質分解誘導因子**(proteolysis inducing factor)などの炎症性サイトカインが食欲不振，悪液質の原因となる．これら炎症性サイトカインの多くは，視床下部の**メラノコルチン系**(melanocortin system)を活性化することによって食欲不振症を引き起こすようにみえる．これらのサイトカインや腫瘍から産生される物質が，どのようにしてメラノコルチン系と相互作用し，摂食量を低下させるかは，正確にはわかっていない．しかし，実験動物では，視床下部のメラノコルチン受容体を阻害すると，ほぼ完全に食欲不振症と悪液質が抑制される．しかし，患者の栄養状態を改善させ，予後を改善する治療薬を開発するためには，がん患者の食欲不振と悪液質の病態生理学的機構をより理解することが必要である．

飢餓

飢餓における身体組織内のエネルギー源の枯渇

組織は，脂肪やタンパク質よりも，炭水化物をエネルギー源として優先的に利用するが，通常体内に貯蔵される炭水化物の量は数百 g にすぎない(主に肝臓と筋肉にグリコーゲンとして貯蔵されている)．これは，身体機能を維持するために必要なエネルギーのおよそ半日分である．したがって，最初の数時間を除いて，**飢餓**(starvation)では，組織中の脂肪とタンパク質が主に利用される．脂肪は主要なエネルギー源であり(通常，ヒトの体内には，炭水化物のエネルギーと比べて脂肪由来のエネルギーが100倍も多い)，図72.3に示すように，体内の貯蔵脂肪がほとんどなくなるまで，脂肪は継続的に利用される．

タンパク質の消耗には3つの段階がある．はじめに，急速に消耗が起こる．その後，消耗速度は低下し，死の直前に，再び急速な消耗が起こる．最初の急激な消耗は，利用可能なタンパク質をすぐに分解利用する，あるいはグルコースに変換して主に脳で利用するためである．すぐに利用可能な貯蔵タンパク質が絶食の初期に使われて

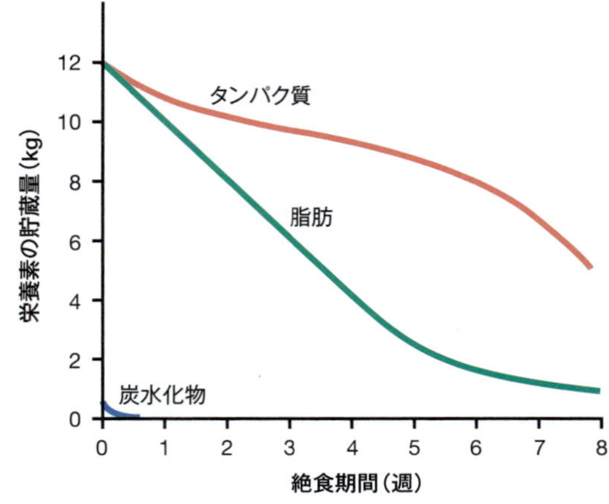

図72.3 体内に貯蔵された各栄養素に及ぼす飢餓の影響

枯渇すると，残ったタンパク質はすぐには消耗しない．実際に，このとき，糖新生の速度は1/3から1/5まで低下しており，タンパク質の消耗速度も大きく低下する．利用可能なグルコースが減少すると，次に，脂肪の利用が強く起こる．その結果として，脂肪分解産物であるケトン体が増加し，第69章で述べた**ケトーシス**(ketosis)を引き起こす．ケトン体は，グルコースのように血液脳関門を通過して，脳のエネルギー源として利用される．このとき，脳のエネルギーの約2/3が，ケトン体，主にβ-ヒドロキシ酪酸に由来する．この一連の反応によって，体内の貯蔵タンパク質が，少なくとも部分的に維持される．

最終的には，貯蔵脂肪はほとんど枯渇し，残りのエネルギー源はタンパク質だけとなる．このとき，再びタンパク質が急激に利用されるようになる．タンパク質は細胞機能の維持に必須であるため，体内のタンパク質が正常レベルの約半分に減少すると，通常は死に至る．

飢餓におけるビタミン欠乏

ある種のビタミン，特に水溶性ビタミンであるビタミンB群とビタミンCの貯蔵は少なく，飢餓では長くもたない．そのため，1週間以上の飢餓によって，通常，軽度のビタミン欠乏が起こる．さらに数週間飢餓が続くと，重度のビタミン欠乏が起こる．このようなビタミン欠乏は，衰弱を助長して死を招く．

ビタミン

ビタミンの1日所要量

ビタミン(vitamins)は，体内の細胞でつくり出せないため，代謝を正常に維持するために，少量ではあるがつねに摂取する必要がある有機化合物である．食事中のビタミンが欠乏すると，重大な代謝障害を引き起こす可能性がある．**表72.3**に，主要なビタミンの平均的な1日所要量をまとめた．これらの所要量は，身体の大きさ，成長速度，運動量，妊娠などの要因によって大きく変化する．

表 72.3　ビタミンの 1 日所要量

ビタミン	量
A	5000 IU
チアミン	1.5 mg
リボフラビン	1.8 mg
ナイアシン	20 mg
アスコルビン酸	45 mg
D	400 IU
E	15 IU
K	70 μg
葉酸	0.4 mg
B_{12}	3 μg
ピリドキシン	2 mg
パントテン酸	不明

体内のビタミン貯蔵

ビタミンはすべての細胞に少しずつ貯蔵されているが，ある種のビタミンは，大部分が肝臓に貯蔵される．例えば，肝臓に貯蔵されるビタミン A 量は，摂取しなくても 5～10 ヵ月間ヒトが生活するのに十分な量である．同様に，ビタミン D も，2～4 ヵ月摂取しなくても問題がない量が肝臓に貯蔵されている．

ほとんどの水溶性ビタミン，特にビタミン C と大部分のビタミン B 群の貯蔵量は少ない．ビタミン C を含まない食事を摂取し続けると，数週間のうちに症状が現れ，20～30 週間後，**壊血病**(scurvy)によって死に至る．また，摂取する食物中にビタミン B 群が含まれていない場合(ただしビタミン B_{12} は，肝臓中に結合型で 1 年以上も貯蔵されるため，これを除く)，数日で臨床症状が出ることもある．

ビタミン A

ビタミン A(vitamin A)は動物組織中に**レチノール**(retinol)として貯蔵される．ビタミン A 自体は野菜由来の食品に含まれないが，ビタミン A の前駆体である**プロビタミン**(provitamin)が多くの野菜に豊富に存在する．プロビタミンは，黄色や赤色の**カロチノイド色素**(carotenoid pigment)であり，これらの物質はビタミン A と化学構造が類似するため，肝臓中でビタミン A に変換される．

ビタミン A 欠乏は夜盲症と上皮細胞の異常発育を引き起こす

ビタミン A の基本的な機能の 1 つは，眼の網膜色素を形成することである．網膜色素については第 51 章で述べた．ビタミン A は視色素の形成に必須であり，したがって，夜盲症を防ぐために必要である．

またビタミン A は，体内のほとんどの細胞が正常に成長するために必要であり，特に種々の上皮細胞が正常に成長し増殖するために必須である．ビタミン A が欠乏すると，上皮構造は層状となり，角化する傾向がある．ビタミン A 欠乏は以下の症状を引き起こす．①肌荒れ(うろこ状の皮膚)，時にニキビ，②骨格の成長停止を伴う若い動物の発育不全，③生殖障害，特に，精巣胚上皮の萎縮，時に女性の性周期停止，④角膜の角化と，その結果起こる角膜混濁と失明である．

ビタミン A 欠乏によって障害された上皮構造は，しばしば感染を起こす(例えば，眼結膜，尿管，気道上皮)．このことから，ビタミン A は“抗感染”ビタミンとよばれる．

チアミン(ビタミン B_1)

チアミン(thiamine)(ビタミン B_1(vitamin B_1))は，生体の代謝系では**チアミンピロリン酸**(thiamine pyrophosphate)として働く．この化合物は，**コカルボキシラーゼ**(cocarboxylase)としての機能をもち，第 68 章で述べたように，主に，脱炭酸酵素と協調して，ピルビン酸や他の α- ケト酸の脱炭酸に働く．

チアミン欠乏症(**脚気**(beriberi))は，組織中のピルビン酸とある種のアミノ酸の利用低下を引き起こし，代わりに脂肪の利用増加を起こす．このようにチアミンは，炭水化物と多くのアミノ酸を完全に代謝するために必要である．チアミン欠乏による衰弱は，これら栄養素の利用低下によって引き起こされる．

チアミン欠乏は中枢および末梢神経系の障害を引き起こす

中枢神経系は通常，エネルギー源のほとんどを炭水化物の代謝に依存する．そのためチアミン欠乏では，神経系でのグルコース利用が 50～60％も低下することがあり，脂肪に由来するケトン体が代わりに利用される．チアミン欠乏のとき，中枢神経系のニューロンには染色体融解と膨張がみられる．この変化は，栄養欠乏状態のニューロンに特徴的である．このような変化は，中枢神経系の多くの領域において神経間の情報交換を障害する．

チアミン欠乏は，末梢および中枢神経系の神経線維において**髄鞘の変性**(degeneration of myelin sheaths)を引き起こす．末梢神経系で髄鞘が障害されると，しばしば神経線維の過興奮を引き起こし，“多発性神経炎”を生じる．この神経炎は，単一あるいは複数の末梢神経路に沿って痛みが広がることを特徴とする．また，脊髄の神経伝道路にも変性が生じ，時には**麻痺**(paralysis)が起こることもある．麻痺がない場合でも，筋萎縮によって重度の筋力低下を引き起こす．

チアミン欠乏は心機能を低下させ，末梢血管を拡張させる

重症のチアミン欠乏症患者は，心筋機能が低下することによって，最終的に**心不全**(cardiac failure)を起こす．さらに，チアミン欠乏は，**全身の末梢血管を拡張**させるため，静脈から心臓に戻る血液量が通常の2倍に増加する．これは，おそらく，エネルギーが減少して細胞機能が低下することにより，反応性に局所の血管拡張が起こるためと考えられる．チアミン欠乏が心不全を引き起こす理由の1つは，心臓への還流血液量が増加することと，心筋機能が低下することである．チアミン欠乏症患者は，心不全のために**末梢の浮腫**(peripheral edema)と**腹水**(ascites)を生じることも多い．

チアミン欠乏は消化管障害を引き起こす

チアミン欠乏による消化管の症状には，消化不良，重度の便秘，胃アトニー，胃低塩酸症がある．これらの症状はおそらく，すべて，消化管の平滑筋と腺が，炭水化物の代謝から十分なエネルギーを得られないことに起因する．

チアミン欠乏症の全体像は，多発性神経炎，心血管系の症状，消化管障害からなり，特に心血管系の症状が優勢である場合，**脚気**とよばれる．

ナイアシン

ナイアシン(niacin)は**ニコチン酸**(nicotinic acid)ともよばれ，生体内ではニコチンアミドアデニンジヌクレオチド(NAD)とニコチンアミドアデニンジヌクレオチドリン酸(NADP)の形で存在し，補酵素として働く．これらの補酵素は，水素の受容体(アクセプター)として機能し，種々の脱水素酵素によって，食物基質の水素原子と結合する．これら補酵素の代表的な働きについては，第68章で述べた．ナイアシンが欠乏すると，脱水素反応を正常に維持することができない．したがって，栄養素を酸化することによって得られたエネルギーを，細胞の各機能に正常な速度で供給することができなくなる．

ナイアシン欠乏の初期には，筋力の低下や腺分泌の低下など，小さな生理的変化が起こるが，重度のナイアシン欠乏では，組織の死滅すら起こりうる．中枢神経系の多くの部位で，病的な障害が生じ，その結果，認知症の他，多数の精神疾患が起こりうる．さらに，皮膚では，機械的な刺激や日光を浴びた部位がひび割れ，色素沈着などの肌荒れが起こる．このように，ナイアシン欠乏では，刺激による損傷から皮膚を修復できなくなる．

ナイアシン欠乏は，口腔およびその他の消化管粘膜において，重度の過敏症と炎症を引き起こす．その結果，多くの消化器症状が起こり，重症例では広範な消化管出血をもたらす．この症状は，消化管上皮細胞の代謝が全般的に低下すること，上皮が正常に修復されないことによる．

ペラグラ(pellagra)とよばれる臨床症状，および**黒舌病**(black tongue)とよばれるイヌの病気は，主にナイアシンの欠乏によって生じる．トウモロコシを主食とする人々は，ペラグラが著しく悪化する．トウモロコシは，体内で一部ナイアシンに変換されるトリプトファンの含有量が少ないためである．

リボフラビン(ビタミンB_2)

リボフラビン(riboflavin)(ビタミンB_2(vitamin B_2))は，通常，組織中でリン酸と結合しており，**フラビンモノヌクレオチド**(flavin mononucleotide：FMN)，**フラビンアデニンジヌクレオチド**(flavin adenine dinucleotide：FAD)という2つの補酵素として体内に存在する．これらの補酵素は，生体にとって重要な，ミトコンドリア酸化系の水素担体として働く．NADは，通常，特定の脱水素酵素と一緒に働き，さまざまな食物基質から水素を受け取り，その水素をFMNやFADに受け渡す役割を果たす．最終的に水素は，イオンとしてミトコンドリアマトリックス中に放出され，酸素によって酸化される(第68章参照)．

実験動物にリボフラビン欠乏を起こさせると，動物は重度の皮膚炎，嘔吐，下痢，筋力低下につながる筋痙攣，昏睡，体温低下を引き起こし，死に至る．このように，重度のリボフラビン欠乏症でみられる症状の多くは，ナイアシン欠乏症に似ている．これらの欠乏症で起こる衰弱症状はいずれも，おそらく，細胞内の酸化過程が全般的に低下するためと考えられる．

動物実験でみられるひどい衰弱症状は，ヒトでは知られていない．しかし，軽度のリボフラビン欠乏症はおそらくヒトでも起こる．軽度の欠乏は，消化不良，皮膚や眼の灼熱感，口角のひび割れ，頭痛，抑鬱，健忘などを引き起こす．

リボフラビン欠乏症の症状は，通常，比較的軽度ではある．しかし，この欠乏症はチアミン欠乏症，ナイアシン欠乏症，または両方の欠乏症を併発することが多い．ペラグラ，脚気，**スプルー**(sprue)，クワシオルコルなど多くの欠乏症候群は，栄養不全による他の症状とともに，多くのビタミン欠乏症状が合併した結果と考えられる．

ビタミンB_{12}

いくつかの**コバラミン**(cobalamin)化合物は，コバルトを共通の補欠分子族とし，いわゆる**ビタミンB_{12}**(vitamin B_{12})活性を示す．コバルト原子は，ヘモグロビン分子に存在する鉄原子のように，他の物質と可逆的に結合することによってその機能を発揮する．

ビタミンB_{12}欠乏は悪性貧血を引き起こす

ビタミンB_{12}は水素受容補酵素として，さまざまな代謝に関与する．その最も重要な機能は，リボヌクレオチドからデオキシリボヌクレオチドに還元する酵素反応の補酵素として働くことである．この反応は遺伝子複製に必須であり，ビタミンB_{12}の主要な機能，①成長の促進，②赤血球の形成と成熟を説明できる．赤血球の機能，および悪性貧血とのかかわりについては，第33章で詳細を述べた．悪性貧血は貧血の一種であり，ビタミン B_{12} の欠乏によって赤血球の成熟が障害されるために起こる．

ビタミン B_{12} 欠乏は脊髄大径神経の脱髄を引き起こす

ビタミン B_{12} 欠乏症では，特に脊髄後柱と，時には側索で神経線維の脱髄が起こる．結果として，悪性貧血患者の多くは末梢感覚を喪失していることが多く，ひどい場合には麻痺が起こることもある．

ビタミン B_{12} 欠乏症の原因は，一般に食物中のビタミン B_{12} の不足ではなく，**内因子**(intrinsic factor)の形成が障害されることによって起こる．内因子は，胃腺の壁細胞から分泌され，回腸粘膜でのビタミン B_{12} の吸収に必要である(第33章，第67章参照)．

葉酸(プテロイルグルタミン酸)

いくつかのプテロイルグルタミン酸は"葉酸効果"を示す．**葉酸**(folic acid)(**プテロイルグルタミン酸**(pteroylglutamic acid))はヒドロキシメチル基，フォルミル基の担体として機能する．**生体中における葉酸の最も重要な用途は，おそらく，DNA形成に必要なプリン類とチミンの合成である**．そのため，葉酸は，ビタミン B_{12} と同様に，細胞内の遺伝子複製に必要であり，葉酸の最も重要な機能は成長促進といえる．実際に，葉酸を含まない食事では動物はほとんど成長できない．

葉酸は，ビタミン B_{12} よりも強い成長促進因子であり，第33章で述べたように，ビタミン B_{12} と同様，赤血球の成熟に重要である．しかし，ビタミン B_{12} と葉酸は，成長促進や赤血球の成熟において，その化学的な役割が異なる．葉酸欠乏症の主要な症状の1つに，**大赤血球性貧血**(macrocytic anemia)がある．大赤血球性貧血の症状は，悪性貧血とよく似ているが，葉酸だけで効果的に治療できることが多い．

ピリドキシン(ビタミン B_6)

ピリドキシン(pyridoxine)(ビタミン B_6(vitamin B_6))は，細胞内では**ピリドキサールリン酸**(pyridoxal phosphate)の形で存在し，アミノ酸とタンパク質代謝に関連する多くの化学反応の補酵素として働く．**ピリドキシンの最も重要な役割は，アミノ酸合成において，アミノ基転移反応を行う補酵素としての働きである**．結果として，ピリドキシンは多くの代謝過程，特にタンパク質代謝において重要な役割を果たす．また，細胞膜を介したアミノ酸輸送にも働くと考えられている．

実験動物にピリドキシン欠乏を起こすと，皮膚炎，成長遅延，脂肪肝，貧血，知能低下を引き起こす．小児では，まれに，ピリドキシン欠乏によるてんかん，皮膚炎，吐き気や嘔吐などの胃腸障害を生じることが知られている．

パントテン酸

パントテン酸(pantothenic acid)は，生体では主に，**補酵素A**(coenzyme A：CoA)の一部として存在する．CoAは，細胞内の代謝において多くの役割をもつ．第68章と第69章で詳細に述べたように，これらの機能には，①クエン酸サイクルに入る前に，脱炭酸されたピルビン酸をアセチルCoAに変換する，②脂肪酸分子を多数のアセチルCoA分子に分解することがある．したがって，**パントテン酸が欠乏すると，炭水化物と脂肪の代謝が低下する**．

実験動物においてパントテン酸が欠乏すると，成長遅延，生殖不全，毛の灰色化，皮膚炎，脂肪肝，副腎皮質の出血性壊死が起こる．ヒトでは，はっきりとした欠乏症状はみつかっていないが，これはおそらく，ほとんどすべての食品にパントテン酸が含まれ，また少量は体内でも合成されるためであろう．はっきりとした欠乏症状がないからといって，パントテン酸が生体の代謝系に不必要ということではない．実際には，他のビタミンと同様に，生体に必須と考えられる．

アスコルビン酸(ビタミンC)

アスコルビン酸欠乏は全身のコラーゲン線維を弱める

アスコルビン酸(ascorbic acid)(ビタミンC(vitamin C))は**プロリル水酸化酵素**(prolyl hydroxylase)の活性化に必須である．この酵素は，コラーゲンの構成要素であるヒドロキシプロリンの形成に必要な水酸化反応を促進する．アスコルビン酸が欠乏すると，コラーゲン線維が不完全で弱いものになる．したがって，このビタミンは，皮下組織，軟骨，骨，歯の線維の発育と強度を保つために欠くことができない．

アスコルビン酸欠乏は壊血病を引き起こす

長期間の航海で，かつてよく起きていたように，20〜30週間アスコルビン酸が欠乏すると，**壊血病**(scurvy)を引き起こす．壊血病の最も重要な症状の1つは，**創傷治癒の不全**である．この症状は，細胞がコラーゲン線維と細胞間接着物質を沈着させることができないために生じる．結果として，通常数日で治る傷が治るまでに数ヵ月もかかることがある．

アスコルビン酸の欠乏は**骨成長も止めてしまう**．成長している骨端部の細胞は，アスコルビン酸が欠乏しても増殖し続けるが，細胞間に新たなコラーゲンが沈着せず，骨化不全をきたすため，成長点で容易に骨折する．また，すでに骨化した骨も，アスコルビン酸が欠乏すると，骨芽細胞が新たな骨マトリックスを形成することができないため，骨折すると治癒しない．

壊血病患者では血管壁がきわめて脆くなる

それは，①内皮細胞が適切に接着できない，②正常であれば管壁に存在するコラーゲン線維が形成できないために起こる．毛細血管は特に断裂しやすく，その結果，小さな点状出血が全身で多数生じる．皮下出血による紫斑が時には全身に生じる．特にひどい壊血病の場合，筋細胞が破断する，歯茎の損傷により歯が緩む，口腔内の感染症が生じ，吐血や下血，脳出血が起こることもある．最終的に，多くの場合，高熱が出た後に死に至る．

ビタミンD

ビタミンD(vitamin D)**は，消化管におけるカルシウム吸収を増加させ，骨へのカルシウム沈着を調節する．** ビタミンDによってカルシウム吸収が増加する機構は，主に，回腸上皮におけるカルシウム能動輸送を促進することによる．特に，腸上皮細胞内でカルシウム結合タンパク質の生成を増やし，カルシウム吸収を助ける．全身のカルシウム代謝と，骨形成に関連するビタミンDの特異的な作用については，第80章で述べる．

ビタミンE

いわゆる**ビタミンE**(vitamin E)活性は，1つではなく，いくつかの類似した化合物の働きによる．ヒトでビタミンE欠乏が起こることはまれである．動物実験では，ビタミンEの欠乏により，精巣胚上皮の変性が起こり，雄性不妊を起こすことがある．また雌では，ビタミンE欠乏によって，受胎後に胎児吸収が起こることもある．このようなビタミンE欠乏の症状から，ビタミンEは"抗不妊"ビタミンとよばれることがある．ビタミンE欠乏は正常な発育を阻害し，時に尿細管細胞や筋細胞の変性を引き起こすことがある．

ビタミンEは，不飽和脂肪の酸化を防ぐのに役立っていると考えられている．ビタミンE欠乏では，細胞の不飽和脂肪の量が減少し，ミトコンドリア，リソソームといった細胞小器官，そして細胞膜まで，構造と機能が異常となる．

ビタミンK

ビタミンK(vitamin K)は，血液凝固に重要な第Ⅱ因子(プロトロンビン)，第Ⅶ因子(プロコンベルチン)，第Ⅸ因子，第Ⅹ因子にカルボキシ基を付加する肝酵素の補因子として重要である．これらの血液凝固因子は，カルボキシル化されないと活性をもたない．そのため，ビタミンKが欠乏すると，血液凝固が遅延する．ビタミンKの機能，およびジクマロールなど，ある種の抗凝固剤との関係については，第35章で詳しく述べた．

数種類の天然および人工化合物が，ビタミンK活性を示す．ビタミンKは腸内細菌によって合成されるため，ヒトでは，食事中のビタミンKが欠乏しても出血傾向を示すことはまれである．しかし，大量の抗生物質を投与して腸内細菌が死滅した場合，食事に含まれるビタミンK量は通常少ないため，急速にビタミンK欠乏になる．

無機質(ミネラル)代謝

ナトリウム，カリウム，塩素など多くのミネラルの機能については，本書中で適時述べる．ここでは，他の箇所で触れていない，ミネラルの特異的な機能についてのみ述べる．最も重要なミネラルの生体内含有量を**表72.4**に，これらのミネラルの1日所要量を**表72.5**に示す．

マグネシウム

マグネシウム(magnesium)は細胞内に豊富に存在するカリウムの約1/6である．マグネシウムは，細胞内の多くの酵素反応，特に炭水化物代謝に関係する酵素反応において触媒として必要である．細胞外液中のマグネシウム濃度は，わずか1.8〜2.5 mEq/Lである．細胞外液中のマグネシウムが増加すると，神経系の活動と筋収縮が抑制される．後者の作用については，カルシウムの投与

表72.4　体重70kgの男性の平均構成成分

成分	量(g)
水	41400
脂肪	12600
タンパク質	12600
炭水化物	300
ナトリウム	63
カリウム	150
カルシウム	1160
マグネシウム	21
塩素	85
リン	670
硫黄	112
鉄	3
ヨウ素	0.014

表72.5　成人におけるミネラルの平均1日所要量

ミネラル	量
ナトリウム	3.0 g
カリウム	1.0 g
塩素	3.5 g
カルシウム	1.2 g
リン	1.2 g
鉄	18.0 mg
ヨウ素	150.0 µg
マグネシウム	0.4 g
コバルト	不明
銅	不明
マグネシウム	不明
亜鉛	15 mg

によって阻害される．マグネシウム濃度の低下は，神経系の過興奮，末梢血管の拡張，不整脈（特に急性心筋梗塞後）を引き起こす．

カルシウム

カルシウム（calcium）は生体内で，主にカルシウムリン酸として骨中に存在する．この主題に関しては，細胞外液中のカルシウム量の話題とともに，第80章で詳細に述べる．細胞外液中に Ca^{2+} が過剰に存在すると，心臓の収縮期に心停止を引き起こし，また，精神の抑鬱をもたらしうる．反対に，第80章で述べるように，カルシウム濃度が低下すると，神経線維の自発的発火を引き起こし，結果としてテタニーを起こす．

リン

リン酸（phosphorus）**は細胞内液中の主要な陰イオンである**．リン酸は多くの補酵素系や，代謝にかかわる他の化合物と可逆的に結合している．リン酸がかかわる反応の重要性としては，特にアデノシン三リン酸，アデノシン二リン酸，ホスホクレアチンなどの機能との関連で，本書の他の箇所で取り扱う．また，骨は多量のリン酸カリウムを含んでおり，このことについては，第80章で述べる．

鉄

生体内における**鉄**（iron）の働き，特にヘモグロビンとのかかわりについては，第33章で述べた．**生体中の鉄のうち，2/3はヘモグロビンの形で存在し**，その他は特に肝臓や骨髄中に少量存在する．鉄を含む電子伝達系（特にシトクロム）は，全身のすべての細胞のミトコンドリアに存在しており，細胞内で起こる大部分の酸化反応に必要である．したがって，鉄は，組織への酸素輸送と組織細胞中の酸化反応系に必須であり，鉄がなければ生命は数秒以内に死に至る．

生体内の重要な微量元素

いくつかの元素は**微量元素**（trace elements）とよばれるほど，ごく微量に生体中に存在する．これらの元素は，通常，食物中に含まれる量のわずかである．しかしこれら元素のうち，どれか1つでも欠乏すると，特異的な欠乏症状が現れる．最も重要な微量元素は，ヨウ素，亜鉛，フッ素の3つである．

ヨウ素

最もよく知られる微量元素が**ヨウ素**（iodine）である．この元素については，甲状腺ホルモンの生成と機能とのかかわりから，第77章で述べる．**表72.4**に示すように，ヨウ素は平均して体内に14 mgしか存在しない．ヨウ素は**サイロキシン**（thyroxine）と**トリヨードサイロニン**（triiodothyronine）の生成に必要である．これら2つの甲状腺ホルモンは，すべての細胞で正常な代謝速度を維持するために必須である．

亜鉛

亜鉛（zinc）は多くの酵素の構成成分である．その中でも最も重要なものの1つが，赤血球中に特に高濃度に存在する**炭酸脱水酵素**（carbonic anhydrase）である．この酵素は，末梢毛細血管血中の赤血球において，二酸化炭素と水の速やかな結合，肺毛細血管血から肺胞へ二酸化炭素が速やかに放出されるための両方に関与する．炭酸脱水酵素は，消化管粘膜，腎尿細管，多くの腺上皮細胞にも広く存在する．したがって，少量ではあるが，亜鉛は二酸化炭素代謝にかかわる多くの反応に欠くことができない．

亜鉛はまた，**乳酸脱水素酵素**（lactic dehydrogenase）の構成成分でもあり，したがってピルビン酸と乳酸の相互変換に重要である．また，亜鉛はいくつかの種類の**ペプチダーゼ**（peptidase）構成成分でもあり，消化管におけるタンパク質消化に重要である．

フッ素

フッ素（fluorine）は代謝に必要というわけではない．しかし，歯が生えつつある時期に生体に微量に存在することによって，歯を虫歯（カリエス）から守る．フッ素は歯を強くするわけではないが，まだよく解明されていない機序によって虫歯を抑える作用がある．フッ素は，歯のエナメル質中のヒドロキシアパタイト結晶に沈着して，種々の希少金属と結合することにより，虫歯を引き起こす細菌の酵素の活性化を抑制するといわれている．そのため，フッ素が存在するとそれらの酵素が不活性化状態のままとなり，虫歯にならない．

フッ素の過剰摂取は**フッ素症**（fluorosis）を引き起こし，軽症では斑状歯，重症では骨の肥大化が起こる．この疾患では，フッ素がホスファターゼなど，種々の代謝酵素中の希少金属と結合することで，さまざまな代謝系が部分的に不活化されるためと考えられる．この説によれば，斑状歯と骨肥大化は，歯芽細胞や骨芽細胞の酵素の異常によって生じる．そのため，斑状歯は虫歯に対して強い抵抗性をもつ一方，斑状化の過程で，歯の構造的な強度はかなり低下する可能性がある．

参考文献

da Silva AA, do Carmo JM, Wang Z, Hall JE: The brain melanocortin system, sympathetic control, and obesity hypertension. Physiology (Bethesda) 29:196, 2014.

Dockray GJ: Enteroendocrine cell signalling via the vagus nerve. Curr Opin Pharmacol 13:954, 2013.

Farooqi IS, O'Rahilly S: Mutations in ligands and receptors of the leptin-melanocortin pathway that lead to obesity. Nat Clin Pract Endocrinol Metab 4:569, 2008.

Friedman JM, Halaas JL: Leptin and the regulation of body weight in mammals. Nature 395:763, 1998.

Gao Q, Horvath TL: Cross-talk between estrogen and leptin signaling in the hypothalamus. Am J Physiol Endocrinol Metab 294:E817, 2008.

Grayson BE, Seeley RJ, Sandoval DA: Wired on sugar: the role of the CNS in the regulation of glucose homeostasis. Nat Rev Neurosci 14:24, 2013.

Hall JE: The kidney, hypertension, and obesity. Hypertension 4:625, 2003.

Hall JE, da Silva AA, do Carmo JM, et al: Obesity-induced hypertension: role of sympathetic nervous system, leptin, and melanocortins. J Biol Chem 285:17271, 2010.

Hall ME, do Carmo JM, da Silva AA, et al: Obesity, hypertension, and chronic kidney disease. Int J Nephrol Renovasc Dis 7:75, 2014.

Hall JE, Henegar JR, Dwyer TM, et al: Is obesity a major cause of chronic kidney disease? Adv Ren Replace Ther 11:41, 2004.

Hall JE, Jones DW: What can we do about the "epidemic" of obesity. Am J Hypertens 15:657, 2002.

Holst JJ: The physiology of glucagon-like peptide 1. Physiol Rev 87:1409, 2007.

Jensen MD, Ryan DH, Apovian CM, et al: 2013 AHA/ACC/TOS guideline for the management of overweight and obesity in adults: a report of the American College of Cardiology/American Heart Association Task Force on Practice Guidelines and The Obesity Society. Circulation 129(25 Suppl 2):S102, 2014.

Jones G, Strugnell SA, DeLuca HF: Current understanding of the molecular actions of vitamin D. Physiol Rev 78:1193, 1998.

Laviano A, Inui A, Marks DL, et al: Neural control of the anorexia-cachexia syndrome. Am J Physiol Endocrinol Metab 295:E1000, 2008.

Lucock M: Is folic acid the ultimate functional food component for disease prevention? BMJ 328:211, 2004.

Marty N, Dallaporta M, Thorens B: Brain glucose sensing, counterregulation, and energy homeostasis. Physiology (Bethesda) 22:241, 2007.

Mayer EA: Gut feelings: the emerging biology of gut-brain communication. Nat Rev Neurosci 12:453, 2011.

Morton GJ, Cummings DE, Baskin DG, et al: Central nervous system control of food intake and body weight. Nature 443:289, 2006.

Morton GJ, Meek TH, Schwartz MW: Neurobiology of food intake in health and disease. Nat Rev Neurosci 15:367, 2014.

Morton GJ, Schwartz MW: Leptin and the central nervous system control of glucose metabolism. Physiol Rev 91:389, 2011.

National Institutes of Health: Clinical Guidelines on the Identification, Evaluation, and Treatment of Overweight and Obesity in Adults: The Evidence Report. Bethesda, MD: National Heart, Lung, and Blood Institute and National Institute of Diabetes and Digestive and Kidney Diseases, 1998.

O'Rahilly S: Human genetics illuminates the paths to metabolic disease. Nature 462:307, 2009.

Powers HJ: Riboflavin (vitamin B2) and health. Am J Clin Nutr 77:1352, 2003.

Ramachandrappa S, Farooqi IS: Genetic approaches to understanding human obesity. J Clin Invest 121:2080, 2011.

Sellayah D, Sikder D: Food for thought: understanding the multifaceted nature of orexins. Endocrinology 154:3990, 2013.

Tallam LS, da Silva AA, Hall JE: Melanocortin-4 receptor mediates chronic cardiovascular and metabolic actions of leptin. Hypertension 48:58, 2006.

Tchernof A, Després JP: Pathophysiology of human visceral obesity: an update. Physiol Rev 93:359, 2013.

第73章
エネルギー論と代謝速度

アデノシン三リン酸は代謝におけるエネルギー通貨として機能する

炭水化物，脂肪およびタンパク質はすべて，細胞が大量の**アデノシン三リン酸**(adenosine triphosphate：ATP)を合成するために使うことができる．ATPは他のほぼすべての細胞機能のためのエネルギー源として用いられるため，細胞代謝におけるエネルギー“通貨”とよばれてきた．実際に，栄養素からほとんどの細胞機能システムへのエネルギーの転移は，ATP(あるいは類似のヌクレオチドである**グアノシン三リン酸**(guanosine triphosphate：GTP))の媒介を通じてのみ行うことができる．ATPの特性の多くについては，第2章で述べている．

ATPにエネルギー通貨としての高い価値を与える特性は，分子内の2つの**高エネルギーリン酸結合**(high-energy phosphate bonds)がそれぞれもつ大量の自由エネルギーである(標準状態下で約7300cal/mol(7.3kcal/mol)だが，生理的条件下では12000cal/molにもなる)．ATPの分解によって放出される，それぞれの結合のエネルギーは，適切なエネルギー転移が達成された場合，体内のあらゆる化学反応のほぼすべての段階を進めるのに十分な量である．ATPのエネルギーを必要とする化学反応の中には，利用可能な12000cal/molのうち数百cal/molしか使わないものもあり，残りのエネルギーは熱の形で失われる．

ATPは炭水化物，脂肪，タンパク質の燃焼によって産生される

これまでの章では，さまざまな栄養素からATPへのエネルギーの転移について述べた．まとめると，ATPは以下の過程を経て産生される．

①**炭水化物の燃焼**：主にグルコース(ブドウ糖)だが，フルクトース(果糖)など，他の糖類も少し用いられ，細胞質における**解糖系**(glycolysis)の嫌気的過程とミトコンドリアにおける好気的な**クエン酸回路**(citric acid cycle)(**クレブス回路**(Krebs cycle))の過程を経て燃焼が起こる．

②**脂肪酸の燃焼**：ミトコンドリアにおける**β-酸化**(beta-oxidation)によって起こる．

③**タンパク質の燃焼**：タンパク質は，その構成成分であるアミノ酸へ加水分解され，それがさらにクエン酸回路の中間体へ分解された後，**アセチルCoA**(acetyl coenzyme A)と二酸化炭素に分解される必要がある．

ATPは細胞構成成分の合成に必要なエネルギーを与える

ATPのエネルギーを必要とする最も重要な細胞内過程の1つが，タンパク質の合成中に行われるアミノ酸同士のペプチド結合の形成である．どの種類のアミノ酸を結合させるかによって異なるが，ペプチド結合には500〜5000cal/molのエネルギーを必要とする．第3章を思い出してほしい．1つのペプチド結合を形成する段階的な反応過程で，4つの高エネルギーリン酸結合が消費されることを述べた．このエネルギー消費は合計で48000cal/molとなるが，これは，ペプチド結合1つあたりに最終的に蓄えられる500〜5000cal/molを大きく上回る．

ATPのエネルギーは，また，乳酸からグルコースを合成する過程やアセチルCoAから脂肪酸を合成する過程にも使われる．加えて，ATPのエネルギーはコレステロール，リン脂質，ホルモン類やその他体内のほぼすべての物質の合成に使用される．腎臓から排泄される尿素でさえも，それがアンモニアから合成されるためにATPを必要とする．単に身体から捨てられるだけの尿素をつくるために，なぜエネルギーが消費されるのか疑問に思うかもしれない．しかし，体液に存在するアンモニアがきわめて有毒であることを思い起こせば，体液中のアンモニア濃度を低く保つこの反応の価値がわかるだろう．

ATPは筋肉の収縮に必要なエネルギーを与える

筋収縮はATPからのエネルギーがなければ起こらない．筋線維の重要な収縮タンパク質の1つである**ミオシン**(myosin)は，ATPを**アデノシン二リン酸**(adenosine diphosphate：ADP)へと分解する酵素として働き，それによって，収縮を起こすのに必要なエネルギーを放出させる．筋収縮が起こっていないときには，通常，筋肉中で少量のATPしか分解されない．しかし，短時間の爆発的な最大収縮時には，このATP利用の速度が安静時レベルの少なくとも150倍にも上昇することがある．筋収縮を起こすためにATPのエネルギーが使われる仕組みについては第6章で述べている．

ATPは細胞膜を隔てた能動輸送に必要なエネルギーを与える

第4章，第28章，第66章では，電解質やさまざまな栄養物質が，細胞膜を超えて，また腎尿細管や消化管から血中へ能動輸送されることを述べた．ほとんどの電解質やグルコース，アミノ酸，アセト酢酸などの物質の能動輸送は電気化学的勾配に逆らって起こり，それらの物質が自然拡散する方向とは逆向きであっても輸送することが可能であることを述べた．ATPによって供給されるエネルギーは，この電気化学的勾配に逆らうために必要となる．

ATPは腺分泌に必要なエネルギーを与える

濃度勾配に逆らった物質の吸収に関して，同じ原理が腺分泌にもあてはまる．これは，腺細胞によって分泌される際の分泌物質の濃縮にエネルギーが必要となるからである．加えて，分泌される有機化合物を合成するためにもエネルギーが必要となる．

ATPは神経伝導に必要なエネルギーを与える

神経インパルスが伝播する際に使用されるエネルギーは，神経細胞膜を隔てたイオンの濃度差という形で蓄えられるポテンシャルエネルギーに由来する．言い換えると，神経細胞内で高く細胞外で低いK^+濃度がある種のエネルギー貯蔵を形成している．同様に，細胞外で高く細胞内で低いNa^+濃度が，もう1つのエネルギー貯蔵の形である．神経線維の細胞膜に沿って活動電位を伝播させるために必要なエネルギーは，このエネルギー貯蔵からもたらされる．これは，活動電位がくるたびに少量のK^+を細胞外へ，少量のNa^+を細胞内へ移動させることによる．しかし，その後，ATPによってエネルギー供給される能動輸送システムがそれらのイオンを，細胞膜を通じて元の場所へ戻す．

クレアチンリン酸は補助的なエネルギー貯蔵庫として，また，ATP緩衝剤として機能する

ATPはエネルギー転移のための共役物質として最重要であるにもかかわらず，この物質は細胞内における高エネルギーリン酸結合の最も豊富な貯蔵庫というわけではない．**クレアチンリン酸**(phosphocreatine)も高エネルギーリン酸結合をもち，ATPよりも3〜8倍も豊富に細胞内に存在する．また，クレアチンリン酸の高エネルギー結合(下図の"〜")は標準状態下で約8500cal/mol，体内の条件下(反応相手となる物質が少ない37℃の条件下)では13000cal/molにもなるエネルギーをもつ．これは，ATPの2つの高エネルギーリン酸結合のそれぞれに含まれる12000cal/molよりも少し大きい．クレアチンリン酸の構造式は次の通りである．

$$\mathrm{HOOC-CH_2-\underset{CH_3}{\overset{|}{N}}-\overset{NH}{\overset{\|}{C}}-\overset{H}{\overset{|}{N}}\sim\overset{O}{\overset{\|}{P}}-OH}\quad(\text{P}-\text{OH 下方})$$

ATPとは異なり，クレアチンリン酸は栄養素と細胞機能システムとの間のエネルギー転移における直接の共役物質としては機能できないが，ATPとは互いにエネルギーの交換を行うことができる．細胞内に余剰量のATPがあるときに，そのエネルギーの多くをクレアチンリン酸の合成に使い，それによってエネルギーの貯蔵庫を築き上げるのである．その後，ATPが使われて枯渇し始めると，クレアチンリン酸にあるエネルギーを素早くATPに戻し，そして，そのエネルギーを細胞の機能システムへ転移する．このATPとクレアチンリン酸との間の可逆的な相互関係は次の平衡式で説明される：

$$\text{クレアチンリン酸} + \text{ADP} \rightleftarrows \text{ATP} + \text{クレアチン}$$

注意してほしいのは，クレアチンリン酸の高エネルギーリン酸結合のエネルギーレベルがATPのそれよりも1000〜1500cal/mol高いということである．このことによって，いつどれだけわずかのATPがどこか他の場所でエネルギーを消費しても，クレアチンリン酸とADPとの反応が生じ，素早く新たなATPの生成を進めることができる．したがって，細胞がどれだけわずかのATPを使用しても，クレアチンリン酸からエネルギーが引き出され，新たなATPの合成を引き起こすのである．この反応は，少しでもクレアチンリン酸が残っているかぎり，ATPの濃度をほぼ一定の高いレベルに保つ働きがある．この理由によって，ATP-クレアチンリン酸系はATP"緩衝"系とよばれる．体内のほぼすべての代謝反応の速度がこのATP濃度の定常性に依存することから，ATP濃度をほぼ一定に保つことの重要性が容易に理解できるであろう．

嫌気的エネルギー対好気的エネルギー

嫌気的エネルギー(anaerobic energy)とは，酸素を使用せずに栄養素から得られるエネルギーであり，**好気的エネルギー**(aerobic energy)とは，酸化的代謝によって栄養素から得られるエネルギーを意味する．第68〜70章では，ATPを産生するために炭水化物，脂肪，タンパク質のいずれも酸化することができることを述べた．しかしながら，**炭水化物は，酸素を使わないエネルギー産生に供することのできる唯一の主要栄養素である**．この嫌気的エネルギー放出は，グルコースあるいはグリコーゲンをピルビン酸に解糖分解する過程で起こる．1 molのグルコースがピルビン酸に分解されると，2 molのATPがつくり出される．ただし，細胞内の貯蔵グリコーゲンがピルビン酸に分解される場合は，グリコーゲンを構成するグルコース1 molあたり，3 molのATPがつくられる．この違いが生じる理由は，細胞内に入ってくる遊離のグルコースが分解される前に1 molのATPを使ってリン酸化される必要がある一方，グリコーゲンに由来するグルコースは，すでにリン酸化状態にあるグ

リコーゲンからもたらされるため，この追加の ATP を消費することなく分解できるからである．したがって，**嫌気的条件下で最も有利なエネルギー源は，細胞内に貯蔵されたグリコーゲンである**．

低酸素症における嫌気的エネルギー利用

嫌気的に産生されるエネルギーの利用の1つの典型例が急性の低酸素症で起こる．人が呼吸を止めるとき，少量の酸素がすでに肺に蓄えられており，さらに血中のヘモグロビン中にも蓄えられているが，この残存酸素は，代謝過程をたった2分間ほど機能させ続けるのに十分な量しかない．この時間を超えて生命を維持するには，さらなるエネルギー源が必要である．そのエネルギーは，もう1分間ほど，解糖系から供給できる．それはつまり，第68章で述べたように，細胞内のグリコーゲンがピルビン酸へ分解され，そのピルビン酸が乳酸になり，それが細胞外へ拡散していく過程である．

急激な激しい活動中の嫌気的エネルギー利用は主に解糖系に由来する

骨格筋は数秒間なら著しい力業を演じることができるが，活動が長引くと能力は大きく低下する．こうした急激な活動中に余分に必要となるエネルギーのほとんどは酸化的過程から得ることはできない．酸化的過程の反応が遅すぎるためである．その代わり，余分に必要となるエネルギーは以下の嫌気的エネルギー源からもたらされる．それは，①すでに筋細胞内に存在する ATP，②筋細胞内のクレアチンリン酸，③グリコーゲンを乳酸へ分解する解糖系によって放出される嫌気的エネルギーである．

筋肉中の ATP の量は最大でも細胞内液に 5 mmol/L ほどしかなく，これは，最大の筋収縮を1秒間ほど維持できる量にすぎない．筋細胞内のクレアチンリン酸はこの量の3〜8倍存在するものの，このクレアチンリン酸をすべて使っても，最大の筋収縮は5〜10秒しか維持できない．

解糖系によるエネルギーの放出は酸化的なエネルギー放出よりもずっと素早く起こすことができる．そのため，5〜10秒以上で1〜2分以内の激しい活動中に余分に必要となるエネルギーのほとんどは嫌気的な解糖系からもたらされる．結果として，激しい運動を行う最中には，筋肉のグリコーゲン量が減少する一方，血中の乳酸濃度が上昇する．その運動が終わった後には，産生された乳酸の約4/5が酸化的代謝を使ってグルコースへと再変換される．残りの乳酸はピルビン酸になり，クエン酸回路で分解・酸化される．乳酸からグルコースへの再変換は主に肝細胞で行われ，その後，このグルコースは血液中を運ばれて筋肉へ戻り，再度グリコーゲンの形で貯蔵される．

激しい運動後は酸素を余分に消費することで酸素負債を返済する

激しい運動後の人は，少なくとも数分間，時には1時間ほどにわたって激しく呼吸し続け，大量の酸素を消費し続ける．この余分な酸素は，①運動中に蓄積した乳酸をグルコースへ再変換するため，②アデノシン一リン酸（AMP）と ADP を ATP に再変換するため，③クレアチンとリン酸をクレアチンリン酸へ再変換するため，④ヘモグロビンとミオグロビンに結合する酸素濃度を正常に戻すため，⑤肺内の酸素濃度を通常のレベルに上げるために使われる．運動後のこの余分な酸素消費は，**酸素負債の返済**（repaying the oxygen debt）とよばれる．

酸素負債の原理は，運動生理学に関連して第85章でさらに述べる．酸素負債を蓄積できる能力は多くの種類の運動選手において特に重要となる．

細胞のエネルギー利用についてのまとめ

これまでの数章と上記に述べた背景から，**図73.1**に示すように，細胞のエネルギー利用の全体像を合わせて示した図を組み立てることができる．この図は，グリコーゲンとグルコースの嫌気的利用による ATP の合成と，炭水化物，脂肪，タンパク質やその他の物質に由来する化合物の好気的利用によるさらなる ATP 合成を説明している．さらに，ATP は細胞内でクレアチンリン酸と可逆的な平衡状態にあり，また，ATP よりもクレアチンリン酸のほうが細胞内に多量に存在するため，細胞の貯蔵エネルギーの多くはクレアチンリン酸の形で存在している．

ATP からのエネルギーは細胞の種々の機能システムによって利用され，合成と成長，筋収縮，腺分泌，神経インパルスの伝導，能動的吸収やその他の細胞活動のために供給される．もし，酸化的代謝によって供給できる量よりも大量のエネルギーが細胞活動に必要となる場合には，クレアチンリン酸のエネルギー貯蔵が先に使われ，その後，グリコーゲンの嫌気的分解が速やかに続く．このように，酸化的代謝は，嫌気的過程が行うほどの素早さで細胞に爆発的に大量のエネルギーをもたらすことはできない．しかし，より遅い速度であれば，エネルギー貯蔵（主に脂肪）が存在するかぎり，酸化的代謝は継続することができる．

細胞内でのエネルギー放出の調節

酵素触媒反応の速度調節

細胞内のエネルギー放出の調節について述べる前に，酵素で触媒される化学反応の**速度調節**の基本原理について考える必要がある．酵素触媒反応とは，体中でほぼ普遍的に起こる種類の反応である．

酵素が化学反応を触媒する仕組みの最初は，まず，酵素が反応基質の1つと緩く結合する．この緩い結合によって，その基質にかかる結合力が十分に変化し，基質が他の物質と反応できる状態となる．したがって，その化学反応全体の速度は，酵素の濃度および酵素と結合する基質の濃度の両方によって決定される．この概念を表す基本的な式は次の通りである．

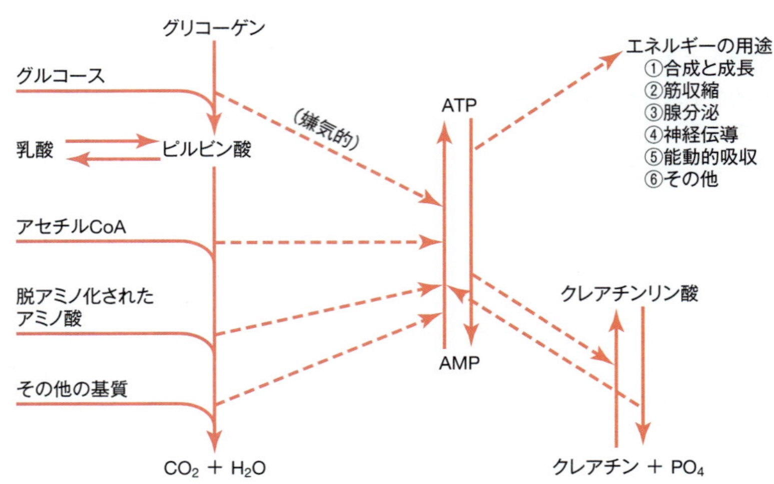

図73.1 栄養素からアデニル酸系へ，次いで細胞の機能要素へ至るエネルギー転移についての全体図
(Soskin S, Levine R: Carbohydrate Metabolism. Chicago: University of Chicago Press, 1952 より改変)

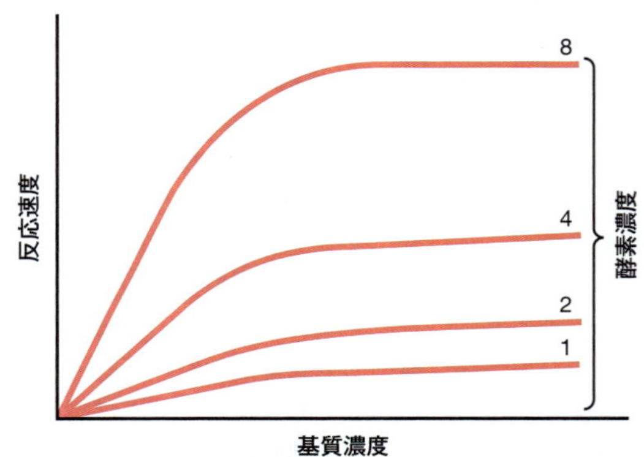

図73.2 酵素触媒反応の速度に対する基質濃度と酵素濃度の効果

$$\text{反応速度} = \frac{(K_1 \times [\text{酵素濃度}] \times [\text{基質濃度}])}{(K_2 + [\text{基質濃度}])}$$

この式は**ミカエリス－メンテンの式**(Michaelis–Menten equation)とよばれる．図73.2 にこの式を適用したグラフを示す．

代謝反応の制御における酵素濃度の役割

図73.2 は，**基質濃度が高いとき**(図の右半分)，化学反応の速度がほぼすべて酵素の濃度によって決まることを示している．したがって，酵素濃度が任意値1から2，4，8へと増加するにつれて，図の曲線が上昇していることからわかるように，反応速度は比例して増加する．例えば，大量のグルコースが糖尿病患者の腎尿細管(つまり，基質であるグルコースがすでに大過剰量存在する尿細管)へ流入するとき，輸送酵素がグルコースで飽和しているため，尿細管内のグルコースがさらに増えてもグルコースの再吸収にはほとんど影響しない．こうした条件下では，グルコースの再吸収速度はグルコースの濃度ではなく，近位尿細管細胞の輸送酵素の濃度によって制限される．

代謝反応の制御における基質濃度の役割

図73.2 ではまた，反応が一部の少量の酵素だけで進むほど基質濃度が低下したときには，反応速度が酵素濃度だけでなく，基質濃度にも正比例するようになる点にも注意しよう．これは，消化管や尿細管から濃度の低い物質を吸収するときにみられる関係性である．

連続した反応における律速

体内のほぼすべての化学反応は，1つの反応の産物が次の反応の基質となるような形で，連続して起こる．したがって，複雑に連続した化学反応の全体の速度は，連続した反応段階の中で最も遅いものの反応速度によってほとんど決まり，その反応段階を連続反応全体の中の**律速段階**(rate–limiting step)とよぶ．

エネルギー放出における速度調節因子としての ADP 濃度

休息している状態では，細胞内の ADP の濃度は著しく低いため，基質の1つを ADP に依存する化学反応はかなり遅い．こうした化学反応としては，栄養素からエネルギーを放出するすべての酸化的代謝経路の他，体内でエネルギーの放出にかかわるすべての経路が挙げられる．したがって，体内のほぼすべてのエネルギー代謝において，**ADP は主要な律速因子**である．

細胞が活動的になると，活動の種類にかかわらず，ATP が ADP に変換され，細胞の活動の程度に正比例して ADP の濃度が増加する．この ADP は，その後，栄養素からエネルギーを放出するすべての代謝反応の速度を自動的に上昇させる．したがって，この単純な過程によって，細胞内で放出されるエネルギー量は細胞の活動の程度によって制御されるということになる．細胞の活動がない状態では，すべての ADP が速やかに ATP になるため，エネルギーの放出が止まる．

代謝速度

生体の**代謝**(metabolism)とは，単純にいえば，体内のすべての細胞におけるすべての化学反応を意味する．そして**代謝速度**(metabolic rate)は，通常，化学反応中の熱放出の速度の形で表される．

熱は体内で放出されるほぼすべてのエネルギーの最終産物である

これまでの章における多くの代謝反応に関する記述では，栄養素に含まれるエネルギーのすべてがATPに変換されるわけではなく，その代わり，このエネルギーの大部分が熱になることを述べた．平均して，栄養素中のエネルギーの35%がATP合成の過程で熱になる．加えて，ATPから細胞の機能システムへエネルギーが転移する際にもさらなるエネルギーが熱に変わるため，最適化された条件であっても，最終的に機能システムに利用されるエネルギーは，栄養素由来の全エネルギーの27%にも満たない．

この27%のエネルギーが細胞の機能システムに届いたとしても，そのエネルギーのほとんどは最終的に熱になる．例えば，タンパク質が合成される際，大量のATPがペプチド結合の形成に使われ，それによってエネルギーがそれらの結合に蓄えられる．しかしまた，タンパク質は合成される一方で分解も行われており，そうしたタンパク質の代謝回転が絶え間なく起こっている．タンパク質が分解される際には，ペプチド結合に蓄えられたエネルギーが熱の形で体内へ放出される．

もう1つの例は，筋活動に使われるエネルギーである．このエネルギーの多くが単純に筋肉あるいは組織の粘性に打ち勝つために使われて，四肢を動かすことができる．この**粘性運動**(viscous movement)が組織中に摩擦を生じさせるため，熱が発生する．

心臓がポンプとして血液を送り出す際に消費するエネルギーも考えてみよう．血液は動脈系を拡張させるが，この拡張によって位置エネルギーが蓄えられていることになる．血液が末梢血管を流れる際，血流の重なる層同士の摩擦や血液と血管壁との間の摩擦によって，このエネルギーがすべて熱に変わる．

本質的に，生体が消費するすべてのエネルギーは最終的に熱に変換される．唯一の重要な例外が起こるのは，筋肉が身体の外に対して何らかの仕事をするために使われるときだけである．例えば，筋肉が物体をある高さまでもち上げるときや階段を上って身体をもち上げるときには，質量を重力に逆らってもち上げることによる位置エネルギーを生み出す．しかし，外部に対するエネルギー消費が起こらないときには，代謝過程によって放出されるすべてのエネルギーは最終的に体熱となる．

カロリー

生体の代謝速度や関連事象を定量的に論じるためには，種々の栄養素から放出されるエネルギー量や生体の種々の機能過程によって消費されるエネルギー量を表す何らかの単位を用いることが必要である．この目的のために最も多く用いられるのが，カロリーという単位である．1**カロリー**(calorie：cal)(小文字の“c”を用いて綴り，しばしば**グラムカロリー**(gram calorie)とよばれる)とは，1gの水の温度を1℃上昇させるのに必要な熱量である．この小文字のカロリーは，生体のエネルギーを表現するのに用いる単位としては小さすぎる．そのため，エネルギー代謝を論じる際には，通常，**カロリー**(Calorie)(大文字の“C”を用いて綴り，しばしば**キロカロリー**(kilocalorie：kcal)とよばれる(1000calと等しい))が単位として用いられる(**訳者注**：calorieとCalorieは混同しやすいため，本章ではCalorieをkcalと表記する)．

全身の代謝速度の測定

直接熱量測定法は身体から放出される熱を定量する

もし人が外部に仕事をしていなければ，全身代謝速度は単純に，一定時間に身体から放出される熱の総量を測定することで求めることができる．

直接熱量測定法(direct calorimetry)によって代謝速度を求める場合，特別につくられた大きな**熱量計**(calorimeter)の中で身体から放出される熱量を測定する．被験者は，十分に断熱され，壁から熱が漏れ出ない測定室に入る．被験者の身体で産生された熱によって，測定室内の空気が暖められる．しかし，測定室内の気温は，室内の空気を冷却水槽内のパイプに通すことによって，ある一定のレベルに維持される．被験者の身体から熱が放出される速度は，この水槽が熱を獲得する速度と等しく，それを精密な温度計を使って測定することができる．

直接熱量測定法を行うことは物理的に容易ではないため，研究目的でのみ用いられる．

間接熱量測定法：酸素のエネルギー当量

体内で消費されるエネルギーの95%以上は，酸素とさまざまな栄養素との反応から得られるため，酸素利用の速度からも全身の代謝速度を高精度で計算することができる．1Lの酸素がグルコースの代謝に消費されると，5.01 kcalのエネルギーが産生される．デンプン類の代謝だと5.06kcal，脂肪だと4.70kcal，タンパク質だと4.60 kcalのエネルギーが産生される．

これらの数値は，代謝される栄養素の種類にかかわらず，消費酸素1Lあたりから産生されるエネルギー量はほとんど同じであることを明確に示している．平均的な食事の場合，**体内で使われる酸素1Lあたりから産生されるエネルギー量は平均で約4.825 kcal**であり，これを酸素の**エネルギー当量**(energy equivalent)とよぶ．このエネルギー当量を用いることによって，単位時間あたりに消費された酸素量から体内の熱産生速度を高精度に計算することができる．

もし，代謝速度測定の間に，被験者が炭水化物しか代謝しなかったならば，この酸素のエネルギー当量の平均値(4.825 kcal/L)をもとに計算した産生エネルギー量は実際より 4%ほど小さな値となる．逆に，もし被験者がほとんどのエネルギーを脂肪から得たとすると，計算値は約 4%大きくなる．

エネルギー代謝：エネルギー消費に影響を与える因子

第 72 章で述べたように，体重を一定に維持している健康な成人では，エネルギー摂取量とエネルギー消費量のつり合いがとれている．米国人の平均的な食事では，1 日のエネルギー摂取量の約 45%は炭水化物，40%は脂肪，15%はタンパク質に由来する．エネルギー消費量のほうも測定可能ないくつかの部分に分けることができる．例えば，①生体にとって不可欠な代謝機能に用いるエネルギー（"基礎" 代謝速度），②目的をもった身体活動や "そわそわする" などの非運動性身体活動を含めた，さまざまな身体活動に用いるエネルギー，③栄養素の消化・吸収・処理に用いるエネルギー，④体温の維持に用いるエネルギーが挙げられる．

日常的な活動に必要な全エネルギー所要量

体重 70 kg の平均男性が 1 日中ベッドで横になっていても，約 1650 kcal のエネルギーを消費する．食物を食べて消化する過程で，1 日あたりのエネルギー消費量はさらに 200 kcal 以上増加するため，この人がベッドに横たわり，普通に食事を摂取すると，1 日あたり約 1850 kcal の食事摂取が必要となる．もし，この人が運動せずに 1 日中椅子に座っているなら，エネルギー所要量は 2000～2250 kcal に達する．したがって，生存に不可欠な活動だけを行い，座ってほとんど動かない男性の 1 日のエネルギー所要量は約 2000 kcal である．

日常的な身体活動を行うために消費されるエネルギー量は，通常，全エネルギー消費量の約 25%であるが，身体活動の種類と量によって，個人間で著しく異なる．例えば，階段を歩いて上ると，ベッドで横になって眠る状態に比べて約 17 倍多くのエネルギーが必要となる．一般的に，24 時間あたり，重労働を行う人では最大で 6000～7000 kcal ものエネルギー消費量に達することがあり，これは身体活動を行わない状態で消費されるエネルギー量の約 3.5 倍にもなる．

基礎代謝速度：生体が存在するための最小エネルギー消費

完全に休息している状態であっても，体内のすべての化学反応を行うためにかなりのエネルギーが必要である．生存するために必要な，この最小レベルのエネルギーを**基礎代謝速度**(basal metabolic rate：BMR)とよび，身体をほとんど動かさない人では，1 日エネルギー消費量の約 50～70%を占める(図 73.3)．

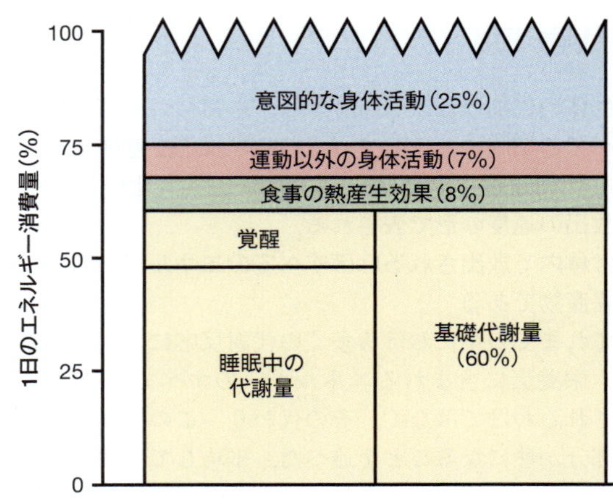

図 73.3 エネルギー消費の構成

身体活動のレベルは個人間で大きく異なるため，BMR の測定は個人間の代謝速度を比較するための有用な手段となる．BMR を求める通常の方法は，以下の条件下で，一定時間にわたって酸素消費速度を計測することである．

①被験者は測定前の少なくとも 12 時間は食事を摂っていないこと．
②一晩十分な睡眠をとった後で BMR を計測すること．
③測定前の少なくとも 1 時間は激しい活動を行わないこと．
④興奮を起こすすべての精神的，身体的要因は排除されていること．
⑤気温は 20～27℃の快適な範囲にあること．
⑥測定中の身体活動をしないこと．

体重 70 kg の平均男性の BMR は，通常，平均で約 65～70 kcal/時である．BMR の多くは中枢神経系，心臓，腎臓やその他の器官の不可欠な活動によると説明されるが，BMR の**個人差**は，主に骨格筋量ならびに身体の大きさの違いと関係がある．

休息状態であっても，骨格筋のエネルギー消費は BMR の 20～30%を占める．そのため，BMR は通常，1 時間あたりの kcal 値を，身長と体重から求める体表面積で割った値(kcal/m^2/時)で表記することにより，身体の大きさの違いによる影響を補正する．各年齢における男性と女性の BMR の平均値を図 73.4 に示す．

加齢に伴う BMR の低下の多くは，おそらく，筋肉量の減少ならびに，筋肉が代謝速度の低い脂肪組織へ置き換わることと関係する．同様に，男性に比べて女性の BMR が少し低いのは，女性の身体における筋肉の割合が小さく，体脂肪率が高いことが要因の一部である．しかし，次に述べるように，他の要因も BMR に影響しうる．

甲状腺ホルモンは代謝速度を上昇させる

甲状腺が**サイロキシン**(thyroxine)を最大量に分泌すると，代謝速度は正常の 50～100%も大きくなることが

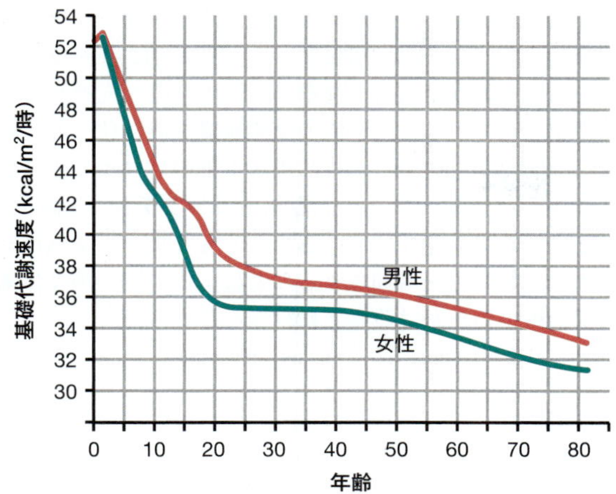

図 73.4 性別および年齢別の正常基礎代謝速度

ある．逆に，甲状腺分泌が完全に失われると，代謝速度は正常の40～60％にまで低下する．第77章で述べるように，サイロキシンは体内の多くの細胞の化学反応速度を上げるため，代謝速度が増加する．甲状腺の順応（寒冷気候における分泌増加ならびに暑熱気候における分泌減少）は，地理的に異なった地域に住む人々の間でみられるBMRの差を生む一因となる．例えば，北極地方に住む人々のBMRは，熱帯地方に住む人たちよりも10～20％高い．

男性ホルモンは代謝速度を上昇させる

男性ホルモンである**テストステロン**（testosterone）は代謝速度を約10～15％上昇させることができる．女性ホルモンはBMRを少し上昇させることがあるが，通常は有意なほどではない．男性ホルモンのこの作用の多くは，骨格筋量を増加させる同化作用と関係する．

成長ホルモンは代謝速度を上昇させる

成長ホルモン（growth hormone）は細胞の代謝を刺激し，また，骨格筋量を増加させることによって，代謝速度を上昇させる．成長ホルモンを欠損した成人では，組み換え成長ホルモンの補充療法によってBMRが約20％上昇する．

発熱は代謝速度を上昇させる

発熱は，その原因にかかわらず，体温が10℃上昇するごとに平均約120％の割合で体内の化学反応速度を増加させる．これについては，第74章でより詳しく説明する．

睡眠は代謝速度を低下させる

睡眠中は代謝速度が10～15％低下する．この低下は，①睡眠中の骨格筋の筋緊張（トーヌス）の低下，②中枢神経系の活動低下の2つの主要因によるものである．

栄養失調は代謝速度を低下させる

栄養失調が長引くと代謝速度が20～30％も低下することがある．これはおそらく，細胞内の栄養物質の欠乏によるものである．多くの病態の最終段階では，病気に伴う栄養失調状態によって代謝速度が著しく低下し，死の直前には体温が数℃低下することもある．

表 73.1 体重70kgの男性における活動の種類別エネルギー消費量

活動の種類	エネルギー消費量（kcal/時）
睡眠	65
覚醒しているがまだ横になっている	77
安静にして座っている	100
リラックスして立っている	105
衣服の着替え	118
素早いタイピング	140
ゆっくり歩いている（時速約4.2km）	200
大工仕事，金属加工，工業用塗装作業	240
のこぎりで木を切る	480
水泳	500
ランニング（時速約8.5km）	570
素早く階段を上る	1100

（M.S. Roseがまとめたデータより引用）

身体活動に使われるエネルギー

代謝速度を最も劇的に上昇させる要因は激しい運動である．1つの筋肉を突発的に何度か数秒間，最大収縮させると，安静時の100倍もの熱量を放出することができる．全身でみると，数秒間の最大の筋運動によって体内の熱産生を平常時の約50倍まで増加させ，熟練者のもっと持続した運動でも平常時の約20倍まで増加させることができる．

表73.1は，体重70kgの平均男性がさまざまな種類の身体活動を行う間のエネルギー消費量を示す．身体活動量には大きな個人差があるため，エネルギー消費の中で身体活動が占める部分は，エネルギー収支のバランスを維持するために必要なカロリー摂取量に個人差が生じる最も重要な要因となる．しかし，食料供給が総じて十分にあり，身体活動レベルが低い人が多い先進国では，定期的にカロリー摂取量がエネルギー消費量を上回ることがしばしばあり，その過剰な摂取エネルギーは主に脂肪として蓄えられる．このことは，過剰な脂肪蓄積や肥満を防ぐために，適切な身体活動レベルを維持することの重要性を強調している．

日常的にほとんど，もしくはまったく運動や身体を使った作業を行わない非活動的な人であっても，筋緊張や体勢を維持するための無意識的な身体活動や，その他，“そわそわする”などの非運動性の活動にかなりのエネルギーを消費する．これらの非運動性身体活動を合わせると，1日のエネルギー消費量の約7％を占める．

栄養素の処理に消費するエネルギー：食事の熱産生効果

食物を摂取した後，体内に入った栄養素の消化，吸収，貯蔵に伴うさまざまな化学反応の結果，代謝速度が上昇する．これらの過程はエネルギーを消費して熱を産生するため，この代謝速度の上昇は**食事の熱産生効果**(thermogenic effect of food)(**食事誘発性熱産生**(diet-induced thermogenesis))とよばれる．

炭水化物もしくは脂肪を多量に含む食事の後には代謝速度が通常，約4%上昇する．しかし，タンパク質が多い食事の後は，通常，代謝速度が1時間以内に上昇を始め，最大で平常時の約30%も上昇し，その上昇した状態が3〜12時間も続く．代謝速度に対するこのタンパク質の効果は，**タンパク質の特異動的作用**(specific dynamic action of protein)とよばれる．食事の熱産生効果は，多くの人々では，1日の総エネルギー消費量の約8%を占める．

非ふるえ熱産生に消費されるエネルギー：交感神経刺激の役割

身体的仕事や食事の熱産生効果は熱の産生を起こすが，これらの仕組みは体温の調節を主たる目的とするものではない．第74章で述べるように，**ふるえ**(shivering)は寒冷ストレスに応じて筋活動を増大させることで熱を産生する，調節された反応である．もう1つの仕組みである**非ふるえ熱産生**(nonshivering thermogenesis)も寒冷ストレスに応じて熱をつくり出すことができ，この熱産生は交感神経系の活性化によって起こる．活性化された交感神経系はノルアドレナリンやアドレナリンを放出し，それらが次に代謝活動と熱産生を増加させるのである．

褐色脂肪(brown fat)とよばれる特定の種類の脂肪組織では，交感神経刺激によって大量の熱産生が起こる．この種類の脂肪細胞は多数のミトコンドリアを含有し，また，単一の大型の脂肪球ではなく多数の小型の脂肪球を含有する．この脂肪細胞では，ミトコンドリアにおける酸化的リン酸化の過程がほとんど“脱共役”している．つまり，この細胞が交感神経によって刺激されると，細胞内のミトコンドリアがほとんどATPをつくらずに，大量の熱をつくり出すのである．そのため，放出されるほぼすべての酸化的エネルギーがすぐさま熱に変わる．

新生児は，かなり多くの量の褐色脂肪をもち，最大の交感神経刺激を行うと，全身代謝が100%以上も上昇することがある．成人は事実上褐色脂肪をもたず，この種類の熱産生はおそらく15%未満だが，寒冷順応後には有意に上昇するかもしれない(**訳者注**：最近の研究で，成人も褐色脂肪をもち，寒冷刺激によって熱産生を行うことが示されている)．

非ふるえ熱産生はまた，肥満に対する緩衝作用をもつ可能性がある．最近の研究では，継続的に過剰なカロリー摂取を行う肥満者で交感神経系の活動が亢進することが示されている．肥満者の交感神経を活性化する仕組みは不明だが，その一部は，視床下部のプロオピオメラノコルチンニューロンを活性化する**レプチン**(leptin)の増加による効果を介しているのかもしれない．交感神経刺激は，熱産生を増加させることによって，過剰な体重増加に歯止めをかけることに役立っている．

参考文献

Cannon B, Nedergaard J: Nonshivering thermogenesis and its adequate measurement in metabolic studies. J Exp Biol 214:242, 2011.

Chechi K, Carpentier AC, Richard D: Understanding the brown adipocyte as a contributor to energy homeostasis. Trends Endocrinol Metab 24:408, 2013.

Clapham JC: Central control of thermogenesis. Neuropharmacology 63:111, 2012.

Giralt M, Villarroya F: White, brown, beige/brite: different adipose cells for different functions? Endocrinology 154:2992, 2013.

Harper ME, Green K, Brand MD: The efficiency of cellular energy transduction and its implications for obesity. Annu Rev Nutr 28:13, 2008.

Harper ME, Seifert EL: Thyroid hormone effects on mitochondrial energetics. Thyroid 18:145, 2008.

Kim B: Thyroid hormone as a determinant of energy expenditure and the basal metabolic rate. Thyroid 18:141, 2008.

Morrison SF, Madden CJ, Tupone D: Central neural regulation of brown adipose tissue thermogenesis and energy expenditure. Cell Metab 19:741, 2014.

Morrison SF, Nakamura K, Madden CJ: Central control of thermogenesis in mammals. Exp Physiol 93:773, 2008.

Mullur R, Liu YY, Brent GA: Thyroid hormone regulation of metabolism. Physiol Rev 94:355, 2014.

Peirce V, Carobbio S, Vidal-Puig A: The different shades of fat. Nature 510:76, 2014.

Silva JE: Thermogenic mechanisms and their hormonal regulation. Physiol Rev 86:435, 2006.

van Marken Lichtenbelt WD, Schrauwen P: Implications of nonshivering thermogenesis for energy balance regulation in humans. Am J Physiol Regul Integr Comp Physiol 301:R285, 2011.

Viscarra JA, Ortiz RM: Cellular mechanisms regulating fuel metabolism in mammals: role of adipose tissue and lipids during prolonged food deprivation. Metabolism 62:889, 2013.

第74章

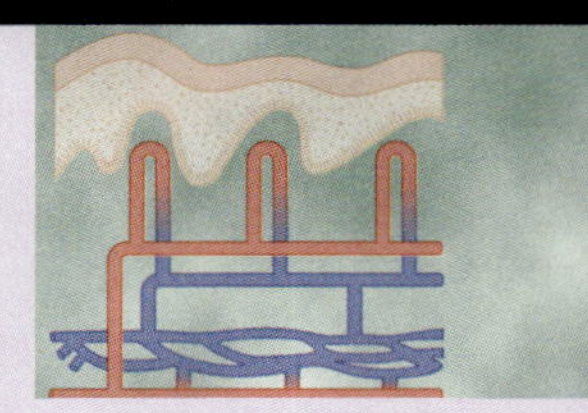

体温調節と発熱

正常体温

核心温（深部体温）と皮膚温

身体の深部組織（**核心部**（core））の温度は，熱性の病気にかかったときを除けば，通常はつねに一定で，±0.6℃以内に維持される．実際，裸の人が13℃～54℃の乾燥空気に曝されても，核心温をほぼ一定に維持することができる．体温を調節する仕組みは，見事に設計された制御システムである．本章では，健康なときにも病気のときにも機能するこのシステムについて述べる．

核心温（core temperature）とは対照的に，**皮膚温**（skin temperature）は環境の温度とともに上下する．環境中へ熱を放散する皮膚の能力を考える際に，皮膚温が重要となる．

核心温の正常値

正常な核心温を1つの値に定めることはできない．なぜなら，図74.1に示すように，多くの健常人で口腔温を計測すると，正常温度が36℃（97℉）未満から37.5℃（99.5℉）を超える範囲にわたって分布するからである．平均的な核心温の正常値は，口腔温を測定した場合，一般に36.6～37.0℃（98.0～98.6℉）で，直腸温を測定した場合は口腔温よりも約0.5℃高い．

体温調節の仕組みは完璧ではないため，体温は運動中に上昇し，また，極端な環境温度によって変動する．激しい運動によって体内で過剰な熱が産生されると，体温は一時的に38～40℃にまで上昇することがある．逆に，身体が極端な寒さに曝されると，体温は35.5℃以下に低下することがある．

体温は熱産生と熱損失のバランスをとることで調節される

体内の熱産生の速度が熱損失の速度よりも大きくなると，熱は体内に蓄積され，体温が上昇する．逆に，熱損失のほうが大きくなると，体熱は減少し，体温は低下する．本章の残りの大部分では，熱産生と熱損失のバランスおよび，生体が熱産生と熱損失を調節する仕組みについて述べる．

熱産生

熱産生（heat production（thermogenesis））は代謝の主要な副産物である．生体のエネルギー論についてまとめた第73章では，**生体の代謝速度**（metabolic rate），つまり熱産生速度を決定するさまざまな要因について述べた．こうした要因の中でも最も重要なものをここに再掲する．①体内のすべての細胞の基礎代謝速度，②（寒冷）ふるえの筋収縮などの筋活動によって生じる余分の代謝速度，③細胞に対するサイロキシン（および，効果は小さいものの，成長ホルモンやテストステロンなど，他のホルモン類）の作用によって生じる余分な代謝，④細胞に対するアドレナリン，ノルアドレナリンならびに交感神経刺激の効果による余分な代謝，⑤細胞の温度上昇時に特に顕著となる，細胞内の化学反応の促進によって生じる余分な代謝，⑥栄養素の消化，吸収，貯蔵に必要な余分な代謝（食事の熱産生効果）．

熱損失

体内で産生される熱の大部分は，深部の臓器，特に肝臓，脳，心臓や，運動中には骨格筋で生み出される．この熱はその後，深部の臓器や組織から皮膚へ運ばれ，そこから空気中やその他の環境中へ失われる．したがって，熱損失の速度は，次の2つの要因によってほぼ完全に決定される．それは，①体内の核心部で産生された熱が皮膚へ伝導する速さと，②その後，熱が皮膚から環境中へ移動する速さである．ではまず，核心部と皮膚表面との間を断熱するシステムについて述べよう．

身体の断熱システム

皮膚と皮下組織，そして特に，皮下組織の脂肪は共同して身体の断熱システムとして機能する．脂肪の熱伝導率は他の組織の1/3しかないため，脂肪は重要である．体内の熱産生臓器から皮膚への血流がないとすると，標準男性の身体の断熱性は，通常の衣服がもつ断熱性の約3/4に匹敵する．女性では，この断熱性がさらに高くなる．

皮下の断熱性によって皮膚の温度が環境温度に近づくことになったとしても，この断熱性は正常な核心温を維持するための効果的な手段となる．

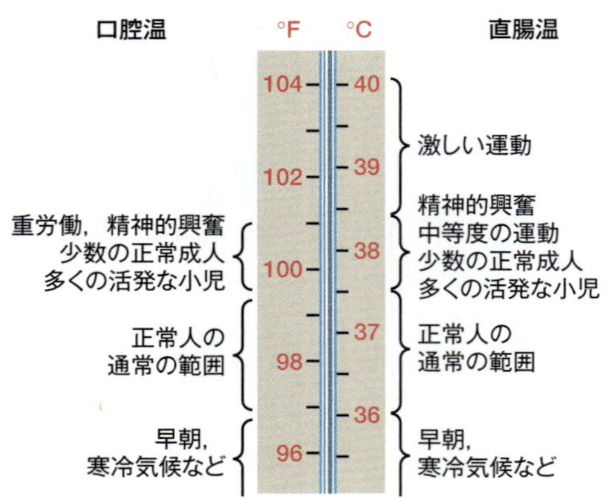

図 74.1　正常な核心温の推定値
(DuBois EF：Fever. Springfield, IL：Charles C. Thomas, 1948 より改変)

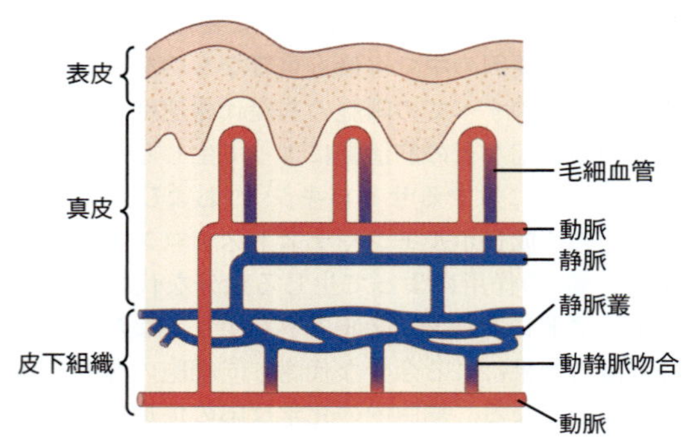

図 74.2　皮膚循環

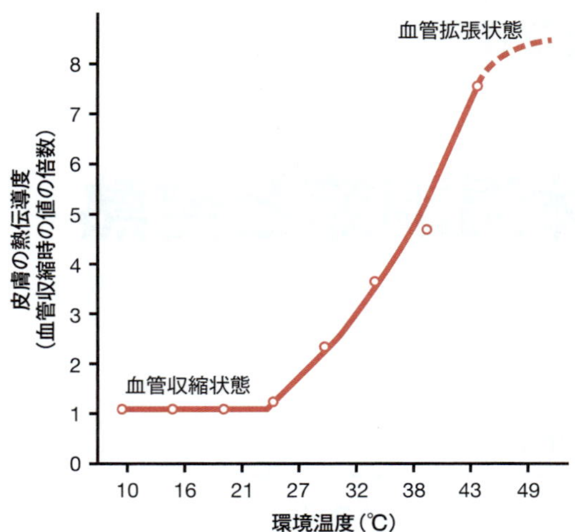

図 74.3　身体核心部から皮膚表面への熱伝導度に対する環境温度変化の影響
(Benzinger TH：Heat and Temperature Fundamentals of Medical Physiology. New York：Dowden, Hutchinson & Ross, 1980 より改変)

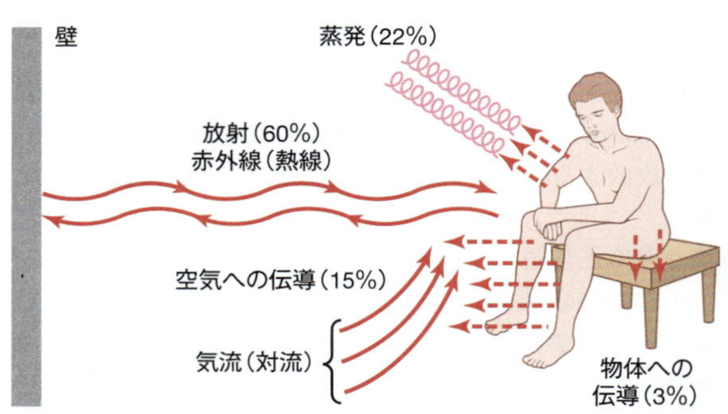

図 74.4　身体からの熱損失の様式

核心部から皮膚への血流は熱を運ぶ

皮下には血管が豊富に分布する．特に重要なのは，図 74.2 に示すように，皮膚の毛細血管から血液が流入する，連なった静脈叢である．身体のうちでも最も露出した部分(手，足，耳)では，高度に筋肉の発達した**動静脈吻合**(arteriovenous anastomoses)を通じて，細動脈から静脈叢へ直接血液を供給する経路もある．

皮膚の静脈叢への血流量は，ほとんどゼロから心拍出量全体の 30%に至るまで，すさまじく変化する．皮膚血流量が大きいと，熱が核心部から皮膚へ非常に効率的に伝導される．一方，皮膚血流量が減少すると，核心部からの熱伝導はほとんどなくなる．

図 74.3 は，核心部から皮膚表面への熱伝導度(熱コンダクタンス)，さらに空気中への熱伝導度に対する環境気温の影響を定量的に示しており，皮膚血管が完全に収縮した状態から完全に拡張した状態に変化すると，熱伝導度が約 8 倍増加することを表している．

したがって，皮膚は効果的で制御可能な“熱ラジエーターシステム”であり，皮膚への血流は核心部から皮膚へ熱を伝導するための最も効率的な仕組みである．

交感神経系による皮膚への熱伝導の調節

血液による皮膚への熱伝導は，皮膚の静脈叢へ血液を供給する細動脈ならびに動静脈吻合の血管収縮の程度によって調節される．この血管収縮は，核心温の変化と環境温の変化に応じて，ほぼ完全に交感神経系によって調節される．これについては，視床下部による体温調節と関連して，本章の後半で述べる．

皮膚表面からの熱損失に関する基礎物理学

熱が皮膚から環境中へ失われるさまざまな様式を図 74.4 に示す．その様式には，次に述べるように，**放射**(radiation)，**伝導**(conduction)，**蒸発**(evaporation)がある．

放射は赤外線の形で熱を損失させる

図 74.4 に示すように，通常の温度の室内に裸で座っている人では，総熱損失の約 60%が放射による．

身体から放射される赤外線の熱線(電磁波の一種)のほとんどは 5〜20 μm の波長をもち，これは可視光線の 10〜30 倍の波長である．すべての物体は絶対零度でない限り，そのような熱線を放射している．人体はあらゆる方向に熱線を放射する．熱線はまた，部屋の壁やその他の物体から身体へ向かって放射されている．もし，身体の温度が周囲の温度よりも高ければ，身体へ放射されるよりも大きな熱量が身体から放射されることになる．

伝導による熱損失は物体と直接接触することによって起こる

図 74.4 に示すように，通常，約 3％というわずかな熱量が，身体表面から椅子やベッドのような固形物体への直接的な伝導によって身体から失われる．しかし，空気への伝導による熱損失は，通常の条件下であっても，身体の熱損失のかなりの割合(約 15％)を占める．

熱とは実際には分子の運動エネルギーであり，皮膚の分子は絶えず振動運動をしているということが思い出されるだろう．もし空気が皮膚よりも冷たければ，この皮膚の分子運動エネルギーの多くが空気へ移動し，それによって，空気の分子運動速度が増す．皮膚に接する空気の温度が皮膚の温度と等しくなると，空気から身体へも同量の熱が伝導するため，もはやこの様式ではそれ以上の熱損失は起こらなくなる．したがって，身体から空気への熱伝導は，暖められた空気が皮膚から運び去られてしまわない限り，自ずと限界に達する．そのため，暖められていない新鮮な空気が絶えず皮膚に接触するように流れる，**対流**(convection)とよばれる現象が伝導を促進する．

対流による熱損失は空気の動きによって生じる

皮膚からの熱はまず空気へ伝導され，次に対流による気流によって運び去られる．

皮膚に接する空気は暖められると上昇する傾向があるため，わずかな対流がほとんどつねに身体の周りで起こっている．したがって，大きな空気の動きがない快適な部屋に裸で座っている人の総熱損失の約 15％は，身体から空気への伝導とそれに引き続く空気の対流によって生じる．

風の冷却効果

身体が風に曝されると，皮膚に直に接する空気の層が，通常よりも非常に素早く新鮮な空気に置き換わるため，それに応じて，対流による熱損失が増加する．低速の風の冷却効果は，風速の平方根におおよそ比例する．例えば，時速 4 km の風は，時速 1 km の風の約 2 倍の冷却効果がある．

水中にいる人からの伝導と対流による熱の移動

水は空気に比べて数千倍も大きな比熱をもつため，皮膚に接する水は，空気に比べてはるかに大量の熱を吸収することができる．また，水中の熱伝導率も空気中のそれと比べてとても大きい．そのため，空気中で起こるように，身体のすぐ外側の水の薄層を温めて“断熱層”を形成することは不可能である．したがって，もし水温が体温よりも低い場合，水中での熱損失速度は通常，空気中での熱損失速度の何倍も大きい．

蒸発

水が体表面から蒸発する際には，蒸発する水 1 g あたり 0.58 kcal の熱が奪われる．たとえ汗をかかなくても，1 日におよそ 600～700 mL の水分が皮膚と肺から気づかないうちに蒸発する．この**不感蒸散**(insensible evaporation)は 1 時間あたり 16～19 kcal の速度で持続的な熱損失を起こす．皮膚や肺からの不感蒸散は，皮膚や気道表面から水分子が絶え間なく拡散する結果生じるものであるため，体温調節の目的のために制御できるものではない．しかし，汗の蒸発による熱損失は，発汗速度を制御することによって調節することが可能である．これについては本章で後ほど述べる．

蒸発は，非常に高い気温で必要な冷却機構である

皮膚温が環境温よりも高い限り，体熱は放射と伝導によって失われる．しかし，環境温が皮膚温よりも高くなると，身体は熱を失うのではなく，放射と伝導の両方によって熱を獲得するようになる．こうした条件下では，身体が自らの熱を取り去ることのできる唯一の手段は蒸発である．

したがって，環境温が皮膚温よりも高いときは，十分な蒸発を妨げるいかなる要因でも，それは体内の温度を上昇させてしまう．この現象は，時に，先天的に汗腺をもたずに生まれた人で起こる．こうした人たちは正常な人々のように寒冷温度には耐えることができるものの，気温が体温よりも高い状況下では，蒸発性の冷却機構をもたず，体温の上昇を防ぐことができないため，熱帯では熱中症で死ぬことがある．

衣服は伝導と対流を通じた熱損失を減らす

衣服は，皮膚に接する空気を生地の織り目の中にとらえることによって，皮膚のすぐ外側の空気層，いわゆる“プライベートゾーン”の厚みを増し，また，皮膚表面近くの空気の対流を減らす．その結果，伝導と対流による身体からの熱損失の速度が大きく抑制される．熱損失速度は，通常の衣服によって裸体の場合の約半分に低下し，極寒仕様の衣服ならば，1/6 ほどにまで低下できる．

皮膚から衣服へ移動する熱の約半分は，伝導ではなく，両者の間にあるわずかな空間を超える放射によって運ばれる．そのため，放射熱を身体へ反射する金の薄膜で衣服の内側を覆うと，衣服の断熱性能がはるかに向上する．この技術を使うことによって，極寒地仕様の衣服の重さを約半分も減らすことができる．

衣服が濡れると体温を維持する衣服の効果がほぼ完全に失われる．これは，水の高い熱伝導率のため，衣服の中を通る熱の移動速度が 20 倍以上も大きくなるからである．したがって，極寒地域で寒冷から身体を守るための最も重要なことの 1 つは，衣服が濡れないように細心の注意を払うことである．そして，実はむしろ，一時的であっても身体を温めすぎないように注意しなければならない．なぜならば，衣服の中で汗をかいて衣服が濡れると，断熱材としての効果が大きく低下してしまうからである．

発汗と自律神経系によるその調節

脳の前視床下部–視索前野を電気的あるいは加温によって刺激すると**発汗**(sweating)が起こる．発汗を誘発するこの脳領域から発せられる神経インパルスは，自律神経経路を経て脊髄へ伝えられ，その後，交感神経出力を介して全身の皮膚へ伝達される．

第61章の自律神経系の説明の中で，汗腺がコリン作動性神経線維(ノルアドレナリン作動性神経線維とともに交感神経を走行するが，アセチルコリンを分泌する線維)によって支配されると述べたことを思い出してほしい．汗腺自体はノルアドレナリン作動性神経の支配を受けないが，血中を循環するアドレナリンやノルアドレナリンによってもある程度刺激されることがある．この仕組みは，運動中にこれらのホルモンが副腎髄質から分泌され，活動する筋肉が産生する余剰の熱を身体から放散する必要があるときに重要である．

汗分泌の仕組み

図74.5に示すように，**汗腺**(sweat gland)は管状の構造をもち，①汗を分泌する真皮深部のコイル状の分泌部と②真皮と表皮を通って皮膚表面へと至る導管部の2つの部分に分かれる．他の多くの腺と同様に，汗腺の分泌部が**原汗(前駆汗)**(primary secretion(precursor secretion))とよばれる液を分泌し，その後，その液が導管部を流れる間に液の構成成分の濃度が変化する．

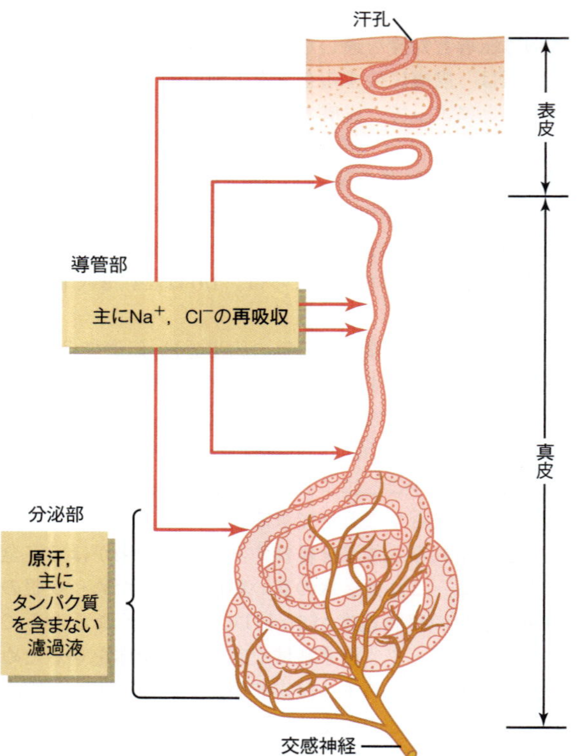

図74.5 アセチルコリンを分泌する交感神経に支配される汗腺
タンパク質を含まない原汗は分泌部で産生されるが，含まれる電解質のほとんどは導管内で再吸収され，薄く水っぽい液が残る．

原汗は，汗腺のコイル状部位の管内を覆う上皮細胞による能動分泌の産物である．この分泌は，汗腺の分泌細胞の表面あるいは近傍に終止するコリン作動性の交感神経線維が誘発する．

原汗の成分組成は，血漿タンパク質を含まないことを除けば，血漿の成分組成と似ている．Na^+濃度は約142 mEq/L，Cl^-濃度は約104 mEq/Lであり，さらに低濃度のその他の血漿中の溶質を含む．この原汗が汗腺の導管部を流れる間に，このNa^+とCl^-の大部分が再吸収されて成分濃度が変化する．この再吸収の度合いは発汗速度に依存する．

汗腺がわずかにだけ刺激されたときは，原汗が導管部をゆっくりと流れる．この場合，Na^+とCl^-はほとんどすべて再吸収され，それぞれの濃度は5 mEq/Lにまで低下する．この過程によって液の浸透圧が低下するため，水も大部分が再吸収され，その他の構成成分の多くが濃縮されることになる．そのため，発汗速度が遅い場合，通常は，尿素，乳酸，K^+などの成分が強く濃縮される．

逆に，汗腺が交感神経系によって強く刺激されると，大量の原汗が産生され，導管部では，含まれるNaClの半分強しか再吸収されないこともある．その場合(馴化していない人では)，Na^+とCl^-の濃度は最大で50〜60 mEq/Lほどになる．これは血漿中の濃度の半分弱である．さらに，汗が導管を素早く流れるため，水がほとんど再吸収されない．そのため，汗に溶けているその他の成分の濃度はほどほどにしか上昇せず，血漿中に比べて，尿素は約2倍，乳酸は約4倍，K^+は約1.2倍の濃度となる．

暑熱に馴化していない人では，発汗によってNaClを著しく喪失する．いったん暑熱に馴化すると，発汗能力が上昇するにもかかわらず，電解質の喪失ははるかに少なくなる．

発汗機構の暑熱馴化：アルドステロンの役割

暑熱馴化していない正常な人が，約1 L/時以上の汗をかくことはめったにないが，1〜6週間，暑熱気候に曝露されると，大量に汗をかき始め，しばしば最大発汗量が2〜3 L/時にまで増加する．この多量の汗が蒸発すると，通常の基礎熱産生量の10倍以上の熱を身体から取り去ることができる．この発汗機構の効率性の増大は，汗腺内部の細胞の変化によって汗分泌能が増大することで生じるものである．

また，暑熱馴化に付随して，汗に含まれるNaCl濃度がさらに低下し，それによって体内の塩分保持が次第によくなる．この効果の大部分は，細胞外液や血漿中のNaCl濃度がわずかに低下する結果，副腎皮質からの**アルドステロン**(aldosterone)の分泌が増加することによって起こる．暑熱馴化していない人が大量に発汗する

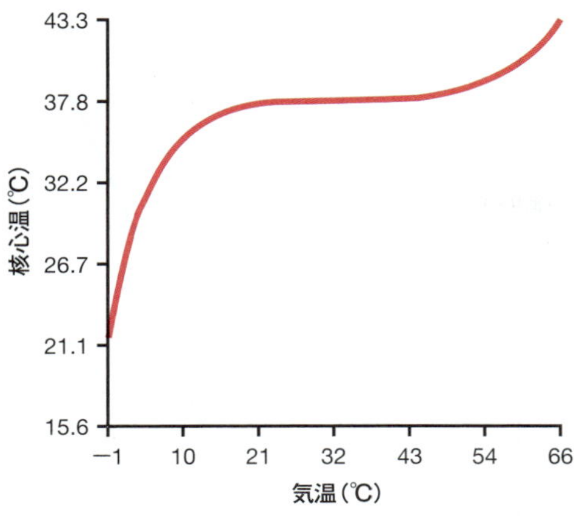

図 74.6 さまざまな気温（乾燥空気中）に数時間曝露されることによる核心温への影響
気温が大きく変動しても核心温は一定に保たれることに注目.

と，最初の数日は 1 日に 15〜30 g の塩分が失われることもしばしばである．4〜6 週間の暑熱馴化の後は，通常，塩分損失が 1 日あたり 3〜5 g となる．

パンティング（あえぎ，浅速呼吸）による熱損失

多くの動物が体表面から熱を放散する能力をほとんどもたない理由は 2 つある．それは，①多くの動物では体表面が毛で覆われていること，②人間以外のほとんどの動物では，皮膚に汗腺が備わっていないため，皮膚からの蒸発性熱損失がほとんどないことである．多くの動物は，その代替となる熱放散の手段として，**パンティング（あえぎ，浅速呼吸**（panting））を用いる．

パンティングの現象は，脳の体温調節中枢によって“オン”になる．すなわち，血液温が高くなりすぎたときに，視床下部が体温を低下させるための神経性信号を発するのである．この信号の 1 つがパンティングを開始させる．実際のパンティングの過程は，橋（きょう）にある呼吸調節中枢と連動するパンティング中枢によって制御される．

動物がパンティングをするとき，呼吸が速くなるため，大量の新鮮な空気が体外から入り，上部気道に触れることになる．この仕組みによって，気道粘膜表面からの水分の蒸発，特に舌からの唾液の蒸発の結果，気道粘膜中の血液が冷却される．それでも，呼吸の一つ一つはきわめて浅いため，肺胞に入る空気の大部分は大気から来るのではなく，主に気管由来の死腔の空気となる．そのため，パンティングによって，血液ガスの適切な調節に必要な程度以上に肺胞換気量が増大することはない．

体温の調節：視床下部の役割

図 74.6 は，裸の人を 0〜70℃ の温度域の乾燥空気中に数時間曝露すると，“核心部”の体温がどう変化するかを示している．この曲線の形は，風による空気の動き，空気中の水分量や，さらに環境の性質によっても緻密に変化する．一般的に，裸で 13〜54℃ の乾燥空気中にいる場合，核心温を 36.1〜37.8℃ の正常な範囲に維持することができる．

体温は，神経系のフィードバック機構によってほぼ完全に制御され，この機構のほとんどすべてが**視床下部**（hypothalamus）の中に位置する**体温調節中枢**（temperature-regulating center）を介して作動する．このフィードバック機構が作動するためには，体温が上昇しすぎたり低下しすぎたときに，それを検知する温度検知器も必要である．

サーモスタット的体温検知における前視床下部–視索前野の役割

前視床下部–視索前野（anterior hypothalamic–preoptic area）には，多数の**温感受性ニューロン**（heat–sensitive（warm–sensitive）neuron）と，その約 1/3 程度の数の**冷感受性ニューロン**（cold–sensitive neuron）が存在する．これらのニューロンは体温を調節するための温度センサーとして機能すると考えられている．温感受性ニューロンは体温が 10℃ 上昇すると，その発火頻度を 2〜10 倍に増やす．それに対し，冷感受性ニューロンは，体温が低下したときに発火頻度を増やす．

視索前野が温められると，すぐさま全身の皮膚から大量の汗が噴き出し，また，全身の皮膚血管が著しく拡張する．この反応は，身体から熱を放散させるための素早い反応であり，それによって，体温を正常レベルに戻す助けとなる．加えて，体内の余計な熱産生はすべて抑制される．したがって，前視床下部–視索前野が，体温調節中枢としてサーモスタットのように機能する能力をもつことは明らかである．

皮膚と体深部組織の受容器による温度の検知

視床下部の温度受容器によって生み出される信号はきわめて強力に体温調節に寄与するが，身体の他の部分にある受容器は体温調節において付加的な役割をもつ．特に，皮膚や体内のいくつかの特定の深部組織にある温度受容器がそれにあたる．

第 49 章の感覚器の説明において，皮膚が**冷受容器**（cold receptor）と**温受容器**（warm receptor）の両方をもつと述べたことを思い出してほしい．皮膚は温受容器よりもはるかに多数の冷受容器をもつ．事実，皮膚の多くの領域で，冷受容器のほうが 10 倍も多い．したがって，末梢の温度検知は，温熱よりも寒冷を検知するほうが主たる機能だということになる．

温度の変化を感知する分子機構はよくわかっていないが，実験研究によって，**一過性受容器電位カチオンチャ**

ネル群(transient receptor potential(TRP) family of cation channels)が体性感覚神経や表皮細胞でみつかり，幅広い温度域の皮膚温の感知を担っている可能性がある．

全身の皮膚が冷やされると，すぐさま反射作用が引き起こされ，次のいくつかの方法によって体温を上昇させ始める：①ふるえを起こす強力な刺激信号を出すことで，体内の熱産生速度を上昇させる，②もし，すでに発汗が起こっている場合はそれを抑制する，③皮膚血管の収縮を促進して皮膚からの体熱の放散を小さくする．

体深部の温度受容器は，主に脊髄，腹部内臓と，上腹部と胸部の大静脈内あるいはその周囲に見出される．これらの深部温度受容器は体表面温度よりもむしろ核心温に曝されるため，皮膚の温度受容器とは機能的に異なる．それでも，皮膚の温度受容器と同じように，深部温度受容器は温熱よりも主に寒冷を検知する．皮膚の温度受容器と体深部の温度受容器はともに，**低体温症**(hypothermia)(体温低下)を防ぐうえで重要なのであろう．

後視床下部は中枢と末梢の温度感覚信号を統合する

多くの温度感覚信号は末梢の温度受容器で生じるが，これらの信号は主に視床下部を介して体温調節に寄与する．これらの信号が刺激する視床下部の領域は，おおよそ乳頭体のあたりに位置する後視床下部の左右両側に存在する．前視床下部–視索前野からの温度信号もまた，この後視床下部へ伝達される．ここで，視索前野からの信号と体内のその他の部位からの信号が合わされて統合され，体内の熱産生と熱保持の反応を調節する(**訳者注**：現在では，末梢由来の温度感覚信号は視索前野へ伝達され，視索前野の温度感受性ニューロンの信号と統合された後に，後視床下部の視床下部背内側部に作用すると考えられている)．

体温を低下あるいは上昇させる神経–効果器メカニズム

視床下部の体温調節中枢は，体温が高すぎる，あるいは低すぎることを検知すると，体温を低下あるいは上昇させる適切な反応を引き起こす．読者はこれらの反応の多くについて個人的体験からよく知っているだろうが，以下の節ではその特徴について述べる．

体温が高すぎるときの体温低下機構

体温が高すぎるときに，体温調節システムは体熱を減らすための3つの重要な仕組みを用いる．

①皮膚血管の拡張：全身のほぼすべての領域で，皮膚の血管が強く拡張する．この拡張は，皮膚血管収縮を起こす後視床下部の交感神経中枢を抑制することによって生じる．皮膚血管が完全に拡張すると，皮膚への熱移動速度が8倍にも増加する．

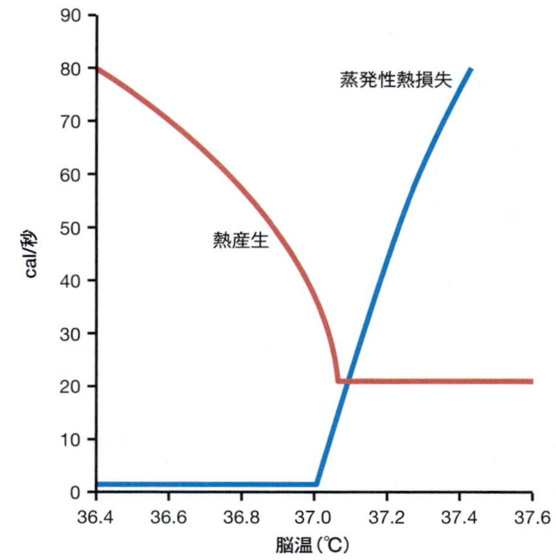

図 74.7 蒸発性熱損失および(主に筋活動とふるえによる)熱産生に対する視床下部温の影響

熱損失の増加が始まり，熱産生が最低レベルで一定となる非常に重要な臨界温度が示されている．

②発汗：上昇した体温の効果によって発汗が起こることが，図74.7の青い曲線で示されている．この曲線は，核心温が臨界値である37℃を超えて上昇すると発汗が生じ，その結果，蒸発性熱損失の速度が急激に上昇することを表している．体温がこの臨界値を超えて1℃上昇するごとに，体内の基礎熱産生量の10倍の熱量を取り去るのに十分な発汗が起こる．

③熱産生の低下：ふるえや化学的(非ふるえ)熱産生などの不必要な熱産生を起こす機構が強く抑制される．

体温が低すぎるときの体温上昇機構

体温が低すぎるときには，体温調節システムがまったく反対の反応を引き起こす．それは次の通りである．

①全身の皮膚血管の収縮：この血管収縮は後視床下部の交感神経中枢の刺激によって引き起こされる．

②立毛：**立毛**(piloerection)とは，“毛が逆立つ”ことである． 交感神経刺激によって，毛包とつながる立毛筋が収縮し，毛が直立する．この仕組みは人間では重要ではないが，多くの動物では，毛が立つことで皮膚のすぐ外側の“断熱空気層”の厚みが増し，環境中への熱の移動が著しく抑制される．

③熱産生の増大：ふるえの促進，交感神経による熱産生活性化，**サイロキシン**(thyroxine)分泌によって代謝系による熱産生が増加する．熱を増やすこれらの方法についてはさらなる説明を必要とするため，次の節に記す．

視床下部によるふるえの惹起

後視床下部の第三脳室の近傍の背内側核に，**ふるえの一次運動中枢**(primary motor center for shivering)とよばれる領域が存在する．通常，この領域は前視床下部–視索前野の温熱中枢からの信号によって抑制されているが，皮膚や脊髄からの寒冷信号によって活性化される．したがって，“熱産生”の急激な上昇(**図 74.7** の赤い曲線)からわかるように，体温が臨界値をわずかにでも下回ると，この中枢が活性化される．すると，この中枢はふるえを起こす信号を出力し，この信号は脳幹を下行する両側性の経路を介して脊髄の側柱へ送られ，最終的に脊髄前角の運動ニューロンへ伝達される．この信号にはリズム成分はなく，実際の筋肉の振動を起こすものではない．その代わり，この信号は脊髄前角の運動ニューロンの活動を促進することによって，全身の骨格筋の緊張を高める．この筋緊張がある臨界レベルを超えたとき，ふるえが始まる．この反応はおそらく，第 55 章で述べた，筋紡錘伸張反射機構のフィードバック振動の結果生じるものであろう．最大のふるえが生じているときには，体熱産生量が平常時の 4〜5 倍に増大する．

交感神経性の化学的な熱産生の亢進

第 73 章で述べたように，交感神経刺激の増大あるいは血中を循環するノルアドレナリンやアドレナリンの増加によって細胞の代謝速度が素早く上昇する．この効果は，**非ふるえ熱産生**(nonshivering thermogenesis)(**化学的熱産生**(chemical thermogenesis))とよばれる．この反応の少なくとも一部は，酸化的リン酸化を**脱共役**(uncoupling)させるノルアドレナリンやアドレナリンの作用によるものである．脱共役とは，余剰の栄養素を酸化し，それによって放出されたエネルギーで ATP を産生するのではなく，そのエネルギーを熱の形で放出する現象である．

動物で起こる非ふるえ熱産生の大きさは，その動物がもつ**褐色脂肪**(brown fat)の量にほぼ正比例する．第 73 章で述べたように，この種類の脂肪は，脱共役的酸化を起こす特殊なミトコンドリアを多数もつ．褐色脂肪は，ノルアドレナリンを放出する交感神経の支配を豊富に受けており，このノルアドレナリンはミトコンドリアの**脱共役タンパク質**(uncoupling protein)(**サーモゲニン**(thermogenin))の組織発現を増やすとともに熱産生を増大させる．

寒冷馴化は非ふるえ熱産生能に大きく影響する．寒冷環境に数週間曝されたラットなどの動物に急性の寒冷曝露を行うと熱産生が 100〜500％も増加するが，それに対して，馴化していない動物では，その約 1/3 の増加にとどまる．また，この熱産生の増加は，それに応じた食物摂取の増加にもつながる．

成人の中でも褐色脂肪をほとんどもたない人では，非ふるえ熱産生によって全身の熱産生速度が 10〜15％以上増加することはまれである．しかし，肩甲骨間などの皮下に少量の褐色脂肪をもつ乳幼児では，非ふるえ熱産生によって全身の熱産生速度が 100％も増加することがある．この反応は，おそらく新生児が正常体温を維持するうえで重要な機能であろう．

サイロキシン分泌の増加は長期的な熱産生増加の原因となる

前視床下部–視索前野を冷却すると，視床下部の神経分泌ホルモンである**甲状腺刺激ホルモン放出ホルモン**(thyrotropin–releasing hormone)の産生も増加する．このホルモンは，視床下部から下垂体門脈系を通って下垂体前葉へ運ばれ，そこで**甲状腺刺激ホルモン**(thyroid–stimulating hormone)の分泌を刺激する．

第 77 章で説明するように，甲状腺刺激ホルモンは次に甲状腺によるサイロキシンの分泌を促進する．サイロキシンが増加すると脱共役タンパク質が活性化され，全身の細胞の代謝速度が増加する．これは非ふるえ熱産生のもう 1 つの仕組みである．この代謝の増加はすぐに起こるものではなく，数週間の寒冷曝露によって甲状腺を肥大させ，サイロキシン分泌量を新たなレベルに到達させる必要がある．

動物を極端な寒冷に数週間曝すと，甲状腺の大きさが 20〜40％増大する．しかし，このような動物と同程度の極端な寒冷に人間が自らを曝すことはまれである．したがって，人間の寒冷適応において，この甲状腺機構がどれほど重要なのかは，まだ定量的に明らかにされていない．

北極圏に数ヵ月間駐在中の軍人の隔離測定によって，代謝速度が増加することが示されている．アラスカやカナダ，グリーンランドの北極圏に居住する原住民であるイヌイットの一部でも，異常に高い基礎代謝速度が示されている．さらに，寒冷が甲状腺に与える恒常的な刺激効果によって，温暖気候に住む人々よりも寒冷気候に住む人々において中毒性甲状腺種の発生率が非常に高い理由を説明できるかもしれない．

体温調節のセットポイント

図 74.7 の例では，約 37.1℃の臨界核心温で，熱損失と熱産生の両方の速度に劇的な変化が生じることが明瞭である．体温がこの臨界レベルを上回っているときは，熱損失の速度が熱産生の速度よりも大きいため，体温が低下し，37.1℃の臨界レベルに近づく．体温がこの臨界レベルを下回っているときは，熱産生の速度が熱損失の速度より大きくなるため，体温が上昇し，やはり 37.1℃の臨界レベルに近づく．この重要な臨界体温レベルを体温調節機構の**セットポイント**(set point)とよぶ．つまり，すべての体温調節機構が絶えず体温をこのセットポイントレベルに戻そうとするのである．

体温調節のフィードバック利得

第 1 章で述べたように，フィードバック利得は調節系の効力の尺度となる．体温調節の場合，環境温が日々刻々大きく変化しても，体内の核心温をできるだけ変化させないことが重要である．体温調節システムの**フィードバック利得**(feedback gain)は，“(核心温変化に対する環境温変化の比)－1.0” に等しい(この式については第 1 章を参照)．実験によって，人の体温は環境温度が 25～30℃変化するごとに約 1℃変動することが示されている．したがって，体温調節機構全体のフィードバック利得は平均約 27(28/1.0－1.0 ＝ 27)となる．これは生物の調節系の中ではきわめて高い利得である(比較として，圧受容器–動脈圧調節系のフィードバック利得は 2 未満である)．

皮膚温は核心温調節のセットポイントをわずかに変えることができる

視床下部の臨界温度であるセットポイントを深部体温が超えると発汗が始まり，それを下回るとふるえが始まるが，このセットポイントは主に前視床下部–視索前野の温受容器の活動度によって決まる．しかし，身体の末梢領域，特に皮膚や特定の体深部組織(脊髄や腹部臓器)からの温度信号もわずかながら体温調節に寄与する．しかし，どのようにして寄与するのだろうか？答えは，視床下部の体温調節中枢のセットポイントを変えることによって，である．この効果を図 74.8 と図 74.9 に示す．

図 74.8 は，発汗のセットポイントに対する皮膚温の影響を表しており，皮膚温が低下するにつれてセットポイントが上昇することが示されている．つまり，この図に示されている人の場合，視床下部のセットポイントは，皮膚温が 33℃以上のときには 36.7℃であったが，皮膚温が 29℃まで降下すると 37.4℃に上昇した．したがって，皮膚温が高いときには，皮膚温が低いときよりも，低い視床下部温で発汗が始まった．このような仕組みの意義は簡単に理解できるであろう．なぜなら，皮膚温が低いときには発汗を抑制しておくことが大切であり，それができなければ，低い皮膚温と発汗の効果が合わさって，体熱の過大な損失を起こしてしまうからである．

図 74.9 に示すように，同様の効果はふるえでもみられる．つまり，皮膚が冷たくなると，たとえ視床下部温自体がまだ平常よりも高くても，視床下部の体温調節中枢はふるえの閾値に至る．ここでまた，この制御システムの意義が理解できるだろう．なぜなら，皮膚温が低いときには，熱産生を増加させなければ，すぐに体温の大きな低下につながるからである．このように，皮膚温の低下を感知することによって，体内の核心温の低下を実際に“予測”し，それを防いでいるのである．

体温の行動性調節

無意識に行われる(自律性)体温調節の仕組みに加えて，生体はもっと強力なもう 1 つの体温調節機構(**行動性体温調節**(behavioral control of body temperature))を有する．

体内の温度が高すぎるときには，脳内の体温調節領域からの信号によって，高温状態であることの精神的な感覚が惹起される．逆に，体温が低すぎるときには，皮膚からの信号や，おそらくいくつかの体深部の受容器から

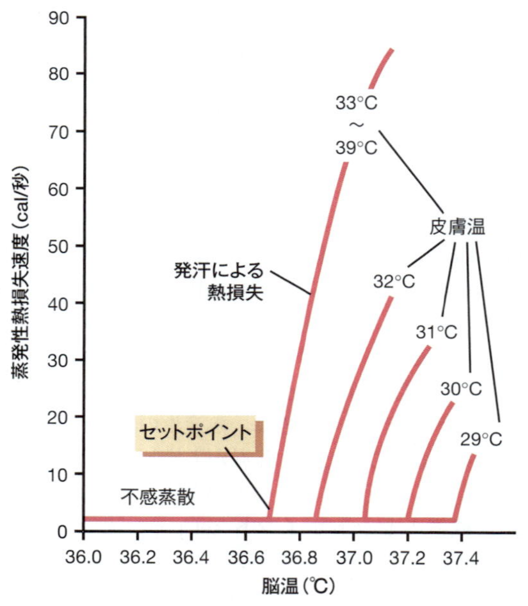

図 74.8 身体からの蒸発性熱損失速度に対する脳温変化の影響
発汗が始まるセットポイントが皮膚温によって決まることに注意
(Dr. T.H. Benzinger の厚意による)

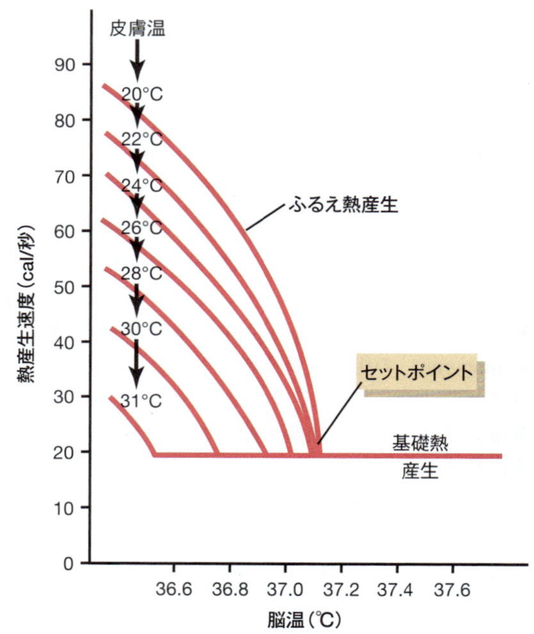

図 74.9 体内の熱産生速度に対する脳温変化の影響
ふるえが始まるセットポイントが皮膚温によって決まることに注意
(Dr. T.H. Benzinger の厚意による)

の信号も，寒冷不快の感覚を引き起こす．そのため，酷寒の気候では，暖かい部屋へ移動したり，断熱性の良い衣服を着用するなどして，快適感を回復するための適切な環境調節を行う．行動性体温調節は，多くの生理学者が過去に認識していたよりもずっと強力な体温調節システムである．事実，行動性体温調節は，極寒環境で体温調節を維持するために本当に有効な唯一の仕組みである．

局所皮膚温反射

足を熱いランプの下に短時間置いておくと，**局所血管拡張**(local vasodilation)と軽い**局所性発汗**(local sweating)が生じる．逆に，足を冷たい水に浸けると，局所血管収縮と局所的な発汗停止が起こる．こうした反応は，血管に対する温度の直接的な局所作用と，皮膚の受容器から脊髄を経て同じ皮膚領域とその汗腺へ戻る局所神経反射によって起こるものである．加えて，こうした局所効果の強さは，脳の中枢温度制御系によっても調節されるため，それらの全体的な効果は，視床下部からの体温調節信号と局所性信号の積に比例する．このような反射は，冷却あるいは加温された身体局所からの過剰な熱交換を防ぐことに役立つ．

脊髄を切断すると体温調節機能が損なわれる

もし交感神経が出力する脊髄部位よりも上位の頸髄を切断すると，体温調節機能は著しく損なわれる．これは，もはや視床下部が身体のどの部分の皮膚血流量も発汗量も調節できなくなるからである．たとえ，皮膚，脊髄，腹腔内の温度受容器から始まる局所温度反射がまだ残存していても，このような状態に陥る．こうした局所温度反射は，視床下部による体温調節に比べて著しく弱いのである．

このような状態にある患者の体温は，主に頭部の冷覚と温覚に対して患者が意識的に反応することにより(つまり，着衣の調節や適切な温熱・寒冷環境への移動などの行動性調節によって)調節しなければならない．

体温調節の異常

発熱

発熱(fever)は，正常な平熱域を超えた体温の上昇を意味し，脳内の異常，あるいは体温調節中枢に影響を与える毒性物質によって引き起こされる．発熱の原因(と低体温の原因)を図 74.10 に示す．そうした原因には，細菌やウイルスの感染，脳腫瘍，熱中症に至るような環境条件などが含まれる．

発熱性疾患における視床下部体温調節中枢のリセット：発熱物質の効果

多くのタンパク質，タンパク質の分解産物，その他の特定の物質，特に細菌の細胞壁から放出されるリポ多糖という毒素は，視床下部のサーモスタットのセットポイントを上昇させる．このような効果を起こす物質を**発熱物質**(pyrogen)とよぶ．

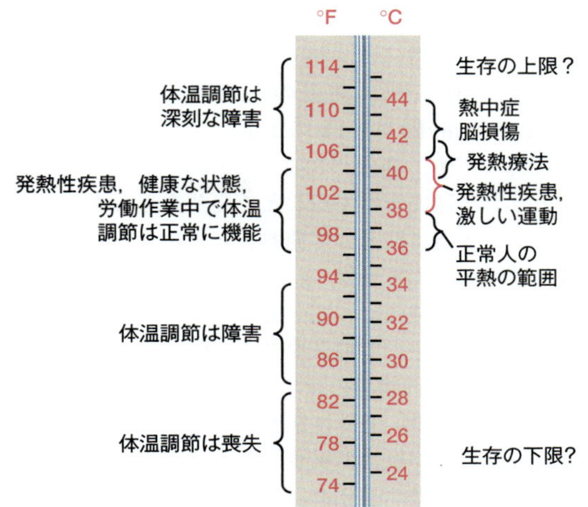

図 74.10　さまざまな状態における体温
(DuBois EF：Fever. Springfield, IL：Charles C. Thomas, 1948 より改変)

有毒細菌あるいは変性しつつある体組織から放出される発熱物質は，病態が続く間，発熱を引き起こす．視床下部の体温調節中枢のセットポイントが正常よりも高くなると，体熱保持や熱産生亢進を含めた，体温を上昇させるためのすべての機構が駆動される．図 74.11 に示すように，セットポイントが上昇すると，その 2〜3 時間以内に体温もその設定レベルに近づく．

発熱の惹起における発熱物質の作用機構：サイトカインの役割

動物実験によって，ある種の発熱物質を視床下部に注入すると，それが即座に視床下部の体温調節中枢に直接作用し，そのセットポイントを上昇させることが示されてきた．その他に，間接的に働き，作用が現れるまでに数時間の潜在時間を要する発熱物質もあり，特に，グラム陰性細菌に含まれる**内毒素**(endotoxin)など，多くの細菌性発熱物質がそれにあたる．

細菌もしくはその分解産物が組織内や血中に存在すると，それらは血中の白血球，組織中のマクロファージ，大型顆粒キラーリンパ球によって貪食される．これらの貪食細胞は細菌産物を消化し，その後，**サイトカイン**(cytokine)を放出する．サイトカインは，自然免疫反応ならびに獲得免疫反応にかかわる多様なペプチド性シグナル分子群である．発熱を引き起こすうえで最も重要なサイトカインの 1 つが**インターロイキン-1**(interleukin-1：IL-1)であり，**白血球性発熱物質**(leukocyte pyrogen)あるいは**内因性発熱物質**(endogenous pyrogen)ともよばれる．IL-1 は体液中のマクロファージから放出され，視床下部に到達すると，ほぼ即座に発熱惹起の過程を活性化する．それによって，時には，わずか8～10分で目立った体温上昇を引き起こす．細菌の内毒素である**リポ多糖**(lipopolysaccharide)は，1gの1千万分の1というわずかな量であっても，血中の白血球，組織マクロファージ，キラーリンパ球に作用することで発熱を起こすことができる．リポ多糖に反応して発熱を起こすために産生されるIL-1の量は，わずか数ngにすぎない．

いくつかの実験によって，IL-1はまず，プロスタグランジン類の1つ，主に**プロスタグランジンE_2**(prostaglandin E_2)もしくは類似の物質の産生を誘導し，それが視床下部に作用することで，発熱反応が引き起こされることが示唆されている．プロスタグランジンの産生を薬物によって阻害すると，発熱が完全に起こらなくなるか，少なくとも減弱する．実際に，この薬物作用によって，アスピリンが熱を下げる機序が説明できる．なぜなら，アスピリンはアラキドン酸からのプロスタグランジン産生を阻害するからである．アスピリンのように熱を下げる薬剤は**解熱剤**(antipyretic)とよばれる．

脳の損傷によって起こる発熱

脳外科医が視床下部の領域を手術する際には，ほぼつねにひどい発熱が起こる．まれに，反対の作用である低体温が起こる．こうしたことは，体温調節において視床下部機構のもつ影響力が大きいことと，視床下部の異常が体温調節のセットポイントを容易に変えてしまうことの両方を示している．長期的な高体温を頻繁に起こすもう1つの病態は，脳腫瘍による視床下部の圧迫である．

発熱症状の特徴

悪寒

視床下部の体温調節中枢のセットポイントが(組織破壊，発熱物質あるいは脱水の結果として)，突然，正常レベルから高いレベルに変化すると，体温がその新しい温度セットポイントに到達するのに通常は数時間かかる．

図74.11は，体温のセットポイントが突然39.4℃に上昇することによる効果を示している．当初，血液の温度は視床下部の体温調節系のセットポイントよりも低いため，体温を上昇させる通常の反応が起こる．この期間には，たとえ体温がすでに平熱を上回っていても，人は悪寒を経験し，極度の寒さを感じる．また，皮膚は血管収縮のために冷たくなり，ふるえる．悪寒は体温が視床下部セットポイントの39.4℃に到達するまで続く．セットポイント到達後はもう悪寒を経験しなくなるが，その代わり，寒さも暑さも感じなくなる．この視床下部体温調節セットポイントを上昇させている要因が存在する限り，**体温はほとんど平常と同じように調節されるが**，その高いセットポイントの温度に維持される．

分利，紅潮

発熱を引き起こしている要因が除かれれば，視床下部

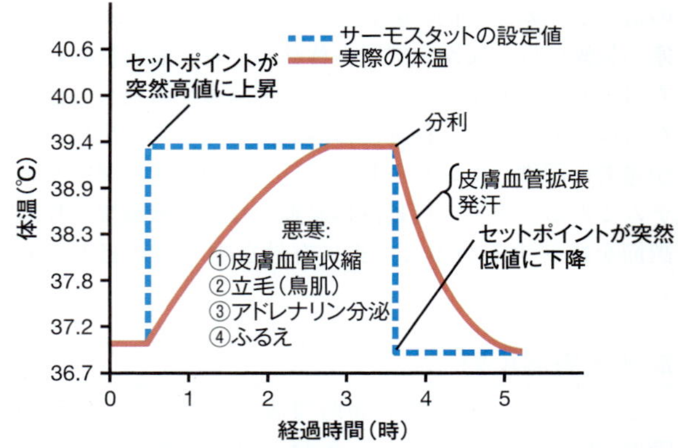

図74.11 視床下部体温調節中枢のセットポイント変化の効果

体温調節系のセットポイントは低下し，図74.11に示すように，平熱レベルにまで戻ることもある．この場合，体温はまだ39.4℃だが，視床下部は体温を37.0℃に調節しようとしている．この状況は，前視床下部−視索前野を過剰に加温した状態と類似しており，強度の発汗と，全身の皮膚血管の弛緩による急な皮膚温上昇が起こる．発熱状態におけるこの急な状態変化は，**分利**(crisis)，もしくはより適切な用語である**紅潮**(flush)として知られる．抗生物質が薬剤として出現する以前の時代では，分利が起こることをつねに願って待っていた．なぜなら，分利が起こると，医者は患者の体温がすぐに下がり始めるだろうと見込むことができたからだ．

熱中症

人が耐えることができる気温の上限は，空気が乾燥しているか湿っているかに大きく依存する．もし空気が乾燥し，十分な対流があって，身体からの素早い蒸散が促進されていれば，人は54℃の気温でも数時間耐えることができる．逆に，湿度が100%であったり，身体が水中にあると，環境温度が約34℃を超えた時点で体温が上昇し始める．もし，その人が重労働を行っていれば，熱中症になる可能性のある臨界環境温度はおよそ29～32℃にまで下がる．

体温が臨界温度を超えて40.5～42.2℃に上昇すると，**熱中症**(heatstroke)を生じる可能性が高い．その症状としては，めまいや，嘔吐を伴うこともある異常な疲労があり，時にはせん妄が生じて，体温を速やかに下げなければ最終的に意識を失う．これらの症状はしばしば，発汗による水分と電解質の過剰な喪失によって起こる**循環性ショック**(circulatory shock)によって悪化する．

高体温はまた，体組織，特に脳に大きな損傷を与え，それがこうした多くの症状の原因となる．事実，数分であっても非常な高体温になると，時に死に至ることがある．このため，多くの専門家が，熱中症の患者を冷水の浴槽に浸けて，すぐに処置することを推奨している．冷

水浴は，しばしば制御不能なふるえを生じさせ，熱産生速度をかなり増加させるため，スポンジやスプレーで皮膚を冷やすほうが体温を素早く低下させるうえでより効果的であろうと主張する専門家もいる．

高体温の有害な影響

高体温で死亡した人の病理所見としては，全身，特に脳における局所出血と実質の細胞変性が挙げられる．ニューロンは一度破壊されると，決して置き換えられることはない．また，肝臓や腎臓，その他の臓器の障害はしばしば重篤化し，そのうちの1つでも機能不全になると死に至るほどだが，時には，熱中症罹患後，数日経ってから死亡することもある．

暑熱馴化

著しい暑熱に人々を馴化させることがきわめて重要な場合がある．暑熱馴化が必要な人々の例として，熱帯で任務に従事する兵士や南アフリカの地下3000 mの金鉱で働く鉱員が挙げられる．こうした場所は温度が体温に近く，湿度がほぼ100%になる．ほどほどの重労働を行いながら，毎日数時間，暑熱に曝された人は，1～3週間で高温多湿環境に対する耐性を獲得する．

この暑熱馴化の過程の中で起こる最も重要な生理学的変化は，最大発汗速度の約2倍の増加，血漿量の増加，汗や尿中への塩分喪失の減少(ほぼゼロになる)であり，このうち最後の2つの変化は，副腎からのアルドステロンの分泌増加の結果生じるものである．

極寒への生体の曝露

氷水に20～30分間浸かった人は，すぐに処置しない限り，普通は心停止あるいは心臓の細動が起こって死亡する．そのような状態になる頃までに，体内温度は約25℃にまで低下しているであろう．外部から加温することによって速やかに温められれば，そのような人の命は助けられることが多い．

低温環境における体温調節機能の喪失

図74.10に記すように，体温が約30℃以下に低下すると，視床下部が体温を調節する能力が失われる．体温が約34℃以下に低下しても，視床下部の体温調節能は大きく減弱する．この体温調節能の低下の理由の1つは，体温が5℃低下するごとに細胞の化学的熱産生速度が約半分に低下することによる．また，眠気が誘発され(これはさらに昏睡に移行する)，それによって中枢神経系の温熱調節機構の活動が抑制され，ふるえが起こらなくなる．

凍傷

身体が極度の低温に曝されると，体表面が凍結することがあるが，この現象を**凍傷**(frostbite)とよぶ．凍傷は特に耳たぶや手足の指に起こる．凍結によって，細胞内に氷の結晶を広範に形成させるほどになると，通常は，循環障害や局所組織損傷のような恒久的な損傷が生じる．多くの場合，解凍すると壊疽が生じ，凍傷を起こした部位は外科的に除去しなければならなくなる．

寒冷誘発性血管拡張は凍結温度付近での凍傷の最終的な防護手段である

組織温度が凍結温度付近にまで低下すると，その寒冷のため，血管壁の平滑筋が麻痺して急激な血管拡張が生じ，皮膚の紅潮がしばしば現れる．この機構によって皮膚に温かい血液が運ばれ，凍傷を防ぐのに役立つ．この機構は，つねに寒冷中で生きる多くの動物と比べて，人間でははるかに未発達である．

人工的低体温

強力な鎮静剤を投与して視床下部の体温調節系の反応性を低下させ，それから氷や冷却用ブランケットを使って身体を冷却すれば，人の体温を低下させることは容易である．その後，身体に冷えた水やアルコールをかけ続けることによって，数日間～1週間，あるいはそれ以上の間，体温を32℃以下で維持することが可能である．そのような人工冷却は，心臓手術中に心臓を連続して何分間も人工的に停止させるために用いられてきた．この程度の冷却は組織損傷を起こさず，心臓の拍動を遅くし，細胞代謝を大きく低下させることから，手術中に血流がない状態で体内の細胞を30分～1時間以上も生存させることが可能となる．

参考文献

Chechi K, Carpentier AC, Richard D: Understanding the brown adipocyte as a contributor to energy homeostasis. Trends Endocrinol Metab 24:408, 2013.

Clapham JC: Central control of thermogenesis. Neuropharmacology 63:111, 2012.

Crandall CG, González-Alonso J: Cardiovascular function in the heat-stressed human. Acta Physiol (Oxf) 199:407, 2010.

González-Alonso J, Crandall CG, Johnson JM: The cardiovascular challenge of exercising in the heat. J Physiol 586:45, 2008.

Horowitz M: Matching the heart to heat-induced circulatory load: heat-acclimatory responses. News Physiol Sci 18:215, 2003.

Katschinski DM: On heat and cells and proteins. News Physiol Sci 19:11, 2004.

Leon LR, Helwig BG: Heat stroke: role of the systemic inflammatory response. J Appl Physiol 109:1980, 2010.

Morrison SF, Madden CJ, Tupone D: Central neural regulation of brown adipose tissue thermogenesis and energy expenditure. Cell Metab 19:741, 2014.

Mullur R, Liu YY, Brent GA: Thyroid hormone regulation of metabolism. Physiol Rev 94:355, 2014.

Nakamura K: Central circuitries for body temperature regulation and fever. Am J Physiol Regul Integr Comp Physiol 301:R1207, 2011.

Patapoutian A, Peier AM, Story GM, Viswanath V: ThermoTRP channels and beyond: mechanisms of temperature sensation. Nat Rev Neurosci 4:529, 2003.

Romanovsky AA: Thermoregulation: some concepts have changed. Functional architecture of the thermoregulatory system. Am J Physiol Regul Integr Comp Physiol 292:R37, 2007.

Schlader ZJ, Stannard SR, Mündel T: Human thermoregulatory behavior during rest and exercise–a prospective review. Physiol Behav 99:269, 2010.

Silva JE: Thermogenic mechanisms and their hormonal regulation. Physiol Rev 86:435, 2006.

Sladek CD, Johnson AK: Integration of thermal and osmotic regulation of water homeostasis: the role of TRPV channels. Am J Physiol Regul Integr Comp Physiol 305:R669, 2013.

Tupone D, Madden CJ, Morrison SF: Autonomic regulation of brown adipose tissue thermogenesis in health and disease: potential clinical applications for altering BAT thermogenesis. Front Neurosci 8:14, 2014.

第75章

内分泌学序論

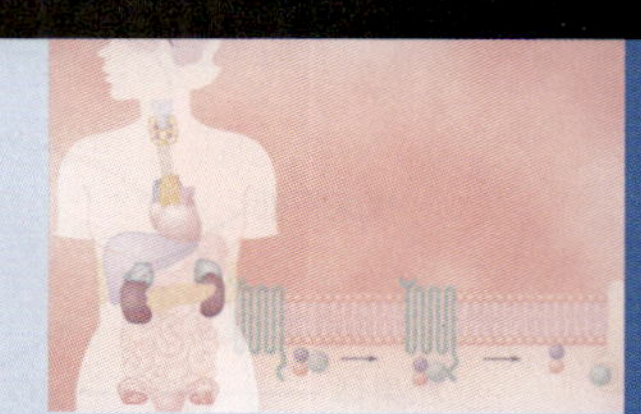

化学的なメッセンジャーによる身体機能の協調

身体の細胞，組織，器官のさまざまな活動は複数の化学的メッセンジャー系の相互作用により協調的に制御されている．

①**神経伝達物質**(neurotransmitter)が，**シナプス結合部**(synaptic junction)においてニューロンの軸索末端から放出され，その局所で働き神経細胞の機能を制御する．

②**内分泌ホルモン**(endocrine hormone)が，腺あるいは特別な細胞から循環血液中に放出され，身体の別の部位に存在する標的細胞の機能に影響を及ぼす．

③**神経内分泌ホルモン**(neuroendocrine hormone)はニューロンから循環血液中に放出され身体の別の部位に存在する標的細胞の機能に影響を及ぼす．

④**傍分泌**(paracrine)では，細胞外液中に細胞から分泌され，近隣の異なる種類の細胞を標的として作用する．

⑤**自己分泌**(autocrine)では，細胞外液中に細胞から放出され，産生した細胞と同じ種類の細胞の機能に影響を与える．

⑥**サイトカイン**(cytokine)は，細胞外液中に細胞から分泌されるペプチドで，自己分泌，傍分泌，内分泌ホルモンとして機能しうる．サイトカインの例としては，ヘルパー細胞から分泌され免疫系の他の細胞に作用する**インターロイキン**(interleukin)，**リンホカイン**(lymphokine)がある(第35章参照)．脂肪細胞で産生されるサイトカインホルモン(例えば**レプチン**(leptin)は時に**アディポカイン**(adipokine)とよばれる)．

次の数章で，主に内分泌ホルモンと神経内分泌ホルモンについて，生体の化学的メッセンジャー系が互いに相互作用して**ホメオスタシス**(生体恒常性(homeostasis))を維持していることについて説明する．例えば，副腎髄質と下垂体は主に神経の刺激に応じてホルモンを放出する．神経内分泌細胞の場合，その細胞体は視床下部に位置し，軸索末端は下垂体後葉と正中隆起にあり，**抗利尿ホルモン**(antidiuretic hormone)，**オキシトシン**(oxytocin)，下垂体前葉ホルモン分泌を制御する**向下垂体ホルモン**(下垂体刺激ホルモン，hypophysiotropic hormone)といった**神経ホルモン**(neurohormone)を分泌している．

内分泌ホルモンは循環器系を介し，全身に，時には神経系を含めて，運ばれる．ホルモンは運ばれた先で受容体に結合し，さまざまな反応を駆動させる．内分泌ホルモンは，身体のさまざまな種類の細胞に作用する．例えば，下垂体前葉から放出される成長ホルモンは全身の大部分の部位の成長をもたらし，甲状腺から放出される**サイロキシン**(thyroxine)はほとんど全身の細胞において多くの化学反応の速度を増加させる．

主に特定の標的臓器に対してのみ影響を与えるホルモンもある．これは，標的組織がそのホルモンに対する受容体を豊富にもっていることでもたらされる．例えば，下垂体前葉から放出される**副腎皮質刺激ホルモン**(adrenocorticotropic hormone：ACTH)は選択的に副腎皮質を刺激し，副腎皮質ホルモンを放出させる．**卵巣ホルモン**(ovarian hormone)は女性の生殖器官に対し主要な効果をもち，女性の身体に二次性徴をもたらす．

図75.1に，胎盤以外の身体の主要な内分泌腺と内分泌組織の解剖学的位置を示す．胎盤はここには図示していないが性ホルモンを産生し放出する．表75.1は，ホルモン系とその最も重要な作用の概略を示している．

多数のホルモン系は，代謝，成長と発達，水と電解質バランス，生殖，そして行動といったほとんど全身の機能において鍵となる役割を果たしている．例えば，**成長ホルモン**(growth hormone)がなければ小人症となる．甲状腺から放出される**サイロキシン**(thyroxine)と**トリヨードサイロニン**(triiodothyronine：T_3)がなくなれば，身体のほとんどすべての化学反応が遅くなりその患者もまた不活発となる．膵臓の**インスリン**(insulin)がなければ食事からとった炭水化物をエネルギー産生のために利用することがほとんどできなくなる．そして，性ホルモンがなければ性の発達と性機能が欠失してしまう．

ホルモンの化学的構造と合成

大きくわけて3つの系統のホルモンがある

①**タンパク質**(protein)，**ポリペプチド**(polypeptide)

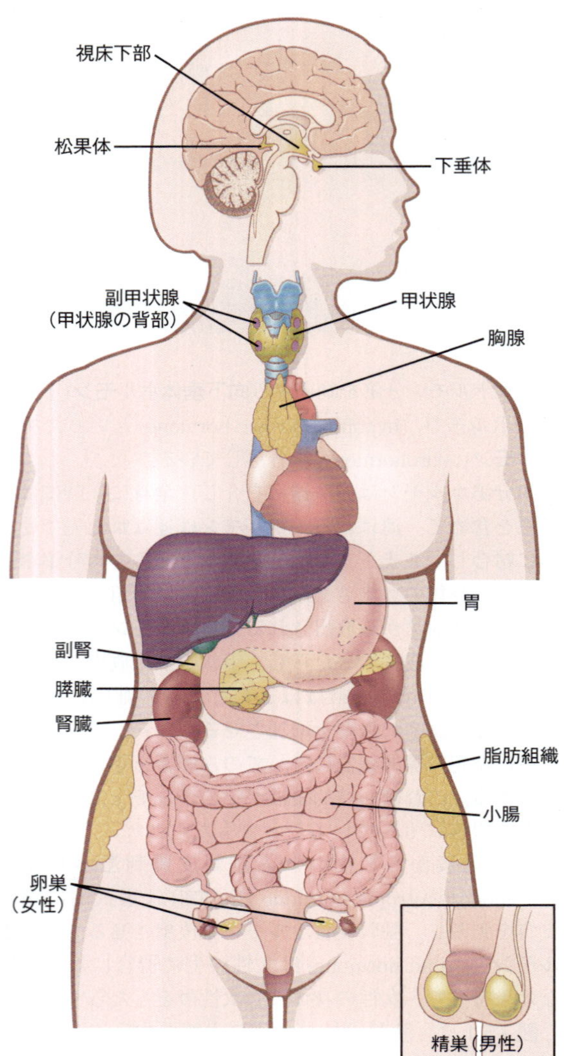

図 75.1 身体の主要な内分泌腺と組織

で，下垂体前葉，下垂体後葉，膵臓(インスリンと**グルカゴン**(glucagon))，副甲状腺(**副甲状腺ホルモン**(parathyroid hormone))を含め多数の組織から放出されるホルモンがこれにあたる(表 75.1).

②**ステロイド**(steroid)で，副腎皮質(**コルチゾール**(cortisol)と**アルドステロン**(aldosterone))，卵巣(**エストロゲン**(estrogen)と**プロゲステロン**(progesterone))，精巣(**テストステロン**(testosterone))，胎盤(**エストロゲン**(estrogen)と**プロゲステロン**(progesterone))から放出される.

③アミノ酸の**チロシン**(tyrosine)の誘導体で，甲状腺(サイロキシンとトリヨードサイロニン)，副腎髄質(**アドレナリン**(adrenaline)と**ノルアドレナリン**(noradrenaline))から放出される．多糖類，核酸のホルモンは知られていない.

ポリペプチドとタンパク質のホルモンは必要となるまで分泌顆粒に貯蔵されている

身体のほとんどのホルモンはポリペプチドかタンパク質である．これらのホルモンは，**甲状腺放出ホルモン**(TRH)のように3つのアミノ酸からなるものから，成長ホルモンや**プロラクチン**(prolactin)のようにほとんど200個近くあるアミノ酸からなるものまで，その大きさはさまざまである．一般的には，100個以上のアミノ酸からなるポリペプチドはタンパク質とよばれ，100個以下のアミノ酸からなるものはペプチドとよばれている.

タンパク質ホルモンとペプチドホルモンは，他のほとんどのタンパク質と同様に，さまざまな内分泌細胞の粗面小胞体で合成される(図 75.2)．これらのホルモンは，通常，生物活性のない大きなタンパク質(**プレプロホルモン**(preprohormone))としてまず合成され，小胞体でより小さい**プロホルモン**(prohormone)に切断される．これらのプロホルモンはそれから**ゴルジ器官**(Golgi apparatus)に輸送され分泌顆粒の中に詰め込まれる．この過程において，分泌顆粒内の酵素がプロホルモンを切断し，より小さな生物活性のあるホルモンと活性のない断片とがつくられる．分泌顆粒は細胞質内で貯蔵される．多数の分泌顆粒は，分泌が必要となるまで細胞膜に接着した状態にある．ホルモン(活性のない断片も同様)の分泌は，分泌顆粒が細胞膜に融合し，顆粒の内容物が**開口放出**(exocytosis)により細胞間液あるいは血流に直接，排出されて起きる.

多くの場合，開口放出は細胞質のカルシウム濃度の上昇で生じる．別の例としては，内分泌細胞の膜表面受容体の刺激により**サイクリック AMP**(cyclic adenosine monophosphate：cAMP)が増加し，それに続き**プロテインキナーゼ**(protein kinase)の活性化が生じ，ホルモン分泌が開始する．放出されたペプチドホルモンは水溶性でそのため循環系に入り標的組織まで運ばれる.

ステロイドホルモンは通常コレステロールから合成され(合成する内分泌臓器に)貯蔵されない

ステロイドホルモンの化学構造はコレステロールと似ており，ほとんどの場合，コレステロールから合成される．ステロイドホルモンは脂溶性で，3つのシクロヘキシル環と1つのシクロペンチル環からなる構造をしている(図 75.3).

通常，ステロイドホルモンはステロイドを合成する内分泌細胞にはほとんど貯蔵されないが，細胞質の液胞の中に多量のコレステロールエステルが貯蔵されており，刺激により急速に動員され，ステロイドが合成される．ステロイド産生細胞のコレステロールの多くは血漿由来であるが，ステロイド産生細胞においても新たにコレステロールは合成されている．ステロイドは脂溶性が高く，いったん合成されると細胞膜を通過して単純拡散し，細胞間液，そして血中へと入っていく.

表 75.1　内分泌腺，ホルモンとその機能と構造

腺／組織	ホルモン	主要な機能	化学構造
視床下部（第76章）	甲状腺刺激放出ホルモン（TRH）	甲状腺刺激ホルモンとプロラクチンの分泌を刺激	ペプチド
	副腎皮質刺激放出ホルモン（CRH）	副腎皮質刺激ホルモンの放出を誘発	ペプチド
	成長ホルモン放出ホルモン（GHRH）	成長ホルモンの放出を誘発	ペプチド
	成長ホルモン抑制ホルモン（ソマトスタチン）（GHIH）	成長ホルモンの放出を抑制	ペプチド
	性腺刺激ホルモン放出ホルモン（GnRH）	LH と FSH の放出を誘発	ペプチド
	ドーパミン，あるいはプロラクチン抑制因子（PIF）	プロラクチンの放出を抑制	アミン
下垂体（第76章）	成長ホルモン	ほとんどの細胞と組織においてタンパク質合成と成長を刺激	ペプチド
	甲状腺刺激ホルモン	甲状腺ホルモン（サイロキシンとトリヨードサイロニン）の合成と分泌を刺激	ペプチド
	副腎皮質刺激ホルモン（ACTH）	副腎皮質ホルモン（コルチゾール，アンドロゲン，アルドステロン）の合成と分泌を刺激	ペプチド
	プロラクチン	女性の乳房の発達と乳汁分泌を促進	ペプチド
	卵胞刺激ホルモン（FSH）	卵巣の卵胞の発達と精巣のセルトリ細胞における精子の成熟を誘導	ペプチド
	黄体化ホルモン（LH）	精巣のライジッヒ細胞のテストステロン合成を刺激．卵巣の排卵誘発，黄体形成，エストロゲンとプロゲステロンの合成を刺激	ペプチド
下垂体後葉（第76章）	抗利尿ホルモン（バソプレシン）	腎臓の水再吸収を促進，血管収縮と血圧上昇を誘発	ペプチド
	オキシトシン	乳房からの射乳と子宮収縮を誘発	ペプチド
甲状腺（第77章）	サイロキシン（T_4）とトリヨードサイロニン（T_3）	ほとんどの細胞の化学反応速度を増加させ，身体の代謝率を増加	アミン
	カルシトニン	骨へのカルシウム沈着を促進，細胞外液中 Ca^{2+} を減少	ペプチド
副腎皮質（第78章）	コルチゾール	タンパク質，炭水化物，脂肪の代謝を制御する多様な機能と抗炎症作用	ステロイド
	アルドステロン	腎の Na^+ 再吸収，K^+ 分泌，H^+ 分泌の増加	ステロイド
副腎髄質（第61章）	ノルアドレナリン，アドレナリン	交感神経系賦活と同じ効果	アミン
膵臓（第79章）	インスリン（β 細胞）	多くの細胞のグルコース取り込みを促進し，同方向に炭水化物の代謝を制御	ペプチド
	グルカゴン（α 細胞）	肝臓におけるグルコース新生を増加，体液中へのグルコース放出を増加，	ペプチド
副甲状腺（第80章）	副甲状腺ホルモン	腸管と腎の Ca^{2+}（再）吸収増加と，骨からの Ca^{2+} 放出により血清 Ca^{2+} 濃度を制御	ペプチド
精巣（第81章）	テストステロン	男性生殖器系の発達と男性の二次性徴を促進	ステロイド
卵巣（第82章）	エストロゲン	女性生殖器系，女性乳房，女性の二次性徴の成長と発達を促進	ステロイド
	プロゲステロン	子宮内膜腺による“子宮ミルク”の分泌を刺激，乳房分泌装置の発達を促進	ステロイド
胎盤（第83章）	ヒト絨毛性性腺刺激ホルモン（hCG）	黄体の成長と，黄体からのエストロゲンとプロゲステロン分泌を促進	ペプチド
	ヒト絨毛性ソマトマンモトロピン（HCS）	母体の乳房だけでなく胎児組織の発達を助けているらしい	ペプチド
	エストロゲン	卵巣のエストロゲンの項を参照	ステロイド
	プロゲステロン	卵巣のプロゲステロンの項を参照	ステロイド

次頁へ

表 75.1 内分泌腺，ホルモンとその機能と構造（つづき）

腺／組織	ホルモン	主要な機能	化学構造
腎臓（第26章）	レニン	アンジオテンシノーゲンからアンジオテンシンⅡへの変換を触媒（酵素として作用）	ペプチド
	1, 25-ジヒドロキシコレカルシフェロール	腸管からの Ca^{2+} 吸収を増加し骨からの Ca^{2+} 放出を増加	ステロイド
	エリスロポエチン	赤血球産生を増加	ペプチド
心臓（第22章）	心房性ナトリウム利尿ペプチド（ANP）	腎による Na^{+} 放出を増加，血圧を低下	ペプチド
胃（第65章）	ガストリン	壁細胞による HCl 放出を増加	ペプチド
小腸（第65章）	セクレチン	膵腺房細胞からの重炭酸と水の放出を刺激	ペプチド
	コレシストキニン（CCK）	胆嚢収縮と膵酵素放出を刺激	ペプチド
脂肪細胞（第72章）	レプチン	食欲を抑制，熱産生を刺激	ペプチド

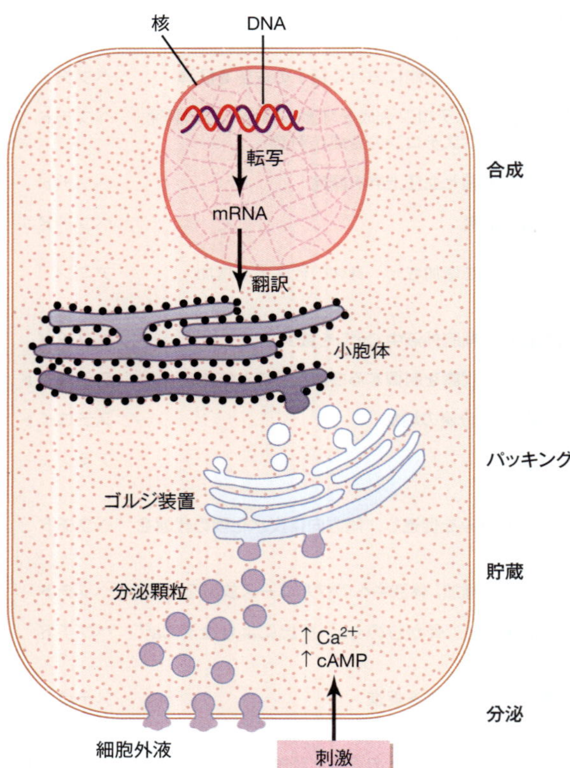

図 75.2 ペプチドホルモンの合成と分泌
ホルモン分泌の刺激は，しばしば，細胞内の Ca^{2+} の変化，あるいは，サイクリック AMP（cyclic adenosine monophosphate：cAMP）濃度の変化をもたらす．

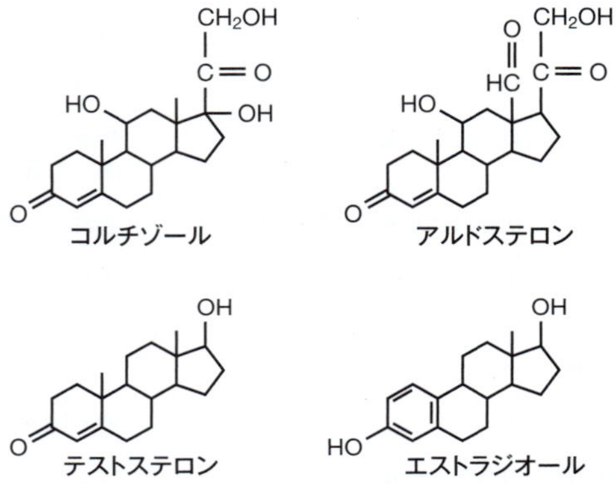

アミノ酸誘導体ホルモンはチロシンからつくられる

甲状腺ホルモンと副腎髄質ホルモンの２つのグループのホルモンは，内分泌腺細胞の細胞質にある酵素の働きでチロシンからつくられる．甲状腺ホルモンは甲状腺で合成され貯蔵され，高分子である**サイログロブリン**（thyroglobulin）タンパク質と複合体を形成し，甲状腺の濾胞腔内に貯蔵されている．甲状腺ホルモンの分泌は，サイログロブリンからアミン（チロシン残基）が外れ血中にフリーのホルモンが放出されることで生じる．血中に入った後，ほとんどの甲状腺ホルモンは，血漿タンパク質，特に，**サイロキシン結合グロブリン**（thyroxine-binding globulin）と結合する．甲状腺ホルモンはサイロキシン結合グロブリンと血中で徐々に離れ，標的組織に作用する．

コルチゾール　アルドステロン　テストステロン　エストラジオール

図 75.3 ステロイドホルモンの化学構造

アドレナリンと**ノルアドレナリン**は副腎髄質でつくられる．副腎髄質からはアドレナリンがノルアドレナリンに比べ約 4 倍多く放出されている．（アドレナリンやノルアドレナリンといった）カテコラミンは，すでにできている分泌顆粒に取り込まれ，分泌が起きるまで分泌顆粒内に貯蔵されている．分泌顆粒に貯蔵されているタンパク質ホルモンと同様，カテコラミンは開口放出によって副腎髄質細胞から放出される．カテコラミンは循環血中に放出されると，血漿中においてフリーの状態，あるいは，他の物質と結合した状態で循環している．

ホルモン分泌，運搬，血中からの代謝

刺激後のホルモン分泌とさまざまなホルモンの作用時間

ノルアドレナリンやアドレナリンのようないくつかのホルモンは内分泌腺が刺激されて数秒以内に放出され，次の数秒から数分で最大の作用を示す．一方，サイロキシンや成長ホルモンといったホルモンはその効果が最大となるのに数ヵ月を要する．このように，ホルモンは，それぞれに特徴的な作用開始時間と作用持続時間をもち，特定の制御機能を発揮する．

循環血液中のホルモン濃度とホルモン放出速度

ホルモンはほとんどの場合，驚くほど低濃度で，代謝機能あるいは内分泌機能を制御する．その血中濃度は1 mLの血液中1 pg（1 gの100万分の1の100万分の1）から多くても数μg（1 gの100万分の1の数倍（1 gの数十万分の1））である．同様に，さまざまなホルモン分泌速度は，とても遅く，1日あたり数μgから数mgである．この章で，標的組織に存在する非常に特殊な機構により，少量のホルモンが生理的なシステムを強力に制御していることを説明する．

ホルモン分泌のフィードバック制御

負のフィードバックによりホルモン系の過剰な賦活化を防ぐ

多くのホルモンの血漿濃度は1日の中で生じるさまざまな刺激に応じ，変動しているが，これまで研究されてきたすべてのホルモンは綿密に制御されているようにみえる．ほとんどの場合，この制御は，負のフィードバック機構で行われている（第1章参照）．その結果，標的組織におけるホルモン活性が適切なレベルに保たれている．刺激によりホルモンが放出されると，ホルモン作用の結果生じる状態や生成物がさらにホルモンが放出されるのを抑制する．言い換えれば，ホルモン（あるいはホルモンの生成物）は，負のフィードバック効果をもっており，その結果，ホルモンの過剰な分泌あるいは標的組織の過剰な活性化を防いでいる．

ホルモン系において生体が制御している変数は，ホルモン放出の速度ではなく，標的組織の活動の程度であることが時々ある．したがって，標的組織の活動が適切なレベルにまで上昇したときにはじめて，内分泌腺にフィードバック信号を伝え，ホルモン分泌を低下させる．ホルモンのフィードバック制御は，ホルモン合成にかかわる遺伝子転写，翻訳，ホルモンのプロセッシング，貯蔵されたホルモンの放出，といったことを含め，すべての段階で生じうる．

正のフィードバックによりホルモンサージが起こる

複数の系で，正のフィードバックがあり，生理的にそのホルモンが働くことで，ホルモン放出がさらに促進される．正のフィードバック系の1つの例は，**黄体化ホルモン**（luteinizing hormone：LH）のサージである．これは排卵前にエストロゲンが下垂体前葉を賦活化する結果生じる．放出されたLHは卵巣に作用しエストロゲン放出をさらに刺激し，その結果，LH放出がさらに起こる．やがてLHが適切な濃度にまで達すると，今度は，ホルモン分泌に対する典型的な負のフィードバック制御が働き出す．

ホルモン放出に周期的な変動がある

ホルモン分泌には，負と正のフィードバックの他，さらに，季節的変化，発達や加齢のさまざまな段階の変動，日内変動，睡眠に影響される周期的な変動がある．例えば，成長ホルモン分泌は睡眠の早期に顕著に増加し，睡眠の後期には低下する．多くの例ではこういった周期的な変動は，ホルモン放出を制御している神経経路の活動の変化により引き起こされる．

血中でのホルモン輸送

水溶性ホルモン（water-soluble hormone）（ペプチドとカテコラミン）は血漿に溶け込み，合成された場所から標的組織に運ばれる．標的臓器では毛細血管の外に出て間質液中に入り最終的に標的細胞に到達する．

ステロイドホルモンと**甲状腺ホルモン**は，水溶性ホルモンとは対照的に，血中では主に血漿タンパク質と結合した状態で循環している．血漿液中でタンパク質と結合せずフリーの状態にあるのは，血漿ステロイドあるいは甲状腺ホルモンの10%以下である．例えば，血中サイロキシンの99%以上は血漿タンパク質と結合している．しかし，タンパク質と結合したホルモンは毛細血管から拡散して標的細胞にたどり着くことが容易ではない．したがって，これらのホルモンは，血漿タンパク質から解離しない限り生物学的には非活性である．

タンパク質と結合している比較的大量のホルモンは予備貯蔵（リザーバー）として働いており，標的受容体に結合したり循環血液中からホルモンが分解され減ったときに結合タンパク質から解離し，フリーのホルモンを補充する．血漿タンパク質にホルモンが結合することで血漿からの消去（クリアランス）を大幅に遅らせているという働きもある．

血中からのホルモンのクリアランス

血中ホルモン濃度を増加あるいは減少させるのに2つの要因がある．1つは，血中へのホルモン分泌速度の変化である．もう1つは，血中からホルモンを消去する速度の変化である．これは，**代謝クリアランス速度**（metabolic clearance rate）とよばれており，1分間に消去されるホルモン量と同じだけの量のホルモンを含む血漿量をmLで表示した数値が使われる．このクリアランス速度を計算するには，①血漿からホルモンが消失する速度（例えば1分あたり消失する量，何ng/分），②ホルモンの血漿濃度（例えば血漿1 mLあたりの濃度，何ng/

mL)を測定する．そして，代謝クリアランス速度は，次の式で計算できる．

$$\text{代謝クリアランス速度} = \frac{\text{単位時間あたりに血漿から消去されるホルモン量}}{\text{ホルモン濃度}}$$

この測定を行う方法は通常，次のようなものである．測定対象のホルモンを放射性物質で標識する．そして血漿放射線性ホルモン濃度が一定になるまで，放射性ホルモンを血中に一定速度で注入する．放射性ホルモンが血漿から消去される速度は，放射性ホルモン濃度が一定になるときに注入した速度に等しく，これにより消去速度が得られる．同時に，放射性ホルモンの血漿濃度は標準的な放射線測定法により測定する．そして，上記の式により代謝クリアランス速度を計算できる．

ホルモンは血漿から次に挙げるようないくつかの方法で消去される．①組織で代謝破壊される，②組織に結合する，③肝臓から胆汁の中に排出される，④腎臓から尿中に排出される．

ホルモンによっては，代謝クリアランス速度が減少することで循環体液中のホルモン濃度が過度に高濃度となりうる．例えば，ステロイドホルモンは主に肝臓で抱合されたのち胆汁中に排泄されるため，肝臓が障害されたときに血漿ステロイド濃度が上昇しうる．

ホルモンは時に，その標的細胞において酵素により分解される．標的細胞の細胞膜のホルモン–受容体複合体の**細胞内取り込み**(endocytosis)が起き，ホルモンは細胞内で代謝され，受容体は通常，細胞膜へと再利用される．

ペプチドホルモンやカテコラミンのほとんどは水溶性で血中に結合タンパク質と結合していないフリーの状態で循環する．ペプチドとカテコラミンは血中あるいは組織において酵素により分解され，腎臓と肝臓により急速に排出され，血中ではごく短時間で分解されてしまう．例えば，血中に循環しているアンジオテンシンⅡの半減期は1分よりも短い．

血漿タンパク質と結合しているホルモンが血液から消去される速度はかなり遅く，数時間あるいは数日間，循環血液中にとどまっている．循環血液中の副腎ステロイドの半減期は，例えば，20～100分で，タンパク質に結合する甲状腺ホルモンの半減期は1～6日の長さがある．

ホルモン作用の機構

ホルモン受容体とその活性化

ホルモン活性の最初のステップは標的細胞の特異的な受容体への結合である．そのホルモンに対する受容体をもっていない細胞は反応しない．ホルモンに対する受容体の局在はホルモンによって異なり，標的細胞の膜に局在したり，細胞質あるいは核内に局在したりする．ホルモンがその受容体に結合すると，通常，細胞内のカスケード反応が開始され，各ステップでますます反応が大きくなる．その結果，低濃度のホルモンでも大きな効果をもつ．

ホルモン受容体は，大きなタンパク質で，刺激を受けとる細胞は1つの細胞あたりおおよそ2000～10万個の受容体をもっている．また，各受容体は1つのホルモンに対して高い選択性をもっており，この特異性によりその組織に作用するホルモンの種類が決まる．ホルモンはそのホルモンに対する特異的な受容体をもっている標的組織に作用する．

ホルモン受容体の局在部位の概要は次の通りである

①細胞膜の表面あるいは細胞膜内：膜受容体はほとんどの場合，タンパク質ホルモン，ペプチドホルモン，カテコラミンホルモンに対する選択性をもっている．

②細胞質内：ステロイドホルモンに対する主要な受容体は主に細胞質内に存在する．

③細胞核内：甲状腺ホルモンに対する受容体は核内にみつかっており，1つあるいは複数の染色体に直接結合して局在していると信じられている．

ホルモン受容体の数と選択性は制御されている

標的細胞の受容体数は日々一定ではなく，分単位で変化する場合もある．受容体タンパク質は不活性化や破壊を受け，また，時には，再活性化されたり新しくその細胞で合成されたりする．例えば，ホルモン濃度が上昇し標的細胞の受容体に多数結合すると，時に，活性型の受容体数の減少が起こる．この受容体の**ダウンレギュレーション**(down-regulation)には，①受容体分子の不活性化，②細胞内タンパク質シグナリング分子の不活性化，③細胞膜受容体の場合，ホルモンの作用部位である細胞膜から細胞内へ受容体を移動させるという一時的な受容体隔離，④受容体が細胞内に**内在化**(internalize)後，**ライソゾーム**(lysosome)内での受容体破壊，⑤受容体合成の減少，がある．どの場合でも，受容体のダウンレギュレーションは標的組織のホルモンへの反応性を低下させる．

ホルモンによっては，受容体と細胞内シグナリングのタンパク質の**発現上昇**(**アップレギュレーション**(up-regulation))が起きる．すなわち，こういった活性化作用のあるホルモンはホルモンと細胞内シグナリング分子の合成を増加させ，ホルモンと受容体の相互作用の機会をより増やす．アップレギュレーションが起きれば，標的組織はホルモンに対する感受性がだんだん高くなっていく．

ホルモン受容体の活性化の後の細胞内シグナリング

ほとんど例外なくホルモンは，まず，ホルモン–受容体複合体を形成し，標的組織に作用をもたらす．この複合体を形成することで，受容体が活性化されホルモンの効果が現れる．このプロセスを説明するのに2，3の異なるタイプのホルモンと受容体の相互作用の例をみてみよう．

イオンチャネル連結型受容体

アセチルコリン，ノルアドレナリンといったほとんどすべての神経伝達物質は，後シナプス膜の受容体に結合する．この結合はほとんどつねに受容体の構造に変化をもたらし，通常1つあるいは2つ以上のイオンを通すチャネルを開けたり閉めたりする．イオンチャネル連結型受容体により開閉されるイオンチャネルは，例えば Na^+，K^+，Ca^{2+} などを通すチャネルである．チャネルを介したこれらのイオンの流れが変化することで，後シナプス細胞に対する作用がもたらされる．いくつかのホルモンはイオンチャネル連結型受容体を活性化することでその作用を発揮するが，イオンチャネルを開閉する多くのホルモンはGタンパク質共役型受容体あるいは酵素連結型受容体に結合することで間接的にイオンチャネルを開けたり閉めたりしている．

Gタンパク質共役型ホルモン受容体

多くのホルモンはGタンパク質共役型ホルモン受容体を活性化する．ホルモンがこのGタンパク質共役型受容体を活性化すると，受容体は**ヘテロ3量体グアノシン三リン酸（GTP）結合タンパク質**（Gタンパク質）（heterotrimeric guanosine triphosphate（GTP）-binding proteins（G protein））とよばれている細胞膜タンパク質と結合することで間接的に標的のタンパク質（例えば，酵素，イオンチャネル）の活性を制御する（図 75.4）．1000個以上ある既知のGタンパク質共役型受容体はすべて，7回膜貫通ループをもつ．受容体には細胞質に向かって飛び出している部分があり，この部分（特に受容体の細胞質側末端（カルボキシル基末端））が，α，β，γサブユニットの3つ（すなわち3量体）からなるGタンパク質と結合する．リガンド（ホルモン）が受容体の細胞外部分に結合すると，受容体の構造変化が生じGタンパク質を活性化し細胞内シグナリングを誘導し，①細胞膜イオンチャネルを開閉し，②細胞質の酵素活性を変化させ，③遺伝子転写を活性化させる．

3量体Gタンパク質は**グアノシンヌクレオチド**（guanosine nucleotide）結合能力があることから名づけられている．不活性化の状態ではGタンパク質のα，β，γサブユニットは1つの複合体を形成しておりαサブユニットがグアノシン二リン酸（GDP）と結合している．受容体が活性化されると，受容体の構造変化が生じ，GDP結合3量体Gタンパク質が受容体の細胞質内部分と結合するようになり，Gタンパク質のαサブユニットはGDPを放出しGTPと結合するようになる．GDPがGTPに置き換わることでαサブユニットは3量体から解離し，別の細胞内シグナルタンパク質と結合する．その結果，イオンチャネルに作用，あるいは**アデニル酸シクラーゼ**（アデニリルシクラーゼ）（adenylyl cyclase）や**ホスホリパーゼC**（phospholipase C）といった細胞内酵素の活性を変化させ，細胞の機能を変化させる．

この信号伝達は，ホルモンが除去されαサブユニットに結合していたGTPがGDPに変換されてαサブユニットが不活化され終了する．そして，αサブユニットは再びβ，γサブユニットと結合し，不活性型の膜結合3量体Gタンパク質となる．Gタンパク質の詳細は第46章で記載し，図 46.7 に示している．

いくつかのホルモン受容体は抑制性Gタンパク質（**Giタンパク質**（Gi protein）と表示される）と共役しており，別のホルモン受容体は刺激性Gタンパク質（Gsタンパク質（Gs protein）と表示）と共役している．したがって，ホルモン受容体が抑制性のGタンパク質と共役しているのか，刺激性のGタンパク質と共役しているのかによって，ホルモンは細胞内酵素活性を抑制したり増加さ

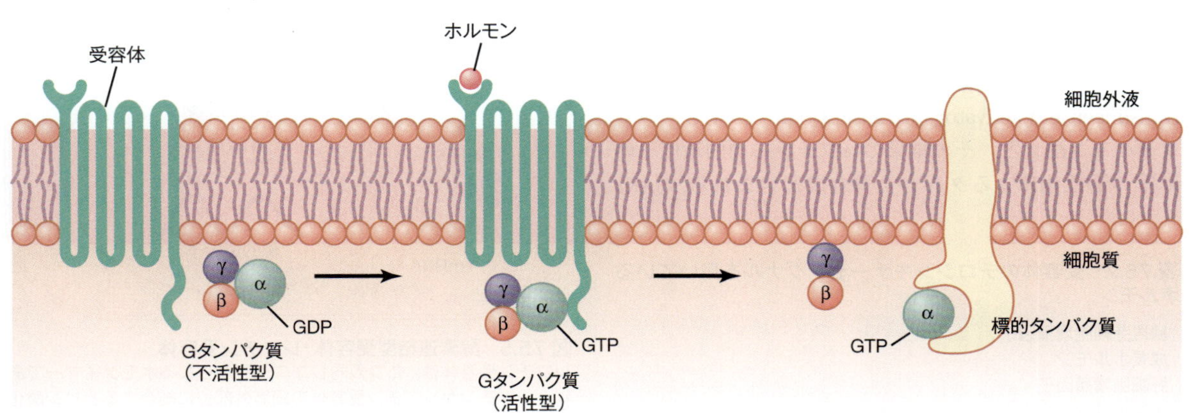

図 75.4　Gタンパク質共役受容体の活性化の機構
ホルモンが受容体を活性化すると，不活性型のα，β，γからなるGタンパク質複合体が受容体に結合し，Gタンパク質に結合していたグアノシン二リン酸（GDP）がグアノシン三リン酸（GTP）に交換される．この過程により，GTPが結合しているαサブユニットが，Gタンパク質のβ・γサブユニットから解離し，膜結合標的タンパク質（酵素）に作用し，細胞内シグナルを駆動する．

せたりする．細胞膜 G タンパク質のこの複雑なシステムのおかげで，身体のさまざまな標的組織はいろいろなホルモンに対しさまざまな細胞反応を示す．

酵素連結型ホルモン受容体

いくつかの受容体は活性化されたとき，受容体そのものが酵素として働いたり，受容体と共役している酵素が活性化される．これらの酵素連結型受容体は 1 回膜貫通型のタンパク質で，G タンパク質共役型受容体が 7 回膜貫通型であるのとは異なる．酵素連結型受容体はホルモン結合部位が細胞膜の外側にあり，触媒部位あるいは酵素との結合部位は細胞内側に存在している．ホルモンが受容体の細胞外部位に結合すると，細胞のすぐ内側の酵素が活性化(時には，不活性化)される．多くの酵素連結型受容体はそれ自体が酵素活性をもつが，受容体と密接に共役している酵素活性により細胞機能に変化をもたらす場合もある．

細胞シグナリングに酵素連結型受容体**チロシンキナーゼ**(tyrosine kinase)を利用しているペプチド性成長因子，サイトカイン，ホルモンはたくさんあるが，その中からいくつかの例を**表 75.2** に示す．酵素連結型受容体の一例は**レプチン受容体**(leptin receptor)である(**図 75.5**)．レプチンは脂肪細胞から分泌されるホルモンで，多くの生理学的効果をもち，第 72 章で記述したように，食欲とエネルギーバランスの制御に特に重要な働きをしている．レプチン受容体は**サイトカイン受容体**(cytokine receptor)の大ファミリーの 1 つであり，サイトカイン受容体自身は酵素活性をもたないが，共役する酵素を介してシグナル伝達をしている．レプチン受容体の場合，シグナル経路の 1 つは，**ヤヌスキナーゼ**(janus kinase：JAK)ファミリーの JAK2 というチロシンキナーゼである．レプチン受容体は，2 量体(すなわち 2 つのパーツからなる)として存在する．レプチンは受容体の細胞外領域に結合し受容体の構造を変化させ，リン酸化を引き起こし細胞内で結合している JAK2分子を活性化させる．活性化した JAK2 はレプチン受容体–JAK2 複合体のチロシン残基をリン酸化し細胞内シグナルを駆動する．この細胞内シグナルには，**シグナル伝達性転写因子**(signal transducer and activator of transcription：STAT)タンパク質のリン酸化と，その結果のレプチンの標的遺伝子の転写の活性化によるタンパク質合成が含まれる．JAK2 のリン酸化は，さらに**マイトジェン活性化プロテインキナーゼ**(mitogen–activated protein kinase：MAPK)，**ホスファチジルイノシトール 3 キナーゼ**(phosphatidylinositol-3-kinase：PI3K)のような別の細胞内酵素経路の活性化を引き起こす．レプチンの効果は，このように細胞内酵素の活性化の結果として急速に生じるものもあれば，タンパク質の合成を要し，もっとゆっくりと生じるものもある．

表 75.2　受容体のチロシンキナーゼシグナルを用いているホルモン

線維芽細胞増殖因子
成長ホルモン
肝細胞増殖因子
インスリン
インスリン様成長因子 I (IGF–1)
レプチン
プロラクチン
血管内皮増殖因子(VEGF)

ホルモンによる細胞内機能制御として次の例も幅広く使われている．すなわち細胞膜受容体にホルモンが結合すると，細胞内側に飛び出している断端にあるアデニル酸シクラーゼ酵素が活性化される．このアデニル酸シクラーゼはサイクリック AMP(cAMP)形成を触媒する．後述するように，cAMP は多彩な細胞内作用をもち，細胞の活動を制御している．細胞内変化を直接もたらすのはホルモンそのものではなく，cAMP が 2 次的に信号伝達物質として細胞内変化をもたらすので，cAMP は**セカンドメッセンジャー**(second messenger)とよばれている．

心房性ナトリウム利尿ペプチド(atrial natriuretic peptide)といった 2，3 のペプチドホルモンにおいては，cAMP とかなり似ている**サイクリックグアノシン一リン酸**(cyclic guanosine monophosphate：cGMP)が同様にセカンドメッセンジャーとして働いている．

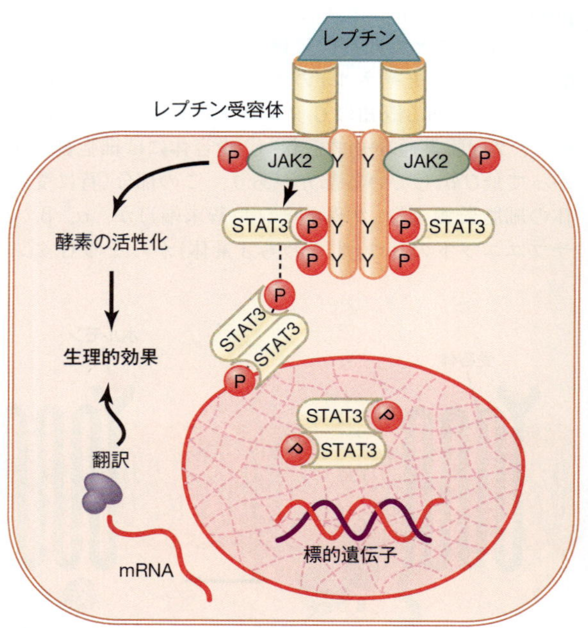

図 75.5　酵素連結型受容体–レプチン受容体
レプチン受容体は，2 つの同じユニットからなるホモダイマーであり，レプチンがレプチン受容体の細胞外部位に結合するとリン酸化(P)が起こり，細胞内連結ヤヌスキナーゼ 2(JAK2)が活性化される．その結果，シグナル伝達性転写因子(STAT)タンパク質がリン酸化され，標的遺伝子の転写を促進する．JAK2 のリン酸化は，また，いくつか別の酵素系を活性化し，レプチンの速い効果のいくつかを誘発する．Y：選択的チロシンリン酸化部位．

細胞内ホルモン受容体と遺伝子の活性化

副腎ステロイドホルモン，性腺ステロイドホルモン，甲状腺ホルモン，レチノイドホルモン，ビタミンDを含むいくつかのホルモンは細胞膜ではなく細胞内の受容体タンパク質に結合する．これらのホルモンは脂溶性なので，細胞膜を容易に通過し細胞質内あるいは核内の受容体と相互作用する．活性化されたホルモン–受容体複合体は**ホルモン応答配列**(hormone response element)とよばれるDNAの特定の制御(プロモーター)配列に結合し，特定の遺伝子の転写とメッセンジャーRNA(mRNA，**図75.6**)の形成を増加あるいは抑制する．したがって，ホルモンが細胞内に入って，数分，数時間あるいは数日経った後で，新しくタンパク質が産生され，新たな細胞機能をもたらしたり細胞の機能を変化させる．

多くの異なる組織が，同一の細胞内ホルモン受容体をもっているが，その受容体が制御している遺伝子は組織により異なっている．細胞内受容体は，適切な組み合わせの遺伝子制御タンパク質がそろっているときのみ，その遺伝子反応を引き起こす．多くの制御タンパク質には組織選択性がある．したがって，ホルモンに対する組織の反応性は，受容体の選択性だけでなくその受容体がどの遺伝子発現を制御しているかによっても決まる．

細胞内ホルモン作用を仲介するセカンドメッセンジャーの機構

前述したように，ホルモンの細胞内作用をもたらす1つの機構は，細胞膜の内側でセカンドメッセンジャーであるcAMPの産生を刺激することである．cAMPは引き続いてホルモンの細胞内作用をもたらす．すなわち，ホルモンの細胞に対する直接の唯一の効果は，ある1つのタイプの受容体を活性化することである．その後は，セカンドメッセンジャーが行う．

cAMPのみがホルモンのセカンドメッセンジャーということではない．他にも，①Ca^{2+}とそれにかかわる**カルモジュリン**(calmodulin)，②膜のリン脂質の分解産物の2つが特に重要である．

アデニル酸シクラーゼ–cAMPセカンドメッセンジャー系

表75.3に，アデニル酸シクラーゼ–cAMP機構で標的組織を刺激しているホルモンの例を示す．**図75.7**には，アデニル酸シクラーゼ–cAMPセカンドメッセンジャー系を図示している．ホルモンが受容体に結合すると，受容体がGタンパク質に結合する．アデニル酸シクラーゼ–cAMPシステムを活性化するGタンパク質は，刺激性Gタンパク質すなわち，Gsタンパク質とよばれている．Gsタンパク質により膜結合酵素であるアデニル酸シクラーゼが刺激され，この酵素活性により，細胞内で少量の細胞質の**アデノシン三リン酸**(adenosine triphosphate ATP)がcAMPへと変換される．できたcAMPは**cAMP依存性プロテインキナーゼ**(cAMP–dependent protein kinase)を活性化し，特定の細胞内タンパク質をリン酸化し生化学反応を駆動しホルモンの細胞反応をもたらす．

いったんcAMPが細胞内にできると，通常，一連の

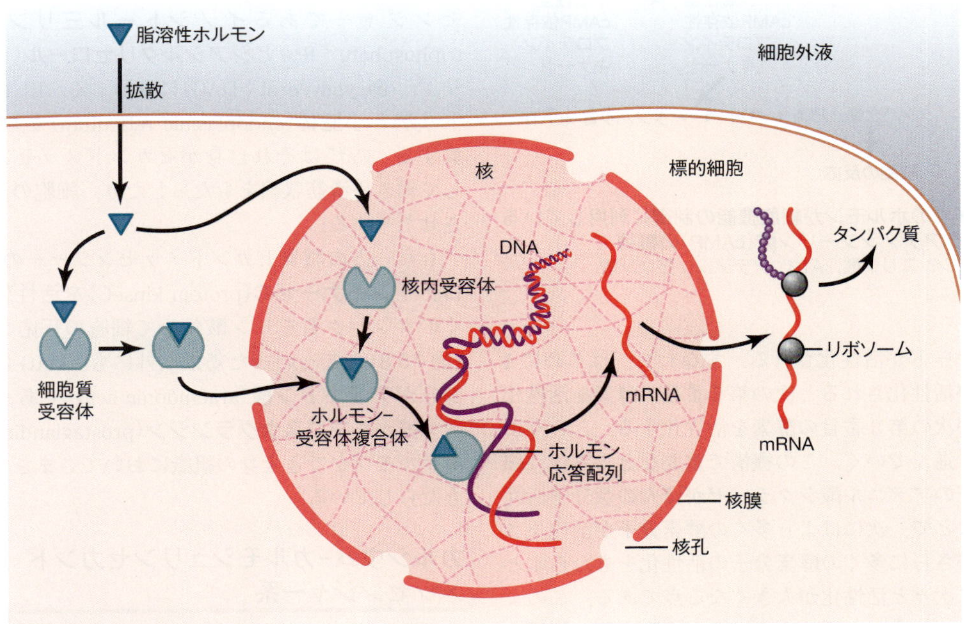

図75.6 標的細胞における脂溶性ホルモン(ステロイドなど)と細胞質受容体との相互作用の機構
ホルモンが細胞内あるいは核内の受容体に結合するとホルモン–受容体複合体はDNAのホルモン応答配列(プロモーター)に結合する．その結果，遺伝子転写，mRNA形成，タンパク合成を活性化あるいは抑制する．

表 75.3 セカンドメッセンジャーとしてアデニル酸シクラーゼ-cAMP 系を用いているホルモン

副腎皮質刺激ホルモン(ACTH)
アンジオテンシンⅡ(上皮細胞)
カルシトニン
カテコラミン(β 受容体)
コルチコトロピン放出ホルモン(CRH)
卵胞刺激ホルモン放出ホルモン(FSH)
グルカゴン
成長ホルモン放出ホルモン(GHRH)
ヒト絨毛性性腺刺激ホルモン(hCG)
黄体形成ホルモン(LH)
副甲状腺ホルモン(PTH)
セクレチン
ソマトスタチン
甲状腺刺激ホルモン(TSH)
バソプレシン(V_2 受容体、上皮細胞)

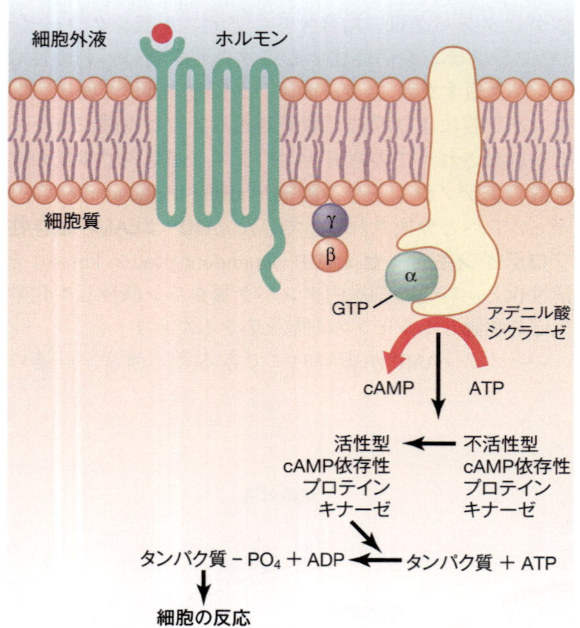

図 75.7 多くのホルモンが細胞機能の制御に利用しているサイクリックアデノシン一リン酸(cAMP)の機構
ADP：アデノシン二リン酸，ATP：アデノシン三リン酸．

酵素カスケードが活性化される．すなわち，はじめに1つの酵素が活性化されると次の第2番目の酵素を活性化し，それが次の第3番目の酵素を活性化する，というように次々に進んでいく．この機構で重要なところは，細胞膜の直下のアデニル酸シクラーゼがほんの数分子活性化されることで，次にはより多くの酵素分子が活性化され，それがさらに多くの酵素分子の活性化をもたらすというように次々と活性化が大きくなる点である．このように，ほんのわずかな量のホルモンが細胞表面に作用することで細胞全体に一連のカスケードを駆動して大きな活性化をもたらす．

ホルモンとその受容体の結合が抑制性の G タンパク質(Gi タンパク質)と共役している場合，アデニル酸シクラーゼ活性は抑制され，cAMP の産生は抑制され，最終的には標的細胞に対し，抑制の作用をもたらす．したがって，ホルモン受容体が抑制性の G タンパク質と共役しているのか，刺激性の G タンパク質と共役しているのかによって，同じ1つのホルモンが細胞内の cAMP 濃度と鍵となるタンパク質のリン酸化を増大あるいは減少させることになる．

それぞれの標的細胞において cAMP の増減に応じて起きる反応は，その細胞内機構の性質に依存している．ある細胞群は一連の酵素系をもち，別の細胞は異なる一連の酵素系をもつ．その結果，標的細胞により異なる反応が出現する．例えば，特定の細胞内化学物質の合成が開始されたり，筋肉の収縮あるいは弛緩が起きたり，細胞の分泌が惹起されたり，細胞の透過性が変化したりする．

例えば，甲状腺の細胞は cAMP で刺激されると代謝ホルモンであるサイロキシンとトリヨードサイロニンが合成され，副腎皮質細胞では cAMP により副腎皮質ステロイドホルモンが放出される．腎臓の遠位尿細管と集合管の上皮細胞は，cAMP で水透過性が増加する．

細胞膜のリン酸脂質セカンドメッセンジャー系

ホルモンには，膜受容体に作用し，受容体の細胞内側に飛び出した部位に結合している酵素であるホスホリパーゼ C を賦活化するものもある(**表 75.4**)．ホスホリパーゼ C は，細胞膜リン脂質，特に，**ホスファチジルイノシトール二リン酸**(phosphatidylinositol biphosphate：PIP_2)を二つの異なるセカンドメッセンジャーである**イノシトール三リン酸**(inositol triphosphate：IP_3)と**ジアシルグリセロール**(ジググリセリド，diacylglycerol：DAG)に分解する．IP_3 はミトコンドリアと**小胞体**(endoplasmic reticulum)から Ca^{2+} を動員する．Ca^{2+} はそれ自身がセカンドメッセンジャーとして働き平滑筋収縮をもたらしたり，細胞の分泌を変化させたりする．

もう一方の脂質セカンドメッセンジャーの DAG は**プロテインキナーゼ C**(protein kinseC)を活性化し，数多くのタンパク質をリン酸化して細胞の反応をもたらす(**図 75.8**)．こういった効果以外にも，DAG はその脂質部分が**アラキドン酸**(arachidonic acid)であり，アラキドン酸から**プロスタグランジン**(prostaglandin)や他の局所ホルモンができ全身の組織においてさまざまな作用をもたらしている．

カルシウム-カルモジュリンセカンドメッセンジャー系

細胞内への Ca^{2+} 流入に反応して働くもう1つのセカンドメッセンジャー系が，カルシウム-カルモジュリン系である．Ca^{2+} の細胞内流入は，①膜電位変化の結果，

表 75.4　ホスホリパーゼ C セカンドメッセンジャー系を使用するホルモン

アンジオテンシンⅡ（血管平滑筋）
カテコールアミン（α 受容体）
性腺刺激ホルモン放出ホルモン（GnRH）
成長ホルモン放出ホルモン（GHRH）
副甲状腺ホルモン（PTH）
オキシトシン
甲状腺刺激ホルモン放出ホルモン（TRH）
バソプレシン（V1 受容体，血管平滑筋）

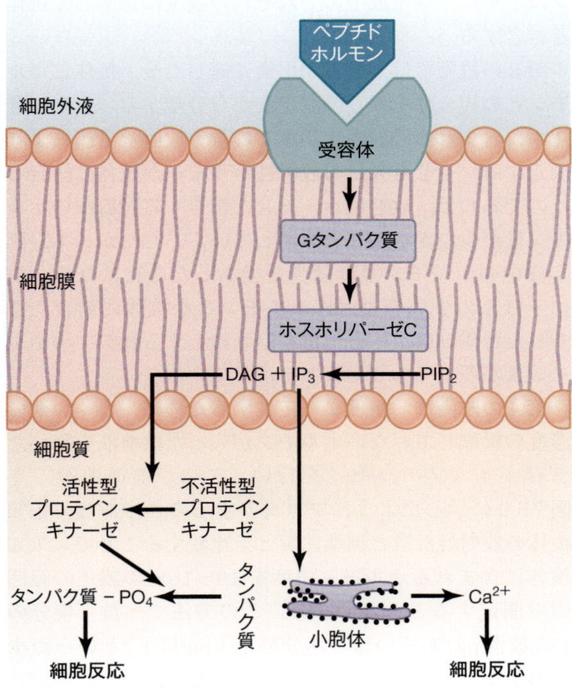

図 75.8　いくつかのホルモンが細胞内機能の制御に利用している細胞膜リン脂質セカンドメッセンジャー系
DAG：ジアシルグリセロール，IP3：イノシトール三リン酸，PIP2：ホスファチジルイノシトール二リン酸

Ca^{2+} チャネルが開口する，②ホルモンが膜受容体と結合した結果，Ca^{2+} チャネルが開口することで起きる．

Ca^{2+} は細胞内に流入すると，カルモジュリンというタンパク質に結合する．このタンパク質は 4 つのカルシウム結合部位をもつ．4 つのうち 3 つか 4 つの部位に Ca^{2+} が結合すると変形し，プロテインキナーゼを活性化したり抑制したりといったさまざまな細胞内作用をもたらす．カルモジュリン依存性タンパク質キナーゼの活性化はリン酸化を介していくつかのタンパク質を活性化あるいは抑制し，ホルモンの細胞反応をもたらす．例えば，カルモジュリンの機能の 1 つは，**ミオシン軽鎖キナーゼ**（myosin light chain kinase）を活性化し，平滑筋のミオシンに直接作用して平滑筋収縮をもたらすことである（図 8.3 参照）．

身体のほとんどすべての正常細胞における Ca^{2+} 濃度は 10^{-8}～10^{-7} mol/L で，カルモジュリン系を賦活化するには足りない．しかし，Ca^{2+} 濃度が，10^{-6}～10^{-5} mol/L まで上昇すると，十分な結合が生じ，カルモジュリンの細胞内作用のすべてを引き起こすことができる．この濃度変化は，第 7 章で説明したように，骨格筋において**トロポニン C**（troponin C）を活性化し，骨格筋を収縮させるのに必要な Ca^{2+} 濃度変化とほとんど一致している．興味深いことに，トロポニン C とカルモジュリンはその機能とタンパク質の構造がよく似ている．

細胞の遺伝子機構に主に作用するホルモン

ステロイドホルモンはタンパク質合成を増加させる

ホルモンの作用として前述したもの以外に，特にステロイドホルモンのように，標的細胞のタンパク質合成をもたらす場合がある．合成されたタンパク質は酵素，輸送タンパク質，構造タンパク質として働き細胞の機能を担う．

ステロイドの作用の基本的な順序を以下に示す（図 75.6）．

①ステロイドホルモンは，細胞膜を拡散により通過し細胞質内へと入ってくる．細胞内で，特定の受容体タンパク質に結合する．

②ホルモンと受容体の複合体は，核内へと拡散，あるいは，輸送されて入っていく．

③ホルモンと受容体の複合体は，染色体の DNA 鎖の特定の部位に結合し，特定の遺伝子の転写を活性化し，mRNA を合成させる．

④mRNA は細胞質に拡散し，リボソームにおいて翻訳を促進させ新たなタンパク質を合成させる．

例を挙げると，**アルドステロン**（aldosterone）は副腎皮質が分泌するホルモンの 1 つであるが，腎尿細管の細胞質内に入り，**ミネラルコルチコイド受容体**（mineralocorticoid receptor）とよばれる特定の受容体タンパク質に結合する．45分後にはタンパク質が尿細管に出現し，尿細管腔側から Na^+ を再吸収し K^+ を排出させる．このようにステロイドホルモンの働きを十分に出すためには，最短で 45分，時には数時間，数日の猶予が必要である．この作用は，バソプレシンやノルアドレナリンといったペプチドとアミノ酸誘導ホルモンが短時間で作用するのとは対照的である．

甲状腺ホルモンは細胞核内において遺伝子転写を増加させる

甲状腺ホルモンであるサイロキシンとトリヨードサイロニンは核内において特定の遺伝子の転写を促進させる．この転写を促進させる機構は以下の通りである．第 77 章でより詳細に扱うが，これらのホルモンはまず核内の受容体タンパク質に結合する．この受容体は染色体複合

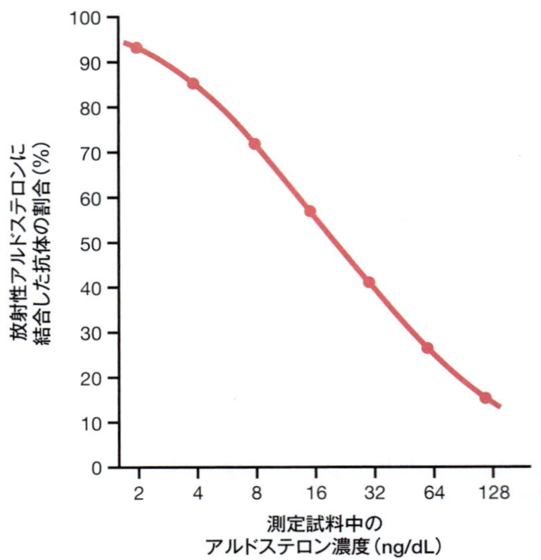

図75.9 アルドステロンのラジオイムノアッセイの標準曲線
(Manis Smith 博士の厚意による)

体の中に局在する活性化された転写因子であり，第3章で説明しているように遺伝子プロモーターの機能を制御している．

次の2つの特徴が核における甲状腺ホルモンの重要な機能である．

①甲状腺ホルモンはおそらく100かそれ以上のさまざまの種類の細胞内タンパク質の産生のための遺伝子機構を活性化する．これらの細胞内タンパク質の多くは酵素であり，身体の実質的にすべての細胞における細胞内代謝活性を促進する．

②一度，核内の受容体に結合すると，甲状腺ホルモンは数日から数週間にわたりその制御機能を発揮し続けることが可能である．

血中ホルモン濃度測定

ほとんどのホルモンの血中濃度はとても低い．ホルモンによっては1 mLあたり1 pgしかない．だから，通常の科学的方法でホルモンを測定するのは困難である．しかし，約50年前に開発されたとても感度の良い方法が，ホルモン，ホルモンの前駆体，ホルモンの最終代謝産物の測定に革命をもたらした．この方法は，**ラジオイムノアッセイ**(radioimmunoassay)とよばれている．最近では**酵素免疫吸着法**(enzyme-linked immunosorbent assay：ELISA)といった高い処理能力をもった新たなホルモン測定法が開発されている．

ラジオイムノアッセイ

ラジオイムノアッセイの手順は以下の通りである．まず，測定するホルモンに非常に特異性をもつ抗体を作成する．

次に，少量のこの抗体を，測定対象のホルモンを含む動物の体液の一定量と混和する．次に，放射性同位体で標識した適切な量の精製標準ホルモンと混和する．このとき，次の条件を満たす必要がある．すなわち，抗体量を少量にしておき，放射性標識ホルモンと測定対象のホルモンのすべてには抗体が結合しつくせないようにしておくということである．これにより，測定液中のホルモンと放射性標識標準ホルモンとがその抗体の結合部位を巡って競合することになる．この競合結合の過程で，測定対象のホルモンと放射性標識ホルモンの2つのホルモンはともに，測定液中のそれぞれの濃度に比例して抗体と結合する．

第3の段階では，結合が平衡に達した後，抗体とホルモンとの複合体を残りの測定液から分離する．この複合体中に含まれる放射性ホルモンの量を放射線計測により測定する．もしも大量の放射性ホルモンが抗体に結合したのであれば，放射性ホルモンと競合する試料中のホルモン量が少なかったことを示している．したがって，測定液中のホルモン濃度は少量であったことになる．逆に，ほんの少量の放射性ホルモンしか抗体に結合しなかったとすれば，結合部位を巡り競合する試料中のホルモン量が多量であったことを示している．

第4の段階は，精度よく定量するために，いくつかの濃度の標識していないホルモンが入った標準液を用いたラジオイムノアッセイを行い，この“標準曲線”を図75.9に示したようにプロットすることである．未知検体の放射性計数と標準曲線とを比較することで，未知検体に含まれるホルモン濃度を10〜15%の誤差の範囲内で測定することができる．この方法で，数十億分の1 g(数百 pg)あるいは数兆分の1(1 pg以下)といった少量のホルモンがしばしば測定可能となる．

酵素免疫吸着法

酵素免疫吸着法(ELISA)でホルモンを含めほとんどすべてのタンパク質が測定可能である．これは，抗体の特異性と酵素測定の高感度性という特徴を組み合わせた方法である．図75.10にこの方法の基本的要素を示す．測定は，96個の小さい穴(ウェル)をもつプラスチックプレートでしばしば行われる．各ウェルは測定したいホルモンに対する抗体AB_1で被覆されている．試料と標準液を各ウェルに入れ，次いで，AB_1とは異なる部位でホルモン分子と結合する特異的な第2の抗体(AB_2)を入れる．そして，第3の抗体(AB_3)を入れる．この第3の抗体は，AB_2を認識する抗体で，酵素と結合している．この酵素は，適切な基質を加えることで，比色計あるいは蛍光測定器で光学的方法で容易に検出できる最終産物にその基質を変換する．競合的なラジオイムノアッセイ法とは対照的に，ELISA法では過剰な抗体を用いてすべてのホルモン分子をとらえて抗体−ホルモン複合体を形成させる．したがって，試料あるいは標準液中に存在するホルモン量は最終産物の量に比例する．

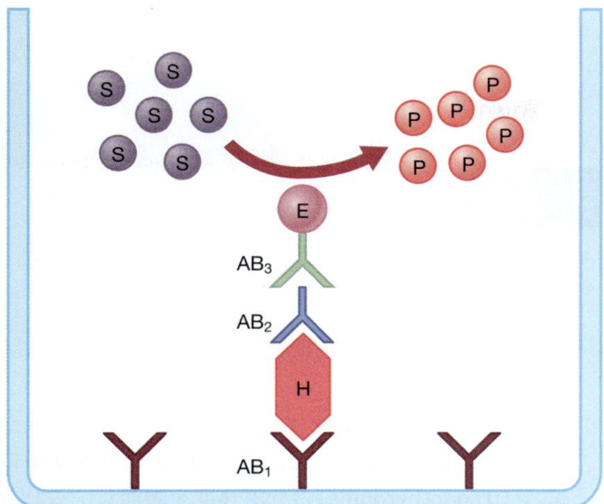

図 75.10　ホルモン(H)濃度測定のための酵素免疫吸着法の基本原理
AB_1 と AB_2 はホルモンの異なる部位に結合してホルモンを認識する抗体である．AB_3 は AB_2 を認識する抗体である．E は基質(S)から有色の蛍光産物(P)の産生を触媒する酵素で AB_3 に結合している．蛍光産物の量は光学的方法で測定し，ウェルに過剰な量の抗体があれば蛍光産物量はウェルのホルモン量に比例する．

ELISA 法は臨床と研究の実験室で広く用いられるようになった．なぜなら，①放射性同位元素を用いず，②ほとんどの測定は 96 穴プレートを用いて自動化可能で，③ホルモンレベルを評価するのに対費用効果が高いからである．

参考文献

Aranda A, Pascual A: Nuclear hormone receptors and gene expression. Physiol Rev 81:1269, 2001.

Brent GA: Mechanisms of thyroid hormone action. J Clin Invest 122:3035, 2012.

Chapman K, Holmes M, Seckl J: 11β-hydroxysteroid dehydrogenases: intracellular gate-keepers of tissue glucocorticoid action. Physiol Rev 93:1139, 2013.

Evans RM, Mangelsdorf DJ: Nuclear receptors, RXR, and the Big Bang. Cell 157:255, 2014.

Funder JW: Minireview: aldosterone and mineralocorticoid receptors: past, present, and future. Endocrinology 151:5098, 2010.

Heldring N, Pike A, Andersson S, et al: Estrogen receptors: how do they signal and what are their targets. Physiol Rev 87:905, 2007.

Imai Y, Youn MY, Inoue K, et al: Nuclear receptors in bone physiology and diseases. Physiol Rev 93:481, 2013.

Morris AJ, Malbon CC: Physiological regulation of G protein-linked signaling. Physiol Rev 79:1373, 1999.

Mullur R, Liu YY, Brent GA: Thyroid hormone regulation of metabolism. Physiol Rev 94:355, 2014.

Pascual A, Aranda A: Thyroid hormone receptors, cell growth and differentiation. Biochim Biophys Acta 1830:3908, 2013.

Rieg T, Kohan DE: Regulation of nephron water and electrolyte transport by adenylyl cyclases. Am J Physiol Renal Physiol 306:F701, 2014.

Sarfstein R, Werner H: Minireview: nuclear insulin and insulin-like growth factor-1 receptors: a novel paradigm in signal transduction. Endocrinology 154:1672, 2013.

Spat A, Hunyady L: Control of aldosterone secretion: a model for convergence in cellular signaling pathways. Physiol Rev 84:489, 2004.

Tasken K, Aandahl EM: Localized effects of cAMP mediated by distinct routes of protein kinase A. Physiol Rev 84:137, 2004.

Vasudevan N, Ogawa S, Pfaff D: Estrogen and thyroid hormone receptor interactions: physiological flexibility by molecular specificity. Physiol Rev 82:923, 2002.

Wettschureck N, Offermanns S: Mammalian G proteins and their cell type specific functions. Physiol Rev 85:1159, 2005.

Yen PM: Physiological and molecular basis of thyroid hormone action. Physiol Rev 81:1097, 2001.

第76章 下垂体ホルモンとその視床下部による調節

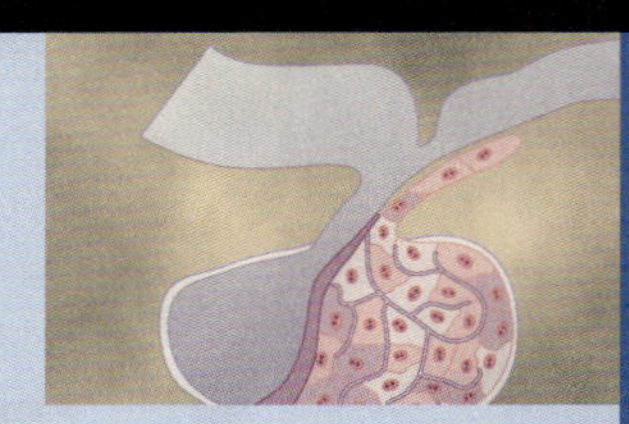

下垂体とその視床下部との関係

下垂体の前葉と後葉

下垂体(pituitary gland，hypophysis)(**図 76.1**)は，小さな内分泌腺(直径 1 cm，重さ 0.5～1 g)で，脳底にある骨性のくぼみである**トルコ鞍**(sella turcica)の中にあって，**下垂体茎**(pituitary stalk，hypophysial stalk)により，視床下部と連結している．生理学的には下垂体は 2 つの別々の部位に分けられる．すなわち，**下垂体前葉**(anterior pituitary)(腺下垂体(adenohypophysis)としても知られている)と**下垂体後葉**(posterior pituitary)(**神経下垂体**(neurohypophysis)としても知られている)である．これらの間には，小さくて比較的血管に乏しい**中間部**(pars intermedia)とよばれる部位があり，これはヒトでは未発達であるが，ヒト以外の動物のあるものではより大きく，かつ，より機能的である．

胎生学的には 2 つの下垂体の部位は異なる起源から起こり，前葉は咽頭上皮の**胎生期陥入**(invagination)による**ラトケ嚢**(Rathke's pouch)に由来し，後葉は視床下部からの神経組織の伸長による．下垂体前葉の起源が咽頭上皮であることは，下垂体前葉の細胞が上皮様性格であることを物語り，下垂体後葉の起源が神経組織であることは，この腺の中の非常に多くのグリア型細胞の存在を物語っている．

6 つの主要なペプチドホルモンに加え，いくつかの重要性のより低いペプチドホルモンが下垂体前葉から分泌され，2 つの重要なペプチドホルモンが下垂体後葉から分泌される．下垂体前葉のホルモンは，**図 76.2** に示されるように，身体全体の代謝機能の調節に主要な役割を担っている．

- **成長ホルモン**(growth hormone)はタンパク質の生成，細胞の増殖および細胞の分化に影響を与えることにより，身体全体の成長を促進する．
- **副腎皮質刺激ホルモン**(adrenocorticotropin：ACTH)(**コルチコトロピン**(corticotropin))は，いくつかの副腎皮質ホルモンの分泌を制御し，グルコース(ブドウ糖)，タンパク質および脂肪の代謝に影響を及ぼす．
- **甲状腺刺激ホルモン**(thyroid-stimulating hormone：TSH)(**サイロトロピン**(thyrotropin))は，甲状腺からの**サイロキシン**(thyroxine)と**トリヨードサイロニン**(triiodothyronine)の分泌速度を調節し，これらのホルモンは身体のほとんどの細胞内化学反応の速度を調節する．
- **プロラクチン**(prolactin：PRL)は，乳腺の発育と乳汁産生を促進する．
- 2 つの異なる性腺刺激ホルモン(**卵胞刺激ホルモン**(follicle-stimulating hormone：FSH)と**黄体形成ホルモン**(luteinizing hormone：LH))は，卵巣と精巣の発育とそれらのホルモン分泌活動および生殖活動を調節する．

下垂体後葉から分泌される以下の 2 つのホルモンは他の役割を有する．

- **抗利尿ホルモン**(antidiuretic hormone：ADH)(**バソプレシン**(vasopressin)ともよばれる)は，尿中への水排泄の速度を調節して，体液中の水分量調節にかかわっている．
- **オキシトシン**(oxytocin)は，哺乳の際に，乳腺から乳首への乳汁の圧出を助け，また妊娠の最終段階で新生児の娩出を助ける．

下垂体前葉はホルモンを合成分泌する数種類の異なった細胞群を有する

通常，下垂体前葉で形成されるおのおのの主要なホルモンには，それぞれ 1 つの種類の細胞が対応する．特定のホルモンと結合する高親和性を有する抗体を用いた特殊な染色法を用いて，少なくとも 5 種類の細胞が区別されうる(**図 76.3**)．**表 76.1** に，これらの細胞型とそれらがつくり出すホルモンならびに生理作用をまとめた．5 つの細胞型は以下の通りである．

①**ソマトトロープ**(somatotropes)：**ヒト成長ホルモン**(human growth hormone：hGH)

②**コルチコトロープ**(corticotropes)：**副腎皮質刺激ホルモン**(ACTH)

③**サイロトロープ**(thyrotropes)：**甲状腺刺激ホルモン**(TSH)

④**ゴナドトロープ**(gonadotropes)：性腺刺激ホルモン(ゴナドトロピン)，これには**黄体形成ホルモン**(LH)と**卵胞刺激ホルモン**(FSH)の両者が含まれる．

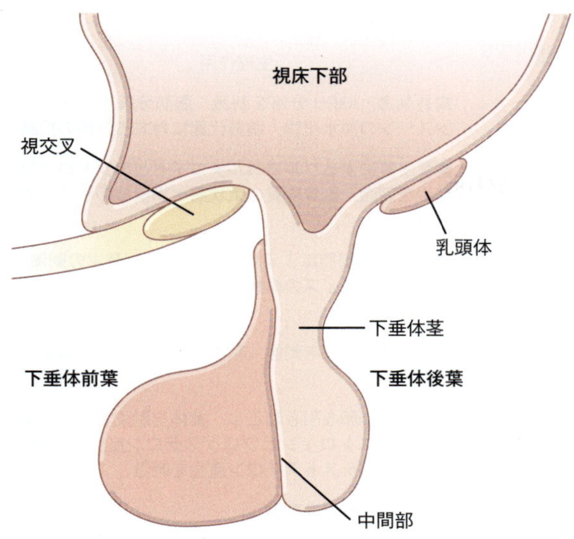

図 76.1 下垂体

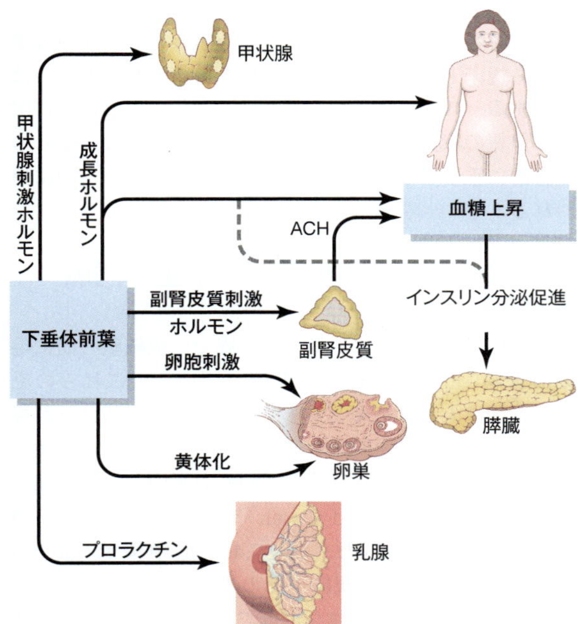

図 76.2 下垂体前葉ホルモンの代謝に及ぼす機能
ACH：副腎皮質ホルモン

⑤**ラクトトロープ**(lactotropes)：**プロラクチン**(PRL)

下垂体前葉細胞の約 30～40%は成長ホルモンを分泌するソマトトロープであり，約 20%が ACTH を分泌するコルチコトロープである．その他の細胞型のおのおのは，全体の 3～5%を占めるにすぎない．にもかかわらず，それらの細胞群は甲状腺機能，性機能ならびに乳房による乳汁分泌の調節に対する強力なホルモンを分泌している．

ソマトトロープは，酸性色素で強く染まるために**好酸性細胞**(acidophils)とよばれる．それゆえに，大量のヒト成長ホルモンを分泌する下垂体腫瘍は，**好酸性腫瘍**(acidophilic tumors)とよばれる．

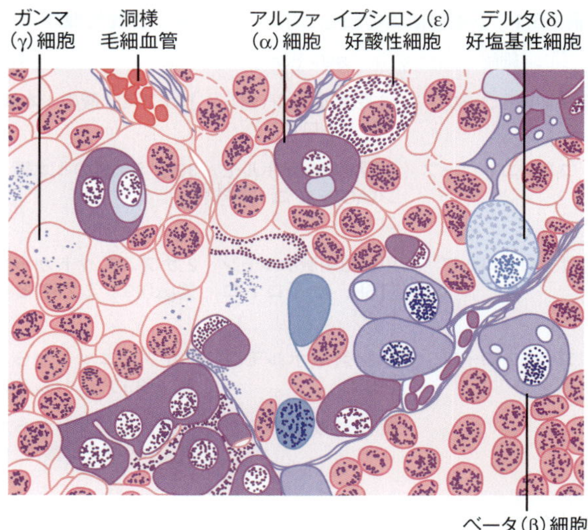

図 76.3 下垂体前葉の細胞構築
(Guyton AC: Physiology of the Human Body, 6th ed. Philadelphia: Saunders College Publishing, 1984 より改変)

下垂体後葉ホルモンは視床下部に局在する細胞体により合成される

下垂体後葉ホルモンを分泌する細胞の細胞体は，下垂体それ自体の中に存在するのではなく，**大細胞性ニューロン**(magnocellular neurons)とよばれる大きなニューロンとして視床下部の**視索上核**(supraoptic nuclei)と**室傍核**(paraventricular nuclei)に局在する．ホルモンは次いで，そのニューロンの神経線維の**軸索原形質**(axoplasm)中を視床下部から下垂体後葉まで運ばれる．これについては本章で後に述べる．

視床下部は下垂体のホルモン分泌を調節する

下垂体の分泌のほとんどすべては，視床下部からのホルモン性あるいは神経性情報により調節されている．実際，下垂体が視床下部の下の本来存在する部位から取り除かれて身体の他の部位に移植されると，移植された下垂体からのさまざまなホルモン(プロラクチン以外)の分泌速度は，非常に低いレベルに低下する．

下垂体後葉からのホルモン分泌は，視床下部に発して下垂体後葉に終止する神経性のシグナルによって調節されている．対照的に，下垂体前葉のホルモン分泌は，視床下部自体の中で分泌されて，その後，図 76.4 に示すように，**視床下部－下垂体門脈**(hypothalamic–hypophysial portal vessels)といわれる小血管を通じて，下垂体へ導かれる**視床下部放出ホルモン**(hypothalamic releasing

表 76.1 下垂体前葉の細胞とホルモンおよび生理的機能

細胞	ホルモン	化学	生理作用
ソマトトロープ	成長ホルモン(GH, ソマトトロピン)	191 アミノ酸の 1 本鎖	成長刺激．IGF-I 分泌を刺激．脂肪分解を刺激．インスリンの炭水化物，脂質代謝に対する作用の抑制
コルチコトロープ	副腎皮質刺激ホルモン(ACTH, コルチコトロピン)	39 アミノ酸の 1 本鎖	副腎皮質によるグルココルチコイドとアンドロゲン産生を刺激．副腎皮質の束状層と網状層のサイズの維持
サイロトロープ	甲状腺刺激ホルモン(TSH, サイロトロピン)	2 サブユニットからなる糖タンパク質，α(89 アミノ酸)とβ(112 アミノ酸)	甲状腺濾胞細胞による甲状腺ホルモン産生の刺激．濾胞細胞のサイズの維持
ゴナドトロープ	卵胞刺激ホルモン(FSH)	2 サブユニットからなる糖タンパク質，α(89 アミノ酸)とβ(112 アミノ酸)	卵巣の卵胞発育を刺激．精巣での精子形成の調節
	黄体形成ホルモン(LH)	2 サブユニットからなる糖タンパク質，α(89 アミノ酸)とβ(115 アミノ酸)	卵巣にて排卵を引き起こし，黄体を形成する．卵巣によるエストロゲンとプロゲステロン産生を刺激．精巣によるテストステロン産生を刺激
ラクトトロープ，マンモトロープ	プロラクチン(PRL)	198 アミノ酸の 1 本鎖	乳汁産生と分泌を刺激

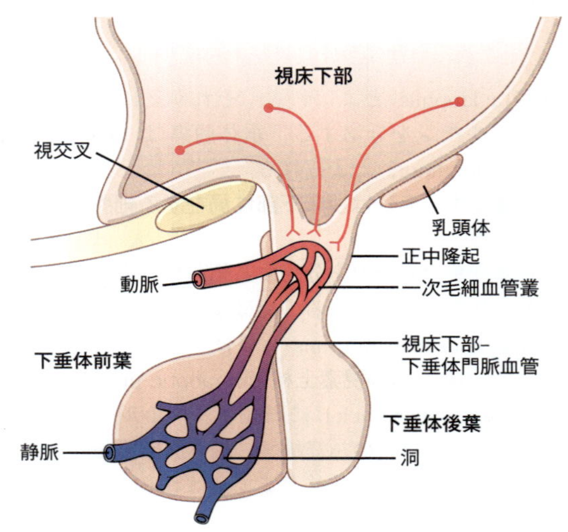

図 76.4 視床下部－下垂体門脈系

hormones)(**視床下部放出因子**(hypothalamic releasing factors))あるいは**視床下部放出抑制ホルモン**(hypothalamic inhibitory hormones)(**視床下部放出抑制因子**(hypothalamic inhibitory factors))とよばれるホルモンにより調節されている．下垂体前葉において，これらの放出ホルモンあるいは抑制ホルモンは腺細胞に作用して，下垂体ホルモン分泌を調節する．この調節系については，本章の次節に述べる．

視床下部は神経系の中の多くの部位からのシグナルを受けている．それゆえ，人が痛みにさらされたとき，痛みのシグナルの一部が視床下部へ伝えられる．同様に，人が強い抑鬱的あるいは興奮的考えに取りつかれたとき，その一部のシグナルは視床下部に伝えられる．快いあるいは不快なにおいを示す嗅覚刺激は，強いシグナルを直接および扁桃体を経由して視床下部へ伝える．栄養素や電解質，水ならびにさまざまなホルモンの血中濃度ですら視床下部のさまざまな部位を興奮させ，あるいは抑制する．このように視床下部は，身体の内的状態に関する情報の収集中枢であり，この情報の多くは，多くの全身的に重要な下垂体ホルモンの分泌を調節するのに使われる．

下垂体前葉の視床下部－下垂体門脈血管

下垂体前葉は高度に血管に富む腺で，腺細胞の間に**毛細血管洞**(capillary sinus)が発達している．これらの毛細血管洞に入るほとんどすべての血液は，最初に下部視床下部の他の毛細血管床を通過する．この血液は，次に小さな**視床下部－下垂体門脈血管**(hypothalamic-hypophysial portal blood vessels)を通って，下垂体前葉の血管洞に流れ込む．図 76.4 は**正中隆起**(median eminence)とよばれる視床下部の最下部を示し，この部位の下方は下垂体茎とつながっている．小動脈が正中隆起実質内へ貫入し，次に付加的な微小血管が正中隆起の表面に戻って合体して，視床下部－下垂体門脈血管を形成する．これらの血管は下垂体茎に沿って下方に向かい，下垂体前葉血管洞に血液を供給する．

視床下部の放出ホルモンと抑制ホルモンは正中隆起内へ分泌される

視床下部の特殊なニューロンが，下垂体前葉ホルモンの分泌を調節する視床下部放出ホルモンと抑制ホルモンを合成し分泌する．これらのニューロンの細胞体は視床下部のさまざまな部位に存在し，その神経線維を正中隆起と下垂体茎内への視床下部組織の延長である**灰白隆起**(tuber cinereum)へ送っている．

これらの神経線維の終末は，中枢神経系にある多くの終末と異なり，その機能は1つのニューロンから他のニューロンへシグナルを送るのではなく，組織液中へ視床下部放出ホルモンと抑制ホルモンを分泌することである．これらのホルモンはただちに視床下部－下垂体門脈血管系に吸収され，下垂体前葉の血管洞へ直接運ばれる．

視床下部放出ホルモンと抑制ホルモンは下垂体前葉ホルモン分泌を調節する

放出ホルモンと抑制ホルモンの機能は，下垂体前葉ホルモンの分泌を調節することである．多くの下垂体前葉ホルモンにとって重要なのは放出ホルモンであるが，プロラクチンに関しては視床下部抑制ホルモンがおそらくより強く調節を行っている．主要な視床下部放出ホルモンと抑制ホルモンは**表 76.2** にまとめられており，以下の通りである．

①**サイロトロピン放出ホルモン**(thyrotropin-releasing hormone：TRH)は，甲状腺刺激ホルモンの放出を引き起こす．

②**コルチコトロピン放出ホルモン**(corticotropin-releasing hormone：CRH)は，副腎皮質刺激ホルモンの放出を引き起こす．

③**成長ホルモン放出ホルモン**(growth hormone-releasing hormone：GHRH)は，成長ホルモンの放出を引き起こし，**成長ホルモン抑制ホルモン**(growth hormone inhibitory hormone：GHIH)(**ソマトスタチン**(somatostatin)ともよばれる)は，成長ホルモンの放出を抑制する．

④**性腺刺激ホルモン放出ホルモン**(gonadotropin-releasinghormone：GnRH)は，2つの性腺刺激ホルモン，黄体形成ホルモン(LH)と卵胞刺激ホルモン(FSH)の放出を引き起こす．

表 76.2　下垂体前葉のホルモン分泌を制御する視床下部放出および抑制ホルモン

ホルモン	構造	下垂体前葉への主な作用
サイロトロピン放出ホルモン(TRH)	3アミノ酸からなるペプチド	サイロトロープによるTSH分泌を刺激
性腺刺激ホルモン放出ホルモン(GnRH)	10アミノ酸からなる1本鎖	ゴナドトロープによるFSHとLH分泌を刺激
コルチコトロピン放出ホルモン(CRH)	41アミノ酸からなる1本鎖	コルチコトロープによるACTH分泌を刺激
成長ホルモン放出ホルモン(GHRH)	44アミノ酸からなる1本鎖	ソマトトロープによるGH分泌を刺激
成長ホルモン抑制ホルモン(ソマトスタチン)	14アミノ酸からなる1本鎖	ソマトトロープによるGH分泌を抑制
プロラクチン抑制ホルモン(PIH)	ドーパミン(カテコールアミンの1つ)	ラクトトロープによるプロラクチン分泌を抑制

ACTH：副腎皮質刺激ホルモン，FSH：卵胞刺激ホルモン，LH：黄体形成ホルモン，TSH：甲状腺刺激ホルモン

⑤**プロラクチン抑制ホルモン**(prolactin inhibitory hormone：PIH)は，プロラクチン分泌を抑制する．

他のいくつかの視床下部ホルモンには，プロラクチン分泌を刺激するものや，おそらく他の下垂体前葉ホルモンの分泌を抑制するものが含まれる．より重要な視床下部ホルモンのおのおのは，本章ならびに引き続く章において，それらにより調節される特異的なホルモン系として詳細に述べる．

視床下部は部位別に特異的な視床下部放出ホルモンと抑制ホルモンの分泌を調節する

すべてのあるいはほとんどの視床下部ホルモンは，正中隆起の神経終末で分泌されたのち下垂体前葉に輸送される．この部位の電気刺激はこれらの神経終末を興奮させ，それゆえ，基本的にすべての視床下部ホルモンの分泌を引き起こす．しかしながら，正中隆起に神経終末をもつニューロンの細胞体は視床下部内の別の部位か，あるいは脳底部の緊密に関連した部位に局在する．種々の視床下部放出ホルモンあるいは抑制ホルモンを生成するニューロンの細胞体の特異的な部位はまだあまりわかっておらず，したがって，ここで記述するのは誤りを導くことになるかもしれない．

成長ホルモンの生理的機能

成長ホルモン以外のすべての主たる下垂体前葉ホルモンは，甲状腺，副腎皮質，卵巣，精巣そして乳腺を含めて標的となる腺を刺激することによって，それらの主要な生理作用を発揮する．これらの下垂体ホルモンおのおのの機能は，それぞれの標的となる腺の機能と非常に密接にかかわっているので，成長ホルモン以外のホルモンの機能は標的となる腺についての後の章において述べる．他のホルモンとは対照的に，成長ホルモンは標的となる腺を介して機能するのではなく，身体のすべてのあるいはほとんどすべての組織に対して直接にその作用を及ぼす．

成長ホルモンは多くの身体組織の成長を促進する

成長ホルモンは，**ソマトトロピンホルモン**(somatotropic hormone，somatotropin)ともよばれ，1本鎖の中に191個のアミノ酸を含む分子量22005の小さいタンパク分子である．成長ホルモンは成長の能力をもつ身体のほとんどすべての組織を成長させる．成長ホルモンは，細胞のサイズの増大や，骨の成長細胞や早期の筋細胞のような，ある種の細胞の細胞数の増大や特異的な分化を伴う細胞分裂の増加を助長する．

図 76.5 は一腹の成長中の2匹の仔ラットの体重変化を示したものである．うち1匹は毎日成長ホルモン注射を受け，もう1匹は受けていない．この図に示されている通り，成長ホルモンを投与されたラットは顕著に成長が

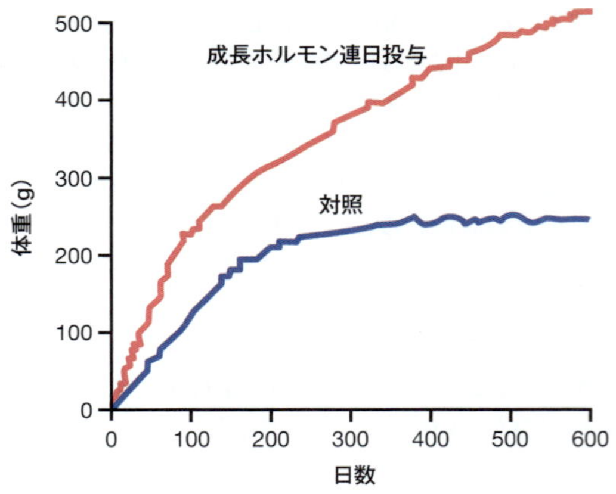

図 76.5 成長ホルモンを連日注射されたラットと正常な同腹ラットの体重増加の比較

促進される．この顕著な成長の促進は，幼若期においても成熟した後も観察される．発育早期の段階では，成長ホルモン投与ラットのすべての臓器のサイズは釣り合いを保って増大する．これに対し，成熟後は，多くの骨は伸長を停止したが，多くの軟部組織は成長を続けた．これは，体内のほとんどの組織が生涯を通じて成長し続けることが可能だが，長管骨の骨端はいったん骨幹と癒合すると，骨はそれ以上伸長できないという事実による．

成長ホルモンはいくつかの代謝効果を有する

成長を引き起こすという全身的な効果とは別に，成長ホルモンは以下に述べる多くの特異的な代謝作用をもつ．①体内のほとんどの細胞において，タンパク質合成の速度を増加させる，②脂肪組織から脂肪酸の動員を増し，血中遊離脂肪酸を増し，エネルギーとして脂肪酸利用を促進する，そして，③体中でのグルコース利用速度を低下させる．このように，事実上，成長ホルモンは体タンパク質を増やし，貯蔵脂肪を減少させ，炭水化物を温存する．

成長ホルモンは組織におけるタンパク質の沈着を促進する

成長ホルモンがタンパク質の沈着を促進する機構の詳細は十分にはわかっていないが，一連の種々の作用が知られており，それらのすべてはタンパク質沈着を助長する．

細胞膜を通過するアミノ酸輸送の促進

成長ホルモンは少なくともいくつかの，おそらくはほとんどのアミノ酸が細胞膜を通過して，細胞内へ輸送されるのを直接促進する．これは細胞内のアミノ酸濃度を上昇させ，少なくとも部分的にはタンパク質合成増加にかかわると考えられる．このアミノ酸輸送の制御は，第 68 章と第 79 章で記述された膜を通過するグルコース輸送の制御におけるインスリンの作用と類似する．

リボソームによるタンパク質合成を起こす RNA 翻訳の亢進

アミノ酸濃度が細胞内で増加しないときでさえ，成長ホルモンは RNA の翻訳を増加させ，細胞質内でリボソームによるより多くのタンパク質の合成を引き起こす．

RNA を形成するための核における DNA 転写の増加

より長い時間にわたって(24～48 時間)，成長ホルモンはまた核の中で DNA の転写を刺激し，形成される RNA 量を増加させる．この結果，もしエネルギーおよびアミノ酸，ビタミン，成長に必須な他の因子が十分量，利用可能ならば，より多くのタンパク質合成が促進され，成長が促進される．結局，これが成長ホルモンの最も重要な機能であろう．

タンパク質とアミノ酸の異化の減少

タンパク質合成の増加に加え，細胞タンパク質の分解が減少する．この理由としては，成長ホルモンが脂肪組織から大量の遊離脂肪酸を動員し，これらが身体の細胞の大部分のエネルギー供給のために使われ，その結果，脂肪酸が強力な“タンパク質消費抑制因子”として働くからと思われる．

まとめ

成長ホルモンは，細胞によるアミノ酸摂取とタンパク質合成のほとんどすべての局面を亢進させ，同時にタンパク質の分解を減少させる．

成長ホルモンはエネルギーのための脂肪の利用を促進する

成長ホルモンは，脂肪組織から脂肪酸の放出を起こさせる特異的な作用をもち，それゆえ，体液中の脂肪酸濃度を上昇させる．また，身体中の組織において成長ホルモンは脂肪酸のアセチルコエンザイム A(アセチル CoA)への変換を促進し，その引き続くエネルギーとしての利用を促進する．それゆえ，成長ホルモンの影響下では，脂肪がエネルギーとして，炭水化物やタンパク質より優先的に使われる．

成長ホルモンが脂肪利用を促進する能力は，そのタンパク同化作用とあいまって，除脂肪体重の増加を引き起こす．しかしながら，成長ホルモンによる脂肪の動員には数時間を要するが，タンパク質合成の促進は成長ホルモンの影響下で数分以内に始まる．

過剰な成長ホルモンのケトン体産生作用

過剰な成長ホルモンの存在下では，脂肪組織からの脂肪の動員が，時として非常に多量になり，肝によって大量のアセト酢酸が産生されて体液中へ放出され，**ケトーシス**(ketosis)が引き起こされる．この脂肪組織からの脂肪の過剰な動員は，またしばしば脂肪肝を引き起こす．

成長ホルモンは炭水化物の利用を減少させる

成長ホルモンは，炭水化物の代謝に影響を与える多数の効果を引き起こす．それには，①骨格筋や脂肪のような組織におけるグルコースの取り込みの減少，②肝によるグルコース産生の増加，③インスリン分泌の増加が含まれる．

これらの変化のそれぞれは，成長ホルモンに誘導される"インスリン抵抗性"に起因する．この"インスリン抵抗性"は，インスリンの骨格筋や褐色脂肪におけるグルコースの取り込みと利用を促進する作用を減弱し，肝による糖新生(グルコース産生)を抑制する作用を弱める．これは血中グルコース濃度の上昇とインスリン分泌の代償性の増加をもたらす．これらの理由のため，成長ホルモンの作用は**催糖尿病性**(diabetogenic)であるといわれ，成長ホルモンの過剰分泌はインスリンの代謝作用に対して強い抵抗性を示す2型糖尿病(インスリン非依存性糖尿病)と非常に類似した代謝異常を発生させうる．

成長ホルモンがインスリン抵抗性を引き起こし，細胞によるグルコース利用を減少させる詳細な機構はわかっていない．しかしながら，成長ホルモンが引き起こす血中脂肪酸濃度上昇が，組織のグルコース利用に対するインスリン作用を減弱させるのに貢献しているのかもしれない．実験的研究は，血中脂肪酸レベルが正常を超えて上昇すると，炭水化物代謝へのインスリン作用に対する肝と骨格筋の感受性が急激に減少することを示している．

成長ホルモンの成長促進作用にとってのインスリンと炭水化物の必要性

成長ホルモンは膵臓を欠如する動物においては成長を引き起こすことができないし，また食事から炭水化物が取り除かれていると成長を促すことができない．これらの現象は，成長ホルモンが作用するためには適切なインスリン活性と適切な炭水化物利用が必要であることを示す．この炭水化物とインスリンの必要性の一部は，成長のための代謝に必要なエネルギーを供給することであるが，その他の効果もあるようである．特に重要なのは，インスリンがグルコース輸送を刺激するのと同様に，いくつかのアミノ酸の細胞内への輸送を促進するインスリンの能力である．

成長ホルモンは軟骨と骨の成長を刺激する

成長ホルモンは，身体のほとんどすべての組織におけるタンパク質の沈着と成長を刺激するが，その最も明白な作用は骨格の成長促進である．これは成長ホルモンの骨に対する以下の3つの作用を含む多くの作用に起因する．①骨成長を引き起こす軟骨細胞と骨形成細胞によるタンパク質沈着の増加，②これらの細胞の増殖速度の増加，そして，③軟骨細胞を骨形成細胞へ変換する特異的な作用，その結果，新しい骨の増加を引き起こす．

骨成長には，2つの主たる機序がある．第1に，成長ホルモン刺激に反応して，長管骨は骨端軟骨においてその長さを伸ばすが，骨の端にある**骨端**(epiphysis)はここで**骨幹部**(shaft)と分離されている．この成長は，最初に新しい軟骨の沈着を引き起こし，次にこの軟骨は新しい骨へと変換され，このようにして骨幹部は伸長し，骨端はさらにいっそう遠くへ押しやられる．同時に骨端軟骨自体はだんだん消費しつくされ，その結果，青年期後期までには長管骨のさらなる伸長を起こすほどの骨端軟骨は残存しない．この時点で，骨の両端において骨幹部と骨端の癒合が起こり長管骨のさらなる伸長は起こらなくなる．

第2に，骨膜中や骨内腔の**骨芽細胞**(osteoblasts)は，古い骨の表面に新しい骨を沈着させる．同時に骨内の**破骨細胞**(osteoclasts，第80章で詳しく述べる)が古い骨を取り除く．沈着速度が吸収速度を上回れば，骨の厚みは増す．成長ホルモンは骨芽細胞を強く刺激する．それゆえ，骨は成長ホルモンの影響下では，生涯を通じて，その厚みを増し続けることができる．これは特に膜様骨においてあてはまる．例えば，顎骨は青年期後でさえも刺激を受けて成長し，下顎と下顎歯の前方突出が引き起こされる．同様に，頭蓋骨も厚みを増し，また眼の上の骨性突出が起こる．

成長ホルモンはその効果の多くをソマトメジン類とよばれる中間物質を介して発揮する

成長ホルモンを体外で培養されている軟骨細胞に直接投与すると，軟骨細胞の増殖あるいは細胞サイズの増大は通常起こらない．だが，正常動物に注射された成長ホルモンは，同じ細胞の増殖と成長を引き起こす．

要するに，成長ホルモンは肝(および，ずっと少ないが他の組織にも)に，**ソマトメジン**(somatomedins)とよばれるいくつかの小さなタンパク質をつくらせ，それが骨成長のすべての局面を刺激する強力な作用をもつ．成長に対するソマトメジンの効果の多くは，インスリンの成長に対する効果と類似する．それゆえ，ソマトメジン類はインスリン様成長因子群(insulin-like growth factors：IGFs)ともよばれる．

少なくとも4種類のソマトメジンが単離されているが，これらの中で最も重要なのは**ソマトメジンC**(somatomedin C，インスリン様成長因子-1もしくはIGF-Iともよばれる)である．ソマトメジンCの分子量は約7500で，その血漿濃度は成長ホルモンの分泌速度に密接に追随する．

アフリカのピグミー族は，有意な量のソマトメジンCを合成する能力が先天的に欠如している．それゆえ，彼らの血漿成長ホルモン濃度は正常か高値であるにもかかわらず，血漿中のソマトメジンCは低い．このことが彼らの低身長を明白に説明している．いくつかの他の小人症(例えば，Levi-Lorain型小人症)もまたこの問題をもつ．

成長ホルモンのほとんどの(全部ではないにしても)成長に対する効果が，成長ホルモンの骨および他の末梢組織に対する直接作用ではなく，ソマトメジンCおよび他のソマトメジン類等によるものであることが仮定されてきた．たとえそうであっても，生きている動物の骨端軟骨中へ直接成長ホルモンを注入すると，これらの軟骨領域に成長が起こり，この成長を引き起こすのに必要な成長ホルモンの量は微量であることが実験で示されてきた．ソマトメジン仮説のある局面はいまだ疑問をもたれている．1つの可能性は，成長ホルモンが局所の成長を引き起こすのに十分なソマトメジンCを局所の組織においてつくらせることができるというものである．また，成長ホルモン自身がいくつかの組織において成長の増大を直接引き起こし，ソマトメジンを介する機構は，成長を促すためのもう1つの手段であり，つねに必要ではないという可能性もある．

成長ホルモンの作用時間は短いがソマトメジンCの作用時間は長い

成長ホルモンは血中において血漿タンパク質と弱く結合するのみである．それゆえ，血中から組織内へ急速に放出され，その血中の半減期は20分以下である．対照的にソマトメジンCは，ソマトメジンCと同様に成長ホルモンに対する反応として産生される血中の担体タンパク質と強く結合している．その結果，ソマトメジンCは血中からゆっくり組織へ放出され，その半減期は約20時間である．このゆっくりした放出が**図76.6**に示される成長ホルモン分泌の急増による成長促進効果を非常に延長させている．

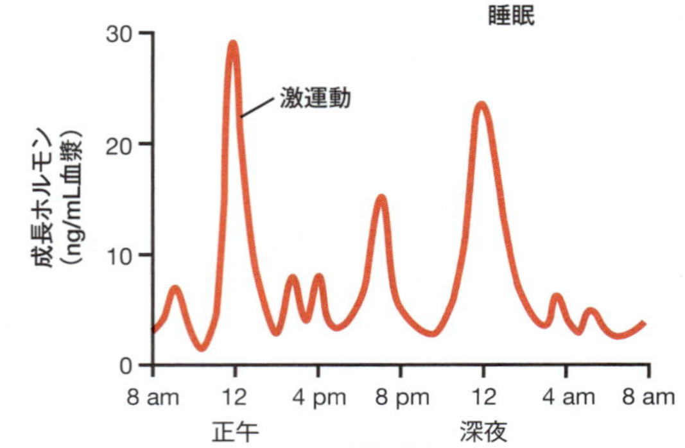

図76.6 1日にわたる成長ホルモン分泌の典型的変動
激運動による成長ホルモン分泌の特に強い増強と，深睡眠のはじめの2，3時間における成長ホルモンの高い分泌速度．

表76.3 成長ホルモン分泌を刺激もしくは抑制する因子

成長ホルモン分泌刺激	成長ホルモン分泌抑制
低血糖	高血糖
血中遊離脂肪酸低下	血中遊離脂肪酸上昇
血中アミノ酸濃度上昇(アルギニン)	加齢
飢餓あるいは空腹，タンパク質欠乏	肥満
外傷，ストレス，興奮，激しい運動	成長ホルモン抑制ホルモン(ソマトスタチン)
テストステロン，エストロゲン	成長ホルモン(外来性)
深睡眠(ステージⅡとⅣ)	ソマトメジン類(インスリン様成長因子)
成長ホルモン放出ホルモン	
グレリン	

成長ホルモン分泌の調節

青年期以降の分泌は加齢に伴いゆっくり減少し，ずっと高齢になると，青年期のレベルの約25%にまで減少する．

成長ホルモンは増加し，減少するパルス状パターンで分泌される．成長ホルモン分泌を調節する詳細な機構は完全にはわかっていないが，その人の栄養状態やストレス状態に関連する以下のいくつかの因子がその分泌を刺激することが知られている．①**飢餓**(starvation)，特に高度の**タンパク質不足**(protein deficiency)，②**低血糖**(hypoglycemia)あるいは血中の**脂肪酸濃度低下**(low concentration of fatty acids in the blood)，③**運動**(exercise)，④**興奮**(excitement)，⑤**外傷**(trauma)，そして，⑥食事前に胃から分泌されるホルモン，**グレリン**(ghrelin)である．成長ホルモンは，**図76.6**に示されるように深睡眠のはじめの2時間に特徴的な増加を示す．**表76.3**には，成長ホルモン分泌に影響することが知られている因子のいくつかをまとめた．

成人の血漿中の成長ホルモンの正常濃度は，1.6〜3ng/mLで，小児あるいは青年期では約6ng/mLである．これらの値は，長期間の飢餓の間のタンパク質あるいは炭水化物の体内貯留量の枯渇後に，50ng/mLという高さまで上昇しうる．

急性状態では，低血糖はタンパク質摂取の急性の減少よりも成長ホルモン分泌に対するはるかに強い刺激である．逆に慢性状態では，成長ホルモン分泌はグルコース不足の程度よりも細胞のタンパク質枯渇の程度と，より強く相関するようである．例えば，飢餓の際に起こる成長ホルモンのきわめて高いレベルは，タンパク質の枯渇の量と密接に関連する．

図76.7は血漿成長ホルモンに対するタンパク質不足の効果と，次いで食餌へのタンパク質の添加の効果を示す．最初のグラフ棒は**クワシオルコル**(kwashiorkor)とよばれるタンパク質栄養失調状態の極端なタンパク質欠乏の子どもにおける非常な高濃度の成長ホルモンを示す．第2のグラフ棒は，同じ子どもらに食事中に十分量以上の炭水化物を加えて3日間治療した後の成長ホルモンのレベルを示し，炭水化物が血漿成長ホルモン濃度を低下させないことを示す．第3ならびに第4のグラフ棒は，タンパク質の補充治療をそれぞれ3日間および25

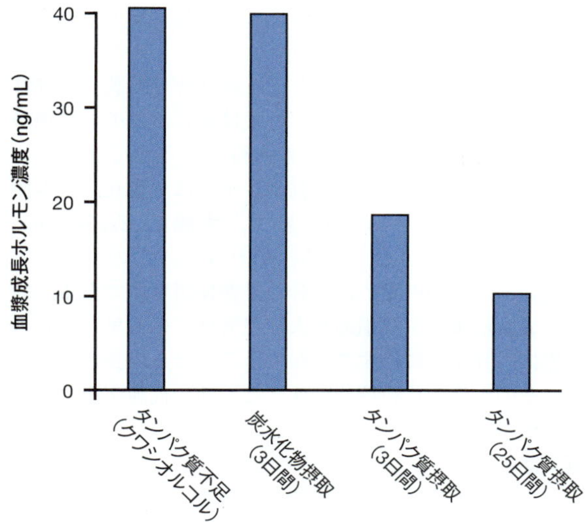

図 76.7 クワシオルコルにおける高度のタンパク質不足が血漿成長ホルモン濃度に及ぼす効果
炭水化物による治療では下がらなかった血漿成長ホルモン濃度がタンパク質の補充により低下したことを示す．(Pimstone BL, Barbezat G, Hansen JD et al.: Studies on growth hormone secretion in protein-calorie malnutrition. Am J Clin Nutr 21:482, 1968 より描画)

日間実施した後の成長ホルモン濃度が，治療に伴って低下することを示している．

これらの結果は，タンパク質栄養失調のひどい状態では，十分なカロリーのみでは成長ホルモンの過剰産生を是正するのには不十分であることを示す．成長ホルモン濃度を正常に戻すにはタンパク質の不足を是正しなければならない．

成長ホルモン分泌の調節における視床下部，成長ホルモン放出ホルモンならびにソマトスタチンの役割

成長ホルモン分泌に影響を及ぼしうる多くの因子に関する前述の記載から，成長ホルモン分泌調節の謎を解き明かすことを試みた際の生理学者の当惑が理解されよう．成長ホルモン分泌は視床下部から分泌され視床下部−下垂体門脈を介して下垂体前葉へ運搬される２つの因子によって調節されていることが知られている．それらは成長ホルモン放出ホルモン(GHRH)と成長ホルモン抑制ホルモン(ソマトスタチンともよばれる)である．これらはともにポリペプチドであり，GHRH は 44 個のアミノ酸からなり，ソマトスタチンは 14 個のアミノ酸からなる．

GHRH の分泌を引き起こす視床下部の部位は**腹内側核**(ventromedial nucleus)である．この部位は，血中のグルコース濃度に敏感な視床下部の領域と同じであり，高血糖の際には満腹感を，低血糖の際には空腹感を引き起こす．ソマトスタチンの分泌は，視床下部の他の近接領域により調節される．それゆえ，人の行動的摂食本能を修飾する同じシグナルのあるものが成長ホルモンの分泌速度を変化させると推定するのは理にかなっている．

同様に，感情，ストレスそして外傷を伝える視床下部のシグナルは，すべて成長ホルモン分泌の視床下部による調節に影響を与えうる．事実，視床下部の異なるニューロン系により放出されるカテコールアミン，ドーパミンおよびセロトニンはすべて成長ホルモン分泌の速度を増加させることを実験が示してきた．

成長ホルモン分泌の調節の多くは，おそらく抑制ホルモンであるソマトスタチンを介するよりも GHRH を介して行われる．GHRH は下垂体にある成長ホルモン分泌細胞の外表面にある特異的な細胞膜受容体に結合することにより成長ホルモン分泌を刺激する．その受容体は細胞膜内のアデニリルシクラーゼ系を活性化し，**環状アデノシンーリン酸**(cyclic adenosine monophosphate：cAMP)の細胞内レベルを上昇させる．この上昇は，短期ならびに長期の効果をともにもつ．短期的作用は細胞内への Ca^{2+} 流入を増やす作用であり，数分以内にこの上昇は成長ホルモン分泌小胞と細胞膜との融合と血中へのホルモンの放出を引き起こす．長期的作用は，新しい成長ホルモンを合成するための核内での遺伝子による転写を促進することである．

成長ホルモンが数時間にもわたり動物の血中へ直接投与されるときには，内因性成長ホルモンの分泌速度は低下する．この低下は成長ホルモン分泌が基本的にすべてのホルモンにおいてそうであるように，典型的な負のフィードバック調節を受けていることを示す．このフィードバック機構の本体およびこの調節が主としてGHRH分泌の抑制を介するか，あるいは成長ホルモン放出を抑制するソマトスタチンの分泌促進を介するかは明らかではない．

以上のまとめとして，成長ホルモン分泌の調節についてのわれわれの知識は，統合させた全体像として示すには不十分である．それでも飢餓時の著しい成長ホルモン分泌と，そしてタンパク質合成と組織の成長を促進する重要な長期的作用のゆえに，われわれは以下のことを提唱することができる．まず，成長ホルモン分泌の主要な長期的な調節因子は組織自身の長期の栄養状態であり，特にタンパク質栄養のレベルである．つまり，栄養不足あるいは細胞性タンパク質に対する組織の要求の過剰な増大(例えば筋肉の栄養状態が悪いときの激しい運動の後)により成長ホルモンの分泌速度は亢進する．成長ホルモンは，次いで新しいタンパク質の合成を促進し，また同時にすでに細胞内に存在しているタンパク質を保存する．

成長ホルモン分泌の異常

汎下垂体機能低下症

汎下垂体性機能低下症(panhypopituitarism)は，すべ

ての下垂体前葉ホルモンの分泌低下を意味する．分泌の低下は先天性（出生時から存在），あるいは生涯のどの時点でも突然あるいは徐々に起こりうるが，最もその頻度が多いのは下垂体を破壊する下垂体腫瘍に起因するものである．

成人における汎下垂体機能低下症

成人になってはじめて発症する汎下垂体機能低下症（panhypopituitarism in the adult）は，しばしば次の3つのありふれた異常の1つに起因する．2つは，腫瘍性病変である，**頭蓋咽頭腫**（craniopharyngiomas）あるいは**色素嫌性腫瘍**（chromophobe tumors）で，下垂体前葉を圧迫して，下垂体前葉細胞の機能を完全に，あるいはほとんど完全に破壊することによる．第3の病変は，下垂体血管の血栓症である．この異常は，出産後に母親が循環性ショックに陥ったときにしばしば発症する．

成人の汎下垂体機能低下症の全身性の影響は，①甲状腺機能低下症，②副腎によるグルココルチコイドの産生低下，および，③性腺刺激ホルモン分泌低下とそれに伴う性機能の喪失である．このように，病像は体重が増加しつつあり（体重増加は成長ホルモン，副腎皮質刺激ホルモン，副腎皮質ホルモン，そして甲状腺ホルモンによる脂質動員の欠如による），すべての性機能を喪失した不活発な人（甲状腺ホルモンの欠失による）の症状である．性機能異常の症状以外は，患者は副腎皮質ホルモンと甲状腺ホルモンの投与により，通常満足のいくレベルまで治療されうる．

小人症

小人症（dwarfism）のほとんどの例は，小児期の下垂体前葉ホルモンの全般的な分泌不全（汎下垂体機能低下症）に起因する．一般に，体のすべての身体的部位はお互いに適切な比率を保って成長するが，成長の速度は非常に遅い．10歳に達した子どもが4～5歳の子どもの身体的発育であるかもしれないし，20歳になった同じ人が7～10歳の小児と同じ身体的発育であるかもしれない．

汎下垂体機能低下症の小人症の患者は思春期を経過せず，成人の性機能にまで発達させるための十分な量の性腺刺激ホルモンを分泌することはない．しかしながら，このような小人症の1/3においては，成長ホルモン分泌のみが欠損しており，これらの人は性的に成熟しときどきは子どもができる．ある型の小人症（アフリカのピグミー族とLévi-Lorain型小人症）では，成長ホルモン分泌速度は正常かあるいは高いが，成長ホルモンによる成長促進にとってのキーステップであるソマトメジンC形成が遺伝的に不能である．

ヒト成長ホルモンによる治療

異なった動物種からの成長ホルモンは，互いに大きく異なっており，それらは同一種あるいはせいぜい非常に近接した種でのみ成長を引き起こす．それゆえに人以外の動物（ある程度霊長類を除く）から得られた成長ホルモンは人には効果がない．それゆえ，人の成長ホルモンは他種のものから区別するためにヒト成長ホルモンとよばれる．

かつて，成長ホルモンはヒト下垂体から精製しなければならなかったので，実験以外では成長ホルモン欠損の患者を治療するのに十分な量を得ることができなかった．しかしながら，ヒト成長ホルモンは，現在，組み換えDNA技術適用の成功の結果，**大腸菌**（*Escherichia coli*）により合成されている．それゆえ，このホルモンは現在治療目的のために十分な量が使用可能である．純粋な成長ホルモン欠損の小人症患者は，生後早期からの治療により完全に治すことができる．ヒト成長ホルモンは，その広範な代謝機能のゆえに，他の代謝疾患にも有用であることが証明されるかもしれない．

巨人症

ときどき下垂体前葉の好酸性成長ホルモン産生細胞が過剰に活動的となり，そして時に腺内に好酸性腫瘍ができる．その結果，大量の成長ホルモンが産生される．骨を含めたすべての身体の組織が急速に成長する．この状態が青年期より前，つまり長管骨の骨端が骨幹部と癒合する前に起こると，身長は増加し，約2.4m（8フィート）に及ぶ巨人になる．

巨人症（gigantism）患者は通常，**高血糖**（hyperglycemia）を示し，膵ランゲルハンス島β細胞は変性傾向になる．なぜならば，高血糖のためにβ細胞が活動過剰になるからである．結果的に，巨人症患者の約10％においては，完全な**糖尿病**（diabetes mellitus）をやがて発症する．

ほとんどの巨人症患者は，未治療のままであると汎下垂体機能低下症にまで発展してしまう．なぜなら巨人症は通常下垂体腫瘍によって引き起こされ，その腫瘍は下垂体自身が破壊されるまで成長するからである．この究極的な下垂体ホルモン全体の欠損は通常若い青年期の死を招く．しかしながら，いったん巨人症と診断されると，腫瘍の顕微手術による摘除や下垂体の放射線照射によりしばしばさらなる進展は阻止されうる．

先端巨大症

もし好酸性腫瘍が青年期以後（つまり長管骨の骨端が骨幹部と癒合した後）に発生すると，患者の身長はより高くならないが，骨はより厚くなり，そして軟部組織は成長を続ける．この状態は**図76.8**に示され，**先端巨大症**（acromegaly）として知られている．増大は，手足の骨と**膜状骨**（membranous bones）である頭蓋骨，鼻骨，前額隆起，眼窩上縁，下顎骨，そして脊椎の一部において特に顕著である．なぜならば，これらの骨は青年期に成長を止めないからである．その結果として，下顎骨は時に約1.3cm（1/2インチ）ほど前方へ突出し，前額部は眼窩上縁の過剰な発育のために前方へ傾斜し，鼻は正常の2倍の大きさにまで大きくなり，足はサイズ約35.5cm（14インチ）あるいはそれ以上の靴を必要とし，手指が極端に厚くなるため，手はほとんど正常の2倍の大きさになる．このような効果に加え，脊椎に起こる変化は通常猫

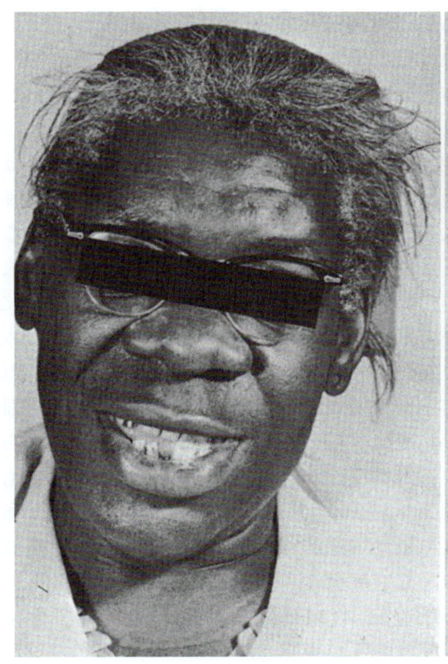
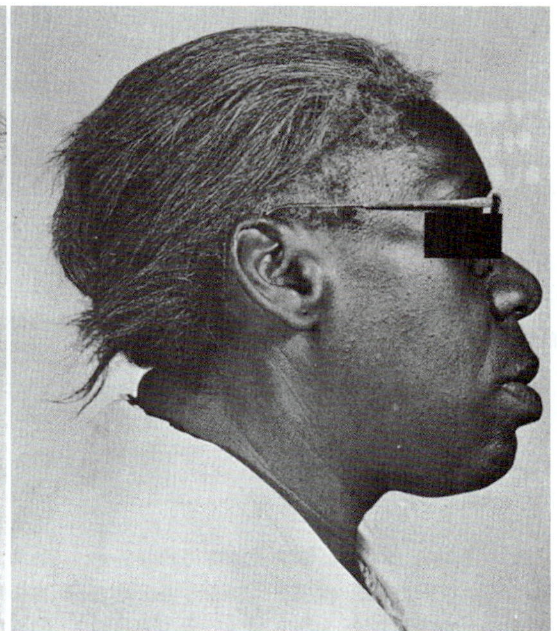

図 76.8 先端巨大症の患者

背を引き起こし，これは臨床的には**脊柱後彎症**(kyphosis)として知られている．最後に，舌，肝，そして特に腎のような多くの軟らかい組織の臓器は非常に大きくなる．

加齢に伴う変化を引き起こすうえでの成長ホルモン分泌低下の役割

成長ホルモン分泌能を喪失した人では，加齢の過程のいくつかの様相が加速される．例えば，長年成長ホルモンの分泌のなかった50歳の人は65歳の人の顔貌をもつかもしれない．歳をとった顔貌は，主として身体の多くの組織におけるタンパク質貯留の減少とその部位における脂肪の蓄積の増加に起因すると思われる．身体的および生理学的効果は，皮膚の皺の増加，いくつかの臓器の機能の速度の低下，筋量と筋力の低下である．

歳をとると，正常な人における成長ホルモンの平均血漿濃度は，おおむね以下のように変化する．

年齢	ng/mL
5～20歳	6
20～40歳	3
40～70歳	1.6

このように，正常な加齢効果のあるものが成長ホルモン分泌の低下に起因するということがありうる．事実，老人における成長ホルモン治療のいくつかのテストが抗加齢作用を示唆する以下の3つの重要な効果を示した．①身体，特に筋肉におけるタンパク質貯留の増加，②脂肪蓄積の減少，そして，③エネルギー増大の感覚である．しかし，他の研究ではリコンビナント成長ホルモンの高齢者への投与はインスリン抵抗性および糖尿病，浮腫，手根管症候群，関節痛(関節の痛み)などのいくつかの望ましくない悪影響を引き起こすかもしれないことを示している．それゆえ，リコンビナント成長ホルモン療法は，正常な内分泌機能の健康的な高齢患者への使用は一般的には推奨されない．

下垂体後葉とその視床下部との関係

神経下垂体ともよばれる下垂体後葉は，主に**下垂体細胞**(pituicytes)とよばれるグリア様細胞からなる．下垂体細胞はホルモンを分泌しない．下垂体細胞は，図 76.9 に示されるように，視床下部の視索上核と室傍核に起始する神経路の多数の**終末部神経線維**(terminal nerve fibers)と**神経終末**(terminal nerve endings)に対する支持構造として働くのみである．これらの神経路は下垂体茎を通って神経下垂体へ達する．神経終末は球根状の瘤で，多数の分泌顆粒を含む．これら終末は毛細血管表面にあって，そこで2つの下垂体後葉ホルモンを分泌する．①バソプレシンともよばれる抗利尿ホルモン(ADH)と，②オキシトシンである．

下垂体茎が下垂体より上で切断されても，すべての視床下部が無傷に残される場合には，2，3日の一過性の分泌低下の後に下垂体後葉ホルモンは，正常に分泌され続ける．

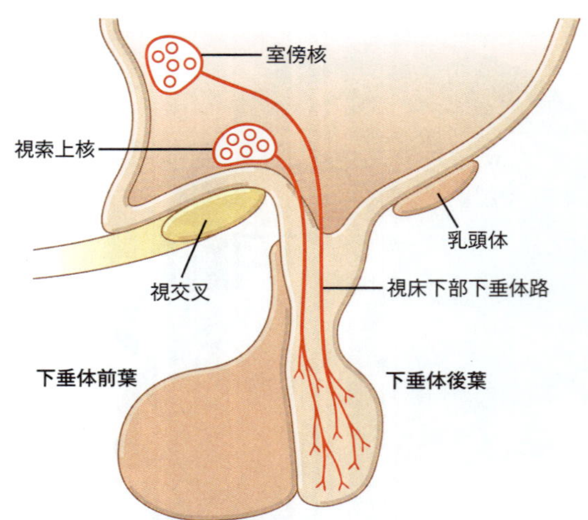

図 76.9 下垂体後葉の視床下部による制御

そのとき，下垂体後葉ホルモンは下垂体後葉の神経終末によってではなく，視床下部内の線維の切断端から分泌される．その理由は，ホルモンは最初，視索上核と室傍核の細胞体の中で合成され，その後，"担体"**タンパク質ニューロフィジン**(neurophysins)と一緒に後葉の神経終末へ輸送されるからで，下垂体に到達するのに数日を要する．

ADHは主に視索上核で合成されるのに対し，オキシトシンは主に室傍核で合成される．視索上核ではADHの産生がオキシトシンの産生の約6倍ある(**訳者注**：視索上核ではADH産生ニューロンが多いものの，両方の核でADHとオキシトシンが産生されており，それほど大きな差はないという報告もある)．

神経のインパルスが視索上核あるいは室傍核から線維を通って下方へ伝播されると，ホルモンはただちに通常の分泌機構である**開口分泌**(exocytosis)により，神経終末中の分泌顆粒から放出され，近傍の毛細血管内へ吸収される．ニューロフィジンとホルモンは一緒に分泌されるが，両者は緩く結合しているのみなので，ホルモンはただちに分離する．神経終末から遊離された後のニューロフィジンの機能は知られていない．

抗利尿ホルモンとオキシトシンの化学構造

オキシトシンとADH(バソプレシン)の両者はポリペプチドでそれぞれ9個のアミノ酸をもつ．それらのアミノ酸配列は下記の通りである．

バソプレシン：

Cys-Tyr-Phe-Gln-Asn-Cys-Pro-Arg-GlyNH2

オキシトシン：

Cys-Tyr-Ile-Gln-Asn-Cys-Pro-Leu-GlyNH2

これら2つのホルモンはほとんど同じで，バソプレシンにおいて，オキシトシン分子のイソロイシンとロイシンがフェニルアラニンとアルギニンに置き換わっているだけであることに注意してほしい．分子の類似性がそれらの部分的な機能的類似性を説明する．

抗利尿ホルモンの生理的機能

2ngというきわめて少量のADHの注射が，腎による水排泄を減少させることができる(抗利尿作用)．この抗利尿効果は第29章で論じられている．手短に述べると，ADHが存在しないと，集合管は水に対してほとんど不透過となり，水の有意な再吸収を妨げ，それゆえに尿への水の大量の喪失が引き起こされ，尿の極端な希釈が起こる．逆に，ADHの存在下では集合管での水の透過性は非常に亢進し，尿細管液が集合管を流れるにつれて大部分の水が再吸収され，それによって体内に水を保持することになり，非常に濃縮された尿が生成される．

ADHがないと，集合管上皮細胞の管腔側細胞膜は水に対してほとんど不透過である．しかしながら，細胞膜のすぐ内側には水透過性の非常に高い小孔をもつ**アクアポリン**(aquaporins)とよばれる特殊な小胞が多数存在する．ADHが細胞に作用する際には，まず膜の受容体に結合して，アデニリルシクラーゼを活性化し，集合管細胞の細胞質中におけるcAMPの生成を引き起こす．この形成は特殊な小胞の中のエレメントのリン酸化を引き起こし，それが小胞を細胞の管腔側の細胞膜に挿入させて，水透過性の高い多くの領域をつくり出す．このすべては5～10分以内に起こる．次に，ADHが存在しなくなると，その全過程が次の5～10分以内に逆転する．このように，この過程は一過性に多数の新しい穴を提供して，管腔液から水が尿細管上皮細胞を通って，腎の間質液中へ自由に拡散できるようにする．水はそれから浸透によって集合管から吸収される．これは第29章で腎の尿濃縮機構に関連して説明した．

抗利尿ホルモン産生の調節

細胞外液浸透圧上昇はADH分泌を引き起こす

視床下部に分布する動脈中に濃い電解質溶液を注入すると，視索上核と室傍核にあるADHニューロンはただちに下垂体後葉にインパルスを送り，大量のADHを循環血中へ放出させる．しばしばADH分泌は正常時の20倍にも達する．逆に，この動脈中へ希釈された溶液を注入するとインパルスは途絶し，それゆえにADH分泌はほとんど停止する．このように，体液中のADH濃度はほんの2，3分以内に低値から高値へあるいはその逆へと変動しうる．

視床下部のどこかあるいは視床下部の近傍に，**浸透圧受容器**(osmoreceptors)とよばれる特化したニューロン受容器が存在する．細胞外液が濃縮しすぎると，浸透圧受容器の細胞から浸透圧により水が引き出され，そのサイズが小さくなり，追加のADH分泌を引き起こすための適切な神経性シグナルが視床下部内で起こる．逆に，細胞外液が過剰に希釈されると，水は浸透圧により逆方向つまり細胞内へ入り，これがADH分泌のシグナルを減少させる．ある研究者らはこれら浸透圧受容器を視床下部自体の中(おそらく視索上核内にさえ)に置いているが，他の研究者らは第三脳室の前腹側壁内の高度に血管に富んだ構造である**脈管器官**(organum vasculosum)に局在すると信じている．

機序はともかく，濃縮された体液は視索上核を刺激するが，希釈された体液はそれを抑制する．フィードバック調節系が体液の全浸透圧を調節するために役立っている．

ADH分泌調節および腎機能と体液浸透圧の調節におけるADHの役割については，第29章にさらに詳述されている．

血液量減少と血圧低下はADH分泌を引き起こす：ADHの血管収縮作用

低いADH濃度は腎による水の保持を強めるが，より高い濃度のADHは体中の細動脈を収縮させる強い作用をもち，それゆえに動脈圧を上昇させる．この理由で，ADHはバソプレシンという別名をもつ．

強力なADH分泌を引き起こす刺激の1つは血液量の減少である．これは血液量が15～20％あるいはそれ以上減少したときに強く起こる．分泌速度はその際，時に正常時の50倍に達する．この原因は以下の通りである．

心房は過度の充満によって興奮する伸展受容器をもつ．これは興奮すると，脳に対してADH分泌を抑制するようシグナルを送る．逆に充満不足の結果，受容器が興奮しない際には，反対にADH分泌が高度に増加する．頸動脈，大動脈，肺領域の**圧受容器**(baroreceptors)の伸展の低下もまた，ADH分泌を刺激する．この血液量－圧のフィードバック機構についてのさらなる詳細は，第29章を参照されたい．

オキシトシンの生理機能

オキシトシンは妊娠子宮の収縮を引き起こす

オキシトシンはその名前の通り，特に妊娠の終わりに向けて，妊娠子宮の収縮を強力に刺激する．それゆえ，多くの産科医はこのホルモンが少なくとも部分的に新生児の誕生に役立っていると信じている．これは以下の事実により支持される．①下垂体摘除動物においては，陣痛は遷延し，出産にオキシトシンの何らかの役割が示される．②血漿中のオキシトシンの量は陣痛の間，特に最終段階の間に増加する．③妊娠動物の子宮頸部の刺激は神経性シグナルを惹起し視床下部へ情報を伝達し，オキシトシンの分泌を増加させる．これらの効果ならびに出産の経過において想定される補助的な役割に関しては，第83章でさらに詳しく述べる．

オキシトシンは乳房による乳汁射出を促進する

オキシトシンは授乳においても，特に重要な役割を果たしており，これは分娩における役割よりもはるかによく理解されている．授乳の際，オキシトシンは乳汁(ミルク)を乳腺小葉から乳管の中へ押し出し，そのおかげで新生児は**吸綴**(suckling)によりミルクを得ることができる．

この機構は以下のように働く．乳首に加えられた吸綴刺激は感覚神経を通って，視床下部の室傍核と視索上核にあるオキシトシンニューロンに伝えられ，下垂体後葉からのオキシトシン放出を引き起こす．オキシトシンは，次いで血液によって乳房に運ばれ，そこで乳腺小葉の外側にあって，それを取り巻き格子状構造を形成している**筋上皮細胞**(myoepithelial cells)の収縮を引き起こす．吸綴開始後1分以内にミルクは流れ始める．この機構は，**催乳**(milk letdown)あるいは**射乳**(milk ejection)とよばれる．これは，第83章において，授乳の生理学に関連してさらに議論される．

参考文献

Allen DB, Cuttler L: Clinical practice. Short stature in childhood—challenges and choices. N Engl J Med 368:1220, 2013.

Bartke A, Sun LY, Longo V: Somatotropic signaling: trade-offs between growth, reproductive development, and longevity. Physiol Rev 93:571, 2013.

Beltramo M, Dardente H, Cayla X, Caraty A: Cellular mechanisms and integrative timing of neuroendocrine control of GnRH secretion by kisspeptin. Mol Cell Endocrinol 382:387, 2014.

Chiamolera MI, Wondisford FE: Thyrotropin-releasing hormone and the thyroid hormone feedback mechanism. Endocrinology 150:1091, 2009.

Chikani V, Ho KK: Action of GH on skeletal muscle function: molecular and metabolic mechanisms. J Mol Endocrinol 52:R107, 2013.

Cohen LE: Idiopathic short stature: a clinical review. JAMA 311:1787, 2014.

Freeman ME, Kanyicska B, Lerant A, Nagy G: Prolactin: structure, function, and regulation of secretion. Physiol Rev 80:1523, 2000.

Gazzaruso C, Gola M, Karamouzis I, et al: Cardiovascular risk in adult patients with growth hormone (GH) deficiency and following substitution with GH—an update. J Clin Endocrinol Metab 99:18, 2014.

Gimpl G, Fahrenholz F: The oxytocin receptor system: structure, function, and regulation. Physiol Rev 81:629, 2001.

Ho JM, Blevins JE: Coming full circle: contributions of central and peripheral oxytocin actions to energy balance. Endocrinology 154:589, 2013.

Juul KV, Bichet DG, Nielsen S, Nørgaard JP: The physiological and pathophysiological functions of renal and extrarenal vasopressin V2 receptors. Am J Physiol Renal Physiol 306:F931, 2014.

Koshimizu TA, Nakamura K, Egashira N, et al: Vasopressin V1a and V1b receptors: from molecules to physiological systems. Physiol Rev 92:1813, 2012.

Livingstone C: Insulin-like growth factor-I (IGF-I) and clinical nutrition. Clin Sci (Lond) 125:265, 2013.

McEwen BS: Physiology and neurobiology of stress and adaptation: central role of the brain. Physiol Rev 87:873, 2007.

Melmed S: Acromegaly pathogenesis and treatment. J Clin Invest 119:3189, 2009.

Moeller HB, Fenton RA: Cell biology of vasopressin-regulated aquaporin-2 trafficking. Pflugers Arch 464:133, 2012.

Møller N, Jørgensen JO: Effects of growth hormone on glucose, lipid, and protein metabolism in human subjects. Endocr Rev 30:152, 2009.

Nielsen S, Frokiaer J, Marples D, et al: Aquaporins in the kidney: from molecules to medicine. Physiol Rev 82:205, 2002.

Perez-Castro C, Renner U, Haedo MR, et al: Cellular and molecular specificity of pituitary gland physiology. Physiol Rev 92:1, 2012.

Zhu X, Gleiberman AS, Rosenfeld MG: Molecular physiology of pituitary development: signaling and transcriptional networks. Physiol Rev 87:933, 2007.

第77章

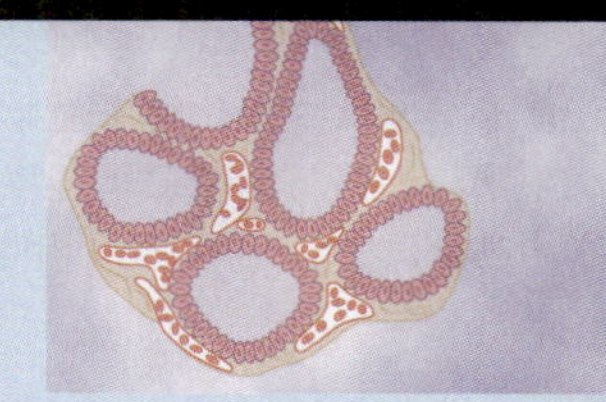

甲状腺ホルモン

甲状腺は喉頭のすぐ下，気管の両側と前面に位置し，最も大きい内分泌腺の1つ(正常では成人で15〜20g)である．甲状腺は2つの主要なホルモン，**サイロキシン**(thyroxine)と**トリヨードサイロニン**(triiodothyronine)を分泌し，これらは通常それぞれT_4およびT_3ともよばれる．これらのホルモンはともに身体の代謝率を著しく増加させる．甲状腺ホルモン分泌の完全な欠如は基礎代謝率を正常値から40〜50%低下させる一方，極端な分泌の増加は基礎代謝率を正常値の60〜100%増加させる．甲状腺ホルモンの分泌は，主として下垂体前葉により分泌される**甲状腺刺激ホルモン**(thyroid–stimulating hormone：TSH)によって調節されている．

また，甲状腺はカルシウム代謝に関連するホルモン(**カルシトニン**(calcitonin))を分泌している．カルシトニンについては第80章参照．

この章の目的は甲状腺ホルモンの生成と分泌，その代謝作用ならびに分泌の調節について考察することである．

甲状腺ホルモンの合成と分泌

甲状腺により分泌される代謝活性のあるホルモンの約93%が**サイロキシン**であり，7%が**トリヨードサイロニン**である．しかし，最終的にほぼすべてのサイロキシンが組織でトリヨードサイロニンに変換されるので，どちらも機能的に重要である．これら2つのホルモンの機能は質的に同等であるが，作用の迅速性ならびに強さは異なっている．トリヨードサイロニンはサイロキシンの約4倍の強さがあるが，その血中における量はサイロキシンよりはるかに少なく，存続する時間はサイロキシンよりずっと短い．

甲状腺の生理解剖学

図77.1に示すように，甲状腺は多数の閉鎖した**濾胞**(follicles(径100〜300μm))からなっている．濾胞は**コロイド**(colloid)とよばれる分泌物で満たされ，濾胞内へ分泌する**立方上皮細胞**(cuboidal epithelial cells)で被覆されている．コロイドの主たる構成成分は大きな糖タンパク質である**サイログロブリン**(thyroglobulin)で，甲状腺ホルモンと結合している．甲状腺ホルモンはいったん濾胞内へ分泌されると，それが体内で働くためには濾胞上皮を通過して血液中へ逆吸収されなければならない．甲状腺は毎分その重量の約5倍の血流があり，おそらく副腎皮質を除くと，体内における他のどの部位よりも大量の血液供給がある．

甲状腺にはカルシトニンを分泌するC細胞がある．これについては第80章参照．

サイロキシンの合成にはヨウ素が必須である

正常量のサイロキシン合成には，毎年約50mgあるいは毎週1mgの摂取ヨウ素がヨウ化物として必要である．ヨウ素欠乏を防ぐため，通常の食卓塩は塩化ナトリウムの1/10万の割合でヨウ素化されヨウ化ナトリウムを含んでいる．

摂取されたヨウ化物の運命

経口摂取されたヨウ化物は塩化物とほぼ同様に消化管から血中に吸収される．通常，大部分のヨウ化物は急速に腎臓から排泄されるが，約1/5は甲状腺の細胞により血中から選択的に取り込まれ，甲状腺ホルモンの合成に利用される．

I^-ポンプ–Na^+–I^-シンポーター(ヨウ素の補足)

甲状腺ホルモン合成の第1段階は，図77.2に示す通り，ヨウ化物を血中から甲状腺細胞および濾胞へ輸送することである．甲状腺細胞の基底膜は，細胞の内側へ能動的にヨウ化物を汲み込む特異的な働きをもつ．この輸送は**Na^+–I^-シンポーター**(sodium–iodide symporter)の働きにより行われる．このシステムは1つのI^-とともに2つのNa^+を基底(血漿)側から細胞へ輸送するものである．濃度勾配に逆らって，ヨウ素輸送を行うためのエネルギーは，ナトリウムを細胞外へ汲み出すNa^+–K^+ポンプからもたらされる．これにより，細胞内ナトリウムの低濃度状態を保ち，ナトリウムの細胞内への促進拡散のための細胞内外のNa^+濃度勾配がもたらされる．

この細胞内へのヨウ素の濃縮の過程は，**ヨウ素補足**(iodide trapping)とよばれている．正常な甲状腺では，

I^-ポンプはヨウ化物を血中の約 30 倍にまで濃縮する．甲状腺が最も活発に機能すると，この濃度は 250 倍もの高さにまで上昇する．甲状腺によるヨウ素補足の程度はさまざまな要素の影響を受けるが，最も重要なのは TSH の濃度である．TSH は甲状腺細胞の I^-ポンプを活発に，脳下垂体の除去はそれを強力に減少させる．

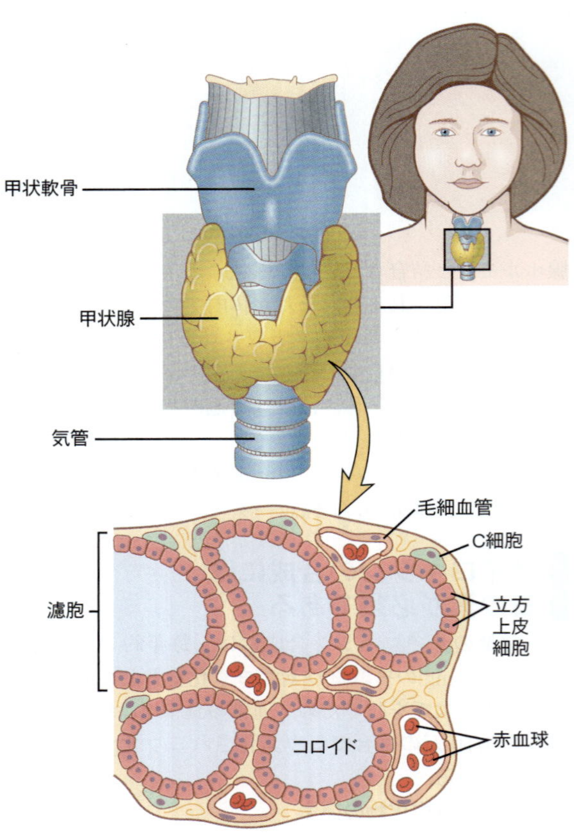

図 77.1 甲状腺の解剖学的・顕微鏡的所見
サイログロブリンの濾胞への分泌を示す．

I^-は，**ペンドリン**(pendrin)とよばれる Cl^-–I^-カウンタートランスポーター分子を介し，甲状腺細胞外から濾胞内へ頂端膜を通過して輸送される．甲状腺上皮細胞も同様にサイログロブリンを濾胞内へ分泌する．このサイログロブリンは，次の段落に示す通り，I^-と結合しうるアミノ酸のチロシンを含む．

サイログロブリンとサイロキシンおよびトリヨードサイロニン合成の化学

甲状腺細胞によるサイログロブリンの合成と分泌

甲状腺細胞は，図 77.2 に示す通り，特異なタンパクを分泌する腺細胞である．小胞体とゴルジ装置は**サイログロブリン**とよばれる分子量が 335000 の大きな糖タンパク分子を合成し，濾胞内へ分泌する．

サイログロブリンの各分子は約 70 のチロシン残基を含み，それらは甲状腺ホルモンを合成するためにヨウ化物と結合する主要な基質である．こうして，甲状腺ホルモンはサイログロブリンの分子内で合成される．すなわち，チロシンアミノ酸から生成されたサイロキシンとトリヨードサイロニンは甲状腺ホルモン生合成の間や，さらにその後も濾胞コロイド中の貯蔵ホルモンとして，サイログロブリン分子の一部となって留まっている．

I^-の酸化

甲状腺ホルモンの合成における最初の必須のステップは，I^-がヨウ素の**酸化型**(oxidized form of iodine)，すなわち，発生期のヨウ素 I^0 あるいは I_3^-に変換されることであり，このヨウ素はアミノ酸のチロシンと直接結合で

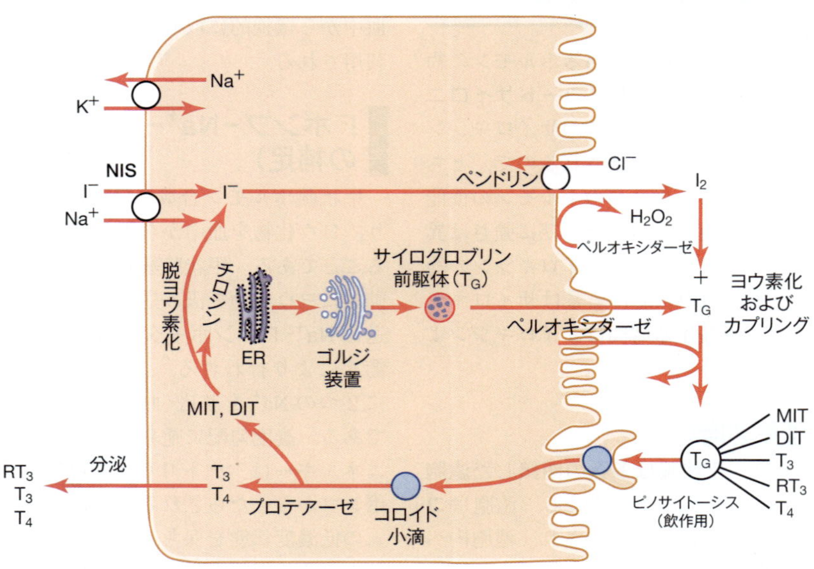

図 77.2 甲状腺の細胞におけるヨウ素輸送機構：サイロキシンとトリヨードチロシン合成および血中への分泌
DIT：ジヨードチロシン，ER：小胞体，I^-：ヨウ素イオン，I_2：ヨウ素，MIT：モノヨードチロシン，NIS：Na^+–I^-シンポーター，RT_3：リバーストリヨードサイロニン，T_3：トリヨードサイロニン，T_4：サイロキシン，TG：サイログロブリン．

きる．このヨウ素の酸化は**ペルオキシダーゼ酵素**(peroxidase)と，その同伴する**過酸化水素**(hydrogen peroxide)によって促進され，これがヨウ化物の酸化を可能にする強力なシステムとなる．ペルオキシダーゼは細胞の頂端膜の中，もしくはそれに付着して存在しており，それゆえ，細胞内の特定の位置，サイログロブリン分子がゴルジ装置から流出し，その細胞膜を通過して，蓄えられた甲状腺コロイド中に流出する部位へ酸化ヨウ素を供給する．ペルオキシダーゼ系が阻害されるか，遺伝的に細胞からペルオキシダーゼ系が欠如しているときには甲状腺ホルモンの生成速度はゼロまで低下する．

チロシンのヨウ素化と甲状腺ホルモンの生成：サイログロブリンの有機化

サイログロブリン分子とヨウ素の結合はサイログロブリンの**有機化**(organification)とよばれる．酸化されたヨウ素は分子がそのままの形でありながら，直接，しかしゆっくりとチロシン残基と結合する．しかしながら，甲状腺細胞内では酸化ヨウ素は甲状腺ペルオキシダーゼ酵素(図 77.2)と結合しており，ペルオキシダーゼは有機化の過程を数秒あるいは数分以内に行わせる．それゆえ，サイログロブリンがゴルジ装置から放出されるや否や，あるいはサイログロブリンが細胞頂端膜を通して濾胞内へ分泌されるや否や，ヨウ素はサイログロブリン分子内のチロシン残基の約 1/6 と結合する．

図 77.3 は，チロシンのヨウ素化の一連の段階と最終的な 2 つの重要な甲状腺ホルモン，サイロキシンとトリヨードサイロニンの生成を示す．チロシンは最初ヨウ素化されて**モノヨードチロシン**(monoiodotyrosine)になり，次いで**ジヨードチロシン**(diiodotyrosine)になる．そして，次の数分，数時間，さらに数日の間に次々と多くのヨウ素化チロシン残基が互いに組み込まれていく．

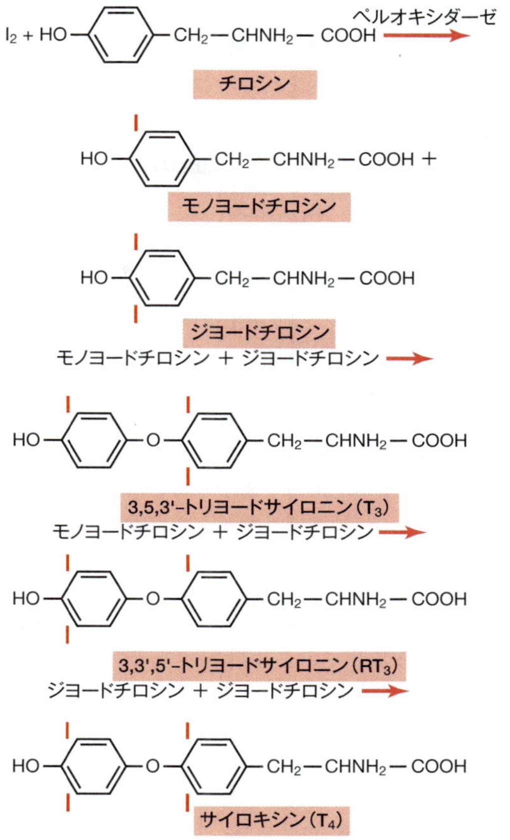

縮合(カップリング，Coupling)反応の主たるホルモン産物はサイロキシン(T_4)で，それは 2 つのジヨードチロシンが結合してできる．そのサイロキシンはその後，サイログロブリン分子の一部として留まっている．あるいは1分子のモノヨードチロシンが1分子のジヨードチロシンとペアをつくりトリヨードサイロニン(T_3)を形成するが，それは最終ホルモンのうち約 1/15 である．少量のリバース T_3(RT_3)はジヨードチロシンとモノヨードチロシンの縮合によって生成されるが，ヒトにおける RT_3 の機能的な重要性は明らかになっていない．

サイログロブリンの貯蔵

甲状腺は大量のホルモンを貯蔵することができることで内分泌腺の中では例外的である．甲状腺ホルモンの合成がその経過をたどった結果，各サイログロブリン分子は 30 までのサイロキシン分子といくつかのトリヨードサイロニン分子を含有する．この形で甲状腺ホルモンは，2～3ヵ月に通常必要なかつ身体に供給できる十分な量で，濾胞内に蓄えられている．それゆえ，甲状腺ホルモンの合成が止まっても，欠乏による生理学的な影響は数ヵ月の間はみられない．

I_2 + HO–C₆H₄–CH_2–$CHNH_2$–COOH ペルオキシダーゼ →
チロシン

HO–C₆H₃I–CH_2–$CHNH_2$–COOH +
モノヨードチロシン

HO–C₆H₂I₂–CH_2–$CHNH_2$–COOH
ジヨードチロシン

モノヨードチロシン + ジヨードチロシン →

HO–C₆H₃I–O–C₆H₂I₂–CH_2–$CHNH_2$–COOH
3,5,3'-トリヨードサイロニン(T_3)

モノヨードチロシン + ジヨードチロシン →

HO–C₆H₂I₂–O–C₆H₃I–CH_2–$CHNH_2$–COOH
3,3',5'-トリヨードサイロニン(RT_3)

ジヨードチロシン + ジヨードチロシン →

HO–C₆H₂I₂–O–C₆H₂I₂–CH_2–$CHNH_2$–COOH
サイロキシン(T_4)

図 77.3 サイロキシンとトリヨードサイロニン合成の化学

甲状腺からのサイロキシンとトリヨードサイロニンの放出

ほとんどのサイログロブリンは循環血中に放出されない．代わりに，サイロキシンとトリヨードサイロニンはサイログロブリン分子から切り離され，そしてその後，これらの遊離ホルモンが放出される．この過程は次のように起こる．甲状腺細胞の頂側表面は，コロイドの小部分を取り囲んで甲状腺細胞の先端に取り込むための**貪飲小胞**(pinocytic vesicles)を形成するために，伸展した偽足を出す．次いで，細胞質内の**リソソーム**(lysosomes)がこれらの小胞とリソソーム由来の消化酵素とコロイドの混合物を含む消化性の小胞を形成するため，ただちに融合する．酵素中の多数の**タンパク分解酵素**(proteases)がサイログロブリン分子を消化して，遊離型のサイロキシンとトリヨードサイロニンを解離する．これらはその後，甲状腺細胞の基底膜側を通過して，周りの毛細血管の中へ拡散していく．かくして甲状腺ホルモンは血液中に放出される．

コロイド中のいくつかのサイログロブリンは，甲状腺細胞の細胞内膜に存在するタンパク，**メガリン**(megalin)に結合したのちに，**細胞内取込**(endocytosis)によって甲状腺細胞内に取り込まれる．このメガリンとサイログロブリンの複合体はその後，**細胞間輸送**(transcytosis)によって，一部のメガリンがサイログロブリンと結合したまま基底膜を通過し，毛細血管へと放出される．

サイログロブリン中の約3/4のヨウ素化チロシンは，決して甲状腺ホルモンになることなく，モノヨードチロシンやジヨードチロシンのままで留まる．サイロキシンやトリヨードサイロニンの放出のためにサイログロブリン分子が消化されている間に，これらのヨウ素化チロシンもまたサイログロブリン分子から切り離される．しかし，これらは血中へは分泌されない．代わりにそれらのヨウ素は**脱ヨウ素酵素**(deiodinase enzyme)により切り離され，そのすべてのヨウ素がさらなる甲状腺ホルモンを生成するために腺内でリサイクルに利用される．この脱ヨウ素酵素の先天的な欠損では，この再利用過程が欠損するために多くの人がヨウ素欠乏になる．

サイロキシンとトリヨードサイロニンの1日の分泌率

甲状腺から放出される甲状腺ホルモンの約93%は，通常，サイロキシンであり，わずかに7%がトリヨードサイロニンである．しかしながら，続く数日の間にサイロキシンのおよそ半分がさらなるトリヨードサイロニンの生成のために，ゆっくりと脱ヨウ素化される．それゆえ，最終的に組織に届けられ，利用されるホルモンは，主としてトリヨードサイロニンで，その1日あたりの量は合計約35 μgである．

サイロキシンとトリヨードサイロニンの組織への輸送

サイロキシンとトリヨードサイロニンは血漿タンパク質に結合している

血中に入ると，サイロキシンとトリヨードサイロニンの99%以上がただちにいくつかの血漿タンパク質と結合する．それらのタンパク質はすべて肝臓で生成される．サイロキシンとトリヨードサイロニンは主として**サイロキシン結合グロブリン**(thyroxine-binding globulin)と結合し，はるかに少ない量が**サイロキシン結合プレアルブミン**(thyroxine-binding prealbumin．現在は**トランスサイレチン**(transthyretin)とよばれる)および**アルブミン**(albumin)と結合する．

サイロキシンとトリヨードサイロニンは組織細胞へゆっくりと放出される

血漿結合タンパク質は甲状腺ホルモンに対して高い親和性をもつため，これらのホルモン(特にサイロキシン)は組織の細胞にゆっくりと放出される．血中のサイロキシンの半分が組織の細胞に放出されるのにおよそ6日かかる．これに対し，トリヨードサイロニンの半分が細胞に放出されるのには(血漿結合タンパク質に対する親和性が低いために)約1日かかる．

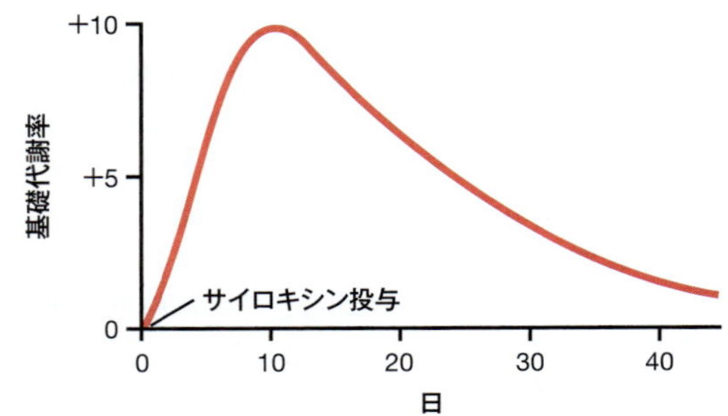

図77.4　大量のサイロキシン単回投与により引き起こされる基礎代謝率に対する長期的な効果の概略

組織細胞に入ると，サイロキシンとトリヨードサイロニンはどちらも再び細胞内の結合タンパク質と結合する．サイロキシンはトリヨードサイロニンよりも強くそのタンパク質と結合する．それゆえ，サイロキシンとトリヨードサイロニンは，標的細胞自体に再び貯蔵され，何日も何週もかけてゆっくりと使用される．

甲状腺ホルモンの作用はゆっくりと始まり，長期間働く

大量のサイロキシンをヒトに注射した後，2〜3日間は，代謝率における実質的な作用は認められない．これは，サイロキシンの作用が始まるのに長い潜伏期があることを示している．いったん活性が始まると，それは次第に増強され，**図77.4**に示されるように10〜12日で最大に達する．その後，約15日の半減期で活性は低下していく．この活性のいくつかは6週〜2ヵ月といった長期間にわたって続く．

トリヨードサイロニンの作用はサイロキシンの約4倍の速さで起こり，その潜伏期は6〜12時間という短さで，最大細胞活性が2〜3日以内に起きる．

これらのホルモンの作用の発現の遅延とその長時間の持続の大部分は，おそらくその血漿タンパク質および組織細胞内タンパク質との結合と，そこからのゆっくりとした放出によりもたらされる．しかしながら，この発現の潜伏期の一部はこれらのホルモンが細胞の中でその機能を発揮する様式にも起因していることを，この後に続く議論の中で学んでいこう．

甲状腺ホルモンの生理的機能

甲状腺ホルモンは多数の遺伝子の転写を増加させる

甲状腺ホルモンの一般的な効果は，核において多数の遺伝子の転写を活性化することである(**図77.5**)．それゆえ，事実上，体のすべての細胞で，多数のタンパク酵素，構造タンパク質，輸送タンパク質や他の物質が合成される．最終的には身体中で機能活性が広く増加する．

甲状腺により分泌されるサイロキシンのほとんどは，トリヨードサイロニンに変換される

遺伝的(genetic)転写を増加させる遺伝子に作用する

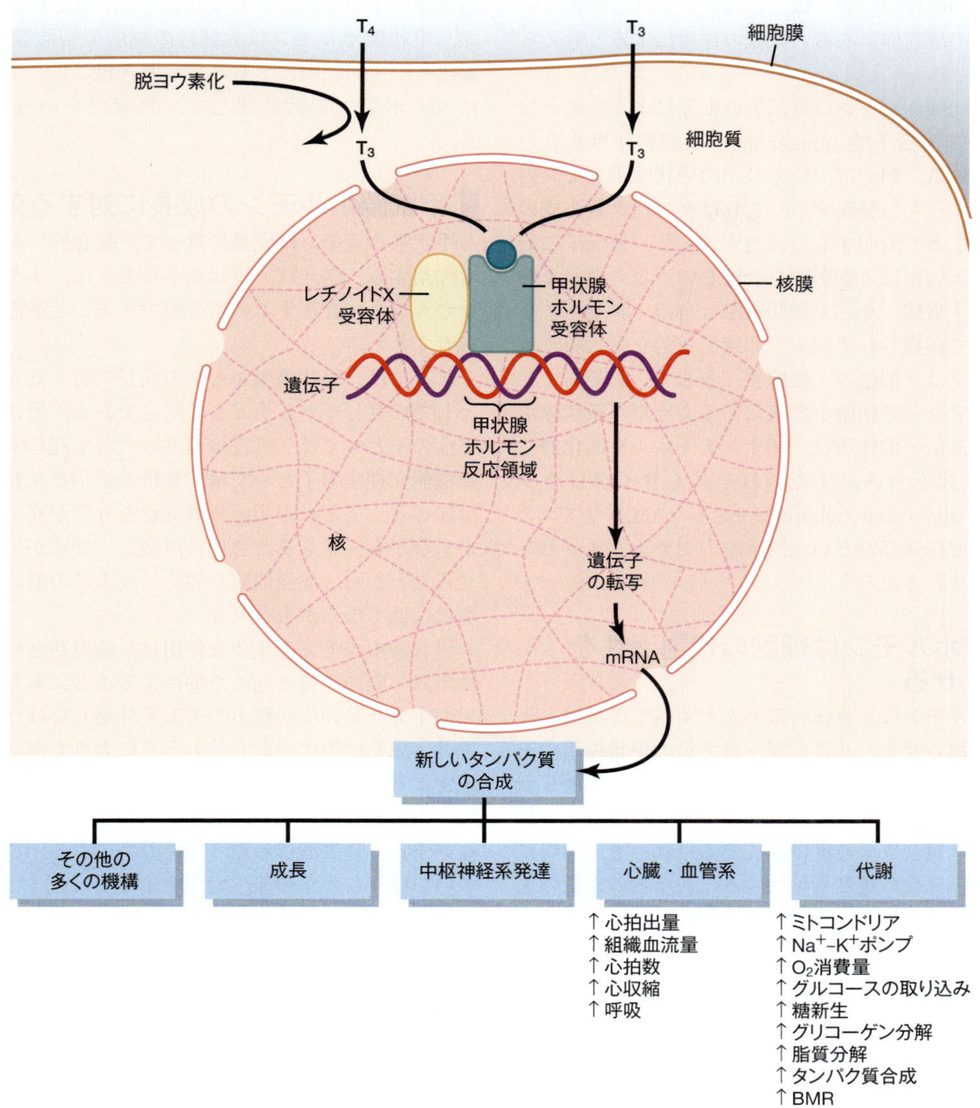

図 77.5 標的細胞に対する甲状腺ホルモン活性
サイロキシン（T_4）とトリヨードサイロニン（T_3）は輸送体を介する ATP 依存的な輸送システムで細胞膜内へ流入する多くの T_4 が T_3 合成のために脱ヨウ素化を受ける．そして，T_3 は甲状腺ホルモン受容体と結合し，さらにレチノイド X 受容体とヘテロダイマーを形成して，標的遺伝子の甲状腺ホルモン応答領域に結合する．この作用が標的遺伝子の発現を増減させ，タンパク質の合成が誘導される．これらが細胞における甲状腺の反応である．細胞における甲状腺ホルモンのさまざまな作用を示す．BMR：基礎代謝率，CNS：中枢神経系，mRNA：メッセンジャー RNA.

前に，ほとんどすべてのサイロキシンから 1 つのヨウ素が取り除かれて，トリヨードサイロニンが形成される．細胞内の甲状腺ホルモン受容体は，トリヨードサイロニンに対する強い親和性をもっている．それゆえ，受容体と結合する甲状腺ホルモン分子の 90％以上がトリヨードサイロニンである．

甲状腺ホルモンが核受容体を活性化する

甲状腺ホルモン受容体は DNA 鎖に結合しているか，あるいはその近傍に位置している．甲状腺ホルモン受容体は，通常，DNA 上の特異的な**甲状腺ホルモン反応領域**（thyroid hormone response elements）において，**レチノイド X 受容体**（retinoid X receptor：RXR）とヘテロダイマーを形成する．甲状腺ホルモンの結合ののち，受容体は活性化されて転写過程が開始される．その後，多数の異なったタイプのメッセンジャー RNA が形成され，続く数分あるいは数時間のうちに細胞質のリボソーム上で，RNA 翻訳により何百という新しい細胞内タンパク質が形成される．しかしながら，すべてのタンパク質が同じ割合で増加するわけではなく，あるものはほんのわずかであり，他のものは少なくとも 6 倍も増加する．甲状腺ホルモンの作用の多くは，その後のこれらの新しいタンパク質の酵素作用あるいは他の作用によると考えられている．

また，甲状腺ホルモンは遺伝子の転写による効果とは独立した，**非遺伝子的**(nongenomic)な細胞作用をもたらすようである．例えば，いくつかの甲状腺ホルモンの作用は数分のうちに発現する．これはタンパク質合成の変化によることで説明するには速すぎるし，遺伝子の転写や翻訳の阻害剤による影響を受けない．このような働きは心臓や下垂体，そして脂肪組織も含め，さまざまな組織において観察されている．非遺伝子的な甲状腺ホルモン作用部位は，細胞膜，細胞質，そして，おそらくミトコンドリアなどの細胞小器官にあるようだ．甲状腺ホルモンの非遺伝子的作用は，イオンチャネルや酸化的リン酸化の調節を含み，また，おそらく**サイクリックAMP**(cyclic adenosine monophosphate：cAMP)やプロテインキナーゼ伝達経路といった細胞内セカンドメッセンジャーも含まれるだろう．

甲状腺ホルモンは細胞の代謝活性を増加させる

甲状腺ホルモンは，身体のほとんどすべての組織の代謝活性を増加させる．基礎代謝率は大量の甲状腺ホルモンが分泌されたときには，正常より60～100%増加しうる．食物のエネルギーへの利用速度は大きく加速される．タンパク質合成の速度は増加するけれども，同時にタンパク質の異化の速度も増加する．若年者の成長の速度も大きく加速される．精神機能は興奮され，大多数の他の内分泌腺の活性が増加する．

甲状腺ホルモンはミトコンドリアの数と活性を増加させる

サイロキシンあるいはトリヨードサイロニンが動物に投与されると，その動物の身体のほとんどの細胞のミトコンドリアの大きさと数が増加する．さらにミトコンドリアの膜の総表面積は，動物全体の代謝率の増加にほとんど直接的に比例して増加する．それゆえ，サイロキシンの主な機能の1つが，単にミトコンドリアの数と活性を増加させることであり，そして，それがアデノシン三リン酸の形成速度を増加させて細胞機能を刺激するのかもしれない．しかしながら，ミトコンドリアの数と活性の増加は，細胞の活性の増加の結果でもあり，またその増加の原因でもありうる．

甲状腺ホルモンは細胞膜を通過するイオンの能動輸送を増加させる

甲状腺ホルモンに反応してその活性を増加させる酵素の1つが，Na^+–K^+ポンプである．この活性の増加は，次いで，いくつかの組織の細胞膜を通過するナトリウムとカリウムの両方のイオンの輸送速度を増加させる．この過程はエネルギーを使い，体内での熱産生量を高めるため，これが甲状腺ホルモンの身体の代謝率を増加させる機序の1つであるかもしれないと示唆されてきた．実際，甲状腺ホルモンは大部分の細胞の細胞膜をNa^+が漏出しやすい状態にすることも引き起こし，これがさらにNa^+ポンプを活性化して，熱産生をいっそう高める．

甲状腺ホルモンの成長に対する効果

甲状腺ホルモンは成長に対して，総合的にも特異的にも作用する．例えば，甲状腺ホルモンは，オタマジャクシがカエルに変態するのに必須であることが古くから知られてきた．

ヒトでは，甲状腺ホルモンの成長に対する効果は，主として成長している子どもで明白である．甲状腺機能低下症の子どもでは，成長の速度は大きく遅延する．甲状腺機能亢進症の子どもでは，骨格の過剰な発育がしばしば起こり，子どもが早い年齢でかなり背が高くなる．しかしながら，骨もまた急速に成熟し，骨端が早期に閉鎖することから，成長期間も短く，成人での最終身長は実際には低くなるかもしれない．

甲状腺ホルモンの重要な作用は，胎児期と生後最初の数年間の脳の成長と発達を促進することにある．もし胎児が十分な量の甲状腺ホルモンを分泌しなければ，脳の成長と成熟は出生の前も後もともに大きく遅延し，脳は正常より小さいままである．出生後の数日あるいは数週間以内に特定の甲状腺の治療を行わなければ，甲状腺のない子どもは生涯にわたり知能障害になる．この状態については，この章の後半で説明する．

特定の身体機構における甲状腺ホルモンの作用

炭水化物代謝の促進

甲状腺ホルモンは，炭水化物の代謝のほとんどすべてを刺激する．それには，細胞による急速な糖の取り込み，解糖の亢進，糖新生の増加，消化管からの糖の吸収速度の促進，そしてインスリンの分泌の増加と，その結果起こる炭水化物代謝への2次的な効果など，が含まれる．これらすべての効果は，おそらく甲状腺ホルモンによって引き起こされる細胞の代謝酵素の全体的な増加に起因する．

脂質代謝の刺激

本質的に，脂質代謝のすべてもまた，甲状腺ホルモンの影響下で促進される．特に，脂質は脂肪組織から迅速に動員されて，これが体内における脂肪の貯蔵をほとんどの他の組織成分より大きく減らす．また，脂質の脂肪細胞からの移行は，血漿中の遊離脂肪酸濃度を上昇させて，細胞による遊離脂肪酸の酸化を著しく促進する．

血漿および肝の脂肪に及ぼす効果

甲状腺ホルモンの増加は，遊離脂肪酸を上昇させるが，コレステロール，リン脂質とトリグリセリド(中性脂肪)の血漿濃度を低下させる．反対に，甲状腺ホルモンの減少はコレステロール，リン脂質，トリグリセリドの血漿濃度を大きく上昇させ，同様に，ほとんど常に肝臓における過剰な脂肪の蓄積を引き起こす．長期間の甲状腺機能低下症における循環血漿中のコレステロールの著しい上昇は，第69章で考察したように，しばしば重篤なアテローム性動脈硬化症を伴う．

甲状腺ホルモンが血中のコレステロール濃度を低下させる機序の1つは，胆汁へのコレステロール分泌を著しく促進し，結果として糞便中に排泄させることである．コレステロール分泌を増加させる可能性のある機序としては，甲状腺ホルモンが肝臓細胞における低密度リポタンパク質受容体の数を増加させ，血漿からの肝による低密度リポタンパク質の除去を急速にし，これらのリポタンパク質中のコレステロールを肝細胞により分泌させることによる．

ビタミン必要量の増加

甲状腺ホルモンは多くの体内酵素の量を増やすため，また，ビタミンはそれらの酵素や補酵素に必須であるために，甲状腺ホルモンはビタミンの必要量を増加させる．そのため，過剰な甲状腺ホルモンが分泌されるときには，同時に利用できるビタミン量も増加しないと相対的なビタミン欠乏が生じうる．

基礎代謝率の増加

甲状腺ホルモンは体内のほとんどすべての細胞で代謝を増加させるので，過剰な量の甲状腺ホルモンは時折，基礎代謝を正常値の60〜100%増加させる．逆に，甲状腺ホルモンが産生されないと，基礎代謝率は正常値のほとんど半分にまで低下する．図77.6は，甲状腺ホルモンの日々の供給量と基礎代謝率との間のおおよその関係を示す．非常に高い基礎代謝率には，多量の甲状腺ホルモンが必要になる．

体重の減少

甲状腺ホルモン量の大きな増加は，ほぼ常に体重を減少させ，甲状腺ホルモンの大きな減少は，体重をほぼ増加させる．しかし，これらの効果がいつも起こるわけではない．これは，甲状腺ホルモンは食欲も増加させ，そのため代謝率の変化と釣り合いを保たせるからかもしれない．

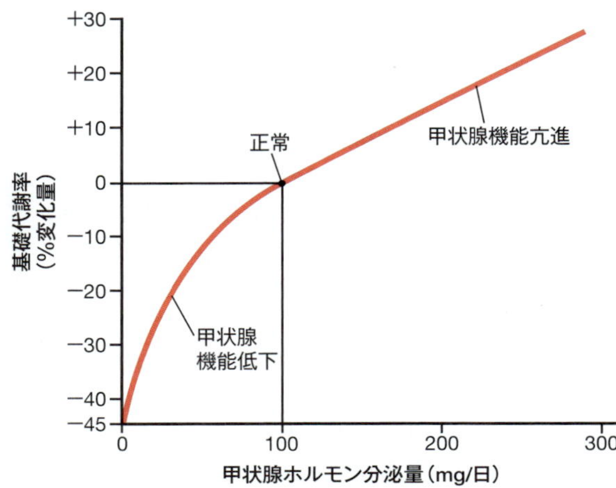

図77.6　甲状腺ホルモン（T_4 と T_3）の1日の分泌量と定常状態に対する基礎代謝率の変化率の相関

血流量と心拍出量の増加

組織における代謝の増加は，正常より急速な酸素の利用を引き起こし，組織からの代謝最終産物を正常より多く放出する．これらの作用は体内の大部分の組織における血管拡張を引き起こし，その結果，血流量の増加をもたらす．皮膚における血流の速度は，体から熱を除く必要性が高まるために特に増加が著しい．血流量増加の結果，心拍出量も増加し，甲状腺ホルモンが過剰なときには，時として正常よりも60%かそれ以上に増加することもある．また，非常に重症な甲状腺機能低下症では，わずか50%にまで低下する．

心拍数の増加

甲状腺ホルモンの影響下では，心拍数は心拍出量の増加から予想されるよりもかなり高くなる．それゆえ，甲状腺ホルモンは心臓の興奮性に対する直接作用をもつようで，それが心拍数を増加させる．この作用は特に重要で，その理由は，心拍数は臨床医が患者の甲状腺ホルモン産生が過剰であるか，あるいは減少しているかを診断するのに用いる感度のよい生理学的徴候の1つであるためである．

心臓機能の増加

甲状腺ホルモンがほんのわずかに過剰に分泌されたとき，甲状腺ホルモン産生の増加によって引き起こされる酵素活性の増強は，明らかに心臓の機能を増加させる．この作用は，軽度の発熱あるいは運動時に起きる心臓の機能の増加と類似している．しかしながら，甲状腺ホルモンが著しく増加したときには，心臓の機能は長期の過剰なタンパク異化作用により低下する．実際，重篤な甲状腺中毒症の患者は，心筋失調と心拍出量の増加が強いる心負荷の増加に起因する心臓の代償不全によって死亡する．

正常の動脈圧

平均の動脈圧は通常，甲状腺ホルモンの投与後，おおよそ正常のままである．次の心拍動までの間に組織を通過する血流量が増加するために，脈圧はしばしば増加して，甲状腺機能亢進症では収縮期血圧は10〜15 mmHg上昇し，拡張期血圧はそれに相応して低下する．

呼吸の増加

代謝率の亢進は酸素の利用と二酸化炭素の生成を増加させる．これらの効果は，呼吸数と深さを増加させるすべての機構を活性化させる．

消化管運動の増加

すでに述べた食欲の増加と食物摂取の増加に加えて，甲状腺ホルモンは消化液の分泌速度と消化管の運動を増加させる．そのため，甲状腺機能亢進症はしばしば下痢を引き起こす一方で，甲状腺ホルモンの欠如は便秘を引き起こしうる．

中枢神経系に対する興奮性の作用

甲状腺ホルモンは思考過程の分離をもたらしはするが，大脳機能を全体的に活性化させる．逆に，甲状腺ホルモンの欠乏は大脳機能を低下させる．甲状腺機能亢進症の患者は極端に神経質であることが多く，また多くの精神神経症的傾向，例えば不安症状，極端な心配症やパラノイアを示す．

筋肉の機能に対する作用

甲状腺ホルモンのわずかな増加は，通常筋肉を力強く反応させるが，甲状腺ホルモンの量が過剰になると，筋肉は過度なタンパク質の異化により弱くなる．反対に，甲状腺ホルモンの欠乏は筋肉を緩徐にし，収縮後にゆっくりと弛緩する．

筋肉の振戦

甲状腺機能亢進症の最も特徴的な徴候の1つは，微細な筋肉の振戦である．この症状は，毎秒10～15回の速い頻度で起こるものであるため，パーキンソン病や悪寒をもつ人に起こる粗大振戦ではない．その振戦は広げた指の上に紙を載せて，紙の振動の度合いを注視することにより観察できる．この振戦は，筋肉の緊張を制御する脊髄の領域のニューロンでのシナプスの反応性の亢進によって起こると考えられている．振戦は中枢神経に対する甲状腺ホルモン作用の程度を評価するのに重要な手段である．

睡眠に対する作用

甲状腺ホルモンの筋肉系や中枢神経系を疲弊させる作用のために，甲状腺機能亢進症の患者はしばしば常に疲労感をもっている．しかし，甲状腺ホルモンのシナプスに対する興奮性の作用のために眠ることが困難である．反対に，極端な傾眠は甲状腺機能低下症に特徴的であり，時には1日あたり12～14時間続く睡眠がみられる．

他の内分泌系への作用

甲状腺ホルモンの増加は，いくつかの他の内分泌腺の分泌速度を増加させるが，それはまた，組織のホルモンの需要を増加させる．例えば，サイロキシンの分泌増加はほぼ全身で糖代謝の速度を増加させ，それゆえ，糖代謝に対応するために必要となったインスリンの分泌増加が膵において引き起こされる．また，甲状腺ホルモンは骨形成に関連した多くの代謝活性を増加させ，結果として，副甲状腺ホルモンの需要が増加する．甲状腺ホルモンはまた，肝臓による副腎グルココルチコイドの不活性化速度を増加させる．この不活性化の増加が下垂体前葉による副腎皮質刺激ホルモン産生のフィードバック促進をもたらし，そのため，副腎によるグルココルチコイド分泌の速度を増加させる．

甲状腺ホルモンの性機能に対する作用

正常な性機能にとって，甲状腺ホルモン分泌はほぼ正常である必要がある．男性では，甲状腺ホルモンが欠如していると，性欲の低下をもたらす可能性がある．しかしながら，非常に過剰なホルモンは時にインポテンスを引き起こす．

女性では，甲状腺ホルモンの欠如がしばしば**月経過多**(menorrhagia)や**頻発月経**(polymenorrhea)，すなわち，過剰や頻回な月経出血をそれぞれ引き起こす．しかしながら，奇妙なことに，別の女性では，甲状腺の欠如が不規則な周期や時には**無月経**(amenorrhea：経血がないこと)さえも引き起こす．

甲状腺機能低下症の女性は，男性と同様大きく性欲が低下するという結果になるようである．臨床像をさらに混乱させていることに，甲状腺機能亢進症の女性は**過少月経**(oligomenorrhea：非常に少ない経血)が普通で，時に無月経となる．

甲状腺ホルモンの性腺に対する作用については，特定の機能を正確に示しえないが，おそらく性腺に対する直接的な代謝作用と，性機能を調節する下垂体前葉ホルモンを介して作用する興奮性と抑制性フィードバック作用の組み合わせに起因するであろう．

甲状腺ホルモン分泌の調節

身体における代謝活性を正常なレベルに保つためには，正確に適切な量の甲状腺ホルモンが常に分泌されなければならない．この理想的な分泌レベルを達成するため，甲状腺の分泌速度を調節する特異的なフィードバック機構が，視床下部と下垂体前葉を介して働いている．これらの機序を以下のセクションで示す．

(下垂体前葉からの)TSHが甲状腺分泌を増加させる

サイロトロピン(thyrotropin)としても知られている甲状腺刺激ホルモン(TSH)は，下垂体前葉ホルモンで，分子量約28000の糖タンパク質である．このホルモンは第75章でも述べた通り，甲状腺からのサイロキシンとトリヨードサイロニンの分泌を増加させる．甲状腺に対するその特異的な作用は，以下の通りである．

①濾胞中にすでに蓄えられていたサイログロブリンのタンパク質分解の増加と，甲状腺ホルモンの血流中への放出および濾胞体の減少．

②腺細胞におけるヨウ素捕捉を増加させるI^-ポンプ活性の増加．時にそれは腺内物質中の細胞内ヨウ素濃度に対する細胞外ヨウ素濃度の比率を正常の8倍まで増加させる．

③甲状腺ホルモンを形成するチロシンのヨウ素化の増加．

④甲状腺細胞のサイズの増大と分泌活性の増加．

⑤甲状腺細胞の数の増加と立方形細胞から柱状細胞への変化および甲状腺上皮の濾胞内への陥入(折れ曲がり)の増加．

要約すると，TSH は甲状腺細胞のすべての既知の分泌活性を増加させる．

TSH の投与後の最も重要な早期の作用は，サイログロブリンをタンパク質分解することであり，サイロキシンとトリヨードサイロニンの血中への放出を 30分以内に引き起こす．その他の効果は，十分に発現するのに何時間もさらには何日間も何週間もかかる．

環状アデノシン一リン酸が TSH の促進作用を媒介する

甲状腺細胞における TSH の多様な作用のほとんどは，結果として細胞内の“セカンドメッセンジャー”である cAMP 系を活性化させる．

この活性化の最初の現象は，TSH が甲状腺細胞の基底膜表面の特異的な TSH 受容体と結合することである．この結合は，次いで，膜の中の**アデニリルシクラーゼ**(adenylylcyclase)を活性化し，これが細胞内での cAMP の形成を促進する．最後に，cAMP が**セカンドメッセンジャー**(second messenger)としてプロテインキナーゼを活性化し，細胞中における多数のリン酸化を引き起こす．その結果，甲状腺ホルモン分泌の即時の増加と甲状腺組織自体の増殖の持続が起こる．

この甲状腺細胞の活性の調節方法は，第 75 章で述べたように，体内の多くの他の標的組織における“セカンドメッセンジャー”としての cAMP の機能と同様である．

TSH の下垂体前葉からの分泌は視床下部からの甲状腺刺激ホルモン放出ホルモンによって調節されている

TSH の下垂体前葉からの分泌は，視床下部からの**甲状腺刺激ホルモン放出ホルモン**(thyrotropin-releasing hormone：TRH)によって調節されており，TRH は視床下部の正中隆起における神経末端により分泌される．TRH は次いで，正中隆起から下垂体前葉へ，視床下部-下垂体門脈の血液で輸送されるのは第 75 章で述べた通りである．

TRH はトリペプチドのアミドである**ピログルタミルヒスチジルプロリンアミド**(pyroglutamyl-histidyl-proline-amide)である．TRH は下垂体前葉細胞を刺激して TSH の分泌を促進する．視床下部から下垂体前葉への門脈血流が遮断されると，下垂体前葉による TSH分泌の速度は大きく減少するが，ゼロにはならない．

TRH が下垂体前葉の TSH分泌細胞に作用して TSH を産生させる分子機構は，まず，下垂体細胞膜にある TRH 受容体と結合することにある．この結合は，次いで，大量のホスホリパーゼ C を産生するために下垂体細胞内のホスホリパーゼセカンドメッセンジャー系を活性化し，さらに Ca^{2+} とジアシルグリセロールを含む他のセカンドメッセンジャーのカスケードが続いて起こり，結果として TSH の放出を引き起こす．

寒さと他の神経性刺激が TRH と TSH分泌に及ぼす効果

視床下部による TRH分泌を刺激し，そして，下垂体前葉による TSH分泌速度を高める最もよく知られた刺激の 1 つは，動物を寒冷に曝露することである．このTRH，TSH への効果は，ほぼ確実に視床下部の体温調節にかかわる中枢の興奮に由来している．ラットを数週間の厳しい寒さへ曝露することにより，甲状腺ホルモンの産生を，時に正常の 100％以上増加させ，基礎代謝率を 50％も増加させることができる．事実，極寒地域へ移動する人たちは基礎代謝率が正常の 15〜20％上昇することが知られている．

さまざまな感情的な反応もまた，TRH と TSH の放出に影響し，それゆえに間接的に甲状腺ホルモンの分泌に影響する．興奮と不安(交感神経系を大きく刺激する状態)は急性の TSH分泌の減少を引き起こす．おそらく，興奮や不安の状態が代謝率と体熱を高め，その結果，熱調節中枢おいて逆の効果を発揮するからであろう．

これらの感情による効果も寒冷の効果も，下垂体茎を切断した後ではみられなくなり，これらの効果はともに視床下部を介していることが示されている．

下垂体前葉からの TSH 分泌を減少させる甲状腺ホルモンのフィードバック作用

体液中の甲状腺ホルモンの増加は，下垂体前葉による TSH分泌を減少させる．甲状腺ホルモンの分泌量が正常の約 1.75 倍に上昇すると，TSH の分泌は事実上ゼロにまで低下する．このフィードバックによるほぼすべての抑制作用は，下垂体前葉が視床下部から切り離されたときでさえも起きる．それゆえ，図 77.7 に示すように，増加した甲状腺ホルモンは，主に下垂体前葉自体への直接作用によって下垂体前葉からの TSH分泌を抑制するようである．フィードバックの機序にかかわらず，その作用は循環体液中の遊離型甲状腺ホルモン濃度をほぼ一定に保つことである．

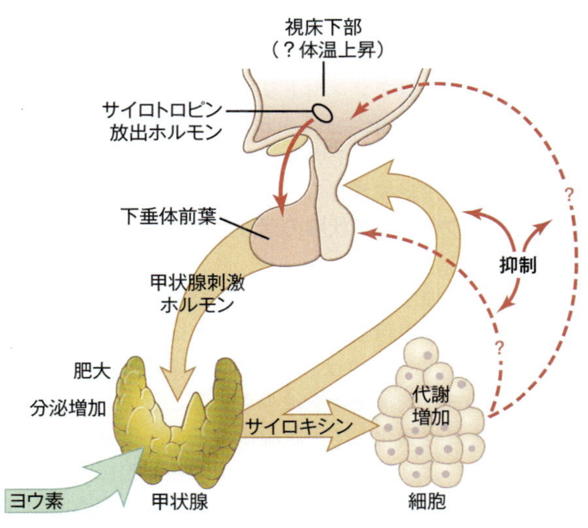

図 77.7　甲状腺の分泌調節

抗甲状腺物質は甲状腺からの分泌を抑制する

抗甲状腺薬として最もよく知られているのは，**チオシアネート**(thiocyanate)，**プロピルチオウラシル**(propylthiouracil)と高濃度の**無機ヨウ化物**(inorganiciodides)である．これらのそれぞれの薬剤が甲状腺ホルモンの分泌を阻害する機序は，互いに異なっており，以下のように説明されている．

チオシアン酸イオンはヨウ素の取り込みを阻害する

I^-は甲状腺細胞膜に存在するNa^+/I^-シンポーター(NIS，ヨウ素トランスポーターといったりもする)により能動的に甲状腺(濾胞)細胞内に取り込まれる．NISはチオシアン酸イオン(SCN^-)，過塩素酸イオン($ClO4^-$)，硝酸イオン(NO_3^-)なども同様に輸送するが，I^-の輸送を競合的に阻害することが知られている．つまり，これらの1価陰イオンを多量に摂取することにより，ヨウ素の細胞取り込みが阻害される．

利用可能なヨウ素の減少は，甲状腺(濾胞)細胞におけるサイログロブリンの生成を阻害するわけではなく，サイログロブリンのヨウ素化(有機化)の減少により甲状腺ホルモンの生合成を阻害する．これによる甲状腺ホルモン不足は，下垂体前葉におけるTSHの放出増加を引き起こし，十分な甲状腺ホルモンの生合成を行えないにもかかわらず甲状腺の過形成をきたす．したがって，甲状腺ホルモン分泌を阻害するSCN^-などの陰イオンは**甲状腺腫**(goiter)とよばれる甲状腺の腫大を引き起こす．

プロピルチオウラシルは甲状腺ホルモンの合成を減少させる

プロピルチオウラシル(これに加えて，メチマゾールとカルビマゾールといった類似の化合物)は，ヨウ素とチロシンからの甲状腺ホルモンの合成を妨げる．この作用の機序は，部分的にチロシンのヨウ素化に必要なペルオキシダーゼ酵素を阻害することと，2つのヨウ素化チロシンがカップリングして，サイロキシンあるいはトリヨードサイロニンをつくるのを部分的に阻害することによる．

プロピルチオウラシルはチオシアネートと同じように，サイログロブリンの形成を阻害しない．サイログロブリン内のサイロキシンやトリヨードサイロニンが欠如すると，下垂体前葉によるTSH分泌の強力なフィードバック促進が起こり，その結果，腺組織の成長が促進され，甲状腺腫が形成される．

高濃度のヨウ化物は甲状腺の活性と甲状腺の大きさを減少させる

ヨウ化物が血中に高濃度(正常の血漿レベルの100倍)で存在すると，甲状腺の大部分の働きは減弱するが，しばしば減弱しているのは，わずかに数週間のみである．その作用はヨウ素捕捉量を減少させることで，その結果，チロシンをヨウ素化して甲状腺ホルモンを形成することも低下する．より重要なことは，甲状腺細胞によるコロイドの濾胞から細胞内への正常な取り込みが高濃度のヨウ素により麻痺することである．これは貯蔵したコロイドから甲状腺ホルモンを放出する最初のステップであるため，甲状腺ホルモンの血中への分泌がほぼ即時に遮断されることになる．

高濃度のヨウ化物は，甲状腺の活性のすべての段階を減弱させるため，甲状腺の大きさを軽度に減少させ，特にその血液供給を減少させる．これはほとんどの他の抗甲状薬が引き起こす作用と対照的である．この理由のため，ヨウ化物は，しばしば甲状腺を摘出する患者に手術の前2〜3週間に投与されて，手術に際し摘出する甲状腺の量を減らし，とりわけ出血量を減らす目的で使用される．

甲状腺の疾患

甲状腺機能亢進症

甲状腺機能亢進症の大部分の効果は，甲状腺ホルモンのさまざまな生理学的作用に関するこれまでの議論から明らかである．しかしながら，ある特異的な作用については，特に甲状腺機能亢進症の進展，診断および治療に関連して述べておく必要がある．

甲状腺機能亢進症の病因(中毒性甲状腺腫，甲状腺中毒症，バセドウ病)

甲状腺機能亢進症の大部分の患者では，甲状腺は正常の大きさの2〜3倍になる．甲状腺は非常に強い過形成を伴い，濾胞細胞が濾胞腔内へ折れ曲がり，その結果，非常に細胞数が増加している．また，各細胞がその分泌速度を数倍に増加させており，放射性ヨウ素摂取による研究から，これらの過形成の腺のあるものは正常の5〜15倍の速度で甲状腺ホルモンを分泌することが示されている．

甲状腺機能亢進症の中で最も一般的な**バセドウ病**(Basedow's disease)(**グレーヴス病**(Graves' disease))は，甲状腺のTSH受容体に対する**甲状腺刺激イムノグロブリン**(thyroid-stimulating immunoglobulins：TSIs)とよばれる抗体による自己免疫疾患である．これらの抗体はTSHが結合するものと同じ膜受容体に結合し，細胞のcAMP系の持続的な活性化を引き起こす．その結果，甲状腺亢進症が起こる．

TSIは甲状腺細胞に対して12時間にも及ぶ長い刺激作用があり，TSHが1時間を少し超えるのと対照的である．TSIによって引き起こされる高レベルの甲状腺ホルモンの分泌は，次いで下垂体前葉のTSH形成を抑制する．そのため，バセドウ病の患者のほぼ全員において，TSHの濃度は上昇よりもむしろ，正常よりも低くなる(しばしば，実際にはゼロになる)．

甲状腺機能亢進症を引き起こす抗体は，ほぼ確実に，甲状腺組織に対して発現した自己免疫の結果として産生される．おそらく，その人の過去のあるときに，過剰な甲状腺細胞抗原が甲状腺細胞から放出され，その結果，甲状腺に対する抗体の形成が起きたのであろう．

甲状腺腺腫

甲状腺機能亢進症は，時に甲状腺組織内に発生した局所的な腺腫(腫瘍)が大量の甲状腺ホルモンを分泌することで引き起こされる．この存在は，よりよくみられるタイプの甲状腺機能亢進症とは異なり，通常どのような自己免疫疾患の痕跡もない．腺腫が大量の甲状腺ホルモンを分泌し続ける限り，甲状腺の他の部位における分泌機能がほぼ完全に抑制される．これは，腺腫からの甲状腺ホルモンが下垂体前葉のTSH産出を抑制するためである．

甲状腺機能亢進症の症状

甲状腺機能亢進症の症状は，甲状腺ホルモンの生理学についてのこれまでの議論から明らかである．すなわち，①高度の興奮性，②耐熱性の低下，③発汗過多，④中等度から極端な体重減少(ときどき100ポンドにも及ぶ)，⑤さまざまな程度の下痢，⑥筋肉の衰弱，⑦神経質，あるいは他の精神疾患，⑧高度な疲労を伴う不眠，⑨手の振戦である．

眼球突出

甲状腺機能亢進症の大部分の人は，**図 77.8** に示すように，ある程度の眼球の突出を呈する．この状態を**眼球突出**(exophthalmos)という．重度の眼球突出は，甲状腺機能亢進症の患者の約1/3に起こる．眼球突出は時に非常に重症になり，眼球の突出が視神経を引き伸ばして視力障害を引き起こす．より頻繁に起こるのは，患者が瞬きをしたり，寝入るときに眼瞼が完全に閉じないために，眼が傷害されることである．結果として，眼の上皮表面が乾燥してただれ，しばしば感染を引き起こし，その結果，角膜の潰瘍を生じる．

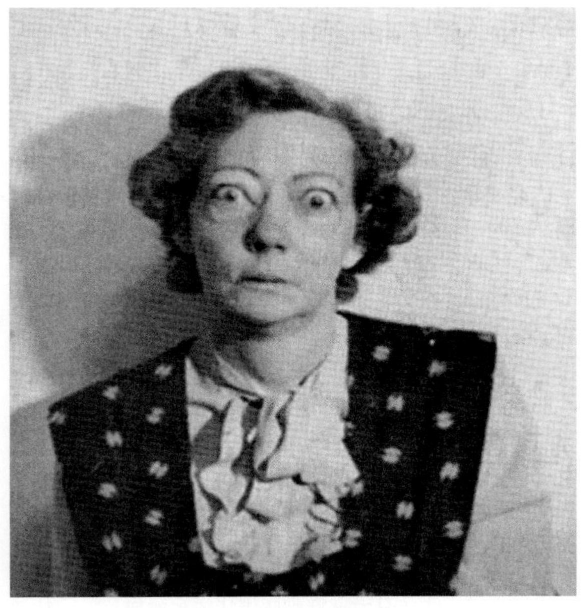

図 77.8　眼球突出を伴った甲状腺機能亢進症の患者
眼球の突出と上眼瞼の退縮に注目．女の基礎代謝率は＋40．（Dr. Leonard Posey による）

眼球突出の原因は，後眼窩組織の浮腫状の腫脹と外眼筋の変性変化である．大部分の患者で，血中に眼筋と反応する免疫グロブリンが検出される．さらに，これらの免疫グロブリンの濃度は，通常，高濃度のTSIをもっている患者で最も高い．それゆえ，眼球突出は甲状腺機能亢進症それ自体と同様に，自己免疫過程によるものであると，信じるに足りる十分な理由がある．眼球突出は通常，甲状腺機能亢進症の治療により大きく改善される．

甲状腺機能亢進症の診断的検査

甲状腺機能亢進症の通常の症例の場合，最も正確な診断的検査は，“遊離型”のサイロキシン(時には，トリヨードサイロニン)の血漿中の濃度を適切なラジオイムノアッセイ法により，直接測定することである．

下記の試験は，時に行われる．

①基礎代謝率は通常，重篤な甲状腺機能亢進症において+30〜+60%に増加する．

②血漿中のTSHの濃度は，ラジオイムノアッセイで測定される．通常のタイプの甲状腺中毒症では，下垂体前葉からのTSH分泌は循環血液中の大量のサイロキシンとトリヨードサイロニンによって完全に抑制されるので，血漿TSHはほとんど存在しない．

③TSIの濃度はラジオイムノアッセイで測定される．この濃度は通常，甲状腺中毒症では高値であるが，甲状腺腺腫では低値である．

甲状腺機能亢進症の治療

甲状腺機能亢進症の最も直接的な治療法は，甲状腺の大部分の外科的切除である．一般的に，手術前にプロピルチオウラシルの投与によって患者を甲状腺の外科的切除に備えた状態にしておくことが望ましい．この投与は，通常数週間，患者の基礎代謝率が正常化するまで行う．次いで，高濃度のヨウ化物を手術直前の1〜2週間投与する．これにより，甲状腺自体の大きさを小さくし，血流供給を減少させる．これらの術前の手技を用いた手術による死亡率は，1000件に1件以下である一方，これらの近代的な手技の開発以前には手術による死亡率は25件に1件であった．

過形成の甲状腺の放射性ヨウ素を用いた治療

ヨウ化物の注入量の80〜90%は，注射後1日以内に過形成かつ毒性をもつ甲状腺に吸収される．もしこの投与されたヨウ素が放射性であれば，それは甲状腺の分泌細胞の大部分を破壊しうる．通常5 mCiの放射性ヨウ素が患者に投与され，その経過は数週間後に再評価される．もし患者が依然として甲状腺機能亢進状態であれば，追加の量が正常な甲状腺の状態になるまで投与される．

甲状腺機能低下症

甲状腺機能低下症の効果は，一般に，甲状腺機能亢進症のそれの反対であるが，甲状腺機能低下症に固有のいくつかの生理学的な機序がある．甲状腺機能低下症は，甲状腺機能亢進症と同様にしばしば甲状腺に対する自己免疫によって引き起こされる（橋本病）が，この場合，自己抗体が甲状腺を刺激するよりもむしろ破壊する．これらの患者の大多数の甲状腺は，まず，甲状腺の炎症を意味する自己免疫性の甲状腺炎を呈する．自己免疫性甲状腺炎は進行性の悪化とついには甲状腺の線維化を引き起こし，結果として，甲状腺ホルモンの分泌が減少したりなくなったりする．いくつかのその他の型の甲状腺機能低下症もまた，以下に述べるような**甲状腺腫**（thyroid goiter）とよばれる大きな甲状腺の発現を伴う．

地域性コロイド様甲状腺腫は食餌性ヨウ素の欠乏により引き起こされる

“甲状腺腫”という言葉は大きく腫大した甲状腺を意味する．ヨウ素代謝の議論の中で指摘したように，毎年，約50 mgのヨウ素が適切な量の甲状腺ホルモンの形成に必要である．世界の特定の地域，とりわけスイスアルプス地方，アンデス地方，そして米国の五大湖地方では，土壌中に含まれるヨウ素が不十分で，この微少なヨウ素さえ食品に含まれていない．そのため，食卓塩がヨウ素化される前の時代には，これらの地方に住んでいた多くの人々が**地方性甲状腺腫**（endemic goiters）とよばれる非常に大きな甲状腺腫を発生させていた．

以下の機序の結果，巨大な地域性甲状腺腫が発生する．ヨウ素の欠乏がサイロキシンとトリヨードサイロニンの産生を妨げる．その結果，下垂体前葉によるTSHの産生を抑制するホルモンがなくなり，このことが下垂体に大過剰のTSHの分泌を引き起こす．TSHは次いで甲状腺細胞を刺激して，大量のサイログロブリンコロイドを濾胞の中へ分泌させ，甲状腺はどんどん大きくなっていく．しかし，ヨウ素の欠乏により，サイロキシンとトリヨードサイロニンの産生がサイログロブリン分子の中で生じないため，下垂体前葉によるTSH産生の正常な抑制が起こらない．濾胞は恐ろしいほどの大きさとなり，甲状腺は正常の大きさの10〜20倍になる．

特発性非中毒性コロイド様甲状腺腫

地域性コロイド様甲状腺腫に似た甲状腺の肥大が，ヨウ素欠乏でない人々にもまた起きてくる．これらの甲状腺腫は，正常量の甲状腺ホルモンを分泌するかもしれないが，よりしばしばホルモンの分泌が地域性コロイド様甲状腺腫のように抑制されている．

特発性コロイド様甲状腺腫をもった患者の甲状腺腫大の正確な原因は不明であるが，これらの患者の多くが軽い甲状腺炎の徴候を示す．それゆえ，甲状腺炎が軽度の甲状腺機能低下症を引き起こし，それが次いでTSH分泌を増加させて，甲状腺の非炎症部の進行性増殖を引き起こすことが示唆されてきた．この考え方は，なぜこれらの腺が通常結節性であり，腺のある部位が増殖性である一方，他の部位が甲状腺炎により破壊されているかを説明しうる．

コロイド様甲状腺腫をもつある人々は，その甲状腺に甲状腺ホルモンの合成に必要な酵素系の異常がある．以下の異常がしばしば認められる．

①ヨウ素捕捉機構の不全．ヨウ素が甲状腺細胞に十分汲み上げられない．
②ペルオキシダーゼ系の不全．ヨウ化物がヨウ素の状態に酸化されない．
③サイログロブリン分子内のヨウ素化チロシンの縮合不全．最終的な甲状腺ホルモンが形成できない．
④脱ヨウ素酵素の不全．甲状腺ホルモンをつくる際にうまく縮合されなかったヨウ素チロシンからヨウ素を回収できないために（これはヨウ素の約2/3になる），結果的にヨウ素欠乏になる．

最後に，食品の中には，プロピルチオウラシル型の抗甲状腺活性をもつ**甲状腺腫誘発物質**（goitrogenic substances）を含むものがあり，それはTSH刺激による甲状腺の肥大を引き起こす．そのような甲状腺腫誘発物質は，特にかぶら類とキャベツ類に見出される．

甲状腺機能低下症の生理学的特徴

甲状腺炎，地域性コロイド様甲状腺腫，特発性コロイド様甲状腺腫，放射線による甲状腺の破壊，あるいは外科的な甲状腺の切除によるかどうかにかかわらず，甲状腺機能低下症の生理学的な影響は同じである．その影響としては，疲労や人によっては1日12〜14時間も眠る強い傾眠傾向，極端な筋肉活動の緩慢さ，遅い心拍動，心拍出量の減少，血液量の減少，しばしば体重の増加，便秘，精神活動の緩慢さ，髪の発育の抑制や皮膚の鱗状化などから明らかな多くの体の栄養機能の失調，カエルのような嗄声，そして重篤な場合には，粘液水腫とよばれる全身の浮腫状の外見の出現がある．

粘液水腫

粘液水腫（myxedema）は，甲状腺ホルモン機能がほとんど完全に欠如した患者に認められる．**図77.9**はそのような患者を示しており，眼の下のたるみと顔面の腫脹が現れている．この状態では，理由は説明できないけれども，非常に増量したヒアルロン酸とコンドロイチン硫酸がタンパク質と結合して，間質腔に過剰な組織ゲルを形成し，これが間質液全体の量の増加をもたらしている．その過剰な体液はゲル状の性質から，主として可動性がなく，浮腫は圧痕のでない種類のものである．

甲状腺機能低下症におけるアテローム性動脈硬化症

前述したように，甲状腺ホルモンの欠如は，血液中のコレステロールの量を増加させる．その理由は脂質とコレステロールの代謝の変化と，肝での胆汁へのコレステロール排泄の減少による．血液中のコレステロールの増加は，通常アテローム性動脈硬化症の増加を伴う．それゆえ，多くの甲状腺機能低下症の患者，特に粘液水腫を伴うときは，アテローム性動脈硬化症を発症し，これは次いで，末梢血管の疾患，難聴，冠状動脈疾患を引き起こし，それに続いて早期死亡を引き起こす．

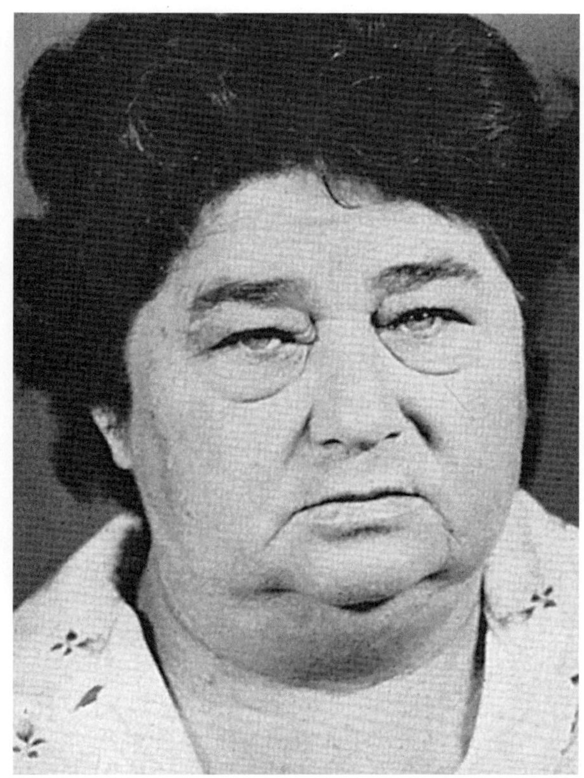

図 77.9 粘液水腫の患者
(Dr. Herbert Langford による)

づけられる．原因として，先天性の甲状腺の欠損(**先天性クレチン症**(congenital cretinism))，甲状腺の遺伝的な欠陥による甲状腺ホルモン産生不能，あるいは食事中のヨードの欠乏(**地域性クレチン症**(endemic cretinism))がある．

甲状腺が欠如した新生児は，子宮内にいる間は，母親からいくらかの(通常十分ではないが)甲状腺ホルモンを供給されており，外見も機能も正常であるかもしれない．しかし，生後数週間すると，新生児の動きは緩慢になり，身体的および精神発育はともに大きく遅延し始める．クレチン症の新生児は，適量のヨウ素あるいはサイロキシンで治療すると，通常，身体的発育は治療開始時期によらず正常化するが，精神発育は，生後数週間以内にクレチン症を治療しない限り，恒久的に遅延したままである．この現象は，精神の正常発育に非常に重要なこの時期での中枢神経系の神経細胞の成長，神経突起の分枝，髄鞘形成が遅滞するために起こる．

クレチン症をもった子どもの骨格の成長は，軟部組織の成長に比べ，特に強く阻害される．この成長速度の不均衡により，軟部組織は過剰に大きくなりやすく，クレチン症の子どもは肥満で，ずんぐりした低身長の外見になる．時に骨格の成長の割合に比べて舌が大きくなりすぎ，嚥下や呼吸を妨げる．その結果，特徴的な喉頭音を伴う呼吸をもたらし，時に子どもを窒息させる．

甲状腺機能低下症の診断的検査

甲状腺機能亢進症の診断ですでに述べた検査が，甲状腺機能低下症では反対の結果になる．血中の遊離型サイロキシンは低値である．粘液水腫の基礎代謝率は－30～－50％の範囲になる．それに加え，検査量の TRH が投与されたときには，下垂体前葉による TSH の分泌は通常大きく増加する(ただし，下垂体の TRH への反応の抑制に起因する甲状腺機能低下症のようなまれな症例の場合を除く)．

甲状腺機能低下症の治療

図 77.4 では，サイロキシンの基礎代謝率に対する効果を示し，このホルモンが正常では 1 ヵ月以上にわたる作用期間をもつことを示している．結果として，サイロキシンを含む 1 錠あるいはそれ以上の錠剤の毎日の内服によって，身体の甲状腺ホルモン活性を定常状態に容易に保つことができる．さらに，甲状腺機能低下症への適切な治療は完全に正常な状態をもたらす．例えば，以前に粘液水腫であった患者は，50 年以上にわたる治療後に 90 歳代まで生存した．

クレチン症

クレチン症(cretinism)は胎生期，乳幼児期，または小児期における極端な甲状腺機能低下症によって起こる．この状態は特に身体の成長の障害と精神遅滞により特徴

参考文献

Bianco AC: Minireview: cracking the metabolic code for thyroid hormone signaling. Endocrinology 152:3306, 2011.

Brent GA: Clinical practice. Graves' disease. N Engl J Med 358:2594, 2008.

Brent GA: Mechanisms of thyroid hormone action. J Clin Invest 122:3035, 2012.

Cooper DS, Biondi B: Subclinical thyroid disease. Lancet 379:1142, 2012.

Danzi S, Klein I: Thyroid hormone and the cardiovascular system. Med Clin North Am 96:257, 2012.

De La Vieja A, Dohan O, Levy O, Carrasco N: Molecular analysis of the sodium/iodide symporter: impact on thyroid and extrathyroid pathophysiology. Physiol Rev 80:1083, 2000.

Franklyn JA, Boelaert K: Thyrotoxicosis. Lancet 379:1155, 2012.

Grais IM, Sowers JR: Thyroid and the heart. Am J Med 127:691, 2014.

Kharlip J, Cooper DS: Recent developments in hyperthyroidism. Lancet 373:1930, 2009.

Klein I, Danzi S: Thyroid disease and the heart. Circulation 116:1725, 2007.

Kogai T, Brent GA: The sodium iodide symporter (NIS): regulation and approaches to targeting for cancer therapeutics. Pharmacol Ther 135:355, 2012.

Mullur R, Liu YY, Brent GA: Thyroid hormone regulation of metabolism. Physiol Rev 94:355, 2014.

Pearce EN: Update in lipid alterations in subclinical hypothyroidism. J Clin Endocrinol Metab 97:326, 2012.

Ross DS: Radioiodine therapy for hyperthyroidism. N Engl J Med 364:542, 2011.

Sinha RA, Singh BK, Yen PM: Thyroid hormone regulation of hepatic lipid and carbohydrate metabolism. Trends Endocrinol Metab 25:538, 2014.

Szkudlinski MW, Fremont V, Ronin C, Weintraub BD: Thyroid-stimulating hormone and thyroid-stimulating hormone receptor structure-function relationships. Physiol Rev 82:473, 2002.

Vasudevan N, Ogawa S, Pfaff D: Estrogen and thyroid hormone receptor interactions: physiological flexibility by molecular specificity. Physiol Rev 82:923, 2002.

Yen PM: Physiological and molecular basis of thyroid hormone action. Physiol Rev 81:1097, 2001.

Zimmermann MB: Iodine deficiency. Endocr Rev 30:376, 2009.

第78章

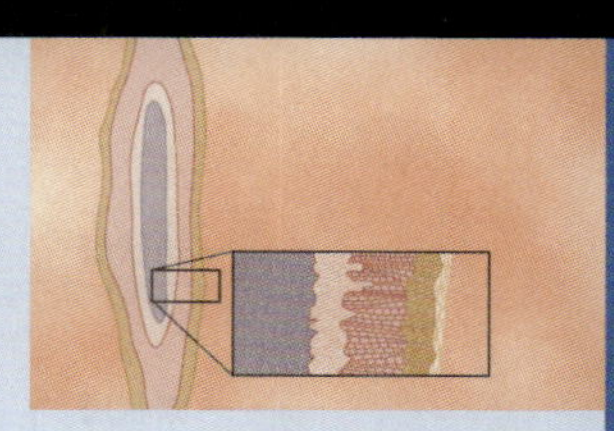

副腎皮質ホルモン

2つの副腎は重量がそれぞれ約4gあり，腎上極よりやや上方に位置している．副腎は，髄質と皮質という2つの主要な部分から構成されている（図78.1）．副腎髄質は，副腎の約20%を占め交感神経系の機能に関連している．髄質は交感神経の刺激に応答し，アドレナリンやノルアドレナリンなどのホルモンを分泌する．アドレナリンやノルアドレナリンは，全身各部位において交感神経直接刺激とほぼ同様の効果を引き起こす．これらのホルモンとその作用については，第61章で交感神経系と関連づけて詳しく論ずる．

副腎皮質では，副腎皮質ホルモンとよばれる髄質とはまったく別種のホルモンが合成・分泌される．これらのホルモンはステロイドの一種であるコレステロールから合成され，すべて類似の化学構造を有する．しかしながら，分子構造上のわずかな差違は機能的にきわめて大きな違いをもたらす．

副腎皮質ホルモン：鉱質コルチコイド，グルココルチコイド，およびアンドロゲン

鉱質コルチコイド（**電解質コルチコイド**，**ミネラルコルチコイド**（mineralocorticoid））および**グルココルチコイド**（**糖質コルチコイド**（glucocorticoid））は主たる副腎皮質ホルモンであり，副腎皮質から分泌される．これらに加え少量ではあるが副腎皮質から性ホルモン（主としてアンドロゲン）が分泌される．アンドロゲンは男性ホルモン作用を有するホルモンの総称で精巣から分泌されるテストステロンと同様の効果を示す．大量のアンドロゲンが副腎皮質から分泌される病態が知られているが，そのような場合は男性化徴候が引き起こされることがある（この章の後半で論ずる）．しかしながら，通常はこれらの性ホルモンはそれほど重要な生理作用を担っていない．

鉱質コルチコイドは細胞外液中のNa^+やK^+などの電解質（ミネラル）に影響を及ぼすため，このようによばれている．一方，グルココルチコイドは血糖値を上昇させるためにその名称が与えられた．グルココルチコイドは糖代謝ばかりでなく身体機能に重要なタンパク質や脂肪代謝にも影響を及ぼす．

30種類以上のステロイドが副腎皮質から単離・同定されているが，そのうち2つのステロイドがヒトの内分泌機能にきわめて重要な意義を有している．1つは主たる鉱質コルチコイドである**アルドステロン**（aldosterone）で，もう1つは主たるグルココルチコイドであるコルチゾールである．

副腎皮質ホルモンの合成と分泌

副腎皮質は3つの層で構成される

図78.1に示すように副腎皮質は3つの層で構成される．

①**球状層**（zona glomerulosa）は，**皮膜**（capsule）直下に位置する薄い細胞層であり副腎皮質の約15%を占める．球状層の細胞にはアルドステロン合成に必須な酵素アルドステロンシンターゼを発現しており，副腎皮質中アルドステロンを多量に分泌できる唯一の細胞である．これらの細胞からのアルドステロン分泌は，主としてアンジオテンシンⅡおよび細胞外液中K^+濃度によって制御されている．

②**束状層**（zona fasciculata）は，副腎皮質中央に位置する最も広い領域で皮質の約75%を占めており，グルココルチコイドであるコルチゾールとコルチコステロンおよび少量の**副腎性アンドロゲン**（adrenal androgen）と**エストロゲン**（estrogen）を分泌する．束状層の細胞からのホルモン分泌は，大部分**副腎皮質刺激ホルモン**（adrenocorticotropic hormone：ACTH）を介する視床下部–下垂体系によって制御されている．

③**網状層**（zona reticularis）は副腎皮質の内側の領域を占め，副腎性アンドロゲンであるデヒドロエピアンドロステロンとアンドロステンジオン，少量のエストロゲン，およびグルココルチコイドのうちのいくつかを産生（分泌）する．ACTHは網状層からのホルモン分泌を制御するが，**皮質アンドロゲン刺激ホルモン**（cortical androgen-stimulating hormone：CASH）など，下垂体から放出される他の因子も同様の働きをしている可能性がある（**訳者注**：CASHの存在に関してはいまだ確固たる証拠がない）．しかしながら，副腎性アンドロゲン産生の制御機構は

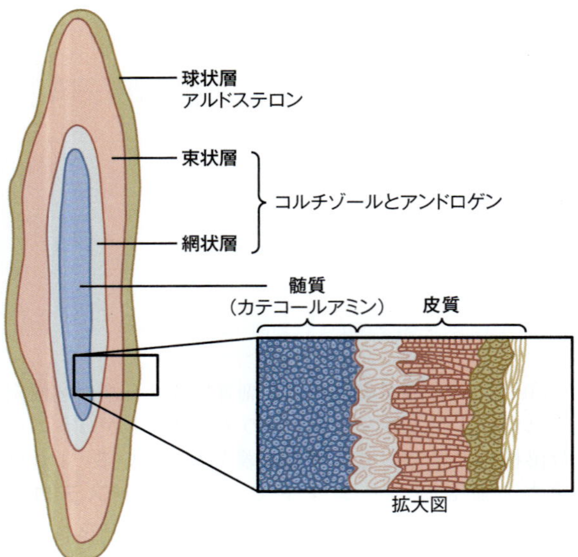

図 78.1　副腎皮質各層における副腎皮質ホルモンの分泌，および副腎髄質によるカテコールアミンの分泌

グルココルチコイドや鉱質コルチコイドほどにはわかっていない．

アルドステロンおよびコルチゾールの分泌は独立した機構によってそれぞれ制御されている．アンジオテンシンⅡはアルドステロンの放出を特異的に増加させ球状層を肥大させるが，束状層と網状層に対しては影響を及ぼさない．ACTH のようにコルチゾールと副腎性アンドロゲンの分泌を増加させる因子は束状層と網状層の肥大を引き起し球状層にほとんど影響を及ぼさない．

副腎皮質ホルモンは，コレステロール由来のステロイドである

ヒトのステロイドホルモンは副腎皮質で産生されるものを含めすべてコレステロールから合成される．副腎皮質の細胞は酢酸塩から少量のコレステロールを自ら合成することができるが，ステロイド合成に用いられるコレステロールの約 80％は循環血漿中の低密度リポタンパク質（LDL）から供給される．LDL はコレステロールを高濃度に含有しており，血漿から間質液に拡散して副腎皮質細胞膜上の**被覆ピット**（coated pits）とよばれる構造内で特異的な受容体に結合する．被覆ピットはエンドサイトーシスによって細胞内に取り込まれて小胞を形成し，これがリソソームに融合して最終的に副腎ステロイドホルモン合成に用いられるコレステロールが放出される．

副腎の細胞へのコレステロール輸送はフィードバック機構によって調節されており，ステロイド合成に利用可能なコレステロール量を大きく変えることができる．例えば，副腎ステロイドの合成を促進する ACTH は副腎皮質細胞に存在する LDL 受容体の数を増大させ，LDL からコレステロールを遊離させる酵素の活性も増大させる．

コレステロールは副腎皮質細胞内に入ると，次いでミトコンドリアに輸送され，コレステロールデスモラーゼによって切断されて**プレグネノロン**（pregnenolone）が合成される．この酵素反応は副腎ステロイド合成の律速段階となっている（**図 78.2**）．副腎皮質の全層においてこのステロイド合成の最初のステップは，アルドステロンやコルチゾールなど主たるホルモン分泌を調節する因子によって刺激される．例えば，コルチゾール分泌を促す ACTH やアルドステロン分泌を誘導するアンジオテンシンⅡは，コレステロールからプレグネノロンへの変換を増加させる．

副腎皮質ステロイドの合成経路

副腎皮質で生成される重要なステロイドであるアルドステロン，コルチゾールおよびアンドロゲン合成の主要経路を**図 78.2** に示す．これらのステップは基本的に 2 つの細胞内小器官，すなわちミトコンドリアと小胞体において行われる．また，それぞれのステップは特異的な酵素による触媒作用で進行する．この図式中の酵素のうち 1 つでも欠損や機能異常が生じると生成されるホルモンの種類や相対的な比率に大きな変化が生じることがある．例えば，この経路で働く酵素のうちたった 1 つの酵素活性の変化に伴い，男性ホルモンや他のステロイド化合物の血中濃度が異常に増大することがある．

アルドステロンは主たる鉱質コルチコイドでありコルチゾールは主たるグルココルチコイドであるが，これらの化学式は**図 78.2** に図示されている．コルチゾールは 3 位の炭素原子にオキソ基を有し，11 位と 21 位の炭素原子がヒドロキシル化されている．鉱質コルチコイドのアルドステロンは，18 位の炭素原子に酸素原子が結合している．

アルドステロンおよびコルチゾールに加えグルココルチコイド活性と鉱質コルチコイド活性のうちのどちらか一方，もしくは，両方を有する他のステロイドが副腎皮質からわずかながら分泌される．また，通常副腎で生成されない高力価ステロイドが人工的に合成され，さまざまな疾患の治療に用いられている．副腎皮質ホルモンのうち重要なものを合成ステロイドとともに**表 78.1** にまとめてある．

鉱質コルチコイド

- アルドステロン（非常に強力な活性をもち，すべての鉱質コルチコイド活性の約 90％を担う）
- デオキシコルチコステロン（アルドステロンの 1/30 の活性をもつが，非常に少量しか分泌されない）
- コルチコステロン（わずかな鉱質コルチコイド活性を有する）
- 9α-フルオロコルチゾール（人工化合物でアルドステロンよりもわずかに強い活性を有する）

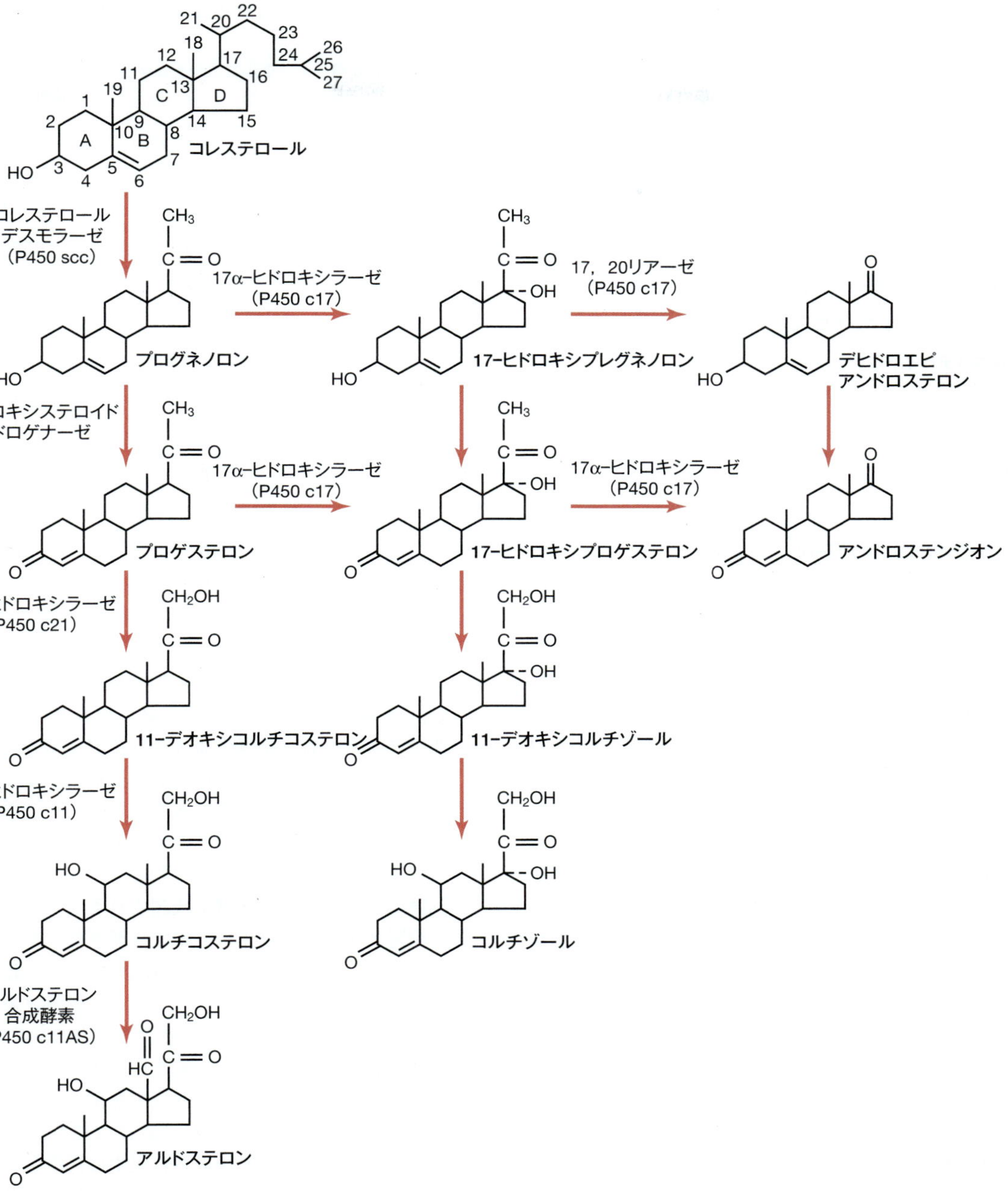

コレステロール

コレステロールデスモラーゼ（P450 scc）

プログネノロン　17α-ヒドロキシラーゼ（P450 c17）　17-ヒドロキシプレグネノロン　17，20リアーゼ（P450 c17）　デヒドロエピアンドロステロン

3β-ヒドロキシステロイドデヒドロゲナーゼ

プロゲステロン　17α-ヒドロキシラーゼ（P450 c17）　17-ヒドロキシプロゲステロン　17α-ヒドロキシラーゼ（P450 c17）　アンドロステンジオン

21β-ヒドロキシラーゼ（P450 c21）

11-デオキシコルチコステロン　11-デオキシコルチゾール

11β-ヒドロキシラーゼ（P450 c11）

コルチコステロン　コルチゾール

アルドステロン合成酵素（P450 c11AS）

アルドステロン

図 78.2　副腎皮質におけるステロイドホルモンの合成経路

- コルチゾール（鉱質コルチコイド活性はわずかであるが，大量に分泌されるので鉱質コルチコイド作用も無視できない）
- コルチゾン（わずかな鉱質コルチコイド活性を有する）

グルココルチコイド

- コルチゾール（非常に強力な活性を有し，すべてのグルココルチコイド活性の約 95％を担う）
- コルチコステロン（全グルココルチコイド活性の約 4％を担うが，生理活性はコルチゾールよりもはるかに弱い）
- コルチゾン（コルチゾールとほぼ同程度の活性を有する）
- プレドニゾロン（人工化合物でコルチゾールより活性が 4 倍ほど強い）
- メチルプレドニゾロン（人工化合物でコルチゾールより活性が 5 倍ほど強い）

表78.1 成人の副腎ステロイドホルモン，人工合成ステロイドと，それらの相対的なグルココルチコイド活性と鉱質コルチコイド活性

ステロイド	平均血漿中濃度(遊離型および結合型(μg/100mL))	平均分泌量(mg/24時間)	グルココルチコイド活性	鉱質コルチコイド活性
副腎ステロイド				
コルチゾール	12	15	1.0	1.0
コルチコステロン	0.4	3	0.3	15.0
アルドステロン	0.006	0.15	0.3	3000
デオキシコルチコステロン	0.006	0.2	0.2	100
デヒドロエピアンドロステロン	175	20	–	–
合成ステロイド				
コルチゾン	–	–	0.7	0.5
プレドニゾロン	–	–	4	0.8
メチルプレドニゾロン	–	–	5	–
デキサメタゾン	–	–	30	–
9αフルオロコルチゾール	–	–	10	125

※グルココルチコイド活性と鉱質コルチコイド活性は，コルチゾールの活性を1.0としたときの相対値.

- デキサメタゾン(人工化合物でコルチゾールより30倍も強い活性を有する)

このリストから，これらのホルモンや合成ステロイドの中にはグルココルチコイドと鉱質コルチコイド活性の両者を有するものがあることがわかる．特に，コルチゾールがある程度の鉱質コルチコイド活性を示す点は重要である．コルチゾールが過剰に分泌される病態があるが，これらの症候群ではきわめて強力なグルココルチコイド作用とともに，顕著な鉱質コルチコイド作用が現れる場合がある．

デキサメタゾンは化学合成されたホルモンであるが，強力なグルココルチコイド活性を有し，しかも鉱質コルチコイド活性がほとんどないのでグルココルチコイド活性を選択的に上昇させたい場合は特に重要な薬物である．

副腎皮質ホルモンは血漿タンパク質に結合している

血漿中のコルチゾールのうち約90～95%は血漿タンパク質に結合しており，特に**コルチゾール結合タンパク質**(cortisol-binding globulin)または**トランスコルチン**(transcortin)とよばれるグロブリンが重要である．比較的少量ではあるがコルチゾールはアルブミンにも結合する．コルチゾールは大部分血漿タンパク質に結合しているため血漿から失われるには時間がかかる．そのため，コルチゾールは60～90分程度の比較的長い半減期を有する．循環血中アルドステロンのうち血漿タンパク質との結合型は6割にとどまり4割ほどは遊離型として存在する．したがって，アルドステロンの半減期は約20分と比較的短い．これらのホルモンの結合型と遊離型の両者が体内の細胞外液中にくまなく運ばれる．

短時間のストレスが一過性にACTH分泌を引き起こし，その結果コルチゾールが分泌されるような場合には，血漿タンパク質が副腎皮質ステロイドと結合することにより一種の貯蔵庫として機能し，遊離型ホルモン濃度の急激な変動が抑えられるであろう．また，この貯蔵機能によって体内の各組織に副腎ホルモンが比較的均一に分布できるようになると考えられる．

副腎皮質ホルモンは肝臓で代謝される

副腎ステロイドは主に肝臓で分解され，グルクロン酸やより少ない量ではあるが硫酸塩と結合して抱合体となる．これらの抱合体には活性がなく，鉱質コルチコイドまたはグルココルチコイド活性を示さない．これら抱合体の約25%は胆汁から糞便中に排泄される．肝臓で生成された残りの抱合体は血液中を循環するが，これらは可溶性が高く血漿タンパク質には結合しない．そのため容易に腎尿細管で濾過され尿中に排泄される．肝疾患では副腎皮質ホルモンの抱合による不活化が著しく障害され，腎疾患では活性のない抱合体の排泄が減少する．

血中アルドステロン濃度の正常値は100 mLあたり約6ng(6×10^{-9} g)であり，平均分泌量は約150μg/日(0.15mg/日)である．しかしながら，アルドステロンの血中濃度は食事からのナトリウムやカリウム摂取量に大きく依存する．

血中コルチゾールの濃度の正常値は平均12μg/100 mLであり，分泌量は平均15～20mg/日である．しかし，後述するようにコルチゾールの血中濃度および分泌速度は1日を通じて変動し早朝に高く夕方に低下する．

鉱質コルチコイド・アルドステロンの機能

鉱質コルチコイド欠乏は重度の腎性食塩喪失および高カリウム血症を引き起こす

副腎皮質から鉱質コルチコイドがまったく分泌されなくなった場合，塩類の大量投与または鉱質コルチコイドの注射を受けない限り3日～2週間以内に死亡する可能性がある(**訳者注**：わが国では欧米と比較し塩分摂取量が多いので，原発性副腎不全患者の治療には鉱質コルチコイドはほとんど用いられず，グルココルチコイドであるヒドロコルチゾン(コルチゾール)が単独で用いられる(ヒドロコルチゾンはわずかながら鉱質コルチコイド作用を有する)．ただし，塩喪失型先天性副腎皮質過形成など一部の疾患では鉱質コルチコイドであるフルドロコルチゾン(9a-フルオロコルチゾール)の投与が必要である)．

鉱質コルチコイドがないと，細胞外液中K^+濃度が著しく上昇し，Na^+とCl^-が体から急速に失われ細胞外液の量と血液量が大幅に減少する．間もなく心拍出量が減少しショック様状態に移行し死に至る．この一連の出来事はアルドステロン，または他の鉱質コルチコイドの投与で防ぐことができる．このように，鉱質コルチコイドは副腎皮質ホルモンのなかで直接“生死にかかわる”ホルモンである．しかし，鉱質コルチコイドと同様グルココルチコイドもまた生存に不可欠である．なぜなら，ヒトは断続的に肉体的・精神的な「ストレス」に曝されているが，この章の後半で解説するようにグルココルチコイドはストレスに対する抵抗力を与えてくれるからである．

アルドステロンは副腎から分泌される主要な鉱質コルチコイドである

ヒトでは副腎皮質が分泌する鉱質コルチコイド活性の約90%をアルドステロンが担っているが，副腎皮質から分泌される主たるグルココルチコイドであるコルチゾールも相当量の鉱質コルチコイド活性を担っている．というのは，アルドステロンの鉱質コルチコイド活性はコルチゾールの約3000倍であるが，血漿中のコルチゾール濃度はアルドステロンの約2000倍高いからである．

コルチゾールは鉱質コルチコイド受容体に強い親和性を有する．しかし，腎上皮細胞には11β-ヒドロキシステロイド脱水素酵素2型(11β-HSD2)が発現しており，コルチゾールが鉱質コルチコイド受容体を活性化するのを妨げる．11β-HSD2はコルチゾールをコルチゾンに変換するが，コルチゾンは鉱質コルチコイド受容体にほとんど結合できない．11β-HSD2は細胞内のレドックス(酸化還元)状態にも影響し，コルチゾールによる鉱質コルチコイド受容体の活性化を妨げる可能性を示唆する証拠もある．11β-HSD2の活性に影響を及ぼす遺伝的欠損を有する患者では，実質的にコルチゾールが鉱質コルチコイドとしての役割を担っていると考えられる．この状態は，**見かけの鉱質コルチコイド過剰症候群**(apparent mineralocorticoid excess syndrome：AME)とよばれる．この症候群の患者は，血漿中アルドステロンのレベルが非常に低いこと以外はアルドステロンを過剰に分泌する患者と同様の病態生理学的変化を呈する．甘草はグリチルリチン酸を含むので，大量に摂取すると11β-HSD2の酵素活性を阻害しAMEが引き起こされることがある．

アルドステロンの腎臓および循環器への影響

アルドステロンは腎尿細管のNa^+再吸収とK^+分泌を増加させる

第28章で述べたように，アルドステロンはNa^+の再吸収を増加させると同時にK^+分泌を増加させる．それは腎尿細管上皮細胞によるものであり，特に**集合管主細胞**(principal cells of the collecting tubules)と，関与の程度はより小さいが**遠位尿細管**(distal tubules)および**集合管**(collecting ducts)において行われている．したがって，アルドステロンは細胞外液中のNa^+を保持するように働く一方，尿へのK^+の排泄を増加させる．

血漿中アルドステロン濃度が高いと一時的に尿中Na^+排泄は1日あたり2～3 mg程度まで減少しうる．そして一時的にK^+の尿中排泄が数倍に増加する．したがって，過剰なアルドステロンは最終的に細胞外液中Na^+総量を増加させK^+を減少させる．

逆に，アルドステロンの分泌が完全になくなると，一過性に1日10～20 gのNa^+が尿中に失われる可能性がある．これは体内の全Na^+量の1/10～1/5に相当する．このとき細胞外液中K^+は高濃度になる．

過剰なアルドステロンは細胞外液量と動脈圧を増加させるが，血漿中Na^+濃度にはわずかな影響しか及ぼさない

アルドステロンは腎臓からのNa^+排泄を強く抑えるが，細胞外液中Na^+濃度は2～3 mEq/L(1 Lあたりのミリ当量)しか上昇しない．その理由は，Na^+が尿細管から再吸収されると浸透圧によってほぼ同量の水の再吸収が起こるからである．また，細胞外液のNa^+濃度がわずかに上昇すると口渇感と水分摂取量が増加し抗利尿ホルモン分泌が増加する．抗利尿ホルモンは，腎臓の遠位尿細管および集合管からの水の再吸収を促進する．したがってNa^+濃度に大きな変化がないにもかかわらず，細胞外液量は保持されるNa^+量に応じて増加する．

アルドステロンは最もNa^+保持作用が強いホルモンである．しかし，たとえアルドステロンが過剰量分泌されてもNa^+保持は一過性にしか起こらない．第19章で説明したように，1～2日以上アルドステロンを介した細胞外液量増加が続くと動脈圧の上昇につながる．動脈圧が上昇すると腎からのNa^+と水の排泄が増加する．これはそれぞれ**圧Na^+利尿**(pressure natriuresis)および**圧利尿**(pressure diuresis)とよばれる．したがって，細胞外液量

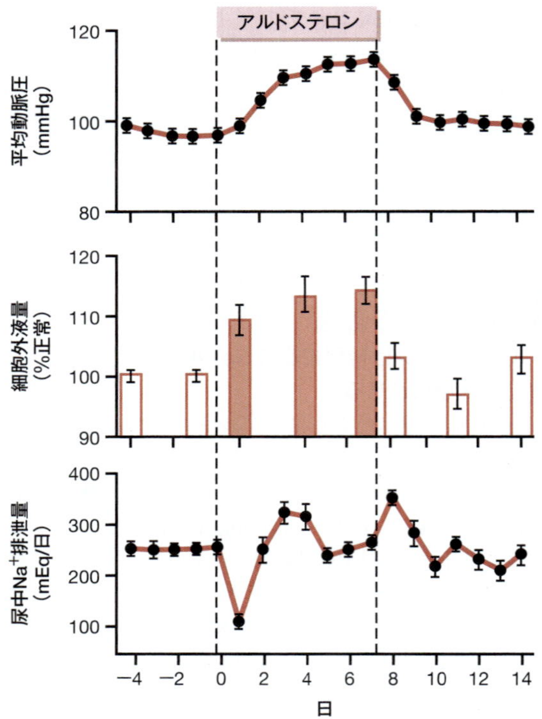

図 78.3 イヌにおいてアルドステロンを投与した際の，動脈圧，細胞外液量，Na^+ 排泄に対する影響

血漿アルドステロン濃度が正常の約 20 倍になるように投与．2 日目にアルドステロンエスケープ現象が起こることに注意．動脈圧が増加するとともに尿中 Na^+ 排泄が正常に戻る．（Hall JE, Granger JP, Smith MJ Jr, et al: Role of hemodynamics and arterial pressure in aldosterone "escape." Hypertension 6[suppl I]:I183-I192, 1984 による）

が正常値よりも 5〜15％増加すると動脈圧も 15〜25 mmHg 上昇する．その結果，アルドステロン過剰であるにもかかわらず血圧上昇により腎からの Na^+ および水の排出が正常に復する（**図 78.3**）．

圧ナトリウム利尿および圧利尿の結果腎臓からの Na^+，および水の排泄が正常化することを**アルドステロンエスケープ現象**（aldosterone escape）とよぶ．その後は継続的なアルドステロン過剰状態にもかかわらずナトリウム・水の摂取量と腎からの排泄量との間のバランスは維持される．しかしながら，その間高血圧が進行し，高レベルのアルドステロンに曝されている限り高血圧も持続する．

逆に，アルドステロンの分泌がなくなると尿中に多量の Na^+ が失われ，細胞外液中の NaCl 量が減少するばかりでなく細胞外液量も減少する．その結果，重度の細胞外脱水と血液量低下をきたし**循環性ショック**（circulatory shock）が引き起こされる．治療されないと副腎のアルドステロン分泌が停止してから 2 〜 3 日以内に死に至る．

過剰なアルドステロンは低カリウム血症および筋力低下を引き起こすが，アルドステロンの欠乏は高カリウム血症および心臓毒性を引き起こす

アルドステロンが過剰な状態では，細胞外液中 K^+ が尿中に排泄されて失われるばかりでなく，細胞外液中 K^+ が体内のほとんどの細胞内に輸送される．したがって，副腎腫瘍のいくつかのタイプでみられるように，アルドステロン過剰分泌は血漿中 K^+ 濃度を顕著に低下させることがあり，時には 2 mEq/L ほど（正常値は 4.5 mEq/L 程度）にまで低下することがある．この状態を低カリウム血症という．K^+ 濃度が正常値の約 1/2 を下回ると，しばしば重度の筋力低下が起きる．これは，神経および筋線維の細胞膜の電気的興奮性が変化し，正常な活動電位の伝播が妨げられることにより引き起こされる（第 5 章参照）．

逆に，アルドステロンがない場合，細胞外液中の K^+ 濃度は正常値をはるかに上回ることがある．正常値より 60 〜 100％上回ると，心筋収縮の減弱および不整脈を伴う重篤な心毒性が現れ，さらに K^+ 濃度が高い場合は心不全や心停止を引き起こす．

過剰なアルドステロンは尿細管における H^+ 排出を増加させアルカローシスを引き起こす

第 28 章と第 31 章で論じたように，アルドステロンは**腎集合管**（renal collecting tubules）の主細胞において Na^+ 再吸収と引き換えに K^+ を尿細管に排出するばかりでなく，**皮質集合管**（cortical collecting tubules）の**間在細胞**（intercalated cells）において K^+ と引き換えに H^+ の排出を引き起こす．その結果，細胞外液中 H^+ 濃度が低下し代謝性アルカローシスが引き起こされる．

アルドステロンは汗腺，唾液腺，および腸上皮細胞における Na^+・K^+ 輸送を促進する

アルドステロンは腎尿細管ばかりでなく，汗腺および唾液腺においてもほぼ同じ作用を示す．汗腺および唾液腺は大量の NaCl を含む分泌物を形成するが，その多くは**導管**（excretory ducts）を通過する際に再吸収される．一方，K^+ と HCO_3^- は分泌される．アルドステロンは NaCl の再吸収および導管における K^+ 分泌を大幅に増加させる．汗腺へのアルドステロンの作用は温熱環境において体の塩分が失われるのを防ぐために重要である．また，大量の唾液が失われたとき，塩分喪失を小さくするために唾液腺へのアルドステロンの作用が必要である．

アルドステロンはまた，腸，とりわけ結腸における Na^+ の吸収を大幅に促進し便中への Na^+ 喪失を防ぐ．逆にアルドステロンがないと，Na^+ の吸収が低下し，Cl^- や他の陰イオンあるいは水分の吸収もできなくなる．吸収されなかった NaCl と水は下痢を引き起こし体から塩分が失われる．

アルドステロン作用の細胞内メカニズム

鉱質コルチコイドの全身作用については古くから知ら

れているが，アルドステロンが腎尿細管に働きNa^+輸送を増加させるための分子メカニズムはまだ完全に解明されていない．細胞内機構のうちこれまで知られていることをまとめて以下に記す．

まず，アルドステロンは脂溶性が高いため，脂質からなる細胞膜に溶解し尿細管上皮の細胞質内へ容易に拡散する．

次に，尿細管細胞の細胞質においてきわめて特異性が高い受容体である**鉱質コルチコイド受容体**(mineralocorticoid receptor：MR)タンパク質と結合する(**図 78.4**)．この受容体はアルドステロンとその類似の化合物のみが結合できるような分子立体構造を有する．尿細管上皮細胞に存在するMR受容体はコルチゾールに対しても高い親和性を有するが，既に記されているように，コルチゾールは11β–HSD2によってMRレセプターに結合できないコルチゾンに変換される．

3番目に，アルドステロン–受容体複合体が核に移行する．そして最終的に特定の遺伝子を活性化する．このようにして，Na^+やK^+の輸送プロセスに関連する複数の遺伝子でメッセンジャーRNA(mRNA)の転写が誘導される．

4番目に，mRNAは細胞質に輸送されリボソームにおけるタンパク質合成を引き起こす．合成されるタンパク質は，①酵素類，および，②Na^+，K^+，およびH^+の細胞膜輸送に必要な膜輸送タンパク質などである(**図 78.4**)．特に合成量が増える酵素の1つは，**Na^+–K^+ATPase** (sodium–potassiun adenosine triphosphatase)であり，腎尿細管細胞の**基底外側膜**(basolateral membrane)におけるNa^+–K^+ポンプの主要部分として機能する．Na^+–K^+ポンプと同様に重要なのは，同じく尿細管の管腔側膜に挿入された**上皮型Na^+チャネル**(epithelial sodium channel：ENaC)タンパク質である．このチャネルタンパク質によってNa^+が迅速に尿細管内腔から細胞内に拡散することができる．そして，Na^+は，細胞の基底外側膜に位置するNa^+–K^+ポンプによって輸送される．

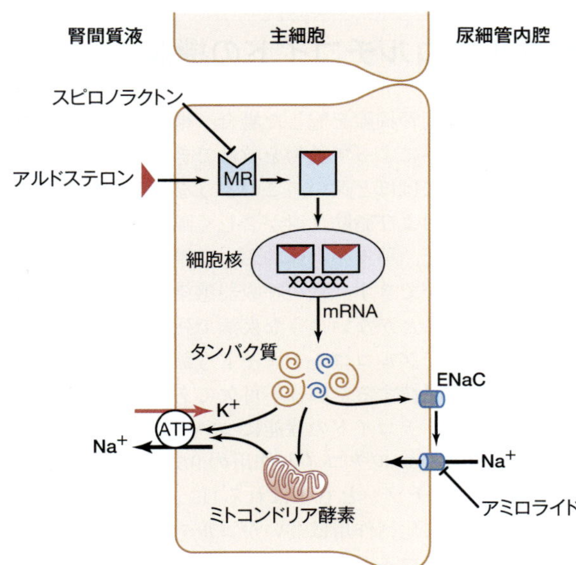

図 78.4 アルドステロン応答性の尿細管上皮細胞におけるシグナル伝達経路
アルドステロンによる鉱質コルチコイド受容体(MR)の活性化は，スピロノラクトンで拮抗される．アミロライドは，上皮Na^+チャネルタンパク質(ENaC)の働きを阻害するために用いられる．

以上のメカニズムのため，短時間でアルドステロンによるNa^+輸送が大きな影響を受けることはない．Na^+輸送に必要な細胞内物質の合成という一連の出来事の後ではじめてアルドステロンの効果が現れる．新しくRNAが細胞内に出現するまでに約30分，Na^+輸送が増加し始めるまでに約45分必要である．そしてその効果は2〜3時間後にやっと最大に達する．

アルドステロンおよび他のステロイドホルモンの遺伝子発現を介さない作用機序

遺伝子発現を介した作用には遺伝子転写と新たなタンパク質合成を必要とするため45〜60分も時間がかかるが，アルドステロンをはじめとする多くのステロイドにはそれらの効果が現れるまで数秒もしくは数分しか要さない**遺伝子発現を介さない作用**(non-genomic actions)もあることが知られている．

この遺伝子発現を介さない作用は，ペプチドホルモンのシグナル伝達経路に用いられるのと同様の，セカンドメッセンジャー共役型の細胞膜受容体にステロイドが結合することによって起きると考えられている．例えば，アルドステロンは血管平滑筋細胞および腎尿細管上皮細胞において，環状アデノシン一リン酸(cAMP)の量を2分以内に上昇させる．この時間は遺伝子の転写およびタンパク質合成が行われるにはあまりにも短すぎる．他の細胞種では，アルドステロンがホスファチジルイノシトールのセカンドメッセンジャー系を迅速に活性化することが示されている．しかしながら，アルドステロンの速い作用にかかわっている受容体の構造は決定されておらず，ステロイドの遺伝子発現を介さない作用の生理的意義もよくわかっていない．

アルドステロン分泌の調節

アルドステロン分泌の調節は，細胞外液電解質濃度，細胞外液量，血液量，動脈圧，および腎機能の多くの要素と非常に深く絡み合っており，これらの要因とは無関係にアルドステロン分泌の調節について議論することは難しい．これについては，第29章および第30章でさらに詳しく述べてある．しかし，ここでは，アルドステロン分泌の制御に関するいくつかの重要な点を列挙しておく．

球状層におけるアルドステロン分泌の調節は束状層，および網状層によるコルチゾール，およびアンドロゲンの調節とはほぼ完全に独立している．

以下の4つの因子がアルドステロン調節に重要な役割を果たすことが知られている．

①細胞外液中のK^+濃度が増加するとアルドステロン分泌が大幅に増加する．

②細胞外液中のアンジオテンシンⅡ濃度が増加した場合もアルドステロンの分泌が大幅に増加する．

③細胞外液中のNa^+濃度が増加すると，アルドステロン分泌が非常にわずかながら減少する．

④下垂体前葉からのACTHはアルドステロン分泌を促すが，通常の生理的状態でアルドステロン分泌速度を制御する効果はほとんどない．

これらのうち，K^+濃度と**レニン–アンジオテンシン系**(renin–angiotensin system)は，アルドステロン分泌調節にとって最も強力な因子である．K^+濃度のわずかな増加によってアルドステロン分泌が数倍に増加しうる．同様に，レニン–アンジオテンシン系は，通常腎血流の減少またはNa^+喪失に応答し，アルドステロン分泌を数倍程度まで増加させることができる．次に，アルドステロンは腎に作用し，①余剰のK^+排泄を促進し，②血液量と動脈圧を増加させる．こうして，レニン–アンジオテンシン系は正常なレベルに戻る．これらのフィードバック制御機構は生命の維持に欠くことのできないものであるが，その機能に関しては第28章および第30章にさらに詳しく記載してあるので参照していただきたい．

血漿中アルドステロン濃度を増加させる低ナトリウム食を数週間摂取した後，アンジオテンシン変換酵素阻害剤を投与してアンジオテンシンⅡの合成を阻害したときの血漿アルドステロン濃度への影響を図78.5に示す．アンジオテンシンⅡ合成を阻害すると，コルチゾール濃度を大きく変化させることなく，血漿中アルドステロン濃度を著しく減少させることに注意してほしい．これは，ナトリウム摂取量および細胞外液量が減少したとき，アンジオテンシンⅡがアルドステロンの分泌を促進する重要な役割を果たしていることを示している．

対照的に，通常アルドステロン分泌の調節においてNa^+濃度やACTHの影響はあまり重要ではない．しかしながら，まれではあるが，細胞外液のNa^+濃度が10～20%ほど減少すると，アルドステロンの分泌が50%ほど増加することがある．ACTHの影響についていえば，必要量のアルドステロンを副腎から分泌させる機能を保つのに，わずかな量のACTHが下垂体前葉から分泌されるだけで十分である．しかし，ACTHがまったくないとアルドステロンの分泌が顕著に減少する．それゆえACTHはアルドステロン分泌を最大限に引き出すために必要であると考えられる(**許容作用**(permissive role))．

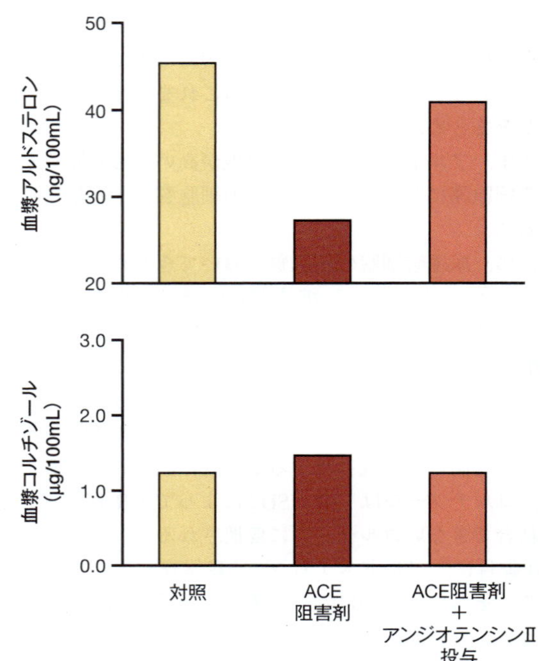

図78.5 ナトリウムを欠乏させたイヌに，アンジオテンシン変換酵素(ACE)阻害剤を7日間投与してアンジオテンシンⅡ(Ang II)の合成を阻害したとき，およびアンジオテンシンⅡを投与してアンジオテンシンⅡレベルを回復させたときの血漿アルドステロンとコルチゾール量の変化

アンジオテンシンⅡの合成を阻害すると，コルチゾールへの影響はほとんどないまま血漿アルドステロン濃度が低下する．ナトリウム欠乏時にアルドステロン分泌を促進するアンジオテンシンⅡの重要な役割が示されている．(Hall JE, Guyton AC, Smith MJ Jr, et al: Chronic blockade of angiotensin II formation during sodium deprivation. Am J Physiol 237:F424, 1979による)

グルココルチコイドの機能

実験動物に副腎摘除を施した場合，術直後なら鉱質コルチコイド投与によって動物を救命できるが，それだけでは正常状態にはほど遠い．このような状態ではタンパク質，糖質，および脂肪代謝が著しく障害されているからである．また，種々の身体的および精神的なストレスに耐えることができず，軽い呼吸器感染症のように，通常なら大したことがないような疾病で死に至ることもある．したがってグルココルチコイドも鉱質コルチコイド同様，生命を維持するために不可欠である．これから本章でグルココルチコイドの機能について解説するが，少なくともグルココルチコイド作用の95%はコルチゾール(ヒドロコルチゾンともよばれる)によるものである．コルチゾールに比べ作用は弱いがコルチコステロンもまたグルココルチコイド作用活性の一部を担っている．

糖質代謝におけるコルチゾールの作用

糖新生の亢進

グルココルチコイドの作用のうち最もよく知られてい

るのは，肝において糖新生（タンパク質やその他の物質からの糖の産生）を高める働きであり，グルココルチコイドによって糖新生のスピードは通常の6～10倍にも速まる．これは主として肝細胞への直接作用によるが一部はインスリンに対する拮抗作用を介するものである．

①肝細胞内でコルチゾールはアミノ酸を糖に変換する酵素群を誘導する．アルドステロンが尿細管細胞に働くのと同様に，コルチゾールは肝細胞内で糖新生に必要な一連の酵素のDNA転写を活性化し，mRNA合成を促すことによりこれらの酵素タンパク質の合成を促進する．

②コルチゾールは，主に筋肉などの肝外組織からアミノ酸を動員する．その結果，より多くのアミノ酸が血漿から肝に取り込まれ肝での糖新生が盛んになる．

③コルチゾールは，肝細胞においてインスリンによる糖新生抑制に拮抗する．第79章で解説するように，インスリンは肝臓でグリコーゲン合成を刺激し，糖新生に関与する酵素群を阻害する．このようにコルチゾールの作用はすべて肝での糖新生増加を促す方向に働く．

糖新生の亢進に伴い肝細胞内のグリコーゲン貯蔵が顕著に増加し，解糖系に働く他のホルモン（アドレナリン，グルカゴンなど）の作用を強め，食間などの必要時にグルコースを動員する．

細胞におけるグルコース利用の低下

コルチゾールは体内のほとんどすべての細胞においてグルコース利用を低下させる．この機序は正確にわかっていないが，コルチゾールの重要な作用の1つは，骨格筋でグルコース輸送体GLUT4の細胞膜への移動を減少させインスリン抵抗性を引き起こすことである．グルココルチコイドはまた，糖利用に関与する細胞内シグナル伝達カスケードの発現とリン酸化を抑制し，直接的または間接的にタンパク質や脂質代謝に作用を及ぼす．例えば，グルココルチコイドはインスリン受容体基質-1（IRS1），およびホスファチジルイノシトール3キナーゼの発現を減少させることが知られている．両者はニコチンアミドアデニンジヌクレオチド（NADH）を酸化させNAD^+を形成するのみならず，インスリン作用を媒介する．解糖にはNADHの酸化が不可欠であるため，グルココルチコイドによるNADH酸化の低下により細胞のグルコース利用が妨げられる可能性がある．

血糖値の上昇と副腎性糖尿病

糖新生の増加とグルコース利用の低下は血糖値を上昇させ，血糖値の上昇はインスリン分泌を刺激する．しかしながら，このインスリン増加は血糖値を正常に保つほどの効果はない．なぜなら，前述のように過剰なグルココルチコイドは，骨格筋や脂肪組織におけるグルコースの取り込みおよび利用へのインスリン感受性を低下させるからである．糖代謝に関与するグルコース輸送体の発現および糖代謝に関与する酵素発現へのコルチゾールの直接的な作用に加え，コルチゾールが脂肪から誘導した多量の脂肪酸は組織に対するインスリンの作用を減弱させる（インスリン抵抗性）．このようにグルココルチコイドの過剰分泌は，成長ホルモンの過剰分泌を伴う患者にみられるのに似た糖代謝異常を引き起こす．

血中グルコース濃度増加はしばしば非常に高く（正常の50％以上），**副腎性糖尿病**（adrenal diabetes）ともよぶべき状態となる．インスリン抵抗性があるためインスリンを投与しても血糖値は膵性糖尿病ほど十分に低下しない．

タンパク質代謝におけるコルチゾールの作用

細胞内タンパク質の減少

体内の代謝系におけるコルチゾールの基本的な作用の1つは，肝臓を除き原則的にすべての細胞中でのタンパク質貯蔵を減少させることである．これは，タンパク質合成の減少および細胞中に存在するタンパク質の異化による．後述するが，肝以外の組織へのアミノ酸輸送の減少によってこれら2つの変化の一部は説明できるが，それはおそらく主な理由ではないだろう．なぜなら，コルチゾールには筋肉やリンパ組織をはじめとする肝以外の組織でRNA合成を抑制してタンパク合成を低下させる働きがあるからである．コルチゾールが過剰に分泌されれば筋肉が弱まり，かがんだ状態から立ち上がることができなくなる．リンパ組織の免疫機能も著しく低下する．

肝臓および血漿タンパク質の増加

コルチゾールは肝臓以外の組織でタンパク質を減少させるが，肝臓ではタンパク質を増加させる．その結果，血漿タンパク質（肝臓で産生され血液中に放出される）が増加する．これは体内の他の臓器と異なる例外的な働きだが，この違いはコルチゾールが肝細胞へのアミノ酸輸送を増加させ（他のほとんどの細胞では減少させる），タンパク質合成に必要な肝内酵素の働きを強化することによって引き起こされるものと考えられる．

血中アミノ酸の増加，肝外細胞へのアミノ酸輸送の低下，および肝細胞へのアミノ酸輸送の増加

単離組織を用いた研究で，コルチゾールが筋肉をはじめとする多くの組織へのアミノ酸輸送を低下させることが示されてきた．肝外細胞へのアミノ酸輸送が低下するとタンパク質合成が低下する．それにもかかわらず，細胞内タンパク質の異化が進むため，アミノ酸が遊離し細胞外に拡散する結果，血漿アミノ酸濃度は上昇する．このように，コルチゾールが肝外の組織からアミノ酸を動員する結果，貯蔵した細胞内タンパク質は減少する．

コルチゾールによる血漿中アミノ酸濃度の上昇と肝臓へのアミノ酸輸送の増加によって肝臓でのアミノ酸利用が増加し，以下のような効果を現す．①肝臓によるアミノ酸の脱アミノ反応の上昇，②肝臓でのタンパク質合成の増加，③肝臓での血漿タンパク質合成の増加，④アミ

ノ酸からグルコースへの転換（糖新生）の増加．このようにコルチゾールは，主として末梢組織からアミノ酸を動員することで代謝系に作用するが，同時に①～④にかかわる肝内酵素を増加させる．

コルチゾールの脂質代謝への作用

脂肪酸の動員

コルチゾールは筋肉からアミノ酸を動員するのと同様に脂肪組織から脂肪酸を動員する．この動員によって血漿遊離脂肪酸の濃度が上昇しエネルギー産生に利用される．コルチゾールはまた細胞内で直接脂肪酸酸化を促すものと考えられる．

コルチゾールが脂肪酸を動員するメカニズムはいまだ解明されていない．しかし，おそらくコルチゾール作用の一部は脂肪細胞へのグルコース輸送を低下させるためであろう．脂肪細胞における中性脂肪の貯蔵と維持にはグルコースから変換されるα-グリセロリン酸が必要であり，グルコースが不足すれば脂肪細胞は脂肪酸を放出し始める．コルチゾールによる脂肪酸動員の亢進は脂肪酸の酸化を伴い，飢餓やその他のストレスに曝されたときに細胞の代謝系をグルコース利用から脂肪酸利用へと転換させる．しかし，これはインスリンの低下によって同様の変化が起きるときほど迅速で強くはなく（第79章参照），十分に機能するためには数時間を要する．しかしながら，代謝エネルギー源として脂肪酸を利用することは長期的にみると体内のグルコースやグリコーゲンを保持するために重要である．

過剰なコルチゾールによる肥満

上述のようにコルチゾールは脂肪組織から脂肪酸を動員するが，コルチゾール分泌が亢進した患者の多くは特異な肥満体型を有しており，頭頸部から胸部にかけて脂肪が沈着しバッファロー様の体型と満月様顔貌を呈する．なぜこのような体型になるかは不明だが，これはおそらく摂食過剰に関連するもので，一部の組織では脂肪の合成速度が脂肪動員と酸化の速度に勝るためだろうと考えられている．

コルチゾールはストレスや感染に抵抗するために重要である

ストレスは，それが身体的か精神的かを問わず下垂体からのACTH分泌を急激に増加させる．ACTHは数分以内に副腎皮質のコルチゾール産生を増加させる．例えば，図78.6に示すように，ラットでは，両下腿骨折の4～20分以内にコルチステロンの産生と分泌が6倍にも増加する．

コルチゾール分泌を促進する種々のストレスには以下のようなものがある．

①外傷
②感染
③高熱や寒冷

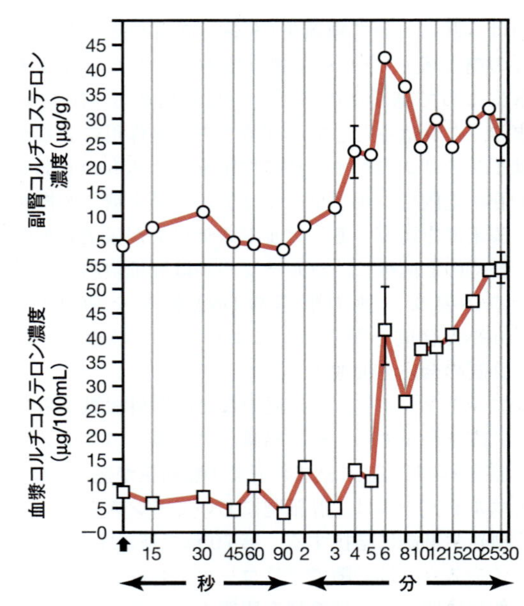

図78.6　ラットにおける下腿骨折ストレスに対する副腎皮質の急性反応（ラットではコルチゾールではなくコルチコステロンが分泌される）

④ノルアドレナリンや交感神経作動薬の注射
⑤外科手術
⑥壊死性物質の皮下注射
⑦実験動物の拘束
⑧消耗性疾患

ストレス環境下ではしばしばコルチゾール分泌が上昇するが，どうしてコルチゾールの増加が生物に有益なのかはよくわからない．しかし例えば，グルココルチコイドは細胞内に蓄えられたアミノ酸や脂肪を動員し，これらをすぐにエネルギー産生やグルコースなどの化合物の合成に利用できるという点で有用であろう．また実際，ダメージを受け一時的にタンパク質が枯渇した組織では，細胞の生存に不可欠なタンパク質がアミノ酸から新たに合成されることも知られている．また，アミノ酸は，プリン，ピリミジン，クレアチンリン酸など細胞の維持や再生に必要な物質合成に用いられる．

ここで述べたことは現時点では大部分仮説の域を出ず，これを支える事実は体中のタンパク質がほぼ全部使われてしまわない限りコルチゾールが筋の収縮タンパク質やニューロンを支えるタンパク質のような構造タンパク質を動員するようなことはないことのみである．このようにコルチゾールは分解されやすいタンパク質を優先的に動員してアミノ酸を生命の維持に不可欠な物質の合成に用いるものと考えられる．

コルチゾールの抗炎症作用

外傷や細菌感染で組織が損傷を受けると炎症が起こる．関節リウマチなど一部の疾患では，外傷や疾病そのものよりももっと大きな損傷が炎症によって引き起こされる．コルチゾールの大量投与は炎症を抑制し，すでに始まってしまった炎症反応を元に戻すことさえ可能である．コルチゾールの抗炎症作用を説明する前に炎症の基本的な過程を説明しておく(詳しくは第34章参照)．

炎症には，主に5つの段階がある．①損傷を受けた細胞から，ヒスタミン，ブラジキニン，タンパク質分解酵素，プロスタグランジン，ロイコトリエンが放出される．②組織から放出された物質により炎症部位の血流が増加し，紅斑(発赤)となる．③毛細血管透過性が増し損傷部位から血漿が漏出する．このようにしてできた組織中の間質液が凝固して非圧痕性浮腫となる．④白血球が浸潤する．⑤数日あるいは数週間で線維芽組織が増殖し治癒へと向かう．

コルチゾールが大量に分泌されるか非経口的に投与された場合，次の2つの基本的な抗炎症作用を発揮する．①明らかな炎症反応が始まる前の早期段階における炎症の抑制，および，②すでに始まった炎症の迅速な鎮静化と治癒の促進．これらの作用について次に解説する．

コルチゾールはリソソーム安定化やその他の作用により炎症の進展を予防する

コルチゾールは以下のような抗炎症作用をもつ．

①リソソーム膜の安定化：リソソーム膜の安定化は抗炎症作用の中で最も重要な作用の1つである．リソソーム膜が破れにくくなり，その結果，損傷した細胞のリソソーム内に貯蔵されている炎症性タンパク質分解酵素の放出量が著しく減少する．

②毛細血管透過性の低下：タンパク質分解酵素の減少による2次的な変化と考えられる．毛細血管の透過性が低下し，血漿の漏出が減少する．

③炎症部位への白血球の遊走と損傷細胞の貪食の低下：これらの作用はコルチゾールがプロスタグランジンおよびロイコトリエン(血管拡張，毛細血管透過性，白血球の遊走作用を有する)の生成を低下させることによると考えられる．

④免疫系の抑制によるリンパ球産生の低下：特にTリンパ球が抑制される．炎症反応を亢進するT細胞と抗体が減少し炎症の進行が抑制される．

⑤血球からのインターロイキン-1(IL-1)放出の抑制と解熱：IL-1は視床下部の体温調節中枢を興奮させる物質の1つで，体温が低下することで血管拡張が改善する．

このように，コルチゾールはほとんどすべての炎症のプロセスで抑制的に働く．この抑制作用のうち，どれほどがリソソーム膜や細胞膜を安定化させるというコルチゾールの単純な作用によるものであるのかは不明であり，むしろ，損傷を受けた細胞膜におけるアラキドン酸由来のプロスタグランジンやロイコトリエン生成の抑制やその他のコルチゾールの作用のほうが重要である可能性もある．

コルチゾールは炎症を鎮静化させる

たとえ炎症反応が進行してもコルチゾールを投与すると数時間から数日のうちに炎症を抑制することができる．このような迅速な効果は大部分の炎症促進因子が阻害されることによる．加えて，コルチゾールは治癒を促進させる．しかしながら，コルチゾールはそれに加えて治癒の速度をはやめる．これはおそらく，大量のコルチゾール分泌によって誘導される大部分未同定の因子に起因するものであり，それらの因子はわれわれの身体が他の多くのタイプの身体的ストレスに対抗する場合も同様に働くものである．しかし例えば，①動員されたアミノ酸が組織の修復に使われること，②糖新生が亢進し糖が代謝系において利用されること，③増加した脂肪酸が細胞のエネルギー源となること，あるいは，④コルチゾールによる炎症性物質の不活性化や除去などによって炎症が消退するのであろうと考えられている．抗炎症作用のメカニズムの詳細がどうであれ，コルチゾールは関節リウマチ，リウマチ熱，急性糸球体腎炎などの疾患の治療に大きな役割を担っている．これらはすべて局所的な激しい炎症を特徴としており，身体に与える悪影響は疾患そのものではなく主として炎症に起因する．コルチゾールまたはグルココルチコイドの投与により，ほとんどの場合24時間以内に炎症反応は減弱し始める．たとえコルチゾールが基礎疾患を改善させることができなくとも，炎症によるダメージを防ぐことができれば，患者の予後を改善させることができる．

その他のコルチゾール作用

コルチゾールはアレルギー反応への免疫応答を抑制する

基本的なアレルギー反応である抗原抗体反応はコルチゾールによって影響を受けない．抗原抗体反応に引き続いて起こる一部のアレルギー反応もコルチゾールによって抑制されずに存続する．しかしながら，重症の炎症反応はそれ自体深刻な病態であり，時として致死的なアレルギー反応の原因となりうるため，コルチゾール投与によって炎症や炎症産物の放出を抑制することによって患者を救命することができる．例えば，コルチゾールは患者を致死的なアナフィラキシーに伴うショックや死から免れさせる(第35章参照)．

血液細胞や感染性疾患における免疫への影響

コルチゾールは好酸球とリンパ球を減少させる．これはコルチゾール投与後数分で現れ数時間で顕著になる．実際，リンパ球減少症や好酸球減少症は副腎でのコルチゾール過剰産生の診断の助けとなる．同様に，大量のコルチゾール投与は全身のリンパ組織の著しい萎縮を引き起こし，T細胞やリンパ組織で産生される抗体が減少する．結果として，外から侵入した病原微生物に対する免疫が減弱する．そして例えば，過去に沈静化した結核が再燃する場合のように，致命的な状態にない病気を劇症化させ患者を死に至らせることがある．しかしながら，コルチゾールや合成グルココルチコイドの免疫抑制作用は，移植された心臓，腎臓，その他の臓器で起こる拒絶反応を防ぐことができる点で有用である．コルチゾールは赤血球の産生を増加させるが，その機序は不明である．

過剰なコルチゾールはしばしば多血症を引き起こし，逆に副腎不全では貧血となる．

コルチゾール作用の細胞内メカニズム

コルチゾールは他のステロイドホルモンと同様，標的細胞の細胞内受容体に結合することによって効果を発揮する．コルチゾールは脂溶性のため容易に細胞膜を通過する．細胞質内の受容体に結合すると，ホルモン - 受容体複合体が特異的な DNA 配列に作用し（グルココルチコイド応答エレメント，GRE とよばれる），遺伝子の転写を活性化あるいは抑制する（**訳者注**：グルココルチコイドと受容体の複合体が GRE に結合してさまざまな遺伝子の転写を活性化することが知られるが，グルココルチコイドが転写を抑制するメカニズムはいまだ明らかでない．グルココルチコイドと遺伝子転写活性化に関与する他の転写因子との相互作用により転写因子の働きが弱められるという説が有力である）．

転写因子とよばれる細胞内の別のタンパク質がホルモン - 受容体複合体と GRE が適切に結合するために不可欠である．グルココルチコイドは多くの遺伝子の転写を誘導あるいは抑制してそれらの mRNA 合成を変動させ，その結果多彩な生理活性タンパク質の量を変動させる．したがって，コルチゾールが代謝に及ぼす影響はほとんどが迅速に現れず，タンパク質合成が起こるまで少なくとも 45〜60分程度かかる．さらに効果が十分に発揮されるためには数時間から数日間が必要となる．最近の報告によれば，特に高濃度のグルココルチコイドは細胞膜のイオン輸送に対し迅速に働く**遺伝子を介さない作用**（non-genomic actions）をもつといわれ，将来薬物治療の標的として注目されている．

下垂体から分泌される副腎皮質刺激ホルモン（ACTH）によるコルチゾール分泌調節

ACTH によるコルチゾール分泌刺激

アルドステロン分泌は，主に K^+ やアンジオテンシンⅡが直接副腎球状層に作用することによって調節されている．一方，コルチゾール分泌は下垂体前葉で産生される**副腎皮質刺激ホルモン**（adrenocorticotropic hormone：ACTH）によって調節される．ACTH は**コルチコトロピン**（corticotropin）あるいは**アドレノコルチコトロピン**（adrenocorticotropin）ともよばれ，副腎皮質のアンドロゲン産生も増加させる．

ACTH の化学構造

ACTH は下垂体前葉から単離されたポリペプチドで 39 個のアミノ酸残基からなる．24 個のアミノ酸残基からなる C 端側のポリペプチドは ACTH分子のすべての生理活性を有する．

ACTH分泌は視床下部のコルチコトロピン放出因子（CRF）によって調節される

下垂体から分泌される他のホルモンと同様，ACTH も視床下部の**コルチコトロピン放出因子**（corticotropin-releasing factor：CRF）によって調節されている．CRF は視床下部正中隆起外層で下垂体門脈系の血管網に分泌され，下垂体に運ばれて前葉からの ACTH分泌を引き起こす．CRF は 41 個のアミノ酸残基からなるペプチドで，CRF を分泌するニューロンの細胞体は主として視床下部室傍核に存在する．この神経核は辺縁系や下位脳幹の多くの神経細胞からの投射を受けている．CRF の刺激がなければ ACTH はほとんど分泌されない．CRF によって視床下部を含む大脳基底部からのシグナルが下垂体に伝えられる．

ACTH は cAMP を増加させて副腎皮質細胞を活性化し，ステロイド産生を促す

ACTH は，副腎皮質細胞膜内のアデニル酸シクラーゼを活性化させる．活性化されたアデニル酸シクラーゼは，細胞質で cAMP の産生を促進し，その効果は 3分以内に最大となる．cAMP はセカンドメッセンジャーとして副腎皮質ホルモン合成に必要な細胞内酵素を活性化する．

ACTH が副腎皮質ホルモン分泌を刺激するステップの中で一番重要なのはタンパク質キナーゼ A（PKA）の活性化であり，これは副腎皮質ホルモン合成調節の第 1 ステップであるコレステロールからプレグネノロンの生成過程を促進する．この転換はすべての副腎皮質ホルモンの律速段階であるため，ACTH は副腎皮質ホルモン合成に不可欠である．ACTH によって長期間副腎皮質が刺激されるとホルモン分泌が上昇するのみならず，とりわけ束状層（コルチゾール合成・分泌に関与）と網状層（アンドロゲン合成・分泌に関与）で細胞肥大や増殖が起こる．

生理的なストレスは ACTH と副腎皮質からの分泌を促進する

前項で述べたように，あらゆる身体的あるいは精神的なストレスは数分以内に ACTH分泌を増加させ，続いてコルチゾールが増加する．しばしば血中コルチゾール濃度はストレスにより 20 倍にも増加する．外傷後に観察される急速で大量の副腎皮質ホルモン分泌はすでに**図 78.6** に示した通りである．

身体的なストレスや組織の損傷による痛み刺激は，はじめに脳幹から伝わり最終的に視床下部正中隆起に伝えられる（**図 78.7**）．CRF は下垂体門脈系に分泌され，数分以内に大量のコルチゾールが血中に分泌される．

精神的ストレスも同様に急速な ACTH分泌を引き起こす．これは大脳辺縁系のうち，とりわけ扁桃体と海馬の活動性が亢進し，それらの信号が視床下部後内側部に送られた結果惹起されるものと考えられている．

コルチゾールの視床下部と下垂体抑制作用による ACTH分泌の減少

コルチゾールは，①視床下部や②下垂体前葉への直接的なネガティブフィードバック効果により前者からの CRF分泌と後者からの ACTH分泌を抑制する．この

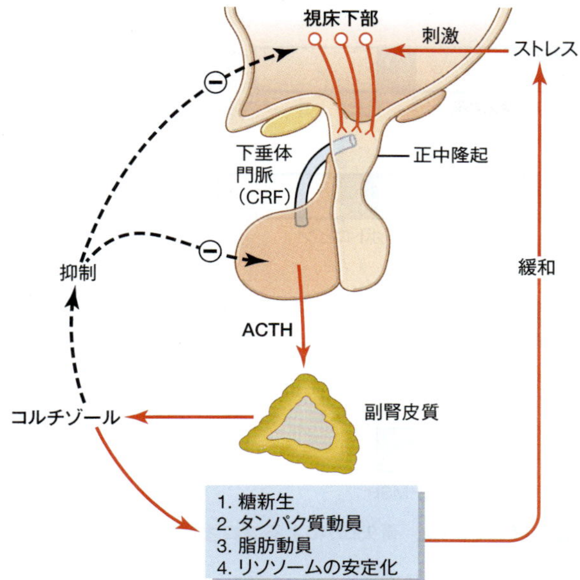

図 78.7　グルココルチコイドの分泌調節メカニズム
ACTH：adrenocorticotropic hormone，CRF：corticotropin-releasing factor.

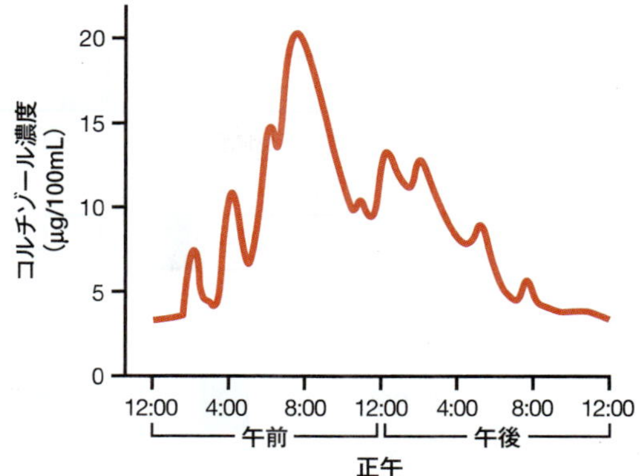

図 78.8　コルチゾール濃度の日内変動
起床 1 時間後のサージを伴う変動を認める.

フィードバック機構により，コルチゾール濃度が高くなればACTH は基準値，あるいは基準値未満に低下し血漿コルチゾール値が一定に保たれる.

コルチゾール調節機構のまとめ

図 78.7 はコルチゾール分泌調節系の全体像である．さまざまなストレスによる視床下部の興奮が刺激調節の鍵を握っている．ストレスによってこの系全体が活性化され，急速なコルチゾール分泌が引き起こされる．分泌されたコルチゾールは一連の代謝作用を誘起させ，ストレス状態による生体への打撃を緩和する方向に働く．ストレスを受けなくなれば，コルチゾールは直接視床下部と下垂体前葉にフィードバックをかけ，その結果血中コルチゾール値は非ストレスレベルまで低下する．しかしながら，ストレス刺激はとても強力でいつも直接的ネガティブフィードバック作用を凌駕するように働く．そして，日中コルチゾール分泌の亢進が何度も繰り返し出現し(図 78.8)，慢性ストレスの場合は持続的なコルチゾール分泌の原因となる.

グルココルチコイド分泌の日内リズム

CRF，ACTH，コルチゾールは早朝高く夜に低い(図 78.8)．血漿コルチゾール値は起床 1 時間前には約 20 μg/dL まで上昇し深夜には 5μg /dL 程度に低下する．これは，コルチゾール分泌にかかわる視床下部からのシグナルが 24 時間周期で変化するためである．人が睡眠習慣を変えれば，周期はそれに応じて変化する．したがって，血中コルチゾール値は日内変動のどの時相で測定されたかという情報とともに提示されなければ意味がないことに注意すべきである.

メラニン細胞刺激ホルモン，リポトロピン，エンドルフィンに連動した ACTH 合成・分泌

下垂体から ACTH が分泌される際，類似の化学構造を有する他のホルモンが一緒に分泌される．これは，ACTH をコードする遺伝子が RNA に転写された後，**プロオピオメラノコルチン**(pro-opiomelanocortin：POMC)とよばれるより大きなプレプロホルモン(前駆体)に翻訳されることによる．POMC は ACTH や**メラニン細胞刺激ホルモン**(melanocyte-stimulating hormone：MSH)，β-リポトロピン，β-エンドルフィンなどを含むペプチド群の前駆体である(図 78.9)．通常，これらのホルモンは人体に影響を及ぼすほど分泌されていないが，アジソン病患者のように ACTH分泌が高まれば POMC 由来の他のホルモンも場合によっては増加することがある.

POMC 遺伝子は，下垂体の ACTH分泌細胞，視床下部弓状核の POMC ニューロン，皮膚の真皮細胞，リンパ組織など複数の組織で活発に転写される．これらの細胞では POMC が切断されより小さなペプチドとなる．特定の組織で産生される POMC 遺伝子産物はその組織に存在するプロセシング酵素によって異なる．例えば，下垂体のコルチコトロフ(ACTH 産生細胞)には**プロホルモン変換酵素 1**(prohormone convertase 1：PC1)が発現しており(PC2 は発現しない)，POMC からアミノ末端ペプチド，**ジョイニングペプチド**(joining peptide)，ACTH，およびβ-リポトロピンが生成される．一方，視床下部では PC2 が発現しているため ACTH は産生されないが，α-MSH，β-MSH，γ-MSH，およびβ-エンドルフィンが産生される．第 72 章で述べたように，視床下部のニューロンで産生される α-MSH は食欲調節において重要な役割を担う.

メラニン細胞(melanocytes)は皮膚の表皮と真皮の間に存在し，MSH は黒色の色素であるメラニンの形成を刺激しこれを表皮に分散させる．MSH を人体に 8〜10

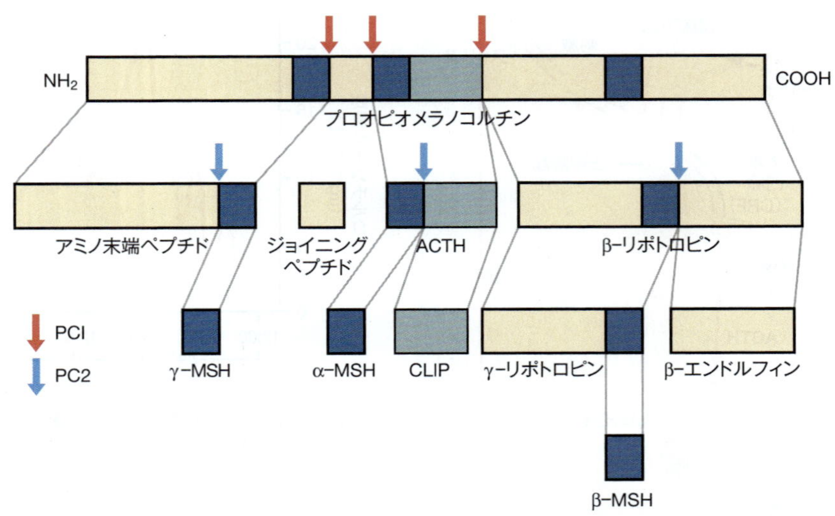

図 78.9 プロホルモン変換酵素 1(PC1, 赤矢印), プロホルモン変換酵素 2(PC2, 青矢印)によるプロオピオメラノコルチンのプロセシング.
PC1, PC2 の組織特異的発現の違いが, それぞれの組織で異なるペプチドが生成される原因となる. ACTH：副腎皮質刺激ホルモン(adrenocorticotropic hormone), CLIP：コルチコトロピン様中葉ペプチド(corticotropin-like intermediate peptide), MSH：メラノサイト刺激ホルモン(melanocyte-stimulating hormone).

日注射すると皮膚は黒くなるが, 元来, 皮膚の色が濃い人では色白の人よりも効果が強く現れる.

動物種によっては下垂体前葉と後葉の間に“中葉”が存在しており, これは**中間部**(pars intermedia)ともよばれる. 中葉ではとりわけ多くの MSH が分泌されている. 中葉からの MSH分泌は視床下部により別途, 調節されており動物が浴びた光量や他の環境因子に反応して変動する. 例えば, 北極圏の動物のなかには夏に体毛が黒くなり, 反対に冬には白くなるものがいる.

ACTH には MSH のペプチド配列が含まれているので MSH の 1/30 程度のメラニン細胞刺激作用がある. ヒトの MSH分泌量はきわめて少量だが ACTH は多量に分泌されるので通常皮膚のメラニン量は ACTH が決定するものと考えられる.

副腎性アンドロゲン

副腎性アンドロゲン(adrenal androgens)とよばれるいくつかの男性ホルモン(最も重要なのは**デヒドロエピアンドロステロン**(dehydroepiandrosterone)である)は, 特に胎生期に持続的に副腎皮質から分泌される(第 84 章). また, わずかな量ではあるが女性の性ホルモンであるプロゲステロンとエストロゲンも分泌される.

ヒトでは通常副腎アンドロゲンは弱い作用をもつにすぎない. 幼児期における男性器の発達は, その初期段階において一部副腎性アンドロゲン分泌に依存する可能性がある. 女性では副腎性アンドロゲンは思春期だけでなく一生を通じて弱いながらある程度の作用をもっている. 女性の腋毛と恥毛の発育は副腎性アンドロゲンの作用による.

副腎性アンドロゲンのなかには, 副腎外の組織でテストステロンに転換されるものがあるが, テストステロンは代表的な男性ホルモンであり, こちらが主たるアンドロゲン作用を発揮するものと考えられる. アンドロゲンの生理作用については第 81 章を参照いただきたい.

副腎皮質ホルモンの分泌異常

副腎皮質機能低下(副腎不全)：アジソン病

副腎皮質の機能不全により副腎皮質ホルモンが欠乏することによりアジソン病が発症する. **アジソン病**(Addison's disease)は原発性副腎萎縮または外傷によるものが多く, そのうち約 80% は副腎皮質に対する自己免疫が原因である. その他の原因として結核やがんの浸潤などが挙げられる.

二次性副腎不全は下垂体機能不全による ACTH 産生低下によって引き起こされる. ACTH 値が非常に低ければコルチゾールとアルドステロンの産生は低下し, 最終的には ACTH の刺激がないために副腎皮質の萎縮が起こる. 二次性副腎不全の頻度は原発性副腎不全(アジソン病の別名)よりもはるかに多い. 副腎不全による障害について以下に述べる.

鉱質コルチコイド欠乏

アルドステロン分泌の低下により腎尿細管での Na^+ の再吸収が著しく低下する. その結果, 大量の Na^+, Cl^-, および自由水の喪失をきたし細胞外液量が著明に減少する. さらに Na^+ の再吸収と交換で行われる K^+ と H^+ が尿中に排泄されず, 低ナトリウム血症, 高カリウム血症, およびアシドーシスとなる.

細胞外液量が減少するにつれて血漿量が減少し, 赤血球濃度が著しく上昇し, 心拍出量と血圧が低下する. もしも治療が施されなければ，患者は鉱質コルチコイド分泌の欠乏により4日〜2週間ほどでショックとなり死亡する．

グルココルチコイド欠乏

アジソン病の患者では，コルチゾール欠乏により食間に十分な糖新生が行われないため血糖を維持することができない．さらに，コルチゾール欠乏により組織からのタンパク質と脂肪の動員が減少し代謝機能が低下する．エネルギー代謝の停滞はグルココルチコイド欠乏による主な有害事象の1つである．たとえ糖質や他の栄養素が豊富でも筋力が減弱することが知られるので，エネルギー代謝以外にも何か他の組織代謝機能を維持するためにグルココルチコイドが必要であるものと考えられる．

グルココルチコイドが欠乏したアジソン病患者では種々のストレスが体に及ぼす悪影響に敏感になるため，例えば軽度の呼吸器感染症でも死に至ることがある．

メラニン沈着

アジソン病患者の特徴は，粘膜や皮膚へのメラニン沈着である．メラニンは均一に沈着するとは限らず，時に斑状となり，口唇の粘膜や乳頭など皮膚の薄い部位に沈着する．メラニン沈着は次のようにして生じると考えられている．コルチゾールが欠乏すると，視床下部および下垂体前葉へのネガティブフィードバックが外れ，大量のACTHが分泌される．また，MSHの分泌も増加する．分泌されたACTHはMSHと同様メラニン合成を刺激するため色素沈着が起こるのであろう．

アジソン病患者の治療

未治療の患者は通常2〜3日から2〜3週間のうちに衰弱と循環不全で死に至る．しかしそのような患者でも，毎日少量の鉱質コルチコイドとグルココルチコイドを補充するだけで年余にわたり生存することができる．

アジソンクリーゼ

本章の前半で述べた通り，種々の身体的，精神的ストレスに反応して多量のグルココルチコイドが分泌される．しかしアジソン病患者では，ストレス下でもグルココルチコイドの分泌が増加しない．外傷やさまざまな疾患，あるいは手術などのストレス下では，生存するために通常の10倍あるいはそれ以上のグルココルチコイドが緊急に必要となる．このように命にかかわる緊急のステロイド需要増加とストレスに曝されたときの激しい衰弱を**アジソンクリーゼ**(Addisonian crisis)という．

副腎皮質機能亢進症：クッシング症候群

副腎皮質からのコルチゾール過剰産生はホルモン作用の連鎖を引き起こし，これは**クッシング症候群**(Cushing's syndrome)とよばれる．クッシング症候群の多くはコルチゾールの異常産生が原因であるがアンドロゲン過剰分泌もまた重要な臨床症状の原因となる．高コルチゾール血症の原因は以下のように多彩である．①ACTH産生下垂体腺腫：副腎の過形成とコルチゾール過剰分泌の原因となる．②視床下部の機能異常：CRFの上昇によりACTH分泌が過剰に刺激される，③異所性ACTH分泌：腹部悪性腫瘍(**訳者注**：異所性ACTH分泌腫瘍の原因として肺小細胞がん，気管支カルチノイド(神経内分泌腫瘍等)，胸腺腫，膵ラ氏島がん，甲状腺髄様がん，褐色細胞腫などが知られる)．④副腎皮質腺腫．下垂体前葉からのACTHの過剰分泌に伴い，二次性クッシング症候群が引き起こされる病態は特にクッシング病とよばれる．

クッシング症候群の最も多い原因はACTHの過剰分泌であり，ACTHとコルチゾールの高値が特徴である(**訳者注**：わが国では副腎性(ACTH非依存性)がやや多い)．原発性の副腎による過剰なコルチゾール産生はクッシング症候群の20〜25%を占め(**訳者注**：わが国ではおよそ50%)，通常下垂体前葉からのACTH分泌はコルチゾールによるネガティブフィードバックで抑制されている．

大用量のデキサメタゾン(合成グルココルチコイド)はACTH依存性であるか，あるいは非依存性のクッシング症候群かを鑑別するために用いられる．ACTH産生下垂体腺種によるACTH過剰産生や視床下部-下垂体機能異常によるACTH過剰産生では，通常低用量デキサメタゾンでACTHは抑制されない．多くのクッシング病患者では，デキサメタゾン用量を増加させていくとあるところでACTHの抑制が認められることが多い．一方，原発性の副腎コルチゾール過剰産生(ACTH非依存的クッシング症候群)では，通常，ACTHは低値または感度未満(測定不可)である．

デキサメタゾン抑制試験は広く用いられているが，時に診断を誤ることがある．それは，例えばACTH産生下垂体腺種の中にデキサメタゾンによってACTHが抑制されるものがあるからである．また，肺がんなど異所性にACTHを産生する悪性腫瘍ではコルチゾールによるネガティブフィードバックに無反応である．したがって，デキサメタゾン抑制試験はクッシング症候群の鑑別診断を行う場合に最初に取るべきステップであり確定診断に用いることはできないと考えられている．

クッシング症候群は治療目的で長期間大量のグルココルチコイドを投与されている患者でも起こる．例えば，関節リウマチなどの慢性的な炎症疾患ではしばしばグルココルチコイドが使用されクッシング徴候を呈することがある．

クッシング症候群の特徴として，下肢からの脂肪の動員と，これに伴う胸郭や上腹部への脂肪沈着がバッファローのような体型を生じさせる．過剰なステロイドにより浮腫様顔貌を呈し，アンドロゲン作用がニキビや多毛症(顔の産毛の増加)の原因となる．クッシング症候群患者の顔貌は"満月様顔貌"とよばれ，**図78.10**の左の写真に示したようなものである．また，コルチゾールの鉱質コルチコイド作用により約80%の患者が高血圧になる．

糖質およびタンパク質代謝への作用

クッシング症候群患者で分泌された過剰のコルチゾー

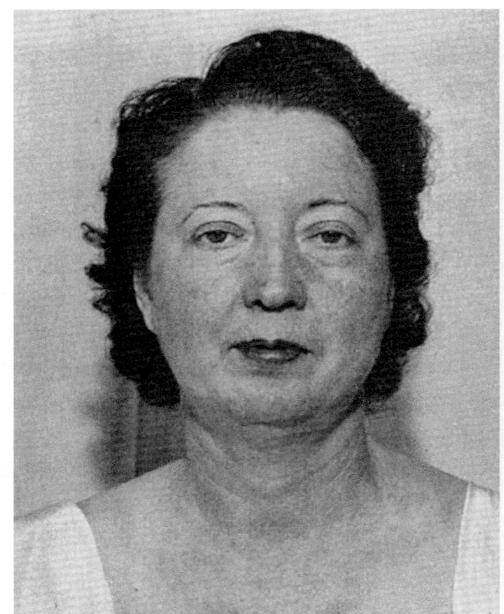

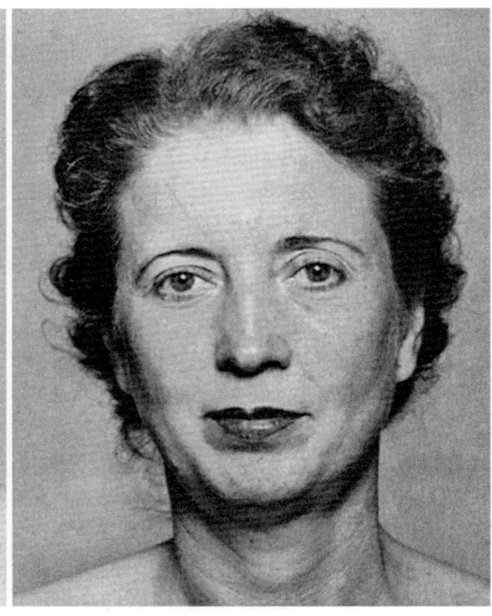

図 78.10　クッシング症候群の患者で副腎亜全摘術前(左)と術後(右)を比較した
(Leonard Posey 博士の厚意による).

ルは，時に食後血糖値を 200 mg/dL(正常の 2 倍)程度にまで上昇させる．これは，主として糖新生の亢進と組織での糖利用の低下によるものである．クッシング症候群では，しばしばグルココルチコイドがタンパク質代謝に作用し，血漿タンパク質は影響を受けないが肝以外では体中のタンパク質が著しく減少する．特に筋肉のタンパク質欠乏は重症の衰弱の原因となる．リンパ組織でタンパク質が減少すれば免疫系が抑制されるため患者は感染症で死亡することもある．皮下組織の膠原線維は減少し，皮下組織が容易に断裂し，断裂した部分が赤色線条となる．さらに，骨ではタンパク質の減少により重度の骨粗鬆症となる．

クッシング症候群の治療

クッシング症候群で副腎腫瘍が ACTH分泌抑制の原因であることが明らかな場合，治療上の原則は可能な限り副腎腫瘍を摘除することである．ACTH を過剰産生する下垂体過形成や，微小な下垂体腺腫は外科的に摘除するか，あるいは放射線療法を施行する．**メチラポン**(metyrapone)，**ケトコナゾール**(ketoconazole)，**アミノグルテチミド**(aminoglutethimide)などのステロイド合成阻害薬，および**セロトニン拮抗薬**(serotonin antagonist)や GABA アミノ基転移酵素阻害薬などの ACTH分泌阻害薬は手術が施行できない場合に使用される(**訳者注**：アミノグルテチミド，セロトニン拮抗薬，GABA アミノ基転移酵素阻害薬はわが国ではほとんど用いられない．コントロールが困難なクッシング症候群(副腎がんなど)には**ミトタン**(mitotane)が用いられることがある)．それでも ACTH分泌が抑制されない場合に残された最後の治療は両側副腎部分切除(場合によっては両側副腎完全摘除)であるが，術後は副腎不全となるためステロイド補充が必要である．

原発性アルドステロン症(コーン症候群)

副腎の球状層に微小腫瘍ができ，過剰なアルドステロンを産生することがあり，このような状態は**原発性アルドステロン症**(primary aldosteronism)または**コーン症候群**(Conn's syndrome)とよばれる．また少数例で副腎皮質の過形成によりコルチゾールよりも多量のアルドステロンが産生されることがある．

アルドステロンの作用は本章のはじめに述べたが，最も重要な症状は低カリウム血症，軽度の代謝アルカローシス，細胞外液量の増加と血液量の増加，血漿 Na^+ 濃度の軽度上昇(通常 4 mEq/L 未満の増加であるが最大でも 6 mEq/L 程度)である．そしてほぼ全例で高血圧を伴う．原発性アルドステロンの患者における低カリウムによる麻痺は興味深い．麻痺の原因は細胞外 K^+ 濃度が低下して神経線維で活動電位の伝播が抑えられることである(第 5 章参照)．

原発性アルドステロン症の診断基準の 1 つは血漿レニン濃度の低下である．これは，過剰なアルドステロンや，アルドステロンによる細胞外液の増加や高血圧によりレニンがネガティブフィードバックを受けることによる．原発性アルドステロン症の治療は腫瘍の摘除であるが，過形成の場合は部分的副腎切除を行う．治療の選択肢としては他に鉱質コルチコイド受容体拮抗薬であるスピロノラクトンやエプレレノン投与療法がある．

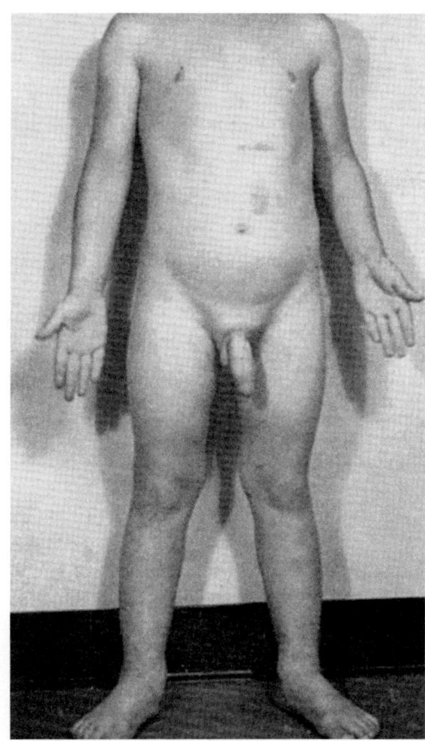

図 78.11 副腎過形成症候群の 4 歳男児
(Leonard Posey 博士の厚意による)

副腎性器症候群

副腎皮質腫瘍は，時に多量のアンドロゲンを分泌し，男性化徴候の原因となることがある．これが女性で起これば，男性化徴候(ひげ，低い声，遺伝的素因をもっている場合は，禿)が起こる．体毛や恥毛は男性型となり陰核は陰茎様となる．皮膚やとりわけ筋肉へのタンパク質沈着により典型的な男性型の身体的特徴が現れるようになる．

思春期前の男児では男性化副腎腫瘍により性早熟をきたし，特徴的な身体的所見を呈するようになる．**図 78.11**(**副腎性器症候群**(adrenogenital syndrome)の 4 歳男児)に示すように男性器の急速な発達が促される．成人男性では精巣から分泌されるテストステロンによって正常な男性型の身体的特徴が現れているため，副腎性器症候群による男性化徴候はあまり目立たない．したがって，成人男性では副腎性器症候群の診断が困難である場合が多い．副腎性器症候群では，17-ケトステロイド(アンドロゲン代謝産物)の尿中排泄が正常の 10〜15 倍ほどになるため副腎性器症候群の診断に有用である．

参考文献

Baker ME, Funder JW, Kattoula SR: Evolution of hormone selectivity in glucocorticoid and mineralocorticoid receptors. J Steroid Biochem Mol Biol 137:57, 2013.

Biller BM, Grossman AB, Stewart PM, et al: Treatment of adrenocorticotropin-dependent Cushing's syndrome: a consensus statement. J Clin Endocrinol Metab 93:2454, 2008.

Bornstein SR: Predisposing factors for adrenal insufficiency. N Engl J Med 360:2328, 2009.

Boscaro M, Arnaldi G: Approach to the patient with possible Cushing' s syndrome. J Clin Endocrinol Metab 94:3121, 2009.

Chapman K, Holmes M, Seckl J. 11β-hydroxysteroid dehydrogenases: intracellular gate-keepers of tissue glucocorticoid action. Physiol Rev 93:1139, 2013.

Charmandari E, Nicolaides NC, Chrousos GP: Adrenal insufficiency. Lancet 383:2152, 2014.

Feelders RA, Hofland LJ: Medical treatment of Cushing disease. J Clin Endocrinol Metab 98:425, 2013.

Fuller PJ: Adrenal diagnostics: an endocrinologist's perspective focused on hyperaldosteronism. Clin Biochem Rev 34:111, 2013.

Fuller PJ, Young MJ: Mechanisms of mineralocorticoid action. Hypertension 46:1227, 2005.

Funder JW: Aldosterone and the cardiovascular system: genomic and nongenomic effects. Endocrinology 147:5564, 2006.

Funder JW: The genetic basis of primary aldosteronism. Curr Hypertens Rep 14:120, 2012.

Gomez-Sanchez CE, Oki K: Minireview: potassium channels and aldosterone dysregulation: is primary aldosteronism a potassium channelopathy? Endocrinology 155:47, 2014.

Hall JE, Granger JP, Smith MJ Jr, Premen AJ: Role of renal hemodynamics and arterial pressure in aldosterone "escape." Hypertension 6:I183, 1984.

Hammes SR, Levin ER: Minireview: recent advances in extranuclear steroid receptor actions. Endocrinology 152:4489, 2011.

Mazziotti G, Giustina A: Glucocorticoids and the regulation of growth hormone secretion. Nat Rev Endocrinol 9:265, 2013.

Pimenta E, Wolley M, Stowasser M: Adverse cardiovascular outcomes of corticosteroid excess. Endocrinology 153:5137, 2012.

Prague JK, May S, Whitelaw BC: Cushing's syndrome. BMJ 346:f945, 2013.

Spat A, Hunyady L: Control of aldosterone secretion: a model for convergence in cellular signaling pathways. Physiol Rev 84:489, 2004.

Speiser PW, White PC: Congenital adrenal hyperplasia. N Engl J Med 349:776, 2003.

Tritos NA, Biller BM: Advances in medical therapies for Cushing's syndrome. Discov Med 13:171, 2012.

Vinson GP: The adrenal cortex and life. Mol Cell Endocrinol 300:2, 2009.

Wendler A, Albrecht C, Wehling M: Nongenomic actions of aldosterone and progesterone revisited. Steroids 77:1002, 2012.

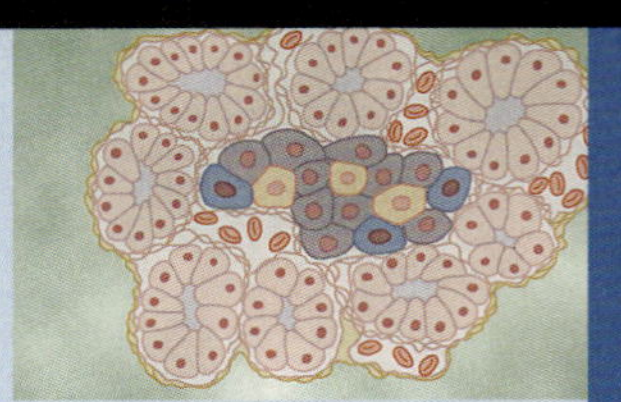

第79章 インスリン，グルカゴンと糖尿病

膵臓は，消化機能に加えて，インスリンとグルカゴンを分泌する．これらは糖，脂肪，タンパク質代謝に決定的に重要である．膵臓は他にも，アミリン，ソマトスタチン，膵ポリペプチドといったホルモンも分泌するが，それらの機能は十分にはわかっていない．本章の主要な目的は，インスリンとグルカゴンの生理的役割を論じ，さらに，これらのホルモンの分泌または作用の異常によって起こる糖尿病，その他の疾患の病態生理を論じる．

膵臓の生理学的形態

膵臓は，図79.1に示すように，次の2つの主要な組織から構成される：①腺房は消化酵素を十二指腸に放出し，②膵臓**ランゲルハンス島**(islets of Langerhans)はインスリンとグルカゴンを直接血中に分泌する．消化にかかわる膵臓の分泌は第65章で論じる．

ヒトの膵臓は100〜200万のランゲルハンス島をもっている．膵島の直径は約0.3mmと小さく，小血管の周りに位置しており，血管内へホルモンを放出している．膵島は3種類の細胞，**β細胞**(beta cell)，**α細胞**(alpha cell)，**δ細胞**(delta cell)を含み，それらは形態および免疫染色性の特徴から区別される．

β細胞は全膵島細胞の60%を占めており，主として膵島の中心部に局在し，**インスリン**(insulin)と**アミリン**(amylin)を分泌している．アミリンはインスリンとともに分泌されるが，その役割は十分にはわかっていない．α細胞は全体の25%を占め，**グルカゴン**(glucagon)を分泌する．δ細胞は全体の10%を占め，**ソマトスタチン**(somatostatin)を分泌している．これに加えて，別の種類の細胞であるPP細胞が少数存在し，**膵ポリペプチド**(pancreatic polypeptide)を分泌する．このホルモンの機能は不明である．

膵臓ランゲルハンス島のこれらの細胞間には密な相互関係があり，細胞間で情報がやり取りされ，ホルモン分泌は別のホルモンから直接の調節を受けている．例えば，インスリンはグルカゴン分泌を抑制し，アミリンはインスリン分泌を抑制し，ソマトスタチンはインスリンとグルカゴン分泌を抑制する．

インスリンとその代謝効果

インスリンは，1922年に**バンティング**(Banting)と**ベスト**(Best)によりはじめて膵臓から分離されたホルモンで，重症糖尿病患者を死に至る状態から一晩のうちにほぼ正常な状態にすることができた．歴史的にインスリンは血糖と密接に関連して扱われてきたが，実際，インスリンは炭水化物代謝に顕著な作用を示す．また，糖尿病患者において，脂肪代謝の異常，アシドーシス，動脈硬化をきたし，死の重要な原因となる．加えて，長期の未治療の糖尿病患者では，タンパク質合成の低下が組織の萎縮や多くの細胞機能障害を招く．このように，インスリンは炭水化物と同様に脂肪とタンパク質の代謝に影響することは明らかである．

インスリンはエネルギー過剰と関連するホルモンである

これからの数章で，インスリン分泌がエネルギー過剰と関連していることを明らかにしていく．ヒトがエネルギーを供給する食品，特に炭水化物の豊富な食事を摂取するとインスリン分泌は増加する．そして分泌されたインスリンは過剰な栄養を貯蔵するのに重要な役割を果たし，肝臓と骨格筋では**グリコーゲン**(glycogen)として貯蔵される．グリコーゲンとして貯蔵しきれなかった過剰の炭水化物はすべて，インスリンの作用のもとで脂肪に変換されて脂肪細胞に貯蔵される．タンパク質に関しては，インスリンはアミノ酸の細胞内への取り込みと，アミノ酸のタンパク質への変換を促進する．加えて，インスリンは細胞内で起こるタンパク質の分解を抑制する．

インスリンの化学と合成

インスリンは小さなタンパク質である．ヒトインスリンの分子量は5808であり，図79.2に示すように，2つのS-S基で連結している2つのアミノ酸鎖からなる．この2つのアミノ酸鎖が分離するとインスリンの機能活性は消失する．

インスリンはβ細胞内で通常のタンパク合成装置により合成される．第3章で説明されているように，小胞

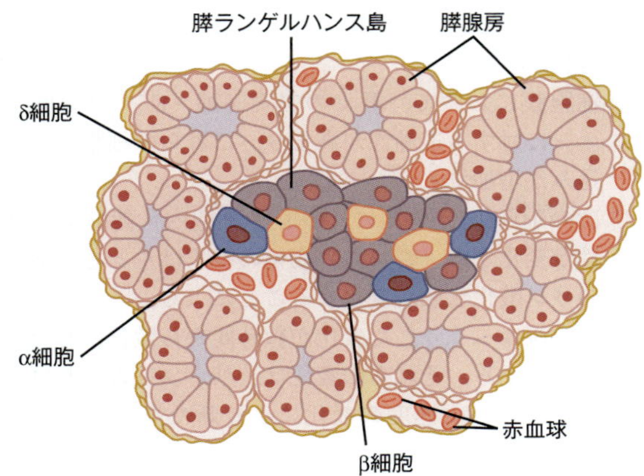

図 79.1　膵ランゲルハンス島の生理的な組織

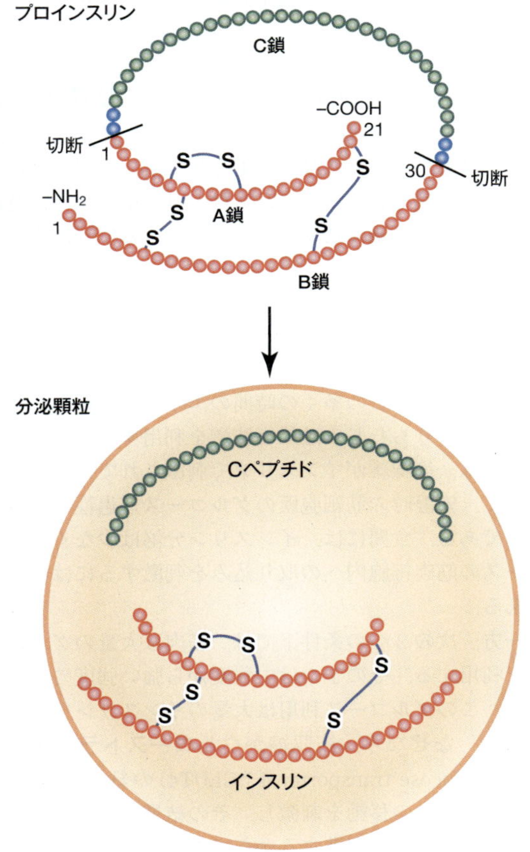

図 79.2　ヒトのプロインスリン分子の模式図
プロインスリンは膵β細胞のゴルジ装置で切断され，結合ペプチド(Cペプチド)とインスリンになる．インスリンはS–S結合で結ばれたA鎖とB鎖からなる．Cペプチドとインスリンは，顆粒に梱包され，等しいモル比で，少量のプロインスリンとともに，分泌される．

体に結合したリボソームにより，インスリン mRNA の翻訳が開始され，プレプロインスリンがつくられる．プレプロインスリンは分子量が 11500 であるが，小胞体で分解されて**プロインスリン**(proinsulin)となる．プロインスリンは分子量が9000であり，アミノ酸A鎖，B鎖，C鎖から構成される．大部分のプロインスリンはゴルジ装置でさらに分解されてインスリンとなる．インスリンは，S–S結合で連結したA鎖とB鎖からなる．同時に**C鎖**(Cペプチド，connecting peptide：C peptide)がつくられる．インスリンとCペプチドは分泌顆粒に蓄えられ，等量の割合で分泌される．分泌される全インスリンの約5〜10%はプロインスリンの形で分泌される．

プロインスリンとCペプチドはインスリン活性をもたない．しかし，Cペプチドは膜構造体，特にGタンパク質結合膜受容体(GPCR)に結合し，少なくとも2つの酵素系，Na^+–K^+ ポンプと内皮型NO合成酵素を活性化する．この2つの酵素系は多くの生理機能をもっているが，これらの活性化におけるCペプチドの役割は十分にはわかっていない．

Cペプチドの濃度はラジオイムノアッセイで測定でき，インスリン治療を受けている糖尿病患者の血中Cペプチドは，患者がどの程度内在性のインスリンを産生しているかを評価するのに使用されている．1型糖尿病でインスリンを産生できない患者では，Cペプチドレベルはきわめて低い．

血中に放出されたインスリンはほぼすべて非結合型の形で循環する．血漿中のインスリンの半減期は6分であるので，大部分が5〜10分以内に失活する．標的器官で受容体に結合したインスリンを除いて，インスリンはインスリナーゼにより分解される．インスリンの分解は主として肝臓で，また一部は腎臓と骨格筋で行われる．さらに，量的にはごく一部であるが身体のほとんどの組織でもインスリンの分解が行われる．このインスリンの血中からの速やかな除去は肝要である．それはインスリンの作用が速やかに停止することは，インスリンの作用の開始と同様に重要であるからである．

インスリンによる標的細胞受容体の活性化とその細胞内効果

インスリンはまず細胞膜の受容体タンパク質(分子量約30万)と結合し活性化することで，標的細胞に効果をもたらす(図 79.3)．活性化された受容体がその後の効果を導く．

インスリン受容体(insulin receptor)は，S–S結合で結ばれた4つのサブユニットの集合体である：2つのαサブユニットは細胞膜の外側にあり，2つのβサブユニットは細胞膜を貫通して細胞質に突き出ている．インスリンは細胞外でαサブユニットに結合するが，βサブユニットに連結しており，βサブユニットの細胞内に突き出た部分を自己リン酸化する．このように，インスリン受容体は**酵素連結受容体**(enzyme–linked receptor)の1例であり，第75章で説明する．受容体βサブユニットが**自己リン酸化**(autophosphorylate)され，局所の**チロシンキナーゼ**(tyrosine kinase)が活性化される．活性化

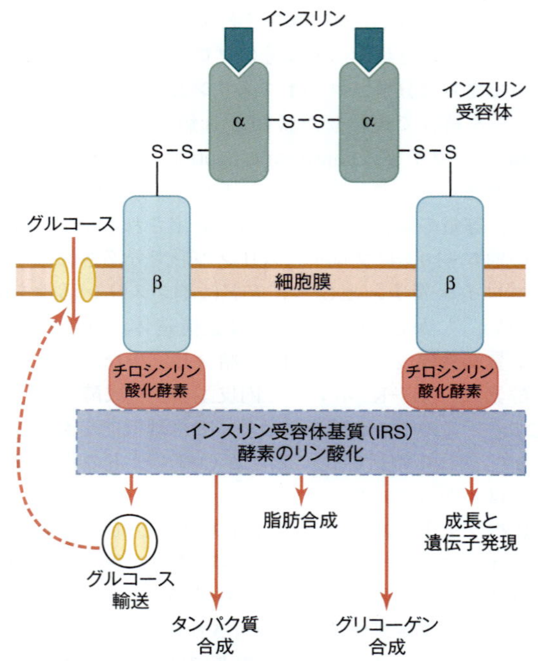

図 79.3　インスリン受容体の模式図
インスリンはインスリン受容体のαサブユニットに結合すると，βサブユニットが自己リン酸化され，チロシンリン酸化活性が誘導される．受容体のチロシンリン酸化活性は，細胞のリン酸化カスケードを起動し，それはインスリン受容体基質（IRS）を含む酵素の活性を増加または低下させ，グルコース，脂肪，タンパク質代謝への効果をもたらす．例えば，グルコース輸送体を細胞膜へ移動して，グルコースの細胞内取り込みを促進する．

されたチロシンキナーゼは，一連の**インスリン受容体基質**（insulin-receptor substrates：IRS）を含む多くの細胞内酵素をリン酸化する．異なるタイプのIRS（IRS-1，IRS-2，IRS-3）が種々の組織に発現している．このうちのいくつかのタイプは活性化され，他のタイプは抑制される．このように，インスリンは細胞内代謝装置を制御することにより，炭水化物・脂肪・タンパク質代謝に望ましい効果をもたらす．インスリンの主要な効果を以下に記す．

①全身の約80％の細胞において，インスリンが受容体に結合すると数秒以内に，グルコースの取り込みが増加する．この作用は筋肉細胞と脂肪細胞で顕著である．これに対し，脳のほとんどの神経細胞ではグルコースの取り込みを増加させない．細胞内に取り込まれたグルコースはただちにリン酸化され，通常の炭水化物代謝における基質となる．グルコース取り込みの増加は，多種類の細胞内小胞の細胞膜への移動によりもたらされると考えられている：これらの小胞は多種類のグルコース輸送タンパク関連分子をもっており，それらは細胞膜に組み込まれグルコースの細胞内への輸送を促進する．インスリンがなくなると3〜5分以内に，これらの小胞は細胞膜から遊離し，細胞内に戻り，必要に応じて繰り返し再利用される．

②細胞膜において，多くのアミノ酸，K^+，リン酸イオンに対する透過性が高まり，これらの細胞内取り込みが増加する．

③次の10〜15分の間に，多くの細胞内代謝酵素の活性が変化する．これらの変化の多くは主として酵素のリン酸化状態が変化することによる．

④その後ゆっくりした変化が数時間から数日にわたって継続する．それらの変化は，リボソームにおけるmRNAの翻訳速度の変化により新たなタンパク質を合成させることで生じる．そしてさらにゆっくりした変化である核におけるDNAの転写率の変化によっても，もたらされる．このように，インスリンは多くの細胞酵素装置を修飾して代謝に対する効果を発揮させる．

インスリンの炭水化物代謝への効果

高炭水化物食摂取後すぐに，血中に吸収されたグルコースは急性のインスリン分泌を起こす．その詳細は本章の後半で論じる．インスリンは，身体中の組織，特に筋肉，脂肪，肝臓で速やかなグルコースの取り込み，貯蔵，利用を起こす．

インスリンは筋肉のグルコース取り込みと代謝を促進する

筋肉組織は1日の多くの時間のエネルギー源としてグルコースよりもむしろ遊離脂肪酸を利用する．その主たる理由は，筋線維がインスリンで刺激されている場合を除いて，安静時の筋細胞膜のグルコース透過性は小さいからである．食間には，インスリン分泌は少なく，グルコースの筋肉細胞内への取り込みを刺激するには不十分である．

一方，次の2つの条件下では，筋肉は大量のグルコースを利用する．その1つは中程度から強い強度の運動である．このグルコース利用は大量のインスリンを必要としない．なぜなら，筋収縮が**グルコーストランスポーター4**（glucose transporter 4：GLUT4）の細胞内貯蔵庫から細胞膜への移動を刺激し，その結果，グルコースの細胞内取り込みを促進するからである．

筋肉が大量のグルコースを利用する第2の状況は，食後の数時間である．このとき，血糖値は高く，膵臓は大量のインスリンを分泌する．大量のインスリンは急速にグルコースを筋肉細胞に取り込ませる．その結果，筋肉は遊離脂肪酸よりもグルコースを好んで利用する．これについては後で議論する．

筋肉のグリコーゲン貯蔵

食事後に，筋肉に多くのグルコースが取り込まれるが，運動を行わない状態では，大部分のグルコースは筋肉グリコーゲンとして所蔵され，その濃度は2〜3％までに

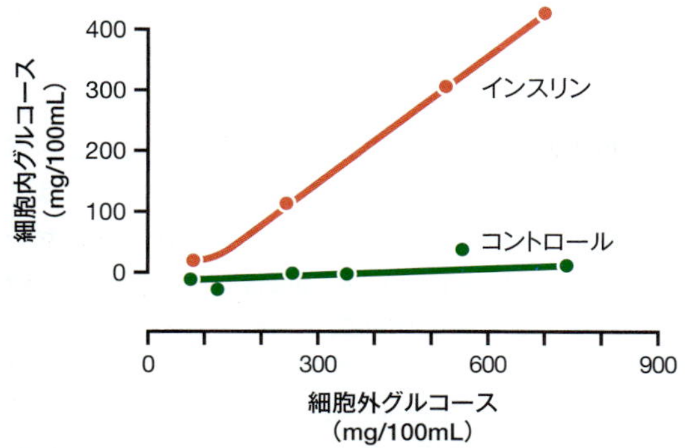

図 79.4　筋肉細胞内のグルコース濃度を高めるインスリンの効果
インスリンなしには(対照)，細胞外グルコース濃度は高いにもかかわらず，細胞内グルコース濃度はほぼゼロに維持される．(Eisenstein AB: The Biochemical Aspects of Hormone Action. Boston: Little, Brown, 1964 のデータより)

及ぶ．グリコーゲンは後に筋肉のエネルギー源として利用される．グリコーゲンは筋肉に対し短時間に多くのエネルギーを供給するうえで特に有用である．また，グリコーゲンは解糖系により分解されて乳酸を産生し，嫌気的なエネルギー供給を数分間動員できる．これは酸素のない状態でも起こる．

筋肉細胞膜のグルコース輸送を促進するインスリンの定量的効果

筋肉細胞膜のグルコース輸送を促進するインスリンの定量的効果は，図 79.4 に記す実験的事実から証明されている．図の下の曲線(緑色の線)で示されている対照群の細胞内のグルコース濃度は，細胞外濃度が 750mg/100mL の高値になってもほぼゼロに近いままである．これに対し，インスリンが添加されると，インスリン群の曲線(赤色の線)で示されている通り，細胞内グルコース濃度は 400mg/100mL までにも上昇する．このようにインスリンは筋肉細胞へのグルコース取り込みを 15 倍以上増加させる．

インスリンは肝臓のグルコース取り込み，貯蔵，利用を促進する

インスリンの最も重要な働きの 1 つは，食後に吸収されるグルコースの大部分を急速に肝臓でグリコーゲンとして貯蔵させることである．したがって，食間に食物が得られないで血糖値が下がり始めると，インスリン分泌は急速に低下し，グリコーゲンは分解されてグルコースに戻され，血中に放出され，血糖値が下がりすぎるのを防ぐ．

インスリンが肝臓のグルコース取り込みと貯蔵を起こす機構として，次に挙げるいくつかの過程が同時に進行する．

①肝臓グリコーゲンをグルコースに分解する主要な酵素である**肝ホスホリラーゼ**(phosphorylase)を，インスリンは不活性化する．この不活性化は貯蔵されたグリコーゲンの分解を阻止する．

②インスリンは肝臓細胞による血中**グルコースの取り込み**(glucose uptake)を促進するが，これは**グルコキナーゼ**(glucokinase)の活性化による．グルコキナーゼは，細胞に流入するグルコースの最初のリン酸化を触媒する．いったんリン酸化されると，グルコースは細胞外に戻ることができないので，細胞内にとどまることになる．

③加えて，インスリンはグリコーゲンを合成する酵素群の活性を高める．その 1 つは**グリコーゲンシンターゼ**(glycogen synthase)で，これは単糖を重合してグリコーゲンをつくる役割がある．

これらの作用の総和により，肝臓のグリコーゲン量を増加させる．グリコーゲンは肝臓重量の 5～6%にまで増加でき，肝臓全体に貯蔵されるグリコーゲン量は 100g 相当になる．

食間にグルコースは肝臓から放出される

食事と次の食事の間の食間に血糖値が低下すると，肝臓がグルコースを血中に放出するためのいくつかの機序が働く．

①血糖値低下はインスリン分泌を低下させる．

②インスリン分泌の低下は，上述したグリコーゲン合成のすべての効果を逆転させる．特に肝臓でのグリコーゲン合成を停止させ，血中から肝臓細胞内へのグルコースの取り込みを止める．

③インスリンの低下は，グルカゴンを上昇させるとともに，**ホスホリラーゼ**(phosphorylase)を活性化し，グリコーゲンをグルコースリン酸に分解する．

④インスリンにより抑制されていた**グルコース脱リン酸化酵素**(glucose phosphatase)はインスリンの低下により再活性化され，リン酸基をグルコースから分離し遊離グルコースとする．その結果，グルコースが細胞内から血中に拡散で戻れるようになる．

このように，肝臓は，食後には過剰のグルコースを取り込み，食間の血糖値低下時にはグルコースを血中に戻す働きをしている．通常，食事でとるグルコースの 60%は肝臓に貯蔵され，後に血中に戻る．

インスリンは肝臓で過剰のグルコースを脂肪酸に転換し，糖新生を抑制する

肝臓に入るグルコースの量が，グリコーゲンとして蓄えられうる量と肝臓局所の代謝に利用される量の和を超えると，インスリンは過剰のグルコースを脂肪酸に転換する．この脂肪酸は**超低密度リポタンパク質**(very low density lipoprotein：VLDL)の中性脂肪として梱包され，血流により脂肪組織に運ばれ脂肪として蓄積される．

インスリンは**糖新生**(gluconeogenesis)も抑制するが，これは肝臓の糖新生の酵素の量と活性を抑制することによる．しかし，その効果の一部は，インスリンが筋肉な

どの肝臓以外の組織からのアミノ酸放出を抑制し，糖新生に必要な基質を減少させることによる．この現象は，インスリンのタンパク質代謝への効果のところでさらに議論する．

インスリンは，脳のグルコース取り込みと利用に対して効果がない

脳は，インスリンがグルコース取り込みと利用にほとんど効果がないという点で，全身の大部分の他の臓器と異なる．代わりに，脳細胞はグルコース透過性があり，インスリンの媒介なしにグルコースを利用できる．

さらに脳細胞は，全身の他の臓器と大きく異なる点として，通常エネルギー源としてグルコースのみを利用し，脂質などの他の基質の利用の効率が低いことがある．したがって，つねに血糖値が一定レベル以上に保たれていることが必要であり，これは血糖調節システムの最も重要な機能である．血糖値が20～50mg/100mLの低値になると，進行性の神経症状を特徴とする**低血糖ショック**(hypoglycemic shock)が起こり，失神，てんかんや昏睡に至る．

他の細胞におけるインスリンの炭水化物代謝に対する効果

インスリンは，筋肉細胞と同様に，全身のすべての細胞でグルコースの取り込みと利用を増加させる(前述の通り多くの脳細胞は例外である)．脂肪細胞へのグルコースの取り込みは，脂質のうちのグリセロールの基質を供給する．この間接的な作用により，脂肪細胞に脂肪が蓄積する．

脂質代謝に対するインスリンの効果

炭水化物代謝への効果に比べて明快ではないものの，インスリンの脂質代謝への効果は長期的には同様に重要である．特に劇的なのは，インスリン欠乏の長期効果としての極端な動脈硬化であり，しばしば心臓発作，脳卒中，その他の血管障害を招く．しかし，まず脂質代謝に対するインスリンの急性効果を議論する．

インスリンは脂肪の合成と貯蔵を促進する

インスリンは脂肪組織において脂肪合成をもたらすいくつかの作用をもつ．第1に，インスリンは全身の組織でグルコース利用を高め，その結果，自動的に脂肪利用を低下させ，脂肪を蓄積する方向に作用する．しかし，インスリンは同時に脂肪酸の合成も促進する．これは特に，ただちにエネルギー源として利用される量を上回って炭水化物を摂取したときに起こり，余分の炭水化物は脂肪合成のための基質となる．これらの過程のほぼすべては肝臓細胞内で起こり，脂肪酸は血液**リポタンパク質**(lipoprotein)を介して脂肪組織に運ばれ貯蔵される．次の因子が肝臓での脂肪酸合成をもたらす．

①インスリンは肝臓細胞へのグルコースの取り込みを促進する．肝臓のグリコーゲン量が5～6％に達すると，さらなるグリコーゲンの合成は抑制される．それ以上のグルコースが肝臓細胞内に入ると，グルコースは脂肪合成に向けられる．グルコースはまず解糖系でピルビン酸となり，ピルビン酸は**アセチルCoA**(acetyl coenzyme A：acetyl-CoA)に変換され，これを基質として脂肪酸が合成される．

②過剰のグルコースが利用されるとき，**クエン酸サイクル**(citric acid cycle)により過剰の**クエン酸**(citrate)または**イソクエン酸**(isocitrate)が産生される．クエン酸，イソクエン酸は直接**アセチルCoAカルボキシラーゼ**(acetyl-CoA carboxylase)を活性化し，その結果，アセチルCoAがカルボキシル化されてマロニルCoAとなる．これは脂肪酸合成の最初の過程である．

③大部分の脂肪酸は肝臓内で合成され，**中性脂肪**(triglyceride)を形成する．中性脂肪は貯蔵脂肪の一般的な形態である．それらは肝臓細胞からリポタンパク質として血液に放出される．インスリンは脂肪細胞の血管壁で**リポタンパク質リパーゼ**(lipoprotein lipase)を活性化する．その結果，中性脂肪が脂肪酸に分解され，脂肪酸は脂肪細胞に再び吸収され，中性脂肪に変換されて貯蔵される．

脂肪細胞の脂肪貯蔵におけるインスリンの役割

インスリンは脂肪細胞における脂肪貯蔵に必要な作用として，さらに2つの作用をもつ．

①インスリンは**ホルモン感受性リパーゼ**(hormone-sensitive lipase)活性を抑制する．リパーゼは，すでに脂肪細胞に貯蔵されている中性脂肪を分解する酵素である．その結果，インスリンは，脂肪細胞から循環血液への脂肪酸の放出を抑制する．

②インスリンは骨格筋と同様に脂肪細胞の細胞膜の**グルコース輸送**(glucose transport)を促進する．吸収されたグルコースは一部脂肪酸に変換されるが，より重要なことには，**αグリセロールリン酸**(α-glycerol-phosphate)を多量に形成する．この物質はグリセロールとなり，グリセロールは脂肪酸と結びついて中性脂肪を形成する．中性脂肪は脂肪細胞における脂肪の貯蔵形態である．したがって，インスリンの作用がない状態では，脂肪酸が肝臓からリポタンパク質として輸送されたとしても大量の貯蔵はほとんど起こらない．

インスリン欠乏は脂肪利用によるエネルギー供給を増加させる

インスリンがない状態では，脂肪分解とエネルギーとしての脂肪利用にかかわるすべての過程が促進される．この促進は，正常人において食間にインスリン分泌が低下しているときに起こるが，インスリン分泌がほぼゼロ

の糖尿病患者ではより顕著に起こる．その結果起きることを以下で論じる．

インスリン欠乏は，貯蔵された脂肪の分解と遊離脂肪酸放出を起こす

インスリンのない状態では，前述した，脂肪貯蔵を促進するインスリンの効果はすべて逆転する．最も重要なのは，脂肪細胞の**ホルモン感受性リパーゼ**(hormone sensitive lipase)が強く活性化されることである．ホルモン感受性リパーゼの活性化は，貯蔵された中性脂肪の加水分解を起こし，大量の脂肪酸とグリセロールを血液に放出する．その結果，血中脂肪酸濃度は数分以内に増加する．この遊離脂肪酸は脳以外のすべての組織の主要なエネルギー基質となる．

図 79.5 は，インスリン欠乏が血漿の遊離脂肪酸，グルコース，アセト酢酸濃度に与える影響を示す．膵臓摘出後，血漿遊離脂肪酸濃度がグルコースよりも早く増加することに注意してほしい．

インスリン欠乏は，血漿コレステロールとリン脂質濃度を増加させる

インスリン欠乏に伴う血漿の過剰な脂肪酸は，肝臓において，一部，リン脂質とコレステロールに変換される．これらは脂肪代謝の 2 つの主要産物である．これら 2 つの物質と同時に肝臓で合成される過剰な中性脂肪は，リポタンパク質の形で血液に放出される．インスリン欠乏に伴い，血漿リポタンパク質は時に 3 倍にも増加し，血漿の総脂質濃度は正常の 0.6%に対して数%にまで上昇する．この高脂血症，特に高コレステロール血症は，重症糖尿病患者の動脈硬化を促進する．

インスリン欠乏の際の過剰な脂肪利用はケトーシスとアシドーシスを起こす

インスリン欠乏では，肝臓は次の機序により大量の**アセト酢酸**(acetoacetic acid)を産生する．インスリン欠乏状態で，肝臓に十分の脂肪酸があるとき，**カルニチン輸送機構**(carnitine transport mechanism)による脂肪酸のミトコンドリアへの輸送が活性化される．ミトコンドリア内で，脂肪酸の**β酸化**(beta oxidation)が進み，大量のアセチル CoA を放出する．大部分のアセチル CoA はアセト酢酸に変換され循環血中に放出される．ほとんどのアセト酢酸は末梢の細胞に送られ，そこで，再びアセチル CoA に変換されて通常通りエネルギーとして用いられる．

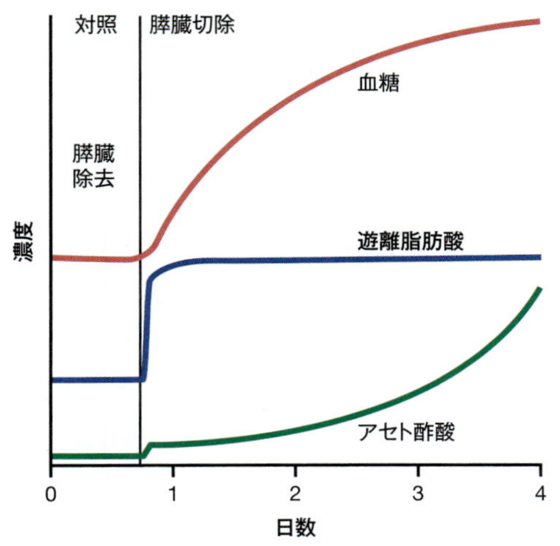

図 79.5　膵臓除去による血中グルコース，遊離脂肪酸，酢酸濃度の変化

同時に，インスリン欠乏は，末梢組織でのアセト酢酸の利用を抑制する．そのため，非常に多くのアセト酢酸が肝臓から放出されるが，組織で代謝しきれない．図 79.5 に示すように，インスリン分泌が停止した後の数日間で，アセト酢酸濃度は上昇し，時に 10 mEq/L 以上に達し，体液**アシドーシス**(acidosis)は深刻な状態となる．

第 69 章で説明したように，アセト酢酸の一部は**βヒドロキシ酪酸**(beta-hydroxybutyric acid)と**アセトン**(acetone)になる．これら 2 つとアセト酢酸は**ケトン体**(ketone bodies)とよばれ，体内でケトン体のレベルが増加した状態は**ケトーシス**(ketosis)とよばれる．後でみるように，重症糖尿病では，アセト酢酸とβヒドロキシ酪酸が激しいアシドーシスと昏睡を生み，死に至ることがある．

インスリンのタンパク質代謝と成長に対する効果

インスリンはタンパク質の合成と貯蔵を促進する

食後数時間は過剰な栄養素が循環血にあり，タンパク質，炭水化物，脂肪は組織に貯蔵される．この過程にインスリンが必要である．インスリンがタンパク質貯蔵を起こす様式は，グルコースと脂肪の貯蔵に比べて十分にはわかっていない．わかっている事実を以下に挙げる．

①インスリンは多くのアミノ酸の細胞内への取り込みを促進する．アミノ酸の中で最もよく取り込まれるのはバリン，ロイシン，イソロイシン，チロシン，フェニルアラニンである．このように，インスリンは成長ホルモンと同様，アミノ酸の細胞内取り込みを促進する能力をもつが，対象となるアミノ酸の種類は同じではない．

②インスリンは mRNA の翻訳による新しいタンパク質の形成を増加させる．インスリンは，今のところ説明できない機序で，リボソーム装置を起動する．インスリンがないと，リボソームは活動を停止する．インスリンがその活動のオン－オフの切り替えをしているようにみえる．

③より長い時間では，インスリンは細胞核の特定の DNA 遺伝子配列の転写速度を上げる．その結果，RNA の量が増え，タンパク質合成が増加する．特に炭水化物，脂肪，タンパク質の貯蔵にかかわる多くの酵素を促進する．

④インスリンはタンパク質の分解を抑制し，筋肉細胞をはじめとする細胞からのアミノ酸の放出を低下させる．これは，細胞のリソゾームによるタンパク質の分解を減弱するインスリンの能力によりもたらされると推察される．

⑤肝臓で，インスリンは糖新生を促進する酵素の活性を低下させることにより，糖新生を抑制する．糖新生によりグルコースを産生するための材料の多くは血漿中のアミノ酸である．したがって，糖新生の抑制によりアミノ酸は生体のタンパク質として保存されることになる．

まとめると，インスリンはタンパク質の合成を促進し，分解を阻止する．

インスリン欠乏はタンパク質欠乏と血漿アミノ酸の増加を起こす

インスリンがないと，事実上，すべてのタンパク質の貯蔵が停止する．タンパク質の分解は増し，タンパク質の合成は停止し，大量のアミノ酸が血液に流入する．血漿アミノ酸濃度は増加し，過剰のアミノ酸は直接エネルギーとして利用されるか糖新生の基質として用いられる．このアミノ酸の分解により，尿への尿素の排泄が増加する．このタンパク質の消耗は，重度の糖尿病の症状の中で最も深刻なものの1つである．これは極端な衰弱と組織のさまざまな機能の変調を生む．

インスリンと成長ホルモンは協働的に成長を促進する

インスリンはタンパク質の合成に必要であるため，成長を促進するホルモンとして動物の成長に不可欠である．図79.6で示すように，**膵臓摘出**(depancreatization)とか**下垂体摘出**(hypophysectomy)をした未治療のラットは，ほとんど成長しない．そして，インスリンか成長ホルモンのいずれかのみを投与し補ってもほとんど成長しない．しかし，これらのホルモンの共投与は劇的に成長を促す．したがって，インスリンと成長ホルモンはそれぞれ異なる固有の機能を発揮しつつ，協働的に働き成長をもたらしていると考えられる．おそらく，両ホルモンが必要であることの理由の1つは，各インスリンと成長ホルモンは異なるアミノ酸群の細胞内取り込みを促進する働きがあり，そのすべてのアミノ酸が成長に必要であることにある．

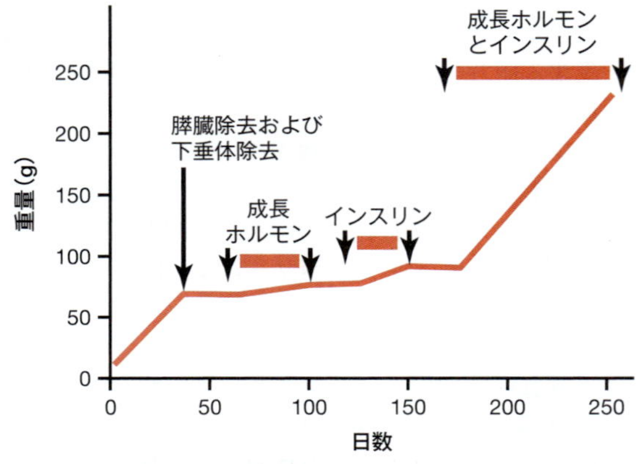

図79.6 膵臓除去・下垂体除去ラットにおける，成長ホルモン，インスリン，および成長ホルモン+インスリンの成長に対する効果

インスリン分泌機構

図79.7で，血糖値上昇に対するβ細胞のインスリン分泌の機構を示す．血糖値上昇は最も重要なインスリン分泌調節因子である．β細胞は，生理的範囲の血糖値上昇に比例してグルコースを細胞内に取り込む**グルコース輸送体**(glucose transporter)を豊富にもっている．細胞内でグルコースは**グルコキナーゼ**(glucokinase)によりリン酸化されてグルコース6リン酸になる．このリン酸化はβ細胞のグルコース代謝の律速過程であり，グルコース感知およびインスリン分泌量を血糖レベルに合わせる主たる機序であると考えられている．

グルコース6リン酸は続いて酸化されて**アデノシン三リン酸**(adenosine triphosphate：ATP)を産生し，ATPは**ATP感受性K^+チャネル**(ATP-sensitive potassium channel)を抑制する．このK^+チャネルの閉鎖は細胞膜を脱分極し，**電位依存性Ca^{2+}チャネル**(voltage-gated calcium channel)を開口する．この効果がCa^{2+}の流入を起こし，その結果，インスリン分泌顆粒の細胞膜との融合と**開口放出**(exocytosis)によるインスリンの細胞外への分泌が起こる．

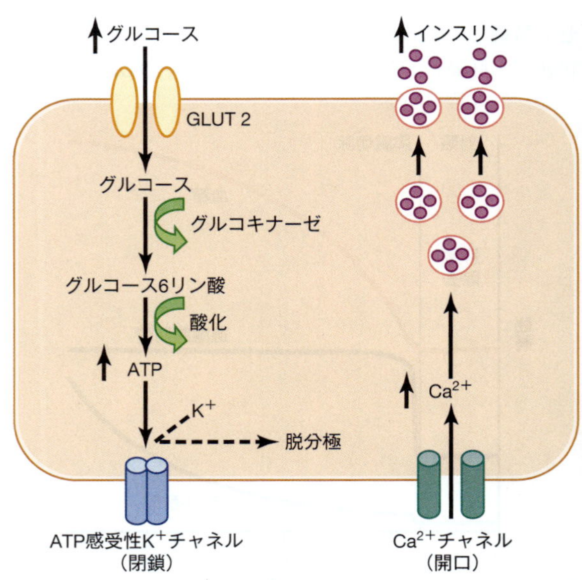

図79.7 グルコース刺激による膵臓β細胞インスリン分泌の機構
GLUT：グルコース輸送体．

他の栄養素，例えばある種のアミノ酸もβ細胞で代謝されて細胞内ATPを増加させてインスリン分泌を刺激する．いくつかのホルモン，例えばグルカゴン，グルコース依存性インスリン放出ペプチド（胃抑制ペプチド），アセチルコリンは，別のシグナル伝達系により細胞内 Ca^{2+} を増加させ，グルコースによるインスリン放出促進作用を増強する．一方これらは，グルコースなしにはインスリン分泌に対して効果はほとんどない．他のホルモン，例えばソマトスタチンやノルアドレナリン（αアドレナリン受容体活性化による）はインスリンの開口放出を抑制する．

スルホニルウレア剤は，ATP感受性 K^+ チャネルに結合してその活性を抑制することによりインスリン分泌を促進する．この機序は脱分極によりインスリン分泌を起こすもので，2型糖尿病患者でインスリン分泌を刺激するのに有用であり，後で議論する．**表79.1** ではインスリン分泌を促進または抑制するいくつかの因子をまとめた．

インスリン分泌の調節

一時，インスリン分泌は血糖値によりすべて決定されていると信じられていた．しかし，インスリンのタンパク質代謝および脂質代謝に対する作用がより明らかになり，血中アミノ酸，その他の因子もインスリン分泌の調節に重要であることがわかってきた（**表79.1**）．

血糖上昇はインスリン分泌を刺激する

正常空腹時血糖値は80～90mg/100mLで，インスリン分泌は最小値をとる．この25ng/分/kg体重レベルのインスリンの生理活性は小さい．血糖値が正常値の2～3倍に増加して維持されると，インスリン分泌は急速に2段階で増加する（**図79.8**）．

①血糖値の急激な増加の3～5分以内に血漿インスリン濃度は10倍近くまで増加する．この増加は，ランゲルハンス島β細胞ですでにつくられているインスリンの速い分泌による．しかし，この初期の速やかな分泌（第1相）は維持されず，5～10分後には元のレベルとの中間くらいまで低下する．

表79.1　インスリン分泌を増加または低下させる因子と条件

インスリン分泌増加	インスリン分泌低下
血中グルコース増加	血中グルコース低下
血中脂肪酸増加	空腹飢餓
血中アミノ酸増加	ソマトスタチン
消化管ホルモン（ガストリン，コレシストキニン，セクレチン，GIP）	αアドレナリン活性
グルカゴン，成長ホルモン，コルチゾール	レプチン
副交感神経刺激：アセチルコリン	
βアドレナリン受容体刺激	
インスリン抵抗性：肥満	
スルホニルウレア剤（グリブリド，トルブタミド）	

②15分後くらいに，インスリン分泌は2度目の上昇を示しプラトーに達し2～3時間維持される．この（第2相）の単位時間あたりのインスリン分泌量（インスリン分泌速度）は第1相のインスリン分泌に比べて高いことが多い．この第2相の分泌は，すでに合成されていたインスリンの継続した分泌と，酵素の活性化を介して新たに合成されたインスリンの分泌との両方からなる．

血中グルコース濃度とインスリン分泌速度のフィードバック関係

インスリンは，血糖値が100mg/100mL以上に増加すると急速に分泌され，血糖値が400～600mg/100mLでは10～25倍にまで上昇する（**図79.9**）．このように，グルコース刺激によるインスリン分泌は，分泌の速さと量ともに劇的である．しかもインスリン分泌の低下も速く，グルコース濃度が元の空腹時血糖値に戻ると3～5分以内にインスリン分泌が停止する．

この血中グルコース濃度上昇に対するインスリン分泌応答は，血中グルコース濃度のフィードバック制御にきわめて重要である．すなわち，わずかでも血糖が上昇するとインスリン分泌が増加し，グルコースの肝臓，脂肪などへの取り込みが促進され血糖値が元に戻る．

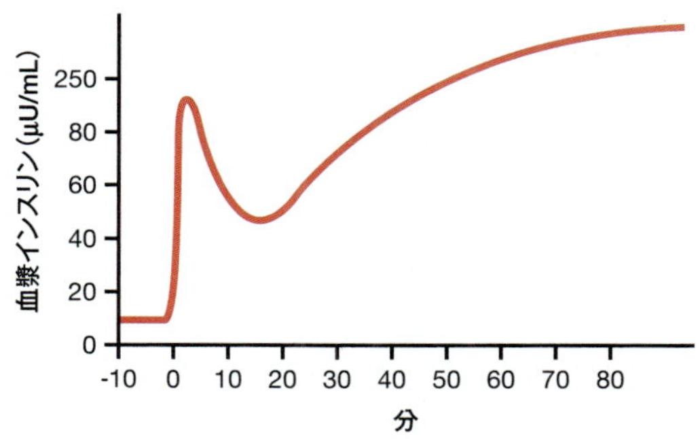

図79.8　血中グルコース濃度を正常値の2～3倍に一気に上昇させたときの血漿インスリン濃度の増加
インスリン濃度の初期の急峻なスパイク状増加と，15～20分後の遅れた高い持続的な増加．

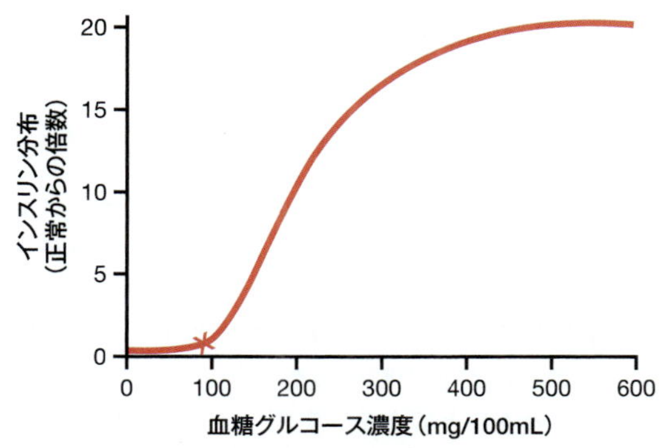

図79.9　さまざまな血中グルコース濃度におけるインスリン分泌

インスリン分泌を刺激する他の因子

アミノ酸

アミノ酸のいくつかは，グルコースと同様にインスリン分泌を刺激する．最も分泌刺激効果が高いのはアルギニンとリシン(リジン)である(**訳者注**：グルコース同様の機構で著明なインスリン分泌を起こすのはロイシンである)．その効果はグルコースと以下の点で異なる：血糖上昇がない場合には，これらのアミノ酸はごくわずかのインスリン分泌増加効果しかもたない．しかし，血糖値の上昇と同時にアミノ酸を投与するとグルコース刺激に対するインスリン分泌は約2倍になる．このように，アミノ酸はグルコース刺激によるインスリン分泌を強く増強する．

アミノ酸によるインスリン分泌の増加が重要であるのは，インスリンが細胞内へのアミノ酸取り込みとタンパク質合成を促進するからである．すなわち，インスリンは余分なアミノ酸を利用するのに重要であり，その重要性は炭水化物の利用のときと同様である．

消化管ホルモン

いくつかの消化管ホルモン，すなわち，ガストリン，セクレチン，コレシストキニン，**グルカゴン様ペプチド1**(glucagon like peptide 1：GLP-1)，**グルコース依存性インスリン放出ペプチド**(glucose-dependent insulinotropic peptide：GIP)は，インスリン分泌を中程度増加する．このうちGLP-1とGIPは最も強力で，**インクレチン**(incretin)とよばれている．それは，GLP-1とGIPはβ細胞からのグルコース誘発インスリン分泌を促進するためである．それらはランゲルハンス島α細胞からのグルカゴン分泌を抑制する(**訳者注**：グルカゴン分泌を抑制するのはGLP-1のみである)．

これらのホルモンは食後消化管から分泌される．インクレチンは，将来食事のグル(**訳者注**：原著の誤りと思われる．インクレチンのインスリン分泌促進はグルコース依存性であるので，健常者では血糖上昇の後に起こる)．インクレチンは，アミノ酸と同様に，グルコース濃度増加に対するβ細胞インスリン分泌の感受性を高め，グルコース刺激によるインスリン分泌を倍増する．本章の後半で論じるように，インクレチンの作用を模倣する薬剤，あるいはインクレチンの分解を阻害する薬剤が開発され糖尿病治療に使われている．

他のホルモンと自律神経系

インスリン分泌を起こすか，グルコース刺激によるインスリン分泌を促進するホルモンとして他には，グルカゴン，成長ホルモンとコルチゾール，程度は弱いがプロゲステロンとエストロゲンがある．これらのホルモンの刺激効果が重要なのは，いずれかのホルモンの持続的な高レベルの分泌がβ細胞の疲弊を招き，糖尿病発症のリスクを高めることである．実際，これらのホルモンを薬理的濃度で長期間投与されている人はしばしば糖尿病を発症する．成長ホルモン分泌腫瘍をもつ巨人症や先端巨大症患者は頻繁に糖尿病を発症する．副腎が過剰のグルココルチコイドを分泌する場合も同様である．

膵島は交感神経および副交感神経の豊富な支配を受けている．膵臓を支配する副交感神経の刺激は高血糖状態でインスリン分泌を促進する．一方，交感神経の刺激は低血糖状態でグルカゴン分泌を促進し，インスリン分泌を抑制する．グルコース濃度は視床下部と脳幹の特定のニューロン，また，肝臓などの末梢組織のグルコース感受性細胞で感知されると考えられている．

炭水化物と脂肪代謝を切り替えるインスリン(とその他のホルモン)の役割

前の議論より，インスリンは炭水化物の利用を高め，脂肪の利用を抑制する．反対に，インスリン欠乏状態では，脳以外の組織では，炭水化物利用の停止により脂肪利用が起こる．そして，この切り替えを行っているのは主として血糖値である．血糖値が低いとき，インスリン分泌は低下し，脳以外では脂肪が独占的にエネルギー源として利用される．血糖値が高いとき，インスリン分泌は増加し，脂肪ではなくグルコースがエネルギー源として利用される．過剰なグルコースは，肝臓グリコーゲン，肝臓脂肪と筋肉グリコーゲンとして貯蔵される．したがって，インスリンの最も重要な機能的役割は，これら2つの食品栄養成分のどちらを細胞エネルギーとして利用するかを時々刻々と制御することである．

少なくとも4つのよく知られたホルモンもこの切り替えに重要である：下垂体前葉からの成長ホルモン，副腎皮質からのコルチゾール，副腎髄質からのアドレナリン，膵ランゲルハンス島からのグルカゴンである．グルカゴンは次章で扱う．成長ホルモンとコルチゾールはともに低血糖に応答して分泌され，グルコース利用を抑制し，脂肪利用を促進する．しかし両ホルモンの効果はゆっくり現れ，最大効果の発現に数時間を要する．

アドレナリンは，ストレス時に交感神経が活性化されたときの血糖値上昇に特に重要である．しかし，アドレナリンの作用は他のホルモンとは異なり，同時に血中脂肪酸濃度を増加させる．それは以下の機序による．①アドレナリンは強力に肝臓のグリコーゲン分解を促進し，数分以内に大量のグルコースを血中に放出させ，②脂肪細胞に直接作用してホルモン感受性リパーゼを活性化し脂肪分解を起こし，血中脂肪酸濃度を著明に高める．定量的には，脂肪酸の動員の効果のほうが血糖値上昇の効果よりも大きい．したがって，アドレナリンは特に，運動や循環ショックや不安などのストレス状態で脂肪利用を高める．

グルカゴンとその機能

グルカゴン(glucagon)は血糖値が低下した際**ランゲルハンス島のα細胞**(alpha cells of the islets of Langerhan)

から分泌されるホルモンで，インスリンと正反対の機能をいくつかもっている．最も重要なのは，インスリンと反対に血糖値を増加させる機能である．

インスリン同様，グルカゴンは大きなポリペプチドであり，分子量は3485であり，29個のアミノ酸残基からなる．グルカゴンを動物に打つと，著明な**高血糖**(hyperglycemia)が起こる．わずか1 μg/kgのグルカゴンが約20分で20 mg/100 mLの血糖値上昇(25%上昇)をもたらす．それゆえ，グルカゴンは血糖増加ホルモンとよばれる．

グルコース代謝への効果

グルカゴンの糖代謝への主要な効果は肝臓での**グリコーゲン分解**(glycogenolysis)と**糖新生**(gluconeogenesis)である．これらの効果は，身体の他の臓器のグルコース利用を高める．

グルカゴンはグリコーゲン分解を起こし血糖値を増加させる

グルカゴンの最も劇的な効果は肝臓でのグリコーゲン分解と数分以内の血糖値上昇である．この機能は以下の複雑なカスケードにより起こる．

①グルカゴンは，肝臓細胞膜で**アデニル酸シクラーゼ**(adenylyl cyclase)を活性化する．

②**cAMP**(cyclic adenosine monophosphate)が産生される．

③**タンパク質リン酸化酵素制御タンパク質**(protein kinase regulator protein)が活性化される．

④**タンパク質リン酸化酵素**(protein kinase)が活性化される．

⑤ホスホリラーゼbリン酸化酵素が活性化される．

⑥ホスホリラーゼbが**ホスホリラーゼa**(phosphorylase a)に変換される．

⑦グリコーゲンがグルコース1リン酸に分解される．

⑧脱リン酸化され，グルコースが肝臓細胞から放出される．

この連鎖はいくつかの理由から重要である．第1に，これはcAMPのセカンドメッセンジャー機能の中で最もよく研究されている．第2に，これはカスケード系を示す．カスケードにおいては各ステップの産物が，ステップが進むにつれて増加する．そのため強力な増幅系を形成する．この手の増幅系は全身で広く用いられ，細胞代謝の多くの代謝系において，時に反応を100万倍も増幅する．この機構は，たった数μgのグルカゴンが数分以内に血糖値を倍かそれ以上に増加することを説明する．

グルカゴンを4時間投与すると著明な肝臓のグリコーゲン分解を起こし，肝臓のグリコーゲン貯蔵は枯渇する．

グルカゴンは糖新生を起こす

グルカゴン投与は，肝臓のグリコーゲンのすべてが枯渇した後も，さらに持続的に血糖上昇を起こす．この高血糖は，グルカゴンが多くのアミノ酸の肝臓細胞への取り込みを増やし，糖新生によりアミノ酸からグルコースへの転換を起こすことによる．この効果はアミノ酸取り込みと糖新生に必要な酵素の活性化による．特にピルビン酸をホスホエノールピルビン酸に変換する酵素系の活性化が重要であり，これは糖新生の律速過程である．

グルカゴンの他の効果

グルカゴンの他の効果はその血中濃度が生理的変化の上限よりも高いときに現れる．おそらく最も重要な効果は，脂肪細胞のリパーゼを活性化し脂肪酸を身体のエネルギー系に供給することである．グルカゴンはまた，肝臓の中性脂肪の蓄積を抑制し，肝臓が血中から脂肪酸を吸収することを防ぐ．これも脂肪酸を身体のエネルギー系に供給することに寄与する．

高濃度のグルカゴンはまた，①心臓の収縮力を高め，②腎臓などへの血流を増加し，③胆汁分泌を高め，④胃酸分泌を抑制する．グルカゴンのこれらの効果は正常機能の調節に関して，グルコース代謝への効果に比べて重要度は低い．

グルカゴン分泌の調節

血糖値上昇はグルカゴン分泌を抑制する

血糖値はグルカゴン分泌を調節する最も重要な因子である．血糖値のグルカゴン分泌に対する効果は，そのインスリン分泌に対する効果とは反対である．

図79.10のように，血糖値が正常空腹時の90 mg/100 mLレベルから低血糖域に低下すると血漿グルカゴン濃度は数倍に増加する．逆に，血糖値が高血糖域に増加すると血漿グルカゴン濃度は低下する．このように，低血糖時には大量のグルカゴンが分泌され，肝臓からのグルコース放出を促進し，低血糖の是正に重要な役割を果たす．

血中アミノ酸濃度の増加はグルカゴン分泌を刺激する

タンパク質を含む食事後の血中で増加するアミノ酸，特にアラニンやアルギニンは，高濃度ではグルカゴン分泌を刺激する．アミノ酸がインスリン分泌を刺激するのと同様の効果である．したがってこの状況では，グルカゴンとインスリンの応答は逆向きではない．アミノ酸がグルカゴン分泌を起こすことの重要性は，グルカゴンがアミノ酸のグルコースへの転換を促進させ，より多くのグルコースを利用できるようにすることにある．

運動はグルカゴンの分泌を刺激する

激しい運動の際，血漿グルカゴン濃度は4〜5倍に増加する．この状態で，血糖値は必ずしも下がっておらず，グルカゴン濃度増加の機序は不明であるが，その利点は血糖値の低下を防ぐことである．

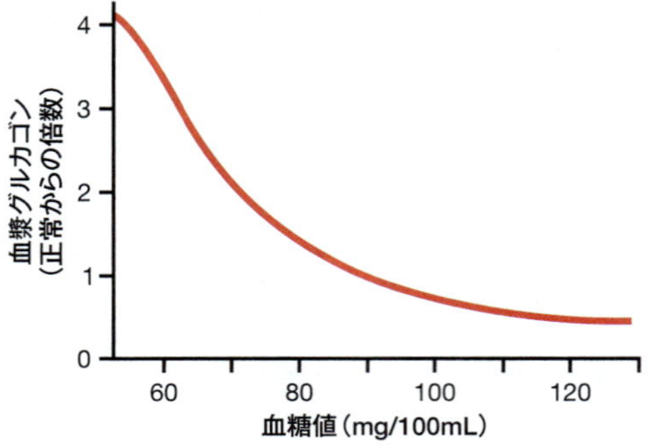

図79.10　さまざまな血中グルコース濃度における血漿グルカゴン濃度

グルカゴンの分泌を刺激する候補因子として循環血のアミノ酸濃度の増加，ランゲルハンス島のβアドレナリン受容体の賦活化がある．

ソマトスタチンはグルカゴンとインスリンの分泌を抑制する

ランゲルハンス島δ細胞（delta cells of the islet of Langerhans）はソマトスタチンを分泌する．ソマトスタチンは14個のアミノ酸からなり，循環血中で3分という短い半減期をもつ．食物の摂取に関係するほぼすべての因子がソマトスタチン分泌を刺激する．これらの因子として，①血糖値増加，②アミノ酸濃度の増加，③脂肪酸濃度の増加，④食事により上部消化管から分泌されるいくつかの消化管ホルモン濃度の増加がある．

ソマトスタチンは，以下の抑制性の効果を発揮する．

①ソマトスタチンは膵島内で局所的に作用し，インスリンとグルカゴンの分泌を抑制する．

②ソマトスタチンは胃，空腸，胆嚢の収縮を抑制する．

③ソマトスタチンは消化管の吸収と分泌を抑制する．

全情報を統合すると，ソマトスタチンの主要な役割は食事の栄養素が血中に吸収されるのにかかる時間を延ばすことにあると推察される．同時に，インスリンとグルカゴンの分泌を抑制することにより，吸収された栄養素の利用を抑制し，栄養素の急速な消費を防いで長時間にわたって利用できるようにする．

ソマトスタチンは，成長ホルモン抑制ホルモンと同一の化学物質である．成長ホルモン抑制ホルモンは視床下部から分泌されて下垂体前葉からの成長ホルモン分泌を抑制する働きをもつ．

血糖制御のまとめ

健常者において，朝食前の空腹時血糖値は80〜90mg/100mLの狭い範囲に保たれている．食後の1時間あまり，血糖値は120〜140mg/100mLまで上昇するが，血糖値のフィードバック調節系の働きにより，最後の炭水化物摂取から2時間以内に元の値に戻る．反対に，飢餓時には肝臓の糖新生がグルコースを供給し，血糖値を維持する．

この高度な制御機構について，すでに本章で述べてきたが，以下にまとめる．

①肝臓は重要な血糖変動緩衝システムとして働く．食後血糖値とインスリン分泌が大きく上昇すると，腸から吸収されたグルコースの2/3が速やかに肝臓にグリコーゲンとして貯蔵される．その後の数時間，血糖値とインスリンが低下した際に，肝臓はグルコースを血中に戻す．こうして，肝臓は血糖値の変動を縮め，肝臓がないときの約1/3にしている．実際，重度の肝臓疾患がある患者では，血糖値を狭い範囲に保つことは難しい．

②インスリンとグルカゴンは正常血糖値を維持するフィードバック調節系として重要である．血糖値が上昇しすぎたとき，インスリン分泌を増やし血糖値を正常にする．逆に，血糖値の低下はグルカゴン分泌を刺激し，血糖値を上昇させて正常化する．正常状態ではほとんどの場合，インスリンによるフィードバック調節系は，グルカゴンによる調節系よりも重要な働きをしている．しかし，飢餓のとき，あるいは，運動時やストレス時でグルコース利用が亢進したときには，グルカゴンも重要となる．

③重度の低血糖の際には，低血糖が視床下部に直接作用して交感神経を活性化する．そして，副腎髄質からアドレナリンが分泌され，肝臓からの糖放出をさらに高め，低血糖を防ぐ．

④最終的に，数時間〜数日間にわたり，持続的低血糖に応答して成長ホルモンとコルチゾールが分泌される．これらのホルモンは，全身の多くの細胞でグルコース利用を低下させ，代わりに脂肪利用を増やす．この過程も血糖値の正常化を助ける．

血糖制御の重要性

次の疑問を抱くかもしれない．“なぜ血糖値を一定に保つのがそれほど重要なのか？　特に多くの組織はグルコースがないとき，脂肪やタンパク質をエネルギーとして用いるように切り替えられるのだから”．その答えは，グルコースが，脳，網膜と生殖腺上皮にとって唯一の栄養素であるからである．これらの組織は，グルコースを十分量消費することでその活動に必要なエネルギーを産生できる．この必要なグルコースを供給するのに十分なレベルに血中グルコース濃度を維持することが重要である．

食間に糖新生によりつくられるグルコースのほとんどは脳の代謝に使われる．このとき膵臓がインスリンを分泌しないことはとても重要である．なぜなら，そうでないと，利用できるわずかなグルコースは筋肉や他の末梢組織に入り，脳の栄養が絶たれるからである．

血糖値が増加しすぎないことも，いくつかの理由から重要である．

①グルコースは細胞外溶液の浸透圧を著明に上げ，過剰な血糖値上昇は細胞の脱水を招く．

②過剰な血中グルコース濃度の増加は，腎臓で尿へのグルコース排泄を起こす．

③尿へのグルコース排泄は，腎臓による浸透圧利尿を起こし，身体の水と電解質の欠乏をもたらす．

④長期にわたる高血糖は多くの組織，特に血管の障害を生む．コントロールの悪い糖尿病に伴う血管障害は心臓発作，脳卒中，慢性腎臓病，失明のリスクを高める．

糖尿病

糖尿病はインスリン分泌不全または組織のインスリン感受性低下によりもたらされる，炭水化物，脂質，タンパク質代謝の障害の疾患である．一般的には，糖尿病には２つの型がある．

① **１型糖尿病**（type 1 diabetes（インスリン依存性糖尿病ともよばれる））はインスリン分泌の欠乏による（**訳者注**：“インスリン依存性糖尿病” は現在ではほとんど使われない）．

② **２型糖尿病**（type 2 diabetes（インスリン非依存性糖尿病ともよばれる））は，はじめに，インスリンの標的組織におけるインスリン感受性の低下によって起こり，これはインスリン抵抗性とよばれる（**訳者注**：“インスリン非依存性糖尿病” は，誤解を招く表記であり，現在使われない）．

どちらの糖尿病においても，すべての食事成分の代謝が変化する．インスリン欠乏またはインスリン抵抗性の糖代謝への効果の基本は，脳以外の全身の細胞のグルコース取り込みと利用を妨げることである．その結果，血糖値は上昇し，細胞によるグルコース利用は低下し，脂肪とタンパク質の利用は増加する．

１型糖尿病：膵臓β細胞のインスリン産生の欠乏

膵臓β細胞の損傷，またはインスリン産生の障害は１型糖尿病を生む．ウイルス感染または自己免疫異常が多くの１型糖尿病患者のβ細胞破壊に関与する可能性があり，また，これらによる破壊に対するβ細胞の感受性にかかわる遺伝も関与する．ある患者では，ウイルス感染または自己免疫異常なしにβ細胞破壊を起こしやすい遺伝的素因がある可能性がある．

１型糖尿病の発症年齢は米国では約14歳であり，それゆえしばしば小児糖尿病ともいわれる．しかし，１型糖尿病は成人を含むあらゆる年齢でも発症し，膵島β細胞の破壊をもたらす．１型糖尿病は数日から数週間のうちに，突然，３つの症状で発症する：①血糖値の上昇，②肝臓でエネルギー源としての脂肪利用の増加およびコレステロール産生のための脂肪利用の増加，③身体のタンパク質の欠乏．糖尿病患者のおよそ5〜10%が１型である．

糖尿病患者では血糖値が高値となる

インスリン欠乏は末梢のグルコース利用を低下させ，グルコース産生を増加させ，血中グルコース濃度を300〜1200mg/100mLに増加させる．増加した血中グルコースは全身で多岐にわたる効果を生む．

血糖値増加は，尿からのグルコース排泄を起こす

高血糖の結果，腎臓尿細管で再吸収できるよりも多くのグルコースが濾過され，過剰のグルコースが尿で排泄される．これは，血糖値が180mg/100mLを超えると起こり，この値はグルコースの尿排出の血糖閾値とよばれる．血糖値が重症未治療糖尿病患者でみられる300〜500mg/100mLに達すると，毎日100gかそれ以上のグルコースが尿中に失われる．

血糖値増加は脱水をもたらす

きわめて高い血糖値（重症未治療糖尿病患者では時に健常者の8〜10倍の値になる）は全身で細胞の脱水を起こしうる．この脱水の１つの理由は，グルコースが細胞膜の輸送体を通って細胞内に移行しないために，細胞外液の浸透圧が増加し，細胞から浸透圧性の水移動を起こすためである．

高血糖の細胞における直接の脱水効果に加えて，尿からのグルコースの喪失は**浸透圧利尿**（osmotic diuresis）を起こす．すなわち，腎臓尿細管のグルコースの浸透圧効果として，尿細管の水の再吸収が著明に低下する．全体的効果として，尿からかなりの体液が喪失し，それを代償するため，細胞内液の脱水が起こる．こうして起きる，多尿，細胞内液と細胞外液の脱水，喉の渇きは糖尿病の古典的症状である．

慢性的高血糖は組織を障害する

糖尿病で高血糖の是正が不十分な状態が長く続くと，全身の多くの組織で血管の機能異常が起こり，構造が変化し，組織への血流供給が不十分となる．この状態は，心臓発作，脳卒中，慢性腎臓病，網膜症と失明，手足の虚血と壊疽を引き起こす．

慢性高血糖は，他の多くの組織にも障害を起こす．例えば，末梢神経障害，すなわち末梢神経の機能異常，および**自律神経障害**（autonomic nervous system dysfunction）は長期の未治療糖尿病でしばしば起こる合併症である．これらの変調は，心血管反射の障害，膀胱の調節異常，四肢の感覚障害，その他の末梢神経障害の症状を起こす．

糖尿病の組織障害の詳しい機構はわかっていないが，高血糖と代謝異常が血管内皮と平滑筋細胞や他の組織のタンパク質に多様な効果をもたらすことによると考えられる．これに加えて，多くの糖尿病患者で，腎臓障害による二次性高血圧や，脂質異常症により２次性に生じた動脈硬化が起こり，高血糖による組織損傷を増幅する．

糖尿病は，脂肪利用亢進と代謝性アシドーシスを起こす

糖尿病における炭水化物から脂質の代謝への転換は，

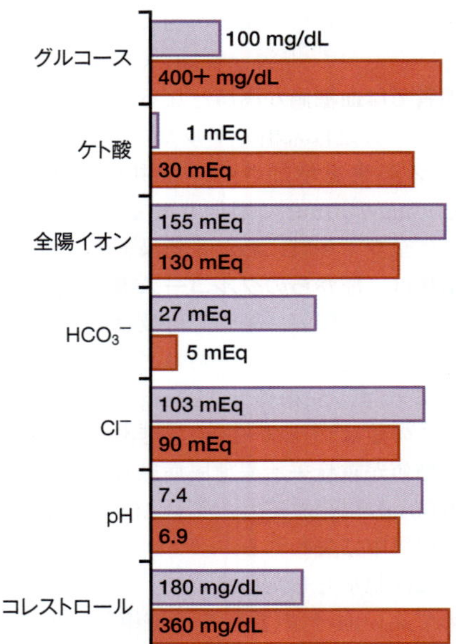

図 79.11 糖尿病性昏睡における血液成分の変化
正常値（紫色）と糖尿病昏睡時の値（赤色）．

アセト酢酸やβヒドロキシ酪酸などのケト酸の血液への放出を増加させる．ケト酸の放出は，組織への取り込みと酸化を上回り，その結果，過剰のケト酸により**代謝性アシドーシス**（metabolic acidosis）が起こる．これが多尿による脱水と合わさると，重篤なアシドーシスを起こし，インスリン治療をただちに行わないと，急速に**糖尿病性昏睡**（diabetic coma）と死を招く．

代謝性アシドーシスに対して通常起こる生理的な代償はすべて，糖尿病性アシドーシスのときにも起こる．速く深い呼吸は炭酸ガスの除去を加速する：この機序はアシドーシスを緩和するが，細胞外液の HCO_3^- を枯渇させる．

極端なアシドーシスは重症未治療糖尿病患者でのみ起こるものではあるが，pH が 7 以下に低下するとアシドーシスによる昏睡と死が数時間内に起こりうる．重篤な糖尿病性アシドーシスによる血漿電解質濃度の全体的な変化を図 79.11 に示す．

長期間にわたる肝臓での過剰な脂肪利用は，循環血のコレステロールを大幅に増やし，動脈壁にコレステロール沈着を起こす．前述したように，この状態は重症の動脈硬化と血管障害を起こす．

糖尿病は身体のタンパク質欠乏を起こす

エネルギー源としての炭水化物利用の低下は，タンパク質と脂肪の利用の増加と，貯蔵の低下を招く．それゆえ，重症未治療糖尿病患者は，たくさん食べるにもかかわらず急速な体重低下と虚脱状態を呈する．治療しなければ，このような代謝異常は数週間以内に激しい身体の消耗と死を招く．

2 型糖尿病：インスリンの代謝効果に対する抵抗性

2 型糖尿病は 1 型糖尿病よりもはるかに一般的で，糖尿病患者全体の 90〜95％を占める．多くの場合，2 型糖尿病は 30 歳以上，しばしば 50〜60 歳で発症し，徐々に進行する．それゆえ，この病気は時に成人発症糖尿病といわれる（**訳者注**：2 型糖尿病は若年者でも発症し，“成人発症糖尿病” は誤解を招く表記であり，現在使われない）．最近では，20 歳以前の若年者にも 2 型糖尿病が徐々に増加している．この傾向の主たる原因は，子どもと大人を通じて最も大きな糖尿病の危険因子である肥満の増加にある．

肥満，インスリン抵抗性，メタボリックシンドロームはしばしば 2 型糖尿病の発症に先行する

1 型糖尿病とは異なり，2 型糖尿病は血漿インスリン濃度の増加（高インスリン血症）を伴う場合が多い．**高インスリン血症**（hyperinsulinemia）は，**インスリン抵抗性**（insulin resistance），すなわち標的組織のインスリン代謝作用に対する感受性低下に対するβ細胞の代償性反応として起こる．インスリンに対する感受性低下は炭水化物の代謝と貯蔵を低下させ，血糖値を増加させ，代償性にインスリン分泌を増加させる．

インスリン抵抗性とグルコース代謝障害は徐々に進行し，体重増加，肥満とともに起こる．肥満とインスリン抵抗性をつなぐ機構はまだ不明である（**訳者注**：最近解明が進んでいる．例えば，脂肪細胞が放出するアディポカインの中にインスリン抵抗性を惹起するものがある）．肥満者のインスリン受容体が，特に骨格筋・肝臓・脂肪組織で，健常者に比べて少ないとの報告がある．しかし，インスリン抵抗性の大部分は，インスリン受容体活性化を多様な細胞効果につなげる細胞内シグナル伝達機構の異常に起因すると思われる．インスリン抵抗性は，過剰な体重増加による，骨格筋や脂肪組織への脂肪の蓄積による毒性と密接に関係すると思われる．

インスリン抵抗性は，**メタボリックシンドローム**（metabolic syndrome）とよばれる異常カスケードを構成する一部分である．メタボリックシンドロームの特徴は以下を含む．すなわち，①肥満，特に内臓脂肪蓄積，②インスリン抵抗性，③空腹時高血糖，④脂質異常，すなわち血中の中性脂肪の増加と低 HDL コレステロール，⑤高血圧がある．メタボリックシンドロームのこれらの特徴のすべては，腹腔内の内臓臓器への過剰な脂肪の蓄積と密接に関連している．

メタボリックシンドロームの構成因子に対するインスリン抵抗性の役割はわかっていない．しかし，インスリン抵抗性が高血糖の主要な原因であることは自明である．メタボリックシンドロームの有害な影響の代表は心血管障害であり，動脈硬化と全身の種々の臓器障害を含む．メタボリックシンドロームに伴う代謝障害のいくつかは，心血管障害のリスクを増加させ，インスリン抵抗

表 79.2　1 型糖尿病と 2 型糖尿病患者の臨床的特徴

- 肥満／過体重(特に内臓脂肪の過剰)
- グルココルチコイド過剰(クッシング症候群あるいはステロイド治療)
- 成長ホルモン過剰(先端巨大症)
- 妊娠，妊娠糖尿病
- 多嚢胞性卵巣症候群
- リポディストロフィー(後天性あるいは遺伝性，肝における脂肪沈着を伴う)
- インスリン受容体に対する自己抗体
- インスリン受容体の突然変異
- ペロキシゾームプロリフェレータアクチベータ受容体 γ(PPAR γ)の突然変異
- 遺伝的肥満を起こす突然変異(例：メラノコルチン受容体変異)
- ヘモクロマトーシス(組織に鉄沈着を起こす遺伝性疾患)

性は糖尿病を発症しやすくし糖尿病は心血管障害の主要原因となる．

インスリン抵抗性と 2 型糖尿病を起こしうる他の因子

大部分の 2 型糖尿病患者は過体重で内臓脂肪蓄積が亢進している．しかし，重度のインスリン抵抗性と 2 型糖尿病は，過体重と内臓脂肪以外の末梢のインスリンシグナル伝達を障害する環境要因および遺伝要因によっても起こる(**表 79.2**)．

多嚢胞性卵巣症候群(polycystic ovary syndrome：PCOS)は，卵巣アンドロゲンの著明な増加とインスリン抵抗性を伴っており，女性の内分泌疾患のうちで最も多いもので生殖年齢の女性の約 6％が罹患する．多嚢胞性卵巣症候群の成因は不明であるが，80％の患者にインスリン抵抗性と高インスリン血症がみられる．長期間の影響として，糖尿病発症の増加，高脂血症，心血管病がある．

グルココルチコイドの過剰産生(**クッシング症候群**(Cushing's syndrome))または成長ホルモン過剰産生(**先端巨大症**(acromegaly))も，多くの組織においてインスリンの代謝作用への感受性を低下させ，糖尿病を発症させる．肥満とインスリン抵抗性の遺伝的要因も，強いものであれば，2 型糖尿病や心血管疾患を含むメタボリックシンドロームの特徴的な症状を誘導する．

長期的なインスリン抵抗性による 2 型糖尿病の発症

長期間の重度のインスリン抵抗性の状態では，インスリンが増加しても血糖を正常に保つには不十分となる．その結果，糖尿病の初期に，炭水化物摂取後，緩やかな高血糖が起こる．

2 型糖尿病の後期には，膵島 β 細胞は疲弊または傷害され，特に炭水化物摂取後の重度の高血糖を防ぐのに十分な量のインスリンを産生することができなくなる．

肥満者の一部は，著明なインスリン抵抗性と健常者より高い食後血糖を示すにもかかわらず，臨床的に明確な糖尿病を発症しない：こういった肥満者においてはグルコース代謝の顕著な異常を防ぐのに十分な量のインスリンを産生している．肥満者の別の群では，膵臓が大量のインスリンを分泌することから徐々に疲弊し，あるいは，膵臓が脂肪蓄積により障害され，完全な糖尿病を発症する．個人の膵臓が 2 型糖尿病の高度の糖代謝異常を防ぐのに必要な高いインスリン分泌能を多年にわたり維持できるかどうかに，遺伝要因が重要な役割を果たしているとの報告がある．

多くの場合，2 型糖尿病は，少なくとも早期は，運動，カロリー制限，体重低下により効果的に治療され，インスリン注射は必要ない．加えて以下の薬も用いられる．インスリン感受性を上げるチアゾリジン誘導体など，肝臓のグルコース産生を抑えるメトホルミンなど，膵臓のインスリンの追加分泌を起こすスルホニルウレアなどである．しかし，2 型糖尿病の後期には，多くの場合，血糖値制御にインスリン注射が必要となる．

インクレチンの GLP-1 の作用を模倣する薬が 2 型糖尿病の治療に開発された．この薬はインスリン分泌を促進し，他の抗糖尿病薬との併用が想定されている．もう 1 つのアプローチは，GLP-1 と GIP を分解する**酵素 DPP-4**(dipeptidyl peptidase4)の阻害である．DPP-4 の作用の阻害により，GLP-1 と GIP のインクレチン作用が延長され，インスリン分泌の増加と血糖調節の向上をもたらす．

糖尿病診断の生理学

表 79.3 は，1 型糖尿病と 2 型糖尿病の臨床的特徴を比較している．糖尿病診断の一般的方法は，尿と血液の種々の化学検査による．

尿糖

尿中に漏出したグルコース量の定量に，簡便オフィステスト，またはより詳しい定量ラボテストが用いられる．一般的に，健常者の尿にはグルコースは検出されず，一方，糖尿病患者では病気の重症度と炭水化物摂取状況に応じて，少量から大量のグルコースが検出される．

空腹時血糖値とインスリン値

早朝の空腹時血糖値は通常 80〜90 mg/100 mL であり，110 mg/100 mL は正常の上限値と考えられる．この値以上の空腹時血糖値は，糖尿病または少なくとも重度のインスリン抵抗性を意味する．

1 型糖尿病患者では，空腹時および食後の血漿インスリン値はきわめて低いか検出されない．2 型糖尿病患者では，血漿インスリン値は健常者の数倍高く，グルコース負荷試験におけるグルコース投与に応答してより高いレベルまで増加する(次項参照)．

グルコース負荷試験

図 79.12 の下の曲線のグルコース負荷曲線に示すように，健常者が空腹時に体重 1 kg あたり 1 g のグルコースを摂取すると，血糖値は約 90 mg/100 mL から 120〜140 mg/100 mL に上昇し，約 2 時間後には負荷前の血糖値よりも低いレベルまで低下する．

表 79.3 1 型糖尿病と 2 型糖尿病患者の臨床的特徴

特徴	1 型	2 型
発症年齢	通常 20 歳未満	通常 30 歳以上
体重	低い(やせ)から正常	肥満
血漿インスリン	低いまたは欠如	初期には正常から高値
血漿グルカゴン	高い，抑制されうる	高い，抑制されにくい
血漿グルコース	上昇	上昇
インスリン感受性	正常	低下
治療	インスリン	体重減量，チアゾリジン系，メトホルミン，スルホニル尿素剤，インスリン

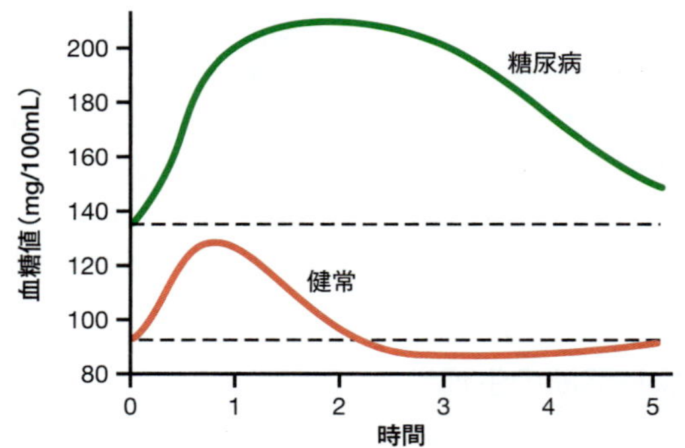

図 79.12 健常者および糖尿病患者における糖負荷試験曲線
糖尿病(緑線)，健常(赤線)．

糖尿病患者では，空腹時血糖はつねに 110mg/100mL 以上で時には 140mg/100mL を示す．加えてグルコース負荷試験の結果はほとんどの場合で異常であり，**図 79.12** の上の曲線に示すように，グルコース摂取後は健常者よりはるかに高い血糖値に達し，4〜6 時間後にやっと元に戻る．さらに，負荷前の血糖値よりも低いレベルに達することができなくなる．この遅い復元と負荷前の値以下に低下しないことは，①グルコース摂取後の正常なインスリン分泌が起こっていない，または，②インスリン感受性が低下している，のいずれかを意味する．この曲線により糖尿病が診断され，1 型と 2 型の区別は血漿インスリン測定で，低いか検出できなければ 1 型，高ければ 2 型と診断される．

アセトン臭

第 69 章で指摘したように，血液中のアセト酢酸は，糖尿病において著明に増加するが，そのうちの少量がアセトンに変換される．アセトンは揮発性で，蒸発し呼気に入る．それゆえ，しばしば，患者の呼気にアセトンの匂いがすれば，1 型糖尿病と診断できる．また，尿中のケト酸は化学的方法で検出でき，その定量により糖尿病の重症度の決定に役立つ．2 型糖尿病の初期には，ケト酸は過剰には産生されないが，インスリン抵抗性が進行するとエネルギー源としての脂肪の利用が増し，ケト酸が糖尿病患者で産生されるようになる．

糖尿病の治療

1 型糖尿病の有効な治療には十分量のインスリンを投与することが必要である．インスリン投与により，患者の炭水化物，脂肪，タンパク質代謝をできる限り正常に近づけることができる．インスリン製剤には数種類ある．レギュラーインスリンは 3〜8 時間の作用持続時間をもつ．一方，別のインスリン製剤(亜鉛，または，種々のタンパク質誘導体を加えて結晶化したもの)があり，これは注射部位からゆっくりと吸収され，10〜48 時間効果を発揮する．通常，重症 1 型糖尿病患者へ長時間持続型インスリンを 1 回注射すると，炭水化物代謝が 1 日にわたり増加する．さらに，追加のレギュラーインスリンを，1 日のうちで血糖値が上がりすぎる傾向がある時刻，食事時などに投与される．このように，患者それぞれ，その人に合ったパターンでインスリンは投与される．

かつて，治療に使うインスリンは動物の膵臓由来であった．しかし，動物のインスリンに対する免疫と感作が一部の患者で起こりその効果が限定的となった．そこで，遺伝子組み換えにより産生されたヒトインスリンがより広く使われるようになった．

2 型糖尿病患者では，通常，食事療法と運動が勧められている．これは減量とインスリン抵抗性の改善を意図したものである．もしこの戦略が上手くいかなければ，薬剤が投与されインスリン感受性の亢進または膵臓によるインスリン産生の増加を目指すことになる．多くの患者では，血糖値制御に外来インスリンが必要となる．

糖尿病治療と動脈硬化の関係

糖尿病の患者では高血圧と血中コレステロール増加とコレステロール以外の脂質の増加とを主因として，アテローム性動脈硬化，動脈硬化，重度の冠動脈疾患，多くの細小血管障害が健常者に比べて進行しやすい．実際，小児期に糖尿病のコントロールが悪いと，成人期の早期に心疾患で死亡しやすくなる．

かつて糖尿病治療の初期には，インスリン注射量を最小にするために，食事の炭水化物を極端に減らす傾向があった．この手法は，血糖値が上がりすぎるのを抑制し，尿中グルコース排泄を抑制するが，種々の脂質代謝異常を防止しなかった．その結果，今日では，患者に通常通りの炭水化物食を許容し，同時に炭水化物を代謝するのに十分な量のインスリンを投与する傾向にある．この手法で，脂質代謝率を低下させ，高コレステロール血症を軽減する．

糖尿病合併症である，動脈硬化，感染症への易罹患性，糖尿病網膜症，白内障，高血圧，慢性腎臓病は血中の脂質とグルコースレベルと密接に関係するので，これらを防ぐため，多くの医師は脂質降下剤を処方している．

インスリノーマ(insulinoma)：高インスリン血症

過剰インスリン産生の頻度は，糖尿病に比べてはるかにまれであるが，ランゲルハンス島の腺腫の結果起こることがある．この腺腫の10〜15%は悪性であり，時に全身に転移し，原発巣および転移巣からの大量のインスリン産生を起こす．実際，患者によっては低血糖を防ぐために毎日1000グラムのグルコースを与える必要がある．

インスリンショックと低血糖

すでに強調したように，中枢神経系は基本的にエネルギー源としてグルコースのみを用い，その過程にインスリンを必要としない．しかし，高インスリンにより低血糖を起こした場合，中枢神経系の代謝は抑制される．そのため，インスリン分泌腫瘍をもつ患者および過剰のインスリンを投与してしまった糖尿病患者では，次に述べるインスリンショックが起こることがある．

血糖値が50〜70mg/100mLレベルに低下すると，一般的に中枢神経系は低血糖に応答して興奮する．種々の幻覚が起こることがあり，より頻繁には極端な不安感，全身の震え，発汗を経験する．血糖値が20〜50mg/100mLに低下すると，間代性てんかん発作，意識喪失が起こりうる．血糖値がさらに下がると，てんかんは停止し，昏睡のみとなる．インスリン欠乏によるアシドーシスに起因する糖尿病性昏睡と過剰インスリンによる低血糖に起因する昏睡とは，時に区別することが難しいことがある．糖尿病患者のアセトン臭の呼気および早く深い呼吸は，低血糖昏睡のときにはみられない．

低血糖ショックや昏睡の正しい治療は，即時の大量のグルコースの静脈注射である．この処置は通常数分で患者を回復させる．加えて，グルカゴン投与(あるいは，効果は弱くなるが，アドレナリン投与)は肝臓でのグリコーゲン分解を起こし，血糖値を急速に回復する．もしこの処置がすぐに行われないと，中枢神経系の神経細胞に不可逆的な損傷が起こる．

参考文献

Atkinson MA, Eisenbarth GS, Michels AW: Type 1 diabetes. Lancet 383:69, 2014.

Bansal P, Wang Q: Insulin as a physiological modulator of glucagon secretion. Am J Physiol Endocrinol Metab 295:E751, 2008.

Bashan N, Kovsan J, Kachko I, et al: Positive and negative regulation of insulin signaling by reactive oxygen and nitrogen species. Physiol Rev 89:27, 2009.

Bryant NJ, Govers R, James DE: Regulated transport of the glucose transporter GLUT4. Nat Rev Mol Cell Biol 3:267, 2002.

Forbes JM, Cooper ME: Mechanisms of diabetic complications. Physiol Rev 93:137, 2013.

Hall JE, Summers RL, Brands MW, et al: Resistance to the metabolic actions of insulin and its role in hypertension. Am J Hypertens 7:772, 1994.

Holst JJ: The physiology of glucagon-like peptide 1. Physiol Rev 87:1409, 2007.

Kahn SE, Cooper ME, Del Prato S: Pathophysiology and treatment of type 2 diabetes: perspectives on the past, present, and future. Lancet 383:1068, 2014.

Konrad D, Wueest S: The gut-adipose-liver axis in the metabolic syndrome. Physiology (Bethesda) 29:304, 2014.

Leto D, Saltiel AR: Regulation of glucose transport by insulin: traffic control of GLUT4. Nat Rev Mol Cell Biol 13:383, 2012.

MacDonald PE, Rorsman P: The ins and outs of secretion from pancreatic beta-cells: control of single-vesicle exo- and endocytosis. Physiology (Bethesda) 22:113, 2007.

Morton GJ, Schwartz MW: Leptin and the central nervous system control of glucose metabolism. Physiol Rev 91:389, 2011.

Mussa BM, Verberne AJ: The dorsal motor nucleus of the vagus and regulation of pancreatic secretory function. Exp Physiol 98:25, 2013.

Perry RJ, Samuel VT, Petersen KF, Shulman GI: The role of hepatic lipids in hepatic insulin resistance and type 2 diabetes. Nature 510:84, 2014.

Richter EA, Hargreaves M: Exercise, GLUT4, and skeletal muscle glucose uptake. Physiol Rev 93:993, 2013.

Ruderman NB, Carling D, Prentki M, Cacicedo JM: AMPK, insulin resistance, and the metabolic syndrome. J Clin Invest 123:2764, 2013.

Samuel VT, Shulman GI: Mechanisms for insulin resistance: common threads and missing links. Cell 148:852, 2012.

Schwartz MW, Seeley RJ, Tschöp MH, et al: Cooperation between brain and islet in glucose homeostasis and diabetes. Nature 503:59, 2013.

Tchernof A, Després JP: Pathophysiology of human visceral obesity: an update. Physiol Rev 93:359, 2013.

Thorens B: Neural regulation of pancreatic islet cell mass and function. Diabetes Obes Metab 16(Suppl 1):87, 2014.

Unger RH, Cherrington AD: Glucagonocentric restructuring of diabetes: a pathophysiologic and therapeutic makeover. J Clin Invest 122:4, 2012.

Westermark P, Andersson A, Westermark GT: Islet amyloid polypeptide, islet amyloid, and diabetes mellitus. Physiol Rev 91:795, 2011.

Wright EM, Loo DD, Hirayama BA: Biology of human sodium glucose transporters. Physiol Rev 91:733, 2011.

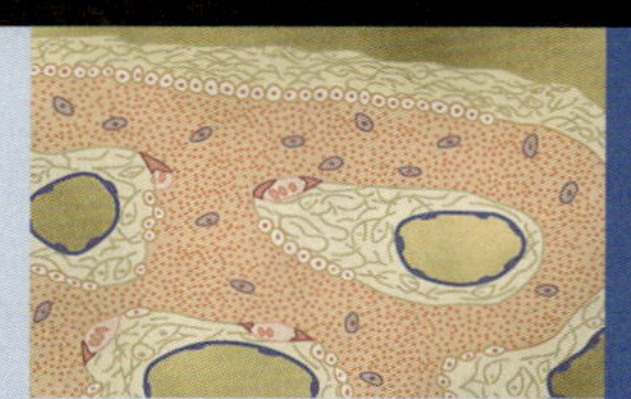

第80章 副甲状腺ホルモン，カルシトニン，カルシウム・リン酸代謝，ビタミンD，骨および歯

カルシウム・リン酸代謝および骨・歯の形成は，**ビタミンD**(vitamin D)，**副甲状腺ホルモン**(parathyroid hormone：PTH)，**カルシトニン**(calcitonin)といったホルモンと密接な相互関係がある．例えば細胞外カルシウム濃度は，これらのホルモンが，カルシウムの消化管からの吸収，腎臓からの排泄，骨への吸着，骨からの放出を制御することで恒常性が保たれている．カルシウムと密接に関連しているリン酸の恒常性維持機構についても，本章で説明する．

細胞外液・血漿のカルシウム・リン酸の制御機構の概観

細胞外液中のカルシウム濃度は厳密に制御され，一定の値に保たれている．正常値は約9.4mg/dL(2.4mM)であるが，この値から数%を超えて変動することは通常ほとんどない．このような厳密な制御が必要な理由は，カルシウムがさまざまな生理機能，例えば骨格筋・心筋・平滑筋の収縮，血液凝固，神経活動電位の伝達(シナプス伝達)などにかかわっているからである．ニューロンなどの興奮性細胞は，Ca^{2+}(イオン化カルシウム)の濃度変化に敏感で，正常値より高くなる(**高カルシウム血症**(hypercalcemia))と神経活動が抑制されるが，低くなる(**低カルシウム血症**(hypocalcemia))と逆に神経系が興奮しやすくなる．

細胞外カルシウム濃度の制御で特徴的なことは，身体のカルシウムのうち，細胞外液中に存在するのはわずか0.1%，細胞質や細胞内小器官に存在するのは約1%にすぎず，ほとんどは骨に存在するという事実である．すなわち，骨はカルシウムの巨大な貯蔵庫として機能しており，細胞外液のカルシウムが不足しているときは放出し，余っているときは吸着することで，細胞外液中のカルシウム濃度を一定に保っている．

リン酸についても同様で，身体のリン酸の約85%が骨に存在する．細胞内に14〜15%が存在し，細胞外液中のリン酸は1%以下である．細胞外液中のリン酸濃度の制御は，カルシウム濃度の厳密な制御に比べるとやや甘いが，リン酸もさまざまな生理機能にかかわっており，カルシウムを制御する因子の多くがリン酸も同時に制御している．

血漿および間質液中のカルシウム

血漿中のカルシウムは，3つの形で存在する(**図80.1**)．①約41%(1mM)は血漿タンパク質と結合している．これは毛細血管膜を通して血管外へ拡散できない．②約9%(0.2mM)は血漿や間質液中の陰イオン(クエン酸やリン酸など)と結合しており，イオン化してないが，これは拡散可能である．③残りの50%はCa^{2+}で，これも毛細血管膜を通して拡散可能である．

すなわち，血漿や間質液中のCa^{2+}の正常値は約1.2mM(カルシウムは2価のイオンなので2.4mEq/L)ということになり，血漿カルシウム濃度の半分にすぎないが，心臓や神経の機能，骨形成などに影響するのは，このCa^{2+}である．

細胞外液中の無機リン酸

血漿中の無機リン酸は，主にHPO_4^{2-}または$H_2PO_4^-$のいずれかの形で存在する．HPO_4^{2-}の濃度は約1.05mM，$H_2PO_4^-$の濃度は約0.26mMである．細胞外液中のリン酸の総量が増加すれば，この2種類のリン酸イオン(HPO_4^{2-}と$H_2PO_4^-$)の量もそれぞれ増加する．さらに，細胞外液のpHが酸性に傾けば，$H_2PO_4^-$が増えてHPO_4^{2-}が減るし，アルカリ性に傾けばその逆が起こる．この点は“酸塩基バランス”の項で議論した(第31章参照)．

血中のHPO_4^{2-}と$H_2PO_4^-$の濃度をそれぞれ正確に定量することは難しいので，通常は**リン酸イオン**(phosphate)の総量をもって**血中リン**(phosphorus)とし，mg/dLの単位で表記する．この2種類のリン酸イオンからなる無機リン酸の総量の正常値は，大人で3〜4mg/dL，子どもで4〜5mg/dL，平均して約4mg/dLである．

体液中のカルシウムおよびリン酸濃度の変化が骨以外の組織の生理機能に及ぼす影響

細胞外液中のリン酸濃度が，正常値を大きく下回ったり，逆に正常値の2〜3倍に上昇したりしても，短期的には身体に大きな変化は起きない．それに対してカルシウムは，細胞外液中の濃度がわずかに上昇あるいは下降しただけでも，生理機能にただちに劇的な影響を及ぼす．

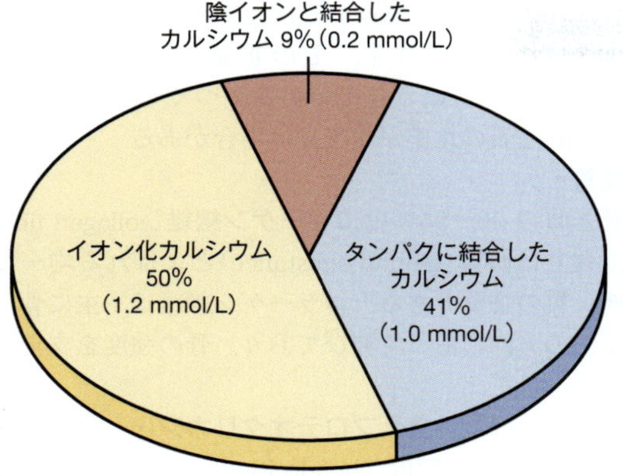

図 80.1　血漿中のカルシウムは，イオン化カルシウム(Ca^{2+})，陰イオンと結合した非イオン化カルシウム(毛細血管外へ拡散可能な画分)，タンパク質と結合したカルシウム(拡散できない画分)の 3 つの形で存在する

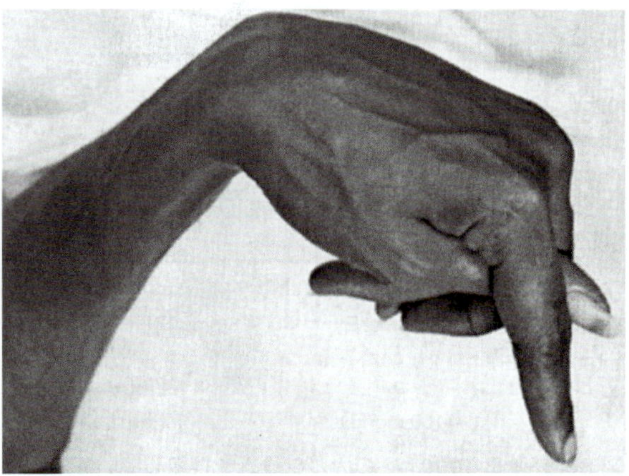

図 80.2　低カルシウム血症に伴うテタニー
手足痙縮または助産婦手位ともよばれる.

さらに，慢性的な**低カルシウム血症**(hypocalcemia)や**低リン血症**(hypophosphatemia)は，骨ミネラル化を減少させるが，これについては後に本章で解説する.

低カルシウム血症は神経系の興奮とテタニーを引き起こす

細胞外液中の Ca^{2+} 濃度が正常値より低くなると，神経系が興奮しやすくなる．これは，神経細胞の細胞膜の Na^{+} の透過性が亢進し(**訳者注**：Ca^{2+} 濃度が低くなると電位依存性 Na^{+} チャネルを活性化するための閾値電位が下がり、より少ない脱分極で活性化(Na^{+} が透過)するようになる)，活動電位の発火を容易にするためである．血漿の Ca^{2+} 濃度が正常の半分になると，末梢神経線維が非常に興奮しやすくなるため，自発的に発火して連続的な活動電位が発生し，末梢の骨格筋に強直性の収縮を誘導する．つまり，低カルシウム血症はテタニーを引き起こす．また，低カルシウム血症は時にてんかんを誘発するが，これは脳の神経細胞の興奮性が亢進したためである.

図 80.2 は手の**テタニー**(tetany)を示す．テタニーは通常，全身に進展する前にまず手で起こる．これは**手足痙縮**(carpopedal spasm)とよばれている.

血中カルシウム濃度の正常値は 9.4 mg/dL であるが，これが約 6 mg/dL まで低下するとテタニーが起きる．すなわち，カルシウムが正常から 35%低下しただけで誘発される．さらに約 4 mg/dL まで低下すると致死的である.

実験動物で極端な低カルシウム血症を誘導すると，患者では滅多にみられないような現象を観察することができる．例えば，心臓が著しく拡大したり，細胞内の酵素活性が変化したり，神経細胞だけでなく他の細胞でも細胞膜の透過性が亢進したり，血液凝固が障害されたりする.

高カルシウム血症は神経系や筋肉の活動を抑制する

体液中の Ca^{2+} 濃度が正常値を超えて上昇すると，神経系が抑制され，中枢神経系の反射が鈍化する．また，Ca^{2+} 濃度が上昇すると，心電図の QT 間隔が短くなる．食欲不振や便秘もみられるが，これは消化管壁の筋収縮力が低下しているためと考えられる.

これらの現象は，血中カルシウムが 12 mg/dL を超えると出現し始め，15 mg/dL を超えるとさらに顕著となる．17 mg/dL を超えると，全身にリン酸カルシウム結晶が析出する場合があるが，これについては副甲状腺中毒との関連で後述する.

カルシウムとリン酸の吸収と排泄

カルシウムとリン酸の消化管からの吸収と便中への排泄

カルシウムとリンの摂取量は，それぞれ 1 日約 1000 mg であり，これは牛乳 1 L に相当する量である．Ca^{2+} のような 2 価のイオンは，消化管からの吸収効率はあまり良くないのが普通である．しかし，**ビタミン D**(vitamin D)が消化管からのカルシウム吸収を促進するので(後述)，摂取したカルシウムの約 35%(350 mg/ 日)が吸収され，残りは便中に排泄される．さらに，消化液や剥がれ落ちた消化管粘膜細胞に含まれるカルシウムが 250 mg/ 日ほど排泄されるので，消化管を通過するカルシウムの約 90%(900 mg/ 日)が便中に排泄されることになる(**図 80.3**).

リン酸は消化管から容易に吸収される．リン酸の一部は，吸収されなかった Ca^{2+} と結合して便中に排泄されるが，摂取したリン酸のほとんどは吸収され，いったん血中に入ってから，尿中へ排泄される.

カルシウムとリン酸の腎臓からの排泄

摂取したカルシウムのおよそ 10%(100 mg/ 日)が尿中へ排泄される．血漿中のカルシウムの 41%は血漿タンパク質に結合しているので，糸球体では濾過されない．残りはリン酸などの陰イオンと結合しているか(9%)イオン化している(50%)ので，糸球体から濾過され，尿細管に入る.

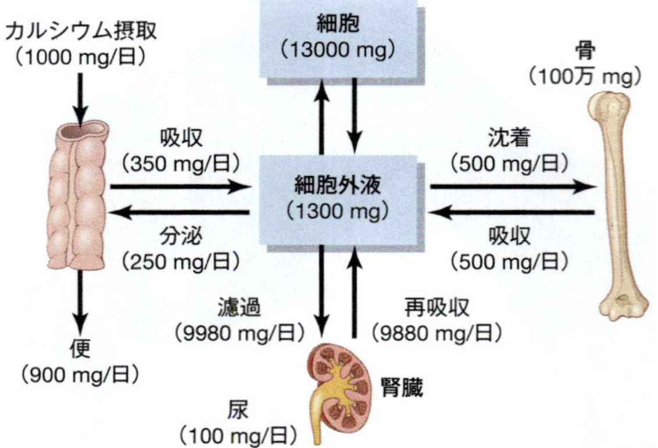

図 80.3 1日1000 mgのカルシウムを摂取している成人におけるカルシウムの臓器間動態
消化管は摂取したカルシウムの大部分を便中に排泄しているのに対し，腎臓は尿細管で大部分を再吸収している．すなわち腎臓には，再吸収の抑制によって大量のカルシウムを排泄できる潜在能力がある．

糸球体で濾過されたカルシウムの99%は，尿細管で再吸収され，1日100 mg程度が尿中へ排泄される．尿細管での再吸収の90%は，近位尿細管，ヘンレ係蹄，遠位尿細管の近位部で起こる．

残りの10%は遠位尿細管の遠位部や集合管の近位部で起こるが，これは血中のCa^{2+}濃度によって制御されている．

血中Ca^{2+}濃度が低いときは，Ca^{2+}が強力に再吸収され，尿中への排泄はほとんどゼロになる．逆に，血中のCa^{2+}濃度がわずかに上昇しただけでも，尿中カルシウム排泄は顕著に上昇する．このネフロン遠位部分におけるCa^{2+}の再吸収，すなわち尿中リン排泄の速度を制御している最も重要な因子は，PTHである(後述)．

一方，尿中へのリン酸の排泄は，**オーバーフロー**(overflow mechanism)によって制御される(第30章参照)．すなわち，血漿リン酸濃度が1 mMという閾値を下回ると，糸球体で濾過されたリン酸はすべて再吸収され，尿中排泄はゼロになる．1 mMを超えると，超えた分に比例して尿中へのリン酸排泄率が増加する．このように腎臓は，血漿のリン酸濃度と糸球体を濾過するリン酸の量の変化に応じてリン酸排泄率を変化させることで，細胞外液中のリン酸濃度を制御している．

本章で後述するが，PTHにはリン酸の尿中排泄を増やす作用もあるので，血漿Ca^{2+}濃度だけでなく，リン酸濃度の制御にも重要な役割を果たしている．

骨および細胞外カルシウムとリン酸の関係

骨は，硬い**有機性基質**(organic matrix)に**カルシウム塩**(calcium salts)が沈着することで硬度を増す．**緻密骨**(compact bone)は通常，その重量の30%が骨基質，70%が骨塩で構成されているが，つくられたばかりの骨は，骨基質の比率が相当高い場合がある．

骨基質

骨基質の90〜95%は**コラーゲン線維**(collagen fibers)で，残りは**基質**(ground substance)とよばれる均一なゼラチン質の物質である．コラーゲン線維は，主に骨にかかる力の方向に沿って伸びており，骨の強度を支えている．

基質は，細胞外液と**プロテオグリカン**(proteoglycans)(**コンドロイチン硫酸**(chondroitin sulfate)や**ヒアルロン酸**(hyaluronic acid)など)からなる．これらプロテオグリカンの個々の機能の詳細は不明であるが，カルシウム塩の沈着の制御に関与している．

骨塩

骨基質に沈着する結晶は，主にカルシウムとリン酸からなる．最も多い結晶は，**ヒドロキシアパタイト**(hydroxyapatite)で，化学式は以下の通りである．

$$Ca_{10}(PO_4)_6(OH)_2$$

ヒドロキシアパタイトの結晶は，長さ約400Å，厚さ10〜30Å，幅100Åの細長い板のような形状をしている．カルシウム／リンの重量比は，栄養状態によって1.3〜2.0まで大きく変化する．

Mg^{2+}，Na^{+}，K^{+}，**炭酸**(carbonate)などのイオンも骨塩の成分であるが，X線回折法による解析では，これらの塩が結晶構造をとっている証拠は得られていない．したがって，これらはヒドロキシアパタイト結晶に結合しているだけで，それ自体が結晶化しているのではないと考えられている．このように，骨の結晶にはさまざまなイオンが結合できるため，生体にとっては異物であるイオン，例えば**ストロンチウム**(strontium)，**ウラン**(uranium)，**プルトニウム**(plutonium)などの放射性**超ウラン元素**(transuranic elements)，**鉛**(lead)，**金**(gold)，その他の**重金属**(heavy metals)も結合してしまう．骨に放射性物質が沈着すると，骨組織が長期間被曝するので，沈着量が多ければ骨肉腫(骨の癌)が発生する可能性がある．

伸展および圧縮に対する骨の強度

緻密骨のコラーゲン線維は，640Åのセグメントが一列に連なった構造をとっており，各セグメントにヒドロキシアパタイト結晶が強く結合している．この強固な結合が，結晶とコラーゲン線維のずれを防ぎ，骨の強度を保っている．さらに，隣のコラーゲン線維のセグメントやヒドロキシアパタイト結晶とも重なり合い，レンガを組み上げた壁のような丈夫な構造になっている．

骨のコラーゲン線維は，腱のコラーゲン線維と同様，伸展に対して強い．一方，カルシウム塩は圧縮に対して強い．このように特性の異なるコラーゲン線維と結晶が結合することによって，伸展にも圧縮にも耐える強い骨の構造が担保されている．

骨におけるカルシウムとリン酸の沈着および吸収：細胞外液との平衡

細胞外液はカルシウムとリン酸イオンに関して過飽和なのに，ヒドロキシアパタイトは析出しない

細胞外液中のCa^{2+}とリン酸イオンの濃度は，ヒドロキシアパタイトの析出に必要な濃度を大きく超えている．しかし，血漿や体のほとんどすべての組織には，析出を抑制する物質が存在する．そのような物質の1つが**ピロリン酸**(pyrophosphate)である．このような物質のおかげで，たとえCa^{2+}とリン酸イオンが過飽和の状態でも，骨以外の組織ではヒドロキシアパタイト結晶が析出しない．

骨石灰化のメカニズム

骨形成は，**骨芽細胞**(osteoblast)が**コラーゲン分子**(collagen molecules(コラーゲン・モノマーとよばれる))と**基質物質**(ground substance(主にプロテオグリカン))を分泌することで始まる．コラーゲン・モノマーが速やかに重合してコラーゲン線維になると，**類骨**(osteoid)とよばれる組織になる．類骨は軟骨と似た物質であるが，カルシウム塩が沈着しやすい点が軟骨とは異なる．類骨が形成されると，骨芽細胞はその中に閉じ込められ，類骨の産生を停止し，**骨細胞**(steocytes)へと分化する．

類骨が形成されると，数日以内にカルシウム塩がコラーゲン線維の表面に沈着し始める．まずはコラーゲン線維に沿ってまばらに沈着して小さな塊を形成するが，それが急速に増えるとともに，数日から数週間かけて成長し，最終的に**ヒドロキシアパタイト結晶**(hydroxyapatite crystals)となる．

最初に沈着するカルシウム塩は，ヒドロキシアパタイト結晶ではなく，アモルファス(非晶質)の塩で，$CaHPO_4 \times 2H_2O$，$Ca_3(PO_4)_2 \times 3H_2O$などからなる．その後，原子の置換や付加，再吸収や再沈着などのプロセスを経て，これらの塩がヒドロキシアパタイト結晶になるのだが，これには数週間から数ヵ月を要する．一部(数%)はアモルファスの状態で残るが，これは細胞外液中にカルシウムを供給する必要が生じた場合に急速にカルシウムを放出し吸収されるので，重要である．

カルシウム塩が類骨に沈着するメカニズムは必ずしも明らかではないが，この過程の制御には**ピロリン酸**(pyrophosphate)が重要な役割を果たすと考えられている．ピロリン酸は，ヒドロキシアパタイトの結晶形成と骨石灰化を抑制する．ピロリン酸のレベルは，少なくとも3つの分子によって制御されている．最も重要な分子は，ピロリン酸を分解する**組織非特異的アルカリホスファターゼ**(tissue-nonspecific alkaline phosphatase：TNAP)で，ピロリン酸を適切なレベルに保ち，必要に応じて骨石灰化が起こるように調節している．TNAPが骨芽細胞から類骨中に分泌され，ピロリン酸を中和すると，コラーゲン線維とカルシウム塩の親和性によって自動的にヒドロキシアパタイト結晶が形成される．TNAPを欠損したマウスは，ピロリン酸が上昇して骨石灰化が障害されるため，生まれたときから骨が柔らかい．この事実からも，TNAPが骨石灰化に必須であることがうかがえる．

骨芽細胞は，骨石灰化を制御する物質を，少なくともあと2つ産生する．①**ヌクレオチドピロホスファターゼ／ホスホジエステラーゼ1**(nucleotide pyrophosphatase phosphodiesterase 1：NPP1)は，細胞外でピロリン酸を産生する．②**アンキローシスプロテイン**(ankylosis protein：ANK)は，細胞内のピロリン酸を細胞表面へ輸送し，細胞外のピロリン酸を増やす．NPP1やANKが欠損すると，細胞外のピロリン酸が減少して過剰な骨石灰化，例えば骨棘の形成や異所性石灰化(腱や脊柱靱帯)を誘導する．このような現象は，関節炎の1種である**強直性脊椎炎**(ankylosing spondylitis)という病気の患者でみられる．

病的状況での骨以外の組織へのカルシウムの沈着

カルシウム塩は，骨以外の正常組織では析出しないが，病的状況では析出する場合がある．例えば，**動脈硬化**(arteriosclerosis)では血管壁にカルシウム塩が析出し，動脈が骨でできた管のように硬くなる．同様に，しばしば変性組織や古い凝血塊などにもカルシウム塩が析出する．このような異所性石灰化はおそらく，正常組織が産生する析出抑制物質が病的組織では産生されないためと考えられる．

骨と細胞外液の間のカルシウムの交換

可溶性のカルシウム塩を静脈注射すると，血中のCa^{2+}濃度はただちに上昇する．しかし，30〜60分後には，Ca^{2+}の濃度は正常値に戻る．同様に，大量のカルシウムが循環体液中から除去されても，Ca^{2+}の濃度は，30〜60分後には再び正常値に戻る．このような現象は主に，骨に交換可能なカルシウムが存在し，つねに細胞外液中のCa^{2+}と平衡状態にあるという事実に起因する．

このような交換可能なカルシウムというのは，少量ならあらゆる組織・細胞に存在する．特に肝臓や消化管を構成する細胞のように，物質輸送の活発な細胞には比較的多い．しかし，細胞外液と交換可能なカルシウムをもつ最大の臓器は骨である．交換可能なカルシウムは，骨の全カルシウムの約0.4〜1%に達する．このカルシウムは，容易に動員できる形，すなわち$CaHPO_4$やアモルファスのカルシウム塩として骨に蓄えられている．

交換可能なカルシウムは，カルシウムの需給関係の一過性の変動で細胞外液中のCa^{2+}濃度が大きく上下しないように，バッファーとして迅速に機能している．

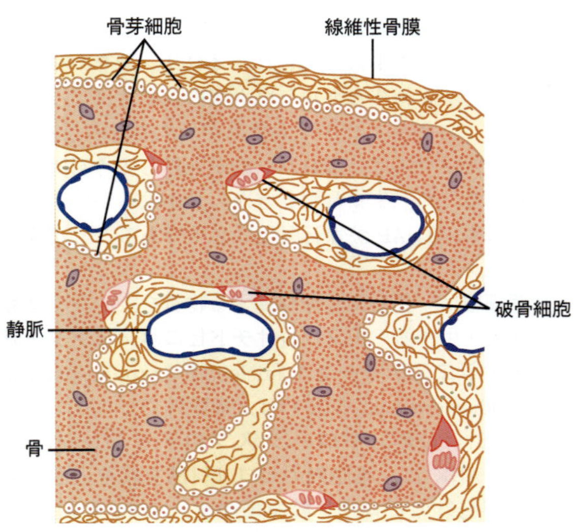

図 80.4　同じ骨の中で骨芽細胞と破骨細胞が活動する

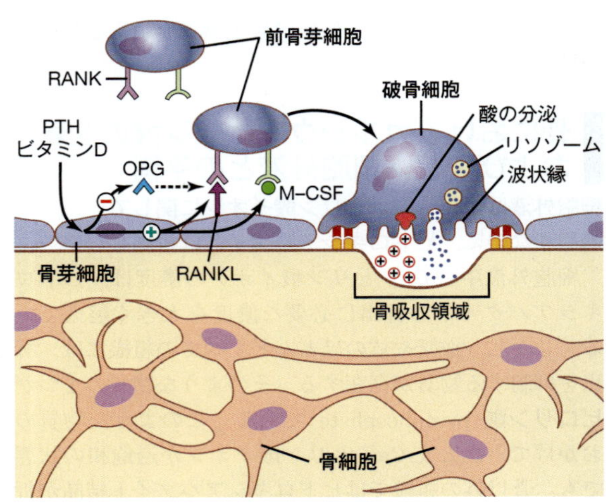

図 80.5　破骨細胞による骨吸収
副甲状腺ホルモン(PTH)が骨芽細胞表面の受容体に結合すると，**RANK リガンド**(receptor activator for nuclear factor κ–B ligand：RANKL)の発現を誘導し，**マクロファージコロニー刺激因子**(macrophage-colony stimulating factor：M–CSF)の分泌を促す．RANKL と M–CSF が，破骨細胞の前駆細胞に発現する RANK と M–CSF 受容体にそれぞれ結合すると，前駆細胞が成熟した破骨細胞へと分化を遂げる．また，PTH は骨芽細胞における**オステオプロテゲリン**(OPG)の産生を抑制する．OPG は RANKL に結合することで，RANKL と RANK の結合を阻害し，破骨細胞の分化を抑制する機能もある．成熟した破骨細胞は波状縁を形成し，リソゾーム酵素や酸を放出して骨吸収を促進する．骨芽細胞が骨形成の過程で骨基質に閉じ込められると骨細胞となる．骨細胞は相互に結合して，骨全体に広がるネットワークを形成する．

骨形成と骨吸収：骨のリモデリング

骨芽細胞による骨形成

骨はつねに**骨芽細胞**(steoblasts)によって形成され，**破骨細胞**(osteoclasts)によって吸収されている(図 80.4)．骨芽細胞は骨の外表面と骨の内腔に存在する．骨芽細胞は，量的には少ないが(成人の骨表面積の約 4%)，あらゆる骨で持続的に活動しており，つねに一定量の新しい骨が形成されている．

骨吸収：破骨細胞の機能

骨は破骨細胞によって，つねに吸収されている．破骨細胞は貪食能を有する多核(50 個もの核をもつ)の巨細胞で，単球もしくは単球様の骨髄細胞に由来する細胞である．骨芽細胞が活動している骨表面積は，成人では通常 1% 以下にすぎない．破骨細胞の骨吸収活性は PTH によって制御されている(後述)．

組織学的には，骨吸収は破骨細胞のすぐ近くで起きる．骨吸収のメカニズムは以下のようであると考えられる．すなわち，破骨細胞が絨毛様の突起を骨に向かって伸ばし，いわゆる波状縁を形成して骨表面に小さな閉鎖空間をつくる(図 80.5)．絨毛から 2 種類の物質が閉鎖空間へ分泌される：①破骨細胞のリソゾームから放出されるタンパク質分解酵素と，②ミトコンドリアや分泌小胞から放出されるクエン酸や乳酸などの酸である．酵素は骨基質を消化分解し，酸は骨塩を溶解する．また，破骨細胞は骨基質や結晶の微粒子を貪食し，それらを分解してから血中に放出する．

PTH は破骨細胞を活性化して骨吸収を促進する(後述)が，これは PTH が破骨細胞に直接作用したためではない．骨吸収を担う破骨細胞には PTH 受容体は発現していない．PTH は骨芽細胞に作用し，骨芽細胞が破骨細胞の前駆細胞に成熟を促すシグナルを送るのである．このシグナルには，骨芽細胞が産生する 2 つのタンパク質，すなわち，**RANK リガンド**(receptor activator for nuclear factor κ–B ligand：RANKL)と**マクロファージコロニー刺激因子**(macrophage colony-stimulating factor：M–CSF)が必要と考えられている．

PTH が骨芽細胞の PTH 受容体に結合すると，RANKL の発現を誘導する．RANKL は**オステオプロテゲリンリガンド**(osteoprotegerin ligand：OPGL)ともよばれている．RANKL が単核の前破骨細胞に発現する受容体(RANK)に結合すると，成熟した多核の破骨細胞への分化が誘導される．成熟した破骨細胞は波状縁を形成し，酵素と酸を放出して骨吸収を促進する．

骨芽細胞は**オステオプロテゲリン**(osteoprotegerin：OPG)も産生する．OPG は**破骨細胞形成抑制因子**(osteoclastogenesis inhibitory factor)ともよばれ，骨吸収を抑制するサイトカインである．OPG は RANKL のデコイ(おとり)受容体として機能することで骨吸収を抑制する．すなわち OPG は，RANKL と結合することで RANKL がその本来の受容体である RANK に結合するのを阻害し，前破骨細胞が破骨細胞へと成熟するのを抑制するのである．このように OPG は，PTH の骨吸収促進作用と拮抗すると考えられ，実際に OPG 欠損マウスでは，骨量の著しい減少が認められる．

OPG を制御している因子は必ずしも明らかではない

が，ビタミンDとPTHは，OPGの発現抑制とRANKLの発現誘導という2つの作用によって，破骨細胞の成熟を促進すると考えられる．グルココルチコイドも，OPGの発現抑制とRANKLの発現誘導によって破骨細胞を活性化し，骨吸収を促進する．それに対して**エストロゲン**(estrogen)は，OPGの発現を誘導する．このように，骨芽細胞が産生するOPGとRANKLのバランスが，破骨細胞の活性と骨吸収の制御に重要な役割を果たしている．

現在，このOPG–RANKLシステムを標的とした治療が開発されつつある．RANKLと受容体の結合をブロックするOPGと類似の作用をもつ新薬が，閉経後骨粗鬆症やある種の骨の悪性腫瘍の治療に有効なようである．

骨形成と骨吸収は通常，平衡状態にある

成長中の骨でない限り，骨形成と骨吸収の速度は等しく，全骨量が一定に保たれるのが普通である．破骨細胞は通常小さな細胞塊として存在するが，いったんそのような細胞塊が形成されると，局所の骨を3週間ほどかけて浸食し，直径0.2〜1mm，長さ数mmのトンネルを形成する．その頃になると破骨細胞は消失するが，代わりに骨芽細胞がトンネルに進入し，新しい骨をつくり始める．トンネルの内腔表面から新しい骨の層を**同心円状**(lamellae)に積み重ね，数ヵ月かけてトンネルを埋めていく．新しい骨が血管に到達すると，骨形成が停止する．血管が通っている管は**ハバース管**(haversian canal)とよばれており，トンネルの埋め残された空間である．このようにして新しく形成された個々の骨柱を**オステオン**(osteon(骨単位))とよぶ(図80.6)．

継続的な骨リモデリングの意義

継続的な骨形成と骨吸収は，いくつかの重要な生理機能を果たしている．第1に，骨にかかる負荷に応じて骨の強さを調節する機能であり，骨に強い負荷がかかると骨が太くなる．第2に，骨にかかる力のパターンに応じてリモデリングを行って骨を適切な形に変形させる機能である．第3に，骨基質が変性して脆く弱くなった古い骨を新しくする機能である．このようにして，正常で丈夫な骨が維持されるのである．実際，骨形成と骨吸収が活発な小児の骨は，リモデリングが遅い老人の骨に比べると脆くない．

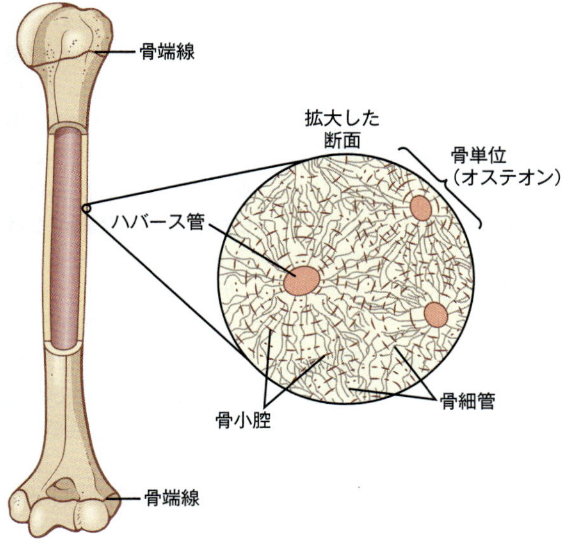

図80.6 骨の構造

骨へのストレスによる骨形成速度の制御

骨形成は，骨が支えなければならない圧縮力に比例して起こる．例えば，運動選手の骨は，運動をしない人の骨よりもかなり重くなる．また，片方の足にギブスを装着して反対側の足で歩いていると，ギブスをつけたほうの足の骨は細くなって数週間のうちに30%もの骨塩を失うが，反対側の足の骨は正常の太さと骨量を保つ．つまり，継続的な物理的ストレスが骨形成と骨石灰化を促すのである．

骨へのストレスは，状況によっては骨の形も規定する．例えば，足の長管骨を中央付近で骨折し，その後やや曲がって治癒したような場合，曲がった部分の内側に強い圧縮力がかかり，骨形成も亢進する．骨吸収は，圧縮力が加わらない外側で亢進する．曲がった骨の内側で骨形成が亢進し，外側で骨吸収が亢進すると，長い年月をかけて骨がほとんどまっすぐになる．骨のリモデリングは若年者で活発なので，このような現象は特に小児でみられる．

骨折の治癒過程で骨芽細胞が活性化する

骨折の際には，骨折部周辺の骨表面および骨内部にある骨芽細胞が最大限に活性化する．さらに，非常に多くの新しい骨芽細胞が**骨芽細胞前駆細胞**(osteoprogenitor cells)から速やかにつくられる．この骨芽細胞前駆細胞は，**骨膜**(bone membrane)とよばれる骨表面の組織に存在する幹細胞である．こうして短時間の間に，骨折部の両端に骨芽細胞の大きな塊と新しい骨基質が形成され，そこにカルシウム塩が速やかに沈着してくる．この領域のことを**仮骨**(callus)とよぶ．

整形外科医は，骨の機械的負荷に対する反応を，骨折治癒を加速するために利用している．すなわち，骨折部を特殊な固定器具でつないで患者が骨折した骨を使い続けられるようにすれば，骨折部の両端に負荷がかかり，骨芽細胞を活性化して療養期間を短縮することができる．

ビタミンD

ビタミンDは，消化管からのカルシウム吸収を増やす作用が強力で，骨形成や骨吸収にも重要な役割を果たす(後述)．しかし，ビタミンDがこのような活性を発揮するためには，肝臓や腎臓において一連の代謝を受け，最終的な活性産物である活性型ビタミンD，すなわち**1,25–ジヒドロキシコレカルシフェロール**(1,25–

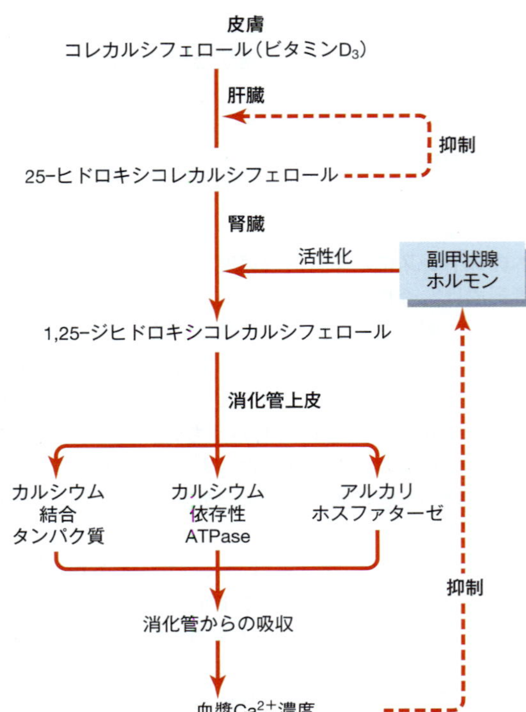

図 80.7 ビタミン D_3 から 1,25-ジヒドロキシコレカルシフェロールへの活性化，およびビタミン D が血漿カルシウム濃度の制御に果たす役割

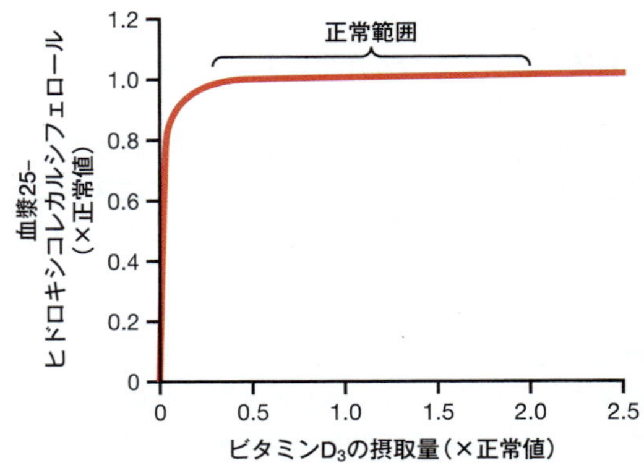

図 80.8 コレカルシフェロール摂取量の増加が血漿中の 25-ヒドロキシコレカルシフェロール濃度に及ぼす影響

コレカルシフェロール摂取量が正常の 2.5 倍に増加しても，血漿中の 25-ヒドロキシコレカルシフェロール濃度にはほとんど影響がないし，摂取量が極端に少なくならない限り，25-ヒドロキシコレカルシフェロールの欠乏も起こらない．

dihydroxycholecalciferol）に変換される必要がある．活性型ビタミン D は，1,25(OH)$_2$D$_3$ とも標記される．図 80.7 に，ビタミン D から活性型ビタミン D が産生される一連の過程を示す．

コレカルシフェロール（ビタミン D_3）は皮膚でつくられる

いくつかのステロールの誘導体がビタミン D ファミリーに属し，そのいずれもが似た機能をもつ．そのなかでもビタミン D_3（コレカルシフェロール）は最も重要である．コレカルシフェロールは，皮膚に存在する **7-デヒドロコレステロール**（7-dehydrocholesterol）が太陽光の紫外線に照射されると形成される．したがって，ビタミン D の欠乏を防ぐためには日光を適切に浴びることが必要である．食品から摂取するビタミン D 化合物は，いくつかの元素が置き換わっていても，機能的には皮膚で合成されるコレカルシフェロールと基本的に同じである．

コレカルシフェロールは肝臓で 25-ヒドロキシコレカルシフェロールに変換される

コレカルシフェロールの活性化の最初のステップは，肝臓における 25-ヒドロキシコレカルシフェロールへの変換である．この反応は，25-ヒドロキシコレカルシフェロールによるネガティブ・フィードバックで制御されている．このフィードバックは以下の 2 つの点で非常に重要である．

第 1 は，このフィードバックによって，25-ヒドロキシコレカルシフェロールの血漿濃度が厳密に制御されている点である（図 80.8）．コレカルシフェロールの摂取量が数倍に増えても，血漿中の 25-ヒドロキシコレカルシフェロール濃度はほぼ正常に保たれる．このような高度のフィードバック制御によって，コレカルシフェロールの摂取量が大きく変動してもビタミン D の作用が過剰にならないように一定に保たれる．

第 2 に，コレカルシフェロールから 25-ヒドロキシコレカルシフェロールへの変換を厳密に制御することで，肝臓にビタミン D を備蓄できる点である．いったんコレカルシフェロールが 25-ヒドロキシコレカルシフェロールに変換されると数週間で身体から消失してしまうが，コレカルシフェロールの形であれば，肝臓に何ヵ月も蓄えておくことができるからである．

腎臓における 1,25-ジヒドロキシコレカルシフェロールの合成と副甲状腺ホルモンによる制御

図 80.7 には，25-ヒドロキシコレカルシフェロールから 1,25-ジヒドロキシコレカルシフェロールへの変換が腎臓の近位尿細管で起きることも示している．1,25-ジヒドロキシコレカルシフェロールが最も強力な活性型ビタミン D であり，図 80.7 に示した他の前駆体のビタミン D 活性は，1,25-ジヒドロキシコレカルシフェロールの 1/1000 以下にすぎない．したがって，腎臓がなければ，ビタミン D 活性はほとんど認められなくなる．

さらに，25-ヒドロキシコレカルシフェロールから 1,25-ジヒドロキシコレカルシフェロールへの変換には，PTH が必要である（図 80.7）．PTH がないと，1,25-ジヒドロキシコレカルシフェロールはほとんど産生されない．したがって，身体におけるビタミン D 活性は，PTH によって規定される．

Ca^{2+} 濃度が 1,25-ジヒドロキシコレカルシフェロールの産生を制御する

図 80.9 は，血漿中の 1,25-ジヒドロキシコレカルシ

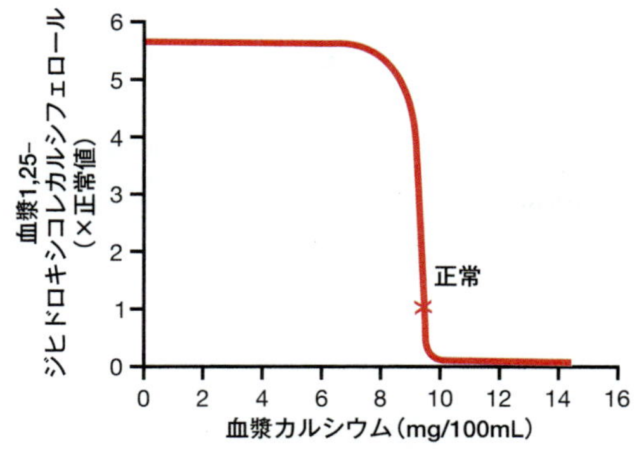

図 80.9 血漿カルシウム濃度が血漿 1,25– ジヒドロキシコレカルシフェロール濃度に及ぼす影響
図に示すように，カルシウム濃度が正常値からごくわずかでも低下すると，活性型ビタミンDの合成が誘導され，これが消化管からのカルシウムの吸収を大いに促進する．

フェロール濃度とカルシウム濃度が逆相関することを示している．これには2つの理由がある．第1の理由は，25– ヒドロキシコレカルシフェロールから 1,25– ジヒドロキシコレカルシフェロールの変換に，Ca^{2+} は弱いながらも影響を及ぼすからである．第2の理由はもっと重要で，血漿カルシウム濃度が9〜10mg/dL に上昇すると，PTH の分泌が強力に抑制されるからである(後述)．したがって，カルシウム濃度が 9mg/dL より低下すると，PTH が腎臓における 25– ヒドロキシコレカルシフェロールから 1,25– ジヒドロキシコレカルシフェロールへの変換を促進する．カルシウム濃度が上昇すると，PTH の分泌が抑制され，25– ヒドロキシコレカルシフェロールは別の形，すなわち 24,25– ジヒドロキシコレカルシフェロールに変換されるが，これにはビタミンD活性がほとんどない．

血漿カルシウム濃度が高い場合は，1,25– ジヒドロキシコレカルシフェロールの合成が強く抑制される．一方，1,25– ジヒドロキシコレカルシフェロールが欠乏すると，消化管・骨・腎尿細管からのカルシウム吸収が減少するため，血漿カルシウム濃度が正常値へと低下する．

ビタミンDの作用

活性型ビタミンDである 1,25– ジヒドロキシコレカルシフェロールは，消化管・腎臓・骨に作用して，カルシウムとリン酸を細胞外液中へと移行させるとともに，フィードバック機構によってカルシウムとリン酸を制御している．

ビタミンD受容体は身体のほとんどの細胞に発現しており，主に細胞核内に存在する．ステロイドホルモンや甲状腺ホルモンの受容体と同様，ビタミンD受容体はホルモン結合ドメインと DNA 結合ドメインをもつ．ビタミンD受容体は，別の核内受容体である**レチノイドX受容体**(retinoid–X receptor)と複合体を形成すると DNA と結合し，遺伝子の転写を促進したり抑制したりする．ビタミンD受容体はいくつかの異なる形のコレカルシフェロールと結合するが，1,25– ジヒドロキシコレカルシフェロールに対する親和性は 25– ヒドロキシコレカルシフェロールよりも 1000 倍ほど高く，両者の活性の強さの違いは，親和性の違いで説明可能である．

ビタミンDのホルモン活性：消化管からのカルシウム吸収の促進

1,25– ジヒドロキシコレカルシフェロールは，消化管からの Ca^{2+} 吸収を促進するホルモンとして機能する．これは主に，消化管上皮細胞における**カルビンディン**(calbindin)という**カルシウム結合タンパク質**(calcium-binding protein)の発現を，およそ2日間にわたって上昇させることによる．このタンパク質は，消化管上皮細胞の刷子縁から Ca^{2+} を細胞質内へと運び込む．血管側の細胞膜に到達すると，Ca^{2+} は促進拡散によって細胞膜を通過し，細胞外液に移行する．Ca^{2+} の吸収速度は，このカルビンディンの量に規定されている．さらにカルビンディンは，1,25– ジヒドロキシコレカルシフェロールがなくなった後も，数週間も細胞内に残るので，長期にわたって Ca^{2+} 吸収に影響を及ぼす．

カルビンディンの発現誘導の他に，1,25– ジヒドロキシコレカルシフェロールが Ca^{2+} の吸収促進に果たす役割としては，①消化管上皮細胞の刷子縁における Ca^{2+} 依存性 ATPase の発現誘導，および，②消化管上皮細胞におけるアルカリホスファターゼの発現誘導が考えられるが，これらの効果の詳細は不明である．

ビタミンDは消化管におけるリン酸の吸収を促進する

リン酸はもともと容易に吸収されるが，消化管上皮を通過するリン酸の流れは，ビタミンDによって増加する．この増加は 1,25– ジヒドロキシコレカルシフェロールの直接効果と考えられているが，このホルモンが吸収を促進した Ca^{2+} が，2次的にリン酸の輸送を促進している可能性もある．

ビタミンDは腎臓からのカルシウムとリン酸の排泄を低下させる

ビタミンDは，尿細管上皮細胞による Ca^{2+} とリン酸の再吸収を増やすことで，尿中への排泄を減らす．しかし，この効果は弱く，細胞外液中のカルシウムとリン酸濃度の制御にとってそれほど重要ではないと考えられる．

骨に対するビタミンDの効果と副甲状腺ホルモンとの関係

ビタミンDは，骨吸収と骨形成に重要な役割を果たす．大量のビタミンDを投与すると骨吸収が起きる．ビタミンDが欠乏すると，PTH の骨吸収作用(次の章で論じる)が顕著に減弱したり，阻止されたりする．このようなビタミンDの作用機序は必ずしも明らかではないが，1,25– ジヒドロキシコレカルシフェロールが細胞膜の Ca^{2+} 輸送を亢進させた結果と考えられている．

少量のビタミンDは，骨石灰化を促進する．これは，消化管からのCa^{2+}とリン酸の吸収を促進することが原因の1つと考えられる．しかし，吸収が増加しなくても少量のビタミンDは骨ミネラル化を増強するので，メカニズムは不明である．おそらくこれも，1,25-ジヒドロキシコレカルシフェロールが細胞膜のカルシウム輸送を亢進した結果と考えられる．しかしその場合，骨芽細胞や骨細胞の細胞膜は通常とは逆向き（細胞内から細胞外へ）にCa^{2+}を輸送することになる．

副甲状腺ホルモン

副甲状腺ホルモン（parathyroid hormone）は，Ca^{2+}とリン酸の消化管からの吸収，腎臓からの排泄，細胞外液と骨の間での交換を制御することで，細胞外液中のCa^{2+}とリン酸濃度を制御する強力なメカニズムを担っている．副甲状腺の機能が亢進すると，骨からカルシウム塩が急速に放出され，**高カルシウム血症**（hypercalemia）をきたす．逆に，副甲状腺の機能が低下すると，**低カルシウム血症**（hypocalemia）をきたし，しばしばテタニーを引き起こす．

副甲状腺の解剖学

ヒトでは普通，4つの副甲状腺が甲状腺のすぐ裏側に位置している．甲状腺の左葉と右葉の上極と下極それぞれの裏側に1つずつ存在する．それぞれの甲状腺は，長さ6mm，幅3mm，厚さ2mmほどの大きさで，外見上は暗褐色の脂肪のようにみえる．副甲状腺は，しばしば甲状腺の小葉の1つのようにみえるので，甲状腺の手術時に同定しづらい．このため，副甲状腺の重要性がよく認識されていなかった時代には，甲状腺全摘や亜全摘手術でしばしば副甲状腺も切除してしまっていた．

副甲状腺を半分摘出しても特に問題は生じない．4つの副甲状腺のうち3つを摘出すると，一過性の甲状腺機能低下症をきたすが，少量でも副甲状腺が残っていればそれが肥大するので，通常は機能的に十分代償できる．

成人の副甲状腺を**図80.10**に示す．副甲状腺は主に**主細胞**（chief cells）と少数の**好酸性細胞**（oxyphil cells）からなる．好酸性細胞は多くの動物や小児には存在しない．PTHは，ほぼ全量が主細胞から分泌されると考えられている．好酸性細胞の機能は不明だが，変性または枯渇してPTHを分泌しなくなった主細胞と考えられている．

副甲状腺ホルモンの化学

PTHは単離・精製されている．PTHはまず，リボゾームでプレプロホルモンの形で合成される．これは110アミノ酸からなるポリペプチドである．小胞体とゴルジ装置で切断を受け，90アミノ酸からなるプロホルモン，さらに84アミノ酸からなるホルモンとなって最終的に分泌顆粒の中に収まる．ホルモンの分子量は約9500である．N末端領域の34アミノ酸からなる小さな分子も副甲状腺から単離されたが，これがPTHとして完全な活性を示す．実際，全長84アミノ酸のホルモンは腎臓から数分以内に速やかに排泄されてしまうが，ホルモン断片の多くは排泄に数時間かかるため，ホルモン活性の大部分はホルモン断片が担っている．

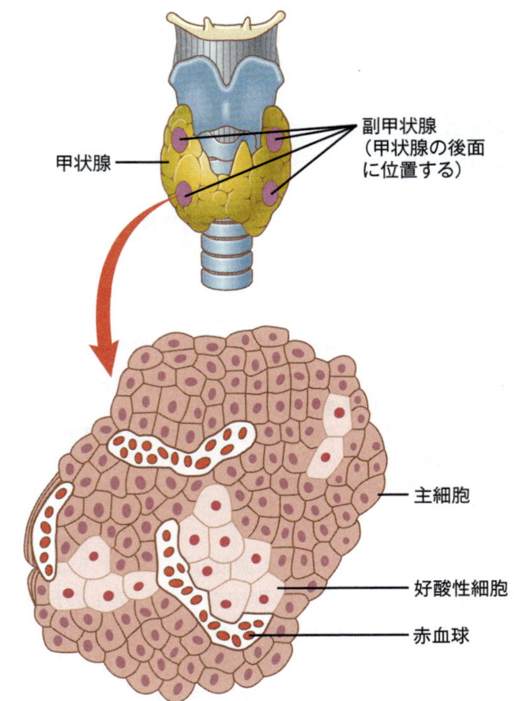

図80.10　4つの副甲状腺は，甲状腺のすぐ裏側に位置している
主細胞が副甲状腺ホルモン（PTH）のほぼ全量を産生・分泌している．好酸性細胞の機能は不明だが，変性または枯渇してPTHを分泌しなくなった主細胞と考えられる．

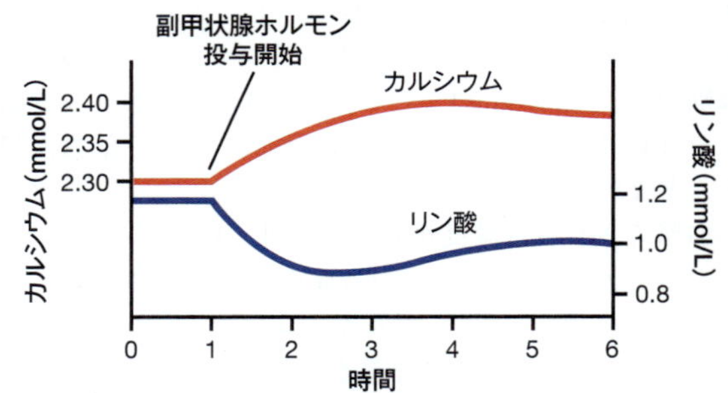

図80.11　副甲状腺ホルモンを一定の速度で5時間注入した際の血中カルシウムおよびリン酸濃度の変化

細胞外カルシウムおよびリン酸濃度に対する副甲状腺ホルモンの効果

図80.11は，PTHを動物に数時間持続的に注入したときに起こる血中カルシウムとリン酸の濃度のおおよその変化を示す．カルシウム濃度は注入開始とともに上昇

し始め，約4時間かけてプラトーに達する．しかし，リン酸濃度はカルシウムの上昇よりも急激に下降し，1～2時間で最低値に達する．カルシウム濃度の上昇は主に2つの効果によってもたらされている．すなわち，①PTHによるカルシウムおよびリン酸の骨からの動員と，②PTHによる腎臓からのカルシウム排泄の急速な抑制である．リン酸濃度の低下は，PTHが腎臓からのリン酸排泄を強力に促進するためで，この効果は通常，骨からのリン酸の動員を凌駕する．

副甲状腺ホルモンは骨からカルシウムとリン酸を動員する

PTHには，骨からカルシウムとリン酸を動員するための2つの作用がある．1つは急性作用で，数分で始まり数時間かけて徐々に増強する．これはすでに存在している骨の細胞（主に骨細胞）を活性化してカルシウムとリン酸の放出を促すことによる．もう1つはこれよりずっと遅い作用で，完全な効果を得るのに数日から数週間を要する．これは，破骨細胞の増殖による骨吸収の亢進によるもので，単なる骨からのリン酸カルシウム塩の放出とは異なる．

骨からのカルシウムおよびリン酸の動員の急性期：骨融解

大量のPTHを投与すると，数分で血中カルシウム濃度が上昇し始める．これは，新しく骨の細胞ができるよりもずっと早い反応である．組織学的および生理学的研究で，PTHによって骨の2つの領域から骨塩が放出されることが示されている．すなわち，①骨の内部にある骨細胞の近傍の骨基質，および，②骨表面に面している骨芽細胞の近傍である．

骨芽細胞や骨細胞は，本来骨形成と骨石灰化を司る細胞であって，これらが骨塩を動員する機能を有するとは普通考えにくい．しかし骨芽細胞や骨細胞は，骨内部および骨表面全体にわたって相互につながったシステムを形成しており，このネットワークが存在しない骨の領域は，破骨細胞の近傍の骨表面の一部のみであることがわかっている（図80.5）．実際，骨細胞は長くて薄い突起を伸ばして，骨内部全体にわたってお互いに結合しているだけでなく，骨表面の骨細胞や骨芽細胞とも結合している．この緊密なネットワークは，**骨細胞膜系**（osteocytic membrane system）とよばれており，骨と細胞外液を隔てる膜と考えられている．

骨細胞膜と骨の間には，**少量の骨液**（bone fluid）が存在する．骨細胞膜Ca^{2+}ポンプの働きでのCa^{2+}を骨液から細胞外液へと汲み出し，骨液中のカルシウム濃度を細胞外液の1/3に維持している．この骨細胞のCa^{2+}ポンプの活性が亢進すると，骨液中のカルシウム濃度がさらに低下し，リン酸カルシウム塩が骨から流出する．この現象を**骨融解**（osteolysis）とよぶ．骨融解には，骨の線維性基質やゲル状基質の吸収を伴わない．逆にポンプの活性が低下すると，骨液のカルシウム濃度が上昇し，リン酸カルシウム塩が骨基質に再び沈着する．

このシステムのどこにPTHがかかわっているのであろうか？　骨芽細胞にも骨細胞にも，細胞膜にPTH受容体が発現している．PTHはCa^{2+}ポンプを強力に活性化し，細胞周囲の非晶質リン酸カルシウムを速やかに溶解する．さらにPTHは，骨細胞の骨液側の細胞膜のCa^{2+}透過性を高めることで，骨液から細胞内へのCa^{2+}拡散を増やす．細胞内へ流入したCa^{2+}は，反対側の細胞膜のCa^{2+}ポンプから細胞外液中へと輸送される．

骨吸収とリン酸カルシウム放出の慢性期：破骨細胞の活性化

PTHの作用として，骨融解よりも破骨細胞の活性化のほうがよく知られている．しかしながら，破骨細胞はPTH受容体を発現していない．その代わり，活性化された骨芽細胞や骨細胞が破骨細胞に“シグナル”を送っている．すでに議論したように，主要なシグナルはRANKLで，前破骨細胞の受容体RANKを活性化し，破骨細胞へと成熟させ，数週間から数ヵ月間にわたって骨を貪食するという本来の機能を果たす．

破骨細胞は，2つのステージを経て活性化される．すなわち，①すでに存在する破骨細胞の速やかな活性化，および，②新しい破骨細胞の形成である．PTHが数日間上昇すれば破骨細胞は十分に活性化されるが，PTHの強い刺激下では，数ヵ月にわたって活性化が継続する場合がある．

PTHの上昇が数ヵ月続くと，破骨細胞による骨吸収で骨が弱くなり，これを補正するために2次的に骨芽細胞が活性化される．したがって，長期的には実は骨芽細胞も破骨細胞もともに活性化されることになる．それでもPTHが持続的に高値であれば，長期的にはやはり骨吸収が骨形成を凌駕する．

骨に蓄えられているカルシウムの量は，細胞外液中のカルシウムの量より圧倒的に多い（約1000倍）．このため，たとえPTHによって細胞外液中のカルシウム濃度が顕著に上昇した場合でも，ただちに骨への影響を見出すことは不可能である．しかし，数ヵ月から数年の長期にわたるPTHの投与・分泌の後には，全身の骨吸収が顕著となり，時に大型で多核の破骨細胞で充満した骨空洞が認められる．

副甲状腺ホルモンは，腎臓からのカルシウムの排泄を減らし，リン酸の排泄を増やす

PTHを投与すると，PTHが近位尿細管におけるリン酸の再吸収を抑制するため，尿中に急速にリン酸が失われる．

PTHは，リン酸の再吸収を抑制すると同時に，Ca^{2+}の再吸収は促進する．さらに，Mg^{2+}とH^{+}の再吸収を促進する一方，Na^{+}，K^{+}，アミノ酸の再吸収はリン酸の

再吸収の抑制とほぼ同様に抑制する．Ca^{2+} 再吸収は，主に**遠位尿細管遠位部**(late distal tubules)，**集合尿細管**(collecting tubules)，**集合管近位部**(earlycollecting ducts)で起こり，**ヘンレ上行脚**(ascending loop of Henle)でもある程度起こると考えられている．

PTHが腎臓で Ca^{2+} 再吸収を促進しなければ，尿中へカルシウムが持続的に失われ，最終的に細胞外液中でも骨でもカルシウムが欠乏することになろう．

副甲状腺ホルモンは，消化管におけるカルシウムとリン酸の吸収を促進する

PTHは，腎臓における1,25-ジヒドロキシコレカルシフェロールの合成を促進することを介して，消化管における Ca^{2+} とリン酸の吸収を促進する．このことはすでに述べたが，ここで再度注意を喚起しておく．

副甲状腺ホルモンはサイクリックAMPを介して作用する

標的臓器におけるPTHの作用は，主に**サイクリックAMP**(cyclic adenosine monophosphate：cAMP)という**セカンドメッセンジャー**(second messenger)を介して発現する．PTHを投与すると数分以内に，骨細胞や破骨細胞などの標的細胞でcAMP濃度が上昇する．cAMPは，破骨細胞では酵素や酸の分泌を誘導して骨吸収を促進し，腎臓では1,25-ジヒドロキシコレカルシフェロールの産生を促進する．この他のPTHの直接作用は，おそらくcAMPには依存しないものと考えられている．

Ca^{2+} 濃度による副甲状腺ホルモンの分泌制御

細胞外液中の Ca^{2+} 濃度のわずかな減少でも，数分以内に副甲状腺からのPTH分泌速度が増加する．仮にカルシウム濃度の低下が持続すれば，副甲状腺は肥大し，時には5倍以上に大きくなる．例えばくる病の患者は，血中カルシウム濃度は通常わずかに低下する程度であるが，副甲状腺は顕著に肥大する．妊婦の細胞外液中のカルシウム濃度はほとんど低下しないが妊娠期間中にも肥大が認められる．授乳中にはかなり肥大化する．母乳をつくる必要からカルシウムが動員されるためである．

逆に，Ca^{2+} 濃度が正常値を超えて上昇すると，副甲状腺の活動が低下してサイズも小さくなる．このような状態は，①カルシウムの過剰摂取，②ビタミンDの過剰摂取，③PTH以外の要因による骨吸収(骨の廃用性萎縮)などで起こる．

細胞外液中の Ca^{2+} 濃度の変化は，副甲状腺細胞の細胞膜に発現している**カルシウム受容体**(calcium-sensing receptor)が感知する．カルシウム受容体はGタンパク質共役受容体で，Ca^{2+} で刺激されるとホスホリパーゼCを活性化し，細胞内のイノシトール1,4,5-三リン酸とジアシルグリセロールを増やす．これが細胞内カルシウム貯蔵器官からの Ca^{2+} の放出を促すと，PTHの分泌が抑制される．逆に，細胞外液中の Ca^{2+} 濃度が低下すると，このシグナル伝達系が抑制され，PTHの分泌が促進される．他の多くの内分泌組織では，細胞内カルシウム貯蔵器官から Ca^{2+} が放出されるとホルモンの分泌が起こるので，副甲状腺とは対照的である．

図80.12に血漿カルシウム濃度と血漿PTH濃度の関係を示す．赤い実線は，カルシウム濃度が数時間の経過で変化したときの急性効果を示す．カルシウム濃度が正常値からわずかに低下するだけで，PTH濃度は2〜3倍増加することがわかる．赤い点線は，カルシウム濃度が何週間にもわたって変化し，副甲状腺が肥大したときの慢性効果を示す．カルシウム濃度がごくわずか(コンマ数mg/dL)低下しただけで，PTHは2倍になる．このきわめて強力なフィードバック・システムが，血漿中のカルシウム濃度を長期にわたって制御する基盤となっている．

副甲状腺ホルモンの作用のまとめ

図80.13に，細胞外液中の Ca^{2+} 濃度低下に反応して起きるPTH分泌増加の主な効果をまとめる．①PTHは骨吸収を促進し，細胞外液中へカルシウムを放出させる．②PTHは，腎尿細管における Ca^{2+} の再吸収を促進し，リン酸の再吸収を抑制する．その結果，カルシウム排泄が減少し，リン酸排泄が増加する．③PTHは25-ヒドロキシコレカルシフェロールを1,25-ジヒドロキシコレカルシフェロールに変換するのに必須で，消化管からのカルシウム吸収を促進する．これらの作用が協調して細胞外液中のカルシウム濃度を強力に制御している．

カルシトニン

カルシトニン(calcitonin)は甲状腺から分泌されるペプチドホルモンで，血漿カルシウム濃度を低下させ，

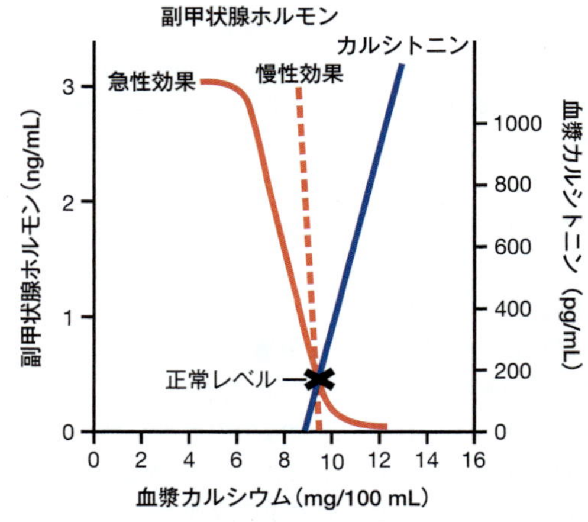

図80.12 血漿カルシウム濃度が副甲状腺ホルモンとカルシトニンに及ぼす影響
カルシウム濃度が長期的にわずか数%変化しただけで，副甲状腺ホルモン濃度は100%も変化する点に特に注目．

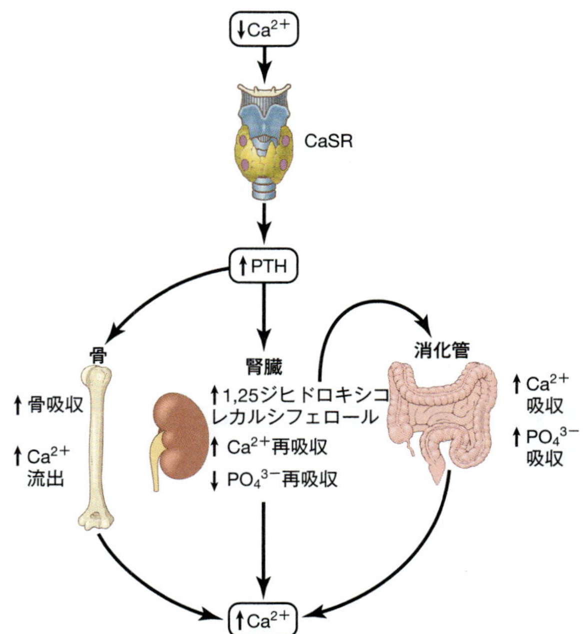

図 80.13 細胞外液中の Ca^{2+}(イオン化カルシウム)濃度の低下に反応して分泌された副甲状腺ホルモン(PTH)の骨，腎臓，消化管に対する作用のまとめ
CaSR：カルシウム受容体.

PTH とは逆の作用を発揮する．しかしヒトにおいて，カルシトニンが血中 Ca^{2+} 濃度の調節に及ぼす影響は，PTH に比べるとはるかに小さい．

カルシトニンは，甲状腺の濾胞の間の間質液中に存在する**傍濾胞細胞**(parafollicular cells)(または**C 細胞**(C cells))で合成され，分泌される．これらの細胞は，魚類，両生類，爬虫類，鳥類の**鰓後腺**(ultimobranchial glands)の名残で，ヒトの甲状腺の約 0.1%を占めるにすぎない．カルシトニンは 32 アミノ酸からなり，分子量は約 3400 である．

血漿カルシウム濃度の上昇がカルシトニンの分泌を促進する

カルシトニンの主な分泌刺激は，細胞外液中の Ca^{2+} 濃度の上昇である．それに対して PTH は，カルシウム濃度の低下が刺激となって分泌される．

血漿カルシウム濃度が 10%ほど上昇すると，若い動物ではカルシトニンの分泌速度が速やかに 2 倍以上上昇するが，高齢の動物やヒトでは反応性がかなり低下する(**図 80.12** の青線)．このようなカルシトニンの上昇は，血漿 Ca^{2+} 濃度のホルモンによる制御の第 2 のフィードバック機構であるが，その制御力は比較的弱く，PTH とは逆の作用をもつ．

カルシトニンは血漿カルシウム濃度を低下させる

ある種の若年の動物では，カルシトニンを注入すると数分後，速やかに血中 Ca^{2+} 濃度が低下し始める．これには少なくとも 2 つのメカニズムがある．

①急性効果は，破骨細胞の骨吸収活性の抑制と，おそらく骨全体にわたる骨細胞膜系による骨融解の抑制であり，交換可能なカルシウム塩の形でカルシウムを骨に沈着させる方向に働く．この効果は，特に骨吸収とカルシウムの沈着が活発な若い動物において顕著である．

②慢性効果は，新たな破骨細胞の形成の抑制である．破骨細胞による骨吸収は，2 次的に骨芽細胞の活性にも影響を与える．すなわち，破骨細胞の数の減少に伴って骨芽細胞の数も減少する．したがって，長期的には破骨細胞活性も骨芽細胞活性もともに低下し，その結果，血漿 Ca^{2+} 濃度にはほとんど影響を及ぼさない．つまり，血漿カルシウム濃度に対する効果は一過性で，数時間からせいぜい数日しか続かない．

カルシトニンは，腎尿細管や消化管における Ca^{2+} 吸収にも多少影響を与える．やはりその効果は PTH とは逆であるが，その重要性は低いため，ほとんど考慮する必要はない．

カルシトニンが血漿カルシウム濃度に及ぼす影響は，成人では弱い

カルシトニンが血漿カルシウムにあまり影響しない原因は 2 つある．第 1 に，カルシトニンが Ca^{2+} 濃度を低下させても，数時間以内に PTH の分泌が強力に誘導され，カルシトニンの効果を打ち消してしまうからである．甲状腺を切除してカルシトニンが分泌されない状態でも，長期的には血中 Ca^{2+} 濃度はほとんど変化しないが，これは PTH によるカルシウムの制御がカルシトニンによる制御を凌駕する証左である．

第 2 に，日々の骨吸収とカルシウムの沈着の速度は成人においてはもともと遅いため，骨吸収がカルシトニンによってさらに遅くなっても血漿 Ca^{2+} 濃度に与える影響はわずかとなる．カルシトニンの効果は小児においてははるかに強い．これは小児では骨のリモデリングが活発で，1 日に 5 g 以上の骨吸収とカルシウムの沈着が起きることによる．この量は，細胞外液中の全カルシウムの 5〜10 倍の量に匹敵する．また，**パジェット病**(Paget's disease)などのような破骨細胞の活性が顕著に亢進するような骨の病気においては，カルシトニンによる骨吸収の抑制効果がずっと強くなる．

Ca^{2+} 濃度制御のまとめ

体液を出入りするカルシウムの量は，1 時間あたり 0.3 g に達することもある．例えば，下痢のときなどは，毎日数 g のカルシウムが消化液中に分泌され，消化管を通って便中へと失われていく．

逆に，大量のカルシウムを摂取すると，特にビタミン D 活性が過剰な場合，1 時間に 0.3 g ものカルシウムを吸収することがある．細胞外液中のカルシウム総量が約

1gなので，細胞外液中のカルシウムが0.3g増えたり減ったりすれば，深刻な高カルシウム血症や低カルシウム血症が生じると思うかもしれない．しかし，このようなことが起こらないように，第1の防御機構が存在する．この防御機構は，副甲状腺ホルモンやカルシトニンによるフィードバック機構が動き始めるより前に作動する．

骨における交換可能なカルシウムの緩衝作用：第1の防御機構

本章ですでに述べたように，骨における交換可能なカルシウム塩とは非晶質リン酸カルシウムであり，おそらく主に$CaHPO_4$または類似の物質で，骨と緩く結合しており，細胞外液中のCa^{2+}およびリン酸イオンと可逆的な平衡状態にある．

このような交換可能な塩の量は，骨の全カルシウム塩の量のおよそ0.5～1%，すなわち5～10gのカルシウムに相当する．このような交換可能な塩は，沈着や融解が容易なので，細胞外液中のCa^{2+}およびリン酸イオンが正常値より上昇すれば速やかに交換可能な塩の沈着が起こる．逆に，正常値より低下すれば，速やかに交換可能な塩の融解が起こる．この反応は非常に速い．その理由は，骨の非晶質リン酸カルシウムの固まりは非常に小さく，骨液に接している面積がおそらく約4000m^2(1エーカー)を超えるほど広いためである．

さらに，全血流量の約5%が毎分骨を流れている．これは毎分約1%の細胞外液に相当する．したがって，骨の緩衝作用によって，細胞外液中の余分なカルシウムの約半分が約70分で除去されることになる．

骨の緩衝作用に加え，多くの組織，特に肝臓と消化管の**ミトコンドリア**(mitochondria)が，無視できない量の交換可能なカルシウムを含んでいる(全体で約10g)．これが細胞外液中のCa^{2+}濃度を一定に保つもう1つの緩衝系を構成している．

Ca^{2+}濃度の内分泌制御：第2の防御機構

細胞外液中のCa^{2+}濃度を一定に保つため，骨の交換可能なカルシウム緩衝系が作動するのと同時に，副甲状腺ホルモンとカルシトニンの内分泌系が動き始める．Ca^{2+}濃度の急激な上昇が起きると3～5分後には，PTHの分泌速度が低下する．すでに解説したように，これがCa^{2+}濃度を正常値へと低下させるさまざまなメカニズムを発動するのである．

PTHが低下するのと同時に，カルシトニンが上昇する．カルシトニンは骨へ(おそらく他の組織の細胞へも)急速なカルシウムの沈着を誘導するが，これは主に若い動物やおそらく子どもで起こる(大人では多分，起きても軽度である)．したがって，非常に若い動物では，カルシトニンの作用が加わることで，骨の交換可能なカルシウム緩衝系にのみ依存した場合と比べると，上昇したCa^{2+}濃度を正常値へと復する速度が速いと考えられる．

長期にわたるカルシウム過剰やカルシウム欠乏において，血漿Ca^{2+}濃度を正常に維持するのに重要なのは，PTHだけといえよう．食事で摂取するカルシウムが慢性的に不足すると，PTHが骨吸収を刺激してカルシウムを動員し，血漿Ca^{2+}濃度を1年以上にわたって正常値に保つ．しかし，1年以上カルシウム不足が続くと，最終的には骨のカルシウムも枯渇してしまう．つまり，骨とは事実上，PTHによって調節されているカルシウムの巨大な貯蔵庫といえる．骨のカルシウムの蓄えが枯渇したり，飽和したりした場合でも，長期にわたる細胞外液中のCa^{2+}濃度の制御は，PTHとビタミンDによる消化管からのCa^{2+}吸収と腎臓からのCa^{2+}排泄の制御にほぼ完全に依存することになる．

副甲状腺ホルモン，ビタミンD，骨病変の病態生理

副甲状腺機能低下症

副甲状腺が十分にPTHを分泌しないと，骨融解による交換可能なカルシウムの動員が減少し，破骨細胞もほとんど活動しなくなる．その結果，骨からのカルシウム放出が減少し，体液中のカルシウムのレベルが低下する．しかし，カルシウムとリン酸が骨から放出されないので，原則として骨が弱くなることはない．

副甲状腺が除去されると，2～3日のうちに血中カルシウム値が正常の9.4 mg/dLから6～7 mg/dLまで低下し，リン酸値は2倍に上昇する．血中カルシウム値がここまで低下すると，テタニーの兆候が現れるのが普通である．身体の筋肉の中では，喉頭筋群が特にテタニー攣縮を起こしやすい．喉頭筋群の攣縮は呼吸障害をきたすので，適切な治療が行われないと，死亡の原因となる．

PTHとビタミンDによる副甲状腺機能低下症の治療

副甲状腺機能低下症の治療に，時にPTHが用いられることがあるが，あまり一般的ではない．なぜなら，PTHは高価で，効き目もせいぜい数時間しかもたないうえ，PTHに対する抗体ができやすく，効き目がだんだん弱くなってしまうからである．

副甲状腺機能低下症の患者は，超大量のビタミンD(1日10万ユニット)と1～2gのカルシウムを服用することで，血中Ca^{2+}濃度を正常範囲に保っている．時に，活性型でないビタミンDの代わりに，より強力で即効性のある活性型の1,25-ジヒドロキシコレカルシフェロールの投与が必要な場合がある．しかし，1,25-ジヒドロキシコレカルシフェロールの投与は，活性が過剰となるのを防ぐことが難しく，時に副作用を招く．

原発性副甲状腺機能亢進症

原発性副甲状腺機能亢進症では，副甲状腺の異常が原因で不適切に過剰なPTHが分泌される．原発性副甲状腺機能亢進症の原因は，副甲状腺の腫瘍である場合が多い．そのような腫瘍は，妊娠や授乳によって副甲状腺が刺激される成人女性にできやすく，男性や子どもよりも頻度が高い．

副甲状腺機能亢進症では，骨における破骨細胞の活動が著しく亢進しており，細胞外液中の Ca^{2+} 濃度が上昇する一方，リン酸イオン濃度は低下するのが普通である．これは，腎臓からリン酸の排泄が増加するためである．

副甲状腺機能亢進症における骨病変

軽度の副甲状腺機能亢進症の患者では，破骨細胞による骨吸収の増加を代償するのに十分な骨形成が急速に行われるが，重度の副甲状腺機能亢進症では，破骨細胞による骨吸収が骨芽細胞による骨形成を追い越して，骨がほぼ完全に食い尽くされてしまう．実際，副甲状腺機能亢進症の患者は，骨折で病院を訪れることが多い．骨のレントゲン写真では，典型的には広汎な脱灰が認められ，時に骨融解による嚢胞状の打ち抜き像が認められる．嚢胞の中は破骨細胞で充満しており，いわゆる破骨型巨細胞性“腫瘍”の形をとる．弱くなった骨は，特に嚢胞ができた部分で，わずかな外傷でも多発性の骨折をきたす．副甲状腺機能亢進症における嚢胞性骨疾患は，**嚢胞性線維性骨炎**(osteitis fibrosa cystica)とよばれている．

破骨細胞の活動によって吸収された古い骨を埋め合せるために，新しい骨を形成しようとして骨芽細胞の活動も顕著に亢進するが，追いつかない．骨芽細胞が活性化すると，大量の**アルカリホスファターゼ**(alkaline phosphatase)を分泌するので，血漿アルカリホスファターゼ値の上昇が副甲状腺機能亢進症の重要な診断根拠の1つとなっている．

副甲状腺機能亢進症における高カルシウム血症の影響

高カルシウム血症では，時には血漿カルシウム値が12〜15 mg/dL，まれにそれ以上に上昇することがある．このようなカルシウム値の上昇は，すでに本章で述べたように，中枢神経系および末梢神経系の抑制，筋力低下，便秘，腹痛，消化性潰瘍，食欲不振，心臓の拡張障害などをきたす．

副甲状腺中毒と転移性石灰化

まれなことであるが，非常に大量のPTHが分泌された場合，体液中の Ca^{2+} 濃度が急激に上昇し，低下するはずのリン酸濃度も逆にむしろ上昇する．これはおそらく，骨吸収によって骨から急速に動員された大量のリン酸を腎臓が排泄しきれないことが原因と考えられる．したがって，体液中の Ca^{2+} とリン酸が過飽和となり，リン酸カルシウム結晶($CaHPO_4$)が肺胞，腎尿細管，甲状腺，胃酸を産生する部分の胃粘膜，全身の動脈壁などに沈着し始める．このような著しい**転移性**(metastatic)のリン酸カルシウムの沈着は，数日の経過で発生しうる．

副甲状腺中毒のおそれが出てくるのは，通常，血中カルシウム値が17 mg/dLを超えてからであるが，いったんそのような上昇が起きると，同時に起こるリン酸の上昇も相まって，数日のうちに死亡する可能性がある．

副甲状腺機能亢進症における腎結石の形成

軽度の副甲状腺機能亢進症では，骨病変や血中カルシウム上昇による一般的な症状はほとんど出現しないが，腎結石が非常に起きやすくなる．その理由は，副甲状腺機能亢進によって過剰なカルシウムとリン酸が，消化管から吸収されたり骨から動員されたりすれば，それは最終的に腎臓から排泄されるため，それに応じて尿中の Ca^{2+} とリン酸の濃度が上昇するからである．その結果，リン酸カルシウム結晶が腎臓で析出し，リン酸カルシウム結石が形成される．また，Ca^{2+} 濃度が上昇すると，シュウ酸カルシウム結石も形成される．これはシュウ酸濃度が正常でも起こる．

たいていの腎結石はアルカリ性の溶媒中では溶解度が低いので，腎結石はアルカリ尿のほうが酸性尿よりもできやすい．このため，酸性食や尿酸性化剤が腎結石の治療に用いられる．

二次性副甲状腺機能亢進症

二次性副甲状腺機能亢進症は，低カルシウム血症を代償するためにPTHが上昇する病態であり，副甲状腺そのものの異常が原因ではない．それに対して原発性副甲状腺機能亢進症では，高カルシウム血症が認められる．

二次性副甲状腺機能亢進症は，ビタミンD欠乏や慢性腎臓病が原因となって起こる．慢性腎臓病では，腎障害のために十分な量の活性型ビタミンD，すなわち1,25-ヒドロキシコレカルシフェロールが産生できない．次の章で詳しく解説するが，ビタミンD欠乏は，PTHの上昇によって骨吸収が亢進し，**骨軟化症**(osteomalacia(骨のミネラル化不全))を引き起こす．

ビタミンD欠乏によるくる病

くる病は主に小児に起こる．細胞外液中のカルシウムまたはリン酸が欠乏するためであるが，それは多くの場合，ビタミンD欠乏が原因である．本章ですでに述べたように，日光にあたると皮膚の7-デヒドロコレステロールが紫外線によってビタミンD_3に変換され，それが消化管からカルシウムとリン酸の吸収を促進するため，くる病の発症を防ぐ．

冬を室内に閉じこもって過ごす子どもには，適切な量のビタミンDを食事で補ってやる必要がある．くる病は，特に春に発症する傾向がある．それは，冬のはじめの数ヵ月は，前の夏に形成されて肝臓に蓄えられたビタミンDを使うことができるうえ，そのビタミンDを使い果たしても数ヵ月間は，カルシウムとリン酸が骨から動員されるので，くる病の臨床症状が現れないからである．

くる病では，血漿カルシウムおよびリン酸濃度が低下する

くる病では，血漿カルシウム濃度の低下はわずかだが，リン酸濃度は顕著に低下する．これは，カルシウムについては，副甲状腺が骨吸収を促進してカルシウムの低下を防ぐのに対し，リン酸についてはその低下を防ぐ有効な制御機構が存在しないうえ，副甲状腺機能が亢進すると尿へのリン酸排泄が増加してしまうからである．

くる病は骨を弱くする

くる病が慢性化した症例では，PTH の代償的上昇が顕著となり，破骨細胞による骨吸収が異常に亢進する．こうなると骨がますます弱くなり，骨にかかる物理的負荷が増大し，骨芽細胞も急激に活性化される．骨芽細胞は大量の類骨を産生するが，カルシウムとリン酸が不足しているために石灰化できない．その結果，新しく形成された類骨が石灰化せずに脆弱なまま，吸収された古い骨と徐々に置き換わっていくことになる．

くる病におけるテタニー

くる病の初期には，テタニーはほとんど起きない．なぜなら，副甲状腺が継続的に骨吸収を刺激し，細胞外液中のカルシウム濃度をほぼ正常値に維持するからである．しかし，ついに骨のカルシウムが枯渇すると，カルシウム濃度が急激に低下する．血中カルシウム濃度が 7 mg/dL を切ると，典型的なテタニーの症状を呈し，喉頭筋群の攣縮によって死に至る場合があるが，これはカルシウムの静注で治療すれば速やかに回復する．

くる病の治療

くる病の治療は，適切な量のカルシウムとリン酸を食事で補充するとともに，大量のビタミン D を投与することが重要である．ビタミン D を投与しないと，カルシウムとリン酸が消化管からほとんど吸収されない．

骨軟化症："大人のくる病"

子どもは骨の成長のために大量のカルシウムが必要だが，大人はその必要がないので，ビタミン D やカルシウムの深刻な摂取不足に陥ることはほとんどない．しかし，**脂肪性下痢**(steatorrhea(脂肪の吸収障害))の際には，深刻なビタミン D とカルシウムの欠乏状態に陥る場合がある．それは，ビタミン D は脂溶性であり，さらにカルシウムは脂肪酸と不溶性の脂肪酸塩(不溶性の石鹸)を形成するためで，その結果脂肪性下痢では，ビタミン D もカルシウムもともに便中に排泄されてしまう．このような状態では，カルシウムとリン酸の吸収が低下し，大人でも時にくる病を発症する．大人のくる病では，テタニーを起こすまで重症化しないが，しばしば重篤な骨障害の原因となる．

腎疾患に起因する骨軟化症とくる病

"腎性くる病"は，慢性的な腎障害の結果起こる骨軟化症である．この病態は，活性型ビタミン D である 1,25-ジヒドロキシコレカルシフェロールを腎臓が産生できなくなることが主な原因である．腎臓を摘出したり，腎機能が廃絶したりして血液透析を受けているような患者では，腎性くる病が深刻な問題となる場合がしばしばである．

くる病や骨軟化症を引き起こす他の腎疾患に，**先天性低リン血症**(congenital hypophosphatemia)がある．これは，腎尿細管におけるリン酸の再吸収が先天的に減弱していることが原因である．このタイプのくる病は，カルシウムやビタミン D ではなく，リン酸化合物を投与する必要があり，**ビタミン D 抵抗性くる病**(vitamin D-resistant rickets)ともよばれている．

骨粗鬆症：骨基質の減少

骨粗鬆症は，成人のあらゆる骨疾患の中で最も頻度が高く，特に高齢者に多い．骨基質の減少が原因であり，骨石灰化の低下が原因である骨軟化症やくる病とは異なる．骨粗鬆症の患者では，骨芽細胞の活性が低下しており，その結果類骨の沈着が遅れる．しかし，副甲状腺機能亢進症でみられるように，破骨細胞の過剰な活性化が骨減少の原因となっている場合もある．

骨粗鬆症の原因として多いのは以下の通りである．①活動低下による骨への**物理的負荷の欠如**(lack of physical stress)．②十分な骨基質タンパク質が合成できないほどの**低栄養**(malnutrition)．③**ビタミン C 欠乏**(lack of vitamin C)．あらゆる細胞が細胞間物質の分泌にビタミン C を必要とする．骨芽細胞による類骨の形成にも必須である．④**閉経によるエストロゲン分泌の欠乏**(postmenopausal lack of estrogen secretion)．エストロゲンが破骨細胞の数や活性を低下させるためである．⑤**高齢**(old age)，高齢者では，成長ホルモンやその他の成長因子が著しく低下し，さらに加齢とともにさまざまなタンパク質の合成能も減弱するため，十分に骨基質が沈着しない．⑥**クッシング症候群**(Cushing syndrome)．大量に分泌されたグルココルチコイドは，全身のタンパク質合成の減少およびタンパク質異化の亢進を誘導するとともに，骨芽細胞の活性を特異的に抑制する活性がある．つまり，タンパク質代謝の異常が起きる多くの疾患が骨粗鬆症の原因となる．

歯の生理学

歯は，食物を切り，すりつぶし，混ぜ合わせる働きをする．これらの機能を果たすため，顎には強靭な筋群が発達しており，その力は前歯で約 23〜46 kg(50〜100 ポンド)，奥歯で約 68〜91 kg(150〜200 ポンド)に達する．さらに上下の歯は凹凸面が相互に向き合い，上歯列と下歯列がぴったり嵌るようになっている．この嵌り具合のことを**咬合**(occlusion)とよぶ．咬合のおかげで，食物の小さな粒も歯の表面の間でとらえて，すりつぶすことができるのである．

歯の構造と機能

図 80.14 は歯の矢状断で，**エナメル質**(enamel)，**象牙質**(dentin)，**セメント質**(cementum)，**歯髄**(pulp)といった機能単位を示す．他にも，歯冠(歯茎から口腔内に出ている部分)と歯根(顎の歯槽骨内にある部分)に分

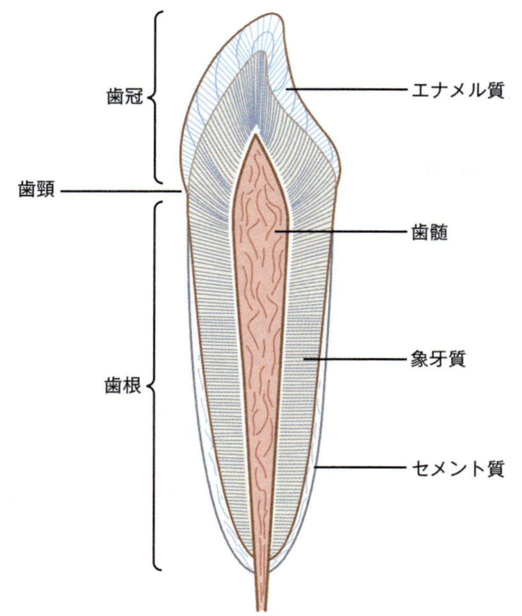

図 80.14　歯の構造

ける分け方もある．歯冠と歯根の境目の歯茎に囲まれた部分は，歯頸とよばれる．

エナメル質

歯の外側表面はエナメル質の層で覆われているが，これは歯が生える前に，**エナメル芽細胞**(ameloblasts)とよばれる特殊な上皮細胞によって形成される．歯が生えた後では，エナメル質は形成されない．エナメル質は，大きく緻密なヒドロキシアパタイトの結晶が，炭酸，Mg^{2+}，Na^{+}，K^{+} やその他のイオンとともに，ほぼ不溶性の強靭なタンパク質線維の細かな網目に埋め込まれた構造となっており，これは毛髪のケラチンと(化学的性質ではなく)物理的性質が似ている．

これらの塩の結晶構造によって，エナメル質は象牙質よりもはるかに硬くなっている．また，エナメル質の約 1%の量を占めるにすぎないタンパク質は，これまで知られているどのタンパク質よりも不溶性であり，かつ酸や酵素やその他の腐食性物質に対する耐性が高い特殊なタンパク質で，このようなタンパク質の線維でできた網目のおかげで，エナメル質は腐食しにくくなっている．

象牙質

歯の主要部分は，骨のような構造をもつ象牙質である．象牙質は主にヒドロキシアパタイト結晶でできており，骨とよく似ているが，はるかに緻密である．結晶はコラーゲン線維の網目の中に埋め込まれている．すなわち，象牙質の主要な構成成分は骨とほぼ同じである．大きな違いは組織学的な構造で，象牙質には骨芽細胞，骨細胞，破骨細胞，血管や神経が通る空間などが存在しない．その代わり，**象牙芽細胞**(odontoblasts)によって形成され，栄養されている．象牙芽細胞とは，歯槽腔の内壁表面に存在する 1 層の細胞である．

硬いものを噛んだときに歯にかかる力に対抗しているのは，圧迫力に対しては象牙質中のカルシウム塩，張力に対してはコラーゲン線維である．

セメント質

セメント質とは，歯槽腔を覆う**歯周膜**(periodontal membrane)の細胞が分泌する骨様の物質である．多数のコラーゲン線維が，顎の骨から歯周膜を貫いてセメント質の中に直接入り込んでいる．このコラーゲン線維とセメント質が歯を所定の場所に固定している．歯に過剰な力がかかると，セメント質は厚みと強度を増す．また，厚みと強度は年齢とともに増すので，成人になるまでには歯が顎により強く固定される．

歯髄

それぞれの歯の歯髄腔は**歯髄**(pulp)で満たされている．歯髄は，神経線維や血管やリンパ管の豊富な結合組織でできている．歯髄腔の表面を覆う細胞は象牙芽細胞で，歯牙形成期には象牙質を産生すると同時に歯髄腔に侵入し，歯髄内腔を埋めていく．歯牙形成期をすぎると，象牙質は成長を止め，歯髄腔の大きさも基本的に変化しなくなる．しかし，象牙芽細胞はまだ活動しており，象牙質を貫通する**象牙細管**(dentinal tubules)を伸ばす．この象牙細管は，リンやカルシウムやその他のミネラルを象牙質とやりとりするのに重要な役割を果たす．

歯列

ヒトや他の哺乳類の多くは，生涯で 2 セットの歯をつくる．最初のセットは，**脱落歯**(deciduous teeth)または**乳歯**(milk teeth)とよばれ，ヒトでは 20 本である．乳歯は，生後 7 ヵ月から 2 年の間に生え始め，6～13 歳までに失われ，永久歯に置き換わる．さらに，8～12 本の臼歯が上下顎の奥に生え，永久歯は計 28～32 本となる．このばらつきは，最後に生える**智歯**(wisdom teeth)が 4 本とも全員に生えるとは限らないからである．

歯の形成

図 80.15 は，歯の形成と萌出を示す．**図 80.15A** は口腔上皮が**歯堤**(dental lamina)に陥入するところを示す．これに引き続いて歯芽の形成器官が発生する．上方の上皮細胞はエナメル芽細胞となり，歯の外側を覆うエナメル質を形成する．下方の上皮細胞は，下から上に向かって歯の中央部分に陥入し，歯髄腔をつくる．そして，象牙質を分泌する象牙芽細胞を形成する．このようにして，歯の外側にエナメル質が，内側に象牙質が形成され，**図 80.15B** に示すような初期の歯が発生する．

歯の萌出

小児期の早期に，歯は骨から口腔上皮を突き抜けて口腔内へと萌出し始める．萌出の原因は不明であるが，この現象を説明する理論がいくつか提唱されている．最も有力な説は，歯根とその下にある骨が成長することで歯を徐々に押し上げる，という説である．

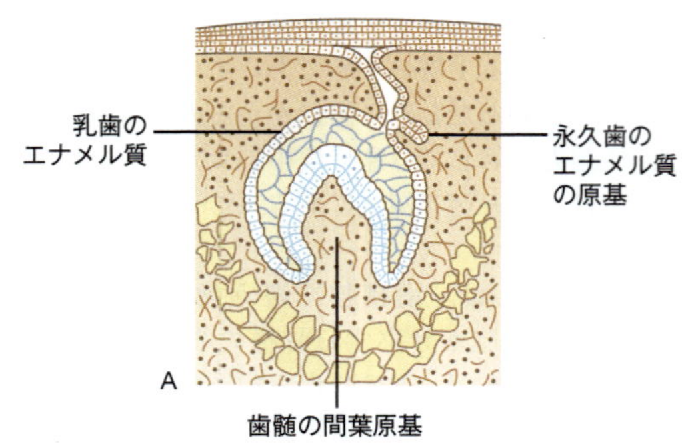

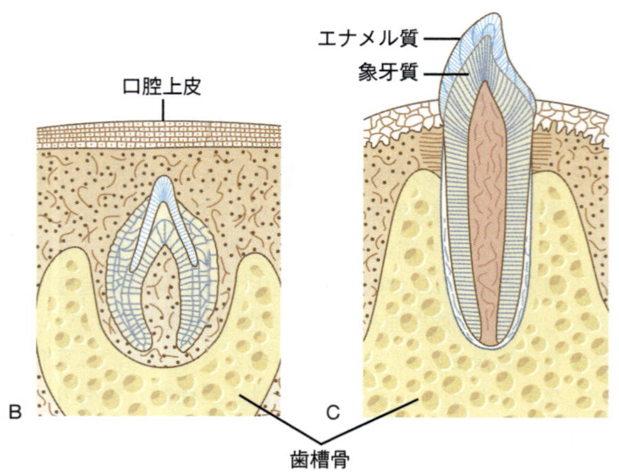

図 80.15　歯の形成と萌出
A：歯の原基．B：発生途上の歯．C：萌出しつつある歯．

永久歯の発生

胎生期に，歯堤の奥深くに歯牙形成器官がもう 1 つ形成されるが，これは乳歯が抜け落ちた後に必要となる永久歯のためのものである．これらの歯牙形成器官は，生後 6〜20 年かけてゆっくりと永久歯を形成する．それぞれの永久歯の形成が完了すると，乳歯と同様に骨を貫通して萌出する．その間，乳歯の歯根を侵食し，最終的には乳歯を脱落させる．その後間もなく，脱落した乳歯と入れ替わるように永久歯が萌出する．

歯の発生に影響を与える代謝要因

歯の発生や萌出は，甲状腺ホルモンと成長ホルモンによって加速する．形成初期の歯への塩の沈着は，さまざまな代謝要因，例えばカルシウムやリン酸の摂取量，ビタミン D の量，PTH の分泌速度などに大きく影響を受ける．これらの因子がすべて正常であれば，健全な象牙質やエナメル質が形成されるが，不足するものがあれば，歯の石灰化にも欠陥が生じ，生涯にわたって歯に異常が残ることになる．

歯におけるミネラル交換

歯の塩は，骨と同様，炭酸やさまざまな陽イオンが結合したヒドロキシアパタイトの固い結晶でできている．また，新しい塩がつねに形成されるとともに，古い塩が吸収されるのも，骨と同様である．塩の沈着と吸収が起こるのは，主に象牙質とセメント質であり，エナメル質ではあまり起きない．エナメル質での塩の沈着と吸収は，主に唾液との拡散によるミネラル交換によって起こるのに対し，象牙質やセメント質では歯髄腔液との交換になる．

セメント質におけるミネラル吸収と沈着の速度は，その周囲の顎の骨とほぼ同じである．しかし，象牙質における速度は，その 1/3 にすぎない．セメント質は，骨芽細胞や破骨細胞が存在するなど，通常の骨とほぼ同じ性質をもつが，すでに解説したように，象牙質にはそのような性質がない．この違いがミネラル交換の速度の違いの原因と考えられる．

まとめると，象牙質とセメント質では恒常的なミネラル交換が起きているが，象牙質でのミネラル交換のメカニズムは不明である．エナメル質でのミネラル交換は非常に遅く，生涯にわたって発生時のミネラルがそのまま維持されている．

歯の異常

歯の異常で最も多いのが**齲歯**(caries)と**咬合不全**(malocclusion)である．齲歯は歯の侵食のことで，咬合不全とは上下の歯が適切に噛み合わないことである．

細菌と摂取した炭水化物が齲歯に果たす役割

齲歯は歯に細菌が作用した結果であるが，齲歯の原因として最も多い細菌は**ミュータンス連鎖球菌**(*Streptococcus mutans*)である．齲歯の発生の最初に起こることは，**プラーク**(plaque)の形成で，これは唾液や食物の成分が歯に膜状に沈着したものである．このプラークに大量の細菌がコラーゲン線維，齲歯の原因となる．細菌は炭水化物が餌として必須である．炭水化物の存在下では，細菌の代謝系が強力に活性化されて増殖する．さらに，細菌は酸(特に乳酸)とタンパク質分解酵素を産生する．歯のカルシウム塩は酸性の培地中でゆっくり溶けるので，酸が齲歯の主犯である．塩が吸収されると，残った有機基質はタンパク質分解酵素によって速やかに消化される．

エナメル質が齲歯の第 1 の防御線である．エナメル質は象牙質よりもはるかに酸による侵食に抵抗性であるが，それはエナメル質の結晶が緻密であるだけでなく，個々の結晶の大きさが象牙質の結晶よりも約 200 倍大きいからである．齲歯による侵食がエナメル質を貫通して象牙質に至ると，象牙質の塩は溶解しやすいため，何倍もの速さで齲歯が進行する．

齲歯の原因菌が炭水化物を栄養源とすることから，炭水化物の多い食事は齲歯を促進するとよくいわれている．しかし重要なのは，摂取する炭水化物の量ではなく，その摂取頻度である．例えばキャンディなどの形で，炭水化物を少量ずつ何度も摂取すると，細菌の好きな代謝基質を 1 日何時間も供給することになり，齲歯の発生を大いに加速することになる．

齲歯の予防におけるフッ素の役割

少量のフッ素を含む水を飲んでいる子どもの歯には，フッ素を含まない水を飲んでいる子どもの歯より，齲歯に抵抗性のエナメル質が形成される．フッ素はエナメル質を固くするわけではないが，ヒドロキシアパタイトの結晶中の水酸イオンと置き換わることで，エナメル質の溶解度を数倍低くする．また，フッ素には細菌に対して毒性があるともいわれる．さらにフッ素は，エナメル質にできた小さな孔にリン酸カルシウムの沈着を促進してエナメル質の表面を修復する作用があると考えられている．フッ素がどのようにして歯を守るのか，その正確なメカニズムは必ずしも明らかでないが，実際に少量のフッ素がエナメル質に沈着すると歯が齲歯に対して約3倍抵抗性になることが知られている．

咬合不全

咬合不全は遺伝的な異常で起こることが多く，上下いずれかの顎の歯が異常な場所に生えることが原因である．咬合不全では，歯がうまく噛み合わないため，食物を擦り潰したり切ったりする正常な機能をうまく発揮できない．また咬合不全によって，時に上顎に対して下顎が異常にずれる場合があり，顎関節の痛みや歯の変性といった結果をもたらすことがある．

矯正歯科医は，適切な矯正器具を使い，長期にわたって緩やかな力を歯に加えることで咬合不全を矯正する．歯への緩やかな力は，圧迫された側の歯槽骨の吸収とその反対側の歯槽骨の形成を促す．こうして歯は，加えられた力の方向に向かって徐々に動き，新しい場所へと移動する．

参考文献

Alfadda TI, Saleh AM, Houillier P, Geibel JP: Calcium-sensing receptor 20 years later. Am J Physiol Cell Physiol 307:C221, 2014.

Bauer DC: Clinical practice. Calcium supplements and fracture prevention. N Engl J Med 369:1537, 2013.

Crane JL, Cao X: Bone marrow mesenchymal stem cells and TGF-β signaling in bone remodeling. J Clin Invest 124:466, 2014.

Elder CJ, Bishop NJ: Rickets. Lancet 383:1665, 2014.

Hoenderop JG, Nilius B, Bindels RJ: Calcium absorption across epithelia. Physiol Rev 85:373, 2005.

Holick MF: Vitamin D deficiency. N Engl J Med 357:266, 2007.

Imai Y, Youn MY, Inoue K, et al: Nuclear receptors in bone physiology and diseases. Physiol Rev 93:481, 2013.

Jones G, Strugnell SA, DeLuca HF: Current understanding of the molecular actions of vitamin D. Physiol Rev 78:1193, 1998.

Khosla S, Amin S, Orwoll E: Osteoporosis in men. Endocr Rev 29:441, 2008.

Khosla S, Oursler MJ, Monroe DG: Estrogen and the skeleton. Trends Endocrinol Metab 23:576, 2012.

Khosla S, Westendorf JJ, Oursler MJ: Building bone to reverse osteoporosis and repair fractures. J Clin Invest 118:421, 2008.

Kopic S, Geibel JP: Gastric acid, calcium absorption, and their impact on bone health. Physiol Rev 93:189, 2013.

Marcocci C, Cetani F: Clinical practice. Primary hyperparathyroidism. N Engl J Med 365:2389, 2011.

Martin A, David V, Quarles LD: Regulation and function of the FGF23/klotho endocrine pathways. Physiol Rev 92:131, 2012.

Marx SJ: Hyperparathyroid and hypoparathyroid disorders. N Engl J Med 343:1863, 2000.

Quarles LD: Endocrine functions of bone in mineral metabolism regulation. J Clin Invest 118:3820, 2008.

Ralston SH: Clinical practice. Paget's disease of bone. N Engl J Med 368:644, 2013.

Rosen CJ: Clinical practice. Vitamin D insufficiency. N Engl J Med 364:248, 2011.

Seeman E, Delmas PD: Bone quality-the material and structural basis of bone strength and fragility. N Engl J Med 354:2250, 2006.

Shoback D: Clinical practice. Hypoparathyroidism. N Engl J Med 359:391, 2008.

Silver J, Kilav R, Naveh-Many T: Mechanisms of secondary hyperparathyroidism. Am J Physiol Renal Physiol 283:F367, 2002.

Tordoff MG: Calcium: taste, intake, and appetite. Physiol Rev 81:1567, 2001.

Zaidi M, Buettner C, Sun L, Iqbal J: Minireview: the link between fat and bone: does mass beget mass? Endocrinology 153:2070, 2012.

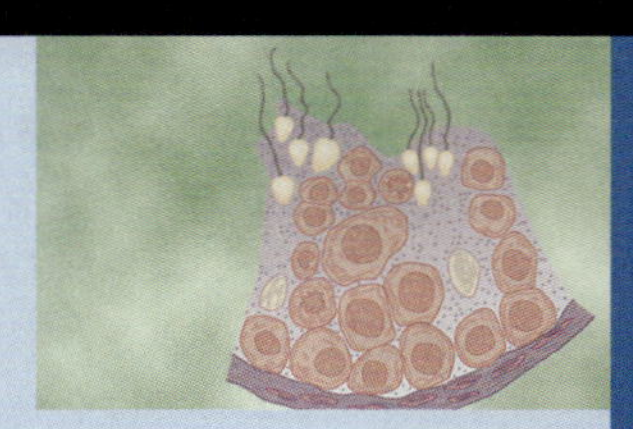

第81章 男性の生殖系とホルモンの機能（および松果体の機能）

男性の生殖機能は，3つの主要な部分に分けられる．①精子形成，つまり，精子がいかにしてつくられるかを意味する，②雄性の性的な活動の遂行，そして，③種々のホルモンによる男性の生殖機能の調節．これらの生殖機能に関連するのは，副生殖器，細胞の代謝，成長，その他，身体の機能に対する男性の性ホルモンの作用である．

男性生殖器官の正常構造

図81.1Aは男性生殖器系の概略を示し，図81.1Bは，**精巣**(testis)と**精巣上体**(epididymis)のより詳細な構造を示している．精巣は，900にも及ぶコイル状の精細管からなり，それぞれは，平均的に0.5m以上にも及び，その中で精子が形成される．精子は，さらに約6mの長さに及ぶコイル状の管である精巣上体に運ばれる．精巣上体は，**輸精管**(vas deferens)へ続き，**前立腺**(prostatic gland)の体部に入る直前で輸精管の膨大部へと拡大する．

2つの**精嚢**(seminal vesicle)は前立腺の両側に位置し，前立腺の端にある膨大部に連なり，膨大部と精嚢部の内容物は**射精管**(ejaculatoryduct)へ運ばれ，射精管は，前立腺の体部を通り抜け内尿道に連なっている．前立腺管は，また，前立腺と射精管を結んでおり，そして前立腺尿道部へと連なる．最終的に，尿道は，精巣と体外をつなげている．尿道は，尿道の全域，もしくは尿道の開始部に近接した両側の**尿道球腺(カウパー腺)**(bulbourethral gland(Cowper gland))に存在する多数の尿道腺に由来する粘液を受けている．

精子形成

胎児が形づくられているときに，**原始生殖細胞**(primordial germ cell)は精巣へ移動し，**精原細胞**(spermatogonia)とよばれる未熟な生殖細胞となる．**精原細胞**は，**精細管**(seminiferous tubule)の外側2〜3層にある(図81.2Aに管の横断面を示す)．思春期になると，精原細胞は有糸分裂を開始し，図81.2Bに示したように，精子を形成するために一連の発達段階を経る連続的な増殖と分化を行う．

精子形成の段階

精子形成(spermatogenesis)は，下垂体前葉の性腺刺激ホルモンによる刺激の結果として，性的に活動的な期間，精細管で起こる．精子形成は，平均的には13歳に始まり，ほとんどの残りの期間，継続的に行われるが，老齢では著明に減少する．

精子形成の最初の段階は**精原細胞**で，精細管の中心腔に向かって**セリトリ細胞**(Sertoli cell)の間を移動していく．セリトリ細胞の大きく豊富な細胞質が，発達しながら管の中心腔に向かう精原細胞を，すべての過程で取り囲んでいる．

減数分裂

精原細胞は，セリトリ細胞同士の境界を乗り越える中で，大きく変容して，大きな第一次精母細胞に肥大する(図81.3)．これらの**第一次精母細胞**(primary spermatocyte)は，引き続いて減数分裂を経て，2個の**第二次精母細胞**(secondary spermatocyte)となる．数日間経つと，これらの第二次精母細胞は**精子**(spermatozoa, sperm)となる精子細胞に分化する．

精母細胞から精子細胞に変わる間，精母細胞の46染色体(23対の染色体)は分かれて，1つの23染色体をもつ精子細胞ともう1つの23染色体をもつ精子細胞になる．染色体上の遺伝子も，胎児の最終的な遺伝的特徴の半分は父方由来の遺伝子で，半分は母の卵子由来の遺伝子である．

精母細胞から精子細胞までの精子形成の全過程はおよそ74日間である．

性染色体

おのおのの精原細胞において，23対の染色体の中で1つの対は，出生時の性を決定する遺伝情報を運んでいる．この1対の1つは女性染色体とよばれるX染色体で，もう1つは男性染色体とよばれるY染色体である．減数分裂のときに，男性となる精子の精子細胞にY染色体が含まれ，女性となる精子の精子細胞にX染色体が含まれる．最終的な胎児の性は，この2種類の精子のどちらが卵子と受精するかによって決定される．この過程は第83章で詳述する．

精子の形成

精子細胞が形成されたはじめのうちは，通常の上皮細

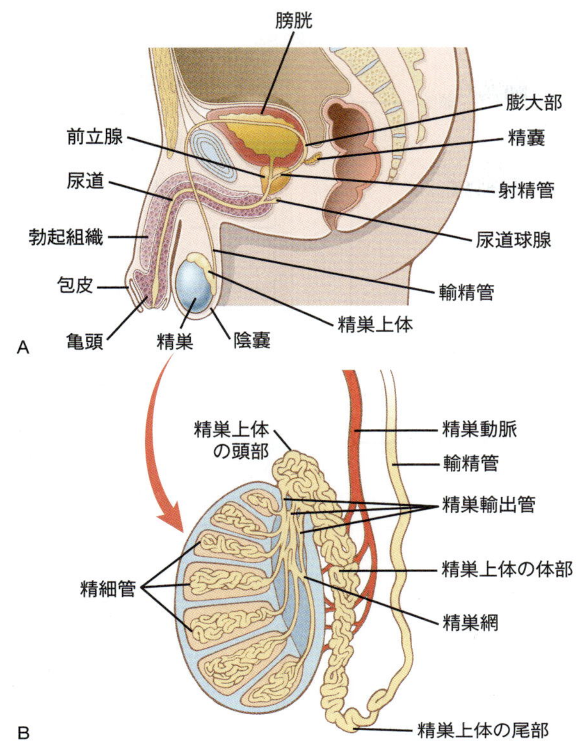

図 81.1 男性生殖器系
A：男性生殖器系，B：精巣とそれに関連した構造．（A：Bloom V, Fawcett DW：Textbook of Histology, 10th ed. Philadelphia：WB Saunders, 1975 を改変．B：Guyton AC：Anatomy and Physiology. Philadelphia：Saunders College Publishing, 1985 を改変）

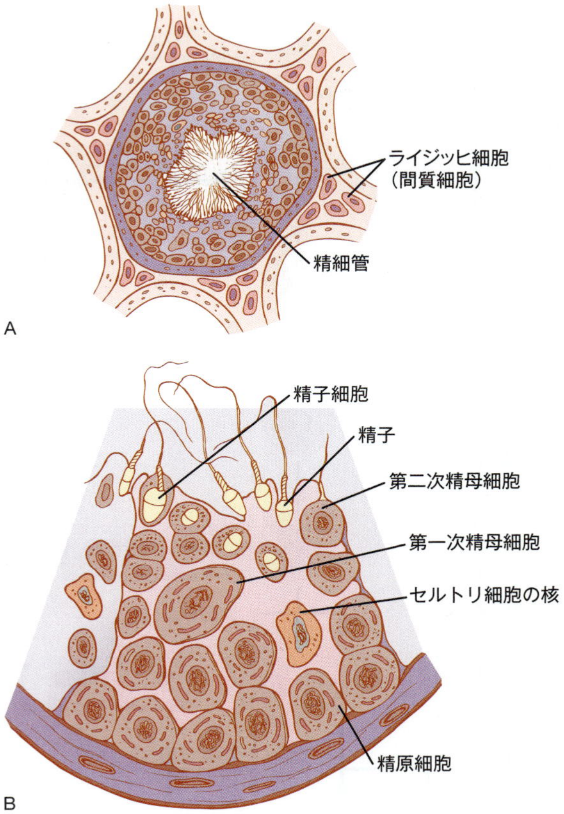

図 81.2 精巣の微細構造
A：精細管の横断面，B：精原細胞から精子に発達する各段階．

胞様の特徴があるが，やがて精子へと分化し，細長くなる．図 81.4 に示すように，精子は頭部と尾部からなる．頭部は，細胞質はわずかで表面を細胞膜が覆う凝縮された細胞核をもつ．頭部の前 2/3 の外側には，主としてゴルジ装置が形成した**尖体**(acrosome)とよばれる厚い帽子状なものがある．尖体は，典型的な細胞のリソソームにみつかるいくつかの酵素，**ヒアルノニダーゼ**(hyaluronidase)（組織のプロテオグルカンを消化する）や強力なタンパク分解酵素（タンパク質を消化する）を含んでいる．これらの酵素は，精子が卵子に入り受精するのに重要な役割を演じている．

鞭毛(flagellum)とよばれる精子の尾部は，3 つの主要な部分からなる：①中心骨格をなす 11 の微小管からなる，併せて**アクソネーム**(axoneme)とよばれる（アクソネームの構造は，第 2 章に記載したように他のタイプの細胞の表面にある線毛と似通っている），②アクソネームを覆う薄い細胞膜，③尾部の近位端の（尾部の体部とよばれる）アクソネームを取り囲むミトコンドリアが集まっている部分．

尾部の往復運動（鞭毛運動）は，精子の運動性を規定する．この運動は，アクソネームを構成する前後の微小管のリズミカルな縦方向の滑り込み運動によって起こる．この過程のエネルギーは，尾部の体部にあるミトコンドリアによって生産される ATP によって供給される．

正常な精子は液体の中で速度 1〜4 mm/分で運動し，卵を求めて女性の生殖器の中を移動する．

精子形成を刺激するホルモン要因

生殖におけるホルモンの役割は，詳しくは後述するが，ここでは，いくつかのホルモンが，精子形成に必須の役割を演じている，ということを示す．これらの役割は，以下のようである．

①精巣の間質の**ライジッヒ細胞**(Leydig cell（図 81.2）)から分泌されるテストステロンは，精子となる最初の段階の精巣の生殖細胞の発達と分裂に必須となる．

②**黄体形成ホルモン**(luteinizing hormone)は下垂体前葉から分泌され，ライジッヒ細胞のテストステロン分泌を促す．

③**卵胞刺激ホルモン**(follicle-stimulating hormone)は下垂体前葉から分泌され，セルトリ細胞を刺激す

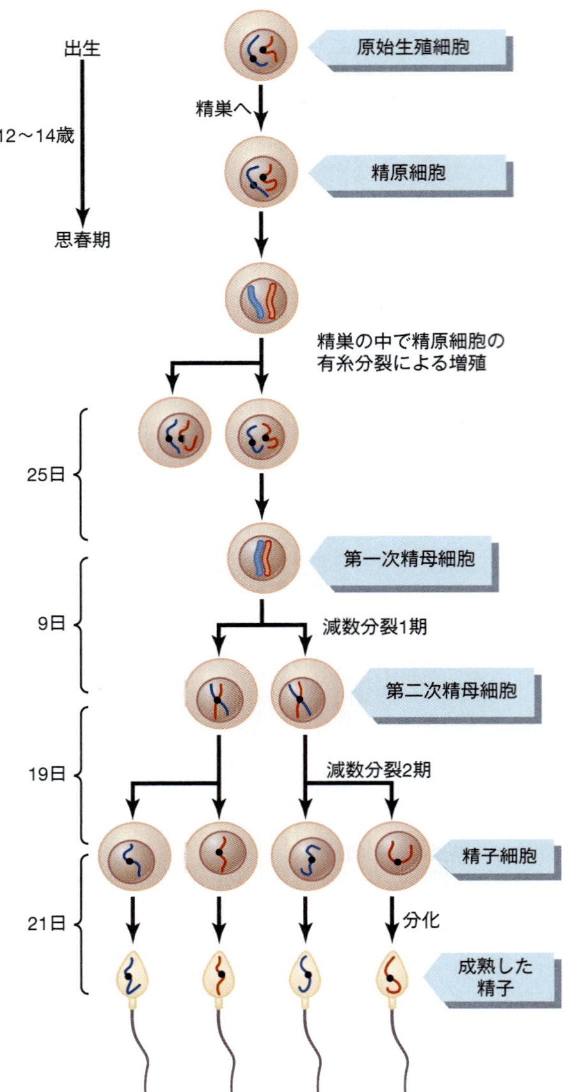

図 81.3　精子形成における細胞分裂の各段階
胎児の発達に伴って，原始生殖細胞は，精巣へ移動し，精原細胞になる．思春期（通常，生後 12〜14 歳）になると，精原細胞は有糸分裂によって急激に増殖する．あるものはさらに減数分裂する第一次精母細胞となり，継続的に減数分裂 1 期を遂行して第二次精母細胞となる．減数分裂 2 期を終了すると，第二次精母細胞は，いずれ精子となる精子細胞になる．

る；この刺激がないと，精子細胞が精子（精子形成の過程）に変わらない．

④卵胞刺激ホルモンにより刺激され，セルトリ細胞で産生されるテストステロンに由来するエストロゲンも，おそらくは精子形成に必須となる．

⑤成長ホルモン（他の主要な身体のホルモンと同様に）は，精巣の代謝機能を調節する基礎として必要である．成長ホルモンは特に，精原細胞の分化の初期を誘導し，ないと下垂体性小人症のように，精子形成は著しく障害もしくは欠如し，それゆえ不妊の原因となる．

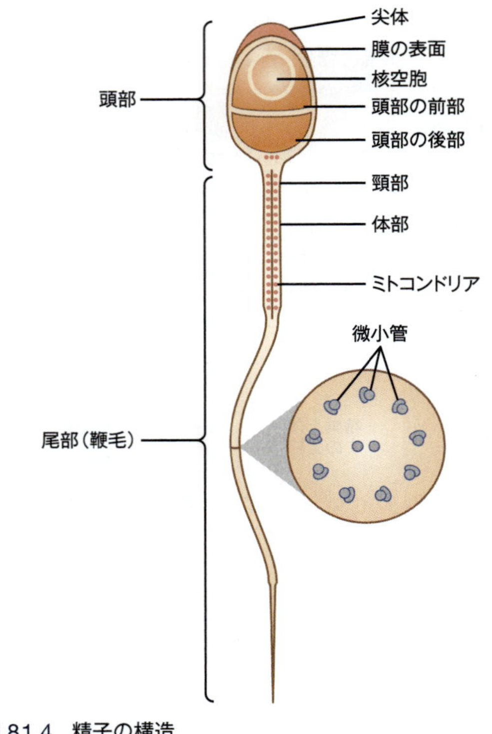

図 81.4　精子の構造

精巣上体における精子の成熟

精細管で形成された後，精子は精巣上体という 6 m にも及ぶ管の中で，数日間を過ごす．精細管から，もしくは，精巣上体の最初の部分から採取された精子は運動性がなく，卵子と受精できない．しかし，精巣上体で 18〜24 時間過ごした精子は運動能を獲得するが，射精するまで，精巣上体液中のいくつかの抑制タンパクが最終的な精子の運動能を抑制している．

精巣における精子の貯蔵

成人の 2 つの精巣は，毎日 1 億 2000 万以上の精子をつくっている．これらの精子は，ほとんどが精巣上体で蓄えられるが，少量は輸精管に蓄えられる．精子は受精能をもったまま少なくとも 1 ヵ月は，蓄えられる．この期間は，この管から分泌される複数の抑制物質によって精子は強く抑制されていて，非活動の状態となっている．一方で，性的な活動が高まって射精されると数日以上は蓄えられない．

射精後，精子は運動能をもち，卵子を受精させることが可能となり，この過程は成熟とよばれる．セリトリ細胞と精巣上体の上皮は，精子と一緒に射精される特別な栄養のある液体を分泌している．この液体は，ホルモン（テストステロンおよびエストロゲンを含み），酵素および精子の成熟に必須となる特別な栄養物質を含んでいる．

成熟した精子の生理学

正常な運動能と受精能をもつ精子は，1〜4 mm/分の速さで溶液中を移動する鞭毛運動を行うことができる．精子のこのような活動は，射精された精液の中に含まれている中性からわずかにアルカリ性の溶液で著しく増強されるが，軽度の酸性溶液中では著しく抑制される．強い酸性の溶液は速やかに精子を死に至らしめる．

精子の活動は温度の上昇によって著しく増すが，代謝率が上がるので精子の寿命は著しく短くなる．精巣の生殖管内で抑制された状態では数週間も生きることができるが，女性の生殖器経路に射精された精子の平均余命はわずか1〜2日である．

精嚢の機能

精嚢は，豊富な量のフルクトース，クエン酸，その他の栄養物，および大量の**プロスタグランジン**(prostaglandin)やフィブリノゲンなどを含んだ粘液を分泌する分泌上皮が並んだ小胞状の管で，曲がりくねっている．射出と射精の過程で，輸精管に精子を排出した後ただちに，精嚢はその内容物を射精管に注ぐ．このような働きは，射精された精液の量を大きく増加させ，精液中に含まれるフルクトースやその他の物質は，卵を受精させる射精された精子にとって，貴重な栄養源となる．

プロスタグランジンは，2つの方法で受精を助けると考えられている．①女性の頸管粘液と反応することによって，精子の運動をより許容し，②おそらくは，射精された精子が卵巣に向かって移動するように子宮や卵管に逆の蠕動収縮を起こす(少量の精子は，5分以内に卵管の上端縁まで達する)．

前立腺の機能

前立腺はさらさらとした，Ca^{2+}，クエン酸イオン，リン酸イオン，凝固酵素やプロフィブリノリシンが含まれた乳白色の液体を分泌する．射出の間，前立腺の被膜は輸精管の収縮と同期して収縮し，これによってさらさらとした乳白色の前立腺の液体が，精液の容量に加えられる．前立腺液のわずかにアルカリ性であるという特徴は，首尾よく卵を受精させるのに大変重要である．なぜならば，輸精管の液体は，クエン酸の存在や精子の最終代謝産物により比較的酸性で，それにより，精子の受精能を抑制している．また，女性の膣の分泌物は酸性である(pH3.5〜4.0)．精子の運動能は，取り囲んでいる液体のpHが6.0〜6.5に上がるまで至適にならない．したがって，前立腺液がわずかにアルカリ性であることは，おそらくは，射精されて，精子の運動能や受精能を増強するための精液の酸性の中和に役立っている．

精液

男性の性的な活動によって射精された精液は，輸精管からの液体と精子(およそ10%)，精嚢由来の液体(およそ60%)，前立腺由来の液体(およそ30%)と，粘液腺，特に尿道球腺からの少量の液体によって構成される．したがって，精液の多くは精嚢由来の液体で，射精される最後の部分を占め，射精管や尿道の精子を洗い出す．

アルカリ性の前立腺液と精液の他の部分の弱酸性を中和して合わせると，精液の平均的なpHはおよそ7.5になる．前立腺液は精液を乳白色にして，精嚢や粘液腺の液体が精液の粘液性を出す．前立腺液からの凝集酵素は，また，精嚢液中のフィブリノゲンが，子宮頸部にある膣の奥深くに精液をとどまらせるために，フィブリン凝集を形成するのに役立つ．次の15〜30分でこの凝集は溶解するが，それは前立腺のプロフィブリノリシン由来のフィブリノリシンによって溶解されるからである．射精された初期のうちに，精子は比較的動けず，おそらくは凝集の粘性による．凝集が溶解されるので，同時に，精子の運動性は高まる．

男性生殖器の中で何週間も精子は生きていられるが，ひとたび精液として射精されると，体温では，わずか24〜48時間が最大寿命となる．低温度では，しかしながら数週間は精液を蓄えることができ，−100℃以下に凍らせると，精子は何年間も保存できる．

卵子を受精させるために，精子の受精能獲得は必要である

精巣上体から離れたとき，精子は成熟したといわれるが，生殖管の上皮から分泌される複数の抑制因子によってその活動性は制止されている．したがって，最初に精液中に放出されたときは，卵子を受精させることはできない．女性の生殖管の液体と接していると，複数の変化が起こって，受精の最終段階のために精子は活性化される．これらの変化は総じて精子の受精能獲得とよばれ，通常では，1〜10時間を必要とする．

①男性の生殖管の中で精子の活動を抑制している多くの抑制因子を，子宮や卵管の液体が洗い流す．

②男性の生殖管の液中に精子がいるときは，コレステロールを多く含んだ精細管から分泌された多くの浮遊物に持続的にさらされている．このコレステロールは精子の**尖体**を覆う細胞膜に持続的に供給され，この膜を固くして中の酵素を放出するのを防いでいる．射精後，精子は子宮腔を上行するために，コレステロールの小胞から離れて膣の中を泳いでいき，そして徐々に次の数時間をかけて余ったコレステロールを失っていく．これによって，精子の頭部の膜(尖体)は，かなりもろくなる．

③精子の膜は，また，Ca^{2+}をより透過するようになるので，多くのカルシウムが精子に入るようになり，鞭毛の活動を変え，以前は波状に弱く運動していたのに，鞭で打つように運動できるようになる．さらにCa^{2+}は，尖体の先端を覆っている細胞膜に変化をもたらし，卵子の透明体に侵入するならなおさらであるが，卵子の周りの顆粒細胞の塊の中に精子が

容易に侵入するよう，速やかに酵素を尖体から放出できるようにする．

このように複数の反応が受精能獲得の過程で起こる．これらの変化なしには，卵子の中に入り受精することはできない．

尖体の酵素，尖体反応，および卵子侵入

精子の尖体に蓄えられているのは，大量のヒアルロニダーゼやタンパク分解酵素である．ヒアルロニダーゼは卵巣の顆粒細胞同士を束ねて固めているヒアルロン酸重合物を非重合にする．タンパク質分解酵素は，まだ卵子に結合している細胞組織構造のタンパク質を分解する．

成熟卵胞から卵管に放出された卵子は，多層の顆粒細胞をまとっている．精子が卵子と受精するには，これらの顆粒細胞層を緩くしなければならないし，卵子を包んでいる厚い**透明体**(zona pellucida)の中に侵入しなければならない．この侵入を遂行するために，尖体に蓄えた酵素群の放出を開始する．これらの酵素の中でヒアルロニダーゼは，卵子に精子が到達するための顆粒細胞の中を通る道を開くのに，特に重要であろう．

卵の透明体に精子が到達すると，透明体の特定の受容体タンパク質に精子の前方部の膜が結合する．次に，尖体の全体が融解して，尖体のすべての酵素群が放出される．数分以内に，卵の内部へいくために透明体に精子の頭部を通過させ，侵入路を開ける．さらに30分以内に，1つの細胞を形成するために，精子の頭部の細胞膜と卵子の細胞膜は融合する．同時に，精子と卵子の遺伝産物は，母由来と父由来の染色体や遺伝子を同数含んでいる新しい細胞の遺伝子を形成する．この過程は**受精**とよばれ，第 83 章で考察するように，胎児へと発達する．

なぜ，1つだけの精子が卵子に入るのか？

多数の精子の中で，なぜ1つだけが卵子に入るのであろうか．その理由は十分には解明されていないが，卵子の透明体に最初の精子が侵入すると，数分以内にCa^{2+}が，卵子の膜の内側に向かって拡散し，それによって，囲卵腔の中へ卵子から開口分泌によって複数の表層顆粒が分泌される．これらの顆粒に含まれる物質が透明体全体に広がり，それがさらなる精子が結合するのを抑制して，また，透明体に結合しようとしている精子のすべてが振り落とされる．このように，1つ以外の精子が受精の最中の卵子に侵入するのはほとんど不可能である．

異常な精子形成と男性の繁殖能力

精細管の上皮はいくつかの疾患で破壊される．例えば，風疹に罹患した結果，両側の精巣の睾丸炎(炎症性)になると，罹患した男性の一部に不妊をきたす．同様に，生殖管の狭窄やその他の異常によって管の上皮が変性して生まれてくる男児もいる．最後にその他の不妊の原因として，通常は一過性であるが，精巣が異常な高温にさらされるということがある．

精子形成における温度の影響

精巣の温度の上昇は，精子細胞の他にも精細管の大部分の細胞の変性の原因となり，精子形成を妨げる．精巣がぶら下がった陰囊内に位置するのは，体の内部温度よりこれらの腺の温度を通常 2℃ 程度下に保つためだとよくいわれている．寒い日に，精囊の筋肉が収縮して**陰囊反射**(scrotal reflex)を起こし，この 2℃ の違いを保つために精巣を体に近づける．このように，精囊は精巣にとって冷却機械として働き(しかし調節されている冷却)，この冷却機構がなければ，暑い天候の下では精子形成が欠損するかもしれない．

停留睾丸

停留睾丸(cryptorchidism)は，新生児が生まれてくる日，もしくは，その近辺で，腹腔から陰囊内へ精巣が下降してくることに失敗したことを意味する．男児の胎児が発達する段階で，精巣は腹壁の生殖隆起から派生する．しかしながら，新生児の誕生の 3 週間から 1 ヵ月前になると，精巣は，通常，鼡径部を通って陰囊内に下降する．ときどき，この下降が起こらない，もしくは，不十分である場合に，片側もしくは両側の精巣が腹腔内，鼠径管内，もしくは下降する道筋のどこかに残存する．

精巣は生涯を通じて腹腔内にあると，精子をつくることができなくなる．管の上皮は変性して，精巣の間質の構造だけが残存する．陰囊内でなく腹腔内にいて温度が数℃高くなっただけで精細管が変性するのに十分であり，したがって，不妊の原因となるが，この影響は不確実である．しかし，この理由により，停留睾丸の少年に腹腔から陰囊内へ停留睾丸を移動する手術は，成人の性的な活動時期が始まる前に行う．

胎児の精巣から分泌されるテストステロンは，腹腔内から陰囊内へ精巣を下降させる生理的な刺激である．したがって，すべてではないが多くの停留睾丸の例では，十分な量のテストステロンを分泌できない精巣が異常に形成されたことが原因となる．このような患者の停留睾丸を手術しても，成功とはいえない．

繁殖能における精子の数の影響

1 回の性交で射精される精液の量は，平均で 3.5 mL であり，1 mL の精液あたり平均で約 1 億 2 千万の精子を含んでいるが，正常でもこの数は 3500 万〜2 億と幅がある．ということは，1 回の射精で数 mL の中に，通常存在するのは，平均で総数 4 億個の精子である．精子の数が 1 mL あたり 200 万以下になると，その人は不妊となるであろう．したがって，まだその理由はよくわからないが，卵を受精するのにたった 1 つの精子でよいのにもかかわらず，1 つの精子を卵に受精させるのに精液中に通常，非常に多くの数の精子を含んでいる必要がある．

繁殖能における精子の形態と運動能の効果

ときどき精子の数は正常なのに不妊のことがある．このような状況は，**図 81.5** に示すように，精子の半分に，

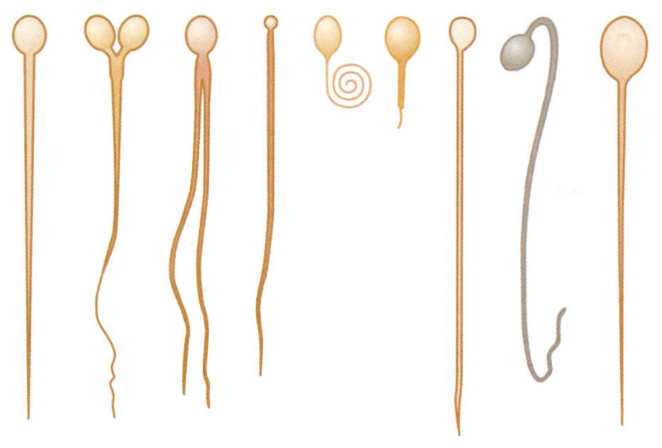

図 81.5　右端の正常精子と比較して，異常な受精不能の精子

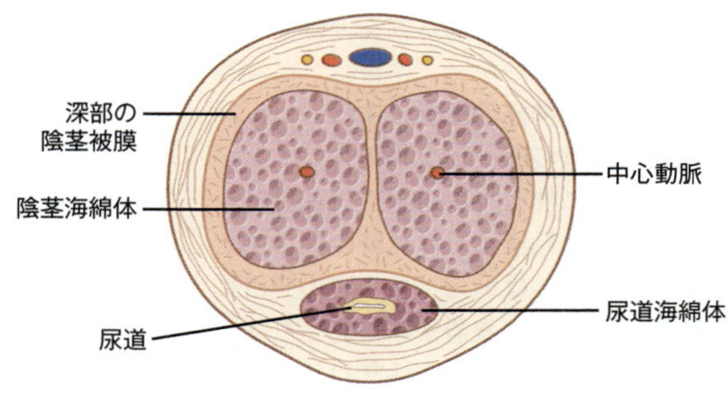

図 81.6　陰茎の勃起組織

頭部が2つあったり，異常に尖った頭部や尾部の異常など，物理的な異常があるときに起こる．その他には，精子が構造的には正常でも，なんらかの理由で，まったく運動性がないか，相対的に運動性が低いことがある．大部分の精子が形態学的に異常か，運動性がないと，残りの精子が正常にみえても不妊となる．

男性の性的な活動

男性の性的な活動を遂行するための神経性の刺激

男性の性的な活動の開始に最も重要な感覚神経の情報源は，陰茎亀頭である．亀頭は，性衝動とよばれる特別な感覚の様相を，特別に感受性の高い感覚終末の器官系から中枢神経系へ運ぶ．性交中の亀頭の前後運動は，感覚終末器官を刺激して，陰部神経を介して性的な情報が伝わり，仙骨神経叢から，脊椎の仙骨部，脊椎を上行して，そして最後はいまだ同定されていない脳の領域に伝わる．

性的な活動を刺激する，亀頭周辺の領域から脊髄へインパルスが入る．例えば一般的に，肛門の上皮や陰嚢，会陰の構造物などの刺激は脊椎に送られて性衝動を増強する．性衝動は，内部の構造物，例えば，尿道や膀胱，前立腺，精嚢，精巣，輸精管などの領域から発生することもある．実際，分泌液によって生殖器官が満たされると，性衝動が生じる．これらの生殖器官の軽度の感染，炎症は性的な欲求を刺激するかもしれないし，カンタリジンなどの催淫剤薬物は膀胱や尿道の粘膜を刺激して炎症やうっ血を起こす．

性的な刺激の精神的な要素

適度な精神的な刺激は，ヒトの性的な活動を遂行する能力を強く増強する．性的な考えを思いつくだけで，もしくは性交を行うということを夢みるだけで，男性の性的な活動を開始できるし，射精に達することもできる．実際に，特に10代のとき，性的な活動の可能な時期の多くの男性において，**夢精**(nocturnal emission, wet dream)とよばれる，夢をみているときに射精が起こる．

脊髄における男性の性的な活動の統合

男性の性的な活動の開始と抑制に，精神的な要素は重要な役割を通常は演じている．しかし，腰髄より上で脊髄を切断された動物とヒトは，適当な陰部の刺激があれば射精することができるので，脳機能はおそらくは射精に必要不可欠ではない．男性の性的な活動は仙骨部や腰部の脊髄に存在する統合された固有の反射の結果として起こる．これらの機序は，脳の精神的な刺激でも，生殖器官の実際の性的な刺激でも起こるが，一般的には両者の協調により駆動される．

男性の性的な活動の段階

陰茎の勃起：副交感神経の役割

陰茎の勃起(penile erection)は性的な刺激の最初の効果で，勃起の度合いは，精神的もしくは肉体的にかかわらず，刺激の程度と比例する．勃起は，仙骨部の脊髄から骨盤神経を通って，陰茎へいく副交感神経のインパルスによって起こる．これらの副交感神経線維は，その他のほとんどの副交感神経とは対照的に，アセチルコリンに加えて一酸化窒素，および/もしくは，**血管活性腸管ペプチド**(vasoactive intestinal peptide)を放出すると信じられている．**一酸化窒素**はグラニルサイクレースという酵素を活性化し，**サイクリックGMP**(cyclic guanosine monophosphate：cGMP)の形成を促進する．cGMPは特に，図 81.6に示すように陰茎と陰茎主体となる陰茎海綿体，尿道海綿体という勃起組織の網目構造の平滑筋線維や陰茎の動脈を弛緩する．血管の平滑筋が弛緩すると陰茎に注ぐ血流が増え，血管内皮細胞の一酸化窒素を放出させ，より血管は弛緩する．

陰茎の勃起組織は，大部分は通常は比較的血液の乏しい海綿体からなるが，ひとたび動脈血流が急速な圧上昇で流れ込む一方，静脈は部分的に閉鎖しているので，著しく血管が拡張する．同様に，勃起の主体となる，特に2つの陰茎海綿体は強い強度をもつ線維性の被覆で覆われている．つまり，海綿体内の圧が高まると，勃起組織の拡張が起こり，陰茎は固く伸張する．この現象が勃起とよばれる．

潤滑は副交感神経の機能による

性的な刺激の間，副交感神経のインパルスは，勃起を増進するのに加え，尿道線や尿道球腺からの粘液の分泌を促す．この粘液は，性交時の潤滑剤として性交時，尿道から出る．とはいえ，性交時の潤滑の大部分は，男性生殖器より女性生殖器から供給される．満足できる潤滑がないと，男性の性的な活動はめったに成功しない．なぜならば，性行動時に潤滑がないと，擦れて痛い感覚が，性感を興奮させるよりはむしろ抑制させるからである．

射精は交感神経の機能による

射出(emission)，**射精**(ejaculation)は男性の性的な活動の絶頂である．性的な刺激が極端に高まると，脊髄の反射中枢は，T12〜L2の脊髄から出る交感神経性の下腹神経叢や骨盤神経叢を通って生殖器官に射精の前兆となる射出を促すようなインパルスを送る．

射出は，精子を尿道の中へ放出するために，輸精管と膨大部の収縮で始まる．そして，前立腺を覆っている筋層が収縮し，引き続いて，精嚢が収縮し，それは前立腺液と精嚢液を前立腺へ放出し，そして精子を押し出す．これらの液体との混合物のすべては，すでに尿道球腺から分泌された粘液とともに,尿道の中で精液を形成する．この時点までの過程が射出である．

精液で尿道の中を満たすと，陰部神経から仙骨部の脊髄へと感覚情報が伝達され，それは，内生殖器に突然満ち足りた感覚を生む．また，これらの感覚情報は，内生殖器の周期的な収縮を生み，陰茎勃起組織の基部となる坐骨海綿体や球海綿体の筋肉の収縮を促す．これらの作用は協調して，陰茎の勃起組織と陰部の管の両者の圧を周期的に波状に増加させ，そして，尿道から外部へと向かって精液を出す．この最後の過程を射精とよぶ．同時に，体感の一部の筋肉や骨盤の筋肉の周期的な収縮は骨盤や陰茎を突出すという動きを引き起こす．この動きは，膣の深部の陥凹部，おそらくは一部は子宮頸部に精液を送り出すのに役立つ．

射出から射精に至るこの期間は，**男性のオルガスム**(male orgasm)とよばれる．これが終わると，男性の興奮は1〜2分間の間に消え去り勃起は終了する．これらの過程を**消退**(resolution)とよぶ．

テストステロンやその他の男性の性ホルモン

男性の性ホルモンの分泌および代謝，化学

精巣のライジッヒ間質細胞からのテストステロンの分泌

精巣は，**テストステロン**(testosterone)，**ジヒドロテストステロン**(dihydrotestosterone)，およびアンドロステンジオンを含んだアンドロゲン類と総称される，いくつかの男性ホルモンを分泌する．テストステロンはその他の男性ホルモンよりもはるかに量が多く，主要な精巣ホルモンと考えることができるが，テストステロンの大部分は標的器官で，よりホルモンとして活性のあるジヒドロテストステロンに最終的に変換される．

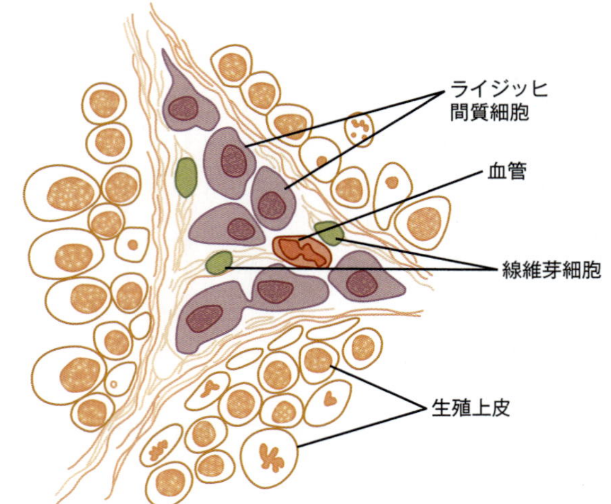

図 81.7　精細管の間に位置する，テストステロンを分泌する間質ライジッヒ細胞

テストステロンは，**図 81.7** に示したように，精細管の間の間質に位置し成人の精巣のおよそ20%を占めるライジッヒ間質細胞で産生される．**ライジッヒ細胞**は，精巣がほとんどテストステロンを分泌しない幼少時は精巣にほとんど見当たらないが，人生の最初の数ヵ月間の新生児と思春期後の成人には多くなる；この2つの時期は，精巣は大量のテストステロンを分泌する．さらにいえば，ライジッヒ間質細胞から発生した腫瘍は大量のテストステロンを分泌する．最後に，X線もしくは大量の熱によって精巣の胚上皮が破壊されても，ライジッヒ細胞は容易には破壊されず，しばしばテストステロンの産生を継続する．

身体のその他の部位でのアンドロゲンの分泌

アンドロゲン(androgen)という用語は，テストステロンや，精巣以外の身体のいかなる場所で産生される男性ホルモンを含めて，男性化作用をもつステロイドホルモン，ということを意味する．例えば，副腎は少なくとも5つのアンドロゲンを分泌するが，これらのアンドロゲンの男性化作用は正常ではほんのわずかであり(成人男性では総量の5%以下)，陰毛や腋毛の成長以外は，女性でも顕著な男性化作用は示さない．とはいえ，副腎のアンドロゲン産生腫瘍が発生すると男性化作用を示すのに十分な量のホルモンとなり，女性でも，通常の男性にみられるような男性の二次性徴をもたらしうる．これらの作用は第78章において副腎性器症候群との関連で記載している．

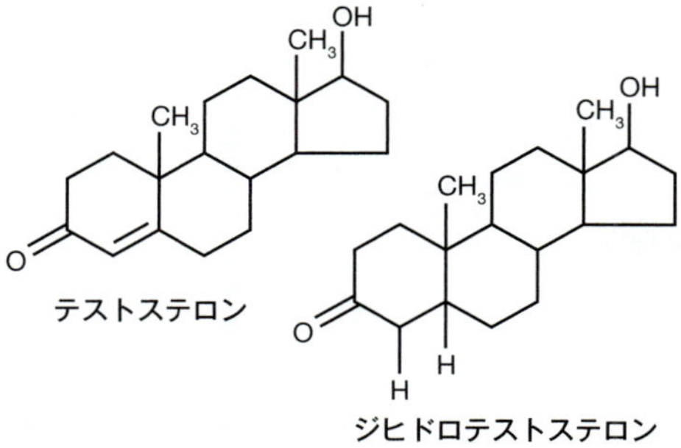

図 81.8　テストステロンとジヒドロテストステロン

まれに，女性において，卵巣の胎生堤細胞が大量のアンドロゲンを産生する腫瘍になることがあり，その1つに**男性化腫瘍**(arrhenoblastoma)がある．正常な卵巣は少量のアンドロゲン類を産生するが，それほど顕著ではない．

アンドロゲンの化学

テストステロンとデヒドロテストステロンの構造を図 81.8 に示すように，すべてのアンドロゲンはステロイド骨格をもった化合物である．両者は精巣および副腎にあり，アンドロゲンは，コレステロールもしくは直接アセチル CoA から合成される．

テストステロンの代謝

精巣から分泌された後，テストステロンの約 97%は，血漿のアルブミンと緩く結合するか，性ホルモン結合タンパクとよばれるβグロブリンと強く結合するかして，血液中に30分～数時間，この状態で存在する．このときまでにテストステロンは，組織に移行するか，引き続いて排泄される非活性の産生物に代謝される．

組織に取り込まれたテストステロンの大部分は，特に成人の前立腺や男の胎児の外生殖器のような特定の標的器官では，組織内でジヒドロテストステロンに変換される．すべてではないがテストステロンの作用はこの変換による．細胞内の機能については，この章の後半で考察する．

テストステロンの分解と排泄

組織に取り込まれなかったテストステロンは，速やかに，主に肝臓でアンドロステロンやジヒドロエピアンドロステロンに変換され，同時にグルクロン酸や硫酸(特にグルクロン酸)に抱合される．これらの物質は肝臓の胆汁経由で腸に，もしくは，腎臓から尿中に排泄される．

男性におけるエストロゲンの産生

テストステロンに加えて，男性でも少量の**エストロゲン**(estrogen)が産生され(およそ非妊娠女性の 1/5 程度)，男性の尿中から相応量のエストロゲン類が回収できる．男性のエストロゲンの正確な源ははっきりしないが，以下の知見が知られている．

①精細管の液体中のエストロゲンの濃度は非常に高く，おそらくは精子形成に重要な役割を演じている．このエストロゲンは，セロトリ細胞でテストステロンをエストラジオールへ変換することにより産生されると思われる．

②より多くのエストロゲンは，生体のその他の組織，特に肝臓などで，テストステロンやアンドロステンジオンから生じ，おそらくは，男性におけるエストロゲン産生の総量の 80%以上はこれによる．

テストステロンの機能

一般的に，テストステロンが男性的な体型の際立った特徴の主因である．胎生期でも精巣は，胎盤の**絨毛性性腺刺激ホルモン**(chorionic gonadotropin)によって刺激され，胎児の発達期間の全期間を通じ，および生後 10 週以上にわたり，中程度のテストステロンを産生している；その後，幼少期からおよそ 10～13 歳になるまでの間は基本的にテストステロンは産生していない．そして，テストステロンの産生は，思春期発来から下垂体前葉の性腺刺激ホルモンの刺激により急速に増加し，残りの人生の大部分にわたり図 81.9 に示したように，続く．その後 50 歳を超えると急に減少に転化し，80 歳までに最高値の 20～50%に減少する．

胎児の発達期間中のテストステロンの機能

テストステロンは，胎生期の約第 7 週で，男性の胎児精巣から合成が始まる．実際に，女性と男性の性染色体の主な機能の違いの 1 つは，男性の染色体は，**精巣決定因子**(testis determining factor)(またの名を SRY タンパク質)とよばれるタンパク質をコードする**性決定 Y 遺伝子**(sex-determining region Y：SRY)をもっている．**SRY タンパク質**は，生殖隆起を，最終的には精巣となるテストステロンを分泌する細胞に分化するように遺伝子群の活性化を開始し，一方，女性の染色体はこの生殖隆起を，エストロゲンを分泌する細胞になるように分化させる．

妊娠した動物に，大量の男性ホルモンを注射すると，たとえ雌性の胎仔であっても雄性の生殖器官が発達する．また，雄性の胎仔の精巣を早い時期に除去すると雌性の生殖器が発達する．このようにテストステロンは，最初は生殖隆起から分泌され，後に，胎児の精巣から分泌され，陰核や膣を形成するのではなく，陰茎や陰嚢の形成を含め男性に特徴的な体型へと発達させる．また，前立腺や精嚢や男性の生殖管を形成すると同時に，女性の生殖器官の形成を抑制する．

精巣下降を引き起こすテストステロンの作用

精巣は通常，精巣が適量のテストステロン分泌を開始する胎生期の最後の 2～3 ヵ月になると陰嚢の中に下降してくる．もし男児が，精巣は正常なのに下降しないで生まれてきた場合，テストステロンを投与すると，鼡径管が精巣を通過させるのに十分な大きさがあれば精巣は通常通り下降していく．

新生児の精巣のライジッヒ細胞は性腺刺激ホルモンの処置によって刺激されてテストステロンを産生し，精巣

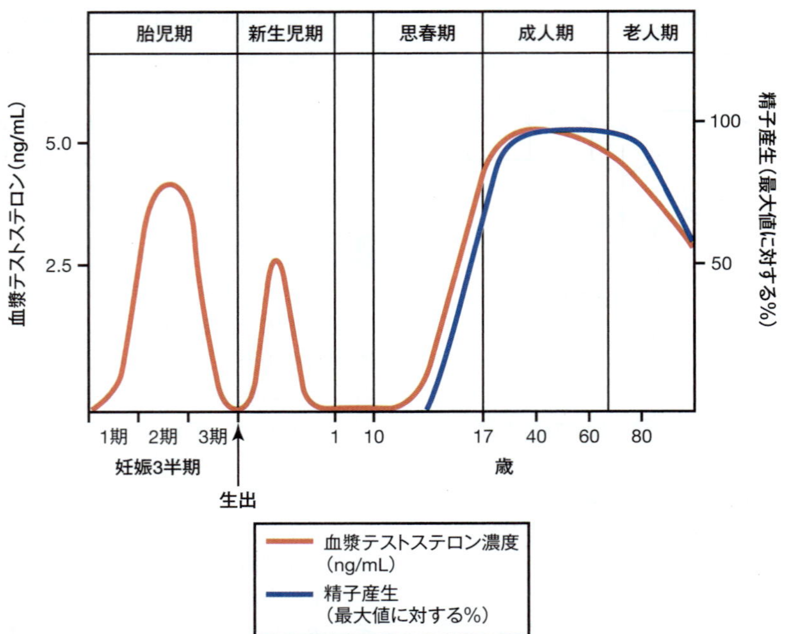

図 81.9　おのおのの時代における，男性の生殖機能を反映する血漿の平均テストステロン濃度(赤線)と，精子産生率(青線)
(Griffin JF, Wilson JD : The testis. In : Bondy PK, Rosenberg LE [eds]:metabolic Control and Disease, 8th ed. Philadelphia : WB Saunders, 1980 を改変)

下降を引き起こすことができる．このように，精巣下降を刺激するのはテストステロンであり，この点においてもテストステロンは胎生期の男性生殖器の発達に重要なホルモンであることがわかる．

一次および二次性徴の発達に対するテストステロンの作用

思春期以降，テストステロンの分泌の量の増加は，20 歳までと比較して，陰茎や陰嚢，および精巣を，約 8 倍になるほど増大させる．さらに，テストステロンは，思春期に開始して成熟すると終了する男性の**二次性徴**(secondary sexual characteristics)の発達を引き起こす．これらの**二次性徴**は，生殖器自体に加えて，次に述べるように，女性から男性を区別する．

体毛の分布における作用

テストステロンは，①恥骨一面を覆って，②腹壁の白線に沿ってそのうえ，時に臍の上部，③顔面，④通常，胸，⑤(頻度は下がるが)背中などのその他の部分の体毛の成長を引き起こす．また，その他の身体の大部分の毛を濃くする．

男性型のはげ(禿)

テストステロンは頭頂部の毛の発育を抑制する．機能的な精巣のない男性は禿げない．しかし，男らしい男性の多くも禿にはならない．なぜならば，禿は 2 つの要素が原因となるからだ：第 1 に禿になるという遺伝的な背景，そして，第 2 に，この遺伝的な背景にアンドロゲン作用を示すホルモンが多量に存在することがつけ加えられる．遺伝的背景をもつ女性がアンドロゲン作用を示す腫瘍に長期間さらされると，男性に起こるのと同じ様式で禿げる．

声に対する作用

テストステロンが精巣から分泌されても，もしくはテストステロンを注射しても，喉頭粘膜の肥大を引き起こし，さらに喉頭を拡大する．この効果は，最初は比較的耳障りな“しゃがれた”声になるが，徐々に，典型的な成熟した男性の声に変わる．

テストステロンは皮膚の厚さを増し，ニキビを発生させる一因となる

テストステロンは，体中の皮膚の厚さを増し，皮下組織を頑丈にする．テストステロンはある部分の，いや，おそらくは体中のすべての皮脂腺の分泌速度を増加させる．特に重要なのは，**ニキビ**(acne)となりうる顔の皮脂線の分泌物を増加させることである．したがって，ニキビは，テストステロンの増加が身体に引き起こす変化として最初の，そして，男性の思春期に最も共通した特徴の 1 つである．テストステロンが分泌されて数年経つと，皮膚はテストステロンに通常は慣れてきて，ニキビは克服される．

テストステロンはタンパク質の合成と筋肉の発達を増加させる

最も重要な男性の特徴の 1 つは，思春期後に筋肉が増加して発達することで，女性よりも筋肉量は約 50%以上も多い．この筋量の増加は，身体の筋肉以外の部分と同様に，タンパク質の増加と関連している．皮膚の変化

の大部分は，皮膚にタンパク質が沈着することが原因で，また，声の変化の一部分はテストステロンのタンパク質同化作用による．

テストステロンや他のアンドロゲンは身体の筋肉に対して大きな効果があるので，合成アンドロゲンは筋肉の能力を高めるために，運動選手に広く使われている．このような慣習は，スポーツ生理学と関連して第85章で考察するように，過剰のアンドロゲンは長期間の有害な作用があるので，強く反対されている．テストステロン，もしくは合成のアンドロゲンは，少し結果は疑わしいが，筋肉を強くして活力を増す"若返りのホルモン"として年老いた人にときどき使われる．

テストステロンは骨の基質を増加させ，カルシウムを維持する

思春期になり，あるいは，長期間のテストステロンを注射することで，身体を循環するテストステロンが著増すると，骨は著明に厚くなり，さらにカルシウム塩が著明に沈着する．このようにテストステロンは骨の基質の総量を増やし，カルシウムを維持する．骨の基質の増加は，一般的にテストステロンの全般的なタンパク質同化作用，さらにタンパク質の増加によってカルシウム塩が沈着することによると考えられている．

テストステロンは骨盤に対して，①骨盤出口を細くする，②長くする，③広く卵形をした女性の骨盤ではなく，漏斗のような形の骨盤にする，④荷重負荷に対する骨盤全体の強度を著しく上げる，という特有の作用がある．テストステロンがないと，男性の骨盤が女性のような骨盤に発達する．

テストステロンは骨の大きさや強度を増すので，老人の男性の骨粗鬆症の治療に時折使われる．

成長中の子どもに，大量のテストステロン（もしくは，その他のアンドロゲン）が異常に分泌されると，骨の成長率は著明に増加し，突出して高身長となる．しかしながら，テストステロンは，低年齢では，**長管骨骨端**（epiphyses of long bones）と骨幹を融合する．それゆえ，急速に成長するにもかかわらず，この早期の骨端の閉鎖は成長を妨げ，テストステロンが分泌されていないときに成長するのと同じくらいの身長になる．正常な男性でも，最終的な成人の身長は，思春期前に精巣摘除した男性よりわずかに低い．

テストステロンは，基礎代謝率を増加する

大量のテストステロンの注射は，15％くらい，基礎代謝率を増加することができる．青年期や早期の成人時期の精巣から分泌される通常量のテストステロンは，精巣が活動的でないときの値の5～10％以上に代謝率を増加させる．この代謝率の増加は，テストステロンの間接的なタンパク質同化作用の結果と思われ，タンパク質量が増えて（特に酵素），すべての細胞で活性化を促す．

テストステロンは赤血球を増加させる

精巣摘除した成人に通常量のテストステロンを注射すると，血液1 mm^3 あたりの赤血球数は15～20％増加する．また，平均的な男性は，平均的な女性よりも1 mm^3 あたり，約70万多く赤血球をもっている．テストステロンとヘマトクリットの増加は強い相関関係があるのにもかかわらず，テストステロンは，直接にエリスロポエチン値を増加するとか，直接に赤血球の産生に効果があるとは思えない．赤血球の産生を増加するテストステロンの作用は，少なくとも一部は，テストステロン処置によって起こる代謝率の増加による間接的なものであろう．

電解質や水バランスに対する作用

第78章で指摘したように，多くのステロイドホルモンは，腎臓の遠位尿細管からの Na^+ の再吸収を増加させる．テストステロンも同様な作用をもつが，副腎のミネラルコルチコイドと比較するとその程度は小さい．にもかかわらず，思春期以後は，体重と関連して，血液や細胞外液の量を5～10％以上，増加させる．

テストステロンの基本的な細胞内機序

テストステロンの作用のほとんどは，基本的に，標的細胞でのタンパク質の産生の増加による．この現象は，テストステロンが大きな効果をもつ器官の1つである前立腺でよく研究されている．この腺において，テストステロンは，分泌されて数分以内に前立腺の細胞の中に入る．そして，細胞内の**5α還元酵素**（5α-reductase）の影響下でほとんどの場合，ジヒドロテストステロンに変換されて，細胞質の受容体タンパク質に結合する．この複合体は細胞の核に移行して，核タンパクと結合してDNA-RNA転写を引き起こす．30分以内にRNAポリメラーゼは活性化されて，前立腺細胞中のRNA濃度は上昇し始め，引き続いて，細胞内のタンパク質は累進的に増加する．数日後，前立腺でDNA量も増加するので，同時に前立腺の細胞数は増加している．

テストステロンは，事実上，身体中のどこでもタンパク質の産生を刺激するが，特に標的の器官や組織で，一次および二次性徴の両者の発達を引き起こすタンパク質に効果を示す．

最近の研究では，その他のステロイドホルモンと同様に，テストステロンにも素早い，新たなタンパク質の合成を必要としない，**遺伝子発現を介さない**（nongenomic）作用がある．テストステロンのこのような，遺伝子発現作用を介さない作用の生理学的な役割は，しかし，いまだわかっていない．

視床下部や下垂体前葉からのホルモンによる男性の生殖機能の調節

男性および女性の両者において共通の生殖機能の調節で主要なことは，視床下部の**性腺刺激ホルモン放出ホルモン**（gonadotropin releasing hormone：GnRH，**図81.10**）の分泌から始まることである．このホルモンは，次に，

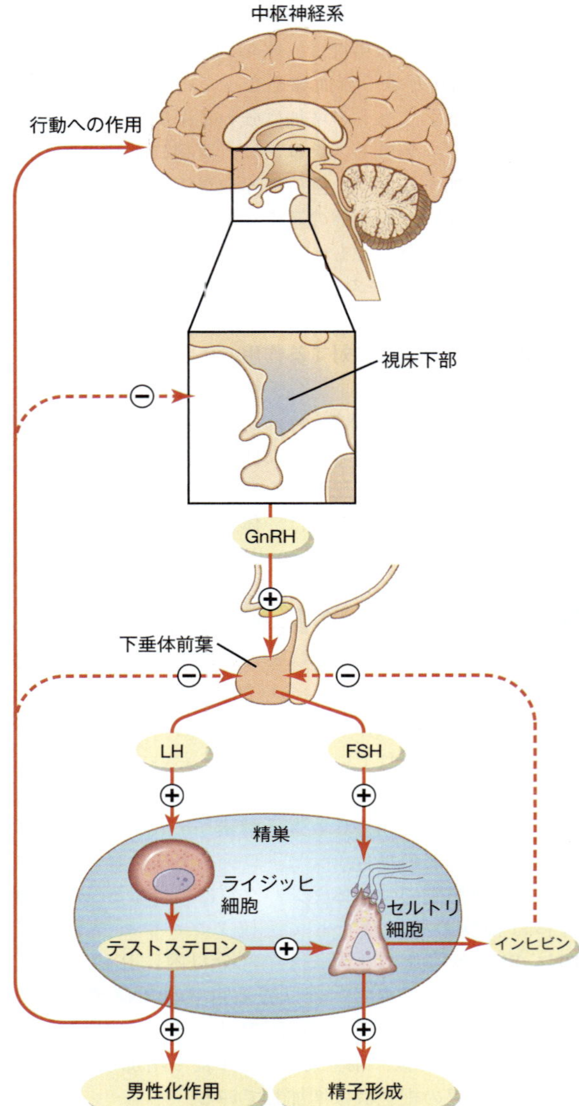

図 81.10 男性における視床下部－下垂体－精巣系のフィードバック調節系
促進の効果は実線とプラスによって示し，抑制の負のフィードバック効果は点線とマイナスで示す．CNS：中枢神経系，FSH：卵胞刺激ホルモン，GnRH：性腺刺激ホルモン放出ホルモン，LH：黄体形成ホルモン．

下垂体前葉を刺激して，性腺刺激ホルモンとよばれる2つのホルモンの分泌を促す(①黄体形成ホルモン(luteinizing hormone：LH)，②卵胞刺激ホルモン(follicle stimulating hormone：FSH))．そして，LH は基本的に精巣からのテストステロンの分泌を促し，FSH は主に，精子形成を刺激する．

GnRH およびその作用(黄体形成ホルモンと卵胞刺激ホルモンの分泌を刺激する作用)

GnRH は神経細胞から分泌される 10 個のアミノ酸からなるペプチドで，その細胞体は**視床下部弓状核**(the arcuate nuclei of the hypothalamus)に位置する．これらの神経細胞の終末は，視床下部の正中隆起部に終わり，そこで，視床下部の下垂体門脈血管系へ GnRH を放出する．GnRH は次いで下垂体門脈血中を運ばれて下垂体前葉に到達し，LH および FSH という 2 つの性腺刺激ホルモンの放出を刺激する．

GnRH は 1～3 時間ごとに，いちどきに数分間，間欠的に分泌される．このホルモンの刺激の強さは 2 つの点により決まる：①分泌周期の頻度，②それぞれ 1 回に分泌される GnRH の量．

下垂体前葉からの LH の分泌は，同様に周期的で，GnRH の**パルス状分泌**(pulsatile release)にほぼ追従する．逆に，FSH の分泌は，それぞれの GnRH分泌によってわずかに上昇するか減弱するかだけである．FSH は，長期的な GnRH の変化に反応して，数時間の時間経過でゆっくりと変化する．GnRH分泌と LH分泌の密接な関係から，GnRH は LHRH(LH- 放出ホルモン)としても広く知られている．

性腺刺激ホルモン：黄体形成ホルモンと卵胞刺激ホルモン

性腺刺激ホルモンの LH と FSH は，ともに下垂体前葉の性腺刺激ホルモン分泌細胞とよばれる同一の細胞から分泌される．視床下部からの GnRH の分泌がないと，下垂体前葉の性腺刺激ホルモン分泌細胞はほとんど LH や FSH を分泌しない．

LH や FSH は糖タンパクである．これらのホルモンは，精巣の標的組織のセカンドメッセンジャー系として cAMP を主に活性化することによって作用を発揮し，続いて，それぞれの標的細胞の特異的な酵素を活性化する．

黄体形成ホルモンによるテストステロン産生の調節

テストステロンは，精巣のライジッヒ間質細胞から分泌されるが，下垂体前葉からの LH が刺激した場合だけである．さらにいえば，分泌されたテストステロンの量は LH の量とおよそ直接比例して増加する．

成熟したライジッヒ細胞は，通常，生後数週の新生児の精巣に見出されるが，消失しおよそ 10 歳になるまでは消失したままの状態である．子どもでも精製した LH を注射するか，思春期で LH が分泌されると，線維芽細胞のようにみえる精巣の間質細胞が機能的なライジッヒ細胞に変わる．

テストステロンのネガティブフィードバックによる下垂体前葉の LH および FSH分泌の抑制がテストステロンの分泌を調節する

LH に反応して精巣から分泌されるテストステロンは，下垂体前葉の LH の分泌を抑制する(**図 81.10**)．この抑制の大部分は，視床下部にテストステロンが直接作用し GnRH分泌を抑制した結果であろう．この効果は次に，下垂体前葉からの LH と FSH の両者の分泌を減少させ，そして，LHの減少は精巣からのテストステロンの分泌を抑制する．このように，テストステロンの分泌が多くなると，この自動的な**負のフィードバック作用**が視床下部や下垂体前葉を調節して，テストステロンの分泌を望まれた値に向かって抑制する．逆に，テストステロンが少ないと視床下部からは多くの量のGnRHが分泌され，下垂体前葉のLHやFSHの分泌を増加させ，精巣のテストステロン分泌を増加させる．

卵胞刺激ホルモンとテストステロンによる精子形成の調節

精細管のセルトリ細胞にある特異的なFSH受容体にFSHが結合すると，セルトリ細胞の発育や多くの精子形成に関与する物質の分泌を促す．同時に，間質の間隙のライジッヒ細胞から分泌されるテストステロン(およびジヒドロテストステロン)は精細管の中に浸透していき，精子形成に強い栄養効果をもつ．したがって，FSHとテストステロンの両者は精子形成の開始に必要である．

精細管の活動の負のフィードバック調節におけるインヒビンの役割

精細管が精子をうまく産生しないと，下垂体前葉からのFSH分泌は著増する．逆に，精子形成の過程が早すぎると，下垂体のFSH分泌は減弱する．下垂体前葉に対するこの負のフィードバック作用は，**インヒビン**(inhibin)とよばれる別のホルモンがセルトリ細胞から分泌された結果であると考えられている(**図81.10**)．このホルモンはFSHの分泌を抑制するという強い直接作用を下垂体前葉にもっている．

インヒビンは，LHやFSHと同じく糖タンパク質で，分子量は1万～3万の間である．インヒビンは，培養したセルトリ細胞から単離されている．インヒビンは下垂体前葉に対して，精子形成を調節する重要な抑制性のフィードバック作用をもっており，同時に，そして並行して，テストステロンの分泌を調節する負のフィードバック機構を駆動している．

妊娠期間中に胎盤から分泌されるヒト絨毛性性腺刺激ホルモンは，胎児の精巣からテストステロンの分泌を促す

妊娠期間中に，**ヒト絨毛性性腺刺激ホルモン**(human chorionic gonadotropin：hCG)というホルモンが胎盤から分泌されて，母体や胎児中を循環する．このホルモンは，LHの生殖器官に対する作用とほとんど同様の作用をもっている．

妊娠期間中，もしも胎児が男性ならば，胎盤からのhCGは，胎児の精巣からテストステロン分泌を促す．このテストステロンは，前述したように，男性の生殖器官の形成を促すのに必須のホルモンである．第83章でより詳細に妊娠期間中のhCGとその機能について考察する．

思春期とその発来の調節

思春期発来(onset of puberty)の開始は，長い間謎であった．しかし，現在，幼少期の間は，視床下部はそれほどの量のGnRHは分泌しない，ということが明らかにされている．この機構の1つは，幼少期，どの性ステロイドホルモンの分泌もわずかであるが，性ステロイドホルモンが視床下部のGnRH分泌を強く抑制しているからである．また，いまだにその機構はよくわからないが，思春期のときに，幼少期に抑制されていた視床下部のGnRH分泌が解かれ，そして大人の性的に活動的な時期が始まる．

男性成人の性的に活動的な時期と男性の更年期

思春期以降，性腺刺激ホルモンは，残りの人生の間，男性の下垂体前葉で産生され，死ぬまで通常ある程度の精子形成は持続する．しかし，ほとんどの男性は50～60歳代の後半になると性機能は徐々に落ちていく．この現象は著しく幅があり，80～90歳代でも持続して生殖力がある男性もいる．

図81.9に示したように，徐々に性機能が落ちていくのは，少なくとも一部はテストステロンの分泌の減少に関連している．男性の性機能の減弱は，**男性更年期**とよばれる．時には，男性更年期は女性の閉経の症状と似た，ホットフラッシュや息苦しさ，精神的な疾患の症状と関連する．これらの症状は，テストステロン，合成アンドロゲン，もしくは女性の閉経の症状の治療に使われるエストロゲンを処置すると緩和される．

男性生殖機能の異常

前立腺とその異常

幼少期は，前立腺は比較的小さいが，テストステロンの刺激によって思春期になると増大を始める．20歳までにこの腺はほとんど十分な大きさに到達し，約50歳までこの大きさを維持する．この頃になると，精巣からのテストステロンの産生の減少によって退行が始まる男性もいる．

良性の前立腺の線維腺腫は，多くの老人男性の前立腺でしばしば発生し，尿閉の原因となる．この過形成はテストステロンによるものではなく，前立腺組織の異常な過度の発育による．

これとは違う問題で，前立腺がんは男性死亡のおよそ2～3%の原因となる．ひとたび前立腺がんが生じると，がん細胞は通常，テストステロンにより発育がいっそう刺激され，テストステロンが産生されないように両側の精巣を摘除すると抑制される．前立腺がんは通常，エストロゲンの投与により抑制される．身体中の骨にすでに転移した前立腺がんのある患者は，数ヵ月から数年，精巣を摘除したりエストロゲンを投与するような治療が奏功する．このような治療を開始すると，通常，転移巣の大きさは縮小し，骨はある程度治癒する．この治療は，

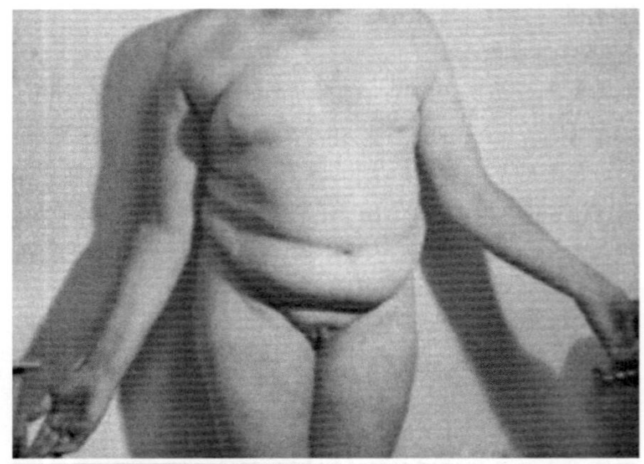

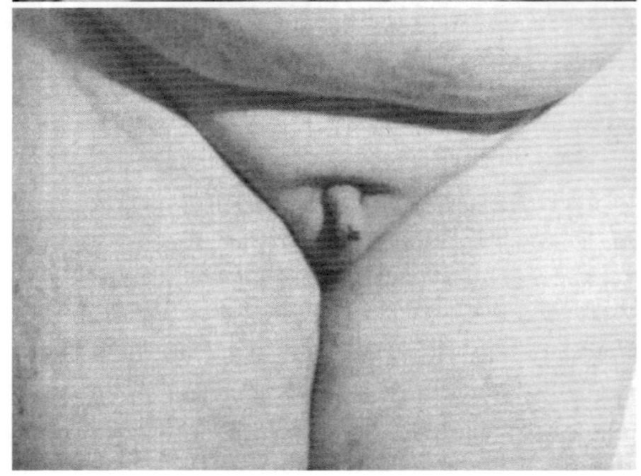

図 81.11 ある青年男性の脂肪性器症候群
肥満と子ども様の生殖器官に注目.(Dr. Leonard Posey の厚意による)

がんを止められないがその発育を遅くして，あるときには激しい骨の痛みを大きく緩和する.

男性の性腺機能の低下

胎生期に男子胎児の精巣が機能していないと，胎児に男性の性徴は発達しない. 代わりに，女性の生殖器官が形成される. このような現象の理由は，男性になるか女性になるかという胎児の基本的な遺伝的特性は，性ホルモンがなければ女性の生殖器を形成するからである. しかし，テストステロンがあると女性の生殖器官の形成は抑制され，代わりに男性の生殖器官が誘導される.

思春期より前に精巣を失った少年は，幼児期の生殖期を継続するような宦官状態となり，一生の間，幼児期の性徴を維持する. 身長は，通常の男性よりも成人の宦官は少しだけ高い. なぜならば，骨端線の閉鎖が遅くなるからである. しかし，骨はとても薄く筋肉は正常の男性よりも著しく弱い. 声は子どものようで，頭の毛を失うことはなく，顔と身体の他の部位において正常男性でみられるような毛の分布は起こらない.

思春期より後に性腺を摘除した男性は，身体のある部分の男性の二次性徴は幼少期の状態に戻り，別の部位の男性の特徴は残る. 生殖器官は，幼少期ほどではないが，若干退行し，また，わずかに声の低音質化が戻る. しかし，男性的な毛は生えなくなり，男性化した骨の肥厚はなくなり，男らしい筋肉を失う.

同様に性腺摘除した成人男性では，それ以前にそういう性的な活動があった場合は，性的欲求を失うことはないが減弱する. しかし，精液を形成する器官が変性し，またテストステロンに駆動される精神的な欲求が失われるため，勃起は以前のように起こるが簡単ではなく，射精にはほとんど至らない.

性腺機能低下は，ある例では，遺伝的に視床下部が正常な量の GnRH を分泌できないことによる. この状況は，しばしば視床下部の空腹中枢の異常を同時に伴い，著明な過食となる. したがって，宦官状態に伴って肥満になる. このような状態の患者を**図 81.11** に示す；このような状況は**脂肪性器症候群**(adiposogenital syndrome)，**フレーリッヒ症候群**(Frohlich's syndrome)もしくは，**視床下部性宦官症**(hypothalamic eunuchism)とよばれる.

男性における精巣腫瘍と性腺機能亢進

間質のライジッヒ細胞腫瘍がまれに精巣で発生する例がある. これらの腫瘍で，正常のテストステロン量の 100 倍をも産生することがある. そのような腫瘍が幼児に発生すると，筋肉や骨の発達が急速に起こり，同時に骨端線が早く閉鎖するので，最終的な大人での身長は，本来の身長よりも，実際，はるかに小さくなる. そのような間質細胞の腫瘍は，また男性生殖器，すべての骨格筋やその他の男性としての性的な特徴が過度に発達する原因ともなる. 成人男性においては，小さな間質腫瘍は診断が難しい. なぜならば男性の特徴はすでに存在しているからである.

間質ライジッヒ細胞の腫瘍よりも，より一般的なものは胚上皮腫瘍である. 胚細胞はほとんどどのような種類の細胞にも分化する能力があるので，これらの腫瘍の多くは複数の組織，例えば胎盤の組織や毛，肺，骨，皮膚が同一の腫瘍の中にみられ，奇形腫とよばれる. これらの腫瘍はほとんどホルモンを分泌しないが，もし，腫瘍の中で胎盤組織が大量に生じると，LH と似たような作用をもつ大量の hCG を分泌する. また，エストロゲン様ホルモンが，時折これらの腫瘍から分泌され，女性化乳房(乳腺組織の過剰成長)とよばれる状態の原因となる.

男性における勃起障害

勃起機能不全は“性交不能”ともよばれるが，男性にとって満足できる性交に十分な固さの勃起の開始と維持ができないと特徴づけられる. 神経学的な問題，例えば前立腺の手術による副交感神経系の障害やテストステロン値の欠損，それから，ある種の薬剤(ニコチン，アルコール，抗うつ剤)は，勃起機能不全の原因となりうる.

40歳以上の男性で勃起機能不全は，血管の病変に起因することが最も多い．前に考察したように，適量の血流や一酸化窒素の形成は陰茎の勃起に必須である．血管の病変は，例えばコントロールされていない高血圧，糖尿病，そして動脈硬化に起因し，陰茎を含んだ身体の血管の拡張する能力が抑制されている．その一部分は一酸化窒素の放出が減弱し血管拡張が障害された結果である．

血管の病変に起因する勃起機能不全は，シルデナフィル(バイアグラ)，バルデナフィル(レビトラ)もしくは，タダラフィル(シアリス)などの**ホスホジエステラーゼ-5抑制剤**(phosphodiesterase-5(PDE-5) inhibitor)によって，しばしば首尾よく治療できる．cGMPを急速に代謝するホスホジエステラーゼ5(PDE-5)という酵素を抑制することによって，勃起組織では，これらの薬物はcGMPのレベルを上昇させる．このようにして，cGMPの代謝が抑制され，PDE-5抑制剤は，cGMPの作用を延長して増強するので勃起する．

動物の季節繁殖を調節する松果体の機能

松果体の存在が知られて以来，①性を増強する，②感染を防ぐ，③睡眠を促進する，④気分を高揚させる，⑤寿命の延長(10〜25%くらい)などの，非常に多数の効果があると考えられてきた．比較解剖学から，松果体は，ある種の下等な動物では頭の後ろの高いところに位置している第3の目の遺残分であることが知られている．多くの生理学者はこの腺は非機能的な残存物であるという考えを支持しているが，別の学者は，性的な活動と生殖の調節に重要な役割を演じていると長年の間，主張している．

長年の研究の結果，今は，実際に性的および生殖の機能にとって調節的な役割を演じていることが明らかとなっている．1年のある期間に仔を妊娠する動物において，松果体を摘除する，もしくは，松果体にいく神経回路を切断すると，通常の季節繁殖が失われる．これらの動物にとって，生存する可能性の高い，通常，春や初夏に仔を誕生させることになる季節繁殖は重要である．この季節繁殖の機序ははっきりとはしないが，以下のようである．

第1に，松果体は，日ごとに目が受容する光の量や，光の“時刻パターン”によって調節される．例えば，ハムスターは1日のうち13時間以上が暗いと松果体が活性するが，それ以下の長さだと松果体の活性化はうまくいかないというように，活性化・非活性化の際どいバランスのうえに成り立っている．目に入った光の信号は，神経性に視床下部の視交叉上核を介して松果体に到達して，松果体の分泌機能を活性化する．

第2に松果体は，**メラトニン**(melatonin)やその他のいくつかの似たような物質を分泌する．メラトニンにしろ，これらの物質にしろ，血液を介して，もしくは，第3脳室の脳脊髄液を介して，下垂体前葉まで運ばれ，性腺刺激ホルモンの分泌を抑制する．

したがって，松果体からの分泌があると，ある種の動物では性腺刺激ホルモンの分泌が抑制されて，暗闇が増す早期の冬におそらくは性腺が抑制され，部分的に退行する．しかしながら，およそ4ヵ月間の機能低下ののち，松果体の抑制効果を解き放ち性腺刺激ホルモンが分泌され，性腺は機能的になり，春の時期に十分な活動が可能なように準備ができる．

ヒトにおいても，松果体は生殖を調節するような機能があるのだろうか？　この問いに対する答えはわからない．しかしながら，松果体の領域に時に腫瘍が形成されることがある．これらの腫瘍のあるものは，松果体ホルモンを大量に分泌し，これらの組織を取り囲んでいるその他の腫瘍は，松果体を圧迫して破壊する．これらの2つのタイプの腫瘍は，しばしば性腺機能の低下，もしくは，性腺機能の亢進を伴っており，おそらく松果体は，ヒトにおいても少なくとも性衝動や生殖の調節にある種の役割を演じているであろう．

参考文献

Barakat B, Itman C, Mendis SH, Loveland KL: Activins and inhibins in mammalian testis development: new models, new insights. Mol Cell Endocrinol 359:66, 2012.

Basaria S: Reproductive aging in men. Endocrinol Metab Clin North Am 42:255, 2013.

Basaria S: Male hypogonadism. Lancet 383:1250, 2014.

Darszon A, Nishigaki T, Beltran C, Treviño CL: Calcium channels in the development, maturation, and function of spermatozoa. Physiol Rev 91:1305, 2011.

Feng CW, Bowles J, Koopman P: Control of mammalian germ cell entry into meiosis. Mol Cell Endocrinol 382:488, 2014.

Groth KA, Skakkebæk A, Høst C, et al: Clinical review: Klinefelter syndrome–a clinical update. J Clin Endocrinol Metab 98:20, 2013.

Guerrero-Bosagna C, Skinner MK: Environmentally induced epigenetic transgenerational inheritance of male infertility. Curr Opin Genet Dev 26C:79, 2014.

Kovac JR, Pan MM, Lipshultz LI, Lamb DJ: Current state of practice regarding testosterone supplementation therapy in men with prostate cancer. Steroids 89C:27, 2014.

Lasker GF, Pankey EA, Kadowitz PJ: Modulation of soluble guanylate cyclase for the treatment of erectile dysfunction. Physiology (Bethesda) 28:262, 2013.

Matzuk M, Lamb D: The biology of infertility: research advances and clinical challenges. Nature Medicine 14:1197, 2008.

Oatley JM, Brinster RL: The germline stem cell niche unit in mammalian testes. Physiol Rev 92:577, 2012.

Plant TM, Marshall GR: The functional significance of FSH in spermatogenesis and the control of its secretion in male primates. Endocr Rev 22:764, 2001.

Shamloul R, Ghanem H: Erectile dysfunction. Lancet 381:153, 2013.

Svingen T, Koopman P: Building the mammalian testis: origins, differentiation, and assembly of the component cell populations. Genes Dev 27:2409, 2013.

Wilhelm D, Palmer S, Koopman P: Sex determination and gonadal development in mammals. Physiol Rev 87:1, 2007.

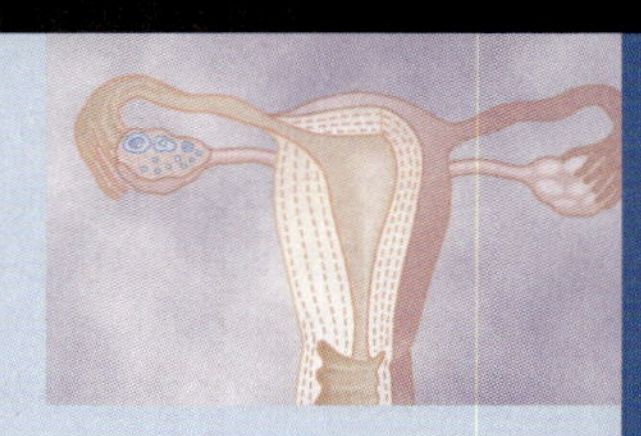

第82章 妊娠前の女性生理学と女性ホルモン

女性の生殖機能は2つの主たる相に分けられる．①受胎や妊娠のための体の準備と，②妊娠そのものの期間である．この章では，妊娠のための女性の身体の準備について述べ，第83章では，妊娠と分娩の生理学について述べる．

女性生殖器の機能形態学

図82.1，図82.2に，女性生殖道の主要臓器を示す．そのなかで最も重要なのは，**卵巣**(ovary)，**卵管**(fallopian tube (uterine tube))，子宮，腟である．生殖は卵巣中の卵の発達から始まる．毎月の月経周期の中央の時期に，1個の卵が卵胞から2つの卵管が開口している卵管采部近くの腹腔へ排出される．この卵は，次いで，2つの卵管の中の1つを通って子宮に達する．もしそれが精子によって受精されていると，子宮に着床し，そこで胎児，胎盤，卵膜がつくられ，最後に乳児になる．

卵子発生と卵巣の卵胞発達

卵(**卵子**(oocyte))は**卵子発生**(oogenesis(図82.3))とよばれる一連の経過を経て発育し，**成熟卵**(卵子(ovum))に分化する．胎生の早い時期に，卵黄嚢の背側内胚葉から起こる**原始卵細胞**(primordial germ cells)は，後腸の腸間膜に沿って胎生学的に生殖隆起の上皮に由来する胚上皮に覆われている，卵巣の外表面へ遊走する．遊走中に，原始卵細胞は繰り返し分裂する．これらの原始卵細胞が胚上皮に到達すると，これらは卵巣皮質の物質の中へ入り込み，**卵祖細胞**(oogonia)または**原始卵母細胞**(primordial ova)となる．

おのおのの原始卵母細胞は，**卵巣の間質**(stroma(卵の支持組織))からの紡錘形の細胞を，卵を取り巻くように層状に集める．これらの細胞は上皮様の性質をもつようになり，次いでこれらの細胞は**顆粒膜細胞**(granulosa cells)となり，1層の顆粒膜細胞で囲まれた卵は**原始卵胞**(primordial follicle)とよばれるようになる．この段階では，卵自身は未成熟で，**一次卵母細胞**(primary oocyte)とよばれ，精子によって受精されるようになるまでに，さらに2回の細胞分裂が必要である．

胎児の卵巣の卵祖細胞は有糸分裂によって完全に複製され，胎生5ヵ月までに第1減数分裂の段階に至る．すると胚細胞の有糸分裂は終了し，追加の卵母細胞は生成されなくなる．出生時に，卵巣は約100万～200万個の一次卵母細胞を有することになる．

卵母細胞の一次減数分裂は思春期後に生じる．おのおのの卵母細胞は2つに分裂し，大きな卵子(二次卵母細胞)と小さな**一次極体**(polar body)になる．これらの細胞は23個の重複染色体を含む．一次極体は二次減数分裂に進み(あるいは進まなくても)崩壊に至る．一方の卵子は，二次減数分裂に進み，娘染色分体に分かれた後，減数分裂の休止期になる．もし卵子が受精すると，減数分裂の最終段階が始まり，卵子内の2つの娘染色分体は，それぞれが分裂した細胞に行く．

卵巣から卵子が放出されるとき(排卵)，また，卵子が受精すると，最後の減数分裂が起こる．娘染色分体の半分が受精した卵に残り，残りの半分の娘染色分体は極体に放出され，この極体は崩壊していく．

思春期には，おおよそ30万個の卵子だけが卵巣に残っている状態である．そしてその中のわずかな％の卵母細胞だけが成熟する．成熟しない多くの卵母細胞は退化する．成人のすべての生殖機能年齢の間，およそ13～46歳の間であるか，たかだか400～500の原始卵胞が1ヵ月に1個，卵を排出するまで発達するだけである．残りは変性する(**閉鎖卵胞**(atretic)となる)．生殖能力の終わりのとき(**閉経時**(menopause))には，わずかな原始卵胞しか卵巣には残っておらず，これらの卵胞もその後まもなく変性する．

女性ホルモン系

①女性ホルモン系は，男性ホルモン系と同様に，3つの階層のホルモンからなる．視床下部の放出ホルモンである**性腺刺激ホルモン放出ホルモン**(gonadotoropin-releasing hormone：GnRH)．

②下垂体前葉の性ホルモンである**卵胞刺激ホルモン**(follicle-stimulating hormone：FSH)と**黄体形成ホルモン**(luteinizing hormone：LH)，両方とも視床下部からのGnRHの放出に反応して分泌される．

③卵巣のホルモンである**エストロゲン**(estrogen)と**プロゲステロン**(progesterone), 下垂体前葉からの2つの性ホルモンに反応して卵巣から分泌される.

これらの種々のホルモンは女性の毎月の性周期の時期の違いによって分泌速度が大きく異なる. **図82.4**は, 下垂体前葉ホルモンであるLHとFSHのおよその濃度変化(下段2つの曲線)と, 卵巣のホルモンであるエストラジオール(エストロゲン)とプロゲステロンのおよその濃度変化(上段2つの曲線)を示す. 視床下部から放出されるGnRHの量は, 毎月の性周期中, ずっと軽度に増えたり減ったりする. GnRHは, 男性と同様に短いパルスで平均すると90分に1回分泌される.

毎月の卵巣周期：性腺刺激ホルモンの機能

女性の正常な生殖機能年齢は, 毎月の女性ホルモンの分泌速度の変化のリズミカルな変化と, それにかかわる卵巣と他の生殖器官の生理的変化によって性格づけされる. このリズミカルな変化を**女性の毎月の性周期**(female monthly sexual cycle)(正確性に欠けるが, **月経周期**(menstrual cycle ともいう)). この周期は平均で28日を示す. 周期が20日以下, あるいは45日以上の女性もいるが, 異常な周期の場合には, 時として受胎率の低下と関係する.

女性の性周期には2つ重要なことが起きる. 1つ目は, 通常は1つの卵子だけが毎月卵巣から排卵され, 受精すると, 1人の胎児の成長が始まる. 2つ目は, 適切な時期に, 受精した卵子が子宮内膜に着床するための事前準備を行う.

性腺刺激ホルモンと卵巣への影響

性周期中に起こる卵巣の変化は, 下垂体前葉から分泌される性腺刺激ホルモンであるFSHとLHに完全に依存している. FSHとLHはいずれも分子量約3万の小分子糖タンパク質である. これらのホルモンが存在しないと, 卵巣は不活性の状態にとどまるが, これはちょうど下垂体の性腺刺激ホルモンがほとんど分泌されない小児期の状態である. 9～12歳ごろに下垂体はFSHとLHを分泌し始め, 分泌量は次第に増え, これは11～15歳の間に始まる正常な毎月の性周期の開始を導く. この変化の時期を**思春期**(puberty)といい, 最初の月経を**初経**(menarche)という. 女性の性周期において毎月, FSHとLHは, **図82.4**の下段に示したように, 周期的に増えたり減ったりする. この周期的な変動は, 後述するように, 周期的な卵巣の変化を引き起こす.

FSHもLHも, 卵巣の標的細胞膜上の非常に特異的なそれぞれの受容体に結合することによって標的細胞を刺激する. 次いで, 活性化された受容体はその細胞からのホルモン分泌を増やすとともに, 通常, 細胞の成長と増殖を促す. この刺激効果のほとんどすべては, 細胞質における**セカンドメッセンジャー系**(second messenger system)としての**サイクリックAMP**(cyclic adenosine

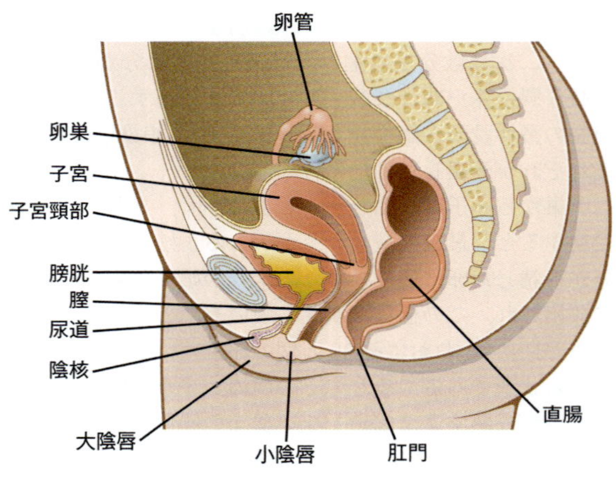

図82.1 女性生殖器

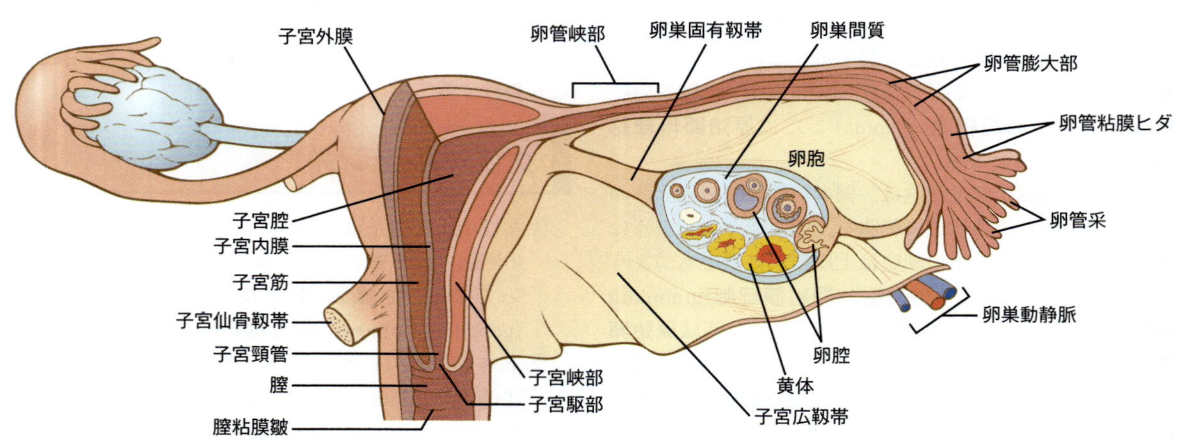

図82.2 子宮, 卵巣, 卵管の内部構造

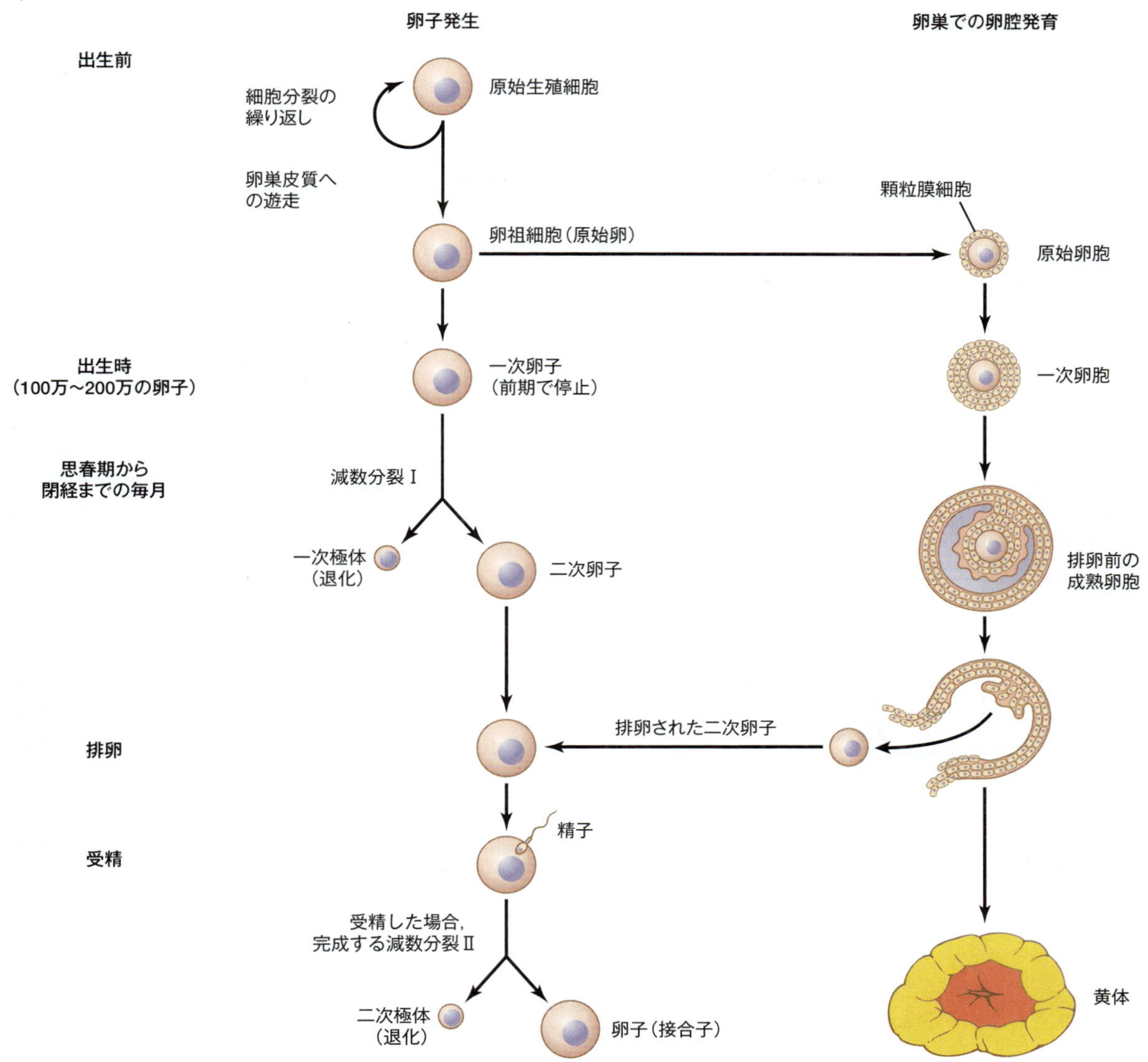

図 82.3 卵子発生と卵胞発育

monophos-phate：cAMP）の活性化によっており，それは，**プロテインキナーゼ**（protein kinase）の形成と，第 75 章で述べたように，性ホルモンの合成を刺激する**キーエンザイム**（key enzymes）の多数の**リン酸化**（phosphorylations）を引き起こす．

卵胞の発育：卵巣周期における卵胞期

図 82.5 は，卵巣における卵胞発育の進行段階を示す．女児が生まれたとき，おのおのの卵は 1 層の顆粒膜細胞によって囲まれており，顆粒膜細胞の鞘を伴ったこの卵を**原始卵胞**（primordial follicle）といい，図中に示す．小児期の間，顆粒膜細胞は卵に栄養を提供するとともに，卵を減数分裂の前期の始原の状態に保つための**卵成熟抑制因子**（oocyte maturation-inhibiting factor）を分泌していると考えられている．その後，思春期以後になって，下垂体前葉から FSH や LH が有意な量だけ分泌されるようになると，卵巣はその中のいくつかの卵胞とともに発育し始める．

卵胞発育の最初の段階は，卵自身の中等度の増大で，卵の直径が 2～3 倍になる．それからいくつかの卵胞において，顆粒膜細胞の多層化が起こる．これらの卵胞は**一次卵胞**（primary follicles）として知られている．

胞状卵胞（二次卵胞）と成熟卵胞（三次卵胞）の発達

毎月の女性性周期の最初の数日間，下垂体前葉から分泌される FSH と LH の濃度は，軽度から中等度に上昇するが，FSH の上昇 LH よりやや大きく，数日先行する．これらのホルモン，特に FSH は毎月 6～12 個の一次卵胞の発育を加速させる．最初の効果は，顆粒膜細胞の急速な増殖であり，顆粒膜細胞層が何層にもなる．さらに卵巣の間質由来の紡錘状細胞は顆粒膜細胞の外側に何層にも集まり，**卵胞膜**(theca)とよばれる2番目の細胞塊をつくる．卵胞膜は(内卵胞膜と外卵胞膜の)2層に分かれる．**内卵胞膜**(theca interna)の細胞は顆粒膜細胞と同様に上皮様の性格をもち，性ステロイドホルモン(エストロゲンとプロゲステロン)の分泌能をもつ．外層の**外卵胞膜**(theca externa)は，非常に血管に富んだ結合組織の被膜となって，発育する卵胞の被膜になる．

数日間続く初期増殖期の後，顆粒膜細胞の塊は，重要な女性ホルモン(後述)の1つであるエストロゲンを高濃度に含んだ**卵胞液**(follicular fluid)を分泌する．この液体の蓄積は，図82.5に示したように，顆粒膜細胞塊の中に**卵胞腔**(antrum)を出現させる．

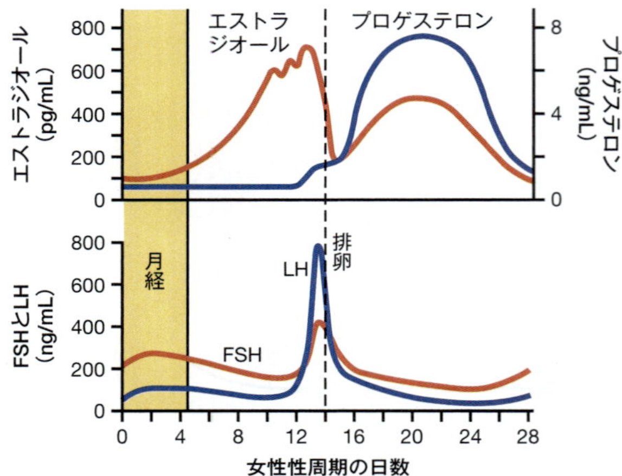

図82.4 女性の正常性周期中の性腺刺激ホルモンと卵巣ホルモンの血漿濃度の概略図

一次卵胞の胞状卵胞(二次卵胞)期までの初期発育は，主にFSHのみによって刺激される．この後，非常に急速な発育が起こり，より大きな**成熟卵胞**(**三次卵胞**(vesicular follicles))になる．この急速な発育は次のようにして起こる．

①エストロゲンが卵胞内に分泌され，顆粒膜細胞のFSH受容体の数を増加させる．これは正のフィードバック効果を引き起こす．これは，FSH受容体数の増加が顆粒膜細胞のFSHに対する感受性をより高くするからである．

②下垂体のFSHと，エストロゲンは一緒に働き，もともとの顆粒膜細胞にLH受容体を発生させる．こうしてFSHによる刺激に加えLHによる刺激を起こさせ，卵胞液の分泌をより急速に増加させる．

卵胞から分泌されるエストロゲンの増加と下垂体前葉からのLHの増加は共同して働き，卵胞の卵胞膜細胞を増殖させるとともに分泌を増加させる．

ひとたび卵胞腔をもった卵胞が発育し始めると，その発育はほとんど爆発的に起こる．卵細胞も大きくなり，直径はさらに3〜4倍になり，最初から比べると，直径の増加は10倍に，容積の増加は1000倍になる．卵胞の増大につれて，卵自身は卵胞の一極で顆粒膜細胞塊に埋もれた状態になる．

毎月1つのみの卵胞が完全に成熟し，残りは閉鎖する

1週間あるいはそれ以上の成長後，(しかし，排卵が起こる前に，)1つの卵胞が他のものを抜きん出て大きく

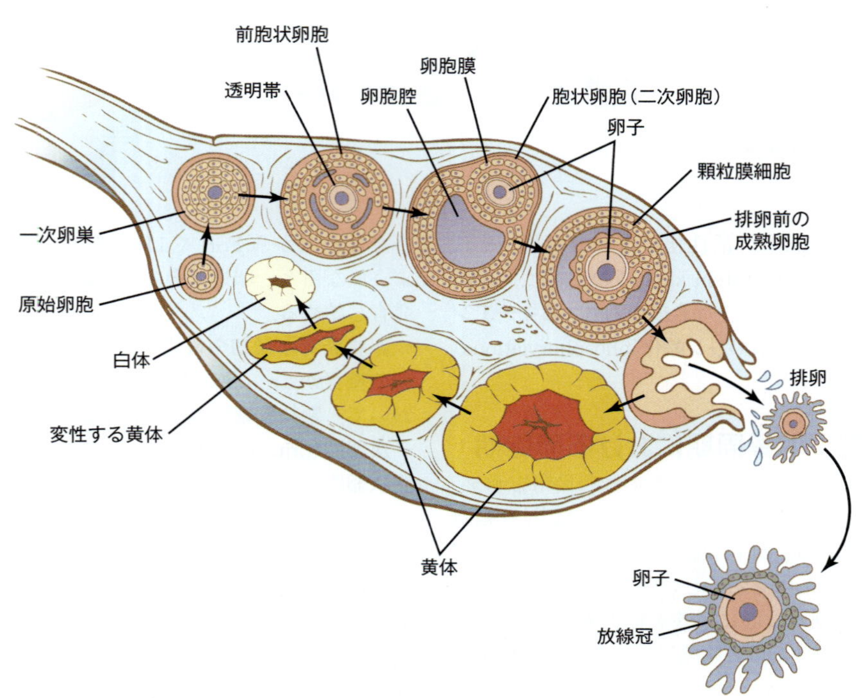

図82.5 卵巣での卵胞発育の段階，黄体形成を示す

なり始め，残りの5〜11個の発育卵胞は退化(**閉鎖**(atresia)といわれる過程)し，これらの卵胞は**閉鎖化**(atretic)する(**訳者注**：閉鎖卵胞)といわれる．

卵胞閉鎖の原因はよくわかっていないが，次のように考えられている．最も急速に発育している卵胞から分泌される多量のエストロゲンが視床下部に働き，下垂体前葉からのFSH分泌のさらなる増強を抑制し，このようにして，発達のよくなかった卵胞の発育を妨害する．それゆえ，最も大きい卵胞は固有の正のフィードバック効果により発育を続けるが，他のすべての卵胞は発育を停止し，実際に退化する．この閉鎖の過程は重要である．なぜならば，それは正常では，毎月1つの卵胞のみが排卵するまで大きく発育し，それぞれの妊娠に1人より多くの子どもが発育するのを防いでいるからである．この1つの卵胞が排卵時には直径1〜1.5 cmに達し，これを**成熟卵胞**(mature follicle)とよばれる．

排卵

排卵(ovulation)は，28日の正常性周期を呈する女性においては月経開始から14日目に起こる．排卵の少し前に，卵胞の突出した外壁が急速に膨隆し，**卵胞裂孔**(stigma)とよばれる卵胞被膜の中心の小さな領域が，乳首のように突出する．次の30分ほどのうちに卵胞裂孔から卵胞液が染み出し始め，およそ2分後，卵胞裂孔は広く破れ，こうして卵胞の中心部を占めていたより粘度の高い液体が外へ放り出される．この粘度の高い液体は，**放線冠**(corona radiata)とよばれる数千の小さな顆粒膜細胞の塊に囲まれた卵を含んでいる．

LHサージは排卵に必須である

LHは，最終的な卵胞発育と排卵に必須である．このホルモンなしでは，たとえ多量のFSHがあっても，卵胞は排卵の段階まで進まない．

排卵のおよそ2日前に(理由は完全には明らかにされていないが，後に本章で詳しく述べる)，下垂体前葉によるLH分泌速度は著しく増加し，6〜10倍にもなり，排卵のおよそ16時間前にピークとなる．FSHもまた同時に2〜3倍になるが，このFSHとLHは相乗的に働き，排卵前数日間の卵胞の急速な膨大を引き起こす．LHはまた顆粒膜細胞と卵胞膜細胞に特異的な効果をもち，これらの細胞を主としてプロゲステロンを分泌する細胞に変える．それゆえ，エストロゲンの分泌速度は排卵のおよそ1日前には減少し始め，一方，プロゲステロン分泌量は増加し始める．

排卵が起こるのは，次のような環境下である．すなわち，①卵胞の急速な成長，②過剰なエストロゲン分泌が続いた後のエストロゲン分泌の減少，③プロゲステロン分泌の開始．この排卵前のLHサージなしでは，排卵は起こらない．

排卵の開始

図82.6は下垂体前葉から大量のLHが分泌され，排卵を誘導するステップを示している．このLHの大量分泌は，プロゲステロンを含む卵胞のステロイドホルモンの急速な分泌を引き起こす．数時間以内に，排卵に必要な次の2つのことを引き起こす．

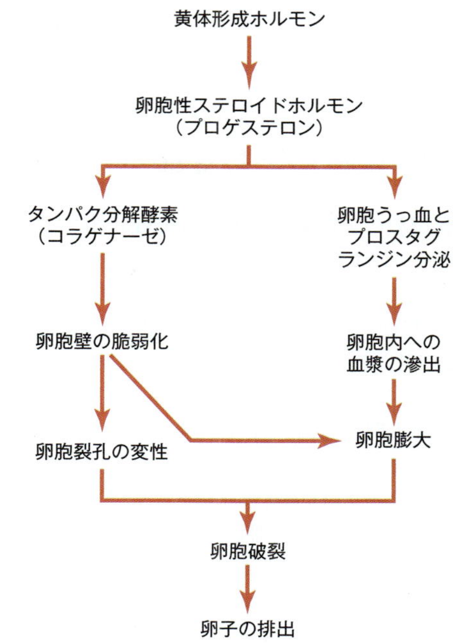

図82.6　想定される排卵機序

①外卵胞膜細胞(卵胞の被膜)はリソソームからタンパク分解酵素を放出し始め，これらの酵素は卵胞被膜壁を溶解し，壁を弱くし，この結果，卵胞全体はさらに膨化し，卵胞裂孔の変性を起こす．

②同時に，卵胞壁の中へ新しい血管の急速な発育が起こり，それとともにプロスタグランジン(血管拡張作用をもつ局所ホルモン)が，卵胞組織内に分泌される．

これら2つの作用は，血漿の卵胞内への漏出を引き起こし，卵胞を膨大させる．最終的には，卵胞膨大と同時に起こる卵胞裂孔の変性の両者により，卵胞は破裂し，卵の放出が起こる．

黄体–卵巣周期の黄体期

卵胞からの卵の排出後最初の数時間のうちに，残っている顆粒膜細胞や内卵胞膜細胞は，急速に**黄体細胞**(lutein cells)に変わる．これらの細胞は直径が2倍あるいはそれ以上に大きくなり，脂質の封入体に満たされるようになり，それが細胞を黄色にみえるようにする．この過程を**黄体化**(luteinization)といい，図82.5に示したように，これらの細胞塊をまとめて**黄体**(corpus luteum)という．非常に発達した血管供給が黄体の中で発達する．

黄体内の顆粒膜細胞は，細胞内の滑面小胞体を非常に発達させ，女性ホルモンであるプロゲステロンとエストロゲン(黄体期にはエストロゲンよりもプロゲステロンのほうが多い)を大量に産生する．卵胞膜細胞は女性ホルモンよりも，主に男性ホルモンである**アンドロステンジオン**(androstenedione)と**テストステロン**(testosterone)を産生する．しかしながら，これらの男性ホルモンの大部分は顆粒膜細胞の**アロマターゼ**(aromatase)酵素によって，女性ホルモンに転換される．

正常女性では，黄体は排卵後 7〜8 日まで発達し，直径 1.5 cm 程度になる．その後，黄体は退縮し始め，排卵後 12 日目ごろには，結局分泌機能も黄色の脂質に富んだ特徴も失われ，**白体**(corpus albicans)となる．引き続く数週間の間に，これは結合組織に置き換えられ，数ヵ月かかって吸収される．

黄体による分泌：LH の黄体化機能

顆粒膜細胞と内卵胞膜細胞の黄体細胞への変化は下垂体前葉から分泌される LH に依存する．実際にこの機能がゆえに，LH は“黄色にする”ということで黄体形成ホルモンと名づけられている．黄体化はまた卵胞からの卵の放出にも依存する．**黄体化抑制因子**(luteinization-inhibiting factor)とよばれる性質がまだよくわかっていない局所ホルモンが卵胞液中に存在し，排卵が終わるまで黄体化が起こらないようにその過程を防いでいるようである．

黄体からのホルモン分泌：LH の別の機能

黄体は，大量のプロゲステロンとエストロゲンを分泌する分泌が盛んな器官である．ひとたび LH(主に排卵サージのときに分泌される)が，顆粒膜細胞と卵胞膜細胞の黄体化に働くと，新たに形成された黄体細胞は，予定された順序通りに，①増殖，②肥大，③分泌，④変性へと進むように，プログラムされているようである．この全過程は，およそ 12 日間で起こる．第 83 章の妊娠の項で述べるが，LH とほとんど正確に同じ性質をもった別のホルモンである**絨毛性性腺刺激ホルモン**(chorionic gonadotropin)は胎盤から分泌され，黄体に働いて，その寿命を延ばす．通常，少なくとも妊娠の最初の 2〜4 ヵ月の間維持される．

黄体の退縮と次の卵巣周期の開始

卵巣周期の黄体期に黄体から分泌されるエストロゲンとプロゲステロンは，特にエストロゲンが強力な，そしてプロゲステロンがより軽度な下垂体前葉に対するフィードバック作用をもち，FSH も LH も分泌速度が低いまま維持される．

さらに，黄体細胞は少量の**インヒビン**(inhibin)を分泌するが，これは男性の精巣のセルトリ細胞から分泌されるインヒビンと同じホルモンである．このホルモンは下垂体前葉からのホルモン分泌，特に FSH の分泌を抑制する．FSH と LH の血中濃度の低値と消失は，黄体の**退縮**(involution)という課程により，最終的に黄体を完全に変性させる．最終的な退縮は，正常では黄体期のちょうど 12 日目の終わりに起こり，正常女性の性周期の 26 日目，月経開始の 2 日前である．このとき，黄体からのエストロゲン，プロゲステロン，インヒビンの分泌が突然停止し，下垂体前葉へのフィードバック抑制が取り除かれ，FSH と LH の分泌増加が再び始まる．FSH と LH は新しい卵胞の発育を開始させ，新しい卵巣周期が始まる．このときのプロゲステロンとエストロゲンの分泌停止が，後述するように，子宮からの月経を引き起こす．

まとめ

およそ 28 日ごとに，下垂体前葉からの性腺刺激ホルモンは，卵巣に 8〜12 個の新たな卵胞の発育を開始させる．これらのうちの 1 つの卵胞が最終的に成熟し，周期の 14 日目に排卵する．卵胞が発育する間は，主にエストロゲンが分泌される．

排卵後，この卵胞の分泌細胞は，重要な女性ホルモンであるプロゲステロンとエストロゲンを大量に分泌する黄体に発達する．次の 2 週間後には黄体は変性し，その結果，卵巣ホルモンであるエストロゲンとプロゲステロンは著しく減少し，月経が開始する．次いで新しい卵巣周期が続く．

卵巣ホルモンの機能：エストラジオールとプロゲステロン

卵巣の 2 種類の性ホルモンは，**エストロゲン**(estrogen)と**プロゲスチン**(progestin)である．エストロゲンの中で断然重要なのは**エストラジオール**(estradiol)であり，プロゲスチンの中で圧倒的に重要なのは**プロゲステロン**(progesterone)である．エストロゲンは，主として身体の特異的な細胞の分化と成長を促進する．プロゲスチンは主として，妊娠のための子宮と授乳のための乳房を準備するために機能する．

性ホルモンの化学

エストロゲン

正常非妊(nonpregnant)女性では，エストロゲンは副腎皮質からもわずかに分泌されるが，卵巣からのみ有意な量が分泌されている．**妊娠**(pregnancy)中には，第 83 章で述べるように，多量のエストロゲンが胎盤から分泌される．

ヒトの女性の血漿中には，**β-エストラジオール**(β-estradiol)，**エストロン**(estrone)，**エストリオール**(estriol)の 3 種類のエストロゲンのみが有意な量として存在しており，その構造式が図 82.7 に示してある．卵巣から分泌される主なエストロゲンは β-エストラジオールである．少量のエストロンも分泌されるが，その大部分は，副腎皮質や卵巣卵胞膜細胞から分泌されるアンドロゲンから末梢組織でつくられる．エストリオール

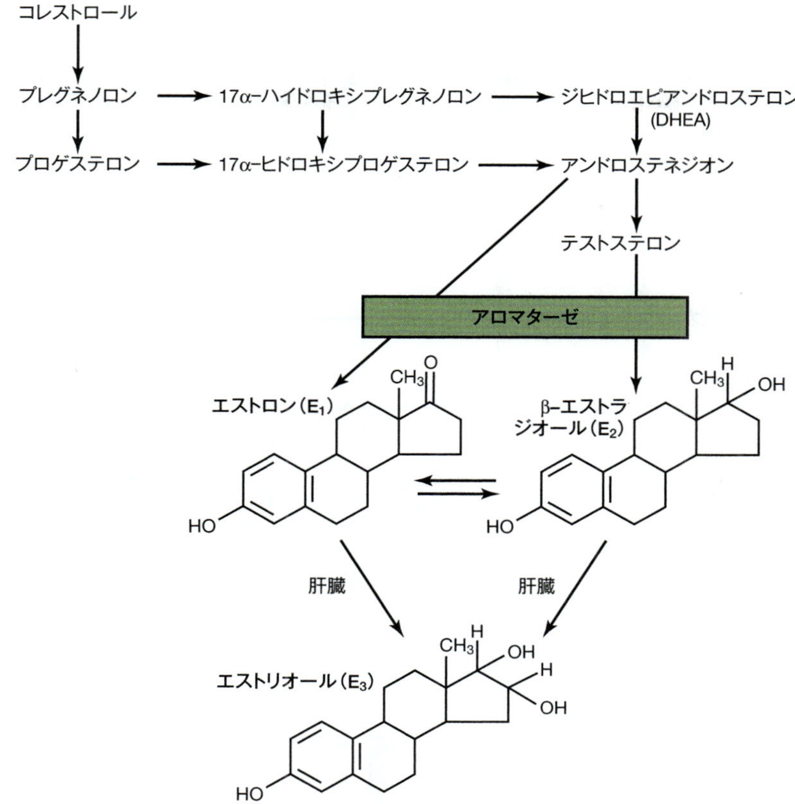

図 82.7　主要な女性ホルモンの合成
プロゲステロンを含むホルモンの前駆体の化学構造は**図 78.2** に示す.

は弱いエストロゲン作用をもつ，エストラジオールやエストロンに由来する酸化物で，主に肝臓で変換されてつくられる.

β–エストラジオールのエストロゲンとしての強さは，エストロンの 12 倍，エストリオールの 80 倍である．これらの比活性を考えれば，β–エストラジオールのエストロゲンとしての効果は，他の 2 つのエストロゲンを合わせたものより何倍も強力である．この理由により，エストロンのエストロゲンとしての効果は無視できないものの，β–エストラジオールが主要なエストロゲンとされている.

プロゲスチン

プロゲスチンの中で最も重要なものはプロゲステロンである．しかしながら，他のプロゲスチンも少量存在しており，17α–ハイドロキシプロゲステロンは，プロゲステロンとともに分泌され，本質的には同じ効果をもっている．とはいえ，実際には，プロゲステロンが唯一重要なプロゲスチンであると考えてよい.

正常非妊娠女性では，プロゲステロンは卵巣周期の後半にのみ有意な量が黄体から分泌される.

第 83 章で述べるが，妊娠中，特に妊娠 4 ヵ月以降，大量のプロゲステロンが胎盤から分泌される.

エストロゲンとプロゲステロンの合成

図 82.7 のエストロゲンとプロゲステロンの構造式で明らかなように，両者ともステロイドホルモンであることに注目しよう．これらは主に，血液に由来するコレステロールから卵巣で合成されるが，少量は**アセチル CoA**(acetyl coenzyme A)からもつくられる．アセチル CoA はいくつかの分子が結合することでステロイド核を形成することができる．合成過程においては，主にプロゲステロンと男性ホルモン(テストステロンとアンドロステンジオン)が最初に合成され，次に卵巣周期の卵胞期の間，これらのホルモンは卵巣から分泌される前に，ほとんどすべてのテストステロンと，大部分のプロゲステロンは顆粒膜細胞の酵素であるアロマターゼによってエストロゲンに転換される.

卵胞膜細胞はこの酵素を欠くので，アンドロゲンをエストロゲンに転換することはできない．しかし，アンドロゲンは卵胞膜細胞から隣接する顆粒膜細胞に漏出し，顆粒膜細胞において，FSH によって活性化されるアロマターゼによってエストロゲンに転換される(**図 82.8**).

周期の黄体期の間には，転換されるよりずっと大量のプロゲステロンが合成され，このときには，血中に大量のプロゲステロンが分泌される．女性の血漿中へは，卵

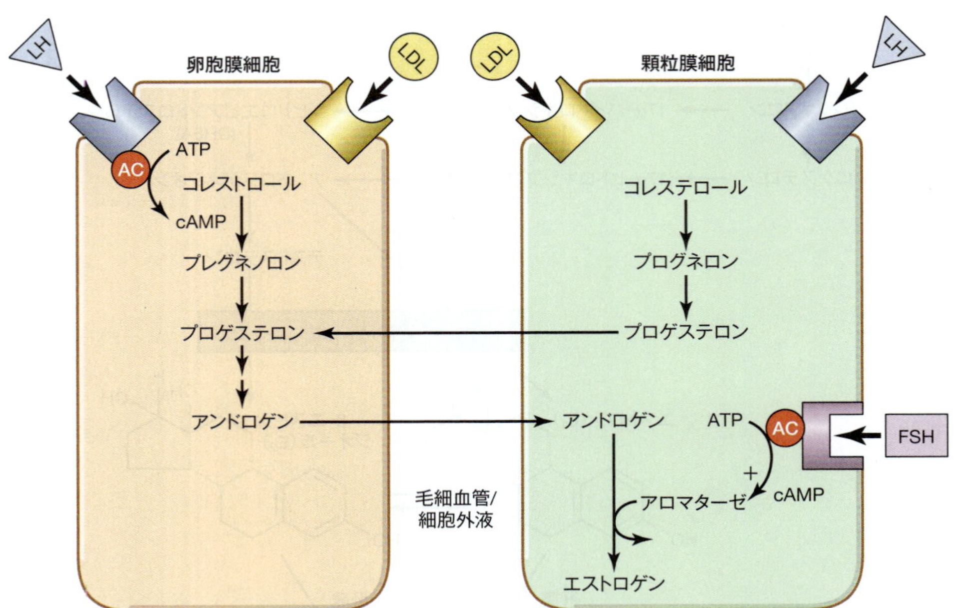

図 82.8 エストロゲン産生のための卵胞膜細胞と顆粒膜細胞との相互関係
黄体形成ホルモンの制限下にて卵胞膜細胞はアンドロゲンを産生し，顆粒膜細胞に滲入する．成熟卵胞では卵胞刺激ホルモンが顆粒膜細胞に働き，アロマターゼ活性を刺激し，アンドロゲンをエストロゲンに転換する．

巣からテストステロンが分泌されるが，精巣から男性の血漿中に分泌される量のおよそ1/15である．

エストロゲンとプロゲステロンは血漿タンパク質に結合して血中を運ばれる

エストロゲンもプロゲステロンも両方とも，主として血漿アルブミンおよび特異的なエストロゲン，ないしプロゲステロン結合グロブリンと結合して血中を運ばれる．これらのホルモンと血漿タンパク質の結合は緩やかで，30分程度で組織中へ放出される．

エストロゲン分解における肝臓の機能

肝臓はエストロゲンをグルクロン酸や硫酸と抱合させる．これら抱合化物の1/5は胆汁中に排出されるが，残りの大部分は尿中に排出される．また，肝臓は強力なエストロゲンであるエストラジオールやエストロンを，ほとんど活性のないエストロゲンであるエストリオールに転換する．したがって，肝機能の低下は体内のエストロゲンの活性を増加させ，時に**エストロゲン過剰症**(hyperestrinism)を引き起こす．

プロゲステロンの運命

分泌後数分以内に，ほとんどすべてのプロゲステロンは，機能をもたない他のステロイドに分解される．エストロゲンと同様に，肝臓はこの代謝的分解に特に重要である．

プロゲステロン分解の主要な最終産物は**プレグナンジオール**(pregnanediol)である．もとのプロゲステロンの約10%が，この形で尿中に排泄される．このため，プロゲステロンの体内における形成量は，この尿中排泄量から推定することができる．

エストロゲンの機能：女性の一次および二次性徴に対する作用

エストロゲンの第1の機能は，生殖器の組織および生殖に関連した他の組織の細胞増殖と発育を起こすことである．

子宮と女性外性器に対するエストロゲンの作用

小児の間，エストロゲンはほんの少量分泌されるのみである．しかし，思春期には下垂体の性腺刺激ホルモンの影響下で，エストロゲン分泌量は20倍あるいはそれ以上にも増加する．この時点で女性性器は小児のものから成人のものへと変化する．卵巣，卵管，子宮および膣はすべて数倍の大きさになる．また，外陰部も肥大し恥丘や大陰唇に脂肪が沈着し，小陰唇も大きくなる．

さらに，エストロゲンは膣上皮を立方体のものから多層の上皮へ変える．これにより思春期前の立方体の上皮に比べ，外傷や感染に対して抵抗性がずっと高くなる．小児期の膣感染症はエストロゲンを内服させるだけで治癒させることができるが，これはエストロゲンが膣上皮の抵抗力を高めるからである．

思春期後の最初の数年間で，子宮の大きさは2〜3倍になるが，子宮が大きくなることよりもっと重要なことは，エストロゲンの影響下で子宮内膜に変化が生じることである．エストロゲンは子宮内膜の間質を著しく増殖させ，内膜腺の急激な発達も起こし，これは後に，着床した卵に栄養を供給するのに役立つ．これらの作用は子宮内膜周期との関連で，この章の後のほうで述べる．

卵管に対するエストロゲンの作用

エストロゲンの卵管の粘膜上皮に対する作用は，子宮内膜に対する作用と同様である．エストロゲンは粘膜上皮中の分泌組織を増殖させる．特に重要なことは，卵管内に並んでいる線毛上皮細胞の数を増加させることである．また，線毛の活性も著しく上昇させる．これらの線毛は常に子宮方向に動き，受精卵を子宮方向へ進ませるのを助ける．

乳房に対するエストロゲンの作用

女性も男性も乳房原基はまったく同様である．事実，適切なホルモンの影響下で，男性乳房は生まれてから20年間は，女性の乳房と同様に乳汁産出に十分なほど発達させることができる．エストロゲンは，①乳房間質組織の発達，②大規模な乳管系の発育，③乳房への脂肪沈着を起こす．乳腺小葉と腺胞はエストロゲン単独の影響下では軽度にしか発達しない．これらの構造の発育と機能を最終的に決定づけるのは，プロゲステロンとプロラクチンである．

まとめると，エストロゲンは乳房と乳汁産出装置の発育を開始させる．それはまた，成人女性の乳房としての特徴的な発育と外観に関与している．しかし，エストロゲンは乳房を乳汁分泌器官への転換を完成させるまでの作用はない．

骨格に対するエストロゲンの作用

エストロゲンは骨において破骨細胞活性を抑制し，したがって骨の発育を促進する．第80章で述べたように，少なくともその効果の一部は，骨吸収抑制を示すサイトカインで，**破骨細胞形成抑制因子**(osteroclastogenesins inhibitory factor)ともよばれる**オステオプロテゲリン**(osteoprotegerin)の刺激による．

思春期に女性が生殖可能年齢に入ると，数年間急速に身長が伸びる．しかし，エストロゲンは骨格発育に対して別の強力な作用ももっており，それは長幹骨の骨端と骨幹を結合させる．女性におけるエストロゲンのこの作用は，男性におけるテストステロンの同様の作用よりもずっと強い．その結果，女性の成長は男性よりも通常，数年早く終わる．エストロゲン産生がない女性の宦官症は，通常，骨端が閉鎖する時期に骨端が閉鎖しないために，正常の成人女性よりも通常5〜10 cm程度背が高くなる．

高齢女性のエストロゲン欠乏による骨粗鬆症

閉経後，卵巣からエストロゲンはほとんど分泌されない．このエストロゲン欠乏は，①骨における破骨細胞活性の増加，②骨基質の減少，③骨のカルシウムやリンの沈着の減少を引き起こす．人によっては，この現象が極端に強く起こり，その結果，第80章で述べたように**骨粗鬆症**(osteoporosis)の状態になる．これは骨を非常に弱くし，骨折，特に椎骨の骨折を引き起こす．このため，多くの閉経後の女性が骨粗鬆症を防ぐのを目的に予防的にエストゲン補充療法を受けている．

エストロゲンはわずかにタンパク蓄積を増加させる

エストロゲンは体全体のタンパク質を少し増加させるが，これはエストロゲンを投与したときに，窒素バランスが軽度にプラスになることから明らかである．これは主にエストロゲンの生殖器や骨，およびいくつかの体の他の組織に対する発育促進効果によるものである．テストステロンによるタンパク質蓄積の促進はエストロゲンのそれよりも，より全身的に起こるし，何倍も強力である．

エストロゲンは身体の代謝，脂肪蓄積を増加する

エストロゲンは身体の代謝率を軽度に上昇させるが，男性ホルモンであるテストステロンによって引き起こされる上昇の1/3程度である．また，エストロゲンは皮下組織中の脂肪の蓄積を増加させる．その結果，女性の体脂肪率は男性よりもずっと多い．男性は，より多くのタンパク質を含む．乳房や皮下組織における脂肪蓄積に加えて，エストロゲンは臀部や大腿部における脂肪の沈着を引き起こし，これが女性らしい体型の特徴をつくる．

エストロゲンは体毛分布にわずかしか影響を及ぼさない

エストロゲンは，体毛分布にはあまり影響しない．思春期以後に恥骨部と腋窩の発毛が起こる．思春期後の女性の副腎から産生されるアンドロゲンの増量がこれに主としてかかわる．

エストロゲンの皮膚に対する作用

エストロゲンは皮膚を柔軟にして，通常，滑らかなきめにするが，そのようであっても，女性の皮膚は小児や去勢された女性よりは厚い．また，エストロゲンは皮膚の血管を豊富にし，このことがしばしば，男性よりも皮膚を温かくすることに関与し，表面を切ると，より多量に出血することになる．

電解質バランスに対するエストロゲンの作用

エストロゲンと副腎皮質ホルモンの化学的類似性が指摘されてきた．エストロゲンはアルドステロンや他の副腎皮質ホルモンと同様に，腎尿細管によるナトリウムや水の貯留を引き起こす．このエストロゲンの作用は通常，わずかで重要となることはまれであるが，妊娠中には，胎盤による非常に大量のエストロゲンの産生が体液貯留に寄与するかもしれない．このことは第83章で述べる．

プロゲステロンの機能

プロゲステロンの子宮に対する作用

プロゲステロンの最も重要な機能は，女性の毎月の性周期後半に子宮内膜の分泌性変化を促進することで，このようにして，受精卵の着床のために子宮を準備する．この機能については，子宮の内膜周期に関連して後述する．子宮内膜に対するこの働きに加えて，プロゲステロンは子宮収縮の頻度や強さを減弱し，着床した卵が排出されないようにする．

プロゲステロンの卵管に対する作用

プロゲステロンは卵管粘膜からの分泌液を増加させる．この分泌液は，分割しつつある受精卵が着床前に卵管内を移動するときに，栄養のために必要である．

乳房に対するプロゲステロンの作用

プロゲステロンは腺胞細胞を増殖させ，肥大させ，乳

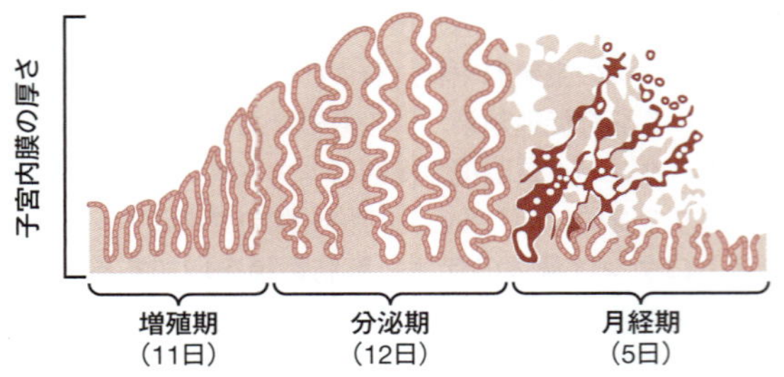

図 82.9 毎月の女性の性周期における子宮内膜変化と月経

房の腺小葉と腺胞の発達を促進し,分泌性の細胞にする.しかし,プロゲステロンが腺胞から乳汁を分泌させるのではなく,第83章で述べるように,乳汁は準備が整った乳房が,さらに下垂体前葉からの**プロラクチン**(prolactin)によって刺激された後でのみ分泌される.プロゲステロンはまた乳房を腫大させる.この腫大の一部は,腺小葉や腺胞の分泌能の発達によるが,組織の体液の増加の結果でもある.

毎月の子宮内膜周期と月経

卵巣からのエストロゲンとプロゲステロンの毎月の周期的な産生に伴う,以下のような段階で起こる子宮内腔の内膜周期がある.①子宮内膜の増殖,②子宮内膜における分泌性変化の発達,③**月経**(menstruation)として知られている子宮内膜の剥離.この子宮内膜周期の各相は,図 82.9 に示されている.

排卵前に起こる子宮内膜周期の増殖期(エストロゲン期)

毎月の月経周期のはじめには,子宮内膜の大部分は月経によって剥離されてしまっている.月経の後では,内膜間質のほんの薄い層が残っており,残された上皮細胞は分泌腺の深い場所や腺窩に位置していたものだけである.毎月の卵巣周期の最初に,卵巣から次第に増量して分泌されるエストロゲンの影響下で,間質細胞と上皮細胞は急速に増殖する.子宮内膜表面は,月経開始後 4〜7 日のうちに再度上皮で覆われる.

次いで,その後の排卵前の1週間半の間,間質細胞の数が増加し,子宮内膜腺と新生血管の増生により子宮内膜は著しく厚さを増す.排卵時には,子宮内膜は厚さが 3〜5 mm になる.

子宮内膜腺,特に子宮頸部の内膜腺は,薄い牽糸性のある粘液を分泌する.粘液の糸は子宮頸管の長軸に沿って配列し,精子が膣から子宮の中へと正しい方向に進むための導管をつくっている.

排卵後の子宮内膜周期の分泌期(プロゲステロン期)

排卵後,月経周期後半の大部分の間,大量のプロゲステロンとエストロゲンが,ともに黄体から分泌される.エストロゲンはこの時期に,わずかな追加的な子宮内膜細胞増殖を起こさせるが,プロゲステロンは子宮内膜の著明な腫脹と分泌能の発達を起こさせる.分泌腺の屈曲は強くなり,腺上皮細胞中には過剰な分泌物が蓄積する.加えて,間質細胞の細胞質も増加し,間質細胞中の脂質やグリコーゲンの沈着が著しく増加する.内膜への血液供給も分泌活性の発達に比例してさらに増加し,血管も高度に屈曲するようになる.排卵後およそ1週間目の分泌期の極期には,子宮内膜の厚さは 5〜6 mm になる.

これらの子宮内膜のすべての変化の全体の目的は,月々の周期後半の間に**受精卵**(fertilized ovum)の着床に適した条件をつくるために,多量の栄養分を含んだ高度の分泌活性をもった子宮内膜をつくり出すことである.受精卵が卵管から子宮腔に到達してから(排卵後 3〜4 日で起こる)卵が着床するまでの間(排卵後 7〜9 日),**子宮ミルク**(uterine milk)とよばれる子宮の分泌物は,初期分割中の卵に栄養を供給する.その後,ひとたび卵が子宮内膜に着床すれば,着床した卵(胚芽細胞期)の表面にある**絨毛細胞**(trophoblast)が内膜を消化し始め,子宮内膜に貯蔵された物質を吸収する.こうして,大量の栄養分が初期の着床胎芽に供給される.

月経

もし卵が受精されないと,周期の終わりの2日前ぐらいに,卵巣中の黄体は急に退縮し,卵巣から分泌されるホルモンであるエストロゲンとプロゲステロンは,図 82.4 に示したように低いレベルに低下し,月経が開始する.

月経は月々の卵巣周期の終わりにエストロゲンとプロゲステロン,特にプロゲステロンの減少によって起こる.最初の作用は,これらの2つのホルモンによる子宮内膜細胞への刺激の減少で,次いで子宮内膜の急速な退縮が起こり,厚さが約 65%になる.次いで月経開始前 24 時間の間に,子宮内膜の粘膜層に入っていた屈曲した血管は,子宮内膜の退縮の影響,例えば血管収縮物質の放出(この物質は,おそらくこの時期に豊富に存在する血管収縮作用のあるプロスタグランジンの1つ)により攣縮を起こす.

血管攣縮,子宮内膜への栄養供給の減少とホルモン刺激の消失は,子宮内膜,特に血管の壊死を起こす.その結果,血液は最初に子宮内膜の血管層に滲み出し,出血領域は 24〜36 時間の間に急速に拡大する.次第に内膜の壊死した外層は出血部位において子宮から分離し,月経開始からおよそ 48 時間後には,すべての内膜の表層が剥離する.子宮腔内の剥離組織や血液の塊に加えて,プロスタグランジンもしくは壊死剥離物中の他の物質の収縮効果がすべて一緒に働いて,子宮内容物を排出させるように子宮の収縮を起こす.

正常の月経の間には,およそ 40 mL の血液と 35 mL の漿液性の体液が失われる.月経血は正常では凝固しないが,これは壊死した子宮内膜に伴って**線維素溶解酵素**(fibrinolysis)が放出されるためである.もし子宮表面から過剰の出血が起こると,線維素溶解酵素の量が凝固を抑制するのに不十分になる.月経中に凝血塊があるとい

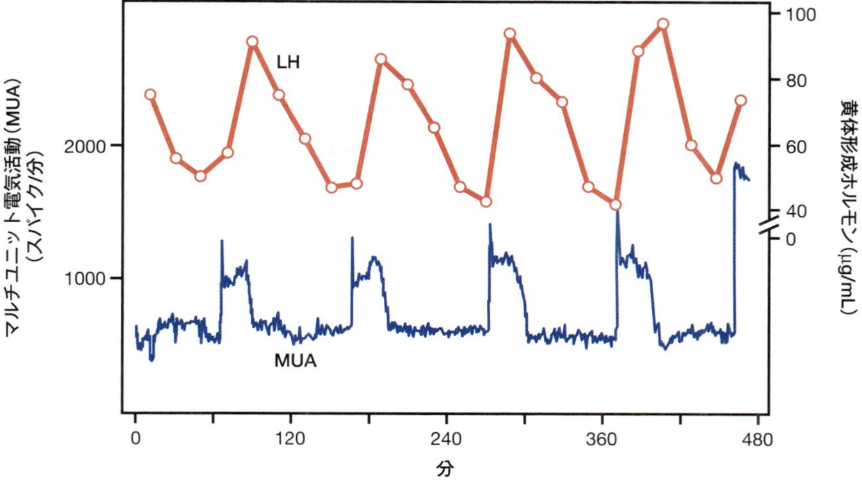

図 82.10 ペントバルビタール麻酔下卵巣摘出アカゲザルの末梢血性腺刺激ホルモン濃度と視床下部性腺刺激ホルモン放出ホルモン産生ニューロンの活動
赤線：黄体形成ホルモンのパルス状変化．青線：視床下部正中基底部における**マルチユニット電気活動**(multi—unit electrical activity: MUA)の分時記録．

うことは，しばしば子宮の病気の臨床的な証拠である，月経開始から 4〜7 日以内に，出血が止まる．その理由は，このときまでに子宮内膜が再び上皮で覆われるようになるからである．

月経中の白帯下

月経中，壊死組織や血液とともに非常に多数の白血球が放出される．子宮内膜壊死によって遊離した何らかの物質が，白血球流出の原因になっていると考えられる．これらの白血球やおそらく他の因子のおかげで月経中内膜表面が剥離しているにもかかわらず，子宮は感染に対して強い抵抗力を有している．これは非常に強力な感染防御の価値をもっている．

女性の毎月のリズムの調節：卵巣ホルモンと視床下部-下垂体ホルモンの相互作用

月々の女性性周期中に起こる主要な周期的変化を示してきたが，この周期的変化を起こすもとになる周期の機序について述べる．

視床下部は GnRH を分泌し，下垂体前葉に作用し LH と FSH を分泌させる

第 75 章で述べたように，大部分の下垂体前葉ホルモンの分泌は，視床下部でつくられ視床下部－下垂体門脈系によって下垂体前葉へ運ばれる“放出ホルモン”によって制御されている．性腺刺激ホルモンの場合，1 つの放出ホルモン，GnRH が重要である．このホルモンは純化され，次のような構造式のデカペプチドであることが明らかにされた．

Glu—His—Trp—Ser—Tyr—Gly
—Leu—Arg—Pro—Gly—NH_2

視床下部 GnRH の間欠的，パルス状分泌が下垂体前葉からの LH のパルス状放出を起こす

視床下部の GnRH は，持続的分泌はないが，その代わり，1〜2 時間ごとに 5〜25分間続くパルス状分泌を示す．図 82.10 の下段のカーブは，視床下部におけるパルス状の電気信号を示し，それが GnRH の視床下部からのパルス状分泌を起こす．

GnRH をパルス状ではなく，常に利用できるように持続的に注入すると，下垂体による LH と FSH の放出を起こさせる GnRH の能力が失われるのは興味深い．それゆえ，理由ははっきりしていないが，GnRH のパルス状放出はその機能のために不可欠である．

GnRH のパルス状放出は，およそ 90分ごとの LH分泌の間欠的分泌を起こしている．これは図 82.10 の上段のカーブに示されている．

GnRH 放出のための視床下部中枢

GnRH のパルス状放出を引き起こす神経活性は，主として視床下部の正中基底領域，特にこの領域にある弓状核で発生している．それゆえ，前部視床下部の視索前野に位置する神経細胞も中等量の GnRH を分泌するにもかかわらず，弓状核が大部分の女性の性的活性を制御していると信じられている．より高次脳である大脳辺縁系(精神コントロールの系)にある多数の神経中枢は弓状核に信号を送り，GnRH分泌の強さやパルス状放出の頻度を修飾している．このことは，どうしてしばしば精神的因子が女性性機能を修飾するかという問題の理由を一部説明している．

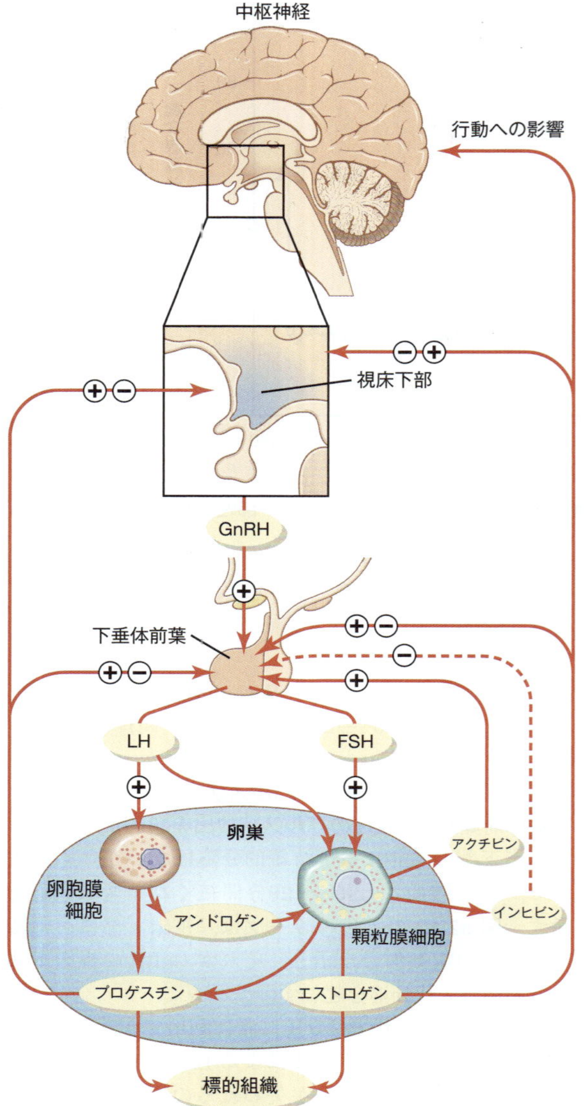

図 82.11　女性の視床下部–下垂体–卵巣軸のフィードバック機構

正の働きは“＋”で，負の働きは“－”で表示している．エストロゲンとプロゲスチンはともに負，正のフィードバック効果を卵巣周期に時期に応じて下垂体前葉，視床下部に及ぼす．インヒビンは下垂体前葉に負のフィードバックとして働き，アクチビンは反対の効果を示し，下垂体前葉からの FSH分泌を刺激する．

LH と FSH の分泌を減らすエストロゲンとプロゲステロンの負のフィードバック効果

エストロゲンは少量でも，LH や FSH の産生を強く抑制する．またプロゲステロンが存在するときには，プロゲステロン自身はわずかな効果しかもっていないが，エストロゲンの抑制効果が増強される．これらのフィードバック作用は，主として下垂体前葉に直接働いているようである．しかしそれらは，軽度に視床下部にも働いて，特に GnRH のパルスの頻度を変えることによって，GnRH分泌を減少させる．

黄体からのホルモンであるインヒビンは FSH と LH の分泌を抑制する

エストロゲンとプロゲステロンのフィードバック作用に加えて，他のホルモン，特にインヒビンが関与しているようである．男性精巣においてセルトリ細胞がインヒビンを分泌するのと同じように，卵巣の黄体の顆粒膜細胞から性ステロイドホルモンとともにインヒビンが分泌される（図 82.11）．このホルモンは女性においても男性と同じ効果をもち，下垂体前葉からのFSH分泌を抑制し，LH分泌も軽度に抑制する．それゆえ，インヒビンは毎月の女性性周期の終わりに FSH や LH分泌を減少させるのに，特に重要であるかもしれないと考えられている．

排卵前エストロゲンの正のフィードバック効果：排卵前の LH サージ

理由は完全には解明されていないが，下垂体前葉は排卵の 24～48 時間前に始まる 1～2 日の期間，非常に大量の LH を分泌する．この作用を図 84.4 に示した．この図はより小さい排卵前の FSH サージも示している．

実験的に以下のことが示されてきた．すなわち卵巣周期前半の終わりごろの 2，3 日の間，女性に，ある臨界速度以上でエストロゲンを注入すると，卵胞の急速な発育とともに，卵巣のエストロゲンの急速な分泌が起こる．この時期には，下垂体前葉からの FSH と LH 両者の分泌は最初に少し抑えられる．次いで LH分泌は急に 6～8 倍に増加し，FSH分泌はおよそ 2 倍に増加する．LH分泌の急激な増加が排卵を引き起こす．

LH分泌のこの急激なサージの原因はわかっていない．しかしながら，以下に述べるようないくつかの説明がある．

エストロゲンは周期のこの時期に，LH の下垂体からの分泌を刺激する特有な正の**フィードバック効果**（positive feedback effect）をもち，FSH に対しても，程度は軽いが同様であることが示唆されてきた（図 82.11）．これは女性性周期の他の時期における正常の負のフィードバック効果と鋭い対照をなしている．

卵胞の顆粒膜細胞は排卵前 LH サージよりも 1 日ほど前に，少量ではあるが，次第に増量するプロゲステロン分泌を開始しており，これが過剰な LH分泌を刺激する因子であるかもしれないと示唆されてきた．

この正常に起こる LH の排卵前サージがなければ，排卵は起こらない．

視床下部–下垂体–卵巣系のフィードバックの変動

さて，女性ホルモン系における異なる構成要素間の相互関係について，多くのわかっている情報を議論してきたが，女性性周期のリズムを支配しているフィードバックの変動について説明する．およそ次の 3 つが連続して起こっていると考えられている．

①排卵後の卵巣ホルモン分泌と下垂体の性腺刺激ホルモンの抑制

排卵と月経開始の間に，黄体はインヒビンと同様に，大量のプロゲステロンとエストロゲンを分泌している．すべてのこれらのホルモンは，ともに下垂体前葉と視床下部に対して負のフィードバック作用をもっており，FSH と LH の分泌を抑制し，月経開始前 3〜4 日には最低濃度まで低下させる．これらの変化は図 82.4 に示されている．

②卵胞発育の時期

月経の 2〜3 日前に，黄体はほぼ完全に退縮しており，黄体からのエストロゲン，プロゲステロン，インヒビンの分泌は潮が引くように減少する．これは視床下部と下垂体前葉をこれらのホルモンによる負のフィードバック作用から解放する．それゆえ，およそ 1 日後，月経が開始するころには FSH の下垂体からの分泌は再び増加し始め，2 倍ぐらいになり，月経開始の数日後，LH分泌も同様にわずかに増加する．これらのホルモンは新しい卵胞の発育を開始させ，エストロゲン分泌の進行性の増加で，新たな性周期の開始から 12.5〜13 日後にはエストロゲン分泌はピークに達する．この卵胞発育の最初の 11〜12 日の間は，下垂体からの性腺刺激ホルモンである FSH と LH の分泌は，主としてエストロゲンの下垂体前葉に対する負のフィードバック作用のため若干減少する．その後，突然の LH分泌の著しい増加が起こり，LH よりは少ないが FSH も増加する．これが排卵前の LH と FSH のサージであり，これに続いて排卵が起こる．

③排卵前の LH と FSH のサージが排卵を起こす

毎月の性周期開始後 11.5〜12 日に，FSH と LH分泌の減少が突然止まる．前述したように，この時期における高濃度のエストロゲン（または卵胞からのプロゲステロン分泌の開始）が，下垂体前葉に対して正のフィードバック刺激効果を引き起こし，すでに述べたように LH 分泌の大きなサージを起こし，FSH にも軽度に起こす．この排卵前の LH と FSH サージの原因が何であれ，この大過剰の LH は排卵とその後の黄体の発達とホルモン分泌を引き起こす．こうして，次の排卵までのホルモン分泌の新しい周期が始まる．

無排卵周期：思春期の性周期

排卵前の LH サージが十分な大きさでないと，排卵は起こらず，この周期は無排卵周期とよばれる．性周期の各期は続くが，次の点で異なっている．第 1 に，排卵の欠如は黄体の発達を起こさず，周期の後半になってもプロゲステロンはほとんど分泌されない．第 2 に，周期は数日間短くなるがリズムは持続する．それゆえ，プロゲステロンはリズムを変えうるものの，周期そのものの維持には必要ないようである．

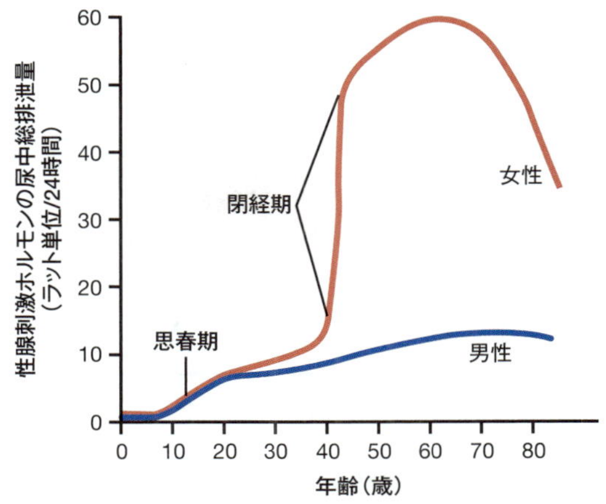

図 82.12 性腺刺激ホルモンの尿中総排泄量

思春期開始後の最初の数周期は普通，無排卵周期であり，閉経前の数ヵ月から数年も同様に無排卵である．おそらく，これらの時期には LH サージが弱く，排卵を起こすには不十分なためである．

思春期と初経

思春期（puberty）は成熟した生殖機能の開始を意味し，初経は月経周期の開始を意味する．思春期の期間は図 82.12 に示すように，下垂体からの性腺刺激ホルモン分泌が 8 歳ごろから徐々に増加することによって引き起こされ，通常女性の場合 11〜16 歳（平均 13 歳）の間に思春期も月経も開始する．

男性と同様女性においても，未発達な下垂体や卵巣は適切に刺激されれば，完全に機能することができる．しかし，男性でも同様であるが，理由ははっきりしないが，視床下部は小児期には十分量の GnRH を分泌しない．視床下部自身は GnRH を分泌できるが，脳の他の部位から GnRH分泌を引き起こすための適切なシグナルが欠けていることが実験で明らかにされている．それゆえ，現在では思春期の開始は脳のどこか，おそらく大脳辺縁系のどこかで起こるある種の成熟過程によって始められると考えられている（**訳者注**：現在，GnRH の上流にある kisspeptin ニューロンの活性化が思春期の GnRH分泌の重要なモチーフであることが明確になりつつある）．

図 82.13 は以下のことを示している．①思春期におけるエストロゲン分泌の増加，②月々の性周期の間の周期的変動，③生殖期の最初の数年間におけるエストロゲン分泌のさらなる増加，④生殖期の終わりに向けてのエストロゲン分泌の漸減，そして最後に，⑤閉経後のエストロゲンやプロゲステロン分泌の消失である．

閉経

40〜50 歳になると，性周期は通常不規則となり，しばしば排卵が起こらなくなる．数ヵ月〜数年後には

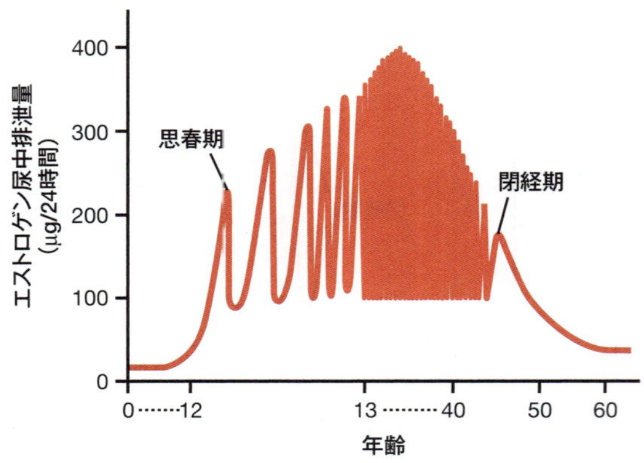

図 82.13 女性の性活動を通したエストロゲン分泌

図 82.13 にあるように周期は完全に停止する．周期が停止し，女性ホルモンがほとんど完全に消失する時期を**閉経**(menopause)という．

閉経の理由は卵巣の“燃え尽き”である．女性の生殖期間を通して，およそ 400 の原始卵胞が成熟卵胞にまで発育し，排卵し，数十万の卵が変性する．45 歳ぐらいには，FSH や LH に反応する原始卵胞はわずかしか残っておらず，図 82.13 に示すように，卵巣によるエストロゲン産生は，原始卵胞数がゼロに近づくにつれ減少する．

エストロゲン産生が臨界値以下になると，エストロゲンは性腺刺激ホルモンである FSH，LH の産生を抑制できなくなる．このため，図 82.12 に示すように，性腺刺激ホルモンである FSH と LH(主に FSH)は閉経後には大量にかつ持続的に産生されるが，残存する原始卵胞は閉鎖化するため，卵巣によるエストロゲン産生は事実上なくなる．閉経時に女性は，エストロゲンとプロゲステロンの分泌によって，生理的に刺激される生活から，これらのホルモンがない生活へと調整し直さなければならない．エストロゲンの消失は，以下に述べるような身体機能の大きな生理学的変化をもたらす．①皮膚の極度な紅潮として特徴づけられる**ほてり**(hot flush)，②息が詰まるような感じ，③いらいら，④倦怠感，⑤不安，⑥時には種々の精神病的状態，⑦全身の骨の強度の低下と石灰化の減少などである．これらの症状はおよそ 15%の女性では，治療が必要になる程度の強さになる．カウンセリングでうまくいかない場合には，毎日の少量のエストロゲンの投与が症状を改善し，徐々に投薬量を減らすことにより，閉経後の女性は強い症状を避けることができる．

大がかりな臨床試験によって，閉経後のエストロゲン補充療法は，閉経により生じる不定愁訴を減少させるが，心血管障害を引き起こす危険因子にもなることが報告されている．したがって，現在ではエストロゲンホルモン補充療法は閉経後の女性の基本的な治療法とはいいがたい．しかしながら，いくつかの研究によれば，閉経後早期の段階でエストロゲン補充療法を施すのであれば，心血管障害を引き起こす危険因子の可能性は低下することが報告されている．したがって，ホルモン補充療法を考える女性においては，その効果が危険因子を超えて価値あるものであるか否かを医師とよく相談することが勧められている．

卵巣の分泌異常

性腺機能低下症

卵巣によるホルモン分泌の低下は，卵巣の形成不全，卵巣の欠如，または遺伝的に異常な卵巣(卵巣のホルモン分泌細胞の酵素欠損により異常なホルモンを分泌する)が原因でありうる．卵巣が生まれつき欠損するか，思春期前に無機能になったときは，女性の**宦官症**(female eunuchism)が起こる．この状態では，通常の二次性徴は起こらず，生殖器は幼児型のままとどまる．特にこの状態で特徴的なことは，長骨が長期間成長することで，その理由は正常女性で起こるような早い時期の骨端と骨幹の癒合が起きないめである．結果として，女性宦官症は背が高くなり，同じような遺伝的背景をもつ男性と同じほど，あるいはおそらくそれよりも若干ではあるが高くなる．完全に発達した女性の卵巣が摘出されると，生殖器はある程度退縮する．すなわち子宮の大きさは，ほとんど幼児のようになり，膣は小さくなり，膣の上皮は薄くなり傷つきやすくなる．乳房は萎縮し垂れ下がり，恥毛は薄くなる．同じ変化が閉経後の女性にも起こる．

性腺機能低下症による月経不順と無月経

閉経に関する前述の説明で指摘したように，卵巣で産出されるエストロゲンの量は，規則正しい性周期を起こすためには，ある臨界値以上に上昇しなければならない．したがって，性腺機能低下症において，あるいは他の因子(例えば**甲状腺機能低下症**(hypothyroidism)など)によって，性腺がエストロゲンを少量しか分泌しないときには，卵巣周期はしばしば正常には起こらない．それどころか，月経の間隔が数ヵ月になったり，月経がまったく停止したりする**無月経**(amenorrhea)が生じる．卵巣周期の延長は，しばしば無排卵を伴うが，これはおそらく排卵に必須な排卵前の LH サージの時期に LH分泌が不十分なために生じる．

卵巣の過分泌

卵巣のホルモンの極端な過剰分泌は，臨床的にはまれである．というのは，エストロゲンの過剰分泌は，自動的に下垂体からの性腺刺激ホルモン分泌を減少させ，これが卵巣ホルモンの産生を制限するためである．したがって，女性化ホルモンの過剰分泌は，通常臨床的には女性化腫瘍が発生したときのみに認められる．

まれに**顆粒膜細胞腫**(granulosa cell tumor)が卵巣に発生する．これは閉経前より閉経後に，よりしばしば起こる．この腫瘍は，多量のエストロゲンを分泌し，子宮内膜の過形成やこの内膜からの不正出血といった通常のエストロゲン作用を発現する．実際に，出血はしばしばこのような腫瘍の存在を示す最初に出現する，そして唯一の徴候である．

女性の性行為

女性の性行為のための刺激

男性の性行為でもそうであるが，女性の性行為の実行の成功は，精神的刺激と局所の性的刺激の両方に依存する．性的なことを考えることは，女性の性欲を喚起させ，これが女性の性行為の遂行を大いに助ける．このような欲望は，その個人の背景の訓練や生理的欲求に大きく依存しているが，性欲は分泌される性ホルモンの量に比例して強くなる．性欲は月々の性周期の間に変化し，排卵期の近くにピークに達する．これはおそらく排卵前期に，エストロゲン分泌が非常に多くなるからであろう．女性における局所的な刺激による性的興奮は，多かれ少なかれ男性と同様に起こり，陰唇，膣，他の会陰部のマッサージや別のタイプの刺激は性感を引き起こすことができる．**陰核亀頭**(glans of clitoris)は性感を引き起こすのに，特に敏感である．男性と同様に性的な感覚シグナルは，陰部神経と仙骨神経叢を経由して脊髄の仙骨部へ送られる．これらのシグナルが脊髄に入ると，それらは大脳へ送られる．また，仙髄と腰髄で統合される局所的な反射は，少なくとも部分的に女性性器における反応のいくつかに関与している．

女性における勃起と潤滑

膣入口の周りに位置し，陰核につながる勃起組織がある．これは陰茎の勃起組織とほとんど同じ組織である．この勃起組織は陰茎の勃起組織のように，仙骨神経叢から勃起神経を通って外陰部へ分布する副交感神経によって制御されている．性的刺激の初期に，副交感神経のシグナルは勃起組織の動脈を拡張させる．これはおそらく神経末端におけるアセチルコリン，一酸化窒素(NO)，**血管作動性腸管ペプチド**(vasoactive intestinal polypeptide：VIP)の放出による．この血管拡張は，勃起組織に急速に血液を貯留させ，膣入口が陰茎の周りをしっかり締めつける．この圧迫は，男性が射精を起こすための十分な性的刺激の達成に非常に役立っている．

副交感神経のシグナルは，小陰唇の下にある両側のバルトリン腺にも達し，膣入口のすぐ内側に粘液を分泌させる．この粘液は性交中の潤滑の多くを担っている．また膣上皮から分泌される粘液も性交時の潤滑に大きく役立っているし，男性尿道腺からの粘液によっても一部少し役立っている．この潤滑は，膣乾燥症のときに起こるような過敏な感覚ではなく，性交中に満足感をもたらすマッサージの感覚を得るために必要である．このマッサージ感は，男女をクライマックスに到らせるのに適切な反射を起こさせるための最適な刺激の1つである．

女性のオルガスム

局所的な性的刺激が最も強くなったとき，また特にこの局所的な感覚が大脳からの適切な精神状態を生み出すシグナルによって支持されると，女性の**オルガスム**(orgasm)(女性の**絶頂**(female climax)ともよばれる)を起こす反射が始まる．女性のオルガスムは男性の射出や射精と類似のもので，卵の受精を促進するのを助けるかもしれない．実際に，女性は人工的な方法によるよりも正常な性交による精子注入のほうが，いくらかより妊娠しやすいことが知られており，これは女性のオルガスムの重要な機能を示している．これが考えられる理由は，以下の通りである．

第1に，オルガスムの間，女性の会陰筋がリズミカルに収縮する．これは脊髄反射によって起こり，男性で射精を起こすのと同様である．この反射はオルガスムの間，子宮と卵管の運動性を亢進させ，精子が子宮を通って卵に向かって上方へ移動するのを助ける．しかし，この問題に関する資料は乏しい．また，このオルガスムは30分間ほど子宮頸管を広げているようで，これによって精子を移動しやすくしている．第2に，多くのヒト以外の動物では，交尾は脳下垂体後葉からオキシトシンを分泌させるが，この作用はおそらく脳の扁桃核によって媒介され，次いで視床下部を経由し，下垂体に達している．オキシトシンは，子宮のリズミカルな収縮を増加させ，それが精子の移動を増強させると考えられてきた．牛ではいくつかの精子がおよそ5分で卵管の全長を移動するのが示されたが，これは精子自身が泳ぎの運動で達することができる速さの少なくとも10倍の速さである．このことが，女性においても起こっているかどうかはわかっていない．受精のためのオルガスムの効果に加えて，オルガスムのときに起こる強い性感は脳に達して，全身の強い筋緊張を起こす．しかし性行為の極期の後には，リラックスした平穏によって特徴づけられる満足感が数分間続き，これは**消退**(resolution)とよばれる．

女性の妊孕性

性周期における妊孕性のある時期

卵子が生存し，受精できるのは，おそらく排卵後24時間以内である．このため，受精が起こるためには，排卵後まもなく精子が利用できなければならない．精子の中には，女性の生殖路の中で5日間も妊孕性を保っているのも少しいる．それゆえ，受精が成立するためには，性交は排卵前4〜5日から排卵後数時間の間に行われなければならない．このように，毎月の女性の妊孕性がある期間は短く，4〜5日間にすぎない．

避妊のためのリズム法

避妊法としてよく利用されているものの1つに，排卵期の近くに性交をしないという方法がある．この避妊法の難しいところは，排卵時期を正確に予測しなければならないことにある．しかし，排卵から次の月経開始までは，およそ 13〜15 日の間である．それゆえ，月経周期が規則正しく，ちょうど 28 日周期であれば，排卵は周期 14 日目の 1 日のうちに起こる．これに対し，40 日周期であれば，排卵は周期 26 日目の 1 日のうちに起こる．また 21 日周期であれば，排卵は周期 7 日目の 1 日のうちに起こる．それゆえ，計算された排卵日の前 4 日間と後 3 日間性交を避ければ，受胎を避けることができるといわれている．しかし，この避妊方法は，月経周期が規則正しい場合にしか利用することができない．この方法の場合，年率にすると 20〜25％程度の失敗率になり，その結果，意図しない妊娠になることがある．

妊孕性のホルモンによる抑制：ピル

月々の周期の前半に，適当量のエストロゲンかあるいはプロゲステロンを投与すると，排卵を抑制することができることが以前から知られてきた．この理由は，これらのホルモンのいずれかの適当量の投与は，排卵に必須な下垂体からの LH 分泌の排卵前のサージを阻止できるからである．

なぜ，エストロゲンあるいはプロゲステロンの投与が排卵前 LH サージを阻止できるかは完全にはわかっていない．しかし実験的研究が，サージが起こる直前に卵胞によるエストロゲン分泌のおそらく突然の減少があり，これが LH サージを導く下垂体前葉に対するフィードバック作用を引き起こすために必要なシグナルであるかもしれないことを示唆してきた．性ホルモン（エストロゲンあるいはプロゲステロン）の投与は，排卵の開始シグナルであるかもしれない最初の卵巣ホルモンの減少を阻止できる．

排卵のホルモン抑制のために企画された方法での問題点は，排卵を抑制するが，他の望ましくない効果を引き起こさないエストロゲンとプロゲスチンの適切な組み合わせを開発することにあった．例えば，どちらのホルモンの過剰でも異常な月経出血パターンを起こしうる．しかし，プロゲステロンの代わりの合成プロゲスチン，特に 19 ノルステロイドを少量のエストロゲンとともに使うと，通常は排卵を抑制するが，月経パターンはほとんど正常なままである．それゆえ，妊孕性をコントロールする目的のほとんどのピルは，合成のエストロゲンと合成のプロゲスチンの組み合わせからなっている．合成のエストロゲンとプロゲスチンを使用する主な理由は，天然のホルモンは腸管から吸収されて，門脈系に入った後，短時間のうちに肝臓で，ほとんど完全に分解されてしまうことである．しかしながら，多くの合成ホルモンは肝臓の分解作用に抵抗できるため，経口投与が可能である．

2 つの最もよく使用される合成エストロゲンは，**エチニルエストラジオール**（ethinyl estradiol）と**メストラノール**（mestranol）である．プロゲスチンで最もよく使われるのは，**ノルエチンドロン**（norethindrone），**ノルエチノドレル**（norethynodrel），**エチノジオール**（ethynodiol），**ノルゲストレル**（norgestrel）である．この薬剤は，通常月々の周期の早期から開始し，排卵が正常で起こる時期を越えて継続する．その後，薬剤をやめると月経が開始し，新しい周期が始まる．

ピルを用いる方法で避妊に失敗し，意図しない妊娠が生じる年率は 8〜9％程度である．

女性不妊の原因となる異常な状態

およそ 5〜10％の女性は不妊である．時には女性生殖器には何も異常が発見されないこともあるが，このような例では，不妊が生殖器系の生理的な機能の異常か，または卵子自身の遺伝的発達の異常によるのかを考えなければならない．

女性における不妊原因の最も一般的な原因は，排卵障害であろう．これは性腺刺激ホルモンの分泌低下で，ホルモン刺激の強度が排卵を起こすには単純に不十分であること，あるいは排卵を起こすことができないような異常な卵巣によって引き起こされる．例えば，厚い卵巣の被膜が卵巣の外側に存在して，排卵を起きにくくしていることもある．

不妊女性に無排卵の発生率が高いため，排卵が起こるかどうかを確かめるための特殊な方法が使われている．これらの方法は，主としてプロゲステロンの身体に及ぼす効果をもとにしている．というのは無排卵周期の後半では，プロゲステロン分泌の正常な増加がないからである．プロゲステロンの効果がない場合は，その周期は無排卵であると考えることができる．

これらのテストの 1 つは，月経周期後半にプロゲステロン代謝の最終産物であるプレグナンジオールのサージを尿で分析することがある．この物質が存在しないことは，排卵の失敗を示す．女性にとっての他の一般的な方法は，周期を通して，体温を図表にすることである．周期後半でのプロゲステロン分泌は体温をおよそ 0.3℃（0.5℉）上昇させ，排卵のときに急に上昇する．このような体温表は図 82.14 に図示するように排卵日を示す．

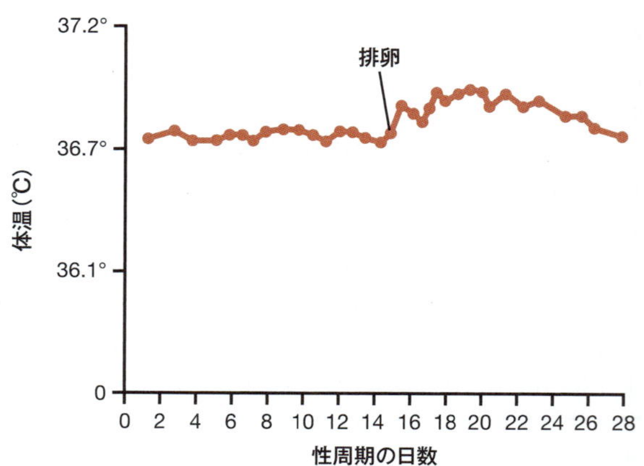

図 82.14 排卵後ただちに起こる体温上昇

下垂体の性腺刺激ホルモンの分泌不全によって引き起こされた排卵の欠如は，時に，人の胎盤から抽出されたホルモン（第 83 章で述べる）である，**ヒト絨毛性性腺刺激ホルモン**（human chorionic gonadotropin：hCG）の適切な時機に合わせた投与によって治療することができる．このホルモンは胎盤から分泌されるが，LH とほとんど同じ作用をもっており，このため排卵の強力な刺激物質となる．しかしこのホルモンの過剰使用は多くの卵胞を同時に排卵させ，多胎妊娠を起こす．このホルモンを不妊治療のために使った母親に 8 人の子ども（多くは死産）ができたこともある．

女性不妊の最も普通の原因の 1 つに，**子宮内膜症**（endometriosis）がある．これは正常な子宮内膜組織とほぼ同じ内膜組織が，子宮，卵管，卵巣の周りの骨盤腔内で発育し，月経さえ起こす，よくある状態である．子宮内膜症は骨盤内全体の線維化を起こし，そしてこの線維化は，時々卵巣をしっかり包み込むので，卵子が腹腔内に放出されなくなる．しばしば子宮内膜症は，卵管采のある上端か，あるいはそれに続く卵管のどこかで卵管を閉塞させる．

他のよくある女性不妊の原因は，**卵管炎**（salpingitis）すなわち**卵管の炎症**（inflammation of the fallopian tubes）である．これも卵管の線維化を起こし，それによって卵管を閉塞させる．かつてはこのような炎症は，主に淋菌感染によって起こったが，最近の治療法によって，これは女性不妊の原因としては，少なくなった．

不妊症のさらなる他の原因は，子宮頸部の異常な粘液分泌がある．普通は排卵時にエストロゲンのつくるホルモン環境は，特殊な性質の粘液の分泌を起こさせる．それは子宮内への精子の速い運動を可能にし，粘液系に沿って精子を上方へ誘導する．子宮頸部自身の異常，例えば弱い感染あるいは炎症あるいは異常な子宮頸部のホルモンによる刺激は，受精を妨げる粘度の高い粘液栓をつくることがある．

参考文献

Barros RP, Gustafsson JÅ: Estrogen receptors and the metabolic network. Cell Metab 14:289, 2011.

Beltramo M, Dardente H, Cayla X, Caraty A: Cellular mechanisms and integrative timing of neuroendocrine control of GnRH secretion by kisspeptin. Mol Cell Endocrinol 382:387, 2014.

Blaustein JD: Progesterone and progestin receptors in the brain: the neglected ones. Endocrinology 149:2737, 2008.

Bulun SE: Uterine fibroids. N Engl J Med 369:1344, 2013.

Campbell RE, Herbison AE: Gonadal steroid neuromodulation of developing and mature hypothalamic neuronal networks. Curr Opin Neurobiol 29C:96, 2014.

Crandall CJ, Barrett-Connor E: Endogenous sex steroid levels and cardiovascular disease in relation to the menopause: a systematic review. Endocrinol Metab Clin North Am 42:227, 2013.

de la Iglesia HO, Schwartz WJ: Minireview: timely ovulation: circadian regulation of the female hypothalamo-pituitary-gonadal axis. Endocrinology 147:1148, 2006.

Dey P, Barros RP, Warner M, et al: Insight into the mechanisms of action of estrogen receptor β in the breast, prostate, colon, and CNS. J Mol Endocrinol 51:T61, 2013.

Federman DD: The biology of human sex differences. N Engl J Med 354:1507, 2006.

Gordon CM: Clinical practice. Functional hypothalamic amenorrhea. N Engl J Med 363:365, 2010.

Heldring N, Pike A, Andersson S, et al: Estrogen receptors: how do they signal and what are their targets. Physiol Rev 87:905, 2007.

Hodis HN, Mack WJ: Hormone replacement therapy and the association with coronary heart disease and overall mortality: clinical application of the timing hypothesis. J Steroid Biochem Mol Biol 142:68, 2014.

Kelly MJ, Zhang C, Qiu J, Rønnekleiv OK: Pacemaking kisspeptin neurons. Exp Physiol 98:1535, 2013.

Maranon R, Reckelhoff JF: Sex and gender differences in control of blood pressure. Clin Sci (Lond) 125:311, 2013.

Nilsson S, Makela S, Treuter E, et al: Mechanisms of estrogen action. Physiol Rev 81:1535, 2001.

Niswender GD, Juengel JL, Silva PJ, et al: Mechanisms controlling the function and life span of the corpus luteum. Physiol Rev 80:1, 2000.

Palmert MR, Dunkel L: Clinical practice. Delayed puberty. N Engl J Med 366:443, 2012.

Pavone ME, Bulun SE: Clinical review: the use of aromatase inhibitors for ovulation induction and superovulation. J Clin Endocrinol Metab 98:1838, 2013.

Pfaff D, Waters E, Khan Q, et al: Minireview: estrogen receptor-initiated mechanisms causal to mammalian reproductive behaviors. Endocrinology 152:1209, 2011.

Pinilla L, Aguilar E, Dieguez C, et al: Kisspeptins and reproduction: physiological roles and regulatory mechanisms. Physiol Rev 92:1235, 2012.

Santen RJ, Kagan R, Altomare CJ, et al: Current and evolving approaches to individualizing estrogen receptor-based therapy for menopausal women. J Clin Endocrinol Metab 99:733, 2014.

Vasudevan N, Ogawa S, Pfaff D: Estrogen and thyroid hormone receptor interactions: physiological flexibility by molecular specificity. Physiol Rev 82:923, 2002.

第83章

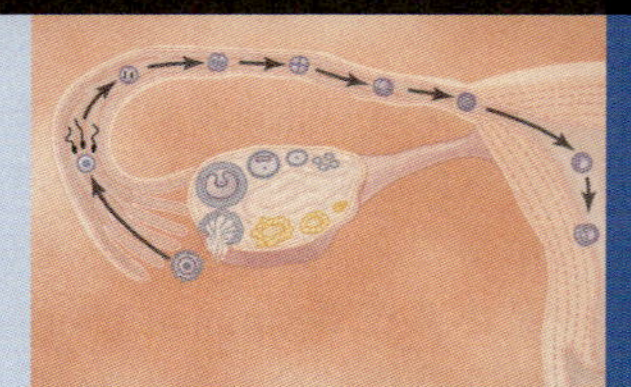

妊娠と授乳

卵子・受精の観点からみた男性・女性生殖機能について第 81 章，第 82 章で述べてきた．**卵子**(ovum)の**受精**(fertilization)から，**妊娠**(gestation, pregnancy)は始まる．1 個の受精卵は最終的に満期産児へと育つ．本章では，受精卵がどのように分化していくか，どのように妊娠が進んでいくかを述べていく．第 84 章では，胎児や小児に特有な生理学について述べる．

卵の成熟と受精

卵巣(ovary)内の卵子は**一次卵母細胞**(primary oocyte)の状態である．卵子が，**卵巣卵胞**(ovarian follicle)から放出される直前に，**有糸分裂**(meiosis)によって核が分裂し，このときに，**第一極体**(first polar body)が**卵母細胞**(oocyte)から細胞外へはじき出されて，卵子は**二次卵母細胞**(secondary oocyte)になる．23 対(46 本)の染色体は，その対同士の結合が離れてしまい，23 本は第一極体へ，そして 23 本は二次卵母細胞のほうに移行保持される．この段階で卵子は卵巣から腹腔内へはじき出される．これが排卵である．すなわち，二次卵母細胞の状態で排卵される．排卵された二次卵母細胞は，**卵管采**(fimbria(卵管の腹腔側端))に取り込まれる．

卵子は卵管内へ取り込まれる

卵子は数百以上の**顆粒膜細胞**(granulosa cell)に取り囲まれたままの状態で，卵巣から腹腔内へはじき出され(排卵)，卵管采に取り込まれて，最終的に子宮内へたどりつく．卵子の回りにまとわりついた顆粒膜細胞は**放線冠**(corona radiata)といわれる構造物を形成している．卵管采は，卵巣のごく近くに存在し，排卵された卵子が卵管采に取り込まれやすくなっている．卵管采の内腔側上皮は**線毛上皮細胞**(ciliated epithelium)で形成される．卵巣から分泌されたエストロゲンは，**線毛**(cilia)に作用し，線毛が動く．この線毛の動きが，腹腔内へはじき出された卵子が卵管内へ吸い込まれるような流れをつくり出す．この流れは実験的に観察できる．この流れのおかげで，卵子は腹腔内で迷子にならずに無事卵管へ到達できる．

そうはいっても，多くの卵子は排卵後迷子になってしまい，卵管へ取り込まれないような気がする読者もいるかもしれない．しかし，研究によれば，98％もの卵子は無事卵管へたどりつくことが示唆されている．卵管内への卵子取り込み能は強固である．実際に，片側卵巣が摘出され，その反対側卵管も摘出された(**訳者注**：例えば，右卵巣と左卵管とが摘出され，左卵巣と右卵管とが残っている状態)女性が比較的容易に何度も妊娠分娩している例がある．この場合，卵巣から排卵された卵子は，反対側の卵管に取り込まれたことになる．

受精

精液が膣内へ射精されると，複数の精子が，5～10分以内で，膣 → 子宮内 → 卵管 → 卵管采へと泳ぎ上がっていく．子宮と卵管とは，以下 2 つの機序によって，この精子上行を手助けする方向に収縮する．①精液中のプロスタグランジンが子宮・卵管を収縮させる．②女性が性交中にオーガスムを感じた場合に下垂体後葉からオキシトシンが分泌され，これも子宮・卵管を収縮させる．膣内に射精された約 5 億個の精子のうち，数千個程度が左右卵管采にまで到達する．

左右どちらかの卵管膨大部で受精が起こる．精子と卵子とが膨大部に到達した直後に受精が起こる．ただし，精子が無事卵子内へ侵入して受精が行われるには，精子は 2 つの障壁を乗り越えねばならない．①卵子の周囲にへばりついた顆粒膜細胞層(放線冠)，②卵子周囲に存在する**透明帯**(zona pellucida)．この 2 つを貫通しなければ精子は卵子に到達できないが，精子にはこれらを乗り越える仕組みが備わっている．これについては第 81 章で述べた．

こうして精子は卵子内へ侵入する．この段階では卵子はまだ二次卵母細胞の状態だが，精子侵入と同時に，卵子は分裂して，**成熟卵子**(mature ovum)と**第二極体**(secondary polar body)とに分かれ，後者は捨てられてしまう．この成熟卵子の核には 23 本の染色体が存在する．なお，この時点の卵子核を**女性前核**(female pronucleus)といい，その 23 本の染色体のうちの 1 本は **X 染色体**(X chromosome)である．

卵子へ侵入した精子のほうにも変化が起こる．精子頭部(**訳者注**：核が存在する)は**男性前核**(male pronucleus)になる(図 83.1D)．23 対の男性前核と 23 対の女性前核とはペア同士が結合して 46 本の染色体が形成される．

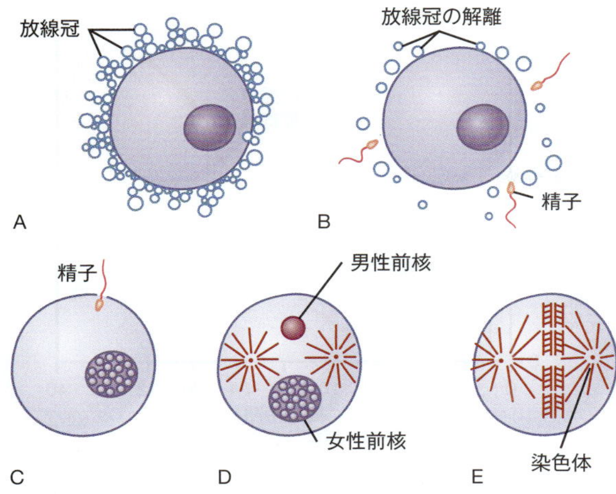

図 83.1 卵子の受精
A：放線冠に取り囲まれた成熟卵子．B：放線冠が卵子から離れていく．C：精子が卵子内へ侵入．D：男性前核と女性前核が形成．E：染色体は再び 46 個になり，この後で受精卵の分割が始まる．(Arey LB: Developmental Anatomy: A Textbook and Laboratory Manual of Embryology, 7th ed. Philadelphia: WB Saunders, 1974 より改変)

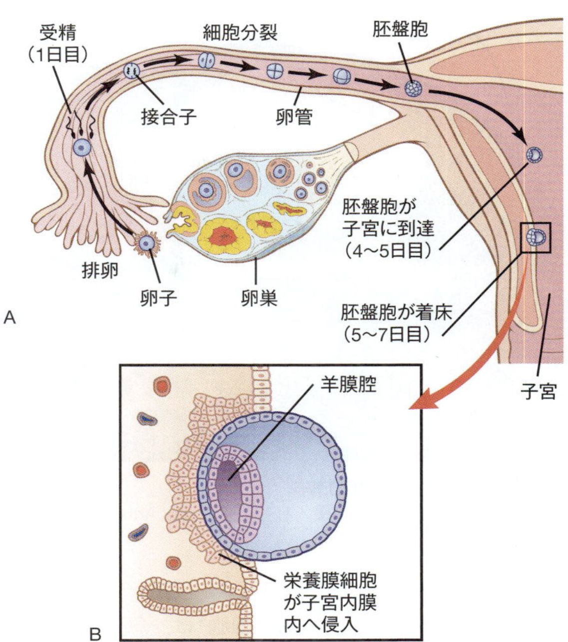

図 83.2 排卵，卵管内での卵子の受精，および胚盤胞の子宮内着床(A)と胚盤胞着床の際の栄養膜細胞の働き(B)

そして**受精卵**(fertilized ovum)または**接合子**(zygote)とよばれる状態になる(**図 83.1**E)．

胎児の性(男女)はどのようにして決まるか？

成熟精子の半分は X 染色体を，残り半分は Y 染色体を有する．卵子は X 染色体だけを有する．前者の精子(X 染色体＋)が卵子(X 染色体＋)と受精すれば性染色体は XX で受精卵は女児に，後者(Y 染色体＋の精子)が卵子と受精すればその性染色体は XY で受精卵は男児になる．

受精卵の卵管内移動

卵管膨大部で受精してから，受精卵が子宮内へ到達するのに 3〜5 日かかる(**図 83.2**)．卵管上皮からの分泌物が卵管内腔を満たしており，また，卵管上皮細胞の線毛は卵管采 → 子宮方向へとこの内容液をじわじわと移動させるので，受精卵は膨大部 → 子宮方向へと動いていく．卵管自体，弱いながらも収縮し，この受精卵の動きを助けるようである．

3〜5 日かかるのには理由がある．卵管上皮の表面はつるつるではなくて，ギザギザ・凸凹しているから，受精卵は卵管をそう簡単には通過できない．さらに，**卵管峡部**(isthmus，卵管子宮開口部からその手前 2 cm までの部分)が排卵後 0〜3 日間は，強く収縮していて，卵管采 → 子宮内腔方向への受精卵移動を阻む．ところが，受精後 3 日程度経過すると，以下の変化が起きて受精卵は子宮腔内へ到達しやすくなる．すなわち，卵巣には**黄体**(corpus luteum)が形成され，この黄体からはプロゲステロンが分泌される．プロゲステロンはまず，卵管上皮平滑筋細胞のプロゲステロン受容体を増加させる．次に，プロゲステロンが同受容体を活性化し，卵管平滑筋は弛緩する．このようにして，受精卵は子宮内へ到達する．

このように受精卵はすぐには子宮内へ到達できない．こうして受精卵が卵管内でぐずぐずしている間に，受精卵は卵管内で分裂していき，**胚盤胞**(blastocyst，約 100 個の細胞から構成)にまで分化した状態で子宮内へたどりつく．胚盤胞へ成熟するまでに，卵管上皮分泌細胞は多量の分泌物を産生して，これが受精卵を卵管内で分化発育させる．

胚盤胞が子宮内へ着床する

胚盤胞はさらに 1〜3 日間子宮腔内にとどまりながら分化を続け，その後，**子宮内膜**(endometrium)へ**着床**(implant implantation)する．したがって，排卵から着床までには通常 5〜7 日かかる．子宮腔内に入ってから，着床するまでのこの 1〜3 日間は，胚盤胞は子宮内膜からの**分泌液**(uterine milk)によって栄養される．

胚盤胞表面から**栄養膜細胞**(trophoblast)が分化し，この栄養膜細胞の作用で着床がうまくいく．栄養膜細胞はタンパク質分解酵素を分泌する．この酵素が栄養膜細胞に近接した子宮内膜細胞を次々に消化していき，これら内膜細胞は液状化していく．栄養膜細胞からは栄養物なども分泌されるが，これは胚盤胞に取り込まれ，胚盤胞の分化を助ける．**図 83.3** には，妊娠初期の着床胚盤胞を示してある．小さな**胎芽**(embryo)も認められる．このようにいったん着床が起こると，栄養膜細胞とその周

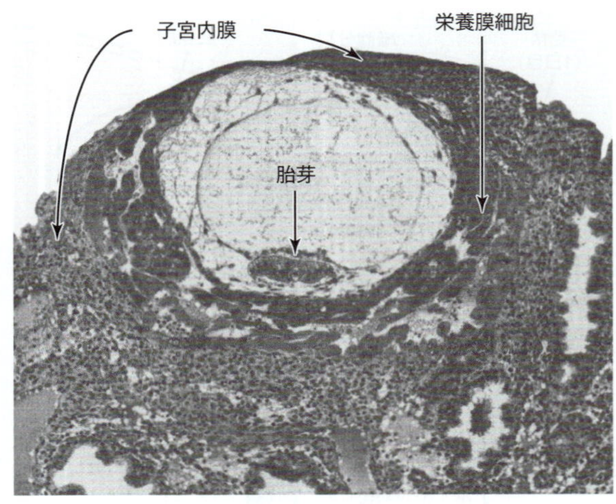

図 83.3 ヒト初期胎芽の着床
栄養膜が子宮内膜を消化し侵入していく.(Dr. Arthur Herti の厚意により転載)

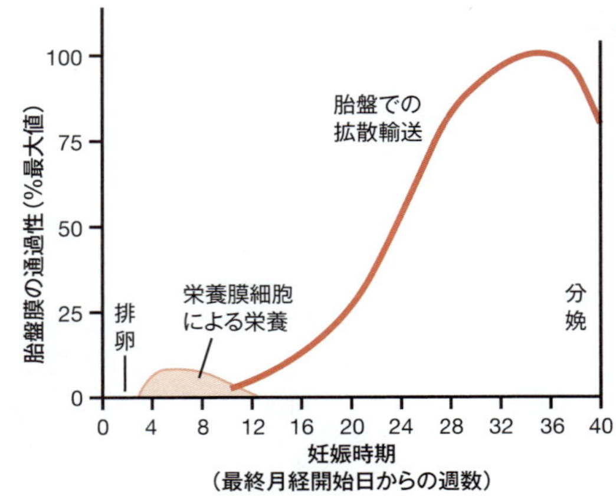

図 83.4 胎児の栄養
妊娠初期には栄養膜細胞が脱落膜を消化して，そこから胎児は栄養を得る．その後の期間は，胎盤膜を介した拡散(訳者注：膜を介した物質移送)により，胎児は栄養される.

囲の細胞群(胚盤胞や子宮内膜細胞)は，急速に増殖し，胎盤と種々の膜構造(**訳者注**：卵膜などの胎盤関連の膜構造物．後述する)が形成される．

初期胎芽への栄養

第 82 章で以下を述べた．性周期の後半(**訳者注**：排卵から次月経が起こるまでを“黄体期”という)では卵巣に黄体ができ，黄体からはプロゲステロンが分泌される．プロゲステロンは子宮内膜に作用して，子宮内膜の**間質細胞**(stromal cell)を大型細胞へと変化させる．この大型細胞は，グリコーゲン，タンパク質，脂質，ミネラルなどを豊富に含んでおり，これらは**妊娠産物**(conceptus)の分化発達に必要である．妊娠産物とは胎芽と胎児附属物(胎盤や卵膜など)との総称である．妊娠産物が子宮内膜へ着床すると，プロゲステロン分泌が続き，そのおかげで子宮内膜間質細胞はさらに大型な細胞へ変化し，この大型細胞はさらに多くの栄養素を蓄える．このように，着床後に子宮内膜間質細胞が大型化してできてきた細胞を**脱落膜細胞**(decidual cell)といい，脱落膜細胞で構成される部分を**脱落膜**(decidua)という(**訳者注**：妊娠すると，子宮内膜は脱落膜に置き換わると考えてよい)．

栄養膜細胞が脱落膜へ侵入していく途上で，脱落膜は消化され，脱落膜に貯蔵されていた栄養素は胎芽の分化発育に使われる．着床後 1 週間は，胎芽への栄養供給はこのルートだけである．受精後 16 日目以降(着床後 1 週間強以降)は，胎芽は胎盤からも栄養を受け取るようになるが，妊娠 8 週までは，脱落膜からの栄養供給はまだ続いている(**訳者注**：妊娠 4 週 0 日が排卵後 14 日目に相当する．脱落膜からの栄養補給と胎盤からの栄養補給とが重なる時期があることになる)．図 83.4 に胎芽の栄養補給ルートの概念を模式的に示す．当初，胎芽栄養供給は，**栄養膜細胞依存性**(trophoblastic period of nutrition)だったものが，徐々に胎盤依存性に置き換わっていく．

胎盤の構造と機能

胚盤胞から**栄養膜索**(trophoblastic cord)が伸びてきて，子宮内膜へ侵入してくると，胎芽の循環器系から毛細血管が栄養膜索へ入り込んでくる．受精 21 日目頃には，胎芽心臓が動き出し，この毛細血管へ血液を送り込む．一方，栄養膜周囲には組織間空隙(血洞)(**訳者注**：絨毛間腔に相当する)ができ，ここは母体血液で満たされている．栄養膜細胞は枝分かれしていき，**胎盤絨毛**(placental villi)を形成するようになる．絨毛内には胎芽側から毛細血管がどんどん入り込んでくる．絨毛自体には胎芽血液が入り込み，絨毛周囲は母体血で満たされた絨毛間腔に取り囲まれるのである(**訳者注**：絨毛栄養膜細胞の内側(胎盤側)には胎児血液を容れた絨毛血管があり，栄養膜細胞の外側(子宮側)には母体血を容れた絨毛間腔が存在する)．

胎盤の最終的な構造を図 83.5 に示す．胎児側からの血液は，2 本の**臍帯動脈**(umbilical artery)を介して絨毛内の毛細血管に入り，最終的には 1 本の**臍帯静脈**(umbilical vein)となって胎児側に戻る．同時に，母体側からの血液は，母体の**子宮動脈**(uterine artery)から絨毛の周囲にある広い絨毛間腔に入り，子宮静脈となって母体に戻る．図 83.5 の下側に完全に発達した胎盤における、胎児胎盤絨毛の胎児血と絨毛の外側の母体血との関係を示す．

成熟した胎盤絨毛の総表面積は数 m^2 となり，肺胞の面積に比べると何倍も少ない．それにもかかわらず，栄

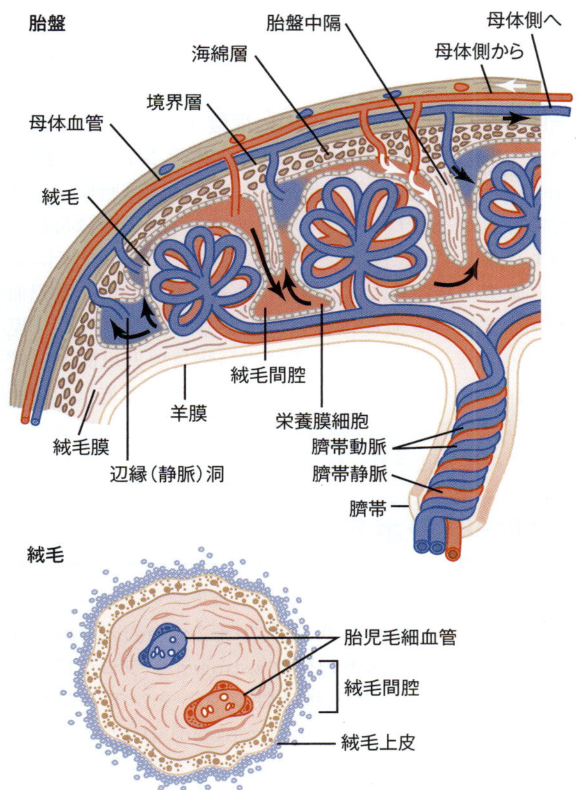

図 83.5　成熟胎盤の構築(上)と絨毛内胎児血管と絨毛間腔内母体血液との関係(下)

養素や他の物質は胎盤の膜を介し、主に拡散により入っていく．それは，肺胞や身体の毛細血管とほぼ同様である．

胎盤の物質透過性と拡散能

胎盤では，母体血から胎児血へ栄養や O_2 が取り入れられ，胎児血から母体血へ老廃物が吐き出される．妊娠初期には，胎盤膜は分化が不十分で，まだ厚みがあり，物質透過性は低い．胎盤はまだ十分に発育していないので，胎盤膜の表面積も狭い．この2つの要因のために，胎盤の拡散能はまだ低い．妊娠時期が進むにつれて，胎盤膜(栄養膜細胞層)は薄くなり，膜表面積も初期の数倍にも広がる．このために，胎盤拡散能は顕著に増加する(図 83.4．**訳者注**：このように胎児血と母体血は栄養膜(胎盤膜)で隔てられていて両者は基本的に混ざることはない)．

まれに，胎盤膜に亀裂が入り，胎児血が母体血中へ流入してしまうことがある．さらにまれだが，母体血が胎児血中へ流入してしまうこともある．ただ，前者の場合でも，大量の胎児血が母体血中へ流入してしまうことは滅多にない(**訳者注**：まれに胎児血が母体血中へ大量に流れ込んでしまい，**胎児貧血**が起こることがあり，この場合には胎児死亡や胎児障害が高率に起こる)．

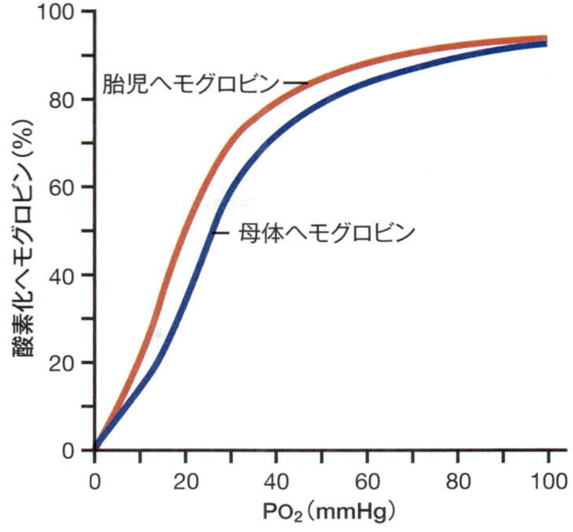

図 83.6　母体血と胎児血の O_2：ヘモグロビン解離曲線
任意の Po_2 において，胎児血は母体血に比して，より多くの O_2 を運搬できることがわかる．(Metcalfe J, Moll W, Bartels H: Gas exchange across the placenta. Fed Proc 23:775, 1964 のデータより)

胎盤膜を介する O_2 運搬

肺での O_2 運搬・拡散について第40章で述べたが，O_2 拡散機序は肺でも胎盤でも基本的には同じである．**絨毛間腔**の母体血中に溶解している O_2 は単純拡散によって胎児血へ移行する．母児間の Po_2 較差によって，O_2 が母→児へ移動していく．妊娠末期の絨毛間腔における Po_2 は約 50 mmHg であり，胎盤で O_2 化された後の胎児血(臍帯静脈血)中の Po_2 は約 30 mmHg である．したがって，胎盤膜を隔てた母児血間の Po_2 較差は約 20 mmHg ということになる．

たった 30 mmHg の Po_2 しかないのに，胎児は十分な O_2 を得ることができるのだろうかと，いぶかる読者もいるかもしれない．母体組織が十分 O_2 化されているように，実は，この程度の低い Po_2 であっても，胎児組織は十分 O_2 化されている．以下の3つの機序のおかげだといえる．

第1に，胎児のヘモグロビンは主に**胎児ヘモグロビン**(fetal hemoglobin)から構成される．出生前に胎児はこの型のヘモグロビンを合成する．図 83.6 に母ヘモグロビンと胎児ヘモグロビン両者の**酸素解離曲線**(oxygen dissociation curve)を示す．胎児ヘモグロビンは母ヘモグロビンに比して，左側へ曲線がシフトしている．低 Po_2 のときには，胎児ヘモグロビンは母ヘモグロビンに比して，20～50％も余計に O_2 を運搬できることがわかる．

第2に，胎児血は母体血に比してヘモグロビン濃度が約50％増しで，ヘモグロビン濃度が高い．胎児は組織へより多くの O_2 を運搬できるので，このほうが第1の点よりもさらに重要かもしれない．

第3は**ボーア効果**(Bohr effect)である．ボーア効果については，第41章において，肺での O_2–CO_2 交換機序の部分で説明している．胎児は組織へたくさんの O_2 を運搬できる第3の理由が，このボーア効果である．ヘモグロビンは，P_{CO_2}が低いときのほうが高いときに比べて，O_2をより多く運搬できる．胎児血液は胎盤でO_2交換される前にはたくさんのCO_2を含有しているが，胎盤でこのCO_2は母体血へ拡散され，つまり母体側へ捨てられてしまう．CO_2が減るから胎児血はよりアルカリ側へ，CO_2が負荷されるから母体血はより酸性に傾く．

このような理由から，胎児血はより多くのO_2を結合でき，母体血は（胎児血に比して）少ないO_2しか結合できない．母体血はO_2を手放す方向へ動き，一方，胎児血はO_2を拾い上げる方向に動く．ボーア効果は，母体，胎児，それぞれにおいて逆方向（**訳者注**：O_2を手放す方向と拾い上げる（摂取する）方向）に作動する．ボーア効果は，肺でのO_2運搬において効果的に作動するが，胎盤では，ボーア効果はこのように"2重"に作動して，胎児組織酸素化を助ける．これは**二重ボーア効果**（double Bohr effect）とよばれている．

以上3つの機序で，胎児は胎盤膜を介して，十分すぎるぐらいのO_2を得ている．胎児血P_{O_2}は胎盤で酸素化された後ですら，たった30 mmHgしかないのにもかかわらず，である．

妊娠末期における胎盤全体のO_2運搬能は，胎盤膜間の母子P_{O_2}差1 mmHgあたり，O_2約1.2 mL/分であり，これは，新生児肺でのO_2交換能に勝るとも劣らない．

胎盤膜を介したCO_2の拡散輸送

胎児組織でも，母体組織と同様にCO_2が産生されており，このCO_2は経胎盤的に母体血液中へと排出される．胎児血中では母体血中に比してP_{CO_2}は2〜3 mmHgだけ高い．CO_2は胎盤膜に非常に溶けやすい（入りやすい）ので，CO_2はO_2の20倍ものスピードで胎盤膜を通過できる．そのため，2〜3 mmHgのわずかな圧較差でも，CO_2は児→母へと容易に輸送されて，児血から母血へと排出される．

胎盤膜を介した栄養素の輸送

胎児が必要とする種々の物質（**代謝基質**（metabolic substrate）など）も，O_2と同じ機序で胎児血へと移動する．例えば，妊娠末期において，胎児は，母体が必要とするのと同量程度の大量のグルコースを消費する．この大量のグルコースを輸送するのに，栄養膜細胞（胎盤絨毛表面を被覆している細胞）では，**促進拡散**（facilitated diffusion）の機序が働く．すなわち，グルコースは栄養膜細胞膜上に存在する**グルコース担体分子**（carrier molecule）の力を借りて輸送される．それでも，児血中グルコース濃度は母血中に比して20〜30%ほど低い．

脂肪酸（fatty acid）は細胞膜に溶けやすく，脂肪酸は母→児へと移行するが，その移行速度はグルコースよりも遅い．そのため，グルコースは胎児栄養素として優先的に使われる．ケトン体や電解質イオン（K^+，Na^+，Cl^+）も比較的容易に母→児へと輸送される．

胎盤膜を介した老廃物の排出

CO_2が胎児血側から母体血側へ拡散移行するのと同じ機序で，胎児で産生された老廃物は胎盤膜を通過して母体血側へ拡散していき，母体自体から出てくる老廃物とともに母体から排出される．このようにして排出される老廃物としては，**尿素**（urea），**尿酸**（uric acid），および**クレアチニン**（creatinine）などの**非タンパク性窒素**（nonprotein nitrogen）が重要である．尿素は胎盤膜を非常に容易に通過するので，胎児血中の尿素濃度は母体血中よりもわずかに高いレベルにとどまる．クレアチニンは，尿素ほど容易には胎盤膜を通過しないので，胎児血中クレアチニン濃度は母体血中よりもかなり高い．児→母への老廃物排出は，主に当該物質の児母間濃度較差と経胎盤膜透過性とに依存する．老廃物濃度は児血中では母血中に比して高いので，老廃物は児→母側へ持続的に拡散輸送され，排出される．

妊娠時のホルモン

妊娠時に，胎盤は以下4つのホルモンを大量に産生する．**ヒト絨毛性性腺刺激ホルモン**（human chorionic gonadotropin），**エストロゲン**（estrogen），**プロゲステロン**（progesterone），**ヒト絨毛性ソマトマンモトロピン**（human chorionic somatomammotropin）の4つである．前3者は妊娠維持に不可欠であり，4番目もおそらく不可欠だろうと考えられている．

ヒト絨毛性性腺刺激ホルモンは卵巣黄体を維持存続させ，月経が起こらないようにしている

非妊娠時には，排卵後約14日目に月経が起き，子宮内膜は，剥がれ落ちて体外へ排出される．もしも着床後に月経が起きてしまったら，妊娠はそこで終わってしまう．胎芽側組織から分泌されるヒト絨毛性性腺刺激ホルモンのおかげで月経は起きずに妊娠が継続される．

初期受精胚から栄養膜細胞が発達してくるのと同時に，**合胞体性栄養膜細胞**（syncytial trophoblast cell）（**訳者注**：栄養膜細胞には外側（母体血に近い側）の合胞体性栄養膜細胞と内側（胎児毛細血管に近い側）の細胞性栄養膜細胞との2つがある）から，ヒト絨毛性性腺刺激ホルモンが母体側へ分泌される（**図83.7**）．ヒト絨毛性性腺刺激ホルモンは，排卵後8〜9日には母体側で検出することができ，妊娠12〜13週でその分泌量は最大になり，16〜20週では分泌量が低下してきて，その値のまま妊娠末期まで分泌が続く．

ヒト絨毛性性腺刺激ホルモンの機能

ヒト絨毛性性腺刺激ホルモンは分子量約39000の糖タンパク質で，下垂体から分泌される**黄体形成ホルモン**（luteinizing hormone）に構造・機能が似ている．ヒト絨毛性性腺刺激ホルモンの最重要機能は，性周期末期に通常は退行してしまうはずの黄体を退行させないでおくことである．ヒト絨毛性性腺刺激ホルモンはこの先数ヵ月

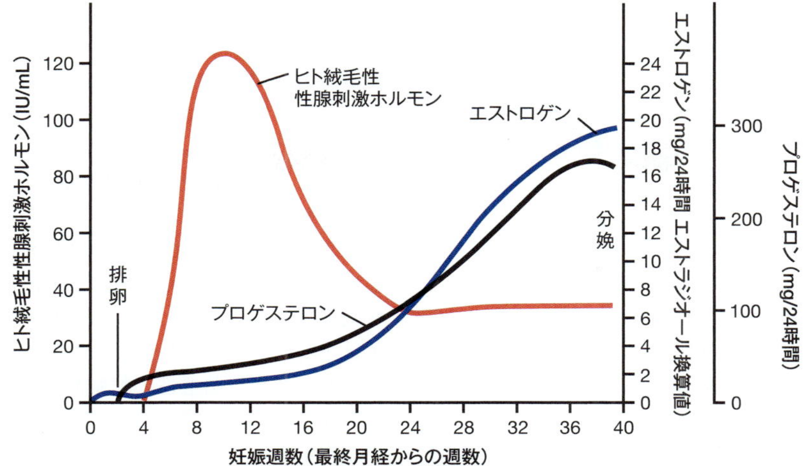

図 83.7　妊娠週数別のエストロゲン・プロゲステロン分泌率とヒト絨毛性性腺刺激ホルモン濃度

にわたり黄体に作用し，黄体はさらに多量の性ホルモン(プロゲステロンとエストロゲン)を分泌する．これら性ホルモンのおかげで，月経は起こらない．非妊娠時には月経として剝がれ落ちてしまうはずの子宮内膜は，このように増殖を続け，その中に栄養素を蓄え続ける．非妊娠時の性周期後半の子宮内膜に認められた**脱落膜様細胞**(decidual-like cell)は，胚盤胞が着床する時期には，“本当の”**脱落膜細胞**(decidual cell)に変化しており，その細胞質は腫大し栄養素を蓄えている．

ヒト絨毛性性腺刺激ホルモンのおかげで，黄体は，妊娠初期の1ヵ月くらいのうちに当初の2倍の大きさになる．こうして大きくなった黄体は，プロゲステロンとエストロゲンを分泌し続け，そのために子宮内膜は脱落膜化していく．脱落膜化は胎児の初期発育に必要な現象である．

もしも，おおよそ妊娠7週以前に黄体が除去されてしまうと，十中八九流産になる．7週とはいわず，妊娠12週程度以前の黄体除去でも流産を招きうる．12週以降は，胎盤が十分なプロゲステロンとエストロゲンとを分泌できるようになり，この分泌は妊娠末期まで維持される．黄体は妊娠13〜17週以降には徐々に退行していく(**訳者注**：黄体は妊娠12週程度まで，性ホルモン分泌を受けもち，それ以降は胎盤がその役割を担う)．

ヒト絨毛性性腺刺激ホルモンは男児精巣からテストステロンを分泌させる

胎児が男児の場合，ヒト絨毛性性腺刺激ホルモンは**間質細胞刺激効果**(interstitial cell stimulating effect)を示し，その胎児が出生するまで，胎児睾丸からテストステロンを産生させる．テストステロン分泌量は多くはないが，このおかげで，男児では男性生殖器が発育してくる．妊娠末期には，この男児精巣から分泌されたテストステロンのおかげで，精巣自体も(**訳者注**：本来存在していた腹腔内から)陰嚢へと下降してくる．

胎盤によるエストロゲン分泌

胎盤も，黄体同様，エストロゲンとプロゲステロンとを分泌する．組織化学的・生理学的研究から，エストロゲンとプロゲステロンとの両者は，他の多くの胎盤ホルモン同様，胎盤合胞体細胞から分泌されていることがわかっている．

図 83.7 に示すように，胎盤性エストロゲンは妊娠とともに産生が増大し，妊娠末期には母体エストロゲン産生量の約30倍にもなる．エストロゲン産生様式は，胎盤と卵巣とで大きく異なる．胎盤は，エストロゲンをその基質から新たに産生することはできない．母体と胎児両者の副腎から産生されるアンドロゲン，すなわち，**デヒドロエピアンドロステロン**(dehydroepiandrosterone)と**16-ヒドロキシデヒドロエピアンドロステロン**(16-hydroxydehydroepiandrosterone)から，胎盤エストロゲンはつくられる．これら2つは弱いアンドロゲン作用を有するステロイドだが，母体→胎盤へと送られ，栄養膜細胞がこれを取り込んで，そこでエストロゲン(**エストラジオール**(estradiol)，**エストロン**(estrone)，**エストリオール**(estriol))がつくられる(胎児副腎皮質は非常に大きく，その80%はいわゆる**胎児層**(fetal zone)で形成されている．胎児層の主な役割は妊娠中に**デヒドロエピアンドロステロン**を産生することだと想定されている(**訳者注**：副腎ではエストロゲンはコレステロールなどの基質から合成されるが，胎盤は，母児副腎でできた(途中まで完成している)アンドロゲンを利用してエストロゲンを合成する))．

妊娠時におけるエストロゲンの作用

第82章で，エストロゲンは母体生殖器官・生殖関連器官において，**増殖・発育促進的**(proliferative)に作動することを述べた．妊娠中の大量のエストロゲンは以下3つの作用・機能を担う．①母体子宮を増大させる，②母体乳房を大きくし乳管を成長させる，③母体の外生殖器を増大させる．

さらにエストロゲンは，母体の骨盤靭帯を弛緩させ，仙腸関節が柔軟になり，恥骨結合の弾性が増す．これらのおかげで，分娩時には胎児は産道を通過しやすくなる．さらに，エストロゲンは妊娠期間を通じて胎児発育全般に影響を与える．例えば，初期胎芽の細胞増殖にも影響している．

胎盤によるプロゲステロン分泌

プロゲステロンも妊娠に不可欠である．実際のところ，プロゲステロンはエストロゲンと同程度に重要である．プロゲステロンは妊娠初期には黄体から適度に分泌されるが，妊娠後期には胎盤から大量に分泌される（図 83.7）．

以下のようなプロゲステロンの妊娠時特異的作用が妊娠維持に不可欠である．

①子宮内膜で，脱落膜細胞を形成させる．脱落膜細胞は初期胎芽の栄養源として重要である．

②プロゲステロンは妊娠子宮の収縮性を低下させる．これにより，流産が起こるのを防いでいる．

③プロゲステロンは着床以前から受胎産物の分化発育を助ける．すなわち，プロゲステロンは，卵管や子宮からの栄養物の分泌を促す．これが，**桑実胚**（morula），**胞胚**（blastula）形成以前の胚で，16〜32の**割球**（blastomere）からなる球状の胚や胚盤胞の栄養源になる．プロゲステロンは初期胎芽の細胞分裂にも影響すると思われる．

④エストロゲンは授乳に適した母体乳房を形づくる．妊娠中に分泌されるプロゲステロンは，エストロゲンのこの作用を助ける．これについては後ほど本章で述べる．

ヒト胎盤性乳腺刺激ホルモン絨毛性ソマトマンモトロピン

ヒト胎盤性乳腺刺激ホルモン（ヒト絨毛性ソマトマンモトロピン）（human chorionic somatomammotropin，human placental lactogen）は，分子量約22000のタンパク質ホルモンで妊娠約5週以降胎盤から分泌される．分泌量は妊娠経過とともに増加していき，胎盤総重量に比例する．このホルモンの生理学的作用は未解明だが，他のすべての妊娠ホルモンの総合計量の数倍ものヒト胎盤性乳腺刺激ホルモンが分泌されている．以下に本ホルモンのいくつか考えられている重要な作用について述べる．

第1に，数種類の動物種への実験では，動物にヒト胎盤性乳腺刺激ホルモンを投与すると，乳房が少なくとも部分的には発育してきて，乳汁分泌する場合もある．この作用が最初に発見されたので，ヒト胎盤性乳腺刺激ホルモンという名前がつけられた．プロラクチン類似作用を有すると考えられている．動物実験ではそうでも，ヒト胎盤性乳腺刺激ホルモンをヒトに投与して，乳汁分泌促進効果を得ようとの試みはまだ成功していない．

第2に，ヒト胎盤性乳腺刺激ホルモンには，弱いながら，**成長ホルモン**（growth hormone）様作用があり，成長ホルモン同様，タンパク質組織合成方向へ作動する．ヒト絨毛性ソマトマンモトロピンは化学構造も成長ホルモンに類似性があるが，同じだけの“成長”を達成するのに，ヒト胎盤性乳腺刺激ホルモンは成長ホルモンの100倍も必要である．

第3に，ヒト胎盤性乳腺刺激ホルモンは，母体に作動して，インスリン感受性を低下させ，グルコース利用率を低下させる．そのため，胎児側へ供給できるグルコース量が増加する．胎児発育はグルコースに最も依存しているから，ヒト胎盤性乳腺刺激ホルモンのこの作用は，本ホルモンの生理作用としてはつじつまが合う．さらに，本ホルモンは，母体脂肪から**遊離脂肪酸**（free fatty acid）を放出させ，妊娠中母体エネルギー供給の一端を担う．したがって，ヒト胎盤性乳腺刺激ホルモンは母児双方ともに，それらの代謝全般を妊娠に適合させる．特に妊娠時母児双方の栄養供給に作動している可能性が高い．

妊娠時の他のホルモン

生殖器官（卵巣や胎盤など）以外でも，ほとんどの母体内分泌器官は妊娠時には大きく変化する．妊娠に伴って母体代謝負荷が大きくなること，胎盤ホルモンがある程度下垂体や他の内分泌器官に作動すること，この2つが母体内分泌器官の変化要因である．

下垂体からの分泌

妊娠時には，母体下垂体前葉は少なくとも50％増ほども膨れ上がり，**副腎皮質刺激ホルモン**（corticotropin），**甲状腺刺激ホルモン**（thyrotropin），および**プロラクチン**（prolactin）分泌が増加する．一方，**卵胞刺激ホルモン**（follicle-stimulating hormone）と**黄体形成ホルモン**の下垂体からの分泌は，胎盤からのエストロゲンとプロゲステロンによって，ほぼ完全に抑制されてしまう．

副腎皮質ステロイドの分泌亢進

副腎皮質からの**グルココルチコイド**（glucocorticoid）分泌は，妊娠期間を通じて中等度に亢進する．糖質コルチコイドは母体組織のアミノ酸を遊離し，これらアミノ酸が胎児組織形成に使われている可能性が高い．

妊婦では，**アルドステロン**（aldosterone）分泌は約2倍に増加し，妊娠末期にピークに達する．これは非妊娠女性でも同じことだが，このアルドステロン増加とエストロゲン作用が作動すると，腎臓尿細管において余剰なナトリウムが再吸収されて，体内は水分保持に傾く．これが時に，**妊娠高血圧症候群**（pregnancy-induced hypertension：PIH）を招く．

甲状腺機能の亢進

母体甲状腺は妊娠中に通常50％程度にまで増大する．**甲状腺ホルモン**（thyroxine）産生もその分だけ増加する．胎盤からの**ヒト絨毛性性腺刺激ホルモン**（human chorionic gonadotropin）には甲状腺刺激作用があり，また胎盤からは特殊な**ヒト絨毛性甲状腺刺激ホルモン**（human chorionic thyrotropin）（**訳者注**：甲状腺刺激作用を有するホルモン）が少量分泌され，これら２つも甲状腺ホルモン産生に働く．

副甲状腺ホルモンの分泌亢進

妊婦の副甲状腺は通常増大する．特にカルシウム不足の食餌を母体が摂取していると，副甲状腺は増大しやすい．この増大・肥大が起こると，母体骨からカルシウム吸収が起こり，母体細胞外液の Ca^{2+} 濃度を正常に保つ．同時に，胎児はカルシウムを動員して骨化を進める．乳児は胎児の数倍のカルシウムを必要とするので，**副甲状腺ホルモン**（parathyroid hormone）分泌は，分娩後の授乳期にさらに増大する．

卵巣と胎盤からのリラキシン分泌

エストロゲンとプロゲステロンに加え，黄体と胎盤からは**リラキシン**（relaxin）というホルモンが分泌される．黄体と胎盤とが大量のエストロゲンとプロゲステロンとを分泌するのと同時に，ヒト絨毛性性腺刺激ホルモンがリラキシン分泌を刺激する．

リラキシンは48個のアミノ酸から構成される分子量約9000のポリペプチドである．エストロゲン負荷状態のラットやモルモットにリラキシンを注射すると，恥骨結合靱帯が弛緩する．ヒトではこの作用は弱いか，あるいは，この作用は認められない可能性もある．げっ歯類でのこのリラキシン作用は，ヒトの場合，エストロゲンが受けもつと考えられている．エストロゲンは実際，ヒトの骨盤靱帯を弛緩させる．リラキシンについてはあと２つの作用が示唆されている．まず，分娩時に子宮頸部を柔軟化させること．妊娠中に血管拡張因子として作動し，種々組織の血流を増加させる．特に腎血流を増加させ，静脈還流量や心拍出量も増加させる．

妊娠に対する母体の反応

胎児を宿したことと妊娠関連ホルモンが増加したこととで母体には種々の変化が起こるが，そのうちで最も顕著な変化を示すのは**生殖器官**（sexual organ）であり，例えば，子宮は50 gだったものが1100 gになり，乳房サイズは約２倍になる．膣は広く大きくなり，**陰裂**（introitus）も広く開口する．種々のホルモンの影響で，妊娠女性の外見は変化しうる．例えば，浮腫や**ニキビ**（acne）がでてきたり，筋肉質になったり，また**末端肥大的**（acromegalic）になったりすることがある．

妊婦の体重増加

非妊娠時に比べて，妊娠末期までに体重が約11～16 kg増加する．体重増加のほとんどは，第２および第３三半期に起こる（**訳者注**：妊娠40週を３つに分け，それぞれを**三半期**（trimester）と呼称する．**第１三半期**（first trimester），**第２三半期**（second trimester），**第３三半期**（third trimester）と呼称し，それぞれ，妊娠0～13週，14～27週，28週以降，と定義されている）．約11～16 kgの体重増加の内訳は，胎児が約3.6kg，羊水・胎盤・卵膜で約1.8kg，子宮増大分が約1.3kg，乳房増大分が約0.9 kgである．残りの約3.5kg～8 kgの体重増加はどこへいくのだろう？　血液や細胞外液の増加が約2.2kg，さらにその残りの約1.3kg～約6 kgは脂肪増加分である．分娩時に胎盤が剥離してしまい，水分貯留作用を有する胎盤ホルモンが急になくなってしまうので，分娩後数日間のうちに，貯留していた液体（**訳者注**：血漿や細胞外液の妊娠時増加水分）は尿から排泄されてしまう．

胎児が母体から栄養を吸収し，また種々のホルモン作用により，妊婦は食欲が亢進することが多い．それで，妊娠中には適切な食餌コントロールが必要であり，これをしない場合，妊娠中に約34 kgも体重増加してしまう妊婦もいる．

妊娠中の代謝

妊娠中には種々のホルモン分泌が増加する．甲状腺ホルモン，副腎皮質ホルモン，および性ホルモンのいずれも分泌が増加する．そのために，妊娠の後半で，妊婦は基礎代謝量が15％増加する．基礎代謝が増加するから，妊婦は熱感を感じることがある．また，エネルギー負荷も増加しており，この負荷分は筋肉活動へ振り向けられる必要がある．

妊娠時の栄養

胎児は第３三半期に体重が顕著に増加する．妊娠最後の２ヵ月間のうちに，胎児体重は約２倍になる．母体は，この妊娠最終ステージにおいて，胎児へ供給するだけの栄養（タンパク質，カルシウム，リン，鉄など）を食餌から吸収しきれないことが多い．ところが，妊娠後半期に一気に胎児が大きくなると母体側はあらかじめわかっているので，母体は，妊娠期間を通じてこれら栄養素を着々と溜め込む．一部は胎盤に溜め込むが，主な溜め込み先は母体組織内である．

妊婦の食餌内容が適切な栄養素を含んでいないような場合，カルシウム，リン，鉄，ビタミンなどが母体で欠乏してしまい，それらの欠乏症が起こりうる．例を示す．胎児には，血液産生のために約375 mgの鉄が，また，母体は血液量が増加するので，その分，通常より余計に600 mgの鉄が，それぞれ必要である．妊娠初期には，母体非ヘム鉄は100mg，どんなに多くても700 mg程度までしか貯蔵がない．妊娠中に食餌から十分に鉄を摂取できないと，妊婦は高率に低色素性貧血に陥る．妊婦はビタミンDも十分摂取する必要がある．胎児のカルシウム要求量は量的には確かにそう多くはないものの，妊婦はビタミンDがないと腸管からカルシウムを十分吸収できない．分娩間際の時期には，ビタミンKが母体の食餌へ添加されることが多い．こうすれば，胎児は十分なプロトロンビンをもつことができて，分娩時に起こる可能性がある胎児脳出血などの出血から胎児は身を守ることができる（**訳者注**：母体ビタミンKは胎児に移行する．ビタミンKはプロトロンビン合成に必要で，母体ビタミンK不足だと，胎児もビタミンK不足になり，その結果胎児プロトロンビンも不足する．プロトロンビンは重要な凝固因子のため，プロトロンビンが不足すると，胎児は脳出血を起こしうる．産後，新生児全例にビタミンKが経口投与され，新生児ビタミンK欠乏性出血が予防されるが，胎児期には直接ビタミンKを投与できないため母体が十分なビタミンKを摂取しておくことが重要である．すなわち，母体経由で胎児にビタミンKを補給しておく必要がある）．

妊娠時の母体循環動態の変化

胎盤血流が増加し，心拍出量も増加する

妊娠末期，母体からの胎盤血流量は約625 mL/分に達する．この胎盤血流と母体代謝亢進のために，母体心拍出量は，妊娠27週には，非妊娠時の30〜40％まで増加する．ところが，妊娠最後の8週間では，母体心拍出量は非妊娠時よりわずかに増加する程度になってしまう．妊娠が進んできて，かえって心拍出量が低下してしまうが，この理由は解明されていない．胎盤循環以外の他臓器血流が減少してきてしまうことが想定されているが，詳細はわかっていない．

母体血液量が増加する

分娩間際の母体血液量は非妊娠時の約30％増しである．図83.8に示すように，母体血液量は妊娠後半期に増加してくる．妊娠時にはアルドステロンとエストロゲン分泌が増加する．腎臓も体液を保持する方向に作動する．母体血液量増加は，少なくともその一部は，この両ホルモン増加と腎臓のこの作用とによって起こるのであろう．体液（**訳者注**：血漿量）も増加するが，母体の骨髄も活発化して赤血球を余計に産生する．この両者のおかげで，母体血液量は増加する．したがって，分娩時には非妊娠時に比して，母体血液量は1〜2 Lも増加している．分娩時出血は，この増加血液量のうちのたった1/4にすぎない．母体にとって，この血液増加量は分娩時出血への安全弁になっているといえる（**訳者注**：分娩時出血は通常500 mL以下であり，500 mL以上は分娩時異常出血とされる）．

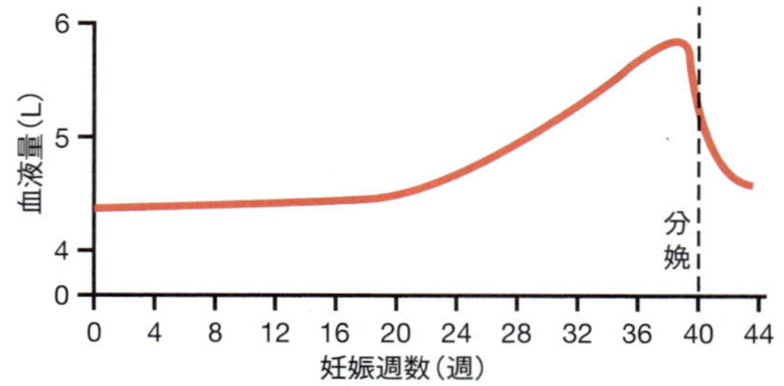

図83.8　妊娠が母体血液量に与える影響

母体の呼吸能は亢進する

妊娠すると基礎代謝量と母体体重が増加するので，分娩前には母体O_2消費量は非妊娠時の20％増しになる．このO_2消費に見合った分だけCO_2産生も増加する．したがって，**母体分時換気量**（minute ventilation）は増加する．プロゲステロンは脳内呼吸中枢のCO_2への感受性を高める（**訳者注**：CO_2は呼吸中枢を刺激して呼吸を活発化させるが，プロゲステロンはこの効果を高める）ので，妊娠中の高プロゲステロンは呼吸能を亢進させる．結局，妊婦は，非妊婦に比べて，分時換気量は50％増しになり，動脈内P_{CO_2}は数mmHg程度低下する．同時に妊娠子宮は腹部臓器を上（頭側）へ押し上げ，押し上げられた腹部臓器は横隔膜を上（頭側）へ押し上げる．それで，横隔膜の動き自体は妊娠時には低下する．換気量は増加させねばならないから，呼吸数が増加して換気量を増加させる．

腎機能

水分摂取量が増加し，老廃物総量も増加するため，妊婦の尿産生は多少増加する．他にも妊娠時には腎機能はいくつかの変化を示す．

第1に，水分や塩分を体内にとどめようとするホルモン，特に胎盤と副腎皮質から産生されるステロイドホルモン分泌が増加し，そのため，腎尿細管のナトリウム，塩および水の再吸収能は50％も増加する．

第2に，腎血管が拡張してきて，腎血流量と**糸球体濾過率**（glomerular filtration rate：GFR）は最大50％も増加する．なぜ，腎血管が拡張してくるのかは解明されていない．ただ，妊娠中には**一酸化窒素**（nitric oxide）が増加してくること，あるいは卵巣からのリラキシン分泌が起こっていること，このどちらかが腎血管拡張に関係しているらしい．それはともかく，糸球体濾過率増加は，少なくともその一部は，腎尿細管での塩・水分貯留傾向に対抗・代償しているらしい．したがって，正常妊婦の場合，非妊婦に比しての塩・水分増加は約2.2 kg程度にとどまる．

羊水とその産生

羊水（amniotic fluid）とは子宮内の液体で，胎児はその中に浮いている（**訳者注**：浮いている（float）といっても船のように浮かんでいるのではなく，潜水艦のように羊水内で活動している）．通常，羊水量は500〜1000 mLであるが，数mLのことも，数Lのこともある．羊水産生率についてアイソトープを用いた実験成績があるが，それによれば，羊水内の水分は3時間で，ナトリウムとカリウムは15時間で，その全部が入れ替わる．相当量の羊水は胎児尿からなる．胎児は（**訳者注**：羊水を飲み込んでおり），腸管や肺から相当量の羊水を吸収している．しかし，胎児が死亡した後でも，羊水は多少なりと

も代謝回転が続く．つまり，羊水の一部は胎児を経ずに，**羊膜**(amniotic membrane)経由で産生・吸収されていることになる．

子癇前症と子癇

（**訳者注**：本項で述べる“preeclampsia”は直訳すれば子癇前症で，実際そう訳されることも多い．ただし，臨床医は妊娠高血圧腎症と呼称する．preeclampsia の定義は日米欧で微妙に異なっているが，基本は以下である．妊娠時に新たに発生した高血圧が妊娠高血圧症候群であり，このうちタンパク尿を伴うものが preeclampsia である．簡単にいうと，妊娠時に高血圧を示すものが妊娠高血圧症候群(意味が広い)で，そのうち，タンパク尿も同時に示せば preeclampsia である．preeclampsia とは，妊婦に新規に発生した高血圧＋タンパク尿ということになる．混乱するので，以下では preeclampsia ＝子癇前症と訳していく．以下の記述は，このような理由から，厳密な産科学的記述としては適切ではない部分もあるが，生理学概論としてはもちろん正しい記述であり，原著通りに(多少の臨床的厳密性には目をつぶり)訳していく．）

約 5％の妊婦が**妊娠高血圧症候群**に罹患する．妊娠高血圧症候群では，妊娠後半の数ヵ月において，血圧が上昇して高血圧レベルに達し(**訳者注**：140/90 mmHg 以上のうちのどちらか一方を満たす)，尿タンパクが陽性になる．この状態を**子癇前症**(preeclampsia)または**妊娠中毒症**(toxemia of pregnancy)という．子癇前症では，腎臓は塩・水分を過剰貯留し，体重が増加して浮腫を示し，高血圧を示す．血管内皮の機能障害も伴う．母体臓器，特に腎臓・脳・肝臓に**動脈攣縮**(arterial spasm)が起こる．腎血流量と糸球体濾過率とが低下する．つまり正常妊娠で腎血流量と糸球体濾過率が増加する場合とは逆の動きを示す．腎糸球体基底膜にはタンパク質が沈着して，糸球体膜は肥厚する．

子癇前症は，胎盤ホルモンや副腎皮質ホルモンの過剰分泌が原因であるという仮説を証明しようと皆躍起になってきたが，このホルモン説はまだ証明できないでいる．胎児を身ごもったことで，母体に自己免疫やアレルギーが起こり，そのため子癇前症が起こるのではないか，との仮説もある．子癇前症は分娩後数日で消えてしまうので，この仮説は，この点において都合がよい．

他の研究もある．胎盤への血流不全が原因とする説である．胎盤血流不全のために胎盤からは種々の物質が分泌され，これが母体血管内皮細胞障害を引き起こす．正常妊娠の場合には，胎盤形成過程で，**栄養膜細胞**は子宮内膜内の**細動脈**(arterior)を侵蝕してしまい，本来収縮能を有していたはずの細動脈は，収縮能の乏しい(したがって血流抵抗が低い)太めの血管に変化している(**訳者注**：そのため正常妊娠時の胎盤絨毛間腔には，大量の母体血液が流れ込んでくる)．これが内膜細動脈の**リモデリング現象**(remodeling)で，正常妊娠時に認められる．子癇前症では，このリモデリングがうまくいかずに胎盤血流が不足してしまう．なぜリモデリングが子癇前症ではうまくいかないかは解明されていない．いずれにせよ，胎盤血流が不足すると，胎盤から種々の物質が放出され，これら物質が母体血中へ入り，次の病態を引き起こす：母体血管内皮細胞障害，腎血流低下，塩・水分過剰貯留，高血圧など．

胎盤血流量低下がなぜ母体内皮細胞障害を起こすのか，まだ解明されていないが，実験成績によれば，**炎症性サイトカイン**(腫瘍壊死因子 α(tumor necrosis factor-α)やインターロイキン-6(interleukin-6)など)が関係している可能性がある．血管新生(血管形成)を妨げる胎盤因子が炎症性サイトカインを増加させ，子癇前症発症に関与しているとの成績がある．抗血管新生タンパク質(血管新生を抑制するタンパク質)の**可溶性 fms 関連チロシンキナーゼ 1**(soluble fms-related tyrosine kinase1 (s-Flt1))や**可溶性エンドグリン**(soluble endoglin)が子癇前症患者血中で増加している．これらの物質は胎盤虚血があると胎盤で産生されて母体血中へ入る．可溶性エンドグリンや s-Flt1 は種々の作用を介して，母体血管内皮障害を引き起こし，最終的に高血圧，タンパク尿，その他種々の臓器障害を引き起こしている可能性がある．しかし，虚血胎盤から分泌放出されるこれら種々の物質が，子癇前症の種々の心臓血管・腎臓障害を引き起こすメカニズムは，結局まだよくわかっていない．

子癇(eclampsia)は子癇前症の極端・究極的な姿である．全身の**血管攣縮**(spasm)が起きて間代性痙攣が起こり，痙攣後失神・意識消失を伴う例や，乏尿，肝臓障害，高度高血圧，その他の全身症候を伴い，分娩直前に発症する例が多い．治療されないと母体は高率に死亡する．しかし，短期作動性血管拡張薬を早急に使用し，急いで胎児を分娩させる(必要に応じて帝王切開)などの治療によって，子癇での母体死亡率は 1％かそれ以下になってきている．

分娩

分娩が近づくと子宮の刺激性が亢進

分娩(parturition)とは児の誕生をいう．妊娠末期に向けて，子宮刺激性は亢進してきて，ついには，児を娩出するほどの強いリズミカルな収縮を示すようになる．なぜこうなるのか，まだ解明されていないが，以下の 2 つの機序が想定されている．①ホルモン変化によって子宮筋の刺激性が亢進する，②機械的変化が進行性に起こるである．

子宮収縮を促すホルモン因子

エストロゲン/プロゲステロン比の上昇

妊娠中，プロゲステロンは子宮収縮を抑制し，胎児が押し出されないようにしている．一方，エストロゲンはその逆で，子宮収縮能を高める．エストロゲンは子宮平滑筋細胞同士のギャップ結合数を増加させ(**訳者注**：子宮筋細胞はギャップ結合で連絡するが，ギャップ結合数が増加すると子宮筋細胞は全体として収縮できるようになり，結果的に子宮収縮が起こる)，そのために収縮能が高まる．それ以外にも機序があるらしいが，まだよくわかっていない．妊娠全期間を通じて，エストロゲンとプロゲステロンとの分泌量は進行性に増加していくが，妊娠7ヵ月以降になると，エストロゲン分泌はそのまま増加し続けるのに対し，プロゲステロン分泌は，増加が止まって同量程度が分泌され続けるか，またはわずかに分泌量が低下してくる．そのために，妊娠末期に向かうに連れ，エストロゲン／プロゲステロン比(E/P比)は高値になり，これが子宮収縮能亢進の一因だと想定されている．

オキシトシンが子宮収縮を促す

オキシトシン(oxytocin)は，**神経下垂体**(neurohypophysis)から分泌され，子宮収縮を促す(第76章参照)．オキシトシンは妊娠末期の子宮収縮能を亢進させると信じられている．それは以下4つの理由による．

①妊娠末期数ヵ月において，子宮筋のオキシトシン受容体は増加し，一定量のオキシトシン投与に対する子宮筋収縮性は高まる．

②分娩時には神経下垂体からのオキシトシン分泌量は進行性に高まっていく．

③動物で下垂体を切断すると，分娩予定日に分娩するが，分娩に要する時間は延長される．

④動物実験で，子宮頸部を刺激したり伸展したりすると(このような動きは分娩時にも起こる)，視床下部の**室傍核**(paraventricular nucleus)や**視索上核**(supraoptic nucleus)を介した神経反射が起こり，**下垂体後葉**(neurohypophysis(神経下垂体))からオキシトシンが分泌される．

胎児側ホルモンの子宮への作用

胎児の下垂体はオキシトシンを分泌し，これが母体子宮を刺激している可能性がある．胎児副腎皮質は大量のコルチゾールを分泌しており，これも子宮刺激的に作動する可能性がある．**卵膜**(fetal membrane)は分娩時に大量のプロスタグランジンを放出しており，これが子宮収縮強度を高めている可能性もある．

機械的因子が子宮収縮を強める

子宮筋の伸展

横紋筋臓器は，通常，引っ張ってやるだけで(伸展すると)，筋収縮力が高まる．胎児は子宮内で胎動を示し，その都度子宮筋は伸展されているのだが，このような間歇的な伸展も横紋筋収縮を引き起こす．双胎では，通常，単胎に比して，平均19日ほど早く分娩してしまうのだが，このことも子宮筋の伸展が子宮収縮を引き起こすことを示唆しているのかもしれない．

子宮頸部の伸展・刺激

子宮頸部の伸展や刺激が子宮収縮を引き起こすのに非常に重要だと考えられている．例えば，産科医は分娩を誘発する際に，しばしば破膜(**訳者注**：卵膜を人為的に破って破水させる．人工破膜という)の操作をする．そうすると，胎児の頭が頸部を強烈に伸展させ，頸部が激しく刺激される．

子宮頸部刺激がなぜ子宮体部の収縮を引き起こすのか，まだわかっていない．頸部神経が刺激されると，神経反射で子宮体部が収縮すると示唆されている．頸部から体部へ(**訳者注**：このような神経反射を介さないで)，シグナルが筋から筋へと伝播している可能性もある．

分娩発来：正のフィードバックの作動

妊娠のほぼ全期間にわたり，子宮は，弱く，ゆっくりとしたリズミカルな収縮を示す．**ブラッキストン－ヒックス**(Braxton–Hicks)収縮とよばれる．妊娠末期に向かうにつれ，この収縮は増強する．そして，分娩間際の数時間のうちに，子宮収縮はその性質が急速に変化してしまう．収縮は強大になり，頸部を伸展し，胎児を押し出し，分娩になる．この全体経過が分娩，または**陣痛**(labor)である．分娩へとつながる強い子宮収縮を**分娩陣痛**(labor contractions)という．

弱い，ゆっくりとしたリズミカルな子宮収縮だったものが，なぜ急に強大な分娩陣痛へと変化してしまうのか，まだ解明されていない．ただ，他臓器などの研究から，あるタイプの生理学的コントロールシステムが分娩発来に作動しているとの説が唱えられてきた．それが，**正のフィードバック**(positive feedback)であり，これにより，児頭による頸部刺激が反射メカニズムを介して子宮体部の収縮を強める．体部収縮で児はさらに下へ(膣側へ)押される．そうすると頸部はますます伸展されて，体部はさらに収縮する．これが児娩出まで繰り返される．図83.9にこのメカニズムを示す．この正のフィードバック説を支持するいくつかの観察がある．

第1に，分娩陣痛は，正のフィードバックの基本原則すべてに合致している．子宮収縮があるレベルを超えると，1つの収縮が次の収縮をよび起こし(誘導し)，その収縮は，最大効果が得られるまで(**訳者注**：児娩出まで)ますます強くなっていく．このように，分娩陣痛は，いったんあるレベルを超えた場合に，正のフィードバックでどんどん事態が進んでいくという，第1章で述べた正のフィードバックの原理原則にぴたりと符合する．

第2に，分娩中には，2つの正のフィードバックメカニズムが作動して子宮収縮が強まっていく．①頸部の伸展が子宮体部収縮を促し，体部収縮は児を産道に押し下げるため，ますます頸部は伸展される．②頸部の伸展は下垂体からオキシトシンを分泌させ，これが子宮収縮をさらに強める．

以上をまとめる．妊娠末期では，分娩へ向けて種々の

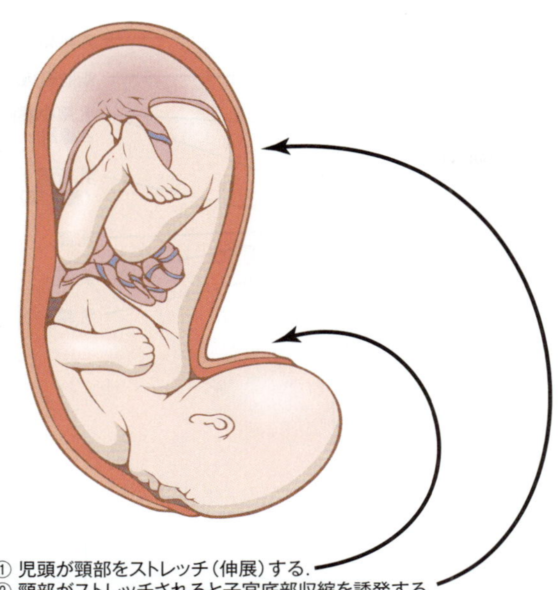

① 児頭が頸部をストレッチ（伸展）する.
② 頸部がストレッチされると子宮底部収縮を誘発する.
③ 子宮底部収縮が児を下方（膣側）へ押す.
そうすると頸部がさらにストレッチされる.
④ ①〜③が続く.

図 83.9 分娩陣痛強度が次第に増強していく理由

因子が子宮収縮能を高める方向に働く．子宮収縮が強くなると，子宮，特に子宮頸部は刺激される．そして強い子宮体部収縮が起こる．正のフィードバックで，1回目よりは2回目，2回目よりは3回目と，どんどん子宮収縮が強まっていく．このような流れ，つまり，今回収縮が前回収縮よりも強くなっていくという流れができあがった場合，正のフィードバックメカニズムは完成したことになる．では，**偽陣痛**(false labor)はどのような理由で起こるのか？といぶかる読者もいるかもしれない．偽陣痛の場合，子宮収縮はいったん前回より今回，今回よりは次回，と強まっていくのだが，途中で収縮が弱まってしまう．このような場合の説明としては以下を想起してほしい．"毎回"の収縮が，その直前の収縮よりも強くなければ，正のフィードバックは最後までうまく続かない．そのため，陣痛発来後に，十分強い次の収縮をうまく引き起こすことができないような子宮収縮が混在してくると，正のフィードバックはうまく回らなくなり，分娩陣痛は消失してしまう（**訳者注**：偽陣痛では，陣痛発来したようにみえても，正のフィードバックが途中で破綻してしまい，分娩にはならない．臨床的には，陣痛開始の時点で，その陣痛が本当の分娩陣痛（分娩に至る陣痛）なのか，あるいは偽陣痛で終わってしまうのか（分娩には至らないのか），正確に鑑別する術がない．つまり，分娩陣痛か偽陣痛かは，分娩が終了してみてはじめて，どちらだったかが判明するのである）．

分娩時の腹部筋収縮

子宮収縮が増強すると，子宮と産道とから痛み刺激が発生する．痛み刺激は，産婦に痛み感覚を与えると同時に，脊髄を介した神経反射によって，腹部筋群へと伝達される．そのため，腹部筋群が強く収縮する．この収縮は児娩出に相当役立つ．

分娩の仕組み

分娩陣痛は通常，**子宮底部**(fundus)から始まって子宮体部全体へと広がっていく．収縮の強さも子宮体部とその頂部（つまり子宮の頭側）で強く，頸部近傍の子宮下節（つまり子宮の尾側）では弱い．そのため，毎回の子宮収縮は胎児を頸部方向（尾側）へと押すことになる．

分娩初期ステージでは，子宮収縮は30分に1回程度のこともある．それが分娩末期では，収縮は1〜3分ごとになり，収縮強度も強くなって，収縮と収縮との間の**間歇期**(relaxation)も短くなる．児娩出時には，子宮収縮と腹部筋群収縮とが重なり，胎児は約11 kgの下向き娩出力を受ける．

幸いなことに，子宮収縮は間歇的で，収縮と収縮との間に子宮筋は弛緩できる．もし子宮収縮が持続的であれば，胎盤血流が減少したり，あるいは完全に途絶して，胎児は死亡してしまう．実際，オキシトシンなどの子宮収縮薬を大量投与した場合，子宮はリズミカルな収縮ではなく**攣縮**(uterine spasm)してしまい，胎児死亡が起こりうる．

95%以上の例では，胎児の頭がまず娩出される（**訳者注**：頭位分娩）．残りの多くでは，胎児臀部がまず娩出される．産道への先進部が臀部や足の場合を**骨盤位**(breech presentation)という．

胎児が産道を下降していくときに，胎児頭部はくさびのように作動して，産道を開いていく．胎児娩出への第1関門は子宮頸部である．妊娠末期では，頸部はやわらかくなり，子宮収縮が起こった場合，頸部は伸展されやすくなる．いわゆる**分娩第1期**(first stage of labor)では，頸部が徐々に開いていき，最終的には，頸管は胎児頭大にまで開大する．分娩第1期は，初産婦では8〜24時間続くが，多産婦では数分で終わってしまうことも多々ある．

頸管が完全に開大すると（**訳者注**：通常10 cm開いた時点が完全開大で，これ以降，胎児娩出までが分娩第2期である），卵膜は通常この時点で破れ（**訳者注**：適時破水），羊水が膣内へ流れ出てくる．児頭は急速に産道へ入り込み，子宮体部方向（上）から押されてさらに産道へくさびを打つように入り込んでいき，児は娩出される．これが**分娩第2期**(second stage of labor)である．通常，多産婦では1分しかかからないこともあり，初産婦では30分かそれ以上かかることもある．

胎盤剥離と胎盤娩出

児娩出後の10〜45分程度，子宮収縮が続き，子宮サイズは小さくなっていき，胎盤が子宮から剥がれるような力が働く．その結果，胎盤が剥離する．剥離に伴い(**訳者注**：それまで絨毛間腔として閉じていた)胎盤血管床が露出して，出血が始まる．胎盤剥離時出血は通常平均 350 mL 程度に収まる．大出血しない理由は以下の通りである．胎盤剥離部に本来走行・開口していた血管の周囲の子宮筋線維が 8 の字型に配列するようになり，児娩出後に子宮が収縮すると(**訳者注**：この 8 の字が締め上げられるようになり)，血管は収縮する．胎盤剥離部から血管収縮性プロスタグランジンが産生され，これがさらに血管収縮を促すと考えられている．

陣痛

子宮収縮ごとに母体は痛みを感ずる．分娩初期の引きつるような痛みの理由は，子宮収縮ごとに子宮血管が圧迫され，子宮筋虚血が起こるためであると考えられている．子宮からの神経が入ってくる内臓感覚神経(**下腹神経**(hypogastric nerve))が切断されると，この痛みは感じられなくなる．

分娩第 2 期に，胎児が産道から娩出される際には，頸部伸展，会陰伸展，および腟管の伸展・損傷などが起こり，これらが強い痛みを与える．初期陣痛が内臓感覚神経を介して伝達されるのに対し，この分娩第 2 期の陣痛の痛み感覚は**体性神経**(somatic nerve)を介して脊髄と脳へと伝達される．

分娩後の子宮復古

分娩後 4〜5 週で子宮は**復古**(involute)する．子宮重量は，分娩直後のそれに比して，分娩後 1 週間で半減し，授乳している場合には，4 週で非妊娠時に戻る．授乳開始後の数ヵ月は，下垂体からの性腺刺激ホルモン分泌が抑制され，卵巣からのホルモン分泌が抑えられるので，子宮は急速に小さくなる．授乳の影響についてはこの後に再度述べる．子宮復古初期段階では，子宮内膜の胎盤剥離部は，自己融解し，**帯下**(lochia)となって腟から排出される．帯下は当初は血性だが，だんだん漿液性に変化して，分娩後 10 日ほど排出が続く．その後，子宮内膜表面は**再上皮化**(re-epithelialize)して，非妊娠時の性周期にまたいつでも戻れるようになる．

授乳・哺乳

乳房発達

乳房発達は思春期に始まる(図 83.10)．毎月の性周期ごとにエストロゲンが分泌され，このエストロゲンが**乳腺**(mammary gland)を発達させ，同時に乳房に脂肪沈着を起こし，乳房は大きくなる．妊娠中に高度の高エストロゲン状態におかれると，乳房サイズは顕著に大きくなる．こうなってはじめて，乳腺組織が完成され母乳が分泌できるようになる．

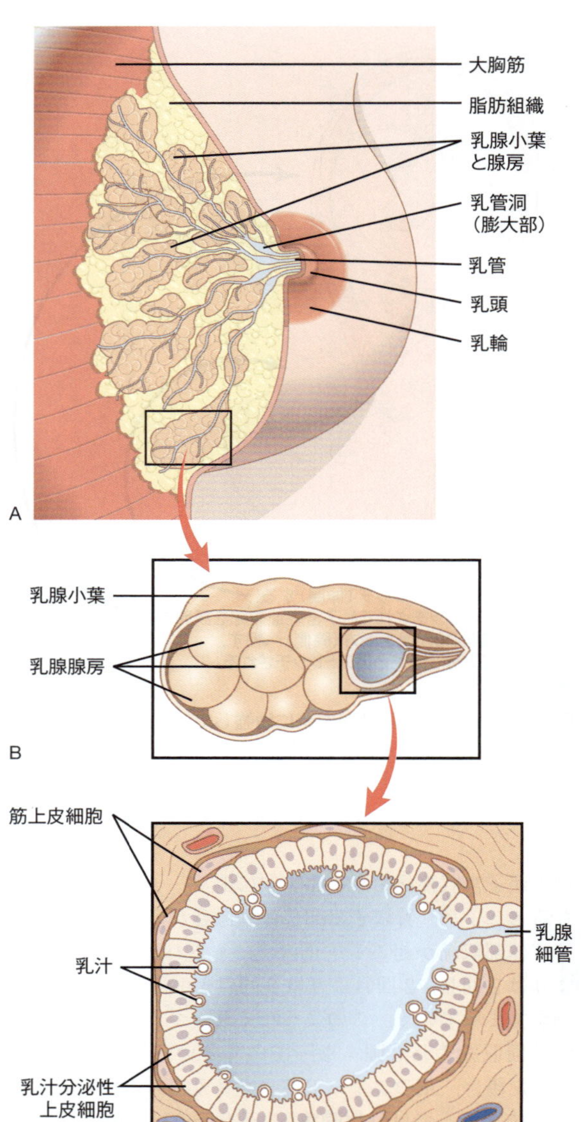

図 83.10　A：乳房と乳腺の構造．乳腺は乳腺小葉，乳腺腺房，乳管(lactiferous duct または milk duct)から構成される．B：乳腺小葉の拡大図．C：乳腺腺房の乳汁分泌細胞の拡大図．

エストロゲンが乳房腺管システム発育を刺激する

妊娠期間中に胎盤からのエストロゲンが乳房の腺管を発育させ，腺管は枝分かれしてくる．同時に**乳房間質**(stroma)には大量の脂肪が蓄積して，サイズも大きくなる．エストロゲン以外にも，少なくとも 4 つのホルモンが乳管発育には重要である．**成長ホルモン**，プロラクチン，**グルココルチコイド**(glucocorticoid)，インスリンの 4 つである．いずれのホルモンもタンパク代謝の一端を担い，乳房発育に関与しているらしい．

プロゲステロンは乳腺小葉－乳腺腺房システムの最終的発育に必要である

乳房が母乳産生器官として最終的に形成されるために

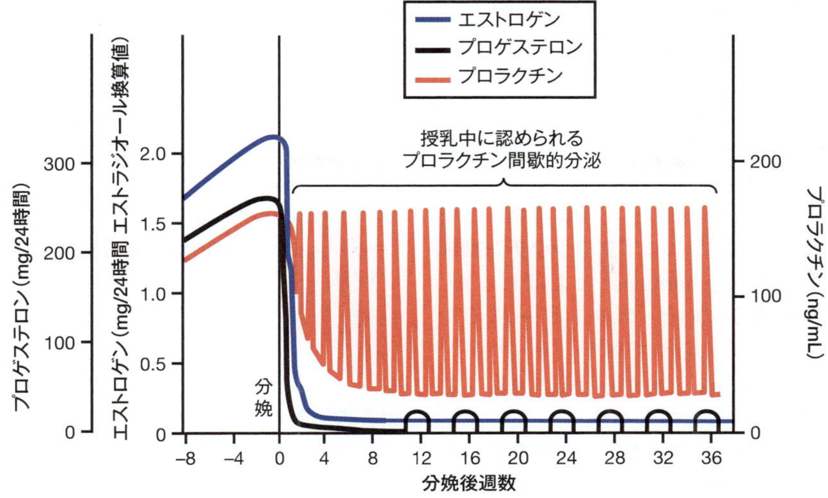

図 83.11　分娩 8 週前から分娩 36 週後までの，エストロゲン，プロゲステロン，およびプロラクチン分泌の変化
分娩後数週のうちに，プロラクチン基礎分泌量は低下するが，授乳中および授乳後(1 回の授乳につき約 1 時間)には間歇的に分泌量が著増する.

は，プロゲステロンが必要である．乳管システムが形成されると，プロゲステロンはエストロゲンや他の既述したホルモンと協調して，**乳腺小葉**を発育させる．乳腺小葉内で，**乳腺腺房**が形成され，腺房細胞は乳汁分泌能を獲得していく．このようにして乳腺細胞が分泌能を次第に獲得していく様子は，プロゲステロン作用で子宮内膜が性周期後半(分泌期)に，分泌能を獲得していくのによく似ている．

プロラクチンが授乳を促進する

エストロゲンとプロゲステロンとは，妊娠中の乳房発育に不可欠だが，乳汁分泌自体は抑制してしまう．プロラクチンはエストロゲン・プロゲステロンとは正反対の作用を示す．プロラクチンは乳汁分泌を促す．プロラクチンは下垂体前葉から分泌され，妊娠 5 週から分娩へ向けてその血中濃度は徐々に上昇し，分娩時には非妊娠時の 10〜20 倍になる．妊娠末期の高プロラクチン状態を図 83.11 に示す．

胎盤は**ヒト絨毛性ソマトマンモトロピン**を大量に分泌し，このホルモンはおそらく母乳分泌促進作用を有していて，下垂体から分泌されるプロラクチン作用を助ける．ところが，妊娠中にはエストロゲンとプロゲステロンとが大量に分泌されていて，この両ホルモンは乳汁分泌を抑制するので，妊娠中には(**訳者注**：母乳は分泌されず) 1 日にせいぜい数 mL 程度の液体が分泌される程度である．分娩直前・後の数日間に分泌される液体を**初乳**(colostrum)という．初乳には，母乳(成乳)とほぼ同じ濃度のタンパク質と**ラクトース**(lactose)とが含まれているが，脂肪成分はほぼゼロである．初乳量は成乳量(**訳者注**：乳汁分泌が確立した後の母乳)の 1/100 程度でしかない．

分娩直後には胎盤からのエストロゲン・プロゲステロンが母体から消失してしまい(**訳者注**：乳汁分泌抑制が解除されて)，プロラクチンの乳汁分泌作用が遺憾なく発揮され，分娩後 1〜7 日目には初乳ではなく，本来の母乳が大量に分泌されるようになる．母乳分泌には他のホルモンが正常に分泌されている必要がある．特に，**成長ホルモン**，**副甲状腺ホルモン**，およびインスリンの適切な基礎分泌が必要である．これらホルモンのおかげで，母乳は脂肪酸，グルコース，およびカルシウムなどを含有する．

分娩後数週間で，プロラクチンの**基礎分泌**(basal secretion)は非妊娠時程度にまで低下してしまう(図 83.11)．ところが，授乳するたびに乳首から視床下部へと神経信号が送られて，プロラクチンの一過性**大量分泌**(**サージ**(surge))が起き，サージは約 1 時間続く．サージでは，プロラクチンは基礎分泌の 10〜20 倍量もが一気に分泌される(図 83.11)．このプロラクチン分泌で，乳腺の腺房細胞に，次回授乳に十分なだけの乳汁が満たされる．視床下部や下垂体が障害されたり，授乳を中止すると，このプロラクチンサージは止まってしまう．すると約 1 週間程度で母乳分泌も止まってしまう．一方，母乳栄養を続けると(児が吸い続けると)乳汁分泌は数年間も続く．もっとも，通常はその場合でも，分娩 7〜9 ヵ月で乳汁分泌量はかなり減少してくる．

視床下部はプロラクチン抑制ホルモンを分泌する

視床下部は，ほぼすべての下垂体前葉ホルモン分泌を制御しているが，プロラクチン分泌制御にも重要な役割を担う．とはいっても，視床下部のプロラクチン分泌制御様式は，その他のホルモンへのそれとはだいぶ違う．視床下部は他のホルモン分泌を“刺激”するのに対し，プロラクチン分泌だけは“抑制”する．したがって，視床下部が障害されたり，視床下部－下垂体門脈が途絶されたりすると，プロラクチン分泌は亢進し，一方，他の前葉ホルモン分泌は抑制される．

したがって，下垂体前葉からのプロラクチン分泌は，完全にまたはほぼ完全に，この“抑制因子”によって制御されると考えられる．抑制因子は視床下部でつくられ，視床下部－下垂体門脈系を通り，下垂体前葉へと届けられる．この抑制因子は，しばしば**プロラクチン抑制ホルモン**(prolactin inhibitory hormone)とよばれるが，これは**カテコールアミン**の1つである**ドーパミン**(dopamine)そのものだと考えられている．ドーパミンは**視床下部弓状核**(arcuate nucleus)から分泌され，プロラクチン分泌を1/10に減少させてしまう．

授乳婦では卵巣サイクルは，分娩後数ヵ月間抑制される

授乳婦では多くの場合，授乳を止めて(**訳者注**：断乳して)数ヵ月しないと，卵巣周期(および排卵)は再開しない．児が吸啜すると乳房から視床下部へ向けて神経シグナルが送られ，これによりプロラクチン分泌が起こるが，このシグナルは同時に視床下部からの**性腺刺激ホルモン放出ホルモン**(gonadotropin-releasing hormone)分泌のほうは抑制してしまう．そのため，下垂体からの性腺刺激ホルモン(**黄体形成ホルモン**と**卵胞刺激ホルモン**)分泌が抑制される．しかし，授乳してから数ヵ月で，下垂体が十分な性腺刺激ホルモンを分泌し始めてしまい，卵巣周期・月経周期が始まってしまう例もある．特に，たまにしか授乳しないような授乳婦では，授乳をまだ続けているにもかかわらず，そうなってしまうことがある．

射乳：オキシトシンの作用

母乳は**乳腺腺房**内へ持続的に分泌されるが，**腺管**(duct)系へは容易なことでは流れ下らない．したがって，乳首から乳汁が常時だらだらと出てくるようなことはない．児が乳首に吸いついたときに，母乳は腺房から腺管へ**射出**される必要がある．これが**射乳**(ejection, let-down)だが，射乳は，下垂体後葉ホルモンのオキシトシンによる神経・ホルモン反射によって起こる．

児が乳首を吸啜しても，最初の30秒ぐらいは母乳は出てこない．まず吸啜刺激(感覚刺激)が体性神経を介して脊髄へ伝達され，さらにこれが視床下部へ伝達される．すると，オキシトシンとプロラクチンが分泌される．乳房血中のオキシトシン濃度が上昇し，乳腺腺房の外壁を取り巻く**筋上皮細胞**(myoepithelial cell)を収縮させ，乳汁は乳腺腺房から腺管へと追い出される．追い出し圧は10〜20 mmHgである．こうして，児は母乳にありつくことができる．したがって，児が乳首をくわえて，30秒〜1分で母乳が実際にでてくる．これが**射乳**である．

片方の乳首を吸っていても，他方の乳首からも乳がでてくる．興味深いことに，母が児をかわいがったり，児の泣き声を聞いただけで，情動的な信号が視床下部へ伝えられて，しばしば射乳が起こる．

表83.1　母乳と人工乳の組成

成分	母乳(%)	牛乳(%)
水分	88.5	87.0
脂肪	3.3	3.5
ラクトース	6.8	4.8
カゼイン	0.9	2.7
ラクトアルブミンおよびその他のタンパク質	0.4	0.7
灰分	0.2	0.7

射乳の抑制

種々の心理的要因や全身的交感神経刺激によってオキシトシン分泌が抑制されてしまい，射乳が起こらなくなることがある．母乳哺育を続けていくうえで，これは大きな問題である．したがって，母乳哺育がうまくいくためには，分娩後に落ち着いて哺乳ができるような，つまり哺乳に適応できるような期間が必要になる．

母乳の組成と授乳による母体代謝変化(metabolic drain)

表83.1に母乳と人工乳(**訳者注**：“cow's milk”は，牛乳がメインだが，それに種々の添加物を加えてある．市販乳ともいう)の組成を示す．母乳は人工乳に比してラクトース濃度は約50%増しだが，人工乳はタンパク質濃度が母乳の2倍かそれ以上である．カルシウムや他のミネラルなどの**灰分**(ash)は母乳には人工乳の1/3しか含まれていない．

母乳分泌が最も旺盛な時期には，毎日1.5 Lもの母乳が産生され，双胎分娩では母乳産生量はもっと多い．そのため，母側からは相当量のエネルギーが失われる．母乳1 Lは約650〜750 kcalを含有している．もっとも，母乳のカロリー含量や母乳組成は母体の食餌や乳房の状態などによっても変化する．

哺乳によって母体からは大量の**代謝基質**も失われる．例えば，毎日，50 gの脂肪が母乳中に入る．ラクトースは，母体グルコース→ラクトース転化によって，毎日100 gも母乳中に入る．また，毎日2〜3 gの**リン酸カルシウム**(calcium phosphate)が母体から失われていく．母体が大量の牛乳と，適切量のビタミンDとを摂取しないと，リン酸カルシウムは摂取量よりも母乳中へ出ていってしまう量のほうが多くなってしまう．必要なだけのカルシウムとリンとを供給しようとして，副甲状腺は肥大し，骨からは**石灰分が奪われる**(decalcified)．この骨代謝変化は妊娠中にはほとんど問題にはならないが，授乳中には，時に重要な問題になる．

母乳中の抗体と抗感染因子

母乳は児に必要な栄養を供給するだけでなく，児を感染から守る．例えば，母乳中にはさまざまなタイプの抗

体や抗感染因子が含まれている．さまざまなタイプの白血球（好中球やマクロファージなど）も含まれており，これは，新生児死亡を起こしかねない種々の細菌を殺す．特に重要なのは，**大腸菌**（*Escherichia coli*）を殺菌する抗体やマクロファージが母乳中に存在していることである．なぜなら，大腸菌は新生児に致死的下痢症をしばしば引き起こすからである．

母乳ではなく**人工乳**（cow's milk）で哺育をする場合には，本来その中に（牛乳内に）含まれているはずの抗感染因子は児感染防御にはほとんど役に立たない．児の消化管内ではこれら抗感染因子は数分以内に破壊されてしまうからである（**訳者注**：人工乳は牛乳を主成分にして，そこへ種々の栄養素などが添加されている．ヒトの乳だけでなく，哺乳動物の乳には，当該種の児（仔）を感染から防御する因子が含まれている．しかし，牛仔を感染から防御する因子をヒトの児に与えても，それはヒト腸管で破壊されてしまい，児体内に吸収されないので，人工乳は（ヒトの）母乳に比して感染防御作用が弱い．母乳哺育には種々のメリットがあるが，そのうち，児感染症減少効果には明確なエビデンスがある．社会進出する女性が増加し，その中には授乳婦も含まれている．社会として（母乳栄養を希望する）女性に対して，それを応援する方策推進が各国で取り組まれている）．

参考文献

Anand-Ivell R, Ivell R: Regulation of the reproductive cycle and early pregnancy by relaxin family peptides. Mol Cell Endocrinol 382:472, 2014.

Arck PC, Hecher K: Fetomaternal immune cross-talk and its consequences for maternal and offspring's health. Nat Med 19:548, 2013.

August P: Preeclampsia: a "nephrocentric" view. Adv Chronic Kidney Dis 20:280, 2013.

Augustine RA, Ladyman SR, Grattan DR: From feeding one to feeding many: hormone-induced changes in bodyweight homeostasis during pregnancy. J Physiol 586:387, 2008.

Bertram R, Helena CV, Gonzalez-Iglesias AE, et al:. A tale of two rhythms: the emerging roles of oxytocin in rhythmic prolactin release. J Neuroendocrinol 22:778, 2010.

Carter AM: Evolution of placental function in mammals: the molecular basis of gas and nutrient transfer, hormone secretion, and immune responses. Physiol Rev 92:1543, 2010.

Conrad KP, Davison JM: The renal circulation in normal pregnancy and preeclampsia: is there a place for relaxin? Am J Physiol Renal Physiol 306:F1121, 2014.

Freeman ME, Kanyicska B, Lerant A, Nagy G: Prolactin: structure, function, and regulation of secretion. Physiol Rev 80:1523, 2000.

Gimpl G, Fahrenholz F: The oxytocin receptor system: structure, function, and regulation. Physiol Rev 81:629, 2001.

Iams JD: Clinical practice. Prevention of preterm parturition. N Engl J Med 370:254, 2014.

LaMarca B, Cornelius D, Wallace K: Elucidating immune mechanisms causing hypertension during pregnancy. Physiology (Bethesda) 28:225, 2013.

Maltepe E, Bakardjiev AI, Fisher SJ: The placenta: transcriptional, epigenetic, and physiological integration during development. J Clin Invest 120:1016, 2010.

Osol G, Mandala M: Maternal uterine vascular remodeling during pregnancy. Physiology (Bethesda) 24:58, 2009.

Palei AC, Spradley FT, Warrington JP, et al: Pathophysiology of hypertension in pre-eclampsia: a lesson in integrative physiology. Acta Physiol (Oxf) 208:224, 2013.

Rana S, Karumanchi SA, Lindheimer MD: Angiogenic factors in diagnosis, management, and research in preeclampsia. Hypertension 63:198, 2014.

Shennan DB, Peaker M: Transport of milk constituents by the mammary gland. Physiol Rev 80:925, 2000.

Smith R: Parturition. N Engl J Med 356:271, 2007.

Wang A, Rana S, Karumanchi SA: Preeclampsia: the role of angiogenic factors in its pathogenesis. Physiology (Bethesda) 24:147, 2009.

第 84 章

胎児と新生児の生理学

胎児の発達，出生直後の生理機能，若年期の成長と発達について詳述することは，産科学と小児科学の範疇であるが，乳児特有の生理機能に関する因子が多く存在するため，本章ではこれら特に重要な点について述べる．

胎児の成長と機能的発達

胎盤や卵膜の初期発達は，胎児の発達よりもはるかに速やかに起こる．実際，胚盤胞が着床してから約 2〜3 週間後でも，胎児は顕微鏡でみえる程度の大きさしかない．しかし**図 84.1** に示すように，その後，胎児の身長は週数に比例して伸びる．身長は，12 週の時点で約 10 cm，20 週で 25 cm，満期(40 週)で 53 cm(約 21 インチ)である．体重は身長の 3 乗に比例するので，胎児の体重はおよそ週数の 3 乗に比例して増加する．

図 84.1 に示すように，はじめの 12 週までは体重は非常に小さいままであり，妊娠 23 週(5 ヵ月半)でわずか約 450 g である．そして，妊娠後期の間に，胎児の体重は急速に増加し，出生の 2 ヵ月前には平均で約 1.3kg，1 ヵ月前には約 2.0kg，出生時には約 3.2 kg ほどになる．正常妊娠期間の新生児の体重は，約 3.2〜5.0 kg までの幅がある．

器官系の発達

卵子の受精後 1 ヵ月以内に，胎児の各種器官はすでに大まかな特徴を有して発達し始めており，その後の 2〜3 ヵ月で，細部の特徴もほぼでき上がる．4 ヵ月以降になると，胎児の器官は見た目には新生児の器官とほぼ同様になる．しかし，細胞レベルの発達としては完成形にはほど遠いものであり，十分に発達するためには妊娠期間の残り 5 ヵ月をすべて費やす必要がある．しかも，出生時点においても，神経系や腎臓，肝臓などのいくつかの器官は，まだ完全には発達しきれていない．その点については，本章の後半で述べる．

循環器系

人の心臓は，受精後 4 週間から拍動を開始し，その心拍数は約 65 拍/分である．心拍数は徐々に増加し，出生前には約 140 拍/分となる．

血球の形成

有核赤血球は，胎児発育の 3 週目頃から卵黄嚢と胎盤中皮層で形成され始める．その 1 週間後(4〜5 週目)には，脱核赤血球が胎児の間葉や血管内皮で形成される．6 週目には肝臓で血球が形成され始め，3 ヵ月目には脾臓や他のリンパ組織で血球が形成され始める．そして，最終段階として，3 ヵ月目から徐々に骨髄が赤血球の主要な産生場所となっていく．ほとんどの白血球も骨髄で産生されるが，リンパ球や形質細胞の持続的な産生はリンパ組織で行われる．

呼吸器系

羊膜腔には空気が存在しないため，胎児期に呼吸は始まらない．しかし，妊娠初期の終わり頃から呼吸を試みるような動きが始まる．特に，触覚刺激や胎児仮死はこの呼吸様運動を引き起こす．

理由はわかっていないが，妊娠期間の最後の 3〜4 ヵ月には，この呼吸様運動は抑制され，肺はほぼ完全にしぼんだ状態となる．胎児期の終わりに呼吸様運動が抑制されることで，胎児腸管から羊水中に排泄される胎便の液体成分や壊死組織片で肺が満たされないようになっている．また，生まれる瞬間まで肺胞上皮から少量の液体が肺の中に分泌されることで，肺の中はきれいな液体だけで満たされている．

神経系

脊髄や脳幹がかかわる胎児の反射のほとんどは，妊娠 3〜4 ヵ月目までには存在している．しかし，大脳皮質がかかわる神経系の機能は，出生時点においてもまだ発達の初期段階である．実際，いくつかの主要な脳神経の髄鞘化は出生後 1 年ほどでようやく完成する．

消化管

妊娠中期までに，胎児は大量の羊水の摂取や吸収を開始し，最後の 2〜3 ヵ月には消化管の機能は正常新生児の機能に近づく．この時期までには，少量の**胎便**(meconium)が消化管で持続的につくられるようになり，肛門から羊水中に排泄される．胎便は，一部は飲み込んだ羊水の残渣であり，一部は**粘液**(mucus)や上皮細胞，他は消化管の粘膜や分泌腺からの排出物の残渣でできている．

腎臓

胎児の腎臓は，妊娠中期に尿を排泄し始め，胎児の尿が羊水の 70〜80% を占める．腎臓の発達異常や重度の腎機能障害は，羊水産生を著しく減少させ(**羊水過少症**(oligohydramnios))，致死的となることもある．

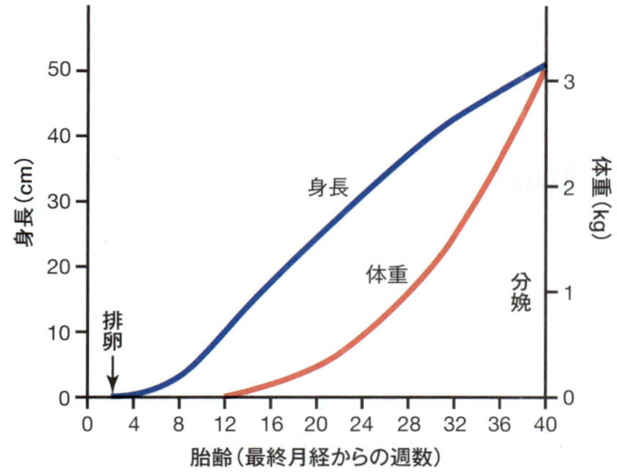

図 84.1 胎児の発育

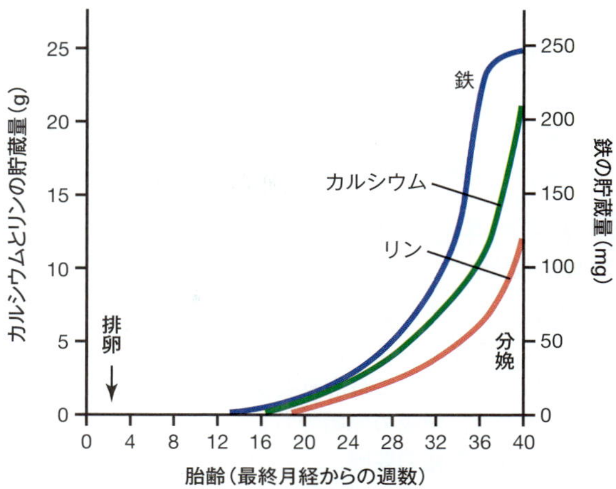

図 84.2 妊娠各期における胎児の鉄，カルシウム，リンの貯蔵量

胎児の腎臓は尿を産生するものの，細胞外液量や電解質バランス，特に酸塩基バランスを調整する機能は胎児期後期までほとんど存在せず，これらの機能が完全に発達するには出生後数ヵ月かかる．

胎児の代謝

胎児はエネルギー源として主にグルコース(ブドウ糖)を用いる．胎児は脂肪とタンパク質を蓄える能力が高く，その脂肪の多くは，母体血液から直接吸収されたものというよりは，胎児自身がグルコースから合成したものである．これらの概論に加えて，胎児の代謝には，カルシウム，リン，鉄，いくつかのビタミンと関連する特別な問題がある．

カルシウムとリンの代謝

図 84.2 に胎児のカルシウムとリンの蓄積量を示す．妊娠期間中に，胎児には平均して，22.5 g のカルシウム，13.5 g のリンが蓄積する．これらの約半分量は妊娠の最後の 4 週間で蓄積され，これは胎児の骨の急速な骨化の時期，および胎児の体重の急速な増加の時期と一致している．

胎児期早期には骨はあまり骨化されておらず，主に軟骨基質からできている．実際，X 線写真では通常，妊娠 4 ヵ月を過ぎるまでは骨化が認められない．

特に注目すべきは，妊娠期間中に胎児が必要とするカルシウムとリンの総量は，母体の骨に含まれるカルシウムとリンの総量の 2%にすぎない点である．つまり，妊娠中の母体からのカルシウムとリンの流出はごくわずかであり，それよりはるかに多くのカルシウムとリンが出生後の授乳期間中に流出する．

鉄の蓄積

図 84.2 は，鉄がカルシウムやリンよりも速やかに胎児に蓄積することを示している．鉄の大部分はヘモグロビンの形態をとっており，その形成は卵子の受精後 3 週目という早い時期から始まる．

少量の鉄は，卵子が着床前の段階でも，妊娠の準備がなされた母体の子宮内膜中に集積している．これらの鉄は栄養膜細胞を介して胎児に取り込まれ，ごく初期の赤血球形成に利用される．十分に発達した胎児では，鉄の約 1/3 は肝臓に貯蔵されており，新生児のヘモグロビン形成に生後数ヵ月の間利用される．

ビタミンの利用と貯蔵

胎児は成人と同じ量のビタミンを必要としており，時には成人以上に必要となることもある．第 72 章で述べたように，一般的にはビタミンは胎児においても成人と同様に機能しているが，ここではいくつかのビタミンの特別な機能について詳述する．

ビタミン B 群，特にビタミン B_{12} と葉酸は，赤血球と神経組織の形成に必要であり，胎児の発育全般においても必要である．

ビタミン C は細胞間物質，特に骨基質や結合組織の線維が適切に形成されるために必要である．

ビタミン D は，胎児の正常な骨成長に必要であるが，より重要であるのは，母体が腸管からカルシウムを十分に吸収するためにもビタミン D が必要な点である．もし，母体の体液中に多くのビタミン D があれば，胎児の肝臓で貯蔵されて，新生児がそのビタミン D を生後数ヵ月の間利用することができる．

ビタミン E の機能は完全にはわかっていないものの，早期の胎児の発達には必須である．実験動物においてビタミン E を欠乏させると，通常，妊娠初期に自然流産が起こる．

ビタミン K は，第Ⅶ因子やプロトロンビン，その他いくつかの血液凝固因子を産生するために，胎児の肝臓で利用される．母体のビタミン K が不足している場合，第Ⅶ因子とプロトロンビンが胎児と母体で不足する．ほとんどのビタミン K は，母体の結腸内の細菌の働きによって産生されるため，新生児では，自身の結腸内の正常細菌叢が形成されるまでの生後1週間ほどは十分なビタミンKが得られない．このため，母体由来のビタミンKを出生前から少量でも胎児の肝臓に貯蔵しておくことは，胎児の出血，特に産道を通過する際に胎児の頭が圧迫されて起こる脳出血を予防するために役立つ．

子宮外生活への新生児の適応

呼吸の開始

出生に伴う一番の影響は，母体とつながっていた胎盤がなくなること，つまり代謝の手助けがなくなることである．新生児にとって最も重要かつ迅速になされるべき適応の1つは，呼吸の開始である．

出生時の呼吸開始の要因

母体が麻酔なしで正常分娩をした後，通常，新生児は数秒以内に呼吸を開始し，呼吸リズムは1分以内に正常となる．出生後の迅速な呼吸開始は，外界への突然の曝露が刺激となっており，その刺激としては，出生に伴う軽度の仮死状態や，急な皮膚冷却による感覚刺激が考えられている．速やかに呼吸を開始しない新生児では，低酸素・高二酸化炭素血症が進行し，これが呼吸中枢への刺激となって，通常は出生後1分以内に呼吸が開始される．

出生時の呼吸遅延および異常呼吸：低酸素血症の危険性

分娩中の全身麻酔は母体への作用だけではなく，胎児にも部分的に麻酔がかかるため，新生児の呼吸開始が数分程遅れることが多い．このため，麻酔薬の量はできる限り少なくすることが重要である．また，分娩中に頭部外傷を受けたり，長時間に及ぶ分娩であった新生児では，呼吸の開始が遅れたり，時には呼吸を開始しないこともある．これには，2つの原因が考えられる．1つ目は，頭蓋内出血や脳挫傷により呼吸中枢が強く抑制される脳震盪症候群を起こしている可能性である．2つ目は，おそらくこちらのほうがより重要であるが，分娩時に胎児の低酸素血症が遷延することで，呼吸中枢が強く抑制される可能性である．

低酸素血症がしばしば分娩中に起こる原因としては，①臍帯の圧迫，②胎盤早期剥離，③過剰な子宮収縮（母体から胎盤への血流を遮断しうる），④母体の過剰な麻酔（母体血液の酸素化を抑制する）が挙げられる．

新生児が耐えうる低酸素症の程度

成人は4分間呼吸が停止しただけで死につながることがあるが，新生児では出生後10分間呼吸しなくてもしばしば生存できる．永続的かつ重度の脳障害は，呼吸開始が8～10分以上遅れた場合にしばしば起こる．実際に，病変は主に視床や下丘，他の脳幹領域に起こり，これによって多くの運動機能に永続的な影響が出る．

出生時の肺の拡張

出生時，肺胞壁はその中を満たしている粘性のある液体の表面張力のために，はじめは虚脱している．この表面張力に抗して肺胞を最初に広げるためには，肺内の25 mmHg以上の陰性の吸気圧が必要である．しかしながら，いったん肺胞が広がれば，その後は比較的弱い呼吸運動で呼吸を行うことができる．幸いなことに，正常新生児の最初の吸気は非常に力強く，通常は胸腔内に60 mmHg程度の陰圧状態をつくることができる．

図84.3は，呼吸開始時に肺を広げるために必要となる胸腔内の陰圧が非常に大きいことを示している．図の一番上に，生後の第一呼吸における圧－容量曲線（コンプライアンス曲線）を示す．まず，曲線の下部の圧力が0から始まり，右に動いていくことに着目してほしい．陰圧が－40 cmH_2O（－30mmHg）に達するまで，肺内の空気の容量はほぼ0のままである．そして，陰圧が－60 cmH_2Oにまで達すると，約40 mLの空気が肺の中に入ってくる．肺をしぼませるには，細気管支内の液体による粘性抵抗のために，約＋40 cmH_2Oの強い陽圧が必要になる．

第二呼吸では，必要な陰圧も陽圧も小さく，より楽に呼吸が行えることに注目してほしい．出生後約40分までは呼吸は完全に正常にはならないが，3つ目のコンプライアンス曲線で示すように，出生後40分のコンプライアンス曲線は，第38章で示したような正常の成人のものと比べても遜色ないものとなる．

サーファクタント分泌欠乏による呼吸促迫症候群

少数の新生児，特に低出生体重児や糖尿病の母親から生まれた新生児では，出生後数時間から数日にかけて重度の呼吸促迫が起こり，その翌日ぐらいに死に至ることがある．これらの新生児の死亡時の肺胞は，多量のタンパク質性の液体を含み，あたかも血漿そのものが毛細血管から肺胞内に漏出したかのようである．この液体には，脱落した肺胞上皮細胞も含まれている．顕微鏡でみると肺胞を満たしている物質が硝子膜のようにみえるため，この状態を，**肺硝子膜症**（hyaline membrane disease）とよぶ．

呼吸促迫症候群の特徴は，肺胞上皮から適切な量の**サーファクタント**（surfactant）が分泌されないことである．サーファクタントは通常，肺胞内に分泌され，肺胞液の表面張力を低下させるために，肺胞は吸気時に容易に広がることができる．サーファクタント分泌細胞（II型肺胞上皮細胞）は，妊娠期間の最後の1～3ヵ月まではサーファクタントを分泌しない．そのため，多くの低出生体重児とごく一部の満期産児は，十分なサーファクタントを分泌する能力をもたないまま出生し，肺胞の虚脱と肺の浮腫を生じる．これらの発症を防ぐためのサーファクタントの役割については，第38章で述べられている．

出生時の循環系の再適応

出生時の呼吸の開始と同様に不可欠なことは，肺に適切な量の血液が供給されるために，迅速な循環系の適応である．また，出生後数時間で起こる循環系の適応により，それまでわずかな血流しかなかった肝臓に，多くの血液が流れるようになる．これらの再適応を述べるにあたり，まず胎児循環の解剖学的構造について説明する．

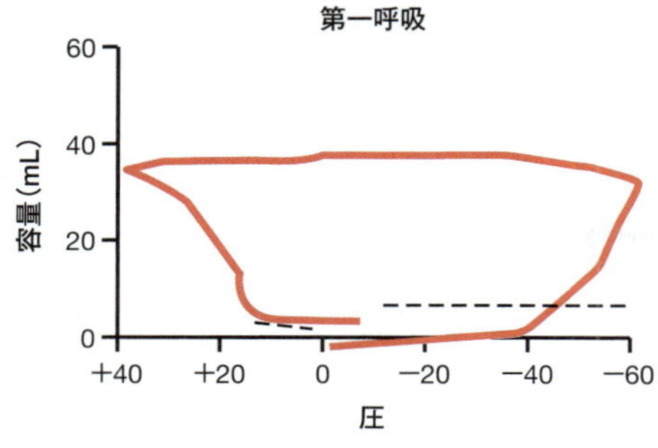

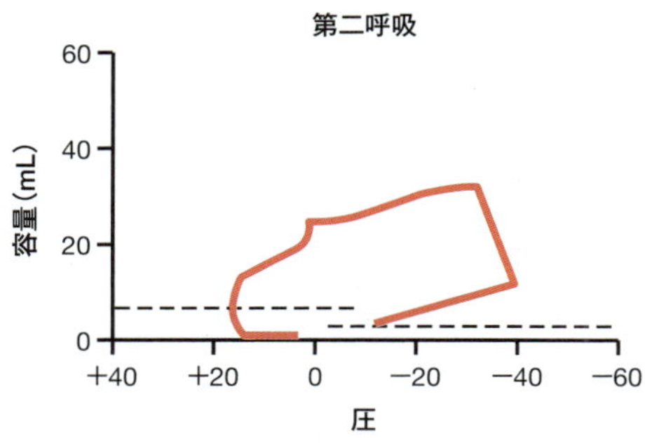

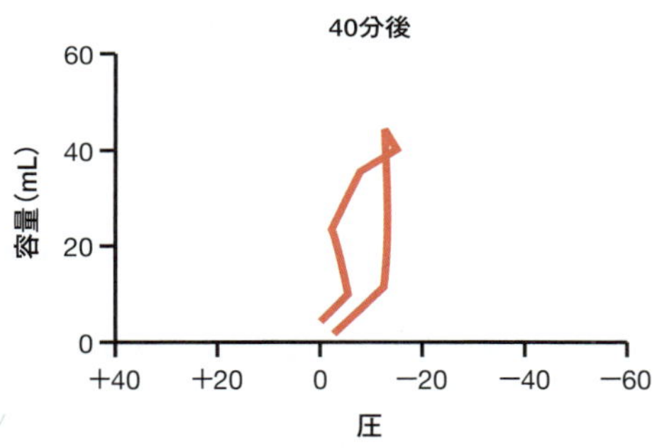

図 84.3 出生直後の新生児における肺の圧－容量曲線(コンプライアンス曲線)

出生後，最初の 2 回の呼吸には非常に強い力が必要であるが，出生後 40分には正常に近いコンプライアンス曲線になる．(Smith CA：The first breath. Sci Am 209：32, 1963. Copyright 1963 by Scientific American, Inc より改変)

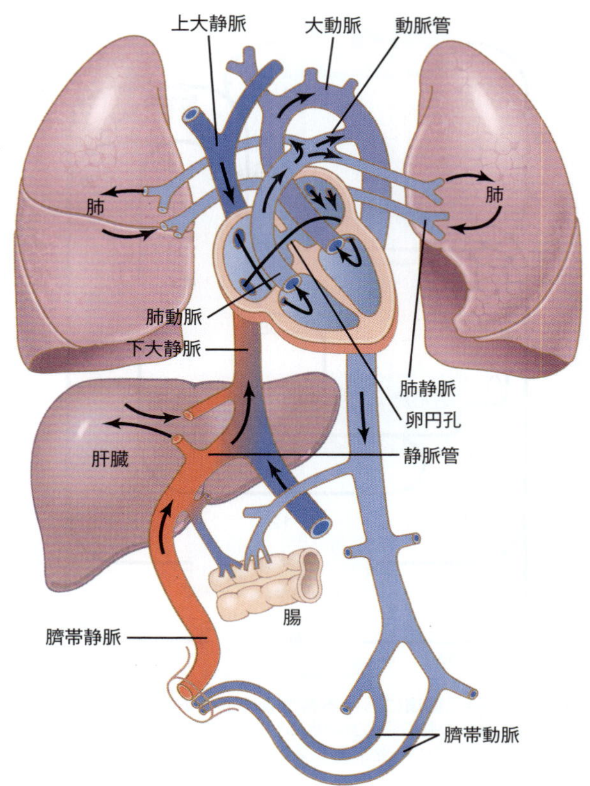

図 84.4 胎児循環の構造

胎児循環に特有の解剖学的構造

胎児期には肺はほとんど機能しておらず，また肝臓の機能も部分的にしか稼働していないため，胎児の心臓は肺や肝臓に大量の血液を送る必要はない．しかし，胎児の心臓は大量の血液を胎盤へ送る必要がある．このように新生児とは異なった働きをするために，胎児には特有の解剖学的構造が存在する．

まず，図 84.4 に示すように，臍帯静脈を通って胎盤から送られてくる血液は，主に肝臓を迂回するように**静脈管**(ductus venosus)を通る．そして，下大静脈から右心房に入る血液の大部分は，右心房の後方をまっすぐに進み，**卵円孔**(foramen ovale)を通り抜け，左心房に直接流入する．このようにして，胎盤で酸素化された血液は，右心系よりも主に左心系に流入し，左心室から頭部や上肢の動脈へと送り出される．

上大静脈から右心房に流入してきた血液は下方に流れ，三尖弁を通過して右心室に入る．この血液は，主に胎児の頭部からの脱酸素化された血液であり，右心室から肺動脈に送り出された後，主に**動脈管**(ductus arteriosus)を通って下行大動脈へと流れる．その後，2 本の臍帯動脈を通って胎盤へと送られ，脱酸素化された血液は胎盤で酸素化される．

図 84.5 に，胎児の心臓から送り出された全血液に対する，各血管を流れる血液量の割合を示す．全血液のうち約 55%が胎盤を通り，胎児のすべての組織を循環するのは残り 45%だけである．さらに，胎児期にはわずか 12%の血液しか肺を循環していないが，出生直後からは実質的にすべての血液が肺を流れることになる．

出生時における胎児循環の変化

出生時における胎児循環の基本的な変化については，第 23 章で動脈管や卵円孔が閉鎖しない先天異常と関連して述べられている．本章では，簡単にこれらの変化について述べる．

出生時における肺血管抵抗の減少と体血管抵抗の増加

出生時における循環系の主な変化は，胎盤からの大量の血流が途絶えることであり，これにより体血管抵抗が

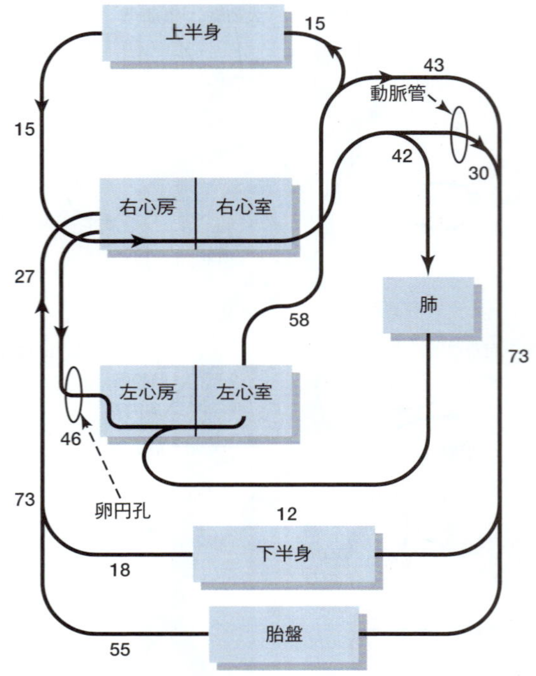

図 84.5 胎児循環における各血管の血流の相対的分布
図中の数字は，心臓の両心室から送り出された血液量全体に対する，各血管の血流量のパーセンテージを示す．

およそ2倍に増加する．引き続いて，大動脈圧が左室圧と左房圧と同様に上昇する．

第2に，肺が膨らむことにより肺血管抵抗が大きく減少する．胎児期の膨らんでいない肺では，肺の容積が小さいために血管が圧迫されている．肺が膨らむとただちに血管の圧迫が解除され，血管抵抗は数分の1に減少する．胎児期には低酸素状態が肺血管を著しく収縮させているが，肺に空気が入り低酸素状態が解除されると血管拡張が起こる．これらの変化により，肺血管抵抗は1/5ほどに減少し，肺動脈圧，右室圧，右房圧も低下する．

卵円孔の閉鎖

出生時の肺血管抵抗と体血管抵抗の変化によって，2次的に右房圧が低くなり，左房圧が高くなる．これにより，卵円孔を通る血液は，胎児期の方向とは逆向き，つまり左心房から右心房へと流れやすくなる．その結果，心房中隔の左心房側にある卵円孔を覆っている小さな弁が卵円孔を閉鎖して，卵円孔を通る血流を遮断する．

2/3の人では，数ヵ月から数年かけて弁が卵円孔に癒着し，永久に卵円孔を閉鎖する．しかし，癒着による永久的閉鎖が起こらないとき（これを**卵円孔開存症**(patent foramen ovale)とよぶ）でさえも，生涯を通じて左心房圧は右心房圧よりも通常は2〜4 mmHgほど高く保たれており，左心房側からの圧力により弁を閉鎖した状態に保つ．

動脈管の閉鎖

動脈管も閉鎖をするが，その機序は卵円孔の閉鎖とは異なっている．出生後に体血管抵抗の増加により大動脈圧が上昇し，肺血管抵抗の減少により肺動脈圧が低下すると，血液は動脈管を通って大動脈から肺動脈へと，胎児期とは逆方向に流れ始める．しかしながら，わずか数時間後には，動脈管の平滑筋層は著しく収縮し，1〜8日以内には動脈管を通る血流が完全に遮断される．これを，動脈管の**機能的閉鎖**(functional closure)とよぶ．そして，出生後1〜4ヵ月には，動脈管内腔に線維性組織が増殖して，動脈管は解剖学的にも閉鎖する．

動脈管閉鎖の起因は，**プロスタグランジン**E_2(prostaglandin E_2：PGE_2)による血管拡張効果が失われることとともに，動脈管内を流れる血液酸素分圧の上昇が関係している．胎児期には，動脈管の血液の酸素分圧(PO_2)は，15〜20 mmHgしかないが，出生後数時間のうちに約100 mmHgにまで上昇する．さらに，動脈管平滑筋の収縮の程度は，酸素の利用能と深く関連していることが，多くの実験によって示されている．

数千人に1人の割合で，動脈管が閉鎖せずに，**動脈管開存症**(patent ductus arteriosus)となるが，これによりどのようなことが生じるかは第23章で述べられている．動脈管が閉鎖できない原因は，血管を拡張させるプロスタグランジン，特にPGE_2による過剰な動脈管の拡張にあると考えられている．実際，プロスタグランジンの合成を阻害する**インドメタシン**(indomethacin)の投与により，しばしば動脈管は閉鎖する．

静脈管の閉鎖

胎児期には，胎児の腹部からの門脈血は臍帯静脈からの血液と合流し，ともに**静脈管**(ductus venosus)を通り，心臓直下かつ肝臓直上で下大静脈へと流入する．すなわち，血液は肝臓を迂回するように下大静脈に流入する．

出生直後に臍帯静脈からの静脈管への血流は途絶するが，ほとんどの門脈血はまだ静脈管を通り，肝臓を通る血液はごく少量である．しかし，1〜3時間以内には静脈管の平滑筋層が強く収縮し，血液の流れを遮断する．その結果門脈圧は，ほぼ0 mmHgであったところから6〜10 mmHgへと上昇し，この圧の上昇により門脈血が肝臓の類洞に流れる．まれに静脈管が閉鎖しないことがあるが，その理由はほとんどわかっていない．

新生児の栄養

生まれる前の胎児にとって，母体血からのグルコースがほぼすべてのエネルギー源である．胎児期に肝臓や筋肉にグリコーゲンとして蓄えられたグルコースの量は，出生後に新生児が必要とする量に換算するとほんの数時間分しかない．新生児の肝臓の機能は出生時には非常に未熟であり，十分な糖新生ができない．このため，出生初日の新生児の血糖値は，正常値の半分以下である30〜40 mg/dL以下まで低下することもしばしばである．幸いなことに，母乳が与えられる出生後2〜3日間，新生児には貯蔵された脂肪やタンパク質を代謝に利用できる適切な仕組みが備わっている．

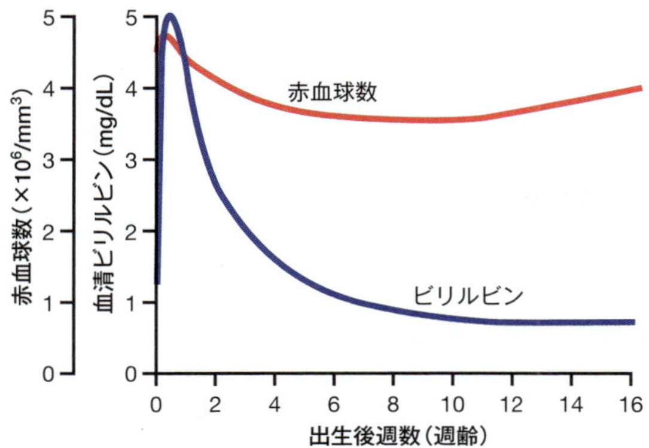

図 84.6 赤血球数と血清ビリルビン濃度の変化
出生後 6～12 週における生理的貧血と，出生後 2 週までの生理的高ビリルビン血症を示す．

特にしばしば問題となる点は，新生児への適切な水分供給に関してである．というのも，新生児の体液の入れ替わり速度は平均すると成人の 7 倍もあり，かつ母乳の供給には数日を要するからである．通常，新生児の体重は出生後 2～3 日の間に 5～10％減少し，時には 20％も減少する．この体重減少のほとんどは，体の固体成分の減少ではなく，水分の喪失によるものである．

新生児に特有な機能的問題

新生児の重要な特徴として，さまざまなホルモンや神経の調節機構が不安定であることが挙げられる．この不安定性は，体のさまざまな臓器が未熟であることや，体の調節機構が新しい環境にまだ適応していないことが原因で生じている．

呼吸器系

新生児の正常な呼吸数は約 40 回 /分であり，1 回換気量は平均 16 mL であるため，分時換気量は 640 L/分となり，体重あたりで換算すると成人の約 2 倍となる．一方，新生児における肺の機能的残気量は，体重あたりに換算すると成人の約 1/2 しかない．呼吸回数が減少したときに，この差は血液ガス濃度の過剰な周期的増減の原因となる．なぜなら，肺の中の残気量が血液ガスの変動を減少させる役目をするからである．

循環

血液量

出生直後の新生児の血液量は平均で約 300 mL であるが，新生児と胎盤との離断を数分間遅らせるか，血液を臍帯から新生児側に絞り出すように送ると，さらに 75 mL の血液が新生児に流入し，血液量は合計 375 mL となる．その後数時間で，水分が血液中から組織間隙に失われるためにヘマトクリットは上昇するが，再び血液量は正常量の約 300 mL となる．臍帯を絞ることで血液量を増やすことが，呼吸促迫を伴う軽度の肺浮腫を引き起こすと考えている小児科医もいるが，赤血球が増えることは新生児にとってしばしば有益である．

心拍出量

新生児の心拍出量は平均 500 mL/分であり，体重あたりに換算すると，呼吸や代謝と同様に成人の約 2 倍に相当する．時には，出生時に児の血液量にすると多量に胎盤から出血することにより，心拍出量が非常に少ない状態で生まれることもある．

動脈圧

出生初日の動脈圧は，平均すると収縮期が約 70 mmHg，拡張期が 50 mmHg であり，その後徐々に上昇し，数ヵ月後には約 90/60 mmHg となる．さらに，血圧はよりゆっくりと数年をかけて上昇し，青年期には成人血圧の 115/70 mmHg に達する．

血液の性状

新生児の赤血球数は平均約 400×10^6/mm^3 である．もし，血液を臍帯から新生児へと絞り出すと，出生後数時間の赤血球数は 50～75×10^6/mm^3 増加し，図 84.6 に示すように，約 475×10^6/mm^3 となる．ところが，出生後最初の数週間は，新しい赤血球がほとんどつくられない．おそらく，胎児期と違って，赤血球産生を刺激していた低酸素状態がなくなったためであろう．このため，図 84.6 に示すように，出生後約 6～8 週間の頃には，赤血球数の平均値が 400×10^6/mm^3 を下回る．その頃から，児の活動性増加が刺激となり，その後 2～3 ヵ月以内に赤血球数が正常に戻る．出生直後，新生児の白血球数は約 45000/mm^3 であり，これは正常成人の約 5 倍に相当する．

新生児黄疸と胎児赤芽球症

胎児の体内で産生されたビリルビンは胎盤を通過して母体へと移行し，母体の肝臓を通じて排泄される．しかし出生直後からは，ビリルビンを取り除くためには，新生児自身の肝臓から排出することが唯一の方法となる．一方で，出生後 1 週間程度の新生児の肝臓機能は未熟であり，大量のビリルビンをグルクロン酸抱合して胆管から排泄することができない．このため，血清ビリルビン濃度が正常値である 1mg/dL 以下から，出生後 3 日の間に平均 5mg/dL にまで上昇し，その後，肝臓が機能するようになるにつれ，徐々に正常値まで低下する．これを，**生理的高ビリルビン血症**（physiological hyperbilirubinemia）といい，図 84.6 に示す．このため，出生後 1～2 週間の間，新生児の皮膚や特に眼の強膜に軽度の**黄疸**（jaundice）がみられる．

しかしながら，新生児の重症黄疸の最も重要な原因は，**胎児赤芽球症**（erythroblastosis fetalis）であり，その詳細については，第 33 章で胎児母体間の Rh 不適合と関連して詳細に述べられている．簡単に述べると，**胎児赤芽球症の児**（erythroblastotic baby）では，父親から Rh（＋）の赤血球を遺伝的に受け継いでいるが，一方で母親は Rh（－）である．このため，母親は胎児の血球中の Rh

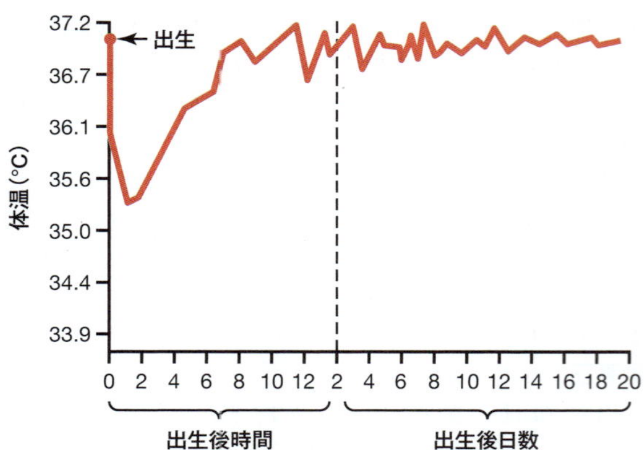

図 84.7　新生児における出生直後の体温低下と，出生後数日間の体温の不安定性

(＋)因子(タンパク質)に対して免疫反応を起こし，産生された抗体が胎児の赤血球を破壊する．大量のビリルビンが胎児の血漿中に放出されるとともに，赤血球が欠乏することによりしばしば胎児が死亡することもある．今のような産科的治療が行われる前は，軽度，重度を含めると，このような状態が新生児 50～100 人に 1 人の割合で発生していた．

水分バランス，酸塩基平衡，腎機能

新生児の水分摂取と排泄の速度は，体重あたりに換算すると成人の 7 倍にもなる．つまり，ほんの数%の水分摂取や排泄が変化しただけで，すぐに異常な状態が引き起こされることを意味する．

乳児の代謝速度は，体重あたりに換算すると成人の 2 倍である．つまり，正常でも 2 倍の酸が産生されていることを意味し，乳児では容易にアシドーシスになる．腎臓の機能的発達は，およそ出生後 1 ヵ月の終わりまでは不完全である．例えば，成人では血漿浸透圧の 3～4 倍の濃度にまで尿を濃縮できるが，新生児の腎臓では血漿浸透圧の 1.5 倍にまでしか尿を濃縮できない．水分の回転率の高さや迅速な酸の産生，腎臓の未熟性を考慮すれば，乳児における最も重要な問題は，アシドーシスや脱水，まれには水分過剰であることが容易に理解できる．

肝機能

出生後数日の間，新生児の肝機能は非常に不完全であり，次に述べるような事実によって裏づけられている．

①新生児の肝臓は，ビリルビンをほとんどグルクロン酸抱合できないため，最初の数日はごくわずかしかビリルビンを排泄することができない．

②新生児の肝臓は血漿タンパクをつくることが不十分であり，血漿タンパク濃度は生後数週間の間に低下し，年長小児の値よりも 15～20%ほど低くなる．時には，低タンパク血症による浮腫が起こるほどタンパク濃度が低下することもある．

③新生児の肝臓での糖新生能は特に未熟である．このため，栄養開始前の新生児の血糖値は約 30～40 mg/dL(正常値の約 40%)まで低下し，新生児は十分な栄養を与えられるまでは，自身に蓄えられた脂肪にエネルギー源を頼らざるをえない．

④新生児の肝臓は，通常，正常な血液凝固に必要な血液因子をほとんど産生することができない．

栄養の消化，吸収，代謝

一般的に，新生児の食物の消化，吸収，代謝の能力は，年長児と変わりないが，次に述べる 3 つの例外がある．

①新生児における膵臓アミラーゼの分泌は不十分であり，新生児は年長児に比べてデンプンを十分に利用できない．

②消化管からの脂肪の吸収が年長児よりも幾分か少ない．このため，牛乳のような脂肪を多く含んだミルクは，しばしば十分に吸収できない．

③少なくとも出生後 1 週間は肝機能が不完全であり，血糖値は安定せず，低値である．

新生児では特に，タンパク質を合成し蓄える能力をもつ．実際，適切な食事であれば，摂取したアミノ酸の最大 90%が体のタンパク質合成に使われる．これは，成人よりもはるかに高い割合である．

高い代謝率と低い体温調節能

新生児における体重あたりの正常代謝率は，成人の約 2 倍である．このことは，新生児における体重あたりの心拍出量と分時換気量が成人の 2 倍であることと矛盾しない．

体重あたりの体表面積が大きいため，熱が容易に体から失われる．このため，新生児の体温，特に低出生体重児の体温は容易に低下する．図 84.7 に示すように，正常な新生児でも生後数時間はしばしば体温が数度低下し，その後，7～10 時間で正常体温に戻る．しかしながら，生後数日の間は体温の調節機能は不十分であり，大きな体温の変動が起こることもある．

出生後数週間に必要な栄養

母親が十分な食事を摂取していれば，出生時の新生児は通常，完璧な栄養バランスの状態である．適切な栄養が与えられれば，乳児の消化器系には通常，必要とするすべての栄養を消化・吸収するのに十分な機能が備わっている．しかしながら，乳児初期の栄養については 3 つの特殊な問題がある．

カルシウムとビタミン D の必要性

出生時の新生児は，骨の急速な骨化の時期にあるため，乳児期を通じてつねにカルシウムの供給が必要である．これは，通常，食事のミルクから十分に供給される．しかし，ビタミン D がないと腸管からのカルシウムの吸収は不十分となる．このため，ビタミン D が欠乏した新生児では，ほんの数週間で重度のくる病を発症しうる．低出生体重児では正常新生児に比べて腸管でのカルシウム吸収が効率的に行えないため，くる病は特に低出生体重児で問題となる．

食事品の鉄の必要性

母親の食事中に十分な量の鉄が含まれていた場合には，乳児は通常，生後4〜6ヵ月の間，血球を産生し続けるのに十分な量の鉄を肝臓に蓄えている．しかし，母親が十分な量の鉄を摂取していなかった場合，出生後3ヵ月くらいに児に重度の貧血が起こりうる．これを防ぐためには，生後2〜3ヵ月までに，児に鉄がほどよく豊富に含まれる卵黄を与えるか，その他の方法で鉄を投与することが望ましい．

乳児のビタミンC欠乏

アスコルビン酸(ビタミンC)は，胎児の組織には有意な量を蓄えることができないが，ビタミンCは児の軟骨や骨，細胞間構造物の適切な形成に必要である．母親が重度のビタミンC欠乏でない限り，通常は母乳から十分量のビタミンCが供給される．一方，牛乳には母乳の1/4のビタミンCしか含まれていない．ビタミンC欠乏の新生児に，オレンジジュースや別のアスコルビン酸を含んだものが投与されることもある．

免疫

多くの抗体タンパク質が母体の血液中から胎盤を通過して胎児に移行するため，新生児は母体から多くの免疫を受け継いでいる．新生児は自分自身では抗体をほとんどつくれない．出生後1ヵ月の終わりまでには，抗体を含んだ新生児のガンマグロブリン量は，出生時の半分以下にまで減少し，それとともに免疫力も低下する．その後，児自身の免疫系が抗体を産生し始め，血中ガンマグロブリン濃度は出生後12〜20ヵ月までに基本的には正常値に戻る．

出生後早期からのガンマグロブリン値の低下にもかかわらず，母体から受け継いだ抗体が，ジフテリアや麻疹，ポリオなどの主要な小児期の感染症からおよそ6ヵ月間新生児を防御している．このため，これらの感染症に対する予防接種は，生後6ヵ月より前には通常は必要ない．しかしながら，百日咳に対する母体由来の抗体は，新生児を守るのに不十分であり，それゆえに，万全を期するためには，百日咳に対する予防接種を生後1ヵ月頃に行う必要がある．

アレルギー

新生児はめったにアレルギーを起こさない．しかし，出生後数ヵ月して児自身の抗体の産生が始まると，激しいアレルギー反応が起こることがあり，しばしば重度の湿疹や胃腸症状，時にはアナフィラキシーさえ起こすことがある．児が年長になり，さらに免疫系が発達すると，これらのアレルギー症状は通常消失する．アレルギーと免疫の関係については，第35章で述べられている．

内分泌の問題

通常，出生時には新生児の内分泌系は高度に発達しており，乳児がただちに内分泌異常を呈することはほとんどない．しかし，次のような特殊な状況では，乳児における内分泌に関する問題が重要である．

①女児を妊娠中の母親が，男性ホルモンで治療を受けている場合や，男性ホルモン産生腫瘍に罹患した場合に，その女児の性器が高度に男性化し，**半陰陽**(hermaphroditism)となる．

②胎盤や妊娠中の母体の性腺から分泌された性ホルモンによって，新生児の乳房から乳汁が出生後数日間分泌されることがある．時折，乳房に炎症が起こったり，感染性乳腺炎になることもある．

③糖尿病が治療されていない母親から生まれた児では，膵臓のランゲルハンス島が顕著に肥大し，機能が亢進する．その結果，児の血糖値は出生後早期に20mg/dL以下に低下することがある．しかし幸いなことに，成人と異なり，新生児では低血糖によるインスリンショックや昏睡はめったに起こらない．母体の2型糖尿病は，巨大児になる最も一般的な原因である．母体の2型糖尿病では，インスリン抵抗性との関連から，代償性に血中インスリン濃度が上昇している．高濃度のインスリンが胎児の成長を促進し，出生体重の増加を引き起こしていると考えられている．胎児に対するグルコースや他の栄養の過剰な供給も，胎児の成長促進に寄与しているであろう．しかしながら，胎児の体重増加はほぼ脂肪増加によるものであり，いくつかの臓器で**臓器肥大**(organomegaly)が起こるが，通常，身長はほとんど増加しない．母親がコントロール不良の1型糖尿病(インスリン分泌の欠如が原因)の場合，母体の代謝不良のために胎児の発育が妨げられ，児の成長や組織の成熟もしばしば阻害される．また，胎児の子宮内死亡率も高く，満期まで達した場合でも死亡率は高い．死亡原因の2/3は，本章の最初の頁で述べた**呼吸促迫症候群**(respiratory distress syndrome)である．

④副腎の**無形性**(agenesis)や，過剰な副腎刺激によって起こる**消耗性萎縮**(exhaustion atrophy)のために，時に，副腎皮質の機能が低下した状態で生まれる場合がある．

⑤母親が甲状腺機能亢進症である場合や，過量な甲状腺ホルモンで治療されている場合に，出生時に一過性に甲状腺の分泌能が低下する可能性がある．逆に，妊娠前に甲状腺が摘出されていた場合には，母親の下垂体は妊娠中に大量の甲状腺刺激ホルモンを分泌する場合があり，児が一過性の甲状腺機能亢進症を伴って生まれる可能性がある．

⑥甲状腺ホルモン分泌不全の胎児では，骨の成長不良や精神発達遅滞が起こり，**クレチン症**(cretin dwarfism)とよばれる．このことについては第77章で述べられている．

未熟性に伴う特別な問題

これまで述べてきた新生児期に起こる問題は総じて，

児が未熟であった場合には非常に顕著となる．これらは，次の2つに分類される．①特定の臓器における未熟性，②種々の恒常性制御システムの不安定性．これらの影響のために，満期より3ヵ月以上前に生まれた低出生体重児はめったに生存できない．

低出生体重児における発達の未熟性

低出生体重児ではほぼすべての臓器が未成熟であり，生命を救うためには特別な注意が必要である．

呼吸

呼吸器系は特に成熟度が低い．肺活量や肺の機能的残気量は，児の大きさに比べて特に少ない．さらに，サーファクタントも分泌が少ないか，あるいはまったく分泌されていない．このため，**呼吸促迫症候群**(respiratory distress syndrome)が一般的な死亡原因である．また，機能的残気量が少ないために，しばしばチェーンストークス型の周期的な呼吸となる．

消化管機能

もう1つの重要な問題は，適切な食事の消化と吸収である．満期より2ヵ月以上前に生まれた低出生体重児では，消化・吸収機能はほぼ未成熟である．脂肪の吸収ができないため，脂肪分の少ない食事を摂らなければならない．さらに，カルシウムの吸収能も非常に低く，この点の認識がないと重症のくる病が起こりうる．十分なカルシウムとビタミンDを摂取させるためには特別な注意が必要である．

他の臓器の機能

重度の障害を引き起こしうる，その他の臓器の未熟性としては，次のことが挙げられる．①肝臓が未成熟であるため，中間代謝が不十分となったり，凝固因子不足により出血傾向を呈する．②腎臓の未熟性により，特に，体から酸を排泄することができず，アシドーシスや重度の体液バランス異常となる．③骨髄における血液産生能が低いため，貧血が急速に進行することがある．④リンパ系によるガンマグロブリンの産生が抑制されていることで，しばしば重度の感染症を呈する．

低出生体重児における恒常性制御システムの不安定性

種々の臓器の未熟性は，体の恒常性維持機構を非常に不安定なものにしている．例えば，特に栄養の摂取状況が刻一刻と変化しているときは，酸塩基バランスが非常に変化しやすい．同様に，肝臓が未熟であるため，血中のタンパク質濃度が通常は低く，しばしば低タンパク血症性の**浮腫**(hypoproteinemic edema)が起こる．Ca^{2+}濃度の調節ができないために，低カルシウム血性のテタニーが起こる可能性もある．また，主に哺乳のタイミングに呼応して，血糖値が20～100mg/dL以上までと，非常に広い範囲で変動する可能性がある．低出生体重児には，これらの内部環境の大きな変動があるために，満期より3ヵ月以上前に生まれた場合の死亡率が高いことは当然である．

体温の不安定性

低出生体重児に特有の問題の1つとして，体温維持の不安定性がある．低出生体重児の体温は環境温に近くなる傾向がある．通常の室温では，新生児の体温は，30℃台前半や20℃台になる可能性がある．体温が35.5℃以下で推移すると，死亡率がきわめて高くなるとの複数の研究結果もあり，低出生体重児を扱う際には保育器の使用が必須である．

低出生体重児への過剰な酸素投与による失明の危険性

低出生体重児ではしばしば呼吸障害を起こすために，治療として頻繁に酸素が投与される．しかしながら，特に，より未熟な児に対する過剰な酸素の使用は，網膜の新生血管の成長を阻害して，失明を引き起こす可能性がある．さらに，その後酸素投与を中止すると，網膜の血管は成長が抑制されていた分を補おうとするかのように，非常に太く成長し始める．これらの太い血管は硝子体の中にまで伸長し，瞳孔から網膜へと入る光を遮断する．さらにその後，本来は透明な硝子体があるべき場所で，この血管は線維組織の塊に置き換わる．

後水晶体線維増殖症(retrolental fibroplasias)として知られるこの状態は，永久的な失明を引き起こす．このため，低出生体重児の治療において高濃度酸素の使用を避けることは特に重要である．吸気中の酸素濃度が40%までであれば，低出生体重児にとってほぼ安全であることが生理学的研究で示されているが，正常の酸素濃度でないと完全に安全とはいえないと考えている小児生理学者もいる．

小児の成長と発達

新生児期を過ぎた小児における主な生理学的問題は，成長のために必要となってくる特別な代謝的要求に関係している．これらのことは，本書の代謝と内分泌学の章に詳述されている．

図84.8は，出生時から20歳までの，男女の身長の変化を示している．10歳の終わりまでは男女の身長の伸びがともに並行して推移していることに，特に注目してほしい．11～13歳の間に，女性ではエストロゲンがつくられ始めて急速に身長が伸びるが，14～16歳頃には長管骨の骨端線が癒合し，身長の伸びが停止する．一方で，男性はテストステロンの影響によって，女性よりも少し後の13～17歳で成長が加速する．しかし，男性では，骨端線の癒合が遅れるために身長の伸びが続き，最終的な身長は女性よりもかなり高くなる．

行動の発達

行動の発達は，主に神経系の成熟と関連している．神経系の解剖学的構造の成熟と，訓練による発達を切り離して考えることは困難である．中枢神経系のいくつかの主要経路は1歳の終わり頃までは完全に髄鞘化されていないことが，解剖学の研究で示されている．このため，

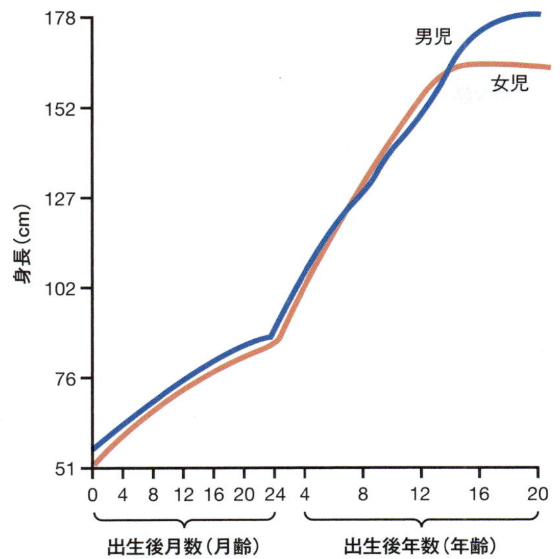

図 84.8　新生児期から 20 歳までの，男児と女児の平均身長

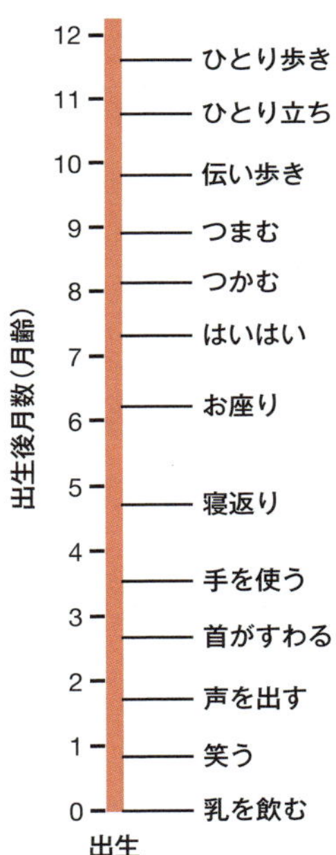

図 84.9　1 歳までの乳児の行動発達

出生時点では神経系は完全には機能していないといわれている．大脳皮質とその機能，例えば視覚などは，完全な機能を獲得するまでには数ヵ月を要するようである．

出生時点の大脳の大きさは成人の 26%，1 歳時点でも成人の 55% しかないが，2 歳の終わりにはほぼ成人と同じ大きさになる．この成長過程は，泉門や頭蓋骨縫合の閉鎖とも関係しており，すなわち，2 歳以降の脳の体積の増加は 20% 程度にとどまる．図 84.9 に，1 歳までの正常な発達経過を示す．この経過と実際の児の行動を比べて，精神発達と行動発達を臨床的に評価する．

参考文献

Brew N, Walker D, Wong FY: Cerebral vascular regulation and brain injury in preterm infants. Am J Physiol Regul Integr Comp Physiol 306:R773, 2014.

Coceani F, Baragatti B: Mechanisms for ductus arteriosus closure. Semin Perinatol 36:92, 2012.

Forhead AJ, Fowden AL: Thyroid hormones in fetal growth and prepartum maturation. J Endocrinol 221:R87, 2014.

Fowden AL, Giussani DA, Forhead AJ: Intrauterine programming of physiological systems: causes and consequences. Physiology (Bethesda) 21:29, 2006.

Gao Y, Raj JU: Regulation of the pulmonary circulation in the fetus and newborn. Physiol Rev 90:1291, 2010.

Gluckman PD, Hanson MA, Cooper C, Thornburg KL: Effect of in utero and early-life conditions on adult health and disease. N Engl J Med 359:61, 2008.

Grijalva J, Vakili K: Neonatal liver physiology. Semin Pediatr Surg 22:185, 2013.

Hilaire G, Duron B: Maturation of the mammalian respiratory system. Physiol Rev 79:325, 1999.

Hines MH: Neonatal cardiovascular physiology. Semin Pediatr Surg 22:174, 2013.

Johnson MH: Functional brain development in humans. Nat Rev Neurosci 2:475, 2001.

Kugelman A, Colin AA: Late preterm infants: near term but still in a critical developmental time period. Pediatrics 132:741, 2013.

Luyckx VA, Bertram JF, Brenner BM, et al: Effect of fetal and child health on kidney development and long-term risk of hypertension and kidney disease. Lancet 382:273, 2013.

Muglia LJ, Katz M: The enigma of spontaneous preterm birth. N Engl J Med 362:529, 2010.

Osol G, Mandala M: Maternal uterine vascular remodeling during pregnancy. Physiology (Bethesda) 24:58, 2009.

Palinski W: Effect of maternal cardiovascular conditions and risk factors on offspring cardiovascular disease. Circulation 129:2066, 2014.

Raju TN: Developmental physiology of late and moderate prematurity. Semin Fetal Neonatal Med 17:126, 2012.

Salmaso N, Jablonska B, Scafidi J, et al: Neurobiology of premature brain injury. Nat Neurosci 17:341, 2014.

Sferruzzi-Perri AN, Vaughan OR, Forhead AJ, Fowden AL: Hormonal and nutritional drivers of intrauterine growth. Curr Opin Clin Nutr Metab Care 16:298, 2013.

Sulemanji M, Vakili K: Neonatal renal physiology. Semin Pediatr Surg 22:195, 2013.

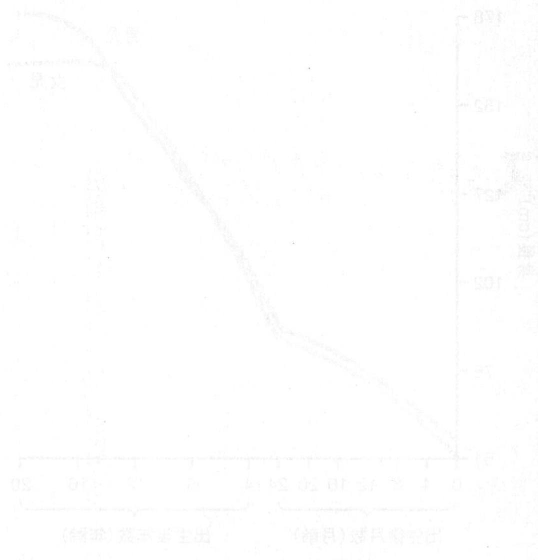

第85章

スポーツ生理学

生体が曝されるストレスのなかで，激しい運動ほど過酷なものは少ない．事実，過激な運動をある程度の時間続けるだけで，死に至ることもある．そこで，スポーツ生理学では，生体のメカニズムのいくつかに負荷がかかった際の上限に主眼をおく．簡単な例を示すと，致死レベルに近い高熱の患者の代謝率は通常の約2倍に増加する．一方で，マラソン競技中の生体の代謝率は通常値の20倍になることもある．

女性選手と男性選手

この章で扱われている定量的なデータのほとんどは，若い男性選手のものである．その値だけを知りたいからではなく，比較的完全な測定が行われているのは，男性選手に限られるためである．ただし，身体の大きさ，身体組成および男性ホルモン（テストステロン）の有無に起因する定量的な差異を除けば，女性選手から得られた測定値にも，基本的な生理学の原則が同様に適用される．

一般に（多くの例外があるのだが），筋力，肺換気量，心拍出量など，主に筋量と関係する測定値のほとんどは，女性の値が男性の値の2/3～3/4である．単位断面積あたりで評価すると，女性の最大筋力は男性とほとんど同じで3～4 kg/cm^{2}である．したがって，筋パフォーマンスの差異の大部分は，男性の筋量が女性より高い割合を示すことに起因する．この割合の違いの一部は，後述の内分泌系の差異によってもたらされる．

運動能力の男女差は，マラソン競技中の走行速度の比較によって説明できる．女性のトップ選手の走行速度は，男性のトップ選手より11％低かった．しかし，例えば英国海峡の往復遠泳のように，女性が男性より速い記録を残すこともある．断熱性，浮力，超長時間のエネルギー利用の点で，体脂肪が多いことが有利に働くと思われる．

男性の精巣から分泌される**テストステロン**（testosterone）は，強力な**同化作用**（anabolic effect）を有し，全身，特に筋組織にタンパク質沈着の増加をもたらす．実際，正常レベルのテストステロン値をもつ男性ならば，ほとんどスポーツ活動をしなくても，その筋量は体重や年齢が等しい女性に比べ約40％多い．

テストステロンほどではないが，女性ホルモンの**エストロゲン**（estrogen）も，男女のパフォーマンスの差を多少は説明するだろう．エストロゲンが，特に女性の胸，臀部，皮下組織に脂肪の沈着を増やす．少なくとも一部はこの理由により，平均的な一般女性の体脂肪率（約27％）は，一般男性（約15％）よりも高い値を示す．この体脂肪率の増加は，競技成績がスピードや体重あたりの筋力に依存する種目において，パフォーマンスには不利に働く．

運動における筋肉の働き

筋の力，パワーおよび持久力

スポーツで成功するために共通する決定因子は，筋肉が何をすることができるか，つまり，必要なときどれだけの筋力を出せるか，どれだけのパワーを発揮できるか，どれだけ長い時間活動を続けられるか，である．

筋力（muscle strength）は主に筋の大きさによって決定され，**最大収縮力**（maximal contractile force）は，筋断面積あたり3～4 kg/cm^{2}である．それゆえ，テストステロンの供給が多い男性，あるいはトレーニングによって大きな筋量を得た男性では，それ相応に筋力が増加する．

筋力の例を挙げると，世界レベルの重量挙げ選手の大腿四頭筋の断面積は150 cm^{2}にもなる．この数値は525 kgの最大収縮力を意味し，これだけの力が膝蓋腱にかかる．このことから，この腱の断裂や脛骨への付着部からの剥離が起こりうることが理解できる．また，このような大きな力が関節をまたぐ腱にかかると，同程度の力が関節の表面や，関節をまたぐ靱帯に負荷される．これに伴って，変位軟骨，関節周囲の圧迫骨折，靱帯損傷などが起こる．

筋の**保持力**（holding strength）は，収縮力より約40％大きい．すなわち，ジャンプ後の着地のように，収縮している筋を引き伸ばそうとする力が加わると，短縮性収縮が起こり，発揮可能な力より約40％も大きな力がかかることがある．そのため，上記で計算された筋収縮中に膝蓋腱にかかる525 kgの力は，着地のように筋長を保持しようとする収縮の際には735 kgにもなる．これは腱，関節，靱帯の問題を大きくする．筋の内部断裂を生じさせることもある．事実，最大収縮した筋肉を強く伸張すると，強い筋痛が確実に起こる．

筋肉が発揮する機械的仕事量は，発揮された力と，力が加えられた距離の積である．筋収縮の**パワー**(power)は筋力とは異なる．パワーは，筋が単位時間内に行う仕事量である．したがって，**パワーは筋収縮の力に加えて，収縮の距離と1分間あたりの収縮回数によって決定される**．筋のパワーは，一般にkgm/分の単位で表される．すなわち，1分間に，1 kgのおもりを1 m上に挙上する，あるいはある物体を1 kgの力に抗して水平方向に1 m動かすと，1 kgm/分のパワーを発揮したことになる．よくトレーニングした選手の全身の筋が同時に働くときに得られる最大パワーは，およそ以下の通りである．

	kg・m/分
最初の8～10秒間	7000
次の1分間	4000
その次の30分間	1700

このように，人は100 m走などの10秒以内に完了する運動では，短時間に最大のパワーを発揮する能力を有する一方，長時間続く持久的運動では，筋のパワー出力は，初期の最大出力の1/4にすぎない．

これは，初期の急速なパワー発揮時のパフォーマンスが，次の30分間のパフォーマンスの4倍になるということではない．速度の遅い持続的な運動に比べて，急速な動作では筋パワー出力を競技パフォーマンスに変換する効率がかなり低くなりがちである．そのため，発揮可能な筋パワーは短時間と長時間とで4倍も異なるにもかかわらず，100 m走の速度は30分間走の速度の1.75倍にすぎない．

筋力，筋パワーに加えてもう1つの筋パフォーマンスの評価基準が，**持久力**(endurance)である．持久力の大部分は筋肉に対する栄養供給に強く依存する．つまり，運動前に筋内に貯蔵されたグリコーゲン量に依存する．高炭水化物食を摂取すると，混合食あるいは高脂肪食よりもはるかに多くのグリコーゲンを筋肉に貯蔵する．そのため，高炭水化物食によって，持久力が強化される．選手が一般的なマラソンレースのスピードで走るとき，彼らの持久力(完全な疲労困憊に至るまでの時間で評価)はおよそ以下の通りである．

	分
高炭水化物食	240
混合食	120
高脂肪食	85

これらの違いは，レース前に筋内に貯蔵されたグリコーゲン量によって説明される．貯蔵されたグリコーゲン量は，およそ以下の通りである．

	g/kg 筋肉
高炭水化物食	40
混合食	20
高脂肪食	6

運動時の筋代謝系

筋肉にも，他の部位と同じく基本的な代謝系が存在する．これらについては，第68～74章で詳述した．さらに，身体活動の限界を理解するためには，3つの代謝系を定量的に解析することが非常に重要である．筋の3つの代謝系とは，①**クレアチンリン酸－クレアチン系**(phosphocreatine–creatine system)，②**グリコーゲン－乳酸系**(glycogen–latic acid system)，③**有酸素系**(aerobic system)である．

アデノシン三リン酸

実際に筋収縮に使われるエネルギー源は**アデノシン三リン酸**(adenosine triphosphate：ATP)であり，次の基本構造式をもつ．

$$\text{アデノシン}-PO_3\sim PO_3\sim PO_3^-$$

右側2つのリン酸基をアデノシン分子に接着させる“～”の記号で表された結合が，**高エネルギーリン酸結合**(high–energy phosphate bonds)である．これらの結合のそれぞれが，ATP1 molあたり標準状態で7.3 kcalずつのエネルギーを蓄えている(第68章で詳述した通り，生理的条件下ではこれより少し多くのエネルギーを有する)．そのため，1つのリン酸基が結合から外れると，7.3 kcalのエネルギーが供給されて筋収縮が起こる．次いで，2つ目のリン酸基が結合から外れると，さらに7.3 kcalが利用可能になる．最初のリン酸基が外れると，ATPは**アデノシン二リン酸**(adenosine diphosphate：ADP)に変わり，そして第2のリン酸基が外れると，このADPが**アデノシン一リン酸**(adenosine monophosphate：AMP)に変わる．

よくトレーニングした選手でも，筋内に存在するATPのみでは，最大筋パワーを約3秒間しか維持できない．これは50 mの半分(25 m)を全力で走る程度の出力に相当する．そのため，2，3秒で終わるような運動を除いて，短時間で終わる競技種目であっても，新たなATPを持続的に合成することが不可欠である．図85.1に筋収縮のためのエネルギー供給に働く代謝系の全体像を示す．ATPは最初にADPとなり，次にAMPとなる．図の左側には，筋線維にATPを絶え間なく供給する3つの代謝系を示している．

クレアチンリン酸－クレアチン系

クレアチンリン酸(phosphocreatine，または，creatine phosphate)は，高エネルギーリン酸結合を有するもう1つの化合物であり，次の式で表される．

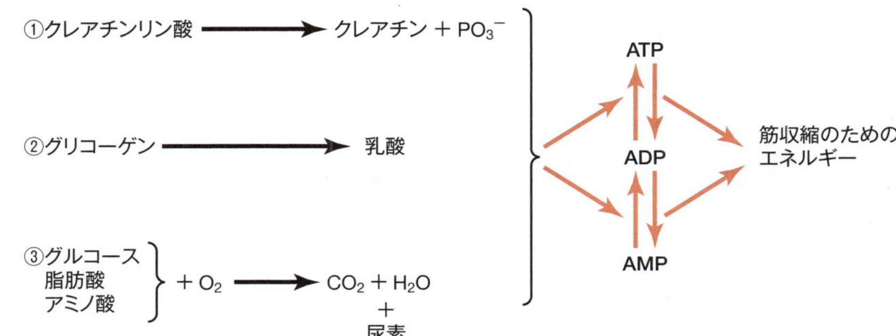

図 85.1　筋収縮のエネルギーを供給する重要な代謝系

クレアチン〜PO_3^-

図 85.1 の左側に示したように，クレアチンリン酸は**クレアチン**(creatine)とリン酸イオンに分解される過程において，大量のエネルギーを放出する．実際，クレアチンリン酸の高エネルギーリン酸結合は，7.3 kcal の ATP の結合よりも大きく，1 mol あたり 10.3 kcal を有する．そのため，クレアチンリン酸は，ATP の高エネルギー結合を再合成するのに十分なエネルギーを容易に供給できる．さらに，筋細胞の多くは ATP の 2〜4 倍に相当する量のクレアチンリン酸を含んでいる．

クレアチンリン酸から ATP へのエネルギー転移反応の特徴は，一瞬で起こることである．そのため，ATP に貯蔵されたエネルギーと同じように，筋内のクレアチンリン酸に貯蔵されたすべてのエネルギーは，ほぼ瞬時に筋収縮のために利用可能である．

細胞内 ATP と細胞内クレアチンリン酸を合わせて，**ホスファーゲンエネルギー系**(phosphagen energy system)とよぶ(**訳者注**：ATP–CP 系ともよばれる)．両者を合わせると，100 m 走にほぼ十分な 8〜10 秒間の最大筋パワーを提供できる．このように，**ホスファーゲン系からのエネルギーは，短時間の爆発的な最大筋パワー発揮のために使われる．**

グリコーゲン－乳酸系

筋に貯蔵された**グリコーゲン**(glycogen)は，**グルコース**(ブドウ糖，glucose)に分解されてから，エネルギー供給のために使われる．この過程の最初の段階は**解糖**(glycolysis)とよばれ，酸素を消費することなく進む．したがって，**無酸素代謝**(anaerobicmetabolism)といわれる(第 68 章)．解糖の過程で，グルコース 1分子が**ピルビン酸**(pyruvic acids)2分子に分解される．そして，第 68 章で述べたように，元のグルコース 1分子あたり，4分子の ATP を合成するためのエネルギーが放出される(**訳者注**：その際，2分子の ATP が利用されるため，グルコース 1分子につき正味 ATP2分子相当のエネルギーが合成される)．通常，ピルビン酸は筋細胞内のミトコンドリアに入り，酸素と反応して，さらに多くの ATP を合成する．しかし，このグルコース代謝の第 2 段階(酸化的段階)を起こすのに十分な酸素がない場合，ピルビン酸の大部分は乳酸に変えられる．乳酸は筋細胞から出て，間質液，血液中へと拡散していく．そのため，多くのグリコーゲンが乳酸に変わる．こうして，酸素をまったく消費することなくかなりの量の ATP を合成できる．

グリコーゲン－乳酸系のもう 1 つの特徴は，ミトコンドリアにおける酸化的代謝による ATP 合成に比べて，およそ 2.5 倍の速さで ATP分子を合成できることである．そのため，比較的短い時間に大量の ATP が筋収縮のために必要なとき，この無酸素性解糖機構はエネルギー供給源としてすぐに利用される．それでも，ホスファーゲン系がエネルギーを供給する速さに比べると，半分程度にすぎない．最大での筋活動時には，ホスファーゲン系による 8〜10 秒間のエネルギー供給の後に，いくぶん筋パワーは低くなるものの，グリコーゲン－乳酸系が 1.3〜1.6分間分のエネルギーを提供する．

有酸素系

有酸素系(aerobic system)はミトコンドリア内での栄養素の酸化反応によって，エネルギーを供給する．すなわち，第 68 章で述べたように，図 85.1 の左側に示される中間代謝過程の後に，食物から得られたグルコース，脂肪酸，アミノ酸を酸素と結合させて，AMP と ADP を ATP へ変換するためのエネルギーを大量に放出する．

この有酸素機構によるエネルギー供給を，グリコーゲン－乳酸系およびホスファーゲン系と比較してみよう．毎分の ATP 生成モル数で表される最大パワー産出速度の相対値は，以下の通りである．

	1 分間あたりに産生可能な ATP モル数
ホスファーゲン系	4
グリコーゲン－乳酸系	2.5
有酸素系	1

これら 3 つの系を持久力の点から比較すると，以下の通りである．

	時間
ホスファーゲン系	8 〜 10 秒
グリコーゲン－乳酸系	1.3 〜 1.6 分
有酸素系	栄養分の続く限り，ほぼ無制限に

ホスファーゲン系は 2，3 秒間の爆発的な筋パワー発揮のために使われ，有酸素系は長時間の競技に必要とされることがわかる．その中間であるグリコーゲン－乳酸系は，200〜800 m 走のような中距離レースでのエネルギー供給過程として重要である．

スポーツのタイプと利用されるエネルギー系の関係

スポーツ活動の強度とその持続時間を考えると，競技種目ごとに主に使われるエネルギー系を，かなり詳細に見積もることができる．競技種目ごとの，エネルギー供給系の概略を表 85.1 に挙げる．

表 85.1　さまざまなスポーツ種目で動員されるエネルギー供給系

ほぼすべてがホスファーゲン系
100m 走
跳躍
ウェイトリフティング
飛び込み
フットボールのダッシュ
野球の 3 塁打時の走塁
ホスファーゲン系とグリコーゲン－乳酸系
200m 走
バスケットボール
アイスホッケーでのダッシュ
主にグリコーゲン－乳酸系
400m 走
競泳 100m
テニス
サッカー
グリコーゲン－乳酸系と有酸素系
800m 走
競泳 200m
スピードスケート 1500m
ボクシング
ボート 2000m
1500m 走
競泳 400m
有酸素系
スピードスケート 1 万 m
クロスカントリースキー
マラソン(42.195km)
ジョギング

運動後の筋代謝系の回復

ATP の再合成にクレアチンリン酸からのエネルギーが使われるのと同様に，グリコーゲン－乳酸系から合成されたエネルギーはクレアチンリン酸と ATP の両者を再合成するために使われる．有酸素代謝から合成されたエネルギーは他のすべての系，つまり ATP，クレアチンリン酸，グリコーゲン－乳酸系を元に戻すために使われる．

乳酸系を運動前の状態に回復させることは，生体内の体液中に蓄積した過剰な乳酸の除去が主体となる．乳酸は極度の疲労を引き起こすので，乳酸の除去は特に重要である．十分な量のエネルギーが有酸素代謝から得られるとき，乳酸の除去は，次の 2 つの方法で行われる．①一部は体組織においてピルビン酸に再変換され，その後，酸化的に代謝される．②残りの乳酸は，主に肝臓でグルコースに再び変えられる．そして，グルコースは筋肉内のグリコーゲン貯蔵を補充するために使われる．

運動後の有酸素系の回復

激しい運動では，運動開始直後にも有酸素的エネルギー供給が不足している．これは 2 つの作用に起因する．すなわち，①いわゆる**酸素負債**(oxygen debt)と，②筋内のグリコーゲン貯蔵の枯渇である．

酸素負債

呼吸によって新たな酸素をまったく取り込まないときでも，有酸素代謝のために利用できる酸素を人の身体は約 2 L 有している．この酸素の貯蔵は，次の要素から構成される．すなわち，①肺内の空気中に含まれる 0.5 L，②体液中に溶解している 0.25 L，③血中のヘモグロビンと結合した 1 L，④筋線維内で主にミオグロビン(ヘモグロビンに似た酸素結合性の化学物質)と結合した 0.3 L，である．

激しい運動を開始すると 1分程度で，上記の酸素の貯蔵約 2 L のほぼすべてが有酸素代謝のために消費される．運動終了後には，通常時以上の酸素を呼吸することで，この酸素の貯蔵を補充する．さらに約 9 L の酸素が消費されて，ホスファーゲン系と乳酸系の両者を補充する．"返済" しなくてはならないこれらの余分の酸素約 11.5 L は，酸素負債とよばれる．

図 85.2 は，酸素負債の基本的な性質を示す．高強度運動を始めると，最初の 4分間に酸素摂取量は 15 倍以上に増加する．運動終了後も酸素摂取量は正常値よりも高く保たれる．生体がホスファーゲン系を回復し，酸素負債のうちの酸素の貯蔵分を返済している回復の初期では，酸素摂取量は非常に高い．乳酸が除去される次の 40分間，酸素摂取量は低くなるものの，正常値以上に留まる．酸素負債の初期の部分は**非乳酸性酸素負債**

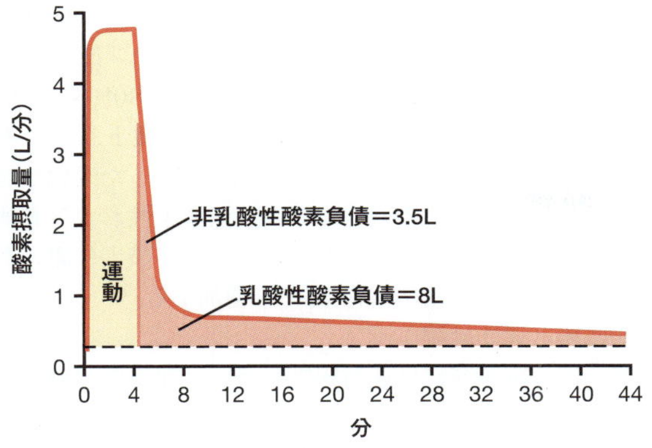

図 85.2 4分間の最大運動時と運動 40分後までの酸素摂取量の変化
酸素負債の性質を示している.

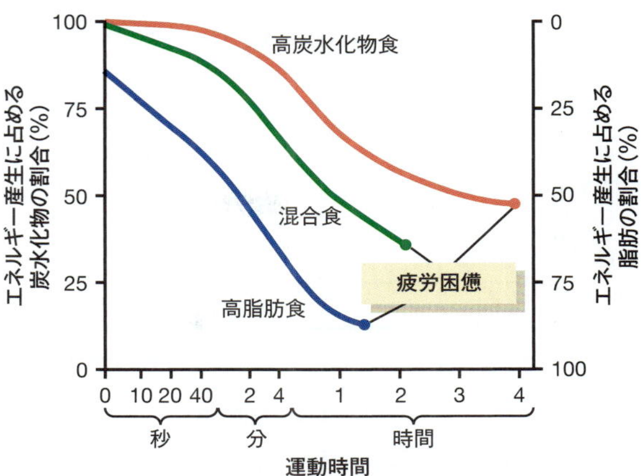

図 85.4 炭水化物と脂肪が筋内でエネルギー源として利用される比率に与える運動時間と食事の種類の影響
(Fox EL: Sports Physiology. Philadelphia: Saunders College Publishing, 1979 のデータより)

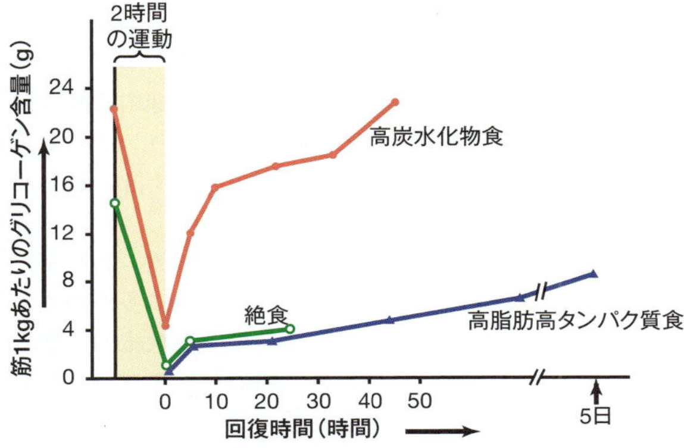

図 85.3 長時間運動後の筋グリコーゲン回復率に及ぼす食事の影響
(Fox EL: Sports Physiology. Philadelphia: Saunders College Publishing, 1979 より改変)

(alactacid oxygen debt)とよばれ,約 3.5 L である.後の部分は**乳酸性酸素負債**(lactic acid oxygen debt)とよばれ,約 8 L である.

筋グリコーゲンの回復

疲労困憊時に起こるような筋グリコーゲンの枯渇状態からの回復は単純な問題ではない.ホスファーゲン系と乳酸代謝系の回復のために必要とする秒,分,時間の単位ではなく,筋グリコーゲンの回復には日単位の時間を要することも多い.3つの条件下における回復過程を図 85.3 に示す.高炭水化物食の場合,2 日程度で完全に回復する.それに対して,高脂肪高タンパク食や絶食の場合,5 日後でもほんのわずかにしか回復しない.この比較から,①運動選手は厳しい競技の前に高炭水化物食を摂取すること,②競技前 48 時間は,疲労困憊に至るような運動をしないこと,の重要性が理解される.

筋活動中に使われる栄養素

運動中,特に運動開始時に多くの**炭水化物**(carbohydrate)が筋内で利用されることに加え,多くの脂肪も**脂肪酸**(fatty acids)と**アセト酢酸**(acetoacetic acid)の形でエネルギーとして筋内で利用される(第 69 章).はるかに少ない量ではあるものの,**タンパク質**(proteins)を**アミノ酸**(amino acids)の形で消費する.実際,4～5 時間以上続く持久的運動競技では,筋グリコーゲンの貯蔵はほぼ完全に使い尽くされ,その後の筋収縮のエネルギー供給にはほとんど貢献しない.その代わりに,他のエネルギー源,主に脂肪からのエネルギーに依存することになる.

図 85.4 に,高炭水化物食・混合食・高脂肪食を摂取した際の疲労困憊に至る長時間運動時にエネルギーとして利用される炭水化物と脂肪の割合を示す.運動初期の数秒～数分間のエネルギーの大半が炭水化物から得られる.しかし,疲労困憊の時点では,エネルギーの 60～85%が,炭水化物ではなく,脂肪から得られる.

炭水化物由来のエネルギーのすべてが,筋内の貯蔵グリコーゲン由来というわけではない.実際,筋グリコーゲンとほぼ同量のグリコーゲンが肝臓に貯蔵され,これはグルコースの形で血中に放出され,エネルギー源として筋肉に取り込まれる.また,マラソンレースのような長時間の競技中には,エネルギーの約 30～40%が,選手が飲んだグルコース含有飲料から生成される.

したがって,利用可能であるなら,筋グリコーゲンと血中グルコースは激しい筋活動のためのエネルギー源となる.それでも,長時間の持久的競技では,競技開始から 3～4 時間以降に必要とされるエネルギーの 50%以上を脂肪が供給すると見込まれる.

トレーニングが筋と筋のパフォーマンスに及ぼす効果

高強度のレジスタンストレーニングの重要性

トレーニングに伴う筋発達に関しての基本原理の 1 つ

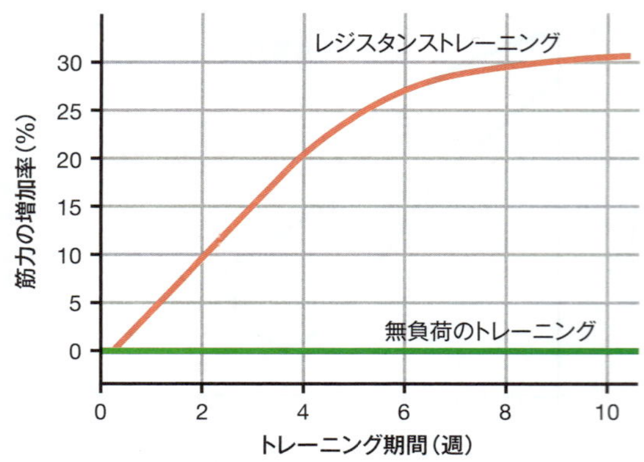

図 85.5　最適なレジスタンストレーニングが 10 週間にわたって筋力を増加させる模式図

に，次のことが挙げられる．無負荷の筋活動では，何時間運動をしても筋力はほとんど増加しない．対極的に，毎日数回しか筋収縮を行わなくても，負荷が最大筋収縮力の 50％以上であれば，筋力は急速に増す．**最大負荷に近い筋収縮を 6 回，1 日に 3 セット，週 3 日実施すると，長期の筋疲労なしに，ほぼ最適な筋力増強をもたらす**ことが，この原理を用いた実験により示されている．

図 85.5 の上の曲線は，トレーニング経験のない若者が**レジスタンストレーニング**(resistance training)を実施した際の筋力増加の様子を示している．筋力は，最初の 6〜8 週間に約 30％増加するが，その後はほとんど増加が止まり，安定する(**訳者注**：レジスタンストレーニングとは，筋に何らかの負荷をかけて筋力，パワーなどの骨格筋の機能向上を目指すトレーニング．いわゆる筋力トレーニングもこの一部．原文では resistive training と記載される箇所もある)．この筋力増強におおむね並行して筋量が増加する．この筋量増大を**筋肥大**(muscle hypertrophy)という．

多くの高齢者は非活動的あるいは**座業がち**(sedentary)になり，**筋萎縮**(muscle atrophy)が著しく進む．この場合にも，筋トレーニングによって筋力を 100％以上増加させることも可能である．

筋肥大

筋肉の大きさは，遺伝と**テストステロン**(testosterone)の分泌レベルによって大部分が決定される．テストステロンの作用により，男性の筋量は女性よりかなり大きい．トレーニングによって，さらに 30〜60％程度の筋肥大を起こすことができる．この筋肥大の大部分は，筋線維の数の増加よりも，筋線維の直径の増加に起因する．ただし，特に肥大した筋線維のうち，ごく少数がその長軸方向の中央付近で 2 つに分裂し，新しい線維を形成することによって，線維の数がわずかに増えるとも考えられている．

肥大した筋線維自体の内部では，①肥大の度合いに比例して筋原線維数が増加，②ミトコンドリア内の酵素が最大で 120％増加，③ ATP とクレアチンリン酸両者を含むホスファーゲン代謝系の構成分が 60〜80％も増加，④貯蔵グリコーゲンが 50％も増加，⑤貯蔵トリグリセリド(中性脂肪)が 75〜100％も増加，といった変化が起こる．これらすべての変化に伴い，無酸素性および有酸素性代謝系の能力の両者が増加し，特に有酸素代謝の最大酸化速度とその効率は約 45％も増加する．

速筋線維と遅筋線維

例えば，腓腹筋には速筋線維が多い．速筋線維が多いと，ジャンプするのに使われるタイプの強力で速い収縮をする能力が高くなる．対照的に，ヒラメ筋には遅筋線維が多いので，長時間の下肢の筋運動時に主に使われる．

速筋線維と遅筋線維の基本的な差異は，以下の通りである．

①速筋線維の直径は，遅筋線維の約 2 倍である．

②速筋線維では，ホスファーゲン系とグリコーゲン－乳酸系からの速いエネルギー供給を促進する酵素の活性が，遅筋線維に比べて 2〜3 倍高い．速筋線維では，非常に短時間に遅筋線維の 2〜3 倍の最大パワーが得られる．

③遅筋線維は，主に持久力，特に有酸素的エネルギー産生能力が高い．速筋線維よりはるかに多くのミトコンドリアを含んでいる．さらに，筋線維内で酸素と結合する，ヘモグロビンに類似したタンパク質であるミオグロビンをかなり多く含む．ミオグロビンの量が多いと，ミオグロビン分子から隣の分子への酸素のシャトル輸送によって，筋線維全体での酸素の拡散量が増加する．加えて，速筋線維よりも遅筋線維では有酸素代謝系の酵素活性が高い．

④遅筋線維近傍の毛細血管数は，速筋線維近傍よりも多い．

まとめると，速筋線維は 2，3 秒から 1分程度の間にきわめて大きなパワーを発揮することができる．一方，遅筋線維は何分も何時間もの長い間にわたって収縮力を維持して持久力を発揮する．

速筋線維と遅筋線維の割合の選手間での遺伝的相違

遅筋線維より速筋線維をかなり多くもつ人がいる一方，遅筋線維を多くもつ人もいる．これは，個人の運動能力の違いをある程度決定するかもしれない．あるタイプの優れた運動能力を望んだとしても，運動トレーニングによって，速筋線維と遅筋線維の相対的な割合は変化しない．実際に，両者の割合はほぼ完全に遺伝によって決定されるようである．同時に，遺伝は，それぞれの人がどの競技に適しているかを決定することになる．ある人は生まれつきマラソン選手に向いており，また，ある人は生まれながら短距離走選手や跳躍選手向きということがある．さまざまな競技選手の大腿四頭筋の速筋線維と遅筋線維の割合を記した以下の表が，上記のことを例示している．

	速筋線維	遅筋線維
マラソン選手	18	82
競泳選手	26	74
平均的男性	55	45
ウェイトリフティング選手	55	45
短距離選手	63	37
跳躍選手	63	37

運動時の呼吸

呼吸の能力は，短距離競技の成績にはあまり関与しないが，持久的競技の成績には大変重要である．

運動時の酸素摂取量と肺換気量

若年男性の安静時の**酸素摂取量**(oxygen consumption)の正常値は約250mL/分である(**訳者注**：酸素摂取量はoxygen uptakeとも記す)．最大運動時には酸素摂取量は，以下の平均値まで増加する．

	mL/分
トレーニングしていない平均的な男性	3600
運動トレーニングした平均的な男性	4000
男性マラソン選手	5100

さまざまな強度における運動時の酸素摂取量と換気量との関係を図85.6に示す．予想されるように両者間には直線関係がある．高いレベルの選手の酸素摂取量と全**肺換気量**(pulmonary ventilation)はともに，最大運動時には安静時の約20倍にまで増加する．

肺換気量の上限

運動が呼吸器系にかける負担の程度については，健常若年男性から得られる以下のような測定値から考えることができる．

	L/分
最大運動時の肺換気量	100～110
最大の肺換気量	150～170

このように，**最大換気量**(maximal breathing capacity)は，最大運動時の実際の肺換気量よりも50％程度多い．この差は運動選手の安全に役立っていると考えられる．例えば，①高地での運動，②猛暑条件下での運動，③呼吸器系の異常などの状態でも，換気量をさらに増やせる．

重要な点は，**筋で有酸素代謝が最大レベルに達していても，呼吸器系は筋肉への酸素供給の主要な制限因子にはならない**ということである．心臓が筋肉へ血液を送り出す能力が大きな制限因子となることは追って述べる．

$\dot{V}O_2$ max に対するトレーニング効果

有酸素代謝が最大値となる条件での時間あたりの酸素の消費量(**訳者注**：**最大酸素摂取量**(maximal oxygen uptake)を$\dot{V}O_2$ maxと略す)．図85.7は，トレーニングをまったく行っていない人が7～13週間のトレーニングを行った際の$\dot{V}O_2$ maxの変化を示す．この研究で，$\dot{V}O_2$ maxが約10％しか増えなかったことは驚くべきことである．また，トレーニングの頻度が1週間に2回か5回かという違いは，$\dot{V}O_2$ maxの増加にほとんど影響を与えなかった．とはいえ，すでに指摘した通り，マラソン選手の$\dot{V}O_2$ maxはトレーニングしていない人のそれよりも約45％も大きい．マラソン選手のこの大きな$\dot{V}O_2$ maxの一部は，おそらく遺伝的に決められている．すなわち，身体の大きさの割に大きな胸と，強い呼吸筋をもつ人はマラソン選手になることを選択するであろう．しかし，トレーニングを何年にもわたり行えば，図85.7のような短期間の実験で示された10％よりもはるかに大きな$\dot{V}O_2$ maxの増加もありうる．

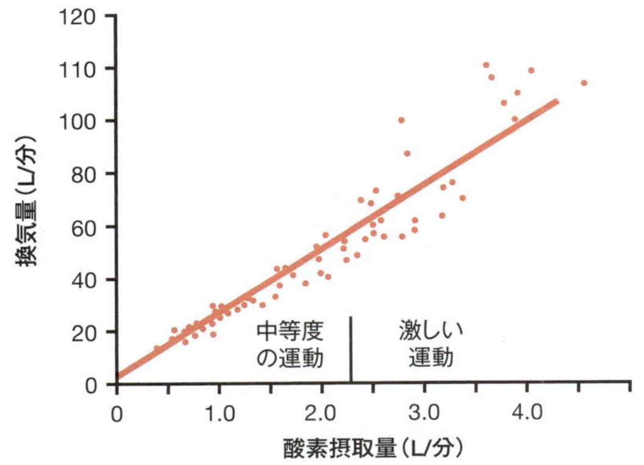

図85.6　運動が酸素摂取量と換気量に与える影響
(Gray JS: Pulmonary Ventilation and Its Physiological Regulation. Springfield, Ill: Charles C Thomas, 1950より改変)

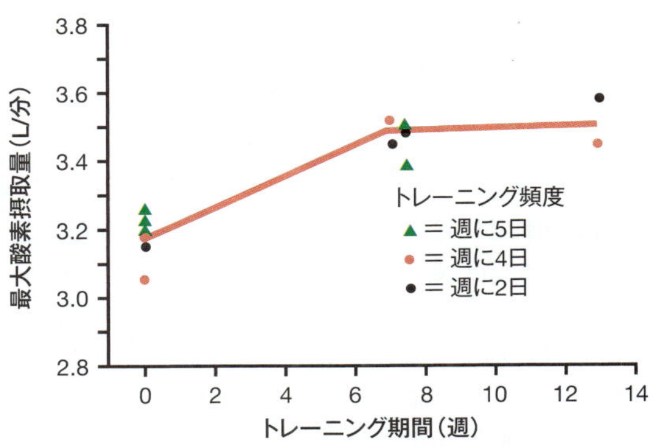

図85.7　7～13週間のトレーニングに伴う最大酸素摂取量の増加
(Fox EL: Sports Physiology. Philadelphia: Saunders College Publishing, 1979より改変)

運動選手の酸素拡散能

酸素拡散能(oxygen diffusing capacity)は，酸素が肺胞から血液へ拡散する速さの指標である．**肺胞と肺毛細血管の血中酸素分圧の較差 1 mmHg あたりの酸素の拡散量を 1分間あたりで表す**．すなわち，もし肺胞の酸素分圧が 91 mmHg で，血液の酸素分圧が 90 mmHg ならば，呼吸に関与する毛細血管壁や肺胞組織を通して 1分間に拡散する酸素の量は，拡散能と等しい．以下の表に拡散能の例を示す．

	mL/ 分
トレーニングをしていない人の安静時	23
トレーニングをしていない人の最大運動時	48
スピードスケート選手の最大運動時	64
競泳選手の最大運動時	71
ボート選手の最大運動時	80

最大運動時には安静時の数倍にまで拡散能が増加することに驚かされる．これは主に以下のことに起因する．安静時には，血液は多くの肺毛細血管をかなりゆっくりと通過するか静止している．一方，最大運動時には肺血流量が増加することによって，肺毛細血管全体に血液が最大速度で灌流される．これによって，肺毛細血管内で酸素を血液へ拡散できる膜の面積がかなり増加する．

これらの測定値から，より多くの酸素を時間あたりに必要とする競技選手では，より高い拡散能を有することも明らかである．元々優れた拡散能をもっている人がこれらのタイプのスポーツを選択するのか，あるいはトレーニングによって拡散能が増加するのかはわからない．しかし，トレーニング，特に持久的トレーニングが重要な役割を果たす可能性が高い．

運動中の血液ガス

運動中には筋肉で大量の酸素が利用されるので，激しい運動中には動脈血酸素分圧は著しく低下し，静脈血二酸化炭素分圧は正常よりはるかに増加すると予想するかもしれない．ところが，通常，そうはならない．これらの値はほとんど変化しない．呼吸器系が大きな能力を有し，激しい運動中でさえ血液に適切な換気を提供できることを示している．

このことはもう 1 つ重要な点，すなわち，**運動時に呼吸が刺激されるには，血液ガス**(blood gases)**が正常値を必ずしも外れる必要はない**ことを示している．第 42 章で述べたように，運動時には呼吸は主に神経的な機序によって促進される．この換気亢進の一部は，運動を起こすために脳から筋肉まで伝えられる神経信号と同じ神経信号によって呼吸中枢が刺激されることに起因する．また，一部は，収縮している筋肉と動いている関節からの感覚信号が呼吸中枢に伝達されることによって生じると考えられる(**訳者注**：前者をセントラルコマンド，後者を運動昇圧反射(昇圧のみならず換気も上昇させる)と称する)．この呼吸への神経性刺激は，血液ガス(酸素と二酸化炭素)をほぼ正常に保つのに必要な肺換気量の増加を起こすのに十分である．

喫煙が運動時の肺換気量に及ぼす影響

喫煙(smoking)が運動選手の“息”を減らすことは広く知られている．これは多くの理由で真実である．まず，ニコチンは肺の終末細気管支の収縮を起こし，肺に出入する気流の抵抗を増やす．第 2 に，煙自体の刺激作用が気管支枝での粘液分泌を増加させ，上皮の浮腫をもたらす．第 3 に，余分な粘液や異物を体外へ排出するはずの呼吸上皮細胞表面の線毛の持続的な活動をニコチンが麻痺させる．結果として，余計な粘液や異物が気道に蓄積し，さらに呼吸を困難にする．これらすべての要因により，軽い喫煙者でさえ最大運動中に呼吸に困難を感じるようになり，パフォーマンスが低下する．

より重篤なのは，長期にわたる喫煙の影響である．慢性の喫煙者の多くは，ある程度の肺気腫を呈している．この疾患では，①慢性気管支炎，②多数の終末細気管支の閉塞，③多くの肺胞壁の破壊，が起こる．重症の肺気腫では，呼吸膜の 4/5 もの破壊が起こることがある．そのため，わずかな運動でも呼吸困難が生じる．事実，歩いて部屋を横切るという簡単な動作中ですら，これらの患者の多くがあえぐことになる．

運動時の心臓血管系

筋血流

運動時に求められる心臓血管系の機能は，主に筋収縮に必要な酸素と他の栄養素を供給することである．このため，**筋血流**(muscle blood flow)量は運動中に劇的に増加する．図 85.8 に，6分間の断続的な中等度の筋収縮時

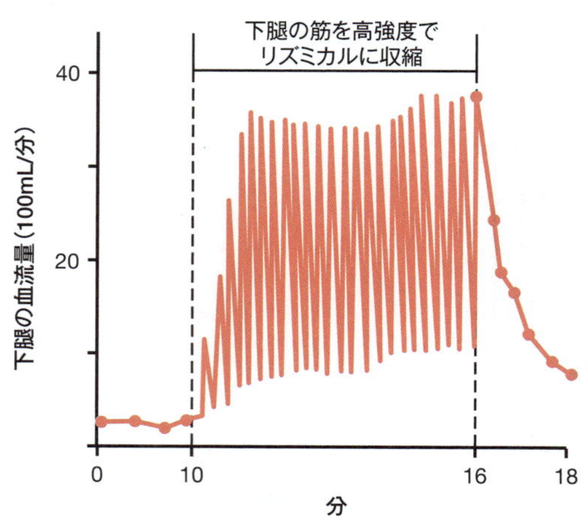

図 85.8 高負荷でリズミカルに下腿の筋を収縮した際の筋血流

筋収縮中の血流量は収縮の合間での量よりもかなり少ないことがわかる(Barcroft J, Dornhorst AC: The blood flow through the human calf during rhythmic exercise, J Physiol 109:402, 1949 より改変).

の下腿筋血流量を記す．血流量は筋収縮の合間に，13倍程度にまで増加する一方，収縮中には減少していることに注目してもらいたい．このデータから次の2点を指摘できる．①骨格筋の収縮自体は筋内の血管を圧迫するので，筋血流を一時的に減少させる．したがって，強い静的筋収縮中には，持続的な筋収縮の影響によって酸素と栄養素の十分な供給ができなくなり，急速に筋疲労を起こすことがある．②運動中の筋血流量は著しく増加する．よくトレーニングした選手における最大の筋血流の増加量を次の表に示している．

	mL/分/100g 筋肉
安静時の筋血流	3.6
最大運動中の筋血流	90

このように，最大運動時に筋血流量は25倍程度まで増加する．第22章で述べたように，血流増加のほぼ半分は，増加した筋代謝の代謝産物がもたらす筋内の血管拡張に起因する．増加の残りの部分は，多数の要因に起因する．そのなかで重要なものは，おそらく運動に伴う動脈圧の中等度の上昇（通常約30%の上昇）である．動脈圧の上昇は，血管へ多くの血液を押し込むだけではなく，細動脈壁を伸展して，さらに血管抵抗を減らす．したがって，血圧の30%の上昇が血流を2倍以上にすることも珍しくない．代謝性血管拡張によって起こされた血流の増加を，さらに2倍以上増やす．

運動中の仕事率，酸素消費量および心拍出量

図85.9は，運動中の仕事率，酸素摂取量，心拍出量の相互関係を示している．これらすべてが直線関係となって，互いに正の相関関係にあるのは当然である．なぜなら，筋の仕事率の増加が酸素摂取量を増やし，そして，酸素摂取量の増加が筋血管を拡張して，静脈還流量を増加させ，心拍出量を増やすからである．運動時の心拍出量の代表例を以下に示す．

	L/分
安静時の若年男性の心拍出量	5.5
トレーニングしていない若年男性の運動時の最大心拍出量	23
平均的男性マラソン選手の運動時の最大心拍出量	30

このように，トレーニングをしていない標準的な人では，4倍弱まで**心拍出量**(cardiac output)が増える．そして，よくトレーニングした選手では，約6倍にも心拍出量が増える（マラソン選手のなかには，心拍出量35〜40 L/分を記録する人もいる．これは安静時の心拍出量の7〜8倍である）．

トレーニングが心肥大と心拍出量に与える効果

マラソン選手の最大心拍出量が，トレーニングしていない人よりも約40%大きいことは，前掲のデータから明らかである．これは，主にマラソン選手の心腔が約40%大きくなることに起因する．心腔の拡大に伴って，心重量も40%以上増加する．したがって，トレーニングに伴い骨格筋が肥大するのみでなく，心筋も肥大する．心室の拡大と心臓のポンプ機能の増大は，持久的トレーニングに伴って起こるものの，スプリント的なトレーニングでは起こらない．

マラソン選手の心臓は普通の人よりも著しく大きいにもかかわらず，安静時の心拍出量は，普通の人とほとんど同じである．安静時の心拍数が少ない一方，1回拍出量が多いので，心拍出量が同程度となる．表85.2には，トレーニングしていない人とマラソン選手の**1回拍出量**(stroke volume)と**心拍数**(heart rate)を示した．

このように，よくトレーニングした選手の拍動ごとの心臓のポンプとしての効率は，トレーニングしていない人より40〜50%増加している．一方，安静時心拍数は，これに対応して減少する．

1回拍出量と心拍数が心拍出量の増加に及ぼす役割

図85.10に，心拍出量が安静時の約5.5 L/分から運動中に30 L/分まで増加するときの，マラソン選手の1回拍出量と心拍数の変化を示す．1回拍出量は105〜

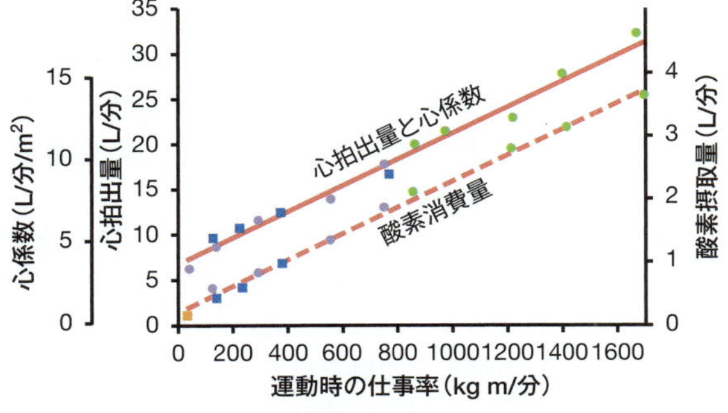

図85.9 さまざまな強度で運動を行った際の仕事率に対する心拍出量および心係数（実線）と酸素摂取量（点線）の応答
異なる色の丸と四角の印は左上に示された著者らの研究成果に対応する（Guyton AC, Jones CE, Coleman TB: Circulatory Physiology: Cardiac Output and Its Regulation. Philadelphia: WB Saunders, 1973より改変（訳者注：心係数は体表面積$1m^2$あたりの心臓の毎分血流拍出量））．

表85.2 マラソン選手と一般人の心機能の比較

	1回拍出量（mL）	心拍数（拍/分）
安静		
一般人	75	75
マラソン選手	105	50
最大		
一般人	110	195
マラソン選手	162	185

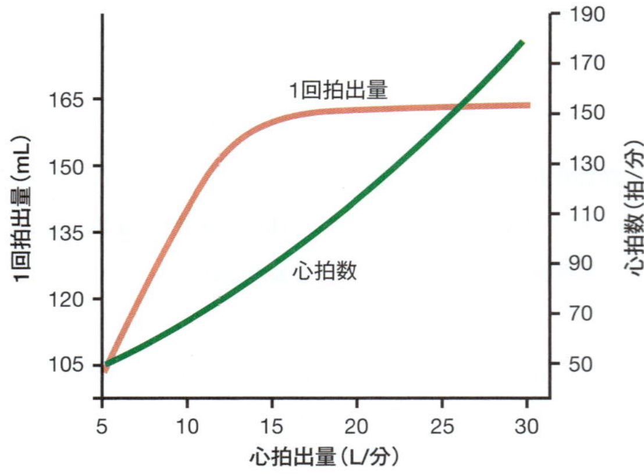

図 85.10 さまざまなレベルの心拍出量における，マラソン選手の 1 回拍出量と心拍数の応答の模式図

162 mL まで約 50％増加する一方，心拍数は 50～185 拍 /分へ 270％も増加する．したがって，激しい運動時の心拍出量の増加の大部分は，1 回拍出量の増加よりも心拍数の増加によって説明される．心拍出量がその最大値の半分まで増加する時点では，1 回拍出量はすでにその最大値に達してしまう．心拍出量のそれ以上の増加は，心拍数の増加によってもたらされる．

心臓血管系の機能と $\dot{V}O_2$ max との関係

最大運動時には，心拍数と 1 回拍出量はともに最大値の約 95％にまで増加する．心拍出量は 1 回拍出量と心拍数との積なので，心拍出量はその人の有する最大値の約 90％に相当する．これは，最大運動時の肺換気量が最大値の約 65％と小さいことと対照的である．したがって，酸素の利用量が心臓血管系による組織への酸素の供給量を上回ることがありえないので，通常は呼吸器系よりも心臓血管系が $\dot{V}O_2$ max の強い制限因子になっている．

こうした理由で，マラソン選手の最大の運動パフォーマンスは，主に心機能に依存することになる．運動中の筋への十分な酸素供給を制限する主な因子が心機能であるためである．トレーニングしていない平均的な男性よりもマラソン選手の最大心拍出量が 40％も大きくなることは，マラソン選手がトレーニングに伴って得られる重要な生理学的利点であるかもしれない．

心臓病と加齢が運動パフォーマンスに及ぼす影響

持久的競技で最大パフォーマンスを発揮する際の主要な制限因子が心臓血管系であることから，最大心拍出量が減少するタイプの**心臓病**(heart disease)で，全身の筋パワーに相応の低下がみられることを容易に理解できる．うっ血性心不全の患者は，ベッドから出る際や歩いて部屋を横切るための筋パワーを得ることにさえ，しばしば困難を感じる．

高齢者の最大心拍出量もかなり減少する．18～80 歳の間には 50％もの減少がある．また最大換気量もさらに大きく減少する．これらと骨格筋量の減少と相まって，最大筋パワーは加齢により著しく減少する．

運動時の体熱

生体内で，栄養素の代謝によって得られたエネルギーのほぼすべては，最終的には体熱に変換される．これは次の理由で，筋収縮を起こすために得られたエネルギーについても適用される．まず，栄養素のもつエネルギーを筋肉の仕事へ変換する最大効率は，最適な条件でも 20～25％にすぎない．栄養素のもつエネルギーの残りの部分は，細胞内における化学反応過程で熱に変換される．第 2 に，筋が外的仕事を行うためのエネルギーも，一部を除いてほとんどすべて体熱となる．なぜなら，①筋や関節の動きに対する粘性抵抗に打ち勝つため，②血管内を流れる血液の摩擦に打ち勝つため，③他の類似の作用に使われるため，である．

よくトレーニングした選手では，運動時には酸素摂取量が安静時の 20 倍にも増え，その際に体内で産生される熱量は，酸素消費量に比例する(第 73 章)．このことから，持久的運動時には，大量の熱が体内に流入することがすぐにわかる．高温多湿な環境では，発汗機能が働いても体熱を十分に放散できず，多くの熱が体内に流入し，競技選手であっても熱中症になることがある．これは耐え難く，致死的な症状を伴う．

熱中症

持久的競技を行うと，通常の環境条件下でさえ，体温は通常の 37℃から大きく上昇し，40℃に達することもある．高温多湿な場合や衣類を過剰に着た場合，体温は 41～42℃にまで上昇することもある．このレベルになると，高体温自体が組織の細胞，特に脳細胞に破壊的に作用する．すると，極度の衰弱，疲労困憊，頭痛，めまい，悪心，多汗，錯乱，よろめき歩行，虚脱，意識消失など複数の症状が現れる．

この状態が複合的に進行すると**熱射病**(heat stroke)となり，すぐに適切な処置をしなければ死亡することもある．この状態では運動を止めても，体温は自然には下がらない．そのような高体温では，体温調節機構が働かないこともあることが理由である(第 74 章参照)．また，高体温のために，細胞内の化学反応速度がほぼ倍増し，さらに熱を産出するからである．

熱中症の治療は，できるだけ早く体温を下げることである．最も実際的な方法は，衣類を脱がせて身体表面に冷水を噴霧し続けるか，あるいは濡れたスポンジで体表面を拭って，扇風機などで風を当てることである．このような治療によって，患者の体温を急速に下げられることが，実験により示されている．可能ならば，患者の全身を氷水の浴槽に浸水することを選ぶ医師もいる．

運動時の体液と塩分

高温多湿下の持久的競技中には，1 時間に 2.5～4.5 kg

もの体重減少が起こることが記録されている．この体重減少はほとんどが**発汗**(sweat)による水分喪失である．体重のわずか3%に相当する発汗でも，運動パフォーマンスをかなり低下させる．そして，短時間のうちに体重の5〜10%が減少すると，しばしば，筋痙攣，吐き気，その他の症状が出現し，重篤になりうる．そのため，失われた水分を補充することは不可欠である．

塩分とカリウムの補給

汗(sweat)は多くの塩を含んでいる．そのため，高温多湿の日には，競技中に塩分を摂るように長年推奨されてきた．しかし，塩分の摂りすぎには有害な点もある．いきなり最大強度で運動するのではなく，1〜2週間かけて徐々に運動強度を上げていけば，**汗腺**(sweat glands)にも**馴化**(acclimatization)が生じる．すると，発汗に伴う塩分損失量が，馴化前に比べて非常に少なくなる．汗腺の馴化は，副腎皮質から分泌される**アルドステロン**(aldosterone)の分泌増加に主に起因する．アルドステロンは汗腺に直接作用して，発汗前の汗からのナトリウムの再吸収を増加させる(**訳者注**：腎臓でのナトリウムの再吸収も促進する)．馴化すれば，競技中の塩分摂取について考慮することはほとんど必要なくなる．

低ナトリウム血症(hyponatremia(血漿ナトリウム濃度の低下))は長時間の運動時に起こることがある．重度の低ナトリウム血症は持久的選手の死因にもなりうる．第25章で述べたように，重度の低ナトリウム血症によって組織の浮腫を起こす．浮腫が脳に起こると致死的である．高強度運動後の致死的な低ナトリウム血症の要因は，発汗に伴うナトリウムの損失だけではない．多量の発汗，尿，不感蒸泄(主に呼吸に起因する)に伴う水分損失時に，さらに低張液の飲料(水やナトリウム濃度が18mmol/L以下のスポーツドリンク)を摂取したことに起因することも多い．こうした水分摂取はのどの渇きに伴うものだが，脱水を避けるために“運動中には水分補給をしましょう”という推奨を単純に守っているために起こるのかもしれない．マラソン，トライアスロンなどの持久的競技中にも，大量の水の摂取はよくみられる．

砂漠で激しい訓練をした軍隊を観察した結果，カリウムの損失も電解質の問題となることが明らかとなった．カリウムの損失は，暑熱馴化に伴うアルドステロン分泌の増加に一部起因する．アルドステロンは，汗だけでなく尿からのカリウム排出をも増加させる．これらのことが明らかになってから，運動選手の水分補給液に，ナトリウムとともに適量のカリウムが果汁などの形で追加されているものもある．

薬物と運動選手

この点については，運動に対する薬物の効果を列挙するに留める．

カフェイン(caffeine)は運動パフォーマンスを高めると一部の人に信じられている．あるマラソン選手についての実験では，1〜3杯のコーヒーに含まれる量のカフェインの摂取により，マラソンの記録が7%短縮したという．しかし，他の複数の実験では，効果を確認できなかったことから，この効果は疑わしい．

一方，男性ホルモン(アンドロゲン)やその他の**タンパク同化ステロイド**(anabolic steroids)は筋量を増やし，筋力増強に明らかに効果がある．特に女性，もちろん男性でも，種目によっては運動パフォーマンスが向上する．タンパク同化ステロイドは，しばしば高血圧を起こし，LDLコレステロール濃度を増加させ，HDLコレステロール濃度を低下させるので，心臓血管障害のリスクを増加させ，心臓発作や脳梗塞の発症につながる．

男性への男性ホルモンの投与によって，精子形成の減少や内因性テストステロン産生の低下などといった，精巣機能の減弱がみられる．この後遺症は，少なくとも数ヵ月間，おそらくいつまでも続く．女性では，通常，男性ホルモンに適応していないので，顔面の髭，声の低音化，赤ら顔，月経停止などの顕著な効果が現れる．

その他，アンフェタミンやコカインなどの薬物によって，運動パフォーマンスが向上すると評価されてきた．一方で，これらの薬物の過剰摂取が，パフォーマンスの悪化につながることは事実である．また，興奮剤としての効果以外に大した効果は証明されていない．数人の運動選手がこの種の薬物と運動中に交感神経系から分泌されるノルアドレナリンやアドレナリンとの相互作用と考えられる理由で，競技中に死亡している．心筋の過剰興奮性が致死的な心室細動につながったことが死因と考えられる．

体力(フィットネス)が寿命を延ばす

適切な運動と体重管理により**体力**(fitness)を維持する人は長生きすることを多くの研究が示している．特に50〜70歳では，体力の非常に高い人の死亡率は，体力の低い人に比べて1/3であることが示されている．

体力が寿命を長くする主な理由を以下に挙げていく．

体力と体重管理が心臓血管疾患への罹患を減らす．これは，血圧を適度に低めに維持すること，血中総コレステロールおよびLDLの減少，HDLの増加に起因する．これらの変化によって，前述のように，心臓発作や脳梗塞，腎臓疾患の罹患数が低下する．

体力のある人は，疾患になった際，それに耐える体力の予備力が多い．例えば，体力のない80歳の人では，呼吸器系が酸素を1L/分以下しか組織へ供給できないかもしれない．これは呼吸予備能が安静時の3〜4倍しかないことを意味する．一方，体力のある高齢者はその2倍もの予備能を有することもある．高齢者が肺炎のような疾患になり，呼吸予備能をすべて必要とするときには，高い予備能力が生命を維持するために大変重要になる．加えて，必要なときに心拍出量を増やす能力(**心予備能**(cardiac reserve))は，体力のない高齢者より，体力のある高齢者では50%以上優れていることも多い．

運動習慣や体力は，インスリン抵抗性や 2 型糖尿病と関連するいくつかの代謝異常のリスクを減らす．目にみえるほど体重が減少しなくても，適度な運動によってインスリン感受性は改善し，2 型糖尿病患者のインスリン治療の必要性は減少するか，なくなることもある．

体力向上によって，乳ガン，前立腺がん，大腸がんを含む，いくつかのがんに罹患するリスクも低下する．規則的な運動の利点の多くは，肥満の減少と関係するようである．しかし，規則的な運動に伴う慢性疾患リスクの低減の多くは，体重減少や脂肪量の減少とは必ずしも関係ないことが動物やヒトを使った実験によって示されている．ただし，これらのメカニズムは完全には理解されていない．

参考文献

Allen DG, Lamb GD, Westerblad H: Skeletal muscle fatigue: cellular mechanisms. Physiol Rev 88:287, 2008.

Booth FW, Laye MJ, Roberts MD: Lifetime sedentary living accelerates some aspects of secondary aging. J Appl Physiol 111:1497, 2011.

Casey DP, Joyner MJ: Compensatory vasodilatation during hypoxic exercise: mechanisms responsible for matching oxygen supply to demand. J Physiol 590:6321, 2012.

González-Alonso J: Human thermoregulation and the cardiovascular system. Exp Physiol 97:340, 2012.

Joyner MJ, Green DJ: Exercise protects the cardiovascular system: effects beyond traditional risk factors. J Physiol 587:5551, 2009.

Kent-Braun JA, Fitts RH, Christie A: Skeletal muscle fatigue. Compr Physiol 2:997, 2012.

Lavie CJ, McAuley PA, Church TS, et al: Obesity and cardiovascular diseases: implications regarding fitness, fatness, and severity in the obesity paradox. J Am Coll Cardiol 63:1345, 2014.

Powers SK, Jackson MJ: Exercise-induced oxidative stress: cellular mechanisms and impact on muscle force production. Physiol Rev 88:1243, 2008.

Powers SK, Smuder AJ, Kavazis AN, Quindry JC: Mechanisms of exercise-induced cardioprotection. Physiology (Bethesda) 29:27, 2014.

Rosner MH: Exercise-associated hyponatremia. Semin Nephrol 29:271, 2009.

Sandri M: Signaling in muscle atrophy and hypertrophy. Physiology (Bethesda) 23:160, 2008.

Schiaffino S, Dyar KA, Ciciliot S, et al: Mechanisms regulating skeletal muscle growth and atrophy. FEBS J 280:4294, 2013.

Seals DR, Edward F: Adolph Distinguished Lecture: the remarkable anti-aging effects of aerobic exercise on systemic arteries. J Appl Physiol 117:425, 2014.

Thompson D, Karpe F, Lafontan M, Frayn K: Physical activity and exercise in the regulation of human adipose tissue physiology. Physiol Rev 92:157, 2012.

索　引

【イ】

【ウ】

【エ】

【オ】

【カ】

【キ】

【ク】

【ケ】

【コ】

【サ】

【シ】

【ス】

【セ】

【ソ】

【タ】

【チ】

【ツ】

【テ】

【ト】

【ナ】

【ニ】

【ヌ】

【ネ】

【ノ】

【ハ】

【ヒ】

【フ】

【へ】

【ホ】

【マ】

【数字】

【A】

【B】

【C】

【D】

【E】

【I】

【J】

【K】

【L】

【M】

【N】

【O】

【P】

【Q】

【R】

【S】

【T】

【U】

【V】

【W】

【X】

【Y】

【Z】

【ギリシャ文字】

[総監訳者略歴]

石川　義弘

イェール大学医学部留学を経て横浜市立大学医学部卒業（1984年）．マサチューセッツ総合病院・研究員，コロンビア大学医学部・助教授，ハーバード大学医学部・助教授，ラトガース大学医学部・教授等を歴任．元横浜市立大学大学院医学研究科長．1998年より現職（横浜市立大学医学部教授）．

日本生理学会（副理事長・第90回大会長），日本循環制御医学会（理事），日本循環器学会（評議員），心血管内分泌代謝学会（評議員），日本病態生理学会（理事），日本心不全学会（評議員），日本内分泌学会（代議員），国際心臓研究会（評議員），日本薬理学会（代議員）など

Established Investigor Awad（AHA），アメリカ心臓協会フェロー（FAHA），英国王立医学協会フェロー（FRSM），欧州心臓病学会フェロー（FESC），米国心臓病学会フェロー（FACC）など

Journal of Physiological Sciences（編集長・日本生理学会誌），Pharmacological Reviews（副編集長・米国薬理学会誌），Cardiovascular Research（顧問編集員・欧州心臓病学会誌），Scientific Reports（Nature Publishing）など

尾仲　達史

1985年　東京大学医学部医学科卒業
1985年　自治医科大学医学部 助手（生理学第二講座）
1992年　自治医科大学医学部 講師（生理学第二講座）
1992年〜1994年　英国・ケンブリッジ AFRC 研究所 British Council Fellow
1996年　自治医科大学医学部助教授（生理学第二講座）
2006年　自治医科大学医学部教授（生理学講座 神経脳生理学部門）（現在に至る）

日本神経内分泌学会理事（2012年〜現在に至る）
日本生理学会常任幹事，理事（2008年〜2012年，2016年〜現在に至る）
Journal of Neuroendocrinology 編集諮問委員（2018年〜現在に至る）

岡村　康司

1985年　東京大学医学部医学科卒業
1989年　東京大学大学院医学系研究科博士課程第一基礎医学修了
1989年　日本学術振興会特別研究員（PD）特別研究員
1990年　東京大学医学部脳研究施設 助手
1995年　工業技術院生命工学工業技術研究所（現，産業技術総合研究所）主任研究官
1996年　東京大学総合文化研究科客員 助教授
2001年　岡崎共同研究機構統合バイオサイエンスセンター神経分化研究部門 教授
2003年　総合研究大学院大学生命科学科生理科学専攻 教授
2008年　大阪大学大学院医学系研究科統合生理学 教授
2010年　大阪大学大学院生命機能研究科兼任 教授
日本生理学会常任理事（2010〜2015年，2016年〜）
日本生理学会評議員
Journal of General Physiology 編集委員
The Journal of Physiology 編集委員
The Journal of Physiological Sciences 編集委員
日本神経科学学会会員
日本生物物理学会会員
日本生化学会会員

河野　憲二

1974年　東京大学医学部医学科卒業
1980年　東京大学大学院医学系研究科博士課程第一基礎医学単位取得退学
1980年　東京大学医学部脳研究施設神経生理学部門 助手（〜1985年）
1981年　米国 N.I.H., N.E.I., Lab. of Sensorimotor Research, Visiting Scientist（〜1985年）
1985年　東京大学医学部脳研究施設神経生物学部門 講師
1985年　通産省工業技術院電子技術総合研究所 主任研究官（〜1993年）
1993年　通産省工業技術院電子技術総合研究所 首席研究官（〜2001年）
2001年　産業技術総合研究所 脳神経情報研究部門長（〜2003年）
2003年　京都大学大学院医学研究科 認知行動脳科学分野 教授（〜2015年）
2015年　京都大学学際融合教育推進センター 健康長寿社会の総合医療開発ユニット 特任教授（〜2017年）

2012年　産業技術総合研究所 名誉リサーチャー
2015年　京都大学名誉教授

[監訳者略歴]

金子 猛

1986 年　山形大学医学部卒業
1986 年　横浜市立大学医学部附属病院 研修医
1988 年　横浜市立大学大学院医学研究科内科学第一専攻
1992 年　米国カリフォルニア大学サンフランシスコ校 Cardiovascular Research Institute（Nadel 教授）博士研究員
1995 年　横浜市立大学医学部附属浦舟病院救命救急センター 助手
1996 年　横浜市立大学医学部第一内科 助手
1999 年　茅ヶ崎市立病院内科 医長
2001 年　横浜市立大学医学部第一内科 講師
2005 年　横浜市立大学大学院医学研究科病態免疫制御内科学 准教授
2006 年　横浜市立大学附属市民総合医療センター呼吸器内科 教授
2007 年　横浜市立大学附属市民総合医療センター 副病院長（兼）（～2012 年）
2014 年　横浜市立大学大学院医学研究科呼吸器病学 主任教授
日本呼吸器学会理事（2014 年～）
日本呼吸器学会閉塞性肺疾患学術部会 部会長（2013 年～2015 年）
日本アレルギー学会理事（2016 年～）

北村 義浩

1985 年　東京大学医学部医学科卒業
1989 年　東京大学大学院博士課程修了
1989 年　東京大学医学部細菌学教室 助手
1990 年　国立感染症研究所ウイルス 2 部（旧国立予防衛生研究所）研究員
1990 年　米国 Tufts 大学医学部博士研究員
1992 年　国立感染症研究所（旧国立予防衛生研究所）遺伝子解析室主任研究官
1996 年　国立感染症研究所（旧国立予防衛生研究所）免疫部室長
2001 年　東京大学医科学研究所先端医療研究センター 助教授
2006 年　東京大学医科学研究所アジア感染症研究拠点 特任教授／中華人民共和国中国科学院微生物研究所 客員教授
2011 年　国際医療福祉大学基礎医学研究センター 教授
2018 年　独立行政法人国立印刷局小田原工場 嘱託医

藤乗 嗣泰

1985 年　東京大学医学部医学科卒業
1985 年　東京大学医学部附属病院内科研修医
1987 年　東京大学第二内科入局
1987 年　日赤医療センター腎臓内科
1990 年　東京大学薬理学教室研究生（医学博士号取得）
1991 年　米国フロリダ大学腎臓・高血圧・移植センター留学（特別研究員）
1994 年　獨協医科大学循環器内科 講師
1997 年　東京大学第二内科 助手
2000 年　東京大学腎臓・内分泌内科医局長
2006 年　東京大学腎臓・内分泌内科講師，副科長
2017 年　獨協医科大学内科学（循環器・腎臓）准教授

日本内科学会（認定医，総合内科専門医，指導医）
日本腎臓学会（専門医，指導医）
日本高血圧学会（評議員，専門医，指導医，FJSH 特別正会員）
日本臨床分子形態学会（評議員）
日本透析医学会会員，国際腎臓学会会員，米国腎臓学会会員
日本腎臓財団「腎臓」編集委員
“Medical Molecular Morphology”，Associate Editor

松嶋 成志

1985 年　東京大学医学部医学科卒業
　　　　東京大学医学部付属病院内科系 研修医
1987 年　東京大学医学部旧第一内科 医員
1988 年　公立昭和病院消化器内科 シニアレジテント
1989 年　東京大学医学部旧第一内科 医員
　　　　東京大学理学部生物科学科にて蛋白消化酵素の構造に関する研究に従事
1995 年　東京大学旧第一内科 助手
1996 年　ミシガン大学医学部ペプチド研究センター 研究員
2001 年　東海大学医学部消化器内科 講師
2007 年　東海大学医学部消化器内科 准教授
2012 年　東海大学医学部付属東京病院 副院長
2013 年　東海大学医学部内科学系消化器内科学 教授
2014 年　東海大学医学部付属東京病院 病院長
2016 年　東海大学医学部付属病院勤務
日本内科学会　指導医，総合内科専門医
日本消化器病学会　指導医，専門医，学会評議員，関東支部評議員
日本消化器内視鏡学会　専門医，指導医，社団評議員，関東地方会評議員
日本消化管学会　専門医，指導医
日本ヘリコバクター学会　認定医，代議員
日本神経消化器病学会　評議員

ガイトン生理学　原著第13版

2010年8月20日　原著第11版第1刷発行
2018年3月20日　原著第13版第1刷発行

著　　者：John E. Hall
総 監 訳：石川　義弘，岡村　康司，尾仲　達史，河野　憲二
監　　訳：金子　　猛，北村　義浩，藤乗　嗣泰，松嶋　成志
発 行 人：布川　治
発 行 所：エルゼビア・ジャパン株式会社
〒106-0044　東京都港区東麻布1-9-15　東麻布1丁目ビル
電話 03-3589-5024（編集）　03-3589-5290（営業）
URL http://www.elsevierjapan.com/
組　　版：Toppan Best-set Premedia Limited
印刷・製本：大日本印刷株式会社

落丁・乱丁はお取り替え致します．　　ISBN978-4-86034-774-1